Erix Castro Ardon

DICCIONARIO MOSBY POCKET

DE MEDICINA, ENFERMERÍA Y CIENCIAS DE LA SALUD

6.ª EDICIÓN

ELSEVIER

Ámsterdam Barcelona Beijing Boston Filadelfia Londres Madrid
México Milán Múnich Orlando París Roma Sídney Tokio Toronto

ELSEVIER

Edición en español de la sexta edición de la obra original en inglés
Mosby's Pocket Dictionary of Medicine, Nursing & Health Professions

Travessera de Gràcia, 17-21 – 08021 Barcelona, España

ISBN edición original: 978-0-323-05291-7
ISBN edición española: 978-84-8086-682-8

Depósito legal: M. 21.152-2010
Traducción y producción editorial: Diorki Servicios Integrales de Edición

Advertencia

La medicina es un área en constante evolución. Aunque deben seguirse unas precauciones de seguridad estándar, a medida que aumenten nuestros conocimientos gracias a la investigación básica y clínica habrá que introducir cambios en los tratamientos y en los fármacos. En consecuencia, se recomienda a los lectores que analicen los últimos datos aportados por los fabricantes sobre cada fármaco para comprobar la dosis recomendada, la vía y duración de la administración y las contraindicaciones. Es responsabilidad ineludible del médico determinar la dosis y el tratamiento más indicado para cada paciente en función de su experiencia y del conocimiento de cada caso concreto. Ni los editores ni los directores asumen responsabilidad alguna por los daños que pudieran generarse a personas o propiedades como consecuencia del contenido de esta obra.

El editor

ÍNDICE DE CONTENIDOS

TRADUCCIÓN

REVISORES

M.ª Jesús Fernández Aceñero
Especialista en Anatomía Patológica

Pedro del Río Martínez
Especialista en Medicina Familiar y Comunitaria

Carolina Jiménez Navarro
Especialista en Medicina Interna

EQUIPO DE TRADUCCIÓN

José Manuel Igea Aznar
Especialista en Alergología

Ángel del Río Mangada
Especialista en Traumatología y Cirugía Ortopédica

Fernando Leyra Fernández-Labandera
Especialista en Hematología y Hemoterapia

José A. Domínguez Delgado
Especialista en Medicina Interna

Silvina Rafia Chacur
Especialista en Pediatría

Ana Fernández Cruz
Especialista en Medicina Interna

Luis de Rafael Nerpell
Especialista en Microbiología

Gustavo Barroso Braojos
Especialista en Otorrinolaringología

CONSULTORES

Archie Adams, MD
Charlotte Andreasen, BS, PhD
Aris J. Andrews, RN, MS
Simin Bahrami, MD
Rita L. Bailey, EdD, CCC-SLP, BRS-S
Joy A. Baldwin, MD
Patricia Bates, RN, BSN, CURN
Christina L. Baumer, RN, MEd, PhD
Jane Benedict, RN, BSN, MSN
Edward S. Bennett, OD, MSEd, FAAO
Barbara Billek-Sawhney, PT, EdD, GCS
Elizabeth Joy Blaney, MD
Liz Boatwright, CST, CRCST
Kevin J. Bohan, PhD
Barbara Braband, RN, MSN, MA
Rebecca R. Brinker, MD
Patricia C. Buchsel
Jeanie Burt, MSN, MA, RN
Patricia Campbell, RN, MSN
Barbara S. Catt, RN, BSN, CIC, MEd
Janice T. Chussil, BSN, MSN, ANP, DNC
Sharron J. Cook, CDA
Linda Copenhaver, MSN, RN
Nancy L. Couch, RN, AND, BSN, CNOR, AAS
Kelly Cummins, BS
Joyce E. Dains, DrPH, JD, RN-BC, FNP, NAP
Carol Dallred, RNC, MSN, WHCNP
Lori Davis, EdD, CCC-SLP
Elaine DeMeyer
Whitney Dessio, MD
J. Paul Ellis, BA, MS (R), PhD
Susan S. Erue, RN, BSN, MS, PhD
Florencetta Gibson, PhD, APRN, LMFT
Amy Ford, RN, BSN, OCN
Cathy Fortenbaugh, RN, MSN, AOCN
Donna G. Friedman, PhD
Liz Freidrich, MPH, RD, LDN
Lynn Marty Grames
Marilyn Johnessee Greer, MS, RN
C. Wayne Hamm, BA, BSN, MSN
Attila Hertelendy, MS, MHSM, NREMT-P, ACP
Ali N. Ibrahimiye, MD
Theresa Inott, RN, MSN
Seth Jawetz, MD
Gail I. Jones, PhD, MT (ASCP), SC
Kathleen C. Jones, MSN, APRN, BC
Tamara Kear, MSN, RN, CNN
Marye Kellermann, RN, PhD, ABD
Brian H. Kipp, PhD
Pamela D. Korte, RN, MS
Michelle Koski, MD
Jane M. Kufus-Krump, MS, LRD
Joyce Laurie, MSN, WOCN, RN, MSN, CNS
David E. Lewis, PhD, FRAIC
Kathryn J. Lindley, MD
Linda Littlejohns, RN, MSN, CCRN, CNRN
Jessica M. Lundeen, MD
Cheryl A. Maes, MSN, APRN, BC
Scott C. Mahlin, DDS
Nelly Mangarova, MD
CDR John Maye, CRNA, PhD
Donna McBrien, RN, BSN, MSN
Marilee S. McGaughey, RDH, BSDH
Stephen McGraw, REMT-P, MHSA
Barbara McMahon, RN, BSN, MSN, LNC
Barbara McNeely, MSN, RN
Arron Mitchell, BS, AS
Diane Muckenhirn, RN, MSN, CNP
John Nagelhout, PhD, CRNA, FAAN
Deanne Nakamoto, MD
Elaine K. Neel, RN, MSN
Alice M. Noblin, MBA, RHIA
Timothy J. Palmer, CRNA, MS
Jeffrey Papp, PhD, RT (R) (QM)
Indravadan J. Patel, MD
Deborah L. Petty, BS, EMT-P
Paul Philippe, RN, MS
Claudia Pucci, MD
Tania Puro, MS, MT (ASCP), CLS
Cheryl Reggio, RN, OCN, CPON
Keith R. Ridel, MD
Michael Rieker, DNP, CRNA
Diane P. Robinson, BSN, RN
Anne T. Rodgers, MT (ASCP), PhD
Susan C. Ruda, MS, APN, RN, ONC, ANP-C
Ann Schide, MSN, RN, LCCE, CLNC, CLE
LeAnn Schlamb, MSN, RN-BC, CFN, DABFN
Sarah Schlegel, MD
Allan Schwartz, DDS, CRNA
Kevin N. Sheth, MD
Yevgeniy Shildkrot, MD
William L. Sibbitt, MD
Daun A. Smith, RN, MSN
Adams O. Solola, PharmD, MBA
Preston C. Sprenkle, MD
Julia C. Swanson, MD
Shannon Thomas, MS, Ed, MCG
Patti Ward, MEd, RT (R)
Erik Weissberg, OD, FAAO
Patrick H. White, MD
Juanita C. Widener, RN, BSN, MAEd
Zoë Worthington, PhD
Nancy H. Wright, RN, BS, CNOR
Thomas J. Zwemer, DDS, MSD

PRÓLOGO

La complejidad y continua evolución del vocabulario de las ciencias de la salud hacen necesario que estudiantes y profesionales dispongan de una guía de referencia rápida, asequible, compacta y, además, minuciosa para entender el lenguaje propio de cada disciplina. El *Diccionario Mosby Pocket de medicina, enfermería y ciencias de la salud* proporciona a los estudiantes y a los que ya ejercen su profesión un resumen sucinto y manejable del *Diccionario Mosby de medicina, enfermería y ciencias de la salud,* obra que ya ha formado parte del proceso educativo y la práctica diaria de cientos de miles de enfermeras, médicos y profesionales sanitarios. El *Diccionario Mosby Pocket de medicina, enfermería y ciencias de la salud* constituyó el primer diccionario de bolsillo en centrarse en el amplio espectro de la terminología de las ciencias de la salud en medicina, enfermería y sus ramas afines.

Como reflejo de los nuevos descubrimientos en muchas de las facetas de la atención sanitaria se han añadido cerca de 5.000 nuevas entradas a esta edición. Además, todas ellas y las ya existentes han sido revisadas por expertos de todas las disciplinas que forman parte del ámbito biosanitario actual. Este gran proceso de revisión supuso la actualización de más de 25.000 definiciones, de manera que representaran el conocimiento y la práctica de hoy en día.

Para ayudar a nuestros lectores se mantiene la lista de siglas y abreviaturas habituales en el ámbito de las ciencias de la salud. Esta lista puede consultarse en el apéndice 2. Un nuevo apéndice incluye la traducción al español de un vocabulario médico básico.

Se ha mantenido la amplitud del vocabulario del diccionario grande mediante la reestructuración y la condensación de muchas de las entradas enciclopédicas, respetando en todo momento el contenido esencial de las definiciones. Puede observarse un ejemplo de ello comparando las entradas de los diferentes fármacos. El diccionario de bolsillo define el medicamento y refiere las indicaciones de uso, mientras que el diccionario matriz incluye más información sobre contraindicaciones y efectos adversos. En cualquier caso, el usuario seguirá encontrando muchas de las excelentes características de nuestro diccionario grande.

El desarrollo de esta sexta edición del *Diccionario Mosby Pocket* ha supuesto el esfuerzo de muchas personas. Agradecemos sinceramente el trabajo de todos los participantes, así como las valiosas contribuciones de todos los que colaboraron en el texto matriz y en especial a los autores de las obras consultadas.

La acogida sumamente positiva a las ediciones anteriores nos ha llevado a creer que el *Diccionario Mosby Pocket de medicina, enfermería y ciencias de la salud* sigue siendo una fuente de consulta tan útil como provechosa. Agradecemos cualquier comentario o sugerencia para mejorar las futuras ediciones.

Mosby

GUÍA DE UTILIZACIÓN DEL DICCIONARIO

ESTRUCTURA DEL DICCIONARIO

- Cada *unidad estructural básica* está compuesta por una entrada española (en **negrita azul**) seguida de su entrada inglesa correspondiente (entre paréntesis) y la definición, separada de la entrada inglesa mediante una coma:

Ejemplo:

macroamilasa (macroamylase), forma de la amilasa sérica en la cual la enzima está unida a una globulina. Como el ...

- Las *siglas* que, cuando procede, siguen a las entradas españolas, se indican entre paréntesis y en negrita. Las correspondientes a las entradas inglesas se consignan entre corchetes y en redonda (letra común):

Ejemplo:

nutrición parenteral total (NPT) (total parenteral nutrition [TPN]), administración de una solución hipertónica nutricionalmente adecuada, constituida por glucosa, proteínas hidrolizadas, minerales y vitaminas, a través de un catéter ...

- Las *referencias biográficas* se indican entre corchetes y en redonda, a continuación de la entrada inglesa y antes de la definición. Cuando en una sola entrada hay más de una referencia biográfica, éstas se separan mediante punto y coma:

Ejemplo:

enfermedad de Huntington (Huntington's disease), [George S. Huntington, médico norteamericano, 1851-1916], trastorno hereditario anormal poco frecuente caracterizado por ...

O bien:

prueba de Prausnitz-Küstner (PK) (Prausnitz-Küstner (PK) test), [Otto C. W. Prausnitz, bacteriólogo polaco, 1876-1963; Heinz Küstner, ginecólogo polaco, 1897- 1963], prueba cutánea en la cual se traspasa una respuesta alérgica a una persona no alérgica ...

- Las *especificaciones del campo* donde se aplica la definición de una entrada se indican entre paréntesis y en redonda antes de la definición:

Ejemplo:

operón (operon), (en biología molecular) segmento de ADN formado por un gen operador y uno o más genes estructurales con funciones relacionadas, controlado por el gen operador junto con un gen regulador.

- Las *diferentes definiciones* de una misma entrada aparecen numeradas (en negrita) y a menudo se acompañan de una indicación del campo específico en el que se aplican:

Ejemplo:

impulso (impulse), **1.** (en psicología) inclinación, necesidad, deseo o acción súbita, irresistible y a menudo irracional, debida a un determinado sentimiento o estado emocional. **2.** (en fisiología) proceso electroquímico implicado en la transmisión nerviosa.

- Las *entradas españolas* se consignan en minúsculas, excepto en los casos en los que corresponden a nombres propios, instituciones, símbolos y siglas, para los cuales se utilizan habitualmente las mayúsculas.

- Los *sinónimos de una entrada española* se indican en dicha entrada separados por la letra o.

Así, la entrada española correspondiente a la voz inglesa «atrial flutter» aparece como sigue:

aleteo o flúter auricular (atrial flutter), alteración caracterizada por contracciones rápidas y regulares de la aurícula, a un ritmo de aproximadamente 300 latidos por minuto. Los ventrículos son incapaces de responder a los estímulos, contrayéndose a un ritmo que es submúltiplo de la frecuencia de respuesta auricular, generalmente a unos 150 latidos por minuto.

- Los *sinónimos de las entradas inglesas* se consignan entre paréntesis separados por comas. Así, a la entrada española células principales corresponden dos entradas inglesas: «chief cells» y «principal cells», separadas mediante una coma:

células principales (chief cells, principal cells), **1.** cualquiera de las células del epitelio cilíndrico o células del epitelio cúbico que ... **2.** cualquier célula epitelioide de citoplasma claro y un gran núcleo que ... **3.** cualquiera de las células epiteliales poliédricas presentes en las paratiroides...

- Las *entradas correspondientes a términos morfológicamente iguales* (tanto en español como en inglés) pero conceptualmente distintos, en especial los referidos a conceptos generales, por un lado, y a intervenciones, diagnósticos o resultados de enfermería homónimos, por otro, se diferencian mediante superíndices:

Ejemplo:

diarrea[1] (diarrhea), evacuación frecuente de heces blandas, acuosas, generalmente con resultado del aumento de la motilidad del colon. Las heces pueden contener también moco, pus, sangre o cantidades excesivas de grasa. Los procesos ...

diarrea[2] (diarrhea), diagnóstico de enfermería aceptado por la NANDA. Se define como...

- Las *lenguas distintas a la española* se consignan en cursiva, excepto en los casos en los que los términos en otra lengua están consagrados por el uso. Las entradas en lenguas distintas a la española aparecen en ***cursiva negrita azul.***

Ejemplo:

amok (amok), frenesí psicótico que impulsa al que lo sufre a matar a cualquiera que encuentra en su camino. Los episodios homicidas pueden seguir a períodos de intensa depresión.

ORDENACIÓN DE LAS ENTRADAS

- Las entradas españolas aparecen *en el orden de secuencia lógica en español,* es decir, sin fragmentaciones mediante comas u otros signos de puntuación (**enfermedad de Alzheimer**, no **Alzheimer, enfermedad de**; **depresión reactiva**, no **reactiva, depresión**). Son excepciones a esta norma las entradas correspondientes a nombres propios, la primera palabra de las cuales corresponde al apellido.
- Con el fin de hacer visualmente más accesibles las entradas del diccionario, *no se ha utilizado el sistema de subentradas,* de tal forma que todos los conceptos que éste recoge tienen su propia entrada. Así, los distintos tipos de enfermedades no aparecen como subentradas de la entrada correspondiente a «enfermedad», sino que cada uno constituye una entrada independiente.
- Las *estructuras anatómicas básicas* se presentan precedidas del término genérico correspondiente (arteria, hueso, ligamento, nervio, vena). Son una excepción a esta regla los músculos: éstos pueden encontrarse tanto precedidos del término genérico como en su lugar correspondiente en el diccionario.

ALFABETIZACIÓN DE LAS ENTRADAS

- Las entradas españolas han sido alfabetizadas *según la secuencia de letras,* respetando las preposiciones, las conjunciones y los artículos. Las minúsculas preceden a las mayúsculas, y en los casos de entradas similares que se diferencian por su asociación a números, aparece en primer lugar la entrada no asociada a ellos.

Así, la entrada **a,** correspondiente al símbolo de sangre arterial, precede a la entrada **A,** abreviatura de acomodación, y ésta a su vez precede a la entrada **A68,** símbolo de una proteína hallada en el cerebro de los pacientes con enfermedad de Alzheimer.

SEPARACIÓN DE LAS ENTRADAS POR FORMAS GRAMATICALES Y TRADUCCIÓN INGLESA EXACTA

Cada entrada española tiene su correspondencia exacta tanto por forma gramatical como por traducción con su entrada inglesa.

- Así, a la entrada inglesa «label» corresponden dos formas gramaticales españolas diferentes: **marcador** y **marcaje**.

Ambas entradas españolas aparecen de forma independiente, respetando el orden de alfabetización y seguidas de la misma entrada inglesa:

Ejemplo:

marcador (label), **1.** sustancia con especial afinidad por ... **2.** átomo o molécula fijada a un ...

marcaje (label), **1.** proceso de depositar y fijar una sustancia en un órgano, tejido ... **2.** proceso de unión de un radioisótopo a un compuesto para ...

- De igual forma, a la entrada inglesa «bestiality» corresponden dos entradas españolas conceptualmente distintas: **bestialidad** y **bestialismo**.

Ambas entradas ocupan su lugar correspondiente en el diccionario, seguidas de la misma entrada inglesa:

bestialidad (bestiality), **1.** carácter o naturaleza brutal o animal. **2.** conducta o comportamiento caracterizado por apetitos o instintos animales.

bestialismo (bestiality), relaciones sexuales entre un ser humano y un animal.

- En sentido contrario se procede de la misma manera. A la entrada española **derivación** corresponden tres entradas inglesas conceptualmente diferentes: «bypass», «referral» y «shunt».

Ejemplo:

derivación (bypass), **1.** una de las diversas intervenciones quirúrgicas programadas para desviar el flujo de sangre o ...

derivación (referral), proceso por el que un paciente o la familia de un paciente tiene acceso a otros recursos sanitarios de la comunidad, ...

derivación (shunt), **1.** desviación del flujo de un líquido corporal de una cavidad a otra o de un vaso a otro. **2.** tubo o dispositivo implantado en el cuerpo para ...

ABREVIATURAS UTILIZADAS EN EL DICCIONARIO

Con el fin de facilitar la utilización del diccionario, se ha reducido al mínimo el número de abreviaturas empleadas, que son las siguientes:

n.	nacido en
pl.	plural
s.	siglo
sing.	singular

RESUMEN DE LOS CÓDIGOS TIPOGRÁFICOS UTILIZADOS EN ESTE DICCIONARIO

Negrita azul	Entradas
Cursiva negrita azul	Entradas en lenguas distintas al español (excepto para los términos en otra lengua consagrados por el uso)
Negrita	Numeración de las distintas definiciones de una entrada
Cursiva	Lenguas distintas de la española (excepto para los términos en otra lengua consagrados por el uso)
Redonda	Definiciones
	Referencias biográficas
Paréntesis	Entrada inglesa correspondiente a la española
	Abreviaturas o siglas que siguen a las entradas españolas
	Especificación de campo de una definición
Corchetes	Referencias biográficas de las entradas
	Abreviaturas o siglas que siguen a las entradas inglesas
Números	Separación de las distintas definiciones de una entrada

A

a (a), símbolo de **sangre arterial,** como en PaO_2.
A (A), **1.** abreviatura de **acomodación. 2.** símbolo de **gas alveolar. 3.** abreviatura de **amperio. 4.** abreviatura de **anterior. 5.** abreviatura de **masa atómica. 6.** abreviatura de **axial. 7.** símbolo de **número de masa. 8.** abreviatura de **absoluta (temperatura)**. **9.** símbolo de **arterial**. **10.** símbolo de **anestesia.**
Å (Å), símbolo del **angstrom,** una unidad de distancia. 1 Å = 10^{-10} m.
a término (full term), relativo a la duración normal de la gestación humana, entre 38 y 41 semanas.
A68 (A68), símbolo de una proteína hallada en el tejido cerebral de los pacientes con enfermedad de Alzheimer. Se encuentra también en los cerebros normales en desarrollo de fetos y de niños, pero empieza a desaparecer a la edad de 2 años.
AA (AA), **1.** siglas de **Alcohólicos Anónimos. 2.** siglas de **amplitud de acomodación. 3.** siglas de **ayudante de anestesista. 4.** siglas de **aminoácido. 5.** siglas de **apical anterior.**
āa, $\overline{aa}$, $\overline{AA}$ (āa, $\overline{aa}$, $\overline{AA}$), (en prescripciones) abreviatura de *ana,* que indica una cantidad igual de cada uno de los ingredientes que van a ser mezclados.
AAA (AAA), **1.** siglas de **American Association of Anatomists. 2.** siglas de *anemia aplásica adquirida*. **3.** siglas de **aneurisma de la aorta abdominal.**
AAAI (AAAI), siglas de *American Academy of Allergy and Immunology.*
AACE (AACE), siglas de *American Association of Clinical Endocrinologists.*
AACN (AACN), **1.** siglas de **American Association of Colleges of Nursing. 2.** siglas de **American Association of Critical Care Nurses.**
AACR (BCAA), siglas de **aminoácidos de cadena ramificada.**
AAE (ASA), siglas de **anticuerpos antiespermatozoides.**
AAFP (AAFP), siglas de *American Academy of Family Practice.*
AAIN (AAIN), siglas de **American Association of Industrial Nurses.**
AAINE (NSAIA), abreviatura de *analgésico antiinflamatorio no esteroideo.*
AAL (ALA), siglas de **ácido aminolevulínico.**
AAMC (AAMC), siglas de **American Association of Medical Colleges.**
AAMI (AAMI), siglas de **Association for the Advancement of Medical Instrumentation.**
AAN (AAN), siglas de **American Academy of Nursing.**
AANA (AANA), siglas de **American Association of Nurse Anesthetists.**
AANN (AANN), **1.** siglas de **American Association of Neuroscience Nurses. 2.** siglas de **American Association of Neurosurgical Nurses.**
AAOHN (AAOHN), siglas de *American Association of Occupational Health Nurses.*
AAO-HNS (AAO-HNS), siglas de *American Academy of Otolaryngology-Head and Neck Surgery.*
AAOMS (AAOMS), siglas de *American Association of Oral and Maxillofacial Surgeons.*
AAPA (AAPA), siglas de **American Academy of Physicians Assistants.**
AAPMR (AAPMR), siglas de **American Academy of Physical Medicine and Rehabilitation.**
AARP (AARP), organización norteamericana voluntaria de personas ancianas, que pueden estar jubiladas o no, con el objetivo de mejorar el bienestar de las personas mayores de 50 años. La AARP defiende a los individuos más ancianos en aspectos legales, como consumidores, educativos y legislativos.
AARP (AARP), siglas de **American Association of Retired Persons.**
AART (AART), siglas de la **American Association for Respiratory Therapy.**
AAS (ASA), siglas de **aspirina** (ácido acetilsalicílico).
AAUP (AAUP), siglas de **American Association of University Professors.**
abacavir (abacavir), fármaco antivírico, que es un inhibidor de la transcriptasa inversa.
abacteriana (abacterial), cualquier atmósfera o situación que se halla libre de bacterias; literalmente, sin bacterias.
abandono de cuidados (abandonment of care), **1.** (en términos legales) interrupción equivocada de la prestación de cuidados a un enfermo, llevada a cabo generalmente por un médico. **2.** terminación unilateral de la asistencia sin el consentimiento o conoci-

miento del paciente o sin advertírselo bien, mientras el paciente la sigue necesitando.

abandono infantil (child neglect), fracaso de los padres o tutores para proporcionar las necesidades básicas a un niño por una privación emocional o física que interfiere con el crecimiento y desarrollo normales o que pone al niño en peligro.

abapical (abapical), opuesto al ápex.

abarelix (abarelix), un antagonista de la hormona liberadora de gonadotropina empleado en el tratamiento paliativo del cáncer de próstata.

abarognosia (abarognosis), incapacidad para estimar o comparar el peso de objetos, especialmente de los que se sostienen con la mano.

abarticulación (abarticulation), **1.** dislocación de una articulación. **2.** articulación sinovial.

abarticular (abarticular), **1.** relativo a cualquier circunstancia que no interesa a una articulación. **2.** relativo a un punto o estructura alejadas de una articulación.

abasia (abasia), incapacidad para caminar por falta de coordinación motora.

abásico (abatic), relativo a la imposibilidad de andar.

abatacept (abatacept), fármaco antirreumático utilizado en el tratamiento de la artritis reumatoide aguda o crónica, que no ha respondido a otros fármacos modificadores de la enfermedad.

abaxial (abaxial), **1.** relativo a una posición situada por fuera del eje de un cuerpo o de una estructura. **2.** relativo a una posición situada en el extremo opuesto de una estructura.

ABC (ABC), siglas de vía aérea, respiración y circulación.

abciximab (abciximab), inhibidor de la agregación plaquetaria. Se prescribe como tratamiento coadyuvante en la angioplastia coronaria transluminal o aterectomía.

Abdellah, Faye Glenn [n. 1919], teórica de enfermería que introdujo una tipología de 21 problemas de enfermería en 1960 *(Patient-Centered Approaches to Nursing)*. En la obra de Abdellah son centrales los conceptos de enfermería, los problemas de enfermería y el proceso de resolución de problemas. La tipología suministra un cuerpo de conocimiento científico específico de la enfermería, lo que hace posible distanciarse del modelo médico de instrucción de las enfermeras. El sistema de clasificación de diagnósticos de enfermería puede considerarse una ampliación de la tipología de Abdellah.

abdomen (abdomen), región del cuerpo comprendida entre el tórax y la pelvis. La cavidad abdominal contiene la porción inferior del esófago, el estómago, el intestino, el hígado, el bazo, el páncreas y otras vísceras. La cavidad abdominal se halla recubierta por dos serosas que constituyen el peritoneo y se encuentra limitada por el diafragma y la pelvis.

abdomen agudo (acute abdomen), situación anómala que se caracteriza por el comienzo agudo de un dolor intenso en la cavidad abdominal. El abdomen agudo requiere una evaluación y un diagnóstico inmediatos, ya que puede ser la expresión de una enfermedad o trastorno que precise una intervención quirúrgica. A la hora de efectuar un diagnóstico certero es de importancia capital disponer de información sobre el comienzo, la duración, el carácter y la localización del dolor, así como sobre los síntomas asociados al mismo.

abdomen en tabla (abdominal splinting), contracción rígida de los músculos de la pared abdominal. Puede dar lugar a hipoventilación y a complicaciones respiratorias.

abdomen escafoide (scaphoid abdomen), abdomen hundido.

abdomen péndulo (pendulous abdomen), trastorno en el que la pared anterior del abdomen se relaja y cuelga por encima de la región púbica.

abdominalgia (abdominalgia), dolor abdominal.

abdominoescrotal (abdominoscrotal), relativo al abdomen y al escroto.

abdominogenital (abdominogenital), relativo al abdomen y al aparato reproductor.

abdominohisterotomía (abdominohysterotomy), histerotomía a través de una incisión abdominal.

abdominoperineal (abdominoperineal), relativo al abdomen y el periné, incluidos el área pélvica, la vulva y el ano femeninos, y el ano y el escroto masculinos.

abdominoplastia (abdominoplasty), cirugía plástica sobre los tejidos abdominales.

abdominoscopia (abdominoscopy), procedimiento realizado para examinar el contenido del peritoneo mediante un dispositivo tubular con iluminación eléctrica, que se hace pasar al interior de la cavidad abdominal a través de un trocar.

abdominovaginal (abdominovaginal), relativo al abdomen y a la vagina.

abdominovesical (abdominovesical), relativo al abdomen y a la vejiga.

abducción (abduction), movimiento de una extremidad hacia fuera del eje del cuerpo.

abducente (abducent), movimiento que se aleja de la línea media del cuerpo.

abducir (abduct), alejar del plano medio o eje del cuerpo.

abductor (abductor), músculo que desplaza una parte del cuerpo alejándola de la línea media, o bien que establece una separación entre dos partes.

abductor corto del pulgar (abductor pollicis brevis), uno de los tres músculos tenar. Abduce el pulgar, sobre todo en la articulación metacarpofalángica.

abductor del dedo gordo del pie (abductor hallucis), músculo que forma el margen medial del pie y contribuye a la masa de tejidos blandos de la cara medial de la planta. Abduce y flexiona el dedo gordo del pie en la articulación metatarsofalángica y se inerva por la rama plantar medial del nervio tibial.

abductor largo del pulgar (abductor pollicis longus), músculo que se origina en la superficie posterior proximal del cúbito y el radio y de la membrana interósea relacionada y forma un tendón que pasa hacia el pulgar y se inserta en la cara lateral de la base del primer metacarpiano. Su principal función es abducir el pulgar en la articulación entre el primer metacarpiano y el hueso trapecio.

abductor mínimo de los dedos de la mano (abductor digiti minimi of the hand), músculo que se comporta como el principal abductor del dedo meñique.

abductor mínimo de los dedos del pie (abductor digiti minimi of the foot), un músculo de la superficie lateral del pie que abduce el dedo meñique del pie en la articulación metatarsofalángica. Se inerva por la rama plantar lateral del nervio tibial.

abembriónico (abembryonic), opuesto a la posición del embrión.

aberración (aberration), **1.** cualquier circunstancia que se salga del curso habitual o normal. **2.** crecimiento o desarrollo anómalo. **3.** (en psicología) pensamiento o creencia ilógica e irrazonable, que generalmente procede de un trastorno del estado mental. **4.** (en genética) cualquier cambio en el número o en la estructura de los cromosomas. **5.** (en óptica) toda imperfección o borrosidad en la formación de las imágenes, como consecuencia de una refracción o enfoque desiguales de los rayos de luz al pasar a través de una lente. **6.** (en botánica y zoología) relativo a un individuo anómalo, como algunos miembros atípicos de una especie.

aberración cromosómica (chromosomal aberration), cualquier modificación en el número o en la estructura de algún cromosoma de una especie determinada que puede ocasionar anomalías de diversa gravedad. En el ser humano existen varios trastornos relacionados directamente con defectos tanto en los autosomas como en los cromosomas sexuales.

abertura (aperture), orificio en un objeto o estructura anatómica.

abertura lateral del cuarto ventrículo (lateral aperture of the fourth ventricle), comunicación entre el extremo de cada receso lateral del cuarto ventrículo y el espacio subaracnoideo.

abertura media del cuarto ventrículo (median aperture of fourth ventricle), orificio entre la parte inferior del techo del cuarto ventrículo y el espacio subaracnoideo.

abertura posterior de las fosas nasales (posterior nares), par de orificios situados en la superficie posterior de la cavidad nasal, que conectan la cavidad nasal con la nasofaringe permitiendo la inhalación y espiración de aire.

abertura torácica inferior (inferior aperture of thorax), apertura irregular formada por la duodécima vértebra dorsal, las costillas undécima y decimosegunda y el borde de los cartílagos costales hasta encontrarse con el esternón.

abertura vertebral (spinal aperture), gran abertura formada por el cuerpo de una vértebra y su arco.

abetalipoproteinemia (abetalipoproteinemia), trastorno congénito infrecuente del metabolismo lipídico, que se caracteriza por ausencia de apoproteína B-100 y se manifiesta por acantocitosis, descenso o ausencia de betalipoproteínas e hipercolesterolemia. En los casos graves se produce esteatorrea, ataxia, nistagmo, incoordinación motora y retinitis pigmentosa.

abiente (abient), que muestra tendencia a separarse del estímulo.

abiogénesis (abiogenesis), generación espontánea; teoría según la cual la vida orgánica puede originarse a partir de la materia inanimada.

abiosis (abiosis), circunstancia que no resulta viable, o situación que es incompatible con la vida.

abiotrofia (abiotrophy), pérdida de función no debida a ninguna lesión aparente.

ablación (ablation), **1.** amputación, extirpación de cualquier parte del cuerpo, o de una masa de crecimiento. **2.** reducción mediante disolución.

ablación por radiofrecuencia (radiofrequency ablation), corriente alterna de alta frecuencia no modulada que se aplica al tejido cardíaco para elevar su temperatura y dañar células con el fin de destruir focos ectópicos y vías accesorias. La ablación por radiofrecuencia de vías accesorias se utiliza para tratar las arritmias asociadas al síndrome de Wolfe-Parkinson-White y se emplea también con éxito en casos de flúter auricular y taquicardia ventricular idiopática. Ha sustituido a la ablación quirúrgica.

ablandador fecal (fecal softener), fármaco que disminuye la tensión superficial de la masa fecal, permitiendo que los líquidos intestinales penetren y ablanden las heces.

ablastémico (ablastemic), no germinal o no germinativo.

ablefaria (ablepharia), defecto caracterizado por la ausencia parcial o total de los párpados.

ablepsia (ablepsia), condición de ciego.

ablución (ablution), **1.** el acto de lavar(se) o bañar(se). **2.** el acto de lavarse el cuerpo.

ABMS (ABMS), siglas de *American Board of Medical Specialties.*

abneural (abneural), separado del SNC o neuroeje.

abocamiento (abouchement), unión de un vaso sanguíneo pequeño con otro grande.

abombamiento intercostal (intercostal bulging), abombamiento visible de los tejidos blandos de los espacios intercostales, que se produce cuando es necesario hacer un esfuerzo espiratorio importante, como en el asma, la fibrosis quística o la obstrucción de las vías respiratorias por un cuerpo extraño.

abordaje (approach), pasos de un procedimiento quirúrgico particular, desde la separación de las partes más superficiales de la anatomía hasta la exposición del campo operatorio.

abordaje de bala mágica (magic-bullet approach), **1.** método terapéutico o diagnóstico que utiliza una conexión mecanicista entre el fármaco y la enfermedad o el órgano. **2.** (en medicina clínica) administración de un fármaco específico para curar o mejorar un determinado trastorno o enfermedad. **3.** (en radiología diagnóstica tradicional) administración de un colorante especial para facilitar la visualización radiológica de un determinado órgano. **4.** (en medicina nuclear) administración de un determinado radionúclido unido a un transportador apropiado para generar la imagen de un determinado órgano o estructura en una cámara de centelleo.

abortar (abort), **1.** dar a luz un feto no viable. **2.** terminar un embarazo antes de que el feto haya alcanzado el desarrollo suficiente como para poder vivir fuera del útero. **3.** interrumpir una actividad en sus fases iniciales o antes de haberla concluido, como puede suceder al detener el curso habitual de una enfermedad, al interrumpir el crecimiento y el desarrollo y al suspender un proyecto.

abortista (abortionist), persona que realiza abortos.

abortivo (abortifacient), **1.** que causa un aborto. **2.** agente que provoca un aborto.

aborto (abortion), finalización espontánea o inducida del embarazo antes de que el feto haya alcanzado el desarrollo suficiente como para poder vivir después de su nacimiento.

aborto (abortus), feto dotado de un desarrollo incompleto que procede de la interrupción de un embarazo, en particular aquél cuyo peso es inferior a 500 g.

aborto a demanda (abortion on demand), concepto promovido por los defensores de la libre elección del estado de salud, que consiste en el derecho de la mujer embarazada a que se le practique un aborto si ella lo solicita.

aborto artificial (artificial abortion), aborto producido deliberadamente.

aborto cervical (cervical abortion), expulsión espontánea de un embarazo cervical.

aborto completo (complete abortion), conclusión del embarazo en el que el producto de la concepción se expulsa o se elimina en su totalidad.

aborto diferido (missed abortion), trastorno en el que un embrión o feto inmaduro muerto no sale del útero hasta 2 o más meses después. El útero disminuye de tamaño y desaparecen los síntomas de embarazo; pueden aparecer infecciones y trastornos de la coagulación en la sangre materna.

aborto electivo (elective abortion), terminación inducida del embarazo, normalmente antes de que el feto se haya desarrollado lo suficiente como para ser viable, estimado necesario por la mujer implicada y realizado a petición de la misma.

aborto embrionario (embryonic abortion), **1.** interrupción del embarazo antes de la vigésima semana de gestación. **2.** productos de la concepción expulsados antes de la vigésima semana.

aborto espontáneo (spontaneous abortion), terminación del embarazo antes de las veinte semanas de gestación como resultado de anomalías del producto de la concepción o del medio materno.

aborto fetal (fetal abortion), interrupción del embarazo después de la vigésima semana de gestación, pero antes de que el feto se haya desarrollado lo suficiente como para vivir fuera del útero.

aborto habitual (habitual abortion), terminación espontánea de tres embarazos sucesivos antes de la vigésima semana de gestación.

aborto ilegal (illegal abortion), aborto realizado al margen de las leyes que lo regulan. Los abortos ilegales se asocian frecuentemente con complicaciones que ponen en peligro la vida.

aborto incompleto (incomplete abortion), interrupción de la gestación en la que los productos de la concepción no se expulsan o extraen completamente, con frecuencia acompañada de una hemorragia que puede requerir la evacuación quirúrgica mediante legrado, oxitócicos y transfusión de sangre.

aborto inducido (induced abortion), interrupción deliberada de la gestación antes de que el feto se haya desarrollado lo suficiente para sobrevivir si nace en ese momento. El tipo de procedimiento depende de la fase del embarazo y puede ser de tipo médico o quirúrgico.

aborto inevitable (inevitable abortion), trastorno del embarazo en el que su interrupción es inminente e inevitable. Se caracteriza por hemorragia, calambres uterinos, dilatación del cuello y presentación del feto en el orificio cervical.

aborto infectado (infected abortion), interrupción espontánea o inducida de una gestación inmadura en la que los productos de la concepción se han infectado y han provocado fiebre, lo que hace necesario un tratamiento antibiótico y la evacuación del útero.

aborto psicológico (psychologic miscarriage), ausencia o disminución del afecto de una madre por su hijo.

aborto séptico (septic abortion), terminación espontánea o inducida de un embarazo en que la vida de la madre puede verse amenazada por la invasión de gérmenes patógenos del endometrio, el miometrio y los tejidos adyacentes, siendo necesario un tratamiento inmediato e intensivo, medicación antibiótica masiva, evacuación del útero y, con frecuencia, histerectomía de urgencia para evitar la muerte por infecciones sobreañadidas y shock séptico.

aborto terapéutico (therapeutic abortion), **1.** terminación precoz del embarazo considerada necesaria por un médico. **2.** *informal,* cualquier aborto legal inducido.

aborto tubárico (tubal abortion), trastorno del embarazo en el que un embrión, implantado ectópicamente, es expulsado de la trompa uterina a la cavidad peritoneal. El aborto tubárico se acompaña con frecuencia de hemorragia interna importante, provocando dolor abdominal y pélvico agudo.

abraquia (abrachia), ausencia de brazos.

abrasión (abrasion), eliminación o desgaste de una superficie mediante fricción. La abrasión puede estar producida por un traumatismo, como sucede al rozarse una rodilla, deberse a un tratamiento, como la dermoabrasión de la piel para extirpar un tejido cicatricial, o ser consecuencia del desempeño de las funciones normales, como el desgaste de los dientes durante la masticación.

abrasión corneal (corneal abrasion), ulceración de las capas externas de la córnea.

abrasión por aire (air abrasion), una forma de microabrasión en la que un chorro de aire dispersa pequeñas partículas contra un diente o superficie de una cavidad.

abrazadera (brace), aparato de ortopedia, algunas veces articulado, que se utiliza para soportar y mantener cualquier parte del organismo en la posición correcta para permitir la función y curación, como, por ejemplo, una abrazadera de la pierna que permite caminar y permanecer de pie.

abrazadera de desrotación (derotation brace), ortesis personalizada que proporciona estabilidad a la articulación de la rodilla. Consta de una barra en bisagra de articulación simple en un lado y un almohadillado esférico que puede rotar en el lado opuesto.

abrazadera de Griswald (Griswald brace), ortesis para el control de las fracturas por compresión de los cuerpos vertebrales. Está diseñada para que existan dos fuerzas anteriores que son equivalentes a la mitad de la fuerza posterior necesaria para extender la columna.

abrebocas (gag), **1.** instrumento dental para mantener los maxilares separados durante la cirugía oral o el tratamiento dental. **2.** tener arcadas o intentar vomitar.

abrillantador óptico (optic brightener), compuesto que absorbe luz ultravioleta y emite luz visible.

abrir (splay), **1.** dispersar o revolver. **2.** extender, como se dice de los miembros. **3.** hendir, como en el extremo de una estructura tubular haciendo una incisión longitudinal. **4.** dislocar, como se dice de un hueso.

abrosia (abrosia), situación motivada por ayuno.

abruptio placentae (abruptio placentae), desprendimiento de la placenta implantada en posición normal en un embarazo de al menos 20 semanas, o durante el parto antes del nacimiento del feto. Se produce aproximadamente en uno de cada 200 nacimientos, y, dado que con frecuencia da lugar a una hemorragia grave, es una causa importante de mortalidad materna y fetal. En los casos graves se produce un estado de shock y sobreviene la muerte en unos minutos. Debe practicarse de inmediato una cesárea. Si el embarazo está casi a término se puede permitir el parto o bien provocar su inducción mediante amniotomía. Si el embarazo es prematuro se puede permitir que continúe siempre que la madre mantenga reposo absoluto en cama, y bajo cuidadosa vigilancia médica.

abs feb (abs feb), abreviatura de *absente febre,* frase latina que significa «en ausencia de fiebre».

absceso (abscess), **1.** cavidad que contiene pus y está rodeada por tejido inflamado; se forma como consecuencia de la supuración en una infección localizada, típicamente una infección estafilocócica, aunque también se puede deber a parásitos y cuerpos extraños. Generalmente se produce la curación cuando el absceso drena o es sometido a una incisión. **2.** absceso que se produce a lo largo de la raíz del diente.

absceso (boil), absceso cutáneo. Una zona edematosa dolorosa que se forma alrededor de un folículo piloso.

absceso agudo (acute abscess), acumulación de pus de formación reciente con poca o nula fibrosis en la pared de una cavidad corporal. Se acompaña de inflamación, dolor, pirexia y tumefacción locales.

absceso amebiano (amebic abscess), acumulación de pus formada por tejido desintegrado dentro de una cavidad, generalmente el hígado, producida por *Entamoeba histolytica*.

absceso anorrectal (anorectal abscess), absceso formado en la zona del ano y el recto.

absceso apendicular (appendicular abscess), **1.** absceso en un miembro del organismo. **2.** absceso del apéndice vermiforme.

absceso axilar (axillary abscess), absceso que se forma en la axila.

absceso bicameral (bicameral abscess), absceso con dos cavidades o cámaras distintas.

absceso biliar (biliary abscess), absceso de la vesícula biliar o el hígado.

absceso bursal (bursal abscess), colección de pus en la cavidad de una bolsa.

absceso caseoso (cheesy abscess), absceso que contiene un material parecido al queso, semisólido y amarillento, como el de los abscesos tuberculosos.

absceso cerebral (brain abscess), bolsa de infección en algún lugar del cerebro, habitualmente provocada por la diseminación de una infección procedente de otra fuente, como el cráneo, los senos u otras estructuras de la cabeza. La infección puede también ser secundaria a una enfermedad de los huesos, del sistema nervioso exterior al cerebro o del corazón.

absceso circunscrito (circumscribed absceso), absceso separado de los tejidos que le rodean por una pared de fibroblastos.

absceso de Bartolino (Bartholin's abscess), absceso de la glándula vestibular mayor de la vagina.

absceso de Brodie (Brodie's abscess), [Benjamin Brodie, cirujano inglés, 1783-1862], forma de osteomielitis subaguda caracterizada por una infección ósea estafilocócica indolora, que afecta habitualmente a la metáfisis de un hueso largo de un niño, formada por una cavidad necrótica rodeada por un tejido denso de granulación.

absceso de glándula suporípara (sweat gland abscess), absceso que afecta a las glándulas que fabrican el sudor, como los que se producen en la hidrosadenitis supurativa.

absceso de la pulpa (pulp abscess), absceso purulento que se desarrolla en la pulpa de un diente.

absceso de sutura (stitch abscess), absceso que aparece alrededor de una sutura.

absceso de vías biliares (bile duct abscess), cavidad que contiene pus y está rodeada por tejido inflamado en las vías biliares.

absceso del iliopsoas (iliopsoas abscess), colección de pus en el músculo iliopsoas, posiblemente de origen tuberculoso, que se extiende desde la columna dorsal o lumbar hasta los músculos de la parte superior de la pierna. Suele estar causado por una infección estafilocócica.

absceso dentario (tooth abscess), acumulación de pus, generalmente junto a la raíz de un diente y a menudo como consecuencia de una cavidad no tratada. Si no se instaura tratamiento, la presión del absceso puede destruir el hueso alveolar y los tejidos blandos adyacentes.

absceso dentoalveolar (dentoalveolar abscess), formación y acumulación de pus en un alveolo dental o maxilar alrededor de la base de un diente.

absceso difuso (diffuse abscess), absceso que se extiende a los tejidos vecinos más allá de sus paredes fibrosas.

absceso enfisematoso (emphysematous abscess), absceso en el cual está presente aire o gas.

absceso epidural (epidural abscess), trastorno caracterizado por inflamación y colección de pus entre la duramadre y el encéfalo y el cráneo, o entre la duramadre de la médula espinal y el canal vertebral. La infección suele ser producida por una bacteria, como *Staphylococcus,* pero también puede ser secundaria a otra infección de oídos o senos nasales, a una herida penetrante en el cráneo o a mastoiditis. Son frecuentes síntomas como fiebre, cefalea y alteraciones neurológicas.

absceso errante (wandering abscess), absceso que se desplaza a través de los tejidos, abriéndose en un punto situado a cierta distancia de su origen.

absceso frío (cold abscess), absceso que no muestra los signos típicos de calor, eritema e inflamación.

absceso fúngico (fungal abscess), colección de pus producida por una infección fúngica.

absceso gingival (gingival abscess), bolsa de pus que se origina bajo la mucosa que cubre la encía y se extiende al cuello del diente.

absceso hepático (liver abscess), absceso en las células hepáticas, causada por lo general por infección amebiana, infección bacteriana o traumatismo. Se caracteriza por sudoración y escalofríos, dolor, náusea y vómitos.

absceso hepático amebiano (amebic liver abscess), absceso formado en una amebiasis hepática en relación con la necrosis por licuefacción causada por la entrada de *Entamoeba histolytica* en la circulación portal.

absceso intramamario (intramamary abscess), colección de pus dentro de la glándula mamaria.

absceso mamario (breast abscess), absceso de una glándula mamaria, normalmente durante la lactancia o el destete.

absceso metastásico (metastasic abscess), cualquier absceso secundario que se desarrolla en un punto separado de la infección original, habiendo sido transportadas las partículas infecciosas a otras localizaciones a través del torrente sanguíneo.

absceso pancreático (pancreatic abscess), infección caracterizada por una colección de pus en el páncreas o a su alrededor.

absceso parafaríngeo (parapharyngeal abscess), infección supurativa de los tejidos adyacentes a la faringe, habitualmente como complicación de una faringitis o amigdalitis aguda. La infección puede extenderse a la vena yugular, donde puede provocar tromboflebitis y embolia séptica.

absceso parotídeo (parotid abscess), colección de pus en una glándula parotídea salivar.

absceso pélvico (pelvic abscess), lesión productora de pus en el peritoneo pélvico que se origina generalmente en el saco rectouterino.

absceso periamigdalino (peritonsillar abscess), infección del tejido situado entre la amígdala y la faringe, habitualmente después de una amigdalitis folicular aguda. Los síntomas son disfagia, dolor irradiado al oído y fiebre. A la exploración se observa enrojecimiento e inflamación de la amígdala y del paladar blando adyacente.

absceso perianal (perianal abscess), infección focal, purulenta, subcutánea localizada en la región del ano.

absceso periapical (periapical abscess), infección que rodea la raíz de un diente, habitualmente como consecuencia de la diseminación a partir de una caries dental. El absceso puede perforarse en la cavidad oral o en el seno maxilar, extenderse a un hueso próximo produciendo osteomielitis, o con más frecuencia difundirse a tejidos blandos provocando celulitis e hinchazón de la cara.

absceso pericólico (pericolic abscess), absceso inmediatamente por fuera del colon como consecuencia de una perforación que complica una diverticulitis.

absceso periodontal (periodontal abscess), acumulación localizada de material inflamatorio, como el pus, en el tejido periodontal. Se clasifica generalmente según su localización en la bolsa periodontal, como alveolar externo, parietal, peridental o externo.

absceso perirrenal (perinephric abscess), absceso que se desarrolla en el tejido graso que rodea al riñón. Generalmente es secundario a un absceso originado previamente en la corteza del órgano.

absceso peritoneal (peritoneal abscess), absceso en la cavidad peritoneal, como consecuencia de una peritonitis y generalmente complicado por adherencias.

absceso primario (primary abscess), absceso que se desarrolla en la localización original de la infección por un microorganismo productor de pus.

absceso pulmonar (lung abscess), complicación de un proceso inflamatorio e infeccioso del pulmón, generalmente causada por la aspiración de material contaminado presente en la boca. En la placa de tórax se caracteriza por una cavidad que contiene un nivel hidroaéreo.

absceso rectal (rectal abscess), absceso del área perianal.

absceso retrofaríngeo (retropharyngeal abscess), acumulación de pus en los tejidos localizados detrás de la faringe, que se acompaña de dificultad para la deglución, fiebre y dolor. En ocasiones se puede llegar a producir la obstrucción de las vías respiratorias. El tratamiento incluye antibióticos parenterales adecuados y drenaje quirúrgico. A veces es necesaria una traqueostomía.

absceso retroperitoneal (retroperitoneal abscess), colección de pus entre el peritoneo y la pared abdominal posterior.

absceso seco (dry abscess), **1.** colección de pus que se dispersa sin alcanzar un punto de afloramiento. **2.** restos de un absceso después de que el pus se reabsorba.

absceso subfrénico (subphrenic abscess), absceso que se desarrolla cerca o bajo el diafragma, generalmente como consecuencia de una peritonitis o de otra infección local.

absceso superficial (superficial abscess), absceso que se desarrolla por encima de la fascia.

absceso traumático (traumatic abscess), colección de pus que se desarrolla en un tejido que ha sido dañado por una herida o lesión.

absceso tuboovárico (tubo-ovarian abscess), absceso que afecta al ovario y a la trompa de Falopio. Con frecuencia se asocia a salpingitis.

abscisa (abscissa), punto de un plano horizontal de coordenadas cartesianas medido en el eje y (o vertical), que es perpendicular a dicho plano, o eje x.

abscisión (abscission), el proceso de separar cortando, por ejemplo, en la escisión corneal, extirpación de la prominencia corneal.

absentismo (absenteeism), (por razones de salud o relacionadas con ésta) ausencia del trabajo. Las causas más frecuentes de absentismo son la gripe y las enfermedades cutáneas relacionadas con la exposición profesional.

Absidia (*Absidia*), género de hongos pertenecientes a la clase Ficomicetos, que en este momento incluye 21 especies, la mayor parte de las cuales viven en el suelo. *A. corymbifera* es el único patógeno reconocido de la especie *Absidia* y produce la cigomicosis (mucormicosis), pero es relativamente infrecuente. *A. corymbifera* se encuentra en las plantas en putrefacción y en alimentos cocidos.

absoluto (absolute), incondicionado, sin restricción alguna o independiente de estándares arbitrarios.

absorbancia (absorbance), grado de absorción de la luz o de otra energía radiante a su paso a través de un medio. La absorbancia depende de factores como la longitud de onda, la concentración de la solución y la longitud del trayecto.

absorbente (absorbent), **1.** capaz de atraer y absorber sustancias hacia su interior. **2.** producto o sustancia capaz de absorber líquidos o gases.

absorbifaciente (absorbefacient), **1.** todo agente que favorece o estimula la absorción. **2.** que provoca o aumenta la absorción.

absorciometría de rayos X de energía dual (DEXA) (dual-energy X-ray absorptiometry [DEXA]), técnica de imagen que utiliza dos haces de rayos X de dosis baja con diferentes niveles de energía, con el fin de producir una imagen detallada de los componentes corporales, utilizada fundamentalmente para medir la densidad mineral ósea.

absorción (absorption), **1.** incorporación de una materia en otra mediante una acción química, molecular o física, como en la disolución de un gas en un líquido o en la asimilación de un líquido por un cuerpo sólido poroso. **2.** (en fisiología) el paso de sustancias a través de los tejidos y al interior de éstos, como el paso de las moléculas alimentarias digeridas al interior de las células intestinales, o bien el paso de líquidos al interior de los túbulos renales. **3.** (en radiología) proceso por el cual la energía radiante es absorbida por la materia viva y no viva con la que reacciona dicha radiación.

absorción cutánea (cutaneous absorption), paso de sustancias a través de la piel.

absorción de aglutininas (agglutinin absorption), extracción de anticuerpos de un inmunosuero una vez tratado con el antígeno homólogo, seguido de centrifugación y separación del complejo antígeno-anticuerpo.

absorción de anticuerpos (antibody absorption), proceso mediante el cual se extraen los anticuerpos no deseados presentes en un reactivo de antisueros, permitiendo que reaccionen con los antígenos.

absorción de fármaco (drug absorption), proceso mediante el cual un fármaco pasa desde el músculo, el tracto digestivo u otro lugar de entrada en el organismo hasta el sistema circulatorio.

absorción diferencial (differential absorption), diferencia de absorción de rayos X por los diversos tejidos del organismo. En una radiografía de una parte del cuerpo, como un brazo, la imagen del hueso se produce porque éste absorbe más rayos X que el tejido blando circundante.

absorción externa (external absorption), captación de sustancias a través de las mucosas o la piel.

absorción intestinal (intestinal absorption), paso de los productos de la digestión desde la luz del intestino delgado a la sangre y los vasos linfáticos de la pared intestinal. La superficie del intestino aumenta mucho gracias a la presencia de las vellosidades digitiformes, cada una de ellas con un capilar y un vaso linfático o lácteo.

absorción parenteral (parenteral absorption), captación de las sustancias hacia el interior del organismo a través de estructuras diferentes a las del aparato digestivo.

absorción patológica (pathologic absorption), captación por parte de la sangre de una sustancia de excreción o tóxica.

absorción percutánea (percutaneous absorption), proceso de absorción a través de la piel a partir de una aplicación tópica.

absortividad (absorptivity), absorbancia dividida por el producto de la concentración de una sustancia y la longitud de paso de la muestra.

abstinencia (abstinence), abstención voluntaria de una sustancia como alimento o alcohol, o de la realización de un acto como las relaciones sexuales.

abstracción (abstraction), situación en la que los dientes u otras estructuras maxilares y mandibulares se hallan por debajo de su posición normal o por fuera de su plano de oclusión.

abstracción selectiva (selective abstraction), tipo de distorsión cognitiva en la cual el enfoque sobre un aspecto o un acontecimiento niega todos los demás aspectos.

abstracto (abstract), difícil de comprender por la falta de aplicabilidad práctica.

abulia (abulia), pérdida o disminución de la capacidad de actuar de forma voluntaria o de tomar decisiones.

abuso (abuse), uso incorrecto o excesivo de un equipo, sustancia o servicio, como pueden ser un fármaco o un programa, tanto de forma intencionada como inintencionadamente.

abuso de autoridad (misfeasance), acto lícito cometido en forma ilícita, especialmente de una forma que causa daño o lesiones.

abuso de sustancias (drug abuse), utilización de una sustancia activa con fines no terapéuticos. Algunos de los casos más frecuentes de abuso de sustancias son el del alcohol, nicotina, marihuana, anfetaminas, barbitúricos, cocaína, metacualona, alcaloides del opio, opiodes sintéticos, benzodiazepinas, como el flunitrazepam y el gammahidroxibutirato (GHB), 3,4-metildioximetanfetamina (MDMA o éxtasis), fenciclidina, ketamina y esteroides anabólicos. El abuso de sustancias puede producir daño orgánico, adicción y alteración de los patrones de conducta.

abuso de sustancias por inhalación (aspiration drug abuse), inhalación de una sustancia química líquida, sólida o gaseosa a través del sistema respiratorio con fines no terapéuticos.

ABVD (ABVD), combinación de fármacos antineoplásicos formada por doxorubicina, bleomicina, vinblastina y dacarbazina.

a.c. (a.c.), (en las prescripciones) abreviatura de *ante cibum,* frase latina que significa «antes de las comidas».

Ac (Ab), abreviatura de **anticuerpo.**

Ac (Ac), **1.** símbolo del elemento **actinio. 2.** abreviatura de **acetil CH_3CO.**

Ac (ACh), abreviatura de **acetilcolina.**

A-C (A-C), siglas de *alveolocapilar.*

ac, Ac (acc, Acc), abreviatura de **acomodación.**

acalasia (achalasia), trastorno caracterizado por una estenosis de la parte distal del esófago, secundaria a la incapacidad de un músculo para poder relajarse, particularmente en el caso del esfínter esofágico inferior.

acalculia (acalculia), tipo de afasia que se caracteriza por la incapacidad para resolver cálculos matemáticos simples que el paciente podía hacer antes. Suele darse en trastornos neurológicos y se valora pidiendo al paciente que cuente hacia delante y atrás o que realice sumas o restas de cabeza.

acamprosato (acamprosate), agente antialcohólico empleado para mantener la abstinencia alcohólica en el alcoholismo.

acampsia (acampsia), enfermedad en la que una articulación se vuelve rígida.

acantamebiasis (acanthamebiasis), infección meningoencefalítica potencialmente mortal causada por *Acanthamoeba castelleni,* un ameboflagelado de vida libre. Se adquiere comúnmente por el baño en agua contaminada con el microorganismo, pero la limpieza de lentes de contacto en una solución contaminada también puede ocasionar queratitis.

acantesia (acanthesia), parestesias como picaduras de alfiler; anomalía de la percepción sensitiva cutánea por la que un simple contacto se percibe como un pinchazo doloroso.

Acanthamoeba *(Acanthamoeba),* género de protozoos ameboides de vida libre que viven en el suelo húmedo y el agua. Los organismos pueden acceder al organismo a través de una solución de continuidad en la piel, donde producen una infección localizada, o también pueden acceder por la nariz y provocar infecciones sistémicas a nivel del pulmón, el aparato genitourinario, el cerebro y el SNC.

Acanthocheilonema perstans *(Acanthocheilonema perstans),* gusano que habita en África e infecta a menudo a los animales salvajes y domésticos, y en ocasiones invade el torrente sanguíneo del ser humano produciendo exantema cutáneo, dolores articulares y musculares, así como diversos trastornos neurológicos, además de nódulos en el tejido subcutáneo.

acantión (acanthion), punto craneométrico situado en el centro de la base de la espina nasal anterior.

acanto (acantha), prefijo que significa espina o proyección espinosa.

acantocito (acanthocyte), eritrocito anómalo provisto de proyecciones a modo de espuela. Se encuentra en grandes cantidades en la abetalipoproteinemia; hay menos en la cirrosis y en algunos síndromes malabsortivos.

acantocitosis (acanthocytosis), presencia anómala de acantocitos en el torrente sanguíneo.

acantoide (acanthoid), parecido a una prolongación espinosa.

acantoma (acanthoma), hipertrofia del estrato espinoso de la epidermis, localizada más que difusa. Puede ser benigna o maligna.

acantoma fisurado (acanthoma fissuratum), nódulo eritematoso o de color piel firme y benigno, que se parece macroscópicamente al carcinoma basocelular y localizado en el puente de la nariz o a nivel retroauricular. Se produce por traumatismos mecánicos menores constantes ocasionados por gafas que ajustan mal.

acantorrexis (acanthorrhexis), rotura de los puentes intercelulares del estrato espinoso, como en el eczema y la dermatitis de contacto.

acantosis (acanthosis), engrosamiento anómalo del estrato espinoso, como sucede en el eczema y en la psoriasis.

acantosis nigricans (acanthosis nigricans), enfermedad cutánea caracterizada por la presencia de lesiones hiperpigmentadas de aspecto verrucoso, localizadas en las axilas y en los pliegues cutáneos perianales.

acapnia (acapnia), déficit de dióxido de carbono en la sangre. Este trastorno suele deberse a hiperventilación.

acarbia (acarbia), **1.** descenso en los niveles de bicarbonato en la sangre. **2.** cualquier afección que reduzca los niveles de bicarbonato en sangre.

acarbosa (acarbose), fármaco para el control de la insulina. Se prescribe para el tratamiento de la diabetes mellitus tipo 2.

acardia (acardia), malformación congénita infrecuente que consiste en la ausencia de corazón. A veces ocurre en gemelos unidos cuya supervivencia hasta el momento del nacimiento depende del sistema circulatorio de sólo uno de ellos.

acariasis (acariasis), cualquier enfermedad, en general cutánea, producida por la infestación por un ácaro.

acariocito (akaryocyte), célula sin núcleo, como un eritrocito.

ácaro (acarid), uno de los muchos ácaros y garrapatas del orden Acarina, que comprende un amplio número de organismos parásitos y autónomos. Los que se asocian a enfermedad se comportan como huéspedes intermedios de los agentes patógenos, produciendo lesiones cutáneas o tisulares directas y pérdida de sangre o líquidos tisulares. Las larvas de seis patas de los ácaros de la familia *Trombiculidae* son vectores importantes del agente responsable del tifus de los matorrales y de otras rickettsias. Estos ácaros son parásitos del ser humano, de otros mamíferos y de las aves.

ácaro (mite), arácnido diminuto con un cuerpo plano y casi transparente, con cuatro pares de patas. Muchas especies de estos parientes de garrapatas y arañas son parásitas, incluyendo la nigua y *Sarcoptes scabiei,* que causan prurito e inflamación localizados.

ácaro de la sarna (itch mite), diminuto artrópodo de ocho patas con artejos bucales punzantes de succión. Se conocen al menos tres géneros de ácaros, *Chorioptes, Notoëdres* y *Sarcoptes*.

acarodermatitis (acarodermatitis), inflamación de la piel causada por ácaros o garrapatas.

acarofobia (acarophobia), terror patológico a parásitos diminutos o ilusión errónea de que los insectos diminutos como los ácaros han invadido la piel.

ACasa (AChE), abreviatura de **acetilcolinesterasa.**

acatisia (akathisia), trastorno caracterizado por inquietud y agitación.

acaudal (acaudal), que carece de cola.

ACB (CBA), siglas de **análisis coste-beneficio.**

ACC (ACC), siglas de *American College of Cardiology.*

acceso (access), medio de abordaje, como el espacio necesario para la manipulación de instrumentos dentales o quirúrgicos.

acceso de hemodiálisis (hemodiálisis access), resultado de enfermería recogido en el Nursing Outcomes Classification (NOC), que se define como la funcionalidad de un sitio de acceso de hemodiálisis.

acceso secundario (secondary port), dispositivo de control para regular el flujo de una solución intravenosa primaria y una secundaria. Consiste en un aparato de plástico en forma de Y que se une al sistema de tubos i.v. primario, permitiendo que el flujo de las soluciones i.v. primaria y secundaria vaya por separado o conjuntamente.

acceso venoso (venous cutdown), pequeña incisión quirúrgica en una vena de un paciente que ha sufrido un colapso vascular para permitir la introducción de líquidos o fármacos intravenosos. También puede realizarse para la inserción de una cánula para la extracción de sangre.

accesorio (accessory), **1.** objeto suplementario, deseable aunque no necesario, empleado fundamentalmente por su conveniencia o por su seguridad, como los mecanismos eléctricos de elevación de las camas de hospital. **2.** estructuras que sirven de soporte a los principales sistemas anatómicos, tales como los órganos sexuales masculinos o femeninos o los órganos accesorios de la piel, a saber, el pelo, las uñas y las glándulas cutáneas.

accidente (accident), cualquier acontecimiento no esperado o no planeado, que puede ser motivo de muerte, lesión, menoscabo en la propiedad o una combinación de efectos graves.

accidente cerebrovascular (ACV) (cerebrovascular accident [CVA]), alteración de los vasos sanguíneos cerebrales caracterizada por la oclusión debida a un émbolo o a hemorragia cerebrovascular o vasoespasmo, que produce isquemia de los tejidos cerebrales habitualmente perfundidos por los vasos afectados. Las secuelas de un ataque cerebrovascular dependen de la localización y la magnitud de la isquemia. Entre ellas se cuentan parálisis, debilidad, cambios sensoriales, habla defectuosa, afasia o muerte.

accidente isquémico transitorio (AIT) (transient ischemic attack [TIA]), episodio de insuficiencia cerebrovascular, habitualmente asociado a la oclusión parcial de una arteria por una placa arteriosclerótica o un embolismo. Pueden producirse alteraciones en la visión normal en uno o ambos ojos, desvanecimiento, debilidad, disfasia, entumecimiento o inconsciencia. Generalmente el ataque es breve, de unos minutos de duración; en muy pocas ocasiones los síntomas continúan durante varias horas.

accidente laboral (occupational accident), lesión accidental de un empleado que tiene lugar en el sitio de trabajo. Los accidentes profesionales son los responsables de más del 95% de las discapacidades profesionales.

acción (action), actividad utilizada para realizar una función o producir un efecto.

acción acumulativa (cumulative action), **1.** aumento de la actividad de una medida o agente terapéutico cuando se administra de forma repetida. **2.** aumento de la actividad demostrada por un fármaco cuando se produce una acumulación de dosis repetidas en el organismo y éste ejerce un efecto biológico mayor que la dosis inicial.

acción capilar (capillary action), acción que afecta a la adhesividad molecular mediante la cual la superficie de un líquido en un tubo se eleva o desciende, dependiendo de la cohesividad de las moléculas del líquido.

acción de pinza lateral (lateral pinch), posición en la que el dedo pulgar se opone a la falange media del dedo índice.

acción de válvula obstructiva (ball-valve action), apertura y cierre intermitente de un orificio por una masa flotante con forma redondeada que actúa como una válvula. Pueden ejercer esta acción los cálculos renales, los cálculos biliares y los coágulos sanguíneos.

acción farmacológica (drug action), mecanismo por el que un fármaco ejerce la acción deseada.

acción legal por *wrongful life* («vida injusta») (wrongful life action), (legislación) pleito civil que generalmente se dirige contra un médico o establecimiento sanitario basándose en una posible negligencia que ha tenido como resultado el nacimiento o la supervivencia de un niño no deseado. Los padres del niño pretenden conseguir del acusado una compensación económica para cubrir los gastos médicos del embarazo y el parto, para compensar todo el dolor y el sufrimiento y para la educación y el mantenimiento del niño.

acción química (chemical action), cualquier proceso en el que reaccionan entre sí sustancias y compuestos naturales para producir una modificación química o un compuesto diferente. Por ejemplo, el hidrógeno y el oxígeno se combinan para producir agua.

acción refleja (reflex action), funcionamiento o movimiento involuntario de cualquier órgano o parte del cuerpo en respuesta a un estímulo determinado.

acción trófica (trophic action), estimulación de la reproducción y del aumento de tamaño celular mediante la nutrición y el crecimiento.

Accreditation Review Committee on Education in Surgical Technology (ARC-ST) (Accreditation Review Committee on Education in Surgical Technology [ARC-ST]), comité establecido en 1972 para determinar, mantener y fomentar unos niveles de calidad de los programas formativos en tecnología quirúrgica y colaboración en las cirugías, que se reconocen mediante una acreditación de programas en colaboración con la Commission on Accreditation of Allied Health Education Programs (CAAHEP), el American College of Surgeons (ACS) y la Association of Surgical Technologists (AST).

accretio cordis (accretio cordis), situación anómala caracterizada por la formación de adherencias entre el pericardio y las pleuras, el diafragma o la pared torácica.

ACE (CEA), siglas de **antígeno carcinoembrionario.**

acebutolol (acebutolol), bloqueador beta-adrenérgico. Se prescribe para el tratamiento de la hipertensión, la angina de pecho, las arritmias ventriculares y otros trastornos cardiovasculares.

acedía (acedia), estado de embotamiento y forma de melancolía que se caracteriza por la indiferencia y por la lentitud de los procesos mentales.

acefalia (acephaly), defecto congénito que describe la ausencia o desarrollo insuficiente de la cabeza.

acéfalo (acephalus), feto sin cabeza.

acéfalo acardíaco (acardius acephalus), feto acardíaco que carece de cabeza y de la mayor parte de la mitad superior del cuerpo.

acefalobraquia (acephalobrachia), anomalía congénita en la que un feto carece de ambos brazos y de la cabeza.

acefalocardia (acephalocardia), ausencia congénita de la cabeza y el corazón.

aceite (oil), cualquier sustancia líquida grasa no miscible en agua.

aceite alcanforado (camphorated oil), líquido incoloro o amarillento con el penetrante y acre olor del alcanfor. Corresponde a la combinación de una docena de productos químicos orgánicos, como terpenos, safrol y acetaldehído extraídos del alcanfor, una planta laurácea. Se utiliza principalmente como linimento, contrairritante y rubefaciente.

aceite de almendras (almond oil), aceite exprimido a partir de las semillas del fruto del almendro dulce, *Prunus amygdalus,* originario de la región mediterránea. El aceite preparado es un laxante y demulcente suave. El aceite de almendras amargas es un aceite volátil que contiene ácido prúsico letal.

aceite de borraja (borage oil), aceite extraído de las semillas de la borraja *(Borago officinalis).* Se emplea en el tratamiento de la neurodermatitis y como suplemento alimentario.

aceite de cártamo (safflower oil), grasa líquida que contiene ácidos grasos poliinsaturados, obtenida de la planta del cártamo, *Carthamus tinctorius.* Suele mezclarse con otros aceites vegetales comestibles.

aceite de gaulteria (wintergreen oil), aceite volátil con olor y gusto característicos. Se emplea como antiirritante en los ungüentos o linimentos para el dolor muscular y también como agente saborizante.

aceite de hígado de bacalao (cod-liver oil), aceite espeso, amarillo pálido que se extrae del hígado fresco de bacalao y de otras especies similares. Es muy rico en vitaminas A y D, útil para el tratamiento de la deficiencia nutricional de estas vitaminas.

aceite de maíz (corn oil), aceite refinado no volátil obtenido de la planta del maíz, *Zea mays;* utilizado como solvente y vehiculante de agentes medicinales y como vehiculante de inyecciones. También se ha promovido su uso como fuente de ácidos grasos poliinsaturados en dietas especiales.

aceite de menta (peppermint oil), aceite volátil de las partes sobrenivel frescas de la planta de floración de *Mentha × piperita,* utilizado como aromatizante para medicamentos y como estimulador gástrico y carminativo.

aceite de onagra (evening primrose oil), aceite producido mediante extracción en frío a partir de las semillas maduras de *Oenothera biennis,* la onagra común o vespertina, utilizada por vía interna en el tratamiento de la mastalgia, el síndrome premenstrual y el eczema atópico.

aceite de ricino (castor oil), aceite derivado del *Ricinus communis,* que se emplea como estimulante catártico. Se utiliza como solución limpiadora en la preparación del intestino o del colon para la exploración y, con menor frecuencia, para tratar el estreñimiento.

aceite de sésamo (sesame oil), grasa líquida obtenida a partir de las semillas de una planta, *Sesamum indicum.* Las semillas son emolientes y tienen un efecto laxante. Tanto las semillas como el aceite se emplean como aromatizantes de alimentos. El aceite se utiliza también en lociones cutáneas y como emoliente.

aceite de silicona (silicone oil), cualquiera de los distintos polímeros de silicona líquida. Algunos se inyectan el el cuerpo vítreo del ojo para actuar como material de sustitución del vítreo durante algunas intervenciones quirúrgicas oftalmológicas o después de las mismas.

aceite de teobroma (theobroma oil), líquido graso que se obtiene de las semillas de *Theobroma cacao,* la planta del cacao. Contiene algunos ácidos grasos utilizados en supositorios, pomadas y lubricantes.

aceite del árbol del té (tea tree oil), producto vegetal obtenido de especies del árbol del mirto que crece en la costa de Australia. Este producto se utiliza tópicamente para el acné y las micosis y tiene eficacia demostrada. También se ha añadido para calentar el agua de baño e inhalado para el tratamiento de la tos y de trastornos respiratorios bajos, pero se carece de datos fiables en relación a su eficacia en este caso.

aceite esencial (essential oil), una clase de aceite volátil generalmente aromático; las esencias se extraen de plantas para su uso en alimentos, perfumes y medicinas aromatizadas.

aceite infundido (infused oil), mezcla compuesta de un aceite volátil herbáceo y de otro aceite.

aceite mineral (mineral oil), laxante que da lugar al reblandecimiento de las heces, emoliente y disolvente para uso farmacéutico. Se prescribe para impedir el estreñimiento, aliviar el estreñimiento leve y preparar el intestino para la cirugía o la exploración; también puede ser disolvente para algunos medicamentos.

aceite yodado (iodized oil), aceite vegetal con yodo añadido. Se utiliza como contraste radiopaco en varios procedimientos diagnósticos.

aceleración (acceleration), aumento de la velocidad de un objeto o reacción.

aceleración (augmentation), proceso en el cual una sustancia o un mecanismo puede estimular un ritmo más rápido para una actividad biológica determinada, como la división celular o los latidos cardíacos.

acelerador (accelerator), **1.** nervio o músculo que aumenta la velocidad de realización de alguna función. **2.** agente o aparato que se utiliza para aumentar la velocidad a la que una sustancia actúa o una función se realiza.

acelerador lineal (linear accelerator [LINAC]), aparato para acelerar partículas subatómicas cargadas, utilizado en radioterapia, en investigación física y para la producción de radionúclidos.

acelular (acellular), sin células.

acéntrico (acentric), **1.** que no tiene centro. **2.** (en genética) descripción del fragmento de un cromosoma que no tiene centrómero.

acentuación (accentuation), aumento de la claridad o la intensidad sonora, como en los sonidos cardíacos.

ACEP (ACEP), siglas de **American College of Emergency Physicians.**

aceptación de la individualidad (acceptance of individuality), (en psiquiatría) índice de salud familiar mediante el cual la diferenciación o la individualización constituyen un objetivo a valorar.

aceptación de la separación (acceptance of separation), indicador de salud mental en una familia mediante el cual se lamenta una pérdida y la familia sigue adelante para alcanzar nuevos objetivos.

aceptación: estado de salud (acceptance: health status), resultado de enfermería recogido en la Nursing Outcomes Classification (NOC). Se define como la reconciliación del sujeto con las circunstancias de la propia salud.

aceptor (acceptor), **1.** organismo que recibe de otro organismo un tejido vivo, como sangre transfundida o un órgano trasplantado. **2.** sustancia o compuesto que se combina o acepta una parte de otra sustancia o compuesto, como un átomo, electrón o par de electrones.

acerola (acerola), pequeño fruto, parecido a una cereza, del género *Malpighia* que crece en climas tropicales. Es la fuente de vitamina C más rica que cualquier otro fruto conocido.

acesulfamo-K (acesulfame-K), edulcorante sintético no calórico, unas 200 veces más dulce que la sacarosa.

acet (acet), abreviatura de *anión* acetato carboxilato. Se puede abreviar también *OAc.*

acetabular (acetabular), relativo al acetábulo, cavidad cotiloidea del hueso ilíaco en la que encaja la cabeza del fémur.

acetábulo (acetabulum), la gran cavidad articular en forma de copa que se halla en la unión entre el isquion, el ilion y el pubis, en la cual está contenida la cabeza esférica del fémur.

acetabuloplastia (acetabuloplasty), cirugía plástica realizada sobre el acetábulo.

acetal (acetal), **1.** líquido incoloro, $C_2H_4(OC_2H_5)_2$, usado a veces como hipnótico. **2.** cualquier compuesto con fórmula general $R_2C(OR)_2$ o $RCH(OR)_2$, donde R indica un grupo alquilo o arilo.

acetaldehído (CH_3CHO) (acetaldehyde [CH_3 CHO]), líquido volátil e incoloro de olor acre, producido por la oxidación del alcohol etílico. En el cuerpo humano el acetaldehído se produce en el hígado por acción de la alcohol deshidrogenasa y de otras enzimas. La exposición a grandes cantidades puede ocasionar cefalea, lesiones corneales, rinitis y trastornos respiratorios.

acetato ($CH_3CO_2^-$) (acetate), anión de la fórmula $C_2H_3O_2$; sal del ácido acético.

acetato cinasa (acetate kinase), enzima que cataliza la transferencia de un grupo fosfato desde la adenosina trifosfato al acetato.

acetato de desmopresina (desmopressin acetate), antidiurético sintético análogo de la arginina vasopresina, la hormona antidiurética humana natural. Se prescribe en el tratamiento de la diabetes insípida y la enuresis nocturna primaria, así como para controlar las hemorragias en la hemofilia A y la enfermedad de von Willebrand leve.

acetato de flecainida (flecainide acetate), fármaco antiarrítmico oral prescrito para el tratamiento de las arritmias ventriculares (p. ej., de la taquicardia ventricular sostenida) y de la taquicardia supraventricular en ausencia de defectos de conducción, cuando otros fármacos no han surtido efecto.

acetato de guanabenz (guanabenz acetate), agonista alfa$_2$ adrenérgico de acción central que disminuye el tono del sistema nervioso simpático. Se utiliza en el tratamiento de la hipertensión.

acetato de leuprorrelina (leuprolide acetate), análogo de la hormona liberadora de gonadotropina. Es agonista administrado a concentraciones que desensibilizan la hipófisis en su respuesta frente a ella o a la hormona liberadora de gonadotropina exógena, inhibiendo de este modo la estimulación hipofisaria de la producción de hormona sexual por los ovarios o los testículos. Se utiliza en el tratamiento paliativo del cáncer avanzado de próstata, de la endometriosis y en los niños con pubertad precoz de origen central.

acetato de mafenida (mafenide acetate), antibiótico que se utiliza en el tratamiento de las quemaduras de segundo y tercer grado para evitar la infección por microorganismos sensibles, como *Pseudomonas aeruginosa.*

acetato de medroxiprogesterona (medroxyprogesterone acetate), progestágeno. Se prescribe en los carcinomas endometrial y renal, así como en el tratamiento de los trastornos menstruales causados por desequilibrios hormonales. También se administra como inyección de liberación prolongada con fines anticonceptivos.

acetato de megestrol (megestrol acetate), progestágeno antineoplásico. Se utiliza en el tratamiento del carcinoma endometrial y como tratamiento paliativo de los carcinomas de mama y endometrio avanzados. También se emplea para estimular el apetito y para favorecer la ganancia de peso en pacientes con caquexia.

acetato de noretindrona y etinil estradiol (norethindrone acetate and ethinyl estradiol), anticonceptivo oral combinado que contiene un progestágeno (noretindrona) y un estrógeno (etinil estradiol). Se utiliza como anticonceptivo, para el tratamiento del acné y los síntomas vasomotores de moderados a graves de la menopausia, y para prevenir la osteoporosis en las mujeres posmenopáusicas de alto riesgo. Los usos fuera de las indicaciones previstas incluyen la hipermenorrea, la endometriosis y el hipogonadismo en las mujeres.

acetazolamida (acetazolamide), fármaco diurético inhibidor de la anhidrasa carbónica. Se prescribe como tratamiento del edema y el glaucoma y como tratamiento adyuvante de la epilepsia refractaria y el mal de altura.

acético (acetic), relativo a sustancias que tienen las propiedades agrias del vinagre o el ácido acético; también, compuestos químicos que poseen el radical CH_3CO^-.

acetilcisteína (acetylcysteine), mucolítico y antídoto del paracetamol que se prescribe para el tratamiento de: enfermedad pulmonar crónica, enfermedad broncopulmonar aguda y atelectasia debida a obstrucción por secreciones mucosas, así como antídoto de la intoxicación por paracetamol.

acetilcoenzima A (acetylcoenzyme A), molécula que se forma durante diversos procesos metabólicos importantes. La formación de acetilcoenzima A es el paso intermedio crítico entre la glucólisis anaerobia y el ciclo de Krebs del ácido cítrico.

acetilcolina (ACh) (acetylcholine [ACh]), sustancia neurotransmisora ampliamente distribuida en los tejidos corporales, cuya función esencial es mediar la actividad sináptica del sistema nervioso y de los músculos esqueléticos. También es estimulante del vago y del sistema nervioso parasimpático y actúa como vasodilatador y depresor cardíaco.

acetilcolinesterasa (ACasa) (acetylcholinesterase [AChE]), enzima presente en las terminaciones de los nervios voluntarios y de los nervios involuntarios parasimpáticos y los ganglios nerviosos autónomos. Inactiva el neurotransmisor acetilcolina liberado durante la transmisión de los impulsos nerviosos e impide su acumulación, hidrolizándolo a colina y acetato. De esta forma se reduce o impide la descarga neuronal excesiva en las uniones neuromusculares.

acetileno (acetylene), gas inflamable incoloro, que es la alcina más sencilla.

acetilo (CH_3CO) (acetyl [CH_3CO]), radical monovalente asociado con los derivados del ácido acético.

acetiltransferasa (acetyltransferase), cualquiera de las diversas enzimas que transfieren grupos acetilo desde un compuesto a otro.

acetohexamida (acetohexamide), sulfonilurea oral de acción antidiabética. Se puede prescribir para el tratamiento de la diabetes mellitus tipo 2.

acetol cinasa (acetol kinase), enzima que cataliza la transferencia de un grupo fosfato desde la adenosina trifosfato a la hidroxiacetona.

acetona (acetone), cuerpo cetónico líquido, incoloro, aromático y volátil, presente en cantidades pequeñas en la orina normal, y en cantidades mayores en la orina de los diabéticos que sufren cetoacidosis o ayuno. Los preparados comerciales de acetona se utilizan para limpiar la piel antes de las inyecciones.

acetónido de fluocinolona (fluocinolone acetonide), glucocorticoide tópico que se utiliza en las dermatosis graves.

acetonuria (acetonuria), presencia de acetona y de cuerpos diacéticos en la orina.

ACG (ACG), siglas de **apexcardiografía.**

ACh (ACh), abreviatura de **acetilcolina.**

ACH (ACH), siglas de **hormona corticosuprarrenal.**

achicoria (chicory), planta perenne que se utiliza como sustituto del café, como fuente de fructooligosacáridos, como laxante suave en los niños y como tratamiento para la gota, reumatismos, pérdida de apetito y trastornos digestivos. Se considera generalmente segura como alimento y puede resultar eficaz como estimulante del apetito; no se dispone de suficiente información contrastada sobre su uso para otras indicaciones.

AChR (AChR), siglas para **receptor de acetilcolina.**

Achromobacter *(Achromobacter),* género de bacterias gramnegativas en forma de bastoncillo y flageladas que no forman pigmento en agar. Las especies son organismos saprofíticos, no patógenos, que se encuentran en el agua, el suelo y el tracto digestivo humano, pero pueden producir infección en los huéspedes inmunodeprimidos.

acianótico (acyanotic), relativo a la ausencia de un tono azulado en la piel y las mucosas.

aciclovir (acyclovir), fármaco antivírico activo frente a los virus del herpes simple tipo 1 y 2 y al virus de la varicela-zóster. Se utiliza por vía tópica, bajo la forma galénica de pomada, para el tratamiento de las lesiones producidas por virus del herpes simple (úlceras del catarro). En los otros tipos de infecciones producidas por los virus del herpes, se prescribe tanto por vía tópica como por vía sistémica (oral o i.v.).

acicular (acicular), con forma de aguja, como ciertas hojas o ciertos cristales.

acidalbúmina (acidalbumin), sustancia formada por la acción de soluciones ácidas débiles sobre la albúmina.

acidemia (acidemia), reducción del pH de la sangre o acidez anómala de la sangre.

acidemia argininosuccínica (argininosuccinic acidemia), trastorno congénito del metabolismo de los aminoácidos en el que, como consecuencia de la ausencia de la enzima argininosuccinasa, se produce una acumulación de ácido argininosuccínico en la sangre, dando lugar a la aparición de convulsiones y retraso mental.

acidemia glutámica (glutamic acidemia), trastorno hereditario del metabolismo de los aminoácidos que causa un incremento de la concentración del ácido glutámico. El trastorno se caracteriza por retraso mental y físico, crisis comiciales y cabello frágil.

acidemia metilmalónica (methylmalonicacidemia), **1.** aminoacidopatía autosómica recesiva, caracterizada por la presencia de cantidades excesivas de ácido carboxílico y ácido metilmalónico en sangre y orina, con cetoacidosis metabólica, hiperamoniemia y exceso de glicina en sangre y orina; se inicia durante la lactancia con un cuadro de retraso del crecimiento, vómitos persistentes con deshidratación, dificultad respiratoria e hipotonía. **2.** exceso de ácido metilmalónico en la sangre.

acidez (acidity), **1.** grado de agrura, aspereza del sabor o capacidad de un producto químico para ceder iones de hidrógeno en una solución acuosa. **2.** el grado de acidez del ácido gástrico en el estómago. La acidez cambia durante un período de 24 horas, pero el pH medio oscila entre 0,9 y 1,5.

ácido (acid), **1.** compuesto que libera iones hidrógeno al disolverse en el agua (definición de Arrhenius) o que cede iones hidrógeno frente a una base (definición de Brönsted) o cualquier sustancia capaz de aceptar la compartición de un par de electrones (definición de Lewis). Los ácidos hacen virar el tornasol azul hacia el rojo, tienen el característico sabor ácido o acre, y reaccionan con las bases para formar sales. Las propiedades químicas fundamentales de los ácidos son opuestas a las de las bases. **2.** *vulg.,* dietilamida del ácido lisérgico (LSD). **3.** que tiene un sabor acre o amargo.

ácido acético ($HC_2H_3O_2$) (acetic acid, $HC_2H_3O_2$), líquido claro, incoloro y de olor acre, miscible con el agua, con el alcohol, con la glicerina y con el éter, y que constituye entre el 3 y el 5% del vinagre.

ácido acético glacial (glacial acetic acid), líquido o sustancia transparente cristalina, incolora (CH_3COOH) con olor penetrante. Se obtiene mediante la destilación destructiva de la madera, a partir de acetileno y agua o mediante la oxidación del alcohol etílico. El ácido acético glacial es un cáustico potente, potencialmente inflamable, con un punto de inflamación bajo.

ácido acetoacético (acetoacetic acid), ácido cetónico incoloro y oleaginoso que se produce en el metabolismo de los lípidos y piruvatos. En condiciones normales se excreta en pequeña cantidad por la orina, pero su concentración urinaria aumenta cuando existe un cuadro de diabetes mellitus, sobre todo con cetoacidosis, y durante el ayuno.

ácido acetohidroxámico (acetohydroxamic acid), inhibidor de la ureasa bacteriana empleado para el tratamiento y la profilaxis de los cálculos renales de estruvita, en cuya formación participan las bacterias productoras de ureasa y también como tratamiento adyuvante de las ITU causadas por bacterias productoras de ureasa. Se administra por vía oral.

ácido acrílico (CH_2-COOH) (acrylic acid [CH_2-COOH]), líquido corrosivo empleado en la producción de materiales plásticos de uso en procedimientos médicos y dentales.

ácido alifático (aliphatic acid), ácido que contiene un fragmento hidrocarburo derivado de un hidrocarburo no aromático.

ácido aminobenzoico (aminobenzoic acid), producto metabólico del catabolismo del aminoácido triptófano.

ácido aminocaproico (aminocaproic acid), hemostático que se prescribe para detener la hemorragia excesiva que se produce como consecuencia de la hiperfibrinólisis.

ácido aminolevulínico[1] (aminolevulinic acid [ALA]), precursor alifático del hemo. Se puede detectar en la orina de algunos pacientes con porfiria, hepatopatías y saturnismo.

ácido aminolevulínico[2] (aminolevulinic acid), fármaco fotoquimioterápico. Se prescribe para el tratamiento de la queratosis actínica no hiperqueratósica de la cara y el cuero cabelludo.

ácido 5-aminosalicílico (5-aminosalicylic acid), mesalamina.

ácido araquidónico (arachidonic acid), ácido graso de cadena larga, que forma parte de la lecitina y es un material básico en la biosíntesis de ciertas prostaglandinas. En los mamíferos se sintetiza a partir del ácido linoleico.

ácido ascórbico (ascorbic acid), vitamina hidrosoluble cristalina, de color blanquecino, que está presente en los cítricos, los tomates, las fresas, las patatas y los vegetales frescos y de hojas verdes. Es esencial para la formación de colágeno y de tejido fibroso, que son necesarios para la síntesis de la matriz intercelular que existe normalmente en dientes, hueso, cartílago, tejido conjuntivo y piel, así como para garantizar la integridad estructural de las paredes capilares. También ayuda a luchar contra infecciones bacterianas e interacciona con otros nutrientes.

ácido aspártico (Asp) (aspartic acid [Asp]), aminoácido no esencial que está presente en el azúcar de caña, en la melaza y en los productos de degradación de muchas proteínas. El ácido aspártico se emplea en medios de cultivo, suplementos dietéticos, detergentes, fungicidas y germicidas.

ácido aspergílico (aspergillic acid), compuesto antibiótico derivado de *Aspergillus flavus,* que es un hongo productor de aflatoxinas que crece en el maíz, en las semillas y en los cacahuetes.

ácido azelaico (azelaic acid), ácido dicarboxílico que se encuentra en los cereales con cáscara y los productos animales y que tiene efectos antibacterianos sobre gérmenes aerobios y anaerobios, sobre todo *Propionibacterium acnes* y *Staphylococcus epidermidis*. Normaliza la queratinización y tiene un efecto citotóxico sobre los melanocitos malignos o hiperactivos. Se aplica de forma tópica como tratamiento del acné vulgar.

ácido benzoico (benzoic acid), agente queratolítico, utilizado habitualmente con ácido salicílico como un ungüento en el tratamiento del pie de atleta y de la tiña del cuero cabelludo.

ácido biliar (bile acid), ácido esteroideo de la bilis producido durante el metabolismo del colesterol. En la hidrólisis del ácido biliar se producen glicina y ácido cólico.

ácido bórico (boric acid), polvo o sustancia cristalina blanca inodora utilizada como tampón y previamente empleada como antiséptico tópico y para el lavado ocular.

ácido butírico (C_4H_7OOH) (butyric acid), líquido claro incoloro con olor presente en la mantequilla rancia o el vómito y que se puede mezclar con el agua, el alcohol, la glicerina y el éter. El ácido butírico se obtiene comercialmente a partir del 1-butanol mediante oxidación y se puede obtener de los hidratos de carbono mediante fermentación del butírico. Se emplea en la producción de saborizantes.

ácido cáprico ($CH_3[CH_2]_8COOH$) (capric acid [$CH_3(CH_2)_8COOH$]), compuesto cristalino blanco y de olor rancio presente como glicérido en los aceites naturales. El ácido cáprico se emplea en la fabricación de perfumes, saporizantes, humectantes y aditivos alimentarios.

ácido caproico ($CH_3[CH_2]_4COOH$) (caproic acid [$CH_3(CH_2)_4COOH$]), ácido graso presente en las grasas lácteas y en algunos aceites vegetales. Se utiliza en la producción de aromas artificiales.

ácido carbólico (C_6H_5OH) (carbolic acid [C_6H_5OH]), compuesto cristalino tóxico, incoloro o rosa pálido obtenido por destilación del alquitrán de hulla o por oxidación de cumeno y convertido en un líquido claro, de olor fuerte y sabor urente, mediante la adición de un 10% de agua.

ácido carbónico (H_2CO_3) (carbonic acid [H_2CO_3]), ácido inestable que se forma disolviendo dióxido de carbono en agua. Es la base de las bebidas carbonatadas y está relacionado con los compuestos del grupo de los carbonatos. Su producción en el organismo es catalizada por la anhidrasa carbónica.

ácido carboxílico (carboxylic acid), cualquiera de los ácidos orgánicos del grupo que contiene el radical M–COOH, incluidos los aminoácidos y los ácidos grasos.

ácido cítrico (citric acid), ácido orgánico cristalino, blanco, soluble en agua y en alcohol. Se extrae de los frutos cítricos o se obtiene por la fermentación de azúcares y se utiliza como agente para dar sabor a los alimentos, a las bebidas carbonatadas y a ciertos productos farmacéuticos.

ácido clorhídrico (hydrochloric acid), compuesto formado por hidrógeno y cloro. El ácido clorhídrico se segrega en el estómago y es el principal componente del jugo gástrico.

ácido cólico (cholic acid), ácido biliar sintetizado en el hígado a partir de colesterol. El ácido colan-24-oico se almacena en el hígado unido a la coenzima A y es convertido a las sales biliares de glicina y taurina antes de la secreción en la bilis.

ácido de Brønsted (Brønsted acid), [Johannes N. Brønsted, químico físico danés, 1879-1947], molécula o ion que actúan como donadores de un protón.

ácido desoxirribonucleico (ADN) (deoxyribonucleic acid), gran molécula helicoidal bicatenaria de ácido nucleico portadora de la información genética. En las células eucarióticas se encuentra principalmente en los cromosomas del núcleo. Está compuesto de cuatro clases de bases de nucleótidos que se repiten de forma seriada: adenina, citosina, guanina y timina. La información genética está codificada en una secuencia de subunidades moleculares nitrogenadas de esa molécula.

ácido dicarboxílico (dicarboxylic acid), cualquiera de los diversos ácidos orgánicos que contienen dos grupos carboxilo (COOH), como el oxálico o el tartárico.

ácido 2,3-difosfoglicérico (DPG) (2,3-diphosphoglyceric acid [DPG]), sustancia eritrocitaria que afecta a la afinidad de la hemoglobina por el oxígeno. Es un producto final fundamental del metabolismo de la glucosa y un elemento de enlace en el sistema de control de la retroalimentación que regula la liberación de oxígeno a los tejidos.

ácido edético (EDTA) (edetic acid [EDTA]), agente quelante.

ácido eicosanoico (eicosanoic acid), ácido graso que contiene 20 átomos de carbono en cadena recta, que se encuentra en el aceite de cacahuete, mantequilla y otras grasas.

ácido eicosapentanoico (eicosapentaenoic acid), ácido graso de 20 átomos de carbono encontrado casi exclusivamente en aceites de peces y animales marinos.

ácido erúcico (erucic acid), ácido graso que se ha relacionado con la cardiopatía. Está presente en el aceite de colza.

ácido etacrínico (ethacrynic acid), diurético potente que se utiliza como tratamiento del edema grave, como el del síndrome nefrótico, la cirrosis hepática y la ascitis maligna.

ácido fagicladospórico (fagicladosporic acid), toxina producida por *Cladosporidium epiphyllum,* perteneciente al género de hongos que producen la «mancha negra» en la carne almacenada, la tiña negra y la degeneración negra del cerebro.

ácido fenilacético (phenylacetic acid), catabolito de la fenilalanina, excesivamente formado y excretado, en ocasiones conjugado con glutamina, en la fenilcetonuria.

ácido fenilpirúvico (phenylpyruvic acid), producto del metabolismo de la fenilalanina. La presencia de ácido fenilpirúvico en la orina es indicativa de fenilcetonuria.

ácido fluorhídrico (hydrofluoric acid), término aplicado a las soluciones acuosas de ácido fluorhídrico, un ácido orgánico utilizado en la dilución de soluciones para la limpieza. Es extremadamente tóxico y corrosivo para la piel.

ácido fluoroacético (FCH_2COOH) (fluoroacetic acid [FCH_2COOH]), compuesto incoloro, hidrosoluble, muy tóxico que bloquea el ciclo del ácido cítrico, causando convulsiones y fibrilación ventricular. Deriva de un árbol sudafricano y se utiliza en algunos potentes pesticidas.

ácido fólico (folic acid), vitamina amarilla, cristalina, hidrosoluble, esencial para el crecimiento y la reproducción celular. Actúa como coenzima con las vitaminas B_{12} y C en el metabolismo y el aprovechamiento de las proteínas y en la formación de ácidos nucleicos y de grupo hemo para la hemoglobina. La deficiencia de ácido fólico produce retraso del crecimiento, encanecimiento, glositis, estomatitis, lesiones GI y diarrea, y puede provocar anemia megaloblástica. Las necesidades de ácido fólico aumentan en la gestación, en la infancia y en períodos de estrés. Fuentes dietéticas ricas en este compuesto son las espinacas y otras verduras de hoja verde, el hígado, los riñones, los espárragos, las judías, los frutos secos, el zumo de naranja y los cereales integrales.

ácido folínico (folinic acid), forma activa del ácido fólico utilizada para tratar las anemias megaloblásticas no producidas por déficit de vitamina B_{12} y para contrarrestar los efectos tóxicos de los antagonistas del ácido fólico administrado como antineoplásico.

ácido fórmico (HCOOH) (formic acid), líquido incoloro, de olor acre, que está presente de forma natural en las ortigas, hormigas y otros insectos. Se prepara comercialmente a partir de ácido oxálico y glicerina y de la oxidación del formaldehído. Antiguamente se utilizaba como vesicante, pero actualmente no tiene aplicación terapéutica.

ácido formiminoglutámico (FIGLU) (formiminoglutamic acid [FIGLU]), compuesto formado en el metabolismo de la histidina, que aparece en la orina en concentraciones elevadas en la deficiencia de ácido fólico.

ácido fosfórico (H_3PO_4) (phosphoric acid), líquido transparente, incoloro e inodoro irritante para la piel y los ojos y moderadamente tóxico en caso de ingestión. Se utiliza en la producción de fertilizantes, jabones, detergentes, alimentos para animales y ciertos fármacos.

ácido gammaaminobutírico (GABA) (gamma-aminobutyric acid [GABA]), aminoácido con actividad de neurotransmisor presente en el cerebro y también en el corazón, pulmones, riñones y ciertas plantas.

ácido gentiotánico (gentiotannic acid), forma de ácido tánico que fue utilizada en el pasado como astringente y en el tratamiento de las quemaduras. En la actualidad no se recomienda por su hepatotoxicidad.

ácido glicirrícico (glycyrrhicic acid), compuesto dulce que contiene sales de potasio y calcio derivado de la raíz del regaliz. Se usa como expectorante y saborizante de varios fármacos.

ácido glicocólico (glycocholic acid), sustancia presente en la bilis, formada por glicina y ácido cólico, que ayuda en la digestión y absorción de las grasas.

ácido glutámico (Glu) (glutamic acid [Glu]), aminoácido no esencial presente en numerosas proteínas. Los preparados con ácido glutámico se utilizan para facilitar la digestión.

ácido graso (fatty acid), cada uno de los distintos ácidos orgánicos producidos por la hidrólisis de las grasas neutras y formados por una cadena larga de hidrocarburos con un grupo carboxilo terminal. Los ácidos grasos esenciales son moléculas insaturadas que no pueden ser producidas por el organismo y, por consiguiente, deben proceder de la dieta.

ácido graso esencial (essential fatty acid), ácido poliinsaturado básico en la dieta para el crecimiento, mantenimiento y funcionamiento correctos del organismo. Los ácidos grasos esenciales son precursores de las prostaglandinas, que tienen importantes acciones en el metabolismo. También son necesarios para el normal funcionamiento de los sistemas reproductivo y endocrino, y por su acción al descomponer los depósitos de colesterol de la pared arterial. La deficiencia en ácidos grasos esenciales es rara, se caracteriza por cambios en la estructura celular y en la función enzimática, teniendo como consecuencia retraso en el crecimiento y otras alteraciones.

ácido graso insaturado (unsaturated fatty acid), cualquiera de los diferentes ésteres de glicerol de ciertos ácidos orgánicos en los que algunos de los átomos están unidos por enlaces de doble o triple valencia. Estos enlaces se rompen fácilmente en las reacciones químicas y otras sustancias se unen a ellos. Los ácidos grasos monoinsaturados tienen sólo un doble o triple enlace por molécula. Los ácidos grasos poliinsaturados tienen más de un doble o triple enlace por molécula. Las dietas ricas en ácidos grasos poliinsaturados y pobres en ácidos grasos saturados se han correlacionado en algunas poblaciones con niveles séricos bajos de colesterol.

ácido graso libre (AGL) (free fatty acid [FFA]), ácidos grasos no esterificados, generados por la hidrólisis de los triglicéridos del tejido adiposo. Los ácidos grasos libres pueden ser utilizados por muchos órganos como fuente de energía inmediata y el hígado los puede transformar en cuerpos cetónicos.

ácido graso omega-3 (omega-3 fatty acid), ácido graso con un enlace doble situado en el tercer átomo de carbono contado a partir del extremo omega (metilo) de la molécula. Las fuentes principales son el pescado de agua fría y los aceites vegetales. Los ácidos grasos omega-3 parecen tener funciones protectoras en la prevención de coágulos de sangre y reducen el riesgo de cardiopatía coronaria.

ácido graso omega-6 (omega-6 fatty acid), ácido graso insaturado en el que el doble enlace más cercano al extremo omega (metil) de la molécula se localiza en el sexto carbono desde ese extremo. Las principales fuentes son los aceites vegetales y de semillas.

ácido graso omega-9 (omega-9 fatty acid), ácido graso poliinsaturado presente en grasas animales y vegetales.

ácido graso saturado (saturated fatty acid), ácido graso en el que todos los átomos de carbono de la cadena hidrocarbonada están unidos por enlaces de una sola valencia. Existen mayoritariamente como componentes de las grasas (triglicéridos) u otros lípidos de origen animal. Una dieta con alto contenido en ácidos grasos saturados puede contribuir a la aparición de niveles elevados de colesterol sérico y parece estar asociada a un aumento de la incidencia de cardiopatía coronaria en ciertas poblaciones.

ácido hialurónico (hyaluronic acid), mucopolisacárido formado por la polimerización de acetilglucosamina y ácido glucurónico. Conocido como la sustancia cementante de los tejidos, forma un gel en los espacios intercelulares.

ácido 5-hidroxiindolacético (5-hydroxyindoleacetic acid), ácido producido en el metabolismo de la serotonina que se puede medir en sangre y orina como ayuda para el diagnóstico de determinados tumores. Los niveles en sangre pueden aumentar en el asma, la diarrea, taquicardia y con otros síntomas, y se eleva en la orina de pacientes con síndrome carcinoide.

ácido hipocloroso (hypochlorous acid), compuesto (HClO) que sólo es estable en forma de solución acuosa diluida, formada por la disolución de gas de cloro en agua para producir una solución amarilloverdosa que se utiliza como blanqueante y desinfectante.

ácido hipúrico (hippuric acid), producto de desecho presente en la orina de algunos animales. Se usa como medicamento en el tratamiento de enfermedades artríticas.

ácido homogentísico (homogentisic acid), compuesto intermediario del metabolismo de la tirosina. Forma una sustancia coloreada parecida a la melanina en la orina de personas que tienen alcaptonuria.

ácido homovanílico (homovanillic acid), ácido producido por el metabolismo normal de la dopamina y que puede estar elevado en la orina ante tumores de la glándula suprarrenal.

ácido indolacético (indoleacetic acid), principal metabolito final del triptófano, presente en muy pequeñas cantidades en la orina normal, y que se excreta en grandes cantidades en la de los pacientes con tumores carcinoides.

ácido inorgánico (inorganic acid), compuesto que no contiene carbono, formado por hidrógeno y uno o más elementos electronegativos, como el cloro.

ácido isovalérico (isovaleric acid), ácido graso de sabor punzante y olor desagradable que se encuentra en la valeriana y otras plantas, así como en el queso. También es un metabolito del aminoácido leucina, y se encuentra en el sudor de los pies y en la orina de pacientes con viruela, hepatitis o tifus. La acidemia isovalérica se produce en pacientes con niveles anormalmente altos de ácido isovalérico en sangre y orina como resultado de la deficiencia congénita de la enzima isovaleril coenzima A deshidrogenasa.

ácido láctico (lactic acid), ácido orgánico tricarbonado producido por la respiración anaerobia. Existen tres formas: el ácido L-láctico, presente en el músculo y en la sangre, es un producto del metabolismo de la glucosa y del glucógeno; el ácido D-láctico, producido por fermentación de la dextrosa por una especie de micrococo; el ácido

DL-láctico es una mezcla racémica que se encuentra en el estómago, leche agria y en otros alimentos preparados mediante fermentación bacteriana.

ácido láctico poli-L (poly-L-lactic acid), auxiliar físico rara vez utilizado para tratar la pérdida de grasa facial en los individuos infectados por el VIH.

ácido linoleico (linoleic acid), ácido graso esencial, incoloro o de color pálido, con dos enlaces insaturados, que se encuentra en el aceite de linaza y de cártamo.

ácido linolénico (linolenic acid), ácido graso esencial insaturado. Está presente en los glicéridos de linaza y en otros aceites vegetales.

ácido lipoico (lipoic acid), factor de crecimiento bacteriano presente en el hígado y en levaduras.

ácido malónico ($CH_2[COOH]_2$) (malonic acid [$CH_2(COOH)_2$]), sustancia blanca cristalina, altamente tóxica, que se utiliza como compuesto intermedio en la producción de barbitúricos.

ácido mefenámico (mefenamic acid), antiinflamatorio no esteroideo y analgésico. Se prescribe en el tratamiento del dolor leve a moderado, incluida la dismenorrea.

ácido metaacrílico (methacrylic acid [MAA]), ácido orgánico obtenido a partir del aceite de camomila romano. Se polimeriza a una masa similar a la cerámica. El éster metílico del ácido metaacrílico se emplea en productos médicos y dentales para sellar el esmalte. Un copolímero se utiliza como revestimiento de tabletas.

ácido micofenólico (mycophenolic acid), inmunosupresor cristalino bacteriostático y fungostático que se obtiene de *Penicillium brevi compactum* y de especies similares.

ácido monobásico (monobasic acid), ácido con un solo átomo de hidrógeno sustituible, como el ácido clorhídrico (ClH).

ácido monocarboxílico (monocarboxylic acid), ácido carboxílico con un único grupo carboxilo.

ácido muriático (muriatic acid), ácido clorhídrico.

ácido nalidíxico (nalidixic acid), antibiótico utilizado en el tratamiento de ciertas ITU.

ácido neuramínico (neuraminic acid), aminoácido de nueve carbonos que se forma a partir de manosamina y piruvato.

ácido nítrico (HNO_3) (nitric acid [NHO_3]), líquido incoloro sumamente corrosivo, que puede originar vapores marrones sofocantes de dióxido de nitrógeno cuando se expone al aire. Pueden encontrarse indicios de ácido nítrico en el agua de lluvia durante una tormenta. El ácido nítrico preparado comercialmente es un potente agente oxidante con muchas aplicaciones industriales y, en ocasiones, se ha utilizado como agente cauterizante para extirpar verrugas. Los nitratos orgánicos o ésteres de poliol del ácido nítrico, como la nitroglicerina y el nitrito de amilo, son vasodilatadores eficaces que suelen utilizarse en el tratamiento de la angina de pecho.

ácido nitroso (HNO_2) (nitrous acid [HNO_2]), ácido débil y reactivo de laboratorio clínico formado por la acción de los ácidos fuertes sobre nitritos inorgánicos. Las soluciones acuosas de ácido nitroso se descomponen gradualmente en óxido nítrico y ácido nítrico.

ácido nucleico (nucleic acid), compuesto polimérico de alto peso molecular integrado por nucleótidos, cada uno de ellos formado por una base purínica o pirimidínica, un azúcar (ribosa o desoxirribosa) y un grupo fosfato. Los ácidos nucleicos participan en la determinación y transmisión de las características genéticas.

ácido nucleico infeccioso (infectious nucleic acid), ADN o, más frecuentemente, ARN viral capaz de infectar el ácido nucleico de una célula y de inducir la producción de virus por parte del huésped.

ácido oleico (oleic acid), ácido graso monoinsaturado incoloro y líquido que está presente en casi todas las grasas naturales.

ácido orótico (orotic acid), pirimidina sintetizada en la célula a partir de carboxilfosfato y ácido aspártico mediante condensación, deshidratación y oxidación.

ácido oxálico ($H_2C_2O_4$) (oxalic acid), miembro de una familia de ácidos dibásicos que se encuentran en muchas plantas comunes, por ejemplo, alforfón, acedera y ruibarbo. Es un reactivo importante y se emplea como decolorante y desecante. Venenoso si se ingiere, el ácido oxálico se usa en la medicina veterinaria como hemostático. En la ingesta dietética de alimentos que contienen ácido oxálico la sustancia se une con el calcio y se encuentra a veces en los cálculos renales y en la orina de pacientes con hiperoxaluria.

ácido oxalúrico (oxaluric acid), compuesto derivado del ácido úrico o del ácido parabónico que aparece en la orina normal.

ácido palmítico ($CH_3[CH_2]_{14}COOH$) (palmitic acid), ácido graso saturado que se encuentra normalmente en las grasas y aceites animales y vegetales. Se emplea en la fabricación de jabones y velas.

ácido pantoténico (pantothenic acid), elemento del complejo de la vitamina B. Ampliamente distribuido en plantas y tejidos animales, es un elemento importante para la nutrición humana.

ácido paraaminobenzoico ($H_2NC_6H_4$-COOH) (PABA) (paraaminobenzoic acid [PABA]), sustancia que aparece con frecuencia asociada al complejo de la vitamina B, presente en cereales, huevos, leche y carne, y presente en cantidades detectables en sangre, orina, líquido cefalorraquídeo y sudor. Se utiliza ampliamente como filtro solar que se conjuga parcialmente con los componentes de la capa córnea y es resistente al agua y al sudor. Es un antagonista de las sulfonamidas y puede ser un tratamiento eficaz contra la esclerodermia, la dermatomiositis y el pénfigo.

ácido paraaminohipúrico (APH) (paraaminohippuric acid [PAHA, PHA]), derivado *p*-aminobenzamida de la glicerina. Su sal sódica se utiliza para medir el flujo plasmático renal eficaz y para determinar la función renal.

ácido paraaminosalicílico (APS) (paraaminosalicylic acid [PAS, PASA]), fármaco bacteriostático. Se prescribe para el tratamiento de la tuberculosis, tanto pulmonar como extrapulmonar. Tiene indicaciones no incluidas en el prospecto para la enfermedad de Crohn.

ácido penicilínico (penicillic acid), antibiótico aislado a partir de varias especies del hongo *Penicillium*.

ácido peracético (peracetic acid), ácido peroxiacético, CH_3COOOH, potente oxidante utilizado en ocasiones en esterilización.

ácido piroglutámico (pyroglutamic acid), derivado de aminoácido infrecuente.

ácido pirúvico (pyruvic acid), compuesto que se forma como producto final de la glucólisis, la fase anaeróbica del metabolismo de la glucosa.

ácido propiónico (propionic acid), ácido carboxílico alifático, ácido metilacótico, componente químico del sudor. Se puede formar por la fermentación de azúcares por diversas especies de bacterias.

ácido prostanoico (prostanoic acid), ácido alifático de 20 carbonos que forma el esqueleto básico de las moléculas de prostaglandinas, las cuales se diferencian según la localización de las sustituciones hidroxilo y ceto en diversas posiciones a lo largo de la molécula.

ácido puberúlico (puberulic acid), antibiótico aislado del hongo *Penicillium puberulum* que impide la replicación de bacterias grampositivas.

ácido quenodesoxicólico (chenodeoxycholic acid), ácido biliar secundario. Se utiliza in vivo para disolver los cálculos de colesterol, particularmente en sujetos ancianos y de bajo riesgo.

ácido ribonucleico (ARN) (ribonucleic acid [RNA]), ácido nucleico, presente tanto en el núcleo como en el citoplasma de las células, que transmite instrucciones genéticas desde el núcleo al citoplasma. En el citoplasma, el ARN interviene en la síntesis de proteínas.

ácido salicílico (salicylic acid), fármaco queratolítico. Está indicado para el tratamiento de la patología dermatológica hiperqueratósica y como adyuvante en las infecciones fúngicas.

ácido selenioso (selenious acid), dióxido de selenio monohidratado, que es fuente de selenio elemental.

ácido siálico (sialic acid), cualquiera de los *N*-acil derivados del ácido neuramínico. Varios de ellos se encuentran en polisacáridos, glucoproteínas y glucolípidos.

ácido silícico (silicic acid), dióxido de silicio hidratado. Se utiliza en la cromatografía en capa fina y en columna.

ácido sórbico (sorbic acid), compuesto que se encuentra de forma natural en las bayas de los serbales (*Sorbus* sp.). El ácido sórbico comercial obtenido del acetaldehído se utiliza en fungicidas, conservantes alimenticios, lubricantes y plastificantes.

ácido succínico ($HOOC(CH_2)_2COOH$) (succinic acid), ácido dicarboxílico que se encuentra en determinados quistes hidatídicos y en líquenes, ámbar y fósiles.

ácido sulfanílico (sulfanilic acid), compuesto cristalino blanco, teñido de rojo, utilizado en la síntesis de sulfonamidas y como reactivo en los análisis de fenoles, materia fecal en agua, albúmina, aldehídos y glucosa.

ácido sulfosalicílico (sulfosalicylic acid), sustancia cristalina blanca o ligeramente rosa, altamente hidrosoluble, utilizada como reactivo en pruebas para la detección de albúmina y como compuesto intermediario en la fabricación de tintes y surfactantes.

ácido sulfúrico (H_2SO_4) (sulfuric acid), líquido claro, incoloro, oleoso, muy corrosivo, que genera gran cantidad de calor cuando se mezcla con agua. Sustancia sumamente tóxica, el ácido sulfúrico provoca graves quemaduras en la piel, ceguera por contacto con los ojos, lesión pulmonar grave si se inhalan los vapores y muerte en caso de ingesta.

ácido sulfuroso (H_2SO_3) (sulfurous acid), ácido inorgánico débil formado por disolución de dióxido de azufre en agua y que se emplea como agente reductor blanqueante. Se ha utilizado en medicina, en lociones dérmicas y en nebulizadores nasales y faríngeos. Los sulfitos formados por el ácido pueden usarse como antisépticos, antifermentativos y anticimóticos.

ácido tánico (tannic acid), sustancia obtenida a partir de la corteza y de los frutos de diversos árboles y arbustos, sobre todo de los extractos de las nueces de agallas del roble. El ácido se utiliza como astringente y como proteína precipitante.

ácido tartárico ($HOOC[CH_2O]_2COOH$) (tartaric acid [$HOOC(CH_2O)_2COOH$]), polvo incoloro o blanco presente en varias plantas y que se prepara comercialmente a partir del anhídrido maleico y del peróxido de hidrógeno. Se utiliza en levaduras, en ciertas bebidas y en el emético tártaro.

ácido tiobarbitúrico (thiobarbituric acid), compuesto que difiere del ácido barbitúrico sólo por la presencia de un átomo de azufre en lugar de un átomo de oxígeno en el carbono 2. Es el compuesto madre de una clase de fármacos, los tiobarbituratos.

ácido tióctico (thioctic acid), factor de la oxidación del piruvato que se encuentra en el hígado y levaduras, utilizado en los medios de cultivos bacterianos.

acido tranexámico (tranexamic acid), agente que combate la fibrinólisis al inhibir competitivamente la activación del plasminógeno. Se emplea en la profilaxis y tratamiento de la hemorragia asociada con una excesiva fibrinólisis, como después de la cirugía oral en pacientes con hemofilia.

ácido undecilénico (undecylenic acid), antifúngico tópico. Se prescribe en el tratamiento del pie de atleta y del herpes circinado.

ácido úrico (uric acid), producto del metabolismo de las proteínas presente en la sangre y excretado por la orina.

ácido úrico en sangre y orina (blood and urine uric acid), prueba sanguínea o urinaria que detecta las concentraciones de ácido úrico y sirve para determinar la presencia de hiperuricemia (concentración elevada de ácido úrico en sangre) y uricosuria (concentración elevada de ácido úrico en orina).

ácido úrico endógeno (endogenous uric acid), ácido úrico producido por el metabolismo de las purinas de las nucleoproteínas del propio cuerpo, a diferencia del metabolismo de las purinas derivadas de los alimentos.

ácido ursodeoxicólico (ursodeoxycholic acid), sal biliar secundaria. Se utiliza in vivo para disolver los cálculos biliares de colesterol.

ácido valérico ($CH_3[CH_2]_3COOH$) (valeric acid [$CH_3(CH_2)_3COOH$]), ácido orgánico con un olor penetrante que se encuentra en las raíces de *Valeriana officinalis*. Se utiliza para la elaboración de perfumes, condimentos, lubricantes y ciertos fármacos.

ácido valproico (valproic acid), fármaco anticonvulsivante. Se prescribe solo o en combinaciones para tratar la epilepsia parcial compleja y la epilepsia con crisis de ausencia solas o combinadas con otros tipos de convulsiones; se emplea también en el tratamiento de la manía relacionada con trastornos bipolares y la profilaxis de las migrañas.

ácido vanililmandélico (AVM) (vanillylmandelic acid [VMA]), metabolito urinario de la adrenalina y la noradrenalina. Puede medirse en orina para determinar las concentraciones de estas catecolaminas. Una cantidad de AVM mayor de lo normal es característica del feocromocitoma y de los neuroblastomas.

ácido xanturénico (xanthurenic acid), metabolito del triptófano que se encuentra normalmente en la orina y aumenta en los pacientes con déficit de vitamina B_6.

ácido zoledrónico (zoledronic acid), inhibidor de la reabsorción ósea por los osteclastos de tipo bifosfonato que se emplea como tratamiento de la hipercalcemia asociada a los tumores malignos.

acidófilo (acidophil), **1.** célula o componente celular con afinidad por los colorantes ácidos. **2.** organismo que se desarrolla en un medio ácido.

acidorresistente parcial (partially acid-fast), capaz de retener el colorante carbolfucsina durante la decoloración con ácido débil. Esta capacidad está restringida a las bacterias del género *Nocardia* debido a la presencia de ácidos grasos de cadena larga inusuales en sus paredes celulares.

ácidos grasos de cadena corta (AGCC) (short-chain fatty acids [SCFA]), ácidos grasos cuya cadena consta de hasta 6 átomos de carbono. Son fácilmente absorbibles y metabolizados en el hígado y los tejidos musculares.

ácidos grasos de cadena media (AGCM) (medium-chain fatty acids [MCFA]), ácidos grasos cuya cadena tiene una longitud de unos 8-12 átomos de carbono. Se absorben directamente en la circulación portal pasando al sistema linfático.

acidosis (acidosis), aumento anómalo en la concentración de hidrogeniones en el cuerpo, como consecuencia de la acumulación de un ácido o de la pérdida de una base. Se pone de manifiesto por un pH inferior al rango normal (7,35-7,45).

acidosis compensada (compensated acidosis), trastorno en el cual el pH de la sangre se mantiene dentro de los límites de la normalidad (adulto/niño: 7,35-7,45), aunque el nivel de bicarbonato en sangre se encuentre por debajo de lo normal o el nivel de PCO_2 se encuentre por encima de lo normal. La compensación se debe a la alteración de las funciones pulmonares y renales.

acidosis diabética (diabetic acidosis), tipo de acidosis que puede aparecer en la diabetes mellitus como consecuencia de la producción exagerada de cuerpos cetónicos durante la oxidación de los ácidos grasos.

acidosis hipercápnica (hypercapnic acidosis), acidez excesiva de los líquidos corporales debida al aumento de la concentración de dióxido de carbono en la sangre. Esta alteración puede ser secundaria a insuficiencia pulmonar. A medida que el dióxido de carbono se acumula en la sangre, aumenta la acidez de ésta.

acidosis láctica (lactic acidosis), proceso caracterizado por la acumulación de ácido láctico en la sangre, provocando la disminución del pH en el músculo y en el plasma.

acidosis metabólica (metabolic acidosis), acidosis (pH sanguíneo menor de 7,4) en la que existe un exceso de ácido en los líquidos corporales o un déficit de bicarbonato. En situaciones de inanición y en la DM incontrolada no existe glucosa o no se puede disponer de ella para la oxidación en la nutrición celular. Esta falta de glucosa provoca un catabolismo de los lípidos para obtener energía, lo que da lugar a la aparición de cuerpos cetónicos ácidos. El cuerpo utiliza el bicarbonato plasmático para neutralizar estos ácidos. La acidosis metabólica también aparece cuando se produce oxidación sin la cantidad adecuada de oxígeno, como en la insuficiencia cardíaca o en el shock. La diarrea grave, la insuficiencia renal, la ingestión de sustancias tóxicas (p. ej., anticongelante y grandes dosis de aspirina) y la acidosis láctica también pueden desencadenar una acidosis metabólica. La hiperpotasemia puede asociarse a este trastorno.

acidosis por diálisis (acidosis dialysis), tipo de acidosis metabólica que se puede desarrollar cuando bacterias contaminantes alteran el pH del baño de diálisis.

acidosis renal (renal acidosis), incremento excesivo de los iones H^+ en los líquidos corporales como consecuencia de una alteración en la función renal. La acidosis puede aparecer tras una pérdida excesiva de bicarbonato o por la incapacidad para excretar ácido fosfórico y sulfúrico.

acidosis respiratoria (respiratory acidosis), trastorno caracterizado por pH plasmático bajo debido a una ventilación alveolar reducida. La acidosis respiratoria puede ser consecuencia de trastornos tales como obstrucción de las vías respiratorias, traumatismo medular, enfermedad neuromuscular, lesión torácica, neumonía, edema pulmonar, enfisema y parada cardiorrespiratoria. También puede ser inducida por supresión del reflejo respiratorio por acción de narcóticos, sedantes, hipnóticos o anestésicos. Algunos signos y síntomas comunes de la acidosis respiratoria son cefalea, disnea, temblor fino, taquicardia, hipertensión y vasodilatación. El tratamiento persigue la eliminación o inhibición de las causas subyacentes de hipoventilación. Cualquier obstrucción de las vías respiratorias ha de ser corregida de inmediato. Para ello, es posible recurrir a ventilación mecánica y oxigenoterapia, pudiendo asimismo administrarse por vía i.v. broncodilatadores y bicarbonato sódico. Cuando el tratamiento de la acidosis respiratoria aguda es ineficaz el proceso puede llevar al coma y a la muerte.

acidosis tubular renal (ATR) (renal tubular acidosis [RTA]), trastorno asociado a deshidratación persistente, acidosis metabólica, hipopotasemia, hipercloremia y nefrocalcinosis. Se produce por la incapacidad del riñón para conservar el bicarbonato y acidificar adecuadamente la orina. Los signos y síntomas frecuentes de ATR, sobre todo en los niños, son anorexia, vómitos, estreñimiento, retraso del crecimiento, poliuria, nefrocalcinosis y raquitismo. La ATR también puede producir infecciones de las vías urinarias altas y pielonefritis.

acidosis tubular renal (ATR) proximal (proximal renal tubular acidosis [RTA]), trastorno caracterizado por la acumulación excesiva de ácido y por la excreción de bicarbonato. Se debe a la reabsorción defectuosa de bicarbonato en los túbulos proximales del riñón y al flujo secundario de una cantidad excesiva de bicarbonato en los túbulos distales, que normalmente segregan iones hidrógeno. Este trastorno obstaculiza la formación de ácidos titulables y de amonio para la excreción y en último término lleva a acidosis metabólica.

acidosis tubular renal distal (ATR distal) (distal renal tubular acidosis [distal RTA]), trastorno caracterizado por una exagerada acumulación de ácido y excreción de bicarbonato. Está producida por la incapacidad de los túbulos distales renales de segregar hidrogeniones, lo que disminuye la excreción de ácidos titulables y de radical amonio y aumenta la pérdida urinaria de potasio y bicarbonato. La ATR distal primaria se produce sobre todo en mujeres adolescentes, niños mayores y adultos jóvenes. Puede ser esporádica o hereditaria. La ATR distal secundaria se asocia a numerosos trastornos y enfermedades, como cirrosis hepática, malnutrición, inanición y diversos problemas genéticos.

acídulo (acidulous), ligeramente ácido o agrio.

aciduria (aciduria), excreción de ácido en la orina. Este trastorno puede deberse a la ingestión de una dieta rica en proteínas cárnicas o en ciertas frutas, a la administración de una medicación para el tratamiento de enfermedades del tracto urinario, a defectos metabólicos congénitos o a los estados de cetoacidosis.

aciduria betahidroxiisovalérica (betahydroxyisovaleric aciduria), enfermedad metabólica hereditaria causada por la deficiencia de una enzima necesaria para metabolizar el aminoácido leucina. El trastorno provoca una acumulación de leucina en los tejidos que causa olor a jarabe de arce en la orina, cetoacidosis, retraso y atrofia muscular.

aciduria glutárica (glutaricaciduria), **1.** trastorno autosómico recesivo del metabolismo de los aminoácidos caracterizado por acumulación y excreción del ácido dicarboxílico ácido glutárico y que ocurre en dos formas. La *tipo I* se caracteriza por distonía progresiva y discinesia, hipoglucemia, cetosis leve y acidosis, opistótonos, coreoatetosis, retraso motor, retraso mental, hipotonía y muerte durante la primera década; la *tipo II* está producida por varias alteraciones relacionadas y se caracteriza por acumulación y excreción de varios ácidos orgánicos, hipoglucemia sin cetosis, acidosis metabólica y muchas manifestaciones fenotípicas que varían según el defecto concreto. La aparición a una edad más tardía se correlaciona con una menor gravedad, mientras que el inicio neonatal puede acompañarse de anomalías congénitas y es rápidamente mortal. **2.** excreción de ácido glutárico por la orina.

aciduria orótica (orotic aciduria), trastorno hereditario autosómico recesivo del metabolismo de la pirimidina. Incluye signos y síntomas de anemia hipocrómica macrocítica con cambios megaloblásticos en la médula ósea, leucopenia, retraso del crecimiento y excreción urinaria de grandes cantidades de ácido orótico.

aciduria paradójica (paradoxic aciduria), estado de alcalosis metabólica que puede implicar un intercambio de iones de sodio o hidrógeno por iones de potasio. Puede presentarse con la aspiración nasogástrica o el vómito repetido.

aciduria xanturénica (xanthurenic aciduria), alteración genética del metabolismo del triptófano que se caracteriza por un déficit de la enzima hepática cinureninasa. Aparece también en las deficiencias de vitamina B.

aciesis (acyesis), **1.** ausencia de embarazo. **2.** estado de esterilidad en la mujer.

acigografía (azygography), imagen radiográfica del sistema venoso ácigos tras la inyección de un medio de contraste yodado.

ácigos (azygous), que sucede como entidad o parte aislada, como en el caso de una estructura anatómica impar; que no forma parte de una estructura par.

acilación (acylation), incorporación de un grupo acilo en la molécula de un compuesto orgánico.

acilo (acyl), radical orgánico procedente de un ácido orgánico al eliminar el grupo hidroxilo del grupo carboxilo. Se representa como R—CO—.

acinesia (akinesia), trastorno caracterizado por hipoactividad motora y psíquica o por parálisis muscular.

acinestesia (akinesthesia), pérdida de la sensación de movimiento.

Acinetobacter *(Acinetobacter)*, género de bacterias aerobias inmóviles de la familia Neisseriacea, detectadas a menudo en las muestras clínicas. Se encuentra fundamentalmente en el agua y se trata de un patógeno oportunista. La mayor parte de los cuadros en humanos se deben a *A. baumannii*.

aciniforme (aciniform), conformado como un racimo de uvas. El término se refiere especialmente al tejido glandular.

acinitis (acinitis), inflamación de las pequeñas áreas de aspecto en racimo observadas en ciertas glándulas.

acino (acinus), estructura pequeña en forma de saco, en particular la que se encuentra en las glándulas.

acino hepático (hepatic acinus), unidad funcional del hígado, menor que un lobulillo portal; masa romboidal de parénquima hepático que rodea a un tracto portal.

acitretina (acitretin), retinoide de segunda generación empleado como tratamiento de la psoriasis grave. Se administra por vía oral.

aclaración de valores[1] (values clarification), método por el cual una persona puede descubrir sus propios valores personales evaluando y determinando cuáles son dichos valores y en qué forma afectan a la toma de decisiones personales.

aclaración de valores[2] (values clarification), intervención de enfermería de la Nursing Interventions Classification (NIC) definida como ayudar a otros a aclarar sus propios valores para facilitar una toma de decisiones eficaz.

aclarador (clearing agent), producto químico, como el tiosulfato amónico, que se utiliza en el procesamiento de las películas de rayos X para extraer de la emulsión la plata que no ha sido expuesta.

aclaramiento (clearance), extracción de una sustancia de la sangre por vía renal.

aclaramiento de agua libre (free-water clearance), volumen calculado de agua que hay que añadir a un volumen de orina dado para hacerla isotónica con el plasma.

aclaramiento de inulina (inulin clearance), prueba de la velocidad de filtración de un almidón, la inulina, por el glomérulo renal. La inulina se administra por vía oral, y se puede estimar el filtrado glomerular por la cantidad de inulina que aparece en la orina.

aclaramiento de verde de indocianina (indocyanine green clearance), aclaramiento hepático de verde de indocianina, que se calcula en las pruebas de función hepática.

aclaramiento del fármaco (drug clearance), eliminación de un fármaco del organismo. Los fármacos y sus metabolitos se excretan fundamentalmente a la orina a través de los riñones, aunque otras posibles vías de eliminación son la bilis, el sudor, la saliva, la leche materna y el aire espirado. La velocidad de aclaramiento ayuda a determinar el tamaño y la frecuencia de la dosis de un determinado medicamento.

aclasia diafisaria (diaphyseal aclasis), proceso relativamente infrecuente y hereditario del sistema esquelético. Se caracteriza por exostosis múltiples o prominencias óseas. Se hereda como carácter dominante.

aclimatación al calor (acclimatization to heat), proceso por el cual el cuerpo se adapta a un ambiente con temperaturas más calientes.

aclimatar (acclimate), ajustar las constantes fisiológicas a un clima o entorno distinto o a cambios de altitud o temperatura.

aclorhidria (achlorhydria), trastorno caracterizado por la ausencia de ácido clorhídrico en el jugo gástrico. Suele aparecer en la atrofia de la mucosa gástrica, carcinoma gástrico y anemia perniciosa, así como en la anemia ferropénica grave. Se espera que los pacientes con aclorhidria que sufren úlceras pépticas desarrollen tumores malignos.

acloropsia (achloropsia), incapacidad de ver el color verde; ceguera al verde.

AcM (MAB), abreviatura de **anticuerpos monoclonales.**

acmé (acme), pico o punto más alto, como el pico de intensidad de una contracción uterina durante el parto.

acné (acne), enfermedad crónica de los folículos pilosos y las glándulas sebáceas caracterizada por brotes de comedones, quistes, abscesos infectados y en ocasiones cicatrices. Las lesiones características son comedones abiertos (puntos negros) y cerrados (puntos blancos), pápulas inflamatorias, pústulas y nódulos.

acné atrófico (acne atrophica), trastorno cutáneo caracterizado por pequeñas escaras o fóveas residuales de una presentación anterior de acné común.

acné atrófico (atrophic acne), acné vulgar en el que, tras la desaparición de las pequeñas lesiones papulosas, persisten hileras de pequeñas cicatrices y depresiones atróficas.

acné caquéctico (acne cachecticorum), erupción o irritación cutánea que puede darse en los pacientes muy debilitados. Se caracteriza por lesiones pustulosas, blandas y ligeramente infiltradas.

acné clórico (chloracne), trastorno cutáneo caracterizado por la presencia de pápulas y clavos foliculares negruzcos en las superficies expuestas, especialmente en los brazos, la cara y el cuello de los trabajadores en contacto con compuestos clorados, como aceites cortantes, pinturas, barnices y lacas.

acné conglobata (acne conglobata), forma grave de acné con abscesos, quistes, cicatrices y formaciones queloideas.

acné cosmética (cosmetic acne), forma de acné por contacto, generalmente de nivel bajo, que aparece en el mentón y las mejillas de personas que utilizan con frecuencia cosméticos faciales. Las lesiones habituales son granos cerrados o pústulas papulares.

acné esteroideo (steroid acne), forma de acné secundaria a la utilización de corticoides.

acné fulminante (acne fulminans), forma de acné cicatrizal grave en varones adolescentes, que se puede asociar a fiebre, poliartralgias, lesiones ulcerativas costrosas, pérdida de peso, anemia, artritis y trastornos hematólogicos.

acné medicamentoso (acne medicamentosa), cualquier tipo de acné secundario a una reacción frente a una medicación, como un esteroide o la sal de un halógeno.

acné necrótico miliar (acne necrotica miliaris), modalidad infrecuente de foliculitis crónica del cuero cabelludo que afecta con mayor frecuencia al adulto y que se caracteriza por la existencia de pequeñas pústulas.

acné neonatal (acne neonatorum), enfermedad cutánea infantil producida por hiperplasia de las glándulas sebáceas y que se caracteriza por la formación de comedones agrupados o pápulas en la nariz, las mejillas y la frente.

acné papuloso (acne papulosa), trastorno cutáneo frecuente caracterizado por la formación de pequeñas lesiones papulosas que no suelen inflamarse. Suele ser considerado como la modalidad papulosa del acné vulgar.

acné pustuloso (acne pustulosa), forma de acné en la cual las lesiones predominantes son pustulosas y puede producir cicatrices.

acné queloide (acne keloid), trastorno acneiforme en el que las infecciones piógenas secundarias de y alrededor de las estructuras pilosebácas determinan cicatrices queloideas. Se manifiesta con foliculitis persistentes en la parte posterior del cuello asociado a la oclusión de los orificios foliculares.

acné tropical (tropical acne), forma de acné causada o agravada por temperatura y humedad elevadas. Se caracteriza por la presencia de grandes nódulos o pústulas en el cuello, en la espalda, en la parte superior de los brazos y en las nalgas.

acné urticarial (acne urticaria), forma de acné caracterizada por pápulas predominantemente edematosas en forma de halo y que se agravan con el rascado.

acnegénico (acnegenic), productor de acné.

acneiforme (acneform), de aspecto parecido al acné.

ACNM (ACNM), siglas de *American College of Nurse-Midwives.*

ACO (OC), siglas de **anticonceptivo oral.**

ACOEM (ACOEM), siglas de **American College of Occupational and Environmental Medicine.**

ACOG (ACOG), siglas de **American College of Obstetricians and Gynecologists.**

acognosia (acognosia), conocimiento de los remedios.

acolia (acholia), **1.** ausencia o disminución de la secreción biliar. **2.** cualquier estado en el que está suprimido el flujo de bilis al intestino delgado.

acoluria (acholuria), ausencia o carencia de pigmentos biliares en la orina. Se encuentra en algunos tipos de ictericia.

acometida peristáltica (peristaltic rush), poderosa onda de actividad contráctil que viaja largas distancias hasta el intestino delgado, causada por una intensa irritación o distensión inusual.

acomodación (A, ac, Ac) (accommodation [A, acc, Acc]), **1.** estado o proceso de adaptación o de ajuste de un objeto o serie de objetos a otro. **2.** proceso o esfuerzo continuo del individuo para adaptarse o para ajustarse a su entorno con objeto de mantener un estado de homeostasis, tanto fisiológica como psicológicamente. **3.** ajuste del ojo a las diferentes distancias. **4.** (en sociología) reconciliación recíproca de los conflictos entre individuos o grupos, en relación a los hábitos y a las costumbres, generalmente a través de un procedimiento que conlleva un compromiso, un arbitraje y una negociación.

acomodación nerviosa (nerve accommodation), capacidad del tejido nervioso para ajustarse a una fuente y una intensidad de estímulos constante, de forma que se requiere un cambio de la intensidad o la duración del estímulo para desencadenar una respuesta más allá de la reacción inicial.

acomodación razonable (reasonable accommodation), interpretación de la U.S. Americans with Disabilities Act (ley federal sobre los estadounidenses discapacitados), que contempla la responsabilidad para el empresario de proporcionar un entorno de trabajo apto para un empleado discapacitado que por lo demás es competente. La norma se dirige a hacer accesibles las instalaciones, reestructurar los cometidos, reasignar los empleados discapacitados a puestos vacantes, modificar los programas de trabajo, adquirir o adaptar equipos y adecuar los materiales de aprendizaje y los exámenes. Probablemente no puede exigírsele al empresario la provisión de una acomodación razonable si puede demostrarse que ello impone una «carga excesiva» sobre la operación comercial.

acomodación visual (visual accommodation), proceso por el cual el ojo se adapta y es capaz de enfocar, produciendo una imagen nítida del objeto a diferentes distancias cambiantes. La convexidad de la superficie anterior del cristalino puede aumentar o disminuir por la contracción o la relajación del músculo ciliar.

acompañante (companionship), (en enfermería psiquiátrica) asignación de un miembro de la plantilla o de otro paciente para acompañar a un paciente trastornado, proporcionándole apoyo y protección para impedir que se autolesione o lesione a otros.

acondrogénesis (achondrogenesis), modalidad de enanismo que se caracteriza por un marcado acortamiento de las extremidades, con cabeza y tronco hidrópicos.

acondroplasia (achondroplasia), trastorno del crecimiento cartilaginoso en las epífisis de los huesos largos y en el cráneo, que lleva a una osificación prematura y a una limitación permanente del desarrollo esquelético, con un enanismo caracterizado por una frente prominente con piernas y brazos cortos y gruesos en un tronco normal.

acontecimiento cultural (cultural event), transferencia de información que se produce cada vez que un miembro de una sociedad interactúa con otro miembro.

acontecimiento nodal (nodal event), el que puede generar ansiedad, como un nacimiento, fallecimiento, divorcio, boda o cuando un niño abandona el hogar.

acoplamiento (coupling), **1.** (en genética) situación de herencia ligada en la que los no alelos de dos o más genes mutantes se localizan en el mismo cromosoma y están suficientemente próximos para que exista probabilidad de que se hereden juntos. **2.** (en radioterapia) eficacia de la transferencia de potencia desde el aplicador hasta la zona de tratamiento. **3.** (en cardiología) aparición regular de un latido prematuro.

acoplamiento fijo (fixed coupling), distancia exacta entre un latido normal y otro ectópico, que se duplica cada vez que se produce un latido ectópico.

acoplamiento óptico (optic coupling), técnica para acoplar la ventana del cristal de un contador de centelleo a la de un tubo fotomultiplicador para que la pérdida de luz transmitida desde el primero al segundo sea mínima.

acoria (acorea), ausencia de la pupila del ojo.

acoria (acoria), trastorno caracterizado por padecer hambre constante, incluso cuando se tiene poco apetito.

acormio acardíaco (acardius acormus), feto acardíaco que tiene un marcado defecto del tronco.

acoso sexual (sexual harassment), acto agresivo de motivación sexual, con violación física o verbal de una persona sobre la cual el agresor tiene cierto poder. El acoso sexual en el trabajo es ilegal porque representa una privación de los derechos de la víctima a las mismas oportunidades, privacidad y libertad a partir del acoso.

ACP (ACP), **1.** siglas de *American College of Pathologists*. **2.** siglas de **American College of Physicians. 3.** siglas de **American College of Prosthodontists.**

ACP (APCA), siglas para **anticuerpo frente a las células parietales.**

ACR (ACR), siglas de **American College of Radiologists.**

acre (acrid), penetrante o picante, amargo y desagradable para el olfato o para el gusto.

acreción (accretion), **1.** crecimiento o aumento mediante la adición de material de la misma naturaleza que el ya existente. **2.** adherencia o crecimiento conjunto de partes que normalmente se hallan separadas. **3.** acumulación de material extraño, especialmente en el interior de una cavidad.

acreditación (accreditation), proceso por el que una asociación profesional o una organización no gubernamental otorga a una escuela o institución sanitaria su reconocimiento por la capacidad de ésta para reunir ciertos criterios predeterminados.

acreditación (credentialing), examen y revisión de las titulaciones del personal sanitario, que satisfacen un conjunto de criterios formativos u ocupacionales para considerarse acreditados en el ámbito de su actividad.

acreditación (licensure), obtención de un permiso por parte de una autoridad competente (habitualmente una institución gubernamental) para que una organización o un individuo realice una actividad que de lo contrario sería ilegal.

acrementición (accrementition), crecimiento o incremento de tamaño mediante la adición de un tejido o de un material similar, como sucede en la división celular, en la fisión binaria y en la gemación.

Acremonium *(Acremonium),* género de hongos imperfectos de la antigua clase de los hifomicetos, que antes se llamaban *Cephalosporium*. Algunas especies producen antibióticos del grupo de las cefalosporinas.

acridina (acridine), compuesto dibenzopiridínico empleado en la síntesis de colorantes y fármacos.

acrilato (acrylate), anión, sal, éster o base conjugada del ácido acrílico.

acrimonia (acrimony), calidad de amargo, áspero o agudo.

acrivastina (acrivastine), antihistamínico no sedante empleado en el tratamiento de la fiebre del heno. Se administra por vía oral.

acro (acral), relativo a los brazos y las piernas.

acrocefalopolisindactilia (acrocephalopolysyndactilia), acrocefalia y sindactilia con polidactilia como rasgo distintivo adicional. Se distinguen cuatro tipos: *tipo I* o síndrome de Noack; *tipo II* o síndrome de Carpenter; *tipo III* o síndrome de Sakati-Nyhan y *tipo IV* o síndrome de Goodman.

acrocefalosindactilia (acrocephalosyndactyly), craneoestenosis caracterizada por acrocefalia y sindactilia; frecuentemente, este término se utiliza sólo para designar al **síndrome de Apert.**

acrocéntrico (acrocentric), relativo a un cromosoma cuyo centrómero se halla localizado cerca de uno de los extremos, de manera que los brazos de los cromátides son sumamente desiguales.

acrocianosis periférica del recién nacido (peripheral acrocyanosis of the newborn), proceso normal, transitorio, del recién nacido, caracterizado por la presencia de una coloración cianótica pálida en las manos y pies, especialmente en los dedos.

acrocinesis (acrokinesis), estado en el que el margen de movimientos de las extremidades es anormalmente amplio.

acrocordón (acrochordon), colgajo de piel pedunculado y benigno, que se produce generalmente en los párpados, en el cuello o en las axilas o ingles.

acrodermatitis (acrodermatitis), inflamación cutánea de las manos y de los pies producida por un parásito del orden Acarina.

acrodermatitis enteropática (acrodermatitis enteropathica), enfermedad crónica infrecuente de los lactantes, caracterizada por la formación de vesículas y ampollas en la piel y en las mucosas, con alopecia, diarrea y retraso del desarrollo.

acrodinia (acrodynia), enfermedad de los lactantes y niños pequeños, en la que la intoxicación por mercurio se considera una causa. Los síntomas son edema, prurito, exantema cutáneo generalizado, coloración rosada de las extremidades y coloración escarlata de las mejillas y de la nariz, sudoración profusa, trastornos digestivos, fotofobia, polineuritis, irritabilidad extrema que alterna con períodos de decaimiento y apatía, así como retraso del desarrollo.

acroestesia (acroesthesia), trastorno con sensaciones desagradables en las manos o los pies.

acrofobia (acrophobia), miedo o temor patológicos a los lugares altos que produce una gran ansiedad.

acroma (achroma), ausencia de color.

acromático (achromatic), **1.** exento de color. **2.** ciego al color. **3.** sustancia que no se colorea con los agentes de tinción comunes.

acromegalia (acromegaly), enfermedad metabólica crónica de los adultos causada por una hipersecreción de hormonas de crecimiento en la hipófisis. Se caracteriza por un agrandamiento y una elongación importantes y graduales de los huesos de la cara, de la mandíbula, de las manos y de los pies. Las complicaciones secundarias al aumento de las concentraciones de hormona de crecimiento son aterosclerosis, neuropatía periférica, hipertensión, hiperglucemia, obstrucción de la vía aérea, miocardiopatía y visceromegalia con afectación de las glándulas salivales, el hígado, el bazo y los riñones. Este proceso se trata con radiación, agentes farmacológicos o cirugía, generalmente con resección parcial de la hipófisis.

acromia (achromia), **1.** despigmentación. **2.** ausencia o pérdida de la pigmentación natural de la piel y el iris. Puede ser congénita o adquirida.

acromicria (acromicria), anomalía caracterizada por la existencia de manos y pies anormalmente pequeños. Las estructuras faciales también pueden ser pequeñas.

acromiocoracoideo (acromiocoracoid), relativo al acromion y a la apófisis coracoides.

acromioescapular (acromioscapular), relativo al acromion y a la escápula.

acromiohumeral (acromiohumeral), relativo al acromion y el húmero.

acromion, apófisis acromial (acromion, acromion process), proyección lateral de la espina de la escápula, que da lugar a la parte más alta del hombro y que contacta con la clavícula en una pequeña superficie ovoidea en la mitad de la espina. En él se insertan el deltoides y el trapecio.

acromocito (achromocyte), eritrocito hipocrómico, de aspecto drepanocítico.

acroparestesia (acroparesthesia), **1.** hipersensibilidad acusada en los puntos distales de las extremidades, producida por compresión de los nervios de las zonas afectadas o por polineuritis. **2.** enfermedad caracterizada por hormigueos, acorchamiento y rigidez de las extremidades, sobre todo en los dedos, las manos y los antebrazos.

acropatía tiroidea (thyroid acropathy), inflamación del tejido subcutáneo de las extremidades y dedos en palillo de tambor que aparece con poca frecuencia en pacientes con enfermedad tiroidea y que habitualmente se asocia a mixedema pretibial o exoftalmos.

acroqueratosis verruciforme (acrokeratosis verruciformis), enfermedad cutánea congénita que se caracteriza por la aparición de lesiones verrucosas en el dorso de las manos y de los pies y en ocasiones en las muñecas, antebrazos y rodillas.

acrosoma (acrosome), estructura en forma de cápsula que rodea el extremo anterior del núcleo del espermatozoide.

acrosteólisis (acroosteolysis), destrucción de las yemas de los dedos, incluido el hueso, en general en relación con vasoespasmo. Se caracteriza por fenómeno de Raynaud, pérdida de tejido óseo en las manos y sensibilidad a las temperaturas frías.

acrótico (acrotic), **1.** relativo a la superficie de las glándulas cutáneas. **2.** relativo a la ausencia o debilidad del pulso.

ACS (ACS), **1.** siglas de *American Cancer Society*. **2.** siglas de *American Chemical Society*. **3.** siglas de **American College of Surgeons. 4.** siglas de *Association of Clinical Scientists*.

ACSM (ACSM), siglas de *American College of Sports Medicine*.

ACT (TBW, total body water), siglas de **agua corporal total.**

ACTH (ACTH), siglas de **hormona adrenocorticotropa.**

actígrafo (actigraph), cualquier instrumento que registra los cambios en la actividad de una sustancia o de un organismo proporcionando un registro gráfico del proceso, como son los ECG.

actina (actin), proteína que se halla en las fibras musculares y que, junto con la miosina, lleva a cabo la contracción y la relajación.

acting out (acting out), expresión de un conflicto intrapsíquico o de una emoción dolorosa, que se manifiesta abiertamente como una conducta generalmente neurótica, defensiva e inconsciente, que puede llegar a ser destructiva o peligrosa.

actínico (actinic), relativo a la radiación, como puede ser la radiación solar o los rayos X.

actinio (Ac) (actinium [Ac]), elemento metálico radiactivo infrecuente. Su número atómico es 89 y su peso atómico es 227. Aparece en algunas menas de uranio.

actinismo (actinism), capacidad de la luz solar o formas similares de radiación para producir cambios químicos.

Actinobacillus *(Actinobacillus)*, género de pequeños bacilos gramnegativos; incluye miembros que son patógenos para seres humanos y otros animales. La especie *Actinobacillus actinomycetencomitans* es la causa de la actinomicosis en seres humanos.

actinomicina A (actinomycin A), el primero de un grupo de agentes antibióticos cromopéptidos obtenidos a partir de bacterias del suelo. En su mayor parte son derivados de la fenoxacina y contienen actinocina. Por lo general, son activos frente a bacterias grampositivas, hongos y neoplasias.

actinomicina B (actinomycin B), antibiótico obtenido a partir de *Actinomyces antibioticus*.

actinomicosis (actinomycosis), enfermedad bacteriana crónica localizada sobre todo en el tórax, la mandíbula o el abdomen. Se caracteriza por el desarrollo de abscesos profundos que hacen prominencia en la piel y eliminan un pus granular a través de múltiples senos. Las diversas especies de *Acti-*

nomyces son específicas de especie. El microorganismo causal en el ser humano es *A. israelii,* que habita normalmente en el intestino y en la boca. La enfermedad se produce después de una lesión tisular, generalmente en presencia de otro microorganismo infectante.

actinomicosis (del ganado) (lumpy jaw), *no técnico*, actinomicosis de las vacas.

actinomiosina (actinomyosin), complejo constituido por hebras paralelas de proteínas de actina y miosina, que constituyen las fibras musculares. Es responsable de la contracción y relajación muscular. Cuando una fibra muscular se contrae, las dos proteínas se deslizan una sobre la otra, acortando la fibra, al tiempo que aumentan su grosor aparente.

***Actinomyces** (Actinomyces),* género de bacterias grampositivas y anaerobias. Diversas especies patógenas para el hombre, tales como *Actinomyces israelii,* se encuentran normalmente en la boca y en la faringe.

actinoterapia (actinotherapy), uso del ultravioleta, otras partes del espectro de los rayos solares o rayos X para tratar diversos trastornos, particularmente enfermedades cutáneas.

actitud (attitude), **1.** posición o postura corporal, concretamente la posición fetal dentro del útero, que viene determinada por el grado de flexión de la cabeza y de las extremidades. **2.** (en psiquiatría) las fuerzas integradoras fundamentales en el desarrollo de la personalidad que dan consistencia a la conducta del individuo.

actitud a la cabecera del paciente (bedside manner), comportamiento de la enfermera y del médico tal y como lo perciben el paciente o sus colegas.

actitud fetal (fetal attitude), relación de las partes fetales entre sí. Un ejemplo es la actitud «militar» en la que la cabeza fetal no está flexionada y la barbilla no apoya sobre el tórax como es habitual sino que se mantiene hacia delante.

actitud inmunológica (immunization behaviour), resultado de enfermería recogido en la Nursing Outcomes Classification (NOC). Se define como las acciones personales para obtener capacidad inmunológica con el fin de prevenir una enfermedad transmisible.

actitud militar (military attitude), (en obstetricia) posición fetal en la cual la cabeza del feto no está flexionada y la columna cervical está en extensión.

activación (activation), **1.** promoción o producción de una actividad, como la generación de un catalizador, la síntesis proteica o una función enzimática. **2.** tratamiento de aguas residuales que emplea una combinación de bacterias y aire.

activación del linfocito (lymphocyte activation), estimulación de los linfocitos por antígenos o mitógenos, haciéndolos metabólicamente activos y causando que se diferencien a células efectoras inmunitarias.

activador (activator), **1.** sustancia, fuerza o dispositivo que estimula la actividad de otra sustancia o estructura, en especial una sustancia que activa a una enzima. **2.** sustancia que estimula el desarrollo de una estructura anatómica en el embrión. **3.** aparato para generar sustancias radiactivas, como el ciclotrón o el generador de neutrones. **4.** (en odontología) estructura ortodóncica móvil que funciona como un transmisor y estimulador pasivo de los músculos periorales.

activador de flujo (flow trigger), activador para iniciar la ventilación asistida, consistente en un mecanismo para medir el esfuerzo inspiratorio del paciente y poner en marcha la ventilación asistida cuando el flujo alcanza un determinado nivel.

activador del plasminógeno (plasminogen activator), la enzima que convierte el plasminógeno en plasmina.

activador del plasminógeno tisular (APT) (tissue plasminogen activator [TPA]), sustancia que disuelve el coágulo, producida naturalmente por las células de las paredes de los vasos sanguíneos. El APT activa al plasminógeno para disolver los coágulos y se ha utilizado como tratamiento para eliminar los coágulos sanguíneos que bloquean las arterias coronarias así como las arterias cerebrales.

actividad (activity), acción de una enzima sobre una cantidad determinada de sustrato, que a su vez es convertido en producto por unidad de tiempo bajo unas condiciones definidas.

actividad biológica (biologic activity), capacidad inherente de una sustancia, como un fármaco o una toxina, para alterar una o más funciones químicas o fisiológicas de una célula, tejido, órgano u organismo.

actividad correctora cinética (kinetic proofreading), **1.** actividad molecular en la cual una enzima distingue los substratos correctos. **2.** mecanismo que permite al ribosoma establecer las interacciones correctas codón-anticodón.

actividad de renina plasmática (plasma renin activity), acción de la enzima renina, medida en plasma para facilitar el diagnóstico de la patología suprarrenal asociada a hipertensión.

actividad desencadenada (triggered activity), actividad cardíaca rítmica producida cuando una serie de despolarizaciones persistentes alcanzan un potencial umbral.

actividad eléctrica sin pulso (pulseless electrical activity [PEA]), ritmicidad eléctrica continua del corazón en ausencia de una mecánica efectiva. Puede estar causada por el desacoplamiento de la contracción muscular ventricular de la actividad eléctrica o puede ser la consecuencia de daño cardíaco con insuficiencia respiratoria y cese del retorno venoso cardíaco.

actividad enfocada (focused activity), técnica terapéutica de dirigir activamente a un paciente hacia capacidades de afrontamiento adaptativo, alejándolo de las no adaptativas.

actividad específica (specific activity), **1.** la radiactividad de un isótopo radiactivo por unidad de masa del elemento o compuesto, expresada en microcurios por milimol o desintegraciones por segundo y por miligramo. **2.** la actividad relativa por unidad de masa, expresada en recuentos por minuto y por miligramo.

actividad intencional (purposeful activity), actividad que depende de la participación directa y conscientemente planeada de la persona.

actividad óptica (optic activity), rotación del plano de la luz polarizada en dirección de las agujas del reloj o en dirección contraria. Las sustancias que provocan la rotación del plano de la luz hacia la derecha son dextrorrotatorias, en caso contrario, levorrotatorias.

actividad piezoeléctrica (piezoelectric activity), cambios eléctricos de las cargas superficiales de una estructura que fuerzan a la estructura a cambiar de forma.

actividades de la vida diaria (AVD) (activities of daily living [ADL]), las actividades realizadas habitualmente a lo largo de un día normal en la vida de una persona, tales como comer, vestirse, lavarse o cepillarse los dientes. La capacidad para realizar las actividades cotidianas puede verse comprometida por diversas causas, entre ellas las enfermedades crónicas y los accidentes. La limitación puede ser temporal o permanente, la rehabilitación puede consistir en volver a aprender las capacidades o nuevos métodos para llevar a cabo estas actividades.

actividades instrumentales de la vida diaria (AIVD) (instrumental activities of daily living [IADL]), actividades que se realizan en el curso de un día normal de la vida de una persona, como controlar el dinero, ir de tiendas, usar el teléfono, viajar en grupo, el trabajo doméstico, preparar las comidas y tomar los medicamentos correctamente.

actividades motoras finas (fine motor skills), movimientos coordinados precisos en actividades como la escritura, al abrocharse, cortar, dibujar o en el seguimiento visual.

actividades recreativas, deficientes (diversional activity, deficient), diagnóstico de enfermería aceptado por la Fourth National Conference on the Classification of Nursing Diagnoses. Es un estado en el que una persona experimenta estímulo, interés o atracción decreciente por actividades recreativas.

activo-pasivo (active-pasive), (en psiquiatría) concepto que caracteriza a las personas por su participación activa en el desarrollo de los acontecimientos o por su reacción pasiva a los mismos.

acto de inversión de roles (role reversal), acto de asumir el rol de otra persona para apreciar en qué forma siente, percibe y se comporta esa persona en relación con ella misma y con los demás.

acto de reparación (undoing), ejecución de una acción determinada que se realiza con la intención de rechazar o negar en parte una acción o mensaje anterior. De acuerdo con algunos psicólogos el acto reparador se relaciona con las ideas mágicas de la infancia.

ACTP (PTCA), siglas de **angioplastia coronaria transluminal percutánea.**

actuación ante el dolor (pain intervention), intento para aliviar el dolor por varias medidas. La intervención eficaz sobre el dolor depende de una evaluación apropiada del tipo de dolor que experimenta el paciente, de los orígenes físicos y psicológicos del dolor y de los patrones conductuales asociados comúnmente con los diferentes tipos de dolor. El método más común de intervención sobre el dolor es la administración de narcóticos, como morfina, pero muchos expertos creen que el empleo exclusivo de fármacos analgésicos sin considerar y poner en práctica ayudas psicológicas es un planteamiento demasiado limitado. El dolor agudo, que se produce en las primeras 24 a 48 horas después de una intervención quirúrgica, es con frecuencia difícil de aliviar y rara vez los narcóticos lo alivian completamente. El dolor leve se puede aliviar mejor con medidas de comodidad y con la distracción aportada por la televisión, las visitas, la lectura y otras actividades pasivas. El dolor moderado se alivia mejor mediante la combinación de las medidas de comodidad y los fármacos. La disonancia cognitiva, empleada con frecuencia para amortiguar el dolor moderado, anima al paciente a pensar en experiencias agradables y a describirlas al personal de asistencia sanitaria. La actuación para aliviar el dolor intenso suele consistir en la administración de narcóticos, la interacción dirigida entre el paciente y el personal del hospital que presta la asistencia, la reducción de los estímulos del entorno, el aumento de las medidas de comodidad y la «analgesia imaginada en vigilia», según la cual se anima al paciente a concentrarse y a distraerse con experiencias que le han resultado agradables.

actuación del cuidador: cuidados directos (caregiver performance: direct care), resultado de enfermería recogido en la Nursing Outcomes Classification (NOC). Se define como provisión de asistencia sanitaria y personal adecuada por el cuidador familiar a un miembro de la familia o allegado.

actuación del cuidador: cuidados indirectos (caregiver performance: indirect care), resultado de enfermería recogido en la Nursing Outcomes Classification (NOC). Se define como la organización y supervisión por parte de un cuidador familiar de la asistencia apropiada a un miembro de la familia o allegado.

actuaciones de micronivel (microlevel interventions), modificaciones generadoras de salud realizadas a nivel individual, como las terapias de condicionamiento o de control de estímulos.

acu (acus), cualquier estructura parecida a una aguja.

acuafobia (aquaphobia), temor al agua.

acuaporina (aquaporin), cualquiera de una familia de proteínas presentes en las membranas plasmáticas y que forman un componente funcional de los conductos para el agua.

acuapuntura (aquapuncture), inyección de agua debajo de la piel o rociamiento con un chorro fino de agua sobre la superficie de la piel para aliviar una irritación leve.

acueducto (aqueduct), canal, conducto o zona de paso a través de diversas partes del cuerpo o entre ellas.

acueducto cerebral (cerebral aqueduct), conducto estrecho situado entre el tercer y cuarto ventrículo en el mesencéfalo que contiene líquido cefalorraquídeo.

acueducto de Silvio (sylvian aqueduct), [Franciscus Sylvius, anatomista holandés, 1614-1672], conducto estrecho entre los ventrículos 3° y 4° del mesencéfalo.

acuerdo (settlement), (legalmente) pacto hecho entre las partes por un pleito antes de que un tribunal dicte sentencia.

acuerdo de contingencia (contingency contracting), acuerdo formal entre el psicoterapeuta y el paciente que va a recibir terapia de conducta en relación con las consecuencias de ciertas acciones para ambas partes.

acuerdo de transferencia (transfer agreement), acuerdo escrito entre dos instituciones sanitarias para la transferencia de pacientes entre ellas y para el intercambio ordenado de la información clínica pertinente sobre los pacientes transferidos.

Acuerdos de Helsinki (Helsinki Accords), declaración firmada en Helsinki, Finlandia, por los representantes de las 35 naciones miembros de la Conferencia de Seguridad y Cooperación en Europa el 1 de agosto de 1975. Los acuerdos de Helsinki se desarrollaron a partir de las resoluciones precedentes de las sentencias de los juicios de Nuremberg (dichos crímenes contra la humanidad son delitos sujetos a persecución criminal). El principio y práctica del consentimiento informado en asistencia sanitaria se desarrolló a partir de este documento.

acúfeno objetivo (objective tinnitus), ruido producido en el oído que puede ser escuchado por otra persona, en especial si utiliza un fonendoscopio.

aculturación (acculturation), **1.** proceso por el que se adoptan los rasgos culturales o los patrones de conducta social de otro grupo de población. **2.** modificación de la cultura de un grupo por asociación con otro grupo.

acuminado (acuminate), puntiagudo.

acumulativo (cumulative), que aumenta mediante incrementos, con un total posible que puede superar el resultado esperado.

acuoso (aqueous), **1.** que tiene agua o es como el agua. **2.** medicación preparada con agua. **3.** solución que contiene agua.

acupresión¹ (acupressure), técnica terapéutica de aplicación de presión digital siguiendo un método determinado en unos puntos concretos del cuerpo para aliviar el dolor, producir anestesia o regular una función corporal.

acupresión² (acupressure), intervención de enfermería de la Nursing Interventions Classification (NIC) definida como la aplicación de una presión firme sostenida en puntos especiales del cuerpo para reducir el dolor, producir relajación y evitar o reducir las náuseas.

acupuntura (acupuncture), método chino para producir analgesia o para alterar la función de un sistema corporal mediante la inserción precisa de agujas finas en la piel de lugares específicos del cuerpo, siguiendo una serie de líneas o canales denominados meridianos. La acupuntura resulta muy eficaz para el tratamiento del dolor agudo o crónico asociado a causas muy distintas.

acupuntura auricular (auricular acupuncture), acupuntura que se aplica sobre puntos de la oreja, que se han relacionado con distintas regiones anatómicas concretas del cuerpo.

acupuntura coreana de la mano (Korean hand acupuncture), sistema de acupuntura en el que se considera que la mano es una representación de la totalidad del cuerpo. Se utiliza la estimulación de puntos específicos de la mano para obtener efectos en distintas áreas del cuerpo.

acupuntura por presión (pressure acupuncture), sistema de acupuntura que consiste en la aplicación de presión, como la ejercida por la punta de un dedo, en determinados puntos específicos del cuerpo.

acusma (acousma), impresión alucinatoria de sonidos extraños.

acústica (acoustics), ciencia que estudia el sonido.

acústico (acoustic), relativo al sonido o a la audición.

acustoóptica (acoustooptics), área de la física que estudia la forma de generar ondas luminosas a partir de ondas sonoras de ultraalta frecuencia.

ACV (CVA), **1.** siglas de **accidente cerebrovascular. 2.** siglas de **ángulo costovertebral.**

a.d. (a.d.), siglas de la expresión latina ***auris dextra*** u **oreja derecha.**

A/D (A/D), **1.** siglas de **analógico/digital. 2.** siglas en inglés de desviación media.

ad lib (ad lib), abreviatura de la expresión latina *ad libitum,* que significa «hacerlo como se desea».

ad nauseam (ad nauseam), hasta el punto de producir náuseas y vómitos.

ADA (ADA), **1.** siglas de *American Dental Association.* **2.** siglas de *American Diabetes Association.* **3.** siglas de *American Dietetic Association.*

ADAA (ADAA), siglas de *American Dental Assistant Association.*

adactilia (adactyly), defecto congénito caracterizado por la ausencia de uno o más dedos de la mano o del pie.

adalimumab (adalimumab), fármaco antirreumático inmunomodulador empleado para el tratamiento de pacientes con artritis reumatoide moderada o grave mayores de 18 años.

Adam, Evelyn, [n. 1929], teórica de enfermería canadiense que aplicó la estructura de un modelo conceptual para la enfermería en su libro *Être Infirmière* en 1979 (*To be a nurse,* 1980). Describe que el objetivo de la enfermería es mantener o recuperar la independencia del paciente para cubrir las catorce necesidades fundamentales. Cada necesidad tiene aspectos biológicos, psicosociales y fisiológicos. El enfermero debe complementar y suplementar las fortalezas y los conocimientos del paciente y su voluntad.

adapalene (adapaleno), análogo sintético del ácido retinoico empleado por vía tópica en el tratamiento del acné vulgar.

adaptación (adaptation), cambio o respuesta que se produce ante un estado de tensión o estrés de cualquier tipo, como puede ser una inflamación de la mucosa nasal en las rinitis infecciosas, o el incremento del llanto en los niños asustados. La adaptación puede ser normal, tener carácter de autoprotección y ser consecuencia del desarrollo y de la maduración.

adaptación a la discapacidad física (adaptation to physical disability), resultado de enfermería de la Nursing Outcomes Classification (NOC), definido como una respuesta adaptativa ante un reto funcional importante secundario a una discapacidad física.

adaptación a la oscuridad (dark adaptation), aumento normal de la sensibilidad de los bastones retinianos para detectar cualquier luz que exista en un ambiente de luz tenue. El proceso se acompaña de un ajuste de las pupilas para permitir que entre más luz en los ojos.

adaptación anticipada (anticipatory adaptation), acción de adaptarse a una situación potencialmente tensa antes de que realmente haya que afrontar el problema.

adaptación biomecánica (biomechanic adaptation), proceso durante el tratamiento ortopédico cuyo objeto es conseguir que una persona incapacitada recupere la función normal de una parte de su cuerpo con ayuda de un dispositivo ortésico. El proceso de adaptación incluye la entrada de información al SNC recibida durante los ejercicios terapéuticos con el aparato ortopédico.

adaptación de autorrefuerzo (self-reinforcing adaptation), (en terapia ocupacional) técnica terapéutica en la cual cada etapa de ajuste completada con éxito estimula el siguiente paso más complejo.

adaptación del cuidador a la institucionalización del paciente (caregiver adaptation to patient institutionalization), resultado de enfermería recogido en la Nursing Outcomes Classification (NOC). Se define como la respuesta adaptativa del cuidador familiar a su papel cuando el receptor de los cuidados es trasladado a una institución.

adaptación del desarrollo neurológico (neurodevelopmental adaptation), tipo de terapia que insiste sobre la inhibición/integración de patrones posturales primitivos y promueve el desarrollo de reacciones posturales normales y el logro de un tono normal. La terapia se emplea en el tratamiento de niños con PC.

adaptación del niño a la hospitalización (child adaptation to hospitalization), resultado de enfermería recogido en la Nursing Outcomes Classification (NOC). Se define como la respuesta adaptativa del niño a la hospitalización.

adaptación del recién nacido (newborn adaptation), resultado de enfermería recogido en la Nursing Outcomes Classification (NOC). Se define como la respuesta adaptativa al medio extrauterino de un recién nacido fisiológicamente maduro durante los primeros 28 días.

adaptador (adapter), dispositivo para unir a conectar dos o más partes de un sistema para posibilitar que funcione correctamente.

adaptador de bandas (band adapter), instrumento que ayuda en la adaptación de una banda ortodóncica a un diente.

ADC Van Disal (ADC Van Disal), término utilizado como recurso mnemotécnico para recordar el protocolo de las órdenes de ingreso hospitalario. Las letras representan A, autorización de admisión; D, diagnóstico; C, enfermedad *(condition);* V, signos vitales; A, actividad; D, fármacos *(drugs);* I, instrucciones; S, estudios especiales *(special studies);* A, alergias; L, pruebas de laboratorio.

ADCM (MCAD), siglas de *acil-CoA deshidrogenasa* de cadena media, enzima implicada en la degradación de los ácidos grasos de cadena media. Su deficiencia se caracteriza por episodios recidivantes de hipoglucemia, vómitos y letargo, con excreción urinaria de ácidos dicarboxílicos de cadena media, cetogénesis mínima y concentraciones plasmáticas bajas de carnitina.

Addams, Jane, [1860-1935], reformadora social norteamericana. En 1889 fundó la Hull House en Chicago, uno de los primeros establecimientos sociales de Estados Unidos en el que vivían y trabajaban voluntarios de diversas disciplinas, entre ellas de enfermería. En 1931 fue premiada de forma compartida con el premio Nobel de la Paz.

addisonismo (addisonism) [Thomas Addison, médico londinense, 1793-1860], enfermedad caracterizada por los signos físicos de la enfermedad de Addison, aunque sin pérdida de las funciones corticosuprarrenales. Los signos de la enfermedad son: aumento de la pigmentación de piel y mucosas, debilidad general debida al incremento de las concentraciones de hormona estimulante de los melanocitos.

adefovir dipivoxilo (adefovir dipivoxil), agente antiviral empleado en el tratamiento de la hepatitis B crónica.

adelantamiento (advancement), técnica quirúrgica en la cual un músculo o tendón es separado y traído hacia delante.

adenalgia (adenalgia), trastorno caracterizado por la existencia de dolor en cualquiera de las glándulas del cuerpo.

adenectomía (adenectomy), extirpación quirúrgica de cualquier glándula.

adenilato (adenylate), sal o éster del ácido adenílico.

adenilato ciclasa (adenylate cyclase), enzima que inicia la conversión del adenosintrifosfato (ATP) en adenosinmonofosfato cíclico (AMPc), que a su vez es un mediador de muchas actividades fisiológicas.

adenilato cinasa (adenylate kinase), enzima del músculo esquelético que cataliza la siguiente reacción: ATP + AMP = 2ADP.

adenina (adenine), base purínica que es componente del ADN, el ARN, la adenosina monofosfato (AMP) cíclica, la adenosina difosfato y la adenosina trifosfato.

adenitis (adenitis), inflamación de los ganglios linfáticos o de las glándulas. La adenitis aguda de los ganglios linfáticos cervicales se manifiesta como irritación faríngea y rigidez de nuca, recordando en los cuadros graves a una parotiditis. Suele relacionarse con una infección oral, faríngea o de los oídos. La escarlatina puede producir adenitis cervical supurativa aguda. La inflamación de los ganglios linfáticos de la nuca suele ser el resultado de una infección del cuero cabelludo, picadura de insecto o infectación por piojos. La inflamación de los ganglios linfáticos mesentéricos del peritoneo suele producir dolor y otros síntomas parecidos a una apendicitis.

adenitis cervical (cervical adenitis), trastorno caracterizado por la presencia de ganglios linfáticos cervicales aumentados de tamaño y dolorosos.

adenoacantoma (adenoacanthoma), neoplasia maligna o benigna, derivada de tejido glandular con diferenciación escamosa en algunas de sus células.

adenoameloblastoma (adenoameloblastoma), tumor benigno del maxilar superior compuesto de conductos revestidos de células epiteliales cilíndricas o cuboideas. Se desarrolla sobre un tejido que en condiciones normales da lugar a los dientes, y se ve más frecuentemente en las personas jóvenes.

adenocarcinoma (adenocarcinoma), amplio grupo de tumores malignos de células epiteliales de las glándulas. Los distintos tumores específicos son diagnosticados y denominados en función de la identificación citológica del tejido afectado.

adenocarcinoma broncogénico (bronchogenic adenocarcinoma), el tipo más frecuente de adenocarcinoma pulmonar.

adenocarcinoma bronquioloalveolar (bronchioloalveolar carcinoma), el tipo menos frecuente de los dos tipos de adenocarcinoma pulmonar, con células epiteliales cilíndricas a cúbicas que revisten los tabiques alveolares e invaden el espacio alveolar en formaciones papilares ramificadas.

adenocarcinoma de células acinosas (acinic cell adenocarcinoma), neoplasia maligna de bajo grado, de escasa frecuencia, que se desarrolla en las glándulas secretoras acinosas, especialmente en las glándulas salivales.

adenocarcinoma folicular (follicular adenocarcinoma), neoplasia caracterizada por el agrupamiento folicular de las células observadas frecuentemente en la glándula tiroides. El carcinoma folicular del tiroides tiene tendencia a metastatizar a distancia a los pulmones y huesos.

adenocarcinoma in situ (adenocarcinoma in situ), crecimiento localizado de tejido glandular anómalo que se hace maligno. Es más frecuente en el endometrio y en el intestino grueso.

adenocarcinoma papilar (papillary adenocarcinoma), neoplasia maligna caracterizada por la presencia de pequeñas papilas de tejido conjuntivo vascular cubiertas por epitelio neoplásico que se proyecta en folículos, glándulas o quistes. El tumor es más frecuente en los ovarios y el tiroides.

adenocarcinoma pulmonar (adenocarcinoma of the lung), tipo de carcinoma broncogénico constituido por una discreta masa de células cuboidales o en forma de columna, situada generalmente en la periferia del pulmón. El crecimiento es lento pero puede haber una invasión precoz de los vasos sanguíneos y linfáticos con metástasis, mientras que la lesión primaria es todavía asintomática.

adenocele (adenocele), tumor glandular quístico.

adenocistoma (adenocyst), tumor epitelial benigno cuyas células forman estructuras glandulares y quistes.

adenocistoma papilar linfomatoso (papillary adenocystoma lymphomatosum), tumor poco frecuente constituido por tejido epitelial y linfoide, que se desarrolla en la región de las glándulas paratiroidea y submaxilar.

adenocondroma (adenochondroma), neoplasia de células derivadas de tejidos glandulares y cartilaginosos, como el tumor mixto de las glándulas salivales.

adenoepitelioma (adenoepithelioma), neoplasia constituida por componentes glandulares y epiteliales.

adenofaringitis (adenopharyngitis), inflamación de las adenoides y la faringe.

adenofibroma (adenofibroma), tumor de tejido conjuntivo que contiene elementos glandulares.

adenofibroma edematodes (adenofibroma edematodes), neoplasia constituida por elementos glandulares y tejido conjuntivo en la que se observa un edema intenso.

adenohipófisis (adenohypophysis), lóbulo anterior de la glándula pituitaria o hipófisis. Segrega hormona del crecimiento, TSH, hormona adrenocorticotropa, hormona estimulante de los melanocitos, hormona foliculoestimulante, hormona luteinizante, prolactina, lipotropina beta y endorfinas. Las hormonas estimulantes procedentes del hipotálamo regulan la secreción de la hipófisis anterior.

adenoidectomía (adenoidectomy), extirpación del tejido linfático de la nasofaringe. Este procedimiento quirúrgico se puede realizar bien porque las adenoides estén aumentadas de tamaño, produciendo obstrucción, o bien porque se hallen crónicamente infectadas.

adenoideo (adenoid), que tiene un aspecto glandular, especialmente linfoide.

adenoides (adenoids), una de las dos masas de tejido linfoide, localizadas en la pared posterior de la nasofaringe por detrás de las narinas posteriores.

adenoiditis (adenoiditis), inflamación de las adenoides o amígdalas faríngeas.

adenoleiomiofibroma (adenoleiomyofibroma), tumor glandular formado por músculo liso, tejido conjuntivo y elementos epiteliales.

adenolipoma (adenolipoma), neoplasia formada por elementos de tejido glandular y de tejido graso.

adenolipomatosis (adenolipomatosis), trastorno caracterizado por el crecimiento de numerosos adenolipomas en la ingle, en la axila y en el cuello.

adenoma (adenoma), tumor del epitelio glandular cuyas células adoptan un patrón identificable como glandular. El adenoma puede causar un exceso de secreción en la glándula afectada.

adenoma acidófilo (acidophilic adenoma), tumor de la glándula hipofisaria constituido por células que se tiñen de color rojo con un colorante ácido. Los adenomas acidófilos pueden dar lugar a gigantismo y a acromegalia porque secretan un exceso de hormona del crecimiento.

adenoma basófilo (basophilic adenoma), tumor hipofisario compuesto por células que se tiñen con colorantes básicos.

adenoma cromófobo (chromophobic adenoma), tumor de la hipófisis formado por células que no se tiñen con tintes ácidos o básicos.

adenoma de células de Hürthle (Hürthle cell adenoma), [Karl W. Hürthle, histólogo alemán, 1860-1945], tumor benigno de la glándula tiroides formado por células grandes con citoplasma granular eosinofílico (células de Hürthle).

adenoma hepático (hepatic adenoma), tumor hepático de rápido crecimiento que se puede hacer muy grande y romperse, causando una hemorragia interna letal.

adenoma papilar (papillary adenoma), tumor epitelial benigno en el que la membrana que reviste el tejido glandular forma eminencias papilares que se proyectan hacia los alveolos o crecen hacia el exterior de la superficie de una cavidad.

adenoma sebáceo (adenoma sebaceum), anomalía cutánea consistente en la existencia de múltiples pápulas faciales de aspecto verrucoso y superficie cérea, de coloración rojo amarillenta, que están compuestas fundamentalmente de tejido fibrovascular. Las lesiones son generalmente benignas.

adenoma velloso (villous adenoma), crecimiento papilar de la mucosa del intestino grueso de crecimiento lento, blando, esponjoso y potencialmente maligno.

adenomatosis (adenomatosis), trastorno caracterizado por el desarrollo de una hiperplasia o tumor que afecta a dos o más glándulas, generalmente el tiroides, las glándulas suprarrenales o la hipófisis.

adenomatosis endocrina múltiple (AEM) (multiple endocrine adenomatosis [MEA]), trastorno caracterizado por la presencia de tumores funcionantes en más de una glándula endocrina. A menudo se asocia con el síndrome de Zollinger-Ellison y puede afectar a hipófisis, páncreas y glándulas paratiroides. También se observa en la neoplasia endocrina múltiple (MEN) tipo I.

adenomiofibroma (adenomyofibroma), tumor fibroso que contiene elementos glandulares y musculares.

adenomioma (adenomyoma), tumor del endometrio uterino caracterizado por la existencia de una masa de músculo liso que contiene tejido endometrial y glándulas.

adenomioma polipoide atípico (atypical polypoid adenomyoma), tumor infrecuente benigno, que se puede confundir a nivel clínico e histológico con un proceso maligno.

adenomiomatosis (adenomyomatosis), trastorno caracterizado por la formación de nódulos benignos que imitan a los adenomiomas y que se localizan en el útero o en el tejido parauterino.

adenomiosis (adenomyosis), **1.** neoplasia benigna caracterizada por tumores constituidos por tejido glandular y células musculares lisas. **2.** neoplasia maligna caracterizada por un crecimiento infiltrante de la mucosa uterina en el útero, la pelvis, el colon o las trompas.

adenopatía (adenopathy), aumento de tamaño de cualquier glándula.

adenosarcoma (adenosarcoma), tumor glandular maligno mixto de los tejidos blandos. Contiene elementos glandulares y sarcomatosos.

adenosarcorrabdomioma (adenosarcorhabdomyoma), tumor formado por elementos glandulares, tejido conjuntivo y músculo estriado.

adenosina (adenosine), compuesto derivado del ácido nucleico que está integrado por adenina y un azúcar, la D-ribosa. La adenosina es el elemento molecular principal de los nucleótidos, adenosinmonofosfato, adenosindifosfato y adenosintrifosfato, y de los ácidos nucleicos ADN y ARN.

adenosincinasa (adenosine kinase), enzima que cataliza en el hígado y el riñón la transferencia de un grupo fosfato desde el adenosintrifosfato para producir adenosinfosfato.

adenosindesaminasa (ADA) (adenosine deaminase [ADA]), enzima que cataliza la conversión de la adenosina al nucleósido inosina mediante la liberación de un grupo amino. Una deficiencia de ADA puede producir un **síndrome de inmunodeficiencia combinada grave (SIDCG).**

adenosindifosfato (adenosine diphosphate), producto que resulta de la hidrólisis del adenosintrifosfato.

adenosinfosfato (adenosine phosphate), compuesto consistente en el nucleótido adenosina ligado a través de su grupo ribosa a una, dos o tres moléculas de ácido fosfórico.

adenosinhidrolasa (adenosine hydrolase), enzima que cataliza la conversión de la adenosina en adenina y ribosa.

adenosinmonofosfato (AMP) (adenosine monophosphate [AMP]), éster compuesto de adenina-D2-ribosa y ácido fosfórico relacionado con la liberación de energía durante la contracción muscular.

adenosinmonofosfato cíclico (AMPc) (cyclic adenosine monophosphate [cAMP]), nucleótido cíclico formado a partir del adenosintrifosfato por acción de la adenilciclasa. Este compuesto cíclico, conocido como «segundo mensajero», participa en la acción de las catecolaminas, de la vasopresina, de la hormona adrenocorticotropa y de muchas otras hormonas.

adenosintrifosfatasa (ATPasa) (adenosine triphosphatase [ATPase]), enzima del músculo esquelético que cataliza la hidrólisis del adenosintrifosfato para formar adenosindifosfato y fosfato inorgánico. De las enzimas de este grupo, la ATPasa mitocondrial participa en la obtención de energía a partir del metabolismo celular y la ATPasa de miosina participa en la contracción muscular.

adenosintrifosfato (ATP) (adenosine triphosphate [ATP]), compuesto constituido por el nucleótido adenosina (A), unido a través de su grupo ribosa a tres moléculas de ácido fosfórico (P). La hidrólisis de la adenosintrifosfato a adenosindifosfato (D) libera energía.

adenosis (adenosis), **1.** enfermedad de cualquier glándula y en especial de los ganglios linfáticos. **2.** desarrollo anómalo o crecimiento de un tejido glandular.

adenotomía (adenotomy), disección o incisión de una glándula.

adenotonsilectomía (adenotonsillectomy), extirpación quirúrgica de las adenoides y las amígdalas.

adenovirus (adenovirus), cada uno de los 49 virus de tamaño medio que forman la familia Adenoviridae. Son virus patógenos para el hombre, y producen conjuntivitis, IRA, cistitis o infecciones digestivas.

adermia (adermia), defecto cutáneo congénito o adquirido, o ausencia de piel.

ADH (ADH), siglas de **hormona antidiurética.**

ADHA (ADHA), siglas de **American Dental Hygienists' Association.**

adherencia (adherence), **1.** calidad de pegarse o de permanecer fijado con firmeza. **2.** banda de tejido cicatricial que une dos superficies anatómicas normalmente separadas entre sí. Las adherencias son más frecuentes en el abdomen, y aparecen después de una cirugía abdominal previa, un proceso inflamatorio o una lesión.

adherencia abdominal (abdominal adhesion), unión entre las superficies externas de los órganos abdominales que habitualmente afecta al intestino y provoca obstrucción. Esta lesión puede aparecer como reacción tras una cirugía o deberse a traumatismos o inflamación crónica. El paciente experimenta distensión abdominal, dolor, náuseas, vómitos y aumento de la frecuencia del pulso. En ocasiones es necesario operar.

adherencia bacteriana (bacterial adherence), proceso por el cual las bacterias se fijan por sí mismas a las células u otras superficies antes de proliferar.

adherencia pericárdica (pericardial adhesion), adherencia del pericardio al músculo cardíaco, limitando en algunas ocasiones su acción. Este trastorno puede ser general o localizado y puede afectar a la adherencia entre las dos capas del pericardio, pericarditis adherente interna, o a un estrato y los tejidos adyacentes, pericarditis adherente externa.

adherencias (adhesion), tejido cicatrizal que une superficies anatómicas que normalmente están separadas entre ellas. Las adherencias se suelen formar dentro del abdomen, tras una cirugía, inflamación o lesión abdominal. Un asa de intestino se puede adherir a las zonas no cicatrizales. El tejido cicatrizal que obstruye la luz intestinal puede causar una obstrucción intestinal.

adherenciotomía (adhesiotomy), separación o división quirúrgica de las adherencias, que se realiza generalmente para resolver una obstrucción intestinal.

adherir (adhere), unir dos superficies, o fijar la una a la otra.

adhesina (adhesin), producto bacteriano que permite a las bacterias adherirse al huésped y colonizarlo. La adherencia suele ser un paso esencial de la patogenia.

adhesión (adhesion), proceso por el que una persona sigue unas reglas, unas líneas maestras y unas normas, por ejemplo, cuando un enfermo sigue una prescripción y unas recomendaciones sobre un régimen de cuidados.

adhesión (cohere), unión, como en las moléculas similares de una sustancia.

adhesividad (tack), grado de adherencia necesario en un parche para fijar una sustancia terapéutica a la piel, como en el caso de las de administración transdérmica.

adhesivo (adhesive), cualidad de una sustancia que le permite quedarse pegada a otra.

adhesivo sensible a la presión (pressure-sensitive adhesive), dispositivo dispensador de fármacos que utiliza polímeros que están permanentemente pegajosos a temperatura ambiente y que se adhieren a la piel cuando se aplica una ligera presión.

adiadococinesia (adiadochokinesia), incapacidad para realizar movimientos alternantes rápidos, tales como pronación y supinación, o flexión y extensión.

adiaforesis (adiaphoresis), ausencia o deficiencia de sudor.

adiástole (adiastole), fase diastólica del ciclo cardíaco ausente o imperceptible.

adiatermancia (adiathermance), calidad de no verse afectado por el calor irradiado.

adicción (addiction), dependencia compulsiva e incontrolable de una sustancia, de una costumbre o de una práctica, de tal magnitud que los intentos de obtenerla o su ausencia producen graves reacciones emocionales, mentales o fisiológicas.

adicción a los fármacos (drug addiction), proceso caracterizado por un irrefrenable deseo de continuar tomando un fármaco al que una persona se ha habituado por su consumo repetido, al producir un determinado efecto, normalmente la alteración de la actividad mental. La adicción suele ir acompañada de compulsión para obtener el fármaco, tendencia a aumentar la dosis, dependencia psíquica o física y consecuencias deletéreas para el individuo y la sociedad.

adición (addition), reacción química en la cual se combinan dos moléculas completas para formar un producto nuevo, generalmente mediante unión a átomos de carbono con doble o triple enlace de una de las moléculas.

adicto (addict), persona que se ha vuelto fisiológica o psicológicamente dependiente de un producto químico, como el alcohol u otras sustancias de abuso, de forma que quedan trastornadas sus funciones normales y su sentido de la responsabilidad en la vida social, laboral, etc.

adicto a narcóticos (narcotic addict), persona psicológica y físicamente dependiente de fármacos narcóticos, trastorno en el cual el fármaco puede estar presente en el cuerpo en cantidades lo bastante grandes como para ser tóxico o para alterar el comportamiento.

adiente (adient), que muestra una tendencia a moverse hacia el estímulo en vez de alejarse de él.

adiestramiento (practicing), segunda subfase de la fase de separación-individualización del sistema de Mahler de desarrollo preedípico, en la que el niño es capaz de alejarse de su madre y volver a ella.

adiestramiento de habilidades (skills training), enseñanza de comportamientos verbales y no verbales específicos, y la práctica de dichas conductas por parte del paciente.

adinamia (adynamia), ausencia de iniciativa física y emocional como consecuencia de un estado patológico.

adinamia episódica hereditaria (adynamia episodica hereditaria), trastorno que aparece en la infancia y que se caracteriza por debilidad muscular y por episodios de parálisis flácida. Se hereda como rasgo autosómico dominante.

adipocele (adipocele), hernia que contiene grasa o tejido graso.

adipocinesia (adipokinesis), movilización de la grasa o de los ácidos grasos en el metabolismo lipídico.

adipocinina (adipokinin), una hormona de la hipófisis anterior que causa movilización de grasa a partir de tejidos adiposos.

adipocito (adipocyte), célula grasa, que puede albergar una vacuola grasa de gran tamaño, constituida fundamentalmente por triglicéridos.

adipofibroma (adipofibroma), neoplasia fibrosa de tejido conjuntivo en la que existen componentes grasos.

adipómetro (adipometer), instrumento para medir el espesor de un área de la piel como guía para calcular la cantidad de grasa subcutánea.

adiponecrosis (adiponecrosis), término que se usa con poca frecuencia para referirse a la necrosis del tejido graso corporal. Se puede asociar a una pancreatitis hemorrágica.

adiponecrosis subcutánea neonatal (adiponecrosis subcutanea neonatorum), trastorno dermatológico del recién nacido caracterizado por la existencia de placas endurecidas de tejido graso subcutáneo, con una coloración rojo azulada de la piel suprayacente.

adiposo (adipose), **1.** tejido formado por células grasas que se organizan en lobulillos. **2.** relativo a la grasa.

adipsia (adipsia), ausencia de sed.

adisplasia renal hereditaria (hereditary renal adysplasia), trastorno autosómico dominante en el que el riñón presenta una displasia grave, no es funcional y suele ser ectópico. Si es bilateral, como en la secuencia de oligohidramnios, el recién nacido suele fallecer poco después del parto.

aditivo (additive), cualquier sustancia añadida a propósito o indirectamente que se incorpora a un alimento, preparación farmacéutica u otro producto.

aditivos accidentales (incidental additives), aditivos alimentarios debidos al empleo de pesticidas, herbicidas o productos químicos relacionados con el procesado de los alimentos.

aditivos alimentarios (food additives), sustancias que se añaden a los alimentos para evitar su deterioro, mejorar su sabor o aumentar su valor nutritivo. En EE.UU., la mayoría de los aditivos deben estar aprobados por la FDA tras haberse realizado pruebas que determinen si pueden ser cancerígenos o producir defectos fetales o cualquier otro problema de salud.

aditivos intencionales (intentional additives), sustancias que se añaden deliberadamente en la fabricación de alimentos o productos farmacéuticos para mejorar o mantener su sabor, color, textura o consistencia, o para mejorar o conservar su valor nutritivo.

aditus (aditus), acceso o entrada.

ADM (WMD), siglas de **armas de destrucción masiva.**

ADMA (AROM), siglas de **amplitud de movimientos activos.**

ADME (ADME), siglas de evolución temporal de la distribución de los fármacos y que representan los términos *absorción, distribución, metabolismo* y *eliminación.*

administración bucal de la medicación (buccal administration of medication), tipo de administración por vía oral de un fármaco, habitualmente en forma de tableta, que se coloca entre la mejilla y los dientes o la encía hasta que se disuelve.

administración de analgésicos (analgesic administration), intervención de enfermería recogida en la Nursing Interventions Classification (NIC). Se define como la administración de agentes farmacológicos para reducir o eliminar el dolor.

administración de analgésicos: interespinal (analgesic administration: intraspinal), intervención de enfermería recogida en la Nursing Interventions Classification (NIC). Se define como la administración de agentes farmacológicos en el espacio epidural o intratecal para reducir o eliminar el dolor.

administración de anestesia (anesthesia administration), intervención de enfermería recogida en la Nursing Interventions Classification (NIC). Se define como la preparación y la administración de agentes anestésicos y la monitorización de la reactividad del paciente durante la administración.

administración de inmunización/vacunación (immunization/vaccination administration), intervención de enfermería recogida en la Nursing Interventions Classification (NIC). Se define como la provisión de vacunaciones para la prevención de enfermedades transmisibles.

administración de líquidos por vía parenteral (administration of parenteral fluids), consiste en la infusión por vía intravenosa de diferentes soluciones para mantener una hidratación adecuada, restaurar y/o mantener el volumen de líquido, restablecer la pérdida de electrólitos o proporcionar una nutrición parcial.

administración de medicación (medication administration), intervención de enfermería recogida en la Nursing Interventions Classification (NIC). Se define como la preparación, administración y evaluación de la eficacia de fármacos con receta obligatoria y fármacos de libre dispensación.

administración de medicación: enteral (medication administration: enteral), intervención de enfermería recogida en la Nursing Interventions Classification (NIC). Se define como la administración de medicamentos a través de una sonda insertada en el aparato digestivo.

administración de medicación: inhalación (medication administration: inhalation), intervención de enfermería recogida en la Nursing Interventions Classification (NIC). Se define como la preparación y aplicación de medicaciones inhaladas.

administración de medicación: interpleural (medication administration: interpleural), intervención de enfermería recogida en la Nursing Interventions Classification (NIC). Se define como la administración de medicamentos a través de un catéter interpleural para reducir el dolor.

administración de medicación: intradérmica (medication administration: intradermal), intervención de enfermería recogida en la Nursing Interventions Classification (NIC). Se define como la preparación y aplicación de medicaciones por vía intradérmica.

administración de medicación: intraespinal (medication administration: intraspinal), intervención de enfermería recogida en la Nursing Interventions Classification (NIC). Se define como la administración y monitorización de medicaciones por vía epidural o intratecal.

administración de medicación: intramuscular (medication administration: intramuscular), intervención de enfermería recogida en la Nursing Interventions Classification (NIC). Se define como la preparación y aplicación de medicaciones por vía intramuscular.

administración de medicación: intraósea (medication administration: intraosseous), intervención de enfermería recogida en la Nursing Interventions Classification (NIC). Se define como la inserción de una aguja a través de la cortical ósea en la cavidad medular para la administración de urgencia a corto plazo de líquidos, sangre o medicación.

administración de medicación: intravenosa (medication administration: intravenous), intervención de enfermería recogida en la Nursing Interventions Classification (NIC). Se define como la preparación y aplicación de medicaciones por vía intravenosa.

administración de medicación: nasal (medication administration: nasal), intervención de enfermería recogida en la Nursing Interventions Classification (NIC). Se define como la preparación y administración de medicaciones por las fosas nasales.

administración de medicación: oído (medication administration: ear), intervención de enfermería recogida en la Nursing Interventions Classification (NIC). Se define como la preparación y aplicación de medicaciones en el oído.

administración de medicación: ojo (medication administration: eye), intervención de enfermería recogida en la Nursing Interventions Classification (MIC). Se define como la preparación y aplicación de medicaciones en el ojo.

administración de medicación: oral (medication administration: oral), intervención de enfermería recogida en la Nursing Interventions Classification (NIC). Se define como la preparación y administración de medicaciones por la boca.

administración de medicación: piel (medication administration: skin), intervención de enfermería recogida en la Nursing Interventions Classification (NIC). Se define como la preparación y aplicación de medicaciones en la piel.

administración de medicación: rectal (medication administration: rectal), intervención de enfermería recogida en la Nursing Interventions Classification (NIC). Se define como la preparación y aplicación de medicaciones en forma de supositorios rectales.

administración de medicación: reservorio ventricular (medication administration: ventricular reservoir), intervención de enfermería recogida en la Nursing Interventions Classification (NIC). Se define como la administración y monitorización de la medicación a través de un catéter permanente en el ventrículo lateral del cerebro.

administración de medicación: subcutánea (medication administration: subcutaneous), intervención de enfermería recogida en la

Nursing Interventions Classification (NIC). Se define como la preparación y aplicación de medicaciones por vía subcutánea.

administración de medicación: vaginal (medication administration: vaginal), intervención de enfermería recogida en la Nursing Interventions Classification (NIC). Se define como la preparación y aplicación de medicaciones vaginales.

administración de medicación mediante inhalación (inhalation administration of medication), administración de un fármaco mediante la inhalación del vapor que se libera cuando se rompe la frágil ampolla (contenida en una malla) que lo contiene, preparada para su uso inmediato. El fármaco se absorbe a la circulación a través de la mucosa de las fosas nasales.

administración de medicamentos por vía rectal (rectal instillation of medication), administración de supositorios, cremas o geles medicamentosos por el recto. Algunos trastornos tratados mediante este método son el estreñimiento, el prurito anal y las hemorroides. En algunas ocasiones se puede administrar un fármaco a través de un enema medicado.

administración de nutrición parenteral total (NPT) (total parenteral nutrition [TPN] administration), intervención de enfermería recogida en la Nursing Interventions Classification (NIC). Se define como la preparación y administración de nutrientes por vía intravenosa y la monitorización de la capacidad de reacción del paciente.

administración de productos sanguíneos (blood products administration), intervención de enfermería recogida en la Nursing Interventions Classification (NIC). Se define como la administración de sangre o productos de la sangre y la monitorización de la respuesta del paciente.

administración de recursos fiscales (fiscal resource management), intervención de enfermería recogida en la Nursing Interventions Classification (NIC). Se define como la manera de procurar y dirigir el uso de recursos financieros para asegurar el desarrollo y la continuación de programas y servicios.

administración oftálmica de medicamentos (ophthalmic administration of medication), administración de un fármaco por instilación de una crema o pomada o mediante gotas de una preparación líquida en el saco conjuntival.

administración oral de la medicación (oral administration of medication), administración de un comprimido, cápsula, elixir o solución u otra forma líquida de medicación por la boca.

Administración para los Servicios de Salud Mental y de Abuso de Sustancias Adictivas (Substance Abuse and Mental Health Services Administration [SAMHSA]), agencia del departamento de salud y recursos humanos de EE.UU. cuya función es difundir información exacta y actualizada sobre la prevención y el tratamiento de trastornos adictivos y mentales y ejercer un liderazgo en dicha cuestión.

administración parenteral (parenteral dosage), relativo a la administración de una medicación por una vía que evita el paso por el tubo digestivo, como los fármacos administrados por inyección.

administración sublingual de una medicación (sublingual administration of a medication), administración de un fármaco, como la nitroglicerina, habitualmente en forma de comprimidos, colocándolo debajo de la lengua hasta su disolución. La administración de fármacos como la nitroglicerina por esta vía evita el intenso metabolismo de primer paso del medicamento en el hígado.

administrador de historiales médicos (medical record administrator), en EE.UU., persona que conserva los documentos de las historias médicas de los pacientes, sus diagnósticos, tratamientos y evolución, en condiciones que cumplen las normativas médicas, administrativas, legales, éticas, reguladoras e institucionales.

administrador de historias diplomado (registered record administrator [RRA]), en EE.UU., administrador de historias médicas que ha completado con éxito los exámenes de acreditación llevados a cabo por la American Medical Record Association.

administrador de la información sobre la salud (health information administrator), en EE.UU., graduado en un programa sobre el manejo de información de la salud que contribuye al desarrollo o manejo de los sistemas de archivo clínicos informatizados y administrativos.

administrador del departamento de dietética (food service administrator), en EE.UU., miembro de la plantilla de un hospital que es el responsable de la planificación y dirección del servicio de dietética del centro.

Administration on Aging (Administration on Aging), principal agencia estadounidense diseñada para llevar a cabo las determinaciones de la Older Americans Act de 1965. La AOA asesora a la Secretary of the Department of Health and Human Services y a otros departamentos y agencias federales sobre las características y necesidades de las personas de edad avanzada, y desarrolla programas diseñados para promocionar su bienestar.

admisión informal (informal admission), tipo de admisión en un hospital psiquiátrico sin solicitud formal o escrita y en la que el paciente es libre de abandonar el hospital en cualquier momento.

ADN (ADN), siglas de **Associate Degree in Nursing.**

ADN (DNA), siglas de **ácido desoxirribonucleico.**

ADN de transferencia (ADNt) (transfer DNA [tDNA]), (en genética molecular) ADN transferido desde su fuente original y presente en las células transformadas.

ADN recombinante (recombinant DNA), molécula de ADN en la que se ha inducido artificialmente una nueva disposición de los genes. Se utilizan enzimas para romper moléculas aisladas de ADN en fragmentos que después son reordenados en la secuencia deseada. También se pueden introducir en la molécula porciones de ADN procedentes de otros organismos de la misma o de distinta especie.

ADN romo (blunt-ended DNA), segmento de ADN en el que los extremos de ambas cadenas están al mismo nivel.

ADN-B (B-DNA), forma delgada y larga de ADN en el cual la hélice es dextrógira.

ADN-girasa (DNA gyrase), enzima que corta y vuelve a unir el ADN reduciendo la tensión generada por el superenrollamiento.

ADN-helicasa (DNA helicase), enzima de desplegamiento del ADN que cataliza el desenrollamiento de la doble hélice dependiente de energía durante la replicación del ADN.

ADN-ligasa (DNA ligase), enzima capaz de reparar fracturas en un filamento de ADN sintetizando una unión entre dos nucleótidos adyacentes. En determinadas circunstancias esta enzima puede unir dos extremos sueltos de cadenas de ADN y a veces reparar rupturas de ARN.

ADN-polimerasa (DNA polymerase), (en genética molecular) enzima que cataliza el ensamblaje de los trifosfatos de desoxirribonucleósido en el ADN, sirviendo como plantilla una cadena simple de ADN.

ADNt (tDNA), siglas de **ADN de transferencia.**

adneural (adneural), **1.** localizado cerca o hacia un nervio o terminación nerviosa. **2.** relativo a una etapa de un trastorno nervioso en la cual los síntomas son manifiestos.

adolescencia (adolescence), **1.** período del desarrollo comprendido entre el comienzo de la pubertad y la edad adulta. Suele iniciarse entre los 11 y los 13 años de edad, con la aparición de los caracteres sexuales secundarios, y se prolonga hasta la edad de 18 o 20 años, con la adquisición de la forma adulta completamente desarrollada. **2.** estado o condición de ser adolescente o joven.

adolescente (adolescent), **1.** concerniente, relacionado o característico de la adolescencia. **2.** que se halla en el estado o proceso de la adolescencia.

adopción (adoption), selección e inclusión en una relación establecida o en una opción de protocolo de tratamiento.

adosar (butt), **1.** colocar dos superficies juntas para formar una articulación. **2.** (en odontología) colocar directamente contra los tejidos que cubren el surco alveolar residual.

ADP (ADP), abreviatura de **adenosindifosfato.**

adquirido (acquired), relativo a una característica, situación o enfermedad que se origina después del nacimiento y que no se debe a factores hereditarios ni relacionados con el desarrollo, sino que aparece como respuesta a influencias ambientales ajenas al organismo.

ADR (RDA), siglas de **aportes dietéticos recomendados.**

adrenalectomía (adrenalectomy), extirpación quirúrgica de una o de ambas glándulas suprarrenales, o resección parcial de las mismas, que se lleva a cabo para reducir la secreción excesiva de hormonas suprarrenales cuando existe un tumor suprarrenal o una neoplasia maligna de mama o de próstata. Si se extirpan ambas glándulas se debe administrar de por vida una dosis de mantenimiento de esteroides. Deben evitarse el estrés y la fatiga.

adrenalina (epinephrine), hormona suprarrenal endógena y agente adrenérgico sintético. Actúa como agonista de los receptores alfa-1, alfa-2, beta-1 y beta-2. Se prescribe para el tratamiento de la anafilaxia, espasmo bronquial agudo y congestión nasal, y para aumentar la eficacia de la anestesia local.

adrenalismo (adrenalism), cualquier trastorno de la función adrenal, tanto por incremento como por defecto.

adrenalizar (adrenalize), estimular o excitar.

adrenarquia (adrenarche), actividad intensificada en la corteza suprarrenal que tiene lugar aproximadamente a los 8 años de edad, produciéndose un incremento en la elaboración de varias hormonas, especialmente de andrógenos.

adrenérgico (adrenergic), relativo o correspondiente a las fibras nerviosas simpáticas del sistema nervioso autónomo, que liberan noradrenalina en una sinapsis por la que pasa un impulso nervioso.

adrenocorticotropina (adrenocorticotropin), hormona adrenocorticotropa (ACTH) segregada por el lóbulo anterior de la hipófisis que estimula la secreción de otras hormonas en la corteza suprarrenal.

adrenocorticotropo (adrenocorticotropic), relativo o correspondiente a la estimulación de la corteza suprarrenal.

adrenodoxina (adrenodoxin), proteína producida por las glándulas suprarrenales que participa en la transferencia de electrones en las células animales.

adrenoleucodistrofia (ALD) (adrenoleukodystrophy [ADL]), enfermedad metabólica infantil hereditaria poco frecuente que se transmite con carácter recesivo ligado al sexo y afecta solamente a los niños varones. Se caracteriza por una atrofia suprarrenal y por una desmielinización cerebral generalizada que conduce al deterioro mental progresivo, con afasia, apraxia y finalmente ceguera y tetraplejía. En la forma neonatal el pronóstico es malo y el paciente muere en 1-5 años. La forma infantil puede ser crónica y tratable durante unos pocos años con dieta especial.

adrenomegalia (adrenomegaly), aumento anómalo del tamaño de una o ambas glándulas suprarrenales.

adrenomimético (adrenomimetic), que imita las funciones de las hormonas suprarrenales.

adrenotrópico (adrenotropic), que posee un efecto estimulante sobre las glándulas suprarrenales.

adromia (adromia), ausencia de la capacidad conductora de cualquier nervio que en condiciones normales inerva a un músculo.

adsorbente (adsorbent), sustancia, como el carbón activado, capaz de captar otra a través de un proceso de adsorción, como cuando una sustancia se fija a la superficie de otra.

adsorción (adsorption), proceso natural por el cual las moléculas de un gas o líquido se adhieren a la superficie de un sólido. Este fenómeno depende de varios factores, como la tensión superficial y las cargas eléctricas.

ADT (ADT), siglas de *Accepted Dental Therapeutics,* revista publicada por el Council on Dental Therapeutics de la American Dental Association.

ADT (TCA), siglas de **antidepresivo tricíclico.**

aducción (adduction), movimiento de una extremidad hacia el eje del cuerpo.

aductor (adducent), agente u otro estímulo causante de que una extremidad sea atraída hacia el eje medio del cuerpo, o cause que los dedos de manos o pies se muevan juntos.

aductor (adductor), músculo que mueve una parte del organismo hacia el eje o la línea media del cuerpo.

aductor del pulgar (adductor pollicis), gran músculo triangular que se comporta como un potente aductor del pulgar y lo opone al resto de los dedos durante la prensión.

aductor mayor del muslo (adductor magnus), gran músculo triangular y alargado de la cara medial del muslo. Su acción es la aducción del muslo. Su porción proximal provoca la rotación interna del muslo y su flexión sobre la cadera; su porción distal extiende el muslo y lo rota hacia afuera.

aductor mediano del muslo (adductor longus), el más superficial de los tres músculos aductores del muslo y uno de los cinco músculos femorales mediales. Es responsable de la aducción y flexión del muslo.

aductor menor del muslo (adductor brevis), músculo de forma triangular, uno de los cinco músculos femorales mediales. Produce la aducción y la rotación lateral del muslo, así como la flexión de la pierna.

adulteración (adulteration), degradación o atenuación de la pureza de cualquier sustancia, proceso o actividad, mediante la adición de materiales extraños.

adulto (adult), **1.** sujeto completamente desarrollado y maduro y que ha alcanzado la capacidad intelectual y la estabilidad emocional y psicológica propias de una persona madura. **2.** persona que ha alcanzado una edad que le confiere todas las responsabilidades desde el punto de vista legal. **3.** todo crecimiento completo y organismo maduro.

adulto consentidor (consenting adult), adulto que voluntariamente accede a participar en una actividad con otro o más adultos. Este término se suele aplicar a la actividad sexual.

adulto incapacitado para el aprendizaje (learning-disabled adult), adulto con dificultad inespecífica en el proceso de aprendizaje, generalmente como consecuencia del retraso del desarrollo más que de daño encefálico o enfermedad demostrable.

adulto joven y de edad media (young and middle adult), fases de la vida comprendidas entre los 22 y los 65 años de edad.

adulto medio (middle adult), individuo en el período de edad comprendido entre el adulto joven y la tercera edad.

adventicia (adventitia), capa más externa de una arteria u otra estructura, formada por tejido conjuntivo con fibras elásticas y colágenas.

adventicio (adventitious), relativo o concerniente a una situación accidental, extraña o fuera de lo normal.

adyuvante (adjunct), (en cuidados sanitarios) sustancia, tratamiento o procedimiento adicionales que se emplean para aumentar la eficacia o la seguridad de una sustancia, tratamiento o procedimiento primarios, o para facilitar su realización.

adyuvante (adjuvant), **1.** sustancia, especialmente un fármaco, que se añade a una prescripción para ayudar al fármaco principal. **2.** (en inmunología) sustancia añadida a un antígeno que potencia o modifica la respuesta de los anticuerpos a dicho antígeno. **3.** tratamiento o terapia adicional.

AE (LPN), siglas de **auxiliar de enfermería.**

AECMN (AECMN), siglas de **Association for the Education of Children with Medical Needs.**

Aedes *(Aedes),* género de mosquito con elevada prevalencia en las regiones tropicales y subtropicales. Diversas especies transmiten microorganismos patógenos al ser humano, produciendo enfermedades tales como el dengue, la encefalitis equina, la encefalitis de San Luis, la tularemia y la fiebre amarilla.

AEG (AGA), siglas de **adecuado para la edad gestacional.**

AEM (SBE), siglas de **autoexploración de la mama.**

AER (AKA), siglas de **amputación por encima de la rodilla.**

aeróbico (aerobic), **1.** relativo a la presencia de aire u oxígeno. **2.** capaz de vivir y funcionar en presencia de oxígeno libre. **3.** que necesita oxígeno para vivir. **4.** sustancia química que necesita de la presencia de oxígeno.

aerobio (aerobe), microorganismo capaz de crecer y vivir en presencia de oxígeno libre. Los aerobios pueden ser aerobios facultativos y aerobios estrictos.

aerobio estricto (obligate aerobe), organismo que no se puede desarrollar en ausencia de oxígeno.

aerobio facultativo (facultative aerobe), microorganismo capaz de crecer en condiciones anaeróbicas, pero que se desarrolla más rápidamente en un ambiente aeróbico.

aerodinámica (aerodynamics), estudio del aire u otros gases en movimiento, o de cuerpos que se mueven en el aire.

aerodontalgia (aerodontalgia), sensación dolorosa en los dientes producida por un descenso de la presión atmosférica, como puede suceder en las grandes altitudes.

aerofagia (aerophagy), deglución excesiva de aire, habitualmente de forma inconsciente y en relación con la ansiedad y que suele venir seguida de distensión abdominal, necesidad de eructar, molestias gástricas y meteorismo.

Aeromonas *(Aeromonas),* género de bacterias patógenas gramnegativas con forma de bastoncillo (esquizomicetos) que se encuentran en el agua dulce o salina y en el suelo y las aguas residuales. Diversas especies afectan a peces, reptiles y otros animales, así como a seres humanos causando infecciones de heridas y gastroenteritis.

aerosinusitis (aerosinusitis), inflamación, edema o hemorragia de los senos frontales, producidos por la expansión del aire dentro de los senos cuando la presión barométrica es baja, como puede suceder en los aviones a grandes altitudes.

aerosol (aerosol), **1.** partículas nebulizadas suspendidas en un gas o en el aire. **2.** gas presurizado que contiene una medicación nebulizada en partículas finas y destinada a la terapéutica mediante inhalación. **3.** gas presurizado que contiene un agente químico nebulizado y destinado a la esterilización del aire de una habitación.

aerosoles suaves (bland aerosols), aerosoles constituidos por agua, soluciones salinas o sustancias similares que carecen de una acción farmacológica importante. Se utilizan primariamente para la humidificación y licuefacción de secreciones.

aeroterapia (aerotherapy), uso de aire para tratar enfermedades, como en los tratamientos con oxígeno hiperbárico.

aerotitis (aerotitis), inflamación del oído como consecuencia de cambios en la presión atmosférica.

aerotitis media (aerotitis media), inflamación o hemorragia del oído medio producida por la existencia de una diferencia entre la presión del aire en el oído medio y la de la atmósfera, como sucede en los cambios bruscos de altitud, en las inmersiones o en las cámaras hiperbáricas. Los síntomas son dolor, tinnitus, disminución de la audición y vértigo.

AESP (PEA), siglas de **actividad eléctrica sin pulso.**

AF (FA), **1.** siglas de **arteria femoral. 2.** siglas de **ácido fólico.**

afagia (aphagia), situación caracterizada por la pérdida de la capacidad de deglución como consecuencia de diversas causas orgánicas o psicológicas.

afagia dolorosa (aphagia algera), trastorno caracterizado por el rechazo a comer o a tragar, ya que la deglución origina dolor.

afaquia (aphakia), (en oftalmología) trastorno ocular caracterizado por la ausencia parcial o total del cristalino, generalmente porque ha sido extirpado mediante cirugía, como en el tratamiento de las cataratas.

afasia (aphasia), trastorno neurológico caracterizado por un defecto o pérdida del lenguaje como consecuencia de una lesión en determinadas áreas de la corteza cerebral. La afasia puede ser completa o parcial, afectando sólo a funciones específicas del lenguaje. Lo más frecuente es que sea un trastorno mixto con afasia sensitiva y motora incompletas. Puede producirse tras un traumatismo craneal grave, hipoxia prolongada o ACV. En ocasiones es transitorio, como cuando desaparece el edema cerebral que se produce tras una afrasia y el paciente recupera el lenguaje.

afasia amnésica (amnesic aphasia), incapacidad para recordar palabras habladas o para utilizar palabras de nombres de objetos, circunstancias o características.

afasia de Broca (Broca's aphasia), [Pierre P. Broca, neurólogo francés, 1824-1880], tipo de afasia que consiste en un lenguaje no fluido, de apariencia telegráfica, lacónica y vacilante, causada por una gran lesión frontal del hemisferio dominante que se extiende a la cisura de Rolando. El habla incoherente del paciente se caracteriza por abundantes sustantivos y verbos pero pocos artículos y preposiciones, y el discurso resultante es resumido, pero carente de sintaxis.

afasia de conducción (conduction aphasia), fenómeno de disociación del lenguaje en el que no existe dificultad para comprender las palabras vistas u oídas y en la que no existe disartria, aunque el paciente tiene problemas de expresión. El paciente puede reemplazar palabras semejantes en sonido o significado por las correctas, pero es incapaz de repetir un dictado, escribir o leer en voz alta.

afasia de Wernicke (Wernicke's aphasia) [Karl Wernicke, neurólogo alemán, 1848-1905], forma de afasia con deterioro en la comprensión de palabras escritas o habladas, causada posiblemente por una lesión en el centro de Wernicke. El paciente puede articular normalmente, pero el habla es incoherente, con palabras mal formadas o sustituidas y errores gramaticales.

afasia fluida (fluent aphasia), forma de afasia en la que el paciente pronuncia palabras fácilmente aunque las palabras pueden ser ininteligibles o no estar relacionadas con un determinado estímulo.

afasia global (global aphasia), pérdida de la habilidad para usar cualquier forma de lenguaje hablado o escrito. La afección afecta tanto a los tractos nerviosos motores como sensitivos.

afasia infantil (childhood aphasia), incapacidad para procesar el lenguaje debido a una disfunción cerebral en la infancia.

afasia motora (motor aphasia), incapacidad para pronunciar las palabras recordadas producida por una lesión cerebral en la circunvolución frontal inferior del hemisferio izquierdo de los sujetos diestros. Se produce sobre todo tras un ictus.

afasia nominal (nominal aphasia), tipo de defecto del lenguaje en el cual los pacientes no son capaces de asignar su nombre correcto a algunos objetos. Las formas leves pueden deberse a estados de ansiedad, fatiga o senilidad. Los casos graves se asocian generalmente a lesión focal del lado izquierdo del cerebro.

afasia progresiva primaria (primary progressive aphasia), trastorno del lenguaje que se ve en ciertas enfermedades degenerativas del cerebro, que consta de deterioro de la capacidad del habla y del lenguaje durante un período de años sin pérdida importante de memoria o de la capacidad de comprender el lenguaje.

afasia receptiva (receptive aphasia), forma de afasia sensorial caracterizada por una alteración en la comprensión del lenguaje.

afasia sintáctica (syntactic aphasia), incapacidad para emitir palabras con una secuencia lógica, con lo que la frase formada es ininteligible.

afasia visual (visual aphasia), incapacidad para entender el lenguaje escrito, producida por una lesión en la corteza visual izquierda y en las conexiones entre la corteza visual derecha y el hemisferio izquierdo.

afebril (afebrile), sin fiebre.

afección (affection), proceso patológico que afecta a todo o parte del cuerpo humano.

afección funcional (functional illness), trastorno físico sin explicación estructural conocida relacionada con los síntomas.

afecto (affect), manifestación externa y observable de los sentimientos o emociones expresados por una persona, tales como abotargado, desabrido o alegre.

afecto (affection), estado emocional expresado por un sentimiento de cariño o protección hacia otro individuo.

afecto padres-hijos (parent-infant attachment), resultado de enfermería recogido en la Nursing Outcomes Classification (NOC). Se define como los comportamientos que demuestran la existencia de un vínculo afectivo duradero entre los padres y sus hijos.

afecto plano (flat affect), ausencia o casi ausencia de respuesta emocional a una situación que normalmente suscita emociones. Se observa en la esquizofrenia y en algunos trastornos depresivos.

afemia (aphemia), pérdida de la capacidad para hablar que se aplica tanto a trastornos emocionales como a causas neurológicas.

afeminado (effeminate), situación de ser femenino o mujer en cuanto a las características físicas y mentales, con independencia del sexo biológico de la persona.

aferente (afferent), que se dirige hacia un centro; se aplica a las arterias, las venas, los vasos linfáticos y los nervios.

aféresis (apheresis), procedimiento mediante el cual se extrae la sangre de forma temporal para eliminar de forma selectiva uno o más de sus componentes, reinfundiendo el resto de la sangre al donante. Esta técnica se utiliza para el tratamiento de diversas enfermedades del sujeto cuya sangre se extrae para la obtención de elementos sanguíneos destinados al tratamiento de otros pacientes o bien con fines de investigación.

afibrinogenemia (afibrinogenemia), falta relativa o ausencia de fibrinógeno en sangre. Puede ser el resultado de una discrasia sanguínea congénita o adquirida, como la coagulación intramuscular diseminada.

afinidad (affinity), medida de la intensidad con la que se ligan un antígeno y un anticuerpo al reaccionar entre sí.

afinidad genética (genetic affinity), relación por descendencia directa.

afinidad química (chemical affinity), **1.** atracción que da lugar a la formación de moléculas a partir de átomos. **2.** atracción entre sustancias químicas causada por la polaridad, como la que se utiliza en la cromatografía de afinidad.

afirmación (affirmation), (en psicología) autosugestión, punto en el cual el terapeuta observa una tendencia hacia la reacción o creencia positiva.

afirmación (assertiveness), forma de conducta que va encaminada a reclamar los propios derechos, sin olvidar los de los demás.

aflatoxinas (aflatoxins), grupo de factores carcinógenos y tóxicos producidos por *Aspergillus flavus,* que se encuentra en el moho de los alimentos.

aflicción (bereavement), forma de duelo con síntomas de ansiedad que es una reacción común a la pérdida de un ser querido. Se puede asociar a insomnio, hiperactividad y a otros efectos.

aflicción de anticipación (anticipatory grief), sentimientos de pesar que se desarrollan antes de que se produzca una pérdida en vez de después de que ésta haya tenido lugar.

aflujo (afflux), flujo súbito de sangre u otro líquido a una parte del cuerpo.

AFMC (AFMC), siglas de **Association of Faculties of Medicine of Canada.**

afonía (aphonia), circunstancia que se caracteriza por la pérdida de capacidad de producir una voz de sonido normal, como consecuencia de un uso excesivo de las cuerdas vocales, por enfermedades orgánicas o por causas psicológicas tales como la ansiedad.

afonía espástica (spastic aphonia), trastorno en el cual una persona es incapaz de hablar debido a la contracción espasmódica de los músculos abductores de la garganta.

afonía paralítica (aphonia paralytica), trastorno caracterizado por la pérdida de la voz debida a parálisis o a enfermedad de los nervios laríngeos.

aforia (aphoria), trastorno en el que la debilidad física no disminuye al realizar ejercicio.

AFP (AFP), abreviatura de **alfafetoproteína.**

afrasia (aphrasia), modalidad de afasia en la que la persona puede ser capaz de pronunciar o de comprender palabras aisladas, pero no puede construir frases u oraciones con un significado determinado.

afronia (aphronia), (en psiquiatría) trastorno caracterizado por una alteración en la capacidad de tomar decisiones de sentido común.

afrontamiento[1] (coping), proceso mediante el cual el individuo hace frente a las tensiones, soluciona problemas y toma decisiones. El proceso tiene dos componentes, el cognitivo y el no cognitivo. El componente cognitivo incluye el pensamiento y el aprendizaje necesario para identificar la fuente responsable de la tensión. Los componentes no cognitivos son automáticos y se centran en aliviar las molestias.

afrontamiento[2] (coping), resultado de enfermería recogido en la Nursing Outcomes Classification (NOC). Se define como las acciones para manejar situaciones estresantes que ponen a prueba los recursos de un individuo.

afrontamiento defensivo (coping, defensive), diagnóstico de enfermería aceptado por la Eighth National Conference on the Classification of Nursing Diagnoses. El afrontamiento defensivo es un estado en el que un individuo tiene una autoevaluación falsamente positiva, basada en un modelo de autoprotección que le defiende frente a lo que percibe como amenazas subyacentes a su autoestima positiva.

afrontamiento familiar comprometido (coping, family, compromised), diagnóstico de enfermería aceptado por la Fourth National Conference on the Classification of Nursing Diagnoses. Se define como la falta del apoyo emocional y psicológico hacia el paciente que generalmente se espera de la familia u otra persona importante, carencia que aumenta la dificultad del sujeto para enfrentarse con su problema de salud actual.

afrontamiento familiar incapacitante (coping, family, disabled), diagnóstico de enfermería aceptado por la Fourth National Conference on the Classification of Nursing Diagnoses. El diagnóstico se refiere a la conducta de una persona significativa (miembro de la familia u otra persona importante) que inhabilita sus propias aptitudes y/o las del paciente para acometer de forma eficaz tareas esenciales para la adaptación al problema de salud.

afrontamiento inefectivo (coping, ineffective), diagnóstico de enfermería aceptado por la Fourth National Conference on the Classification of Nursing Diagnoses. El afrontamiento individual ineficaz se define como la alteración de las conductas y capacidades adaptativas de una persona para satisfacer sus necesidades y roles vitales.

afrontamiento inefectivo de la comunidad (coping, community, ineffective), diagnóstico de enfermería aceptado por la Eleventh National Conference on the Classification of Nursing Diagnoses. Se define como un patrón de actividades comunitarias para la adaptación y la resolución de problemas que no satisface las demandas o necesidades de la comunidad.

afta (canker), úlcera o llaga, especialmente en la boca o los genitales.

afta de Bednar (Bednar's aphthae), [Alois Bednar, pediatra austríaco, 1816-1888], placas ulceradas de pequeño tamaño, amarillentas y ligeramente elevadas, que aparecen en la porción posterior del paladar duro de los lactantes que se introducen en la boca objetos infectados.

afta dolorosa (canker sore), lesión ulcerosa de la boca característica de la estomatitis aftosa. Es hereditaria y no conatagiosa.

aftas (aphthae), ulceraciones superficiales, dolorosas, pequeñas, que suelen afectar a la mucosa oral. En ocasiones, las aftas pueden afectar a otros tejidos del cuerpo, como el tubo digestivo y los genitales externos. No parecen tener un origen infeccioso, contagioso o por transmisión sexual.

afusión (affusion), forma de tratamiento en la cual se salpica o vierte agua sobre el cuerpo o una parte corporal particular. Se emplea en la fiebre o en otros estados de enfermedad.

Ag (Ag), símbolo de la **plata.**

AG (FA), siglas de **ácido graso.**

AG (GA), siglas de **anestesia general.**

agalactia (agalactia), incapacidad de la madre de segregar suficiente leche como para alimentar a su hijo después de nacer.

agalla (gall), bulto o protuberancia que se forma sobre todo en los tallos, hojas o raíces de las plantas en las zonas de lesiones causadas por insectos, hongos, bacterias u otros organismos.

agalsidasa beta (agalsidase beta), fármaco mixto empleado para tratar la enfermedad de Fabry.

agameto (agamete), **1.** cualquiera de los organismos unicelulares, como las bacterias y los protozoos, que se reproducen asexualmente mediante fisiones múltiples. **2.** células reproductoras asexuales, como las esporas y los merozoítos, que forman organismos nuevos sin fusionarse con ninguna otra célula.

agametogénesis (agamogenesis), reproducción asexual, como la que tiene lugar por gemación o por simple fisión de las células; partenogénesis.

agámico (agamic), que se reproduce asexualmente, sin unión de gametos; asexual.

agammaglobulinemia (agammaglobulinemia), trastorno infrecuente que se caracteriza por la ausencia de inmunoglobulinas séricas (gammaglobulinas), junto con un aumento de la susceptibilidad a las infecciones. Puede ser transitoria, congénita o adquirida.

agammaglobulinemia de Bruton (Bruton's agammaglobulinemia), [Ogden C. Bruton, médico estadounidense, n. 1908], enfermedad hereditaria ligada al sexo caracterizada por la ausencia de gammaglobulina en la sangre. Los pacientes con este síndrome tienen una deficiencia de anticuerpos y son propensos a desarrollar infecciones de repetición.

aganglionosis (aganglionosis), ausencia de células ganglionares parasimpáticas en el plexo mientérico, un signo diagnóstico de megacolon congénito.

agar sangre (blood agar), medio de cultivo consistente en sangre (en general de oveja) y un nutriente agar, utilizado en bacteriología para cultivar ciertos microorganismos, como *Staphylococcus epidermidis, Streptococcus pneumoniae* y *Clostridium perfringens*.

agar-agar (agar-agar), producto coloide, seco e hidrofílico, que se obtiene de ciertas especies de algas rojas. Se utiliza ampliamente como ingrediente básico en los medios de cultivo sólidos empleados en bacteriología, dado que no se afecta por las enzimas bacterianas.

agarosa (agarose), fracción de agar esencialmente neutra utilizada como medio en la electroforesis, especialmente para la separación de proteínas séricas, variantes de la hemoglobina y fracciones de lipoproteínas.

agastria (agastria), ausencia de estómago.

AGCC (SCFA), siglas de **ácidos grasos de cadena corta.**

AGE (EFA), siglas de **ácidos grasos esenciales.**

agencia de asistencia domiciliaria (home health agency), organización que proporciona asistencia domiciliaria. En EE.UU. la autorización de una agencia de asistencia domiciliaria por parte del programa Medicare depende de que suministren servicios de enfermería cualificados y al menos un servicio terapéutico adicional.

Agency for Health Care Policy and Research (Agency for Health Care Policy and Research), agencia del servicio sanitario de EE.UU. que financia y realiza investigaciones científicas, facilita el desarrollo de directrices clínicas y valora la tecnología asistencial sanitaria.

Agency for Healthcare Research and Quality (AHRQ) (Agency for Healthcare Research and Quality, [AHRQ]), agencia gubernamental del U. S. Department of Health and Human Services. Su misión es apoyar la investigación para mejorar los resultados y la calidad de la asistencia sanitaria, reducir los costes, garantizar la seguridad de los pacientes y analizar los errores médicos y ampliar el acceso a un servicio eficaz. La agencia desarrolla de forma sistemática declaraciones y recomendaciones para ayudar a los individuos, las instituciones y las agencias a adoptar decisiones mejores sobre la asistencia sanitaria basadas en la investigación y la información basada en pruebas. Publica información científica de otras agencias y organizaciones en las que basar las guías clínicas, las medidas de rendimiento y otras herramientas para mejora de la calidad a través de sus centros de práctica basada en pruebas, datos sobre investigación en resultados para clínicos y revisiones de tecnología sanitaria. Permite el acceso a la evidencia científica, a recomendaciones sobre servicios de prevención clínica y a información sobre la aplicación de las medidas de prevención recomendadas en la práctica clínica. Antes se llamaba Agency for Health Care Policy and Research.

Agency for Toxic Substances and Disease Registry (ATSDR) (Agency for Toxic Substances and Disease Registry [ATSDR]), agencia gubernamental del U. S. Department of Health and Human Services encargada de realizar funciones específicas relativas a los efectos sobre la salud pública de sustancias peligrosas ambientales. Estas funciones incluyen valoración por salud pública de los vertederos, consultas de salud sobre sustancias peligrosas específicas, vigilancia y registros de salud, respuestas de emergencia ante la liberación de sustancias peligrosas, investigación aplicada para apoyar la valoración en salud pública, desarrollo y difusión de la información y educación y formación sobre las sustancias peligrosas en el entorno.

agenesia (agenesis), **1.** ausencia congénita de un órgano o de parte de él, producida generalmente por falta del tejido primordial y por ausencia de desarrollo en el embrión. **2.** impotencia o esterilidad.

agenesia callosa (callosal agenesis), defecto de las estructuras callosas del cerebro; ausencia congénita de cuerpo calloso.

agenesia cortical (agenesia corticalis), ausencia de desarrollo de las células corticales del cerebro del embrión, especialmente de las células piramidales, que da lugar a parálisis cerebral infantil y a retraso mental grave.

ageniocefalia (ageniocephaly), forma de otocefalia en la que se hallan intactos tanto el cerebro como la bóveda craneal y los órganos de los sentidos, pero existe una malformación de la mandíbula.

agenitalismo (agenitalism), trastorno producido por la ausencia de hormonas sexuales y por la ausencia o disfunción de los ovarios o de los testículos.

agenosomía (agenosomia), malformación congénita que se caracteriza por la ausencia o por la formación defectuosa de los genitales, y por la proyección del intestino a través de la pared abdominal, que se halla desarrollada de manera incompleta.

agenosomo (agenosomus), feto con agenosomía.

agente alquilante (alkylating agent), sustancia que contiene un radical alquilo y por consiguiente es capaz de llevar a cabo la sustitución de un átomo de hidrógeno libre en un compuesto orgánico. Este tipo de reacción química interfiere con la síntesis de ADN y la transcripción del ARN, lo que a su vez dificulta la mitosis y la división celular, estos agentes son particularmente útiles en el tratamiento del cáncer y son un tipo frecuente de quimioterápicos.

agente antibiótico antineoplásico (antibiotic anticancer agent), fármacos que bloquean la proliferación de las células de los mamíferos, además de la proliferación microbiana, lo que los convierte en sustancias demasiado peligrosas para tratar las infecciones. Son ejemplos de este tipo de agentes la bleomicina sulfato, la dactinomicina, la daunorrubicina citrato lisosomal y la mitomicina.

agente bloqueante (blocking agent), agente que inhibe una acción biológica, como el desplazamiento de un ion a través de la membrana celular, la transmisión de un impulso nervioso o la interacción con un receptor específico.

agente bloqueante de la histamina (histamine blocking agent), sustancia que interfiere con la estimulación de las células por la histamina, que es una sustancia producida por las células vecinas para causar, entre otros efectos, inflamación y liberación de ácido en el estómago.

agente bloqueante ganglionar (ganglionic blocking agent), cualquiera de los fármacos prescritos para producir hipotensión controlada, como la necesaria para realizar determinados procedimientos quirúrgicos o para el tratamiento de urgencia de las crisis hipertensivas. Los fármacos actúan ocupando los receptores (receptores neuronales nicotínicos) de las terminaciones nerviosas simpáticas y parasimpáticas de los ganglios autónomos, lo que impide que estos nervios respondan a la acción de la acetilcolina liberada por las terminaciones nerviosas preganglionares. Estos fármacos se usan con mucha cautela en el tratamiento de pacientes con insuficiencia coronaria, cerebrovascular o renal o que tienen antecedentes de alergias graves.

agente ceruminolítico (ceruminolytic agent), medicación que disuelve o desprende el cerumen (la cerilla del oído) para permitir su extracción.

agente de cambio (change agent), **1.** función en la que las técnicas de comunicación, educación y demás recursos se utilizan para ayudar a un sujeto a adaptarse a los cambios producidos por una enfermedad o incapacidad. **2.** función para ayudar a los miembros de una organización a adaptarse a un cambio o a crear un cambio de organización.

agente de separación (separation agent), reactivo utilizado para separar trazadores libres y ligados en un radioensayo.

agente delta (delta agent), agente vírico defectivo que se da sólo en asociación a infección por hepatitis B. Causa hepatitis crónica y lesión hepática progresiva.

agente dermatológico (dermatologic agent), fármaco utilizado para tratar reacciones o trastornos de la piel.

agente diferenciador (differenciating agent), sustancia, como por ejemplo un retinoide, que induce a una célula a suspender la división y a diferenciarse.

agente diluyente (diluting agent), sustancia que puede modificar la viscosidad de las secreciones, de forma que puedan ser extraídas fácilmente.

agente dispersante (dispersing agent), aditivo químico utilizado por los farmacéuticos para producir una distribución uniforme de los ingredientes de un producto, como en las emulsiones dermatológicas que contienen aceite y agua.

agente embolizador (embolization agent), sustancia utilizada para ocluir o reducir drásticamente el flujo sanguíneo a través de un vaso.

agente enmascarador (masking agent), preparado cosmético para ocultar nevos, cicatrices quirúrgicas y otras manchas.

agente farmacológico (pharmacologic agent), cualquier sustancia oral, parenteral o tópica utilizada para aliviar síntomas y para tratar o controlar un proceso patológico o para facilitar la recuperación de una lesión.

agente hipoglucemiante (hypoglycemic agent), cualquiera de los diversos fármacos sintéticos que reducen la glucemia y que se usan para tratar la DM 2. Pueden estimular la síntesis de insulina por las células beta pancreáticas, facilitar el transporte de glucosa a las células musculares y, en ocasiones, aumentan el número de sitios receptores donde puede unirse la insulina y pueden iniciar el proceso de degradación de la glucosa. Hay que advertir a los pacientes que estos fármacos no son una curación para la diabetes, sino tan sólo un medio de controlarla.

agente hipoglucemiante oral (oral hypoglycemic agent), agente antidiabético oral que suele utilizarse en el tratamiento de la diabetes del adulto. Los agentes hipoglucemiantes orales no se prescriben como sustituto de la dieta y el ejercicio, sino más bien como tratamiento auxiliar.

agente humectante (wetting agent), **1.** sustancia que reduce la tensión superficial del agua para facilitar la humidificación; **2.** un detergente, como tiloxapol, usado como mucolítico en el tratamiento de ciertos procesos respiratorios.

agente inotrópico (inotropic agent), sustancia que influye sobre la fuerza de las contracciones musculares; agente que incrementa la fuerza de las contracciones musculares cardíacas.

agente midriático y ciclopléjico (mydriatic and cycloplegic agent), cualquiera de los diversos preparados farmacéuticos para oftalmología que dilatan la pupila y paralizan los músculos oculares de la acomodación. Estos fármacos se emplean en el diagnóstico oftalmoscópico y en el examen de la refracción ocular, antes y después de diversas operaciones oftalmológicas, en algunas pruebas del glaucoma, y en el tratamiento de la uveítis anterior y de ciertos tipos de glaucoma.

agente Naranja (agent Orange), nombre codificado del ejército de EE.UU. que hace referencia a una mezcla de dos herbicidas, 2,4-D y 2,4,5-T, utilizada como exfoliante en el sudeste asiático durante la guerra de Vietnam entre 1961 y 1971. Los herbicidas fueron contaminados accidentalmente con una sustancia química de elevada toxicidad denominada dioxina, causante de cánceres y de defectos congénitos en animales y de cloracné y de porfiria cutánea tarda en el ser humano.

agente Norwalk (Norwalk agent), [Norwalk, Ohio, lugar donde fue identificado por primera vez], cepa de virus que produce síntomas de gastroenteritis. La infección se transmite de una persona a otra y está implicada en el 40% de casos de diarrea no bacteriana en niños y adultos.

agente oxidante (oxidizing agent), compuesto que cede fácilmente oxígeno y acepta hidrógeno de otro compuesto.

agente progestacional (progestational agent), toda sustancia química que tiene la misma acción que la progesterona producida por el cuerpo lúteo y por la placenta.

agente químico (chemical agent), cualquier facultad química, principio activo o sustancia que puede producir un efecto en el organismo mediante la interacción con diversas sustancias corporales, como el ácido acetilsalicílico, que produce un efecto analgésico.

agente quimioterápico (chemotherapeutic agent), cualquier agente químico utilizado para el tratamiento del cáncer. El término suele hacer referencia a los fármacos antineoplásicos.

agente reductor (reducing agent), sustancia que dona electrones a otra sustancia durante una reacción química.

agente sinérgico (synergistic agent), sustancia que aumenta o potencia la actividad de otra sustancia o agente.

agente tumoricida (tumoricidal agent), agentes destructor de las células cancerosas.

agentes ampollosos/vesicantes (blister agents/vesicants), sustancias químicas que provocan ampollas en la piel o las mucosas cuando entran en contacto con ellas.

agentes de unión a la tubulina (tubulin binding agents), grupo de medicamentos que se unen a la tubulina y detienen la mitosis celular; los vasos sanguíneos anormales de los tumores son particularmente sensibles a estos agentes.

agentes despigmentantes (bleaching agents), medicaciones y preparaciones sin receta utilizadas para despigmentar la piel. Los productos suelen ser utilizados por personas cuya piel se ha vuelto hiperpigmentada por la exposición a la luz solar y, en particular, el cloasma asociado con el embarazo, el uso de anticonceptivos orales o el tratamiento de sustitución hormonal.

agentes incapacitantes (incapacitant agents), fármacos que interfieren con la capacidad de pensar con claridad o que provocan pérdida de conocimiento u otros estados de disminución de consciencia.

agentes nerviosos (nerve agents), sustancias químicas que alteran el funcionamiento normal del sistema nervioso. Son muy potentes, y cantidades muy pequeñas pueden tener efectos graves. La exposición es por inhalación o por contacto con la piel o los ojos. Los agentes nerviosos también pueden mezclarse con agua y utilizarse para envenenar los suministros de agua.

agentes pulmonares asfixiantes (choking/lung/pulmonary agents), agentes químicos que producen irritación o inflamación de las vías respiratorias. Entre ellos se cuentan el amoníaco, el bromo, el cloro, el tetraóxido de osmio, el fosgeno, la fosfina y el fósforo. Al ser inhalados producen lesiones pulmonares, por su efecto corrosivo o por citotoxicidad, causando dificultad respiratoria y muerte por insuficiencia respiratoria.

agentes químicos antidisturbios (riot control agents), agentes químicos utilizados habitualmente por las fuerzas antidisturbios. Se emplean en forma de líquidos o aerosoles y la exposición a ellos tiene lugar por inhalación o por contacto con los ojos o la piel. Inducen incapacidad, irritando la piel y las membranas mucosas y generando dificultad respiratoria. Las dosis altas pueden producir ceguera o incluso la muerte. Su tratamiento se basa en retirar la vestimenta afectada por los agentes y en la eliminación de los mismos de la piel y los ojos.

agentes sanguíneos (blood agents), tóxicos que afectan al cuerpo cuando se absorben en la sangre. Entre los agentes sanguíneos se incluyen arsénico y cianuro.

agentes sulfatantes (sulfiting agents), conservantes alimenticios compuestos de bisulfito potásico o sódico o de metabisulfito potásico. Los agentes sulfatantes se utilizan en la fabricación de cerveza, vino, bollería, sopas preparadas y algunos mariscos importados, así como en algunos restaurantes para dar un aspecto «fresco» a macedonias de frutas y a verduras. Estos productos químicos pueden provocar una reacción alérgica grave en personas hipersensibles a los sulfitos, que se caracteriza por rubor, desmayo, urticaria, cefalea, trastornos GI, dificultad respiratoria y, en casos extremos, pérdida de consciencia y muerte.

agentes vomitivos (vomiting agents), sustancias químicas que inducen náuseas y vómitos. Se emplean en aerosoles y la exposición se realiza principalmente por inhalación, aunque también mediante ingestión o contacto ocular o cutáneo. Los efectos progresan hasta producir dificultad respiratoria, náuseas y vómitos. Los efectos son autolimitados y suelen desaparecer en dos horas. Puede producirse la muerte tras la exposición a concentraciones elevadas en espacios cerrados.

ageusia (ageusia), pérdida o insuficiencia del sentido del gusto, de grado y etiología variables.

agiria (agyria), ausencia o falta de desarrollo congénito del patrón de circunvoluciones de la corteza cerebral. El tejido cortical está reducido, lo que produce retraso mental.

agitación (agitation), estado de intranquilidad crónica que se observa generalmente como expresión psicomotriz de la tensión emocional y que se caracteriza por una actividad inquieta y sin sentido.

agitación (trepidation), estado de ansiedad.

agitar (jar), mover o sacudir.

agitofasia (agitophasia), estado caracterizado por un lenguaje anormalmente rápido en el que, de manera inconsciente, se omiten, se articulan mal o se distorsionan las palabras, los sonidos o las sílabas. Esta situación se asocia con frecuencia a agitografia.

agitografia (agitographia), trastorno caracterizado por una escritura anormalmente rápida, en la que se omiten inconscientemente las palabras o partes de ellas.

Agkistrodon *(Agkistrodon),* género de víboras de hoyuelo venenosas. *A. contortrix* es la cabeza de cobre y *A. piscivorus* el mocasín de agua.

AGL (FFA), siglas de **ácidos grasos libres.**

aglandular (eglandulous), describe la ausencia de glándulas.

aglomeración (agglomeration), masa o acúmulo de unidades individuales.

aglosia (aglossia), ausencia congénita de la lengua.

aglucemia (aglycemia), ausencia de azúcar en la sangre.

aglutinación (agglutination), agregación o agrupación de células como resultado de su interacción con anticuerpos específicos denominados aglutininas.

aglutinante (agglutinant), sustancia o compuesto que provoca adherencia, como un anticuerpo producido en la sangre y estimulado por la presencia de un antígeno para adherirse a él.

aglutinina (agglutinin), tipo específico de anticuerpos cuya interacción con los antígenos se manifiesta por aglutinación.

aglutinina anti-Rh (anti-Rh agglutinin), anticuerpo del antígeno Rh presente sobre los eritrocitos Rh^+ que causa que estas células se aglutinen en las personas Rh^- tras la exposición a eritrocitos Rh^+, como en el caso de que una madre Rh^- esté embarazada con un feto Rh^+.

aglutinina de *Leptospira* (*Leptospira* agglutinin), aglutinina que se identifica en la sangre de los pacientes con leptospirosis.

aglutinina del histoplasma (histoplasma agglutinin), anticuerpo específico que provoca la aglutinación asociada con las micosis del pulmón cuando interacciona con antígenos.

aglutinina fría (cold agglutinin), anticuerpo no específico presente en la superficie de los hematíes en ciertas enfermedades y que puede producir agregación celular a temperaturas inferiores a los 36 °C y hemólisis. El fenómeno no se produce a temperatura corporal. La neumonía por *Mycoplasma,* la mononucleosis infecciosa y muchas enfermedades inmunoproliferativas se asocian a aglutininas frías.

aglutinógeno (agglutinogen), sustancia antigénica que da lugar a aglutinación mediante la producción de una aglutinina.

agnatia (agnathia), defecto del desarrollo que se caracteriza por la ausencia total o parcial de la mandíbula.

agnato (agnathus), feto con agnatia.

agnatocefalia (agnathocephaly), malformación congénita caracterizada por la ausencia de la mandíbula, por la formación defectuosa de la boca y por el emplazamiento bajo de los ojos, con fusión o aproximación de los huesos malares y de los oídos.

agnatocéfalo (agnathocephalus), feto con agnatocefalia.

agnosia (agnosia), pérdida total o parcial de la capacidad para reconocer objetos o personas familiares a partir de estímulos sensoriales como consecuencia de una lesión cerebral orgánica o demencia. Este trastorno puede afectar a cualquiera de los sentidos y se clasifica, según cuál sea, en auditiva, visual, olfativa, gustativa o táctil.

agnosia digital (finger agnosia), trastorno neurológico en el que el paciente es incapaz de distinguir entre los estímulos aplicados con dos dedos distintos sin una referencia visual, de reconocer sus propios dedos, o de reconocer e identificar los dedos de otra persona.

agnosia visual (visual agnosia), incapacidad para reconocer objetos mediante la vista aunque la visión esté intacta.

agnosia visual-espacial (visual-spatial agnosia), incapacidad para analizar relaciones espaciales o para realizar tareas constructivas sencillas bajo control visual.

agonía (agony), angustia o sufrimiento intensos, ya sea físico o emocional.

agónico (agonal), relativo a la muerte y al acto de morirse.

agonista (agonist), **1.** músculo contráctil a cuya contracción se opone otro músculo (antagonista). **2.** fármaco u otra sustancia con una afinidad celular específica y cuya respuesta es predecible.

agonista farmacológico (drug agonist), fármaco capaz de unirse a un receptor neurotransmisor u hormonal similar al del neurotransmisor o la hormona endógenos.

agorafobia (agoraphobia), trastorno de ansiedad caracterizado por el temor a encontrarse en un lugar público, abierto o entre la muchedumbre, tal como un campo, un túnel, un puente, una calle congestionada o un gran almacén con abundantes clientes, de donde puede ser difícil salir o en donde la ayuda puede no estar al alcance de la mano en caso de que se requiera de forma inesperada.

agotamiento (exhaustion), estado de pérdida extrema de las capacidades físicas o mentales producido por cansancio o enfermedad.

agotamiento por calor (heat exhaustion), trastorno caracterizado por debilidad, vértigo, náuseas, calambres musculares y pérdida de la consciencia, causado por la depleción de los líquidos y electrólitos corporales como resultado de la exposición a calor intenso o por la incapacidad para aclimatarse al calor. La temperatura corporal es casi normal; la presión arterial puede descender, pero habitualmente vuelve a la normalidad cuando se coloca a la persona en decúbito supino. La piel está fría, húmeda y pálida.

agotar (deplete), vaciar o descargar; producir depleción.

AGPI (PUFA), siglas de *ácidos grasos poliinsaturados*.

agrafia (agraphia), trastorno neurológico caracterizado por la pérdida de la capacidad de escribir como consecuencia de una alteración en el centro del lenguaje localizado en la corteza cerebral.

agrafia absoluta (absolute agraphia), incapacidad completa para escribir debido a una lesión del SNC. El enfermo es incapaz de escribir incluso las letras del alfabeto.

agrafia de desarrollo (developmental agraphia), deficiencia en la capacidad de un niño para aprender a formar letras y escribir. Cuando se da este cuadro, el resto de las capacidades de aprendizaje son normales y el niño no suele tener problemas musculoesqueléticos o neurológicos.

agranulocito (agranulocyte), cualquier tipo de leucocito que carece de gránulos citoplasmáticos.

agranulocitosis (agranulocitosis), trastorno sanguíneo caracterizado por una reducción grave del número de granulocitos (basófilos, eosinófilos y neutrófilos). Esto se asocia a neutropenia y el cuerpo muestra una importante disminución de su capacidad de defensa.

agravio (tort), (en derecho) perjuicio civil diferente al incumplimiento de un contrato. Los agravios incluyen negligencia, reclusión falsa, asalto y agresión. Los elementos del agravio son: el deber legal que tiene el demandado con el demandante, el incumplimiento de ese deber y el daño producido por el incumplimiento.

agregación (aggregation), acumulación de sustancias, objetos o individuos, como en el agrupamiento de células sanguíneas o de personas que padecen la misma enfermedad.

agregación en pilas de monedas (rouleaux), agrupación de eritrocitos que puede estar provocada por proteínas anormales, como ocurre en el mieloma múltiple o en la macroglobulinemia, aunque en la mayoría de los casos se trata de un artefacto microscópico.

agregación plaquetaria (platelet aggregation), agrupamiento de plaquetas; forma parte del mecanismo secuencial que conduce al inicio y formación del trombo o del tapón hemostático.

agregado (aggregate), el conjunto de una serie de sustancias o componentes que forman una masa o complejo.

agresión (aggresion), acción o actitud violenta, de autoafirmación, que se expresa de forma física, verbal o simbólica. Puede proceder de conductas innatas o presentarse como un mecanismo de defensa, frecuentemente como consecuencia de un ego amenazado.

agresión (battery), (en derecho) utilización ilegal de la fuerza sobre una persona.

agresión constructiva (constructive aggression), acto de reafirmación en respuesta a una acción amenazadora, con propósitos de autoprotección y preservación.

agresión destructiva (destructive aggression), acto de hostilidad innecesario para la autoprotección o la conservación, dirigido hacia un objeto o persona extraña.

agresión interna (inward aggression), conducta destructora dirigida hacia uno mismo.

agresión sexual (sexual assault), perpetración a la fuerza de un acto de contacto sexual sobre el cuerpo de otra persona, varón o mujer, sin su consentimiento. Los criterios legales varían de una comunidad a otra.

agrietada (chapped), relativo a la piel rugosa, fisurada o enrojecida debido a la exposición al frío o a la excesiva evaporación de humedad. Se suele acompañar de sensación punzante o quemante.

agrimonia (agrimony), planta que se encuentra en Asia, Europa y EE.UU. Esta planta se utiliza para la diarrea leve, la gastroenteritis, la secreción mucosa intestinal, la inflamación de la boca y la garganta, los cortes y las raspaduras y la amenorrea. No se dispone de información fiable suficiente para confirmar su eficacia.

agripnocoma (agrypnocoma), estado de coma en el que existe cierto grado de vigilia.

agripnótico (agrypnotic), **1.** insomne. **2.** fármaco u otra sustancia que previene el sueño. **3.** inductor de vigilia.

Agrobacterium *(Agrobacterium),* bacilo gramnegativo ambiental. *A. tumefaciens* se ha relacionado con ITU asociadas a sanitarios, peritonitis, infecciones de heridas, endocarditis sobre válvulas protésicas y sepsis.

agrupación de datos (data clustering), agrupamiento de información relacionada con la historia médica de un paciente, la exploración física y los resultados de laboratorio como parte del proceso de realización de un diagnóstico.

AGS (AGS), siglas de *American Geriatrics Society*.

agua (H_2O) (water [H_2O]), compuesto químico, una de cuyas moléculas está constituida por un átomo de oxígeno y dos átomos de hidrógeno. Casi las tres cuartas partes de la superficie terrestre están cubiertas de agua. Fundamental para la vida tal y como existe en el planeta, el agua supone más del 70% de los seres vivos. El agua pura se congela a 0 °C e hierve a 100 °C a 760 mmHg.

agua blanda (soft water), agua que no contiene sales de calcio o de magnesio, que precipitan soluciones jabonosas.

agua corporal total (ACT) (total body water [TBW]), totalidad del agua contenida en el cuerpo, incluida el agua intra y extracelular más el agua de los tractos GI y urinario.

agua destilada (distilled water), agua que ha sido depurada mediante calentamiento hasta evaporación y condensada después en otro envase para obtener agua líquida libre de solutos no volátiles.

agua dura (hard water), agua que contiene ciertos cationes, particularmente calcio y magnesio, que precipitan en la presencia de soluciones jabonosas.

agua estéril para inhalación (sterile water for inhalation), agua para inyección esterilizada, que no contiene agentes antimicrobianos, excepto cuando se utiliza en dispositivos en los que son admisibles durante un cierto período de tiempo la contaminación o la adición de otras sustancias (p. ej., humidificadores). Sólo se emplea para inhalación, no por vía parenteral.

agua estéril para irrigación (sterile water for irrigation), agua para inyección esterilizada y que no contiene agentes antimicrobianos ni otras sustancias añadidas. Se usa para irrigación, no por vía parenteral.

agua libre (free water), porción de agua de los tejidos corporales que no está unida a macromoléculas o forma parte de los orgánulos celulares.

agua ligada (bound water), agua de los tejidos del cuerpo ligada a macromoléculas u organelas.

agua oxidativa (oxidative water), agua producida por la oxidación de moléculas de sustancias alimenticias, tal como en la conversión de glucosa en agua y dióxido de carbono.

agua para hemodiálisis (water for hemodialysis), agua para usar en hemodiálisis, que se produce sometiendo agua que cumpla las exigencias legales de agua potable a un tratamiento adicional para reducir los componentes químicos y microbiológicos. No contiene antimicrobianos adicionales y no sirve para inyectarla.

agua pesada (heavy water), agua en la cual el componente de hidrógeno es el deuterio. Tiene propiedades diferentes de las del agua ordinaria. Por su capacidad para absorber neutrones, el agua pesada se emplea como moderador en reacciones nucleares.

agua potable (potable water), agua que puede ser consumida sin preocuparse de efectos sanitarios adversos. El agua potable puede o no saber bien.

agua preformada (preformed water), agua contenida en los alimentos.

agua transcelular (transcellular water), porción de agua extracelular rodeada por una membrana epitelial y cuyo volumen y composición están determinados por la actividad celular de la membrana.

agudeza (acuity), claridad o nitidez de una percepción.

agudeza visual (visual acuity), **1.** medida del poder de resolución del ojo, particularmente de su capacidad para distinguir letras y números a una distancia determinada. **2.** intensidad o claridad de la visión.

agudo (acute), **1.** (referido a una enfermedad o a los síntomas de ésta) que comienza de manera brusca con gran intensidad, desapareciendo después de un período de tiempo relativamente corto. **2.** penetrante o intenso.

agudo (ictal), relativo a procesos de instauración brusca, tales como epilepsia o ataque epiléptico.

aguja con tope (stop needle), aguja con un reborde prominente que la detiene, impidiendo su penetración más allá de una determinada distancia.

aguja de aneurismas (aneurysm needle), aguja equipada con un mango que se utiliza para ligar aneurismas.

aguja de aspiración (aspirating needle), aguja larga y hueca utilizada para retirar el líquido de una cavidad, vaso o estructura del organismo.

aguja de doble acceso (double needle entry), técnica para inyectar un medio de contraste u otro agente mediante dos agujas, una de ellas con un taladro mayor. En la discografía se utiliza una aguja de calibre 20 para realizar la punción espinal y alcanzar el anillo fibroso del disco y, después, se utiliza una aguja calibre 26 a través de la aguja guía para efectuar la inyección en la zona prevista.

aguja de Hagedorn (Hagedorn needle), [Hans C. Hagedorn, médico danés, 1831-1894], aguja quirúrgica lisa con un borde cortante cerca de su punta y un gran orificio en el otro extremo.

aguja de Kopan (Kopan's needle), aguja de biopsia, larga, que se utiliza para localizar la posición de un tumor de la mama en una placa radiográfica.

aguja de ligadura (ligature needle), aguja larga, delgada y curva que pasa justo por debajo de una arteria para ligarla.

aguja de Reverdin (Reverdin's needle), [Albert Reverdin, cirujano suizo, 1842-1929], aguja quirúrgica con un ojo que se puede abrir y cerrar mediante un sistema de deslizamiento.

aguja hipodérmica (hypodermic needle), aguja hueca, corta y delgada que se conecta a una jeringa para inyectar un fármaco bajo la piel o en los vasos y para extraer un líquido para su examen.

aguja para vena del cuero cabelludo (scalp vein needle), aguja de calibre fino diseñada para pinchar las venas del cuero cabelludo u otras venas pequeñas, especialmente en niños.

aguja-cuchilla (knife needle), delgado cuchillo quirúrgico, con una punta en aguja, que se utiliza en la discisión de la catarata y en otras técnicas oftalmológicas, como la goniotomía o la goniopunción.

agujas de acupresión (acupressure needles), cualquiera de las agujas insertadas cerca de una fuente de hemorragia para contribuir a controlar la pérdida de sangre. Las agujas ejercen presión sobre los tejidos adyacentes al vaso dañado.

agujero (foramen), orificio o abertura en una estructura membranosa o un hueso.

agujero ciático mayor (greater sciatic foramen), principal vía de comunicación entre la cavidad pélvica y la extremidad inferior, formada por la escotadura ciática mayor en el hueso pélvico, los ligamentos sacrotuberoso y sacroespinoso, y la espina del isquion.

agujero ciático menor (lesser sciatic foramen), orificio situado por debajo de la inserción del suelo de la pelvis formado por la escotadura ciática menor, espina isquiática, ligamento supraespinoso y ligamento sacrotuberoso. Actúa como vía de comunicación entre el periné y la región glútea.

agujero ciego (foramen caecum), orificio situado en posición inmediatamente posterior a la cresta frontal, desde el que parten venas emisarias que conectan la cavidad nasal con el seno sagital superior.

agujero de la capa de ozono (ozone hole), depleción estacional de la concentración de ozono en la estratosfera, particularmente sobre la Antártida.

agujero de Monro (foramen of Monro), orificio que comunica el III ventrículo y los ventrículos laterales del cerebro.

agujero de Pacchioni (pacchionian foramen), [Antonio Pacchioni, anatomista italiano, 1655-1720], orificio en el centro del diafragma de la silla turca a través del cual pasa el infundíbulo.

agujero de Tebesio (thebesian foramen), [Adam C. Thebesius, médico alemán, 1686-1732], cualquiera de los orificios de las venas cardíacas mínimas, o pequeñas venas hacia la aurícula derecha.

agujero epiploico (omental foramen), abertura que conecta los dos sacos del peritoneo.

agujero infraorbitario (infraorbital foramen), apertura en la cara anterior del maxilar superior. A través de él pasan los nervios y los vasos suborbitarios.

agujero magno (great foramen), orificio del hueso occipital a través del que la médula espinal entra en la columna vertebral.

agujero magno (u occipital) (foramen magnum), orificio en el hueso occipital a través del que la médula espinal se introduce en la columna vertebral.

agujero mandibular (mandibular foramen), abertura situada en la superficie medial de la rama de la mandíbula para el paso del nervio y los vasos alveolares inferiores.

agujero mentoniano (mental foramen), orificio en la parte lateral del cuerpo de la mandíbula, por debajo del segundo premolar, a través del cual pasan el nervio y los vasos sanguíneos mentonianos.

agujero obturador (obturator foramen), orificio de gran tamaño situado a cada lado de la porción inferior del hueso coxal, formado en su parte posterior por el isquion, en su parte superior por el ilion y en su parte anterior por el pubis.

agujero olfatorio (olfactory foramen), uno de los numerosos orificios presentes en la lámina cribiforme del hueso etmoides.

agujero óptico (optic foramen), orificio localizado en la raíz del ala menor del esfenoides por el cual pasa el nervio óptico.

agujero oval (oval foramen), **1.** orificio que se localiza en el tabique interauricular del corazón fetal. Proporciona una derivación que impide que la sangre fluya hasta los pulmones del feto. **2.** orificio ovalado situado lateralmente al agujero redondo del hueso esfenoides.

agujero rasgado (foramen lacerum), abertura irregular en el hueso temporal llena de cartílago.

agujero rasgado posterior (jugular foramen), cualquiera de los dos orificios situados entre la porción externa del hueso occipital y la porción petrosa de los huesos temporales del cráneo. El agujero contiene el seno petroso inferior, el seno transverso, algunas ramas meníngeas de las arterias occipital y faríngea ascendente y los nervios glosofaríngeo, vago y accesorio.

agujero redondo (round foramen), cada una de las dos aberturas redondeadas en las alas mayores del hueso esfenoides.

agujero redondo mayor (foramen rotundum), uno de los dos orificios redondeados de las alas mayores del esfenoides.

agujero redondo menor (foramen spinosum), pequeño orificio cercano al ángulo posterior del ala mayor del esfenoides. Es el menor de tres pares de orificios esfenoidales que transmiten nervios y vasos sanguíneos.

agujero supraescapular (suprascapular foramen), vía entre la base del cuello y la región escapular posterior, formada por la escotadura supraescapular de la escápula y el ligamento transverso escapular posterior.

agujero transverso (transverse foramen), orificio que atraviesa la apófisis transversa de las vértebras cervicales.

agujero venoso (foramen venosum), abertura en el ala mayor del esfenoides, a través de la cual pasa una pequeña vena procedente del seno cavernoso.

agujero venoso (venous foramen), apertura en el ala mayor del esfenoides, a través del cual atraviesa una pequeña vena procedente del seno cavernoso.

agujero vertebral (vertebral foramen), orificio que existe entre el arco vertebral y el cuerpo de la vértebra a través de la cual pasan las raíces nerviosas.

agujeros palatinos (palatine foramina), los agujeros del conducto palatino. Por el agujero palatino mayor pasan el nervio palatino mayor y los vasos al paladar duro. Por el agujero palatino menor pasan el nervio palatino menor y los vasos al paladar blando.

agujeros transversos (foramina transversarium) aberturas en las apófisis transversas de las vértebras que, en conjunto, forman un paso a cada lado de la columna cervical para las arterias y venas vertebrales.

AHA (AHA), siglas de **American Hospital Association.**

AHCPR (AHCPR), siglas de *Agency for Health Care Policy and Research.*

AHH (AHH), siglas de **aril hidrocarburo hidroxilasa.**

AHIMA (AHIMA), siglas de *American Health Information Management Association.*

AHMA (MAHA), siglas de **anemia hemolítica microangiopática.**

ahogamiento (choking), proceso en el que las vías respiratorias están bloqueadas por compresión en el cuello, obstrucción en la tráquea o edema de laringe. Se caracteriza por disminución del paso de aire a través de las vías respiratorias o tos repentina con facies congestiva que rápidamente se vuelve cianótica. La persona no puede respirar y se agarra la garganta.

ahogamiento (drowning), asfixia por inmersión en un líquido.

ahogamiento incompleto (near drowning), estado patológico en el que la víctima sobrevive a la inmersión en unas circunstancias que normalmente conducen al ahogamiento. Hay que realizar de inmediato la RCP y siempre está indicada la hospitalización.

ahogo (chokes), cuadro respiratorio que se produce en la enfermedad por descompresión, caracterizado por respiraciones breves, dolor subesternal y tos no productiva, causado por las burbujas de gas presentes en los vasos sanguíneos de los pulmones.

AHRQ (AHRQ), siglas de **Agency for Healthcare Research and Quality.**

AHV (HVA), siglas de **ácido homovanílico.**

AI (LA), siglas de **aurícula izquierda.**

AIB (BIA), siglas de **análisis de impedancia bioeléctrica.**

aire (air), mezcla gaseosa, incolora e inodora que constituye la atmósfera de la Tierra. Se compone de un 78% de nitrógeno, un 20% de oxígeno, casi un 1% de argón, pequeñas cantidades de dióxido de carbono, hidrógeno y ozono, residuos de helio, kriptón, neón y xenón, y cantidades variables de vapor de agua.

aire alveolar (alveolar air), gases respiratorios contenidos en el interior de un alveolo pulmonar.

aireación (aeration), **1.** intercambio de anhídrido carbónico por oxígeno a través de la sangre en los pulmones. **2.** proceso de exposición de un tejido o líquido al aire, o de impregnarlo artificialmente con oxígeno u otro gas, como anhídrido carbónico.

aislado genético (genetic isolate), grupo de plantas, animales o individuos separado genéticamente por barreras geográficas, raciales, sociales, culturales o de otro tipo, que impiden la interrelación con los que están fuera del grupo.

aislamiento (insulation), situación producida por una sustancia no conductora que forma una barrera para el paso del calor o la electricidad.

aislamiento (isolation), separación de un paciente grave de otros, para evitar la propagación de una infección o para protegerle de factores medioambientales irritantes.

aislamiento conductual (behavioral isolation), aislamiento social que se produce por una conducta personal socialmente inaceptable.

aislamiento de actitud (attitudinal isolation), tipo de aislamiento social que responde a los propios valores culturales o personales de un individuo.

aislamiento infeccioso (infectious isolation), práctica consistente en el confinamiento, en una sala u otra zona aislada, de un paciente con una determinada enfermedad virulenta, como medio para reducir el riesgo de contacto y la diseminación de la enfermedad entre el personal del hospital.

aislamiento inverso (reverse isolation), procedimiento de aislamiento dirigido a proteger a un paciente frente a organismos infecciosos que pueden ser transportados por el personal, por otros pacientes o por las visitas, o a través de las gotitas presentes en el aire o en los aparatos o materiales. El lavado de manos, la obligación de llevar bata o guantes, la esterilización o desinfección de materiales introducidos en el área y otros aspectos de la limpieza varía con la causa del aislamiento y con los procedimientos habituales de cada hospital.

aislamiento protector (protective isolation), **1.** confinamiento de un paciente con una enfermedad infecciosa virulenta en una zona apartada, de modo que el contacto con las demás personas sea mínimo. **2.** instalación de una persona altamente susceptible, como un paciente inmunodeficiente, en una zona separada donde el riesgo de contacto con microorganismos patógenos se pueda controlar.

aislamiento social (social isolation), diagnóstico de enfermería aceptado por la Fifth National Conference on the Classification of Nursing Diagnoses. Este diagnóstico define la situación en la que se experimenta una sensación de soledad que el paciente reconoce como un estado negativo o amenazante impuesto por otros.

aislar (isolate), **1.** separar una sustancia química pura de una mezcla. **2.** obtener de cualquier fuente un cultivo puro de un microorganismo en particular. **3.** evitar que un individuo tenga contacto con el resto de la población.

aislar (sequester), separar, como en los casos de aislamiento de un paciente, para evitar la diseminación de una infección.

AIT (TIA), siglas de **accidente isquémico transitorio.**

AIUM (AIUM), siglas de *American Institute of Ultrasound in Medicine.*

AIVD (IADL), siglas de **actividades instrumentales de la vida diaria.**

AIVT (TIVA), abreviatura de **anestesia intravenosa total.**

ajo (garlic), producto de herbolario que se extrae de un bulbo perenne que crece en todo el mundo. Se utiliza en enfermedades vasculares, elevación del LDL, elevación de los triglicéridos, HDL bajo, HTA, insuficiencia circulatoria, riesgo de cáncer, trastornos inflamatorios, infecciones de oído en niños e infección por hongos. La alicina del ajo fresco puede causar una ligera disminución del colesterol LDL y un ligero descenso de la PA, y puede tener ciertas propiedades antibacterianas, pero el ajo no es tan eficaz como los fármacos prescritos con estos fines. Su influencia en el riesgo de cáncer y su eficacia para otros usos no se ha documentado de forma adecuada.

ajuste (adjustment), cambio de algún elemento para modificar su relación con otro.

ajuste (fit), forma en la que una superficie se alinea con otra, como el ajuste de una dentadura postiza a la encía y al maxilar inferior.

ajuste oclusivo (occlusal adjustment), (en odontología) alisamiento de las superficies de oclusión de los dientes para mejorar la oclusión o la relación entre las superficies opuestas de los dientes, sus estructuras de soporte, los músculos de la masticación y las ATM.

ajuste psicosocial: cambio de vida (psychosocial adjustment: life change), resultado de enfermería recogido en la Nursing Outcomes Classification (NOC). Se define como una respuesta psicosocial adaptativa de un sujeto a un cambio de vida significativo.

Al (Al), símbolo del **aluminio.**

ala (ala), toda estructura cuyo aspecto es semejante a un ala.

Ala (Ala), abreviatura de **alanina.**

ala cerebelli (ala cerebelli), estructura con foma de ala del lóbulo central del cerebelo.

ala cinérea (ala cinerea), área triangular situada en el suelo del cuarto ventrículo del cerebro, a partir de la cual parten las fibras autónomas del nervio vago.

ala del etmoides (ala of the ethmoid), pequeña proyección situada en el hueso etmoides a cada lado de la apófisis crista galli. Cada ala se corresponde con una pequeña depresión del hueso frontal.

ala del ilion (ala of the ilium), porción superior lisa del hueso ilíaco.

ala del sacro (ala of the sacrum), proyección ósea plana a cada lado del sacro.

ala del vómer (ala vomeris), proyección ósea a cada lado del borde superior del vómer.

ala nasi (ala nasi), pared cartilaginosa externa de cada ventana nasal.

alambre (wire), estructura de metal larga, fina y flexible que se usa en cirugía y odontología. Se puede insertar dentro de una estructura corporal, como en un hueso roto, para inmovilizar los fragmentos.

alambre de arcada (arch wire), alambre ortodóncico que se sujeta a dos o más dientes a través de fijaciones, y que se utiliza para mover los dientes o para reconducirlos.

alambre de arcada completa (full-arch wire), alambre fijado a los dientes y que se extiende desde la región molar de un lado de la arcada dental hasta el otro. Se utiliza para inducir o guiar el movimiento de los dientes en la ortodoncia.

alambre de arcada regional (sectional arch wire), alambre fijado solamente a algunos dientes, habitualmente en un lado de una arcada dental o en el segmento anterior de la misma, para producir o guiar movimientos ortodónticos de los dientes.

alambre de Kirschner (Kirschner's wire), [Martin Kirschner, cirujano alemán, 1879-1942], filamento metálico, enroscado o liso, disponible en tres diámetros y con una longitud de 22,86 cm. Se utiliza para la fijación interna de fracturas o para la tracción esquelética.

alambre de ligadura (ligature wire), asa delgada y fina que se usa en procedimientos dentales, sobre todo para conectar puentes o ligaduras en los aparatos de ortodoncia.

alambre separador (separating wire), alambre de bronce trenzado entre dos dientes en estrecho contacto con el objetivo de separarlos levemente antes de poder colocar una banda para la aplicación de un aparato de ortodoncia.

alanina (Ala) (alanine [Ala]), aminoácido no esencial que se encuentra en muchas proteínas del cuerpo. Se degrada en el hígado a piruvato y glutamato. Su esqueleto de carbono también se puede utilizar como fuente de energía.

alanina aminotransferasa (ALT) (alanine aminotransferase [ALT]), enzima que se halla en condiciones normales en el suero y en los tejidos corporales, especialmente en el hígado. Esta enzima cataliza la transferencia de un grupo amino desde la *l*-alanina hasta el alfa-cetoglutarato, formando piruvato y 1-glutamato.

alanina transferasa (alanine transferase), una enzima intracelular del metabolismo de los hidratos de carbono y aminoácidos presente en concentraciones altas en el encéfalo, el hígado y el músculo. Un aumento de la concentración indica necrosis o enfermedad de estos órganos.

Al-Anon (Al-Anon), organización internacional que ofrece directrices y asesoramiento a los familiares, amigos y socios de los sujetos alcohólicos.

alantoides (allantois), extensión tubular del endodermo del saco vitelino, que se continúa junto con los vasos alantoideos en el cordón umbilical del embrión. En los embriones humanos los vasos alantoideos dan lugar a los vasos umbilicales y a las vellosidades coriónicas.

alantoidoangiópagos (allantoidoangiopagus), fetos gemelos monocigóticos de tamaño diferente, que se hallan unidos por los vasos del cordón umbilical.

alantoína (allantoin), compuesto químico blanco cristalizable (5-ureidohidantoína), cuya fórmula es $C_4H_6N_4O_3$, presente en muchas plantas y en los líquidos alantoideo y amniótico y en la orina de los fetos de los primates.

alaquestesia (allachesthesia), alteración del sentido del tacto en la que un estímulo se percibe en un punto distante de la región en la que realmente se ha aplicado.

ALARA (ALARA), siglas inglesas de **tan bajo como sea razonablemente alcanzable.** Se refiere al principio de que toda exposición a la radición debería reducirse al mínimo cuando se realizan estudios radiológicos con fines diagnósticos, tanto para los pacientes como para el personal de radiodiagnóstico.

alastrim (alastrim), forma leve de viruela, que se cree está producida por una cepa débil de *Poxvirus variolae.*

Alateen (Alateen), organización internacional que ofrece directrices y asesoramiento a los hijos de los sujetos alcohólicos.

alatrofloxacino (alatrofloxacin), antibacteriano de amplio espectro que es un profármaco de trovafloxacino, al que se convierte con rapidez tras la infusión i.v.; se emplea en forma de sal mesilato.

alatrofloxacino/trovafloxacino (alatrofloxacin/trovafloxacin), antibiótico del grupo de las quinolonas empleado para el tratamiento de la neumonía nosocomial, la neumonía adquirida en la comunidad, la bronquitis crónica, la sinusitis aguda, las infecciones intraabdominales complicadas, la infección pélvica, las infecciones de la piel y de los anejos cutáneos, la ITU, la prostatitis bacteriana crónica, la uretritis gonocócica en hombres, la EPI y la cervicitis causada por organismos susceptibles.

alba (alba), literalmente, «blanca», como la *línea alba.*

albedo (albedo), blancura, particularmente como superficie de reflexión.

albendazol (albendazole), antihelmíntico de amplio espectro usado contra muchos parásitos, incluidos los responsables de la equinococosis y la cisticercosis.

albicans (albicans), blanco o blanquecino.

albinismo (albinism), trastorno hereditario poco frecuente que se caracteriza por una falta total o parcial del pigmento melanina en el cuerpo. Los albinos totales tienen piel pálida e incapaz de broncearse, pelo blanco, ojos de color rosáceo, nistagmo, astigmatismo y fotofobia.

albinismo oculocutáneo (AOC) (oculocutaneous albinism [OCA]), albinismo humano que se presenta en diez formas que se diferencian en su incidencia y características genéticas, bioquímicas y clínicas, pero que comparten una disminución variable de pigmento melánico en la piel, el cabello y los ojos, fóveas hipoplásicas, fotofobia, nistagmo y disminución de la agudeza visual.

albino (albino), individuo con albinismo.

albinuria (albinuria), orina blanca.

albúmina (albumin), proteína hidrosoluble y termocoagulable. Se encuentran diversos tipos de albúmina en prácticamente todos los tejidos animales y en los tejidos de muchas plantas.

albúmina (humana) (albumin [human]), expansor del volumen plasmático que se prescribe para el tratamiento de la hipoproteinemia, la hiperbilirrubinemia y el shock hipovolémico.

albúmina A (albumin A), constituyente del suero sanguíneo que se concentra en las células cancerosas, pero que se encuentra en cantidad reducida en la circulación de los pacientes con cáncer.

albúmina en sangre (blood albumin), albúmina que circula en el suero sanguíneo.

albúmina muscular (muscle albumin), albúmina presente en el músculo.

albúmina orgánica (organ albumin), albúmina característica de un órgano en particular.

albúmina sérica (serum albumin), proteína principal del plasma sanguíneo, importante para el mantenimiento de la presión osmótica de la sangre.

albúmina sérica humana normal (normal human serum albumin), preparado isotónico de un fondo común de albúmina sérica humana, para tratar la hipoproteinemia, la hipovolemia y el shock probable o ya establecido.

albúmina sérica yodada (iodinated serum albumin), solución tamponada, estéril e isotónica que contiene suero humano normal radioyodado que se usa en las pruebas diagnósticas de volumen sanguíneo y gasto cardíaco. Se ajusta para proporcionar no más de 1 mCi de radiactividad por mililitro.

albúmina vegetal (vegetable albumin), albúmina producida en las plantas.

albuminaturia (albuminaturia), orina que contiene un nivel excesivo de un derivado salino de la albúmina y tiene una densidad baja.

albuminuria (albuminuria), presencia de albúmina en la orina, un signo frecuente de enfermedad renal o crónica.

albuminuria (urinary albumin), presencia de albúmina, una proteína, en la orina. Las proteínas no suelen aparecer en orina en condiciones normales, porque los espacios de la membrana basal glomerular renal son demasiado pequeños para permitir la salida de las proteínas. Sin embargo, cuando la membrana se lesiona, como sucede en algunas nefropatías, las moléculas de albúmina se fugan hacia la orina.

albuminuria fisiológica (physiologic albuminuria), presencia de albúmina en la orina en ausencia de enfermedad.

albuminuria tóxica (toxic albuminuria), presencia de albúmina sérica en la orina como consecuencia de una intoxicación.

albuterol (albuterol), agente adrenérgico que se utiliza como broncodilatador. Se prescribe en el tratamiento del broncoespasmo en los pacientes con enfermedad obstructiva reversible de las vías respiratorias.

alcalasa (alcalase), proteína con propiedades enzimáticas que se encuentra en ciertos detergentes de lavadora. Es causa del asma producida por detergentes enzimáticos.

alcalemia (alkalemia), situación en la que aumenta el pH de la sangre por encima de los valores normales de 7,35-7,45.

álcali (alkali), compuesto que tiene características químicas de base. Se suele emplear en relación con los hidróxidos de los metales del grupo I y el amoníaco. Los álcalis se combinan con los ácidos grasos para formar jabones, vuelven rojo el azul de tornasol y participan en las reacciones con dióxido de carbono que forman carbonatos hidrosolubles.

***Alcaligenes** (Alcaligenes),* bacilo gramnegativo ambiental que se puede encontrar en el aparato digestivo humano y que puede ocasionar infecciones nosocomiales en los huéspedes comprometidos.

alcalinidad (alkalinity), relativo a la relación acidobásica de toda solución que posee menos iones de hidrógeno o más iones hidroxilo que el agua pura, cuyo pH se ha establecido arbitrariamente en la cifra neutra de 7,00 a 25 °C.

alcalinización (alkalinization), **1.** acto de convertir una sustancia en alcalina, por ejemplo añadiendo una base. **2.** estado de volverse alcalino.

alcalinizar (alkalinize), convertir en alcalina una sustancia mediante la adición de una base.

alcaloide (alkaloid), miembro de un amplio grupo de compuestos orgánicos que contienen nitrógeno producidos por las plantas, incluidas muchas sustancias con actividad farmacológica, tales como la atropina, la cafeína, la cocaína, la morfina, la nicotina y la quinina.

alcaloide del cornezuelo de centeno (ergot alkaloid), cualquiera de los diferentes alcaloides aislados del hongo común *Claviceps purpurea*. Los alcaloides comprenden tres grupos: los alcaloides aminoácidos, como la ergotamina; los alcaloides aminoácidos dihidrogenados, como la dihidroergotamina, y los aminoalcaloides, como la ergonovina. Ésta, administrada por vía oral o intravenosa, se emplea actualmente en obstetricia para tratar o prevenir la atonía uterina posparto y para completar un aborto incompleto. La ergotamina se emplea para aliviar el dolor migrañoso.

alcaloide del opio (opium alkaloid), cada uno de los diferentes alcaloides aislados del exudado lechoso de la vaina de la semilla inmadura de *Papaver somniferum,* una especie de adormidera indígena de Oriente Próximo. Dos de los alcaloides, la codeína y la morfina, se utilizan clínicamente para el alivio del dolor. La morfina es el modelo frente al que se compara el efecto analgésico de los fármacos más recientes para el alivio del dolor. Los alcaloides del opio y sus derivados semisintéticos, incluida la heroína, actúan sobre el SNC y producen analgesia, cambio de humor, somnolencia y lentitud de los procesos mentales. A las dosis habituales, tienen efectos analgésicos sin que se produzca pérdida de la consciencia.

alcaloides de la belladona (belladonna alkaloids), grupo de alcaloides anticolinérgicos presentes en la belladona.

alcaloides de la rauwolfia (rauwolfia alkaloid), [Leonhard Rauwolf, botánico alemán del siglo XVI], cualquiera de los más de 20 alcaloides obtenidos de la raíz de un arbusto trepador, *Rauwolfia serpentina,* originario de la India y de regiones próximas. Aunque antiguamente se utilizaron como agentes antipsicóticos, actualmente su uso se limita al tratamiento de la hipertensión y como tranquilizantes, como el caso de la reserpina.

alcalosis (alkalosis), alteración de los líquidos corporales caracterizada por una tendencia a tener un pH mayor de 7,45 debido a un exceso de bicarbonato, o bien a una deficiencia de ácido.

alcalosis compensada (compensated alkalosis), trastorno en el cual el bicarbonato en sangre se encuentra elevado o la PCO_2 está disminuida, pero la compensación por parte de pulmones y riñones mantiene el pH sanguíneo dentro de los límites normales.

alcalosis hipoclorémica (hypochloremic alkalosis), alcalosis metabólica causada por el aumento del bicarbonato plasmático secundario a la pérdida de cloro corporal.

alcalosis hipopotasémica (hypokalemic alkalosis), trastorno ocasionado por la acumulación de bases o por la pérdida de ácidos corporales asociada a una concentración sérica de potasio disminuida.

alcalosis metabólica (metabolic alkalosis), trastorno caracterizado por la pérdida importante de ácido en el organismo o por el incremento en el bicarbonato. La pérdida de ácido puede deberse a vómitos excesivos, reposición insuficiente de electrólitos, hipercortisolismo o enfermedad de Cushing. Los niveles elevados de bicarbonato pueden tener varias causas, como la ingestión de cantidades excesivas de bicarbonato o de otros antiácidos en el tratamiento de la úlcera péptica, o bien la administración de cantidades excesivas de fluidoterapia intravenosa con concentraciones elevadas de bicarbonato. Los signos y síntomas de la alcalosis metabólica son apnea, cefalea, obnubilación, calambres musculares, reflejos hiperactivos, tetania, respiraciones superficiales y lentas, irritabilidad, náuseas, vómitos y taquicardia auricular.

alcalosis respiratoria (respiratory alkalosis), trastorno caracterizado por un pH plasmático alto debido a una ventilación alveolar aumentada. La hiperventilación puede deberse a problemas pulmonares, como asma aguda, enfermedad vascular pulmonar y la neumonía, o a causas no pulmonares, como toxicidad por ácido acetilsalicílico, ansiedad, fiebre, acidosis metabólica, inflamación del SNC, septicemia por gramnegativos e insuficiencia hepática. La respiración profunda y rápida a una velocidad tan alta como 40 respiraciones por minuto es un signo principal de alcalosis respiratoria. Otros síntomas son ligera desorientación, mareo, parestesias periféricas, hormigueos de manos y pies, debilidad muscular, tetania y arritmia cardíaca. El tratamiento de la alcalosis respiratoria se centra en eliminar las causas subyacentes.

alcanfor (camphor), sustancia cristalina incolora o blanca de olor penetrante y fuerte sabor, que se origina de forma natural en ciertas plantas, especialmente en *Cinnamomun camphora.*

alcanfor de cloral (chloral camphor), mezcla a partes iguales de alcanfor e hidrato de cloral, utilizado de forma externa como sedante.

alcanfor de salol (salol camphor), mezcla oleosa transparente formada por dos partes de alcanfor y tres de salicilato de fenilo, que se utiliza como antiséptico local.

alcanfor fenicado (carbolated camphor), mezcla de 1,5 partes de alcanfor con 1 parte de alcohol y fenol, utilizado como antiséptico para heridas.

alcanfor mentolado (mentholated camphor), mezcla a partes iguales de alcanfor y mentol usada como calmante de irritaciones locales.

alcanfor resorcinado (resorcinated camphor), mezcla de alcanfor y resorcinol, utilizada para el tratamiento de las pediculosis y del prurito.

alcano (alkane), un hidrocarburo alifático saturado que no contiene enlaces dobles o triples en la cadena de carbonos, como el propano.

alcanzador (reacher), dispositivo de ayuda a modo de tenazas con mango largo que puede ser utilizado por personas con discapacidades de las extremidades superiores o que tienen dificultades para agacharse, con el fin de alcanzar objetos colocados en alto o recogerlos del suelo.

alcaptonuria (alkaptonuria), enfermedad infrecuente de carácter hereditario caracterizada por la excreción en orina de grandes cantidades de ácido homogentísico, como consecuencia del metabolismo incompleto de los aminoácidos tirosina y fenilalanina. La presencia del ácido se traduce en el oscurecimiento de la orina cuando se expone al aire o en la decoloración azulada o parda de las orejas y los ojos.

alclometasona (alclometasone), corticoide sintético empleado de forma tópica en una forma de dipropionato para aliviar la inflamación y el prurito.

alcohol (alcohol), **1.** preparado que contiene un mínimo de un 92,3% y un máximo de un 93,8% de alcohol etílico por peso, que se emplea como antiséptico tópico y como disolvente. **2.** líquido transparente, incoloro y volátil, miscible con agua, cloroformo o éter, que se obtiene de la fermentación de los hidratos de carbono con levadura. **3.** compuesto derivado de un hidrocarburo por sustitución de uno o más átomos de hidrógeno por un número igual de grupos hidroxilo.

alcohol absoluto (absolute alcohol), líquido claro, incoloro, muy higroscópico, con sabor ardiente, que contiene al menos un 99,5% de alcohol etílico por unidad de volumen.

alcohol alifático (aliphatic alcohol), alcohol que contiene un fragmento de hidrocarburo derivado de un hidrocarburo no aromático graso.

alcohol amílico (amyl alcohol), líquido oleoso e incoloro con la fórmula $C_5H_{11}OH$, sólo ligeramente soluble en agua, pero que puede mezclarse con alcohol etílico, con cloroformo o con éter.

alcohol aromático (aromatic alcohol), alcohol graso en el que uno o más de los átomos hidrógeno del radical alcohólico está sustituido por un anillo aromático.

alcohol batílico (batyl alcohol), alcohol presente en el aceite de hígado de pescado y que se usa para tratar intoxicaciones por helecho en el ganado.

alcohol bencílico (benzyl alcohol), líquido oleoso, claro e incoloro, derivado de ciertos bálsamos, utilizado como anestésico tópico y como agente bacteriostático en soluciones para inyección.

alcohol butílico (C_4H_9OH) (butyl alcohol), líquido claro, tóxico, utilizado como solvente orgánico.

alcohol cerílico (ceryl alcohol), alcohol graso presente en muchas ceras.

alcohol cetílico ($C_{16}H_{33}OH$) (cetyl alcohol [$C_{16}H_{33}OH$]), alcohol graso derivado del espermaceti, utilizado como emulsionante y estabilizante en cremas y pomadas.

alcohol cetónico (ketone alcohol), alcohol que lleva un grupo cetona.

alcohol de azúcar (sugar alcohol), alcohol producido por la reducción de un aldehído o una cetona de un azúcar.

alcohol de fricción (rubbing alcohol), desinfectante para piel y para los instrumentos. Contiene un 70% de alcohol etílico por volumen, estando el resto formado por agua y desnaturalizantes, con o sin color o perfume. Puede provocar sequedad de la piel. El alcohol de fricción es sólo para uso externo y es inflamable.

alcohol deodorizado (deodorized alcohol), líquido sin impurezas orgánicas que contiene un 92,5% de alcohol absoluto.

alcohol deshidratado (dehydrated alcohol), líquido higroscópico, claro, incoloro, con sabor urente, que contiene al menos un 99,5% de alcohol etílico por volumen.

alcohol desnaturalizado (denatured alcohol), alcohol etílico convertido en inútil para la ingesta mediante la adición de acetona o metanol, que se utiliza como solvente y en procesos químicos.

alcohol estearílico (stearyl alcohol), sustancia sólida, preparada mediante la hidrogenación catalítica del ácido esteárico, utilizada en varias pomadas.

alcohol feniletílico ($C_6H_5CH_2CH_2OH$) (phenylethyl alcohol), líquido incoloro, oloroso, con un sabor ardiente, utilizado como bacteriostático y conservante en soluciones medicinales.

alcohol graso (fatty alcohol), hidróxido de un hidrocarburo de la serie parafínica.

alcohol insaturado (unsaturated alcohol), alcohol derivado de un hidrocarburo insaturado, como el alqueno o la olefina.

alcohol isobutílico ($C_4H_{10}O$) (isobutyl alcohol [$C_4H_{10}O$]), líquido transparente, incoloro, que se puede mezclar con alcohol etílico o con éter.

alcohol isopropílico (C_3H_8O) (isopropyl alcohol [C_3H_8O]), líquido claro, incoloro, de aroma amargo, que se mezcla con agua, éter, cloroformo y alcohol etílico. Una solución del 70% de alcohol isopropílico en agua se utiliza como compuesto para fricción.

alcohol monohídrico (monohydric alcohol), alcohol que sólo contiene un grupo hidroxilo.

alcohol *n*-propílico (C_3H_7OH) (*n*-propyl alcohol [C_3H_7OH]), líquido claro, incoloro, utilizado como disolvente de resinas.

alcohol trihídrico (trihydric alcohol), alcohol que contiene tres grupos hidroxilo como la glicerina.

alcoholes tóxicos (toxic alcohols), alcoholes tóxicos que pueden dañar el corazón, riñones y sistema nervioso. La intoxicación grave está causada sólo por ingestión y está caracterizada por estadios progresivos de depresión del sistema nervioso central, acidosis e insuficiencia renal.

alcohólico (alcoholic), **1.** relativo al alcohol o sus efectos sobre otras sustancias. **2.** persona que ha desarrollado una dependencia del alcohol a través del abuso de la sustancia.

Alcohólicos Anónimos (AA) (Alcoholics Anonymous [AA]), organización internacional con fines no lucrativos fundada en 1935, que está constituida por alcohólicos que han abandonado sus hábitos y cuyo objetivo es ayudar a otros alcohólicos a que dejen de beber y mantengan la abstinencia alcohólica mediante grupos de apoyo, experiencias compartidas y confianza en una serie de posibilidades que ellos solos no pueden alcanzar.

alcoholismo (alcoholism), dependencia extrema de cantidades excesivas de alcohol asociada con un patrón acumulativo de conductas desviadas. El alcoholismo es una enfermedad crónica, de inicio lento e insidioso, que puede presentarse a cualquier edad. Las consecuencias médicas más frecuentes del alcoholismo son la depresión del SNC y la cirrosis hepática.

alcoholismo agudo (acute alcoholism), intoxicación que se produce por el consumo excesivo de bebidas alcohólicas. El síndrome tiene un perfil temporal y se caracteriza por depresión de los centros nerviosos superiores que origina un trastorno en el control motor, estupor, pérdida de la coordinación y con frecuencia náuseas, deshidratación, cefaleas y otros síntomas.

alcoholismo alfa (alpha alcoholism), forma leve de alcoholismo en la que la dependencia es psicológica y no física.

alcoholismo crónico (chronic alcoholism), proceso patológico provocado por el consumo habitual de alcohol en cantidades excesivas. El síndrome suele deteriorar la salud de la persona que lo padece y su capacidad para actuar con normalidad en sociedad. Los síntomas consisten en anorexia, diarrea, pérdida de peso, trastornos neurológicos y psiquiátricos (principalmente depresión) y degeneración grasa del hígado, que en ocasiones produce cirrosis.

alcuronio (alcuronium), relajante muscular esquelético no despolarizante usado en la anestesia general para las cirugías. Se emplea en forma de sal cloruro.

ALD (ALD), siglas de **adrenoleucodistrofia.**

aldehído (aldehyde), cada uno de los componentes de un amplio grupo de compuestos orgánicos que se obtienen del alcohol correspondiente, al que se eliminan dos átomos de hidrógeno, como en la conversión del alcohol etílico en acetaldehído.

aldesleucina (aldesleukin), fármaco antineoplásico empleado en el tratamiento del carcinoma renal metastásico en adultos o en melanomas metastásicos. Se emplea también como tratamiento en fase II de pacientes infectados por VIH combinado con zidovudina.

aldolasa (aldolase), enzima presente en el tejido muscular que en la glucólisis anaerobia cataliza la conversión de la fructosa 1,6-difosfato en gliceraldehído 3-fosfato.

aldosa (aldose), forma química de los monosacáridos en la que el grupo carbonilo es un aldehído.

aldosterona (aldosterone), hormona esteroidea producida por la corteza suprarrenal que actúa sobre el túbulo renal reteniendo sodio, reabsorbiendo agua y aumentando la excreción de potasio.

aldosteronismo (aldosteronism), situación caracterizada por la hipersecreción de aldosterona, que tiene lugar como enfermedad primaria de la corteza suprarrenal o, más frecuentemente, como trastorno secundario que aparece en respuesta a diversos procesos patológicos extrasuprarrenales. El aldosteronismo primario puede estar producido por una hiperplasia suprarrenal o bien por un adenoma secretor de aldosterona. El aldosteronismo secundario se asocia con un incremento de la actividad de renina plasmática y puede ser consecuencia de un síndrome nefrótico, de cirrosis hepática, de edema idiopático, de insuficiencia cardíaca congestiva y de traumatismos, quemaduras u otros tipos de estrés.

aldosteronoma (aldosteronoma), adenoma de la corteza suprarrenal secretor de aldosterona cuyo tamaño suele ser pequeño y que se localiza en la glándula suprarrenal izquierda con mayor frecuencia que en la derecha. Da lugar a hiperaldosteronismo con retención de sal, expansión del volumen del líquido extracelular y aumento de la presión arterial.

aleación (alloy), mezcla de dos o más metales o sustancias con propiedades metálicas. Algunas tienen aplicaciones médicas como el empleo en prótesis y amalgamas dentales.

alefacept (alefacept), fármaco inmunosupresor empleado en el tratamiento de la psoriasis en placas moderada o grave en el adulto.

alelo (allele), **1.** una de dos o más formas alternativas de un gen que ocupan los lugares correspondientes en los cromosomas homólogos. **2.** también denominado **alelomorfo,** una de dos o más características contrapuestas que se transmiten a través de genes alternativos.

alelo dominante (dominant allele), una de dos o más formas alternativas de un gen que está completamente expresado en un heterocigoto.

alelo letal (lethal allele), alelo con traducción fenotípica que provoca la muerte en cualquier estadio de la vida. Este alelo puede ser dominante, parcialmente dominante o recesivo.

alelo recesivo (recessive allele), miembro de un par de alelos que carece de la capacidad para expresarse en presencia de un alelo dominante en el mismo locus. Sólo se expresa en estado homocigótico.

alelo subletal (sublethal allele), alelo cuya presencia produce trastornos o altera el funcionamiento de un organismo pero no produce la muerte.

alemtuzumab (alemtuzumab), anticuerpo monoclonal humanizado recombinante derivado del ADN frente al antígeno CD52. Se administra por vía intravenosa como antineoplásico en el tratamiento de la leucemia linfática crónica B.

alendronato (alendronate), inhibidor de la reabsorción ósea utilizado para tratar la osteoporosis en las mujeres posmenopáusicas y en la enfermedad de Paget.

alergénico (allergenic), que induce reacciones alérgicas.

alergeno (allergen), sustancia capaz de producir una reacción de hipersensibilidad pero que no es intrínsecamente nociva. Los métodos para identificar los alergenos específicos que afectan a un individuo son la prueba del parche, la prueba de punción, la prueba de radioalergoabsorción (RAST) y la prueba de Prausnitz-Küstner (PK).

alérgeno secundario (secondary allergen), agente que induce síntomas alérgicos en una persona por medio de sensibilidad cruzada con un agente al cual la persona es hipersensible.

alergia (allergy), reacción de hipersensibilidad frente a antígenos intrínsecamente no nocivos, la mayoría de los cuales son ambientales. Más de 20 millones de estadounidenses tienen reacciones alérgicas a alergenos del aire o inhalados como el humo del tabaco, el polvo doméstico y los pólenes. Algunas son graves, como la anafilaxia y el edema angioneurótico de la glotis, que pueden provocar shock y la muerte y suelen necesitar tratamiento inmediato con adrenalina subcutánea o esteroides i.v.

alergia a fármacos (drug allergy), hipersensibilidad a un agente farmacológico, manifestada por reacciones que varían entre un exantema moderado y un shock anafiláctico, dependiendo del individuo, el alergeno y la dosis.

alergia a la harina (buckwheat allergy), reacción alérgica frente al hongo de la harina *Fagopyrum esculentum*. Se caracteriza principalmente por fotosensibilidad.

alergia a la insulina (insulin allergy), reacción de hipersensibilidad a la insulina, por lo general debido a una reacción a sus componentes proteicos. En la actualidad, se han desarrollado insulinas más purificadas que tienen menos probabilidades de provocar una reacción alérgica y otras complicaciones.

alergia al látex (latex allergy), hipersensibilidad anafiláctica a las proteínas solubles del látex que se ve con más frecuencia en pacientes con exposición repetida al látex.

alergia alimentaria (food allergy), cuadro de hipersensibilidad que se produce por la ingestión de un determinado antígeno alimentario. Los alergenos alimentarios son de naturaleza proteica y desencadenan una respuesta de inmunoglobulina.

alergia atópica (atopic allergy), forma de alergia que aflige a personas con una predisposición genética a la hipersensibilidad a ciertos alergenos.

alergia de contacto (contact allergy), hipersensibilidad a una sustancia que produjo una reacción en un contacto previo o que es estructuralmente similar a otra sustancia que produjo una reacción de esa clase.

alergia física (physical allergy), respuesta alérgica a factores físicos, como frío, calor, luz o traumatismos. Como características comunes se producen prurito, urticaria y angioedema. En personas que presentan alergias físicas suelen identificarse anticuerpos específicos.

alergia gastrointestinal (gastrointestinal allergy), reacción de hipersensibilidad inmediata tras la ingestión de ciertos alimentos o fármacos. Los síntomas característicos son: prurito y tumefacción de la boca y orofaringe, náuseas, vómitos, diarrea (a veces sanguinolenta), dolor abdominal intenso y, si es grave, shock anafiláctico.

alergia latente (latent allergy), alergia que no tiene síntomas manifiestos pero puede ser detectada por medio de pruebas.

alergólogo (allergist), médico especializado en el diagnóstico y tratamiento de los trastornos alérgicos.

alerta tranquila (quiet alert), período en el que el neonato está tranquilo y expectante, con los ojos abiertos, dispuesto para familiarizarse con una persona adulta. Los recién nacidos pasan alrededor del 10% de su tiempo en ese estado.

aleta (flange), **1.** parte de la base de una prótesis dental que se extiende desde los extremos cervicales de los dientes hasta el borde de la prótesis. **2.** prótesis con una extensión lateral vertical, diseñada para dirigir una mandíbula resecada hacia una oclusión centrada.

aleta bucal (buccal flange), porción de la aleta de una dentadura que ocupa el vestíbulo bucal y se extiende distalmente desde la hendidura bucal.

aleta labial (labial flange), parte del borde de una prótesis dentaria que ocupa el vestíbulo labial de la boca.

aleta lingual (lingual flange), parte de una dentadura mandibular que ocupa un espacio adyacente al borde residual próximo a la boca.

aleta nasal (nasal fin), estructura ectodérmica plana y gruesa, localizada entre las prominencias nasales medial y lateral, que se hace más fina para formar la membrana oronasal.

aleteo nasal (flaring of nostrils), ensanchamiento de las ventanas nasales durante la inspiración; signo de ansiedad o dificultad respiratoria.

aleteo o flúter auricular (atrial flutter [AF]), tipo de taquicardia auricular caracterizada por frecuencias de contracción entre 230 y 380/min. Hay dos clases, típica y atípica, que se diferencian por la frecuencia cardíaca y los patrones electrocardiográficos (ECG). Durante el flúter auricular típico, la frecuencia auricular está entre 290 y 310/min y produce ondas ECG en «empalizada» o en «dientes de sierra». Durante el flúter auricular atípico la frecuencia auricular es más alta y las ondas ECG pierden el aspecto de dientes de sierra, pasando a ser sinusoidales.

aleteo ventricular (ventricular flutter), contracciones muy rápidas en los ventrículos del corazón. El electrocardiograma no muestra una clara definición de los complejos QRS, y la frecuencia es de 250 latidos por minuto o más. El vaciamiento cardíaco se encuentra muy comprometido o ausente. El desenlace es fatal si no se trata.

aleucemia (aleukemia), forma aguda de leucemia caracterizada por un contenido reducido total de leucocitos en el aporte de sangre periférica, acompañado por una pérdida de la función normal de la médula ósea.

aleucia (aleukia), importante reducción o ausencia total de leucocitos o de plaquetas de la sangre.

aleucocitosis (aleukocytosis), disminución extremada o ausencia de leucocitos en la sangre.

alexitimia (alexithymia), incapacidad para experimentar y para comunicar los sentimientos de forma consciente.

alfa (α) (alpha [α]), primera letra del alfabeto griego. Se suele emplear en nomenclatura científica para aludir a la posición de un átomo en una molécula, identificar una partícula nuclear o aludir a un ritmo fisiológico concreto. También se emplea a menudo en la nomenclatura química para diferenciar una variación de un compuesto químico respecto a otros.

Alfa Tau Delta (Alpha Tau Delta), fraternidad norteamericana para los profesionales de enfermería.

alfa$_1$-antitripsina (alpha$_1$-antitrypsin), proteína plasmática producida en el hígado, que inhibe la acción de enzimas proteolíticas como la tripsina. Su déficit va asociado a hepatopatía en los niños y a enfisema panacinar en los adultos. La lesión básica de este último cuadro se considera secundaria a los efectos de las enzimas proteolíticas sobre las paredes alveolares.

alfacalcidol (alfacalcidol), análogo sintético del calcitriol, al que se convierte en el hígado. Se emplea en el tratamiento de la hipocalcemia, la hipofosfatemia, el raquitismo y la osteodistrofia asociada a diversos procesos médicos, como la insuficiencia renal crónica y el hipoparatiroidismo.

alfafetoproteína (AFP) (alpha fetoprotein [AFP]), proteína sintetizada normalmente por el hígado, el saco vitelino y el tracto GI del feto humano, pero que puede estar elevada en el suero de los adultos que presentan ciertas neoplasias malignas. La medición de alfafetoproteína en el líquido amniótico se utiliza para el diagnóstico precoz de defectos del tubo neural fetal como la espina bífida y la aneucefalia.

alfa-folitropina/beta-folitropina (follitropin alfa/follitropin beta), estimulante de la ovulación que se utiliza para inducir la ovulación durante las técnicas de reproducción asistida, como la fertilización in vitro.

alfa-fucosidasa (alpha-fucosidase), enzima lisosómica que cataliza la hidrólisis de los fucósidos. Una deficiencia de esta enzima es una causa de fucosidosis.

alfa-galactosidasa (alpha-galactosidase), forma de la enzima que cataliza la conversión de alfa-D-galactósido en D-galactosa.

alfa-globulinas (alpha-globulins), una de las globulinas de un grupo de proteínas séricas clasificadas como alfa, beta o gamma en función de su movilidad electroforética. Las alfa-globulinas tienen la máxima carga negativa.

alfa$_2$-interferón (alpha$_2$-interferon), molécula proteica que ha resultado ser eficaz para controlar la extensión de los resfriados comunes causados por los rinovirus. Se administra en forma de nebulización nasal.

alfa-talasemia (alpha-thalassemia), anemia causada por una disminución de la velocidad de síntesis de las cadenas alfa de la hemoglobina. La forma homocigótica es incompatible con la vida y los niños nacen muertos con una hidropesía fetal grave; la forma heterocigótica puede ser asintomática o presentar una anemia leve.

alfalfa (alfalfa), planta que crece en todo el mundo. Se utiliza para el tratamiento de la falta de apetito, la fiebre del heno y el asma, y la hipercolesterolemia. También se puede usar como fuente de nutrientes.

alfavirus (alphavirus), grupo de togavirus muy pequeños, que consisten en una molécula aislada de ARN de cadena sencilla incluida dentro de una cápsula lipoproteica.

alfuzosina (alfuzosin), fármaco antiadrenérgico empleado en el tratamiento de los síntomas de la hiperplasia benigna de próstata.

ALG (ALG), siglas de *globulina antilinfocítica.*

algarroba (carob bean), fruto del algarrobo, árbol de semilla leguminosa. La harina finamente pulverizada del fruto seco maduro contiene proteínas albuminosas, hidratos de carbono y pequeñas cantidades de grasa y fibra, y se ha utilizado durante siglos en preparaciones farmacéuticas como absorbente y emoliente en el tratamiento de la diarrea. Su uso se considera generalmente seguro, aunque su eficacia en el tratamiento de la diarrea no se ha constatado de forma rigurosa.

algarrobo (carob), *Ceratonia siliqua,* árbol nativo de la cuenca mediterránea.

algas (alga), gran grupo de plantas marinas móviles o inmóviles que contienen clorofila. Existen muchos géneros y especies de algas que se hallan dispersas por las aguas dulces y saladas y por la tierra.

algas azul-verdosas (blue-green algae), denominación errónea que se aplicaba antes al grupo de las ahora denominadas **cianobacterias.**

álgido (algid), helado o frío.

alginato (alginate), sal del ácido algínico extraída del valec (alga marina). Los alginatos cálcicos, sódicos y amónicos se han utilizado como espuma, tapones o gasas para material quirúrgico absorbente. Los alginatos solubles, como alginatos sódico, potásico o magnésico, forman un sol viscoso que puede transformarse en gel mediante una reacción química con sustancias como el sulfato cálcico; esto los convierte en materiales útiles para tomar impresiones dentales.

alginato de magnesio (magnesium alginate), sal magnésica del ácido algínico, que se administra por vía oral como componente de un antiácido utilizado en el tratamiento de la enfermedad por reflujo gastroesofágico.

algodistrofia (algodystrophy), atrofia dolorosa de los músculos de las manos que se acompaña a menudo de dolor a la palpación y de descalcificación ósea.

algodón (cotton), **1.** planta del género *Gossypium.* **2.** material textil derivado de las semillas de esa planta.

algodón absorbible (absorbable cotton), celulosa oxidada.

algofobia (algophobia), trastorno de ansiedad caracterizado por un temor desproporcionado a experimentar dolor o de presenciarlo en otros.

algolagnia (algolagnia), forma de perversión sexual caracterizada por el sadismo o el masoquismo.

algología (algology), **1.** rama de la medicina que se ocupa del estudio del dolor. **2.** rama de la ciencia encargada de las algas.

algólogo (algologist), **1.** persona especializada en el tratamiento o estudio del dolor. **2.** persona especializada en el estudio de las algas.

algor (algor), sensación de frío o escalofrío, particularmente en el estadio inicial de la fiebre.

algor mortis (algor mortis), reducción de la temperatura corporal con la consiguiente pérdida de elasticidad de la piel que tiene lugar después de la muerte.

algoritmo (algorithm), esquema explícito de pasos a seguir con reglas bien definidas para resolver un problema de salud.

algospasmo (algospasm), espasmo doloroso y agudo de los músculos.

alholva, fenogreco (fenugreek), planta perenne que se puede encontrar en Europa y Asia. Se utiliza en la pérdida del apetito, la inflamación cutánea, la retención de líquidos, el cáncer, el estreñimiento, la diarrea, el colesterol elevado, la glucosa sanguínea elevada y los cálculos de oxalato cálcico. Puede resultar eficaz en la reducción de la glucosa sanguínea (absorción intestinal lenta) y como cataplasma en la inflamación local, mientras que los datos sobre su eficacia en otros casos son insuficientes.

aliasing (aliasing), artefacto provocado por un muestreo insuficiente de datos de las señales en la radiología diagnóstica.

alicina (allicina), sustancia oleosa que se extrae del ajo que posee actividad antibacteriana.

alienación (alienation), acción o estado de aislamiento o enajenación.

aliento (breath), el aire inhalado y exhalado durante la ventilación de los pulmones.

aliento urémico (uremic breath), olor típico del aliento en la estomatitis urémica.

alifático (aliphatic), relativo a la grasa o al aceite, concretamente a los hidrocarburos compuestos de cadenas abiertas de átomos de carbono, como los ácidos grasos, en lugar de tener estructuras aromáticas en forma de anillo.

aligeramiento (lightening), sensación subjetiva que refieren muchas embarazadas al final de la gestación cuando el feto se sitúa en la parte inferior de la pelvis, dejando más espacio en la parte superior del abdomen.

alimentación (alimentation), nutrición.

alimentación (feeding), **1.** acto o proceso de tomar o dar comida o alimento. **2.** intervención de enfermería recogida en la Nursing Interventions Classification (NIC). Se define como proporcionar el aporte nutricional a un paciente incapaz de alimentarse por sí mismo.

alimentación complementaria (complementary feeding), suplemento nutricional que se aporta a los lactantes que todavía tienen hambre tras la lactancia.

alimentación compulsiva (compulsive eating), trastorno alimentario caracterizado por una ingestión de alimento continua o excesivamente frecuente, sobre la que el individuo que la padece no siente control y que suele dar lugar a ganancia de peso y obesidad. La alimentación compulsiva no se relaciona con el apetito y muchas veces es rápida o secreta.

alimentación con biberón[1] (bottle feeding), este tipo de alimentación se realiza cuando al recién nacido o al niño pequeño se le da el alimento mediante una botella que tiene una tetina de goma en uno de sus extremos, como sustitutivo o suplemento de la lactancia materna.

alimentación con biberón[2] (bottle feeding), intervención de enfermería recogida en la Nursing Interventions Classification (NIC). Se define como la preparación y administración de líquidos a un niño mediante un biberón.

alimentación con tubo entérico[1] (enteral tube feeding), introducción de los nutrientes directamente en el tubo digestivo a través de un tubo entérico.

alimentación con tubo entérico[2] (enteral tube feeding), intervención de enfermería recogida en la Nursing Interventions Classification (NIC). Se define como el suministro de nutrientes y agua a través de un tubo gastrointestinal.

alimentación enteral (enteral feeding), modalidad de alimentación que utiliza el tracto GI, como por ejemplo la alimentación oral o mediante sonda.

alimentación intravenosa (intravenous feeding), administración de nutrientes a través de una vena o varias venas.

alimentación mediante gastrostomía (gastrostomy feeding), introducción de una solución nutritiva a través de un tubo que se inserta quirúrgicamente en el estómago a través de la pared del abdomen.

alimentación por embudo (funnel feeding), técnica mediante la que se pueden administrar líquidos por vía oral a un paciente que no puede mover los labios ni masticar. Se coloca una sonda conectada a un embudo en la boca, normalmente en uno de sus extremos, y se vierte lentamente el líquido en el embudo, que pasa por la sonda hasta la boca, cerca de la cara posterior de la lengua.

alimentación por sonda (tube feeding), administración de alimentos líquidos nutricionalmente equilibrados a través de una sonda insertada en el estómago o en el duodeno. Este procedimiento se utiliza después de la cirugía de la boca o gástrica, en las quemaduras graves, en la parálisis u obstrucción del esófago, en los casos graves de anorexia nerviosa y en los pacientes inconscientes o incapaces de masticar o tragar.

alimentación por sonda nasogástrica (gavage), proceso de alimentar a un paciente a través de una sonda nasogástrica.

alimentación por sonda nasogástrica (drip gavage), método de alimentación con una dieta líquida a través de una sonda introducida por las fosas nasales hasta el estómago.

alimentación por sonda nasogástrica en el recién nacido (gavage feeding of the newborn), procedimiento en el que se pasa una sonda a través de la nariz o la boca hasta el estómago para alimentar al recién nacido con succión débil, succión y deglución no coordinadas, insuficiencia respiratoria, taquipnea o pausas apneicas repetidas.

alimentación rectal (rectal alimentation), administración de nutrientes concentrados mediante inyección o instilación a través del recto.

alimentador de lactantes (infant feeder), dispositivo para alimentar lactantes pequeños o débiles que no pueden chupar lo suficiente para mamar o tomar el biberón. El alimentador se parece a una jeringuilla abultada, con un pezón largo y blando en su extremo.

alimento (aliment), algo que nutre o alimenta.

alimento (food), **1.** cualquier sustancia, normalmente de origen vegetal o animal, constituida por hidratos de carbono, proteínas, grasas y elementos suplementarios, como minerales o vitaminas, que se ingieren o se absorben de alguna forma por el organismo para proporcionar energía y promover el crecimiento y los procesos de reparación y mantenimiento esenciales para mantener la vida. **2.** nutrición sólida, en contraste con la nutrición líquida.

alimento del alma (soul food), tipo de cocina estadounidense propia de los afroamericanos del sur de EE.UU.

alimento dietético (dietetic food), **1.** alimento especial bajo en calorías, a menudo preparado con edulcorantes artificiales. **2.** alimento preparado para satisfacer cualquier necesidad o restricción dietética específica, como las comidas sin sal o las comidas vegetarianas.

alimento formador de bases (base-forming food), alimento que aumenta el pH de la orina. Estos alimentos son fundamentalmente las frutas, las verduras y los productos lácteos, que son fuentes de sodio y potasio.

alimento rico en hierro (iron-rich food), cualquier nutriente que contenga una cantidad relativamente grande de hierro. La mejor fuente del hierro de la dieta es el hígado, seguido de ostras, almejas, corazón, riñones, carne magra y lengua. Las hojas de verdura son las mejores fuentes vegetales.

alimentos funcionales (functional foods), alimentos y suplementos alimenticios comercializados por presuntos beneficios de salud, como los suplementos vitamínicos y determinadas plantas.

alimentos naturales (natural foods), alimentos que han sido cultivados, procesados, empaquetados y almacenados sin emplear aditivos químicos.

alimentos orgánicos (organic foods), alimentos que han sido elaborados y procesados sin la utilización de componentes químicos como fertilizantes, pesticidas o sustancias sintéticas que potencien su color o sabor.

alimentos productores de sedimento alcalino (alkaline ash-producing foods), alimentos que pueden ingerirse para producir orina de pH alcalino con el fin de reducir la incidencia de cálculos urinarios ácidos, o alimentos que deben evitarse para disminuir la incidencia de cálculos alcalinos. Algunos de los alimentos que originan un sedimento alcalino son la leche, la nata y la mantequilla.

alineación (alignment), **1.** disposición de un grupo de puntos u objetos a lo largo de una línea. **2.** colocación o mantenimiento de las estructuras corporales en la posición anatómica correcta, como la recolocación de los dientes o la reparación de una fractura ósea.

alineación del haz (beam alignment), proceso consistente en localizar la cabeza del tubo radiográfico de tal forma que se dirige correctamente en la película de rayos X.

alineamiento defectuoso (malalignment), ausencia de alineamiento adecuado de los componentes del cuerpo, como los dientes de la arcada dental.

alineamiento del diente (tooth alignment), organización de los dientes en relación a su hueso de soporte o proceso alveolar, a los dientes adyacentes y a los dientes situados en el lado opuesto.

alinfocitosis (alymphocytosis), reducción anómala del número total de linfocitos que circulan por la sangre.

alisamiento (petaling), proceso de alisamiento de los bordes irregulares o cortantes de una escayola para prevenir la irritación cutánea.

aliskireno (aliskiren), fármaco antihipertensivo.

alitretinoína (alitretinoin), retinoide de segunda generación que se usa para tratar las lesiones cutáneas que se producen en el sarcoma de Kaposi.

aliviadero interdental (interdental spillway), canal formado por los contornos interproximales de dientes adjuntos y los tejidos que los envuelven.

aliviar (relieve), mitigar o eliminar el dolor o malestar.

alivio (abatement), disminución en la intensidad de los síntomas. V. **abatir.**

alivio del sufrimiento durante el duelo (grief work facilitation), intervención de enfermería recogida en la Nursing Interventions Classification (NIC). Se define como la asistencia en la aceptación de un fallecimiento importante.

alivio del sufrimiento durante el duelo: muerte perinatal (grief work facilitation: perinatal death), intervención de enfermería recogida en la Nursing Interventions Classification (NIC). Se define como la asistencia en la aceptación de un fallecimiento perinatal.

alivio del sufrimiento por la culpa (guilt work facilitation), intervención de enfermería recogida en la Nursing Interventions Classification (NIC). Se define como la ayuda a otra persona para que afronte sus sentimientos dolorosos de responsabilidad, real o sentida como tal.

almidón (starch), en las plantas, principal molécula utilizada para almacenamiento alimentario. El almidón es un polisacárido y está compuesto por largas cadenas de subunidades de glucosa.

almohadilla (pad), **1.** masa de material blando utilizada para amortiguar choques, evitar el desgaste o absorber la humedad, como en el caso de las almohadillas abdominales utilizadas para absorber las secreciones de heridas abdominales. **2.** (en anatomía) masa de grasa que protege diversas estructuras, como la almohadilla subpatelar situada por debajo de la rótula.

almohadilla de Kelly (Kelly's pad), almohadilla de drenaje de goma hinchable, utilizada en las camas o mesas de operaciones.

almohadilla del pie (ball of the foot), parte del pie compuesta por las cabezas distales de los huesos metatarsianos y la almohadilla de tejido graso fibroso que las rodea.

almohadilla en «donut» (donut pad), almohadilla diseñada para proteger una articulación lesionada. Se corta para que se ajuste al lugar de la lesión y aplique una fuerza sobre esa parte del cuerpo para que se transmita a las zonas circundantes.

almohadilla grasa (fat pad), masa densa de células grasas, rodeadas de tabiques fibrosos tisulares. Las almohadillas grasas están generosamente irrigadas con capilares y presentan numerosas terminaciones nerviosas. Las almohadillas grasas intraarticulares también están recubiertas por una capa de células sinoviales.

almohadilla grasa infrarrotuliana (infrapatellar fat pad), zona de tejido blando palpable en la parte anterior del espacio articular, a cada lado del tendón rotuliano.

almohadilla hidrotérmica (aquathermia pad), almohadilla de plástico o goma impermeable que se puede colocar en las zonas de desgarro muscular, edema o inflamación leve. La almohadilla contiene unos canales a través de los cuales fluye agua caliente o fría. Este dispositivo se conecta mediante unos manguitos a una unidad de control, situada al lado de la cama, que contiene un regulador de la temperatura, un motor para hacer circular al agua y un depósito con agua destilada.

almohadilla para callo (corn pad), dispositivo para aliviar la presión y el dolor de un callo a través de la transferencia de la presión a zonas no afectadas.

almohadilla pélvica (girdle pad), almohadilla que se ajusta sobre las crestas ilíacas y el sacro para proteger la zona de la cadera en los deportes de contacto.

almohadilla retromolar (retromolar pad), masa de tejido blando, habitualmente en forma de pera, que determina la terminación distal del borde residual del maxilar inferior.

almohadillas naviculares (navicular pads), apoyos tarsianos para pies planos que se insertan directamente por debajo del arco plantar.

almotriptán (almotriptan), fármaco antimigrañoso que se emplea en el tratamiento de la migraña aguda asociada o no con aura.

alodiploide (allodiploid), **1.** relativo o concerniente a un individuo, organismo, cepa o célula, que posee dos grupos de cromosomas genéticamente diferentes, que derivan de dos especies ancestrales distintas, como sucede en los casos de hibridación. **2.** individuo, organismo, cepa o célula de estas características.

aloe (aloe), planta carnosa que se halla en todo el mundo. Se utiliza para el tratamiento tópico de quemaduras pequeñas, irritaciones cutáneas, heridas pequeñas, congelaciones y lesiones producidas por radiación. Por vía interna se utiliza para tratar la inflamación y las úlceras intestinales y como ayuda para hacer la digestión, ya que estimula la secreción de bilis.

aloestesia (allesthesia), dolor u otra sensación referida que se percibe en un sitio remoto en el mismo lado estimulado o en el contrario.

alogénico (allogenic), **1.** (en genética) referido a un individuo o tipo de célula que procede de la misma especie pero que es genéticamente distinto. **2.** (en biología de trasplantes) relativo a tejidos procedentes de la misma especie pero diferentes desde el punto de vista antigénico; homólogo.

aloinjerto (allograft), trasplante quirúrgico de un tejido entre dos individuos de la misma especie pero genéticamente diferentes, como entre dos seres humanos que no son gemelos monocigotos. Los tejidos que se suelen emplear en estos aloinjertos son córnea, cartílago, hueso, arteria y piel de cadáver almacenada en un banco de tejidos.

alojamiento compartido (rooming-in), (en hospital) práctica reciente que permite a las madres y a los recién nacidos compartir el alojamiento, permaneciendo juntos en el hospital como estarían en su casa, en lugar de estar separados.

alometría (allometry), la medición y el estudio de los cambios que se producen en las proporciones de varias partes de un organismo en relación al crecimiento del conjunto, o dentro de una serie de organismos relacionados.

alometron (allometron), cambio cuantitativo en la relación proporcional de las partes de un organismo como consecuencia de la evolución.

alomorfismo (allomorphism), **1.** cambio de la forma cristalina sin variación de la composición química. **2.** cambio de la forma de un grupo de células debido a presión o a otros factores físicos.

alopatía (allopathy), método terapéutico en el que las enfermedades o los trastornos se tratan creando un ambiente antagónico a la enfermedad o a la anomalía.

alopecia (alopecia), ausencia parcial o completa de pelo como consecuencia del envejecimiento normal, de trastornos endocrinos, de reacciones a fármacos, de medicamentos antineoplásicos o de enfermedades cutáneas.

alopecia androgenética (androgenetic alopecia), pérdida simétrica, difusa y progresiva del pelo del cuero cabelludo. En los varones comienza en la tercera década o principios de la cuarta con pérdida de cabello en la coronilla o la región frontal o de las sienes, para acabar persistiendo exclusivamente un ribete de cabello periférico. En las mujeres aparece más tarde, con una pérdida de cabello menos intensa en la región frontal del cuero cabelludo. La causa se ignora, aunque se considera una combinación de factores genéticos y un aumento de la respuesta de los folículos pilosos frente a los andrógenos.

alopecia areata (alopecia areata), enfermedad de causa desconocida caracterizada por la presencia de áreas de calvicie bien delimitadas, generalmente redondas u ovales, en la cabeza y en otras partes del cuerpo cubiertas normalmente de pelo. Esta enfermedad suele ser autolimitada y se resuelve de forma completa y sin tratamiento en un plazo de 6 a 12 meses. Es frecuente que reaparezca y la ansiedad y el estrés son factores desencadenantes frecuentes.

alopecia cicatrizal (cicatricial alopecia), forma de calvicie producida por formación de cicatriz en dermatosis como el lupus eritematoso, evolucionando usualmente a calvicie permanente.

alopecia congénita (alopecia congenitalis), calvicie congénita en la que existe una ausencia parcial o completa de pelo al nacimiento.

alopecia de patrón masculino (male pattern alopecia), forma común de calvicie en los varones, que comienza en la zona frontal del cuero cabelludo y se extiende gradualmente hasta dejar sólo una franja alrededor de la nuca. Las diferencias individuales están determinadas por la herencia, la estimulación androgénica y la edad. Las mujeres posmenopáusicas pueden desarrollar un patrón similar de pérdida de cabello.

alopecia generalizada (alopecia universalis), caída total del pelo de todas las partes del cuerpo que a veces representa una extensión de la alopecia areata.

alopecia neurótica (alopecia neurotica), pérdida de pelo que se produce habitualmente en un lugar tras una enfermedad o lesión del sistema nervioso.

alopecia prematura (premature alopecia), alopecia que se desarrolla en una fase precoz de la vida, incluso en la adolescencia

alopecia senil (alopecia senilis), forma natural de la pérdida del cabello que afecta a las personas mayores.

alopecia total (alopecia totalis), enfermedad que comúnmente se caracteriza por la caída de todo el pelo del cuero cabelludo. La causa aún es desconocida y la calvicie suele ser permanente.

alopecia tóxica (alopecia toxica), forma de pérdida del cabello atribuida a una afección febril.

aloplastia (alloplasty), cirugía plástica en la cual se implantan materiales extraños al cuerpo humano.

aloplasto (alloplast), injerto hecho de plástico, metal u otro material extraño al cuerpo humano.

alopoliploide (allopolyploid), **1.** relativo o concerniente a un individuo, organismo, cepa o célula que tiene más de dos grupos de cromosomas genéticamente distintos, derivados a su vez de dos o más especies progenitoras diferentes, como sucede en los casos de hibridación. **2.** relacionado con este tipo de individuos, organismos, cepas o células.

alopurinol (allopurinol), fármaco uricosúrico inhibidor de la xantinoxidasa que se prescribe para el tratamiento de la gota y de otros trastornos que se acompañan de hiperuricemia.

aloqueratoplastia (allokeratoplasty), reparación de una córnea con material transparente sintético.

alorritmia (allorhythmia), latido cardíaco irregular que ocurre repetidamente.

alotrasplante (allotransplantation), trasplante de un aloinjerto.

alotriodontia (allotriodontia), **1.** desarrollo de un diente en una localización anómala, como en un quiste dermoide. **2.** trasplante de dientes de un individuo a otro.

alotrópico (allotropic), **1.** relativo a una sustancia que se modifica mediante la digestión para conservar algo de su valor nutritivo. **2.** relativo a un elemento que puede existir en dos o más formas a nivel atómico, como el carbono en las formas de diamante, grafito y buckminsterfullereno.

aloxano (alloxan), producto de la oxidación del ácido úrico que se encuentra en el intestino del ser humano en los casos de diarrea. Dado que tiene la capacidad de destruir las células de los islotes pancreáticos secretoras de insulina, el aloxano puede producir diabetes.

alprazolam (alprazolam), fármaco ansiolítico del grupo de las benzodiazepinas.

alprostadil (alprostadil), forma patentada de prostaglandina E_1 utilizada para el tratamiento de la impotencia y para mantener abierta la luz del conducto arterioso en algunos neonatos de forma temporal. Se recomienda como terapia paliativa en los neonatos que están a la espera de recibir tratamiento quirúrgico para la corrección de sus anomalías cardíacas congénitas, como tetralogía de Fallot o atresia tricuspídea.

alqueno (alkene), hidrocarburo alifático insaturado que contiene un doble enlace en la cadena de carbonos, como, por ejemplo, el etileno.

alquil (alkyl), molécula de hidrocarburo en la que se ha eliminado uno de los átomos de hidrógeno, dando lugar a un radical alquilo.

alquilación (alkylation), reacción química en la que se sustituye un átomo de hidrógeno de un compuesto orgánico por un radical alquilo procedente de un agente alquilante.

alquilamina (alkylamine), amina en la que un grupo alquilo sustituye de uno a tres átomos de hidrógeno, que se hallan unidos al átomo de nitrógeno del amoníaco, como, por ejemplo, la metilamina (amino-metano).

alquina (alkyne), hidrocarburo alifático insaturado que contiene al menos un triple enlace en la cadena de carbonos, como acetileno.

alquitrán (tar), mezcla orgánica viscosa y oscura producida por destilación de carbón, madera o materia vegetal. Algunas formas de alquitrán se emplean para tratar el eczema y otros trastornos cutáneos.

alquitrán de hulla (coal tar), agente tópico contra el eczema. Se utiliza en el tratamiento de problemas crónicos de la piel, como la caspa, la dermatitis seborreica y la psoriasis.

ALT (ALT), siglas de **alanina aminotransferasa.**

alt hor (alt hor), abreviatura de la expresión latina *alternis horis,* que significa «a horas alternas».

alta adelantada (patient dumping), en EE.UU., alta hospitalaria prematura de pacientes del sistema Medicare o indigentes por razones económicas. Una norma federal de 1986 exigía a los hospitales que advirtieran a los pacientes de Medicare en el momento de su ingreso para recibir tratamiento, sobre su derecho a denunciar lo que considerasen un alta prematura después del tratamiento.

alta condicional (conditional discharge), alta específica de un hospital psiquiátrico en la que se espera una conducta determinada por parte del paciente de forma que la orden original de internamiento permanece efectiva.

alta definitiva (absolute discharge), conclusión final de la relación del paciente con un hospital.

alta sin permiso (ASP) (absent without leave [AWOL]), concepto que hace referencia al paciente que abandona un centro psiquiátrico sin autorización o un centro médico en contra de la opinión médica.

alteplasa (alteplase), activador del plasminógeno tisular empleado para lisar trombos obstructivos asociados a infarto agudo de miocardio y en otros cuadros isquémicos que necesitan trombólisis.

alteración (alteration), cambio.

alteración de la excreción urinaria (urinary elimination, impaired), diagnóstico de enfermería aprobado por la Fourth National Conference on the Classification of Nursing Diagnoses (revisada en 2007). Se define como una disfunción de la eliminación de la orina.

alteración de la identidad de género (gender identity disorder), trastorno caracterizado por la sensación persistente de incomodidad o preocupación inadecuada en cuanto al propio sexo anatómico.

alteración de la movilidad en la cama (mobility, impaired bed), diagnóstico de enfermería aceptado por la Thirteenth National Conference on the Classification of Nursing Diagnoses (revisada en 2007). Se define como la limitación del movimiento independiente de una posición en la cama a otra.

alteración de la movilidad en silla de ruedas (mobility, impaired wheelchair), diagnóstico de enfermería aceptado por la Thirteenth National Conference on the Classification of Nursing Diagnoses (revisada en 2007). Se define como una limitación para el manejo independiente de una silla de ruedas en el entorno.

alteración de la movilidad física (mobility, impaired pfhysical), diagnóstico de enfermería aceptado por la Fourth National Conference on the Classification of Nursing Diagnoses. Se define como un estado en el que una persona presenta una limitación de la capacidad para el movimiento físico independiente.

alteración de la nutrición: por defecto (nutrition, imbalanced: less than body requirements), diagnóstico de enfermería aprobado por la Fourth National Conference on Nursing Diagnoses. Se define como el estado en el que un individuo recibe un aporte de nutrientes insuficiente para satisfacer sus necesidades metabólicas.

alteración de la nutrición: por exceso (nutrition, imbalanced: more than body requirements), diagnóstico de enfermería aprobado por la Fourth National Conference on Nursing Diagnoses. Se define como el estado en que un individuo recibe un aporte de nutrientes mayor que sus necesidades metabólicas.

alteración del campo energético (energy field, disturbed), diagnóstico de enfermería aceptado por la Eleventh National Conference on the Classification of Nursing Diagnoses (revisado en 2005). Se define como una perturbación del flujo de energía que rodea a una persona, lo que determina una desarmonización del cuerpo, la mente y el espíritu.

alteración del intercambio de gases (gas exchange, impaired), diagnóstico de enfermería aceptado por la Fourth National Conference on the Classification of Nursing Diagnoses. Se define como una disminución del paso de oxígeno y/o dióxido de carbono entre los alveolos pulmonares y el sistema vascular de un individuo.

alteración del nivel de consciencia (ANC) (altered state of consciousness [ASC]), toda situación en la que el nivel de consciencia difiere de la normalidad. Especialmente en las culturas orientales, muchos sujetos han logrado alterar el nivel de consciencia empleando diversas técnicas, tales como el ayuno prolongado, la respiración profunda, girando sobre sí mismos o entonando cánticos.

alteración del sueño relacionada con la respiración (breathing-related sleep disorder), cualquiera de las alteraciones caracterizadas por una interrupción del sueño causada por algún problema relacionado con la respiración, lo que se traduce en somnolencia excesiva o en insomnio. Entre ellas se incluyen la apnea del sueño central, la apnea del sueño obstructiva y la hipoventilación alveolar primaria (maldición de Ondina).

alteregoísmo (alteregoism), sentimiento altruista por una persona similar a uno mismo o que está en una situación similar.

alternador (alternator), dispositivo para generar corriente eléctrica que cambia de polaridad un número concreto de veces por segundo.

alternancia (alternation), existencia sucesiva y recurrente de dos funciones o fases, como ocurre cuando una fibra responde a cada segundo estímulo, o cuando el corazón produce un latido irregular cada segundo ciclo cardíaco.

altitud (altitude), relativo a cualquier lugar de la tierra respecto a un punto fijo de la superficie, que suele ser el nivel del mar. Las grandes alturas suelen empeorar la tolerancia cardíaca en pacientes con trastornos pulmonares o sanguíneos.

altretamina (altretamine), fármaco antineoplásico empleado para el tratamiento paliativo del cáncer de ovario recidivante o persistente.

altruismo (altruism), sentido de preocupación por el bienestar de los demás. Se puede manifestar desde el punto de vista individual o bien a escala social.

altura (height), medida vertical de una estructura, órgano u otro objeto desde el fondo a la zona superior, cuando se coloca o proyecta en una posición vertical.

altura anatómica de contorno (anatomic height of contour), línea que rodea y define la máxima convexidad de un diente.

altura del contorno (height of contour), convexidad mayor de la superficie de un diente, vista desde una posición predeterminada.

altura del fondo del útero (fundal height), altura del fondo uterino, medida en centímetros, desde la parte superior de la sínfisis del pubis hasta el punto más alto de la línea media de la parte superior del útero.

altura revisada del contorno (surveyed height of contour), línea marcada en un modelo que designa la mayor convexidad en relación con una vía seleccionada de colocación y retirada de una dentadura.

alucinación (hallucination), percepción sensorial que no se origina a partir de un estímulo externo. Puede afectar a cualquiera de los sentidos, clasificándose como auditiva, gustatoria, olfativa, táctil o visual.

alucinación auditiva (auditory hallucination), experiencia subjetiva en la que se escuchan voces u otros sonidos, a pesar de la ausencia de un estímulo verbal real que justifique el fenómeno. Suele aparecer en la esquizofrenia.

alucinación cinética (kinetic hallucination), falsa percepción de movimiento corporal.

alucinación de órdenes (command hallucination), trastorno psicótico en el que el paciente oye y en ocasiones obedece a voces que le ordenan realizar determinados actos.

alucinación del muñón (stump hallucination), sensación de presencia continua de un miembro amputado.

alucinación gustativa (gustatory hallucination), sensación falsa de gusto, de alimentos o bebidas en la membrana mucosa que tapiza la boca vacía.

alucinación hipnagógica (hypnagogic hallucination), alucinación que tiene lugar al dormirse.

alucinación hipnopómica (hypnopomic hallucination), imagen percibida al despertar del sueño.

alucinación motora (motor hallucination), experiencia subjetiva de movimiento cuando no hay movimiento.

alucinación olfativa (olfactory hallucination), trastorno en el que el individuo tiene percepciones falsas de olores, que suelen ser repugnantes o desagradables. Se asocian a veces a sentimientos de culpa.

alucinación táctil (tactile hallucination), experiencia subjetiva de tacto en ausencia de estimulación táctil.

alucinaciones visuales (visual hallucinations), experiencia visual subjetiva en ausencia de una evidencia objetiva del estímulo correspondiente. Dichas alucinaciones generalmente se asocian a trastornos orgánicos agudos como la psicosis confusional tóxica, el delirio, las enfermedades cerebrales focales, así como en cualquier estado de esquizofrenia.

alucinogénesis (hallucinogenesis), proceso de formación y origen de las alucinaciones.

alucinógeno (hallucinogen), sustancia que provoca la excitación del SNC, caracterizada por alucinación, cambios de humor, ansiedad, distorsión sensorial, ilusiones, despersonalización, aumento del pulso, de la temperatura y de la presión arterial y dilatación de las pupilas.

alucinosis (hallucinosis), estado mental patológico en el que la consciencia está formada fundamental o exclusivamente por alucinaciones.

alucinosis alcohólica (alcoholic hallucinosis), forma de psicosis alcohólica que se caracteriza fundamentalmente por alucinaciones auditivas, temor desesperado e ideas de persecución. Este trastorno se desarrolla en el alcoholismo agudo como un cuadro de privación alcohólica poco después de interrumpir o de reducir la ingesta de alcohol.

alumbramiento vaginal (vaginal delivery), parto de un feto a través de la vagina.
alumbre (alum), astringente tópico utilizado fundamentalmente en forma de lociones y duchas.
alumbre de cromo (chromium alum), producto químico utilizado con frecuencia para fijar o endurecer la emulsión de una película de rayos X durante su procesamiento manual.
aluminio (Al) (aluminum [Al]), elemento metálico empleado ampliamente; es el tercer elemento más abundante. Su número atómico es 13; su peso atómico es 26,97. Es un componente de muchos antiácidos, antisépticos y astringentes. El clorhidrato de aluminio es el agente más utilizado como antitranspirante.
alveolar (alveolar), perteneciente a un alveolo.
alveolectomía (alveolectomy), escisión de una porción de la apófisis alveolar con objeto de facilitar la extracción de uno o de varios dientes, con el fin de modificar el contorno alveolar después de la extracción dentaria, o bien para preparar la boca con vistas a implantar una dentadura postiza.
alveolitis (alveolitis), inflamación de los alveolos pulmonares secundaria a la inhalación de un alergeno. Se caracteriza por episodios agudos de disnea, tos, sudoración, fiebre, debilidad y dolor articular y muscular, que duran 12-18 horas. La radiografía de tórax puede mostrar un engrosamiento celular de los tabiques alveolares con infiltrados generalizados poco definidos.
alveolitis fibrosante (fibrosing alveolitis), forma grave de alveolitis caracterizada por disnea e hipoxia, que aparece en la artritis reumatoide avanzada y en otros procesos autoinmunes.
alveolo (alveolus), **1.** pequeña dilatación en forma de saco de las paredes del espacio alveolar a través de la cual se produce el intercambio entre el aire alveolar y la sangre capilar. Muy frecuentemente este término se intercambia con ácino. **2.** cavidad para la implantación del diente.
alveolo dental (dental alveolus), cuenca dentaria del maxilar superior o inferior.
alveolo seco (dry socket), trastorno inflamatorio de un alveolo dentario tras una extracción. El alveolo no está en realidad seco, sino relleno de un coágulo de sangre degenerada e infectada. Normalmente se forma un coágulo sobre el hueso en la base del alveolo después de la extracción. Si no se forma adecuadamente o si es desplazado, el tejido óseo estará expuesto al ambiente oral y puede infectarse, generalmente produciendo dolor.
alveoloplastia (alveoloplasty), reconstrucción de la apófisis alveolar mediante la cirugía plástica.
alveolos fetales (fetal alveoli), sacos pulmonares terminales del feto, llenos de líquido antes del nacimiento.
alveolotomía (alveolotomy), incisión de un alveolo dental realizada para drenar el pus de una infección dental.
alza de talón (heel lift), forma de ortesis del pie, habitualmente hecha de láminas de corcho, para corregir una disfunción que puede ser el resultado de las diferentes longitudes de los miembros o de una disminución de la flexibilidad.
Am (Am), símbolo del **americio.**
AM (ROM), siglas de **arco de movilidad.**
AMA (AMA), **1.** siglas de **American Medical Association. 2.** siglas de **anticuerpos antimitocondriales. 3.** siglas de **anticuerpo antimiocardio.**
AMA (AROM), siglas de **arco de movilidad activa.**
amalgama (amalgam), **1.** mezcla o combinación. **2.** aleación de mercurio, plata y otros metales utilizada como relleno dental.
amalgama de plata (silver amalgam), aleación de plata, estaño, cobre, mercurio y zinc empleada en odontología para rellenar las cavidades dentarias preparadas.
amalgama dental (dental amalgam), aleación de plata, estaño y mercurio con pequeñas cantidades de cobre, y a veces de zinc, utilizada para restaurar superficies dentarias afectadas por caries o traumatismos.
amalgama emocional (emotional amalgam), esfuerzo inconsciente para evitar o contrarrestar la ansiedad.
amamantamiento no nutritivo (nonnutritive sucking), intervención de enfermería recogida en la Nursing Interventions Classification (NIC). Se define como la oferta de oportunidades de amamantamiento a un lactante que es alimentado por sonda o que no puede nutrirse por la boca.
Amanita *(Amanita),* género de hongos. Algunas especies, como *Amanita phalloides,* son venenosas, y pueden producir alucinaciones, molestias GI y dolor, que se puede seguir de lesiones hepáticas, renales y del SNC.
amasamiento (kneading), movimientos de agarre, enrollamiento y presión, como los utilizados en los masajes musculares.
amastia (amastia), ausencia de mamas en la mujer como consecuencia de defectos congénitos, de enfermedades endocrinas que originan trastornos de su desarrollo, de ausencia de desarrollo de los caracteres sexuales secundarios, o bien como consecuencia de una mastectomía bilateral.
amaurosis (amaurosis), ceguera, especialmente falta de visión debida a una causa extraocular, como en las enfermedades ce-

rebrales o del nervio óptico, en la diabetes, en las nefropatías, en la gastritis aguda o en las intoxicaciones sistémicas producidas por consumo excesivo de alcohol o de tabaco.

amaurosis central (central amaurosis), ceguera causada por una enfermedad del SNC.

amaurosis congénita de Leber (Leber's congenital amaurosis), [Theodor von Leber, oftalmólogo alemán, 1840-1917], tipo raro de ceguera o grave afectación de la visión, producida por un defecto transmitido con carácter autosómico recesivo, que se produce al nacimiento o inmediatamente después de él. Los ojos tienen un aspecto externo normal, pero la contracción pupilar ante la luz es escasa o nula, y las respuestas electrorretinográficas están disminuidas o ausentes. Puede haber nistagmus pendular, fotofobia, cataratas y queratocono, y el trastorno oftálmico puede asociarse a retraso mental y epilepsia.

amaurosis de ojo de gato (cat's eye amaurosis), ceguera monocular en la que se observa un reflejo luminoso en la pupila debido a la presencia de una masa blanquecina en el humor vítreo secundaria a una lesión inflamatoria o maligna.

amaurosis diabética (diabetic amaurosis), ceguera asociada con diabetes mellitus, producida por una forma proliferativa hemorrágica de retinopatía que se caracteriza por microaneurismas capilares y exudados espesos o céreos. En la diabetes de tipo 2 son también frecuentes las cataratas; en la diabetes de tipo 1 se dan cataratas en copo de nieve, que pueden evolucionar hasta que todo el cristalino adquiere una coloración blanquecina lechosa.

amaurosis fugaz (amaurosis fugax), episodio transitorio de ceguera provocado por una reducción del flujo de sangre hacia la retina.

amaurosis fugaz parcial (amaurosis partialis fugax), ceguera parcial transitoria producida generalmente por insuficiencia vascular de la retina o del nervio óptico, como consecuencia de una arteriopatía carotídea.

amaurosis histérica (hysteric amaurosis), ceguera monocular, o con menor frecuencia binocular, que sigue a un choque emocional. Puede durar horas, días o meses.

ámbar (amber), resina fósil dura que se obtiene de los pinos. Un aceite de ámbar, *Oleum succini,* se ha utilizado en algunas preparaciones farmacéuticas.

ambidextro (ambidextrous), relativo a la capacidad para utilizar indistintamente la mano derecha o la izquierda en la realización de cualquier tarea y en la escritura.

ambiente (ambient), relativo a la atmósfera o al área que se halla alrededor.

ambiente frío (cold environment), ambiente humano definido arbitrariamente como aquel en el que la temperatura es inferior a 10 °C. El cuerpo humano comienza a experimentar deterioro funcional generalmente en temperaturas inferiores a los 10 °C.

ambiente termoneutral (thermoneutral environment), **1.** ambiente que conserva la temperatura corporal en un punto óptimo en el que el metabolismo consume la menor cantidad de oxígeno. **2.** ambiente que permite a un neonato mantener una temperatura corporal de 36,5 °C con unas necesidades mínimas de energía y oxígeno.

ambiguo (ambiguous), que posee más de una dirección, desarrollo o interpretación.

ambilateral (ambilateral), relacionado o que afecta a los lados derecho e izquierdo.

ambivalencia (ambivalence), **1.** estado en el que una persona es presa de sentimientos, actitudes, intenciones, deseos o emociones opuestas, tales como amor y odio, ternura y crueldad, placer y dolor de forma simultánea. **2.** incertidumbre y fluctuación producidas por incapacidad para decidir entre dos extremos opuestos. **3.** oscilación o fluctuación continua.

ambivertido (ambivert), persona que posee algunas características de introversión y otras de extroversión.

ambliopía (amblyopia), disminución de la visión en un ojo, cuya estructura parece normal cuando es examinado con el oftalmoscopio.

ambliopía cruzada (crossed amblyopia), trastorno visual en el cual el paciente no es capaz de ver por un lado del campo visual y padece una hemianestesia del lado opuesto del cuerpo.

ambliopía de supresión (suppression amblyopia), pérdida parcial de la visión, habitualmente en un solo ojo, provocada por la supresión cortical de la visión central para evitar la diplopía. Se produce habitualmente en el estrabismo en el ojo que se desvía y no se fija.

ambliopía tóxica (toxic amblyopia), pérdida parcial de la visión secundaria a neuritis óptica retrobulbar, causada por intoxicación por quinina, plomo, alcohol de madera, nicotina, arsénico o ciertos venenos.

ambrisentán (ambrisentan), antihipertensivo empleado en el tratamiento de la hipertensión arterial pulmonar, solo o asociado a antihipertensivos.

ambrosía (ragweed), cualquiera de las diversas especies de plantas del género *Ambrosia* cuyo polen puede causar fiebre del heno.

ambulancia (ambulance), vehículo diseñado para transportar a pacientes enfermos o lesionados. Se puede utilizar en urgencias o en situaciones no urgentes y está dotado de personal y dispositivos para realizar los cuidados del paciente durante el traslado.

ambulatorio (ambulatory), **1.** capaz de andar. **2.** paciente que no se halla confinado a la cama. **3.** relacionado con un servicio sanitario destinado a personas que no se hallan hospitalizadas.

ambulatorio (hospital clinic), centro asistencial asociado a un hospital donde reciben atención médica personas que no requieren hospitalización. Puede ser de atención primaria o de subespecialidades.

ambulatorio (outpatient), **1.** paciente no hospitalizado que está siendo tratado en una consulta, clínica u otra institución sanitaria ambulatoria. **2.** relativo o perteneciente al centro sanitario dedicado al tratamiento y asistencia de pacientes que no están hospitalizados.

amcinonida (amcinonide), corticoide tópico que se utiliza para el tratamiento de las alteraciones inflamatorias de la piel.

amdinocilina pivoxilo (amdinocillin pivoxil), éster de amdinocilina que se administra por vía oral en el tratamiento de las ITU. La forma empleada puede ser el éster o la sal clorhidrato del mismo.

ameba (ameba), organismo parasitario, microscópico y unicelular. Diversas especies pueden parasitar al ser humano.

amebiasis (amebiasis), infección intestinal o hepática por especies de amebas patógenas, particularmente *Entamoeba histolytica,* que se adquiere por ingerir alimentos o agua contaminados con heces infectadas. Las amebiasis leves pueden ser asintomáticas; las infecciones graves pueden dar lugar a diarrea profusa, dolor abdominal agudo, ictericia, anorexia y pérdida de peso. La infección extraintestinal puede producir peritonitis y absceso pulmonar o hepático.

amebiasis hepática (hepatic amebiasis), aumento del tamaño y de la sensibilidad del hígado que se asocia a menudo a la disentería amebiana. La inflamación se debe a la infección directa por ***Entamoeba histolytica,*** ingerida con el agua o los alimentos contaminados con heces humanas.

amebicida (amebicide), fármaco u otro tipo de agente capaz de destruir a las amebas.

amelanótico (amelanotic), relativo a un tejido que no está pigmentado debido a la ausencia de melanina.

ameleia (amelia), rasgo psicológico de apatía o de indiferencia que se asocia con ciertas formas de psicosis.

amelia (amelia), malformación congénita caracterizada por la ausencia de una o más extremidades.

amelificación (amelification), diferenciación de los ameloblastos dentro del esmalte de los dientes.

ameloblasto (ameloblast), célula epitelial a partir de la cual se forma el esmalte de los dientes.

ameloblastoma (ameloblastoma), tumor benigno del maxilar inferior de rápido crecimiento y muy destructivo.

amelodentino (amelodentinal), relativo al esmalte y a la dentina de los dientes.

amelogénesis (amelogenesis), formación del esmalte de los dientes.

amelogénesis imperfecta (amelogenesis imperfecta), trastorno que se caracteriza por una coloración blanco tiza o amarronada de los dientes como consecuencia de una intensa hipocalcificación o de una hipoplasia del esmalte. Se hereda con caracter dominante.

amenaza de aborto (threatened abortion), trastorno del embarazo previo a la vigésima semana de gestación caracterizado por hemorragia uterina y contracciones que sugieren que se puede producir un aborto espontáneo. Generalmente se trata con reposo y observación.

amenorrea (amenorrhea), ausencia de menstruación. La amenorrea es normal antes de la maduración sexual, durante el embarazo, después de la menopausia y durante la fase intermenstrual de los ciclos hormonales mensuales, pero también puede estar producida por disfunción del hipotálamo, de la hipófisis, del ovario o del útero, ya sea por ausencia congénita, por extirpación quirúrgica de ambos ovarios o del útero o por medicación.

amenorrea del ejercicio (exercise amenorrhea), supresión de la descarga menstrual que afecta a algunas mujeres que participan en atletismo de alta intensidad.

amenorrea dietética (dietary amenorrhea), interrupción de la menstruación debida a malnutrición, inanición o por mantenerse a dieta de forma voluntaria y exagerada.

amenorrea emocional (emotional amenorrhea), interrupción de la descarga menstrual del útero causada por factores psicológicos.

amenorrea fisiológica (physiologic amenorrhea), ausencia de menstruación por razones normales, como el embarazo, la lactancia, la menopausia o la prepubertad.

amenorrea hipotalámica (hypothalamic amenorrhea), cese de las menstruaciones causado por enfermedades que inhiben el inicio, por parte del hipotálamo, del ciclo de interacciones neurohormonales entre el cerebro, la hipófisis y los ovarios necesarias para la ovulación y la posterior menstruación.

amenorrea patológica (pathologic amenorrhea), cese o ausencia de menstruación procedente del útero debida a una enfermedad.

A

amenorrea por estrés (stress amenorrhea), ausencia de menstruación debida a estrés físico o mental.

amenorrea pospíldora (postpill amenorrhea), ausencia de reanudación de los ciclos menstruales normales en los tres meses siguientes a la suspensión de la anticoncepción oral.

American Academy of Allergy and Immunology (AAAI) (American Academy of Allergy and Immunology [AAAI]), organización estadounidense de médicos especializados en el diagnóstico y el tratamiento de las alergias y de las enfermedades del sistema inmune.

American Academy of Audiology (American Academy of Audiology), asociación profesional de especialistas en audiología.

American Academy of Nursing (AAN) (American Academy of Nursing [AAN]), organización honoraria de la American Nurses' Association, creada para reconocer la preparación superior de la enfermería, con objeto de promocionar los avances y el perfeccionamiento en la práctica y en la docencia de la enfermería. La persona que es elegida miembro recibe el título de *Fellow* de la American Academy of Nursing, y puede utilizar la abreviatura de FAAN como título honorífico.

American Academy of Physical Medicine and Rehabilitation (AAPMR) (American Academy of Physical Medicine and Rehabilitation [AAPMR]), asociación estadounidense de profesionales sanitarios dedicados al diagnóstico de los trastornos físicos y al desarrollo de tratamientos y dispositivos que permitan mejorar la capacidad física.

American Academy of Physicians' Assistants (AAPA) (American Academy of Physicians' Assistants [AAPA]), organización estadounidense de asistentes o asociados de médicos.

American Association for Respiratory Therapy (AART) (American Association for Respiratory Therapy [AART]), organización estadounidense de enfermeras y de otros profesionales sanitarios en el campo de la terapéutica respiratoria.

American Association of Colleges of Nursing (AACN) (American Association of Colleges of Nursing [AACN]), organización estadounidense de escuelas de bachillerato y de graduación de enfermería que se estableció para afrontar diversos aspectos de la enseñanza de enfermería.

American Association of Critical Care Nurses (AACN) (American Association of Critical Care Nurses [AACN]), organización estadounidense del personal de enfermería que trabaja en unidades de cuidados intensivos.

American Association of Industrial Nurses (AAIN) (American Association of Industrial Nurses [AAIN]), asociación profesional norteamericana del personal de enfermería que trabaja en la industria y que está dedicado a aspectos relacionados con la salud laboral.

American Association of Medical Colleges (AAMC) (American Association of Medical Colleges [AAMC]), organización estadounidense de miembros de la facultad y de decanos de las facultades de medicina.

American Association of Neurological Nurses (AANN) (American Association of Neurological Nurses [AANN]), organización estadounidense de enfermeras que trabajan en el campo de la neurología.

American Association of Neuroscience Nurses (AANN) (American Association of Neuroscience Nurses [AANN]), organización estadounidense de personal de enfermería que trabaja con pacientes que tienen incapacidades neurológicas. Esta organización está afiliada a la American Association of Neurological Surgeons.

American Association of Nurse Anesthetists (AANA) (American Association of Nurse Anesthetists [AANA]), asociación profesional de enfermeras anestesistas tituladas y cualificadas. La AANA es la agencia que acredita a las escuelas de enfermeras anestesistas.

American Association of University Professors (AAUP) (American Association of University Professors [AAUP]), organización estadounidense de los miembros de las facultades superiores.

American College of Emergency Physicians (ACEP) (American College of Emergency Physicians [ACEP]), organización profesional estadounidense de médicos especializados en medicina de urgencia.

American College of Obstetricians and Gynecologists (ACOG) (American College of Obstetricians and Gynecologists [ACOG]), organización estadounidense de obstetras y ginecólogos.

American College of Occupational and Environmental Medicine (ACOEM) (American College of Occupational and Environmental Medicine [ACOEM]), organización profesional cuyos miembros se ocupan de la identificación, la prevención, el diagnóstico y el tratamiento de los trastornos asociados a la tecnología y la industria.

American College of Physicians (ACP) (American College of Physicians [ACP]), organización profesional estadounidense de médicos.

American College of Prosthodontists (ACP) (American College of Prosthodontists [ACP]), organización de odontólogos especializados en la restauración de los dientes o de las prótesis y en el diagnóstico y tratamiento de los trastornos maxilofaciales y de la articulación temporomandibular.

American College of Radiology (ACR) (American College of Radiology [ACR]), organización profesional estadounidense de médicos especializados en radiología.

American College of Surgeons (ACS) (American College of Surgeons [ACS]), organización profesional estadounidense de médicos especializados en cirugía.

American Dental Hygienists' Association (ADHA) (American Dental Hygienists' Association [ADHA]), la organización más grande de higienistas dentales norteamericana.

American Hospital Association (AHA) (American Hospital Association [AHA]), organización norteamericana que representa a sujetos, instituciones y organizaciones que trabajan para promover la mejoría de los servicios sanitarios para toda la población.

American Joint Committee on Cancer (AJCC) (American Joint Committee on Cancer [AJCC]), organización sin ánimo de lucro que crea y publica sistemas para la estadificación del cáncer, como el sistema TNM, y los sistemas de recogida de datos Collaborative Stage Data.

American Journal of Nursing *(American Journal of Nursing),* revista profesional que contiene artículos de interés clínico general y especializado dirigidos al personal de enfermería.

American Medical Association (AMA) (American Medical Association [AMA]), asociación profesional cuyos miembros representan el grupo más grande de médicos licenciados y estudiantes de medicina en EE.UU. Esta asociación incluye a los médicos de todas las especialidades médicas reconocidas, así como a los médicos generales de asistencia primaria. La AMA está dirigida por un comité de asesores y una casa de delgados que representan a las distintas asociaciones médicas locales y estatales y a las agencias gubernamentales de EE.UU. La AMA mantiene registros de todos los médicos cualificados (miembros y no miembros) de EE.UU., incluidos los graduados en facultades de medicina extranjeras, asesora a los organismos jurídicos estatales y del congreso en lo que se refiere a proposiciones de ley relativas a aspectos sanitarios y publica varios periódicos.

American National Standards Institute (American National Standards Institute), organización privada sin fines de lucro que coordina el desarrollo voluntario de unos niveles básicos para los dispositivos médicos y para otros dispositivos en EE.UU., y representa a ese país en áreas de estandardización internacional.

American Nephrology Nurses Association (American Nephrology Nurses' Association), organización de enfermeras y técnicos que trabajan en el campo de la diálisis y de las enfermedades renales.

American Nurses Association (ANA) (American Nurses Association [ANA]), asociación profesional nacional del personal de enfermería titulado de EE.UU. Fue fundada en 1896 para mejorar los niveles de salud y la disponibilidad de asistencia sanitaria. La ANA fomenta la evolución de la profesión de enfermería mediante el mantenimiento de unos niveles mínimos altos para la enfermería, la garantía de los derechos laborales de los enfermeros y mediante la proyección de una imagen positiva y realista de la profesión, además de representar al colectivo ante el Congreso y las agencias reguladoras en temas relativos a los enfermeros y el público. Las publicaciones de la ANA son *American Nurse, Publications List, American Nurse Today* y *Online Journal of Nursing.*

American Nurses Association-Political Action Committee (ANA-PAC) (American Nurses Association-Political Action Committee [ANA-PAC]), organización que reúne fondos para contribuciones políticas destinadas a candidatos a funcionarios públicos a nivel estatal y nacional.

American Occupational Therapy Association (AOTA) (American Occupational Therapy Association [AOTA]), asociación profesional estadounidense de terapeutas ocupacionales, ayudantes de los terapeutas ocupacionales y estudiantes de terapia ocupacional.

American Psychiatric Association (APA) (American Psychiatric Association [APA]), sociedad norteamericana profesional que se ocupa del desarrollo de unos niveles mínimos de asistencia en las instituciones psiquiátricas, de la formulación de programas de salud mental, de la divulgación de los datos y de la promoción de la educación y de la investigación psiquiátricas. Publica el *Diagnostic and Statistical Manual of Mental Disorders (DSM).*

American Registry of Radiologic Technologists (ARRT) (American Registry of Radiologic Technologists [ARRT]), organización norteamericana profesional de técnicos especializados en radiología, medicina nuclear, radioterapia, mamografía, TC, RM, control de calidad y radiología intervencionista cardiovascular.

American Sign Language (Ameslan, ASL) (American Sign Language [Ameslan, ASL]), lenguaje norteamericano de signos: método de comunicación manual utilizado por algunas personas sordas. Los mensajes se transmiten mediante el uso de las manos y los dedos. El ASL es un lenguaje peculiar, con su propia gramática y sintaxis.

American Society for Investigative Pathology (ASIP) (American Society for Investigative Pathology [ASIP]), organización profesional estadounidense de especialistas en anatomopatología y bacteriología.

American Society of Parenteral and Enteral Nutrition (ASPEN) (American Society of Parenteral and Enteral Nutrition), organización norteamericana que proporciona medidas de educación, de apoyo y de acreditación a las personas que se especializan en nutrición por vía intravenosa, enteral o por otros tipos relacionados de alimentación.

American Speech, Language, and Hearing Association (ASHA) (American Speech, Language, and Hearing Association [ASHA]), asociación profesional norteamericana que certifica a los audiólogos y a los especialistas en el habla y el lenguaje.

American Standard Safety System (American Standard Safety System), sistema de especificaciones para las conexiones trenzadas de alta presión entre los cilindros de gas comprimido y sus conducciones.

American Type Culture Collection (ATCC) (American Type Culture Collection [ATCC]), organización norteamericana global no gubernamental sin fines de lucro que aporta productos biológicos y servicios técnicos y formativos a los centros y laboratorios de investigación en las comunidades académica, científica y médica.

American with Disabilities Act (American with Disabilities Act), ley aprobada por el U. S. Congress en julio de 1990 que evitaría la discriminación frente a las personas con discapacidades mentales o físicas en aspectos laborales, de servicios gubernamentales locales o estatales, en lugares públicos, en el transporte y en la telecomunicación. Esta ley define la discapacidad como cualquier trastorno que «limita de forma importante» actividades, como la deambulación, la vista, los cuidados de sí mismo, la audición, el habla, la respiración, el aprendizaje y la capacidad laboral. Se aplica a personas con SIDA y también a diabéticos, pacientes oncológicos, alcohólicos y adictos a drogas sometidos a tratamiento. La ley exige a los empresarios que realicen «las adaptaciones razonables» para los trabajadores que tengan la titulación exigida para realizar el trabajo ofertado.

Americans With Disabilities Act (Americans With Disabilities Act), legislación aprobada por el Congreso de EE.UU. en julio de 1990, que prohíbe la discriminación contra personas con incapacidades físicas o mentales en cuestiones de empleo, servicios públicos locales y estatales, alojamiento público, transporte y telecomunicaciones. La ley define la incapacidad como un trastorno que «limita sustancialmente» actividades tales como andar, ver, oír, hablar, respirar, aprender, trabajar y realizar tareas de cuidado personal. Se aplica a personas con síndrome de inmunodeficiencia adquirida (SIDA), diabetes, cáncer, así como a alcohólicos y adictos a drogas en tratamiento. La ley requiere que el empleador lleve a cabo tareas «razonables de adecuación» para estos trabajadores que se encuentran capacitados para realizar sus tareas al margen de las limitaciones.

americio (Am) (americium [Am]), elemento sintético radiactivo del grupo de los actínidos. Su número atómico es 95; su peso atómico es 243.

Ameslan (Ameslan), abreviatura del **American Sign Language.**

ametropía (ametropia), trastorno caracterizado por la existencia de un defecto óptico consistente en un trastorno de la refracción, como sucede en el astigmatismo, en la hipermetropía o en la miopía.

amianto (asbestos), grupo de minerales de silicato de magnesio fibroso impuro. La inhalación de las fibras puede provocar fibrosis pulmonar si aquéllas se acumulan en los bronquiolos terminales. La exposición continuada a las fibras de asbesto puede dar lugar a cáncer pulmonar.

amicrobiano (amicrobic), no causado por microbios ni relacionado con ellos.

amida (amide), **1.** compuesto químico formado a partir de un ácido orgánico mediante la sustitución de un grupo amino (NH_2, NHR o NR_2) por el hidróxido de un grupo carboxilo (COOH). **2.** compuesto químico formado por la desprotonación del amoníaco, NH_3, o de una amina primaria (RNH_2) o secundaria (R_2NH).

amidasa (amidase), **1.** enzima que cataliza la formación de ácido monocarboxílico y amonio mediante la separación hidrolítica del enlace C–N de una amida monocarboxílica ácida. **2.** término recomendado para algunas hidrolasas que actúan sobre las amidas, especialmente aquellas que actúan sobre las amidas lineales.

amielia (amyelia), ausencia de médula espinal.

amielínico (unmyelinated), fibra nerviosa no cubierta por la vaina de mielina. Las fibras amielínicas, sin vaina de mielina que las envuelva, forman la llamada sustancia gris del cerebro.

amifostina (amifostine), fármaco con acción citoprotectora para cisplatino, que se usa para reducir la toxicidad renal cuando se administra cisplatino para el tratamiento del cáncer de ovario. También reduce la xerostomía en la radioterapia por cáncer de cabeza y cuello.

amígdala (tonsil), masa redondeada pequeña de tejido, especialmente tejido linfoide, como las amígdalas palatinas situadas en la orofaringe.

amígdala intestinal (intestinal tonsil), cualquiera de los grupos de nódulos linfáticos intestinales dispuestos en una sola capa en la cara antimesentérica de la mucosa ileal.

amígdala lingual (lingual tonsil), masa de folículos linfoides próxima a la raíz de la lengua.

amígdala palatina (palatine tonsil), cada una de las dos masas de tejido linfoide en forma de almendra situadas entre los arcos palatogloso y palatofaríngeo, a cada lado de la cavidad bucal. Están recubiertas por una membrana mucosa y contienen numerosos folículos linfáticos y diversas criptas.

amigdalino (tonsillar), perteneciente a la amígdala palatina.

amigdalitis (tonsillitis), infección o inflamación de una amígdala. La tonsilitis aguda, causada frecuentemente por una infección estreptocócica, se caracteriza por intenso dolor de garganta, fiebre, cefalea, malestar, dificultad para tragar, dolor de oídos y aumento y sensibilidad de los ganglios linfáticos del cuello. El tratamiento incluye antibióticos sistémicos, analgésicos e irrigaciones calientes de la garganta. En ocasiones se efectúa la amigdalectomía cuando hay amigdalitis recurrente o abscesos amigdalinos.

amigdalitis aguda (acute tonsillitis), inflamación de una o ambas amígdalas, asociada a un exudado catarral sobre la amígdala o a la secreción de material caseoso o purulento por las criptas amigdalinas.

amigdalitis folicular (follicular tonsillitis), inflamación de las amígdalas asociada a una infección purulenta de las criptas amigdalinas.

amigdaloadenoidectomía (tonsilloadenoidectomy), extirpación quirúrgica de los tejidos amigdalinos y adenoideos.

amigdaloide (amygdaloid), parecido a la amígdala.

amilasa (amylase), enzima que cataliza la hidrólisis del almidón en moléculas de carbohidratos de menor tamaño. La alfaamilasa, presente en la saliva, el jugo pancreático, la malta, ciertas bacterias y en las levaduras, cataliza la hidrólisis de los almidones hasta formar dextrinas, maltosa y maltotriosa. La betaamilasa, que se halla en los cereales, las verduras y la malta, participa en la hidrólisis del almidón para formar maltosa. Los valores normales de amilasa sanguínea se encuentran entre 56 y 190 UI/l.

amilofagia (amylophagia), hábito de comer almidón, como el almidón de lavandería, un tipo de pica.

amiloide (amyloid), **1.** relativo al almidón o parecido a él. **2.** complejo de proteínas y carbohidratos parecido al almidón que se deposita anormalmente en algunos tejidos en determinadas enfermedades crónicas, como la amiloidosis, la artritis reumatoide, la tuberculosis y la enfermedad de Alzheimer.

amiloide Ab (Ab amyloid), un péptido anómalo cuya longitud oscila entre 40 y 43 aminoácidos y que se encuentra formando agregados en las paredes de los vasos cerebrales y en los núcleos de las placas de la enfermedad de Alzheimer. Deriva de una gran glucoproteína transmembrana, la proteína precursora del amiloide, y se plantea que es neurotóxica.

amiloidosis (amyloidosis), enfermedad en la que se acumula una glucoproteína (amiloide) cérea y semejante al almidón en los tejidos y en los órganos, alterando su función. La amiloidosis primaria alude a la amiloidosis por cadenas ligeras, que se suele asociar al mieloma múltiple. En los pacientes con amiloidosis secundaria suele coexistir otra enfermedad infecciosa o inflamatoria crónica, como tuberculosis, osteomielitis, artritis reumatoide o enfermedad de Crohn. Se desconoce la causa de ambos tipos de amiloidosis. Casi todos los órganos están afectados, principalmente el corazón, los pulmones, la lengua y el intestino en la amiloidosis primaria, y los riñones, el hígado y el bazo en la secundaria.

amiloidosis hepática (hepatic amyloidosis), tipo de amiloidosis primaria cuyo principal foco es el hígado. El pronóstico es grave y muchos pacientes fallecen en un plazo de 1 año.

amiloidosis liquenoide (lichen amyloidosis), forma común de amiloidosis. La enfermedad se caracteriza por una distribución simétrica sobre la piel de pápulas pruriginosas en forma de cúpula de color pardo-amarillento translúcido.

amiloidosis por ATTR (ATTR amyloidosis), la forma más frecuente de amiloidosis familiar, en la que cualquiera de las múltiples mutaciones del gen que codifica la transtiretina produce trastornos autosómicos dominantes sistémicos, caracterizados por polineuropatías, miocardiopatías y afectación variable de órganos.

amiloidosis visceral familiar (familial visceral amyloidosis), tipo raro de amiloidosis autosómica dominante que se caracteriza por la presencia de nefropatía, hipertensión arterial, hepatoesplenomegalia, albuminuria, hematuria y edema con fóvea. Los pacientes afectados generalmente fallecen dentro de los 10 primeros años tras la aparición de las manifestaciones clínicas.

amilólisis (amylolysis), proceso digestivo por el cual el almidón es convertido en azúcares y dextrinas mediante la hidrólisis o por actividad enzimática.

amilopsina (amylopsin), amilasa pancreática.

amilosa (amylose), constituyente menor del almidón que consiste en una cadena de residuos de glucosa. Se tiñe de azul con el yodo.

amiloxato (amiloxate), sustancia que absorbe la radiación ultravioleta B, que se emplea de forma tópica como pantalla solar.

amina (amine), (en química) derivado orgánico del amoníaco en el que uno o más átomos de hidrógeno están sustituidos por grupos alquilo o arilo.

amina biogénica (biogenic amine), uno de los elementos de un gran grupo de compuestos biológicamente activos que aparecen de forma natural, la mayoría de los cuales actúa de neurotransmisores. El más dominante, la noradrenalina. Estas sustancias actúan regulando la presión arterial, la temperatura corporal, la eliminación y muchas otras funciones corporales de origen central.

amina simpaticomimética (sympathomimetic amine), cada una de las aminas que simulan las acciones del sistema nervioso simpático. El grupo incluye a las catecolaminas y otros fármacos que evocan sus efectos.

aminoácido (AA) (amino acid [AA]), sustancia química orgánica compuesta de uno o más grupos amínicos básicos y uno o más grupos carboxílicos ácidos. De los más de 100 aminoácidos que existen en la naturaleza, 20 forman parte de los péptidos, los polipéptidos y las proteínas. Los ocho aminoácidos esenciales son leucina, isoleucina, lisina, metionina, fenilalanina, treonina, triptófano y valina. La arginina y la histidina son esenciales en los niños. La cisteína y la tirosina son semiesenciales, puesto que deben ser sintetizados a partir de la metionina y de la fenilalanina, respectivamente. Los principales aminoácidos no esenciales son alanina, asparragina, ácido aspártico, glutamina, ácido glutámico, glicina, prolina y serina.

aminoácido básico (basic amino acid), aminoácido que tiene una carga positiva en solución a pH 7. Los aminoácidos básicos son la arginina, la histidina y la lisina.

aminoácido cetogénico (ketogenic amino acid), aminoácido cuyo esqueleto carbonado sirve como precursor de cuerpos cetónicos.

aminoácido esencial (essential amino acid), compuesto orgánico no sintetizado por el organismo, esencial para el equilibrio nitrogenado en los adultos y para el crecimiento óptimo de lactantes y niños. Los adultos necesitan isoleucina, leucina, lisina, metionina, fenilalanina, treonina, triptófano y valina. Los lactantes necesitan estos ocho aminoácidos más la arginina y la histidina. La cisteína y la tirosina, derivados de metionina y fenilalanina, se consideran semiesenciales.

aminoácido no esencial (nonessential aminoacid), cualquiera de los 11 aminoácidos que no son esenciales para la dieta porque el cuerpo puede sintetizar sus moléculas a partir de otros aminoácidos.

aminoacidopatía (aminoacidopathy), cualquiera de los diferentes trastornos causados por un defecto en un paso enzimático del metabolismo de uno o más aminoácidos o en un mediador proteínico necesario para el transporte de un aminoácido al interior o exterior de la célula.

aminoácidos de cadena ramificada (branched-chain amino acids), son tres: leucina, isoleucina y valina. Los tres se incorporan a las proteínas o son catabolizados para obtener energía.

aminoácidos excitadores (excitatory amino acids), aminoácidos que afectan al SNC actuando como neurotransmisores y, en algunos casos, como neurotoxinas. Ejemplos son el glutamato y el aspartato.

aminoaciduria (aminoaciduria), presencia anómala de aminoácidos en la orina que suele indicar la existencia de un error congénito del metabolismo, como sucede en la cistinuria.

aminoaciduria de rebosamiento (overflow aminoaciduria), aminoaciduria causada por una concentración sanguínea excesiva de un aminoácido.

aminoaciduria renal (renal aminoaciduria), aminoaciduria producida por mecanismos defectuosos del transporte de aminoácidos en los túbulos renales.

aminofilina (aminophylline), fármaco broncodilatador que se prescribe para el tratamiento del broncoespasmo asociado a asma, enfisema y bronquitis.

aminopirina (aminopyrine), compuesto químico de color blanco con efectos analgésicos y antipiréticos. Su uso continuado o excesivo puede conducir a la agranulocitosis.

aminotransferasa (aminotransferase), enzimas que catalizan la transferencia de un grupo amino desde un aminoácido hasta un cetoácido alfa, actuando como coenzimas el fosfato de piridoxal y el fosfato de piridoxamina. La aspartato aminotransferasa (AST), presente en condiciones normales en el suero y en varios tejidos, sobre todo corazón e hígado, es liberada por las células lesionadas, por lo que la elevación de AST puede ser diagnóstica en el infarto miocárdico o en las hepatopatías. La concentración de alanina aminotransferasa (ALT), enzima también presente en condiciones normales en el suero y sobre todo en el hígado, puede elevarse en el suero de ciertos pacientes con hepatopatías agudas.

amiotonía (amyotonia), trastorno del músculo esquelético caracterizado por ausencia de tono, debilidad y atrofia, generalmente como resultado de una enfermedad de la motoneurona.

amiotrofia neurálgica (neuralgic amyotrophy), enfermedad del plexo braquial que se caracteriza por dolores intensos y debilidad muscular de los miembros superiores, con posible merma o atrofia muscular. Su causa es desconocida.

amitosis (amitosis), división celular directa por fisión simple del núcleo y del citoplasma, sin los complejos estadios de separación de la cromatina característicos de la mitosis.

amitriptilina (amitriptyline), antidepresivo tricíclico que se prescribe para el tratamiento de la depresión. También se emplea como indicación compasiva en el dolor neuropático y las cefaleas.

amlexanox (amlexanox), antiulceroso tópico empleado en el tratamiento de la estomatitis aftosa de repetición.

amlodipina (amlodipine), calcio antagonista administrado por vía oral en forma de sal besilato para tratar la hipertensión y la angina estable crónica y vasoespástica.

amnesia (amnesia), pérdida de memoria producida por una lesión cerebral o por un choque emocional grave.

amnesia alcohólica (alcoholic blackout), forma de amnesia en la cual una persona no tiene memoria de lo que ocurrió durante un período de abuso de alcohol.

amnesia anterógrada (anterograde amnesia), **1.** incapacidad para generar recuerdos nuevos. **2.** incapacidad para recordar acontecimientos ocurridos después de la aparición de la amnesia.

amnesia auditiva (auditory amnesia), pérdida de memoria para el significado de los sonidos.

amnesia global transitoria (AGT) (transient global amnesia [TGA]), pérdida transitoria de la memoria que se recupera completamente al poco tiempo. Afecta sobre todo a adultos de edad media y se debe a isquemia cerebral. Generalmente no se acompaña de otras alteraciones nerviosas.

amnesia infantil (infantile amnesia), (en psicología) incapacidad para recordar sucesos de la primera infancia.

amnesia postraumática (posttraumatic amnesia), período de amnesia entre la lesión cerebral responsable de la pérdida de memoria y el punto en el que se restablecen las funciones relacionadas con la memoria.

amnesia retroanterógrada (retroanterograde amnesia), alteración de la memoria en la cual los hechos actuales se asignan al pasado y los hechos pasados se relacionan con el presente.

amnesia retrógrada (retrograde amnesia), pérdida de la memoria sobre acontecimientos que tienen lugar antes de un momento determinado en la vida de una persona, habitualmente antes del episodio que precipitó la amnesia.

amnesia táctil (tactile amnesia), pérdida de la capacidad para determinar la forma de los objetos a través del sentido del tacto.

amnesia visual (visual amnesia), incapacidad para reconocer objetos, incluidas palabras escritas previamente vistas.

amnésico (amnesiac), se dice de la persona que sufre una pérdida de memoria ya sea por un traumatismo encefálico o de origen emocional.

amniocentesis (amniocentesis), técnica obstétrica en la que se toma una pequeña cantidad de líquido amniótico para su estudio en el laboratorio. Normalmente se realiza entre la decimosexta y la decimonovena semana de gestación como método auxiliar para el diagnóstico de alteraciones del feto, sobre todo trastornos genéticos.

amniografía (amniography), procedimiento empleado con poca frecuencia para detectar la situación de la placenta mediante un examen radiológico.

amnioinfusión (amnioinfusion), intervención de enfermería recogida en la Nursing Interventions Classification (NIC). Se define como infusión de líquido en el útero durante el parto para aliviar la compresión del cordón umbilical o para diluir el líquido teñido de meconio.

amnionitis (amnionitis), inflamación del amnios. Este trastorno puede desarrollarse por una infección después de la rotura prematura de las membranas fetales.

amnios (amnion), membrana que se continúa con la cara fetal de la placenta, cubriendo a ésta y formando la superficie externa del cordón umbilical.

amnioscopia (amnioscopy), visualización directa del feto y del líquido amniótico con un endoscopio, que se inserta en la cavidad amniótica a través del cérvix uterino o a través de una incisión realizada en la pared abdominal.

amniotomía (amniotomy), rotura artificial de las membranas fetales (RAM). Se suele llevar a cabo para estimular el comienzo del parto. El procedimiento es indoloro.

amobarbital (amobarbital), barbitúrico con acción sedante e hipnótica que se prescribe como anticonvulsivante y como preanestésico y como tratamiento a corto plazo del insomnio.

amok (amok), frenesí psicótico que hace que el que lo sufre desee matar a cualquiera que se encuentre en su camino. Los episodios homicidas pueden seguir a períodos de intensa depresión.

amoldamiento (molding), proceso natural por el que la cabeza del feto modifica su forma a medida que avanza por el canal del parto durante el nacimiento. La mayoría de los cambios producidos por el amoldamiento se resuelven por sí mismos durante los primeros días de vida.

amoníaco (NH_3) (ammonia, [NH_3]), gas aromático incoloro, que se produce como consecuencia de la descomposición de la materia orgánica nitrogenada. Actúa como fertilizante, estimulante aromático, detergente y emulsionante, además de tener otras muchas acciones.

amoniuria (ammonuria), orina que contiene una cantidad de amoníaco excesiva.

amor transferido (transference love), (en terapia psicoanalítica) proyección de los impulsos de la libido expresados por el paciente hacia el psicoanalista, quien representa «inconscientemente» a una persona del pasado del paciente.

amórfico (amorphic), (en genética) relativo o propio de un gen que es inactivo o casi inactivo, de modo que no tiene un efecto determinable.

amorfo (amorph), alelo mutante que tiene un efecto escaso o nulo en la expresión de un rasgo determinado, que carece de forma bien definida.

amorfo (amorphous), **1.** término que describe un objeto que carece de forma visible definida. **2.** (en química) sustancia que no es cristalina.

amorfo acardíaco (acardius amorphus), feto acardíaco con un cuerpo rudimentario cuya forma no es normal.

amórico (amoric), sin partículas.

amortiguación (damping), relativo a una disminución de la amplitud de una serie de ondas u oscilaciones, como en la amortiguación de la forma de la onda de la presión arterial.

amoxapina (amoxapine), fármaco antidepresivo (de la clase de aminas secundarias) que se prescribe para el tratamiento de la depresión.

amoxicilina (amoxicillin), penicilina betalactámica semisintética, de administración oral que se prescribe para el tratamiento de las infecciones causadas por cepas susceptibles de bacterias gramnegativas o grampositivas.

AMP (AMP), siglas de **adenosinmonofosfato.**

AMPc (cAMP), siglas de **adenosinmonofosfato cíclico.**

amperio (A) (ampere [A]), [André-Marie Ampère, físico francés, 1775-1836], una unidad de medida de la intensidad de una corriente eléctrica. Un amperio, de acuerdo con el sistema metro-kilogramo-segundo (MKS), es la cantidad de corriente que pasa a través de una resistencia de 1 ohm cuando el potencial eléctrico es de 1 voltio. En el Sistema Internacional (SI) de unidades, el amperio es una unidad de corriente eléctrica que transporta una carga de un culombio a través de un conductor en un segundo. El amperio internacional convencional es la cantidad de corriente que deposita 0,001118 g de plata por segundo cuando atraviesa una solución de nitrato de plata bajo determinadas condiciones específicas.

amperometría (amperometry), medida de una corriente al aplicar un potencial aislado.

ampicilina (ampicillin), aminopenicilina semisintética que se prescribe para el tratamiento de infecciones causadas por un amplio espectro de bacterias sensibles gramnegativas y grampositivas.

ampicilina sódica (ampicillin sodium), sal sódica de la ampicilina que se prescribe como antibiótico para tratar organismos grampositivos y algunos gramnegativos.

amplificación (amplification), **1.** (en genética molecular) proceso por el cual, mediante el tratamiento con ciertas sustancias tales como el cloranfenicol, se incrementa la cantidad de ADN de plásmido respecto a la cantidad de ADN bacteriano. **2.** replicación en bloque de toda una biblioteca de ADN.

amplificación de ADN (DNA amplification), aumento artificial del número de copias de un determinado fragmento de ADN hasta millones de copias, por medio de replicación del segmento clonado; es uno de los tipos de amplificación de ácidos nucleicos.

amplificación de ARN (RNA amplification), técnica in vitro utilizada para aumentar el número de copias de un segmento específico de ARN para facilitar su detección.

amplificación de un ácido nucleico (nucleic acid amplification), amplificación de una secuencia de un ácido nucleico específico, por ejemplo para comprobar la presencia de una bacteria o un virus determinado en una muestra.

amplificación génica (gene amplification), proceso de duplicación de un gen en el que las moléculas de ARN se transcriben muchas veces en ciertas células en respuesta a señales concretas o a presiones ambientales.

amplificador (amplifier), dispositivo que controla la potencia procedente de una fuente mecánica, eléctrica, hidráulica u otras fuentes de modo que la salida es mayor que la entrada.

amplificador de salida (output amplifier), aparato empleado para incrementar la salida de voltaje de un generador y controlarla a un nivel específico.

amplitud (amplitude), alcance o extensión de un recorrido o gama.

amplitud de acomodación (AA) (amplitude of accommodation [AA]), capacidad total de acomodación del ojo que viene determinada por la diferencia entre el poder de refracción para la visión más lejana y el correspondiente a la visión más próxima.

amplitud de bandas (bandwidth), intervalo de frecuencias que un sistema puede transmitir o procesar de forma satisfactoria.

amplitud de convergencia (amplitude of convergence), grado de giro que pueden efectuar los ojos desde un punto alejado de convergencia hasta un punto próximo.

amplitud de movimientos pasivos (passive range of motion [PROM]), movimiento de una articulación en toda su amplitud sin que el sujeto realice acción alguna, por lo general efectuado por un explorador que mueve con sus manos la parte del cuerpo de la persona.

ampolla (ampule, ampulla), **1.** recipiente pequeño y estéril, de vidrio o de plástico, que suele contener una dosis única de solución para su administración por vía parenteral. **2.** dilatación sacular y redondeada de un conducto, de un canal o de cualquier estructura tubular, como pueden ser los conductos lagrimales, los conductos semicirculares, las trompas de Falopio, el recto o un vaso deferente.

ampolla (blister), vesícula o bulla de la piel, que contiene una sustancia acuosa o suero.

ampolla (bulla), vesícula de paredes finas localizada en la piel o en las mucosas, mayor de un centímetro de diámetro, que contiene líquido claro y seroso.

ampolla de sangre (blood blister), ampolla que contiene sangre. Puede deberse a un pellizco, hematoma o roce persistente.

ampolla de Vater (Vater's ampulla), [Abraham Vater, anatomista alemán, 1864-1751], dilatación sacular situada en el extremo distal del tracto biliar en la desembocadura hacia el duodeno.

ampolla hepatopancreática (hepatopancreatic ampulla), dilatación formada por la unión del conducto pancreático y biliar cuando se abren a la luz del duodeno.

ampolla rectal (ampulla of the rectum), dilatación en forma de botella cerca del extremo del recto.

ampollita (ampullula), ampolla pequeña, como un diminuto vaso linfático o sanguíneo.

AMPP (PPMA), siglas de **atrofia muscular pospoliomielitis.**

amprenavir (amprenavir), fármaco antivírico (inhibidor de la proteasa) que se utiliza para el tratamiento de la infección por el VIH en combinación con otros fármacos antirretrovíricos.

amputación (amputation), extirpación quirúrgica de una parte del cuerpo, de una extremidad o de parte de ella, que se efectúa para tratar infecciones recurrentes o gangrena en las enfermedades vasculares periféricas, para extirpar tumores malignos y en los traumatismos graves.

amputación abierta (open amputation), tipo de amputación en la que se realiza una sección de guillotina sin colgajos cutáneos. La amputación abierta se realiza si es probable o se está desarrollando una infección o si ésta ha sido recurrente.

amputación cerrada (closed amputation), tipo de amputación en la que se conservan uno o dos colgajos amplios de tejido muscular y cutáneo para dar cobertura al extremo del hueso. Sólo se realiza si no existe infección.

amputación cervical (cervical amputation), extirpación del cuello del útero.

amputación con doble colgajo (double-flap amputation), amputación en la cual se dejan dos colgajos de tejido blando para cubrir el área que ha perdido su tegumento por cirugía o accidente.

amputación congénita (congenital amputation), ausencia de un miembro o de parte de éste en el feto al nacimiento. Antes se atribuía la amputación a la existencia de unas bandas constrictoras en el útero, aunque actualmente se considera un defecto del desarrollo.

amputación corta por debajo de la rodilla (short below-knee [BK] amputation), amputación transtibial en la que la división se establece en el tercio inferior de la tibia.

amputación DC (BE amputation), siglas de **amputación por debajo del codo.**

amputación de Boyd (Boyd's amputation), amputación a nivel del tobillo con extirpación del astrágalo y fusión de la tibia y el calcáneo.

amputación de Pirogoff (Pirogoff's amputation), [Nikolai I. Pirogoff, cirujano ruso, 1810-1881], amputación de la articulación del tobillo en la cual la apófisis posterior del calcáneo se retiene en el colgajo cutáneo y se opone al corte distal de la tibia.

amputación por debajo de la rodilla (long below-knee [BK] amputation), amputación transtibial en la que la división es en el tercio distal de la tibia.

amputación por debajo del codo (ADC) (below-elbow [BE] amputation), amputación del brazo por debajo del codo.

amputación por encima del codo (above-elbow [AE] amputation), amputación de la extremidad superior entre el codo y el hombro. Una amputación corta (cerca del hombro) determina la pérdida de la rotación del mismo. Tras una amputación larga (justo por encima del codo), el paciente debería conservar una función adecuada del hombro.
amputación primaria (primary amputation), amputación realizada después de traumatismos graves, una vez recuperado el paciente del shock y antes de que se establezcan infecciones.
amputación secundaria (secondary amputation), amputación realizada una vez comenzada la supuración después de un traumatismo grave.
amputación transfemoral (transfemoral amputation), amputación de la parte inferior del muslo entre la rodilla y la cadera.
amputación transtibial (transtibial amputation), amputación en el miembro inferior entre el tobillo y la rodilla.
amputado (amputee), persona a la que le han sido amputadas una o más extremidades de forma traumática, congénita o quirúrgica.
AMRA (AMRA), siglas de *American Medical Records Association*.
AMT (AMT), siglas de *American Medical Technologists*.
amusia (amusia), tipo de àgnosia que se caracteriza por la pérdida de la capacidad de reconocer melodías.
ana (āa, āā, ĀĀ), (en prescripciones) «una cantidad igual de cada», indicando la cantidad a mezclar de los ingredientes. Generalmente se escribe en forma de abreviatura.
ANA (ANA), **1.** siglas de **American Nurses Association. 2.** siglas de **anticuerpo antinuclear.**
anabolismo (anabolism), metabolismo constructivo que se caracteriza por la conversión de sustancias simples en otros compuestos de materia viva más complejos.
anabolito (anabolite), un producto de un proceso de anabolismo.
anacatadídimo (anacatadidymus), gemelos unidos por la cintura y separados por encima y por debajo de ésta.
anaclisis (anaclisis), **1.** dependencia emocional de otras personas, situación normal en los niños pero patológica en los adultos. **2.** situación en la que una persona de forma consciente o inconsciente elige un objeto de amor, por la similitud que encuentra en éste con la madre, con el padre o con otra persona que supuso para ella una fuente importante de satisfacción y de protección durante su infancia.
anacrotismo (anacrotism), trastorno caracterizado por dos expansiones arteriales por latido cardíaco, que se observa como una muesca en la rama ascendente de un trazado de la presión del pulso arterial.
anacusia (anacusis), pérdida total de audición.
anadídimo (anadidymus), gemelos unidos por la pelvis y las extremidades inferiores, pero separados por la mitad superior de sus cuerpos.
anadipsia (anadipsia), sed extrema, que suele aparecer durante la fase maníaca de las psicosis maníaco-depresivas. Esta situación se produce como consecuencia de una excesiva transpiración, de la continua producción de orina y de una actividad física ininterrumpida, todo lo cual es el resultado de la intensa excitación que es característica de la fase maníaca.
anaeróbico (anaerobic), relativo a la ausencia de aire u oxígeno.
anaerobio (anaerobe), microorganismo que crece y que vive en ausencia completa o casi completa de oxígeno. Un ejemplo de ello es *Clostridium botulinum*. Los anaerobios están ampliamente distribuidos por la naturaleza y el organismo.
anaerobio estricto (obligate anaerobe), organismo que no se puede desarrollar en presencia de oxígeno, como son *Clostridium tetani, C. botulinum* y *C. perfringens*.
anaerobio facultativo (facultative anaerobe), organismo capaz de crecer en condiciones aeróbicas, pero que se desarrolla más rápidamente en un ambiente anaeróbico.
anafase (anaphase), tercer estadio de los cuatro que componen la división nuclear en la mitosis y en cada una de las dos divisiones de la meiosis. En la mitosis y en la segunda división meiótica los centrómeros se dividen, y las dos cromátides de cada cromosoma, que se disponen en el plano ecuatorial del huso, se separan y se desplazan a los polos opuestos de la célula, formando los cromosomas hijos. En la primera división meiótica las cromátides no se separan; a cada polo del huso emigra un cromosoma completo de cada par de homólogos.
anafia (anaphia), falta de capacidad para percibir los estímulos táctiles.
anafilaxia (anaphylaxis), reacción exagerada de hipersensibilidad ante la exposición a un antígeno al que el sujeto había estado previamente expuesto. La respuesta, que está mediada por anticuerpos correspondientes a la clase IgE de inmunoglobulinas, provoca la liberación de histamina, de quinina y de sustancias que afectan al músculo liso. La reacción puede consistir en la aparición de una roncha localizada, o bien en un brote de prurito generalizado, con hiperemia, edema angioneurótico y, en los casos graves, colapso vascular, bron-

cospasmo y shock. La gravedad de los síntomas depende de la dosis sensibilizante original del antígeno, de la cantidad y de la distribución de los anticuerpos y de la puerta de entrada y de la dosis de antígeno responsable de la anafilaxia. La causa más frecuente de shock anafiláctico es la inyección de penicilina.

anafilaxia activa (active anaphylaxis), hipersensibilidad provocada por la reacción del sistema inmunitario del cuerpo a la inyección de una proteína extraña.

anafilaxia citotóxica (cytotoxic anaphylaxis), hipersensibilidad dependiente del complemento ante células extrañas o alteraciones de los antígenos de superficie celulares, que es mediada por IgG o por IgM. Produce destrucción inmediata de las células, como sucede en la enfermedad hemolítica del neonato o en las reacciones transfusionales graves.

anafilaxia cutánea (cutaneous anaphylaxis), reacción localizada de hipersensibilidad, con pápulas y eritema producida por la inyección de un antígeno en la piel de un sujeto sensibilizado, que generalmente se utiliza como prueba de sensibilidad frente a distintos alergenos.

anafilaxia generalizada (generalized anaphylaxis), reacción grave frente a un alergeno mediada por reaginas, caracterizada por prurito, edema, respiración sibilante, aprensión, cianosis, disnea, dilatación pupilar, pulso débil y rápido y disminución de la presión arterial que puede producir rápidamente un shock y la muerte.

anafilaxia homóloga (homologous anaphylaxis), forma de anafilaxia pasiva en la que se transfiere el suero de un animal de la misma especie.

anafilaxia indirecta (indirect anaphylaxis), reacción de hipersensibilidad exagerada a los propios antígenos de una persona, que se produce cuando éstos se han alterado de alguna forma.

anafilaxia inducida por el ejercicio (exercise-induced anaphylaxis), reacción alérgica grave desencadenada por ejercicio extenuante.

anafilaxia inversa (inverse anaphylaxis, reverse anaphylaxis), reacción exagerada de hipersensibilidad inducida por un anticuerpo en vez de un antígeno.

anafilaxia local (local anaphylaxis), trastorno que aparece cuando la inyección local de un antígeno produce una reacción inflamatoria con edema local y necrosis local de la piel y de los tejidos subcutáneos.

anafilaxia por agregados (aggregate anaphylaxis), reacción exagerada de hipersensibilidad inducida rápidamente por la inyección de un antígeno que forma un complejo soluble de antígeno-anticuerpo.

anafilaxia por antisueros (antiserum anaphylaxis), reacción exagerada de hipersensibilidad que se produce en una persona normal como consecuencia de la inyección de suero procedente de un sujeto sensibilizado.

anafilaxis heteróloga (heterologous anaphylaxis), forma de anafilaxia pasiva que conlleva la transferencia de suero entre dos animales de distinta especie.

anafilotoxina (anaphylatoxin), fragmento (C3a, C4a o C5a) producido durante las vías del sistema del complemento. Además de otros mecanismos, interviene en los cambios que sufren los mastocitos y que determinan la liberación de histamina y otros compuestos inmunorreactivos o inflamatorios. Si la degranulación de los mastocitos es demasiado intensa, puede ser origen de reacciones alérgicas.

anaforesis (anaphoresis), (en la electroforesis) movimiento de los aniones hacia el ánodo en una solución o suspensión.

anagén (anagen), primera fase del ciclo del cabello, durante la cual se produce su síntesis,

anagrelida (anagrelide), fármaco antiplaquetario que se prescribe para el tratamiento de la trombocitemia esencial.

analfabeto (illiterate), persona incapaz de leer y escribir.

analgesia (analgesia), sensación de dolor disminuida o ausente.

analgesia controlada por el paciente (ACP) (patient-controlled analgesia [PCA]), sistema de administración de fármacos que aporta una dosis intravascular previamente establecida de analgésico narcótico a un paciente cuando éste aprieta un botón presente en un cable eléctrico. El dispositivo consta de una bomba regulada por ordenador con una cámara que contiene el fármaco. Un intervalo de cierre inactiva automáticamente el sistema si el paciente intenta aumentar la cantidad de narcótico en un período de tiempo prefijado.

analgesia en vigilia por imágenes (AVI) (waking imagined analgesia [WIA]), alivio del dolor experimentado por un paciente que utiliza la técnica psicológica, generalmente con ayuda de un profesional de enfermería o de un auxiliar, consistente en concentrarse en experiencias personales agradables anteriores que dan tranquilidad. Con frecuencia esta técnica resulta eficaz en la reducción del dolor leve a moderado.

analgesia inhalatoria (inhalation analgesia), administración de un gas anestésico que en ocasiones se realiza en la segunda fase del parto para reducir el dolor. Se mantiene la consciencia para permitir que la mujer siga las instrucciones y evitar los efectos adversos de la anestesia general.

analgesia intercurrente (breakthrough analgesia), analgesia que se administra para aliviar un dolor intercurrente.

analgésico (analgesic), **1.** que atenúa el dolor. **2.** fármaco que atenúa el dolor. Los analgésicos narcóticos actúan sobre el SNC alterando la percepción del dolor; se suelen utilizar cuando el dolor es intenso. Los analgésicos no narcóticos actúan en el lugar del dolor, no producen tolerancia ni dependencia y no alteran la percepción del paciente; se utilizan cuando el dolor es leve o moderado.

analgia (analgia), ausencia de dolor.

análisis (analysis), separación de sustancias en las partes que las integran y determinación de la naturaleza, propiedades y composición de sus elementos.

análisis biocromático (biochromatic analysis), monitorización espectrofotométrica de una reacción a dos longitudes de onda. Se utiliza para corregir el color de fondo.

análisis cinético (kinetic analysis), análisis en el que el cambio del parámetro controlado en función del tiempo está relacionado con la concentración, como el cambio de la absorbancia por minuto, para determinar la velocidad de una reacción.

análisis clínico (clinical analysis), uso de datos de laboratorio que incluye las pruebas sanguíneas, el análisis de orina y los estudios microscópicos de los tejidos para determinar un diagnóstico y un régimen de tratamiento.

análisis con inmunoperlas (immunobead assay), análisis para uno de los distintos tipos de anticuerpos o antígenos, en el que se utilizan inmunoperlas recubiertas con un antígeno o anticuerpo correspondiente que se agrega o se aglutina en presencia del otro en cuestión.

análisis coste-beneficio (ACB) (cost-benefit analysis [CBA]), tipo de evaluación económica de los gastos de asistencia médica. Compara el beneficio monetario obtenido de las diferentes intervenciones sanitarias con el coste previsto de cada una de dichas intervenciones, con el fin de establecer las opciones mejores o más rentables.

análisis coste-utilidad (ACU) (cost-utility analysis [CUA]), tipo de evaluación económica de diferentes enfoques para la gestión de costes asistenciales sanitarios. Compara el grado en el cual mejora la calidad de vida por dólar gastado. Para comparar intervenciones se emplea un índice de calidad de vida, incluida la calidad ajustada por años de vida.

análisis cromosómico (chromosome analysis), técnica de laboratorio que aísla los pares de cromosomas de forma que puedan ser visualizados.

análisis cualitativo (qualitative analysis [qual anal]), **1.** (en química) estudio de una muestra de material con el fin de determinar sus componentes. **2.** (en investigación) análisis e interpretación de datos que no pueden ser estudiados mediante métodos estadísticos.

análisis cuantitativo (quantitative analysis), **1.** (en química) determinación de la proporción entre los diferentes componentes de una muestra de material. Algunos tipos de análisis cuantitativo son: análisis espectrofotométrico, gravimétrico y volumétrico. **2.** (en investigación) uso de métodos estadísticos para el análisis de los datos.

análisis de activación por neutrones (neutron activation analysis), análisis de los elementos de un espécimen mediante su exposición a una irradiación por neutrones, para convertir a muchos de ellos a una forma radiactiva en la cual pueden ser identificados midiendo las radiaciones que emiten. Este método sólo se aplica a la investigación en animales y en el hombre.

análisis de anticuerpos antigliadina y antiendomisio (gliadin and endomysial antibodies testing), análisis sanguíneo para ayudar a identificar la enfermedad celíaca y monitorizar el estado de la enfermedad y el cumplimiento de la dieta.

análisis de anticuerpos del virus linfotrópico de células T humanas tipo I/II (HTLV-I) (human T-cell lymphothropic virus type I/II [HTLV-I/II] antibody test), análisis de sangre para detectar la infección por el HTLV.

análisis de bioimpedancia (bioimpedance analysis), método para analizar el contenido de agua en el organismo mediante las variaciones de la bioimpedancia entre los distintos tipos de tejidos.

análisis de coagulación intravascular diseminada (disseminated intravascular coagulation screening), serie de pruebas hematológicas utilizada para la detección de la coagulación intravascular diseminada.

análisis de costes (cost analysis), análisis del desembolso generado por una actividad, agencia, departamento o programa determinado.

análisis de datos (data analysis), (en investigación) fase de un estudio que incluye la clasificación, codificación y tabulación de la información necesaria para realizar análisis estadísticos o cualitativos, de acuerdo con el diseño de investigación y de forma apropiada a los datos disponibles.

análisis de densidad óptica delta (delta optical density analysis), técnica empleada para diagnosticar la anemia de un feto, en la que se mide la proporción de los productos de degradación de la bilirrubina en el líquido amniótico.

análisis de enfermería (analyzing), (proceso de enfermería en cinco fases) actividad de enfermería mediante la cual se identifican las necesidades sanitarias del paciente y se seleccionan los objetivos de la asistencia sanitaria. El personal de enfermería interpreta los datos, identifica los problemas que afectan al paciente, a su familia y a otras personas relacionadas, establece las prioridades dentro de los objetivos, integra la información y efectúa un proyecto sobre los resultados esperables derivados de las actividades de enfermería.

análisis de grupos (cluster analysis), (en estadística) técnica compleja de análisis de datos respecto a una escala numérica de puntuación que da lugar a grupos de variables relacionadas entre sí. Se desarrolla mediante software informático o con programas estadísticos.

análisis de hemizona (hemizone assay), prueba in vitro de la función espermática en la que la zona pelúcida humana se divide en dos mitades, de las que una se incuba con esperma de un donante del que se conoce que es normal y la otra con el esperma del paciente analizado. Se calcula el número de espermatozoides unidos a cada mitad y el correspondiente al paciente se divide entre el del donante. Una cifra menor de 0,6 indica una anomalía del esperma del paciente.

análisis de impedancia bioeléctrica (AIB) (bioelectrical impedance analysis [BIA]), método para medir la composición grasa del cuerpo, comparado con otros tejidos, por su resistencia a la electricidad. El tejido graso no conduce la electricidad. El músculo y el hueso son malos conductores.

análisis de inhibición (inhibition assay), inmunoanálisis en el que un exceso de antígeno impide o inhibe que acabe la fase inicial o indicadora de una reacción.

análisis de inhibición bacteriana de Guthrie (Guthrie's bacterial inhibition assay [GBIA]), detección selectiva de la fenilcetonuria (PKU) utilizada para detectar la presencia anómala de metabolitos de la fenilalanina en la sangre.

análisis de inmunoabsorción ligada a enzimas (ELISA) (enzyme-linked immunosorbent assay [ELISA]), técnica de laboratorio que detecta antígenos o anticuerpos específicos utilizando inmunorreactivos marcados con enzimas y un soporte de fijación de fase sólida, como un tubo de ensayo. Se pueden utilizar diferentes enzimas. Los productos de la reacción se pueden detectar por fluorometría o fotometría. La prueba ELISA es casi tan sensible como el radioinmunoanálisis y más sensible que la fijación del complemento, la aglutinación y el resto de las técnicas. Se emplea frecuentemente en el diagnóstico de la infección por el VIH.

análisis de inmunocomplejos (immune complex assay), valoración de laboratorio de la cantidad de cada componente de los complejos antígeno-anticuerpo multimoleculares. El análisis se emplea en varias pruebas diagnósticas para enfermedades del colágeno vascular, glomerulonefritis, vasculitis, hepatitis y enfermedades neoplásicas.

análisis de inmunocomplejos (immunocomplex assay), análisis de laboratorio de las cantidades de componentes de los complejos multimoleculares antígeno-anticuerpo. El análisis se utiliza en varias pruebas diagnósticas para las colagenosis vasculares, glomerulonefritis, vasculitis, hepatitis y enfermedades neoplásicas.

análisis de la hormona luteinizante y de la hormona folículo estimulante (LH y FSH) (luteinizing hormone [LH] and follicle-stimulating hormone [FSH] assay), prueba sanguínea utilizada en el estudio de la esterilidad. El análisis de LH es un método fácil para determinar si ha ocurrido ovulación. Los análisis de LH y FSH también son útiles para realizar el diagnóstico diferencial entre la insuficiencia gonadal primaria (una alteración del testículo u ovario) y secundaria (provocada por una insuficiencia hipofisaria que provoca niveles reducidos de FSH y LH).

análisis de la realidad (reality testing), función del yo que permite al individuo diferenciar entre la realidad externa y cualquier mundo interior imaginativo, y comportarse de forma que muestre el conocimiento de las normas y costumbres aceptadas. El deterioro del análisis de la realidad indica una alteración en el funcionamiento del yo que puede conducir a una psicosis.

análisis de la renina plasmática (ARP) (plasma renin assay [PRA]), prueba sanguínea que mide la velocidad de regeneración de la angiotensina. El análisis de la renina más frecuentemente utilizado es el procedimiento de valoración selectiva para diferenciar la hipertensión esencial de la vascular y de la renovascular, así como para diagnosticar y diferenciar el hiperaldosteronismo primario del secundario.

análisis de la varianza (ANOVA) (analysis of variance [ANOVA]), serie de procedimientos estadísticos cuyo objetivo es determinar las diferencias entre tres o más grupos, en lugar de analizar cada par de medias por separado con el objetivo es determinar si dichas diferencias son atribuibles únicamente al azar. Se realiza también estableciendo las diferencias intragrupo.

análisis de los gases de la sangre (blood gas analysis), determinación de la concentración y presión de oxígeno y dióxido de carbono junto con el pH sanguíneo mediante la utilización de pruebas analíticas; se pueden realizar las siguientes mediciones: PO_2, presión parcial de oxígeno en sangre arterial; PCO_2, presión parcial del dióxido de carbono en sangre arterial; SO_2, porcentaje de saturación de la hemoglobina con oxígeno en sangre arterial; contenido total de CO_2 en plasma (venoso); y pH.

análisis de los sueños (dream analysis), proceso para acceder al inconsciente a través del examen del contenido de los sueños, normalmente mediante el método de asociación libre.

análisis de microalbúmina (microalbumin test), análisis de orina realizado para detectar una concentración sanguínea de albúmina mayor de lo normal, lo que constituye una indicación precoz de enfermedad renal.

análisis de orina (urinalysis), examen físico, microscópico o químico de la orina. La muestra se examina físicamente para determinar el color, la turbidez, la densidad y el pH. Después se centrifuga para permitir el examen microscópico de una pequeña cantidad de sedimento para determinar la presencia de sangre, cilindros, cristales, pus y bacterias. El análisis químico se puede realizar para la identificación y cuantificación de cualquiera de un gran número de sustancias, pero sobre todo, cetonas, glucosa, proteínas y sangre.

análisis de radiorreceptores de HCG (HCG radioreceptor assay), prueba urinaria para detectar embarazo o aborto frustrado que se lleva a cabo midiendo la HCG, sustancia química presente sólo en la orina de mujeres embarazadas o en tumores que producen HCG.

análisis de rechazo (reject analysis), (en radiología) estudio de las radiografías rechazadas para determinar la causa por la que fueron descartadas.

análisis de renina en la vena renal (renal vein renin assay), análisis de sangre utilizado para diagnosticar la hipertensión renovascular. Es muy útil para determinar si la estenosis que se observa en la angiografía está contribuyendo significativamente a la hipertensión.

análisis de rentabilidad (AR) (cost-effectiveness analysis [CEA]), tipo de evaluación económica utilizado para determinar el mejor uso del dinero disponible para asistencia médica. Compara diferentes clases de intervenciones con efectos similares pero no idénticos sobre la base del coste por unidad alcanzado.

análisis de sangre oculta en heces (stool for occult blood test [stool for OB]), análisis de heces que se realiza de forma rutinaria para detectar la presencia de sangre oculta en el tubo digestivo. La presencia de sangre oculta en heces puede indicar la presencia de tumores benignos o malignos, úlceras, enfermedad inflamatoria intestinal, malformaciones arteriovenosas, diverticulosis y hematobilia.

análisis de semen (semen analysis), análisis consistente en medir el volumen del semen fresco recogido, realizar un recuento de los espermatozoides y estudiar la movilidad y morfología de los mismos. Es uno de los aspectos más importantes en la valoración de la fertilidad.

análisis de semen asistido por ordenador (computer-aided semen analysis [CASA]), cualquiera de los diversos métodos de evaluación estandarizada, objetiva y automatizada de la concentración y el movimiento de los espermatozoides en una muestra de semen, con valoración de la potencial fertilidad o infertilidad del individuo. La mayor parte de las técnicas emplean grabaciones de vídeo, en las que se muetra el movimiento de los espermatozoides.

análisis de una hipótesis causal (causal hypothesis testing study), (en investigación de enfermería) modelo experimental utilizado para el análisis de una hipótesis que predice una relación causa-efecto entre los datos que hay que estudiar.

análisis de unión competitiva (competitive-binding assay), procedimiento analítico basado en la unión reversible de un ligando a una proteína de unión.

análisis del cáncer de mama (breast cancer tumor analysis), estudio microscópico del tejido de un cáncer de mama para predecir la probabilidad de recidiva del mismo.

análisis del carácter (character analysis), investigación sistemática de la personalidad de un individuo con especial atención a las defensas y motivaciones psicológicas con el fin, por lo general, de mejorar la conducta.

análisis del lactógeno placentario humano (HPL) (human placental lactogen [HPL] test), análisis sanguíneo utilizado para medir el HPL. Es útil para monitorizar la función placentaria.

análisis del número variable de repeticiones en tándem multilocus (MLVA) (multiple-locus variable number of tandem repeat analysis [MLVA]) herramienta de laboratorio diseñada para identificar las repeticiones en tándem y otras cualidades del genoma de un individuo para proporcionar una huella digital de ADN de alta resolución con fines de identificación.

análisis del pelo (hair analysis), análisis químico de una muestra de pelo para detectar una posible exposición a una sustancia tóxica. Las moléculas de los compuestos de plomo y de otras sustancias químicas se absorben y almacenan en el cuerpo del pelo.

Se utiliza también para determinar las posibles causas de malnutrición. Las muestras se toman de áreas cercanas al cuero cabelludo para eliminar la posibilidad de que las sustancias químicas halladas en el pelo puedan haber sido absorbidas a partir de la contaminación atmosférica.

análisis del vecino más próximo (nearest neighbor analysis), (en genética molecular) método bioquímico utilizado para estimar la frecuencia con la que pares de bases se encuentran cercanos unos de otros.

análisis del volumen plaquetario medio (VPM) (mean platelet volume [MPV] test), prueba que mide el volumen de un gran número de plaquetas mediante un analizador automático. El VPM es muy útil en el diagnóstico diferencial de trastornos trombocitopénicos.

análisis del yo (ego analysis), (en psicoanálisis) estudio exhaustivo del yo, y especialmente de sus mecanismos de defensa.

análisis funcional (functional analysis), (en psiquiatría) tipo de terapia que traza la secuencia de hechos relacionados con la producción y mantenimiento de una conducta indeseable.

análisis gástrico (gastric analysis), examen del contenido del estómago, principalmente para determinar la cantidad de ácido existente, y en algunas ocasiones para cerciorarse de la presencia de sangre, bilis, bacterias o células anómalas.

análisis inmunofenotípico (immunophenotypic analysis), método para clasificar linfomas y leucemias en subgrupos clonales fundado en las diferencias en las superficies celulares y los antígenos citoplásmicos.

análisis inmunorradiométrico (immunoradiometric assay), método para medir ciertas proteínas plasmáticas mediante el uso de un anticuerpo marcado.

análisis PNS (SNP analysis), análisis de polimorfismos de nucleótidos simples para valorar las modificaciones genéticas producidas artificialmente o identificar diferentes cepas de un organismo.

análisis riesgo-beneficio (risk-benefit analysis), consideraciones sobre si un procedimiento médico o quirúrgico, particularmente las técnicas radicales, compensan el riesgo al que va a ser expuesto el paciente en comparación con los posibles beneficios que reportaría si hay éxito.

análisis secuencial múltiple (sequential multiple analysis), análisis bioquímico de varias sustancias en la sangre, como albúmina, fosfatasa alcalina, bilirrubina, calcio, colesterol y otras, utilizando un analizador de laboratorio computarizado que produce una imagen impresa con los valores medidos de la sustancia probada.

análisis secundario (secondary analysis), estudio de un problema utilizando datos recopilados previamente.

análisis transaccional (AT) (transactional analysis [TA]), forma de psicoterapia psicodinámica elaborada por Eric Berne basada en la teoría de que a lo largo de la vida de cada persona existen simultáneamente tres egos diferentes coherentes y organizados que representan al niño, al adulto y al padre. Las interacciones entre las personas son transacciones que se originan en una persona que está en uno de los estados de ego y son recibidas por otra persona que puede estar en un estado de ego complementario o cruzado.

análisis y síntesis distributivos (distributive analysis and synthesis), sistema de psicoterapia utilizado por la escuela psicobiológica de psiquiatría. Consiste en la investigación extensa y sistemática y el análisis de todas las experiencias pasadas de una persona.

analista (analyst), **1.** psicoanalista. **2.** persona que analiza las propiedades químicas, físicas o de otro orden, de una sustancia o producto.

analito (analyte), cualquier sustancia que puede ser medida. Este término se aplica, generalmente, a los componentes de la sangre o de cualquier otro líquido corporal.

analizador centrífugo (centrifugal analyzer), equipo que utiliza la fuerza centrífuga para mezclar la muestra o una porción de la misma y el reactivo, y un rotor para pasar la mezcla a través de un detector.

analizador de flujo continuo (continuous flow analyzer), instrumento que analiza automáticamente una serie de muestras de materiales biológicos que son bombeados continuamente en tubos junto con los reactivos adecuados.

analizador de la altura del pulso (pulse height analyzer), (en radiología) dispositivo que acepta o rechaza pulsos electrónicos según su amplitud o energía.

analizador polarográfico de oxígeno (polarographic oxygen analyzer), dispositivo electroquímico utilizado para analizar la proporción de moléculas de oxígeno en los sistemas de asistencia respiratoria. El oxígeno se mide en forma de una corriente de electrones producida después de adquirir éste los electrones a partir de un electrodo negativo sumergido en una solución de hidróxido.

analizar (test), detectar, identificar o dirigir un ensayo.

análogo (analog), **1.** sustancia, tejido u órgano de aspecto o funcionamiento similar a otro, pero del que difiere por su origen o por su desarrollo, como sucede entre el ojo de una mosca y el ojo de un humano. **2.** fármaco u otro compuesto químico que por su estructura o por sus elementos constituyentes es semejante a otro, pero que tiene efectos diferentes que éste.

análogo (analogous), relativo a objetos de función o forma similar, pero de origen o estructura diferentes.

análogo de base (base analog), análogo químico de una de las bases púricas y pirimidínicas que se encuentran normalmente en el ARN o el ADN.

análogo de nucleósido (nucleoside analog), análogo estructural de un nucleósido, una categoría que incluye tanto los análogos de purina como los análogos de pirimidina.

anamnesis (anamnesis), **1.** reminiscencia o acto de traer a la memoria un hecho del pasado. **2.** recopilación de los datos médicos o psiquiátricos de un paciente, incluidos sus antecedentes, su familia, su entorno, sus experiencias pasadas y especialmente sus recuerdos, datos que se utilizan para analizar su situación.

anamnesis (health history), (en enfermería y medicina) recogida de información obtenida del paciente y otras fuentes respecto al estado físico de aquél y su función psicológica, social y sexual. La anamnesis proporciona una base de datos sobre la cual puede establecerse un diagnóstico, un plan para enfrentarse al mismo, un tratamiento, una asistencia y un seguimiento del paciente.

anamnéstico (anamnestic), **1.** relativo a la amnesia o la memoria. **2.** relativo a la memoria inmunológica y a la respuesta inmunitaria a un antígeno al cual se han expuesto las células inmunocompetentes. **3.** relacionado o perteneciente a los antecedentes médicos previos del paciente.

ANA-PAC (ANA-PAC), siglas de **American Nurses Association-Political Action Committee.**

anaplasia (anaplasia), cambio en la estructura de las células y en su orientación entre sí caracterizado por la pérdida de diferenciación y por la regresión a una forma más primitiva. La anaplasia es característica de las enfermedades malignas.

anapnea (anapnea), restablecimiento de la ventilación tras un período de parada respiratoria.

anapófisis (anapophysis), apófisis vertebral accesoria, especialmente en las vértebras dorsales o lumbares.

anaquinra (anakinra), fármaco antirreumático e inmunomodulador empleado para reducir los signos y síntomas de una artritis reumatoide con actividad moderada o grave en adultos.

anartria (anarthria), pérdida del control de los músculos del lenguaje que provoca una incapacidad para pronunciar palabras. Este trastorno suele tener su origen en una lesión central o periférica de los nervios motores.

anasarca (anasarca), edema masivo y generalizado. La anasarca se suele observar en la enfermedad renal cardiovascular grave.

anastomosis (anastomosis), **1.** conexión entre dos vasos sanguíneos. **2.** unión quirúrgica de dos conductos o de dos vasos sanguíneos para permitir el flujo entre ambos. Puede realizarse para establecer una derivación en presencia de un aneurisma o de una oclusión vascular. Son tipos de anastomosis la término-terminal y la laterolateral.

anastomosis arteriovenosa (arteriovenous anastomosis), comunicación entre una arteria y una vena, ya sea como anomalía congénita o por conexión establecida quirúrgicamente entre los vasos.

anastomosis en cruz (cruciate anastomosis), anastomosis de la parte superior del muslo, formada por la primera rama perforante de la arteria femoral profunda, la arteria isquiática y las arterias circunflejas femorales externa e interna.

anastomosis en la articulación del codo (anastomosis at elbow joint), convergencia de un conjunto de vasos sanguíneos en la articulación del codo que comprende varias venas y porciones de las arterias humeral y humeral profunda y de sus ramas.

anastomosis ileoanal (ileoanal anastomosis), técnica quirúrgica en la que se reseca el colon y el recto, pero se conservan el ano y el esfínter anal. Después se realiza una anastomosis entre el extremo distal del intestino delgado y el ano.

anastomosis término-lateral (end-to-side anastomosis), anastomosis que une el extremo de un vaso con la pared lateral de otro.

anastomosis ureterocolónica (ureterocolonic anastomosis), anastomosis de un uréter con una parte del colon, bien un segmento separado o un segmento in situ, de forma que la orina se drena hacia el colon, en ocasiones como una derivación urinaria continente.

anastomosis ureterosigmoidea (ureterosigmoid anastomosis), implantación quirúrgica del uréter en el colon sigmoide. Se trata de uno de los tipos más antiguos de derivación urinaria continente.

anastrozol (anastrozole), inhibidor de la aromatasa no esteroideo que se prescribe para el tratamiento del cáncer de mama en mujeres posmenopáusicas que no han respondido a la terapia con tamoxifeno.

anatomía (anatomy), **1.** el estudio, la clasificación y la descripción de las estructuras y los órganos del cuerpo. **2.** estructura de un organismo.

anatomía aplicada (applied anatomy), estudio de la estructura y de la morfología de los órganos del cuerpo en su relación con el diagnóstico y el tratamiento de las enfermedades.

anatomía comparada (comparative anatomy), estudio de la morfología y las funciones de todos los animales vivos, desde el más simple hasta el más especializado.

anatomía de desarrollo (developmental anatomy), estudio de la diferenciación y el crecimiento de un organismo desde una célula hasta el nacimiento.

anatomía de sección transversal (cross-sectional anatomy), estudio de la relación entre estructuras corporales mediante el análisis de secciones transversales de tejidos u órganos.

anatomía de superficie (surface anatomy), estudio de las relaciones estructurales entre las características externas del cuerpo y los órganos y partes internas.

anatomía descriptiva (descriptive anatomy), estudio de la morfología y la estructura del cuerpo por sistemas, como el sistema vascular y el sistema nervioso.

anatomía macroscópica (gross anatomy), estudio de los órganos o partes del cuerpo lo suficientemente grandes como para que se puedan observar a simple vista, sin necesidad de lentes de aumento.

anatomía microscópica (microscopic anatomy), estudio de la estructura microscópica de tejidos y células.

anatomía patológica (pathologic anatomy), estudio de la estructura y morfología de los tejidos y de las células del cuerpo en relación con la enfermedad.

anatomía patológica quirúrgica (surgical pathology), estudio de muestras de tejido obtenidas durante la cirugía. Con frecuencia el anatomopatólogo estudia muestras durante la intervención quirúrgica para determinar en qué forma se debe modificar o completar la operación.

anatomía radiológica (radiologic anatomy), (en anatomía aplicada) estudio de la estructura y morfología de los tejidos y órganos del cuerpo basado en su visualización con rayos X.

anatomía regional (regional anatomy), estudio de las relaciones estructurales de los órganos y de las partes del cuerpo.

anatomía topográfica (topographic anatomy), estudio de una región específica de una estructura corporal, como una pierna, incluyendo todos los sistemas presentes y sus relaciones con otras estructuras.

anatomopatología clínica (clinical pathology), estudio de laboratorio de una enfermedad, realizado por un anatomopatólogo mediante la utilización de las técnicas adecuadas para la muestra que va a ser estudiada.

anatomopatólogo (pathologist), médico especializado en el estudio de la enfermedad. Generalmente, un anatomopatólogo está especializado en autopsias o en patología clínica o quirúrgica.

anatripsia (anatripsis), tratamiento que implica restregar o frotar con o sin aplicación simultánea de una medicina.

ANC (ANC), siglas de **Army Nurse Corps.**

ANC (ASC), siglas de **alteración del nivel de consciencia.**

ANCA (ANCA), siglas de **anticuerpos antineutrófilo citoplasmáticos.**

anchura a la mitad del valor máximo (FWHM). (full-width half maximum [FWHM]), medida de resolución igual a la anchura de una fuente de línea de imagen en puntos en los que la intensidad está reducida a la mitad del valor máximo.

anchura de la arcada (arch width), distancia entre los lados derechos e izquierdo de los maxilares superior e inferior, que se suele expresar en milímetros. La distancia intercaninos, interpremolares o intermolares se puede medir como anchura de la arcada.

anciano incapacitado (frail elderly), persona mayor (habitualmente mayor de 85 años) que padece discapacidades físicas o mentales que pueden interferir con la capacidad para realizar independientemente las actividades de la vida diaria.

anclaje (anchorage), fijación quirúrgica de un órgano corporal movible.

anclaje extraoral (extraoral anchorage), anclaje ortodóncico que se sitúa fuera de la boca, que normalmente une las fijaciones dentales a un filamento, y que se fija mediante una goma elástica a una cubierta o estribo cervical y a otro dispositivo extraoral.

anclaje occipital (occipital anchorage), en ortodoncia, anclaje en el que la resistencia la ejerce la parte craneal y dorsal de la cabeza, transmitiéndose la fuerza a los dientes por medio del engranaje de la cabeza y las pesadas gomas conectadas a los dientes.

ancóneo (anconeus), uno de los siete músculos superficiales de la cara dorsal del antebrazo. Pequeño músculo triangular que se origina en la superficie posterior del epicóndilo y se inserta en la apófisis olecraniana del cúbito. Es extensor del antebrazo.

ancrod (ancrod), veneno de la serpiente malaya de la familia Crotalidae, que se utiliza para eliminar el fibrinógeno de la circulación, evitando así la coagulación de la sangre.

Ancylostoma (Ancylostoma), género de parásitos intestinales del orden de los nematodos que produce la anquilostomiasis.

andador (walker), aparato móvil, sumamente ligero, con una altura aproximada a la de la cintura, fabricado con tubos metálicos y que se utiliza para ayudar al paciente a caminar. Tiene cuatro patas resistentes, ampliamente separadas entre sí. El paciente se agarra al andador y da un paso, desplaza a continuación el andador hacia delante y da otro paso.

androgamona (androgamone), gamona segregada por el gameto masculino.

andrógeno (androgen), hormona esteroidea que estimula el desarrollo de los caracteres sexuales masculinos.

andrógino (androgynous), **1.** (aplicado a un hombre o a una mujer) que tiene algunas características de ambos sexos. El papel desempeñado en la sociedad, la conducta, la personalidad y el aspecto externo son reflejo de factores individuales que no están determinados por el género. **2.** seudohermafrodita.

androide (android), relativo a algo típicamente masculino, o propio del hombre, como, por ejemplo, la pelvis androide.

andrología (andrology), estudio de la salud de los varones.

andropausia (andropause), cambio que se produce en el estilo de vida de los miembros del sexo masculino, que puede manifestarse por un replanteamiento y reestructuración de sus vidas. Se asocia con el descenso de los niveles de andrógenos, que tiene lugar en los hombres cerca de los cincuenta años o poco después de superar esta edad.

androsterona (androsterone), hormona sexual masculina, inicialmente considerada la más importante. Se utiliza con menos frecuencia en el tratamiento desde que se descubrió la testosterona.

anecdótico (anecdotal), relativo a los conocimientos médicos que se basan en observaciones aisladas, sin que hayan sido verificados por estudios científicos controlados.

anecoico (anechoic), (en ecografía) libre de ecos o sin ecos.

anéfrico (anephric), sin riñones.

anefrogénesis (anephrogenesis), ausencia congénita de los riñones.

anejos (adnexa), tejidos o estructuras corporales localizados cerca de otra estructura relacionada o junto a ella. Los ovarios y las trompas uterinas son anejos del útero.

anemia (anemia), descenso de la hemoglobina en sangre hasta concentraciones inferiores al intervalo normal de 12-16 g/dl en mujeres y 13,5-18 g/dl en hombres o de los hematíes circulantes. La anemia puede estar producida por un descenso en la formación de eritrocitos, por un aumento de su destrucción o por una pérdida de sangre. Cualquiera de las tres pruebas (hemoglobina, hematocrito o recuento de hematíes) permite establecer el diagnóstico.

anemia aplásica (aplastic anemia), deficiencia de todos los elementos formes de la sangre como consecuencia de una insuficiencia medular que no es capaz de generar nuevas células. Puede deberse a una enfermedad neoplásica de la médula ósea o bien a la destrucción de la misma como consecuencia de la exposición a compuestos químicos tóxicos, a radiaciones ionizantes o a fármacos.

anemia atransferrinémica (atransferrinemic anemia), enfermedad producida por una deficiencia en el transporte de hierro, que se caracteriza por la falta de la movilización de este elemento desde el hígado y otros puntos de almacenamiento hasta los tejidos en los que se desarrollan los eritrocitos.

anemia de Fanconi (Fanconi's anemia), [Guido Fanconi, pediatra suizo, 1892-1979], trastorno poco frecuente, normalmente congénito, caracterizado por anemia aplásica en la infancia o al comienzo de la vida adulta, anomalías óseas, fragmentación de la cromatina y anomalías en el desarrollo.

anemia del embarazo (anemia of pregnancy), trastorno que concurre durante la gestación y que se caracteriza por una disminución de la concentración de hemoglobina en la sangre. Puede ser fisiológica o patológica. En la anemia fisiológica del embarazo la reducción de dicha concentración se produce por dilución, como consecuencia de la expansión del volumen plasmático, más que por disminución del volumen de eritrocitos. En la anemia patológica del embarazo existe una deficiencia en la capacidad de transporte de oxígeno por la sangre debido a una alteración en la producción de eritrocitos o bien a una pérdida excesiva de los mismos por destrucción o por hemorragia.

anemia drepanocítica (sickle cell anemia), trastorno anémico grave, crónico, incurable, que se produce en personas homocigotas para la hemoglobina S (Hb S). La hemoglobina anormal provoca deformación y fragilidad de los eritrocitos. La anemia drepanocítica se caracteriza por crisis de dolor articular, trombosis y fiebre, y por anemia crónica, con esplenomegalia, letargo y debilidad.

anemia esferocítica (spherocytic anemia), trastorno sanguíneo caracterizado por anemia hemolítica provocada por la presencia de hematíes esféricos en vez de redondos y bicóncavos. Estas células son frágiles y tienden a experimentar hemólisis en el sistema circulatorio periférico mal oxigenado. Se producen crisis episódicas de dolor abdominal, fiebre, ictericia y esplenomegalia.

anemia ferropénica (iron deficiency anemia), anemia hipocrómica microcítica, producida por un aporte inadecuado del hierro necesario para sintetizar hemoglobina y caracterizada por palidez, fatiga y debilidad. La insuficiencia de hierro puede ser debida a un aporte inadecuado de hierro en la dieta, a una escasa absorción de éste por el sistema digestivo o a pérdida crónica de sangre.

anemia hemolítica (hemolytic anemia), enfermedad caracterizada por la destrucción prematura de los eritrocitos. La anemia puede ser mínima o estar ausente, reflejando la capacidad de la médula ósea para aumentar la producción de eritrocitos.

anemia hemolítica de Coombs positiva (Coombs' positive hemolytic anemia), [Robin R. A. Coombs, inmunólogo inglés, n. 1921], forma de anemia producida por la destrucción prematura de los hematíes circulantes.

anemia hemolítica microangiopática (AHMA) (microangiopathic hemolytic anemia [MAHA]), trastorno en el cual el estrechamiento o la obstrucción de vasos sanguíneos delgados conduce a deformación y fragmentación de los eritrocitos, hemólisis y anemia.

anemia hemolítica no esferocítica congénita (congenital nonspherocytic hemolytic anemia), grupo de trastornos sanguíneos derivados de un número similar de enfermedades hereditarias, cada una con un déficit de una de las enzimas de la glucólisis de los hematíes. La mayoría se asocia a distintos grados de hemólisis, aunque todas ellas son menos graves que el trastorno asociado a esferocitosis.

anemia hipocrómica (hypochromic anemia), anemia caracterizada por la disminución de la concentración de hemoglobina en los eritrocitos.

anemia hipoplásica (hypoplastic anemia), amplia categoría de anemias caracterizadas por la disminución de la producción de eritrocitos.

anemia leucoeritroblástica (leukoerythroblastic anemia), trastorno en el que existe un gran número de leucocitos y hematíes inmaduros. Es típica de algunas anemias que se producen como resultado de la sustitución de la médula ósea normal por tumores malignos.

anemia macrocítica (macrocytic anemia), trastorno hematológico caracterizado por la alteración de la eritropoyesis y la presencia anómala de eritrocitos grandes y frágiles en la circulación.

anemia megaloblástica (megaloblastic anemia), trastorno sanguíneo caracterizado por la producción y proliferación periférica de eritrocitos inmaduros, grandes y disfuncionales. Los megaloblastos suelen estar asociados con anemia perniciosa grave y anemia por deficiencia de ácido fólico.

anemia microcítica (microcytic anemia), trastorno hematológico caracterizado por eritrocitos anómalamente pequeños, que se asocia habitualmente a pérdidas hemáticas crónicas o a una anemia nutricional.

anemia mieloptísica (myelophthisic anemia), trastorno caracterizado por anemia y aparición de granulocitos inmaduros y elementos eritroides nucleados en la sangre periférica.

anemia nutricional (nutritional anemia), proceso caracterizado por la producción inadecuada de hemoglobina o de eritrocitos, debida a insuficiencia nutricional de hierro, ácido fólico, vitamina B_{12} u otras enfermedades nutricionales.

anemia perniciosa (pernicious anemia), anemia macrocítica, megaloblástica y progresiva, que afecta principalmente a personas mayores y que se debe a la carencia de factor intrínseco, esencial para la absorción de cianocobalamina. Se altera la maduración de los hematíes en la médula ósea, los cordones posterior y lateral de la médula espinal se deterioran y el recuento leucocitario disminuye. Puede aparecer debilidad extrema, entumecimiento y hormigueo en las extremidades, fiebre, palidez, anorexia y pérdida de peso.

anemia por deficiencia de ácido fólico (folic acid deficiency anemia), forma de anemia producida por la falta de ácido fólico en la dieta.

anemia por enfermedad crónica (anemia of chronic disease), disminución en el número de eritrocitos circulantes como consecuencia de un estado de inflamación crónico.

anemia por la deficiencia de enzimas (enzyme deficiency anemia), deficiencia de enzimas en las vías que metabolizan glucosa y adenosintrifosfato, que con frecuencia da lugar a la destrucción prematura de eritrocitos.

anemia renal (renal anemia), anemia debida a complicación de una enfermedad renal crónica, inducida sobre todo por déficit de eritropoyetina en sangre.

anemia sideroblástica (sideroblastic anemia), grupo heterogéneo de enfermedades hematológicas crónicas caracterizado por anemia normocítica o ligeramente macrocítica, hematíes hipocrómicos o normocrómicos y disminución de la eritropoyesis y de la síntesis de hemoglobina. Los hematíes contienen un anillo perinuclear de gránulos teñidos de hierro. No se conocen sus causas.

anemias hipoproliferativas (hypoproliferative anemias), grupo de anemias causadas por la producción inadecuada de eritrocitos. Se asocian a déficit de proteínas, enfermedad renal y mixedema.

anencefalia (anencephaly), malformación del tubo neural en la que existe una ausencia de gran parte del encéfalo con malformación del tronco encefálico. El cráneo no se cierra y el conducto vertebral permanece como un surco. Se considera consecuencia de una combinación de factores genéticos y ambientales. Es incompatible con la vida. Se puede detectar en las fases iniciales del embarazo mediante amniocentesis o con ecografía.

anencéfalo (anencephalus), se dice del feto que presenta anencefalia.

anergia (anergy), **1.** falta de actividad, falta de energía que culmina en inactividad. **2.** inmunodeficiencia que se caracteriza por la sensibilidad reducida o ausente a uno o varios antígenos. Esta situación se observa en infecciones graves, TB, SIDA y en algunas neoplasias.

aneroide (aneroid), que no contiene líquido. Este término se emplea especialmente para describir un dispositivo que no contiene líquido, pero sirve para lo mismo que otro similar que sí lo contiene.

anespástico (aspastic), no caracterizado por espasmos.

anestesia (A) (anesthesia [A]), ausencia de las sensaciones normales, especialmente de la sensibilidad para el dolor, como la inducida mediante una sustancia anestésica o mediante la hipnosis, o la resultante de las lesiones traumáticas o fisiopatológicas del tejido nervioso. La anestesia inducida con fines médicos o quirúrgicos puede ser tópica, local, regional o general, y se clasifica en función de la técnica o método anestésico utilizado.

anestesia ambulatoria (ambulatory anesthesia), anestesia que se administra con la intención de dar de alta al paciente el mismo día de la cirugía.

anestesia caudal (caudal anesthesia), inyección de un agente anestésico local en la porción caudal del conducto raquídeo a través del sacro para anestesiar las raíces nerviosas sacras y lumbares inferiores. Actualmente sólo se utiliza en anestesia pediátrica.

anestesia central (central anesthesia), pérdida de sensibilidad o sensación debida a lesión del SNC.

anestesia consciente (awake anesthesia), procedimiento anestésico en el que la analgesia y la anestesia se llevan a cabo sin que se produzca pérdida de consciencia.

anestesia continua (continuous anesthesia), método para mantener un bloqueo nervioso regional. Se instila una solución de anestésico a intervalos o bien a una tasa de flujo para infiltrar los espacios epidural o espinal, generalmente por medio de un catéter permanente.

anestesia de base (basal anesthesia), **1.** estado de inconsciencia inducida inmediatamente antes de la anestesia quirúrgica completa en profundidad, en la que el paciente no responde a las palabras, pero reacciona todavía al pinchazo con un alfiler o a otros estímulos lesivos. **2.** narcosis producida por la inyección o infusión de un sedante potente, sin añadir narcóticos u otros agentes anestésicos. **3.** cualquier forma de anestesia en la que el paciente está completamente inconsciente, a diferencia de la anestesia consciente.

anestesia de conducción (conduction anesthesia, block anesthesia), pérdida de la sensibilidad, especialmente al dolor, en una región del cuerpo producida por la inyección de un anestésico local a lo largo del recorrido de un nervio o nervios para inhibir la conducción de los impulsos nerviosos hacia y desde el área que inerva ese nervio o nervios.

anestesia de goteo abierto (open-drop anesthesia), la técnica anestésica más antigua y más sencilla. Ya no se utiliza en Estados Unidos. Un agente anestésico líquido volátil, como el éter, cae gota a gota sobre una tela porosa o máscara colocada sobre la cara del paciente. Es difícil controlar la profundidad de la anestesia y la contaminación de la SO.

anestesia del plexo braquial (brachial plexus anesthesia), anestesia de la región inervada por las divisiones anteriores de los últimos cuatro nervios cervicales y los dos primeros dorsales.

anestesia dental (dental anesthesia), cualquiera de las diversas técnicas de anestesia utilizada en cirugía dental.

anestesia diagnóstica (diagnostic anesthesia), procedimiento mediante el cual se induce anestesia de una profundidad adecuada para permitir la realización confortable de técnicas moderadamente dolorosas de corta duración.

anestesia disociativa (dissociative anesthesia), procedimiento anestésico caracterizado por analgesia y amnesia, pero sin pérdida de la función respiratoria. El paciente no parece estar anestesiado y puede deglutir y abrir los ojos, pero no procesa información. Esta forma de anestesia se emplea para proporcionar analgesia en el curso de técnicas quirúrgicas o diagnósticas breves y superficiales. El despertar puede ir acompañado de delirio, excitación, desorientación y confusión.

anestesia en silla de montar (saddle block anesthesia), forma de bloqueo nervioso regional en que se anestesian las partes del cuerpo que entrarían en contacto con una silla de montar si se sentara el paciente a horcajadas sobre ella. Se realiza inyectando un anestésico local en el espacio del LCR subaracnoideo en posición sentada.

anestesia endotraqueal (endotracheal anesthesia), anestesia por inhalación que se consigue haciendo pasar el gas anestésico o una mezcla de gases a través del tubo endotraqueal hasta el árbol respiratorio.

anestesia equilibrada (balanced anestesia), técnica muy variable de anestesia general en la que se emplean analgésicos narcóticos, relajantes musculares y un agente de inhalación mínimo y óxido nitroso para conseguir que el paciente quede inconsciente.

anestesia espinal (spinal anesthesia), estado de falta de sensibilidad en la parte inferior del cuerpo inducida por intección de un anestésico local en el espacio del LCR.

anestesia extradural (extradural anesthesia), bloqueo nervioso anestésico que se consigue inyectando un anestésico local en el conducto raquídeo, por fuera de la duramadre de la médula espinal.

anestesia general (general anesthesia), ausencia de sensación y consciencia como la inducida por diversos agentes anestésicos, administrados principalmente mediante inhalación o inyección intravenosa.

anestesia intravenosa total (AIVT) (total intravenous anesthesia [TIVA]), anestesia que sólo emplea fármacos intravenosos sin utilizar agentes inhalatorios. La AIVT evita los efectos indeseables de los fármacos inhalatorios y la necesidad de un equipamiento complejos. Los fármacos utilizados son en general de corta duración y corta semivida para reducir el riesgo asociado a la acumulación.

anestesia local (local anesthesia), administración directa de un anestésico local en los tejidos para inducir una ausencia de sensibilidad en una pequeña zona del organismo. Las indicaciones más frecuentes para la anestesia local son las técnicas dentales y quirúrgicas breves. El anestésico se puede aplicar tópicamente sobre la superficie de la piel o de la membrana o inyectarse por vía subcutánea mediante una aguja intradérmica. Entre las ventajas figuran un bajo coste, facilidad de administración, baja toxicidad y una rápida recuperación.

anestesia neuroléptica (neuroleptic anesthesia), forma de anestesia inducida con una inyección de un derivado de butirofenona y un analgésico narcótico.

anestesia obstétrica (obstetric anesthesia), cualquiera de los diversos procedimientos de inducción de anestesia en el parto. Incluye la anestesia local para la episiotomía o para la reparación de la episiotomía, la anestesia regional para el parto, tal como el bloqueo paracervical o pudendo, o, para un bloqueo más amplio, la anestesia epidural, caudal o en silla de montar. Para las intervenciones de cesárea se utiliza bloqueo epidural o espinal, o anestesia general.

anestesia pediátrica (pediatric anesthesia), subespecialidad de la anestesiología que se ocupa de la anestesia de los neonatos, lactantes y niños de hasta 12 años de edad.

anestesia por inhalación (inhalation anestesia) anestesia que se logra mediante la inhalación de un gas o vapor anestésico. Los principales anestésicos inhalatorios son el óxido nitroso, desflurano, sevoflurano e isoflurano.

anestesia primaria (primary anesthesia), todo anestésico o analgésico administrado a un paciente quirúrgico antes de la administración de agentes químicos que producen inconsciencia reversible.

anestesia rectal (rectal anesthesia), anestesia general conseguida mediante la introducción, inyección o infusión de un producto anestésico en el recto. Este procedimiento se aplica en ocasiones en niños y otros pacientes que pueden no cooperar o no tolerar los medicamentos. La absorción es impredecible.

anestesia regional (regional anesthesia), anestesia que consiste en la inyección de un anestésico local para bloquear un grupo de fibras nerviosas sensoriales. Los tejidos se anestesian por capas, a medida que el cirujano se va aproximando a las estructuras más profundas del organismo. La anestesia regional ha sustituido a la anestesia local para la cirugía mayor.

anestesia táctil (tactile anesthesia), ausencia o pérdida de sentido del tacto en los dedos de las manos, posiblemente por lesión o enfermedad. Este trastorno puede facilitar el hecho de que el paciente sufra quemaduras graves, cortes serios, contusiones o abrasiones.

anestesia tópica (topical anesthesia), analgesia superficial producida por la aplicación de un anestésico tópico en forma de solución, gel o ungüento sobre la piel, una membrana mucosa o la córnea. Los anestésicos más utilizados son: benzocaína, dibucaína, lidocaína, hexilcaína y tetracaína.

anestesia traumática (traumatic anesthesia), ausencia total de sensaciones normales en una parte del cuerpo provocada por una lesión, destrucción de los nervios o interrupción de las vías nerviosas.

anestesia tumescente (tumescent anesthesia), administración de un anestésico local (lidocaína) mediante infiltración empleando grandes volúmenes de líquido. La técnica se aplica en la cirugía de liposucción, tratamiento de venas varicosas, cirugía del cuero cabelludo, dermoabrasión y reconstrucción de tejidos blandos.

anestesia/analgesia epidural (epidural anesthesia/analgesia), tipo de bloqueo anestésico en el que se inyecta un anestésico local en el canal epidural que rodea a la médula espinal. Las epidurales se realizan más frecuentemente en la zona lumbar mediante inyección de medicación a través de un catéter introducido en el espacio epidural. Las anestesias o analgesias epidurales pueden afectar a una parte del organismo comprendida entre las extremidades inferiores y la parte superior del abdomen.

anestesiar (anesthetize), inducir un estado de anestesia.

anestésico (anesthetic), fármaco o agente capaz de producir una pérdida completa o parcial de la sensibilidad.

anestésico local (local anesthetic), medicación utilizada para prevenir la transmisión nerviosa de impulsos con el fin de eliminar la sensación en una zona concreta del cuerpo, en la que también se elimina la función motora y autónoma. El efecto es transitorio. Los anestésicos locales son miembros de la familia de los ésteres o de las amidas.

anestésico local amídico (amide local anesthetic), cualquiera de los múltiples compuestos que contienen una amida y bloquean la transmisión nerviosa. Las amidas se metabolizan por las enzimas microsomales P-450 hepáticas.

anestésico local éster (ester local anesthetic), tipo de anestésicos locales con un grupo químico éster que lo diferencia del grupo amida de los anestésicos locales.

anestesiología (anesthesiology), rama de la medicina que se ocupa del estudio y la práctica de la anestesia. Se trata de una especialidad que necesita conocimientos de medicina general, amplios conocimientos sobre las intervenciones quirúrgicas y un conocimiento exhaustivo de obstetricia clínica, medicina torácica, neurología, pediatría, farmacología, bioquímica, cardiología y fisiología cardíaca y respiratoria.

anestesiólogo (anesthesiologist), médico que completa una residencia acreditada de 4 años en anestesia. Los anestesiólogos pueden administrar la anestesia directamente o en el seno de un equipo de anestesistas, que incluye enfermeros o ayudantes especialistas en anestesia.

anestesista (anesthetist), término general para el profesional sanitario formado para administrar anestesia.

anetodermia (anetoderma), cambio clínico idiopático producido por un daño local de las fibras de elastina que provoca pérdida de piel.

aneuploide (aneuploid), **1.** relativo o concerniente a un individuo, organismo, cepa o célula cuyo número de cromosomas no es un múltiplo exacto del número haploide básico normal y característico de la especie. **2.** el individuo, organismo, cepa o célula de dichas características.

aneuploidía (aneuploidy), cualquier variación en el número de cromosomas que afecta a cromosomas individuales más que a grupos completos de ellos. Los pacientes con aneuploidía pueden tener diversos rasgos fisiológicos y morfológicos anómalos.

A

aneurisma (aneurysm), dilatación localizada de la pared de un vaso sanguíneo, generalmente causada por aterosclerosis e hipertensión, y con menor frecuencia por traumatismos, infecciones o por una debilidad congénita de la pared del vaso. El aneurisma sacular puede ser una distensión sacular que afecta solamente a parte de la circunferencia del vaso, una dilatación fusiforme o cilíndrica de una sección del vaso o bien una disección longitudinal que se extiende entre las capas de la pared vascular. Los aneurismas se pueden romper, originando una hemorragia, o pueden formarse trombos en el interior del saco, dando lugar a émbolos que pueden obstruir los vasos pequeños.

aneurisma aórtico (aortic aneurysm), dilatación localizada de la pared de la aorta, producida por aterosclerosis, hipertensión, enfermedad del tejido conjuntivo, como en el síndrome de Marfan, o, con menor frecuencia, por sífilis. Esta lesión puede tener la estructura de una dilatación sacular, un ensanchamiento fusiforme o cilíndrico de una determinada longitud a lo largo del vaso. Los aneurismas ateroscleróticos se localizan con más frecuencia en la aorta abdominal, por debajo de las arterias renales y por encima de la bifurcación de la aorta.

aneurisma aórtico abdominal (AAA) (abdominal aortic aneurysm [AAA]), dilatación anómala de la aorta abdominal, generalmente en un área de marcada aterosclerosis.

aneurisma arteriovenoso (arteriovenous aneurysm), aneurisma que afecta a una arteria y una vena al mismo tiempo y crea con frecuencia una comunicación anómala entre esos vasos.

aneurisma aterosclerótico (arteriosclerotic aneurysm), aneurisma originado en una arteria de gran calibre, en general la aorta abdominal, como consecuencia del debilitamiento de la pared en la aterosclerosis grave.

aneurisma bacteriano (bacterial aneurysm), dilatación localizada en la pared de un vaso sanguíneo causada por el crecimiento de bacterias, a menudo después de una septicemia o bacteriemia, y que habitualmente afecta a los vasos periféricos.

aneurisma cerebral (cerebral aneurysm), dilatación anómala localizada de una arteria cerebral. Con frecuencia es consecuencia de debilidad congénita de la capa media o muscular de la pared del vaso. Los aneurismas cerebrales también pueden deberse a infecciones y neoplasias, arteriosclerosis y traumatismos. Las localizaciones más frecuentes son la arteria cerebral media, la carótida interna, la basilar y la cerebral anterior, sobre todo en las bifurcaciones de los vasos.

aneurisma cerebral saculado (berry aneurysm), pequeña dilatación sacular de la pared de una arteria cerebral. Ocurre con mayor frecuencia en las uniones de los vasos en el polígono de Willis. El tabaquismo y la hipertensión aumentan la probabilidad de rotura del aneurisma.

aneurisma compuesto (compound aneurysm), dilatación localizada de la pared arterial en la que alguna de las capas está distendida y las demás están rotas o disecadas.

aneurisma de Charcot-Bouchard (Charcot-Bouchard aneurysm), [Jean M. Charcot, neurólogo francés, 1825-1893; Charles J. Bouchard, médico francés, 1837-1886], pequeño aneurisma redondeado de una arteria de pequeño calibre de la corteza cerebral o de los ganglios basales. Los aneurismas de Charcot-Bouchard se dan con frecuencia en personas con presión arterial muy alta.

aneurisma de Rasmussen (Rasmussen's aneurysm), [Fritz Waldemar Rasmussen, médico danés, 1834-1937], dilatación de una arteria pulmonar en una cavidad tuberculosa. La rotura causa hemorragia y hemoptisis.

aneurisma disecante (dissecting aneurysm), dilatación localizada de una arteria, habitualmente la aorta, caracterizada por disección longitudinal entre las capas externa y media de la pared vascular. La sangre penetra por un desgarro de la cubierta íntima del vaso y separa los elementos elásticos y fibromusculares debilitados de la capa media, lo que da lugar a la formación de espacios quísticos llenos de sustancia fundamental. La rotura de un aneurisma disecante puede resultar mortal en menos de 1 hora.

aneurisma fusiforme (fusiform aneurysm), dilatación localizada de una arteria en la que está distendida la totalidad de la circunferencia del vaso.

aneurisma intracraneal (intracranial aneurysm), aneurisma de cualquiera de las arterias cerebrales. Sus características son: cefalea súbita o intensa, rigidez de nuca, náuseas, vómitos y, a veces, pérdida de conocimiento. La ruptura de un aneurisma intracraneal provoca la muerte en un 50% de los casos, y en los supervivientes se presentan recidivas con frecuencia.

aneurisma micótico (mycotic aneurysm), dilatación local en la pared de un vaso sanguíneo producida por el crecimiento de un hongo, que aparece habitualmente como complicación de una endocarditis bacteriana.

aneurisma racemoso (racemose aneurysm), dilatación llamativa de vasos sanguíneos alargados y tortuosos que pueden formar un tumor.

aneurisma saculado (saccular aneurysm), dilatación localizada de una arteria en la que solamente está distendida una pequeña área del vaso en forma de hinchazón o protrusión que recuerda un saco.

aneurisma varicoso (varicose aneurysm), proyección en forma de saco llena de sangre que conecta una arteria y una o varias venas, y que se forma a partir de una dilatación localizada de vasos contiguos.

aneurisma ventricular (ventricular aneurysm), dilatación o protrusión sacular localizada en la pared del ventrículo izquierdo, que se desarrolla con mayor frecuencia después de un IM. En respuesta a los cambios inflamatorios del infarto se forma tejido cicatricial. Este tejido debilita el miocardio, permitiendo el abombamiento de sus paredes hacia fuera cuando se contrae el ventrículo.

aneurismectomía (aneurysmectomy), extirpación quirúrgica de un aneurisma.

anexectomía (adnexectomy), extirpación quirúrgica de estructuras accesorias.

anexitis (adnexitis), inflamación de los órganos anexiales del útero.

anexopexia (adnexopexy), procedimiento quirúrgico por el que las trompas de Falopio y el útero se elevan y se fijan a la pared abdominal.

aneyaculación (anejaculation), falta de eyaculación de semen desde el meato urinario durante el coito.

ANF (ANF), **1.** siglas de *American Nurses Foundation.* **2.** siglas de *Australian Nursing Federation.*

anfetaminas (amphetamines), grupo de estimulantes del sistema nervioso entre los que se incluyen la anfetamina y sus congéneres químicos dextroanfetamina y metanfetamina, que son objeto frecuente de abuso debido a su capacidad de mantener la vigilia, de provocar euforia y de fomentar el adelgazamiento.

anficarion (amphikaryon), núcleo que contiene un número diploide de cromosomas.

anfigenético (amphigenetic), **1.** producido por la unión de gametos de ambos sexos. **2.** bisexual; que posee tanto tejido ovárico como testicular.

anfigonadismo (amphigonadism), hermafroditismo verdadero; presencia en el mismo individuo de tejido tanto ovárico como testicular.

anfigonia (amphigony), reproducción sexual.

anfimixis (amphimixis), **1.** la unión de las células germinales en la reproducción sexual. **2.** unión e integración de los impulsos libidinosos orales, anales y genitales en el desarrollo de la heterosexualidad.

anfipático (amphipathic), relativo a una molécula que posee dos extremos con características diferentes, como puede ser un detergente, que tiene un extremo polar (hidrofílico) y un extremo no polar (hidrofóbico), pero cuya longitud es suficiente como para que cada uno de los extremos manifieste sus propias características de solubilidad.

anfiteatro (theater), **1.** quirófano o serie de quirófanos. **2.** local grande utilizado para conferencias y demostraciones.

anfotericina B (amphotericin B), fármaco antifúngico. Su uso, por vía tópica o sistémica, está indicado en el tratamiento de las infecciones fúngicas.

anfoterismo (amphoterism), cualidad de un compuesto químico que le permite actuar como ácido o como base.

angeítis cutánea nodular (nodular cutaneous angiitis), proceso inflamatorio de pequeñas arterias que se acompaña de lesiones dérmicas.

angélica (angelica), planta que pertenece a la familia del perejil que crece en Islandia y en diferentes regiones nórdicas. Esta planta se utiliza para el tratamiento de la pirosis, el cólico, la disminución del flujo sanguíneo a las extremidades, la bronquitis, la disminución del apetito, la psoriasis y el vitíligo. También se puede usar como antiséptico.

angina (angina), **1.** sensación de ahogo o constricción espasmódica secundaria a un aporte insuficiente de oxígeno al miocardio, en general por una coronariopatía. **2.** término que describe diversas enfermedades que se caracterizan por sensación de ahogo o sofocación o por opresión y dolor.

angina de decúbito (decubitus angina), trastorno caracterizado por ataques periódicos de dolor cardíaco que aparecen cuando el paciente está tumbado.

angina de Ludwig (Ludwig's angina), [Wilhelm F. von Ludwig, cirujano alemán, 1790-1865], forma grave de celulitis en la región de la glándula submandibular. El edema inflamatorio puede distorsionar el suelo de la boca y dificultar la deglución.

angina de pecho (angina pectoris), dolor torácico paroxístico cuyo origen suele ser la anoxia miocárdica debida a aterosclerosis de las arterias coronarias. El dolor generalmente se irradia hacia la cara interna del brazo izquierdo, y se acompaña frecuentemente de sensación de ahogo y de muerte inminente.

angina de Prinzmetal (Prinzmetal's angina), [Myron Prinzmetal, cardiólogo estadounidense, 1908-1994], dolor costal causado por un espasmo arterial coronario reversible e intenso. Se asocia con elevación del segmento S-T que revierta a la normalidad en pocos minutos. La elevación del segmento S-T indica oclusión total de la arteria coronaria epicárdica.

angina diftérica (diphteritic sore throat), inflamación de la faringe y la laringe causada por la infección con *Corynebacterium diphteriae.*

angina estable (stable angina), angina de pecho en la que los ataques se producen con una frecuencia y duración previsible, y que son precipitados por situaciones como el ejercicio o el estrés emocional, que aumentan la demanda miocárdica de oxígeno.

angina estreptocócica (streptococcal angina), trastorno en el cual se producen sensaciones de obstrucción, asfixia y dolor, como resultado de una infección estreptocócica.

angina herpética (herpetic sore throat), inflamación herpética que se desarrolla en la región de la faringe.

angina increscendo (crescendo angina), forma de dolor anginoso asociado a cambios isquémicos en el ECG caracterizada por un aumento de la frecuencia, provocación, intensidad o carácter.

angina indolora (angina sine dolore), episodio no doloroso de insuficiencia coronaria.

angina inestable (unstable angina), forma de dolor precordial que a veces precede al infarto agudo de micardio. Tiene un comienzo brusco, empeora repentinamente y suele recurrir de forma intermitente durante días o semanas. Posee un pronóstico peor a corto plazo que la angina estable de esfuerzo. Aproximadamente un tercio de los pacientes con angina inestable sufren un infarto de miocardio en los tres meses siguientes.

angina intestinal (intestinal angina), insuficiencia vascular crónica del mesenterio producida por arteriosclerosis, de la que resulta una isquemia del músculo liso del intestino delgado.

angina mesentérica (mesenteric angina), dolor y molestias intensas después de una comida debidos a la reducción del flujo sanguíneo y la falta asociada de oxígeno por estenosis en los orígenes del tronco celíaco y de la arteria mesentérica.

angina preinfarto (preinfartction angina), angina de pecho que sucede antes de un infarto de miocardio.

angina vasoespástica (vasospastic angina), dolor torácico de origen miocárdico isquémico causado por espasmos de las arterias coronarias. Tiene características diferentes a las de la angina de esfuerzo.

angioblasto (angioblast), **1.** tejido embrionario mesenquimatoso del que derivan las células sanguíneas y los vasos sanguíneos. **2.** célula formadora de vasos.

angioblastoma (angioblastoma), tumor de los vasos sanguíneos del cerebro.

angioblastoma cerebeloso (cerebellar angioblastoma), tumor del cerebelo formado por una masa de vasos sanguíneos. Puede ser quístico y se asocia con frecuencia a la enfermedad de Hippel-Lindau.

angiocardiografía (angiocardiography), método por el que se realiza una radiografía del corazón y de sus grandes vasos. Se realiza mediante la inyección directa en el corazón de un medio de contraste radiopaco por mediación de un catéter introducido a través de las venas cubital anterior o femoral. Se obtienen radiografías cuando el contraste atraviesa el corazón y los grandes vasos.

angiocardiografía con radionúclidos (radionuclide angiocardiography), exploración radiográfica de los vasos sanguíneos cardíacos tras la administración intravenosa de un radiofármaco.

angiocardiograma (angiocardiogram), serie de imágenes radiográficas producidas por la angiocardiografía.

angiocardiopatía (angiocardiopathy), enfermedad de los vasos sanguíneos del corazón.

angiocarditis (angiocarditis), inflamación del corazón y los grandes vasos sanguíneos.

angiocatéter (angiocatheter), tubo hueco y flexible que se inserta en los vasos sanguíneos para extraer o perfundir líquidos.

angiocondroma (angiochondroma), tumor cartilaginoso caracterizado por una formación excesiva de los vasos sanguíneos.

angioedema (angioedema), inflamación dérmica, subcutánea o submucosa aguda, indolora y de corta duración. Puede afectar a la cara, el cuello, los labios, la laringe, las manos, los pies, los genitales o las vísceras. Puede ser hereditario o deberse a una alergia alimentaria o a fármacos, infección, estrés emocional o reacción a productos hemáticos.

angioedema hereditario (hereditary angioedema), trastorno dominante autosómico hereditario caracterizado por la aparición episódica de edema sin fóvea que afecta a cualquier parte del cuerpo.

angioespasmo (angiospasm), constricción brusca y transitoria de un vaso sanguíneo.

angiofibroma (angiofibroma), angioma que contiene tejido fibroso.

angiofibroma nasofaríngeo (nasopharyngeal angiofibroma), tumor benigno de la nasofaringe compuesto de tejido conjuntivo fibroso con muchos espacios vasculares. Sus síntomas típicos son: obstrucción nasal y de la trompa de Eustaquio, lenguaje gangoso y disfagia.

angiogénesis (angiogenesis), formación de vasos sanguíneos nuevos, mediante un proceso controlado por sustancias químicas generadas en el organismo y que estimulan a los vasos o forman vasos nuevos. La angiogénesis desempeña un importante papel en el crecimiento y la diseminación del cáncer. También se produce angiogénesis en el organismo sano durante la cicatrización de las heridas y para recuperar el flujo de sangre a los tejidos tras una lesión.

angiogenina (angiogenin), proteína que media la formación de vasos sanguíneos. Se utiliza experimentalmente para estimular el desarrollo de nuevos vasos sanguíneos en la cicatrización de heridas, en los ictus y en la enfermedad de arterias coronarias.

angioglioma (angioglioma), tumor muy vascularizado compuesto de neuroglía.

angiografía (angiography), visualización radiográfica de la anatomía interna del corazón y de los vasos sanguíneos después de la introducción de un medio de constraste radiopaco intravascular.

angiografía cerebral (cerebral angiography), técnica de rayos X para la visualización del sistema vascular cerebral mediante la inyección de una sustancia de contraste radiopaco.

angiografía digital (digital angiography), técnica para producir imágenes radiográficas mejoradas por ordenador del corazón y los grandes vasos.

angiografía digital de sustracción intravenosa (ASD-i.v.) (intravenous digital substraction angiography [IV-DSA]), forma de angiografía en la que se inyecta un contraste radiopaco en una vena con el fin de visualizar las arterias del cuerpo.

angiografía periférica (peripheral angiography), estudio de los vasos sanguíneos periféricos mediante una radiografía tras inyectar un contraste radiopaco en la circulación.

angiografía por sustracción digital (DSA) (digital subtraction angiography [DSA]), método por el que las imágenes de rayos X de los vasos sanguíneos llenos de material de contraste son digitalizadas y después retiradas de las imágenes almacenadas antes de la administración del contraste. El método aumenta el contraste entre los vasos y el fondo.

angiografía por tomografía computarizada (computed tomography angiography), uso de la TC para visualizar los vasos sanguíneos del corazón.

angiografía pulmonar (pulmonary angiography), estudio radiográfico de los vasos sanguíneos de los pulmones tras inyectar un medio opaco de contraste en la circulación pulmonar. Se utiliza para detectar émbolos pulmonares.

angiografía renal (renal angiography), exploración radiológica de la arteria renal y de los vasos sanguíneos asociados tras la inyección de un medio de contraste.

angiografía selectiva (selective angiography), procedimiento gráfico que permite la visualización selectiva de la aorta, los sistemas arteriales mayores o un vaso en particular. Se realiza a través de un catéter percutáneo. Se inyectan unos mililitros de sustancia radiopaca cuando el catéter está colocado.

angiografía vertebral (vertebral angiography), estudio diagnóstico de la circulación sanguínea en la región vertebral tras la inyección de un medio radiopaco.

angiógrafo (angiograph), aparato esfigmográfico que registra los patrones de las ondas del pulso.

angiograma (angiogram), imagen radiográfica de un vaso sanguíneo tras inyección de un medio de contraste dentro de los vasos.

angiograma aórtico (aortic angiogram), conjunto de imágenes radiográficas de la aorta tomadas tras la inyección de un medio de contraste yodado.

angiolipoma (angiolipoma), neoplasia benigna que contiene vasos y tejido adiposo.

angioma (angioma), tumor benigno constituido fundamentalmente por vasos sanguíneos (hemangioma) o por vasos linfáticos (linfangioma). La mayoría de los angiomas son congénitos; algunos, como los hemangiomas cavernosos, desaparecen de forma espontánea.

angioma arácneo (spider angioma), forma de telangiectasia caracterizada por un punto rojo central, elevado, con el tamaño de una cabeza de alfiler, a partir del cual irradian pequeños vasos sanguíneos.

angioma arterial racemoso (angioma arteriale racemosum), neoplasia vascular que se caracteriza inicialmente por el entrecruzamiento de muchos vasos sanguíneos pequeños, neoformados y dilatados.

angioma arteriovenoso cerebral (arteriovenous angioma of the brain), tumor congénito formado por un ovillo de arterias y de venas generalmente dilatadas y dispuestas en forma de espiral, con islotes de tejido cerebral esclerosado y, en ocasiones, células cartilaginosas.

angioma cereza (cherry angioma), tumor vascular cutáneo pequeño, rojo brillante, claramente circunscrito. Generalmente se observa en el tronco, aunque puede hallarse en cualquier lugar del cuerpo. Es una lesión muy frecuente.

angioma cutáneo (angioma cutis), nevo constituido por una red de vasos sanguíneos dilatados.

angioma fisural (fissural angioma), tumor compuesto por un conjunto de vasos sanguíneos dilatados presente en las fisuras embrionarias, especialmente en un labio, en la cara o en el cuello.

angioma serpiginoso (angioma serpiginosum), enfermedad cutánea que se caracteriza por la presencia de anillos constituidos por pequeñas formaciones vasculares que aparecen como puntos rojos.

angioma simple (simple angioma), tumor formado por una red de pequeños vasos o de capilares distendidos rodeados de tejido conjuntivo.

angioma telangiectásico (telangiectatic angioma), tumor constituido por vasos sanguíneos dilatados.

angiomatosis (angiomatosis), trastorno caracterizado por la presencia de numerosos tumores vasculares.

angiomatosis bacilar (bacillary angiomatosis), trastorno causado por la infección por microorganismos del género *Bartonella,* que se caracteriza por la aparición de múltiples angiomas. El agente infeccioso se asocia con el contacto con gatos de corta edad infectados con pulgas, y se sabe que también es la causa de la fiebre por arañazo de gato. Se manifiesta en personas con inmunodeficiencia celular, que presentan pequeñas lesiones cutáneas similares a los hemangiomas, pero puede también afectar a los ganglios linfáticos y a las vísceras. Las lesiones cutáneas se confunden muy frecuentemente con las producidas por el sarcoma de Kaposi.

angiomioma (angiomyoma), tumor constituido por elementos de tejido vascular y muscular.

angiomiosarcoma (angiomyosarcoma), tumor que contiene elementos de tejido vascular, muscular y conjuntivo.

angiopatía (angiopathy), enfermedad de los vasos sanguíneos.

angiopatía cerebral amiloidea (cerebral amyloid angiopathy), amiloidosis vascular que afecta a las pequeñas y medianas arterias de las leptomeninges y la corteza cerebral, produciendo microinfartos o hemorragias. Puede ser asintomática o producir ictus hemorrágicos o demencia.

angioplastia (angioplasty), reconstrucción de los vasos sanguíneos dañados por una enfermedad o lesión.

angioplastia con balón (balloon angioplasty), método de dilatación o reapertura de un vaso sanguíneo obstruido mediante la introducción en él de un pequeño catéter seguido por un balón. Después se infla el balón para comprimir las lesiones arterioscleróticas contra las paredes vasculares para ensanchar la luz y facilitar el flujo sanguíneo.

angioplastia coronaria transluminal percutánea (ACTP) (percutaneous transluminal coronary angioplasty [PTCA]), técnica en el tratamiento de la cardiopatía coronaria aterosclerótica en la cual algunas placas en las arterias del corazón son aplanadas contra las paredes arteriales con resultado de aumento de la circulación. El procedimiento implica deslizar un catéter a través del vaso hasta la placa aterosclerótica e inflar y desinflar un pequeño balón en el extremo del catéter varias veces, retirando después el catéter. El procedimiento se realiza bajo visualización radiográfica o ecográfica.

angioplastia láser (laser angioplasty), apertura de una arteria ocluida mediante energía láser aplicada localmente a través de una sonda de fibra óptica.

angioplastia renal transluminal percutánea (ARTP) (percutaneous transluminal renal angioplasty [PTRA]), angioplastia transluminal percutánea para aumentar la luz de una arteria renal esclerótica, preservar la función renal y tratar la hipertensión vasculorrenal.

angioplastia transluminal percutánea (ATP) (percutaneous transluminal angioplasty [PTA]), técnica para dilatar los vasos sanguíneos en el tratamiento de la enfermedad arterial periférica. Bajo control fluoroscópico se introduce un catéter, con balón inflable en la punta, en el interior de la arteria estenosada y se infla el balón. El balón inflado puede dilatar la arteria mediante el estiramiento de sus fibras elásticas o aplanando la placa de ateroma.

angioqueratoma (angiokeratoma), neoplasia cutánea vascularizada que se caracteriza por la presencia de ovillos de vasos sanguíneos dilatados, con formaciones verrucosas agrupadas y engrosamiento de la epidermis. Aparece sobre todo en el escroto y en el dorso de los dedos de las manos y de los pies.

angioqueratoma circunscrito (angiokeratoma circumscriptum), trastorno cutáneo infrecuente que se caracteriza por la presencia de pápulas y nódulos bien definidos distribuidos en pequeñas placas en las piernas o en el tronco.

angioqueratoma corporal difuso (angiokeratoma corporis diffusum), enfermedad familiar infrecuente en la que se produce un depósito de glucolípidos en muchas partes del cuerpo y en especial en los vasos sanguíneos, dando lugar a trastornos vasomotores, urinarios y cutáneos y originando en algunos casos alteraciones musculares. Los signos característicos de esta enfermedad son dilatación de los vasos en las «regiones del bañador», edema, hipertensión, cardiomegalia, sobre todo con hipertrofia del ventrículo izquierdo, nodularidad difusa de la piel, presencia de cilindros de albúmina, eritrocitos y leucocitos en la orina y vacuolas en los haces musculares.

angiorrafia (angiorrhaphy), reparación mediante sutura de cualquier tipo de vaso sanguíneo.

angiorresonancia magnética (magnetic resonance angiography), uso de pulsos especiales de RM para visualizar el sistema vascular e identificar regiones de ausencia de flujo sanguíneo.

angiosarcoma (angiosarcoma), tumor maligno infrecuente que está constituido por tejido endotelial y fibroblástico que prolifera y termina rodeando los vasos.

angiosclerosis (angiosclerosis), engrosamiento y endurecimiento de las paredes de los vasos sanguíneos.

angioscopio (angioscope), tipo de microscopio que permite la inspección de los vasos capilares.

angiostrongiliasis (angiostrongyliasis), infección por una especie de *Angiostrongylus*. La infección se produce tras la ingesta de huéspedes crudos o poco cocinados, como caracoles, gambas o cangrejos. Las larvas de *A. cantonensis* emigran hacia el SNC y producen una meningitis eosinofílica.

Angiostrongylus *(Angiostrongylus)*, género de nematodos parasitarios; se conocen dos especies, *A. cantonensis* y *A. costariscensis*, que normalmente infectan a los animales pero que pueden causar angiostrongiliasis en los seres humanos.

angiotensina (angiotensin), polipéptido que circula por la sangre produciendo vasoconstricción, aumento de la presión arterial y liberación de aldosterona de la corteza suprarrenal. La angiotensina se forma por acción de la renina sobre el angiotensinógeno, que es una alfa-2-glucoproteína sintetizada en el hígado y que circula constantemente por el torrente sanguíneo.

angiotensinógeno (angiotensinogen), glucoproteína sérica sintetizada en el hígado que es el precursor de la angiotensina.

angitis (angiitis), inflamación de un vaso, principalmente de un vaso sanguíneo o linfático.

angor (angor), estado de sufrimiento extremado; suele ocurrir en la angina intestinal o en la angina de pecho o durante un ataque brusco de ceguera.

angstrom (Å) (angstrom [Å]), [Anders Jonas Angström, físico sueco, 1814-1874], unidad de medida de longitud que equivale a 0,1 nanometros (1/10.000.000 metros) o 10^{-10} metros.

anguílula (eelworm), nematodo, en especial cualquiera de los diversos pequeños gusanos redondos de vida libre o parásitos de plantas.

angulación (angulation), **1.** configuración o formación angular. **2.** disciplina consistente en la medición precisa de los ángulos que se aplica en el dibujo lineal y en las mediciones agrarias. **3.** (en radiografías) dirección de la fuente primaria de radiación en relación con el objeto que va a ser radiografiado y con la película que se va a utilizar para registrar su imagen.

angulación horizontal (horizontal angulation), (en odontología) ángulo medido dentro del plano oclusivo al que se dirige el haz de rayos X primario en relación con una referencia en el plano vertical o sagital.

angulación vertical (vertical angulation), (en odontología) ángulo medido en el plano vertical con el cual se proyecta el haz central de rayos X en relación a una referencia en el plano horizontal o de oclusión.

ángulo (angle), **1.** espacio formado por la intersección de dos líneas, planos o bordes. La divergencia de las líneas, de los planos o de los bordes se puede medir en grados de un círculo. **2.** (en anatomía y en fisiología) relación geométrica entre las superficies de las estructuras corporales y las posiciones que se ven modificadas por los movimientos.

ángulo acetabular (acetabular angle), ángulo entre la línea acetabular y la línea de Hilgenreiner, que suele medir entre 27 y 30° en la cadera de los neonatos. Se emplea para valorar radiológicamente la displasia congénita de la cadera.

ángulo agudo (acute angle), todo ángulo de menos de 90 grados.

ángulo cavosuperficial (cavosurface angle), (en odontología) ángulo formado por la unión de la pared de una cavidad preparada con la superficie externa del diente.

ángulo centro-borde de Wiberg (centre-edge angle of Wiberg), el ángulo formado por una línea perpendicular a una línea de referencia que pasa por el centro de la cabeza del fémur y a una línea que conecta el centro de la cabeza del fémur y el borde superior del acetábulo; se utiliza en la evaluación radiográfica de la cadera y un valor inferior a 20 grados es indicativo de displasia de cadera.

ángulo cervicodiafisario (neck shaft angle), ángulo creado por la intersección de una línea que pasa por la diáfisis femoral con otra que atraviesa la cabeza y el cuello femorales.

ángulo costofrénico (CF) (costophrenic [CP] angle), ángulo de la base de los pulmones donde confluyen el diafragma y la pared torácica.

ángulo costovertebral (ACV) (costovertebral angle [CVA]), uno de los dos ángulos que delimita un espacio sobre los riñones. El ángulo está formado por el trayecto curvo hacia fuera y hacia abajo de la costilla más inferior y la línea vertical de la propia columna vertebral.

ángulo de Bennett (Bennett angle), [Norman G. Bennett, odontólogo inglés, 1870-1947], ángulo formado por el plano sagital y la trayectoria de avance del cóndilo durante el movimiento lateral del maxilar inferior visto en el plano horizontal.

ángulo de convergencia (angle of convergence), ángulo formado entre el eje visual de un ojo enfocado sobre un objeto y la línea media.

ángulo de exposición (exposure angle), ángulo de un arco descrito por el movimiento de un tubo de rayos X y la placa durante una tomografía. El ángulo de exposición influye en el grosor de la sección tomográfica: los ángulos pequeños producen secciones gruesas.

ángulo de giro (flip angle), en RM, magnitud de la rotación del vector de magnetización macroscópico producida por un pulso de radiofrecuencia con respecto a la dirección del campo magnético estático.

ángulo de incidencia (angle of incidence), ángulo con el que una fuente de ultrasonidos incide sobre una interfase situada entre dos tipos diferentes de tejidos, como la superficie de contacto entre el hueso y el músculo.

ángulo de iris (angle of iris), ángulo formado entre la córnea y el iris en la periferia de la cámara anterior del ojo. El humor acuoso drena normalmente a través de este ángulo, el cual puede estar bloqueado en el glaucoma.

ángulo de la mandíbula (angle of mandible), ángulo que se forma entre el cuerpo y la rama de la mandíbula. Se utiliza para medidas cefalométricas de las radiografías de cráneo.

ángulo de Louis (angle of Louis), [Pierre Charles Alexandre Louis, médico francés 1787-1872], ángulo formado por el manubrio y el cuerpo del esternón.

ángulo de reducción o alineación (carrying angle), ángulo formado por el húmero y el radio al articularse.

ángulo de refracción (angle of refraction), ángulo entre un rayo refractado y la perpendicular a la superficie del medio refractante.

ángulo de torsión (torsion angle), ángulo entre los ejes de dos porciones diferentes de los huesos largos, como entre la cabeza y cuello del fémur y el eje longitudinal.

ángulo de Treitz (angle of Treitz), [Wenzel Treitz, médico checo, 1819-1872], curva pronunciada que forma la unión del duodeno y el yeyuno.

ángulo del soporte oclusivo (occlusal rest angle), (en odontología) ángulo formado entre el soporte oclusivo y el conector perpendicular menor.

ángulo esplénico (splenic flexure), flexura izquierda del colon delimitando la unión entre el segmento transversal y el descendente cerca del bazo.

ángulo facial (facial angle), expresión antropométrica del grado de protrusión de la región inferior de la cara que se evalúa midiendo la inclinación del plano facial respecto del plano de referencia horizontal.

ángulo guía incisal de protrusión (protrusive incisal guide angle), (en odontología) inclinación de la guía incisional en el plano sagital.

ángulo guía incisal lateral (lateral incisal guide angle), (en odontología) inclinación de la guía incisal en el plano frontal.

ángulo incisal (incisal angle), grado de inclinación entre el plano axis-órbita y la superficie de los dientes incisivos del maxilar superior.

ángulo incisivo mandibular de Frankfurt (AIMF) (Frankfort-mandibular incisor angle [FMIA]), (en odontología) prominencia del incisivo de la mandíbula inferior con respecto al plano horizontal de Frankfurt.

ángulo Q (Q angle), ángulo formado entre el músculo cuádriceps y la rótula. El ángulo Q determina el desplazamiento de la rótula a través de la tróclea del fémur. A medida que el ángulo aumenta se incrementan las posibilidades de problemas derivados de la compresión rotuliana.

ángulo sinfisial (symphyseal angle), el ángulo del mentón, que puede ser prominente, recto o hundido, según el tipo.

ángulo uretral (urethral angle), ángulo que forma la uretra al salir del cuello vesical.

angulo uretrovesical (urethrovesical angle), ángulo creado en la unión de la pared vesical y la uretra.

ángulo visual (visual angle), ángulo que existe entre dos líneas que van desde los extremos de un objeto al que se mira, hasta el punto nodal del ojo.

ángulos laterales del recto (lateral flexures of rectum), las tres curvas laterales del recto.

anhedonia (anhedonia), incapacidad para sentir placer o satisfacción a partir de experiencias que por lo común resultan placenteras. Suele ser una característica de una depresión mayor y esquizofrenia.

anhidrasa (anhydrase), enzima que cataliza la eliminación de moléculas de agua de determinados compuestos, como la anhidrasa carbónica, que deshidrata el ácido carbónico, controlando así la cantidad de éste en sangre y pulmones.

anhidrasa carbónica (carbonic anhydrase), enzima que contiene zinc y participa en la hidratación del dióxido de carbono, pasando a ácido carbónico en los hematíes, de forma que pueda ser transportado desde las células tisulares hasta los pulmones.

anhídrido (anhydride), compuesto químico derivado de la eliminación de las moléculas de agua de una sustancia, sobre todo un ácido.

anhidro (anhydrous), ausencia de agua.

anhidrosis (anhidrosis), trastorno caracterizado por una transpiración insuficiente.

anhidrótico (anhidrotic), **1.** relativo o concerniente a la anhidrosis. **2.** agente que reduce o suprime la sudoración.

anictérico (anicteric), relativo a la ausencia de ictericia.

anideo (anideus), producto de la concepción rudimentario y anómalo que consiste en una simple masa redondeada, con escasa apreciación de las partes corporales.

anideo embrionario (embryonic anideus), blastodermo en el que no se desarrollan la prolongación axial de la línea ni del surco primitivos.

anidulafungina (anidulafungin), antifúngico sistémico empleado para el tratamiento de *Candida albicans, C. glabrata, C. parapsilosis* y *C. tropicalis.*

anilina ($C_6H_5NH_2$) (aniline [$C_6H_5NH_2$]), líquido venenoso incoloro, de aspecto oleoso, de olor intenso y de sabor picante, que se extraía inicialmente de las hojas del añil y que en la actualidad se sintetiza utilizando nitrobenceno para la fabricación de los colorantes anilínicos. Los trabajadores expuestos a anilina tienen riesgo de desarrollar metahemoglobulinemia y depresión de la médula ósea.

anilingus (anilingus), estimulación sexual del ano con la lengua o los labios.

anilismo (anilism), intoxicación provocada por compuestos de anilina. Entre los síntomas más habituales se encuentran cianosis, debilidad, sudores fríos, pulso irregular, dificultad respiratoria, coma, convulsiones y posible insuficiencia cardíaca brusca.

anillar (anneal), proceso por el cual dos hebras separadas de ácido nucleico interaccionan para formar una molécula dúplex, a menudo mediante el empleo de una técnica relacionada de calentamiento y enfriamiento controlados.

anillo (anulus), cualquier estructura circular, como el borde externo de un disco intervertebral.

anillo (ring), **1.** banda circular que rodea una abertura central. **2.** enlace de átomos en forma de cadena cerrada.

anillo cervical (neck ring), anillo de metal situado en el cuello de la ortesis cervicotoracolumbosacra. Está abierto por detrás para facilitar la colocación y la retirada de la ortesis y sirve para sujetar el molde de la garganta y los cojinetes del occipucio.

anillo ciliar (ciliary ring), pequeña banda de tejido con un surco, de unos 4 mm de ancho, que forma la parte posterior del cuerpo ciliar del ojo. Se extiende desde la ora serrata de la retina hasta los procesos ciliares.

anillo conjuntival (conjunctival ring), anillo estrecho en la unión de la conjuntiva y la periferia de la córnea.

anillo de Albl (Albl's ring), sombra visible en forma de anillo calcificado en la radiografía de un aneurisma de una arteria cerebral.

anillo de constricción (constriction ring), banda de músculo uterino contraído que forma una estenosis alrededor de parte del feto durante el parto, generalmente tras una rotura prematura de las membranas, y que a veces dificulta el parto.

anillo de Kayser-Fleischer (Kayser-Fleischer ring), [Bernhard Kayser, oftalmólogo alemán, 1869-1954; Bruno Fleischer, oftalmólogo alemán, 1874-1904], anillo pigmentado de color verde-grisáceo o rojo-dorado, patognomónico de degeneración hepatolenticular.

anillo de Lyon (Lyon's ring), tipo de uropatía congénita en mujeres en las que la estenosis submeatal o uretral distal produce enuresis, disuria e infecciones recurrentes.

anillo de retracción fisiológico (physiologic retraction ring), reborde alrededor del interior del útero que se forma durante la segunda fase del parto normal en la unión del segmento uterino inferior adelgazado y del segmento superior engrosado, como consecuencia del alargamiento progresivo de las fibras musculares del segmento inferior y del acortamiento concomitante de las fibras musculares del segmento superior.

anillo de retracción patológico (pathologic retraction ring), reborde que se puede formar alrededor del útero, en la unión de los segmentos uterinos superior e inferior, durante la segunda fase prolongada de un parto obstruido. El anillo, que puede ser visto y palpado abdominalmente, es un aviso de rotura uterina inminente.

anillo faríngeo de Waldeyer (Waldeyer's throat ring), [Heinrich W. G. von Waldeyer, anatomista alemán, 1836-1921], las amígdalas palatinas, faríngeas y linguales que rodean la faringe.

anillo fibroso (anulus fibrosus), anillo externo de colágeno en un disco intervertebral que se dispone de forma laminar alrededor de una zona más extensa de fibrocartílago.

anillo herniario (hernial ring), anillo a través del cual se produce la protrusión de una hernia, como en el caso de la dilatación del anillo inguinal interno.

anillo inguinal (inguinal ring), cualquiera de las dos aberturas del conducto inguinal; el orificio inguinal interno se abre a la pared abdominal y el orificio inguinal externo se abre a la aponeurosis del músculo oblicuo abdominal externo por encima del pubis.

anillo inguinal abdominal (abdominal inguinal ring), abertura del conducto inguinal en la pared del abdomen, a través de la cual pasa el cordón espermático en el hombre y el ligamento redondo en la mujer.

anillo inguinal externo (inguinal ring, external), anillo inguinal superficial.

anillo inguinal interno (inguinal ring, internal), anillo inguinal profundo.

anillo tendinoso común (common tendinous ring), engrosamiento de la periórbita en torno al conducto óptico y la parte central de la fisura orbital superior, en la parte posterior de la órbita ósea. Es el punto de origen de los cuatro músculos rectos.

anillos de Cabot (Cabot rings), [Richard C. Cabot, médico estadounidense, 1868-1939], cuerpos filamentosos observados en los hematíes de pacientes con anemia grave, dispuestos habitualmente en forma de espirales o anillos.

ánima (anima), **1.** el alma o la vida. **2.** ingrediente activo de un fármaco. **3.** (en psicología analítica) el verdadero ser o personalidad más interna o inconsciente de una persona, en contraposición a la parte abierta o conocida de la personalidad. **4.** (en psicología analítica) el componente femenino de la personalidad masculina.

animación (animation), **1.** un estado de ser vivo. **2.** capacidad de poner en acción una apariencia vívida de vida.

animal (animal), organismo viviente capaz de movimiento que subsiste con la degradación de sustancias orgánicas. La mayoría de los animales son capaces de moverse como resultado de las acciones del tejido nervioso y muscular, que son exclusivas de ellos.

animal de compañía (companion animal), perro, gato u otra mascota que beneficia a la salud de una persona. Los animales de compañía pueden ayudar a aliviar el estrés o desempeñar un papel más activo, como hacen los perros guía para personas ciegas y los perros entrenados para detectar los sonidos del teléfono o del timbre de la puerta para personas sordas.

animal exento de gérmenes (germ-free animal), animal de laboratorio criado en condiciones estériles, libre de exposición a microorganismos.

ánimo (animus), **1.** alma racional o activa; el principio que da animosidad a la vida. **2.** el componente masculino de la personalidad femenina. **3.** (en psiquiatría) antagonismo muy enraizado y generalmente controlado, pero que ante el estrés puede desbordarse con virulencia.

anión (anion), ion con carga negativa que en la electrólisis es atraído hacia el electrodo positivo (ánodo).

anión carboxilato bitartrato (bitartrate carboxylate anion), agente inotrópico utilizado en el tratamiento de pacientes cardiovasculares.

aniones fijos (fixed anions), aniones que no forman parte de los sistemas tampón aniónicos del organismo.

aniones tampón (buffer anions), los iones bicarbonato, proteínas y fosfatos cargados negativamente que forman los sistemas tampón del cuerpo.

aniquilación (annihilation), transformación total de la materia en energía, como sucede cuando un positrón de antimateria choca contra un electrón.

aniridia (aniridia), ausencia del iris; generalmente es una anomalía bilateral hereditaria. Con frecuencia, con el gonioscopio se observa un fragmento rudimentario del iris.

anís (anise), fruto de la planta *Pimpinella anisum.* El extracto de anís se utiliza en la preparación de carminativos y expectorantes.

Anisakis *(Anisakis),* género de nematodos de la familia Anisakidae; la especie *A. marina* es la causante habitual de anisaquiasis en los seres humanos.

anisaquiasis (anisakiasis), infección producida por un nematodo de la familia de los Anisakidae, generalmente por la especie *Anisakis marina,* que afecta a los seres humanos y a los mamíferos marinos. Normalmente, la infección en el ser humano está producida por las larvas que se encuentran en el tercer estadio de su ciclo vital, al ser ingeridas mediante el consumo de pescado crudo, como arenque.

aniseiconia (aniseikonia), anomalía ocular en la que cada ojo percibe la misma imagen con una forma y tamaño diferentes.

anismo (anismus), contracción extremada del esfínter externo del ano.

anisocariosis (anisokaryosis), variación marcada en el tamaño de los núcleos entre células del mismo tipo.

anisocitosis (anisocytosis), anomalía de la sangre caracterizada por la presencia de eritrocitos de tamaño anómalo y variable.

anisocoria (anisocoria), desigualdad del diámetro de las pupilas de los dos ojos.

anisogameto (anisogamete), gameto que difiere considerablemente en su tamaño y estructura con respecto al otro con el que se une, como el macrogameto y el microgameto de ciertos esporozoos.

anisogamia (anisogamy), conjugación sexual de gametos de diferente tamaño y estructura, como sucede en ciertas talofitas y esporozoos.

anisognatia (anisognathous), alteración en la que los arcos maxilar y mandibular son de tamaño muy diferente.

anisomastia (anisomastia), presencia de mamas de diferente tamaño.

anisometropía (anisometropia), trastorno ocular caracterizado por la existencia de una diferencia en la capacidad de refracción de los ojos.

anisopía (anisopia), situación en la que la agudeza visual de un ojo es mayor que la del otro.

anisopiesis (anisopiesis), trastorno con presión sanguínea arterial desigual a ambos lados del cuerpo.

anistreplasa (anistreplase), activador del plasminógeno empleado en el IAM para lisar los trombos de la arteria coronaria.

ANNA (ANNA), siglas de **American Nephrology Nurses Association.**

ano (anus), abertura del conducto anal en su porción terminal.

ano imperforado (imperforate anus), cualquier malformación congénita grave que afecta a la porción anorrectal del tracto gastrointestinal. La forma más frecuente es la agenesia anal, caracterizada por la terminación ciega de la ampolla rectal sobre la piel del periné. En el 80-90% de los casos existe una fístula anal. Otras variedades son la estenosis anal, en la que existe una pequeña apertura anal, y la atresia membranosa anal, en la cual la membrana anal cubre la apertura originando una obstrucción.

anodino (anodyne), fármaco que alivia el dolor.

ánodo (anode), electrodo en el cual ocurre la oxidación.

anodoncia parcial (partial anodontia), ausencia parcial de dientes. Es una afección congénita relativamente frecuente caracterizada por la ausencia de uno o más dientes debida a la falta de su esbozo, que rara vez se asocia con otras anomalías.

anodontia (anodontia), defecto congénito caracterizado por la ausencia de alguno o de todos los dientes. Este término se suele aplicar a casos en los que faltan la mayor parte de los dientes y no se reconocen folículos dentarios.

anomalía (abnormality), estado que se aleja de las normas culturales o científicas comúnmente aceptadas.

anomalía (anomaly), **1.** desviación de lo que se considera normal. **2.** malformación congénita, como la ausencia de una extremidad o la presencia de un dedo supernumerario.

anomalía cardíaca congénita (congenital cardiac anomaly), cualquier anomalía o defecto estructural o funcional del corazón o de los grandes vasos que existe desde el nacimiento. Las cardiopatías congénitas se clasifican en cianóticas, en las que la sangre desoxigenada se mezcla con la oxigenada en la circulación sistémica, y acianóticas, en las que no se produce dicha mezcla. Los síntomas físicos generales de estas alteraciones fisiopatológicas son retraso del crecimiento, disminución de la tolerancia al ejercicio, infecciones respiratorias recurrentes, disnea, taquipnea, taquicardia, cianosis, hipoxia tisular y soplos, todos ellos de diferente gravedad dependiendo del tipo y del grado de la anomalía.

anomalía congénita (congenital anomaly), cualquier anomalía presente al nacimiento, en particular una de tipo estructural, que puede ser heredada genéticamente, adquirida durante la gestación o producida durante el parto.

anomalía de desarrollo (developmental anomaly), defecto congénito resultante de una interferencia durante el crecimiento y la diferenciación normales del feto.

anomalía de Ebstein (Ebstein's anomaly), [Wilhelm Ebstein, médico alemán, 1836-1912], defecto cardíaco congénito en el que la válvula tricúspide está desplazada hacia abajo en el ventrículo derecho. La anomalía se asocia a menudo con comunicación auricular derecha-izquierda y con el síndrome Wolff-Parkinson-White.

anomalía de May-Hegglin (May-Hegglin anomaly), raro trastorno dominante autosómico hereditario de las células sanguíneas caracterizado por trombocitopenia y granulocitos con inclusiones citopáticas que contienen ácido ribonucleico, coloreadas de azul, similares a los cuerpos de Döhle.

anomalía de Pelger-Huët (Pelger-Huët anomaly), [Karel Pelger, médico holandés, 1885-1931; G. J. Huët, médico holandés, 1879-1970], trastorno hereditario caracterizado por la presencia de granulocitos con material nuclear inusualmente grueso y núcleos con forma de pera o cacahuete.

anomalía del complemento (complement abnormality), trastorno poco frecuente caracterizado por deficiencias o disfunciones de cualquiera de los once componentes funcionales de las proteínas enzimáticas del plasma sanguíneo. Los componentes se numeran de C1 a C11. Los pacientes con anomalías del complemento pueden ser más susceptibles a las infecciones y las enfermedades vasculares del colágeno.

anomalía dental (dental anomaly), malformación en la que uno o más dientes se desvían de la normalidad en cuanto a forma, función o posición.

anomalía dentofacial (dentofacial anomaly), anomalía en la que una estructura oral o maxilar se desvía de lo normal en forma, función o posición.

anomalía disgnática (dysgnathic anomaly), anomalía que afecta al maxilar superior, al inferior o a ambos.

anomalía potencial de la tolerancia a la glucosa (potential abnormality of glucose tolerance), categoría en la que están incluidas las personas que nunca han tenido una tolerancia anormal a la glucosa, pero que tienen un riesgo elevado de padecer diabetes o una alteración de la tolerancia a la glucosa. Los factores asociados a un mayor riesgo de padecer DM de tipo 1 son la presencia de anticuerpos circulantes contra las células de los islotes, ser gemelo monocigótico o hermano de un paciente con DM tipo 1 y ser descendiente de un paciente con DM tipo 1. Los factores asociados a un aumento del riesgo de diabetes mellitus tipo 2 son ser familiar de primer orden de un paciente con DM tipo 2 (sobre todo en una familia en la que hay varias generaciones de diabéticos tipo 2), dar a luz a un neonato que pese más de 4,086 kilogramos, ser miembro de un grupo racial o étnico con una alta prevalencia de diabetes, como grupos americanos nativos, y ser un adulto obeso.

anomalía previa de la tolerancia a la glucosa (previous abnormality of glucose tolerance), categoría anticuada que incluye a las personas que han presentado anteriormente hiperglucemia diabética o intolerancia a la glucosa, pero cuyas cifras de glucemia en ayunas han vuelto a la normalidad.

anomalías de intervalo (range abnormalities), incertidumbres sobre el intervalo real a partir del cual se originan las señales Doppler o señales de eco. En los instrumentos Doppler pulsados, una alta frecuencia de repetición de pulsos puede dar lugar a incertidumbres en la determinación del intervalo.

anomalías del lenguaje (speech abnormalities), funciones anómalas o dificultades del lenguaje.

anomia (anomia), forma de afasia que se caracteriza por la incapacidad para nombrar los objetos. La comprensión y la repetición no están alterados.

anomia (anomie), estado de apatía, aislamiento, ansiedad, desorientación personal y desasosiego debido a la pérdida de los valores y normas sociales y de los objetivos previamente valorados.

anoniquia (anonychia), ausencia de uñas.

Anopheles (Anopheles), género de mosquito, muchas de cuyas especies transmiten al ser humano los parásitos causantes del paludismo.

anopía (anopia), ceguera debida al defecto o ausencia de uno o de ambos ojos.

anoplastia (anoplasty), operación realizada para restaurar el ano.

anorexia (anorexia), ausencia o disminución del apetito.

anorexia nerviosa (anorexia nervosa), trastorno psiconeurótico que se caracteriza por un rechazo prolongado a los alimentos que da lugar a emaciación, amenorrea y trastornos emocionales en relación con la imagen corporal y que se asocia a un miedo anómalo a la obesidad.

anoréxico (anorectic), **1.** relativo o propio de la anorexia. **2.** que produce pérdida de apetito, como los anorexígenos.

anorexígeno (anorexiant), fármaco u otro tipo de agente capaz de suprimir el apetito, como las anfetaminas.

anorgasmia (anorgasmy), fracaso en lograr el orgasmo durante el coito o la masturbación.

anorquia (anorchia), ausencia congénita de uno o de ambos testículos.

anorrectal (anorectal), relativo o perteneciente a las porciones anal y rectal del intestino grueso.

anorrectoplastia sagital posterior (posterior sagittal anorectoplasty), cirugía plástica para crear un ano y un recto funcionales en niños con ano imperforado u otras malformaciones anorrectales.

anortopía (anorthopia), distorsión visual en la que las líneas rectas se ven como si fueran curvas o anguladas.

anosigmoidoscopia (anosigmoidoscopy), técnica que consiste en el examen directo con un endoscopio de la superficie del ano, el recto y el colon.

anosmia (anosmia), pérdida o trastorno del sentido del olfato. Puede aparecer de forma transitoria a consecuencia de un resfriado, de una infección respiratoria, o bien por una inflamación u otro tipo de obstrucción intranasal que impide el acceso de los olores hasta la región olfatoria. Pasa a ser permanente cuando se destruye el neuroepitelio o cualquier otra parte del nervio olfatorio como consecuencia de un traumatismo, una neoplasia o una enfermedad intracraneal, como la rinitis atrófica o la rinitis crónica asociada a enfermedades granulomatosas. En algunos casos, el cuadro se debe a factores psicológicos, como fobias o temores asociados a un olor determinado.

anosmia gustatoria (anosmia gustatoria), incapacidad para oler los alimentos.

anosmia preferencial (preferential anosmia), incapacidad para percibir ciertos olores. A menudo el trastorno se debe a factores psicológicos relacionados con un olor particular o bien con la situación en que se produce dicho olor.

anosognosia (anosognosia), trastorno caracterizado por la incapacidad real o fingida de un sujeto para percibir un defecto, especialmente una parálisis, en un lado del cuerpo. Puede explicarse por una lesión del lóbulo parietal derecho.

anotia (anotia), ausencia congénita de una o de ambas orejas.

ANOVA (ANOVA), siglas de **análisis de la varianza.**

anovaginal (anovaginal), relativo a la región perineal del ano y la vagina.

anovaria (anovarism), ausencia de los ovarios.

anovesical (anovesical), relativo al ano y la vejiga.

anovulación (anovulation), incapacidad de los ovarios para producir, hacer madurar o liberar óvulos, causada por inmadurez o posmadurez ovárica; por alteración de la función ovárica, como en el embarazo o en la lactancia; por disfunción ovárica primaria, como en la disgenesia ovárica; o bien por la existencia de una alteración de la interrelación entre el hipotálamo, la hipófisis y el ovario, como consecuencia de estrés o de una enfermedad.

anoxemia (anoxemia), deficiencia de oxígeno en la sangre.

anoxia (anoxia), trastorno caracterizado por la ausencia de oxígeno. La anoxia puede ser local o sistémica, y puede deberse a un aporte inadecuado de oxígeno al sistema respiratorio, a la incapacidad de la sangre para transportar el oxígeno a los tejidos, o bien a la incapacidad de los tejidos para absorber el oxígeno circulante.

anoxia anémica (anemic anoxia), trastorno caracterizado por un déficit de oxígeno en los tejidos corporales, debido a un descenso del número de eritrocitos o a un descenso de la cantidad de hemoglobina en sangre.

anoxia cerebral (cerebral anoxia), trastorno en el cual el oxígeno es deficiente en el tejido cerebral. Este estado, que es causado por insuficiencia circulatoria, puede existir durante no más de 4 o 6 minutos antes del comienzo del daño cerebral irreversible.

anoxia de altitud (altitude anoxia), falta de oxígeno a grandes alturas de la atmósfera.

anoxia por estancamiento (stagnant anoxia), situación en la cual el flujo sanguíneo capilar es insuficiente, lo que provoca una baja tensión del oxígeno hístico con reducción del intercambio de oxígeno.

anquilobléfaron (ankyloblepharon), adherencia entre sí de los bordes ciliares de los párpados.

anquiloglosia (ankyloglossia), restricción grave del movimiento de la lengua como consecuencia de la fusión o adhesión de ésta al suelo de la boca. La anquiloglosia parcial (también denominada frenillo corto) está causada por la existencia de un frenillo lingual que es anormalmente corto o cuya inserción está muy próxima a la punta de la lengua; esta alteración puede corregirse quirúrgicamente mediante una sencilla escisión. La anquiloglosia completa requiere una reconstrucción quirúrgica extensa de la lengua y del suelo de la boca.

anquilosado (ankylosed), relativo a la inmovilidad de una articulación secundaria a un trastorno interno o de las estructuras adyacentes.

anquilosis (ankylosis), **1.** fusión de una articulación en una posición generalmente anómala, que suele producirse por destrucción del cartílago articular y del hueso subcondral, como sucede en la artritis reumatoide. También puede producirse en pacientes inmovilizados cuando no se les proporciona un rango activo o pasivo de movimiento. **2.** fijación quirúrgica de una articulación para aliviar el dolor o proporcionar apoyo.

anquilosis artificial (artificial ankylosis), procedimiento quirúrgico en el cual dos o más partes de una articulación son fijadas para inmovilizarla.

anquilosis dental (dental ankylosis), fijación sólida de un diente que resulta de la fusión del cemento y el hueso alveolar, con obliteración de al menos una porción del ligamento periodontal.

anquilosis falsa (false ankylosis), tipo de inmovilidad articular secundaria a una inflexibilidad anómala las regiones corporales situadas por fuera de la articulación.

anquilostomiasis (ancylostomiasis), enfermedad producida por uncinarias, en particular la causada por *Ancylostoma duodenale, A. braziliense* o *A. caninum*. Las larvas entran en el huésped tras atravesar la piel y el gusano adulto vive en el intestino. El gusano adulto erosiona la pared intestinal y acaba provocando una anemia con debilitamiento importante, las manifestaciones clínicas y el tratamiento son parecidos para todos los tipos. Es posible prevenir la infección eliminando la contaminación fecal de los suelos y usando zapatos.

ANSI (ANSI), siglas de **American National Standards Institute.**

ansiedad[1] (anxiety), sensación de peligro y temor inminentes acompañada de inquietud, tensión, taquicardia y dificultad respiratoria, que no está asociada de forma necesaria a un estímulo aparente.

ansiedad[2] (anxiety), diagnóstico de enfermería aceptado por la Fifth National Conference on the Classification of Nursing Diagnoses. Se define como una sensación vaga de intranquilidad, cuyo origen es a menudo inespecífico o desconocido para el individuo.

ansiedad circunstancial (situational anxiety), estado de temor, incomodidad y ansiedad precipitado por situaciones o circunstancias nuevas o cambiantes. La ansiedad circunstancial no es anormal y no requiere tratamiento; habitualmente desaparece cuando la persona se adapta a la nueva experiencia.

ansiedad de castración (castration anxiety), **1.** temor fantástico a la lesión o pérdida de los órganos genitales, generalmente como reacción a un sentimiento reprimido de castigo ante deseos sexuales prohibidos. **2.** amenaza general a la masculinidad o feminidad de una persona, o temor irreal de lesión corporal o de pérdida de poder.

ansiedad flotante (free-floating anxiety), miedo generalizado y persistente que no se atribuye a ningún objeto, hecho o causa específicos.

ansiedad negativa (negative anxiety), (en psicología) proceso emocional y psicológico en el que la ansiedad impide la actividad normal de la persona e interrumpe su capacidad para realizar las tareas habituales de la vida diaria.

ansiedad por la separación (separation anxiety), temor y aprehensión provocados por la separación del entorno familiar y de las personas importantes. El síndrome se produce habitualmente en un lactante cuando es separado de su madre o de la figura que hace de madre, o cuando se le acerca un extraño.

ansiedad, muerte (anxiety, death), diagnóstico de enfermería aceptado por la Thirteenth National Conference on the Classification of Nursing Diagnoses (revisada en 2007). Este trastorno se define como el temor, la aprensión o el miedo en relación con la muerte.

antagonismo (antagonism), acción inhibidora entre procesos fisiológicos, como las acciones musculares. Igualmente se refiere a acciones opuestas de fármacos.

antagonismo funcional (functional antagonism), (en farmacología) situación en la que dos agonistas interactúan con diferentes receptores y producen efectos opuestos.

antagonista (antagonist), **1.** que o quien lucha con otro o se opone a él. **2.** (en fisiología) cualquier agente, como puede ser un fármaco o un músculo, que ejerce una acción opuesta a la de otro, o bien compite con él por los mismos receptores. **3.** (en odontología) diente del maxilar superior que durante la masticación o la oclusión se articula con otro diente de la mandíbula.

antagonista asociado (associated antagonist), uno de los músculos de un par o grupo de músculos que tiran en direcciones opuestas, pero cuya acción combinada produce el movimiento de una parte en una dirección.

antagonista competitivo (competitive antagonist), sustancia que interfiere con la actividad metabólica normal, compitiendo por los sitios de fijación en un sustrato o en una enzima que normalmente ataca el sustrato. El antagonista suele ser un análogo del sustrato.

antagonista de los opioides (opioid antagonist), fármacos que se utilizan primariamente para el tratamiento de la depresión respiratoria mediada por receptores mu inducida por opiáceos. El antagonista naloxona se administra por vía parenteral, mientras que la naltrexona se administra por vía oral.

antagonista del receptor H_1 (H_1 receptor antagonist), una de las múltiples sustancias que bloquean la acción de la histamina al unirse de forma competitiva al receptor H_1. Estas sustancias tienen también efectos sedantes, anticolinérgicos y antieméticos y se utilizan para el alivio de los síntomas alérgicos y como antieméticos, antivertiginosos, sedantes y antidiscinéticos en el parkinsonismo. Este grupo se denomina tradicionalmente *antihistamínicos*.

antagonista del receptor H_2 (H_2 receptor antagonist), sustancia que bloquea la acción de la histamina al unirse de forma competitiva al receptor H_2. Se utiliza para inhibir la secreción gástrica en el tratamiento de la úlcera péptica.

antagonista directo (direct antagonist), uno de un par de músculos o grupo de músculos que traccionan en direcciones opuestas y cuya acción combinada impide que la parte se mueva.

antazolina (antazoline), derivado de la etilendiamina, empleado como antihistamínico. La sal fosfato se aplica por vía tópica en los ojos como tratamiento de la conjuntivitis alérgica.

ante mórtem (ante mortem), antes de la muerte.

antebrazo (forearm), parte de la extremidad superior situada entre el codo y la muñeca. Contiene dos huesos largos, el cúbito y el radio.

antecedente (antecedent), cosa o período que precede a otros en el tiempo o en el orden.

antecedentes médicos (past health), (en la historia clínica) resumen global de la salud general de la persona hasta la fecha, incluyendo las lesiones antiguas, alergias, intervenciones quirúrgicas, inmunizaciones, hospitalizaciones, así como la historia obstétrica y psiquiátrica.

antecedentes personales y sociales (personal and social history), (en una historia clínica) resumen de los detalles personales y sociales de la vida de una persona que sirvan para identificarla. Los componentes habituales de esta parte de la historia suelen ser lugar de nacimiento, religión, raza, estado civil, número de hijos, situación militar, historia laboral y lugar de residencia.

antecubital (antecubital), relativo a la región anterior del codo.

antecurvatura (antecurvature), grado ligero de anteflexión o curvatura hacia delante.

anteflexión (anteflexion), posición anómala de un órgano, el cual presenta una marcada inclinación hacia delante y está plegado sobre sí mismo.

anteflexión uterina (uterine anteflexion), posición anómala del útero en la que el cuerpo uterino está inclinado hacia delante sobre sí mismo en la unión del istmo del cuello uterino con el segmento uterino inferior.

antehélix (antihelix), pequeño ribete curvo paralelo e interno al hélix auricular.

anteparto (antepartal), relativo al período que se extiende desde la fecundación hasta el momento del parto.

antepasado (ancestor), alguien de quien una persona es descendiente a través de la madre o el padre. El término presupone una línea de descendencia lineal directa, que excluye miembros colaterales de la familia de generaciones anteriores.

antepié (forefoot), parte del pie que incluye el metatarso y los dedos.

antepirético (antepyretic), antes de la aparición de la fiebre.

anterior (A) (anterior [A]), **1.** la parte delantera de una estructura. **2.** relativo o perteneciente a una superficie o parte que está situada o dirigida hacia delante.

anteroclusión (anterocclusion), (en odontología) tipo de maloclusión en la que los dientes del maxilar inferior se localizan por delante de su posición normal respecto a los dientes de la arcada del maxilar superior.

anteroexterno (anterolateral), relativo a una posición por delante y a cualquiera de los dos lados de otra estructura u objeto.

anterógrado (antegrade), que se mueve hacia delante o que sobresale hacia la parte frontal.

anteroinferior (anteroinferior), situado delante pero a un nivel inferior, lo mismo que la espina anteroinferior del íleon.

anteromedial (anteromedial), situado delante y en la línea media; también se denomina anterointerno.

anteroposterior (anteroposterior [AP]), desde la parte anterior hasta la parte posterior del cuerpo, término que suele hacer referencia a la dirección seguida por la fuente de rayos X.

anterosuperior (anterosuperior), situado delante pero a un nivel superior.

anteversión (anteversion), **1.** posición anómala de un órgano, en la que éste se halla inclinado hacia delante sobre su eje y se aleja de la línea media. **2.** (en odontología) inclinación excesiva de los dientes o de otras estructuras mandibulares hacia delante. **3.** angulación en el plano transversal entre el cuello y el cuerpo del fémur.

anteversión femoral (femoral anteversion), torsión hacia dentro del fémur de modo que las rodillas y los pies quedan también

A

orientados a hacia dentro. Suele observarse en niños o personas con artrosis de cadera.

anteversión uterina (uterine anteversion), posición uterina en la que el cuerpo del útero se dirige hacia delante. Los grados leves de anteversión no tienen significado clínico.

antiácido (antacid), **1.** que contrarresta la acidez. **2.** fármaco o alimento que tampona, neutraliza o absorbe el ácido clorhídrico del estómago.

antiadrenérgico (antiadrenergic), **1.** relativo al bloqueo de los efectos de los impulsos transmitidos a través de las fibras adrenérgicas posganglionares del sistema nervioso simpático. **2.** fármaco que bloquea la respuesta de los receptores alfaadrenérgicos a la noradrenalina, reduciendo el tono del músculo liso en los vasos sanguíneos periféricos y originando un aumento de la circulación periférica y una disminución de la presión arterial. Entre los alfa$_1$-bloqueantes se incluyen derivados de la ergotamina, la fenoxibenzamina, la fentolamina y el clorhidrato de tolazolina; se emplean como tratamiento de procesos como las migrañas, la enfermedad de Raynaud, el feocromocitoma, la gangrena diabética y la enfermedad muscular espástica. El bloqueo beta 1 reduce la fuerza y la frecuencia de las contracciones cardíacas y se administran en la hipertensión, la angina y las arritmias; el clorhidrato de propranolol y sus afines son ejemplos de este tipo.

antiaglutinina (antiagglutinin), anticuerpo específico que contrarresta los efectos de una aglutinina.

antiamebiano (antiamebic), relativo a una medicación que trata las infecciones por amebas.

antianabolizante (antianabolic), relativo a los fármacos u otras sustancias que inhiben o retrasan el anabolismo, tales como la división celular y la formación de tejido nuevo mediante la síntesis proteica.

antianafilaxia (antianaphylaxis), procedimiento para impedir las reacciones anafilácticas mediante inyección al paciente de pequeñas dosis desensibilizantes del antígeno.

antianémico (antianemic), **1.** relativo a una sustancia o procedimiento que compensa o previene la deficiencia de eritrocitos. **2.** agente que se utiliza para tratar o prevenir la anemia.

antianginoso (antianginal), **1.** relacionado con la reducción del consumo de oxígeno del miocardio o con el aumento del aporte de oxígeno al miocardio para la prevención de los síntomas de la angina de pecho. **2.** agente antianginoso.

antianticuerpo (antiantibody), inmunoglobulina sintetizada como consecuencia de la administración de un anticuerpo que actúa como inmunógeno. Posteriormente el antianticuerpo interacciona con el anticuerpo.

antiantitoxina (antiantitoxin), antianticuerpo que se puede formar en el organismo durante la inmunización y que inhibe o contrarresta los efectos de la antitoxina administrada.

antiarrítmico (antiarrhythmic), **1.** relativo a un procedimiento o sustancia que previene, atenúa o corrige un ritmo cardíaco anómalo. **2.** agente utilizado en el tratamiento de las arritmias cardíacas. Dos tipos de dispositivos antiarritmias son el desfibrilador y el marcapasos. Los fármacos antiarrítmicos son: el clorhidrato de lidocaína, una combinación de disopiramida, clorhidrato de procainamida y quinidina, el clorhidrato de propranolol, el isoproterenol, la atropina y los calcio antagonistas.

antiartrítico (antiarthritic), **1.** relativo a un tratamiento que alivia los síntomas de la artritis. **2.** fármaco antiartrítico.

antibacteriano (antibacterial), **1.** relativo a una sustancia que destruye las bacterias o que inhibe su crecimiento o replicación. **2.** agente antibacteriano. Los antibióticos, sintetizados químicamente o derivados de diversos microorganismos, ejercen su efecto bactericida o bacteriostático inhibiendo la síntesis de la pared celular bacteriana al actuar sobre la síntesis proteica, la síntesis de ácidos nucleicos o la integridad de la membrana celular, o bien inhibiendo ciertas vías de importancia crítica en la biosíntesis de la bacteria.

antibiótico (antibiotic), **1.** relativo a la capacidad para destruir o interferir el desarrollo de un organismo vivo. **2.** fármaco antimicrobiano, procedente de cultivos de microorganismos o producido de forma semisintética, utilizado para tratar las infecciones. Las clases de antibióticos son las penicilinas, los aminoglucósidos, los macrólidos, los antibióticos polipéptidos, las tetraciclinas y las cefalosporinas.

antibiótico antineoplásico (antineoplastic antibiotic), sustancia química obtenida a partir de un microorganismo, o análogo sintético de dicha sustancia, que se utiliza en la quimioterapia del cáncer. Los antibióticos antineoplásicos deprimen la médula ósea y suelen provocar náuseas y vómitos; algunos producen alopecia.

antibiótico bactericida (bactericidal antibiotic), fármaco antibiótico que destruye bacterias.

antibiótico betalactámico (beta-lactam antibiotic), cualquier grupo de antibióticos, incluidas las cefalosporinas y las penicilinas, cuya estructura química contiene un anillo betalactámico.

antibiótico de amplio espectro (broad-spectrum antibiotic), antibiótico eficaz contra un amplio número de microorganismos infecciosos.

antibióticos resistentes a la betalactamasa (beta-lactamase-resistant antibiotics), antibióticos resistentes a los efectos enzimáticos de la betalactamasa.

anticarcinógeno (anticarcinogenic), relativo a una sustancia o mecanismo que neutraliza los efectos de un carcinógeno.

anticipación (anticipation), presentación de un signo o síntoma periódico antes del tiempo esperado, como un paroxismo palúdico o un trastorno hereditario.

anticoagulante (anticoagulant), **1.** relativo a una sustancia que impide o retrasa la coagulación de la sangre. **2.** fármaco anticoagulante, como la heparina.

anticoagulante lúpico (lupus anticoagulant), anticuerpo específico para las fosfolipoproteínas o componentes lipídicos de los factores de la coagulación que se encuentra en pacientes con lupus eritematoso. Produce un aumento del tiempo de tromboplastina parcial y se asocia con trombosis arterial y venosa, pérdida del feto y trombocitopenia.

anticoagulantes de acción prolongada (long-acting anticoagulants), compuestos que interfieren en la capacidad de coagulación de la sangre. La exposición lleva a una hemorragia incontrolable, que da lugar a shock.

anticodón (anticodon), (en genética) secuencia de tres nucleótidos del ARN de transferencia, que se aparean de forma complementaria con un codón específico del ARN mensajero durante la síntesis de las proteínas con objeto de seleccionar un aminoácido específico en la cadena de polipéptidos.

anticolinérgico (anticholinergic), **1.** relativo al bloqueo de los receptores de acetilcolina, que conduce a una inhibición de la transmisión de los impulsos nerviosos del sistema parasimpático. **2.** agente que compite con el neurotransmisor acetilcolina por los receptores de las uniones sinápticas. Los fármacos anticolinérgicos reducen los espasmos de la musculatura lisa de la vejiga, el intestino y los bronquios; relajan el esfínter del iris; disminuyen las secreciones gástrica, bronquial y salival. Algunos reducen los síntomas del Parkinson, pero nunca se utilizan como tratamiento primario de esta enfermedad.

anticolinesterasa (anticholinesterase), cualquier fármaco capaz de inhibir la acción de la acetilcolinesterasa. Los fármacos de este tipo dan lugar a la acumulación de acetilcolina en las uniones entre las fibras nerviosas colinérgicas y los órganos efectores, permitiendo una posible estimulación continua de las fibras colinérgicas en los sistemas nerviosos central y periférico.

anticomplemento (anticomplement), sustancia distinta de un complejo antígeno-anticuerpo que activa el complemento sérico con resultado de fijación del complemento.

anticoncepción (contraception), procedimiento o técnica para la prevención del embarazo mediante el uso de medicamentos, dispositivos o métodos que bloqueen o alteren uno o más de uno de los procesos de reproducción de tal forma que el coito pueda realizarse sin fecundación.

anticonceptivo (contraceptive), cualquier dispositivo o técnica que evita la fecundación.

anticonceptivo con progestágeno solo (progestagen-only contraceptive), anticonceptivo oral que consta sólo de una pequeña dosis de un progestágeno para ser tomado diariamente.

anticonceptivo inyectable (injectable contraceptive), acetato de medroxiprogesterona (gestágeno) que se usa como anticonceptivo, administrado intramuscularmente en dosis suficiente para inhibir la ovulación. Se administra trimestralmente, inyectándose la hormona en forma de depósito y liberándose posteriormente de forma progresiva y lenta. Es un método anticonceptivo muy cómodo y efectivo.

anticonceptivo oral (ACO) (oral contraceptive [OC]), medicación esteroidea oral para la anticoncepción. Las dos hormonas sexuales principales de las mujeres son los estrógenos y las progestinas. Cuando se administran las formas sintéticas de estas hormonas inhiben la producción de la hormona liberadora de gonadotropina por el hipotálamo, con lo que la hipófisis no segrega gonadotropinas que estimulen la maduración folicular y la ovulación. Generalmente, los anticonceptivos orales que sólo contienen progestinas no impiden la ovulación, sino que mantienen el moco cervical espeso, evitando la penetración del esperma en el útero y las trompas de Falopio. Si los anticonceptivos orales se utilizan correctamente la tasa de embarazos es inferior al 0,2% al año.

anticonceptivo oral combinado (combined oral contraceptive), anticonceptivo oral compuesto por un estrógeno y un progestágeno, que puede administrarse en dos o tres fases diferentes a lo largo del ciclo menstrual.

anticonceptivo poscoital (postcoital contraceptive), anticonceptivo que bloquea o termina el embarazo después de una relación sexual.

anticonvulsivante (anticonvulsant), **1.** relativo a una sustancia o procedimiento que previene o reduce la intensidad de las convulsiones epilépticas o de otros fenómenos convulsivos. **2.** fármaco anticonvulsivante.

Dentro de este grupo se incluyen los derivados de la hidantoína, los derivados del ácido succínico, el ácido valproico u los barbitúricos. Algunas benzodiacepinas también son anticonvulsivantes útiles.

anticuerpo (Ac) (antibody [Ab]), inmunoglobulina esencial para el sistema inmune producida por el tejido linfoide en respuesta a la exposición a bacterias, virus u otras sustancias antigénicas. Cada anticuerpo es específico contra un antígeno.

anticuerpo anti-Hu (anti-Hu antibody), autoanticuerpo de tipo IgG policlonal dirigido frente a las proteínas de la familia antigénica Hu. Se asocia a la neuropatía sensitiva paraneoplásica y la encefalomielitis en el carcinoma pulmonar de células pequeñas y, con menos frecuencia, en los sarcomas y neuroblastomas.

anticuerpo antimitocondrial (AMA) (antimitochondrial antibody [AMA]), anticuerpo que actúa de forma específica contra las mitocondrias. En condiciones normales estos anticuerpos no se hallan presentes en la sangre de los sujetos sanos.

anticuerpo antinuclear (AAN) (antinuclear antibody [ANA]), autoanticuerpo que reacciona con antígenos nucleares. Los anticuerpos antinucleares se hallan en el suero sanguíneo de los pacientes con artritis reumatoide, LES, síndrome de Sjögren, polimiositis, esclerodermia, enfermedad de Raynaud, enfermedad mixta del tejido conjuntivo y otros procesos no reumatológicos.

anticuerpo anti-Ri (anti-Ri antibody), autoanticuerpo que muestra capacidad de unirse a las neuronas igual que los anticuerpos frente a Hu, aunque el lugar de unión al ARN es distinto. Se asocia a opsoclonomioclono paraneoplásico en el carcinoma pulmonar de células pequeñas, en el cáncer de mama y en el carcinoma de trompa.

anticuerpo bivalente (bivalent antibody), anticuerpo que tiene dos o más lugares de unión que entrecruzan un antígeno con otro.

anticuerpo bloqueante (blocking antibody), anticuerpo que no reacciona y no produce aglutinación.

anticuerpo de célula esteroidea (steroid cell antibody), molécula de IgG glucoproteica que interacciona con antígenos en el citoplasma de las células gonadales o adrenales que producen esteroides.

anticuerpo de lámina (lamin antibody), tipo de inmunoglobulina que se encuentra en el suero de algunos pacientes con enfermedades autoinmunitarias, incluido el lupus eritematoso sistémico.

anticuerpo de reacción cruzada (cross-reacting antibody), anticuerpo que reacciona con antígenos similares, pero no idénticos a los antígenos específicos con los cuales reaccionaba originalmente.

anticuerpo espermático (sperm antibody), sustancia glucoproteica específica de la cabeza y la cola del espermatozoide. Los anticuerpos se encuentran a menudo en varones vasectomizados e infrecuentemente en estériles.

anticuerpo frente a las células de los islotes (islet cell antibody), inmunoglobulina que reacciona con el citoplasma de todas las células de los islotes pancreáticos. Estos anticuerpos se encuentran en la mayoría de los pacientes recientemente diagnosticados de DM insulinodependiente.

anticuerpo frente a Yo (anti-Yo antibody), autoanticuerpo IgG policlonal frente a las células de Purkinje y que se asocia a la degeneración cerebelosa paraneoplásica en el carcinoma pulmonar de células pequeñas y en el carcinoma de mama y ovario.

anticuerpo hemolítico (hemolytic antibody), anticuerpo capaz de disolver células sanguíneas en presencia de complemento.

anticuerpo heterocitotrópico (heterocytotropic antibody), anticuerpo que es una inmunoglobulina de la clase E con mayor afinidad por los antígenos cuando se fija a las células cebadas de una especie diferente de aquella en que se produjo el anticuerpo.

anticuerpo linfocitotóxico (lymphocytotoxic antibody), anticuerpo que induce la actividad autocitotóxica de los linfocitos asesinos al combinarse con cierto antígeno.

anticuerpo materno (maternal antibody), anticuerpo transmitido por la madre al feto a través de la placenta. Estos anticuerpos pueden conferir inmunidad al feto y al recién nacido hasta 6 meses después del nacimiento. También pueden causar anemia hemolítica en recién nacidos en casos de incompatibilidad de grupos sanguíneos Rh o ABO entre la madre y el hijo.

anticuerpo monoclonal (AcM) (monoclonal antibody [MAB]), anticuerpo producido por un hibridoma o por una fuente celular productora de anticuerpos para un antígeno específico.

anticuerpo natural (natural antibody), anticuerpo presente en el suero en ausencia de contacto aparente con un antígeno específico.

anticuerpo neuronal (neuronal antibody), anticuerpo que se encuentra en el LCR de la mayoría de los pacientes de LES con manifestaciones neuropsiquiátricas, y en algunos pacientes de LES sin tales manifestaciones.

anticuerpo peptídico citrulinado anticíclico (anticyclic citrulinated peptide antibody), prueba sanguínea para el diagnóstico de artritis reumatoide en fases iniciales.

anticuerpo reagínico (reaginic antibody), inmunoglobulina IgE presente en cantidades elevadas en individuos con hipersensibilidad.

anticuerpo termolábil (heat-labile antibody), inmunoglobulina que pierde su capacidad de interacción con antígenos cuando se calienta por encima de 56 °C.

anticuerpos antiespermatozoide (antisperm antibody [ASA]), cualquiera de los distintos anticuerpos ligados a la superficie que se encuentran en los espermatozoides tras una infección, un traumatismo testicular o una vasectomía; interfieren con el proceso de fecundación o provocan cigotos no viables.

anticuerpos antitumorales (antitumor antibodies), productos naturales que interfieren con el ADN de tal forma que impiden su replicación ulterior y la transcripción del ARN.

anticuerpos monoclonales no conjugados (unconjugated monoclonal antibody), anticuerpos híbridos con especificidad antigénica simple que se usan en dianas celulares muy selectivas. Estos anticuerpos pueden destruir células malignas por lisis directa mediante su unión a receptores muy específicos y mediante la movilización de células efectoras.

antidepresivo (antidepressant), **1.** relativo a una sustancia o medida que previene o mejora la depresión. **2.** fármaco antidepresivo.

antidepresivo tricíclico (tricyclic antidepressant [TCA]), cualquiera de un grupo de fármacos antidepresivos que contienen tres anillos fusionados en su estructura química y que potencia la acción de las catecolaminas; bloquean rápidamente la recaptación de los neurotransmisores aminas, pero se desconoce su mecanismo exacto que explique sus efectos. Además de su empleo en el tratamiento de la depresión, varios antidepresivos tricíclicos se utilizan para otras afecciones, como el trastorno obsesivo-compulsivo, trastorno de pánico y dolor neurogénico.

antidiabético (antidiabetic), relativo a un agente que evita o alivia los síntomas de diabetes.

antidiarreico (antidiarrheal), fármaco o sustancias que generan fibra de la dieta que disminuyen los síntomas de diarrea. Los antidiarreicos más eficaces son los derivados de los opioides, que enlentecen la motilidad intestinal para permitir más tiempo para la absorción de agua y electrólitos. Los agentes formadores de fibra de la dieta mejoran la consistencia de las heces, pero pueden no reducir la pérdida de líquidos o electrólitos.

antidiscinético (antidyskinetic), **1.** relacionado con el alivio o prevención de la discinesia. **2.** fármaco antidiscinético.

antidiurético (antidiuretic), **1.** relativo a la supresión de la producción de orina. **2.** hormona antidiurética (vasopresina), producida en el hipotálamo y almacenada en el lóbulo posterior de la hipófisis, suprime la producción de orina al estimular la reabsorción de agua en los túbulos colectores del riñón.

antídoto (antidote), fármaco u otra sustancia que se opone a la acción de una sustancia tóxica. El antídoto puede actuar recubriendo el estómago para impedir la absorción, neutralizando una toxina o bien oponiéndose a la acción de un agente tóxico.

antídoto fisiológico (physiologic antidote), fármaco que tiene un efecto contrario sobre el organismo al causado por una sustancia venenosa o tóxica.

antídoto frente a la picadura de la araña viuda negra (black widow spider antivenin), fármaco de inmunoterapia pasiva que se prescribe para el tratamiento de la picadura de la araña viuda negra.

antídoto químico (chemical antidote), cualquier sustancia que reacciona químicamente con un tóxico para formar un compuesto que es inofensivo.

antídoto universal (universal antidote), mezcla de carbón activado (50%), óxido de magnesio (25%) y ácido tánico (25%) que antiguamente se pensaba que era útil como antídoto para la mayoría de los tipos de ácido, metales pesados, alcaloides y venenos glucósidos. Actualmente se cree que la mezcla no es más eficaz que el carbón activado administrado con agua.

antiemético (antiemetic), **1.** relativo a una sustancia o procedimiento que previene o atenúa las náuseas y los vómitos. **2.** fármaco o agente antiemético.

antiespasmódico (antispasmodic), fármaco u otro tipo de agente que previene los espasmos de la musculatura lisa, como por ejemplo la del útero, el tubo digestivo o el aparato urinario.

antiespástico (antispastic), antiespasmódico con referencia específica al músculo esquelético.

antifibrilador (antifibrillatory), medicación u otro agente que suprime la fibrilación arterial o la ventricular.

antifilárico (antifilarial), **1.** relacionado con una sustancia o agente que destruye las filarias. **2.** fármaco frente a las filarias.

antifúngico (antifungal), **1.** sustancia que destruye los hongos o inhibe su crecimiento o reproducción. **2.** fármaco antibiótico antifúngico.

antifúngicos azoles (azole antifungal), cualquiera de los grupos de antifúngicos caracterizados por la existencia de un anillo azol, entre los que se incluyen los triazoles y los imidazoles. Suelen ser fungiestáticos, pero pueden ser fungicidas a altas concentraciones.

antigalactogogo (antigalactic), relativo a un fármaco u otro agente que previene o reduce la secreción de leche en algunas madres que han dado a luz.

antigenicidad (antigenicity), capacidad para dar lugar a la producción de anticuerpos. El grado de antigenicidad depende del tipo y la cuantía de la sustancia concreta, de las circunstancias del huésped y de su grado de sensibilidad al antígeno y de su capacidad para producir anticuerpos.

antigénico (antigenic), que provoca una reacción inmunológica o reacciona con anticuerpos.

antígeno (antigen), sustancia generalmente proteica que el cuerpo reconoce como extraña y que puede inducir una respuesta inmunitaria.

antígeno Australia (Australia antigen), antígeno de la envoltura que se halla en el suero de las personas que padecen una hepatitis B aguda o crónica.

antígeno carcinoembrionario (CEA) (carcinoembryonic antigen [CEA]), antígeno presente en los tejidos adultos en cantidades mínimas. Los cambios en el valor del CEA se emplean para monitorizar la respuesta del tumor al tratamiento.

antígeno CD (CD antigen), cualquiera de los numerosos marcadores de superficie celular expresados por los leucocitos y utilizados para diferenciar los linajes celulares, los estadios de desarrollo y los subgrupos funcionales. Tales marcadores pueden identificarse mediante anticuerpos monoclonales específicos y se distinguen por sus conjuntos de diferenciación, como en CD1, CD2, etc.

antígeno celular senescente (senescent cell antigen), antígeno que aparece sobre los eritrocitos viejos, que fija autoanticuepos de IgG. También se encuentra en linfocitos, plaquetas y neutrófilos.

antígeno de diferenciación de grupos (cluster-of-differentiation [CD] antigen), antígeno de un grupo de moléculas de la membrana celular que se emplea para clasificar los leucocitos en subconjuntos.

antígeno dependiente del timo (thymus-dependent antigen), antígeno que requiere la interacción entre las células T y las B para iniciar la producción de anticuerpos.

antígeno específico de especie (species-specific antigen), antígenos restringidos a una sola especie, pero que están presentes en todos los miembros de esa especie.

antígeno específico de tumor (tumor-specific antigen), antígeno producido por un tipo particular de tumor que no se presenta en las células normales del tejido en el cual se desarrolla el tumor.

antígeno heterogénico (heterogeneic antigen), antígeno xenogénico.

antígeno Hu (Hu antigen), familia de cuatro proteínas de unión al ARN (HuD, HuC/ple21, Hel-N1 y Hel-N2) que se expresan en las neuronas y que se cree desempeñan un papel relevante en el desarrollo y el mantenimiento del sistema nervioso. También se expresan en las células del carcinoma microcítico de pulmón, el sarcoma y el neuroblastoma. Los anticuerpos contra ellas se asocian a síndromes paraneoplásicos neurológicos.

antígeno independiente de T (T-independent antigen), antígeno que puede estimular los linfocitos B para producir anticuerpos sin participación de los linfocitos T.

antígeno independiente del timo (thymus-independent antigen), antígeno que induce la producción de anticuerpos (IgM) sin la cooperación directa de las células T.

antígeno leucocitario humano (HLA) (human leukocyte antigen [HLA]), cualquiera de los cuatro marcadores genéticos significativos identificados como loci específicos en el cromosoma 6. Son el HLA-A, HLA-B, HLA-C y HLA-D. Cada locus tiene varios alelos genéticamente determinados, cada uno de los cuales se asocia a ciertas enfermedades o trastornos. El sistema HLA se utiliza para evaluar la compatibilidad tisular.

antígeno principal de histocompatibilidad (major histocompatibility antigen), antígeno que forma parte de un grupo de proteínas codificadas por los genes del complejo principal de histocompatibilidad, localizados en el cromosoma 6.

antígeno prostático específico (PSA) (prostate specific antigen [PSA]), proteína producida por la glándula prostática que puede estar presente en concentraciones elevadas en pacientes con cáncer u otras enfermedades de la próstata.

antígenos de histocompatibilidad (histocompatibility antigens), grupo de antígenos determinados genéticamente presentes en la superficie de muchas células. Los antígenos de histocompatibilidad son los responsables de la mayoría de los rechazos de los injertos.

antigenuria (antigenuria), presencia en la orina de un antígeno específico.

antiglaucomatoso (antiglaucoma), **1.** que previene o alivia el glaucoma. **2.** fármaco frente al glaucoma.

antiglobulina (antiglobulin), anticuerpo dirigido contra una globulina humana que se da en condiciones naturales o bien se prepara con animales de laboratorio. Se utilizan antiglobulinas específicas para detectar anticuerpos específicos, como por ejemplo en la tipificación de la sangre.

antihelmíntico (anthelmintic), **1.** relativo o perteneciente a una sustancia que destruye o previene el desarrollo de parasitosis por gusanos. **2.** fármaco antihelmíntico. Un antihelmíntico puede actuar alterando el metabolismo hidrocarbonado de los parásitos, inhibiendo sus enzimas respiratorias, bloqueando su acción neuromuscular o bien puede hacerlos susceptibles a la acción destructiva de los macrófagos del huésped.

antihemorrágico (antihemorrhagic), cualquier fármaco o agente empleado para prevenir o para controlar la hemorragia.

antihidrótico (antihidrotic), agente que inhibe o evita la producción de sudor.

antihipercolesterolémico (antihypercholesterolemic), fármaco que previene o controla el incremento del colesterol en la sangre. Son fármacos de este tipo el clofibrato y el colestipol.

antihiperglucémico (antihyperglicemic), **1.** relacionado con una sustancia o tratamiento que contrarresta las concentraciones altas de glucosa en sangre. **2.** fármaco hipoglucemiante.

antihiperlipemiante (antihyperlipidemic), **1.** relacionado con una sustancia o intervención que reduce las concentraciones de lípidos en la sangre. **2.** fármaco antihiperlipemiante.

antihiperpotasémico (antihyperkalemic), **1.** relacionado con una sustancia o intervención que reduce o previene de forma eficaz la hiperpotasemia. **2.** fármaco antihiperpotasémico.

antihipertensivo (antihypertensive), **1.** relativo a una sustancia o procedimiento que reduce la presión arterial elevada. **2.** agente antihipertensivo.

antihipoglucémico (antihypoglucemic), **1.** relacionado con una sustancia o tratamiento que contrarresta la hipoglucemia. **2.** fármaco antihipoglucemiante.

antihipotensor (antihypotensive), **1.** relativo a cualquier medicación u otro agente que tienda a aumentar la presión sanguínea. **2.** fármaco antihipotensor.

antihistamínico (antihistamine), toda sustancia capaz de reducir los efectos fisiológicos y farmacológicos de la histamina, incluida una gran variedad de fármacos que bloquean los receptores de la histamina. Los antihistamínicos pueden estimular y deprimir el SNC.

antiinfeccioso (antiinfectious), relativo a un agente que previene o cura las infecciones.

antiinflamatorio (antiinflammatory), relativo a una sustancia o procedimiento que evita o reduce la inflamación.

antiiniciador (antiinitiator), sustancia potencialmente cocarcinógena, que sin embargo puede proteger a las células contra el desarrollo del cáncer si se administra antes de que se produzca la exposición a un iniciador.

antiinmune (antiimmune), relativo a la prevención o inhibición de la inmunidad.

antileproso (antileprotic), **1.** fármaco o agente eficaz en el tratamiento de la lepra. **2.** fármaco antileproso.

antilipidémico (antilipidemic), **1.** relativo a un régimen, dieta o agente que reduce la concentración de los lípidos en el suero. Las dietas antilipidémicas se prescriben para reducir el riesgo de enfermedad cardiovascular aterosclerótica por dos razones: las placas ateromatosas contienen colesterol libre, y en las poblaciones que consumen dietas pobres en grasa se encuentran niveles de colesterol más bajos y una incidencia de enfermedad coronaria más baja que en las que consumen una dieta rica en grasa. **2.** antilipidémico.

antimensaje (antimessage), cadena de ARN incapaz de actuar como ARNm debido a que su secuencia de codificación es negativa. Para que pueda actuar como mensajero su secuencia debe ser convertida en positiva a través de una transcriptasa viral.

antimetabolito (antimetabolite), fármaco u otra sustancia que es antagonista de un metabolito humano normal o se asemeja a él y que le impide realizar sus funciones, generalmente mediante una acción competitiva sobre los receptores o las enzimas de dicho metabolito.

antimiasténico (antimyasthenic), **1.** que contrarresta o alivia la debilidad muscular en la miastenia grave. **2.** fármaco antimiastenia.

antimicrobiano (antimicrobial), **1.** perteneciente o relativo a una sustancia que mata a los microorganismos o inhibe su crecimiento o replicación. **2.** fármaco antimicrobiano.

antimitótico (antimitotic), relativo a la inhibición de la división celular.

antimonio (Sb) (antimony [Sb]), elemento metálico cristalino de color azulado que se encuentra en la naturaleza libre y formando parte de sales. Diversos compuestos que contienen antimonio se emplean para el tratamiento de la filariasis, la leishmaniasis, el linfogranuloma, la esquistosomiasis y la tripanosomiasis y como agentes eméticos.

antimonopolio (antitrust), (en derecho) que se opone al desarrollo, establecimiento o mantenimiento de un monopolio en la fabricación, producción o venta de un producto, servicio o práctica de una profesión.

antimorfo (antimorph), alelo mutante que inhibe o se opone a la influencia de su alelo normal en la expresión de un rasgo determinado.

antimuscarínico (antimuscarinic), que inhibe la estimulación de los receptores parasimpáticos posganglionares.

antimutágeno (antimutagen), **1.** toda sustancia que reduce la tasa de mutaciones espontáneas o que neutraliza o revierte la acción de un mutágeno. **2.** cualquier procedimiento que protege a las células de la acción de los mutágenos.

antineoplásico (antineoplastic), **1.** relativo a una sustancia, procedimiento o medida que previene la proliferación de las células. **2.** agente quimioterápico que controla o destruye las células cancerosas. Los fármacos empleados en el tratamiento del cáncer son citotóxicos, pero generalmente son más lesivos sobre las células en división que sobre las células que se hallan en estado de reposo. La mayoría de los fármacos antineoplásicos impiden la proliferación celular por diversos mecanismos de inhibición de la síntesis de ADN. Los quimioterápicos citotóxicos se pueden administrar por vía oral o i.v. mediante infusión. Todos se asocian a efectos secundarios desagradables y pueden ser inmunosupresores y peligrosos.

antineoplastón (antineoplaston), ácido carboxílico, derivado aminoacídico o péptido natural cuyo papel propuesto sería el de controlar el crecimiento de las células neoplásicas del paciente empleando el propio sistema defensivo bioquímico, que a su vez funcionaría coordinado con el sistema inmunitario.

antiodontalgia (antiodontalgia), remedio para el dolor dental.

antioncogén (antioncogene), gen supresor de tumores. Puede actuar mediante el control del crecimiento celular. Cuando se inactiva un antioncogén se inicia la proliferación celular tumoral y la actividad del tumor resulta acelerada.

antioxidación (antioxidation), prevención de la oxidación.

antioxidante (antioxidant), agente químico o de otra índole que inhibe o retrasa la oxidación de una sustancia a la que se añade. Son sustancias antioxidantes el hidroxianisol butilado (HAB) y el hidroxitolueno butilado (HTB), que se añaden a los alimentos que contienen grasas o aceites o al envasado de los mismos para prevenir que el oxígeno se combine con las moléculas grasas, evitando así que se vuelvan rancios.

antipalúdico (antimalarial), **1.** relativo a las sustancias que destruyen o suprimen el desarrollo de plasmodios, o a un procedimiento que extermina los mosquitos vectores de la enfermedad, como son los insecticidas en aerosol o los sistemas de drenaje de los pantanos. **2.** fármaco antipalúdico.

antiparalelismo (antiparallel), (en genética molecular) situación en la que moléculas, como pueden ser las hebras de ADN, están dispuestas en paralelo, pero dirigidas en sentido opuesto.

antiparasitario (antiparasitic), **1.** relativo a una sustancia o procedimiento que destruye los parásitos o inhibe su crecimiento o reproducción. **2.** fármaco antiparasitario, como son los amebicidas, los antihelmínticos, los antipalúdicos, los esquistosomicidas, los tricomonicidas y los tripanosomicidas.

antiparkinsoniano (antiparkinsonian), relativo o concerniente a una sustancia o a un procedimiento aplicado para el tratamiento de la enfermedad de Parkinson. Los fármacos empleados en este trastorno neurológico son de dos tipos: los que compensan la falta de dopamina en el cuerpo estriado de los enfermos y los agentes anticolinérgicos, que se oponen a la actividad de la abundante acetilcolina presente en el estriado.

antipatía (antipathy), sentimiento fuerte de aversión o antagonismo hacia objetos, individuos o sustancias determinadas.

antiperistalsis (antiperistalsis), onda de contracciones en el tracto digestivo que se desplaza hacia el extremo oral del tracto. En el duodeno, el estómago o el esófago conduce a la regurgitación.

antiperistáltico (antiperistaltic), **1.** relativo a una sustancia que inhibe o que disminuye el peristaltismo. **2.** fármaco antiperistáltico.

antipiresis (antipyresis), situación en la que no se presenta fiebre.

antipirético (antipyretic), **1.** relativo a una sustancia o procedimiento que disminuye la fiebre. **2.** agente antipirético. Estos fármacos generalmente disminuyen el umbral de detección térmica del centro termorregulador del hipotálamo, dando lugar a vasodilatación y sudoración.

antipirótico (antipyrotic), relativo al tratamiento de quemaduras o escaldaduras.

antiplaca ultrasónico (ultrasonic scaler), aparato por ultrasonidos, con una punta que produce vibraciones de alta frecuencia, y que se utiliza para retirar los depósitos de placa adheridos a los dientes y zonas de tejido inflamatorio de los bordes de pequeñas fisuras o grietas de las encías.

antiplaquetario (antiplatelet), cualquier agente que destruye plaquetas o inhibe su función.

antípoda (antipode), algo que es diametralmente opuesto.

antipraxia (antipraxia), enfermedad en la cual las funciones o los síntomas parecen oponerse entre sí.

antiprogestina (antiprogestin), sustancia que interfiere en la producción, la captación o los efectos de la progesterona.

antiproteasa (antiprotease), sustancia que es capaz de impedir la digestión de proteínas.

antiprotoplásmico (antiprotoplasmatic), relativo a los agentes que lesionan el protoplasma de las células.

antiprotozoario (antiprotozoal), **1.** que destruye los protozoos o detiene su crecimiento o reproducción. **2.** fármaco antiprotozoario.

antiprotrombina (antiprothrombin), sustancia que inhibe la conversión de protrombina a trombina.

antipruriginoso (antipruritic), **1.** relativo a una sustancia o procedimiento que tiende a mejorar o a prevenir el prurito. **2.** fármaco antipruriginoso.

antipsicótico (antipsychotic), **1.** relativo a una sustancia o procedimiento que se opone o disminuye los síntomas de una psicosis. **2.** fármaco antipsicótico.

antipsoriásico (antipsoriatic), relativo a un producto que alivia los síntomas de la psoriasis.

antirraquítico (antirachitic), relativo a un agente utilizado para el tratamiento del raquitismo.

antirretrovírico (antiretroviral), **1.** eficaz frente a los retrovirus. **2.** sustancia o fármaco que detiene o suprime la actividad de los retrovirus, como el VIH.

antirreumático (antirheumatic), relativo al alivio de los síntomas de cualquier enfermedad dolorosa o inmovilizante del sistema musculoesquelético.

antiseborreico (antiseborrheic), relativo a un fármaco u otro agente que se aplica sobre la piel para controlar la seborrea o la dermatitis seborreica.

antisepsia (antisepsis), procesos, procedimientos o tratamientos químicos para destruir o inhibir los microorganismos para evitar la infección.

antiséptico (antiseptic), **1.** que tiende a inhibir el crecimiento y la reproducción de los microorganismos. **2.** sustancia que tiende a inhibir el crecimiento y la reproducción de los microorganimos cuando se aplica en un tejido vivo.

antisialogogo (antisialogog), fármaco que reduce la secreción de saliva.

antisuero (antiserum), suero animal o humano que contiene anticuerpos contra una enfermedad específica, que se utilizan para proporcionar inmunidad pasiva frente a dicha enfermedad. Los antisueros no dan lugar a la producción de anticuerpos. Los antibióticos han sustituido a los antisueros antimicrobianos. Siempre hay que tener precaución al administrar un antisuero de cualquier clase por el riesgo de hepatitis o de reacciones de hipersensibilidad.

antisuero Rh (Rh antiserum), suero que contiene anticuerpos anti-Rh.

antitoxina (antitoxin), subgrupo de antisueros que se prepara generalmente a partir de sueros de caballos inmunizados contra un determinado microorganismo productor de toxinas, como la antitoxina botulínica, que se utiliza con fines terapéuticos en el botulismo, y las antitoxinas tetánica y diftérica, que se administran como medida profiláctica para evitar estas infecciones.

antitoxina diftérica (diphtheria antitoxin), antitoxina que se prepara inmunizando caballos con toxoide diftérico y extrayendo el suero.

antitoxina equina (equine antitoxin), antitoxina derivada de la sangre de caballos sanos inmunizados contra toxinas bacterianas específicas.

antitoxina tetánica (ATT) (tetanus antitoxin [TAT]), suero antitetánico que neutraliza las exotoxinas en la infección por tétanos. Se prescribe para la inmunización a corto plazo contra el tétanos después de una posible exposición al organismo, así como en el tratamiento del tétanos.

anti-TPO (anti-TPO), siglas de **anticuerpo antitiroideo de tipo peroxidasa.**

antitrago (antitragus), elevación del pabellón auricular de la oreja enfrente del trago y por encima del lóbulo carnoso.

antitrismo (antitrismus), espasmo muscular tónico que fuerza a la boca a abrirse.

antitrombina (antithrombin), sustancia que inhibe la acción de la trombina.

antitrombótico (antithrombotic), que evita o interfiere la formación de un trombo o la coagulación sanguínea.

antituberculoso (antitubercular), cualquiera de los fármacos utilizados en el tratamiento de la tuberculosis (TB). La TB pulmonar requiere la administración de al menos dos fármacos, y generalmente tres, en diversas combinaciones.

antitusígeno (antitussive), **1.** relativo a una sustancia o procedimiento que actúa contra la tos. **2.** miembro de un extenso grupo de fármacos narcóticos y no narcóticos que actúan sobre los sistemas nerviosos central y periférico para suprimir el reflejo de la tos. Dado que este reflejo es necesario para eliminar las secreciones que pueden obstruir las vías respiratorias superiores, debe evitarse administrar antitusígenos cuando existe tos productiva. Los antitusígenos se administran por vía oral, generalmente en forma de jarabe con un mucolítico o expectorante y alcohol, o a veces en cápsulas con un antihistamínico y un analgésico suave.

antiurolítico (antiurolithic), **1.** que previene la formación de cálculos urinarios. **2.** fármaco antiurolítico.

antiveneno (antivenin), suspensión de anticuerpos neutralizantes de veneno que se obtiene de suero de caballos inmunizados. El antiveneno confiere inmunidad pasiva y forma parte de los primeros auxilios de urgencia que se deben administrar en casos de mordeduras de serpientes y de picaduras de insectos.

antiviral (antiviral), que destruye los virus.

antivitamina (antivitamin factor), sustancia que inactiva una vitamina.

antracosis (anthracosis), enfermedad pulmonar crónica que afecta a los mineros del carbón. Se caracteriza por el depósito de polvo de carbón en los pulmones con formación de nódulos negros en los bronquiolos y lleva al desarrollo de un enfisema focal.

antralina (anthralin), antipsoriásico tópico. Se prescribe para el tratamiento de psoriasis y de las dermatitis crónicas.

ántrax (carbuncle, carbunculosis), enfermedad caracterizada por un conjunto de abscesos profundos dolorosos que drenan a través de múltiples orificios en la superficie de la piel, por lo general alrededor de los folículos pilosos. El ántrax es una forma de foliculitis, generalmente causada por *Staphylococcus aureus* coagulasa positivo. Las localizaciones habituales de las lesiones son la cara posterior del cuello y los glúteos. Las lesiones producidas por esta enfermedad pueden desencadenar fiebre y malestar general.

antrectomía (antrectomy), extirpación quirúrgica del píloro.

antro (antrum), área corporal hueca que suele estar rodeada de hueso.

antro folicular (follicular antrum), cavidad llena de líquido folicular a un lado del folículo ovárico vesicular en sus etapas tardías de desarrollo, justo antes de la ovulación.

antro mastoideo (mastoid antrum), cavidad continua con las celdillas mastoideas. Está separada de la fosa craneal media superiormente por el tegmen tympani.

antro pilórico (pyloric antrum), parte del estómago entre el canal pilórico y el cuerpo del estómago.

antro timpánico (tympanic antrum), cavidad relativamente grande, irregular, situada en la región superoanterior de la apófisis mastoides del hueso temporal, que se comunica con las celdillas aéreas mastoideas y que está cubierta por una extensión de la mucosa de la cavidad timpánica.

antropoide (anthropoid), parecido a un hombre o ser humano.

antropología (anthropology), ciencia de los seres humanos, desde sus características de tipo animal hasta sus aspectos sociales y del entorno.

antropometría (anthropometry), ciencia que se ocupa de las medidas del cuerpo humano, tales como la altura, el peso y el tamaño de las partes que lo componen, así como la longitud de los pliegues cutáneos, con objeto de estudiar y de comparar sus proporciones relativas en circunstancias normales y anómalas.

antropomorfismo (anthropomorphism), asignación de formas y cualidades humanas a otros animales.

anular (anular), término que describe una lesión en forma de anillo que rodea un área de piel normal no afectada.

anuria (anuria), incapacidad para orinar, interrupción de la producción de orina o producción de un volumen inferior a 100 ml por día. La anuria puede deberse a insuficiencia o disfunción renal, a un descenso de la presión sanguínea por debajo de los valores necesarios para mantener la presión de filtración renal o bien a una obstrucción de las vías urinarias. En la insuficiencia renal aguda se produce una rápida disminución de la producción de orina que acaba produciendo anuria y uremia.

anuria angioneurótica (angioneurotic anuria), anomalía que se caracteriza por la ausencia casi completa de producción de orina y que es consecuencia de la destrucción del tejido de la corteza renal.

anuria obstructiva (obstructive anuria), trastorno urológico caracterizado por la ausencia casi completa de micción, causada por una obstrucción del tracto urinario.

anuria posrenal (postrenal anuria), cese de la producción de orina provocado por la obstrucción de los uréteres.

anuria prerrenal (prerenal anuria), cese de la producción de orina producido por el descenso de la tensión arterial en el riñón, que a su vez reduce la presión de filtración glomerular.

anuria renal (renal anuria), cese de la producción de orina provocado por una enfermedad renal intrínseca.

anxietas (anxietas), estado de ansiedad, nerviosismo o intranquilidad que se suele acompañar de sensación de opresión en el epigastrio.

anxietas presenil (anxietas presenilis), estado de extrema ansiedad que se asocia con el climaterio.

años de vida potencial perdidos (AVPP) (years of potential life lost [YPPL]), evaluación de las consecuencias económicas, sociales, etc., de la muerte prematura por lesiones o enfermedad en una población, por comparación con la productividad potencial de los fallecidos si hubiesen vivido sus plazos de vida normales.

año-tipo de la mujer (woman-year), (en estadística) un año en la vida reproductiva de una mujer con una vida sexual activa; se trata de una unidad que representa doce meses de probabilidad de riesgo de quedar embarazada.

AOA (AOA), siglas de **Administration on Aging.**

AOC (OCA), siglas de **albinismo oculocutáneo.**

AORN (AORN), siglas de la **Association of Operating Room Nurses.**

aorta (aorta), tronco principal del sistema circulatorio arterial que se divide en cuatro partes: aorta ascendente, cayado aórtico, aorta descendente torácica y aorta descendente abdominal. Se origina en el orificio aórtico del ventrículo izquierdo, donde su diámetro es de aproximadamente 3 cm, tiene un corto recorrido ascendente hacia el cuello, se dirige hacia la izquierda y hacia atrás por encima del bronquio principal izquierdo, desciende a lo largo del tórax situada a la izquierda de la columna vertebral y cruza el hiato aórtico del diafragma para entrar en la cavidad abdominal.

aorta abdominal (abdominal aorta), porción de la aorta descendente que discurre por el abdomen a partir del hiato aórtico del diafragma y que desciende ventral a la columna vertebral hasta terminar a nivel de la cuarta vértebra lumbar, donde da lugar a dos ramas, las arterias ilíacas primitivas. Irriga estructuras abdominales, entre ellas los testículos, los ovarios, los riñones y el estómago. Sus ramas son el tronco celíaco, las arterias mesentérica superior, mesentérica inferior, suprarrenales superior, media e inferior, renales, espermáticas, ováricas, diafragmática inferior, lumbares, sacra media e ilíacas primitivas.

aorta ascendente (ascending aorta), uno de los cuatro segmentos principales de la aorta, del cual se originan las arterias coronarias derecha e izquierda.

aorta descendente (descendent aorta), porción principal de la aorta que consta de aorta torácica y aorta abdominal y continúa desde el cayado aórtico a lo largo del tronco. Irriga numerosas estructuras del organismo, como esófago, ganglios linfáticos, costillas, estómago, hígado, bazo, intestinos, riñones, órganos reproductivos y extremidades inferiores.

aorta torácica (thoracic aorta), la parte superior del arco ascendente y de la aorta descendente que comienza en el borde inferior de la cuarta vértebra dorsal, se divide en siete ramas e irriga muchas partes del cuerpo, tales como el corazón, las costillas, los músculos torácicos y el estómago.

aórtico (aortic), relativo a la aorta.

aortitis (aortitis), inflamación de la aorta que se observa sobre todo en la sífilis terciaria y, en algunas ocasiones, en la fiebre reumática.

aortitis reumática (rheumatic aortitis), enfermedad inflamatoria de la aorta que se produce en la fiebre reumática y que se caracteriza por lesiones focales diseminadas que progresivamente pueden ir formando placas de fibrosis.

aortitis sifilítica (syphilitic aortitis), proceso inflamatorio de la aorta que se produce en la sífilis terciaria y se caracteriza por dilatación difusa de la arteria, con placas grisáceas, papuliformes, que contienen calcio en la túnica interna y cicatrices y arrugas en la túnica externa. La capa media de la pared vascular suele estar infiltrada por células plasmáticas y contiene fragmentos de tejido elástico dañado y numerosos vasos sanguíneos neoformados. Puede haber lesión de las valvas aórticas, estrechamiento de los orificios de las arterias coronarias y formación de trombos. Como consecuencia de ello pueden producirse embolias cerebrales. Son signos de aortitis sifilítica: dolor subesternal, disnea, pulso saltón y elevación de la presión arterial sistólica.

aortocoronario (aortocoronary), relativo a la aorta y las arterias coronarias.

aortografía (aortography), técnica radiográfica en la que se inyectan diversos medios de contraste para poder visualizar la aorta y sus ramas.

aortografía abdominal (abdominal aortography), procedimiento que permite obtener una radiografía de la aorta abdominal utilizando un medio de contraste radiopaco.

aortograma (aortogram), imagen radiográfica de la aorta hecha tras la inyección de un medio de contraste radiopaco en la sangre.

AOTA (AOTA), siglas de **American Occupational Therapy Association.**

AOTCB (AOTCB), siglas de **American Occupational Therapy Certification Board,** oficina norteamericana de acreditación en terapia ocupacional.

AOTF (AOTF), siglas de *American Occupational Therapy Foundation.*

AP (AP), siglas de **anteroposterior.**

AP (PA), siglas de **arteria pulmonar.**

APA (APA), **1.** siglas de **American Psychiatric Association. 2.** siglas de *American Psychological Association.*

APACHE (APACHE), siglas de *Acute Physiology and Chronic Health Evaluation,* un sistema de clasificación de la gravedad de las enfermedades en pacientes de cuidados intensivos.

apagamiento (quenching), **1.** proceso de supresión o reducción de una fuente de energía, como el calor o la luz. **2.** detención o disminución de una reacción química o enzimática. **3.** eficiencia decreciente del conteo del centelleo líquido beta causado por interferencia de los materiales. **4.** prevención de la emisión de luz desde compuestos fluorescentes.

aparato (apparatus), dispositivo o sistema compuesto de diferentes partes que actúan conjuntamente para realizar una determinada función, como el aparato de fijación o los tejidos que sirven de soporte a los dientes.

aparato acústico (acoustic apparatus), los diversos componentes del sentido de la audición.

aparato cefálico de Kloehn (Kloehn headgear), técnica de ortodoncia extraoral que consiste en una tira cervical y un arco grande externo. Se utiliza para retraer los dientes del maxilar o para reforzar internamente el anclaje de éstos durante la retracción.

aparato circulatorio (circulatory system), red de canales a través de los cuales circulan los líquidos nutritivos del organismo.

aparato de Abbé-Zeiss (Abbé-Zeiss apparatus), [E. K. Abbé, físico alemán, 1840-1905; Carl Zeiss, óptico alemán, 1816-1885], aparato para calcular el número de células sanguíneas presentes en una cantidad determinada de sangre.

aparato de aspiración de moco con válvula (mucus trap suction apparatus), sonda que presenta una válvula que evita que el moco aspirado de la tráquea del neonato penetre en la boca de la persona que maneja el aparato.

aparato de fijación (attachment apparatus), conjunto de tejidos que revisten y sirven de soporte a los dientes, como el cemento, el ligamento periodontal y el hueso alveolar.

aparato de Golgi (Golgi apparatus), [Camilo Golgi, histólogo italiano, 1843-1926], estructura membranosa múltiple presente en la mayoría de las células, compuesta por distintos elementos asociados a la formación de las cadenas laterales hidrocarbonadas de las glucoproteínas, mucopolisacáridos y otras sustancias.

aparato de Jackson (Jackson crib), aplicador ortodóncico extraíble que se mantiene en posición mediante alambres en forma de cesto.

aparato de Wangensteen (Wangensteen apparatus), [Owen H. Wangensteen, cirujano norteamericano, 1898-1981], sonda gastroduodenal y aparato de aspiración utilizados para el drenaje constante y suave y para la descompresión del estómago o del duodeno.

aparato dental (dental appliance), cualquier dispositivo utilizado por el odontólogo con un propósito específico. Los aparatos dentales pueden ser de ortodoncia, prostéticos, de retención y de modificación de hábitos.

aparato extraíble de ortodoncia (removable orthodontic appliance), aparato que se coloca dentro de la boca para corregir o reducir la maloclusión, que ha sido diseñado para que pueda ser extraído y vuelto a colocar por el paciente.

aparato lagrimal (lacrimal apparatus), red de estructuras oculares que segregan lágrimas y las drenan desde la superficie del globo ocular. Está constituido por las glándulas lagrimales, los sacos lagrimales y los conductos nasolagrimales.

aparato masticatorio (masticatory system), combinación de órganos, estructuras y nervios implicados en la masticación. Está constituido, aunque no exclusivamente, por los maxilares, los dientes y sus estructuras de soporte, la musculatura mandibular, las ATM, la lengua, los labios, las mejillas, la mucosa bucal y los nervios craneales.

aparato ortodóncico (orthodontic appliance), cualquier dispositivo utilizado para modificar la posición dental. Estos dispositivos pueden ser fijos, movibles, activos, de retención, intraorales y extraorales.

aparato ortodóncico extraoral cervical de Kloehn (Kloehn cervical extraoral orthodontic appliance), dispositivo de tracción cervical extraoral para corregir o mejorar la maloclusión.

aparato ortodóncico fijado mediante alambres gemelos (twin-wire fixed orthodontic appliance), aparato ortodóncico que emplea un par de alambres de 0,25 mm para formar la sección media del alambre para arcadas. Se utiliza para corregir el apiñamiento de los dientes anteriores y expander la arcada dental.

aparato ortodóncico labiolingual fijo (labiolingual fixed orthodontic appliance), aparato de ortodoncia para corregir o mejorar una maloclusión, que se caracteriza por la presencia de un anclaje a los primeros molares permanentes superiores e inferiores y por arcos labiales y linguales.

aparato urinario (urinary system), conjunto formado por todos los órganos implicados en la producción y eliminación de la orina, como los riñones, los uréteres, la vejiga y la uretra.

aparato urogenital (urogenital system), órganos urinarios y genitales y estructuras asociadas que se desarrollan en el feto para formar los riñones, los uréteres, la vejiga, la uretra y las estructuras genitales en los hombres y en las mujeres.

aparato vestibular (vestibular apparatus), conjunto de estructuras del oído interno asociadas al equilibrio y al sentido de la posición. Está formado por el vestíbulo y los canales semicirculares.

aparato vocal (vocal apparatus), conjunto de cavidades laríngea, faríngea, oral y nasal que participan en la producción del sonido.

aparato yuxtaglomerular (juxtaglomerular apparatus), acúmulo de células situadas junto a cada glomérulo renal. Participa en la secreción de renina en respuesta a los cambios de la presión sanguínea y es importante en la autorregulación de ciertas funciones renales.

apareamiento (mating), emparejamiento de dos individuos de sexo opuesto, fundamentalmente con propósitos reproductores.

apareamiento concordante (assortive mating), emparejamiento de machos y hembras para la reproducción de forma que se evite la selección aleatoria.

apareamiento de bases (base pairing), formación de pares de bases en el ADN.

apareunia (apareunia), incapacidad para tener relaciones sexuales debido a la existencia de una disfunción sexual física o psicológica.

aparición de nitrógeno ureico (urea nitrogen appearance), cantidad de urea en gramos producida por el cuerpo de una persona en un período de tiempo específico. Se calcula como la suma de la urea excretada en la orina sumada a la presente en la sangre mediante el cálculo del BUN. Un valor bajo indica un uso eficiente de las proteínas de la dieta. Se debe conocer también la ingesta de proteínas de la persona, porque la aparición de nitrógeno ureico también es baja si la dieta es pobre en proteínas o la persona está mal nutrida.

apatía (apathy), ausencia o supresión de emociones, de sentimientos, de preocupaciones o de pasiones; indiferencia ante circunstancias y acontecimientos que generalmente son excitantes o conmovedores.

apatito (apatite), mineral inorgánico compuesto de calcio y de fosfato que se halla en los huesos y en los dientes.

apelación al buen juicio (judgment call), *coloquial,* decisión basada en la experiencia, especialmente una sentencia que resuelve un grave problema, cuando los datos no son concluyentes o son equívocos.

apelmazado (caked), que forma una masa o costra compacta, como la costra de sangre coagulada en una herida en fase de curación.

apéndice (appendix), parte accesoria de una estructura principal.

apéndice del epidídimo (epipidymal appendix), estructura quística que a veces se halla en la cabeza del epidídimo. Es un remanente del mesonefros.

apéndice endolinfático (endolymphatic appendage), hipertrofia de la vesícula ótica que forma el conducto y el saco endolinfáticos durante el desarrollo embrionario.

apéndice epiploico (omental appendix), acumulación peritoneal de grasa asociada al colon.

apéndice epiploico (epiploic appendix), cada una de las almohadillas grasas, de 2 a 10 cm de largo, dispersas en el peritoneo a lo largo del colon y en la parte superior del recto, sobre todo en el colon transverso y el sigmoide.

apéndice hemorroidal (hemorrhoidal tag), apéndice de la piel del ano que formaba parte inicialmente del tejido hemorroidal.

apéndice vermiforme (vermiform appendix), prolongación roma, en forma de gusano, que se extiende desde el ciego. Su longitud varía entre 7 y 15 cm y tiene un diámetro aproximado de 1 cm.

apéndice vesicular (vesicular appendix), estructura quística en el extremo franjeado de cada una de las trompas de Falopio. Representa un vestigio de los conductos mesonéfricos.

apéndice xifoides (xiphoid process), la más pequeña de las tres partes del esternón, que se articula en su región superior con el cuerpo del esternón y lateralmente con la séptima costilla.

apendicectomía (appendectomy), resección quirúrgica del apéndice vermiforme, que se puede realizar mediante laparoscopia o laparotomía abierta.

apendicectomía (appendicectomy), resección quirúrgica del apéndice.

apéndices uterinos (uterine appendages), anejos uterinos: ovarios, trompas de Falopio y ligamentos asociados.

apendicitis (appendicitis), inflamación del apéndice vermiforme, generalmente aguda, que si no se diagnostica conduce rápidamente a la perforación intestinal y a la peritonitis. La inflamación está causada por una obstrucción como la producida por la presencia de una masa dura de heces o de un cuerpo extraño en la luz del apéndice, o bien por enfermedad fibrosa de las paredes del intestino, adherencias o infestación por parásitos.

apendicitis crónica (chronic appendicitis), tipo de apendicitis caracterizada por el engrosamiento o cicatrización del apéndice vermiforme como consecuencia de inflamaciones previas.

apendicitis gangrenosa (gangrenous appendicitis), trastorno en el que el apéndice se vuelve gangrenoso por la obstrucción de su luz, que bloquea el flujo de sangre a esa parte del cuerpo.

apendicular (appendicular), **1.** relativo al apéndice vermiforme. **2.** relativo a los miembros del esqueleto.

apepsia (apepsia), trastorno debido a una mala función digestiva.

apercepción (apperception), **1.** percepción o reconocimiento mental. **2.** (en psicología) proceso consciente que consiste en comprender y percibir experiencias, emociones y memorias, sobre la base de los conocimientos previos de la persona.

aperistaltismo (aperistalsis), ausencia de las ondas normales de contracción y relajación que desplazan el contenido del tubo digestivo a lo largo del mismo.

aperitivo (aperitive), estimulante del apetito.

apertura de la válvula ileocecal (opening of ileocecal valve), orificio ovalado o en forma de grieta de la válvula ileocecal que se observa en los cadáveres. Tiene dos colgajos o labios, uno superior y otro inferior, que forman la válvula y se proyectan como pliegues gruesos dentro de la luz del intestino grueso. En los individuos vivos esta estructura es el *ostium ileale.*

apestato (appestat), centro del cerebro que controla el apetito.

apetito[1] (appetite), deseo natural o instintivo, como las ganas de comer.

apetito[2] (appetite), resultado de enfermería recogido en la Nursing Outcomes Classification (NOC) y definido como el deseo de comer cuando se está enfermo o recibiendo tratamiento.

ápex (apex), el vértice, extremo o punta de una estructura, como el ápex de las cúspides dentarias.

apexcardiografía (apexcardiography [ACG]), registro de las pulsaciones cardíacas obtenido en el ápice del corazón.

apexcardiograma (apexcardiogram [ACG]), representación gráfica de las pulsaciones del tórax que se halla por encima del corazón, en la región del ápex cardíaco. Aporta información complementaria sobre el diagnóstico de las alteraciones ventriculares.

apexificación (apexification), proceso a través del cual se induce el cierre de los vértices de las raíces en un diente tratado mediante endodoncia mediante la colocación de una pasta de hidróxido de calcio u otro material compatible con el tejido en el conducto radicular tras una apicectomía.

apexígrafo (apexigraph), (en odontología) dispositivo empleado para determinar la posición de los vértices de las raíces dentarias.

APF (APF), fluoruro de fosfato acidulado, un preparado de fluoruro sódico acidulado con ácido fosfórico para la aplicación tópica en los dientes y la prevención de la caries dental.

APGAR familiar (family APGAR), sistema de terapia familiar en el que APGAR es el acrónimo formado por la primera letra de cinco palabras: *a*daptabilidad, *p*articipación, crecimiento *(growth), a*fectividad y *r*esolución que representan las categorías que conforman un cuestionario homónimo. Cada miembro de la familia indica su grado de satisfacción puntuando de 0 a 2 cada categoría. El sistema se emplea sobre todo en estudios de familias con un miembro en edad geriátrica.

APHA (APHA), siglas de *American Public Health Association.*

APIC (APIC), siglas de **Association for Professionals in Infection Control.**

ápice cardíaco (apex of the heart), parte superficial más baja del corazón, formado por la parte inferolateral del ventrículo izquierdo.

apicectomía (apicoectomy), extirpación quirúrgica del ápice de una raíz dental infectada o lesionada, en general acompañada de un legrado apical o tratamiento sobre el conducto radicular.

apicitis (apicitis), inflamación del ápice de una estructura corporal.

apicotomía (apicotomy), incisión quirúrgica en el ápice de una estructura corporal.

apiñamiento (crowding), trastorno en el que los dientes están demasiado juntos y tienen posiciones anómalas, como superposición, desplazamiento en varias direcciones o torsión.

apirético (apyretic), afebril.

apirexia (apyrexia), ausencia o remisión de la fiebre.

apituitarismo (apituitarism), ausencia o pérdida de función de la hipófisis.

aplasia (aplasia), **1.** fallo durante el desarrollo que da lugar a la ausencia de un órgano o tejido. **2.** en hematología, fallo en el proceso normal de generación y desarrollo celular.

aplasia cutis congénita (aplasia cutis congenita), ausencia congénita de un área localizada de la piel. El defecto suele estar cubierto por una membrana delgada y translúcida o por un tejido cicatricial, o puede quedar al descubierto y ulcerarse.

aplasia gonadal (gonadal aplasia), estado congénito en el cual existe un desarrollo defectuoso de los tejidos germinales de las gónadas.

aplasia linfoide (lymphoid aplasia), anomalía en el desarrollo del tejido linfático, como ocurre en la inmunodeficiencia combinada grave.

aplicación de calor/frío (heat/cold application), intervención de enfermería recogida en la Nursing Interventions Classification (NIC). Se define como la estimulación de la piel y los tejidos subyacentes con calor o frío con el fin de reducir el dolor, los espasmos musculares o la inflamación.

aplicador (applicator), instrumento en forma de varilla con un trozo de algodón en el extremo, utilizado para la aplicación local de medicación.

APMA (APMA), siglas de *American Podiatric Medical Society.*

APN (APN), sigla inglesa de **enfermera especializada,** enfermera con un diploma en enfermería, educación avanzada en farmacología y valoración física, y graduación y experiencia en un área de asistencia especializada. Una APN suele trabajar en una agencia de asistencia sanitaria de casos críticos, agudos, de rehabilitación o comunitaria.

apnea (apnea), ausencia de respiración espontánea.

apnea cardíaca (cardiac apnea), ausencia temporal patológica de respiración, como en la respiración de Cheyne-Stokes.

apnea central del sueño (central sleep apnea), forma de apnea del sueño consecuencia de una disminución de la actividad del centro respiratorio. Puede representar una depresión primaria de la actividad cerebroespinal.

apnea de deglución (deglutition apnea), ausencia normal de respiración durante la deglución.

apnea de deglución (swallow apnea), ausencia de respiración durante la fase de deglución, cuando el bolo pasa a través de la región orofaríngea.

apnea del sueño (sleep apnea), trastorno del sueño caracterizado por períodos en los que el sujeto no respira. En esos momentos se es incapaz de mover los músculos respiratorios o de mantener el flujo aéreo a través de la nariz y la boca.

apnea del sueño mixta (mixed sleep apnea), trastorno caracterizado por signos y síntomas de apnea del sueño central y de apnea del sueño obstructiva.

apnea del sueño obstructiva (obstructive sleep apnea), forma de apnea del sueño en la que existe una obstrucción física en las vías respiratorias superiores. Este trastorno tiende a afectar principalmente a personas obesas, especialmente a los que tienen insuficiencia pulmonar secundaria o un defecto estructural, pero también puede afectar a personas no obesas con una anomalía congénita de las vías respiratorias superiores. El trastorno suele caracterizarse por interrupciones recurrentes del sueño, ronquidos y series de bocanadas al despertar. Si no se corrige, este trastorno suele dar lugar a apnea del sueño central, insuficiencia pulmonar y anomalías cardíacas.

apnea periódica del recién nacido (periodic apnea of the newborn), situación normal del recién nacido a término que se caracteriza por un patrón irregular de respiración rápida seguido de un breve período de apnea, y que se asocia habitualmente al período de sueño con movimientos oculares rápidos (REM).

apnea primaria (primary apnea), trastorno autolimitado caracterizado por la ausencia de respiración. Puede aparecer tras un golpe en la cabeza y es frecuente inmediatamente después del nacimiento en el recién nacido que respira espontáneamente cuando el anhídrido carbónico circulante alcanza una determinada concentración.

apnea refleja (reflex apnea), cese involuntario de la respiración provocado por gases o vapores nocivos o irritantes.

apnea secundaria (secondary apnea), anomalía en la cual la respiración se detiene y no se restablece de nuevo espontáneamente. La apnea secundaria se puede deber a cualquier acontecimiento que impida seriamente la absorción de oxígeno y su paso a la circulación sanguínea. La reanimación se inicia de inmediato con ventilación artificial.

apneumia (apneumia), ausencia congénita de los pulmones.

apocrino (apocrine), **1.** relativo a una glándula que pierde parte de su sustancia con la secreción. **2.** relativo a las glándulas sudoríparas, que generalmente se localizan en áreas cubiertas de pelo.

ápodo (apodal), que carece de pies.

apoenzima (apoenzyme), parte proteica de una holoenzima. La parte no proteica es el grupo protésico que suele estar permanentemente unido a la apoenzima.

apófisis (apophysis), toda pequeña proyección o apéndice; se aplica a las que presentan los huesos.

apófisis alar (alar process), prolongación de la lámina cribosa del hueso etmoides que se articula con el hueso frontal.

apófisis alveolar (alveolar process), parte del maxilar o de la mandíbula que constituye la arcada dentaria, sirviendo como anclaje óseo para los dientes.

apófisis articular vertebral (articular process of vertebra), excrecencia ósea sobre una vértebra que forma una articulación con una vértebra adyacente.

apófisis cigomática (zygomatic process), **1.** proyección del frontal que forma el borde lateral del arco superciliar. **2.** apófisis del maxilar superior. **3.** apófisis del hueso temporal.

apófisis clinoides (clinoid processes), apófisis anterior, media y posterior del hueso esfenoides de la base del cráneo.

apófisis coracoides (coracoid process), proyección curva y gruesa del borde superior de la escápula en la que se inserta el músculo pectoral menor.

apófisis coronoides de la mandíbula (coronoid process of mandible), prominencia en la superficie anterior de la rama de la mandíbula donde se inserta cada músculo temporal.

apófisis coronoides del cúbito (coronoid process of the ulna), gran eminencia del extremo proximal del cúbito. La superficie proximal de la apófisis forma la parte más inferior de la cavidad sigmoidea mayor del cúbito.

apófisis espinosa (spinous process), proyección de tejido óseo con forma de espina.

apófisis estiloides (styloid process), proyección de un tejido óseo, en especial la del hueso temporal.

apófisis etmoidal (ethmoidal process), excrecencia sobre el borde superior del cornete inferior que se articula con la apófisis uncinada del etmoides.

apófisis mastoides (mastoid process), proyección cónica de la región posteroinferior del hueso temporal, que sirve de inserción a varios músculos como el esternocleidomastoideo, el esplenio de la cabeza y el complexo menor.

apófisis maxilar (maxillary process), **1.** estructura alveolar del maxilar superior que contiene los huecos para los dientes. **2.** apófisis frontal que se extiende en dirección superior para articularse con los huesos frontal y nasal. **3.** apófisis palatina que forma parte del paladar duro. **4.** apófisis cigomática o superficie anterior que se articula con el hueso cigomático.

apófisis odontoides (odontoid process), proyección, en forma de diente, que surge perpendicularmente de la cara superior del cuerpo de la segunda vértebra cervical o axis en su cara dorsal y que sirve de eje de rotación para el atlas o primera vértebra cervical, permitiendo la rotación de la cabeza.

apófisis pterigoides (pterygoid process), una de las apófisis del esfenoides.

apófisis temporal (temporal process), la apófisis posterior del hueso cigomático que se articula con la apófisis cigomática del hueso temporal para formar el arco cigomático.

apófisis transversa (transverse process), apófisis vertebral que se extiende posterolateralmente a partir de la unión del pedículo y de la lámina a cada lado y es el sitio de articulación con las costillas en la región torácica.

apófisis yugular (jugular process), parte del hueso occipital que se proyecta por fuera de la escama. En su borde anterior, una escotadura profunda forma el límite posterior e interno del agujero rasgado posterior.

apofisitis (apophysitis), inflamación de una apófisis.

apogeo (apogee), el clímax de una enfermedad o el período de signos y de síntomas más graves que se suele seguir de una fase de crisis.

apolipoproteína (apolipoprotein), componente proteico de las lipoproteínas.

apolipoproteína A-I (apolipoprotein A-I), proteína componente de los complejos lipoproteicos que se encuentran en las lipoproteínas de alta densidad (HDL) y en los quilomicrones.

apolipoproteína A-II (apolipoprotein A-II), proteína componente de los complejos lipoproteicos que se encuentran en las lipoproteínas de alta densidad (HDL) y en los quilomicrones, que activan la lipasa hepática.

apolipoproteína A-III (apolipoprotein A-III), proteína hallada entre las lipoproteínas de alta densidad.

apolipoproteína B-100 (apolipoprotein B-100), componente proteico de las lipoproteínas que interviene en el transporte hepático de los lípidos en forma de lipoproteínas de muy baja densidad y de baja densidad.

apolipoproteína C-I (apolipoprotein C-I), componente proteico de los lípidos que activa la lecitina-colesterol aciltransferasa.

apolipoproteína C-II (apolipoprotein C-II), componente proteico de los quilomicrones y las lipoproteínas de muy baja densidad, que activa la lipoproteína lipasa.

apolipoproteína E (apolipoprotein E), proteína componente de los complejos lipoproteicos que se encuentran en las lipoproteínas de muy baja densidad (VLDL), en las proteínas de alta densidad (HDL), en los quilomicrones y en los remanentes de los quilomicrones. Está elevada en pacientes con hiperlipoproteinemia de tipo III.

apomorfina (apomorphine), fármaco antiparkinsoniano que se emplea en el tratamiento agudo e intermitente de los episodios de hipomovilidad en el parkinsonismo evolucionado.

aponeurosis (aponeurosis), vaina robusta de tejido conjuntivo fibroso que actúa como tendón de inserción de los músculos al hueso o como fascia que mantiene unidos los músculos.

aponeurosis abdominal (abdominal aponeurosis), el conjunto de tendones de los músculos oblicuos y transverso del abdomen.

aponeurosis bicipital (bicipital aponeurosis), lámina plana de tejido conjuntivo que se abre desde la zona medial del tendón para fusionarse con la fascia profunda que cubre el compartimento anterior del antebrazo.

aponeurosis del oblicuo mayor del abdomen (aponeurosis of the external abdominal oblique), membrana robusta que cubre toda la superficie anterior del abdomen, situándose superficialmente en relación con el recto anterior del abdomen. Las fibras de ambos lados de la aponeurosis se entrelazan en la línea media y forman la línea alba.

aponeurosis epicraneal (epicranial aponeurosis), membrana fibrosa que recubre el cráneo entre los músculos occipital y frontal del cuero cabelludo.

aponeurosis faríngea (pharyngeal aponeurosis), vaina de tejido conjuntivo situada inmediatamente por debajo de la mucosa de la faringe.

aponeurosis palatina (palatine aponeurosis), el principal elemento estructural del paladar blando en el que se insertan otros músculos del paladar. Se inserta ventralmente en el borde del paladar duro, pero posteriormente no presenta inserción alguna, en donde termina en un borde libre.

aponeurosis palmar (palmar aponeurosis), fascia que rodea los músculos de la palma.

aponeurosis plantar (plantar aponeurosis), fascia resistente que rodea los músculos de las plantas de los pies.

Aponomma hydrosauri *(Aponomma hydrosauri),* garrapata que infesta a los reptiles. Es el artrópodo reservorio de *Rickettsia honei* en las islas Flinders, Australia y transmite la fiebre maculosa de las Islas Flinders.

apoplejía intestinal (intestinal apoplexy), oclusión súbita de una de las tres arterias principales del intestino, por un émbolo o un trombo. Este proceso lleva rápidamente a la necrosis del tejido intestinal, y a menudo tiene un desenlace mortal.

apoplejía paralítica (paralytic stroke), ataque súbito de parálisis causado por enfermedad o lesión del cerebro o de la médula espinal.

apoproteína (apoprotein), cadena polipeptídica que no se ha unido aún a su grupo prostético específico.

apoproteína B-48 (apoprotein B-48), componente proteico de la lipoproteína de los quilomicrones. Participa en la absorción intestinal de los lípidos.

apoptosis (apoptosis), necrosis de queratinocitos en la que los núcleos de las células necróticas se disuelven y el citoplasma se encoge, se agrupa y finalmente es fagocitado. El término se refiere generalmente a la muerte celular «programada».

aportes dietéticos recomendados (ADR) (recommended dietary allowances [RDA]), ingesta diaria de nutrientes esenciales recomendada por el Food and Nutrition Board of the National Research Council para adecuarse a las necesidades conocidas para mantener un buen estado de salud.

aposia (aposia), ausencia completa de sed.

aposición (apposition), colocación de elementos en estrecha proximidad, como las capas de tejidos celulares o las superficies yuxtapuestas y adyacentes una a otra.

apósito (dressing), vendaje limpio o estéril que se aplica directamente sobre un tejido herido o enfermo para absorber secreciones, proteger de traumatismos, administrar medicamentos, mantener limpia la herida o detener la hemorragia.

apósito absorbente (absorbent dressing), tejido de cualquier material que se aplica sobre una herida o incisión para absorber las secreciones.

apósito absorbente adhesivo (adhesive absorbent dressing), apósito absorbente con un cobertor adhesivo.

apósito antiséptico (antiseptic dressing), apósito tratado con un agente antiséptico, germicida o bacteriostático, que se aplica sobre una herida o sobre una incisión para prevenir o para tratar una infección.

apósito biológico (biologic dressing), apósito para las lesiones por quemadura que se prepara a partir de piel de cerdo o materiales sintéticos con características parecidas a las de la piel humana. El apósito es más eficaz para tratar quemaduras que son de profundidad uniforme y de grosor parcial superficial. Debería aplicarse tan pronto como sea posible después de la lesión y debe adherirse a la herida durante la cicatrización. Una vez establecida la adherencia, la herida puede dejarse abierta y el paciente puede bañarse y llevar ropa sobre ella.

apósito fijo (fixed dressing), apósito, normalmente realizado con gasa impregnada con un agente endurecedor, como escayola, silicato sódico, almidón o dextrina, que se aplica para sujetar o inmovilizar una parte del cuerpo.

apósito húmedo (wet dressing), apósito humedecido utilizado para aliviar los síntomas de algunas enfermedades cutáneas. A medida que la humedad se evapora, enfría y seca la piel, ablanda la sangre y los exudados secos y estimula el drenaje.

apósito húmedo a seco (wet to dry dressing), apósito que se coloca húmedo y se retira cuando se seca totalmente. Al retirarlo cuidadosamente se va limpiando y desbridando la herida.

apósito no adhesivo (nonadherent dressing), vendaje que no se adhiere por lo general a las secreciones de las heridas secas.

apósito oclusivo (occlusive dressing), apósito que evita la entrada de aire en una herida o lesión y que retiene la humedad, el calor, los líquidos corporales y la medicación. Puede estar elaborado con una lámina de plástico delgado fijada con esparadrapo transparente.

apósito rígido desechable (removable rigid dressing), apósito similar a una escayola utilizado para revestir el muñón de un miembro amputado. Habitualmente se aplica para permitir el ajuste de una prótesis temporal, de forma que puedan empezar a deambular inmediatamente después de la intervención.

apósito seco (dry dressing), apósito simple que no lleva medicación y se aplica directamente sobre una incisión o herida para evitar su contaminación o traumatismo o para absorber sus secreciones.

apoyar (support), sostener, sujetar o mantener en una posición o situación deseada, como en el caso del apoyo físico a los músculos abdominales con una faja de Sculteto o del apoyo emocional a un paciente con estrés.

apoyo (advocacy), **1.** proceso mediante el cual una enfermera proporciona al paciente la información necesaria para que tome ciertas decisiones. **2.** método por el cual los pacientes, sus familias, sus representantes legales, los profesionales sanitarios y los grupos de ciudadanos pueden trabajar juntos para desarrollar programas que aseguren la disponibilidad de asistencia sanitaria de gran calidad para una comunidad determinada.

apoyo (support), ayuda prestada para sostener, soportar o mantener en una posición o situación deseada, como apoyo físico, apoyo emocional o apoyo vital.

apoyo al médico (physician support), intervención de enfermería recogida en la Nursing Interventions Classification (NIC). Se define como la colaboración con los médicos para prestar una asistencia de alta calidad.

apoyo al paciente (caregiver support), intervención de enfermería recogida en la Nursing Interventions Classification (NIC). Se define como la provisión de la información imprescindible, la defensa y el apoyo para facilitar asistencia al paciente de atención primaria por algún otro distinto del profesional sanitario asistencial.

apoyo circunstancial (situational support), personas que están disponibles y con las cuales se puede contar para ayudar a un paciente a resolver sus problemas.

apoyo de la toma de decisiones (decision-making support), intervención de enfermería recogida en la Nursing Interventions Classification (NIC). Se define como el suministro de información y apoyo a un paciente que está tomando una decisión respecto a la asistencia sanitaria.

apoyo emocional[1] (emotional support), planteamiento sensorial y cognitivo que ayuda a los pacientes a aceptar y asimilar su enfermedad; a comunicar sus temores y ansiedades; a experimentar percepciones reconfortantes aportadas por personas amables, empáticas y cooperadoras, y a fomentar su autocuidado.

apoyo emocional[2] (emotional support), intervención de enfermería recogida en la Nursing Interventions Classification (NIC). Se define como la provisión de tranquilidad, resignación y ánimo durante los momentos de estrés.

apoyo espiritual (spiritual support), intervención de enfermería recogida en la Nursing Interventions Classification (NIC). Se define como la asistencia al paciente para que se sienta en equilibrio y en relación con un poder superior.

apoyo familiar (family support), intervención de enfermería recogida en la Nursing Interventions Classification (NIC). Se define como la promoción de los valores, intereses y objetivos de la familia.

apoyo familiar durante el tratamiento (familiy support during treatment), resultado de enfermería recogido en la Nursing Outcomes Classification (NOC). Se define como la presencia familiar y el apoyo emocional recibido por una persona sometida a tratamiento.

apoyo fraternal (sibling support), intervención de enfermería recogida en la Nursing Interventions Classification (NIC). Se define como la ayuda a un hermano para afrontar la enfermedad de otro hermano o hermana.

apoyo medio (midstance), una de las cinco fases de la fase de estancia de la marcha, directamente asociada con el período de apoyo del peso del cuerpo en una sola pierna, durante la cual el cuerpo avanza sobre el pie estacionado.

apoyo o descanso oclusal (backing), en odontología, pieza de metal que soporta el revestimiento de porcelana o resina de una dentadura parcial fija o móvil.

apoyo social (social support), resultado de enfermería recogido en la Nursing Outcomes Classification (NOC). Se define como la asistencia eficaz por parte de otras personas.

apraxia (apraxia), alteración de la capacidad para manipular objetos o para realizar actos con una finalidad determinada sin pérdida de la sensibilidad, la potencia o la coordinación.

apraxia acinética (akinetic apraxia), incapacidad para realizar movimientos espontáneos.

apraxia amnésica (amnestic apraxia), trastorno en el que el enfermo no puede llevar a cabo un movimiento solicitado, debido a la incapacidad para recordar la orden recibida más que a una pérdida de las funciones motoras.

apraxia de construcción (constructional apraxia), forma de apraxia caracterizada por la incapacidad para copiar dibujos o para manipular objetos para construir modelos o diseños. Se debe a una lesión del hemisferio derecho.

apraxia del desarrollo (developmental apraxia), trastorno consistente en una planificación y ejecución motoras ineficaces en niños, debido a inmadurez de su SNC.

apraxia ideatoria (ideational apraxia), proceso en el que se pierde el proceso conceptual, frecuentemente por lesión del lóbulo parietal. El individuo es incapaz de formular planes de movimientos, y no conoce el adecuado uso de un objeto, porque le falta la percepción de su motivo.

apraxia ideocinética (ideomotor apraxia), incapacidad de transformar una idea en acción como resultado de alguna interferencia con la transmisión de los impulsos adecuados desde el cerebro hasta los centros motores. No hay pérdida de capacidad para realizar la acción de forma automática, pero no es posible realizarla cuando se le demanda.

apraxia motora (motor apraxia), incapacidad para llevar a cabo los movimientos planeados o para manejar objetos pequeños, aun conociendo el uso adecuado del objeto. Se produce como consecuencia de una lesión en la corteza frontal premotora en el lado contrario al de la extremidad afectada.

apraxia oculomotora de Cogan (Cogan's oculomotor apraxia), [David Glendenning Cogan, oftalmólogo americano, 1908-1993], ausencia o defecto de los movimientos oculares horizontales, de forma que cuando el paciente intenta mirar a un objeto hacia un lado debe girar la cabeza para poner los ojos en línea con el objeto, observándose además nistagmos. La causa es probablemente una lesión cerebral.

aprendizaje (learning), **1.** acto o proceso de adquisición de conocimientos o de alguna habilidad por medio del estudio, práctica o experiencia. **2.** conocimiento, sabiduría o una habilidad adquirida por medio del estudio sistemático o instrucción. **3.** (en psicología) modificación de la conducta mediante la práctica, experiencia y entrenamiento.

aprendizaje afectivo (affective learning), adopción de conductas que sirven para expresar los sentimientos a través de actitudes, apreciaciones y valoraciones.

aprendizaje cognitivo (cognitive learning), **1.** aprendizaje relacionado con la adquisición de la capacidad de resolución de problemas y con la inteligencia y el pensamiento consciente. **2.** teoría que define el aprendizaje como un cambio de conducta basado en la adquisición de información a partir del entorno.

aprendizaje de hábitos (habit training), proceso de enseñar a un niño cómo adaptarse a las demandas del mundo exterior formándolo en ciertos hábitos, fundamentalmente en los relacionados con la alimentación, el sueño, las eliminaciones corporales y el vestido.

aprendizaje latente (latent learning), aprendizaje que se adquiere de manera no intencionada. Permanece oculto o latente en el subconsciente y aflora cuando se necesita.

aprendizaje motor (motor learning), proceso de mejorar las habilidades motoras mediante la práctica, con cambios duraderos en la capacidad de responder. El cerebelo y los núcleos basales desempeñan un papel fundamental en esta coordinación.

aprendizaje psicomotor (psychomotor learning), adquisición de la capacidad para ejecutar habilidades motoras.

aprepitant (aprepitant), antiemético usado para la prevención de las náuseas y vómitos asociados a la quimioterapia oncológica.

aprosodia (aprosody), defecto del lenguaje caracterizado por la ausencia de las variaciones normales en el tono, intensidad y ritmo que acompañan a la formación de las palabras.

aprosopia (aprosopia), anomalía congénita que se caracteriza por la ausencia parcial o total de las estructuras faciales. Esta alteración se asocia habitualmente con otras malformaciones.

aprotinina (aprotinin), inhibidor de las enzimas proteolíticas emplado como antihemorrágico para reducir las hemorragias perioperatorias en pacientes sometidos a circulación extracorpórea en la CDAC.

aproximación (rapprochement), (en psicología) tercera subfase de la fase separación-individualización del sistema de Mahler de desarrollo preedípico. Esta fase se caracteriza por el redescubrimiento y restablecimiento de la madre o de una figura significativa durante la crianza.

aproximador (approximator), instrumento médico que se emplea para unir los bordes de tejidos seccionados o separados, como cuando se cierra una herida o cuando se repara una fractura costal.

aproximal (approximal), cerca, muy próximo.

aproximar (approximate), colocar la superficie de dos tejidos lo más cerca posible, como sucede cuando se cura una herida, o colocar juntos los huesos de una articulación como en la terapia física.

APT (TPA), siglas de **activador del plasminógeno tisular.**

APTA (APTA), siglas de *American Physical Therapy Association.*

aptitud (aptitude), disposición, talento o capacidad natural para aprender, comprender o adquirir una habilidad determinada; disposición mental.

apuesta de referencia estándar (standard reference gamble), método de exploración diagnóstica en el cual quien toma la decisión se enfrenta a una opción entre un cierto resultado o valor intermedio y una apuesta que implica un resultado mejor o peor. Los resultados mejor y peor tienen asignados valores numéricos arbitrarios de 100 y 0, respectivamente. Todos los demás resultados pueden tener asignados valores relativos a los resultados mejor y peor.

aqua (aq) (aqua [aq]), palabra latina para agua.

aqueiría (acheiria), ausencia congénita de una o de ambas manos.
aqueiropodia (acheiropody), ausencia de manos y pies.
aqueratosis (akeratosis), trastorno cutáneo en el cual existe una ausencia de tejido córneo en la epidermis.
aquilea ***(Achillea millefolium)*** (yarrow), planta procedente de Europa y Asia, cultivada actualmente también en Norteamérica. Se utiliza como hemostático para mejorar la circulación y para tratar alteraciones digestivas, hipertensión y trombosis. Los análisis químicos indican que puede tener efectos beneficiosos, aunque los datos fiables sobre su eficacia derivados de estudios humanos son insuficientes.
aquilia (achylia), ausencia o déficit grave de ácido clorhídrico y de pepsinógeno en el estómago. Este trastorno puede radicar también en el páncreas cuando fracasa la producción de enzimas digestivas por parte de la porción exocrina de esta glándula.
aquiloso (achylous), **1.** relativo a la ausencia de jugo gástrico o de otras secreciones digestivas. **2.** relativo a la ausencia de quilo.
aquiral (achiral), relativo a la ausencia de quiralidad en un compuesto, como en los isómeros estereoquímicos.
Ar (Ar), **1.** símbolo del **argón. 2.** abreviatura de un grupo aromático, como el fenilo.
AR (RA), siglas de **artritis reumatoide.**
arácnido (arachnid), relativo a la clase animal de los arácnidos, que incluye arañas, escorpiones, ácaros y garrapatas.
aracnitis (arachnitis), inflamación de la membrana aracnoides que recubre el cerebro.
aracnodactilia (arachnodactyly), anomalía congénita caracterizada por la existencia de manos y pies de aspecto semejante al de una araña, con dedos delgados y de longitud excesiva. Este trastorno aparece en el síndrome de Marfan.
aracnofobia (arachnophobia), miedo patológico a las arañas.
aracnoides (arachnoid), estructura fibrosa y delicada que se asemeja a una tela de araña, como es la membrana aracnoidea.
aracnoides encefálica (arachnoidea encephali), membrana aracnoidea que rodea al encéfalo.
aracnoides raquídea (arachnoidea spinalis), continuación de la aracnoides del cerebro que se extiende a lo largo de la médula espinal hasta la cola de caballo formando vainas que recubren los diversos nervios raquídeos a su salida de los agujeros intervertebrales.
aracnoidismo (arachnoidism), enfermedad producida por la picadura de una araña venenosa.
aracnoidismo necrótico (necrotic arachnidism), destrucción tisular causada por veneno de arañas.
arándano (bilberry), planta que se encuentra en el centro, norte y sureste de Europa. Se usa para la retinopatía diabética, degeneración macular, glaucoma, cataratas, fragilidad capilar, venas varicosas y diarrea leve. Posiblemente resulte eficaz para algunas indicaciones, aunque los ensayos clínicos controlados no apoyan su utilización para mejorar la vista.
arándano agrio (cranberry), producto de herbolario; las bayas se recolectan de un pequeño arbusto.Se utiliza para tratar infecciones de las vías urinarias altas, para lo que actúa disminuyendo la adherencia de las bacterias a las paredes de la vejiga, la uretra, etc.
araña solitaria marrón (brown recluse spider), pequeño arácnido venenoso, *Loxosceles reclusa.* Su mordedura produce una lesión necrótica característica. El veneno suele producir una vesícula rodeada de círculos rojos y blancos concéntricos. Inicialmente existe poco dolor, pero en el transcurso de una hora se desarrolla dolor local. El paciente puede presentar síntomas sistémicos como náuseas, fiebre y escalofríos, pero la reacción suele ser autolimitada.
araña viuda negra (black widow spider), araña venenosa encontrada en muchas partes del mundo. El veneno inyectado con su picadura causa sudación, calambres abdominales, náuseas, cefalea y vértigo de intensidad variable.
árbitro (arbitrator), persona imparcial destinada a resolver un conflicto entre diversas partes.
árbol (tree), (en anatomía) estructura anatómica con ramas que se extienden hacia fuera como las de un árbol, como el árbol bronquial.
árbol bronquial (bronchial tree), complejo anatómico de bronquios y bronquiolos. Los bronquios se ramifican desde la tráquea y los bronquiolos se ramifican desde los bronquios.
árbol de decisión (decision tree), método sistemático de manejar un problema clínico mediante la organización gráfica de las probabilidades del resultado de tratamientos alternativos. En cada nodo o rama de decisión, una posible alternativa se compara con su opción relativa, la calidad de vida, la ausencia de discapacidad y otros factores en los que puede basarse un pronóstico.
árbol genealógico (pedigree), **1.** línea de descendencia; linaje; ascendencia. **2.** (en genética) gráfico que representa las características genéticas de los antepasados de una persona, y que se utiliza para el análisis

mendeliano de un rasgo o enfermedad hereditaria en una determinada familia.

árbol traqueobronquial (ATB) (tracheobronchial tree [TBT]), complejo anatómico que abarca la tráquea, los bronquios y los bronquiolos. Conduce aire hasta los pulmones y desde ellos.

arbovirus (arbovirus), cada uno de los más de 300 virus transmitidos por la saliva de insectos. La infección en vertebrados se produce cuando un artrópodo contaminado come sangre. Se han desarrollado vacunas para prevenir la infección por algunos arbovirus.

arbovirus Bunyamwera (Bunyamwera virus infection), [Bunyamwera, ciudad de Uganda donde se aisló la especie], cualquiera de los virus transmitidos por artrópodos del género *Bunyavirus* que infectan al ser humano y son transportados por los mosquitos desde los roedores que sirven de intermediarios. Los virus relacionados causan la encefalitis de California, la fiebre del valle del Rift y otras enfermedades caracterizadas por cefalea, debilidad, febrícula, mialgias y exantema.

arbutamina (arbutamine), catecolamina sintética empleada para el diagnóstico en las pruebas de esfuerzo cardíacas en pacientes que no pueden realizar suficiente ejercicio para el estudio. Se administra como sal clorhidrato.

arcada (arcade), un arco o serie de arcos.

arcada (retch), esfuerzo violento para vomitar sin conseguirlo.

arcada alveolar (alveolar arch), arcada del maxilar superior o inferior a partir de la cual se proyectan los dientes y que está formada por las apófisis alveolares.

arcada cónica (tapering arch), arcada dental que converge desde los molares a los incisivos centrales de tal forma que las líneas que pasan a través de los surcos centrales de los molares y premolares coinciden a lo largo de 2,5 cm por delante de los incisivos centrales.

arcada dental dentada (dentulous dental arch), arco dental que contiene uno o más dientes naturales.

arcada en U (U-shaped arch), arcada dental en la que existe poca diferencia en la anchura entre los primeros premolares y los últimos molares y la curva de canino a canino es abrupta y con forma de U.

arcada parcialmente desdentada (partially edentulous arch), arco dental en el que faltan uno o más, pero no todos, dientes naturales.

arcada trapezoidal (trapezoidal arch), arcada dental que tiene ligeramente menos convergencia que la formada por el arco cónico.

arcadas improductivas (dry heaves), arcadas secas, sin vómito.

archivero (registrar), oficial administrativo cuya responsabilidad es conservar las historias clínicas de una institución.

arco (arc), una parte de la circunferencia de un círculo.

arco (arch), toda estructura anatómica incurvada o que tiene aspecto similar a un arco.

arco abdominotorácico (abdominotoracic arch), límite inferior de la parte anterior del tórax.

arco caído (fallen arch), arco plantar aplanado que suele resultar en la deformación plana o pie plano. El trastorno puede afectar al arco longitudinal, al arco transversal o a ambos.

arco carotídeo (carotid arch), el tercer arco de la aorta, origen de las arterias carótidas primitivas.

arco carpiano (carpal arch), arco formado por los huesos carpianos; las paredes y el techo del túnel carpiano.

arco cigomático (zygomatic arch), arco que forma la apófisis temporal del hueso cigomático con la apófisis cigomática del hueso temporal. El tendón del músculo temporal pasa por debajo.

arco costal (costal arch), arco formado por las diáfisis de las costillas.

arco de cama (bed cradle), marco que se coloca sobre una cama para evitar que las mantas y las sábanas toquen al paciente.

arco de movilidad (range of motion), amplitud de movimiento de una articulación, desde la flexión máxima hasta la extensión máxima, medida en los grados de un círculo.

arco de movilidad activa (AMA) (active range of motion [AROM]), límite de movimientos que puede realizar un paciente con una articulación sin ayuda usando los músculos adyacentes.

arco del paladar (maxillary arch), borde óseo curvado del maxilar superior, en forma de herradura, que contiene los dientes y las estructuras de soporte.

arco del pie (arches of the foot), arco óseo del empeine que comprende los arcos longitudinal (anteroposterior) y transverso.

arco dental (dental arch), forma curva que resulta de la disposición normal de una dentadura completa.

arco facial (face-bow), instrumento parecido a un compás para medir la relación entre el maxilar superior y las articulaciones temporomandibulares. La medida se utiliza en la fabricación de moldes dentales y en los procedimientos restauradores mayores que implican los dientes naturales.

arco facial cinemático (kinematic facebow), dispositivo similar a un calibrador, utilizado para localizar con exactitud el eje de rotación del maxilar inferior en el plano sagital.

arco hioideo (hyoid arch), segundo arco faríngeo o branquial. Está presente en el embrión, aunque los elementos esqueléticos al desarrollarse dan lugar al martillo y a la apófisis estiloides del hueso temporal del adulto.

arco labial de alambre (labial arch wire), alambre en arco de elevada fuerza de tracción cuyos brazos surgen de la tronera entre el canino y los incisivos laterales en el arco maxilar, y entre los caninos y el primer premolar en el arco mandibular. Se utiliza principalmente para mover los dientes en dirección lingual y para retraer los dientes anteriores y cerrar espacios.

arco labial superior (high labial arch), alambre del arco labial, adaptado para situarse sobre el lado gingival de las coronas de los dientes anteriores, y que tiene alambres auxiliares que se extienden hacia abajo en contacto con los dientes que van a ser corregidos.

arco lingual extraíble (removable lingual arch), arco de alambre ortodóncico diseñado para ajustarse a la superficie lingual de los dientes y para facilitar el movimiento ortodóncico de la dentadura afectada.

arco lingual inmóvil (stationary lingual arch), alambre para arco ortodóncico, diseñado para que se ajuste a la superficie lingual de los dientes, que se suelda a las bandas de anclaje asociadas.

arco lingual pasivo (passive lingual arch), aparato de ortodoncia que puede ayudar a conservar el espacio dental y la longitud de la arcada dental cuando se pierden prematuramente los molares primarios en ambos lados.

arco mandibular (mandibular arch), primer arco branquial a partir del cual se desarrolla el maxilar inferior.

arco oval (ovoid arch), arco dental que se curva suavemente desde los molares de un lado hacia los del lado opuesto, formando la mitad de un óvalo.

arco palmar profundo (deep palmar arch), terminación de la arteria radial al unirse a la rama palmar profunda de la arteria cubital en la palma de la mano.

arco plantar (plantar arch), el hueco de la planta del pie.

arco reflejo (reflex arc), unidad neurológica sencilla de una neurona sensitiva que transmite un impulso a la médula espinal, donde conecta con una neurona motora que transmite el impulso reflejo de vuelta a un músculo o glándula determinado.

arco senil (arcus senilis), anillo opaco de color grisáceo o blanco que rodea a la periferia de la córnea. La enfermedad se produce por depósito de gránulos de grasa en la córnea o por degeneración hialina, y se da fundamentalmente en personas ancianas.

arco tendinoso (tendinous arch), engrosamiento lineal en la fascia que cubre el músculo obturador interno que es parte de la inserción de los músculos elevadores del ano en la pared pélvica.

arco vertebral (vertebral arch), arco formado en la parte posterior del cuerpo vertebral por los pedículos y las láminas.

arcos branquiales (branchial arches), estructuras arqueadas de la faringe embrionaria.

arcos tarsales (tarsal arches), ramas superior e inferior de la arteria palpebral que irrigan el párpado.

ARC-ST (ARC-ST), siglas de **Accreditation Review Committee on Education in Surgical Technology.**

ardeparina (ardeparin), fármaco anticoagulante que se usa para prevenir la trombosis de las venas profundas tras la implantación de una prótesis de rodilla.

área (area), (en anatomía) espacio anatómico limitado que contiene una estructura específica del cuerpo o en cuyo interior predominan unas funciones fisiológicas determinadas, como el área aórtica y las áreas de asociación de la corteza cerebral.

área auditiva (auditory area), área de percepción del sonido de la corteza cerebral. Está localizada en el suelo de la cisura lateral y sobre la superficie dorsal de la circunvolución temporal superior.

área bajo la curva de concentración (ABC) (area under the concentration curve [AUC]), método para medir la biodisponibilidad de un fármaco basado en el perfil de las concentraciones sanguíneas y deducido a partir de muestras obtenidas a intervalos frecuentes. Es directamente proporcional a la cantidad total de fármaco intacto que existe en la sangre del paciente.

área controlada (controlled area), parte de un hospital o de otra institución sanitaria ocupada principalmente por personal que trabaja con materiales radiactivos. Está diseñada con barreras protectoras para limitar la tasa de exposición a la radiación.

área de alto grado de estrés (stress bearing area), porción de las estructuras orales disponible para soportar una dentadura.

área de apoyo (supporting area), cualquiera de las áreas de los rebordes desdentados del maxilar superior o inferior que se consideran más adecuadas para soportar el esfuerzo de la masticación con las dentaduras funcionantes.

área de asociación (association area), cualquier parte de la corteza cerebral que participa en la integración de la información sensorial.

área de Broca (Broca's area), [Pierre P. Broca, neurólogo francés, 1824-1880], área situada en la circunvolución frontal inferior del cerebro, relacionada con la producción del lenguaje.

área de captación (catchment area), área geográfica específica de la que es responsable una institución particular, especialmente un centro de salud mental.

área de escasez (shortage area), en EE.UU., área geográfica, condado como zona de censo, o área designada por el gobierno federal como infraabastecida de ciertas clases de servicios de asistencia sanitaria, lo que la hace elegible para recibir ayuda de determinados programas federales, como el National Health Service Corps o el Rural Clinics Assistance Act.

área de servicios sanitarios (health service area), región geográfica de EE.UU. determinada por la National Health Planning and Resources Development Act de 1974 para el planteamiento y desarrollo eficaz de los servicios sanitarios.

área de superficie (AS) (surface area [SA]), área total expuesta al medio externo. El área de superficie de un objeto aumenta con el cuadrado de sus dimensiones lineales, y el volumen aumenta con el cubo.

área motora (motor area), parte de la corteza cerebral que incluye la circunvolución precentral y la parte posterior de la frontal, que produce la contracción de los músculos voluntarios cuando es estimulada por electrodos. La actividad voluntaria normal requiere la existencia de asociaciones entre el área motora y las demás regiones de la corteza; la extirpación del área motora de un hemisferio cerebral produce la parálisis de los músculos voluntarios, especialmente en el lado contrario del cuerpo.

área quirúrgica (surgical suite), grupo formado por uno o más quirófanos e instalaciones adjuntas, tales como la zona de almacenamiento estéril, la sala de lavado y la sala de recuperación.

área radiante efectiva (effective radiating area), el área total de la superficie de un transductor que produce realmente la onda sonora.

área sensorial (sensory area), regiones de la corteza cerebral que reciben los impulsos de los nervios sensitivos; está constituida por las proyecciones talámicas, nucleicas y parietales.

área zonal (zona), cinturón o circunferencia periférica de una estructura redonda o esférica.

áreas de Brodmann (Brodmann's areas), [Korbinian Brodmann, anatomista alemán, 1868-1918], las 47 áreas diferentes de la corteza cerebral que están asociadas con funciones neurológicas específicas y se distinguen por componentes celulares diferentes.

áreas gástricas (gastric areas), pequeñas zonas de mucosa gástrica, de 1-5 mm de diámetro, separadas por los pliegues vellosos y que contienen las fositas gástricas.

áreas motoras del lenguaje (motor speech areas), regiones de los hemisferios cerebrales que están asociadas con el control motor del lenguaje.

areata (areata), que se presenta en parches o áreas delimitadas, como la pérdida de cabello en la alopecia areata.

Arenavirus *(Arenavirus),* género de virus que se transmiten generalmente al ser humano a través del contacto oral o cutáneo con los excrementos de roedores salvajes. Los distintos arenavirus se identifican según las diferentes áreas geográficas específicas. Las infecciones por Arenavirus se caracterizan por aparición lenta, fiebre, dolor muscular, erupción cutánea, petequias, hemorragia, delirio, hipotensión y úlceras orales.

areola (areola), **1.** pequeño espacio o cavidad dentro de un tejido. **2.** área circular de diferente color que rodea a un punto central, como la coloración que existe en torno a una pústula o a una vesícula. **3.** porción de iris que se halla alrededor de la pupila.

areola de Chaussier (Chaussier's areola), [François Chaussier, anatomista francés, 1746-1828], areola de tejido indurado que rodea una pústula maligna.

areola mamaria (areola mammae), área circular pigmentada que rodea al pezón en cada una de las mamas.

areola secundaria (secondary areola), segundo anillo alrededor de la areola mamaria que aparece durante el embarazo, más pigmentado que la areola antes del embarazo.

areolar (areolar), relativo a la areola.

areolitis (areolitis), inflamación de las areolas de las mamas.

arformoterol (arformoterol), agonista βeta_2 adrenérgico de acción prolongada, simpaticomimético y broncodilatador empleado en el tratamiento de la EPOC, incluida la bronquitis crónica y el enfisema.

Arg (Arg), abreviatura de la **arginina.**

argatrobán (argatroban), anticoagulante que se liga al sitio activo de la trombina e inhibe varias reacciones catalizadas por ella. Se emplea en el tratamiento y la profilaxis de la trombocitopenia secundaria al tratamiento con heparina.

argentafinoma (argentaffinoma), tumor que secreta grandes cantidades de la hormona serotonina. Se suele originar en el tubo digestivo, en cualquier punto entre el estómago y el recto y puede ser origen de metástasis hepáticas.

arginasa (arginase), enzima que cataliza la hidrólisis de la arginina durante el ciclo de la urea, dando lugar a la producción de urea y ornitina.

arginina (Arg) (arginine [Arg]), aminoácido producido por la digestión o por la hidrólisis de las proteínas, que durante el ciclo de la urea se forma por la transferencia de un átomo de nitrógeno desde el aspartato a la citrulina.

arginina vasopresina (arginine vasopressin), vasopresina que contiene arginina, como la presente en las personas y la mayor parte de los mamíferos.

argininemia (argininemia), deficiencia de arginasa.

argiria (argyria), coloración azul mate o gris a bronceada permanente de la piel, la conjuntiva y los órganos internos causada por ingesta oral prolongada de sales de plata.

argirófilo (argyrophil), célula u otro objeto que se tiñe o impregna fácilmente con plata.

argón (Ar) (argon [Ar]), gas incoloro e inodoro, químicamente inactivo, que constituye un 1% aproximadamente de la atmósfera. Su peso atómico es 39,95; su número atómico es 18. No se combina con otros elementos.

aril hidrocarburo hidroxilasa (AHH) (aryl hydrocarbon hydrolase [AHH]), enzima que actúa dentro del pulmón convirtiendo las sustancias químicas carcinógenas del humo del tabaco y de la polución ambiental en carcinógenos activos.

arilo (aril), término botánico empleado para aludir a una cubierta adicional de las semillas, que puede formar una estructura carnosa a modo de copa alrededor de la semilla inmadura (óvulo), como sucede en la nuez moscada. El arilo suele tener colores brillantes y es comestible.

aripiprazol (aripiprazole), fármaco antipsicótico empleado en el tratamiento de la esquizofrenia.

ARJ (JRA), siglas de **artritis reumatoide juvenil.**

armadura biológica (biologic armature), conjunto de grandes conductos, vasos y nervios autónomos con abundante tejido conjuntivo intercalar, que en muchas glándulas exocrinas de mamíferos sirve como armazón interno, y cuya función de apoyo, y con frecuencia de anclaje, recuerda a la del esqueleto metálico de una escultura de arcilla.

armamentario, *armamentarium* (armamentarium), equipo terapéutico completo de un médico o institución, incluidas medicinas y material.

armas de destrucción masiva (weapons of mass destruction [WMD]), armas, como las nucleares o químicas, que tienen el propósito de matar de forma indiscriminada a grandes números de personas.

armazón balcánico (Balkan traction frame), armazón rectangular elevado sujeto a la cama de un paciente ortopédico, utilizado para sujetar férulas, colgar o cambiar la posición de los miembros inmovilizados y para tracción continua con pesos y poleas.

armazón de Bradford (Bradford frame), [Edward H. Bradford, cirujano estadounidense, 1848-1926], armazón ortopédico rectangular hecho de tubos a los que están unidas unas pesadas correas móviles de lona que se desplazan de un lado a otro para mantener a un paciente en decúbito supino o prono. Las correas se pueden retirar para permitir al paciente orinar o defecar mientras permanece inmóvil.

armazón de tracción (traction frame), aparato ortopédico que soporta las poleas, cuerdas y pesas mediante las que se aplica la tracción a las diferentes regiones corporales o mediante las que se suspenden las diferentes partes del cuerpo. Los principales componentes de un armazón de tracción son las verticales de metal que se unen a la cama y soportan una barra de metal elevada.

armazón de tracción en garra (claw-type traction frame), aparato ortopédico que contiene diversas piezas del equipo de tracción. Consta de dos postes fijados a la cabecera y a los pies de la cama. Ambos postes se aseguran a la cama mediante fijaciones de tipo garra y sujetan una barra transversal fijada a los postes mediante mordazas metálicas.

armazón dividido de Bradford (Bradford split frame), dispositivo ortopédico rectangular de metal cubierto por dos piezas separadas de lona sujetas a ambos extremos del armazón. Se utiliza especialmente en pediatría para ayudar a la inmovilización en tracción de los niños; está dividido en el centro por un gran agujero diseñado para responder a las necesidades excretoras de un paciente incontinente con un yeso en espica de la cadera. Esta división también permite elevar de forma separada las extremidades superiores e inferiores y mantener el yeso limpio y seco.

armazón en cuña de Stryker (Stryker wedge frame), cama ortopédica que permite rotar al paciente según sea necesario a una posición en decúbito supino o prono. Como la cama de Foster, el armazón en cuña de Stryker se utiliza en la inmovilización de pacientes con columnas inestables, el tratamiento postoperatorio de fusiones vertebrales a varios niveles y el tratamiento de pacientes con quemaduras graves.

armazón sólido de Bradford (Bradford solid frame), dispositivo ortopédico rectangular de metal para ayudar a la inmovilización de todo el cuerpo, especialmente de niños menores de 5 años, hiperactivos o con retraso mental. El propósito principal de este dispositivo es ayudar al mantenimiento de una inmovilización, posicionamiento y alineación correctos mediante el control de los movimientos.

armonía oclusal (occlusal harmony), combinación de relaciones oclusales normales y no interrumpidas entre los dientes y sus estructuras de sostén, los mecanismos neuromusculares asociados y las ATM.

armonía oclusiva funcional (functional occlusal harmony), relación oclusiva de los dientes opuestos, en todos los rangos funcionales y movimientos, que proporciona la máxima eficacia masticatoria sin ejercer una fuerza patógena sobre las estructuras bucales de soporte, los músculos de la masticación y la articulación temporomandibular.

Army Nurse Corps (ANC) (Army Nurse Corps [ANC]), sección del ejército norteamericano creada el 2 de febrero de 1901, con sede central en Falls Church, Virginia.

ARN (RNA), siglas de **ácido ribonucleico.**

ARN de transferencia (ARNt) (transfer RNA [tRNA]), tipo de ácido ribonucleico (ARN) que transporta un anticodón (tres bases de nucleótido) y un aminoácido específico. La identidad del aminoácido viene determinada por la secuencia de nucleótidos del anticodón. Cada anticodón es complementario de un codón específico del ARN mensajero. Los ARNt (con sus aminoácidos unidos) traducen la secuencia de los codones del ARN mensajero en una secuencia de aminoácidos de un polipéptido.

ARN mensajero (ARNm) (messenger RNA [mRNA]), (en genética molecular) fracción del ARN que transmite información desde el ADN a los ribosomas celulares que sintetizan proteínas. El ARNm contiene codones que al final corresponden con aminoácidos según el proceso de traducción.

ARN polimerasa (RNA polymerase), enzima que cataliza la unión de ribonucleósidos trifosfato al ARN, actuando el ADN de cadena sencilla como modelo.

ARN ribosómico (ARNr) (ribosomal RNA, [rRNA]), ácido ribonucleico de los ribosomas y polirribosomas.

ARNasa (RNAase), siglas de **ribonucleasa.**

arnés de Pavlik (Pavlik harness), dispositivo utilizado para corregir la luxación de cadera en lactantes con displasia de cadera en el desarrollo, que consta de un conjunto de correas que mantienen la cadera en flexión y abducción.

ARNm (mRNA), siglas de **ARN mensajero.**

Arnold, Friedrich (Arnold, Friedrich), [anatómico alemán, 1803-1890], investigador de estructuras y funciones del cerebro y el sistema nervioso, incluido el centro nervioso del reflejo de la tos.

ARNr (rRNA), siglas de **ARN ribosómico.**

ARNs (sRNA), siglas de *ácido ribonucleico soluble.*

ARNt (tRNA), siglas de **ARN de transferencia.**

aroma (aroma), olor o fragancia agradable, procedente sobre todo de comidas, bebidas, especias o medicamentos.

aromatasa (aromatase), una actividad enzimática que tiene lugar en el retículo endoplásmico y que cataliza la conversión de testosterona en el compuesto aromático estradiol.

aromaterapia[1] (aromatherapy), una forma de medicina de herbolario que emplea diversos aceites de origen vegetal. La forma de administración puede ser absorción cutánea o inhalación.

aromaterapia[2] (aromatherapy), intervención de enfermería de la Nursing Interventions Classification (NIC), que se define como la administración de aceites esenciales mediante masajes, ungüentos o lociones tópicas, baños, inhalación, duchas o compresas (frías o calientes) para calmar y suavizar, aliviar el dolor o mejorar la relajación y la comodidad.

aromático (aromatic), **1.** relativo a un olor fuerte, pero agradable, como el olor a especias. **2.** sustancia medicinal estimulante u olorosa. **3.** relacionado con las estructuras químicas orgánicas que incluyen anillos de 6 carbonos, como el benzol.

arqueado (arcuate), en forma de arco o de bóveda.

arquenterón (archenteron), cavidad digestiva primitiva formada por la invaginación dentro de la gástrula durante el desarrollo embrionario de muchos animales.

arquetipo (archetype), **1.** patrón o modelo original a partir del cual se realizan o se desarrollan un objeto o un grupo de objetos. **2.** (en psicología analítica) ideas o modos de pensar primordiales y heredados que derivan de la experiencia de la raza humana y que residen en el inconsciente del individuo en forma de estímulos, talantes y conceptos.

arquiblastoma (archiblastoma), tumor compuesto de células derivadas de la capa de tejido que rodea a la vesícula germinal.

arquitectura (architecture), estructura básica de un ordenador, incluidas la memoria, el procesador y las unidades de acceso y salida.

arquitis (architis), inflamación del ano.

arrastre de aire (air entrainment), movimiento del aire de la habitación al interior de la cámara de un nebulizador a chorro, del tipo de los utilizados en el tratamiento de las enfermedades respiratorias. Aumenta la velocidad de nebulización y la cantidad de líquido administrado por unidad de tiempo.

arreflexia (areflexia), trastorno neurológico que se caracteriza por la ausencia de reflejos.

arreflexia del detrusor (detrusor areflexia), ausencia de respuesta del músculo detrusor a los estímulos, generalmente debido a una lesión de la neurona motora inferior, que impide la evacuación completa de la vejiga.

arrenoblastoma (arrhenoblastoma), neoplasia ovárica cuyas células simulan a las de los túbulos del testículo, segregando hormonas sexuales masculinas y dando lugar a virilización en las mujeres.

arrenocarion (arrhenokaryon), organismo producido a partir de un huevo que solamente tiene cromosomas paternos.

arrenogénico (arrhenogenic), que produce solamente descendientes varones.

arriboflavinosis (ariboflavinosis), trastorno producido por la deficiencia de riboflavina (vitamina B_2) de la dieta que se caracteriza por la aparición de lesiones en las comisuras de la boca, en los labios y alrededor de la nariz y de los ojos, así como dermatitis seborreica y diversos trastornos visuales.

arritmia (arrhythmia), desviación del patrón normal en los latidos cardíacos.

arritmia cardíaca (cardiac arrhythmia), frecuencia o ritmo anómalo de la contracción auricular o ventricular. Puede estar producida por un defecto en la capacidad del nódulo sinoauricular para mantener su función de marcapasos o por un fallo en el haz de His y sus ramas o en la red de Purkinje durante la conducción del impulso contráctil. Algunos tipos de arritmia son: bradicardia, bloqueo cardíaco, contracciones auriculares prematuras y taquicardia.

arritmia sinusal (sinus arrhythmia), ritmo cardíaco irregular en el que la frecuencia cardíaca suele aumentar durante la inspiración y disminuir durante la espiración. Es frecuente en niños y adultos jóvenes y no tiene significación clínica, excepto en ancianos.

arrítmico (arrhytmic), relativo a la ausencia o irregularidad del ritmo normal del latido cardíaco.

ARRT (ARRT), siglas de **American Registry of Radiologic Technologists.**

arsénico (As) (arsenic [As]), elemento presente en toda la corteza terrestre en combinación con metales, en forma de sulfuros de arsénico y de óxidos de arsénico. Su número atómico es 33 y su peso atómico es 74,92. Durante siglos este elemento se ha utilizado como agente terapéutico y como veneno, y sigue empleándose de forma limitada como fármaco tripanosomicida. La mayor parte se excreta lentamente por orina y heces, de ahí la toxicidad del elemento.

arsenismo (arsenism), intoxicación crónica por arsénico.

arsina (arsine), bases volátiles de arsénico incoloras y muy tóxicas y carcinógenas. Algunos de estos compuestos se han empleado en las guerras y un uso industrial importante es la producción de componentes microelectrónicos. La inhalación provoca una lisis masiva de hematíes con fracaso renal secundario e ictericia.

artefacto (artifact), cualquier objeto extraño irrelevante o no deseado, como puede ser una sustancia, una estructura o un fragmento de una información determinados. En radiología, un artefacto puede ser motivo de confusión para el radiólogo y alterar los resultados de una exploración.

artefacto de volumen parcial (partial volumen artifact), artefacto causado por una mezcla de tejidos con diferentes coeficientes de atenuación dentro de un vóxel dado.

artefacto en cola de cometa (ring-down artifact), (en ecografía) patrón de eco causado por la reverberación en una bulla o en otro tejido blando.

artefactos de desviación química (chemichal shift artifacts), artefactos en la resonancia magnética causados por pequeñas diferencias en la frecuencia de resonancia de diferentes compuestos químicos (p. ej., agua y grasa).

arterectomía (arterectomy), extirpación quirúrgica de un segmento de una arteria.

arteria (artery), cada uno de los grandes vasos que transportan la sangre procedente del corazón.

arteria alveolar (alveolar artery), cada una de las dos arterias, anterior y posterior, que irrigan los dientes superiores.

arteria alveolar inferior (inferior alveolar artery), arteria que desciende con el nervio alveolar inferior desde la primera porción (mandibular) de la arteria maxilar hasta el orificio mandibular.

arteria angular (angular artery), rama de la arteria facial hacia el ángulo medial del ojo, que irriga el saco lagrimal, el párpado inferior y la nariz.

arteria anteromedial central (anteromedial central artery), cualquiera de las ramas de la arteria comunicante anterior que proporcionan irrigación al cuerpo calloso, la membrana pelúcida, el núcleo lenticular y el núcleo caudado.

arteria apendicular (appendicular artery), una de las cuatro ramas de la arteria ileocólica, que irriga el mesoapéndice y el apéndice.

arteria arciforme del pie (arcuate artery of the foot), una rama de la arteria pedia.

arteria auricular posterior (posterior auricular artery), una de las dos pequeñas ramas procedentes de las arterias carótidas externas, que se dividen en las ramas auricular y occipital, irrigando zonas del oído, del cuero cabelludo y de otras estructuras de la cabeza.

arteria auricular profunda (deep auricular artery), pequeña rama de la arteria maxilar que contribuye a la irrigación del meato auditivo externo.

arteria axilar (axillary artery), continuación de las arterias subclavias a ambos lados del cuerpo, que comienza en el borde externo de la primera costilla y termina en el borde distal del músculo redondo mayor, denominándose a partir de ahí arteria braquial.

arteria basilar (basilar artery), tronco arterial único formado por la unión de las dos arterias vertebrales en la base del cráneo, que se extiende desde el borde inferior al superior de la protuberancia, dividiéndose en las arterias cerebrales posteriores izquierda y derecha.

arteria braquial (brachial artery), arteria principal del brazo que es una continuación de la arteria axilar. Tiene tres ramas y termina en las arterias radial y cubital.

arteria braquiocefálica (brachiocephalic artery), primera rama del arco aórtico.

arteria bronquial (bronchial artery), sistema vascular nutritivo de los tejidos pulmonares, que se origina en la aorta torácica o en una de sus ramas. Las arterias bronquiales se interconectan dentro del pulmón con ramas de las arterias y venas pulmonares.

arteria bucal (buccal artery), rama de la arteria maxilar que irriga el músculo buccinador, la piel y las mucosas de la mejilla.

arteria carótida externa (external carotid artery), una de las dos arterias, con ocho ramas principales temporales o maxilares, que nace de la arteria carótida primitiva e irriga diferentes regiones y tejidos de la cabeza y del cuello.

arteria carótida interna (internal carotid artery), cada una de las dos arterias que comienzan en la bifurcación de las arterias carótidas primitivas, frente al borde superior del cartílago tiroides, a través de las cuales circula la sangre que irriga numerosas estructuras y órganos de la cabeza.

arteria carótida primitiva (common carotid artery), una de las principales arterias que suministran sangre a la cabeza y al cuello. Se divide en una arteria carótida externa y una arteria carótida interna. Las ramas de la carótida externa irrigan la cara, el cuero cabelludo y la mayor parte de los tejidos del cuello y la garganta. Las de la carótida interna irrigan el cerebro y otros tejidos, generalmente accesibles desde el interior del cráneo, como los ojos.

arteria carótida primitiva derecha (right common carotid artery), la más corta de las dos arterias carótidas primitivas que nace del tronco arterial braquiocefálico, pasa oblicuamente desde el nivel de la articulación esternoclavicular hasta el borde craneal del cartílago tiroides y se divide en las arterias carótidas derechas interna y externa.

arteria carótida primitiva izquierda (left common carotid artery), la mayor de las dos carótidas primitivas, que nace del cayado aórtico y tiene un segmento cervical y otro torácico.

arteria cecal (cecal artery), una de las ramas de la arteria ileocólica que irriga el ciego.

arteria cerebelosa (cerebellar artery), cada una de las tres arterias principales (superior, inferior posterior e inferior anterior) que irrigan por cada lado el cerebelo.

arteria cerebral (cerebral artery), una de las arterias que irrigan el cerebro.

arteria cerebral media (middle cerebral artery), la mayor de las arterias cerebrales. Es el vaso que más se ve afectado por ACV.

arteria cervical (cervical artery), arteria que irriga los músculos del cuello.

arteria ciliar (ciliary artery), cualquiera de las ramas de la arteria oftálmica que, junto con la arteria retiniana, irriga el ojo.

arteria circunfleja humeral posterior (posterior circumflex humeral artery), arteria que se origina de la tercera parte de la arteria axilar e irriga los músculos relacionados y la articulación glenohumeral en la región posterior de la escápula.

arteria circunfleja ilíaca profunda (deep circunflex iliac artery), rama de la arteria ilíaca externa que, con la arteria epigástrica inferior, irriga la parte inferior de la pared abdominal.

arteria colateral interna inferior (inferior ulnar collateral artery), cualquiera de las dos ramas de la arteria humeral profunda que llevan la sangre a los músculos del antebrazo.

arteria colateral interna superior (superior ulnar collateral artery), rama larga y delgada de la arteria humeral que nace inmediatamente por debajo de la mitad del brazo, desciende hasta el codo y se anastomosa con la rama posterior de la arteria recurrente cubital y con la arteria colateral interna inferior.

arteria coronaria (coronary artery), rama de la aorta que constituye las arterias coronarias derecha e izquierda. Dado que estos vasos y sus ramas vascularizan el corazón, cualquier disfunción o enfermedad que las afecte puede producir, en ocasiones, complicaciones mortales. Las ramas de las arterias coronarias pueden resultar afectadas por muchos trastornos diferentes, como embolias, neoplasias y enfermedades inflamatorias y no inflamatorias.

arteria coronaria derecha (right coronary artery), una de las dos ramas de la aorta ascendente que surge del seno aórtico posterior derecho, pasa a lo largo del lado derecho del surco coronario, se divide en la arteria interventricular derecha y en una gran rama marginal, irriga ambos ventrículos, la aurícula derecha y el nódulo sinoauricular.

arteria coronaria izquierda (left coronary artery), una de las dos ramas de la aorta ascendente que sale del seno aórtico posterior izquierdo, dividiéndose en la arteria interventricular anterior y en la rama circunfleja, irrigando ambos ventrículos y la aurícula izquierda.

arteria cubital (ulnar artery), rama de la arteria humeral que irriga los músculos en el antebrazo, la muñeca y la mano; se origina cerca del codo y discurre oblicuamente en dirección distal para formar el arco palmar superficial.

arteria del axis (axis artery), cada una de las continuaciones pares de las arterias subclavias que discurren a través de la extremidad superior, a la que irrigan, siguiendo a través del antebrazo hasta dar lugar a la arteria interósea palmar.

arteria diagonal (diagonal artery), arteria inconstante, ocasionalmente duplicada, que nace del tronco de la arteria coronaria descendente anterior izquierda y atraviesa la cara anterior del ventrículo izquierdo en sentido lateral, en dirección al borde izquierdo.

arteria distribuidora (distributing artery), arteria con una túnica media formada por músculo liso ordenado circularmente. Recibe sangre de las arterias conductoras y distribuye la sangre a órganos y tejidos.

arteria dorsal de la nariz (dorsal nasal artery), rama terminal de la arteria oftálmica que sale de la órbita en el ángulo medial e irriga el dorso de la nariz.

arteria dorsal del pie (dorsalis pedis artery), continuación de la arteria tibial anterior que comienza en la articulación del tobillo y se divide en cinco ramas, irrigando distintos músculos del pie y de los dedos.

arteria esfenopalatina (sphenopalatine artery), el mayor de los vasos que irrigan la cavidad nasal; es la rama terminal de la arteria maxilar en la fosa pterigopalatina.

arteria espermática (testicular artery), arteria en número par, larga, delgada, rama de la aorta abdominal que se origina por debajo de las arterias renales e irriga los testículos.

arteria espinal anterior (anterior spinal artery), arteria que se origina dentro de la cavidad craneal y que se dirige en sentido inferior a lo largo de la superficie de la médula espinal. Se refuerza a lo largo de toda su longitud con 8-10 arterias medulares segmentarias, de las que la mayor se llama arteria de Adamkiewicz.

arteria espinal segmentaria (segmental spinal artery), cada una de las arterias de alimentación que penetran en los agujeros intervertebrales a todos los niveles. Nacen predominantemente de las arterias cervicales vertebrales y profundas en el cuello, las arterias intercostales posteriores en el tórax y las arterias lumbares en el abdomen. Dan origen a las arterias radiculares anteriores y posteriores y a las arterias medulares segmentarias.

arteria etmoidal posterior (posterior ethmoidal artery), arteria que irriga las celdillas neumáticas etmoidales y la cavidad nasal.

arteria etmoidea anterior (anterior ethmoidal artery), arteria que irriga el tabique nasal y la pared lateral y termina convertida en la arteria dorsal nasal.

arteria facial (facial artery), arteria par sinuosa que se origina en la arteria carótida externa, se divide en cuatro ramas cervicales y cinco ramas faciales e irriga diversos órganos y tejidos de la cabeza.

arteria faríngea ascendente (ascending pharyngeal artery), una de las arterias más pequeñas que parten de la arteria carótida externa desde el interior del cuello para irrigar varios órganos y músculos de la cabeza.

arteria femoral (femoral artery), prolongación de la arteria ilíaca externa en la extremidad inferior, que comienza inmediatamente por debajo del arco crural y termina en la unión de los tercios medio e inferior del muslo.

arteria femoral circunfleja medial (medial circumflex femoral artery), arteria que rodea por su parte medial la diáfisis femoral y pasa cerca del borde del aductor corto, dando una pequeña rama, que entra en la articulación de la cadera a través de la escotadura acetabular y que se anastomosa con la rama acetabular de la arteria obturatriz, tras lo que se divide en dos ramas principales profundas al músculo cuadrado femoral. Una de dichas ramas asciende hasta la fosa trocantérea y conecta con ramas de las arterias glútea y circunfleja femoral lateral. La otra rama pasa lateralmente para formar con otras arterias un plexo anastomótico de vasos alrededor de la cadera.

arteria femoral profunda (deep artery of the thigh), rama de mayor longitud de la arteria femoral y principal fuente de irrigación del muslo.

arteria final (end artery), vaso sanguíneo que no se une con ningún otro vaso.

arteria frénica inferior (inferior phrenic artery), pequeña rama visceral de la aorta abdominal, que nace de la propia aorta, la arteria renal o del tronco celíaco. Irriga el diafragma.

arteria glútea inferior (inferior gluteal artery), gran tronco terminal de la arteria ilíaca interna que contribuye a la irrigación sanguínea de la región glútea y se anastomosa con un plexo de vasos alrededor de la articulación de la cadera.

arteria helicoidal (screw artery), vaso sanguíneo enrollado de la mucosa uterina o de la mácula de la retina.

arteria hepática común (common hepatic artery), rama visceral del tronco celíaco procedente de la aorta abdominal que cruza el píloro y se divide en cinco ramas.

arteria hialoide (hyaloid artery), vaso sanguíneo embrionario que da ramas para irrigar el cuerpo vítreo del ojo y proporciona parte de la irrigación sanguínea de la cápsula vascular del cristalino. Desaparece en el feto en el noveno mes de gestación.

arteria humeral profunda (deep brachial artery), rama colateral de cada una de las arterias humerales que nace en el borde distal del redondo mayor e irriga el húmero y los músculos del brazo.

arteria ilíaca externa (external iliac artery), rama de la arteria ilíaca primitiva que desciende por el muslo y que se transforma en la arteria femoral. La ilíaca externa irriga la extremidad inferior.

arteria ilíaca interna (internal iliac artery), división de la arteria ilíaca primitiva que irriga las paredes y las vísceras pélvicas, los órganos genitales y parte de la cara interna.

arteria ilíaca primitiva (common iliac artery), rama de la aorta abdominal que nace a la izquierda de la cuarta vértebra lumbar y que se divide en las arterias ilíacas interna y externa.

arteria iliolumbar (iliolumbar artery), rama del tronco posterior de la arteria ilíaca interna, que proporciona irrigación muscular y ósea.

arteria innominada (innominate artery), una de las tres arterias que salen del cayado aórtico.

arteria interventricular posterior (dorsal interventricular artery), rama arterial de la arteria coronaria derecha que se ramifica para irrigar a ambos ventrículos.

arteria lagrimal (lacrimal artery), arteria que se origina de la arteria oftálmica en la cara externa del nervio óptico que irriga la glándula lagrimal, músculos lagrimales, rama ciliar anterior del globo ocular y las caras externas del párpado.

arteria laríngea (laryngeal artery), cualquiera de las dos arterias, superior e inferior, responsables de la irrigación de la laringe.

arteria lingual (lingual artery), una de las dos arterias que salen de las arterias carótidas externas; se dividen en cuatro ramas, e irrigan la lengua y los músculos que la rodean.

arteria maleolar anterior (anterior malleolar artery), una de las dos arterias, medial y lateral, que se originan en la arteria tibial anterior y que se conectan con vasos de la arteria tibial posterior y peronea para formar una red anastomótica alrededor del tobillo.

arteria maxilar interna (maxillary artery), cada una de las dos ramas terminales grandes de la carótida externa, que se originan en el cuello de la mandíbula cerca de la glándula parótida y se dividen en tres ramas, irrigando las estructuras profundas de la cara.

arteria meníngea (meningeal artery), una de las arterias que irrigan la duramadre. Todas son pequeñas menos la arteria meníngea media, que irriga la mayor parte de la duramadre.

arteria mesentérica inferior (inferior mesenteric artery), rama visceral de la aorta abdominal que se origina inmediatamente por encima de la división de la misma, en las arterias ilíacas comunes, y que irriga el hemicolon transverso izquierdo, el colon descendente y la mayor parte del recto. Aporta ramas al colon izquierdo, sigma y parte superior del recto.

arteria mesentérica superior (superior mesenteric artery), rama visceral de la aorta abdominal que se origina por debajo de la arteria celíaca, se divide en cinco ramas e irriga la mayor parte del intestino delgado y parte del colon.

arteria metacarpiana palmar (palmar metacarpal artery), una de las diversas arterias que se originan en el arco palmar profundo y que irriga los dedos de la mano.

arteria musculofrénica (musculophrenic artery), rama terminal de la arteria torácica interna cuyas ramas irrigan la parte superior de la pared anterolateral del abdomen.

arteria nutricia del húmero (nutritient artery of the humerus), cualquiera de las dos ramas de la arteria humeral profunda que nacen hacia la mitad del brazo y penetran en el conducto nutricio del húmero.

arteria obturadora (obturator artery), arteria que irriga la región aductora del muslo.

arteria occipital (occipital artery), arteria par, rama tortuosa de la carótida externa que se divide en seis ramas que irrigan parte de la cabeza y del cuero cabelludo.

arteria ovárica (ovarian artery), rama delgada de la aorta abdominal que se origina por debajo de las arterias renales y que irriga a un ovario.

arteria palatina mayor (greater palatine artery), rama de la arteria maxilar que irriga las regiones anteriores de la pared medial y el suelo adyacente de la cavidad nasal.

arteria parietal posterior (posterior parietal artery), arteria que se origina en la parte terminal de la arteria cerebral media e irriga el lóbulo parietal posterior del cerebro.

arteria pericárdica (pericardial artery), uno de los diversos vasos de pequeño calibre que proceden de la aorta torácica e irrigan la superficie dorsal del pericardio.

arteria perineal (perineal artery), arteria que se origina cerca de la extremidad anterior del conducto pudendo y da una rama perineal transversa y una arteria escrotal o labial posterior a la piel y tejidos circundantes.

arteria poplítea (popliteal artery), continuación de la arteria femoral que se extiende desde el orificio del abductor mayor, atraviesa la fosa poplítea de la rodilla, se divide en ocho ramas e irriga varios músculos del muslo, de la pierna y del pie.

arteria pudenda interna (internal pudendal artery), rama del tronco anterior de la arteria ilíaca interna en la pelvis, con ramas que irrigan el recto y el periné, así como los tejidos eréctiles del pene y el clítoris.

arteria pulmonar (AP) (pulmonary artery [PA]), arteria pulmonar izquierda que irriga el pulmón izquierdo o arteria pulmonar derecha que irriga el pulmón derecho.

arteria pulmonar derecha (right pulmonary artery), la más larga, y de tamaño algo mayor, de las dos arterias que conducen sangre venosa desde el corazón a los pulmones. Se origina en el tronco pulmonar, se incurva hacia la derecha por detrás de la aorta y se divide en dos ramas en la raíz del pulmón derecho.

arteria pulmonar izquierda (left pulmonary artery), la arteria más corta y menor de las dos que conducen la sangre desde el corazón a los pulmones, que nace del tronco de la arteria pulmonar y conecta con el pulmón izquierdo.

arteria radial (radial artery), arteria del antebrazo que se origina en la bifurcación de la arteria humeral y que se divide en doce ramas para el antebrazo, la muñeca y la mano.

arteria radicular (radicular artery), cada una de las arterias que nacen de las arterias espinales segmentarias en cada nivel vertebral. Irrigan las raíces anteriores y posteriores de la columna vertebral.

arteria radicularis magna (arteria radicularis magna), arteria de Adamkiewicz.

arteria recurrente radial anterior (radial recurrent artery), rama de la arteria radial, originada inmediatamente por debajo del codo, que asciende entre las ramas del nervio radial e inerva varios músculos del brazo y del codo.

arteria renal (renal artery), cada una de las dos grandes ramas viscerales de la aorta abdominal que irrigan los riñones, las glándulas suprarrenales y los uréteres.

arteria sacra externa (lateral sacral artery), una de dos arterias que se originan a partir de la ramificación posterior de la arteria ilíaca interna y dan lugar a ramas que pasan al interior de los agujeros sacros anteriores para irrigar al hueso correspondiente y a los tejidos blandos, estructuras del conducto vertebral y piel y músculo posteriores al sacro.

arteria sacra media (middle sacral artery), pequeña rama visceral de la aorta abdominal que desciende hasta la cuarta y quinta vértebras lumbares, el sacro y el cóccix.

arteria subclavia (subclavian artery), cualquiera de dos arterias de origen y curso variables que alcanzan una altura diferente en el cuello, pero que tienen seis ramas principales similares que irrigan la columna vertebral, la médula espinal, el oído y el cerebro.

arteria subclavia derecha (right subclavian artery), arteria de gran calibre que se origina a partir del tronco arterial braquiocefálico. Tiene varias ramas importantes: las arterias axilar, vertebral y mamaria interna, y los troncos tirocervical y cervicointercostal, que perfunden el lado derecho de la parte superior del cuerpo.

arteria subclavia izquierda (left subclavian artery), arteria que nace del cayado aórtico, por detrás de la carótida primitiva, a la altura de la cuarta vértebra dorsal, asciende hacia la raíz del cuello, se arquea lateralmente hacia el escaleno anterior y forma seis ramas principales que irrigan la columna vertebral, la médula espinal, el oído y el cerebro.

arteria subescapular (subscapular artery), la rama más larga de la arteria axilar y el principal de los vasos que irriga la pared posterior de la axila.

arteria supraclavicular (supraclavicular artery), rama del tronco tirocervical que irriga los músculos de la superficie dorsal de la escápula.

arteria supraorbital (supraorbital artery), rama de la arteria oftálmica que irriga el cuero cabelludo.

arteria suprarrenal media (middle suprarenal artery), rama visceral par de la aorta abdominal que surge por el lado opuesto al de la arteria mesentérica superior y que irriga la glándula suprarrenal.

arteria supratroclear (supratrochlear artery), una de las dos ramas terminales de la arteria oftálmica, junto con la arteria nasal dorsal.

arteria temporal (temporal artery), cada una de las tres arterias situadas a cada lado de la cabeza: la arteria temporal superficial, la arteria temporal media y la arteria temporal profunda.

arteria temporal anterior (anterior temporal artery), rama temporal anterior de la arteria cerebral media. Se origina en ésta y aporta sangre a la corteza del lóbulo temporal anterior.

arteria temporal media (middle temporal artery), una de las ramas de la arteria temporal superficial a cada lado de la cabeza.

arteria temporal posterior (posterior temporal artery), la rama temporal posterior de la arteria cerebral media que se origina en la arteria cerebral media e irriga la corteza del lóbulo temporal posterior.

arteria temporal profunda (deep temporal artery), una de las ramas de la arteria maxilar interna a cada lado de la cabeza. Se divide en una porción anterior y otra posterior.

arteria temporal superficial (superficial temporal artery), arteria situada a ambos lados de la cabeza que se puede palpar con facilidad por delante de la oreja y se utiliza con frecuencia para tomar el pulso. Es la más pequeña de las dos ramas terminales de la carótida externa.

arteria tibial anterior (anterior tibial artery), una de las dos ramas de bifurcación de la arteria poplítea que se origina en la región posterior de la rodilla y se divide en seis ramas, proporcionando irrigación a diversos músculos de la pierna y del pie.

arteria tibial posterior (posterior tibial artery), una de las divisiones de la arteria e irriga varios músculos de la parte inferior de la pierna, de los pies y de los dedos de los pies.

arteria tiroidea superior (superior thyroid artery), arteria bilateral del cuello que habitualmente procede de la arteria carótida externa e irriga la glándula tiroidea y varios músculos de la cabeza.

arteria torácica interna (internal thoracic artery), arteria par que nace en las primeras porciones de la arteria subclavia e irriga los músculos pectorales, las mamas, el pericardio y los músculos abdominales.

arteria torácica superior (superior thoracic artery), pequeña arteria que se origina a partir de la superficie anterior de la primera parte de la arteria axilar e irriga las regiones superiores de las paredes axilares medial y anterior.

arteria toracoacromial (thoracoacromial artery), arteria corta que se origina de la superficie anterior de la segunda parte de la arteria axilar. Se divide en cuatro ramas: pectoral, deltoidea, clavicular y acromial.

arteria umbilical (umbilical artery), la primera rama del tronco anterior de la arteria ilíaca interna y origen de la arteria vesical superior. En el feto, la arteria umbilical es gruesa y lleva sangre desde el feto a la placenta. Tras el nacimiento, el vaso se cierra en su parte distal al origen de la arteria vesical superior y se acaba convirtiendo en un cordón sólido fibroso, el ligamento umbilical medial.

arteria vertebral (vertebral artery), cada una de las dos arterias que se ramifican a partir de las arterias subclavias, con origen profundo en el cuello desde las superficies craneal y dorsal de las subclavias. Cada arteria vertebral se divide en dos ramas cervicales y cinco ramas craneales, proporcionando irrigación a los músculos profundos del cuello, la médula espinal y las membranas medulares y el cerebelo.

arteria vesical inferior (inferior vesical artery), arteria del varón que envía ramas a la vejiga, el uréter, la vesícula seminal y la próstata.

arteria vesical superior (superior vesical artery), arteria que se origina a partir de la raíz de la arteria umbilical e irriga la cara superior de la vejiga y las partes distales del uréter. En varones también nace de ella una arteria que irriga el conducto deferente.

arteria vitelina (vitelline artery), cualquiera de las arterias embrionarias por las que circula la sangre procedente de la aorta primitiva del embrión en las primeras fases del desarrollo hasta el saco vitelino.

arterial (arterial), relativo o concerniente a una arteria.

arterias abdominales (abdominal arteries), las arterias que se ramifican desde la superficie anterior de la aorta abdominal para irrigar la parte abdominal del tubo digestivo, además del hígado, el páncreas y la vesícula biliar. La arteria celíaca irriga el intestino anterior, la arteria mesentérica superior irriga el intestino medio y la arteria mesentérica inferior irriga el intestino posterior.

arterias cremastéricas (cremasteric arteries), arterias que se originan a partir de la arteria ilíaca externa y acompañan al cordón espermático hacia el escroto, en varones, o siguen el ligamento redondo del útero a través del conducto inguinal, en mujeres.

arterias en «hilo de plata» (silver-wire arteries), arteriolas de la retina con aspecto de tubos blancos que contienen un líquido rojo cuando se observan a través de un oftalmoscopio. El trastorno se produce cuando la fibrosis avanza y la pared del vaso oscurece la columna de sangre.

arterias epigástricas (epigastric arteries), arterias (superficial, superior e inferior) que irrigan la pared abdominal medial.

arterias espinales posteriores (posterior spinal arteries), una de las dos arterias que se originan en la cavidad craneal, que emergen por lo general directamente de una rama terminal de cada arteria vertebral y descienden a lo largo de la médula espinal, cada una de ellas como dos ramas que encuadran el surco posterolateral y la conexión de las raíces posteriores con la médula espinal.

arterias palpebrales mediales (medial palpebral arteries), pequeñas ramas de la arteria oftálmica que irrigan la zona medial de los párpados superior e inferior.

arterias perforantes (perforating arteries), tres arterias que se ramifican de la arteria profunda del muslo cuando ésta desciende por delante del músculo aductor corto. Las tres arterias penetran a través del aductor mayor cerca de su inserción en la línea áspera para entrar en el compartimento posterior del muslo e irrigarlo. Las arterias ascendente y descendente de los vasos se interconexionan para formar un canal longitudinal que participa en la formación de una red anastomótica alrededor de la cadera y por la parte inferior se anastomosa con ramas de la arteria poplítea detrás de la rodilla.

arterias perforantes radiadas (perforating radiate arteries), pequeñas arterias que son continuaciones de las arterias radiadas corticales y perforan la cápsula renal.

arterias posteromediales centrales de la arteria comunicante posterior (posteromedial central arteries of posterior communicating artery), ramas de la arteria comunicante posterior que irrigan la parte central del hipotálamo y las paredes del tercer ventrículo.

arterias radiales corticales (cortical radiate arteries), arterias que se originan a partir de las arterias arciformes del riñón y se distribuyen a los glomérulos renales.

arteriectomía (arteriectomy), extirpación quirúrgica de un fragmento arterial.

arteriocapilar (arteriocapillar), relativo a las arterias y los capilares.

arteriofibrosis (arteriofibrosis), espesamiento fibroso inflamatorio de las paredes de las arterias y arteriolas, con el resultado de estrechamiento de la luz de los vasos.

arteriografía (arteriography), método radiológico que se emplea para visualizar las arterias tras la introducción de un medio de contraste radiopaco en el torrente sanguíneo, o bien en un vaso específico, mediante inyección del contraste o a través de un catéter.

arteriografía coronaria (AC) (coronary artery scan [CAS]), método no invasivo de detección precoz de aterosclerosis coronaria, utilizando TC de haz de electrones para localizar y medir el calcio, que es el indicador de aterosclerosis, en las arterias coronarias.

arteriograma (arteriogram), radiografía de una arteria en la que se ha inyectado un medio radiopaco.

arteriola (arteriole), cada una de las ramas más pequeñas de la circulación arterial. El flujo sanguíneo bombeado desde el corazón discurre a través de las arterias, las arteriolas y los capilares, para pasar a las venas y retornar al corazón. La pared muscular de las arteriolas se contrae y se dilata en respuesta a estímulos neuroquímicos; así pues, las arteriolas desempeñan un papel importante en la resistencia vascular periférica y en la regulación de la presión sanguínea.

arteriola terminal (terminal arteriole), arteriola que se divide en capilares.

arteriolosclerosis (arteriolosclerosis), espesamiento, endurecimiento y pérdida de elasticidad patológicos de las paredes arteriolares.

arteriopatía (arteriopathy), enfermedad arterial.

arterioplastia (arterioplasty), reparación quirúrgica o reconstrucción de una arteria.

arteriosclerosis (arteriosclerosis), trastorno arterial frecuente caracterizado por engrosamiento, pérdida de elasticidad y calcificación de la pared de las arterias, dando lugar a una disminución del flujo sanguíneo, en particular del que se dirige al cerebro y a las extremidades inferiores.

arteriosclerosis de Mönckeberg (Mönckeberg's arteriosclerosis), [Johann G. Mönckeberg, anatomopatólogo alemán, 1877-1925], forma de arteriosclerosis en la que existen numerosos depósitos de calcio en la media de las arterias con ligera obstrucción de su luz.

arteriosclerosis hipertensiva (hypertensive arteriosclerosis), forma de arteriosclerosis complicada por la formación de tejidos musculares y elásticos de las paredes arteriales causada por la hipertensión.

arteriosclerosis obliterante (arteriosclerosis obliterans), estrechamiento progresivo de la luz arterial con degeneración de la íntima y trombosis. Esta enfermedad puede provocar la oclusión completa de la arteria y la gangrena subsiguiente.

arteriosclerosis senil (senile arteriosclerosis), endurecimiento de las arterias asociado con el envejecimiento.

arteriosclerótico (arteriosclerotic), relativo al engrosamiento, endurecimiento y calcificación de la pared arterial.

arteriospasmo (arteriospasm), espasmo de una arteria.

arteriostenosis (arteriostenosis), estrechamiento de una arteria.

arteriotomía (arteriotomy), incisión quirúrgica de una arteria.

arteriovenografía periférica (peripheral arteriovenography), estudio radiológico de los vasos sanguíneos de las zonas periféricas del cuerpo, como los brazos y las piernas, tras la inyección de un medio de contraste en estos vasos.

arteriovenoso (arteriovenous [AV]), relativo o concerniente a las arterias y a las venas.

arteritis (arteritis), inflamación de las láminas externas o del recubrimiento externo de una o de más arterias, que tiene lugar como entidad clínica en sí misma o asociada a otro trastorno, como la artritis reumatoide, la fiebre reumática, la polimiositis o el lupus eritematoso sistémico.

arteritis coronaria reumatoide (rheumatoid coronary arteritis), anomalía caracterizada por el engrosamiento de la íntima de las arterias coronarias que puede provocar insuficiencia coronaria. La arteritis coronaria reumatoide es una enfermedad del colágeno que causa inflamación y degeneración fibrinoide del tejido conjuntivo. Suele tratarse con glucocorticoides.

arteritis de la temporal (temporal arteritis), enfermedad inflamatoria progresiva de los vasos sanguíneos craneales, principalmente de la arteria temporal. Los síntomas son cefalea intratable, dificultad para masticar, debilidad, dolores reumáticos y pérdida de la visión si se ocluye la arteria central de la retina.

arteritis de Takayasu (Takayasu's arteritis), [Mikito Takayasu, cirujano japonés, 1860-1938], enfermedad caracterizada por la oclusión progresiva del tronco arterial braquiocefálico, arteria subclavia izquierda y carótida primitiva izquierda por encima de su origen en el cayado de la aorta. Algunos signos de esta enfermedad son la ausencia de pulso en ambos brazos y en las arterias carótidas, paraplejía transitoria, ceguera transitoria y atrofia de los músculos faciales.

arteritis infantil (infantile arteritis), enfermedad de lactantes y niños pequeños caracterizada por la inflamación de muchas arterias, en las que rara vez se encuentran lesiones arterioscleróticas.

arteritis reumática (rheumatic arteritis), complicación de la fiebre reumática caracterizada por inflamación generalizada de las arterias y arteriolas. La fibrina, mezclada con restos celulares, puede invadir la piel, engrosando y volviendo más rígida la pared vascular, pudiendo existir hemorragia y exudado alrededor del vaso.

arteritis reumatoide (rheumatoid arteritis), inflamación de las paredes arteriales asociada a una enfermedad reumática.

arteritis umbilical (arteritis umbilicalis), inflamación séptica de la arteria umbilical en recién nacidos producida generalmente por bacterias de la especie *Clostridium tetani*.

articulación (articulation), proceso mediante el cual la vía aérea supraglótica adquiere la forma para generar consonantes y vocales y conseguir un lenguaje comprensible y con sentido.

articulación (joint), cualquiera de las conexiones entre huesos. Según su estructura y movilidad se clasifican en fibrosas, cartilaginosas y sinoviales. Las articulaciones fibrosas son inmóviles, las cartilaginosas ligeramente móviles y las sinoviales completamente móviles.

articulación AC (AC joint), abreviatura de **articulación acromioclavicular.**

articulación acromioclavicular (acromioclavicular articulation), articulación formada por el extremo acromial de la clavícula y la porción medial del acromion de la escápula.

articulación anfidiartrodial (amphidiarthrodial joint), tipo de articulación que combina anfiartrosis con diartrosis, permitiendo el movimiento en más de una dirección, como la de la mandíbula inferior.

articulación atlantoaxial lateral (lateral atlantoaxial joint), cualquiera de ambas articulaciones situadas bilateralmente en el cuerpo, formadas por la superficie articular inferior del atlas y la superficie articular superior del axis.

articulación atlantoaxoidea media (median atlantoaxial joint), uno de los tres puntos de la articulación del atlas con el axis. Permite la rotación del axis y del cráneo, que está limitada por los ligamentos alares.

articulación calcaneocuboidea plantar (plantar calcaneocuboid joint), articulación sinovial entre la cara articular de la superficie anterior del calcáneo y la correspondiente cara articular en la superficie posterior del cuboides que permite movimientos de deslizamiento y rotación implicados en la inversión y eversión del pie. Contribuye también a la pronación y supinación del antepié sobre el retropié.

articulación carpometacarpiana (CMC) (carpometacarpal [CMC] joint), cada una de las articulaciones formadas por la fila distal de los huesos del carpo y las bases de los metacarpianos.

articulación cartilaginosa (cartilaginous joint), articulación con cierto grado de movilidad en la que el cartílago une las superficies óseas. Las sincondrosis y las sínfisis son dos tipos de articulaciones cartilaginosas.

articulación compuesta (compound joint), cualquier articulación formada por más de dos huesos. Dos ejemplos son el codo y la rodilla.

articulación costotransversa (costotransverse articulation), cada una de las 20 artrodias existentes entre las costillas y sus vértebras asociadas, con excepción de la undécima y duodécima costillas.

articulación coxofemoral (coxal articulation), enartrosis de la pelvis formada por la articulación de la cabeza del fémur con la cavidad cotiloidea del acetábulo.
articulación de la carilla vertebral (facet joint), articulación sinovial entre la apófisis articular (cigoapofitos) de las vértebras.
articulación de la pelvis (articulation of the pelvis), cada una de las conexiones existentes entre los huesos de la pelvis en las que participan cuatro grupos de ligamentos.
articulación de la rodilla (knee joint), articulación compleja, en bisagra, a la altura de la rodilla, que se considera como formada por tres articulaciones en una: las articulaciones condíleas entre el fémur y la tibia, y una artrodia parcial que une la rótula con el fémur. La articulación de la rodilla y sus ligamentos permiten su flexión, extensión y, en determinadas posiciones, rotación interna y externa.
articulación del codo (elbow joint), articulación en bisagra del húmero con el cúbito y el radio. La articulación del codo permite la flexión y la extensión del antebrazo.
articulación del hombro (shoulder joint), la articulación glenoidea situada entre el húmero y la escápula. La articulación se compone de ocho bolsas articulares y cinco ligamentos. Es la más móvil de todo el cuerpo.
articulación del tobillo (ankle joint), articulación sinovial en bisagra del extremo inferior de la tibia. Las eminencias maleolares redondeadas situadas a cada lado de la articulación forman una mortaja para la superficie superior del astrágalo.
articulación deslizante (gliding joint), articulación sinovial en la que la articulación de huesos contiguos permite sólo movimientos de deslizamiento, como en la muñeca y en el tobillo.
articulación elipsoidea (ellipsoid joint), articulación sinovial en la que un cóndilo es acogido en una cavidad elíptica, como en la articulación de la muñeca. Una articulación elipsoidea no permite la rotación axial, pero sí la flexión, la extensión, la aducción, la abducción y la circunducción.
articulación en bisagra (hinge joint), articulación sinovial que suministra una conexión en la que las superficies articulares están estrechamente adaptadas entre sí de forma que se permite el movimiento de extensión en un plano.
articulación en mortaja (mortise joint), la *articulatio talocruralis,* articulación del tobillo.
articulación en silla de montar (saddle joint), articulación sinovial en la que la superficie de los huesos contiguos es recíprocamente cóncava y convexa. Una articulación en silla de montar no permite la rotación axial, pero sí la flexión, la extensión, la aducción y la abducción.
articulación equilibrada (balanced articulation), contacto simultáneo de los dientes superiores e inferiores cuando se deslizan unos sobre otros al desplazar la mandíbula lateralmente.
articulación esférica (ball-and-socket joint), articulación sinovial en la que la cabeza globular de un hueso articulado es recibida en una cavidad en forma de copa, tal como las articulaciones de la cadera y el hombro.
articulación esternoclavicular (sternoclavicular articulation), articulación artrodial doble entre el esternón y las clavículas.
articulación esternocostal (sternocostal articulation), articulación artrodial entre el cartílago de cada costilla verdadera y el esternón, con excepción de la articulación de la primera costilla, en la cual el cartílago está unido directamente al esternón formando una sincondrosis.
articulación falsa (false joint), articulación que se forma en el lugar de una fractura previa.
articulación fibrosa (fibrous joint), cualquiera de las numerosas articulaciones inmóviles, como las del cráneo, en las que los huesos se conectan por tejido fibroso o conjuntivo hialino.
articulación giratoria (pivot joint), articulación sinovial en la que el movimiento se limita a la rotación. La articulación está formada por una apófisis en pivote que puede girar dentro de un anillo compuesto en parte de hueso y en parte de ligamento.
articulación glenohumeral (glenohumeral joint), articulación del hombro formada por la cavidad glenoidea de la escápula y la cabeza del húmero.
articulación intercondral (interchondral articulation), articulación del cartílago de las costillas adyacentes, sobre todo en los cartílagos costales de las costillas VII a X, pero a veces incluye los cartílagos costales de las costillas V y VI. Las articulaciones intercondrales proporcionan un anclaje indirecto al esternón y contribuyen a la formación de un margen costal inferior liso. Suelen ser sinoviales y las finas cápsulas fibrosas están reforzadas por los ligamentos intercondrales.
articulación luxada (luxated joint), situación de luxación completa sin que exista contacto entre las superficies articulares de la articulación.
articulación manubrioesternal (manubriosternal articulation), conexión fibrocartilaginosa entre el manubrio y el cuerpo del esternón.
articulación occipitoatloidea (atlantooccipital joint), articulación condiloidea formada por la articulación del atlas con el hueso

occipital. Permite que se produzcan los movimientos de flexión, extensión e inclinación de la cabeza.

articulación radiocarpiana (radiocarpal articulation), articulación condílea de la muñeca que conecta el radio y la superficie distal de un disco articular con los huesos escafoides, semilunar y piramidal. La articulación presenta cuatro ligamentos y permite todos los movimientos excepto la rotación.

articulación radiocubital (radioulnar articulation), articulación entre el radio y el cúbito, formada por una articulación proximal, una articulación distal y tres grupos de ligamentos.

articulación radiocubital distal (distal radioulnar articulation), articulación de tipo giratorio de la cabeza del cúbito con la escotadura cubital del extremo inferior del radio; tiene dos ligamentos.

articulación radiocubital proximal (proximal radioulnar articulation), articulación giratoria entre la circunferencia de la cabeza del radio y el anillo formado por la cavidad sigmoidea menor del cúbito y el ligamento anular. La articulación permite los movimientos de rotación de la cabeza del radio en pronación y en supinación.

articulación rígida (stiff joint), articulación inflexible que puede ser secundaria a una artritis u otro trastorno reumático.

articulación sacroilíaca (sacroiliac joint), articulación formada por el sacro y el ilion, en la que ambos huesos se unen a cada lado de la parte inferior de la espalda. La articulación permite escaso movimiento y está sometida a una importante tensión, ya que el peso del cuerpo presiona sobre ella hacia abajo y las piernas y la pelvis presionan en cambio hacia arriba sobre la articulación. La articulación sacroilíaca ha de soportar, además, los impulsos de palanca generados cuando el cuerpo gira, se tuerce, tracciona o empuja.

articulación sinostótica (synostotic joint), articulación en la cual un hueso está unido directamente a otro hueso y no existe movimiento entre ellos, como sucede con los huesos del sacro o del cráneo del adulto.

articulación sinovial (synovial joint), articulación de libre movimiento en la que las superficies óseas contiguas están cubiertas por cartílago articular y unidas por ligamentos revestidos de membrana sinovial.

articulación subastragalina (subtalar joint), articulación entre la cara mayor calcánea posterior, en la superfice inferior del astrágalo, y la correspondiente cara astragalina posterior, en la superficie superior del calcáneo. Permite el deslizamiento y la rotación implicados en la inversión y la eversión del pie.

articulación talocalcaneonavicular (talocalcaneonavicular joint), articulación compleja en la cual la cabeza del astrágalo se articula con el calcáneo y el ligamento calcaneonavicular plantar por debajo y con el hueso navicular por delante. Permite movimientos de deslizamiento y rotación, que están implicados en la inversión y eversión del pie. También participa en la pronación y supinación.

articulación tarsiana transversa (transverse tarsal joint), la articulación formada por las articulaciones astragalocalcaneoescafoidea y la calcaneocuboidea.

articulación temporomandibular (temporomandibular joint [TMJ]), cada una de las dos articulaciones que conectan la mandíbula con el hueso temporal del cráneo. Es una articulación ginglimoartrodial, formada por la región anterior de la cavidad glenoidea del hueso temporal, los tubérculos articulares, los cóndilos de la mandíbula y cinco ligamentos.

articulación uniaxial (uniaxial joint), articulación sinovial en la que el movimiento se realiza sólo en un eje, como una articulación en pivote o una articulación en bisagra.

articulación xifosternal (xiphisternal articulation), conexión cartilaginosa entre la apófisis xifoides y el cuerpo del esternón.

articulaciones cigopofisarias (zygopophysial joints), articulaciones sinoviales entre las carillas articulares superior e inferior de vértebras adyacentes. Cada articulación se rodea de una delgada cápsula articular unida a los márgenes de las carillas articulares.

articulaciones fibrosas craneales (cranial fibrous joints), suturas y ligamentos que conectan los huesos del cráneo entre sí y las sindesmosis que mantienen los dientes en sus cavidades.

articulado (articulated), unido mediante una articulación móvil.

articulador (articulator), (en odontología) dispositivo mecánico empleado en la fabricación y en la comprobación de las dentaduras. Representa las articulaciones temporomandibulares y las partes de la mandíbula a las que pueden fijarse los modelos de los maxilares superior e inferior.

articular (articulate), **1.** que forma parte de una articulación. **2.** colocar la vía aérea supraglótica de forma que se produzcan consonantes y vocales, lo que permite generar un lenguaje que es nítido y conexo.

artificial (artificial), **1.** hecho por el trabajo humano como sustituto de algo que es natural. **2.** simulado, que resulta del arte de la imitación del natural.

artralgia (arthralgia), dolor articular.

artritis (arthritis), inflamación de las articulaciones que se caracteriza por dolor y tumefacción.

artritis alérgica (allergic arthritis), presentación de síntomas de artritis, como las tumefacciones articulares, tras la ingestión de alimentos o medicamentos alergénicos.

artritis gonorreica (gonorrheal arthritis), infección gonocócica de las articulaciones transmitida por la sangre. Puede afectar a una o varias articulaciones, aparece de forma aguda o crónica y a menudo evoluciona hacia la fusión articular. La infección puede dar lugar a la formación de pus en la articulación afectada.

artritis infecciosa (infectious arthritis), artritis causada por bacterias, rickettsias, micoplasmas, hongos, virus o parásitos.

artritis piógena aguda (acute pyogenic arthritis), infección bacteriana aguda que afecta a una o más articulaciones, producida por traumatismos o por heridas penetrantes y que es más frecuente en niños. Los signos típicos son dolor, enrojecimiento e inflamación de la articulación afectada, espasmos musculares locales, escalofríos, fiebre, diaforesis y leucocitosis.

artritis por yersinias (*Yersinia* arthritis), [Alexandre E. J. Yersin], inflamación poliarticular que se produce entre varios días y un mes después de la aparición de la infección provocada por *Yersinia enterocolitica* o *Y. pseudotuberculosis,* que habitualmente persiste durante más de un mes. Se afectan con mayor frecuencia rodillas, tobillos, dedos de los pies, dedos de las manos y muñecas. La presentación clínica puede simular una artritis reumatoide juvenil, una fiebre reumática o un síndrome de Reiter. El tratamiento se realiza con antibióticos.

artritis psoriásica (psoriatic arthritis), forma de artritis reumatoide que se asocia a la psoriasis de piel y uñas, y que afecta especialmente a las articulaciones interfalángicas distales de los dedos de las manos y de los pies.

artritis reactiva (reactive arthritis), artritis después de una infección, como la uretritis causada por *Chlamydia trachomatis* o la enteritis causada por *Campylobacter, Salmonella, Shigella* o *Yersinia.*

artritis reumática aguda (acute rheumatic arthritis), inflamación articular que se produce durante la fase aguda de la fiebre reumática.

artritis reumatoide (rheumatoid arthritis), enfermedad del colágeno, inflamatoria, crónica, destructiva y a veces deformante, que tiene un componente autoinmunitario y que suele manifestarse por primera vez cuando los pacientes, en su mayoría mujeres, cuentan entre 36 y 50 años de edad. Se caracteriza por una inflamación simétrica de las membranas sinoviales y aumento de exudado sinovial que conduce a un engrosamiento de las membranas e hinchazón de las articulaciones. El curso de la enfermedad es variable, pero suele evolucionar con períodos alternantes de remisión y exacerbación. Los datos clínicos, principalmente de los estudios radiográficos y de la exploración física, clasifican la evolución de la enfermedad en cuatro estadios. Estadio I, se manifiestan los primeros efectos, se basa en radiografías que demuestran la aparición de cambios óseos. Estadio II, artritis reumatoide moderada, se asigna a los casos en los que hay evidencia de atrofia muscular y pérdida de movilidad, además de los hallazgos radiográficos. Estadio III, artritis reumatoide grave, se caracteriza por deformidad articular, atrofia muscular extensa, lesiones de tejidos blandos y clara destrucción de hueso y cartílago. Estadio IV, incluye todos los signos clínicos del estadio III más anquilosis fibrosa u ósea. La artritis reumatoide también puede clasificarse según la capacidad funcional: clase I, sin pérdida de función; clase II, afectación leve de la capacidad funcional con algo de dolor e inmovilidad; clase III, capacidad limitada a algunas tareas, y clase IV, confinamiento en cama o en silla de ruedas. Los criterios diagnósticos enumerados por la American Rheumatism Association incluyen rigidez matutina, dolor o sensibilidad articulares, inflamación de al menos dos articulaciones, nódulos subcutáneos (denominados nódulos artríticos y que suelen formarse en puntos de presión, como los codos), cambios estructurales en las articulaciones observados radiológicamente, prueba positiva de aglutinación de factor reumatoide, disminución de la precipitación de mucina en el líquido sinovial y alteraciones histológicas características en el examen anatomopatológico de líquidos, tanto de suero sanguíneo como de líquido sinovial. Los títulos elevados de factor reumatoide se correlacionan con formas más graves de la enfermedad. La artritis reumatoide no siempre es progresiva, deformante o debilitante, y la mayor parte de las personas que la padecen pueden continuar trabajando.

artritis reumatoide juvenil (juvenile rheumatoid arthritis), forma de artritis reumatoide que normalmente afecta a las grandes articulaciones de niños menores de 16 años y se acompaña con frecuencia de manifestaciones sistémicas. Como el crecimiento óseo de los niños depende de las placas epifisarias de las epífisis distales, el desarrollo del esqueleto puede verse afectado si se lesionan estas estructuras.

artritis reumatoide juvenil sistémica (systemic onset juvenile rheumatoid arthritis), enfermedad de Still.

artritis séptica (septic arthritis), forma aguda de artritis caracterizada por inflamación bacteriana de una articulación provocada por la diseminación de las bacterias a través de la corriente sanguínea desde una infección localizada en cualquier otro lugar del cuerpo, o bien por la contaminación de una articulación durante un traumatismo o una intervención quirúrgica. La articulación aparece rígida, dolorosa, sensible, caliente e inflamada. Para prevenir la destrucción de la articulación se administran antibióticos parenterales, que se mantienen durante varias semanas hasta que la inflamación ha remitido.

artritis supurativa (suppurative arthritis), inflamación de una articulación, con exudación de células infectadas hacia el líquido articular.

artritis supurativa aguda (acute suppurative arthritis), forma de artritis caracterizada por la invasión del espacio articular por organismos piógenos y formación de pus en la cavidad articular. Suele afectar a niños de 5-10 años de edad.

artritis tuberculosa (tuberculous arthritis), inflamación articular causada por invasión de la articulación por bacilos tuberculosos que han migrado desde la infección primaria, habitualmente en el tórax.

artrocentesis (arthrocentesis), punción de una articulación con aguja y aspiración de líquido para obtener muestras de líquido sinovial con fines diagnósticos.

artrocinético (arthrokinematic), relativo al movimiento de las superficies articulares.

artrodesis (arthrodesis), fijación quirúrgica de una articulación con objeto de aliviar el dolor o proporcionar soporte a la misma; anquilosis artificial.

artrodesis de Nalebuff (Nalebuff arthrodesis), artrodesis de la muñeca para cuya fusión se utiliza un clavo de Steinmann.

artrografía (arthrography), método para visualizar radiográficamente el interior de una articulación mediante la inyección de aire o de un medio de contraste.

artrografía de doble contraste (double-contrast arthrography), método radiográfico articular en el que se inyectan en la cápsula articular dos agentes de contraste, normalmente un medio gaseoso y un agente yodado soluble en agua. Esta técnica se emplea muy frecuentemente en la radiografía de la rodilla.

artrograma (arthrogram), **1.** imagen radiográfica tras la introducción de contraste opaco en una articulación. **2.** estudio de medicina nuclear empleado para diagnosticar el aflojamiento de una prótesis.

artrogriposis múltiple congénita (arthrogryposis multiplex congenita), rigidez fibrosa de una o de más articulaciones que existe ya desde el nacimiento y se suele asociar a un desarrollo incompleto de los músculos que mueven a las articulaciones afectadas, junto con cambios degenerativos de las motoneuronas que inervan a esos músculos.

artrón (arthron), articulación, con sus diversos componentes, incluidos los huesos, las inserciones cartilaginosas, todos los tejidos blandos existentes entre las partes rígidas del esqueleto y los elementos musculares adyacentes.

artropatía (arthropaty), enfermedad o alteración que afecta a una articulación.

artropatía neurógena (neurogenic arthropathy), trastorno asociado a una lesión nerviosa y caracterizado por la degeneración gradual y frecuentemente indolora de una articulación.

artroplastia (arthroplasty), reconstrucción o sustitución quirúrgica de una articulación dolorosa o degenerada, con objeto de restablecer la movilidad de la misma en casos de osteoartritis o de artritis reumatoide, o con vistas a corregir una deformidad congénita.

artroplastia de cadera en cúpula (cup arthroplasty of the hip joint), sustitución quirúrgica de la cabeza del fémur por una pieza plástica o metálica para aliviar el dolor y para aumentar la movilidad en caso de artrosis o corregir una deformidad. El hueso dañado o enfermo se extirpa, y el acetábulo y la cabeza femoral se remodelan. Se inserta una cúpula metálica entre ambas estructuras, constituyendo a partir de ese momento la superficie articular del fémur.

artroplastia por abrasión (abrasion arthroplasty), artroplastia con eburneación de una superficie con una quemadura, que induce hemorragia y la formación de un tejido de reparación fibrocartilaginoso para crear una nueva superficie articular. Se realiza en pacientes que no pueden tolerar otras técnicas de artroplastia, como por ejemplo tras el fracaso de una primera intervención.

artroplastia total de la cadera (total hip arthroplasty [THA]), artroplastia de ambos lados de la articulación de la cadera, con componentes acetabular y femoral.

artroplastia total del codo (total elbow arthroplasty), artroplastia de ambos lados de la articulación del codo, con componentes humeral y cubital.

artrópodo (arthropod), miembro del filo Arthropoda que constituye un extenso tipo de vida animal en el que se incluyen los crustáceos, los ácaros, las garrapatas, las arañas y los insectos. Pueden picar, producir reacciones alérgicas y ser vehículo de virus y de otros agentes responsables de enfermedades.

artroscopia (arthroscopy), examen del interior de una articulación realizado con un endoscopio especialmente diseñado que se introduce a través de una pequeña incisión.

Este procedimiento, empleado fundamentalmente en problemas de rodilla, permite realizar una biopsia del cartílago o de la sinovial, así como diagnosticar una rotura de menisco o extraer cuerpos extraños del espacio articular.

artroscopio (arthroscope), tipo de endoscopio utilizado para explorar las articulaciones.

artrósico (arthrous), **1.** relativo a las articulaciones óseas. **2.** relativo a una enfermedad articular.

ARV (VRA), siglas de **audiometría de respuesta visual.**

a.s. (a.s.), siglas de ***auris sinistra*** *(oreja izquierda).*

As (As), símbolo del **arsénico.**

AS (SA), siglas de **área de la superficie.**

asa (ansa), (en anatomía) estructura en forma de lazo que se asemeja al asa curva de un jarrón.

asa (loop), **1.** alambre fino que, cuando recibe energía eléctrica se convierte en un instrumento quirúrgico curvo. Se utiliza en los procedimientos de extirpación con asa. **2.** curva o flexión en una sonda o estructura con forma de sonda.

ASA (ASA), siglas de *American Society of Anesthesiologists.*

ASA (FBS), siglas de *azúcar en sangre en ayunas.*

5-ASA (5-ASA, 5-aminosalicylic acid), ácido 5-aminosalicílico.

asa cervical (ansa cervicalis), cada una de las tres asas nerviosas del plexo cervical, cuyas ramas inervan a los músculos infrahioideos.

asa ciega (blind loop), segmento superfluo de intestino. Las asas ciegas se pueden crear inadvertidamente por procedimientos quirúrgicos, como ocurre en la colostomía ileotransversa laterolateral.

asa de Henle (loop of Henle), [Friedrich G. J. Henle, anatomista alemán, 1809-1885], región del túbulo renal en forma de U que tiene una rama delgada descendente y otra gruesa ascendente.

asa de intestino medio (midgut loop), asa en forma de U de intestino que se forma temporalmente durante el período de elongación rápida y rotación del intestino medio en el desarrollo embrionario. Se proyecta hacia la parte proximal del cordón umbilical, al que se encuentra unida a través del conducto onfalomesentérico; a medida que progresa el desarrollo, se retrae en el abdomen y rota aún más.

asa en C (C-loop), asa intestinal con forma de C creada mediante cirugía.

ASAHP (ASAHP), **1.** siglas de *American Society of Allied Health Professionals.* **2.** siglas de *Association of Schools of Allied Health Professionals.*

asalto (assault), **1.** acto ilegal cometido por una persona que causa a otra miedo a sufrir sin su consentimiento un daño físico. El acto ha de ser verosímilmente posible, causando así un miedo con fundamento en la víctima del asalto. **2.** amenaza hecha a una persona con someterla a daños o lesiones.

asa-r (r-loop), (en genética molecular) un asa característica que se observa al microscopio electrónico. Está compuesta de una sola cadena helicoidal de ADN unida con una cadena híbrida compuesta por otra cadena única de ADN y una cadena de ácido ribonucleico.

asbestosis (asbestosis), enfermedad pulmonar crónica producida por la inhalación de fibras de amianto, lo cual da lugar al desarrollo de fibrosis alveolar, intersticial y pleural.

ASC (BSA), siglas de **área de superficie corporal.**

ascariasis (ascariasis), la infección parasitaria más frecuente en el mundo, producida por un helminto parásito, *Ascaris lumbricoides,* que emigra a los pulmones en su fase de larva. Los huevos son eliminados a través de las heces humanas, contaminando así el suelo y permitiendo que el parásito se transmita a otras personas, a cuyas bocas accede a través de las manos, del agua o de los alimentos. Después de un período de incubación que transcurre en el intestino delgado, las larvas migran a través de la pared intestinal, pudiendo ser transportadas por medio de la sangre y de los linfáticos hasta los pulmones. Los primeros síntomas de tos, dificultad respiratoria, hemoptisis y fiebre se deben al paso a las vías respiratorias. Las larvas pueden ser deglutidas, maduran en el yeyuno donde liberan los huevos y repiten el ciclo. La infección intestinal puede producir retortijones y obstrucción.

Ascaris *(Ascaris),* género de gusanos nematodos, helmintos redondos y grandes que parasitan el intestino y que se encuentran en países de clima tropical y templado.

áscaris (ascaris), nematodo del género *Ascaris.*

ascetismo (asceticism), (en psiquiatría) mecanismo de defensa que radica en el rechazo de todos los impulsos instintivos.

ascitis (ascites), acumulación anómala de líquido intraperitoneal que contiene grandes cantidades de proteínas y de electrólitos. Esta alteración puede acompañarse de distensión abdominal generalizada, hemodilución, edema o disminución de la producción de orina. La ascitis es una complicación de la cirrosis, la insuficiencia cardíaca congestiva, las nefrosis, las neoplasias malignas, las peritonitis y de diversas enfermedades micóticas y parasitarias.

ascitis hidrémica (hydremic ascites), acumulación anormal de líquido en la cavidad peritoneal junto con hemodilución, como ocurre en la malnutrición proteica.
ascitis nefrógena (nephrogenic ascites), presencia anormal de líquido en la cavidad peritoneal en pacientes dializados por insuficiencia renal. Se desconoce la causa de este tipo de ascitis.
ascitis preagónica (preagonal ascites), acumulación rápida de líquido dentro de la cavidad peritoneal que representa la transudación de suero desde el sistema circulatorio. En algunos casos este tipo de ascitis ocurre inmediatamente antes de que sobrevenga la muerte.
ascitis precoz (ascites praecox), acumulación anómala de líquido en el interior de la cavidad peritoneal como signo que precede al desarrollo de edemas generalizados como consecuencia de una pericarditis.
ascitis quilosa (chylous ascites), trastorno caracterizado por la acumulación de quilo en la cavidad peritoneal.
ascitis seudoquilosa (pseudochylous ascites), acumulación anormal de un líquido lechoso parecido al quilo en la cavidad peritoneal. Es indicativo de tumor o infección abdominal.
ascitis trasudativa (transudative ascites), acumulación anormal de líquido en la cavidad peritoneal que contiene característicamente escasas proteínas y células.
ASCO (ASCO), siglas de *American Society of Clinical Oncology.*
ascorbemia (ascorbemia), presencia de ácido ascórbico en la sangre en cantidades superiores a la normal; por lo general refleja sólo un exceso de ácido ascórbico en la dieta.
ascorburia (ascorburia), presencia de ácido ascórbico en la orina en cantidades superiores a la normal; por lo general refleja sólo un exceso de ácido ascórbico en la dieta.
ASCP (TBSA), siglas de *área superficial corporal total.*
ASD tomográfica (tomographic DSA), visualización de los vasos sanguíneos del cuerpo en tres dimensiones.
asepsia (asepsis), **1.** ausencia de gérmenes. **2.** asepsia médica, eliminación o destrucción de los organismos productores de enfermedades o de un material infectante. **3.** asepsia quirúrgica, protección de la infección antes, durante y después de la cirugía mediante la aplicación de una técnica estéril.
aséptico-antiséptico (aseptic-antiseptic), aséptico y antiséptico a la vez.
asesor (counselor), profesional del área social que se ocupa de los problemas de desarrollo humano mediante apoyo, aproximación terapéutica, consulta, evaluación, enseñanza e investigación.
asesor de rehabilitación (rehabilitation counselor), asistente social que ayuda a las personas con discapacidades a superarse o a ser productivos y autosuficientes. El asesor puede ayudar a los clientes a afrontar problemas personales, ambientales y sociales, disponer de servicios médicos y psicológicos, y disponer de evaluación vocacional, entrenamiento y empleo.
asesor genético (genetic counselor), profesional de la salud académica y clínicamente preparado para dar información genética, médica y técnica acerca de la aparición o riesgo de aparición de una enfermedad o defecto congénito.
asesoramiento[1] (counseling), acto de proporcionar consejo y orientación a un paciente o a la familia de un paciente. Ayuda al paciente a reconocer y a manejar las tensiones y facilita las relaciones interpersonales.
asesoramiento[2] (counseling), intervención de enfermería recogida en la Nursing Interventions Classification (NIC). Se define como el proceso de ayuda interactivo que se centra en las necesidades, problemas o sentimientos del paciente y de otras personas implicadas para mejorar o apoyar el afrontamiento, la resolución de problemas y las relaciones interpersonales.
asesoramiento ante una violación (rape counseling), asesoramiento prestado por una persona experta a la víctima de una violación. Habitualmente, el asesoramiento ante una violación comienza en el momento en que se comunica el delito por primera vez, lo que puede suceder en el servicio de urgencias. Inicialmente, la persona que asesora ofrece apoyo afectivo a la víctima, aceptándola sin prejuicios ni críticas. El personal asesor puede prestar servicios de apoyo y defensa, además de poner en contacto a la víctima con las autoridades médicas, legales y con los defensores de la ley. Esto conlleva acompañar a la víctima durante la exploración médica, los interrogatorios de la policía o del fiscal y durante todo el proceso penal.
asesoramiento en la lactancia (lactation counseling), intervención de enfermería recogida en la Nursing Interventions Classification (NIC). Se define como el proceso interactivo de ayuda para colaborar en el mantenimiento de una correcta alimentación al pecho.
asesoramiento genético (genetic counseling), intervención de enfermería recogida en la Nursing Interventions Classification (NIC). Se define como el uso de un proceso de apoyo interactivo concentrado en la prevención de un trastorno genético o en la capacidad de aceptar a un miembro de la familia que tiene un trastorno genético.

asesoramiento nutricional (nutritional counseling), intervención de enfermería recogida en la Nursing Interventions Classification (NIC). Se define como el uso de un proceso interactivo de ayuda concentrado en la necesidad de modificación de la dieta.

asesoramiento preconceptivo (preconception counseling), intervención de enfermería recogida en la Nursing Interventions Classification (NIC). Se define como la detección selectiva y el asesoramiento realizado antes del embarazo para prevenir o reducir el riesgo de defectos congénitos.

asesoramiento sexual (sexual counseling), intervención de enfermería recogida en la Nursing Interventions Classification (NIC). Se define como un proceso de ayuda interactivo concentrado en la necesidad de ajustar la práctica sexual o ayudar a afrontar un suceso o un trastorno sexual.

asesoramiento telefónico (telephone counseling), estrategia de apoyo telefónico a pacientes y cuidadores familiares confinados en el domicilio. El sistema puede ofrecer seguridad y contactos sociales a personas mayores débiles o con deterioro visual, así como asesoramiento para la prevención de suicidios.

asesoría familiar (family counseling), programa que aporta información y orientación profesional a los miembros de una familia sobre temas sanitarios específicos, como sobre la asistencia a los niños gravemente retrasados o sobre el riesgo de transmisión de una alteración genética conocida.

asexual (asexual), **1.** no sexual. **2.** relativo o concerniente a un organismo que carece de órganos sexuales. **3.** relativo o concerniente a un proceso que no es sexual.

asexualización (asexualization), proceso para incapacitar a un sujeto con vistas a la reproducción; esterilización de un individuo o de un animal mediante castración, vasectomía, extirpación de los ovarios u otros métodos.

asfixia (asphyxia), hipoxia grave que da lugar a hipoxemia e hipercapnia; puede llevar a la pérdida de consciencia y, si no se corrige, a la muerte.

asfixia (choke, suffocation), interrupción de la respiración con privación de oxígeno, generalmente causada por obstrucción de las vías respiratorias. El fenómeno puede ser accidental o intencionado, o bien puede ser consecuencia de una enfermedad o de niveles inadecuados de gases respirables en la atmósfera.

asfixia del recién nacido (asphyxia neonatorum), trastorno en el que el recién nacido no respira de forma espontánea. La asfixia se puede desarrollar antes o durante el parto, o bien puede tener lugar inmediatamente después del mismo.

asfixia fetal (fetal asphyxia), situación de hipoxemia, hipercapnia y acidosis respiratoria y metabólica fetales que puede ocurrir en el útero.

asfixia lívida (asphyxia livida), trastorno en el que la piel del recién nacido está cianótica, el pulso es débil y lento y los reflejos son lentos o están ausentes.

asfixia pálida (asphyxia pallida), trastorno en el que el recién nacido está pálido y flácido, presenta signos de apnea y bradicardia con una frecuencia cardíaca igual o inferior a 80 latidos por minuto.

asfixia sexual (sexual asphyxia), estrangulación accidental por ligadura que tiene lugar en un intento de inducir una hipoxia cerebral leve durante la actividad sexual con el fin de aumentar el placer orgásmico.

asfixiar (asphyxiate), inducir una incapacidad para respirar. Entre sus causas están la congestión circulatoria, la intoxicación por productos químicos, la descarga eléctrica o la sofocación física.

ASHA (ASHA), siglas de **American Speech, Language, and Hearing Association.**

asiderosis (asiderosis), deficiencia de hierro, que es una de las posibles causas de anemia.

asiento basal (basal seat), (en odontología) tejido y estructuras de la boca que sostienen la dentadura.

asignación del paciente (patient assignment), método de capitación por especialidad en el cual los pacientes eligen un profesional en cada especialidad representada. Los pagos por cabeza se distribuyen después en correspondencia con los profesionales elegidos.

asilo (infirmary), lugar dedicado a la prestación de cuidados a las personas enfermas o debilitadas.

asimetría (skew), desviación de una línea o patrón simétrico, como en el caso de los datos de un estudio de investigación que no siguen la curva de distribución estadística esperada, debido a la introducción inconsciente de otra variable.

asimétrico (asymmetric), **1.** (del cuerpo o de partes del cuerpo) de tamaño o de aspecto desigual. **2.** diferente en su situación u ordenamiento en relación a un eje.

asimilación (assimilation), **1.** proceso consistente en la incorporación de los materiales nutritivos en los tejidos vivos; estadio final del proceso de nutrición que tiene lugar tras la ingestión y la absorción o de forma simultánea con la absorción. **2.** (en psicología) incorporación de nuevas experiencias en el mundo consciente de una persona. **3.** (en sociología) proceso a través del cual una persona o un grupo de personas de diversas raíces étnicas es absorbido dentro de una nueva cultura.

asimilación cultural (cultural assimilation), proceso mediante el cual los miembros de un grupo étnico minoritario pierden las características culturales que los diferencian del grupo cultural dominante.

asimilar (assimilate), absorber las sustancias nutritivas del tubo digestivo hacia el sistema circulatorio y a continuación convertirlas en tejidos vivos.

asinclitismo (asynclitism), presentación durante el parto de la región parietal de la cabeza fetal en el orificio de salida de la pelvis, hallándose la sutura sagital paralela al diámetro transverso de la pelvis, pero en situación anterior o posterior al mismo. En el parto normal la cabeza suele disponerse con cierto grado de asinclitismo.

asincrónico (asynchronous), (de un acontecimiento o dispositivo) no sincronizado con la secuencia de funcionamiento del procesador central de un ordenador.

asindesis (asyndesis), trastorno mental caracterizado por la incapacidad para enlazar ideas o pensamientos hasta formar un concepto coherente.

asinergia (asynergy), **1.** situación caracterizada por un fracaso de la coordinación entre grupos de órganos o de músculos que normalmente funcionan de un modo armonioso. **2.** estado de antagonismo muscular observado en las enfermedades del cerebelo.

asintaxia (asyntaxia), toda alteración de la secuencia ordenada del crecimiento y de la diferenciación del feto durante el desarrollo embrionario, dando lugar a una o más anomalías congénitas.

asintaxia dorsal (asyntaxia dorsalis), fallo en el cierre del tubo neural que tiene lugar durante el desarrollo embrionario.

asintomático (asymptomatic), sin síntomas.

ASIP (ASIP), siglas de **American Society for Investigative Pathology.**

asistencia a dependientes (dependent care), asistencia sanitaria prestada a personas, en especial a niños y a individuos incapacitados o ancianos, que dependen de otros para una parte o todas las actividades de la vida diaria.

asistencia a la exploración (examination assistance), intervención de enfermería recogida en la Nursing Interventions Classification (NIC). Se define como la prestación de asistencia al paciente y a otro profesional sanitario durante un procedimiento o exploración.

asistencia a la ventilación (ventilation assistance), intervención de enfermería recogida en la Nursing Interventions Classification (NIC). Se define como la promoción de un patrón ventilatorio espontáneo óptimo que maximice el intercambio de oxígeno y dióxido de carbono en los pulmones.

asistencia al ingreso (admission care), intervención de enfermería recogida en la Nursing Interventions Classification (NIC). Se define como la facilitación del ingreso de un paciente en un centro sanitario.

asistencia al moribundo (dying care), intervención de enfermería recogida en la Nursing Interventions Classification (NIC). Se define como la promoción de la comodidad física y la paz psicológica en la fase final de la vida.

asistencia al suicidio contratada (contract suicide), ayuda al suicidio a cambio de una remuneración.

asistencia automodificada (self-modification assistance), intervención de enfermería recogida en la Nursing Interventions Classification (NIC). Se define como el refuerzo del impulso espontáneo del paciente hacia la consecución de objetivos personalmente importantes.

asistencia cardíaca de urgencia (ACE) (emergency cardiac care [ECC]), concentración de personal y medios necesarios para mantener los sistemas cardiovascular y pulmonar cuando se produce un IM o una parada cardíaca. La intervención asegura la disponibilidad del soporte vital básico, la monitorización y las medidas terapéuticas, la prevención de las complicaciones y el asesoramiento psicológico. Si la parada cardíaca se produce fuera del hospital, los esfuerzos se centran en la estabilización de los sistemas cardiovascular y pulmonar del paciente antes de movilizarlo al hospital.

asistencia circulatoria mecánica (ventricular assist device [VAD]), ayuda mecánica a la circulación para aumentar la capacidad funcional del ventrículo izquierdo, del ventrículo derecho o de ambos. Consiste en una o dos bombas implantadas o extracorpóreas con conductos aferentes y eferentes, conectados de forma que proporcionen un flujo sanguíneo pulsátil mediante la asistencia mecánica.

asistencia de catástrofes (catastrophic care), modelo de atención médica y de enfermería que implica un soporte vital intensivo, de alto nivel de especialización, ante enfermedades agudas o pacientes con traumatismos graves.

asistencia de control de la cólera (anger control assistance), intervención de enfermería recogida en la Nursing Interventions Classification (NIC). Se define como la facilitación de la expresión de la cólera en una forma adaptativa no violenta.

asistencia de soporte[1] (respite care), **1.** servicios sanitarios a corto plazo para el adulto de edad avanzada dependiente, ya sea en el hogar o en una institución. **2.** prestación de asistencia temporal a un paciente que requiere cuidados especializados o intensivos o una supervisión que normalmente es prestada por sus familiares en el hogar para aliviarla de la demanda asistencial que supone el miembro afectado.

asistencia de soporte[2] (respite care), intervención de enfermería recogida en la Nursing Interventions Classification (NIC). Se define como la prestación de asistencia a corto plazo para aliviar a la persona que cuida de la familia.

asistencia de tracción/inmovilización (traction/immobilization care), intervención de enfermería recogida en la Nursing Interventions Classification (NIC). Se define como el control de un paciente que tiene un dispositivo de tracción y/o estabilización para inmovilizar y estabilizar una parte corporal.

asistencia de urgencia (emergency care), intervención de enfermería recogida en la Nursing Interventions Classification (NIC). Se define como la provisión de medidas destinadas a salvar la vida en situaciones en las que ésta se ve amenazada.

asistencia en el cuidado personal (self-care assistance), intervención de enfermería recogida en la Nursing Interventions Classification (NIC). Se define como la ayuda a otra persona a realizar actividades de la vida diaria.

asistencia en el cuidado personal: alimentación (self-care assistance: feeding), intervención de enfermería recogida en la Nursing Interventions Classification (NIC). Se define como la ayuda a una persona para comer.

asistencia en el cuidado personal: baño/higiene (self-care assistance: bathing/hygiene), intervención de enfermería recogida en la Nursing Interventions Classification (NIC). Se define como ayudar al paciente a realizar la higiene personal.

asistencia en el cuidado personal: cuarto de baño (self-care assistance: toileting), intervención de enfermería recogida en la Nursing Interventions Classification (NIC). Se define como la ayuda a otra persona en los procesos relacionados con la excreción.

asistencia en el cuidado personal: vestido/acicalado (self-care assistance: dressing/grooming), intervención de enfermería recogida en la Nursing Interventions Classification (NIC). Se define como la ayuda al paciente para vestirse y en el arreglo personal.

asistencia en la analgesia controlada por el paciente (patient-controlled analgesia assistance), intervención de enfermería recogida en la Nursing Interventions Classification (NIC). Se define como el hecho de facilitar al paciente que sea él mismo quien controle la administración y regulación de la analgesia..

asistencia en la ganancia de peso (weight gain assistance), intervención de enfermería recogida en la Nursing Interventions Classification (NIC). Se define como la facilitación de la ganancia de peso.

asistencia en la interrupción del embarazo (pregnancy termination care), intervención de enfermería recogida en la Nursing Interventions Classification (NIC). Se define como el tratamiento de las necesidades físicas y fisiológicas de una mujer que experimenta un aborto espontáneo o programado.

asistencia en la reducción de peso (weight reduction assistance), intervención de enfermería recogida en la Nursing Interventions Classification (NIC). Se define como la facilitación de la pérdida de peso y/o la grasa corporal.

asistencia en una embolia: periférica (embolus care: peripheral), intervención de enfermería recogida en la Nursing Interventions Classification (NIC). Se define como la limitación de complicaciones en un paciente que ha experimentado, o está en riesgo de experimentar, una oclusión de la circulación periférica.

asistencia en una embolia: pulmonar (embolus care: pulmonary), intervención de enfermería recogida en la Nursing Interventions Classification (NIC). Se define como la limitación de complicaciones en un paciente que ha experimentado, o está en riesgo de experimentar, una oclusión de la circulación pulmonar.

asistencia intraparto[1] (intrapartal care), asistencia de una mujer embarazada desde el inicio del parto hasta la finalización de su cuarta fase con la expulsión de la placenta.

asistencia intraparto[2] (intrapartal care), intervención de enfermería recogida en la Nursing Interventions Classification (NIC). Se define como la monitorización y control de las etapas uno y dos del proceso del parto.

asistencia intraparto del recién nacido (newborn intrapartal care), asistencia del neonato en el área de parto tras el nacimiento y hasta el traslado de madre e hijo a la unidad de posparto.

asistencia intraparto: parto de alto riesgo (intrapartal care: high-risk delivery), intervención de enfermería recogida en la Nursing Interventions Classification (NIC). Se define como la asistencia al parto vaginal de fetos múltiples o en mala posición.

asistencia médica completa (comprehensive medical care), programa de asistencia sanitaria que presta servicios de asistencia médica preventiva y rehabilitadora además de los servicios tradicionales de las enfermedades crónicas y agudas.

asistencia para dejar de fumar (smoking cessation assistance), intervención de enfermería recogida en la Nursing Interventions Classification (NIC). Se define como la ayuda a un paciente para dejar de fumar.

asistencia para el mantenimiento del hogar (home maintenance assistance), intervención de enfermería recogida en la Nursing Interventions Classification (NIC). Se define como la ayuda a los pacientes/familia para mantener la casa como un lugar limpio, seguro y agradable donde vivir.

asistencia posmortem (postmortem care), intervención de enfermería recogida en la Nursing Interventions Classification (NIC). Se define como la prestación de cuidados físicos al cuerpo de un paciente fallecido, y el apoyo a la familia que contempla el cuerpo.

asistencia postanestesia (postanesthesia care), intervención de enfermería recogida en la Nursing Interventions Classification (NIC). Se define como la monitorización y el tratamiento del paciente que ha sido sometido poco tiempo antes a anestesia general o regional.

asistencia prenatal (prenatal care), intervención de enfermería recogida en la Nursing Interventions Classification (NIC). Se define como la monitorización y el tratamiento de la paciente durante el embarazo para prevenir las complicaciones del embarazo y promover un resultado normal para la madre y para el feto.

asistencia psicológica al moribundo (emotional care of the dying patient), apoyo coherente y compasivo que se ofrece al paciente terminal y a los familiares para afrontar la muerte inminente.

asistencia quirúrgica (surgical assistance), intervención de enfermería recogida en la Nursing Interventions Classification (NIC). Se define como la ayuda al cirujano/odontólogo en los procedimientos quirúrgicos y en la asistencia al paciente quirúrgico.

asistencia social infantil (child welfare), cualquier servicio patrocinado por la comunidad o por una organización especial que proporciona atención física, social o psicológica a niños necesitados de ella.

asistencia subaguda (subacute care), **1.** nivel de tratamiento que está entre el crónico y el agudo. **2.** tratamiento de una enfermedad que es de gravedad o duración moderadas.

asistente asociado de laboratorio clínico/de laboratorio médico (clinical laboratory technician/medical laboratory technician—associate degree), en EE.UU., profesional paramédico que, bajo la supervisión de un anatomopatólogo o de otro médico, de un asistente científico de laboratorio clínico o de otro profesional cualificado, realiza pruebas especializadas químicas, microscópicas y bacteriológicas en sangre, tejidos y líquidos corporales. Puede discriminar entre elementos similares y corregir errores mediante estrategias previamente preparadas, es capaz de reconocer factores que afectan directamente a los procedimientos y a los resultados, y monitoriza la calidad de los procedimientos. Su preparación consta de 2 años académicos.

asistente certificado de laboratorio clínico/de laboratorio médico (clinical laboratory technician/medical laboratory technician—certificate), en EE.UU., profesional paramédico que, bajo la supervisión de un anatomopatólogo o de otro médico, de un asistente científico asociado u otro personal cualificado, realiza pruebas de laboratorio de rutina no complicadas en sangre, tejidos y líquidos corporales. Su formación clínica dura normalmenlte 12 meses, tras los cuales el graduado recibe un certificado. Este certificado ya no se ofrece a los nuevos profesionales.

asistente científico de laboratorio clínico/asistente médico (clinical laboratory scientist/medical technologist), en EE.UU., profesionales paramédicos que, junto con los anatomopatólogos u otros médicos o científicos, realizan pruebas especializadas químicas, microscópicas y bacteriológicas en sangre, tejidos y líquidos corporales. Los técnicos de laboratorio clínico/técnicos de laboratorio médico llevan a cabo análisis complejos, depuración de datos y corrección de errores. Poseen conocimientos acerca de las condiciones fisiológicas que modifican los resultados de las pruebas, de forma que pueden presentar los datos para que el médico sea capaz de determinar la presencia, la extensión y, en la medida de lo posible, la causa de la enfermedad. Son responsables de la obtención de resultados precisos, de establecer y monitorizar la calidad de los programas de seguridad y de la modificación de los procedimientos cuando sea necesario. Su preparación incluye la obtención de un título de diplomatura de al menos 1 año de formación profesional/clínica.

asistente de terapia ocupacional (occupational therapy aide), en EE.UU., persona que, bajo la supervisión de un TO, realiza las tareas administrativas necesarias para la ejecución de los programas de terapia ocupacional.

asistente social (social worker), persona con formación especial para enfrentarse a problemas sociales, emocionales y del entorno asociados a una enfermedad o incapacidad. Habitualmente, un asistente social médico está cualificado por la obtención de un grado de máster y su experiencia para el asesoramiento de pacientes y sus familias en el marco hospitalario. Un **asistente social**

psiquiátrico puede especializarse en el asesoramiento de individuos y familias para que puedan enfrentarse a problemas sociales, emocionales o del entorno provocados por enfermedades mentales.

asistente social psiquiátrico (ASP) (psychiatric social worker [PSW]), trabajador social que se ha especializado o que trabaja exclusivamente con enfermos mentales.

asistolia (asystole), ausencia de un latido cardíaco; se diferencia de la fibrilación en que en esta última persiste la actividad eléctrica aunque la contracción desaparece. La asistolia cardiotóxica se caracteriza por un breve período de parada cardíaca motivado por una aceleración de la frecuencia cardíaca.

ASL (ASL), siglas de **American Sign Language.**

ASLO, ASO (ASLT), siglas de **prueba de antiestreptolisina O.**

asma (asthma), trastorno respiratorio caracterizado por episodios recurrentes de disnea paroxística, con sibilancias espiratorias o inspiratorias motivadas por constricción bronquial, tos y secreciones mucosas bronquiales de consistencia viscosa. Los episodios pueden ser desencadenados por la inhalación de alergenos o de agentes contaminantes, por infecciones, aire frío, ejercicio físico intenso o tensión emocional.

asma alérgica (allergic asthma), forma de asma causada por la exposición de la mucosa bronquial a un antígeno inhalado que vehiculiza el aire. Este alergeno da lugar a la producción de anticuerpos que se unen a las células cebadas dentro del árbol bronquial. A continuación las células cebadas liberan histamina, la cual estimula la contracción del músculo liso bronquial, produciendo al mismo tiempo edema de la mucosa.

asma cardíaca (cardiac asthma), sibilancia que se produce en pacientes con insuficiencia ventricular izquierda. El asma cardíaca no es un asma verdadera. La sibiliancia se debe a una disminución del diámetro de la vía respiratoria causada por congestión pulmonar sin broncoconstricción.

asma del amolador (grinder's asthma), trastorno caracterizado por la presencia de síntomas asmáticos producidos por la inhalación de las finas partículas producidas por los procesos industriales de molido.

asma espasmódica (spasmodic asthma), obstrucción de la vía aérea caracterizada por ataques paroxísticos de sibilancias y tos producidos por espasmos de los bronquiolos e inflamación de la mucosa bronquial.

asma inducida por ejercicio (exercise-induced asthma), forma de asma que produce síntomas tras un ejercicio extenuante. El efecto puede ser agudo, aunque reversible.

asma infantil (asthma in children), trastorno inflamatorio crónico de las vías respiratorias en el que pueden intervenir muchas células, como mastocitos y eosinófilos. La inflamación causa síntomas asociados con la obstrucción del flujo de aire, y se caracteriza por ataques recurrentes de disnea paroxística, sibilancias, espiración prolongada y tos irritativa que es frecuente en las enfermedades crónicas de la infancia. Se trata de un proceso complejo con factores bioquímicos, inmunológicos, infecciosos, endocrinológicos y psicológicos implicados.

asma intrínseca (intrinsic asthma), forma de asma no estacional ni alérgica que suele aparecer a una edad más avanzada que el asma alérgica y tiende a ser crónica y persistente en vez de episódica. Sus factores precipitantes son: inhalación de contaminantes atmosféricos irritantes. El asma intrínseca también puede desencadenarse por la exposición al frío, el tiempo húmedo, la inhalación súbita de aire frío y seco, el ejercicio físico, la tos o la risa violenta, las infecciones respiratorias como el resfriado común y factores psicológicos como la ansiedad.

asma por detergentes enzimáticos (enzymatic detergent asthma), tipo de reacción alérgica experimentada por las personas sensibilizadas a la alcalasa, enzima que contienen algunos detergentes para lavar ropa.

asma profesional (occupational asthma), enfermedad del sistema respiratorio que aparece como consecuencia de la exposición laboral a ciertos alergenos u otras sustancias tóxicas.

ASMT (ASMT), siglas de *American Society for Medical Technology*.

Asn (Asn), abreviatura de **asparragina.**

asociación (association), **1.** conexión, unión, conjunción o combinación de cosas. **2.** (en psicología) conexión que se establece entre recuerdos sobre sentimientos, emociones, sensaciones, pensamientos o percepciones, con personas, con cosas o con ideas concretas.

asociación causal directa (direct causal association), relación causa-efecto entre el factor causal y la enfermedad, sin que otros factores intervengan en el proceso.

asociación CHARGE (CHARGE association, CHARGE syndrome), síndrome de defectos asociados que incluye *c*oloboma ocular, alteraciones cardíacas *(heart)*, *a*tresia de coanas, *r*etraso mental y anomalías *g*enitales y del oído *(ear)*.

asociación controlada (controlled association), **1.** conexión directa entre ideas relevantes como resultado de un estímulo específico. **2.** proceso de afloración a la consciencia de las ideas reprimidas como respuesta a las palabras pronunciadas por un psicoanalista.

Asociación de Asistencia Sanitaria Independiente (Independent Practice Association [IPA]), sistema de asistencia sanitaria en EE.UU. de pago por adelantado en el cual médicos privados contratan la asistencia a pacientes según una cuota por servicio previamente negociada.

asociación de ideas (association of ideas), conexión mental que se establece entre ideas, sentimientos o percepciones similares, o que se producen simultáneamente.

asociación de sonidos (clang association), conexión mental entre ideas disociadas que se lleva a cabo por la similitud entre los sonidos de las palabras utilizadas para describir las ideas. El fenómeno ocurre con frecuencia en la esquizofrenia.

asociación de sueños (dream association), relación de pensamientos o emociones descubierta o experimentada cuando se recuerda o analiza un sueño.

asociación genética (genetic association), estado en el cual genotipos específicos se asocian con otros factores, como por ejemplo enfermedades específicas.

asociación libre (free association), **1.** asociación espontánea, sin restricción consciente, de ideas, sentimientos o imágenes mentales. **2.** verbalización espontánea de pensamientos y emociones que entran en el consciente durante el psicoanálisis.

asociación VACTERL (VACTERL association), asociación no aleatoria de malformaciones congénitas parecida a la asociación VATER, pero que también incluyen malformaciones *c*ardíacas y de los miembros (*l*imbs en inglés). Se desconoce la causa.

asocial (asocial), introvertido o que ha abandonado los contactos normales con otros individuos.

asómico (asoma), feto con un tronco y cabeza incompletos.

ASOT (ASOT), siglas de **prueba de la antiestreptolisina O.**

ASP (PSA), siglas de **adhesivo sensible a la presión.**

ASP (PSW), siglas de **asistente social psiquiátrico.**

ASPAN (ASPAN), siglas de *American Society of PeriAnesthesia Nurses.*

asparragina (Asn) (asparagine [Asn]), aminoácido no esencial que se halla en muchas proteínas del cuerpo.

asparraginasa (asparaginase), enzima que cataliza la hidrólisis de la asparragina para formar ácido asparragínico y amoníaco. Se utiliza como quimioterápico en el tratamiento de la leucemia linfoblástica aguda y del linfosarcoma.

aspartamo (aspartame), polvo cristalino blanco, casi inodoro, de sabor intensamente dulce, que se emplea como edulcorante artificial. Es unas 180 veces más dulce que una cantidad equivalente de sacarosa. Se debe evitar el consumo excesivo de aspartamo en los pacientes con fenilcetonuria (FCU), porque esta sustancia se hidroliza para formar aspartato y fenilalanina.

aspartato aminotransferasa (AST) (aspartate aminotransferase [AST]), enzima presente normalmente en el suero y en ciertos tejidos corporales, que actúa sobre la transferencia intermolecular de un grupo amino desde el ácido aspártico hasta el ácido alfacetoglutárico, para formar ácido glutámico y ácido oxaloacético.

aspartato cinasa (aspartate kinase), enzima que cataliza la transferencia de un grupo fosfato desde el adenosintrifosfato hasta el aspartato para producir fosfoaspartato.

aspecto (aspect), apariencia, imagen, fisonomía o fachada de una persona u objeto.

ASPEN (ASPEN), siglas de **American Society of Parenteral and Enteral Nutrition.**

Aspergillus *(Aspergillus),* género de hongos que es un frecuente contaminante de laboratorio y produce infecciones nosocomiales.

aspergilosis (aspergillosis), infección producida por un hongo del género *Aspergillus,* que suele afectar al oído y que puede producir lesiones inflamatorias granulomatosas en el mismo o en cualquier otro órgano.

aspergilosis broncopulmonar alérgica (allergic bronchopulmonary aspergillosis), forma de aspergilosis que se da en asmáticos cuando el hongo *Aspergillus fumigatus,* una vez ha colonizado la luz bronquial, provoca una reacción de hipersensibilidad de tipo I o III. Las características de esta situación son similares a las del asma, incluyendo la aparición de disnea y sibilancias.

aspermático (aspermatic), incapaz de secretar o eyacular semen.

aspermatogénesis (aspermatogenesis), incapacidad de los genitales masculinos para producir un número suficiente de espermatozoides.

aspermia (aspermia), ausencia de formación o de eyaculación de semen.

aspiración (aspiration), retirar líquido, moco o suero del organismo mediante succión.

aspiración (suction), succión de un gas o líquido mediante reducción de la presión del aire sobre su superficie, habitualmente por medios mecánicos.

aspiración con aguja fina (fine-needle aspiration), técnica diagnóstica que utiliza una aguja muy fina y succión suave para obtener muestras de tejido. La aguja es más delgada que la utilizada para la punción venosa, y el procedimiento es menos doloroso que la extracción de sangre.

aspiración de la vía aérea (airway suctioning), clasificación de las intervenciones de enfermería definida como la eliminación de secreciones de la vía aérea introduciendo un catéter de aspiración en la cavidad oral y/o la tráquea del paciente.

aspiración de meconio (meconium aspiration), inhalación de meconio por el feto o recién nacido que puede bloquear las vías aéreas e impedir la expansión de los pulmones, o producir cualquier otro tipo de disfunción pulmonar.

aspiración de vómito (aspiration of vomitus), inhalación hacia el sistema pulmonar del contenido gástrico regurgitado.

aspiración microquirúrgica de espermatozoides del epidídimo (microsurgical epididymal sperm aspiration [MESA]), extracción de espermatozoides del epidídimo utilizando técnicas microquirúrgicas. Se realiza en varones con azoospermia obstructiva.

aspiración nasogástrica (nasogastric suction), eliminación de los elementos sólidos, líquidos o gaseosos que se encuentren en el tracto gastrointestinal mediante la aspiración de los mismos a través de un tubo que se introduce en el estómago o en el intestino por las fosas nasales.

aspiración percutánea de esperma del epidídimo (percutaneous epididymal sperm aspiration), obtención de esperma del epidídimo con empleo de aspiración con aguja fina, efectuada en hombres con azoospermia obstructiva.

aspiración por vacío (vacuum aspiration), método de aborto en el cual se extraen el feto y la placenta mediante succión con el fin de interrumpir una gestación en su fase inicial, antes de la semana 14.

aspiración suprapúbica de orina (suprapubic aspiration of urine), procedimiento para drenar la vejiga mediante la inserción de una aguja estéril en la vejiga a través de la piel por encima del arco púbico.

aspiración, riesgo de (aspiration, risk for) diagnóstico de enfermería aceptado por la Eighth National Conference on the Classification of Nursing Diagnoses. El riesgo de aspiración es una situación en la que el individuo se encuentra en riesgo de que entren secreciones gástricas u orofaríngeas o líquidos o alimentos exógenos hacia su árbol traqueobronquial por disfunción o ausencia de los mecanismos protectores normales.

aspirado (aspirant), líquido, gas o partículas sólidas que se extraen del cuerpo utilizando métodos de aspiración.

aspirador (aspirator), instrumento que extrae una sustancia de las cavidades corporales mediante succión, como las jeringas de lavado, las bombas de émbolo o las jeringuillas hipodérmicas.

aspirar (aspirate), **1.** extraer líquido o aire del interior de una cavidad. El proceso se suele realizar con la ayuda de una jeringuilla o de un dispositivo de aspiración. **2.** cuando toda o parte de un bolo de alimento o líquido penetra en la vía aérea. **3.** (en fonética) liberación de aire.

aspirina (AAS) (aspirin [ASA]), analgésico, antipirético y antiinflamatorio. Se prescribe para reducir la fiebre y aliviar el dolor y la inflamación.

asplenia (asplenia), ausencia de bazo. Puede ser congénita o el resultado de una extirpación quirúrgica.

ASRT (ASRT), siglas de *American Society of Radiologic Technologists*.

ASS (HSA), siglas en inglés de **agencia de sistemas sanitarios.**

Associate Degree in Nursing (ADN) (Associate Degree in Nursing [ADN]), título académico otorgado en EE.UU. después de completar satisfactoriamente un curso de estudios de 2 años, generalmente en una escuela de enfermería. El poseedor de este título puede optar a pasar el examen de licenciatura nacional para convertirse en enfermero titulado.

Association for Practitioners of Infection Control (APIC) (Association for Proffesionals in Infection Control [APIC]), organización profesional norteamericana del personal de enfermería que trabaja en el campo del control de la infección.

Association for the Advancement of Medical Instrumentation (AAMI) (Association for the Advancement of Medical Instrumentation [AAMI]), organización sin ánimo de lucro comprometida en la educación y en la creación de los estándares de la ingeniería biomédica.

Association for the Education of Children with Medical Needs (AECMN) (Association for the Education of Children with Medical Needs [AECMN]), organización interdisciplinaria dedicada a dar apoyo profesional a individuos implicados en la educación de niños con enfermedades crónicas o dificultades médicas.

Association of Faculties of Medicine of Canada (AFMC) (Association of Faculties of Medicine of Canada [AFMC]), organización canadiense integrada por los decanos y por los miembros facultativos de las 17 facultades de medicina de la nación.

Association of Operating Room Nurses (AORN) (Association of Operating Room Nurses [AORN]), organización norteamericana de personal de enfermería de quirófano.

Association of periOperative Registered Nurses (AORN) (Association of periOperative Registered Nurses [AORN]), organización profesional de las enfermeras perioperatorias, que apoya a las enfermeras especialistas para conseguir resultados óptimos en los pacientes sometidos a cirugía u otras intervenciones invasivas.

Association of Surgical Technologists (AST) (Association of Surgical Technologists [AST]), organización profesional de los técnicos quirúrgicos y ayudantes de cirugía a nivel nacional.

Association of Women's Health, Obstetric, and Neonatal Nurses (AWHONN) (Association of Women's Health, Obstetric, and Neonatal Nurses [AWHONN]), organización de enfermeras que trabajan en obstetricia y ginecología en EE.UU.

AST (AST), **1.** siglas de **aspartato aminotransferasa. 2.** siglas de **Association of Surgical Technologists.**

asta anterior (anterior horn), prolongaciones de la sustancia gris en el seno de la sustancia blanca de la médula espinal, de forma similar a un cuerno. El asta anterior o ventral contiene las fibras eferentes que inervan los músculos esqueléticos.

asta posterior (posterior horn, dorsal horn), proyecciones en forma de asta de la sustancia gris en la región posterior de la médula espinal. También se llama asta dorsal.

asta ventral (ventral horn), columnas anteriores de la sustancia gris de la médula espinal.

astasia (astasia), falta de coordinación motora caracterizada por la incapacidad de sentarse o ponerse de pie sin ayuda.

astasia-abasia (astasia-abasia), forma de ataxia en la que el paciente no puede estar de pie o caminar por falta de coordinación, pero puede realizar los movimientos naturales de las piernas si está sentado o tumbado.

astasia-abasiofobia (stasibasiphobia), trastorno de la salud mental en el cual una persona está convencida de que andar o estar de pie es físicamente imposible. La persona puede expresar además una desconfianza morbosa hacia su capacidad para estar de pie o andar.

astato (At) (astatine [At]), elemento radiactivo muy inestable presente en la naturaleza en cantidades muy escasas. Su número atómico es 85; el peso atómico de su isótopo de mayor duración es 210.

asteatosis (asteatosis), estado de sequedad en la piel motivado por una deficiencia de las secreciones producidas por las glándulas sebáceas. Como consecuencia de esa sequedad pueden producirse descamaciones y fisuras.

astenia (asthenia), **1.** ausencia o disminución de fuerza o de energía; debilidad. **2.** (en psiquiatría) falta de fuerza dinámica en la personalidad.

astenia endocrina (endocrinasthenia), déficit neural causado por una alteración del sistema endocrino.

astenia miálgica (myalgic asthenia), trastorno caracterizado por una sensación general de fatiga y dolor muscular que a menudo se produce como consecuencia de, o se asocia con, estrés psicológico.

astenia neurocirculatoria (neurocirculatory asthenia), trastorno psicosomático caracterizado por irregularidades nerviosas y circulatorias, con disnea, palpitaciones, mareo, vértigo, temblor, dolor precordial y aumento de la fatigabilidad.

astenopía (asthenopia), situación en la que los ojos se cansan fácilmente, por existir debilidad en los músculos oculares o ciliares.

astereognosia (astereognosis), trastorno neurológico que se caracteriza por una incapacidad para identificar los objetos mediante el tacto.

asterixis (asterixis), temblor en forma de aleteo de las manos que suele acompañar a ciertos trastornos metabólicos.

astigmático (astigmatic), relativo al astigmatismo o a un error de refracción en el que un rayo de luz no puede ser enfocado en un punto concreto de la retina, sino en un área más extensa. El astigmatismo se debe a diferencias de curvatura de los diferentes meridianos de la cornea y del cristalino.

astigmatismo (astigmatism), trastorno ocular en el que los rayos de luz no pueden ser enfocados con claridad sobre un punto de la retina, debido a que la curva esférica de la córnea no es igual en todos los meridianos. La visión es borrosa, llegando a producir molestias. El sujeto no puede efectuar la acomodación para corregir el problema. Generalmente se puede corregir con lentes de contacto o con gafas que neutralizan el defecto.

astigmatismo de índices (index astigmatism), astigmatismo provocado por índices de refracción diferentes en las distintas partes del cristalino.

astigmatismo simple (simple astigmatism), **1.** astigmatismo simple miópico en el que un meridiano principal se centra sobre la retina y otro delante de la retina. **2.** astigmatismo simple hiperópico en el que un meridiano está centrado sobre la retina y otro por detrás.

astigmómetro (astigmatic dial), diagrama circular con líneas negras radiadas hacia fuera a través de un fondo blanco desde el centro, como se emplea en las pruebas de astigmatismo.

astilla (splinter), pieza afilada y puntiaguda de un hueso o de otra sustancia.

Aston-Patterning (Aston-Patterning), técnica de trabajo corporal para ajustar la asimetría y las particularidades individuales del cuerpo humano al entorno y a la función. La adecuada alineación proporciona el soporte óptimo y añade cualidades dinámicas que facilitan la movilidad.

astrágalo (talus, astragalus), segundo hueso del tarso en tamaño. Sirve de apoyo a la tibia, descansa sobre el calcáneo y se articula con los maléolos y con el escafoides.

astragalus (astragalus), planta utilizada como inmunoestimulante en infecciones virales, VIH/SIDA, cáncer y alteraciones vasculares. También se utiliza para mejorar la circulación y para disminuir la presión sanguínea. En la mayor parte de los casos no se dispone de suficiente información fiable sobre su eficacia.

astringente (astringent), **1.** sustancia, utilizada generalmente de forma tópica, que al ser aplicada produce constricción de los tejidos. **2.** que tiene la calidad de ser astringente.

astroblastoma (astroblastoma), neoplasia maligna del encéfalo y la médula espinal.

astrocito (astrocyte), célula grande, de aspecto estrellado, que se halla en ciertos tejidos del sistema nervioso.

astrocito fibroso (fibrous astrocyte), célula glial con largas prolongaciones fibrosas que se encuentra en la sustancia blanca del encéfalo y la médula espinal.

astrocitoma (astrocytoma), tumor primario del cerebro, compuesto de astrocitos, que se caracteriza por un crecimiento lento, con formación de quistes e invasión de las estructuras vecinas, desarrollándose a menudo glioblastomas de elevada malignidad dentro de la masa tumoral.

astrocitoma maligno (malignant astrocytoma), astrocitoma de alto grado, como el glioblastoma multiforme.

astrocitosis (astrocytosis), aumento del número de células de la neuroglía con proyecciones fibrosas y protoplasmáticas, que se observa frecuentemente en un área irregular adyacente a las lesiones degenerativas, tales como abscesos, ciertas neoplasias cerebrales y encefalomalacia.

asuntos inacabados (unfinished business), asuntos de un paciente moribundo que requieren resolución antes de que el paciente acepte la muerte.

At (At), símbolo del **astato.**

AT (TA), siglas de **análisis transaccional.**

atapulgita (attapulgite), mineral de la arcilla, que contiene silicato de aluminio y es el principal ingrediente de la tierra de relleno; la *atapulgita activada* es una forma tratada con calor que se administra por vía oral para tratamiento de las diarreas.

ataque (attack), episodio en el curso de una enfermedad que suele caracterizarse por síntomas agudos y dolorosos.

ataque (fit), **1.** *no técnico,* paroxismo o convulsión. **2.** comienzo súbito de un episodio de síntomas, como un ataque de tos.

ataque cerebral (brain attack), término que significa que un ictus está en curso y existe una situación de urgencia.

ataque de pánico (panic attack), episodio de ansiedad aguda que aparece de forma impredecible con sensaciones de aprehensión o terror intenso, acompañada de disnea, mareo, sudación, temblores y dolor torácico o palpitaciones. El ataque puede durar varios minutos y se puede volver a presentar en ciertas situaciones.

ataráctico (ataractic), relativo a un fármaco u otro tipo de agente que posee un efecto tranquilizante o sedante.

ataraxia (ataraxia), estado de tranquilidad mental.

atávico (atavistic), relativo a la aparición en un sujeto determinado de un carácter genético de sus antepasados remotos como consecuencia de la recombinación de los genes.

atavismo (atavism), aparición de rasgos o de características en un sujeto determinado más parecidos a un abuelo o a otro antecesor previo que a sus propios padres. Los datos atávicos pueden ser de utilidad para el médico examinador acerca de factores sanitarios de carácter genético o familiar.

ataxia (ataxia), trastorno caracterizado por una alteración en la capacidad de coordinar los movimientos y que suele cursar con marcha inestable y desequilibrio postural.

ataxia alcohólica (alcoholic ataxia), pérdida de control de los movimientos voluntarios asociada a neuritis periférica secundaria al alcoholismo. Una forma similar de ataxia se puede producir en neuritis debidas a otros agentes tóxicos.

ataxia bulbar (bulbar ataxia), pérdida de la coordinación motora debida a una lesión del bulbo raquídeo o el puente de Varolio.

ataxia cerebelosa (cerebellar ataxia), pérdida de coordinación muscular provocada por una lesión del cerebelo.

ataxia coreica (choreic ataxia), forma de ataxia en la cual los pacientes carecen de coordinación muscular y sus movimientos se caracterizan por contracciones involuntarias y sacudidas bruscas.

ataxia de Friedreich (Friedreich's ataxia), [Nikolaus Friedreich, médico alemán, 1825-1882], trastorno caracterizado por debilidad muscular, pérdida del control muscular, debilidad de las extremidades inferiores y marcha anormal. La característica anatomopatológica primaria es una esclerosis pronunciada de las columnas posteriores de la médula espinal con una posible afectación de las vías espinocerebelosas y corticoespinales.

ataxia hereditaria (hereditary ataxia), grupo de enfermedades hereditarias degenerativas de la médula espinal, cerebelo y, a menudo, de otras partes del sistema nervioso central, caracterizadas por temblor, espasmo, atrofia muscular, cambios esqueléticos y alteraciones sensitivas, que dan lugar a una actividad motora alterada.

ataxia histérica (hysteric ataxia), pérdida del control sobre los movimientos voluntarios durante la marcha o en bipedestación, aunque los músculos afectados funcionan normalmente cuando el paciente está sentado o echado.

ataxia motora (motor ataxia), incapacidad para llevar a cabo movimientos coordinados.

ataxia troncular (truncal ataxia), pérdida de los movimientos musculares coordinados para el mantenimiento de la postura normal del tronco.

ataxiafasia (ataxiaphasia), estado en el cual una persona es incapaz de juntar las palabras correctamente en la forma necesaria para formar una frase.

atazanavir (atazanavir), agente antirretroviríco empleado en el tratamiento de la infección por VIH-1.

ATB (TBT), siglas de **árbol traqueobronquial.**

ATC (THA), abreviatura de **artroplastia total de cadera.**

ATCC (ATCC), siglas de **American Type Culture Collection.**

atelectasia (atelectasis), anomalía que se caracteriza por el colapso del tejido pulmonar que impide que se produzca el intercambio respiratorio de dióxido de carbono y de oxígeno. Los síntomas pueden ser: disminución del murmullo vesicular o roncus espiratorios, desviación mediastínica hacia el lado del colapso, fiebre y disnea creciente.

atelectasia compresiva (compressive atelectasis), pérdida de la capacidad del pulmón para permitir la entrada y salida del aire de la zona atelectásica por la existencia de una presión intratorácica que comprime los alveolos. Puede ser secundaria a embolismo pulmonar.

atelectasia postoperatoria (postoperative atelectasis), forma de atelectasia en la que el colapso del tejido pulmonar se debe a los efectos depresores de los fármacos anestésicos o a la incapacidad para respirar profundamente o toser de modo efectivo por dolor. Se aconseja respirar profundamente y toser a intervalos frecuentes durante el postoperatorio para evitar su aparición.

atelectasia primaria (primary atelectasis), fracaso de los pulmones para expandirse por completo en el momento del nacimiento, que se observa con mayor frecuencia en neonatos prematuros o en aquellos narcotizados por la anestesia materna. Generalmente el lactante es trasladado a una incubadora, donde es posible controlar continuamente la temperatura y la humedad.

atelia (athelia), ausencia de los pezones.

ateliosis (ateliosis), forma de enanismo causada por ausencia o destrucción de células eosinófilas de la adenohipófisis. La persona puede ser de aspecto infantil y tener músculos escasamente desarrollados.

atelorraquidia (atelorachidia), formación defectuosa e incompleta de la columna vertebral.

atención (attention), elemento que forma parte de las funciones cognitivas, consistente en que la actividad mental se mantiene centrada sobre un aspecto, un objeto o una actividad específica.

atención a largo plazo (long-term care [LTC]), provisión de atención médica, social y personal, a demanda o de forma continuada, a personas con trastornos físicos o mentales crónicos.

atención al enfermo (care of the sick), (en enfermería de salud pública) en EE.UU., cuidados de los pacientes en sus domicilios, diferenciándose de la supervisión del estado de salud. Las agencias de enfermería de salud pública son reembolsadas por los servicios de enfermería prestados de acuerdo con el tipo de servicio proporcionado, como la visita al sujeto enfermo o la visita de supervisión de su estado de salud.

atención al enfermo crónico (care of the chronically ill), patrón de atención médica y de enfermería enfocado hacia el tratamiento prolongado de personas con enfermedades crónicas, ya sea en su hogar o en un centro médico.

atención centrada en la familia (family-centered care), atención sanitaria primaria que consiste en la valoración de la salud de toda una familia, con identificación de los factores, reales o potenciales, que pueden influir en la salud de sus integrantes, y la puesta en práctica de intervenciones necesarias para mantener o mejorar la salud de la unidad familiar y de sus miembros.

atención crónica (chronic care), modelo de atención médica y de enfermería que se centra en los cuidados a largo plazo de los pacientes con enfermedades o trastornos crónicos, bien en su casa o en centros médicos.

atención de especialidad (specialty care), servicios médicos especializados prestados por un médico especialista.

atención dirigida (managed care), sistema de atención sanitaria en el que existe un control administrativo sobre la atención primaria que presta un grupo de médicos.

Las instalaciones y los servicios superfluos se eliminan y los costes se reducen.

atención domiciliaria (home care), servicio sanitario facilitado en el lugar de residencia del paciente para promover, mantener o restaurar la salud o reducir al mínimo los efectos de la enfermedad y de la incapacidad.

atención episódica (episodic care), modelo de atención médica y de enfermería que se aplica a los cuidados de una persona con un determinado problema, sin que exista relación entre la persona y el sanitario. Los servicios de urgencia proporcionan una atención episódica.

atención especial (specialing), *coloquial,* **1.** (en enfermería psiquiátrica) atención constante por parte de un miembro del personal profesional a un paciente perturbado para protegerle y evitar que se lesione él mismo o a los demás, y para observar su conducta. **2.** (en enfermería) prestación de cuidados de enfermería solamente a una persona, como en el caso de una persona cuyas necesidades son tan grandes que se requiere la presencia de un profesional de la enfermería en todo momento.

atención ginecológica fuera del embarazo (interconceptional gynecologic care), cuidados sanitarios que recibe la mujer en sus años reproductivos, entre los embarazos, desde las 6 semanas que siguen a cada parto.

atención holística (holistic health care), sistema de atención total del paciente que considera las necesidades físicas, emocionales, sociales, económicas y espirituales de la persona, la respuesta a la enfermedad y el impacto de la enfermedad sobre la capacidad de la persona para satisfacer sus propias necesidades.

atención intraparto (intrapartal care), cuidados que recibe la mujer gestante desde el comienzo del parto hasta que termina la tercera fase del mismo, con la expulsión de la placenta.

atención médica (medical care), prestación por parte de un médico de los servicios relacionados con el mantenimiento de salud, prevención de la enfermedad y tratamiento de las enfermedades o lesiones.

atención no compensada (uncompensated care), servicios proporcionados por un hospital, médico u otro profesional de la salud que no se cobran y por los que no se espera ningún pago.

atención postalta (aftercare), cuidados sanitarios que se ofrecen a un paciente después de abandonar un hospital u otra institución médica.

atención prehospitalaria (prehospital care), toda asistencia médica prestada a un paciente lesionado o enfermo por un paramédico u otra persona antes de que el paciente llegue al servicio de urgencias del hospital.

atención prenatal (prenatal care), intervención de enfermería de la Nursing Interventions Classification (NIC) definida como la monitorización y el tratamiento de la paciente durante el embarazo para prevenir complicaciones del embarazo y promover un buen desenlace en salud de la madre y del niño.

atención preventiva (preventive care), modelo de atención médica y de enfermería que se centra en la prevención de la enfermedad y en la conservación de la salud, y que consiste en el diagnóstico precoz de la enfermedad, el descubrimiento e identificación de las personas con riesgo de desarrollar problemas específicos, el asesoramiento y demás intervenciones necesarias para prevenir un problema de salud.

atención primaria (primary care), primer contacto de un determinado episodio de enfermedad que lleva a tomar una decisión relacionada con las acciones a tomar para resolver el problema de salud.

atención progresiva del paciente (progressive patient care), sistema asistencial en el que los pacientes son ingresados en unidades en función de sus necesidades de asistencia determinadas por el grado de la enfermedad, en lugar de ser ingresados en unidades que se basan en la especialidad médica.

atención psiquiátrica domiciliaria (psychiatric home care), servicio a través del cual los pacientes psiquiátricos dados de alta tienen vigilancia y atención en su lugar de residencia.

atención psiquiátrica institucional (psychiatric foster care), servicio para pacientes psiquiátricos dados de alta que tienen vigilancia y atención en un centro de ayuda autorizado.

atención razonable (reasonable care), grado de habilidad y conocimientos utilizados por un profesional sanitario competente para el tratamiento y cuidado de enfermos y lesionados.

atención sanitaria integrada vertical (vertically-integrated health care), sistema de atención sanitaria norteamericano en el cual el espectro completo de asistencia, incluidos los servicios financieros, se presta siguiendo una organización sencilla, como la organización para el mantenimiento de la salud.

atención sanitaria primaria (primary health care), nivel básico de atención sanitaria que abarca programas dirigidos a la promoción de la salud, al diagnóstico precoz de la enfermedad o discapacidad y a la prevención de la enfermedad. La atención sanitaria primaria se presta en centros ambulatorios a un número limitado de personas, generalmente a los que viven en una determinada zona geográfica. En cualquier episodio de enfermedad es el primer contacto del paciente con el sistema de atención sanitaria.

atención sanitaria secundaria (secondary health care), nivel intermedio de atención sanitaria que incluye diagnóstico y tratamiento, realizado en un hospital que tiene material e instalaciones de laboratorio especializados.

atención sanitaria terciaria (tertiary health care), atención sanitaria especializada, de alto nivel técnico, que consiste en el diagnóstico y tratamiento de enfermedades y discapacidades en hospitales sofisticados. Las ICU especializadas, los servicios diagnósticos avanzados y un personal muy especializado suelen ser características de los cuidados terciarios.

atención secundaria (secondary care), prestación de un servicio médico especializado por parte de un médico especialista o de un hospital tras petición de consulta de un médico de atención primaria.

atenolol (atenolol), fármaco betabloqueante selectivo de tipo 1. Se prescribe para el tratamiento de la hipertensión.

atenuación (attenuation), reducción o disminución, como puede ser la atenuación de un generador de rayos X para reducir su intensidad, o la atenuación de la virulencia del microorganismo responsable de una enfermedad.

atenuado (attenuated), relativo a la dilución de una solución o a la disminución de la virulencia o toxicidad de un microorganismo o de un fármaco mediante su debilitamiento.

atenuador (attenuator), agente que debilita la toxicidad de una sustancia venenosa o la virulencia de un microorganismo.

atenuador de aluminio (aluminum attenuator), filtro de aluminio que se emplea para controlar la dureza del haz de rayos X. El atenuador elimina los fotones de rayos X de baja energía antes de que lleguen al paciente y éste los absorba.

aterectomía (atherectomy), extirpación quirúrgica de un ateroma en una arteria principal.

aterectomía direccional (directional atherectomy), aterectomía realizada con un catéter de aterectomía direccional.

ateroembolismo (atheroembolism), obstrucción de un vaso sanguíneo por un émbolo aterosclerótico originado en un ateroma de una arteria principal.

aterogénesis (atherogenesis), formación de placas por debajo de la íntima en la pared arterial.

ateroma (atheroma), masa anómala constituida por grasa o lípidos, como en los quistes sebáceos y en los depósitos de las paredes arteriales.

ateroma embolizado (embolized atheroma), partícula de grasa embolizada alojada en un vaso sanguíneo.

ateromatosis (atheromatosis), desarrollo de múltiples ateromas.

ateromatoso (atheromatous), relativo al ateroma.

aterosclerosis (atherosclerosis), trastorno arterial frecuente caracterizado por el depósito de placas amarillentas de colesterol, de lípidos y de restos celulares en la superficie interna de las paredes de las arterias. Suele desarrollarse como un proceso del envejecimiento y se asocia a consumo de tabaco, obesidad, hipertensión, aumento de los niveles de lipoproteínas de baja densidad y disminución de los de lipoproteínas de alta densidad, y diabetes mellitus. La placa termina produciendo riesgo de trombosis y es una de las principales causas de cardiopatía coronaria, angina de pecho, infarto de miocardio y otros trastornos cardíacos.

aterotrombosis (atherothrombosis), trombo que se origina en un vaso sanguíneo ateromatoso.

ATET (TSTA), siglas de *antígeno de trasplante específico tumoral.*

atetoide (athetoid), relativo a la atetosis, como la ondulación involuntaria sin sentido de las extremidades o del cuerpo.

atetosis (athetosis), movimientos de torsión lentos, continuos e involuntarios, que afectan a las extremidades, como puede verse en algunas formas de parálisis cerebral y en los trastornos motores derivados de las lesiones en los ganglios basales.

atiaminosis (athiaminosis), estado que aparece como consecuencia de la deficiencia de tiamina en la dieta.

atipia (atypia), carácter de ser irregular o no conforme a un tipo o norma.

atípico (atypical), enfermedad u objeto que no es de un tipo habitual o estándar.

atlantoaxoideo (atlantoaxial), relativo a las dos primeras vértebras cervicales.

atlas (atlas), primera vértebra cervical que se articula con el hueso occipital y con el axis.

atloideo (atlantal), relativo al atlas, la primera vértebra cervical.

atm (atm), **1.** abreviatura de **atmósfera. 2.** abreviatura de **atmosférico.**

ATM (TMJ), siglas de **articulación temporomandibular.**

atman (atman), (en psiquiatría) concepto derivado de la filosofía india oriental, según el cual el mayor valor posible es conocer la propia verdad de uno mismo.

atmósfera (atm) (atmosphere [atm]), **1.** elemento natural del aire que recubre la superficie terrestre y está compuesto de aproximadamente un 20% de oxígeno, un 78% de nitrógeno y un 1% de argón y otros gases, incluidas pequeñas cantidades de dióxido de carbono, hidrógeno y ozono, además de pequeñas cantidades de helio, kriptón, neón y xenón y cantidades variables de vapor de agua. **2.** envoltura de gas que puede duplicar o no la atmósfera natural de las sustancias químicas. **3.** unidad de presión de gas que se suele definir como equivalente a la presión media de la atmósfera terrestre medida a nivel del mar, es decir, aproximadamente 760 mmHg (1 kg/cm^2).

atomizador (atomizer), dispositivo que se emplea para reducir un líquido, expulsándolo en forma de nebulización o vaporización fina.

átomo (atom), **1.** (en física) la división más pequeña de un elemento que reúne todas las propiedades y características del elemento. Está formado de neutrones, electrones y protones. **2.** *no técnico,* cantidad de cualquier sustancia tan pequeña que no puede ser dividida en otras porciones.

atomoxetina (atomoxetine), fármaco psicoterápico no estimulante que se emplea en el tratamiento del trastorno por hiperactividad-deficiencia de atención.

atonía (atonia, atony), ausencia anómala de tono o tensión muscular.

atónico (atonic), **1.** débil. **2.** que le falta el tono normal, como cuando un músculo está flácido. **3.** carente de vigor, como en las úlceras atónicas, que cicatrizan lentamente.

atópico (atopic), relativo o concerniente a una tendencia hereditaria a desarrollar reacciones alérgicas inmediatas, como asma, dermatitis atópica o rinitis vasomotora, debido a la presencia de un anticuerpo (reagina atópica) en la piel y a veces en el torrente sanguíneo.

atopognosia (atopognosia), forma de agnosia corporal en la que la persona es incapaz de localizar adecuadamente una sensación.

atorvastatina (atorvastatin), fármaco hipolipidemiante. Reduce las concentraciones plasmáticas tanto de colesterol como de triglicéridos.

atovacuona (atovaquone), antibiótico empleado en el tratamiento de la neumonía leve o moderada por *Pneumocystis carinii* y la prevención y tratamiento del paludismo por falciparum. Se administra por vía oral.

ATP (ATP), siglas de **adenosintrifosfato.**

ATPasa (ATPase), siglas de **adenosintrifosfatasa.**

ATR (RTA), siglas de **acidosis tubular renal.**

atracción (attraction), tendencia de los dientes o de otras estructuras maxilares o mandibulares a elevarse por encima de su posición normal.

atrapamiento aéreo agudo (acute air trapping), situación de obstrucción bronquiolar que puede aparecer de forma inesperada. Este atrapamiento del aire puede producirse en pacientes con EPOC o asma.

atrapamiento nervioso (nerve entrapment), tipo de mononeuropatía caracterizado por lesión nerviosa y debilidad o atrofia muscular. Los haces nerviosos periféricos son especialmente vulnerables al atrapamiento, en el que una compresión repetida tiene como resultado un daño significativo. Los nervios que pasan sobre prominencias rígidas o atraviesan estrechos canales óseos o aponeuróticos son especialmente propensos al atrapamiento. Los signos comunes de este proceso son dolor y debilidad muscular.

atraumático (atraumatic), relativo a tratamientos o a instrumentos y dispositivos terapéuticos que tienen pocas probabilidades de provocar daño hístico.

atresia (atresia), ausencia de una abertura, conducto o canal normales del cuerpo, como el ano, la vagina o el conducto auditivo externo.

atresia aórtica (aortic atresia), anomalía congénita en la cual existe un defecto del lado izquierdo del corazón y una imperforación de la válvula aórtica.

atresia biliar (biliary atresia), ausencia congénita o subdesarrollo de una o más de las estructuras biliares, que causa ictericia y alteración hepática precoz.

atresia bronquial (bronchial atresia), oclusión u obstrucción de un lóbulo o segmento bronquial, localizada generalmente en el lóbulo superior izquierdo. El segmento pulmonar afectado suele estar hiperinsuflado debido al aire que se filtra a través de los poros de los alveolos.

atresia de coanas (choanal atresia), anomalía congénita en la que la comunicación entre la nariz y la faringe está ocluida por un hueso o una membrana.

atresia duodenal (duodenal atresia), ausencia u oclusión congénita de una porción duodenal, caracterizada por vómitos a las pocas horas de nacer, cese de las deposiciones tras 1-3 días y habitualmente distensión epigástrica.

atresia esofágica (esophageal atresia), esófago anormal que termina en un extremo ciego o que se estrecha formando un conducto muy fino que no sirve como paso continuo hacia el estómago.

atresia ileal (ileal atresia), atresia del íleon, que es el tipo más habitual de atresia intestinal.

atresia intestinal (intestinal atresia), obstrucción patológica de la luz intestinal debida a un defecto del desarrollo intrauterino.

atresia mitral (mitral atresia), ausencia congénita de la válvula mitral asociada con transposición de los grandes vasos o síndrome del corazón izquierdo hipoplásico.

atresia pulmonar (pulmonary atresia), defecto congénito cardíaco del tracto de eyección del ventrículo derecho. Existe una forma en la que el tabique interventricular está intacto, existiendo una comunicación interauricular y un conducto arterioso permeable. Otra forma más grave es la tetralogía de Fallot.

atresia tricuspídea (tricuspid atresia), anomalía cardíaca congénita caracterizada por la ausencia de válvula tricúspide, de forma que no existe comunicación entre la aurícula derecha y el ventrículo derecho. Suele haber otros defectos cardíacos, como defectos del tabique auricular y del tabique ventricular, lo que permite una cierta derivación de sangre a los pulmones. Entre las manifestaciones clínicas aparecen cianosis intensa, disnea, anoxia y signos de insuficiencia cardíaca derecha. El tratamiento paliativo inmediato incluye anastomosis de la arteria pulmonar para aumentar el flujo de sangre a los pulmones y la septostomía auricular si es pequeño el defecto del tabique auricular. La cirugía correctora toral ha sido satisfactoria en un número limitado de niños mayores.

atresia uretral (urethral atresia), uretra imperforada.

atresia yeyunal (jejunal atresia), atresia del yeyuno, tipo de atresia intestinal.

atrición (attrition), proceso consistente en eliminar o desgastar por medio de la fricción.

atricosis (atrichosis), ausencia congénita de pelo.

atrio (atrium), cámara o cavidad, como las aurículas derecha e izquierda del corazón.

atrio del oído (atrium of ear), porción externa del oído; incluye el pabellón auricular y la porción tubular del conducto auditivo externo.

atrio propiamente dicho (atrium proper), espacio anterior a la cresta terminal de la aurícula derecha del corazón.

atriquia (atrichia), **1.** relativo a un grupo de bacterias que carecen de flagelos. **2.** ausencia congénita o adquirida de pelo.

atrofia (atrophy), desgaste o disminución del tamaño o de la actividad fisiológica de una parte del cuerpo, como consecuencia de una enfermedad o de otros factores.

atrofia cardíaca (cardiac atrophy), consunción de músculo cardíaco causada usualmente por caquexia, envejecimiento o un tumor mediastínico.

atrofia cerebelosa (cerebellar atrophy), cualquiera de las enfermedades caracterizadas por deterioro y pérdida del tejido cerebeloso.

atrofia cerebrocerebelosa (cerebrocerebellar atrophy), deterioro cerebeloso provocado por determinadas enfermedades abiotróficas.

atrofia coroidea progresiva (choroideremia), degeneración hereditaria primaria de la coroides, transmitida como rasgo ligado al cromosoma X, y de comienzo en la primera década de la vida. En el sexo masculino el primer síntoma suele ser la ceguera nocturna, seguida de disminución del campo visual y ceguera progresiva asociada a la degeneración del epitelio pigmentario de la retina, hasta la atrofia completa. En el sexo femenino no es progresiva, suele haber visión normal y una retinopatía pigmentaria atípica.

atrofia del envejecimiento (atrophy of aging), atrofia senil.

atrofia muscular (muscular atrophy), disfunción de la unidad motora, habitualmente por pérdida de la inervación eferente.

atrofia muscular de Aran-Duchenne (Aran-Duchenne muscular atrophy), [François A. Aran, médico francés, 1817-1861; Guillaume B. A. Duchenne, neurólogo francés, 1806-1875], forma de esclerosis lateral amiotrófica que en su comienzo afecta a las manos, los brazos, los hombros y las piernas y posteriormente se hace generalizada.

atrofia muscular espinal juvenil (juvenile spinal muscular atrophy), trastorno que comienza en la infancia, y en el que la degeneración progresiva de las células nerviosas del asta anterior y del bulbo raquídeo conduce a la pérdida de masa de los músculos esqueléticos. Suele iniciarse en las piernas y en la pelvis.

atrofia muscular peronea (peroneal muscular atrophy), trastorno caracterizado por el debilitamiento o atrofia simétrica de los músculos del pie y del tobillo, con dedos en martillo. Los individuos afectados pueden presentar un arco plantar elevado y una marcha torpe, provocada por la debilidad de los músculos del tobillo.

atrofia muscular pospoliomielitis (AMPP) (postpoliomyelitis muscular atrophy [PPMA]), recidiva de los síntomas neuromusculares en personas que se habían recuperado de una polio paralítica aguda muchos años antes. El síntoma principal es la debilidad muscular y el trastorno puede afectar a los mismos músculos que antes o a músculos que no fueron dañados en el ataque previo de polio.

atrofia olivopontocerebelosa (AOPC) (olivopontocerebellar atrophy [OPCA]), grupo de ataxias hereditarias caracterizadas por rasgos clínicos mixtos de ataxia cerebelosa pura, demencia, síntomas similares a los del Parkinson, espasticidad, coreoatetosis, degeneración retiniana, mielopatía y neuropatía periférica.

atrofia óptica (optic atrophy), desgaste de la papila óptica como consecuencia de la degeneración de las fibras del nervio óptico y de la cintilla óptica. La atrofia óptica puede estar causada por un defecto congénito, inflamación, oclusión de la arteria central de la retina o de la arteria carótida interna, alcohol, arsénico, plomo, tabaco u otras sustancias tóxicas. La degeneración de la papila puede aparecer en la arteriosclerosis, diabetes, glaucoma, hidrocefalia, anemia perniciosa y diversas alteraciones neurológicas.

atrofia por desuso (atrophy of disuse), reducción de la masa tisular provocada por inmovilización o falta de ejercicio.

atrofia retiniana geográfica (geographic retinal atrophy), patrón de atrofia epitelial bien delimitada de pigmento retiniano que causa pérdida de visión. Se asocia sobre todo con la degeneración macular relacionada con la edad.

atrofia vaginal (vaginal atrophy), estado posmenopáusico de actividad tisular gradualmente decreciente en el aparato reproductor femenino. Está causada por el cese de la inhibina y la secreción de estrógeno folicular. Esto conduce a una disminución de la retroalimentación negativa sobre la liberación de hormona estimulante del folículo y de la hormona luteinizante por la hipófisis anterior. Los efectos tisulares relacionados con la deficiencia de estrógenos son atrofia y distrofia de la vulva y la vagina, prurito vulvar, dispareunia, cistouretritis, ectropión y prolapso uterovaginal.

atrofiado (atrophied), relativo a un órgano, tejido o parte del cuerpo cuyo tamaño se ha reducido por falta de uso o por una enfermedad.

atrófico (atrophic), relativo a la pérdida tisular; puede estar relacionado con malnutrición o con enfermedades específicas.

atrofodermia (atrophoderma), desgaste o disminución del tamaño de la piel. La atrofia puede afectar a toda la superficie del cuerpo o sólo a áreas localizadas.

atropina (atropine), alcaloide procedente de las plantas *Atropa belladonna* y *Datura stramonium*.

ATT (TAT), siglas de **antitoxina tetánica.**

ATT-III (ATT-III), siglas de **antitrombina III.**

Au (Au), símbolo del **oro.**

audible (audible), capaz de ser oído.

audición (hearing), sentido especial que permite la percepción del sonido. Es la función más importante del oído.

audífono (hearing aid), dispositivo electrónico que amplifica el sonido en las personas con deterioro de la audición. Está constituido por un micrófono, una batería, un amplificador y un receptor. Los audífonos más recientes son programables y pueden personalizarse en función de las características de la hipoacusia de cada paciente.

audífono implantado en el hueso (bone-anchored hearing aid), audífono que permite la conducción directa por el hueso del sonido hacia la cóclea a través de un dispositivo de procesamiento del sonido unido a un implante fijo de titanio integrado en el hueso posterior al oído.

audioanalgesia (audioanalgesia), empleo de la música para aumentar la relajación y para distraer del dolor la mente del paciente.

audiograma (audiogram), gráfico que muestra la agudeza auditiva de un sujeto, basándose en la capacidad de oír sonidos y de discernir diferentes sonidos del lenguaje.

audiología (audiology), campo de la investigación dedicado al estudio de la audición, especialmente de los trastornos de la audición que no pueden corregirse a través de métodos médicos.

audiólogo (audiologist), profesional sanitario graduado en el estudio de la audición normal y la pérdida de la misma, que detecta y valora las hipoacusias y que determina cuál es el mejor método para que un paciente utilice al máximo la audición que conserva. Si un paciente se puede beneficiar de algún dispositivo de ayuda auditiva, como audífonos, el audiólogo le ayuda a elegirlo, ajustarlo y entrenarse en su uso.

audiometría (audiometry), comprobación de la agudeza auditiva. Existen diversas pruebas audiométricas que determinan la intensidad de sonido más baja a la que un sujeto puede percibir un estímulo auditivo (umbral de audición), escuchar frecuencias diferentes y distinguir entre sonidos de palabras diversas.

audiometría de Békésy (Békésy audiometry), [George von Békésy, médico húngaro-estadounidense y Premio Nobel, 1899-1972], método para estudiar la audición en el que el sujeto presiona un botón de señal mientras oye un tono puro que disminuye progresivamente de intensidad y retira la presión cuando deja de oír ese sonido.

audiometría de impedancia acústica (acoustic-immitance audiometry), prueba de audición utilizada para evaluar los oídos externo y medio y el arco reflejo acústico. Incluye timpanometría, exploración de la compliancia estática y medidas del reflejo acústico.

audiometría de respuesta evocada (evoked response audiometry), método de comprobación de la capacidad auditiva a nivel del tronco del encéfalo y corteza auditiva.

audiometría electrodérmica (electrodermal audiometry), método para comprobar la audición en el que se emplea un choque eléctrico inocuo para condicionar un tono puro en el sujeto; después del tono, y a la vez que se anticipa el choque, se desencadena una breve respuesta electrodérmica que es registrada, considerándose como umbral mínimo de audición para el sujeto la intensidad de sonido mínima que desencadena la respuesta cutánea. Es un procedimiento antiguo que se usa raramente hoy en día.

audiometrista (audiometrist), técnico que ha recibido una formación especial en el uso del equipo de audiometría de tonos puros. Un audiometrista realiza pruebas de audición seleccionadas e interpretadas por un audiólogo.

audiómetro (audiometer), dispositivo eléctrico utilizado para poner a prueba la audición y para medir la conducción ósea y aérea.

audiovisual (audiovisual), relativo a la comunicación que emplea mensajes tanto visuales como sonoros.

audioxímetro (ear oximeter), dispositivo que colocado sobre el lóbulo de la oreja transmite un haz de luz a través del tejido auricular a un receptor. Se trata de un método no invasivo para medir el nivel de hemoglobina saturada en sangre.

auditivo (auditory), relativo al sentido del oído y a los órganos que participan en la audición.

auditoría (audit), **1.** estado final de una cuenta. **2.** revisión y evaluación de los procedimientos y la documentación sobre la atención sanitaria.

auditoría de enfermería (nursing audit), revisión del registro del paciente diseñada para identificar, examinar o comprobar la realización de determinados aspectos de los cuidados de enfermería mediante criterios establecidos. La auditoría de enfermería concurrente se realiza sobre cuidados de enfermería en marcha. La auditoría de enfermería retrospectiva se realiza una vez dado de alta el paciente de la instalación sanitaria, utilizando su expediente médico. A menudo, la auditoría de enfermería y de medicina se realizan conjuntamente, lo que se denomina auditoría conjunta.

auditoría retrospectiva (retrospective chart audit), modelo estadounidense de auditoría elaborada por la Joint Commission on the Accreditation of Healthcare Organizations. La auditoría implica varias fases que establecen un procedimiento para evaluar la eficacia de la asistencia prestada en una institución determinada y corregir cualquier deficiencia detectada en la revisión de las historias de los pacientes tras el alta después de comparar los datos con los estándares establecidos.

aumento de la disposición para aprender (enhancement readiness learning), intervención de enfermería recogida en la Nursing Interventions Classification (NIC). Se define como la estimulación de la capacidad y el deseo de recibir información.

aumento de la hormona foliculoestimulante (follicle-stimulating hormone surge), marcado incremento en los niveles séricos de hormona foliculoestimulante observado en torno al punto medio del ciclo menstrual, 1 o 2 días después de la ovulación.

aumento de la vejiga (bladder augmentation), cistoplastia de aumento, que se suele conseguir incorporando un colgajo de intestino o estómago a la vejiga para incrementar su volumen.

aumento de nalgas (buttock augmentation), procedimiento reconstructivo en cirugía cosmética para reconformar las nalgas.

aumento diastólico (diastolic augmentation), aumento en la presión arterial diastólica provocado por la contrapulsación de un dispositivo auxiliar circulatorio, como un balón de contrapulsación intraaórtica.

aura (aura), **1.** sensación a modo de luz o calor o emoción (temor) que puede preceder a una migraña o a una crisis epiléptica. **2.** emanación de luz o de color que rodea a una persona, como en las fotografías kirlianas, que se estudia por su aplicación con fines terapéuticos.

aural (aural), relativo o concerniente a un aura.

auramina (auramine), colorante anilínico amarillo que se emplea en la manufactura de pinturas, de productos textiles y de los derivados del caucho. Ha sido reconocido como responsable del cáncer de vejiga en el ser humano.

auramina O (auramine O), colorante de tipo anilina amarillo fluorescente que se emplea para teñir los bacilos tuberculosos y el ADN.

auranofina (auranofin), fármaco modificador de la enfermedad derivado del oro para uso oral. Se prescribe para el tratamiento de la artritis reumatoide, aunque no suele ser un fármaco de primera línea.

aurantiasis cutis (aurantiasis cutis), pigmentación amarillenta de la piel que se debe al consumo excesivo de alimentos que contienen caroteno, como las zanahorias.

aurícula (auricle), **1.** pabellón auricular. **2.** la aurícula izquierda o derecha del corazón, también denominadas así por su aspecto semejante a una oreja.

aurícula del corazón (atrium of the heart), una de las dos cámaras superiores del corazón. La aurícula derecha recibe la sangre desoxigenada procedente de la vena cava superior, de la vena cava inferior y del seno coronario. La aurícula izquierda recibe sangre oxigenada procedente de las venas pulmonares.

aurícula izquierda (AI) (left atrium [LA]), cámara superior del lado izquierdo del corazón. Recibe la sangre de las venas pulmonares.

aurícula pulmonar (pulmonary atrium), cualquiera de los espacios situados al final del conducto alveolar en donde se abren los alveolos.

auricular (auricular), **1.** relativo o concerniente al pabellón de la oreja. **2.** ótico.

auricular anterior (auricularis anterior), uno de los tres músculos extrínsecos del oído. Su acción consiste en la movilización del pabellón de la oreja hacia delante y hacia arriba.

auricular posterior (auricularis posterior), uno de los tres músculos extrínsecos del oído. Su acción provoca el desplazamiento del pabellón de la oreja hacia atrás.

auricular superior (auricularis superior), músculo delgado de aspecto similar a un abanico que es uno de los tres músculos extrínsecos del oído. Su acción desplaza el pabellón auricular hacia arriba.

auriculina (auriculin), sustancia semejante a las hormonas que tiene actividad diurética y es producida en la aurícula del corazón.

auriculocraneal (auriculocranial), relativo a la oreja y al cráneo.

auriculotemporal (auriculotemporal), relativo a la oreja y al área temporal del cráneo.

auriculoventricular (AV) (atrioventricular [AV]), relativo a una aurícula y un ventrículo.

auriculoventriculostomía (auriculoventriculostomy), procedimiento quirúrgico que deriva el líquido cefalorraquídeo a la circulación general y se aplica en el tratamiento de la hidrocefalia, generalmente en el neonato. Se hace pasar un conducto de polietileno desde el ventrículo lateral a través de un trépano efectuado en la región parietal de la calota craneal y discurriendo por debajo del cuero cabelludo, hasta llegar a la vena yugular o el abdomen, para servir de drenaje del líquido cefalorraquídeo.

auris dextra (a.d.) (auris dextra [a.d.]), término latino para la oreja derecha.

auris sinistra (a.s.) (auris sinistra [a.s.]), término latino para la oreja izquierda.

aurotioglucosa (aurothioglucose), sal orgánica de oro utilizada como antirreumático modificador de la enfermedad. Se prescribe como tratamiento coadyuvante de la artritis reumatoide juvenil y del adulto, aunque ya no se considera fármaco de primera línea.

auscultación (auscultation), acción de escuchar los sonidos internos del cuerpo, con objeto de evaluar el estado del corazón, los pulmones, la pleura, el intestino u otros órganos, o para detectar los ruidos cardíacos fetales. La auscultación se puede realizar de forma directa, pero es más frecuente que se realice con un estetoscopio para determinar la frecuencia, la intensidad, la duración y la cualidad de los ruidos.

auscultación de la voz hablada (voice sounds), sonido auscultatorio que se aprecia sobre los pulmones o las vías aéreas cuando el paciente habla; un incremento en la resonancia de la voz sugiere consolidación pulmonar o un pulmón sin ventilación por derrame. Entre los tipos de sonidos auscultados se encuentran: broncofonía, pectoriloquia y pectoriloquia áfona.

auscultación inmediata (immediate auscultation), método para examinar al paciente colocando la oreja o el estetoscopio directamente sobre la piel de la parte del cuerpo a estudiar.

ausencia congénita de sacro y vértebras lumbares (congenital absence of sacrum and lumbar vertebrae), trastorno presente al nacer caracterizado por distintos grados de deformidad que varían desde la ausencia del segmento inferior del cóccix hasta la ausencia de todo el sacro y de todas las vértebras lumbares.

autacoide (autacoid), cualquiera del grupo de sustancias producidas de forma local por un grupo de células y que ejercen sus efectos sobre otros tipos de células de la misma región.

autenticidad (authenticity), (en psiquiatría) transparencia emocional y de conducta; calidad de ser genuino y fiable.

autismo (autism), trastorno mental caracterizado por un aislamiento extremo, con una entrega anómala a las fantasías, acompañadas de ilusiones y de alucinaciones, junto con una incapacidad para comunicarse verbalmente o para relacionarse de otro modo con la gente.

autismo infantil (infantile autism), discapacidad caracterizada por un desarrollo emocional, social y lingüístico anormal del niño. Puede ser el resultado de una disfunción cerebral orgánica, en cuyo caso se produce antes de los 3 años de edad; o puede asociarse a esquizofrenia infantil, en cuyo caso el autismo aparece más tarde, pero antes de comenzar la adolescencia. El niño autista permanece anclado en una de las fases por las que va pasando el niño normal en su desarrollo.

autista inteligente (idiot savant), individuo con un grave retraso mental, pero que, sin embargo, es capaz de realizar ciertas proezas mentales no habituales, fundamentalmente las relacionadas con música, solución de acertijos y rompecabezas o manipulación de números.

auto de comparecencia (summons), (legalmente) documento emitido por un agente judicial al plantearse una reclamación. Un alguacil u otra persona competente transmite el auto de comparecencia, notificando a una persona el comienzo de una acción judicial contra ella.

autoaceptación (self-acceptance), reconocimiento y aprobación de las propias cualidades y limitaciones.

autoactivación (autoactivation), proceso de activación por sí mismo, como sucede cuando una glándula es estimulada por sus propias secreciones.

autoaglutinación (autoagglutination), **1.** aglutinación o acumulación de hematíes por el suero del mismo individuo. **2.** aglutinación o agrupamiento de determinados antígenos, como las bacterias.

autoamputación (autoamputation), separación espontánea de una parte del cuerpo, generalmente el cuarto o el quinto dedo, como suele ocurrir entre los varones de ciertos pueblos africanos. Este hecho suele no ser doloroso ni tampoco se acompaña de otros síntomas.

autoanestesia (self-anesthesia), la anestesia por inhalación administrada por uno mismo, en la cual se inhalan bocanadas de gas anestésico de un dispositivo de respiración manual controlado por el paciente.

autoanticuerpo (autoantibody), inmunoglobulina producida por un individuo que reconoce como antígenos a alguno de los propios tejidos o células corporales normales.

autoanticuerpo de ácido glutámico decarboxilasa (glutamic acid decarboxylase autoantibody), anticuerpo que se ha encontrado en pacientes con DM dependiente de insulina.

autoantígeno (autoantigen), constituyente endógeno del cuerpo que estimula la producción de autoanticuerpos, dando lugar a una reacción de autoinmunidad dirigida contra uno o más tejidos del organismo en el que se produce este tipo de reacción anómala.

autoantitoxina (autoantitoxin), anticuerpo producido como protección contra una toxina resultante de una infección, como la endotoxina de *Escherichia coli.*

autoaumento (autoaugmentation), procedimiento quirúrgico en el cual se extirpa el músculo detrusor vesical, dejando por lo demás intacto el epitelio vesical.

autoblasto (autoblast), **1.** microorganismo unicelular independiente. **2.** célula independiente.

autobullectomía inflamatoria (inflamatory autobullectomy), regresión espontánea de una bulla causada por la inflamación en pacientes con enfisema bulloso.

autocigótico (autozygous), relativo a aquellos genes de un homocigoto que son copias del mismo gen ancestral como consecuencia del apareamiento consanguíneo.

autocinesia (autokinesia), movimiento voluntario.

autoclasia (autoclassis), rotura o fractura de una parte del cuerpo causada por una fuerza o agente procedente del interior del cuerpo mismo.

autoclave (autoclave), aparato que se utiliza para esterilizar los instrumentos médicos u otros objetos mediante vapor a presión.

autoconfrontación (self-confrontation), técnica para la modificación de la conducta que depende del reconocimiento por parte del paciente –y su insatisfacción por ello– de las inconsistencias con sus propios valores, creencias y comportamientos o entre su propio sistema personal y el de otro importante para él.

autoconsciente (self-conscious), **1.** estado consciente de uno mismo como una entidad individual que experimenta, desea y actúa. **2.** gran conocimiento de uno mismo y de las propias acciones reflejadas en las observaciones y reacciones de los demás; socialmente a disgusto.

autocontrol de la agresión (aggresion self-control), resultado de enfermería recogido en la Nursing Outcomes Classification (NOC). Se define como el control por uno mismo del comportamiento de ataque, combate o destrucción hacia los otros.

autocontrol de la ansiedad (anxiety self-control), resultado de enfermería de la Nursing Outcomes Classification (NOC) definido como las acciones personales para reducir o eliminar por completo los sentimientos de temor, tensión o intranquilidad ante un motivo no definido.

autocontrol de la depresión (depression self-control), resultado de enfermería recogido en la Nursing Outcomes Classification (NOC). Se define como las acciones personales destinadas a minimizar la melancolía y mantener el interés en los acontecimientos de la vida.

autocontrol de la glucemia (self-monitoring of blood glucose [SMBG]), uso de un medidor de glucosa para que un paciente pueda identificar las variaciones de la glucemia. La mayoría de los sistemas de autocontrol emplean la reacción química entre la glucosa oxidasa y la glucosa como base de la medida. Algunos aparatos dependen del peróxido de hidrógeno, que es un producto de la misma reacción.

autocontrol de las conductas abusivas (abusive behaviour self-restraint), resultado de enfermería recogido en la Nursing

Outcomes Classification (NOC). Se define como el control de la propia conducta para evitar los malos tratos y/o la negligencia con respecto a otras personas.

autocontrol de las tendencias suicidas (suicide self-restraint), resultado de enfermería recogido en la Nursing Outcomes Classification (NOC). Se define como la capacidad de controlar los intentos de suicidarse.

autocontrol de los impulsos (impulse self-control) resultado de enfermería de la Nursing Outcomes Classification (NOC), que se define como el autodominio de las conductas compulsivas o impulsivas.

autocontrol de pensamientos distorsionados (distorted thought self-control), resultado de enfermería recogido en la Nursing Outcomes Classification (NOC). Se define como la autorrestricción de la desorganización perceptiva de los procesos de pensamiento y del contenido del pensamiento.

autocontrol del asma (asthma self-management), resultado en enfermería recogido en la Nursing Outcomes Classification (NOC). Se define como las acciones personales que se deben realizar para revertir el trastorno inflamatorio que acaba produciendo la aparición de una constricción de los bronquios.

autocrino (autocrine), indica el efecto de una hormona sobre las células que la producen.

autóctono (autochthonous), relativo a una enfermedad u otra afección que parece haberse originado en la parte del cuerpo en donde fue descubierta.

autocuidado de la enfermedad cardíaca (cardiac disease self-management), resultado de enfermería recogido en la Nursing Outcomes Classification (NOC). Se define como las acciones personales destinadas a gestionar la enfermedad cardíaca y su tratamiento y a prevenir la progresión de la enfermedad.

autocuidados de ostomía (ostomy self-care), resultado de enfermería recogido en la Nursing Outcomes Classification (NOC). Se define como las acciones personales para mantener la ostomía para la eliminación.

autodiagnóstico (self-diagnosis), diagnóstico de los propios problemas de salud, habitualmente sin la dirección ni la ayuda de un médico.

autodiferenciación (self-differentiation), especialización y diversificación de un tejido o parte que resultan únicamente de factores intrínsecos.

autodigestión (autodigestion), enfermedad en la cual los jugos gástricos en el páncreas o el estómago digieren los propios tejidos del órgano.

autodigestión pancreática (pancreatic autodigestion), desdoblamiento prematuro de los cimógenos pancreáticos a enzimas digestivas que digieren el tejido pancreático, causando pancreatitis aguda.

autodiploide (autodiploid), **1.** relativo o concerniente a un individuo, organismo, cepa o célula que contiene dos grupos de cromosomas genéticamente idénticos o casi idénticos, y que derivan de la misma especie ancestral como resultado de la duplicación de una dotación haploide. **2.** individuo, organismo, cepa o célula de estas características.

autodirección de los cuidados (self-direction of care), resultado de enfermería recogido en la Nursing Outcomes Classification (NOC). Se define como la dirección por parte de otros de la asistencia o de la realización de las actividades físicas, de cuidado personal y de las actividades necesarias para vivir en casa o en la comunidad.

autoerotismo (autoeroticism), **1.** gratificación propia sensual, generalmente sexual, que se obtiene habitualmente a través de la estimulación del propio cuerpo por uno mismo, sin la participación de otra persona. **2.** sentimiento o deseo sexual que se produce sin la contribución de ningún estímulo externo. **3.** (en la teoría psicoanalítica de Freud) fase precoz del desarrollo psicosexual que se da en los estadios oral y anal.

autoesplenectomía (autosplenectomy), disminución progresiva del tamaño del bazo que puede darse en la anemia de células falciformes. El bazo se va sustituyendo por tejido fibroso, llegando a perder su funcionalidad.

autoestima[1] (self-esteem), grado de valor y competencia que se atribuye uno a sí mismo.

autoestima[2] (self-esteem), resultado de enfermería recogido en la Nursing Outcomes Classification (NOC). Se define como juicio sobre el propio valor personal.

autoestimulación (self-stimulation), sistema en el cual los pacientes controlan su dolor manipulando una fuente eléctrica de estimulación nerviosa.

autoexploración de la mama (AEM) (self-breast examination [SBE]), procedimiento mediante el cual una mujer explora sus mamas y estructuras accesorias para detectar la presencia de alteraciones que pudieran indicar un proceso maligno. Habitualmente, la AEM se realiza de 1 semana a 10 días después del primer día del ciclo menstrual, cuando el tamaño de las mamas es menor y la nodularidad cíclica menos evidente. Las técnicas son similares a las de la exploración de la mama realizada en los exámenes de salud o en la exploración física.

autoexploración de la piel (skin self-examination [SSE]), estudio de la propia piel en busca de signos de tumores premalignos o malignos. Un estudio de 5 años del Sloan-

Kettering Cancer Center de Nueva York encontró que las personas que se autoexaminan buscando masas que cambian de color, forma o tamaño, tienen una probabilidad 44% menor de morir por un melanoma que las que no lo hacen.

autoexploración testicular (AET) (testicular self-examination [TSE]), procedimiento recomendado por los National Institutes of Health para detectar tumores u otras anomalías en los testículos. Se lleva a cabo la AET en cuatro etapas sencillas, comenzando situándose de pie enfrente de un espejo y mirando si hay alguna hinchazón en la piel del escroto. A continuación se explora cada testículo se examina con ambas manos, colocando los dedos bajo el testículo mientras que los pulgares se sitúan en la región superior. A continuación se gira suavemente el testículo entre los pulgares y los demás dedos. En la siguiente etapa se debe encontrar el epidídimo, una estructura normal a modo de cordón en la parte posterosuperior de cada testículo. Se siente un pequeño bulto del tamaño de un guisante en la parte delantera o lateral del testículo. Se debe efectuar la AET una vez al mes, por lo general después de un baño o ducha con agua caliente.

autofagia (autophagia), **1.** trastorno mental caracterizado por morder o comer la propia carne, como puede ocurrir en el síndrome de Lesch-Nyham. **2.** consunción autonómica de los tejidos de uno mismo por el ayuno o la dieta. **3.** la acción metabólica del catabolismo.

autogénesis (autogenesis), **1.** abiogénesis. **2.** circunstancia autoproducida; estado que se origina desde dentro del organismo.

autógeno (autogenous), originado desde el interior del organismo.

autografismo (autographism), trastorno de la piel caracterizado por la aparición de habones cuando se dibujan trazos sobre la piel con la uña o con un instrumento romo.

autohemólisis (autohemolysis), destrucción de eritrocitos por agentes hemolíticos que se encuentran en el suero sanguíneo del propio individuo.

autohipnosis (autohypnosis), estado de hipnosis inducido por el propio sujeto, al concentrarse en un tema concreto para alcanzar una modificación de su estado de conciencia. También se puede producir en una persona que se ha habituado al proceso de hipnosis tras haberse sometido a él en varias ocasiones.

autohipnosis, facilitación (self-hypnosis facilitation), intervención de enfermería recogida en la Nursing Interventions Classification (NIC). Se define como enseñanza y monitorización del uso de un estado hipnótico autoiniciado con efectos terapéuticos.

autoideal (self-ideal), percepción de cómo debería comportarse uno mismo basándose en criterios personales. Éstos pueden ser una imagen cuidadosamente construida de la clase de persona que le gustaría ser a uno o bien una serie de aspiraciones, objetivos o valores que le gustaría alcanzar.

autoidentificación (self-recognition), capacidad del sistema inmunológico del cuerpo para reconocer antígenos autoidentificadores en las células del propio cuerpo.

autoinfección (autoinfection), **1.** infección por organismos patológicos ya presentes en el cuerpo, pero que se están desarrollando en otra parte diferente del mismo. **2.** reinfección por microbios o parásitos.

autoinfusión (autoinfusion), técnica para forzar a la sangre desde las extremidades al centro del cuerpo por la aplicación de vendajes. Puede emplearse para controlar la hemorragia y, en cirugía, para crear un campo quirúrgico relativamente exangüe.

autoinjerto (autograft), trasplante quirúrgico de cualquier tejido desde una parte del cuerpo hasta otro lugar del mismo individuo. Los autoinjertos se utilizan frecuentemente para sustituir la piel perdida en las quemaduras graves.

autoinmune (autoimmune), que concierne al desarrollo de una respuesta inmune (autoanticuerpos o respuesta inmune celular) frente a los propios tejidos.

autoinmunidad (autoimmunity), estado o situación anómala en la que el cuerpo reacciona contra los elementos que constituyen sus propios tejidos.

autoinmunización (autoimmunization), proceso a través del cual el sistema inmune de un individuo desarrolla anticuerpos contra uno o más de los propios tejidos corporales.

autoinoculación (autoinoculation), infección secundaria originada a partir de otro foco de infección presente ya en el organismo.

autointegración (integration of self), uno de los componentes del bienestar. Se caracteriza por la integración de la mente, el cuerpo y el espíritu en una unidad armónica de funcionamiento.

autointoxicación (autointoxication), intoxicación por sustancias generadas por el propio cuerpo, como las toxinas resultantes de un trastorno metabólico.

autolesión (autolesion), lesión autoinfligida.

autolimitado (self-limited), (de una enfermedad o proceso) que suele terminar sin tratamiento.

autólisis (autolysis), destrucción espontánea de tejidos por enzimas intracelulares. Ocurre por lo general en el cuerpo después de la muerte.

autólogo (autologous), relativo a un tejido o estructura que se presenta de forma natural y deriva del mismo individuo.

automanejo de la esclerosis múltiple (multiple sclerosis self-management), resultado de enfermería de la Nursing Outcomes Classification (NOC) que se define como las acciones personales para manejar la EM y evitar la progresión de la enfermedad.

automaticidad (automaticity), propiedad de los tejidos especializados excitables que permiten la autoactivación desarrollando espontáneamente un potencial de acción, como sucede con las células marcapasos del corazón.

automatismo (automatism), **1.** (en fisiología) función involuntaria de un sistema orgánico que es independiente de todo estímulo externo aparente, como los latidos del corazón, o que depende de estímulos externos que no son controlados de manera consciente, como la dilatación de las pupilas oculares. **2.** (en filosofía) teoría según la cual el cuerpo actúa como una máquina, y la mente, cuyos procesos dependen tan sólo de la actividad cerebral, es un elemento adjunto al cuerpo que no ejerce control sobre el mismo. **3.** (en psicología) conducta mecánica, repetitiva y no dirigida, que no se controla de manera consciente, como sucede en la epilepsia psicomotora, en los estados de histeria y en ciertos actos como en el sonambulismo.

automatismo de orden (command automatism), trastorno caracterizado por la existencia de una respuesta mecánica anómala a las órdenes dadas, habitualmente sin juicio crítico, como puede ocurrir en la hipnosis y en ciertos estados psicóticos.

automatismo deambulante (ambulatory automatism), paseos o movimientos sin propósito fijo o realización de actos mecánicos sin tener consciencia de ellos.

automatismo inmediato (immediate automatism), comportamiento automático y espontáneo de un paciente, sin que posteriormente lo recuerde.

automatismo postraumático inmediato (immediate posttraumatic automatism), estado postraumático en el que la persona actúa de forma espontánea y automática sin recuerdo alguno posterior de su conducta.

automatización (automation), utilización de una máquina diseñada para seguir, de manera repetida y automática, una secuencia predeterminada de operaciones individuales.

automnesia (automnesia), recuperación de una experiencia previa.

automutilación (self-mutilation), diagnóstico de enfermería aceptado por la Fourteenth National Conference on the Classification of Nursing Diagnoses. El diagnóstico se define como comportamiento de autolesión deliberado que induce daño en los tejidos, en un intento de causar lesiones no letales para conseguir un alivio de la tensión.

autonomía (autonomy), propiedad consistente en tener capacidad o tendencia a funcionar de un modo independiente.

autonomía personal (personal autonomy), resultado de enfermería de la Nursing Outcomes Classification (NOC) definido como las acciones personales de un individuo competente para ejercer gobierno en las decisiones vitales.

autónomo (autonomic), **1.** que tiene capacidad para funcionar independientemente sin influencias externas. **2.** relativo al sistema nervioso autónomo.

auto-PEEP (auto-PEEP), presión teleespiratoria intrínseca positiva.

autoplastia (autoplasty), procedimiento de cirugía plástica en el que se utilizan autoinjertos, para sustituir o para reparar ciertas regiones del cuerpo que han resultado dañadas por una enfermedad o por una lesión.

autoploide (autoploid), que tiene conjuntos de cromosomas homólogos, o dos o más copias de un conjunto haploide simple.

autopodium (autopodium), la principal subdivisión distal de una mano o un pie.

autopoliploide (autopolyploid), **1.** relativo o concerniente a un individuo, organismo, cepa o célula que posee más de dos grupos de cromosomas genéticamente idénticos o casi idénticos, que proceden de una misma especie ancestral. **2.** individuo, organismo, cepa o célula que reúne estas características.

autopsia (autopsy), examen post mórtem que se realiza para confirmar o para determinar la causa de la muerte.

autopsia clínica (autopsy pathology), estudio de la enfermedad mediante el examen del organismo por un anatomopatólogo tras la muerte del sujeto.

autoqueratoplastia (autokeratoplasty), transferencia quirúrgica de tejido corneal desde un ojo de un paciente para reparar la córnea del otro.

autoridad (authority), relación entre dos o más personas o grupos de ellas, que se caracteriza por la influencia que una puede ejercer sobre la otra a través de ideas, de órdenes, de sugerencias o de instrucciones.

autorización del seguro (insurance authorization), intervención de enfermería recogida en la Nursing Interventions Classification (NIC). Se define como la asistencia al paciente y al proveedor para asegurar el pago por los servicios asistenciales o el equipo por un tercero.

autorización previa a la comercialización (APC) (premarket approval [PMA]), permiso otorgado por el gobierno federal a los fabricantes de equipos para vender sus aparatos a los profesionales de la medicina.

autorradiólisis (self-radiolysis), proceso en el cual un compuesto es dañado por productos de degradación radiactivos originados en un átomo del mismo compuesto.

autorrealización (self-actualization), (en psicología humanista) tendencia fundamental hacia la máxima realización y satisfacción del propio potencial humano.

autorregulación (autoregulation), capacidad intrínseca de los tejidos para regular su propio flujo sanguíneo gracias al proceso de contracción autoexcitable del músculo liso, cuya acción consiste en contraer y dilatar los vasos. Permite a los sistemas orgánicos mantener un flujo sanguíneo constante, a pesar de las variaciones de la presión arterial sistémica, y constituye un mecanismo esencial para cubrir las necesidades metabólicas de un órgano.

autorregulación (self-regulation), plan para que los pacientes eliminen comportamientos de riesgo sanitario. Incluye automonitorización, autoevaluación y autorrefuerzo.

autorresponsabilidad (self-responsibility), concepto de salud holístico por el cual los individuos asumen la responsabilidad de su propia salud.

autorrevelación (self-disclosure), proceso por el cual una persona permite que otra conozca su ser íntimo, pensamiento y emociones. Es importante para el crecimiento psicológico en la psicoterapia individual y de grupo.

autoseguro (self-insurance), sistema por el cual hospitales o profesionales sanitarios pueden, en lugar de tener un seguro comercial, asumir la responsabilidad económica por su cuenta y riesgo.

autosensibilización (autosensitization), sensibilización de un individuo a sustancias de sus propios tejidos corporales mediante anticuerpos humorales o reacción celular diferida.

autosepticemia (autosepticemia), infección sistémica en la cual los patógenos están presentes en la sangre circulante, desarrollándose a partir de una infección interna del cuerpo.

autósito (autosite), el miembro más grande y dotado de una conformación más normal de dos gemelos unidos, desiguales o asimétricos, del cual depende el feto más pequeño para llevar a cabo varias de sus funciones fisiológicas, así como su nutrición y su crecimiento.

autosmia (autosmia), consciencia del olor del propio cuerpo.

autosoma (autosome), todo cromosoma que no es un cromosoma sexual y que aparece en las células somáticas como par homólogo. Los seres humanos poseen 22 pares de autosomas, que participan en la transmisión de todos los rasgos y circunstancias genéticas, excepto las ligadas al sexo.

autosomatognosia (autosomatognosis), sensación «fantasma» de que una parte amputada del cuerpo sigue todavía unida a él.

autosómico (autosomal), **1.** relativo a o característico de un autosoma. **2.** relativo a toda circunstancia que se transmite a través de un autosoma.

autosondaje (autocatheterization), introducción de una sonda por parte del paciente.

autosondaje (self-catheterization), procedimiento realizado por el paciente para el vaciado vesical introduciendo una sonda por la uretra. El procedimiento puede ser recomendable en pacientes que no pueden vaciar completamente su vejiga pero pueden retener la orina de 2 a 4 horas y que presentan cognición mental, cierta destreza manual y capacidad para insertarse un catéter en la vejiga. En general, se trata de una técnica limpia, más que estéril. Se indica al paciente que se lave el meato urinario y los labios o el glande con agua y jabón, sujete la sonda a unos 5 cm de la punta y lubrique ésta antes de introducirla suavemente en el meato.

autosugestión (autosuggestion), idea, pensamiento, actitud o creencia que uno se sugiere a sí mismo, frecuentemente como forma de encantamiento y como método para poder controlar la propia conducta.

autotolerancia (self-tolerance), ausencia de respuesta inmune contra los tejidos de los antígenos propios.

autotopagnosia (autotopagnosia), incapacidad para reconocer o para localizar las diversas partes del cuerpo como consecuencia de una lesión orgánica cerebral.

autotoxemia (autotoxemia), forma de envenenamiento causada por sustancias generadas dentro del cuerpo como consecuencia de la alteración patológica de los tejidos de la propia persona.

autotóxico (autotoxic), relativo a las autotoxinas.

autotransfusión[1] (autotransfusion), recogida, anticoagulación, filtración y reinfusión de sangre desde una zona de hemorragia. Se utiliza en caso de traumatismo grave o en cirugía mayor cuando la sangre se puede recoger de una zona estéril. Los dispositivos de recogida pueden unirse a drenajes después de intervenciones ortopédicas o torácicas.

autotransfusión[2] (autotransfusion), intervención en enfermería recogida en la Nursing Interventions Classification (NIC). Se define como la recogida y posterior reinfusión de la sangre que se ha perdido durante o después de la intervención quirúrgica procedente de heridas limpias.

autotrascendencia (self-transcendence), la capacidad para centrar la atención en hacer algo por los demás, en oposición a la autorrealización, en la cual hacer algo para uno mismo es el objetivo final.

autotratamiento de la diabetes (diabetes self-management), resultado de enfermería recogido en la Nursing Outcomes Classification (NOC). Se define como las acciones personales del propio paciente destinadas a tratar la diabetes mellitus y a prevenir la progresión de la enfermedad.

autovacunación (autovaccination), segunda vacunación en la cual se utiliza un virus procedente de la primera lesión vacunal.

auxanología (auxanology), estudio científico del crecimiento y del desarrollo.

auxesis (auxesis), crecimiento a partir del aumento de tamaño celular, sin división celular.

auxiliar (ancillary), relativo a algo subordinado, secundario o complementario.

auxiliar (auxiliary), individuo o grupo que realiza tareas de ayuda, apoyo o complementarias en un marco clínico.

auxiliar (orderly), asistente que ayuda en el cuidado de los pacientes del hospital.

auxiliar clínico (clinical assistant), persona que desarrolla procedimientos operativos estándar para tomar y preparar muestras y que realiza las pruebas de laboratorio pertinentes.

auxiliar de anestesiología (AA) (anesthesiologist's assistant [AA]), personal sanitario asociado que ayuda al anestesiólogo en la recogida de datos preoperatorios, como obtener una historia sanitaria exacta y realizar una exploración clínica adecuada; en la realización de diversas tareas preoperatorias, como la colocación de líneas intravenosas y arteriales, monitores de presión venosa central, especialmente catéteres; en el mantenimiento de la vía aérea y la administración de fármacos para inducción y mantenimiento de la anestesia; en la administración del tratamiento de soporte, como líquidos intravenosos y vasodilatadores; en proporcionar los cuidados del cuarto de recuperación y realizar otras funciones y tareas relacionadas con asistencia en la unidad de cuidados intensivos o la clínica del dolor; en proporcionar servicios de monitorización de la anestesia; y en la realización de funciones y tareas administrativas, como la instrucción del equipo.

auxiliar de enfermería (nurse's aide), persona empleada para realizar tareas básicas no especializadas en el cuidado de los pacientes, como bañarlos o alimentarlos, hacer las camas o transportarlos de un lugar a otro.

auxiliar de fisioterapia (physical therapy assistant [PTA]), persona que, bajo la supervisión de un fisioterapeuta licenciado, colabora en la ejecución de los programas de tratamiento, proporcionando tratamiento que mejora la movilidad, alivia el dolor y previene o disminuye las discapacidades físicas de los pacientes.

auxiliar de odontología certificado (certified dental assistant), en EE.UU., persona que ha completado con éxito la formación, las prácticas y las pruebas del Certification Board of the American Dental Assistant Association. Un auxiliar de odontología también se puede considerar certificado sin recibir un ciclo de educación formal habiendo trabajado 2 años como asistente odontológico a tiempo completo antes de realizar el examen de certificación.

auxiliar de óptica (ophthalmic dispensing optician), en EE.UU., profesional sanitario que adapta y ajusta los aparatos de corrección ocular, incluidas las gafas y las lentes de contacto, prescritos por el oftalmólogo o el optometrista.

auxiliar médico (medical assistant), persona que, bajo la dirección del médico, realiza diversas tareas rutinarias administrativas y tareas clínicas no técnicas en un hospital, clínica o similar.

auxiliar quirúrgico (surgical assistant), según la definición del American College of Surgeons (ACS), el auxiliar quirúrgico, bajo la supervisión directa del cirujano, coopera en la exposición, la hemostasia y otras funciones técnicas que ayudan al cirujano a desarrollar la intervención de forma segura y con óptimos resultados para el paciente.

auxiliar y ayudante de oftalmología (ophthalmic medical technician and technologist), en EE.UU., personal sanitario que trabaja junto al oftalmólogo recogiendo datos y administrando los fármacos recetados por éste. La diferencia entre el auxiliar y el ayudante estriba en los mayores conocimientos técnicos de este último.

auxilio (aid), ayuda prestada a una persona que está enferma o lesionada, o que, por cualquier otra causa, es incapaz de enfrentarse a las exigencias normales de la vida.

auxocardia (auxcardia), corazón aumentado de tamaño.

auxotónico (auxotonic), relativo a las contracciones musculares cuya fuerza aumenta al encontrar resistencia.

auxotóxico (auxotox), producto químico con una particular agrupación de átomos que, añadida a una sustancia relativamente benigna, aumenta las características tóxicas de la mezcla.

AV (AV), abreviatura de **arteriovenoso** o **auriculoventricular.**

avalvular (avalvular), relativo a la ausencia de una o más válvulas.

avance en cadena (forward chaining), método para medir el rendimiento de la rehabilitación. El paciente lleva a cabo el primer paso por sí mismo, y el terapeuta ayuda al paciente a realizar el resto de los pasos. La rutina se repite después realizando el paciente los dos primeros pasos por sí mismo, después los tres primeros y así sucesivamente.

avascular (avascular), **1.** (de un tejido en un área determinada) que no recibe un suministro de sangre suficiente. **2.** (de un tipo de tejido) que no posee vasos sanguíneos.

avascularización (avascularization), relativo a la desviación del flujo sanguíneo fuera de los tejidos.

AVD (ADL), siglas de **actividades de la vida diaria.**

avellano de bruja (witch hazel), *Hamamelis virginiana,* arbusto natural de Norteamérica del que se extrae un extracto con propiedades astringentes.

AVI (WIA), siglas de **analgesia en vigilia por imágenes.**

avidez (avidity), medida de la intensidad con la que se unen los anticuerpos a los múltiples determinantes antigénicos existentes en los antígenos naturales.

avidina (avidin), glucoproteína existente en la clara de los huevos crudos, con una fuerte afinidad por la biotina.

avirulento (avirulent), sin virulencia; no patógeno.

avispa (wasp), insecto himenóptero, delgado, de cintura estrecha, con dos pares de alas membranosas plegadas longitudinalmente cuando está en reposo, como las partes de un abanico. Muchas especies de avispas pueden producir picaduras dolorosas con graves resultados en personas hipersensibles.

avitaminosis (avitaminosis), trastorno derivado de una deficiencia, o de la falta de absorción o de utilización de una o más vitaminas esenciales de la dieta.

avobenzona (avobenzone), pantalla solar que absorbe la luz del rango UVA.

AVPP (YPLL), siglas de **años de vida potencial perdidos.**

avulsión (avulsion), separación, mediante desgarramiento, de una parte del cuerpo respecto a la totalidad del mismo, como cuando se produce la tracción del cordón umbilical en el proceso de expulsión de la placenta.

avulsión de la placa ungueal (nail plate avulsion), extirpación temporal parcial o total de la placa ungueal, pero dejando las células de la matriz germinativa intacta.

AWHONN (AWHONN), siglas de **Association of Women's Health, Obstetric, and Neonatal Nurses.**

axetilo (axetil), contracción de *L-acetoxietilo.*

axífugo (axifugal), que se extiende alejándose de un eje o axión.

axil, axial (A) (axial [A]), **1.** relativo al eje o situado sobre el eje de una estructura o una parte del cuerpo. **2.** (en odontología) relativo al eje longitudinal de un diente.

axila (axilla), espacio en forma de pirámide que forma la cara inferior del hombro, situado entre la parte superior del brazo y la cara lateral del tórax.

axilar (axillary), relativo a la axila.

axión (axion), **1.** el cerebro y la médula espinal. **2.** el eje cerebroespinal.

axis (axis), **1.** (en anatomía) la línea que pasa por el centro del cuerpo, o por una parte del cuerpo, como el eje frontal, el eje binauricular y el eje basifacial. **2.** segunda vértebra cervical sobre la que gira el atlas, permitiendo a la cabeza los movimientos de rotación, extensión y flexión.

axodendrita (axodendrite), apéndice fibrilar no mielinizado del axón principal de una célula nerviosa.

axólisis (axolysis), la degeneración del axón de una célula nerviosa.

axón (axon), proyección cilíndrica de una célula nerviosa que conduce impulsos procedentes del cuerpo celular de la neurona.

axonografía (axonography), registro de la actividad eléctrica en el axón de una célula nerviosa.

axonotmesis (axonotmesis), interrupción del axón debido a una lesión nerviosa con posterior degeneración walleriana del segmento distal del nervio.

axoplasma (axoplasm), citoplasma de un axón; en su interior se encuentran las neurofibrillas.

axotomía (axotomy), sección transversa quirúrgica de un axón.

ayuda a la subsistencia (sustenance support), intervención de enfermería recogida en la Nursing Interventions Classification (NIC). Se define como la ayuda a una persona/familia necesitada para que encuentre alimentos, ropa y cobijo.

ayuda artificial (artificial assists), cualquier dispositivo o aparato protésico que permita una función determinada a una persona con una invalidez física. Por ejemplo, marcapasos cardíaco, muletas y miembros artificiales.

ayuda con recursos financieros (financial resource assistance), intervención de enfermería recogida en la Nursing Interventions Classification (NIC). Se define como la asistencia a un individuo/familia para asegurar y conseguir fondos para lograr los cuidados de salud necesarios.

ayuda ergogénica (ergogenic aid), sustancia, como por ejemplo un esteroide, utilizada por los atletas con la esperanza de obtener una buena marca.

ayudante de anatomopatología (pathologists' assistant), en EE.UU., profesional sanitario que bajo la supervisión directa de un especialista en anatomía patológica participa en las autopsias y en la exploración, disección y procesamiento de las muestras tisulares.

ayudante de cirugía (AC) (surgeon's assistant [SA]), en EE.UU., profesional médico formado para ayudar en intervenciones quirúrgicas, así como en los períodos preoperatorio y postoperatorio, bajo la supervisión de un doctor en medicina colegiado.

ayudante de enfermería (nursing assistant), persona entrenada en las técnicas básicas de la enfermería y los cuidados directos del paciente, que trabaja bajo la supervisión de un profesional de enfermería titulado.

ayudante de oftalmología (ophthalmic medical technician), en EE.UU., profesional sanitario que ayuda al oftalmólogo recogiendo datos y administrando el tratamiento prescrito por él. Estos profesionales están cualificados para elaborar las historias clínicas de los pacientes, aplicar pruebas diagnósticas, tomar medidas anatómicas y funcionales del ojo, explorar las funciones oculares, incluida la agudeza visual, los campos visuales y las funciones sensitivomotoras, administrar medicación ocular tópica e instruir al paciente sobre el cuidado domiciliario y utilización de lentes de contacto.

ayudante de terapia ocupacional titulado (certified occupational therapy assistant [COTA]), profesional sanitario auxiliar que, bajo la dirección de un terapeuta ocupacional, dirige la participación de un individuo en tareas seleccionadas para recuperar, reforzar o mejorar su rendimiento; facilita el aprendizaje de las habilidades y funciones esenciales para su adaptación y productividad; disminuye o corrige lesiones, y favorece y mantiene el estado de salud.

ayudante médico (physician's assistant [PA]), en EE.UU., persona formada en determinados aspectos de la práctica de la medicina para prestar ayuda al médico. El ayudante médico es formado por médicos y trabaja bajo la dirección y supervisión de un médico y con la autorización legal de éste. La duración de los programas de formación varía entre unos meses y 2 años. Existe un certificado nacional para las personas que superan los programas de formación. Están organizados a nivel nacional en la American Association of Physician's Assistants (AAPA).

ayudante odontológico (dental assistant), persona que ayuda al odontólogo en la realización de tareas generales, como durante su trabajo clínico, labores administrativas, recepción de enfermos y ciertos trabajos de radiografía o laboratorio odontológico.

ayunar (fast), abstenerse de ingerir todos o algún alimento.

ayuno (fasting), **1.** abstención de tomar alimentos durante un período determinado de tiempo, normalmente con fines terapéuticos o religiosos. **2.** eliminación de alimentos con adición de líquidos tales como agua mineral, infusiones de hierbas o frutas, caldo o zumo de frutas durante un período de tiempo determinado. Este tipo de tratamientos requiere la supervisión de un profesional sanitario experimentado en su aplicación.

ayurveda (ayurveda), importante sistema de salud que hace hincapié en un enfoque preventivo de la salud, centrándose en un estado interior de armonía espiritual y realización de autocuidados. Incluye tipos especiales de dietas, hierbas medicinales, minerales y cambios basados en un sistema de categorías constitucionales de estilos de vida. Para limpiar el cuerpo del exceso toxinas se utilizan enemas y purgaciones.

azacitidina (azacitidine), hormona antineoplásica empleada en el tratamiento del síndrome mielodisplásico.

azatioprina (azathioprine), fármaco inmunosupresor. Se prescribe para prevenir el rechazo del órgano trasplantado y para tratar el lupus eritematoso y otras enfermedades inflamatorias sistémicas, como la artritis reumatoide, que no responden a otros fármacos.

azelastina (azelastine), antihistamínico selectivo H_1, que también es inhibidor de la síntesis y liberación de leucotrienos y del factor activador de plaquetas (FAP). Se usa para el tratamiento de la rinitis y la conjuntivitis alérgicas estacionales.

azigospora (azygospore), espora producida directamente a partir de un gameto, que no experimenta conjugación, como se da en ciertas algas y hongos.

azitromicina (azithromycin), antibiótico de la familia de los macrólidos que suprime la formación de las proteínas bacterianas, retrasa el crecimiento bacteriano o causa la muerte de los microorganismos. No suprime el metabolismo hepático de otros fármacos y su semivida es muy larga, lo que le convierte en un tratamiento atractivo frente a gérmenes susceptibles. Se prescribe para el tratamiento de infecciones leves o moderadas producidas por determinadas bacterias en adultos, entre las que se incluyen infecciones de las vías respiratorias, trastornos cutáneos y enfermedades de transmisión sexual.

azlocilina sódica (azlocillin sodium), penicilina semisintética. Se prescribe para el tratamiento de las infecciones de las vías respiratorias bajas, de las vías urinarias, de la piel, de los huesos y de las articulaciones, así como para el tratamiento de la septicemia bacteriana causada por cepas sensibles de diversas bacterias, principalmente de la especie *Pseudomonas aeruginosa.*

azoemia (azotemia), retención de excesivas cantidades de sustancias nitrogenadas en la sangre. Esta circunstancia se produce por un fracaso de la eliminación de urea de la sangre por parte de los riñones.

azoemia intrarrenal (inrrarenal azotemia), azoemia causada por una reducción del filtrado glomerular secundaria a una enfermedad aguda o crónica del parénquima renal.

azoico (azoic), carente de vida orgánica.

azoospermia (azoospermia), ausencia de espermatozoides en el semen. Se asocia a infertilidad, pero no a impotencia.

azoproteína (azoprotein), proteína acoplada con otra sustancia a través de un enlace diazo (—N == N—). Las azoproteínas se usan con frecuencia en procedimientos inmunoquímicos.

azouria, azoturia (azoturia), exceso de compuestos nitrogenados, entre ellos la urea, en la orina.

azúcar (sugar), cualquiera de los diferentes hidratos de carbono hidrosolubles. Las dos principales clases de azúcares son los monosacáridos y los disacáridos. Los monosacáridos son azúcares simples, como la glucosa, la fructosa o la galactosa. Los disacáridos son azúcares dobles, como la sacarosa (azúcar de mesa) o la lactosa.

azúcar de caña (cane sugar), sacarosa obtenida de la caña de azúcar.

azúcar de remolacha (beet sugar), sacarosa derivada de la remolacha azucarera.

azúcar invertida (invert sugar), mezcla en cantidades iguales de glucosa y fructosa producida por hidrólisis de la sacarosa. Se usa como nutriente parenteral.

azúcar sanguínea (blood sugar), un componente de un grupo de sustancias estrechamente relacionadas, como la glucosa, la fructosa y la galactosa, que son constituyentes normales de la sangre y son esenciales para el metabolismo celular.

azúcar simple (simple sugar), monosacárido, como la glucosa.

azúcares complejos (complex sugars), moléculas de azúcar que pueden ser hidrolizadas o digeridas para dar dos moléculas de azúcares simples iguales o diferentes, como la sacarosa, la lactosa y la maltosa.

azufre (S) (sulfur [S]), elemento químico no metálico, multivalente, insípido, inodoro, que se encuentra en abundancia en forma cristalina amarilla o en masas amorfas, especialmente en zonas volcánicas. Su número atómico es 16 y su peso atómico, 32,06. El azufre ha sido utilizado en el tratamiento de la gota, el reumatismo y las bronquitis, y también como laxante suave. Las sulfonamidas, o medicamentos con azufre, se utilizan en el tratamiento de varias infecciones bacterianas.

azufre coloidal (colloidal sulfur), forma de azufre dividido en partículas muy finas que se utiliza para el tratamiento del acné y de otras alteraciones cutáneas.

azul de Evans (Evans blue), [Herbert Evans, anatomista norteamericano, 1882-1971], colorante verde-azulado no tóxico. Se ha utilizado para determinar los volúmenes de sangre y plasma.

azul de metileno (methylene blue), sustancia cristalina verde-azulada que se utiliza como tinte histológico e indicador de laboratorio. También se emplea en el tratamiento de la intoxicación por cianuro y en la metahemoglobinemia.

azul de metilo (methyl blue), colorante azul de la clase triarilmetano, de fórmula $C_{37}H_{27}N_3O_9S_3Na_2$. Se utiliza solo o combinado con agua como tinción biológica.

azul de Prusia (Prussian blue), reactivo químico utilizado en las preparaciones microscópicas. Pone de manifiesto la presencia de cobre con la aparición de una coloración azul brillante.

azur (azure), uno de los grupos de colorantes básicos con azul de metiltionina o fenotiazinas utilizados para teñir la sangre y los núcleos celulares.

azurófila (azurophil), sustancia que se tiñe fácilmente con un colorante azúrico de anilina azul.

azurofilia (azurophilia), estado en el cual la sangre contiene algunas células con gránulos que se tiñen fácilmente con colorantes (azules) de azur.

B

B (B), símbolo químico del **boro.**
Ba (Ba), símbolo químico del **bario.**
BA (BA), siglas de *Bachelor of Arts*.
BAAR (AFB), siglas de **bacilos ácido-alcohol resistentes.**
babesiosis, babesiasis (babesiosis), [Victor Babés, bacteriólogo rumano, 1854-1926], infección potencialmente grave y en ocasiones mortal causada por protozoos del género *Babesia*.
bacilemia (bacillemia), trastorno en el que los bacilos circulan por la sangre.
baciliforme (bacilliform), con forma de bastón, como los bacilos.
Bacillaceae (Bacillaceae), familia de bacilos del orden Bacillales formada por bacilos grampositivos capaces de producir endosporas cilíndricas, elipsoidales o esféricas localizadas a nivel terminal, subterminal o central. Estas células son quimioheterotrópicas y en su mayoría saprofitas, y se suelen encontrar en la tierra. Algunas son parásitos para los insectos y animales y son patogénicas. La familia incluye el género *Bacillus,* que es aerobio, y el género *Clostridium,* que es anaerobio facultativo.
Bacillus *(Bacillus),* género de bacterias aerobias esporuladas grampositivas de la familia Bacillaceae, orden Eubacteriales. En este género se incluyen 34 especies, de las que 3 son patógenas y las demás son formas saprofitas en la tierra; 25 de estas especies se consideran importantes a nivel médico.
Bacillus anthracis *(Bacillus anthracis),* especie de bacterias grampositivas, anaerobias facultativas, que causan el carbunco.
Bacillus cereus *(Bacillus cereus),* especie de bacilos que se encuentran en el suelo. Produce envenenamiento alimentario (de tipo emético o de tipo diarreico) mediante la formación de una enterotoxina en los alimentos contaminados. También causa infecciones, entre ellas algunas oculares.
bacilo Battey (Battey bacillus), [Battey Hospital, en Roma, Georgia, donde se aisló por vez primera esta cepa bacteriana], bacilo, al que posteriormente se denominó *Mycobacterium intracellulare,* que causa una enfermedad pulmonar crónica semejante a la tuberculosis. Se considera un patógeno oportunista y no suele infectar a personas sanas.
bacilo de Calmette-Guérin (BCG) (bacille Calmette-Guérin [BCG]), [Léon C. A. Calmette, bacteriólogo francés, 1863-1933; Camille Guérin, bacteriólogo francés, 1872-1961], género atenuado de *Mycobacterium bovis* que se administra en forma de vacuna de bacterias vivas para prevenir la aparición de una tuberculosis. Se suele administrar por vía intradérmica con un disco de punción múltiple. Cuando se administra a lactantes en áreas de elevada prevalencia, existen algunas pruebas de que previene las formas más graves de la enfermedad. También puede ser eficaz contra la lepra. La vacuna BCG se instila en la vejiga como tratamiento para el cáncer de vejiga, para así estimular la respuesta inmune en determinados tipos de malignidad.
bacilo de Döderlein (Döderlein's bacillus), [Albert S. Döderlein, médico alemán, 1860-1941], bacteria grampositiva presente en las secreciones vaginales normales.
bacilo de Hansen (Hansen's bacillus), [Gerard H. A. Hansen, médico noruego, 1841-1912], *Mycobacterium leprae,* bacilo acidorresistente causante de la lepra.
bacilo de Klebs-Loeffler (Klebs-Loeffler bacillus), [Theodore A. E. Klebs; Friederich A. J. Loeffler, bacteriólogo alemán, 1852-1915], la bacteria grampositiva asporógena *Corynebacterium diphtheriae* que tiene tres tipos de cultivo según la gravedad de los casos.
bacilo de Koch (Koch's bacillus), [Robert Koch, bacteriólogo alemán, 1843-1910], nombre del microorganismo *Mycobacterium tuberculosis*.
bacilo gaseoso (gas bacillus), cualquier bacilo de las diversas especies que producen gas como subproducto de su metabolismo. Por ejemplo, *E. coli* que fermenta la lactosa y la glucosa, y las especies de *Clostridium,* que producen la gangrena gaseosa.
bacilos (bacilli), cualquier bacteria en forma de bastón.
bacilos ácido-alcohol resistentes (BAAR) (acid-fast bacillus [AFB]), tipo de bacilos que resisten la decoloración por un ácido después de haber sido teñidos. Pertenecen a este tipo *Mycobacterium tuberculosis* y *M. leprae*.

bacilosis (bacillosis), trastorno en el que los bacilos han invadido los tejidos produciendo los síntomas de infección.

baciluria (bacilluria), presencia de bacilos en la orina.

bacinete (basin), **1.** receptáculo para recoger o contener líquidos. **2.** término utilizado para describir la forma de la pelvis.

bacinilla (emesis basin), cuenco o palangana arriñonada que encaja alrededor del cuello para recoger el vómito.

bacitracina (bacitracin), fármaco antibacteriano, componente frecuente de las pomadas de antibiótico tópico empleadas en el tratamiento de las infecciones cutáneas.

baclofeno (baclofen), fármaco antiespástico que se prescribe para reducir la espasticidad asociada a EM, parálisis cerebral o lesiones medulares. No resulta eficaz frente a la espasticidad secundaria a un ictus.

bacteria (bacteria), forma de vida correspondiente a organismos unicelulares pequeños. Este género tiene diferentes morfologías; pueden ser esféricos (cocos), con forma de bastones (bacilos), espirales (espiroquetas) o con forma de coma (vibrios). La naturaleza, gravedad y evolución de las infecciones provocadas por una bacteria son características de cada especie.

bacteria residente (resident bacteria), bacteria que vive en una zona específica del cuerpo.

bactericida (bactericide), fármaco o cualquier otro agente que destruye bacterias.

bactericidina (bactericidin), anticuerpo que destruye las bacterias en presencia de complemento.

bacteriemia (bacteremia), presencia de bacterias en la sangre.

bacteriocina (bacteriocin), proteína producida por ciertas especies de bacterias que son tóxicas para cepas emparentadas con esas bacterias.

bacteriocinogénico (bacteriocinogenic), relativo a un organismo capaz de producir bacteriocinas.

bacteriófago (bacteriophage), cualquier virus que infecta a una bacteria huésped, incluidas las «algas» verde-azuladas. Los bacteriófagos se asemejan a otros virus en el hecho de que están compuestos por ARN o ADN.

bacteriogénico (bacteriogenic), **1.** capaz de producir bacterias. **2.** obtenido a partir de bacterias, o fuente originaria de ellas. **3.** causado por bacterias.

bacteriolisina (bacteriolysin), anticuerpo que causa la destrucción de una especie particular de célula bacteriana.

bacteriólisis (bacteriolysis), destrucción intra o extracelular de una bacteria.

bacteriología (bacteriology), ciencia que estudia las bacterias.

bacteriológico (bacteriologic), relativo a la **bacteriología.**

bacteriólogo (bacteriologist), especialista en el estudio científico de las bacterias.

bacteriospermia (bacteriospermia), presencia de bacterias en el semen o eyaculado.

bacteriostasis (bacteriostasis), detención del crecimiento bacteriano, de su reprodución o ambas cosas.

bacteriuria (bacteriuria), presencia de bacterias en la orina.

bacteroide (bacteroid), **1.** perteneciente o semejante a las bacterias. **2.** estructura que recuerda a una bacteria.

Bacteroides *(Bacteroides)*, género de bacilos anaerobios obligados encontrados normalmente en el colon, boca, tracto genital y vías respiratorias superiores. La invasión de estos bacilos con acceso a la circulación venosa a través de una rotura de la mucosa puede provocar una infección grave.

bagazo (bagasse), las fibras machacadas o los residuos de la caña de azúcar, fuente de los actinomicetos termófilos que producen la neumonitis por hipersensibilidad de la bagazosis.

bagazosis (bagassosis), enfermedad del pulmón autolimitada causada por una respuesta alérgica al bagazo, los restos desecados y parasitados por hongos que quedan después de extraer el jarabe de la caña de azúcar.

bahía (bay), depresión o receso anatómico, que suele contener líquido, como el saco lagrimal del ojo.

baile de San Vito (Saint Vitus' dance), trastorno nervioso motor caracterizado por movimientos irregulares, espasmódicos e involuntarios de los músculos de las extremidades y de la cara. Históricamente la enfermedad se confundió con los síntomas de una manía danzante que, según se sabe, se curó mediante una peregrinación al santuario de San Vito.

baja autoestima crónica (self-esteem, chronic low), diagnóstico de enfermería aceptado por la Eighth National Conference on the Classification of Nursing Diagnoses (revisado en 1996). La baja autoestima crónica se define como la autoevaluación/sentimiento negativo a largo plazo acerca de uno mismo o de sus capacidades.

baja autoestima situacional (self-esteem, situational low), diagnóstico de enfermería aceptado por la Eighth National Conference on the Classification of Nursing Diagnoses (revisado en 2000). Se define como el desarrollo de una percepción negativa del propio valor en repuesta a una situación presente.

bajo palabra (parole), (en psiquiatría) sistema de supervisión para un paciente que ha sido dado de alta físicamente de un centro hospitalario, pero todavía está inscrito como paciente interno y puede ser devuelto al hospital sin una nueva intervención judicial.

bajo peso (underweight), **1.** índice de masa corporal inferior a 18,5. **2.** peso corporal menor del normal después de haberlo ajustado según la altura, el tipo corporal y la edad.

BAL (BAL), **1.** siglas de *antilewisita británica*. **2.** siglas de **lavado broncoalveolar.**

balance hídrico[1] (fluid balance), estado de equilibrio en el que la cantidad de líquidos consumidos es igual que la perdida por orina, heces, transpiración y vapor de agua exhalado.

balance hídrico[2] (fluid balance), resultado de enfermería recogido en la Nursing Outcomes Classification (NOC). Se define como el equilibrio de agua entre el compartimento intracelular y extracelular del organismo.

balance positivo (positive balance), estado en el que la cantidad de agua o de un electrólito excretado por el organismo es menor a la ingerida.

balancear (sway), mecer, columpiar, hacer oscilar o impulsar en vaivén.

balanceo (tipping), movimiento de un diente en el cual cambia el ángulo del eje largo del diente.

balanceo (wobble), rotación excéntrica que permite aumentar la resolución de las imágenes tomográficas por medio de un aparato con un sistema detector discreto.

balanceo cefálico (head bobbing), signo de dificultad respiratoria en un lactante. Ocurre cuando el niño utiliza los músculos escaleno y esternocleidomastoideo para ayudar a la ventilación.

balanceo lateral (lateral rocking), balanceo de lado del cuerpo utilizado para mover éste hacia delante o hacia atrás cuando no es posible contar con la acción muscular normal. La técnica es utilizada por algunos pacientes discapacitados para mover su cuerpo desde o hacia el borde de una silla u otra posición sentada diferente en la cama.

balancín (beam), armazón de la cama adecuado para suspender poleas y pesos, utilizado en el tratamiento de pacientes que requieren tracción con peso.

balánico (balanic), relativo o perteneciente al glande del pene o del clítoris.

balanitis (balanitis), inflamación del glande del pene.

balanitis de Zoon (Zoon balanitis), eritroplasia benigna de la superficie interna del prepucio o del glande del pene, que histológicamente se caracteriza por infiltración de la dermis por células plasmáticas y que a nivel clínico corresponde a una lesión eritematosa exudativa.

balanitis diabética (balanitis diabetica), inflamación del glande del pene o del clítoris causada por el contenido de azúcar en la orina; se observa comúnmente en la diabetes.

balanitis seudoepiteliomatosa queratósica y micácea (pseudoepitheliomatous keratotic and micaceous balanitis), lesión hiperqueratósica infrecuente, blanca, en forma de placa del glande del pene que puede ser premaligna y progresar a un tipo verrucoso de carcinoma.

balanitis xerótica obliterante (balanitis xerotica obliterans), enfermedad crónica de la piel del pene *(liquen escleroso y atrófico)* caracterizada por un área blanca indurada alrededor del meato y que puede ser causa de una estenosis de la uretra.

balanoplastia (balanoplasty), operación de cirugía plástica del glande del pene para corregir una malformación congénita o con fines estéticos.

balanopostitis (balanoposthitis), inflamación generalizada del glande del pene y el prepucio caracterizada por dolor, irritación y exudado, que ocurre como complicación de una infección bacteriana o fúngica.

balanoprepucial (balanopreputial), relativo o perteneciente al glande del pene y al prepucio.

balanorragia (balanorrhagia), balanitis en la que se produce una descarga abundante de pus por el pene.

balantidiasis (balantidiasis), infección causada por la ingestión de quistes del protozoo *Balantidium coli* que causa habitualmente diarrea. En casos raros la infección progresa y el protozoo invade la pared intestinal produciendo úlceras o abscesos, que pueden originar disentería y muerte.

Balantidium coli *(Balantidium coli),* la especie de protozoos de mayor tamaño y el único protozoo ciliado patógeno para el hombre, agente causal de la balantidiasis.

balanza (balance), instrumento para pesar.

balbuceo (babbling), un estadio del desarrollo del lenguaje caracterizado por la producción de series de sonidos del tipo «ba-ba-ba».

balismo (ballismus), trastorno neuromuscular caracterizado por la presencia de movimientos descoordinados de los miembros y movimientos convulsivos. Se asocia con alteraciones extrapiramidales como corea de Sydenham.

balística (ballistics), estudio de la movilidad, la trayectoria y el impacto de proyectiles, tanto balas como cohetes.

balistocardiografía (ballistocardiography), registro de los movimientos del cuerpo en reacción al latido del corazón y a la circulación de la sangre.

balistocardiógrafo (ballistocardiograph), máquina que graba los movimientos corporales causados por el impulso del corazón durante la eyección sistólica de la sangre hacia las arterias aorta y pulmonar.

balneología (balneology), campo de la medicina que se ocupa de la composición química de diferentes aguas minerales y sus características curativas, especialmente en los baños.

balneoterapia (balneotherapy), forma de tratamiento de muchas enfermedades y trastornos mediante el empleo de baños.

balsalazida (balsalazide), fármaco antiinflamatorio digestivo empleado en el tratamiento de la colitis ulcerosa activa.

bálsamo (balm), **1.** sustancia curativa o aliviadora, como son cualquiera de los ungüentos medicinales. **2.** planta aromática del género *Melissa* que alivia el dolor.

bálsamo (balsam), cualquiera de las savias resinosas procedentes de los árboles de hoja perenne que, generalmente, contienen ácido benzoico o cinámico. En ocasiones se utiliza como parte integrante de los supositorios y de las pomadas dermatológicas para evitar las irritaciones.

bálsamo de limón (lemon balm), planta perenne utilizada para la aerofagia, los calambres y la sensibilidad al frío. Hay datos de eficacia.

banco de células (cell bank), almacén para muestras de tejido congelado con propósito investigador y para la reconstrucción quirúrgica de estructuras corporales dañadas.

banco de esperma (sperm bank), centro donde se almacena el semen para su futura utilización en inseminación artificial.

banco de ojos (eye bank), instalación para la recogida y almacenaje de las córneas de los ojos para trasplante a los receptores.

banco de sangre (blood bank), unidad de organización responsable de recoger, procesar y almacenar la sangre que se va a utilizar para transfusión y otros propósitos. Habitualmente es una subdivisión de un laboratorio en un hospital y asume la responsabilidad de las pruebas serológicas.

banco de suero (serum bank), centro para el almacenamiento de muestras congeladas de suero sanguíneo. Las muestras se utilizan principalmente para investigación médica.

banco de tejidos (tissue bank), centro de almacenamiento y mantenimiento de una colección de tejidos para su uso futuro en trasplantes.

banda (band), **1.** (en anatomía) haz de fibras, como las de los músculos estriados, que rodean una estructura o unen una parte del cuerpo a otra. **2.** (en odontología) cinta de metal que se adapta alrededor de un diente y sirve de sujeción para componentes ortodóncicos. **3.** *informal,* la forma inmadura de un granulocito segmentado caracterizado por presentar un núcleo con forma de salchicha.

banda A (A band), el área comprendida entre dos bandas I de un sarcómero, determinada por la superposición parcial de los filamentos de actina y de miosina.

banda de matriz (matrix band), banda cilíndrica o tubo corto de cobre o de acero inoxidable que se sitúa sobre un diente. La banda puede estar rellena con un compuesto de impresión, que fluye hacia una cavidad preparada para obtener una impresión, o puede usarse para ayudar a colocar y contornear materiales de restauración.

banda gástrica (gastric banding), tratamiento quirúrgico de la obesidad mórbida que consiste en la creación de una bolsa gástrica mediante la aplicación de una banda de silicona en la porción proximal del estómago, en ocasiones con un reservorio asociado que puede rellenarse con suero salino para ajustar el tamaño del estoma de la bolsa.

banda I (I band), banda isotrópica de fibra muscular estriada, oscura a la luz polarizada, pero clara cuando se tiñe.

banda moderadora (moderator band), grueso fascículo muscular situado en la parte central del ventrículo derecho del corazón.

banda ortodóncica (orthodontic band), anillo de metal delgado, habitualmente hecho de acero inoxidable, que se fija sobre un diente para asegurar la sujeción ortodóncica del mismo.

banda ortodóncica ajustable (adjustable orthodontic band), anillo metálico delgado, generalmente de acero inoxidable, equipado con un tornillo de ajuste que permite modificar su tamaño, que se fija a un diente y sirve para sujetar los aparatos ortodóncicos.

bandas de Ladd (Ladd's bands), serie de pliegues peritoneales en pacientes en los que el ciego termina en la parte media del abdomen. Estos pliegues se extienden hasta la superficie inferior derecha del hígado y comprimen el duodeno.

bandeleta central (central slip), parte del tendón extensor de un dedo que se inserta en la falange media.

bandeo (banding), (en genética) cualquiera de las diferentes técnicas de tinción cromosómica con colorantes fluorescentes o químicos que producen una serie de áreas transversales claras y oscuras cuya intensidad y posición son características de cada cromosoma.

Banting, Sir Frederick G. [médico canadiense, 1891-1941], galardonado en 1923, junto con John J. Macleod, con el Premio Nobel de Medicina y Fisiología por su investigación con el fisiólogo canadiense Charles H. Best, que muestra la relación entre el páncreas y la insulina en el control de la diabetes.

bañar (bathing), intervención de enfermería recogida en la Nursing Interventions Classification (NIC). Se define como la limpieza del cuerpo con fines de relajación, limpieza y curación.

baño (bath), (en el hospital) proceso de limpieza realizado por o para los pacientes, con fines higiénicos o terapéuticos, para ayudar a prevenir las infecciones, preservar el estado intacto de la piel, estimular la circulación sanguínea, promover la absorción de oxígeno, mantener el tono muscular y la movilidad articular y proporcionar comodidad.

baño ácido (acid bath), baño que se toma con agua que contiene un ácido mineral para ayudar a reducir la sudoración excesiva.

baño alcalino (alkaline bath), baño con agua que contiene bicarbonato sódico, empleado especialmente para el tratamiento de las enfermedades de la piel.

baño antipirético (antipyretic bath), baño con agua tibia para reducir la temperatura corporal.

baño aromático (aromatic bath), baño medicado en el que se añaden al agua sustancias aromáticas o aceites esenciales.

baño astringente (astringent bath), baño para el que se añade aluminio, ácido tánico u otro agente astringente en el agua. Los astringentes contraen los tejidos corporales y por tanto frenan la hemorragia capilar o la pérdida de secreciones.

baño caliente (hot bath), baño en el que la temperatura del agua se eleva gradualmente hasta alcanzar aproximadamente 41,11 °C.

baño cinesiterapéutico (kinetotherapeutic bath), baño en el que se realizan ejercicios subacuáticos para fortalecer músculos debilitados o parcialmente paralizados.

baño completo (full bath), baño en el que el paciente se sumerge en agua por completo, hasta el cuello.

baño completo en la cama (complete bed bath), baño en el que se lava todo el cuerpo del paciente mientras está en la cama.

baño con esponja (sponge bath), procedimiento de lavado del paciente con una esponja o manopla húmeda, utilizado cuando no es necesario un baño completo o como método para reducir la temperatura corporal.

baño con manta (blanket bath), procedimiento que consiste en envolver al paciente en paños húmedos y a continuación en mantas.

baño continuo en bañera (continous tub bath), baño terapéutico, generalmente prescrito en el tratamiento de determinados trastornos dermatológicos, en el cual el paciente se tumba en una estructura de soporte inmerso en agua tibia médicamente tratada.

baño de agua de mar (seawater bath), baño tomado en agua de mar caliente o en una solución salina.

baño de agujas (needle bath), ducha en la que el cuerpo recibe finos y potentes chorros de agua.

baño de aire (air bath), exposición del cuerpo desnudo a corrientes de aire templado con fines terapéuticos.

baño de alcanfor (camphor bath), baño con vapor de alcanfor.

baño de alcohol (alcohol bath), procedimiento utilizado para reducir la temperatura corporal. Su uso no está muy extendido debido a la sequedad producida por el alcohol. Se aplica una solución tibia al 25-50% de alcohol en agua, en cada extremidad y a continuación en el tronco. Primero en decúbito supino y después en decúbito prono y al revés.

baño de alumbre (alum bath), baño tomado en agua que contiene alumbre, utilizado fundamentalmente para el tratamiento de los trastornos cutáneos.

baño de arena (sand bath), aplicación de arena seca y caliente o de arena húmeda al cuerpo.

baño de asiento (sitz bath), baño en el cual solamente se sumergen en agua o solución salina las zonas rectal y perineal. Este procedimiento se utiliza después del parto y de la cirugía rectal o perineal para disminuir la tumefacción, la inflamación y el dolor.

baño de barro (mud bath), aplicación de barro templado en el cuerpo con motivos terapéuticos.

baño de bórax (borax bath), baño medicinal en el que se añaden al agua bórax y glicerina.

baño de coloide (colloid bath), baño que se toma con agua que contiene sustancias como salvado, gelatina y almidón, y que se utiliza para aliviar la irritación y la inflamación.

baño de contraste (contrast bath), baño en el que el paciente sumerge de forma alternativa una parte del cuerpo, generalmente las manos o los pies, en agua caliente y fría durante un período determinado de tiempo. Se utiliza para incrementar el flujo sanguíneo en el área concreta.

baño de dióxido de carbono (carbon dioxide bath), baño con agua saturada de dióxido de carbono.

baño de espuma (foam bath), baño que se toma en agua que contiene una sustancia jabonosa que cubre la superficie del líquido, y a través de la cual sale el aire o el oxígeno para formar la espuma.

baño de harina de avena (oatmeal bath), tratamiento coloidal del prurito y otros trastornos cutáneos. El procedimiento puede consistir en cubrir al paciente con una tela de muselina que contiene harina de avena y verter agua caliente sobre el tejido. El baño tiene un efecto calmante. Una variación del tratamiento sustituye la harina de avena por almidón.

baño de hierbas (herb bath), baño medicinal tomado en agua que contiene una infusión de hierbas aromáticas.

baño de Nauheim (Nauheim bath), [Nauheim, Alemania], baño tomado en un agua por la que pasa dióxido de carbono burbujeante, seguido de ejercicios sistemáticos, utilizado en el tratamiento de procesos cardíacos.

baño de parafina (paraffin bath), aplicación de calor a una región específica del cuerpo mediante la utilización de parafina. Se sumerge rápidamente esta región en cera líquida calentada y después se retira para que la cera se solidifique y forme una capa aislante. El procedimiento se repite hasta que la capa alcanza un grosor de 5 a 10 mm, y a continuación se envuelve toda la zona en un tejido aislante tal como una bolsa de plástico o toallas de papel. La técnica resulta eficaz en pacientes con artritis y reumatismo, o problemas articulares.

baño de remolino (whirlpool bath), inmersión del cuerpo o de parte del cuerpo en un recipiente de agua caliente agitada por un chorro de agua y aire igualmente calientes. Se utiliza para limpiar heridas infectadas.

baño de sábanas (sheet bath), aplicación de sábanas húmedas al cuerpo, utilizada principalmente como procedimiento antipirético.

baño de salvado (bran bath), baño en el que se ha hervido el salvado en agua, utilizado para el alivio de irritaciones cutáneas.

baño de sauna (sauna bath), baño en el que se utiliza vapor muy caliente para inducir sudoración, seguido de un masaje del cuerpo.

baño de sudor (sweat bath), baño administrado para inducir la sudoración.

baño de vapor (vapor bath), exposición del cuerpo al vapor.

baño emoliente (emollient bath), baño que se toma con agua que contiene emolientes, como el salvado, para aliviar la irritación y la inflamación.

baño estimulante (stimulating bath), baño en un agua que contiene una sustancia aromática, un astringente o un tónico.

baño frío (cold bath), baño en el que la temperatura del agua se sitúa aproximadamente entre 10 y 18 °C, y que se utiliza fundamentalmente para descender la temperatura corporal.

baño graduado (graduated bath), baño en el que la temperatura del agua se reduce lentamente.

baño medicinal (medicated tub bath), baño terapéutico en el que la medicación se diluye en el agua y que se suele utilizar en el tratamiento de enfermedades dermatológicas.

baño ruso (Russian bath), baño de vapor caliente seguido de una inmersión fría.

baño sedante (sedative bath), inmersión del cuerpo en agua durante un período de tiempo prolongado, utilizado especialmente como procedimiento calmante para pacientes agitados.

baño solar (light bath), exposición de la piel descubierta de un paciente a los rayos de sol o a la luz actínica de una fuente artificial con fines terapéuticos.

baño templado (lukewarm bath), baño en el que la temperatura del agua se encuentra entre 32,2 y 35,5 °C.

bar (bar), medida de presión atmosférica. Equivale a 1.000 milibares, o 10^6 dinas/cm^2, o aproximadamente una atmósfera estándar (1 atm).

baralyme (BL) (baralyme [BL]), mezcla de componentes de calcio y bario utilizada para absorber dióxido de carbono exhalado en un sistema de respiración anestésico.

barbilla (chin), porción triangular elevada de la mandíbula, debajo del labio. Está constituida por la protuberancia del mentón.

barbital sódico (sodium barbital), sal sódica del ácido 5,5-dietilbarbitúrico, un fármaco hipnótico y sedante.

barbitúrico (barbiturate), [fármaco descubierto el día de Santa Bárbara, 1864], derivado del ácido barbitúrico que actúa como sedante o hipnótico. Estos derivados actúan deprimiendo la respiración, la presión arterial, la temperatura y el sistema nervioso central. Tienen un gran potencial adictivo.

barbiturismo (barbiturism), **1.** intoxicación aguda o crónica por cualquiera de los derivados del ácido barbitúrico. **2.** adicción a los barbitúricos.

barestesia (baresthesia), sensibilidad para el peso y la presión.

bariatría (bariatrics), campo de la medicina que se centra en el tratamiento y el control de la obesidad y las enfermedades asociadas con ella.

bario (Ba) (barium [Ba]), elemento metálico de color amarillo pálido clasificado dentro de los alcalinotérreos. Su número atómico es 56; su peso atómico, 137,36.

baritosis (baritosis), forma benigna de neumoconiosis causada por la acumulación de polvo de bario en los pulmones. Esta enfermedad afecta con mayor frecuencia a las personas que trabajan en la extracción y procesamiento de baritina.

Barker, Phil, teórico de enfermería que desarrolló el modelo Tidal de recuperación de la salud en enfermería psiquiátrica y de salud mental. Las historias vitales o experiencias de los pacientes psiquiátricos deben ser valoradas con cuidado para determinar con qué recursos cuentan para la recuperación y qué tipo de apoyo necesitan por parte de los enfermeros y qué apoyos son necesarios para los enfermeros que los atienden.

Barnard, Kathryn E. [n. 1938], teórica de enfermería que desarrolló el modelo de interacción para la valoración de la salud infantil (Child Health Assesment Interaction Model). Su modelo y su teoría fueron el resultado del proyecto de valoración de enfermería infantil (Nursing Child Assesment Project) [1976-1979]. Barnard cree que el sistema padres-lactante está influido por las características de cada uno de los miembros. Estas características se modifican para satisfacer las necesidades del sistema mediante un comportamiento adaptativo. Un aspecto clave de las teorías de Barnard es que el enfermero debe apoyar la sensibilidad de la madre y sus respuestas frente a las indicaciones del lactante, en lugar de tratar de modificar sus características o estilo materno.

barniz (varnish), (en odontología) solución de resinas y gomas naturales usadas como cubierta protectora sobre las superficies de una preparación de cavidad dental antes de aplicar el material restaurador, o sobre la superficie del diente antes de sellar y aplanar la raíz.

barognosis (barognosis), habilidad de percibir y evaluar el peso, especialmente el que se sostiene con la mano.

barógrafo (barograph), instrumento que monitoriza la presión barométrica de forma continua y proporciona un registro en papel de los cambios de presión.

barómetro (barometer), instrumento para medir la presión atmosférica, que generalmente consiste en un tubo delgado lleno de mercurio, sellado en uno de sus extremos e invertido en un reservorio de mercurio. A nivel del mar, la altura del mercurio en el tubo es de 760 mm.

barómetro aneroide (aneroid barometer), dispositivo constituido por un muelle flexible dentro de una caja metálica sellada y vacía que se usa para medir la presión atmosférica. Es menos preciso que el barómetro de mercurio y generalmente se utiliza en trabajos que no tienen carácter científico.

barorreceptor (baroreceptor), una de las terminaciones nerviosas sensibles a la presión localizada en las paredes de la aurícula cardíaca, el cayado aórtico y los senos carotídeos. Los barorreceptores estimulan los mecanismos reflejos centrales que permiten el ajuste fisiológico y la adaptación a los cambios de PA mediante modificaciones de la frecuencia cardíaca, vasodilatación o vasoconstricción.

barotrauma (barotrauma), lesión física sufrida como resultado de la exposición a un aumento de la presión ambiental, o rotura de las membranas timpánicas que puede ocurrirles a los buceadores o a los trabajadores en cámaras cerradas en el fondo del mar, o a los que están cerca de explosiones nucleares o atómicas.

barra bucal (buccal bar), aparato de ortodoncia auxiliar que consiste en un alambre de metal rígido que se extiende por la parte anterior del lado bucal de un molar.

barra de Harrington (Harrington rod), [Paul R. Harrington, cirujano y ortopeda estadounidense, n. 1911], una de las barras metálicas rígidas que se insertan quirúrgicamente, junto con tornillos de metal, en los elementos posteriores de la columna vertebral para aportar tracción y compresión en el tratamiento de la escoliosis y otras deformidades.

barra de la arcada (arch bar), cada uno de los diversos tipos de alambres, barras o fijadores que se adaptan a la arcada dentaria, y que se emplean en el tratamiento de las fracturas de mandíbula y de las estructuras de soporte y en la estabilización de los dientes que han sufrido una lesión.

barra labial (labial bar), sistema principal de conexión que se aplica en el labio o en la boca, sobre la arcada dentaria, y que une las partes bilaterales de una dentadura parcial extraíble.

barra lingual (lingual bar), conector principal instalado por debajo de la arcada dental, que une las regiones laterales de las prótesis dentales parciales extraíbles.

barra tensora (spreader bar), barra metálica con áreas de argollas curvas para fijar ganchos o clavos para tracción.

barra trapecio (trapeze bar), aparato triangular de metal situado por encima de la cama, que se utiliza para sostener el peso del paciente durante su traslado o cambio de posición.

barrera (barrier), **1.** pared u otro obstáculo que puede contener o bloquear el paso de sustancias. **2.** obstáculo no físico que obstruye o separa, como las barreras de comunicación o sumisión. **3.** (en radiografía) cualquier dispositivo que intercepta el paso del haz de rayos X.

barrera cutánea (skin barrier), capa artificial de piel, habitualmente hecha de plástico, aplicada a la piel antes de colocar un esparadrapo o una bolsa de drenaje para ostomías. Protege a la verdadera piel frente a la irritación crónica.

barrera hematoencefálica (BHE) (blood-brain barrier [BBB]), característica anatomofisiológica del cerebro que se cree está formada por paredes de capilares en el sistema nervioso central rodeando las membranas gliales astrocíticas. La barrera previene o enlentece el paso desde la sangre al SNC de varios componentes químicos, iones radiactivos y organismos causantes de enfermedades.

barrera inmunológica (immunologic barrier), protección aparente contra una respuesta inmunológica suministrada por ciertas áreas del cuerpo, como lo demuestra la supervivencia prolongada de injertos en esas áreas.

barreras arquitectónicas (architectural barriers), signos arquitectónicos de las casas y de los edificios públicos que limitan el acceso y la movilidad de las personas con minusvalías.

bartolinitis (bartholinitis), [Caspar T. Bartholin, anatomista danés, 1655-1738], enfermedad inflamatoria de una o ambas glándulas de Bartolino, causada por una infección bacteriana. Esta enfermedad se caracteriza por la tumefacción de una o ambas glándulas, dolor y desarrollo de un absceso en la glándula infectada.

Barton, Clara [1821-1912], filántropa humanista estadounidense y fundadora de la Cruz Roja Nacional Americana. Durante la Guerra Civil de Estados Unidos fue enfermera voluntaria, y al finalizar ésta, organizó un despacho de registros para ayudar a encontrar a los desaparecidos. Cuando estalló la guerra franco-prusiana ayudó a la organización de hospitales militares en Europa en asociación con la Cruz Roja Internacional. Esto la llevó a defender la creación de una organización de Cruz Roja americana, de la que fue la primera presidente.

Bartonella *(Bartonella),* [Alberto Barton, bacteriólogo peruano, 1871-1950], género de pequeños cocobacilos gramnegativos, flagelados y pleomórficos. Los miembros de este género son parásitos intracelulares que infectan a los eritrocitos y las células epiteliales de los ganglios linfáticos, el hígado y el bazo. Se transmiten durante la noche mediante la picadura de moscas del género *Phlebotomus*. Tres especies se consideran importantes para la enfermedad humana: *B. bacilliformis, B. henselae* y *B. quintana,* que produce la fiebre de las trincheras y puede ocasionar peliosis hepática.

Bartonella henselae *(Bartonella henselae),* agente causal de la enfermedad por arañazo de gato.

bartonelosis (bartonellosis), infección aguda causada por *Bartonella bacilliformis,* transmitida por la picadura de una mosca del género *Phlebotomus*. Se caracteriza por fiebre, anemia intensa, dolor óseo y la aparición de múltiples lesiones dérmicas nodulares o verrugosas varias semanas después de los primeros síntomas.

basal (basal), relativo o perteneciente a lo fundamental o la base, como la anestesia basal o el metabolismo basal.

basal (baseline), **1.** valor conocido con el que se compara otro desconocido cuando se mide o se valora este último. **2.** información inicial sobre el paciente en el momento del diagnóstico o valoración y frente a la cual se comparan las pruebas realizadas posteriormente. **3.** (en radiología) cualquiera de las posiciones o planos anatómicos básicos utilizados con el fin de colocar al paciente.

base (foundation), (en odontología) dispositivo o material que se añade a la estructura dental residual, con el fin de mejorar la estabilidad y retención de cualquier reposición suprayacente.

base (base), **1.** componente químico que incrementa la concentración de iones hidróxido en soluciones acuosas. **2.** molécula o radical que capta o acepta hidrogeniones. **3.** donante de un par de electrones. **4.** ingrediente principal de un material compuesto, en especial aquel que se utiliza como medicamento. **5.** (en radiología) componente principal rígido pero flexible de la lámina de una placa de rayos X.

base (basis), parte inferior que designa la base de un órgano u otra estructura, como la base del cerebro.

base de Brønsted (Brønsted base), [Johannes N. Brønsted], molécula o ion que actúan como aceptores de un protón.

base de cemento (cement base), (en odontología) capa de cemento dental aislado, en algunas ocasiones medicado, asentado sobre el fondo de una cavidad preparada para proteger la pulpa, disminuir el volumen de la pieza metálica restauradora o evitar tallar una preparación afilada.

base de la dentadura artificial (denture base), parte de una dentadura artificial que recubre los tejidos blandos de la boca, generalmente fabricada con resina o una combinación de resinas y metal.

base de la pirámide renal (base of renal pyramid), parte de la pirámide renal que se aleja del seno renal.

base de las glándulas gástricas (base of gastric gland), parte principal de una glándula gástrica interna al cuello.

base de resina acrílica (acrylic resin base), base de una dentadura realizada con resina acrílica, que se amolda para adaptarla a los tejidos del alveolo dentario y que sirve para dar soporte a los dientes de la prótesis.

base del corazón (base of the heart), porción del corazón opuesta a la punta, dirigida hacia el lado derecho del cuerpo. Forma el borde superior del corazón, descansa inmediatamente por debajo de la segunda costilla y está formada fundamentalmente por la aurícula izquierda, parte de la aurícula derecha y la parte proximal de los grandes vasos.

base del cráneo (base of the skull), el suelo del cráneo que contiene las fosas craneales anterior, media y posterior y numerosos agujeros.

base dental teñida (tinted denture base), base dental que tiene un color cercano al del tejido oral natural.

base purínica (purine base), todos los derivados purínicos presentes en los productos de desecho de los animales o en los ácidos nucleicos. Son las hipoxantinas, las xantinas y el ácido úrico (productos de desecho) y adenina y guanina (ácidos nucleicos).

base xantínica (xanthine base), derivado purínico que se encuentra en plantas y animales como metabolito de la adenina y la guanina. Es el origen estructural de los alcaloides metilxantínicos, como la cafeína del café, la teofilina del té y la teobromina del cacao.

Basidiobolus *(Basidiobolus),* género principalmente saprofito de hongos de la familia Basidiobolaceae. La especie *B. ranarum* es responsable de la entomoftoromicosis en personas y caballos.

basifacial (basifacial), perteneciente a la porción más baja de la cara.

basilar (basilar), relativo o perteneciente a la base o al área basal.

basiliximab (basiliximab), anticuerpo monoclonal empleado como inmunosupresor. Se usa en combinación con ciclosporina y corticoides para tratar el rechazo agudo del injerto en aquellos pacientes a los que se les ha realizado un trasplante renal.

basiloma terebrans (basiloma terebrans), epitelioma invasivo de células basales.

basioccipital (basioccipital), relativo o perteneciente al proceso basilar del hueso occipital.

basión (basion), punto medio del margen anterior del agujero magno del hueso occipital.

basófilo (basophil), leucocito del grupo de los granulocitos caracterizado por presentar un núcleo segmentado que contiene gránulos que se tiñen de color azul cuando se exponen a un colorante básico. Los basófilos representan el 1% o menos del total de leucocitos.

bastón (cane), mango firme de madera o metal, o vara para caminar, utilizada para proporcionar apoyo y movilidad a sujetos que, aunque parcialmente incapacitados, pueden deambular.

bastón cuádruple (quad cane), bastón adaptado para aumentar la estabilidad que proporciona una base de apoyo rectangular con cuatro patas.

bastón de Auer (Auer rod), [John Auer, fisiólogo americano, 1875-1948], inclusión anómala, de aspecto redondeado o en forma de aguja, que se tiñe de color rosa y aparece dentro del citoplasma de los mieloblastos y de los promielocitos en las leucemias agudas mieloblástica o mielomonocítica. La presencia de bastones de Auer en los frostis sanguíneos ayuda a diferenciar la leucemia mieloide aguda de la leucemia linfoblástica aguda.

bastón de Esculapio (staff of Aesculapius), bastón que llevaba Esculapio, el dios griego de la medicina. Se utiliza como símbolo tradicional del médico. Una serpiente se enrosca en el bastón de Esculapio.

bastoncito (rod), **1.** estructura cilíndrica recta. **2.** cada uno de los diminutos elementos cilíndricos dispuestos perpendicularmente a la superficie de la retina. Los bastoncitos contienen rodopsina, producto químico que adapta el ojo para detectar luz de baja intensidad.

batería (battery), **1.** un complejo de dos o más células electrolíticas conectadas entre sí para formar una fuente única que suministra corriente directa o voltaje. **2.** serie o combinación de pruebas para establecer la causa de una enfermedad determinada o el grado de habilidad en una determinada destreza o disciplina.

batianestesia (bathyanesthesia), pérdida de la sensación profunda, como la que se asocia con órganos y estructuras situados debajo de la superficie del cuerpo, o músculos y articulaciones; pérdida de sensibilidad de las estructuras profundas del cuerpo.

baticardia (bathycardia), trastorno en el cual el corazón está localizado en un lugar anormalmente bajo del tórax.

batiestesia (bathesthesia), sensibilidad de las estructuras profundas del cuerpo.

BAV (AVB), siglas de **bloqueo auriculoventricular.**

Baylisascaris *(Baylisascaris),* género de nematodos que se encuentra en los intestinos de los mamíferos. La contaminación a través de las heces de mapaches y roedores puede originar la extensión de la infestación a los animales domésticos y al hombre produciendo larva migratoria o encefalitis eosinofílica.

bazo (spleen), órgano blando muy vascularizado, de forma ovoidea, situado entre el estómago y el diafragma, en la región del hipocondrio izquierdo del cuerpo. Se considera que forma parte del sistema linfático, ya que contiene folículos linfoides. Tiene un color rojo violáceo oscuro y su forma varía de un individuo a otro. La investigación demuestra que contribuye a varias tareas tales como la inmunidad, la hematopoyesis, el almacenamiento de sangre, y la destrucción y reciclado de los eritrocitos y plaquetas. El bazo produce también leucocitos, monocitos, linfocitos y células plasmáticas en respuesta a un agente infeccioso. Si el organismo experimenta una hemorragia intensa, el bazo es capaz de incrementar el volumen sanguíneo de 350 a 550 ml en menos de 60 segundos.

bazo accesorio (accessory spleen), pequeños nódulos de tejido esplénico que pueden aparecer en el ligamento gastroesplénico, el epiplón mayor u otras localizaciones viscerales.

bazo en sagú (sago spleen), forma de bazo amiloide que afecta sobre todo a los cuerpos de Malpigio.

bazo flotante (floating spleen), bazo mal situado y con movilidad anómala.

bazuqueo (capotement), ruido de chapoteo producido por los movimientos de líquidos en un estómago dilatado que contiene aire y líquido.

BBI (IABP), siglas de **bomba de balón intraaórtico.**

BCA (ABC), siglas de **citología de biopsia por aspiración.**

BCC (CHB), siglas de **bloqueo cardíaco completo.**

BCG (BCG), siglas de **bacilo de Calmette-Guérin.**

BCIA (IABC), siglas de **balón de contrapulsación intraaórtico.**

B/D (W/D), siglas de bien desarrollado, utilizada con frecuencia en la identificación inicial de la historia de un paciente.

Be (Be), símbolo químico del **berilio.**

bebé (baby), lactante o niño pequeño, especialmente aquel que no es capaz todavía de caminar o hablar.

bebé azul (blue baby), niño nacido con cianosis causada sobre todo por una malformación cardíaca congénita, especialmente tetralogía de Fallot.

bebé de la cocaína (cocaine baby), lactante con defectos de nacimiento producidos por la exposición intrauterina a la cocaína.

bebé del crack (crack baby), lactante que ha estado expuesto a los efectos de la cocaína en el útero por una madre que la consumió en forma de «crack» durante el embarazo.

bebé inmaduro (immature baby), término que a veces se aplica al lactante que pesa menos de 1.134 g y que está considerablemente poco desarrollado al nacer.

bebé probeta (test tube baby), término popular que se aplica a los niños nacidos tras la fertilización in vitro utilizando un óvulo procedente de la madre. Tras la fertilización, el cigoto se coloca en el útero materno para que se desarrolle con normalidad.

beca (grant), premio que se concede a una institución, proyecto, equipo o individuo, que generalmente consiste en una suma de dinero. Las becas son adjudicadas por una agencia becaria, el gobierno federal, una fundación, una empresa privada o por una institución que proporciona apoyo financiero a la investigación, a un servicio o a la formación.

beca de formación (training grant), beca de dinero u otros recursos concedida para facilitar la formación en un campo determinado.

beca de practicas (traineeship), dinero asignado a un individuo para un estudio avanzado en un campo dado.

Beck, Cheryl Tatano, teórica de enfermería cuya teoría de la depresión posparto afirma que ésta se debe a una combinación de factores estresantes de tipo fisiológico, psicológico y ambientales y que los síntomas son variados y pueden ser múltiples.

beclapermina (beclapermin), factor de crecimiento derivado de las plaquetas empleado en el tratamiento de las úlceras dérmicas crónicas graves en la DM.

bejel (bejel), forma no venérea de sífilis endémica prevalente en los niños de Oriente Medio y del norte de África causada por la espiroqueta *Treponema pallidum* subespecie *endemicum*. Se transmite mediante contacto entre las personas o por compartir utensilios para la alimentación o la bebida.

bel, belio (bel), [Alexander G. Bell, inventor canadiense, 1847-1922], unidad que expresa la intensidad de sonido. Es el logaritmo (en base 10) entre la relación de la potencia de un sonido específico y la potencia de un sonido de referencia. El sonido de referencia que se suele utilizar tiene una potencia de 10^{-16} watios por cm^2 o la intensidad mínima aproximada de sonido a 1.000 ciclos por segundo que es percibida por el oído humano.

belladona (belladonna), las hojas secas, raíces y flores o frutos de *Atropa belladonna,* una planta común perenne que contiene los alcaloides hioscina e hiosciamina. Este último tiene propiedades anticolinérgicas y antiespasmódicas.

belonefobia (belonephobia), temor mórbido a los objetos punzantes, especialmente a las agujas y alfileres.

benceno (benzene), hidrocarburo (C_6H_6) líquido incoloro, sumamente inflamable, obtenido originalmente por destilación del alquitrán mineral. Ahora se consigue mediante el reformado catalítico durante el refinado del petróleo. Prototipo de los compuestos aromáticos, se emplea en la producción de diversos compuestos orgánicos, incluidos los farmacéuticos.

bendroflumetiazida (bendroflumethiazide), fármaco con acción diurética y antihipertensiva. Se prescribe para el tratamiento de la hipertensión y el edema.

beneficiario (beneficiary), persona o grupo designado para recibir ciertas ganancias, beneficios o ventajas, como el receptor de un legado o póliza de seguro.

beneficio cubierto (covered benefit), servicio sanitario incluido en la cuota de una póliza pagada por el paciente inscrito, o en su nombre.

benigno (benign), (referido a un tumor) no canceroso y, por tanto, que no representa una amenaza inmediata para la vida, aunque finalmente se requiera tratamiento por razones de salud o estéticas.

Benner, Patricia, teórica de enfermería que estableció los niveles de adquisición de destreza en la práctica de la enfermería en la obra *From Novice to Expert: Excelence and Power in Clinical Nursing Practice* (1984). Benner utilizó descripciones sistemáticas de cinco etapas: novato, principiante avanzado, competente, aventajado y experto. La obra de Benner describe la práctica de la enfermera en el contexto de lo que la enfermería es y hace realmente en lugar de descripciones teóricas descontextualizadas.

benserazide (benserazide), un inhibidor de la decarboxilación de la levodopa periférica a dopamina, cuyas acciones son parecidas a las de la carbidopa. Se emplea por vía oral asociada a levodopa como antiparkinsoniano.

bentonita (bentonite), [Fort Benton, Montana], sílice de aluminio hidratado coloidal utilizado como laxante de volumen y como base para preparados de cuidado cutáneo.

bentoquatam (bentoquatam), protector cutáneo tópico empleado para la prevención o reducción de la dermatitis alérgica por contacto con la hiedra venenosa, el roble y el sumac.

benz (benz), abreviatura de *anión benzoato carboxilato*.

benzoato de bencilo (benzyl benzoate), líquido claro, oleoso, con un agradable olor aromático. Se utiliza como agente para destruir los piojos y los ácaros de la sarna, como disolvente y como aromatizante para los chicles.

benzoato sódico (sodium benzoate), agente antifúngico utilizado también como prueba de función hepática.

benzocaína (benzocaine), anestésico local derivado del ácido aminobenzoico, útil sobre todo por vía tópica, utilizado en muchos compuestos de venta libre para el tratamiento del prurito y el dolor.

benzonatato (benzonatate), antitusivo no opiáceo. Se prescribe para suprimir el reflejo de la tos.

benzopireno dihidrodiol epóxido (BPDE-I) (benzo(a)pyrene dihydrodiol epoxide [BPDE-I]), derivado carcinógeno del benzopireno asociado con el humo del tabaco.

benzoquinamida (benzquinamide), fármaco antiemético. Se prescribe para el tratamiento de náuseas y vómitos postoperatorios.

benzotiacida (benzthiazide), fármaco con acción diurética y antihipertensiva. Se prescribe para el tratamiento de la hipertensión y el edema.

bepridil (bepridil), bloqueante de los canales de calcio empleado de forma oral como sal clorhidrato en el tratamiento de la angina de pecho crónica.

bequerelio (Bq) (becquerel [Bq]), [Antoine H. Becquerel, médico francés, 1852-1908], unidad de radiactividad del SI equivalente a una descomposición radiactiva por segundo.

beractante (beractant), sustancia obtenida de los pulmones bovinos y constituida principalmente por fosfolípidos. Imita la acción del surfactante pulmonar humano y se emplea en la prevención y tratamiento del síndrome de dificultad respiratoria del recién nacido. Se administra mediante intubación endotraqueal.

beriberi (beriberi), enfermedad de los nervios periféricos causada por una deficiencia de tiamina o por una incapacidad para asimilarla. Con frecuencia es el resultado de una dieta limitada a arroz blanco descascarillado. Los síntomas son fatiga, diarrea, pérdida de apetito y de peso, alteración de la función nerviosa con parálisis y atrofia de los miembros, edemas e insuficiencia cardíaca.

berilio (Be) (beryllium [Be]), elemento metálico ligero de color gris. Su número atómico es 4; su peso atómico, 9,012. El berilio se encuentra en la naturaleza como berilo y se utiliza en mezclas metálicas y en polvos fluorescentes.

beriliosis (berylliosis), intoxicación debida a la inhalación de polvos o vapores que contienen berilio o compuestos berílicos. Se caracteriza por la presencia de granulomas, fibrosis pulmonar, tos seca, disnea y dolor torácico.

berkelio (Bk) (berkelium [Bk]), [Berkeley, California], elemento artificial radiactivo transuránico. Su número atómico es 97; el peso atómico de su isótopo más duradero es 247.

berrinche (tantrum), explosión repentina o manifestación violenta de rabia, frustración y mal genio que aparece habitualmente en niños maladaptados y en algunas personas con desequilibrios emocionales.

bestialidad (bestiality), **1.** carácter o naturaleza brutal o animal. **2.** conducta o comportamiento caracterizado por apetitos o instintos animales.

bestialismo (bestiality), relaciones sexuales entre un ser humano y un animal.

beta (β) (beta [β]), segunda letra del alfabeto griego; se usa en nomenclatura científica para indicar la posición del átomo de carbono en una molécula, un tipo de configuración proteica, o para identificar un tipo de actividad, como los betabloqueantes o las partículas y ritmos beta. Se usa también en estadística para definir un error de interpretación de los resultados de un estudio.

beta fetoproteína (beta-fetoprotein), proteína encontrada en el hígado fetal y en algunos adultos con enfermedad hepática. Es idéntica a la ferritina hepática normal.

betaalaninemia (beta-alaninemia), enfermedad metabólica hereditaria caracterizada por la deficiencia de la enzima betaalanina-alfacetoglutarato aminotransferasa. Entre los signos clínicos se incluyen contracturas y somnolencia. Si no se corrige, puede causar la muerte.

betacaroteno (beta-carotene), precursor de la vitamina A y factor protector frente a la radiación ultravioleta. Se prescribe para mejorar la fotosensibilidad en pacientes con protoporfiria eritropoyética.

betahistina (betahistine), análogo de la histamina empleado como sal clorhidrato y que es un vasodilatador que reduce la frecuencia de crisis vertiginosas en la enfermedad de Ménière.

betalactamasa (beta-lactamase), enzima bacteriana que cataliza la hidrólisis del anillo betalactámico de algunas penicilinas y cefalosporinas, con formación de ácido penicilínico y pérdida de eficacia del antibiótico.

betametasona (betamethasone), glucocorticoide que se prescribe para el tratamiento de las dermatosis que responden al tratamiento tópico con corticoides y que se inyecta de forma directa en las lesiones (bursitis, artritis reumatoide, etc.) para controlar el dolor y la inflamación.

betanaftilamina (beta-naphthylamine), amina aromática utilizada en los colorantes derivados de la anilina y que se vincula con el desarrollo de cáncer de vejiga en el ser humano.

betatalasemia (beta-thalassemia), anemia causada por disminución de la síntesis de cadenas beta de la hemoglobina. La forma homocigótica se conoce como talasemia mayor y la heterocigótica, como talasemia menor.

betatrón (betatron), acelerador cíclico que genera electrones de alta energía utilizados para el tratamiento radioterápico.

bevacizumab (bevacizumab), anticuerpo monoclonal derivado del ADN que se une de forma selectiva al factor de crecimiento endotelial vascular humano e inhibe su actividad, de forma que reduce el crecimiento microvascular e inhibe la progresión de la enfermedad metastásica. Este fármaco se emplea como tratamiento del carcinoma de colon o recto metastásico combinado con 5-FU IV. Se está valorando también su uso como tratamiento adyuvante en los cánceres de mama y riñón.

bexaroteno (bexarotene), retinoide de segunda generación. Se prescribe para el tratamiento del linfoma cutáneo de células T. Como tratamiento en fase de investigación se puede usar en el tratamiento del cáncer de mama.

bezo (proud flesh), cantidad excesiva de tejido de granulación.

bezoar (bezoar), bola dura de pelo o fibras vegetales que se puede desarrollar en el intestino de los seres humanos, pero que se encuentra con mayor frecuencia en el estómago de los rumiantes.

BF (LF), siglas de *baja frecuencia.*

Bh (Bh), símbolo químico del **bohrio.**

bhang (bhang), alucinógeno asiático hindú, compuesto de hojas secas y tallos jóvenes de *Cannabis sativa* no cultivada. Se suele ingerir como una mezcla hervida con leche, azúcar o agua. También se puede fumar o mascar.

BHE (BBB), siglas de **barrera hematoencefálica.**

Bi (Bi), símbolo químico del **bismuto.**

biangular (binangle), instrumento quirúrgico que tiene un eje con dos ángulos compensadores para conservar el borde cortante del instrumento dentro de una distancia de 3 mm desde el eje.

biaural (binaural), relativo a los dos oídos.

biauricular (biauricular), relativo a los dos pabellones auditivos.

biblioterapia[1] (bibliotherapy), tipo de terapia de grupo en el que se leen libros, poemas y artículos periodísticos para estimular el pensamiento acerca de los acontecimientos del mundo y para fomentar las relaciones entre los miembros del grupo.

biblioterapia[2] (bibliotherapy), intervención de enfermería recogida en la Nursing Interventions Classification (NIC). Se define como el uso terapéutico de la literatura para potenciar la expresión de los sentimientos, la resolución activa de problemas, el afrontamiento o la introspección.

bicalutamida (bicalutamide), fármaco antineoplásico. Se prescribe para el tratamiento del cáncer metastásico de próstata.

bicameral (bicameral), que tiene dos cavidades.

bicapsular (bicapsular), que tiene dos cápsulas, como una cápsula articular.
bicarbonato (bicarbonate), cualquier sal de ácido carbónico en la que solamente uno de los átomos de hidrógeno ha sido sustituido por un metal o un radical, como el bicarbonato sódico ($NaHCO_3^-$).
bicarbonato estándar (standard bicarbonate), concentración del ion bicarbonato del plasma separado en condiciones anaeróbicas de la sangre completa, saturada con oxígeno y equilibrada a una presión de anhídrido carbónico de 40 torr a 38 °C. Es una medida del trastorno metabólico del equilibrio acidobásico en una muestra de sangre, después de corregida cualquier alteración respiratoria.
bicarbonato sódico (sodium bicarbonate), sal común, el sodio es el más importante catión en el líquido extracelular y el bicarbonato es el principal tampón del organismo. Está indicado en el tratamiento de la hiperacidez y la hiperpotasemia para alcalinizar la orina, como parte del tratamiento de ciertas intoxicaciones.
bicelular (bicellular), que está formado por dos células o tiene dos células.
bíceps braquial (biceps brachii), músculo largo y fusiforme del brazo localizado en la superficie anterior del húmero que se origina en la escápula mediante dos cabezas. Flexiona el brazo y el antebrazo y supina la mano.
bíceps femoral (biceps femoris), uno de los músculos femorales posteriores. Tiene dos cabezas de origen. Flexiona la pierna y la rota externamente, extiende el muslo y tiende a rotarlo externamente. Es uno de los músculos que forman el tendón de la corva.
Bickerdyke, Mary Ann [1817-1901], enfermera estadounidense que, después de asistir a un breve curso de homeopatía, asistió a los enfermos y heridos en los campos de batalla durante la guerra civil de Estados Unidos. Destacó la importancia de la limpieza, la buena alimentación y el mejor cuidado médico para sus pacientes.
biclor (biclor), abreviatura de *dos aniones cloruro* en una sal.
bicloruro de mercurio (mercury bichloride), compuesto muy tóxico utilizado antiguamente para el tratamiento de la sífilis. En la actualidad, sólo se emplea como desinfectante.
bicóncavo (biconcave), cóncavo en ambas caras; se aplica especialmente a las lentes.
biconvexo (biconvex), convexo en ambas caras; se aplica especialmente a las lentes.
bicórneo, bicornio (bicornate), que tiene dos cuernos o apófisis.
bicúspide (bicuspid), que tiene dos cúspides o puntas.
b.i.d. (b.i.d.), (en prescripción) siglas de *bis in die,* expresión latina que significa «dos veces al día».
bidactilia (bidactyly), ausencia de los dedos segundo, tercero y cuarto de la misma mano, en la que sólo están presentes el primero y el quinto.
bidé (bidet), elemento sanitario del cuarto de baño, de aspecto parecido a una taza de retrete, con un borde para sentarse y equipado, generalmente, con aparatos de grifería que sirve para la limpieza de las áreas genital y rectal.
bidermoma (bidermoma), neoplasia teratoide compuesta de células y tejidos originados en dos capas germinales.
bienestar (well-being), logro de una vida personal buena y satisfactoria según el juicio del propio individuo.
bienestar de alto nivel (high-level wellness), concepto de salud óptima que se centra en la integración del cuerpo, la mente y el ambiente para potenciar la función de un individuo.
bienestar del cuidador (caregiver well-being), resultado de enfermería recogido en la Nursing Outcomes Classification (NOC). Se define como el alcance de la percepción positiva del estado de salud del cuidador.
bienestar personal (personal well-being), resultado de enfermería de la Nursing Outcomes Classification (NOC). Se define como la extensión de la percepción positiva del propio estado de salud.
bifásico (biphasic), que tiene dos fases, partes, aspectos o estadios.
bifenilos policlorados (BPC) (polychlorinated biphenyls [PCBs]), grupo formado por más de 30 compuestos isoméricos utilizados en la fabricación de plásticos, aislamientos y material ignífugo, que presentan grandes variaciones en cuanto a la forma física de presentación, abarcando desde líquidos oleaginosos hasta cristales y resinas. Todos ellos son potencialmente tóxicos y carcinogénicos.
bífido (bifid), dividido en dos partes.
bifocal (bifocal), **1.** relativo a lo que tiene dos focos. **2.** (de una lente) que tiene dos áreas de diferente distancia focal.
bifurcación (furcation), región de división de la raíz de un diente.
bifurcación (bifurcation), división en dos ramas, como la tráquea, que se divide en los dos bronquios.
bifurcación radicular (root furcation), **1.** zona anatómica en la que se dividen las raíces de un diente multirradiculado. **2.** resorción anormal del hueso en los dientes multirradiculados como consecuencia de una enfermedad periodontal.
bifurcado (bifurcate), relativo a la división o ramificación de un objeto en dos partes,

como la ramificación de los vasos o los bronquios.
bigeminidad (bigeminy), asociación en pares.
bigeminismo de la unión (junctional bigeminy), arritmia cardíaca en la que cada latido sinusal va seguido de un latido de la unión después de un período de lactancia constante.
bigeminismo ventricular (ventricular bigeminy), arritmia en la que uno de cada dos latidos está producido por un latido ventricular prematuro.
bigémino (bigeminal), relativo a las parejas, a los gemelos o a los acontecimientos dobles.
bilabial (bilabial), sonido consonántico producido al utilizar los dos labios, como *b, p* o *m*.
bilabio (bilabe), fórceps estrecho utilizado para extirpar pequeños cálculos de la vejiga a través de la uretra.
bilaminar (bilaminar), que tiene dos capas.
bilateral (bilateral), **1.** que tiene dos caras. **2.** que ocurre o aparece en dos lados. Un paciente con pérdida auditiva bilateral puede tener sordera parcial o total en ambos oídos.
biliar (biliary), relativo o perteneciente a la bilis de la vesícula biliar y los conductos que transportan la bilis.
biligénesis (biligenesis), proceso por el cual se produce la bilis.
bilingulado (bilingulate), que tiene dos lenguas o dos estructuras similares a lenguas.
bilioso (bilious), **1.** relativo o perteneciente a la bilis. **2.** caracterizado o afectado por una secreción excesiva de bilis.
bilirrubina (bilirubin), pigmento amarillo-anaranjado de la bilis, formado principalmente por el catabolismo de la hemoglobina en los glóbulos rojos después de su vida media normal. En las personas sanas se producen aproximadamente 250 mg de bilirrubina diarios, y la mayor parte se excreta finalmente por las heces. La característica palidez amarillenta de la ictericia se produce por la acumulación de bilirrubina en la sangre y en los tejidos cutáneos.
bilirrubinemia (bilirubinemia), presencia de bilirrubina en la sangre.
bilirrubinuria (bilirubinuria), presencia de bilirrubina en la orina.
bilis (bile), líquido alcalino viscoso secretado por el hígado. Almacenada en la vesícula biliar, la bilis debe su color a la presencia de pigmentos biliares, como la bilirrubina. La bilis emulsiona las grasas (las rompe en en partículas más pequeñas y reduce la tensión superficial), preparándolas para una futura digestión y absorción en el intestino delgado.
bilis cística (cystic bile), bilis concentrada almacenada en la vesícula biliar.
bilis hepática (hepatic bile), bilis de la forma «C» que se obtiene en el tubo de drenaje duodenal después de que la vesícula biliar se ha vaciado.
biliuria (biliuria), presencia de bilis en la orina.
biliverdina (biliverdin), pigmento biliar verdoso formado por el catabolismo de la hemoglobina y que se convierte en bilirrubina.
bilobulado (bilobate), que tiene dos lóbulos. También **bilobular.**
bilocular (bilocular), **1.** dividido en dos cavidades o compartimentos. **2.** que contiene dos cavidades.
bimanual (bimanual), relativo o perteneciente al funcionamiento de ambas manos.
bimastoideo (bimastoid), relativo a las dos apófisis mastoides del hueso temporal.
bimatoprost (bimatoprost), análogo sintético de las prostaglandinas que sirve como hipotensor ocular. Se aplica de forma tópica en la conjuntiva como tratamiento del glaucoma de ángulo abierto y la hipertensión ocular.
bimaxilar (bimaxillary), relativo o perteneciente a los maxilares superior e inferior.
binocular (binocular), **1.** relativo o perteneciente a ambos ojos, especialmente con respecto a la visión. **2.** un microscopio, telescopio u otro dispositivo que puede acomodar la visión por ambos ojos.
binomial (binomial), **1.** que contiene dos nombres o términos. **2.** el nombre científico único con dos partes que se emplea para identificar una planta. El primero es el género y el segundo la especie.
binuclear (binuclear), que tiene dos núcleos, como en el ejemplo de un heterocarion o una célula híbrida binucleada.
bioactividad (bioactivity), cualquier respuesta o reacción del tejido vivo.
bioactivo (bioactive), que tiene un efecto en el tejido vivo o causa una reacción en él.
bioanálisis (bioassay), determinación de laboratorio de la concentración de un fármaco u otra sustancia en una muestra, comparando su efecto en un organismo, un animal o un tejido aislado con el de una preparación estándar.
bioastronáutica (bioastronautics), ciencia que se ocupa de los aspectos biológicos de los viajes espaciales.
biocenosis (biocenosis), comunidad ecológica.
biocibernética (biocybernetics), ciencia de la comunicación y el control en y entre los organismos vivos y su interacción con los sistemas mecánicos o electrónicos.

biocinética (biokinetics), rama de la ciencia que estudia los movimientos en el interior de los organismos en desarrollo.

bioclimatología (bioclimatology), estudio de la relación entre el clima y los seres vivos y sus interacciones.

biodegradable (biodegradable), capacidad natural de una sustancia química para ser degradada a compuestos menos complejos, o a compuestos que tienen menos átomos de carbono, por bacterias u otros microorganismos.

biodinámica (biodynamics), estudio de los efectos de los procesos dinámicos, como la radiación, sobre los organismos vivos.

biodisponibilidad (bioavailability), grado de actividad o cantidad de un fármaco u otra sustancia administrada que está disponible para actuar en el tejido diana.

bioelectricidad (bioelectricity), corriente eléctrica generada por tejidos vivos, como los nervios y los músculos.

bioenergética (bioenergetics), sistema de ejercicios basado en el concepto de que la curación natural se potencia poniendo en armonía los ritmos corporales del paciente y el entorno natural.

bioequivalente (bioequivalent), **1.** (en farmacología) relativo o perteneciente a un fármaco que tiene el mismo efecto en el cuerpo que otro fármaco, habitualmente uno casi idéntico en su fórmula química, aunque es posible que se necesiten cantidades distintas para obtener el mismo efecto. **2.** que sale y entra del cuerpo a la misma velocidad.

bioestadística (biostatistics), datos numéricos de los nacimientos, muertes, enfermedades, lesiones y otros factores que influyen en la salud general y la situación de las poblaciones humanas.

bioética (bioethics), obligaciones de naturaleza moral relativas a la investigación biológica y a sus aplicaciones.

biofarmacia (biopharmaceutics), estudio de las propiedades físicas y químicas de los fármacos, sus componentes y sus actividades en los organismos vivos.

biofeedback (biofeedback), intervención de enfermería recogida en la Nursing Interventions Classification (NIC). Se define como la asistencia al paciente para conseguir el control voluntario de las respuestas fisiológicas utilizando estímulos retroactivos de unos equipos electrónicos que controlan los procesos fisiológicos.

biofísica (health physics), estudio de los efectos de la radiación ionizante sobre el cuerpo y de los métodos para protección a las personas de los efectos indeseables de la radiación.

biofísica (biophysics), aplicación de las leyes físicas a los procesos de los organismos vivos.

biofísico (health physicist), científico sanitario que dirige la investigación, la formación y la ejecución de los programas en los que los pacientes y los profesionales de la salud están expuestos a peligros potenciales asociados al uso de equipos diagnósticos y terapéuticos, tales como los materiales radiactivos.

bioflavonoide (bioflavonoid), término genérico utilizado para cualquier compuesto de un grupo de flavonas coloreadas encontradas en muchas frutas. Actualmente se consideran nutrientes no esenciales.

bióforo (biophore), de acuerdo con el biólogo alemán A. F. L. Weissmann (1834-1914), es la unidad hereditaria básica teórica contenida en el protoplasma germinal a partir de la cual todas las células vivas se desarrollan y se transmiten todas las características heredadas.

biogénesis (biogenesis), **1.** doctrina según la cual el material vivo sólo puede originarse a partir de vida preexistente y no de la materia inanimada. **2.** el origen de la vida y los organismos vivos; ontogenia y filogenia.

biogénico (biogenic), **1.** producido por la acción de un organismo vivo, como la fermentación. **2.** esencial para la vida y el mantenimiento de la salud, como la comida, el agua y el descanso adecuado.

biogravitación (biogravics), estudio de los efectos de las fuerzas gravitatorias, como la ingravidez y el impulso de las fuerzas gravitatorias (g) sobre los organismos vivos.

bioinstrumento (bioinstrument), detector u otro dispositivo implantado en un organismo vivo o unido a él con el fin de registrar datos fisiológicos, como la actividad cerebral o la función cardíaca.

biólisis (biolysis), desintegración o disolución de la materia orgánica por acción de los organismos vivientes, como, por ejemplo, la acción de las bacterias sobre los tejidos vivos.

biología (biology), estudio científico de la vida.

biología molecular (molecular biology), estudio de la biología desde el punto de vista de las interacciones físicas y químicas de las moléculas involucradas en las funciones vitales.

biólogo (biologist), persona que estudia la ciencia de la vida.

biomasa (biome), grupo total de comunidades biológicas existentes y características de una determinada región geográfica, como un desierto, un bosque o una sabana.

biomecánica (biomechanics), estudio de las leyes mecánicas y su aplicación a los organismos vivos, especialmente al cuerpo humano y su sistema locomotor.

biomecánica dental (dental biomechanics), el uso y estudio de dispositivos mecánicos y fuerzas físicas para conseguir los cambios deseados en las estructuras orales.

biomédico (biomedical), relativo a los aspectos biológicos de la medicina y la cirugía.

biometría (biometry), aplicación de los métodos estadísticos en el análisis de los datos obtenidos en la investigación biológica o antropológica.

biomicroscopia (biomicroscopy), **1.** examen microscópico de tejido vivo en el cuerpo. **2.** examen oftalmoscópico del ojo mediante el uso de una lámpara de hendidura y una lente de aumento.

biónica (bionics), ciencia que aplica los principios y dispositivos electrónicos, como los ordenadores y los circuitos sólidos miniaturizados, a los problemas médicos, como los marcapasos artificiales utilizados para corregir ritmos cardíacos anormales.

biopelícula (biofilm), una delgada capa de microorganismos que se adhiere a la superficie de una estructura, que puede ser orgánica o inorgánica, junto con los polímeros que secretan.

biopotenciales (biopotentials), voltaje producido por un tejido corporal, especialmente el tejido muscular durante una contracción.

biopsia (biopsy), pequeña pieza de tejido vivo extraída de un órgano u otra parte del cuerpo para, mediante el examen microscópico, confirmar o establecer un diagnóstico, estimar un pronóstico o seguir el curso de una enfermedad.

biopsia cervical (cervical biopsy), extirpación de tejido cervical para su examen microscópico, a fin de diagnosticar una infección cervical crónica o un cáncer cervical.

biopsia con cepillo (brush biopsy), uso de un catéter con cerdas que se introduce dentro del organismo para recoger las células de los tejidos.

biopsia con sacabocados (punch biopsy), extirpación de tejido vivo para estudio microscópico, habitualmente médula ósea del esternón, mediante un sacabocados.

biopsia cónica (cone biopsy), extirpación quirúrgica de un segmento cónico del cuello uterino, incluyendo tanto tejido epitelial como endocervical.

biopsia cutánea con inmunofluorescencia (cutaneous immunofluorescence biopsy), exploración microscópica de los tejidos cutáneos para evaluación y diagnóstico de la dermatitis inmunomediada.

biopsia de ganglio centinela (sentinel node biopsy), biopsia de un ganglio centinela (el primer ganglio que recibe drenaje linfático de un tumor maligno). Se identifica de la forma siguiente: un colorante y una sustancia radiactiva son inyectados en el cuerpo, lo que hace que algunos ganglios «avisen» a modo de centinelas, indicando que ellos son los más apropiados para el examen. Se detectan por la luz generada por el colorante y la sustancia radiactiva, monitorizada mediante una gammacámara. Si los ganglios centinela no contienen células malignas, no suele ser necesario extirpar ganglios más distales.

biopsia de ganglio linfático centinela (sentinel lymph node biopsy), disección del primer ganglio linfático de la cadena de ganglios linfáticos para captar células tumorales metastáticas derivadas de un tumor de mama o un melanoma primarios.

biopsia de médula ósea (bone marrow biopsy), examen microscópico del tejido medular que se utiliza como método de ayuda en la evaluación de los pacientes con enfermedades hematológicas.

biopsia de pulmón (lung biopsy), prueba para obtener una muestra de tejido pulmonar para examen histológico con el fin de diagnosticar enfermedad del parénquima pulmonar.

biopsia del blastómero (blastomere biopsy), técnica para el diagnóstico genético preimplantacional, en el que se extrae un blastómero de un embrión de 6-8 células y se analizan posibles alteraciones genéticas.

biopsia endometrial (endometrial biopsy), examen microscópico de una muestra de tejido endometrial para valorar la función del cuerpo lúteo.

biopsia exfoliativa (surface biopsy), extirpación de tejidos vivos para estudio microscópico mediante raspado de la superficie de una lesión.

biopsia hepática (liver biopsy), procedimiento diagnóstico en el que se introduce una aguja especial en el hígado bajo anestesia local, para obtener una muestra de tejido hepático para su examen anatomopatológico.

biopsia laparoscópica (laparoscopic biopsy), biopsia de los órganos abdominales efectuada con instrumentos introducidos a través de un laparoscopio para la extirpación de tejido.

biopsia muscular (muscle biopsy), examen de tejido muscular extraído quirúrgicamente para diagnóstico.

biopsia óptica (optical biopsy), cualquier técnica que utilice la interacción entre la luz y un tejido para proporcionar información sobre el tejido.

biopsia pleural (pleural biopsy), extirpación de tejido pleural para examen histológico después de obtener por toracocentesis un líquido exudativo indicativo de infección, neoplasia o TB o cuando una radiografía de tórax indique un tumor asentado en la pleura, reacción o engrosamiento pleurales.

biopsia por aspiración (aspiration biopsy), extracción de un tejido vivo para realizar un examen microscópico mediante aspiración a través de una aguja fina acoplada a una jeringuilla. Este procedimiento se utiliza fundamentalmente para obtener células a partir de una lesión de contenido líquido, o cuando el líquido se forma en una cavidad serosa.

biopsia por punción (needle biopsy), extracción de una porción de tejido vivo para su observación al microscopio, a través de una aguja hueca que se introduce en la piel o en la superficie externa de un órgano o tumor y se hace girar en sus capas celulares más internas.

biopsia por succión (suction biopsy), procedimiento para obtener muestras de tejido o fluidos de ganglios linfáticos o de lesiones profundas mediante succión a través de un trócar o cánula.

biopsia renal (renal biopsy), extirpación de tejido renal para su análisis microscópico. Se realiza para establecer el diagnóstico de una nefropatía y ayudar a determinar el estadio de la enfermedad, el tratamiento adecuado y el pronóstico. En la biopsia abierta se hace una incisión que permite visualizar mejor el riñón y conlleva un riesgo más bajo de hemorragia; la biopsia cerrada o percutánea se realiza aspirando una muestra de tejido con una aguja; su período de recuperación es más corto y tiene menos riesgo de infección.

biopsia-aspiración-citología (BAC) (aspiration biopsy cytology [ABC]), examen microscópico de células obtenidas directamente a partir de un tejido vivo del cuerpo mediante aspiración realizada con una aguja fina.

biopsiar (biopsy), extirpar una muestra de tejido para analizarla.

biopsicosocial (biopsychosocial), relativo o perteneciente al complejo de aspectos biológicos, psicológicos y sociales de la vida.

biopsíquico (biopsychic), relativo o perteneciente a los factores psíquicos en su relación con los organismos vivos.

bioquímica (biochemistry), la química de los organismos vivos y los procesos de la vida.

biorretroalimentación (biofeedback), proceso que proporciona información a un sujeto, a partir de datos visuales o auditivos, sobre las funciones fisiológicas autónomas de su cuerpo, tales como la presión arterial, la tensión muscular o la actividad cerebral. Mediante un procedimiento de ensayo y error, la persona aprende a controlar de modo consciente esos procesos que previamente eran involuntarios.

biorretroalimentación electromiográfica (electromyographic biofeedback), procedimiento terapéutico que emplea instrumentos electrónicos o electromecánicos para medir, procesar y reforzar la información exactamente mediante retroalimentación con señales auditivas y visuales. Se utiliza para proporcionar información sobre la actividad muscular durante la deambulación.

biorriesgo (biohazard), cualquier cosa que suponga un riesgo para los organismos vivos, como la exposición a radiación ionizante, o bacterias y virus dañinos.

bioseguridad (biosafety), sistema para la manipulación inocua de sustancias químicas y biológicas tóxicas y peligrosas. La orientación sobre bioseguridad es facilitada por los US Centers for Disease Control, la Occupational Safety and Health Administration y el National Institute for Occupational Safety and Health.

biosíntesis (biosynthesis), cualquiera de los miles de procesos químicos que ocurren continuamente en el cuerpo en los que las moléculas menos complejas forman biomoléculas más complejas, sobre todo los hidratos de carbono, los lípidos, las proteínas, los nucleótidos y los ácidos nucleicos.

biosistema (biosystem), cualquier organismo vivo o sistema complejo de criaturas vivientes.

biotaxia (biotaxy), **1.** biotaxis. **2.** clasificación sistemática de los organismos vivos según sus características anatómicas; taxonomía.

biotaxis (biotaxis), capacidad de las células vivas para desarrollarse estructurándose en determinadas formas y organizaciones.

biotecnología (biotechnology), **1.** estudio de las relaciones entre los seres humanos u otros organismos vivos y las máquinas, como los efectos de los equipos informáticos sobre los trabajadores de oficina. **2.** aplicación industrial de los resultados de la investigación biológica, especialmente en campos como el ADN recombinante o la combinación de genes.

biotelemetría (biotelemetry), transmisión de datos fisiológicos, como los registros del ECG y el EEG, la frecuencia cardíaca y la temperatura corporal, mediante sistemas de radio o teléfono.

bioterapia (biotherapy), tipo de tratamiento del cáncer que utiliza agentes para estimular al propio sistema inmunitario del cuerpo en la destrucción del cáncer. Entre ellos se incluyen las interleucinas, los interferones y los factores de crecimiento hematopoyéticos.

bioterrorism (bioterrorism), uso calculado o amenaza de uso de agentes biológicos contra la población civil para conseguir objetivos políticos o ideológicos mediante la intimidación y la coerción.

biotina (biotin), vitamina del grupo B incolora, cristalina y soluble en agua que actúa como coenzima en la síntesis de ácidos grasos y en la oxidación de ácidos grasos e hidratos de carbono. Ayuda también para la utilización de proteínas, ácido fólico, ácido pantoténico y vitamina B_{12}.

biotopo (biotope), hábitat o nicho biológico específico.

biotoxina (biotoxin), cualquier toxina producida por organismos vivos.

biotransformación (biotransformation), cambios químicos que sufre una sustancia en el cuerpo, como puede ser la acción de las enzimas.

biovular (binovular), derivado de dos óvulos distintos, como ocurre en los gemelos dicigóticos.

bipalatinoide (bipalatinoid), describe una cápsula con dos compartimentos con diferentes medicaciones en cada lado. Está diseñada de forma que las dos sustancias resulten mezcladas y activadas cuando se disuelve la cápsula de gelatina.

bípara (bipara), mujer que ha dado a luz dos veces en diferentes partos.

biparietal (biparietal), relativo o perteneciente a los dos huesos parietales de la cabeza.

bíparo (biparous), relativo al nacimiento de dos niños en diferentes gestaciones.

bipartita (bipartite), que tiene dos partes.

bipédico (bipedal), capaz de desplazarse sobre dos patas.

bípedo (biped), **1.** que tiene dos pies. **2.** cualquier animal con sólo dos patas.

bipenniforme (bipenniform), (de una estructura corporal) que tiene la simetría bilateral de una pluma, como el patrón formado por los fascículos que convergen en ambos lados de un tendón muscular en el recto anterior del muslo.

biperforado (biforate, biperforate), que tiene dos perforaciones o agujeros.

biperideno, clorhidrato (biperiden hydrochloride), anticolinérgico sintético. Se puede prescribir para el tratamiento de la enfermedad de Parkinson y de las alteraciones extrapiramidales producidas por fármacos.

bipolar (bipolar), **1.** que tiene dos polos, como ciertos tratamientos electroterapéuticos que utilizan dos polos o ciertas tinciones bacterianas que afectan sólo a los dos polos del microorganismo estudiado. **2.** (en una célula nerviosa) que tiene un sistema aferente y uno eferente.

bipotencialidad (bipotentiality), la propiedad de actuar o reaccionar de acuerdo con cualquiera de dos potenciales.

bis in die (b.i.d.) (bis in die [b.i.d.]), expresión latina utilizada en las prescripciones, que significa «dos veces al día». Se utiliza más frecuentemente en su forma abreviada.

bisacodil (bisacodyl), catártico. Se prescribe para el tratamiento del estreñimiento agudo o crónico y para vaciar el intestino antes o después de un procedimiento quirúrgico o antes de realizar una radiografía.

bisacromial (bisacromial), relativo a los dos acromiones, las placas óseas planas triangulares situadas en el extremo de la escápula.

bisalbuminemia (bisalbuminemia), trastorno en el cual existen dos tipos de albúmina en un individuo. Los dos tipos son expresados por alelos heterocigóticos del gen de la albúmina y se detectan mediante diferencias en la movilidad de los tipos en los geles electroforéticos.

bisecar (bisect), dividir en dos partes iguales.

bisel (bevel), **1.** cualquier ángulo entre dos planos o superficies distinto de un ángulo recto. **2.** (en odontología) corte de un diente con un ángulo distinto de 90 grados respecto a la pared de una cavidad en la preparación de una cavidad dental.

bisel cavosuperficial (cavosurface bevel), inclinación del ángulo cavosuperficial de la cavidad preparada de un diente en relación con la pared de esmalte.

bisexual (bisexual), **1.** hermafrodita; que tiene gónadas de ambos sexos. **2.** que posee características físicas o psicológicas de ambos sexos. **3.** que participa en actividades tanto heterosexuales como homosexuales. **4.** que desea contacto sexual con personas de ambos sexos.

bisinosis (byssinosis), enfermedad respiratoria profesional caracterizada por falta de aliento, tos y sibilancias. Esta enfermedad es una reacción alérgica al polvo o los hongos del algodón, lino y fibras de cáñamo. Los síntomas son reversibles en fases precoces, pero una exposición prolongada produce obstrucción crónica de la vía aérea, bronquitis, enfisema y fibrosis, que provocan insuficiencia respiratoria, hipertensión pulmonar y cor pulmonale.

bismuto (Bi) (bismuth [Bi]), elemento metálico cristalino trivalente de color rojizo. Su número atómico es 83; su peso atómico, 208,98.

bisoprolol (bisoprolol), bloqueante betaadrenérgico sintético, empleado en forma de sal de fumarato. Se administra por vía oral como antihipertensivo.

bisturí cibernético (cyberknife), sistema de radiocirugía robótica que genera múltiples haces de radiación; se utiliza para tratar tumores benignos, cánceres y otras enfermedades en cualquier localización corporal.

Consta de un acelerador lineal y un brazo robótico.

bisturí de Goldman-Fox (Goldman-Fox knife), instrumento quirúrgico dental con un extremo cortante afilado, diseñado para la incisión y modelación del tejido gingival.

bisturí de Kirkland (Kirkland knife), [Olin Kirkland, odontólogo estadounidense, 1876-1969], bisturí quirúrgico con una hoja en forma de corazón, afilada por todos sus bordes, que se utiliza para la incisión primaria de la gingivectomía.

bisturí de Merrifield (Merrifield's knife), bisturí quirúrgico con una hoja larga, estrecha y triangular fijada a un mango que se utiliza en las incisiones de gingivotomía.

bisturí eléctrico (cautery knife), bisturí quirúrgico que secciona y cauteriza el tejido evitando la hemorragia. El bisturí se conecta a una fuente eléctrica que genera el calor necesario para la cauterización.

bisturí eléctrico bipolar (bipolar electrocautery), bisturí eléctrico en el que los electrodos activo y de retorno se incorporan en un instrumento manual único, de forma que la corriente pasa entre las puntas de los dos electrodos y sólo afecta a una cantidad de tejido pequeña.

bisturí gamma (gamma knife), dispositivo que utiliza haces precisos y entrecruzados de rayos gamma para aplicar radioterapia como tratamiento de lesiones intracraneales.

bitart (bitart), abreviatura de **anión carboxilato bitartrato.**

bitartrato (bitartrate), el monoanión del ácido tartárico, $C_4H_5O_6^-$.

bitartrato de cisteamina (cysteamine bitartrate), anticisteína que reacciona con la cistina en los lisosomas celulares, para convertirla en cisteína y en un compuesto mixto de disulfuro, que puede salir de los lisosomas en pacientes con un defecto metabólico que causa cistinosis. Se utiliza en el tratamiento de un trastorno hereditario del metabolismo de los aminoácidos, en el que la cisteína se acumula en las células y da lugar a la formación de cristales que pueden dañar varios órganos, en especial los riñones.

bitartrato de colina (choline bitartratre), sal bitartrato de la colina utilizada como suplemento dietético.

bitartrato de hidrocodona (hydrocodone bitartrate), opiáceo antitusivo y analgésico. Se utiliza en el tratamiento de la tos y del dolor moderado o intenso.

bitartrato de metaraminol (metaraminol bitartrate), vasopresor adrenérgico. Se prescribe en el tratamiento de la hipotensión y del shock.

bitartrato de noradrenalina (norepinephrine bitartrate), preparación comercial de un agonista endógeno de α-1, α-2 y β-1 adrenérgico. Se utiliza en el tratamiento del shock que persiste después de haberse corregido la hipovolemia.

bitemporal (bitemporal), relativo o perteneciente a ambas sienes o a ambos huesos temporales.

Bithynia *(Bithynia),* género de caracoles, algunas de cuyas especies actúan como huésped intermediario de *Opisthorchis.*

bitolterol (bitolterol), agonista del receptor betaadrenérgico empleado como broncodilatador. Se administra por vía inhalada en forma de mesilato, una sal.

bivalente (bivalent), (en genética) par de cromosomas homólogos unidos entre sí por entrecruzamiento durante la primera profase meiótica de la gametogénesis. La estructura sirve de base a las tétradas a partir de las cuales se producen los gametos durante las dos divisiones meióticas.

bivalirudina (bivalirudin), un inhibidor de la actividad procoagulante de la trombina, que se emplea junto con la aspirina como anticoagulante en pacientes con una angina de pecho inestable cuando se realizan una angioplastia coronaria transluminal percutánea.

bizco (squinting eye), ojo anormal de una persona con estrabismo que no está alineado con el ojo que enfoca.

Bk (Bk), símbolo químico del **berkelio.**

BK (BK), símbolo químico del **berkelio.**

blackout (blackout), *coloquial,* pérdida momentánea de visión o de conocimiento.

Blackwell, Elizabeth [1821-1910], doctora estadounidense nacida en Inglaterra, primera mujer que recibió el título de Medicina. Estableció el New York Infirmary, un hospital de 40 camas dirigido enteramente por mujeres. Su influencia ayudó al establecimiento de las escuelas de enfermería para mejorar los cuidados de los pacientes.

blanco (blank), solución que contiene todos los reactivos necesarios para el análisis de una sustancia excepto la sustancia investigada.

blanqueado (bleaching), proceso mediante el cual se quitan manchas o colores de una superficie utilizando medios químicos.

blanqueamiento de dientes (tooth bleaching), proceso de eliminación de tinciones o color de los dientes mediante la aplicación de productos químicos, como el peróxido de hidrógeno.

blanqueo gingival (gingival blanching), atenuación del color de las encías, habitualmente temporal, producida por la distensión del tejido gingival, con disminución de la irrigación sanguínea.

blasón (escutcheon), patrón de distribución del vello púbico en el adulto, romboide en el hombre y triangular en la mujer.

blastema (blastema), **1.** cualquier masa de protoplasma vivo capaz de crecer y diferenciarse, específicamente el material celular primordial indiferenciado a partir del que se desarrolla un órgano o tejido particular. **2.** en ciertos animales, un grupo de células capaces de regenerar una parte perdida o dañada o producir un organismo completo en la reproducción asexual. **3.** el área de yema o brote de una planta.

blastema metanéfrico (metanephric blastema), masa de células mesodérmicas intermedias situadas alrededor del brote uretérico que da lugar a las nefronas del riñón permanente.

blástide (blastid), punto del óvulo fertilizado en el que se fusionan los pronúcleos y se forma el núcleo.

blastina (blastin), cualquier sustancia que suministra alimento o estimula el crecimiento y la proliferación celular, como la alantoína.

blasto (blast), **1.** célula primitiva, como puede ser el caso de una célula germinal embrionaria. **2.** célula capaz de formar tejido, como, por ejemplo, los osteoblastos en el hueso en fase de desarrollo.

blastocele (blastocoele), cavidad llena de líquido del blastocisto de los mamíferos y la blástula o discoblástula de los animales inferiores. Esta cavidad aumenta la superficie del embrión en desarrollo para una mejor absorción de nutrientes y oxígeno.

blastocinina (blastokinin), globulina segregada por el útero en muchos animales, que puede estimular y regular el proceso de implantación del blastocisto en la pared uterina.

blastocisto (blastocyst), forma embrionaria que sigue a la fase de mórula en el desarrollo humano. La implantación en la pared del útero ocurre entre 8 y 13 días después de la fecundación.

blastocito (blastocyte), célula embrionaria indiferenciada previa a la formación de la capa germinal.

blastodermo (blastoderm), capa de células que forman la pared del blastocisto de los mamíferos y la blástula en los animales inferiores durante las primeras fases del desarrollo embrionario. Se produce por la división del óvulo fertilizado y da lugar a las capas germinales primarias, el ectodermo, el mesodermo y el endodermo, de donde derivan el embrión y todas sus membranas.

blastodermo bilaminar (bilaminar blastoderm), estado de desarrollo embrionario anterior a la formación del mesodermo en el que sólo se han formado las capas germinales primarias ectodérmica y endodérmica.

blastodermo embrionario (embryonic blastoderm), zona del blastodermo que origina la línea primitiva, a partir de la que se desarrolla el cuerpo del embrión.

blastodermo extraembrionario (extraembryonic blastoderm), zona del blastodermo por fuera del embrión que origina las membranas que rodean al embrión durante la gestación.

blastodermo trilaminar (trilaminar blastoderm), fase del desarrollo embrionario en la que se han formado las tres capas germinales primarias, el ectodermo, el mesodermo y el endodermo.

blastogénesis (blastogenesis), **1.** reproducción asexual por gemación. **2.** teoría de la transmisión de las características hereditarias por el protoplasma germinal. **3.** desarrollo temprano del embrión durante la división y formación de las capas germinales. **4.** proceso de transformación de los linfocitos pequeños en los cultivos tisulares en células blásticas grandes por la exposición a fitohemaglutinina u otras sustancias, a menudo con el propósito de inducir mitosis.

blastogenia (blastogeny), las fases precoces de la ontogenia; la evolución del protoplasma germinal de un organismo o especie, que traza la historia de las características heredadas.

blastogénico (blastogenic), **1.** que se origina en el protoplasma germinal. **2.** inicio de la proliferación tisular. **3.** relacionado con la blastogénesis o caracterizado por ésta.

blastólisis (blastolysis), destrucción de una célula germinal o blastodermo.

blastoma (blastoma), neoplasia de tejido embrionario desarrollado del blastema de un órgano o tejido. El blastoma derivado de varias células dispersas se denomina pluricéntrico; el que deriva de una sola célula o de un grupo de células es unicéntrico.

blastomatosis (blastomatosis), desarrollo de muchos tumores derivados del tejido embrionario.

blastómero (blastomere), cada una de las dos células que se desarrollan en la primera división mitótica de la segmentación del núcleo de un óvulo fertilizado (cigoto). Los dos blastómeros se dividen y subdividen para formar la mórula en los primeros días de la gestación.

blastomerotomía (blastomerotomy), destrucción de los blastómeros.

blastomicosis (blastomycosis), enfermedad infecciosa causada por un hongo, *Blastomyces dermatitidis,* que habitualmente sólo afecta a la piel, pero puede causar neumonía aguda o diseminarse e invadir los pulmones, los riñones, el SNC y los huesos.

blastomicosis norteamericana (North American blastomycosis), infección producida por la inhalación del hongo *Blastomyces dermatitides*. Puede recordar una neumonía bacteriana. En la cara y las manos pueden producirse lesiones cutáneas indoloras, bien delimitadas, verrucosas o ulceradas. La enfermedad puede progresar y afectar a los huesos y al cerebro; en los casos letales se ven afectadas múltiples vísceras.

Blastomyces *(Blastomyces),* género de hongos similares a levaduras, del que forman parte las especies de *Blastomyces dermatitidis,* responsable de la blastomicosis de Norteamérica, y *Paracoccidioides brasiliensis,* responsable de la blastomicosis de Sudamérica.

blastoporo (blastopore), (en embriología) invaginación de la blástula que tiene lugar durante el proceso de transformación de blástula a gástrula.

blástula (blastula), fase precoz del proceso a través del cual el cigoto se transforma en embrión, caracterizada por una esfera llena de líquido formada por una capa única de células llamada blastodermo.

blastulación (blastulation), transformación de la mórula en un blastocisto o blástula por el desarrollo de una cavidad central, el blastocele.

blefárico (blepharal), relativo o perteneciente a los párpados.

blefaritis (blepharitis), trastorno inflamatorio de los folículos de las pestañas y de las glándulas de Meibomio de los párpados, caracterizada por tumefacción, enrojecimiento y costras de moco seco en los párpados.

blefaritis escamosa (squamous blepharitis), un tipo de blefaritis no ulcerosa en el que el borde del párpado está cubierto de pequeñas escamas blancas o grises.

blefaritis no ulcerosa (nonulcerative blepharitis), forma de blefaritis caracterizada por escamas grasas sobre los bordes de los párpados, alrededor de las pestañas, con hiperemia y engrosamiento de la piel. La blefaritis no ulcerosa se asocia con frecuencia a dermatitis seborreica.

blefaritis seborreica (seborrheic blepharitis), tipo de dermatitis seborreica en el cual los párpados están eritematosos y los márgenes cubiertos por una costra granulosa.

blefaritis ulcerosa (ulcerative blepharitis), forma de blefaritis en la que la infección estafilocócica de los folículos de las pestañas y de las glándulas de las pestañas produce unas costras pegajosas en los bordes de los párpados. Si se arrancan las costras, la piel subyacente sangra. En los folículos de las pestañas se desarrollan pústulas minúsculas que se rompen para formar úlceras superficiales.

blefaroadenoma (blepharoadenoma), tumor epitelial glandular de los párpados.

blefaroateroma (blepharoatheroma), tumor de los párpados.

blefarocalasia (blepharochalasis), relajación de la piel del párpado debido a la atrofia del tejido subcutáneo.

blefaroclono (blepharoclonus), trastorno caracterizado por espasmos musculares del párpado que se presentan al aumentar el parpadeo.

blefaroedema (blepharedema), acumulación de líquido en el párpado que causa un aspecto hinchado.

blefaroespasmo (blepharospasm), contracción involuntaria de los músculos del párpado.

blefarofimosis (blepharophimosis), estrechez anormal de la hendidura palpebral en dirección horizontal causada por el desplazamiento lateral del canto interno.

blefaroncosis (blepharoncus), neoplasia de los párpados.

blefaroplastia (blepharoplasty), utilización de la cirugía plástica para restablecer o reparar el párpado y la ceja.

blefaroplejía (blepharoplegia), parálisis de los músculos del párpado.

blenorrea (blennorrhea), flujo excesivo de moco.

Bleuler, Eugen, [psiquiatra suizo, 1857-1939], investigador pionero en los campos del autismo y la esquizofrenia. Bleuler introdujo el término *esquizofrenia* para reemplazar el de *demencia precoz* e identificó cuatro síntomas primarios de la esquizofrenia conocidos como las «4 aes» de Bleuler: *a*mbivalencia, trastorno *a*sociativo, pensamiento *a*utista e incongruencia *a*fectiva.

blooming (blooming), aumento del tamaño del punto focal de los rayos X por repulsión electrostática.

bloque de mano (handblock), dispositivo hecho de un bloque de madera de varios centímetros de alto con un mango firme al que se puede asir un paciente incapacitado, proporcionándole un cierto soporte para el cuerpo en las actividades ambulatorias menores, como al meterse en la cama o al levantarse.

bloqueador (blockade), fármaco que interfiere o impide una acción específica en un órgano o tejido, como por ejemplo los bloqueantes colinérgicos que inhiben la transmisión, a lo largo de las fibras del sistema nervioso autónomo, de los impulsos nerviosos producidos por la acetilcolina.

bloqueante colinérgico (cholinergic blocking agent), cualquier agente que bloquea la acción de la acetilcolina y sustancias similares a ella. Estos agentes bloquean la acción de los nervios colinérgicos, que transmiten impulsos por la liberación de acetilcolina en sus sinapsis.

bloqueante de los canales de potasio (potassium channel blocking agent), cualquiera de una clase de agentes antiarrítmicos que inhiben el movimiento de los iones de potasio a través de los canales de potasio, prolongando así la repolarización de la membrana celular.

bloqueante de los canales del sodio (sodium channel blocking agent), cualquiera de los diferentes agentes antiarrítmicos que evitan los latidos ectópicos actuando sobre los canales del sodio parcialmente inactivados para inhibir las depolarizaciones anómalas.

bloqueante neuromuscular (neuromuscular blocking agent), sustancia química que interfiere localmente con la transmisión o recepción de impulsos que van desde el nervio motor hasta el músculo esquelético. Los agentes no despolarizantes bloquean competitivamente la acción del transmisor acetilcolina en la placa motora terminal. Los agentes bloqueantes despolarizantes también compiten con la acetilcolina por los receptores colinérgicos de la placa motora terminal, pero actúan activando primero el receptor y después bloqueando su capacidad para recuperarse para el siguiente estímulo. Los bloqueantes neuromusculares se utilizan para inducir la miorrelajación en la anestesia, la intubación endotraqueal y la terapia con electroshock, y como adyuvantes en el tratamiento del tétanos, encefalitis y poliomielitis.

bloqueante no despolarizante (nondepolarizing blocking agent), compuesto que provoca la parálisis del músculo esquelético al bloquear la neurotransmisión en la unión neuromuscular. Actúa uniéndose competitivamente a los receptores colinérgicos de la placa motora sin despolarizar la membrana postsináptica.

bloqueantes de los canales del calcio (calcium channel blocker), fármacos que inhiben el flujo de los iones de calcio a través de la membrana de las células del músculo liso. Al reducir el flujo de calcio se relaja el tono del músculo liso y el riesgo de espasmo muscular disminuye. Los bloqueantes de los canales del calcio se utilizan principalmente en el tratamiento del espasmo de las arterias coronarias (p. ej., en la angina variante).

bloqueo (block), **1.** obstrucción al paso de un impulso nervioso. Se puede aplicar este término al bloqueo de una conducción nerviosa como el generado por un anestésico local, a la inhibición por bloqueo de los receptores beta por los bloqueantes betaadrenérgicos o a la prevención de la transmisión neuromuscular por bloqueo de los receptores nicotínicos por los fármacos relajantes musculares. **2.** instrumento dental para mantener la separación entre los dientes, como el bloqueo de la mordida.

bloqueo (blocking), **1.** prevención de la transmisión de un impulso, como ocurre con los fármacos antiadrenérgicos o mediante la inyección de un anestésico. **2.** interrupción de un proceso intracelular de biosíntesis, como mediante la inyección de actinomicina D o la acción de una antivitamina. **3.** interrupción involuntaria del curso del pensamiento o del habla. **4.** represión de una idea o emoción para mantenerla fuera de la conciencia.

bloqueo auriculoventricular (AVB) (atrioventricular block [AVB]), enlentecimiento o interrupción de la conducción del impulso correspondiente a la excitación cardíaca, que tiene lugar en el nódulo auriculoventricular, en el haz de His o en sus ramas.

bloqueo cardíaco (heart block), interferencia en la conducción normal de los impulsos eléctricos que controlan la actividad del músculo cardíaco. El bloqueo cardíaco habitualmente se define por la localización del bloqueo y el tipo.

bloqueo cardíaco completo (BCC) (complete heart block [CHB]), alteración que consiste en un fallo completo de la conducción de todos los impulsos que parten de las aurículas hacia los ventrículos, de forma que laten de modo independiente.

bloqueo cardíaco tipo Mobitz I (Mobitz I heart block), [Woldemar Mobitz, médico alemán, s. XIX], bloqueo auriculoventricular (AV) parcial o de segundo grado en el que el intervalo PR aumenta progresivamente hasta que no se propaga el impulso auricular. El bloqueo cardíaco tipo Mobitz I está producido por una conducción anormal del impulso cardíaco en el nódulo AV y puede precipitarse por un aumento del tono vagal isquemia nodal AV o tratamiento con digital.

bloqueo cardíaco tipo Mobitz II (Mobitz II heart block), bloqueo auriculoventricular (AV) parcial o de segundo grado caracterizado por la ausencia súbita de conducción de un impulso auricular y la pérdida periódica de un latido sin que antes se produzca un alargamiento del intervalo PR. Este tipo de bloqueo suele ser el resultado de una alteración de la conducción en las ramas del haz y puede estar producido por IM anterior, toxicidad por fármacos, alteraciones electrolíticas, nódulos reumatoides y diversas enfermedades degenerativas.

bloqueo de Bier (Bier block), [August Karl Gustav Bier, cirujano alemán, 1861-1949], anestesia regional mediante inyección intravenosa de un anestésico local diluido como lidocaína. Se limita a intervenciones de corta duración (menos de una hora).

bloqueo de entrada (entrance block), zona teórica que rodea al foco marcapasos fisiológico del corazón y que le protege de las descargas de impulsos externos que podrían desencadenar contracciones ventriculares ectópicas.

bloqueo de la comunicación (blocked communication), situación en la que está dificultada la comunicación con un paciente por la presencia de mensajes verbales y no verbales incongruentes, y mensajes que contienen discrepancias e inconsistencias.

bloqueo de rama (BR) (bundle branch block [BBB]), anomalía de la conducción del impulso cardíaco en los ventrículos, dando lugar a un complejo QRS de forma anómala. Con frecuencia aparece en el infarto de miocardio de pared anterior.

bloqueo de rama derecha (BRD) (right bundle branch block [RBBB]), trastorno cardíaco caracterizado por una transmisión ausente o defectuosa del impulso eléctrico a través del haz de fibras que transmiten los impulsos desde el haz de His al ventrículo derecho. A menudo se asocia a hipertrofia del ventrículo derecho, sobre todo en atletas y en personas menores de 40 años. En individuos de más edad, el bloqueo de rama derecha se suele asociar a arteriopatía coronaria.

bloqueo de rama izquierda (left bundle branch block [LBBB]), interrupción del impulso cardíaco desde el haz de His por la rama izquierda, lo que provoca una estimulación precoz del lado derecho del tabique y del miocardio del ventrículo derecho.

bloqueo de salida (exit block), fallo en la salida de un impulso esperado desde su foco de origen y que provoca la despolarización del músculo cardíaco.

bloqueo del plexo cervical (cervical plexus block), bloqueo nervioso en cualquier punto por debajo de la apófisis mastoides desde la segunda vértebra cervical hasta la sexta vértebra cervical. Este método se usa para operaciones en el área entre la mandíbula y la clavícula.

bloqueo espinal (spinal block), obstrucción de la circulación del LCR.

bloqueo fenólico (phenol block), inyección de hidroxibenceno (fenol) en nervios aislados, realizando un bloqueo selectivo de dichos nervios. Esta técnica se utiliza en ocasiones para controlar la espasticidad de grupos específicos de músculos o para bloquear la transmisión de impulsos nerviosos en enfermedades como el cáncer.

bloqueo ganglionar (ganglionic blockade), bloqueo del impulso nervioso en las sinapsis de los ganglios autónomos, normalmente mediante la administración de agentes bloqueantes ganglionares.

bloqueo infranodal (infranodal block), tipo de bloqueo auriculoventricular (AV) en el cual la anomalía está por debajo del nódulo AV, es decir, en el fascículo de His o en ambas ramas fasciculares. El trastorno suele ser resultado de arteriosclerosis, enfermedades degenerativas, un defecto en el sistema de conducción o un tumor. Los síntomas son episodios frecuentes de desmayo y una frecuencia del pulso entre 20 y 40 latidos por minuto.

bloqueo intraauricular (intraatrial block), conducción retrasada o anómala del impulso cardíaco dentro de las aurículas, identificable mediante un ECG por la presencia de una onda P prolongada y frecuentemente con una escotadura.

bloqueo intraventricular (intraventricular block), conducción lenta o detención del impulso de excitación cardíaca, de origen ventricular. El bloqueo puede ser de rama derecha, de rama izquierda, un hemibloqueo o de los fascículos izquierdos, anterior o posterior o bifascicular. El bloqueo se puede identificar en el electrocardiograma cuando la duración del QRS es mayor de lo normal.

bloqueo mandibular (mandibular block), anestesia regional de la mandíbula inferior producida por inyección de un analgésico local cerca de la tercera rama del nervio trigémino.

bloqueo neuromuscular (neuromuscular blockade), inhibición de la contracción muscular activada por el sistema nervioso, que puede dar lugar a debilidad muscular o parálisis.

bloqueo paracervical (paracervical block), forma de anestesia regional en la cual se inyecta un anestésico local en la región situada a cada lado del cuello uterino, que contiene el plexo nervioso que inerva el cuello uterino. El bloqueo paracervical no es la anestesia indicada para el parto o alumbramiento debido a la alta incidencia de bradicardia fetal y porque sólo cubre la primera fase del parto, pero es una opción adecuada para abortos y otras intervenciones ginecológicas.

bloqueo paravertebral (paravertebral block), **1.** bloqueo de la transmisión de impulsos somáticos a través de los nervios raquídeos mediante la inyección de una solución analgésica local junto al punto por donde emergen. **2.** bloqueo de la cadena de nervios simpáticos paravertebrales situados en la región anteroexterna de los cuerpos vertebrales.

bloqueo pudendo (pudendal block), forma de bloqueo anestésico regional que se realiza para aliviar las molestias de la segunda fase del parto. El bloqueo pudendo anestesia el perineo, la vulva, el clítoris, los labios mayores y la región perirrectal sin afectar a las contracciones musculares del útero.

bloqueo retrobulbar (retrobulbar block), bloqueo realizado mediante inyección de un anestésico local en el espacio retrobulbar para anestesiar e inmovilizar el ojo.

bloqueo sinoauricular (SA) (sinoatrial [SA] block), trastorno de la conducción cardíaca en el cual un impulso formado en el nódulo SA es bloqueado o retrasado y no consigue despolarizar el miocardio auricular. Hay dos tipos de bloqueo sinoauricular. El tipo I (bloqueo SA de Wenckebach) se caracteriza en el electrocardiograma por acortamiento progresivo del intervalo P-P y pausas en el ritmo que no llegan a ser tan largas como el doble del ciclo más corto sinusal normal. El tipo II de bloqueo SA se caracteriza en el electrocardiograma por ausencia de ondas P sin acortamiento de los intervalos P-P. Entre las causas se encuentra una estimulación vagal exagerada, infecciones agudas y aterosclerosis. El bloqueo SA puede ser también una reacción adversa de la quinidina o los digitálicos.

bloqueo unidireccional (unidirectional block), fallo patológico de la conducción del impulso cardíaco en una dirección mientras que la conducción es posible en la otra dirección.

B_2M (B_2M), siglas de **beta$_2$-microglobulina.**

BMA (BMA), siglas de **British Medical Association.**

BMD (BMD), siglas de **Bureau of Medical Devices.**

BNA (BNA), siglas de ***Nomenclatura Anatómica de Basilea.***

bobinar (bobbing), el acto de moverse arriba y abajo, habitualmente con un movimiento de sacudida.

bobinas de ajuste (shim coils), bobinas portadoras de corriente usadas en resonancia magnética para mejorar la homogeneidad del campo magnético.

boca (mouth), **1.** cavidad oral, casi ovalada, del extremo anterior del tracto digestivo, delimitada anteriormente por los labios y que contiene la lengua y los dientes. Consta de un vestíbulo y de la cavidad bucal propiamente dicha. El vestíbulo, situado por delante de los dientes, está limitado externamente por los labios y las mejillas, e internamente por las encías y los dientes. El vestíbulo recibe las secreciones de las glándulas salivales parótidas. El techo de la boca está constituido por los paladares duro y blando. La lengua constituye la mayor parte del suelo de la cavidad. **2.** orificio.

bocio (goiter), glándula tiroides hipertrófica que habitualmente se manifiesta como una tumefacción pronunciada en el cuello. El aumento de tamaño puede estar asociado a hipo o hipertiroidismo o a unos niveles normales de función tiroidea.

bocio aberrante (aberrant goiter), bocio de una glándula tiroidea supernumeraria o ectópica.

bocio adenomatoso (adenomatous goiter), aumento de tamaño de la glándula tiroides producido por un adenoma o por numerosos nódulos coloides.

bocio agudo (acute goiter), proceso consistente en un aumento brusco del tamaño de la glándula tiroides.

bocio congénito (congenital goiter), aumento de tamaño de la glándula tiroides al nacimiento. Puede estar producido por un déficit de las enzimas necesarias para la producción de tiroxina.

bocio de Basedow (Basedow's goiter), [Karl A. von Basedow, médico alemán, 1799-1854], nombre empleado para el bocio coloide, un aumento de tamaño de la glándula tiroides caracterizado por la hipersecreción de hormonas tiroideas tras el tratamiento con yodo. Este proceso aumenta el metabolismo y provoca insomnio y un temblor motor fino.

bocio difuso (diffuse goiter), crecimiento generalizado de la glándula tiroides. Sus síntomas son los del hipertiroidismo.

bocio endémico (endemic goiter), crecimiento de la glándula tiroidea producido por la ingesta de cantidades inadecuadas de yodo en la dieta. La privación de yodo conduce a la disminución de la producción y secreción de hormona tiroidea por parte de la glándula. El bocio puede desarrollarse durante los meses invernales y encoger en los de verano, cuando la persona afectada ingiere más verduras y hortalizas frescas, que contienen yodo. Inicialmente, el bocio es difuso; después se hace multinodular. El bocio endémico se produce en ocasiones en adolescentes durante la pubertad, y de forma muy amplia en determinados grupos de población de ciertas zonas geográficas en las que existe poco yodo en la tierra, el agua y en los alimentos.

bocio exoftálmico (exophthalmic goiter), exoftalmos que aparece asociado a bocio, como en la enfermedad de Graves.

bocio fibroso (fibrous goiter), aumento de tamaño de la glándula tiroides, caracterizado por hiperplasia de la cápsula y del tejido conjuntivo.

bocio folicular (follicular goiter), aumento de tamaño de la glándula tiroides caracterizado por la proliferación de los folículos y del tejido epitelial.

bocio intratorácico (intrathoracic goiter), aumento de tamaño de la glándula tiroidea, que protruye en la cavidad torácica.

bocio lingual (lingual goiter), tumor de la región posterior de la lengua formado por el crecimiento del conducto tirogloso embrionario.

bocio móvil (diving goiter), bocio tiroideo grande y móvil localizado a veces por encima de la escotadura esternal y otras por debajo de ella.

bocio nodular (nodular goiter), engrosamiento de la glándula tiroides con formación de nódulos.

bocio nodular tóxico (toxic nodular goiter), aumento de tamaño de la glándula tiroides caracterizado por la presencia de numerosos nódulos aislados asociado a hipersecreción de hormonas tiroideas. Habitualmente aparecen signos típicos de tirotoxicosis, como nerviosismo, temblor, debilidad, fatiga, pérdida de peso e irritabilidad, pero es rara la exoftalmía; es más frecuente la anorexia que la bulimia, y la arritmia cardíaca o la insuficiencia cardíaca congestiva pueden ser una manifestación predominante.

bocio perivascular (perivascular goiter), aumento de tamaño de la glándula tiroides que rodea a un gran vaso sanguíneo.

bocio quístico (cystic goiter), aumento de tamaño de la glándula tiroides por la presencia de quistes originados por degeneración mucoide o coloide, o por licuefacción.

bocio simple (simple goiter), bocio que no se acompaña de signos o síntomas de hipertiroidismo.

bocio sofocante (suffocative goiter), aumento de tamaño de la glándula tiroides que provoca una sensación de asfixia por presión.

bocio subesternal (substernal goiter), inflamación no bacteriana del istmo tiroideo inferior, a menudo precedida de una infección vírica que provoca fiebre, dolor a la palpación y agrandamiento de la glándula tiroidea. Los síntomas pueden durar entre 2 y 4 meses y suelen remitir con corticoides.

bocio tóxico (toxic goiter), aumento de tamaño de la glándula tiroides asociado a exoftalmía y enfermedad sistémica.

bol (bole), cualquiera de las diversas arcillas blandas, friables, de varios colores, aunque habitualmente rojas por el óxido de hierro. Se componen de silicato de aluminio hidratado y se usan como pigmentos, aunque fueron usadas comunmente como absorbentes y astringentes.

bola (ball), objeto relativamente esférico, como las bolas de colágeno englobadas en cartílago hialino.

bola grasa de Bichat (buccal fat pad), almohadilla grasa de la mejilla situada por debajo de la capa subcutánea de la piel, por encima del buccinador. Es especialmente prominente en los lactantes y a menudo se denomina almohadilla de succión.

bolita de oro laminar (foil pellet), pieza laxamente enrollada de oro laminar que se utiliza en diversos tipos de restauraciones dentales.

bolo (bolus), **1.** masa redondeada, específicamente un trozo masticado de alimento listo para ser deglutido. **2.** preparado de farmacia grande y redondeado de material medicinal para su ingestión oral, habitualmente blando y no preempaquetado. **3.** dosis de un medicamento o un material de contraste, un isótopo radiactivo u otra preparación farmacéutica inyectada de una vez por vía intravenosa. **4.** (en radioterapia) material utilizado para rellenar las superficies irregulares del cuerpo para mejorar la distribución de la dosis para la hipertermia o para incrementar la dosis en la piel cuando se utilizan haces de fotones de alta energía. **5.** masa compacta en el estómago procedente de la ingestión de materiales extraños, a menudo resultado de un comportamiento habitual.

bolo intravenoso (intravenous bolus), administración de una dosis relativamente grande de medicación durante un período corto de tiempo, generalmente de 1 a 30 minutos. El bolo intravenoso se usa cuando se precisa la administración rápida de una medicación, cuando la medicación no se puede diluir y cuando la meta terapéutica es conseguir un nivel máximo de fármaco en el torrente sanguíneo.

bolsa (pouch), cualquier apéndice o saco de pequeñas dimensiones, como la bolsa de Rathke en el techo de la cavidad bucal embrionaria.

bolsa (bag), saco flexible o dilatable diseñado para contener gas, líquido o material semisólido, como hielo triturado. En los procedimientos médicos o quirúrgicos se utilizan varios tipos de bolsas para dilatar el ano, la vagina u otros orificios corporales.

bolsa (bursa), **1.** saco fibroso localizado entre ciertos tendones y los huesos subyacentes. Tapizada con la membrana sinovial que segrega líquido sinovial, la bolsa actúa como un pequeño cojín que permite al tendón moverse sobre el hueso cuando se contrae y relaja. **2.** saco o cavidad cerrada.

bolsa adventicia (adventitious bursa), bolsa anómala que se desarrolla como respuesta a la fricción o a la presión.

bolsa amniótica (amniotic sac), bolsa de pared delgada que contiene al feto junto con el líquido amniótico durante todo el embarazo, con una capacidad de aproximadamente 4 o 5 l a término. La pared de la bolsa se extiende a partir de los márgenes de la placenta. Las membranas del amnios, el corion y la decidua, que constituyen la pared, tienen cada una un espesor de unas pocas células. La bolsa íntegra y el líquido en ella contenido equilibran la presión hidrostática en el interior del útero y, durante el parto, permiten que la fuerza de las contracciones uterinas se transmita de forma uniforme hasta el cérvix en la fase de dilatación.

bolsa de aguas (forewaters), parte del saco amniótico que aparece en el cérvix por delante de la presentación del feto.

bolsa de Aquiles (bursa of Achilles), bolsa que separa el tendón de Aquiles del hueso calcáneo.

bolsa de Hartmann (Hartmann's pouch), región bulbosa del cuello de la vesícula biliar. Cuando un cálculo biliar se aloja en esta zona, la vesícula no se puede vaciar con normalidad y sus contracciones provocan un dolor intenso.

bolsa de hielo (ice pack), envase que contiene hielo picado y que se utiliza para reducir la temperatura de los tejidos, aliviar el dolor, reducir la inflamación o controlar hemorragias.

bolsa de Indiana (Indiana pouch), tipo de derivación urinaria continente en la que parte del íleon y el ciego se modifica para constituir una bolsa con una alteración del orificio ileocecal, de modo que se mantenga la continencia.

bolsa de Mainz (Mainz pouch), tipo de dispositivo de derivación urinaria continente para el que se usa una sección del recto y del colon sigmoide para crear una bolsa con el fin de mantener la continencia.

bolsa de primeros auxilios médicos (medical snatch bag), *coloquial,* contenedor ligero, compacto, impermeable y robusto con instrumentos médicos de urgencia para asistencia prehospitalaria avanzada. Debe proporcionar todo lo necesario para controlar una vía aérea obstruida, proporcionar ventilación artificial, contener una hemorragia de un lugar periférico y establecer un acceso intravenoso para transfusión.

bolsa de Rathke (Rathke's pouch), [Martin H. Rathke, anatomista alemán, 1793-1860], depresión que se forma en el techo de la boca del embrión, anterior a la membrana bucofaríngea, alrededor de la cuarta semana de gestación. Las paredes del divertículo originan el lóbulo anterior de la hipófisis.

bolsa de reinspiración (rebreathing bag), (en anestesia) bolsa flexible conectada a una mascarilla. La bolsa de reinspiración actúa como reservorio de los gases anestésicos durante la cirugía o del oxígeno durante la reanimación.

bolsa del olécranon (olecranon bursa), bolsa del codo.

bolsa en J (J-pouch), reservorio de heces creado quirúrgicamente mediante el repliegue del extremo inferior del íleon en una anastomosis ileoanal.

bolsa epiploica (omental bursa), cavidad del peritoneo situada por detrás del estómago, del epiplón menor y del borde inferior del hígado, y delante del páncreas y del duodeno.

bolsa faríngea (pharyngeal bursa), saco ciego situado en la base de la amígdala faríngea.

bolsa perineal profunda (deep perineal pouch), espacio fino situado sobre la membrana perineal que contiene una capa de músculo esquelético y varios elementos neurovasculares.

bolsa periodontal (periodontal pocket), aumento patológico de la profundidad del surco gingival entre el diente y el margen de la encía.

bolsa prerrotuliana (prepatellar bursa), bolsa situada entre el tendón del cuádriceps y la parte inferior del fémur y que continúa en la cavidad de la articulación de la rodilla.

bolsa reservorio (reservoir bag), elemento de un aparato de anestesia en el cual se acumula el gas, constituyendo una reserva de gas a utilizar durante el control manual de la ventilación. Sirve como controlador visible de la frecuencia y profundidad respiratorias.

bolsa rotuliana (patellar bursa), cada una de las bolsas de tejido conjuntivo llena de líquido que rodean a la rótula.

bolsa sinovial (synovial bursa), cualquiera de los numerosos sacos cerrados llenos de líquido sinovial del tejido conjuntivo situado entre músculos, tendones, ligamentos y huesos.

bolsa subacromial (subacromial bursa), bolsa que separa el acromion y el músculo deltoides de la inserción del músculo supraespinoso y del troquíter.

bolsa suprarrotuliana (suprapatellar bursa), expansión de la membrana sinovial de la rodilla que, superiormente, es una continuación de la cavidad articular entre el extremo distal de la diáfisis del fémur y el músculo cuádriceps femoral y el tendón. Proporciona una superficie de baja fricción para el movimiento de los tendones de la rodilla.

bolseo (bagging), *informal,* respiración artificial realizada con una bolsa de ventilación o respiración. La bolsa se presiona para enviar aire a los pulmones a través de una máscara o tubo endotraqueal.

bomba (pump), **1.** aparato utilizado para mover líquidos o gases mediante succión o mediante presión positiva, como una bomba de infusión o una bomba gástrica. **2.** mecanismo fisiológico por el que se mueve una sustancia, habitualmente mediante transporte activo a través de una membrana celular, como la bomba de sodio-potasio.

«bomba atómica» (nuke), término coloquial para un análogo de nucleósido.

bomba de Abbott (Abbott pump), nombre comercial de una pequeña bomba portátil que puede ser ajustada y calibrada finamente, con objeto de suministrar cantidades precisas de medicamentos en solución a través de un sistema de infusión iv.

bomba de aire (air pump), bomba que lanza el aire hacia el interior o hacia el exterior de una cavidad o cámara.

bomba de aminas (amine pump), *informal,* sistema de transporte activo en las terminaciones nerviosas presinápticas que incorpora los neurotransmisores amínicos liberados.

bomba de balón intraaórtico (intraaortic balloon pump [IABP]), dispositivo de contrapulsación que proporciona ayuda cardíaca temporal en el tratamiento de la insuficiencia ventricular izquierda refractaria secundaria a IM o a angina preinfarto. El balón se conecta a un catéter que se inserta en la aorta y se infla de forma automática durante la diástole y se desinfla durante la sístole.

bomba de calcio (calcium pump), mecanismo teórico que precisa energía para el paso de iones calcio a través de la membrana celular desde una región con una concentración baja de calcio hasta otra con una concentración elevada.

bomba de Harvard (Harvard pump), bomba pequeña que se puede ajustar para administrar pequeñas cantidades de medicamentos mediante infusión intravenosa. Suele utilizarse para administrar oxitocina en la inducción o aceleración del parto.

bomba de infusión (infusion pump), aparato diseñado para liberar e inyectar cantidades determinadas de un fármaco en un determinado período de tiempo. Algunos tipos de bombas de infusión pueden ser implantados quirúrgicamente.

bomba de insulina (insulin pump), instrumento portátil que funciona con pilas y que suministra una cantidad determinada de insulina a través de la pared abdominal. Se puede programar para que administre distintas dosis de insulina según las necesidades del cuerpo en cada momento.

bomba de jeringa intravenosa (intravenous syringe pump), uno de los múltiples dispositivos que comprimen automáticamente el émbolo de una jeringa a una velocidad determinada. Estos dispositivos se utilizan con jeringas desechables, y sirven para administrar sangre, medicamentos o nutrientes por vía i.v., arterial o subcutánea. Este dispositivo puede suministrar pequeñas cantidades de fluidos a velocidades tan bajas como 0,01 ml/hora. Son especialmente útiles para el tratamiento de pacientes ambulatorios y en niños.

bomba de limpieza (flush device), aparato de un sistema de monitorización hemodinámica, utilizado para infundir suero salino normal con el fin de limpiar la sangre y asegurar la permeabilidad de la vía.

bomba de Lindbergh (Lindbergh pump), [Charles A. Lindbergh, técnico estadounidense, 1902-1974], bomba utilizada para conservar un órgano del cuerpo perfundiendo sus tejidos con oxígeno y otros nutrientes esenciales, habitualmente durante el transporte del órgano desde el donante al receptor.

bomba de potasio (potassium pump), mecanismo que implica el bombeo de potasio dependiente de energía, o el transporte activo del ion potasio (K^+) a través de una membrana biológica utilizando la energía de la adenosintrifosfatasa activada por K^+.

bomba del estómago (stomach pump), bomba para extraer el contenido del estómago a través de una sonda introducida por la boca o la nariz en el estómago.

bomba intravenosa (intravenous pump), bomba diseñada para regular la velocidad de flujo de un líquido administrado por vía i.v. a través de un catéter intravenoso.

bomba intravenosa de pistón (intravenous piston pump), cualquiera de los distintos dispositivos que controlan de forma precisa la infusión de líquidos intravenosos mediante un mecanismo de pistón. La mayoría de las bombas de pistón puede funcionar con batería además de con la corriente de la red, y requiere tubos especiales. Algunos modelos son portátiles. Estas bombas suelen estar equipadas con controles que permiten seleccionar el flujo y con indicadores que muestran dicho flujo, los límites de dosis y los volúmenes acumulados de líquido. Además, suelen monitorizar la piel del paciente para detectar la infiltración por el líquido i.v. y están equipadas con alarmas de infiltración y de flujo. La bomba intravenosa de pistón monitoriza el volumen real de líquido i.v. administrado en lugar de contar las gotas de líquido.

bomba muscular de la pantorrilla (calf muscle pump), acción de los músculos de la pantorrilla (sóleo), en la cual los músculos se contraen y exprimen las venas poplíteas y tibiales, forzando a la sangre contenida en esas venas a desplazarse hacia arriba hacia el corazón.

bomba oxigenadora (pump oxygenator), dispositivo que bombea sangre oxigenada a través del cuerpo durante la cirugía cardiopulmonar.

bomba peristáltica intravenosa (intravenous peristaltic pump), cualquiera de los distintos dispositivos que sirven para administrar líquidos por vía i.v. mediante presión sobre los tubos y no sobre el líquido en sí. La mayoría de las bombas peristálticas funcionan con tubos intravenosos normales y sueltan líquido a una velocidad regulable en gotas por minuto. Suena una alarma cuando la velocidad de flujo no es la deseada.

bomba rápida de sangre (slip-on blood pump), dispositivo reticular de plástico con una pera para inflar, un tubo de goma y un calibrador de presión, para ayudar a administrar grandes cantidades de sangre rápidamente.

bomba sacaleches (breast pump), dispositivo para extraer leche de la mama.

bomba sanguínea (blood pump), **1.** bomba para regular el flujo de sangre a un vaso sanguíneo durante la transfusión. **2.** componente de una máquina corazón-pulmón que bombea la sangre a través de la máquina para su oxigenación y a continuación a través del sistema circulatorio periférico del cuerpo.

bomba sodio-potasio (sodium-potassium pump), proteína que transporta iones sodio y potasio a través de las membranas celulares en contra de sus gradientes de concentración. Transporta el sodio desde el interior de la célula, donde su concentración es baja, hacia el fluido extracelular, donde la concentración es mucho más alta. El potasio se desplaza en dirección opuesta.

bomba sucia (dirty bomb), dispositivo explosivo que dispersa material radiactivo en un área extensa, contaminando la tierra, los edificios y a las personas. Su propósito es causar temor e inutilizar una zona durante un largo período de tiempo.

bombardear (bombard), irradiar una muestra de fármaco o tejido con partículas radiactivas procedentes de una fuente nuclear de isótopos.

bombear (pump), mover un líquido o gas mediante succión o presión positiva.

bombesina (bombesin), neurohormona y sustancia presora que, en condiciones normales, se encuentra en pequeñas cantidades en el cerebro y en el tejido intestinal. La existencia de ciertos tumores pulmonares y tiroideos hace que se encuentre en gran cantidad. Es un mitógeno potente y sus efectos sobre la gastrina y otras hormonas se atribuyen al aumento del número de células que produce.

borato (borate), cualquier sal del ácido bórico. Las sales de borato y el ácido bórico, aunque previamente se utilizaron como soluciones antisépticas suaves de irrigación, especialmente para enfermedades oftálmicas, son muy tóxicas cuando se utilizan internamente o cuando se absorben a través de cortes, abrasiones u otras heridas cutáneas. Debido a su potencial de intoxicación letal, dichas soluciones no suelen usarse en la actualidad.

borborigmo (rugitus), sonido de flato en los intestinos.

borborigmo (borborygmos), sonido abdominal audible producido por peristalsis intestinal hiperactiva. Mediante auscultación, estos sonidos se perciben como ruidos sordos de tono alto, gorgoteos y tintineos.

borde[1] (rim), extremo exterior, que puede ser curvo o circular, como el que existe en una superficie oclusiva añadida a la base de una prótesis dentaria temporal o permanente.

borde[2] (border, edge), arista o límite de una estructura corporal.

borde anal (anal verge), área entre el conducto anal y la piel perianal.

borde aserrado de la retina (ora serrata retinae), límite serrado, irregular, entre la retina y el cuerpo ciliar. Es la parte periférica más anterior de la retina.

borde corticomedular (corticomedullar border), área en la que se unen la médula y la corteza renales.

borde de oclusión (occlusion rim), estructura dental artificial con superficies de oclusión unidas a las bases de los dientes temporales o permanentes, utilizada para registrar la relación entre los maxilares superior e inferior y para la colocación de los dientes.

borde del cáliz (calyceal fornix), borde interno de un cáliz renal, en el que éste toca una o varias papilas.

borde del estrecho superior de la pelvis (pelvic brim), límite curvo de los huesos de la cadera que se extiende desde la parte anterior de la cresta ilíaca anterosuperior de un lado, rodea y pasa el sacro hasta la cresta del otro lado. Por debajo del borde está la pelvis.

borde en cepillo (brush border), microvellosidades de la superficie libre de ciertas células epiteliales, especialmente de la superficie absortiva del intestino y los túbulos proximales del riñón.

borde k (k-edge), discontinuidad en el coeficiente de absorción a un nivel de energía correspondiente a la energía de unión de la capa K de los electrones.

borde primitivo (primitive ridge), borde que delimita el surco primitivo en las fases precoces del desarrollo embrionario.

Bordetella *(Bordetella),* [Jules J. B. V. Bordet, bacteriólogo belga, 1870-1961], género de cocobacilos gramnegativos, algunas de cuyas especies son patógenas para el tracto respiratorio humano, como *Bordetella bronchiseptica, B. parapertussis* y *B. pertussis.*

boro (B) (boron [B]), elemento no metálico. Su número atómico es 5; su peso atómico, 10,81. El boro elemental aparece en forma de cristales oscuros y como una masa amorfa amarillo-verdosa. Es el elemento característico del ácido bórico, utilizado fundamentalmente como polvo y ungüento para las alteraciones cutáneas leves.

borraja (borage), planta caduca que se utiliza como antiinflamatorio para el tratamiento del SPM, la artritis reumatoide, la enfermedad de Raynaud y otros trastornos inflamatorios. También se utiliza en la dermatitis atópica, FQ, hipertensión y diabetes; sin embargo, su eficacia no se ha demostrado.

borramiento cervical (effacement), acortamiento de la región vaginal del cuello uterino y adelgazamiento de sus paredes al ser distendidas y dilatadas por el feto durante el trabajo de parto.

Borrelia *(Borrelia),* [Amédée Borrel, bacteriólogo francés, 1867-1936], género de espiroquetas helicoidales desigualmente enrolladas, muchas de cuyas especies causan infecciones transmitidas por garrapatas y piojos. Muchos animales actúan de reservorio y huésped para *Borrelia.*

Borrelia burgdorferi *(Borrelia burgdorferi),* agente causal de la enfermedad de Lyme. El microorganismo es transmitido a los seres humanos a través de las garrapatas, principalmente *Ixodes dammini,* que actúan como vectores de la enfermedad.

borrosidad geométrica (geometric unsharpness), imagen borrosa debida al tamaño finito del punto focal del tubo de rayos X (a diferencia de una fuente puntual)

bortezomib (bortezomib), antineoplásico empleado en el tratamiento del mieloma múltiple cuando al menos dos tratamientos más han fracasado.

bosentán (bosentan), vasodilatador empleado para tratar la hipertensión en la arteria pulmonar.

bostezo (yawn), acto involuntario de apertura amplia de la boca y de inspiración profunda. Se produce cuando la persona está aburrida, adormilada o deprimida y se puede acompañar de movimientos de la parte superior del cuerpo para colaborar con la expansión torácica.

bota (boot), **1.** aparato de prótesis en forma de zapato para sostener una pierna o un brazo durante el tratamiento. **2.** vendaje en forma de cesto de mimbre que cubre el pie y la parte inferior de la pierna. **3.** dispositivo hermético en el cual puede introducirse un brazo o una pierna y extraer el aire, creando un vacío parcial para derivar el flujo de sangre del área circundante.

bota de pasta de Unna (Unna's paste boot), [Paul G. Unna, dermatólogo alemán, 1850-1929], apósito para las úlceras varicosas elaborado mediante la aplicación en la pierna de una capa de pasta de gelatina-glicerina-óxido de zinc y después de un vendaje espiral cubierto con capas sucesivas de esa pasta para producir una bota rígida.

botas abductoras (abduction boots), dispositivo ortopédico para ambas extremidades inferiores que puede tener una configuración para piernas cortas o para piernas largas, en el que va incorporada una barra a la altura de los tobillos con objeto de asegurar la abducción de las caderas.

boticario (apothecary), farmacéutico.

botón (bouton), **1.** abultamiento en forma de botón, como el extremo expandido de un axón en una sinapsis, que entra en contacto con los cuerpos celulares de otras neuronas. **2.** lesión asociada con la leishmaniasis cutánea. **3.** pequeño absceso de la mucosa intestinal en la disentería amebiana.

botón (button), **1.** protuberancia o estructura en forma de botón. **2.** pequeño instrumento en forma de carrete o disco que se usa en cirugía para construir la anastomosis intestinal.

botón cutáneo (skin button), dispositivo de plástico y tela que cubre las líneas de impulso de un corazón artificial en el punto de salida de la piel. Su objetivo es eliminar la transmisión de la presión de bombeo a los tejidos circundantes.

botón de oro (goldenseal), planta perenne que se utiliza para la hipertensión arterial, pérdida de apetito, infecciones, problemas menstruales, dolor ciático leve y espasmos musculares. También se utiliza para el lavado de los ojos y por algunas personas con la esperanza de ocultar la presencia de marihuana, cocaína u otras drogas ilegales en la orina. El botón de oro es ineficaz para enmascarar la presencia de estas drogas en el análisis de orina. No se dispone de la suficiente información para calibrar su eficacia en otros usos.

botón terminal (end-organ), terminación nerviosa en la que los filamentos nerviosos terminales están encapsulados.

botulismo (botulism), forma con frecuencia mortal de intoxicación alimentaria causada por una endotoxina producida por el bacilo *Clostridium botulinum.* Los síntomas suelen aparecer entre 18 horas y una semana después de la ingesta del alimento contaminado. La gravedad de los síntomas depende de la cantidad de toxina botulínica ingerida; éstos son sequedad de boca, diplopia, pérdida del reflejo luminoso pupilar, náuseas, vómitos, diarrea y cólicos abdominales, que aparecen antes de la disfagia, la disartria y la parálisis muscular descendente progresiva.

botulismo del lactante (infant botulism), intoxicación por neurotoxinas producidas por *Clostridium botulinum* que se presenta en niños menores de 6 meses. Se caracteriza por una grave hipotonía de todos los músculos, estreñimiento, letargo y dificultades para alimentarse, y puede conducir a insuficiencia respiratoria. La neurotoxina botulínica suele encontrarse más en el tracto GI que en la sangre, lo que indica que, más que ingerida, probablemente sea producida en el intestino.

Boykin, Anne (Boykin, Anne), teórica de enfermería que escribió, con la colaboración de Savina O. Schoenhofer, la obra *Nursing as Caring: A Model for Transforming Practice,* que plantea que la asistencia es la finalidad de la enfermería, no sólo un medio.

BPC (PCB), siglas de **bifenilos policlorados.**

BPDE-I (BPDE-I), siglas de **benzopireno dihidrodiol epóxido.**

BR (BBB), siglas de **bloqueo de rama del haz.**

Br (Br), símbolo químico del **bromo.**

bracket (bracket), soporte que sale de la estructura principal. En ortodoncia, un bracket es un pequeño aparato soldado a una banda ortodóntica o cementado directamente a los dientes que sirve para sujetar el arco vestibular a la banda o al diente.

bradiarritmia (bradyarrhythmia), cualquier alteración del ritmo cardíaco en que la frecuencia sea menor de 60 latidos por minuto.

bradicardia (bradycardia), alteración circulatoria en la que el miocardio se contrae de forma regular, pero a una frecuencia de menos de 60 latidos por minuto. Algunos tipos de bradicardia son: bradicardia sinusal, arritmia sinusal y segundo o tercer grado de bloqueo auriculoventricular.

bradicardia fetal (fetal bradycardia), frecuencia cardíaca fetal anormalmente lenta, habitualmente por debajo de los 100 latidos por minuto.

bradicardia sinusal (sinus bradycardia), ritmo del seno a una frecuencia menor de 60 latidos por minuto.

bradicinesia (bradykinesia), trastorno caracterizado por el enlentecimiento de todos los movimientos voluntarios y el habla, como el causado por el parkinsonismo, otras alteraciones extrapiramidales y ciertos tranquilizantes.

bradicinina (bradykinin), péptido de origen no proteico que contiene nueve residuos aminoácidos. Se produce por la calicreína a partir de la α_2-globulina y es un potente vasodilatador.

bradiestesia (bradyesthesia), lentitud de la percepción.

bradifagia (bradyphagia), el hábito de comer muy despacio.

bradifasia (bradyphasia), manera de hablar anormalmente lenta, asociada a menudo con enfermedad mental.

bradipnea (bradypnea), frecuencia respiratoria anormalmente baja (inferior a 12 respiraciones por minuto).

bradispermatismo (bradyspermatism), eyaculación que carece de la fuerza normal, en la que el semen gotea despacio del pene.

bradiuria (bradyuria), micción lenta.

braguero (truss), dispositivo utilizado para prevenir o retardar la herniación de los intestinos o de otros órganos a través de un orificio de la pared abdominal.

braille (Braille), [Louis Braille, profesor francés de sujetos ciegos, 1809-1852], sistema de impresión para los ciegos consistente en puntos elevados que se pueden leer por el tacto.

branquial (branchial), relativo a las estructuras del organismo de las regiones de la cara, el cuello y el área de la garganta, referido particularmente a los músculos.

branquiógeno (branchiogenic), relativo a cualquier tejido originado en la hendidura o el arco branquial.

braquial (brachial), del brazo o perteneciente a él.

braquial anterior (brachialis), músculo de la porción superior del brazo que cubre la parte anterior de la articulación del codo y la mitad distal del húmero. Su función consiste en flexionar el antebrazo.

braquialgia (brachialgia), dolor intenso en el brazo, a menudo relacionado con un trastorno que afecta al plexo braquial.

braquibasia (brachybasia), andar anormalmente despacio, con una marcha a pequeños pasos arrastrando los pies. El trastorno se asocia con hemorragia cerebral o enfermedad de la vía piramidal o la enfermedad de Parkinson.

braquicefalia (brachycephaly), malformación congénita del cráneo en la que el cierre prematuro de la sutura coronal produce un crecimiento lateral excesivo de la cabeza, dándole una apariencia corta y ancha.

braquidactilia (brachydactyly), trastorno caracterizado por dedos de las manos o de los pies anormalmente cortos.

braquiocefálico (brachiocephalic), del brazo y la cabeza o relacionado con ellos.

braquiocubital (brachiocubital), perteneciente al brazo y al antebrazo.

braquioplastia (brachioplasty), procedimiento quirúrgico para levantar y fijar la parte superior del brazo.

braquiterapia (brachytherapy), uso de materiales radiactivos en el tratamiento de las neoplasias malignas mediante la colocación de fuentes radiactivas en contacto con los tejidos o implantadas en ellos para tratarlos durante un período específico.

brazo (arm), **1.** parte de la extremidad superior del cuerpo comprendida entre el hombro y el codo. **2.** no técnico, el brazo y el antebrazo.

brazo con barra prensil (bar clasp arm), (en odontología protésica) brazo prensil que se origina en la base de la dentadura y que sirve como sistema de retención extracoronal.

brazo en C (c-arm), intensificador de la imagen radiográfica así llamado debido a su forma. Los brazos en C se emplean en diversas técnicas radiológicas, aunque se usan principalmente en imagen fluoroscópica, durante las técnicas quirúrgicas, ortopédicas, de cuidados intensivos y de urgencia.

brazo fornido (brawny arm), brazo hinchado causado por linfedema, normalmente después de una mastectomía.

BRCA1 (BRCA1), símbolo de un gen del cáncer de mama. Un gen BRCA1 normal produce una proteína que protege contra la proliferación celular descontrolada. La proteína es empaquetada por las células del aparato de Golgi en las vesículas secretoras, que liberan su contenido sobre la superficie de la célula. La proteína circula en el espacio intracelular, uniéndose a los receptores de células vecinas. Los receptores transmiten la señal de detención del crecimiento a los núcleos celulares. Cuando el gen es defectuoso produce una proteína alterada que no es capaz de evitar la proliferación de células anormales y éstas evolucionan a un cáncer de mama potencialmente mortal. El gen BRCA1 puede también inhibir normalmente el cáncer ovárico.

BRCA2 (BRCA2), símbolo de un gen del cáncer de mama con actividad similar a la del BRCA1.

BRCA3 (BRCA3), símbolo de un gen del cáncer de mama.

BRD (RBBB), siglas de **bloqueo de rama derecha.**

brea de enebro (juniper tar), líquido aceitoso oscuro obtenido mediante la destilación destructora de la madera de enebro *Juniperus oxycedrus*. Se utiliza como estimulante antiséptico en pomadas para enfermedades cutáneas.

brea de pino (pine tar), producto tópico antieczematoso y rubefaciente. Es un componente habitual de cremas, jabones y lociones utilizadas para el tratamiento de procesos crónicos de la piel, como el eczema o la psoriasis.

Breathalyzer (Breathalyzer), nombre comercial de un aparato que analiza el aire espirado. Se utiliza habitualmente para determinar los niveles de alcohol en sangre, basándose en la relación entre alcohol en la respiración y en la sangre circulante que atraviesa los pulmones.

Breckinridge, Mary [1881-1865], enfermera estadounidense que fundó el Frontier Nursing Service en Kentucky. Este servicio se diseñó para mejorar el cuidado obstétrico de las mujeres que vivían en áreas montañosas remotas. El servicio comenzó entrenando matronas y estimuló la creación de otras escuelas para partos.

bregma (bregma), la unión de las suturas coronal y sagital en la porción superior del cráneo.

BRIH (LBBB), siglas de *bloqueo de rama izquierda del haz de His.*

brillo difuminador (veiling glare), pérdida de contraste debida a la dispersión de la luz dentro de un sistema de lentes, como sucede en un intensificador de imágenes de radioscopia.

brimonidina (brimonidine), agonista de los receptores alfaadrenérgicos empleado en forma de sal tartrato para tratar el glaucoma de ángulo abierto y la hipertensión ocular. Se aplica de forma tópica en la conjuntiva.

brinzolamida (brinzolamide), un inhibidor de anhidrasa carbónica empleado en el tratamiento del glaucoma de ángulo abierto y la hipertensión ocular.

British Medical Association (BMA) (British Medical Association [BMA]), organización profesional voluntaria nacional de médicos y estudiantes de Medicina del Reino Unido.

broche (buttonhook), cualquiera de los diferentes dispositivos diseñados para ayudar a los pacientes con pérdida de ADM, destreza o fuerza en los dedos a la hora de vestirse o abotonarse.

broche dental (clasp arm), extensión, generalmente de una conexión menor, del gancho de una prótesis parcial extraíble, que aporta retención, reciprocación o estabilización.

brom (brom), abreviatura de un *anión de bromo* no carboxilado.

bromazepam (bromazepam), benzodiazepina empleada como ansiolítico, sedante e hipnótico. Se administra por vía oral.

bromelina (bromelain), cualquiera de las diferentes enzimas que catalizan la separación de las proteínas en la región carboxílica de los enlaces de alanina, glicina, lisina y tirosina. La enzima se administra por vía oral como antiinflamatorio (sobre todo para aliviar el edema nasal y de los senos paranasales) y se usa también en inmunología para hacer que los eritrocitos se aglutinen en presencia de anticuerpos incompletos.

bromhidrato de dextrometorfano (dextromethorphan hydrobromide), antitusígeno derivado de la morfina, pero sin efectos opioides. Se utiliza para la supresión de la tos no productiva.

bromhidrato de hidroxianfetamina (hydroxyamphetamine hydrobromide), agonista adrenérgico y midriático que se utiliza para la dilatación a corto plazo de la pupila en oftalmoscopia y como ayuda en el diagnóstico del síndrome de Horner.

bromhidrosis (bromhidrosis), trastorno en el que el sudor apocrino tiene un olor desagradable.

bromo (Br) (bromine [Br]), elemento líquido tóxico y corrosivo de color rojo pardo del grupo de los halógenos. Su número atómico es 35; su peso atómico, 79,904. El bromo produce un vapor rojizo que es extremadamente irritante para los ojos y las vías respitatorias. El bromo líquido provoca graves quemaduras en la piel. Algunos compuestos de bromo se han utilizado como sedantes, hipnóticos y analgésicos, y se emplean todavía en algunas preparaciones de venta sin receta. El uso prolongado de estos productos puede provocar bromismo, un cuadro tóxico caracterizado por erupciones acneiformes, cefaleas, pérdida de la libido, mareo y fatiga.

bromoderma (bromoderma), rash cutáneo acneiforme, ampolloso o nodular que aparece como una reacción de hipersensibilidad a la ingestión de bromuros.

bromosulftaleína (sulfobromophthalein), sustancia utilizada en su forma de sal disódica para la evaluación de la función del hígado.

bromuro (bromide), componente en el que el elemento negativo es el bromo, especialmente una sal del ácido hidrobrómico. Los bromuros, utilizados antes ampliamente como sedantes, raramente tienen ahora esa indicación porque pueden provocar graves alteraciones mentales dentro de sus efectos secundarios.

bromuro de demecario (demecarium bromide), agente anticolinesterásico oftálmico. Se utiliza en el tratamiento del glaucoma de ángulo abierto.

bromuro de mepenzolato (mepenzolate bromide), agente anticolinérgico/antiespasmódico. Se prescribe como tratamiento adyuvante en la úlcera péptica, así como en el preoperatorio para reducir las secreciones respiratorias.

bromuro de metaescopolamina (methscopolamine bromide), anticolinérgico/antiespasmódico. Se prescribe en el tratamiento de las alteraciones por hipermotilidad del aparato digestivo y como tratamiento adyuvante en la úlcera péptica.

bromuro de neostigmina (neostigmine bromide), inhibidor reversible de acetilcolinesterasa que se prescribe para potenciar los efectos de la acetilcolina liberada neuronalmente, como para el tratamiento de la miastenia grave y la retención urinaria posquirúrgica, y para invertir los efectos de los bloqueantes neuromusculares no despolarizantes.

bromuro de pancuronio (pancuronium bromide), relajante de los músculos esqueléticos; bloqueador neuromuscular no despolarizante. Se prescribe como fármaco adyuvante en la anestesia y en la ventilación mecánica.

bromuro de piridostigmina (pyridostigmine bromide), inhibidor de la acetilcolinesterasa que prolonga los efectos de la acetilcolina liberada de las neuronas. Se prescribe para el tratamiento de la miastenia gravis y se utiliza como antagonista de los relajantes musculares no despolarizantes, como el curare.

bromuro de propantelina (propantheline bromide), anticolinérgico y antiespasmódico. Se prescribe como fármaco coadyuvante del tratamiento de la úlcera péptica, el síndrome del colon irritable y la pancreatitis y en casos de espasmo de los uréteres o de la vejiga urinaria.

bromuro de vecuronio (vecuronium bromide), bloqueante neuromuscular i.v. Se usa como coadyuvante en la anestesia general, para facilitar la intubación endotraqueal, y como relajante muscular durante la cirugía o la ventilación mecánica.

bronceado (tanning), proceso en el que se intensifica la pigmentación de la piel como resultado de la exposición a la luz ultravioleta. Las células cutáneas que contienen melanina se oscurecen inmediatamente.

broncoalveolar (bronchoalveolar), relativo a los sacos de aire terminales situados en los extremos de los bronquiolos.

broncoconstricción (bronchoconstriction), contracción de los bronquios que provoca el estrechamiento de la luz de las vías aéreas.

broncodilatación (bronchodilatation), aumento del diámetro o de la luz de los bronquios, lo que permite un mayor flujo de aire hacia los pulmones y desde ellos.

broncodilatador (bronchodilator), sustancia, especialmente un fármaco, que relaja la contracción del músculo liso de los bronquiolos y mejora la ventilación de los pulmones. Los broncodilatadores farmacológicos se prescriben para mejorar la aireación en el asma, las bronquiectasias, la bronquitis y el enfisema.

broncodilatador adrenérgico (adrenergic bronchodilator), fármaco que actúa sobre los receptores del sistema nervioso simpático produciendo relajación de las células musculares lisas bronquiales. Son ejemplos de estos fármacos la adrenalina, la efedrina, el isoproterenol y el salbutamol.

broncodilatador simpaticomimético (sympathomimetic bronchodilator), fármaco que reduce el espasmo muscular bronquial mediante una acción que simula la del sistema nervioso simpático en la producción de relajación muscular. Es habitualmente un agente agonista de los receptores $beta_2$.

broncodilatadores que actúan sobre el sistema nervioso autónomo (autonomic bronchodilators), familia de fármacos que producen la dilatación del músculo liso de los bronquiolos mediante su acción sobre el sistema nervioso autónomo. Entre estos broncodilatadores se incluyen los fármacos adrenérgicos y los anticolinérgicos.

broncoespasmo (bronchospasm), contracción excesiva y prolongada del músculo liso de los bronquios y los bronquiolos, que provoca un estrechamiento agudo y una obstrucción de las vías respiratorias. Es el principal rasgo distintivo del asma.

broncoespasmo paradójico (paradoxical, parodoxic bronchospasm), constricción de las vías respiratorias tras el tratamiento con broncodilatadores simpaticomiméticos.

broncoespirometría (bronchospirometry), técnica para el estudio de la ventilación y el intercambio de gases de cada pulmón por separado mediante la introducción de un catéter en los bronquios principales izquierdo y derecho.

broncofonía (bronchophony), aumento de la intensidad y claridad de la **resonancia vocal** que puede deberse a un aumento de la densidad del tejido pulmonar, como en una consolidación neumónica. Se valora pidiendo al paciente que diga 33 durante la auscultación.

broncogénico (bronchogenic), originado en un bronquio.

broncografía (bronchography), examen mediante rayos X de los bronquios después de haberlos revestido de una sustancia radiopaca.

broncograma (bronchogram), imagen obtenida por broncografía.

broncolitiasis (broncholithiasis), inflamación de los bronquios causada por una acumulación de secreciones duras o cálculos en su revestimiento.

bronconeumonía (bronchopneumonia), inflamación aguda de los pulmones y los bronquiolos caracterizada por escalofríos, fiebre, elevación de las frecuencias del pulso y respiratoria, respiración bronquial, tos con esputo hemoptoico purulento, dolor torácico intenso y distensión abdominal. Esta enfermedad es habitualmente resultado de la extensión de la infección bacteriana desde el tracto respiratorio superior al tracto respiratorio inferior y suele deberse a las bacterias *Mycoplasma pneumoniae, Staphylococcus pyogenes* o *Streptococcus pneumoniae.*

broncopulmonar (bronchopulmonary), relativo o perteneciente a los bronquios y los pulmones.

broncoscopia (bronchoscopy), examen visual del árbol traqueobronquial utilizando un broncoscopio. Además de la visualización, este procedimiento permite realizar una aspiración, obtener una biopsia y líquido para su examen; extraer cuerpos extraños; diagnosticar procesos como la atelectasia localizada, la obstrucción bronquial y los abscesos pulmonares, y realizar una extubación traqueal.

broncoscopia de fibra óptica (fiberoptic bronchoscopy), exploración visual del árbol traqueobronquial mediante un broncoscopio de fibra óptica.

broncoscopia láser (laser bronchoscopy), broncoscopia realizada con la ayuda de una fuente láser de dióxido de carbono dirigido a través de un equipo fibroóptico para el diagnóstico y tratamiento de procesos bronquiales, tumores traqueobronquiales y estenosis subglóticas.

broncoscopio (bronchoscope), tubo curvado, flexible, para el examen visual de los bronquios. Contiene fibras que transportan luz a lo largo del tubo y proyectan una imagen aumentada que le llega al visualizador.

broncotomograma (bronchotomogram), imagen del sistema respiratorio superior, desde la tráquea a los bronquios inferiores, producida por tomografía computarizada. El procedimiento se utiliza para detectar tumores u otras causas de obstrucción de las vías respiratorias.

broncovesicular (bronchovesicular), perteneciente a los bronquios y a los alveolos.

bronquial (bronchial), relativo a los bronquios o los bronquiolos.

bronquiectasia (bronchiectasis), enfermedad del árbol bronquial caracterizada por dilatación irreversible y destrucción de las paredes bronquiales. Entre los síntomas se incluyen una tos productiva constante de esputo purulento copioso, hemoptisis, sinusitis crónica, dedos en palillo de tambor y estertores húmedos persistentes.

bronquio (bronchus), cualquiera de los conductos respiratorios largos de los pulmones a través de los que pasa el aire inspirado y se exhalan los gases de desecho. Todos los bronquios tienen una pared formada por tres capas: la más externa está constituida por tejido fibroso denso y reforzada con cartílago; la capa media es una red de músculo liso, y la capa más interna está formada por una membrana mucosa ciliada.

bronquio lobar (lobar bronchus), bronquio que se extiende desde el bronquio principal hasta un bronquio segmentario de uno de los lóbulos del pulmón derecho o izquierdo.

bronquio primario (primary bronchus), una de las dos vías respiratorias principales que se originan en la tráquea y que transportan aire a los pulmones como parte que son del sistema respiratorio. El bronquio primario derecho penetra en el pulmón derecho casi enfrente de la quinta vértebra dorsal. El bronquio primario izquierdo pasa por debajo del cayado aórtico antes de dividirse en los bronquios de los lóbulos superior y anterior del pulmón.

bronquio segmentario (segmental bronchus), ramificación bronquial que va desde un bronquio primario a uno terciario.

bronquioalveolitis (alveobronchitis), inflamación de los alveolos y los bronquiolos.

bronquiolitis (bronchiolitis), infección aguda de origen vírico de las vías respiratorias bajas que se produce principalmente en niños de menos de 18 meses. Se caracteriza por sibilancias durante la espiración, dificultad respiratoria, inflamación y obstrucción a nivel de los bronquiolos. Los agentes causales más frecuentes son el virus sincitial respiratorio y el virus parainfluenza. La especie bacteriana *Mycoplasma pneumoniae* y los virus del sarampión, rinovirus y enterovirus también son agentes causales de esta enfermedad, pero menos frecuentes. La transmisión se produce por partículas infectantes transportadas por el aire o por contacto con secreciones infectadas.

bronquiolitis obliterante (bronchiolitis obliterans), forma de bronquiolitis en la que el exudado no es expectorado, sino que resulta organizado y obstruye los tubos bronquiales, causando el colapso de la parte afectada de los pulmones.

bronquiolo (bronchiole), pequeña vía aérea del sistema respiratorio que se extiende desde los bronquios hasta el interior de los lóbulos pulmonares. Hay dos tipos de bronquiolos: los bronquiolos terminales y los bronquiolos respiratorios.

bronquitis (bronchitis), inflamación aguda o crónica de la mucosa del árbol traqueobronquial.

bronquitis asmática (asthmatic bronchitis), inflamación y tumefacción de la membrana mucosa de los bronquios en un paciente con asma.

bronquitis crónica (chronic bronchitis), enfermedad pulmonar debilitante muy frecuente, caracterizada por una producción muy aumentada de moco por las glándulas traqueales y bronquiales, que produce tos con expectoración durante al menos tres meses al año más de dos años consecutivos. La enfermedad guarda una estrecha correlación con el consumo de tabaco.

brote (outbreak), en epidemiología, ocurrencia de una infección con una enfermedad determinada en un grupo localizado, pequeño, como la población de un pueblo. A veces el término se utiliza en un sentido más amplio para referirse a una epidemia o una pandemia.

brote (bud), cualquier pequeña protuberancia que sea el estadio inicial de una estructura viva, como el esbozo de una extremidad a partir del cual se desarrolla un brazo o una pierna.

brote neuronal (neuronal sprouting), crecimiento de axones o dendritas a partir de una neurona dañada o a partir de una neurona intacta que se proyecta hacia un área desnervada por lesión de otras neuronas.

brotes bronquiales terciarios (tertiary bronchial buds), excrecencias de los brotes bronquiales secundarios que se convierten en los segmentos broncopulmonares del pulmón maduro.

brucelosis (brucellosis), [David Bruce, anatomopatólogo inglés, 1855-1931], enfermedad causada por cualquiera de las diferentes especies de cocobacilos gramnegativos del género *Brucella*. La brucelosis es más frecuente en áreas rurales entre los ganaderos, veterinarios, envasadores de carne y trabajadores de mataderos. Los trabajadores de laboratorio también tienen riesgo de contraer la enfermedad. La brucelosis es principalmente una enfermedad de los animales (ganado, cerdos, ovejas, camellos, cabras y perros); el hombre generalmente se infecta por ingestión de leche o productos lácteos contaminados, carne o médula ósea crudas, o a través de una herida o erosión en la piel, mediante el contacto con un animal infectado o por inhalación del polvo contaminado. Se caracteriza por fiebre, escalofríos, sudoración, malestar y debilidad. La fiebre suele aparecer en ondas, aumenta por la tarde y va desapareciendo durante el día, con intervalos separados por períodos de remisión.

brucelosis osteoarticular (osteoarticular brucellosis), forma de brucelosis que afecta principalmente a las articulaciones que soportan peso.

***Brugia** (Brugia),* [S. L. Brug, parasitólogo holandés que desarrolló su actividad en Indonesia, 1879-1946], género de nematodos de la familia Filarioidea que parasita a los seres humanos y a otros mamíferos.

bruñidor (burnisher), instrumento dental con una hoja o una plumilla biselada utilizada para adaptar, alisar o acoplar un material metálico sobre un objeto subyacente, en general los bordes rugosos de las restauraciones de oro.

bruxismo (bruxism), rechinar de los dientes inconsciente y compulsivo, especialmente durante el sueño o como un mecanismo para liberar la tensión durante los períodos de estrés extremo cuando se está despierto.

bruxismo diurno (clenching), cierre forzado de las mandíbulas y dientes con oclusión céntrica, frecuentemente asociado con tensión nerviosa aguda o esfuerzo físico.

BSP (BSP), siglas de **bromosulfaleína.**

bubón (bubo), ganglio linfático muy agrandado e inflamado, generalmente en la axila o la región inguinal, asociado con enfermedades como el chancroide, el linfogranuloma venéreo, la peste bubónica y la sífilis.

bubón venéreo (venereal bubo), nódulo linfático inflamado, generalmente en la ingle, y a veces purulento. Se asocia con ETS.

bucal (buccal), relativo o perteneciente a la cara interna de la mejilla, la boca, la superficie de un diente adyacente a la mejilla o la encía próxima a ésta.

bucardia (bucardia), aumento extremado del tamaño del corazón.

buccinador (buccinator), el principal músculo de la mejilla, uno de los 12 músculos de la boca. Se encuentra inervado por las ramas bucales del nervio facial. Este músculo comprime la mejilla, actuando como un músculo accesorio importante de la masticación, manteniendo el alimento entre los dientes.

buceo (diving), acto de trabajo o recreo debajo del agua. Los efectos principales sobre la salud están en relación con el aumento de presión a la que se somete el sujeto.

bucle de flujo-volumen (flow-volume loop), gráfico de la velocidad del flujo aéreo en función del volumen pulmonar durante el ciclo respiratorio completo. Consiste en una inspiración forzada seguida de una espiración forzada. La curva trazada aparece como un bucle y se utiliza para valorar la función pulmonar.

bucofaríngeo (buccopharyngeal), relativo o perteneciente a la mejilla y la faringe, o a la boca y la faringe.

bucogingival (buccogingival), perteneciente a las estructuras internas de la boca, especialmente las mejillas y las encías.

budesonida (budesonide), corticoide con acción antiinflamatoria nasal. Se prescribe para el tratamiento de los síntomas de rinitis alérgica estacional o crónica o de rinitis crónica de otra etiología. Los nebulizadores se prescriben para tratar el asma en niños.

buena fe y trato honesto (good faith and fair dealing), **1.** acciones que se emprenden pensando en el mejor interés del paciente y sin intención nociva. **2.** en las relaciones con los empleados, convenio implícito que impide a un empresario despedir a un trabajador sólo para evitar pagar los servicios que ya ha realizado dicho trabajador.

buena salud (wellness), estado dinámico de la salud en el que el individuo alcanza los niveles más óptimos del funcionamiento de su organismo, consiguiendo el equilibrio adecuado entre el medio interno y externo.

bulbar (bulbar), **1.** relativo o perteneciente a un bulbo. **2.** perteneciente al bulbo raquídeo del tronco del encéfalo y los nervios craneales.

bulbiforme (bulbiform), conformado en forma de bulbo.

bulbo (bulb), cualquier estructura redondeada, como el globo ocular, la raíz del pelo y ciertas terminaciones nerviosas sensitivas.

bulbo duodenal (duodenal bulb), primera parte de la porción superior del duodeno, con forma de bulbo en las placas radiográficas del intestino delgado.

bulbo olfatorio (olfactory bulb), área del prosencéfalo en la que terminan los nervios olfatorios y se inician las vías olfatorias.

bulbo raquídeo (medulla oblongata), dilatación bulbosa de la médula espinal, inmediatamente por debajo del agujero occipital y separada del puente por un surco horizontal. El bulbo raquídeo es una de las tres partes del cerebro y contiene los centros cardíaco, vasomotor y respiratorio del cerebro.

bulboesponjoso (bulbospongious), músculo que cubre el bulbo del pene en varones y el bulbo vestibular en las mujeres.

bulboso (bulbous), relativo a una estructura que se parece a un bulbo o que tiene su origen en un bulbo.

bulimia (bulimia), ansia insaciable de alimentos que a menudo produce episodios de ingestión continua seguidos por períodos de depresión y ayuno.

bulímico (bulimic), relativo a la bulimia.

bumetanida (bumetanide), diurético que actúa a nivel del asa de Henle (porción superior), relacionado con la furosemida. Se prescribe para el tratamiento del edema causado por enfermedad cardíaca, hepática o renal.

BUN (BUN), siglas de **nitrógeno ureico sanguíneo.**

bunio (bunion), tumefacción de la articulación de la base del dedo gordo causada por inflamación de la bolsa. Se caracteriza por sensibilidad dolorosa, engrosamiento de la piel y desplazamiento lateral del primer dedo.

bunionectomía (bunionectomy), escisión de un bunio.

bunionete (bunionette), aumento e inflamación anormales de la articulación en la base del quinto dedo del pie.

buprenorfina (buprenorphine), agonista-antagonista de los opiáceos sintético derivado de tebaína, de venta con receta y que se emplea en forma de sal clorhidrato para tratar el dolor moderado a intenso y como complemento para la anestesia. Se administra por vía sublingual o mediante inyección i.v. o i.m.

bupropión (bupropion), fármaco heterocíclico elevador del ánimo utilizado para tratar algunos tipos de depresión y también para facilitar el abandono del tabaco.

burbuja (life island), burbuja de plástico que engloba una cama, utilizada para proporcionar al paciente un ambiente sin gérmenes en ciertos casos de deficiencias inmunitarias.

bureta (buret), utensilio de laboratorio utilizado para distribuir diversos volúmenes con exactitud.

Burke, Mary Lermann, teórica de enfermería que, junto con Georgene Gaskill Eakes y Margaret A. Hainsworth, desarrolló la Teoría del duelo crónico para describir los sentimientos de pérdida mantenidos que se deben a la enfermedad, debilitad o muerte.

Burkholderia *(Burkholderia),* género de bacterias bacilares aerobias y gramnegativas que incluye varias especies de las antiguamente clasificadas dentro del género *Pseudomonas,* como las responsables del muermo y la melioidosis. Las bacterias son patógenos para las plantas y las personas. Su participación en la degradación de los bifenoles policlorados hace que tengan importancia ambiental.

Burkholderia cepacia *(Burkholderia cepacia),* grupo de bacterias que con frecuencia muestra resistencia frente a los antibióticos habituales. Los pacientes inmunodeprimidos y los enfermos con neumopatías crónicas, sobre todo FQ, son susceptibles a esta infección.

Burkholderia mallei *(Burkholderia mallei),* grupo de bacterias responsable de las epidemias de infecciones hematógenas asociadas al agua estéril o destilada contaminada.

Burkholderia pickettii *(Burkholderia pickettii),* grupo de bacterias responsable de infecciones de la sangre epidémicas asociadas a la contaminación de agua estéril o destilada.

Burkholderia pseudomallei *(Burkholderia pseudomallei),* especie que reside en el agua y el suelo y que produce la melioidosis. La infección se disemina por contacto con una fuente contaminada y predomina en los climas tropicales.

bursectomía (bursectomy), extirpación de una bolsa.

bursitis (bursitis), inflamación de la bolsa sinovial. La bursitis puede ser provocada por artritis, infecciones, traumatismos, ejercicio excesivo o traumático y esfuerzo. El síntoma principal es dolor intenso de la articulación afectada, especialmente con el movimiento.

bursitis aquílea posterior (posterior Achilles bursitis), proceso doloroso del talón provocado por la inflamación de la bolsa situada entre el tendón de Aquiles y el calcáneo. Habitualmente se asocia a la deformidad de Haglund.

bursitis prerrotuliana (prepatellar bursitis), inflamación de la bolsa situada delante de la rótula y bajo la piel.

búsqueda casuística (case finding), acto de localización de individuos con una enfermedad.

busulfán (busulfan), fármaco alquilante. Se prescribe para el tratamiento de la leucemia mielocítica crónica.

butabarbital sódico (butabarbital sodium), fármaco sedante; barbitúrico de acción intermedia. Se prescribe para el alivio de la ansiedad, la tensión nerviosa y el insomnio.

butano (C_4H_{10}) (butane), gas incoloro producido a partir del petróleo. Es el cuarto miembro de la serie de parafinas de los hidrocarburos.

butenafina (butenafine), antifúngico tópico que se prescribe en forma de sal clorhidrato para tratar el pie de atleta y las tiñas.

butilo (butyl), radical hidrocarbonado (C_4H_9), la mayoría de cuyos componentes se obtienen del petróleo. Los componentes del butilo, algunos de ellos tóxicos e irritantes, se utilizan en diversas aplicaciones industriales y médicas, como la anestesia.

butirofenona (butyrophenone), sustancia de un pequeño grupo de importantes tranquilizantes utilizada en el tratamiento de la psicosis, para disminuir los síntomas coreicos de la corea de Huntington y los tics y la coprolalia del síndrome de Gilles de la Tourette. También se utiliza como complemento en neuroleptoanestesia.

BVC (CVB), siglas de *biopsia de vellosidad coriónica.*

C

c (c), **1.** símbolo de *centi-*. **2.** símbolo de capilar sanguíneo. **3.** abreviatura de **curie.**

C (C), **1.** símbolo de **canino (diente). 2.** símbolo de **carbono** (los átomos de carbono molecular se designan con frecuencia como C1, C2, C3, etc., o α-C, β-C, etc., (comenzando por un extremo de la cadena carbonada u otro punto de referencia estándar). **3.** símbolo de **cátodo. 4.** símbolo de **Celsius** (escala). **5.** símbolo de **clonus. 6.** símbolo de **complemento** (de C1 a C9). **7.** símbolo de **contracción. 8.** símbolo de **culombio. 9.** abreviatura de **citosina. 10.** símbolo de **vértebra cervical** (de C1 a C7).

C (C), **1.** símbolo de **capacitancia. 2.** símbolo de *capacidad térmica o calorífica.*

C (CS), abreviatura de **cesárea.**

C1, C2,... (C1, C2,...), símbolos para los nervios cervicales.

C1 INH (C1 INH), acrónimo de *inhibidor de C1.*

C3 NeF (C3 NeF), acrónimo de **factor nefrítico C3.**

Ca (Ca), símbolo del **calcio.**

CA (AC), **1.** siglas de **corriente alterna. 2.** siglas de *convergencia en la acomodación.*

CA 125 (CA 125), siglas de *cancer cell surface antigen 125,* una glucoproteína que se encuentra en el suero sanguíneo de pacientes con carcinomas ováricos o de otras células glandulares. Los niveles crecientes del antígeno representan crecimiento tumoral continuado, lo que puede indicar mal pronóstico.

cabalgamiento (overriding), **1.** deslizamiento de uno de los fragmentos de un hueso fracturado sobre el otro. **2.** que se extiende más allá de su posición habitual.

caballo (scag), en jerga, heroína.

cabello (capillus), cualquier pelo del cuerpo, especialmente el del cuero cabelludo.

cabergolina (cabergoline), agonista de los receptores de dopamina utilizado por vía oral en el tratamiento de la hiperprolactinemia.

cabestrillo (sling), vendaje o dispositivo utilizado para sujetar una parte del cuerpo lesionada, especialmente el antebrazo.

cabestrillo de restricción (sling restraint), dispositivo terapéutico, habitualmente construido con fieltro, utilizado para ayudar en la inmovilización de pacientes, especialmente de pacientes ortopédicos sometidos a tracción. El cabestrillo se coloca sobre la pelvis para reducir la movilidad de ésta en la tracción de la extremidad inferior, o sobre el área abdominal para contrarrestar la tracción de Dunlop.

cabestrillo de rodilla (knee sling), soporte de la pierna en forma de estribo colocado por debajo de la rodilla para realizar una tracción de Russell.

cabestrillo de suspensión (suspension sling), cabestrillo, habitualmente hecho de muselina o lona ligera, utilizado principalmente para proporcionar apoyo, como en el caso de sujeción de un brazo lesionado, para evitar la fuerza de gravedad.

cabestrillo en corbata plegada (folded cravat sling), vendaje suspendido del cuello, usualmente para sostener el antebrazo. Se prepara colocando un pliegue amplio de tela verticalmente sobre el pecho con un extremo sobre el hombro del brazo afectado. El otro extremo cuelga delante del pecho, y el extremo inferior se levanta sobre el hombro y se ata.

cabestrillo mandibular (mandibular sling), conexión entre el maxilar superior e inferior formada por el masetero y el pterigoideo en el ángulo de la mandíbula.

cabestrillo pubovaginal (pubovaginal sling), soporte construido de fascia rectoabdominal o de malla sintética utilizado para estabilizar la vejiga urinaria en el tratamiento de la incontinencia de estrés.

cabestrillo simple en ocho (simple figure-eight roller arm sling), cabestrillo que se prepara colocando al paciente en posición sentada o de decúbito supino con el brazo afectado flexionado y pegado al tórax. El cabestrillo abierto se ajusta debajo del brazo y por encima del tórax. El vendaje se fija con una única vuelta hacia el lado no lesionado alrededor del brazo y del tórax, cruzando el codo por encima del epicóndilo externo. A continuación, el vendaje se lleva hacia delante por debajo del codo y se da una segunda vuelta que cubre dos terceras partes de la primera. Posteriormente, se tira hacia arriba a lo largo del brazo flexionado hasta la base del cuello sobre el lado no lesionado. Por último, el vendaje se lleva hacia abajo sobre la escápula a través del tórax y del brazo, produciendo un patrón en ocho.

cabeza (head), **1.** parte más superior del cuerpo que contiene el encéfalo, los órganos especiales de los sentidos, la boca, la nariz, las orejas y las estructuras relacionadas. La mayoría de los tejidos están dentro del cráneo, el cual está integrado por 22 huesos. **2.** porción redondeada de algunos huesos largos, generalmente en su parte proximal.

cabeza, ojos, oídos, nariz y garganta (head, eye, ear, nose, and throat [HEENT]), especialidad médica que se ocupa de la anatomía, fisiología y patología de la cabeza, ojos, oídos, nariz y cuello, y del diagnóstico y tratamiento de las alteraciones de estas estructuras.

cabeza articular (articular head), proyección sobre un hueso que forma una articulación con otro hueso.

cabeza costal (head rib), cabeza de la costilla que se articula con un cuerpo vertebral.

«cabeza de medusa» (caput medusae), patrón de venas cutáneas dilatadas que irradian desde el área umbilical de un recién nacido. El rasgo se observa también en casos de cirrosis del hígado con hipertensión portal.

cabeza del espermatozoide (sperm head), parte anterior oval de un espermatozoide, que contiene el pronúcleo masculino y está rodeada por el acrosoma.

cabeza flotante (floating head), cabeza fetal no encajada.

cabeza no encajada (unengaged head), cabeza de un feto flotante.

cabeza peloteante (ballottable head), cabeza fetal que no ha descendido y queda fijada en la pelvis ósea materna.

cabina de seguridad biológica de clase II (class II biological safety cabinet), contenedor que hace circular de nuevo el aire a través de un filtro de alta eficacia. Se utiliza generalmente en la farmacia de un hospital para preparar agentes quimioterápicos en un ambiente que proteja al personal frente a la exposición a materiales potencialmente peligrosos.

cable de control (control cable), hilo de acero inoxidable habitualmente recubierto por una capa flexible también de acero inoxidable, utilizado para mover una prótesis, como un brazo artificial.

cabriola (wheelie), recurso de habilidad para mover una silla de ruedas en el cual se levantan las ruedas pequeñas delanteras y se mantiene el equilibrio sobre las grandes ruedas traseras. Se emplea para salvar rampas empinadas, escalones, obstáculos u otro terreno desigual.

CaC_2, (CaC_2), fórmula del **carburo de calcio.**

CaC_2O_4, (CaC_2O_4), fórmula del **oxalato cálcico.**

cacao (cacao), **1.** sustancia de *Theobroma cacao*. **2.** semillas del *Theobroma cacao*.

cacodemonomanía (cacodemonomania), estado mental anómalo en el que el paciente afirma estar poseído por un espíritu maligno.

cacofonía (cacophony), sonido malsonante o mezcla confusa de diferentes sonidos.

cacoplástico (cacoplastic), **1.** relativo a un grado de estructura u organización bajo o inferior. **2.** relativo a un estado de crecimiento patológico.

cacosmia (cacosmia), percepción de olores fétidos cuando no existen. En la mayoría de los casos, como en las alucinaciones olfativas, es consecuencia de factores psicológicos.

CAD (CAD), siglas de **diseño asistido por ordenador.**

CAD (DKA), siglas de **cetoacidosis diabética.**

CAD (TVL), siglas de **capa de atenuación al décimo.**

cadáver (corpse, cadaver), cuerpo de un ser humano o un animal muerto.

cadavérico (cadaveric), relativo o parecido a un cadáver.

cadena (chain), **1.** serie de unidades enlazadas que siguen un patrón lineal, como una cadena polipeptídica de aminoácidos o una cadena atómica que forma una molécula química. **2.** grupo de bacterias unidas entre sí, como los estreptococos formando una cadena de cocos. **3.** relación consecutiva de ciertas estructuras imprescindibles para su función, como la cadena de huesecillos del oído medio.

cadena alimentaria (food chain), secuencia ecológica en la que los diversos organismos de una comunidad subsisten a partir de especies inferiores en la escala, como el hombre que come al pájaro que come al pez que come al gusano, y así sucesivamente. Cada nivel dentro de la cadena tiene un objetivo y la destrucción de cualquier miembro de la cadena afecta negativamente al resto de la cadena.

cadena cerrada (closed-chain), (en química orgánica) relativo o perteneciente a un compuesto en el que los átomos de carbono se unen formando un anillo cerrado.

cadena complementaria (antisense strand), **1.** la cadena de un ácido nucleico de doble cadena que es complementaria de la cadena con sentido de copia en el ADN, siendo, por tanto, la cadena que utiliza el ARN mensajero como plantilla para su síntesis. **2.** (en genética molecular) molécula de ARN complementaria de la molécula de ARNm (sentido) producida por la transcripción de un determinado gen. Las hebras antisentido de muchos genes han sido sintetizadas en el laboratorio, y son útiles porque hibridan con la hebra sentido del ARNm y bloquean su traducción en aminoácidos y proteínas.

cadena con sentido de copia (sense strand), cadena del ácido nucleico de doble hélice que codifica el producto; en el ADN es la cadena que codifica el ARN y por consiguiente tiene la misma secuencia de bases exceptuando el cambio de T por U en el ARN.

cadena H, cadena pesada (H chain, heavy chain), cualquiera de las cadenas polipeptídicas de gran tamaño, de las que existen cinco clases, que, junto con las cadenas L o ligeras, constituyen la molécula de anticuerpo de una inmunoglobulina. En las cadenas pesadas se encuentran los determinantes antigénicos que diferencian las clases de inmunoglobulinas.

cadena J (J chain), cadena polipeptídica que mantiene unidos dímeros de IgA y pentámeros de IgM.

cadena kappa (kappa chain), tipo de cadena polipeptídica ligera de las moléculas de inmunoglobulina.

cadena L (L chain), abreviatura de *cadena ligera.*

cadena ligera (light chain [L chain]), subunidad de la molécula de hemoglobina compuesta por una cadena polipeptídica de aproximadamente 22.000 daltons, o unidades de masa atómica.

cadena ligera kappa (kappa light chain), una de las dos clases de cadenas peptídicas de menor tamaño presentes en la molécula de inmunoglobulina.

cadena ligera lambda (λ) (lambda [λ] light chain), una de las dos clases de cadenas polipeptídicas ligeras presentes en la molécula de inmunoglobulina.

cadena pesada (heavy chain), polipéptido de alto peso molecular que forma parte de la molécula de una inmunoglobulina. Los diferentes tipos de cadenas pesadas caracterizan diversas clases de inmunoglobulinas, como IgG e IgA.

cadencia (cadence), ritmo, como el de la voz, la música o el movimiento.

cadera del tejedor (weaver's bottom), forma de bursitis que afecta a la bolsa isquiática de las caderas de personas cuyo trabajo es estar sentado mucho tiempo en la misma posición.

cadera en resorte (snapping hip), trastorno caracterizado por el deslizamiento de un tendón sobre el trocánter mayor cuando se mueve la cadera, que puede producir un fuerte sonido de chasquido.

cadmio (Cd) (cadmium [Cd]), elemento metálico blanco-azulado semejante al estaño. Su número atómico es 48; su peso atómico, 112,40.

caduceo (caduceus), atributo del dios Hermes o Mercurio, utilizado como símbolo de la U.S. Army Medical Corps. Está representado por una vara sobre la que se enroscan dos serpientes que con frecuencia se confunde con la vara de Esculapius, bastón con una serpiente entrelazada.

C

CAE (ASHD), siglas de **cardiopatía arteriosclerótica.**

café (coffee), semillas maduras secas y tostadas de los árboles *Coffea arabica, C. liberica* y *C. robusta.* El café contiene el alcaloide cafeína y es la base de una bebida estimulante que se ha utilizado como tratamiento de la cefalea común, el asma crónica y la intoxicación por narcóticos.

cafeína (caffeine), sustancia estimulante del SNC. Se prescribe contra la migraña, la somnolencia y el cansancio mental.

cafeinismo (caffeinism), estado tóxico debido a la ingestión crónica de cantidades excesivas de cafeína. Los síntomas son inquietud, ansiedad, depresión, taquicardia, temblores, náuseas, poliuria e insomnio.

CAGE (CAGE), acrónimo mnemotécnico formado por la primera letra de cuatro preguntas en inglés diseñadas para la detección rápida de pacientes alcohólicos: ¿desea «cortar» la dependencia? (*c*utdown?), ¿le molestan las críticas? (*a*nnoyed by criticism?), ¿se siente culpable por beber? (*g*uilt about drinking?) y ¿necesita beber por la mañana? (*e*ye opener drinks?). CAGE (jaula, en inglés) alude a la situación del sentimiento de dependencia.

CAHEA (CAHEA), siglas de *Committee on Allied Health Education and Accreditation.*

CAIC (AICC), siglas de **complejo antiinhibidor del coagulante.**

caída (fall), desplazamiento de un cuerpo de arriba hacia abajo, generalmente bajo la influencia de la gravedad.

caída libre de la inducción (free-induction decay [FID]), (en resonancia magnética nuclear) señal emitida por un tejido después de que un pulso de radiofrecuencia (RF) haya excitado los spins nucleares del tejido en resonancia. La oscilación posterior hacia el estado normal es la señal con la que se realiza la imagen de RM.

caída terminal (terminal drop), declinación rápida de la función cognitiva y de la capacidad de afrontamiento que tiene lugar entre 1 y 5 años antes de la muerte.

caídas, riesgo de (falls, risk for), diagnóstico de enfermería aceptado por la Fourteenth National Conference on the Classification of Nursing Diagnoses. Se define como un incremento en la susceptibilidad a las caídas que puede ocasionar daño físico.

cainato (kainate), agonista de los receptores no NMDA (*N*-metil-D-aspartato). El mineral natural se utiliza como fertilizante.

caja de Skinner (Skinner box), [Burrhus F. Skinner, psicólogo estadounidense, 1904-1990], aparato de laboratorio en forma de caja utilizado en el condicionamiento de animales que suele contener una palanca u otro dispositivo que, cuando es presionado, provoca un reforzamiento, ya sea en forma de una recompensa, como un alimento, o una vía de escape evitando un castigo, como un shock eléctrico.

caja T (T-box), dominio de unión al ADN compartido por una familia de genes muy conservada (genes Tbx) que actúan como factores de transcripción implicados en la regulación de diversos procesos del desarrollo.

caja torácica (thoracic cage), estructura ósea que rodea a los órganos y tejidos blandos del tórax. Está constituida por 12 vértebras dorsales, por 12 pares de costillas y por el esternón.

cal (cal), abreviatura de **caloría.** 4.184 cal = 1 julio.

Cal (Cal), abreviatura de **Caloría.** Se emplea para describir el contenido calórico de los alimentos. 1.000 cal = 1 Cal.

CAL (YAC), siglas de **cromosomas artificiales de levaduras.**

calacio (chalazion), pequeña tumefacción localizada no maligna del párpado debida a la obstrucción y acumulación de secreciones de las glándulas de Meibomio.

calambre (cramp), **1.** contracción espasmódica y generalmente dolorosa de uno o más músculos. **2.** dolor que se parece a un calambre muscular.

calambre del escribiente (writer's cramp), contracción involuntaria dolorosa de los músculos de la mano cuando se intenta escribir. Puede ocurrir tras largos períodos de escritura.

calambre muscular (muscle cramp), dolor intermitente súbito en casi cualquier parte del cuerpo. Puede implicar contracciones involuntarias de duración variable y estar acompañado por espasmos. Los calambres pueden presentarse en el músculo estriado como consecuencia del ejercicio, una temperatura elevada y pérdida excesiva de sodio, potasio y magnesio a través de la perspiración. Los calambres también pueden asociarse con trastornos artríticos y exposición al frío.

calambre por calor (heat cramp), cualquier calambre en el brazo, pierna o abdomen causado por depleción del agua y de la sal corporal. Habitualmente aparece después de un esfuerzo físico violento en un ambiente extremadamente caluroso o bajo otras condiciones que causan sudoración profusa y depleción de los fluidos y electrólitos corporales.

calambres menstruales (menstrual cramps), dolor en la región inferior del abdomen que puede oscilar desde una sensación de cólico a un dolor continuo sordo. El dolor puede irradiarse a la región inferior de la espalda y a las piernas. Los calambres menstruales se suelen asociar al inicio de la menstruación.

calamina (calamine), polvo rosado, inodoro, utilizado como protector o astringente, que en ocasiones se prepara como loción. Está compuesto por óxido de zinc con un 0,5% de óxido férrico.

calasia (chalasia), relajación anómala o incompetencia del cardias del estómago, lo que produce el reflujo del contenido gástrico hacia el esófago.

calcáneo (calcaneum, calcaneus), **1.** hueso del talón. Es el hueso de mayor tamaño del tarso articulado proximalmente con el astrágalo, y distalmente con el cuboides. **2.** relativo al talón.

calcanodinia (calcaneodynia), dolor o neuralgia del talón.

calcar (calcar), espolón o estructura parecida a un espolón.

calcar avis (calcar avis), proyección de la pared interna del asta posterior del ventrículo lateral del cerebro. Se asocia con la extensión externa de la cisura calcarina.

calcáreo (calcareous), relativo al calcio o a la cal.

calcarino (calcarine), **1.** que tiene forma de espolón. **2.** relativo a un calcar.

calcergia (calcergy), calcificación local de tejidos blandos en el lugar de inyección de ciertos tipos de productos químicos.

calcifediol (calcifediol), una de las principales formas de transporte de la vitamina D. Se utiliza para el tratamiento de la enfermedad ósea metabólica asociada con la insuficiencia renal crónica.

calciferol (calciferol), alcohol insaturado, liposoluble, cristalino, producido mediante la irradiación ultravioleta del ergosterol, utilizado como suplemento dietético en la profilaxis y el tratamiento del raquitismo, la osteomalacia y otros trastornos hipocalcémicos. Se halla de forma natural en la leche y en los aceites de hígado de pescado.

calcificación (calcification), acumulación de sales de calcio en los tejidos. Normalmente, cerca del 99% de todo el calcio absorbido por el organismo se deposita en los huesos y dientes; el 1% restante se disuelve en líquidos corporales, como la sangre.

calcificación distrófica (dystrophic calcification), acumulación patológica de sales de calcio en los tejidos necrosados o degenerados.

calcificación metastásica (metastatic calcification), trastorno por el que se acumulan sales de calcio en tejidos previamente sanos, causado por una concentración sanguínea de calcio excesiva.

calcífico (calcific), relativo a la formación de yeso, cal o calcio.

calcinación (calcination), (en odontología) proceso de eliminación del agua mediante calor utilizado en la fabricación de materiales dentales a partir del yeso.

calcinosis (calcinosis), trastorno caracterizado por la presencia de depósitos anómalos de sales de calcio en diversos tejidos corporales. Los depósitos aparecen como nódulos o placas. Generalmente los nódulos suelen ser secundarios a dermatomiositis o a una dermatosis degenerativa inflamatoria o neoplásica preexistente, sobre todo a esclerodermia.

calcio (Ca) (calcium [Ca]), elemento metálico alcalinotérreo. Su número atómico es 20, su peso atómico, 40,08. En su forma metálica es blanco, un sólido inflamable, quebradizo y algo más duro que el plomo. El calcio es el quinto elemento más abundante en el cuerpo humano y se halla principalmente en el hueso. El organismo precisa iones de calcio para la transmisión de los impulsos nerviosos, para la contracción muscular en la coagulación de la sangre, en las funciones cardíacas y en otros procesos. La ingesta humana diaria media de calcio oscila entre 200 y 2.500 mg. Las recomendaciones del Food and Nutrition Board de EE.UU. van de los 360 mg para los lactantes a los 1.200 mg para mujeres de 15 a 18 años de edad. La vitamina D, la calcitonina y la hormona paratiroidea son esenciales para el metabolismo del calcio. La presencia de niveles anormalmente elevados de calcio ionizado en el líquido extracelular puede provocar debilidad muscular, calambres, letargia y coma. Con una disminución relativamente pequeña de este elemento con respecto a los niveles normales pueden aparecer convulsiones tetánicas. Los niveles normales de calcio en sangre en el adulto se sitúan entre 9 y 10,5 mg/dl o entre 2,25 y 2,75 nmol/l.

calcio ionizado (ionized calcium), fracción ionizada del calcio sérico libre de enlaces y complejos que es biológicamente activa.

calcipenia (calcipenia), deficiencia de calcio en los tejidos y líquidos corporales.

calcipotrieno (calcipotriene), derivado sintético del colecalciferol (vitamina D_3) aplicado a la piel en el tratamiento de la psoriasis.

calcitonina (calcitonin), hormona producida por las células parafoliculares del tiroides que participa en la regulación de la concentración sérica del calcio y que estimula la mineralización ósea. Para el tratamiento de ciertos trastornos óseos se utiliza un preparado sintético de esta hormona.

calcitriol (calcitriol), forma activa de la vitamina D, un regulador del metabolismo cálcico. Se utiliza para el tratamiento de la hipocalcemia en los pacientes en programa de diálisis renal crónica y en los pacientes hipoparatiroideos.

calciuria (calciuria), presencia de calcio en la orina.

calcosferita (calcospherite), masa esférica de sales de calcio y material orgánico que se encuentra en un área de calcificación.

cálculo (calculus), **1.** concreción anómala que se forma en los tejidos celulares debido a la acumulación de sales minerales. Los cálculos se suelen hallar en las vías biliares y urinarias. **2.** (en odontología) depósito de fosfato cálcico, carbonato cálcico y materia orgánica que se acumula en los dientes o en una prótesis dental.

cálculo biliar (biliary calculus), cálculo formado en el tracto biliar por pigmentos biliares y sales cálcicas. Los cálculos biliares pueden causar ictericia, dolor en el hipocondrio derecho, obstrucción e inflamación de la vesícula biliar.

cálculo dendrítico (dendritic calculus), cálculo grande alojado en la pelvis renal y que adopta la forma de los cálices ocupados.

cálculo dental (dental calculus), depósito de fosfato cálcico y materia orgánica procedentes de la saliva sobre dientes y prótesis.

cálculo espiculado tipo jackstone (jackstone calculus), cálculo urinario con seis puntas, como las piezas del juego de jackstones o matatenas.

cálculo prostático (prostatic calculus), calcificación sólida formada en la próstata. Típicamente pequeños y múltiples, los cálculos prostáticos son con frecuencia el producto de prostatitis crónica y suelen estar compuestos de carbonato de calcio y/o fosfato de calcio. No son clínicamente significativos.

cálculo renal (renal calculus), concreción que se produce en el riñón.

cálculo urinario (urinary calculus), cálculo formado en cualquier parte del tracto urinario. Los cálculos pueden ser lo suficientemente pequeños para eliminarse con la orina o tan grandes como para provocar una obstrucción al flujo de orina.

cálculo vesical (vesical calculus), cálculo presente en la vejiga urinaria.

calculogénesis (calculogenesis), formación de cálculos.

cálculos de dosis (dose calculations), fórmulas para ajustar las dosificaciones de fármacos a niños, adultos, ancianos u otros pacientes que pueden carecer de mecanismos para metabolizar y excretar los niveles de medicaciones del adulto promedio.

calculoso (calculous), **1.** describe una sustancia que tiene la dureza de la piedra. **2.** relativo a los cálculos.

caldo (broth), **1.** medio de cultivo líquido, como una solución de lactosa o tioglicolato, utilizado como enriquecimiento para el crecimiento de bacterias para el análisis de laboratorio. **2.** líquido de cocción hecho con extracto de carne y agua.

calefaciente (calefacient), agente que origina una sensación de calor cuando se aplica, como una bolsa de agua caliente o una compresa caliente.

calentador de sangre eléctrico (electric blood warmer), dispositivo electrónico que calienta la sangre antes de perfundirla, sobre todo en transfusiones masivas en las que la sangre fría podría producir un shock al paciente.

calentamiento (warmup), ejercicios ligeros calisténicos y de distensión para aumentar la flexibilidad, minimizar el riesgo de complicaciones musculoesqueléticas y aumentar gradualmente la frecuencia cardíaca antes de iniciar una actividad atlética extenuante.

calentamiento global (global warming), modelo ecológico de los cambios de clima mundiales basado en el **efecto invernadero,** agravado por el consumo de combustibles fósiles, la deforestación masiva y la conversión de tierras de cultivo en usos industriales o urbanos, contribuyendo todo ello a un aumento de la temperatura terrestre.

calentamiento sistemático (systematic heating), elevación de la temperatura de todo el cuerpo.

calfactante (calfactant), extracto del surfactante pulmonar natural. Este fármaco se utiliza para la prevención y el tratamiento (rescate) del síndrome de dificultad respiratoria en los lactantes prematuros.

calibración (calibration), proceso de medición o ajuste con relación a una medida conocida estandarizada, como un decilitro o un kilogramo.

calibrador (calibrator), **1.** instrumento utilizado para aumentar el diámetro de un orificio, como un dilatador de una estrechez uretral. **2.** instrumento utilizado para medir el tamaño de un orificio.

calibrador de dosis (dose calibrator), cámara de ionización utilizada en medicina nuclear para medir la cantidad de radiactividad de un radionúclido antes de serle inyectado a un paciente.

calibrador de mordida (bitegauge), dispositivo protésico dental que ayuda a lograr la oclusión apropiada de los dientes arraigados en el maxilar y la mandíbula.

calibre (caliber, calibre), **1.** diámetro interno de un tubo o conducto, como el de cualquier vaso sanguíneo. **2.** medida de la calidad.

calibre (calipers), instrumento con dos ramas curvadas ajustables con una bisagra, usado para medir el espesor o el diámetro de un cuerpo convexo o un sólido. También se utiliza para medir el espacio en un gráfico o para la medición de los patrones del ECG.

Caliciviridae (Caliciviridae), familia de ARN virus de cadena positiva que tienen un virión no envuelto de 35 a 40 nm de diámetro. Se asocia con episodios de gastroenteritis y hepatitis en seres humanos y animales, incluido el exantema en cerdos.

calicosis (chalicosis), tipo de fibrosis producida por la inhalación de polvo cálcico. La lesión respiratoria está producida por la presencia de sílice en el polvo cálcico.

calículo (caliculus), estructura en forma de copa.

calidad de vida[1] (quality of life), medida de la energía o fuerza óptima que posee una persona capaz de afrontar satisfactoriamente todos los retos con los que se encuentra en el mundo real. El término se aplica a todos los individuos, independientemente de enfermedades o inconvenientes para el trabajo, en su domicilio o para actividades de ocio.

calidad de vida[2] (quality of life), resultado de enfermería recogido en la Nursing Outcomes Classification (NOC). Se define como la magnitud de la percepción positiva de las circunstancias de la vida actual.

calificadores universales (universal qualifiers), (en programación neurolingüística) utilización de términos que dan impresiones generales de limitación, como todo, común, cada, sólo y nunca.

californio (Cf) (californium [Cf]), elemento artificial del grupo de los actínidos. Su número atómico es 98; su peso atómico, 251. El isótopo californio 252 es una fuente potente de neutrones.

caliorrafia (caliorraphy), reparación quirúrgica de los cálices del riñón que suele realizarse para mejorar el drenaje urinario hacia los uréteres.

calistenia (calisthenics), sistema de ejercicio físico en el cual el interés está en los movimientos de grupos musculares más que en la potencia y el esfuerzo. El objetivo que se persigue es la adquisición de gracia y belleza en el ejercicio.

cáliz (calyx), **1.** órgano en forma de copa. **2.** cáliz renal. **3.** pared de un folículo ovárico tras expulsar el óvulo durante la ovulación.

cáliz renal (renal calyx), la primera unidad del sistema de conductos renales que transportan la orina desde la pirámide renal de la corteza a la pelvis renal, para su excreción a través de los uréteres. Existen dos divisiones: el cáliz menor, que junto a otros drena en un cáliz de mayor tamaño, que a su vez se une con otros cálices mayores para formar la pelvis renal.

Calliphoridae (Calliphoridae), familia de moscas de mediano o gran tamaño que pertenecen al orden de los Dípteros, que actúan como vectores patógenos y pueden producir miiasis intestinal o nasofaríngea en humanos.

callo (callus, corn), **1.** endurecimiento frecuente de la epidermis, por lo general doloroso, en zonas sometidas a presión externa o a fricción. **2.** depósito de hueso entre los extremos de una fractura ósea, y alrededor de éstos, durante su cicatrización.

calloso (callosal), relativo al cuerpo calloso.

calmante (calmative), que posee un efecto calmante o tranquilizante.

calmodulina (calmodulin), proteína ligadora de calcio que interviene en numerosos procesos bioquímicos y fisiológicos, incluidas la contracción muscular y la liberación de noradrenalina.

calomanía (callomania), estado psicológico anómalo caracterizado por ilusiones sobre la belleza personal.

calor (calor), aumento de la temperatura generado en la inflamación de los tejidos o en los procesos metabólicos normales del cuerpo.

calor húmedo (moist heat), uso de agua caliente, toallas humedecidas con agua caliente o vapores de agua caliente para reducir la inflamación y el dolor, estimular la circulación y/o aliviar los síntomas por indicación de un médico. Las toallas calientes deben estar escurridas para eliminar la humedad sobrante y no deben estar demasiado calientes para que puedan ser sujetadas por las manos de la persona que aplica el calor húmedo.

calor latente (latent heat), calor absorbido por una sustancia al cambiar de estado sólido a estado líquido, o de líquido a gaseoso, sin acompañarse de un aumento de temperatura.

calor profundo (deep heat), aplicación de calor para el tratamiento de los tejidos corporales profundos, sobre todo músculos y tendones. Los efectos térmicos pueden producirse con onda corta, fonoforesis o ultrasonidos.

calor radiante (radiant heat), forma de energía infrarroja que se emite en forma de ondas electromagnéticas desde una fuente central. Se propaga al exterior con longitudes de onda mayores que las de la luz visible. Los objetos que absorben la energía experimentan un aumento de su temperatura.

calor seco (dry heat), efecto térmico producido por añadir aire seco o reducir la humedad del ambiente.

caloría (cal) (calorie [cal]), cantidad de calor (energía) necesaria para aumentar 1 °C la temperatura de 1 gramo de agua a presión atmosférica.

calórico (caloric), relativo al calor o a las calorías.

calorífico (calorific), relativo a la producción de calor.

calorígeno (calorigenic), relativo a una sustancia o proceso que produce calor o energía o que aumenta el consumo de oxígeno.

calorimetría (calorimetry), medida de las cantidades de calor radiado o absorbido.

calorimetría directa (direct calorimetry), medida de la cantidad de calor generada directamente por cualquier reacción de oxidación.

calorimetría indirecta (indirect calorimetry), medición de la cantidad de calor generada en una reacción de oxidación, mediante la determinación de la captación o el consumo de oxígeno, de la cantidad de dióxido de carbono o de la cantidad de nitrógeno liberadas, y su traducción a equivalentes calóricos.

calorímetro (calorimeter), instrumento utilizado para determinar la cantidad de calor generado mediante fricción, reacción química o el producido por el cuerpo humano.

calostro (colostrum), líquido segregado por la mama durante el embarazo y los primeros días del posparto antes de que se inicie la lactancia; es un líquido escaso, seroso, amarillento, constituido por sustancias inmunológicamente activas y leucocitos, agua, proteínas, grasas e hidratos de carbono.

calquitis (chalkitis), depósitos de cobre en el tejido ocular que produce inflamación y es debida al restregamiento de los ojos con las manos después de tocar o manejar latón.

calumnia (slander), toda palabra dicha con malicia que no es cierta y perjudica a la reputación, la práctica profesional, la marca comercial, la consulta o los negocios de otra persona.

calvaria, calvario (calvaria), bóveda del cráneo o parte superior del cráneo cuya forma varía mucho de unos individuos a otros.

calvicie (calvities), ausencia de cabello.

calvicie (baldness), ausencia de pelo, en particular el del cuero cabelludo.

calvicie común (common baldness), alopecia androgénica.

calzador de calcetines (sock aid), dispositivo adaptador que permite a las personas con discapacidad que les impide alcanzarse los pies ponerse los calcetines o medias. Uno de los tipos consiste en un pasador sujeto con amarres a modo de ganchos en su parte terminal.

CAM (MAC), **1.** siglas de **complejo de ataque a la membrana. 2.** siglas de **carcinoma anexial microquístico. 3.** siglas de **concentración alveolar mínima.**

cama CircOlectric (COL) (CircOlectric [COL] bed), nombre comercial de una cama controlada electrónicamente que se puede rotar verticalmente 210° y que permite un cambio vertical de la posición del paciente de prono a supino. Se usa sobre todo en ortopedia y en el tratamiento de pacientes con quemaduras graves y úlceras por decúbito.

cama Clinitron (Clinitron bed), cama especial que posee un colchón de aire fluidificado que se adapta a la forma del cuerpo del paciente.

cama de agua (waterbed), bolsa de goma cerrada llena de agua y empleada como colchón, utilizada para prevenir o tratar úlceras de presión, pues iguala el peso del paciente contra el soporte.

cama de aire (air-fluidized bed), cama en la que el soporte del cuerpo lo proporcionan miles de pequeñas cuentas de vidrio de cal sódica en suspensión mediante aire presurizado con temperatura controlada. Esta cama especial está diseñada para ser utilizada por pacientes con úlceras de decúbito o con riesgo de padecerlas, o con injertos, quemaduras o áreas donantes.

cama de Foster (Foster bed), cama especial utilizada en la asistencia y tratamiento de los pacientes gravemente lesionados, especialmente en aquellos con lesiones de la columna. Consta de dos armazones Bradford montados sobre una base fundida. Los puntos de unión de cada extremo están fijados a un mecanismo de rotación de peso que permite el volteo horizontal del paciente sin mover la columna.

cama de hiperextensión (hyperextension bed), cama utilizada en ortopedia pediátrica para mantener cualquier corrección, lográndose mediante la suspensión de una parte del cuerpo con el objetivo de aumentar el arco de movilidad de las caderas después de un procedimiento quirúrgico de liberación muscular.

cama de polvo (powder bed), tratamiento en el que grandes superficies del cuerpo de un paciente se mantienen en contacto con una medicación en polvo durante un determinado período de tiempo. El paciente se coloca en decúbito supino sobre una sábana empolvada. Se extiende el polvo sobre el cuerpo del paciente. A continuación se envuelven las extremidades y el tronco con la sábana empolvada para mantener el polvo en contacto con el cuerpo.

cama oscilante (rocking bed), dispositivo que balancea al paciente siguiendo un movimiento de cabeceo de +30 grados a –15 grados varias veces por minuto. El balanceo mueve el contenido del abdomen, y el movimiento diafragmático resultante ayuda a la ventilación pulmonar.

cama postoperatoria (postoperative bed), cama preparada para un paciente que se encuentra débil o inconsciente, como sucede después de la anestesia. La cama se coloca en posición horizontal. La sábana bajera puede cubrirse con un cobertor de baño de algodón que se doblará bien tirante por debajo del colchón. La sábana encimera se dobla por la mitad hasta el lado más lejano de la cama sin meterla por debajo. Esta forma de hacer la cama simplifica el traslado del paciente de la camilla a la cama.

cámara (chamber), **1.** cavidad o espacio hueco, aunque no necesariamente vacío, de un órgano como las cámaras anterior y posterior del ojo o las cámaras cardíacas auriculares y ventriculares. **2.** habitación o espacio cerrado utilizado para investigación o con propósitos terapéuticos, como una cámara de descompresión o una cámara de oxígeno hiperbárico.

cámara acuosa (aqueous chamber), cámaras anterior o posterior del ojo. La cámara acuosa contiene el humor acuoso.

cámara anterior (anterior chamber), parte de la cavidad anterior del ojo situada por delante del iris. Contiene el humor acuoso.

cámara de aire estándar (standard air chamber), dispositivo para medir radiaciones utilizado por los laboratorios de calibración nacionales e internacionales para proporcionar calibraciones de exposición de las cámaras de iones para su utilización dentro del margen de energía diagnóstica o de ortovoltaje.

cámara de aire libre (free air chamber), dispositivo utilizado como estándar principal para calibrar la exposición a los rayos X. Se utiliza en los laboratorios de calibración nacionales de todo el mundo.

cámara de ionización (ionization chamber), pequeña cavidad llena de aire y capaz de recoger la carga iónica que se libera durante la irradiación.

cámara de líquidos para control del volumen (volume control fluid chamber), cualquiera de los diferentes tipos de reservorios transparentes de plástico con señales volumétricas graduadas, utilizado para regular el flujo de soluciones intravenosas.

cámara espaciadora (spacer), en un inhalador de dosis fija, cámara dispuesta entre el cartucho del inhalador y la boca del paciente, en la que las gotas del medicamento pueden depositarse y evaporarse de forma que sea menor el efecto directo sobre la orofaringe, con más cantidad de fármaco que pasa a las vías respiratorias bajas en vez de perderse en la boca. Es especialmente útil en niños.

cámara hiperbárica (hyperbaric chamber), cámara hermética que contiene una atmósfera de oxígeno a gran presión. Se puede colocar al paciente en la cámara para el tratamiento de ciertas infecciones, tumores y enfermedades cardiovasculares en las que presiones de oxígeno atmosférico de hasta tres veces por encima de lo normal pueden tener un efecto terapéutico.

cambio antigénico (antigenic shift), cambio brusco e importante en la capacidad antigénica de un virus, que se encuentra principalmente en el virus de la gripe, y que se traduce en la recombinación de los genomas de dos cepas víricas. Se asocia con pandemias, ya que los huéspedes no poseen inmunidad frente a la nueva cepa.

cambio de humor (mood swing), oscilación entre períodos con sensaciones de bienestar y depresión. Los períodos de «tristeza» ocasionales no se consideran anómalos.

cambio de marco de referencia (reframing), cambio del punto de vista conceptual y/o emocional respecto al cual se experimenta una situación y colocándola en un marco diferente que se ajusta igualmente bien a los «hechos» de una situación concreta, con lo que cambia por completo su significado.

cambio de paradigma IPA (IPA paradigm shift), asociación de práctica independiente (IPA) que asume el papel de una organización para mantenimiento de la salud (HMO) y contrata con sus proveedores participantes, pero no es ni pagadora ni proveedora.

cambio de primer orden (first-order change), cambio dentro de un sistema que en sí no se modifica.

cambio de rol (role change), situación en la que se conserva una posición mientras varían las expectativas del rol.

cambio de segundo orden (second-order change), cambio que modifica el propio sistema.

cambio genético (genetic drift), cambio gradual de las frecuencias alélicas dentro de una población. Cuanto menor es la población mayor es la tendencia a la variación dentro de cada generación, de forma que grupos pequeños, aislados, consanguíneos se vuelven genéticamente bastante diferentes de sus antecesores.

cambio isohídrico (isohydric shift), serie de reacciones que se producen en los eritrocitos por las que se capta CO_2 y se libera oxígeno, sin que aparezca un exceso de hidrogeniones.

cambio planificado (planned change), (en psicoterapia) alteración de la situación mediante un programa cuidadosamente elaborado que sigue cuatro pasos: no detenerse en el nivel actual, establecer una relación de cambio, desplazarse a un nuevo nivel y detenerse en el nuevo nivel.

cambios recíprocos (reciprocal changes), cambios detectados electrocardiográficamente en una pared del corazón opuesta al sitio donde se ha producido un IM. En el infarto transmural inferior agudo, los cambios recíprocos se consideran un signo de daño miocárdico más extenso.

cambium (cambium layer), **1.** capa celular más interna del periostio, de aspecto laxo, que se desarrolla durante la osificación. **2.** capa celular del tejido de formación que se encuentra entre la madera y la corteza de las plantas.

cameprosopia (chamaeprosopy), aspecto facial caracterizado por una cara ancha y aplanada con un índice facial de 90 o menor.

camilla (gurney), cama con ruedas utilizada en hospitales para el transporte de pacientes.

camilla de Gatch (Gatch bed), [William D. Gatch, cirujano norteamericano, 1878-1961], camilla con una articulación ajustable que permite flexionar las rodillas y seguir apoyando las piernas.

camilla de Neal-Robertson (Neal-Robertson litter), tabla espinal modificada para el transporte de pacientes con lesión de la columna vertebral.

camisa de fuerza (straitjacket), prenda de vestir parecida a una chaqueta de lona con mangas muy largas que se pueden atar por detrás, a la espalda del que la lleva, para evitar que mueva los brazos. Se utiliza para reducir a personas violentas o incontrolables.

campana de Gauss (bell-shaped curve), curva de la función de la probabilidad de densidad de la distribución normal.

campilobacteriosis (campylobacteriosis), infección por organismos del género *Campylobacter.*

campímetro (campimeter), (en oftalmología) instrumento para determinar la integridad del campo central de visión.

campo (field), espacio, superficie o distancia definida. El campo visual es el área total que puede verse con un ojo aislado fijo. El campo binocular es el que se puede ver con ambos ojos.

campo de bajo aumento (low-power field), campo de escasa ampliación o de visión reducida en un microscopio de luz.

campo de visión (field of vision), área del espacio en la que los objetos son visibles al mismo tiempo cuando un ojo está fijo y la cara está girada para excluir los efectos limitantes de los márgenes de la órbita y la nariz.

campo eléctrico (electric field), líneas de fuerza que ejercen los electrodos sobre los iones cargados en los tejidos, haciendo que las partículas cargadas se desplacen de un polo al otro.

C

campo energético (energy field), flujo de energía que rodea a una persona.

campo estéril (sterile field), **1.** una determinada área que se considera libre de microorganismos. **2.** zona que rodea a un paciente y ha sido preparada para una intervención quirúrgica. El campo estéril incluye los miembros del equipo lavados y todo el mobiliario e instalaciones fijas de dicha área.

campo magnético (magnetic field), región alrededor de un imán en la que pueden ser detectados sus efectos.

campo magnético de gradiente (gradient magnetic field), campo magnético que cambia de intensidad en una determinada dirección. Estos campos se utilizan en la RM para seleccionar una región y también para codificar la localización de las señales de RM recibidas desde el objeto que se va a representar.

campo marginal (fringe field), en RM, parte del campo magnético que se extiende más allá de los confines del magneto y no se puede emplear en la creación de imagen.

campo quirúrgico (operating field), área aislada donde se realiza la cirugía.

campo visual (visual field [VF]), área del espacio físico visible para un ojo en una posición dada. El VF promedio es de 65° hacia arriba, 75° hacia abajo, 60° hacia dentro y 90° hacia fuera.

camptocormia (camptocormia), estado en el cual la espalda está habitualmente inclinada hacia delante aunque la columna vertebral sigue siendo flexible. Se diagnostica frecuentemente como defensa de conversión psicológica, y suele haber una historia de traumatismo.

camptodactilia (camptodactily), flexión permanente de uno o más dedos.

camptomelia (camptomelia), anomalía congénita caracterizada por la flexión de uno o más miembros que produce una inclinación o curvatura permanente del área afectada.

***Campylobacter** (Campylobacter),* género de bacterias de la familia de las espiriláceas. Los organismos son bastones gramnegativos, no formadores de esporas y curvados en espiral, que presentan un flagelo polar en uno o ambos extremos de la célula. Se desplazan con un característico movimiento espiralado. Son aerobios facultativos y requieren poco o ningún oxígeno para su desarrollo. La especie tipo es *C. fetus,* que agrupa varias subespecies responsables de infecciones en el ser humano, así como de abortos e infertilidad en el ganado.

camsilato (camsylate), contracción de sulfonato de alcanfor.

CAN (CAN), siglas de **Center for American Nurses.**

Canadian Association of Occupational Therapists (CAOT) (Canadian Association of Occupational Therapists [CAOT]), asociación profesional canadiense de terapeutas ocupacionales.

Canadian Association of University Schools of Nursing (CAUSN) (Canadian Association of University Schools of Nursing [CAUSN]), organización nacional canadiense de escuelas de enfermería asociada con instituciones de estudios superiores.

Canadian Association of University Teachers (CAUT) (Canadian Association of University Teachers [CAUT]), organización nacional canadiense que representa los intereses de todos aquellos que imparten enseñanza en las universidades de provincias y territorios de Canadá.

***Canadian Journal of Public Health* (CJPH)** (*Canadian Journal of Public Health* [CJPH]), publicación oficial de la Canadian Public Health Association.

***Canadian Medical Association Journal* (CMAJ)** (*Canadian Medical Association Journal* [CMAJ]), publicación oficial de la Canadian Medical Association.

Canadian Nurses Association (CNA) (Canadian Nurses Association [CNA]), organización nacional oficial de profesionales diplomados en enfermería de Canadá que son miembros de las 10 asociaciones provinciales de enfermería y de la asociación del territorio noroeste.

Canadian Nurses Association Testing Service (CNATS) (Canadian Nurses Association Testing Service [CNATS]), organización asociada a la Canadian Nurses Association encargada de examinar a los graduados en las escuelas de enfermería oficiales para cualificarles como diplomados en enfermería.

Canadian Nurses Foundation (CNF) (Canadian Nurses Foundation, [CNF]), fundación nacional canadiense constituida para apoyar la formación en enfermería. La CNF ofrece becas para cursar la diplomatura o la graduación en enfermería y para la investigación en este ámbito.

Canadian Nurses Respiratory Society (CNRS) (Canadian Nurses Respiratory Society [CNRS]), organización de personal de enfermería que trabaja con o que están interesados en mitigar los problemas de las enfermedades respiratorias.

Canadian Orthopedic Nurses Association (CONA) (Canadian Orthopedic Nurses Association [CONA]), organización nacional canadiense relacionada con la asistencia de enfermería de los pacientes ortopédicos y con la formación continuada del personal de enfermería que trabaja en ortopedia.

Canadian Public Health Association (CPHA) (Canadian Public Health Association [CPHA]), organización nacional canadiense dedicada a las publicaciones sobre salud pública y epidemiología.

canal (channel), **1.** pasaje o surco por el que fluye un líquido, como los canales centrales que conectan las arteriolas con las vénulas. **2.** proteínas globulares unidas a la membrana que permiten la difusión de iones específicos y moléculas a través de la membrana celular.

canal de Corti (canal of Corti), [Alfonso Corti, anatomista italiano, 1822-1888], espacio entre las células pilares internas y externas y la membrana basilar de la cóclea en el órgano de Corti.

canal del calcio (calcium channel), canal de activación lenta dependiente del voltaje, muy permeable a los iones de calcio y levemente permeable a los iones de sodio, de los que existen tres subtipos, *L, M* y *N,* localizados por todo el cuerpo. Los canales del calcio son el principal factor generador de potenciales de acción en determinados músculos lisos, y los de tipo N regulan, además, la liberación de neutrotransmisores.

canal del parto (birth canal), *informal,* conducto que se extiende desde el estrecho superior de la pelvis al orificio vaginal a través del que pasa el niño durante el parto vaginal.

canal lento (slow channel), canal de la membrana que tarda en activarse. Un ejemplo son los canales del calcio, que permiten a éste difundir a través de la membrana.

canal medular (spinal canal), cavidad en el interior de la columna vertebral.

canal obturador (obturator canal), abertura entre la cavidad pelviana y la región del aductor del muslo, formada en la parte superior del agujero obturador entre el hueso, una membrana de tejido conjuntivo y los músculos que llenan el orificio. El surco del obturador delimita el borde superior del canal.

canal rápido (fast channel), canal proteico, como un canal del sodio, que se activa de forma relativamente rápida; un canal rápido regulado por voltaje tiene un potencial de activación mucho menor que uno lento.

canales de comunicación (communication channels), (en teoría de la comunicación) cualquier gesto, acto, sonido, palabra escrita o imagen visual utilizada en la transmisión de mensajes.

canales parietocólicos (paracolic gutters), depresiones formadas entre los bordes laterales del colon ascendente y descendente y la pared abdominal posterolateral a cuyo través puede pasar material de una región de la cavidad peritoneal a otra.

canales pericardioperitoneales (pericardioperitoneal canals), par de conductos en el embrión que conectan el pericardio primordial y las cavidades peritoneales.

canalicular (canalicular), relativo a un canal pequeño.

canalículo (canaliculus), tubo o conducto muy pequeño, como los diminutos conductos de Havers del tejido óseo.

canalículo de la cuerda del tímpano (canaliculus of chorda timpani), pequeño canal que se abre en el conducto facial justo antes de su terminación, conduciendo el nervio de la cuerda del tímpano a la cavidad timpánica.

canalículos caroticotimpánicos (caroticotympanic canaliculi), pequeños conductos en el hueso temporal que interconectan el conducto carotídeo y la cavidad timpánica y conducen las ramas comunicantes entre el plexo carotídeo interno y el plexo timpánico.

canalización (canalization), formación de canales o conductos a través de cualquier tejido.

canalización (channeling), remisión de un número mayor de pacientes en intercambio por precios rebajados.

canas (canities), pérdida de pigmento, como el agrisamiento del pelo o la aparición de estrías blancas en las uñas.

canavanina (canavanine), antagonista de los aminoácidos presente en los brotes de alfalfa que puede sustituir a la arginina en las proteínas celulares, volviéndolas inactivas.

cáncer (cancer), **1.** neoplasia caracterizada por el crecimiento incontrolado de células anaplásicas que tienden a invadir el tejido vecino y a metastatizar a distancia. **2.** cualquiera del extenso grupo de enfermedades neoplásicas malignas caracterizadas por la presencia de células malignas. Cada cáncer se distingue por su naturaleza, localización o curso clínico de la lesión. Se cree que la base de esta enfermedad reside en una alteración en el ADN en lugares concretos de los genes, aunque se reconocen muchas causas potenciales. En EE.UU. el cáncer es, después de las enfermedades cardíacas, la segunda causa de muerte y una de las principales en niños de entre 3 y 14 años.

cáncer cervical (cervical cancer), neoplasia del cuello uterino que puede ser detectada precozmente en un estadio curable mediante la prueba de Papanicolaou (Pap). Los factores asociados con el desarrollo de cáncer de cuello uterino son la precocidad en la edad de inicio del coito, la existencia de múltiples compañeros sexuales, las infecciones genitales por virus del herpes, la multiparidad y la asistencia obstétrica y ginecológica inadecuadas. Cerca del 90% de los tumores cervicales son carcinomas de células escamosas, menos del 10% son adenocarcinomas y el resto mezcla de ambos o, en casos raros, sarcomas.

cáncer colorrectal (colorectal cancer), enfermedad neoplásica maligna del intestino grueso caracterizada por alteración de los hábitos intestinales, por la deposición de sangre (melena), que puede ser al principio oculta, y por anemias.

cáncer cutáneo (skin cancer), neoplasia cutánea provocada por radiaciones ionizantes, determinados defectos genéticos o carcinógenos químicos, como arsénico, petróleo, alquitranes y vapores procedentes de algunos metales fundidos, o bien por exposición exagerada al sol o a otras fuentes de luz ultravioleta. Los cánceres cutáneos, que son las neoplasias malignas más comunes y más fácilmente curables, son también las lesiones secundarias más frecuentes en pacientes con cáncer en otras localizaciones. El principal factor de riesgo es la sobreexposición a la luz solar. Otros factores de riesgo: piel pálida, el xeroderma pigmentoso, el vitíligo, la queratitis senil y la seborreica, la enfermedad de Bowen, la dermatitis por radiación y el síndrome de nevo de células basales hereditario. Los cánceres cutáneos más comunes son los epiteliomas de células basales y los carcinomas de células escamosas.

cáncer de cabeza y cuello (head and neck cancer), cualquier neoplasia maligna de los tractos respiratorio y digestivo superiores, cara y estructuras del cuello, que se presenta como masas, úlceras o lesiones planas que habitualmente producen síntomas precoces.

cáncer de endometrio (endometrial cancer), adenocarcinoma del endometrio uterino. Es el tumor maligno ginecológico más frecuente, con una incidencia máxima en las décadas quinta y sexta de la vida. Aunque la causa del cáncer de endometrio no está clara, entre los factores de riesgo asociados con incidencia aumentada de la enfermedad se incluyen historia de infertilidad; anovulación y menopausia tardía (>52 años); administración de estrógenos exógenos; pólipos uterinos; y la combinación de diabetes, hipertensión y obesidad. La hemorragia vaginal anormal, sobre todo en una mujer tras la menopausia, es el síntoma cardinal. También puede existir dolor en la porción inferior del abdomen y la espalda; un útero grande y pastoso suele constituir un signo de enfermedad avanzada.

cáncer de escroto (scrotal cancer), neoplasia epidermoide maligna del escroto caracterizada inicialmente por una pequeña lesión que se puede ulcerar. La lesión se produce con mayor frecuencia en personas de edad avanzada que estuvieron expuestas al contacto con el hollín, brea, petróleo bruto, aceites minerales, hidrocarburos policíclicos o gases arsenicales procedentes de la fundición del cobre. El tratamiento se basa en la amplia escisión quirúrgica del tumor y la resección de los ganglios inguinales.

cáncer de esófago (esophageal cancer), neoplasia maligna rara del esófago. Los factores de riesgo relacionados con la enfermedad incluyen consumo intenso de alcohol y tabaco, hábito de masticar nuez de betel, síndrome de Plummer-Vinson, esófago de Barrett y acalasia.

cáncer de hígado (liver cancer), enfermedad neoplásica maligna del hígado. Los tumores primarios se asocian con cirrosis hepática en el 70% de los casos. Otros factores de riesgo son la hemocromatosis, hepatitis, esquistosomiasis, exposición al cloruro de vinilo o arsénico, y posibles deficiencias en la nutrición. El alcoholismo puede ser un factor predisponente, pero la cirrosis no alcohólica es un factor de riesgo mayor que la cirrosis alcohólica. El carcinoma hepatocelular parece estar ligado a ciertas aflotoxinas e ingestión de determinadas plantas leguminosas. Las características clínicas del cáncer hepático son distensión abdominal, anorexia, debilidad, dolor difuso en la parte superior del abdomen, ascitis, ictericia ligera y hepatomegalia sensible, en algunos casos los nódulos son palpables sobre la superficie hepática.

cáncer de intestino delgado (cancer of the small intestine), neoplasia del duodeno, yeyuno o íleon. Sus características varían dependiendo del tipo de tumor y de su localización, pero pueden consistir en dolor abdominal, vómitos, pérdida de peso, diarrea, obstrucción intestinal intermitente, hemorragia GI o una masa profunda en la parte derecha del abdomen. Los adenocarcinomas son los tumores más comunes y se localizan preferentemente en el duodeno o en el yeyuno proximal y crecen en forma de pólipos o anillos constrictores. Los linfomas se hallan con más frecuencia en la región más distal del intestino delgado y se asocian con un síndrome de malabsorción.

cáncer de laringe (laryngeal cancer), enfermedad neoplásica maligna caracterizada por la presencia de un tumor derivado del epitelio de las estructuras laríngeas. El alcoholismo crónico y el tabaquismo excesivo elevan el riesgo para desarrollar este cáncer. La ronquera persistente suele ser el primer signo; las lesiones avanzadas pueden producir irritación de garganta, disnea, disfagia y adenopatía cervical.

cáncer de las glándulas salivales (salivary gland cancer), enfermedad neoplásica maligna de una glándula salival que afecta con mayor frecuencia a la glándula parótida. Alrededor del 75% de los tumores que se desarrollan en las glándulas salivales son benignos, y por lo general forman masas de crecimiento lento, no dolorosas, móviles y de consistencia quística o elástica. Las neoplasias malignas más frecuentes son el carcinoma mucoepidermoide, el adenoide quístico, el sólido y el carcinoma de células escamosas.

cáncer de las vías biliares (biliary tract cancer), adenocarcinoma poco común de un conducto biliar extrahepático caracterizado por ictericia progresiva, prurito, pérdida de peso y dolor intenso. La lesión puede ser papilar o plana y ulcerada. Cuando se hace el diagnóstico, es frecuente que el tumor sea inoperable.

cáncer de mama (breast cancer), enfermedad neoplásica maligna del tejido de la mama; es la enfermedad maligna más común de las mujeres en EE.UU. La incidencia aumenta exponencialmente con la edad desde el nacimiento hasta la quinta década y alcanza un segundo pico a los 65 años. Entre los factores de riesgo se incluyen determinadas anomalías genéticas, una historia familiar de cáncer de mama, nuliparidad, exposición a radiación ionizante, menarquia precoz, menopausia tardía, obesidad, diabetes, hipertensión, enfermedad quística crónica de la mama y, posiblemente, tratamiento estrogénico posmenopáusico. Entre los síntomas iniciales, detectados en la mayoría de los casos por autoexploración, se incluyen una pequeña masa indolora, engrosamiento o depresión de la piel o retracción del pezón. A medida que la lesión progresa puede haber una secreción por el pezón, dolor, ulceración y aumento de las glándulas axilares. El diagnóstico se establece tras un cuidadoso examen físico, mamografía y examen histopatológico de una muestra del tumor obtenida mediante biopsia.

cáncer de páncreas (pancreatic cancer), enfermedad neoplásica maligna del páncreas que se caracteriza por anorexia, flatulencia, debilidad, pérdida llamativa de peso, dolor epigástrico o de espalda, ictericia, prurito, masa abdominal palpable, diabetes de reciente aparición y heces de aspecto arcilloso si existe obstrucción de los conductos biliares y pancreáticos. Cerca del 90% de los tumores pancreáticos son adenocarcinomas y dos tercios se encuentran localizados en la cabeza del páncreas. El cáncer de páncreas tiene un mal pronóstico.

cáncer de pene (penile cancer), enfermedad maligna del pene poco frecuente que aparece en varones no circuncidados y que se asocia a infecciones por virus del herpes genital y a mala higiene personal. Se confunde con frecuencia con una verruga venérea. La leucoplaquia o las pápulas aplanadas de la balanitis xerótica obliterante pueden ser lesiones premalignas, y las pápulas aterciopeladas, rojas y dolorosas de la eritroplasia de Queyrat son carcinomas in situ de células escamosas del pene. Habitualmente el cáncer del pene se manifiesta como una masa local o una úlcera hemorrágica que metastatiza rápidamente.

cáncer de próstata (prostate cancer), el cáncer invasivo más común en los varones estadounidenses, que rara vez se produce antes de los 39 años de edad y con mayor frecuencia afecta a los hombres de edades comprendidas entre los 60 y los 79 años. El 95% de los casos son adenocarcinomas; los tipos restantes son carcinoma de células transicionales, carcinoma de células escamosas, sarcoma y carcinoma ductal. La causa es desconocida, pero se cree que guarda una relación hormonal.

cáncer de pulmón (lung cancer), neoplasia maligna del pulmón atribuible en la mayor parte de las ocasiones al tabaquismo. Otros factores predisponentes son: exposición al acronitrilo, arsénico, asbesto, berilio, éter de clorometilo, cromo, productos derivados del carbón, radiaciones ionizantes, óxido de hierro, gas mostaza, níquel, petróleo, uranio y cloruro de vinilo. El cáncer de pulmón por lo general se desarrolla en pulmones crónicamente enfermos o cicatriciales. A menudo se diagnostica en estadios avanzados y se detectan metástasis antes que la lesión primaria pulmonar. Los síntomas clínicos del cáncer pulmonar incluyen tos persistente, ronquera, disnea, hemoptisis o esputo purulento, dolor precordial o neumonía o brotes de bronquitis de repetición.

cáncer de tiroides (thyroid cancer), neoplasia de la glándula tiroides. Generalmente se caracteriza por un crecimiento lento y un curso clínico prolongado, siendo la neoplasia de evolución más lenta. El primer signo de cáncer puede ser un aumento de tamaño de la glándula tiroides, un nódulo palpable, ronquera, disfagia, disnea o dolor a la presión. Más de la mitad de las enfermedades malignas del tiroides son carcinomas papilares, alrededor de un tercio son carcinomas foliculares y el resto son carcinomas anaplásicos invasivos de rápido crecimiento, carcinomas medulares que segregan calcitonina y lesiones metastásicas de tumores primarios de la mama, riñones o pulmones. Suele recomendarse la tiroidectomía total o subtotal con extirpación de los ganglios linfáticos afectados.

cáncer de vesícula biliar (gallbladder carcinoma), neoplasia maligna de la vesícula biliar caracterizada por anorexia, náuseas, vómitos, pérdida de peso, dolor de intensidad creciente en el hipocondrio derecho y, en ocasiones, ictericia. Los tumores de la vesícula biliar son predominantemente adenocarcinomas, y a menudo se asocian a cálculos biliares y colecistitis crónica.

cáncer del pezón (nipple cancer), neoplasia inflamatoria maligna de pezón y areola que normalmente se asocia a un carcinoma de

C

estructuras mamarias más profundas. Sólo representa un pequeño porcentaje de los cánceres de la mama.

cáncer epitelial (epithelial cancer), carcinoma que se desarrolla a partir del epitelio escamoso o de transición, o de tejidos relacionados con la piel, como el esófago y otros órganos.

cáncer gástrico (gastric cancer), neoplasia maligna del estómago. Aproximadamente el 97% de los tumores del estómago son adenocarcinomas. Los linfomas y los leiomiosarcomas suponen menos del 3%. Los síntomas de cáncer gástrico son el malestar epigástrico inespecífico, la disfagia, la anorexia, la pérdida de peso, el dolor de espalda y la anemia ferropénica inexplicable; de todas formas, la mayoría de los casos son asintomáticos en los estadios iniciales, y las metástasis pueden ser las responsables de los primeros síntomas.

cáncer nasofaríngeo (nasopharyngeal cancer), enfermedad neoplásica maligna de la nasofaringe. Dependiendo de su localización puede haber obstrucción nasal, otitis media, pérdida de audición, lesión nerviosa sensitiva o motora, destrucción de los huesos del cráneo o linfadenopatía cervical profunda. Los tipos más frecuentes son el carcinoma de células escamosas y el de células indiferenciadas.

cáncer oral (oral cancer), neoplasia maligna del labio o de la boca que afecta a personas con una edad media de 60 años, con una frecuencia ocho veces mayor en los hombres que en las mujeres. Los factores predisponentes son el alcoholismo, el consumo excesivo de tabaco, la higiene oral escasa, la mala adaptación de las dentaduras, la sífilis, el síndrome de Plummer-Vinson, la masticación de betel y, en el cáncer de labio, la exposición excesiva al sol y al viento. La leucoplasia premaligna o eritroplasia o una úlcera indolora que no cicatriza pueden ser el primer signo de cáncer oral; el dolor localizado habitualmente aparece más tarde, aunque los ganglios linfáticos pueden estar afectados de forma muy precoz. Casi todos los tumores orales son carcinomas epidermoides; en ocasiones se trata de adenocarcinomas, mientras que los sarcomas y las lesiones metastásicas procedentes de otras localizaciones son infrecuentes.

cáncer óseo (bone cancer), proceso maligno esquelético que se presenta en forma primaria como sarcoma o mieloma en un área de rápido crecimiento, o de forma secundaria como metástasis de un cáncer de cualquier otro lugar del cuerpo. Los tumores óseos primarios son raros. La mayor frecuencia tiene lugar en la adolescencia, para descender a continuación y aumentar lentamente de nuevo después de los 35 años de edad. En los adultos, el cáncer óseo está ligado a la exposición a radiaciones ionizantes. La enfermedad de Paget, el hiperparatiroidismo, la osteomielitis crónica, los infartos óseos antiguos y las callosidades de las fracturas aumentan el riesgo de muchos tumores óseos. Los cánceres óseos evolucionan rápidamente, pero con frecuencia resultan difíciles de detectar.

cáncer ovárico (ovarian cancer), neoplasia maligna del ovario que afecta con más frecuencia a mujeres con edades comprendidas entre los 40 y los 60 años y ocasionalmente a jóvenes adolescentes.

cáncer renal (kidney cancer), neoplasia maligna del parénquima o de la pelvis renal. Los factores de riesgo de padecer cáncer renal son la exposición a hidrocarburos aromáticos o al humo del tabaco. Los síntomas característicos de la enfermedad pueden estar precedidos por un largo período asintomático, y entre ellos están hematuria, dolor en los flancos, fiebre y masa palpable.

cáncer terminal (terminal cancer), estadio muy avanzado de un cáncer cuyo pronóstico inevitable es la muerte.

cáncer testicular (testicular cancer), enfermedad neoplásica maligna de los testículos, que se da con mayor frecuencia en hombres de edades comprendidas entre 15 y 35 años. Los pacientes con cáncer testicular precoz están a menudo asintomáticos y se pueden desarrollar metástasis en los ganglios linfáticos, pulmones e hígado antes de que se pueda palpar la lesión primaria. En los estadios finales puede haber síntomas pulmonares, obstrucción ureteral, ginecomastia y masa abdominal. Entre las medidas diagnósticas figuran la transiluminación del escroto, urografía excretoria y una prueba de orina o de suero para evaluar las concentraciones de marcadores tumorales en sangre. Los cánceres testiculares son con frecuencia curables. La detección precoz por medio de la autoexploración testicular aumenta las probabilidades de curación.

cáncer trofoblástico (trophoblastic cancer), enfermedad neoplásica maligna del útero derivada del epitelio coriónico, caracterizada por la producción de altos niveles de gonadotropina coriónica humana (HCG). El tumor puede ser una mola hidatídica invasiva (corioadenoma destructivo) formada por vellosidades coriónicas vesiculares muy aumentadas de tamaño o un coriocarcinoma uterino maligno que se origina en el epitelio coriónico no velloso. Los síntomas iniciales son hemorragia vaginal y un exudado profuso maloliente; la tos persistente o la hemoptisis indica afectación pulmonar. A medida que la enfermedad progresa puede haber hemorragia frecuente, debilidad y emanciación. La histerectomía está indicada en la mayoría de los casos, pero la cirugía no elimina la posibilidad de recurrencia. La quimioterapia es eficaz al curar a un gran porcentaje de pacientes con tumores trofoblásticos.

cáncer uterino (uterine cancer), cualquier enfermedad maligna del útero. Puede ser un cáncer cervical que afecte al cuello uterino o un cáncer endometrial que afecte a la mucosa del cuerpo del útero.

cáncer vaginal (vaginal cancer), tumor maligno de la vagina que rara vez aparece como neoplasia primaria, y que suele ser una lesión secundaria o extensión de un cáncer vulvar, cervical, endometrial u ovárico. Los síntomas de lesión invasora son las hemorragias posmenopáusicas, la secreción purulenta, el dolor y la disuria. Un 90% de los carcinomas vaginales son de tipo epidermoide, pero también existen adenocarcinomas de células claras e indiferenciados, melanomas y sarcomas. Según la edad y situación de la paciente y la localización y extensión de la lesión, el tratamiento puede incluir radioterapia o vaginectomía e histerectomía radical con disección ganglionar. Pueden emplearse criocirugía, 5-fluorouracilo tópico y dinitroclorobenceno, pero la quimioterapia no suele ser eficaz.

cáncer vesical (bladder cancer), enfermedad maligna más frecuente del tracto urinario. Se trata de un tumor o tumores múltiples que tienden a recurrir de una forma más agresiva. Es 2,3 veces más frecuente en varones que en mujeres y presenta una prevalencia mayor en zonas urbanas que rurales. El riesgo de desarrollar cáncer de vejiga aumenta con el hábito de fumar y la exposición a carcinógenos, como los colorantes anilínicos, y con el uso de betanaftilamina, mezclas de hidrocarburos aromáticos o bencidina y sus sales. Entre los síntomas del cáncer de vejiga se incluyen hematuria, polaquiuria, disuria y cistitis. Para el diagnóstico se realizan análisis de orina, urografía excretora, cistoscopia o biopsia transuretral. La mayoría de los cánceres vesicales son carcinomas de células de transición, y un pequeño porcentaje pertenece a carcinomas de células escamosas o adenocarcinomas.

cancericida (cancericidal), relativo a una sustancia o procedimiento capaz de destruir células cancerosas.

canceroso (cancerous), relativo a un cáncer o que lo recuerda.

cancriforme (cancriform), relativo a una lesión semejante a un cáncer.

cancroide (cancroid), **1.** relativo a una lesión semejante al cáncer. **2.** cáncer cutáneo moderadamente maligno.

candela (candle), (en óptica) unidad básica de medida de la intensidad luminosa, equivalente al 1/60 de la intensidad luminosa de un cuerpo negro de un centímetro cuadrado calentado hasta 1.773,51/4 °C o temperatura de solidificación del platino, adoptada en 1948 como valor estándar de intensidad luminosa.

candela (foot-candle), unidad de iluminación que corresponde a 1 lumen por metro cuadrado o el equivalente a 1,0764 milifotones

candelilla (bougie), instrumento delgado, cilíndrico, hecho de goma, seda encerada u otro material flexible para insertarlo en canales del cuerpo para dilatarlos, examinarlos o medirlos.

candelilla elástica (elastic bougie), sonda flexible que se puede introducir en conductos angulados o difíciles.

candelilla filiforme (filiform bougie), candelilla muy delgada para pasar a través de una estructura estrecha, como una región sinuosa.

candelilla medicada (medicated bougie), bujía que contiene un agente farmacológico.

candesartán (candesartan), antihipertensivo de la clase de los antagonistas de los receptores de angiotensina II. Se utiliza para tratar la hipertensión, solo o combinado con otros fármacos.

Candida *(Candida)*, género de levaduras.

Candida albicans *(Candida albicans)*, frecuente levadura de gemación; hongo microscópico primitivo presente habitualmente en las mucosas de la boca, del tracto intestinal y de la vagina de sujetos sanos. Bajo ciertas circunstancias pueden producir infecciones superficiales de la piel, la boca o la vagina. La infección del esófago y la invasión sistémica grave pueden ocurrir en personas afectadas por el VIH.

Candida guilliermondii *(Candida guilliermondii)*, especie que puede causar candidiasis cutánea, onicomicosis, meningitis y endocarditis.

Candida kefyr *(Candida kefyr)*, especie oportunista que ocasionalmente produce una enfermedad humana y que se ha aislado en muestras de uñas y pulmón.

Candida krusei *(Candida krusei)*, especie muy poco frecuente de *Candida* no *albicans* que se asocia en ocasiones con candidiasis, esofagitis, endocarditis y vaginitis.

Candida lusitaniae *(Candida lusitaniae)*, especie extremadamente infrecuente que causa infecciones oportunistas en humanos. A veces muestra resistencia a la anfotericina B, el principal antimicrobiano antifúngico usado para tratar infecciones y micosis invasivas.

Candida stellatoidea *(Candida stellatoidea)*, especie que puede producir vaginitis candidiásica o endocarditis. Estrechamente relacionada con *Candida albicans.*

candidiasis (candidiasis), cualquier infección causada por especies de *Candida,* habitualmente *Candida albicans.* Los sitios de infección son las uñas, el recto y los pliegues cutáneos. El exantema del pañal, el intertrigo, la vaginitis, la conjuntivitis y el muguet son manifestaciones tópicas frecuentes de la candidiasis.

candidiasis monocutánea (monocutaneous candidiasis), trastorno de la inmunodeficiencia celular asociado con infecciones fúngicas *(Candida)* de la piel, membranas mucosas, uñas y pelo.

candidiasis mucocutánea crónica (chronic mucocutaneous candidiasis), grupo heterogéneo de trastornos, unificados por el deterioro de la inmunidad mediada por células contra las especies del género *Candida;* forma rara de candidiasis que se caracteriza por lesiones infecciosas candidiásicas de la piel, las membranas mucosas y los tractos GI y respiratorio. El sistema inmune humoral funciona de forma normal en esta enfermedad. La aparición de infecciones asociadas con la enfermedad puede preceder a la endocrinopatía.

candidiasis pulmonar (pulmonary candidiasis), forma de neumonía fúngica causada por la infección por especies del género *Candida,* que se observa sobre todo en los pacientes inmunocomprometidos o en los que padecen cáncer.

candidiasis vulvovaginal (vulvovaginal candidiasis), infección de la vagina, y generalmente también de la vulva, por el hongo *Candida,* que se caracteriza por prurito, flujo vaginal blancuzco, eritema de la vulva, tumefacción y dispareunia.

canela (cinnamon), corteza interna aromática de varias especies arbóreas del género *Cinnamomun.* La canela de Saigón se utiliza habitualmente como carminativo, estimulante aromático o especia.

cannabis (cannabis), droga psicoactiva derivada de la inflorescencia de la planta del cáñamo. Actualmente carece de utilidad clínica en EE.UU., aunque ha sido empleada en el tratamiento del glaucoma y como antiemético en algunos pacientes con cáncer para contrarrestar las náuseas y los vómitos asociados a la quimioterapia. En EE.UU. el cannabis está regulado en el Apéndice 1 de la Controlled Substances Act de 1970. Todas las partes de esta planta contienen sustancias psicoactivas. Se considera que el tetrahidrocannabinol es la sustancia que provoca los efectos psicológicos característicos, como son los cambios de humor, y alteraciones de la memoria, coordinación motora, capacidad cognitiva o autopercepción. La investigación indica que algunos cannabinoides pueden resultar terapéuticos como anticonvulsivantes y útiles en la reducción de la presión intraocular en casos de glaucoma.

cansancio en el desempeño del rol de cuidador (caregiver role strain), diagnóstico de enfermería aceptado por la Tenth National Conference on the Classification of Nursing Diagnoses (revisado en 2000). Se define como la dificultad para desarrollar el papel de cuidador.

cansancio en el desempeño del rol de cuidador, riesgo de (caregiver role strain, risk for), diagnóstico de enfermería aceptado por la Tenth National Conference on the Classification of Nursing Diagnoses. Se define como un estado de vulnerabilidad y de dificultad para la realización de las actividades de cuidado familiar.

cantárida (cantharis), insecto *Cantharis vesicatoria* desecado que contiene cantaridina, utilizada antiguamente como agente vesicante tópico para eliminar verrugas.

cantidad derivada (derived quantity), cualquier cantidad secundaria derivada de la combinación de cantidades básicas, como masa, longitud y tiempo.

canto (canthus), ángulo que forman los márgenes interno y externo de los párpados.

cantoplastia (canthoplasty), forma de cirugía plástica usada para alargar la fisura palpebral a través del canto externo o para restaurar un canto defectuoso.

cantorrafia (canthorraphy), cirugía para suturar los párpados a cada uno de los cantos.

cánula (cannula), tubo flexible que se puede insertar en el interior de una cavidad o conducto para administrar medicación o drenar fluidos.

cánula intraluminal de arteria coronaria (intraluminal coronary artery stent), dispositivo introducido permanentemente en una arteria coronaria para mantener la permeabilidad de la luz del vaso sanguíneo.

cánula nasal (nasal cannula), dispositivo para suministrar oxígeno por medio de dos pequeños tubos introducidos en los orificios nasales.

canulación (cannulation), introducción de una cánula en un conducto o cavidad corporal, como la tráquea, la vejiga o un vaso sanguíneo.

caña (shank), **1.** la tibia. **2.** la parte de un instrumento que une la parte funcional con el mango.

CaO, (CaO), fórmula química del óxido de calcio.

$Ca(OH)_2$, ($Ca(OH)_2$), fórmula química del hidróxido de calcio.

caolín (kaolin), adsorbente utilizado internamente para tratar la diarrea, a menudo en combinación con pectina. El caolín es una base de pomada y se utiliza también tópicamente como absorbente y emoliente protector.

caolinosis (kaolinosis), forma de neumoconiosis adquirida por la inhalación de polvo de yeso (caolín).

caos (chaos), desorganización total sin intervención de relaciones causales.

CAOT (CAOT), siglas de **Canadian Association of Ocupational Therapists.**

cap (cap), abreviatura del latín *capiat,* «tómese», utilizado en las recetas.

CAP (CAP), siglas de **College of American Pathologists.**

CAP (PDA), **1.** siglas de **conducto arterioso permeable. 2.** siglas de *personal digital assistant,* dispositivo digital personal.

capa basal del endometrio (basal layer of endometrium), la capa más profunda del endometrio, que contiene los extremos ciegos de las glándulas uterinas.

capa de abrasión (abrasion layer), cubierta protectora de gelatina que rodea a una emulsión de la película de rayos X.

capa de adaptación (matching layer), capa de material situada enfrente de un transductor de ecografía para mejorar la eficacia de transferencia de energía que entra y sale del paciente.

capa de atenuación al décimo (CAD) (tenth-value layer [TVL]), grosor del material requerido para atenuar un haz de radiación a la décima parte de su intensidad original.

capa de ozono (ozone shield), capa de ozono situada en la atmósfera a 50-100 km por encima de la superficie terrestre y que protege la Tierra del exceso de radiación ultravioleta.

capa de semiatenuación (half-value layer), cantidad de material requerido para atenuar un rayo de radiación a la mitad de su nivel original.

capa embrionaria (embryonic layer), una de las tres capas de células del embrión, el endodermo, el mesodermo y el ectodermo. De estas capas celulares surgen todas las estructuras, órganos y partes del cuerpo.

capa fotorreceptora (photoreceptor layer), la capa de conos y bastones de la retina.

capa germinal (germ layer), una de las tres capas celulares primordiales formadas durante la gastrulación, en las primeras fases del desarrollo embrionario, de la que se derivan todos los tejidos corporales.

capa interna de la cápsula glomerular (inner layer of glomerular capsule), capa visceral de la cápsula glomerular.

capa leucocitaria (buffy coat), capa de color blanco-grisáceo formada por leucocitos y plaquetas, que se acumula en la superficie de los eritrocitos sedimentados cuando se deja el plasma sanguíneo en reposo o se centrifuga.

capa parietal de la cápsula glomerular (parietal layer of glomerular capsule), la capa de la cápsula glomerular opuesta a la capa visceral, con el espacio urinario en medio. Está compuesta de un epitelio escamoso simple.

capa reflectante (reflective layer), (en radiología) capa fina de óxido de magnesio u óxido de titanio entre el fósforo y la base de una pantalla amplificadora. Su función es interceptar y dirigir de nuevo la luz emitida isotrópicamente desde el fósforo a la placa de rayos X.

C

capa visceral de la cápsula glomerular (visceral layer of glomerular capsule), capa de la cápsula glomerular que recubre los capilares y que está constituida por los podocitos, separados de la capa parietal por el espacio urinario.

capacidad (capacity), **1.** poder o aptitud para sujetar, retener o contener, o aptitud para absorber. **2.** volumen real o potencial de material (sólido, líquido o gas) que se puede sujetar o contener. **3.** aptitud mental para recibir, realizar, soportar o comprender.

capacidad aeróbica (aerobic capacity), cantidad máxima de trabajo fisiológico que un individuo puede realizar medida mediante el consumo de oxígeno. Viene determinada por la combinación de la edad y la forma cardiovascular y se asocia a la eficiencia de la extracción de oxígeno en los tejidos.

capacidad de adaptación reducida intracraneal (adaptive capacity, decreased intracranial), diagnóstico de enfermería aceptado por la Eleventh National Conference on the Classification of Nursing Diagnosis. La capacidad de adaptación reducida intracraneal es una situación clínica en la que se alteran los mecanismos de dinámica de los líquidos intracraneales que compensan en condiciones normales el aumento de volumen intracraneal, lo que determina incrementos desproporcionados de la PIC en respuesta a distintos estímulos nocivos o no nocivos.

capacidad de cierre (CC) (closing capacity [CC]), (en terapia respiratoria) suma del volumen de cierre y del volumen residual de un gas en los pulmones.

capacidad de difusión (diffusing capacity), relación entre el paso de un gas a través de una unidad de superficie de una membrana permeable y la unidad de diferencia de presión del gas a través de ella. Se ve afectada por las reacciones químicas específicas que puedan producirse en la sangre.

capacidad de difusión de los pulmones (diffusing capacity of lungs [D_L]), volumen de gas que pasa desde el pulmón a través de la membrana alveolocapilar hacia el torrente sanguíneo por minuto, para cada 1 mmHg de diferencia en el gradiente de presión a través de la membrana.

capacidad de fijación al hierro (IBC) (iron-binding capacity [IBC]), capacidad de unión al hierro de la transferrina sérica.

capacidad de mejora de la conducta infantil organizada (infant behavior, organized, readiness for enhanced), diagnóstico de enfermería aprobado por la Eleventh National Conference on the Classification of Nursing Diagnoses. Se define como un modelo de la modulación de los sistemas fisiológicos del niño de la conducta y psicológicos (p. ej., autonómico, motor, de autorregulación y del sistema atención-interacción), que aun siendo satisfactorio se puede mejorar, con mayor integración como respuesta a los estímulos ambientales.

capacidad de reserva (reserve capacity), volumen de aire que puede ser exhalado con una espiración forzada tras completar una espiración normal.

capacidad de respuesta de la membrana (membrane responsiveness), (en cardiología) relación entre el potencial de membrana en el momento del estímulo y la velocidad máxima de despolarización del potencial de acción.

capacidad de superación de la familia (family coping), resultado de enfermería recogido en la Nursing Outcomes Classification (NOC). Se define como acciones familiares para el manejo de situaciones de estrés que gravan los recursos de la familia.

capacidad funcional residual (functional residual capacity), volumen de gas que queda en los pulmones al final de una espiración normal. La capacidad residual funcional es igual al volumen residual más el volumen de reserva espiratorio.

capacidad inspiratoria (CI) (inspiratory capacity [IC]), volumen máximo de gas que se puede inhalar desde un estado de espiración no forzada.

capacidad oxigenadora de la sangre (oxygen capacity of blood), cantidad máxima de oxígeno que se puede combinar químicamente con la hemoglobina en una unidad de sangre, excluyendo el oxígeno disuelto físicamente.

capacidad para la comunicación (communication ability), resultado de enfermería recogido en la Nursing Outcomes Classification (NOC). Se define como la capacidad para recibir, interpretar y expresar mensajes hablados, escritos y no verbales.

capacidad pulmonar (lung capacity), volumen pulmonar que es la suma de dos o más de los cuatro volúmenes principales primarios sin superposición. Las capacidades pulmonares son la capacidad residual funcional, la capacidad inspiratoria, la capacidad pulmonar total y la capacidad vital.

capacidad pulmonar total (CPT) (total lung capacity [TLC]), volumen de gas presente en los pulmones al final de una inspiración máxima. Equivale a la capacidad vital más la capacidad residual.

capacidad testamentaria (testamentary capacity), competencia de una persona para hacer un testamento que incluye la necesidad de que esa persona sea consciente de que se está haciendo un testamento, de la naturaleza y extensión de los bienes incluidos en el mismo y de las identidades de los beneficiarios.

capacidad ventilatoria máxima (CVM) (maximum breathing capacity [MBC]), cantidad de gas intercambiado por minuto con la máxima frecuencia y profundidad de la respiración.

capacidad visual general (gross visual skills), capacidad general de una persona para seguir un objeto grande y brillante de lado a lado y de arriba abajo sin sacudidas, nistagmo o convergencia, y para discriminar entre las distintas formas y colores básicos.

capacidad vital (CV) (vital capacity [VC]), medida de la cantidad de aire que puede ser espirado lentamente después de una inspiración máxima; representa la mayor capacidad respiratoria posible. La capacidad vital es igual al volumen de reserva inspiratorio más el volumen corriente más el volumen de reserva espiratorio.

capacidad vital cronometrada (timed vital capacity), prueba diagnóstica de algunos trastornos pulmonares determinada por el porcentaje de la capacidad vital prevista que puede espirar un adulto de forma forzada durante al menos 3 segundos después de una inspiración máxima.

capacidad vital durante el llanto (CVLL) (crying vital capacity [CVC]), determinación del volumen residual mientras un lactante llora. La CVLL puede tener valor en lactantes monitorizados por padecer enfermedades pulmonares que producen cambios en la capacidad funcional residual.

capacidad vital espiratoria forzada (FEVC) (forced expired vital capacity [FEVC]), prueba de función pulmonar del máximo volumen de gas que se puede espirar de forma forzada y rápida desde la posición de inspiración completa.

capacitación (capacitation), proceso mediante el cual el espermatozoide, tras alcanzar la ampolla de la trompa de Falopio, experimenta una serie de cambios que le confieren capacidad para fertilizar un óvulo.

capacitador (enabler), persona que presta su apoyo, explícito o implícito, para corregir los comportamientos disfuncionales relacionados con el consumo de drogas.

C

capacitancia (capacitance), medida de la capacidad electrostática o cantidad de carga eléctrica almacenada por unidad de potencial eléctrico.

caparazón (carapace), capa o concha córnea protectora que cubre el dorso de un animal, como en la tortuga.

capas pigmentarias (pigment layers), partes del ojo que comprenden los estratos pigmentarios del cuerpo ciliar, el iris y la retina.

capecitabina (capecitabine), antineoplásico y antimetabolito. Se utiliza en el tratamiento de los cánceres metastáticos colorrectal y de mama.

caperuza (head box), cámara plástica clara que se coloca sobre la cabeza del paciente con un cierre ajustable alrededor del cuello para ventilación mecánica. El gas humidificado penetra en la cámara y el exceso de gas se libera a través de una válvula de salida. Este dispositivo puede ayudar a prevenir la necesidad de intubación.

caperuza para introducción de agujas (injection cap), diafragma de goma que cubre un tapón de plástico y permite la introducción de una aguja en un catéter o un vial.

capilar (capillary), cualquiera de los diminutos vasos sanguíneos (de cerca de 0,008 mm de diámetro) que conectan las arteriolas con las vénulas. A través de sus paredes, formadas por una capa simple de células endoteliales, se efectúa el intercambio de sustancias entre la sangre y los tejidos celulares.

capilares arteriales (arterial capillaries), vasos sanguíneos microscópicos (capilares) que se extienden más allá de los extremos terminales de las arteriolas.

capilares peritubulares (peritubular capillary), cualquiera de los capilares alrededor de los túbulos contorneados proximales y distales del riñón.

capilares sanguíneos (blood capillaries), vasos filiformes que transportan la sangre entre las arteriolas y las vénulas y permiten el paso de oxígeno y nutrientes a los tejidos irrigados.

capilares venosos (venous capillaries), capilares que terminan en vénulas.

capilariasis (capillariasis), infección por nematodos del género *Capillaria,* algunas de cuyas especies atacan a distintos animales. La infección humana suele ser producida por *C. philippinensis,* que infesta el intestino y causa diarrea grave, malabsorción y, frecuentemente, la muerte. Menos frecuentemente, la infestación por *C. hepatica* puede ser causa de capilariasis humana hepática y la debida a *C. aerophila* induce capilariasis humana pulmonar.

capilaritis (capillaritis), inflamación de un capilar o capilares, caracterizada por una alteración progresiva de la pigmentación de la piel y los capilares. No induce problemas sistémicos y cursa de forma benigna con una evolución autolimitante.

Capillaria *(Capillaria),* género de nematodos de la familia *Trichuridae. C. philippinensis* es un parásito del intestino humano en Filipinas.

capitación (capitation), método de pago para servicios de asistencia sanitaria. Los médicos, el hospital u otros proveedores de servicios sanitarios son pagados con una tasa contratada por cada miembro asignado, sin tener en cuenta el número o la naturaleza de los servicios prestados. Las tasas contractuales suelen ajustarse según edad, sexo, enfermedad y diferencias regionales.

capitado (capitate), que tiene forma de cabeza.

capital (capital), de la mayor importancia, implica peligro para la vida.

capitulum (capitulum), **1.** eminencia pequeña y redondeada de un hueso que se articula con otro hueso. **2.** el cóndilo humeral lateral.

capnografía al final de la espiración de volumen corriente (end-tidal capnography), proceso de registro continuo del nivel de dióxido de carbono en el aire espirado. Puede estimarse el porcentaje de dióxido de carbono al final de la espiración, que da una aproximación cercana al valor de concentración de dióxido de carbono alveolar. El proceso se utiliza para monitorizar a los pacientes en estado crítico y en las pruebas de función pulmonar.

capnógrafo (capnograph), instrumento utilizado en anestesia, fisiología respiratoria y terapia respiratoria que genera un registro o capnograma que muestra la proporción de dióxido de carbono del aire espirado.

capnometría (capnometry), determinación del dióxido de carbono en un volumen de gas, generalmente mediante absorción de infrarrojos o espectrometría de masas.

capreomicina (capreomycin), antibiótico y tuberculostático. Se utiliza en el tratamiento de las infecciones pulmonares producidas por cepas sensibles de *Mycobacterium tuberculosis* cuando no son eficaces los agentes de elección o no se pueden usar.

caprino (caprizant), describe un pulso irregular saltón.

capsaicina (capsaicin), alcaloide irritante para la piel y las membranas mucosas, principio activo picante de la pimienta de Cayena. Se utiliza en una crema empleada como antiirritante y en el aerosol de pimienta.

cápside (capsid), cubierta proteica que envuelve al virión.

capsómero (capsomere), cada una de las unidades de polipéptidos que constituyen la cápside vírica. Están formados por grupos de moléculas proteicas idénticas y son visibles con microscopio electrónico.

cápsula (cachet, capsule), **1.** envase pequeño, soluble, generalmente de gelatina, que contiene una dosis de medicamento que hay que administrar por vía oral. **2.** envoltura membranosa que rodea a ciertos microorganismos, como los neumococos. **3.** estructura anatómica bien definida que engloba a un órgano o a parte de éste, como la cápsula de la glándula suprarrenal.

cápsula adiposa (adipose capsule), cápsula de tejido graso que rodea al riñón.

cápsula articular (articular capsule), cubierta de tejido que rodea una articulación de movimiento libre, constituida por una capa externa de tejido fibroso blanquecino y una sinovial interna.

cápsula articular (joint capsule), estructura fibrosa de tejido conjuntivo en forma de saco alrededor de los extremos de los huesos de una articulación y que contiene líquido sinovial.

cápsula de Bowman (Bowman's capsule), [William Bowman, anatomista inglés, 1816-1892], extremo en forma de copa de un túbulo renal que contiene los glomérulos.

cápsula de Glisson (Glisson's capsule), [Francis Glisson, médico inglés, 1597-1677], envoltura de tejido fibroso que rodea a los lóbulos hepáticos que porta ramas de la arteria hepática, de la vena porta y del conducto biliar.

cápsula de la articulación temporomandibular (temporomandibular joint capsule), vaina protectora fibrosa que encierra la articulación temporomandibular de la mandíbula inferior.

cápsula de Tenon (Tenon's capsule), encaje membranoso delgado que envuelve el globo ocular del nervio óptico hasta la región ciliar y permite que se mueva libremente.

cápsula del cristalino (lens capsule), cápsula elástica delgada y transparente que rodea al cristalino del ojo.

cápsula fibrosa (fibrous capsule), **1.** capa externa de una cápsula articular. Rodea la articulación de dos huesos adyacentes. **2.** cubierta externa membranosa resistente que rodea ciertas vísceras, como el hígado.

cápsula renal (capsule of the kidney, renal capsule), tejido de recubrimiento que rodea el riñón, dividido en cápsula renal fibrosa y cápsula renal adiposa.

capsular (capsular), relativo a un pequeño envase, o que lo parece.

capsulectomía (capsulectomy), extirpación quirúrgica de una cápsula, habitualmente la cápsula de una articulación o del cristalino del ojo.

capsulitis (capsulitis), inflamación que afecta a una cápsula anatómica.

capsulitis adhesiva (adhesive capsulitis), afección del hombro que implica rigidez, dolor y limitada amplitud de movimiento. Suele ocurrir más a menudo en la mitad de la vida y se puede asociar a cirugía o lesión.

capsuloma (capsuloma), neoplasia de la cápsula renal o de la región subcapsular.

capsuloplastia (capsuloplasty), cirugía plástica realizada sobre la cápsula de una articulación.

capsulorrafia (capsulorraphy), reparación quirúrgica de un desgarro en una cápsula articular.

capsulorrexis (capsulorrhexis), tipo de operación de catarata que implica el arrancamiento circular continuo de la cápsula anterior para hacer posible la facoemulsificación del núcleo del cristalino.

capsulotomía (capsulotomy), incisión de la cápsula del cristalino, como en la operación de cataratas.

captación (catchment), obtención o acopio de agua.

captación (uptake), absorción o fijación de una sustancia.

captación de yodo radiactivo (RAIU) (radioactive iodine uptake [RAIU]), absorción e incorporación por el tiroides de yodo radiactivo (RAI), administrado por vía oral como dosis marcadora en una prueba de función tiroidea, y en dosis más elevadas para el tratamiento del hipertiroidismo.

captación máxima de oxígeno (maximum oxygen uptake), máxima cantidad de oxígeno que puede ser transportada desde los pulmones hasta el tejido muscular activo.

captopril (captopril), inhibidor de la enzima convertidora de angiotensina. Se utiliza en el tratamiento de la hipertensión y la insuficiencia cardíaca congestiva.

captura (capture), **1.** alcance y adquisición de una partícula nuclear, como un electrón, o un impulso eléctrico que se origina en cualquier lugar. **2.** (en cardiología) reinicio del control por parte de las aurículas o los ventrículos tras un período de latido independiente provocado por focos ectópicos o un bloqueo auriculoventricular. **3.** (en cardiología) capacidad de un marcapasos para estimular eléctricamente una cámara cardíaca.

captura electrónica (electron capture), proceso de amortiguación de la radiactividad en el que el núcleo con exceso de electrones atrae uno de ellos hacia sí mismo, generando un neutrón a partir de un protón y, disminuyendo de esta forma el número atómico del átomo en una unidad.

captura K (K capture), proceso de captura electrónica por el que un electrón de la capa K es capturado por el núcleo atómico.

capucha de oxígeno (oxygen hood), dispositivo colocado sobre la cabeza del paciente neonato para suministrarle altas concentraciones de oxígeno.

capuchón cervical (cervical cap), instrumento anticonceptivo, similar al diafragma pero más pequeño, formado por una pequeña goma que se adapta directamente al cuello uterino para evitar el paso de los espermatozoides por el conducto cervical. Tiene una eficacia de sólo el 60% en mujeres que ya han tenido hijos.

caput (caput), **1.** la cabeza. **2.** extremo dilatado o prominente de un órgano o de parte de él.

caput femoris (caput femoris), cabeza del fémur; se articula con el acetábulo.

caput fibulae (caput fibulae), cabeza del peroné; se articula con el cóndilo externo de la tibia.

caput humeri (caput humeri), cabeza del húmero; se articula con la cavidad glenoidea de la escápula.

caput mallei (caput mallei), cabeza del maléolo.

caput mandibulae (caput mandibulae), superficie articular de la rama de la mandíbula.

caput ossis metacarpalis (caput ossis metacarpalis), cabeza de cada metacarpiano; se articula con la falange proximal del mismo dedo.

caput phalangis (caput phalangis), cabeza articular del extremo distal de la falange proximal y media.

caput radii (caput radii), cabeza del radio; se articula con la cabeza radial del húmero.

caput stapedis (caput stapedis), cabeza del estribo.

caput succedaneum (caput succedaneum), tumefacción de la cabeza fetal que puede cubrir las suturas del cráneo. Generalmente se forma durante el parto debido a la presión circular del cérvix sobre el occipucio fetal.

caquéctico (cachectic), relativo a un estado de mala salud general, malnutrición y pérdida de peso.

caquexia (cachexia), estado general de enfermedad y malnutrición, caracterizado por debilidad y adelgazamiento, asociado generalmente a una enfermedad grave como la tuberculosis o el cáncer.

caquinación (cachinnation), risa excesiva sin causa aparente que con frecuencia forma parte del patrón de conducta de la esquizofrenia.

cara (face), **1.** región anterior de la cabeza, desde la barbilla hasta la frente, constituida por la piel, los músculos y las estructuras de la frente, ojos, nariz, boca, pómulos y mandíbula. **2.** semblante.

cara de luna llena (moon face), trastorno caracterizado por la presencia de una cara redondeada, abotargada, que aparece en personas tratadas con altas dosis de corticoides. Los rasgos se normalizan al interrumpir la medicación.

cara hipocrática (hippocratic facies), aspecto demacrado, ojeroso y pálido de la cara, indicativo de la muerte inminente.

cara oclusiva de trabajo (working occlusion), cara de contacto de los dientes donde se produce el cierre cuando la mandíbula se mueve hacia el maxilar.

caracol (snail), invertebrado del orden de los gasterópodos, de los que varias especies son huéspedes intermediarios de las duelas sanguíneas que provocan la angiostrongiliasis en los seres humanos.

carácter (character), conjunto de rasgos y modos de conducta que confieren a una persona la capacidad para reaccionar de un modo determinado frente a los usos y costumbres de una sociedad.

carácter anal (anal character), (en psicoanálisis) tipo de personalidad que muestra patrones de conducta adquiridos durante la fase anal de la infancia y que se caracteriza por una tendencia extremada al orden, a la obstinación, al perfeccionismo, a la limpieza, a la puntualidad y a la tacañería, o bien a los extremos opuestos correspondientes a estas características.

carácter oral (oral character), (en psicoanálisis) tipo de personalidad que exhibe patrones de conducta que tienen su origen en la fase oral de la infancia. Se caracteriza por optimismo, confianza en sí mismo y generosidad despreocupada, reflejando los aspectos placenteros de esa etapa, o pesimismo, inutilidad, ansiedad y sadismo como manifestaciones de la frustración o de los conflictos que tienen lugar durante ese período.

carácter sexual primario (primary sex character), rasgo hereditario que está directamente relacionado con la función reproductiva de los órganos sexuales primarios del individuo.

carácter sexual secundario (secondary sex characteristic), cualquiera de las características físicas externas de madurez sexual secundarias a estimulación hormonal que se desarrollan en el individuo que está madurando. Entre ellas se encuentran la distribución adulta del pelo y el desarrollo del pene, mamas y labios.

características psicóticas congruentes con el estado de ánimo (mood-congruent psychotic features), características de una psicosis en las que el contenido de las alucinaciones o de los delirios coincide con un estado de ánimo expansivo elevado o con una depresión.

característico (characteristic), **1.** típico de un individuo u otra entidad. **2.** rasgo que distingue a un individuo u otra entidad.

caramifeno (caramiphen), agente anticolinérgico con acciones similares, aunque más débiles, a las de la atropina. El edisilato éster del agente se administra por vía oral como antitusivo y el clorhidrato éster se emplea, también por vía oral, en el tratamiento de la enfermedad de Parkinson.

carbam (carbam), abreviatura del *anión carbamato carboxilado.*

carbamato (carbamate), enzimas anticolinesterásicas que producen la inhibición reversible de la colinesterasa. Se utilizan en ciertos medicamentos e insecticidas. Algunos carbamatos son tóxicos y pueden provocar convulsiones y muerte por ingestión o contacto cutáneo. El antídoto más recomendado es la atropina.

carbamatocinasa (carbamate kinase), enzima hepática que cataliza la transferencia de un grupo fosfato desde el adenosintrifosfato, en presencia de amoníaco y dióxido de carbono, para formar adenosindifosfato y carbamilfosfato.

carbamazepina (carbamazepine), anticonvulsivante y analgésico específico. Con frecuencia es el fármaco de elección en el tratamiento de convulsiones parciales, convulsiones tónico-clónicas generalizadas y otras convulsiones mixtas. Se prescribe para tratar la neuralgia del trigémino y la glosofaríngea, y se emplea asimismo fuera de las indicaciones del prospecto, en determinados trastornos afectivos (p. ej., el trastorno bipolar).

carbaminohemoglobina (carbaminohemoglobin), compuesto químico formado por dióxido de carbono y hemoglobina tras la liberación del oxígeno desde la hemoglobina hacia las células. El proceso es similar al que da lugar a la formación de un compuesto carbamino. Constituye cerca del 25% del dióxido de carbono liberado en el pulmón.

carbenicilina disódica (carbenicillin disodium), penicilina semisintética. Es un antibiótico de amplio espectro, dentro del cual se incluye *Pseudomonas aeruginosa.* Se utiliza en el tratamiento de infecciones causadas por bacilos aerobios gramnegativos sensibles.

carbetapentano (carbetapentane), agente antitusivo con una ligera actividad antisecretora semejante a la de la atropina. Se emplea en forma de tanato en el tratamiento de la tos asociada a infecciones de las vías respiratorias altas.

carbidopa (carbidopa), inhibidor de la dopa descarboxilasa, que no atraviesa la barrera hematoencefálica. Se utiliza en combinación con levodopa en el tratamiento de la enfermedad de Parkinson idiopática.

carbo (carb), abreviatura del *anión carbonato no carboxilado.*

carbolismo (carbolism), intoxicación por fenol, también conocido como ácido carbólico.

carbón activado (activated charcoal), antídoto de uso general en urgencias y un poderoso adsorbente farmacéutico. Se prescribe para el tratamiento de la intoxicación aguda y el control de la flatulencia.

carbonato (CO_3^{2-}) (carbonate [CO_3^{2-}]), anión CO_3^{2-}. Los carbonatos se encuentran en equilibrio en el agua con los bicarbonatos, y están presentes habitualmente en compuestos del tipo de las sales insolubles como el carbonato cálcico.

carbonato cálcico ($CaCO_2$) (calcium carbonate [$CaCO_2$]), yeso precipitado; polvo blanco utilizado a veces en los antiácidos.

carbonato de litio (lithium carbonate), fármaco antimaníaco. Está indicado en las fases maníacas de los trastornos maníaco-depresivos.

carbonemia (carbonemia), exceso de ácido carbónico en sangre.

carbono (C) (carbon [C]), elemento no metálico, casi siempre tetravalente. Su número atómico es 6; su peso atómico, 12,011. El carbono se encuentra en estado puro en el diamante y en el grafito y forma parte de todos los tejidos vivos. La mayor parte de los estudios de química orgánica se centran en los numerosos compuestos carbonados. El carbono es esencial en la bioquímica del cuerpo, ya que interviene en muchos procesos metabólicos y forma parte de hidratos de carbono, aminoácidos, triglicéridos, ADN y ARN y muchos otros compuestos.

carbono 11 (^{11}C) (carbon-11 [^{11}C]), radioisótopo del carbono con una vida media de 20 minutos. Se produce mediante un ciclotrón y emite positrones.

carbono 13 (^{13}C) (carbon-13 [^{13}C]), isótopo del carbono existente en estado natural, con un peso atómico de 13 y que constituye un 1,11% del total de carbono existente en la Tierra. Se usa como marcador en pruebas de función hepática y en algunas otras pruebas metabólicas.

carbono 14 (^{14}C) (carbon-14 [^{14}C]), emisor beta con una vida media de 5.700 años. Se produce de forma natural, originándose a partir de los rayos cósmicos, y se utiliza como marcador en el estudio de distintos aspectos del metabolismo y para calcular la edad de restos que contienen materiales carbonados naturales.

carboplatino (carboplatin), miembro de una serie de fármacos análogos del platino utilizados en el tratamiento del cáncer. Suele administrarse por vía intravenosa para el tratamiento del cáncer ovárico.

carboprost (carboprost), análogo sintético del dinoprost utilizado por vía intramuscular para la terminación de la gestación y en caso de aborto diferido.

carboxifluoroquinolona (carboxyfluoroquinolone), cualquier antibiótico del grupo de las quinolonas orales que habitualmente son eficaces frente a las enterobacterias y que demuestran una actividad variable frente a *Pseudomonas* y otras especies.

carboxihemoglobina (carboxyhemoglobin), compuesto producido por la exposición de la hemoglobina al monóxido de carbono.

carboxilación (carboxylation), proceso químico en el cual un grupo carboxilo (–COOH) sustituye a un átomo de hidrógeno.

carboxilasa (carboxylase), enzima que cataliza la adición de una molécula de dióxido de carbono a otro compuesto para formar un grupo carboxilo.

carboxilo (carboxyl), radical monovalente característico de los ácidos orgánicos. El hidrógeno del radical puede ser sustituido por metales para formar sales.

carboximetilcelulosa (carboxymethylcellulose), polímero de celulosa sustituido de tamaño variable. Sus sales de sodio o calcio se emplean como agentes de suspensión farmacéutica, excipientes de comprimidos e incrementadores de la viscosidad. Su sal sódica se utiliza también como laxante.

carboximetilcelulosa cálcica (carboxymethylcellulose calcium), sal cálcica de carboximetilcelulosa, empleada como comprimido desintegrante en preparaciones farmacéuticas.

carbunco (anthrax), enfermedad infecciosa aguda causada por la bacteria esporulada *Bacillus anthracis* y que afecta con mayor frecuencia a herbívoros (ganado, cabras y ovejas). Las personas se pueden infectar mediante contacto cutáneo, ingesta o inspiración de las esporas de animales infectados o productos de los animales. La inhalación determina la forma más grave de carbunco humano, pero en general se suele adquirir a través de una solución de continuidad de la piel que entra en contacto directo con animales infectados o sus secreciones. El carbunco es un posible agente para el bioterrorismo.

carburo (carbide), compuesto binario de carbono. Los diversos compuestos oscilan en inestabilidad desde los carburos de cobre o plata explosivos hasta los compuestos abrasivos duros, como el carburo de silicio.

carburo cálcico (CaC_2) (calcium carbide [CaC_2]), compuesto cristalino de color negro producido a partir de cal y coque. Mezclado con agua produce gas acetileno (C_2H_2), el cual ha sido utilizado como anestésico.

carcinofilia (carcinophilia), propiedad en la que existe una afinidad por el tejido carcinomatoso.

carcinogénesis (carcinogenesis), proceso de inicio y desarrollo de un cáncer.

carcinogénico (carcinogenic), perteneciente o relativo a la capacidad de provocar el desarrollo de un cáncer.

carcinógeno (carcinogen), sustancia o agente que produce el desarrollo del cáncer o aumenta su incidencia.

carcinógeno medioambiental (environmental carcinogen), cualquiera de las numerosas sustancias naturales o sintéticas que pueden producir cáncer. Estos agentes, o encógenos, pueden dividirse en agentes químicos, agentes físicos y ciertas hormonas y virus.

carcinógeno químico (chemical carcinogen), cualquier producto químico capaz de inducir el desarrollo de un cáncer en un tejido vivo.

carcinógenos genotóxicos (genotoxic carcinogens), agentes causantes de cáncer que pueden alterar las moléculas de ADN.

carcinoide (carcinoid), tumor pequeño amarillo derivado de las células argentafines de la mucosa GI que segrega serotonina y otras catecolaminas y compuestos similares.

carcinólisis (carcinolysis), destrucción de las células cancerígenas, como la que se consigue mediante la acción de un fármaco antineoplásico.

carcinoma (carcinoma), neoplasia epitelial maligna que tiende a invadir los tejidos circundantes y a metastatizar a distancia. Aparece con más frecuencia en la piel, el intestino grueso, los pulmones, el estómago, la próstata, el cuello uterino o la mama. El tumor se caracteriza por ser firme, irregular y nodular, con bordes bien definidos en algunas localizaciones.

carcinoma adenoquístico (adenocystic carcinoma), neoplasia maligna poco frecuente compuesta de cordones de células epiteliales pequeñas y uniformes dispuestas a modo de tamiz alrededor de espacios quísticos que suelen contener moco. Este tumor es más frecuente en las glándulas salivales, la mama, las glándulas mucosas de los tractos respiratorios superior e inferior y, en algunas ocasiones, en las glándulas vestibulares de la vulva.

carcinoma anexial microquístico (microcystic adnexal carcinoma [MAC]), forma de tumor anexial que suele presentarse en la cara como una placa indurada amarilla con bordes mal definidos.

carcinoma basaloide (basaloid carcinoma), neoplasia maligna transicional infrecuente

C

del conducto anal que contiene áreas semejantes al carcinoma basocelular de la piel.

carcinoma basocelular (basal cell carcinoma), tumor epitelial maligno que comienza como una pápula y crece en la periferia, desarrollándose un cráter central que se erosiona, forma costra y sangra. Se localiza con mayor frecuencia en áreas corporales expuestas al sol.

carcinoma basoescamoso (basosquamous cell carcinoma), tumor epidérmico maligno compuesto por células basales y escamosas.

carcinoma broncogénico (bronchogenic carcinoma), uno de los más de 90% de tumores pulmonares malignos que se originan en los bronquios. Las lesiones, habitualmente asociadas con el consumo de tabaco, pueden causar tos, sibilancias, fatiga, presión torácica, dolores articulares y, en estadios finales, esputo hemoptoico, dedos en palillo de tambor, pérdida de peso y derrame pleural.

carcinoma cístico (cystic carcinoma), neoplasia maligna que contiene quistes o cavidades de tipo quístico. Los tumores de este tipo aparecen en la mama y en el ovario.

carcinoma de células claras (clear cell carcinoma), **1.** tumor maligno del epitelio tubular del riñón constituido por células con abundante citoplasma claro. **2.** neoplasia ovárica poco frecuente caracterizada por células de citoplasma claro.

carcinoma de células de Hürthle (Hürthle cell carcinoma), [Karl W. Hürthle, histólogo alemán, 1860-1945], neoplasia maligna de la glándula tiroides formada por células de Hürthle. Estos tumores están encapsulados, parecen adenomas y presentan invasividad local.

carcinoma de células de Merkel (Merkel cell carcinoma), [Friedrich S. Merkel, anatomista y fisiólogo alemán, 1845-1919], tumor cutáneo maligno de crecimiento rápido que tiende a presentarse en las superficies expuestas al sol en adultos mayores de raza blanca.

carcinoma de células de transición (transitional cell carcinoma), tumor maligno, habitualmente papilar, derivado del epitelio estratificado de transición, que aparece principalmente en la vejiga, en el uréter, en la uretra o en la pelvis renal. La mayoría de los tumores del sistema colector del riñón son de este tipo.

carcinoma de células en avena (oat cell carcinoma), ver **carcinoma indiferenciado microcelular.**

carcinoma de células escamosas (squamous cell carcinoma), tumor maligno, de crecimiento lento, del epitelio escamoso encontrado con frecuencia en pulmones y piel, aunque también se localiza en ano, cuello uterino, laringe, nariz, vejiga y otras localizaciones. Las células características de este tumor tienen el aspecto de células espinosas y forman perlas de queratina.

carcinoma de células fusiformes (spindle cell carcinoma), neoplasia de crecimiento rápido formada por células escamosas fusiformes. Puede resultar difícil dintinguirlo de un sarcoma.

carcinoma de células gigantes (giant cell carcinoma), neoplasia epitelial maligna que contiene típicamente numerosas células anaplásicas de gran tamaño.

carcinoma de células renales (renal cell carcinoma), neoplasia maligna del riñón.

carcinoma de la corteza suprarrenal (adrenal cortical carcinoma), neoplasia maligna de la corteza suprarrenal que puede dar lugar a virilismo adrenal o a un síndrome de Cushing. Este tumor es de tamaño variable y aparece a cualquier edad. Las metástasis más frecuentes se encuentran en los pulmones, el hígado y otros órganos.

carcinoma de la glándula de Bartholin (Bartolino) (Bartholin's gland carcinoma), [Caspar T. Bartholin], raro proceso maligno que se produce en la profundidad de los labios mayores.

carcinoma ductal (duct carcinoma), neoplasia que se desarrolla a partir del epitelio ductal, especialmente en la mama o en el páncreas.

carcinoma embrionario (embryonal carcinoma), neoplasia maligna derivada de las células germinales que suele desarrollarse en las gónadas y especialmente en los testículos. En estos tumores ocasionalmente se observan cuerpos similares a un embrión de 1 o 2 semanas.

carcinoma en collar (string carcinoma), proceso maligno del intestino grueso, habitualmente del colon ascendente o transverso, que en la visualización radiográfica hace que parezca como si el intestino estuviese atado en segmentos como formando un collar de grandes cuentas.

carcinoma en coraza (carcinoma in cuirasse), neoplasia rara que acompaña al cáncer de mama avanzado que se caracteriza por fibrosis y rigidez progresiva extensa de la piel del tórax, el cuello, la espalda y, en ocasiones, el abdomen.

carcinoma epidermoide (epidermoid carcinoma), neoplasia maligna en la que las células tumorales tienden a diferenciarse en células epidérmicas de aspecto córneo denominadas células espinosas.

carcinoma escirro (scirrhous carcinoma), tumor duro, fibroso, especialmente invasivo, en el cual las células malignas aparecen aisladas o en pequeños grupos o haces en un tejido conjuntivo denso.

carcinoma escrotal (carcinoma scroti), carcinoma epitelial del escroto.

carcinoma esponjoso (carcinoma spongiosum), carcinoma blando y esponjoso con cavidades pequeñas y grandes en su interior.

carcinoma exofítico (exophytic carcinoma), neoplasia epitelial maligna que parece una verruga o papiloma.

carcinoma in situ (carcinoma in situ), neoplasia premaligna que no ha invadido la membrana basal aunque muestra características citológicas de tumor maligno. Estos cambios neoplásicos se observan con cierta frecuencia en los epitelios escamosos estratificados y glandulares del cuello uterino, el ano, los bronquios, la mucosa bucal, el esófago, los ojos, los labios, el pene, el endometrio uterino, la vagina y en lesiones de queratosis senil.

carcinoma indiferenciado microcelular (oat cell carcinoma), neoplasia epitelial maligna, habitualmente broncogénica, formada por células epiteliales pequeñas, muy próximas entre sí, redondeadas, ovales o fusiformes que se tiñen de oscuro y contienen gránulos neurosecretores y escaso o ningún citoplasma. Los tumores producidos por estas células no forman masas voluminosas, pero generalmente se extienden a lo largo de los linfáticos situados en la submucosa. Muchos tumores pulmonares malignos son de este tipo.

carcinoma intraductal (intraductal carcinoma), neoplasia, normalmente grande, que se presenta sobre todo en la mama, pero puede afectar otros órganos, como las glándulas salivares.

carcinoma intraepidérmico (intraepidermal carcinoma), neoplasia de células del epitelio escamoso que no proliferan hacia la zona basal, y aparecen a menudo de forma simultánea en muchos lugares.

carcinoma invasivo (invasive carcinoma), neoplasia maligna compuesta por células epiteliales que infiltran y destruyen los tejidos que las rodean y pueden metastatizar.

carcinoma lenticular (carcinoma lenticulare), forma de carcinoma cutáneo tuberoso o escirro caracterizado por el desarrollo de numerosos nódulos pequeños, relativamente planos, que a menudo se unen para formar grandes placas que se asemejan a una infección por hongos.

carcinoma lobulillar (lobular carcinoma), neoplasia que con frecuencia constituye una masa difusa, representando un pequeño porcentaje entre los tumores mamarios.

carcinoma medular (medullary carcinoma), neoplasia maligna del epitelio que contiene escaso tejido fibroso o que éste está ausente.

carcinoma melanótico (melanotic carcinoma), cáncer de piel pigmentado maligno.

carcinoma microcelular extrapulmonar (extrapulmonary small cell carcinoma), carcinoma microcelular primario con diagnóstico histológico de carcinoma de células pequeñas, pero localizado en áreas del cuerpo fuera de los pulmones. Se presenta con mucha frecuencia cerca de la cabeza y el cuello, en el páncreas, colon y recto, y en el tracto genitourinario.

carcinoma microinvasivo (microinvasive carcinoma), neoplasia del epitelio escamoso que ha traspasado la membrana basal, la primera fase del cáncer invasivo.

carcinoma mucinoso (mucinous carcinoma), neoplasia epitelial de consistencia gelatinosa y pegajosa debida a la gran cantidad de mucina que secretan sus células.

carcinoma mucoepidermoide (mucoepidermoid carcinoma), neoplasia maligna de los tejidos glandulares y en especial de los conductos de las glándulas salivares.

carcinoma no microcelular (non-small cell carcinoma), término general que comprende todos los carcinomas pulmonares excepto el carcinoma microcelular, que incluye el adenocarcinoma pulmonar, el carcinoma macrocelular y el carcinoma de células escamosas.

carcinoma oculto (occult carcinoma), carcinoma pequeño que no causa síntomas evidentes. Puede permanecer localizado y descubrirse sólo accidentalmente en la autopsia después de que la muerte se haya producido por otra causa, o puede metastatizar y descubrirse en el estudio diagnóstico de la enfermedad metastásica.

carcinoma ovárico (ovarian carcinoma), neoplasia maligna de los ovarios raramente detectada en estadios precoces y que suele estar muy avanzada en el momento del diagnóstico. Es más frecuente en la quinta década de la vida. La frecuencia de esta enfermedad parece ir en aumento en EE.UU. Los factores de riesgo para la enfermedad son la infertilidad, nuliparidad, baja paridad, parto en edad avanzada, abortos espontáneos de repetición, endometriosis, grupo sanguíneo A, antecedentes de cáncer de mama o colorrectal y exposición a carcinógenos químicos, como el asbesto y el talco. Es característico de esta enfermedad, a medida que avanza, la presencia de ascitis y molestias abdominales, metrorragia, pérdida de peso, disuria o polaquiuria, estreñimiento y masa ovárica palpable, especialmente en mujeres posmenopáusicas. En muchos casos el cáncer se disemina por la superficie del peritoneo y, de forma precoz en el curso de la enfermedad, las células tumorales invaden los vasos linfáticos subdiafragmáticos y los ganglios paraaórticos. Aproximadamente la mitad de los tumores diagnosticados son irresecables.

carcinoma papilar (papillary carcinoma), neoplasia maligna caracterizada por la presencia de numerosas prolongaciones digitiformes. Es el tipo más frecuente de tumor tiroideo.

carcinoma primario (primary carcinoma), neoplasia situada en su lugar de origen.

carcinoma pulmonar no microcelular (non-small cell carcinoma of lung), categoría principal de los tipos histológicos de carcinomas pulmonares, que incluye adenocarcinoma del pulmón, carcinoma macrocelular y carcinoma de células escamosas.

carcinoma schneideriano (Schneiderian carcinoma), proceso epitelial maligno de la mucosa nasal y los senos paranasales.

carcinoma telangiectásico (carcinoma telangiectaticum), neoplasia de los capilares de la piel que produce dilatación de los vasos y manchas de color rojo en la piel que palidecen con la presión.

carcinoma tuberoso (tuberous carcinoma, carcinoma tuberosum), carcinoma escirro de la piel caracterizado por proyecciones nodulares.

carcinoma velloso (villous carcinoma), tumor epitelial con numerosas excrecencias papilares aterciopeladas y largas.

carcinoma verrugoso (verrucous carcinoma), neoplasia de células escamosas bien diferenciada de los tejidos blandos de la cavidad oral, la laringe o los genitales. Tumor de crecimiento lento que tiende a desplazar, en lugar de invadir, los tejidos que lo rodean; generalmente no metastatiza.

carcinomatoide (carcinomatoid), que se parece a un carcinoma.

carcinomatosis (carcinomatosis), trastorno caracterizado por la diseminación de un carcinoma por el organismo.

carcinomatoso (carcinomatous), relativo a un carcinoma.

carcinosarcoma (carcinosarcoma), neoplasia maligna formada por células carcinomatosas y sarcomatosas. Este tipo de tumores puede presentarse en esófago, glándula tiroides y útero.

carcinosis (carcinosis), trastorno caracterizado por el desarrollo de múltiples carcinomas en el organismo.

carcinosis miliar (miliary carcinosis), trastorno caracterizado por la existencia de numerosos nódulos cancerosos que parecen tubérculos miliares.

carcinosis pleural (carcinosis pleurae), neoplasia secundaria de la pleura en la que se desarrollan nódulos a lo largo de toda la membrana.

carcinoso (carcinous), carcinomatoso.

carcinostático (carcinostatic), relativo a la tendencia a retrasar o detener el crecimiento de un carcinoma.

cardíaco (cardiac), **1.** relativo o perteneciente al corazón. **2.** persona con enfermedad del corazón.

cardial (cardiac), relativo a la parte proximal del estómago.

cardias (cardia), **1.** comunicación entre el esófago y la porción cardíaca del estómago. **2.** parte del estómago que rodea a la unión gastroesofágica caracterizada por la ausencia de células productoras de ácido.

cardiastenia (cardiasthenia), forma de neurastenia en la cual dominan los síntomas cardiovasculares.

cardiectomía (cardiectomy), **1.** extirpación del corazón. **2.** extirpación de la porción del cardias del estómago.

cardiectopia (cardiectopia), posición anómala del corazón en la cavidad torácica.

cardinal (cardinal), relativo a algo tan fundamental que otras muchas cosas dependen de ello, como en el caso de un rasgo cardinal que influye en la conducta global de cada uno.

Cardiobacterium *(Cardiobacterium),* género de bacterias anaerobias facultativas gramnegativas en forma de bastoncillo que forman parte de la flora normal de la región nasofaríngea humana. Se asocia con endocarditis.

cardiocele (cardiocele), protrusión del corazón a través de una abertura en el diafragma o la pared abdominal.

cardiocinético (cardiokinetic), **1.** que estimula la acción del corazón. **2.** agente que estimula la acción del corazón.

cardiocirculatorio (cardiocirculatory), relativo o perteneciente al corazón y a la circulación.

cardioespasmo (cardiospasm), forma de acalasia caracterizada por la incapacidad del esfínter cardial en la poción distal del esófago para relajarse, lo que produce disfagia y regurgitación, siendo necesaria en ocasiones la división quirúrgica del músculo.

cardiogénico (cardiogenic), originado en el músculo cardíaco.

cardiografía (cardiography), técnica de registro gráfico de los movimientos cardíacos mediante el cardiógrafo.

cardiograma (cardiogram), trazado de la actividad cardíaca registrado electrónicamente.

cardiohepatomegalia (cardiohepatomegaly), aumento de tamaño del corazón y el hígado.

cardioinhibidor (cardioinhibitory), que hace más lenta o inhibe la frecuencia o la intensidad de las contracciones ventriculares.

cardiólisis (cardiolysis), operación para liberar el corazón y el pericardio del periostio esternal mediante un procedimiento que corrige la mediastinopericarditis adhesiva.

cardiología (cardiology), estudio de la anatomía, las funciones normales y las enfermedades del corazón.
cardiología intervencionista (interventional cardiology), subespecialidad de la cardiología en la que se utilizan técnicas basadas en catéteres con fluoroscopia para tratar las enfermedades cardíacas de las arterias coronarias, valvulares y congénitas.
cardiólogo (cardiologist), médico especialista en el diagnóstico y tratamiento de las cardiopatías.
cardiomegalia (cardiomegaly), hipertrofia cardíaca.
cardiomiopexia (cardiomyopexy), procedimiento quirúrgico mediante el cual el aporte sanguíneo de los músculos pectorales del tórax próximos se desvía directamente hacia las arterias coronarias cardíacas.
cardiopatía (cardiopathy), enfermedad del corazón.
cardiopatía arteriosclerótica (CAE) (arteriosclerotic heart disease [ASHD]), engrosamiento y endurecimiento de la pared de las arterias coronarias.
cardiopatía isquémica (ischemic heart disease), proceso patológico del miocardio producido por la falta de oxígeno en las células musculares del corazón.
cardiopatía reumática (rheumatic heart disease), lesión del músculo cardíaco y de las válvulas del corazón provocada por episodios de fiebre reumática. Cuando una persona susceptible adquiere una infección por un estreptococo beta-hemolítico del grupo A se puede producir una reacción autoinmunitaria en el tejido cardíaco, provocando deformidades permanentes de las válvulas cardíacas o de las cuerdas tendinosas. La afectación del corazón se puede poner de manifiesto durante la fiebre reumática aguda, o bien puede descubrirse tiempo después de remitir la enfermedad aguda.
cardiopericarditis (cardiopericarditis), inflamación del corazón y del pericardio.
cardioplastia (cardioplasty), intervención quirúrgica para la corrección de un defecto del esfínter cardial esofágico que con frecuencia produce cardioespasmo.
cardioplejía (cardioplegia), **1.** parálisis del corazón. **2.** interrupción de las contracciones cardíacas por la inyección de químicos, hipotermia o estimulación eléctrica con el propósito de realizar cirugía cardíaca.
cardioprotector (cardioprotectant), **1.** que contrarresta los efectos cardiotóxicos. **2.** agente que actúa de ese modo.
cardiopulmonar (cardiopulmonary), relativo o perteneciente al corazón y a los pulmones.
cardiorrafia (cardiorrhaphy), intervención en la que se sutura el músculo cardíaco.
cardioscopio (cardioscope), aparato obsoleto para la inspección y manipulación de las estructuras cardíacas internas.
cardioselectividad (cardioselectivity), selectividad de un fármaco, como un agente betaadrenérgico, por el tejido cardíaco sobre otros tejidos del cuerpo.
cardiotacómetro (cardiotachometer), instrumento que monitoriza y registra de forma continua los latidos cardíacos.
cardioterapia (cardiotherapy), tratamiento de la enfermedad cardíaca.
cardiotomía (cardiotomy), **1.** operación en la que se realiza una incisión al corazón. **2.** intervención en la que se incide el extremo cardial del estómago o el orificio cardial.
cardiotónico (cardiotonic), **1.** relativo a la sustancia que tiende a aumentar la eficacia de las contracciones del músculo cardíaco. **2.** agente farmacológico que aumenta la fuerza de las contracciones miocárdicas.
cardiotóxico (cardiotoxic), que tiene un efecto tóxico o lesivo sobre el corazón.
cardiovascular (cardiovascular), relativo o perteneciente al corazón y a los vasos sanguíneos.
cardioversión (cardioversion), restauración del ritmo sinusal normal del corazón mediante la conducción de un choque eléctrico sincronizado a través de dos placas metálicas colocadas sobre el tórax del paciente. La cardioversión se utiliza en el tratamiento de la fibrilación auricular y en las arritmias ventriculares, auriculares y del nodo.
cardioversor (cardioverter), desfibrilador u otro instrumento usado para convertir ritmos cardíacos anómalos en ritmos normales.
cardioversor-desfibrilador implantable (CDI) (implantable cardioverter-defibrillator [ICD]), dispositivo eléctrico implantado quirúrgicamente que suprime automáticamente las arritmias ventriculares letales mediante la administración de choques de baja energía al corazón, restableciendo el ritmo correcto cuando el corazón empieza a latir de forma rápida o irregular.
carditis (carditis), proceso inflamatorio de los músculos del corazón, generalmente secundario a infecciones. En la mayoría de los casos se afecta más de una capa muscular. Puede existir dolor torácico, arritmia cardíaca, insuficiencia circulatoria y lesión de las estructuras del corazón.
carditis reumática (rheumatic carditis), pericarditis, miocarditis y endocarditis que se asocian a la fiebre reumática aguda.
cardo de leche (milk thistle), planta que se utiliza para la protección frente a la cirrosis y la hepatitis alcohólica, y también como antiinflamatorio. Los extractos estandarizados han demostrado una cierta eficacia para la cirrosis en ensayos clínicos.

cardo santo (blessed thistle), planta caduca que se encuentra en Europa y Asia. Se utiliza para la pérdida de apetito, la indigestión y los gases intestinales. Posiblemente resulte segura cuando se utiliza siguiendo las recomendaciones, pero no existen datos sobre su eficacia.

CARF (CARF), siglas de *Commission on Accreditation of Rehabilitation Facilities.*

carga alostática (allostatic load), término acuñado como alternativa más exacta para el término *estrés,* que alude a los retos ambientales que determinan que un organismo tenga que esforzarse en mantener su estabilidad (alostasis).

carga completa (CC) (full weight-bearing [FWB]), proyección que muestra la respuesta a las tensiones de una postura natural. Las imágenes del pie en carga completa son útiles para estudiar los pies planos y cavos.

carga corporal (body burden), **1.** estado de actividad de un compuesto químico radiactivo en el cuerpo en un tiempo especificado tras la administración. **2.** sustancias químicas almacenadas en el cuerpo que se pueden detectar mediante análisis.

carga de ejercicio (workout), **1.** prueba de capacidad y resistencia. **2.** sesión de ejercicio físico.

carga de trabajo (workload), cantidad de trabajo a realizar dentro de un período de tiempo específico.

carga genética (genetic load), número medio acumulado de genes deteriorados por cada individuo de una determinada población, incluyendo los generados por mutación y selección en la última generación y los heredados de los antepasados.

carga neta (net charge), suma aritmética de cargas positivas y negativas.

cargar (loading), **1.** administrar una sustancia en cantidad suficiente para explorar la capacidad del paciente para metabolizarla o absorberla. **2.** el ejercicio de fuerza sobre un músculo o ligamento para aumentar su fortaleza.

cargo habitual y razonable (customary and reasonable charge), (en EE.UU.) tasa establecida normalmente por el seguro sanitario o las agencias gubernamentales que se considera que es el coste «normal» de un servicio médico específico. La tasa se basa comúnmente en la cantidad que la compañía o agencia pagará por ese servicio y puede variar con el área geográfica.

cargo razonable (reasonable charge), **1.** (en Medicare) cargo mínimo habitual de un médico por un servicio. **2.** cargo usual de un grupo de médicos de la zona por un servicio particular.

caries (caries), enfermedad infecciosa que comienza con una destrucción progresiva de la superficie externa de la corona dental y/o de la superficie radicular expuesta. Se caracteriza por desmineralización, desintegración y destrucción de su estructura.

caries del biberón (baby bottle tooth decay), alteración que aparece en los niños con edades comprendidas entre los 12 meses y los 3 años que toman al acostarse un biberón de leche o de zumo y que se explica por la exposición prolongada de los dientes a estas bebidas.

caries dental (dental caries), proceso dentario patológico destructivo producido por la compleja interacción de alimentos, especialmente almidones y azúcares con bacterias, que forman la placa dental. El término también hace referencia a las cavidades formadas en los dientes como consecuencia de la patología.

caries dental agresiva (rampant dental caries), caries dental que afecta a varios dientes, aparece súbitamente y suele progresar con rapidez.

caries dental incipiente (incipient dental caries), estado dental en el que se comienza a detectar un proceso de caries.

caries dental primaria (primary dental caries), caries dental que se desarrolla en el esmalte de un diente que previamente no estaba afectado.

caries dental proximal (proximal dental caries), descomposición que puede producirse en la superficie mesial o distal de un diente.

caries dental residual (residual dental caries), cualquier material de descomposición que persiste en una cavidad dental preparada.

caries dental secundaria (secondary dental caries), caries dental que se desarrolla en un diente ya afecto por la enfermedad; con frecuencia se forma una nueva cavidad adyacente o por debajo del empaste restaurador de una cavidad antigua.

caries dental senil (senile dental caries), descomposición dental que se produce en edades avanzadas. Habitualmente, la caries dental senil se caracteriza por la formación de cavidades en la capa de cemento o alrededor de ella y en las superficies radiculares.

caries infantil precoz (early childhood caries), caries dental grave favorecida por el consumo de azúcares y ácidos y, en ocasiones, la ingestión de especimenes de *Streptococcus mutans* que puedan contaminar una botella de leche o zumo que haya estado en contacto con los dientes primarios del niño. Este tipo de caries también se origina por el contacto de la leche materna con la boca de un niño dormido.

caries por radiación (radiation caries), destrucción dental provocada por la radiación ionizante de la estructura oral y maxilar. Afecta especialmente a la unión amelocementaria y a la zona radicular. La radiación hace que los dientes sean más susceptibles de desarrollar caries al disminuir la salivación, reducir la vitalidad de los tejidos dentarios y al alterar el contenido bacteriano bucal.

carilla articular (facet), apófisis pequeña y de superficie lisa que participa en la articulación de un hueso con otro.

carilla dental (veneer), capa del color del diente, generalmente de material acrílico o de porcelana, que se pega a la superficie de una corona o de un diente artificial mediante fusión directa. También conocido por su nombre en inglés.

carina (carina), cualquier estructura en forma de cresta o quilla, como la carina traqueal que se proyecta desde el cartílago traqueal inferior.

carina (agger), pequeña protuberancia o eminencia de tejido, como la elevación curva por encima del vestíbulo de la nariz.

cariocinesis (karyokinesis), división del núcleo y distribución idéntica del material nuclear durante la mitosis y la meiosis.

cariocito (karyocyte), normoblasto, o hematíe en desarrollo, con un núcleo condensado en un cuerpo que se tiñe de forma homogénea. Normalmente se encuentra en la médula ósea roja.

carioclasia (karyoklasis, karioclasis), **1.** desintegración del núcleo celular o de la membrana nuclear. **2.** interrupción de la mitosis.

cariófago (karyophage), parásito protozoario intracelular que destruye el núcleo celular que infecta.

cariogamia (karyogamy), fusión de núcleos celulares, como en la conjugación y la cigosis.

cariogénesis (karyogenesis), formación y desarrollo del núcleo de una célula.

cariogénico (cariogenic), que tiende a producir caries.

cariolinfa (karyolymph), sustancia líquida clara del núcleo celular que normalmente no se tiñe. Se compone principalmente de material proteínico coloidal, en el que se encuentran dispersos el nucléolo, la cromatina, la linina y diversas partículas submicroscópicas.

cariólisis (karyolysis), disolución del núcleo celular. Se produce de forma normal, tanto en forma de necrobiosis como durante la generación de nuevas células durante la mitosis y la meiosis.

cariolítico (karyolytic), **1.** relativo a la cariólisis. **2.** aquello que provoca la destrucción del núcleo celular.

cariología (karyology), rama de la citología que se centra en el estudio del núcleo celular, en especial en la estructura y función de los cromosomas.

cariomegalia (karyomegaly), aumento del tamaño del núcleo de las células de los tejidos.

cariómero (karyomere), **1.** estructura sacular que contiene partes desiguales de material nuclear tras una mitosis atípica. **2.** segmento de un cromosoma.

cariometría (karyometry), medición del núcleo de una célula.

cariomito (karyomit), **1.** fibrilla sencilla de cromatina en la red del núcleo celular. **2.** cromosoma.

cariomitoma (karyomitome), red de cromatina fibrilar del interior del núcleo celular.

cariomorfismo (karyomorphism), forma o aspecto del núcleo celular, especialmente el de los leucocitos.

carión (karyon), núcleo celular.

cariopicnosis (karyopyknosis), estado de una célula en la que el núcleo se ha encogido y la cromatina se ha condensado en masas sólidas.

cariorrexis (karyorrhexis), desintegración del núcleo de una célula.

cariosférico (karyospheric), **1.** perteneciente o relativo a un núcleo de forma esférica. **2.** núcleo de este tipo.

cariosoma (karyosome), masa densa e irregular de filamentos de cromatina en el núcleo celular.

cariostasia (karyostasis), estado de reposo del núcleo entre dos divisiones celulares.

cariotipo (karyotype), **1.** número, forma, tamaño y disposición dentro del núcleo de los cromosomas somáticos de un individuo o especie, determinado a partir de una microfotografía tomada durante el estadio de metafase de la mitosis. **2.** representación en forma de diagrama del complemento cromosómico de un individuo o especie, dispuesta en parejas, según un orden descendente de tamaño, y la posición del centrómero.

carisoprodol (carisoprodol), relajante del músculo esquelético. Se utiliza para aliviar los espasmos musculares.

carminativo (carminative), **1.** relativo o perteneciente a las sustancias que alivian las flatulencias y la distensión abdominal. **2.** agente carminativo que alivia la distensión gaseosa y los espasmos dolorosos, especialmente después de las comidas.

carmustina (carmustine), nitrosourea liposoluble 1,3-bis(2-cloroetil)-*1*-nitrosourea, utilizada como agente antineoplásico único o junto a otros agentes quimioterápicos en el tratamiento de tumores cerebrales, mieloma múltiple, enfermedad de Hodgkin y en linfomas no Hodgkin.

carnal (carnal), relacionado con la carne o el cuerpo, o con las cosas terrenales, para distinguirlo de lo espiritual.

carne (flesh), los tejidos musculares blandos del cuerpo.

carnitina (carnitine), sustancia presente en el músculo esquelético y cardíaco y en otros tipos de tejidos, que funciona como un transportador de ácidos grasos a través de las membranas mitocondriales. Se utiliza de forma terapéutica en el tratamiento de la angina de pecho y de algunas deficiencias metabólicas, y como agente antitiroideo. Su mecanismo de acción se encuentra muy próximo al de los aminoácidos y las vitaminas del grupo B.

carnitina palmitoiltransferasa (carnitine palmitoyltransferase), enzima que cataliza la transferencia de ácidos grasos de cadena larga entre la coenzima A y la carnitina. Su déficit produce una oxidación defectuosa de los ácidos grasos.

carnívoro (carnivore), animal que pertenece al orden *Carnivora,* clasificado como un comedor de carne con dentadura adecuada, estómago simple característico y un intestino delgado apropiado para dicha dieta.

carnosina (carnosine), dipéptido compuesto por alanina e histidina, que en los humanos se encuentra en el músculo esquelético y en el cerebro, especialmente en las vías olfatorias primarias. Puede tener un papel como neurotransmisor.

carnosinemia (carnosinemia), acumulación de carnosina en la sangre.

carnoso (carneous), que tiene las cualidades de la carne.

carotenemia (carotenemia), presencia de concentraciones elevadas de caroteno en la sangre que dan lugar a un aspecto amarillento anómalo del plasma y de la piel. Se distingue de la ictericia por el hecho de que las conjuntivas no experimentan decoloración.

caroteno (carotene), compuesto orgánico rojo o anaranjado presente en las zanahorias, las patatas, la grasa láctea, la yema de huevo y las verduras con hojas, como la remolacha fresca, las espinacas y el brécol. El betacaroteno es una provitamina y en el cuerpo se convierte en vitamina A.

carotenoide (carotenoid), elemento del grupo de pigmentos rojos, amarillos o naranjas altamente insaturados que se encuentran en algunos tejidos animales y en alimentos como las zanahorias, las patatas y las verduras verdes con hojas. Muchas de estas sustancias, como el caroteno, son necesarias para la formación de vitamina A en el cuerpo, mientras que otras no presentan actividad relacionada con esta vitamina.

carótida bilateral (bilateral carotid artery), arteria principal de la cabeza y el cuello que se divide en ramas izquierda y derecha, y de nuevo en ramas externa e interna.

carotídeo (carotid), relativo o perteneciente a la arteria carótida.

carotidinia (carotodynia), dolor a lo largo del trayecto de la arteria carótida primitiva.

carpiano (carpal), relativo o perteneciente al carpo o a la muñeca.

carpo (carpus), muñeca, constituida por ocho huesos dispuestos en dos filas. La fila proximal está formada por el escafoides, semilunar, piramidal y pisiforme. La fila distal por el trapecio, trapezoide, hueso grande y ganchoso.

carpopedal (carpopedal), relativo a la muñeca y el pie.

carrera profesional (career ladder), **1.** (en los estudios de enfermería) en EE.UU., trayectoria progresiva que empieza con un ciclo de estudio de enfermería práctica o un programa que proporciona el título **Associate Degree in Nursing.** Tras completar este nivel básico, el candidato puede continuar ascendiendo en la escala, para conseguir un **Bachelor of Science in Nursing,** y luego graduarse para conseguir el título de *master* y *doctorate* en enfermería. **2.** trayectoria para avanzar en el campo de la enfermería profesional en una institución.

carro de parada (crash cart), carro que transporta equipo y suministros de urgencia. Las salas de urgencia de los hospitales y las unidades de cuidados intensivos poseen varios carros de parada adecuados a las especificaciones prescritas.

carteolol (carteolol), agente bloqueante betaadrenérgico con actividad simpática intrínseca, administrado por vía oral como antihipertensivo y aplicado tópicamente sobre la conjuntiva en el tratamiento del glaucoma y la hipertensión ocular.

cartílago (cartilage), tejido conjuntivo de sostén avascular constituido por condrocitos y fibras diversas o sustancia fundamental, que se halla principalmente en las articulaciones, en el tórax y en varios conductos rígidos, como la laringe, la tráquea, la nariz y el oído. El cartílago temporal, como el que constituye la mayor parte del esqueleto fetal en los primeros estadios, es posteriormente sustituido por hueso. El cartílago permanente permanece sin osificar, excepto en ciertas enfermedades y, algunas veces, en individuos seniles.

cartílago aritenoides (arytenoid cartilage), cada uno de los cartílagos con forma de jarra situados en la parte posterior de la laringe en el borde superior del cartílago cricoides con inserciones para las cuerdas vocales.

cartílago articular (articular cartilage), tipo de tejido conjuntivo hialino que cubre las superficies articulares de las bases en las articulaciones sinoviales.

cartílago costal (costal cartilage), cartílago del extremo anterior de cada costilla.

cartílago cricoides (cricoid cartilage), cartílago de la laringe en forma de anillo formado por un arco anterior estrecho y una lámina ancha cuadrilátera posterior.

cartílago cuneiforme (cuneiform cartilage), una de las dos pequeñas porciones de cartílago laríngeo, amarillo, alargado y elástico, situada en el borde del pliegue ariepiglótico, por encima y por delante del cartílago corniculado.

cartílago de Meckel (Meckel's cartilage), [Johann Friedrich Meckel, anatomista alemán, 1781-1833], banda cartilaginosa (en el embrión); a partir de su vaina se desarrollan el ligamento esfenomandibular, el estribo y el yunque.

cartílago del conducto auditivo (cartilage of auditory tube), cartílago de la superficie inferomedial del hueso temporal que soporta las paredes de la porción cartilaginosa del conducto auditivo.

cartílago elástico (elastic cartilage), el más elástico de los tres tipos de cartílago, formado por fibras elásticas dispuestas en una matriz fibrosa flexible. Es amarillo y se localiza en distintas partes del cuerpo, como el oído externo, la trompa de Eustaquio, la epiglotis y la laringe.

cartílago hialino (hyaline cartilage), tejido conjuntivo formado por células especializadas en una matriz translúcida, azul perlada. Una capa delgada de cartílago hialino cubre las superficies articulares de los huesos, conecta las costillas al esternón y actúa como soporte en la nariz, en la tráquea y en parte de la laringe.

cartílago nasal (nasal cartilage), fina placa de cartílago situada en la porción anteroinferior del septo nasal.

cartílago tiroides (thyroid cartilage), el cartílago más grande de la laringe formado por dos láminas fusionadas en la línea media del cuello formando un ángulo agudo llamado nuez de Adán.

cartílago trirradiado (triradiate cartilage), centro de osificación secundario de la cadera, en forma de tira en Y en el suelo del acetábulo.

cartílago Y (Y-cartilage), banda de cartílago de tejido conjuntivo en forma de Y que se extiende a través del acetábulo para unirse al íleon, al isquion y al pubis.

carúncula (caruncle), pequeña proyección carnosa, como las carúnculas lagrimales en el ángulo interno del ojo o las carúnculas himeneales.

carúncula himeneal (carunculae hymenales), restos del himen roto que adoptan la apariencia de proyecciones irregulares de piel normal alrededor del introito vaginal.

carúncula lagrimal (lacrimal caruncle), pequeña protuberancia carnosa, rojiza, que ocupa el espacio triangular entre los bordes internos de los párpados superior e inferior.

carúncula sublingual (sublingual caruncle), relieve carnoso de pequeñas dimensiones situado bajo la lengua.

carúncula uretral (urethral caruncule), formación de pequeño tamaño, dolorosa, de la mucosa del meato de la uretra femenina. Puede ser causa de hemorragia.

carvedilol (carvedilol), alfa/betabloqueante adrenérgico usado en el tratamiento de la insuficiencia cardíaca congestiva y la hipertensión esencial, solo o en combinación con otros antihipertensivos.

casa de reinserción (halfway house), recurso terapéutico especializado, normalmente para pacientes psiquiátricos que no necesitan hospitalización completa, pero que precisan de algún cuidado y tiempo para adaptarse a vivir de forma independiente. Las casas de reinserción se utilizan también para recuperación de drogodependencias.

cascada (cascade), cualquier proceso que se desarrolla en fases, donde cada fase depende de la anterior, produciendo con frecuencia un efecto acumulativo.

cascada de la coagulación (coagulation cascade), serie de reacciones sucesivas que comienzan con la activación de la coagulación intrínseca o extrínseca, o de una de las vías alternativas relacionadas, y avanzan a través de la vía común de la coagulación hacia la formación del trombo de fibrina. Cada paso conlleva la activación de una enzima precursora, siendo la forma activada la que cataliza la activación del paso siguiente.

cascada del complemento (complement cascade), proceso bioquímico que implica a los componentes C1-C9 del complemento en el que un componente interactúa con otro siguiendo una secuencia específica denominada vía del complemento. Los componentes C5b, C6, C7, C8 y C9 forman el complejo de ataque de membrana, que inicia la lisis celular. Otras moléculas, como la C3 y la C5a, actúan como citocinas, causando inflamación.

cáscara de psyllium (psyllium husk), capa limpia y seca de la semilla de especies de *Plantago,* utilizada como laxante por formación de volumen fecal.

cáscara sagrada (cascara sagrada), producto herbario obtenido de la corteza de un árbol nativo de algunas zonas de la costa del Pacífico Noroeste. Se utiliza para el estreñimiento crónico, la hepatitis y la colelitiasis.

caseificación (caseation), forma de necrosis tisular en la que hay una pérdida del contorno celular y el tejido adquiere una consistencia semejante al queso. Es típica de la tuberculosis.

caseína (casein), polvo blanco de proteína que se presenta naturalmente en la leche. Contiene fósforo y azufre y se considera una «proteína completa» porque contiene todos los aminoácidos esenciales. La caseína precipita cuando la leche se vuelve agria.

caseoso (caseous), **1.** semejante al queso; término que describe la mezcla de grasas y proteínas que aparece en algunos tejidos corporales que experimentan necrosis. **2.** relativo a la cobertura caseosa de los fetos, que los protege de la permanencia prolongada en líquido amniótico.

casete (cassette), dispositivo utilizado en radiología para sujetar la película de rayos X y una o dos pantallas. Puede estar dotado de una rejilla para absorber la dispersión de las radiaciones.

caso (case), episodio de enfermedad o lesión.

$CaSO_4$ ($CaSO_4$), fórmula del sulfato de calcio.

caso índice (index case), (en epidemiología) el primer caso de una enfermedad, contrastado por la aparición ulterior de nuevos casos.

caspa (dander, dandruff), cantidad excesiva de material escamoso compuesto por epitelio muerto y queratinizado que se desprende del cuero cabelludo; puede ser una forma leve de dermatitis seborreica.

castaña de Indias (horse chestnut), fruto herbáceo que se utiliza para la fiebre, retención de líquidos, congelación, hemorroides, inflamación, inflamación de las extremidades inferiores, flebitis, venas varicosas y heridas. Las semillas de la castaña de Indias pueden ser eficaces en el tratamiento de las varices y en otras formas de insuficiencia venosa. No se dispone de la suficiente información fiable sobre su eficacia de la corteza, la flor o los productos de las hojas en otras indicaciones.

castigo negativo (negative punishment), forma de modificación de la conducta en la cual la supresión de algo tras una acción para la cual no hay un estímulo identificable (comportamiento) disminuye la posibilidad de que se repita dicha acción.

castración (castration), extirpación quirúrgica de uno o ambos testículos u ovarios, realizada sobre todo para reducir la producción y secreción de ciertas hormonas que pueden estimular la proliferación de células malignas en mujeres con cáncer de mama o en hombres con cáncer de próstata.

casuística (casuistics), registro y estudio de los casos de cualquier enfermedad.

catabasis (catabasis), período de declinación de una enfermedad.

catabiosis (catabiosis), envejecimiento celular normal.

catabolismo (catabolism), proceso metabólico complejo en el que se libera energía mediante la destrucción por parte de las células vivas de sustancias complejas para formar compuestos simples.

catabolismo anaeróbico (anaerobic catabolism), fragmentación de sustancias químicas complejas en ausencia de oxígeno para formar otras más simples, con liberación de energía.

catabolismo proteico (protein catabolic rate [PCR]), cálculo derivado de multiplicar por 6,25 la cantidad de nitrógeno en gramos excretada en la orina durante un período de tiempo dado, que representa la cantidad de proteínas catalizadas por el organismo en exceso de la síntesis proteica. En un estado de salud en equilibrio del balance nitrogenado se aproxima a la cantidad de proteínas en la alimentación.

catacronobiología (catachronobiology), estudio de los efectos nocivos del tiempo sobre los organismos vivos.

catacrotismo (catacrotism), irregularidad del pulso caracterizada por la presencia de una o más ondas pequeñas adicionales en la rama descendente del registro del pulso.

catadídimo (katadidymus), gemelos unidos por la parte inferior del cuerpo y separados por la parte superior.

catafilaxia (cataphylaxis), **1.** migración de los leucocitos y anticuerpos hacia el punto de infección. **2.** deterioro del sistema de defensa natural del organismo.

cataforia (cataphoria), tendencia de los ejes visuales de ambos ojos a adoptar un plano bajo después de haber sido eliminados los estímulos de la fusión visual.

catagénesis (catagenesis), forma de evolución regresiva.

catágeno (catagen), breve parte del ciclo del pelo en el que el crecimiento del cabello (fase anágena) se detiene y se inicia la fase de reposo (telógena).

catalasa (catalase), enzima sanguínea presente en casi todas las células que cataliza la descomposición del peróxido de hidrógeno en agua y oxígeno.

catalepsia (catalepsy), trastorno caracterizado por un nivel de consciencia semejante al trance y por rigidez postural. Aparece en la hipnosis y en ciertos trastornos orgánicos y psicológicos como esquizofrenia, epilepsia e histeria.

catálisis (catalysis), incremento de la velocidad de cualquier reacción química debido a la presencia de una sustancia química que ni es parte del proceso ni se consume o resulta afectada por el mismo.

catálisis negativa (negative catalysis), disminución de la velocidad de cualquier reacción química producida por una sustancia que ni forma parte del proceso en sí ni se ve afectada por la reacción.

catalizador (catalyst), sustancia que influye en la velocidad de una reacción química sin resultar alterada de forma permanente por la misma ni consumida en el proceso. La mayoría de los catalizadores, incluyendo las enzimas de los organismos vivos, aceleran las reacciones químicas; los catalizadores negativos retardan esas reacciones.

catamnesis (catamnesis), historia clínica del paciente a partir del inicio de la enfermedad.

cataplasma (poultice), pulpa húmeda y blanda extendida entre capas de gasa o tela y que se aplica caliente sobre una superficie para proporcionar calor o contrairritación.

cataplejía (cataplexy), trastorno caracterizado por pérdida repentina de tono muscular, lo que suele dar lugar a caídas; es causada por episodios emotivos fuertes de ansiedad, temor o sorpresa, y se asocia con frecuencia a narcolepsia.

catarata diabética (sugar cataract), trastorno visual asociado con la diabetes en el cual se concentra sorbitol en el cristalino, causando un gradiente osmótico de líquido en éste. Tal estado lleva a una distorsión de la matriz del cristalino y a pérdida de transparencia.

catarata hipermadura (hypermature cataract), cristalino opaco que ha perdido agua y se ha ablandado y reducido de tamaño

catarata hipermadura (overripe cataract), catarata en la que una lente completamente opaca se solidifica y encoge.

catarata inmadura (immature cataract), catarata en una fase precoz de desarrollo, cuando el cristalino absorbe líquido y aumenta su tumefacción; la opacidad del cristalino es solamente parcial.

catarata madura (ripe cataract), catarata madura que produce hinchazón y opacidad de todo el cristalino.

catarata por radiación (radiation cataract), catarata provocada por la exposición excesiva del ojo a los rayos X o a otros tipos de radiación que producen modificaciones en las moléculas proteicas del cristalino.

catarata senil (senile cataract), tipo de catarata asociado al envejecimiento en el que se forma una opacidad en el cristalino del ojo.

catarata subcapsular (subcapsular cataract), trastorno caracterizado por opacidad o enturbiamiento por debajo de la cápsula anterior o posterior del cristalino.

catarata subcapsular posterior (posterior subcapsular cataract), opacidad visual causada por un engrosamiento de las células epiteliales que revisten la cápsula. La afección es consecuencia con frecuencia del proceso de envejecimiento o de enfermedad que afecta a los tejidos oculares circundantes.

cataratas (cataract), trastorno progresivo del cristalino caracterizado por la pérdida de transparencia. Se observa una opacidad gris blanquecina en el cristalino, por detrás de la pupila. La mayoría de las cataratas están provocadas por cambios degenerativos que se producen sobre todo después de los 50 años. La tendencia al desarrollo de cataratas es hereditaria. Los traumatismos, como punciones o heridas, pueden dar lugar a la formación de cataratas. Menos frecuentemente, el proceso se debe a exposición a agentes tóxicos, como dinitrofenol o naftaleno.

cataratogénico (cataratogenic), relativo a los agentes que pueden causar cataratas.

catarral (catarrhal), relativo al catarro, o secreción de una mucosa inflamada.

catarro (catarrh), inflamación de las mucosas con supuración, especialmente en las vías respiratorias, nasal y traqueal.

catarro atrófico (atrophic catarrh), trastorno caracterizado por inflamación y secreción a partir de las mucosas de la nariz, junto con pérdida del tejido mucoso y submucoso.

catarro de Laënnec (Laënnec's catarrh), [René T. H. Laënnec, médico francés, 1781-1826], forma de asma bronquial caracterizada por la secreción de esputo en forma de pequeños cuerpos redondeados, viscosos, como cuentas. Estos cuerpos, las perlas de Laënnec, se forman en los bronquiolos.

catarro hipertrófico (hypertrophic catarrh), enfermedad crónica caracterizada por la inflamación y secreción de una mucosa, junto con el engrosamiento del tejido mucoso y submucoso.

catarro seco (dry catarrh), tos seca que se produce en las crisis de tos graves. Se asocia con asma y enfisema en personas mayores.

catarsis (catharsis), **1.** limpieza o purgación. **2.** liberación terapéutica de sentimientos y emociones reprimidos mediante la discusión abierta de ideas y pensamientos. **3.** proceso de hacer conscientes sentimientos y emociones reprimidas mediante la técnica de asociación libre, habitualmente junto a la hipnosis y al uso de fármacos hipnóticos.

catártico (cathartic), **1.** relativo a las sustancias que producen evacuación intestinal. **2.** agente catártico que provoca la evacuación intestinal mediante la estimulación del peristaltismo, aumentando la fluidez o el volumen del contenido intestinal, reblandeciendo las heces o lubricando la pared intestinal.

catártico de masa (bulk cathartic), catártico (laxante) que actúa ablandando y aumentando la masa del material fecal del intestino. Estos laxantes contienen un agente hidrófilo, como metilcelulosa o semillas de psillium.

catártico estimulante (stimulant cathartic), catártico que actúa favoreciendo la motilidad intestinal, especialmente el peristaltismo longitudinal del colon. La clase de los catárticos estimulantes incluye la cáscara y el sen.

catártico salino (saline cathartic), compuesto que forma parte de un amplio grupo de sustancias catárticas administradas para conseguir una evacuación intestinal inmediata y completa. Habitualmente se produce una evacuación semilíquida en 3-4 horas.

catástrofe química (chemical disaster), liberación accidental de una gran cantidad de productos químicos tóxicos al ambiente, con resultado de muerte o lesión de trabajadores o miembros de comunidades vecinas.

catatonía (catatonia), estado o trastorno caracterizado por una alteración motora patente, que se manifiesta generalmente como inmovilidad con rigidez muscular extrema, a veces interrumpida por episodios de agitación.

CAT-CAM (CAT-CAM), siglas de **método de alineación controlada del contorno trocantérico en aducción.**

catecolamina (catecholamine), cualquier compuesto simpaticomimético constituido por un núcleo molecular de catecol (1,2 dihidroxifenilo) y un grupo amino en la cadena lateral. Algunas catecolaminas son producidas de forma natural por el cuerpo y actúan como agentes químicos neurológicos fundamentales.

catecol-o-metil transferasa (COMT) (catechol-o-methyl transferase [COMT]), enzima que inactiva las catecolaminas adrenalina y noradrenalina.

categoría diagnóstica principal (Major Diagnostic Category), conjunto de grupos relacionados de diagnóstico, como todos los que afectan a un sistema concreto del cuerpo.

categoría I (Schedule I), clase de sustancias no consideradas legales para uso médico. Entre las sustancias clasificadas así por la Drug Enforcement Agency se encuentra la mescalina, el LSD, la heroína y la marihuana. Para poder utilizar las sustancias de la categoría I es preciso seguir procedimientos especiales de autorización.

categoría II (Schedule II), clase de fármacos con posibilidad de abuso o de crear adicción, pero que tienen una utilización médica legítima. Entre las sustancias así clasificadas por la Drug Enforcement Agency se encuentran la morfina, la cocaína, el pentobarbital, la oxicodona, la alfaprodina y la metadona.

categoría III (Schedule III), clase de fármacos con menor posibilidad de abuso o de crear adicción que los fármacos de las clases I o II. Entre las sustancias así clasificadas por la Drug Enforcement Agency se encuentran la glutetimida y varios compuestos analgésicos que contienen codeína.

categoría IV (Schedule IV), clase de fármacos con menor posibilidad de abuso o de crear adicción que los de las clases I a III. Entre las sustancias así clasificadas por la Drug Enforcement Agency se encuentran el hidrato de cloral, el clordiacepóxido, el meprobamato y el oxazepam.

categoría V (Schedule V), clase de fármacos que tienen poca probabilidad de abuso o de crear adicción. Entre las sustancias clasificadas así por la Drug Enforcement Agency se encuentran numerosas medicaciones prescritas habitualmente y que contienen pequeñas cantidades de codeína o difenoxilato. Los fármacos específicos de la categoría V varían mucho de un estado a otro.

categorías de fármacos (Schedule of Drugs), sistema de clasificación que agrupa los fármacos según la posibilidad de abuso. Estos fármacos se agrupan en cinco categorías, de la I a la V. Las sustancias de la categoría I no están aprobadas para uso médico. Todas las sustancias de las categorías II a V requieren una prescripción por escrito firmada por un médico. Las sustancias de la categoría V pueden o no requerir prescripción médica por escrito, según las leyes de cada estado. La normativa específica estadounidense para la dispensación de estas sustancias varía de un estado a otro y de un centro sanitario a otro.

categorías mutuamente excluyentes (mutually exclusive categories), categorías de un instrumento de investigación lo suficientemente precisas como para permitir que un sujeto, un dato o una variable sea clasificado en una única categoría.

catéter (catheter), tubo hueco y flexible que puede introducirse en un vaso o cavidad corporal para extraer o introducir líquidos, monitorizar directamente diversos tipos de exploraciones, y visualizar el interior de un vaso o cavidad.

catéter acodado (coudé catheter), catéter en forma de codo con extremo en punta de oliva, empleado en la estenosis uretral.

catéter AP (catheter PA), catéter intravenoso que se introduce a través de una gran vena, por ejemplo, la subclavia, hacia la arteria pulmonar.

catéter AP (PA catheter), abreviatura de **catéter en la arteria pulmonar.**

catéter arterial (arterial catheter), catéter que puede ser introducido en una arteria para extraer sangre o para medir directamente la presión sanguínea.

catéter biotomo (bioptome tip catheter), catéter con una punta especial diseñada para obtener muestras de biopsia del endomiocardio. Este dispositivo se utiliza para monitorizar a los pacientes con trasplante cardíaco para detectar los signos precoces de rechazo.

catéter cardíaco (cardiac catheter), catéter largo y fino diseñado para alcanzar el corazón a través de un vaso sanguíneo.

catéter central (central catheter), catéter introducido en una arteria o una vena centrales para intervenciones diagnósticas o terapéuticas.

catéter central de inserción periférica (peripherally inserted central catheter [PICC]), catéter largo introducido a través de una vena en el brazo, y después a través de la vena subclavia a la vena cava superior o aurícula derecha, para administrar líquidos parenterales o medicaciones o para determinar la presión venosa central.

catéter con punta de bellota (acorn-tipped catéter), catéter flexible con la punta en forma de bellota empleado en varios procedimientos diagnósticos, especialmente en urología.

catéter condón (condom catheter), dispositivo externo de recogida de orina que se ajusta al pene de la misma manera que un preservativo. Se emplea en el tratamiento de la incontinencia urinaria.

catéter de aterectomía (atherectomy catheter), catéter especialmente diseñado para despegar y eliminar la placa ateromatosa de la pared de una arteria. El catéter se inserta y monitoriza mediante fluoroscopia.

catéter de aterectomía direccional (directional atherectomy catheter), tipo de catéter de aterectomía cuya dirección se puede cambiar para eliminar una placa adicional.

catéter de aurícula derecha (right atrial catheter), catéter intravenoso permanente colocado a través de una vía central o periférica y dirigido a través de la vena cava superior y la aurícula derecha.

catéter de Cook (Cook catheter), catéter flexible empleado en ocasiones en vez del catéter de Tenckhoff en la diálisis peritoneal.

catéter de doble conducto (double-channel catheter), catéter con una doble luz utilizado para irrigar una cavidad interna, en la que el líquido entra por una luz y sale por la otra.

catéter de dos vías (two-way catheter), catéter de doble luz, con una vía para la inyección de medicamentos o líquidos y otra para la extracción de líquidos o muestras.

catéter de Groshong (Groshong catheter), modificación del catéter de Hickman con una válvula que se cierra cuando no se usa. Se emplea para la administración a largo plazo de sustancias como antibióticos, nutrición parenteral total o fármacos quimioterápicos.

catéter de Hickman (Hickman catheter), [R. O. Hickman, cirujano americano, siglo XX], tipo de catéter venoso central utilizado para la administración prolongada de sustancias a través del sistema venoso. Puede utilizarse para administración continua o intermitente y puede tener una o dos boquillas.

catéter de la arteria pulmonar (pulmonary artery catheter), cualesquiera de los diversos catéteres cardíacos para determinar las presiones de la arteria pulmonar, introducidos en el sistema venoso a través de una vena de gran calibre y guiados por el flujo de sangre al interior de la vena cava superior, la aurícula derecha, el ventrículo derecho y la arteria pulmonar.

catéter de la arteria umbilical (umbilical artery catheter), catéter que se inserta en la arteria umbilical de un recién nacido.

catéter de Levin (Levin tube), [Abraham L. Levin, médico estadounidense, 1880-1940], catéter de plástico que se introduce a través de la nariz utilizado para el sondaje gástrico, para la descompresión gástrica o la alimentación por sonda

catéter de luz dual (dual-lumen catheter), catéter con luz doble.

catéter de nefrostomía (nephrostomy catheter), catéter que se utiliza en la nefrostomía percutánea, por ejemplo con fines de drenaje.

catéter de Pezzer (Pezzer's catheter), catéter de autorretención con una punta en bulbo.

catéter de succión de Yankauer (Yankauer suction catheter), catéter hueco rígido con una curva en el extremo distal para facilitar la eliminación de secreciones faríngeas espesas durante la aspiración faríngea.

catéter de succión faríngea (pharyngeal suction catheter), dispositivo que permite la visualización directa de un procedimiento de aspiración faríngea.

catéter de Swan-Ganz (Swan-Ganz catheter), [Harold J. C. Swan, médico estadounidense, n. 1922; William Ganz, cardiólogo estadounidense, n. 1919], catéter cardíaco largo y fino con un pequeño balón en la punta. Se usa para determinar la función ventricular izquierda midiendo la presión de enclavamiento capilar pulmonar.

catéter de triple luz (triple-lumen catheter), cualquier catéter con tres vías separadas. En un catéter urinario de tres luces, una vía es para la irrigación, otra para el drenaje y la tercera para el aire.

catéter embobinado (crankcase-spool catheter), catéter elástico especial recubierto por un plástico que facilita su inserción, especialmente para alimentación parenteral. El catéter se sitúa generalmente en la vena subclavia. Es muy flexible, y en cada vuelta de la bobina el catéter avanza unos 12,5 cm dentro de la vena.

catéter en asa de Cope (Cope loop catheter), un tipo de catéter de nefrostomía con un asa en su extremo para mantenerlo en posición.

catéter femoral (femoral catheter), catéter venoso central insertado a través de la vena femoral

catéter filiforme (filiform catheter), catéter con una punta delgada semejante a un hilo, que permite que pase la parte de mayor tamaño del instrumento a través de un conducto estrechado o irregular.

catéter intravenoso (intravenous catheter), catéter que se introduce en una vena para suministrar medicamentos o nutrientes directamente a la circulación sanguínea, o bien con fines diagnósticos, como en el estudio de la presión arterial.

catéter percutáneo (percutaneous catheter), catéter insertado a través de la piel en vez de a través de un orificio, como un catéter venoso central o el que se utiliza en la hemodiálisis o diálisis peritoneal.

catéter permanente (indwelling catheter), cualquier catéter diseñado para estar en posición durante un tiempo prolongado.

catéter subclavio (subclavian catheter), catéter venoso central insertado a través de la vena subclavia.

catéter suprapúbico (suprapubic catheter), catéter vesical que se inserta a través de la piel, aproximadamente 2,5 cm por encima de la sínfisis del pubis. Se usa para drenaje cerrado y puede quedar implantado durante un tiempo, suturado a la piel del abdomen.

catéter tunelado (tunneled catheter), catéter venoso central permanente de modo que se forma tejido de cicatrización y lo ancla en el lugar.

catéter venoso central (central venous catheter), catéter introducido a través de la vena yugular interna, basílica o subclavia, con un extremo situado habitualmente en la vena cava superior o en la aurícula derecha.

catéter yugular interno (internal jugular catheter), catéter venoso central insertado a través de la vena yugular interna.

catéter-balón (balloon-tip catheter), catéter que lleva un balón hinchable no poroso en su extremo distal. Después de la inserción del catéter se puede llenar el balón con aire o agua estéril introducidos mediante inyección en un punto especial situado en el extremo proximal del catéter.

cateterismo (catheterization), introducción de un catéter en una cavidad corporal u órgano para inyectar o extraer un líquido.

cateterismo cardíaco (cardiac catheterization), procedimiento diagnóstico en el que se introduce un catéter en una vena de gran calibre a través de una incisión, por lo general en un brazo o una pierna, y se conduce por el sistema circulatorio hasta el corazón. Su recorrido se sigue mediante radioscopia y se pueden tomar radiografías. Se pueden identificar y valorar con precisión muchas enfermedades utilizando el cateterismo cardíaco, como por ejemplo, cardiopatías congénitas, una estenosis tricuspídea o una insuficiencia valvular.

cateterismo de la vena hepática (hepatic vein catheterization), introducción de un catéter fino y largo en una vénula hepática para registrar la presión venosa intrahepática.

cateterismo laríngeo (laryngeal catheterization), introducción de un catéter en la laringe con el fin de extraer secreciones o introducir gases.

cateterismo urinario (urinary catheterization), intervención de enfermería recogida en la Nursing Interventions Classification (NIC). Se define como la introducción de un catéter en la vejiga para drenar temporal o permanentemente la orina.

cateterismo urinario: intermitente (urinary catheterization: intermittent), intervención de enfermería recogida en la Nursing Interventions Classification (NIC). Se define como el uso periódico regular de un catéter para vaciar la vejiga.

cateterismo vía umbilical (umbilical catheterization), procedimiento en el que se hace pasar un catéter radiopaco a través de la arteria umbilical para proporcionar al recién nacido líquidos por vía parenteral, para obtener muestras de sangre, o ambas cosas, o a través de la vena umbilical para una exanguinotransfusión o para la administración urgente de medicación, líquidos o plasma.

catexis (cathexis), unión consciente o inconsciente de sentimientos emocionales o importantes a una idea, persona u objeto específico.

catgut (catgut), material de sutura no absorbible elaborado a partir del intestino de diversos mamíferos, que se utiliza para suturar heridas quirúrgicas. Puede ser tratado con sales crónicas para retrasar su absorción y potenciar su fuerza.

catgut crómico (chromic catgut), catgut quirúrgico que ha sido tratado con trióxido de cromo para reforzarlo.

catión (cation), ion cargado positivamente que en una solución es atraído hacia el electrodo negativo.

cationes fijos (fixed cations), cationes que no forman parte de los sistemas tampón catiónicos del organismo.

cationes tampón (buffer cations), los iones cargados positivamente asociados a aniones tampones de los electrólitos corporales, como el sodio, el potasio y el magnesio.

cátodo (cathode), **1.** electrodo en el que se produce la reducción. **2.** lado negativo de un aparato de rayos X, donde se encuentran el recipiente del foco y el filamento.

catóptico (catoptric), relativo a la reflexión de una imagen o de la luz, como la producida por un espejo.

caucásico (Caucasian), relativo a una persona cuyos antepasados se cree que habitaron en tiempos antiguos la región geográfica del Cáucaso, en el sudeste de Europa, o cuyos antepasados eran miembros de las supuestas culturas indoeuropeas identificadas con el Cáucaso.

caudado (caudate), que tiene cola.

caudal (caudal), que representa una posición situada en el extremo distal de la columna.

caudocefálico (caudocephalad), movimiento que va de la cola a la cabeza.

caumestesia (caumesthesia), trastorno en el que el paciente tiene una temperatura baja aunque experimenta una sensación de calor intenso.

causa (cause), cualquier proceso, sustancia u organismo que produce un efecto o alteración.

causa inmediata (proximate cause), concepto legal de la relación entre causa y efecto a la hora de determinar, por ejemplo, si una lesión podría ser el resultado de una causa determinada.

causa predisponente (predisposing cause), cualquier trastorno que pone de manifiesto la causa específica de una enfermedad, como el ser susceptible como consecuencia de factores hereditarios o ligados al estilo de vida.

causalgia (causalgia), sensación intensa de dolor urente, generalmente en una extremidad, acompañado en algunas ocasiones de eritema local de la piel. Es el resultado de la lesión de un nervio sensitivo periférico.

causalidad (causality), (en investigación) relación entre un fenómeno o suceso (A) y otro (B) en la que A precede y causa B y en el que la dirección de la influencia y la naturaleza del efecto es predecible y reproducible y puede ser observado empíricamente.

causalidad (causation), (en derecho) existencia de una conexión razonable entre el acto cometido por el demandado y la lesión o daños sufridos por el demandante.

CAUSN (CAUSN), siglas de **Canadian Association of University Schools of Nursing.**

cáustico (caustic), **1.** cualquier sustancia destructora del tejido vivo como el nitrato de plata, el ácido nítrico o el ácido sulfúrico. **2.** que ejerce un efecto quemante o corrosivo.

cáusticos (caustics), agentes químicos alcalinos fuertes, como el ácido fluorhídrico, que destruyen los tejidos blandos del organismo, generando por contacto quemaduras penetrantes y corrosión en piel, ojos y membranas mucosas. La exposición puede producirse también por inhalación o ingestión.

CAUT (CAUT), siglas de **Canadian Association of University Teachers.**

cauterio (cautery), instrumento o agente que produce escaras y quema la piel, como ocurre en la coagulación de los tejidos mediante calor o sustancias cáusticas.

cauterio de Paquelin (Paquelin's cautery), [Claude A. Paquelin, médico francés, 1836-1905], dispositivo para cauterización que consiste en un asa de platino a través de la cual se pasa un hidrocarburo calentado.

cauterio real (actual cautery), aplicación de calor, en lugar de una sustancia química, para destruir un tejido.

cauterización (cauterization), acción de quemar una parte del cuerpo mediante un cauterio.

cauterización cervical (cervical cauterization), destrucción de los tejidos superficiales del cuello uterino, habitualmente mediante corriente eléctrica o congelación.

cauterización química (chemical cauterization, chemical cautery), corrosión o quemadura de tejidos vivos provocada por una sustancia química cáustica como el hidróxido de potasio.

cauterizar (cauterize), **1.** quemar tejidos con calor térmico, como vapor, metal caliente o radiación solar, o con electricidad u otros agentes, como el láser o el hielo seco, habitualmente con el objetivo de destruir tejidos dañados o enfermos, prevenir infecciones o coagular vasos sanguíneos. **2.** aplicar un cauterio para proceder a cauterización.

Cavell, Edith [1865-1915], enfermera inglesa formada en el London Hospital. En 1907 se convirtió en la directora de la escuela de preparación de enfermeras de Bruselas, con el cometido de elevar el nivel de preparación de la enfermería equiparándolo al británico. Tras la ocupación alemana de Bélgica durante la primera guerra mundial atendió y proporcionó asilo a más de 200 soldados huidos y les ayudó a llegar a Holanda. Fue arrestada por los alemanes, juzgada y ejecutada el 12 de octubre de 1915. Su ejecución contribuyó a la difusión de su fama.

cavéola (caveola), pequeño hoyo, depresión o invaginación, como los pequeños hoyos o invaginaciones de la membrana celular durante la pinocitosis, que se cierran y luego se sueltan para formar pequeñas vesículas libres llenas de líquido en el citoplasma.

cavernoso (cavernous), que contiene cavidades o espacios vacíos.

CAVH (CAVH), siglas de *hemofiltración arteriovenosa continua.*

cavidad (cavity, hollow), **1.** espacio vacío en el interior de una gran estructura, como la cavidad peritoneal o la cavidad oral. **2.** *no técnico,* espacio formado en el diente por la caries dental.

cavidad abdominal (abdominal cavity), espacio situado por detrás de la pared abdominal, entre el diafragma y el área pélvica, que contiene el hígado, el estómago, el intestino, el bazo, los riñones y los tejidos y vasos sanguíneos y linfáticos correspondientes, rodeada por la fascia abdominal.

cavidad abdominopelviana (abdominopelvic cavity), espacio situado entre el diafragma y la ingle. No existe una separación estructuralmente clara entre las regiones abdominal y pelviana.

cavidad amniótica (amniotic cavity), cavidad llena de líquido del saco amniótico que rodea al feto.

cavidad bucal (buccal cavity), el vestíbulo de la boca, específicamente el área situada entre los dientes y los labios, pero más usualmente entre los dientes y las mejillas.

cavidad compleja (complex cavity), cavidad que afecta a más de una superficie dental.

cavidad con depresión y fisura (pit and fissure cavity), cavidad que comienza como defectos diminutos en el esmalte del diente, habitualmente en las superficies de oclusión de los molares y premolares.

cavidad coriónica (chorionic cavity), celoma extraembrionario.

cavidad corporal (body cavity), cualquiera de los espacios del tórax y el abdomen que contienen órganos.

cavidad craneal (cranial cavity), cavidad del cráneo que contiene el cerebro y otros tejidos.

cavidad de acceso (access cavity), abertura central (hacia la cámara pulpar) en la corona de un diente que es necesaria para llevar a cabo la limpieza, la remodelación y el relleno eficaces del espacio de la pulpa durante una endodoncia o tratamiento sobre el canal radicular.

cavidad de superficie lisa (smooth surface cavity), cavidad formada por caries que comienza en la superficie del diente, sin huecos, fisuras ni defectos del esmalte.

cavidad del blastocisto (blastocyst cavity), cavidad llena de líquido que se desarrolla en la mórula cuando se convierte en blastocisto.

cavidad dental preparada (prepared tooth cavity), cavidad dental que se ha preparado para recibir y retener la restauración.

cavidad gingival (gingival cavity), cavidad que existe en el tercio gingival de la corona clínica del diente.

cavidad glenoidea (glenoid cavity), depresión poco profunda con la que se articula la cabeza del húmero.

cavidad glenoidea del radio (fovea capitis), depresión en la superficie proximal de la cabeza del radio donde se introduce el cóndilo del húmero.

cavidad nasal (nasal cavity), cualquiera de las dos cavidades que se abren en la cara a través de las dos aperturas nasales anteriores, en forma de pera, y se comunican con la faringe.

cavidad oral (oral cavity), cavidad de la boca, incluyendo la lengua y los dientes.

cavidad peritoneal (peritoneal cavity), espacio potencial entre las capas parietal y visceral del peritoneo que normalmente están en contacto.

cavidad pleural (pleural cavity), cavidad situada en el interior del tórax que contiene a los pulmones.

cavidad proximal (proximal cavity), cavidad que existe en la superficie mesial o distal de un diente.

cavidad pulpar (pulp cavity), espacio del diente delimitado por la dentina y que contiene la pulpa dental. Se divide en la cámara pulpar y en el conducto pulpar o radicular.

cavidad sigmoidea menor del cúbito (radial notch of ulna), depresión alargada en la región externa de la apófisis coronoides del cúbito que recibe la cabeza del radio.

cavidad simple (simple cavity), cavidad relacionada solamente con una superficie del diente.

cavidad supracondilar/suprarrotuliana portadora de rótula (patellar-bearing supracondylar/suprapatellar [PTBSC/SP] socket), tipo de prótesis de tendón rotuliano, que se lleva debajo de la rodilla, con una cavidad que se extiende delante, medial y lateral para acomodar la rótula y los cóndilos femorales. La cavidad superior aumenta la estabilidad de la rodilla, y no se necesita correa de suspensión.

cavidad torácica (thoracic cavity), cavidad delimitada por las costillas, la porción dorsal de la columna vertebral, el esternón, el diafragma y los músculos asociados.

cavidad visceral (visceral cavity), **1.** cavidad abdominal que contiene las vísceras. **2.** la cavidad de cualquier víscera, como el estómago.

cavidad vítrea (vitreous cavity), cavidad posterior del cristalino que contiene el cuerpo vítreo y la membrana vítrea, y que está cortada por los restos rudimentarios del conducto hialoideo.

cavitación (cavitation), **1.** formación de cavidades dentro del cuerpo, como las formadas en el pulmón por la tuberculosis. **2.** cualquier cavidad dentro del cuerpo, como las cavidades pleurales.

cavitación acústica (acoustic cavitation), posible efecto biológico observado en ecografía, que viene definido por la aparición de oscilaciones de gran amplitud de las burbujas de gas microscópicas.

cavitar (cavitate), acto de formar y colapsar con rapidez bolsas o burbujas de vapor en un líquido en movimiento con zonas de baja presión, lesionando con frecuencia las estructuras circundantes.

cavitario (cavitary), **1.** caracterizado por la presencia de una o más cavidades. **2.** entozoo que presenta una cavidad corporal o un conducto alimentario.

cavo (cavus), arco del pie anormalmente alto o exagerado.

cavograma (cavogram), angiograma de la vena cava superior o inferior.

cavum (cavum), **1.** agujero o cavidad. **2.** vena cava superior o inferior.

cayado (band cell), cualquiera de los granulocitos en desarrollo (inmaduro) de la sangre circulante, caracterizados por presentar un núcleo curvado o indentado.

cayado de la aorta (arch of the aorta), una de las cuatro partes de la aorta, de la que parten tres ramas arteriales, que son el tronco arterial braquiocefálico, la arteria carótida común izquierda y la arteria subclavia izquierda.

cayena (capsicum), producto de herboristería derivado de los pimientos de las áreas tropicales de América. Se utiliza para los espasmos musculares, el dolor inflamatorio, los neuromas, la psoriasis y la xerostomía. También se utiliza como antioxidante alimentario y condimento.

cazoleta (socket), parte de una prótesis en la cual ajusta el muñón del miembro amputado. Las cazoletas protésicas más modernas están hechas de materiales plásticos.

CBA (BAC), siglas de **carcinoma broncoalveolar.**

CBF (DSB), siglas de **conductas de búsqueda de fármacos.**

cc (cc), abreviatura de **centímetro cúbico.**

CC (CC), siglas de *Commission Certified.*

CC (CHD), siglas de **cardiopatía congénita.**

CC (FWB), siglas de **carga completa.**

CC (DC), siglas de **corriente continua.**

CCD (CCD), siglas inglesas de **dispositivo de cargas interconectadas.**

CCE (ECC), **1.** siglas de **cuidados cardíacos de emergencia. 2.** siglas de *compresión cardíaca externa.*

CCF (TLC), siglas de **cromatografía en capa fina.**

CCK (CCK), siglas de **colecistocinina.**

ccm (ama), siglas de **contra criterio médico.**

CCNE (CCNE), siglas de **Comission on Colegiate Nursing Education.**

CCP (CCP), siglas de **proteína de control del complemento.**

CCP (PCC), siglas de **concentrado de complejo de protrombina.**

CCPA (APCC), siglas de **concentrado de complejo de protrombina activado.**

CCRN (CCRN), siglas de *Certified Critical Care Registered.*

Cd (Cd), símbolo del **cadmio.**

CD4 (CD4), (grupo de designación 4), símbolo de una glucoproteína que se encuentra en la superficie de los linfocitos T cooperadores y otras células del sistema inmunitario. El CD4 sirve como receptor para la glucoproteína gp120 de la envoltura del VIH. La unión de la glucoproteína vírica gp120 al CD4 es el primer paso en la entrada del virus, que lleva a la fusión de las membranas vírica y celular.

CDA (CDA) siglas de **certified dental assistant.**

CDAC (CABG), siglas de **cirugía de derivación arterial coronaria.**

cdc (cdc), siglas de **ciclo de división celular.**

CDC (CDC), siglas de **Centers for Disease Control.**

CDE (CDE), símbolos principales utilizados en uno de los sistemas de nomenclatura del sistema Rh, en el que la D equivale a Rh0, el factor determinante principal de la positividad Rh.

CDI (ICD), siglas de **cardioversor-desfibrilador implantable.**

CDK (CDK), siglas de **ciclinodependiente de cinasa.**

CDR (CDR), siglas de **radiografía dental computarizada.**

CDS (ADC), siglas de **complejo demencia-SIDA.**

Ce (Ce), símbolo del **cerio.**

ceásmico (ceasmic), relativo a, o caracterizado por, una fisura embrionaria persistente o separación anómala de partes.

cebador (primer), **1.** fragmento corto de ácido desoxirribonucleico (ADN) o de ácido ribonucleico complementario de una secuencia de ADN dada. Actúa como punto en el cual puede tener lugar la replicación, como en el caso de la reacción en cadena de la polimerasa. **2.** molécula, como por ejemplo un pequeño polímero, que induce la síntesis de una estructura de mayor tamaño.

cecal (cecal), relativo al ciego.

ceceo (lisping), pronunciación incorrecta de las palabras consistente en pronunciar la *s* como *z*.

cecitis (cecitis), inflamación del ciego.

cecocolostomía (cecocolostomy), **1.** intervención quirúrgica que crea una anastomosis entre el ciego y el colon. **2.** enteroanastomosis producida por esta intervención.

cecoileostomía (cecoileostomy), intervención quirúrgica que une el íleon con el ciego.

cecopexia (cecopexy), intervención quirúrgica que fija o suspende el ciego para corregir su excesiva movilidad.

cecostomía (cecostomy), creación quirúrgica de un ano artificial en el ciego como medida temporal para aliviar la obstrucción intestinal en un paciente que no puede tolerar cirugía mayor.

CECT (TOBEC), siglas de **conductividad eléctrica corporal total.**

CED (CED), siglas de *Certified Diabetes Educator.*

cefaclor (cefaclor), antibiótico de tipo cefalosporina. Se utiliza en el tratamiento de infecciones seleccionadas producidas por cepas bacterianas sensibles.

cefadroxil monohidrato (cefadroxil monohydrate), antibiótico del grupo de las cefalosporinas indicado en el tratamiento de ciertas infecciones bacterianas.

cefalalgia (cephalalgia, cephalgia), dolor de cabeza, con frecuencia se combina con otra palabra para indicar un tipo específico de cefalea, como cefalalgia histamínica.

cefalea (headache), dolor de cabeza de cualquier causa.

cefalea agitada, cefalea atónita (cephalea agitata, cephalea attonita), cefalea violenta que es frecuentemente signo de infección.

cefalea cervicógena (cervicogenic headache), (en quiropráctica) trastorno en el que las cefaleas, especialmente las clasificadas como tensionales musculares que implican dolor referido, son consecuencia de subluxaciones cervicales.

cefalea coital (coital headache), tipo poco frecuente de cefalea que afecta principalmente a los hombres, que se inicia durante el coito o inmediatamente después de él.

cefalea de esfuerzo (exertional headache), dolor de cabeza agudo que aparece durante el ejercicio extenuante. Normalmente cede cuando se reduce el nivel de esfuerzo, al tomar analgésicos o ambos.

cefalea del levantador de peso (weightlifter's headache), tipo de cefalea que experimentan a veces los levantadores de peso y otros practicantes de ejercicios de resistencia. La cefalea suele ser occipital o cervical superior y aparece bruscamente durante el esfuerzo, tal vez como consecuencia de daño del ligamento cervical.

cefalea en racimo (cluster headache), trastorno caracterizado por ataques de intenso dolor unilateral que afecta sobre todo a los ojos y la frente. Va acompañado de sofocaciones y secreción acuosa en ojos y nariz. Los ataques se producen en grupos y se prolongan durante varias horas.

cefalea histamínica (histamine headache), cefalea asociada a la liberación de histamina desde los tejidos corporales, caracterizada por síntomas de dilatación de las arterias carótidas, acumulación de líquido debajo de los ojos, lagrimeo y rinorrea (nariz congestiva). Los síntomas consisten en dolor agudo súbito en un lado de la cabeza, afectando al área facial desde el cuello a la sien.

cefalea orgánica (organic headache), cefalea causada por una amplia variedad de trastornos intracraneales, entre ellos infecciones de senos u oído, tumores encefálicos y hematomas subdurales.

cefalea pospunción dural (postdural puncture headache [PDPH]), cefalea producida después de haber sufrido la punción de la duramadre, como sucede en la punción lumbar o en la anestesia epidural. Se piensa que está causada por el derrame de líquido cefalorraquídeo en el área de la punción con el consiguiente desplazamiento y asentamiento del cerebro y estiramiento de los nervios intracraneales.

cefalea pospunción lumbar (postlumbar puncture headache), cefalea que aparece a las pocas horas de una punción lumbar y que generalmente dura entre 1 o 2 días y varias semanas. Se puede acompañar de náuseas y vómitos y mejora cuando el paciente se acuesta.

cefalea raquídea (spinal headache), cefalea intensa que se produce después de la anestesia raquídea, la punción lumbar o la anestesia epidural, causada por la pérdida de LCR del espacio subaracnoideo, lo que provoca una disminución de la presión intracraneal. La cefalea raquídea intensa puede ir acompañada de disminución de la agudeza auditiva y visual.

cefalea tensional (tension headache), dolor de cabeza como consecuencia de un esfuerzo emocional o laboral que origina tensión en los músculos del cuello, de la cara y de los hombros.

cefalea tóxica (toxic headache), cefalea causada por intoxicación sistémica o asociada con enfermedad.

cefalea vascular (vascular headache), clasificación de algunos tipos de cefaleas, que se basa en la posible causa responsable y que se corresponde con un funcionamiento anómalo de los vasos o el sistema vascular cerebral. Se incluyen en este grupo las migrañas, las cefaleas en racimos, las cefaleas por tóxicos y las cefaleas secundarias a la hipertensión arterial.

cefalexina (cephalexin), antibiótico de administración oral de tipo cefalosporina de primera generación. Se utiliza para el tratamiento oral de infecciones seleccionadas producidas por cepas de bacterias sensibles, en especial de vías respiratorias bajas, tracto urinario, piel y tejidos blandos y huesos y articulaciones. Se emplea también como profilaxis contra la endocarditis bacteriana en pacientes de alto riesgo sometidos a cirugía o técnicas dentales.

cefálico (cephalic), relativo a la cabeza.

cefalocaudal (cephalocaudal), relativo al eje mayor del cuerpo, o a la relación entre la cabeza y la base de la columna.

cefalocele (cephalocele), protrusión de una parte del cerebro a través de una abertura del cráneo. La abertura puede ser congénita o ser resultado de una lesión.

cefalocentesis (cephalocentesis), punción del cráneo con una aguja hueca, realizada para permitir el drenaje de líquido o de un absceso.

cefaloedema (cephaledema), tumefacción del cerebro causada por la acumulación de líquido.

cefaloflebitis (cephalophlebitis), inflamación de la vena cava.

cefalohematoma (cephalhematoma), tumefacción provocada por una hemorragia subcutánea con la consiguiente acumulación local de sangre.

cefalómelo (cephalomelus), individuo deforme con una estructura que recuerda a un brazo o pierna que sobresale de la cabeza.

cefalometría (cephalometry), medición científica de la cabeza, como las que se realizan en odontología para determinar los procedimientos ortodóncicos adecuados para corregir maloclusiones y otras anomalías.

cefalomotor (cephalomotor), que mueve la cabeza, relativo a los movimientos de la cabeza.

cefalopélvico (cephalopelvic), relativo a la relación existente entre la cabeza fetal y la pelvis materna.

cefalopelvimetría (cephalopelvimetry), medida radiográfica de la cabeza fetal in utero.

cefalosporina de cuarta generación (fourth-generation cephalosporin), cefalosporina de amplio espectro que desarrolla el mayor nivel de actividad de todas las cefalosporinas contra los organismos gramnegativos.

cefalotina sódica (cephalotin sodium), antibiótico de administración parenteral de tipo cefalosporina de primera generación. Se utiliza para el tratamiento de infecciones producidas por cepas de bacterias sensibles, causantes de infecciones respiratorias, genitourinarias, GI, de piel y tejidos blandos y de huesos y articulaciones, así como de septicemia. Es eficaz contra numerosos bacilos y cocos grampositivos (exceptuados los enterococos) y contra algunos bacilos gramnegativos.

cefalotoracópago (cephalothoracopagus), monstruo fetal doble unido por la cabeza, cuello y tórax.

cefamandol (cefamandole nafate), antibiótico de tipo cefalosporina. Se utiliza en el tratamiento de infecciones producidas por cepas bacterianas sensibles.

cefapirina (cephapirin), antibiótico de administración parenteral de tipo cefalosporina de primera generación. Se utiliza para el tratamiento de infecciones bacterianas producidas por cepas sensibles a las cefalosporinas de una gran variedad de microorganismos que producen septicemia, endocarditis, osteomielitis e infecciones bacterianas del tracto respiratorio, tracto urinario y piel.

cefazolina sódica (cefazolin sodium), antibiótico de tipo cefalosporina de tercera generación usado en el tratamiento de infecciones producidas por cepas bacterianas sensibles.

cefdinir (cefdinir), antibiótico de tipo cefalosporina (tercera generación) de amplio espectro. Este fármaco se usa en infecciones por *Haemophilus influenzae, H. parainfluenzae, Morganella catarrhalis, Streptoccus pneumoniae, S. pyogenes* y *Staphylococcus aureus.*

cefditoreno pivoxilo (cefditoren pivoxil), agente infeccioso utilizado para tratar la exacerbación bacteriana aguda de la bronquitis crónica, la faringitis/ amigdalitis y las infecciones no complicadas cutáneas y de la estructura de la piel.

cefepima (cefepime), cefalosporina de cuarta generación. Este fármaco se utiliza para tratar infecciones causadas por bacilos gramnegativos, incluyendo *Escherichia coli, Proteus* y *Klebsiella;* organismos grampositivos, incluyendo *Streptococcus pneumoniae, S. pyogenes* y *Staphylococcus aureus,* así como infecciones del tracto respiratorio inferior, el tracto urinario, la piel y los huesos.

cefonicida sódica (cefonicid sodium), antibiótico de tipo cefalosporina parenteral. Se utiliza en infecciones bacterianas del tracto respiratorio inferior o del tracto urinario, cutáneas, óseas y articulares, septicemia y en la profilaxis quirúrgica.

cefoperazona sódica (cefoperazone sodium), antibiótico de tipo cefalosporina de tercera generación, que se utiliza en el tratamiento de infecciones de las vías respiratorias, de articulaciones óseas, de piel, del tracto genital femenino y de la septicemia bacteriana.

cefotaxima sódica (cefotaxime sodium), antibiótico de tipo cefalosporina de tercera generación prescrito en infecciones de las vías respiratorias bajas, genitourinarias, ginecológicas, intraabdominales, cutáneas, óseas y articulares, del SNC y en la septicemia bacteriana producida por cepas de microorganismos sensibles.

cefotetán disódico (cefotetan disodium), antibiótico de administración parenteral del grupo de las cefalosporinas. Está indicado en las infecciones bacterianas de vías respiratorias bajas, vías urinarias, piel, abdomen, huesos o articulaciones u órganos reproductores y para la profilaxis en cirugía.

cefoxitina sódica (cefoxitin sodium), antibiótico de administración parenteral de tipo cefalosporina de segunda generación con mayor actividad contra anaerobios y bacilos gramnegativos que las cefalosporinas de primera generación. Se utiliza para infecciones de las vías respiratorias bajas, el tracto urinario, cutáneas, abdominales, óseas y articulares o de órganos reproductivos, y en la profilaxis quirúrgica.

cefradina (cephradine), antibiótico oral de tipo cefalosporina de primera generación. Se utiliza para el tratamiento de determinadas infecciones producidas por cepas bacterianas sensibles, causantes de infecciones respiratorias, genitourinarias, GI, de piel y tejidos blandos y de huesos y articulaciones, así como de septicemia. Es eficaz contra numerosos bacilos y cocos grampositivos (exceptuados los enterococos) y contra algunos bacilos gramnegativos.

ceftazidima (ceftazidime), antibiótico de administración parenteral de tipo cefalosporina de tercera generación, prescrito para el tratamiento de infecciones documentadas por *Pseudomonas aeruginosa* y otras infecciones bacterianas de las vías respiratorias bajas, del tracto urinario, cutáneas, abdominales, de la sangre, óseas y articulares y del SNC.

ceftibuteno (ceftibuten), cefalosporina oral de tercera generación prescrita en el tratamiento de la bronquitis crónica, la otitis media bacteriana aguda, la faringitis y la amigdalitis.

ceftizoxima sódica (ceftizoxime sodium), antibiótico de tipo cefalosporina de tercera generación. Se utiliza en el tratamiento de infecciones producidas por cepas bacterianas sensibles (no incluidas las de *Pseudomonas aeruginosa*), sobre todo en el sistema respiratorio, el sistema genitourinario, los huesos, las articulaciones y la piel.

ceftriaxona sódica (ceftriaxone sodium), antibiótico de administración parenteral de tipo cefalosporina de tercera generación. Se utiliza para infecciones de vías respiratorias bajas, tracto urinario, cutáneas, abdominales, óseas y articulares. También se utiliza para tratar la gonorrea, la septicemia y la meningitis y en la profilaxis quirúrgica, especialmente en las operaciones de derivación arterial coronaria.

cefuroxima sódica (cefuroxime sodium), antibiótico de tipo cefalosporina. Se utiliza en el tratamiento de las infecciones de vías respiratorias bajas, tracto urinario, cutáneas e infecciones gonocócicas, septicemia bacteriana y meningitis y en la prevención de infecciones postoperatorias.

ceguera (blindness), ausencia de vista. Este término indica una falta de visión completa o se puede aplicar de forma modificada para describir determinadas limitaciones visuales, como la ceguera al color amarillo (tritanopía) o la ceguera para las palabras (dislexia). La ceguera legal se define como la máxima agudeza visual corregida inferior a 20/200 en el mejor de los ojos.

ceguera a objetos (object blindness), incapacidad para reconocer objetos o analizar relaciones espaciales. El trastorno se asocia con lesiones del hemisferio cerebral derecho en los pacientes diestros.

ceguera al rojo-verde (red-green blindness, red green color blindness), denominación popular para cualquier tipo de percepción imperfecta de las tonalidades roja y verde y que comprende la mayor parte de los tipos de deficiencia de visión del color.

ceguera cortical (cortical blindness), ceguera que se origina como consecuencia de una lesión del centro visual de la corteza cerebral.

ceguera legal (legal blindness), situación en la que no se alcanza una agudeza visual superior al 20/200 con lentes correctoras en el ojo mejor, o se obtiene un campo visual menor de 20°.

ceguera monocular transitoria (transient monocular blindness), episodio de pérdida total o parcial de la visión en un ojo, causado por isquemia del ojo y con una duración de varios minutos o más.

ceguera para las palabras (word blindness), incapacidad para comprender el lenguaje escrito; es una forma de afasia receptiva producida por lesiones en las regiones parietales o parietooccipitales del cerebro.

ceguera para los colores (color blindness), trastorno caracterizado por la incapacidad para distinguir claramente los colores del espectro. En la mayoría de los casos no se trata de una ceguera, sino de una dificultad para percibirlos como diferentes. Existen dos formas de ceguera para los colores. El **daltonismo** es la forma más frecuente y se caracteriza por la incapacidad para distinguir los rojos de los verdes. Es un trastorno hereditario ligado al sexo. La **ceguera total para los colores** o **visión acromática** se caracteriza por la incapacidad para percibir cualquier color. Sólo se ve el blanco, el gris y el negro. Puede ser la consecuencia de un déficit o de la ausencia de conos en la retina.

ceguera para los colores completa (complete color blindness), visión monocromática.

ceguera por la nieve (snow blindness), fotofobia, que a veces se acompaña de conjuntivitis, como consecuencia de la sobreexposición de los ojos al brillo de la nieve o del sol.

ceguera psíquica (psychic blindness), trastorno somático que se manifiesta por la pérdida parcial o total de la visión en ojos que son orgánicamente normales. A pesar de los síntomas referidos, el paciente generalmente reacciona a la luz y evita objetos que podrían causarle daño.

ceja (eyebrow), arco de pelo que crece a lo largo del resalte que forma el arco de la ceja del hueso frontal.

celda (cella), espacio cerrado.

celda aérea etmoidal (ethmoidal air cell), una de las numerosas cavidades de finas paredes del hueso etmoides del cráneo. Las cavidades están revestidas por una membrana mucosa que se continúa con la de la cavidad nasal y se dispone entre la parte superior de las cavidades nasales y las órbitas.

celdillas aéreas tubáricas (tubal air cells), celdillas aéreas en el suelo de la trompa de Eustaquio cerca del conducto carotídeo.

celdillas mastoideas (mastoid cells), celdillas aéreas presentes en la apófisis mastoides del hueso temporal.

celdillas timpánicas (tympanic cells, tympanic air cells), espacios en la cavidad timpánica entre las proyecciones óseas del suelo o pared yugular que en ocasiones se comunican con las celdillas aéreas tubáricas.

celecoxib (celecoxib) AINE del grupo de los inhibidores de la COX-2, administrados por vía oral para el tratamiento sintomático de la artritis.

Celentéreos (Coelenterates), género de animales marinos que incluye a las medusas, anémonas, hidras y corales.

celenteron (coelenteron), cavidad digestiva de aquellos animales que sólo poseen dos capas germinales, como la hidra y la medusa.

celíaco (celiac), relativo a la cavidad abdominal.

celiocolpotomía (celiocolpotomy), incisión de la cavidad abdominal a través de la vagina.

celioma (celioma), neoplasia abdominal, especialmente un tumor mesotelial del peritoneo.

celiotelioma (celiothelioma), mesotelioma abdominal.

celoma (coelom), cavidad corporal del embrión en desarrollo.

celoma extraembrionario (extraembryonic coelom), cavidad situada por fuera del embrión en desarrollo que se forma entre el mesodermo coriónico y la cubierta del saco amniótico y del saco vitelino.

celosomía (celosomia), malformación congénita caracterizada por la fisura o ausencia del esternón y de las costillas, con protrusión visceral.

celosomo (celosomus), feto con celosomía.

Celsius (°C) (Celsius [°C]), [Anders Celsius, científico sueco, 1701-1744], escala de temperatura en la que 0° es el punto de congelación del agua y 100° es el punto de ebullición del agua al nivel del mar.

célula (cell), unidad básica fundamental de todos los tejidos vivos. Las células eucariotas están constituidas por un núcleo, el citoplasma y los orgánulos rodeados por la membrana citoplasmática. Dentro del núcleo se halla el nucléolo (con ARN) y la cromatina (que contiene proteínas y ADN), que constituyen los cromosomas donde se localizan las características determinantes de la herencia. Los orgánulos citoplasmáticos son el retículo endoplásmico, los ribosomas, el aparato de Golgi, las mitocondrias, los lisosomas y el centrosoma. Las **células procariotas** son mucho más pequeñas y simples que las células eucariotas y carecen de núcleo. La especialización de los tejidos corporales refleja la especialización de la estructura y función de las células que los constituyen.

célula acinar (acinar cell), cualquiera de las células que forman los diminutos lóbulos de una glándula compuesta o de una estructura similar en forma de saco, como un alveolo.

célula antisupresora (contrasuppressor cell), célula del grupo de células T que inhibe la función de las células T supresoras.

célula argentafín (argentaffin cell), célula que contiene gránulos que se tiñen intensamente con las sales de plata y de cromo. Estas células están presentes en la mayor parte del tubo GI, y son especialmente abundantes en las criptas de Lieberkühn.

célula asesina (killer cell), linfocito que carece de marcadores celulares B o T. Es la célula efectora de la citotoxicidad celular dependiente de anticuerpos. Reconoce anticuerpos en las células diana y lisa dichas células por medio de una interacción intercelular que no requiere complemento.

célula asesina natural (célula NK) (natural killer cell [NK cell]), células efectoras que tienen capacidad citotóxica espontánea frente a varias células diana. Son linfocitos capaces de unirse a virus y células cancerígenas para destruirlas, mediante mecanismos todavía parcialmente desconocidos.

célula B (B cell), tipo de linfocito que se origina en la médula ósea y produce anticuerpos. Precursor de las células plasmáticas, es uno de los dos tipos de linfocitos que desempeñan un papel principal en la respuesta inmunológica.

célula basal (basal cell), cualquiera de las células de la capa más profunda de un epitelio estratificado.

célula bipolar (bipolar cell), célula, como una neurona de la retina, con dos prolongaciones principales que se originan en el cuerpo celular.

célula blástica (blast cell), cualquier célula inmadura, como un eritroblasto, un linfoblasto o un neuroblasto.

célula C parafolicular (parafollicular C cell), célula secretora de calcitonina localizada entre folículos.

célula caliciforme (goblet cell), una de las muchas células especializadas que secretan moco y forman las glándulas del epitelio del estómago, intestino y partes del tracto respiratorio.

célula CD4, célula CD4+ (CD4 cell, CD4+ cell), clasificación principal de los linfocitos T referida a aquellos que portan el antígeno CD4. La mayoría son células cooperadoras.

célula CD8 (CD8 cell), linfocito T que segrega grandes cantidades de interferón gamma, una linfocina implicada en la defensa del cuerpo contra los virus. Las células CD8 impiden la formación innecesaria de anticuerpos.

célula CD8+ (CD8+ cell), clasificación principal de los linfocitos T referida a aquellos que portan el antígeno CD8; los principales subtipos son los linfocitos T citotóxicos y las células supresoras.

célula cilíndrica (columnar cell), célula epitelial que se ve alargada y estrecha cuando se secciona a lo largo de su eje longitudinal.

célula clara (clear cell), **1.** tipo de célula presente en las glándulas paratiroides que no se tiñe con las tinciones tisulares habituales utilizadas para el examen microscópico. **2.** célula principal de la mayor parte de los carcinomas renales y, en ocasiones, de los tumores de ovario y de paratiroides. **3.** tipo específico de célula epidérmica, probablemente de origen neural, con un núcleo oscuro pero con citoplasma claro al teñirse con hematoxilina y eosina.

célula clonogénica (clonogenic cell), célula que puede proliferar hasta formar una colonia de células genéticamente idénticas.

célula con competencia inmunológica (immunollogically competent cell), célula de la serie linfoide que puede reaccionar con antígenos para producir anticuerpos o activarse en las reacciones de inmunidad celular o de hipersensibilidad diferida.

célula cromafín (chromaffin cell), cada una de las células especiales que forman los paraganglios y que están conectadas con los ganglios del plexo celíaco, renal, suprarrenal, aórtico e hipogástrico. Las células cromafines de la médula suprarrenal segregan dos catecolaminas, adrenalina y noradrenalina.

célula de frotis (smudge cell), leucocito alterado que en ocasiones se observa durante la preparación de frotis sanguíneos.

célula de Reed-Sternberg (Reed-Sternberg cell), [Dorothy M. Reed, anatomopatóloga estadounidense, 1874-1964; Karl Sternberg, anatomopatólogo austriaco, 1872-1935], una de las grandes células reticuloendoteliales, multinucleadas y anómalas del sistema linfático en la enfermedad de Hodgkin. El número y la proporción de las células de Reed-Sternberg halladas son la base para la clasificación histopatológica de la enfermedad de Hodgkin.

célula de Sertoli (Sertoli cell), [Enrico Sertoli, histólogo italiano, 1842-1910], una de las células de soporte de los túbulos seminíferos de los testículos.

célula del asta anterior (anterior horn cell), motoneurona del asta anterior.

célula dendrítica (dendritic cell), célula que capta antígenos y migra a los ganglios linfáticos y al bazo, donde presenta los antígenos procesados a las células T.

célula depuradora (scavenger cell), célula fagocítica que elimina los detritus celulares y algunos patógenos invasores. Pueden ser móviles o no.

célula diana (target cell), cualquier célula que tiene un receptor específico que reacciona con una hormona, antígeno, anticuerpo, antibiótico, célula T sensibilizada u otra sustancia específica.

célula efectora (effector cell), **1.** leucocito diferenciado terminal que realiza más de una función específica. **2.** una célula muscular o una célula glandular.

célula en cesta (basket cell), **1.** neuronas con forma estrellada de la corteza cerebral con un axón horizontal del que salen ramificaciones. Cada una de éstas se descompone en una malla en forma de cesta que rodea a una célula de Purkinje. **2.** célula mioepitelial de las glándulas mamarias estimulada por oxitocina.

célula en fresa (burr cell), forma de eritrocito maduro en la que las células o los fragmentos celulares tienen espículas o diminutas proyecciones sobre la superficie.

célula en «ojo de lechuza» (owl-eye cell), célula aumentada de tamaño infectada por citomegalovirus y que contiene grandes cuerpos de inclusión. Las células en «ojo de lechuza» se encuentran predominantemente en el epitelio renal.

célula en reposo (resting cell), célula que no está en división.

célula endotelial (endothelial cell), célula que tapiza una cavidad corporal o el sistema cardiovascular. Se observa normalmente como una célula nucleada aplanada.

célula escamosa (squamous cell), célula epitelial plana, en forma de escama.

célula eucariota (eukaryocyte), célula que posee un núcleo verdadero.

célula fusiforme (spindle cell), cada una de las células que presentan forma de huso, más o menos redondeadas en el centro y con dos extremos en punta.

célula germinal (germ cell), **1.** célula sexual reproductora en cualquier fase de desarrollo, desde la forma embrionaria primordial hasta el gameto maduro. **2.** óvulo o espermatozoide o cualquiera de sus formas precursoras. **3.** cualquier célula sometida a gametogénesis.

célula germinal primordial (primordial germ cell), una de las grandes células diploides esféricas que se forman en las fases precoces del desarrollo embrionario y que son precursoras de las ovogonias y espermatogonias.

célula gigante (giant cell), célula tisular de tamaño extremadamente grande que suele contener más de un núcleo y puede originarse por la fusión de varias células normales.

célula glómica (glomus cell), **1.** célula epitelioide que rodea una anastomosis arteriovenosa en forma de ovillo de un cuerpo glómico. **2.** célula muscular lisa modificada.

célula hija (daughter cell), cada una de las células procedentes de la división de una célula progenitora.

célula indiferenciada (indiferenciated cell), célula embrionaria que aún no ha expresado signos sobre sus características definitivas en la madurez.

célula indiferenciada (undifferentiated cell) célula que aún no ha expresado características de su futuro tipo específico.

célula inflamatoria (inflammatory cell), célula (neutrófilo, macrófago, monocito, eosinófilo, basófilo) que participa en el proceso inflamatorio como consecuencia de la invasión por una sustancia extraña.

célula LE (LE cell), neutrófilo que ha fagocitado el núcleo de otro leucocito previamente alterado por su interacción con el factor LE en el torrente circulatorio.

célula madre, célula primitiva (stem cell), célula formadora; célula cuyas células hijas pueden dar lugar a otros tipos de célula. Una célula primitiva pluripotencial es aquella que tiene el potencial de dar lugar a varios tipos diferentes de células maduras, entre ellos linfocitos, granulocitos, trombocitos y eritrocitos.

célula madre hematopoyética (hematopoietic stem cell), célula en división activa que es la fuente de células sanguíneas.

célula muscular (muscle cell), cualquier célula contráctil característica del músculo. Las células del músculo liso son células fusiformes elongadas que contienen un único núcleo y miofibrillas dispuestas en sentido longitudinal.

célula no adherente (nonadherent cell), célula, como por ejemplo un linfocito, que no llega a adherirse a la superficie lisa del material de laboratorio.

célula nodriza (nurse cell), célula que transfiere nutrientes a un ovocito por medio de un puente citoplásmico.

célula nula (null cell), linfocito que se desarrolla en la médula ósea y carece de los marcadores de superficie característicos de las células B y T. Las células nulas representan un pequeño porcentaje de la población total de linfocitos. Estimuladas por la presencia de anticuerpos, las células de este tipo aparentemente pueden atacar determinadas células diana directamente. Asesinan las células tumorales o infectadas por un virus, pero carecen de la especificidad de las células T citotóxicas.

célula ósea (bone cell), osteocito, osteoblasto u osteoclasto; célula con numerosísimas y delgadas prolongaciones en patas de araña que se extienden en la matriz ósea.

célula osmorreceptora (osmoreceptor cell), célula que reconoce cambios en la osmolalidad del líquido extracelular.

célula oxífila (oxyphil cell), célula de las glándulas paratiroides que capta colorantes ácidos y tiene un núcleo oscuro y un citoplasma finamente granuloso. Estas células se presentan aisladas o en pequeños grupos y aumentan en número con la edad.

célula oxíntica (oxyntic cell), célula del estómago productora de ácido clorhídrico.

célula parenquimatosa (parenchymal cell), cualquier célula que sea un elemento funcional de un órgano, como el hepatocito.

célula piramidal (pyramidal cell), neurona con un citoplasma de forma piramidal presente en la sustancia gris de la corteza cerebral.

célula plasmática (plasma cell), célula linfoide o linfocitaria presente en la médula ósea, en el tejido conjuntivo y, en ocasiones, en la sangre. Las células plasmáticas participan en la respuesta inmunológica.

célula polimorfonuclear (PMN) (polymorphonuclear cell [PMN]), leucocito con un núcleo multilobulado, como el neutrófilo.

célula presentadora de antígeno (antigen-presenting cell), célula que puede degradar antígenos proteicos a péptidos y presentarlos, en conjunción con moléculas del complejo principal de histocompatibilidad de clase II, sobre la superficie celular, donde pueden interaccionar con receptores de la célula T.

célula principal (chief cell, principal cell), **1.** cualquiera de las células del epitelio cilíndrico o células del epitelio cúbico que rodean las glándulas gástricas y segregan pepsinógeno y factor intrínseco, necesario para la absorción de vitamina B_{12} y para el desarrollo normal de los hematíes. La ausencia de factor intrínseco causa anemia. **2.** cualquier célula epitelioide de citoplasma claro y un gran núcleo que contiene un prominente nucléolo. Masas agrupadas de estas células forman la estructura principal de la epífisis. **3.** cualquiera de las células epiteliales poliédricas, presentes en las paratiroides, con citoplasma transparente y pálido y núcleo vesicular.

célula procariota (prokaryotic cell), célula sin un verdadero núcleo.

célula sanguínea (blood cell), cualquiera de los elementos formes de la sangre, como los eritrocitos, los leucocitos y los trombocitos. Todos ellos constituyen en conjunto normalmente alrededor del 50% del volumen total de la sangre.

célula somática (somatic cell), cualquiera de las células del tejido corporal que tienen un número diploide de cromosomas, para distinguirlas de las células germinales, que contienen un número haploide.

célula T (T cell), pequeño linfocito circulante producido en la médula ósea que madura en el timo. Las células T median principalmente en las respuestas de la inmunidad celular como el rechazo de un injerto y la hipersensibilidad tardía.

célula T colaboradora (helper T cell), linfocito T que promueve la respuesta inmunitaria de otros linfocitos frente a antígenos extraños mediante la liberación de proteínas solubles llamadas factores colaboradores. Es esencial para determinar el cambio de clase de anticuerpos del linfocito B y maximizar la actividad bactericida de los fagocitos, así como para el crecimiento y activación de los linfocitos T citotóxicos.

célula T4 (T-4 cell), linfocito derivado del timo y perteneciente al sistema inmunológico del organismo que activa el sistema inmunitario humoral (células B) y destruye o neutraliza células o sustancias identificadas como «extrañas». Las células T4 segregan una sustancia, la interleucina-2, la cual estimula a su vez la actividad de las células naturales asesinas, del interferón gamma, y de las células T8 supresoras. El virus de la inmunodeficiencia humana (VIH) tiene como objetivo las células T4, con lo que las defensas inmunitarias del organismo se dañan intensamente y se favorece la aparición de las infecciones oportunistas.

célula totipotencial (totipotential cell), célula embrionaria capaz de desarrollarse en una variedad de las células del organismo.

celular (cellular), relativo a las células o formado por ellas.

células alfa (alpha cells), células localizadas en la adenohipófisis o en los islotes pancreáticos. En el páncreas producen glucagón.

células asesinas activadas por linfocinas (LAK) (lymphokine-activated killer [LAK] cells), células citotóxicas no específicas que se generan en presencia de interleucina-2 y en ausencia de antígeno. Son distintas a las células asesinas naturales humanas, linfocitos T periféricos o linfocitos citotóxicos de memoria derivados del timo. Se han utilizado infusiones de células LAK en investigación para el tratamiento del cáncer.

células asesinas naturales humanas (human natural killer cells), linfocitos capaces de lisar tumores y células infectadas por virus como parte de la defensa natural contra las enfermedades malignas y contra la invasión por patógenos.

células beta (beta cells), **1.** células productoras de insulina situadas en los islotes de Langerhans. La función productora de insulina de las células beta tiende a acelerar la salida de glucosa, aminoácidos y ácidos grasos de la sangre y su incorporación al interior del citoplasma celular, contrarrestando la función del glucagón de las células alfa. **2.** células basófilas del lóbulo anterior de la hipófisis.

células brillantes (glitter cells), leucocitos en los que se observa el movimiento de los gránulos en su citoplasma. Se observan en las muestras de orina en casos de pielonefritis o trastornos caracterizados por una hipoosmolalidad.

células ciliadas auditivas (auditory hair), uno de los tres tipos de células epiteliales del órgano de Corti, así denominadas porque contienen unas estructuras semejantes a pelos o cilios. Estos cilios son receptores sensitivos.

células de Betz (Betz cells), [Vladimir A. Betz, anatomista ruso, 1834-1894], **1.** grandes neuronas piramidales de la corteza motora con axones que forman parte del tracto piramidal asociado a los movimientos voluntarios. **2.** motoneuronas superiores.

células de Downey (Downey cells), [Hal Downey, hematólogo estadounidense, 1877-1959], linfocitos identificados en un sistema de clasificación de células sanguíneas de pacientes con mononucleosis y hepatitis infecciosa. Las células se designan como linfocitos I, II y III de Downey.

células de Golgi (Golgi's cells), [Camillo Golgi, histólogo italiano y premio Nobel, 1843-1926], **1.** neuronas tipo I de Golgi, células nerviosas con largos axones que abandonan el neurópilo local del cuerpo celular originario, atraviesan la sustancia blanca y se proyectan al resto del sistema nervioso. **2.** neuronas tipo II de Golgi, células nerviosas con axones de trayecto corto, como las células estrelladas de la corteza cerebral y cerebelosa. Generalmente no penetran en la sustancia blanca, sino que permanecen en el neurópilo local de la corteza cerebral y cerebelosa y de la retina.

células de Kupffer (Kupffer's cells), células especializadas del sistema reticuloendotelial que tapizan los sinusoides hepáticos. La función de las células de Kupffer es extraer bacterias y otras proteínas extrañas pequeñas de la sangre.

células de la glía (glia cells), células nerviosas con función de tejido conjuntivo de sostén en el SNC.

células de la teca-células luteínicas (theca cells, theca-lutein cells), células luteínicas derivadas de la teca interna.

células de Langerhans (Langerhans' cells), [Paul Langerhans, patólogo alemán, 1847-1888], célula dendrítica estrellada que se encuentra principalmente en el estrato espinoso de la epidermis. Se cree que tiene una función inmunológica.

células de Leydig (Leydig cells), [Franz von Leydig, anatomista alemán, 1821-1908] **1.** células del tejido intersticial de los testículos que secretan testosterona. **2.** células mucosas que no vierten sus secreciones sobre la superficie del epitelio.

células de Paneth (cells of Paneth), [Josef Paneth, fisiólogo austríaco, 1857-1890], grandes células epiteliales granulares de las glándulas intestinales. Segregan enzimas digestivas y lisozimas bactericidas.

células de Purkinje (Purkinje cells), [Johannes E. Purkinje, fisiólogo checo, 1787-1869], neuronas de gran tamaño que representan la única salida de la corteza cerebelosa una vez que ésta ha procesado los impulsos sensitivos y motores procedentes del resto del sistema nervioso.

células de Renshaw (Renshaw cells), [B. Renshaw, neurólogo estadounidense, n. 1911], células pequeñas que reducen la descarga de la motoneurona a través de un circuito de retroalimentación que implica a las colaterales de los axones que excitan a las interneuronas. Este sistema evita la estimulación sostenida de las células motoneuronas.

células de Schwann (Schwann cells), [Theodor Schwann, anatomista alemán, 1810-1882], células de origen ectodérmico que forman el neurilema.

células de soporte (supporting cells), células que proporcionan sostén y protección y quizá contribuyen a la nutrición de las células principales o a otros tipos celulares de ciertos órganos; tales células se encuentran en el laberinto del oído interno, el órgano de Corti, el epitelio olfatorio, las papilas gustativas y los túbulos seminíferos.

células en casco (helmet cells), eritrocitos fragmentados de forma que parecen cascos. Aparecen en pacientes con carcinomatosis, anemia hemolítica y púrpura trombótica trombocitopénica. Las células en casco se ven también en muestras de sangre de personas con válvulas cardíacas protésicas.

células epiteliales (epithelial cells), cada una de las múltiples células ordenadas en una o más capas que forman parte de una cubierta o revestimiento de una superficie corporal. Las células suelen adherirse entre sí a lo largo de sus bordes y superficies.

células fantasma (ghost cells), eritrocitos que han perdido su hemoglobina, de forma que al examinar al microscopio las muestras de orina sólo se observan las membranas celulares. La hemoglobina es destruida por la presencia de orina.

células luteínicas de la granulosa (granulosa-lutein cells), células luteínicas del cuerpo lúteo derivadas de las células de la granulosa.

células madre de la sangre periférica (peripheral blood stem cells), células madres que se encuentran en la sangre periférica en lugar de en la médula ósea; puede aumentarse su número artificialmente mediante la administración de factores de crecimiento hematopoyético, por lo que se extraen antes de dar quimioterapia mielosupresora y se inyectan por vía intravenosa posteriormente como si se tratara de un trasplante autólogo de médula ósea.

células memoria (memory cells), linfocitos T y B que median la memoria inmunológica. Se cree que conservan información que permite que después de una exposición antigénica posterior se logre una reacción inmunológica más rápida y eficaz que la observada con la primera exposición.

células parietales (parietal cells), células situadas en la periferia de las glándulas gástricas del estómago. Están situadas por encima de la membrana basal, bajo las células principales, y segregan ácido clorhídrico.

células reticuloendoteliales (reticuloendothelial cells), células que revisten los vasos sanguíneos y linfáticos capaces de fagocitar bacterias, virus y partículas coloidales o de formar anticuerpos contra los cuerpos extraños.

células satélite (satellite cells), células gliales (astrocitos) que se forman en torno a las células nerviosas dañadas y aparecen cerca de los cuerpos neuronales en el SNC.

células T asesinas (killer T cells), linfocitos T estimulados por antígeno o células T citotóxicas que atacan a los antígenos extraños directamente y destruyen las células que poseen esos antígenos.

células T asesinas citotóxicas (cytotoxic killer T cells), subgrupo de los linfocitos T que tienen la capacidad de causar lisis de células diana específicas, como las que contienen antígenos víricos.

células yuxtaglomerulares (juxtaglomerular cells), células de músculo liso que tapizan el extremo glomerular de las arteriolas aferentes del riñón en la zona opuesta a la región de la mácula densa del principio del túbulo distal. Estas células sintetizan y almacenan renina y la liberan en respuesta a una disminución de la presión de perfusión renal, aumento de la estimulación nerviosa simpática de los riñones o disminución de la concentración de sodio en el líquido del túbulo distal.

celulitis (cellulite), término no médico para designar los depósitos de grasa y de tejido fibroso que producen ondulaciones en la piel.

celulitis (cellulitis), infección bacteriana difusa y aguda de la piel caracterizada generalmente por calor local, enrojecimiento, dolor e inflamación y, en ocasiones, por fiebre, malestar, escalofríos y cefaleas. Si no se administran antibióticos suelen originarse abscesos y destrucción tisular.

celulitis pélvica (pelvic cellulitis), infección bacteriana del parametrio que se produce después del parto o de un aborto terapéutico espontáneo. Representa una extensión de la infección por los vasos sanguíneos y linfáticos a partir de una infección de la herida primaria en los genitales externos, perineo, vagina, cuello uterino o útero. Se caracteriza por fiebre, subinvolución uterina, escalofríos y sudoración y dolor abdominal que se irradia lateralmente, y, si no se trata, por la formación de un gran absceso y signos de peritonitis.

celulosa (cellulose), hidrato de carbono sólido transparente, incoloro, insoluble y no digerible que es el principal elemento de las sustancias que componen el esqueleto de las paredes celulares de las plantas. En la dieta, proporciona la mayor parte de la masa necesaria para la correcta función del tracto digestivo.

CEM (MEC), siglas de *concentración eficaz mínima,* o concentración inhibidora mínima de un fármaco para que resulte activo. El fármaco es eficaz a cualquier concentración por encima de este valor umbral.

cementación (cementation), sujeción de cualquier cosa con cemento, por ejemplo, material reparador a un diente natural o a una banda de ortodoncia.

cemento (cement), **1.** sustancia pegajosa o mucilaginosa que ayuda a mantener las células tisulares colindantes unidas. **2.** cualquiera de los distintos tipos de materiales utilizados para rellenar cavidades o fijar en su lugar puentes u otras prótesis dentales. **3.** material utilizado para la fijación de prótesis articulares en huesos adyacentes, como el metilmetacrilato.

cemento (cementum), tejido conjuntivo similar al tejido óseo que cubre la raíz de los dientes y ayuda a sostenerlos.

cemento de ionómero de vidrio (glass ionomer cement), cemento dental utilizado para pequeñas reparaciones de la superficie proximal de los dientes anteriores, para la restauración de áreas erosionadas en el margen gingival, como material base bajo las restauraciones dentales y como agente cementante en restauraciones y bandas de ortodoncia.

cemento de policarboxilato (polycarboxilate cement), cemento dental usado como material de relleno para consolidar las restauraciones y alinear las cavidades.

cemento de polimetacrilato (polymethacrylate cement), cemento utilizado en cirugía y odontología, que consta de una resina acrílica formada por la polimerización de monómeros de metil metacrilato.

cemento de silicato (silicate cement), material transparente, relativamente duro, utilizado principalmente para restaurar los dientes anteriores.

cemento de silicofosfato (silicophosphate cement), mezcla de cementos de silicato y de fosfato de zinc, que antes se empleaba como material de relleno temporal y para la cementación de las placas de ortodoncia, restauraciones indirectas y coronas con fundas de porcelana.

cemento dental de fosfato de zinc (zinc phosphate dental cement), material para la cementación de obturaciones dentales, coronas, puentes y aparatos de ortodoncia y para algunas restauraciones temporales de dentaduras.

cemento dental de resina acrílica (acrylic resin dental cement), cemento dental empleado para reparar los dientes dañados.

cemento sellador (sealer cement), compuesto utilizado para la obturación de un conducto radicular. Se aplica como un plástico que se solidifica tras su colocación y rellena las depresiones de la superficie del conducto.

cementoblasto (cementoblast), (en odontología) una de las grandes células cuboideas responsables de la formación del cemento sobre la dentina de la raíz de los dientes en formación.

cementoblastoma (cementoblastoma), tumor fibroso odontogénico formado por células que se convierten en cementoblastos, pero que contienen sólo una pequeña cantidad de tejido calcificado.

cementocito (cementocyte), célula que se encuentra en una cavidad de la matriz ósea del cemento celular.

cementoma (cementoma), acumulación de cemento libre en la cúspide del diente producida probablemente por un traumatismo más que por una proliferación neoplásica.

cen (cen), abreviatura de **centrómero.**

CEN (CEN), siglas de **certified emergency nurse.**

cenestesia (cenesthesia), sensación genérica de existencia procedente de la conjunción de los distintos estímulos y reacciones corporales que en cualquier momento inespecífico generan la sensación de salud o enfermedad.

cenofobia (kenophobia), miedo morboso a los espacios abiertos y grandes; agorafobia.

cenogénesis (cenogenesis), desarrollo de características físicas que están ausentes en las formas primitivas de una especie como respuesta de adaptación a las condiciones del entorno.

censo (census), **1.** enumeración de la población que se llevaba a cabo periódicamente como una función de la agencia oficial. Además de contar los cabezas de familia, el censo suele reunir información sobre miembros de la familia, fuentes de ingresos, tipos de viviendas y asuntos relacionados con la salud de la comunidad. **2.** en el entorno hospitalario, numero de pacientes del centro.

censor (censor), persona que comprueba o evalúa libros, publicaciones periódicas, representaciones, obras de arte, conferencias u otras formas de expresión para suprimir ciertos tipos de información.

censura (censor), (en psicoanálisis) supresión psíquica que sólo permite aflorar a la consciencia contenidos inconscientes si éstos están fuertemente disfrazados.

Center for American Nurses (CAN) (Center for American Nurses [CAN]), unidad de la American Nursing Association cuyas actividades se centran en la práctica de la enfermería, sus aspectos legales, el reconocimiento público de la labor de los profesionales de enfermería en el marco de la atención sanitaria y las implicaciones de las diversas tendencias de la práctica sanitaria en la enfermería.

Centers for Disease Control (CDC) (Centers for Disease Control [CDC]), agencia federal del gobierno de EE.UU. que proporciona instalaciones y servicios para la investigación, la identificación, la prevención y el control de las enfermedades. Se ocupa de los aspectos epidemiológicos y del diagnóstico de laboratorio de las enfermedades. Entre las actividades de los CDC, situados en Atlanta, están los programas de vacunación, los programas y la normativa de cuarentenas y laboratorios, y la prevención de enfermedades en las distintas comunidades.

Centers for Medicare & Medicaid Services (Centers for Medicare & Medicaid Services), agencia federal de EE.UU. responsable de la administración de los programas Medicare y Medicaid, de la aplicación de la Health Insurance Portability and Accountability Act y de otros programas afines.

centesis (centesis), perforación o punción, como la paracentesis, la abdominocentesis y la toracocentesis.

centigramo (cg) (centigram [cg]), masa igual a una centésima parte de 1 gramo, o 10 miligramos.

centigray (cGy) (centigray [cGy]), unidad de dosis de radiación absorbida equivalente a una centésima parte (10^{-2}) de un gray o un rad.

centilitro (cl) (centiliter [cl]), volumen igual a una centésima parte de 1 litro, o 10 mililitros.

centímetro (cm) (centimeter [cm]), unidad métrica de longitud equivalente a una centésima parte de 1 metro, o 0,3937 pulgadas.

centímetro cuadrado (cm^2) (square centimeter [cm^2]), unidad de medida de superficie que equivale a 1 centímetro de longitud multiplicado por 1 centímetro de anchura. Un centímetro son 0,3937 pulgadas o 0,03281 pies.

centímetro cúbico (cm^3) (cubic centimeter [cm^3]), cubo teórico o su equivalente, cuyos lados tienen una longitud de 1 centímetro. Un centímetro cúbico equivale a 1 ml.

centipoise (centipoise), [Jean L. M. Poiseville, fisiólogo francés, 1799-1869], medida de la viscosidad de un líquido equivalente a la centésima parte de 1 poise.

centirradián (centrad), **1.** unidad de medida igual a una centésima parte de 1 radián. **2.** medida de la potencia de refracción de un prisma.

central (central), relativo a una dirección central.

céntrica (centric), (en odontología) término abreviado para hacer referencia a una relación céntrica o una oclusión céntrica.

centrifugador (centrifuge), aparato para separar los componentes de distintas densidades contenidos en un líquido mediante un movimiento de rotación del mismo a alta velocidad.

centrífugo (centrifugal), **1.** que indica una fuerza que se dirige hacia afuera, lejos del punto central o eje. La fuerza no existe en realidad, sino que es una manifestación de la inercia. **2.** dirección que se separa de la cabeza.

centríolo (centriole), organela intracelular que, generalmente, forma parte del centrosoma. Los centríolos, que con frecuencia son dobles, están relacionados con la división celular. Parecen colaborar en la formación del huso que se desarrolla durante la mitosis.

centriolo anular (ring centriole), denominación inapropiada del anillo del espermatozoide, que no es en realidad un centriolo.

centrípeto (centripetal), **1.** que presenta una dirección aferente, como la del impulso nervioso sensorial que se dirige hacia el cerebro. **2.** que presenta la dirección de una fuerza que arrastra un objeto hacia un eje de rotación o que limita el recorrido de un objeto a una trayectoria curva específica (centrífuga).

centripucio (centriciput), parte central de la cabeza, entre el occipucio y el sincipucio.

centro (center), **1.** punto medio de un cuerpo o figura geométrica, equidistante desde los puntos de la periferia. **2.** grupo de neuronas con una función común, como el centro cerebral que controla la frecuencia del latido cardíaco.

centro acústico (acoustic center), parte del cerebro, en el lóbulo temporal, donde se localiza el sentido de la audición.

centro apnéustico (apneustic center), área de tejido nervioso situada en la parte inferior de la protuberancia que controla la fase inspiratoria de la respiración.

centro de cirugía ambulatoria (ambulatory surgery center), institución médica designada y equipada para manejar casos de cirugía, tratamiento del dolor y algunas intervenciones diagnósticas, que no exijan ingreso hospitalario durante una noche.

centro de control (locus of control), centro de responsabilidad percibida del comportamiento. Los individuos con un centro interno de control creen que son capaces de controlar cualquier acontecimiento de su vida, mientras que los que poseen un centro externo de control tienden a pensar que el poder verdadero reside en una serie de fuerzas exteriores que determinan su vida.

centro de coste (cost center), departamento, división o subunidad de una institución que se establece dentro de su sistema de contabilidad de forma que los ingresos y gastos de la subunidad puedan separarse de los ingresos y gastos de otros centros y controlar el coste y el beneficio.

centro de cuidados intermedios (intermediate care facility), instalación sanitaria que proporciona servicio de tipo médico a personas con diversos procesos físicos o emocionales, que requieren una asistencia en régimen interno, pero sin llegar a la de un hospital o enfermería cualificada.

centro de día para adultos (adult day-care center), institución destinada a prestar cuidados supervisados a personas ancianas, proporcionándoles ciertas atenciones o actividades tales como el suministro de las comidas o la puesta en práctica de medidas de socialización. Esta asistencia se presta durante determinadas horas del día.

centro de enfermería especializada (skilled nursing facility [SNF]), en EE.UU., institución o parte de una institución que cumple los criterios de autorización establecidos por las secciones de la Social Security Act que determinan las bases de reembolso de Medicaid y Medicare para la asistencia por profesionales de enfermería especializados, incluyendo la rehabilitación y diversos procedimientos médicos y de enfermería. En ella se formulan normas y procedimientos por escrito, tras consulta profesional adecuada.

centro de excelencia (center of excellence), centro proveedor de asistencia sanitaria terciaria o cuaternaria que se identifica como centro de gran experiencia y rentabilidad y produce los mejores resultados. El término suele referirse a centros de trasplantes de órganos.

centro de gravedad (center of gravity), punto medio o centro del peso de un cuerpo u objeto. En el adulto en bipedestación el centro de gravedad se halla en el centro de la cavidad pélvica, entre la sínfisis del pubis y el ombligo.

centro de información toxicológico (poison control center), cada uno de los centros de una red que existe prácticamente a nivel mundial, que proporciona información con relación a todos los aspectos de los envenenamientos o intoxicaciones, mantiene registros de su incidencia y deriva a los pacientes a los centros para su tratamiento.

centro de investigación clínica (clinical research center), en EE.UU., organización, generalmente asociada a una facultad de medicina u hospital universitario, que estudia, analiza, correlaciona y describe casos médicos. Dichos centros por lo general cuentan con importantes medios de laboratorio y equipos de médicos y técnicos especialistas.

centro de jubilados (retirement center), institución o actividad dependiente de un hospital que ofrece servicios sociales y actividades para ciudadanos de edad avanzada que generalmente no necesitan asistencia sanitaria continuada.

centro de la saciedad (satiety center), localización de tejido nervioso en el núcleo ventromedial hipotalámico que controla el apetito.

centro de la termorregulación (thermoregulatory center), uno de varios centros localizados en el hipotálamo implicados principalmente en la regulación de la producción de calor, inhibición del calor y conservación del calor para mantener una temperatura corporal normal.

centro de maternidad (birth center), centro sanitario con servicios limitados a los cuidados de la maternidad para mujeres consideradas en riesgo mínimo de complicaciones obstétricas que requerirían hospitalización.

centro de micción sacro (sacral micturition center), centro en la médula espinal sacra que contribuye al control de la vejiga y a la inhibición de la tensión de los esfínteres uretrales.

centro de organización (organization center), punto focal en el desarrollo embrionario a partir del que crece y se diferencia el organismo.

centro de potencia (power centric), posición de la mandíbula durante un mordisco vigoroso.

centro de preparación al parto (childbirth center), institución sanitaria donde un equipo de comadronas, obstetras, pediatras y auxiliares sanitarios ofrece asistencia al parto y atención prenatal a mujeres de bajo riesgo.

centro de prevención del suicidio (suicide prevention center), institución cuyo fin principal es la rápida intervención en casos de personas con ideas de suicidio. Esta labor la llevan a cabo generalmente trabajadores sociales profesionales con formación especial para aconsejar a las víctimas potenciales de un suicidio, personalmente o por teléfono.

centro de quemados (burn center), institución sanitaria diseñada para el cuidado de los pacientes que han sufrido quemaduras graves.

centro de rehabilitación (rehabilitation center), institución donde se prestan tratamientos y se forma en rehabilitación. El centro puede ofrecer terapia ocupacional, fisioterapia, formación profesional y técnicas especiales, como la logoterapia.

centro de rehabilitación de drogodependientes (drug rehabilitation center), institución que ofrece asistencia a largo plazo para la reincorporación a la comunidad de una persona con dependencia a una sustancia química o una droga.

centro de salud mental de la comunidad (CSMC) (community mental health center [CMHC]), centro que ofrece amplios servicios de salud mental, ambulatorios y hospitalarios. En EE.UU. los servicios específicos que se proporcionan están definidos en una ley del Congreso, en la Community Mental Health Centers Act.

centro de toxicología (poison center), servicio telefónico con expertos en toxicología que proporciona un tratamiento de emergencia en relación con todo tipo de intoxicación las 24 horas del día. Los centros de toxicología proporcionan también información de prevención a la comunidad y educación sobre el reconocimiento y tratamiento de las exposiciones a tóxicos a los profesionales sanitarios. Hay más de 500 centros de control de toxicología en Estados Unidos; 65 de ellos están oficialmente certificados y son miembros de la American Association of Poison Control Centers.

centro de traumatizados (trauma center), servicio que facilita asistencia intensiva especializada y de urgencia a los pacientes críticos y lesionados.

centro de Wernicke (Wernicke's center) [Karl Wernicke], centro sensorial del lenguaje situado en la circunvolución temporal posterior y en la circunvolución angular adyacente del hemisferio dominante. Wernicke observó en 1874 que los pacientes con lesión cerebral en esta área sufrían la pérdida de la comprensión del lenguaje.

centro espiratorio (expiratory center), una de las regiones del bulbo raquídeo responsable del control de la respiración. Es una subregión involucrada específicamente en llevar a cabo la actividad espiratoria.

centro germinal (germinal center), folículo localizador de antígeno de tejido linfoide, localizado en el centro de los nódulos linfáticos del bazo, amígdalas y nódulos linfáticos. Reacciona con los antígenos aumentando de tamaño y llenándose de linfoblastos y macrófagos en el centro de un anillo de linfocitos pequeños.

centro médico (medical center), **1.** institución de asistencia sanitaria. **2.** hospital, especialmente el que posee personal y material para muchos pacientes y numerosos tipos de enfermedades y disfunciones, empleando tecnología sofisticada.

centro olfatorio (olfactory center), parte del cerebro responsable de la apreciación subjetiva de los olores, un grupo complejo de neuronas localizadas cerca de la unión de los lóbulos temporal y parietal.

centro organizador de los microtúbulos (COMT) (microtubule organizing center [MTOC]), región de las células eucariotas, como un centrosoma o cuerpo basal, a partir de la que crecen los microtúbulos.

centro protuberancial de la micción (pontine micturition center), centro en la protuberancia que contribuye al control de la vejiga y a la inhibición o tensión de los esfínteres uretrales.

centro reflejo (reflex center), cualquier parte del sistema nervioso en la que la recepción de los impulsos aferentes provoca una descarga de impulsos eferentes que inducen un cambio en un músculo o en una glándula.

centro respiratorio (respiratory center), grupo de células nerviosas situadas en la protuberancia y el bulbo raquídeo que controla el ritmo de la respiración en respuesta a las variaciones de los niveles de oxígeno, anhídrido carbónico o de hidrogeniones en la sangre y en el LCR. Tales cambios activan los quimiorreceptores centrales y periféricos; éstos envían impulsos al centro respiratorio, que provoca a su vez un aumento o disminución de la frecuencia respiratoria.

centro vasomotor (vasomotor center), grupo de cuerpos celulares localizado en el bulbo raquídeo del encéfalo que regula o modula la presión arterial y la función cardíaca, principalmente a través del sistema nervioso autónomo.

centro visual (visual center), área encefálica encargada de la visión.

centro visual de la córnea (visual center of the cornea), punto de intersección de la línea visual con la córnea.

centroencefálico (centrencephalic), relativo, perteneciente o que afecta al centro del encéfalo.

centrolobulillar (centrilobular), relativo o perteneciente al centro de un lobulillo o situado en él.

centrómero (cen) (centromere [cen]), pequeña región especializada del cromosoma que une las dos cromátidas entre sí y las fija a las fibras del huso durante la mitosis y la meiosis. Durante la división celular los centrómeros se dividen longitudinalmente, emigrando cada mitad a cada cromosoma hijo.

centros de vida independiente (independent living centers), instalaciones para rehabilitación en las que personas discapacitadas pueden recibir una educación y entrenamiento especiales para realizar todas o la mayoría de las actividades de la vida diaria teniendo en cuenta su estado en particular.

centros del lenguaje (speech centers), cada una de las dos áreas motoras que intervienen en el habla. El área motora del habla de Broca es un área unilateral localizada en la parte posterior de la circunvolución frontal inferior, generalmente en el hemisferio dominante. La segunda área motora del habla de Wernicke comprende la parte posterior de la circunvolución temporal superior próxima a las circunvoluciones temporales transversas y a las circunvoluciones temporales supramarginales, también en el hemisferio dominante.

centros para la tercera edad (senior centers), centros locales para ancianos. Los centros ofrecen servicios de alimentación, recreativos, educativos, sanitarios y legales.

centrosfera (centrosphere), área diferenciada de condensación del citoplasma que rodea a los centríolos en el centrosoma de la célula.

centrosoma (centrosome), organela citoplasmática autorreproducible presente en las células animales y en las de algunas plantas poco evolucionadas. La estructura, constituida por la centrosfera y el centríolo, se localiza cerca del núcleo y funciona como el centro dinámico de la célula, especialmente durante la mitosis.

centrostáltico (centrostaltic), relativo al centro del movimiento.

centrum (centrum), cualquier tipo de centro, en especial relacionado con una estructura corporal, como en el caso del centrum semiovale de un hemisferio cerebral.

CEO (CEO), siglas de **Chief Executive Officer.**

cepa (strain), subgrupo taxonómico de una especie.

cepa final (ultimate strain), última cepa viable.

cepillado rápido (fast brushing), uso de un cepillo accionado por electricidad para estimular las fibras C (grupo IV de neuronas aferentes) que emiten muchas colaterales al sistema activador reticular.

cepillo dental (toothbrush), instrumento con cerdas fijadas a una cabeza situada en el extremo de un mango, utilizado para cepillar y limpiar los dientes y encías y para masajear el tejido gingival.

cera (cera, wax), la cera amarilla de la abeja común se denomina a veces cera flava; la cera de abejas blanca, blanqueada por exposición al aire y a la luz solar, se conoce como cera alba.

cera (wax), compuesto o mezcla orgánica de alto peso molecular y bajo grado de fusión similar a la grasa o el aceite pero que carece de glicéridos.

cera para boxeo (boxing wax), (en odontología) cera utilizada para hacer un protector para los boxeadores.

cerámica (ceramics) (en odontología) tecnología basada en la utilización de porcelana u otros vidrios fundidos para realizar restauraciones dentales.

cerámica de ortoclasa (orthoclase ceramic feldspar), feldespato abundante en la corteza terrestre utilizado para rellenar y dar cuerpo a la porcelana dental fundida.

ceramida (ceramide), unidad básica de los esfingolípidos que consiste en esfingosina o una base similar unida a través de su grupo amino a un grupo acilo graso de cadena larga.

ceramidasa (ceramidase), enzima de tipo hidrolasa que cataliza la segmentación de la ceramida para formar esfingosina y un anión ácido graso, un paso en la degradación de los esfingolípidos.

cercaria (cercaria), forma pequeña similar a un gusano que constituye la fase de desarrollo inicial de los trematodos. Las cercarias se desarrollan en un caracol de agua dulce y se liberan en la misma agua. El parásito se introduce en el organismo del huésped siguiente mediante ingestión, invasión directa a través de la piel o a través de un corte u otra discontinuidad de ésta. Se enquistan y completan su desarrollo en diversos órganos del cuerpo. Cada especie tiende a emigrar a un órgano, como *Fasciola hepatica,* que se convierte en un trematodo hepático.

cerclaje (cerclage), **1.** técnica ortopédica en la que los extremos de una fractura ósea oblicua, o los fragmentos de una fractura de rótula, se unen mediante un alambre o una banda metálica para mantener los fragmentos en posición hasta que consoliden. **2.** técnica en la que se aplica una banda tensa de silicona alrededor de la esclerótica para restablecer el contacto entre la retina y la coroides cuando se produce un desprendimiento de retina. **3.** técnica obstétrica en la que se utiliza una sutura no reabsorbible para mantener el cuello uterino cerrado y prevenir un aborto espontáneo en mujeres que presentan un cuello incompetente.

cerclaje gástrico laparoscópico (laparoscopic gastric banding), cerclaje gástrico efectuado a través de un laparoscopio.

cerdáceo (setaceous), que tiene cerdas o se parece a ellas.

cerebelo (cerebellum), porción del encéfalo situada en la fosa craneal posterior, por detrás del tronco del encéfalo. Está formado por dos lóbulos o hemisferios laterales y una parte central denominada vermis. Está unido al tronco del encéfalo mediante tres pares de pedúnculos. Sus funciones están relacionadas con la coordinación de la actividad muscular voluntaria.

cerebeloespinal (cerebellospinal), dirigido desde el cerebelo hasta la médula espinal.

cerebelopontino (cerebellopontine), dirigido desde el cerebelo hasta el puente.

cerebeloso (cerebellar), relativo o perteneciente al cerebelo.

cerebral (cerebral), relativo o perteneciente al cerebro.

cerebritis (cerebritis), cualquier inflamación del cerebro.

cerebro (cerebrum), porción mayor y superior del encéfalo, dividida por un surco central en los hemisferios cerebrales derecho e izquierdo, unidos por el cuerpo calloso. Las estructuras internas de los hemisferios se unen con las del diencéfalo y se comunican con el tronco del encéfalo a través de los pedúnculos cerebrales. El cerebro desempeña funciones sensoriales, funciones motoras y funciones de integración menos definidas asociadas con diversas actividades mentales.

cerebroespinal (cerebrospinal), perteneciente o que afecta al cerebro y a la médula espinal; cefalorraquídeo.

cerebroide (cerebroid), semejante a la sustancia cerebral.

cerebroma (cerebroma), cualquier masa inusual de tejido cerebral.

cerebrósido (cerebroside), grupo de glucolípidos presentes en el cerebro y en otros tejidos del sistema nervioso, especialmente en la vaina de mielina.

cerebrósido sulfatasa (cerebroside sulfatase), enzima de tipo hidrolasa que cataliza la reacción cerebrósido 3-sulfato + H_2O. Un déficit de la enzima, que es transmitida por un gen autosómico recesivo, es la causa de la leucodistrofia metacromática.

cerebrovascular (cerebrovascular), relativo o perteneciente al sistema vascular y al aporte de sangre al cerebro.

cerio (Ce) (cerium [Ce]), elemento grisáceo, dúctil, del grupo de los lantánidos. Número atómico, 58; peso atómico, 140,13. Un compuesto del cerio, el oxalato de cerio, se utiliza como sedante, antiemético y antitusivo.

cerivastatina (cerivastatine), inhibidor de la HMG-CoA reductasa que se utilizaba como anticolesterolémico, pero que fue retirado de los mercados en agosto de 2001 tras inducir varios casos de rabdomiólisis de consecuencias fatales.

cero (zero), **1.** símbolo de nada. **2.** punto en el que empiezan la mayor parte de las escalas.

cero absoluto (absolute zero), temperatura a la que cesa toda actividad molecular, excepto las vibraciones. Es un valor teórico obtenido mediante cálculos y deducciones de los experimentos realizados para estudiar el comportamiento de los gases a temperaturas extremadamente bajas. Se considera que el cero absoluto corresponde a –273,15 °C de la escala de Kelvin o a –459,67 °F.

cero anatómico de la articulación (anatomic zero joint position), el punto de comienzo a partir del cual se contabiliza la amplitud de movimiento de una articulación.

ceroide (ceroid), pigmento céreo, dorado, que aparece en los hígados cirróticos de algunos individuos, en el tracto GI, en el sistema nervioso central y en los músculos.

ceroma (ceroma), neoplasia que ha sufrido una degeneración cérea.

certificable (certifiable), **1.** término legal referente a un paciente con una enfermedad mental que ha sido declarado incapacitado y requiere asistencia por parte de un vigilante o en un hospital. **2.** relativo a enfermedades infecciosas o trastornos peligrosos que deben ser comunicados a las autoridades sanitarias locales.

certificación (certification), **1.** proceso mediante el cual un individuo, una institución o un programa educativo es evaluado y reconocido como que satisface unas normas predeterminadas mínimas. La certificación la realiza por lo general una agencia no gubernamental. **2.** (en enfermería) procedimiento mediante el cual una organización o asociación profesional verifica el hecho de que un individuo titulado cumple los requisitos necesarios para un ejercicio profesional especializado específico.

certificación académica (board certification), proceso de acreditación de un individuo en una especialidad o subespecialidad médica. La certificación es aprobada por los 23 miembros del tribunal del American Board of Medical Specialties y se otorga una vez completadas la formación correspondiente, aprobado el examen final y cumplidas las exigencias individuales de cada tribunal en particular.

certificación en enfermería (certification in nursing), en EE.UU., uno de los dos procedimientos, certificación de enfermería y certificación de nivel, a través de los cuales una organización profesional reconoce formalmente la competencia de un profesional de la enfermería para ejercer una subespecialidad de la enfermería.

certificado de acreditación (deemed status), grado que una organización de revisión de estándares profesionales otorga a un hospital como reconocimiento formal de que la revisión del hospital y de sus estancias continuadas, así como los programas de evaluación de la atención médica, cumplen determinados criterios de eficiencia.

certificado de defunción estándar (standard death certificate), impreso para el certificado de defunción utilizado habitualmente en EE.UU.

certificado de especialización (certification for excellence), (en enfermería) en EE.UU., certificación que reconoce la formación profesional, la capacitación y la cualificación superior en una especialidad o subespecialidad.

certificado de necesidad (CDN) (certificate-of-need or certificate of necessity [CON]), en EE.UU., informe o certificado emitido por una agencia gubernamental según el cual se justifica la necesidad de construir o modificar un centro sanitario en el momento de su realización.

certificado de salud (health certificate), declaración firmada por un profesional sanitario que da fe del estado de salud de una persona.

certificar (certify), **1.** garantizar formalmente que se cumplen determinados requisitos en función del conocimiento experto de hechos oportunos fundamentales. **2.** dar testimonio, mediante procedimientos legales, de que alguien padece demencia. **3.** atestiguar la defunción de un sujeto por escrito, generalmente en la forma que establecen las autoridades locales. **4.** declarar que cierta persona cumple los requisitos necesarios para su admisión como miembro de un grupo profesional o de otro tipo.

cerúleo (cerulean), de color azul celeste.

ceruloplasmina (ceruloplasmin), glucoproteína plasmática que transporta el 96% del cobre plasmático.

cerumen (cerumen), secreción cérea amarillenta o marronácea producida por las glándulas sudoríparas apocrinas vestigiales del conducto auditivo externo.

ceruminolítico (ceruminolytic), relativo a un fármaco u otro agente que disuelve el cerumen.

ceruminoma (ceruminoma), adenocarcinoma en el conducto auditivo externo.

ceruminosis (ceruminosis), concentración excesiva de cera en el conducto auditivo externo.

ceruminoso (ceruminous), relativo a la cera del oído.

cervical (cervical), **1.** relativo o perteneciente al cuello o a la región del cuello. **2.** relativo o perteneciente al área estrecha de una estructura semejante al cuello, como el cuello de un diente o el cuello uterino.

cervicitis (cervicitis), inflamación aguda o crónica del cuello uterino. La cervicitis aguda es una infección del cuello uterino que se caracteriza por enrojecimiento, edema y hemorragia por contacto. La cervicitis crónica es una inflamación persistente del cérvix que con frecuencia se presenta entre mujeres en edad reproductiva. Los síntomas consisten en exudado denso, maloliente e irritante que en los casos graves puede estar acompañado de dolor pélvico significativo. El cuello uterino está congestionado y dilatado, con frecuencia se observan quistes de Naboth y signos de eversión del cuello y, también, antiguas laceraciones por partos.

cervicodinia (cervicodynia), dolor en el cuello.

cervicolabial (cervicolabial), relativo o situado en la superficie labial del cuello de los dientes caninos o incisivos.

cervicoplastia (cervicoplasty), cirugía plástica realizada sobre el cérvix uterino o sobre el cuello.

cervicotomía (cervicotomy), **1.** incisión en el cuello. **2.** incisión quirúrgica en el cérvix uterino.

cervicotorácico (cervicothoracic), relativo al cuello y al tórax.

cervicouterino (cervicouterine), relativo o situado en el cuello del útero.

cervicovaginitis (cervicovaginitis), inflamación del cuello uterino y de la vagina.

cervicovesical (cervicovesical), relativo al cuello del útero y la vejiga.

cesárea (cesarean section), intervención quirúrgica en la que se realiza una incisión del abdomen y del útero produciéndose el nacimiento transabdominal del feto. Se efectúa cuando existen anomalías maternas o fetales que con probabilidad provocarían un parto vaginal peligroso. Entre las indicaciones maternas para la intervención se incluyen la placenta previa, el desprendimiento de placenta y el parto disfuncional. El parto por cesárea en una primípara ya no se considera como indicación absoluta de repetición de la cesárea en partos posteriores. Entre las indicaciones fetales para la operación se encuentran el sufrimiento fetal, la desproporción cefalopélvica y las presentaciones anómalas, como la presentación de nalgas o la posición transversa.

cesárea cervical inferior (low cervical cesarean section), método para extraer quirúrgicamente al feto a través de una incisión transversal en la porción supracervical del segmento inferior del útero, detrás de la vejiga. Esta incisión sangra menos durante la intervención, y cura con una cicatriz más fuerte que las incisiones verticales más altas de las cesáreas clásicas.

cesárea clásica (classic cesarean section), método de parto quirúrgico del feto a través de una incisión vertical en la línea media del segmento superior del útero.

cesárea extraperitoneal (extraperitoneal cesarean section), método de extracción quirúrgica del feto a través de una incisión en el segmento inferior del útero, sin penetrar en la cavidad peritoneal. Se accede al útero a través del espacio paravesical.

cesárea post mórtem (cesarean postmortem section), extracción quirúrgica del feto inmediatamente después de la muerte de la madre.

cese del abandono (neglect cessation), resultado de enfermería recogido en la Nursing Outcomes Classification (NOC). Se define como la prueba de que la víctima ya no está recibiendo cuidados deficientes.

cesio (Cs) (cesium [Cs]), elemento metálico alcalino. Su número atómico es 55. Su peso atómico, 132,9.

cesio 137 (^{137}Cs) (cesium 137 [^{137}Cs]), isótopo radiactivo con una vida media de 30,2 años que se utiliza en radioterapia como fuente de rayos gamma para su aplicación en distintos tumores malignos que se tratan mediante braquiterapia.

cesta (basket), contenedor elaborado en un material trenzado o cualquier objeto parecido al mismo.

cesta de Dormia (Dormia basket), pequeño dispositivo integrado por cuatro cables que pueden introducirse en una cavidad o conducto corporal mediante un endoscopio y manipularse para atrapar y retirar un cálculo u otro objeto.

cesta para recuperación de cálculos (stone retrieval basket), pequeño dispositivo, formado por una serie de filamentos metálicos, que se introduce por medio de un endoscopio en una cavidad o conducto corporal, y es manipulado para atrapar un cálculo u otro objeto y extraerlo.

cestoideo (cestoid), **1.** que se parece a una tenia. **2.** tipo de platelmintos de la subclase *Cestoda,* generalmente parásitos del intestino delgado.

CET (CET), siglas de *certified enterostomal therapist.*

cetiricina (cetirizine), antihistamínico-H_1. Este fármaco se utiliza para tratar síntomas de alergia y rinitis.

cetoacidosis (ketoacidosis), acidosis acompañada de acumulación de cetonas en el organismo como resultado de un metabolismo defectuoso de los carbohidratos. Se produce principalmente como complicación de la diabetes mellitus, y se caracteriza por el olor afrutado de la acetona en el aliento, confusión mental, disnea, náuseas, vómitos, deshidratación, pérdida de peso y, si no se trata, coma.

cetoacidosis alcohólica (alcoholic ketoacidosis), descenso del pH sanguíneo (acidosis) que a veces se observa en los sujetos alcohólicos y que se asocia a una elevación de los cuerpos cetónicos séricos.

cetoacidosis diabética (CAD) (diabetic ketoacidosis [DKA]), complicación aguda y potencialmente mortal de la diabetes mellitus mal controlada. En este trastorno la pérdida urinaria de agua, potasio, amonio y sodio produce hipovolemia, desequilibrio electrolítico, niveles de glucosa extremadamente altos y degradación de los ácidos grasos, lo que desencadena una acidosis, frecuentemente asociada a coma.

cetoaciduria (ketoaciduria), presencia de una cantidad excesiva de cuerpos cetónicos en orina secundaria a una diabetes mellitus no controlada, hambre o cualquier otra alteración metabólica con rápido catabolismo de las grasas.

17-cetoandrosterona (17-ketoandrosterone), metabolito de una hormona sexual segregada por los testículos y las glándulas suprarrenales medible en orina y que orienta sobre las funciones hormonales y suprarrenales.

17-cetoetiocolanolona (17-ketoetiocholanolone), metabolito de una hormona sexual segregada por los testículos y las glándulas suprarrenales medible en orina y que orienta sobre las funciones hormonales y suprarrenales.

cetogénesis (ketogenesis), formación o producción de cuerpos cetónicos.

cetona (ketone), término general para un compuesto químico orgánico caracterizado por tener en su estructura un grupo carbonilo o ceto, =CO, unido a dos grupos alquilo. Se produce por oxidación de alcoholes secundarios.

cetonemia (ketonaemia, ketonemia), presencia de cetonas, principalmente acetona, en sangre. Se caracteriza por el olor afrutado o cetoacidosis del aliento.

cetosa (ketose), forma química de un monosacárido cuyo grupo carbonilo es una cetona.

cetósico (ketotic), **1.** relativo a la presencia de cetona en el cuerpo. **2.** señala la presencia de un grupo carbonilo en un compuesto químico.

cetosis (ketosis), acumulación anómala de cetonas en el organismo, como resultado de la excesiva utilización de las grasas, debida a la insuficiente o inadecuada utilización de los carbohidratos. En su lugar se metabolizan ácidos grasos, cuyos productos finales, las cetonas, se van acumulando. Este proceso se observa en ayunas, a veces en el embarazo si la ingesta de carbohidratos y proteínas es inadecuada y, lo más frecuente, en la diabetes mellitus. Se caracteriza por cetonuria, pérdida de potasio en orina y aliento con olor afrutado a acetona.

17-cetosteroide (17-ketosteroid), cualquiera de las hormonas de origen suprarrenal que poseen un grupo cetona asociado al átomo de carbono 17 (cetosteroides). Estas hormonas se determinan generalmente en sangre y orina para el diagnóstico de la enfermedad de Addison, el síndrome de Cushing, el estrés y las alteraciones endocrinas asociadas a la pubertad precoz, la feminización masculina y el crecimiento capilar excesivo.

cetrino (sallow), de color amarillento-grisáceo.

cetrorelix (cetrorelix), antagonista de la hormona liberadora de gonadotropinas utilizado para inhibir los aumentos prematuros de hormona luteinizante en mujeres sometidas a estimulación ovárica controlada durante los tratamientos de infertilidad; se administra por vía subcutánea.

cetuximab (cetuximab), antineoplásico mixto a base de anticuerpos monoclonales que inhiben los receptores del factor de crecimiento epidérmico.

cevimelina (cevimeline), agonista colinérgico empleado en forma de sal clorhidrato en el tratamiento de la xerostomía asociada al síndrome de Sjögren.

Cf (Cf), símbolo del **californio.**

CF (AQ), siglas de **cociente de formación.**

CFA (CFA), siglas de **Certified First Assistant.**

CFC (PCP), siglas de **clorhidrato de fenciclidina.**

CFH (IBC), siglas de **capacidad de fijación de hierro.**

CFR (FRC), siglas de **capacidad funcional residual.**

CGC (CGC), siglas de *certified gastrointestinal clinician.*

cgs, CGS (cgs, CGS), siglas de **sistema centímetro-gramo-segundo (cegesimal).**

CGT (TGC), abreviatura de **compensación de ganancia en el tiempo.**

cGy (cGy), abreviatura de **centigray.**

C_2H_2, (C_2H_2), fórmula química del **acetileno.**

C_2H_4, (C_2H_4), fórmula química del **etileno.**

C_6H_6, (C_6H_6), fórmula química del **benceno.**

Ch1, (Ch1), abreviatura de **cromosoma de Christchurch.**

chaflán (chamfer), terminación de una preparación de cavidad extracoronal para una restauración de corona en la que la unión entre la corona y la estructura remanente del diente se forma, con el fin de crear un hombro inclinado en el término apical de la restauración.

chalona (chalone), cualquiera de los numerosos polipéptidos inhibidores elaborados por un tejido y que actúan como una hormona sobre órganos diana específicos.

CHAMPUS (CHAMPUS), siglas de **Civilian Health and Medical Programs for Uniformed Services.**

chancro (chancre), **1.** lesión cutánea, generalmente de la sífilis primaria que se origina en el lugar de la infección como una pápula que se convierte en una úlcera rosada, no hemorrágica e indolora. El chancro contiene numerosas espiroquetas *Treponema pallidum* y es sumamente contagioso. **2.** lesión papulosa o zona cutánea ulcerada que identifica la puerta de entrada de la infección de una enfermedad no sifilítica, como la tuberculosis.

chancro blando (soft chancre), úlcera genital localizada, habitualmente indolora, que aparece tras una infección por *Haemophilus ducreyi* y que se acompaña de supuración de los ganglios linfáticos inguinales o bubones inguinales. Puede producir, como co mplicaciones, fimosis, estenosis o fístulas uretrales e intensa destrucción tisular.

chancro duro (hard chancre), chancro sifilítico, o lesión primaria que se desarrolla en el sitio de una infección sifilítica. La lesión comienza como una pequeña pápula roja que gradualmente se endurece y erosiona hasta formar una úlcera sumamente contagiosa, aunque indolora. La secreción exudada por la úlcera contiene *Treponema pallidum.*

chancroide (chancroid), ETS altamente contagiosa producida por la infección por el bacilo *Haemophilus ducreyi*. Característicamente se origina como una pápula que asienta por lo general sobre la piel de los genitales externos, crece y se ulcera, se forman otras pápulas y, si no se trata, el bacilo se extiende produciendo bubones en la ingle.

chancroso (chancrous), relativo a una enfermedad de chancros o lesiones parecidas a chancros.

chaparral (chaparral), producto de herbolario de potencial toxicidad hepática y renal.

chapoteo de sucusión (succussion splash), sonido obtenido al agitar el cuerpo de un individuo que tiene líquido y aire o gas libres en un órgano hueco o una cavidad corporal. Este sonido puede encontrarse sobre un estómago normal, pero también se puede escuchar en casos de hidroneumotórax, grandes hernias de hiato u obstrucción intestinal o pilórica.

charley horse (charley horse), término inglés que alude a un trastorno súbito y doloroso del cuádriceps o los músculos isquiotibiales caracterizado por dolor y rigidez; se agrava con el movimiento y se asocia frecuentemente con la actividad deportiva. El tratamiento consiste en reposo y masaje.

charta (charta), trozo de papel, especialmente el tratado con un fármaco, para aplicación externa, o con un químico con un propósito determinado, como el papel de tornasol.

chasquido de eyección (ejection click), chasquido agudo que se oye alrededor del corazón. Puede ser producido por el llenado agudo de una arteria pulmonar, dilatación aguda de la aorta o apertura contra resistencia de las valvas aórticas.

CHCM (MCHC), siglas de **concentración de hemoglobina corpuscular media.**

chequeo (check-up), estudio o examen completo de la salud de un individuo.

ch'i (ch'i), concepto chino de la energía vital fundamental que fluye ordenadamente a lo largo de meridianos o canales en el cuerpo. La energía puede ser tanto positiva como negativa.

chi cuadrado (χ^2) (chi square [χ^2]), (en estadística) prueba estadística de asociación entre los datos observados y los datos esperados representados mediante frecuencias. La prueba nos indica la probabilidad de que la distribución obtenida se haya producido solamente por el azar.

chi, X, χ (chi, X, χ), la vigesimosegunda letra del alfabeto griego, usada a veces en la notación científica para designar el término segundo de una serie.

chigoe (chigoe, sand flea), pulga, llamada *Tunga penetrans,* hallada en América y África tropical y subtropical. La hembra fecundada deposita las larvas debajo de la piel del pie, produciendo un trastorno inflamatorio que puede provocar la amputación espontánea de un dedo del pie.

chikungunya (chikungunya), enfermedad autolimitada parecida al dengue, que se da sobre todo en África y el sudeste de Asia, producida por un alfavirus transmitido fundamentalmente por los mosquitos del género *Aedes.* Sus síntomas más llamativos son los musculoesqueléticos y en ocasiones se ha asociado con fiebre hemorrágica.

C

Chilomastix *(Chilomastix),* género de protozoos flagelados, como *Chilomastix mesnili,* parásito intestinal humano no patógeno. La infección por este organismo puede ser causa ocasional de diarrea en niños.

chinche (bedbug), artrópodo hematófago de la especie *Cimex lectularius* o *C. hemipterus* que se nutre de la sangre de los animales y seres humanos. La picadura produce prurito, dolor y enrojecimiento.

chinchona (cinchona), [Condesa de Chinchón, Perú], corteza desecada del tronco o raíz de especies de *Cinchona,* que contiene los alcaloides quinina y quinidina.

chinchonina (cinchona), alcaloide de la chinchona utilizado como antipalúdico, sobre todo en forma de sal sulfato.

chivo expiatorio (scapegoating), proyección de la culpa, hostilidad o suspicacia hacia un miembro de un grupo por otros miembros para evitar la autoconfrontación.

Chlamydia *(Chlamydia),* **1.** microorganismo del género *Chlamydia.* **2.** género de microorganismos parásitos intracelulares que presentan una serie de propiedades comunes con las bacterias gramnegativas y que se clasifican actualmente como bacterias especializadas. *C. trachomatis* es responsable de la conjuntivitis de inclusión, del linfogranuloma venéreo, de la EII y del tracoma. *Chlamydia psittaci* produce un tipo de neumonía en humanos. *Chlamydia pneumoniae* es la causa de la enfermedad respiratoria aguda de Taiwán, que provoca infecciones del tracto respiratorio superior e inferior, y provoca epidemias de neumonías en la comunidad.

CHN (CHN), siglas de c*ertified hemodialysis nurse.*

cholera sicca (cholera sicca), término antiguo que designa una forma maligna de cólera registrada durante las epidemias, en la cual el paciente experimenta una liberación masiva de líquidos y electrólitos y muere de toxemia antes de que aparezcan los síntomas usuales de vómitos y diarrea.

CHOP (CHOP), acrónimo de una combinación farmacológica antineoplásica constituida por ciclofosfamida, doxorubicina, vincristina y prednisona.

choque cultural (culture shock), efectos psicológicos de un cambio brusco en el entorno cultural de un individuo. La persona puede manifestar sentimientos de desamparo, malestar y desorientación en un intento de adaptación a un grupo cultural diferente con hábitos, valores y creencias muy distintas.

chorro ureteral (ureteral jet), el patrón de líquido que se observa cuando la orina densa de origen ureteral se vierte sobre la orina vesical más diluida; se puede estudiar para valorar la función y permeabilidad de la vejiga.

Chua K'a (Chua K'a), sistema de orientación holística para liberar la tensión muscular que se centra en la clarificación y en la limpieza de la mente y de las emociones.

chupete (pacifier), objeto con forma de pezón utilizado por lactantes y niños para succionar.

Ci (Ci), abreviatura de **curie.**

CI (CHD), siglas de **cardiopatía isquémica.**

CI (IC), **1.** siglas de *capacidad inspiratoria.* **2.** siglas de *cistitis intersticial.*

CI (IQ), siglas de **cociente de inteligencia.**

CIA (ASD), siglas de **comunicación interauricular.**

cianobacterias (cyanobacteria), bacterias de color azul verdoso, organismos unicelulares o filamentosos que fijan dióxido de carbono (en presencia de luz) y nitrógeno. Varias especies son causa frecuente de contaminación acuática protagonizando las intoxicaciones por cianobacterias.

cianocobalamina (cyanocobalamin), sustancia roja cristalina soluble en agua, que es la forma farmacéutica normal de la vitamina B_{12}. Participa en el metabolismo de las proteínas, grasas e hidratos de carbono, en la formación de sangre y en la función nerviosa. Las principales fuentes dietéticas de esta vitamina son hígado, riñones, carne, pescado y derivados lácteos. Su déficit generalmente está causado por la ausencia del factor intrínseco (producido en el estómago), que es necesario para la absorción de cianocobalamina en el tracto GI. Se pueden encontrar deficiencias en vegetarianos estrictos. Los síntomas del déficit son nerviosismo, neuritis, entumecimiento y hormigueo en las manos y los pies, mala coordinación muscular y trastornos de la menstruación.

cianometahemoglobina (cyanomethemoglobin), derivado de la hemoglobina formado durante el tratamiento con nitritos de la intoxicación por cianuro.

cianopsia (cyanopsia), trastorno visual en el cual todas las cosas parecen tener un tinte azul.

cianosis (cyanosis), coloración azulada de la piel y de las mucosas producida por un exceso de hemoglobina desoxigenada en la sangre o por un defecto estructural en la molécula de hemoglobina, como la metahemoglobina.

cianosis congénita (congenital cyanosis), cianosis presente en el momento del nacimiento debido a una cardiopatía congénita o a atelectasia pulmonar.

cianótico (cyanosed), que tiene una coloración azulada de la piel, las uñas de los dedos y las membranas mucosas causada por una deficiencia de oxígeno en la sangre.

cianuro de hidrógeno (HCN) (hydrogen cyanide [HCN]), líquido o gas volátil muy venenoso, incoloro y tóxico con olor a almendras amargas. Existe naturalmente en las almendras y en los huesos de melocotones, ciruelas y otras frutas. La inhalación del gas puede causar el fallecimiento en 1 minuto.

ciática (sciatica), inflamación del nervio ciático, habitualmente acompañada de dolor e hipersensibilidad a lo largo del trayecto del nervio por el muslo y la pierna. Puede originar una atrofia de los músculos de la parte inferior de la pierna.

ciático (sciatic), cercano al isquion, como el nervio ciático o la vena ciática.

cibernética (cybernetics), ciencia del control y la comunicación en sistemas vivos y no vivos, como en el estudio comparativo de los ordenadores electrónicos y el cerebro viviente.

cibofobia (cibophobia), aversión anómala o mórbida a los alimentos o a comer.

CIC (CIC), siglas de *Certified Infection Control.*

cicatriz (cicatrix), tejido fibroso avascular, pálido, retraído y duro que se observa tras la fase precoz de reparación de los tejidos en la que es rojizo y suave.

cicatriz queloide (keloid scar), crecimiento exagerado de tejido en la cicatriz de una lesión cutánea, especialmente de una herida o incisión quirúrgica. La cantidad de tejido que crece es exagerada en relación con las necesidades de reparación de la herida, en parte debido a la acumulación de colágeno en esa zona.

cicatrización de las quemaduras (burn healing), resultado de enfermería recogido en la Nursing Outcome Classification (NOC) que se define como la extensión de la cicatrización en el lecho de una quemadura.

cicatrización hipertrófica (hypertrophic scarring), hipercrecimiento excesivo de tejido con colágeno denso en la zona de cicatrización de un defecto cutáneo.

cicatrización por tercera intención (healing by third intention), método de cierre de una herida muy contaminada en el que dicha herida se deja abierta hasta que la contaminación se haya reducido en gran medida y la inflamación haya cedido, tras lo que se cierra por primera intención.

cicatrizar (cicatrize), curar formando una cicatriz.

ciclación de flujo (flow cycling), liberación de gas bajo presión positiva durante la inspiración, hasta que el flujo se reduce hasta un nivel terminal previamente especificado.

ciclado de volumen (volume cycling), administración de un gas bajo presión positiva durante la inspiración hasta que se consigue administrar un volumen ajustable preseleccionado.

ciclaje (cycling), terminación de una fase inspiratoria de la ventilación mecánica.

ciclamato (cyclamate), edulcorante artificial no nutritivo que antiguamente se utilizaba en forma de sales sódicas o cálcicas.

ciclandelato (cyclandelate), vasodilatador periférico utilizado en el tratamiento de la isquemia muscular y la obstrucción o espasmo vascular periférico.

ciclartrosis (cyclarthrosis), articulación en pivote capaz de efectuar rotación.

ciclencefalia (cyclencephaly), anomalía del desarrollo caracterizada por la fusión de los dos hemisferios cerebrales.

cíclico (cyclic), que ocurre en un ciclo o varios ciclos, como un compuesto químico que contenga un anillo de átomos en su núcleo.

ciclina (cyclin), proteína perteneciente a la clase de proteínas intracelulares que aparecen durante el ciclo de la célula eucariótica. La concentración de ciclina aumenta durante el ciclo hasta la mitad de la fase mitótica, cuando cae a cero.

ciclitis (cyclitis), inflamación del cuerpo ciliar que produce enrojecimiento de la esclerótica adyacente a la córnea del ojo.

ciclo (cycle), serie de acontecimientos que recurre a intervalos especificados.

ciclo cardíaco (cardiac cycle), sucesión de fenómenos durante los cuales se transmite un impulso eléctrico a lo largo de fibras especializadas, a través del músculo miocárdico, desde el nódulo sinusal (NS) hasta el nódulo auriculoventricular (AV), hasta el haz de His y sus ramas, hasta las fibras de Purkinje, produciéndose la contracción de las aurículas seguida de la contracción de los ventrículos. La contracción se produce tras la despolarización de las fibras musculares. La contracción de las aurículas izquierda y derecha es casi simultánea, y precede a la casi simultánea contracción de los ventrículos.

ciclo celular (cellular cycle), secuencia de acontecimientos que tiene lugar durante el crecimiento y la división de las células de los tejidos.

ciclo corto de quimioterapia antituberculosa (short-course tuberculosis chemotherapy), régimen de 6 meses de tratamiento para los pacientes con tuberculosis, pacientes que de otra forma deberían continuar con medicación durante al menos 18 o 24 meses después de que el esputo se hubiera negativizado para el bacilo tuberculoso. Los ciclos cortos requieren una combinación de cuatro fármacos, isoniacida, rifampicina, pirazinamida, y etambutol o estreptomicina.

ciclo de Cori (Cori cycle), [Carl F. Cori, médico estadounidense, 1896-1984; Gerty T. Cori, bioquímica estadounidense, 1896-1957; galardonados con el Premio Nobel en 1947], mecanismo fisiológico por el cual el lactato, producido por la glucólisis de la glucosa en el músculo en contracción, es convertido de nuevo a glucosa en el hígado y devuelto a los músculos a través de la circulación.

ciclo de división celular (cdc) (cell division cycle [cdc]), secuencia de acontecimientos que ocurren durante el crecimiento y división de las células.

ciclo de la urea (urea cycle), serie de reacciones enzimáticas por las que el amoníaco se destoxifica en el hígado. En la serie de pasos para eliminar la molécula de amoníaco, producto de desecho del metabolismo de las proteínas, se producen cinco reacciones enzimáticas cuando los radicales NH_2 se combinan con los átomos de carbono y oxígeno del dióxido de carbono para formar urea, que es excretada.

ciclo de presión (pressure cycling), liberación de gas bajo presión positiva durante la inspiración hasta que se haya alcanzado una presión ajustable preseleccionada.

ciclo de respuesta sexual (sexual response cycle), las cuatro fases de la respuesta sexual biológica: excitación, meseta, orgasmo y resolución.

ciclo de trabajo (duty cycle), porcentaje de tiempo en el que el ultrasonido está siendo generado (duración del pulso) a lo largo del período de un pulso.

ciclo del ácido cítrico (citric acid cycle), secuencia de reacciones enzimáticas implicadas en el metabolismo de las cadenas de carbono de los azúcares, ácidos grasos y aminoácidos para producir dióxido de carbono, agua y enlaces de alta energía. El ciclo se inicia con la combinación del piruvato con la coenzima A (CoA) para formar un compuesto de dos carbonos, el acetil-CoA, que entra en el ciclo al combinarse con el ácido oxalacético, de cuatro carbonos, dando lugar al ácido cítrico, de seis carbonos. En los pasos subsiguientes el ácido isocítrico, producido a partir del ácido cítrico, se oxida a ácido oxalosuccínico, que pierde dióxido de carbono para formar ácido alfacetoglutárico. El ácido succínico, que proviene de la descarboxilación oxidativa del ácido alfacetoglutárico, se oxida a ácido fumárico, y su oxidación regenera ácido oxalacético, que se une con el acetil-

CoA, cerrando el ciclo. El ciclo del ácido cítrico proporciona la fuente más importante de energía en forma de adenosintrifosfato y produce también moléculas intermedias que son los sustratos iniciales de numerosas vías metabólicas fundamentales, como la síntesis de aminoácidos.

ciclo del carbono (carbon cycle), pasos mediante los cuales el carbono en la forma de dióxido de carbono es extraído y devuelto a la atmósfera por los organismos vivos. El proceso se inicia con la producción de hidratos de carbono mediante la fotosíntesis de las plantas, continúa con el consumo de hidratos de carbono por los animales y por el hombre, y finaliza con la espiración de dióxido de carbono junto con la liberación de éste en la descomposición de animales y plantas.

ciclo del nitrógeno (nitrogen cycle), circulación del nitrógeno a través de dos procesos naturales: desde la tierra a las plantas y los animales, que los devuelven a la misma en forma de productos nitrogenados, y mediante fijación bacteriana del nitrógeno atmosférico a través de plantas y animales que, al descomponerse, lo liberan de nuevo a la atmósfera.

ciclo del pelo (hair cycle), fases sucesivas de producción y pérdida del pelo, que consisten en anagen, catagen y telogen.

ciclo estrual (estrus cycle), cambios que ocurren en el cuerpo femenino bajo la influencia de los estrógenos.

ciclo materno (maternity cycle), conjunto de períodos de anteparto, intraparto y posparto de la gestación y del puerperio, desde la concepción hasta las 6 semanas tras el nacimiento.

ciclo menstrual (menstrual cycle), ciclo recurrente de cambios en el endometrio durante el que se desprende la capa decidual del mismo, para después volver a crecer, proliferar, mantenerse varios días y volver a desprenderse. La duración media del ciclo, desde el primer día de la hemorragia de un ciclo hasta el primero del siguiente es de 28 días. Su duración y carácter varía enormemente entre distintas mujeres.

ciclo respiratorio (breathing cycle), ciclo ventilatorio consistente en una inspiración seguida de una espiración de un volumen de gas llamado volumen corriente en reposo. La duración del ciclo respiratorio es el período de respiración o ventilación.

ciclo vital (life cycle), **1.** intervalo de tiempo transcurrido durante la secuencia de acontecimientos desde la concepción y el nacimiento, a lo largo del crecimiento y la maduración, hasta la muerte natural. **2.** serie de etapas desde una cualquiera de una generación hasta la misma etapa de la generación siguiente.

ciclodestrucción (cyclodestruction), (en oftalmología) procedimiento para lesionar el cuerpo ciliar con el fin de disminuir la producción de humor acuoso en el tratamiento del glaucoma. Se realiza generalmente mediante crioterapia.

ciclodiálisis (cyclodialysis), **1.** procedimiento quirúrgico que se realiza en pacientes con glaucoma. Se abre una vía entre la cámara anterior del ojo y el espacio supracoroideo, haciendo posible que el exceso de líquido drene y se reduzca la presión intraocular. **2.** separación del cuerpo ciliar de la esclerótica, generalmente como consecuencia de un traumatismo, que produce reducción de la presión intraocular o hipotonía.

cicloducción (cycloduction), (en oftalmología) intervalo de rotación de un ojo alrededor de su eje visual, lo cual permite mantener la visión binocular al girar la cabeza.

ciclofosfamida (cyclophosphamide), agente alquilante. Se utiliza en el tratamiento de las neoplasias y como inmunosupresor en los trasplantes de órganos.

ciclooxigenasa (cyclooxygenase), actividad de la enzima prostaglandina-endoperóxido sintasa.

ciclopía (cyclopia), anomalía del desarrollo que se caracteriza por la fusión de las órbitas en una cavidad única que contiene un ojo.

ciclopirox (ciclopirox), agente antifúngico tópico. Se utiliza en el tratamiento de la tiña y de la candidiasis.

cicloplejía (cycloplegia), parálisis de acomodación, como la inducida por ciertos fármacos oftalmológicos para permitir la exploración del ojo.

ciclopléjico (cycloplegic), **1.** relativo a un fármaco o tratamiento que produce la parálisis del músculo ciliar del ojo. **2.** grupo de fármacos anticolinérgicos que se utilizan para paralizar el músculo ciliar del ojo en caso de cirugía o exploración oftalmológica.

ciclopropano (cyclopropane), gas anestésico explosivo, no utilizado ya en EE.UU.

ciclos cronometrados (timed cycling), liberación de gas bajo presión positiva durante la inspiración hasta que haya transcurrido un intervalo de tiempo ajustable y preseleccionado.

cicloserina (cycloserine), antibiótico utilizado en el tratamiento de la tuberculosis pulmonar y extrapulmonar activa.

ciclosporina¹ (cyclosporine), término alterativo para designar la ciclosporina A, inmunosupresor administrado con frecuencia tras un trasplante de órganos.

ciclosporina² (cyclosporine), cualquiera de los componentes de un grupo de metabolitos activos de *Tolypocladium inflatum Gams* y otros hongos. Las formas principales son oligopéptidos cíclicos con efectos inmunosupresores, antifúngicos y antipiréticos. Como inmunosupresores, las ciclosporinas afectan fundamentalmente a los linfocitos T. Se utilizan ampliamente en el trasplante de órganos para evitar el rechazo.

ciclotomía (cyclotomy), procedimiento quirúrgico para la corrección de un defecto en el músculo ciliar del ojo.

ciclotrón (cyclotron), aparato utilizado para acelerar partículas cargadas o iones. Las partículas bombardean núcleos de átomos específicos para obtener isótopos radiactivos que serán usados como radiofármacos o para formar neutrones que pueden utilizarse en radioterapia.

ciclotropía (cyclotropia), (en oftalmología) trastorno en el cual la posición de un ojo está rotada alrededor de su eje con respecto al otro ojo.

cicuta (hemlock), nombre vulgar de *Conium maculatum,* una planta de la que se extrae un alcaloide venenoso, la coniína. Se considera inseguro para cualquier uso, pero un extracto de las hojas y flores de cicuta se ha utilizado como sedante respiratorio y sus clorhidratos se han utilizado como antiespasmódicos.

cicutismo (cicutism), intoxicación producida por la cicuta que produce cianosis, midriasis, convulsiones y coma.

CID (RLQ), siglas de **cuadrante inferior derecho.**

CID (DIC), siglas de **coagulación intravascular diseminada.**

cidofovir (cidofovir), fármaco antiviral utilizado para tratar la retinitis por citomegalovirus en los pacientes con SIDA.

CIE (ICD), siglas de **clasificación internacional de enfermedades.**

ciego (cecum), fondo de saco que constituye la primera porción del intestino grueso.

ciego de la cúpula del conducto coclear (cupular caecum of cochlear duct), extremo apical ciego cerrado del conducto coclear.

ciempiés (millipede), artrópodo con forma de gusano y numerosas patas. Algunas especies producen sustancias irritantes que pueden dar lugar a dermatitis.

ciencia (science), intento sistemático de establecer teorías para explicar fenómenos observados, y el conocimiento obtenido a través de estos esfuerzos. La ciencia aplicada es la aplicación práctica de la teoría y las leyes científicas. La ciencia pura se ocupa de obtener información únicamente con el fin de adquirir nuevos conocimientos.

Ciencia Cristiana (Christian Science), sistema religioso fundado en 1879 por Mary Baker Eddy [1821-1910], basado en las enseñanzas metafísicas de Phineas P. Quimby. Sostiene que la curación debería lograrse a través de medios espirituales, que el mal y la muerte son ilusiones derivadas de un falso sentido de separación de Dios.

ciencia de la conducta (behavioral science), cualquiera de las diferentes disciplinas interrelacionadas, tales como la psiquiatría, la psicología, la sociología y la antropología, que observan y estudian la actividad humana, incluido el desarrollo psicológico y emocional, las relaciones interpersonales, los valores y la moral.

ciencia de la vida (life science), estudio de las leyes y propiedades de la materia viva.

Ciencia de los seres humanos unitarios (Science of Unitary Human Beings), teoría y modelo conceptual de enfermería propuesto por Martha Rogers en 1970. Sus cuatro conceptos básicos se centran en la naturaleza y dirección del «desarrollo humano unitario»: 1) campos energéticos humanos y ambientales, 2) apertura completa y continua de los campos de energía, 3) campos energéticos humanos percibidos como ondas únicas que identifican a un campo y 4) «pandimensionalidad», un campo no lineal sin atributos espaciales o temporales.

ciencia física (physical science), estudio de las leyes y propiedades de la materia no viva.

ciencia nutricional (nutritional science), cuerpo de doctrina científica que relaciona los procesos de la nutrición.

cierre (closure), **1.** cierre quirúrgico de una herida mediante sutura o grapas. **2.** fenómeno visual en el que la mente ve una figura entera cuando en realidad sólo es visible una parte. **3.** el final de una cosa, como el cierre del proceso de duelo.

cierre de mordida (bitelock), dispositivo dental para retener los bordes de oclusión en la misma relación fuera y dentro de la boca.

cierre de mufla (flask closure), (en odontología) unión de las dos mitades de una mufla, que encierra y forma la base de la dentadura.

cierre velofaríngeo (velopharyngeal closure), cierre de la vía aérea nasal mediante la elevación del paladar blando y la contracción de la pared faríngea posterior y lateral. Es necesario para las vocales y todas las consonantes, salvo /n/, /m/ y /ng/.

cifos (kyphos), angulación exagerada de la columna vertebral torácica de su posición normal asociada a cifosis.

cifoscoliosis (kyphoscoliosis), trastorno caracterizado por una curvatura anteroposterior y lateral de la columna vertebral.

cifosis (kyphosis), trastorno de la columna vertebral caracterizado por el aumento de convexidad de la curvatura de la columna dorsal, vista lateralmente. La cifosis puede estar producida por raquitismo o tuberculosis vertebral.

cifosis sacra (sacral kyphosis), la curva convexa en sentido dorsal formada por el sacro, observado lateralmente.

cifosis torácica (thoracic kyphosis), curva convexa dorsalmente formada por la columna vertebral torácica cuando se observa de lado.

cigogénesis (zygogenesis), **1.** formación de un cigoto. **2.** reproducción por la unión de gametos.

cigoma (zygoma), **1.** protuberancia larga y delgada del hueso temporal que tiene su origen en la parte más baja de la zona escamosa del hueso temporal, llegando más adelante a unirse al hueso cigomático para formar parte del arco cigomático. **2.** hueso cigomático que forma la prominencia de las mejillas.

cigomático (zygomatic), relativo al cigoma.

cigomático mayor (zygomaticus major), uno de los 12 músculos de la boca. Actúa traccionando del ángulo de la boca hacia arriba y hacia atrás para sonreír o reír.

cigomático menor (zygomaticus minor), uno de los 12 músculos de la boca. Actúa acentuando la profundidad de la arruga nasolabial en una expresión facial de tristeza.

cigomaticofacial (zygomaticofacial), relativo a la superficie facial del hueso cigomático.

cigomicosis (zygomycosis), infección micótica aguda, con frecuencia fulminante y en ocasiones mortal, provocada por una clase de hongos de agua ficomicéticos llamados *Zygomycetos,* órdenes *Mucorales* y *Entomophthorales,* observada principalmente en pacientes con enfermedades debilitantes crónicas, sobre todo DM no controlada. Comienza de forma típica con fiebre y dolor y secreción por la nariz y senos paranasales, que evoluciona hasta invadir el ojo y las vías respiratorias inferiores. El hongo puede entrar en los vasos sanguíneos y extenderse hacia el cerebro u otros órganos. La enfermedad se suele transmitir mediante inhalación.

cigonema (zygonema), formación cromosómica sináptica que se produce en la fase de cigoteno de la primera profase meiótica de la gametogénesis.

cigosidad (zygosity), características o condiciones de un cigoto. La voz se utiliza principalmente como sufijo para hacer referencia a la formación genética, refiriéndose específicamente a si los pares de alelos que determinan un rasgo en particular son idénticos (homocigosidad) o diferentes (heterocigosidad), o en el caso de gemelos, al hecho de proceder de la fertilización de un solo óvulo (monocigosidad) o de dos (dicigosidad).

cigosis (zygosis), forma de reproducción sexual en organismos unicelulares que consiste en la unión de dos células y la fusión de los núcleos.

cigospora (zygospore), espora resultante de la conjugación de dos isogametos, como en ciertos hongos y algas.

cigoteno (zygotene), segunda fase de la primera profase meiótica de la gametogénesis en la cual se produce la sinapsis de cromosomas homólogos.

cigoto (zygote), célula combinada producto de la unión de un pronúcleos de un espermatozoide y de un óvulo tras completarse la fecundación hasta la primera división.

ciguatoxina (ciguatoxin), toxina termoestable que se origina en un dinoflagelado como pretoxina y se concentra en su forma activa en los tejidos de ciertos peces marinos.

ciliado (ciliate), que tiene cilios, como determinadas células epiteliales del organismo o los protozoos de la clase Ciliados.

Ciliados (Ciliata), clase de protozoos del subfilo Ciliophora, caracterizados por la presencia de cilios en todo su ciclo vital. El único ciliado significativo que afecta a los humanos es el parásito intestinal *Balantidium coli,* que causa disentería.

ciliar (ciliary), relativo a las pestañas o los párpados.

cilindro (cast), estructura de dimensiones reducidas formada por depósitos de minerales o de otras sustancias en las paredes de los túbulos renales, bronquiolos u otros órganos. Los cilindros generalmente aparecen en muestras de orina o de sangre recogidas para su examen en el laboratorio.

cilindro (cylinder), cuerpo sólido que tiene una sección transversa circular.

cilindro de bilirrubina (bilirubin cast), cilindro que contiene bilirrubina, lo que explica su color pardo-amarillento, y que se encuentra en la ictericia obstructiva.

cilindro de leucocitos (white blood cell cast), cilindro hialino que contiene leucocitos, como en las nefritis tubulointersticiales, las pielonefritis y las glomerulonefritis.

cilindro del mieloma (myeloma cast), cilindro urinario que contiene proteína de Bence Jones y células descamadas del epitelio tubular. Se observa en el mieloma múltiple en el trastorno denominado riñón del mieloma.

cilindro eritrocitario (red blood cell cast), cilindro hialino que contiene eritrocitos y que es indicativo de hemorragia en el riñón, como en el caso de la glomerulonefritis.

cilindro granuloso (granular cast), masa de restos patológicos compuesta por células llenas de proteínas y gránulos de grasa.

cilindro hialino (hyaline cast), cilindro transparente compuesto de mucoproteínas.

cilindro renal (renal cast), cilindro formado por proteína gelificada precipitada en los túbulos renales y moldeada en la luz tubular. Porciones de estos cilindros se rompen y son eliminadas por la orina. En caso de enfermedad renal, los cilindros pueden contener eritrocitos o leucocitos.

cilindroma (cylindroma), neoplasia que en apariencia está formada por cilindros de estroma rodeados por células epiteliales.

cilindros de células sanguíneas (blood cell casts), masa de restos sanguíneos liberados de una superficie corporal dañada o excretados por la orina.

cilindros urinarios (urinary casts), células o partículas excretadas en la orina que adoptan la forma de los tubos colectores renales.

cilioespinal (ciliospinal), relativo a la relación entre el cuerpo ciliar del ojo y la médula espinal.

Ciliophora (Ciliophora), filo de protozoos cuyos miembros, llamados ciliados, utilizan cilios para su locomoción y alimentación.

cilios (cilia), **1.** pestañas. **2.** pequeñas prolongaciones, como pelos, presentes en la superficie externa de algunas células que facilitan el metabolismo produciendo movimientos, remolinos o corrientes en un líquido.

cilostazol (cilostazol), inhibidor de la agregación plaquetaria. Se utiliza en el tratamiento de la claudicación intermitente.

CIM (MIC), siglas de **concentración inhibidora mínima.**

cimetidina (cimetidine), antagonista de los receptores H_2 de la histamina que se utiliza para inhibir la producción y la secreción de ácido por el estómago para el tratamiento del reflujo gastroesofágico, la pancreatitis, la úlcera duodenal y las enfermedades por hipersecreción. También se emplea en el tratamiento de verrugas.

cimografía (kymography), técnica para registrar gráficamente los movimientos de los órganos del cuerpo, como el corazón o los grandes vasos.

cimoproteína (zymoprotein), **1.** proteína de una levadura. **2.** cualquier proteína que funcione como una enzima.

cimórfico (zymorphic), relativo a las propiedades fermentativas.

cinacalcet (cinacalcet), agonista de los receptores del calcio que reduce directamente los niveles de hormona paratiroidea aumentando la sensibilidad de los receptores sensibles al calcio ante el calcio extracelular. El fármaco se emplea para tratar la hipercalcemia en el carcinoma paratifoideo y el hiperparatiroidismo secundario en la enfermedad renal crónica que requiera diálisis.

cinanestesia (kinanesthesia), **1.** incapacidad para percibir el movimiento o la posición de las diferentes partes del propio cuerpo. Es un signo de ataxia. **2.** pérdida del sentido del movimiento.

cinasa (kinase), **1.** enzima que cataliza la transferencia de un grupo fosfato u otro grupo de alta energía molecular a una molécula receptora. **2.** enzima que activa una preenzima (cimógeno).

C

cinasa bacteriana (bacterial kinase), **1.** cinasa de origen bacteriano. **2.** enzima bacteriana que activa el plasminógeno, precursor de la plasmina.

cinasa dependiente de ciclina (cyclin-dependent kinase [CDK]), proteinacinasa que es activada por ciclina.

cincha craneal (headgear), sistema de tipo casco que se ajusta sobre la parte alta de la cabeza y/o por detrás de ésta, que sirve como dispositivo que ofrece resistencia para el anclaje extraoral de un aparato de ortodoncia.

cinco elementos (five elements), en la tradición ayurvédica, las entidades fundamentales (tierra, agua, aire, fuego y espacio) cuya interacción genera la existencia material.

cinco fases (five phases), en la medicina tradicional china, conjunto de relaciones dinámicas (designadas como tierra, metal, agua, madera y fuego) que pueden utilizarse para establecer categorías en las relaciones entre los fenómenos.

cinconismo (cinchonism), trastorno provocado por la ingestión excesiva de corteza de chinchona o de sus alcaloides. El cinconismo se caracteriza por sordera, cefalea, tinnitus y signos de congestión cerebral.

cineangiocardiografía (cineangiocardiography), filmación de imágenes fluorescentes del sistema cardiovascular mediante el uso combinado de técnicas de fluoroscopia, rayos X e imágenes en movimiento.

cineangiocardiograma (cineangiocardiogram), radiografía del sistema cardiovascular obtenida mediante cineangiocardiografía.

cineangiógrafo (cineangiograph), cámara de cine para filmar imágenes fluorescentes del sistema cardiovascular.

cineangiograma (cineangiogram), registro en forma de película de un vaso sanguíneo o de una parte del sistema cardiovascular, que se obtiene inyectando al paciente un contraste radiopaco no tóxico y filmando el movimiento de los vasos durante el paso del mismo.

cinemática (kinematics, cinematics), (en fisiología) descripción, medida y registro del movimiento corporal sin tener en cuenta las fuerzas que actúan para producirlo. Los tipos más frecuentes de movimientos estudiados en cinemática son: flexión, extensión, aducción, abducción, rotación interna y rotación externa. La cinemática es especialmente importante en ortopedia, rehabilitación y fisioterapia.

cineplastia (kineplasty), amputación en la que el muñón se forma de tal modo que los músculos pueden producir movimiento en una prótesis.

cinerradiografía (cineradiography), filmación con una cámara de cine de las imágenes que aparecen en una pantalla fluorescente.

cinesia (kinesia), afección causada por movimientos erráticos o rítmicos en una combinación cualquiera de direcciones, como en un bote o automóvil. Los casos intensos se caracterizan por náusea, vómitos, vértigo y cefalea; los casos leves por cefalea y malestar general.

cinésica (kinesics), estudio de la posición y el movimiento del cuerpo en relación con la comunicación.

cinesiología (kinesiology), estudio científico de la actividad muscular y de la anatomía, fisiología y mecánica del movimiento de las distintas partes del cuerpo.

cinesiología aplicada (applied kinesiology), forma de tratamiento que emplea la nutrición, la manipulación física, las vitaminas, las dietas y el ejercicio para recuperar y dar energía al cuerpo. Se propone que unos músculos débiles son el origen de la mala salud.

cinesis (kinesis), movimiento o fuerza física, en particular cuando son inducidos por un estímulo.

cinesiterapeuta (kinesiotherapist), profesional sanitario que trabaja siguiendo las directrices de un médico para tratar los efectos de la enfermedad, lesiones traumáticas o alteraciones congénitas, por medio exclusivo del empleo de ejercicios de rehabilitación y reeducación.

cinesiterapia (kinesiotherapy), área especializada de la medicina en la cual el ejercicio y el movimiento se utilizan como principal forma de rehabilitación; se usa normalmente en el tratamiento de los amputados.

cinestesia (kinesthesia), percepción de las partes del propio cuerpo, el peso y el movimiento.

cinética (kinetics), (en fisiología) estudio de las fuerzas que producen, detienen o modifican los movimientos del cuerpo. La primera y tercera leyes de Newton del movimiento son especialmente aplicables a la cinética. La primera ley de Newton afirma que los cuerpos en reposo permanecen en reposo y los cuerpos en movimiento se mantienen en movimiento a menos que se actúe sobre ellos por una fuerza desequilibradora. La tercera ley de Newton afirma que toda fuerza de acción tiene una fuerza de reacción que es igual en magnitud pero de dirección opuesta. Estas dos leyes se aplican a las fuerzas producidas por los músculos que actúan sobre las articulaciones. Las fuerzas de reacción de los músculos contribuyen al equilibrio y al movimiento del cuerpo.

cinética de la tensión (stress kinesic), tipo de conducta característico de la conversación personal, como la utilización de desplazamientos o movimientos corporales, que subraya el flujo del lenguaje y generalmente coincide con los patrones de tensión lingüísticos.

cinética de Michaelis-Menten (Michaelis-Menten kinetics), [Leonor Michaelis, bioquímica norteamericana, 1875-1949; Maud L. Menten, médica canadiense con ejercicio en EE.UU., 1879-1960], método para transformar las concentraciones plasmáticas de los fármacos en una relación lineal mediante el uso de los valores de la concentración del fármaco y una constante, K_m, que representa la afinidad enzima-sustrato. Esto es necesario cuando los mecanismos de eliminación son saturables en lugar de seguir una cinética de primer orden.

cinética de orden cero (zero order kinetics), estado en el que la velocidad de una reacción enzimática es independiente de la concentración del sustrato.

cinética de primer orden (first-order kinetics), reacción química en la que la velocidad de disminución del número de moléculas de sustrato es proporcional a la concentración de moléculas de sustrato que quedan. En las reacciones de primer orden en las que intervienen dos sustancias, sólo una de las concentraciones afecta a la velocidad. La velocidad de metabolización de la mayoría de los fármacos sigue la regla de la cinética de primer orden y es independiente de la dosis.

cinética de segundo orden (second-order kinetics), reacción química en la cual se determina la velocidad de la reacción en función de la concentración de dos productos químicos implicados en ella o del cuadrado de la concentración de uno de los reactantes.

cinetoplasma (kinetoplasma), la parte de una célula más altamente contráctil.

cingulado (cingulate), **1.** que tiene una zona o cintura, generalmente con marcas transversas. **2.** relativo al cíngulo.

cingulectomía (cingulectomy), extirpación quirúrgica de una porción de la circunvolución del cuerpo calloso del lóbulo frontal del cerebro y del tejido que lo rodea.

cingulotomía (cingulotomy), procedimiento neuroquirúrgico para aliviar el dolor intratable produciendo lesiones en el tejido de la circunvolución del cuerpo calloso del lóbulo frontal.

cinina (kinin), cualquiera de un grupo de polipéptidos con actividad fisiológica variada, como contracción del músculo liso visceral, permeabilidad vascular y vasodilatación.

cinta (tape), tira de tejido plana y delgada, un tendón u otro material natural o sintético, que puede usarse como cuerda o sutura.

cinta de escayola (casting tape), cinta adhesiva o impregnada en resina utilizada para moldear escayolas ligeras.

cintas de Montgomery (Montgomery strap), banda de cinta adhesiva que se utiliza para fijar los apósitos que se han de cambiar con frecuencia.

cintura (girdle), cualquier estructura curva o circular, como la cintura pélvica, formada por los huesos y tejidos pélvicos asociados.

cintura escapular (shoulder girdle), arco parcial situado en la zona superior del tronco formado por la escápula y la clavícula.

cintura pélvica (pelvic girdle), anillo óseo formado por los huesos coxales, el sacro y el cóccix.

cinturón andador (walking belt), dispositivo de cuero o nailon con asas que permite al encargado de prestar la atención sanitaria ayudar a caminar al paciente.

cinturón neumático (pneumobelt), corsé dotado de un globo hinchable que se ajusta a la zona abdominal y que se conecta a un ventilador que crea una presión positiva a velocidad y presión ajustables. Se utiliza para facilitar la rehabilitación respiratoria de los pacientes con lesiones cervicales altas.

cinturón restrictivo (belt restraint), dispositivo utilizado para asegurar al paciente en una camilla o en una silla.

cipionato de testosterona (testosterone cypionate), forma de testosterona de actividad prolongada.

CIPM (CIPM), siglas de **Comité International des Poids et Mesures** (Comité Internacional de Pesos y Medidas).

circa (circa), voz latina que significa «alrededor de», como en el caso de una fecha o un número.

circinado (circinate), con bordes en forma de anillo; anular.

circonio (Zr) (zirconium [Zr]), elemento metálico tetravalente, gris acero. Su número atómico es 40; su peso atómico es 91,22.

circuito (circuit), camino o vía, especialmente cuando a través de éste pasa la corriente eléctrica. La corriente circula por un circuito cerrado o continuo y se detiene si el circuito se abre, interrumpe o rompe.

circuito abierto (open circuit), circuito eléctrico en el cual cesa el flujo de corriente.

circuito cerrado (closed loop), sistema de realimentación biológico en el cual una sustancia producida influye también sobre la producción de la sustancia.

circuito de entrenamiento (circuit training), método de ejercicio físico en el que las diferentes actividades se hacen por grupos de manera que el participante pasa rápidamente de una actividad a otra con un mínimo descanso entre éstas.

circuito de macroreentrada (macroreentry circuit), vía relativamente grande para la reactivación del tejido miocárdico por el mismo impulso. Un ejemplo es el circuito de reentrada que utiliza una rama del haz de His para la conducción anterógrada y otra para la conducción retrógrada para producir la taquicardia ventricular por reentrada entre ramas, muy maligna.

circuito de retroalimentación (feedback loop), ruta circular que se observa en un sistema que posee retroalimentación, de manera que el producto final del sistema participa en el control del sistema.

circuito eléctrico (electric circuit), vía de flujo electrónico que parte de una fuente generadora, recorre varios componentes y vuelve a la fuente generadora.

circulación (circulation), movimiento de un objeto o sustancia a través de un circuito circular de forma que vuelve al punto de inicio, como la circulación de la sangre a través de la red de arterias y venas.

circulación arterial (arterial circulation), movimiento de la sangre a través de las arterias a partir del corazón, en oposición a la circulación venosa.

circulación asistida (assisted circulation), método de tratamiento de los pacientes con insuficiencia circulatoria grave mediante la introducción de un sistema de bombeo mecánico que facilita el flujo de la sangre.

circulación colateral (collateral circulation), red sanguínea exageradamente grande debida al aumento de tamaño de los vasos secundarios tras la obstrucción de un conducto principal.

circulación enterohepática (enterohepatic circulation), vía por la que parte de la bilis producida en el hígado penetra en el intestino para ser reabsorbida por el hígado, en donde se recicla nuevamente hacia el intestino. La bilis sobrante se excreta por las heces.

circulación fetal (fetal circulation), trayectoria de la circulación sanguínea en el feto. La sangre oxigenada procedente de la placenta circula a través de la vena umbilical hasta el corazón. La sangre penetra en la aurícula derecha a una presión suficiente como para dirigir el flujo a través de la aurícula y a través del agujero oval hacia la aurícula izquierda; entonces, la sangre oxigenada puede circular, pasando por el ventrículo izquierdo, hasta la cabeza y las extremidades superiores. La sangre que vuelve de la cabeza y los brazos penetra en la aurícula derecha a través de la vena cava superior. Fluye a través de la aurícula a una presión relativamente baja. Al atravesar la válvula tricúspide, la sangre pasa al ventrículo derecho, desde el que la mayor parte de ella es bombeada por la arteria pulmonar y el conducto arterioso hacia la aorta descendente, para la irrigación de las partes inferiores del cuerpo. Una pequeña cantidad de sangre de la arteria pulmonar no se deriva a través del conducto, sino que es enviada a los pulmones. Por último, la sangre vuelve a la placenta a través de las arterias umbilicales.

circulación hiperdinámica (hyperdinamic circulation), aumento anómalo de la volemia con resistencia vascular baja y, a menudo, taquicardia.

circulación portal (portal circulation), circuito de flujo sanguíneo desde el tracto gastrointestinal y bazo hasta el hígado a través de la vena porta y de sus tributarias.

circulación pulmonar (pulmonary circulation), flujo sanguíneo a través de una red vascular entre el corazón y los pulmones para la oxigenación de la sangre y la eliminación del dióxido de carbono.

circulación sanguínea (blood circulation), circuito de sangre que atraviesa todo el cuerpo, desde el corazón hasta las arterias, arteriolas, capilares, vénulas y venas, con retorno al corazón.

circulación sistémica (systemic circulation), circulación general de la sangre por el organismo, sin incluir los pulmones.

circulación venosa (venous circulation), desplazamiento de la sangre desde las vénulas, que aportan sangre desoxigenada procedente de las células, a través de las venas hasta la vena cava, y desde ésta, a través de la aurícula y el ventrículo derechos hasta la circulación pulmonar.

circulación vitelina (vitelline circulation), circulación de sangre y nutrientes entre el embrión en desarrollo y el saco vitelino a través de las arterias y venas vitelinas.

circular interna (house organ), publicación diseñada para ser distribuida entre los empleados o miembros de una institución o empresa.

círculo (circle), (en anatomía) toda estructura corporal con forma circular o casi circular.

círculo arterial menor del iris (minor arterial circle of iris), pequeño círculo arterial que rodea la circunferencia externa del iris.

círculo de mínima confusión (circle of least confusion), **1.** (en óptica) disco que representa la imagen de un punto teórico formado por una lente esferocilíndrica. **2.** la menor de las secciones transversales del círculo borroso entre dos líneas focales formadas por una lente astigmática.

circumanal (circumanal), relativo a la zona que rodea el ano.

circumoral (circumoral), relativo o perteneciente al área de la cara que rodea la boca.

circuncisión (circumcision), procedimiento quirúrgico por el que se extirpa el prepucio del pene o, excepcionalmente, el del clítoris.

circuncisión femenina (female circumcision), escisión quirúrgica del prepucio del clítoris.

circuncisión ritual (ritual circumcision), procedimiento quirúrgico para eliminar el prepucio del varón en las comunidades judías o los labios menores de la mujer en las musulmanas, como rito religioso. En las familias judías la circuncisión masculina suele llevarse a cabo el octavo día después del nacimiento.

circuncorneal (circumcorneal), perteneciente al área del ojo que rodea a la córnea.

circunducción (circumduction), **1.** uno de los cuatro movimientos básicos permitidos para las diferentes articulaciones del esqueleto. Es una combinación de abducción, aducción, extensión y flexión. Un ejemplo es el movimiento de un hueso cuya cabeza se articula con una cavidad, como el del fémur en el acetábulo. El movimiento del hueso perfila un cono, en el vértice del cual se sitúa la cavidad y cuya base es definida por el desplazamiento del extremo distal del hueso. **2.** movimiento circular de un miembro o del ojo.

circunferencia (circumference), **1.** perímetro o periferia de un círculo. **2.** superficie plana circular de una articulación.

circunferencial (circumferencial), envolvente; relativo a una circunferencia o perímetro.

circunflejo (circumflex), relativo a los vasos sanguíneos o a los nervios que rodean otras estructuras corporales.

circunlocución (circumlocution), uso subconsciente de la mímica, de la comunicación no verbal o sustitución de una palabra por otra por un paciente para evitar revelar que la palabra le resulta difícil de pronunciar o que la ha olvidado.

circunscrito (circumscribed), relativo a un área bien definida o con márgenes o límites claros.

circunstancialidad (circumstantiality), (en psiquiatría) modelo de lenguaje en el que el paciente tiene dificultad para separar la información relevante de la irrelevante mientras describe un suceso.

circunvolución (convolution, gyrus), irregularidad tortuosa o elevación originada cuando una estructura se pliega sobre sí misma, como las circunvoluciones de los hemisferios cerebrales.

circunvolución (gyrus), cada uno de los relieves de los hemisferios cerebrales. Se forman por el plegamiento de la corteza y están separadas por surcos superficiales (surcos) o por otros más profundos (cisuras).

circunvolución angular (angular gyrus), circunvolución inferior del lóbulo parietal donde éste se une con el lóbulo temporal de la corteza cerebral.

circunvolución de Heschl (Heschl's gyrus), [Richard Ladislaus Heschl, anatomopatólogo austriaco, 1824-1881], cada una de las numerosas pequeñas circunvoluciones que discurren transversalmente en la superficie superior del opérculo temporal de la ínsula de la corteza cerebral.

circunvolución del hipocampo (hippocampal gyrus), circunvolución situada en la superficie interna del lóbulo temporal de la corteza cerebral.

circunvolución del hipocampo (parahippocampal gyrus), circunvolución en la superficie inferior de cada hemisferio cerebral, situada entre los surcos hipocámpico y colateral.

circunvolución frontal ascendente (precentral gyrus), circunvolución del hemisferio cerebral inmediatamente anterior a la cisura de Rolando de cada hemisferio. Es la localización de la vía motora que controla los movimientos voluntarios del lado contralateral del cuerpo.

circunvolución fusiforme (fusiform gyrus), circunvolución de los hemisferios cerebrales que se sitúa por debajo de las cisuras colaterales y que une los lóbulos occipital y temporal.

circunvolución marginal (marginal gyrus), circunvolución frontal superior situada en la superficie de los hemisferios cerebrales.

circunvolución parietal ascendente (postcentral gyrus), circunvolución cerebral situada inmediatamente posterior a la cisura de Rolando.

circunvolución subcolateral (subcollateral gyrus), circunvolución situada debajo de la cisura de Silvio.

circunvolución supracallosa (supracallosus gyrus), sustancia gris que cubre el cuerpo calloso del cerebro.

circunvolución temporal (temporal gyrus), cualquiera de las tres circunvoluciones, inferior, media o superior, de la superficie externa del lóbulo temporal del cerebro.

circunvolución temporal media (middle temporal gyrus), la intermedia de las tres circunvoluciones de la región temporal de la superficie del cerebro. Discurre horizontalmente y se sitúa entre las circunvoluciones temporales superior e inferior del lóbulo temporal.

circunvolución temporal superior (superior temporal gyrus), elevación redondeada situada sobre la superficie a cada lado del lóbulo temporal del cerebro.

cirrosis (cirrhosis), enfermedad degenerativa crónica del hígado en la que los lóbulos están cubiertos por tejido fibroso, el parénquima ha degenerado y los lobulillos están infiltrados por grasa. Se alteran la gluconeogénesis, el metabolismo de fármacos y alcohol, el metabolismo de la bilirrubina, la absorción de vitaminas, la función gastrointestinal, el metabolismo hormonal y otras funciones hepáticas. La cirrosis suele aparecer como consecuencia del abuso crónico de alcohol aunque también puede deberse a deprivación nutricional, hepatitis y problemas cardíacos.

cirrosis atrófica (atrophic cirrhosis), forma de cirrosis portal avanzada con atrofia masiva del hígado.

cirrosis biliar (biliary cirrhosis), enfermedad inflamatoria en la que está obstruido el flujo de bilis a través de los conductillos hepáticos. La cirrosis biliar primaria se caracteriza por prurito, ictericia, esteatorrea y hepatoesplenomegalia. La enfermedad es lentamente progresiva. La cirrosis biliar secundaria debida a una obstrucción de las estructuras biliares extrahepáticas se puede tratar con mejores resultados.

cirrosis biliar obstructiva (obstructive biliary cirrhosis), forma de cirrosis secundaria en la cual se produce una estenosis de los conductos biliares. Puede aparecer tras una colecistectomía, por litiasis biliar o por tumores.

cirrosis biliar primaria (primary biliary cirrhosis), trastorno inflamatorio crónico del hígado. Se caracteriza por prurito generalizado, aumento de tamaño y endurecimiento del hígado, pérdida de peso y diarrea con heces voluminosas e hipopigmentadas. También pueden aparecer petequias, epistaxis o hemorragias secundarias a la hipoprotrombinemia. En las últimas fases de la enfermedad puede existir ictericia, coluria, acolia y xantosis cutánea.

cirrosis biliar secundaria (secondary biliary cirrhosis), trastorno del hígado caracterizado por obstrucción del conducto biliar, con o sin infección. Implica inflamación periportal con fibrosis progresiva, destrucción de células parenquimatosas y degeneración nodular.

cirrosis cardíaca (cardiac cirrhosis), aumento del tejido fibroso del hígado debido a insuficiencia cardíaca congestiva, miocarditis crónica o fibrosis cardíaca.

cirrosis de Laënnec (Laënnec's cirrhosis), [René T. H. Laënnec, médico francés, 1781-1826], forma fibrótica de cirrosis causada por consumo excesivo de alcohol.

cirrosis grasa (fatty cirrhosis), forma de cirrosis que se desarrolla tras un largo período de malnutrición que produce una infiltración grasa del hígado.

cirrosis hipertrófica (hypertrophic cirrhosis), etapa de la cirrosis caracterizada por una hiperproliferación de tejido hepático.

cirrosis infantil (infantile cirrhosis), trastorno progresivo de hígado fibroso causado por malnutrición proteica.

cirrosis metabólica (metabolic cirrhosis), cirrosis del hígado asociada con un trastorno metabólico, como la enfermedad de Wilson.

cirrosis posnecrótica (postnecrotic cirrhosis), forma nodular de cirrosis que puede seguir a una hepatitis o a otro proceso inflamatorio del hígado.

cirugía (surgery), rama de la medicina relacionada con enfermedades y traumatismos que requieren intervenciones cruentas.

cirugía abdominal (abdominal surgery), toda operación realizada a través de una incisión en el abdomen. Para la preparación quirúrgica se pueden indicar algunas pruebas de laboratorio, radiológicas y cardíacas. Justo antes de la cirugía se rasura el vello corporal y se limpia la piel desde los pezones al pubis. Se deben evitar los alimentos y líquidos por vía oral durante 6 horas antes de la cirugía o más. Tras la cirugía, el personal de enfermería confirma la permeabilidad de la vía aérea y la estabilidad de las constantes vitales, comprueba los tubos y sondas, conecta los tubos de drenaje con los correspondientes receptáculos, controla si existe demasiada sangre o secreciones en las vendas y registra el aporte y la eliminación de líquidos. Se debe girar al paciente y ayudarle a respirar hondo cada hora y, cuando presente secreciones, también a toser.

cirugía aséptica (aseptic surgery), evitación de la contaminación durante las intervenciones quirúrgicas.

cirugía bariátrica (bariatric surgery), cirugía de parte del tubo digestivo para el tratamiento de la obesidad mórbida.

cirugía bucal y maxilofacial (oral and maxillofacial surgery), rama de la odontología que se ocupa principalmente de la cirugía de dientes, mandíbulas y tejidos blandos vecinos.

cirugía cardíaca (heart surgery), cualquier procedimiento quirúrgico que afecte al corazón realizado para corregir defectos congénitos o adquiridos, reemplazar válvulas enfermas, abrir o derivar vasos bloqueados o colocar una prótesis o realizar un trasplante. Se realizan dos tipos principales de cirugía cardíaca: la abierta y la cerrada. La técnica cerrada se hace a través de una incisión pequeña, sin utilizar un sistema de circulación extracorpórea. En la técnica abierta las cámaras cardíacas se abren y se hacen totalmente visibles, y la sangre se desvía del campo quirúrgico mediante el sistema de circulación extracorpórea.

cirugía cardíaca abierta (open heart surgery), cirugía cardíaca en la que se abre el tórax, incluye también la cirugía mínimamente invasiva.

cirugía de artrodesis espinal cervical (cervical spinal fusion), operación para aliviar el intenso dolor de cuello, hombro, brazos y manos causado por movimiento o ajuste anómalo de vértebras adyacentes, un nervio pinzado o compresión espinal. Las vértebras adyacentes son unidas por un dispositivo metálico o un injerto óseo hecho de hueso humano o material cerámico.

cirugía de colgajo (flap surgery), tipo de reconstrucción de mama que se realiza en un solo tiempo, en algunos casos a la vez que una mastectomía.

cirugía estereotáxica (stereotaxic surgery), cualquiera de las técnicas para la producción de lesiones muy circunscritas en áreas muy reducidas de tejidos patológicos en estructuras profundas del SNC. El sitio sobre el que se debe actuar se localiza mediante coordenadas tridimensionales. Entre los métodos para producir las lesiones se incluyen calor, frío, rayos X y ultrasonidos.

cirugía estética (cosmetic surgery), reconstrucción de los tejidos cutáneos o subyacentes, realizada para corregir un defecto estructural o eliminar una cicatriz, marca de nacimiento o algún signo normal de envejecimiento.

cirugía maxilofacial (maxillofacial surgery), cirugía plástica, postraumática y/o reconstructiva de la mandíbula y la región del tercio medio facial.

cirugía mayor (major surgery), cualquier procedimiento quirúrgico amplio que engloba la resección de órganos y/o que es potencialmente mortal.

cirugía menor (minor surgery), cualquier procedimiento quirúrgico que no requiere anestesia general ni asistencia respiratoria.

cirugía mínimamente invasiva (minimally invasive surgery), cirugía que se realiza sin ninguna incisión o a través de una pequeña incisión, como por medio de una cánula con un laparoscopio o endoscopio.

cirugía oral (oral surgery), rama de la cirugía dedicada fundamentalmente a las operaciones que se realizan en los maxilares superior e inferior y en los tejidos adyacentes.

cirugía ortognática (orthognathic surgery), reconstrucción de la mandíbula, el maxilar, o ambos, que se realiza para reparar defectos faciales adquiridos o congénitos, como el paladar hendido.

cirugía ortopédica (orthopedics surgery), rama de la cirugía que se ocupa del tratamiento de las enfermedades musculoesqueléticas.

cirugía pediátrica (pediatric surgery), preparación y asistencia especiales del niño que va a ser sometido a una intervención quirúrgica por lesiones, deformidades o enfermedad.

cirugía plástica (plastic surgery), cirugía para curar, reconstruir, restablecer una función y corregir una desfiguración o cicatrización resultante de traumatismo o de lesiones o defectos adquiridos o congénitos.

cirugía por vanidad (vanity surgery), cirugía plástica realizada principalmente para hacer que el paciente parezca más juvenil.

cirugía prenatal (prenatal surgery), cualquier intervención quirúrgica que se realiza sobre un feto. Se ha utilizado para corregir la hidrocefalia y las obstrucciones de las vías urinarias y otras muchas afecciones.

cirugía radical (radical surgery), cirugía que suele ser extensa y compleja y que pretende corregir una amenaza grave para la salud, como un proceso canceroso de rápido crecimiento.

cirugía robótica (robotic surgery), realización de técnicas quirúrgicas con ayuda de la tecnología robótica. Permite alcanzar una gran precisión y se emplea en procedimientos mínimamente invasivos por control remoto.

cirugía sinusal (sinus surgery), cirugía para mejorar el drenaje o extirpar membranas sinusales enfermas. La cirugía abierta incluye la técnica de Caldwell-Luc para tratar la sinusitis maxilar crónica, en la que se practica una abertura en el seno maxilar bajo el labio superior y por encima de los dientes, y la etmoidectomía, la retirada total o parcial del revestimiento mucoso y las particiones óseas entre los senos etmoidales para tratar las sinusitis etmoidales y esfenoidales. La endoscopia se utiliza para tratar la sinusitis maxilar aguda. La endoscopia ha reemplazado a numerosas técnicas realizadas con abordaje abierto, aunque presenta riesgos asociados a la relación anatómica de los senos con diversos sistemas.

cirugía torácica (thoracic surgery), rama de la medicina que se ocupa de las enfermedades y lesiones de la región torácica mediante métodos manipulativos y quirúrgicos.

cirujano (surgeon), médico especializado en el tratamiento de lesiones, deformidades y enfermedades mediante métodos quirúrgicos.

cirujano de presencia física (house surgeon), cirujano de guardia e inmediatamente disponible en las dependencias de un hospital.

cirujano dental (dental surgeon), odontólogo especializado en los dientes y en los tejidos orales que los rodean. El **cirujano odontólogo** se ocupa de la restauración de los dientes dañados. El **cirujano oral y maxilofacial** se especializa en la reconstrucción quirúrgica de las malformaciones faciales debidas a enfermedades de la cabeza y el cuello, o a traumatismos por accidentes en boca, cara, cabeza o cuello. El **exodoncista** sólo se dedica a la extracción dental. El **cirujano oral** se especializa en la extirpación quirúrgica de los dientes y los tejidos orales que los rodean.

cirujano general (surgeon general), (en EE.UU.) oficial médico jefe del Ejército, la Armada, la Fuerza Aérea o alto funcionario del servicio público de salud. En otros países este título puede designar a cualquier médico con rango de general.

cirujano jefe (chief surgeon), cirujano designado o elegido como coordinador de los cirujanos de plantilla de una institución sanitaria.

Cis (Cys), abreviatura del aminoácido **cisteína.**

cisatracurio (cisatracurium), bloqueante neuromuscular no despolarizante. Este fármaco se utiliza para facilitar la intubación endotraqueal y la relajación del músculo esquelético durante la ventilación mecánica, la cirugía o la anestesia general.

cisplatino (cisplatin), antineoplásico que se prescribe, en combinación con vinblastina y bleomicina en el tratamiento de neoplasias, como las metástasis de tumores testiculares, prostáticos u ováricos y el linfoma de Hodgkin.

cistationinemia (cystathioninemia), trastorno metabólico hereditario debido al déficit de la enzima cistationasa. Éste provoca un exceso del aminoácido metionina. Algunos pacientes pueden estar asintomáticos, mientras que otros presentan signos de retraso mental, trombocitopenia y acidosis.

cisteamina (cysteamine), sulfhidrilamina que forma parte de la coenzima A. Reduce los niveles intracelulares de cistina y se emplea en el tratamiento de la cistinosis nefropática.

cistectomía (cystectomy), procedimiento quirúrgico en el que se practica la resección parcial o total de la vejiga, como puede ocurrir en el tratamiento del cáncer de vejiga.

cisteína (Cis) (cysteine [Cys]), aminoácido no esencial presente en muchas proteínas del organismo, incluida la queratina. Es un precursor metabólico de la cistina y una fuente importante de azufre para diversas funciones del organismo.

cisterna (cisterna, cistern), cavidad que sirve como reservorio para la linfa u otros líquidos corporales.

cisterna del quilo (chyle cistern), dilatación del comienzo del conducto torácico, situado en sentido ventral al cuerpo de la segunda vértebra lumbar y en sentido dorsal a la aorta. Recibe los dos troncos linfáticos lumbares y el tronco linfático intestinal.

cisterna subaracnoidea (cisterna subarachnoidea), cada uno de los numerosos pequeños espacios subaracnoideos que sirven como reservorios del líquido cefalorraquídeo.
cisterna subaracnoidea (subarchnoid cistern), cada uno de los numerosos pequeños espacios subaracnoideos que actúan como depósitos de LCR.
cisticerco (cysticercus), forma larvaria de la tenia. Está constituido por un único escólex incluido en un quiste en forma de vesícula.
cisticercosis (cysticercosis), infección e infestación por la forma larvaria de la tenia porcina *Taenia solium* o de la tenia del ganado vacuno *T. saginata*. La fase invasiva precoz de la infección se caracteriza por fiebre, malestar, dolor muscular y eosinofilia. Años después pueden aparecer epilepsia y cambios de la personalidad si el cerebro resulta afectado, y en otras áreas del cuerpo infectadas pueden aparecer calcificaciones y destrucciones estructurales.
cistina (cystine), compuesto constituido por dos residuos de cisteína unidos por un enlace disulfuro (S-S).
cistinosis (cystinosis), enfermedad congénita caracterizada por glucosuria, proteinuria y depósitos de cistina en hígado, bazo, médula ósea y córnea, raquitismo, exceso de fosfatos en la orina y retraso del crecimiento.
cistinosis nefropática (nephropathic cystinosis), uno de los tipos de cistinosis que causa lesión renal y síntomas oftálmicos.
cistinuria (cystinuria), **1.** presencia anómala del aminoácido cistina en la orina recogida en una muestra de 24 horas. **2.** defecto hereditario de los túbulos renales caracterizado por la excreción excesiva de cistina y de otros aminoácidos en la orina.
cistitis (cystitis), trastorno inflamatorio de la vejiga urinaria y de los uréteres caracterizado por dolor, urgencia para orinar, frecuencia urinaria y hematuria. Puede estar provocada por infecciones bacterianas, cálculos o tumores.
cistitis del cuello (cystitis colli), inflamación de la vejiga y el cuello de la misma.
cistitis hemorrágica (hemorrhagic cystitis), cistitis con una hemorragia intensa. Es un trastorno tóxico limitante de la dosis cuando se administra ifosfamida o ciclofosfamida, o bien una complicación del trasplante de médula ósea.
cistitis inducida por fármacos (drug-induced cistitis), cistitis alérgica desarrollada como reacción a un medicamento.
cistitis intersticial (interstitial cystitis), inflamación de la vejiga, supuestamente relacionada con una respuesta autoinmunitaria o alérgica. La vejiga se inflama, ulcera y cicatriza, lo que ocasiona micciones frecuentes y dolorosas. Suele producirse hematuria.
cistitis por radiación (radiation cystitis), cambios inflamatorios en la vejiga urinaria causados por radiación ionizante.
cistitis química (chemical cistitis), cistitis alérgica que se produce como reacción a una sustancia química presente en el cuerpo.
cistitis quística (cystitis cystica), cistitis con formación de múltiples quistes submucosos en la pared de la vejiga.
cistitis viral (viral cystitis), cistitis provocada por una infección viral, que sucede sobre todo en personas inmunodeprimidas con infección por virus BK.
cistoadenocarcinoma (cystadenocarcinoma), tumor pancreático que se desarrolla a partir de un cistoadenoma mucoso. Las características clínicas son dolor epigástrico y masa abdominal palpable.
cistoadenoma (cystadenoma), **1.** adenoma asociado a un cistoma. **2.** adenoma que contiene múltiples estructuras quísticas. Los quistes pueden ser serosos, con contenido sérico, o seudomucosos con un contenido fluido de tipo sérico claro o espeso, de tipo viscoso.
cistocele (cystocele), herniación o protrusión de la vejiga urinaria a través de la pared de la vagina.
cistocromoscopia (cystochromoscopy), exploración de la vejiga después de la administración de una sustancia colorante que se realiza como investigación de una enfermedad de la función renal y del aparato urinario.
cistofibroma (cystofibrom), tumor fibroso benigno que contiene quistes o está cubierto de ellos.
cistografía (cystography), exploración radiográfica de la vejiga tras la introducción de un medio de contraste radiopaco.
cistograma (cystogram), registro gráfico, generalmente como series de radiografías, obtenido como parte de cualquier urografía excretora, como la pielografía o la cistoscopia retrógrada.
cistoide (cystoid), relativo o parecido a un quiste.
cistolitalopaxia (cystolithalopaxy), eliminación de un cálculo renal de la vejiga mediante aplastamiento, extrayendo después las partículas mediante irrigación.
cistolitotomía (cystolithotomy), extracción de un cálculo vesical tras la abertura quirúrgica de la vejiga urinaria.
cistoma (cystoma), cualquier tumor que contiene quistes, especialmente en ovario o cerca del mismo.
cistometría (cystometry), estudio de la función vesical utilizando un cistómetro.

cistómetro (cystometer), instrumento que mide la capacidad de la vejiga frente a los cambios en la presión de la orina.

cistometrografía (CMG) (cystometrography [CMG]), procedimiento urológico que mide la presión ejercida sobre la vejiga a distintos grados de capacidad. La prueba ayuda a determinar la capacidad de la vejiga, la distensibilidad de la pared vesical, la estabilidad del detrusor y las sensaciones de llenado.

cistometrograma (cystometrogram), resultados gráficos de las determinaciones hechas con un cistómetro.

cistoparesia (cystoparesis), parálisis de la vejiga urinaria.

cistoplastia sigmoide (sigmoid cystoplasty), cistoplastia de aumento utilizando un segmento aislado del colon sigmoide para el injerto.

cistoprostatectomía (cystoprostatectomy), extirpación quirúrgica de la vejiga, la próstata y la vesícula seminal.

cistosarcoma filoides (cystosarcoma phyllodes), tumor benigno de la mama que crece con rapidez y tiende a reproducirse si no se extirpa adecuadamente.

cistoscopia (cystoscopy), inserción de un cistoscopio, rígido o flexible, en la uretra, para visualización e instrumentación de las vías urinarias inferiores. Con frecuencia la técnica se aplica con anestesia local. Se distiende la vejiga con aire o agua, mientras el paciente permanece en decúbito supino o posición de litotomía.

cistoscopia retrógrada (retrograde cystoscopy), técnica radiológica para la exploración de la vejiga en la que se introduce una sonda a través de la uretra hasta la vejiga. Se introduce un medio de contraste radiopaco, se llena la vejiga y se observa el contorno de la misma utilizando radiografías seriadas o fluoroscopia.

cistoscopio (cystoscope), instrumento para la exploración y el tratamiento de las lesiones de la uretra o la vejiga urinaria. Hay cistoscopios rígidos y flexibles. El instrumento rígido consta de un obturador para su introducción, una funda externa, un sistema de iluminación, una lente de visualización y una vía para el paso de catéteres e instrumental quirúrgico. El cistoscopio flexible es un endoscopio autointegrado, con vías para la instrumentación y la irrigación. En la actualidad se emplean más los cistoscopios flexibles, que incorporan fibra óptica.

cistostomía (cystostomy), abertura hecha en la vejiga para drenaje, habitualmente por medio de un catéter.

cistotomía (cystotomy), incisión de la vejiga urinaria, que suele realizarse para extirpar un cálculo.

cistoureterografía (cystoureterography), exploración radiográfica de la vejiga y los uréteres tras la introducción de un medio de contraste radiopaco.

cistouretrografía (cystourethrography), exploración radiográfica de la uretra y la vejiga urinaria tras la introducción de un medio de contraste radiopaco.

cistouretrografía de eliminación (voiding cystourethrography [VCU]), técnica de uretrografía en la que se hacen radiografías antes, durante y después de la micción.

cistouretrograma (cystourethrogram), radiografía obtenida mediante cistoureterografía.

cistoyeyunostomía (cystojejunostomy), drenaje de un quiste, como un seudoquiste pancreático, hacia el yeyuno.

cistrón (cistron), fragmento o porción de ADN que codifica un polipéptido específico. Es la unidad más pequeña que puede funcionar como transmisor de información genética.

cisura (sulcus), hendidura poco profunda, depresión o surco en la superficie de un órgano, como la cisura que separa las circunvoluciones de los hemisferios cerebrales.

cisura calcarina (calcarine fissure), cisura situada entre la circunvolución cuneiforme y la lingual en la cara interna del lóbulo occipital del cerebro.

cisura callosa (callosal fissure), hendidura que continúa la convexidad del cuerpo calloso.

cisura callosomarginal (callosomarginal fissure), extenso surco irregular de la cara interna del hemisferio cerebral. Separa la circunvolución del cuerpo calloso de la circunvolución frontal interna y del lóbulo paracentral.

cisura central o de Rolando (central sulcus), hendidura que separa los lóbulos cerebrales frontal y parietal.

cisura colateral (collateral fissure), cisura que separa la circunvolución subcalcarina y la subcolateral del hemisferio cerebral.

cisura de Broca (Broca's fissure), [Pierre P. Broca, neurólogo francés, 1824-1880], hendidura o surco que rodea el área de Broca en el área frontal izquierda del cerebro.

cisura de Rolando (Rolando's fissure), [Luigi Rolando, anatomista italiano, 1773-1831], surco central del cerebro.

cisura de Silvio (sylvian fissure), cisura lateral de los hemisferios cerebrales.

cisura horizontal del pulmón derecho (horizontal fissure of the right lung), hendidura que marca la separación de los lóbulos superior y medio del pulmón derecho.

cisura longitudinal (longitudinal fissure), hendidura larga y profunda entre los dos hemisferios cerebrales.

cisura oblicua del pulmón (oblique fissure of the lung), **1.** surco que separa los lóbulos inferior y medio en el pulmón derecho. **2.** surco que separa los lóbulos superior e inferior en el pulmón izquierdo.

cisura orbitaria superior (superior orbital fissure), hendidura alargada entre el ala mayor y el ala menor del esfenoides, que transmite los nervios craneales 3, 4 y 6 y la primera división del nervio craneal 5, así como la vena oftámica.

cisura parietooccipital (parietooccipital sulcus), surco de cada hemisferio cerebral que marca la división de los lóbulos cerebrales parietal y occipital.

cisura primaria (primary fissure), cisura que establece la división de los lóbulos anterior y posterior del cerebelo.

cisura transversa (transverse fissure), cisura que divide la superficie dorsal del diencéfalo y la superficie ventral del hemisferio cerebral.

cisvestismo (cisvestitism), modo de vestir apropiado en cuanto al sexo del individuo, pero inadecuado en cuanto a la edad, ocupación o estatus del mismo.

cit (cit), abreviatura del *anión citrato*.

citación (subpoena), documento de un tribunal ordenando que una persona comparezca en un determinado momento y lugar para testificar sobre una cuestión determinada.

citación duces tecum (subpoena duces tecum), (término legal) citación ordenando a una persona que facilite libros, papeles, registros u otro material al tribunal.

citalopram (citalopram), antidepresivo de la clase de los inhibidores selectivos de la captación de serotonina. Se utiliza en el tratamiento de los trastornos depresivos mayores.

citarabina (cytarabin), agente antineoplásico. Se utiliza en el tratamiento de la leucemia mieloide aguda y crónica, leucemia aguda linfoide y eritroleucemia.

citarabina liposómica (liposomal cytarabine), suspensión de moléculas de citarabina encapsuladas en liposomas. Es una preparación de liberación sostenida que se inyecta intratecalmente en el tratamiento de la meningitis asociada a linfoma.

citicolina (citicoline), sustancia natural componente de la membrana celular. Una versión farmacéutica se utiliza como ayuda para los que sufren accidentes cerebrovasculares favoreciendo la autorreparación de las membranas dañadas, limitando la muerte celular.

citoanalizador (cytoanalyzer), instrumento electrónico que detecta selectivamente muestras de extensiones de procesos malignos sospechosos.

citoarquitectónico (cytoarchitectonic), relativo a la disposición de las células dentro de un tejido o estructura.

citoarquitectura (cytoarchitecture), patrón característico de disposición de las células dentro de un tejido u órgano particular, como en la corteza cerebral.

citocida (cytocide), cualquier sustancia que destruye células.

citocina (cytokine), proteína perteneciente a un gran grupo de proteínas de bajo peso molecular segregadas por diversos tipos de células e involucradas en la comunicación de célula a célula, que coordinan las interacciones entre anticuerpos y células T inmunitarias y amplifican la reactividad inmunitaria. Entre las citocinas se encuentran: el factor estimulante de colonias, las interleucinas y las linfocinas, que son segregadas por los linfocitos.

citocinesis (cytokinesis), división del citoplasma, exclusiva de la división nuclear, que se produce durante las fases finales de la mitosis y meiosis para formar células hijas.

citoclesis (cytoclesis), influencia ejercida por una célula sobre la acción de otras; principio vital de todo tejido vivo.

citocromo (cytochrome), **1.** clase de hemoproteínas cuya función es el transporte de electrones. Estas proteínas tienen la capacidad de cambiar la valencia del hierro del grupo hemo, alternando entre estados ferrosos y férricos. **2.** proteínas que forman parte de los sistemas de transporte de electrones mitocondriales asociados a la producción de adenosintrifosfato.

citocromo *c* oxidasa (cytocrome *c* oxidase), complejo enzimático de la membrana mitocondrial interna que cataliza la transferencia de electrones del citocromo *c* al oxígeno, oxidando el citocromo y reduciendo el oxígeno en el paso final de la cadena de transporte de electrones en la que el oxígeno se utiliza para la combustión.

citocromo P-450 (cytochrome P-450), proteína que participa en el transporte de electrones extramitocondriales en el hígado y en la desintoxicación de medicamentos.

citoctonia (cytoctony), destrucción de células, en concreto muerte de células en un cultivo por virus.

citodiagnóstico (cytodiagnosis), diagnóstico de un tejido patológico sospechoso mediante examen microscópico de las células de las muestras.

citodiéresis (cytodieresis), división celular, en especial los fenómenos que afectan a la división del citoplasma.

citodiferenciación (cytodifferentiation), **1.** proceso por el que las células embrionarias adquieren las propiedades bioquímicas y morfológicas esenciales para especializarse y diversificarse. **2.** transformación total y gradual desde el estado indiferenciado hasta la diferenciación completa.

cítodo (cytode), forma celular más simple que consiste en una masa protoplásmica sin núcleo, como una bacteria.

citoesqueleto (cytoskeleton), elementos citoplasmáticos, como las tonofibrillas, la queratina y otras microfibrillas, que actúan como sistema de soporte dentro de una célula, especialmente en la célula epitelial.

citofagia (cytophagy), destrucción celular por fagocitos.

citofisiología (cytophysiology), estudio de los procesos bioquímicos implicados en el funcionamiento de una célula individual, a diferencia del funcionamiento de los órganos y tejidos.

citofluorógrafo (cytofluorograph), instrumento diagnóstico utilizado para medir el nivel de linfocitos T CD4 en pacientes VIH positivos. Los linfocitos se tiñen con anticuerpos monoclonales específicos.

citoforesis (cytopheresis), **1.** técnica terapéutica que utiliza el principio de la centrifugación para eliminar hematíes, leucocitos o plaquetas de pacientes con ciertos trastornos hematológicos. **2.** técnica de laboratorio para separar, mediante centrifugación, componentes específicos, como leucocitos o plaquetas, de la sangre de donantes.

citofotometría (cytophotometry), identificación de sustancias químicas dentro de una célula utilizando un citofotómetro.

citofotómetro (cytophotometer), instrumento para medir la densidad luminosa en las zonas teñidas del citoplasma, que se utiliza para localizar e identificar sustancias químicas dentro de las células.

citogén (cytogene), partícula autorreplicativa dentro del citoplasma de una célula que se deriva de los genes del núcleo y que es capaz de transmitir información hereditaria.

citogénesis (cytogenesis), origen, desarrollo y diferenciación de las células.

citogenética (cytogenetics, cytogenics), rama de la genética que estudia los constituyentes celulares relacionados con la herencia, principalmente la estructura, la función y el origen de los cromosomas.

citogenética clínica (clinical cytogenetics), rama de la genética que estudia la relación entre las anomalías cromosómicas y los procesos patológicos.

citogeneticista (cytogeneticist), especialista en citogenética.

citogenia (cytogeny), origen y desarrollo de las células.

citogénico (cytogenic), relativo a la formación de células.

citohistogénesis (cytohistogenesis), desarrollo y formación estructural de las células.

citoide (cytoid), que se parece a una célula.

citolisina (cytolysin), anticuerpo que produce la destrucción de las células antigénicas.

citólisis (cytolysis), destrucción o ruptura de una célula viva, fundamentalmente por la desintegración de su membrana plasmática.

citólisis inmunitaria (immune cytolysis), destrucción celular mediada por un determinado anticuerpo junto con el complemento.

citología (cytology), estudio de las células, incluidas la formación, el origen, la estructura, la función, la actividad bioquímica y las alteraciones.

citología del esputo (sputum cytology), prueba de esputo destinada a determinar la presencia de una neoplasia maligna en el sistema pulmonar. Un resultado positivo es indicativo de neoplasia maligna. Sin embargo, uno negativo significa sólo que, si existe un tumor, éste no desprende células.

citología exfoliativa (exfoliative cytology), examen microscópico de las células descamadas con fines diagnósticos. Las células se obtienen a partir de lesiones, esputo, secreciones, orina y otros materiales.

citólogo (cytologist), especialista en el estudio de las células, en especial aquel que utiliza técnicas citológicas para el diagnóstico diferencial de una neoplasia.

citomegalia (cytomegaly), agrandamiento anómalo de una célula o grupo de células.

citomegalia corticosuprarrenal (adrenocortical cytomegaly), aumento de tamaño anómalo de las células de la capa externa de la corteza suprarrenal.

citomegálico (cytomegalic), describe una situación caracterizada por células de tamaño anormalmente grande.

citomegalovirus (CMV) (cytomegalovirus [CMV]), miembro de un gran grupo de virus específicos similares a los del género herpes con una amplia variedad de efectos patológicos. Causa enfermedades graves en personas infectadas por el VIH, en neonatos y en pacientes tratados con fármacos y tratamientos inmunosupresores, en especial tras trasplantes de órganos.

citometría (cytometry), recuento y medición de células, especialmente de células sanguíneas.

citometría de flujo (flow cytometry), técnica en la que células suspendidas en un líquido fluyen una a una a través de un foco de luz estimulante, que es dispersado en patrones característicos de cada célula y sus componentes; con frecuencia se marcan con marcadores fluorescentes, de manera que la luz es primero absorbida y después emitida a frecuencias alteradas. Un sensor que detecta la luz emitida o dispersada mide el tamaño y las características moleculares de cada célula individualmente.

citómetro (cytometer), aparato para contar y medir el número de células presentes en una cantidad determinada de líquido, como sangre, orina o LCR.

citomitoma (cytomitome), red de filamentos del citoplasma celular distinta de la presente en el nucleoplasma.

citomorfología (cytomorphology), estudio de las distintas formas celulares y de las estructuras contenidas en su interior.

citomorfosis (cytomorphosis), conjunto de los distintos cambios que se producen dentro de una célula durante el curso de su ciclo vital.

citón (cyton), cuerpo celular de una neurona o porción que contiene el núcleo junto con el citoplasma que le rodea a partir del cual se forman el axón y las dendritas.

citopático (cytopathic), relativo al efecto de la enfermedad u otro trastorno sobre una célula, como el daño por un virus o radiación nuclear.

citopatología (cytopathology), estudio de los cambios en el nivel celular causados por la enfermedad.

citopenia (cytopenia), escasez de células en la sangre.

citoplasma (cytoplasm), toda la sustancia constitutiva de una célula distinta del núcleo y de la membrana celular.

citoquerástico (cytokerastic), relativo al desarrollo celular desde una forma simple hasta otra más compleja, o característico de éste.

citoquimia (cytochemism), actividad química dentro de una célula viva, en concreto las distintas reacciones químicas y la afinidad por las sustancias químicas.

citoquímica (cytochemistry), estudio de los distintos productos químicos presentes en una célula viva y de sus acciones y funciones.

citoscopia (cytoscopy), estudio diagnóstico de las células obtenidas de muestras de pacientes con ayuda de microscopios y de otros aparatos de laboratorio.

citosina (cytosine), base pirimidínica fundamental presente en los nucleótidos y componente fundamental del ADN y del ARN. En su forma libre o no combinada está presente en pequeñas cantidades en la mayoría de las células, generalmente como un producto procedente de la hidrólisis enzimática de los ácidos nucleicos y los nucleótidos.

citosis (cytosis), situación en la que hay un número de células mayor de lo normal en un tejido u órgano.

citosol (cytosol), medio líquido del citoplasma, es decir, el citoplasma menos los orgánulos y los componentes insolubles no membranosos.

citosoma (cytosome), cuerpo laminar de múltiples capas, orientado hacia la membrana que se observa en los neumocitos tipo II. Es un precursor del surfactante pulmonar.

citotécnico (cytotechnologist, histotechnologist), auxiliar sanitario que trabaja junto a un anatomopatólogo para determinar cambios en las células corporales, que pueden ser importantes para poder realizar diagnósticos precoces del cáncer o de otras enfermedades. El citotécnico se encarga de preparar las muestras histológicas y examinarlas al microscopio para evaluar después las posibles alteraciones encontradas en la estructura celular.

citotoxicidad mediada por células (cell-mediated cytotoxicity), citólisis de una célula diana llevada a cabo por linfocitos efectores, como son los linfocitos T citotóxicos o los linfocitos citolíticos naturales. Puede ser dependiente de anticuerpos (citotoxicidad mediada por células dependiente de anticuerpos) o independiente, como en determinadas reacciones de hipersensibilidad tipo IV.

citotóxico (cytotoxic), relativo a un compuesto farmacológico u otro agente que destruye o lesiona las células tisulares.

citotoxina (cytotoxin), sustancia que tiene efectos tóxicos sobre ciertas células. Un anticuerpo puede actuar como una citotoxina.

citotrofoblasto (cytotrophoblast), capa celular interna del trofoblasto de los embriones de mamíferos a partir de la cual se origina la capa externa y las vellosidades coriónicas.

citotropismo (cytotropism), característica de algunas células y agentes vivos que les capacita para aproximarse a otras células o para unirse selectivamente a ellas.

citrar (citrate), acto de tratar con citrato o ácido cítrico.

citrato (citrate), cualquier sal o éster del ácido cítrico.

citrato cálcico (calcium citrate), sal de fórmula usada como reabastecedor de calcio. También se emplea en el tratamiento de la hiperfosfatemia en la osteodistrofia renal.

citrato de clomifeno (clomiphene citrate), fármaco no esteroideo que estimula la ovulación interactuando con los receptores de estrógenos en el hipotálamo, de un modo que da lugar a la liberación de gonadotropinas hipofisarias. Se utiliza fundamentalmente para el tratamiento de la anovulación y de la oligoovulación en las mujeres.

citrato de daunorubicina liposomal (daunorubicin citrate liposomal), antibiótico antraciclínico, agente antineoplásico que se prescribe para tratamiento del sarcoma de Kaposi avanzado en pacientes infectados por el VIH.

citrato de feniltoloxamina (phenyltoloxamine citrate), antihistamínico utilizado habitualmente en un medicamento de combinación fija con un analgésico.

citrato de fentanilo (fentanyl citrate), anestésico general. Se utiliza como coadyuvante de la anestesia general, como analgésico preoperatorio y postoperatorio y como componente de la neuroleptoanestesia y analgesia.

citrato de orfenadrina (orphenadrine citrate), miorrelajante que posee actividad anticolinérgica y antihistamínica. Se recomienda su uso en el tratamiento de la distensión muscular grave.

citrato de sufentanilo (sufentanil citrate), analgésico y anestésico. Se administra por vía intravenosa como adjunto a la anestesia general, y puede emplearse en cantidades mayores, como anestésico principal, si se administra junto con oxígeno al 100%.

citrato sódico (sodium citrate), sal sódica formada a partir del ácido cítrico, utilizada como anticoagulante para la sangre o el plasma que han de ser fraccionados o para la sangre que va a ser almacenada. También se administra por vía oral como alcalinizante de la orina.

citrina (citrin), flavonoide cristalino concentrado que se utiliza como fuente de bioflavonoides.

citrulina (citrulline), aminoácido que se produce a partir de la ornitina durante el ciclo de la urea y que se transforma posteriormente en arginina por transferencia de un átomo de nitrógeno desde el aspartato.

citrulinemia (citrullinemia), trastorno del metabolismo de los aminoácidos debido a la deficiencia de una enzima, la argininosuccinicosintetasa. Los síntomas clínicos consisten en vómitos, convulsiones y coma.

CIV (IVC), siglas de **colangiografía intravenosa.**

CI-VA-DIC (CYVADIC), combinación de fármacos antineoplásicos constituida por ciclofosfamida, vincristina, doxorubicina y dacarbazina.

CIVM (MVIC), siglas de **contracción isométrica voluntaria máxima.**

cizallamiento (shear), fuerza aplicada o presión ejercida contra la superficie y las capas de la piel a medida que los tejidos se deslizan en planos opuestos, pero paralelos.

CJPH (CJPH), siglas de *Canadian Journal of Public Health.*

C/kg (C/kg), unidad de exposición a la radiación en el sistema internacional (SI). Representa culombios por kilogramo de aire teniendo en cuenta la relación 1 roentgen (R) $= 2{,}58 \times 10^{-4}$ C/kg.

Cl (Cl), símbolo del **cloro.**

clado (clade), grupo de variantes genéticas de una misma especie.

clarificación (clarification), (en psicología) técnica de intervención diseñada para enseñar al paciente a centrarse y a reconocer vacíos o incoherencias en sus enunciados.

clarificación del rol (role clarification), adquisición de los conocimientos, información y claves necesarios para desempeñar un rol.

clarificar (clarify), (en química) aclarar un líquido turbio permitiendo que cualquier materia en suspensión se deposite, mediante la adición de una sustancia que precipita cualquier materia en suspensión, o por calentamiento.

clarividencia (clairvoyance), capacidad o habilidad supuesta para percibir o controlar objetos o sucesos sin la participación de los sentidos físicos.

clase social (social class), agrupación de personas con valores, intereses, ingresos, educación y trabajo similares.

clasificación (classification), (en investigación) proceso de obtención y análisis de datos en el que éstos se agrupan en función de características predeterminadas.

clasificación de Arneth de los neutrófilos (Arneth's classification of neutrophils) [Joseph Arneth, médico alemán, 1873-1953], sistema expresado en forma de gráfico en el cual los neutrófilos se dividen en cinco clases según el número de segmentos de sus núcleos y se subdividen nuevamente según la forma de sus núcleos. Los neutrófilos inmaduros con un solo núcleo lobulado se sitúan en el extremo más a la izquierda del gráfico; los que tienen núcleos multilobulados se sitúan en el extremo más a la derecha del gráfico.

clasificación de Brunnstrom de la hemiplejía (Brunnstrom hemiplegia classification), procedimiento de evaluación que valora el tono muscular y el control voluntario de los patrones de movimiento de un paciente que ha sufrido un accidente cerebrovascular. Los resultados indican el progreso del paciente a través de diferentes estadios de recuperación.

clasificación de cavidades (cavity classification), taxonomía de las lesiones por caries según la superficie dental donde aparecen, como labial, bucal, lingual, incisiva, oclusal o apical; y según el tipo de superficie, lisa o con cavidades y fisuras; frecuencia de presentación; y designación numérica de acuerdo con el sistema de clasificación de las caries.

clasificación de Child-Pugh (Child-Pugh classification), clasificación de la gravedad de la cirrosis que cuenta con cinco parámetros a los que se les asignan puntuaciones de 1 a 3, correspondiendo el valor 3 a los registros más negativos o graves, que son a continuación sumados. Los parámetros son encefalopatía hepática, ascitis, bilirrubina total y tiempo de protrombina.

clasificación de Denver (Denver classification), sistema de identificación de los cromosomas humanos. Se basa en el tamaño del cromosoma y posición del centrómero durante la metafase de la mitosis, con siete grupos principales, de la A a la G, que se disponen en orden de longitud decreciente.

clasificación de Duke (Dukes' classification), sistema de identificación de los estadios de los tumores colorrectales, de la A hasta la D, según el grado de invasión y metástasis. Un tumor A de Dukes es el que está confinado a la mucosa y la submucosa. Un tumor B es el que ha invadido la musculatura, pero sin afectar al sistema linfático. Los tumores C han invadido el músculo y han metastatizado en los ganglios linfáticos regionales. Los tumores D son los que han metastatizado en tejidos orgánicos distantes.

clasificación de Gell y Coombs (Gell and Coombs classification), clasificación de los mecanismos inmunitarios de lesión tisular, que consta de cuatro tipos de reacciones de hipersensibilidad: *tipo I,* reacciones de hipersensibilidad inmediata (anafilácticas), *tipo II,* reacciones de hipersensibilidad mediadas por anticuerpos, *tipo III,* reacciones de hipersensibilidad mediadas por inmunocomplejos y *tipo IV,* reacciones de hipersensibilidad diferida (mediadas por células).

clasificación de intervenciones de enfermería (NIC) (Nursing Interventions Classification [NIC]), sistema completo estandarizado para clasificar los tratamientos realizados por enfermeras. Es un instrumento clínico desarrollado por un equipo de investigación en la Universidad de Iowa que describe y define la base de conocimientos para los currícula y la práctica de la enfermería. Hay en la actualidad 542 intervenciones que describen los tratamientos que realizan las enfermeras. Cada intervención ha sido denominada y definida y existe una lista de las actividades adecuadas. Incluye todo el conjunto de actividades que las enfermeras llevan a cabo en beneficio de los pacientes, tanto las intervenciones independientes como las coadyuvantes, y tanto la asistencia directa como la indirecta. Se proporciona una nomenclatura para ayudar a la enfermera a encontrar qué es lo más relevante para su área práctica. Las intervenciones de la NIC han sido ligadas a los diagnósticos de la NANDA. Se considera que forman parte de la toma de decisiones clínicas de la enfermera decidir y documentar los diagnósticos de enfermería, los resultados deseados, las intervenciones utilizadas y los resultados logrados. El sistema NIC proporciona un lenguaje estandarizado para documentar las intervenciones.

clasificación de Kennedy (Kennedy classification), [Edward Kennedy, odontólogo estadounidense, n. 1883], método de clasificación de los estados edentados y las dentaduras parciales, basado en la posición de los espacios de los dientes que faltan en relación con los que quedan. Es útil para la construcción y planificación de las dentaduras parciales extraíbles.

clasificación de la maloclusión de Angle (modificada) (Angle's classification of malocclusion [modified]), [Edward Hartley Angle, odontólogo norteamericano, 1855-1930], clasificación de distintos tipos de maloclusión, o contacto anómalo entre los dientes del maxilar superior y los de la mandíbula. La clasificación se basa en el punto en el que el surco bucal del primer molar mandibular contacta con la cúspide mesiobucal del primer molar maxilar: sobre la cúspide (clase I, neutroclusión, u oclusión normal); separado de la cúspide por lo menos la anchura de un premolar (clase II, distoclusión); o mesial a la cúspide (clase III, mesioclusión).

clasificación de Lancefield (Lancefield's classification), [Rebecca C. Lancefield, bacterióloga estadounidense, 1895-1981], clasificación serológica de los estreptococos basada en sus características antigénicas. Las bacterias se dividen en 13 grupos de acuerdo con la identificación de su acción patológica.

clasificación de Landsteiner (Landsteiner's classification), [Karl Landsteiner, anatomopatólogo estadounidense y premio Nobel, 1868-1943], clasificación de los grupos sanguíneos como A, B, AB y O según la presencia o ausencia de los aglutinógenos A y B en los eritrocitos de la sangre humana.

clasificación de las caries (classification of caries), sistema de ordenación de las caries dentales en varias clases según cuál sea la parte dañada del diente. El sistema define las caries de clase I como hoyos y fisuras en las superficies lingual y facial de los incisivos maxilares; clase II, superficies proximales de premolares y molares, sin rotura de superficie oclusal; clase III, superficies proximales de incisivos y caninos, sin incluir los ángulos de corte; clase IV, superficies proximales de incisivos y caninos, con los ángulos de corte, y clase V, tercio gingival de las superficies labial, bucal o lingual sin hoyos ni fisuras. Una modificación de este sistema de clasificación (no incluida en la clasificación de Black) incorpora otro grupo, la clase VI, que incluye las caries en los bordes de los incisivos y las puntas los caninos.

clasificación de las neoplasias linfoides de la OMS (WHO classification of lymphoid neoplasms), una clasificación de los linfomas, derivada de la clasificación REAL, que considera tres grandes grupos (linfomas de tipo B, linfomas de tipo T y linfoma de Hodgkin) según la morfología, inmunofenotipo y alteraciones genéticas.

clasificación de los pacientes en anestesia (anesthesia patients, classification of), sistema mediante el cual la American Society of Anesthesiologists clasifica a los pacientes para anestesia en seis categorías definidas por su estado de salud independientemente de que los problemas de la misma se relacionen o no con el proceso que lleva a recibir la anestesia. La clase I incluye a los pacientes con buen estado de salud general, sin problemas graves orgánicos, fisiológicos, bioquímicos o psiquiátricos. La clase II comprende a los pacientes que tienen trastornos sistémicos leves o moderados, que no limitan la actividad, tales como anemia, diabetes leve, hipertensión moderada u obesidad. La clase III incluye a pacientes que presentan trastornos o enfermedades sistémicas graves, que limitan su actividad. La clase IV comprende a los enfermos que padecen una enfermedad de riesgo vital. En la clase V se incluye a los pacientes moribundos que tienen pocas probabilidades de sobrevivir más de 24 horas con o sin la intervención quirúrgica, como son las personas en estado de shock con un aneurisma abdominal roto o una embolia pulmonar masiva. La clase VI alude a pacientes en muerte cerebral que están donando órganos. La letra E se añade al número romano para indicar un procedimiento de urgencia, que puede impedir la preparación habitual para la anestesia, como estar en ayunas.

clasificación de Lukes-Collins (Lukes-Collins classification), [L.J. Lukes; R.D. Collins, anatomopatólogos estadounidenses del siglo XX], sistema de identificación de los linfomas no Hodgkin en tipos de células B, células T, verdaderos o no clasificables. Entre los tipos de células B se incluyen el linfocítico, el plasmocítico, el folicular, el linfoma de células foliculares y el sarcoma inmunoblástico derivado de células B. Los tipos de células T incluyen el sarcoma inmunoblástico derivado de células T y el linfoma de células convolutas. Los tipos verdaderos son de origen histiocítico.

clasificación de resultados de enfermería (NOC) (Nursing Outcomes Classification [NOC]), sistema estandarizado completo para clasificar los resultados de las intervenciones de enfermería. Es un instrumento clínico desarrollado por un equipo de investigación en la Universidad de Iowa que describe y define la base de conocimientos para los currícula y la práctica de la enfermería. Actualmente la NOC incluye 385 resultados de enfermería para uso de pacientes individuales o de asistentes sanitarios de familia en el domicilio.

clasificación en esquemas (classification schemes), sistema de organización de datos o información, habitualmente en grupos de artículos con características similares

clasificación FAB (FAB classification), siglas de francesa-americana-británica, clasificación de las leucemias agudas producida por la colaboración conjunta de Francia, EE.UU. y el Reino Unido. La leucemia linfoblástica aguda se subdivide en tres tipos, en tanto que la mielógena aguda cuenta con ocho tipos.

clasificación isoeléctrica (isoelectric focusing), ordenación y concentración de sustancias según sus puntos isoeléctricos.

clasificación pélvica (pelvic classification), **1.** proceso mediante el que se evalúan las relaciones anatómicas y espaciales de los huesos de la pelvis, habitualmente para valorar la idoneidad de las estructuras pélvicas para el parto vaginal. **2.** uno de los tipos en un sistema de clasificación de la pelvis.

clasificación pélvica de Caldwell-Moloy (Caldwell-Moloy pelvic classification), [William E. Caldwell, obstetra estadounidense, 1880-1943; Howard C. Moloy, ginecólogo estadounidense, 1903-1953], clasificación morfológica de la estructura de la pelvis ósea femenina. Los tipos de esta clasificación son androide, antropoide, ginecoide y platipeloide. Los puntos de referencia anatómicos utilizados para determinar el tipo de pelvis son el sacro, las paredes laterales, el surco sacrociático, las espinas isquiáticas, el arco púbico y las tuberosidades isquiáticas.

clasificación REAL (REAL classification), clasificación de linfomas basada en la división de criterios histológicos que distingue las neoplasias de células B, las neoplasias de células T o NK y la enfermedad de Hodgkin.

claudicación (claudication), debilidad de las piernas que se acompaña de dolores, como calambres en las pantorrillas, producida por la mala circulación de la sangre hacia los músculos de la pierna.

claudicación del tríceps sural (triceps surae limp), acción anormal en el ciclo de la marcha, asociada a una deficiencia de los factores de elevación y propulsivos del lado afectado del cuerpo, especialmente una deficiencia del tríceps sural. Dicha deficiencia impide que el tríceps sural eleve la pelvis, de forma que el paciente la arrastra al andar.

claudicación neurogénica (neurogenic claudication), claudicación acompañada de dolor y parestesias en la espalda, las nalgas y los miembros inferiores, de causa mecánica, que se alivia al encorvarse y que está provocada por cambios posturales o isquemia de la cola de caballo.

claustrofobia (claustrophobia), miedo patológico de estar o de llegar a estar atrapado en lugares cerrados o estrechos.

***claustrum* o antemuro** (claustrum), fina lámina de sustancia gris, formada principalmente por células fusiformes, situada por fuera de la cápsula externa del cerebro, separando la cápsula interna de la sustancia blanca de la ínsula.

cláusula Delaney (Delaney clause), Enmienda introducida en 1960 a la Food, Drug and Cosmetics Act de EE.UU., que data de 1938. En virtud de dicha enmienda, se prohibía el uso en alimentos para personas o animales de sustancias potencialmente carcinogénicas. Los alimentos en los que no se detecta carcinogenicidad son clasificados tradicionalmente como «considerados generalmente seguros».

clavícula (clavicle), hueso largo, curvo y horizontal situado justo por encima de la primera costilla, constituyendo la región anterior de la cintura escapular. Se articula en su zona interna con el esternón y en la externa con el acromion de la escápula y sirve de punto de fijación a numerosos músculos.

clavicular (clavicular), relativo a la clavícula.

clavija (pin), (en odontología) pequeño cilindro o clavija metálica, utilizado como soporte para la fijación de un diente.

clavija guía de los incisivos (incisal guide pin), varilla metálica, fija al brazo superior de un articulador dental, que toca la guía de los incisivos para mantener la separación vertical establecida entre los brazos superior e inferior del articulador.

clavo (clove), capullo desecado de la flor *Eugenia caryophyllata*. Contiene la lactona cariofilina y un aceite volátil utilizado como analgésico dental, germicida y ungüento.

clavo de Küntscher (Küntscher nail), clavo de acero inoxidable utilizado en cirugía ortopédica para fijar fracturas de huesos largos, especialmente del fémur.

clavo de Neufeld (Neufeld nail), [Alonzo J. Neufeld, cirujano norteamericano, n. 1906], clavo ortopédico con punta en forma de V y una espiga, utilizado para la fijación de fracturas intertrocantéreas. El clavo se introduce en el cuello del fémur hasta que alcanza una placa metálica redonda atornillada a un lado del fémur.

clavo de retención (retention pin), pequeño saliente metálico que se extiende desde un molde metálico dental hasta la dentina de un diente para mejorar la retención de una restauración dental.

clavo de Smith-Petersen (Smith-Petersen nail), [Marius N. Smith-Petersen, cirujano estadounidense, 1886-1953], clavo de acero inoxidable con tres pestañas utilizado en cirugía ortopédica para anclar el cuello fracturado del fémur a su cabeza. Se introduce por debajo de la prominencia del trocánter mayor y se pasa a través de la parte fracturada hasta la cabeza del fémur.

clavo de Steinmann (Steinmann pin), [Fritz Steinmann, cirujano suizo, 1872-1932], clavo de gran diámetro que se utiliza para la tracción esquelética potente, como en las fracturas de tibia o fémur.

clavo en trébol (cloverleaf nail), clavo quirúrgico con una sección transversal en forma de trébol, utilizado principalmente en la reparación de fracturas femorales.

clavos en nido (nested nails), (en cirugía ortopédica) par de clavos colocados uno junto al otro en el conducto medular de un hueso largo.

clemastina (clemastine), antihistamínico utilizado para el tratamiento de los síntomas de la rinitis alérgica, el prurito o la conjuntivitis.

cleoide (cleoid), instrumento de tallado con una cuchilla con punta o en forma de garra, con bordes cortantes en ambos lados.

cleptolagnia (kleptolagnia), excitación o satisfacción sexual producida por el robo.

cleptomanía (kleptomania, cleptomania), trastorno de ansiedad caracterizado por un deseo incontenible, anómalo y recurrente de robar. Los objetos no se toman por su valor monetario, necesidad inmediata o utilidad, sino por su significado simbólico, normalmente asociado a algunos conflictos emocionales; luego se desechan, se devuelven subrepticiamente o se conservan escondidos.

ClH (HCl), **1.** fórmula del **ácido clorhídrico. 2.** fórmula del *cloruro de hidrógeno.*

clic (click), (en cardiología) tono cardíaco extra que se produce durante la sístole.

clic sistólico (systolic click), sonido extra, parecido a un chasquido, que se percibe a la mitad o al final de la sístole, y que se cree originado por una movilidad anormal de la válvula mitral. La causa más frecuente de clic sistólico es el prolapso de una valva de la válvula mitral.

cliente (client), **1.** persona que recibe un servicio profesional. **2.** receptor de asistencia sanitaria independientemente de su estado de salud. **3.** paciente.

clima (climate), **1.** conjunto de condiciones meteorológicas predominantes que caracterizan una región geográfica. Dado que estos factores afectan a la salud, han de ser considerados en el diagnóstico y tratamiento de determinadas enfermedades, en especial de las que afectan a la respiración. **2.** condición general que rodea a algo, por ejemplo, un clima de buena voluntad.

clima social de la familia (familiy social climate), resultado de enfermería recogido en la Nursing Outcomes Classification (NOC). Se define como el entorno de apoyo según queda caracterizado por las relaciones y objetivos de los miembros de la familia.

clímax (climax), pico de intensidad, como el orgasmo sexual o el punto más elevado de temperatura febril.

clindamicina (clindamicine hydrochloride), antibacteriano utilizado en el tratamiento de determinadas infecciones bacterianas graves (incluyendo anaerobios y algunos microorganismos grampositivos).

clínica (clinic), **1.** departamento ambulatorio del hospital donde las personas que no requieren hospitalización pueden recibir atención médica. **2.** lugar de reunión de médicos, enfermeras y estudiantes de medicina donde puede enseñarse a la cabecera del paciente o en una situación muy similar.

clínica concertada con exención de impuestos (free-standing tax-exempt clinic), (en servicios de salud de EE.UU.) organización que puede contratar médicos o llegar a acuerdos con ellos como trabajadores autónomos. Se organiza normalmente como una corporación sin ánimo de lucro, con exención de tasas. Es el proveedor directo de los cuidados de salud y posee contratos y facturas de organización de primer proveedor y de organización de mantenimiento de la salud, y se provee a sí misma y es dueña del departamento de cuentas.

clínica libre (free clinic), en EE.UU., clínica o programa de salud, normalmente situado en una institución local, que proporciona asistencia sanitaria a pacientes ambulatorios con cuotas nominales o sin coste.

clínica satélite (satellite clinic), centro de asistencia sanitaria que habitualmente funciona bajo los auspicios de una gran institución, pero que está situado a cierta distancia del centro sanitario de mayor tamaño.

clínica sin paredes (clinic without walls), sistema de asistencia sanitaria formado por la fusión de determinadas funciones, como la administración, la facturación y cobros, compras, personal y nómina de diversos grupos de médicos, sin ser la suma de varias instituciones físicas.

clínico (clinical), **1.** relativo a la clínica. **2.** relativo a la asistencia médica a la cabecera del enfermo. **3.** relativo al material o equipo utilizado en el cuidado de una persona enferma. **4.** relativo a la experiencia de los estudiantes integrados en un programa formativo.

clínico (clinician), profesional sanitario cuya práctica se funda en la observación directa y el tratamiento de un paciente, a diferencia de otros tipos de trabajadores sanitarios.

clinocefalia (clinocephaly), anomalía congénita de la cabeza en la que la superficie superior del cráneo tiene forma de silla de montar o es cóncava.

clinodactilia (clinodactyly), anomalía congénita caracterizada por la curvatura o desviación externa o interna de uno o más dedos de la mano o del pie.

clinómetro (clinometer), instrumento utilizado para medir el ángulo de convergencia de los ojos o el grado de parálisis de los músculos extraoculares.

clip (clip), dispositivo quirúrgico utilizado para sujetar la piel con objeto de unir los bordes de una herida y cortar la hemorragia, especialmente la de los pequeños vasos sanguíneos. También se usan en radiología para localización.

clip de ligadura (ligation clip), pequeño clip en forma de V de acero inoxidable, platino, titanio o material absorbible, utilizada para hacer una ligadura en los vasos sangrantes.

clip para las heridas (wound clip), clip de metal pesado empleado para aproximar los márgenes de una incisión en la piel.

clisis (clysis), inserción o inyección no oral de un líquido en espacios tisulares, como en la administración de un enema.

clitoridectomía (clitoridectomy), escisión de todo o parte del clítoris, y a veces parte de los labios, una forma de mutilación ritual que se ha realizado en más de 100 millones de niñas y mujeres de más de 40 países. Suele llevarse a cabo entre los 4 y los 12 años de edad, sin anestesia, con utensilios de corte rudimentarios y con poca o ninguna precaución contra la infección. Desde junio de 1996, el US Board of Immigration Appeals reconoció la mutilación genital como una forma de persecución y un fundamento para conceder el asilo político a niñas y mujeres.

clitoridotomía (clitoridotomy), **1.** incisión en el clítoris. **2.** extirpación o segmentación del capuchón clitoridiano, comparable a la circuncisión masculina, que conlleva riesgos de infección y formación de cicatrices. Es realizada por motivos culturales por personal no sanitario.

clítoris (clitoris), estructura vaginal eréctil homóloga al cuerpo cavernoso del pene. Está constituido por dos cuerpos cavernosos dentro de una densa capa de membrana fibrosa, unidos a lo largo de sus superficies internas mediante un tabique fibroso incompleto.

clitoritis (clitoritis), inflamación del clítoris.

clivus (clivus), superficie inclinada, como en el hueso esfenoidal.

cloaca (cloaca), **1.** (en embriología) porción terminal del intestino posterior antes de su división durante el desarrollo en recto, vejiga y estructuras genitourinarias primitivas.

2. (en anatomía patológica) abertura de la vaina de tejido que rodea a un hueso necrótico.

cloaca ectodérmica (ectodermal cloaca), parte de la cloaca del embrión externa a la cloaca membranosa y que da origen al ano y al canal anal.

cloaca endodérmica (endodermal cloaca), parte de la cloaca del embrión en desarrollo que se sitúa por dentro de la membrana cloacal, de la que se originan la vejiga y los conductos urogenitales.

cloaca persistente (persistent cloaca), anomalía congénita en la que los conductos intestinal, urinario y reproductor terminan en una cavidad común debido a la falta de formación del tabique urorrectal durante el desarrollo prenatal.

cloasma (chloasma), pigmentación tostada o marrón, particularmente de la frente, mejillas y nariz, que generalmente se asocia con el embarazo, con la utilización de anticonceptivos orales o con los tramientos de sustitución hormonal.

cloasma gravídico (gravidarum chloasma), cambio pigmentario de la piel que aparece en algunas mujeres durante el embarazo. Normalmente se manifiesta como parches de coloración amarilla, marrón o negra.

cloasma traumático (chloasma traumaticum), cambio de color de la pigmentación que resulta de la fricción de la piel.

cloasma uterino (chloasma uterinum), cambio de coloración de la piel de la cara que ocurre en mujeres embarazadas o que toman anticonceptivos de base progestínica.

clofibrato (clofibrate), hipolipemiante utilizado en el tratamiento de los niveles elevados de triglicéridos, solos o en combinación con niveles altos de colesterol.

clomipramina (clomipramine), **1.** antidepresivo tricíclico de la clase de las benzodiacepinas, utilizada en forma de sal clorhidrato, y empleada también como ansiolítico y, a título experimental, como medio para aliviar los síntomas del trastorno obsesivo-compulsivo. **2.** antidepresivo tricíclico con actividad ansiolítica usado, además de para tratar el trastorno obsesivo-compulsivo, también contra los trastornos de pánico, la bulimia nerviosa, la cataplexia asociada a narcolepsia y el dolor crónico grave.

clon (clone), grupo de células u organismos genéticamente idénticos derivados mediante mitosis de una única célula u organismo común.

clonación (cloning), procedimiento para producir múltiples copias de organismos o células genéticamente idénticos o de genes individuales. Los organismos pueden ser clonados mediante trasplante de blastocistos procedentes de un embrión en una zona pelúcida vacía, o núcleos de células de un individuo en oocitos enucleados. Las células se pueden clonar haciéndolas crecer en cultivos apropiados que favorezcan la reproducción celular. Los genes pueden ser clonados aislándolos a partir del genoma de un organismo e incorporándolos en el genoma de otro organismo que se reproduce asexualmente, como una bacteria o una levadura.

clonal (clonal), relativo a un clon.

clonazepam (clonazepam), anticonvulsivante benzodiazepínico usado en el tratamiento de convulsiones de ausencia en pacientes que no responden a succinimidas, de convulsiones atónicas y miotónicas y del trastorno de pánico.

clonicidad (clonicity), estado de clonus.

clónico (clonic), relativo al aumento de actividad refleja, como en las lesiones de la neurona motora superior, en las que el estiramiento induce contracciones y relajaciones musculares repetitivas en rápida sucesión.

clono del dedo gordo (toe clonus), incremento en la actividad refleja del primer dedo del pie causado por una extensión súbita de la primera falange.

clono del pie (ankle clonus), reflejo tendinoso involuntario que consiste en la flexión y en la extensión repetidas del pie.

Clonorchis sinensis *(Clonorchis sinensis)*, duela hepática china u oriental; tipo de trematodo que el ser humano adquiere al comer pescado, que es el huésped intermediario del parásito, crudo, insuficientemente cocinado o ahumado. En huéspedes humanos, la duela hepática parasita los conductos biliares y la vesícula biliar, produciendo hepatopatía crónica con hepatomegalia, diarrea, edema y finalmente la muerte. La colangitis, la colelitiasis, la pancreatitis y el colangiosarcoma son complicaciones frecuentes y pueden ser mortales.

clonorquiasis (clonorchiasis), infestación por la duela hepática de la especie *Clonorchis sinensis*.

clonus o clono (clonus), patrón anómalo de actividad neuromuscular caracterizado por contracciones y relajaciones involuntarias del músculo esquelético que se alternan rápidamente.

clopidogrel (clopidogrel), inhibidor de la agregación plaquetaria. Se utiliza para reducir el riesgo de ictus e IM en pacientes de alto riesgo.

clor (clor), abreviatura de *anión cloruro*.

cloración (chlorination), desinfección o tratamiento del agua o de otras sustancias con cloro libre.

clorado (chlorinated), relativo a un material que contiene cloro o ha sido tratado con cloro.

clorambucilo (chlorambucil), agente alquilante. Se utiliza en el tratamiento de múltiples enfermedades neoplásicas malignas, como la leucemia linfática crónica o la enfermedad de Hodgkin.

cloranfenicol (chloranfenicol), antibacteriano y anti-rickettsia utilizado en el tratamiento de infecciones graves cuando el microorganimo es resistente a antibióticos menos tóxicos, y también cuando su capacidad para penetrar en el sitio de infección es superior a la de otros antibióticos alternativos.

clorazepato dipotásico (clorazepate dipotassium), ansiolítico benzodiazepínico usado en el tratamiento de la ansiedad, de la tensión nerviosa y en la abstinencia alcohólica.

clordiacepóxido (chlordiazepoxide), fármaco ansiolítico de tipo benzodiazepina. Se utiliza en el tratamiento de la ansiedad, la tensión nerviosa y los síntomas de abstinencia alcohólica.

clorfeniramina polistirex (chlorpheniramine polistirex), complejo de estireno sulfonado-copolímero de divinilbenceno con clorfeniramina, que tiene las mismas propiedades de la base y se emplea en preparaciones contra la tos y el resfriado.

clorhexidina (chlorhexidine), agente antimicrobiano utilizado como desinfectante quirúrgico para el lavado de manos del personal sanitario y como antiséptico tópico. Es eficaz contra organismos grampositivos, organismos gramnegativos, aerobios, anaerobios facultativos y levaduras.

clorhidrato de ácido aminolevulínico (aminolevulinic acid hydrochloride), sal clorhidrato del ácido aminolevulínico, que se aplica de forma tópica como tratamiento de la queratosis actínica no hiperqueratósica del cuero cabelludo y la cara.

clorhidrato de ácido glutámico (glutamic acid hydrochloride), acidificador gástrico. Se utiliza en el tratamiento de la hipoclorhidria.

clorhidrato de amantadina (amantadine hydrochloride), fármaco con acción vírica y antiparkinsoniana. Se prescribe como profilaxis y tratamiento precoz de la infección producida por el virus influenza A y para el tratamiento de los síntomas de la enfermedad de Parkinson. También se usa para tratar las reacciones extrapiramidales producidas por fármacos.

clorhidrato de amilorida (amiloride hydrochloride), diurético con acción antihipertensiva que retiene potasio. Se prescribe como coadyuvante para el tratamiento de la insuficiencia cardíaca congestiva y de la hipertensión. Suele administrarse junto a fármacos de la familia de las tiazidas.

clorhidrato de amiodarona (amiodarone hydrochloride), antiarrítmico oral. Se prescribe para el tratamiento de la fibrilación ventricular recurrente que pone en peligro la vida del paciente y de la taquicardia ventricular recurrente y hemodinámicamente inestable, refractaria al tratamiento con otros fármacos. No se considera tratamiento de primera línea por su toxicidad.

clorhidrato de anileridina (anileridine hydrochloride), sal clorhidrato de anileridina. Se administra por vía oral como tratamiento del dolor moderado o intenso.

clorhidrato de bacampicilina (bacampicillin hydrochloride), penicilina semisintética. Se prescribe para el tratamiento de infecciones de las vías respiratorias, de las vías urinarias, de la piel y de infecciones gonocócicas.

clorhidrato de betaxolol (betaxolol hydrochloride), fármaco que se administra por vía tópica para el tratamiento del glaucoma de ángulo abierto y para disminuir la hipertensión ocular. La presentación oral está indicada para el tratamiento de la hipertensión.

clorhidrato de buclicina (buclizine hydrochloride), fármaco antiemético derivado de la piperacina con propiedades antihistamínicas y anticolinérgicas. Se utiliza para tratar náuseas, vómitos y el vértigo de la cinetosis.

clorhidrato de bupivacaína (bupivacaine hydrochloride), anestésico local. Se utiliza en la anestesia caudal, epidural y periférica, así como para producir un bloqueo anestésico del sistema simpático.

clorhidrato de buspirona (buspirone hydrochloride), ansiolítico oral que, a diferencia de las benzodiazepinas, produce sedación, tiene bajo potencial adictivo, tarda días o semanas en hacer efecto y no intensifica el efecto de otros depresores del SNC. Se prescribe para el tratamiento de los trastornos de ansiedad generalizada.

clorhidrato de cefepima (cefepime hydrochloride), sal clorhidrato de cefepima, utilizada en el tratamiento de infecciones de la piel y los tejidos blandos y de las vías respiratorias y urinarias.

clorhidrato de ciclicina (cyclizine hydrochloride), antihistamínico y agente antiemético/antivértigo utilizado en el tratamiento o prevención de la cinetosis o vértigo.

clorhidrato de ciclobenzaprina (cyclobenzaprine hydrochloride), relajante muscular. Se prescribe para el tratamiento a corto plazo del espasmo muscular.

clorhidrato de ciproheptadina (cyproheptadine hydrochloride), antihistamínico. Se utiliza en el tratamiento de las reacciones de hipersensibilidad, incluidas la rinitis, las erupciones cutáneas y el prurito.

clorhidrato de clonidina (clonidine hydrochloride), alfa 2-agonista utilizado como antihipertensivo. Estimula los receptores alfa 2-adrenérgicos en el tronco del encéfalo para disminuir el flujo de salida del sistema nervioso autónomo. Se utiliza, solo o en combinación, para reducir la presión arterial elevada o como tratamiento complementario del dolor por cáncer, cuando éste persiste durante el tratamiento intraespinal con opiáceos.

clorhidrato de cocaína (cocaine hydrochloride), polvo blanco cristalino utilizado como anestésico local. Deriva originalmente de las hojas de la coca, aunque también se puede preparar de forma sintética. La cocaína es una droga tipo I sometida a la Controlled Substances Act de 1970. En solución, a veces se utiliza como anestésico tópico en las membranas mucosas.

clorhidrato de colestipol (colestipol hydrochloride), hipolipemiante que actúa secuestrando ácidos biliares en el intestino para su excreción y reduciendo, así, los niveles plasmáticos de colesterol cuando el hígado consume colesterol para sintetizar bilis nueva. Se utiliza para el tratamiento de la hipercolesterolemia y de los xantomas.

clorhidrato de demeclociclina (demeclocycline hydrochloride), tetraciclina que se utiliza en el tratamiento de varias infecciones bacterianas por grampositivos y gramnegativos, incluyendo aquellas en las que la penicilina está contraindicada.

clorhidrato de desipramina (desipramine hydrochloride), antidepresivo tricíclico utilizado en el tratamiento de la depresión mental y como tratamiento complementario del dolor crónico.

clorhidrato de diciclomina (dicyclomine hydrochloride), anticolinérgico y antiespasmódico que se prescribe como coadyuvante en el tratamiento de las úlceras o en el tratamiento del síndrome del intestino funcional o irritable.

clorhidrato de diclonina (dyclonine hydrochloride), anestésico local, con propiedades bactericidas y fungicidas, para el dolor bucal, prurito, picaduras de insectos y lesiones y quemaduras menores.

clorhidrato de dietilpropión (diethylpropion hydrochloride), depresor del apetito y estimulante del SNC; se prescribe como fármaco complementario a corto plazo en el tratamiento de la obesidad exógena.

clorhidrato de difenhidramina (diphenhydramine hydrochloride), antihistamínico. Se utiliza en el tratamiento de las reacciones de hipersensibilidad, como rinitis, exantema y prurito, y en el tratamiento de la cinetosis y el insomnio.

clorhidrato de difenoxilato (diphenoxylate hydrochloride), opioide antidiarreico que contiene cantidades subclínicas de sulfato de atropina para limitar su posible uso como estupefaciente. Se utiliza en el tratamiento de la diarrea no infecciosa y en los cólicos intestinales.

clorhidrato de dobutamina (dobutamine hydrochloride), estimulante betaadrenérgico. Se prescribe para aumentar el gasto cardíaco en la insuficiencia cardíaca congestiva grave y como adyuvante en la cirugía cardíaca.

clorhidrato de dopamina (dopamine hydrochloride), catecolamina simpaticomimética; dosis bajas de la misma estimulan de forma preferente los receptores de dopamina periféricos, para inducir fundamentalmente vasodilatación mesentérica renal, mientras que las dosis más elevadas estimulan también los receptores beta-1 y alfaadrenérgicos y hacen aumentar la presión arterial. Se utiliza en el tratamiento del shock, hipotensión y bajo gasto cardíaco, con el fin de reducir el riesgo de insuficiencia renal.

clorhidrato de dorzolamida (dorzolamide hydrochloride), inhibidor de la anhidrasa carbónica utilizado en el tratamiento del glaucoma de ángulo abierto y la hipertensión ocular. Se administra por vía tópica sobre la conjuntiva como sal hidroclorada.

clorhidrato de doxapram (doxapram hydrochloride), estimulante respiratorio. Se utiliza para mejorar la función respiratoria después de la anestesia, en la depresión del SNC inducida por fármacos y en la enfermedad pulmonar crónica asociada con hipercapnia aguda.

clorhidrato de doxepina (doxepine hydrochloride), antidepresivo tricíclico utilizado en el tratamiento de la depresión. Se dispone, además, de una preparación tópica para el tratamiento de la dermatitis atópica y entre sus usos fuera de las indicaciones del prospecto se cuenta el tratamiento del dolor neuropático.

clorhidrato de doxorubicina (doxorubicin hydrochloride), antibiótico antraciclínico utilizado en el tratamiento de una amplia variedad de neoplasias malignas, entre las que se cuentan leucemias, linfomas, sarcomas, tumores de células germinales y carcinomas (p. ej., de pulmón, mama, próstata u ovario).

clorhidrato de eflornitina (eflornithine hydrochloride), inhibidor de la enzima ornitina decarboxilasa, aplicado en crema a mujeres de más de 12 años de edad para limitar el crecimiento de vello facial y administrada por inyección para tratar la fase meningoencefalítica de la infección protozoaria por *Trypanosoma brucei*.

clorhidrato de espectinomicina (spectinomycin hydrochloride), antibiótico. Está indicado para el tratamiento de la gonorrea y de ciertas infecciones en enfermos alérgicos a penicilina.

clorhidrato de etambutol (ethambutol hydrochloride), antibiótico tuberculostático prescrito en el tratamiento de la tuberculosis pulmonar en combinación con otros fármacos.

clorhidrato de etaverina (ethaverine hydrochloride), relajante del músculo liso. Se utiliza para aliviar los espasmos del tracto digestivo o genitourinario, espasmos arteriales, insuficiencia cerebral e insuficiencia periférica o cerebrovascular.

clorhidrato de fenazopiridina (phenazopyridine hydrochloride), analgésico de las vías urinarias. Se prescribe para reducir el dolor que se produce en la cistitis y en otras infecciones urinarias o para aliviar el dolor después de procedimientos clínicos del tracto urinario.

clorhidrato de fenciclidina (CFC) (phencyclidine hydrochloride [PCP]), derivado de la piperidina que se administra por vía parenteral para conseguir una anestesia neuroléptica. Debido a sus notables propiedades alucinógenas no se utiliza terapéuticamente en EE.UU.

clorhidrato de fenilefrina (phenylephrine hydrochloride), agonista alfaadrenérgico. Se prescribe para el mantenimiento de la presión arterial y se usa localmente como vasoconstrictor nasal u oftálmico.

clorhidrato de fenoxibenzamina (phenoxibenzamine hydrochloride), bloqueante irreversible (no competitivo) del receptor alfa$_1$-adrenérgico que produce un bloqueo prolongado. Se prescribe en el control del feocromocitoma y en otros casos de crisis hipertensivas. Si la taquicardia es excesiva, puede requerirse la administración concomitante de propranolol.

clorhidrato de fentermina (phentermine hydrochloride), amina simpaticomimética usada como fármaco anoréxico. Se prescribe como auxiliar a corto plazo para disminuir el apetito durante el tratamiento de la obesidad con un régimen de reducción calórica, ejercicio físico y modificación conductual.

clorhidrato de flavoxato (flavoxate hydrochloride), relajante del músculo liso. Se utiliza en los espasmos del tracto urinario.

clorhidrato de flufenazina (fluphenazine hydrochloride), fármaco antipsicótico prescrito en el tratamiento de la esquizofrenia y otros psicóticos.

clorhidrato de fluoxetina (fluoxetine hydrochloride), antidepresivo oral que actúa inhibiendo selectivamente la recaptación de serotonina. Se prescribe para los trastornos depresivos mayores, los trastornos obsesivo-compulsivos y la bulimia nerviosa.

clorhidrato de flupentixol (flupenthixol hydrocloride), sal clorhidrato de flupentixol.

clorhidrato de flurazepam (flurazepam hydrochloride), benzodiazepina tranquilizante menor. Se utiliza en el tratamiento del insomnio.

clorhidrato de hexilcaína (hexylcaine hydrochloride), anestésico local para utilizar en las mucosas intactas de los tractos respiratorio, GI superior y urinario.

clorhidrato de hidromorfona (hydromorphone hydrochloride), opiáceo analgésico. Se utiliza en el tratamiento del dolor moderado o grave.

clorhidrato de hidroxizina (hydroxyzine hydrochloride), antihistamínico. Se utiliza para aliviar los síntomas de ansiedad, tensión nerviosa, hipercinesia, prurito y cinetosis.

clorhidrato de imipramina (imipramine hydrochloride), antidepresivo tricíclico. Está indicado en el tratamiento de la depresión mental.

clorhidrato de isometepteno (isometheptene hydrochloride), antiespasmódico y vasoconstrictor, componente de diversos fármacos de combinación fija para tratar la migraña.

clorhidrato de isoproterenol (isoproterenol hydrochloride), fármaco estimulante betaadrenérgico Se usa como broncodilatador y estimulante cardíaco.

clorhidrato de isoxuprina (isoxsuprine hydrochloride), fármaco vasodilatador periférico. Está indicado para el alivio sintomático de la insuficiencia cerebrovascular y mejora la circulación en la arteriosclerosis, en la enfermedad de Raynaud y en la enfermedad de Buerger.

clorhidrato de labetalol (labetalol hydrochloride), fármaco antihipertensivo bloqueador de los receptores alfa y beta. Está indicado en el tratamiento de la hipertensión de moderada a importante.

clorhidrato de levobunolol (levobunolol hydrochloride), fármaco bloqueador betaadrenérgico de uso tópico utilizado en oftalmología para el tratamiento del glaucoma. Se usa en el tratamiento del glaucoma de ángulo abierto e hipertensión ocular.

clorhidrato de lidocaína (lidocaine hydrochloride), fármaco anestésico local. Se administra tópicamente o en inyección local en la piel o membranas mucosas. Parenteralmente se utiliza como fármaco antiarrítmico.

clorhidrato de lincomicina (lincomycin hydrochloride), antibiótico macrólido. Está indicado en el tratamiento de ciertas infecciones provocadas por gérmenes susceptibles, especialmente estreptococos y estafilococos.

clorhidrato de loperamida (loperamide hydrochloride), antiperistáltico prescrito para el tratamiento de la diarrea.

clorhidrato de maprotilina (maprotiline hydrochloride), antidepresivo tetracíclico similar a los tricíclicos.

clorhidrato de mecamilamina (mecamylamine hydrochloride), un bloqueante ganglionar (antihipertensivo). Se prescribe en el tratamiento de la hipertensión esencial grave y de la hipertensión maligna no complicada.

clorhidrato de meclizina (meclizine hydrochloride), antihistamínico. Se prescribe para la prevención y el tratamiento de la cinetosis.

clorhidrato de mecloretamina (mechlorethamine hydrochloride), alquilante antineoplásico. Se prescribe en el tratamiento de diversos tipos de tumores, sobre todo de linfomas y de derrames malignos.

clorhidrato de meperidina (meperidine hydrochloride), analgésico opioide. Se utiliza en el tratamiento de los cuadros de dolor moderado o intenso, y para el alivio del dolor y la ansiedad antes o después de las intervenciones quirúrgicas.

clorhidrato de metadona (methadone hydrochloride), analgésico narcótico utilizado en la anestesia o como sustituto de la heroína, que permite su retirada sin que se produzca un síndrome de abstinencia agudo. La metadona no produce euforia, sedación ni narcosis intensas.

clorhidrato de metanfetamina (methamphetamine hydrochloride), estimulante del SNC. Se prescribe en el tratamiento del trastorno de hiperactividad por déficit de atención y a corto plazo para disminuir el apetito en pacientes con obesidad exógena. Un uso no presente en sus indicaciones es el tratamiento de la narcolepsia.

clorhidrato de metformina (metformin, hydrochloride), antidiabético oral. Se prescribe en el tratamiento de la DM tipo 2.

clorhidrato de metilfenidato (methylphenidate hydrochloride), estimulante del SNC. Se prescribe en el tratamiento de los trastornos de hiperactividad por déficit de atención en los niños y, más recientemente, en el de la narcolepsia en los adultos.

clorhidrato de metoclopramida (metoclopramide hydrochloride), agente procinético que se prescribe para estimular la motilidad y para el aumento en el tono de las contracciones gástricas de la vía digestiva alta, así como para la prevención de los vómitos.

clorhidrato de metoxamina (methoxamine hydrochloride), adrenérgico que actúa como vasoconstrictor. Se prescribe para su uso durante la anestesia con objeto de mantener la presión sanguínea, y también en el tratamiento de la taquicardia supraventricular paroxística.

clorhidrato de mexiletina (mexiletine hydrochloride), antiarrítmico oral. Se prescribe en el tratamiento de las arritmias ventriculares sintomáticas y la supresión de las extrasístoles ventriculares.

clorhidrato de midazolam (midazolam hydrochloride), benzodiazepina de acción corta que da lugar a depresión del SNC; benzodiazepina ansiolítica. Se prescribe para la sedación preoperatoria y para aliviar las alteraciones de la memoria en el preoperatorio, así como para la sedación consciente antes de la realización de procedimientos diagnósticos endoscópicos o dentales breves.

clorhidrato de minociclina (minocycline hydrochloride), antibiótico del grupo de la tetraciclina que se prescribe para las infecciones causadas por bacterias grampositivas y gramnegativas, rickettsias, carbunco y otros microorganismos.

clorhidrato de molindona (molindone hydrochloride), antipsicótico. Se prescribe en el tratamiento de la esquizofrenia.

clorhidrato de moxifloxacino (moxifloxacin hidrochloride), sal de moxifloxacino que se usa en el tratamiento de la exacerbación bacteriana de la bronquitis crónica, sinusitis aguda, neumonía extrahospitalaria e infecciones de la piel y los anejos cutáneos causadas por microorganismos sensibles.

clorhidrato de nafazolina (naphazoline hydrochloride), vasoconstrictor adrenérgico. Se prescribe en el tratamiento de la congestión nasal y como vasoconstrictor oftálmico para reducir el enrojecimiento y la irritación.

clorhidrato de naloxona (naloxone hydrochloride), antagonista opioide. Se utiliza para revertir la depresión respiratoria y otros efectos de los opioides en pacientes que han recibido analgésicos opioides o que han consumido heroína, morfina u otros opioides sintéticos.

clorhidrato de naltrexona (naltrexone hydrocloride), antagonista opioide oral. Se utiliza para bloquear los efectos de los analgésicos opioides, entre ellos la morfina, heroína y metadona, en pacientes en tratamiento de desintoxicación y para tratar el alcoholismo.

clorhidrato de nefazodona (nefazodone hydrocloride), antidepresivo. Se prescribe en el tratamiento de la depresión en adultos.

clorhidrato de nortriptilina (nortriptyline hydrochloride), antidepresivo tricíclico. Se prescribe en el tratamiento de la depresión. Los usos fuera de las indicaciones previstas incluyen dolor crónico, ansiedad, enuresis y trastorno de déficit de atención/hiperactividad.

clorhidrato de oxicodona (oxycodone hydrochloride), analgésico opiáceo. Se utiliza en el tratamiento del dolor moderado o intenso. Suele combinarse con analgésicos no opiáceos.

clorhidrato de oximetazolina (oxymetazoline hydrochloride), vasoconstrictor adrenérgico. Se utiliza en el tratamiento de la congestión nasal y eritema ocular por irritación leve del ojo.

clorhidrato de oximorfona (oxymorphone hydrochloride), analgésico opiáceo. Se prescribe para el tratamiento del dolor moderado o intenso, como medicación preoperatoria y como fármaco adyuvante en la anestesia.

clorhidrato de papaverina (papaverine hydrochloride), vasodilatador prescrito en el tratamiento de los espasmos cardiovasculares o viscerales.

clorhidrato de pentazocina (pentazocine hydrochloride), analgésico opiáceo que estimula los receptores opioides kappa y bloquea los receptores opioides mu. Se prescribe para aliviar el dolor desde moderado hasta intenso.

clorhidrato de pilocarpina (pilocarpine hydrochloride), fármaco colinérgico obtenido de las hojas del jaborandi y de otras especies de *Pilocarpus*. Se emplea principalmente como preparación oftálmica tópica como miótico para contraer la pupila en los casos de glaucoma. La pilocarpina se administra por vía oral para aumentar la producción de saliva en pacientes con xerostomía.

clorhidrato de pramoxina (pramoxine hydrochloride), anestésico local para el alivio del dolor y del prurito asociados a dermatosis, prurito anogenital, hemorroides, fisura anal y quemaduras menores.

clorhidrato de prazosina (prazosin hydrochloride), bloqueador α_1-adrenérgico de acción periférica con efecto antihipertensivo. Se prescribe para el tratamiento de la hipertensión y para disminuir la poscarga en la insuficiencia cardíaca congestiva. Entre los usos no incluidos en el prospecto figuran el tratamiento de la hiperplasia prostática benigna y el fenómeno de Raynaud.

clorhidrato de prilocaína (prilocaine hydrochloride), anestésico local de la familia de las amidas utilizado para la anestesia por bloqueo nervioso, epidural y regional. No se utiliza para anestesia raquídea o tópica.

clorhidrato de procaína (procaine hydrochloride), anestésico local de la familia de los ésteres. Cuando se usa en anestesia local se administra mediante infiltración, y cuando se usa en anestesia caudal, epidural y otros procedimientos anestésicos regionales se administra mediante inyección. No se utiliza en la anestesia tópica.

clorhidrato de procainamida (procainamide hydrochloride), fármaco antiarrítmico. Se prescribe para el tratamiento de diferentes arritmias cardíacas, incluyendo contracciones ventriculares prematuras, taquicardia ventricular y fibrilación auricular.

clorhidrato de procarbazina (procarbazine hydrochloride), fármaco antineoplásico. Se prescribe para el tratamiento de diferentes neoplasias, incluyendo la enfermedad de Hodgkin, linfomas, tumores cerebrales y cáncer de pulmón.

clorhidrato de prociclidina (procyclidine hydrochloride), fármaco anticolinérgico. Se prescribe para el tratamiento de la enfermedad de Parkinson y de la disfunción extrapiramidal causada por fármacos y para controlar la sialorrea producida por la medicación neuroléptica.

clorhidrato de prometacina (promethazine hydrochloride), fenotiazina con acción antiemética, antihistamínica y sedante. Se prescribe para el tratamiento de enfermedad de la marcha, náuseas, rinitis, prurito y exantemas cutáneos. También se usa como fármaco coadyuvante de la anestesia y control del dolor.

clorhidrato de proparacaína (proparacaine hydrochloride), anestésico tópico de acción rápida perteneciente a la familia de las amidas. Se usa en: tonometría, gonioscopia, extracción de cuerpos extraños del ojo y otras intervenciones oftalmológicas menores, y en el preoperatorio de la cirugía oftalmológica mayor

clorhidrato de propoxifeno (propoxyphene hydrochloride), fármaco analgésico. Se prescribe para el alivio del dolor leve o moderado.

clorhidrato de propranolol (propranolol hydrochloride), bloqueante no selectivo de los receptores betaadrenérgicos. Se prescribe para el tratamiento de hipertensión, angina de pecho, arritmias cardíacas inducidas por catecolaminas, feocromocitoma, temblor esencial y cefalea migrañosa y para varios usos no etiquetados tales como tratamiento de la ansiedad y conducta agresiva.

clorhidrato de protriptilina (protriptyline hydrochloride), antidepresivo tricíclico. Se prescribe para el tratamiento de la depresión endógena caracterizada por abandono y anergia.

clorhidrato de quetamina (ketamine hydrochloride), anestésico general no barbitúrico que se administra por vía parenteral para conseguir una anestesia de disociación. El clorhidrato de quetamina no provoca relajación muscular, pero es un analgésico potente, particularmente útil en las técnicas breves de cirugía menor.

clorhidrato de ritodrina (ritodrine hydrochloride), relajante uterino. Se prescribe para frenar las contracciones uterinas en el parto pretérmino.

clorhidrato de seudoefedrina (pseudoephedrine hydrochloride), fármaco agonista adrenérgico que actúa como vasoconstrictor y descongestionante. Se prescribe para el alivio de la congestión nasal.

clorhidrato de tetracaína (tetracaine hydrochloride), anestésico local utilizado para el bloque de los nervios espinales y en la anestesia tópica.

clorhidrato de tetraciclina (tetracycline hydrochloride), antibiótico. Se prescribe en el tratamiento de diversas infecciones bacterianas.

clorhidrato de tetrahidrozolina (tetrahydrozoline hydrochloride), vasoconstrictor adrenérgico. Se prescribe para el tratamiento de la congestión nasal y nasofaríngea y como vasoconstrictor oftálmico.

clorhidrato de tioridazina (thioridazine hydrochloride), antipsicótico fenotiazínico. Se prescribe para el tratamiento de la esquizofrenia cuando los pacientes no han respondido a otros tratamientos y en el manejo de los trastornos conductuales no psicóticos, senilidad, retirada del alcohol y enfermedad cerebral orgánica.

clorhidrato de tocainida (tocainide hydrochloride), antiarrítmico oral de tipo lidocaína. Se prescribe para la supresión de las arritmias ventricualres sintomáticas y tiene un empleo extraoficial para el tratamiento de la neuralgia del trigémino.

clorhidrato de tolazolina (tolazoline hydrochloride), bloqueante del receptor alfa-adrenérgico. Se prescribe en el tratamiento de la hipertensión pulmonar persistente en el recién nacido y en la enfermedad vascular periférica.

clorhidrato de trientina (trientine hydrochloride), medicación oral para el tratamiento de un defecto congénito en el metabolismo del cobre (enfermedad de Wilson). Se prescribe para el alivio de los síntomas de la enfermedad de Wilson en personas que no toleran la penicilamina.

clorhidrato de trifluoperazina (trifluoperazine hydrochloride), fenotiazina tranquilizante. Se prescribe para el tratamiento de la ansiedad, la esquizofrenia y otros trastornos psicóticos.

clorhidrato de trihexifenidilo (trihexyphenidyl hydrochloride), agente anticolinérgico. Se prescribe en el tratamiento de la enfermedad de Parkinson y para controlar las reacciones extrapiramidales inducidas por fármacos.

clorhidrato de trimetobenzamida (trimethobenzamide hydrochloride), anticolinérgico y antiemético. Se prescribe para aliviar las náuseas y los vómitos en el postoperatorio y náuseas y vómitos asociados a gastroenteritis.

clorhidrato de tripelenamina (tripelennamine hydrochloride), antihistamínico. Se prescribe para el tratamiento de la rinitis y las reacciones de hipersensibilidad de la piel.

clorhidrato de triprolidina (triprolidine hydrochloride), antihistamínico. Se prescribe en el tratamiento de las reacciones de hipersensibilidad, incluidos el exantema cutáneo, el prurito y la rinitis.

clorhidrato de xilometazolina (xylometazoline hydrochloride), vasoconstrictor alfa-adrenérgico. Se prescribe por vía intranasal en el tratamiento de la congestión en los resfriados, fiebre del heno, sinusitis y otras alergias del tracto respiratorio alto.

clorhidria (chlorhydria), concentración excesiva de ácido clorhídrico en el estómago.

cloriduria (chloriduria), concentración excesiva de cloruros en la orina.

cloro (Cl) (chlorine [Cl]), elemento gaseoso verde-amarillento del grupo de los halógenos. Su número atómico es 17; su peso atómico, 35,453. Posee un olor fuerte característico, es irritante para el tracto respiratorio, y venenoso si se ingiere o inhala. Se encuentra en la naturaleza principalmente como componente del cloruro sódico del agua de mar y en los depósitos de sal. Se utiliza como decolorante o como desinfectante para purificar el agua potable o el utilizado en las piscinas.

cloroacetofenona (chloroetophenone [CN]), compuesto utilizado como gas lacrimógeno.

clorofila (chlorophyll), pigmento vegetal capaz de absorber la luz y convertirla en energía que se utiliza en la oxidación y reducción de la fotosíntesis de hidratos de carbono.

cloroformo (chloroform), líquido volátil no inflamable que fue el primer anéstesico inhalado descubierto. El cloroformo tiene un margen de seguridad muy pequeño, y una gran toxicidad. No se utiliza en EE.UU.

cloroleucemia (chloroleukemia), tipo de leucemia mielógena en la que no se observan masas tumorales específicas en la autopsia, aunque los órganos y líquidos corporales presentan una coloración verdosa.

clorolinfosarcoma (chlorolymphosarcoma), neoplasia de color verdoso de tejido mieloide que aparece en pacientes con leucemia mielógena. Se cree que las células mononucleares de la sangre periférica, como las halladas en los cloromas, son linfocitos más que mieloblastos.

cloroma (chloroma), neoplasia maligna de tejido mieloide de color verde que aparece en cualquier lugar del cuerpo en pacientes con leucemia mielógena.

cloroquina (chloroquine), antipalúdico usado en el tratamiento de la malaria, de la amebiasis extraintestinal, de la artritis reumatoide, del lupus eritematoso discoide, la esclerodermia y el pénfigo, así como en reacciones fotoalérgicas.

clorosis (chlorosis), anemia ferropénica que se da en personas jóvenes y se caracteriza por eritrocitos hipocrómicos microcíticos y por una pequeña reducción del recuento eritrocitario total.

clorotiacida (chlorothiazide), diurético tiacídico químicamente relacionado con las sulfamidas; antihipertensivo. Se utiliza en el tratamiento de la la hipertensión y el edema.

clorprocaína (chloroprocaine), anestésico local con estructura química similar a la procaína.

clorpromazina (chlorpromazine), fármaco fenotiacínico empleado como antipsicótico y antiemético. Se prescribe en el tratamiento de los enfermos psicóticos (manía, esquizofrenia), las náuseas y los vómitos graves y el hipo intratable.

clorpropamida (chlorpropamide), antidiabético oral usado en el tratamiento de la diabetes mellitus no insulinodependiente.

clortalidona (chlortalidone), diurético y antihipertensivo; derivada de las sulfamidas. Se utiliza en el tratamiento de la hipertensión y del edema.

clortetraciclina (chlortetracycline hydrochloride), antibiótico de tipo tetraciclina que se usa como antiinfeccioso tópico. Se utiliza en el tratamiento de infecciones bacterianas.

cloruro (chloride), compuesto en el que el elemento con carga negativa es el cloro. Los cloruros son sales del ácido clorhídrico, y el más común es el cloruro sódico (sal de mesa).

cloruro cálcico ($CaCl_2$) (calcium chloride [$CaCl_2$]), producto químico blanco y granular de sabor desagradable. Se utiliza como solución concentrada de la sal cloruro de calcio para reponer el calcio sanguíneo y se emplea en la reanimación cardíaca. Se utiliza para el tratamiento de la tetania hipocalcémica y como antídoto de la intoxicación por plomo o magnesio o en la sobredosis de sulfato magnésico.

cloruro de bencetonio (benzethonium chloride), antiinfeccioso tópico utilizado para la desinfección de la piel y para el tratamiento de algunas infecciones del ojo, la nariz y la garganta. Se utiliza también como conservador en algunas preparaciones farmacológicas.

cloruro de benzalconio (benzalkonium chloride), desinfectante y fungicida preparado en solución acuosa a diferentes proporciones.

cloruro de betanecol (betanecol chloride), fármaco colinérgico. Se prescribe para el tratamiento de la retención fecal y urinaria y de la atonía neurógena de la vejiga.

cloruro de cetilpiridinio (cetylpyridinium chloride), antiinfeccioso utilizado como conservante en los preparados farmacéuticos, como limpiador tópico y como anestésico local. Se utiliza profilácticamente para prevenir la infección de la piel o las membranas mucosas.

cloruro de colina (choline chloride), sal cloruro de la colina utilizada como suplemento dietético.

cloruro de edrofonio (edrophonium chloride), inhibidor de la colinesterasa que actúa como antídoto del curare u otros bloqueadores neuromusculares no despolarizantes, que ayuda en el diagnóstico de la miastenia grave. Prescrito para revertir el bloqueo neuromuscular, para tratar la toxicidad del curare y en el diagnóstico de sospecha de miastenia grave.

cloruro de etilo (ethyl chloride), anestésico tópico utilizado en intervenciones de corta duración. Se utiliza en el tratamiento de la irritación cutánea y en cirugía menor.

cloruro de magnesio (magnesium chloride), sustancia de reposición electrolítica y fármaco necesario para los líquidos de hemodiálisis y diálisis peritoneal.

cloruro de oxibutinina (oxybutynin chloride), anticolinérgico. Se utiliza en el tratamiento de la vejiga neurógena.

cloruro de pralidoxima (pralidoxime chloride), reactivador de la colinesterasa. Se prescribe como antídoto de la intoxicación por compuestos organofosforados y en la sobredosis de medicación en el tratamiento de la miastenia grave.

cloruro de succinilcolina (succinylcholine chloride), bloqueador muscular despolarizante que se emplea como relajante de la musculatura esquelética. Se emplea durante la anestesia para reducir las contracciones musculares durante la cirugía o la ventilación mecánica, y para facilitar la intubación endotraqueal.

cloruro potásico (KCl) (potassium chloride [KCl]), sal cristalina de color blanco que se usa como sustituto de la sal de mesa en la dieta de los sujetos con alteraciones cardiovasculares. También se utiliza cuando se necesita administrar ion potasio y como componente de la solución Ringer. Se prescribe para el tratamiento de la hipopotasemia originada por la intoxicación con digital y por otras causas.

cloruro sódico (sodium chloride), sal de mesa común (NaCl) utilizada para reposición de líquidos y electrólitos, como excipiente isotónico, solución para irrigaciones y enema.

clorurómetro (chloridometer), instrumento para determinar el nivel de cloruros en los líquidos corporales.

clorzoxazona (chlorzoxazone), relajante del músculo esquelético. Se utiliza para aliviar los espasmos musculares.

closed-panel HMO (closed-panel HMO), (en EE.UU.) organización para el mantenimiento de la salud (OMS) en la que los médicos son empleados de la misma o pertenecen a un grupo de médicos contratado por ella.

closilato (closylate), contracción de *p-cloro-benceno-sulfonato*.

clostridial (clostridial), relativo o perteneciente a bacterias anaerobias formadoras de esporas del género *Clostridium*.

Clostridium *(Clostridium)*, género de bacterias anaerobias formadoras de esporas de la familia *Bacillaceae*. Las especies *Clostridium novyi, C. septicum* y *C. bifermentans* están implicadas en el desarrollo de gangrena gaseosa; *C. botulinum* es causante del botulismo y produce la toxina botox, empleada en la elaboración de algunos productos cosméticos; *C. perfringens* induce intoxicación alimentaria, celulitis e infección de heridas; *C. tetani* es el agente productor del tétanos.

Clostridium botulinum *(Clostridium botulinum)*, especie de bacterias anaerobias que provocan el botulismo en los seres humanos y una enfermedad semejante al botulismo en los animales. La intoxicación alimenticia botulínica se debe a la ingestión de alimentos que contienen toxinas previamente formadas producidas por el germen. Se trata de una bacteria patógena proteolítica habitualmente presente en el suelo, donde sus endosporas pueden sobrevivir durante años. Su resistencia al calor convierte a las esporas en una causa importante de intoxicación por alimentos insuficientemente cocinados o enlatados.

Clostridium difficile *(Clostridium difficile)*, especie patógena de bacterias anaerobias que produce colitis seudomembranosa y diarrea, especialmente si el paciente ha recibido tratamiento antibiótico, y constituye una causa frecuente de diarrea nosocomial.

Clostridium perfringens *(Clostridium perfringens)*, especie de bacterias anaerobias grampositivas capaces de provocar gangrena gaseosa e intoxicación alimentaria en los seres humanos y diversas enfermedades de las vías digestivas y urinarias en el ganado.

clotrimazol (clotrimazol), antifúngico de amplio espectro del grupo del imidazol utilizado en aplicación tópica para tratar infecciones por hongos y levaduras. Las tabletas orales se emplean como profilaxis contra infecciones fúngicas en pacientes neutropénicos.

cloxacilina sódica (cloxaciline sodium), penicilina resistente a penicilinasas utilizada en el tratamiento de las infecciones bacterianas importantes, fundamentalmente las causadas por cepas de estafilococos productoras de penicilinasa.

CLP (LTC), siglas de **cuidado a largo plazo.**

CLS/MT (CLS/MT), siglas de **clinical laboratory scientist/medical technologist.**

CLT/MLT (CLT/MT), siglas de **clinical laboratory technician/medical laboratory technician.**

clusterina (clusterin), glucoproteína multifuncional que desempeña diversos papeles en el metabolismo y el transporte de lípidos y fragmentos de membrana, la secreción de hormonas, la inhibición de la formación del complejo de ataque de membrana en la activación del complemento, la muerte celular programada y la modulación de interacciones intercelulares. Su expresión se ve potenciada en la lesión y remodelación de tejidos y en procesos degenerativos como la enfermedad de Alzheimer.

cm (cm), símbolo de **centímetro.**

Cm (Cm), símbolo del elemento **curio.**

CM (MC), **1**. siglas de *certificado médico.* **2.** siglas de *Cuerpo Médico.*

cm² (cm²), símbolo del **centímetro cuadrado.**

cm³ (cm³), símbolo del **centímetro cúbico.**

CMA (CMA), siglas de *Canadian Medical Association.*

CMA (MAC), siglas de **complejo *Mycobacterium avium.***

CMAJ (CMAJ), siglas de ***Canadian Medical Association Journal.***

CMC (CMC), siglas de **carpometacarpiano.**

CMCDA (ADCC), siglas de **citotoxicidad mediada por células dependiente de anticuerpos.**

CMF (CMF), combinación de los fármacos antineoplásicos ciclofosfamida, metotrexato y fluorouracilo.

CMFN (MFCC), siglas de *Marriage, Family and Child Counselor.*

CMS (CMS), acrónimo de **Centers for Medicare & Medicaid Services.**

CMT (CMT), siglas de *certified medical transcriptionist.*

CMV (CMV), siglas de **citomegalovirus.**

CN (CN), acrónimo de **cloroacetofenona.**

CNA (CNA), siglas de **Canadian Nurses Association.**

CNAA (CNAA), siglas de *enfermera diplomada especialista en administración.*

CNATS (CNATS), siglas de **Canadian Nurses Association Testing Service.**

CNF (CNF), siglas de **Canadian Nurses Foundation.**
CNHV (CNHV), siglas de **hiperventilación neurogénica central.**
Cnidaria (Cnidaria), clase de animales marinos que incluye medusas, anémonas marinas, hidroides y corales.
CNM (CNM), siglas de **certified nurse-midwife.**
CNNT (CNNT), siglas de *Council of Nephrology Nurses and Technicians.*
CNOR (CNOR), siglas de *certified nurse, operating room.*
CNRN (CNRN), siglas de *certified neuroscience registered nurse.*
CNRS (CNRS), siglas de **Canadian Nurses Respiratory Society.**
CNSN (CNSN), siglas de *certified nutrition support nurse.*
Co (Co), símbolo del **cobalto.**
CO (CO), símbolo del **monóxido de carbono.**
CO_2 (CO_2), símbolo del **dióxido de carbono.**
CoA (CoA), abreviatura de **coenzima A.**
coacción (duress), (en derecho) acción por la que se obliga a otra persona a hacer algo que voluntariamente no haría. Un consentimiento firmado bajo coacción carece de validez.
coadyuvante (coadyuvant), sustancia, especialmente un fármaco, añadida a una prescripción para ayudar a la acción del componente principal.
coaglutinación (coagglutination), agrupación de hematíes mediante mezclas de antígenos proteicos y sus antisueros.
coagulabilidad (coagulability), capacidad para coagular o formar coágulos de sangre.
coagulación (coagulation), **1.** proceso de transformación de un líquido en un sólido, especialmente la sangre. **2.** (en química coloidal) transformación de un medio de dispersión líquida en una masa gelatinosa. **3.** endurecimiento de tejidos por medios físicos como la electrocoagulación o la fotocoagulación.
coagulación de la sangre (blood coagulation), resultado de enfermería recogido en la Nursing Outcomes Classification (NOC) que se define como el nivel de coagulación de la sangre en un período de tiempo normal.
coagulación intravascular diseminada (CID) (disseminated intravascular coagulation [DIC]), grave coagulopatía secundaria a la sobreestimulación de los procesos de coagulación y anticoagulación, en respuesta a una enfermedad o lesión. El trastorno primario inicia la coagulación intravascular generalizada, que a su vez estimula los mecanismos fibrinolíticos; como resultado de ello, la hipercoagulabilidad inicial es seguida por una deficiencia de factores de coagulación, con hipocoagulabilidad y hemorragia.
coagulación sanguínea (blood clotting), conversión de la sangre en estado líquido a un gel semisólido. Este proceso habitualmente comienza con una lesión tisular y la exposición de la sangre al aire, aunque puede ocurrir en el interior de un vaso sanguíneo intacto. A los pocos segundos de la lesión de la pared vascular, las plaquetas se agrupan en ese punto. Si están presentes cantidades normales de calcio, plaquetas y factores tisulares, la protrombina se convierte en trombina. La trombina actúa como un catalizador para la conversión de fibrinógeno en una malla de fibrina insoluble, en la que se inmovilizan todos los elementos formes.
coagulado (coagulated), cuajado; que se ha coagulado.
coagulante (coagulative, coagulant), **1.** que causa la formación de un coágulo de sangre. **2.** agente que ayuda a la formación de coágulos de sangre.
coagular (coagulate), experimentar o causar que se experimente el proceso químico por el cual un líquido se convierte en cuajo o coágulo.
coagulasa (coagulase), enzima producida por bacterias, en particular por *Staphylococcus aureus,* que facilita la formación de trombos.
coágulo (cruor), coágulo de sangre que contiene eritrocitos.
coágulo en gelatina de grosella (currant jelly clot), coágulo de sangre rojo, parecido a gelatina, rico en hemoglobina procedente de los eritrocitos del coágulo.
coágulo estratificado (stratified clot), masa semisólida de sangre coagulada que forma capas en el interior de un aneurisma.
coágulo pasivo (passive clot), coágulo que se forma en un aneurisma cuando se interrumpe la circulación.
coágulo sanguíneo (blood clot), masa semisólida, gelatinosa, que es el resultado final del proceso de coagulación de la sangre. Generalmente está formado por eritrocitos, leucocitos y plaquetas atrapados en una red insoluble de fibrina.
coagulopatía (coagulopathy), trastorno que afecta a la capacidad de la sangre para coagularse.
coalescente (coalesce), **1.** que se desarrolla junto con otro. **2.** que se une.
coana (choana), conducto en forma de embudo.
coartación (coarctation), estrechamiento o contracción de las paredes de un vaso como la aorta.
coartación de aorta (coarctation of the aorta), malformación cardíaca congénita

caracterizada por un estrechamiento localizado de la aorta que produce un aumento de la presión en la zona proximal al defecto y una disminución de la presión en la zona distal a éste.

coartar (coarct), acto de estrechar u oprimir, especialmente la luz de un vaso sanguíneo.

cobalamina (cobalamin), término genérico de una porción química del grupo de la vitamina B_{12}.

cobalto (Co) (cobalt [Co]), elemento metálico presente en los minerales cobaltita, esmaltita y linnaeíta. Su número atómico es 27; su peso atómico, 58,93. El cobalto es un componente de la vitamina B_{12}, se halla en la mayoría de los alimentos y se absorbe fácilmente en el tracto GI. Cantidades determinadas de cobalto estimulan la producción de eritropoyetina, pero dosis más grandes deprimen su producción.

cobalto 60 (^{60}Co) (cobalt 60 [^{60}Co]), (en radioterapia) isótopo radiactivo del cobalto que posee un número de masa de 60 y una vida media de 5,2 años. El ^{60}Co emite rayos gamma de alta energía y se utiliza con frecuencia en radioterapia.

Coban (Coban), marca comercial de un vendaje elástico compresivo que se aplica para reducir el edema en un dedo lesionado. Se adhiere por sí mismo y se puede usar como vendaje secundario en pacientes alérgicos al esparadrapo.

cobertura (coverage), grado en el cual los servicios prestados por un programa de asistencia sanitaria cubren las necesidades potenciales de ellos.

cobertura de primer dólar (first-dollar coverage), plan de seguros de EE.UU. en el que la tercera persona asume la cobertura de servicios tan pronto como se le imputa el gasto del primer dólar, sin que el asegurado tenga que pagar una deducción.

cobertura funcional (functional overlay), aspecto emocional de una enfermedad orgánica. Se caracteriza por síntomas que persisten mucho después de que hayan desaparecido los signos clínicos de la enfermedad.

cobra (cobra), cualquiera de las serpientes, de potente veneno y de la familia de los elápidos, frecuentes en África y Asia. Pueden expandir la región del cuello formando una especie de capucha y tienen dos colmillos, comparativamente cortos y con profundas acanaladuras. Un suero obtenido de animales inoculados con veneno de cobra se utiliza para contrarrestar los efectos de su mordedura.

COBRA (COBRA), siglas de **Consolidated Omnibus Reconciliation Act.**

cobre (Cu) (copper [Cu]), elemento metálico maleable, marrón-rojizo. Su número atómico es 29. Su peso atómico es 63,55. Se encuentra en estado puro en la naturaleza y formando parte de muchos minerales. El cobre es un componente de algunas enzimas importantes del organismo y es esencial para la salud. La deficiencia de cobre es rara porque de 2 a 5 mg diarios, que se hallan con facilidad en una gran variedad de alimentos, son suficientes para mantener un equilibrio adecuado. El cobre se acumula en los individuos con enfermedad de Wilson, cirrosis biliar primaria y, ocasionalmente, en la obstrucción crónica del tracto biliar extrahepático.

coca (coca), arbusto de América del Sur. Es la fuente natural de la cocaína.

cocarcinógeno (cocarcinogen), agente que por sí mismo no transforma una célula anómala en cancerosa, pero que junto a otro puede desencadenar dicha transformación.

coccialgia (coccyalgia), dolor en el cóccix o cerca de él.

Coccidia *(Coccidia),* subclase de protozoos parásitos de seres humanos y otros vertebrados y también algunos invertebrados.

coccidiano (coccidian), **1.** relativo a *Coccidia.* **2.** protozoario de la subclase *Coccidia.*

Coccidioides *(Coccidioides),* género patógeno dimórfico de hongos imperfectos de la clase *Euacomycetae* y la clase *Onygenaceae.* En el suelo crece como micelio con unidades infecciosas llamadas artrosporas; en los tejidos lo hace en forma de esférula con endosporas.

coccidioidomicosis (coccidioidomycosis), infección producida por hongos por la inhalación de esporas del protozoo *Coccidioides immitis* o *C. posadasii,* que se transporta a través de las partículas del polvo. La enfermedad es endémica en regiones secas y calurosas de EE.UU. y América del Central y del Sur, y es una de las infecciones oportunistas que aparecen asociadas al VIH y la leucemia. La infección primaria se caracteriza por síntomas que recuerdan a los del resfriado común o de la infección pulmonar. La infección secundaria, que se produce después de un período de remisión que puede durar semanas o años, se caracteriza por febrícula, anorexia y pérdida de peso, cianosis, disnea, hemoptisis, lesiones cutáneas focales que recuerdan al eritema nudoso y dolor óseo y articular.

coccidiosis (coccidiosis), enfermedad parasitaria de las regiones tropicales y subtropicales producida por la ingestión de oocistos de los protozoos *Isospora belli* o *I. hominis.* Los síntomas son fiebre, malestar, molestias abdominales y diarrea acuosa.

coccigodinia (coccygodynia), dolor en la región del cóccix.

cóccix (coccyx), hueso en forma de pico que se une al sacro por un disco de fibrocartílago en la base de la columna vertebral. Se forma por la unión de tres a cinco vértebras rudimentarias.

cochinilla (cochineal), colorante rojo preparado a partir de los insectos femeninos desecados de la especie *Coccus cacti* que contienen larvas jóvenes.

cociente (quotient), número que se obtiene al dividir un número por otro.

cociente albúmina/creatinina (albumin/creatinine ratio), el cociente entre la albúmina y la creatinina en la orina, calculado como medida de la albuminuria.

cociente cardiotorácico (cardiothoracic ratio), cociente entre el diámetro del corazón en su punto más ancho y la anchura máxima de la cavidad torácica valorada mediante examen de una radiografía torácica. El cociente normal es 1:2.

cociente de aptitud (accomplishment quotient), evaluación numérica del nivel de formación de una persona en relación con la edad mental, expresado como cociente multiplicado por 100.

cociente de desarrollo (CD) (developmental quotient [DQ]), expresión numérica del nivel de desarrollo de un niño; se obtiene dividiendo la edad de desarrollo por la edad cronológica y multiplicando por 100.

cociente de formación (CF) (achievement quotient [AQ]), expresión numérica del nivel de formación de una persona, que viene determinado por la realización de varias pruebas de formación, cuyo resultado se divide por la edad cronológica y se expresa como múltiplo de 100.

cociente de inteligencia (CI) (intelligence quotient [IQ]), expresión numérica del nivel intelectual de una persona, medida en comparación con la media estadística de su grupo de edad. Existen varias escalas tradicionales, en las que se divide la edad mental, determinada mediante pruebas psicológicas, por la edad cronológica, y se multiplica el resultado por 100. Se considera que el CI medio es de 100.

cociente de intercambio respiratorio (respiratory exchange ratio [R]), cociente entre la cantidad de anhídrido carbónico producido y la cantidad de oxígeno consumido.

cociente de sexos (sex ratio), proporción de la progenie varón:mujer, relación que varía con la etapa de la vida. La distribución al nacimiento suele ser 106 niños:100 niñas, pero el cociente se desvía en la edad adulta, de modo que, puesto que los hombres tienen una expectativa de vida más baja, la proporción de mujeres es mayor. El cociente puede variar también con los efectos de una enfermedad o rasgo particular.

cociente fijo (CF) de refuerzo (fixed ratio [FR] reinforcement), (en psiquiatría) número específico de respuestas necesario para el refuerzo.

cociente fóvea-disco (cup/disc ratio), (en oftalmología) relación matemática entre el diámetro horizontal o vertical del nervio óptico y el diámetro del disco óptico.

cociente I:E (I:E ratio), (en terapia respiratoria) duración de la inspiración con respecto a la espiración. Se considera aceptable en el adulto una relación de 1:1,5 a 1:2 para el mecanismo de ventilación.

cociente I:E invertido (inverse I:E ratio), cociente inspiración-espiración en el que la frecuencia de inhalaciones es mayor que el de las exhalaciones. Esta situación se produce cuando es necesario mejorar la oxigenación.

cociente L/S (L/S ratio), cociente lecitina/esfingomielina, utilizado como prueba de la madurez pulmonar fetal.

cociente nucleocitoplasmático (nucleocytoplasmic ratio), cociente entre el volumen del núcleo celular y el del citoplasma. La proporción suele ser constante para cada tipo celular.

cociente peso-estatura (body-weight ratio), relación expresada por la división del peso corporal en gramos entre la estatura en centímetros.

cociente proteína/creatinina (protein/creatinine ratio), cociente entre proteínas y creatinina en la orina que se calcula como medida de la proteinuria.

cociente respiratorio (CR) (respiratory quotient [RQ]), intercambio total de oxígeno por anhídrido carbónico en el cuerpo, expresado como el cociente entre el volumen de anhídrido carbónico producido y el volumen de oxígeno consumido por unidad de tiempo.

cocimiento (decoction), líquido medicinal hecho con el extracto de sustancias hidrosolubles, normalmente con ayuda de agua hirviendo. Las medicinas hechas con hierbas suelen ser cocimientos.

cóclea (cochlea), estructura ósea del oído interno de forma cónica con perforaciones para el paso de las fibras del nervio acústico. Es un túnel espiral de unos 30 mm de longitud con dos vueltas y tres cuartos, parecido a una caracola que forma parte del laberinto óseo.

cocleovestibular (cochleovestibular), relativo a la cóclea y al vestíbulo del oído.

coco (coccus), bacteria con forma redondeada, esférica u oval, como el estreptococo.

cocoide (coccoid), que tiene forma esférica.

coconsciencia (coconsciousness), (en psiquiatría) estados conscientes de los que el paciente no se da cuenta porque no están en el foco de su atención, pero están en la franja del contenido de la consciencia. De ese modo, puede traerse algo a la consciencia sólo cuando las condiciones de la propia consciencia son favorables.

cocontracción (cocontraction), contracción simultánea de los músculos agonistas y antagonistas que rodean una articulación para mantener una posición.

cóctel (cocktail), *informal,* mezcla de medicamentos, habitualmente en solución, que se combinan con un propósito determinado. El término se aplica con frecuencia a la combinación de medicamentos destinados al tratamiento de personas VIH positivas.

cóctel de Brompton (Brompton's cocktail), solución analgésica que contiene alcohol, morfina o heroína y, en algunos casos, una fenotiacina. Este cóctel se administra para el control del dolor en los enfermos terminales. Administrado con frecuencia en dosis eficaces mínimas, puede conseguir aliviar el dolor durante muchos meses.

codeína (codeine), analgésico opioide y antitusígeno. Se utiliza en el tratamiento del dolor leve o moderado, y la tos.

codependiente (codependent), estado de estrecha asociación con una persona que es dependiente o adicta a una conducta potencialmente destructiva, como abuso de fármacos, del juego o del tabaco. La persona codependiente facilita la conducta de la dependiente.

codificación (coding), proceso de organización de la información en categorías mediante el cual se asignan códigos para introducir, almacenar y recuperar datos.

codificar (code), introducir datos en un ordenador utilizando un lenguaje de programación determinado.

código (code), **1.** (en derecho) programa de estatutos en forma de publicación, como el código civil. **2.** conjunto de normas y reglas de conducta, como el hábito de vestir. **3.** forma simbólica de denominación de una información para su comunicación o transferencia, como el código genético. **4.** sistema de notación que permite transmitir la información rápidamente, como el código Morse, o de forma confidencial, como el código criptográfico. **5.** *informal,* señal discreta utilizada para avisar a un equipo especializado en la reanimación de un paciente sin alarmar a los demás pacientes o a las visitas.

código de asistencia (code management), intervención de enfermería recogida en la Nursing Interventions Classification (NIC). Se define como la coordinación de las medidas de urgencia para sostener la vida.

Código de Enfermería (Code for Nurses), conjunto de normas para el desarrollo de las responsabilidades de enfermería, adoptado por la American Nurses Association en 1985. En 1994 la American Nurses Association determinó que estas directrices no eran negociables y que todos los profesionales de enfermería tenían la obligación de cumplirlas. En 2001, la ANA aceptó una versión completamente revisada del Código Ético de Enfermería.

código de vestuario (dress code), normas unificadas establecidas por una institución sobre la forma en que han de vestir sus miembros.

código ético (code of ethics), estatuto que comprende un conjunto de normas, basadas en valores y patrones de conducta, que determina el comportamiento deseable en un profesional.

código genético (genetic code), información transportada para las moléculas de ADN que determina los aminoácidos específicos y su disposición en la cadena de polipéptidos de cada proteína sintetizada por la célula. Este código consiste en una secuencia de nucleótidos concreta en el ADN molecular de cada cromosoma, en el núcleo de cada célula. Cualquier cambio en el código se traduce en una disposición incorrecta de los aminoácidos en la proteína, produciéndose una mutación.

códigos CPT (CPT codes), sistema de codificación estadounidense, definido en la publicación *Current Procedural Terminology (CPT)* para procedimientos médicos que permite la comparación de tasas, facturaciones y utilización.

codo (elbow), articulación entre el brazo y el antebrazo.

codo de golfista (golfer's elbow), término popular de la epicondilitis humeral interna asociada al uso repetido de los flexores de la muñeca.

codo de minero (miner's elbow), inflamación de la bolsa olecraneana producida al descansar el peso del cuerpo sobre el codo, como ocurre en algunas actividades de la minería del carbón. Este trastorno también se observa, a veces, en escolares que se apoyan sobre sus codos.

codominancia (codominance), grado equiparable de dominancia de dos alelos o rasgos completamente expresados en un fenotipo, como cuando una persona hereda tanto el gen I^A como el I^B del grupo sanguíneo ABO y tiene sangre AB.

codominante (codominant), relativo o perteneciente a los alelos o al carácter resultante de la expresión completa de los dos alelos del par en un heterocigoto, como los antígenos del grupo sanguíneo AB o MNS.

codón (codon), unidad de tres nucleótidos adyacentes en una molécula de ADN o de ARN mensajero, que designa un aminoácido específico para que se incorpore a un polipéptido.

codón de iniciación (initiation codon), triplete de nucleótidos (por lo general adeniliuracilguanina o, en algunos casos, guaninuracilguanina) que, en los eucariotas y en Archaea codifica la metionina y en bacterias codifica la formilmetionina, el primer aminoácido de todas las secuencias proteicas.

codón de terminación (termination codon), secuencia trinucleotídica (UAA, UAG, o UGA) en el ARN que especifica el final de la secuencia de aminoácidos en un polipéptido.

coeficiente (coefficient), relación matemática entre factores que puede utilizarse para medir o valorar una característica determinada bajo condiciones específicas.

coeficiente de absorción (absorption coefficient), el factor por el que se reduce la intensidad de la energía electromagnética a medida que interactúa con una unidad de espesor de un material absorbente. Se suele expresar por unidad de espesor.

coeficiente de actividad (activity coefficient), constante de proporcionalidad, γ, que relaciona la actividad, α con la concentración c, según se expresa en la ecuación, $\alpha = \gamma c$.

coeficiente de atenuación (attenuation coefficient), (en tomografía por emisión de positrones) número que representa la diferencia entre el número de fotones que entran en una parte del cuerpo que está siendo estudiada y el número de los que no son detectados.

coeficiente de confianza (confidence coefficient), probabilidad de que el intervalo de confianza contenga el verdadero valor del parámetro en la población. Por ejemplo, si el coeficiente de confianza es 0,95, el 95% de los intervalos de confianza así calculados para un gran número de muestras aleatorias contendrán el parámetro.

coeficiente de difusión de membrana (membrane diffusion coefficient), componente de la capacidad de difusión pulmonar total. Hace referencia a las características cualitativas y cuantitativas de la membrana alveolocapilar funcionante.

coeficiente de selectividad (selectivity coefficient), grado de respuesta de un electrodo selectivo de iones (ESI) a un ion particular en relación con otro de referencia.

coeficiente del área transferencia de masas (MTAC) (mass transfer-area coefficient [MTAC]), permeabilidad de una membrana de diálisis multiplicado por el área disponible de la membrana, que se calcula como la tasa de aclaramiento por la difusión cuando no existe ultrafiltración y cuando aún no hay ningún soluto en el dializado.

coeficiente fenólico (phenol coefficient), medida de la actividad desinfectante de un determinado producto químico con relación al ácido carbólico.

coenzima (coenzyme), sustancia no proteica que se une a una apoenzima para formar una enzima completa u holoenzima.

coenzima A (CoA) (coenzyme A [CoA]), metabolito importante del ciclo del ácido cítrico. Aunque no se trata de una verdadera enzima, desempeña un papel significativo en la transferencia de grupos acetilo y el metabolismo de ácidos y aminoácidos.

coenzima Q (CoQ) (coenzyme Q [CoQ]), designación de las quinonas que median la transferencia de electrones.

cofia (caul), saco amniótico intacto que rodea al feto en el nacimiento. Generalmente el saco se rompe o es roto durante el parto o alumbramiento. Cuando permanece intacto debe desgarrarse o cortarse para permitir que el recién nacido respire.

cognición[1] (cognition), proceso mental caracterizado por entendimiento, pensamiento, aprendizaje y juicio.

cognición[2] (cognition), resultado de enfermería aceptado por la Nursing Outcomes Classification (NOC). Se define como la capacidad de ejecutar procesos mentales complejos.

cognitivo (cognitive), relativo al proceso mental de comprensión, juicio, memorización y razonamiento, en contraposición a los procesos emocionales o volitivos.

cohabitar (cohabitate), vivir juntos sin estar casados.

coherencia (coherence), **1.** propiedad de mantenerse unidos. **2.** (en psicología) modelo lógico de expresión y pensamiento que es evidente en el lenguaje de un individuo normal y estable.

cohesividad (cohesiveness), **1.** (en psiquiatría) fuerza que atrae miembros a un grupo y les hace permanecer en éste. **2.** (en odontología) una propiedad del oro puro templado que le permite ser fundido bajo presión, para adaptarse estrechamente a las paredes de una preparación dental.

COHN (COHN), siglas de *certified occupational health nurse*.

cohorte (cohort), (en estadística) grupo o muestra de individuos que comparten una característica común, como la misma edad o el mismo sexo.

cohosh azul ***(Caulophyllum thalictroides)*** (blue cohosh), planta de hoja perenne que se encuentra en el medio oeste y en las regiones orientales de EE.UU. Se utiliza para tratar los síntomas de la menopausia y los dolores de útero y ovario, así como para mejorar el flujo de la sangre menstrual. También se usa como antiinflamatorio y antirreumático. Es un remedio muy popular en la medicina étnica de los afroamericanos.

cohosh negro o cimifuga racemosa (black cohosh), planta de hoja perenne que crece en todo el territorio de EE.UU. y en ciertas regiones de Canadá. Se utiliza para tratar los síntomas de la menopausia (sofocos y alteraciones nerviosas asociados a ella) y la dismenorrea (dolores cólicos menstruales, dolor e inflamación). En general se considera eficaz frente a los síntomas leves, pero no puede sustituir a los fármacos de venta con receta que contienen estrógenos para controlar los síntomas vasomotores más graves.

coiloniquia (koilonychia), uñas en forma de cuchara, proceso en el que las uñas están adelgazadas y son cóncavas de lado a lado.

coinfección (coinfection), infección simultánea por patógenos distintos, por ejemplo, por los virus de las hepatitis B y D.

coito (coitus), unión sexual de dos personas de sexo distinto en la que el pene es introducido en la vagina, lo que produce habitualmente excitación mutua y generalmente orgasmo.

cojera (lameness), situación de minusvalía o discapacidad ocasionada fundamentalmente por lesiones del pie o de la pierna. También se puede aplicar a molestias o dolores de espalda que dificultan la marcha.

cojera (limp), variedad anómala de la marcha en la que las dos fases de la deambulación son notablemente asimétricas.

cojín (cushion), cualquier estructura anatómica que se parece a una almohadilla o cojinete.

COL (COL), acrónimo referido a la cama *CircOlectric*.

cola (tail), extremidad caudal de un órgano o cuerpo, como una cola axilar de la glándula mamaria.

cola de caballo (cauda equina), extremo inferior de la médula espinal, desde la primera vértebra lumbar, formado por el haz de raíces nerviosas lumbares, sacras y coccígeas que descienden a través del conducto raquídeo del sacro y el cóccix.

cola de caballo (horsetail), planta perenne que probablemente sea insegura y que no debería emplearse para ningún fin. Se utiliza como diurético, astringente genitourinario y antihemorrágico. También se utiliza para la parálisis de Bell y para curar fracturas óseas. Ningún estudio ha confirmado su eficacia.

cola de Spence (tail of Spence), cola superoexterna de tejido mamario que se extiende hacia la axila.

cola del espermatozoide (tail of spermatozoon), el flagelo de un espermatozoide.

coladura (colation), acto de filtrar o colar, como cuando se filtra la orina para su análisis en el laboratorio.

colagenasa (collagenase), medicamento utilizado para el tratamiento de las úlceras de decúbito, las quemaduras y otras lesiones epidérmicas. También se inyecta en el pene, para el tratamiento de la enfermedad de Peyronie, y en la muñeca, el tobillo, etc., para tratar la enfermedad de Dupuytren (movimiento restringido debido al engrosamiento de la fascia). Es una preparación enzimática derivada de la fermentación de *Clostridium histolyticum.*

colágeno (collagen), proteína fibrosa insoluble formada por haces de finas fibrillas reticulares, que se combinan para formar las fibras inelásticas blancas brillantes de los tendones, ligamentos y fascias.

colagenoblasto (collagenoblast), célula que se diferencia a partir del fibroblasto e interviene en la formación de colágeno. También se puede transformar en cartílago o tejido óseo por metaplasia.

colagogo (cholagogue), fármaco que estimula el flujo de bilis.

colangiectasia (cholangiectasis), dilatación de los conductos biliares.

colangiocarcinoma (cholangiocarcinoma), tumor del epitelio de los conductos biliares del hígado. Tiende a presentarse principalmente en pacientes que han padecido colitis ulcerosa o una infestación del hígado por trematodos.

colangiografía (cholangiography), técnica radiológica especial para visualizar los conductos biliares principales mediante la inyección intravenosa o infusión directa de un material de contraste radiopaco.

colangiografía con tubo en T (T tube cholangiography), tipo de exploración radiográfica de las vías biliares en el que se inyecta un medio de contraste yodado hidrosoluble en las vías biliares a través de una sonda de goma en T. Se inserta la sonda en el conducto colédoco como procedimiento postoperatorio de rutina para proporcionar drenaje.

colangiografía endoscópica retrógrada (endoscopic retrograde cholangiopancreatography), prueba endoscópica que permite la visualización radiográfica de los conductos biliares y pancreáticos. Se introduce un duodenoscopio fibroóptico flexible en el colédoco, se instila una sustancia radiopaca y se obtienen las imágenes radiográficas.

colangiografía intravenosa (intravenous cholangiography), (en radiodiagnóstico) técnica para reconocer los principales conductos biliares, mediante inyección intravenosa de material de contraste radiopaco.

colangiografía operatoria (operative cholangiography), (en radiología diagnóstica) procedimiento para definir los conductos biliares principales. Se realiza durante la cirugía, mediante la inyección de un material de contraste radiopaco directamente en estos conductos.

colangiografía postoperatoria (postoperative cholangiography), (en radiología diagnóstica) procedimiento para delimitar los conductos biliares principales. Se inyecta un material de contraste radiopaco en el colédoco a través de un tubo en T introducido durante la intervención quirúrgica. Habitualmente se realiza después de una colecistectomía para descubrir la presencia de cálculos residuales.

colangiografía transhepática percutánea (CTP) (percutaneous transhepatic cholangiography [PTC]), exploración radiológica de los conductos biliares utilizada para detectar obstrucciones. Se realiza después de inyectar un medio de contraste en el conducto a través del hígado.

colangiograma (cholangiogram), película de rayos X de las vías biliares obtenida tras la inyección de un material de contraste radiopaco.

colangiohepatitis (cholangiohepatitis), inflamación importante de las vías biliares, frecuentemente asociada con infestación hepática por trematodos que produce obstrucción de los conductos biliares.

colangiohepatoma (cholangiohepatoma), neoplasia en la que existe una combinación anómala de células de los cordones hepáticos y de los conductos biliares.

colangiolitis (cholangiolitis), trastorno caracterizado por la inflamación de los túbulos finos del sistema de conductos biliares que puede producir cirrosis colangiolítica.

colangioma (cholangioma), neoplasia de los conductos biliares.

colangiopancreatografía (choliopancreatography), examen mediante rayos X de los conductos biliares y pancreáticos.

colangiopatía del SIDA (AIDS cholangiopathy), enfermedad de la vía biliar que complica el SIDA. El efecto primario más frecuente es una colangitis esclerosante primaria, aunque algunos pacientes sufren también disfunción del esfínter de Oddi.

colangioscopia (cholangioscopy), examen directo de los conductos biliares con un endoscopio de fibra óptica.

colangiostomía (cholangiostomy), operación quirúrgica realizada para formar un orificio en un conducto biliar.

colangitis (cholangitis), inflamación de los conductos biliares producida por invasión bacteriana o por obstrucción de las vías por cálculos o por un tumor. Este trastorno se caracteriza por dolor intenso en el cuadrante superior derecho, ictericia (si existe obstrucción) y fiebre intermitente.

colangitis bacteriana (bacterial cholangitis), el tipo más frecuente de colangitis, causado por una infección bacteriana. Cuando las bacterias invaden el hígado, pueden acceder al torrente circulatorio y ocasionar una septicemia, que podría ocasionar la muerte.

colangitis eosinofílica (eosinophilic cholangitis), tipo poco frecuente de colangitis inducido por infiltración eosinofílica y caracterizado por estenosis múltiples en los conductos biliares.

C

colangitis esclerosante primaria (primary sclerosing cholangitis), inflamación crónica progresiva y fibrosante de los conductos biliares de causa desconocida, que se presenta más frecuentemente en hombres jóvenes y asociada generalmente a colitis ulcerosa crónica.

colapso (collapse), **1.** *no técnico,* estado de depresión extrema o estado de abatimiento completo provocado por problemas físicos o psicosomáticos. **2.** trastorno caracterizado por shock. **3.** depresión anómala de un órgano u obliteración de su cavidad.

colapso bronquiolar (bronchiolar collapse), trastorno en el que los bronquiolos, que carecen del soporte cartilaginoso, aparecen comprimidos por la presión de las estructuras adyacentes y la carencia del aire suficiente para conservarlos distendidos. Esta afección ocurre en enfermedades como el enfisema, la FQ y las bronquiectasias.

colapso nervioso (nervous breakdown), *coloquial,* cualquier proceso mental que altere y desestructure de forma marcada el funcionamiento normal.

colapso pulmonar (collapse of the lung), reducción del volumen pulmonar. Es debido al aumento de la presión intrapleural por la acumulación de aire o de líquido en la cavidad pleural, o a la pérdida de presión interna y a la retracción elástica del pulmón.

colapso pulmonar hipostático (hypostatic lung collapse), trastorno pulmonar en el que el depósito o estancamiento de los líquidos o sólidos en suspensión produce congestión en una zona.

colapso pulmonar masivo (massive lung collapse), patología en la cual la totalidad de un pulmón o de uno de sus lóbulos queda exenta de aire, frecuentemente como consecuencia de obstrucción en un bronquio.

colapso pulmonar pasivo (passive lung collapse), estado de disnea, tos y hemoptisis con células pigmentadas debido a una obstrucción del flujo de sangre procedente de los pulmones hacia el corazón.

colateral (collateral), **1.** secundario o accesorio. **2.** (en anatomía) pequeña rama, como las arteriolas o vénulas del organismo y en la circulación colateral.

colateralización coronaria (coronary collateralization), desarrollo espontáneo de nuevos vasos sanguíneos en las proximidades o alrededor de áreas cardíacas sujetas a un flujo sanguíneo restringido.

colato (cholate), cualquier sal o éster de ácido cólico; anión de ácido cólico.

colchicina (colchicine), antigotoso que suprime la movilidad de los leucocitos y la fagocitosis en las articulaciones. Se puede utilizar en el tratamiento de la gota aguda y como profilaxis de la artritis gotosa recurrente.

colecistagogo (cholecystagogue), fármaco que estimula el vaciamiento de la vesícula biliar.

colecistectomía (cholecystectomy), extirpación quirúrgica de la vesícula biliar como tratamiento de la colelitiasis, la colecistitis y el cáncer de vesícula biliar.

colecístico (cholecystic), relativo a la vesícula biliar.

colecistitis (cholecystitis), inflamación aguda o crónica de la vesícula biliar. La colecistitis aguda generalmente se produce por un cálculo biliar que no puede pasar a través del conducto cístico. La colecistitis crónica es el tipo más frecuente y se caracteriza por un inicio insidioso.

colecistitis hemorrágica (hemorrhagic cholecystitis), colecistitis con hemorragia en la vesícula biliar. Suele ser alitiásica, pero en ocasiones hay colelitiasis.

colecistitis xantogranulomatosa (xanthogranulomatous cholecystitis), un tipo de colecistitis crónica caracterizada por fibrosis proliferativa e infiltración por macrófagos cargados de lípidos. Se suele asociar a una obstrucción por cálculos.

colecistocinina (cholecystokinin), hormona secretada por la mucosa de las primeras porciones del intestino que estimula la contracción de la vesícula biliar y la secreción de enzimas pancreáticas.

colecistoduodenostomía (cholecystoduodenostomy), anastomosis quirúrgica de la vesícula biliar y el duodeno.

colecistografía (cholecystography), examen radiológico de la vesícula biliar. Al menos 12 horas antes del estudio, el paciente ha de realizar una comida sin grasas e ingerir un contraste yodado. El yodo, que es opaco a los rayos X, es excretado por el hígado hacia la bilis de la vesícula biliar. Tras lo anterior, el paciente consume una comida rica en grasas o toma colecistocinina, que estimula la motilidad de la vesícula biliar, segregando la bilis y el material de contraste hacia el conducto biliar.

colecistograma (cholecystogram), estudio radiológico de la vesícula biliar realizado tras la ingestión o inyección de una sustancia radiopaca, habitualmente un material de contraste yodado.

colecistoileostomía (cholecystoileostomy), intervención quirúrgica para conectar la vesícula biliar con el hígado.

colecistolitiasis (cholecystolithiasis), presencia de cálculos biliares en la vesícula biliar.

colecistolitotomía (cholecystolithotomy), incisión en la vesícula biliar para la extracción de cálculos.

colecistolitotricia (cholecystolithotrypsy), procedimiento para triturar cálculos biliares en la vesícula biliar o el colédoco con un litotriptor.

colecistosonografía (cholecystosonography), método de examen de la vesícula biliar utilizando ecografía.

colecistoyeyunostomía (cholecystojejunostomy), anastomosis quirúrgica de la vesícula biliar y el yeyuno.

colectomía (colectomy), extirpación quirúrgica de parte o de todo el colon, que se lleva a cabo para tratar el cáncer de colon o la colitis ulcerosa crónica grave.

colector (collector), (en medicina) aparato con distintas variantes utilizado para recoger las secreciones de los bronquios y del esófago para su examen bacteriológico y citológico.

coledocócico (choledochal), relativo al colédoco.

coledocolitis (choledocholitis), inflamación del colédoco.

coledocolito (choledocholit), cálculo biliar en el colédoco.

coledocolitotomía (choledocholithotomy), intervención quirúrgica mediante la que se realiza una incisión en el colédoco con el fin de eliminar un cálculo.

coledocolitotricia (choledocholithotripsy), procedimiento para triturar cálculos biliares en el colédoco con un litotriptor.

coledocoyeyunostomía (choledochojejunostomy), intervención quirúrgica en la cual se comunica el conducto biliar con el yeyuno.

colegammagrafía (cholescintigraphy), exploración de la vesícula biliar y los conductos biliares mediante escáner con radioisótopos.

colegio (college), organización de personas con formación profesional e intereses comunes, como el Colegio Oficial de Médicos.

coleico (choleic), relativo a la bilis.

colelitiasis (cholelithiasis), presencia de cálculos biliares en la vesícula biliar. Este trastorno afecta a cerca del 20% de la población mayor de 40 años de edad y es más prevalente en mujeres y en sujetos con cirrosis hepática. Los pacientes se quejan de molestias abdominales, eructos e intolerancia a ciertos alimentos.

colelitotomía (cholelithotomy), intervención quirúrgica para extraer los cálculos biliares a través de una incisión en la vesícula biliar.

coleotomía (coleotomy), incisión quirúrgica en el pericardio o la vagina.
cólera (cholera), infección bacteriana aguda del intestino delgado caracterizada por vómitos y diarrea intensos, calambres musculares, deshidratación y depleción electrolítica. La enfermedad se transmite a través de agua y alimentos contaminados por heces de personas previamente infectadas.
colerágeno (choleragen), exotoxina producida por *Vibrio cholerae,* que estimula la secreción de electrólitos y agua por parte del intestino delgado en el cólera asiático.
coleresis (choleresis), secreción de bilis por el hígado.
colerético (choleretic), **1.** que estimula la producción de bilis mediante colepoyesis o por hidrocoleresis. **2.** agente colerético.
colérico (choleric), que tiene un temperamento fuerte o es de naturaleza irascible.
coleriforme (choleriform), parecido al cólera.
colesevelam (colesevelam), polímero que fija los ácidos biliares en el intestino y evita que sean reabsorbidos, por lo que induce disminución de los niveles séricos de colesterol total, de colesterol de lipoproteínas de baja densidad y de apolipoproteína B, e incremento de los niveles de colesterol de lipoproteínas de alta densidad.
colestasis (cholestasis), detención del flujo de bilis en cualquier parte del sistema biliar, desde el hígado hasta el duodeno. Es fundamental identificar si la causa se localiza dentro del hígado (intrahepática) o fuera de éste (extrahepática). Los síntomas son comunes e incluyen ictericia, heces acólicas y grasas, orina colúrica y prurito cutáneo intenso.
colestasis extrahepática (extrahepatic cholestasis), colestasis producida fuera del hígado y causada por bloqueo de uno o varios conductos biliares. Puede deberse a un tumor o a una estenosis, un cálculo biliar u otra lesión del conducto, a pancreatitis o a otras causas.
colestasis intrahepática (intrahepatic cholestasis), trastorno derivado de una afección intrahepática, como una infección, sepsis, cirrosis, absceso, tumor o complicación de un fármaco.
colestasis intrahepática familiar progresiva (progressive familial intrahepatic cholestasis), tipo autosómico recesivo de colestasis intrahepática de origen hepatocelular. En los niños afectados se desarrolla con frecuencia cirrosis a los 10 años de edad y mueren durante la adolescencia.
colestasis intrahepática gestacional (intrahepatic cholestasis of pregnancy), tipo de colestasis intrahepática que se observa en ocasiones en el tercer trimestre del embarazo y que se caracteriza por prurito intenso, hepatomegalia y, en ocasiones, ictericia. Se resuelve después del parto.
colesteatoma (cholesteatoma), masa quística constituida por células epiteliales y colesterol que se localiza en el oído medio y que se presenta como un defecto congénito o como una complicación grave de la otitis media crónica. La masa puede ocluir el oído medio o producir enzimas que llegan a destruir los huesos adyacentes, incluyendo la cadena de huesecillos del oído medio.
colesterasa (cholesterase), enzima de la sangre y de otros tejidos que generan colesterol y ácidos grasos mediante la hidrólisis de los ésteres del colesterol.
colesterol (cholesterol), compuesto liposoluble que se encuentra exclusivamente en los tejidos animales. Es un componente de todas las células del organismo. Facilita el transporte y la absorción de ácidos grasos y actúa como precursor para la síntesis de diversas hormonas esteroideas como el cortisol, la cortisona y la aldosterona en las cápsulas suprarrenales; y de las hormonas sexuales progesterona, estrógenos y testosterona. A veces, junto con otros compuestos, precipita en la vesícula biliar y forma cálculos biliares. Los niveles aumentados de colesterol de las lipoproteínas de baja densidad pueden asociarse a la patogenia de la aterosclerosis, mientras que los niveles elevados de colesterol de las lipoproteínas de alta densidad al parecer reducen el riesgo de cardiopatía. Los niveles normales de colesterol en sangre en el adulto son 150-200 mg/dl o 3,9-5,2 mmol/l (unidades del SI).
colesterolemia (cholesterolemia), **1.** presencia de una cantidad excesiva de colesterol en sangre. **2.** trastorno en el que existen cantidades excesivas de colesterol en sangre.
colesteroléresis (cholesteroleresis), aumento de la eliminación de colesterol en la bilis.
colesterolosis (cholesterolosis), trastorno en el que existen depósitos de colesterol dentro de los macrófagos gigantes de la submucosa de la vesícula biliar.
colesteropoyesis (cholesterolopoiesis), síntesis hepática de colesterol.
colestiramina (cholestyramine), fármaco empleado en el tratamiento de la colesterolemia que actúa sobre los ácidos biliares del hígado. Se une a los ácidos biliares e induce aumento de la eliminación fecal, lo que a su vez incrementa la oxidación del colesterol en los ácidos biliares, reduciendo los niveles sanguíneos de colesterol.
colfoscerilo (colfosceril), surfactante pulmonar sintético usado, en forma de éster de palmitato, en combinación con tiloxapol y, en forma de alcohol, en la profilaxis y el tratamiento del síndrome de dificultad respiratoria neonatal. Se instila mediante sonda

endotraqueal para su administración intratraqueal.

colgajo (flap), capa de piel u otro tejido separado quirúrgicamente de las estructuras profundas para trasplante, cobertura de un área que ha sido lesionada o examen de estructuras más profundas.

colgajo arterializado (arterialized flap), colgajo cuyo aporte de sangre en su nueva localización se mantiene por una vena injertada con la arteria.

colgajo cutáneo (skin flap), capa de piel separada de las capas profundas del tejido generalmente por disección.

colgajo de amputación (amputation flap), colgajo de piel utilizado para cubrir el extremo de un muñón tras una amputación.

colgajo himenal (hymenal tag), tejido himenal normal, superfluo, que protruye del suelo de la vagina durante las primeras semanas tras el nacimiento.

colgajo miocutáneo (myocutaneous flap), colgajo compuesto de piel y músculo con la vascularización adecuada para permitir la transferencia de tejido suficiente al sitio receptor.

colgajo MRTA (TRAM flap), colgajo miocutáneo autógeno que utiliza al músculo recto transverso abdominal (MRTA) para desplazar piel y grasa desde la zona inferior del abdomen al tórax para reconstrucción.

colgajo vesical (bladder flap), *informal,* pliegue vesicourinario del peritoneo que se corta durante la cesárea cervical baja, de forma que la vejiga se pueda separar del útero para exponer el segmento uterino inferior a la incisión. El colgajo se reaproxima con suturas durante el cierre.

colicinógeno (colicinogen), segmento extracromosómico de ADN presente en algunas cepas de *Escherichia coli* que induce la secreción de colicina, una proteína letal para otras cepas de la bacteria.

cólico (colic), **1.** dolor visceral agudo originado por torsión, obstrucción o espasmo del músculo liso de un órgano hueco o tubular, como el uréter o los intestinos. **2.** relativo al colon.

cólico biliar (biliary colic), un tipo de dolor del músculo liso o visceral asociado específicamente con el paso de cálculos a través de los conductos biliares.

cólico del lactante (infantile colic), término descriptivo para una supuesta causa intestinal de molestias en un lactante recién nacido. Sin embargo, no se han definido las causas y mecanismos específicos. El lactante come y gana peso, pero al mismo tiempo puede parecer excesivamente hambriento. La aerofagia causada por el llanto puede provocar flatulencia y distensión abdominal.

cólico intestinal (intestinal colic), dolor espasmódico en los trastornos intestinales.

cólico menstrual (menstrual colic), forma de dismenorrea caracterizada por dolor abdominal durante o justo antes de la menstruación.

cólico renal (renal colic), dolor agudo, intenso, en la zona inferior de la espalda sobre los riñones, que se irradia hacia delante hasta la ingle. Habitualmente, el cólico renal se asocia a la dilatación forzada de un uréter seguida de espasmo a medida que el cálculo se aloja en él o lo atraviesa.

cólico uterino (uterine colic), dolor espasmódico originado en el útero, generalmente por dismenorrea o por extrusión de un pólipo fibroide.

colicuación (colliquation), degeneración de un tejido corporal a un estado líquido; generalmente se asocia a necrosis tisular.

colicuativo (colliquative), caracterizado por la emisión de una gran cantidad de líquido, como las heridas con supuración y las estructuras del cuerpo que están infectadas.

coliforme (coliform), **1.** relativo o perteneciente a las bacterias del tipo *Escherichia coli* y similares, que constituyen la mayor parte de la flora intestinal en humanos y en otros animales. La presencia de coliformes se emplea como indicador estándar de la contaminación de aguas con materia fecal. **2.** que posee la característica de tener una estructura cribiforme, como alguno de los huesos porosos del cráneo.

coligativo (colligative), (en química física) relativo a aquellas propiedades de la materia (en especial de las soluciones) que dependen de la cantidad de partículas, como moléculas y iones, más que de las propiedades químicas de cualquier sustancia. Entre las propiedades coligativas de las soluciones se cuentan el punto de ebullición, el punto de congelación, la presión de vapor y la presión osmótica.

colilglicina (cholylglycine), sal biliar, conjugado de la glicina del ácido cólico.

coliltaurina (cholyltaurine), sal biliar, conjugado de la taurina del ácido cólico.

colimación del haz (beam collimation), restricción de la radiación X al área que se va a examinar o tratar, limitando el haz con colimadores, diafragmas metálicos o contraventanas con alto poder de absorción de la radiación.

colimador (collimator), aparato para concentrar las partículas de radiación en rayos paralelos, utilizado para limitar el tamaño y la forma de un haz de radiaciones.

colimar (collimate), hacer paralelo.

colina (choline), sustancia lipotrópica que puede ser sintetizada por el organismo. Presente en la mayoría de los tejidos animales, la colina es el principal componente del neurotransmisor acetilcolina, y actúa junto con el inositol como constituyente básico de la lecitina. Previene los depósitos de grasa en el hígado y facilita la movilización de las grasas hacia el interior de las células.

colinérgico (cholinergic), **1.** relativo o perteneciente a las fibras nerviosas que sintetizan acetilcolina en las uniones neuromusculares. **2.** tendencia a transmitir, a ser estimulado por o a estimular la elaboración de acetilcolina.

colinesterasa (cholinesterase), enzima que actúa como catalizadora en la hidrólisis de la acetilcolina a colina y acetato. Aporta el mecanismo de desconexión durante la neurotransmisión colinérgica.

colirio (collyrium), solución ocular o líquido oftálmico que contiene medicamentos para instilar en el ojo.

colistimetato sódico (colistimethate sodium), antibiótico que se utiliza en el tratamiento de las infecciones gastrointestinales producidas por determinados microorganismos gramnegativos y como medicación tópica.

colitis (colitis), trastorno inflamatorio del intestino grueso, caracterizado por diarrea grave, hemorragia y ulceración de la mucosa intestinal. La pérdida de peso y el dolor son significativos.

colitis colágena (collagenous colitis), tipo de colitis de causa desconocida, caracterizada por depósitos de material colágeno bajo el epitelio colónico, con dolor abdominal cólico y marcada reducción de la absorción de líquidos y electrólitos que produce diarrea acuosa sin ulceración mucosa.

colitis seudomembranosa (pseudomembranous colitis), enfermedad diarreica que se da con frecuencia en los pacientes hospitalizados que han recibido antibióticos, produciéndoles sobrecrecimiento de *Clostridium difficile,* microorganismo anaerobio, formador de esporas y productor de toxinas. Los pacientes tienen diarrea acuosa profusa, fiebre y espasmos y en la endoscopia de colon se observa que tienen exudados del colon.

colitis ulcerosa (ulcerative colitis), enfermedad inflamatoria, crónica, episódica, del intestino grueso y el recto. Se caracteriza por diarreas acuosas abundantes con cantidades variables de sangre, moco y pus. Los ataques de diarrea se acompañan de tenesmo, dolor abdominal intenso, fiebre, escalofríos, anemia y pérdida de peso. En los niños puede haber retraso importante en el desarrollo físico. Algunas de las complicaciones sistémicas comprenden la artritis periférica, la espondilitis anquilosante, la enfermedad renal o hepática y las alteraciones inflamatorias en ojos, piel y boca. Las formas graves acaban por producir el megacolon tóxico. La colitis ulcerosa conlleva un riesgo elevado de desarrollar cáncer de colon. El diagnóstico depende de los signos clínicos, de las imágenes en los tránsitos baritados del colon y la colonoscopia con biopsia. El tratamiento médico con corticosteroides y otros antiinflamatorios puede controlar los síntomas en algunos casos, pero los que tienen formas graves o complicaciones con riesgo vital pueden necesitar cirugías.

collar (collar), cualquier estructura que rodea a otra, generalmente alrededor de su cuello, como los collares de hueso perióstico que se forman alrededor de la diáfisis de los huesos en crecimiento.

collar de Cobb (Cobb collar), estenosis congénita de la uretra bulbar.

collar de la pupila (pupillary ruff), margen arrugado de color marrón en el borde de la pupila, derivado del epitelio pigmentario del iris.

College of American Pathologists (CAP) (College of American Pathologists [CAP]), organización nacional profesional de médicos especializados en anatomía patológica.

collum (collum), estructura del cuello anatómico entre la cabeza y los hombros.

coloboma (coloboma), defecto congénito o mutilación del tejido ocular que generalmente afecta al iris, al cuerpo ciliar o a la coroides, mediante la formación de una fisura que se extiende inferiormente.

colocación (placement), colocación de una prótesis dental, como una prótesis dental extraíble, en el lugar planeado de la arcada dental.

colocación de un catéter percutáneo (percutaneous catheter placement), técnica por la que se introduce a través de la piel un endocatéter en una arteria, siendo situado en el lugar o estructura que se va a estudiar por angiografía selectiva u otros procedimientos diagnósticos.

colocación del diafragma anticonceptivo (contraceptive diaphragm fitting), procedimiento realizado en una consulta o clínica por el que se selecciona un diafragma anticonceptivo según la evaluación clínica de ciertos factores anatómicos específicos de la mujer, tales como tamaño de la vagina, posición del útero, profundidad del arco por detrás de la sínfisis del pubis y grado de soporte aportado por los músculos que rodean la vagina.

colocador de bandas (band pusher), instrumento utilizado para adaptar las bandas ortodóncicas circunferenciales de metal a los dientes.

colodión (collodion), líquido claro o levemente opaco, altamente inflamable compuesto por piroxilina, éter y alcohol. Se evapora y forma una película transparente fuerte.

coloide (colloid), estado o división de la materia en la que las moléculas grandes o los agregados de moléculas que no precipitan y que miden entre 1 y 100 nm están dispersas en otro medio.
colon (colon), parte del intestino grueso que se extiende desde el ciego hasta el recto. Tiene cuatro segmentos: colon ascendente, colon transverso, colon descendente y colon sigmoide.
colon ascendente (ascending colon), segmento del colon que se extiende desde el ciego situado en el cuadrante inferior derecho del abdomen, hasta el colon transverso en el ángulo hepático del colon, situado generalmente a la altura del ombligo.
colon descendente (descending colon), segmento del colon que se extiende desde el colon transverso, en el ángulo esplénico, situado al lado izquierdo del abdomen, hacia abajo, hasta el comienzo del colon sigmoide en la pelvis.
colon en saco congénito (congenital pouch colon), anomalía del desarrollo del colon en la que parte del mismo, o todo él, es sustituida por un saco dilatado, acompañado de malformación anorrectal y una fístula entre el colon y el tracto genitourinario.
colon inactivo (inactive colon), hipotonicidad intestinal con disminución de sus movimientos contráctiles y propulsivos, que provoca un tránsito del contenido intraluminal intestinal desde el ciego hasta el ano superior a las 12 horas. Puede ser consecuencia de megacolon congénito o adquirido, fármacos anticolinérgicos, depresión, hábitos de evacuación intestinal inadecuados, ingestión de líquidos inadecuada, falta de ejercicio, ayuno o dieta pobre en residuos, respuesta neuroendocrina al estrés quirúrgico, reposo en cama prolongado o enfermedad neurológica como, por ejemplo, neuropatía visceral diabética, esclerosis múltiple, enfermedad de Parkinson y lesiones de la médula espinal. La motilidad normal del colon, generalmente se altera por el uso continuado de laxantes.
colon sigmoide (sigmoid colon), la parte del colon que se extiende desde el final del colon descendente en la pelvis hasta el recto.
colon transverso (transverse colon), segmento de colon que se extiende desde el final del colon ascendente en el borde hepático, en el lado derecho, y cruza el abdomen medio hasta el comienzo del colon descendente en el borde esplénico del lado izquierdo.
colonia (colony), **1.** (en bacteriología) conjunto de microorganismos en un cultivo que proceden de una sola célula. Las colonias, según su configuración, pueden ser lisas, rugosas o enanas. **2.** (en biología celular) grupo de células en un cultivo o en ciertos tejidos experimentales, como una colonia de células esplénicas.
colonización (colonization), **1.** invasión de un nuevo hábitat por una nueva especie. **2.** presencia y multiplicación de microorganismos sin lesión o invasión tisular.
colonización genética (genetic colonization), proceso por el que un parásito introduce información genética en el huésped, lo que induce al huésped a sintetizar productos para el uso exclusivo del parásito.
colonografía (colonography), técnica de imagen del colon obtenida, por ejemplo, por TC o RM.
colonoscopia (colonoscopy), exploración del revestimiento mucoso del colon utilizando un colonoscopio, un endoscopio más largo.
colonoscopia virtual (virtual colonoscopy), técnica de imagen empleada para explorar el colon, en la que unos cortes transversales obtenidos mediante TC o RM se procesan en un ordenador para reconstruir una imagen tridimensional de la luz del colon.
colonoscopio (colonoscope), instrumento largo con una luz y una lente que permite la exploración del interior del colon.
colonoscopio de fibra óptica (fiberoptic colonoscope), colonoscopio que utiliza tecnología de fibra óptica.
coloproctectomía (coloproctectomy), extirpación quirúrgica de colon y recto.
coloproctitis (coloproctitis), inflamación del colon y del recto.
coloptosis (coloptosis), prolapso o desplazamiento hacia abajo del colon, en especial en su porción transversa.
color de arlequín (harlequin color), rubor transitorio de la piel en un lado inferior del cuerpo con palidez del otro lado. Se observa en niños pequeños sanos y desaparece con la edad.
color gingival (gingival color), color de los tejidos gingivales, sanos o enfermos. Varía según el espesor y el grado de queratinización del epitelio, la irrigación sanguínea, pigmentación y alteraciones producidas por las enfermedades gingivales.
colorante (stain), pigmento, tinte o sustancia utilizada para proporcionar color a objetos o tejidos microscópicos con el fin de facilitar su estudio e identificación.
colorante azoico (azo dye), tipo de sustancia que contiene nitrógeno y está comercializado como material colorante. Algunas formas de esta sustancia química tienen potencial carcinógeno.
colorante de fluorocromo (fluorochrome stain), colorante fluorescente utilizado para teñir las paredes celulares de hongos y bacterias. Una vez teñidos, los organismos aparecen fluorescentes a la luz UV. Suele

emplearse para visualizar los bacilos acidorresistentes en muestras teñidas.

colorante de Wright (Wright's stain), [James H. Wright, anatomopatólogo norteamericano, 1869-1928], tinción que contiene azul de metileno y eosina, utilizada para teñir muestras de sangre para estudio microscópico, para el recuento sanguíneo completo y, especialmente, para el estudio de los parásitos de la malaria.

colorante metacromático (metachromatic stain), colorante básico, como la toluidina, que puede teñir sustancias con un color diferente al del colorante.

colorante vital (vital stain), cualquier colorante utilizado para dar color a los tejidos o células de los organismos vivos.

colores del prisma (prismatic colors), los siete matices del arco iris (rojo, naranja, amarillo, verde, azul, añil y violeta) producidos por la luz blanca cuando es reducida a sus longitudes de onda por el efecto de dispersión de un prisma.

colores primarios (primary colors), pequeño número de colores fundamentales. En la ciencia visual son rojo, verde y azul, captados específicamente por los conos de la retina. En la pintura y la imprenta los colores fundamentales son rojo, azul y amarillo.

colorimetría (colorimetry), determinación de la intensidad del color en un líquido o en otra sustancia a partir de la comparación con una solución patrón.

colorrectal (colorectal), relativo o que afecta al colon y al recto.

colosigmoidoscopia (colosigmoidoscopy), examen directo de la región sigmoidea del colon con un sigmoidoscopio.

colostomía (colostomy), creación quirúrgica de un ano artificial en la pared abdominal mediante la incisión del colon, llevándolo a la superficie, que se realiza ante la presencia de cáncer de colon o tumores benignos obstructivos y heridas abdominales graves. Una colostomía puede ser simple, con una apertura, o doble, con dos asas, distal y proximal, que se abren al abdomen.

colostomía en asa (loop colostomy), tipo de colostomía transitoria realizada como parte de la reparación quirúrgica de diversas enfermedades del colon. Para realizar la técnica se pasa una porción intacta del colon proximal al que se va a intervenir a través de una incisión en el abdomen, y se sutura al propio abdomen

colostomizado (colostomate), individuo portador de una colostomía.

colotomía (colotomy), incisión quirúrgica del colon realizada generalmente a través de la pared abdominal.

colovaginal (colovaginal), relativo al colon y la vagina, o a una comunicación entre ambas estructuras.

colpalgia (colpalgia), dolor en la vagina.

colpectomía (colpectomy), extirpación quirúrgica de la vagina.

colpitis (colpitis), inflamación de la vagina.

colpocistitis (colpocystitis), inflamación de la vagina y de la vejiga urinaria.

colpocistocele (colpocystocele), prolapso de la vejiga urinaria dentro de la vagina, generalmente a través de la pared anterior de la vagina.

colpohisterectomía (colpohysterectomy), histerectomía vaginal.

colporrafia (colporrhaphy), procedimiento quirúrgico en el que se sutura la vagina, como cuando se realiza un estrechamiento de vagina.

colposcopia (colposcopy), exploración de la vagina y del cuello uterino con un colposcopio.

colposcopio (colposcope), instrumento dotado de luz y de un sistema de lentes utilizado para la exploración directa de las superficies de la vagina y del cuello uterino.

colposuspensión (colposuspension), suspensión del cuello de la vejiga.

colpotomía (colpotomy), cualquier incisión quirúrgica de la pared de la vagina.

columela (columella), **1.** pequeña columna. **2.** porción terminal carnosa del tabique nasal.

columna (column), cualquier estructura anatómica alargada. Suele estar orientada verticalmente y puede prestar soporte estructural.

columna anal (anal column), pliegues longitudinales sumamente vascularizados del conducto anal, en los cuales se encuentran los vasos sanguíneos hemorroidales.

columna cervical (cervical spine), porción de la columna que comprende las vértebras cervicales.

columna en caña de bambú (bamboo spine), (en radiología) el aspecto de la columna vertebral torácica o lumbar característicamente rígida de la espondilitis anquilosante avanzada.

columna gris (gray column), cualquiera de los tres engrosamientos orientados longitudinalmente en la médula espinal, compuestos por sustancia gris y constituidos por los cuerpos de las células neuronales. Se les suele llamar *astas* porque en los cortes transversales de la médula espinal tienen la apariencia de cuernos.

columna posterior (posterior column), columna posterior de sustancia gris de la médula espinal.

columna vertebral (vertebral column), estructura flexible que forma el eje longitudinal del esqueleto. En el adulto incluye 26 vértebras dispuestas en línea recta desde la base del cráneo hasta el cóccix. Las vértebras se encuentran separadas por los discos intervertebrales. En ellas se insertan diversos músculos, como el iliocostal dorsal y el dorsal largo, que proporcionan fuerza y flexibilidad a la columna. En el adulto las cinco vértebras sacras y las cuatro coccígeas se fusionan para formar el sacro y el cóccix.

columna vertebral lumbar (lumbar spine [L-spine]), porción de la columna vertebral que comprende las vértebras lumbares.

columna vertebral torácica (thoracic spine), parte de la columna vertebral que comprende las vértebras torácicas.

colutorio (mouthwash), líquido medicado que se usa para limpiar la cavidad bucal y tratar las membranas mucosas de la boca. Muchos colutorios sin receta contienen alcohol que puede contribuir a ablandar la superficie y aumentar el desgaste de las resinas dentales y de los materiales componentes.

coma (coma), estado de inconsciencia profunda, caracterizado por la ausencia de movimientos oculares espontáneos, de respuesta a estímulos dolorosos y del lenguaje. La persona no puede ser despertada.

coma alcohólico (alcoholic coma), estado de inconsciencia provocado por una intoxicación alcohólica grave.

coma de Kussmaul (Kussmaul's coma), [Adolf Kussmaul, médico alemán, 1822-1902], coma diabético caracterizado por acidosis y respiración profunda o hiperpnea extrema.

coma diabético (diabetic coma), enfermedad potencialmente mortal que se desarrolla en personas con diabetes mellitus. Se produce en casos de diabetes no diagnosticada, tratamiento inadecuado, incumplimiento del tratamiento con insulina, ingestión excesiva de alimentos o, más frecuentemente, por infecciones, cirugía, traumatismos u otros factores estresantes que aumenten la necesidad orgánica de insulina. Cuando no hay insulina para metabolizar la glucosa, las grasas se utilizan como fuente de energía dando lugar a la acumulación de cuerpos cetónicos y a acidosis metabólica. El esfuerzo del cuerpo para contrarrestar la acidosis agota las reservas de álcalis, produce pérdida de sodio, cloruro, potasio y agua, aumenta la exhalación respiratoria de dióxido de carbono (respiración de Kussmaul) y la excreción de orina, y produce deshidratación e hipoxia generalizadas. Los signos de aviso del coma diabético son: cefalea, fatiga, sed excesiva, dolor epigástrico, náuseas, vómitos, labios resecos, enrojecimiento facial y ojos hundidos. La temperatura corporal suele aumentar primero para luego disminuir. La presión arterial sistólica disminuye y puede producirse un colapso circulatorio.

coma hepático (hepatic coma), manifestación neuropsiquiátrica de una lesión hepática extensa debida a una enfermedad aguda o crónica del hígado. Los desechos tóxicos exógenos o endógenos para el encéfalo no se neutralizan en el hígado antes de volver de nuevo a la circulación sanguínea periférica, o el hígado no sintetiza las sustancias necesarias para la función cerebral y, por tanto, el encéfalo no dispone de ellas. El trastorno se caracteriza por un estado de consciencia variable, incluidos el letargo, el estupor y el coma, temblor en las manos, cambios de personalidad, pérdida de memoria, hiperreflexia e hiperventilación. Puede producirse una alcalosis metabólica, convulsiones y la muerte.

coma hipoglucémico (hypoglycemic coma), pérdida de consciencia debida a un nivel anormalmente bajo de glucemia.

coma por barbitúricos (barbiturate coma), efecto del ácido barbitúrico o de sus derivados, que pueden actuar como sedantes de acción rápida, hipnóticos o depresores respiratorios. Este tipo de coma se puede producir de forma intencionada para tratar algunos procesos neurológicos. En algunos casos de dosificación exagerada, intencionada o accidental, puede ocasionar la muerte.

coma urémico (uremic coma), situación de estupor que resulta de la acidosis y de los efectos tóxicos de la urea junto con la retención de productos nitrogenados del metabolismo que normalmente se excretan por los riñones.

coma vigil (vigil coma), estado de delirio semiconsciente en el que el paciente puede parecer despierto, con los ojos abiertos y mirando fijamente, y puede emitir sonidos verbales.

comatoso (comatose), relativo al estado de coma o al sueño anormalmente profundo, producido por una enfermedad o lesión.

combustión (combustion), proceso de quemar u oxidación que se puede acompañar de luz y calor. El oxígeno por sí mismo no arde, pero facilita la combustión. La velocidad de combustión está determinada tanto por la concentración de oxígeno como por su presión parcial.

comedocarcinoma (comedocarcinoma), neoplasia intraductal maligna de la mama en la que las células centrales degeneran y se pueden extraer fácilmente de la superficie de corte del tumor.

comedogenicidad (comedogenecity), capacidad de ciertos fármacos u otras sustancias, como los esteroides anabolizantes, para producir los comedones del acné.

comedomastitis (comedomastitis), ectasia de un conducto mamario.

comedón (comedo), punto negro (comedón abierto), espinilla (comedón cerrado), lesión básica del acné vulgar, producida por la acumulación de queratina y sebo en el orificio de salida de un folículo piloso.

comensal (commensal), (entre dos organismos diferentes) que viven juntos en un estado que no es perjudicial para ninguno y que puede ser beneficioso para ambos.

comensalismo (commensalism), simbiosis en la que sólo una especie se beneficia pero la otra no sufre daño alguno.

comentarios de evolución (progress notes), (en la historia clínica del paciente) comentarios realizados por el personal de enfermería y el médico que describen el estado del paciente y los tratamientos administrados o programados. Los comentarios de evolución pueden ajustarse al modelo de registro médico orientado al problema. Los comentarios de evolución del médico suelen centrarse en los aspectos médico o terapéutico de la situación y en la asistencia del paciente; los comentarios de evolución de enfermería, se suelen centrar en los objetivos establecidos en el programa de asistencia de enfermería.

comestible (edible), relativo a una sustancia que puede ser comida.

cometidos sexuales (sexual tasks), habilidades específicas aprendidas en varias fases del desarrollo a lo largo del ciclo vital que permiten a un adulto actuar normalmente en la esfera sexual.

comisión conjunta (joint conference committee), (en EE.UU.) organización hospitalaria compuesta por la junta de gobierno, administración y representantes de la plantilla médica, cuyo propósito es facilitar la comunicación entre los grupos.

Comisión E (Comission E), comité regulador interdisciplinar alemán, cuya función es supervisar los fármacos y preparaciones basados en el uso de plantas y evaluar y certificar su seguridad y eficacia.

Comisión sobre Enzimas (CE) (Enzyme Commission [EC]), Comisión Internacional sobre Enzimas, comité establecido en 1956 por la Unión Internacional de Bioquímica para estandarizar la clasificación de las enzimas y su nomenclatura.

Comission on Collegiate Nursing Education (CCNE) (Comission on Collegiate Nursing Education [CCNE]), en EE.UU., agencia de acreditación autónoma entre cuyas funciones se cuenta la valoración e identificación de los programas de enfermería comprometidos con las prácticas de enfermería eficaces, dentro del ámbito de las instituciones de educación superior.

comisura (commissure), **1.** banda de fibra nerviosa o de otro tejido que cruza de un lado a otro del organismo, generalmente conectando dos estructuras o masas tisulares. **2.** zona de unión entre dos partes anatómicas, como el ángulo del ojo, la comisura de los labios, o de los labios mayores.

comisura cerebral anterior (anterior cerebral commissure), haz de fibras de la pared anterior del prosencéfalo que conecta el bulbo olfatorio y la corteza de un lado con las estructuras similares del lado opuesto.

comisura del hipocampo (hippocampal commissure), capa delgada triangular de fibras transversas que conectan los bordes internos de los pilares posteriores del trígono cerebral.

comisurotomía (commissurotomy), división quirúrgica de una banda fibrosa o anillo que une dos partes de una estructura corporal.

comisurotomía mitral (mitral communissurotomy), procedimiento quirúrgico a corazón cerrado para el tratamiento de la estenosis mitral en el que la válvula mitral es dividida en la unión de su cúspide.

Comité Asesor sobre las Prácticas de Control de las Infecciones Hospitalarias (HICPAC) (Hospital Infection Control Practices Advisory Committee [HICPAC]), comité establecido en 1991 por el gobierno estadounidense con miembros nombrados por la Secretary of Health and Human Services. Proporciona asesoramiento y orientación respecto a las prácticas de aislamiento y actúa como comité asesor de los Centers for Disease Control and Prevention para actualizar las directrices y las declaraciones de política relacionadas con el control de las infecciones nosocomiales.

comité de control de infecciones (infection control committee), grupo de profesionales sanitarios compuesto por el personal dedicado al control de infecciones, con representantes médicos, personal de enfermería, administradores y, en ocasiones, personal no sanitario (cocina, celadores) que planea y supervisa las actividades del control de infecciones.

comité de evaluación de productos (product evaluation committee), comité hospitalario formado por personal médico, de enfermería, proveedores y personal administrativo cuyo objetivo es evaluar los productos relacionados con la asistencia sanitaria y aconsejar sobre su adquisición.

comité de investigación humana (human investigations committee), comité creado en un hospital, escuela o universidad para revisar los proyectos de investigación que afectan a sujetos humanos, para proteger los derechos de las personas que se van a someter al estudio y para garantizar que los principios éticos se siguen de forma apropiada.

comité de revisión institucional (institutional review board [IRB]), (en EE.UU.) comité organizativo que revisa y aprueba la investigación biomédica en la que participan seres humanos.

Comité de Seguridad frente a Radiación (Radiation Safety Committee), organización responsable de la monitorización y el mantenimiento de la seguridad en un ambiente radiactivo. Se emplea en las instituciones donde se produce y/o utiliza radiación.

comité de tejidos (tissue committee), grupo que evalúa toda la cirugía realizada en un hospital u otra institución sanitaria.

Comité International des Poids et Mesures (CIPM) (Comité International des Poids et Mesures [CIPM]), grupo de científicos que se reúnen periódicamente para definir las unidades internacionales (SI) de las cantidades físicas, como el volumen de un litro, la longitud de un metro o la cantidad precisa de tiempo de un minuto.

comorbilidad (comorbidity), coexistencia de dos o más enfermedades o procesos patológicos adicionales a un diagnóstico inicial.

compartimentación (gating), organización de datos de imagen de forma que la información utilizada para construir una imagen procede del mismo punto del ciclo en un movimiento repetido, como el latido cardíaco.

compartimiento fascial (fascial compartment), región corporal tabicada por fascia que normalmente contiene un músculo o grupo de músculos o un órgano.

compás de pliegue cutáneo (skinfold calipers), instrumento utilizado para medir la anchura de un pliegue de piel, habitualmente en la cara posterior de la parte superior del brazo y sobre las costillas inferiores.

compasivo (sympathetic), que demuestra compasión por el sufrimiento ajeno.

compatibilidad (compatibility), **1.** cualidad o estado de coexistir en armonía; congruencia. **2.** integración ordenada y eficaz de los elementos de un sistema con los de otro. **3.** formación de un sistema químico o bioquímico estable, especialmente en la medicación, de forma que puedan administrarse dos o más fármacos al mismo tiempo sin producir efectos colaterales indeseables o sin anular o modificar los efectos terapéuticos de los demás. **4.** (en inmunología) grado en el que el sistema defensivo del organismo tolerará la presencia de materia extraña, como sangre transfundida, injertos de tejidos u órganos trasplantados, sin desencadenar una reacción inmune. **5.** (en grupos sanguíneos o en pruebas cruzadas) ausencia de reacción entre grupos sanguíneos de manera que no se produce aglutinación cuando los hematíes de una muestra se mezclan con el suero de otra muestra; no se produce reacción a la transfusión de sangre.

compatibilidad sanguínea (blood crossmatching), comparación directa de la sangre del donante y la del receptor para evitar la transfusión de grupos sanguíneos incompatibles. Pruebas cruzadas de aglutinación de: 1) eritrocitos del donante por el suero del receptor y 2) eritrocitos del receptor por el suero del donante.

compatible (compatible), **1.** capaz de mantener una coexistencia idónea; se dice de los fármacos que pueden administrarse simultáneamente sin anulación o agravamiento de sus efectos. **2.** término aplicado al donante y al receptor en las transfusiones sanguíneas en las que no hay reacción a la transfusión. **3.** histocompatible.

compendio (compendium), recopilación de información sobre los criterios de potencia, pureza y calidad de los fármacos. En EE.UU. los compendios oficiales son la *Homeopathic Pharmacopoeia of the United States* y la *United States Pharmacopoeia* y sus suplementos.

compenetración (rapport), sensación de mutualidad y entendimiento, armonía, acuerdo, confianza y respeto como base de la relación entre dos personas, vínculo fundamental entre el terapeuta y el paciente en psicoterapia.

compensación (compensation), **1.** mecanismo para contrarrestar cualquier defecto de la estructura o funciones corporales. **2.** proceso por el que se mantiene un flujo sanguíneo adecuado mediante la utilización de mecanismos cardíacos y circulatorios normales como la taquicardia, la retención de líquidos con aumento del retorno venoso y la hipertrofia ventricular. La incapacidad del corazón para compensar o para proporcionar el gasto cardíaco necesario revela la existencia de patología en el músculo cardíaco. **3.** mecanismo de defensa complejo que permite a un individuo evitar estímulos emocionales desagradables o dolorosos que proceden de un sentimiento de inferioridad o insuficiencia.

compensación de dosificación (dosage compensation), mecanismo que contrarresta el número de dosis génicas ligadas al cromosoma X en los cromosomas sexuales, de forma que son iguales tanto en el macho, que sólo tiene un cromosoma X, como en la hembra, que tiene dos. En los mamíferos esto se consigue por la activación genética de uno solo de los cromosomas X en las células somáticas femeninas.

compensación de ganancia según tiempo (time gain compensation [TGC]), mayor amplificación de los ecos procedentes de profundidades tisulares crecientes. Se utiliza en ecografía para corregir la mayor atenuación del sonido con la profundidad del tejido.

compensador (compensator), aparato utilizado en radioterapia para corregir irregularidades de la superficie corporal, proporcionando una atenuación diferencial del haz antes de que éste alcance al paciente.

compensador de línea (line compensator), dispositivo electrónico que controla la potencia eléctrica de los equipos médicos, como los equipos de rayos X, y realiza ajustes automáticos ante las fluctuaciones de voltaje.

competencia (competence), **1.** (en embriología) capacidad global de una célula embrionaria para reaccionar ante estímulos determinantes con formas distintas de diferenciación. **2.** capacidad de la bacteria de captar moléculas de ADN del donante.

competencia comunitaria (community competence), resultado de enfermería recogido en la Nursing Outcomes Classification (NOC). Se define como la capacidad de una comunidad para resolver problemas colectivamente para conseguir objetivos comunitarios.

competencia embrionaria (embryonic competence), capacidad de una célula embrionaria para reaccionar normalmente ante el estímulo de un inductor, lo que permite un crecimiento o diferenciación normal y mantenida del embrión.

complejo (complex), **1.** grupo de elementos, como las moléculas químicas, que están relacionados por su estructura o función, como es el caso de la fracción proteica y el hierro de la hemoglobina o la fracción proteica y el cobalto de la vitamina B_{12}. **2.** combinación de signos y síntomas de una enfermedad que constituyen un síndrome. **3.** (en psicología) grupo de ideas asociadas con fuertes contenidos emocionales que afectan a la actitud de las personas.

complejo anfotericina B colesterol (amphotericin B cholesteryl complex), anfotericina B en un complejo con colesterol sulfato en una proporción 1:1, que se administra en infusión i.v. como tratamiento de la aspergilosis diseminada en pacientes que no responden o no toleran la anfotericina B convencional.

complejo anfotericina B lípidos (amphotericin B lipid complex), anfotericina B en un complejo con colesterol sulfato en una proporción 1:1, que se administra en infusión i.v. como tratamiento de la aspergilosis diseminada en pacientes que no responden o no toleran la anfotericina B convencional.

complejo anfotericina B liposomal (amphotericin B liposomal complex), anfotericina B intercalada en un liposoma de doble capa único. Se administra en infusión i.v. en el tratamiento de las infecciones fúngicas sistémicas graves y del kala-azar en pacientes que no responden o no toleran la anfotericina B convencional.

complejo antiinhibidor del coagulante (antiinhibitor coagulant complex [AICC]), fracción concentrada de plasma humano de banco, que incluye los factores de la coagulación dependientes de la vitamina K (factores II, VII, IX y X), los factores del sistema generador de cinina y el antígeno del coagulante del factor VIII. Se administra por vía intravenosa como antihemorrágico en pacientes con hemofilia que presentan inhibidores del factor VIII.

complejo auricular (atrial complex), la onda P del ECG, que refleja la actividad eléctrica de las aurículas.

complejo auricular prematuro (CAP) (premature atrial complex [PAC]), despolarización auricular que se produce antes de la excitación esperada, que se expresa electrocardiográficamente por una onda P′ precoz seguida por un complejo QRS normal. Los CAP pueden aparecer como consecuencia de un aumento del tamaño auricular o de isquemia, o bien puede ser secundaria al estrés, a la cafeína o a la nicotina.

complejo de ataque a la membrana (MAC) (membrane attack complex [MAC]), cúmulo de componentes del complemento que origina un poro en la membrana de una célula, conduciendo a su lisis.

complejo de Edipo (Oedipus complex), **1.** (en psicoanálisis) deseo de un niño de tener una relación sexual con el progenitor del sexo opuesto, habitualmente con fuertes sentimientos negativos hacia el progenitor del mismo sexo. **2.** deseo de un hijo de tener una relación sexual con su madre.

complejo de Eisenmenger (Eisenmenger's complex), [Victor Eisenmenger, médico alemán, 1864-1932], enfermedad cardíaca congénita en la cual hay un defecto del tabique ventricular, una malposición de la raíz aórtica que invade el tabique interventricular y una arteria pulmonar dilatada.

complejo de Electra (Electra complex), (en psiquiatría) deseo libidinoso de la hija hacia el padre.

complejo de factor IX (factor IX complex), hemostático que contiene los factores II, VII, IX y X. Se prescribe para el tratamiento de la hemofilia B. Es una proteína vitamina K-dependiente sintetizada en el hígado.

complejo de Ghon (Ghon's complex), [Anton Ghon, patólogo checoslovaco, 1866-1936], combinación de granulomas, calcificaciones o cicatrices curadas de la superficie pleural en el lóbulo medio del pulmón junto con granulomas de nódulos linfáticos hiliares. El complejo es una prueba de que el caso de TB primaria ha curado.

complejo de histocompatibilidad (histocompatibility complex), grupo de genes cuyos productos determinan la compatibilidad de tejidos u órganos trasplantados de

C

un individuo a otro de la misma o de otra especie.

complejo de inferioridad (inferiority complex), **1.** sensación personal de inadaptación. Es inconsciente y condiciona actitudes y comportamientos. **2.** (en psicoanálisis) complejo caracterizado por la lucha por alcanzar metas irreales provocado por un complejo de Edipo sin resolver. **3.** *coloquial,* sensación de ser inferior.

complejo de padre (father complex), *no técnico,* deseo reprimido de relación incestuosa con el padre.

complejo de subluxación (subluxation complex), (en quiropráctica) modelo teórico de disfunción del movimiento segmentario que incorpora la interacción compleja de cambios patológicos en nervio, músculo y tejido ligamentoso, vascular y conjuntivo.

complejo de subluxación vertebral (vertebral subluxation complex), en quiropráctica, mal funcionamiento de órganos o tejidos secundario a una alteración de la función nerviosa que se debe a una limitación del movimiento normal o a una posición anómala de los segmentos vertebrales.

complejo demencia-SIDA (CDS) (AIDS dementia-complex [ADC]), efecto neurológico de encefalitis o inflamación cerebral que afecta casi a un tercio de los pacientes con SIDA. Este trastorno se caracteriza por pérdida de la memoria y niveles y tipos distintos de demencia. Puede deberse a la destrucción de neuronas cerebrales por el virus VIH, ya que las autopsias indican que la densidad de las neuronas puede ser un 40% menor en pacientes con SIDA que en personas sanas.

complejo distrofina-glucoproteína (CDG) (dystrophine-glycoprotein complex [DGC]), complejo oligomérico de cadena larga constituido por proteínas y glucoproteínas del sarcolema, que resultan esenciales para la estabilidad de las membranas de la fibra muscular y para la unión del citoesqueleto de actina a la matriz extracelular. Las anomalías de la membrana plasmática de la fibra muscular que destruyen este complejo se han asociado a varios tipos de distrofia muscular y a miocardiopatía.

complejo extrofia-epispadias (exstrophy-epispadias complex), grupo de trastornos congénitos de la pared abdominal anterior, que incluyen la extrofia de la vejiga, la extrofia de la cloaca y el epispadias, siguiendo la teoría de que todas ellas son expresiones de una misma anomalía del desarrollo.

complejo HLA (HLA complex), antígenos de la región del cromosoma 6 que contiene genes que codifican las proteínas que permiten diferenciar al sistema inmune tejidos o proteínas «propias» o «extrañas». Estos loci se identifican por números y letras, como HLA-B27. Los antígenos se dividen en tres clases. Los antígenos de clase I (HLA-A, B y C) se encuentran en la superficie de todas las células nucleadas y en las plaquetas, y son importantes en los trasplantes tisulares. Si los antígenos HLA del donante y el receptor no concuerdan, los linfocitos T citolíticos reconocen y destruyen a los antígenos extraños. Los antígenos de la clase II sólo se encuentran en células inmunocompetentes y normalmente reconocen proteínas extrañas. Los antígenos de clase III no son antígenos de histocompatibilidad, como algunos componentes del complemento que se sitúan en el complejo HLA.

complejo motor de migración interdigestiva (interdigestive migrating motor complex), patrón de actividad motora cíclica del intestino delgado consecutivo a la terminación de la digestión y absorción de alimento.

complejo piruvato deshidrogenasa (pyruvate dehydrogenase complex), complejo multienzimático formado por al menos tres enzimas diferentes, que cataliza la formación de acetil coenzima A a partir de piruvato y coenzima A.

complejo polisacárido-hierro (polysaccharide-iron complex), hierro férrico que forma un complejo con un polisacárido de bajo peso molecular preparado por hidrólisis del almidón, utilizado como hematínico oral.

complejo prematuro (premature complex), cualquier deflexión del ECG que represente a ventrículos o aurículas y que se produzca tempranamente respecto al ritmo dominante.

complejo QRS (QRS complex), conjunto de ondas del ECG que representa la despolarización de las células musculares de los ventrículos. En el complejo QRS, la onda Q es la deflexión negativa que precede a la onda R, la onda R es la primera deflexión positiva, y la onda S es la deflexión negativa tras la onda R. Si no hay onda R la totalidad del complejo negativo se designa como QS.

complejo QRST (QRST complex), elemento del ECG constituido por el complejo QRS, el segmento ST, el intervalo QT y la onda T. Representa la despolarización y la repolarización de los ventrículos.

complejo relacionado con el SIDA (CRS) (AIDS related complex [ARC]), estadio previo al SIDA, cuyos signos y síntomas comprenden ganglios aumentados de tamaño, sudoración nocturna prolongada, fiebre y adelgazamiento excesivo.

complejo sicca (sicca complex), sequedad anormal de la boca, los ojos y otras membranas mucosas. El trastorno se observa en pacientes con síndrome de Sjögren, sarcoidosis, amiloidosis y deficiencia de vitaminas A y C.

complejo VATER (VATER complex), asociación no casual de anomalías congénitas que consisten en defectos *v*ertebrales, *a*no imperforado, fístula *t*raqueo*e*sofágica y displasia *r*adial y *r*enal.

complejo ventricular prematuro (CVP) (premature ventricular complex [PVC]), despolarización ventricular que ocurre antes de lo esperado. En el electrocardiograma aparece como un complejo QRS ancho, temprano, sin ir precedido de una onda P correspondiente. Los CVP pueden ser idiopáticos o causados por estrés, desequilibrio electrolítico, isquemia, hipoxemia, hipercapnia, agrandamiento ventricular o reacción tóxica a fármacos. Los CVP frecuentes pueden ser un precursor de taquicardia o fibrilación ventriculares.

complejo vitamínico B (vitamin B complex), grupo de vitaminas hidrosolubles que difieren entre sí en su estructura y en su efecto biológico. Todas las vitaminas B se encuentran en grandes cantidades en el hígado y las levaduras, estando presentes de forma aislada o en combinación en numerosos alimentos.

complejos de Meyenburg (Meyenburg complexes), grupos de hamartomas presentes en los conductos biliares.

complementariedad (complementarity), relativo a una relación en la que las diferencias son máximas.

complemento (complement), sistema constituido por al menos veinte proteínas séricas enzimáticas complejas. En una reacción antígeno-anticuerpo el complemento produce lisis. El complemento también se ve implicado en reacciones fisiológicas como la anafilaxia y la fagocitosis.

complementos de la anestesia (adjunct to anesthesia), uno de los diversos fármacos o técnicas utilizados para profundizar la anestesia, pero no clasificados como anestésicos. Los complementos de la anestesia se utilizan como premedicación y durante la anestesia para intensificar los efectos anestésicos o reducir los efectos secundarios indeseables.

compliancia pulmonar (lung compliance), medida de la facilidad con la que se expanden los pulmones y el tórax durante los movimientos respiratorios. Está determinada por el volumen y la elasticidad pulmonares: un alto grado de compliancia indica una falta de recuperación elástica de los pulmones, como ocurre en la edad avanzada o en el enfisema. La disminución de la compliancia pulmonar se produce en procesos en los que es necesaria una mayor presión para producir cambios de volumen, como en las atelectasias, el edema, la fibrosis, la neumonía o la ausencia de surfactante. La disnea de esfuerzo es el síntoma principal de la compliancia pulmonar disminuida.

compliancia ventilatoria (ventilatory compliance), suma de la compliancia dinámica del pulmón y la compliancia de la caja torácica.

compliancia ventricular (ventricular compliance), propiedad del ventrículo del corazón en estado de reposo que determina la relación entre el llenado del ventrículo y su presión diastólica.

complicación (complication), **1.** enfermedad o lesión que aparece durante el tratamiento de un trastorno previo, alterando con frecuencia el pronóstico. **2.** problema que se presenta durante el parto y que pone en riesgo al neonato, a la madre o a ambos.

componente (component), parte significativa de una unidad mayor.

componente M (M component), inmunoglobulina anómala que se presenta en grandes cantidades en pacientes con macroglobulinemia, enfermedad de cadenas pesadas y mieloma múltiple.

componente metabólico (metabolic component), el bicarbonato del plasma.

componente respiratorio (αPCO$_2$) (respiratory component [αPCO$_2$]), componente ácido de un sistema de control acidobásico que es modificado por la situación respiratoria.

componente secretor (secretory component), glucopéptido unido a la IgA. Es necesario para la secreción de la IgA a los espacios mucosos.

componer (compound), crear una sustancia mediante la combinación de ingredientes, como los farmacéuticos.

comportamiento de cumplimiento (adherence behavior), resultado de enfermería recogido en la Nursing Outcomes Classification (NOC). Se define como una acción iniciada por uno mismo con el objetivo de promover el bienestar óptimo, la recuperación y la rehabilitación.

comportamiento de cumplimiento: dieta saludable (adherence behavior: healthy diet), resultado de enfermería de la Nursing Outcomes Classification (NOC) definido como las acciones personales orientadas a monitorizar y optimizar un régimen dietético saludable y nutritivo.

comportamiento para dejar de fumar (smoking cessation behavior), resultado de enfermería recogido en la Nursing Outcomes Classification (NOC). Se define como las acciones personales destinadas a la eliminación del consumo de tabaco.

compos mentis (compos mentis), cualidad de estar en su sano juicio.

composición corporal (body composition), proporciones relativas de proteína, grasa, agua y componentes minerales en el cuerpo.

Varía entre los individuos como resultado de diferencias en la densidad corporal y el grado de obesidad.

Comprehensive Health Manpower Training Act de 1971 (Comprehensive Health Manpower Act of 1971), ley aprobada por el Congreso de EE.UU. que proporciona los recursos docentes para los programas de enfermera profesional y de ayudante del médico.

Comprehensive Health Planning (CHP) and Public Health Services Amendments (Comprehensive Health Planning [CHP] and Public Health Services Amendments), legislación aprobada por el Congreso de EE.UU. en 1966 que concedía una importancia especial a la planificación regional y establecía por primera vez el concepto de que toda persona tiene «derecho a la asistencia sanitaria».

compresa (compress), paño blando, generalmente elaborado con gasa, utilizado para aplicar calor, frío o medicamentos sobre la superficie de una región corporal. También se puede aplicar una compresa sobre una herida para facilitar el control de la hemorragia.

compresa (sanitary napkin), apósito desechable de material absorbente que se suele emplear para recoger el flujo menstrual.

compresa caliente (hot compress), almohadilla caliente de un tejido húmedo y plegado que se aplica sobre un área para reducir el dolor o la inflamación.

compresa fría (cold compress), almohadilla formada por paños absorbentes blandos, fuertemente doblados y húmedos, mojados en agua fría y escurridos, que se aplican a una parte del cuerpo con el fin de aliviar el dolor o reducir la inflamación.

compresa perineal (perineal pad), almohadilla de material blando usada para cubrir el perineo y absorber el flujo menstrual o para proteger una herida o incisión.

compresión (compression), **1.** acto de presionar, apretar o utilizar otra forma de aplicar presión sobre un órgano, tejido o región corporal. **2.** presión ejercida sobre sustancias para que ocupen un volumen de espacio menor (p. ej., en la compresión de un gas en un aerosol presurizado).

compresión cerebral (cerebral compression), cualquier anomalía, inducida por hemorragias, abscesos o tumores, que aumente la presión intracraneal.

compresión con balón (balloon compression), tratamiento percutáneo para la neuralgia del trigémino. Se infla un balón para comprimir el ganglio de Gasser y producir lesión del trigémino.

compresión de la imagen (image compression), reducción del espacio requerido para almacenar o del tiempo necesario para transferir una imagen digital.

compresión de la médula espinal (spinal cord compression), trastorno con frecuencia grave provocado por presión sobre la médula espinal. Los síntomas varían entre adormecimiento pasajero de una extremidad y cuadriplejía permanente, dependiendo de la causa, gravedad y localización de la presión. Son causas de ella las fracturas y las luxaciones vertebrales, tumores, hemorragias y el edema asociado a la contusión.

compresión de una raíz nerviosa (nerve root impingement), protrusión anormal de tejido corporal en el espacio ocupado por una raíz nerviosa espinal. Las causas pueden ser hernia de disco, prolapso de tejido e inflamación.

compresión digital (digital compression), el acto de presionar con los dedos, como cuando se intenta detener el flujo sanguíneo de una herida.

compresión intermitente (intermittent compression), compresión externa empleada para controlar y reducir la acumulación de linfa en los tejidos corporales. Los dispositivos para proporcionar compresión intermitente con un régimen «on-off» de secuencia temporal son manguitos de presión inflados y bombas de compresión lineales. La compresión intermitente se usa también para reducir la hemorragia aguda.

compresión nerviosa (nerve compression), alteración y tipo de mononeuropatía que se caracteriza por lesión del nervio y debilidad muscular, atrofia o aparición de parestesias más adelante. Cualquier nervio que pase por encima de una prominencia rígida es vulnerable, y el grado de lesión dependerá de la intensidad y duración de la fuerza compresiva.

compresiones (compressions), (en ciencias físicas) regiones de alta densidad molecular, como una gran cantidad de energía ultrasónica, en una onda longitudinal.

compresor de aire (air compressor), aparato que comprime el aire para su almacenamiento y utilización en aparatos manuales y otros instrumentos médicos y dentales que funcionan por aire.

compresor de la narina (compressor naris), parte transversal del músculo nasal que sirve para deprimir el cartílago de la nariz y para levantar el ala hacia el tabique.

comprimido (tablet), forma pequeña y sólida de dosificación de un medicamento. Puede ser casi de cualquier tamaño, forma, peso y color. La mayoría de los comprimidos están elaborados con la intención de que se traguen enteros, aunque algunos se pueden disolver en la boca, masticar o disolver en líquido antes de su ingestión; algunos se pueden colocar en una cavidad corporal.

comprimido recubierto (coated tablet), pastilla de uno o más productos farmacéuticos 1) revestidos de azúcar o de sustancias aromáticas para enmascarar el sabor, o 2) con revestimiento entérico, es decir, cubierta por una sustancia resistente a la disolución en el estómago, pero que permite la liberación del medicamento en el intestino.

comprimidos de nitroglicerina (nitroglycerin tablets), comprimidos con gliceril trinitrato, un éster volátil preparado mediante la acción del ácido nítrico o sulfúrico sobre el glicerol. Un comprimido colocado bajo la lengua alivia rápidamente el dolor torácico que causa la angina, y existen formas de liberación sostenida para prevenir la angina.

comprobación de sustancias controladas (controlled substance checking), intervención de enfermería recogida en la Nursing Interventions Classification (NIC). Se define como la promoción del uso apropiado y la vigilancia de las medidas de seguridad de las sustancias controladas.

compromiso (compromise), acción que puede implicar un cambio en la conducta del sujeto como la sustitución de metas o la demora en la satisfacción de necesidades en un ámbito para reducir el estrés en otro.

compuesto (compound), **1.** (en química) sustancia formada por dos o más elementos diferentes, combinados químicamente en proporciones definidas, que no pueden ser separados por medios físicos. **2.** cualquier sustancia formada por dos o más ingredientes distintos. **3.** que hace referencia a una lesión caracterizada por múltiples factores, como una fractura compuesta.

compuesto áureo (gold compound), fármaco que contiene sales de oro, que normalmente se administra con otros fármacos para el tratamiento de la artritis reumatoide. El oro es potencialmente tóxico y sólo se administra bajo la supervisión de un especialista en crisoterapia.

compuesto carbamino (carbamino compound), compuesto químico formado por la unión de moléculas de dióxido de carbono con las proteínas plasmáticas.

compuesto de fosfato de alta energía (high-energy phosphate compound), compuesto químico con un grupo fosfórico fácilmente hidrolizable. La hidrólisis de este grupo libera una gran cantidad de energía. El adenosintrifosfato (ATP) es el compuesto más potente y omnipresente de todos los compuestos de fosfato de alta energía que se encuentran en el organismo.

compuesto insaturado (unsaturated compound), compuesto químico que posee dobles o triples enlaces.

compuesto marcado (labeled compound), sustancia química en la que parte de las moléculas están marcadas con un radioisótopo, de forma que la observación de la radiactividad o composición isotópica permite el seguimiento del compuesto durante procesos físicos, químicos o biológicos.

compuesto tricíclico (tricyclic compound), sustancia química que contiene tres anillos en su estructura molecular, especialmente los fármacos antidepresivos tricíclicos utilizados en el tratamiento de la depresión reactiva o endógena.

compuestos aromáticos (aromatic compounds), compuestos orgánicos que contienen un anillo de benceno, naftaleno o análogo. Muchos de estos compuestos tienen olores agradables.

compuestos azo (azo compounds), cualquiera de los numerosos compuestos aromáticos orgánicos que contienen el grupo cromóforo divalente —N == N—. Se forman por reducción alcalina de compuestos nitro.

compulsión (compulsion), impulso irresistible, repetitivo e irracional para realizar un acto que por lo general es contrario a los propios juicios y valores, de tal forma que produce una ansiedad extrema si no se efectúa.

compulsión de repetición (repetition compulsion), necesidad compulsiva de volver a situaciones, pautas de conducta y actos anteriores y repetirlos para experimentar emociones o relaciones sentidas con anterioridad.

compulsivo (compulsive), relativo a un acto realizado repetidamente por un impulso irresistible.

COMT (MTOC), siglas de **centro organizador de microtúbulos**.

comuna (commune), pequeña comunidad de personas que comparten ciertos objetivos sociales y económicos. Los miembros pueden compartir también la propiedad y el control del liderazgo político local y se manifiestan comprometidos con la medicina holística.

comunicación[1] (communication), cualquier proceso en el que un mensaje que contiene información es transferido, especialmente de una persona a otra, a través de cualquier tipo de medio.

comunicación[2] (communication) resultado de enfermería recogido en la Nursing Outcomes Classification (NOC). Se define como la recepción, interpretación y expresión de mensajes hablados, escritos y no verbales.

comunicación: expresiva (communication: expressive), resultado de enfermería recogido en la Nursing Outcomes Classification (NOC). Se define como la expresión de mensajes verbales y/o no verbales significativos.

comunicación: receptiva (communication: receptive), resultado de enfermería recogido en la Nursing Outcomes Classification (NOC). Se define como la recepción e interpretación de mensajes verbales y/o no verbales.

comunicación aortopulmonar (aortopulmonary fenestration), anomalía congénita caracterizada por la existencia de una comunicación anómala entre la aorta ascendente y la arteria pulmonar, por encima de la válvula semilunar, lo cual permite que se produzca la mezcla entre la sangre oxigenada y la no oxigenada y reduce el oxígeno que llega a la circulación periférica.

comunicación centrada en la consulta (consultee-centered communication), asesoramiento experto proporcionado a un consultor (profesional sanitario) para mejorar la capacidad de éste para obtener un mejor rendimiento en el trabajo con sus pacientes.

comunicación congruente (congruent communication), modelo de comunicación en el que la persona envía el mismo mensaje en los niveles verbal y no verbal.

comunicación de incidencias (incident reporting), intervención de enfermería recogida en la Nursing Interventions Classification (NIC). Se define como la comunicación escrita y verbal de cualquier acontecimiento que, durante el proceso de asistencia, sea inconsistente con los resultados deseados o con las operaciones de rutina del centro sanitario.

comunicación disfuncional (dysfunctional communication), comunicación resultante de percepciones inexactas, alteración de los filtros internos (interpretaciones personales de la información) y aislamiento social.

comunicación incongruente (incongruent communication), patrón de comunicación en el que el emisor da mensajes contradictorios en los niveles verbal y no verbal, y el receptor no sabe qué mensaje aceptar.

comunicación interauricular (CIA) (atrial septal defect [ASD]), anomalía cardíaca congénita caracterizada por la existencia de una comunicación anómala entre las dos aurículas. La gravedad de este trastorno depende del tamaño y de la localización del defecto. El defecto del septo auricular aumenta el flujo de sangre oxigenada hacia el lado derecho del corazón, lo que generalmente se tolera bien ya que la sangre pasa a presión muy inferior a la que se produce en el defecto del septo ventricular. Entre las manifestaciones clínicas se encuentran un soplo sistólico característico, parecido a un roce, y desdoblamiento fijo del segundo ruido que no varía con la respiración.

comunicación interpersonal diádica (dyadic interpersonal communication), proceso en el que dos personas actúan frente a frente como emisores y receptores, como en una conversación.

comunicación interventricular (CIV) (ventricular septal defect [VSD]), abertura anómala en el tabique que separa los ventrículos, que permite el paso de sangre oxigenada del ventrículo izquierdo al ventrículo derecho y la recirculación a través de la arteria pulmonar y los pulmones. Es el defecto cardíaco congénito más frecuente. Algunas comunicaciones pequeñas pueden cerrar espontáneamente. Los defectos importantes pueden causar endocarditis bacteriana, infecciones del tracto respiratorio inferior, enfermedad pulmonar vascular obstructiva, regurgitación aórtica o insuficiencia cardíaca congestiva.

comunicación no verbal (nonverbal communication), transmisión de un mensaje sin usar palabras. Pueden estar involucrados cualquiera de los cinco sentidos.

comunicación privilegiada (privileged communication), término legal utilizado en procedimientos judiciales acerca del derecho para revelar información de la persona que habla. Puede existir comunicación privilegiada entre un paciente y un profesional de la salud únicamente si la ley lo establece así de modo específico.

comunicación terapéutica (therapeutic communication), (en enfermería psiquiátrica) proceso en el que el personal de enfermería influye conscientemente en un paciente o ayuda al paciente a comprender mejor a través de la comunicación verbal o no verbal. La comunicación terapéutica implica el empleo de estrategias específicas que animan al paciente a expresar sus sentimientos e ideas y que transmiten aceptación y respeto.

comunicación total (total communication), utilización combinada de lenguaje oral y comunicación manual por una persona con pérdida auditiva.

comunicación ventriculovenosa (ventriculovenous shunt), comunicación creada quirúrgicamente entre un ventrículo cerebral y la vena yugular interna, por medio de un catéter de plástico con un regulador de presión-flujo para permitir el drenaje de líquido cefalorraquídeo para aliviar la presión causada en la hidrocefalia.

comunidad (community), grupo de individuos que residen en una región geográfica determinada y que comparten intereses u obligaciones comunes.

comunidad competente (competent community), población que es consciente de sus recursos, que puede tomar decisiones sobre cuestiones que afectan al grupo y que puede hacer frente a los problemas. Es comparable al concepto de salud mental positiva.

comunidad terapéutica (CT) (therapeutic community [TC]), (en salud mental) unidad de tratamiento en la que todo el ambiente forma parte del tratamiento. El ambiente físico, los demás pacientes, el personal y los vigilantes de la unidad influyen en la función del individuo en las actividades cotidianas en la comunidad.

CONA (CONA), siglas de **Canadian Orthopedic Nurses Association.**

conación (conation), proceso mental caracterizado por deseo, impulso, volición y esfuerzo.

concanavalina A (concanavalin A), hemaglutinina aislada a partir de la harina de judías que reacciona con los poliglucosanos de la sangre de mamíferos produciendo aglutinación.

concatenados (concatenates), moléculas largas formadas por la repetición continua de la misma subunidad molecular.

concavidad (concavity), depresión profunda o superficie curva hacia dentro de un órgano o estructura corporal.

cóncavo (concave), curvado como el interior de un arco de círculo.

concebir (conceive), quedarse embarazada.

concentración[1] (concentration), **1.** aumento de la densidad por evaporación. **2.** relación entre la masa o volumen de un soluto con la masa o volumen del solvente.

concentración[2] (concentration), resultado de enfermería recogido en la Nursing Outcomes Classification (NOC). Se define como la capacidad de centrarse en un estímulo específico.

concentración alveolar mínima (CAM) (minimum alveolar concentration [MAC]), la cantidad más pequeña de un gas detectable y medible en los alveolos pulmonares.

concentración de fármaco (drug concentration), cantidad de un fármaco en un volumen determinado de plasma (p. ej., en miligramos por mililitro). Los niveles tóxicos del fármaco pueden observarse cuando están deteriorados los mecanismos normales del cuerpo para metabolizar y excretar el fármaco, como suele ocurrir en pacientes con trastornos hepáticos o renales y en lactantes con órganos inmaduros.

concentración de glucosa en sangre (blood glucose level), concentración de glucosa en sangre, representada en miligramos de glucosa por decilitro de sangre.

concentración de hemoglobina corpuscular media (CHCM) (mean corpuscular hemoglobin concentration [MCHC]), estimación de la concentración de hemoglobina en gramos por 100 ml de concentrado de eritrocitos, obtenida dividiendo la hemoglobina entre el hematocrito.

concentración de hidrogeniones (H^+) en la sangre (hydrogen ion (H^+) concentration of blood), medida del pH sanguíneo y de sus efectos en la capacidad para transportar oxígeno de la molécula de hemoglobina.

concentración inhibidora mínima (CIM) (minimal inhibitory concentration [MIC]), concentración más pequeña de un antibiótico en la sangre que es eficaz contra una infección bacteriana.

concentración máxima (peak concentration), cantidad máxima de una sustancia o fuerza, como la concentración más elevada de un fármaco medida inmediatamente después de la administración del fármaco.

concentración sérica de oxígeno (oxygen concentration in blood), concentración de oxígeno en una muestra de sangre, incluyendo el oxígeno combinado con la hemoglobina y el oxígeno disuelto físicamente en la sangre.

concentrado (concentrate), sustancia, particularmente un líquido, que se ha fortalecido y reducido en volumen mediante la eliminación de compuestos inactivos a través de la evaporación u otros medios.

concentrado celular (packed cells), preparado de células sanguíneas separadas del plasma líquido que se administra con frecuencia en la anemia grave para restablecer la concentración adecuada de hemoglobina y de hematíes sin sobrecargar el sistema vascular con un exceso de líquidos.

concentrado del complejo de protrombina activada (CCPA) (activated prothrombin complex concentrate [APCC]), complejo antiinhibidor de coagulante.

concentrar (concentrate), disminuir el volumen de un líquido y aumentar su fuerza por unidad de volumen mediante la eliminación de compuestos inactivos a través de la evaporación u otros medios.

concéntrico (concentric), que describe dos o más círculos que tienen un centro común.

concepción (conception), **1.** inicio del embarazo; generalmente se considera como tal el momento en el que el espermatozoide penetra en el óvulo y forma un cigoto viable. **2.** acto o proceso de fertilización. **3.** acto o proceso de crear una idea o concepto.

conceptiva (conceptive), capaz de quedar embarazada.

concepto (concept), pensamiento o idea concebida o abstraída que se origina y mantiene en la mente.

concepto (conceptus), producto de la concepción; óvulo fertilizado junto con sus membranas protectoras en todas las fases del desarrollo intrauterino desde la implantación hasta el nacimiento.

concepto del yo (self-concept), conjunto de ideas, sentimientos y actitudes que una persona tiene sobre su propia identidad, valía, capacidades y limitaciones.

concepto imperioso (imperative conception), pensamiento o impresión que aparece espontáneamente en la mente y no se puede eliminar, como una obsesión.

concha (concha), estructura corporal que tiene forma de concha, como la cavidad del oído externo que rodea al meato del conducto auditivo externo.

concha (shell), **1.** cubierta externa protectora dura que encierra un material. **2.** nivel de energía principal ocupado por un electrón en un átomo.

conchitis (conchitis), inflamación de una concha de la oreja o de la nariz.

conciencia plena del lado afectado (heedfulness of affected side), resultado de enfermería recogido en la Nursing Outcomes Classification (NOC). Se define como las acciones personales destinadas a reconocer, proteger e integrar de forma cognitiva la parte o partes corporales afectadas en el yo.

concienciación (conscientiousness) **1.** compromiso basado en principios de realizar una tarea, por ejemplo la prestación de asistencia sanitaria. **2.** actuación de un modo que se considera correcto e idóneo.

concomitante (concomitant), designación de uno, más de dos o más cosas, que ocurren simultáneamente, que pueden o no estar; acompañante.

concordancia (concordance), expresión de uno o más rasgos específicos en los dos miembros de una pareja de gemelos.

concreción (concreteness), comunicación específica de un lugar y momento determinados, sencillez, falta de abstracción.

concrescencia (concrescence), **1.** fusión; unión de partes inicialmente separadas. **2.** (en embriología) crecimiento conjunto y agrupamiento de las células. **3.** (en odontología) unión de las raíces de dos dientes adyacentes mediante la colocación de cemento.

condensación (condensation), **1.** reducción a una forma más densa, como el paso de vapor de agua a líquido. **2.** (en psicología) proceso que suele estar presente en los sueños en el que dos o más conceptos se fusionan de forma que un solo símbolo representa múltiples componentes.

condensador (condenser), (en odontología) instrumento para comprimir el material de restitución en la cavidad dental preparada. Tiene un extremo distal o punta con una cara plana o dentada.

condensador de acción retorno (back-action condenser), instrumento para compactar amalgamas dentales con un eje en forma de U para desarrollar la fuerza de condensación con un movimiento de extracción en lugar del movimiento más común de compresión.

condensador de amalgama (amalgam condenser), (en odontología) instrumento que se utiliza para dar consistencia a la amalgama de plata en estado plástico cuando se trata de recuperar el contorno natural de los dientes.

condensador de mano (hand condenser), (en odontología) instrumento para compactar amalgamas u hojas de oro utilizando la fuerza aplicada por el odontólogo, con o sin ayuda de la fuerza suplementaria de una maza dirigida por un auxiliar.

condensador electromazo (electromallet condenser), dispositivo electrónico utilizado en el pasado para compactar el oro de relleno, en preparaciones como las restauraciones de lámina de oro para cavidades dentales.

condensador en bayoneta (bayonet condenser), instrumento empleado en odontología para compactar material de reconstrucción, que se emplea principalmente para modificar la línea de fuerza durante la compactación del oro.

condensador mecánico (mechanical condenser), dispositivo que emite automáticamente impactos controlados para condensar el material de restauración durante el llenado de las cavidades dentarias.

condensador neumático (pneumatic condenser), (en odontología) dispositivo neumático para ejercer una fuerza de compresión sobre el material de reconstrucción utilizado para llenar las cavidades dentarias.

condensador paralelogramo (parallelogram condenser), (en odontología) instrumento con una cara con forma de rectángulo o paralelogramo, utilizado para compactar las amalgamas que se utilizan en la obturación de dientes.

condición (condition), cualquier elemento necesario para el aspecto o la existencia de otra cosa o que lo restringe o modifica.

condicionamiento (conditioning), forma de aprendizaje basada en el desarrollo de una respuesta o de un grupo de respuestas frente a un estímulo o serie de estímulos.

condicionamiento clásico (classical conditioning), forma de aprendizaje en la que un estímulo previamente neutro comienza a desencadenar una respuesta dada mediante entrenamiento asociativo.

condicionamiento de evitación (avoidance conditioning), establecimiento de ciertos patrones de conducta para evitar los estímulos desagradables o dolorosos.

condicionamiento operativo (operant conditioning), forma de aprendizaje utilizada en terapia conductual en la que el sujeto que se somete a un tratamiento es recompensado si obtiene la respuesta correcta y castigado si obtiene la respuesta incorrecta.

condicionar (condition), (en psicología) someter a una persona o animal a un aprendizaje condicionado o asociativo, de forma que un estímulo específico siempre desencadene una respuesta determinada.

condiciones TPES de un volumen de gas (STPD conditions of a volume of gas), condiciones de un volumen de gas a 0 °C, 760 torr y sin vapor de agua. Debe contener una cifra calculable de moles de un gas determinado.

cóndilo (condyle), proyección redondeada del extremo de un hueso donde se insertan ligamentos y músculos y donde se articula con los huesos adyacentes.

cóndilo femoral (femoral condyle), cada una de las dos grandes prominencias en forma de campana de la extremidad distal del fémur. Se articulan con la rótula y la tibia en la articulación de la rodilla.

condiloide (condyloid), parecido a un nudillo.

condiloma (condyloma), excrecencia semejante a una verruga cerca del ano, de la vulva o del prepucio.

condiloma acuminado (condylomatum acuminatum), crecimiento verrugoso en el cuello uterino debido a una infección por papilomavirus humano.

condiloma gigante (giant condyloma), tumor destructivo similar a un carcinoma epidermoide, pero que en realidad es una forma de condiloma acuminado. Suele localizarse en el pene, pero en ocasiones aparece en cualquier zona de la región anogenital tanto en varones como en mujeres. Es una masa verrugosa-fungoide grande, similar a una coliflor que erosiona la piel afectada y progresa hasta penetrar y destruir los tejidos más profundos.

condiloma plano (condyloma latum), excrecencia lisa, húmeda, papulosa, que se observa en la sífilis secundaria en el surco del periné o en el glande del pene.

cóndilos occipitales (occipital condyles), estructuras pares que se sitúan en los bordes anterolaterales del agujero magno y se articulan con el atlas.

condral (chondral), relativo o perteneciente al cartílago.

condralgia (chondralgia), dolor que parece originarse en el cartílago.

condrectomía (chondrectomy), extirpación quirúrgica de un cartílago.

condrioconto (chondriocont), mitocondria filiforme y con forma de bastón.

condrioma (chondriome), contenido mitocondrial global de una célula tomado como una unidad.

condriomito (chondriomite), mitocondria granular aislada o grupo de dichos organelos que se presentan constituyendo cadenas.

condritis (chondritis), cualquier proceso inflamatorio que afecta a las articulaciones.

condroangioma (chondroangioma), tumor mesenquimatoso benigno que contiene elementos vasculares y cartilaginosos.

condroblasto (chondroblast), cualquier célula que procede del mesénquima y forma cartílago. Los condroblastos desempeñan un importante papel en la osificación endocondral y en especial en el crecimiento óseo longitudinal.

condroblastoma (chondroblastoma), tumor benigno que deriva de los precursores de las células cartilaginosas, que se desarrolla con mayor frecuencia en las epífisis del fémur y del húmero.

condrocalcinosis (chondrocalcinosis), artropatía en la que se observan depósitos de calcio en las articulaciones periféricas. Se parece a la gota y aparece sobre todo en pacientes mayores de 50 años de edad que además padecen osteoartritis y diabetes mellitus.

condrocarcinoma (chondrocarcinoma), tumor epitelial maligno en el que existe metaplasia cartilaginosa.

condrocito (chondrocyte), cualquiera de las células polimórficas que forman los cartílagos del organismo.

condroclasto (chondroclast), célula gigante multinucleada asociada a la reabsorción del cartílago.

condrocostal (chondrocostal), relativo o perteneciente a las costillas y a los cartílagos costales.

condrodisplasia (chondrodysplasia), enfermedad hereditaria caracterizada por un crecimiento anómalo de los extremos óseos, particularmente de los huesos largos de los brazos y de las piernas.

condrodisplasia punctata (chondrodysplasia punctata), forma de enanismo hereditario caracterizada por lesiones cutáneas, desprendimiento epifisario a nivel radiológico y nariz respingona. Existen dos tipos, la forma benigna de Conradi-Hünermann, con acortamiento asimétrico de las extremidades, manifiesto o leve, y una forma rizomélica letal.

condrodistrofia (chondrodystrophy), grupo de alteraciones en las que se produce una transformación anómala del cartílago en hueso, particularmente en las epífisis de los huesos largos. Los pacientes presentan enanismo, con tronco normal y extremidades acortadas.

condrodistrofia congénita calcificante (chondrodystrophia calcificans congenita), trastorno hereditario caracterizado por la presencia de numerosas calcificaciones de pequeño tamaño en las epífisis de los huesos largos. Durante la etapa de crecimiento infantil se ponen de manifiesto el enanismo, las contracturas, las cataratas, el retraso mental y los dedos cortos y gruesos.

condroendotelioma (chondroendothelioma), tumor benigno mesenquimatoso que contiene elementos cartilaginosos y endoteliales.

condrofibroma (chondrofibroma), tumor fibroso que contiene elementos cartilaginosos.

condrofito (chondrophyte), masa anómala de cartílago.

condrogénesis (chondrogenesis), proceso de desarrollo del cartílago.

condroide (chondroid), semejante al cartílago.

condrolipoma (chondrolipoma,), tumor benigno mesenquimatoso que contiene elementos grasos y cartilaginosos.

condroma (chondroma), tumor benigno de células cartilaginosas bastante frecuente, que crece lentamente dentro del cartílago (encondroma) o en la superficie (econdroma).

condroma articular (joint chondroma), masa cartilaginosa que se desarrolla en la membrana sinovial de una articulación.

condroma sinovial (synovial chondroma), crecimiento cartilaginoso poco frecuente que se desarrolla en el tejido conjuntivo, por debajo de la membrana sinovial de articulaciones, vainas tendinosas o bolsas.

condromalacia (chondromalacia), reblandecimiento del cartílago. La condromalacia de la rótula afecta a adultos jóvenes tras una lesión de la rodilla y se caracteriza por inflamación y dolor, con cambios degenerativos, que se hacen patentes mediante una exploración radiológica. La condromalacia fetal es una forma congénita letal en la que el recién nacido presenta miembros débiles y flexibles.

condromatosis (chondromatosis), trastorno caracterizado por la presencia de numerosos tumores cartilaginosos.

condrómero (chondromere), vértebra cartilaginosa embrionaria junto con su componente costal.

condromioma (chondromyoma), tumor benigno mesenquimatoso que contiene tejido muscular y cartilaginoso.

condromixofibroma (chondromyxofibroma), tumor benigno que se desarrolla a partir del tejido conjuntivo formador de cartílago. La lesión se caracteriza típicamente por constituir una masa firme, gris blanquecina, algo elástica, que tiende a localizarse en la rodilla y en los huesos pequeños del pie.

condromixoide (chondromyxoid), compuesto de elementos mixoides y cartilaginosos.

condroplasia (chondroplasia), formación de cartílago.

condroplastia (chondroplasty), reparación quirúrgica del cartílago.

condrosarcoma (chondrosarcoma), neoplasia maligna de células cartilaginosas o de sus precursoras que aparece con más frecuencia en los huesos largos, la cintura pelviana y la escápula.

condrosarcoma central (central chondrosarcoma), tumor maligno cartilaginoso que se origina en el interior de un hueso.

condrosarcoma mesenquimatoso (mesenchymal chondrosarcoma), tumor cartilaginoso maligno que se desarrolla en múltiples localizaciones.

condrosarcomatosis (chondrosarcomatosis), trastorno caracterizado por la existencia de múltiples tumores cartilaginosos malignos.

condrosis (chondrosis), **1.** formación de tejido cartilaginoso en el organismo. **2.** tumor cartilaginoso.

condrotomía (chondrotomy), división quirúrgica del cartílago.

conducción (conduction), **1.** (en física) proceso por el que se transfiere calor de una sustancia a otra por la existencia de una diferencia de temperatura; proceso en el que la energía se transmite a través de un conductor. **2.** (en fisiología) proceso por el que se transmite un impulso nervioso.

conducción antidrómica (antidromic conduction), conducción retrógrada del impulso nervioso a partir de un receptor situado en la zona media de un axón. Se trata de un fenómeno anómalo y puede ser provocado de forma experimental. Dado que las conexiones sinápticas sólo permiten la conducción en una dirección, los impulsos antidrómicos retrógrados no consiguen atravesar la sinapsis y desaparecen en este punto.

conducción de la vía aérea (airway conductance [G_{aw}]), velocidad instantánea de flujo volumétrico de gas en un momento dado dentro de la vía aérea, por unidad de diferencia de presión entre la boca, la nariz u otros puntos de apertura de la vía aérea, y los alveolos. También es el inverso de la resistencia de la vía aérea.

conducción en decremento (decremental conduction), transmisión de un impulso eléctrico en la que la amplitud del mismo disminuye con la distancia.

conducción ortodrómica (orthodromic conduction), conducción del impulso nervioso en la dirección normal, desde la unión sináptica o un receptor, a lo largo del axón, hasta su terminación con una despolarización.

conducción ósea directa (direct bone conduction), conducción del sonido al oído interno mediante un audífono implantado en el cráneo.

conducción saltatoria (saltatory conduction), transmisión rápida de un impulso que salta de nodo a nodo.

conducción ventricular aberrante (CVA) (aberrant ventricular conduction [AVC]), conducción intraventricular anómala transitoria de los impulsos supraventriculares, que se asocia generalmente con un cambio en la duración del ciclo.

conducta (behavior), **1.** forma en la que actúa o se comporta una persona. **2.** alguna o todas las actividades de una persona, incluyendo las acciones físicas que se pueden observar directamente y la actividad mental que es inferida e interpretada.

conducta, salud, tendencia al riesgo (behavior, health, risk-prone), diagnóstico de enfermería aceptado en la Seventh National Conference on the Classification of Nursing Diagnoses (revisada en 2007). Las alteraciones del ajuste son la incapacidad de modificar costumbres vitales o conductas de una forma compatible con un cambio en el estado de salud.

conducta anómala (abnormal behavior), actos propios de un estado de inadaptación, o actividades perjudiciales para el individuo y para la sociedad.

conducta ante la enfermedad (illness behavior), forma en la que las personas vigilan la estructura o el funcionamiento de sus propios cuerpos, interpretan síntomas, toman acciones para remediarlos y utilizan las instituciones sanitarias.

conducta autodestructiva (self-destructive behavior), toda conducta, directa o indirecta, que, si no se interrumpe, terminará llevando a la muerte del individuo.

conducta autodestructiva directa (direct selfdestructive behavior [DSDB]), cualquier forma de actividad suicida, como las amenazas, intentos o gestos suicidas y el acto del suicidio en sí mismo. El intento de esa conducta es la muerte y el sujeto es consciente de que ése es el resultado que desea.

conducta cinésica (kinesic behaviour), señales no verbales de comunicación que ayudan a conseguir y mantener los lazos de unión entre las personas.

conducta contrafóbica (counterphobic behaviour), reacción expresada ante una fobia por un paciente que busca de forma activa la exposición al tipo de situaciones que precipitan los síntomas fóbicos.

conducta de búsqueda de fármacos (CBF) (drug-seeking behaviour [DSB]), patrón de búsqueda de medicación analgésica con estupefacientes o de tranquilizantes mediante recetas falsas, identificación falsa, peticiones repetidas de sustitución de fármacos o recetas «perdidas», quejas de un dolor intenso sin base orgánica o comportamiento abusivo o amenazante cuando se deniega el fármaco.

conducta de cumplimiento (compliance behavior), resultado de enfermería recogido en la Nursing Outcomes Classification (NOC). Se define como las acciones personales destinadas a promover el bienestar, la recuperación y la rehabilitación recomendadas por un profesional sanitario.

conducta de cumplimiento: dieta prescrita (compliance behavior: prescribed diet), resultado de enfermería recogido en la Nursing Outcomes Classification (NOC). Se define como las acciones personales destinadas a cumplir con las recomendaciones sobre ingesta de alimentos y líquidos efectuadas por un profesional sanitario para una determinada alteración de la salud.

conducta de cumplimiento: medicación prescrita (compliance behavior: prescribed medication), resultado de enfermería recogido en la Nursing Outcomes Classification (NOC). Se define como las acciones personales destinadas a administrar de forma segura los medicamentos para satisfacer los objetivos terapéuticos según las recomendaciones de un profesional sanitario.

conducta de estrés (stress behavior), cambio de la conducta normal de una persona en respuesta a una sobrecarga.

conducta de interrupción del abuso de alcohol (alcohol abuse cessation behavior), resultado de enfermería de la Nursing Outcomes Classification (NOC) definido como acciones personales para evitar el consumo de alcohol que supone un riesgo para la salud.

conducta de mantenimiento del peso (weight maintenance behavior), un resultado de enfermería de la Nursing Outcome Classification (NOC). Se define como las acciones personales orientadas a mantener el peso corporal óptimo.

conducta de orientación de la actividad (task-oriented behavior), acciones que afectan a la capacidad cognitiva de una persona en un intento de solucionar problemas y de satisfacer las necesidades personales para reducir o evitar la angustia.

conducta de pérdida de peso (weight loss behavior), un resultado de enfermería de la Nursing Outcome Classification (NOC). Se define como las acciones personales orientadas a perder peso a través de la dieta, el ejercicio y la modificación de la conducta.

conducta de prevención de caídas (fall prevention behavior), resultado de enfermería recogido en la Nursing Outcomes Classification (NOC). Se define como las acciones del cuidador o de un familiar para reducir al mínimo los factores de riesgo que pueden dar lugar a caídas en el entorno personal.

conducta de promoción de la salud (health promoting behavior), resultado de enfermería recogido en la Nursing Outcomes Classification (NOC). Se define como las acciones personales para mantener e incrementar el bienestar.

conducta de referencia (baseline behavior), frecuencia y forma especificadas de comportamiento particular durante las condiciones preexperimentales o preterapéuticas.

conducta de retraimiento (withdrawal behavior), alejamiento físico o psicológico de uno mismo frente a un agente estresante.

conducta de salud prenatal (prenatal health behavior), resultado de enfermería recogido en la Nursing Outcomes Classification (NOC). Se define como las acciones personales que se deben realizar para favorecer un embarazo saludable.

conducta de seguridad personal (personal safety behavior), resultado de enfermería de la Nursing Outcomes Classification (NOC). Se define como las acciones personales que previenen la lesión física de uno mismo.

conducta desviada (deviated behavior), acciones que se salen de los límites de la conducta aceptada e implican el fracaso para ajustarse a la norma social de un grupo.

conducta estereotipada (stereotypic behavior), patrón de movimientos corporales que tienen un significado autista y simbólico para un individuo.

conducta infantil desorganizada (infant behavior, disorganized), diagnóstico de enfermería aprobado por la Eleventh National Conference on the Classification of Nursing Diagnoses. Se define como una alteración de la integración y modulación de los sistemas fisiológicos y conductuales del funcionamiento (es decir, los sistemas neurovegetativo, motor, organizativo, autorregulador y atencional-interactivo).

conducta invariable (invariable behaviour), conducta que resulta de la respuesta fisiológica a un estímulo y no se modifica por la experiencia individual, como un reflejo.

conducta para buscar la salud (health seeking behavior), resultado de enfermería recogido en la Nursing Outcomes Classification (NOC). Se define como las acciones personales para promover el bienestar óptimo, la recuperación y la rehabilitación.

conducta para compensar los déficit auditivos (hearing compensation behavior), resultado de enfermería recogido en la Nursing Outcomes Classification (NOC). Se define como las acciones para identificar, monitorizar y compensar la pérdida de audición.

conducta posicional (positional behavior), orientación de las regiones del cuerpo que exige un volumen de espacio. En la conducta posicional participan cuatro regiones del cuerpo: cabeza y cuello, parte superior del tronco, pelvis y muslos, y parte inferior de las piernas y pies.

conducta puntual (point behavior), orientación de las partes del cuerpo en una determinada dirección dentro de un quantum de espacio.

conducta retraída (withdrawn behavior), situación en la que se produce un embotamiento de las emociones y una ausencia de respuesta social.

conducta saludable (health behavior), acción llevada a cabo por una persona para mantener, lograr o recuperar la salud y para prevenir la enfermedad. La conducta saludable refleja la opinión de cada persona sobre la salud. Algunas conductas de salud comunes son practicar ejercicio de forma regular, hacer una dieta equilibrada y realizar las inmunizaciones necesarias.

conducta sobre la salud de la madre después del parto (postpartum maternal health bevahior), resultado de enfermería de la Nursing Outcomes Classification (NOC) definido como las acciones personales para promover la salud de una madre en el período después del nacimiento de un hijo.

conducta terapéutica: enfermedad o lesión (treatment behavior: illness or injury), resultado de enfermería recogido en la Nursing Outcomes Classification (NOC). Se define como las reacciones personales para paliar o eliminar una patología.

conducta variable (variable behavior), respuesta, actividad o acción que puede ser modificada por la experiencia individual.

conductancia de membrana (membrane conductance), (en cardiología) grado de permeabilidad de una membrana celular a determinados iones.

conductas asistenciales (caring behaviors), conductas asociadas a la preocupación por el bienestar del paciente, como sensibilidad, capacidad para consolar y escuchar con atención y franqueza, y aceptación sin formulación de juicios de valor.

conductas generadoras de salud (health-seeking behaviors), resultado de enfermería recogido en la Eighth National Conference on the Classification of Nursing Diagnoses. Este diagnóstico describe un estado en el que una persona con un estado de salud estable busca de forma activa los modos de modificar los hábitos sanitarios personales y el entorno para encaminarse hacia un estado de salud óptimo.

conductillos haversianos (haversian canaliculus), [Clopton Havers, médico inglés, 1650-1702], cada uno de los minúsculos conductos que se extienden radialmente desde las lagunas del tejido óseo hasta los conductos haversianos de mayor tamaño.

conductillos interlobulillares (interlobular ductules), conductos biliares interlobulillares. Son pequeños conductos situados entre los lóbulos hepáticos que drenan en los conductillos biliares.

conductismo (behaviorism), escuela de psicología fundada por John B. Watson que estudia e interpreta la conducta mediante la observación de respuestas medibles a estímulos sin relación con la consciencia, el estado mental o los fenómenos subjetivos, tales como las ideas y las emociones.

conductista (behaviorist), discípulo de la escuela del conductismo.

conductividad (conductivity), capacidad de un sistema eléctrico u otro sistema para transmitir energía sonora, térmica, luminosa o electromagnética.

conductividad eléctrica corporal total (CECT) (total body electric conductivity [TOBEC]), método para medir la composición corporal basado en las diferencias de conductividad eléctrica de la grasa, del hueso y del músculo. Se utiliza en estudios clínicos de control de peso en los que los médicos quieren determinar si la pérdida de peso se produce a partir de la grasa, del agua o de otros tejidos.

conducto (canal, conduit, duct), **1.** tubo estrecho o canal cerrado, artificial o natural, que conecta dos partes. **2.** (en odontología) cada uno de los conductos radiculares accesorios y de los conductos colaterales de la pulpa de los dientes.

conducto (duct), estructura tubular estrecha, especialmente la utilizada para secretar o excretar alguna sustancia.

conducto alveolar (alveolar duct), cualquiera de las vías aéreas del pulmón que nace de los bronquiolos. En ellos se originan los alveolos.

conducto anal (anal canal), porción final del tracto digestivo, de unos 4 cm de longitud, que se halla entre la ampolla rectal y el ano.

conducto arterioso (ductus arteriosus), conducto vascular en el feto que une directamente la arteria pulmonar con la aorta descendente.

conducto arterioso permeable (CAP) (patent ductus arteriosus [PDA]), comunicación anormal entre la arteria pulmonar y la aorta provocada por la ausencia de cierre del conducto arterioso fetal después del nacimiento. El defecto, que se observa principalmente en lactantes prematuros, permite a la sangre procedente de la aorta penetrar en la arteria pulmonar, volviendo a circular por los pulmones, en donde es reoxigenada y devuelta a la aurícula izquierda y ventrículo izquierdo, provocando una sobrecarga elevada en el lado izquierdo del corazón y un aumento de la congestión y resistencia vascular pulmonar. Entre las manifestaciones clínicas se encuentran cardiomegalia, sobre todo de la aurícula y ventrículo izquierdos; dilatación de la aorta ascendente; pulso saltón, como resultado del aumento de la presión sistólica; taquicardia; y un soplo continuo típico, rudo, o soplo de maquinaria, que se oye durante toda la sístole y gran parte de la diástole.

conducto auditivo (auditory canal), cada una de las dos vías que pasan a través del oído, destinadas a la transmisión de los impulsos sonoros. Una de ellas se extiende desde el oído externo hasta las membranas timpánicas. La otra, localizada en el hueso temporal, contiene el nervio auditivo, que transmite los impulsos desde el oído interno hasta el cerebro.

conducto auditivo (auditory meatus), **1.** conducto auditivo externo, conducto en forma de tubo del oído externo que se extiende desde el pabellón auricular hasta el tímpano del oído medio. **2.** conducto auditivo interno, conducto corto que se extiende desde el peñasco del temporal hasta el fundus, cerca del vestíbulo. En él se encuentra el octavo par craneal.

conducto auditivo externo (external acoustic meatus), conducto del oído externo compuesto de hueso y cartílago que se extiende desde el pabellón auricular hasta la membrana timpánica.

conducto auditivo interno (internal acoustic meatus), orificio en la porción petrosa del hueso temporal a través del cual pasan los nervios facial, intermediario y vestibulococlear y la arteria del laberinto.

conducto biliar (biliary duct), conducto muscular a través del cual pasa la bilis desde el hígado y la vesícula biliar hasta el duodeno.

conducto cervical (cervical canal), conducto situado en el interior del cuello uterino que protruye dentro de la vagina. Su extremo uterino está cerrado por el orificio interno y, en la nulípara, en el extremo distal, por el orificio externo. Es el conducto a través del cual desciende el flujo menstrual y el que, durante el parto vaginal, se dilata y borra, descendiendo por él el feto. El esperma debe ascender a través del conducto cervical para alcanzar el útero y las trompas de Falopio.

conducto ciliar (ciliary canal), conjunto de espacios del ángulo iridocorneal.

conducto cístico (cystic duct), conducto a través del cual pasa la bilis procedente de la vesícula biliar hacia el colédoco.

conducto coclear (cochlear canal), túnel óseo espiral situado en el interior de la cóclea del oído interno. Tiene una ventana que comunica con la cavidad timpánica, una segunda ventana que conecta con el vestíbulo y una tercera que conduce a un pequeño orificio en la superficie inferior del hueso temporal.

conducto colateral de la pulpa (collateral pulp canal), (en odontología) rama del con-

C

ducto de la pulpa que sale de la raíz en una zona diferente al ápice.

conducto colédoco (common bile duct), conducto formado por la unión del conducto cístico y del conducto hepático.

conducto de Alcock o pudendo (Alcock's canal), [Benjamin Alcock, anatomista irlandés, n. 1801], conducto formado por el músculo obturador interno y la fascia obturatriz, a través del cual pasan el nervio y los vasos pudendos internos.

conducto de Bartolino (Bartholin's duct), [Caspar T. Bartholin], el conducto mayor de la glándula sublingual.

conducto de Falopio (fallopian canal), [Gabriele Fallopio, anatomista italiano, 1523-1562], túnel para el nervio facial a través del peñasco del temporal.

conducto de Gartner (Gartner's duct), [Hermann T. Gartner, anatomista danés, 1785-1827], uno de los dos conductos cerrados, residuales, que discurren paralelos a las trompas de Falopio.

conducto de la notocorda (notochordal canal), trayecto tubular que se extiende desde la fosa primitiva hasta la apófisis cefálica, durante las fases precoces del desarrollo embrionario de los mamíferos.

conducto de los aductores (adductor canal), conducto triangular situado bajo el músculo sartorio y entre el aductor mediano y el vasto interno, por el que discurren los vasos femorales y el nervio safeno interno.

conducto de Müller (müllerian duct), [Johannes P. Müller, fisiólogo alemán, 1801-1858], uno de los dos conductos embrionarios que se transforman en las trompas de Falopio, útero y vagina en las mujeres y que se atrofian en los varones.

conducto de Recklinghausen (Recklinghausen's canal), [Friedrich D. von Recklinghausen, anatomopatólogo alemán, 1833-1910], pequeños espacios linfáticos presentes en los tejidos conjuntivos del cuerpo.

conducto de Rivinus (duct of Rivinus), [Augustus Q. Rivinus, anatomista alemán, 1652-1723], cualquiera de los conductos sublinguales menores.

conducto de Schlemm (canal of Schlemm), [Friedrich Schlemm, anatomista alemán, 1795-1858], pequeño seno venoso del ángulo de la cámara anterior del ojo que conecta con las vellosidades pectinadas, drenando el humor acuoso hacia la circulación sanguínea.

conducto de Volkmann (Volkmann's canal), [Alfred W. Volkmann, fisiólogo alemán, 1800-1877], cualquiera de los pequeños conductos de los vasos sanguíneos que conectan los conductos de Havers en el tejido óseo.

conducto deferente (vas deferens), extensión del epidídimo de los testículos que asciende desde el escroto y se une a la vesícula seminal para formar el conducto eyaculador.

conducto del epéndimo (central canal of spinal cord), conducto que recorre toda la longitud de la médula espinal y que contiene más de 140 ml de LCR en un individuo medio. El conducto del epéndimo se sitúa en el centro de la médula espinal, entre las comisuras grises anterior y posterior, y se prolonga hacia arriba hasta el bulbo raquídeo, desembocando en el cuarto ventrículo cerebral.

conducto dental (alveolar canal), cada uno de los conductos del maxilar posterosuperior a través de los que discurren los vasos sanguíneos alveolares y los nervios destinados a los dientes superiores.

conducto dentario inferior (mandibular canal), (en odontología) canal que va desde el agujero dental inferior de la superficie interna de la rama mandibular hasta el agujero mentoniano. Contiene los vasos sanguíneos mandibulares y una parte de la rama mandibular del nervio trigémino.

conducto eferente (efferent duct), cualquier conducto a través del que una glándula libera sus secreciones.

conducto endolinfático (endolymphatic duct), trayecto laberíntico que une el saco endolinfático con el utrículo y el sáculo.

conducto epididimario (ductus epididymidis), tubo en el que desembocan los conductillos eferentes de los testículos.

conducto excretor (excretory duct), conducto conductor, pero no secretor.

conducto eyaculador (ejaculatory duct), conducto formado por la convergencia del conducto de las vesículas seminales y el conducto deferente, a través del cual el semen accede a la uretra.

conducto galactóforo (galactophorous duct), conducto para el paso de la leche en los lóbulos mamarios.

conducto galactóforo (lactiferous duct), uno de los múltiples conductos que llevan la leche desde los lóbulos de cada mama al pezón.

conducto haversiano (haversian canal), [Clopton Havers, médico inglés, 1650-1702], uno de los muchos conductos longitudinales minúsculos del tejido óseo, con un diámetro medio de 0,05 mm. Cada uno contiene vasos sanguíneos, tejido conjuntivo, nervios y, en ocasiones, vasos linfáticos.

conducto hepático derecho (right hepatic duct), conducto que drena la bilis desde el lóbulo derecho del hígado hasta el conducto hepático común.

conducto hepático izquierdo (left hepatic duct), conducto que drena la bilis desde el lóbulo izquierdo hepático hasta el conducto colédoco.

conducto ileal (ileal conduit), método de derivación urinaria a través de tejido del tracto intestinal. Se implantan los uréteres en un segmento aislado del íleon, que después se fija a la pared abdominal mediante una ostomía, a la que se fija a su vez un dispositivo colector. El paciente tiene que llevar una bolsa para recoger la orina.

conducto inguinal (inguinal canal), paso tubular que atraviesa las cubiertas inferiores de la pared del abdomen y contiene el cordón espermático en el hombre y el ligamento redondo en la mujer. Es un lugar frecuente de herniación.

conducto interlobulillar (interlobular duct), cualquier conducto que conecta o drena los lobulillos de una glándula.

conducto lagrimal (tear duct), cualquiera de los conductos que transporta lágrimas, incluidos los conductos lagrimales propiamente dichos, los conductos nasolagrimales y los conductos secretores de las glándulas lagrimales.

conducto linfático derecho (right lymphatic duct), vaso que transporta la linfa desde el cuadrante superior derecho del cuerpo hasta el torrente sanguíneo en el cuello, al nivel de la unión de las venas yugular interna derecha y subclavia derecha.

conducto mesonéfrico (mesonephric duct), (en embriología) conducto que, en el varón, origina los conductos del sistema reproductor (conducto del epidídimo, conducto deferente, vesículas seminales, conducto eyaculador). En la mujer persiste vestigialmente constituyendo el conducto de Gartner.

conducto nasolagrimal (nasolacrimal duct), conducto que lleva las lágrimas desde el saco lagrimal hasta la cavidad nasal.

conducto neuroentérico (neurenteric canal), conducto tubular entre la parte posterior del tubo neural y el arquenterón en la fase embrionaria precoz de los animales inferiores.

conducto onfalomesentérico (yolk stalk), conducto estrecho que comunica el saco vitelino con el intestino medio del embrión durante las primeras fases del desarrollo prenatal.

conducto pancreático (pancreatic duct), conducto secretor principal del páncreas.

conducto pancreático accesorio (accessory pancreatic duct), pequeño conducto que se abre al conducto pancreático o bien al duodeno, cerca de la desembocadura del conducto colédoco.

conducto papilar (papillary duct), cualquiera de los miles de túbulos colectores renales rectos que descienden por la médula del riñón y se unen entre sí para formar los conductos comunes que desembocan en las papilas renales.

conducto paramesonéfrico (paramesonephric duct), conducto embrionario en número par que evoluciona hasta formar el útero y las trompas de Falopio.

conducto parauretral (paraurethral duct), cada uno de los dos conductos que drenan las glándulas bulbouretrales en el vestíbulo de la vagina.

conducto parotídeo (parotid duct), conducto tubular, de unos 7 cm de longitud, que se extiende desde la región anterior de la glándula parótida hasta la boca.

conducto pilórico (pyloric canal), luz de la parte pilórica del estómago.

conducto pronéfrico (pronephric duct), uno de los dos conductos que conectan los túbulos de cada uno de los pronefros con la cloaca en el desarrollo inicial del embrión vertebrado.

conducto prostático (prostatic ductule), uno de los 12 a 20 diminutos conductos excretores que transportan la secreción alcalina de la glándula prostática y se abren en el suelo de la porción prostática de la uretra.

conducto pulpar (pulp canal), espacio ocupado por la pulpa en la porción radicular del diente.

conducto radicular accesorio (accessory root canal), ramificación lateral anatómica del canal pulpar del diente que suele localizarse en el tercio apical de la raíz.

conducto sacro (sacral canal), extensión del conducto vertebral a través del sacro.

conducto salival (salivary duct), cualquiera de los conductos a través de los cuales pasa la saliva.

conducto secretor (secretory duct), (de una glándula) pequeño conducto que tiene función secretora y desemboca en un conducto excretor.

conducto semicircular membranoso (semicircular duct), cada uno de los tres conductos que forman el laberinto membranoso del oído interno.

conducto semicircular óseo (semicircular canal), cualquiera de las tres asas óseas llenas de líquido del laberinto óseo del oído interno, asociadas al sentido del equilibrio.

conducto seminal (seminal duct), todo conducto a través del cual pasa el semen, como el conducto deferente o el conducto eyaculador.

conducto submaxilar (submandibular duct), conducto a través del cual segregan la saliva las glándulas submaxilares.

conducto sudorífero (sudoriferous duct), conducto que va desde una glándula sudorípara a la superficie de la piel.

conducto torácico (thoracic duct), tronco común de todos los vasos linfáticos del cuerpo, excepto los del lado derecho de la cabeza, del cuello y del tórax, del miembro superior derecho, del pulmón derecho, del lado derecho del corazón y de la superficie diafragmática del hígado.

conducto utriculosacular (utriculosaccular duct), conducto que conecta el utrículo con un conducto endolinfático del laberinto membranoso.

conducto venoso (ductus venosus), conducto vascular del feto que atraviesa el hígado y une la vena umbilical con la vena cava inferior. Antes del nacimiento lleva sangre altamente oxigenada de la placenta a la circulación fetal.

conducto vertebral (vertebral canal), conducto situado por delante de los arcos vertebrales y por detrás de los cuerpos vertebrales y que está ocupado por la médula espinal.

conducto vitelino (vitelline duct), (en embriología) conducto estrecho que conecta el saco vitelino con el intestino.

conductor (conductor), cualquier sustancia a través de la cual fluyen los electrones con facilidad.

conductor bipolar (bipolar lead), conductor electrocardiográfico que tiene dos electrodos colocados en diferentes zonas del cuerpo, con lo que cada electrodo contribuye significativamente al registro.

conductos interdentales (interdental canals), conductos situados en las apófisis alveolares de la mandíbula hacia los dientes, entre las raíces de los incisivos mediales y laterales, para el paso de vasos sanguíneos anastomóticos entre las arterias sublingual y dental inferior.

conectivo (connective), relativo a una unión o conexión.

conector (connector), **1.** cualquier elemento que sirva de unión entre dos objetos o unidades separadas. **2.** (en odontología) parte de una prótesis fija parcial que une el retenedor y el póntico; puede ser rígido o no rígido.

conector mayor (major connector), placa o barra metálica utilizada para unir los componentes de un lado de una prótesis dental parcial extraíble con los del lado opuesto en el arco dentario.

conector menor (minor connector), (en odontología) dispositivo que une el conector mayor o base de una prótesis dental parcial extraíble a otras partes de la prótesis, como los soportes y los retenedores.

conexina 26 (connexin 26), subtipo de conexina codificada en el cromosoma 13q11-12. La mutación autosómica recesiva del gen que la codifica es la causa más frecuente de pérdida de audición congénita no sindrómica.

conexión del catéter (catheter hub), conexión plástica de rosca situada en el extremo de un catéter intravenoso.

conexión en vivo (quick connect), dispositivo de conexión, plástico o similar, que está unido o implantado a un paciente que se debe conectar a un aparato electromecánico o de otro tipo.

conexión Luer-Lok (Luer-Lok connection), conexión entre un equipo extracorpóreo para diálisis peritoneal y el catéter intraabdominal, que emplea dos tubos rígidos que se enroscan juntos.

conexón (connexon), unidad funcional de una unión intercelular comunicante; el conjunto hexagonal de proteínas conectoras de membrana alrededor de un canal central, que se une con su equivalente en la célula adyacente para formar el poro intercelular en la unión intercelular comunicante.

confabulación (confabulation), creación de experiencias o situaciones, con frecuencia relatadas de forma detallada y amena para llenar el deterioro cognitivo o la pérdida de memoria.

conferencia de asistencia multidisciplinaria (multidisciplinary care conference), intervención de enfermería recogida en la Nursing Interventions Classification (NIC). Se define como la planificación y evaluación de la asistencia al paciente con profesionales sanitarios de otras disciplinas.

confesión (confession), acto de búsqueda de expiación de culpas relacionadas con una transgresión real o imaginada a través de otro acto.

confianza (trust), proceso que conlleva riesgo en el que una situación individual depende de la conducta futura de otra persona.

confidencialidad (confidentiality), **1.** negativa a revelar ciertas informaciones excepto a otra persona autorizada. **2.** (en investigación) protección de los participantes en un estudio, en virtud de la cual la identidad de cada uno de ellos no puede vincularse a la información suministrada al investigador y no puede divulgarse.

configuración cis (cis configuration), **1.** presencia de los alelos dominantes de dos o más pares de genes en un cromosoma y de los alelos recesivos en el cromosoma homólogo. **2.** presencia de los genes mutantes de un par de seudoalelos en un cromosoma y de los genes puros en el cromosoma homólogo. **3.** (en química) forma de isomerismo en la que dos grupos sustituyentes están en el mismo lado de un enlace doble o un anillo alifático.

configuración trans (trans configuration), **1.** (en genética) presencia en el mismo cromosoma del alelo dominante de un par de genes y el alelo recesivo de otro par. **2.** presencia de al menos un gen mutante y un gen puro de un par de seudoalelos en cada cromosoma de un par homólogo. **3.** (en química) forma de isomerismo en la que dos grupos sustituyentes se encuentran en lados opuestos de una estructura tipo un anillo o un doble enlace.

confinado en cama (bedridden), describe a una persona que no puede o no desea abandonar la cama a causa de enfermedad o lesión.

confinamiento (confinement), situación de estar retenido o recluido en un lugar determinado para dificultar o reducir al mínimo la actividad.

confirmación previa al ingreso (preadmission certification), sistema estadounidense por el que se pide a los médicos que obtengan una autorización previa para el ingreso que no sea urgente de pacientes de Medicare en los hospitales. El sistema está pensado para determinar si el paciente puede ser tratado de forma ambulatoria o de cualquier otra forma menos costosa que la hospitalización. Los ingresos de urgencia requieren una autorización posterior.

conflicto (conflict), **1.** lucha interna, consciente o inconsciente, provocada por la presencia simultánea de pensamientos, ideas, objetivos o fuerzas emocionales como impulsos, deseos o energías opuestas o incompatibles. **2.** estado doloroso de la consciencia debido a la aparición de dichas fuerzas opuestas y a la incapacidad para resolverlas. **3.** (en psicoanálisis) lucha emocional inconsciente entre las demandas del ello y las del ego y superego, o entre las demandas del ego y la restricciones impuestas por la sociedad.

conflicto de aproximación-aproximación (approach-approach conflict), conflicto que nace de la presencia simultánea de dos o más impulsos, motivaciones u objetivos incompatibles, ambos deseados al mismo tiempo.

conflicto de aproximación-evitación (approach-avoidance conflict), conflicto que deriva de la presencia de un único objetivo o deseo, que es al mismo tiempo deseado y rechazado.

conflicto de decisiones (conflict, decisional), diagnóstico de enfermería aceptado por la Eighth National Conference on the Classification of Nursing Diagnoses (revisado en 2007). Se define como incertidumbre sobre el curso de la acción que se va a tomar porque la elección entre las posibles opciones implica riesgo, pérdida o supone un reto para los valores y creencias personales.

conflicto de motivación (motivational conflict), conflicto producido por la aparición de dos o más motivos que dirigen la conducta hacia metas incompatibles.

conflicto de rol (role conflict), presencia de expectativas contradictorias y, con frecuencia, competitivas ante un rol.

conflicto del rol parental (parental role conflict), diagnóstico de enfermería aceptado por la Eighth National Conference on the Classification of Nursing Diagnoses. Se define como el estado en que un progenitor experimenta confusión y conflicto en respuesta a una crisis.

conflicto evitación-evitación (avoidance-avoidance conflict), conflicto derivado de la confrontación de dos o más objetivos o deseos alternativos, que son igualmente desagradables e indeseables.

conflicto extrapsíquico (extrapsychic conflict), conflicto emocional, que normalmente se produce cuando los deseos y necesidades internas no coinciden con las restricciones del entorno o sociedad.

conflicto intrapsíquico (intrapsychic conflict), conflicto emocional con uno mismo.

confluencia de los senos (confluence of the sinuses), unión extensa del seno longitudinal superior, del seno recto y del seno occipital con los dos grandes senos transversos de la duramadre.

confluente (confluent), que discurren juntos, como los senos de la duramadre o las erupciones cutáneas que confluyen.

confusión (confusion), estado mental caracterizado por desorientación temporoespacial o personal. Produce desconcierto, perplejidad, ausencia de pensamientos ordenados e incapacidad para elegir o actuar con decisión y desarrollar las actividades de la vida diaria.

confusión aguda (confusion, acute), diagnóstico de enfermería aceptado por la Eleventh National Conference on the Classification of Nursing Diagnoses (revisado en 2007). Se define como el comienzo brusco de un conjunto de alteraciones reversibles de la consciencia, la atención, la cognición y la percepción, que se desarrollan durante un período de tiempo breve.

confusión crónica (confusion, chronic), diagnóstico de enfermería aceptado por la Eleventh National Conference on the Classification of Nursing Diagnoses. Se define como el deterioro irreversible del intelecto y la personalidad, de larga duración y/o progresivo, caracterizado por la disminución de la capacidad para interpretar los estímulos ambientales y para llevar a cabo procesos de pensamiento intelectual; se manifiesta por alteraciones de la memoria, de la orientación y del comportamiento.

congelación (freezing), incapacidad brusca para iniciar o continuar la actividad motora repetitiva de los pacientes con enfermedad de Parkinson. El paciente puede no ser capaz de dar el primer paso para andar o, si está andando, puede encontrar un obstáculo real o imaginario que causa que los pies sigan en el mismo sitio.

congelación (frostbite, frostnip), efecto traumático del frío extremo sobre la piel y el tejido subcutáneo, que al principio se reconoce por una palidez evidente de las superficies cutáneas expuestas, sobre todo nariz, orejas y dedos de manos y pies. La vasoconstricción y la lesión de los vasos sanguíneos afecta a la circulación local, provocando anoxia, edema, vesiculación y necrosis. La congelación superficial se manifiesta con un aspecto blanquecino, céreo, blanco y entumecido de la zona lesionada mientras aún está fría. A medida que el área se va descongelando, se torna enrojecida, edematosa y dolorida y, en ocasiones, moteada y amoratada. En un plazo de 24 horas, se forman grandes ampollas que se mantienen durante unas 2 semanas antes de formar una escara endurecida, que se desprende en el plazo aproximado de un mes, dejando un nuevo revestimiento cutáneo doloroso y sensible, que a menudo presenta sudoración excesiva. En la congelación profunda, la parte lesionada se mantiene endurecida, fría, moteada y de color gris azulado después de la congelación. El edema invade toda la extremidad y puede perdurar durante meses. Tras varias semanas, los tejidos muertos adquieren una coloración negra y se esfacelan. Es posible que se registren pérdida de dedos, orejas, nariz y extremidades, así como infección secundaria y síntomas residuales a largo plazo, tales como dolor neuropático, déficit sensorial, hiperhidrosis, deformidades en pelo y uñas y artritis.

congelación (ice burn), necrosis térmica de un espesor parcial de la piel causada por el tratamiento prolongado con aplicación de hielo.

congénere (congener), una de dos o más cosas que son similares o que están muy próximas en cuanto a estructura, función u origen. Un ejemplo de congéneres son los músculos que funcionan de forma idéntica.

congénito (congenital), presente al nacimiento, como un defecto o anomalía congénita.

congestión (congestion), acumulación anómala de líquido, como la sangre, en un órgano o región corporal.

congestión de rebote (rebound congestion), inflamación y congestión de la mucosa nasal que aparece tras el efecto vasodilatador de los fármacos descongestivos.

congestión esplácnica (splanchnic engorgement), repleción o estancamiento de sangre en el sistema de vasos viscerales tras la caída de la presión abdominal, como sucede después de la extirpación de un gran tumor o del nacimiento de un niño.

congestión mamaria (caked breast), acumulación de leche en los conductos secretores de la mama después del parto provocando el endurecimiento y turgencia de los tejidos de toda o parte de la mama.

congestión ocular (bloodshot), enrojecimiento de la conjuntiva o esclera del ojo causada por dilatación de los vasos sanguíneos en los tejidos.

congestión pasiva (passive congestion), cantidad excesiva de sangre acumulada en un órgano debido al aumento de la presión venosa.

congestión pulmonar (pulmonary congestion), acumulación excesiva de líquido en los pulmones que generalmente se asocia a inflamación o a insuficiencia cardíaca congestiva.

congestionado (congested), que tiene una acumulación excesiva de una sustancia como la sangre. El trastorno puede ser el resultado del aumento de producción de la sustancia y/o el flujo de salida de ésta.

congestivo (congestive), relativo a la congestión.

Conidiobolus *(Conidiobolus),* género de hongos perfectos. *C. coronatus* es generalmente saprófito, aunque en ocasiones causa entomoftoromicosis en humanos y caballos.

conivaptán (conivaptan), antagonista de los receptores de vasopresina empledo en el tratamiento de la hiponatremia en pacientes hospitalizados.

conización (conization), extirpación de una muestra de tejido de forma cónica.

conización cervical (cervical conization), extirpación de una sección en forma de cono de un corte de tejido del endocérvix, realizada para obtener una muestra para establecer un diagnóstico preciso.

conjugación (conjugation), (en genética) forma de reproducción sexual de organismos unicelulares en la que los gametos se unen temporalmente de forma que el material genético puede transferirse desde el donante masculino hasta el receptor femenino, donde dicho material se incorpora, recombina y transmite mediante replicación a su descendencia.

conjugado (conjugate), (en pelvimetría) medida de la pelvis femenina que determina si la presentación fetal puede descender por el canal del parto.

conjugado diagonal (diagonal conjugate), medición radiográfica de la distancia desde el borde inferior de la sínfisis del pubis hasta el promontorio sacro.

conjugado externo (external conjugate), distancia medida con calibradores obstétricos desde la depresión situada por debajo de la última vértebra lumbar, por detrás, hasta el borde superior de la sínfisis, por delante.

conjugado verdadero (true conjugate), medida radiográfica de la distancia entre el margen superior de la sínfisis del pubis y el promontorio del sacro. Habitualmente mide 1,5 a 2 cm menos que el conjugado diagonal.

conjugados (conjugata), relativo a los diámetros combinados de la pelvis.

conjugón (conjugon), segmento extracromosómico de ADN que induce la conjugación bacteriana.

conjuntiva (conjunctiva), membrana mucosa que reviste la superficie interna de los párpados y la parte anterior de la esclerótica. La conjuntiva bulbar cubre la esclerótica del tercio anterior del ojo, está poco adherida, es delgada y transparente. La conjuntiva palpebral tapiza la superficie interna de los párpados y es densa, opaca y está muy vascularizada.

conjuntivitis (conjunctivitis), inflamación de la conjuntiva producida por infecciones víricas o bacterianas, alergia o factores ambientales. Son característicos el enrojecimiento ocular, las secreciones densas, los párpados pegajosos al levantarse y la inflamación indolora.

conjuntivitis actínica (actinic conjunctivitis), inflamación de la conjuntiva provocada por la exposición a las radiaciones ultravioleta de la luz solar o de otras fuentes, como las lámparas de acetileno, las lámparas terapéuticas (lámparas solares) y las luces klieg.

conjuntivitis alérgica (allergic conjunctivitis), inflamación de la conjuntiva de etiología alérgica.

conjuntivitis catarral (catarrhal conjunctivitis), forma simple de inflamación de la conjuntiva, habitualmente asociada a una infección, como el resfriado, la alergia, la exposición a un contaminante, o la irritación física, como la producida por una pestaña en el ojo. Va acompañada de secreción y puede ser aguda o crónica.

conjuntivitis de inclusión (inclusion conjunctivitis), infección conjuntival aguda purulenta producida por organismos del género *Chlamydia*. Tiene dos formas: la quemosis bilateral, el enrojecimiento y la secreción purulenta caracterizan la infección en los lactantes. La variedad del adulto es unilateral, menos grave, menos purulenta y asociada a adenopatías preauriculares.

conjuntivitis del recién nacido (conjunctivitis of newborn), trastorno caracterizado por secreción purulenta de los ojos del recién nacido durante las primeras tres semanas de vida. Una causa frecuente es la infección materna gonocócica o por clamidias, que puede provocar ceguera en el niño si no recibe tratamiento adecuado.

conjuntivitis eczematosa (eczematous conjunctivitis), inflamación de la conjuntiva y de la córnea junto con múltiples vesículas diminutas y ulceradas.

conjuntivitis gonorreica (gonorrheal conjunctivitis), forma grave y destructiva de conjuntivitis purulenta producida por *Neisseria gonorrhoeae*. Los niños recién nacidos reciben una profilaxis tópica sistémica mediante la instilación de una solución de nitrato de plata al 1% o de una crema antibiótica, lo que prácticamente ha erradicado la infección en los lactantes.

conjuntivitis hemorrágica aguda (acute hemorrhagic conjunctivitis), enfermedad ocular sumamente contagiosa producida generalmente por enterovirus del tipo 70, aunque también se puede deber al virus Coxsackie A. Los signos clínicos son dolor ocular intenso de aparición súbita, fotofobia, visión borrosa, hemorragia subconjuntival, quemosis y abundante secreción conjuntival acuosa. Suele mejorar de forma espontánea en 2-4 días y desaparecer por completo en 7-10 días.

conjuntivitis hemorrágica epidémica (epidemic hemorrhagic conjunctivitis), infección sumamente contagiosa, relacionada habitualmente con enterovirus, que comienza con un fuerte dolor ocular, acompañado de inflamación palpebral y congestión de la conjuntiva. Es una alteración autolimitada y no hay remedio específico.

conjuntivitis primaveral (vernal conjunctivitis), forma crónica y bilateral de conjuntivitis cuyo origen se cree que es alérgico. Los síntomas más comunes son prurito intenso y secreción con formación de costras. Se pueden aplicar corticoides tópicos y también puede ser útil la desensibilización al polen.

conjuntivitis purulenta (purulent conjunctivitis), inflamación de la conjuntiva causada por microorganismos supurativos, como algunas especies de estreptococos, gonococos y neumococos.

conjunto de datos de enfermería perioperatoria (perioperative nursing data set), lenguaje de enfermería especializado en relación con el vocabulario que trata de la experiencia perioperatoria del paciente.

conjunto de datos mínimos de enfermería (nursing minimum data set [NMDS]), conjunto mínimo de puntos de información con definiciones y categorías uniformes respecto a la dimensión específica de la enfermería, el cual satisface las necesidades de información de múltiples usuarios de datos en el sistema de asistencia sanitaria. Es el primer intento de estandarizar la recogida de datos de enfermería esenciales.

conminuto (comminuted), roto o aplastado en numerosos fragmentos.

conmoción (concussion), daño cerebral producido por una sacudida o empujón violento, como un golpe o explosión.

conmoción cardíaca (commotio cordis), lesión cardíaca, frecuentemente fatal, consecuencia de un impacto agudo no penetrante en la superficie adyacente del cuerpo.

conmoción cerebral (brain concussion), contusión de los tejidos cerebrales producida por un choque, una sacudida u otro acto violento. Es una lesión no penetrante del cerebro que se traduce en un cambio súbito del impulso de la cabeza. De forma característica, tras una contusión leve se produce una pérdida transitoria de la consciencia seguida, al despertar, de cefalea. Las contusiones graves pueden causar una pérdida de consciencia prolongada e interrupción de una serie de funciones vitales del tallo cerebral, como la respiración y la estabilidad vasomotora.

conmutación de Q (Q-switching), técnica láser utilizada en cirugía del glaucoma para alcanzar la potencia máxima en pulsos de energía de nanosegundos.

cono (cone), **1.** célula fotorreceptora de la retina que permite la percepción del color. Existen tres tipos de conos retinianos, uno para cada uno de los colores básicos: azul, verde y rojo; los demás colores se perciben por la estimulación de más de un tipo de cono. **2.** dispositivo cónico unido a un equipo radiológico para centrar los rayos X sobre una pequeña zona diana de tejido.

cono de luz (cone of light), **1.** reflejo triangular observado durante la exploración del oído cuando la luz del otoscopio se dirige hacia el martillo. **2.** grupo de rayos luminosos que entran en la pupila del ojo y forman una imagen en la retina.

conocimiento (consciousness), estado claro de la consciencia de uno mismo y del entorno en el que la atención se centra en cuestiones inmediatas.

conocimiento: actividad prescrita (knowledge: prescribed activity), resultado de enfermería de la Nursing Outcomes Classification (NOC). Se define como el grado de conocimientos sobre la actividad y el ejercicio prescrito.

conocimiento: anticoncepción (knowledge: conception prevention), resultado de enfermería de la Nursing Outcomes Classification (NOC). Se define como el grado de conocimientos sobre la prevención del embarazo no intencionado.

conocimiento: conservación de la energía (knowledge: energy conservation), resultado de enfermería de la Nursing Outcomes Classification (NOC). Se define como el grado de conocimientos expresados sobre las técnicas de conservación de la energía.

conocimiento: control de la diabetes (knowledge: diabetes management), resultado de enfermería de la Nursing Outcomes Classification (NOC). Se define como el grado de conocimientos expresados sobre la diabetes mellitus, su tratamiento y la prevención de las complicaciones.

conocimiento: control de las infecciones (knowledege: infection control), resultado de enfermería de la Nursing Outcomes Classification (NOC). Se define como el grado de conocimientos sobre la prevención y control de la infección.

conocimiento: control del consumo de drogas (knowledge: substance use control), resultado de enfermería de la Nursing Outcomes Classification (NOC). Se define como el grado de conocimientos sobre la actitud médica encaminada al uso seguro de drogas adictivas, químicos tóxicos, tabaco o alcohol.

conocimiento: cuidado de las enfermedades (knowledge: illness care), resultado de enfermería de la Nursing Outcomes Classification (NOC). Se define como el grado de conocimientos, de la información relativa a una enfermedad, necesarios para conseguir y mantener un estado de salud óptimo.

conocimiento: cuidado del niño (knowledge: infant care), resultado de enfermería de la Nursing Outcomes Classification (NOC). Se define como el grado de conocimientos sobre el cuidado de un niño desde el nacimiento hasta que cumpla 1 año de edad.

conocimiento: cuidado infantil pretérmino (knowledge: preterm infant care), resultado de enfermería de la Nursing Outcomes Classification (NOC). Se define como los conocimientos expresados sobre los cuidados de un prematuro nacido entre las semanas 24 y 37 (término) de la gestación.

conocimiento: cuidados de ostomía (knowledge: ostomy care), resultado de enfermería de la Nursing Outcomes Classification (NOC). Se define como los conocimientos expresados sobre el mantenimiento de una ostomía para eliminación.

conocimiento: deficiente (knowledge: deficient), resultado de enfermería aceptado por la Fourth National Conference on the Classification of Nursing Diagnoses (revised). Se define como la ausencia o deficiencia de información cognitiva en relación con temas específicos. Debe especificarse la naturaleza del conocimiento.

conocimiento: dieta (knowledge: diet), resultado de enfermería de la Nursing Outcomes Classification (NOC). Se define como el grado de conocimientos expresados sobre la dieta recomendada.

conocimiento: educación y crianza (knowledge: parenting), resultado de enfermería de la Nursing Outcomes Classification (NOC). Se define como los conocimientos expresados sobre el aporte de educación y crianza y de un ambiente constructivo a un niño desde 1 hasta los 17 años de edad.

conocimiento: embarazo (knowledge: pregnancy), resultado de enfermería de la Nursing Outcomes Classification (NOC). Se define como el grado de conocimientos expresados sobre la promoción de la actitud médica encaminada a conseguir un embarazo saludable y prevenir complicaciones.

conocimiento: funcionamiento sexual (knowledge: sexual functioning), resultado de enfermería de la Nursing Outcomes Classification (NOC). Se define como los conocimientos expresados sobre el desarrollo sexual y las prácticas sexuales responsables.

conocimiento: funcionamiento sexual en el embarazo y en el posparto (knowledge: pregnancy & postpartum sexual functioning), resultado de enfermería de la Nursing Outcomes Classification (NOC). Se define como los conocimientos expresados sobre el funcionamiento sexual durante el embarazo y el posparto.

conocimiento: lactancia materna (knowledge: breastfeeding), resultado de enfermería de la Nursing Outcomes Classification (NOC). Se define como el grado de conocimientos sobre la lactancia y alimentación de un lactante por medio de la lactancia materna.

conocimiento: mecánica del cuerpo (knowledge: body mechanics), resultado de enfermería de la Nursing Outcomes Classification (NOC). Se define como el grado de conocimientos sobre una alineación corporal, equilibrio y movimientos coordinados apropiados.

conocimiento: medicación (knowledge: medication), resultado de enfermería de la Nursing Outcomes Classification (NOC). Se define como los conocimientos expresados sobre los fármacos.

conocimiento: parto y alumbramiento (knowledge: labor and delivery), resultado de enfermería de la Nursing Outcomes Classification (NOC). Se define como el grado de conocimientos expresados en relación al parto y al alumbramiento.

conocimiento: potenciación de la fertilidad (knowledge: fertility promotion), resultado de enfermería de la Nursing Outcomes Classification (NOC). Se define como el grado de conocimientos sobre las pruebas de fertilidad y los factores que afectan a la concepción.

conocimiento: prevención de las caídas (knowledge: fall prevention), resultado de enfermería de la Nursing Outcomes Classification (NOC). Se define como el grado de conocimientos sobre la prevención de las caídas.

conocimiento: procedimiento terapéutico (knowledge: treatment procedure), resultado de enfermería de la Nursing Outcomes Classification (NOC). Se define como el grado de conocimientos sobre el o los procedimientos necesarios que forman parte de un tratamiento.

conocimiento: proceso de la enfermedad (knowledge: disease process), resultado de enfermería de la Nursing Outcomes Classification (NOC). Se define como el grado de conocimientos sobre una determinada enfermedad y la prevención de las complicaciones.

conocimiento: reducción de la amenaza del cáncer (knowledge: cancer threat reduction), resultado de enfermería de la Nursing Outcomes Classification (NOC). Se define como el grado de conocimientos sobre las causas, la prevención y la detección precoz del cáncer.

conocimiento: régimen terapéutico (knowledge: treatment regimen), resultado de enfermería de la Nursing Outcomes Classification (NOC). Se define como el grado de conocimientos sobre las medidas relativas a las características de un tratamiento específico.

conocimiento: salud materna posparto (knowledge: postpartum maternal health), resultado de enfermería de la Nursing Outcomes Classification (NOC). Se define como el grado de conocimientos expresados sobre la salud materna en el período después del nacimiento del niño.

conocimiento: salud materna previa a la concepción (knowledge: preconception maternal health), resultado de enfermería de la Nursing Outcomes Classification (NOC). Se define como el grado de conocimientos expresados sobre la salud materna previa a la concepción para asegurar un embarazo saludable.

conocimiento: seguridad física infantil (knowledge: child physical safety), resultado de enfermería de la Nursing Outcomes Classification (NOC). Se define como el grado de conocimientos expresados sobre los cuidados con seguridad de un niño desde 1 hasta 17 años de edad.

conocimiento: seguridad personal (knowledge: personal safety), resultado de enfermería de la Nursing Outcomes Classification (NOC). Se define como los conocimientos expresados sobre la prevención de las lesiones no intencionadas.

conocimiento: tratamiento de la artritis (knowledge: artritis management), resultado de enfermería de la Nursing Outcomes Classification (NOC). Se define como el grado de conocimientos sobre la artritis, su tratamiento y la prevención de las complicaciones.

conocimiento: tratamiento de la cardiopatía (knowledge: cardiac disease management), resultado de enfermería de la Nursing Outcomes Classification (NOC). Se define como el grado de conocimientos sobre la cardiopatía, su tratamiento y la prevención de las complicaciones.

conocimiento: tratamiento de la depresión (knowledge: depression management), resultado de enfermería de la Nursing Outcomes Classification (NOC). Se define como el grado de conocimientos expresados sobre la depresión y las interrelaciones entre las causas, los efectos y los tratamientos.

conocimiento: tratamiento de la esclerosis múltiple (knowledge: multiple sclerosis management), resultado de enfermería de la Nursing Outcomes Classification (NOC). Se define como los conocimientos expresados sobre la esclerosis múltiple, su tratamiento y la prevención de las recidivas o exacerbaciones.

conocimiento: tratamiento de la hipertensión (knowledge: hypertension management), resultado de enfermería de la Nursing Outcomes Classification (NOC). Se define como el grado de conocimientos sobre la hipertensión, su tratamiento y la prevención de las complicaciones.

conocimiento: tratamiento de la infección (knowledge: infection management), resultado de enfermería de la Nursing Outcomes Classification (NOC). Se define como el grado de conocimientos sobre la infección, su tratamiento y la prevención de las complicaciones.

conocimiento: tratamiento de la insuficiencia cardíaca congestiva (knowledge: congestive heart failure mangement), resultado de enfermería de la Nursing Outcomes Classification (NOC). Se define como el grado de conocimientos expresados sobre la insuficiencia cardíaca, su tratamiento y la prevención de las exacerbaciones.

conocimiento: tratamiento del asma (knowledge: asthma management), resultado de enfermería de la Nursing Outcomes Classification (NOC). Se define como el grado de conocimientos sobre el asma, su tratamiento y la prevención de las complicaciones.

conocimiento: tratamiento del cáncer (knowledge: cancer management), resultado de enfermería de la Nursing Outcomes Classification (NOC). Se define como el grado de conocimientos sobre la causa, el tipo, la progresión, los síntomas y el tratamiento del cáncer.

conocimiento: tratamiento del dolor (knowledge: pain management), resultado de enfermería de la Nursing Outcomes Classification (NOC). Se define como los conocimientos expresados sobre las causas, los síntomas y el tratamiento del dolor.

conocimiento: tratamiento del peso (knowledge: weight management), resultado de enfermería de la Nursing Outcomes Classification (NOC). Se define como el grado de conocimientos sobre la promoción y mantenimiento del peso corporal óptimo y porcentaje de grasa congruente con la altura, el esqueleto, el sexo y la edad.

conocimientos: conductas de salud (knowledge: health behavior, resultado de enfermería de la Nursing Outcomes Classification (NOC). Se define como el grado de conocimientos sobre la promoción y protección de la salud.

conocimientos: promoción de la salud (knowledge: health promotion), resultado de enfermería de la Nursing Outcomes Classification (NOC). Se define como el grado de conocimientos sobre la información necesaria para conseguir y conservar un estado de salud óptimo.

conocimientos: recursos sanitarios (knowledge: health resources), resultado de enfermería de la Nursing Outcomes Classification (NOC). Se define como el grado de conocimientos sobre los recursos relevantes encaminados al cuidado de la salud.

conos y bastones (rods and cones), células sensibles a la luz de la retina. Los bastones están situados alrededor de la retina, debajo del epitelio pigmentario visual de color púrpura. Los conos reciben los estímulos del color.

consanguíneo (blood relative), persona emparentada con otra, con la cual comparte algo del mismo material genético a través de un antepasado común.

consanguinidad (consanguinity), parentesco hereditario o «sanguíneo» entre las personas por un padre o antecesor común.

consciencia (conscience), **1.** moral, sentido autocrítico de lo que está bien y mal. **2.** (en psicoanálisis) parte del sistema del superego que dirige los pensamientos, sentimientos y actos, y los contrapone a los valores y modelos internos.

consciente (conscious), **1.** (en neurología) capaz de responder a un estímulo sensorial; despierto, alertado, que se da cuenta del entorno exterior. **2.** (en psiquiatría) aquella parte de la psique o del funcionamiento mental en la que los pensamientos, ideas, emociones y otros contenidos mentales son totalmente conscientes.

consecución de órganos (organ procurement), intervención de enfermería recogida en la Nursing Interventions Classification (NIC). Se define como la orientación de las familias a lo largo del proceso de donación de órganos para asegurar la recuperación oportuna de órganos y tejidos vitales para trasplante.

consecuencias (consequences), sucesos estimulantes posteriores a un comportamiento que refuerzan o debilitan la conducta. Pueden ser fortalecedoras o punitivas y positivas o negativas.

consecuencias de la adicción a sustancias (substance addiction consequences), resultado de enfermería recogido en la Nursing Outcomes Classification (NOC). Se define como la gravedad del cambio en el estado de salud y en la función social resultante de la adicción a sustancias.

consecuencias fisiológicas de la inmovilidad (immobility consequences, physiological), resultado de enfermería recogido en la Nursing Outcomes Classification (NOC). Se define como el grado de compromiso de la función fisiológica debido a una alteración de la movilidad física.

consecuencias psicocognitivas de la inmovilidad (immobility consequences, psycocognitives), resultado de enfermería recogido en la Nursing Outcomes Classification (NOC). Se define como el grado de compromiso de la función psicocognitiva debido a una alteración de la movilidad física.

conseguidor de espacio (space obtainer), aparato para aumentar el espacio entre dientes contiguos.

consejero delegado (chief executive officer [CEO]), funcionario de más alto nivel de una organización o institución.

consejero licenciado (licensed counselor), profesional de salud mental que ha de cumplir una serie de estándares de educación y de práctica supervisada y que ha aprobado el National Counselor Examination del National Board for Certified Counselors.

consejo genético (genetic counseling), proceso de determinación de la incidencia o riesgo de incidencia de un trastorno genético en una familia, y de proporcionar la apropiada información y consejo sobre las formas de actuación disponibles, ya sean la asistencia del niño ya afectado, el diagnóstico prenatal, la interrupción del embarazo, la esterilización o la inseminación artificial.

consejo holístico (holistic counseling), forma alternativa de psicoterapia que se centra en la persona completa (mente, cuerpo y espíritu) y en su salud.

Consejo Internacional de Enfermería (CIE) (International Council of Nurses [ICN]), la más antigua organización sanitaria internacional. Es una federación de asociaciones de enfermería de 112 países, y fue una de las primeras organizaciones sanitarias que desarrollaron políticas estrictas de no discriminación por motivos de nacionalidad, raza, religión, color, política, sexo o clase social. Los objetivos del CIE son: promoción de asociaciones nacionales de profesionales de la enfermería, mejora de los estándares y de la competencia de estos profesionales, mejora de su consideración social en sus países y establecimiento de un portavoz autorizado de las enfermeras a nivel internacional.

consensual (consensual), relativo a una acción refleja en la que la estimulación de una parte del cuerpo da lugar a una respuesta en otra localización.

consentimiento implícito (implied consent), concesión de permiso de asistencia sanitaria sin acuerdo formal entre el paciente y el que presta dicha asistencia. Un ejemplo sería la cita con un médico acordada por un paciente con una molestia física; al acordar la cita se da por supuesto el consentimiento del paciente para que el médico realice un diagnóstico y establezca un tratamiento.

consentimiento informado (informed consent), permiso obtenido de un paciente para la realización de una determinada prueba o técnica. El consentimiento informado es necesario antes de realizar la mayoría de las técnicas invasivas y de incorporar un paciente a un estudio de investigación.

consentir (consent), dar la aprobación, el consentimiento o el permiso. Una persona debe tener la capacidad mental y la edad suficientes para que le sea reconocida legalmente la competencia para dar su consentimiento.

conservación de la energía[1] (energy conservation), principio según el cual la energía no se crea ni se destruye sino que se transforma de una de sus manifestaciones en otra, como, por ejemplo, cuando el calor se convierte en energía luminosa.

conservación de la energía[2] (energy conservation), resultado de enfermería recogido en la Nursing Outcomes Classification (NOC). Se define como las acciones personales destinadas a gestionar la energía necesaria para iniciar y mantener el desarrollo de la actividad.

conservación de la materia (conservation of matter), (en física) ley que establece que la materia no puede ser creada ni destruida y que la cantidad de materia en el universo es finita.

conservador de espacio (space maintainer), aparato fijo o extraíble para conservar el espacio creado por la pérdida prematura de uno o más dientes.

conservante (preservative), producto químico u otro agente que reduce la velocidad de descomposición de una sustancia.

consistencia gingival (gingival consistency), combinación de las características visuales y táctiles del tejido gingival sano.

consolidación (consolidation), **1.** combinación de partes separadas de un todo. **2.** estado de solidificación. **3.** (en medicina) proceso de conversión en sólido, como cuando en la neumonía los pulmones se vuelven firmes e inelásticos.

consolidación de la constancia individual y emocional (consolidation of individual and emotional constancy), (en psiquiatría) cuarta y última subfase en el sistema de Mahler de la fase de separación-individualización del desarrollo preedípico. Se inicia hacia el final del segundo año. Se cumple cierto grado de constancia de objeto y se establece la separación de representaciones del yo y el objeto.

consolidación viciosa (malunion), unión imperfecta de un hueso o tejido previamente fragmentado.

Consolidated Omnibus Budget Reconciliation Act (COBRA) (Consolidated Omnibus Budget Reconciliation Act [COBRA]), legislación que estipula una continuación limitada de la cobertura de asistencia sanitaria para los individuos y la familia a su cargo cuando finaliza el empleo en una organización que presta seguro sanitario.

constancia (constancy), ausencia de variación en la cualidad de las características distintivas de un objeto a pesar de la localización, la rotación, el tamaño y el color.

constancia de objeto (object constancy), capacidad de percibir objetos de forma inmutable y uniforme, incluso bajo distintas condiciones de observación.

constancia perceptual (perceptual constancy), (en psicología de la Gestalt) fenómeno por el que un objeto es visto de la misma forma en circunstancias diferentes.

constante (constant), hecho o principio no sujeto a cambio.

constante de difusión (diffusion constant), constante matemática que se relaciona con la capacidad que tiene una sustancia para dispersarse ampliamente.

constante de ionización (K) (ionization constant [K]), una vez establecido el equilibrio iónico, es el producto de la concentración molar de los iones dividido por la concentración molar de las moléculas no ionizadas.

constante de Planck (Planck constant), [Max Planck, físico alemán, 1858-1947], constante física fundamental que relaciona la energía de la radiación con su frecuencia. Se expresa como $6{,}63 \times 10^{-27}$ erg/seg o $6{,}63 \times 10^{-34}$ julios/seg.

constante de tasa de absorción (absorption rate constant), valor que describe la cantidad de fármaco que se absorbe por unidad de tiempo.

constante de tiempo (time constant), término matemático de valor fijo utilizado al expresar la tasa de cambio de alguna variable, como el flujo de aire en las vías aéreas.

constantes de Rohrer (Rohrer constants), constantes de una ecuación empírica sobre la resistencia de las vías respiratorias. Se expresa como

$$R = K_1 + K_2V$$

donde R es la resistencia, V es la velocidad de flujo volumétrico instantáneo, K_1 es una constante que representa la viscosidad del gas y la geometría de la vía aérea, y K_2 es una constante que representa la densidad de gas y la geometría de la vía aérea.

constitución (constitution), la salud corporal general de un individuo, expresada por las capacidades físicas y mentales de la persona para funcionar adecuadamente en circunstancias adversas.

constricción (constriction), estrechamiento o reducción anómala del tamaño de un orificio o conducto del cuerpo, como en la vasoconstricción de los vasos sanguíneos.

constricción diafragmática (diaphragmatic constriction), estrechamiento del esófago en el punto en el que atraviesa el diafragma, en el hiato esofágico.

constricción faringoesofágica (pharyngoesophageal constriction), estrechamiento en donde termina la faringe y comienza el esófago cervical, el sitio del esfínter faringoesofágico.

constricción pilórica (pyloric constriction), constricción de la extremidad distal del píloro que cubre el orificio pilórico y delimita la unión del estómago y el duodeno.

constricción torácica del esófago (thoracic constriction of esophagus), estrechamiento del esófago torácico en donde está comprimido por el arco aórtico y el bronquio principal izquierdo.

constrictor (constrictor), músculo que produce el estrechamiento de un orificio, como las fibras del cuerpo ciliar que controlan el tamaño de la pupila.

construcción de relaciones complejas (complex relationship building), intervención de enfermería recogida en la Nursing Interventions Classification (NIC). Se define como el establecimiento de una relación terapéutica con un paciente para favorecer la comprensión y el cambio de comportamiento.

consuelda (comfrey), planta perenne utilizada en el tratamiento de contusiones, esguinces, fracturas, acné y furúnculos. Su uso se considera seguro y probablemenlte eficaz por vía tópica.

consulta[1] (consultation), proceso en el que se solicita la ayuda de un especialista para conocer las formas de corregir los problemas terapéuticos de un paciente o sobre la planificación y aplicación de programas de asistencia sanitaria.

consulta[2] (consultation), intervención de enfermería recogida en la Nursing Interventions Classification (NIC). Se define como el uso de conocimientos especializados con personas que buscan ayuda para resolver problemas y favorecer que individuos, familias, grupos o agencias alcancen objetivos identificados.

consulta del niño sano (well baby clinic), consulta especializada en la revisión médica y los servicios a prestar a los lactantes sanos.

consulta telefónica (telephone consultation), intervención de enfermería recogida en la Nursing Interventions Classification (NIC). Se define como el intercambio de información, la oferta de instrucción y consejo sanitarios, el control de los síntomas o la realización de una asignación del paciente por teléfono.

consultor (consultant), persona que por formación y experiencia ha adquirido conocimientos especiales en una materia, según el reconocimiento de sus colegas.

consultor de lactancia (lactation consultant), profesional sanitario, con frecuencia con un certificado superior, que proporciona educación y tratamiento en relación con la lactancia materna.

consumidor de asistencia sanitaria (health care consumer), cualquier receptor real o potencial de asistencia sanitaria, tal como un paciente ingresado en un hospital, un paciente de un centro de salud mental o un miembro de una organización de mantenimiento de asistencia sanitaria privada.

consumo de oxígeno (oxygen consumption), cantidad de oxígeno, en mililitros por minuto, requerida por el cuerpo para el metabolismo aerobio normal.

consumo pasivo de tabaco (passive smoking), inhalación por parte de los no fumadores del humo de los cigarrillos, pipas y cigarros de los demás. La cantidad de dicho humo es suficiente como para agravar enfermedades respiratorias y contribuir a enfermedades graves.

consumo sistémico de oxígeno (systemic oxygen consumption), cantidad de oxígeno consumida por los tejidos del cuerpo, medida durante un período de 60 segundos.

consunción (wasting), proceso de deterioro general marcado por pérdida de peso y disminución de la fuerza física, el vigor, el apetito y la actividad mental.

contacto (contact), **1.** aproximación o acercamiento de dos superficies hasta tocarse, como ocurre con los dientes superiores e inferiores. **2.** acercamiento de dos individuos bien directa o indirectamente, a través de la comida o de la ropa, de manera que pueda establecerse la transmisión de un organismo infeccioso de uno a otro. **3.** persona que ha estado expuesta a una enfermedad infecciosa.

contacto directo (direct contact), toque mutuo entre dos individuos u organismos. Muchas enfermedades transmisibles pueden propagarse mediante el contacto directo entre la persona afectada y la sana.

contacto proximal (proximal contact), contacto entre la superficie distal de un diente y la superficie medial del diente adyacente.

contador Coulter (Coulter counter), [W.H. Coulter, ingeniero estadounidense, s. XX], marca registrada de un dispositivo eléctrico que identifica y cuantifica con rapidez los hematíes y leucocitos presentes en una pequeña muestra de sangre humana.

contador de centelleo líquido (liquid scintillation counter), instrumento para medir radiactividad, usualmente partículas beta emitidas por una muestra dispersa en un cóctel de centelleo líquido.

contador de colonias (colony counter), aparato utilizado para contar las colonias de bacterias que crecen en un cultivo; generalmente está formado por un plato transparente iluminado que se divide en secciones de área conocida.

contador de flujo compensado (compensated flowmeter), instrumento de terapia gaseosa con una escala que se calibra frente a una presión constante de 50 psi en vez de frente a la atmosférica.

contador Geiger-Müller (GM) (Geiger-Müller [GM] counter), [Hans Geiger, físico alemán, 1882-1945; Walter Müller, físico alemán del siglo XX], dispositivo electrónico que indica el nivel de radiactividad de una sustancia mediante el recuento del número de partículas subatómicas, como los electrones, emitidas por esa sustancia.

contagio (contagion), transmisión de una infección por contacto directo, por gotas o por contacto con fomites, tales como prendas de vestir, ropa de cama, platos y otros objetos que la persona infectada haya utilizado.

contagioso (contagious), transmisible, como la enfermedad que se transmite por contacto directo o indirecto.

contaminación[1] (contamination), situación de estar manchado, ensuciado, tocado o cualquier otro tipo de exposición a agentes dañinos, haciendo que un objeto sea potencialmente inseguro para su uso habitual o sin el uso de técnicas de barrera.

contaminación[2] (contamination), diagnóstico de enfermería aceptado por la Seventeenth National Conference on the Classification of Nursing Diagnoses. Se define como la exposición a contaminantes ambientales en dosis suficientes como para causar efectos adversos para la salud.

contaminación acústica (noise pollution), nivel de ruido medioambiental que resulta molesto para sus habitantes.

contaminación aérea (air pollution), contaminación del aire por humos nocivos, aromas o compuestos químicos tóxicos.

contaminación de dispositivos de infusión (infusate contamination), introducción de patógenos en un contenedor estéril, cuyo contenido se va a infundir mediante dispositivos estériles en el sistema intravascular del paciente durante la cirugía u otros procedimientos.

contaminación del agua (water pollution), contaminación de lagos, ríos y arroyos a partir de fuentes contaminantes industriales o de la comunidad.

contaminación radiactiva (radioactive contamination), adición no deseada de material radiactivo al cuerpo o a parte del entorno, como la ropa o el material. La contaminación del cuerpo del personal sanitario por radiación beta puede producirse por la ingestión, inhalación o absorción de la fuente emisora. El instrumental, las batas, los guantes quirúrgicos y la ropa que entran en contacto con líquidos serosos, sangre y orina de pacientes que contengan emisores de radiación beta o gamma se pueden contaminar.

contaminante (contaminant), agente que provoca contaminación, polución o descomposición, como las esporas y hongos que hacen que los alimentos sean insalubres.

contaminante (pollutant), sustancia indeseable presente en el medio ambiente, generalmente con efectos peligrosos para la salud. Los contaminantes pueden estar presentes en la atmósfera en forma de gases o de finas partículas que pueden resultar irritantes para los pulmones, ojos y piel; como sustancias disueltas o suspendidas en el agua de beber, y como carcinógenos o mutágenos en alimentos o bebidas.

contaminantes alimentarios (food contaminants), sustancias que hacen que un alimento no sea apto para el consumo humano. Las bacterias, los productos químicos tóxicos, carcinógenos, teratógenos y materiales radiactivos son algunos ejemplos. Sustancias esencialmente inocuas, como el agua, que pueden añadirse a los alimentos para aumentar su peso, también se consideran contaminantes.

contaminantes del aire (airborne contaminant), material atmosférico que puede afectar a la salud de las personas que se hallan expuestas en dicho ambiente o en la vecindad del mismo. Son particularmente vulnerables los tejidos de las vías respiratorias superiores y los pulmones.

contención (containment), mantenimiento de algo dentro de ciertos límites.

contención de costes (cost containment), intervención de enfermería recogida en la Nursing Interventions Classification (NIC). Se define como la gestión y facilitación del uso eficiente y efectivo de los recursos.

contención química[1] (chemical restraint), utilización de psicofármacos, hipnóticos o ansiolíticos para controlar a un paciente potencialmente violento.

contención química[2] (chemical restraint), intervención de enfermería recogida en la Nursing Interventions Classification (NIC). Se define como la administración, monitorización e interrupción del uso de agentes psicotrópicos empleados en el control de un comportamiento extremo por parte de un individuo.

contexto (context), (en teoría de las comunicaciones) estructuración, significado y lenguaje de un mensaje.

continencia (continence), **1.** capacidad para controlar la función de la vejiga y del recto. **2.** uso de la autorrepresión, particularmente en la relación sexual.

continencia intestinal (bowel continence), resultado de enfermería recogido en la Nursing Outcomes Classification (NOC). Se define como el control del paso de las heces a través del intestino.

continencia urinaria (urinary continence), resultado de enfermería recogido en la Nursing Outcomes Classification (NOC). Se define como el control en la eliminación de orina.

continuo (continuum), **1.** serie continua o totalidad. **2.** (en matemáticas) sistema de números reales.

contorneado (convoluted), retorcido, arrollado, con una parte sobre otra en forma de rollo.

contornear (contouring), proceso de formar un contorno.

contorneo oclusivo (occlusal contouring), modificación por afilamiento de las irregularidades de las formas oclusivas del diente, tales como las crestas marginales desiguales o los dientes desplazados o mal colocados.

contorno (contour), perímetro o configuración normal del cuerpo o de una parte.

contorno (outline form), forma de la superficie cava de la cavidad preparada de un diente.

contorno bucal (buccal contour), la forma del lado bucal de la parte posterior, caracterizada habitualmente por una convexidad ligeramente oclusocervical con su prominencia más larga en el tercio gingival de la superficie bucal clínica.

contorno de restauración (restoration contour), perfil de las superficies de los dientes que han sido restaurados.

contorno proximal (proximal contour), configuración o forma de la superficie mesial o distal de un diente.

contra criterio médico (ccm) (against medical advice [ama]), relativo a la decisión de un paciente de suspender un tratamiento a pesar del consejo de los profesionales de la medicina.

contraángulo (contra-angle), angulación por medio de la cual la parte funcional de un instrumento quirúrgico se acerca al eje longitudinal de su mango. Puede constar de dos, tres o cuatro codos o ángulos en su mango.

contrabisel (contra bevel), **1.** (en odontología) ángulo formado entre el limbo y la base de la bolsa periodontal cuando el limbo se mantiene separando el epitelio del surco del epitelio externo de la encía. **2.** (en odontología) bisel externo de la preparación de un diente que se extiende hasta la cúspide lingual o bucal en una reconstrucción intracoronaria.

contracción (contraction), **1.** reducción del tamaño, especialmente de las fibras musculares. **2.** reducción anómala. **3.** (en el parto) acortamiento rítmico de la musculatura del segmento uterino superior que al principio es suave y que pasa a ser enérgico posteriormente, produciéndose cada 2 minutos, y al final aproximadamente cada minuto. **4.** estrechamiento anómalo del canal del parto o de parte de éste que es una causa de distocia.

contracción (jerk), **1.** movimiento brusco súbito, como un empujón o tirón, o el acto de apretar o tirar. **2.** contracción muscular rápida inducida cuando se golpea un tendón sobre un hueso.

contracción concéntrica (concentric contraction), forma habitual de contracción muscular que se produce en actividades rítmicas cuando las fibras musculares se acortan al desarrollarse la tensión.

contracción excéntrica (eccentric contraction), tipo de contracción muscular que implica el alargamiento de las fibras musculares, como cuando se baja un peso siguiendo una trayectoria.

contracción isométrica (isometric contraction), contracción muscular que no va acompañada de movimiento articular. No se produce ni alargamiento ni acortamiento del músculo y sólo pueden medirse los cambios de tensión.

contracción isométrica voluntaria máxima (maximum voluntary isometric contraction [MVIC]), el máximo de la fuerza de rotación producida por una contracción muscular.

contracción isovolumétrica (isovolumetric contraction), (en cardiología) fase precoz de la sístole en la que el ventrículo genera la suficiente tensión para superar la resistencia de la presión aórtica telediastólica.

contracción peristáltica gigante (giant peristaltic contraction), contracción propulsora en el intestino que suele ocurrir periódicamente en el intestino delgado distal y en el colon. Las contracciones son de una amplitud 1,5 a 2 veces mayor que la normal y de una duración 4 a 6 veces mayor que la habitual.

contracción tetánica (tetanic contraction), contracción continua de un músculo voluntario como consecuencia de una estimulación eferente continuada.

contracciones de hambre (hunger contractions), fuertes contracciones del estómago asociadas habitualmente con el deseo de comer.

contracciones musculares graduadas (graduated muscular contractions), acortamiento controlado de las unidades musculares en respuesta adecuada en tiempo y en intensidad con el estímulo. Las contracciones pueden ser inducidas por el SNC o por estimulación eléctrica.

contracciones pretérmino (preterm contractions), endurecimiento irregular del útero gestante que se inicia en el primer trimestre y aumenta en frecuencia, duración e intensidad a medida que avanza el embarazo. En el embarazo aumenta la contractilidad del útero gestante. Las fuertes contracciones pretérmino cercanas al término suelen ser difíciles de distinguir de las contracciones del parto verdadero.

contracción-relajación (hold-relax), técnica que facilita la sensibilidad y reacción neuromuscular, que se utiliza en el tratamiento de la hipertonía o disfunción motora. Se aplica frecuentemente cuando existe una contractura muscular en un lado de la articulación y cuando la inmovilización es consecuencia de un dolor.

contrachoque (countershock), (en cardiología) choque eléctrico de alta intensidad y corta duración que se aplica en la región del corazón para producir una despolarización cardíaca total.

contracondicionamiento (counterconditioning), procedimiento utilizado en terapia conductual en el que la respuesta aprendida es reemplazada por una respuesta alternativa que produce una alteración menor.

contracorriente (countercurrent), cambio en la dirección del flujo de un líquido, como la que se produce en la rama ascendente del túbulo renal cuando la osmolaridad se invierte después de un cambio gradual de la concentración de cloruro sódico.

contráctil (contractile), capaz de disminuir de tamaño o de longitud o de juntarse en respuesta a ciertos estímulos.

contractilidad (contractility), (en cardiología) fuerza de la contracción cardíaca cuando la carga y la precarga son constantes.

contractura (contracture), trastorno articular, por lo general permanente, caracterizado por flexión y rigidez, que se produce por la atrofia y el acortamiento de las fibras musculares o por la pérdida de la elasticidad normal de la piel, como cuando se forma una amplia cicatriz sobre una articulación.

contractura de Dupuytren (Dupuytren's contracture), [Guillaume Dupuytren, cirujano francés, 1777-1835], engrosamiento y endurecimiento progresivo e indoloro del tejido subcutáneo de la palma de la mano, con flexión y resistencia a la extensión de los dedos cuarto y quinto. No están afectados nervios ni tendones.

contractura de Volkmann (Volkmann's contracture), [Richard von Volkmann, cirujano alemán, 1830-1889], contracción en flexión grave y persistente del antebrazo y la mano causada por isquemia. Habitualmente este trastorno va precedido por una lesión por presión o aplastamiento de la región del codo, siendo una causa frecuente la presión ejercida por una escayola o un vendaje muy apretado en el codo. Los profesionales sanitarios deberían controlar la aparición de edema, palidez, frialdad, cianosis o dolor distales al lugar de la lesión para poder recuperar la circulación aflojando con rapidez la constricción.

contractura fisiológica (physiologic contracture), trastorno temporal en el que los músculos se pueden contraer y acortar durante un período considerable de tiempo. Los fármacos, las temperaturas extremas y la acumulación local de ácido láctico son algunas de sus causas.

contractura hipertónica (hypertonic contracture), contracción muscular prolongada que se produce como consecuencia de la estimulación nerviosa continua de la parálisis espástica.

contrademanda (counterclaim), (en derecho) demanda realizada por el acusado que establece una causa de acción a su favor en contra del demandante. El objetivo de la contrademanda es el de oponerse o manifestarse en contra de las demandas o quejas del demandante.

contraindicación (contraindication), factor que prohíbe la administración de un fármaco o la realización de un procedimiento.

contraindicar (contraindicate), señalar la presencia de una enfermedad o trastorno físico que hace imposible o poco aconsejable tratar a un determinado paciente de la forma habitual o prescribir un medicamento que en otros casos estaría indicado.

contrairritante (counterirritant), agente empleado para generar irritación en una parte del cuerpo con el objetivo de aliviar la irritación de otra parte.

contralateral (contralateral), que afecta o se origina en el lado opuesto de un punto de referencia, como puede ser un punto del cuerpo.

contraorden (counterinjunction), (en análisis transaccional) mensaje abierto del estado de ego materno o paterno que puede ser difícil de seguir si el mensaje entra en conflicto con instrucciones previas de los padres.

contrapulsación (counterpulsation), **1.** acción de un dispositivo de bombeo de circulación asistida sincronizada opuesto a la acción normal del corazón. **2.** proceso de elevación de la presión intraaórtica durante la diástole mediante insuflación de un balón intraaórtico, vaciándolo inmediatamente antes de la sístole siguiente.

contrapulsación externa (external counterpulsation), técnica no invasiva para aplicar contrapulsación (bombeo cardíaco asistido). En esta técnica las extremidades inferiores se introducen en unos pantalones hinchables. Se inflan y desinflan de forma sincronizada con el ciclo cardíaco, generando un aumento del flujo sanguíneo durante la diástole y eyección facilitada durante la sístole.

contraste (contrast), determinación de las diferencias entre dos áreas adyacentes en una imagen. El contraste puede estar basado en diferencias de la densidad óptica, en diferencias en la transmisión de la radiación o en otros parámetros.

contraste de gran escala (long-scale contrast), (en radiografía) imagen de kilovoltaje alto que contiene un amplio margen y gran número de matices de gris con poca diferencia en los tonos adyacentes.

contraste del sujeto (subject contrast), diferencia de intensidades del haz de rayos X en el área del haz cuando éste emerge de la parte que es radiografiada.

contraste negativo (negative staining), técnica en la cual una sustancia densa a los electrones se mezcla con una muestra, resultando una imagen al microscopio electrónico en la cual la muestra aparece translúcida contra un fondo opaco u oscuro.

contratar (contract), establecer un acuerdo o promesa.

contrato (contract), acuerdo o promesa que satisface ciertos requisitos legales, incluyendo la competencia de ambas o de todas las partes del contrato, la adecuación a las leyes vigentes, la reciprocidad del acuerdo y de la obligación y las consideraciones (aportación de algo de valor como pago por las obligaciones adquiridas).

contrato de agencia (agency), (en términos jurídicos) relación existente entre dos partes en la que una autoriza a la otra para que actúe en su defensa como mediadora suya.

contrato perenne (evergreen contract), contrato de asistencia sanitaria que se renueva automáticamente cada año, a no ser que sea renegociado. No aplicable en Canadá.

contratracción (countertraction), fuerza que contrarrestra la tensión de la tracción, especialmente en ortopedia, como la fuerza del peso corporal producida por la fuerza de la gravedad.

contratransferencia (countertransference), respuesta emocional consciente o inconsciente de un psicoterapeuta o psicoanalista a un paciente. La respuesta puede ser positiva o negativa, aportando en cualquier caso datos útiles para el tratamiento.

contratransporte (countertransport), transporte simultáneo de dos sustancias distintas a través de la misma membrana en direcciones opuestas.

contraveneno para la serpiente de coral norteamericana (North American coral snake antivenin), antídoto para el veneno de *Micrurus fulvius*.

control comunitario de los riesgos: enfermedades contagiosas (community risk control: communicable diseases), resultado de enfermería recogido en la Nursing Outcomes Classification (NOC). Se define como las acciones comunitarias para eliminar o reducir la diseminación de agentes infecciosos que amenazan la salud pública.

control comunitario de los riesgos: enfermedades crónicas (community risk control: chronic disease), resultado de enfermería recogido en la Nursing Outcomes Classification (NOC). Se define como las acciones comunitarias llevadas a cabo para reducir el riesgo de enfermedades crónicas y de sus complicaciones asociadas.

control comunitario de los riesgos: exposición al plomo (community risk control: lead exposure), resultado de enfermería recogido en la Nursing Outcomes Classification (NOC). Se define como las acciones comunitarias para reducir la exposición y la intoxicación por plomo.

control comunitario de los riesgos: violencia (community risk control: violence), resultado de enfermería recogido en la Nursing Outcomes Classification (NOC). Se define como las acciones comunitarias destinadas a eliminar o reducir los actos de violencia intencionados que causen grave daño físico o psicológico.

control de calidad (quality control), método de repetición de ensayos de materiales estándar conocidos y de monitorización de los parámetros de reacción para garantizar la precisión y la exactitud.

control de casos de asistencia primaria (primary care case management [PCCM]), (en EE.UU.) situación en la cual la asistencia primaria está sujeta simultáneamente a un control de revisión de utilización y la planificación del alta se emplea para minimizar el consumo de recursos al mismo tiempo que se mantiene la calidad de la asistencia.

control de convulsiones (seizure control), resultado de enfermería recogido en la Nursing Outcomes Classification (NOC). Se define como las acciones personales destinadas a reducir o minimizar la incidencia de los episodios convulsivos.

control de costes (cost control), proceso de comprobación y regularización del gasto de los fondos realizado por una agencia o institución.El control de costes se consigue mediante el uso de presupuestos, informes y técnicas de contabilidad de costes.

control de enfermería (nurses' station), zona de una unidad, planta o clínica de una instalación sanitaria que sirve como centro administrativo para los cuidados de enfermería de un determinado grupo de pacientes. Suele estar en un lugar centrado e incluir una secretaria o un empleado administrativo que se encarga de la burocracia, el teléfono y otras comunicaciones. Antes de comenzar el turno de trabajo es el centro de encuentro y asignación de tareas diarias.

control de estados convulsivos (seizure management), intervención de enfermería recogida en la Nursing Interventions Classification (NIC). Se define como el cuidado de un paciente durante un episodio convulsivo y el estado postictal.

control de inmunización/vacunación (immunization/vaccination management), intervención de enfermería recogida en la Nursing Interventions Classification (NIC). Se define como la monitorización del estado de inmunización, facilitando el acceso a las vacunaciones y proporcionando las mismas para evitar las enfermedades transmisibles.

control de la energía (energy management), intervención de enfermería recogida en la Nursing Interventions Classification (NIC). Se define como la regulación del uso de la energía para tratar o prevenir la fatiga y optimizar la función.

control de la excreción urinaria (urinary elimination management), intervención de enfermería recogida en la Nursing Interventions Classification (NIC). Se define como el mantenimiento de un patrón de excreción urinaria óptimo.

control de la glucosa en sangre (blood glucose control), resultado de enfermería recogido en la Nursing Outcomes Classification (NOC). Se define como la medida en que los niveles de glucosa en plasma y orina se mantienen en el rango normal.

control de la hemorragia (control of hemorrhage), limitación del flujo de sangre por una rotura en una pared vascular. Algunos de los métodos para controlar la hemorragia son la presión directa, el uso de un torniquete o la aplicación de presión en puntos proximales a la herida.

control de la hemorragia (hemorrhage control), intervención de enfermería recogida en la Nursing Interventions Classification (NIC). Se define como la reducción o eliminación de la pérdida rápida y excesiva de sangre.

control de la hiperglucemia (hyperglycemia management), intervención de enfermería recogida en la Nursing Interventions Classification (NIC). Se define como la prevención y tratamiento de los niveles de glucosa elevados.

control de la hipervolemia (hypervolemia management), intervención de enfermería recogida en la Nursing Interventions Classification (NIC). Se define como la reducción del volumen de líquido extracelular y/o intracelular y la prevención de complicaciones en un paciente que está hiperhidratado.

control de la hipoglucemia (hypoglycemia management), intervención de enfermería recogida en la Nursing Interventions Classification (NIC). Se define como la prevención y tratamiento de los niveles bajos de glucosa en sangre.

control de la hipovolemia (hypovolemia management), intervención de enfermería recogida en la Nursing Interventions Classification (NIC). Se define como la expansión del volumen de líquido intravascular en un paciente deplecionado de volumen.

control de la infección[1] (infection control), programas de vigilancia de las enfermedades, por lo general en centros sanitarios, diseñados para investigar, prevenir y controlar la diseminación de infecciones y sus microorganismos causantes. El control de la infección puede incluir normas y técnicas de un hospital u otras instalaciones sanitarias para reducir al mínimo el riesgo de diseminación de infecciones nosocomiales o adquiridas en la comunidad a pacientes y miembros de la plantilla.

control de la infección[2] (infection control), intervención de enfermería recogida en la Nursing Interventions Classification (NIC). Se define como minimizar la adquisición y transmisión de agentes infecciosos.

control de la infección: intraoperatorio (infection control: intraoperative), intervención de enfermería recogida en la Nursing Interventions Classification (NIC). Se define como la prevención de infecciones nosocomiales en el quirófano.

control de la medicación (medication reconciliation), intervención de enfermería recogida en la Nursing Interventions Classification (NIC). Se define como la comparación de las medicaciones que el paciente toma en casa con el ingreso, traslado y/o alta para asegurar la exactitud y la seguridad del paciente.

control de la nutrición (nutrition management), intervención de enfermería recogida en la Nursing Interventions Classification (NIC). Se define como proporcionar, o ayudar a proporcionar, una ingesta dietética equilibrada de alimentos y líquidos.

control de la política sanitaria (health policy monitoring), intervención de enfermería recogida en la Nursing Interventions Classification (NIC). Se define como la vigilancia y la influencia en las regulaciones, normas y estándares del gobierno que afectan a los sistemas y prácticas de enfermería para garantizar una asistencia de alta calidad a los pacientes.

control de la presión (pressure management), intervención de enfermería recogida en la Nursing Interventions Classification (NIC). Se define como la minimización de la presión mecánica sobre las partes del cuerpo.

control de la presión intracraneal (PIC) (intracranial pressure [ICP] monitoring), intervención de enfermería recogida en la Nursing Interventions Classification (NIC). Se define como la medida y la interpretación de los datos del paciente para regular la PIC.

control de la prueba de Schick (Schick test control), [Bela Schick, médico austríaco-estadounidense, 1877-1967], preparación utilizada para realizar la prueba de Schick para la inmunización frente a la difteria.

control de la tecnología reproductiva (reproductive technology management), intervención de enfermería recogida en la Nursing Interventions Classification (NIC). Se define como la ayuda a un paciente a través de las etapas de un tratamiento complicado de la infertilidad.

control de las enfermedades contagiosas (communicable disease management), intervención de enfermería recogida en la Nursing Interventions Classification (NIC). Se define como las tareas realizadas en una comunidad para disminuir y controlar la incidencia y prevalencia de enfermedades contagiosas en una población específica.

control de las náuseas (nausea management), intervención de enfermería recogida en la Nursing Interventions Classification (NIC). Se define como la prevención y alivio de las náuseas.

control de las náuseas y los vómitos (nausea & vomiting control), resultado de enfermería recogido en la Nursing Outcomes Classification (NOC). Se define como las acciones personales para controlar las náuseas, las arcadas y los síntomas de los vómitos.

control de los líquidos (fluid monitoring), intervención de enfermería recogida en la Nursing Interventions Classification (NIC). Se define como la recogida y análisis de los datos del paciente para regular el equilibrio líquido.

control de los síntomas (symptom control), resultado de enfermería recogido en la Nursing Outcomes Classification (NOC). Se define como las acciones personales orientadas a minimizar la percepción de los cambios adversos en las funciones físicas y emocionales.

control de prealimentación (feedforward control), corrección previsora en el comportamiento motor. Durante el movimiento, diversos centros encefálicos dependen de la realimentación a partir de receptores para controlar el comportamiento motor. Si los comportamientos motores actual y deseado no coinciden se genera una señal de error y se producen los cambios.

control de radioterapia (radiation therapy management), intervención de enfermería recogida en la Nursing Interventions Classification (NIC). Se define como la ayuda al paciente para que conozca y minimice los efectos secundarios de los tratamientos radioterápicos.

control de riesgos (risk control), resultado de enfermería recogido en la Nursing Outcomes Classification (NOC). Se define como las acciones personales para prevenir, eliminar o reducir riesgos sanitarios reales, personales y modificables.

control de riesgos (risk management), función de la administración de un hospital o de otros centros sanitarios encaminada a la identificación, evaluación y corrección de los riesgos potenciales que podrían lesionar a los pacientes, al personal o a los visitantes.

control de riesgos: cáncer (risk control: cancer), resultado de enfermería recogido en la Nursing Outcomes Classification (NOC). Se define como las acciones personales para detectar o reducir la amenaza de cáncer.

control de riesgos: consumo de alcohol (risk control: alcohol use), resultado de enfermería recogido en la Nursing Outcomes Classification (NOC). Se define como las acciones personales para prevenir, eliminar o reducir un consumo de alcohol que supone una amenaza para la salud.

control de riesgos: consumo de drogas (risk control: drug use), resultado de enfermería recogido en la Nursing Outcomes Classification (NOC). Se define como las acciones personales para prevenir, eliminar o reducir el consumo de drogas que supone una amenaza para la salud.

control de riesgos: consumo de tabaco (risk control: tobacco use), resultado de enfermería recogido en la Nursing Outcomes Classification (NOC). Se define como las acciones personales para prevenir el consumo de tabaco.

control de riesgos: disminución auditiva (risk control: hearing impairment), resultado de enfermería recogido en la Nursing Outcomes Classification (NOC). Se define como las acciones personales para prevenir, eliminar o reducir las amenazas de alteración de la función auditiva.

control de riesgos: disminución de la visión (risk control: visual impairment), resultado de enfermería recogido en la Nursing Outcomes Classification (NOC). Se define como las acciones personales para prevenir, eliminar o reducir las amenazas para la función visual.

control de riesgos: embarazo no deseado (risk control: unintended pregnancy), resultado de enfermería recogido en la Nursing Outcomes Classification (NOC). Se define como las acciones personales para reducir la posibilidad de embarazo no deseado.

control de riesgos: enfermedades de transmisión sexual (ETS) (risk control: sexually transmitted diseases [STD]), resultado de enfermería recogido en la Nursing Outcomes Classification (NOC). Se define como las acciones personales para prevenir, eliminar o reducir las conductas asociadas a las enfermedades de transmisión sexual.

control de riesgos: exposición al sol (risk control: sun exposure), resultado de enfermería recogido en la Nursing Outcomes Classification (NOC). Se define como las acciones personales para prevenir o reducir las amenazas de daños cutáneos u oculares por exposición al sol.

control de riesgos: hipertermia (risk control: hyperthermia), resultado de enfermería recogido en la Nursing Outcomes Classification (NOC). Se define como las acciones personales para prevenir, detectar o reducir la amenaza de temperatura corporal elevada.

control de riesgos: hipotermia (risk control: hypothermia), resultado de enfermería recogido en la Nursing Outcomes Classification (NOC). Se define como las acciones personales para prevenir, detectar o reducir la amenaza de baja temperatura corporal.

control de riesgos: proceso infeccioso (risk control: infectious process), resultado de enfermería recogido en la Nursing Outcomes Classification (NOC). Se define como las acciones personales para prevenir, eliminar o reducir la amenaza de infección.

control de riesgos: salud cardiovascular (risk control: cardiovascular health), resultado de enfermería recogido en la Nursing

Outcomes Classification (NOC). Se define como las acciones personales para eliminar o reducir las amenazas para la salud cardiovascular.

control de suministros (supply management), intervención de enfermería recogida en la Nursing Interventions Classification (NIC). Se define como la garantía de la adquisición y mantenimiento de los artículos adecuados para asistir al paciente.

control del comportamiento (behavior management), intervención de enfermería recogida en la Nursing Interventions Classification (NIC). Se define como la ayuda al paciente a dominar comportamientos negativos.

control del comportamiento: autonocividad (behavior management: self-harm), intervención de enfermería recogida en la Nursing Interventions Classification (NIC). Se define como la ayuda al paciente a reducir o eliminar el comportamiento automutilante o autoabusivo.

control del comportamiento: hiperactividad/inatención (behavior management: overactivity/inattention), intervención de enfermería recogida en la Nursing Interventions Classification (NIC). Se define como la facilitación de un ambiente terapéutico que se adapte con seguridad al déficit de atención y/o a la hiperactividad del paciente, al mismo tiempo que se promueve una función óptima.

control del comportamiento: sexual (behavior management: sexual), intervención de enfermería recogida en la Nursing Interventions Classification (NIC). Se define como la delimitación y prevención de comportamientos sexuales socialmente inaceptables.

control del dolor (pain control), resultado de enfermería recogido en la Nursing Outcomes Classification (NOC). Se define como las acciones personales que se deben realizar para controlar el dolor.

control del estado de ánimo (mood management), intervención de enfermería recogida en la Nursing Interventions Classification (NIC). Se define como el cuidado de la seguridad y la estabilización de un paciente que experimenta un estado de ánimo anómalo.

control del estímulo (stimulus control), estrategia para la automodificación de un paciente que depende de la manipulación de los antecedentes de su conducta para ampliar los objetivos o conductas deseados, al mismo tiempo que se reducen los no deseados.

control del estrés (stress management), métodos de control de factores que requieren una respuesta de cambio en una persona mediante la identificación de agentes de tensión, eliminando los negativos y desarrollando mecanismos de actuación eficaces. Como ejemplos se incluyen la relajación muscular progresiva, las metáforas dirigidas, la biorretroalimentación y técnicas respiratorias.

control del miedo (fear self-control), resultado de enfermería recogido en la Nursing Outcomes Classification (NOC). Se define como las acciones personales para eliminar o reducir sentimientos de alarma incapacitantes producidos por una fuente identificable.

control del niño sano (well baby care), revisión sanitaria periódica de lactantes y niños para favorecer un crecimiento y desarrollo físico, emocional e intelectual óptimos. Entre estas medidas de asistencia sanitaria se encuentran las inmunizaciones habituales para evitar enfermedades, los procedimientos de exploración selectiva para la detección precoz y tratamiento de enfermedades y la orientación y educación de los padres sobre una nutrición adecuada, la prevención de accidentes y la atención específica y el cuidado del niño en las distintas fases del desarrollo.

control del peso (weight management), intervención de enfermería recogida en la Nursing Interventions Classification (NIC). Se define como la facilitación del mantenimiento del peso corporal y el porcentaje de grasa corporal óptimos.

control del prolapso rectal (rectal prolapse management), intervención de enfermería recogida en la Nursing Interventions Classification (NIC). Se define como la prevención y/o la reducción manual del prolapso rectal.

control del riesgo: consumo de drogas (drug abuse cessation behavior), resultado de enfermería recogido por la Nursing Outcomes Classification (NOC). Se define como las acciones personales destinadas a eliminar el consumo de drogas que ponga en riesgo la salud.

control hemodinámico invasivo (invasive hemodynamic monitoring), intervención de enfermería recogida en la Nursing Interventions Classification (NIC). Se define como la medida y la interpretación de los parámetros hemodinámicos invasivos para determinar la función cardiovascular y regular el tratamiento en la forma apropiada.

control intestinal (bowel management), intervención de enfermería recogida en la Nursing Interventions Classification (NIC). Se define como el establecimiento y el mantenimiento de un patrón regular de eliminación intestinal.

control local (local control), detención del crecimiento tumoral en la zona tratada.

control motor (motor control), transmisión sistemática de impulsos nerviosos desde la corteza motora a las unidades motoras, lo que produce contracciones musculares coordidadas.

control por presión (nudge control), dispositivo mecánico de una prótesis que puede ser presionado con la barbilla para cerrar o abrir una o más articulaciones de la prótesis.

control regional (regional control), control del cáncer en zonas que representan los primeros estadios de diseminación a partir del origen local.

controlador intravenoso (intravenous controller), cualquiera de los distintos dispositivos que suministran automáticamente líquidos por vía i.v. a una velocidad regulable. Suele ir equipado con selector de velocidad, sensor de gotas, indicador de gotas y alarma de goteo. Cuando la infusión no fluye a la velocidad prescrita, la alarma emite una señal audible y otra visible.

controlar (control), ejercer un dominio o mantener la influencia sobre una situación, como ocurre en el autocontrol, con la supresión o limitación consciente de los impulsos.

Controlled Substances Act (Controlled Substances Act), ley estadounidense de 1970 que regula la prescripción y dispensación de fármacos psicoactivos, e incluye estimulantes, depresores y alucinógenos. Las drogas de la categoría I presentan un elevado potencial de consumo abusivo y no tienen usos médicos aprobados. Las sustancias comprendidas entre las categorías II y V tienen todas ellas indicaciones médicas aprobadas, con propiedades de abuso y dependencia decrecientes a medida que aumenta la cifra de la categoría.

contundir (contuse), lesionar una parte del cuerpo sin romper la piel.

contusión (contusion), lesión sin solución de continuidad de la piel, producida por un choque violento sobre el cuerpo, que se caracteriza por tumefacción, cambio de coloración y dolor. La aplicación inmediata de frío puede limitar la evolución de una contusión.

contusión por deslizamiento (gliding contusion), lesión del encéfalo causada por desplazamiento de la sustancia gris de la corteza cerebral durante la aceleración angular de la cabeza. La mayor parte del daño se produce en la unión entre la sustancia gris y la sustancia blanca. Estas contusiones se asocian con lesiones axónicas difusas y hematomas subdurales agudos.

convalecencia (convalescence), período de recuperación tras una enfermedad, lesión o intervención quirúrgica.

convalidación (endorsement), reconocimiento de la licencia de un sanitario en un estado por otro estado. Evita al personal la necesidad de repetir el proceso completo de obtención de la licencia para el estado en el que va a ejercer.

convección (convection), (en física) transferencia de calor a través de un gas o un líquido mediante la circulación de partículas calentadas.

convenio colectivo (collective bargaining), utilización de la fuerza colectiva en la negociación de las condiciones económicas y de trabajo de los empleados con el empresario.

convenio de certificación profesional de enfermería (nursing licensure compact), acuerdo entre dos o más estados u otras jurisdicciones por el que el título de un tipo o especialidad de enfermería obtenido en un lugar es válido en el otro.

convergencia (convergence), movimiento de dos objetos hacia un punto común, como el giro de los ojos hacia adentro para ver un objeto próximo a la cara.

conversión (conversion), **1.** cambio de una forma a otra, mutación. **2.** (en obstetricia) corrección de la posición fetal durante el parto. **3.** (en psiquiatría) mecanismo de defensa inconsciente por el que los conflictos emocionales que producen ansiedad son reprimidos y transformados en síntomas físicos simbólicos, sin base orgánica.

conversor analógico-digital (A/D) (analog-to-digital [A/D] converter), dispositivo para convertir la información analógica, como la temperatura o las ondas del ECG, en información digital, con objeto de poder procesarla mediante un ordenador digital.

convertidor digital-analógico (digital-to-analog converter), dispositivo para convertir información digital en una forma analógica para su representación como método continuo de interpretación de los datos, como con un ohmiómetro o un termómetro.

convexo (convex), que tiene una superficie que se curva hacia fuera.

convulsión (seizure), hiperexcitación en el cerebro que da lugar a una actividad eléctrica anómala que produce una serie brusca, violenta e involuntaria de contracciones de un grupo de músculos, que puede ser paroxística y episódica, como en las enfermedades convulsivantes, o transitoria y aguda, como después de una conmoción cerebral. Una convulsión puede ser clónica o tónica, focal, unilateral o bilateral, generalizada o parcial.

convulsión acinética (akinetic seizure), tipo de trastorno convulsivo observado en niños. Consiste en una convulsión breve y generalizada durante la cual el niño cae bruscamente al suelo.

convulsión clónica (clonic convulsion), forma de convulsión caracterizada por contracciones y relajaciones involuntarias alternas y rítmicas de grupos musculares.

convulsión esencial (essential convulsion), convulsión central.

convulsión febril (febrile seizure), convulsión asociada a un proceso febril. Las convulsiones febriles generalizadas recurrentes deben ser tratadas como una epilepsia de gran mal.

convulsión focal (focal seizure), alteración transitoria de la función motora, sensitiva o autónoma producida por descargas neuronales anómalas en una región localizada del cerebro, sobre todo en las zonas motoras o sensitivas cercanas a la cisura central. Las convulsiones motoras focales suelen comenzar como movimientos espásticos en la mano, cara o pie, pudiéndose extender progresivamente a otros músculos para terminar como una convulsión generalizada. La actividad eléctrica anómala en alguna zona de la corteza sensitiva se manifiesta por sensación de entumecimiento, escozor, hormigueos o abatimiento, y las descargas neuronales pueden terminar extendiéndose a áreas motoras. Las convulsiones focales pueden estar provocadas por anoxia localizada o por una pequeña lesión cerebral.

convulsión histérica (hysteric convulsion), contracción y relajación involuntaria violenta de los músculos esqueléticos caracterizada por contracciones musculares espasmódicas sin causa orgánica.

convulsión psicomotora (psychomotor seizure), alteración temporal de la consciencia, con frecuencia asociada a un trastorno del lóbulo temporal, que se caracteriza por síntomas psíquicos, pérdida del juicio, conducta automática y actos anómalos. No se producen convulsiones evidentes, pero puede haber pérdida de consciencia o amnesia del episodio. Durante la convulsión el individuo puede parecer amodorrado, intoxicado o violento; en ocasiones pueden cometer actos asociales o crímenes, aunque son capaces de continuar realizando actividades normales, como conducir un coche, escribir a máquina o comer, a un nivel automático.

convulsión tetánica (tetanic convulsion), **1.** contracción tónica muscular generalizada. **2.** contracción muscular violenta involuntaria prolongada.

convulsión tónica (tonic convulsion), contracción prolongada y generalizada de los músculos esqueléticos.

convulsión tónico-clónica (tonic-clonic seizure), convulsión epiléptica caracterizada por una contracción muscular involuntaria generalizada y cese de la respiración seguido de espasmos tónico-clónicos de los músculos. La ventilación se reanuda con respiraciones ruidosas. Pueden encajarse los dientes, morderse la lengua y perder el control de la vejiga o el intestino. Cuando pasa esta fase del ataque, la persona puede quedarse dormida o experimentar confusión. La persona no suele acordarse del ataque al despertar. El aviso premonitorio sensorial, o aura, puede preceder a cada convulsión tónico-clónica. Por lo general se prescriben como profilaxis medicamentos anticonvulsivantes.

convulsión urémica (uremic convulsion), episodio de contracciones musculares involuntarias causado por uremia o retención en la sangre de sustancias que serían excretadas normalmente por los riñones.

coordinación motora (motor coordination), coordinación de las funciones corporales que afectan al movimiento, como los movimientos generales, los movimientos finos y la planificación de movimientos.

coordinación preoperatoria (preoperative coordination), intervención de enfermería recogida en la Nursing Interventions Classification (NIC). Se define como la facilitación de las pruebas diagnósticas de preadmisión y la preparación de un paciente quirúrgico.

coordinación vertical (vertical coordination), sistema de enfermeras de la comunidad que actúan como puente de unión entre su nivel en la organización y aquéllas situadas por encima y por debajo de ellas.

coordinación visualmotora (visual-motor coordination), capacidad de coordinar la visión con los movimientos del cuerpo o de partes del cuerpo.

coordinador de altas (discharge coordinator), individuo que trabaja para agencias comunitarias e instituciones con el fin de proporcionar una continuidad de cuidados al paciente una vez que éste ha sido dado de alta del hospital o de otra dependencia sanitaria.

coordinador de enfermería (nurse coordinator), enfermero registrado que coordina y dirige las actividades del personal de enfermería de determinados servicios, como obstetricia o cirugía, en una o más unidades de cuidados de pacientes.

coordinador de unidad sanitaria (health unit coordinator), persona que garantiza el funcionamiento eficaz de un hospital y de las consultas médicas realizando tareas administrativas y burocráticas.

CO-oxímetro (CO-oximeter), dispositivo que utiliza la espectrofotometría para medir las concentraciones sanguíneas relativas de oxihemoglobina, carboxihemoglobina, metahemoglobina y hemoglobina reducida.

copa ocular (eyecup), copa o vaso pequeño, con una forma que se adapta al ojo, y que se emplea para bañar la superficie expuesta del órgano.

copago (copayment), (en EE.UU.) cantidad pagada por cada visita a consulta o servicio de urgencia o compra de fármacos con receta, mediante un plan de seguro sanitario contratado para servicios específicos, como vacunaciones o exploraciones físicas.

copolímero (copolymer), polímero que contiene monómeros de más de un tipo.

COPP (COPP), combinación de fármacos antineoplásicos formada por ciclofosfamida, procarbacina, prednisona y vincristina.

coprolalia (coprolalia), uso excesivo de lenguaje obsceno.

coprolito (coprolith), masa dura de heces en el tracto intestinal causada habitualmente por absorción excesiva de agua en el intestino grueso.

coproporfiria (coproporphyria), trastorno metabólico hereditario autosómico recesivo, poco frecuente y en el que se excretan por las heces grandes cantidades de sustancias nitrogenadas llamadas porfirinas. Los ataques, con síntomas neurológicos y gastrointestinales variables, pueden ser precipitados por ciertos fármacos.

coproporfirina (coproporphyrin), **1.** cada una de las sustancias nitrogenadas orgánicas, excretadas normalmente en las heces, que son productos de la degradación de la bilirrubina a partir de la descomposición de la hemoglobina. **2.** prueba utilizada para medir los niveles de porfirina en los hematíes.

cópula (copula), **1.** cualquier parte o estructura de unión. **2.** elevación media ventral de la lengua embrionaria, formada por la unión de los segundos arcos faríngeos y que representa la futura raíz de la lengua.

CoQ (CoQ), abreviatura de **coenzima Q.**

cor (cor), **1.** corazón. **2.** relativo al corazón.

cor pulmonale (cor pulmonale), hipertrofia del ventrículo derecho del corazón secundaria a enfermedad pulmonar primaria. El cor pulmonale puede terminar causando insuficiencia del ventrículo derecho, que no se puede acomodar tan fácilmente al incremento de presión como el ventrículo izquierdo.

cor triatriatum (cor triatriatum), anomalía congénita producida por un defecto de regresión de la vena pulmonar común embrionaria, que tiene como resultado la división de la aurícula izquierda por un diafragma fibromuscular, recibiendo la cámara posterosuperior el retorno venoso pulmonar y comunicándose la anteroinferior con la orejuela de la aurícula izquierda y con el orificio mitral. La comunicación entre los dos compartimentos puede estar reducida o ausente, desencadenando una obstrucción venosa pulmonar.

coracoacromial (coracoacromial), relativo a la apófisis coracoides y al acromion de la escápula.

coracobraquial (coracobrachialis), músculo que se origina en la escápula y que se inserta en la cara interna del húmero. Sus funciones son la aducción y la flexión del brazo.

C

coraza (cuirass), **1.** respirador de presión negativa de cuerpo completo. Se ajusta una bomba eléctrica de propulsión para coordinarlo con la respiración espontánea del paciente. **2.** vendaje torácico muy ajustado.

corazón (heart), órgano hueco muscular, del tamaño aproximado de un puño cerrado, que bombea sangre a todo el organismo y late normalmente unas 70 veces por minuto por unos impulsos nerviosos coordinados y contracciones musculares. Encerrado en el pericardio, está dispuesto sobre el diafragma, entre los bordes inferiores de los pulmones, ocupando la mitad del mediastino. Está cubierto a nivel ventral por el esternón y las partes adyacentes de los cartílagos costales tercero a sexto. Las capas del corazón, comenzando de fuera hacia dentro, son el epicardio, el miocardio y el endocardio. Las cámaras son dos ventrículos con paredes musculares gruesas, que forman la mayor parte del órgano, y dos aurículas con dos paredes musculares finas. Un tabique separa los ventrículos y se extiende entre las aurículas (tabique interauricular), dividiendo el corazón en los lados derecho e izquierdo.

corazón artificial (artificial heart), dispositivo mecánico de poliuretano moldeable, consistente en dos ventrículos, implantado en el cuerpo y alimentado por un generador localizado fuera de éste.

corazón de atleta (athlete's heart), corazón normal, pero típicamente agrandado, que se da en los deportistas entrenados en la realización de ejercicios destinados a mejorar la preparación física. Se caracteriza por una frecuencia de contracciones lenta, aumento en la capacidad de bombeo y capacidad superior a la media para suministrar oxígeno a la musculatura esquelética.

corazón semihorizontal (semihorizontal heart), «posición» eléctrica del corazón que se sitúa entre las posiciones horizontal e intermedia cuando el eje QRS está a 0 grados.

corazón semivertical (semivertical heart), «posición» eléctrica del corazón que se sitúa entre las posiciones intermedia y vertical cuando el eje QRS está a 60 grados.

corazón sistémico (systemic heart), lado del corazón que mueve la sangre oxigenada hacia la circulación sistémica.

corazón-pulmón mecánico (mechanical heart-lung), dispositivo conectado al aparato circulatorio para el mantenimiento del flujo de sangre oxigenada durante la cirugía, que requiere la interrupción de las funciones normales del corazón y del pulmón, como la cirugía con circulación extracorpórea.

corda (chorda), filamento en forma de cuerda, como un nervio o tendón.

cordencéfalo (chordencephalon), porción del SNC que se desarrolla en las primeras semanas del embarazo a partir del tubo neural y que incluye el mesencéfalo, el rombencéfalo y la médula espinal.

cordiforme (cordiform), que tiene forma de corazón.

corditis (chorditis), **1.** inflamación del cordón espermático. **2.** inflamación de las cuerdas vocales o de los pliegues vocales.

corditis nudosa (chorditis nodosa), formación de pequeños nódulos blancos en una o ambas cuerdas vocales en personas que utilizan la voz de forma excesiva.

cordoide (chordoid), semejante a la notocorda o al tejido notocordal.

cordoma (chordoma), tumor congénito del cerebro, poco frecuente, que se desarrolla a partir de la notocorda fetal.

cordón (cord, filum), estructura larga, redondeada y flexible. El cuerpo contiene diferentes cordones, como el espermático, las cuerdas vocales, la médula espinal, los nervios, el cordón umbilical y el ligamento redondo.

cordón (funiculus), división de la sustancia blanca de la médula espinal constituida por fascículos o tractos fibrosos.

cordón (string), cuerda, por lo general fibrosa, configurada en forma de una línea recta delgada.

cordón angioblástico (angioblastic cord), cualquiera de las masas cordonales de células mesenquimales esplánicas ventrales al celoma primordial. Los cordones angioblásticos se disponen uno al lado del otro para dar lugar a los primordios de los tubos endocárdicos.

cordón espermático (spermatic cord), estructura que se extiende desde el anillo inguinal profundo del abdomen hasta los testículos, descendiendo casi verticalmente hasta el escroto.Cada cordón comprende arterias, venas, vasos linfáticos, nervios y el conducto deferente del testículo.

cordón hepático (hepatic cord), masa de células dispuestas en columnas radiales irregulares y láminas que se extienden hacia fuera desde la vena central del lóbulo hepático. Muchos de estos cordones se unen para formar el parénquima del lóbulo hepático.

cordón nefrógeno (nephrogenic cord), cualquiera de las dos crestas longitudinales que siguen la superficie dorsal del celoma en el desarrollo precoz del embrión de los vertebrados. Origina las estructuras que componen el sistema urogenital del embrión.

cordón umbilical (umbilical cord, funiculus umbilicalis), estructura flexible que conecta el ombligo con la placenta en el útero grávido, constituyendo el paso para la vena y las arterias umbilicales. En el recién nacido tiene aproximadamente 600 mm de longitud y 1-1,5 cm de diámetro.

cordonal (cordal), relativo a un cordón, como el cordón umbilical.

cordones germinales (germinal cords), precursores de los ovarios o testículos embrionarios, derivados de los cordones gonadales.

cordones gonadales (gonadal cords), células epiteliales derivadas del epitelio celómico que penetran en el mesénquima subyacente, donde forman cordones.

cordones seminíferos (seminiferous cords), primordios de los túbulos seminíferos, derivados de los cordones gonadales de los testículos.

cordotomía (chordotomy), intervención en la que se realiza la sección quirúrgica de los cordones anterolaterales de la médula espinal para aliviar el dolor.

corea (chorea), trastorno caracterizado por movimientos rápidos, involuntarios, inútiles, como flexionar y extender los dedos, elevar y descender los hombros o realizar muecas.

corea de Sydenham (Sydenham's chorea), [Thomas Sydenham, médico inglés, 1624-1689], forma de corea asociada a fiebre reumática que habitualmente se produce durante la infancia. La causa no se conoce, aunque se cree que puede ser una infección estreptocócica que desencadena un mecanismo autoinmune. Los movimientos coreicos aumentan durante las dos primeras semanas, alcanzan una meseta y después disminuyen.

corea gravidarum (chorea gravidarum), corea de Syndenham que se produce durante los primeros meses de embarazo, con o sin historia previa de enfermedad reumática. Síntomas similares pueden darse en mujeres que toman anticonceptivos orales.

corea histérica (hysteric chorea), trastorno en el que el paciente muestra movimientos coreiformes, aunque las acciones son psicógenas más que el resultado de una verdadera corea.

coreiforme (choreiform), semejante a los movimientos rápidos irregulares de la corea.

coreoatetosis (choreoathetosis), movimientos involuntarios irregulares que pueden afectar a la cara, el cuello, el tronco, las extremidades o los músculos respiratorios, dando la apariencia de intranquilidad. Los movimientos pueden variar desde imperceptibles hasta violentos y balísticos, y suelen asociarse con la administración de levodopa en el parkinsonismo.

corioadenoma (chorioadenoma), tumor de células epiteliales del corion que se sitúa en una fase intermedia en el proceso de malignización de una mola hidatídica hacia un coriocarcinoma invasivo.

corioamnionitis (chorioamnionitis), reacción inflamatoria de las membranas amnióticas ocasionada por la presencia de microorganismos en el líquido amniótico.

corioamniótico (chorioamnionic), relativo o perteneciente al corion y al amnios.

coriocarcinoma (choriocarcinoma), neoplasia maligna epitelial de origen fetal que se desarrolla a partir de la porción coriónica de los productos de la concepción. El tumor primario generalmente se localiza en el útero, adoptando el aspecto de una masa blanda, no compacta, de color rojo oscuro que puede invadir y destruir la pared uterina, y metastatizar a través de los linfáticos o de los vasos sanguíneos.

coriocele (choriocele), hernia o protrusión de la capa coroides del ojo.

coriogénesis (choriogenesis), desarrollo del corion después de que el trofoblasto se fije a la mucosa uterina y extienda las vellosidades principales en el espacio intervelloso.

coriogonadotropina alfa (choriogonadotropin alpha), gonadotropina coriónica humana, producida por tecnología recombinante, utilizada para inducir ovulación y embarazo en determinadas mujeres infértiles anovulatorias, y para aumentar el número de oocitos en pacientes que buscan la concepción mediante tecnologías de reproducción asistida.

coriomeningitis linfocítica (lymphocytic choriomeningitis), infección de las meninges y líquido cefalorraquídeo por arenavirus producida por el virus de la coriomeningitis linfocítica, que se caracteriza por fiebre, cefalea y rigidez de nuca, complicada con frecuencia con meningitis aséptica.

corion (chorion), (en biología) membrana extraembrionaria más externa formada por trofoblasto revestido por una capa de mesodermo. Desarrolla vellosidades a las 2 semanas después de la fecundación y es vascularizada por vasos alantoideos una semana más tarde. Da lugar a la placenta y persiste hasta el nacimiento como la capa más externa de las dos capas de la membrana que contiene el líquido amniótico y el feto.

corion frondoso (bushy chorion), región del corion que alberga las vellosidades.

corion gingival (gingival corium), el tejido conjuntivo más estable de la encía, situado entre el periostio y la lámina propia de la mucosa.

corion liso (smooth chorion), la parte lisa (no vellosa) y membranosa del corion.

corion velloso (villous chorion), la región del corion que alberga las vellosidades; se llama también corion frondoso o villoso.

coriorretinitis (chorioretinitis), trastorno inflamatorio de la coroides y la retina del ojo, generalmente secundario a infecciones bacterianas o parasitarias. Se caracteriza por visión borrosa, fotofobia e imágenes distorsionadas.

coriorretinopatía (chorioretinopathy), proceso no inflamatorio causado por una enfermedad que afecta a la coroides y a la retina.

coriza alérgica (allergic coryza), rinitis aguda motivada por la exposición a cualquier alergeno al que se es hipersensible.

córnea (cornea), **1.** parte anterior del ojo, convexa y transparente, que supone un sexto de la capa externa del globo ocular. Es una estructura fibrosa con cinco capas: el epitelio corneal anterior, que se continúa con la conjuntiva, la capa limitante anterior, la sustancia propia, la capa limitante posterior y el endotelio de la cámara anterior (queratoderma). Es densa, de espesor uniforme y avascular. **2.** estructura anatómica que se parece a un cuerno.

corneal (keratic), perteneciente o relativo a la córnea.

córneo (horny), que tiene naturaleza o apariencia de cuerno.

cornete (turbinate), **1.** con forma de rollo. **2.** relacionado con los cornetes nasales.

cornezuelo de centeno (ergot), estructura fúngica que reemplaza a los granos de centeno y otros cereales en las espigas de plantas parasitadas por el hongo de la especie *Claviceps purpurea.*

cornificación (cornification), transformación de las células en la capa córnea de la piel.

coroides (choroid), membrana delgada muy vascularizada entre la retina y la esclerótica del ojo, que irriga la retina externa.

coroiditis (choroiditis), trastorno inflamatorio de la membrana coroides del ojo.

coroidociclitis (choroidocyclitis), trastorno caracterizado por la inflamación de la coroides y de los procesos ciliares.

coroidopatía (choroidopathy), degeneración no inflamatoria de la coroides.

corona (crown), parte superior de un órgano o estructura, como por ejemplo, el vértice de la cabeza.

corona anatómica (anatomic crown), porción de la dentina del diente que está cubierta por esmalte dental.

corona artificial (artificial crown), prótesis dental que restaura parte o la totalidad de la porción coronal de un diente natural.

corona ciliar (orbicularis ciliaris), una de las dos zonas del cuerpo ciliar del ojo que se extiende desde la ora serrata de la retina hasta el proceso ciliar en el borde del iris.

corona clínica (clinical crown), porción de esmalte visible en la cavidad oral, la parte visible del diente que es oclusal a la zona más profunda del pliegue gingival.

corona estática (crown static), artefacto de la película de rayos X producido por la concentración de electrones en la emulsión de la película. Es frecuente que se produzca durante períodos de humedad ambiental reducida.

corona parcial (partial crown), restauración que sustituye las superficies de un diente.

corona radiada (radiate crown), **1.** red de fibras que se entrelazan en la cápsula interna de la corteza cerebral y se entremezclan con las fibras del cuerpo calloso. **2.** agregado de células que rodea la zona pelúcida del ovocito.

coronamiento (crowning), (en obstetricia) fase al final del parto en la que la cabeza fetal alcanza el introito vaginal. Los labios rodean a la cabeza, como una corona.

coronario (coronary), **1.** relativo o perteneciente a estructuras que rodean a modo de corona, como la arteria coronaria. **2.** relativo o perteneciente al corazón.

coronariopatía (coronary artery disease [CAD]), cualquiera de las alteraciones que pueden afectar a las arterias del corazón y producir efectos patológicos diversos, especialmente la reducción del flujo de oxígeno y de nutrientes al miocardio. La angina de pecho, el síndrome clásico de las coronariopatías, se produce debido a la isquemia miocárdica se centra en reducir la demanda miocárdica de oxígeno o en aumentar el aporte de éste. El tratamiento habitual incluye la administración de nitratos, como la nitroglicerina, dinitrato de isosorbida, propranolol, un bloqueante betaadrenérgico, o bloqueadores de los canales de calcio. El tratamiento quirúrgico puede consistir en bypass arterial coronario, angioplastia, o aterectomía.

Coronaviridae (Coronaviridae), familia de cuatro grupos antigénicos de virus de ARN monocatenario. Algunas cepas del organismo están asociadas con infecciones respiratorias superiores en seres humanos.

coronavirus (coronavirus), miembro de la familia Coronaviridae que incluye distintos tipos víricos capaces de producir una enfermedad respiratoria aguda, como el SRAS. Junto con los rinovirus, los coronavirus se consideran las principales causas de resfriado común. Puede producirse reinfección con un mismo genotipo. Otras enfermedades causadas por los coronavirus son hepatitis, enfermedades neurológicas, peritonitis infecciosa, nefritis y pancreatitis.

corpectomía (corpectomy), extirpación de un cuerpo vertebral.

corporación profesional (CP) (professional corporation [PC]), asociación estadounidense formada según la ley de un determinado estado, con el fin de prestar un servicio profesional.

corpus femoris (corpus femoris), cuerpo del fémur; la parte principal o diáfisis del fémur.

corpúsculo coloidal (colloid corpuscle), cuerpo amiloide que se encuentra en el tejido nervioso, la próstata y los alveolos pulmonares.

corpúsculo corneal (corneal corpuscle), una de las células de tejido conjuntivo aplanadas y fijas situadas entre las laminillas de la córnea.

corpúsculo de Drysdale (Drysdale's corpuscle), [Thomas M. Drysdale, ginecólogo estadounidense, 1831-1904], cualquiera de las distintas células transparentes presentes en el líquido de ciertos quistes ováricos.

corpúsculo de Malpighi (malpighian corpuscle), [Marcello Malpighi, médico italiano, 1628-1694], cada uno de los cuerpos pequeños, redondeados, de color rojo oscuro presentes en la corteza renal, que comunica con un túbulo renal. Los corpúsculos forman parte del sistema de filtración a través del cual los componentes no proteicos del plasma sanguíneo entran en los túbulos para su excreción urinaria.

corpúsculo de Meissner (Meissner's corpuscle), [Georg Meissner, anatomista alemán, 1829-1905], cada uno de los numerosos órganos distales pequeños, ovalados, asociados al sentido del tacto, especialmente a las sensaciones de presión, con una cápsula de tejido conjuntivo y diminutas láminas en empalizada. Están distribuidos ampliamente por distintas zonas del cuerpo como la piel de manos y pies, los labios, la mucosa de la lengua, la conjuntiva palpebral y la piel de las papilas mamarias.

corpúsculo gustativo (taste bud), cualquiera de los muchos órganos del gusto periférico distribuidos por la lengua y el techo de la boca. Cada corpúsculo gustativo descansa sobre una bolsa esférica, que se extiende hasta el epitelio. Las células gustativas y las células de sostén forman cada uno de los corpúsculos, que tienen un orificio de abertura en la superficie y otro en la membrana basal.

corpúsculo sanguíneo (blood corpuscle), célula sanguínea, ya sea eritrocito o leucocito.

corpúsculos de Golgi-Mazzoni (Golgi-Mazzoni corpuscles), [Camilo Golgi, histólogo italiano, 1843-1926; Vittori Mazzoni, médico italiano, 1880-1940], conjunto de cápsulas delgadas que envuelven las neurofibrillas terminales en el tejido subcutáneo de los dedos de las manos.

corpúsculos de Krause (Krause's corpuscles), [Wilhelm J. F. Krause, histólogo alemán, 1833-1910], ciertos órganos sensitivos terminales de la conjuntiva ocular, mucosa de labios y lengua, epineurio de los nervios del tronco, el pene, el clítoris y las membranas sinoviales de determinadas articulaciones. Los corpúsculos de Krause son unos diminutos cuerpos cilíndricos de sección oval, con un centro blando semilíquido en el que termina el axón, ya sea en forma de extremo bulbar o de masa enrollada.

corpúsculos de Pacini (Pacini corpuscles), [Filippo Pacini, anatomista italiano, 1812-1883], grupo de órganos terminales sensoriales especiales semejantes a bulbos blancos diminutos, unido cada uno de ellos a la terminación de una única fibra nerviosa en los tejidos conjuntivo subseroso, submucoso y subcutáneo de muchas partes del cuerpo, especialmente en la palma de la mano, en la planta de los pies, en los órganos genitales, en las articulaciones y en el páncreas. Son sensibles a la presión y a las vibraciones y, en un corte transversal, contienen numerosas capas concéntricas sobre un cuerpo central, parecido a una cebolla.

corpúsculos de Ruffini (Ruffini's corpuscles), [Angelo Ruffini, histólogo italiano, 1864-1929], conjunto de terminaciones nerviosas en forma de óvalo localizadas en el tejido celular subcutáneo, principalmente en la unión entre la dermis y el tejido celular subcutáneo.

corpúsculos de Vater-Pacini (Vater-Pacini corpuscles), [Abraham Vater, anatomista alemán, 1684-1751; Filippo Pacini, anatomista italiano, 1812-1883], receptores cinestésicos localizados en las cápsulas articulares y los ligamentos. Se cree que ejercen una función protectora de transmisión de señales a la corteza cerebral cuando una articulación ha alcanzado la posición extrema de su arco de movilidad.

corrección de Allen (Allen correction), análisis multicromático de una reacción para corregir la absorbancia de fondo.

corredera bicipital (bicipital groove), surco situado entre el troquíter y el troquín del húmero para el paso del tendón de la cabeza larga del músculo bíceps.

correlación (correlation), (en estadística) relación entre variables que pueden ser negativas (inversas), positivas o curvilíneas.

correlación del movimiento del producto de Pearson (Pearson's product movement correlation), [Karl Pearson, matemático inglés, 1875-1936], (en estadística) prueba estadística de la relación entre dos variables medidas en escalas de intervalos o de proporciones. Las correlaciones calculadas se sitúan entre +1 y –1.

correo electrónico (electronic mail, email, E-mail), mensajes enviados por un usuario de un sistema de comunicación computadorizado y recuperados de forma casi instantánea por otros usuarios. Los mensajes pueden ser transmitidos a través de un módem por la línea telefónica o, en determinadas circunstancias, por ondas cortas de radio.

correspondencia (correspondence), (en oftalmología) relación entre puntos correspondientes sobre cada retina. La estimulación simultánea de los puntos resulta en la sensación de ver un solo objeto.

correturnos (float nurse), profesional de enfermería que se puede asignar a una tarea determinada según las necesidades, normalmente para ayudar en momentos de gran carga de trabajo o asumir las tareas del personal de enfermería ausente.

corriente (current), **1.** movimiento de flujo o líquido. **2.** flujo de electrones a lo largo de un conductor en un circuito cerrado; corriente eléctrica. **3.** cierta actividad eléctrica fisiológica, así como característica de la circulación de la sangre.

corriente (tidal), relacionado con un proceso alternante, como levantarse y caerse, el flujo y reflujo, o un lapso periódico de tiempo.

corriente alterna (CA) (alternating current [AC]), corriente eléctrica que cambia su dirección siguiendo al mismo tiempo un patrón sinusoidal.

corriente axial (axial current), parte central de la corriente sanguínea.

corriente centrífuga (centrifugal current), corriente eléctrica corporal con el polo positivo cerca del centro nervioso y el negativo en la periferia.

corriente centrípeta (centripetal current), corriente eléctrica que pasa a través del cuerpo desde un electrodo positivo periférico hasta un polo negativo cercano al centro nervioso.

corriente continua (CC) (direct current [DC]), corriente eléctrica que fluye solamente en una dirección y cuyo valor es prácticamente constante.

corriente de coagulación (coagulation current), corriente eléctrica transmitida por una aguja redonda u otros objetos de formas diversas que coagula el tejido.

corriente de compensación (compensating current), corriente eléctrica que neutraliza la intensidad de una corriente muscular.

corriente de demarcación (demarcation current), corriente eléctrica que fluye desde el extremo no lesionado hasta el extremo lesionado de un músculo.

corriente eléctrica (electric current), movimiento neto de electrones a lo largo de un medio conductor.

corriente electroterápica (electrotherapeutic current), cualquiera de los tres tipos de corriente eléctrica, los cuales, al ser introducidos en tejidos biológicos, son capaces de producir cambios fisiológicos específicos. Los tres tipos son: corriente eléctrica monofásica continua, corriente eléctrica bifásica alterna y corriente eléctrica polifásica pulsante.

corriente electrotónica (electrotonic current), corriente inducida en una vaina nerviosa por un potencial de acción producido en ese nervio o en uno adyacente.

corriente nerviosa (abnerval current), corriente eléctrica que circula desde un nervio a un músculo y discurre a través de éste.

corrientes de Foucault (eddy currents), pequeños campos eléctricos circulares inducidos cuando se crea un campo magnético. Son el resultado de la oscilación o la vibración molecular del contenido de los tejidos, produciendo calor.

corrosión (corrosion), resultado de una reacción de oxidación-reducción, o deterioro de una sustancia por un agente destructor.

corrosión del instrumental quirúrgico (corrosion of surgical instruments), corrosión del instrumental quirúrgico o desgaste progresivo de sus superficies pulimentadas como consecuencia de la oxidación y acción de los contaminantes. Se produce generalmente por una limpieza y un secado inadecuados de los instrumentos quirúrgicos después de su uso, por la utilización de soluciones esterilizantes que desgastan la superficie, por una sobreexposición a dichas sustancias o por un autoclave defectuoso. La limpieza es el único y más importante factor para prevenir la corrosión. En casi todos los casos la corrosión de los instrumentos quirúrgicos es superficial y se puede retirar dejándolos sumergidos un tiempo en una solución de amoníaco y alcohol, o volviéndolos a pulir por el fabricante.

corrosivo (corrosive), agente o sustancia que corroe una sustancia o tejido.

corsé (jacket), envuelta o prenda para apoyo o restricción de los movimientos del torso. Se utiliza también para prevenir el edema en las extremidades.

corsé de flexión (flexion jacket), corsé diseñado para inmovilizar la columna.

corsé de Milwaukee (Milwaukee brace), dispositivo ortésico que facilita la inmovilización del torso y del cuello de un paciente en el tratamiento o corrección de una escoliosis, lordosis o cifosis. Normalmente tiene una estructura sólida pero con metales ligeros, con soportes de fibra de vidrio recubiertos de goma que protegen frente a la abrasión. Los soportes sujetan derecho el cuello y el tronco, controlando también la flexión cervical y los movimientos de cadera.

corsé de Minerva (Minerva cast), férula ortopédica que se aplica sobre el tronco hasta la cabeza con orificios para la cara y las orejas. La férula se emplea para inmovilizar la cabeza y parte del tronco en el tratamiento de tortícolis, de lesiones cervicales y torácicas y en infecciones de la columna cervical.

corsé de restricción (jacket restraint), dispositivo ortopédico utilizado para ayudar a inmovilizar el tronco del paciente en tracción y para impedir que se siente en la cama. El corsé de restricción se fija a ambos lados del cuadro de la cama mediante tirantes en cincha con hebilla, cosidos a los bordes laterales del aparato.

corsé de Sayre (Sayre's jacket), [Lewis A. Sayre, cirujano estadounidense, 1820-1900], escayola aplicada para dar apoyo e inmovilizar en el tratamiento de determinadas anomalías de la columna vertebral.

corsé de sostén de tronco (body jacket), aparato ortopédico que reviste el tronco, pero no el área cervical, y que puede estar equipado con hombreras. Se utiliza para ayudar a mantener la posición e inmovilidad del tronco en las lesiones de columna vertebral, en la escoliosis y después de la cirugía de columna.

corsé de Taylor (Taylor brace), [Charles F. Taylor, cirujano norteamericano, 1827-1899], corsé de acero almohadillado utilizado como soporte de la columna vertebral.

corsé en forma de pañal (diaper restraint), dispositivo terapéutico, utilizado especialmente en ortopedia, para hacer tracción sobre la extremidad inferior cuando no son efectivos otros métodos. Este dispositivo se emplea normalmente en niños con enfermedades y anomalías ortopédicas, y está diseñado para ajustarse a la pelvis como un pañal, con anillas en sus cuatro esquinas. Se pasa una cinta gruesa a través de las anillas y se fija al extremo superior del marco de la cama.

corsé halo (halo vest), material ortopédico utilizado para ayudar a inmovilizar el cuello y la cabeza, aplicando tracción en la columna cervical. Consta de un corsé, por lo general con unas correas sobre los hombros, y barras metálicas en el corsé que conectan el chaleco para fijar los clavos a una banda que rodea el cráneo. El halo se fija al cráneo con clavos o tornillos.

corte (cut), fisura o división en las dos cadenas de ADN.

corte (slice), (en tomografía) plano de sección transversal del cuerpo seleccionado para la obtención de una imagen.

corte congelado (frozen section), corte histológico de tejido congelado por exposición a hielo seco.

corte cónico (cone cutting), interferencia debida a un cono radiográfico con un haz de rayos X debido a una mala alineación entre el tubo, el cono y la película.

corte coronal (coronal section), corte corporal en el plano de la sutura coronal o paralelo a ella.

corte de parafina (paraffin section), corte histológico obtenido de un tejido incluido en cera de parafina.

corte de rejilla (grid cutoff), (en radiología) malabsorción no deseada de los rayos X de la fuente principal por parte de la rejilla, de forma que los rayos X útiles son literalmente cortados de la placa.

corte frontal (frontal section), corte de la cabeza o de otra parte del cuerpo que la divide en una región anterior y otra posterior.

corte sagital (sagittal section), sección transversal anteroposterior producida por el corte, lateralmente o mediante técnicas de imagen, del cuerpo o de una parte del cuerpo, en un plano vertical paralelo al plano medio.

cortex corticis (cortex corticis), parte de la corteza renal consistente en una estrecha zona periférica en la que las columnas renales no presentan corpúsculos renales visibles.

corteza (cortex), capa más externa de un órgano corporal u otra estructura, distinguiéndola de la sustancia interna.

corteza cerebelosa (cerebellar cortex), sustancia gris del cerebelo que cubre la sustancia blanca en el núcleo medular; está formada por dos láminas, una lámina externa molecular y una lámina interna de células granulares. Las láminas están separadas por una capa incompleta de células de Purkinje.

corteza cerebral (cerebral cortex), lámina de sustancia gris formada por neuronas y sus sinapsis, localizada en la superficie de los hemisferios cerebrales, que cubre las circunvoluciones, de tal forma que cerca de dos tercios de su superficie están incluidos en las fisuras. Integra las funciones mentales más superiores, la movilidad general, las funciones viscerales, la percepción y las reacciones conductuales.

corteza de yohimba (yohimbe bark), preparado que se elabora con la corteza de *Pausinystalia yohimbe,* empleada para las mismas indicaciones que el clorhidrato de yohimba. Se ha empleado también de forma tradicional como afrodisíaco y para las enfermedades cutáneas y la obesidad.

corteza del cristalino (cortex of the lens), parte externa, más blanda, del cristalino del ojo.

corteza del sauce blanco (white willow bark), preparado de la corteza de distintas especies *Salix* propias de la región central y sur de Europa y que se llaman en conjunto sauces blancos. El preparado contiene salicilina, un precursor del ácido salicílico. Se emplea como antiinflamatorio y antipirético.

corteza olfatoria (olfactory cortex), área de la corteza cerebral constituida por el lóbulo piriforme y por el hipocampo que recibe las sensaciones olorosas.

corteza renal (renal cortex), capa blanda, granulosa, externa del riñón, que contiene alrededor de 1,25 millones de túbulos renales que filtran la sangre y eliminan los residuos corporales en forma de orina.

corteza suprarrenal (adrenal cortex), la porción más extensa y superior de la glándula suprarrenal que está unida a la médula de la glándula. En respuesta a la hormona adrenocorticotropa secretada por la adenohipófisis secreta cortisol y andrógenos.

corteza yuxtamedular (juxtamedullary cortex), la parte de la corteza más próxima a la médula.

corticoide (corticosteroid), cualquiera de las hormonas naturales o sintéticas elaboradas por la corteza suprarrenal (excluyendo las hormonas sexuales de origen suprarrenal) que influyen o controlan procesos fundamentales del organismo. Entre dichos procesos se cuentan el metabolismo de los hidratos de carbono y de las proteínas, el mantenimiento de los niveles de glucosa sérica, el equilibrio del agua y electrólitos y las funciones del sistema cardiovascular, músculo esquelético, riñones y otros órganos. Los corticoides sintetizados por las glándulas suprarrenales son los glucocorticoides y los mineralcorticoides. Los principales glucocorticoides son el cortisol y la corticosterona. El único mineralcorticoide importante fisiológicamente en el hombre es la aldosterona.

corticosuprarrenal (adrenocortical), relacionado con la parte externa o superficial de la glándula suprarrenal.

corticotrofo (corticotroph), célula de la adenohipófisis pequeña, irregularmente estrellada y acidófila, con gránulos secretores pequeños y dispersos que segrega corticotropina y betaendorfina.

corticotropinoma (corticotropinoma), adenoma hipofisario compuesto fundamentalmente de corticotrofos. La secreción excesiva de corticotropina puede producir la enfermedad de Cushing o el síndrome de Nelson.

cortisol (cortisol), hormona esteroidea producida de forma natural por la glándula suprarrenal, idéntica a la hidrocortisona, sintetizada químicamente. Se utiliza para tratar la insuficiencia suprarrenal, de forma tópica para la inflamación y como tratamiento complementario de la colitis ulcerosa.

cortisol en sangre y orina (blood and urine cortisol), prueba sanguínea o urinaria que se utiliza para evaluar la actividad suprarrenal. La hiperfunción suprarrenal puede indicar la presencia de enfermedad de Cushing, adenoma o carcinoma suprarrenal, tumores ectópicos que sintetizan ACTH o hipertiroidismo. La hipofunción puede indicar la presencia de hiperplasia suprarrenal congénita, enfermedad de Addison, hipopituitarismo, hipotiroidismo o enfermedad hepática.

cortisona (cortisone), glucocorticoide sintético. Se utiliza para tratar la insuficiencia suprarrenal y la inflamación.

cortocircuito arteriovenoso (arteriovenous shunt), vía, artificial o natural, que permite el flujo de sangre desde una arteria hasta una vena, sin mediación de una red de capilares intermedios.

cortocircuito cardiovascular (cardiovascular shunt), cualquier paso anómalo entre las cámaras del corazón o entre la circulación mayor y la pulmonar.

cortocircuito derecha-izquierda (right-to-left shunt), cortocircuito en el que la sangre venosa no oxigenada pasa directamente al sistema arterial, puenteando los pulmones, como en la tetralogía de Fallot y en otras enfermedades.

cortocircuito izquierda-derecha (left to right shunt), desviación de la sangre desde el lado izquierdo del corazón al lado derecho, como sucede en un defecto del tabique, o de la circulación general a la pulmonar, como en el caso de un conducto arterioso permeable.

Corynebacterium *(Corynebacterium),* género frecuente de bacilos curvos, aerobios y facultativos, anaerobios, grampositivos, no móviles y con forma de bastón, que engloba a muchas especies. Las especies patógenas más frecuentes son *C. acnes,* que se halla habitualmente en las lesiones del acné, y *C. diphtheriae,* responsable de la difteria.

cosintropina (cosyntropin), forma sintética de hormona adrecocorticotropa que se utiliza para el diagnóstico y tratamiento de los trastornos por hipofunción suprarrenal, como la enfermedad de Addison, para determinar si el trastorno es primario (disfunción suprarrenal) o secundario (disfunción del eje hipotalámico-hipofisario).

cosmética (cosmesis), uso de cosméticos o de cirugía para preservar o mejorar el aspecto físico.

cosquilleo (tickling), estimulación suave de la superficie de la piel que produce reflejos placenteros.

costa (costa), una costilla.

costal (costal), **1.** relativo o perteneciente a la costilla. **2.** situado cerca de una costilla o en un lugar próximo a ésta.

costalgia (costalgia), dolor en las costillas.

COSTAR (COSTAR), siglas de sistema de *COmputer STored Ambulatory Record* (registro ambulatorio almacenado por ordenador), sistema que crea y almacena registros electrónicos de pacientes.

coste de oxígeno de la respiración (oxygen cost of breathing), velocidad a la que los músculos respiratorios consumen oxígeno cuando ventilan los pulmones.

coste energético de las actividades (energy cost of activities), coste metabólico, en calorías, de las distintas formas de actividad física. Por ejemplo, el equivalente metabólico medio (MET) de caminar a una velocidad de 3 km/h es de 2 MET por minuto, mientras que el coste energético de caminar a una velocidad de 6 km/h es de 5 MET por minuto.

coste razonable (reasonable cost), cantidad que un asegurador médico reembolsará por un servicio sanitario particular, basado en el coste que supone al prestador suministrar ese servicio.

coste vital (life costs), mortalidad, morbididad y sufrimiento asociados a una determinada enfermedad o procedimiento médico.

costectomía (costectomy), extirpación quirúrgica de una costilla.

costes cubiertos (allowable costs), coste que se cobra por los servicios y/o dispositivos sanitarios para los cuales existen beneficios de aseguramiento. En general, los costes de los servicios que se consideran no razonables o no necesarios para poder proporcionar unos servicios sanitarios adecuados se excluyen de los costes cubiertos. Estos costes son distintos según las compañías.

costes directos (direct costs), en la asistencia gestionada, costes de laboratorio, suministros y equipo para prestar servicios asistenciales directos al paciente.

costilla (rib), cada uno de los 12 pares de arcos óseos elásticos que constituyen una región amplia del esqueleto torácico. Las primeras siete costillas de cada lado reciben el nombre de costillas verdaderas porque se articulan directamente con el esternón y las vértebras. Las cinco costillas restantes reciben el nombre de costillas falsas; las tres primeras se unen por delante a las costillas situadas por encima de ellas; las dos últimas costillas carecen de extremidades anteriores y se denominan costillas flotantes.

costilla cervical (cervical rib), costilla supernumeraria que se articula con una vértebra cervical, normalmente la séptima, pero no llega al esternón.

costilla deslizante (slipping rib), dolor torácico provocado por un ligamento laxo que permite el deslizamiento de una de las cinco costillas inferiores. Una de las costillas puede deslizarse hacia dentro o hacia fuera de la costilla adyacente, provocando dolor o molestias.

costilla lumbar (lumbar rib), costilla rudimentaria que se articula con la apófisis transversa de la primera vértebra lumbar.

costilla vertebral (vertebral rib), una de las dos costillas inferiores a cada lado que no se insertan en la parte anterior.

costilla vertebrocostal (vertebrocostal rib), una de las costillas octava, novena y décima de cada lado que se articulan por detrás con las vértebras y tienen sus cartílagos costales conectados por delante con los ligamentos capsulares.

costilla vertebroesternal (vertebrosternal rib), una de las siete costillas superiores de cada lado que tienen cartílago que se articula directamente con el esternón.

costocervical (costocervical), relativo a las costillas y el cuello.

costoclavicular (costoclavicular), relativo a las costillas y la clavícula.

costocondral (costochondral), relativo a las costillas y a su cartílago.

costocondritis (costochondritis), inflamación del cartílago costal de la pared torácica anterior. Se caracteriza por dolor y sensibilidad.

costoesternal (costosternal), relativo a las costillas y el esternón.

costovertebral (costovertebral), relativo a una costilla y a la columna vertebral.

costra (crust), capa exterior dura, solidificada, formada por un exudado seco, frecuente en procesos dermatológicos como el eczema, el impétigo, la seborrea y el favo, y durante la curación de quemaduras y lesiones; postilla.

costra láctea (cradle cap), dermatitis seborreica frecuente en el lactante caracterizada por gruesas escamas grasientas de color amarillo sobre el cuero cabelludo.

costumbres sexuales (sexual mores), comportamiento sexual socialmente aceptable, habitualmente basado en costumbres establecidas, moralmente vinculantes, que controlan las conductas sexuales peligrosas para los demás o para el grupo, como la violación, el incesto o el abuso sexual de los niños.

COTA (COTA), siglas de **Certified Occupational Therapy Assistant.**

cotiledón (cotyledon), cada uno de los segmentos visibles de la superficie materna de la placenta. Una placenta típica puede tener de 15 a 28 cotiledones, cada uno formado por vasos fetales, vellosidades coriónicas y espacios intervellosos.

cotiloide (cotyloid), en forma de copa, como el acetábulo.

coulometría (coulometry), tipo de química electroanalítica en la que un reactivo generado en la superficie de un electrodo reacciona con la sustancia que va a ser medida. La sustancia, generalmente un ion metálico, se mide en términos de los culombios requeridos para la reacción.

couvade (couvade), costumbre de algunas culturas no occidentales por medio de la cual el marido realiza un parto simulado mientras la mujer da a luz.

coxa (coxa), articulación de la cadera; la articulación entre la cabeza del fémur y el acetábulo del hueso coxal.

coxa magna (coxa magna), ensanchamiento anómalo de la cabeza y del cuello del fémur.

coxa valga (coxa valga), deformidad de la cadera en la que el ángulo normalmente formado por el eje de la cabeza y el cuello del fémur y el eje de su diáfisis se halla aumentado significativamente.

coxa vara (coxa vara), deformidad de la cadera en la que el ángulo formado por el eje de la cabeza y el cuello del fémur y el eje de su diáfisis está disminuido.

coxa vara luxante (coxa vara luxans), fisura o fractura del cuello del fémur con luxación de la cabeza producida por una coxa vara.

coxartropatía (hip-joint disease), cualquier trastorno de la articulación de la cadera, como la **enfermedad de Legg-Calvé-Perthes** o la luxación congénita de cadera.

Coxiella burnetii *(Coxiella burnetii),* bacteria gramnegativa que se desarrolla preferentemente en las vacuolas de las células huésped y que produce la fiebre Q.

CPAN (CPAN), siglas de *certified postanesthesia nurse.*

CPC (ZPG), siglas de **crecimiento poblacional cero.**

CPDA-1 (CPDA-1), siglas de *citrato fosfato dextrosa adenina.*

CPH (HCP), siglas de **coproporfiria hereditaria.**

CPH (MHC), siglas de *complejo principal de histocompatibilidad.*

CPHA (CPHA), siglas de **Canadian Public Health Association.**

CPIU (IUPC), siglas de *catéter de presión intrauterina.*

CPK (CPK), siglas de **creatinfosfocinasa.**

cpm (cpm), abreviatura de **cuentas por minuto.**

CPNP-A (CPNP-A), siglas de *certified pediatric nurse practitioner-associate.*

CPRAM (CPRAM), siglas de *método de anestesia de respiración parcialmente controlada.*

cps (cps), abreviatura de *ciclos por segundo.*

CPT (CPT), siglas de **Current Procedural Terminology.**

CPT (TLC), siglas de **capacidad pulmonar total.**

CPU (PJC), siglas de *complejo prematuro de la unión.*

Cr (Cr), símbolo del **cromo.**

CR (FT), siglas de **contracción rápida.**

CR (RQ), siglas de **cociente respiratorio.**

crack (crack), droga callejera obtenida mediante la conversión química del clorhidrato de cocaína en un producto que puede ser fumado.

craneal (cephalad, cranial), hacia la cabeza, alejándose del final o la cola.

cráneo (cranium, skull), cubierta ósea que contiene al cerebro. Se compone de ocho huesos: frontal, occipital, esfenoides, etmoides, los dos parietales y los dos temporales.

craneocervical (craniocervical), relativo a la unión del cráneo y del cuello, particularmente a la región del agujero occipital.

craneodídimo (craniodidymus), monstruo fetal de dos cabezas en el que los cuerpos están unidos.

craneoespinal (craniospinal), relativo al cráneo y la columna vertebral.

craneofacial (craniofacial), relativo al cráneo y la cara.

craneofaríngeo (craniopharyngeal), relativo o perteneciente al cráneo y a la faringe.

craneofaringioma (craniopharyngioma), tumor congénito de la hipófisis que aparece con más frecuencia en niños y adolescentes, que se origina en las células derivadas de la bolsa de Rathke o del tallo hipofisario. El tumor puede interferir con la función hipofisaria, lesionar el quiasma óptico, interrumpir el control hipotalámico del sistema nervioso autónomo y provocar una hidrocefalia.

craneología (craniology), estudio de la forma, el tamaño, las proporciones y otros rasgos del cráneo humano. Suele estar asociada con la investigación antropológica.

craneópago (craniopagus), gemelos unidos por la cabeza. Pueden unirse en las regiones frontal occipital o parietal.

craneoplastia (cranioplasty), cirugía plástica realizada sobre el cráneo.

craneostenosis (craniostenosis), deformidad congénita del cráneo debida al cierre prematuro de las suturas de los huesos del cráneo.

craneostosis (craniostosis), osificación prematura de las suturas del cráneo asociada generalmente a otras alteraciones esqueléticas. Si no se realiza una corrección quirúrgica se inhibe el crecimiento del cráneo, la cabeza se deforma y los ojos y el cerebro se lesionan con frecuencia.

craneotabes (craniotabes), adelgazamiento congénito benigno de la parte superior y posterior del cráneo de un recién nacido normal debido a que la velocidad de crecimiento del cerebro supera a la tasa de calcificación del cráneo durante el último mes de gestación.

craneotomía (craniotomy), cualquier apertura quirúrgica practicada en el cráneo con el fin de aliviar la presión intracraneal, controlar una hemorragia o extirpar un tumor.

craneotubular (craniotubular), relativo a una protuberancia o sobrecrecimiento óseo que origina un contorno anómalo y un aumento de la densidad ósea.

craniectomía (craniectomy), extirpación quirúrgica de una parte del cráneo.

cráter (crater), depresión en forma de fóvea, como la que se produce cuando una úlcera ha sido extirpada quirúrgicamente.

craurosis (kraurosis), engrosamiento y arrugamiento de las membranas mucosas, sobre todo de los genitales femeninos.

craurosis vulvar (kraurosis vulvae), enfermedad de la piel de las mujeres de edad avanzada que se caracteriza por sequedad, prurito y atrofia de los genitales externos.

creatina (creatine), compuesto nitrogenado importante producido por los procesos metabólicos del cuerpo. Combinada con el fósforo produce fosfatos de alta energía.

creatinasa (creatinase), enzima que cataliza la conversión de creatina a sarcosina y urea.

creatincinasa (creatine kinase [CK]), enzima presente en el músculo, el cerebro y otros tejidos que cataliza la transferencia de un grupo fosfato desde el adenosintrifosfato hasta la creatina, generando adenosindifosfato y fosfocreatina.

creatinina (creatinine), sustancia generada a partir del metabolismo de la creatina, presente normalmente en la sangre, en la orina y en el tejido muscular.

creatinina de 24 horas (creatinine height index [CHI]), determinación de la excreción de creatinina en orina de 24 horas que, por lo general, está relacionada con la masa muscular del paciente y que se considera un indicador de malnutrición en hombres jóvenes.

creatinuria (creatinuria), aumento de la concentración de creatina en orina.

creatorrea (creatorrhea), presencia de fibras musculares no digeridas en las heces.

crecimiento[1] (growth), **1.** aumento del tamaño de un organismo o de cualquiera de sus partes, medido en incrementos de peso, volumen o dimensiones lineales, que se produce como resultado de la hiperplasia o la hipertrofia. **2.** desarrollo progresivo normal anatómico y fisiológico desde la lactancia hasta la fase de adulto, debido a los procesos graduales y normales de acumulación y asimilación. **3.** cualquier aumento localizado y anómalo del tamaño o número de células, como en un tumor o neoplasia. **4.** proliferación de células, en concreto un cultivo de bacterias u hongos.

crecimiento² (growth), resultado de enfermería recogido en la Nursing Outcomes Classification (NOC). Se define como un aumento normal del tamaño y peso del cuerpo durante los años de crecimiento.

crecimiento absoluto (absolute growth), aumento total del tamaño de un organismo o de algún órgano o parte del mismo, como pueden ser las extremidades, la cabeza o el tronco.

crecimiento alométrico (allometric growth), aumento de tamaño a diversas velocidades de diferentes órganos o de diferentes partes de un organismo.

crecimiento compensador (catch-up growth), aceleración de la tasa de crecimiento tras un período de retraso del mismo provocado por un déficit secundario, como la malnutrición aguda o una enfermedad grave. El fenómeno, que se observa con frecuencia en lactantes prematuros, ocasiona un rápido aumento del peso, de la talla y del perímetro cefálico, y se mantiene hasta que se reanuda el patrón de crecimiento normal del individuo.

crecimiento de la población cero (zero population growth [ZPG]), situación en la que no se produce aumento de la población durante un determinado año porque el total de nacidos vivos es igual al total de defunciones.

crecimiento desproporcionado, riesgo de (growth, disproportionate, risk for), diagnóstico de enfermería aprobado por la Thirteenth National Conference on the Classification of Nursing Diagnoses. Se define como tener riesgo de crecimiento por encima del percentil 97 o por debajo del 3.er percentil para su edad, cruzando dos percentiles distintos.

crecimiento diferencial (differential growth), comparación de los distintos aumentos de tamaño o las diferentes velocidades de crecimiento de organismos, tejidos o estructuras no similares.

crecimiento gingival hormonal (gingival hormonal enlargement), crecimiento de las encías asociado a desequilibrios hormonales durante el embarazo, pubertad y hormonoterapia.

crecimiento histiotípico (histiotypic growth), proliferación celular incontrolada, como ocurre en los cultivos tisulares, de bacterias y hongos.

crecimiento intersticial (interstitial growth), aumento de tamaño por hiperplasia o hipertrofia en el interior de una zona o estructura ya formada.

crecimiento intrauterino retardado (intrauterine growth retardation), proceso patológico en el que el desarrollo y la maduración fetales están impedidos o retrasados más de dos desviaciones por debajo de la media para su edad gestacional, sexo y patrón étnico determinado.

crecimiento isométrico (isometric growth), aumento del tamaño de diferentes órganos o partes de un organismo a la misma velocidad.

crecimiento organotípico (organotypic growth), reproducción controlada de las células, como ocurre en el crecimiento normal de los tejidos y órganos.

crecimiento por aposición (appositional growth), aumento de tamaño que se produce por la adición de un tejido nuevo o de un material similar en la periferia de una determinada parte o estructura, como cuando se incorporan capas nuevas a las ya existentes en la formación de los huesos o de los dientes.

crecimiento relativo (relative growth), comparación entre los diferentes aumentos de tamaño de organismos, tejidos o estructuras similares durante diferentes intervalos de tiempo.

crecimiento retardado (growth retardation), incapacidad de un individuo para desarrollarse dentro del ritmo normal de talla y peso para su edad.

credenciales (credentials), conjunto de normas predeterminadas, como una certificación, que establecen que una persona o institución ha adquirido el reconocimiento profesional en un campo específico de la asistencia sanitaria.

crema (cream), **1.** parte de la leche rica en grasa. **2.** cualquier mezcla de fluidos de consistencia densa, como los utilizados para aplicar medicamentos sobre la superficie corporal.

cremas barrera (barrier creams), ungüentos, lociones y preparaciones similares aplicadas en áreas expuestas de la piel para proteger a las células cutáneas de la exposición a diferentes alergenos, irritantes y carcinógenos, incluyendo la luz solar.

cremáster (cremaster), capa muscular delgada que se sitúa sobre el cordón espermático formando una serie de espirales. Es una prolongación del oblicuo interno. Su función es elevar los testículos hacia el anillo inguinal superficial en respuesta al frío o a un estímulo nervioso.

crematorio (crematorium), instalación para eliminar cuerpos muertos mediante incineración.

crenación (crenation), formación de muescas o festones en los bordes de un objeto. Los eritrocitos expuestos a una solución salina hipertónica adquieren una superficie rugosa festoneada debido al efecto osmótico de la solución. Entonces se denominan eritrocitos crenados o crenocitos.

creosol (creosol), líquido oleoso que es uno de los constituyentes activos (fenol) de la creosota. No debe confundirse con el **cresol.**

creosota (creosote), líquido oleoso inflamable con olor a humo de tabaco que se utiliza principalmente como protector de la madera. Puede ser responsable de numerosos problemas de salud que varían desde el cáncer y las lesiones corneales hasta las convulsiones.

creosota de alquitrán de hulla (coal tar creosote), creosota obtenida por carbonización a alta temperatura de carbón bituminoso. Es un líquido oleoso, pardo o negro, constituido por una mezcla de hidrocarburos aromáticos, ácidos y bases de alquitrán, empleado fundamentalmente como conservante de la madera. Es tóxico para los humanos y otros animales por contacto, ingestión o inhalación; el alquitrán de hulla es un carcinógeno humano.

creosote de la madera (wood creosote), sustancia obtenida mediante la destilación del alquitrán de la madera, sobre todo de *Fagus sylvatica.* Antes se utilizaba como expectorante y antiséptico externo, pero actualmente casi no se emplea en EE.UU.

crepitante (crackle), sonido fino, burbujeante, audible en la auscultación pulmonar. Se produce por la entrada de aire en las vías respiratorias distales y alveolos que contienen secreciones serosas.

crepitante (crepitant), relativo a la sensación o sonido de crujido, o de superficies rugosas que rozan.

crepitante grueso (coarse crackle), sonido inspiratorio anómalo producido por el movimiento del aire a través de una excesiva cantidad de líquido en una vía aérea, como en el caso del edema pulmonar.

crepitantes (moist crackle), ruido respiratorio anómalo que se oye en la auscultación cuando el aire burbujea a través de líquidos o secreciones en los bronquios y la tráquea.

crepitus (crepitus), **1.** flatulencia o descarga ruidosa de gas fétido procedente del intestino a través del ano. **2.** sonido crepitante similar al producido al frotar el pelo entre los dedos o al echar sal al fuego. Las crepitaciones se asocian a la gangrena gaseosa, a la fricción de fragmentos óseos, a la presencia de aire en los tejidos superficiales o a los estertores de la región pulmonar donde se consolida una neumonía. **3.** ruido chasqueante escuchado en ocasiones en el movimiento de las articulaciones, por ejemplo, en el de la articulación temporomandibular como consecuencia de irregularidades articulares.

cresol (cresol), mezcla de tres isómeros de un ácido orgánico en un líquido con olor a fenol. Deriva del alquitrán de hulla y se utiliza en resinas sintéticas y desinfectantes. El cresol es un veneno potencialmente letal que puede ser absorbido a través de la piel. Los síntomas de intoxicación crónica son erupciones cutáneas, trastornos digestivos, uremia, ictericia, trastornos nerviosos, vértigo y alteraciones mentales. La intoxicación aguda por ingesta oral de 8 g o más de cresol puede producir colapso circulatorio y muerte.

cresta (crest), elevación alargada estrecha, como la cresta ilíaca.

cresta ampollar (crista ampullaris), la parte más prominente de un engrosamiento localizado de la membrana que tapiza las ampollas de los conductos semicirculares, cubierta con neuroepitelio y que contiene terminaciones del nervio vestibular.

cresta ampular (ampullar crest), la parte más prominente de un engrosamiento localizado de la membrana que reviste las ampollas de los canales semicirculares, cubierta por un neuroepitelio en el que se localizan las terminaciones del nervio vestibular.

cresta clave (key ridge), punto más inferior del arco cigomático del maxilar.

cresta del glúteo mayor (gluteal tuberosity), cresta situada en la cara posteroexterna del fémur en la que se inserta el glúteo mayor.

cresta frontal (frontal crest), cresta ósea media que se extiende en la superficie interna del hueso frontal. Es el punto de inserción de la hoz del cerebro.

cresta ilíaca (iliac crest), borde superior elevado del ilion.

cresta intertrocantérea (intertrochanteric crest), cada una de las crestas del hueso del muslo que forman una línea oblicua entre el trocánter mayor y el menor.

cresta marginal (marginal ridge), elevación del esmalte que forma el límite proximal de la superficie de oclusión de los dientes.

cresta mentoniana (mental ridge), (en odontología) elevación densa que se extiende desde la sínfisis hasta la región premolar en la cara anteroexterna del cuerpo de la mandíbula.

cresta neural (neural crest), banda de células derivadas del ectodermo y situada sobre la superficie externa, a cada lado del tubo neural, en las fases precoces del desarrollo embrionario. Las células migran hacia los lados a través del embrión y dan origen a los ganglios espinales, craneales, entéricos y simpáticos; las células pigmentarias; las células de Schwann; y la médula suprarrenal.

cresta oblicua (crista oblicua) cresta elevada de prominencia variable, integrada conjuntamente por el borde triangular de la cúspide distobucal y el borde distal de la cúspide mesiolingual. Discurre en sentido oblicuo a través de la superficie oclusal de los molares maxilares para unirse a los ápices de las cúspides distobucal y mesiolingual.

cresta occipital externa (external occipital crest), cresta ósea que se extiende hacia abajo desde la protuberancia occipital externa.

cresta seminal (seminal crest), porción prominente de la cresta uretral sobre la que se encuentran la abertura del utrículo prostático y, a ambos lados de éste, los orificios de los conductos eyaculadores.

cresta supraventricular (supraventricular crest), reborde muscular de la pared dorsal interior del ventrículo derecho del corazón.

cresta terminal (terminal crest), cresta vertical de la pared interior de la aurícula derecha que separa el seno de la vena cava inferior del resto de la aurícula derecha.

cresta uretral (urethral crest), pliegue longitudinal en la línea media de la mucosa que marca la luz de la uretra en varones.

cretinismo (cretinism), trastorno caracterizado por hipotiroidismo congénito intenso asociado con frecuencia a otras anomalías endocrinas. Los signos típicos de cretinismo son enanismo, deficiencia mental, rasgos faciales toscos, piel seca, macroglosia, hernia umbilical e incoordinación muscular. Aparece con frecuencia en regiones donde la dieta es deficitaria en yodo y donde el bocio es endémico.

cretinismo familiar (familial cretinism), trastorno genético poco frecuente producido por un error innato del metabolismo, provocado por una deficiencia enzimática, que interfiere con la biosíntesis de la hormona tiroidea. Sus manifestaciones clínicas son letargo, detención del crecimiento y retraso mental.

CRH (CRH), siglas de **hormona liberadora de corticotropina.**

CRI (IRB), siglas de **comité de revisión institucional.**

crianza (nurture), alimentar, criar, educar, promover o cuidar, como en la alimentación, cuidado y formación del niño en crecimiento.

cribado lingual (lingual crib), técnica de ortodoncia que consiste en la colocación de una estructura de alambre suspendida por detrás de los incisivos maxilares. Se utiliza para impedir la introducción del pulgar en la boca y corregir vicios de la lengua que pueden conducir a maloclusiones, sobre todo en niños.

cribiforme (cribriform), describe una estructura con muchas perforaciones o agujeros.

cricofaríngeo (cricopharyngeal), relativo al cartílago cricoides y a la faringe.

cricoide (cricoid), que tiene forma anular.

cricoidectomía (cricoidectomy), intervención quirúrgica para extirpar el cartílago cricoides.

cricotirotomía (cricothyrotomy), incisión quirúrgica de emergencia sobre la laringe realizada para abrir la vía aérea en un sujeto que se asfixia. Se realiza un pequeño corte vertical en la línea media justo por debajo del cartílago tiroides y por encima del cartílago cricoides. La incisión se abre más con un corte transverso a través de la membrana cricotiroidea que se mantiene abierta con un tubo abierto por ambos extremos para permitir que el aire circule entre el interior y el exterior.

crimen, delito (crime), cualquier acto que viola la ley y puede comportar propósitos criminales.

crioanestesia (cryoanesthesia), anestesia local producida por aplicación de un torniquete y de frío en una zona hasta una temperatura próxima a la de congelación. Se usa para reducir la sensibilidad nerviosa al dolor durante procedimientos quirúrgicos menores breves.

criocauterización (cryocautery), aplicación de cualquier sustancia, como el dióxido de carbono sólido, que destruya el tejido mediante frío.

criocirugía (cryosurgery), utilización de temperaturas por debajo del punto de congelación para destruir tejidos, como en la destrucción de las células nerviosas de los núcleos talámicos como tratamiento de la enfermedad de Parkinson, para destruir la glándula pituitaria con la intención de detener algún tipo de cáncer metastásico, y para el tratamiento de diversos cánceres y lesiones de la piel. Este proceso se usa también en oftalmología para conseguir la cicatrización de los bordes en un desprendimiento de retina, y para extirpar cataratas. El congelante circula a través de una sonda metálica descendiendo su temperatura hasta –160 °C.

criógeno (cryogen), **1.** producto químico que induce un descenso de la temperatura, utilizado para destruir tejido enfermo sin lesionar las estructuras adyacentes. La muerte celular se produce por deshidratación tras la ruptura de las membranas celulares. **2.** (en RM) agente químico empleado para enfriar el electromagneto de RM, de modo que el magneto se mantenga como superconductor y puedan obtenerse mayores intensidades de magnificación.

crioglobulina (cryoglobulin), proteína plasmática anómala que precipita y cristaliza a bajas temperaturas y que se disuelve y dispersa a temperatura corporal.

crioglobulinemia (cryoglobulinemia), trastorno en el que aparecen crioglobulinas en sangre.

crioglobulinemia mixta esencial (essential mixed cryoglobulinemia), trastorno poco frecuente caracterizado por el depósito de crioglobulinas tipo II sin una causa detectable y que induce vasculitis cutánea, sinovitis y glomerulonefritis.

criónica (cryonics), técnica en la que se aplica el frío con diferentes objetivos terapéuticos, como breve anestesia local, destrucción de lesiones cutáneas superficiales y conservación de células, tejidos, órganos o el cuerpo entero.

crioprecipitado (cryoprecipitate), **1.** cualquier precipitado formado mediante el enfriamiento de una solución. **2.** preparación rica en factor VIII procedente de plasma humano fresco que ha sido congelado y descongelado.

criopreservación (cryopreservation), método para preservar los tejidos y los órganos en un estado viable a temperaturas extremadamente bajas.

criostato (cryostat), aparato utilizado en anatomopatología que consiste en un microtomo especial utilizado para congelar y obtener posteriormente cortes de tejido para ser estudiados.

crioterapia (cryotherapy), tratamiento consistente en la aplicación de frío como medio de destrucción. Algunos de los trastornos cutáneos que responden a la crioterapia son las excrecencias cutáneas, las verrugas, el condiloma acuminado y la queratosis actínica de algunas lesiones cutáneas frecuentes. Se aplica brevemente con un aplicador estéril que posee un extremo de algodón impregnado con dióxido de carbono sólido o nitrógeno líquido. Como consecuencia de ello se forman ampollas, seguidas de necrosis.

cripititis anal (anal cryptitis), inflamación de la membrana mucosa de las criptas anales.

cripta (crypt), agujero ciego o hueco sobre una superficie libre.

cripta amigdalina (tonsillar crypt), pequeña invaginación tubular en la superficie de una amígdala palatina o faríngea.

cripta anal (anal crypt), depresión que se halla entre las columnas del recto, que contiene unas redes venosas cuya ingurgitación e inflamación se denomina hemorroides.

cripta del iris (crypt of iris), cada una de las pequeñas depresiones del iris situadas a lo largo de su borde libre englobadas por el círculo arterial menor.

cripta dental (dental crypt), espacio ocupado por un diente en desarrollo.

cripta sinovial (synovial crypt), saco formado en la membrana sinovial de una articulación.

críptico (cryptic), relativo a algo oculto.

criptitis (cryptitis), inflamación de una cripta, generalmente de una cripta perianal, que se acompaña de dolor, prurito y espasmo del esfínter.

criptocéfalo (cryptocephalus), feto malformado que tiene una cabeza pequeña, sin desarrollar.

criptococosis (cryptococcosis), enfermedad infecciosa causada por el hongo *Cryptococcus neoformans,* que se propaga desde los pulmones hasta el cerebro y el SNC, la piel, el sistema esquelético y el tracto urinario. Se caracteriza por el desarrollo de nódulos o tumores llenos de un material gelatinoso y que se encuentran en diversas vísceras y en el tejido subcutáneo. Los síntomas iniciales pueden consistir en tos y otras manifestaciones respiratorias, ya que los pulmones son el primer punto de localización de la infección. Después el hongo se extiende a las meninges, desarrollando síntomas neurológicos que incluyen cefaleas, visión borrosa y dificultad para hablar.

criptodídimo (cryptodidymus), gemelos unidos en los que un feto es pequeño, no está desarrollado y está escondido dentro del cuerpo del otro, más formado.

criptoftalmia (cryptophthalmos), anomalía del desarrollo caracterizada por una fusión completa de los párpados, generalmente asociada a una formación defectuosa o ausencia del globo ocular.

criptogenético (cryptogenic), **1.** relativo a una enfermedad de causa desconocida. **2.** organismo parásito que vive dentro de otro.

criptomenorrea (cryptomenorrhea), trastorno en el que la menstruación queda retenida dentro de la vagina debido a la existencia de un himen imperforado o, con menos frecuencia, dentro del útero por la oclusión del canal cervical.

criptorquidia (cryptorchidism), falta de descenso hacia el escroto de uno o ambos testículos.

criptosporidiosis (cryptosporidiosis), infección oportunista causada por parásitos intestinales de la especie *Cryptosporidium parvum,* muy comunes en animales, y *C. hominis.* Entre las fuentes de infección se cuentan el agua contaminada, los alimentos crudos o poco cocinados contaminados con los ovoquistes de *Cryptosporidium* y el contacto directo con seres humanos o animales infectados. Los síntomas de diarrea acuosa, calambres abdominales, náuseas, vómitos y febrícula pueden aparecer de 2 a 10 días tras la infección. Pueden conducir a deshidratación y pérdida de peso.

crisantemo (Chrysanthemum), género de hierbas con flores perennes de la familia *Compositae.* Son una causa frecuente de dermatitis de contacto, y sus flores en polvo son insecticidas y escabicidas y una fuente de piretrinas.

crisarobina (chrysarobin), sustancia obtenida de la madera de los árboles araboa que se utiliza como irritante para el tratamiento de enfermedades cutáneas parasitarias y de la psoriasis.

crisiasis (chrysiasis), trastorno caracterizado por depósitos de oro en los tejidos corporales.

crisis (crisis), **1.** momento crucial para la mejoría o empeoramiento en el curso de una enfermedad; generalmente se reconoce por un cambio llamativo en la intensidad de los signos y síntomas. **2.** momento decisivo que se produce en sucesos que afectan al estado emocional de una persona, como la muerte o el divorcio.

crisis adventicia (adventitious crisis), tragedia accidental e infrecuente que puede afectar a toda una comunidad o población, como son los terremotos, las inundaciones o los accidentes de avión.

crisis colinérgica (cholinergic crisis), debilidad muscular intensa y parálisis respiratoria secundaria a un exceso de acetilcolina, que con frecuencia se presenta en pacientes con miastenia grave como consecuencia de una sobremedicación con fármacos anticolinesterásicos.

crisis convulsiva (convulsive seizure), aparición brusca de una enfermedad caracterizada por convulsiones, palpitaciones y otros síntomas. En ocasiones el término se aplica a una crisis de epilepsia.

crisis de ansiedad (anxiety attack), reacción psicobiológica aguda que se manifiesta por ansiedad intensa y pánico. Los síntomas varían en función del sujeto y de la intensidad del ataque, pero consisten de forma típica en palpitaciones, disnea, mareo, desvanecimientos, sudoración profusa, palidez de la cara y las extremidades, malestar GI y una sensación vaga de muerte inminente. Los ataques se presentan súbitamente, y duran desde unos pocos segundos hasta una hora o más, y también varían en la frecuencia de presentación.

crisis de ausencia (absence seizure), crisis epiléptica caracterizada por una pérdida brusca y momentánea de la consciencia, en ocasiones asociada a movimientos clónicos leves de la musculatura del cuello o las extremidades superiores, parpadeos frecuentes, contracciones simétricas ligeras de la cara o pérdida del tono muscular. Habitualmente las crisis se producen varias veces al día, sin aura de advertencia, y son más frecuentes en niños y adolescentes, especialmente en la época de la pubertad. El paciente que experimenta una crisis típica tiene una expresión facial distraída, sin ningún tipo de actividad motora voluntaria; al recuperar rápidamente la consciencia, el paciente es capaz de reanudar la conversación en el punto en que la interrumpió, sin darse cuenta de lo sucedido. Durante y entre las crisis el EEG del paciente muestra descargas en forma de onda y espiga de 3 Hz.

crisis de caída (drop attack), forma de accidente isquémico transitorio (AIT) en el que una breve interrupción del flujo sanguíneo cerebral se traduce en la caída al suelo de la persona afectada, sin pérdida del conocimiento. El episodio puede afectar al sentido de equilibrio o al tono muscular de las piernas del sujeto.

crisis de Dietl (Dietl's crisis), [Joseph Dietl, médico polaco, 1804-1878], dolor súbito, intensísimo en el riñón, producido por distensión de la pelvis renal, por ingesta rápida de cantidades muy elevadas de líquido o por doblamiento del uréter con oclusión repentina del flujo de orina desde el riñón.

crisis de identidad (identity crisis), período de desorientación que afecta al sentido de uno mismo y de su papel en la sociedad, que se produce muy frecuentemente en la transición de una época de la vida a la siguiente. Las crisis se manifiestan con frecuencia por incomunicación, aislamiento, negativismo, extremismos, y rebeldía.

crisis de maduración (maturational crisis), período transitorio o evolutivo en la vida de una persona, como la pubertad, en el que se ajusta su equilibrio psicológico.

crisis de miastenia grave (myasthenia gravis crisis), exacerbación aguda de la debilidad muscular que caracteriza a la enfermedad, desencadenada por otras enfermedades, una infección, intervención quirúrgica, tensión emocional o por una sobredosis o insuficiencia de medicación anticolinesterásica.

crisis de situación (situational crisis), (en psiquiatría) crisis que se produce bruscamente como respuesta a un acontecimiento externo o a un conflicto relacionado con una circunstancia específica.

crisis del desarrollo (developmental crisis), estrés grave, normalmente transitorio, que se produce cuando una persona es incapaz de completar las tareas de un estado psicosocial del desarrollo y, por tanto, es incapaz de pasar al siguiente estadio.

crisis drepanocítica (sickle cell crisis), episodio agudo que se produce en los niños con anemia de células falciformes. La crisis puede ser vasooclusiva, producida por la agregación de los eritrocitos patológicos, o anémica, producida por una aplasia de la médula ósea, hemólisis, deficiencia de folatos, o secuestro esplénico de los eritrocitos. Las crisis vasooclusivas dolorosas son las crisis drepanocíticas más frecuentes. Los acúmulos de eritrocitos falciformes obstruyen los vasos sanguíneos, ocasionando la isquemia e infarto de los tejidos adyacentes. Las características de este tipo de crisis son leucocitosis, dolor abdominal agudo por la hipoxia visceral, inflamación dolorosa de los tejidos blandos de manos y pies (síndrome mano-pie), y artralgias migratorias, recurrentes o constantes, en ocasiones tan intensas que limitan los movimientos articulares. Las crisis anémicas se caracterizan por una caída dramática de los niveles de hemoglobina por diversos motivos. Las crisis aplásicas que se asocian a anemias graves se producen por la disminución de la producción de eritrocitos por una infección vírica, bacteriana o fúngica aguda. La anemia megaloblástica (otra de las formas de crisis anémica) se produce por una deficiencia de ácido fólico durante períodos de eritropoyesis acelerada. Las crisis hiperhemolíticas se caracterizan por anemia, ictericia y reticulocitosis, se deben a déficit de glucosa-6-fosfato deshidrogenasa o se producen como reacción a múltiples transfusiones. Las crisis de secuestro agudo, que se producen en niños entre los 6 meses y 5 años, tienen lugar cuando se acumulan súbitamente grandes cantidades de sangre en el bazo, produciendo una esplenomegalia masiva, anemia severa, shock y, por último, la muerte.

crisis glaucomatociclítica (glaucomatocyclitic crisis), aumento recurrente de la presión intraocular de un ojo, que parece un glaucoma agudo de ángulo cerrado.

crisis hipertensiva (hypertensive crisis), aumento brusco e intenso de la presión arterial, hasta valores que superan 200/120 mmHg.

crisis jacksoniana (jacksonian seizure), serie de ataques focales con movimientos clónicos unilaterales que comienzan en un grupo de músculos y se extienden sistemáticamente a los adyacentes, lo que refleja la marcha de la actividad epiléptica a través de la corteza motora.

crisis miasténica (myasthenic crisis), episodio agudo de debilidad muscular.

crisis mioclónica (myoclonic seizure), crisis comicial caracterizada por un breve episodio de mioclonía (contracciones breves similares a un relámpago), con recuperación inmediata y, a menudo, sin pérdida de conocimiento.

crisis motora (motor seizure), actividad eléctrica anómala que se origina inicialmente en una determinada zona motora de la corteza cerebral. Las manifestaciones dependen del lugar de actividad eléctrica anómala, como las contracciones tónicas del pulgar, producidas por descargas excesivas en la zona motora de la corteza que controla el pulgar o los movimientos de masticación debidos a las descargas en la parte inferior de la franja motora que controla la masticación.

crisis oculogira (oculogyric crisis), paroxismo en el que los ojos se colocan en una posición fija, habitualmente hacia arriba y hacia un lado, durante minutos u horas, apareciendo a menudo en pacientes postencefalíticos con signos de parkinsonismo. El estrés emocional y la sobredosis de neurolépticos pueden precipitar crisis oculógiras, y los pacientes con este trastorno presentan síntomas psiquiátricos con frecuencia.

crisis refleja (reflex seizure), ataque epiléptico en respuesta a un estímulo sensorial, que puede ser táctil, visual, auditivo o musical.

crisis suprarrenal (adrenal crisis), estado agudo de intensa insuficiencia suprarrenal que pone en peligro la vida del paciente y requiere tratamiento inmediato. Se caracteriza por déficit de glucocorticoides, disminución del volumen del líquido extracelular e hiperpotasemia.

crisis tabética (tabetic crisis), exacerbación del dolor en la tabes dorsal debida a la sífilis.

crisis tiroidea (thyroid crisis), exacerbación súbita de los síntomas de la tirotoxicosis que se caracteriza por fiebre, sudación, taquicardia, excitabilidad nerviosa y edema pulmonar. Tiene lugar sobre todo en pacientes en los que el tratamiento de la tirotoxicosis es inadecuado, exacerbándose por una infección o un traumatismo. Si no se trata correctamente puede ser fatal.

crisol (crucible), recipiente cónico hecho de material refractario, usado en química para fundir o calcinar materiales a temperaturas demasiado altas como para ser toleradas por otros instrumentos de laboratorio.

crisoterapia (chrysotherapy), tratamiento de cualquier enfermedad con sales de oro.

crista galli (crista galli), pequeña cuña ósea que se proyecta en sentido superior desde el etmoides.

cristal (crystal), sustancia sólida inorgánica cuyos átomos o moléculas adoptan un patrón tridimensional regular, que se repite y que determina la forma del cristal.

cristal de Charcot-Leyden (Charcot-Leyden crystal), [Jean M. Charcot, neurólogo francés, 1825-1893; Ernst V. von Leyden, médico alemán, 1832-1910], cualquiera de las estructuras cristalinas, con forma de doble pirámide estrecha, presentes en el esputo de individuos que sufren asma bronquial. También se han hallado en las heces de pacientes con disentería.

cristales amorfos (amorphous crystals), cristales sin forma, mal definidos, normalmente fosfatos.

cristalino (crystalline lens), estructura transparente del ojo, rodeada por una cápsula, situada entre el iris y el humor vítreo, y levemente cubierta en sus márgenes por los procesos ciliares. El cristalino refracta la luz para enfocar las imágenes en la retina. La lente es una estructura transparente biconvexa, con la superficie posterior más convexa que la anterior. Está constituida por un material cortical blando, un núcleo firme y por láminas concéntricas.

cristalino (crystalline), describe la materia con una forma cristalina regular. Las sustancias cristalinas tienen un intervalo de punto de fusión muy estrecho.

cristalización (crystallization), producción de cristales, ya sea enfriando un líquido o gas hasta un estado sólido o enfriando una solución hasta que el soluto precipita como un depósito cristalino.

cristaloide (crystalloid), sustancia presente en una solución que puede difundir a través de una membrana semipermeable.

cristaluria (crystalluria), presencia de cristales en la orina. Esta alteración puede dar lugar a la irritación del tracto urinario. Se previene a través de una adecuada ingesta de álcalis. No obstante, la existencia de cristales en orina es frecuente y generalmente insignificante.

criterio (criterion), regla o patrón por el cual se juzga algo, como un estado de salud o un diagnóstico establecido.

criterios de Jones (Jones criteria), conjunto de pautas estándar para diagnosticar la fiebre reumática recomendadas por la American Heart Association.

criterios de proceso (process criteria), criterios identificados por la división profesional de enfermería psiquiátrica y de salud mental de la American Nurses Association que se centran en las actividades de enfermería.

criterios de resultados (outcome criteria), criterios centrados en los resultados observables o medibles de los cuidados de enfermería y demás actividades de los servicios sanitarios.

CRM (MBC), siglas de **capacidad respiratoria máxima.**

CRNA (CRNA), siglas de **certified registered nurse anesthetist.**

CRNI (CRNI), siglas de **certified registered nurse, intravenous.**

cromafín (chromaffin), que tiene afinidad por teñirse intensamente con sales de cromo.

cromático (chromatic), **1.** relativo al color. **2.** que se puede teñir con un tinte.

cromátida (chromatid), uno de los dos filamentos filiformes idénticos de un cromosoma. Durante la anafase de la mitosis y de la meiosis II las cromátidas se separan para formar los cromosomas hijos.

cromatín negativo (chromatin-negative), relativo o que describe al núcleo celular que carece de cromatina sexual, específicamente la característica del varón normal, aunque también se observa en ciertas anomalías cromosómicas.

cromatín positivo (chromatin-positive), relativo o que describe al núcleo celular que contiene cromatina sexual, específicamente la característica de la mujer normal, aunque también puede hallarse en ciertas anomalías cromosómicas.

cromatina (chromatin), sustancia situada en el interior del núcleo celular a partir del cual se originan los cromosomas. Está formada por finas fibrillas filiformes de ADN fijadas a proteínas llamadas histonas.

cromatina sexual (sex chromatin), masa que se tiñe densamente y se encuentra en el núcleo de todas las células que no se dividen de las hembras normales de los mamíferos. Representa la heterocromatina facultativa del cromosoma X inactivado.

cromatismo (chromatism), **1.** trastorno caracterizado por alucinaciones en las que el individuo afectado ve luces de colores. **2.** pigmentación anómala o aberración.

cromato (CrO_4^{2-}) (chromate [CrO_4^{2-}]), cualquier sal del ácido crómico.

cromatografía (chromatography), cualquiera de los diversos procesos utilizados para separar y analizar distintas sustancias químicas gaseosas o disueltas en función de las diferencias en su absorbancia con respecto a una sustancia determinada y según sus distintos pigmentos.

cromatografía de capa fina (CCF) (thin-layer chromatography [TLC]), método para separar dos o más compuestos químicos presentes en una solución mediante las diferentes migraciones que muestran al ser extendidos sobre una capa fina de absorbente sobre una placa de cristal o plástico.

cromatografía de gases (gas chromatography), separación y análisis de diferentes sustancias según sus diferentes afinidades por un absorbente estándar. En el proceso, una mezcla gaseosa de las sustancias pasa a través de un cilindro de cristal que contiene el absorbente, que puede estar impregnado con un solvente líquido no volátil para uno o más de los componentes gaseosos. A medida que la mezcla pasa a través del absorbente, cada sustancia se absorbe en distinta medida y deja un pigmento característico.

cromatografía de intercambio iónico (ion exchange chromatography), proceso de separación y análisis de diferentes sustancias según su afinidad por intercambiadores sintéticos estables pero muy reactivos, compuestos principalmente por poliestireno y celulosa. La cromatografía de intercambio iónico suele utilizarse para separar los componentes de ácidos nucleicos y proteínas elaboradas por distintas estructuras corporales.

cromatografía en columna (column chromatography), proceso mediante el que se separan y analizan una serie de sustancias en función de sus diferentes afinidades de absorción por un absorbente determinado, lo que se pone de manifiesto por los pigmentos depositados durante la filtración a través del mismo absorbente colocado en un cilindro o tubo de cristal. Las sustancias se disuelven en un líquido que se pasa a través del absorbente, desplazándose a través de una columna a velocidades diferentes, dejando por detrás una banda de pigmentos que se lava posteriormente con un solvente puro para «revelar» las bandas separadas y coloreadas que constituyen una cromatografía.

cromatografía en papel (paper chromatography), separación de una mezcla en sus componentes filtrándola a través de una tira de papel especial.

cromatografía líquida de alta presión (high-pressure liquid chromatography), método de cromatografía para separar y cuantificar mezclas de sustancias en una solución.

cromatografía micelar (micellar chromatography), método de monitorización de cantidades diminutas de fármaco en líquidos corporales totales utilizando compuestos micelares o coloidales para mantener las proteínas en disolución. La técnica evita la necesidad de eliminar las proteínas que normalmente interfieren con el análisis cromatográfico del plasma sanguíneo, de la orina o de la saliva.

cromatograma (chromatogram), **1.** registro producido por la separación de sustancias gaseosas o de sustancias químicas disueltas que se desplazan a través de una columna de material absorbente que extrae las distintas sustancias en capas diferentes. **2.** cualquier registro gráfico obtenido mediante un método cromatográfico.

cromatopsia (chromatopsia), **1.** trastorno caracterizado por un defecto visual que hace que los objetos incoloros parezcan coloreados. **2.** forma de ceguera para el color caracterizada por la percepción imperfecta de diferentes colores. Puede estar producida por la deficiencia de uno o más conos de la retina o por la alteración de los circuitos nerviosos que transmiten los impulsos asociados al color a la corteza cerebral. La alteración más frecuente en la percepción del color es la incapacidad para distinguir el rojo del verde.

cromatosis (chromatosis), presencia de una pigmentación anómala de la piel en cualquier parte del cuerpo.

cromaturia (chromaturia), orina de color anómalo.

cromestesia (chromesthesia), **1.** percepción del color que depende de la mezcla de longitudes de ondas presentes en la luz que capta el ojo y de la respuesta de los distintos tipos de conos retinianos asociados a la visión del color. **2.** trastorno caracterizado por la confusión de otros sentidos, como el gusto y el olfato, con sensaciones imaginadas de color.

cromo (Cr) (chromium [Cr]), elemento metálico duro. Su número atómico es 24; su peso atómico, 51,99. El cromo no se encuentra en la naturaleza en estado puro, pero se encuentra en combinación con hierro y oxígeno formando el mineral cromita. Existen trazas de cromo en plantas y animales, y existen datos sobre la importancia de este elemento en la nutrición humana, especialmente en el metabolismo de los hidratos de carbono. Los trabajadores de las minas de cromita pueden padecer neumoconiosis por la inhalación de partículas de polvo de cromita que penetran en los pulmones. Los cromatos se han identificado como carcinógenos potenciales.

cromobacteriosis (chromobacteriosis), infección sistémica extremadamente rara, generalmente fatal, causada por el bacilo *Chromobacterium violaceum* que se encuentra en el agua dulce de regiones tropicales y subtropicales, que penetra en el cuerpo a través de una discontinuidad de la piel.

cromoblastomicosis (chromoblastomycosis), enfermedad cutánea infecciosa crónica provocada por cualquiera de las múltiples especies de dos especies de hongos, *Cladosphorium* y *Phialophora,* que se hallan en los suelos. La infección se caracteriza por la presencia de nódulos verrugosos pruríticos que se desarrollan sobre una lesión o discontinuidad de la piel, generalmente en la pierna o el pie.

cromofílico (chromophilic), que se refiere a una célula, tejido o microorganismo que se tiñe con facilidad, en particular ciertos leucocitos.

cromofobia (chromophobia), **1.** resistencia de ciertas células y tejidos a las tinciones. **2.** aversión mórbida a los colores.

cromófobo (chromophobic), que se refiere a una célula, tejido o microorganismo que no se tiñe con facilidad, en particular ciertas células del lóbulo anterior de la hipófisis.

cromógeno (chromogen), sustancia que absorbe la luz produciendo color.

cromoglicato sódico (cromolyn sodium), fármaco que bloquea la degranulación de mastocitos en repuesta a un antígeno, lo que induce una disminución de la liberación de histamina, leucotrienos y otros productos mastocitarios inflamatorios. Se utiliza de forma profiláctica para prevenir el asma bronquial.

cromohidrosis (chromhidrosis), trastorno funcional poco frecuente en el que las glándulas sudoríparas apocrinas producen un sudor coloreado.

cromómero (chromomere), cualquiera de las estructuras engrosadas que se disponen a lo largo del cromonema de un cromosoma durante las primeras fases de la división celular.

cromonema (chromonema), filamento espiral a lo largo del cual se sitúan los cromómeros que forman la parte central de la cromátida del cromosoma durante la división celular.

cromosensible (chromosensitive), propiedad descriptiva de una sustancia que cambia de color y responde a cambios de la composición química.

cromosoma (chromosome), cada una de las estructuras filiformes del núcleo de una célula que participa en la transmisión de información genética. Cada cromosoma está constituido por una doble cadena de ADN unida a proteínas llamadas histonas. Los genes, que contienen el material genético que controla los caracteres hereditarios, están dispuestos adoptando un patrón lineal a lo largo de toda la longitud de cada cadena de ADN. Cada especie tiene un número característico de cromosomas en sus células somáticas, que es de 46 en el ser humano y que incluye 22 pares homólogos de autosomas y un par de cromosomas sexuales.

cromosoma anular (ring chromosome), cromosoma circular formado por la fusión de dos extremos. Es el tipo principal de cromosoma hallado en las bacterias.

cromosoma artificial de levaduras (CAL) (yeast artificial chromosome [YAC]), cromosoma de levadura utilizado en procedimientos con ADN recombinante. Lleva grandes segmentos de ADN extraño.

cromosoma bivalente (bivalent chromosome), par de cromosomas homólogos unidos por entrecruzamientos durante los primeros estadios de la gametogénesis.

cromosoma de Christchurch (Ch1) (Christchurch chromosome [Ch1]), [Christchurch, ciudad de South Island, Nueva Zelanda], pequeño cromosoma anómalo acrocéntrico del grupo G que afecta a cualquier elemento de los pares cromosómicos 21 o 22, en los que existe una deleción parcial o pérdida de los brazos cortos de los cromosomas. La aberración se asocia a leucemia linfocítica crónica.

cromosoma derivado (derivative chromosome), aberración cromosómica producida por translocación.

cromosoma Filadelfia (Ph^1) (Philadelphia chromosome [Ph^1]), translocación del brazo largo del cromosoma 22, con frecuencia presente en los mieloblastos, eritroblastos y megacarioblastos anómalos de los pacientes con leucemia mielocítica crónica.

cromosoma gamético (gametic chromosome), cualquiera de los cromosomas contenidos en la célula haploide, específicamente el espermatozoide o el óvulo, a diferencia de los presentes en la célula diploide o somática.

cromosoma gigante (giant chromosome), cualquiera de los cromosomas de gran tamaño presentes en insectos y animales inferiores, especialmente los cromosomas plumosos y los politénicos.

cromosoma hijo (daughter chromosome), cualquiera de las dos cromátidas que en el estado de anafase de la mitosis se separa y emigra a los extremos opuestos de la célula antes de la división de ésta. Cada una de ellas contiene la información genética completa del cromosoma original.

cromosoma plumulado (lampbrush chromosome), cromosoma gigante que se observa en los ovocitos de muchos animales. Tiene largas proyecciones en forma de asa, lo que le da aspecto piloso y apariencia de cepillo.

cromosoma politeno (polytene chromosome), tipo de cromosoma excesivamente grande formado por haces de filamentos de cromonemas no separados. Los cromosomas politeno son producidos por rondas repetidas de síntesis de ADN sin mitosis y se encuentran principalmente en las glándulas salivales de ciertos insectos.

cromosoma sexual (sex chromosome), cromosoma responsable de la determinación del sexo de la descendencia; transporta genes que transmiten los caracteres y enfermedades ligados al sexo. En los seres humanos y en otros mamíferos existen dos cromosomas sexuales diferentes, los cromosomas X e Y, que se presentan en las mujeres como XX y en los varones como XY.

cromosoma somático (somatic chromosome), cualquier cromosoma de una célula diploide o somática; autosoma.

cromosoma W (W chromosome), cromosomas sexuales de algunos insectos, aves y peces. Las hembras de estos animales son heterogaméticas y tienen un cromosoma W y otro Z, mientras que los machos son homogaméticos y tienen dos cromosomas Z.

cromosoma X (X chromosome), cromosoma sexual que en los seres humanos y en otras muchas especies está presente en ambos sexos, apareciendo individualmente en las células de los varones sanos y por duplicado en las células de mujeres sanas. El cromosoma es portado como determinante sexual por todos los gametos femeninos y por la mitad de los gametos masculinos. El cromosoma X es más grande que el cromosoma Y y tiene varios genes asociados con importantes enfermedades ligadas al sexo, como la hemofilia, la distrofia muscular de Duchenne y el síndrome de Hunter.

cromosoma Y (Y chromosome), cromosoma sexual que en el ser humano y en otras muchas especies está presente sólo en el macho, apareciendo individualmente en el varón sano. Es portado como determinante sexual por la mitad de los gametos masculinos y por ninguno de los gametos femeninos. Morfológicamente es mucho más pequeño que el cromosoma X y tiene genes asociados al desencadenamiento del desarrollo y diferenciación de las características masculinas.

cromosoma Z (Z chromosome), cromosomas sexuales de ciertos insectos, aves y peces. Las hembras de estos animales son heterogaméticas y tienen un cromosoma W y uno Z, mientras que los varones tienen son homogaméticos y tienen dos cromosomas Z.

cromosomas heterotípicos (heterotypic chromosomes), cualquier par de cromosomas no emparejados, específicamente los cromosomas sexuales.

cromosomas homólogos (homologous chromosomes), cualquier par de cromosomas de la dotación diploide de la célula somática idénticos en tamaño, forma y localización. En los seres humanos existen 22 pares de cromosomas homólogos y un par de cromosomas sexuales.

cromoterapia (chromotherapy, color therapy), uso terapéutico de la luz de colores específicos. Comprende una serie de métodos empleados en medicina alternativa y a menudo se emplea como tratamiento complementario de trastornos afectivos estacionales, depresión y estrés.

cromotropo (chromotrope), **1.** componente tisular que se tiñe metacromáticamente con tintes metacromáticos. **2.** cada una de las distintas tinciones que se diferencian por sufijos numéricos.

cronaxia (chronaxie, chronaxy), (en electroneuromiografía) medida de la duración más corta del estímulo eléctrico necesario para excitar el tejido nervioso o muscular.

cronicidad (chronicity), relativo a la situación de ser crónico.

crónico (chronic), (de una enfermedad o trastorno) que se desarrolla lentamente y persiste durante un largo período de tiempo, generalmente el resto de la vida del sujeto.

cronobiología (chronobiology), estudio de los efectos del tiempo en los sistemas vivos.

cronobiólogo (chronobiologist), especialista en cronobiología.

cronógrafo (chronograph), instrumento que registra pequeños intervalos de tiempo, como un cronómetro.

cronológico (chronologic), **1.** dispuesto en secuencias de tiempo. **2.** relativo o perteneciente a la cronología.

cronopsicofisiología (chronopsychophysiology), ciencia de los procesos fisiológicos cíclicos del organismo.

cronoterapéutica (chronotherapeutics), rama de la medicina que se ocupa de los efectos de los ritmos circadianos en la salud humana, como la hora del día en que es más probable que ocurran síntomas de asma o ataques cardíacos, y el mejor momento del día para tratar ciertas molestias.

cronotropismo (chronotropism), acto o proceso que afecta a la regularidad de una función periódica, especialmente a la interferencia con el latido cardíaco.

crotálido (crotalid), serpiente con fosetas.

Crotalus *(Crotalus),* extenso género de serpientes de cascabel venenosas con numerosas especies y distribución americana.

crotamitón (crotamiton), escabicida. Se utiliza en el tratamiento de la sarna y otras enfermedades pruriginosas de la piel.

Croupette (Croupette), marca comercial de un aparato que proporciona humidificación fría mediante la administración de oxígeno o de aire comprimido, utilizado especialmente para el tratamiento de pacientes pediátricos.

CRRN (CRRN), siglas de *certified rehabilitation registered nurse.*

CRS (ARC), siglas del **complejo relacionado con el SIDA.**

CRT (CRT), siglas de **certified respiratory therapist.**

cruce (cross, crossbreeding), (en genética) **1.** emparejamiento entre individuos con diferentes fenotipos. **2.** cualquier individuo, organismo o cepa producido por dicho emparejamiento.

cruce dihíbrido (dihybrid cross), apareamiento de dos individuos, organismos o cepas que tienen pares de genes diferentes que determinan dos rasgos específicos, o en los que se siguen dos características o loci genéticos particulares.

cruce duodenal (duodenal switch), tratamiento quirúrgico de la obesidad mórbida consistente en la resección de la curvatura mayor del estómago, que deja en su lugar el píloro y una pequeña parte del duodeno, que se anastomosan al íleon. El resto del duodeno y el yeyuno simplemente vacían sus secreciones al íleon distal a través de una nueva anastomosis.

cruce monohíbrido (monohybrid cross), apareamiento de dos individuos, organismos o cepas que tienen pares genéticos diferentes para un solo rasgo específico o en los que solamente una determinada característica o locus genético se está cruzando.

cruce polihíbrido (polyhibrid cross), (en genética) emparejamiento de dos individuos, organismos o cepas.
cruce reversivo (backcross), **1.** emparejamiento (cruce) entre un homocigoto y un heterocigoto. **2.** organismo o cepa producido por dicho cruce.
cruce trihíbrido (trihybrid cross), (en genética) apareamiento de dos individuos, organismos o cepas que tienen diferentes pares de genes que determinan tres rasgos específicos o en los que se continúan tres características particulares o loci genéticos.
crucial (crucial), grave y decisivo.
cruciforme (cruciate, cruciform), en forma de cruz.
crup (croup), denominación habitual de la **laringitis estridulosa**.
crup catarral (catarrhal croup), laringitis grave acompañada de tos de tipo crup.
crup diftérico (diphtheritic croup), inflamación diftérica de la laringe.
crural (crural), relativo a la pierna, entre la rodilla y el tobillo.
crus (crus), **1.** pierna, desde la rodilla hasta el pie. **2.** estructura parecida a una raíz, como la raíz del hélix.
crus cerebri (crus cerebri), cada uno de los dos pedúnculos cerebrales compuestos por los tractos de fibras descendentes que proceden de la corteza cerebral y que forman los fascículos longitudinales de la protuberancia.
crux (crux), **1.** cruz. **2.** problema difícil. **3.** punto vital, básico o decisivo.
Cruz Azul (Blue Cross), corporación independiente estadounidense sin ánimo de lucro que actúa como una agencia aseguradora sanitaria, proporcionando protección al paciente asociado mediante la cobertura de todos o parte de los gastos hospitalarios de la persona. Los programas Blue Cross varían en diferentes comunidades según las leyes estatales que los regulan.
Cruz Roja Internacional (International Red Cross Society), organización filantrópica internacional, con sede en Ginebra (Suiza), que se ocupa fundamentalmente del tratamiento humano y bienestar de las víctimas de las guerras y calamidades, y de la neutralidad de los hospitales y el personal médico en tiempo de guerra.
Cruz Roja Norteamericana (American Red Cross), organización cuya finalidad es reducir el sufrimiento humano mediante varios programas destinados a mejorar la salud, la seguridad y las consecuencias de las catástrofes naturales, en asociación con la Comisión Internacional de la Cruz Roja y la Media Luna Roja. No es una agencia gubernamental. La Cruz Roja norteamericana incluye más de 1,2 millones de miembros en todo el país y un 97% de la plantilla es voluntaria. El programa de donaciones de sangre de la Cruz Roja Norteamericana recoge y distribuye más sangre que cualquier otra agencia de EE.UU. y coordina la distribución de sangre y de productos sanguíneos cuando lo solicita el Departamento de Defensa Estadounidense o durante emergencias nacionales. Los programas de enfermería y de salud de la Cruz Roja Norteamericana comprenden cursos de asistencia domiciliaria, asistencia prenatal y posnatal, higiene y enfermedades venéreas. Los estudiantes de enfermería son reclutados para el servicio en programas comunitarios de la Cruz Roja Norteamericana y durante catástrofes. El símbolo de la Cruz Roja Norteamericana, igual que el de la mayoría de las demás organizaciones del mundo, es una cruz roja sobre fondo blanco.

***Cryptococcus** (Cryptococcus),* género de hongos levaduriformes que se reproducen por gemación más que por esporas. Numerosas especies, mayoritariamente no patógenas, suelen hallarse en suelos y en la piel y las membranas mucosas de personas sanas.
***Cryptococcus neoformans** (Cryptococcus neoformans),* especie de hongo levaduriforme que produce la criptococosis.
Cs (Cs), símbolo del **cesio.**
CSC (CHC), siglas de **centro de salud comunitario.**
CSD (RUQ), siglas de **cuadrante superior derecho** del pulmón.
CSMC (CMHC), siglas de **centro de salud mental de la comunidad.**
CSN (CSN), siglas de *certified school nurse.*
c-src (c-src), tirosina cinasa que participa en las vías de transducción de señal que regulan el crecimiento de las células. Se hibrida con oncogenes del virus sumamente virulento del sarcoma de Rous.
CST (CST), **1.** siglas de **prueba del estrés de contracción. 2.** siglas de **Certified Surgical Technologist.**
CT (TC), siglas de **comunidad terapéutica.**
Cu (Cu), símbolo del **cobre.**
CUA (CUA), siglas de **análisis coste-utilidad.**
cuadrantanopsia (quadrantanopsia), pérdida de visión en una cuarta parte del campo visual en uno o ambos ojos. La causa puede variar según el cuadrante afectado.
cuadrante (quadrant [qdrnt, quad]), **1.** cuarta parte de un círculo. **2.** cada parte de un área anatómica creada mediante la división de la misma con líneas imaginarias horizontales y verticales que se cruzan.
cuadrante abdominal (abdominal quadrant), cada una de las cuatro áreas topográficas en las que queda dividido el abdomen al trazar dos líneas imaginarias vertical y horizontal cuyo punto de intersección es

el ombligo. Las divisiones son el cuadrante superior izquierdo (CSI), el cuadrante inferior izquierdo (CII), el cuadrante superior derecho (CSD) y el cuadrante inferior derecho (CID).

cuadrantectomía (quadrantectomy), mastectomía parcial en la cual se escinde un tumor a la vez que la fascia del músculo pectoral en un cuadrante de una mama.

cuádriceps crural (quadriceps femoris), gran músculo extensor de la región anterior del muslo formado por el recto anterior, vasto externo, vasto interno y crural. La función del músculo es extender la pierna.

cuadrícula de Punnett (Punnett square), [Reginald C. Punnett, genetista inglés, 1875-1967], matriz en la que se muestran todas las posibles combinaciones de gametos masculinos y femeninos cuando se cruzan uno o más pares de alelos independientes.

cuadrigémino (quadrigeminal), en cuatro partes.

cuadrivalente (quadrivalent), elemento o radical químico con valencia de cuatro.

cuadro de tracción tipo IV (IV-type traction frame), estructura de metal para soportar un equipo de tracción. Consiste en dos piezas verticales, una a cada extremo de la cama, que soportan una barra de metal en la parte superior.

cuadrúpedo (quadruped), cualquier animal de cuatro patas.

cuadrúpleto (quadruplet), cada uno de los cuatro descendientes nacidos del mismo embarazo.

cualidad (quality), **1.** especificación de la capacidad de penetración de un haz de rayos X, según la cual un haz «duro» se caracteriza por una mayor capacidad de penetración, mientras que una energía menor genera un haz «blando». **2.** (en fonética) se refiere a la naturaleza de la fonación producida por las cuerdas vocales. Entre los trastornos de la cualidad de la voz se encuentran la ronquera, la voz áspera, la respiración inadecuada y el golpe glótico.

cualidad del haz (beam quality), energía del haz de rayos X.

cualificado (qualified), relativo a un profesional sanitario o a un centro sanitario formalmente reconocido por un organismo oficial u organización adecuada como que cumple determinadas normas básicas de competencia profesional.

cualitativo (qualitative), relativo o perteneciente a la calidad, valor o naturaleza de algo.

cuantitativo (quantitative), capaz de ser medido.

cuarentena (quarantine), **1.** aislamiento de las personas con enfermedades transmisibles, o de aquéllas expuestas a enfermedades transmisibles durante el período contagioso, con el propósito de evitar la diseminación de la enfermedad. **2.** práctica de detener viajeros o barcos procedentes de lugares en los que existen enfermedades epidémicas, en un principio durante 40 días, con el fin de realizar una inspección o una desinfección.

cuarta fase del parto (fourth stage of labor), período posparto o de alumbramiento de la placenta, de aproximadamente cuatro horas de duración, que tiene lugar tras la tercera fase del parto. Se pueden producir algunas complicaciones, como la hemorragia, por lo que es necesaria la observación cuidadosa de la madre.

cuartana (quartan), que recurre al cuarto día o a intervalos aproximados de 72 horas.

cuartil (quartile), un cuarto de la distribución de puntuaciones. El primer cuartil sería el 25% de las puntuaciones más bajas, el segundo cuartil representaría entre el 26 y el 50% de las puntuaciones y así sucesivamente.

cuarto (quart [qt]), unidad de volumen que equivale a un cuarto de galón, dos pintas, 32 onzas o 946,24 mililitros. El cuarto británico es igual a 40 onzas o 1,136 l y el americano equivale a 1,101 l.

cuarto oscuro (darkroom), sala de un hospital o instalación similar para almacenar y procesar los materiales sensibles a la luz, como las placas de rayos X.

cuarto ventrículo (fourth ventricle), cavidad con suelo de forma romboidal situada en el rombencéfalo que se comunica por debajo con el conducto del epéndimo de la médula espinal y por encima con el acueducto cerebral del mesencéfalo. La base del ventrículo contacta con la protuberancia y con el bulbo raquídeo.

cuasiespecies (quasispecies), una multitud de virus con una estructura genética parecida que comparten un huésped con otras quasispecies de constitución genética diferente. Generalmente, todas las quasispecies de un huésped son descendientes de una única cepa predecesora.

cuaternario (quaternary), **1.** relativo a los compuestos químicos en los cuales cuatro átomos o grupos de elementos están ligados a un átomo, como un compuesto de amonio cuaternario en el que cuatro radicales orgánicos se han sustituido por las cuatro moléculas de hidrógeno en un ion amonio. **2.** estructura de cuarto nivel de las proteínas, como la estructura de la hemoglobina formada por dos α-globulinas y dos β-globulinas.

cuatro estímulos (train-of-four), prueba para determinar el nivel de bloqueo neuromuscular. Se aplican cuatro estímulos consecutivos en el curso de un nervio y se mide la respuesta del músculo para evaluar los estímulos bloqueados frente a los que son liberados. Se producen cuatro contracciones musculares iguales si no hay bloqueo neuromuscular.

cubeta (cuvette), tubo o recipiente pequeño, transparente, con propiedades ópticas específicas, que se utiliza en análisis y estudios de laboratorio, como en evaluaciones fotométricas, en determinaciones colorimétricas y en estudios de turbiedad.

cubierta (coat), **1.** membrana que cubre la superficie externa de un órgano o estructura. **2.** una de las capas de la pared de un órgano o estructura, en especial un conducto o un vaso.

cubierta entérica (enteric coating), cubierta adicional de los medicamentos orales diseñada para que pasen a través del estómago y sean absorbidos en el tracto vía intestinal. La cubierta resiste los efectos de los jugos gástricos, que pueden dar lugar a la degradación o la destrucción de estos fármacos.

cubital (cubital, ulnar), perteneciente o relativo al hueso largo medial del antebrazo.

cubital posterior (extensor carpi ulnaris), uno de los músculos de la región posterior del antebrazo. Su acción es extender y aducir la mano.

cúbito (ulna), hueso del lado interno del antebrazo paralelo al radio. El cúbito se articula con el húmero y con el radio.

cubitocarpiano (ulnocarpal), relativo al cúbito y al carpo o área cubital de la muñeca.

cubitorradial (ulnoradial), relativo al cúbito y al radio y a los ligamentos asociados con ellos.

cubitus (cubitus), **1.** el codo. **2.** el antebrazo.

cuboides (cuboid bone), hueso cuboidal del tarso situado en el borde externo del pie. Se articula con el calcáneo, con la tercera cuña y con los metatarsianos cuarto y quinto.

cucaracha (cockroach), nombre común de los miembros de la familia de insectos Blattidae que infestan hogares, oficinas y demás áreas habitadas por humanos. Las cucarachas transmiten diversos agentes infecciosos, entre los que se incluyen bacterias, protozoos y huevos de parásitos.

cucaracha germánica (German cockroach), *Blattella germanica,* especie marrón clara pequeña encontrada como parásito doméstico en Norteamérica y Europa.

cuchara de té (teaspoon [tsp]), cucharilla que puede emplearse para medir una dosis de medicamento líquido, equivalente a un dracma de líquido o a unos 5 ml.

cuchara sopera (tablespoon [Tbs, tbsp]), cuchara doméstica que puede utilizarse para medir una dosis de medicina líquida, equivalente aproximadamente a 4 dracmas de líquido o 1/2 onza líquida o 15 ml.

cuchillo balancín (rocker knife), cuchillo que corta con un movimiento de balanceo, diseñado para pacientes que sólo pueden utilizar una mano.

cuchillo de amputación (catling), bisturí afilado, largo, de doble borde, utilizado para amputar.

CUE (VCU), siglas de **cistouretrografía de eliminación.**

cuello (neck), sección estrecha, como la parte del cuerpo que conecta la cabeza con el tronco. Otras zonas semejantes son el cuello del húmero o el del fémur.

cuello alado (webbed neck), pliegue grueso congénito de la piel y la fascia que se extiende desde la apófisis mastoides hasta la clavícula, por encima de la cara lateral del cuello. Se presenta en enfermedades genéticas como el síndrome de Noonan y el síndrome de Turner.

cuello anatómico del húmero (anatomic neck of the humerus), parte del húmero con un ligero estrechamiento junto a la cabeza.

cuello de una glándula gástrica (neck of gastric gland), sección estrecha de una glándula gástrica localizada en el interior del istmo.

cuello del páncreas (pancreatic collum), cuello del páncreas; porción constreñida que marca la unión de la cabeza y del cuerpo del páncreas.

cuello del peroné (fibular collum), porción del peroné comprendida entre la cabeza y la diáfisis.

cuello femoral (neck of femur), porción delgada del fémur entre los trocánteres mayor y menor.

cuello incompetente (incompetent cervix), (en obstetricia) proceso caracterizado por la dilatación del orificio cervical del útero antes de término, sin parto ni contracciones uterinas. Puede ser causa de aborto o de parto prematuro.

cuello quirúrgico del húmero (surgical neck of humerus), región de la diáfisis del húmero distal al troquín y al troquíter. Es una región particularmente vulnerable a las fracturas y es la zona sobre la que se suelen llevar a cabo la mayor parte de los procedimientos quirúrgicos.

cuello uterino o cérvix (cervix), parte del útero que protruye en la cavidad vaginal. El cuello uterino se divide en una porción supravaginal y en otra vaginal. La porción supravaginal está separada de la vejiga por delante por el parametrio. La porción vaginal del cuello se proyecta en la cavidad vaginal y contiene el conducto cervical y el hueso interno y externo del conducto.

cuentagotas (dropper), tubo de cristal o de plástico estrechado en un extremo, de forma que puede dispensar gotas de medicación de una en una.

cuentas por minuto (cpm) (counts per minute), medida de la tasa de emisiones ionizantes por sustancias radiactivas.

cuerda del tímpano (chorda tympani), ramo del nervio facial que conduce la percepción gustativa desde los dos tercios anteriores de la lengua hasta todas las glándulas salivales, por debajo del nivel de la hendidura bucal.

cuerda tendinosa (tendinous cord), las hebras de tendón que anclan las cúspides de las válvulas mitral y tricúspide a los músculos papilares de los ventrículos del corazón, previniendo el prolapso de las válvulas al interior de las aurículas durante la contracción ventricular.

cuerda vocal (vocal cord), una de las dos fuertes bandas de tejido elástico amarillo situadas en la laringe y rodeadas por unas membranas denominadas pliegues vocales y unidas ventralmente al ángulo del cartílago tiroides y dorsalmente a la apófisis vocal del cartílago aritenoides.

cuerda vocal falsa (false vocal cord), cada uno de los dos gruesos pliegues mucosos de la laringe que separan el ventrículo del vestíbulo.

cuerdas vocales verdaderas (true vocal cords), pliegues vocales de la laringe *(plicae vocales),* que se diferencian de los pliegues vestibulares *(plicae vestibulares),* llamados cuerdas vocales falsas.

cuerdo (sensible), en posesión de razón o juicio.

cuerno (horn), proyección o protuberancia de una estructura corporal.

cuerno cutáneo (cutaneous horn), excrecencia córnea de la piel en cuya base se pueden apreciar cambios por queratosis actínica y carcinoma.

cuerno lateral (lateral horn), protrusión en forma de cuerno de la sustancia gris en la sustancia blanca de la médula espinal, situada entre las astas o columnas anterior y posterior.

cuerno sebáceo (sebaceous horn), excrecencia de tejido sólido procedente de un quiste sebáceo.

cuernos ilíacos (iliac horns), rudimentos óseos accesorios sobre la cara posterior del íleon, uno de los síntomas del síndrome uña-rótula.

cuero cabelludo (scalp), la piel que cubre la cabeza, sin incluir cara ni orejas.

cuerpo (body), **1.** estructura total de un individuo con todos los órganos. **2.** cadáver. **3.** parte principal o más grande de una estructura, como el cuerpo del estómago.

cuerpo albicans (corpus albicans), punto blanco pálido en la superficie del ovario que proviene del cuerpo lúteo si no hay concepción.

cuerpo asteroide (asteroid body), estructura irregular de aspecto estrellado que se forma en las células gigantes observadas en ciertas enfermedades, entre ellas la sarcoidosis, la actinomicosis y la nocardiosis.

cuerpo calloso (corpus callosum), **1.** banda transversa de fibras nerviosas que unen los hemisferios cerebrales. Se localiza en la parte inferior de la cisura longitudinal, entre los dos hemisferios, y está cubierto por la circunvolución del cuerpo calloso. **2.** la mayor comisura cerebral que une los hemisferios cerebrales.

cuerpo carotídeo (carotid body), pequeña estructura que contiene tejido nervioso situada en la bifurcación de las arterias carótidas. Controla el contenido sanguíneo de oxígeno y ayuda a regular la respiración.

cuerpo cavernoso (corpus cavernosum), tipo de tejido esponjoso eréctil situado en el dorso del pene o del clítoris. El tejido se hincha de sangre durante la excitación sexual.

cuerpo celular (cell body), parte de la célula formada por el núcleo y el citoplasma circundante, sin incluir las proyecciones o procesos como el axón y las dendritas de una neurona o la cola de un espermatozoide. Se relaciona más con el metabolismo de la célula que con una función específica.

cuerpo ciliar (ciliary body), engrosamiento de la capa vascular del ojo que une el iris con la porción anterior de la coroides.

cuerpo citoide (cytoid body), pequeña mancha blanca de la retina que se observa mediante un oftalmoscopio en la exploración ocular de un paciente con lupus eritematoso sistémico.

cuerpo de asbesto (asbestos body), fibra de asbesto englobada por un macrófago o masa de espículas revestidas de calcio, sales de hierro u otras sustancias, como se encuentran en los pulmones de pacientes de asbestosis.

cuerpo de Leishman-Donovan (Leishman-Donovan body), [Sir William B. Leishman, anatomopatólogo inglés, 1865-1926; Charles Donovan, médico escocés, 1863-1951], estado de reposo de un parásito intracelular, el protozoo no flagelado *Leishmania donovani,* que ocasiona el kala-azar.

cuerpo de Malpighi (malpighian body), [Marcello Malpighi, médico italiano, 1628-1694], tejido linfoide que rodea las arterias del bazo.

cuerpo de Nissl (Nissl body), [Franz Nissl, neurólogo alemán, 1860-1919], cualquiera de las grandes estructuras granulares del citoplasma de las células nerviosas que se tiñen con tintes básicos y contienen ribonucleoproteínas.

cuerpo de psamoma (psammoma body), masa redondeada con múltiples capas de material calcáreo que aparece en neoplasias benignas y malignas de tejido epitelial y conjuntivo y en algunos tejidos con inflamaciones crónicas.

cuerpo de Retzius (body of Retzius), [Magnus G. Retzius, anatomista sueco, 1842-1919], cualquiera de las masas de protoplasma que contienen gránulos pigmentados en el extremo distal de una célula ciliada del órgano de Corti en el oído interno.

cuerpo del útero (corpus uteri), la parte del útero situada por encima del istmo y por debajo de los orificios de las trompas de Falopio.

cuerpo elemental de Gordon (Gordon's elementary body), [Mervyn H. Gordon, médico inglés, 1874-1953], partícula presente en los tejidos que contienen eosinófilos, que en su tiempo se pensó que era la causa viral de la enfermedad de Hodgkin.

cuerpo en semilla de melón (melon-seed body), pequeño cuerpo laxo fibroso en una articulación o vaina tendinosa.

cuerpo esponjoso (corpus spongiosum), uno de los cilindros de tejido esponjoso eréctil, junto con los cuerpos cavernosos, en el dorso del pene, del bulbo al glande. Contiene la uretra y tejido eréctil en los labios menores.

cuerpo extraño (foreign body), cualquier objeto o sustancia presente en el cuerpo, en un órgano o tejido que no pertenece normalmente a ellos.

cuerpo extraño auditivo (foreign body in ear), cualquier objeto o estructura presente en el oído que no está ahí en condiciones normales.

cuerpo extraño en la garganta (foreign body in the throat), cualquier objeto o estructura presente en el tejido faríngeo que normalmente no está presente. Un cuerpo extraño habitual en la garganta es la lengua desplazada en sentido posterior.

cuerpo extraño en la vía aérea (foreign body in airway), algo que se encuentra en la vía aérea que no está presente normalmente. Son ejemplos alimentos, monedas, trozos pequeños de juguetes y huesos. Es crucial determinar en qué medida está obstruida la vía aérea. El paciente puede estar asintomático o presentar cambios en el patrón de respiración, disnea y cianosis. Normalmente su retirada se lleva a cabo con un laringoscopio de fibra óptica y pinzas, o mediante broncoscopia.

cuerpo extraño esofágico (foreign body in esophagus), cualquier objeto o estructura presente en el esófago que normalmente no forma parte de ese tejido.

cuerpo extraño laríngeo (foreign body in larynx), cualquier objeto o estructura presente en los tejidos laríngeos que normalmente no está presente.

cuerpo extraño ocular (foreign body in eye), cualquier objeto o estructura presente en el ojo que normalmente no forma parte del tejido.

cuerpo geniculado externo (lateral geniculate body), una de las dos elevaciones del tálamo posterolateral que reciben los impulsos visuales procedentes de la retina a través de los nervios y vías ópticas, desde donde se transmiten a la corteza calcarina.

cuerpo geniculado interno (medial geniculate body), cada una de las dos zonas del tálamo posterior dorsal que transmite los impulsos auditivos desde el lemnisco externo hasta la corteza auditiva.

cuerpo lúteo (corpus luteum), estructura anatómica de la superficie del ovario que consiste en una esfera de tejido amarillento de 1 a 2 cm de diámetro que crece dentro del folículo ovárico roto después de la ovulación. Durante los años reproductivos de la mujer, se forma un cuerpo lúteo tras cada ovulación. Actúa como un órgano endocrino de vida corta que secreta progesterona, que mantiene la capa decidual del endometrio en el estado de alta vascularización necesario para la implantación y el embarazo. Si se produce la fecundación, el cuerpo lúteo crece secretando cantidades progresivamente más elevadas de progesterona.

cuerpo mamilar (mamillary body), cada una de las dos masas redondeadas de sustancia gris en el hipotálamo localizadas cerca entre sí en el espacio interpeduncular.

cuerpo medio (midbody), masa de gránulos que se desarrolla en el centro del huso durante la anafase mitótica.

cuerpo polar (polar body), una de las pequeñas células producidas durante las dos divisiones meióticas en el proceso de maduración de los gametos femeninos u óvulos. No es funcional y no puede ser fecundado.

cuerpo suelto (loose body), fragmento de tejido sólido en una cavidad corporal o una articulación.

cuerpo vertebral (vertebral body), parte central sólida de una vértebra que soporta peso. Los pedículos del arco se originan en sus superficies dorsales.

cuerpos aórticos (aortic body), células nerviosas especializadas situadas en el cayado aórtico, donde llevan a cabo la monitorización de los niveles de oxígeno y de hidrogeniones en el sistema cardiovascular.

cuerpos cetónicos (ketone bodies), dos productos normales del metabolismo pirúvico de los lípidos, el ácido beta-hidroxibutírico y el ácido aminoacético, de los que surge espontáneamente acetona. Ambos ácidos son producidos a partir del acetil-CoA en el hígado y son oxidados en los músculos.

cuerpos de Aschoff (Aschoff bodies), [Karl Albert Ludwig Aschoff, anatomopatólogo alemán, 1866-1942], diminutos nódulos redondeados o fusiformes formados por células gigantes multinucleadas, fibroblastos y células basófilas que se desarrollan en articulaciones, tendones, pleura y sistema cardiovascular de pacientes con fiebre reumática.

cuerpos de Donovan (Donovan bodies), [Charles Donovan, médico irlandés, 1863-1951], bacilos gramnegativos encapsulados de la especie *Calymmatobacterium granulomatis,* presentes en el citoplasma de los fagocitos mononucleares obtenidos de las lesiones del granuloma inguinal.

cuerpos de Guarnieri (Guarnieri's bodies), [Giuseppe Guarnieri, médico italiano, 1856-1918], cuerpos de inclusión acidófilos que se forman en el citoplasma de células infectadas por el virus vacunal.

cuerpos de Heinz (Heinz bodies), [Robert Heinz, anatomopatólogo alemán, 1865-1924], fragmentos irregulares de hemoglobina alterada presentes en los eritrocitos de las personas que son hipersensibles a ciertas sustancias químicas, como la anilina, la fenilhidrazina y la primaquina.

cuerpos de Howell-Jolly (Howell-Jolly bodies), [William H. Howell, American fisiólogo estadounidense, 1860-1945; Justin M. J. Joly, histólogo francés, 1870-1953], inclusiones esféricas y granulares de los eritrocitos observadas mediante examen microscópico de las extensiones de sangre teñidas. Se observan sobre todo en personas que tienen anemia hemolítica o perniciosa, leucemia, talasemia o asplenia congénita y en los pacientes sometidos a esplenectomía.

cuerpos de inclusión (inclusion bodies), elementos microscópicos de diversas formas que se observan en el núcleo o el citoplasma de las células sanguíneas o de otras células tisulares.

cuerpos de inclusión de Döhle (Döhle's inclusion bodies), [Karl G. P. Döhle, anatomopatólogo alemán, 1855-1928], inclusiones azules en el citoplasma de algunos leucocitos en la anomalía de May-Hegglin y en extensiones de sangre de pacientes con infecciones víricas agudas.

cuerpos de Lewy (Lewy bodies), [Frederick H. Lewy, neurólogo alemán, 1885-1950], esferas concéntricas que se encuentran en el interior de las vacuolas en las neuronas del cerebro medio y el tronco encefálico en pacientes con parkinsonismo idiopático, enfermedad de Alzheimer y otras patologías neurodegenerativas.

cuerpos de Mallory (Mallory body), [Frank B. Mallory, anatomopatólogo norteamericano, 1862-1941], inclusiones citoplásmicas eosinófilas, hialina alcohólica, que se encuentra en los hepatocitos. Se asocia típicamente, aunque no siempre, a la hepatopatía alcohólica.

cuerpos de Negri (Negri bodies), [Adelchi Negri, médico italiano, 1876-1912], cuerpos de inclusión intracitoplasmáticos que se encuentran en las células del SNC en los enfermos de rabia.

cuerpos de Pappenheimer (Pappenheimer bodies), [A. M. Pappenheimer, anatomopatólogo estadounidense, 1878-1955], fagosomas que contienen gránulos de hierro; se encuentran en los eritrocitos en ciertas enfermedades, como en la enfermedad de células falciformes y la anemia hemolítica. Pueden contribuir a falsear los recuentos de plaquetas realizados con contadores electroópticos.

cuerpos de Plimmer (Plimmer's bodies), [Henry G. Plimmer, biólogo inglés, 1856-1918], cuerpos pequeños, redondos, encapsulados, presentes en los procesos cancerosos y que en un tiempo se pensó que se trataba de los parásitos causantes.

cuerpos de Russell (Russell's bodies), [William Russell, médico escocés, 1852-1940], inclusiones de mucoproteínas identificadas en las células plasmáticas globulares del cáncer y de la inflamación. Los cuerpos contienen gammaglobulinas de superficie.

cuerpos hialinos (hyaline bodies), **1.** residuos de la degeneración coloidal hallados en algunas células. **2.** glóbulos de material neurosecretor hallados en el lóbulo posterior de la hipófisis. **3.** depósitos de material eosinofílico homogéneo hallados en el epitelio de los túbulos renales y que representan un exceso de moléculas proteicas que no se pueden metabolizar o transportar.

cuerpos semilunares (crescent bodies), **1.** (en una extensión de sangre) células grandes y pálidas de forma semilunar producidas por eritrocitos frágiles cuando se hace la preparación de la película de sangre. **2.** cuerpos redondos, grandes, con márgenes semilunares de color rosa que se encuentran en la sangre de algunos pacientes anémicos.

cuestionario breve sobre el estado mental (short portable mental status questionnaire), cuestionario con diez preguntas que se emplea para la detección selectiva de los trastornos cognitivos en personas mayores. Valora la orientación, la memoria reciente y, a largo plazo, las habilidades prácticas y la capacidad matemática.

cuestionario para trastornos afectivos y esquizofrenia (Schedule for Affective Disorders and Schizophrenia), entrevista semiestructurada realizada por un profesional y diseñada para obtener información diagnóstica sobre las incidencias actuales y sobrevenidas a lo largo de la vida relacionadas con los trastornos afectivos y la esquizofrenia.

cuidado individualizado (one-to-one care), método de organización de los servicios de enfermería de un control por el que una enfermera diplomada asume la responsabilidad de toda la asistencia de enfermería que se proporciona a un paciente durante la duración de un turno.

cuidado marsupial (kangaroo care), intervención de enfermería recogida en la Nursing Interventions Classification (NIC). Se define como la promoción de la proximidad entre los padres y el lactante prematuro fisiológicamente estable, preparando a los padres y proporcionando el ambiente para un contacto de piel a piel.

cuidado perineal[1] (perineal care), método de aseo prescrito para la limpieza del periné después de diferentes procesos obstétricos y ginecológicos.

cuidado perineal[2] (perineal care), intervención de enfermería de la Nursing Interventions Classification (NIC). Se define como el mantenimiento de la integridad de la piel perineal y el alivio de las molestias perineales.

cuidado personal (self-care), **1.** atención médica y personal llevada a cabo por el paciente, habitualmente en colaboración con el profesional médico y después de recibir instrucciones suyas. **2.** atención médica de una persona que debe permanecer encamada, llevada a cabo por su propia familia, amigos o ellos mismos, incluyendo la identificación y evaluación de los síntomas, la medicación y el tratamiento. **3.** atención personal prestada sin asistencia técnica, como comer, lavarse, vestirse, utilizar el teléfono y cuidar de la propia eliminación de residuos, de su propio aspecto y de la higiene personal. El objetivo de la medicina de rehabilitación es obtener la máxima prestación de cuidados personales.

cuidado personal: actividades básicas de la vida diaria (ABVD) (self-care: instrumental activities of daily living [IADL]), resultado de enfermería recogido en la Nursing Outcomes Classification (NOC). Se define como la capacidad de llevar a cabo las actividades necesarias para vivir en casa o en comunidad.

cuidado personal: actividades de la vida diaria (self-care: activities of daily living), resultado de enfermería recogido en la Nursing Outcomes Classification (NOC). Se define como la capacidad de realizar las actividades físicas más básicas y las actividades del cuidado personal.

cuidado personal: baño (self-care: bathing), resultado de enfermería recogido en la Nursing Outcomes Classification (NOC). Se define como la capacidad de realizar la higiene de uno mismo.

cuidado personal: comida (self-care: eating), resultado de enfermería recogido en la Nursing Outcomes Classification (NOC). Se define como la capacidad para preparar e ingerir comida por uno mismo.

cuidado personal: cuarto de baño (self-care: toileting), resultado de enfermería recogido en la Nursing Outcomes Classification (NOC). Se define como la capacidad para realizar uno mismo los procesos relacionados con la excreción.

cuidado personal: higiene (self-care: hygiene), resultado de enfermería recogido en la Nursing Outcomes Classification (NOC). Se define como la capacidad para mantener la higiene personal.

cuidado personal: higiene oral (self-care: oral hygiene), resultado de enfermería recogido en la Nursing Outcomes Classification (NOC). Se define como la capacidad para mantener la higiene bucodental por uno mismo.

cuidado personal: medicación no parenteral (self-care: non-parenteral medication), resultado de enfermería recogido en la Nursing Outcomes Classification (NOC). Se define como la capacidad para administrarse la medicación oral o tópica necesaria para los objetivos terapéuticos.

cuidado personal: medicación parenteral (self-care: parenteral medication), resultado de enfermería recogido en la Nursing Outcomes Classification (NOC). Se define como la capacidad para administrarse la medicación parenteral necesaria para los objetivos terapéuticos.

cuidado personal: vestido (self-care: dressing), resultado de enfermería recogido en la Nursing Outcomes Classification (NOC). Se define como la capacidad para vestirse por uno mismo.

cuidador (caregiver), el que aporta los beneficios de los recursos médicos, sociales, económicos o ambientales a un individuo dependiente o parcialmente dependiente, como el caso de una persona gravemente enferma.

cuidador por poderes (health care proxy), persona designada para tomar las decisiones de salud de un paciente que ha terminado incapacitado para ello.

cuidados agudos (acute care), modalidad de asistencia sanitaria que se aplica a los pacientes con enfermedades agudas, con secuelas de un accidente u otro tipo de traumatismo, o a aquellos que se encuentran en la fase de recuperación de una intervención quirúrgica. Los cuidados agudos se suelen proporcionar en un hospital y son suministrados por personal especializado que utiliza equipos y materiales técnicos complejos y sofisticados, y pueden incluir los cuidados intensivos, los cuidados críticos o los de emergencia.

cuidados AM (AM care), asistencia higiénica que reciben de forma habitual los pacientes antes del desayuno o a primeras horas de la mañana.

cuidados ambulatorios (ambulatory care), servicios sanitarios que reciben los pacientes que acuden a un hospital o a otra institución sanitaria, abandonando estos centros en el mismo día una vez recibido el tratamiento.

cuidados anteparto (antepartal care), cuidados que recibe la mujer embarazada durante el período del ciclo de maternidad comprendido entre el momento de la fecundación y el comienzo del parto.

cuidados cardíacos (cardiac care), intervención de enfermería recogida en la Nursing Interventions Classification (NIC). Se define como la limitación de las complicaciones que resultan de un episodio de desequilibrio entre el aporte sanguíneo al miocardio y la demanda en un paciente con síntomas de deterioro de la función cardíaca.

cuidados cardíacos: agudos (cardiac care: acute), intervención de enfermería recogida en la Nursing Interventions Classification (NIC). Se define como la limitación de las complicaciones en un paciente que ha experimentado recientemente un episodio de desequilibrio entre el aporte y la demanda de oxígeno al miocardio, resultando en deterioro de la función cardíaca.

cuidados cardíacos: rehabilitación (cardiac care: rehabilitative), intervención de enfermería recogida en la Nursing Interventions Classification (NIC). Se define como la promoción del máximo nivel de actividad funcional de un paciente que ha sufrido un episodio de deterioro de la función cardíaca que resultó en un desequilibrio entre el aporte y la demanda de oxígeno miocárdico.

cuidados coronarios de enfermería (coronary care nursing), cuidados de enfermería proporcionados en la unidad de cuidados coronarios de un hospital.

cuidados de amputación (amputation care), intervención de enfermería recogida en la Nursing Interventions Classification (NIC). Se define como la promoción de la curación física y psicológica tras la amputación de una parte del cuerpo.

cuidados de catéter central de inserción periférica (peripherally inserted central catheter [PICC] care), intervención de enfermería de la Nursing Interventions Classification (NIC) definida como la inserción y mantenimiento de un catéter central de inserción periférica localizado en la línea media o centralmente.

cuidados de embarazo de alto riesgo (high-risk pregnancy care), intervención de enfermería recogida en la Nursing Interventions Classification (NIC). Se define como identificación y manejo de un embarazo de alto riesgo para favorecer un buen resultado, tanto para la madre como para el niño.

cuidados de enfermería centrados en la familia (family-centered nursing care), asistencia de enfermería dirigida a mejorar la salud potencial de una familia o de cualquiera de sus miembros.

cuidados de heridas (wound care), intervención de enfermería recogida en la Nursing Interventions Classification (NIC). Se define como la prevención de las complicaciones en las heridas y el favorecimiento de su cicatrización.

cuidados de heridas: drenaje cerrado (wound care: closed drainage), intervención de enfermería recogida en la Nursing Interventions Classification (NIC). Se define como el mantenimiento de un drenaje de presión en el lugar de la herida.

cuidados de heridas: quemaduras (wound care: burns), intervención de enfermería recogida en la Nursing Interventions Classification (NIC). Se define como la prevención de las complicaciones en las heridas por quemaduras y el favorecimiento de su cicatrización.

cuidados de la circulación (circulatory care), intervención de enfermería recogida en la Nursing Interventions Classification (NIC). Se define como la facilitación de la circulación arterial y venosa.

cuidados de la circulación: dispositivo de asistencia mecánica (circulation care: mechanical assist device), intervención de enfermería recogida en la Nursing Interventions Classification (NIC). Se define como el apoyo temporal de la circulación mediante el uso de dispositivos mecánicos o bombas.

cuidados de la circulación: insuficiencia arterial (circulatory care: arterial insufficiency), intervención de enfermería recogida en la Nursing Interventions Classification (NIC). Se define como estimulación de la circulación arterial.

cuidados de la circulación: insuficiencia venosa (circulatory care: venous insufficiency), intervención de enfermería recogida en la Nursing Interventions Classification (NIC). Se define como estimulación de la circulación venosa.

cuidados de la circuncisión (circumcision care), intervención de enfermería recogida en la Nursing Interventions Classification (NIC). Se define como asistencia, anterior y posterior a la técnica quirúrgica, a los varones sometidos a circuncisión.

cuidados de la incontinencia intestinal (bowel incontinence care), intervención de enfermería recogida en la Nursing Interventions Classification (NIC). Se define como la promoción de la continencia intestinal y el mantenimiento de la integridad de la piel perianal.

cuidados de la incontinencia intestinal: encopresis (bowel incontinence care: encopresis), intervención de enfermería recogida en la Nursing Interventions Classification (NIC). Se define como la promoción de la continencia intestinal en los niños.

cuidados de la incontinencia urinaria (urinary incontinence care), intervención de enfermería recogida en la Nursing Interventions Classification (NIC). Se define como la ayuda a estimular la continencia y mantener la integridad de la piel perineal.

cuidados de la incontinencia urinaria: enuresis (urinary incontinence care: enuresis), intervención de enfermería recogida en la Nursing Interventions Classification (NIC). Se define como el estímulo de la continencia urinaria en los niños.

cuidados de la operación cesárea (cesarean section care), intervención de enfermería recogida en la Nursing Interventions Classification (NIC). Se define como preparar y apoyar a la paciente que está dando a luz mediante cesárea.

cuidados de la piel: tratamientos tópicos (skin care: topical treatments), intervención de enfermería recogida en la Nursing Interventions Classification (NIC). Se define como la aplicación de sustancias tópicas o la manipulación de dispositivos para promover la integridad de la piel y minimizar las roturas de la piel.

cuidados de la piel: zona de injerto (skin care: graft site), intervención de enfermería recogida en la Nursing Interventions Classification (NIC). Se define como la prevención de las complicaciones de heridas y el favorecimiento de la cicatrización de la zona de injerto.

cuidados de la piel: zona donante (skin care: donor site), intervención de enfermería recogida en la Nursing Interventions Classification (NIC). Se define como la prevención de las complicaciones de heridas y el favorecimiento de la cicatrización de la zona donante.

cuidados de la retención urinaria (urinary retention care), intervención de enfermería recogida en la Nursing Interventions Classification (NIC). Se define como la ayuda a aliviar la distensión vesical.

cuidados de la traqueostomía (tracheostomy care), asistencia que requiere el paciente portador de una traqueostomía y que consiste en un cuidado de la herida lo más aséptico posible, aspiración traqueal estéril, humidificación adecuada y permeabilidad de la vía aérea. Las complicaciones son lesiones de las cuerdas vocales, distensión y regurgitación gástrica, oclusión del tubo endotraqueal y riesgo elevado de infección.

cuidados de las lentes de contacto (contact lens care), intervención de enfermería recogida en la Nursing Interventions Classification (NIC). Se define como prevención del daño ocular y de la lente de contacto mediante el cuidado y el uso adecuados de las lentes de contacto.

cuidados de las prótesis (prosthesis care), intervención de enfermería recogida en la Nursing Interventions Classification (NIC). Se define como el cuidado de un aparato removible llevado por un paciente y la prevención de complicaciones asociadas con su uso.

cuidados de las úlceras por decúbito[1] (pressure ulcer care), tratamiento y prevención de las úlceras por decúbito. La prevención de las úlceras por decúbito se inicia con el conocimiento de la posición adecuada del cuerpo, de la importancia de girar y de colocar al paciente en una posición diferente cada cierto tiempo, y de la necesidad de disponer de superficies adecuadas de apoyo tanto para dormir como para estar sentado. A los pacientes que deben permanecer en cama permanentemente se les debe cambiar de posición al menos cada 2 horas, y a los pacientes que tienen que permanecer sentados en una silla se les debe cambiar de postura cada 15 minutos. La ropa de la cama debe mantenerse seca y sin arrugas. Para evitar la aparición de heridas, al mover al paciente se usan sábanas o un elevador mecánico. Se debe inspeccionar la piel del paciente al menos una vez al día para detectar la presencia de zonas enrojecidas o decoloradas, y cada vez que se coloca al paciente en una nueva posición se deben inspeccionar las áreas óseas. El cuidado diario de la piel realizando el lavado, enjuague y secado de toda la superficie cutánea, y la posterior aplicación de loción sobre las prominencias óseas, constituyen unas medidas profilácticas muy eficaces. El tratamiento tópico de las heridas incluye el desbridamiento, la limpieza de la herida, la aplicación de vendajes y, si es posible, terapia coadyuvante (estimulación eléctrica, oxígeno hiperbárico, ultrasonidos). Se pueden obtener las Clinical Practice Guidelines for Treatment of Pressure Ulcers del U.S. Department of Health Care Policy and Research (AHCPR). Para realizar la limpieza de la mayoría de las úlceras por decúbito se recomienda el uso de solución salina normal. Se debe humedecer el lecho de la úlcera por decúbito. No se deben utilizar aparatos mecánicos como lámparas térmicas o secadores de pelo.

cuidados de las úlceras por decúbito[2] (pressure ulcer care), intervención de enfermería recogida en la Nursing Interventions Classification (NIC). Se define como el hecho de llevar a cabo todas la medidas posibles para facilitar la curación de las úlceras por decúbito.

cuidados de las uñas (nail care), intervención de enfermería recogida en la Nursing Interventions Classification (NIC). Se define como el estímulo de tener unas uñas limpias, aseadas y atractivas, y la prevención de lesiones cutáneas relacionadas con un cuidado incorrecto de las uñas.

cuidados de los pies (foot care), intervención de enfermería recogida en la Nursing Interventions Classification (NIC). Se define como la limpieza e inspección de los pies con fines de relajación, limpieza y estado saludable de la piel.

cuidados de maternidad centrados en la familia (family-centered maternity care), sistema de prestación de asistencia sanitaria segura y de alta calidad, adaptada a las necesidades físicas y psicosociales de la paciente, de la familia de la paciente y de los descendientes recién nacidos.

cuidados de ostomía[1] (ostomy care), tratamiento de un paciente con una apertura quirúrgica o comunicación realizada en la vejiga, el íleo o el colon, transitoria o definitiva, que permita el paso de orina o heces en caso de carcinoma, obstrucción intestinal, traumatismo o úlcera grave distal al lugar de incisión. En la mayor parte de los casos se coloca en el quirófano transitoriamente una bolsa desechable sobre la ostomía.

cuidados de ostomía[2] (ostomy care), intervención de enfermería recogida en la Nursing Interventions Classification (NIC). Se define como el mantenimiento de la eliminación a través del estoma y los cuidados de los tejidos circundantes.

cuidados de reposo en cama (bed rest care), intervención de enfermería recogida en la Nursing Interventions Classification (NIC). Se define como la promoción de confort y seguridad y la prevención de complicaciones en un paciente que no puede abandonar la cama.

cuidados del cabello (hair care), intervención de enfermería recogida en la Nursing Interventions Classification (NIC). Se define como el mantenimiento de la pulcritud, limpieza y correcta apariencia del cabello.

cuidados del catéter (tube care), intervención de enfermería recogida en la Nursing Interventions Classification (NIC). Se define como la asistencia a un paciente con un dispositivo de drenaje externo que sale del cuerpo.

cuidados del catéter: gastrointestinal (tube care: gastrointestinal), intervención de enfermería recogida en la Nursing Interventions Classification (NIC). Se define como la asistencia de un paciente con un catéter a nivel del aparato gastrointestinal.

cuidados del catéter: línea umbilical (tube care: umbilical line), intervención de enfermería recogida en la Nursing Interventions Classification (NIC). Se define como la asistencia a un recién nacido con un catéter umbilical.

cuidados del catéter: tórax (tube care: chest), intervención de enfermería recogida en la Nursing Interventions Classification (NIC). Se define como la asistencia a un paciente con un dispositivo de drenaje externo con cierre hidráulico que sale de la cavidad torácica.

cuidados del catéter: urinario (tube care: urinary), intervención de enfermería recogida en la Nursing Interventions Classification (NIC). Se define como la asistencia a un paciente con un equipo de drenaje urinario.

cuidados del catéter: ventriculostomía/drenaje lumbar (tube care: ventriculostomy/lumbar drain), intervención de enfermería recogida en la Nursing Interventions Classification (NIC). Se define como la asistencia a un paciente con un sistema externo de drenaje de líquido cefalorraquídeo.

cuidados del desarrollo (developmental care), intervención de enfermería recogida en la Nursing Interventions Classification (NIC). Se define como la estructuración del entorno y la asistencia como respuesta al comportamiento y a la situación del lactante pretérmino.

cuidados del lactante (infant care), intervención de enfermería recogida en la Nursing Interventions Classification (NIC). Se define como la asistencia, centrada en la familia, a un niño menor de 1 año de edad en forma adecuada a su desarrollo.

cuidados del lugar de la incisión (incision site care), intervención de enfermería recogida en la Nursing Interventions Classification (NIC). Se define como la limpieza, monitorización y estímulo de la curación en una herida cerrada con suturas, clips o grapas.

cuidados del oído (ear care), intervención de enfermería recogida en la Nursing Interventions Classification (NIC). Se define como la prevención o minimización de agresiones al oído o a la audición.

cuidados del ojo (eye care), intervención de enfermería recogida en la Nursing Interventions Classification (NIC). Se define como la prevención y la minimización de amenazas al ojo o a la integridad visual.

cuidados del pie y pierna diabéticos (diabetic foot and leg care), atención especial que se presta para evitar las alteraciones circulatorias y las infecciones que aparecen con frecuencia en las extremidades inferiores de los pacientes diabéticos. Se examinan a diario las piernas y pies en busca de signos de piel seca, escamosa, roja, pruriginosa o agrietada, ampollas, queratosis, abrasiones, infección, color azulado o inflamación alrededor de las varicosidades, o uñas engrosadas y decoloradas. Hay que bañar diariamente los pies en agua tibia con jabón suave o extragraso y secarlos con suavidad, pero a fondo, con una toalla suave. Se aplica entonces una loción a base de lanolina.

cuidados del posparto[1] (postpartal care), asistencia de la madre y de su hijo recién nacido durante los primeros días del puerperio.

cuidados del posparto[2] (postpartal care), intervención de enfermería recogida en la Nursing Interventions Classification (NIC). Se define como el control y el tratamiento de la paciente que ha dado a luz recientemente.

cuidados del recién nacido (newborn care), intervención de enfermería recogida en la Nursing Interventions Classification (NIC). Se define como el manejo del neonato durante la transición a la vida extrauterina y el consecuente período de estabilización.

cuidados del yeso: húmedo (cast care: wet), intervención de enfermería recogida en la Nursing Interventions Classification (NIC). Se define como cuidar de un nuevo yeso durante su período de secado.

cuidados del yeso: mantenimiento (cast care: maintenance), intervención de enfermería recogida en la Nursing Interventions Classification (NIC). Se define como cuidar del yeso después de su período de secado.

cuidados directos del paciente (direct patient care), (en enfermería) cuidados de un paciente proporcionados en persona por un miembro de la plantilla.

cuidados distributivos (distributive care), patrón de cuidados sanitarios con interés por el medio ambiente, la herencia, las condiciones y estilos de vida y la detección precoz de los efectos patológicos. El sistema suele orientarse hacia la asistencia continuada de personas no ingresadas en hospitales u otros centros sanitarios.

cuidados en la alimentación con sonda (tube feeding care), asistencia y prácticas de enfermería en un paciente que recibe alimentación a través de una sonda nasogástrica.

cuidados intensivos (intensive care), cuidados sanitarios constantes, complejos, detallados, que se administran en ciertas circunstancias que amenazan la vida de los pacientes, como politraumatismos, quemaduras graves, IM o después de determinadas intervenciones quirúrgicas.

cuidados intermedios (intermediate care), **1.** nivel de atención médica aplicado a ciertos enfermos crónicos o individuos discapacitados, en el que se proporciona alojamiento y pensión, pero no cuidados especiales de enfermería. **2.** unidad para pacientes que no requieren cuidados intensivos pero que aún no están listos para estar en una unidad quirúrgica convencional.

cuidados nutricionales (nutricional care), sustancias, procedimientos y equipo implicado en asegurar un aporte y asimilación adecuados de los alimentos, especialmente en los pacientes ingresados.

cuidados postoperatorios (postoperative care), tratamiento del paciente después de una intervención quirúrgica. La enfermera de cuidados postanestésicos lleva a cabo los procedimientos postoperatorios inmediatos y la enfermera de la unidad clínica proporciona cuidados activos, apoyo emocional e instrucciones al paciente y a la familia.

cuidados preoperatorios (preoperative care), preparación y tratamiento del paciente antes de la intervención quirúrgica. Se debe anotar que el paciente está incluido en el grupo de pacientes de «nada por boca», su estado nutricional e higiénico, su historial médico y quirúrgico, las alergias que padece, la medicación actual, las discapacidades físicas que presenta, los signos de infección y los hábitos de evacuación. Se debe determinar el grado de comprensión que posee el paciente de los procedimientos a realizar durante la intervención quirúrgica y los períodos preoperatorio y postoperatorio, su capacidad para verbalizar la ansiedad y el grado de conocimiento que posee la familia sobre la intervención quirúrgica que se le va a practicar. Una vez establecidos estos hechos se proporciona formación sobre ellos al paciente y a su familia. Se debe comprobar la exactitud del consentimiento informado firmado por el paciente. También se deben comprobar las órdenes dadas por el médico para el período preoperatorio y las bandas de identificación del paciente y su grupo sanguíneo. Los signos vitales y cualquier anomalía que aparezca en el electrocardiograma, en las radiografías de tórax y en las pruebas analíticas que se le han practicado se notificarán al cirujano y al anestesista. También se debe calcular el número de bolsas de sangre que se necesitarán en caso de que se tenga que practicar una transfusión sanguínea. En el caso de que el médico lo haya ordenado se le administrará un enema como parte integrante de la preparación del intestino, se le colocará una sonda nasogástrica o un catéter y se le administrarán líquidos por vía parenteral. Si se le administran sedantes durante el preoperatorio las barandillas de la cama deberán estar levantadas. Antes de trasladar al paciente al quirófano con su gráfico completo se le deben retirar la dentadura, las lentillas y los objetos valiosos para guardarlos bajo custodia.

culdocentesis (culdocentesis), utilización de una aguja de punción o de una incisión a través de la vagina para eliminar líquido intraperitoneal, incluido el material purulento.

culdoplastia (culdoplasty), cirugía plástica para corregir un defecto en el fórnix posterior de la vagina.

culdoscopio (culdoscope), endoscopio con una luz incorporada que puede introducirse a través de la pared posterior de la vagina para la exploración de las vísceras pélvicas.

culdotomía (culdotomy), incisión o punción con aguja del fondo de saco de Douglas por vía vaginal.

Culex (Culex), género de mosquitos culícidos. Comprende a especies transmisoras de la encefalitis vírica y de la filariasis.

culombio (C) (coulomb [C]), [Charles A. de Coulomb, físico francés, 1736-1806], unidad de electricidad del SI equivalente a la cantidad de carga transferida en 1 segundo a través de un conductor en el que existe una corriente constante de 1 amperio, o 1 amperio por segundo.

culpa (guilt), sentimiento producido por la tensión entre el ego y el superego cuando una persona se encuentra por debajo de los niveles elegidos por él mismo, o el arrepentimiento de haber hecho algo malo.

culpabilidad del superviviente (survivor guilt), sentimientos de culpa que suelen aparecer en las personas que han sobrevivido a una tragedia en la que han muerto muchas otras. En algunos casos esta persona cree que hizo algo mal; en otros casos se siente culpable por no haber tomado las medidas oportunas para haber evitado la tragedia.

culpable (guilty), (en derecho penal) veredicto emitido por tribunal basado en una certidumbre moral que supera la duda razonable, que culpa al acusado de haber cometido el crimen que se le imputa.

culpar (blame placing), responsabilizar a otros del comportamiento de uno mismo.

cultivo (culture), (en microbiología) prueba de laboratorio que implica el cultivo de células o microorganismos en un medio específico de crecimiento.

cultivo axénico (axenic culture), cultivo puro de microorganismos, es decir, libre de organismos contaminantes o, en el caso de los parásitos, sin presencia del huésped.

cultivo celular (cell culture), células vivas mantenidas in vitro en un medio artificial de suero y nutrientes para el estudio y crecimiento de determinadas cepas de microorganismos o para la práctica de experimentos sobre el control de enfermedades, como el cáncer. Se emplean de forma rutinaria para el cultivo de virus que infectan a los pacientes.

cultivo celular primario (primary cell culture), línea celular obtenida directamente a partir del tejido progenitor. Las células en cultivo primario tienen el mismo cariotipo y número de cromosomas que los del tejido original.

cultivo contaminado (contaminated culture), cultivo bacteriano que ha adquirido microorganismos extraños no deseados.

cultivo de orina y antibiograma (urine culture and sensitivity [C&S]), estudio microscópico del cultivo de orina para determinar la presencia de bacterias patógenas en pacientes en los que se sospecha infección del tracto urinario.

cultivo de tuberculosis (tuberculosis culture), cultivo microbiológico para diagnosticar la tuberculosis. La diseminación de la enfermedad es un posible resultado de las técnicas de cultivo convencionales, que suponen de 4 a 6 semanas. Entre las técnicas más modernas figuran el método BACTEC, la reacción en cadena de la polimerasa, métodos de cultivo y extensión de esputo en busca del bacilo ácido-alcohol resistente.

cultivo mixto (mixed culture), cultivo en laboratorio que contiene dos o más cepas de organismos.

cultivo para enfermedades de transmisión sexual (sexually transmitted disease culture), examen microscópico o análisis de sangre empleado para detectar la presencia de ETS, como gonorrea, clamidia, herpes genital, sífilis, hepatitis, SIDA y otras. En las mujeres se suelen obtener cultivos cervicales, y uretrales en los hombres; en caso de relaciones anales u orales se obtienen cultivos del recto o de la garganta.

cultivo por punción (stab culture), cultivo que se realiza introduciendo una aguja en un inóculo y a continuación en un medio de gelatina transparente o en agar.

cultivo tisular (tissue culture), mantenimiento del crecimiento in vitro, bajo condiciones artificiales, de muestras de tejido o de órganos.

cultivo y sensibilidad de la herida (C&S) (wound culture and sensitivity [C&S]), examen microscópico de una muestra tomada de una herida para determinar la presencia de organismos patógenos en pacientes en los que se sospecha infección en la lesión.

cultivos nasal y faríngeo (throat and nose cultures), exámenes microscópicos utilizados para identificar y aislar patógenos como estreptococos, meningococos, gonococos, *Bordetella pertussis* y *Corynebacterium diphteriae*. La identificación del estreptococo es particularmente importante en un cultivo faríngeo, ya que la enfermedad cardíaca reumática o la glomerulonefritis pueden seguir a una faringitis estreptocócica.

cultivos virales (viral cultures), cultivos de sangre, orina, heces, faringe o piel para establecer de forma definitiva el diagnóstico de una enfermedad viral.

culto (cult), conjunto de creencias, ritos y ceremonias específicas mantenidas por un grupo de personas asociadas a una persona u objeto determinado. A menudo tiene relación con significados mágicos.

cultura (culture), (en psicología) conjunto de valores, creencias, costumbres y conductas aprendidas que son compartidas por un grupo de sujetos que interactúan.

cultura de la salud (health culture), sistema que intenta explicar y tratar las enfermedades y mantener la salud. Puede ser un sistema popular o folclórico, o puede ser técnico o científico.

culturización (enculturation), proceso de aprendizaje de conceptos, valores y normas de conducta de una cultura en particular.

culturo-dependiente (culture-bound), relativo a un estado de salud que es específico de una cultura particular, como la creencia en ciertos tipos de oraciones o en el «mal de ojo».

cum (cum), junto con.

cumarínicos (coumarin), clase de agentes anticoagulantes, cuyo prototipo es la warfarina, utilizados en la profilaxis y el tratamiento de la trombosis y la embolia.

cumplimiento (compliance), realización por parte del paciente del ciclo de tratamiento prescrito por el médico.

cumplimiento del deseo (wish fulfillment), **1.** la satisfacción de un deseo. **2.** (en psicología) la realización de un deseo o la liberación de la tensión emocional a través de un proceso de sueños, ensoñaciones y síntomas neuróticos. **3.** (en el psicoanálisis) una de las motivaciones principales para los sueños en la que toma forma un deseo o impulso inconsciente.

cumplimiento del tratamiento (drug compliance), la confianza de que el paciente utilizará el fármaco prescrito exactamente como se lo ordenó el médico. La falta de cumplimiento se produce cuando el paciente olvida o se niega a tomar las dosis prescritas de la medicación en los tiempos recomendados o interrumpe la toma sin consultar al médico.

cúmulo (cumulus), pequeño montón, generalmente formado por un grupo de células.

cuneiforme (cuneate), (tejido) con forma de cuña, que se utiliza especialmente para la descripción de células del sistema nervioso central.

cuneiforme (cuneiform), **1.** (referido a un hueso o cartílago) con forma de cuña. **2.** hueso del pie entre el navicular y los metatarsianos.

cuneus (cuneus), región de la corteza cerebral en forma de cuña, situada entre los surcos parietooccipital y poscalcarino.

cunnilingus (cunnilingus), estimulación oral de los genitales femeninos.

cuña (wedge), pieza de material grueso en un extremo y que se adelgaza progresivamente hasta el otro extremo.

cuña (bed pan), recipiente, habitualmente de metal, utilizado para recoger las heces y la orina de los pacientes encamados.

cuña (shim), pieza de forma ancha o gruesa en uno de sus lados que se va afinando hasta un extremo más delgado en el otro lado. Se puede utilizar para rellenar un hueco.

cupo de coste (cost cap), *informal,* límite en la cantidad de dinero que una agencia, departamento o institución puede gastar.

cúprico (cupric), relativo o perteneciente al cobre en su forma bivalente, como el sulfato cúprico.

cúpula (cupula), cualquier estructura con forma de copa o cúpula, como la parte superior de un folículo linfático en el intestino delgado.

cúpula óptica (optic cup), cavidad embrionaria de dos capas que se desarrolla precozmente al principio del embarazo. Las células de la cúpula óptica se diferencian para formar la retina, que primero desarrolla sus capas de conos y bastones en la porción central de la cúpula. La capa externa de la cúpula persiste como la capa pigmentada de la retina; a partir de la capa interna se desarrollan las estructuras nerviosas y las fibras de soporte de la retina.

cúpula vaginal (vaginal vault), aumento de calibre del extremo interno de la vagina.

cupulolitiasis (cupulolithiasis), vértigo intenso, de larga duración, que sobreviene al mover la cabeza hacia determinadas posiciones. Existen muchas causas posibles, entre las que se encuentran la otitis media, la cirugía del oído o la lesión del oído interno. Además del mareo intenso se acompaña de náuseas, vómitos y ataxia.

cura (cure), curso de un tratamiento, medicación, medida terapéutica u otro remedio utilizado para el tratamiento de un problema médico, como refuerzo de la confianza, el ayuno, una cura de reposo o una cura de trabajo.

curación (cure, healing), **1.** restablecimiento de la salud en una persona que padece una enfermedad u otro trastorno. **2.** resultado favorable del tratamiento de una enfermedad u otro trastorno.

curación (healing), acto o proceso en el que se recuperan las características normales estructurales y funcionales de la salud en tejidos, órganos o sistemas corporales que estaban enfermos, disfuncionales o lesionados.

curación de la herida (wound healing), proceso de restablecimiento al estado de normalidad de cualquier lesión que produce una interrupción en la continuidad de las superficies externas del cuerpo.

curación de la herida: primera intención (wound healing: primary intention), resultado de enfermería recogido en la Nursing Outcomes Classification (NOC). Se define como el grado de regeneración de las células y los tejidos tras el cierre intencional de la herida.

curación de la herida: segunda intención (wound healing: secondary intention), resultado de enfermería recogido en la Nursing Outcomes Classification (NOC). Se define como el grado de regeneración de las células y los tejidos en una herida abierta.

curación espiritual (spiritual healing), uso de prácticas espirituales, como la oración, para propiciar un efecto de curación o mejora de una enfermedad.

curación espiritual y oración (spiritual healing and prayer), ofrenda de oraciones a un ser o poder superior para favorecer la reducción de tensión, la curación o la interrupción de una enfermedad. La curación espiritual puede ser practicada por un paciente individual, por grupos o por otras personas, con o sin el conocimiento del paciente.

curación ósea (bone healing), resultado de enfermería recogido en la Nursing Outcomes Classification (NOC). Se define como el grado o nivel de regeneración de las células y los tejidos después de una lesión ósea.

curación por la fe (faith healing), supuesta curación mediante el poder para lograr la curación o la recuperación de una enfermedad o lesión sin ayuda del tratamiento médico convencional, pues se supone que el sanador ha obtenido el poder a través de una fuerza sobrenatural.

curado (curing), (en odontología) método que promueve y acelera los procesos de endurecimiento utilizando humedad, calor, frío, agentes químicos, radiaciones electromagnéticas u otros agentes.

curandero (cultural healer), miembro de un grupo étnico o cultural que utiliza métodos tradicionales en lugar de los métodos científicos modernos para proporcionar asistencia sanitaria a otros miembros del grupo.

curare (curare), potente bloqueante neuromuscular que actúa impidiendo la transmisión de los impulsos nerviosos a través de las uniones mioneurales. En grandes dosis puede producir parálisis completa, aunque su efecto es generalmente reversible mediante inhibidores de la acetilcolinesterasa (agonistas colinérgicos). Las preparaciones farmacológicas de curare se emplean como complementos de la anestesia general. El uso de curare u otros agentes bloqueantes requiere soporte respiratorio y ventilatorio, aplicado por un anestesista o anestesiólogo cualificado.

curariforme (curariform), **1.** químicamente similar al curare. **2.** que tiene el efecto del curare.

cureta (hatchet), instrumento de corte dental bivalvo o de una sola valva que posee su borde de corte en línea con el eje de la cuchilla. Se utiliza para romper una estructura dental destruida por la caries, extirpar el esmalte que carece de soporte, así como para alisar las paredes de la cavidad y para afilar ángulos.

cureta periodontal (buck knife), bisturí con forma de arpón que se utiliza en odontología para hacer la incisión interdentaria asociada a la gingivectomía.

curetaje (power stroke), técnica de trabajo con un instrumento dental de exfoliación que se utiliza para hender o desprender cálculos de la superficie de los dientes o de la raíz dentaria.

curie (Ci) (curie [Ci]), [Marie S. Curie, química y física polaca, 1867-1934; Pierre Curie, químico y físico francés, 1859-1906; galardonados ambos con el Premio Nobel], unidad de radiactividad utilizada antes de la adopción del bequerel (Bq) como unidad del SI. Equivale a $3{,}70 \times 10^{10}$ Bq.

curio (Cm) (curium [Cm]), [Marie S. Curie; Pierre Curie], elemento metálico radiactivo. Su número atómico es 96. Su peso atómico es 247. El curio es un elemento artificial obtenido por bombardeo de plutonio con iones de helio en un ciclotrón.

CURN (CURN), siglas de *Certified Urological Registered Nurse.*

Current Procedural Terminology (CPT) *(Current Procedural Terminology [CPT]),* terminología de procedimientos actuales; sistema desarrollado por la American Medical Association para estandarizar la terminología y la codificación utilizadas para describir los servicios y procedimientos médicos.

curriculum vitae (CV) (curriculum vitae [CV]), resumen de la formación y experiencia profesional, incluidas actividades y distinciones, que se utiliza para la búsqueda de empleo, en las citas biográficas de los programas de reuniones profesionales o para fines de este tipo.

curtosis (kurtosis), grado de estrechez o de aplanamiento de una curva de distribución de probabilidades, en relación con la distribución normal con la misma varianza.

curva (curve), (en estadística) línea recta o curva utilizada como método gráfico para la demostración de la distribución de los datos recogidos en un estudio o informe.

curva anatómica (anatomic curve), curvatura de los diferentes segmentos de la columna vertebral. En una imagen lateral de la espalda la curvatura cervical es cóncava, la dorsal es convexa, la lumbar es cóncava y la sacra es convexa.

curva característica (characteristic curve), (en radiología) patrón del trazado en un gráfico que representa la relación entre la densidad, o grado de penetración de una placa de rayos X, y la exposición.

curva de aprendizaje (learning curve), presentación gráfica de los efectos de un método especificado de enseñanza o aprendizaje sobre la capacidad de aprender de un sujeto mostrada por el aumento de rendimiento en una tarea concreta.

curva de Bragg (Bragg curve), [William H. Bragg, físico inglés, 1862-1942], (en radioterapia) trayecto seguido por las partículas ionizantes utilizadas en un tratamiento. Debido a que ciertas partículas alcanzan un pico de potencial cerca del final de su trayecto, la curva de Bragg se puede utilizar para dirigir la radiación de tal forma que alcance los tumores de asentamiento profundo y evite en gran medida los tejidos normales suprayacentes.

curva de característica operativa del receptor (ROC) (receiver operating characteristic [ROC] curve), curva que representa gráficamente la fracción de verdaderos positivos frente a la fracción de falsos positivos. Uno de sus usos es la evaluación del rendimiento de las técnicas de imagen.

curva de Carus (curve of Carus), [Karl G. Carus, médico alemán, 1789-1869], eje normal del conducto uterovaginal.

curva de compensación (compensating curve), curvatura de alineación de las superficies oclusivas de los dientes que se desarrolla para compensar la trayectoria de los cóndilos de la mandíbula al desplazarse de posiciones céntricas a excéntricas.

curva de crecimiento (growth curve), representación gráfica de los datos que reflejan la proliferación del número de células en un cultivo en función del tiempo.

curva de crecimiento intrauterino (intrauterine growth curve), línea trazada sobre un gráfico estándar que representa el peso medio para cada edad gestacional durante todo el embarazo hasta su término.

curva de disociación de la oxihemoglobina (oxyhemoglobin dissociation curve), expresión gráfica de la afinidad entre el oxígeno y la hemoglobina, o de la cantidad de oxígeno unido químicamente en equilibrio a la hemoglobina de la sangre como una función de la presión de oxígeno. La curva también incluye el pH, la temperatura y la presión de dióxido de carbono.

curva de eliminación del nitrógeno (nitrogen washout curve), curva gráfica obtenida por representación de la concentración de nitrógeno en el gas alveolar espirado cuando se respira oxígeno, en función del tiempo. Cuando una persona comienza a inhalar oxígeno puro después de haber respirado aire ambiente, la concentración de nitrógeno en el aire espirado desciende, de forma que, en sujetos sanos, después de 4 minutos la concentración de nitrógeno en el aire espirado es inferior al 2%.

curva de flujo-volumen (flow-volume curve), representación gráfica de la velocidad de flujo volumétrico instantáneo durante la maniobra de capacidad vital espiratoria forzada. Puede ser una curva de flujo-volumen espiratorio máximo o una curva de flujo-volumen espiratorio parcial.

curva de Friedman (Friedman curve), [Emmanuel A. Friedman, obstetra estadounidense, n. 1926], gráfico que muestra el progreso del parto, utilizado para facilitar la detección de distocias funcionales. Las observaciones de dilatación cervical y descenso fetal se representan en el eje vertical frente al tiempo, en el eje horizontal.

curva de luminiscencia (glow curve), (en dosimetría de termoluminiscencia) representación gráfica de la intensidad de luz emitida que aumenta cuando lo hace la temperatura del fósforo.

curva de Monson (Monson curve), [George S. Monson, odontólogo norteamericano, 1869-1933], curva de oclusión en la que cada cúspide dentaria y cada borde de los incisivos constituyen un segmento de la superficie de una esfera de 20 cm de diámetro, con centro en la región de la glabela.

curva de oclusión (curve of occlusion), **1.** superficie curva imaginaria definida por las superficies incisivas y oclusales de los dientes. **2.** curva de la dentición sobre la que se sitúan las superficies oclusales de los dientes.

curva de Spee (curve of Spee), [Ferdinand Graf von Spee, embriólogo alemán, 1855-1937], curvatura anatómica de la línea oclusiva de los dientes que comienza en el extremo del canino inferior, sigue por las cúspides de los premolares y molares y se continúa con el borde anterior de la rama de la mandíbula.

curva de supervivencia (survival curve), curva obtenida mediante la representación gráfica del número o porcentaje de gérmenes que sobreviven a diferentes intervalos frente a determinadas dosis de radiación.

curva de titulación del dióxido de carbono (carbon dioxide titration curve), trazado en un gráfico que muestra los cambios del pH sanguíneo y de la concentración total de dióxido de carbono que resultan de la adición o eliminación de dióxido de carbono.

curva de Wilson (curve of Wilson), curvatura de las cúspides de los dientes en su proyección en el plano frontal. La del arco dental mandibular es cóncava y la del arco dental maxilar es convexa.

curva dorsal (dorsal flexure), convexidad dorsal de la región torácica de la columna vertebral.

curva estándar (standard curve), representación gráfica de la unión de un trazador frente a concentraciones conocidas de sustancias de prueba, en un conjunto de estándares preparados habitualmente mediante dilución seriada o adición de incrementos.

curva inversa (reverse curve), (en odontología) curva convexa de la oclusión observada en el plano frontal.

curva isovolumétrica de flujo y presión (isovolumetric pressure-flow curve), curva en un gráfico que describe la relación entre la presión de empuje y la velocidad de flujo volumétrico resultante en las vías aéreas a una determinada insuflación pulmonar.

curva sin umbral (no-threshold curve), curva dosis-respuesta lineal en la que se supone que no existe un umbral detectable por debajo del cual no se produce daño. Como ocurre en medicina nuclear, no hay una concentración identificable de radiación por debajo de la cual no se produce una curva de respuesta.

curvatura (curvature), doblamiento o curvatura de una línea respecto al curso de la línea recta.

curvatura del pene (penile curvature), curvatura anómaladel pene hacia un lado cuando hay erección.

curvatura primaria de la columna vertebral (primary curvature of vertebral column), parte dorsalmente convexa de la columna vertebral.

curvatura vertebral (spinal curvature), cualquier desviación anormal y permanente de la columna vertebral respecto a su posición normal. Algunos tipos de curvatura vertebral son: **cifoescoliosis, cifosis, escoliosis** y **lordosis.**

curvatura vertebral angular (angular spinal curvature), inclinación o encorvamiento agudo de la columna vertebral.

curvatura vertebral lateral (lateral spinal curvature), curvatura anormal de la columna vertebral, desde el lado derecho hasta el izquierdo.

curvilíneo (curvilinear), relativo a una línea curva.

Curvularia *(Curvularia),* género de hongos imperfectos frecuentes en suelos y en otros medios. *C. lunata* se encuentra en micetomas humanos.

cushingoide (cushingoid), [Harvey W. Cushing, cirujano estadounidense, 1869-1939], que tiene la facies y el aspecto característicos de la enfermedad de Cushing.

cúspide (cusp), **1.** proyección afilada o eminencia redondeada que se eleva a partir de la superficie de masticación de un diente, como las dos cúspides piramidales que surgen de los premolares. **2.** cada una de las pequeñas valvas de las válvulas del corazón, como las cúspides ventral, dorsal y medial de la válvula auriculoventricular derecha.

cúspide de Carabelli (Carabelli's cusp), [Georg Carabelli, dentista austríaco, 1787-1842], cúspide accesoria que se encuentra sobre la cúspide mesiolingual de un primer molar permanente del maxilar superior. Puede ser unilateral o bilateral y de tamaño variable.

cuspídeo (cuspid), diente con una sola cúspide o punta; diente canino.

custodia legal (standby guardianship), en EE.UU., proceso legal para la designación de una persona que asuma la asistencia sanitaria y la responsabilidad económica de un anciano mentalmente incapacitado.

cutáneo (cutaneous), relativo o perteneciente a la piel.

cutícula (cuticle, cuticula), **1.** cubierta de un folículo piloso. **2.** región estrecha de la epidermis que cubre la superficie proximal de las uñas de los dedos de manos y pies.

cutis laxa (cutis laxa), piel flácida, relajada, producida por la ausencia de fibras elásticas en el organismo, generalmente de carácter hereditario.

cutis marmorata (cutis marmorata), piel con aspecto «marmóreo» debido a la marcada impresión de las venas y a la dilatación de los pequeños vasos.

CV (VC), siglas de **capacidad vital.**

CV (VR), siglas de *cociente variable.*

CVP (CVP), combinación de los fármacos antineoplásicos ciclofosfamida, vincristina y prednisona.

CVP (PVC), siglas de **contracción ventricular prematura.**

CW (CW), siglas inglesas de **onda continua.**

Cyclospora cayetanensis *(Cyclospora cayetanensis),* protozoo patógeno que causa diarrea, calambres y fiebre en seres humanos.

D

D

d (r), abreviatura de **derecho.**
d (d), símbolo de un décimo.
D¹ (D), **1.** abreviatura de **dioptría. 2.** abreviatura de **diestro. 3.** abreviatura de **vitamina D.**
D² (D), **1.** símbolo de *capacidad de espacio muerto.* **2.** símbolo de **capacidad de difusión. 3.** símbolo de **densidad. 4.** símbolo de **diámetro.**
D y E (D&E), siglas de **dilatación y evacuación.**
D y L (D&C), siglas de **dilatación y legrado.**
DA (A/D), siglas de *duración anódica.*
da (da), símbolo de *deca,* el múltiplo 10.
Da (DA), símbolo de *dalton.*
daboia (daboia), nombre local de la víbora de Russell, serpiente grande muy venenosa originaria de la India y el sudeste de Asia. Su veneno se emplea en algunos laboratorios como prueba de la vía de coagulación
dacarbazina (dacarbazine), agente alquilante utilizado como antineoplásico. Se utiliza fundamentalmente en el tratamiento del melanoma maligno y de la enfermedad de Hodgkin.
daclizumab (daclizumab), inmunosupresor. Se utiliza para evitar el rechazo agudo del injerto en los trasplantados renales.
dacrioadenitis (dacryoadenitis), inflamación de la glándula lagrimal.
dacriocistectomía (dacryocystectomy), técnica quirúrgica que restablece el drenaje del saco lagrimal a la nariz cuando está obstruido el conducto nasolagrimal.
dacriocistitis (dacryocystitis), infección del saco lagrimal secundaria a la obstrucción del conducto nasolagrimal y caracterizada por lagrimeo y secreción purulenta en el ojo.
dacriocisto (dacryocyst), saco lagrimal del ángulo interno del ojo.
dacriocistorrinostomía (dacryocystorhinostomy), procedimiento quirúrgico para restablecer el drenaje del saco lagrimal a las fosas nasales cuando se ha obstruido el conducto nasolagrimal.
dacriocistorrinotomía (dacrocystorhinotomy), establecimiento de un nuevo conducto lagrimal para instaurar un drenaje directo a la cavidad nasal, usado en el tratamiento de la dacriocistitis resistente a antibióticos.
dacriostenosis (dacryostenosis), estenosis anormal del conducto nasolagrimal, que puede ser un proceso congénito o el resultado de una infección o un traumatismo.
dactiledema (dactyledema), edema de los dedos de manos y pies.
dactilión (dactylion), estado de fusión completa o parcial de los dedos.
dactilitis (dactylitis), inflamación dolorosa de los dedos de las manos o de los pies, normalmente asociada a anemia de células falciformes o a ciertas enfermedades infecciosas, sobre todo sífilis y tuberculosis.
dactilitis drepanocítica (sickle cell dactylitis), inflamación dolorosa de uno o más dedos ocasionada por una crisis de anemia falciforme.
dactinomicina (dactinomicyn), antibiótico utilizado como agente antineoplásico. Se utiliza en el tratamiento de varias neoplasias malignas, como el cáncer testicular, el melanoma, el tumor de Wilms y el rabdomiosarcoma.
dado (die), (en odontología) modelo de un diente preparado con una sustancia dura, normalmente escayola dental.
DAF (FAD), siglas de *determinación de la actividad fetal.*
DAF (DAF), siglas inglesas del *factor acelerador de la degradación.*
DAI (DAI), siglas de **lesión axonal difusa.**
DAIU (IUCD), siglas de **dispositivo anticonceptivo intrauterino.**
dalfopristina (dalfopristin), antibacteriano semisintético eficaz contra diversos organismos grampositivos. Se usa, junto con quinupristina, en el tratamiento de la bacteriemia grave causada por *Enterococcus faecium* resistente a vancomicina, y en infecciones cutáneas y de la estructura de la piel producidas por *Streptococcus pyogenes* o *Staphylococcus aureus* sensible a meticilina.
dalteparina sódica (dalteparin sodium), heparina de bajo peso molecular. Se utiliza como profilaxis de la trombosis venosa profunda en adultos a los que se realiza cirugía abdominal que tienen riesgo de trombosis. También se usa en el tratamiento de la angina inestable e IM no Q para evitar las complicaciones isquémicas en los pacientes en tratamiento concomitante con ácido acetilsalicílico.

dalton (dalton), [John Dalton, químico y matemático inglés, 1766-1844], **1.** unidad no oficial de masa atómica, que corresponde a 1/16 de la masa gramo del oxígeno; actualmente se define como 1/12 de la masa del carbono 12. **2.** (en bioquímica) unidad (kilodalton) que expresa el peso molecular (masa) de las proteínas y los ácidos nucleicos.

daltonismo (daltonism), [John Dalton], *coloquial,* forma de ceguera para los colores rojo y verde. Se transmite genéticamente como rasgo autosómico ligado al sexo.

DAN (ULD), siglas de **discriminador de alto nivel.**

danaparoide (danaparoid), anticoagulante usado para prevenir la trombosis en las hemodiálisis, los accidentes cerebrovasculares, la cirugía programada de neoplasias malignas o de prótesis total de cadera, y en la cirugía de la fractura de cadera.

danazol (danazol), andrógeno sintético que suprime la producción de gonadotropinas por la hipófisis y la de hormona ovárica, y bloquea directamente los receptores de esta última. Se utiliza en el tratamiento de la endometriosis, la enfermedad mamaria fibroquística y el angioedema hereditario cuando la hormonoterapia alternativa es ineficaz, está contraindicada o no se tolera.

daños y perjuicios (damages), (término legal) suma de dinero que el abogado de la acusación pide como compensación por pérdida, detrimento o lesión en la persona, la propiedad o los derechos del demandante, producido por la incompetencia o negligencia del acusado. Daños efectivos son aquellos que superan los costes reales de la lesión o daño, y se conceden cuando el acusado ha actuado con mala fe o con desprecio temerario de los derechos del demandante. Indemnización nominal es la que se concede como prueba de que se ha producido una falta legal, aunque no se pueda determinar pérdida alguna recuperable. Indemnización punitiva es la destinada a reembolsar al demandante por la pérdida o lesión sufrida.

dantroleno sódico (dantrolene sodium), relajante del músculo esquelético que actúa directamente sobre el músculo esquelético para prevenir la liberación de calcio, necesario para la contracción muscular, desde el retículo sarcoplásmico. Se utiliza en el tratamiento de la espasticidad muscular secundario a lesiones de la médula espinal o cerebrales, cuando una persona está inmovilizada y son preferibles los miembros fláccidos que los espásticos. Se utiliza de forma intravenosa en el tratamiento de la hipertermia maligna.

dantrón (danthron), laxante estimulante. Los productos que lo contienen ya no se encuentran disponibles en EE.UU., ya que se demostró que es carcinogénico en modelos animales.

danza espacial (spatial dance), desplazamientos o movimientos del cuerpo utilizados por los individuos en un intento por ajustar la distancia entre ellos.

danza/movimiento terapia (dance movement therapy), (en psicología) técnica terapéutica basada en el movimiento que ayuda a liberar las expresiones o sentimientos y a mejorar la sensibilidad y la capacidad de percepción.

DAP (DAP), siglas inglesas utilizadas para referirse a la prueba de **dibujo de una persona.**

dapiprazol (dapiprazole), agente bloqueador alfaadrenérgico aplicado tópicamente sobre la conjuntiva, en forma de sal clorhidrato, para revertir la midriasis inducida por medios farmacológicos.

dapsona (dapsone), derivado de la sulfona bacteriostático y bactericida. Se utiliza en el tratamiento de la lepra y de la dermatitis herpetiforme y, como profiláctico, contra la toxoplasmosis y la infección por *Pneumocystis carinii* en pacientes inmunocomprometidos.

daptomicina (daptomycin), antiinfeccioso mixto utilizado para tratar las infecciones complicadas de la piel y la estructura cutánea inducidas por *Staphylococcus aureus* (incluidas las cepas resistentes a meticilina), *S. agalactiae, S. dysgalactiae* y *Enterococcus faecalis* (sólo las cepas sensibles a vancomicina).

darbepoetina alfa (darbepoetin alpha), agente hematopoyético usado para tratar la anemia asociada a insuficiencia renal crónica o a neoplasias malignas no mieloides.

dartos, fascia dartos (dartos, dartos fascia), capa fina de tejido subcutáneo situada por debajo de la piel del escroto, integrada fundamentalmente por fibras de músculo no estriado (músculo dartos).

darunavir (darunavir), antirretroviral utilizado para inhibir la proteasa del VIH-1, lo que evita la maduración del virus.

dasatinib (dasatinib), antineoplásico mixto utilizado para tratar la leucemia mielógena crónica, la fase acelerada de la crisis blástica y la leucemia linfoblástica crónica o aguda.

DASE (DASE), siglas de **Denver Articulation Screening Examination.**

DASH (DASH), siglas en inglés de **Dietary Approach to Stop Hypertension.**

dato categórico (categoric data), (en investigación) cualquier dato clasificado por su nombre más que por un número, como la raza, la religión, la etnia o el estado civil.

datos (data), elementos de información, especialmente aquellos que forman parte de un conjunto de información a utilizar en el análisis de un problema.

datos blandos (soft data), información sanitaria, fundamentalmente subjetiva, aportada por el paciente y sus familiares.

datos brutos (raw data), (en la representación por imagen con resonancia magnética) información obtenida mediante la radiorrecepción de la señal de RM según es almacenada por un ordenador. Para construir una imagen a partir de los mismos es necesaria una manipulación específica mediante un ordenador.

datos de contraste (encounter data), información que muestra el uso de servicios del prestador por asociados a un plan de asistencia sanitaria, que se emplea para elaborar los perfiles de coste de un grupo determinado de asociados y después de orientar las decisiones sobre ellos o suministrar la justificación para mantener o ajustar las primas.

datos fidedignos (hard data), información sobre un paciente obtenida mediante observación y medidas, incluidos los datos de laboratorio, en oposición a la información recogida mediante la entrevista del paciente u otros medios.

datos pronósticos (outcome data), datos recopilados para evaluar la capacidad de un paciente para funcionar al nivel descrito en los criterios de alta de un plan de asistencia de enfermería o en las normas generales sobre asistencia al paciente.

daunorrubicina liposómica (liposomal daunorubicin), solución acuosa de citrato de daunorrubicina encapsulada en el interior de liposomas construidos de modo específico. Se emplea en el tratamiento del sarcoma de Kaposi avanzado asociado al SIDA.

DAV (HAD), siglas de **demencia asociada a VIH.**

DAV (VAD), siglas para designar **dispositivo de acceso vascular.**

DAVI (LVAD), siglas de **dispositivo de asistencia ventricular izquierda.**

DAWN (DAWN), siglas de **Drug Abuse Warning Network.**

dB (dB), siglas de **decibelio.**

Db (Db), símbolo del elemento **dubnio.**

DBE (EDB), siglas de **dibromuro de etileno.**

DBP (BPD), **1.** siglas de **diámetro biparietal. 2.** siglas de **displasia broncopulmonar.**

DC (CAB), siglas de **derivación coronaria.**

DCIA (AICD), siglas de **desfibrilador cardioversor implantable automático.**

DCIV (IVCD), siglas de **defecto de conducción intraventricular.**

DCJ (JOD), siglas de *diabetes de comienzo juvenil.*

DCM (MBD, M.B.D.), siglas de **disfunción cerebral mínima.**

DCP (CPD), siglas de **desproporción cefalopélvica.**

DCR (DCR), siglas de **dacriocistorrinotomía.**

ddC (ddC), abreviatura de 2'3'-didesoxicitidina, fármaco antirretroviral utilizado en el tratamiento del SIDA.

ddI (ddI), **1.** abreviatura de 2',3'-didesoxinosina, un medicamento antirretroviral. **2.** siglas de didesoxiinosina.

D

DDS (DDS), siglas de *Doctor of Dental Surgery.*

DDST (DDST), siglas de **Denver Developmental Screening Test.**

DDT (diclorodifeniltricloroetano) (DDT [dichlorodiphenyltrichloroethane]), hidrocarburo clorado no biodegradable y no hidrosoluble que en su momento se utilizó en todo el mundo como principal insecticida, sobre todo en agricultura. En los últimos años, al conocerse su efecto adverso sobre el medio ambiente, se ha restringido su uso. Su empleo fue prohibido en EE.UU. por la FDA en 1971 y ha sido reemplazado en gran medida por los insecticidas organofosforados.

d/e (d/c), siglas de *diarrea y estreñimiento.*

DE (ED), siglas de **dosis eficaz.**

DE (LOS), siglas de **duración de la estancia.**

DE (DE), siglas de **equivalente de dosis.**

DE (SD), siglas de **desviación estándar.**

DE_{50} (ED_{50}), siglas de **dosis eficaz media.**

DE_{90} (ED_{90}), dosis de un agente terapéutico que erradica el 90% de los patógenos contra los que va dirigido.

de acción corta (short-acting), relativo a un producto terapéutico, o que lo caracteriza, habitualmente un fármaco, con un breve período de eficacia, que generalmente comienza inmediatamente después de administrar la sustancia o la dosis.

de declaración obligatoria (notifiable), perteneciente a ciertos procesos, enfermedades y hechos que por ley deben ser comunicados a una institución gubernamental, como nacimientos, muertes, ciertas enfermedades contagiosas y ciertas violaciones de las reglas sanitarias públicas.

de sangre caliente (warm-blooded), que tiene una temperatura corporal relativamente alta y constante, como la mantenida por los seres humanos, otros mamíferos y los pájaros, a pesar de los cambios de la temperatura ambiental. En el cuerpo humano, el calor se produce a través del catabolismo de los alimentos en proporción a la cantidad de trabajo realizado por los tejidos corporales. El cuerpo pierde calor por evaporación, radiación, conducción y convección. La temperatura media del ser humano sano es de 37 °C (98,6 °F).

de sangre fría (cold-blooded), incapaz de regular la temperatura corporal, como los peces, reptiles y anfibios, que tienen temperaturas internas cercanas a las temperaturas del ambiente en el que viven.

de transmisión hídrica (waterborne), relativo a la transmisión realizada a través del agua, como ocurre en una epidemia de fiebre tifoidea.

DEA (AED), siglas de **desfibrilador automatizado externo.**

DEA (DEA), siglas de *Drug Enforcement Agency.*

deambulación (ambulation), resultado de enfermería recogido en la Nursing Outcomes Classification (NOC). Se define como la capacidad de una persona para caminar de un sitio a otro de forma independiente, con o sin elementos de ayuda.

deambulación segura (safe wandering), resultado de enfermería recogido en la Nursing Outcomes Classification (NOC). Se define como el desplazamiento seguro, socialmente aceptable y sin propósito aparente en un individuo con deterioro cognitivo.

deán, decano (dean), principal responsable de la organización y la enseñanza en una unidad universitaria, escolar o colegial.

deber u obligación (duty), (en derecho) obligación que tiene una parte con la otra. Los deberes pueden establecerse por estatuto o por otro mecanismo legal, o realizarse voluntariamente.

debilidad (weakness), condición de ser débil, frágil, delicado o decrépito, o carente de fuerza, energía o vigor físicos. Las causas de debilidad pueden ser debidas a disfunción muscular o a lesión nerviosa. El músculo denervado parcialmente muestra algún grado de debilidad, mientras que el músculo totalmente denervado se hace flácido. Los reflejos tendinosos profundos están disminuidos o ausentes y los registros electromiográficos son anormales.

debilidad (debility), flojedad o pérdida de fuerza.

decanoato de flupentixol (flupenthixol decanoate), éster de flupentixol de acción prolongada, administrado por vía intramuscular como inyección de liberación retardada.

decantar (decant), proceso para separar un líquido de un sedimento sólido vertiendo la capa de líquido superior.

decanulación (decannulation), retirada de una cánula o sonda posiblemente introducida durante una intervención quirúrgica.

decapitación (decapitation), literalmente, cortar y separar la cabeza, como la cabeza de un hueso.

decibelio (dB) (decibel [dB]), [Alexander G. Bell, inventor canadiense, 1847-1922], unidad de medida de la intensidad de sonido. Un decibelio es la décima parte de 1 bel (B); el aumento de 1 bel se percibe aproximadamente como 10 veces el incremento del sonido, según un nivel de referencia de sonido-presión de 0,0002 dinas/cm^2 o 20 micropascales.

decidua (decidua), tejido epitelial del endometrio que tapiza el útero. Envuelve al feto durante la gestación y se desprende en el puerperio. También se desprende periódicamente durante la menstruación.

decidua basal (decidua basalis), decidua del endometrio uterino que yace por debajo del huevo implantado.

decidua capsular (decidua capsularis), decidua del endometrio uterino que cubre el huevo implantado.

decidua menstrual (decidua menstrualis), el endometrio que se desprende durante la menstruación.

decidua vera (decidua vera), decidua endometrial que tapiza el útero, salvo en las zonas por debajo y por encima del huevo implantado y en desarrollo.

deciduo (decidous), que cae o se desprende en la madurez.

deciduoma (deciduoma), tumor benigno o maligno del endometrio uterino. Se puede detectar en un frotis de Papanicolaou.

decigramo (dg) (decigram [dg]), unidad de masa en el sistema métrico decimal igual a 100 mg o a la décima parte de un gramo.

decilitro (dl) (deciliter [dl]), unidad de volumen en el sistema métrico decimal igual a 100 ml o a la décima parte de un litro.

decímetro (dm) (decimeter [dm]), unidad de longitud en el sistema métrico decimal igual a 10 cm o a la décima parte de un metro.

decir la verdad (truth telling), intervención de enfermería recogida en la Nursing Interventions Classification (NIC). Se define como el uso de toda la verdad o de parte de la verdad, o la demora en la decisión para estimular la autodeterminación y el bienestar del paciente.

decisión reactiva (reactive decision), (en psicología) decisión tomada por un individuo como respuesta a la influencia o a los objetivos de los demás.

decitabina (decitabine), agente que previene la metilación del ADN, interrumpiendo el crecimiento de blastos de proliferación rápida. Se emplea en el tratamiento del síndrome mielodisplásico, de novo o secundario.

declaración (deposition), (en derecho) testimonio bajo juramento que da un testigo antes del juicio, en respuesta a preguntas orales o escritas y a careos.

declaración consensuada (consensus statement), documento desarrollado por un panel de expertos independiente, generalmente multidisciplinar, convocado para revisar la bibliografía científica, con el objetivo de avanzar en el conocimiento de una materia, técnica o método.

declaración de los derechos del paciente (Patient's Bill of Rights), lista de los derechos de los pacientes promulgada por la American Hospital Association. Ofrece orientación y protección a los pacientes, estableciendo las responsabilidades que un hospital y su personal tienen hacia los pacientes y sus familias durante la hospitalización, aunque se trata de un documento que legalmente no es de obligado cumplimiento.

declaración jurada (affidavit), testimonio bajo juramento que se establece por escrito ante un notario o ante un magistrado.

declaración/testimonio (deposition/testimony), intervención de enfermería recogida en la Nursing Interventions Classification (NIC). Se define como la provisión de declaración bajo juramento para procedimientos legales basados en el conocimiento del caso.

decoloración (decoloration), pérdida natural o eliminación del color, como en el blanqueamiento con lejía.

decorticación (decortication), (en medicina) extirpación del tejido cortical de un órgano o estructura, como riñón, cerebro o pulmón.

decremento (decrement), disminución o estadio de declinación, como el de la contracción uterina.

decrudescencia (decrudescence), disminución de la gravedad de los síntomas.

decúbito¹ (decubitus), posición horizontal o recostada, como la de decúbito lateral, que consiste en tenderse sobre un costado.

decúbito² (decubital), relativo a las úlceras por decúbito.

decúbito dorsal (dorsal recumbent), tendido en supino sobre la espalda, la cabeza y los hombros.

decúbito lateral (lateral recumbent position), posición que adopta el paciente tumbándose sobre su lado izquierdo, con el muslo y rodilla derechos levantados.

decúbito lateral izquierdo (left lateral recumbent position), posición en la cual el paciente yace sobre su lado izquierdo, con la rodilla y el muslo derechos sobre sus homólogos del lado izquierdo.

decúbito prono sobre los codos (prone-on-elbows), posición corporal en la que la persona descansa la parte superior del cuerpo sobre los codos mientras mira hacia abajo. Se utiliza como ejercicio de rehabilitación inicial en el entrenamiento de una persona con una disfunción cerebelosa para conseguir la deambulación.

decúbito supino (supine), tumbado horizontalmente sobre la espalda.

decúbito ventral (ventral recumbent), decúbito prono.

decusación (decussation), cruce de fibras del SNC en el cerebro, por el que algunas fibras del lado izquierdo pasan al derecho, y viceversa.

decusación de las pirámides (decussation of pyramids), cruce de fibras nerviosas del tracto motor corticospinal en la zona ventral de la parte inferior del bulbo raquídeo.

decusar (decussate), cruzar en forma de «X», como determinadas fibras nerviosas de la retina se cruzan en el quiasma óptico.

D

dedalera (foxglove), nombre común de una planta de la que se extrae la digital, *Digitalis purpurea*.

dedo (finger), cualquier dedo de la mano. Los dedos están compuestos por tres falanges óseas.

dedo caído (toe drop), trastorno en el que los dedos del pie caen hacia abajo y no pueden levantarse como consecuencia de una parálisis de los músculos tibiales.

dedo del pie (toe), cualquiera de los dígitos de los pies.

dedo en gatillo (trigger finger), fenómeno en el cual el movimiento de un dedo se detiene momentáneamente en flexión o extensión y después continúa con una sacudida.

dedo en martillo (hammer finger), falange distal de la mano flexionada de forma permanente como resultado de una lesión en el tendón del extensor.

dedo en martillo (hammer toe), dedo del pie permanentemente flexionado en la articulación interfalángica proximal e hiperextendido en la interfalángica distal, adquiriendo un aspecto de garra. Esta anomalía se puede presentar en más de un dedo, pero es más común en el segundo dedo.

dedo estriatal (striatal toe), hiperextensión del dedo gordo del pie.

dedos de palmípedo (webbed toes), anomalía en la que los dedos están unidos por unas membranas que les confieren aspecto palmeado.

dedos en palillo de tambor (clubbing), engrosamiento anómalo de las falanges distales con aplanamiento de la curvatura del borde de la uña y la cutícula. Generalmente asociado a enfermedad cardíaca cianótica o a enfermedad pulmonar crónica avanzada, aunque en ocasiones se observa en cirrosis biliar, colitis, disentería crónica, tirotoxicosis y anemia drepanocítica. Los dedos en palillo de tambor aparecen en todos los dedos, aunque son más frecuentes en las manos.

deducción (deduction), sistema de razonamiento que desde un principio conocido lleva a uno desconocido, o desde lo general a lo específico. El razonamiento deductivo se utiliza para analizar hipótesis diagnósticas.

deducible (deductible), cantidad pagada cada año mediante un plan de seguro sanitario antes de que empiecen los beneficios. No es sinónimo de copago.

DEET (DEET), acrónimo de *dietiltoluamida,* un repelente de insectos.

defecación (defecation), eliminación de heces fecales a través del recto.

defecografía (defecography), técnica radiográfica que evalúa el recto y el conducto anal de los pacientes con disfunción defecatoria. El paciente se sienta en un inodoro radiotransparente frente a un fluoroscopio tras introducirle una pasta de sulfato de bario directamente en el recto. A continuación se graban imágenes en proyección lateral del recto y el conducto anal durante la defecación.

defecto congénito acianótico (acyanotic congenital defect), defecto cardíaco congénito que en condiciones normales no produce decoloración azul de la piel y las mucosas. Sin embargo, este cuadro aumenta la carga sobre la circulación pulmonar y puede ocasionar cianosis, fracaso ventricular derecho y otras complicaciones durante el esfuerzo físico.

defecto de conducción cardíaca (cardiac conduction defect), cualquier alteración de las vías de conducción eléctrica y de las fibras musculares especializadas que conducen los potenciales de acción para la contracción de las aurículas y de los ventrículos.

defecto de conducción intraventricular (DCI) (intraventricular conduction defect [ICD]), retraso en la conducción de un impulso de contracción ventricular dentro de los ventrículos que no corresponde a un bloqueo de rama derecha ni de rama izquierda.

defecto de difusión (diffusion defect), cualquier afectación de la difusión alveolocapilar producida por cambios patológicos en cualquiera de las estructuras de la membrana alveolocapilar, cuyo resultado es el paso de menos moléculas de oxígeno a través de la membrana.

defecto de la película (film fault), defecto en una radiografía o fotografía, normalmente debido a un error químico, físico o eléctrico en su producción.

defecto de la unión parenquimatosa (junctional parenchymal defect), en la ecografía renal una masa ecogénica observada a veces en el parénquima, que se asemeja a una cicatriz cortical pero que indica sólo un acúmulo benigno de grasa en la unión en donde se fusionan dos de los lóbulos fetales del riñón.

defecto de luz de una placa (light film fault), defecto de una radiografía o del revelado de una película fotográfica que aparece como una imagen poco distinguible e inadecuada.

defecto de NADPH oxidasa (NADPH oxidase defect), trastorno en pacientes con enfermedad granulomatosa crónica. Es causado por un defecto en una enzima (nicotinamida adenina dinucleótido fosfato oxidasa) que cataliza la conversión del oxígeno en aniones superóxido y peróxido de hidrógeno en los fagocitos. Como consecuencia de este defecto, los fagocitos no pueden destruir microorganismos invasores.

defecto de película nublada (fogged film fault), defecto en una fotografía o radiografía en la que aparece una zona o imagen nublada.

defecto de placa en manchas blancas (white spots film fault), defecto en una radiografía o en una película fotográfica revelada que aparece en forma de manchas blancas dispersas por toda el área de la imagen.

defecto de placa oscura (dark-film fault), defecto de la fotografía o la radiografía en el que tanto la imagen como el área de imagen están excesivamente oscurecidas.

defecto de placa por electricidad estática (static electricity film fault), defecto en una radiografía o en una película fotográfica revelada, que aparece como un rayado brillante. Se debe a la apertura demasiado rápida del paquete de película o al paso de electricidad estática desde el usuario a la película.

defecto de placa por puntos negros (black spots film fault), defecto en la radiografía manifestado por puntos oscuros a través del área de la imagen.

defecto de relieve endocárdico (endocardial cushion defect), cualquier defecto cardíaco debido a la falta de fusión de los relieves endocárdicos en el corazón embrionario para formar el tabique interauricular.

defecto de ventilación-perfusión (ventilation-perfusion defect), trastorno en el cual una o más áreas del pulmón reciben oxígeno o sangre, pero no los dos elementos.

defecto del campo visual (visual field defect), una o más manchas o defectos en la visión que se mantienen en posición fija. Generalmente, este defecto fijo está originado por una lesión de la retina o de las vías visuales, como en caso de desprendimiento de retina, coriorretinitis, lesión traumática, degeneración macular, glaucoma, o en caso de oclusión de las arterias o venas retinianas o cerebrales.

defecto del cuerpo lúteo (luteal phase defect), transformación secretoria inadecuada del endometrio durante la fase luteal del ciclo menstrual, con frecuencia con unas bajas concentraciones de progesterona durante esta fase. Entre las causas figuran una escasa producción folicular, desaparición prematura del cuerpo lúteo, insuficiencia del revestimiento uterino para responder a unas concentraciones de progesterona normales. Puede producir infertilidad y abortos habituales.

defecto perceptual (perceptual defect), grupo numeroso de enfermedades o disfunciones del sistema nervioso central que interfieren con el reconocimiento mental consciente de los estímulos sensitivos. Estos trastornos están producidos por lesiones en zonas específicas de la corteza cerebral, cuya causa puede ser cualquier enfermedad o traumatismo que afecte al cerebro en cualquier edad o fase del desarrollo.

defecto radiográfico de reticulación (reticulation film fault), defecto de una radiografía o de una película revelada de forma fotográfica que aparece como una red de ondulaciones. Habitualmente se debe a una diferencia excesiva de temperatura entre las dos soluciones de revelado de la película.

defecto radiográfico por coloración (stained film fault), defecto en una radiografía o placa fotográfica revelada que aparece como una coloración a rayas o una opacidad anormal.

defecto septal (septal defect), defecto en la pared que separa los lados izquierdo y derecho del corazón. Dependiendo del tamaño y localización del defecto existe una mezcla variable de sangre oxigenada y sangre no oxigenada, lo que produce una disminución de la cantidad de oxígeno transportado por la sangre hasta los tejidos periféricos.

defectos de Embden-Meyerhof (Embden-Meyerhof defects), [Gustav G. Embden, bioquímico alemán, 1874-1953; Otto Meyerhof, bioquímico alemán, 1884-1951], grupo de anemias hemolíticas hereditarias producidas por deficiencias enzimáticas. La forma más frecuente de estos procesos es la deficiencia de piruvatocinasa.

defectos del tubo neural (DTN) (neural tube defect [NTD]), cualquiera de las malformaciones congénitas que implican defectos craneales o de columna vertebral causados, primariamente, por alteraciones en el cierre del tubo neural durante el desarrollo embrionario. El defecto puede producirse en cualquier punto a lo largo del eje neural o afectar a toda la longitud de la columna espinal. El grado de deformidad y discapacidad depende de la afectación neural, siendo el grado más alto la cranioquisis total, que consiste en la ausencia total de cráneo con subdesarrollo encefálico. Otras displasias cerebrales causadas por fallo en la fusión del extremo craneal del tubo neural son el meningoencefalocele y el meningocele craneal. La mayoría de las malformaciones del tubo neural son consecuencia de la fusión incompleta de una o más láminas de la columna vertebral, con distintos grados de protrusión tisular e implicación del tejido nervioso. Los niveles adecuados de folatos durante el primer mes después de la concepción son importantes para prevenir los defectos del tubo neural.

defectuoso (defective), relativo a algo que es imperfecto.

defensa (defense), práctica de, o medidas tomadas para garantizar la autoprotección.

defensa afirmativa (affirmative defense), (en sentido legal) negación de culpa o de mala práctica, basada en nuevas pruebas más que en la mera negación de los cargos, como la petición de inmunidad en función de la ley del buen samaritano. En los casos de defensa afirmativa el demandado lleva el peso de las pruebas.

defensa muscular (muscle guarding), respuesta protectora en el músculo que resulta del dolor o el miedo al movimiento.

defensa táctil (tactile defensiveness), disfunción sensorial integrativa caracterizada por la existencia de sensaciones táctiles que producen reacciones emocionales excesivas, hiperactividad u otros problemas conductuales.

defensas primitivas (Ur-defenses), conjunto de tres creencias fundamentales propuestas por Jules Masserman como esenciales para la integridad psicológica del individuo: la creencia en la invulnerabilidad y la inmortalidad, la fe en un orden celestial y la ilusión de la amistad y disponibilidad mutua con los seres humanos más próximos.

defensina (defensin), péptido con actividad antibiótica natural que se encuentra en los neutrófilos humanos. Se han identificado tres tipos de defensinas, cada una de ellas compuesta por unos 30 aminoácidos.

defensor de la salud (ombudsman), persona que investiga y media en los problemas y quejas de los pacientes relacionados con los servicios del hospital.

defensor del bienestar fetal (fetal advocate), persona que vela por la salud y el bienestar del feto como materia de prioridad superior.

deferasirox (deferasirox), agente quelante poco utilizado, que se emplea ocasionalmente en el tratamiento de la sobrecarga de hierro crónica.

deferente (deferens), que lleva fuera.

defervescencia (defervescence), disminución o desaparición de la fiebre.

deficiencia (impairment), cualquier trastorno de la estructura o función, debido a anomalías anatómicas, fisiológicas o psicológicas, que impide al sujeto realizar la actividad normal.

deficiencia (deficiency), ausencia o escasez de algo.

deficiencia de cadenas ligeras (light chain deficiency), enfermedad de inmunodeficiencia, como la anemia megaloblástica que se asocia con una alteración en las cadenas ligera kappa o lambda de las inmunoglobulinas.

deficiencia de carboxilasa múltiple (multiple carboxylase deficiency), aminoacidopatía hereditaria autosómica recesiva causada por la deficiencia de cualquiera de las dos enzimas necesarias para la actividad de varias carboxilasas que contienen biotina; se caracteriza por cetoacidosis metabólica, excreción de ácidos orgánicos en la orina, hiperamoniemia y signos variables de dificultades respiratorias, hipotonía, convulsiones, ataxia, alopecia, exantema cutáneo y retraso del desarrollo. La forma neonatal puede progresar con rapidez a coma; la forma juvenil se caracteriza además por hipoacusia neurosensorial y atrofia óptica.

deficiencia de carnosinasa sérica (serum carnosinase deficiency), aminoacidopatía del metabolismo de la carnosina de carácter autonómico recesivo, caracterizada por la secreción urinaria de carnosina y la acumulación de homocarnosina en el LCR. Este déficit puede producir convulsiones mioclónicas, retraso mental grave y espasticidad.

deficiencia de citocromo *c* oxidasa (cytocrome *c* oxidase deficiency), defecto hereditario en el complejo citocromo *c* oxidasa que impide la transferencia de electrones del citocromo *c* al oxígeno molecular, deteniendo en última instancia la producción de adenosintrifosfato. Sus manifestaciones son muy variables e incluyen miopatías, encefalopatías, defectos oculares y cardíacos, sordera neurosensorial, síndrome de Fanconi, diabetes mellitus y baja estatura.

deficiencia de componente secretor (secretory component deficiency), insuficiencia de las células epiteliales gastrointestinales para producir componente secretor, un glucopéptido presente en la IgA secretora. Origina una ausencia de IgA en las secreciones externas (lágrimas, saliva, calostro), aunque la IgA sérica es normal.

deficiencia de G6PD (G6PD deficiency), abreviatura de **deficiencia de glucosa 6-fosfato deshidrogenasa.**

deficiencia de galactocinasa (galactokinase deficiency), trastorno hereditario del metabolismo de los carbohidratos en el que existe una deficiencia o ausencia de galactocinasa. Como consecuencia, la galactosa de la dieta no se metaboliza, se acumula galactosa en la sangre y pueden desarrollarse cataratas con rapidez.

deficiencia de glucosa-6-fosfato deshidrogenasa (G-6PD) (glucose-6-phosphate dehydrogenase [G6PD] deficiency), trastorno congénito caracterizado por la deficiencia parcial o total de glucosa-6-fosfato deshidrogenasa en los eritrocitos, enzima fundamental para la glucólisis aeróbica. El trastorno presenta episodios de hemólisis aguda en situaciones de estrés o como respuesta a determinados agentes químicos o fármacos. La anemia resultante es un tipo de anemia hemolítica no esferocítica. Se trata de un trastorno ligado al cromosoma X, en el que el defecto se expresa por completo en los varones afectados a pesar de que tiene un patrón de herencia heterocigota.

deficiencia de gránulos específicos (specific granule deficiency), estado de inmunodeficiencia con piodermias y abscesos en los cuales los neutrófilos dejan de producir gránulos específicos.

deficiencia de IgA (IgA deficiency), déficit selectivo de IgA, un anticuerpo importante de la saliva y de las membranas mucosas intestinales y bronquiales. Protege contra las infecciones bacterianas y virales. La deficiencia de IgA se hereda y se asocia a anomalías autoinmunitarias. Es frecuente en pacientes con artritis reumatoide y con LES. Los síntomas frecuentes son: alergias respiratorias asociadas a infección senopulmonar crónica; enfermedades GI; enfermedades autoinmunitarias; y tumores malignos.

deficiencia de la adhesión leucocitaria (leukocyte adhesion deficiency [LAD]), trastorno congénito autosómico causado por una molécula de integrina (CD18) defectuosa que es importante para la adhesión celular. Este defecto origina que los neutrófilos sean inmóviles e incapaces de realizar la fagocitosis. Los pacientes con LAD tienen infecciones bacterianas recurrentes y dificultad en la cicatrización de heridas, lo que puede conducir a necrosis y gangrena.

deficiencia de la fase luteínica (luteal phase deficiency), infertilidad femenina causada por una insuficiente secreción de progesterona durante la fase luteínica del ciclo menstrual o una mala respuesta del revestimiento endometrial a las concentraciones de progesterona. Se asocia con una anomalía en la función de la glándula hipofisaria.

deficiencia de lactasa (lactase deficiency), alteración hereditaria en la que existe un déficit en la cantidad total de la enzima lactasa, lo que provoca intolerancia a la lactosa (salvo por hidrólisis bacteriana de la misma por la flora intestinal).

deficiencia de lecitina-colesterol aciltransferasa (LCAT) (lecithin-cholesterol acetyltransferase (LCAT) deficiency), trastorno autosómico recesivo caracterizado por una acumulación de colesterol no esterificado en los tejidos, opacidad corneal, anemia hemolítica, proteinuria, insuficiencia renal y aterosclerosis prematura. Está causada por una deficiencia en la actividad de la LCAT.

deficiencia de longitud de arcada (arch length deficiency), diferencia que existe en cualquier arcada dentaria entre la longitud que se requiere para que se acomoden todos los dientes naturales del sujeto y el verdadero espacio disponible.

deficiencia de mieloperoxidasa (myeloperoxidase deficiency), trastorno hereditario autosómico recesivo en el cual existe una ausencia de mieloperoxidasa en los gránulos primarios de los neutrófilos, causando retraso de la muerte intracelular de hongos y bacterias por los neutrófilos.

deficiencia de sulfatasa múltiple (multiple sulfatase deficiency), enfermedad por almacenamiento lisosómico de transmisión autosómica recesiva en la que la deficiencia de alguna de las al menos nueve sulfatasas lisosómicas y microsómicas da lugar a la acumulación de glucolípidos con sulfato, mucopolisacáridos y esteroides. El deterioro neurológico es rápido.

deficiencia selectiva de IgA (selective IgA deficiency), trastorno familiar o adquirido caracterizado por ausencia de inmunoglobulina A (IgA) sérica y secretoria. El paciente deficiente en IgA puede parecer normal o asintomático y se diagnostica mediante la demostración de menos de 5 mg/dl de IgA en el suero. Los pacientes tienen un mayor riesgo de infecciones respiratorias, gastrointestinales y urogenitales.

deficiencia selectiva de inmunoglobulinas (selective immunoglobulin deficiency), estado caracterizado por niveles insuficientes de una de las principales clases de inmunoglobulinas.

deficiencia subclínica (subclinical deficiency), en medicina ortomolecular, déficit de un nutriente de magnitud suficiente como para afectar a la salud, pero no lo bastante grave como para generar los síntomas clásicos de la deficiencia.

déficit (deficit), deficiencia o diferencia con respecto a lo normal, como el déficit de oxígeno, que es causa de hipoxia.

déficit auditivo (hearing impairment), pérdida de la audición que afecta de forma negativa a la capacidad de un individuo para comunicarse.

déficit de arginasa (arginase deficiency), aminoacidopatía de transmisión autosómica recesiva en la que está involucrada la biosíntesis de urea. Entre los signos clínicos se incluyen retraso psicomotor, hepatomegalia y decoloración del cuero cabelludo.

déficit de carnitina palmitoiltransferasa (carnitine palmityltransferase deficiency), trastorno autosómico recesivo del metabolismo lipídico, observado más frecuentemente en el hombre, en el que la regulación de la enzima alterada es anómala, produciendo dolores musculares, fatigabilidad y mioglobinuria (pero sin acumulación de lípidos) que se producen tras el ejercicio prolongado, especialmente con el frío o el ayuno.

déficit de cuidado personal, alimentación (self-care deficit, feeding), diagnóstico de enfermería aceptado por la Fourth National Conference on the Classification of Nursing Diagnoses. Se define como un estado en el que las experiencias individuales reducen la capacidad para desarrollar actividades completas de alimentación por uno mismo. La característica definitoria es la incapacidad para llevar el alimento de un recipiente a la boca.

déficit de cuidado personal, baño/higiene (self-care deficit, bathing/hygiene), diagnóstico de enfermería aceptado por la Fourth National Conference on the Classification of Nursing Diagnoses. Se define como un estado en el que las experiencias individuales reducen la capacidad para desarrollar actividades completas de baño e higiene por uno mismo. El déficit se diferencia en categorías funcionales, con valores de 0 (funciona de forma independiente) a 4 (requiere asistencia completa).

déficit de cuidado personal, cuarto de baño (self-care deficit, toileting), diagnóstico de enfermería aceptado por la Fourth National Conference on the Classification of Nursing Diagnoses. Se define como un estado en el que las experiencias individuales reducen la capacidad para desarrollar por uno mismoa actividades completas relacionadas con la excreción. El déficit se diferencia en categorías funcionales, con valores de 0 (funciona de forma independiente) a 4 (requiere asistencia completa).

déficit de cuidado personal, vestido/acicalado (self-care deficit, dressing/grooming), diagnóstico de enfermería aceptado por la Fourth National Conference on the Classification of Nursing Diagnoses. Se define como un estado en el que las experiencias individuales reducen la capacidad para desarrollar actividades completas de vestido y acicalado por uno mismo. El déficit se diferencia en categorías funcionales, con valores de 0 (funciona de forma independiente) a 4 (requiere asistencia completa).

deficit de folato (folate deficiency), carencia de ácido fólico.

déficit de ornitina carbamoiltransferasa (OCT) (ornithine carbamoyltransferase [OCT] deficiency), aminoacidopatía ligada al cromosoma X que afecta a la biosíntesis de la urea. Entre los síntomas y signos característicos se encuentran la hiperamoniemia, los trastornos neurológicos y la aciduria orótica.

déficit de piruvatocinasa (pyruvate kinase deficiency), trastorno hemolítico congénito transmitido con carácter autosómico recesivo. El trastorno homocigoto se caracteriza por hemólisis crónica grave.

déficit de pulso (pulse deficit), situación que se produce cuando el pulso radial es inferior a la frecuencia ventricular auscultada en la punta del corazón o comprobada en el electrocardiograma, lo que indica ausencia de perfusión periférica.

déficit de volumen de líquidos (fluid volume, deficient), diagnóstico de enfermería aceptado por la Fourth National Conference on the Classification of Nursing Diagnoses (revisado en 1996). Se define como el estado en el cual un individuo experimenta una reducción del líquido intravascular, intersticial y/o intracelular. Ello hace referencia a la deshidratación, es decir, a la pérdida de agua sola, sin cambio en los niveles de sodio.

déficit de zinc (zinc deficiency), trastorno producido por el aporte de cantidades insuficientes de zinc en la dieta, caracterizado por fatiga anormal, actividad reducida, disminución del gusto y de la sensibilidad a los olores, escaso apetito, retraso del crecimiento, retraso en la madurez sexual, cicatrización prolongada de las heridas y susceptibilidad a las infecciones y las lesiones.

déficit sensitivo (sensory deficit), defecto en la función de uno o más sentidos.

déficit vitamínico (vitamin deficiency), estado o trastorno provocado por la carencia de una o más vitaminas o por la incapacidad para utilizarlas. Los síntomas y manifestaciones de cada déficit varían dependiendo de la función específica de la vitamina en la estimulación del crecimiento y el desarrollo, y en el mantenimiento de la salud.

definitivo (definitive), **1.** final; claramente establecido, sin dudas ni interrogantes. **2.** (en embriología) totalmente formado, en la diferenciación final de un tejido, estructura u órgano. **3.** (en parasitología) relativo al huésped en el que el parásito pasa la fase sexual de su ciclo reproductor.

deflexión H (H deflection), desviación observada en el electrocardiograma del haz de His que representa su activación.

deflexión V (V deflection), deflexión en la representación electrocardiográfica del haz de His, que indica activación ventricular.

deformación progresiva (creep), efecto reológico de los metales y otros materiales sólidos que pueden ser elongados o deformados como consecuencia de la aplicación de una carga durante un largo período de tiempo.

deformidad (deformity), estado de distorsión, desfiguración, imperfección, malformación o deformación del cuerpo en general o de una parte del mismo.

deformidad craneal en trébol (cloverleaf skull deformity), malformación congénita caracterizada por un cráneo trilobulado debido al cierre prematuro de múltiples suturas craneales durante el desarrollo embrionario.

deformidad de Haglund (Haglund's deformity), [Sims E. P. Haglund, ortopédico suizo, 1870-1937], alteración del pie caracterizada por un agrandamiento de la cara posterosuperior externa del calcáneo, a menudo asociada a una articulación subtalar invertida. Es una causa frecuente de bursitis posterior del tendón de Aquiles.

deformidad de Sprengel (Sprengel's deformity), [Otto Gerhard Karl Sprengel, cirujano alemán, 1852-1915], elevación congénita de la escápula producida por la detención del descenso de la escápula a su posición torácica normal durante la vida fetal.

deformidad en cabeza de cobra (cobra head deformity), aspecto de un ureterocele en la urografía excretora, con el uréter distal ligeramente dilatado y proyectándose hacia la vejiga, y un área de menor densidad visible en torno a él.

deformidad en cuello de cisne (swan neck deformity), **1.** anomalía de los dedos de la mano caracterizada por flexión de la articulación interfalángica distal e hiperextensión de la articulación interfalángica proximal. Esta anomalía se ve con mayor frecuencia en la artritis reumatoide. **2.** anomalía estructural de los túbulos renales asociada al raquitismo. La parte del túbulo renal que conecta el glomérulo con la porción contorneada está estrechada y su configuración se denomina en «cuello de cisne».

deformidad en giba (gibbus deformity), forma de cifosis estructural, por lo general secundaria a una infección por TB de las vértebras torácicas en la que la columna vertebral adopta una angulación aguda en la zona de la lesión.

deformidad en martillo (mallet deformity), deformación en flexión de la articulación distal de un dedo de la mano o del pie. Puede estar producida por una lesión grave, como la rotura del tendón terminal.

deformidad en ojal (boutonnière deformity), anomalía de un dedo caracterizada por la flexión fija de la articulación interfalángica proximal y la hiperextensión de la articulación interfalángica distal. Este trastorno se encuentra en la artritis reumatoide.

deformidad lumbrical positiva (lumbrical plus deformity), complicación de la artritis reumatoide en la que los lumbricales (músculos de las manos y los pies) se contraen, con predominio de la extensión sobre la flexión.

deformidad menor intrínseca de la mano (intrinsic minus hand deformity), anomalía resultante de la interrupción de los nervios cubital y mediano a nivel de la muñeca. Ocasiona hiperextensión de la articulación metacarpo-falángica y flexión de la articulación interfalángica.

deg (deg), **1.** abreviatura de **degeneración. 2.** abreviatura de **grado** (degree).

degeneración (degeneration [deg]), deterioro gradual de células y funciones corporales normales.

degeneración amiloide (amyloid degeneration), degeneración del tejido secundaria al depósito de complejos de amiloide.

degeneración cerebelosa alcohólica carencial (alcoholic-nutritional cerebellar degeneration), incoordinación grave y brusca de las extremidades inferiores característica de los sujetos alcohólicos malnutridos. El enfermo camina, en el mejor de los casos, con una marcha atáxica o aumentando la base de sustentación.

degeneración cerebelosa paraneoplásica (paraneoplastic cerebellar degeneration), el síndrome paraneoplásico más común que afecta al cerebro y se suele presentar junto con carcinoma de ovario y de mama y enfermedad de Hodgkin. Se caracteriza anatomopatológicamente por pérdida intensa de células de Purkinje y clínicamente por ataxia insidiosa y progresiva del tronco y de las extremidades, disartria, nistagmo y, en ocasiones, demencia.

degeneración granular (granular degeneration), tumefacción de las células causada por la acumulación de agua intracelular en respuesta a la lesión celular.

degeneración grasa (fatty degeneration), depósito anómalo de grasa dentro de las células o invasión de los órganos por tejido graso.

degeneración hepatolenticular (hepatolenticular degeneration), trastorno autosómico recesivo asociado a un defecto del metabolismo del cobre, caracterizado por una disminución de la concentración sérica de la ceruloplasmina y del cobre y por un aumento de excreción urinaria de cobre. Los individuos con esta enfermedad desarrollan depósitos tisulares de cobre junto con cirrosis hepática, pigmentación intensa del borde de la córnea y degeneración extensa del SNC, especialmente de los ganglios basales.

degeneración licuefactiva (liquefactive degeneration), disolución de los tejidos debida a las enzimas hidrolíticas liberadas por los leucocitos y las células de los tejidos. Se produce en la piel de pacientes con lupus eritematoso.

degeneración macular (macular degeneration), deterioro progresivo de la mácula de la retina. Este trastorno puede aparecer de manera primaria o puede ser secundario a diversas enfermedades, como la retinitis pigmentosa.

degeneración macular de Stargardt (Stargardt's macular degeneration), tipo autosómico recesivo de degeneración macular, que suele producirse entre los 6 y los 20 años y se caracteriza por pigmentación anómala y otros cambios en el área macular, con pérdida rápida de agudeza visual.

degeneración vítrea (vitreous degeneration), forma de degeneración hialina, con formación de material vítreo en el tejido conjuntivo de los vasos sanguíneos y en otros tejidos.

degeneración walleriana (wallerian degeneration), [Augustus V. Waller, médico inglés, 1816-1870], degeneración grasa de una fibra nerviosa después de que ha sido separada de su cuerpo celular.

degenerado (degenerate), caracterizado por la degeneración.

degenerar (degenerate), cambiar de un tipo o forma superior a uno inferior.

degenerativo (degenerative), relativo a la degeneración o el cambio hacia una forma inferior o disfuncional.

deglución (deglutition, swallowing), proceso que habitualmente consiste en el paso de los alimentos desde la boca hacia el estómago a través del esófago. Es necesario que exista coordinación muscular desde la lengua hasta el esfínter esofágico.

deglución con proyección lingual (tongue-thrust swallow), forma inmadura de deglución en la que la lengua se proyecta hacia delante en lugar de retraerse durante el acto de deglución. Puede producir el desplazamiento hacia delante del maxilar con la subsiguiente maloclusión de los dientes.

deglución de aire (air swallowing), ingestión de aire hacia el aparato digestivo, generalmente involuntaria, al comer, beber o masticar chicle. La deglución de aire puede ser también efecto de una conducta ansiosa. El problema es común en los lactantes como consecuencia de métodos de crianza defectuosos.

deglución de bario (barium swallow), administración por vía oral de una solución de sulfato de bario radiopaca con el fin de demostrar radiográficamente posibles defectos en el esófago y anomalías en los bordes de la cara posterior del corazón.

deglución visceral (visceral swallow), patrón de deglución inmaduro de un lactante, semejante a las ondas de las contracciones de la peristalsis.

degradación (degradation), conversión de un compuesto químico en otro menos complejo, normalmente por separación de uno o más grupos o subgrupos de átomos, como la desaminación.

degranulación (degranulation), liberación de gotitas o gránulos a partir de células, como células cebadas o basófilos.

degustación (degustation), el acto de gustar.

degustar (gustation), sentido y acto de probar los alimentos, bebidas u otras sustancias.

dehiscencia (dehiscence), separación de una incisión quirúrgica o rotura del cierre de una herida.

déjà vu (déjà vu), sensación o ilusión de que uno encuentra una serie de circunstancias o un lugar previamente conocido o experimentado.

del (del), abreviatura de **deleción.**

Delano, Jane A., enfermera estadounidense que organizó el servicio de enfermería de la Cruz Roja Estadounidense, organización que proporciona enfermeras a las fuerzas armadas.

delantal de plomo (lead apron), manto protector, constituido por plomo y caucho, para el paciente, el radiólogo o el técnico de rayos durante la exposición a los rayos X o cualquier otra radiación diagnóstica o terapéutica. Se usa para proteger ciertas zonas del organismo de una radiación ionizante excesiva, como los genitales y otros órganos vitales.

delavirdina (delavirdine), inhibidor no nucleósido de la transcriptasa inversa. Se utiliza para tratar el VIH-1 en combinación con zidovudina o didanosina.

deleción (del) (deletion [del]), pérdida de un trozo de cromosoma.

deleción de una cromátida (chromatid deletion), rotura de una cromátida. Si la rotura ocurre antes de la síntesis de ADN, la replicación subsiguiente va a producir dos cromátidas hermanas con material perdido, llamadas isocromátidas, y dos fragmentos acentroméricos.

delegación (delegation), intervención de enfermería recogida en la Nursing Interventions Classification (NIC). Se define como la transferencia de responsabilidad para la provisión de la asistencia al paciente al mismo tiempo que se conserva la responsabilidad del resultado.

deletéreo (deleterious), relativo a algo que es peligroso o perjudicial.

delincuencia (delinquency), tendencia a cometer faltas, delitos o actos ilegales.

delincuencia juvenil (juvenile delinquency), conducta persistentemente antisocial, ilegal o criminal, por parte de niños o adolescentes, hasta un grado en el que no puede ser controlada o corregida por los padres, pone en peligro a otros miembros de la comunidad y se convierte en una preocupación para las fuerzas del orden.

delincuente (delinquent), **1.** persona que incumple o viola la ley. **2.** persona cuya conducta se caracteriza por la realización persistente de acciones antisociales, ilegales, violentas o criminales.

delincuente juvenil (juvenile delinquent), persona que realiza actos ilegales, pero que no ha alcanzado la edad necesaria para ser sometida a las leyes de la comunidad para los adultos.

délire de toucher (délire de toucher), deseo anormal o irresistible necesidad de tocar o manipular objetos.

delirio[1] (delirium), **1.** estado de agitación o entusiasmo frenético. **2.** trastorno mental orgánico agudo caracterizado por confusión, desorientación, agitación, obnubilación de la consciencia, incoherencia, miedo, ansiedad, excitación y, con frecuencia, ilusiones y alucinaciones, generalmente de origen visual. La enfermedad se debe a trastornos de la función cerebral provocados por distintas enfermedades. El delirio pone a los individuos clínicamente enfermos en grave riesgo de complicaciones médicas (neumonía o úlceras por decúbito) y se asocia a degradación funcional y social. En ocasiones deriva en demencia.

delirio[2] (delusion), creencia o percepción persistente y aberrante, irrefutable para una persona pese a las pruebas que demuestran otra cosa.

delirio agudo (acute delirium), episodio de delirio brusco, grave y transitorio.

delirio constante (delirium constantium), (en psiquiatría) reiteración de una idea fija por parte del paciente.

delirio crónico (chronic delirium), forma de delirio en la cual el paciente presenta signos de estado de consciencia alterado, aunque está apirético. En ocasiones, se asocia a cansancio, malnutrición y emaciación.

delirio de grandeza (delusion of grandeur), exageración grosera de la importancia de uno mismo, su riqueza, poder o talento, que se aprecia en procesos como la megalomanía, la parálisis general y la esquizofrenia paranoide.

delirio de persecución (delirium of persecution), estado mental confuso o de disminución sensorial en el que la persona cree que otros lo amenazan o conspiran contra él.

delirio de persecución (delusion of persecution), convicción patológica de que uno está siendo perseguido, hostigado o sufriendo una conspiración, como la observada en la paranoia y la esquizofrenia paranoide.

delirio de pobreza (delusion of poverty), (en psicología) falsa creencia de estar empobrecido o privado de posesiones materiales.

delirio de ser controlado (delusion of being controlled), falsa creencia de que los sentimientos, creencias, pensamientos y actos propios están gobernados por alguna fuerza externa, como se ve en varias formas de esquizofrenia.

delirio febril (febrile delirium), síntoma de la alteración de las funciones del SNC nervioso central con excitación, inquietud y desorientación, que aparece en algunos cuadros febriles agudos.

delirio fijo (fixed delusion), delirio que es coherente y que no está alterado.

delirio nihilista (nihilistic delusion), negativa persistente a aceptar la existencia de determinadas cosas o de todo, incluido uno mismo, como se ve en distintos tipos de esquizofrenia.

delirio por agotamiento (exhaustion delirium), delirio que puede aparecer tras una prolongada tensión física o emocional, fatiga o shock, asociado con graves problemas metabólicos o de nutrición.

delirio somático (somatic delusion), idea o creencia falsa relacionada con la imagen o la función corporales.

delirio tóxico (toxic delirium), síntoma de alteración mental como consecuencia de una intoxicación.

delirio traumático (traumatic delirium), delirio que aparece después de una lesión grave en la cabeza, caracterizado por receptividad y consciencia con desorientación, confabulación y aparente amnesia.

delirium tremens (delirium tremens [DTs]), reacción psicótica aguda, a veces mortal, producida por la ingesta excesiva de bebidas alcohólicas durante un largo período de tiempo. Esta reacción puede presentarse después de la retirada parcial o total del alcohol tras beber de forma prolongada. Los síntomas iniciales son: pérdida de apetito, insomnio e inquietud general seguido de agitación, excitación, desorientación, confusión mental, alucinaciones vívidas y a menudo terroríficas, ilusiones y manías, miedo y ansiedad agudos, temblores groseros de manos, pies, piernas y lengua, fiebre, aumento de la frecuencia cardíaca, sudoración extrema, alteraciones GI y dolor precordial.

delito (felony), (en derecho penal) crimen considerado por la ley como más grave que una falta menor y que merece una pena más severa.

delta (delta), cuarta letra del alfabeto griego.

delta-9-tetrahidrocannabinol (THC) (delta-9-tetrahydrocannabinol [THC]), ingrediente farmacológicamente activo del cannabis, que se ha utilizado para tratar ciertos casos de náuseas y vómitos asociados a la quimioterapia del cáncer.

Deltavirus *(Deltavirus),* género de virus satélites que requiere la participación del virus de la hepatitis B como colaborador para su replicación. Comprende una única especie, el virus de la hepatitis D.

deltoide (deltoid), **1.** triangular. **2.** perteneciente o relativo al músculo deltoides que cubre el hombro.

DEM (MED), **1.** siglas de *dosis eficaz mínima.* **2.** siglas de **dosis eritematosa mínima.**

demanda (complaint), (en derecho) reclamación realizada por un demandante bajo juramento para iniciar un pleito. Es una declaración formal de acusación y la causa para actuar contra el demandado.

demandado (defendant), (en derecho) parte citada en la denuncia del demandante y contra la que se hacen las alegaciones de éste. El demandado debe responder a las alegaciones.

demandante (plaintiff), (en derecho) persona que entabla un pleito iniciando una acción legal.

demarcación (demarcation), proceso de establecer límites o fronteras.

demencia (dementia), proceso mental orgánico progresivo caracterizado por la desintegración crónica de la personalidad, confusión, desorientación, estupor, deterioro de la capacidad y función intelectual, y alteración del control de la memoria, juicio e impulsos. La enfermedad de Alzheimer, la enfermedad de Pick y otras formas de demencia con base orgánica se consideran en general irreversibles, progresivas e incurables. Sin embargo, las condiciones que han causado el declive se pueden tratar o ser parcialmente reversibles.

demencia alcohólica (alcoholic dementia), deterioro de las funciones cognitivas e intelectuales normales, asociado al consumo exagerado y prolongado del alcohol.

demencia alcohólica de Stearns (Stearns' alcoholic amentia), [A. Warren Stearns, médico estadounidense, 1885-1959], forma de locura provocada por el alcohol y caracterizada por una alteración emocional de naturaleza menos grave que la del delirium tremens, aunque de mayor duración y con mayor obnubilación mental y amnesia.

demencia asociada con VIH (DAV) (HIV-associated dementia [HAD]), demencia en general rápidamente progresiva, que es la manifestación primaria de la encefalopatía causada por la infección del VIH de tipo I. Se observan diversas alteraciones cognitivas, motoras y de conducta. La supervivencia tras la aparición de la demencia suele ser de 3-6 meses, pero a veces es mayor.

demencia de la diálisis (dialysis dementia), trastorno neurológico que se produce en algunos pacientes sometidos a diálisis. Su causa exacta es desconocida, aunque se cree que está relacionada con los agentes químicos del líquido dializador, los fármacos administrados al paciente dializado o a ambos.

demencia de tipo Alzheimer (dementia of the Alzheimer type), demencia que se produce en la enfermedad de Alzheimer, de inicio insidioso y evolución progresiva, con cambios histopatológicos característicos de la enfermedad, no producidas por otras alteraciones del SNC, sistémicas o inducidas por sustancias y de las que se sabe que son causantes de demencia.

demencia del lóbulo frontal (frontal lobe dementia), cualquiera de las diversas formas de demencia causadas por lesiones en el lóbulo frontal.

demencia epiléptica (epileptic dementia), pérdida de las funciones cognitiva e intelectual que aparece en algunos casos de epilepsia incompletamente controlada. Los síntomas son lentitud de pensamiento y disminución de la duración de la atención.

demencia frontal-temporal (frontal-temporal dementia), cualquiera de las diversas alteraciones degenerativas de los lóbulos frontal y temporal anterior que producen cambios en la personalidad y la conducta, que en ocasiones se confunden con los causados por la enfermedad de Alzheimer y que, con el tiempo, pueden evolucionar a inmovilidad y pérdida del habla.

demencia multiinfarto (multiinfarct dementia), forma de enfermedad cerebral orgánica caracterizada por el rápido deterioro de la función intelectual, como consecuencia de una enfermedad vascular. Los síntomas son: labilidad emocional, alteraciones de la memoria, pensamiento abstracto, juicio y control de impulsos y afectación neurológica focal, como anomalías en la marcha, parálisis seudobulbar y parestesias.

demencia presenil (presenile dementia), demencia que se produce en personas relativamente jóvenes, por lo general de 65 años de edad o menos. Dado que la mayoría de los casos son consecuencia de la enfermedad de Alzheimer, se utiliza a veces el término para denotar un comienzo temprano de una forma de demencia de tipo Alzheimer; también se ha utilizado más generalmente para denotar la enfermedad de Alzheimer.

demencia secundaria (secondary dementia), demencia provocada por otra forma concurrente de psicosis.

demencia senil (senile dementia), demencia que se produce en ancianos, generalmente a partir de los 65 años de edad. Dado que la mayoría de los casos se debe a la enfermedad de Alzheimer, el término se emplea a veces como sinónimo de *demencia de tipo Alzheimer de desarrollo tardío*.

demencia senil de tipo Alzheimer (DSTA) (senile dementia-Alzheimer type [SDAT]), demencia que se produce en ancianos, generalmente a partir de los 65 años de edad, como consecuencia de la enfermedad de Alzheimer.

demencia sifilítica (syphilitic dementia), deterioro mental generalizado secundario a la infección sifilítica. Los síntomas específicos pueden oscilar desde un deterioro de la memoria hasta cambios en la personalidad y son lo suficientemente graves como para interferir en las actividades sociales y laborales.

demencia tóxica (toxic dementia), demencia producida por el uso o exposición excesivos a una sustancia venenosa.

demenciado (demented), forma de trastorno mental en el cual las funciones cognitivas están afectadas.

demente (insane), término legal para referirse a una persona cuya mente está enferma o trastornada, especialmente aquella persona incapaz de ocuparse de sí misma y para la que se necesita protección frente a los demás y viceversa. En EE.UU. la definición precisa legal del término varía de un estado a otro.

demografía (demography), estudio de la población humana, especialmente de su tamaño, distribución y características de los miembros de los grupos de población. La demografía se aplica a estudios de problemas de salud que afectan a grupos étnicos, poblaciones de una determinada región geográfica o grupos religiosos con restricciones dietéticas especiales, y miembros de grupos de población que pueden representar a un segmento transversal de todo un país.

demora temporal (time delay), período entre la aplicación de un impulso y el comienzo de la respuesta.

demos (deme), población pequeña, muy relacionada o muy emparentada, de organismos o individuos que normalmente ocupan un área circunscrita.

demulcente (demulcent), **1.** cualquiera de las sustancias oleosas utilizadas para calmar y reducir la irritación de superficies que han sufrido abrasión o irritación, en especial en las mucosas. **2.** calmante, como un antiirritante o un bálsamo.

dendrita (dendrite), ramificación del cuerpo celular de una neurona que puede ser estimulada por un neurotransmisor. Cada neurona normalmente tiene varias dendritas, que reciben sinapsis en las que se produce transmisión química de los axones a las dendritas (o a otro axón, en el caso de las neuronas unipolares). El número de dendritas varía según las funciones de la neurona.

dendrita extracapsular (extracapsular dendrite), relativo a las dendritas de algunos nervios autonómicos que penetran en el límite de la cápsula y se extienden a cierta distancia del cuerpo celular.

dendrítico (dendritic), **1.** arboriforme, con ramas que se extienden al interior de los tejidos adyacentes, como la queratitis dendrítica. **2.** perteneciente o relativo a la dendrita.

dengue (dengue fever), infección aguda por *Flavivirus* causada por cuatro serotipos antigénicamente diferenciados, que condicionan la gravedad de la patología. Es transmitida a los seres humanos por la picadura del mosquito *Aedes aegypti*. La enfermedad produce generalmente una tríada de síntomas: fiebre, exantema e intenso dolor de cabeza, espalda y muscular.

denileucina diftitox (denileukin diftitox), antineoplásico mixto. Se utiliza para tratar el linfoma cutáneo de células T que expresa el componente CD25 del receptor de la interleucina-2 (IL-2).

dens (dens), **1.** estructura o apófisis dental o en forma de diente. El término se modifica a veces para identificar a un diente particular, como dens caninus. **2.** apófisis odontoides de forma cónica del axis de la segunda vértebra cervical.

dens in dente (dens in dente), anomalía de los dientes, que se observa sobre todo en los incisivos laterales del maxilar superior, caracterizada por la invaginación del esmalte. La patología produce una imagen radiográfica que evoca la presencia de un diente dentro de otro diente.

densidad (density), **1.** cantidad de masa de una sustancia para un determinado volumen. A mayor masa para un volumen dado, mayor densidad. **2.** (en radiología) grado de oscurecimiento de una placa de rayos X.

densidad de flotación (buoyant density), densidad o compacidad de una sustancia que la lleva a flotar en un líquido estándar.

densidad de líneas (line density), en ecografía, el número de líneas de rastreo utilizadas para generar una imagen.

densidad de nutriente (nutrient density), cociente obtenido al dividir la contribución de un alimento a satisfacer las necesidades de un nutriente entre su contribución a satisfacer las necesidades calóricas.

densidad de protones (proton density), medida de la concentración de protones, o del número de núcleos atómicos presentes en un determinado volumen. Es uno de los principales determinantes de la potencia de la señal de resonancia magnética para la representación de imágenes por hidrógeno.

densidad de spin (spin density), medida de la concentración de hidrógeno en la RM. Es una cantidad proporcional al número de núcleos de hidrógeno que preceden en la frecuencia de Larmor y contribuyen a la señal de la resonancia magnética.

densidad óptica (optic density), número que describe el oscurecimiento de una película de rayos X en cualquier localización específica.

densidad radiológica alta (x-tra density), densidad propia de una imagen originada en una radiografía por la presencia de un objeto extraño, como una bala o una pinza quirúrgica en el cuerpo del paciente.

densidad urinaria (urine specific gravity), medida del grado de concentración de una muestra de orina. La densidad normal de la orina varía de 1,003 a 1,035, dependiendo de la ingesta previa de líquidos del paciente, la perfusión renal y la función renal.

densitometría ósea (bone densitometry), cualquiera de los diversos métodos que determinan la masa ósea midiendo la absorción de la radiación por el esqueleto. Técnicas comunes son la absorciometría de fotón único (SPA) del antebrazo y el talón, la absorciometría de fotón doble (DPA) y la absorciometría de rayos X de energía doble (DXA) de la columna vertebral y la cadera, la tomografía computarizada cuantitativa (QCT) de la columna vertebral y el antebrazo, la absorciometría radiográfica (RA) de la mano y la ecografía cuantitativa (QU).

densitómetro (densitometer), dispositivo que utiliza una célula fotoeléctrica para detectar diferencias en la densidad de la luz transmitida a través de un líquido.

dentado (dentulous), que posee uno o más dientes naturales.

dentadura artificial (denture), diente o conjunto de dientes artificiales que no están fijados o implantados de forma permanente.

dentadura completa (full denture), prótesis dental extraíble que reemplaza todos los dientes naturales de la arcada maxilar superior y/o inferior. Está fabricada generalmente con resina acrílica y se adapta completamente a los tejidos de la boca.

dentadura inmediata (immediate denture), dentadura artificial extraíble que se coloca en la boca inmediatamente después de la extracción de los dientes naturales con el fin de mantener un aspecto normal y la capacidad para masticar los alimentos. Puede ser parcial o completa.

dentadura parcial (partial denture), prótesis dental fija o extraíble utilizada para sustituir uno o más dientes perdidos.

dentadura parcial extraíble (removable partial denture), dentadura parcial fabricada de modo que pueda ser fácilmente extraída de la boca.

dentadura parcial fija (fixed partial denture) dentadura parcial fija que se mantienen permanentemente en posición mediante enganches a dientes naturales, raíces o implantes adyacentes preparados.

dentadura sobrepuesta (overdenture), dentadura móvil completa o parcial sostenida por las raíces existentes para mejorar la sujeción, la estabilidad y las sensaciones táctiles y propioceptivas, así como para reducir la resorción del borde de las encías.

dental, dentario (dental), perteneciente o relativo al diente o a los dientes.

dentición (teething), proceso fisiológico de erupción de los dientes deciduales a través de las encías. Normalmente comienza alrededor del sexto mes de vida y continúa produciéndose periódicamente hasta completar los 20 dientes, que aparecen entre los 30 y los 36 meses aproximadamente. La presión ejercida contra el tejido periodontal mientras la corona del diente rompe las membranas produce malestar e inflamación. Los signos generales de la dentición incluyen salivación excesiva, mordisqueo de objetos duros, irritabilidad, dificultad para dormir y rechazo del alimento.

dentición (dentition), **1.** desarrollo y nacimiento de los dientes. **2.** disposición, número y tipo de dientes que hay en las arcadas dentarias. **3.** carácter de los dientes de un individuo o especie, según su forma y disposición.

dentición mixta (mixed dentition), fase de la dentición durante la cual existen algunos dientes permanentes y otros caducos.

dentición natural (natural dentition), juego completo de dientes naturales en el arco dentario en un momento dado, compuesto de dientes deciduos o permanentes o una mezcla de ambos.

dentición precoz (precocious dentition), aceleración anormal de la erupción de los dientes caducos o permanentes, que habitualmente se asocia a un desequilibrio endocrino.

dentición predecidua (predeciduous dentition), estructuras epiteliales presentes en la boca del lactante que preceden a la erupción de los dientes primarios.

dentición primaria (primary dentition), conjunto de 20 piezas dentarias que aparecen normalmente durante la infancia, que consta de cuatro incisivos, dos caninos y cuatro molares en cada mandíbula. Los dientes primarios suelen caerse entre los 6 y los 13 años, aunque el momento varía según las personas.

dentición retrasada (retarded dentition), retraso anómalo en la erupción de los dientes caducos o permanentes ocasionada por malnutrición, malposición dental, factores hereditarios o desequilibrios metabólicos, como en el hipotiroidismo.

dentición secundaria (secondary dentition), conjunto de 32 dientes que aparecen durante la infancia y después de ella y que suelen mantenerse hasta la vejez. En cada maxilar se incluyen 4 incisivos, 2 caninos, 4 premolares y 6 molares. Los dientes secundarios erupcionan primero en el maxilar inferior, comenzando con los primeros molares en torno a los 6 años. La erupción de cada diente secundario en el maxilar superior se retrasa sólo ligeramente con respecto a su correspondiente en el inferior. En muchas personas, los terceros molares están mal orientados o hundidos muy profundamente en el hueso, por lo que han de ser extraídos quirúrgicamente. En algunos casos, uno o incluso los cuatro terceros molares no llegan a desarrollarse por completo.

denticulado (denticulate), que tiene dientes o proyecciones dentales muy pequeñas.

dentículo (denticle), cuerpo calcificado que se encuentra en la pulpa de un diente. Si está compuesto de dentina irregular se denomina dentículo verdadero.

dentículo verdadero (true denticle), cuerpo calcificado formado por dentina irregular, localizado en la cavidad pulpar de un diente.

dentífrico (dentifrice), compuesto farmacéutico utilizado con un cepillo de dientes para limpiar y pulir los dientes.

dentina (dentin), principal componente del diente, que rodea la pulpa y está situada por debajo del cemento y el esmalte. Más dura y densa que el hueso, se compone de un sustrato orgánico infiltrado por sales oxhídricas.

dentinoesmáltico (dentinoenamel), perteneciente a la dentina y el esmalte de los dientes.

dentinogénesis (dentinogenesis), formación de la dentina de los dientes.

dentinogénesis imperfecta (dentinogenesis imperfecta), **1.** alteración genética de la dentina, caracterizada por la calcificación precoz de la zona pulpar, atrición marcada y tono opalino de los dientes. **2.** forma localizada de displasia mesodérmica que afecta a la dentina de los dientes. Puede ser hereditaria o asociada a la osteogénesis imperfecta. **3.** proceso genético que produce escasa dentina pero esmalte dentario normal.

dentobucal (dentibuccal), relativo a los dientes y la mejilla.

dentofacial (dentofacial), perteneciente o relativo a una estructura oral o maxilar.

denudación (denudation), **1.** el proceso de dejar desnudo. **2.** estado de pérdida de una capa externa, como por ejemplo un epitelio.

Denver Articulation Screening Examination (DASE) prueba para valorar la claridad de pronunciación de niños entre 2,5 y 6 años de edad. El resultado de cada niño se compara con el valor normalizado para esa edad.

Denver Developmental Screening Test (DDST) prueba para evaluar el desarrollo de los niños entre 1 mes y 6 años de edad. El nivel de desarrollo de las capacidades motora, social y de lenguaje se expresan en forma de cociente, siendo el denominador la edad del niño y el numerador la edad a la que la muestra de referencia normal posee las capacidades que tiene el niño evaluado.

deontología (deontologism), doctrina de la ética que establece la conducta moral o las obligaciones que conlleva, incluso en los casos en los que una acción moral pueda resultar difícil o dé lugar a consecuencias dolorosas.

departamento de asesoramiento pastoral (pastoral counseling department), servicio religioso del hospital.

departamento de dietética (food service department), departamento de un hospital o institución sanitaria similar responsable de la preparación y distribución de las comidas a los pacientes y al personal.

departamento de mantenimiento (housekeeping department), unidad de la plantilla del hospital responsable de la limpieza de los locales y de los muebles del hospital, incluido el control de los organismos patógenos.

Department of Health and Human Services (DHS), departamento con rango ministerial del gobierno de EE.UU., con responsabilidad en el funcionamiento de distintos organismos de bienestar y salud, como la Federal and Drug Administration (FDA). También dirige las US Office of Consumer Affairs, Office of Civil Rights, Administration of Aging, Public Health Service, Indian Health Service, Social Security Administration y National Institutes of Health.

Department of Transportation (DOT), departamento con rango ministerial del gobierno de EE.UU., con responsabilidad en las políticas nacionales de transporte, que incluyen la seguridad y la regulación del transporte de materiales peligrosos, como, por ejemplo, gases de uso médico, por vía marítima y aérea, carretera y ferrocarril.

dependencia (dependence), **1.** estado de ser dependiente. **2.** estado psicosocial total de un adicto a drogas o alcohol, que debe recibir una cantidad creciente de esas sustancias para evitar la aparición de síntomas de abstinencia.

dependencia de sustancias adictivas (substance dependence), patrón de mala adaptación al abuso de sustancias, que se manifiesta como un importante deterioro clínico o en el padecimiento de tres o más episodios de dependencia a lo largo de 12 meses, con tolerancia, abstinencia, consumo de cantidades de sustancia mayores o durante un período más largo, y un deseo persistente o esfuerzo sin éxito de controlar el abuso de la sustancia, o el empleo de una gran cantidad de tiempo en actividades imprescindibles para obtener la sustancia.

dependencia farmacológica (drug dependence), apetencia psicológica por una sustancia química o confianza psicológica en ella, como resultado de habituación, abuso o adicción.

dependencia física (physical dependence), dependencia de una sustancia en la que existe síntomas evidentes de tolerancia, de retirada de esta sustancia, o de ambas cosas.

dependiente (dependent), perteneciente o relativo al proceso de necesitar de alguien o algo como ayuda, apoyo, favor, etc., como el niño dependiente de los padres, o el toxicómano dependiente de una droga, o una variable dependiente de otra variable.

depilación (depilation), extracción o retirada del pelo del cuerpo, ya sea de forma temporal, por métodos mecánicos o químicos, o permanente, por electrólisis, que destruye el folículo piloso.

depilatorio (depilatory), **1.** perteneciente o relativo a la sustancia o técnica que elimina el pelo. **2.** agente depilatorio.

depleción (depletion), **1.** acto o proceso de vaciar o extraer, como por ejemplo líquido de un compartimento corporal. **2.** estado exhausto a consecuencia de una pérdida excesiva de sangre.

depleción salina (salt depletion), pérdida de sal del organismo por eliminación exagerada de líquidos corporales por transpiración, diarrea, vómitos o micción, sin la correspondiente reposición.

depósito (morgue), unidad de un hospital con instalaciones para albergar y realizar la autopsia a las personas fallecidas.

depósito (deposit), **1.** sedimento. **2.** materia extraña inorgánica recogida en los tejidos o en una víscera o cavidad. **3.** material duro o blando que se deposita en una superficie dentaria, como la placa dentaria o el sarro.

depósito (depot), zona del cuerpo en la que se almacenan fármacos y otras sustancias, como grasas, y desde las que se pueden distribuir.

depósito de difusión (diffusion deposition), adsorción de una partícula de aerosol sobre la superficie de una membrana alveolar u otra estructura de las vías respiratorias.

depósito de oxígeno (oxygen store), cantidad total de oxígeno almacenado normalmente en los diferentes compartimientos corporales, incluidos los pulmones, la sangre venosa y la arterial y los tejidos.

depósitos de dióxido de carbono (carbon dioxide stores), volumen de dióxido de carbono contenido en el organismo en forma de gas o como ácido carbónico, carbonato, bicarbonato y carbaminohemoglobina. En una situación de estabilidad de ventilación y respiración aeróbica, la proporción en la que el dióxido de carbono se elimina del cuerpo es la misma que la proporción en la que es producido, permaneciendo constante en el cuerpo la cantidad de dióxido de carbono.

D

depot (depot), (respecto a un fármaco) inyectado o implantado para ser absorbido lentamente por la circulación.

depresión (depression), **1.** zona deprimida, hueco o fosa. **2.** desplazamiento hacia abajo y hacia dentro. **3.** disminución de la actividad funcional vital. **4.** alteración de la conducta caracterizada por sentimientos de tristeza, desesperación o descorazonamiento, secundaria a una tragedia o pérdida personal y normalmente proporcional a la misma. **5.** estado emocional anormal caracterizado por un excesivo sentimiento de tristeza, melancolía, desánimo, demérito, vacío y desesperanza, en grado inapropiado y desproporcionado con respecto a la realidad.

depresión agitada (agitated depression), forma de depresión que se caracteriza por una ansiedad grave asociada a una intranquilidad física continua.

depresión anaclítica (anaclitic depression), síndrome que afecta a los niños, generalmente después de una separación brusca de la persona que les ha criado. Los síntomas son miedo, retraimiento, llanto continuo, rechazo de la comida y trastornos del sueño, todo lo cual conduce a un trastorno del desarrollo físico, social e intelectual del niño.

depresión circunstancial (situational depression), (en psiquiatría) episodio de depresión emocional y psicológica que se produce como respuesta a una serie específica de condiciones o circunstancias externas.

depresión con rasgos psicóticos (depression with psychotic features), tipo de trastorno depresivo o del estado de ánimo en el que hay rasgos psicóticos, generalmente de naturaleza paranoide o somática.

depresión de la presión de vapor (vapor pressure depression), fenómeno en el que la adición de una molécula de soluto a un solvente reducirá la presión de vapor del solvente en equilibrio entre la fase de vapor y la fase líquida.

depresión matutina (morning dip), descenso significativo de la función respiratoria observado en algunas personas asmáticas durante las primeras horas de la mañana.

depresión posparto (postpartum depression), trastorno psiquiátrico que se produce tras el nacimiento del niño, habitualmente de 3 a 6 semanas después del parto. Se caracteriza por síntomas que varían desde una «tristeza posparto» leve hasta una psicosis depresiva, suicida, profunda.

depresión reactiva (reactive depression), término obsoleto para designar un trastorno emocional caracterizado por un sentimiento agudo de abatimiento, tristeza y disforia depresiva, causada por determinadas situaciones externas identificables o por estrés ambiental. Suele aliviarse cuando la circunstancia se altera o cuando se entiende y resuelve el conflicto.

depresión respiratoria (respiratory depression), respiración lenta, por debajo de las 12 respiraciones por minuto, o respiración débil que no puede proporcionar una ventilación y perfusión adecuada de los pulmones.

depresión retardada (retarded depression), fase depresiva de un trastorno bipolar.

depresión unipolar (unipolar depression), trastorno afectivo mayor que se caracteriza por la presencia exclusiva de síntomas de depresión.

depresor (depressant), **1.** (respecto a un fármaco) que tiende a disminuir la función o actividad de un sistema corporal. **2.** ese tipo de fármaco.

depresor (depressor), cualquier agente que reduce la actividad cuando se aplica a los nervios o músculos.

depresor cardíaco (cardiac depressant), sustancia que reduce la frecuencia y contractilidad cardíacas.

depresor cerebral (cerebral depressant), fármaco u otro producto con efectos sedantes sobre el cerebro, al reducir la actividad y el estado de alerta y provocar, en algunos casos, la pérdida de consciencia.

depresor del ángulo de la boca (depresor anguli oris), músculo activo al fruncir el ceño, deprimiendo el ángulo de la boca.

depresor del labio inferior (depresor labii inferioris), músculo que deprime el labio inferior y lo desplaza lateralmente.

depresor del sistema nervioso central (central nervous system depressant), cualquier sustancia que disminuye las funciones del SNC como el alcohol, los barbitúricos y los hipnóticos. Dichos fármacos pueden deprimir el tejido excitable de todo el SNC estabilizando las membranas neuronales, disminuyendo la cantidad de neurotransmisores liberados en el impulso nervioso y, por lo general, deprimiendo la respuesta postsináptica y la movilidad de iones.

depresor del tabique (depressor septi), uno de los tres músculos de la nariz. Se extiende entre la membrana mucosa y las estructuras musculares del labio, y su acción consiste en traccionar hacia abajo las aletas nasales, estrechando los orificios de la nariz.

depresor motor (motor depressant), fármaco o agente que reduce el nivel normal de funcionamiento de las neuronas motoras, principalmente en los músculos voluntarios.

depresor respiratorio (respiratory depressant), fármaco u otro agente que disminuya las funciones respiratorias normales. La mayor parte de los depresores respiratorios, como el alcohol y los opiáceos, actúan deprimiendo el SNC.

deprimido (depressed), **1.** dícese de una estructura corporal que ha sido aplastada por debajo de la superficie de las zonas que la rodean, como en el caso de una fractura de cráneo. **2.** relativo a un estado en el que existe una disminución de la actividad corporal general, con frecuencia acompañada de abatimiento emocional, pérdida de iniciativa, indiferencia, pérdida del apetito y dificultad para concentrarse.

deprivación (deprivation), pérdida de algo considerado valioso o necesario, por separación o negativa para acceder a ello.

der (der), abreviatura de **cromosoma derivado.**

derechos a primera vista (prima facie rights), derecho a la primera vista, que puede verse anulado por derechos más importantes en conflicto con ellos o por otros valores.

deriva antigénica (antigenic drift), cambio relativamente menor y gradual de la antigenicidad de un virus periódicamente con aparición de un antígeno mutante, que exige nuevos anticuerpos y vacunas para combatir sus efectos.

derivación (bypass), **1.** una de las diversas intervenciones quirúrgicas programadas para desviar el flujo de sangre o de otros líquidos naturales de sus trayectos anatómicos normales. Una derivación puede ser temporal o permanente. Habitualmente, la cirugía de derivación se realiza para el tratamiento de trastornos cardíacos y GI. **2.** término utilizado por algunos hospitales para indicar que carece del personal y el equipo necesarios para ocuparse de nuevos casos, avisando de ese modo a las ambulancias que transportan nuevos casos para que se desvíen hacia otros hospitales.

derivación (shunt), **1.** desviación del flujo de un líquido corporal de una cavidad a otra o de un vaso a otro. **2.** tubo o dispositivo implantado en el cuerpo para desviar un líquido corporal de una cavidad a otra o de un vaso a otro.

derivación[1] (referral), proceso por el que un paciente o la familia del paciente recibe recursos sanitarios adicionales de la comunidad, como la ayuda para que un paciente sea atendido por personal de enfermería comunitaria después del alta médica.

derivación[2] (referral), intervención de enfermería recogida en la Nursing Interventions Classification (NIC). Se define como la concertación de servicios por otro profesional sanitario o agencia.

derivación aortocoronaria (aortocoronary bypass), intervención quirúrgica, para el tratamiento de la angina de pecho o de la arteriopatía coronaria, en la cual se utiliza una vena safena, una arteria mamaria u otro vaso sanguíneo para construir una derivación desde la aorta hasta una de las arterias coronarias, con el fin de sortear una obstrucción circulatoria.

derivación arterial femoropoplítea (femoral-to-popliteal artery bypass), injerto con una vena safena o injerto sintético recto para derivar una sección ocluida de la arteria femoral y restablecer el flujo sanguíneo en la pierna.

derivación biliopancreática (biliopancreatic diversion), tratamiento quirúrgico de la obesidad mórbida, que consiste en la resección de los dos tercios distales del estómago, con unión del íleon a un estoma, de forma que se evita el paso por todo el duodeno y el yeyuno. El duodeno y el yeyuno vacían sus secreciones en el íleon distal a través de un nuevo estoma.

derivación cardiopulmonar (cardiopulmonary bypass), procedimiento utilizado en cirugía cardíaca mediante el cual la sangre se deriva desde la aurícula derecha o la vena cava por medio de una bomba oxigenante y regresa directamente a la aorta.

derivación de arteria mamaria interna (internal mammary artery bypass), técnica quirúrgica para corregir la obstrucción de una arteria coronaria. Se anastomosa in situ la arteria mamaria interna, aún unida a la subclavia, a la arteria coronaria más allá del punto obstruido.

derivación de LeVeen (LeVeen shunt), [Harry H. LeVeen, cirujano americano, n. 1914], tubo que se implanta quirúrgicamente para conectar la cavidad peritoneal con la vena cava superior y drenar el líquido acumulado en la cavidad abdominal debido a cirrosis hepática, insuficiencia cardíaca derecha o cáncer abdominal.

derivación de los miembros (limb lead), en electrocardiografía, derivaciones que se colocan en la pierna o en el brazo.

derivación de Scribner (Scribner shunt), [Belding S. Scribner, médico estadounidense, n. 1921], tipo de derivación arteriovenosa utilizado en hemodiálisis y formado por una conexión de sonda especial situada fuera del cuerpo.

derivación directa (direct lead), **1.** conductor ECG en el que el electrodo explorador se coloca directamente sobre la superficie del corazón expuesto. **2.** *coloquial,* trazado que produce esa derivación en el ECG.

derivación electrocardiográfica (electrocardiograph lead), **1.** electrodo situado en una región corporal conectado con un ECG. **2.** registro realizado por el ECG que varía dependiendo del lugar donde esté el electrodo. El electrocardiograma se suele realizar normalmente utilizando tres derivaciones periféricas y seis situadas en la región precordial. Las derivaciones periféricas o de las extremidades se denominan I, II y III,

AVR, AVL y AVF, y las torácicas V_1, V_2, V_3, V_4, V_5 y V_6, para indicar los puntos de la región precordial donde se colocan los electrodos.

derivación esofágica (esophageal lead), **1.** derivación ECG en la que el electrodo explorador se coloca en el interior de la luz esofágica. Se utiliza para identificar arritmias cardíacas. **2.** *coloquial,* trazado ECG producido por esta derivación.

derivación esplenorrenal (splenorenal bypass), técnica de revascularización renal que implica la creación de una prótesis vascular a partir de la arteria esplénica para reemplazar la arteria renal ocluida.

derivación externa (external shunt), dispositivo para el paso de líquido corporal de un compartimiento a otro del organismo, que consta de un tubo o catéter o de una serie de contenedores que atraviesan una superficie del cuerpo, desde un compartimiento o cavidad a otra.

derivación gástrica (gastric bypass), cirugía bariátrica que se efectúa para reducir la capacidad del estómago y permitir que los alimentos no pasen por parte del intestino delgado.

derivación gástrica en Y de Roux (Roux-en-Y gastric bypass), tratamiento de la obesidad mórbida consistente en la división quirúrgica del intestino delgado para formar dos ramas. El yeyuno se conecta a un estoma en una bolsa gástrica y el duodeno derivado se conecta con el píloro en una anastomosis términolateral hacia el yeyuno inferior.

derivación ileal (ileal bypass), intervención quirúrgica para el tratamiento de la obesidad que consiste en la realización de una anastomosis entre la porción superior del intestino delgado y un segmento más distal del mismo, evitando así el paso de los alimentos por la mayor parte del íleon en la que normalmente se absorben los nutrientes.

derivación iliorrenal (iliorenal bypass), técnica de revascularización renal que consisten en la inserción de un injerto de vena safena entre una arteria ilíaca y una arteria renal para que actúe como paso alrededor de un segmento ocluido de una arteria renal.

derivación intestinal (intestinal bypass), intervención quirúrgica destinada a acortar el tubo digestivo de forma que quede menos superficie intestinal para absorber nutrientes de los alimentos digeridos que discurren por él, o bien para evitar una zona de intestino bloqueada o enferma.

derivación intracardíaca (intracardiac lead), **1.** conductor electrocardiográfico en el que el electrodo explorador se coloca en una de las cavidades del corazón, normalmente mediante cateterismo cardíaco. **2.** *coloquial,* trazado electrocardiográfico producido por esta derivación.

derivación intrapulmonar (intrapulmonary shunt), (en terapia respiratoria) proceso de perfusión sin ventilación, expresado por un bajo cociente QS-QT, en el que QS es la diferencia entre el contenido de oxígeno capilar final y el mezclado con sangre venosa, y QT el gasto cardíaco. Esta anomalía se puede dar en atelectasias, neumonía, edema pulmonar y síndrome de dificultad respiratoria del adulto (SDRA).

derivación izquierda a derecha (left-to-right shunt), **1.** desviación de la sangre desde el lado izquierdo del corazón al derecho, como ocurre a través de un defecto septal. **2.** derivación de la sangre desde la circulación sistémica hacia la circulación pulmonar, como en el caso de un conducto arterioso permeable.

derivación para diálisis (dialysis shunt), conexión artificial externa entre una vena y una arteria periféricas, ya sea en un brazo o una pierna, para ser utilizada en la hemodiálisis.

derivación portocava (portocaval shunt), derivación creada quirúrgicamente para aumentar el flujo de sangre desde la circulación portal, trasladándola hacia la vena cava.

derivación portosistémica intrahepática transyugular (DPIT) (transjugular intrahepatic portosystemic shunt [TIPS]), creación percutánea de una derivación entre las venas hepática y porta dentro del hígado seguida de la colocación de una endoprótesis en la vía creada, realizada a través de una vía transyugular bajo control radiológico; se realiza para el tratamiento de las varices esofágicas hemorrágicas.

derivación poscava (postcaval shunt), cualquiera de las diversas anastomosis quirúrgicas entre las circulaciones portal y sistémica para aliviar los síntomas de la hipertensión portal.

derivación torácica (chest lead), **1.** derivación ECG en la que el electrodo positivo explorador se coloca sobre el tórax o precordio. El electrodo indiferente se coloca en la espalda del paciente para una conducción CB («chest back», tórax posterior), en la parte anterior del tórax para una conducción CF («chest front», tórax anterior), en el brazo izquierdo para una conducción CL («chest left», tórax izquierdo) y en el brazo derecho para una conducción CR («chest right», tórax derecho). **2.** *coloquial,* trazado registrado por dicha conducción en el ECG.

derivación traqueoesofágica (tracheoesophageal shunt), procedimiento quirúrgico que capacita a un laringuectomizado para hablar mediante la construcción de un conducto entre la tráquea y el esófago. El resultado de la operación es la capacidad de producir una forma de hablar esofágica utilizando la respiración normal como fuente de aire y sin necesidad de eructar para producir sonidos vocales.

derivación unipolar (unipolar lead), **1.** derivación electrocardiográfica en la que el electrodo explorador se coloca en el precordio o en un miembro mientras que el electrodo indiferenciado está en el terminal central. **2.** *informal,* trazado producido por dicha derivación en un electrocardiógrafo.

derivación urinaria (urinary diversion), creación quirúrgica de una vía alternativa para el flujo de la orina que trata de sustituir a una parte ausente o enferma del tracto urinario inferior para conservar la función renal.

derivación ventriculoauricular (ventriculoatrial shunt), vía de paso creada mediante cirugía, formada por un tubo de plástico y válvulas unidireccionales, implantada entre un ventrículo cerebral y la aurícula derecha del corazón para drenar el exceso de líquido cefalorraquídeo del cerebro en la hidrocefalia.

derivación ventriculoperitoneal (ventriculoperitoneal shunt), vía de paso creada mediante cirugía, formada por un tubo de plástico y válvulas unidireccionales, entre un ventrículo cerebral y el peritoneo para el drenaje del exceso de líquido cefalorraquídeo del cerebro en la hidrocefalia.

derivación ventriculopleural (ventriculopleural shunt), intervención quirúrgica para la desviación de líquido cefalorraquídeo desde los ventrículos ingurgitados en la hidrocefalia, generalmente en el recién nacido. En esta técnica se desvía el líquido cefalorraquídeo desde el ventrículo lateral hasta la cavidad pleural.

derivación ventriculotubárica (ventriculofallopian tube shunt), intervención quirúrgica con eficacia limitada para la derivación de líquido cefalorraquídeo hacia la cavidad peritoneal. Esta técnica se utiliza para corregir las hidrocefalias, de tipo obstructivo y de tipo comunicante.

derivado (derivative), cualquier cosa que procede o es obtenida a partir de otra sustancia u objeto.

derivado benzodiazepínico (benzodiazepine derivative), fármaco perteneciente a un grupo de agentes psicotrópicos, como los tranquilizantes clordiacepóxido, diazepam, oxazepam y clorazepato, prescritos para aliviar la ansiedad. Los hipnóticos flurazepam y triazolam se emplean en el tratamiento del insomnio.

derivado de la indanediona (indanedione derivative), uno del pequeño grupo de anticoagulantes orales diseñado para el tratamiento a largo plazo de pacientes que no toleran otros anticoagulantes orales.

derivado de la tioamida (thioamide derivative), grupo de fármacos antitiroideos prescritos para el tratamiento del hipertiroidismo. Los fármacos tioamídicos actúan inhibiendo la síntesis de la hormona tiroidea.

derivado del hialuronato sódico (hyaluronate sodium derivative), derivado polimérico del hialuronato sódico, que tiene sus mismas acciones y usos.

derivado proteico (derived protein), proteína pequeña obtenida por hidrólisis enzimática o química a partir de proteínas de mayor tamaño.

derivado proteico purificado (PPD) (purified protein derivative [PPD]), forma desecada de la tuberculina utilizada para valorar la existencia de una infección previa o actual por el bacilo tuberculoso. Para la realización de la prueba se introduce este producto en la piel, lo que puede producir una reacción a la tuberculina (habón) en 48 a 72 horas.

derivado proteico purificado de la tuberculina (tuberculin purified protein derivative), solución que contiene una fracción proteica purificada obtenida a partir de los filtrados aislados de cultivo de cepas de *Mycobacterium tuberculosis*. Se utiliza como método para el diagnóstico de la tuberculosis, en la prueba de Mantoux y, con el mismo objetivo en forma seca, en múltiples dispositivos de punción.

derivado tioxantínico (thioxanthene derivative), grupo de fármacos antipsicóticos, cada uno de los cuales es similar a las fenotiazinas en cuanto a indicación, acción y efectos adversos.

derivados de la fenotiazina (phenothiazine derivatives), grupo de fármacos con una estructura constituida por tres anillos, en la que dos anillos de benceno están unidos por un átomo de nitrógeno y otro de azufre. Representan el grupo mayor y más antiguo de compuestos antipsicóticos en medicina clínica. Este grupo de fármacos ha revolucionado en gran medida la práctica de la medicina psiquiátrica, proceso que continúa en la actualidad con la introducción de antipsicóticos atípicos más modernos tales como la risperidona y la olanzapina. A diferencia de los barbituratos, que actúan exclusivamente en el sistema nervioso central, las fenotiazinas ejercen una influencia significativa inmediata en muchos órganos y sistemas del organismo.

derivados de la xantina (xanthine derivative), cualquiera de los alcaloides cafeína, teobromina o teofilina. Se ingieren como componentes de bebidas como el café, el té, el cacao y las colas. Los derivados de la xantina o metilxantinas tienen propiedades farmacológicas que estimulan el sistema nervioso central, producen diuresis y relajan los músculos lisos. La capacidad de los derivados xantínicos para relajar el músculo liso se emplea en algunos tratamientos del asma. El consumo de bebidas que contengan xantina puede provocar diversos problemas, como agitación e incapacidad para dormir, irritación digestiva y una estimulación excesiva del miocardio, que se traduce en sístoles prematuras y taquicardia.

derivados del amonio cuaternario (quaternary ammonium derivative), sustancia cuya estructura química tiene cuatro grupos carbonados unidos a un átomo de nitrógeno cargado positivamente. Cuando el ion del amonio cuaternario tiene más de 16 átomos de carbono, habitualmente se trata de una base fuerte, muy hidrosoluble, pero escasamente liposoluble.

derivados del radón (radon daughters), iones eléctricamente cargados que son producto de la desintegración del gas radón. Los derivados del radón son considerados potencialmente peligrosos para la salud por la Environmental Protection Agency (EPA) porque tienden a adherirse a superficies, como los alveolos pulmonares, donde pueden provocar lesiones por radiación ionizante.

Dermacentor *(Dermacentor)*, género de garrapatas. Incluye especies que transmiten la fiebre de las Montañas Rocosas, la tularemia y la brucelosis.

dermatitis (dermatitis), proceso inflamatorio de la piel, caracterizado por eritema, dolor y prurito. Hay varios tipos de erupción cutánea a veces específicas de un alergeno, una enfermedad o una infección en particular.

dermatitis actínica (actinic dermatitis), inflamación o erupción cutánea que se produce como consecuencia de la exposición al sol, a los rayos X o a la irradiación de partículas atómicas. La dermatitis actínica crónica o recurrente puede predisponer al desarrollo de cáncer cutáneo.

dermatitis alérgica (allergic dermatitis), reacción alérgica cutánea de tipo IV derivada del contacto de la piel con un alergeno específico y que cursa con edema, eritema y vesiculación de grados variables de intensidad.

dermatitis atópica (atopic dermatitis), inflamación intensamente pruriginosa y a menudo con excoriaciones, que suele aparecer en la cara y en las superficies antecubital y poplítea de los sujetos con una tendencia alérgica.

dermatitis berloque (berlock dermatitis), alteración temporal de la piel caracterizada por hiperpigmentación y lesiones cutáneas. Está causada por una reacción única a los fotosintetizadores similares a los psoralenos, utilizados generalmente en perfumes, colonias y pomadas, como el aceite de bergamota.

dermatitis cosmética (cosmetic dermatitis), forma de dermatitis de contacto irritante o alérgica causada por los ingredientes de los productos cosméticos. El significado se extiende comúnmente para incluir jabones, champús, desodorantes y depiladores además de perfumes, agentes colorantes y artículos de lavado.

dermatitis de contacto (contact dermatitis), erupción cutánea provocada por la exposición a un irritante primario o a un antígeno sensibilizante. En el tipo no alérgico, el irritante primario, como un detergente alcalino o un ácido, produce una lesión semejante a una quemadura térmica. En el tipo alérgico, los antígenos sensibilizantes producen una transformación inmunológica en ciertos linfocitos tras una primera exposición. La siguiente exposición al antígeno provoca que los linfocitos liberen una sustancia irritante que produce inflamación, edema y lesiones vesiculares.

dermatitis dhobie (dhobie itch), infección fúngica, como la tiña crural o el pie de atleta, que afecta a las zonas húmedas del cuerpo.

dermatitis esquistosómica (swimmer's itch), dermatitis alérgica provocada por sensibilidad a las cercarias de esquistosomas no humanos que mueren bajo la piel, con eritema, urticaria y una erupción papular que dura 1 o 2 días. El tratamiento suele incluir antihistamínicos orales y lociones antipruriginosas.

dermatitis exfoliativa (exfoliative dermatitis), cualquier proceso inflamatorio de la piel en el que se produce una excesiva descamación de la piel.

dermatitis facticia (factitial dermatitis), lesiones cutáneas provocadas por el propio paciente, debidas a fricción o rascado recurrente, arrancamiento de pelo, simulación de una patología o trastorno mental.

dermatitis fotoalérgica de contacto (photoallergic contact dermatitis), reacción cutánea papulovesicular, eczematosa o exudativa que se produce de 24 a 48 horas después de la exposición a la luz en una persona previamente sensibilizada. La sustancia sensibilizante se concentra en la piel y necesita experimentar una alteración química provocada por la luz para convertirse en un antígeno activo.

dermatitis fototóxica de contacto (phototoxic contact dermatitis), respuesta de rápida aparición, en forma de quemaduras de tipo solar, de las zonas de piel expuestas al sol tras el contacto con una sustancia fotosensibilizante. La reacción aguda puede ir seguida de hiperpigmentación.

dermatitis herpetiforme (dermatitis herpetiformis), enfermedad de la piel, crónica y muy pruriginosa, con grupos simétricos de lesiones rojas, papulovesiculares, vesiculares, bullosas o urticariales.

dermatitis numular (nummular dermatitis), enfermedad de la piel caracterizada por lesiones en forma de moneda, seudoeccematosas, vesiculares o descamativas, en los antebrazos y la cara anterior de las pantorrillas.

dermatitis periorificial (dyssebacea), trastorno de la piel caracterizado por manchas rojas descamativas y grasas en la nariz, párpados, escroto y labios vulvares. Se debe a déficit de vitamina B_2.

dermatitis por aceite de corte (cutting oil dermatitis), trastorno de la piel que afecta a sujetos que utilizan aceites de corte como refrigerantes y lubricantes. La exposición a estos aceites produce obstrucción de los folículos pilosos y de los conductos de las glándulas sudoríparas y sebáceas, lo que produce el desarrollo de comedones y de foliculitis.

dermatitis por estasis (stasis dermatitis), resultado habitual de la insuficiencia venosa de las piernas que comienza con edema en el tobillo y evoluciona a pigmentación tostada, eritema moteado, petequias e induración. Finalmente, se puede producir atrofia y fibrosis de piel y tejido subcutáneo, con formación de úlceras que curan muy lentamente. La piel afectada se irrita con facilidad y es sensible a los medicamentos tópicos. Es necesario tratar la insuficiencia venosa subyacente. Con frecuencia, la dematitis se trata mediante reposo en cama, solución de Burow para exudar las lesiones, antibióticos para la infección y corticoides para reducir la inflamación.

dermatitis por fibra de vidrio (fiberglass dermatitis), enfermedad cutánea papulosa pruriginosa producida por irritación mecánica por contacto con las fibras de vidrio.

dermatitis por hiedra venenosa (poison Ivy dermatitis), tipo de erupción cutánea causada por la exposición a un aceite no volátil, el toxicodendrol, presente en las hojas y en otras partes de la planta de la hiedra venenosa.

dermatitis por níquel (nickel dermatitis), dermatitis por contacto con el metal níquel. La exposición suele ser a través de bisutería, relojes de pulsera, broches metálicos y monedas. La sudación aumenta el grado de la erupción dérmica.

dermatitis por plantas del género *Rhus* (rhus dermatitis), forma de dermatitis de contacto causada por exposición a un aceite alergénico, el toxicodendrol, presente en cualquiera de las partes de plantas del género *Rhus,* como la hiedra venenosa o el zumaque venenoso. El contacto causa picor intenso, exantema y ampollas. Incluso el humo producido al quemar estas plantas puede ser tóxico.

dermatitis por radiación (radiation dermatitis), inflamación aguda o crónica de la piel debida a la exposición a radiación ionizante, como en la terapia del cáncer. Los síntomas pueden no ser evidentes hasta tres semanas después, y consisten en aparición de eritema, formación de ampollas y descamación superficial. En casos muy graves la enfermedad evoluciona hacia la cicatrización, la fibrosis y la atrofia.

dermatitis por rayos X (x-ray dermatitis), inflamación de la piel causada por la exposición a rayos X. La exposición excesiva a radiación X puede provocar cáncer de piel.

dermatitis por viento (windburn), trastorno cutáneo provocado por la exposición a corrientes de aire.

dermatitis primaria (primary dermatitis), erupción cutánea causada por una sustancia que puede producir daño celular en el primer contacto, a diferencia de la dermatitis que se desarrolla como reacción de hipersensibilidad a un alergeno.

dermatitis pustulosa contagiosa (contagious pustular dermatitis), enfermedad cutánea que normalmente afecta a las ovejas, pero que es transmitida a los seres humanos que manipulan animales infectados. Su causa es un poxvirus y provoca lesiones en las manos y, en ocasiones, en la cara.

dermatitis seborreica (seborrheic dermatitis), enfermedad inflamatoria crónica común de la piel, caracterizada por escamas grisáceas, secas o húmedas, y costras amarillentas. Sus localizaciones habituales son el cuero cabelludo, los párpados, las cejas, la cara, la superficie externa de las orejas, las axilas, el tórax central, las mamas, la ingle y los pliegues glúteos. El tratamiento incluye champús de sulfuro de selenio, corticoides tópicos y orales, medidas terapéuticas contra cualquier trastorno sistémico subyacente y otras destinadas a evitar la sudoración y los irritantes externos.

dermatitis verrugosa (verrucous dermatitis), cualquier erupción cutánea con lesiones de tipo verrugoso.

dermatocelulitis (dermatocellulitis), inflamación de la piel y del tejido conjuntivo subcutáneo.

dermatofibroma (dermatofibroma), nódulo cutáneo indoloro, redondo, duro, gris o rojo y elevado. Se encuentra casi siempre en las extremidades.

dermatofibrosarcoma (dermatofibrosarcoma), fibrosarcoma o tumor fibroso de la piel.

dermatofítide (dermatophytid), reacción alérgica cutánea caracterizada por pequeñas vesículas, asociada a dermatomicosis.

dermatofito (dermatophyte), cualquiera de los diversos hongos que producen enfermedades parasitarias de la piel en los seres humanos.

dermatofitosis (dermatophytosis), infección fúngica superficial de la piel, producida por distintas especies de dermatofitos de los géneros *Microsporum, Epidermophyton* o *Trichophyton*. Cuando afecta al tronco y las extremidades superiores suele llamársele «tiña del cuerpo» y se caracteriza por manchas redondas u ovales, escamosas, con bordes ligeramente elevados y centro claro. En los pies producen pequeñas vesículas que se agrietan, pican y se descaman, con frecuentes infecciones bacterianas secundarias, y reciben habitualmente el nombre de «pie de atleta».

dermatoglifia (dermatoglyphics), estudio del dibujo formado por las líneas de la piel de los dedos de la mano, el pie, la palma de la mano y la planta del pie. Estos patrones se utilizan como base para la identificación del sujeto y también tienen valor diagnóstico, pues existen asociaciones entre determinados patrones y anomalías cromosómicas.

dermatología (dermatology), estudio de la piel, que incluye su anatomía, fisiología y patología y el diagnóstico y tratamiento de las alteraciones cutáneas.

dermatólogo (dermatologist), médico especialista en las enfermedades de la piel.

dermatoma (dermatoma), **1.** tumor de la piel, **2.** parche de piel anormalmente gruesa.

dermatoma, dermatomo (dermatome), **1.** (en embriología) capa mesodérmica del embrión en la fase inicial de su desarrollo, que origina las capas dérmicas de la piel. **2.** (en cirugía) instrumento utilizado para cortar finas láminas de piel para injerto. **3.** área de la superficie del cuerpo inervada por fibras aferentes de una raíz espinal.

dermatomicosis (dermatomycosis), infección fúngica superficial de la piel, que se encuentra de forma característica en partes húmedas y protegidas por la ropa, como ingles o pies. Su causa es un dermatofito.

dermatomiositis (dermatomyositis), enfermedad de los tejidos conjuntivos caracterizada por inflamación pruriginosa y eccematosa de la piel, con dolor a la palpación y debilidad muscular. El tejido muscular queda destruido, y su pérdida es a menudo tan intensa que al enfermo le es imposible caminar o realizar las tareas más sencillas. Son manifestaciones frecuentes la inflamación de párpados y cara y la pérdida de peso.

dermatopatía (dermatopathy), cualquier trastorno de la piel.

Dermatophagoides *(Dermatophagoides)*, género de ácaros del polvo doméstico responsable de reacciones alérgicas en individuos sensibles.

dermatoplastia (dermatoplasty), técnica quirúrgica en la que se trasplanta tejido cutáneo a una superficie corporal dañada por enfermedad o herida.

dermatoquiste (dermatocyst), tumor quístico de los tejidos cutáneos.

dermatosclerosis (dermatosclerosis), enfermedad de la piel caracterizada por infiltración fibrosa del tejido graso subcutáneo.

dermatosis (dermatosis), cualquier proceso de la piel, especialmente si no lleva asociada inflamación.

dermatosis ocupacionales (occupational dermatoses), trastornos cutáneos asociados con la exposición a productos químicos tóxicos u otros agentes en el puesto de trabajo. Se estima en un 80% los casos de dermatitis de contacto que son resultado de la exposición a irritantes químicos.

dermatosis papulosa nigra (dermatosis papulosa nigra), proceso patológico cutáneo frecuente en la raza negra, que consiste en múltiples pápulas pequeñas, benignas, del color de la piel o hiperpigmentadas, en las mejillas.

dermis (dermis), capa de la piel, inmediatamente por debajo de la epidermis, formada por una capa papilar y otra reticular que contiene los vasos sanguíneos y linfáticos, nervios y terminaciones nerviosas, glándulas y folículos pilosos.

dermoabrasión (dermabrasion), tratamiento para extirpar escaras superficiales de la piel mediante el frotamiento con cepillos rotatorios de filamentos o papel de lija. Puede realizarse para reducir las escaras faciales en el acné grave.

dermoide (dermoid), perteneciente o relativo a la piel.

dermopatía tiroidea (thyroid dermopathy), mixedema pretibial.

derramadero (spillway), conducto o pasaje por el cual escapan normalmente los alimentos desde las superficies oclusales de los dientes durante la masticación.

derrame (effusion), fuga de líquido desde los vasos sanguíneos, por su rotura o filtración, normalmente hacia una cavidad corporal. El proceso se asocia habitualmente a problemas circulatorios o renales, y a menudo es un signo precoz de una enfermedad cardíaca congestiva.

derrame pericárdico (pericardial effusion), acumulación de sangre u otros líquidos en el pericardio.

derrame pleural (pleural effusion), acumulación anómala de líquido en los espacios intersticial y aéreo de los pulmones, caracterizada por fiebre, dolor torácico, disnea, sonidos pulmonares adventicios y tos no productiva.

DES (DES), siglas de **dietilestilbestrol.**

desaceleración (deceleration), disminución de la velocidad de un objeto o una reacción.

desactivación (deactivation), proceso de convertir algo en inactivo o inoperante.

desaferentación (deafferentation), eliminación o interrupción de impulsos nerviosos aferentes.

desalinación (desalination), proceso de eliminación de la sal del agua o de otras sustancias.

desaminación (deamination), extracción, normalmente mediante hidrólisis, del radical NH_2 de un compuesto amínico.

desaminasa (deaminase), una de las subclases de enzimas que catalizan la hidrólisis del NH_2 unido a compuestos amínicos.

desarrollo (development), **1.** proceso gradual de cambio y diferenciación desde un nivel de complejidad menor a uno mayor. **2.** (en biología) serie de fenómenos que se producen en un organismo desde el momento de la fertilización del óvulo hasta la fase adulta.

desarrollo: edad adulta joven (development: young adulthood), resultado de enfermería recogido en la Nursing Outcomes Classification (NOC). Se define como progresión cognitiva, psicosocial y moral entre los 18 y los 39 años de edad.

desarrollo: edad adulta media (development: middle adulthood), resultado de enfermería recogido en la Nursing Outcomes Classification (NOC). Se define como progresión cognitiva, psicosocial y moral entre los 40 y los 64 años de edad.

desarrollo: edad adulta tardía (development: late adulthood), resultado de enfermería recogido en la Nursing Outcomes Classification (NOC). Se define como progresión cognitiva, psicosocial y moral a partir de los 65 años de edad.

desarrollo cognitivo (cognitive development), proceso de desarrollo por el cual un lactante se convierte en una persona inteligente, adquiriendo, con el crecimiento, conocimientos y la capacidad de pensar, aprender, razonar y abstraer.

desarrollo de la plantilla[1] (staff development), proceso que ayuda al personal de enfermería de forma individual, de una agencia u organización, para conseguir nuevas habilidades y conocimientos, aumentando su nivel de competencia y también su profesionalidad. El proceso puede incluir programas de orientación, educación durante el servicio y educación continuada.

desarrollo de la plantilla[2] (staff development), intervención de enfermería recogida en la Nursing Interventions Classification (NIC). Se define como el desarrollo, mantenimiento y control de la competencia del personal.

desarrollo de la salud comunitaria (community health development), intervención de enfermería recogida en la Nursing Interventions Classification (NIC). Se define como el hecho de facilitar a los miembros de una comunidad la posibilidad de identificar los problemas de salud comunitarios, de movilizar recursos y de poner en marcha soluciones.

desarrollo de programa (program development), intervención de enfermería recogida en la Nursing Interventions Classification (NIC). Se define como la planificación, ejecución y evaluación de un conjunto de actividades coordinadas, proyectadas para aumentar el bienestar o para prevenir, reducir y eliminar uno o más problemas sanitarios en un grupo o comunidad.

desarrollo de vías críticas (critical path development), intervención de enfermería recogida en la Nursing Interventions Classification (NIC). Se define como la construcción y utilización de una secuencia temporal de actividades asistenciales para mejorar los resultados deseados por el paciente, manteniendo la relación costo-eficacia.

desarrollo del niño: 1 mes (child development: 1 month), resultado de enfermería recogido en la Nursing Outcomes Classification (NOC). Se define como los hitos en el progreso físico, cognitivo y psicosocial con 1 mes de edad.

desarrollo del niño: 2 meses (child development: 2 months), resultado de enfermería recogido en la Nursing Outcomes Classification (NOC). Se define como los hitos en el progreso físico, cognitivo y psicosocial a los 2 meses de edad.

desarrollo del niño: 4 meses (child development: 4 months), resultado de enfermería recogido en la Nursing Outcomes Classification (NOC). Se define como los hitos en el progreso físico, cognitivo y psicosocial a los 4 meses de edad.

desarrollo del niño: 6 meses (child development: 6 months), resultado de enfermería recogido en la Nursing Outcomes Classification (NOC). Se define como los hitos en el progreso físico, cognitivo y psicosocial a los 6 meses de edad.

desarrollo del niño: 12 meses (child development: 12 months), resultado de enfermería recogido en la Nursing Outcomes Classification (NOC). Se define como los hitos en el progreso físico, cognitivo y psicosocial a los 12 meses de edad.

desarrollo del niño: 2 años (child development: 2 years), resultado de enfermería recogido en la Nursing Outcomes Classification (NOC). Se define como los hitos en el progreso físico, cognitivo y psicosocial a los 2 años de edad.

desarrollo del niño: 3 años (child development: 3 years), resultado de enfermería recogido en la Nursing Outcomes Classification (NOC). Se define como los hitos en el progreso físico, cognitivo y psicosocial a los 3 años de edad.

desarrollo del niño: 4 años (child development: 4 years), resultado de enfermería recogido en la Nursing Outcomes Classification (NOC). Se define como los hitos en el progreso físico, cognitivo y psicosocial a los 4 años de edad.

desarrollo del niño: 5 años (child development: 5 years), resultado de enfermería recogido en la Nursing Outcomes Classification (NOC). Se define como los hitos en el progreso físico, cognitivo y psicosocial a los 5 años de edad.

desarrollo del niño: adolescencia (child development: adolescence), resultado de enfermería recogido en la Nursing Outcomes Classification (NOC). Se define como los hitos en el progreso físico, cognitivo y psicosocial entre los 12 y los 17 años de edad.

desarrollo del niño: infancia media (child development: middle childhood), resultado de enfermería recogido en la Nursing Outcomes Classification (NOC). Se define como los hitos en el progreso físico, cognitivo y psicosocial entre los 6 y los 11 años de edad.

desarrollo embrionario (embryologic development), conjunto de los distintos estadios intrauterinos y procesos implicados en el crecimiento y diferenciación del producto de la concepción, desde el momento de la fertilización del huevo hasta la octava semana de gestación. Los estadios se relacionan con el estado biológico del nonato y se dividen en dos períodos diferentes. El primero es el de embriogénesis, o formación del embrión, que se produce durante los 10-14 días después de la fertilización, hasta la implantación. El segundo período, la organogénesis, implica la diferenciación de las distintas células, tejidos y sistemas orgánicos, y el desarrollo de las principales características externas del embrión; se produce aproximadamente desde el final de la segunda semana hasta la octava semana de la vida intrauterina. El estadio fetal sigue a los anteriores y comienza aproximadamente en la novena semana de gestación.

desarrollo en mosaico (mosaic development), tipo de desarrollo embrionario que se aprecia en el blastocisto. El óvulo fertilizado sufre una división determinada, desarrollándose según un plan preciso e inalterable, en el que cada blastómero tiene una posición característica, una potencia de desarrollo limitada y es el precursor de una determinada parte del embrión.

desarrollo físico y psicomotor de los lactantes (psychomotor and physical development of infants), rama de la psiquiatría pediátrica que se ocupa del desarrollo de habilidades que requieren la coordinación entre los procesos sensoriales y las actividades motoras, como los reflejos del lactante, el establecimiento de horarios y los trastornos emocionales y conductuales.

desarrollo infantil (child development), conjunto de las distintas fases del crecimiento físico, social y psicológico que se produce desde el nacimiento hasta la edad adulta.

desarrollo prenatal (prenatal development), proceso completo de crecimiento, maduración, diferenciación y desarrollo que se produce entre el momento de la concepción y el nacimiento. Generalmente, la ovulación se produce en el decimocuarto día anterior a la fecha prevista para el siguiente período menstrual. Si el huevo es fertilizado, inmediatamente empieza el proceso hacia la maduración fetal y el nacimiento. Durante los primeros 14 días, el huevo fertilizado sufre varios procesos de división celular, transformándose en mórula y posteriormente en blastocito que es capaz de implantarse en la pared uterina. Desde el comienzo de la tercera semana hasta la séptima del desarrollo embrionario, la implantación se profundiza y completa. Desde la octava hasta la décima semana el feto continúa creciendo y el desarrollo es rápido. En la duodécima semana los rasgos faciales están formados y ya están presentes los párpados pero aún no cerrados, porque no se han dividido en párpado superior e inferior. El paladar se está fusionando, el cuello conecta la cabeza de gran tamaño con el cuerpo y ya han empezado a formarse el primordio dental y los lechos ungueales. Es posible por vez primera la identificación de los genitales externos. Desde la semana decimotercera a la decimosexta crecen con rapidez las extremidades superiores, inferiores y tronco, y el feto es activo. Se desarrolla el pelo del cuero cabelludo. El esqueleto del feto está calcificado y puede verse en la radiografía. Un ecocardiograma detecta en ocasiones los movimientos respiratorios. Generalmente, entre la decimoséptima y la vigésima semana de embarazo la madre empieza a sentir por primera vez los movimientos del feto. En la vigésima octava semana se empieza a desarrollar la grasa subcutánea, las uñas de los dedos de las manos y los pies están presentes, los párpados están separados, puede abrir los ojos, el pelo del cuero cabelludo está completamente desarrollado y en los fetos de sexo masculino los testículos están en el anillo inguinal interno o debajo. En una UCIN la mayoría de los niños nacidos a las 28 semanas sobreviven. En la cuadragésima semana el promedio del feto es de 3.240 gramos y la longitud promedia es de 55,8 cm.

desarrollo psicomotor (psychomotor development), adquisición progresiva, por parte de los niños, de habilidades relacionadas tanto con la actividad mental como con la muscular, como es la habilidad del lactante para darse la vuelta, sentarse y arrastrarse a voluntad y de los niños de 2 a 4 años para caminar, hablar, controlar las funciones vesical e intestinal y comenzar a resolver problemas cognitivos.

12 semanas:	se mira las manos.
20 semanas:	capaz de agarrar objetos voluntariamente.
24 semanas:	capaz de darse la vuelta voluntariamente.
11 meses:	repta por el suelo e imita sonidos del habla.
15 meses:	capaz de andar sin ayuda.
24 meses:	tiene un vocabulario de 300 o más palabras y utiliza pronombres.
30 meses:	capaz de saltar con ambos pies.
3 años:	capaz de montar en triciclo y de comer sin ayuda.
4 años:	capaz de saltar sobre un pie, coger y lanzar una pelota; es independiente, presume, da palique y alardea.
5 años:	capaz de atarse los cordones de los zapatos y de cortar con tijeras, se interesa por los temas de actualidad, progresa más fácilmente con los padres.

desarrollo psicosexual (psychosexual development), (en psicoanálisis) aparición de la personalidad a través de una serie de fases desde la infancia hasta la edad adulta, estando cada fase relativamente fija en el tiempo; se caracteriza por la existencia de un mecanismo dominante de consecución del placer sexual a través de la interacción entre los impulsos biológicos de la persona y las limitaciones del entorno.

desarrollo psicosocial (psychosocial development), (en el desarrollo del niño) descripción ideada por Erik Erikson del desarrollo progresivo normal de la confianza, autonomía, iniciativa, destreza, identidad, intimidad, creatividad e integridad; el desarrollo se inicia en la infancia y evoluciona a medida que el ego infantil interacciona con el entorno. Para que el niño pase a una nueva fase, es preciso que la anterior esté completamente superada.

desarrollo puberal (onset of puberty), período de la vida en el que comienza la capacidad reproductora. Es una fase del desarrollo en la cual los genitales alcanzan su madurez y aparecen los caracteres sexuales secundarios. En las mujeres se produce generalmente entre los 9 y los 13 años, cuando tiene lugar el desarrollo de las mamas y la menarquia. En los hombres aparece entre los 12 y los 14 años y se caracteriza por la capacidad de eyaculación de esperma.

D

desarrollo regulador (regulative development), tipo de desarrollo embrionario en el que el huevo fecundado sufre una segmentación indeterminada, produciendo blastómeros que tienen potencias de desarrollo similares y que son capaces de dar lugar a embriones aislados. La determinación de los órganos y de las partes concretas del embrión tiene lugar en estadios posteriores del desarrollo, estando influida por los inductores y por la interacción intercelular.

desarterialización (dearterialization), **1.** conversión de la sangre arterial oxigenada en sangre venosa. **2.** interrupción del aporte de sangre arterial a un órgano o parte del cuerpo.

desarticulación (disarticulation), separación de una articulación sin seccionar el hueso.

desastre (disaster), desgracia o infortunio que resultan ruinosos, desgraciados o calamitosos.

desaturación (desaturation), formación de un compuesto químico no saturado a partir de otro saturado.

desbordar (overshoot), **1.** sobrepasar o superar una diana u objetivo. **2.** parte superior de una estructura que se extiende más lejos que la parte inferior.

desbridamiento (debridement), retirada de suciedad, cuerpos extraños, tejidos dañados y restos celulares de una herida o una quemadura para evitar una infección o promover su cicatrización. Al tratar una herida, el desbridamiento es el primer paso para su limpieza.

desbridamiento enzimático (enzymatic débridement), uso de enzimas vegetales, no tóxicos y no irritantes, para eliminar tejido muerto de una herida sin destruir el tejido normal.

desbridamiento epitelial (epithelial débridement), eliminación de la totalidad de la capa interna y de la fijación de la bolsa periodontal o gingival en el raspado gingival.

descalcificación (decalcification), pérdida de sales de calcio de dientes y huesos producida por malnutrición, malabsorción u otros factores dietéticos o fisiológicos, tales como la inmovilidad.

descamación (desquamation), proceso normal en el que el estrato córneo de la epidermis se desprende en finas escamas.

descamación furfurácea (furfuraceous desquamation), desprendimiento de la epidermis en grandes escamas.

descarga (venting), (en terapia intravenosa) método para permitir la entrada de aire en el vacío de la botella intravenosa y el desplazamiento de la solución intravenosa a medida que sale el aire. Habitualmente, las botellas intravenosas de vidrio llevan un tubo de descarga unido al sistema de tubos i.v. principal o a una puerta de descarga incorporada al tapón de la botella. No hace falta este dispositivo en las bolsas de plástico para perfusión intravenosa porque la bolsa se va colapsando a medida que sale el fluido.

descarga (rush), onda intensa de actividad contráctil que viaja a lo largo del intestino delgado, normalmente como resultado de irritación o distensión.

descargar (discharge), **1.** liberar una sustancia u objeto. **2.** liberar una carga eléctrica, que puede manifestarse por una chispa u onda irruptiva de electricidad. **3.** liberar energía desde o a través de una neurona. **4.** (en psicología) liberar emociones, frecuentemente en coincidencia con un amplio arco de reflejos voluntarios e involuntarios u otras manifestaciones emocionales.

descargar (download), transferir datos o programas de un ordenador central a una unidad periférica.

descarrilamiento (derailment), patrón esquizofrénico del habla en el que ideas incomprensibles, desconectadas y sin relación entre sí sustituyen a los pensamientos lógicos y ordenados.

descendens (descendens), **1.** rama descendente del nervio hipogloso. **2.** nervio cervical formado por ramas de los nervios cervicales segundo y tercero.

descenso (abaissement), **1.** caída o depresión. **2.** (en oftalmología) desplazamiento del cristalino.

descenso (descensus), proceso por el que una estructura cae o desciende.

descentramiento lateral (lateral decentering), (en radiología), error en la colocación de una rejilla enfocada, ocasionando el corte parcial de la rejilla sobre toda la película.

descerebración (decerebration), proceso de extirpación del cerebro o reacción del tronco del encéfalo por encima del nivel del núcleo rojo, con lo que se elimina la función cerebral.

descerebrado (decerebrate), **1.** que carece de cerebro. **2.** que carece de comunicación neural entre el cerebro y las porciones inferiores del SNC.

descodificar (decode), traducir la información codificada a términos de uso habitual.

descompensación (decompensation), **1.** fallo de un sistema, como la descompensación en la insuficiencia cardíaca. **2.** (en psicología) fallo del mecanismo de defensa.

descompensación cardíaca (cardiac decompensation), situación de insuficiencia cardíaca congestiva en la que el corazón es incapaz de garantizar una perfusión celular adecuada a todas las partes del organismo. Entre las causas se incluyen el IM, la sobrecarga cardíaca, los procesos infecciosos, las toxinas o las valvulopatías.

descomposición (decomposition), disolución de una sustancia en compuestos químicos más simples.

descomposición del movimiento (movement decomposition), distorsión del movimiento voluntario en la que el movimiento se produce siguiendo una secuencia de pasos aislados y diferenciados, y no siguiendo el patrón normal, suave y continuo.

descompresión (decompression), **1.** técnica para readaptar a un individuo a la presión atmosférica normal tras su exposición a presiones más elevadas, como en el buceo. **2.** retirada de la presión producida por un gas o un líquido en una cavidad corporal, como el estómago o el tracto intestinal.

descompresión abdominal (abdominal decompression), técnica obstétrica para reducir la presión sobre el abdomen durante la primera etapa del parto. El abdomen se encierra en una cámara que permite controlar la presión circundante.

descompresión y artrodesis cervical anterior (DACA) (anterior cervical decompression and fusion [ACDF]), intervención quirúrgica en la que se trata la hernia o degeneración de los discos cervicales vertebrales.

descongestivo (decongestant), **1.** perteneciente o relativo a una sustancia o técnica que elimina o reduce la congestión o la inflamación. **2.** fármaco descongestivo. Los agentes α-1 adrenérgicos, como la efedrina y la seudoefedrina, que producen vasoconstricción de la mucosa nasal, se utilizan como descongestivos.

descongestivo nasal (nasal decongestant), fármaco que proporciona un alivio temporal de los síntomas nasales en la rinitis y la sinusitis crónica y aguda. La mayoría de ellos se despacha sin receta médica. Su uso prolongado o las dosis superiores a las recomendadas en el prospecto pueden causar vasodilatación por rebote y congestión grave (rinitis medicamentosa).

descongestivo oral (oral decongestant), fármaco, como por ejemplo la seudoefedrina, prescrito para el alivio de la congestión nasal. Los descongestivos orales no parecen causar tumefacción nasal después de largos períodos de uso. Se combinan comúnmente con antihistamínicos para el tratamiento de la rinitis alérgica.

descontaminación (decontamination), proceso de eliminación de material extraño como sangre, fluidos corporales o radiactividad. No elimina microorganismos, pero es un paso necesario previo a la desinfección o esterilización.

descubrimiento (discovery), (en derecho) procedimiento previo al juicio que permite a una parte examinar los testimonios y documentos esenciales que posee exclusivamente la parte contraria.

descuido (neglect), proceso que se produce cuando un padre o tutor no es capaz de proporcionar un mínimo de cuidados físicos y emocionales a un niño u otra persona dependiente, o fracasa en sus esfuerzos.

desdoblamiento (splitting), mecanismo de defensa primitivo que cuando se utiliza exageradamente representa una detención del desarrollo. Se produce incapacidad para sintetizar las experiencias e ideas que uno tiene de sí mismo, de otras personas, de situaciones y de centros.

desecar (desiccate), **1.** secar a fondo. **2.** conservar mediante secado, especialmente comida.

desempeño del rol (role performance), resultado de enfermería recogido en la Nursing Outcomes Classification (NOC). Se define como la congruencia del comportamiento de rol de una persona y sus expectativas de rol.

desempeño ineficaz del rol (role performance, ineffective), diagnóstico de enfermería aceptado por la Seventh National Conference on the Classification of Nursing Diagnoses. El desempeño del rol alterado es una modificación de la percepción de uno mismo en lo que se refiere al propio desempeño del rol.

desencadenante (trigger), sustancia, objeto o agente que inicia o estimula una acción.

desencajamiento (disengagement), maniobra obstétrica para desencajar de la pelvis materna la parte del feto en presentación en el transcurso de un parto quirúrgico.

desencarnadura (degloving), **1.** lesión de una extremidad –dedo, mano, brazo, pierna o pie– en la que se desprenden los tejidos blandos hasta el hueso, incluyendo los haces neurovasculares y a veces los tendones. **2.** (en odontología), la exposición de las regiones maxilares óseas anteriores por la cirugía oral o por trauma.

desenfocado (abscopal), relativo al efecto del tejido irradiado sobre el tejido remoto no expuesto a la radiación.

desensibilización fóbica (phobic desensitization), método para resolver un ego distónico o un patrón de conducta incómoda mediante la reentrada en las situaciones vitales emocionalmente perturbadoras por etapas, primero imaginarias y luego en la vida real.

desensibilización general (systemic desensitization), técnica utilizada en terapia de conducta para eliminar la ansiedad por falta de adaptación asociada a las fobias. El procedimiento implica la construcción por parte de la persona de una jerarquía de estímulos productores de ansiedad y de la presentación general de estos estímulos hasta que ya no desencadenen la respuesta inicial de temor.

desensibilizar (desensitize), **1.** (en inmunología) hacer que una persona se vuelva insensible a algún antígeno. **2.** (en psiquiatría) aliviar a una persona alterada emocionalmente del estrés de fobias y neurosis, instándola a analizar las ansiedades y experiencias estresantes que le producen esos problemas emocionales. **3.** (en odontología) reducir o eliminar la respuesta dolorosa de la dentina vital, puesta al descubierto, a las sustancias irritantes y los cambios de temperatura.

deseo de vivir (will to live), resultado de enfermería recogido en la Nursing Outcomes Clasification (NOC). Se define como el deseo, la determinación y el esfuerzo por sobrevivir.

desequilibrio (imbalance), **1.** falta de equilibrio entre grupos musculares opuestos. **2.** equilibrio anormal de líquido y electrólitos en los tejidos corporales. **3.** distribución desigual de sujetos en un grupo de población.

desequilibrio (disequilibrium, imbalance), pérdida del equilibrio o de la adaptación, en especial del equilibrio mental o psicológico.

desequilibrio autónomo (autonomic imbalance), interrupción de un segmento del sistema nervioso autónomo, como sucede en la ataxia autónoma.

desequilibrio de flujo-volumen (flow-volume dysequilibrium), contenido de soluto en sangre inferior al normal que se registra tras la diálisis, que tiende a hacer que los solutos pasen a otros compartimentos corporales que contienen líquido, como las células.

desequilibrio de ligadura (linkage disequilibrium), asociación no aleatoria de dos genes en el mismo cromosoma.

desequilibrio del volumen de líquidos (fluid volume imbalance), volumen de líquidos anormalmente reducido o aumentado o cambio rápido de un compartimento de líquido corporal a otro.

desequilibrio electrolítico (eletrolyte imbalance), concentraciones séricas de un electrólito superiores o inferiores a las normales.

desequilibrio simpático (sympathetic imbalance), relativo a vagotonía o tensión vagal e hiperexcitabilidad del sistema nervioso parasimpático en oposición al simpático.

desesperanza (hopelessness), diagnóstico de enfermería aceptado por la Seventh National Conference on the Classification of Nursing Diagnoses. Describe el estado en el que un individuo se ve limitado o no ve alternativa o elección personal posible, y es incapaz de movilizar energía a su favor.

desesperanza (despair), sentimiento de falta de expectativas e ilusiones.

desestimar (dismiss), (en derecho) cancelar o retirar una acción, vista o juicio.

desfase (out of phase), serie de sucesos o acciones que no son sincrónicos con un proceso o fenómeno periódico previamente establecido. Una oscilación o proceso periódico que transcurre en una dirección o patrón opuestos se describe a veces como un desfase de 180°.

desfibrilación (defibrillation), detención de la fibrilación ventricular o de la taquicardia ventricular sin pulso (contracción asincrónica, ineficaz) mediante la descarga de un choque eléctrico directo sobre la región precordial del paciente. Es una medida de urgencia frecuente, generalmente aplicada por un médico o un miembro especializado del personal de enfermería o sanitario.

desfibrilador (defibrillator), dispositivo que descarga un choque eléctrico sobre el miocardio, a un voltaje preestablecido. Se utiliza para restaurar el ritmo cardíaco normal y cuando el corazón deja de latir o entra en fibrilación.

desfibrilador automático externo (automatic external defibrillator [AED]), desfibrilador portátil diseñado para poder ser automatizado, de forma que lo puedan utilizar personas sin formación médica avanzada, que responden a una emergencia cardíaca.

desfibrilador automatizado externo (automated external defibrillator [AED]), dispositivo portátil que permite reactivar al corazón que se ha detenido. Está programado para analizar el ritmo cardíaco de forma automática e indicar al profesional sanitario cuándo debe aplicar una desfibrilación cuando éste ha comprobado que nadie está en contacto con el enfermo.

desfibrilador cardioversor implantado automático (DCIA) (automatic implanted cardiovertor defibrillator [AICD]), dispositivo implantado quirúrgicamente que detecta y corrige automáticamente arritmias mortales.

desfibrilador externo semiautomático (semiautomatic external defibrillator), aparato portátil utilizado para reiniciar un corazón que se ha detenido. Está programado para analizar ritmos cardíacos automáticamente e indicar al profesional sanitario cuándo administrar un choque desfibrilador.

desfibrinación (defibrination), eliminación de una fibra de un líquido corporal, como la eliminación de la fibrina de la sangre para prevenir la coagulación.

desfloración (defloration), rotura del himen vaginal.

desgarro ligamentoso (ligamental tear), rotura parcial o total de un ligamento ocasionado por una lesión articular, por una torsión súbita de la articulación o por un movimiento forzado. Aunque los desgarros de los ligamentos pueden ocurrir en cualquier articulación, son más frecuentes en las rodillas.

desgarro perineal (tears of the perineum), rasgado de los tejidos situados entre la vulva y el ano producido por un estiramiento excesivo de la vagina durante el parto. Generalmente se repara mediante cirugía.

deshidratación (dehydratation), **1.** pérdida excesiva de agua por los tejidos corporales. La deshidratación se acompaña de alteración del equilibrio de electrólitos esenciales, sobre todo sodio, potasio y cloro. Los signos de deshidratación son: escasa turgencia de la piel (signo no significativo en ancianos), piel seca y roja, oliguria, irritabilidad y confusión. **2.** retirada del agua de una sustancia.

deshidratación de las encías (dehydratation of gingivae), sequedad del tejido gingival, a menudo secundaria a la respiración por la boca, que disminuye la resistencia del tejido gingival a la infección.

deshidratar (dehydrate), extraer el agua de una sustancia.

deshidratarse (dehydrate), perder una cantidad excesiva de agua el organismo.

deshidrogenar (dehydrogenate), eliminar átomos de hidrógeno, como en los procesos de oxidación.

deshumanización (dehumanization), proceso de pérdida de las cualidades altruistas o individuales, como puede suceder en algunos estados psicóticos o en acontecimientos que producen traumas emocionales (prisionero de guerra).

deshumidificador (dehumidifier), aparato para eliminar la humedad en la atmósfera.

designación combinada (joint appointment), **1.** en EE.UU., nombramiento de la facultad para dos instituciones dentro de una universidad o sistema, como la facultad de enfermería y la de medicina de la misma universidad. **2.** (en enfermería académica) en EE.UU., nombramiento de un miembro de la facultad de una universidad para el servicio clínico de una institución de servicios asociada.

desincronización (desynchrony), alteración en la que las señales y patrones, como la necesidad de dormir o comer, entran en conflicto con las pautas propias del individuo, como sucede, por ejemplo, en el caso del *jet lag*.

desinfección (disinfection), proceso para destruir organismos patógenos o convertirlos en inertes.

desinfección concurrente (concurrent disinfection), manipulación y eliminación diaria del equipo o materiales contaminados.

desinfectante (disinfectant), sustancia química que puede aplicarse sobre los objetos para destruir microorganismos, con la excepción de las esporas.

desinfectar (disinfect), eliminar organismos patógenos.

desinfestación (disinfestation), eliminación del riesgo de infestación por parásitos, roedores u otros organismos nocivos.

desinhibición (disinhibition), eliminación de una inhibición.

desinstitucionalización (deinstitutionalization), traslado a un ambiente comunitario de un paciente que ha estado hospitalizado con reevaluación de la asistencia psiquiátrica necesaria.

desintegración (decay), **1.** deterioro gradual que acompaña a los años finales de la vida. **2.** deterioro gradual, causado usualmente por la acción bacteriana, del cuerpo de un organismo después de la muerte. **3.** proceso de desintegración de una sustancia radiactiva.

desintegración beta (beta decay), tipo de radiactividad caracterizada por la emisión de partículas beta, como los electrones o los positrones.

desintegración radiactiva (radioactive decay), desintegración del núcleo de un núclido inestable por la emisión espontánea de partículas cargadas, fotones o ambos.

desinterés soñoliento (somnolent detachment), (en psicología) término introducido por Sullivan para un tipo de actuación de defensa en la cual una persona se queda dormida cuando se enfrenta a una experiencia muy amenazadora, productora de ansiedad.

desintoxicación (detoxification), eliminación de un veneno o de sus efectos sobre un paciente.

desintoxicar (detoxify), hacer que una sustancia tóxica se vuelva inofensiva, o vencer los efectos de un agente tóxico.

desirudina (desirudin), agente anticoagulante utilizado como profilaxis de la trombosis venosa profunda en pacientes sometidos a sustitución de cadera.

desliz freudiano (freudian slip), (en psicología freudiana) error de conducta en el lenguaje o la acción que se cree que revela un motivo oculto en el inconsciente del agente.

deslizamiento (gliding), **1.** movimiento suave y continuo. **2.** el más sencillo de los cuatro movimientos básicos que permiten las articulaciones del esqueleto. Está presente en todas las articulaciones móviles, y permite que una superficie se mueva suavemente sobre otra adyacente, independientemente de su forma.

deslizamiento de la epífisis femoral (slipped femoral epiphysis), insuficiencia de la placa epifisaria femoral que se produce principalmente en adolescentes con sobrepeso debido a cambios hormonales. Entre las características clínicas se encuentran rigidez de cadera y dolor, con dificultad para andar. Puede haber también dolor en la rodilla y rotación externa de la pierna afectada. El trastorno se trata mediante cirugía ortopédica.

deslizamiento del dedo (finger sweep), técnica para solucionar una obstrucción mecánica de la vía aérea superior de un paciente inconsciente. El socorrista abre la boca de la víctima agarrando la mandíbula inferior y la lengua entre el pulgar y los dedos. Entonces el socorrista intenta deslizar con un dedo el objeto extraño hacia fuera de la boca de la víctima.

desloratadina (desloratadine), antihistamínico no sedante (antagonista de los receptores H1) usado en el tratamiento de la rinitis alérgica y la urticaria idiopática crónica.

deslumbramiento (glare), luz deslumbrante fuerte que puede causar molestia al ojo.

desmayo (faint), *no técnica.* **1.** perder la consciencia, como en el síncope. **2.** síncope.

desmielinización (demyelination), proceso de destrucción o pérdida de la vaina de mielina de un nervio o fibra nerviosa.

desmielinizar (demyelinate), eliminar o destruir la mielina que rodea los axones y las células nerviosas.

desmineralización (demineralization), disminución en la cantidad de minerales o sales orgánicas de los tejidos, como ocurre en ciertas enfermedades.

desmosis (desmosis), cualquier enfermedad del tejido conjuntivo.

desmosoma (desmosome), pequeña zona densa y circular del puente intercelular, que forma el lugar de adherencia entre determinadas células epiteliales, especialmente las del epitelio estratificado de la epidermis.

desnaturalización (denaturation), **1.** alteración de la naturaleza o estructura básica de una sustancia. **2.** proceso por el que una comida o bebida se vuelven inadecuadas para el consumo humano, aunque se sigan utili-

D

zando con otros propósitos, por ejemplo, como solvente.

desnervado (denervated), órgano o sector en el que se produce una interrupción de la vía del impulso nervioso, como sucede en el caso de su escisión o de la administración de un fármaco que la bloquea. Esto provoca la disminución o la ausencia de transmisión de impulsos por esa vía.

desnitrogenación (denitrogenation), eliminación de nitrógeno de los pulmones y los tejidos corporales, durante un período de respiración de oxígeno puro.

desnucleado (denucleated), situación que resulta de la eliminación del núcleo.

desodorante (deodorant), **1.** destructor o enmascarador de olores. **2.** sustancia que destruye o enmascara olores.

desogestrel (desogestrel), agente progestágeno de escasa actividad androgénica. Se emplea, en combinación con un componente estrógeno, como anticonceptivo oral.

desonida (desonide), antiinflamatorio tópico poco utilizado que se prescribe en el tratamiento de la dermatitis atópica.

desorganización familiar (family disorganization), ruptura del sistema familiar. Se puede asociar a la sobrecarga de los padres o a la pérdida de los sistemas de apoyo para los miembros de la familia. La desorganización de la familia puede contribuir a la pérdida de los controles sociales que la familia suele imponer a sus miembros.

desorientación (disorientation), estado de confusión mental caracterizado por una percepción inadecuada o incorrecta de lugar, tiempo o identidad.

desorientación topográfica (topographic disorientation), forma de desorientación basada en el modelo topográfico de Freud del aparato mental, constituido por los sistemas consciente, preconsciente e inconsciente para interpretar las percepciones del mundo exterior y las percepciones internas.

desorientar (disorient), producir una pérdida de la alerta o percepción del espacio, tiempo o identidad y relaciones personales.

desosificación (deossification), pérdida de materia mineral de los huesos.

desoxiazúcar (deoxy sugar), hidrato de carbono en el que uno o más átomos de carbono se han reducido, perdiendo por lo tanto sus grupos hidroxilo.

desoxidante (deoxidizer), agente que elimina oxígeno.

desoxigenación (deoxygenation), eliminación del oxígeno de un compuesto químico.

desoximetasona (desoximetasone), corticoide tópico. Se utiliza en el tratamiento de la inflamación cutánea.

desoxirribosa (deoxyribose), ribosa que se ha transformado en un desoxiazúcar; se encuentra en el ADN.

despersonalización (depersonalization), sentimiento de extrañeza o irrealidad con respecto a uno mismo o su ambiente, a menudo debido a ansiedad o fatiga.

despertar (arousal), **1.** fin del sueño. **2.** excitación o provocación de acciones o respuestas a estímulos sensoriales.

despertar (emergence), estado en el proceso de recuperación de una anestesia general que implica respiración espontánea, deglución voluntaria y consciencia.

despiojar (delousing), liberar a una persona u objeto de una infestación por piojos.

desplazamiento (displacement), **1.** cambio de lugar o acto de desplazarse. **2.** (en química) reacción en la que un átomo, molécula o radical es extraído de una combinación y reemplazado por otro. **3.** (en física) cambio de lugar de una masa por efecto de otra, como el peso o el volumen de un líquido cuando es desplazado por un cuerpo flotante o sumergido. **4.** (en psiquiatría) mecanismo defensivo inconsciente para evitar conflictos emocionales y ansiedad transfiriendo emociones, ideas o deseos desde un objeto a otro que produce menor ansiedad.

desplazamiento (shift), cambio brusco en un sistema analítico que continúa a un nuevo nivel.

desplazamiento competitivo (competitive displacement), tendencia de un fármaco a desplazar a otro en sitios de unión a proteínas inespecíficos (p. ej., de albúmina plasmática) cuando se toman de manera simultánea. Sólo el fármaco libre es capaz de fijarse a sus proteínas diana específicas.

desplazamiento pélvico lateral (lateral pelvic displacement), uno de los cinco determinantes cinéticos principales de la marcha. Ayuda a sincronizar los movimientos rítmicos de la marcha, y se produce por el desplazamiento horizontal de la pelvis o por la abducción relativa de la cadera.

despolarización (depolarization), reducción del potencial de membrana a un valor menos negativo.

despolarización diastólica lenta (slow diastolic depolarization), pérdida lenta de la negatividad que se produce durante la cuarta fase del potencial de acción en las células cardíacas con automatismo.

desprendimiento de retina (retinal detachment), separación de la retina del epitelio pigmentario retiniano del fondo del ojo. Suele deberse a la existencia de un agujero o desgarro en la retina que permite el paso de humor vítreo entre la coroides y la retina. En la mayoría de los casos, el desprendimiento de retina se desarrolla lentamente. El primer síntoma suele ser la aparición súbita de un gran número de manchas flotantes suspendidas delante del ojo afectado. Es posible que la persona no busque ayuda, porque el número de manchas tiende a disminuir en los días o semanas siguientes al desprendimiento. La persona también puede notar una sensación curiosa de destellos de luz al mover el ojo. Como la retina no contiene nervios sensitivos que transmitan sensaciones de dolor, el trastorno es indoloro. Si el proceso no se detiene, el resultado final es la ceguera total del ojo afectado. Suele ser necesario intervenir quirúrgicamente para reparar el agujero y evitar la entrada de humor vítreo, que separa la retina de su fuente de alimentación, la coroides.

desprendimiento de virus (virus shedding), movimiento de un virus por cualquier vía a partir de un huésped infectado.

desprendimiento retiniano regmatógeno (rhegmatogenous retinal detachment), separación de la retina asociada con un agujero, una rotura o un desgarro en la capa sensorial de la retina. El desprendimiento se produce secundariamente al paso de líquido vítreo a través de la rotura.

desproporción cefalopélvica (DCP) (cephalopelvic disproportion [CPD]), alteración obstétrica en la que la cabeza del feto es demasiado grande o el canal del parto materno demasiado pequeño para permitir un parto o nacimiento por la vía normal.

desrazoxano (dexrazoxane), agente cardioprotector. Se prescribe en la protección de mujeres frente a problemas cardíacos causados por el tratamiento con doxorubicina del cáncer de mama.

desreflexión (dereflection), técnica de psicología logoterapéutica para intentar que una persona deseche un objetivo dirigiéndole positivamente hacia otro, haciendo hincapié en sus valores y capacidades en vez de hacerlo en el problema en cuestión.

desrepresión (abreaction), respuesta emocional que se produce al revivir mentalmente o al llevar al mundo consciente, mediante el método catártico, una experiencia dolorosa que ha estado reprimida durante largo tiempo.

destemplanza (distemper), cualquier trastorno o indisposición, mental o físico.

destetado (weanling), niño que ha sido destetado recientemente.

destetar (wean), abandono de la lactancia materna e introducción de otros alimentos en su lugar.

destete de la ventilación mecánica (mechanical ventilatory weaning), intervención de enfermería recogida en la Nursing Interventions Classification (NIC). Se define como la ayuda al paciente para que respire sin la ayuda de un ventilador mecánico.

destilación (distillation), proceso de vaporización seguido de condensación en otra parte del sistema.

destilado (distillate), producto de la destilación.

destreza (dexterity), habilidad en el uso de las propias manos o del cuerpo.

desvalorización (worthlessness), componente de una baja autoestima, caracterizado por sentimientos de inutilidad o incapacidad para contribuir significativamente al bienestar de los demás o al del propio entorno.

desvascularización (devascularization), extracción de la sangre de una parte del cuerpo, detención del flujo sanguíneo en esa parte o alteración traumática de la irrigación vascular de un órgano.

desvelo (watchfulness), supervisión continua, bien sea al descubierto o sin intromisiones, según pida cada situación.

desviación (deviance), conducta contraria a las normas aceptadas por una comunidad o cultura.

desviación (biasing), método de tratamiento de la disfunción neuromuscular mediante la contracción de un músculo contra resistencia, logrando de esta manera que los ejes del músculo se reorienten con respecto a la longitud más corta y que el tejido muscular sea más sensible y reaccione mejor al estiramiento.

desviación a la derecha (shift to the right), (en hematología) predominio de los leucocitos polimorfonucleares neutrófilos con tres o más lóbulos, lo que indica madurez de la célula. El fenómeno es frecuente en la enfermedad hepática grave y en la anemia perniciosa avanzada, y representa una falta relativa de actividad hematopoyética.

desviación a la izquierda (shift to the left), (en hematología) predominio de los linfocitos inmaduros, observado en el recuento leucocitario diferencial. Suele ser indicativo de infección o inflamación.

desviación conjugada (conjugate deviation), relativo al movimiento de los dos ojos, cuando los ejes visuales funcionan en paralelo. La causa es una disfunción de los músculos oculares, que permite a los ojos dirigirse al mismo lado cuando están en reposo.

desviación cubital (ulnar drift), alteración en las articulaciones metacarpofalángicas debido a una artritis reumatoide o a una sinovitis crónica. El eje longitudinal de los dedos forma un ángulo con el eje longitudinal de la muñeca, por lo que los dedos se desvían hacia el lado cubital de la mano.

desviación de cloruros (chloride shift), intercambio de iones cloruro en los hematíes a nivel periférico en respuesta a la P_{CO_2} sanguínea. El intercambio se invierte en los pulmones.

desviación de costes (cost shifting), (en EE.UU.) mecanismo para reducir costes de pacientes hospitalizados mediante la prestación de servicios en un contexto ambulatorio. El coste por caso del paciente ingresado se reduce, pero el coste global para la organización no cambia.

desviación de la lengua (deviation of tongue), tendencia de la lengua a apartarse de la línea media cuando se la extiende o se la saca. Esta alteración se asocia a un defecto del nervio hipogloso, con desviación hacia el lado del nervio lesionado.

desviación de la norma (deviation from normal), cualidad, característica, síntoma o hallazgo clínico que difiere de lo considerado habitualmente como normal, como la elevación de la temperatura, la gestación múltiple o un dedo supernumerario.

desviación del eje (axis deviation), trazado ECG en el cual el eje QRS del corazón en el plano frontal está situado fuera del margen normal de –30 a 110 grados. Representa una dirección anómala de la despolarización ventricular.

desviación del ojo (eye deviation), **1.** movimiento de los dos ojos en el que sus ejes visuales no están paralelos. La desviación manifiesta es la constituida por los grados en los que el eje visual de un ojo se desvía con respecto al eje del otro en los casos de estrabismo, cuando ambos ojos están abiertos. **2.** (en el estrabismo) salida de la línea visual de un ojo desde el punto de fijación.

desviación estándar (DE) (standard deviation [SD]), (en estadística) definición matemática sobre la dispersión de una serie de valores o puntuaciones en relación con la media.

desviación inmunológica (immune deviation), modificación de la respuesta inmunológica a un antígeno causada por una exposición previa al mismo antígeno.

desviación química (chemical shift), (en espectrometría de resonancia magnética nuclear) posición de una resonancia en la sustancia de interés con respecto a la posición de resonancia de un patrón.

desviación social (social deviance), conducta que viola las normas sociales, engendrando ira, resentimiento y deseo de escarmiento en un segmento importante de la sociedad o la cultura.

desviado (deviant), relativo a una persona u objeto que se separa de lo que se considera normal o estándar.

desviarse (deviate), variar con respecto a lo que se considera estándar o estadísticamente normal.

desvitalizado (devitalized), perteneciente a los tejidos con un escaso suministro de oxígeno y flujo sanguíneo.

detalle registrado (recorded detail), nitidez de las líneas estructurales que se registran sobre una radiografía.

detección de centelleo (scintillation scanning), técnica que constituye la base de la escintigrafía.

detección de riesgos (risk detection), resultado de enfermería recogido en la Nursing Outcomes Classification (NOC). Se define como las acciones personales para identificar amenazas personales para la salud.

detección heterocigota (heterozygote detection), utilización de la amniocentesis y de otras técnicas para identificar posibles enfermedades recesivas hereditarias ligadas al sexo.

detección por coincidencia (coincidence counting), (en radioterapia) detección de dos fotones que actúan simultáneamente sobre dos contadores separados como resultado de la aniquilación de un positrón (formado durante un descenso radiactivo) y de un electrón. Como técnica de imagen, la detección por coincidencia de dos fotones reduce notablemente la importancia de la radiación dispersa.

detección selectiva de los genes del cáncer de mama (breast cancer genetic screening test [BRCA genetic testing]), prueba sanguínea que se realiza para detectar la presencia de genes del cáncer de mama, lo que indica un aumento de la susceptibilidad a desarrollar este tipo de cáncer. La presencia de un gen del cáncer de mama confiere también un aumento de la susceptibilidad a padecer cáncer de ovario.

detección selectiva de tóxicos (toxicology screening), prueba sanguínea o urinaria que detecta las drogas adictivas más comunes que alteran el estado de ánimo.

detección selectiva genética (genetic screening), proceso de investigación de una determinada población de personas con el fin de detectar la presencia de una enfermedad, incipiente o evidente.

detección selectiva materna (maternal screen testing), cribado mediante análisis de sangre o de orina para detectar defectos congénitos y trastornos genéticos, que se realiza al principio del embarazo. Es más importante en mujeres mayores de 35 años de edad y en las que han tenido previamente un hijo con defectos congénitos.

detección selectiva multifásica (multiphasic screening), técnica de detección selectiva de enfermedades en poblaciones mediante la aplicación de una batería de pruebas. La técnica sirve para identificar cualquiera de las diferentes enfermedades que se rastrean en una población.

detección selectiva sanitaria (health screening), intervención de enfermería recogida en la Nursing Interventions Classification (NIC). Se define como la detección de riesgos o problemas sanitarios por medio de la historia, la exploración y otros procedimientos.

detector (detector), dispositivo diseñado para localizar objetos o alteraciones.

detector automático de infiltración (automatic infiltration detector), dispositivo sensible a los cambios de temperatura que activa una alarma y detiene automáticamente la infusión intravenosa cuando se produce la infiltración del tejido por líquidos intravenosos.

detector de centelleo (scintillation detector), **1.** aparato basado en la emisión de luz o de radiación ultravioleta por un cristal sometido a radiación ionizante. La luz es detectada por un tubo fotomultiplicador y convertida en señal eléctrica que puede ser procesada nuevamente. **2.** aparato utilizado para medir la cantidad de radiactividad en un área del cuerpo.

detector de imagen (image detector), cualquier medio de registro utilizado en radiología, como una película o un tubo de rayos catódicos.

detector de mentiras (lie detector), dispositivo o instrumento electrónico que detecta la mentira o la ansiedad ante preguntas específicas.

detector de radiación (radiation detector), dispositivo para transformar la energía radiante en una forma observable, utilizado para detectar la presencia y, en ocasiones, la cantidad de radiación.

detector proporcional de gas (proportional gas detector), dispositivo para medir las formas alfa y beta de radiactividad.

detención de la caries dental (arrested dental caries), caries dental en la que se ha detenido la progresión de la caries y no hay signos de infección, persistiendo a modo de cavidad la zona del diente que está desmineralizada.

detención del desarrollo (arrested development), parada en una o más fases del proceso de desarrollo intrauterino antes de que se haya completado éste, con la consiguiente aparición de malformaciones congénitas.

detergente (detergent), **1.** agente limpiador. **2.** (en terapia respiratoria) agente humidificador que se administra para facilitar la eliminación de secreciones del tracto respiratorio adheridas a las paredes de las vías respiratorias.

deterioro (deterioration), relativo al proceso que empeora gradualmente.

deterioro de la capacidad de trasladarse (transfer ability, impaired), diagnóstico de enfermería aceptado por la Thirteenth National Conference on the Classification of Nursing Diagnoses (revisada en 2007). La afección es una limitación del movimiento independiente entre dos superficies próximas.

deterioro de la comunicación verbal (impaired verbal communication), diagnóstico de enfermería aprobado por la NANDA. Se define como el estado en el que el individuo experimenta una disminución o falta de capacidad para emplear o entender el lenguaje en la interacción humana. Las características definidoras son tartamudeo, lenguaje entrecortado, dificultades para construir palabras o frases, problemas para expresar verbalmente los pensamientos, verbalización inapropiada, disnea y desorientación. Las características definitorias críticas, de las cuales al menos una debe estar presente para poder realizar el diagnóstico, son incapacidad para hablar el lenguaje dominante, dificultad para hablar o verbalizar, o no hablar o no poder hablar.

deterioro de la deglución (impaired swallowing), diagnóstico de enfermería aprobado por la NANDA. Se define como el estado en el que el individuo tiene disminuida la capacidad de llevar voluntariamente líquidos, sólidos o ambos desde la boca al estómago. Las características definidoras son la evidencia de dificultad para deglutir, como por ejemplo, estasis del alimento en la cavidad oral, tos o atragantamiento y evidencia de aspiración.

deterioro de la deglución (swallowing, impaired), diagnóstico de enfermería aceptado por la Seventh National Conference on the Classification of Nursing Diagnoses. Se define como el estado en el que un individuo presenta capacidad reducida para hacer que los sólidos y/o líquidos pasen voluntariamente de la boca al estómago.

deterioro de la dentición (impaired dentition), diagnóstico de enfermería aprobado por la NANDA. Se define como la alteración de los patrones de erupción o de desarrollo de los dientes o de la integridad estructural de la dentadura. Las características definidoras incluyen un exceso de placa, caries en la corona o en las raíces, halitosis, decoloración del esmalte, dolor dental, movilidad de las piezas dentales, cálculos excesivos, erupción incompleta para la edad (de los dientes de leche o de los definitivos), maloclusión o alineación incorrecta de las piezas dentales, pérdida prematura de los dientes de leche, desgaste o fractura de las piezas, falta total o parcial de piezas, erosión del esmalte y expresión facial asimétrica.

deterioro de la dentición (dentition, impaired), diagnóstico de enfermería aceptado por la Thirteenth National Conference on the Classification of Nursing Diagnoses. Se define como alteración de los patrones de erupción o de la integridad estructural de un diente.

deterioro de la eliminación urinaria (impaired urinary elimination), diagnóstico de enfermería aprobado por la NANDA. Se define como el estado en el que un individuo experimenta un trastorno en la eliminación de la orina. Entre las características definidoras se encuentran: disuria, polaquiuria, nicturia; incontinencia, retención y urgencia urinarias.

deterioro de la habilidad para la traslación (impaired transfer ability), diagnóstico de enfermería aprobado por la NANDA. Se define como una limitación del movimiento independiente entre dos áreas cercanas. La afección se caracteriza por la alteración de la habilidad para trasladarse desde la cama a la silla y desde la silla a la cama, la alteración de la habilidad para sentarse o levantarse del inodoro o del orinal, la alteración de la habilidad para trasladarse dentro y fuera de una bañera o ducha, la alteración de la habilidad para trasladarse entre zonas a distinto nivel, la alteración de la habilidad para trasladarse desde la silla al suelo y desde el suelo a la silla, la alteración de la habilidad para trasladarse desde bipedestación al suelo y desde el suelo a bipedestación.

deterioro de la integridad cutánea (impaired skin integrity), diagnóstico de enfermería aprobado por la NANDA. Se define como el estado en el que la piel de un individuo experimenta alteraciones adversas. Entre las características definidoras se encuentran la alteración de la superficie cutánea, la destrucción de las capas de la piel y la invasión de las estructuras corporales.

deterioro de la integridad de la piel (skin integrity, impaired), diagnóstico de enfermería aceptado por la Fourth National Conference on the Classification of Nursing Diagnoses. Se define como estado en el que la piel de una persona se ve alterada negativamente.

deterioro de la integridad tisular (impaired tissue integrity), diagnóstico de enfermería aprobado por la NANDA. Se define como el estado en el que un individuo experimenta daños en la membrana mucosa o en los tejidos corneal, tegumentario o subcutáneo. La principal característica definidora es el tejido dañado o destruido.

deterioro de la integridad tisular (tissue integrity, impaired), diagnóstico de enfermería aceptado por la Seventh National Conference on the Classification of Nursing Diagnoses. Se define el deterioro de la integridad tisular como el estado en que un individuo experimenta daño en la membrana mucosa o en el tejido corneal, de los integumentos o subcutáneo.

deterioro de la interacción social (social interaction, impaired), diagnóstico de enfermería aceptado por la Seventh National Conference on the Classification of Nursing Diagnoses. Se define como el estado en el que un individuo participa de forma insuficiente o excesiva, o de forma ineficaz, en la interacción social.

deterioro de la memoria (memory, impaired), diagnóstico de enfermería aprobado por la Eleventh National Conference on the Classification of Nursing Diagnoses. Se define como el estado en el cual un individuo experimenta la incapacidad de recordar y evocar fragmentos de información o habilidades de comportamiento. El deterioro de la memoria puede atribuirse a causas fisiopatológicas o de situación que pueden ser temporales o permanentes.

deterioro de la movilidad física (impaired physical mobility), diagnóstico de enfermería aprobado por la NANDA. Se define como el estado en el que la persona experimenta una limitación en su capacidad para el movimiento físico independiente. Las características definidoras son incapacidad para alcanzar un nivel de movilidad funcional en el entorno (incluidas la movilidad en la cama, el traslado y la deambulación), rechazo a intentar moverse, limitación del arco de movilidad de las extremidades; disminución de la fuerza o del control del sistema musculoesquelético, capacidad de coordinación de movimientos anormal o deficiente, y cualquiera de la gran lista de posibles restricciones impuestas, como pueden ser la inmovilización o la tracción.

deterioro de la perfusión tisular (renal, cerebral, cardiopulmonar, gastrointestinal, periférica) (tissue perfusion, ineffective [renal, cerebral, cardiopulmonary, gastrointestinal, peripheral]), diagnóstico de enfermería aprobado por la Fourth National Conference on the Classification of Nursing Diagnoses. Se define como el estado en el cual un individuo experimenta una disminución de la nutrición y oxigenación a nivel tisular secundaria a un déficit en el flujo sanguíneo capilar.

deterioro de la religiosidad (religiosity, impaired), diagnóstico de enfermería aceptado en la Sixteenth National Conference on the Classification of Nursing Diagnoses. El deterioro de la religiosidad describe un estado de disminución de la capacidad para mantener la confianza en las propias creencias o participar en ritos de una determinada confesión religiosa.

deterioro de la respiración espontánea (inability to sustain spontaneous ventilation), diagnóstico de enfermería aprobado por la NANDA. Se define como el estado en el que el patrón de respuesta ante la disminución de las reservas energéticas provoca la incapacidad del individuo para mantener la respiración adecuada para sobrevivir. Las características definidoras incluyen disnea y aumento de la tasa metabólica. Otras secundarias son agitación creciente, inquietud, aumento del uso de los músculos accesorios, disminución del volumen circulante, descenso del nivel de pO_2 y aumento del nivel de pCO_2, reducción de la cooperación y disminución del nivel de SaO_2.

deterioro de la ventilación espontánea (spontaneous ventilation, impaired), diagnóstico de enfermería aceptado por la Tenth National Conference on the Classification of Nursing Diagnoses. Se define como un estado en el que el patrón de respuesta a las reservas reducidas de energía determina la incapacidad del individuo para desarrollar una respiración apropiada para mantener la vida.

deterioro del intercambio gaseoso (impaired gas exchange), diagnóstico de enfermería aprobado por la NANDA. Se define como el estado en el que un individuo experimenta un desequilibrio entre la captación de oxígeno y la eliminación de dióxido de carbono en el área de intercambio de gas de la membrana alveolocapilar. Las características definidoras son: confusión, inquietud, irritabilidad, somnolencia, hipercapnia e hipoxia.

deterioro del síndrome de interpretación del entorno (environmental interpretation syndrome, impaired), diagnóstico de enfermería aceptado en la Eleventh National Conference on the Classification of Nursing Diagnoses. Se define como una ausencia mantenida de orientación de la persona en cuanto a lugar, tiempo o circunstancias, durante un período de entre 3 y 6 meses, lo que requiere las pertinentes medidas de protección.

deterioro en el mantenimiento del hogar (impaired home maintenance), diagnóstico de enfermería aprobado por la NANDA. Se define como la situación en la que una persona es incapaz de mantener sin ayuda un entorno doméstico seguro y saludable. Entre las características definidoras que comunica el paciente u otros miembros de la casa están la dificultad para mantener la casa en condiciones confortables, la necesidad de ayuda externa para el mantenimiento del hogar y la existencia de deudas o crisis financieras. Entre las características definidoras que pueden observarse están el desorden, los malos olores, la temperatura ambiental inapropiada, la falta de equipamiento y ayudas necesarios y la presencia de roedores o parásitos.

deterioro mental asociado al envejecimiento (age-associated mental impairment), deterioro de la función cognitiva como consecuencia del envejecimiento normal. Puede deberse a múltiples factores, como deficiencias nutricionales, lesiones por radicales libres, efectos adversos de fármacos, alteraciones del equilibrio hormonal y reducción del aporte de oxígeno a las células cerebrales.

deterioro parental (impaired parenting), diagnóstico de enfermería aprobado por la NANDA. Se define como la incapacidad de las personas encargadas del cuidado para crear un entorno que favorezca el desarrollo y crecimiento óptimos de otro ser humano. Las características definidoras son múltiples y suelen incluir quejas constantes sobre el sexo o el aspecto del niño, autovaloraciones verbales sobre la incapacidad para ejercer el rol parental, expresiones de disgusto por las funciones corporales del niño; incapacidad para asistir a las citas de control sanitario del niño, actitudes disciplinarias incoherentes o inadecuadas, crecimiento y desarrollo lentos en el niño, y la necesidad evidente para el progenitor de recibir la aprobación de los demás. Las características definidoras críticas, de las cuales tiene que estar presente al menos una de ellas para formular este diagnóstico, son la ausencia observada de acciones que demuestren vinculación con el niño, la desatención a las necesidades del niño, las conductas de cuidado inadecuadas (especialmente en el entrenamiento del control de esfínteres, y en las pautas de sueño/alimentación) y antecedentes de malos tratos o abandono.

determinación celular (cell determination), proceso mediante el cual una célula embrionaria indiferenciada se convierte en una célula destinada a desarrollar un tipo específico de tejido. La determinación celular parece implicar la activación selectiva de determinados conjuntos de genes y la inactivación de otros.

determinación de anticuerpos de *Helicobacter pylori* (*Helicobacter pylori* antibodies test), análisis para detectar la presencia de *H. pylori*. El método de análisis más preciso es la exploración microscópica de una muestra de biopsia de la mucosa gástrica. Otras pruebas análisis son la prueba del aliento, la prueba rápida de ureasa y el análisis serológico.

determinación de gases en sangre (blood gas determination), análisis del pH de la sangre y la concentración y presión de oxígeno, dióxido de carbono e hidrogeniones en la sangre. Esta determinación es importante para valorar la insuficiencia cardíaca, la hemorragia, la insuficiencia renal, la sobredosis de drogas, el shock, la DM no controlada o cualquier otro cuadro con estrés grave.

determinación de globulina transportadora de tiroxina (TBG) (thyroxine-binding globulin test [TBG]), prueba sanguínea utilizada para detectar niveles de TBG, el principal transportador proteico de la hormona tiroidea. Los niveles elevados de las TBG pueden indicar porfiria o hepatitis infecciosa, entre otras situaciones, mientras que la disminución de las TBG puede significar varias causas de hipoproteinemia (síndrome nefrótico, malabsorción digestiva, desnutrición).

determinación de tiroxina total (T_4) (total thyroxine [T_4] test), prueba sanguínea que mide directamente la cantidad total de T_4 presente en la sangre del paciente, cuyos valores anormales indican estados hiper o hipotiroideos. Esta prueba también se utiliza para la monitorización de la terapia sustitutiva supresora.

determinación de triyodotironina (T_3) (triiodothyronine [T_3] test), prueba utilizada para medir con precisión la función tiroidea. Se usa principalmente para determinar hipertiroidismo.

determinación de troponinas (troponins test), prueba sanguínea que mide los niveles de troponinas cardíacas para ayudar en la evaluación de los pacientes con sospecha de síndrome de isquemia coronaria aguda. Es particularmente útil en la diferenciación del dolor torácico de origen cardíaco del no cardíaco, en la evaluación de los pacientes con angina, detectando la reperfusión asociada con la recanalización coronaria, en la estimación del tamaño del infarto de miocardio y en la detección de un infarto de miocardio perioperatorio.

determinación del CO_2 al final de la espiración del volumen corriente (end-tidal CO_2 determination), concentración de dióxido de carbono al final de la espiración, que se asume representa la presión arterial de dióxido de carbono.

determinación del sexo (sex determination), proceso para identificar el sexo de un individuo basado en la localización del cromosoma XY en las células de los varones, o de los cuerpos de Barr en las células femeninas, o en la distinción de caracteres sexuales secundarios y variaciones esqueléticas entre los sexos.

determinación directa de la presión arterial (direct measurement of blood pressure), determinación de la presión arterial introduciendo un catéter en una arteria.

determinación en serie (serial determination), prueba de laboratorio repetida a intervalos establecidos, como en la serie de pruebas para la determinación de las enzimas cardíacas en muestras de sangre extraídas de un paciente con sospecha de IM.

determinante antigénico (antigenic determinant), zona de una molécula antigénica en la cual se une la molécula de anticuerpo.

determinante de la marcha (gait determinant), uno de los distintos factores cinéticos anatómicos que gobiernan la locomoción de un individuo en el proceso de la marcha. Los expertos han definido como principales determinantes de la marcha la basculación de la pelvis, el giro pelviano, la flexión de rodilla y tobillo, la interacción de la rodilla y el tobillo y el desplazamiento lateral de la pelvis.

determinantes anteriores de la cúspide (anterior determinants of cusp), (en odontología) características de los dientes anteriores que determinan las elevaciones de las cúspides y las fosas en la restauración de los dientes poscaninos. Estos determinantes son la oclusión, la alineación, los solapamientos y la capacidad de separar de forma conjunta las trayectorias de los cóndilos.

determinantes de oclusión (determinants of occlusion), factores clasificables que intervienen en el cierre adecuado de los dientes. Los factores fijos comunes son: distancia intercondílea, centricidad mandibular y relación entre los maxilares. Los factores cambiantes son la forma y la posición de los dientes y las dimensiones verticales de la oclusión, altura de las cúspides y profundidad de la fosa.

detrición (detrition), desgaste, como por ejemplo el de los dientes, por fricción.

detritos (debris), tejido muerto, enfermo o lesionado, y cualquier cuerpo extraño que deba ser retirado de una herida o zona en tratamiento.

deuda (debt), algo que se debe.

deuda de oxígeno (oxygen debt), cantidad de oxígeno tomada por los pulmones durante la recuperación de un período de ejercicio o apnea que es muy superior a la cantidad necesaria para el metabolismo en reposo durante el período previo al ejercicio.

deuteranomalía (deuteranomaly), tipo de visión tricromática anómala en la que los segundos conos, sensibles al verde, tienen una sensibilidad reducida. Es la alteración de la visión de los colores más frecuente.

deuteranopía (deuteroanopsia), dicromasia caracterizada por una reducción del mecanismo sensorial sólo para dos tonos (azul y amarillo).

deuterio (^2H) (deuterium [^2H]), isótopo radiactivo del átomo de hidrógeno, utilizado como marcador.

deutoplasma (deutoplasm), elementos inactivos del protoplasma, principalmente el material nutritivo que contiene el saco vitelino.

dewar (dewar), término de origen inglés que se emplea para designar una doble cámara utilizada para mantener la temperatura de las bobinas magnéticas superconductoras cerca del cero absoluto. La cámara exterior se llena con nitrógeno líquido a una temperatura de unos –196 °C, mientras que la interior se llena con helio líquido a –270 °C. El dewar forma parte de los equipos de resonancia magnética.

DEXA (DEXA), siglas de **absorciometría de rayos X de enería dual.**

dexametasona (dexamethasone), esteroide suprarrenal sintético de acción prolongada con intensa actividad antiinflamatoria y actividad mineralocorticoide. Se utiliza de forma tópica y sistémica en el tratamiento de trastornos inflamatorios.

dexclorfeniramina maleato (dexchlorpheniramine maleate), antihistamínico. Se utiliza en el tratamiento de las reacciones de hipersensibilidad como rinitis, erupciones cutáneas y prurito.

dexmetilfenidato (dexmethyphenidate), estimulante del SNC usado para tratar el trastorno de hiperactividad y déficit de atención.

dexmetomidina (dexmetomidine), sedante agonista alfa$_2$ adrenérgico. Se utiliza para sedar a pacientes intubados y con ventilación mecánica en la UCI.

dextrano ferroso (iron dextran), fármaco inyectable para tratamiento hematológico. Se utiliza en el tratamiento de la anemia ferropénica resistente al tratamiento oral con hierro.

dextrina (dextrin), polímero de la glucosa formado por la hidrólisis del almidón. Es una sustancia incolora, insípida y gomosa, soluble en agua. La dextrina es un intermediario durante la conversión del almidón a monosacáridos, como la glucosa.

dextro (dexter), relacionado con el lado derecho.

dextrocardia (dextrocardia), perteneciente a la localización del corazón en el hemitórax derecho, ya sea como resultado de un desplazamiento por enfermedad o por defecto congénito.

dextrocardiograma (dextrocardiogram), ECG hecho con un electrodo unipolar colocado contra el ventrículo derecho, y formado por un complejo con una onda R pequeña y una onda S grande.

dextrosa (dextrose), glucosa disponible en varias soluciones para administración intravenosa. Se utiliza en el tratamiento del déficit calórico, para la hipoglucemia y en solución para la deshidratación.

DFM (FMD), siglas de **displasia fibromuscular.**

DFR (SID), siglas de **distancia fuente-receptor.**

dg (dg), abreviatura de **decigramo.**

DGS (GSD), siglas de **dosis genéticamente significativa.**

DHFSS (DHFSS), siglas de **síndrome del shock hemorrágico del dengue.**

DHHS (DHHS), siglas de **Department of Health and Human Services.**

DHM (MHD), siglas de **dosis hemolítica mínima.**

DHT (DHT), siglas de **dihidrotestosterona.**

diabetes (diabetes), trastorno caracterizado por la excreción exagerada de orina. Este exceso se puede deber a un déficit de hormona antidiurética (ADH), como en la diabetes insípida, o puede tratarse de la poliuria provocada por la hiperglucemia que acompaña a la diabetes mellitus.

diabetes inestable (brittle diabetes), diabetes mellitus mal controlada en la cual la glucemia es muy variable.

diabetes insípida (diabetes insipidus), trastorno metabólico producido por una alteración del sistema neurohipofisario. Se caracteriza por un gran aumento en la excreción de orina y sed excesiva, secundarias a la producción o secreción insuficiente de hormona antidiurética (ADH) o a la incapacidad de los túbulos renales para responder a la ADH. Raramente los síntomas son autoprovocados por una ingesta excesiva de agua.

diabetes insípida nefrógena (nephrogenic diabetes insipidus), proceso patológico en el que los riñones no concentran la orina, produciendo poliuria, polidipsia y una orina muy diluida. La secreción de hormona antidiurética (ADH) por la hipófisis es normal, así como la función renal, excepto la ausencia de respuesta a la ADH.

diabetes lipoatrófica (lipoatrophic diabetes), enfermedad hereditaria caracterizada por pérdida total de la grasa corporal subcutánea, diabetes mellitus insulinorresistente, acantosis nigricans e hipertrofia muscular. Se asocia con un trastorno del hipotálamo que ocasiona una concentración excesiva de hormonas liberadoras de ACTH y de hormona del crecimiento.

diabetes mellitus (DM) (diabetes mellitus [DM]), trastorno complejo del metabolismo de los hidratos de carbono, las grasas y las proteínas que es básicamente secundario a una deficiencia o ausencia total de secreción de insulina por las células beta pancreáticas o a la resistencia a la insulina. La diabetes mellitus tipo 1 incluye a los pacientes con diabetes producida por un proceso autoinmune, que dependen de la insulina para evitar la cetoacidosis. Este grupo se llamaba previamente tipo I, diabetes mellitus insulino-dependiente (DMID), diabetes de inicio juvenil, diabetes frágil o diabetes propensa a la cetosis. Los pacientes con diabetes mellitus tipo 2 son los previamente designados como tipo II, diabetes mellitus no insulinodependiente (DMNID), diabetes de inicio en la madurez, diabetes de inicio en la edad adulta, diabetes resistente a la cetosis o diabetes estable. El inicio de la diabetes mellitus de tipo 1 es súbito en niños. La diabetes tipo 2 tiene con frecuencia un comienzo insidioso. Las pacientes con diabetes mellitus gestacional son aquellas en las que la intolerancia a la glucosa se desarrolla durante el embarazo. Otros tipos de diabetes se asocian con enfermedad pancreática, cambios hormonales, efectos adversos por fármacos, anomalías genéticas o con otras causas. Una cuarta subclase, también llamada prediabetes, incluye personas cuyos niveles sanguíneos de glucosa son anómalos, pero no lo suficiente como para diagnosticar una diabetes. La herencia, la obesidad, el sedentarismo, las dietas con alto contenido en grasa y escaso contenido en fibra, la hipertensión y el envejecimiento son factores que contribuyen al desarrollo de la diabetes.

diabetes mellitus endocrina (endocrine diabetes mellitus), forma de diabetes asociada con enfermedades de otras glándulas, como las suprarrenales, la hipófisis o la tiroides, clasificada en otros tipos específicos de la clasificación de la American Diabetes Association.

diabetes mellitus gestacional (DMG) (gestational diabetes mellitus [GDM]), trastorno caracterizado por la alteración de la capacidad para metabolizar carbohidratos, normalmente producida por la deficiencia de insulina o resistencia a dicha hormona, que aparece en el embarazo y desaparece después del parto, aunque a veces recidiva años después en forma de DM de tipo 2.

diabetes mellitus iatrogénica (iatrogenic diabetes mellitus), forma de diabetes que se desarrolla como un efecto adverso del tratamiento para un problema médico diferente.

diabetes mellitus tipo 1 (type 1 diabetes mellitus), enfermedad autoinmune caracterizada por la incapacidad para metabolizar los combustibles carbohidratos, proteínas y grasas por deficiencia absoluta de insulina. La diabetes tipo 1 puede darse en cualquier edad, pero su incidencia es más común en niños. La diabetes tipo 1 no controlada se caracteriza por sed excesiva, aumento de la diuresis, aumento del deseo de comer, pérdida de peso, cetoacidosis, disminución de fuerza y acusada irritabilidad. El comienzo clínico suele ser rápido, pero aproximadamente un tercio de los pacientes tienen una remisión al cabo de 3 meses (fase de luna de miel). Este estadio puede continuar durante días o meses, pero la diabetes tipo 1 progresa después rápidamente a un estado de dependencia total de insulina. Las personas con diabetes tipo 1 pueden hacer frente a su trastorno con una alimentación con control de carbohidratos, ejercicio físico e insulina.

diabetes mellitus tipo 2 (type 2 diabetes mellitus), tipo de diabetes mellitus caracterizada por resistencia a insulina con una producción apropiada de glucosa hepática y un trastorno en la secreción de insulina. El comienzo suele ser pasados los 40 años de edad pero puede darse en cualquier edad, incluida la infancia y la adolescencia. Una agrupación familiar implica factores genéticos y factores ambientales, como obesidad y un estilo de vida sedentaria, superpuestos en una susceptibilidad genética implicados en el comienzo. La mayoría (>90%) de las personas con diabetes tipo 2 son obesas; en estos pacientes la tolerancia a la glucosa mejora con frecuencia con una modesta pérdida de peso y con aumento de la actividad. Las personas con diabetes tipo 2 pueden hacer frente a su trastorno con un plan de alimentación, aumento de la actividad, antidiabéticos orales, como secretagogos de insulina, biguanidas, inhibidores de la alfa glucosidasa en sensibilizadores de insulina, e insulina.

diabetes pancreática (pancreatic diabetes), diabetes mellitus producida por un déficit de producción de insulina por parte de las células de los islotes del páncreas.

diabetes postrasplante (posttransplant diabetes), intolerancia a la glucosa o hipoglucemia manifiesta que aparece después de un trasplante de órgano. Algunos casos son diabetes por esteroides causada por los esteroides agentes inmunosupresores.

diabético (diabetic), **1.** perteneciente o relativo a la diabetes. **2.** afectado por la diabetes. **3.** persona que padece diabetes mellitus.

diacet (diacet), abreviatura del *anión diacetato*.

diacetato de diflorasona (diflorasone diacetate), corticoide tópico de alta potencia, utilizado en el tratamiento de la inflamación cutánea.

diacetato de etinodiol y etinilestradiol (ethynodiol diacetate and ethinyl estradiol), combinación de estrógeno-progestina anticonceptiva oral. Se utiliza para la prevención del embarazo.

diacinesis (diakinesis), fase final de la primera profase meiótica en la gametogénesis, en la que los cromosomas adquieren una contracción máxima.

díada (dyad), uno de los cromosomas homólogos apareados, que consta de dos cromátidas y resulta de la división de una tétrada en la primera división meiótica en la gametogénesis.

diadococinesia (diadochokinesia), capacidad normal de los músculos para mover una extremidad alternativamente en direcciones opuestas mediante flexión y extensión.

diafanografía (diaphanography), tipo de transiluminación empleado para examinar la mama, utilizando una luz de determinada longitud de onda y un equipo de imagen especial.

diafanoscopio (diaphanoscope), instrumento para transiluminar tejidos corporales.

A veces se utiliza para diagnosticar los tumores de mama.

diáfisis (diaphysis), el eje de un hueso largo, compuesto por un tubo de hueso compacto que encierra la cavidad medular.

diaforesis (diaphoresis), secreción de sudor, especialmente la secreción profusa asociada a una elevada temperatura corporal, el ejercicio físico, la exposición al calor y el estrés mental o emocional.

diafragma (diaphragm), **1.** (en anatomía) tabique musculofibroso en forma de cúpula, que separa las cavidades torácica y abdominal. La superficie superior convexa del diafragma forma el suelo de la cavidad torácica, y su superficie cóncava, el techo de la cavidad abdominal. El diafragma participa en la respiración mediante un movimiento periódico hacia arriba y hacia abajo. Durante la inspiración se mueve hacia abajo, aumentando el volumen de la cavidad torácica. Durante la espiración se mueve hacia arriba, disminuyendo ese volumen. **2.** (en óptica) apertura que controla la cantidad de luz que pasa a través de una red óptica. **3.** tabique delgado y membranoso, como el empleado en diálisis. **4.** (en radiología) placa metálica con un pequeño orificio que limita el diámetro del haz de rayos.

diafragma accesorio (accessory diaphragm), defecto congénito que consiste en la existencia de un segundo diafragma o porción del diafragma dentro del tórax. Puede estar separado del diafragma verdadero por un lóbulo pulmonar.

diafragma anticonceptivo (contraceptive diaphragm), dispositivo anticonceptivo constituido por una hemiesfera de goma fina unida a un anillo flexible que se introduce en la vagina con cremas o vaselina de acción espermicida para evitar la fecundación.

diafragma anticonceptivo de espiral (arcing spring contraceptive diaphragm), modalidad de diafragma anticonceptivo en el que la espiral metálica flexible que forma el borde del mismo está formada por una combinación de un muelle flexible y de una banda espiral plana de acero inoxidable. Este tipo de diafragma está indicado en el caso de que la mujer tenga una musculatura vaginal laxa que no proporcione un apoyo firme, como es el caso de cistocele en primer grado, rectocele o prolapso uterino.

diafragma anticonceptivo de muelle espiral (coil-spring contraceptive diaphragm), tipo de diafragma anticonceptivo en el que el muelle flexible de metal que forma el borde es un muelle circular con espiras.

diafragma anticonceptivo de resorte plano (flat spring contraceptive diaphragm), tipo de diafragma anticonceptivo en el que el muelle metálico flexible que forma el anillo es una fina y ligera banda de acero inoxidable.

diafragma de Bucky (Bucky diaphragm), [Gustav P. Bucky, radiólogo estadounidense, 1880-1963], (en radiología) dispositivo formado por una red móvil que limita la cantidad de radiación dispersa y, por tanto, consigue mejor contraste y definición en las radiografías.

diafragma de hendidura (slit diaphragm), membrana fina que expande el poro del glomérulo renal.

diafragma pélvico (pelvic diaphragm), región inferior de la pared corporal, distendida como si fuera una hamaca a través de la cavidad pélvica, formada por los músculos elevador del ano y coccígeo. Sostiene el contenido abdominal, sirve de apoyo a las vísceras pélvicas y está perforada por el conducto anal, la uretra y la vagina.

diafragma selar (sellar diaphragm), partición dural consistente en una pequeña repisa horizontal de duramadre meníngea que cubre la fosa hipofisaria en la silla turca del hueso esfenoides.

diagnosticar (diagnose), determinar el tipo y causa de un proceso morboso basándose en los signos y síntomas de un paciente, los datos obtenidos mediante análisis de laboratorio de líquidos, muestras de tejido y otras pruebas, e información del entorno familiar y ocupacional, con datos tales como lesiones o exposición a sustancias tóxicas en época reciente.

diagnóstico (diagnosis), identificación de un proceso o enfermedad mediante la evaluación específica de signos clínicos, síntomas, anamnesis, pruebas del laboratorio y técnicas especiales.

diagnóstico biopsicosocial (biopsychosocial diagnosis), abordaje holístico al diagnóstico que tiene en consideración aspectos médicos, del desarrollo, psicológicos, espirituales y sociales y los síntomas existentes, y cómo interaccionan para dar lugar a la clínica de un paciente determinado.

diagnóstico clínico (clinical diagnosis), diagnóstico basado solamente en el conocimiento obtenido a través de la historia clínica y de la exploración física, sin utilizar pruebas de laboratorio o radiografías.

diagnóstico de enfermería (nursing diagnosis), exposición de un problema real o potencial para el estado de salud de una persona, que un profesional de enfermería está cualificado y autorizado para tratar. Para formular un diagnóstico de enfermería se requieren cuatro pasos: en primer lugar se establece una base de datos, recogiendo información de todas las fuentes disponibles, como entrevistas con el paciente y su familia, revisión de cualquier registro existente sobre la salud del paciente, observación de

D

la respuesta de éste a cualquier alteración de su estado de salud, valoración física y remisión o consulta con otras personas que vayan a ocuparse de él. La base de datos se actualiza constantemente. El segundo paso consiste en el análisis de las respuestas del paciente a los problemas de salud o enfermedad, y la clasificación de estas respuestas como psicológicas, fisiológicas, anímicas o sociológicas. El tercer paso es la organización de los datos de forma que se pueda establecer un diagnóstico de presunción, en el que se resuma el patrón de los problemas detectados. El último paso es la confirmación de la suficiencia y exactitud de la base de datos, basada en la evaluación de la adecuación del diagnóstico a la intervención de la enfermería y en la seguridad de que, con la misma información, la mayoría de profesionales de enfermería cualificados habría llegado al mismo diagnóstico de enfermería. Cada categoría diagnóstica tiene tres partes: el término que describe de forma concisa el problema, la causa probable del problema, y las características que definen el problema.

diagnóstico de laboratorio (laboratory diagnosis), diagnóstico al que se llega después del estudio de secreciones, excreciones o tejidos, por medios químicos, microscópicos o bacteriológicos, o mediante biopsia.

diagnóstico de provocación (provocative diagnosis), diagnóstico en el que se descubren la identidad y la causa de una enfermedad induciendo un episodio de dicha enfermedad.

diagnóstico diferencial (differential diagnosis), distinción entre dos o más enfermedades con síntomas similares, mediante la comparación sistemática de sus signos y síntomas.

diagnóstico físico (physical diagnosis), proceso diagnóstico que se lleva a cabo mediante el estudio de las manifestaciones físicas de la salud y de la enfermedad puestas de manifiesto en la exploración física, según las indicaciones ofrecidas por la historia completa del paciente y apoyadas por distintas pruebas de laboratorio.

diagnóstico genético preimplantación (preimplantation genetic diagnosis [PGD]), en la tecnología reproductiva asistida, la determinación de anomalías cromosómicas en el embrión antes de que sea transferido al útero.

diagnóstico médico (medical diagnosis), determinación de la causa de la enfermedad de un paciente o de su padecimento mediante el uso combinado de la exploración física, la entrevista con el paciente, las pruebas de laboratorio, la revisión de la historia médica del paciente, el conocimiento de la etiología de los signos y síntomas observados y el diagnóstico diferencial a partir de las posibles causas.

diagnóstico patológico (pathologic diagnosis), diagnóstico al que se llega mediante el estudio de la composición y función de los tejidos del cuerpo, especialmente de las alteraciones del desarrollo de los tejidos mediante técnicas histológicas basadas en el estudio de los tejidos.

diagnóstico por exclusión (diagnosis by exclusion), diagnóstico obtenido mediante eliminación de otras posibles causas de los síntomas de una enfermedad.

diagnóstico prenatal (prenatal diagnosis), cualquiera de diversas técnicas diagnósticas que se utilizan para determinar si un feto en desarrollo dentro del útero está afectado por un trastorno genético o cualquier otra anomalía. Estas técnicas, como la exploración radiológica o la ecografía, se pueden utilizar para valorar el crecimiento fetal y detectar anomalías estructurales; la amniocentesis permite obtener células fetales del líquido amniótico para cultivos y estudios bioquímicos que permitan la detección de trastornos metabólicos y también para el análisis cromosómico; la fetoscopia permite obtener sangre fetal de un vaso sanguíneo o de la placenta para estudiar la presencia de enfermedades como la talasemia, la anemia de células falciformes y la distrofia muscular de Duchenne.

diagnóstico serológico (serologic diagnosis), diagnóstico realizado mediante el examen en el laboratorio de las reacciones antígeno-anticuerpo en suero.

dial (dial), diagrama circular con líneas negras que irradian hacia fuera sobre un fondo blanco desde el centro, como el utilizado en las pruebas de astigmatismo.

dialecto (dialect), variación del lenguaje que difiere de otras formas del mismo lenguaje en cuanto a pronunciación, sintaxis y significado de las palabras.

dialedrina (dieldrin), pesticida altamente tóxico, que también resulta tóxico para seres humanos y animales si lo ingieren, inhalan o absorben a través de la piel. Produce disfunción del SNC y es posiblemente carcinógeno.

diálisis (dialysis), **1.** proceso para separar las sustancias coloides y cristalinas de una solución por la diferencia de su velocidad de difusión a través de una membrana semipermeable. **2.** técnica médica para extraer determinados elementos de la sangre o la linfa en virtud de la diferencia de sus velocidades de difusión a través de una membrana semipermeable externa o, en el caso de la diálisis peritoneal, a través del peritoneo.

diálisis peritoneal (**DP**) (peritoneal dialysis [PD]), procedimiento de diálisis realizado para corregir el desequilibrio de líquidos o electrólitos en sangre o para eliminar toxinas, fármacos u otras sustancias de desecho excretadas normalmente por el riñón. Se utiliza el peritoneo como una membrana que permite la difusión de las sustancias.

diálisis peritoneal ambulatoria continua (DPAC) (continuous ambulatory peritoneal dialysis [CAPD]), sistema de mantenimiento de la diálisis peritoneal en el cual un catéter permanente permite el drenaje del líquido hacia dentro y hacia fuera de la cavidad peritoneal por la acción de la gravedad.

diálisis peritoneal cíclica continua (DPCC) (continous cycling peritoneal dyalisis [CCPD]), tipo de diálisis en la que el paciente se conecta a un ciclador automático que realiza intercambios cortos durante el sueño nocturno. Durante el día, el paciente está sometido a intercambios de diálisis largos, pero tiene libertad para deambular.

diálisis renal (renal dialysis), proceso de difusión de la sangre a través de una membrana semipermeable para eliminar sustancias que un riñón sano eliminaría, como tóxicos, fármacos, urea, ácido úrico y creatinina. La diálisis renal puede corregir los desequilibrios electrolíticos y acidobásicos.

dializado (dialysate), material que pasa a través de la membrana en la diálisis.

dializador (dialyzer), **1.** máquina utilizada para dializar. **2.** membrana semipermeable o diafragma poroso de la máquina dializadora.

Diameter-Index Safety System (DISS) (Diameter-Index Safety System [DISS]), sistema de conexiones estandarizadas entre las bombonas de gas de aplicación médica y los fluxómetros o reguladores de presión. Cada gas tiene conexiones de un tamaño específico para evitar la incorporación de un gas equivocado.

diámetro (diameter), **1.** longitud de una línea recta que pasa por el centro de un círculo y conecta puntos opuestos en su circunferencia. **2.** distancia entre dos puntos opuestos especificados en la periferia de una estructura como el cráneo o la pelvis.

diámetro anteroposterior del estrecho inferior de la pelvis (anteroposterior diameter of pelvic outlet), distancia entre el centro de la sínfisis púbica y el borde superior de la tercera vértebra sacra.

diámetro biparietal (biparietal diameter), distancia entre las protuberancias de los dos huesos parietales del cráneo.

diámetro intertuberoso (intertuberous diameter), distancia entre las tuberosidades isquiáticas, factor utilizado para determinar las dimensiones del estrecho inferior de la pelvis.

diámetro pélvico (pelvic diameter), **1.** en el borde de la pelvis, línea que va desde el ángulo lumbosacro hasta la sínfisis del pubis. **2.** en el estrecho inferior de la pelvis, línea que va desde el extremo del cóccix hasta el borde inferior de la sínfisis del pubis.

diámetros del cráneo fetal (diameter of fetal skull), distancias medias entre determinados puntos de referencia del cráneo fetal medidas a término, como el biparietal, o diámetro de la cabeza fetal entre las dos prominencias parietales, que mide 9,25 cm; el occipitofrontal, desde la eminencia occipital externa hasta el punto más sobresaliente de la línea media frontal y que mide 11 cm; el occipitomentoniano, desde la eminencia occipital externa al punto medio del mentón y que mide 13 cm, y el suboccipitobregmático, desde el punto posterior más inferior del mentón hasta el centro de la fontanela anterior y que mide 9,5 cm.

diana (target), **1.** (en radioterapia) cualquier región sometida a bombardeo por partículas radiactivas u otra forma de radiación diagnóstica o terapéutica. **2.** dispositivo utilizado para contener materiales estables y los materiales radiactivos producidos con posterioridad durante el bombardeo mediante núcleos de alta energía desde un ciclotrón u otro acelerador lineal. **3.** la parte del ánodo golpeada por los electrones en un tubo de rayos X.

dianocito (target cell), eritrocito anormal caracterizado por un centro densamente teñido rodeado por un anillo pálido envuelto a su vez por una banda irregular oscura. Los dianocitos aparecen en la sangre después de una esplenectomía, en anemias, en la enfermedad de la hemoglobina C y en la talasemia.

diapasón (tuning fork), instrumento pequeño de metal formado por un pie y dos puntas que producen un tono constante cuando se golpea cualquiera de las puntas. Se utiliza en las pruebas auditivas de función nerviosa y en las de conducción aérea y ósea.

diapédesis (diapedesis), paso de corpúsculos blancos o rojos de la sangre a través de las paredes de los vasos que los contienen, sin dañar los vasos.

diario (diurnal), que se produce todos los días, como comer o dormir.

diario de enfermería (journaling), intervención de enfermería de la Nursing Interventions Classification (NIC) que se define como el empleo de la escritura como medio de reflexión y análisis de acontecimientos, experiencias, pensamientos y sensaciones pasadas.

diarrea[1] (diarrhea), evacuación frecuente de heces blandas, acuosas, generalmente como resultado del aumento de la motilidad del colon. Las heces pueden contener también moco, pus, sangre o cantidades excesivas de grasa. Los procesos en los que la diarrea es un síntoma importante son: enfermedades disentéricas, síndrome de malabsorción, intolerancia a la lactosa, síndrome del colon irritable, tumores GI y enfermedad inflamatoria intestinal. Junto al aumento de frecuencia evacuatoria el paciente se suele quejar de retortijones y calambres abdominales, junto a un estado de debilidad general.

diarrea[2] (diarrhea), diagnóstico de enfermería aceptado por la Fourth National Conference on the Classification of Nursing Diagnoses. Las causas de la afección y los factores relacionados con ella fueron analizados por la Fifth National Conference. Se define como el estado en el que un individuo experimenta un cambio en los hábitos intestinales normales, caracterizado por evacuación frecuente de heces líquidas y no formadas.

diarrea aguda (acute diarrhea), episodio brusco e intenso de diarrea.

diarrea bacilar blanca (bacillary white diarrhea), enfermedad pullorum.

diarrea de guardería (nursery diarrhea), diarrea del neonato. En las guarderías, los brotes de diarrea producidos por *Escherichia coli*, *Salmonella*, virus ECHO o adenovirus constituyen una amenaza para la vida del lactante. La pérdida de líquidos es el aspecto más grave de la enfermedad, que conduce a la deshidratación y el desequilibrio electrolítico.

diarrea del viajero (traveler's diarrhea), cualquiera de los diversos trastornos diarreicos observados habitualmente en los individuos que visitan regiones del mundo distintas a la suya. Pueden ser causados por infecciones bacterianas, víricas o parasitarias. Se manifiestan por calambres abdominales, náuseas, vómitos, fiebre ligera y heces acuosas. La recidiva es infrecuente. El tratamiento depende de la identificación de la causa e incluye la rehidratación con bebidas que contengan electrólitos. Entre las medidas preventivas figuran el consumo de agua pura o hervida y de bebidas para beber y limpiarse los dientes y comer sólo frutas y verduras con piel que pueda ser eliminada y desechada antes de su consumo.

diarrea emocional (emotional diarrhea), emisión frecuente de deposiciones líquidas causada por estrés emocional extremado.

diarrea epidémica del recién nacido (epidemic diarrhea in newborn), cualquier gastroenteritis grave epidémica en una comunidad de recién nacidos, tal como puede suceder en una maternidad hospitalaria.

diarrea facticia (factitial diarrhea), diarrea causada por la persona que la experimenta, generalmente por uso abusivo y oculto de laxantes.

diarrea grasa (esteatorrea) (fatty diarrhea), excreción de deposiciones grasas malolientes que flotan en el agua. El trastorno está asociado con enfermedad pancreática crónica y otros trastornos de malabsorción.

diarrea no inflamatoria (noninflammatory diarrhea), diarrea acuosa profusa sin fiebre ni vómitos que se inicia de 6 a 24 horas después de ingerir alimento contaminado por toxinas bacterianas producidas por *Clostridium perfringens* o *Bacillus cereus*. La intoxicación alimentaria suele involucrar carne cruda u otros alimentos proteináceos expuestos a temperaturas calientes durante varias horas.

diarrea osmótica (osmotic diarrhea), forma de diarrea asociada a la retención de agua en el intestino como consecuencia de una acumulación de solutos solubles en agua no absorbibles. La ingesta excesiva de hexitoles, sorbitol y manitol (utilizados como sustitutos del azúcar) puede producir una absorción lenta y una motilidad rápida en el intestino delgado. También puede afectar a los lactantes si toman leche de formulación concentrada sin diluir.

diarrea por rotavirus (rotavirus diarrhea), diarrea causada por rotavirus, que afecta generalmente a niños.

diarrea purulenta (purulent diarrhea), diarrea en la que las heces contienen pus, signo de infección purulenta del tracto gastrointestinal.

diarrea simple (simple diarrhea), forma de diarrea con heces normales.

diarticular (diarticular), biarticular, o que tiene dos articulaciones.

diastalsis (diastalsis), onda de relajación y contracción alternante de los músculos lisos que revisten las paredes del intestino delgado en respuesta a la distensión del intestino.

diastasis (diastasis), separación forzada de dos partes que normalmente están unidas, como la separación de las partes de un hueso a la altura de la epífisis, la de dos huesos que carecen de articulación sinovial o la de dos músculos.

diastasis del recto anterior del abdomen (diastasis recti abdominis), separación de los dos músculos rectos a lo largo de la línea media de la pared abdominal. En el neonato esta anomalía se produce por un desarrollo incompleto.

diastema (diastema), espacio entre dos dientes que no es causado por la pérdida de un diente entre ellos. En los adultos suele estar localizado entre los incisivos centrales del maxilar.

diástole (diastole), período de tiempo entre dos contracciones auriculares o ventriculares durante el cual entra la sangre en las cámaras relajadas desde la circulación general y pulmonar. La diástole ventricular comienza cuando empieza el segundo ruido cardíaco y termina con el primero.

diastólico (diastolic), perteneciente a la diástole o presión arterial medida en el instante de máxima relajación cardíaca.

diastrófico (diastrophic), relativo a la deformidad o encorvadura de los huesos o a la distorsión de otras estructuras.

diataxia (diataxia), ataxia que afecta a ambos lados del cuerpo.

diatermia (diathermy), producción de calor en los tejidos corporales mediante corrientes de alta frecuencia, que no son suficientemente intensas para destruir tejidos o alterar su vitalidad.

diatermia de onda corta (short-wave diathermy), método que proporciona calor en zonas profundas del cuerpo mediante corrientes eléctricas de onda corta. Se utiliza para tratar la artritis crónica, la bursitis, la sinusitis y otras alteraciones.

diatermia médica (medical diathermy), aplicación de corrientes eléctricas de alta frecuencia para generar calor terapéutico en los tejidos enfermos.

diatérmico (diathermal), relativo al uso de temperatura local elevada en el tratamiento de un trastorno. La temperatura elevada puede producirse mediante corriente eléctrica de alta frecuencia, ultrasonidos o radiación de microondas.

diátesis (diathesis), constitución física hereditaria que predispone a ciertas enfermedades o trastornos, muchos de ellos presuntamente relacionados con el cromosoma Y, pues los hombres parecen ser más susceptibles que las mujeres.

diátesis hemorrágica (hemorrhagic diathesis), predisposición hereditaria a sufrir diversas anomalías caracterizadas por una hemorragia excesiva.

diátesis hemorrágica (bleeding diathesis), predisposición hereditaria a una serie de alteraciones caracterizadas por hemorragia abundante.

diazepam (diazepam), benzodiazepina sedante y ansiolítica, prescrita en el tratamiento de la ansiedad, de la tensión nerviosa y de los espasmos musculares, así como anticonvulsivante.

diazóxido (diazoxide), vasodilatador utilizado como antihipertensivo. También inhibe la liberación de insulina por el páncreas. Se emplea por vía parenteral para la reducción de emergencia de la presión arterial en la hipertensión maligna y por vía oral en determinados casos de hipoglucemia.

dibenzazepina (dibenzazepine), cualquiera de los integrantes de un grupo de fármacos estructuralmente afines, entre los que se cuentan los antidepresivos tricíclicos clomipramina, desipramina, imipramina y trimipramina.

dibromuro de etileno (DBE) (ethylene dibromide [EDB]), líquido volátil utilizado como insecticida y aditivo de la gasolina. Se ha identificado como causa de cáncer en animales.

dibucaína (dibucaine), pomada anestésica tópica empleada a menudo en el tratamiento del dolor y el picor inducido por las hemorroides.

dic (dic), abreviatura de *dicéntrico*.

dicefalia (dicephaly), anomalía del desarrollo en la que el feto posee dos cabezas.

dicéfalo (dicephalus), feto con dos cabezas.

dicéntrico (dicentric), (en genética) relativo a un cromosoma con una anomalía estructural con presencia de dos centrómeros.

dicigótico (dizygotic), perteneciente o relativo a los gemelos procedentes de dos huevos fecundados.

diclofenaco (diclofenac), AINE empleado sistémicamente, en forma de sal potásica o sódica, para el tratamiento de afecciones inflamatorias reumáticas y no reumáticas y, sólo en forma de sal potásica, para aliviar el dolor y la dismenorrea. También se aplica por vía tópica sobre la conjuntiva, en forma de sal sódica, con el fin de reducir la inflamación ocular o la fotofobia tras determinados tipos de cirugía, y sobre la piel, para tratar la queratosis actínica.

diclofenaco potásico (diflofenac potassium), sal potásica de diclofenaco, administrada por vía oral en el tratamiento de la artritis reumatoide, la artrosis, la espondilitis anquilosante, y de otros numerosos trastornos inflamatorios no reumáticos, del dolor y de la dismenorrea.

diclorfenamida (dichlorphenamide), inhibidor de la anhidrasa carbónica utilizado en el tratamiento del glaucoma crónico de ángulo abierto y antes de la cirugía para el glaucoma por cierre angular.

dicloxacilina sódica (dicloxacillin sodium), penicilina resistente a penicilinasa. Se utiliza en el tratamiento de infecciones bacterianas, especialmente las producidas por cepas de estafilococos productoras de penicilinasa.

DICOM (DICOM), acrónimo de *digital imaging and communications in medicine,* sistema estándar empleado en la transferencia electrónica de datos de imagen digital.

dicotomía (dichotomy), división o separación en dos partes iguales.

dicrómico (dichromic), que presenta dos colores o pertenece a los mismos.

dícrota (dicrotic), se dice de una onda con dos picos separados.

dicumarol (dicumarol), anticoagulante cumarínico. Se utiliza en la profilaxis y tratamiento de la trombosis y la embolia.

didáctico (didactic), relativo a materiales utilizados para la enseñanza o la instrucción.

didesoxicitidina (dideoxycytidine), fármaco antirretroviral que evita la multiplicación del VIH. Está químicamente relacionado con la didesoxiinosina (ddI).

didesoxiinosina (ddI) (dideoxyinosine [ddI]), fármaco antirretroviral utilizado en el tratamiento de las infecciones por VIH. La ddI inhibe la enzima transcriptasa inversa, limitando así la actividad de replicación vírica.

dídimo (didymus), testículo.

dieléctrico (dielectric), que transmite efectos eléctricos por inducción, pero no por conducción. El término se aplica a las sustancias aislantes a través de las cuales actúa o puede actuar la electricidad por inducción sin conducción.

diencéfalo (diencephalon), porción del encéfalo situada entre el telencéfalo y el mesencéfalo. Consta de hipotálamo, tálamo, metatálamo y epitálamo, e incluye la mayor parte del tercer ventrículo.

diente (tooth), una de las numerosas estructuras dentales que se desarrollan en los maxilares. Cada diente está formado por una corona que sobresale por encima de las encías; de dos a cuatro raíces, incluidas en los alveolos, y un cuello que se extiende entre la corona y la raíz. Cada diente también contiene una cavidad llena de pulpa muy rica en vasos sanguíneos y nervios que entran en la cavidad a través de un pequeño orificio situado en la base de cada raíz. La porción sólida del diente está formada por dentina, esmalte y una fina capa de hueso en la superficie de la raíz. La dentina forma la parte más voluminosa del diente. El esmalte cubre la porción expuesta de la corona. En diferentes períodos de la vida aparecen dos grupos de dientes: los 20 dientes caducos o de leche aparecen durante la lactancia, los 32 dientes permanentes aparecen durante la infancia y la etapa adulta temprana.

diente a la deriva (drifting tooth), cualquiera de los dientes que migran desde su posición normal.

diente accesorio (accessory tooth), diente supernumerario cuyo tamaño, aspecto o posición no parecen los propios de un diente normal.

diente anterior (anterior tooth), cada uno de los dientes incisivos centrales o laterales y de los caninos mandibulares o maxilares.

diente avulsionado (avulsed tooth), diente que ha sido desplazado de manera forzada desde su posición normal.

diente canino (canine tooth), cualquiera de los cuatro dientes, situados a cada lado del maxilar superior e inferior, entre el incisivo lateral y el primer premolar. El diente canino es mayor y más fuerte que los incisivos y presenta características de dientes anteriores y posteriores. Sobresale por encima del nivel oclusal de los demás dientes en ambas arcadas. Sus raíces penetran profundamente en los huesos originando unas señales evidentes sobre la arcada alveolar. Los caninos aparecen como diente temporal 16-20 meses después del nacimiento. La erupción de los caninos permanentes se produce a la edad de 11 o 12 años.

diente de cruzada (cross-bite tooth), cualquiera de las muelas que permite colocar las cúspides bucales modificadas de los dientes superiores en la fosa central de los dientes inferiores.

diente de soporte (abutment tooth), diente seleccionado para soportar una prótesis.

diente en cáscara (shell teeth), tipo de displasia dental caracterizada por grandes cámaras pulposas, insuficiente dentina coronal y, habitualmente, falta de raíces.

diente enclavado (impacted tooth), diente colocado de tal forma respecto a otro diente, hueso o tejido blando que resulta improbable o imposible su erupción. Se puede describir con más detalle, según su posición, como bucoangular, distoangular o vertical.

diente incluido (embedded tooth), diente que no sale, normalmente cubierto completamente por hueso.

diente posterior (posterior tooth), cualquiera de los premolares y molares de los maxilares superior e inferior de la dentición permanente o de las prótesis.

diente sin cúspides (cuspless tooth), diente sin prominencias o cúspides en su superficie masticadora.

diente sin pulpa (pulpless tooth), diente en el que la pulpa dental se ha necrosado o ha sido extraída.

diente supernumerario (supernumerary tooth), cualquier diente que aparece además de los 32 dientes normales de la dentición permanente o de los 20 dientes de la dentición caduca.

dientes fusionados (fused teeth), fusión parcial o completa de dos o más dientes individuales.

diéresis (dieresis), separación de las partes de una estructura mediante la cirugía u otros métodos.

diestro (right-handedness), tendencia natural a utilizar la mano derecha.

dieta (diet), **1.** alimentos y bebidas considerados según sus cualidades nutritivas, composición y efectos sobre la salud. **2.** nutrientes prescritos, regulados o restringidos en tipo o cantidad, con fines terapéuticos u otros. **3.** ración habitual de la comida o bebida que se provee o consume de forma regular.

dieta absoluta (nothing by mouth, nothing per os [NPO]), instrucción escrita para advertir al personal auxiliar de que un paciente no puede ingerir alimentos, bebidas o medicamentos. Suele ponerse a la cabecera de la cama cuando un paciente va a ser sometido a ciertos procedimientos quirúrgicos o diagnósticos que requieren que el tracto digestivo esté vacío o en caso de un paciente con intolerancia a la ingestión oral de comida o líquidos.

dieta anticancerosa (anticancer diet), dieta basada en las recomendaciones de la American Cancer Society, del National Cancer Institute y de la National Academy of Sciences, cuyo objetivo es reducir los factores de riesgo asociados a determinados hábitos alimentarios.

dieta baja en purinas (low-purine diet), dieta para pacientes de gota que padecen acumulación dolorosa de sales de ácido úrico en las articulaciones. Los alimentos ricos en purinas son las principales fuentes de ácido úrico. Incluyen carne, aves, pescado y especialmente vísceras como hígado, riñón y mollejas.

dieta BCHC (BCHC diet), siglas de **Bristol Cancer Help Center diet.**

dieta blanda (bland diet), una dieta que no resulta irritante a nivel mecánico, químico, fisiológico y, en ocasiones, térmico para el aparato digestivo. Nunca se ha demostrado la utilidad clínica de la dieta blanda tradicional.

dieta blanda (soft diet), dieta de textura blanda, baja en residuos, fácil de digerir y bien tolerada. Proporciona los nutrientes esenciales en forma de líquidos y de alimentos semisólidos, como leche, zumos de fruta, huevos, queso, natillas, tapioca y purés, sopas y vegetales, arroz, carne de ternera y cordero picada, aves, pescado; patatas en puré, cocidas o al horno; cereales de trigo, maíz o arroz y pan.

dieta cetogénica (ketogenic diet), dieta rica en grasas (con frecuencia triglicéridos de cadena media) y proteínas y pobre en carbohidratos, con frecuencia indicada en el tratamiento de la epilepsia.

dieta de arroz (rice diet), dieta formada exclusivamente por arroz, fruta, zumos de fruta y azúcar, complementada con vitaminas y hierro. La sal está rigurosamente prohibida. Se prescribe para el tratamiento de la hipertensión, la insuficiencia renal crónica y la obesidad.

dieta de eliminación (elimination diet), técnica para identificar el alimento o alimentos al que una persona es alérgica, retirando de forma sucesiva de la dieta determinados alimentos, con el fin de detectar los responsables de los síntomas.

dieta de Feingold (Feingold diet), [Benjamin Feingold, pediatra estadounidense, 1900-1982], dieta desarrollada para tratar a los niños hiperactivos. La dieta excluye alimentos elaborados con colorantes, sabores y conservantes sintéticos, y limita la ingesta de frutas y vegetales que contengan salicilatos. Estudios posteriores han demostrado la ineficacia de esta dieta.

dieta de Gerson (Gerson diet), dieta de desintoxicación que se anuncia como útil en el tratamiento del cáncer, las alergias y una amplia variedad de enfermedades degenerativas. Consiste en la ingesta de grandes cantidades de frutas y verduras cultivadas de forma orgánica, que se consumen sobre todo en forma de zumo. La Food and Drug Administration estadounidense ha advertido contra esta dieta.

dieta de Giordano-Giovannetti (Giordano-Giovannetti diet), dieta baja en proteínas, baja en grasas y alta en carbohidratos, con ingesta controlada de potasio y sodio, utilizada en la insuficiencia renal crónica y en la insuficiencia hepática. Las proteínas sólo se administran en forma de aminoácidos esenciales, de forma que el organismo utilice el exceso de BUN para sintetizar los aminoácidos no esenciales para la producción de proteínas tisulares.

dieta de Ornish (Ornish diet), dieta vegetariana en la que el 10% de las calorías proceden de las grasas, el 20% de las proteínas y el 70% de los hidratos de carbono. Se combina con técnicas para reducir el estrés y con ejercicio moderado para prevenir y tratar los trastornos cardiovasculares.

dieta del Bristol Cancer Help Center (Bristol Cancer Help Center [BCHC] diet), dieta estricta a base de hortalizas crudas y parcialmente cocinadas con proteínas de soja. Pretende mejorar la calidad de vida y la actitud hacia la enfermedad en pacientes con cáncer.

dieta equilibrada (balanced diet), dieta que contiene la cantidad de energía necesaria y todos los nutrientes esenciales que el organismo no puede sintetizar en cantidades adecuadas, para satisfacer los requerimientos para el crecimiento, las necesidades energéticas y equilibrio de nitrógeno, y para la recuperación y el mantenimiento del estado de salud normal.

dieta fórmula definida (defined formula diet), apoyo nutricional proporcionado por componentes nutritivos elementales sencillos que no requieren degradación digestiva ulterior y por ello se absorben fácilmente.

dieta hipercalórica (high-calorie diet), dieta que supera en 1.000 calorías diarias a la cantidad de calorías que habitualmente se recomienda. Se puede prescribir para madres lactantes, pacientes con pérdida de peso severa provocada por enfermedad o personas con un metabolismo o unos requerimientos energéticos anormalmente altos.

dieta hiperproteica (high-protein diet), dieta que contiene grandes cantidades de proteínas, constituida por carnes, pescado, leche, legumbres y nueces en abundancia. Puede estar indicada en la depleción de proteínas de cualquier etiología. Puede estar contraindicada en casos de insuficiencia hepática o cuando la función renal está tan alterada que la adición de proteínas podría producir azoemia y acidosis.

dieta hipocalórica (low-caloric diet), dieta que se prescribe para limitar la ingesta de calorías, normalmente para reducir el peso corporal. Estas dietas suelen designarse actualmente como dietas de muy bajas calorías, dietas de 1.000 calorías o por el número específico de calorías.

dieta hiposódica (salt-poor diet), dieta que proporciona 500 mg o menos de cloruro sódico al día. Para garantizar que la ingesta máxima de sal no supera este límite, es necesario tener en cuenta la cantidad de cloruro sódico de la dieta, incluyendo las cantidades contenidas en los medicamentos que toma el paciente.

dieta libre de purinas (purine-free diet), dieta que excluye los alimentos ricos en purinas, productos finales de la digestión de ciertas proteínas. Los alimentos especialmente ricos en purinas son las vísceras como el hígado, el riñón y las mollejas, así como las carnes rojas, las aves y los pescados.

dieta líquida (liquid diet), dieta que consta de alimentos que se puede servir en forma líquida o puré, pudiendo incluir natillas, helados, pudines, tapioca y huevos pasados por agua. Se prescribe en caso de infecciones agudas, enfermedades inflamatorias agudas del tubo digestivo y en pacientes incapaces de consumir otros tipos de alimentos semifluidos o suaves, como sucede tras cirugía.

dieta líquida absoluta (clear-liquid diet), dieta que aporta líquidos y que proporciona una cantidad mínima de residuos, dirigida a aliviar la sed y al mantenimiento del equilibrio hídrico. Consiste fundamentalmente en azúcar disuelta en agua y líquidos con sabores añadidos. La dieta es nutricionalmente inadecuada y no se debe utilizar durante más de dos días.

dieta líquida total (full-liquid diet), dieta constituida exclusivamente por líquidos y sólidos licuados a la temperatura corporal. Esta dieta se prescribe después de la cirugía, en algunas infecciones agudas de corta duración, en el tratamiento de trastornos agudos GI y en pacientes demasiado enfermos para masticar.

dieta macrobiótica (macrobiotic diet), régimen dietético restrictivo consistente en granos y alimentos no procesados.

dieta mecánica blanda (soft mechanical diet), dieta que contiene alimentos molidos o en puré, que son fáciles de masticar, utilizada a menudo por personas con problemas dentales o edéntulas. Puede incluir los alimentos de una dieta normal, pero siempre en presentaciones fáciles de masticar y tragar.

dieta modificada en fibra (fiber modified diet), dieta que contiene más o menos fibra que una dieta normal

dieta para adelgazar (weight-reduction diet), dieta indicada para disminuir el peso corporal. Debe aportar el mínimo de calorías que el individuo gasta cada día y a la vez suministrar todos los nutrientes esenciales para el mantenimiento de la salud.

dieta para diabéticos (diabetic diet), dieta que se prescribe en el tratamiento de la diabetes mellitus de tipo 2. Por lo general contiene una cantidad limitada de azúcares simples o de hidratos de carbono de rápida digestión, y cantidades de proteínas, hidratos de carbono complejos y grasas insaturadas similares a las recomendadas para la población en general. La regulación dietética depende de la gravedad de la enfermedad y del alcance del tratamiento con insulina.

dieta pobre en calcio (low-calcium diet), dieta que restringe el consumo de calcio y elimina la mayoría de los productos lácteos, toda la bollería hecha con leche o leche desnatada en polvo, y vegetales con hojas de color verde oscuro. Se prescribe a pacientes con tendencia a formar cálculos renales o con hipercalciuria por aumento de la absorción de calcio.

dieta pobre en colesterol (low-cholesterol diet), dieta que restringe los alimentos que contienen grasas animales y ácidos grasos saturados, como la yema de huevo, las cremas, la mantequilla, la leche, los productos de casquería y el marisco. Está indicada en personas con alto nivel de colesterol sérico, problemas cardiovasculares, obesidad, hiperlipidemia, hipercolesterolemia o hiperlipoproteinemia.

dieta pobre en grasas (low-fat diet), dieta que contiene cantidades limitadas de grasas que consiste principalmente en alimentos fácilmente digeribles con alto contenido en carbohidratos. Incluye todos los vegetales, carnes magras, pescado, aves, pasta, cereales y pan integral o enriquecido. Los expertos recomiendan que el aporte diario de calorías procedentes de las grasas no debe superar el 30%, y no ser mayor del 10% el procedente de grasas saturadas.

dieta pobre en grasas saturadas (low-saturated-fat diet), dieta que limita las fuentes de grasas saturadas de carne animal, yema de huevo, mantequilla y productos alimenticios grasos. También hay que limitar dos fuentes de grasa vegetal, aceite de coco y aceite de palma.

dieta pobre en proteínas (low-protein diet), dieta con una proporción baja de proteínas, que se suele prescribir a personas que deben disminuir la ingesta proteica como consecuencia de las alteraciones metabólicas asociadas a la insuficiencia renal o por patología hepática.

dieta pobre en purina (purine-low diet), dieta que excluye algunos alimentos ricos en purina, sobre todo anchoas, extractos cárnicos, sardinas y vísceras.

dieta pobre en residuos (low-residue diet), dieta que deja un residuo mínimo en el tracto intestinal inferior después de la digestión y absorción. Consta de carnes blancas, pollería, pescado, huevos, pan blanco, pasta, postres sencillos, sopas ligeras, té y café. La dieta se prescribe en casos de diverticulosis y diverticulitis, irritación o inflamación GI y antes y después de la cirugía GI. Debido a su carencia en hierro, calcio y vitaminas, no se debe utilizar en períodos prolongados de tiempo, o se debe añadir una suplementación en nutrientes.

dieta pobre en sodio (low-sodium diet), dieta que restringe el consumo de cloruro sódico y de otros compuestos que contienen sodio, como la masa de pan, la soda, el glutamato monosódico, el citrato sódico, el propionato sódico y el sulfato sódico. Está indicada en la hipertensión, estados edematosos (especialmente cuando se asocian con enfermedad cardiovascular), nefropatía o hepatopatía y tratamiento con corticoides. El grado de la restricción de sodio depende de la gravedad del proceso.

dieta regular (regular diet), dieta completa que contiene todos los nutrientes esenciales necesarios para un crecimiento óptimo, la reparación de los tejidos y el funcionamiento normal de los órganos.

dieta renal (renal diet), dieta prescrita en la insuficiencia renal crónica, diseñada para controlar la ingesta de proteínas, potasio, sodio, fósforo y líquidos, dependiendo de la situación individual. Los hidratos de carbono y las grasas son las principales fuentes de energía. Las proteínas están limitadas; la cantidad viene determinada por la situación del paciente y se consumen generalmente las que proceden de productos como leche, huevos y carne.

dieta rica en potasio (high-potassium diet), dieta que contiene alimentos ricos en potasio, como todos los vegetales de hojas verdes, las coles de Bruselas, los cítricos, las frutas, las bananas, los dátiles, las pasas de Corinto, las legumbres, las carnes y los cereales integrales. Está indicada en aquellos trastornos que conllevan la pérdida de líquido extracelular y para los pacientes tratados con diuréticos, como tiazida o furosemida, o en caso de tratamiento con corticoides.

dieta rica en residuos (high-residue diet), dieta que contiene una proporción superior a la normal de sustancias que el tracto digestivo no es capaz de metabolizar ni de absorber.

dieta rica en vitaminas (high-vitamin diet), régimen dietético que contiene numerosos alimentos que contienen cantidades terapéuticas de todas las vitaminas necesarias para los procesos metabólicos del cuerpo. A menudo se prescribe junto con otras dietas terapéuticas que contienen cantidades superiores a las normales de proteínas o calorías, especialmente en el tratamiento de infecciones graves o crónicas, de la malnutrición o de los déficits vitamínicos.

dieta sin residuos (residue-free diet), dieta sin celulosa no digerible ni fibra, como la que constituye una alimentación semiblanda.

Dietary Approach to Stop Hypertension (dieta DASH) (Dietary Approach to Stop Hypertension [DASH, diet]), dieta con alto contenido en frutas y verduras y productos lácteos bajos en grasa, bajo contenido de grasas saturadas y totales, baja en colesterol y rica en fibra. Los estudios de investigación realizados sobre ella apoyan la hipótesis de que reduce la presión arterial y puede prevenir la elevación de la misma.

dietética (dietetics), ciencia que aplica los principios nutricionales a la planificación y la preparación de las comidas, así como a la regulación de la dieta en relación tanto con la salud como con la enfermedad.

dietético (dietary), relativo a la dieta.

dietilestilbestrol (DES) (diethylstilbestrol [DES]), hormona sintética con propiedades estrogénicas. Fue utilizada con profusión entre 1948 y 1971 para reducir la incidencia de los abortos espontáneos, aunque su uso está actualmente contraindicado, ya que se ha confirmado que aumenta el riesgo de cáncer vaginal de células claras en casos de exposición intrauterina en mujeres.

dietista colegiado (registered dietitian [RD]), profesional experto en alimentos y control de dietas (dietética) que está acreditado por la Commission on Dietetic Registration of the American Dietetic Association. La acreditación se basa en comp letar un grado de licenciatura o máster (BS o MS) con un programa de residencia aprobado, formación clínica y administrativa y la aprobación de un examen de colegiación.

difalia (diphallus), anomalía congénita poco frecuente que se produce cuando se desarrollan dos tubérculos genitales. El pene está parcial o completamente duplicado y puede o no ser simétrico. Con frecuencia se asocia a anomalías urogenitales o de otro tipo.

difamación (defamation), cualquier comunicado, escrito o verbal, que no es veraz y mancha el buen nombre o la reputación de alguien o que desacredita a éste de alguna manera.

difásico (diphasic), relativo a todo aquello que presenta dos estadios o fases.

difenoxina (difenoxin), agente utilizado en forma de sal clorhidrato por su acción antiperistáltica en el tratamiento de la diarrea.

diferencia arteriovenosa de oxígeno (a-vo$_2$) (arteriovenous oxygen [a-vo$_2$] difference), valor obtenido al restar el contenido venoso de oxígeno al contenido arterial de oxígeno.

diferencia de potencial (potential difference), diferencia de potencial eléctrico entre dos puntos.

diferenciación (differentiation), **1.** (en embriología) proceso del desarrollo en el que células o tejidos no especializados se modifican y alteran sistemáticamente, hasta conseguir formas físicas específicas, funciones fisiológicas y propiedades químicas características. **2.** diversificación progresiva que lleva a la complejidad. **3.** adquisición de funciones y formas diferentes de las originales. **4.** distinción de alguna cosa o alguna enfermedad de otra, como en el diagnóstico diferencial. **5.** (en psicología) autonomía mental o separación del intelecto y las emociones, de forma que uno no esté dominado por la ansiedad reactiva de la familia o del sistema emocional del grupo. **6.** primera subfase de la fase de separación-individualización en el sistema de Mahler del desarrollo preedípico.

diferenciación correlativa (correlative differentiation), (en embriología) especialización o diversificación de células o tejidos provocada por un inductor u otro factor externo.

diferenciación funcional (functional differentiation), (en embriología) especialización o diversificación como resultado de la función particular de una célula o tejido.

diferenciación invisible (invisible differentiation), (en embriología) predeterminación de especialización y diversificación que tienen las células embrionarias, aunque todavía no sea visiblemente apreciable.

diferencial (differential), relativo a una diferencia, o que la crea.

diferencial de enfermería (nursing differential), en EE.UU., concesión añadida a los pagos a los hospitales por los servicios prestados a los pacientes pertenecientes al sistema Medicaid, como reconocimiento del coste de los servicios que proporcionan las enfermeras a esos pacientes, que es superior al coste que implica la población hospitalaria en general.

dificultad urinaria (urinary hesitancy), disminución de la fuerza del chorro de orina, a menudo con problemas para comenzar a orinar. Este trastorno generalmente se debe a la existencia de una obstrucción o estenosis entre la vejiga y el meato uretral; en los hombres puede indicar hipertrofia prostática; en las mujeres, estenosis del meato uretral.

difilina (dyphylline), broncodilatador metilxantínico, también llamado diprofilina. Puede emplearse en el tratamiento del broncoespasmo en el asma bronquial aguda, la bronquitis y el enfisema, aunque su uso es actualmente limitado.

diflucortolona (diflucortolone), corticoide sintético utilizado en forma de sal valerato y aplicado por vía tópica en el tratamiento de la inflamación y el prurito producidos por las dermatosis.

diflunisal (diflunisal), antiinflamatorio no esteroideo. Se utiliza para el dolor leve o moderado y la inflamación en la artrosis y en otros trastornos musculoesqueléticos.

difosfonato (diphosphonate), cualquiera de los integrantes de un grupo de compuestos de fósforo, estructuralmente similares al pirofosfato, pero con mayor estabilidad ante la hidrólisis enzimática y química, y con afinidad por los sitios de mineralización osteoide. Se emplean en forma de sal sódica para inhibir la reabsorción ósea y forman complejos con el ^{99}Tc, usados en técnicas de imagen ósea.

difracción (diffraction), incurvación y dispersión de la longitud de onda de la luz u otra radiación, como en la radiación que rodea un obstáculo en su trayectoria. La difracción de los rayos X se emplea para estudiar la estructura interna de las células.

difteria (diphtheria), enfermedad aguda, contagiosa, producida por la bacteria *Corynebacterium diphtheriae*. Se caracteriza por la producción de una toxina sistémica y una falsa membrana que tapiza la mucosa de la garganta. La toxina es especialmente nociva para los tejidos del corazón y del SNC, y la densa seudomembrana de la garganta puede interferir con la comida, la bebida y la respiración.

difteroide (diphtheroid), **1.** perteneciente o relativo a la difteria. **2.** parecido a *Corynebacterium diphtheriae*.

difundido (diffuse), ampliamente extendido, como a través de una membrana o líquido.

difusión (diffusion), proceso por el que las partículas sólidas de un líquido se mueven de una zona de mayor concentración a otra de menor concentración, hasta que se obtiene una distribución uniforme de las partículas del líquido.

difusión de los gases (diffusion of gases), proceso natural, esencial para la respiración, en el que las moléculas de gas pasan de una zona de mayor concentración a otra de menor concentración.

difusión del pensamiento (thought broadcasting), síntoma de psicosis en el que el paciente cree que sus pensamientos «difunden» fuera de su cabeza de forma que otras personas pueden oírlos.

difusión doble de Ouchterlony (Ouchterlony double diffusion), [Orjan T. G. Ouchterlony, bacteriólogo sueco, n. 1914], variante de una técnica de difusión en gel en la que se permite que un antígeno y un anticuerpo, colocados en celdas separadas, difundan el uno hacia el otro.

difusión jacksoniana (jacksonian march), difusión de actividad eléctrica anómala de un área de la corteza cerebral a las zonas adyacentes, característica de la epilepsia jacksoniana.

difusión longitudinal (longitudinal diffusion), difusión de moléculas de soluto en la dirección del flujo de la fase móvil.

digástrico (digastricus), uno de los cuatro músculos suprahioideos, con dos partes: el vientre anterior y el posterior. La acción del vientre anterior consiste en bajar el maxilar inferior y desplazar el hueso hioides hacia delante. El vientre posterior actúa elevando y tirando hacia atrás del hueso hioides.

digerible (digestible), capaz de ser digerido.

digerir (digest), romper alimentos en sus componentes más pequeños y simples, mediante masticación, hidrólisis y acción de las secreciones y enzimas intestinales.

digestión (digestion), conversión de los alimentos en sustancias absorbibles en el tracto GI. La digestión se lleva a cabo gracias a procesos mecánicos y químicos que producen la ruptura y transformación de los alimentos en moléculas cada vez más pequeñas, con la ayuda de glándulas internas y externas al intestino.

digestión duodenal (duodenal digestion), digestión que se produce en el primer segmento intestinal, después del píloro, donde se reciben las secreciones del hígado y el páncreas y se mezclan con los alimentos parcialmente digeridos procedentes del estómago. Se forma el quilo, las grasas son emulsionadas, el almidón es hidrolizado y las enzimas proteolíticas comienzan a degradar proteínas.

digestión gástrica (gastric digestion), digestión por el jugo gástrico del estómago.

digestión lipolítica (lipolytic digestion), fase de la digestión de los alimentos en la cual las moléculas grasas son escindidas a glicerol y ácidos grasos.

digestión por las enzimas pancreáticas (pancreatic enzyme digestión), acción de las enzimas pancreáticas en el proceso de descomponer los alimentos en sus elementos constituyentes.

digestivo (digestant), sustancia que, como la pepsina, se añade a la dieta para ayudar a la digestión de los alimentos.

digitado (digitate), que tiene dedos o proyecciones digitiformes.

digital (digitalis), término general para los glucósidos cardíacos. Se utiliza en el tratamiento de la insuficiencia cardíaca congestiva y determinadas arritmias cardíacas.

digital[1] (digital), **1.** perteneciente a un dedo de la mano o del pie. **2.** con forma de dedo de la mano o del pie. **3.** dispositivo electrónico que da sus lecturas/valores en números, p. ej., un reloj digital.

digital[2] (digital), **1.** caracterización o medición de una señal en términos de una serie de números en vez de en función de un valor que varíe de forma continua. **2.** uso del sistema binario en la tecnología de la computación, o en las comunicaciones computarizadas, como en el caso del teléfono digital, los localizadores digitales o los teléfonos móviles.

digitalización (digitalization), administración de digital en dosis suficiente para conseguir un efecto farmacológico máximo sin producir síntomas tóxicos asociados.

digitalizado (digitalized), estado de impregnación terapéutica total del organismo por un glucósido cardíaco.

dígito (digit), dedo.

digitoxina (digitoxin), glucósido cardíaco obtenido de las hojas de la *Digitalis purpurea.* Se utiliza en el tratamiento de la insuficiencia cardíaca congestiva y en determinadas arritmias cardíacas.

diglicérido (diglyceride), compuesto químico, éster del glicerol, en el cual el hidrógeno de dos grupos hidroxilos es sustituido por un radical acilo.

diglucurónido de bilirrubina (bilirubin diglucuronide), forma conjugada hidrosoluble de bilirrubina, formada en el hígado mediante la esterificación de dos moléculas de glucurónido con una molécula de bilirrubina. Es la forma más frecuente en la que aparece la bilirrubina en la bilis.

dignático (dignathus), **1.** feto con mandíbula inferior doble. **2.** persona con una hendidura en la mandíbula.

digoxina (digoxin), glucósido cardíaco obtenido de las hojas de *Digitalis lanata.* Se utiliza en el tratamiento de la insuficiencia cardíaca congestiva y de determinadas arritmias cardíacas.

dihíbrido (dihybrid), relativo o perteneciente a una persona, organismo o cepa heterocigoto para dos rasgos específicos.

dihidrotaquisterol (dihydrotachysterol), forma de acción rápida de la vitamina D. Se utiliza en el tratamiento de la hipocalcemia producida por el hipoparatiroidismo y el seudohipoparatiroidismo.

dihidrotestosterona (DHT) (dihydrotestosterone [DHT]), hormona androgénica formada en el tejido periférico a partir de la testosterona. Se cree que es responsable androgénico del desarrollo de los caracteres sexuales primarios durante la embriogénesis y de los caracteres sexuales secundarios en la pubertad, así como de la función sexual masculina adulta.

dihidroxialcohol (dihydric alcohol), alcohol que contiene dos grupos hidroxilo.

dilatación (dilation), **1.** situación de dilatarse o estirarse. **2.** proceso de generar un aumento fisiológico del diámetro de una abertura corporal, de un vaso sanguíneo o de un tubo.

dilatación cardíaca (dilation of the heart), aumento de tamaño del corazón provocado por la distensión del tejido muscular de las paredes, como consecuencia del debilitamiento del miocardio. Este trastorno se asocia a embolia pulmonar aguda e insuficiencia cardíaca.

dilatación cervical (cervical dilatation), diámetro de la abertura del cuello durante el parto medido por exploración vaginal y expresado en centímetros, teniendo en cuenta que cada dedo de la mano tiene una anchura aproximada de 2 cm. En el momento de la dilatación completa, el diámetro del orificio cervical es de 10 cm.

dilatación tóxica del colon (toxic dilation of colon), dilatación del colon transverso como consecuencia de una colitis amebiana, una colitis ulcerosa o cualquier otro trastorno intestinal. La sintomatología consiste en calambres, fiebre, taquicardia y confusión mental.

dilatación y evacuación (D y E) (dilation and evacuation [D&E]), eliminación del producto de la concepción, mediante raspado con succión y fórceps, durante el segundo trimestre del embarazo; un tipo de aborto.

dilatación y legrado (D y L) (dilation and curettage [D&C]), ampliación del cuello uterino y legrado del endometrio del útero. Se realiza para diagnosticar una enfermedad del útero, para corregir un sangrado vaginal intenso o prolongado o para vaciar el contenido uterino de productos de la concepción. También se lleva a cabo para extirpar los tumores, para excluir el carcinoma del útero y para eliminar los fragmentos placentarios retenidos después del alumbramiento o tras un aborto incompleto.

dilatación y legrado fraccionados (fractional dilatation and curettaje), técnica diagnóstica en la que cada sección del útero se examina y legra para obtener muestras de endometrio de todas las partes del útero. Con frecuencia se aplica en el diagnóstico del cáncer endometrial.

dilatador (dilator), dispositivo para ampliar una abertura o cavidad corporal.

dilatador de la ventana nasal (dilator naris), porción alar del músculo nasal que dilata las ventanas nasales.

dilatador de las pupilas (dilator pupillae), músculo que contrae el iris del ojo y dilata la pupila.

dilatador esofágico (esophageal dilator), bujía o instrumento similar para la dilatación de la estenosis del esófago o el esfínter esofágico inferior.

dilatadores de Hegar (Hegar's dilators), [Alfred Hegar, ginecólogo alemán, 1830-1914], serie de sondas que se usan para dilatar el conducto cervical y la uretra.

dilatadores mercuriales (mercury dilators), sistema de dilatación esofágica consistente en una serie de tubos rellenos de mercurio de diámetro graduado para dilatar el esfínter cardioesofágico.

dilatancia (dilatancy), proceso anómalo observado en el citoplasma (y en algunos sistemas físicos) durante el cual aumenta tanto su viscosidad como la fuerza aplicada.

dilatante (dilatant), que muestra dilatancia.

dilatar (dilate), causar un aumento fisiológico del diámetro de un orificio corporal, vaso sanguíneo o tubo.

dilaurato de fluoresceína (fluoresceine dilaurate), éster de fluoresceína con dos moléculas de laurato, utilizado en la prueba del pancreolauril para determinar la función pancreática.

diligencia de emplazamiento (service of process), (legalmente) envío de un escrito, citación o demanda a un demandado.

diligencia debida (due diligence), esfuerzos realizados por personas responsables para evitar causar daño a otros o a sus propiedades u organización.

diltiazem (diltiazem), bloqueador de los canales del calcio o calcioantagonista. Se utiliza en el tratamiento de la angina vasoespástica y de esfuerzo, además del de la hipertensión.

dilución de helio en circuito cerrado (closed-circuit helium dilution), técnica para determinar el volumen pulmonar residual y la capacidad funcional residual haciendo que el paciente respire a través de un espirómetro que contiene una concentración conocida de helio.

dilución seriada (serial dilution), técnica de laboratorio en la cual se disminuye la concentración de una sustancia, como el suero sanguíneo, en una serie de cantidades proporcionales.
diluido (dilute), relativo a una solución en la que existe una cantidad relativamente pequeña de soluto en proporción con el solvente.
diluir (dilute), disminuir la concentración de soluto en una solución.
diluyente (diluent), sustancia, en general un líquido, que hace una solución más fina, menos viscosa o más líquida.
DIM (MID), siglas de **dosis infectante mínima.**
dimenhidrinato (dimenhydrinate), antiemético prescrito en el tratamiento de las náuseas y la cinetosis.
dimensión (dimension), medida de la anchura, longitud o altura de un espacio, descrita usualmente en unidades de una escala lineal.
dimensiones del campo térmico (thermal field size), área sobre la que probablemente se produce el calentamiento terapéutico.
dimercaprol (dimercaprol), antagonista de los metales pesados utilizado en el tratamiento de la enfermedad de Wilson y en el tratamiento de la intoxicación aguda por arsénico, oro o mercurio, así como en la sobredosis de diuréticos mercuriales, arsenicales o sales de oro.
dímero (dimer), compuesto formado por la unión de dos radicales o dos moléculas de un compuesto más simple.
dimeticona (simethicone), antiflatulento que ayuda a los gases a disolverse en líquido, disminuyendo la tensión superficial de las burbujas de gas. Se prescribe para dispersar las bolsas de gas en el tracto GI.
dimetil sulfóxido (DMSO) (dimethyl sulfoxide [DMSO]), disolvente orgánico usado como antiinflamatorio. Se instila en la vejiga para el tratamiento de la cistitis intersticial.
dimetilamina [$(CH_3)_2NH$] (dimethylamine), amina secundaria que se encuentra en el guano y en el pescado en descomposición.
dimetoximetilanfetamina (DOM) (dimethoxymethylamphetamine [DOM]), agente psicoactivo o alucinógeno.
dimorfo (dimorphous), organismo o sustancia que existe en dos formas diferentes.
dina (dyne), unidad de fuerza, definida como la fuerza que se requiere para acelerar una masa libre de 1 g a 1 cm/s. Una dina equivale a 10^{-5} newton.
dinámica de grupo (group dynamics), interacciones y relaciones que tienen lugar dentro de grupos así como entre los grupos y el resto de la sociedad. Está constituida por la interdependencia de los miembros del grupo, la resolución de un problema colectivo y la toma de decisiones colectivas y la conformidad del grupo.
dinámica familiar (family dynamics), fuerzas que actúan dentro de la familia y que producen determinados comportamientos o síntomas.
dinámico (dynamic), **1.** que tiende a cambiar o que insta al cambio, como la relación dinámica enfermero-paciente. **2.** (en terapia respiratoria) proceso de cambio de volumen.
dinamómetro (dynamometer), dispositivo para medir el grado de fuerza invertida en la contracción de un grupo de músculos.
dinamómetro de prensión (squeeze dynamometer), dinamómetro para medir la fuerza muscular de prensión con la mano.
dinamómetro manual (manudynamometer), aparato para medir la fuerza o extensión del empuje.
dinitrato de isosorbida (isosorbide dinitrate), fármaco para tratar la angina de pecho. Se administra como vasodilatador coronario en el tratamiento de la angina de pecho y de la ICC, así como del espasmo esofágico causado por el reflujo GI.
dinitroclorobenceno (DNCB) (dinitrochlorobenzene [DNCB]), sustancia aplicada tópicamente como prueba para las reacciones de hipersensibilidad retardada. Este compuesto también se ha utilizado como agente inmunoterápico para tratar tumores cutáneos.
2,4-dinitrofenol (DNP) (2,4-dinitrophenol [DNP]), **1.** colorante utilizado en la investigación bioquímica de los procesos oxidativos. **2.** hapteno comúnmente utilizado para inducir la respuesta inmunitaria.
dínodo (dynode), cualquiera de los elementos en forma de placa que amplían los impulsos electrónicos en un tubo fotomultiplicador. Por cada electrón que golpea cada dínodo, se emiten varios electrones secundarios. La ganancia del dínodo es el cociente entre electrones secundarios y electrones incidentes.
dinorfina (dynorphin), opiáceo endógeno derivado de la prohormona prodinorfina. Es un péptido neuroactivo con potentes efectos analgésicos.
dinucleótido (dinucleotide), compuesto que contiene dos nucleótidos.
diodo (diode), **1.** tubo de rayos X con dos electrodos, ánodo y cátodo. **2.** dispositivo eléctrico que tiene mayor conductancia para la corriente que fluye en una dirección que para la que fluye en la dirección opuesta.
diodo láser (diode laser), semiconductor de estado sólido utilizado como medio para el láser.
dioico (diecious), relativo a un organismo que tiene órganos reproductores femeninos o masculinos.

diolamina (diolamine), abreviatura de *dietanolamina.*

dionisíaco (Dionysian), actitud personal de alguien desinhibido, místico, sensual, emotivo e irracional, que busca escapar de los límites que le marcan sus propios sentidos.

dioptría (diopter), medida métrica del poder de refracción de una lente. Es igual al recíproco de la distancia focal de la lente, en metros.

diovulatorio (diovulatory), que libera habitualmente dos óvulos en cada ciclo ovárico.

dióxido (dioxide), óxido que contiene dos átomos de oxígeno.

dióxido de azufre (sulfur dioxide), gas incoloro y no inflamable utilizado como antioxidante en preparaciones farmacéuticas. Es también un importante contaminante del aire, que irrita los ojos y las vías respiratorias.

dióxido de carbono (CO_2) (carbon dioxide [CO_2]), gas incoloro e inodoro producido por la oxidación del carbono. El dióxido de carbono, como producto de la respiración celular, es transportado por la sangre a los pulmones, donde se exhala. El nivel de dióxido de carbono y sus compuestos carbonatos afecta al equilibrio acidobásico de los fluidos y tejidos corporales. En el tratamiento de determinadas enfermedades de la piel se usa dióxido de carbono sólido (hielo seco).

dióxido de carbono combinado (combined carbon dioxide), porcentaje del total de dióxido de carbono que está en forma de carbonato en la sangre y que se puede calcular como la diferencia entre el dióxido de carbono total y el disuelto.

dióxido de carbono endógeno (endogenous carbon dioxide), dióxido de carbono producido en el interior del cuerpo a partir de los procesos metabólicos.

dióxido de carbono unido (bound carbon dioxide), dióxido de carbono transportado en la corriente sanguínea como parte de la molécula de bicarbonato sódico, diferente al dióxido de carbono disuelto o al ion bicarbonato.

dióxido de nitrógeno (NO_2) (nitrogen dioxide [NO_2]), gas irritante de color parduzco que puede liberarse a partir del ensilaje y la reacción del ácido nítrico con metales. Puede producir síntomas de daño pulmonar en trabajadores que realizan tareas de ensilaje. Algunos estudios indican que se producen cambios de la función pulmonar en individuos sanos cuando se exponen a concentraciones de NO_2 de 2-3 partes por millón.

dioxina (dioxin), contaminante del herbicida ácido 2,4,5-triclorofenoxiacético (2,4,5-T), ampliamente utilizado en todo el mundo para el control de malas hierbas. La exposición a la dioxina se asocia a cloracné y porfiria cutánea tarda. La dioxina forma parte del agente naranja, compuesto empleado como defoliante de bosques y selvas.

dipeptidasas (dipeptidases), enzimas finales en el sistema de degradación proteica de la digestión. Completan la función de escindir dipéptidos simples de dos aminoácidos.

dipéptido (dipeptide), compuesto orgánico formado por la unión de dos aminoácidos, con un enlace constituido por el grupo carboxilo de una molécula y el grupo amino de la otra.

Diphyllobothrium *(Diphyllobothrium),* género de platelmintos intestinales parasitarios de gran tamaño, que presentan un escólex con dos hendiduras. La especie que infecta al hombre con mayor frecuencia es *Diphyllobothrium latum.*

dipigo (dipygus), feto malformado con dos pelvis, una de las cuales no suele estar completamente desarrollada.

dipiridamol (dipyridamole), antiplaquetario. En combinación con anticoagulantes dicumarínicos se utiliza para evitar las complicaciones tromboembólicas de la sustitución valvular cardíaca.

dipivefrina (dipivefrin), simpaticomimético oftálmico. Se utiliza en el tratamiento del glaucoma de ángulo abierto.

diplejía (diplegia), parálisis bilateral de ambos lados de cualquier parte del cuerpo, o de partes análogas en partes contrarias del cuerpo.

diplejía espástica (spastic diplegia), parálisis de partes correspondientes en ambos lados del cuerpo.

diplejía facial (facial diplegia), trastorno neuromuscular poco frecuente caracterizado por la parálisis bilateral de varios músculos de la cara.

diplocarion (diplokaryon), núcleo que contiene dos veces el número diploide de cromosomas.

diplococo (diplococcus), **1.** miembro de la familia Coccaceae que aparece en parejas. Los diplococos suelen encontrarse como parásitos o saprofitos. **2.** bacterias de la familia Coccaceae que aparecen como pares de cocos.

diploe (diploë), tejido laxo, ocupado por médula ósea roja y situado entre las dos capas de los huesos del cráneo.

diploide (2n) (diploid [2n]), perteneciente o relativo al individuo, organismo, cepa o célula que tiene un par de juegos completos de cromosomas homólogos.

diploidía (diploidy), estado definido por la presencia de un par de juegos completos de cromosomas homólogos.

diplomado (diplomate), individuo que ha recibido un diploma o certificado, especialmente el médico que ha recibido su título por un tribunal de su especialidad.

diplonema (diplonema), formación en asa de los cromosomas en estado diplotenar de la primera profase meiótica de la gametogénesis.

diplopago (diplopagus), gemelos unidos y más o menos igualmente desarrollados, aunque pueden compartir uno o varios órganos internos.

diplopía (diplopia), doble visión, producida por la función defectuosa de los músculos extraoculares o por algún trastorno de los nervios correspondientes.

diplopía homónima (homonymous diplopia), tipo de diplopía en la que la imagen percibida por el ojo derecho se localiza a la derecha de la imagen percibida por el izquierdo.

diplopía monocular (monocular diplopia), trastorno en el que en uno de los ojos se percibe una imagen doble. La causa es un trastorno en el medio de refracción del ojo, como una catarata o una luxación parcial del cristalino. En casos infrecuentes, en un solo ojo se pueden ver más de dos imágenes.

diplopía vertical (vertical diplopia), forma de visión doble en la que una imagen se desplaza verticalmente sobre la otra.

diplornavirus (diplornavirus), virus ARN de doble cadena causante de la fiebre por picadura de garrapata de Colorado. Está relacionado con los reovirus asociados a diversas infecciones respiratorias.

diplosomatia (diplosomatia), anomalía congénita en la que dos gemelos totalmente formados están unidos en una o varias zonas de sus cuerpos.

diploteno (diplotene), cuarto estadio de la primera profase meiótica de la gametogénesis, en la que las tétradas muestran quiasmas entre las cromátidas de cromosomas homólogos pareados y se produce un entrecruzamiento genético.

dipo (dipus), gemelos unidos con sólo dos pies.

dipodia simeloide (dipodia), anomalía del desarrollo caracterizada por la fusión de las extremidades y la presencia de dos pies.

dipolo (dipole), **1.** molécula cuyos extremos tienen cargas parciales opuestas. **2.** molécula con zonas de cargas eléctricas opuestas, como el ácido clorhídrico, que presenta predominio de electrones y una carga parcial negativa alrededor de la zona de cloruro y de cargas positivas en el lado del hidrógeno.

diprop (diprop), abreviatura del *anión carboxilato-dipropionato.*

dipropionato de alclometasona (alclometasone dipropionate), corticoide tópico. Se prescribe para el alivio de los síntomas inflamatorios y del prurito producidos en las dermatosis que responden a los corticoides.

dipropionato de beclometasona (beclomethasone dipropionate), glucocorticoide que se administra mediante un inhalador de dosis preestablecida para el tratamiento de mantenimiento del asma bronquial como terapia profiláctica y en aerosol para su inhalación en el tratamiento de la rinitis crónica.

D

diprósopo (diprosopus), feto malformado con dos caras que presentan distintos grados de desarrollo.

dipsesia (dipsesis), sed extremada.

dipsomanía (dipsomania), impulso incontrolable e irresistible, a menudo periódico, de tomar bebidas alcohólicas.

dique (dam), barrera al flujo de líquido, como un dique colocado alrededor de un diente para protegerlo de la saliva durante la restauración.

dique de goma (rubber dam), lámina fina de goma látex para aislar uno o más dientes durante una intervención dental.

director de enfermería (nursing director), profesional de enfermería cuya función es el liderazgo administrativo y clínico del servicio de enfermería en una división de una institución de asistencia sanitaria, por ejemplo, directora de enfermería de las enfermeras de cuidados maternales y de lactantes.

director de seguridad (safety director), miembro del personal de un hospital cuyas actividades están relacionadas con funciones de seguridad, como la prevención de incendios, la seguridad ambiental y las actividades de planificación en caso de desastre.

director médico (medical director), médico contratado por el hospital para que, desde el punto de vista médico y administrativo, sea el jefe del personal médico.

directorio médico (medical directive), término general para los documentos que proporcionan información sobre el tipo de asistencia deseada por un individuo.

directriz de práctica clínica (clinical practice guideline), pauta desarrollada de manera sistemática para ayudar a médico y paciente a tomar decisiones sobre la asistencia sanitaria idónea en circunstancias clínicas específicas.

diritromicina (dirithromycin), antiinfeccioso. Este fármaco se utiliza para tratar infecciones del tracto respiratorio producidas por *Moraxella catarrhalis, Streptococcus* sp. *(S. pneumoniae, S. agalactiae, S. viridans), Legionella pneumophila, Mycoplasma pneumoniae, Streptococcus pyogenes, Staphylococcus aureus, Bordetella pertussis* y *Propionibacterium acnes.*

dirofilariasis (dirofilariasis), infestación humana por la dirofilaria del perro, *Dirofilaria* *immitis,* y por la especie afín *D. (Nochtiella) repens;* ambas pueden ser transmitidas por la picadura de distintas especies de mosquitos. La filaria migra al pulmón a través de la sangre, produciendo nódulos pulmonares y causando dolor torácico, tos y hemoptisis. La enfermedad es poco frecuente en humanos.

disacaridasa (disaccharidase), en humanos, enzima que hidroliza los disacáridos. Las disacaridasas se localizan en la membrana de borde en cepillo del intestino delgado e hidrolizan los oligosacáridos y disacáridos producidos tras la digestión de los almidones y otros hidratos de carbono en la luz intestinal.

disacárido (disaccharide), término general para los hidratos de carbono simples formados por la unión de dos moléculas de monosacáridos.

disacusia (dysacusis), **1.** deterioro de la función auditiva que implica dificultad para procesar los detalles de un sonido, en oposición a la pérdida de sensibilidad al sonido, o hipoacusia. **2.** dolor o molestia en el oído cuando éste es expuesto al sonido.

disadrenia (dysadrenia), función suprarrenal anormal caracterizada por una menor producción de hormonas, como en el hiposuprarrenalismo o el hipoadrenocorticismo, o por el aumento de la secreción glandular, como el hipersuprarrenalismo o el hiperadrenocorticismo.

disartria (dysarthria), dificultad para hablar, con mala articulación de las palabras, como resultado de una interferencia en el control de los músculos del lenguaje, normalmente debido a lesión de un nervio motor central o periférico.

disartria atáxica (ataxic dysarthria), lenguaje anómalo caracterizado por la formación defectuosa de sonidos a causa de disfunción neuromuscular del cerebelo.

disartria espástica (spastic dysarthria), trastorno motor del habla que dificulta la articulación del lenguaje y es causado por una alteración de los tractos corticobulbares. Afecta a la fuerza, la velocidad, la precisión, el rango de movimiento y la coordinación de los músculos implicados en el habla.

disartria neuronal motora inferior (lower motor neuron dysarthria), alteración articular debida a parálisis o debilidad de los músculos articulares; se caracteriza por una voz monótona y ronca, y en los casos avanzados temblor y flacidez de la lengua, y laxitud y temblor de los labios, se observa en los casos avanzados de lesión de los núcleos motores de los centros pontinos inferiores o del bulbo raquídeo.

disartrosis (dysarthrosis), cualquier trastorno de una articulación, como enfermedades, luxaciones o deformidades, que dificultan su movimiento.

disautonomía (dysautonomia), trastorno autosómico-recesivo de la infancia, caracterizado por falta de lágrimas, manchas en la piel, inestabilidad emocional, descoordinacion motora, ausencia total de la sensacion del dolor e hiporreflexia. Se ha visto casi exclusivamente en judíos asquenazí.

disbarismo (dysbarism), reacción ante un cambio súbito en la presión ambiental, como en una rápida exposición a las presiones atmosféricas inferiores de las grandes altitudes. De síntomas similares a los de la enfermedad por descompresión.

disbasia (dysbasia), dificultad para andar causada por una lesión nerviosa o cojera asociada con aterosclerosis.

discapacidad (disability), pérdida, ausencia o reducción observable y medible de la capacidad física o mental.

discapacidad de aprendizaje (learning disability), trastorno que afecta frecuentemente a los niños de inteligencia normal o superior a la normal, caracterizado por la dificultad para aprender procesos tan fundamentales como leer, escribir o hacer cálculos numéricos.

discapacidad de desarrollo (DD) (developmental disability [DD]), proceso patológico que comienza a desarrollarse antes de los 18 años de edad.

discapacidad profesional (occupational disability), alteración en la que un trabajador es incapaz de realizar las funciones requeridas para completar satisfactoriamente un trabajo como consecuencia de una enfermedad profesional o de un accidente laboral.

discectomía (diskectomy), extirpación de un disco intervertebral.

discernimiento (discernment), criterio relacionado con un problema o dilema referido a un paciente; capacidad para analizar y comprender la situación de ese paciente.

discinesia (dyskinesia), alteración de la capacidad de ejecutar movimientos voluntarios.

discinesia biliar (biliary dyskinesia), dolor o malestar en la región epigástrica secundario al espasmo, sobre todo del esfínter de Oddi, tras una colecistectomía. Dificulta el drenaje biliar.

discinesia intermitente (dyskinesia intermittens), trastorno de cojera intermitente causada por insuficiencia circulatoria.

discinesia tardía (tardive dyskinesia), trastorno caracterizado por movimientos involuntarios repetitivos de los músculos de la cara, de los miembros y del tronco. Afecta sobre todo a personas ancianas a las que se ha tratado durante períodos prolongados de tiempo con antipsicóticos pero puede estar causada por medicamentos antidopaminérgicos.

disco (disk), **1.** estructura circular plana en forma de placa, como el disco articular o un disco óptico. **2.** *coloquial,* disco intervertebral.

disco articular (articular disk), **1.** pequeña placa oval entre el cóndilo de la mandíbula y la fosita mandibular. **2.** extremo de forma plana de ciertos huesos que forman parte de articulaciones móviles. Se forma a partir de mesodermo no absorbido y a veces está estrechamente ligado a los músculos adyacentes o al cartílago.

disco blastodérmico (blastodisk), área no vitelina del protoplasma con forma de disco que rodea el polo animal en el que tiene lugar la división del óvulo fertilizado que contiene una gran cantidad de vitelo, como ocurre en los pájaros y los reptiles.

disco ciliar (ciliary disk), parte fina del cuerpo ciliar que se extiende desde su corona hasta la ora serrata de la retina.

disco embrionario (embryonic disk), placa engrosada a partir de la que se desarrolla el embrión en la segunda semana de gestación.

disco interpúbico (interpubic disk), placa de fibrocartílago que conecta las superficies opuestas de los cuerpos de los huesos pubis.

disco intervertebral (intervertebral disk), cualquiera de los discos fibrosos situados entre vértebras adyacentes, excepto entre el axis y el atlas. Los discos varían en tamaño, forma, espesor y número, dependiendo de su localización en la columna y de las vértebras específicas que separan.

discoblástula (discoblastula), blástula formada por el desprendimiento parcial que se produce en el huevo fertilizado que contiene una gran cantidad de amnios.

discocito (discocyte), eritrocito maduro, normal, que muestra una de sus muchas configuraciones de estado de reposo. Es un disco bicóncavo sin núcleo.

discografía (diskography), examen radiológico de los discos intervertebrales individuales tras la introducción de un medio de contraste radiopaco en el centro de cada disco. Este método ha sido sustituido en buena medida por la RM y la mielografía por TC.

discoidal (discoid), que tiene una forma redonda y aplanada.

discolia (dyscholia), cualquier situación anormal de la bilis, en relación bien con la cantidad segregada o con la situación de los constituyentes.

discondroplasia de Ollier (Ollier's dyschondroplasia), [Louis X. E. L. Ollier, cirujano francés, 1830-1900], alteración poco frecuente del desarrollo óseo en la que el tejido epifisario responsable del crecimiento se extiende a través de los huesos, ocasionando un crecimiento irregular anómalo y, finalmente, deformidad.

disconfirmación (disconfirmation), comunicación disfuncional que niega, desestima o ignora la información recibida de otra persona.

discordancia (discordance), expresión de uno o más rasgos específicos en uno solo de un par de gemelos.

discos intercalados (intercalated disks), bandas densas situadas entre las células del miocardio, longitudinal y transversalmente, dando una configuración escalonada. Contienen uniones intercelulares que unen eléctrica y mecánicamente células adyacentes.

discrasia (dyscrasia), proceso patológico de la sangre o la médula ósea, como la leucemia, anemia aplásica o incompatibilidad Rh.

discrasia sanguínea (blood dyscrasia), trastorno en el que cualquiera de los constituyentes de la sangre es anormal o está presente en una cantidad anormal, como ocurre en la leucemia y en la hemofilia.

discrepancia del tamaño dental (tooth size discrepancy), pérdida de armonía del tamaño de un diente o un grupo de dientes cuando se los relaciona con aquellos que están dentro de la misma arcada o de la arcada opuesta.

discreto (discrete), **1.** individualmente diferenciado. **2.** compuesto de partes diferentes.

discriminación (discrimination), acto de distinguir o diferenciar.

discriminación táctil (tactile discrimination), capacidad para discriminar los objetos mediante el sentido del tacto.

discriminador (discriminator), dispositivo electrónico capaz de aceptar o rechazar un impulso de energía según el voltaje. Se utiliza para separar radionúclidos de baja energía de los de alta.

discriminador de alto nivel (DAN) (upper level discriminator [ULD]), dispositivo electrónico utilizado para discriminar contra todos los pulsos cuyas alturas estén por encima de un determinado nivel.

discriminador de bajo nivel (DBN) (lower level discriminator [LLD]), (en medicina nuclear), dispositivo sensible a la energía de radiación utilizado para discriminar entre todos los pulsos de radionúclidos cuyos pesos estén por debajo del nivel aceptado.

discronación (dischronation), trastorno de la percepción del tiempo.

disdiadococinesia (dysdiadochokinesia), incapacidad para realizar rápidamente movimientos alternantes, como golpear rítmicamente los dedos sobre la rodilla. Su causa es la lesión cerebelosa y está en relación con la dismetría.

disecar (dissect), **1.** separar o cortar tejidos para su estudio visual o microscópico con bisturí, sonda o tijeras. **2.** escindir la íntima de una arteria, creando una falsa luz que permite que la sangre fluya a la pared arterial. Los vasos ramificados pueden quedar obstruidos.

disección cervical (neck dissection), extirpación quirúrgica de los ganglios linfáticos cervicales, realizada para evitar la diseminación de tumores malignos de cabeza y cuello.

disección de los ganglios linfáticos axilares (axillary node dissection), extirpación quirúrgica de los ganglios linfáticos axilares, realizada como parte integrante de la mastectomía radical modificada.

disección de los ganglios linfáticos retroperitoneales (retroperitoneal lymph node dissection), extirpación quirúrgica bilateral de los ganglios linfáticos situados por detrás del peritoneo y de los conductos linfáticos y la grasa que rodean a ambos pedículos renales, la vena cava y la aorta, incluyendo la bifurcación de ésta. La disección se realiza habitualmente en un intento de eliminar localizaciones de un linfoma o metástasis de enfermedades malignas cuyo origen se sitúa en los órganos pélvicos o en los genitales.

disección parcial de la zona pelúcida (DPZ) (partial zona dissection, PZD), antigua técnica de micromanipulación utilizada en la infertilidad del factor masculino. Se efectúa un corte en la zona pelúcida y se insertan espermatozoides.

disección radical (radical dissection), extirpación quirúrgica de tejido en una zona amplia que rodea el lugar de la intervención. Se realiza sobre todo para identificar y extirpar todo el tejido que pueda ser maligno para reducir la posibilidad de recidiva y a menudo incluye los ganglios linfáticos.

disección radical de cuello (radical neck dissection), disección y extirpación de todos los ganglios linfáticos y tejidos extirpables bajo la piel del cuello, realizada para evitar la diseminación de tumores malignos de la cabeza y del cuello que tengan una posibilidad razonable de ser controlados.

disección roma (blunt dissection), disección realizada mediante la separación de los tejidos a lo largo de las líneas naturales de despegamiento, sin necesidad de cortar.

diseidético (dyseidetic), patrón de dislexia que afecta a la visión o el reconocimiento de las palabras completas.

diseminado (disseminated), disperso y extendido por todas partes, como un órgano o todo el cuerpo.

disenso (dissent), (en derecho) testimonio escrito de un juez que no está de acuerdo con la mayoría del tribunal. El disenso establece explícitamente los motivos de la disensión del juez.

disentería (dysentery), inflamación del intestino, sobre todo del colon. Sus causas más frecuentes son bacterianas (infección por *Shigella*) y amebianas (infección por *Entamoeba histolytica*), aunque también puede ser producida por irritantes químicos. Se caracteriza por heces frecuentes sanguinolentas, dolor abdominal y tenesmo.

disentería amebiana (amebic dysentery), inflamación del intestino, causada por infestación con *Entamoeba histolytica,* que se caracteriza por la eliminación frecuente de heces blandas punteadas de sangre y de moco.

disentería maligna (malignant dysentery), forma potencialmente mortal de disentería en la que los síntomas son graves.

disentería viral (viral dysentery), forma de disentería causada por un virus y caracterizada, por lo general, por una diarrea acuosa aguda.

disentérico (dysenteric), relativo o parecido a la disentería.

disentir (dissent), no estar de acuerdo con una opinión o una creencia.

diseño del asiento basal (basal seat outline), (en odontología) perfil sobre la mucosa o sobre un modelo del área oral total para ser cubierto por una dentadura.

diseño experimental (experimental design), (en investigación) diseño de estudio utilizado para comprobar la relación causa-efecto entre variables. El diseño experimental clásico especifica un grupo experimental y un grupo control. La variable independiente se administra al grupo experimental y no al grupo control, y en ambos grupos se mide la misma variable dependiente. Los experimentos reales han de contar con control, aleatorización y manipulación.

diseño sin barreras (barrier-free design), diseño de hogares, lugares de trabajo y edificios públicos de forma que los individuos físicamente disminuidos puedan hacer una utilización normal de dichas estructuras.

disergia (dysergia), trastorno en el cual los músculos no consiguen funcionar normalmente en determinados movimientos voluntarios, debido a una irregularidad del nervio eferente.

diseritropoyesis (dyserithropoiesis), desarrollo defectuoso de los eritrocitos, como el que se registra en la anisocitosis y la poiquilocitosis.

disestesia (dysesthesia), efecto frecuente de la lesión de la médula espinal, caracterizada por sensación de adormecimiento, hormigueo, quemazón o dolor por debajo de la lesión.

disfagia (dysphagia), dificultad para deglutir, normalmente asociada a procesos obstructivos o motores del esófago. Los pacientes con procesos obstructivos, como tumores esofágicos o anillo esofágico inferior, son incapaces de deglutir sólidos, aunque pueden tolerar líquidos. Las personas con procesos motores son incapaces de tragar sólidos o líquidos.

disfagia lusoria (dysphagia lusoria), trastorno caracterizado por dificultad para deglutir y producido por la compresión del esófago por una arteria subclavia anómala que sale de la aorta descendente y sigue un trayecto situado por detrás o por delante del esófago.

disfagia por anillo contráctil (contractile ring dysphagia), trastorno caracterizado por la dificultad para la deglución debido a la hiperreactividad del esfínter esofágico inferior que induce una sensación dolorosa de agarrotamiento debajo de la zona inferior del esternón.

disfagia valecular (vallecular dysphagia), dificultad o dolor con la deglución causados por la inflamación de los pliegues glosoepiglóticos.

disfasia orofaríngea (oropharyngeal dysphasia), dificultad en las fases oral o faríngea de la deglución, como en la masticación, en iniciar la deglución o en impulsar el bolo desde la faringe hasta el esófago. Está causada por varios trastornos neurológicos, estructurales u otros.

disfibrinogenemia (dysfibrinogenemia), presencia en la sangre de fibrinógeno anómalo. Se conocen formas tanto autosómico-dominantes como autosómico-recesivas.

disfilaxia (dysphylaxia), despertar súbito de un sueño profundo.

disfonía (dysphonia), cualquier anomalía de la voz, como la ronquera. La disfonía puberal hace referencia a los cambios de voz que se producen en los muchachos adolescentes.

disfonía de conversión (conversion dysphonia), incapacidad de producir sonidos vocales, habitualmente de naturaleza psicógena.

disfonía de los predicadores (clergyman's sore throat), pérdida de la voz por sobreuso, como en el caso de los predicadores.

disfonía espasmódica (spasmodic dysphonia), alteración del lenguaje en la cual la fonación resulta bloqueada de forma intermitente por espasmos de la laringe.

disforia (dysphoria), trastorno afectivo caracterizado por depresión y angustia.

disfunción (malfunction), incapacidad para funcionar con normalidad.

disfunción de la integración sensitiva (sensory integrative dysfunction), trastorno o irregularidad en la función cerebral que dificulta la integración sensitiva. Muchos trastornos del aprendizaje tienen su origen en disfunciones de la integración sensitiva.

disfunción del esfínter de Oddi (sphincter of Oddi dysfunction), dolor abdominal o ictericia cuando el esfínter de Oddi no funciona correctamente. Puede producirse varios años después de una colecistectomía o deberse a otra causa desconocida.

disfunción del lenguaje (speech dysfunction), cualquier defecto o anomalía del lenguaje, como afasia, alexia, tartamudeo, afonía y pronunciación dificultosa.

disfunción del nódulo sinoauricular (sinus node dysfunction), cualquier trastorno del funcionamiento normal del nódulo sinoauricular, como baja frecuencia sinusal o bloqueo sinoauricular, que lleva a la producción de arritmias.

disfunción esofágica (esophageal dysfunction), cualquier alteración, desajuste o anomalía de funcionamiento normal del esófago, como la disfagia, la esofagitis o la incompetencia esfinteriana. Esta alteración es uno de los primeros síntomas de la esclerodermia.

disfunción por cervicogenicidad (cervicogenicity dysfunction), (en quiropráctica) síndrome de hipomovilidad, puntos de dolorimiento en tejidos blandos, amplitud reducida del movimiento cervical regional y mal alineamiento estático.

disfunción sexual (sexual dysfunction), diagnóstico de enfermería, aceptado por la Fourth National Conference on the Classification of Nursing Diagnoses. Se define como el estado en el que un individuo experimenta cambios en la función sexual durante las fases de respuesta sexual de deseo, excitación y/o orgasmo, que le hacen considerarla como insatisfactoria, no gratificante o inadecuada.

disfunción sexual femenina (female sexual dysfunction), capacidad alterada o inadecuada de una mujer para lograr una relación sexual y un orgasmo satisfactorios. Entre las posibles causas se cuentan ansiedad, miedo, emociones negativas asociadas al acto sexual y problemas interpersonales. También puede registrarse disfunción neurológica.

disfunción sexual masculina (male sexual dysfunction), capacidad alterada o inadecuada del hombre para desarrollar su vida sexual y obtener satisfacción. Entre los síntomas se encuentran: dificultad para iniciar o mantener la erección, eyaculación precoz, incapacidad de eyacular e incluso pérdida del deseo sexual.

disfunción sistólica (systolic dysfunction), disfunción de la musculatura cardíaca con sobrecarga de volumen y disminución de la contractilidad.

disfunción ureteral (ureteral dysfunction), alteración del flujo peristáltico normal de orina a lo largo del uréter, producida por una disfunción de los nervios motores ureterales.

disfunción ventricular (ventricular dysfunction), disfunción miocárdica en los ventrículos que refleja anomalías en la contracción y el movimiento de la pared.

disfuncional (dysfunctional), (de un órgano o sistema corporal) incapaz de funcionar con normalidad.

disgammaglobulinemia (dysgammaglobulinemia), enfermedad por deficiencia inmunitaria heredada. Los individuos afectados no producen cantidades adecuadas de inmunoglobulinas, incluidos anticuerpos, por lo que son susceptibles de padecer infecciones, cáncer y otras patologías.

disgenesia (dysgenesis), **1.** formación anormal o defectuosa de un órgano o parte del mismo, sobre todo durante el desarrollo embrionario. **2.** alteración o pérdida de la capacidad de procrear.

disgenesia gonadal (gonadal dysgenesis), designación general para diversas patologías que implican anomalías en el desarrollo de las gónadas.

disgenia (dysgenics), estudio de los factores o situaciones genéticamente deletéreos para el futuro de una raza o especie.

disgenitalismo (dysgenitalism), cualquier proceso que implica un desarrollo anormal de los órganos genitales.

disgerminoma (dysgerminoma), tumor maligno infrecuente del ovario, supuestamente procedente de las células germinales indiferenciadas de las gónadas embrionarias.

disgeusia (dysgeusia), sentido del gusto anómalo o ausente.

disglandular (dysglandular), causado por secreción excesiva o insuficiente de una glándula, o relacionado con ella.

disgrafia (dysgraphia), alteración de la capacidad de escribir.

dishidrosis (dyshidrosis), proceso en el que se produce una sudoración anormal.

disinergia (dyssynergia), cualquier alteración en la coordinación muscular, como en los casos de ataxia.

disinergia del cuello vesical (bladder neck dyssynergia), apertura incompleta del cuello vesical durante la micción, que determina una obstrucción parcial al flujo urinario.

disinergia detrusor-esfínter (detrusor-sphincter dyssynergia), contracción del músculo esfínter de la uretra al mismo tiempo que se está contrayendo el músculo detrusor de la vejiga, con la consiguiente obstrucción del flujo urinario de salida normal.

dislaceración (dilaceration), **1.** rasgadura, como la de una catarata. **2.** (en odontología), trastorno producido por la lesión de un diente durante su período de desarrollo, con la aparición de un pliegue o banda en la unión de la corona con la raíz, o de raíces tortuosas con formas anómalas.

dislexia (dyslexia), alteración de la capacidad para leer, como resultado de diversos trastornos, algunos asociados al SNC. Los individuos disléxicos frecuentemente intercambian letras y palabras, no pueden diferenciar adecuadamente secuencias de letras en las palabras escritas y tienen dificultades para diferenciar la derecha y la izquierda.

dislipidemia (dyslipidemia), anomalía de, o cantidad anómala de, lípidos y lipoproteínas en la sangre.

dismadurez (dysmaturity), **1.** fallo del organismo para desarrollarse, madurar o alcanzar la madurez de una estructura o función. **2.** proceso por el que un feto o neonato es excesivamente grande o pequeño para su edad de gestación.

dismegalopsia (dysmegalopsia), incapacidad para calcular con precisión el tamaño o la medida de un objeto.

dismelia (dysmelia), proceso anormal congénito caracterizado por la ausencia o el acortamiento de las extremidades del cuerpo, asociado en algunos individuos a anomalías medulares. Está producida por un metabolismo anormal durante el desarrollo embrionario de las extremidades.

dismenorrea (dysmenorrhea), dolor asociado a la menstruación. La dismenorrea primaria es el dolor menstrual debido a factores intrínsecos del útero y el proceso de menstruación. Es extremadamente frecuente y se produce, al menos en alguna ocasión, en casi todas las mujeres. En el 10%, aproximadamente, de las mujeres, la dismenorrea es lo suficientemente intensa como para producir episodios de discapacidad parcial o total. El dolor se produce típicamente en la parte inferior del abdomen o de la espalda, es cólico, en oleadas (aparentemente coincidiendo con las contracciones uterinas intensas y ligera dilatación cervical). El dolor suele comenzar inmediatamente antes del flujo menstrual o coincide con él, y puede durar entre unas pocas horas y un día o más. Se asocia frecuentemente con náuseas, vómitos y deposiciones frecuentes, con cólico abdominal. También pueden observarse vértigos, mareos, palidez y dolor evidente.

dismenorrea congestiva (congestive dysmenorrhea), forma de dismenorrea secundaria provocada por congestión pélvica, producida a su vez por un aumento del riego sanguíneo de la zona debido a una enfermedad pélvica.

dismenorrea espasmódica (spasmodic dysmenorrhea), menstruación difícil acompañada por contracciones dolorosas del útero.

dismenorrea inflamatoria (inflammatory dysmenorrhea), dismenorrea que acompaña a infecciones pélvicas, fibromas o endometritis.

dismenorrea membranosa (membranous dysmenorrhea), forma de dismenorrea espástica en la que se libera un molde de la cavidad uterina.

dismetría (dysmetria), trastorno que impide al individuo afectado medir adecuadamente las distancias asociadas a actos musculares, por alteración del control muscular. Se observa en las lesiones cerebelosas y se caracteriza típicamente por una infra o sobreestimación de la amplitud de movimientos necesaria para colocar las extremidades correctamente durante un movimiento voluntario.

dismetría ocular (ocular dysmetria), alteración visual en la que los ojos son incapaces de fijar la mirada sobre un objeto o seguir un objeto en movimiento con precisión. Es un signo de enfermedad cerebelosa.

dismielinización (dysmielination), degradación o formación defectuosa de una vaina de mielina, acompañada generalmente de anomalías bioquímicas.

disminución (dwindles), *coloquial,* situación de deterioro físico que afecta a varios sistemas corporales, por lo general en personas ancianas.

disminución de la atención por hiperactividad (attention deficit hyperactivity disorder), trastorno psicológico infantil que se inicia antes de los 7 años de edad, caracterizado por una alteración o disminución de la capacidad de atención, un carácter impulsivo e hiperactividad.

disminución de la tolerancia a la glucosa (DTG) (impaired glucose tolerance [IGT]), proceso en el que los niveles plasmáticos de glucosa en ayunas son superiores a los normales, pero inferiores a los niveles diagnósticos de DM.

disminución del gasto cardíaco (cardiac output, decreased, decreased cardiac output), diagnóstico de enfermería aceptado por la Fourth National Conference on the Classification of Nursing Diagnoses (revisado en 2000). Se define como volumen de sangre inadecuado que bombea el corazón para satisfacer las necesidades metabólicas del organismo.

dismorfofobia (dysmorphophobia), **1.** idea delirante respecto a la imagen corporal. **2.** miedo morboso a la deformidad.

dismorfogénesis (dysmorphogenesis), desarrollo de estructuras corporales malformadas o aberrantes.

disnea (dyspnea), falta de aliento o dificultad para respirar que pueden producir ciertos procesos cardíacos, ejercicios extenuantes o ansiedad.

disnea cardíaca (cardiac dyspnea), insuficiencia respiratoria debida a una cardiopatía y provocada casi siempre por congestión venosa pulmonar.

disnea inspiratoria (inspiratory dyspnea), forma de dificultad respiratoria provocada por una obstrucción en la laringe, la tráquea o los bronquios. El paciente intenta compensar esta deficiencia con inspiraciones profundas prolongadas.

disnea paroxística nocturna (DPN) (paroxysmal nocturnal dyspnea [PND]), trastorno caracterizado por la aparición de episodios bruscos de dificultad respiratoria, que habitualmente se producen después de varias horas de sueño en posición tumbada. Se produce por un aumento de líquido en la circulación central en dicha posición. Suele deberse a edema pulmonar secundario a la insuficiencia cardíaca congestiva. Con frecuencia, los episodios se acompañan de tos, sensación de asfixia, sudor frío y taquicardia con ritmo de galope.

disnomia para los colores (color dysnomia), incapacidad para nombrar los colores a pesar de la capacidad para combinarlos y distinguirlos. Puede estar causada por una disfasia de expresión.

disociación (dissociation), **1.** acto de separar en partes o secciones. **2.** mecanismo defensivo involuntario por el que se separa de lo consciente cierta idea, pensamiento, emoción u otro proceso mental, con lo que pierde significación emocional.

disociación auriculoventricular (AV) (atrioventricular [AV] dissociation), interrupción en la conducción normal de la excitación a través del corazón, haciendo posible que las aurículas y los ventrículos latan independientemente bajo el control de sus propios marcapasos.

disociación iónica (ionic dissociation), fenómeno por el que los iones de los compuestos iónicos quedan liberados de sus respectivos enlaces en una solución acuosa y se distribuyen uniformemente en el solvente.

disociación longitudinal (longitudinal dissociation), (en cardiología) aislamiento entre las vías paralelas de impulsos, normalmente en la unión AV.

disolución (dissolution), **1.** separación de un compuesto químico complejo en moléculas más sencillas. **2.** licuefacción de sustancias orgánicas.

disolución del consorcio (loss of consortium), (en derecho) pleito por daños para obtener una recompensa por la pérdida de la relación conyugal, a nivel social, afectivo y asistencial y por la alteración o ausencia de relaciones sexuales.

disolvente (solvent), **1.** cualquier líquido en el que se puede disolver otra sustancia. **2.** *coloquial,* líquido orgánico, como el benceno, el tetracloruro de carbono y otros productos destilados del petróleo volátiles que cuando son inhalados provocan intoxicación, así como también daños en la mucosa de nariz y garganta y en los tejidos renales, hepáticos y cerebrales.

disolventes orgánicos (organic solvents), sustancias químicas, como el benceno, que disuelven las grasas y los aceites, lesionando los tejidos. La exposición es principalmente por inhalación, pero también puede producirse por ingestión o por contacto con la piel o los ojos.

disolver (dissolve), dispersar las moléculas de una sustancia por toda la masa de otra sustancia.

disonancia (dissonance), interferencia entre ondas sonoras de diferentes tonos.

disonancia cognitiva (cognitive dissonance), estado de tensión provocado por una discrepancia entre el sistema de referencia emocional e intelectual de una persona para interpretar o asumir su entorno.

disorexia (dysorexia), **1.** trastorno del hecho de comer asociado con deterioro emocional o psicológico. **2.** apetito disminuido, anómalo o antinatural.

disostosis (dysostosis), trastorno caracterizado por una osificación defectuosa, especialmente por defecto de la osificación normal de los cartílagos fetales.

disostosis acrofacial de Nager (Nager's acrofacial dysostosis), [F. R. Nager, médico suizo, 1877-1959], trastorno congénito caracterizado por deformidades de las extremidades como sinostosis radiocubital, hipoplasia y ausencia de radio o de los dedos pulgares.

disostosis cleidocraneal (cleidocranial dysostosis), malformación hereditaria poco frecuente caracterizada por un defecto en la osificación de los huesos craneales y por la ausencia completa o parcial de clavículas. El defecto de osificación de los huesos craneales retrasa el cierre de las suturas craneales, lo que da lugar a grandes fontanelas. También se asocia a anomalías dentales y vertebrales.

disostosis craneofacial (craniofacial dysostosis), anomalía congénita hereditaria caracterizada por acrocefalia, exoftalmos, hipertelorismo, estrabismo, nariz en forma de pico de loro y maxilar hipoplásico con cierto grado de prognatismo.

disostosis mandibulofacial (mandibulofacial dysostosis), trastorno hereditario caracterizado por la oblicuidad antimongoloide de las hendiduras palpebrales, coloboma del párpado inferior, micrognatismo e hipoplasia de los arcos cigomáticos y microtia.

disostosis metafisaria (metaphyseal dysostosis), trastorno que afecta al sistema esquelético y que se caracteriza por un trastorno de la mineralización de la zona metafisaria de los huesos, produciendo enanismo. La disostosis metafisaria se clasifica en los tipos Gansen, Schmidt, Spahar-Hartmann o como la hipoplasia cartilagopilosa. El tipo Gansen se caracteriza por alteraciones metafisarias similares a las de la acondroplasia, pero sin afectar al cráneo ni a las epífisis de los huesos largos. El tipo Schmidt de disostosis metafisaria se caracteriza por alteraciones del desarrollo desde el año de edad hasta aproximadamente los 5 años. El tipo Spahar-Hartmann se caracteriza por alteraciones esqueléticas y un genu varo intenso. La hipoplasia cartilagopilosa se caracteriza por enanismo marcado y pelo ralo, corto y frágil. La disostosis metafisaria no se suele asociar con retraso mental.

dispareunia (dyspareunia), trastorno de la mujer, en el que la relación sexual se acompaña de dolor debido a un espasmo. El dolor puede ser el resultado de anomalías genitales, reacciones psicofisiológicas disfuncionales ante la unión sexual, coito forzado o excitación sexual incompleta. La disparunia también se asocia a los cambios hormonales de la menopausia y la lactancia, que causan sequedad de los tejidos vaginales y endometriosis.

dispensa de ensayo clínico (clinical trial exemption [CTX]), autorización para administrar un agente en investigación a pacientes o personas voluntarias bajo las condiciones especificadas de un estudio de investigación particular en un centro clínico.

dispensación de fármacos (drug dispensing), preparación, envasado, etiquetado, registro y entrega de un fármaco determinado a un paciente o a un intermediario, como un miembro del personal de enfermería, responsable de su administración.

dispensar (dispense), preparar y distribuir fármacos y mezclas de fármacos en un despacho o departamento farmacéutico.

dispepsia (dyspepsia), vago sentimiento de molestia en el epigastrio, que se nota después de comer. Se tiene una sensación desagradable de plenitud, pirosis, flatulencia y náuseas. La dispepsia no se considera una alteración diferenciada, pero puede ser signo de una afección intestinal subyacente.

dispepsia alcohólica (alcoholic dyspepsia), trastorno digestivo caracterizado por molestias abdominales provocadas por el consumo de alcohol.

dispepsia apendicular (appendix dyspepsia), trastorno caracterizado por una alteración de las funciones digestivas asociado a una apendicitis crónica.

dispepsia biliar (biliary dyspepsia), desarreglo digestivo causado por un flujo insuficiente de bilis hacia el duodeno.

dispepsia cardíaca (cardiac dyspepsia), trastorno digestivo asociado con una enfermedad cardíaca.

dispepsia colelitiásica (cholelithic dyspepsia), trastorno caracterizado por ataques bruscos de indigestión asociado a disfunción de la vesícula biliar.
dispepsia fermentativa (fermentative dyspepsia), trastorno caracterizado por la alteración de la digestión asociada a la fermentación de la comida ingerida.
dispepsia funcional (functional dyspepsia), trastorno caracterizado por la alteración de la digestión producida por un problema de atonía o neurológico.
dispepsia gástrica (gastric dyspepsia), dolor o molestia localizada en el estómago.
dispepsia hepática (hepatic dyspepsia), dificultad digestiva causada por un trastorno hepático.
dispepsia histérica (hysteric dyspepsia), problemas de la digestión causados por perturbaciones emocionales.
dispepsia intestinal (intestinal dyspepsia), trastorno caracterizado por alteración de la digestión asociada a un problema de origen intestinal.
dispepsia refleja (reflex dyspepsia), anomalía caracterizada por una alteración de la digestión asociada a la enfermedad de un órgano no directamente relacionado con la digestión.
dispersar (disperse), diseminar los componentes de algo, como un tumor o las partículas finas en un sistema coloidal.
dispersión (dispersion), disipación o reparto de un material finamente dividido, como cuando las partículas de una sustancia se disipan a través del volumen de un líquido.
dispersión (scattering), cambio en la dirección de los fotones causado por la interacción entre éstos y la materia.
dispersión cromática (chromatic dispersion), descomposición de la luz en sus diferentes componentes, longitudes de onda o frecuencias, como la que se produce en un prisma.
dispersión de la luz (light scatter), dispersión de la luz en cualquier dirección por partículas suspendidas en una solución. El grado de dispersión depende del tamaño y la forma de las partículas.
dispersograma (scattergram), gráfico que representa la distribución de dos variables en una población de muestra. Una variable se representa gráficamente en el eje vertical; la otra en el horizontal. Un dispersograma demuestra el grado o tendencia de presentación de las variables en relación mutua.
dispersores de Rayleigh (Rayleigh scatterer), [John W. S. Rayleigh, físico inglés, 1842-1919], objetos reflectantes cuyas dimensiones son mucho menores que la longitud de onda ultrasónica. La intensidad de la dispersión procedente de un volumen de dispersores de Rayleigh aumenta con rapidez al aumentar la frecuencia, y es proporcional a la frecuencia elevada a la cuarta potencia.
dispigmentación (dyspigmentation), cualquier aumento o disminución anómalos en la producción o distribución de pigmentos cutáneos.
displasia (dysplasia), cualquier desarrollo anormal de tejidos u órganos.
displasia broncopulmonar (DBP) (bronchopulmonary dysplasia [BPD]), trastorno respiratorio crónico caracterizado por la cicatrización del tejido pulmonar, paredes de las arterias pulmonares engrosadas y la discordancia entre ventilación y perfusión pulmonar.
displasia cervical (cervical dysplasia), desarrollo de tejido anómalo del cuello uterino, con epitelio atípico que evoluciona lentamente a carcinoma.
displasia condroectodérmica (chondroectodermal dysplasia), forma de enanismo hereditario caracterizado por acortamiento distal de los miembros, polidactilia postaxial y anomalías cardiovasculares.
displasia craneometafisaria (craniometaphyseal dysplasia), trastorno óseo hereditario caracterizado por sobrecrecimiento y engrosamiento del cráneo y la mandíbula, con atrapamiento de los nervios craneales. Los huesos largos presentan metáfisis ensanchadas y con forma de maza. El paciente puede sufrir infecciones nasorrespiratorias, asociadas con el sobrecrecimiento óseo sinusal y la maloclusión mandibular.
displasia de cadera de Namaqualand (Namaqualand hip dysplasia), enfermedad congénita de transmisión autosómica dominante que afecta sobre todo a los niños y se observa en África. Se caracteriza por la falta de crecimiento de la epífisis femoral, lo que provoca dolor y artritis degenerativa precoz de la cadera.
displasia del desarrollo de la cadera (DDC) (developmental dysplasia of the hip [DDH]), inestabilidad de la articulación de la cadera que da lugar a su dislocación en el período neonatal. Generalmente se registra con laxitud de los ligamentos de la cadera. Aunque puede asociarse a diversos trastornos neuromusculares, como la mielodisplasia, o ser de origen intrauterino, es más frecuente que se produzca en lactantes neurológicamente normales y sea de origen multifactorial.
displasia ectodérmica anhidrótica (anhidrotic ectodermal dysplasia), alteración congénita ligada al cromosoma X que se presenta únicamente en los hombres aunque, más raramente, puede ser de carácter autosómico recesivo, presentándose entonces en los dos sexos, caracterizada por displasia ectodérmica asociada con aplasia o

hipoplasia de las glándulas sudoríparas, hipotermia, alopecia, anodoncia, dientes con forma cónica y una facies típica con protuberancia frontal, hipoplasia de media cara, nariz en silla de montar, mentón voluminoso y labios gruesos.

displasia epifisaria hemimélica (dysplasia epiphysealis hemimelica), raro trastorno caracterizado por inflamación de las extremidades, por lo general en el lado interno y externo de los tobillos y rodillas, constituida por hueso cubierto de cartílago epifisario y que produce limitación de la movilidad de las articulaciones.

displasia fibromuscular (DFM) (fibromuscular dysplasia [FMD]), trastorno arterial asociado, a veces, con ictus o ataques isquémicos transitorios. La enfermedad se caracteriza por pliegues intraluminales de tejido endotelial fibroso, que se convierten en la localización que origina la agregación de adherencias plaquetarias y la formación de trombo. El trastorno afecta comúnmente a las arterias renales y se asocia con hipertensión.

displasia fibrosa (fibrous dysplasia), trastorno caracterizado por el desplazamiento fibroso del tejido óseo en los huesos afectados. El inicio de la displasia fibrosa suele producirse durante la infancia. Los signos iniciales pueden ser cojera, dolor o una fractura en el lado afectado. El estudio radiográfico suele revelar una lesión bien circunscrita que ocupa toda la diáfisis del hueso largo afectado, o una parte de ella.

displasia frontonasal (frontonasal dysplasia), forma hereditaria de un defecto del desarrollo de la línea media de la cabeza y cara, incluyendo hipertelorismo ocular, hendidura nasal y maxilar oculta y, ocasionalmente, retraso mental u otros defectos.

displasia metafisaria (metaphyseal dysplasia), trastorno caracterizado por la alteración del modelado de los huesos tubulares largos, en la que la circunferencia metafisaria aparece aumentada de tamaño y el área medular está reducida. Afecta sobre todo a la porción distal del fémur o proximal de la tibia.

displasia renal quística (cystic renal dysplasia), anomalía del desarrollo renal en la que se forman quistes.

displasia septo-óptica (septo-optic dysplasia), síndrome de hipoplasia del disco óptico, además de otras anomalías oculares, ausencia del septum pellucidum e hipopituitarismo, que lleva a un déficit de crecimiento.

displasias ectodérmicas (ectodermal dysplasias), conjunto de trastornos hereditarios de tejidos y estructuras derivadas del ectodermo del embrión; la displasia ectodérmica forma parte de varios síndromes, como la displasia ectodérmica anhidrótica y el síndrome EEC.

disponibilidad del fármaco (drug disposition), término general para aludir a la absorción, la distribución, el metabolismo y la excreción de un fármaco que haya sido administrado.

disponibilidad para las situaciones de emergencia (emergency readiness), situación en la que se han realizado planes anticipados para hacer frente a un desastre natural inesperado, desórdenes públicos o a un ataque militar que pueda amenazar con muerte o lesión a la población de una localidad.

disposición a la mejora del sueño (sleep, readiness for enhanced), diagnóstico de enfermería aceptado por la Fifteenth National Conference on the Classification of Nursing Diagnoses. Se define como un patrón de suspensión periódica natural de la consciencia, que proporciona un adecuado descanso, mantiene el estilo de vida deseado y puede potenciarse.

disposición ante una catástrofe en la comunidad (community disaster readiness), resultado de enfermería recogido en la Nursing Outcomes Classification (NOC). Se define como la preparación de la comunidad para responder a un episodio catastrófico, natural o generado por el hombre.

disposición en matriz activa (DMA) (active matrix array [AMA]), circuito integrado en un área extensa, que comprende millones de elementos semiconductores idénticos y se comporta como un receptor de imagen en panel plano en los sistemas radiológicos digitales y radioscópicos.

disposición favorable para la mejora del afrontamiento (coping, readiness for enhanced), diagnóstico de enfermería aceptado por la Fifteenth National Conference on the Classification of Nursing Diagnoses. Se define como un patrón, variable en intensidad, de actividades cognitivas y conductuales orientadas a la satisfacción de las demandas que son suficientes para el bienestar.

disposición favorable para mejorar el afrontamiento comunitario (coping, community, readiness for enhanced), diagnóstico de enfermería aceptado por la Eleventh National Conference on the Classification of Nursing Diagnoses. Se define como un patrón de actividades comunitarias para la adaptación y la resolución de problemas que satisface las demandas o necesidades de la comunidad, pero que puede mejorarse para la gestión de los problemas/factores estresantes presentes o futuros.

disposición favorable para mejorar el afrontamiento familiar (coping, family, readiness for enhanced), diagnóstico de enfermería aceptado por la Fourth National Conference on the Classification of Nursing Diagnoses. La situación se define como la gestión eficaz de las tareas de adaptación por parte del familiar implicado en los problemas de salud del paciente, considerando que dicho familiar manifiesta su deseo y su disposición de mejorar la salud y el desarrollo con respecto a sí mismo y al paciente.

disposición para aumentar el bienestar espiritual (spiritual well-being, readiness for enhanced), diagnóstico de enfermería aceptado por la Eleventh National Conference on the Classification of Nursing Diagnoses (revisado en 2003). Se define como la capacidad para experimentar e integrar el significado y el propósito de la vida de un individuo, a través de la conexión consigo mismo, con los demás, con el arte, la música, la naturaleza o con poderes de índole trascendente.

disposición para el cuidado a domicilio del cuidador (caregiver home care readiness), resultado de enfermería recogido en la Nursing Outcomes Classification (NOC). Se define como la preparación de un cuidador para asumir la responsabilidad de la asistencia sanitaria a un miembro de la familia o allegado en el hogar.

disposición para la mejora de la comodidad (comfort, readiness for enhanced), diagnóstico aceptado por la Seventeenth National Conference on the Classification of Nursing Diagnoses. Se define como patrón de disposición, alivio y trascendencia de las dimensiones físicas, psicoespirituales, ambientales y/o sociales que puedan ser reforzadas.

disposición para la mejora de la comunicación (communication, readiness for enhanced), diagnóstico de enfermería aceptado por la Fifteenth National Conference on the Classification of Nursing Diagnoses. Se define como una pauta de intercambio de información e ideas con los demás, de intensidad variable, de modo que se satisfagan las propias necesidades y los propios objetivos vitales.

disposición para la mejora de la toma de decisiones (decision making, readiness for enhanced), diagnóstico de enfermería aceptado por la Seventeenth National Conference on the Classification of Nursing Diagnoses. Se define como el patrón de elección de pautas de acción suficiente para satisfacer los objetivos a corto y largo plazo relacionados con la salud y que puede ser mejorado.

disposición para la mejora del concepto del yo (self-concept, readiness for enhanced), diagnóstico de enfermería aceptado por la Fifteenth National Conference on the Classification of Nursing Diagnoses. Se define como un patrón de percepciones o ideas sobre uno mismo, que es suficiente para sentir bienestar y puede ser mejorado.

disposición para la mejora del cuidado personal (self-care, readiness for enhanced), diagnóstico de enfermería aceptado por la Seventeenth National Conference on the Classification of Nursing Diagnoses. Se define como un patrón de realización de actividades destinadas a la satisfacción de las propias necesidades, que contribuye a la consecución de objetivos relacionados con la salud y que puede ser mejorado.

disposición para mejorar el conocimiento (knowledge, readines for enhanced), diagnóstico de enfermería aceptado por la Fifteenth National Conference on the Classification of Nursing Diagnoses. Se define como la presencia o adquisición de información cognitiva relacionada con un tema específico que puede ser reforzada y es suficiente para satisfacer los objetivos relacionados con la salud.

disposición para mejorar el equilibrio del volumen de líquidos (fluid balance readiness for enhanced), diagnóstico de enfermería aceptado por la Fifteenth National Conference on the Classification of Nursing Diagnoses. Se define como patrón de equilibrio que puede variar en intensidad entre el volumen de líquido y la composición química de los líquidos corporales en la medida suficiente para satisfacer las necesidades físicas.

disposición para mejorar el estado de inmunización (immunization status, readiness for enhanced), diagnóstico de enfermería aceptado por la Seventeenth National Conference on the Classification of Nursing Diagnoses. Se define como el patrón de seguimiento de los estándares de inmunización locales, nacionales e internacionales para prevenir las enfermedades infecciosas que es suficiente para proteger a la persona, la familia o la comunidad y que puede ser reforzado.

disposición para mejorar la religiosidad (religiosity, readiness for enhanced), diagnóstico de enfermería aceptado en la Sixteenth National Conference on the Classification of Nursing Diagnoses. Se define como la capacidad de reforzar la confianza en las propias creencias o participar en ritos de una determinada confesión religiosa.

disposición para mejorar los procesos familiares (family processes, readiness for enhanced) diagnóstico de enfermería aceptado por la Fifteenth National Conference on the Classification of Nursing Diagnoses. Se define como un patrón, de intensidad variable, referido al funcionamiento familiar suficiente para mantener el bienestar de los miembros de la familia.

disposición preprocedimental (pre-procedure readiness), resultado de enfermería de la Nursing Outcomes Classification (NOC) definido como la disposición de un paciente para someterse de modo seguro a un procedimiento que requiere anestesia o sedación.

dispositivo (appliance), **1.** instrumento para realizar una función médica específica o conseguir un efecto terapéutico concreto. **2.** (en odontología) se suele emplear para aludir a los dispositivos orientados a corregir la maloclusión, corregir un hábito oral o estabilizar la oclusión.

dispositivo (device), cualquier elemento distinto de un fármaco que tenga aplicación en las artes curativas. Son dispositivos el material ortopédico, los marcapasos, muletas, válvulas cardíacas artificiales, prótesis, sillas de ruedas, collarines cervicales, audífonos y gafas.

dispositivo angulado (edgewise appliance), aparato de ortodoncia fija cuyos enganches tienen una ranura rectangular que se engancha a un alambre redondeado o rectangular. Se trata del aparato de ortodoncia más empleado y se utiliza para corregir o mejorar la maloclusión dental.

dispositivo corazón-pulmón (heart-lung machine), aparato formado por una bomba y un oxigenador que se hace cargo de las funciones del corazón y de los pulmones, especialmente durante la cirugía cardíaca. La sangre es desviada desde el sistema venoso hacia el oxigenador y devuelta a la circulación arterial.

dispositivo de acceso vascular (DAV) (vascular access device [VAD]), catéter, cánula u otro instrumento permanente utilizado para disponer de un acceso venoso o arterial.

dispositivo de acceso venoso (venous access device), catéter diseñado para poder acceder de forma continua al sistema venoso. Estos dispositivos se pueden utilizar para nutrición parenteral a largo plazo o para la administración de soluciones o medicamentos i.v. durante varios días.

dispositivo de adaptación (adaptive device), cualquier estructura, diseño, instrumento o equipo que permite a una persona inválida desenvolverse de forma independiente.

dispositivo de asistencia ventricular izquierda (DAVI) (left ventricular assist device [LVAD]), bomba mecánica que colabora de forma temporal y artificial en la acción natural de bombeo del ventrículo izquierdo.

dispositivo de ayuda pulsátil (DAP) (pulsatile assist device [PAD]), conducto dotado de balón, sin válvulas, flexible, situado dentro de un cilindro de plástico rígido que se introduce en la circulación arterial para proporcionar perfusión por derivación cardiopulmonar pulsátil.

dispositivo de cargas interconectadas (CCD) charge-coupled device (CCD), dispositivo de semiconductores estructurado de forma que la salida de uno de ellos actúa como entrada del siguiente. Los CCD se emplean con frecuencia para convertir las señales luminosas en eléctricas.

dispositivo de compresión fluoroscópica (fluoroscopic compression device), cualquiera de los diversos objetos que se pueden colocar en una determinada zona del abdomen del paciente para comprimir la superficie externa durante la realización de una fluoroscopia del tracto digestivo.

dispositivo de entrada (input device), dispositivo que permite la entrada de órdenes o información a un ordenador, como una máquina de escribir, teclado, unidad de cinta, unidad de disco, micrófono o lápiz óptico.

dispositivo de escucha (assistive listening device [ALD]), aparato diferente del de ayuda a la audición que permite que las personas con trastornos auditivos o del procesamiento auditivo central oigan.

dispositivo de flotación (flotation device), matriz de espuma con una almohadilla de tipo gel localizada en su centro, diseñada para proteger las prominencias óseas y distribuir la presión de forma más uniforme sobre la superficie de la piel.

dispositivo de infusión electrónico (electronic infusion device [EID]), sistema automatizado para introducir en una vena un líquido distinto de la sangre. El dispositivo puede tener ajustes programables que controlan la cantidad de líquido a infundir, la velocidad, el aviso de nivel de volumen bajo y una velocidad de infusión para mantener abierta la vía venosa. Algunos EID tienen modalidades de graduación que permiten cambiar la velocidad de infusión sin interrumpir el flujo de líquido.

dispositivo de salida (output device), cualquier dispositivo que transforma la información de un ordenador en una forma legible para el hombre u otras máquinas, como una impresora o un monitor RMC.

dispositivo intrauterino (DIU) (intrauterine device [IUD]), dispositivo anticonceptivo que consta de una banda doblada de plástico radiopaco con una fina cola de un solo filamento. La adición de un alambre y/o de bandas de cobre incrementa su eficacia. También se dispone de DIU rellenos con progesterona. El mecanismo de acción no se conoce. La inserción en el cuello uterino se realiza durante o justo después de la menstruación, cuando el cuello está ligeramente abierto y la menstruación garantiza que no existe un embarazo.

dispositivo manual de velocidad ultrarápida (ultra-high-speed handpiece), dispositivo para sujetar instrumentos rotatorios, como los tornos, que permiten alcanzar velocidades de rotación de 100.000 a 300.000 rpm. Se utiliza fundamentalmente para la preparación de una cavidad dental para una reparación.

dispositivo ortodóncico fijo (fixed orthodontic appliance), dispositivo mecánico, cementado a los dientes o fijado con material adhesivo, que se emplea para cambiar las posiciones relativas de las piezas dentales.

dispositivo ortodóncico intraoral (intraoral orthodontic appliance), dispositivo de ortodoncia que se coloca en el interior de la boca para corregir o disminuir las maloclusiones.

dispraxia (dyspraxia), pérdida parcial de la capacidad para realizar una tarea que exija movimientos coordinados, en ausencia de cualquier defecto en las funciones sensoriales o motoras.

dispraxia del desarrollo (developmental dyspraxia), proceso de la integración sensorial caracterizado por una alteración de la capacidad de planear movimientos no habituales que exigen habilidad.

disprosio (Dy) (dysprosium [Dy]), elemento metálico de tierras raras. Su número atómico es 66; su masa atómica es 162,50. Los isótopos radiactivos del disprosio se utilizan en las gammagrafías con radioisótopos, sobre todo en los estudios de huesos y articulaciones.

disproteinemia (dysproteinemia), anomalía del contenido proteico de la sangre, que normalmente afecta a las inmunoglobulinas.

disqueratosis (dyskeratosis), queratinización anormal o prematura de las células epiteliales.

disqueratosis congénita (dyskeratosis congenita), síndrome ligado al cromosoma X de comienzo en la infancia, caracterizado por distrofia ungueal, hiperpigmentación reticular cutánea, leucoqueratoris mucosa y pancitopenia similar a la del síndrome de Fanconi.

disrafia (dysraphia), falta de fusión completa de un rafe, como el cierre incompleto del tubo neural.

disreflexia autónoma (autonomic dysreflexia), síndrome que afecta a personas con lesión en la médula espinal por encima del nivel torácico medio (cuadrapléjicos y algunos parapléjicos) y que se caracteriza por hipertensión, bradicardia, cefalea intensa, palidez por debajo de la lesión y rubor en la parte superior de la lesión y convulsiones. Se debe a una alteración de la función del sistema nervioso autónomo causada por una actividad simpática y parasimpática simultáneas.

disreflexia autónoma (dysreflexia, autonomic), diagnóstico de enfermería aceptado por la Eighth National Conference on the Classification of Nursing Diagnoses. Es un estado en el que una persona afectada por una lesión de la médula espinal en D7 o por encima experimenta, o se ve expuesto al riesgo de experimentar, una respuesta simpática no inhibida del sistema nervioso, potencialmente amenazadora para la vida, a un estímulo nocivo.

disritmia (dysrhythmia), cualquier alteración o anomalía de un patrón de ritmo normal, especialmente de las ondas cerebrales o la cadencia del lenguaje.

disritmia circadiana (circadian dysrhythmia), efectos de la tensión biológica y psicológica de un desfase horario en un viaje en avión o de un viaje rápido con cambios horarios. Además de los horarios de las comidas y del sueño, se pueden alterar las pautas de la medicación y de otros tratamientos.

disritmia sinusal (sinus dysrhythmia), ritmo cardíaco irregular caracterizado por aumentos y descensos alternativos de la frecuencia cardíaca. Se suele asociar a efectos vagales de la respiración, lo que hace que aumente la frecuencia cardíaca durante la inspiración y disminuya durante la espiración. Las disritmias sinusales no respiratorias pueden ser producidas por esclerosis múltiple, intoxicación digitálica, infarto de miocardio y aumento de la presión intracraneal.

DISS (DISS), siglas de **Diameter Index Safety System.**

distal (distal), **1.** que se aleja o está lejos con respecto al punto de origen. **2.** que se aleja o está lejos de la línea media o de un punto central, como las falanges distales.

distancia entre fuente y receptor de imagen (source-to-image receptor distance [SID]), distancia entre el foco de un haz de rayos X y la película de rayos X, medida a lo largo del haz.

distanciamiento (disengagement), **1.** desconexión o liberación de uno mismo respecto a otras personas o responsabilidades. **2.** (en terapia familiar transaccional) papel asumido por el terapeuta para observar y reestructurar la intervención sin implicarse activa y directamente en el problema.

distaxia (dystaxia), ataxia parcial, como la distaxia agitante, en la cual se produce un temblor provocado por irritación de la médula espinal, aunque no existe parálisis.

distender (distend), aumentar de tamaño o dilatar una estructura.

distensibilidad (compliance), (en fisiología respiratoria) determinación de la distensibilidad del volumen pulmonar producida por la modificación de la presión en una unidad.

distensibilidad (distensibility), relativo a la capacidad de una estructura para ser estirada, dilatada o aumentada de tamaño.

distensibilidad dinámica (dynamic compliance), relativo a la distensibilidad pulmonar, medida mediante pletismografía durante el ciclo respiratorio.

distensibilidad eficaz (effective compliance), cociente entre el volumen corriente y la presión máxima de la vía aérea.

distensión (distension), situación de estar hinchado o distendido.

distensión (strain), lesión, habitualmente muscular, que se debe a un esfuerzo físico excesivo.

distimia (dysthymia), forma de depresión unipolar crónica que tiende a producirse en personas ancianas con procesos físicos debilitantes, carencias interpersonales múltiples y dificultades crónicas en su matrimonio. Varios episodios depresivos pueden acumularse y dar lugar a un estado depresivo crónico de poca intensidad.

distocia (dystocia), parto patológico o complicado, que puede estar causado por la obstrucción o el estrechamiento del canal del parto, o por un tamaño, forma, posición o proceso anormales del feto.

distocia placentaria (placental dystocia), alumbramiento de la placenta prolongado o que presenta cualquier otra dificultad.

distoclusión (distoclusión), maloclusión en la que el arco mandibular está en posición posterior en relación al arco maxilar. Por lo general, se considera idéntica a la clase II de la clasificación de Angle de la maloclusión.

distogingival (distogingival), relativo a las superficies de un diente más cercanas a la encía y al dorso de la boca.

distolabial (distolabial), relativo a las superficies de un diente más cercanas a la mejilla y al dorso de la boca.

distonía (dystonia), cualquier alteración del tono muscular. Suele afectar a cabeza, cuello y lengua, y frecuentemente se trata de un efecto farmacológico secundario.

distonía muscular deformante (dystonia musculorum deformans), trastorno infrecuente caracterizado por espasmos musculares de torsión, irregulares e intensos, que contorsionan el cuerpo. Suelen estar afectados los músculos del tronco, los hombros y la pelvis.

distónico (dystonic), relativo a un excesivo aumento del tono muscular, que frecuentemente se traduce en anomalías posturales.

distorsión (distortion), **1.** (en psicología) proceso por el que se cambia la experiencia de la propia percepción. Las distorsiones representan los constructos personales de verdad, validez, y bien y mal. **2.** (en radiología) artefacto de las imágenes radiológicas, que puede estar producido por variaciones de la forma, el tamaño o la posición del objeto.

distorsión de cojín (pincushion distortion), **1.** abombamiento hacia dentro de líneas rectas de una parrilla en una imagen como resultado de la distorsión de una lente. **2.** la imagen de un objeto cuadrado que se asemeja a un cojín o almohada. **3.** distorsión de una imagen fluoroscópica asociada con el empleo de tubos intensificadores de imagen.

distorsión en tonel (barrel distortion), inclinación hacia fuera de las líneas rectas de una imagen, secundaria a la distorsión de una lente, de forma que el aumento lateral en el centro de la imagen es mayor que en los márgenes.

distorsión paratáxica (parataxic distortion), **1.** mecanismo de defensa en el que las relaciones interpersonales actuales son percibidas y juzgadas según un modelo de referencia establecido por una experiencia anterior. **2.** término de Harry S. Sullivan en relación con las inexactitudes en el juicio y percepción.

distoversión (distoversion), posición de un diente que está más lejos de lo normal de la línea media facial sobre la arcada dentaria.

distracción[1] (distraction), **1.** técnicas que anulan o reducen la percepción del dolor al dirigir la atención hacia sensaciones no relacionadas con el dolor. **2.** método de fortalecimiento de la columna vertebral mediante fuerzas de tensión axial que fraccionan las superficies articulares.

distracción[2] (distraction), intervención de enfermería recogida en la Nursing Interventions Classification (NIC). Se define como la concentración intencionada de la atención lejos de sensaciones no deseables.

distracción selectiva (selective inattention), descarte de estímulos no deseados, especialmente de la parte de un mensaje que el que escucha no desea oír.

distractibilidad (distractibility), estado mental en el que la atención no se mantiene fija en un tema determinado, sino que oscila o se desvía.

distribución (distribution), localización de las medicaciones en varios órganos y tejidos tras la administración. A medida que aumenta la grasa corporal, los fármacos que se distribuyen principalmente en la grasa corporal tienen un efecto más prolongado.

distribución aleatoria (randomization), proceso de asignación de sujetos u objetos a grupos experimentales o de control sobre una base aleatoria.

distribución bimodal (bimodal distribution), distribución de los datos cuantitativos alrededor de dos modos separados. Sugiere dos poblaciones separadas de distribución normal de las que se extraen los datos.

distribución chi cuadrado (chi square distribution), distribución teórica de probabilidades de la suma de los cuadrados de un número *(k)* de variables de distribución normal cuya media es 0 y cuya desviación estándar es 1. El parámetro *k* es el número de grados de libertad.

distribución del fármaco (drug distribution), patrón de absorción de las moléculas de un fármaco por distintos tejidos, una vez que aquél penetra en el sistema circulatorio. Dadas las diferencias del pH, del contenido lipídico, de la función de las membranas celulares y de otros factores tisulares individuales, la mayoría de los fármacos tienen una distribución desigual en las distintas partes del organismo.

distribución esclerotómica del dolor (sclerotomal pain distribution), dolor referido desde los tejidos sensibles al dolor que cubren el esqueleto axial a lo largo de un segmento esclerotómico.

distribución igual (equal distribution), método de capitación en el cual los ingresos se distribuyen por igual entre los proveedores. Se emplea cuando la población de pacientes es geográfica y clínicamente homogénea. No aplicable en Canadá.

distribución normal (normal distribution), (en estadística) distribución teórica de frecuencias de datos variables que suele representarse gráficamente por una curva en forma de campana que alcanza un máximo alrededor de la media aritmética.

distribución oligoclonal (oligoclonal banding), proceso por el que la IgG del LCR se distribuye, mediante una electroforesis, en bandas definidas. Aproximadamente el 90% de los pacientes con EM muestra una distribución oligoclonal.

distrito (district), **1.** (en enfermería hospitalaria) en EE.UU., grupo de pacientes hospitalizados en una zona de una unidad dependiente de una enfermera jefe o principal, normalmente en una subdivisión de la planta. **2.** en EE.UU., zona de una ciudad o pueblo asignada a una enfermera de salud pública.

distrofia (dystrophy), cualquier trastorno causado por un defecto nutritivo. A menudo está vinculado a cambios desarrollados en el músculo, sin afectar al sistema nervioso, como la degeneración grasa, asociada con un incremento de tamaño pero con disminución de fuerza muscular.

distrofia adiposogenital (adiposogenital dystrophy), trastorno que afecta a varones adolescentes y que se caracteriza por hipoplasia genital con caracteres sexuales secundarios femeninos, incluida la distribución femenina de la grasa. Su causa es una disfunción hipotalámica o un tumor adenohipofisario.

distrofia macular (macular dystrophy), cualquier trastorno ocular que da lugar a la lesión de la parte central de la retina. Algunos de estos trastornos están relacionados con mutaciones genéticas que afectan a adultos.

distrofia moteada de la córnea (speckled dystrophy of the cornea), patología familiar caracterizada por un moteado irregular de la córnea con manchas que varían en forma y tamaño, de centros claros y bordes netos.

distrofia muscular (muscular distrophy [MD]), grupo de enfermedades transmitidas genéticamente caracterizadas por la atrofia progresiva de grupos simétricos de músculos esqueléticos, sin que se evidencie afectación o degeneración del tejido nervioso. En todas las formas de distrofia muscular existe una pérdida progresiva de fuerza, con discapacidad y deformidad en aumento, aunque cada tipo se diferencia por los grupos de músculos afectados, edad de comienzo, velocidad de progresión y el tipo de herencia genética.

distrofia muscular congénita de Fukuyama (Fukuyama type congenital muscular dystrophy), [Yukio Fukuyama, médico japonés, s. XX], tipo de distrofia muscular autosómica recesiva que se manifiesta en la lactancia. Las alteraciones musculares son similares a las de la distrofia muscular de Duchenne y los pacientes son retrasados mentales con microgiria y otras anomalías cerebrales.

distrofia muscular de Becker (Becker's muscular distrophy), [Peter E. Becker, genetista alemán, n. 1908], enfermedad degenerativa crónica de los músculos, caracterizada por debilidad progresiva. Ocurre en sujetos de edades comprendidas entre los 8 y los 20 años. Es menos frecuente, avanza más lentamente y tiene mejor pronóstico que la forma seudohipertrófica más frecuente de distrofia muscular. No se comprende la fisiopatología de este proceso, pero se transmite genéticamente como un rasgo autosómico recesivo.

distrofia muscular de Duchenne (Duchenne's muscular dystrophy), [Guillame B. A. Duchenne, neurólogo francés, 1806-1875], trastorno congénito caracterizado por pérdida de masa muscular simétrica y progresiva en los músculos de las piernas y la pelvis. Se trata de una enfermedad recesiva ligada al cromosoma X, que aparece insidiosamente entre los 3 y los 5 años de edad, y se extiende desde los músculos de las piernas y pelvis a los músculos involuntarios. La debilidad muscular acompañante produce una marcha anserina y lordosis pronunciada. Los músculos se deterioran rápidamente, y los músculos de la pantorrilla se endurecen y aumentan de tamaño por depósitos de grasa. Los niños afectados desarrollan contracturas, tienen dificultades para subir escaleras, a menudo tropiezan y se caen y presentan escápulas aladas cuando elevan los brazos. Suelen quedar confinados en silla de ruedas a la edad de 12 años, y el progresivo debilitamiento del músculo cardíaco les produce taquicardias y problemas pulmonares.

distrofia muscular de Erb (Erb's muscular dystrophy), [Wilhelm H. Erb, neurólogo alemán, 1840-1921], forma de distrofia muscular que afecta primero a la cintura escapular y después a la cintura pélvica. Es una enfermedad progresivamente incapacitante.

distrofia muscular de las cinturas escapulohumeral o pélvica (limb-girdle muscular dystrophy), forma de distrofia muscular transmitida como rasgo autosómico recesivo. Existe debilidad y degeneración muscular característica que comienzan en la cintura escapular o en la pélvica. El proceso es progresivo independientemente de la zona en la que se manifiesta primero.

distrofia muscular de Leyden-Möbius (Leyden-Möbius muscular dystrophy), forma de distrofia muscular que comienza en la cintura pélvica.

distrofia muscular distal (distal muscular dystrophy), forma infrecuente de distrofia muscular, que normalmente afecta a adultos, caracterizada por debilidad moderada y pérdida de masa muscular, de comienzo distal (brazos y piernas) para extenderse luego a los músculos proximales y faciales.

distrofia muscular fascioscapulohumeral (fascioscapulohumeral muscular dystrophy), trastorno congénito que constituye uno de los tipos principales de distrofia muscular. Se caracteriza por un adelgazamiento progresivo y simétrico de los músculos esqueléticos, especialmente de los de la cara, hombros y brazos, sin que se asocien alteraciones nerviosas ni sensoriales.

distrofia muscular miotónica (myotonic muscular dystrophy), forma grave de distrofia muscular caracterizada por ptosis, debilidad muscular facial y disartria. La debilidad de las manos y pies precede a la de hombros y caderas.

distrofia neuroaxonal infantil (infantile neuroaxonal dystrophy), encefalopatía degenerativa, progresiva y hereditaria transmitida de forma autosómica recesiva, de inicio en la infancia y que se manifiesta por hipotonía muscular y retraso del desarrollo en la infancia tardía, seguido de demencia, ceguera, espasticidad y ataxia. Anatomopatológicamente se caracteriza por edema focal y degeneración axonal, con cuerpos globulares en el cerebro.

distrofia simpática refleja (DSR) (reflex sympathetic dystrophy [RSD]), dolor persistente difuso que involucra una reorganización central del procesamiento sensorial. Se caracteriza por trastornos vasomotores, movilidad articular limitada y cambios tróficos. La patología suele ser consecuencia de lesión de una vía aferente y afecta a una extremidad.

distrofia vulvar (vulvar dystrophy), trastorno caracterizado por erupciones cutáneas de pústulas atróficas blancas, hiperplasia de células escamosas y liquen escleroso y atrófico.

distrófico (dystrophic), relativo a un trastorno, generalmente congénito, de la estructura o la función de un órgano o tejido, que se ve agravado por una nutrición deficiente, como en el caso de la calcificación distrófica por acumulación de sales de calcio en la córnea.

distrofina (dystrophin), proteína que está ausente o es defectuosa en la distrofia muscular de Duchenne (DMD), que se localiza en el sarcolema de la membrana de la célula muscular. Su ausencia produce una permeabilidad celular anormal, lo que puede llevar a la destrucción de la célula.

disulfiram (disulfiram), disuasor del consumo de alcohol usado en el tratamiento del alcoholismo crónico. Produce intensos retortijones abdominales, diaforesis y náuseas y vómitos cuando se asocia al alcohol. Es necesario que el paciente sepa de forma explícita que, combinado con la ingesta alcohólica, puede producir la muerte.

disuria (dysuria), micción dolorosa, normalmente debida a una infección bacteriana, a inflamación o a obstrucción del tracto urinario. El examen de laboratorio puede revelar la existencia de sangre, bacterias o leucocitos en la orina.

disuria espástica (spastic dysuria), dificultad en la micción causada por espasmos de la vejiga.

disyunción (disjunction), separación de los cromosomas homólogos apareados durante el estadio de anafase de la primera división meiótica, o de las cromátidas durante la anafase de la mitosis y la segunda división meiótica.

DIU (IUD), siglas de **dispositivo intrauterino.**

diuresis (diuresis), aumento de formación y secreción de orina. La diuresis se produce en procesos como la diabetes mellitus, la diabetes insípida y la insuficiencia renal aguda.

diuresis a presión (pressure diuresis), aumento de la excreción urinaria de agua cuando hay un aumento de la presión arterial, mecanismo compensador para mantener la presión arterial dentro de unos valores normales.

diuresis osmótica (osmotic diuresis), diuresis que se produce por la presencia de ciertas sustancias no absorbibles en los túbulos renales, como el manitol, la urea o la glucosa.

diurético (diuretic), **1.** (respecto a un fármaco u otra sustancia) que tiende a promover la formación y excreción de orina. **2.** fármaco que promueve la formación y excreción de orina. En función de su estructura química y de su actividad farmacológica, los diuréticos se clasifican en distintos grupos: inhibidores de la anhidrasa carbónica, diuréticos de asa, mercuriales, osmóticos, ahorradores de potasio y tiazidas. Se prescriben para reducir el volumen de líquido extracelular en el tratamiento de muchas alteraciones como la hipertensión, la insuficiencia cardíaca congestiva y el edema. Diversas reacciones adversas, como la hipovolemia y el desequilibrio electrolítico, son comunes a todos los diuréticos.

diurético mercurial (mercurial diuretic), diurético que contiene mercurio en forma orgánica. La indicación principal de estos fármacos es el tratamiento del edema cardiogénico, la ascitis asociada a cirrosis o la oliguria en la fase nefrótica de la glomerulonefritis. Se han producido reacciones mortales inmediatas, por lo general por insuficiencia ventricular después de la inyección intravascular y de la presencia transitoria de una concentración sanguínea elevada de mercurio. Debido a la toxicidad de la terapia mercurial se recomienda su sustitución por otros diuréticos más convenientes y menos tóxicos en la práctica médica habitual.

diuréticos tiazídicos (thiazide diuretics), grupo de diuréticos de la familia de las tiazidas. Disminuyen la reabsorción de sodio por el riñón y por ende aumentan las pérdida de agua y de sodio. Aumentan también la secreción urinaria de cloruro, potasio y, hasta cierto punto, de iones bicarbonato. Son los diuréticos prescritos con mayor frecuencia porque son moderadamente potentes y tienen relativamente pocos efectos secundarios.

divalente (divalent), que posee valencia química de dos.

divalproato sódico (divalproex sodium), fármaco anticonvulsivante utilizado para tratar la epilepsia y las convulsiones, controla ataques de ausencia simples y complejos solo o en combinación con otros fármacos anticonvulsivos. También está aprobado para el tratamiento de migrañas.

divergencia (divergence), separación o movimiento de alejamiento de varios objetos entre sí, como el de los ojos al moverse simultáneamente hacia afuera por defecto de los músculos extraoculares.

diverticulectomía (diverticulectomy), extirpación quirúrgica de un divertículo.

diverticulitis (diverticulitis), inflamación de uno o más divertículos. La penetración de materia fecal a través de la fina pared del divertículo produce la inflamación y la formación de abscesos en los tejidos que rodean al colon. Tras inflamaciones repetidas, la luz del colon se estrecha y puede llegar a obstruirse. Durante los períodos de inflamación, el paciente experimenta dolor cólico, sobre todo en el colon sigmoide, fiebre y leucocitosis.

diverticulitis aguda (acute diverticulitis), trastorno doloroso intenso, brusco, consecuencia de la inflamación de uno o más divertículos.

divertículo (diverticulum), herniación en forma de bolsa a través de la capa muscular de un órgano tubular. Pueden existir divertículos en el estómago, el intestino delgado o, lo más frecuente, el colon.

divertículo cístico (cystic diverticulum), evaginación ventral en la base del divertículo hepático del embrión. A partir de él se forman la vesícula biliar y el conducto cístico.

divertículo de Hutch (Hutch diverticulum), herniación de la mucosa vesical a través de un punto débil de la pared cerca de la unión ureterovesical, causada con frecuencia por una presión intravesical elevada de forma crónica.

divertículo de Meckel (Meckel's diverticulum), [Johann Friedrich Meckel, anatomista alemán, 1781-1833], protrusión anómala en la pared del íleon. Es congénita y se debe al cierre incompleto del tallo del seno endodérmico. El divertículo suele ser asintomático, pero la alteración se sospecha por los signos de apendicitis en la lactancia, por una hemorragia súbita e indolora en el saco (por lo general, en la infancia) o por síntomas de obstrucción intestinal.

divertículo de Zenker (Zenker's diverticulum), [Friedrich A. Zenker, anatomopatólogo alemán, 1825-1898], hernia circunscrita de la mucosa de la faringe en su unión con el esófago. Los alimentos pueden quedar atrapados en el divertículo y ser aspirados. En la mayor parte de los casos la herniación es pequeña, no ocasiona disfunción, no se diagnostica y no necesita tratamiento alguno.

divertículo falso (false diverticulum), protrusión de la mucosa a través de un defecto de la capa muscular en una víscera hueca.

divertículo pancreático (pancreatic diverticulum), sacos membranosos en número par que proceden del duodeno embrionario. Estos dos divertículos forman posteriormente el páncreas y los conductos pancreáticos.

divertículo respiratorio (respiratory diverticulum), evaginación en forma de bolsa constituida a partir del intestino anterior y que da lugar a la formación de la tráquea, los bronquios y las ramas del árbol traqueobronquial.

divertículo uracal (urachal diverticulum), tipo de divertículo vesical, en general asintomático, que se debe a un uraco que se cierra en su extremo umbilical, pero no en el vesical; se suele encontrar en niños, en pacientes con síndrome de abdomen en ciruela pasa y en pacientes con obstrucción al tracto de salida vesical.

divertículo uretral (urethral diverticulum), evaginación de tejido de la uretra hacia el espacio potencial que la rodea. Aparece sobre todo en mujeres y se asocia a trastornos urológicos crónicos.

divertículo verdadero (true diverticulum), divertículo que incluye todas las capas tisulares del órgano del cual procede.

diverticulosis (diverticulosis), presencia de herniaciones en forma de bolsa a través de la capa muscular del colon, particularmente del colon sigmoide. La mayoría de los pacientes que padecen este trastorno presentan escasos síntomas, con excepción de ocasionales hemorragias rectales. La diverticulosis puede derivar en diverticulitis.

división (division), **1.** subunidad administrativa de un hospital, como la de enfermería médica o quirúrgica. **2.** (en enfermería de sanidad pública) área que comprende varios distritos. **3.** separación de algo en dos o más partes o secciones.

división celular (cell division), proceso continuo a través del cual una célula alterna entre un período de interfase largo y la mitosis. La división celular no se produce en fases discontinuas sino que forma parte de un proceso continuo que puede tardar horas en completarse. Durante la interfase, se sintetizan nuevas moléculas de ADN, ARN y proteínas antes de comenzar la siguiente profase.

división quirúrgica (surgical sectioning), intervención de cirugía oral para dividir un diente con el fin de facilitar su extracción.

divisiones de la vía aérea (airway division), cada uno de los 18 segmentos del sistema broncopulmonar. Los segmentos se suelen numerar del 1 al 10, tanto para el pulmón derecho como para el izquierdo.

Dix, Dorothea Lynde (1802-1887), estadounidense humanitaria de gran valor que tuvo fama como reformadora social, principalmente por sus trabajos para mejorar las condiciones en las prisiones y el cuidado de los enfermos mentales. Durante su vida ayudó a fundar instituciones mentales en 30 estados de Canadá. En la guerra de secesión americana fue nombrada superintendente de las enfermeras del ejército en los hospitales estatales.

DL (LD), siglas de **dosis letal.**

dl (dL), siglas de **decilitro.**

DL_{50} (LD_{50}), símbolo de dosis letal para el 50% de la población.

DLM (MLD), siglas de **dosis letal mínima.**

DM (A/D), siglas de *desviación media.*

DM (MD), **1.** siglas de **distrofia muscular.** **2.** siglas de **degeneración macular.**

DM (DM), siglas de **diabetes mellitus.**

DMA (AMA), siglas de **disposición en matriz activa.**

DMD (DMD), siglas de *Doctor en Medicina Dental.*

DMG (GDM), siglas de **diabetes mellitus gestacional.**

DMID (IDDM), siglas de **diabetes mellitus insulinodependiente.**

DML (LMD), doctor en medicina con licencia (colegiado).

DMM (MFD), siglas de *dosis mortal mínima.*

DMNID (NIDDM), siglas de *diabetes mellitus no insulinodependiente.*

DMP (MPD, M.P.D.), siglas de **dosis máxima permitida.**

DMSO (DMSO), siglas de **dimetil sulfóxido.**

DMV (DVM), siglas de *Doctor en Medicina Veterinaria.*

DN (ND), siglas de *Doctor en Naturopatía.*

DNCB (DNCB), siglas de **2,4-dinitroclorobenceno.**

DNP (DNP), siglas de **2,4-dinitrofenol** o *2,4-dinitrofenil.*

DO (DO), siglas de *Doctor en osteopatía.*

DOA (DOA), siglas en inglés de *hallado cadáver.*

doble (double), dos veces en fuerza, tamaño o cantidad.

doble mensaje (double bind), situación de «empate» que resulta de dos mensajes en conflicto que provienen de una persona que resulta crucial para la propia supervivencia, como el caso de un mensaje verbal que difiere de un mensaje no verbal.

doble micción (double-void), técnica de análisis de orina en la que se desecha la primera muestra y se analiza la segunda, obtenida 30-45 minutos más tarde. Este método da una medida más exacta de la cantidad de glucosa en orina en un determinado momento.

doble personalidad (double personality), estado de disociación en el cual el individuo se presenta en diferentes momentos como dos personas distintas, cada una de ellas con diferentes nombres y rasgos de personalidad. Por lo general, las dos personalidades son independientes y opuestas, y desconoce cada una de ellas la existencia de la otra.

dobutamina (dobutamine hydrochloride), estimulante beta-adrenérgico que actúa principalmente sobre los receptores beta-1. Se utiliza para aumentar el gasto cardíaco en la insuficiencia cardíaca congestiva crónica grave y como adyuvante en la cirugía cardíaca.

Dock, Lavinia Lloyd [1858-1956], enfermera estadounidense de sanidad pública. Puso en marcha un servicio de visitas de enfermería en Connecticut y, a continuación, entró a formar parte de la New York City Mission, antes de trabajar como ayudante de Isabel Hampton Robb en el Johns Hopkins Hospital de Baltimore. Regresó a la enfermería pública al entrar a formar parte del Henry Street Settlement de Nueva York. Abogó por el movimiento internacional de salud pública y la mejora de la formación de las enfermeras. Escribió, junto a M. Adelaide Nutting, la *History of Nursing,* un clásico de la literatura de enfermería.

docosanol (docosanol), agente antiviral eficaz contra los virus activos sin cubierta lipídica, incluido el VHS. Se administra por vía tópica en el tratamiento del herpes labial recurrente.

doctor en psicología (licensed psychologist), persona que ha obtenido el título de doctor en Psicología en una facultad acreditada para graduados, con una formación de posgraduado de 2-3 años en la que se insiste especialmente en el diagnóstico y tratamiento de los procesos psicológicos y está acreditado en el estado en el que practica.

doctrina de emergencia (emergency doctrine), (en legislación) concepto que supone el consentimiento de una persona a recibir tratamiento médico cuando corre un riesgo inminente y no puede dar su consentimiento sobre el tratamiento. La doctrina de emergencia supone que la persona daría su consentimiento si le fuera posible.

doctrina de Monro-Kellie (Monro-Kellie doctrine), [Alexander Monro, anatomista y cirujano escocés, 1733-1817; George Kellie, anatomista escocés, finales del siglo XVIII], doctrina según la cual el SNC y los líquidos que forman parte del mismo están contenidos en una estructura rígida cuyo volumen total permanece constante; el incremento en el volumen de uno de los componentes (p. ej., tejido cerebral, sangre o LCR) eleva la presión y disminuye el volumen de alguno de los otros elementos.

doctrina del capitán del barco (captain-of-the-ship doctrine), principio histórico medicolegal según el cual el médico es el responsable final de todas las actividades de cuidado del paciente, y en virtud del cual se considerará responsable y podrá ser demandado por negligencia o imprudencia cuando el acto en cuestión lo lleve a cabo un empleado u otra persona bajo el control del médico, incluso aunque no lo haya ordenado éste.

doctrina del sentido común (reasonably prudent person doctrine), concepto por el que una persona de inteligencia normal utilizará las medidas asistenciales ordinarias para satisfacer las necesidades de atención sanitaria de un paciente.

documentación (documentation), intervención de enfermería recogida en la Nursing Interventions Classification (NIC). Se define como el registro de los datos pertinentes del paciente en una historia clínica.

docusate (docusate), sustancia que ablanda las heces y se prescribe para el tratamiento del estreñimiento.

Dodd, Marylin J. teórica de la enfermería quien, junto con Carolyn L. Wiener, desarrolló la Teoría de la trayectoria de la enfermedad, que implica no sólo al paciente, sino también a sus familiares y cuidadores. La teoría ayuda a determinar el modo en el cual los pacientes y las familias soportan el estado de incertidumbre generado por la enfermedad y la gestión de la misma.

dofetilida (dofetilide), antiarrítmico de clase III. Se utiliza para tratar la fibrilación y el flúter auricular.

dolasetrón (dolasetron), antiemético utilizado para prevenir las náuseas asociadas con la quimioterapia y la radioterapia anticancerosa, así como las náuseas y vómitos postoperatorios.

dolencia (ailment), toda enfermedad o trastorno físico o molestia, generalmente de naturaleza crónica, aguda o leve.

dolor (pain), sensación desagradable provocada por la estimulación perjudicial de las terminaciones nerviosas sensitivas. Es un síntoma fundamental de la inflamación y resulta muy valioso para el diagnóstico de muchos trastornos y enfermedades. El dolor puede ser leve o grave, crónico, agudo, lancinante, urente, sordo o intenso, de localización precisa o difusa o bien referido.

dolor (dolor), cualquier proceso de dolor físico, angustia mental o sufrimiento por el calor. Es uno de los cuatro signos de la inflamación. Los otros son: calor, rubor (enrojecimiento) y tumor (tumefacción).

dolor: efectos adversos (pain: disruptive effects), resultado de enfermería recogido en la Nursing Outcomes Classification (NOC). Se define como gravedad de los efectos adversos observados o comunicados del dolor crónico en la actividad cotidiana.

dolor: respuesta psicológica adversa (pain: adverse psychological response), resultado de enfermería de la Nursing Outcomes Classification (NOC) definido como la intensidad de las respuestas cognitivas y emocionales adversas observadas o descritas al dolor físico.

dolor abdominal (abdominal pain), dolor agudo o crónico localizado o difuso en la cavidad abdominal. El dolor abdominal es un síntoma significativo, ya que la causa que lo produce puede requerir una actuación quirúrgica o médica inmediata. Las causas más frecuentes de dolor abdominal grave son inflamación o perforación de una estructura intraabdominal, obstrucción circulatoria, obstrucción intestinal o ureteral y rotura de un órgano intraabdominal. Algunas enfermedades específicas son la apendicitis, la úlcera péptica perforada, la hernia estrangulada, la trombosis de la arteria mesentérica superior y la obstrucción del intestino delgado o del grueso. Algunas causas ginecológicas que pueden precisar cirugía son la EIP, la rotura de quiste ovárico y el embarazo ectópico. El dolor abdominal asociado con el embarazo puede estar condicionado por el peso del útero aumentado de tamaño, por rotación, estiramiento o compresión de los ligamentos redondos, o por compresión o desplazamiento del intestino. Además, las contracciones uterinas asociadas al parto pretérmino pueden provocar un dolor abdominal intenso. El dolor abdominal crónico puede ser de origen funcional o deberse a una ingestión excesiva de alimentos o a aerofagia. Cuando los síntomas son repetidos, se debe plantear una causa orgánica. Entre las causas orgánicas se incluyen la úlcera péptica, la hernia de hiato, la gastritis, la colecistitis crónica y la colelitiasis, la pancreatitis crónica, el carcinoma del páncreas, la diverticulitis crónica, la obstrucción intestinal parcial intermitente y la indigestión funcional. Algunas enfermedades sistémicas pueden causar dolor abdominal.

dolor agudo (acute pain), dolor intenso, que puede aparecer después de la cirugía o de un traumatismo, o bien puede acompañar a un infarto de miocardio o a otros trastornos y enfermedades. El dolor agudo aparece en las primeras 24 o 48 horas después de la cirugía y suele ser difícil de paliar, incluso con fármacos. El dolor agudo en los sujetos con problemas ortopédicos se origina en el periostio, las superficies articulares y las paredes de las arterias. El dolor muscular en la cirugía ósea se produce por isquemia muscular más que por tensión de los músculos.

dolor agudo (pain, acute), diagnóstico de enfermería aceptado por la Fourth National Conference on the Classification on Nursing Diagnoses (revisado 1996). Dolor se define como una sensación y experiencia emocional desagradables que se origina de un daño tisular real o potencial o descrito en términos de dicho daño (International Association for the Study of Pain). Se define el dolor agudo como un comienzo súbito o lento de cualquier intensidad de ligera a intensa con una terminación anticipada o previsible y una duración menor de 6 meses.

dolor basal (baseline pain), intensidad media del dolor que se experimenta durante 12 horas o más en un período de 24 horas.

dolor central (central pain), dolor provocado por una lesión en el SNC.

dolor crónico (chronic pain), dolor mantenido o recurrente presente durante un período prolongado de tiempo, debido a distintas enfermedades o trastornos. El dolor crónico con frecuencia es menos intenso que el dolor agudo. La persona con dolor crónico no presenta taquicardia o respiración rápida, ya que las reacciones del sistema nervioso autónomo al dolor no pueden mantenerse durante mucho tiempo.

dolor crónico (pain, chronic), diagnóstico de enfermería aceptado por la Seventh National Conference on the Classification of Nursing Diagnoses (revisado 1996). Dolor se define como una sensación y experiencia emocional desagradables que se origina de un daño tisular real o potencial o descrito en términos de dicho daño (International Association for the Study of Pain). Se define el dolor crónico como tener un comienzo de dolor súbito o lento de cualquier intensidad de ligera a intensa, ser constante o recurrir sin una terminación anticipada o predecible y tener una duración mayor de 6 meses.

dolor crónico resistente al tratamiento (chronic intractable pain), dolor persistente que no responde a los analgésicos no narcóticos ni a otras medidas terapéuticas.

dolor de apendicitis (appendicitis pain), dolor abdominal generalizado intenso que se desarrolla rápidamente y generalmente acaba por localizarse en el cuadrante inferior derecho. Se acompaña de intensa hipersensibilidad sobre el músculo recto anterior del abdomen con dolor de rebote en el punto de McBurney. En ocasiones el dolor puede localizarse en el lado izquierdo.

dolor de espalda (backache), dolor en la región lumbar, lumbosacra o cervical, de intensidad variable. Puede estar causado por tensión muscular u otras alteraciones musculares o por presión sobre la raíz de un nervio, como el nervio ciático, debido a varios factores, debiéndose destacar entre ellos la presencia de una hernia de disco.

dolor de hambre (hunger pain), calambres epigástricos asociados a menudo con el deseo de comer.

dolor del muñón (stump pain), dolor que siente en el muñón una persona con un miembro amputado. Se origina a partir de los nervios dañados en la proximidad del sitio de amputación.

dolor dental (toothache), dolor causado habitualmente por caries que afectan a la dentina o a la pulpa, o por oclusión traumática.

dolor epigástrico (epigastric pain), dolor en la región epigástrica del abdomen.

dolor heterotópico (heterotopic pain), dolor que aparece en una parte equivocada del cuerpo, como el dolor originado en la vesícula biliar, que puede ser percibido en el hombro derecho. El fenómeno parece ser causado por la proyección de las neuronas sensitivas desde diferentes partes del cuerpo hacia las mismas regiones del SNC.

dolor hipogástrico (hypogastric pain), dolor en la parte inferior del abdomen.

dolor homotópico (homotopic pain), dolor experimentado en el punto de la lesión.

dolor intercurrente (breakthrough pain), aumento transitorio de la intensidad del dolor en pacientes con un dolor basal persistente mantenido.

dolor intermenstrual (intermenstrual pain), dolor pélvico o abdominal inferior que se produce entre dos menstruaciones y que puede estar asociado a la ovulación.

dolor isquémico (ischemic pain), sensación desagradable, a menudo de enorme intensidad, asociada a isquemia y debida a enfermedad vascular periférica, disminución del flujo de sangre producido por prótesis compresivas o insuficiencia del flujo hemático por traumatismo quirúrgico o lesión accidental. El dolor isquémico producido por una enfermedad oclusiva suele ser intenso y no aliviarse ni siquiera con narcóticos. El sujeto con una enfermedad vascular periférica puede experimentar el dolor isquémico sólo cuando hace ejercicio, al no poder satisfacer en esa circunstancia la demanda metabólica de oxígeno por su reducido flujo de sangre.

dolor lento (slow pain), experiencia sensorial desagradable que recorre una vía multisináptica hacia el cerebro a través de fibras nerviosas amielínicas de conducción lenta.

dolor lingual (lingual pain), dolor en la lengua, que puede ser causado por morderse la lengua, intoxicación por metales pesados, estomatitis de Vincent o infiltración de los músculos linguales por una neoplasia.

dolor miofascial (myofascial pain), molestia del músculo mandibular asociada con masticación o ejercicio de los músculos masticadores.

dolor muscular de inicio tardío (delayed onset muscle soreness), debilidad muscular, amplitud de movimientos restringida y dolor a la palpación que aparecen 24-48 horas después de una actividad muscular prolongada o intensa.

dolor neuropático (neuropathic pain), dolor causado por la estimulación directa de la mielina o el tejido nervioso del sistema nervioso central o periférico (excepto las fibras C sensibilizadas). Generalmente, se percibe como ardor u hormigueo y suele producirse en un área de pérdida sensitiva. Se observa habitualmente en pacientes con diabetes mal controlada.

dolor parietal (parietal pain), sensación aguda de dolor en la pleura parietal, que se agrava con la respiración y con los movimientos del tórax y que es secundario a neumonías, empiema, neumotórax, asbestosis, tuberculosis, neoplasias o a la acumulación de líquido por trastornos cardíacos, hepáticos o renales. El dolor que se origina de la pleura parietal que recubre la pared torácica es percibido sobre las regiones afectadas, pero el que se origina de la parte central del diafragma es referido a la parte posterior del hombro; el dolor que se origina de las partes costales del diafragma es referido a la pared torácica adyacente.

dolor pélvico (pelvic pain), dolor localizado en la pelvis, como sucede en la apendicitis, ooforitis y endometritis.

dolor posprandial (postprandial pain), dolor que aparece después de una comida.

dolor precordial (precordial pain), dolor en la región de la pared torácica situada sobre el corazón.

dolor psicogénico (psychogenic pain), dolor funcional que no se debe a ninguna causa orgánica.

dolor psicosomático (psychosomatic pain), dolor que se debe en parte a un problema psicógeno.

dolor psíquico (psychic pain), dolor funcional que, en ausencia de toda causa orgánica, se asocia generalmente a sentimientos de ansiedad aguda. En algunos casos la persona puede experimentar alucinaciones u obsesiones.

dolor rápido (fast pain), sensación localizada de molestia que se percibe inmediatamente después de administrar un estímulo nocivo. Suele desaparecer cuando el estímulo cesa.

dolor referido (referred pain), dolor percibido en un lugar diferente al del órgano o parte del cuerpo enfermo o lesionado. En la angina de pecho, el dolor producido por la insuficiencia arterial coronaria se puede sentir en el hombro izquierdo, brazo izquierdo o mandíbula.

dolor resistente al tratamiento (intractable pain), dolor que no se alivia con las medidas médicas y quirúrgicas habituales. Con frecuencia, el dolor es crónico, persistente y puede ser de naturaleza psicógena.

dolor simpático (sympathetic pain), molestia que se presenta en el hombro hemipléjico como consecuencia del desequilibrio muscular, con una pérdida de la amplitud de movimiento articular. Es el resultado de la ausencia de movimiento activo y pasivo, pérdida de capacidad para soportar peso y subluxación de larga duración sin soporte.

dolor somático (somatic pain), dolor, generalmente bien localizado, derivado de la activación de los nociceptores periféricos, sin lesión del nervio periférico o el SNC.

dolor sordo (dull pain), dolor agudo o crónico levemente pulsátil.

dolor torácico (chest pain), síntoma físico que requiere una evaluación y diagnóstico inmediatos.

dolor urente (burning pain), dolor experimentado como resultado de una quemadura térmica.

dolor visceral (visceral pain), dolor abdominal causado por la activación de los nociceptores de las vísceras abdominales, torácicas o pélvicas. Se percibe como un dolor poco localizado sordo o a modo de cólicos, y se suele referir a la piel.

dolor y sufrimiento (pain and suffering), (en derecho) elemento en una reclamación por daños que permite ser indemnizado por el dolor mental y físico, el sufrimiento, la angustia y el trauma que un individuo ha sufrido como consecuencia de una lesión.

dolores de parto (labor pains), dolor asociado a las contracciones del útero durante el parto.

dolores del crecimiento (growing pains), dolores similares a los reumáticos que aparecen en los músculos y articulaciones de niños o adolescentes como consecuencia de fatiga, problemas emocionales, defectos posturales y otras causas sin relación con el crecimiento y que pueden ser los síntomas de otros trastornos.

dolores expulsivos (bearing down pains), dolores experimentados por una mujer durante la segunda fase del parto mientras realiza la maniobra de Valsalva para ayudar a la expulsión del feto.

dolorimiento (ache), **1.** dolor persistente, sordo y generalmente de intensidad moderada. El dolorimiento puede ser localizado o generalizado. **2.** presencia de un dolor sordo persistente y de intensidad moderada.

DOM (DOM), siglas de **dimetoximetilanfetamina.**

dominancia (dominance), propiedad de un alelo por la que éste se expresa en el fenotipo aunque sólo exista una copia del mismo.

dominancia cerebral (cerebral dominance), especialización de cada uno de los dos hemisferios cerebrales en la integración y control de las distintas funciones. En el 90% de la población el hemisferio cerebral izquierdo se especializa o controla las funciones del lenguaje. Las áreas que regulan estas actividades se sitúan en los lóbulos frontal, parietal y temporal del hemisferio izquierdo. En el 10% restante el hemisferio derecho o ambos hemisferios dominan las funciones del lenguaje. El hemisferio cerebral derecho controla la integración de ciertos sonidos no asociados con el lenguaje. Además, el hemisferio derecho percibe los estímulos táctiles y las relaciones de la visión espacial mejor que el izquierdo.

dominancia ocular (eye dominance), preferencia inconsciente de uso de un ojo más que otro para ciertos propósitos, como apuntar con un rifle o mirar por un telescopio.

dominante (dominant), **1.** que ejerce una influencia reguladora o controladora. **2.** en genética, capaz de expresarse cuando sólo lo lleva uno de los dos cromosomas homólogos. **3.** en la anatomía de las arterias coronarias, la que irriga la parte posterior diafragmática del tabique interventricular y la superficie diafragmática del ventrículo izquierdo; se dice de las arterias coronaria derecha e izquierda.

dominio (domain), región de una proteína o un polipéptido cuya configuración tridimensional la capacita para interaccionar específicamente con determinados receptores, enzimas u otras proteínas.

dominio psicomotor (psychomotor domain), ámbito de realización de habilidades que requieren cierto grado de coordinación neuromuscular.

donación (donation), **1.** regalo. **2.** el acto de donar.

donación de oocitos (oocyte donation), método de reproducción asistida en el que se aspira un oocito de una mujer fértil para incubarlo en el útero de una mujer con un factor de infertilidad femenino, como tras una ooforectomía o si tiene menopausia prematura.

donación directa de sangre (direct blood donation), donación de una unidad de sangre para transfusión a un individuo concreto.

donador de hidrógeno (hydrogen donor), compuesto que cede hidrógeno (usualmente H^+, un protón) a otro compuesto.

donante (donor), **1.** ser humano o animal que da tejidos vivos propios para su uso en otro cuerpo, por ejemplo, sangre para transfusión o un riñón para trasplante. **2.** sustancia o compuesto que da a otro una parte de él.

donante cadáver (cadaveric donor), donante de órganos o tejidos ya muerto.

donante de sangre (blood donor), sujeto que dona su sangre a un banco de sangre o directamente a otra persona.

donante universal (universal donor), persona con sangre del grupo O y Rh negativo. Esta sangre se puede utilizar para la transfusión de urgencia con un riesgo mínimo de incompatibilidad.

donante vivo no relacionado (living unrelated donor), persona que no tiene estrecho parentesco de sangre con el receptor.

donante vivo relacionado (living related donor), donante de órgano con estrecho parentesco de sangre con el receptor.

donante voluntario (designated donor), una persona, usualmente un amigo o pariente con el mismo grupo sanguíneo, que ha accedido a donar una o más unidades de sangre anticipadamente para la cirugía programada. La sangre del donante voluntario debe someterse a las mismas pruebas que la sangre de un donante anónimo.

donepezilo (donepezil), colinesterasa reversible usada para tratar la demencia leve o moderada en la enfermedad de Alzheimer.

dong quai (dong quai), planta perenne utilizada para recuperar la vitalidad en las mujeres cansadas, para una variedad de síntomas ginecológicos, menstruales y menopáusicos, y para tratar la cirrosis hepática. Las actuales investigaciones parecen indicar que el dong quai es ineficaz en el tratamiento de los síntomas menopáusicos y no se dispone de datos suficientes para calibrar su eficacia en otras indicaciones.

donjuán (Don Juan), hombre seductor y sexualmente promiscuo, según una noción inspirada en una figura de la tradición literaria española.

dopa (dopa), aminoácido derivado de la tirosina, que se presenta de forma natural en plantas y animales. Es precursor de dopamina, adrenalina, noradrenalina y melanina.

dopado (doped), material que presenta impurezas (dopantes) incorporadas intencionadamente durante su fabricación.

dopaje con sangre (blood doping), administración de sangre, hematíes o hemoderivados a un atleta para aumentar su rendimiento. Con frecuencia se realiza antes una extracción de sangre, de forma que el entrenamiento se suele realizar en un estado de depleción de sangre.

dopamina (dopamine), neurotransmisor del sistema nervioso simpático que es precursor de la noradrenalina. Se produce en la sustancia negra y se transmite al putamen y al núcleo caudado. Tiene un efecto inhibidor sobre el movimiento. La depleción de dopamina produce los síntomas de rigidez, temblores y bradicinesia característicos de la enfermedad de Parkinson.

dopaminérgico (dopaminergic), que tiene el efecto de la dopamina.

dopante (dopant), impureza incorporada intencionadamente a un cristal láser o a un semiconductor durante su fabricación, con el fin de dotarlo de una determinada característica.

Doppler pulsado (pulsed Doppler), tipo de instrumento Doppler que implica la transmisión de un pulso de sonido de corta duración en la región a examinar.

doripenem (doripenem), agente antiinfeccioso mixto usado para tratar las infecciones por *Acinetobacter baumannii, Bacteroides caccae, B. fragilis, B. thetaiotaomicron, B. uniformis, B. vulgates, Escherichia coli, Klebsiella pneumonia, Peptostreptococcus micros, Proteus mirabilis, Pseudomonas aeruginosa, Streptococcus contellatus* y *S. intermedius,* infecciones urinarias complicadas, pielonefritis e infecciones intraabdominales complicadas.

dormitar (napping), períodos de sueño no profundo, normalmente durante el día, que suelen durar de 15 a 60 minutos.

dornasa (dornase alfa), sustancia proteolítica natural que despolimeriza las moléculas del ADN. Como hasta el 70% de la parte sólida del material purulento es ADN viscoso derivado de los núcleos de los neutrófilos, la dornasa se utiliza en terapia respiratoria para ayudar a descomponer las secreciones purulentas de las vías respiratorias.

dornasa pancreática (pancreatic dornase), enzima obtenida del páncreas de vaca que ha sido utilizada como mucolítico en las infecciones de vías respiratorias superiores y en la FQ.

dorsal (dorsal), relativo a la espalda o parte posterior.

dorsal ancho (latissimus dorsi), uno de los dos grandes músculos triangulares presentes en las regiones torácica y lumbar de la espalda. Extiende, aduce y rota internamente el brazo, tracciona del hombro hacia atrás y hacia abajo y, junto con el pectoral mayor, tracciona hacia arriba del cuerpo en la escalada.

dorsalgia cervicogénica (cervicogenic dorsalgia), dolor manifestado en la región dorsal y causado por un trastorno de la columna cervical.

dorsiflexión (dorsiflexion), flexión hacia arriba o hacia atrás de una parte del cuerpo.

dorsiflexionar (dorsiflect), doblar o flexionar hacia atrás, como al levantar los dedos, la muñeca o el pie.

dorsiflexor (dorsiflexor), músculo que produce la flexión hacia atrás de una parte del cuerpo, como la mano o el pie.

dorso (dorsum), espalda del cuerpo, superficie posterior o superior de una parte del cuerpo.

dorsodinia (dorsodynia), dolor en la espalda, particularmente en los músculos de la parte superior de la espalda.

dorsolateral (dorsolateral), relativo al dorso del cuerpo y a los dos lados.

dorsolumbar (dorsolumbar), relativo al dorso del cuerpo y a la región lumbar.

dorsosacro (dorsosacral), relativo al dorso del cuerpo y al sacro.

dorsoventral (dorsoventral), relativo al eje que pasa a través del dorso del cuerpo y el abdomen.

dosificación (dosage), régimen que controla el tamaño, frecuencia y número de dosis de un agente terapéutico a administrar a un paciente.

dosificación pediátrica (pediatric dosage), determinación de la cantidad, frecuencia y número total de dosis de medicación correctas que deben administrarse a un niño o lactante. Se han ideado varias fórmulas para calcular la dosis pediátrica a partir de una dosis estándar para adultos, aunque el método más fiable es el empleo de la superficie corporal proporcional al peso corporal, basándose en una de las fórmulas.

dosimetría (dosimetry), **1.** determinación de la cantidad, velocidad y distribución de la radiación o radiactividad procedente de una fuente de radiación ionizante. **2.** Determina ción precisa de dosis medicinales, basándose en el tamaño corporal, el sexo, la edad y otros factores.

dosimetría de termoluminiscencia (thermoluminescent dosimetry), método para medir la radiación ionizante a la que está expuesta una persona mediante un dispositivo que contiene un material cristalino radiosensible.

dosimetría hidrostática (hydrostatic dosimetry), peso de una persona bajo el agua para determinar la cantidad de grasa sobre el peso corporal.

dosímetro (dosimeter), instrumento para detectar y medir la exposición de radiación acumulada. Se compone de una cámara de ionización tamaño lápiz con un electrómetro de autolectura.

dosímetro de Fricke (Fricke dosimeter), dosímetro de radiación química que utiliza el cambio de concentración de iones férricos en una solución sometida a radiación para cuantificar la cantidad de dosis liberada a la muestra.

dosímetro de luminiscencia estimulada ópticamente (dosímetro OSL) (optically stimulated luminescence dosimeter [OSL dosimeter]), dispositivo personal de monitorización de la radiación. Es parecido al dosímetro termoluminiscente pero se utiliza óxido de aluminio para absorber la energía de los rayos X y un láser en vez de calor para liberar la energía almacenada y medir la dosis de energía ionizante recibida.

dosímetro de placa (film badge dosimeter), caja con una película fotográfica sensible a la radiación ionizante, utilizada para valorar la exposición del personal que trabaja con rayos X y con otras fuentes de radiación.

dosímetro integrador (integrating dose meter), (en radioterapia) cámara de ionización, generalmente diseñada para ser aplicada a la piel del paciente, con un sistema medidor que determina la dosis total administrada durante una exposición.

dosímetro OSL (OSL dosimeter), abreviatura de **luminiscencia estimulada ópticamente (dosímetro).**

dosis (dose), cantidad de fármaco u otra sustancia que se administra en una vez.

dosis absorbida (absorbance dose), (en radioterapia) energía suministrada por las radiaciones ionizantes a cada unidad de masa del material irradiado en el lugar que interese. La unidad SI de dosis absorbida es el gray, que es 1 julio/kg y equivale a 100 rads.

dosis acumulada (cumulative dose), dosis total que se acumula a partir de exposiciones repetidas a la radiación o a productos radiofarmacéuticos.

dosis cero (zero dose), ausencia de ligando añadido.

dosis corporal total (whole body dose), una medida de la exposición a la radiación, igual a la cantidad total de radiación ionizante que absorbe el cuerpo dividida entre la masa corporal. Sólo es importante cuando se produce una radiación relativamente uniforme en todo el cuerpo.

dosis cutánea (skin dose [SD]), cantidad de radiación absorbida por la piel.

dosis de digitalización (digitalizing dose), cantidad de digital necesaria para conseguir el efecto terapéutico deseado.

dosis de mantenimiento (maintenance dose), cantidad de un fármaco necesaria para mantener una determinada concentración media deseada en los tejidos.

dosis de radiación absorbida (rad) (radiation absorbed dose [rad]), unidad de la dosis absorbida de radiación ionizante. Un rad equivale a 0,01 J/kg de peso.

dosis de salida (exit dose), (en radioterapia) cantidad de radiación presente en el lado del cuerpo opuesto a la superficie sobre la que se dirige el rayo.

dosis duplicante (doubling dose), dosis de radiación que se espera que duplique el número de mutaciones genéticas en una generación.

dosis eficaz (DE) (effective dose [ED]), **1.** en una curva de dosis respuesta graduada, dosis de un fármaco que se espera cause una determinada respuesta de la magnitud deseada. **2.** en un entorno clínico, dosis necesaria para causar la repuesta deseada en un porcentaje de personas a las que se administra (p. ej., una DE50 de un fármaco se prevé que induzca respuesta en un 50% de los pacientes que la reciben).

dosis eficaz media (DE_{50}) (median effective dose [ED_{50}]), dosis de un fármaco que se supone produce un efecto de intensidad determinada en la mitad de los pacientes a los que se administra.

dosis en «bolo» (bolus dose), una cantidad de medicación intravenosa administrada con rapidez para reducir el tiempo de respuesta o que se emplea como dosis de carga antes de una infusión.

dosis en piel (dose to skin), cantidad de radiación absorbida en el centro del campo de irradiación sobre la piel. Es la suma de la dosis en el aire y la dispersada por las distintas partes del cuerpo.

dosis en profundidad (depth dose), (en radioterapia), relación entre la dosis a cualquier profundidad procedente de un haz de radiación y la dosis a la entrada de este haz.

dosis equianalgésica (equianalgesic dose), dosis de un analgésico que equivale en su efecto de aliviar el dolor a otro analgésico y permite la sustitución de las prescripciones para evitar los posibles efectos adversos de alguno de los medicamentos. El término también se aplica al tamaño de la dosis equivalente alternativa y a la vía de administración.

dosis equivalente acumulada (accumulated dose equivalent), estimación de la dosis de radiación absorbida por un individuo a lo largo de su vida expresada en rem. En las personas más expuestas a la radiación por su ocupación laboral no se permite una dosis mayor de 5 rem por año, o una dosis total acumulada de 1 rem por cada año de vida, cualquiera que sea la edad de la persona.

dosis fetal (fetal dose), cantidad estimada de radiación que recibe un feto durante la exploración radiológica de una mujer gestante.

dosis fraccionada (divided dose), fracción medida de la dosis completa de una medicación, administrada a intervalos cortos de modo que la dosis completa se toma finalmente dentro de un período específico.

dosis genéticamente significativa (DGS) (genetically significant dose [GSD]), **1.** medida arbitraria de la radiación gonadal anual estimada recibida por el material genético de la población. En EE.UU., la DGS es de 20 mrad. La cifra no indica posibles efectos genéticos por la exposición a estos niveles de radiación. **2.** estimación de la relevancia genética de las dosis de radiación gonadal, que tiene en cuenta el número de descendientes esperados para cada individuo en función de la edad y el sexo.

dosis gonadal (gonadal dose), medida de la dosis de radiación recibida por las gónadas como consecuencia de una exploración radiológica. Puede variar desde menos de 1 mrad por una placa dental o torácica hasta 225 mrad por una radiografía de columna lumbar o incluso llegar hasta 800 mrad para el feto durante una pelvimetría.

dosis hemaglutinante mínima (DHM) (minimum hemagglutinating dose), la cantidad más pequeña de agente hemaglutinante que causa una reacción de hemaglutinación completa en un volumen estándar de eritrocitos.

dosis hemolítica mínima (DHM) (minimum hemolytic dose [MHD]), la cantidad más pequeña de un reactivo que produce lisis completa de una cantidad concreta de eritrocitos.

dosis infectante mínima (DIM) (minimal infecting dose [MID]), la cantidad más pequeña de material infeccioso que suele producir infección.

dosis íntegra (integral dose), (en radioterapia) cantidad total de energía absorbida por un paciente u objeto durante su exposición a la radiación.

dosis intercurrente (breakthrough dose), dosis de un analgésico necesaria para aliviar un dolor intercurrente.

dosis letal (DL) (lethal dose [LD]), cantidad de toxina que produce la muerte a la totalidad de los miembros de la población de una especie dentro de un período de tiempo especificado.

dosis letal media (DL_{50}, DLM) (median lethal dose [MLD, LD_{50}]), (en radioterapia) cantidad de radiación que destruye al 50% de los individuos de un grupo numeroso de animales u organismos en un determinado período de tiempo.

dosis letal mínima (DLM) (minimum lethal dose [MLD]), la dosis más reducida de un fármaco, en función del peso corporal, que puede matar a un animal de experimentación. La DLM puede variar entre las especies del animal empleado.

dosis máxima permitida (DMP) (maximum permissible dose [MPD, M.P.D.]), cantidad máxima estimada de radiación a la que puede ser expuesta una persona de acuerdo con las pautas de protección frente a radiación para personas que trabajan con material radioactivo o rayos X. La cantidad total permitida es de 5 rem por año, o un rem acumulado por cada año de vida.

dosis medular media (DMM) (mean marrow dose [MMD]), medida arbitraria de la radiación somática anual media recibida por la población de Estados Unidos. La cifra es de 77 mrad y representa la media ponderada de las personas expuestas a radiación y de las no expuestas a radiación en ese período. Se expresa en términos de médula ósea porque se supone que la radiación de ese tejido puede causar leucemia.

dosis mínima (minimum dose), la cantidad más pequeña de un fármaco o de alguna otra sustancia que permite conseguir el efecto deseado o especificado.

dosis oral (oral dosage), relativo a la administración de una medicina por la boca.

dosis permisible (permissible dose), (en radioterapia) cantidad de radiación que puede recibir un individuo en un período determinado de tiempo, sin que haya que sospechar resultados perjudiciales importantes.

dosis prolongada (protracted dose), (en radioterapia) cantidad reducida de radiación liberada continuamente durante un período relativamente largo de tiempo.

dosis subletal (sublethal dose), dosis de una sustancia potencialmente letal que no es capaz de producir la muerte.

dosis terapéutica (therapeutic dose), dosis necesaria para producir el efecto deseado.

dosis tisular (tissue dose), (en radioterapia) cantidad de radiación absorbida por el tejido en la región de interés, expresada en rad.

dosis tóxica (DT) (toxic dose [TD]), (en toxicología) cantidad de una sustancia que puede producir un efecto tóxico.

dosis tóxica media (DT_{50}) (median toxic dose [TD_{50}]), dosis con la que se supone se produce un efecto tóxico en la mitad de los pacientes a los que se administra.

dosis umbral (threshold dose), **1.** medida de la dosis de radiación definida en términos de condiciones necesarias para producir un eritema visible en un determinado porcentaje de personas expuestas. **2.** la dosis mínima de un fármaco necesaria para producir una respuesta mensurable. La administración de fármacos a dosis o intervalos que no mantienen la concentración aproximadamente a un nivel umbral echa a perder la medicación y, en casos tales como el tratamiento antibiótico o la quimioterapia frente al cáncer, puede tener consecuencias adicionales adversas debido al crecimiento selectivo de células cancerosas o de microorganismos que son más resistentes a la medicación.

dosis unitaria (unit dose), método de preparación de los medicamentos en el que la farmacia prepara dosis individuales de medicamentos para los pacientes que se entregan a la unidad del paciente en paquetes individuales etiquetados para que sean administrados por el personal de enfermería según el programa prescrito.

dotación cromosómica (chromosome complement), número normal de cromosomas de las células somáticas de una determinada especie.

doxacurio (doxacurium), bloqueador neuromuscular no despolarizante utilizado para facilitar la intubación endotraqueal y la relajación del músculo esquelético durante la ventilación mecánica, la cirugía o la anestesia general.

doxercalciferol (doxercalciferol), agente paratiroideo (regulador del calcio) utilizado para disminuir los niveles altos de parathormona en los pacientes en diálisis crónica.

doxiciclina (doxycycline), antibiótico de tipo tetraciclina. Se utiliza en el tratamiento de las infecciones producidas por cepas bacterianas sensibles, en especial de *Chlamydia, Rickettsia* y *Mycoplasma.*

doxorrubicina liposómica (liposomal doxorubicin), clorhidrato de doxorrubicina encapsulado en el interior de liposomas, empleado en el tratamiento del sarcoma de Kaposi asociado al SIDA.

DP (PD), siglas de **diálisis peritoneal.**

DP (PD), **1.** siglas de **dioptría prismática. 2.** siglas de **diámetro pupilar. 3.** siglas de **distancia pupilar. 4.** siglas de **duración de pulso.**

dP/dt (dP/dt), ritmo del cambio de presión por unidad de tiempo.

DPAC (CAPD), siglas de **diálisis peritoneal ambulatoria continua.**

DPCC (CCPD), siglas de **diálisis peritoneal continua cíclica.**

DPG (DPG), siglas de **ácido 2,3-difosfoglicérico.**

DPH (D.P.H.), siglas de *Diploma in Public Health.*

DPIT (TIPS), siglas de **derivación portosistémica intrahepática transyugular.**

DPM (D.P.M.), siglas de *Doctor en Medicina Podiátrica.*

DPN (PND), siglas de **disnea paroxística nocturna.**

DPPC (CPPD), siglas de *dihidrato de pirofosfato cálcico.*

DQ (DQ), siglas de **cociente de desarrollo.**

dr (dr.), abreviatura de **dracma.**

Dr. (Dr.), abreviatura de *doctor.*

Dr. PH (Dr. PH), abreviatura de *Doctor of Public Health.*

dracma (dr) (dram [dr.]), unidad de masa equivalente a una medida apotecaria de 60 granos o 1/8 de onza, y a 27,34 granos o 1/16 de onza en el sistema avoirdupois.

dracma líquido (fl.dr.) (fluid dram [fl.dr.]), unidad de medida de líquido equivalente a 3,696 ml, a 60 blancas o a 1/8 de onza líquida.

dracunculosis (dracunculiasis), infección parasitaria producida por la infestación por el nematodo *Dracunculus medinensis*. Se caracteriza por lesiones cutáneas ulceradas en piernas y pies, producidas por las hembras grávidas. Las personas se infestan al beber agua contaminada o comiendo marisco contaminado.

Dracunculus medinensis *(Dracunculus medinensis),* parásito nematodo que produce la dracunculosis.

dren de triple luz (triple-lumen drain), dren que consta de tres tubos colocados uno en el interior del otro.

drenaje (drain), tubo o apertura de otro tipo para extraer aire o líquido de una cavidad corporal o herida. El drenaje puede constituir un sistema cerrado, con protección total contra la contaminación, o un sistema abierto en el que hay un intercambio continuo de materiales.

drenaje (drainage), extracción de líquidos de una cavidad corporal, herida u otra fuente de descarga mediante uno o varios métodos. El drenaje cerrado es un sistema de tubos u otros aparatos conectados al cuerpo, para extraer el líquido siguiendo un circuito hermético, que evita que entren en la herida o cavidad los contaminantes ambientales. El drenaje periódico es aquel en que una zona del cuerpo se enjuaga anegándolo primero y vaciándolo después con la ayuda de la gravedad, técnica que se puede utilizar para trastornos de la vejiga urinaria. El drenaje abierto consiste en que la descarga salga a un receptáculo a través de un tubo con extremo abierto. El drenaje por aspiración emplea una bomba u otro dispositivo mecánico para facilitar la extracción de un líquido.

drenaje biliar transhepático percutáneo (percutaneous transhepatic biliary drainage), drenaje del árbol biliar por la introducción de un catéter a través del hígado y al interior del árbol biliar bajo guía radiológica.

drenaje de doble luz (double-lumen drain), drenaje, como el drenaje sumidero, integrado por dos tubos, uno en el interior del otro.

drenaje de una herida cerrada (closed-wound suction), cualquiera de las diversas técnicas de drenaje de líquidos potencialmente nocivos como sangre, pus, líquido serosanguinolento y secreciones tisulares de heridas quirúrgicas. Estas secreciones interfieren con la curación rápida de la herida y son a menudo causa de infección. El drenaje de una herida cerrada se puede realizar con una variedad de dispositivos seguros que consiguen crear una ligera presión negativa para el drenaje de los exudados producidos en la herida. Se usa siempre que el exudado de la herida sea mayor de 100 ml en 24 horas. Los dispositivos de drenaje de una herida cerrada generalmente son recipientes transparentes desechables unidos a tubos de drenaje y a bombas de aspiración portátiles.

drenaje en cigarrillo (cigarette drain), drenaje quirúrgico fabricado con una parte de una gasa o esponja quirúrgica metida en un tubo de gutapercha.

drenaje hermético bajo agua (underwater seal), drenaje hermético constituido por agua a la que se permite fluir por un tubo que sale desde la cavidad torácica de un paciente. El agua actúa como una válvula de una sola dirección y permite la salida de aire, pero impide su ingreso.

drenaje linfático manual (manual lymph drainage), aplicación de golpes rítmicos suaves, de modo similar a los que se usan en el *effleurage* (masaje con las yemas de los dedos), sobre la piel y la fascia superficial en dirección al corazón para incrementar el drenaje de la linfa desde las estructuras afectadas.

drenaje Penrose (Penrose drain), [Charles B. Penrose, cirujano estadounidense, 1862-1925], dispositivo de drenaje quirúrgico de gasa rodeado de plástico u otro material resistente al agua.

drenaje por irrigación (through-and-through drainage), método de irrigación de un órgano corporal mediante la inserción de dos catéteres, uno para introducir el líquido y otro para drenar el líquido que se acumula en el órgano.

drenaje postural (postural drainage), utilización de la postura corporal para drenar las secreciones de segmentos específicos de los bronquios y los pulmones hacia la tráquea. La tos suele expulsar las secreciones de la tráquea. Se utilizan almohadas y zonas elevadas de la cama para apoyar o elevar algunas zonas del cuerpo. El proceso se inicia con el paciente tumbado en un plano recto para ir bajando la cabeza de forma gradual hasta alcanzar una posición de Trendelenburg completa. Se le pide que inhale por la nariz y expulse el aire por la boca. Al mismo tiempo, la enfermera u otro miembro del personal sanitario puede usar ventosas o vibraciones sobre el área afectada para liberar y movilizar las secreciones. Posteriormente, se ayuda al paciente a adoptar una postura que facilite la tos y se le pide que respire profundamente al menos 3 veces y que tosa al menos 2 veces.

drenaje sumidero (sump drain), dispositivo de drenaje que consiste en dos tubos, uno que permite drenar el líquido de una cavidad y otro que permite la entrada de aire en la cavidad para reemplazar el líquido. Puede conectarse a un aparato de succión.

drenaje torácico (chest drainage), extracción de aire, sangre o líquidos de la cavidad torácica a través de un tubo insertado normalmente en el espacio pleural. El tubo puede conectarse a un dispositivo de aspiración que ayude a reinflar un pulmón colapsado.

drenaje transtimpánico (grommet), tubo que se inserta a través de la membrana timpánica para drenar el oído medio.

drenaje ventricular externo (external ventricular drain), catéter ventricular conectado a un sistema de drenaje y a una bolsa colectora cerrada. Permite al profesional clínico controlar el flujo de líquido y, en cierta medida, la presión en la bóveda craneal.

drenar (lance), incidir un forúnculo o absceso para vaciarlo de pus acumulado.

drepanocito (sickle cell), hematíe atípico, en forma de media luna, que contiene hemoglobina S, una forma anormal de hemoglobina característica de la anemia drepanocítica.

drepanocitosis (sickle cell disease), cualquiera de las enfermedades asociadas a la presencia de hemoglobina S y células drepanocíticas, incluidas la anemia drepanocítica, la enfermedad de la hemoglobina S-C, la enfermedad de la hemoglobina D y la talasemia drepanocítica.

drepanocitosis (sickling), desarrollo de eritrocitos en forma de hoz, como en la anemia de células falciformes.

droga (dope), morfina, heroína u otro opiáceo; marihuana u otras sustancias compradas o vendidas de forma ilícita y frecuentemente autoadministradas con propósito sedante, hipnótico, euforizante o para provocar otras alteraciones del humor.

droga (drug), *coloquial,* sustancia estupefaciente que se consume por sus efectos estimulantes, depresores, euforizantes o alucinógenos.

drogas de diseño (designer drugs), compuestos orgánicos sintéticos diseñados como análogos de drogas ilegales, con la misma actividad narcótica y otros efectos peligrosos. Como las drogas de diseño normalmente no figuran como sustancias controladas en las listas de la United States Drug Enforcement Agency, la persecución de sus fabricantes, distribuidores o usuarios es frecuentemente difícil.

drogas de iniciación (gateway drugs), sustancias menores de consumo abusivo, como los inhalantes, usados en general por niños y jóvenes antes de experimentar con marihuana o drogas duras; drogas de entrada.

dromotrópico (dromotropic), agente que influye sobre la conducción de los impulsos eléctricos. Un agente dromotrópico positivo potencia la conducción de impulsos nerviosos al corazón.

dronabinol (dronabinol), antiemético oral que es un derivado sintético del tetrahidrocannabinol (THC), principal constituyente psicotrópico de la marihuana. Se utiliza en el tratamiento de las náuseas y vómitos refractarios secundarios a quimioterapia antineoplásica.

droperidol (droperidol), fármaco antipsicótico sedante del grupo de la butirofenona, muy frecuentemente usado con un analgésico narcótico (fentanilo) en la neuroleptoanestesia.

Drosophila *(Drosophila),* género de moscas al que pertenece *Drosophyla melanogaster* o mosca de la fruta mediterránea, que es útil para los experimentos genéticos por el gran número de cromosomas que se encuentran en sus glándulas salivares y su sensibilidad a los efectos del ambiente, como la exposición a las radiaciones.

drospirenona (drospirenone), análogo de la espironolactona que actúa como progestágeno y se emplea, en combinación con un estrógeno, como anticonceptivo oral.

drotrecogina alfa (drotrecogin alfa), agente trombolítico utilizado para tratar la sepsis grave asociada a disfunción orgánica.

drox (drox), acrónimo de *anión hidróxido.*

DRS (DRS), siglas inglesas de la **Escala de Clasificación de Demencia.**

DRSP (DRSP), siglas de ***Streptococcus pneumoniae*** **resistente a fármacos.**

Drug Enforcement Agency (DEA) (Drug Enforcement Agency [DEA]), agencia estadounidense de la Drug Enforcement Administration del gobierno federal, autorizada para hacer cumplir las normas concernientes a la importación y exportación de estupefacientes y otras sustancias, y al tráfico de estas sustancias a través de fronteras interestatales.

drusas (drusen), pequeños depósitos hialinos de color blanco, que se desarrollan debajo del epitelio pigmentario de la retina y a veces aparecen como nódulos en la cabeza del nervio óptico. Se asocian a degeneración macular relacionada con el envejecimiento.

DSA (DSA), siglas de **angiografía por sustracción digital.**

DSDB (DSDB), siglas de **conducta autodestructiva directa.**

DSM *(DSM),* siglas de *Diagnostic and Statiscal Manual of Mental Disorders.*

DSM-IV-TR *(DSM-IV-TR),* revisión del *DSM-IV,* publicada en 2000, que incorpora cambios en los criterios diagnósticos referidos al síndrome de Tourette, la demencia de tipo Alzheimer, la demencia producida por otras alteraciones clínicas, los cambios de personalidad como consecuencia de una afección médica general, el exhibicionismo, el frotteurismo, la pedofilia, el sadismo sexual y el voyeurismo.

DSN (DSN), siglas de *Doctor en Ciencias de la Enfermería.*

DSR (RSD), siglas de **distrofia simpática refleja.**

DSR (DSR), siglas de **reconstructor espacial dinámico.**

DST (DST), acrónimo de **dexametasona.**

DSTA (SDAT), siglas de **demencia senil tipo Alzheimer.**

d4T (d4T), abreviatura de *didesoxitimidina.*

DT (TBP), siglas de *derivación total.*

DT (TD), siglas de **dosis tóxica.**

DT (DT), acrónimo de **toxoides de difteria y tétanos.**

DTaP (DTaP), acrónimo de *toxoides de la difteria y del tétanos y vacuna antitosferínica,* en el que el componente de esta última está en forma acelular en vez de en forma de células completas.

dTc (dTc), acrónimo del miorrelajante *d-tubocurarina.*

DTR (DTR), siglas de **reflejo del tendón profundo.**

DTs (DTs), siglas de **delirium tremens.**

DTV (VSD), siglas de **defecto del tabique ventricular.**

DU (ED), siglas de **Departamento de Urgencias.**

dualidad de control del SNC (duality of CNS control), teoría según la cual el SNC normal está regulado por un programa de retroalimentación de comprobación y equilibrio. La teoría se basa en estudios de sinergias de postura-movimiento, movilidad-estabilidad y flexión-extensión y en ejemplos similares de acción-reacción relacionados con leyes físicas básicas.

dubnium (Db) (dubnium), [Instituto Conjunto de Investigación Nuclear en Dubna, Rusia], elemento transuránido. Su número atómico es 105; el peso atómico (masa) de su isótopo mejor conocido es 260. Se produce mediante una reacción nuclear inducida.

ducción (duction), movimiento de un globo ocular desde la posición primaria de la mirada a la secundaria o la terciaria.

ducha (douche), **1.** técnica en la que se introduce en la vagina, a baja presión, un litro o más de solución de medicación o agente limpiador en agua caliente. La mujer suele realizar ella misma esta técnica, sentada en un bidé o semisentada en una bañera. Está recomendado en el tratamiento de infecciones pélvicas y vaginales.

ducha astringente (astringent douche), chorro de limpieza que contiene sustancias como la alúmina, que contraen la mucosa de la vagina.

ducha desodorante (deodorizing douche), corriente de aire o líquido que enmascara o absorbe olores pútridos, aplicada a presión moderada en una cavidad corporal o sobre la superficie del cuerpo.

dúctil (ductile), que tiene la propiedad de permitir que los metales sean estirados hasta la delgadez de un alambre.

ductilidad (ductility), propiedad de un material que tiene un alto índice de elasticidad, y tiende a deformarse antes de fracasar por exceso de tensión.

ductoscopia (ductoscopy), endoscopia que evalúa los cambios precoces en los conductos mamarios de la mujer.

ductus (ductus), en latín, **conducto.**

duela (fluke), platelminto parásito de la clase de los trematodos, que incluye el género *Schistosoma.*

duela hepática (liver fluke), trematodo parásito perteneciente a la clase Trematoda con seis géneros que pueden infestar el hígado. De entre ellos, la especie importante para el ser humano en los países industrializados es *Clonorchis sinensis,* que se adquiere en la mayoría de los casos al ingerir pescado de agua dulce que contiene la larva enquistada. La infección se produce por la ingesta de pescado de agua dulce ya sea en salazón, secado, crudo o escabechado, y se evita mediante la cocción del mismo.

duela intestinal (intestinal fluke), cualquier parásito interno de los géneros *Fasciolopsis, Heterophyes* y *Metagonimus* en Norteamérica y de otros géneros en Asia y países tropicales. Entran en el cuerpo a través de la boca como larvas enquistadas en la vegetación acuática o en peces de agua dulce. Los síntomas habituales de infestación por la duela intestinal son dolor abdominal, obstrucción y diarrea.

duela pulmonar (lung fluke), helminto parásito del género *Paragonimus westermani.* Penetra en el organismo como larvas enquistadas presentes en cangrejos de mar o de río. Entre los síntomas de la infestación se incluyen dificultad respiratoria peribronquiolar y hemoptisis.

duela sanguínea (blood fluke), parásito platelminto de la clase de los trematodos, género *Schistosoma,* que incluye las especies *S. haematobium, S. japonicum* y *S. mansoni.*

duelo (mourning, grief), proceso psicológico de reacción activado por el individuo para ayudarle a sobreponerse a una pérdida personal importante. El proceso se resuelve finalmente cuando se establece una nueva relación de objeto.

duelo anticipado (anticipatory grieving), diagnóstico de enfermería aprobado por la NANDA. Se define como las respuestas intelectuales y emocionales mediante las que los individuos, las familias y las comunidades intentan elaborar la modificación del concepto de sí mismos provocado por la percepción de una posible pérdida. Las características definidoras son la posible pérdida de un objeto significativo; la expresión de malestar ante la posible pérdida; la negación de dicha pérdida o de la importancia de la misma; culpa, miedo, tristeza, negociación; alteración de los hábitos alimentarios, de los patrones de descanso nocturno, del nivel de actividad y de la libido; alteración de los patrones de comunicación; dificultad para asumir roles nuevos o diferentes, y resolución del duelo antes de que se haga efectiva la pérdida.

duelo no resuelto (unresolved grief), reacción de pena grave y crónica en la que una persona no completa la fase de resolución del proceso de duelo en un tiempo razonable.

duelo paterno (parental grief), reacciones conductuales que caracterizan el proceso de duelo y que se producen como resultado de la pérdida de un hijo por causas esperadas o inesperadas. La reacción inmediata es de shock e incredulidad, seguida de un duelo agudo y, en el caso de una muerte súbita e inesperada, unos sentimientos extremos de culpabilidad y remordimiento.

duloxetina (duloxetine) antidepresivo mixto utilizado para tratar trastornos depresivos mayores y el dolor neuropático asociado a neuropatía diabética.

duodenal (duodenal), perteneciente o relativo al duodeno.

duodenectomía (duodenectomy), extirpación total o parcial del duodeno.

duodenitis (duodenitis), proceso inflamatorio del duodeno.

duodeno (duodenum), porción más corta, ancha y fija del intestino delgado, que sigue un trayecto casi circular a partir de la válvula pilórica del estómago, de forma que su terminación se encuentra próxima a su punto de partida. Mide aproximadamente 25 cm de largo, y se divide en porción superior, descendente, horizontal y ascendente.

duodenografía (duodenography), proceso de obtención de una imagen radiográfica del duodeno y el páncreas.

duodenoscopia (duodenoscopy), exploración visual del duodeno a través de un endoscopio.

duodenoscopio (duodenoscope), instrumento para endoscopia, normalmente de fibra óptica, para la exploración visual del duodeno.

duodenoscopio de fibra óptica (fiberoptic duodenoscope), instrumento para visualizar el interior del duodeno, que consta de un objetivo, un tubo flexible que contiene haces de fibras plásticas de vidrio recubiertas con propiedades ópticas especiales y una luz terminal.

duodenostomía (duodenostomy), abocación quirúrgica directa del duodeno a la pared abdominal.

dup (dup), (en citogenética) abreviatura de *duplicación.*

dúplex carotídeo (carotid duplex scanning), prueba ecográfica no invasiva que se usa en la carótida extracraneal para detectar de forma directa un trastorno obstructivo. Se recomienda a los pacientes con cefalea y procesos neurológicos, como accidentes isquémicos transitorios (AIT), hemiparesias, parestesias y alteraciones agudas del habla o defectos visuales.

duplicación ureteral (ureteral duplication), uréter doble.

duplicación uretral (urethral duplication), uretra doble.

duración (duration), (en radiología) tiempo durante el cual fluye una corriente.

duración de la estancia (DE) (length of stay [LOS]), período de tiempo que permanece ingresado un paciente en un hospital u otra institución sanitaria.

duración del estímulo (stimulus duration), cantidad de tiempo que tiene que ser aplicado un estímulo para que el impulso nervioso resultante produzca excitación en el tejido receptor.

duración del pulso (pulse duration [P.D., PD]), (en ecografía) medida del tiempo que oscila un transductor para cada pulso. Cuanto más corta es la duración del pulso, mejor es la resolución axial.

duramadre (dura mater), la más externa y fibrosa de las tres membranas que rodean el encéfalo y la médula espinal. La duramadre encefálica cubre el encéfalo, y la duramadre espinal, la médula.

dureza (hardness), cualidad de firmeza producida por la cohesión de las partículas que forman parte de una sustancia, como se evidencia por su inflexibilidad o resistencia a la indentación, distorsión o rallado.

dureza de los rayos X (hardness of X-rays), poder de penetración relativo de los rayos X. En general, la radiación es más dura cuanto más corta es la longitud de onda.

dutasterida (dutasteride), hormona sexual inhibidora de la 5-alfarreductasa usada para tratar la hiperplasia prostática benigna en varones con próstata hipertrofiada.

dV/dt (dV/dt), (en cardiología) relación de las variaciones de voltaje con respecto al tiempo.

Dy (Dy), símbolo del **disprosio.**

E

E (E), símbolo de **gas espirado.**
E *(E),* **1.** símbolo de *elastancia.* **2.** símbolo de *energía.* **3.** símbolo de *fuerza electromotriz.*
E and GW (E and GW), siglas de **Economic and General Welfare.**
E_1 (E_1), símbolo de **reacción de eliminación unimolecular.**
E_2 (E_2), símbolo de **reacción de eliminación bimolecular.**
EA (AD), siglas de **enfermedad de Alzheimer.**
EA (APC), siglas de *extrasístole auricular.*
EA (AS), siglas de **estenosis aórtica.**
EA (PI), (en la historia clínica) siglas de *enfermedad actual.*
EAC (CEA), siglas de **endarterectomía carotídea.**
Eakes, Georgene Gaskill (Eakes, Georgene Gaskill), teórica de la enfermería que, junto con Mary Lermann Burke y Margaret A. Hainsworth, desarrollaron la teoría de la tristeza crónica, referida a los sentimientos de pérdida y abatimiento generados por la enfermedad, el debilitamiento o la muerte.
Early and Periodic Screening Diagnosis and Treatment (EPSDT) (Early and Periodic Screening Diagnosis and Treatment [EPSDT]), subprograma del Medicaid que obliga a todos los estados de EE.UU. a mantener un programa que determine los defectos físicos y mentales de las personas protegidas por el programa y que les proporciona el tratamiento a corto y a largo plazo.
Ébola, enfermedad por el virus (Ebola virus disease), infección causada por una especie de virus ARN del género *Filovirus.* La enfermedad, habitualmente letal, se caracteriza por hemorragia y fiebre. Los síntomas iniciales comprenden fiebre alta, cefalea, escalofríos, mialgias, faringitis, enrojecimiento y picor oculares y malestar general. Los síntomas tardíos incluyen dolor abdominal intenso, dolor torácico, hemorragia, shock, vómitos y diarrea. El tratamiento es de soporte; casi en el 90% de los casos, la muerte se produce dentro de la primera semana de evolución.
EBR (RBE), siglas de **eficacia biológica relativa.**
EBSA (SBE), siglas de **endocarditis bacteriana subaguda.**
eburnación de la dentina (dentin eburnation), modificación de un diente careado, en que una dentina blanda y descalcificada adquiere un aspecto duro, pardo y pulido.
EC (CAD), siglas de **enfermedad coronaria.**
EC (CNP), siglas de **personal de enfermería comunitaria.**
EC (KE), siglas de **energía cinética.**
ECA (ACE), siglas de **enzima convertidora de angiotensina.**
ECEH (EHEC), siglas de ***Escherichia coli*** **enterohemorrágica.**
ECEP (EPEC), siglas de ***Escherichia coli*** **enteropatógena.**
ECET (ETEC), siglas de ***Escherichia coli*** **enterotoxigénica.**
ECG (ECG), siglas de **electrocardiograma.**
eclampsia (eclampsia), la forma más grave de hipertensión inducida por el embarazo. Se caracteriza por convulsiones de gran mal, coma, hipertensión, proteinuria y edema. Los síntomas de convulsiones inminentes incluyen con frecuencia fiebre de hasta 40 °C, ansiedad, dolor epigástrico, cefalea intensa y visión borrosa.
eclampsia puerperal (puerperal eclampsia), estado de coma y crisis convulsivas que se dan después del parto. Se asocia con hipertensión, edema y proteinuria.
ecléctico (eclectic), perteneciente a una terapia que selecciona, combina e incorpora diversas técnicas de varios sistemas o teorías en una aproximación integrada.
ECM (ECM), siglas de *eritema crónico migratorio.*
ECMO (ECMO, extracorporeal membrane oxygenator), siglas de **oxigenación por membrana extracorpórea.**
ECN (NEC), siglas de **enterocolitis necrotizante.**
eco (echo), término informal que hace referencia a la ecografía.
ECO (OHD), siglas de *enfermedad cardíaca orgánica.*
eco de la pared posterior de la nasofaringe (nasogastric back wall echo), en ecografía, eco procedente de la superficie posterior de la cavidad nasal.
ecocardiografía (echocardiography), técnica diagnóstica no invasiva para estudiar la estructura y el movimiento del corazón. Las ondas de ultrasonido dirigidas hacia la pared del corazón se reflejan retrógradamente, o hacen eco, cuando pasan de un tipo de tejido a otro.

ecocardiografía de estrés (stress ecocardiography), ecocardiografía obtenida cuando el paciente está sometido a estrés, por ejemplo, durante el ejercicio.

ecocardiografía Doppler (Doppler echocardiography), [Christian J. Doppler], técnica en la cual la tecnografía ultrasónica Doppler se usa para evaluar la dirección y el patrón de flujo sanguíneo en el corazón.

ecocardiografía transesofágica (ETE) (transesophageal echocardiography [TEE]), prueba endoscópica/ecográfica que provee imágenes ultrasónicas del corazón desde una posición retrocardíaca, evitando así la interferencia del tejido subcutáneo interpuesto, los huesos del tórax y los pulmones. Se realiza para la mejor visualización de la válvula mitral o del tabique auricular, para diferenciar tumores o masas intracardíacas de las extracardíacas, para diagnosticar la disección de la aorta torácica, para detectar vegetaciones valvulares en las endocarditis, para determinar el origen cardíaco de un embolismo arterial, para detectar la enfermedad arterial coronaria y para la monitorización de los pacientes con alto riesgo de isquemia intraoperatoria.

ecocardiograma (echocardiogram), trazado gráfico de los movimientos de las estructuras cardíacas recopiladas a partir de las vibraciones ultrasónicas que hacen eco en las estructuras cardíacas.

ecoencefalografía (echoencephalography), utilización del ultrasonido para estudiar las estructuras intracraneales.

ecoencefalograma (echoencephalogram), registro producido por un ecoencefalógrafo.

ecografía (ultrasound imaging), técnica que se vale de ondas de alta frecuencia (de varios MHz o más) para representar estructuras internas por medio de los distintos ecos que se producen cuando se proyecta dentro del cuerpo un haz de ondas sonoras y se refleja en las superficies de contacto de las distintas estructuras.

ecografía: limitada a la obstetricia (ultrasonography: limited obstetric), intervención de enfermería recogida en la Nursing Interventions Classification (NIC). Se define como la realización de exploraciones ecográficas para determinar el estado ovárico, uterino y fetal.

ecografía abdominal (abdominal ultrasound test), técnica ecográfica que proporciona una visualización precisa de la aorta abdominal, el hígado, la vesícula biliar, el páncreas, los conductos biliares, los riñones, los uréteres y la vejiga. Se utiliza para diagnosticar y localizar quistes, tumores, cálculos y malformaciones, para documentar la progresión de diversas enfermedades y para guiar la introducción de instrumental diverso durante los procedimientos quirúrgicos.

ecografía cuantitativa (quantitative ultrasound), técnica ecográfica para valorar la densidad mineral ósea. La principal ventaja de la ecografía es la ausencia completa de radiación; una desventaja es la influencia perturbadora del tejido blando.

ecografía Doppler (Doppler ultrasonography), [Christian J. Doppler], técnica utilizada en ecografía para detectar el movimiento de sustancias o estructuras diversas. La frecuencia de las ondas ultrasónicas reflejadas por una superficie en movimiento es ligeramente diferente de las ondas incidentes normales. La frecuencia de movimiento detectada aporta información sobre la estructura en movimiento. La técnica puede utilizarse para detectar obstrucciones vasculares, observar los ruidos cardíacos fetales, localizar la placenta y representar en imagen las funciones cardíacas.

ecografía dúplex (duplex ultrasonography), una combinación de ecografía en tiempo real y ecografía Doppler.

ecografía en modo A (A-mode ultrasound), despliegue de ecos ultrasónicos en el cual el eje horizontal del despliegue del tubo de rayos catódicos representa el tiempo necesario para el retorno del eco, y el trazo del osciloscopio vertical, la intensidad del eco. Este modo se utiliza en ecoencefalografía.

ecografía escrotal (scrotal ultrasound), prueba ecográfica del escroto y su contenido para diagnosticar tumores benignos y malignos, alteraciones benignas como abscesos testiculares y orquitis, y lesiones extratesticulares como hidrocele, hematocele y piocele, y para localizar testículos criptorquídicos.

ecografía intraoperatoria (intraoperative ultrasound), técnica diagnóstica que requiere un ecógrafo portátil con el que rastrear la médula espinal durante una intervención sobre la misma. La ecografía intraoperatoria permite distinguir la siringomielia, con quistes llenos de líquido, de las formaciones tumorales del tejido nervioso.

ecografía pulso-eco (pulse-echo ultrasound), técnica diagnóstica en la cual se transmiten pulsos ultrasónicos de corta duración a la región en estudio y se detectan y presentan las señales de eco resultantes de dispersión y reflexión. La profundidad de una estructura reflectora se infiere del retardo entre la transmisión del pulso y la recepción del eco.

ecografía tiroidea (thyroid ultrasound), exploración ecográfica de la glándula tiroides, utilizada para distinguir los nódulos tiroideos quísticos de los sólidos, para determinar la eficacia del tratamiento de una masa tiroidea y para estudiar la glándula tiroides de pacientes embarazadas.

ecografía transrectal de la próstata (rectal ultrasound of the prostate), ecografía empleada en el diagnóstico del cáncer y para ayudar a determinar el estadio de los cánceres rectales.

ecográfica pélvica (pelvic ultrasonography), exploración ecográfica de una mujer realizada para identificar la patología paracervical, endometrial u ovárica o el riesgo de anomalías fetales.

ecografista (sonographer), profesional de la salud con formación especial para manejar equipos de ecografía con fines diagnósticos y terapéuticos.

ecograma (echogram), registro de los patrones ecográficos de las estructuras corporales, tales como un útero grávido.

ecolalia (echolalia), **1.** (en psiquiatría) repetición automática y sin sentido de las palabras o frases de otros, que se aprecia fundamentalmente en la esquizofrenia. **2.** (en pediatría) imitación o repetición realizada por un bebé de los sonidos o palabras emitidos por otros. Normalmente se produce al comenzar el desarrollo infantil.

ecolalia retardada (delayed echolalia), fenómeno de frecuente observación en la esquizofrenia, que implica la repetición automática y sin sentido de palabras o frases oídas. Se produce horas, días o incluso semanas después del estímulo original.

ecología (ecology), estudio de la interacción entre los organismos vivos y las distintas influencias del medio ambiente.

ecología humana (human ecology), estudio de las interrelaciones entre los individuos y su entorno, así como entre los individuos dentro del entorno.

ecología microbiana (microbial ecology), rama de la biología que trata de la interacción de los microorganismos con su entorno.

econazol (econazole), agente antifúngico tópico. Se utiliza en el tratamiento del pie de atleta, tiña cruris, tiña corporis, pitiriasis versicolor y candidiasis.

econdroma (ecchondroma), tumor cartilaginoso benigno que se desarrolla en la superficie del cartílago o bajo el periostio del hueso.

economía de la salud (health economics), sistema social que estudia el suministro y la demanda de los recursos de asistencia sanitaria y el impacto de los servicios sanitarios sobre una población.

economía simbólica (token economy), técnica de refuerzo utilizada en terapia conductal para el tratamiento de un grupo de personas, como en hospitales, instituciones o clases. Los individuos son recompensados por actividades o conductas específicas con símbolos, («tokens»), que se pueden cambiar por los objetos o privilegios deseados.

Economic and General Welfare (E and GW) (Economic and General Welfare [E and GW]), unidad de la American Nurses Association que trabaja en favor de los salarios, beneficios y condiciones de trabajo del personal de enfermería.

economizar (skimping), práctica utilizada en ocasiones por programas sanitarios que reciben sus ingresos en forma de pago por adelantado o de capitación, consistente en retrasar o negar servicios a personas afiliadas del programa como medio de aumentar beneficios mediante la disminución de costes.

ecopraxia (echopraxia), imitación o repetición de los movimientos corporales de otra persona, conducta que aparece en algunos pacientes esquizofrénicos.

ecorradiografía (echoradiography), técnica diagnóstica que utiliza los ultrasonidos y diversos instrumentos para visualizar las estructuras internas del organismo.

ecosistema (ecosystem), suma total de todos los seres vivos en una zona determinada y seres abióticos (no vivos) con los que interaccionan.

ecrino (eccrine), perteneciente o relativo a la glándula sudorípara que secreta, a través de un conducto, hacia la superficie de la piel.

ECS (SCE), siglas de **electrodo de calomel saturado.**

ectasia ductal (duct ectasia), dilatación anormal de un conducto por lípidos y desechos celulares.

ectasia vascular antral gástrica (gastric antral vascular ectasia), anomalía vascular infrecuente del antro gástrico que consiste en la presencia de capilares y venas dilatados y trombosados que forman líneas en el antro que se irradian hacia el píloro. Puede causar una hemorragia y anemia crónicas.

ectima (ecthyma), forma de impétigo profunda caracterizada por grandes pústulas, costras y úlceras rodeadas de eritema. Se produce por infección estreptocócica de una lesión menor. La piel de las piernas es la que se ve afectada con mayor frecuencia.

ectima contagioso (orf), enfermedad viral de la piel adquirida a partir de la oveja, caracterizada por la presencia de vesículas indoloras que pueden progresar a nódulos rojos y exudativos que finalmente forman una costra y se curan.

ectocítico (ectocytic), que está fuera de la célula y no forma parte de su organización.

ectodermo (ectoderm), la más externa de las tres capas primarias del embrión. Del ectodermo se originan el sistema nervioso, los órganos de los sentidos, como los ojos y los oídos, la epidermis y los tejidos epidérmicos, como las uñas, el pelo y las glándulas cutáneas y las mucosas de la boca y del ano.

ectodermo neural (neural ectoderm), parte del ectodermo embrionario que da lugar al tubo neural.

ectodermoide (ectodermoidal), que se parece o tiene las características del ectodermo.

ectomorfo (ectomorph), persona cuya complexión se caracteriza por labilidad y fragilidad y por el predominio de estructuras derivadas del ectodermo.

ectoparásito (ectoparasite), (en parasitología médica) organismo que vive en el exterior del organismo del huésped, como el piojo.

ectopia (ectopy), trastorno en el que un órgano o sustancia no está en su lugar natural o que le es propio, como ocurre en un embarazo ectópico, que se desarrolla fuera del útero, o en un latido cardíaco ectópico.

ectópico (ectopic), **1.** (respecto de un objeto u órgano) situado en un lugar no habitual, lejos de su localización normal. **2.** (respecto de un hecho) que ocurre en un momento no apropiado, como el latido cardíaco prematuro o la contracción ventricular prematura.

ectoplasma (ectoplasm), porción periférica, compacta, del citoplasma de una célula.

ectrodactilia (ectrodactyly), anomalía congénita caracterizada por la ausencia de parte o de la totalidad de uno o varios dedos de las manos o de los pies.

ectrogenia (ectrogeny), ausencia o defecto congénito de cualquier órgano o parte del organismo.

ectromelia (ectromelia), ausencia o desarrollo incompleto congénito de los huesos largos de una o más extremidades.

ectrópico (ectropic), vuelto del revés.

ectropión (ectropion), eversión, casi siempre del párpado, quedando expuesta la conjuntiva que tapiza el párpado y parte del globo ocular. El proceso puede afectar sólo al párpado inferior o a ambos párpados.

ectrosindactilia (ectrosyndactyly), anomalía congénita caracterizada por la ausencia de alguno, pero no de todos los dedos. Los que se forman tienen forma de cuña y parecen fusionados.

ecuación (equation), expresión en símbolos de una igualdad o equivalencia.

ecuación de Henderson-Hasselbach (Henderson-Hasselbach equation), [Lawrence J. Henderson, bioquímico norteamericano, 1878-1942; Karl A. Hasselbach, bioquímico danés, 1874-1962], relación entre el pH, la pKa de un sistema tampón y la proporción entre las concentraciones de un ácido débil y su base conjugada.

ecuación de intervalo (range equation), relación funcional entre la distancia a un reflector y el tiempo transcurrido para que un pulso de ultrasonido se propague hasta el reflector y vuelva al transmisor.

ecuación de Nernst (Nernst equation), [Hermann W. Nernst, médico alemán, 1864-1941], (en cardiología) expresión de la relación entre el potencial eléctrico a través de una membrana y el cociente de concentración entre los iones permeables a cada lado de la membrana.

ecuación de Van Deemter (Van Deemter's equation), expresión de una relación de cromatografía de gases entre la altura equivalente a la placa teórica y la velocidad lineal del gas portador.

ecuación del aire alveolar (alveolar air equation), método para calcular por aproximación la tensión alveolar de oxígeno a partir de la presión parcial de dióxido de carbono en la sangre arterial, de la fracción de oxígeno inspirado y de la relación entre la producción de dióxido de carbono y el consumo de oxígeno.

ecuador (equator, aequator), línea imaginaria que rodea un globo, equidistante de los polos. Se utiliza en nomenclatura anatómica para designar en un órgano esférico a la línea que divide la superficie en dos partes aproximadamente iguales.

eculizumab (eculizumab), anticuerpo monoclonal utilizado para tratar la hemoglobinuria nocturna proximal, una forma hereditaria poco frecuente de anemia hemolítica.

eczema (eczema), dermatitis superficial generalizada de causa desconocida. En su primera fase puede ser pruriginoso, eritematoso, papulovesicular, edematoso o exudativo. Más tarde se hace una lesión con costra, exfoliación, engrosamiento o liquenificación. Entre los factores de exacerbación se cuentan los cambios repentinos de temperatura, la humedad, el estrés psicológico, el estado de enfermedad y las alergias a fibras, detergentes o perfumes.

eczema de las amas de casa (housewives' eczema), no técnico, dermatitis de contacto de las manos causada y exacerbada por la inmersión frecuente en agua y por el uso de jabones y detergentes.

eczema exudativo (weeping eczema), proceso inflamatorio cutáneo que se caracteriza por la presencia de un exudado líquido.

eczema herpético (eczema herpeticum), enfermedad vesiculopustulosa generalizada de la piel producida la infección por el VHS o el virus de la vacuna de un exantema preexistente, como el de la dermatitis atópica.

eczema liquenoide (lichenoid eczema), afección cutánea inflamatoria crónica caracterizada por engrosamiento y lesiones acentuadas de la piel.

eczopiclona (eczopiclone), sedante/hipnótico utilizado para tratar el insomnio.

Echinococcus *(Echinococcus),* género de pequeñas tenias que infectan principalmente a los cánidos.

ED (DA), siglas de **edad de desarrollo.**

edad (age), estado de desarrollo corporal semejante, desde el punto de vista de los exámenes físicos y de laboratorio, a lo que es normal para un hombre o una mujer con el mismo tiempo de vida cronológica.
edad adulta (adulthood), la fase del desarrollo que se caracteriza por una madurez física y mental.
edad anatómica (anatomic age), la edad estimada de un sujeto basada en el estadio de desarrollo o deterioro del organismo en comparación con el de otras personas de la misma edad cronológica.
edad avanzada (aged), estado en el que se es mayor o más maduro que otras personas del grupo de población.
edad concepcional (conceptional age), en el desarrollo fetal, número de semanas desde la concepción. Debido a que el momento exacto de la concepción es difícil de determinar, se asume que la edad concepcional es 2 semanas menos que la edad gestacional.
edad cronológica (chronologic age), edad de un individuo expresada como el período de tiempo transcurrido desde el nacimiento. La edad de un lactante se expresa en horas, días o meses. La edad de un niño o adulto se expresa en años.
edad de Binet (Binet age), [Alfred Binet, psicólogo francés, 1857-1911], edad mental de un individuo, especialmente un niño, determinado por las pruebas de Binet-Simon, que se evalúan sobre la base de las pruebas de inteligencia del individuo «normal» a una edad dada. La edad de Binet correspondiente al «retraso mental profundo» es de 1 o 2 años; al «retraso mental grave», de 3 a 7 años, y al «retraso mental moderado», de 8 a 12 años.
edad de consentimiento (age of consent), (en jurisprudencia médica) la edad en la cual una persona es legalmente libre para actuar como un adulto, sin autorización paterna, para actividades tales como el matrimonio o las relaciones sexuales, o el poder conceder permiso para determinados tratamientos médicos o cirugía. La edad específica de consentimiento varía entre los 13 y 21 años, según las leyes locales.
edad de desarrollo (ED) (developmental age [DA]), expresión del progreso de desarrollo de un niño a una cierta edad, determinado por medidas estándar, como el tamaño y peso corporal, por el funcionamiento social y psicológico, por la observación de las capacidades motoras y mediante pruebas mentales y de aptitud.
edad de la menarquia (menarcheal age), edad a la que comienza la menstruación. El rango normal oscila entre los 9 y los 17 años.
edad emocional (emotional age), edad de un individuo que se determina por el estado alcanzado en su desarrollo emocional.
edad fetal (fetal age), edad del producto de la concepción contada desde el momento en que tuvo lugar la fertilización.
edad fisiológica (physiologic age), edad del organismo determinada mediante su estadio de desarrollo en términos de las pautas funcionales de varios sistemas.
edad funcional (functional age), combinación de las edades cronológica, fisiológica, mental y emocional.
edad gestacional (gestational age), edad del feto o del recién nacido, normalmente expresada en semanas desde el primer día del último período menstrual de la madre.
edad menstrual (menstrual age), edad del embrión o feto calculada desde el primer día del último período menstrual.
edad mental (EM) (mental age [MA]), edad a la que se actúa intelectualmente, determinada por pruebas psicológicas y de inteligencia estandarizadas expresada como la edad en la que se sitúa la media.
edad ósea (bone age), fase del desarrollo o decadencia del esqueleto o de sus segmentos, tal y como se ve en la exploración radiológica, cuando se compara con las imágenes radiográficas de las estructuras óseas de otros individuos de la misma edad cronológica.
edafon (edaphon), conjunto de organismos que viven en los desperdicios.
edema (edema), acumulación anormal de líquido en los espacios intersticiales de tejidos como el saco pericárdico, el espacio intrapleural, la cavidad peritoneal o las cápsulas articulares.
edema alveolar (alveolar edema), acumulación de líquido dentro del alveolo.
edema angioneurótico (angioneurotic edema), tumefacción aguda, indolora y de corta duración, que afecta a la dermis, tejido celular subcutáneo o submucoso de la cara, el cuello, los labios, la laringe, las manos, los pies, los genitales o las vísceras. Puede deberse a una alergia a ciertos alimentos o fármacos, a una reacción a derivados hemáticos, a una infección o a estrés emocional, o bien puede ser hereditario. El angioedema grave puede requerir inyecciones subcutáneas de epinefrina, intubación o traqueotomía para prevenir una obstrucción respiratoria.
edema cardíaco (cardiac edema), acumulación de líquido seroso procedente del plasma sanguíneo en los tejidos intersticiales, debido a insuficiencia cardíaca congestiva. En casos graves, el líquido puede acumularse también en las cavidades serosas.
edema cerebral (cerebral edema), acumulación de líquido en los tejidos cerebrales. Puede estar provocado por una infección, un tumor o un traumatismo, o por exposición a determinadas toxinas. Existe compresión del tejido cerebral. Los síntomas

E

precoces son contracciones musculares involuntarias, dilatación pupilar y pérdida gradual de la consciencia.

edema circunscrito agudo (acute circumscribed edema), edema localizado, con frecuencia asociado a una lesión o a un proceso inflamatorio.

edema con fóvea (pitting edema), edema caracterizado por presentar una depresión transitoria en la piel al presionar con un dedo en la zona donde se ha acumulado el líquido. La piel y el tejido celular subcutáneo normales se recuperan rápidamente cuando desaparece la presión.

edema de glotis (edema of glottis), inflamación debida a la acumulación de líquidos en los tejidos blandos de la laringe. Sus síntomas incluyen estridor, ronquera y disnea. Puede deberse a una inflamación, lesión o a inhalación de gases tóxicos.

edema del Yangtze (Yangtze edema), nombre empleado en China para describir una induración localizada subcutánea eritematosa y pruriginosa asociada a las larvas de *Gnathostoma spinigerum* en la gnatostomiasis.

edema idiopático (idiopathic edema), edema de causa desconocida, que afecta fundamentalmente a las mujeres, de aparición intermitente a lo largo de años y que generalmente empeora premenstrualmente; se asocia con un incremento en la secreción de aldosterona.

edema macular cistoide (cystoid macular edema), engrosamiento de la mácula con cambios quísticos, aumento del líquido en la retina sensitiva de la mácula y rotura de la barrera hematorretiniana, con la consiguiente salida de fluoresceína en la angiografía y con capilares con fugas en el polo posterior y alrededor del disco óptico. A menudo es consecuencia de cirugía de cataratas.

edema por presión (pressure edema), **1.** edema de las extremidades inferiores provocado por la presión de un útero grávido contra las grandes venas de la zona. **2.** edema del cuero cabelludo fetal después de una presentación cefálica.

edema postural (dependent edema), acumulación de líquido en los tejidos por acción de la gravedad. Habitualmente es mayor en la parte inferior del cuerpo que en los tejidos situados por encima del nivel del corazón.

edema pulmonar (pulmonary edema), acúmulo de líquido extravascular en los tejidos pulmonares y en los alveolos causado generalmente por insuficiencia cardíaca congestiva. El líquido seroso es empujado a través de los capilares pulmonares al interior de los alveolos y rápidamente penetra en los bronquiolos y bronquios. Los signos y síntomas del edema pulmonar son: taquipnea, respiración trabajosa y superficial, inquietud, desasosiego, sensación de falta de aire, cianosis y esputo teñido de sangre o espumoso, de color rosa. Generalmente, las venas periféricas y las del cuello están hinchadas y la presión sanguínea y la frecuencia cardíaca están aumentadas mientras que el pulso puede ser lleno y fuerte o débil y ligero como un hilo. Puede haber edema de las extremidades, sonidos respiratorios adventicios a la auscultación pulmonar, acidosis respiratoria y diaforesis profusa.

edema pulmonar de altitud (high-altitude pulmonary edema), forma de edema pulmonar que aparece en personas que acceden rápidamente a las alturas. El líquido se acumula en los pulmones a medida que disminuye la presión atmosférica.

edema secuestrado (sequestered edema), edema localizado en los tejidos que rodean a una herida quirúrgica recién creada.

edematógeno (edematogenic), que causa edema.

edentulismo (edentulism), ausencia de dientes.

edéntulo (edentulous), desdentado, sin dientes.

edetato de calcio disódico (edetate calcium disodium [EDTA]), agente quelante utilizado para tratar la intoxicación por plomo. No debe confundirse con el edetato disódico.

edetato de cromo 51 (chromium Cr 51 edetate), complejo de cromo 51 y ácido edético, empleado en la medición de la tasa de filtración glomerular.

edetato disódico (edetate disodium), agente quelante parenteral empleado para reducir los niveles plasmáticos de calcio. Sólo debe utilizarse cuando alteraciones clínicas como la crisis hipercalcémica o la arritmia ventricular y el bloqueo cardíaco inducidos por toxicidad digitálica hacen necesario un tratamiento agresivo.

EDG (EDG), siglas de **electrodinograma.**

EDI (EDI), siglas de **intercambio de datos electrónicos.**

EDRF (EDRF), siglas de **factor relajante derivado del endotelio.**

EDTA (EDTA), **1.** siglas del *ácido etilendiaminotetratacético* (ácido edético) **2.** siglas de **edetato cálcico disódico.**

educación intestinal[1] (bowel training), método para establecer unas evacuaciones regulares mediante condicionamiento reflejo, utilizado en el tratamiento de la incontinencia fecal, la impactación, la diarrea crónica y la hiperreflexia autonómica. Se enseña al paciente a reconocer y responder rápidamente a las señales que indican que el intestino está lleno, como son carne de gallina, sudoración y piloerección de brazos o piernas, y a desarrollar hábitos que estimulen la defecación, como beber café o masajear el abdomen. Se recomienda beber 3 l de líquido al día, hacer ejercicio y se destaca la importancia de hacer comidas equilibradas que contengan fibra y evitar los alimentos que produzcan estreñimiento o flatulencia, como los plátanos, las judías y la col.

educación intestinal[2] (bowel training), intervención de enfermería recogida en la Nursing Interventions Classification (NIC). Se define como ayudar al paciente a educar el intestino para evacuar a intervalos específicos.

educación paterna (parent education), cualquier experiencia educativa pensada para comunicar a los padres la información que les permita criar a sus hijos en las mejores condiciones.

educación paterna: adolescente (parent education: adolescent), intervención de enfermería recogida en la Nursing Interventions Classification (NIC). Se define como la ayuda a los padres para que comprendan y ayuden a sus hijos adolescentes.

educación paterna: familia que educa hijos (parent education: childrearing family), intervención de enfermería recogida en la Nursing Interventions Classification (NIC). Se define como la ayuda a los padres para que comprendan y estimulen el crecimiento y el desarrollo físico, psicológico y social de sus hijos pequeños o preescolares y en edad escolar.

educación paterna: niño pequeño (parent education: infant), intervención de enfermería recogida en la Nursing Interventions Classification (NIC). Se define como la formación sobre la nutrición y los cuidados físicos que se deben dar durante el primer año de vida del niño.

educación sanitaria (health education), **1.** programa educativo dirigido al público general que intenta mejorar, mantener y salvaguardar la salud de una comunidad. **2.** intervención de enfermería recogida en la Nursing Interventions Classification (NIC). Se define como desarrollar y proporcionar instrucción y experiencias de aprendizaje para facilitar la adaptación de la conducta voluntaria que conduce a la salud en individuos, familias, grupos o comunidades.

educador de enfermería (nurse educator), enfermero registrado cuyo objetivo, competencia y práctica profesional principales son la instrucción de otros profesionales de enfermería.

ee (ss), siglas de **estado estable.**

EEB (BSE), siglas de **encefalopatía espongiforme bovina.**

EECP (PCLN), abreviatura de **enfermera de enlace de consulta psiquiátrica.**

EEE (EEE), siglas de *encefalitis equina del este.*

EEG (EEG), **1.** siglas de **electroencefalograma. 2.** siglas de **electroencefalógrafo. 3.** siglas de **electroencefalografía.**

EEO (WEE), siglas de *encefalitis equina occidental.*

EEOC (EEOC), siglas de la **Equal Employment Opportunity Commission.**

EEV (VEE), siglas de *encefalitis equina venezolana.*

efalizumab (efalizumab), inmunosupresor poco utilizado, administrado a adultos de 18 años o más para tratar la psoriasis en placas moderada o grave.

efapsis (ephapse), punto de contacto lateral entre las fibras nerviosas a través del que los impulsos pueden transmitirse directamente a través de las membranas celulares en vez de a través de la sinapsis.

efavirenz (efavirenz), antiviral empleado para el tratamiento de VIH-1 en combinación con otros agentes antirretrovirales.

efebología (ephebiatrics), rama de la medicina que se especializa en la salud de los adolescentes.

efecto (effect), el resultado de un agente o una causa.

efecto «portero» (gatekeeper effect), contracción del endotelio mediada por IgG. Permite que los componentes de la sangre tengan acceso al espacio extravascular como consecuencia de aumento de la permeabilidad vascular.

efecto aditivo (additive effect), efecto combinado de fármacos que, cuando se administran de forma conjunta, resulta superior a la suma de sus efectos individuales medidos por separado.

efecto Bohr (Bohr effect), [Christian Bohr, fisiólogo danés, 1855-1911], efecto del CO_2 y el H^+ sobre la afinidad de la hemoglobina por el O_2 molecular. El aumento de la Pco_2 y del H^+ disminuye la saturación de oxihemoglobina, mientras que la disminución de esas concentraciones tiene el efecto contrario.

efecto citopatogénico (cytopathogenic effect), cambios morfológicos en una célula cultivada causados por daño citopático.

efecto Coanda (Coanda effect), fenómeno del movimiento de los líquidos similar al efecto Bernoulli en el que el paso de una corriente de gas cerca de una pared produce una bolsa de turbulencia que hace que la corriente de gas se adhiera a la pared. Este principio se utiliza en los ventiladores de fluidos.

efecto Compton (Compton scatter), [Arthur H. Compton, físico estadounidense, 1892-1962], proceso principal de interacción de los fotones con el tejido en el rango de la radiación diagnóstica y terapéutica.

efecto de espacio muerto (dead space effect), cualquiera de los posibles efectos adversos del espacio muerto, incluyendo hipoxemia e hipercapnia que se producen cuando se crean espacios muertos en los pulmones, sobre todo cuando existe un espacio muerto alveolar.

efecto del entrenamiento (training effect), efecto del entrenamiento de rehabilitación en los pacientes cardíacos que se puede medir por los cambios en la función cardíaca.

efecto Doppler (Doppler effect), [Christian J. Doppler, científico austríaco, 1803-1853], cambio aparente en la frecuencia de las ondas de sonido, luz o radio emitidas por una fuente, al moverse ésta hacia el observador o alejándose de él. La frecuencia aumenta en el primer caso y disminuye en el segundo.

efecto enfriador del viento (windchill), pérdida de calor del cuerpo cuando queda expuesto al viento de una determinada velocidad y de una determinada temperatura y humedad.

efecto farmacológico adverso (adverse drug effect), reacción nociva y no intencional, que aparece tras la administración de un fármaco a una dosis normal.

efecto farmacológico idiosincrásico (idiosyncratic drug effect), respuesta infrecuente a un fármaco debido a una predisposición genética.

efecto halo (halo effect), efecto beneficioso de una entrevista u otro encuentro, como puede ocurrir en el transcurso de un ensayo clínico o en una visita médica. Es el resultado de factores interpersonales indefinibles presentes durante la interacción.

efecto Hawthorne (Hawthorne effect), efecto general, no intencionado, pero generalmente beneficioso sobre una persona, un grupo de personas o la función del sistema que se está estudiando. Es el efecto de un encuentro, como con un investigador o sanitario, o de un cambio en un programa o servicio, como pintar una oficina o cambiar el sistema de alumbrado.

efecto hematológico (hematologic effect), (en radiología) respuesta de las células sanguíneas a la exposición a radiación. En general, se destruyen todos los tipos de células sanguíneas por la radiación y el grado de depleción celular aumenta a medida que lo hace la dosis.

efecto invernadero (greenhouse effect), cambio hipotético en el clima de la tierra causado por la acumulación de calor solar en la atmósfera y la superficie de la tierra. La actividad humana contribuye con la producción de cantidades cada vez mayores de los llamados gases de invernadero, como dióxido de carbono, metano y clorofluorocarbono, a la atmósfera. Algunas de las partículas y de los gases en la atmósfera también permiten que se filtre más luz solar hacia la superficie de la tierra, pero vuelven a reflejar hacia ella gran parte de la energía procedente de la radiación infrarroja, que de otro modo escaparía de nuevo a través de la atmósfera hacia el espacio.

efecto Pasteur (Pasteur effect), efecto inhibidor del oxígeno sobre la fermentación de los carbohidratos por las células vivas.

efecto piezoeléctrico (piezoelectric effect), **1.** generación de un voltaje a través de un sólido cuando se aplica una fuerza mecánica. **2.** modificación de las dimensiones producida por la aplicación de un voltaje. **3.** (en ecografía) conversión de una forma de energía en otra, como la conversión de energía eléctrica en energía mecánica.

efecto placebo (placebo effect), cambios físicos o emocionales que tienen lugar después de tomar o administrar una sustancia, y que no se deben a ninguna propiedad especial de la sustancia. Estos cambios pueden ser beneficiosos, como reflejo de las expectativas del paciente.

efecto secundario (side effect), toda reacción o consecuencia provocada por una medicación o tratamiento. Puede ser un efecto que vaya más allá del objetivo deseado del tratamiento o una reacción no relacionada con el mismo. Habitualmente, aunque no necesariamente, el efecto secundario es indeseable.

efecto Somogyi (Somogyi effect [phenomenon]), [Michael Somogyi, bioquímico estadounidense, 1883-1971], efecto de rebote en la diabetes mellitus por el cual una sobredosis de insulina induce hipoglucemia. Ésta a su vez desencadena una liberación de hormonas que estimulan la lipólisis, la gluconeogénesis y la glucogenólisis, produciendo hiperglucemia y cetosis. El tratamiento se basa en la disminución progresiva de la dosis de insulina hasta hallar un nivel óptimo.

efecto talón (heel effect), mayor intensidad de los rayos X en el extremo catódico del campo de rayos X y menor en el extremo anódico debido a la absorción en el material radiado.

efecto techo diurético (diuretic ceiling effect), efecto de un posible aumento de la toxicidad de un fármaco sin beneficio clínico adicional por la administración de más de una cantidad determinada de fármacos diuréticos en un período de 24 horas.

efecto velo (curtain effect), (en radiología) artefacto de la película de rayos X producido por la eliminación inadecuada de las sustancias de procesamiento químico utilizadas durante el revelado.

efecto Venturi (Venturi effect), [Giovanni B. Venturi, físico italiano, 1746-1822], modificación del principio de Bernoulli en la cual se produce una disminución de la presión de un gas inmediatamente después de una obstrucción o restricción en el vaso a través del cual fluye el gas. Este principio se utiliza en los equipos de terapia respiratoria para la mezcla de gases médicos.

efecto Wolff-Chaikoff (Wolff-Chaikoff effect), disminución de la formación y liberación de hormona tiroidea en presencia de un exceso de yodo.

efecto Zeeman (Zeeman effect), [Pieter Zeeman, físico y premio Nobel holandés, 1865-1945], desdoblamiento de las líneas de un espectro de emisión en tres o más líneas situadas simétricamente cuando la fuente de radiación está en un campo magnético.

efector (effector), **1.** órgano que produce un efecto, como la secreción glandular, como resultado de la estimulación nerviosa. **2.** una molécula, como una enzima, que puede iniciar o detener una reacción química.

efectos estocásticos (stochastic effects), efectos producidos de forma aleatoria sin un nivel de dosis umbral. La probabilidad de que se produzcan es proporcional a la dosis, mientras que su gravedad es independiente de la misma. En el caso de las radiaciones, los principales efectos estocásticos son la carcinogénesis y la mutación genética.

efectos secundarios extrapiramidales (extrapyramidal side effects), efectos secundarios producidos por fármacos que bloquean los receptores dopaminérgicos en el tracto del sistema extrapiramidal.

efectos secundarios limitantes de la dosis (dose-limiting side effects), reacciones farmacológicas que hacen que un fármaco no se administre en dosis superiores.

efectos somáticos (somatic effects), efectos de la radiación, como el cáncer, que se producen en un individuo expuesto a la misma.

efedra (ephedra), planta de hoja perenne utilizada en el pasado en el tratamiento del asma estacional, la congestión nasal y la tos. En EE.UU., la comercialización de efedra fue prohibida por la FDA en 2003 por problemas de seguridad, lo que convirtió a este extracto vegetal en el primer suplemento nutricional de libre dispensación en ser prohibido.

efedrina (ephedrine), agonista alfa y beta-adrenérgico que favorece la liberación de noradrenalina a partir de las terminaciones nerviosas simpáticas. Se prescribe en el tratamiento del asma y la bronquitis y se emplea por vía tópica como descongestionante nasal. El fármaco es de importancia histórica, aunque su uso es actualmente limitado, ante la disponibilidad de agonistas beta-2 más selectivos para el tratamiento del asma.

eferente (efferent), que se aleja del centro, como determinadas arterias, venas, nervios y linfáticos.

efervescencia (effervescence), producción de pequeñas burbujas o espuma asociada a la salida de gas de un líquido.

efervescente (effervescent), que produce o libera burbujas de gas.

efervescer (effervesce), producir pequeñas burbujas o espuma en la liberación de gas a partir de un líquido.

effleurage (effleurage), técnica de masaje en la que se emplean golpes prolongados, suaves o firmes, normalmente sobre la espalda o columna.

effleurage rotativo (rolling effleurage), golpes de fricción circulares utilizados en el masaje para favorecer la circulación y la relajación muscular, especialmente en hombros y glúteos. Se realiza con la mano plana, la palma y los dedos mantenidos juntos formando una unidad.

eficacia (efficacy), (de un fármaco o un tratamiento) capacidad máxima de un fármaco o tratamiento para producir un resultado, independientemente de su dosis.

eficacia biológica relativa (EBR) (relative biologic effectiveness [RBE]), (en radioterapia) medida de la capacidad destructora de células de una radiación determinada en comparación con una radiación de referencia de 250 keV. La ERB es la relación entre el número de células destruidas con la radiación de prueba y el número de células destruidas con la radiación de 250 keV.

eficacia contraceptiva (contraceptive effectiveness), eficacia de un método anticonceptivo para evitar el embarazo. En algunas ocasiones se representa como un porcentaje, aunque la forma más exacta es el número de embarazos por cada 100 mujeres y año. El método anticonceptivo que obtiene una tasa inferior a 10 embarazos por cada 100 mujeres y año se considera muy eficaz.

eficacia de la bomba cardíaca (cardiac pump effectiveness), resultado de enfermería recogido en la Nursing Outcomes Classification (NOC). Se define como la idoneidad del volumen sanguíneo que se expulsa desde el ventrículo izquierdo por minuto para mantener la presión de perfusión sistémica.

eficacia de uso (use effectiveness), (de un método anticonceptivo) eficacia real de un medicamento, dispositivo o método para prevenir el embarazo.

eficacia teórica (theoretic effectiveness), (de un método anticonceptivo) eficacia de un medicamento, dispositivo o método para prevenir el embarazo si se utiliza correcta y exactamente para lo que se desea, sin error.

eficiencia (efficiency), **1.** producción de los resultados deseados con un mínimo derroche de tiempo y esfuerzo. **2.** la cantidad de rendimiento comparada con el esfuerzo consumido. **3.** (en el análisis) las cuentas detectadas por el contador beta o gamma relativas a la velocidad de desintegración conocida de una fuente radiactiva estándar comparable.

efímero (ephemeral), relativo a una situación de vida corta, tal como la fiebre.

efluente (effluent), emisión líquida, sólida o gaseosa, como la exudación o el desecho de un proceso mecánico o industrial.

efluvio (effluvium), salida de gas o vapor, normalmente maloliente o tóxico.

efluvio ácido (acid flush), precipitación de alto contenido ácido, como la que se da durante los deshielos.

efracción (effraction), apertura o debilitamiento.

EGD (EGD), siglas de **esofagogastroduodenoscopia.**

egestar (egest), excretar o evacuar una sustancia del organismo, especialmente los residuos no absorbidos de los alimentos en los intestinos.

EGF (EGF), siglas de **factor de crecimiento epidérmico** (epidermal growth factor).

EGM (CGD), siglas de **enfermedad granulomatosa crónica.**

egocéntrico (egocentric), **1.** que se toma a sí mismo como centro, objeto y norma de todas las experiencias y cuida poco las necesidades, intereses, ideas o actitudes de los demás. **2.** persona que posee estas características.

egodistónico (ego-dystonic), representa los elementos de la conducta, pensamientos, impulsos, mecanismos y actitudes de una persona que no son aceptables para uno mismo, y son causa de ansiedad.

egofonía (egophony), cambio en el sonido de la voz a la auscultación de un paciente con un derrame pleural, sobre todo en un área pulmonar consolidada o comprimida por encima del derrame.

egoísmo (egoism), **1.** hipervaloración de la importancia de uno mismo, expresada en forma de sacar ventaja a expensas de los demás. **2.** creencia de que el interés por sí mismo de un individuo es, o debería ser, el motivo básico para todo comportamiento consciente.

egoísta (egoist), **1.** persona que busca satisfacer sus propios intereses a expensas de los demás. **2.** persona que cree o sigue el concepto de que toda acción consciente es justificable por el propio interés.

egomanía (egomania), preocupación patológica por uno mismo, con una sensación exagerada de la propia importancia.

egosintónico (ego-syntonic), describe los elementos de la conducta, pensamientos, impulsos, mecanismos y actitudes de una persona que están de acuerdo con el yo y con la totalidad de la personalidad.

egotismo (egotism), vanidad, presunción, hipervaloración de la importancia de uno mismo e infravaloración o desprecio hacia los demás.

egotista (egotist), el que se da excesiva importancia a sí mismo y es fanfarrón, egocéntrico y arrogante.

egresar (egress), acción de salir o moverse hacia delante.

EHD (EHD), siglas de **electrohemodinámica.**

EHH (HBE), siglas de **electrocardiograma del haz de His.**

Ehrlichia *(Ehrlichia),* género de bacterias gramnegativas pequeñas, esféricas o elipsoidales, no móviles. Se presentan aisladas o en inclusiones compactas en los leucocitos circulantes de los mamíferos. Con las especies de *Ehrlichia* se han asociado dos enfermedades transmitidas por garrapatas: la ehrlichiosis monocítica humana, causada por *E. chaffeensis,* y la ehrlichiosis granulocítica humana, causada por *E. equi.*

ehrlichiosis (ehrlichiosis), infección a veces mortal, transmitida por garrapatas, con síntomas similares a los de la enfermedad de Lyme. La enfermedad suele iniciarse unos 10 días después de la picadura de una garrapata infectada, aunque en algunos casos es de comienzo brusco, en horas, con síntomas parecidos a la gripe, como las molestias musculares dolorosas, cefaleas, fiebre, escalofríos, inapetencia y recuentos sanguíneos deprimidos.

EI (ID), siglas de **enfermedad infecciosa.**

EIC (CID), siglas de **enfermedad por inclusiones citomegálicas.**

EICG (SCID), siglas de **enfermedad de inmunodeficiencia combinada grave.**

EICH (GVHD), siglas de **enfermedad injerto contra huésped.**

EID (EID), siglas de **dispositivo de infusión electrónico.**

eidético (eidetic), **1.** relativo a, o caracterizado por, la capacidad de visualizar o reproducir exactamente la imagen de objetos o hechos previamente vistos o imaginados. **2.** persona que posee esta cualidad.

EII (IBD), siglas de *enfermedad intestinal inflamatoria.*

EII (LLE), siglas de *extremidad inferior izquierda.*

einstenio (Es) (einsteinium [Es]), [Albert Einstein, científico de origen alemán y premio Nobel, 1879-1955], elemento metálico transuránico sintético. Su número atómico es 99; el peso atómico de su isótopo de vida media más larga y mejor conocido es 254. Se convierte rápidamente en berkelio.

EIP (PID), siglas de **enfermedad inflamatoria pélvica.**

EIPID (IPSID), siglas de **enfermedad inmunoproliferativa del intestino delgado.**

EJ (SSE), siglas de **enema jabonoso.**

eje (axis, pl. axes), (en anatomía) línea que pasa a través del centro del cuerpo, o de una parte del cuerpo, como el eje frontal, el eje biauricular o el eje basifacial.

eje cerebroespinal (cerebrospinal axis), línea formada por el cerebro y la médula espinal, sobre la cual gira el cuerpo.

eje de bisagra (hinge axis), línea que pasa a través los cóndilos izquierdo y derecho de la mandíbula y que coincide con el centro de la rotación de la mandíbula. Determinar el eje de bisagra es esencial en la construcción de prótesis dentales y para corregir alteraciones oclusales.

eje de desviación (deviation, axis), (en electrocardiografía) dirección anómala de la corriente eléctrica cardíaca media.

eje eléctrico del corazón (cardiac electrical axis), ángulo que forma el vector cardíaco medio en el plano frontal con un plano horizontal trazado a través del centro del triángulo de Einthoven y la cadera izquierda.

eje flebostático (phlebostatic axis), localización aproximada de la aurícula derecha, realizada mediante el trazado de una línea imaginaria desde el cuarto espacio intercostal en el lado derecho del esternón hasta una intersección con la línea axilar media.

eje hipotalámico-hipofisario-suprarrenal (hypothalamic-pituitary-adrenal axis), sistema combinado de unidades neuroendocrinas que regulan las actividades hormonales de las glándulas suprarrenales mediante un sistema de retroalimentación negativa.

eje mesentérico (mesenteric axis), línea que pasa de forma transversal entre una porción del tracto digestivo y su mesenterio adyacente.

eje pélvico (pelvic axis), línea curva imaginaria que atraviesa el centro de varios diámetros anteroposteriores de la pelvis.

eje sagital (sagittal axis), línea teórica que atraviesa el cóndilo del maxilar inferior y sirve de eje para los movimientos de rotación de ese hueso.

ejecución (implementation), acción deliberada encaminada a la consecución de una meta, como plan para el cuidado de un paciente. Es el cuerpo paso o fase del proceso de enfermería.

ejecución (implementing), (proceso de enfermería en cinco etapas) actividad de enfermería por la que se inician y completan los cuidados de salud. Consiste en auxiliar al paciente en las actividades de la vida diaria, si fuera necesario; aconsejar o enseñar al paciente o a su familia, cuidar al paciente para que se encuentre cómodo y procurar el cumplimiento de las medidas terapéuticas encaminadas al restablecimiento de la salud; supervisar y evaluar el trabajo de los miembros de la plantilla, y recoger e intercambiar información en relación con los cuidados de salud continuados del paciente.

ejercicio (exercise), **1.** realización de cualquier actividad física con el propósito de acondicionar el organismo, mantener su capacidad o como método terapéutico para corregir una deformidad o recuperar un estado saludable en los órganos o funciones corporales. **2.** cualquier acción, capacidad o maniobra que ejercite los músculos y que se realiza repetidamente para desarrollar o fortalecer el cuerpo o alguna de sus partes. **3.** utilizar un músculo o una parte del organismo de forma repetida para mantener o desarrollar su fortaleza.

ejercicio activo (active exercice), un movimiento repetitivo de una parte del cuerpo, como consecuencia de la contracción y relajación voluntarias de los músculos que controlan dicho movimiento.

ejercicio activo asistido (active assisted exercice), movimiento del cuerpo o de cualquiera de sus partes, realizado fundamentalmente gracias a los propios esfuerzos individuales, pero con la ayuda de un terapeuta o de algún dispositivo, como una máquina de ejercicios.

ejercicio aeróbico (aerobic exercise), ejercicio físico que requiere un esfuerzo adicional por parte del corazón y de los pulmones con objeto de hacer frente al exceso de demanda de oxígeno por parte de la musculatura esquelética. El ejercicio aeróbico aumenta la frecuencia respiratoria y a largo plazo incrementa la eficacia cardíaca y pulmonar. El ejercicio aeróbico continuado (al menos 20 minutos diarios, tres veces a la semana) es recomendable para mantener un sistema cardiovascular sano.

ejercicio anaeróbico (anaerobic exercise), ejercicio de corta duración que obtiene la energía sobre todo de vías metabólicas que no utilizan oxígeno. Estas vías producen ácido láctico, que da lugar a acidosis metabólica. El levantamiento de peso o esprintar son algunos ejemplos de ejercicio anaeróbico.

ejercicio asistido progresivo (progressive assistive exercise), ejercicio diseñado para mejorar de forma progresiva la fuerza de un grupo muscular, disminuyendo progresivamente la ayuda que proporciona el terapeuta para realizar un movimiento activo, aumentando de esta forma el esfuerzo activo del paciente.

ejercicio bajo el agua (underwater exercise), cualquier actividad física realizada en una piscina o bañera grande donde la densidad del agua facilita el movimiento de los músculos débiles o lesionados.

ejercicio con resistencia progresiva (progressive resistance exercise [PRE]), método para incrementar la fuerza de un músculo débil o lesionado al aumentar progresivamente la resistencia contra la que trabaja el músculo, como puede ser utilizando pesos graduados durante un período de tiempo.

ejercicio de Codman (Codman's exercise), [Ernest Amory Codman, cirujano estadounidense, 1869-1940], ejercicios suaves para restablecer la amplitud de movimientos y la función de los brazos después de lesión e inmovilización de las extremidades.

ejercicio de la medicina sin autorización (practicing medicine without a license), (en derecho) actividades profesionales definidas por leyes estatales en la ley de la práctica médica sin supervisión, dirección o control por parte de un médico.

ejercicio de los músculos pélvicos (pelvic muscle exercise), intervención de enfermería recogida en la Nursing Interventions Classification (NIC). Se define como el entrenamiento y fortalecimiento del músculo elevador del ano y de los músculos urogenitales mediante la contracción voluntaria y repetitiva de éstos; se utiliza para disminuir el grado de incontinencia urinaria de esfuerzo o urgencia, o de ambos tipos.

ejercicio de preparación muscular (muscle-setting exercise), método para mantener la fuerza y el tono muscular contrayendo y relajando alternativamente un músculo esquelético o cualquier grupo muscular sin que se mueva la región corporal correspondiente.

ejercicio de resistencia activa (active resistance exercise), movimiento o ejercicio del cuerpo o de cualquiera de sus partes que se realiza exclusivamente mediante los propios esfuerzos individuales contra una resistencia.

ejercicio de resistencia progresiva de ajuste diario (ERPAD) (daily adjusted progressive resistance exercise [DAPRE]), programa de ejercicios isotónicos que tiene en cuenta las diferencias individuales en el ritmo al que un paciente recobra la fuerza en una lesión.

ejercicio en cadena abierta (open-chain exercise), ejercicio en el cual la cara distal de la extremidad está libre en el espacio y no en contacto con el suelo.

ejercicio en cadena cerrada (closed-chain exercise), ejercicio en el cual la cara distal de una extremidad está en contacto con una superficie de soporte, como el suelo o una tabla de equilibrio.

ejercicio excéntrico (eccentric exercise), actividad muscular voluntaria en la que existe un alargamiento global del músculo en respuesta a una resistencia externa.

ejercicio isocinético (isokinetic exercise), forma de ejercicio en la cual la máxima fuerza es ejercida por un músculo en cada punto de su rango de movimiento a medida que el músculo se contrae. Se mide el esfuerzo del paciente para resistirse al movimiento.

ejercicio isométrico (isometric exercise), forma de ejercicio activo que aumenta la tensión muscular aplicando una presión contra una resistencia estable.

ejercicio isotónico (isotonic exercise), forma de ejercicio activo en la que el músculo se contrae y produce movimiento. Durante el ejercicio no se producen importantes cambios en la resistencia, de forma que la fuerza de contracción permanece constante. Este tipo de ejercicio mejora enormemente la movilidad articular, y ayuda a aumentar la fuerza y el tono muscular.

ejercicio pasivo (passive exercise), movimiento repetitivo de una parte del cuerpo como resultado de una fuerza aplicada desde el exterior o del esfuerzo voluntario de los músculos que controlan otra parte del cuerpo. Se puede usar el ejercicio pasivo para prevenir contracturas y mantener la movilidad articular, pero no es suficiente para el mantenimiento muscular.

ejercicio terapéutico (therapeutic exercise), cualquier ejercicio planeado y realizado para conseguir un beneficio físico específico, como mantener el rango de movimiento, fortalecer los músculos debilitados, aumentar la flexibilidad de una articulación o mejorar las funciones cardiovascular y respiratoria.

ejercicios de arco de movilidad (range of motion exercise), cualquier acción del cuerpo en la que participan los músculos, las articulaciones y los movimientos direccionales naturales como la abducción, la extensión, la flexión, la pronación y la rotación. Estos ejercicios se usan en forma activa o pasiva para prevenir y tratar deformidades ortopédicas, en la valoración de lesiones y deformidades y en la preparación atlética.

ejercicios de estabilización (stabilization exercises), ejercicios para desarrollar un control proximal en posiciones libres de síntomas (dolor), como sentarse en un balón de gimnasia y extender una rodilla para mantener el equilibrio y el control sin dolor.

ejercicios de Frenkel (Frenkel exercises), [Heinrich S. Frenkel, neurólogo suizo, 1860-1931], sistema de ejercicios lentos repetitivos de dificultad creciente, desarrollados para tratar la ataxia de la esclerosis múltiple y de trastornos similares.

ejercicios de leñador (chopping), ejercicio terapéutico realizado para mejorar la fuerza y la coordinación de los nervios y de los músculos de la parte superior del tronco mediante la elevación de los brazos por encima de la cabeza descendiéndolos imitando los movimientos de corte de un leñador.

ejercicios de respiración y tos profundas (deep breathing and coughing exercices), movimientos utilizados para mejorar el intercambio gaseoso pulmonar o mantener la función respiratoria, especialmente tras inactividad prolongada o anestesia general. El dolor en la incisión tras la cirugía torácica o abdominal con frecuencia inhibe los movimientos respiratorios normales. Se ayuda al paciente a que adopte una postura cómoda, en decúbito supino o sentado. Si hay dolor puede administrarse un analgésico antes del ejercicio. Se le indica al paciente que inhale por la nariz y exhale por la boca. Con la incisión sujeta, se le pide que tosa después de realizar una inspiración profunda. Cuando el dolor hace que el paciente no pueda producir tos profunda y efectiva, se le puede exhortar a que intente toser con impulsos menos intensos, a modo de estertores o «ladridos».

ejercicios posmastectomía (postmastectomy exercises), ejercicios esenciales para prevenir el acortamiento de los músculos y la contractura de las articulaciones y mejorar la circulación linfática y sanguínea, después de la mastectomía. Se considera un ejercicio eficaz el hecho de que las pacientes se cepillen los dientes y el cabello ellas mismas. Entre otros ejercicios se incluyen los cuatro ejercicios específicos: escalar el muro, oscilación de brazos, estirar la cuerda y extensión de codos.

ejercicios posturales de Buerger (Buerger's postural exercises), [Leo Buerger, médico estadounidense, 1879-1943], serie de ejercicios especiales diseñados para mantener la circulación en un miembro.

ejercicios pubococcígeos (pubococcygeus exercises), régimen de ejercicios isométricos mediante los que la mujer realiza una serie de contracciones voluntarias de los músculos del diafragma pelviano y del perineo en un esfuerzo por aumentar la contractilidad del introito vaginal o para mejorar la retención de la orina. El ejercicio incluye la familiar acción de apretar los músculos que es necesaria para parar la micción cuando se está orinando; esta acción se realiza de forma intensa, repetitiva y sistemática a lo largo de cada día.

EKG (EKG), acrónimo de **electrocardiograma.**

ELA (ALS), siglas de **esclerosis lateral amiotrófica.**

elaboración (elaboration), (en endocrinología) proceso mediante el que una glándula sintetiza una sustancia compleja a partir de sustancias más sencillas y la secreta, normalmente bajo el estímulo de una hormona trófica de la hipófisis.

elaboración (working through), proceso por el que los sentimientos reprimidos son liberados y reincorporados a la personalidad.

elaboración de guión (scripting), técnica de terapia familiar que implica el desarrollo de nuevos patrones transaccionales en la familia.

elápidos (elapidae), familia de serpientes venenosas, que incluye, entre otros, los géneros *Micruroides* y *Micrurus*.

elastancia (elastance), **1.** cualidad de recuperación o vuelta a la forma original una vez eliminada la presión. **2.** grado de recuperación de las dimensiones originales de un órgano lleno de gas o de líquido, como el pulmón, la vejiga o un vaso sanguíneo, cuando se libera de la fuerza que le distiende o comprime. **3.** medida de la unidad de volumen de cambio en ese órgano por unidad de presión disminuida. **4.** el inverso de distensibilidad.

elastasa (elastase), enzima que escinde enlaces adyacentes a aminoácidos neutros en la elastina.

elasticidad (elasticity), capacidad de un tejido para recuperar su forma y tamaño original después de haber sido estirado, apretado o deformado de otra forma.

elasticidad (elasticity, resilience), **1.** concepto que plantea la recurrente necesidad humana de aclimatarse satisfactoriamente a períodos de estrés y de cambio a lo largo de su vida. La capacidad de adaptación a cada período de ruptura y reintegración deja a la persona en condiciones de sobrellevar mejor el siguiente cambio. **2.** capacidad de un cuerpo para volver a su forma original después de haber sido comprimido o aplastado.

elastina (elastin), proteína que constituye el componente principal de las fibras de tejido elástico amarillo.

elastofibroma (elastofibroma), masa de tejido colagenoso, fibroso y elástico, no encapsulada, benigna, que se desarrolla en el tejido graso subescapular en personas mayores.

elastómero (elastomer), goma sintética; cualquiera de los distintos polímeros elásticos similares a la goma, usados en ortodoncia como material de impresión y para prótesis extraorales maxilofaciales.

electivo (elective), perteneciente o relativo a la técnica que se realiza por elección, pero no por necesidad, como la cirugía electiva.

electreto (electret), aislante dotado de una carga permanente similar a la de un imán permanente.

electricidad (electricity), forma de energía expresada por la actividad de los electrones y otras partículas subatómicas en movimiento, tanto en la electricidad dinámica como en la electricidad estática. La electricidad puede producirse por el calor, generarse por una célula voltaica, por inducción, por frotamiento de no conductores con materiales secos o por actividad química. La electricidad puede ser negativa, cuando hay exceso de electrones, o positiva, cuando hay exceso de protones o un déficit de electrones.

electroacupuntura de Voll (electroacupuncture after Voll [EAV]), sistema de diagnóstico y tratamiento basado en la medición de las características eléctricas de los puntos de acupuntura, cuyos resultados se emplean para determinar un remedio específico.

electroanalgesia (electroanalgesia), utilización de una corriente eléctrica para aliviar el dolor.

electroanestesia (electroanesthesia), utilización de una corriente eléctrica para producir anestesia local o general.

electrobisturí monopolar (monopolar electrocautery), electrobisturí en el que la corriente se aplica a través de un electrodo activo manual y discurre de vuelta al generador a través de un electrodo inactivo fijado al paciente (electrodo de tierra), de modo que el paciente es parte del circuito eléctrico).

electrocardiografía (ECG) (electrocardiography [ECG]), estudio de los registros de la actividad eléctrica generada por el músculo cardíaco.

electrocardiógrafo (ECG) (electrocardiograph [ECG]), dispositivo utilizado para registrar la actividad eléctrica del miocardio con el fin de detectar la transmisión de los impulsos cardíacos a través de los tejidos conductores del músculo. La electrocardiografía permite diagnosticar alteraciones cardíacas específicas.

electrocardiograma (ECG) (electrocardiogram [ECG]), registro gráfico producido por un electrocardiógrafo.

electrocardiograma de esfuerzo (ECG de esfuerzo) (exercise electrocardiogram [exercise ECG]), registro de la actividad eléctrica del corazón obtenido durante la realización de incrementos graduales de la tasa de ejercicio. Es importante en el diagnóstico de la arteriopatía coronaria. Las alteraciones anómalas de la función cardíaca ausentes en reposo pueden manifestarse durante el ejercicio.

electrocardiograma de señal promediada (ECGSP) (signal-average electrocardiogram [SAECG]), estudio ECG, generalmente realizado en pacientes con pérdida de consciencia no explicada o sospecha de disritmias, en el que se registran cientos de complejos QRS, para filtrarlos y analizarlos, a fin de descubrir la presencia o ausencia de ciertas anomalías en el sistema de conducción del ventrículo.

electrocatálisis (electrocatalysis), descomposición química de los tejidos causada por la aplicación de corriente eléctrica al cuerpo.

electrocauterización (electrocautery), aplicación de una aguja o asa calentada mediante corriente eléctrica para destruir los tejidos, como en el caso de la extirpación de verrugas o pólipos, y para cauterizar pequeños vasos sanguíneos durante la cirugía para limitar la hemorragia.

electrocirugía (electrosurgery), cirugía realizada mediante distintos instrumentos eléctricos, que funcionan con una corriente eléctrica de alta frecuencia.

electrocoagulación (electrocoagulation), forma destructiva terapéutica de electrocirugía, en la que el tejido se endurece al pasar una corriente eléctrica a través del dispositivo de electrocauterización.

electrocución (electrocution), muerte producida por el paso de una corriente eléctrica a través del cuerpo.

electrodérmico (electrodermal), relativo a las propiedades eléctricas de la piel, en particular la modificación de la resistencia.

electrodesecación (electrodesiccation), técnica electroquirúrgica en la que el tejido se destruye al quemarlo con una descarga eléctrica. Se utiliza fundamentalmente para eliminar pequeñas excrecencias superficiales, aunque también se emplea en el curetaje para erradicar tejidos anómalos en capas más profundas de la piel o para detener hemorragias.

electrodiagnóstico (electrodiagnosis), diagnóstico de la enfermedad o de la lesión mediante la aplicación de estimulación eléctrica a diversos nervios y músculos.

electrodinámica (electrodynamics), estudio de las cargas electrostáticas en movimiento, como el del flujo de los electrones en una corriente eléctrica.

electrodinógrafo (EDG) (electrodynograph [EDG]), dispositivo electrónico utilizado para medir las presiones que se ejercen durante la actividad biológica, como la del pie humano al caminar, correr, trotar o subir escaleras.

electrodo (electrode), medio de conducción eléctrica desde el cuerpo hasta un equipo de monitorización fisiológica.

electrodo activo (active electrode), electrodo que se aplica en un punto determinado para producir estimulación en un área concentrada en electroterapia o electrocauterio.

electrodo central (central electrode), parte fundamental de un instrumento de detección de radiaciones. Está formado por un alambre rígido cargado positivamente situado en el centro de un cilindro lleno de gas.

electrodo de bobina (drum electrode), electrodo de inducción que produce un fuerte campo magnético, utilizado principalmente en la diatermia de onda corta pulsada.

electrodo de calomel saturado (ECS) (saturated calomel electrode [SCE]), electrodo de referencia utilizado habitualmente en polarografía y potenciometría.

electrodo de glucosa (glucose electrode), terminal eléctrico especializado que contiene una enzima incorporada para la determinación de glucosa.

electrodo de hidrógeno estándar (standard hydrogen electrode), electrodo de referencia al que se asigna un valor de 0 voltios.

electrodo de referencia (reference electrode), electrodo que tiene un potencial determinado y que se utiliza como referencia frente a la que se pueden medir otros potenciales.

electrodo de tierra (grounding pad), electrodo inactivo que forma parte de un electrobisturí monopolar, que se fija al paciente y que devuelve al generador la corriente distribuida por el electrodo activo a través de un cable conectado para completar el circuito eléctrico.

electrodo inactivo (inactive electrode), en el electrobisturí, el electrodo a través del que la corriente distribuida por el electrodo activo regresa al generador.

electrodo ion-selectivo (ion-selective electrode), electrodo potenciómetro que desarrolla un potencial en presencia de un ion (o tipo de iones) pero no en presencia de una concentración similar de otro tipo de iones.

electrodo marcapasos (pacing wire), conexión eléctrica entre un generador de pulso y un electrodo en un marcapasos cardíaco.

electrodo negativo (negative electrode), cátodo o polo negativo de una corriente o una pila eléctrica.

electrodo normal de hidrógeno (normal hydrogen electrode [NHE]), electrodo de referencia al que se asigna un valor de 0 voltios.

electroencefalografía (electroencephalography [EEG]), proceso de registro de la actividad de las ondas cerebrales.

electroencefalografista (electroencephalographic technologist), persona entrenada en la manipulación de un laboratorio de EEG. El encefalografista puede supervisar la labor de otros técnicos en EEG, generalmente responsables del funcionamiento y mantenimiento de los equipos.

electroencefalógrafo (electroencephalograph), instrumento para recibir y registrar el potencial eléctrico producido por las células cerebrales.

electroencefalograma (EEG) (electroencephalogram [EEG]), registro gráfico en el que se traza el potencial eléctrico que producen las células cerebrales que se detecta mediante los electrodos colocados en el cuero cabelludo. Las variaciones en la actividad de las ondas cerebrales se correlacionan con trastornos neurológicos, estados psicológicos y niveles de consciencia.

electroencefalograma plano (flat electroencephalogram), trazado gráfico en el que no aparece ningún registro durante la realización del EEG, lo que indica la ausencia de actividad cerebral.

electroestimulación (electrostimulation), aplicación de corriente eléctrica para estimular al tejido óseo o muscular con fines terapéuticos, por ejemplo, la facilitación de la activación muscular y el reforzamiento del músculo.

electrofisiología (electrophysiology), rama de la ciencia médica que estudia la relación entre los fenómenos eléctricos y la función biológica en distintos tejidos corporales.

electroforesis (electrophoresis), movimiento de partículas cargadas en suspensión a través de un medio líquido como respuesta a los cambios de un campo eléctrico. El patrón de migración puede registrarse en las bandas de un electroforetograma. La técnica se utiliza para separar e identificar las proteínas séricas y otras sustancias.

electroforesis de hemoglobina (hemoglobin electrophoresis), prueba para identificar diversas hemoglobinas anormales en la sangre, incluidas las debidas a ciertas alteraciones genéticas, como la anemia drepanocítica.

electroforesis de inmunofijación (immunofixation electrophoresis), análisis de sangre o de orina que se usa para detectar gammapatías monoclonales.

electroforesis de inmunoglobulinas (immunoglobulin electrophoresis), estudio sanguíneo destinado a la identificación de varias inmunoglobulinas. La electroforesis sérica se usa para detectar y monitorizar la evolución de enfermedades.

electroforesis de lipoproteínas (lipoprotein electrophoresis), prueba en sangre efectuada en pacientes con perfiles lipídicos infrecuentes para predecir la cardiopatía aterosclerótica.

electroforesis en gel con gradiente (gradient gel electrophoresis), electroforesis en gel realizada en un gel con gradiente de concentración con tamaño de poro progresivamente decreciente.

electroforesis en gel de célula simple (single-cell gel electrophoresis), tipo de electroforesis en gel utilizado para detectar el potencial genotóxico de factores de riesgo medioambiental, como radiación, metales pesados y agentes químicos tóxicos. Todos ellos pueden causar rupturas en las cadenas del ADN nuclear de las células. Cuando una célula se lisa y se expone a la electroforesis que desnaturaliza su ADN, el ADN dañado se desplaza en dirección al campo eléctrico, dando lugar a una imagen similar a la cola de un cometa.

electrograma (electrogram), registro unipolar o bipolar de la actividad eléctrica del corazón, registrada por electrodos situados dentro de las cámaras cardíacas o en el epicardio.

electrograma del fascículo de His (EFH) (His bundle electrogram [HBE]), [Wilhelm His, Jr., médico alemán, 1863-1934], registro directo de la actividad eléctrica del fascículo auriculoventricular.

electrograma intracardíaco (intracardiac electrogram), registro de los cambios de los potenciales eléctricos de lugares cardíacos específicos medidos con electrodos colocados en el interior del corazón mediante catéteres cardíacos. Se usa para lugares que no pueden evaluarse con electrodos de superficie corporal.

electrohemodinámica (EHD) (electrohemodynamics [EHD]), técnica no invasiva para la medición de las propiedades mecánicas y las características hemodinámicas del sistema vascular, como son la presión arterial, la impedancia eléctrica, el flujo sanguíneo y la resistencia al flujo sanguíneo.

electrolaringe (electrolarynx), dispositivo electromecánico que permite a una persona laringectomizada hablar. Cuando se coloca en la región de la laringectomía se produce un zumbido, que se convierte en un habla simulada mediante el movimiento de los órganos de la articulación de la voz (labios, lengua, glotis).

electrólisis (electrolysis), proceso por el que la energía eléctrica produce un cambio químico en un medio conductor, normalmente una solución o una sustancia disuelta, o produce cambios en la composición de un cuerpo, como en los folículos pilosos.

electrólito (electrolyte), elemento o compuesto que, al ser fundido o disuelto en agua o en otro solvente, se disocia en iones y es capaz de conducir la corriente eléctrica. Los electrólitos difieren respecto a sus concentraciones en el plasma sanguíneo, el líquido intersticial y el líquido celular, y afectan al movimiento de sustancias entre esos compartimentos. Las cantidades apropiadas de los electrólitos principales, y el equilibrio entre ellos, tienen importancia crítica para el metabolismo y la función normales.

electromagnético (electromagnetic), **1.** perteneciente al magnetismo inducido por una corriente eléctrica. **2.** perteneciente a la radiación, como luz, microondas, rayos X, rayos gamma, u ondas de radio.

electromiografía (EMG) (electromyography [EMG]), proceso de registro eléctrico de los potenciales de acción muscular.

electromiografía cinesiológica (kinesiologic electromyography), estudio de la actividad muscular que participa en los movimientos corporales.

electromiografía del esfínter del suelo pélvico (electromyography of pelvic floor sphincter), prueba de diagnóstico electrónico realizada para evaluar la función neuromuscular del esfínter urinario o anal. Se realiza con mayor frecuencia en pacientes con incontinencia urinaria o fecal.

electromiograma (EMG) (electromyogram [EMG]), registro de la actividad eléctrica intrínseca del músculo esquelético. Estos datos facilitan el diagnóstico de los trastornos neuromusculares y se obtienen aplicando un electrodo de superficie o insertando un electrodo de aguja en el interior del músculo y observando la actividad eléctrica.

electrón (electron), **1.** partícula elemental cargada negativamente, con carga específica, masa y spin. El número de electrones que rodea al núcleo de un átomo es igual al número atómico de esa sustancia. **2.** partícula beta negativa emitida por una sustancia radiactiva.

electrón de valencia (valence electron), cualquiera de los electrones de las órbitas más externas de un átomo. Son responsables de la unión de los átomos para formar cristales, moléculas y compuestos.

electronarcosis (electronarcosis), anestesia producida haciendo pasar una corriente eléctrica a través del cerebro.

electroneurografía (electroneurography), prueba de diagnóstico electrónico que ayuda a detectar y localizar una alteración en un nervio periférico. El estudio se suele realizar conjuntamente con una electromiografía.

electroneuromiografía (electroneuromyography), procedimiento para poner a prueba y registrar la actividad neuromuscular mediante estimulación eléctrica de los nervios. Se insertan electrodos de aguja en los músculos esqueléticos estudiados, se les aplica corriente eléctrica y se observan y registran las funciones neuromusculares.

electronistagmografía (electronystagmography), método para valorar y registrar los movimientos oculares mediante el registro de la actividad eléctrica de los músculos extraoculares.

electronvoltio (eV) (electron volt [eV]), unidad de energía igual a la energía que adquiere un electrón al pasar a través de una diferencia de potencial de 1 voltio. Un eV equivale a $1{,}6 \times 10^{-12}$ erg, o a $1{,}6 \times 10^{-19}$ J.

electropalatografía (electropalatography), técnica consistente en registrar los momentos y la localización del contacto de la lengua con el paladar durante el habla, por medio de un paladar artificial que se ajusta al techo de la boca y que contiene electrodos en la superficie enfrentada a la lengua. Un ordenador registra y muestra el patrón de los pulsos generados por el contacto de la lengua con los electrodos.

electroporación (electroporation), un tipo de transferencia osmótica en la que se emplea una corriente eléctrica para producir agujeros temporales en las membranas celulares que permitan la entrada de ácidos nucleicos o macromoléculas (una manera de introducir ADN nuevo en una célula).

electroquímica (electrochemistry), estudio de los efectos eléctricos que acompañan a la acción química y de la actividad química producida por influjo eléctrico.

electrorresección (electroresection), técnica para extirpar tumores vesicales o prostáticos por cauterización eléctrica. Se introduce una sonda a través de la uretra hasta el lugar con la ayuda de una sonda de fibra óptica. Cuando la sonda está adecuadamente colocada en el tejido a destruir, se deja pasar electricidad a través de ella.

electroshock (electroshock), estado de shock causado por el contacto accidental con la corriente eléctrica. Los síntomas son similares a los del shock por quemaduras, traumatismos o trombosis coronaria.

electroterapeuta (electrotherapist), profesional sanitario que tiene entrenamiento y experiencia específica en los usos terapéuticos de la electricidad.

electrovalencia (electrovalence), valencia de un ion, igual al valor absoluto de su carga.

elefantiasis (elephantiasis), estadio final de las lesiones de filariasis, consistente en una tumefacción enorme, generalmente de genitales externos y piernas producida por la obstrucción de los linfáticos por la filaria. La piel por encima se vuelve oscura, engrosada y áspera.

elegibilidad (eligibility), derecho de un individuo a recibir los servicios del plan de salud en el que está inscrito.

elegible académicamente (board eligible), relativo a un médico que ha completado todos los requisitos para el ingreso en una academia de especialidades médicas.

eleidina (eleidin), sustancia proteica transparente, que recuerda a la queratina, presente en el estrato lúcido de la epidermis.

elemento (element), una de las más de 100 sustancias primarias, simples, que no se pueden desdoblar en otras sustancias por métodos químicos. Cada átomo de cualquier elemento contiene un determinado número de protones en el núcleo y el mismo número de electrones en órbita alrededor del núcleo. En la mayor parte de los elementos, el núcleo puede contener un número variable (alto o bajo) de neutrones.

elemento de las tierras raras (rare earth element), elemento metálico que tiene un número atómico entre 57 y 71, inclusive.

elemento estable (stable element), elemento no radiactivo, que no está sometido a degeneración nuclear espontánea. Algunos elementos estables son calcio, hierro, plomo, potasio y sodio.

elemento hijo (daughter element), elemento resultante de la emisión radiactiva del elemento base.

elemento radiactivo (radioactive element), elemento cuyo núcleo puede sufrir una degeneración espontánea acompañada de la emisión de partículas alfa, partículas beta o rayos gamma. Todos los elementos con números atómicos por encima de 83 son radiactivos.

elemento transuránico (transuranic element), cualquiera de los elementos con números atómicos por encima del uranio (cuyo número atómico es 92).

elementos tangibles (tangible elements), objetos que se pueden ver o tocar, a diferencia de las emociones, conocimientos o abstracciones.

eleoma (eleoma), un lipogranuloma, o una tumefacción, usualmente causada por la inyección subcutánea de aceite.

eletriptán (eletriptan), agente antimigrañoso utilizado para el tratamiento agudo de la migraña, con o sin aura.

elevación (elevation), área sobreelevada o punto de mayor altura.

elevador (elevator), dispositivo para levantar tejidos, extraer fragmentos óseos o retirar raíces dentales.

elevador (levator, *pl.* levatores), **1.** músculo que eleva una estructura corporal como el elevador del ano, que eleva parte del diafragma pélvico. **2.** instrumento quirúrgico que se utiliza para levantar fragmentos óseos deprimidos en las fracturas de cráneo y otros huesos.

elevador australiano (Australian lift), tipo de elevador de los hombros que se utiliza para mover a un paciente cuando no es capaz de sentarse en la cama o en otras superficies.

elevador de la escápula (levator scapulae), músculo de las caras posterior y lateral del cuello. Su función es elevar la escápula y tirar de ella hacia la línea media.

elevador del ángulo de la boca (levator anguli oris), músculo oral muy profundo que se origina en el maxilar superior y eleva el ángulo de la boca y puede ayudar a profundizar el surco entre la nariz y el ángulo de la boca durante la tristeza.

elevador del ano (levator ani), uno de los dos músculos del diafragma pélvico que cruza el fondo de la cavidad pelviana como una hamaca, soportando los órganos pélvicos. Su función es la sujeción y ligera elevación del suelo de la pelvis. El fascículo pubococcígeo tira del ano hacia el pubis, y lo contrae.

elevador del párpado superior (levator palpebrae superioris), uno de los tres músculos del párpado, considerado también como músculo ocular. Está inervado por el nervio oculomotor, eleva el párpado superior y es el antagonista del orbicular del ojo.

elevador propio del labio superior (levator labii superioris), músculo oral que se origina del maxilar superior inmediatamente por encima del agujero infraorbitario que profundiza el surco entre la nariz y el ángulo de la boca durante la tristeza.

elevadores supracostales (levatores costarum), músculos de la pared torácica que junto con los músculos entre las vértebras y las costillas en la parte posterior alteran la posición de las costillas y del esternón y cambian de este modo el volumen torácico durante la respiración.

eliminación (elimination), **1.** el acto de expulsar o de extrusión, especialmente de expulsión del organismo. **2.** omisión o exclusión, como dieta de exclusión.

eliminación de toxinas sistémicas: diálisis (systemic toxin clearance: dialysis), resultado de enfermería recogido en la Nursing Outcomes Classification (NOC). Se define como el nivel de aclaramiento de las toxinas con la diálisis peritoneal o con la hemodiálisis.

eliminación inmunológica (immune elimination), **1.** método para determinar la respuesta de anticuerpos midiendo la tasa de retirada de antígenos marcados de la circulación. **2.** retirada rápida de antígenos como consecuencia de su fijación a los anticuerpos.

eliminación intestinal (bowel elimination), resultado de enfermería recogido en la Nursing Outcomes Classification (NOC). Se define como la formación y evacuación de las heces.

eliminación urinaria (urinary output), volumen total de orina excretado diariamente, que normalmente se sitúa entre 700 y 2.000 ml. El volumen normal de eliminación urinaria puede verse modificado por diversas enfermedades metabólicas y renales.

elipsis (ellipsis), (en psiquiatría) omisión por parte del paciente de pensamientos e ideas significativas mientras está sometido a tratamiento.

elipsoidal (ellipsoidal), describe un objeto que tiene la forma de un huso o una elipse.

eliptocito (elliptocyte), hematíe de forma oval.

eliptocitosis (elliptocytosis), trastorno leve de la sangre caracterizado por la presencia de un número elevado de eliptocitos.

ELISA (ELISA), siglas inglesas de **análisis de inmunoabsorción ligada a enzimas.** Prueba inicial para descartar la presencia de anticuerpos frente a VIH.

elixir (elixir), líquido claro que contiene agua, alcohol, edulcorantes, sabores, utilizado principalmente como vehículo para la administración oral de fármacos.

elixir aromático (aromatic elixir), agente de gusto aromático agradable añadido a algunas medicaciones.

elixir bucal (mouth rinse), solución para limpiar o tratar la mucosa bucal y controlar la caries dental. Un típico elixir bucal puede contener fluoruro sódico, glicerina, alcohol, detergentes y otros ingredientes.

elixir de hidrato de terpina y codeína (terpin hydrate and codeine elixir), preparación del expectorante hidrato de terpina con tintura de cáscara de naranja dulce, benzaldehído, glicerina, alcohol, jarabe, agua y el narcótico antitusígeno codeína.

elongación (elongation), estado de distensión o alargamiento.

eluato (eluate), solución o sustancia obtenida por un proceso de elución.

elución (elution), extracción de una sustancia absorbida desde un lecho poroso o columna de cromatografía mediante un chorro de líquido o gas o mediante la aplicación de calor. El término se aplica también a la extracción de anticuerpos o trazadores radiactivos de los eritrocitos.

eluente (eluent), solvente o solución utilizada en el proceso de elución, como ocurre en una cromatografía en columna.

eluyente (abluent), relativo a la capacidad de una sustancia para limpiar o diluir.

ello (id), **1.** (en psicoanálisis) parte de la psique que funciona en el inconsciente y que es fuente de la energía instintiva, los impulsos y las conductas. **2.** el verdadero inconsciente.

EM (EM), siglas de **eritema multiforme.**

EM (MA), siglas de **edad mental.**

EM (MS), siglas de **esclerosis múltiple.**

emaciación (emaciation), flaqueza exagerada debida a enfermedad o falta de nutrición.

emaciado (emaciated), caracterizado por una pérdida extremada de grasa subcutánea que conduce a un cuerpo muy magro, como en la inanición.

emanación (damp), atmósfera potencialmente letal en cuevas y minas. La emanación negra o asfixiante está producida por la absorción del oxígeno disponible por las vetas de carbón. El grisú está compuesto de metano y otros hidrocarburos que pueden producir una explosión. La emanación blanca es otro nombre para el monóxido de carbono.

emasculación (emasculation), pérdida de los testículos, del pene o de ambos.

embalsamamiento (embalming), técnica de aplicación de antisépticos y conservantes a un cadáver para retrasar la descomposición normal de los tejidos.

embarazada (pregnant), estar grávida.

embarazo (pregnancy), el proceso gestacional, que comprende el crecimiento y desarrollo dentro de la mujer de un nuevo ser desde el momento de la concepción hasta el nacimiento pasando por los períodos embrionario y fetal. El embarazo dura aproximadamente 226 días (38 semanas) desde el día de la fertilización, pero, desde el punto de vista clínico, se considera que dura 280 días contando desde el primer día del último período menstrual.

embarazo abdominal (abdominal pregnancy), embarazo extrauterino en el que el huevo se desarrolla en la cavidad abdominal después de haber sido expulsado de la trompa de Falopio a través de su extremo con fimbrias, o bien a través de un defecto de dicha trompa o del propio útero. La placenta se puede implantar en el peritoneo abdominal o visceral. Se puede sospechar un embarazo abdominal cuando crece el abdomen pero el útero permanece pequeño para su edad gestacional. Los embarazos abdominales representan aproximadamente el 2% de los embarazos ectópicos y aproximadamente el 0,01% de todos los embarazos. Esta situación lleva a la muerte perinatal del feto en aproximadamente el 90% de los casos, y a la muerte de la madre en aproximadamente el 6%. Dada su baja frecuencia, esta anomalía puede no ser sospechada, retrasándose frecuentemente el diagnóstico. Es necesario extirpar la placenta, el saco y el embrión o el feto cuando está implantado en la parte posterior de la trompa, en el ovario, en el ligamento ancho o en la parte externa del útero.

embarazo cornual (cornual pregnancy), embarazo ectópico en una de las prolongaciones rectas o curvas del cuerpo uterino. Entre los signos se encuentran tanto un útero asimétrico y blando, como contraído y localizado en su sitio. El cuerno del útero se rompe generalmente entre las 12 y las 16 semanas de embarazo a menos que se trate quirúrgicamente para eliminar el producto de la concepción.

embarazo ectópico (ectopic pregnancy), gestación anormal en la que el producto concebido se implanta fuera de la cavidad uterina.

embarazo fimbriotubárico (fimbrial tubal pregnancy), tipo de embarazo tubárico en el que la implantación se produce en el extremo distal, en las fimbrias, de una de las trompas de Falopio.

embarazo heterotópico (heterotopic pregnancy), gestación simultáneamente intrauterina y extrauterina.

embarazo molar (molar pregnancy), embarazo en el que se desarrolla una mola hidatídica a partir del tejido trofoblástico en la fase precoz del desarrollo embrionario. Todos los signos de embarazo están exagerados: el útero crece más rápidamente de lo normal, los mareos matutinos suelen ser más intensos y constantes, es probable que la tensión arterial esté elevada y las concentraciones plasmáticas de gonadotropinas coriónicas están extremadamente elevadas. El útero debe evacuarse, porque la mola puede malignizarse y dar lugar a un coriocarcinoma.

embarazo múltiple (multiple pregnancy), embarazo en el que existe más de un feto en el útero al mismo tiempo.

embarazo ovárico (ovarian pregnancy), tipo raro de embarazo ectópico en el que el producto de la concepción está implantado en un ovario.

embarazo posmaduro (postdate pregnancy), embarazo que dura más de 42 semanas.

embarazo tubárico (tubal pregnancy), embarazo ectópico en el que el producto de la concepción se implanta en una trompa de Falopio. Lo más frecuente es que la trompa, que ya no puede contener el feto en crecimiento, se rompa, con lo que se precipita una hemorragia intraperitoneal. Si no se cohíbe, la hemorragia puede llevar rápidamente a shock y con frecuencia la muerte.

embarazo tubárico ampular (ampullary tubal pregnancy), tipo de embarazo tubárico en el que la implantación tiene lugar en el interior de la ampolla de una de las trompas de Falopio.

embarazo tubárico intersticial (interstitial tubal pregnancy), tipo de embarazo tubárico en el que la implantación se produce en la porción intersticial proximal de una de las trompas de Falopio.

embarazo uteroabdominal (uteroabdominal pregnancy), embarazo gemelar en el que un feto se desarrolla en el útero y el otro en el abdomen.

embolectomía (embolectomy), incisión quirúrgica en una arteria para eliminar un émbolo o coágulo, realizada como tratamiento urgente para el embolismo arterial.

embolia (embolism), proceso circulatorio anormal en el que un émbolo viaja a través del torrente circulatorio hasta que queda alojado en un vaso. Los síntomas varían según el tipo de émbolo, el grado de oclusión, y el tamaño, naturaleza y localización del vaso obstruido.

embolia aérea (air embolism), presencia anómala de aire en el sistema cardiovascular, que da lugar a una obstrucción del flujo sanguíneo que discurre por los vasos. El aire puede introducirse de forma accidental durante una inyección, en el curso de un tratamiento intravenoso o quirúrgico, o bien de forma traumática, como sucede en las heridas punzantes.

embolia cerebral (cerebral embolism), accidente cerebrovascular provocado por un émbolo que impide el flujo de sangre a través de los vasos del cerebro, produciendo isquemia en los tejidos distales al punto de la oclusión.

embolia de líquido amniótico (amniotic fluid embolism), embolismo provocado por la entrada de líquido amniótico en el sistema sanguíneo materno durante el trabajo del parto o el alumbramiento. Habitualmente resulta mortal para la madre, si se produce una embolia pulmonar.

embolia gaseosa (gas embolism), oclusión de uno o más pequeños vasos sanguíneos, especialmente los de músculos, tendones y articulaciones, producida por burbujas gaseosas en expansión. Los émbolos gaseosos pueden romper los tejidos y los vasos sanguíneos, produciendo un trastorno por descompresión y la muerte. Los émbolos son más peligrosos en el SNC, debido a los cambios neurológicos asociados, como síncope, parálisis y afasia.

embolia grasa (fat embolism), trastorno circulatorio grave caracterizado por la obstrucción de una arteria por un émbolo de grasa que penetra en el sistema circulatorio después de la fractura de un hueso largo o, con menos frecuencia, tras una lesión traumática del tejido adiposo o de un hígado graso. La embolia grasa suele manifestarse de forma súbita entre 12 y 36 horas después de la lesión y se caracteriza por síntomas relacionados con el sitio ocluido, tales como dolor torácico intenso, palidez, disnea, taquicardia, delirio, postración y, en algunos casos, coma. Un signo clásico de embolismo graso generalizado es la hemorragia petequial que aparece en cuello, hombros, axilas y conjuntivas, que aparece 2 o 3 días después de la lesión.

embolia piémica (pyemic embolism), émbolo infeccioso que produce un absceso.

embolia por colesterol (cholesterol embolism), embolia causada por la fractura de una placa de aterosclerosis.

embolia pulmonar (EP) (pulmonary embolism [PE]), bloqueo de una arteria pulmonar por un cuerpo extraño como grasa, aire, tejido tumoral o un trombo que suele proceder de una vena periférica, generalmente una de las venas profundas de las piernas. Se caracteriza por disnea, ansiedad, dolor torácico brusco, shock y cianosis. El análisis de gases en sangre pone de manifiesto hipoxia arterial e hipocapnia.

embólisis (embolysis), la disolución de un émbolo, especialmente de uno causado por un coágulo.

embolismo cabalgante (saddle embolism), trombo que cabalga en un vaso sanguíneo que se ramifica.

émbolo (embolus), cuerpo extraño, volumen gaseoso o de aire, partícula tisular o tumoral o porción de un tumor que circula en la corriente sanguínea hasta que queda bloqueado en un vaso.

emboloterapia (embolotherapy), técnica de bloqueo de un vaso sanguíneo con un catéter balón. Se utiliza para el tratamiento de las úlceras hemorrágicas y para los defectos de los vasos sanguíneos, y, durante la cirugía, para detener el aporte de sangre al tumor.

embotamiento (blunting), disminución en la intensidad de la expresión emocional en relación con el nivel que normalmente se esperaría como reacción a una situación específica.

embotar (obtund), volverse insensible a un estímulo desagradable o doloroso reduciendo el nivel de consciencia, lo que se consigue con anestesia o con un potente analgésico narcótico.

embriagante (inebriant), sustancia, como el etanol, que provoca embriaguez o intoxicación.

embriagar (inebriate), emborrachar.

embriectomía (embryectomy), resección quirúrgica de un embrión, como ocurre en un embarazo ectópico.

embriocida (embryocidal), relativo a matar a un embrión.

embrioctonía (embryoctony), destrucción intencionada del embrión o feto intraútero.

embriogénesis (embryogenesis), proceso de reproducción sexual en el que se forma el embrión por la fertilización del huevo.

embriología (embryology), estudio del origen, crecimiento, desarrollo y función de un organismo, desde la fertilización hasta el nacimiento.

embriología comparada (comparative embryology), estudio de las similitudes y diferencias entre los diferentes organismos durante el período de desarrollo embriológico.

embriología descriptiva (descriptive embriology), estudio de los cambios que se producen en las células, tejidos y órganos durante los estadios progresivos del desarrollo prenatal.

embriología experimental (experimental embryology), estudio y análisis, mediante técnicas de experimentación, de los factores, mecanismos y relaciones que determinan e influyen el desarrollo prenatal.

embriólogo (embryologist), especialista en embriología.

embrioma (embryoma), tumor que procede de las células o tejidos embrionarios.

embriomorfo (embryomorph), estructura que recuerda a un embrión, especialmente las masas de tejido que representan un aborto.

embrión (embryo), **1.** cualquier organismo en sus fases precoces de desarrollo. **2.** en humanos, estadio del desarrollo prenatal desde el momento de la fertilización del huevo hasta el final de la octava semana de gestación.

embrión presomita (presomite embryo), embrión en una fase de desarrollo previa a la aparición del primer par de somitas, lo que, en los seres humanos, suele producirse alrededor de 19 a 21 días después de la fecundación del óvulo.

embrión prevelloso (previllous embryo), embrión de un mamífero placentario en cualquier fase previa a la del desarrollo de las vellosidades coriónicas, las cuales, en el ser humano, comienzan a formarse entre el primer y segundo mes después de la fecundación del óvulo.

embrión somita (somite embryo), embrión en cualquier fase del desarrollo entre la formación de los primeros y últimos pares de somitas, que en los seres humanos tiene lugar en las semanas tercera y cuarta después de la fecundación del óvulo.

embrión terático (teratic embryo), feto con grandes malformaciones y por lo general no viable.

embrionado (embryonate), **1.** fecundado. **2.** que contiene un embrión.

embrionario (embrionate), relativo o que recuerda a un embrión.

embrioniforme (embryoniform), que parece un embrión.

embriopatía (embryopathy), cualquier anomalía que se produce en el embrión como resultado de la interferencia en el desarrollo intrauterino normal.

embriopatía rubeólica (rubella embryopathy), cualquier anomalía congénita de un lactante provocada por una rubéola materna en los primeros meses del embarazo.

embrioplástico (embryoplastic), perteneciente o relativo a la formación del embrión, normalmente en referencia a las células.

embrioscopia (embryoscopy), examen directo de un embrión mediante la introducción de un instrumento con luz a través de la pared abdominal y del útero de la madre.

embriotomía (embryotomy), **1.** desmembramiento o mutilación del feto para extraerlo del útero cuando el parto normal no es posible. **2.** disección de un feto para su valoración y análisis.

embriotomo (embryotome), instrumento empleado en la embriotomía.

embriotrofia (embryotrophy), nutrición del embrión.

embriótrofo (embryotroph), material nutritivo líquido del útero compuesto por las secreciones glandulares y tejidos degenerados, que nutre al embrión de los mamíferos hasta que se establece la circulación de la placenta.

embriulcia (embryulcia), extracción quirúrgica del embrión o feto del útero.

EMDA (ADEM), siglas de **encefalomielitis diseminada aguda.**

emedastina (emedastine), antihistamínico aplicado por vía tópica sobre la conjuntiva, en forma de *difumarato de emedastina,* para tratar la conjuntivitis alérgica.

emergencia (emergency), situación peligrosa que sobreviene de repente y que amenaza la vida o el bienestar de una persona o grupo de personas, como un desastre natural, crisis médica o situación traumática.

Emergency Nurses Association (ENA) (Emergency Nurses' Association [ENA]), organización profesional nacional de las enfermeras de los servicios de urgencias que define y promociona el ejercicio profesional de la enfermería de urgencia.

emergente (emergent), surgir, con frecuencia de forma inesperada, o mejorar o modificar una cosa ya existente.

emesis gástrica (gastric emesis), vómito asociado a un trastorno gástrico, como el cáncer de estómago o gastritis intensa.

emesis gravídica (emesis gravidarum), vómitos asociados con el embarazo.

emesis nerviosa (nervous emesis), vómitos de origen funcional y psicógeno. Es más frecuente en mujeres jóvenes y se interpreta generalmente como representación psicológica de un deseo de rechazar algo.

emético (emetic), relativo a las sustancias que provocan el vómito.

emetropía (emmetropia), estado de visión normal caracterizado por la adecuada relación entre el sistema de refracción del globo ocular y su longitud axial. Esta correlación asegura que los rayos de luz que entran en el ojo paralelos al eje óptico se centran exactamente sobre la retina.

EMG (EMG), **1.** siglas de **electromiograma. 2.** siglas de **electromiografía.**

EMH (HMD), siglas de *enfermedad de membrana hialina.*

emigración leucocitaria (leukocyte emigration), diapédesis de los leucocitos en la inflamación.

eminencia caudal (caudal eminence), eminencia a modo de cola producida por una masa proliferante de células mesodérmicas en el extremo caudal del embrión de los vertebrados en su fase temprana. Es el remanente del nódulo primitivo y el precursor del intestino posterior, la notocorda adyacente y los somitas, así como de la parte caudal de la médula espinal.

eminencia hipotenar (hypothenar eminence), almohadilla carnosa sobre el lado cubital de la palma de la mano.

eminencia iliopúbica (iliopubic eminence), ensanchamiento difuso justo anterior al acetábulo, que marca la unión del ilion con la rama superior del pubis.

eminencia tenar (thenar eminence), área redondeada elevada situada en la palma de la mano, cerca de la base del pulgar.

emisión (emission), descarga o liberación de algo, como los líquidos del organismo, las señales electrónicas de un radiotransmisor o una partícula alfa o beta de un núcleo atómico durante la producción de radiactividad.

emisión seminal (seminal emission), expulsión de semen.

emisión termoiónica (thermionic emission), emisión de iones y electrones por cuerpos incandescentes.

emisiones otoacústicas (otoacoustic emissions), eco emitido por las células ciliares superficiales del oído interno. Estos ecos se emplean para evaluar la integridad del oído y para detectar la audición en recién nacidos.

emitir (emit), dar o enviar algo, como energía, sonido, calor o radiación.

emoción (emotion), **1.** expresión externa de sentimientos o estados de ánimo emotivos. **2.** aspecto afectivo de la consciencia, a diferencia de la volición y de la cognición.

emoliente (emollient), sustancia que ablanda los tejidos, sobre todo la piel y mucosas.

empalme de ARN (RNA splicing), (en genética molecular) proceso por el que los pares de bases que interrumpen la continuidad de la información genética en el ADN son eliminados de los precursores del ARN mensajero.

empalme génico (gene splicing), (en genética molecular) proceso mediante el cual un segmento de ADN se une o inserta en una cadena de ADN de otra procedencia.

empaquetado de la dentadura (denture packing), técnica de laboratorio para llenar y comprimir en un recipiente, hasta moldearlo, el material que sirve de base para hacer una dentadura artificial.

emparejamiento aleatorio (random mating), emparejamiento de sujetos que tiene lugar cuando éstos tienen las mismas probabilidades de emparejarse con aquéllos que tienen otra carga genética.

empatía (empathy), capacidad para reconocer y, de alguna forma compartir, las emociones y los estados de la mente de los demás, y para entender el significado de la conducta de la otra persona. Es una cualidad fundamental para que la psicoterapia sea eficaz.

empatía precisa (accurate empathy), técnica de comunicación utilizada por el personal de enfermería para transmitir comprensión hacia los sentimientos y experiencias del paciente.

empático (empathic), relativo o perteneciente a la integración de una persona en el estado emocional de otra mientras permanece objetiva y distinguiblemente separada.

empiema (empyema), acumulación de pus en el espacio pleural, como consecuencia de una infección bacteriana, como, por ejemplo, en la pleuresía o en la tuberculosis.

empiema paraneumónico (parapneumonic empyema), empiema torácico que se produce como complicación de neumonía.

empírico (empiric), perteneciente o relativo al método de tratamiento de enfermedades basado en la observación y en la experiencia sin centrarse en entender la causa o el mecanismo de la enfermedad, o la forma en la que el agente o procedimiento terapéutico produce su efecto, mejora o cura la enfermedad.

empirismo (empiricism), forma de terapia basada en la experiencia personal y en la de otros profesionales.

emplasto (plaster), remedio casero que consiste en una mezcla semisólida que se aplica a una parte del cuerpo como contrairritante o por otras razones terapéuticas, como el emplasto de mostaza.

emplasto de mostaza (mustard plaster), medicación antiirritante elaborada con mostaza seca, harina y una pequeña cantidad de agua. Se extiende sobre una base textil que se coloca en la piel. Debe utilizarse con cuidado, porque puede causar quemaduras.

emprostótonos (emprosthotonos), posición corporal caracterizada por la flexión rígida y hacia delante a la altura de la cintura. La posición es el resultado de un espasmo muscular prolongado e involuntario, casi siempre asociado a la infección por tétanos o la intoxicación con estricnina.

empuñadura (handpiece), dispositivo de mano extraoral o intraoral que soporta instrumentos rotativos en un motor dental o que condensa puntos en las unidades de condensación mecánica.

empuñadura de alta velocidad (high-speed handpiece), instrumento odontológico manual de corte rotatorio que gira hasta 450.000 rpm.

empuñadura universal (universal cuff), dispositivo de adaptación que se lleva en la mano para sujetar artículos como utensilios, la máquina de afeitar o el lápiz, que permite al paciente con una limitación en su capacidad para agarrar participar más en las actividades de autocuidado.

EMT-A (emergency medical technician-ambulance), siglas inglesas para los *técnicos de ambulancia médica de emergencia;*

miembro de un equipo de un servicio médico de emergencia.

EMT-B (emergency medical technician-basic), siglas inglesas para los *técnicos de emergencia médica básica;* técnico de primer nivel de emergencia médica entrenado en cuidados de emergencia básica, como desfibrilación, mantenimiento de la vía aérea, técnicas de reanimación cardiopulmonar (RCP), inmovilización de la columna vertebral, control de hemorragias y manejo de fracturas.

EMTC (MCTD), siglas de **enfermedad mixta del tejido conjuntivo.**

EMT-D (emergency medical technician-defibrillator), siglas inglesas de *técnico desfibrilador de emergencia médica;* miembro de un equipo de servicio médico de emergencia especialmente entrenado en el uso de un equipo de desfibrilación.

emtricitabina (emtricitabine), agente antirretroviral usado, junto a otros retrovirales, para tratar la infección por VIH.

emulsificación (emulsification), la descomposición de grandes gotas de grasa en partículas más pequeñas, uniformemente distribuidas. La emulsificación es el primer paso que sufren las grasas para la posterior digestión química por enzimas específicas.

emulsión (emulsion), **1.** sistema que consta de dos líquidos que no se mezclan, uno de los cuales se dispersa en el otro, en forma de pequeñas gotas. **2.** (en fotografía) compuesto sensible a los rayos del sol, que consta de uno o más haloides de plata en suspensión en gelatina, aplicados en forma de capa delgada a la película.

emulsión de aceite en agua (oil-in-water emulsion), emulsión en la que el aceite es el líquido dispersado y la fase continua es una solución acuosa. El agua puede utilizarse para hacer la dilución como una emulsión o para eliminarla.

emulsión de agua en aceite (water-in-oil emulsion), una emulsión en la que una solución de agua o acuosa es la fase dispersa y el aceite o una sustancia oleaginosa es la fase continua.

emulsión intravenosa de grasa (intravenous fat emulsion), administración intravenosa de una preparación con 10% de grasa para ayudar a mantener el peso de un adulto y el peso y el crecimiento de un paciente más joven. Estas emulsiones de grasa se preparan a partir de aceite de soja refinado y de fosfolípidos de la yema del huevo y pueden contener ácidos grasos principales como el linoleico, oleico, palmítico y linolénico. La emulsión intravenosa de grasas se administra cuando la hiperalimentación no es suficiente para mantener el tratamiento adecuado de un paciente, o cuando el paciente necesita calorías pero no puede tolerar la alta concentración de dextrosa de las soluciones administradas para la hiperalimentación.

emulsionar (emulsify), dispersar un líquido en otro líquido con el que es inmiscible, creando una suspensión coloidal. La bilis actúa como agente emulsionante en el tracto digestivo, dispersando las grasas ingeridas en pequeños glóbulos.

emulsor (emulsifier), sustancia tal como la yema del huevo o la goma arábiga, que provocan la suspensión del aceite en agua.

en bloque (en bloc), todo junto o como un conjunto.

en forma de cuentas (beaded), **1.** relativo o semejante a una hilera de cuentas de collar. **2.** relativo o perteneciente a colonias bacterianas que se desarrollan a lo largo de la línea de inoculación en diferentes cultivos. **3.** relativo a bacterias teñidas que desarrollan gránulos con tinción más intensa en forma de cuentas de collar.

en línea (on-line), acceso a la información conectada directamente a, y accesible para, un ordenador.

en riesgo (at risk), situación de un sujeto o una población que les hace vulnerables a desarrollar una enfermedad o sufrir una lesión concretas. Los factores determinantes de ese riesgo pueden ser ambientales o fisiológicos.

ENA (ENA), siglas de **Emergency Nurses' Association.**

enajenación (abalienation), deterioro del estado mental.

enanismo (dwarfism), desarrollo corporal anormalmente escaso, caracterizado predominantemente por una estatura extremadamente baja. El enanismo tiene múltiples causas, entre las que se encuentran defectos genéticos, disfunción endocrina que afecta a la hipófisis o el tiroides, enfermedades crónicas, raquitismo, insuficiencia renal o defectos de malabsorción intestinal y estrés psicosocial como en el síndrome de privación maternal.

enanismo de Laron (Laron dwarfism), [Zvi Laron, endocrinólogo israelí, n. 1927], síndrome autosómico recesivo caracterizado por retraso del crecimiento esquelético como consecuencia de una incapacidad para sintetizar el factor de crecimiento insulínico tipo I, generalmente debido a defectos de los receptores de la hormona de crecimiento.

enanismo mulibrey (mulibrey nanism), trastorno genético autosómico recesivo poco frecuente caracterizado por enanismo, pericarditis constrictiva, hipotomía muscular, anomalías craneofaciales y unas manchas amarillas típicas en el fondo de ojo. El nombre del trastorno es un acrónimo compuesto con las dos primeras letras de la localización anatómica de los principales defectos (*mu*scle, *li*ver, *br*ain y *ey*es) (músculo, hígado, cerebro y ojos).

enanismo sexual (sexual dwarf), enano adulto cuyos órganos genitales están normalmente desarrollados.

enano (dwarf), persona anormalmente pequeña, de baja estatura, especialmente cuando las distintas partes del cuerpo no están bien proporcionadas.

enano acondroplásico (achondroplastic dwarf), el tipo más frecuente de enanismo, que se caracteriza por unas extremidades desproporcionadamente cortas, un tronco de tamaño normal, una cabeza grande con puente nasal deprimido y cara pequeña, manos cortas y gruesas en tridente y lordosis.

enano asexual (asexual dwarf), adulto con enanismo cuyos órganos genitales están insuficientemente desarrollados.

enano ateliótico (ateliotic dwarf), sujeto con enanismo cuyo esqueleto no está completamente formado, como consecuencia de la falta de unión entre las epífisis y las diáfisis durante el desarrollo óseo.

enano cretino (cretin dwarf), persona en la que la baja estatura está producida por hipotiroidismo infantil y deficiencia importante de hormona tiroidea.

enano de Brissaud (Brissaud's dwarf), [Edouard Brissaud, médico francés, 1852-1909], persona afectada por mixedema infantil en el que se asocia una talla baja con hipotiroidismo.

enano de Russell (Russell dwarf), [Alexander Russell, médico escocés del siglo XX], persona afectada por el **síndrome de Russell,** enfermedad congénita en la que la talla baja se asocia a diversas anomalías de cabeza, cara y esqueleto, además de diversos grados de retraso mental.

enano de Silver (Silver dwarf), [Henry K. Silver, pediatra estadounidense del siglo XX], persona que presenta el síndrome de Silver, trastorno congénito en el cual la baja estatura va asociada a asimetría lateral, diversas anomalías de la cabeza, cara y esqueleto y pubertad precoz.

enano diastrófico (diastrophic dwarf), persona cuya baja estatura está producida por osteoacondroplasia, y se asocia a diversas deformidades óseas y articulares, como escoliosis, pie zambo, micromelia, defectos de la mano, contracturas articulares múltiples y subluxaciones, deformidades de las orejas y paladar hendido.

enano focomélico (phocomelic dwarf), enano en el cual los huesos largos de alguna o todas las extremidades son anormalmente cortos.

enano hipofisario (pituitary dwarf, hypophyseal dwarf), enano cuyo retraso del desarrollo se debe a un déficit de hormona del crecimiento por una hipofunción del lóbulo anterior de la hipófisis. El cuerpo está bien proporcionado, sin deformidades faciales ni esqueléticas, y el desarrollo mental y sexual es normal.

enano infantil (infantile dwarf), persona cuyo desarrollo mental y físico está muy retrasado por diversas causas, como defectos genéticos o del desarrollo.

enano micromélico (micromelic dwarf), enano cuyas extremidades son anómalamente cortas.

enano normal (normal dwarf, primordial dwarf), persona de estatura extremadamente corta que por lo demás está perfectamente formada, con las proporciones habituales de las partes del cuerpo y un desarrollo mental y sexual normal.

enano primario (primordial dwarf), persona de estatura extremadamente baja pero por lo demás perfectamente conformada, con las proporciones orgánicas normales y con desarrollo mental y sexual también normales.

enano raquítico (rachitic dwarf), persona cuyo retraso de crecimiento se debe al raquitismo.

enano renal (renal dwarf), enano cuyo retraso del crecimiento se debe a insuficiencia renal.

enano tanatofórico (thanatophoric dwarf), lactante con micromelia grave, con unos miembros que se extienden rectos desde el tronco, tórax extremadamente estrecho y cuerpos vertebrales aplanados con amplios espacios intervertebrales.

enantato de testosterona (testosterone enanthate), forma de testosterona de actividad prolongada.

enantema (enanthema), lesión eruptiva en la superficie de una membrana mucosa.

enantiómero (enantiomer), (en física) cada una de las dos formas de imagen especular no superponibles de un compuesto quiral.

encadenamiento (chaining), sistema de comportamientos de aprendizaje en el cual cada respuesta es el estímulo para la respuesta siguiente.

encajamiento (engagement), **1.** fijación de la presentación del feto en la pelvis materna. La parte inferior de la presentación está a la altura o por debajo de las espinas ciáticas. **2.** fijación de la cabeza fetal en la pelvis materna, con el diámetro biparietal a la altura de las espinas ciáticas.

encajonamiento (boxing), (en odontología) formación de paredes verticales, hechas habitualmente de cera, alrededor de una impresión, para producir la forma y el tamaño deseados de la base de un modelo.

encapsulación (capsulation), proceso en el que se introduce un medicamento en una cápsula.

encapsulado (encapsulated), referido a arterias, músculos, nervios y otras partes del organismo, rodeado por vainas fibrosas o membranosas.

encarcelación ilegal (false imprisonment), (en derecho) detención y reclusión intencionadas, no justificadas ni consensuadas, de una persona durante cualquier período de tiempo.

encarcelamiento (imprisonment), (en leyes) acto de detener, arrestar, confinar o limitar la libertad de una persona evitando el ejercicio libre de sus movimientos.

encastre cuadrilateral (quadrilateral socket), prótesis cóncava con cuatro lados diseñada para personas con amputaciones por encima de la rodilla. El borde posterior está diseñado para que se ajuste directamente por debajo de la tuberosidad isquiática de forma que, materialmente, la persona se siente sobre ella.

encefalalgia (encephalalgia), cefalea.

encefalina (enkephalin), cada uno de los dos pentapéptidos analgésicos que libera el organismo, localizados en la hipófisis, en el cerebro y en el tracto GI. Las encefalinas actúan como neurotransmisores o como neuromoduladores en la vía de la percepción del dolor, en la que reducen el efecto emocional y físico del mismo. La metionina-encefalina y la isoleucina-encefalina pueden deprimir las neuronas del SNC. Son agentes naturales que combaten el dolor y, en ciertos casos, pueden verse implicadas, junto a otros neuropéptidos, en el desarrollo de comportamientos psicopatológicos.

encefalitis (encephalitis), proceso inflamatorio del encéfalo. Su causa suele ser la infección por un arbovirus, transmitida por la picadura de un mosquito infectado, aunque también puede ser el resultado de intoxicación por plomo o por otras sustancias o de hemorragias. La encefalitis postinfecciosa se produce como complicación de otra infección, como la producida por la varicela, la gripe o el sarampión o tras la vacunación contra la viruela. El proceso se caracteriza por cefalea, dolor de cuello, fiebre, náuseas y vómitos. En ocasiones se registran trastornos neurológicos tales como convulsiones, cambios de personalidad, irritabilidad, letargo, parálisis, debilidad y coma. Normalmente la inflamación afecta a la médula espinal y al encéfalo; de ahí que, en la mayoría de los casos, el término más adecuado sea el de **encefalomielitis.**

encefalitis chikungunya (chikungunya encephalitis), infección por togavirus caracterizada por fiebre elevada de inicio brusco, dolores musculares, exantema y dolor articular. Se transmite por la picadura de un mosquito. La fiebre puede durar una semana y volver a presentarse tras unos días de remisión. El dolor articular perdura una vez que los demás síntomas han cesado.

encefalitis de California (California encephalitis), encefalitis o encefalomeningitis transmitida por artrópodos e inducida por un arbovirus. La infección suele deberse a la picadura de un mosquito y, generalmente, se presenta en una de las dos formas clínicas siguientes: la forma leve se caracteriza por cefalea, malestar, síntomas GI y fiebre que puede alcanzar los 40 °C. La forma más grave se caracteriza por fiebre de aparición repentina, vómitos, cefaleas, letargo y signos de afectación neurológica como pérdida de reflejos, desorientación, convulsiones, pérdida de consciencia y parálisis flácida. La recuperación suele iniciarse en el plazo de 1 semana. La tasa de mortalidad es muy baja, pero un significativo número de pacientes presentan secuelas neurológicas durante un año o más.

encefalitis de La Crosse (La Crosse encephalitis), encefalitis causada por el virus de La Crosse, transmitida por *Aedes triseriatus,* observada principalmente en niños, sobre todo en la región media occidental de Estados Unidos.

encefalitis de San Luis (St. Louis encephalitis), infección del cerebro por flavivirus transmitida de aves a humanos por la picadura de un mosquito infectado. Esto ocurre más comúnmente en la zona central y meridional de Estados Unidos y se caracteriza por cefalea, malestar general, fiebre, rigidez en el cuello, delirio y convulsiones. La convalecencia puede ser prolongada y puede provocar la muerte. No existe vacuna disponible; el tratamiento consiste en medidas de soporte.

encefalitis del lactante (infantile encephalitis), cualquiera de un grupo de enfermedades inflamatorias cerebrales que afecta a los lactantes. La causa puede ser una infección vírica directa o una encefalitis secundaria, como una complicación de sarampión, varicela, rubéola u otras enfermedades.

encefalitis del oeste del Nilo (West Nile encephalitis), [valle en la orilla oeste del Nilo y región al norte de Uganda donde fue observada la enfermedad por primera vez en 1937], enfermedad febril esporádica benigna causada por el virus del oeste del Nilo, transmitido por mosquitos *Culex,* con incidencia predominante en la época estival; la infección no suele evolucionar a encefalitis. Puede ser de comienzo súbito y presenta síntomas como somnolencia, intensas cefaleas frontales, lesiones maculopapulosas, dolor abdominal, pérdida de apetito, náuseas y adenopatías generalizadas. Los cuidados son de soporte; muchos pacientes se recuperan con rapidez, pero pueden sufrir malestar prolongado.

encefalitis epidémica (epidemic encephalitis), cualquier inflamación difusa del encéfalo que se produce de forma epidémica.

encefalitis equina (equine encephalitis), infección producida por un arbovirus, el alfavirus, de la familia *Togaviridae,* caracterizada por la inflamación del tejido nervioso del encéfalo y de la médula espinal, con fiebre elevada, cefalea, náuseas, vómitos, mialgias y síntomas neurológicos, como alteraciones visuales, temblores, letargia y desorientación. El virus se transmite por la picadura de un mosquito infectado. Los equinos son el huésped principal del virus. La encefalitis equina oriental (EEE) es una forma grave de esta infección. Se presenta en la costa este de los EE.UU., dura más y produce más muertes y morbilidad residual que la encefalitis equina occidental (EEO), distribuida por todo el territorio norteamericano y que es una enfermedad más leve y breve, al igual que la encefalitis equina venezolana.

encefalitis granulomatosa amebiana (granulomatous amebic encephalitis), encefalitis crónica, normalmente diagnosticada en pacientes debilitados o inmunocomprometidos, causada por la infección de especies de *Acanthamoeba*. Se caracteriza por la formación de granulomas; la cefalea, las convulsiones, las náuseas y los vómitos son frecuentes.

encefalitis herpética (herpetic encephalitis), la forma más frecuente de encefalitis aguda, causada por un herpesvirus y caracterizada por necrosis hemorrágica de partes del lóbulo temporal y frontal. La incubación es de varios días e incluye fiebre, cefalea, convulsiones, estupor y frecuentemente coma, muchas veces con un resultado mortal.

encefalitis japonesa (Japanese encephalitis), grave infección epidémica del tejido encefálico, que se observa en Asia oriental y el Pacífico sur, y se caracteriza por escalofríos con fuertes sacudidas, parálisis y pérdida de peso. Los síntomas incluyen cefalea, fiebre, rigidez de nuca, temblores, convulsiones, parálisis espástica y coma. La tasa de mortalidad varía ampliamente. Son frecuentes diversas secuelas psiquiátricas y neurológicas.

encefalitis neonatal (neonatorum encephalitis), inflamación del encéfalo que se produce en las 4 primeras semanas de la vida.

encefalitis por herpes simple (herpes simplex encephalitis), inflamación necrosante del encéfalo que sigue a una infección por el VHS. Es una forma aguda común de encefalitis y es similar a otras infecciones de encefalitis virales. Las convulsiones repetidas aparecen temprano en la evolución, y existe grave necrosis hemorrágica. La tasa de mortalidad es variable, pero incluso los pacientes desesperadamente graves pueden recuperarse del todo.

encefalitis por herpesvirus de simios (herpesvirus simiae encephalomyelitis), infección del SNC por la forma B del virus del VHS que suele afectar a los simios. Las personas más susceptibles de infectarse por el virus del mono son los veterinarios y los trabajadores del laboratorio animal.

encefalitis posvacunal (postvaccinal encephalitis), encefalitis aguda tras recibir una vacuna, especialmente la de la viruela y la de la rabia de Semple.

encefalitis tóxica (toxic encephalitis), encefalitis causada por una intoxicación de metales pesados. Se caracteriza por convulsiones y edema cerebral.

encéfalo (encephalon, brain), **1.** el cerebro y sus estructuras asociadas, como son el cerebelo, la protuberancia o puente y el bulbo raquídeo. **2.** porción del SNC contenida dentro del cráneo. Consta principalmente del cerebro, el tálamo, el hipotálamo, el cerebelo, la protuberancia o puente, el bulbo raquídeo y el mesencéfalo.

encefalocele (encephalocele), protrusión del encéfalo a través de un defecto congénito en el cráneo; hernia encefálica.

encefalodisplasia (encephalodysplasia), cualquier anomalía congénita del encéfalo.

encefalografía (encephalography), delimitación radiográfica de las estructuras del encéfalo que contienen líquido una vez que se ha retirado el LCR cefalorraquídeo y se ha sustituido por gas, del tipo del aire, helio u oxígeno. El procedimiento se usa principalmente para determinar el sitio de una obstrucción del LCR en la hidrocefalia o para estudiar anomalías estructurales de la fosa posterior.

encefalograma (encephalogram), radiografía del encéfalo realizada durante una encefalografía.

encefalomielitis (encephalomyelitis), proceso inflamatorio del encéfalo y de la médula espinal que daña la mielina, caracterizado por fiebre, cefalea, rigidez de nuca, dolor de espalda y vómitos. Dependiendo de la causa, edad y estado de la persona y de la extensión de la inflamación e irritación del SNC pueden aparecer convulsiones, parálisis, alteraciones de la personalidad, disminución del nivel de consciencia, coma o muerte.

encefalomielitis diseminada aguda (EMDA) (acute disseminated encephalomyelitis [ADEM]), enfermedad cerebral y medular aguda con síntomas variables. Se considera una reacción alérgica o ataque inmunitario frente a la mielina tras una una infección viral aguda, como el sarampión, o, con menos frecuencia, la vacunación frente al sarampión, la parotiditis o la rubéola. Los síntomas tempranos pueden ser fiebre, cefalea, vómitos y somnolencia, y progresan a convulsiones, coma y parálisis. Es frecuente diagnosticarlo por error como crisis grave de EM. Los pacientes que se recuperan experimentan con frecuencia trastornos neurológicos.

encefalomielitis eosinofílica (eosinophilic myeloencephalitis), complejo de síntomas neurológicos producidos por la invasión del SNC por *Gnathostoma spinigerum,* que incluye dolor radicular grave, seguido de parálisis de las extremidades y déficit sensitivo agudo, acompañado de un incremento en el número de eosinófilos en el LCR, el cual es frecuentemente hemorrágico o amarillento.

encefalomielitis posvacunal (postvaccinal encephalomyelitis), encefalomielitis aguda que surge tras la vacunación.

encefalomiocarditis (encephalomyocarditis), enfermedad infecciosa del SNC y del tejido cardíaco producida por un grupo de pequeños picornavirus ARN. Los síntomas suelen ser similares a los de la poliomielitis. La mayoría de las víctimas se recupera rápidamente sin secuelas.

encefalopatía (encephalopathy), cualquier alteración de la estructura o función de los tejidos cerebrales, especialmente los crónicos, destructivos o degenerativos.

encefalopatía de Wernicke (Wernicke's encephalopathy) [Karl Wernicke], enfermedad inflamatoria, hemorrágica y degenerativa del cerebro. Se caracteriza por lesiones en diversas partes del cerebro. El trastorno se caracteriza por visión doble, oftalmoplejía, movimientos involuntarios y rápidos de los ojos, pérdida de coordinación muscular y disminución de la función mental, que puede ser leve o grave. La encefalopatía de Wernicke se debe a un déficit de tiamina y se asocia a alcoholismo crónico.

encefalopatía espongiforme bovina (EEB) (bovine spongiform encephalopathy [BSE]), infección del ganado caracterizada por una alteración del comportamiento, que se vuelve inquieto y torpe, con la posterior muerte de las reses afectadas. En la encefalopatía espongiforme bovina, el tejido cerebral está perforado y recuerda a una esponja. Se ha asociado con otras encefalopatías espongiformes. En Europa se cree que la denominada enfermedad de las «vacas locas» se transmitió al ganado a través del alimento que contenía restos de ovejas con escrapi. La enfermedad se ha transmitido a personas que comieron ternera infectada.

encefalopatía espongiforme transmisible (transmissible spongiform encephalopathy), grupo de enfermedades neurodegenerativas fatales que son las únicas que tienen causas infecciosas o genéticas. Una proteína priónica homocigótica predispone a los individuos a susceptibilidad a las enfermedades.

encefalopatía hipertensiva (hypertensive encephalopathy), conjunto de síntomas, incluidos la cefalea, letargo, alteraciones visuales, convulsiones y coma, secundarios a una lesión de órganos terminales por una hipertensión arterial sistólica o diastólica crítica.

encefalopatía necrosante hemorrágica aguda (acute necrotizing hemorrhagic encephalopathy), enfermedad degenerativa cerebral, de curso generalmente mortal, que se caracteriza por edema intenso, numerosas hemorragias pequeñas, necrosis de la pared de los vasos sanguíneos, especialmente de las venas pequeñas, desmielinización de las fibras nerviosas e infiltración de las meninges por neutrófilos, linfocitos e histiocitos. Los signos típicos son cefalea intensa, fiebre y vómitos; pueden aparecer convulsiones y puede producirse una rápida pérdida de consciencia.

encefalopatía por plomo (lead encephalopathy), alteraciones de la estructura y función cerebrales como consecuencia de la intoxicación por plomo, incluyendo el tetraetilo de plomo. Los niños se afectan a menudo, sobre todo tras la ingesta de pinturas ricas en plomo. Si no se trata aparece delirio, convulsiones, manía, ceguera cortical y coma.

encía (gingiva), mucosa con tejido fibroso de soporte que recubre las coronas de los dientes que no han salido y circunda el cuello de los que sí han salido.

encía de fijación (attached gingiva), tejido gingival que cubre el alveolo dentario al cual está firmemente unido.

encía interdental (interdental gingiva), tejido blando de soporte, que consta sobre todo de fibras de colágeno horizontales, y que normalmente ocupa el espacio entre dos dientes próximos.

encía libre (free gingiva), porción coronal despegada de la encía que rodea al diente y forma el surco gingival.

encía lingual (lingual gingiva), mucosa que recubre la superficie de los dientes en su cara lingual.

encía marginal (marginal gingiva), región más elevada de la encía libre que tapiza el cuello y la base de la corona del diente.

enclavado (pin), (en ortopedia) fijación e inmovilización de fragmentos de hueso con un clavo.

enclave (enclave), masa de tejido desprendida que está incluida en un órgano o en una clase diferente de tejido.

enconarse (fester), **1.** hacerse superficialmente inflamado y purulento. **2.** hacerse cada vez más virulento.

encondral (endochondral), relativo a algo perteneciente al cartílago.
encondroma (enchondroma), tumor benigno de las células del cartílago, de crecimiento lento, que se origina en el extremo de las diáfisis de los huesos largos, normalmente de manos y pies.
encondromatosis (enchondromatosis), trastorno congénito caracterizado por la proliferación de cartílago en los extremos de la diáfisis de ciertos huesos largos, produciendo el adelgazamiento de la cortical y alteraciones en su longitud.
encopresis (encopresis), incontinencia fecal.
encordamiento (chordee), defecto congénito del tracto genitourinario que da lugar a una curvatura ventral del pene, debida a la presencia de una banda de tejido fibroso en lugar de la piel normal que existe a lo largo del cuerpo esponjoso.
encostración (incrustation), exudado, escama o costra endurecidos.
encuentro (encounter), (en psicoterapia) interacción entre el paciente y el psicoterapeuta, como la que se produce en la terapia existencial o entre varios miembros de un grupo pequeño, como los grupos de control del encuentro o la sensibilidad. En el encuentro, el cambio emocional y el crecimiento personal se ven afectados por la expresión de sentimientos profundos de los participantes.
encuesta (inquest), investigación legal o exploración.
end (end), abreviatura de **endorreduplicación.**
endameba (endameba), cualquiera de las amebas del género ***Endamoeba.***
Endamoeba *(Endamoeba),* género de parásitos amebianos de los invertebrados, originalmente detectados en las cucarachas.
endarterectomía (endarterectomy), extirpación quirúrgica de la capa íntima de una arteria. La técnica se realiza para limpiar una arteria principal que se puede obstruir con un coágulo o por agregación plaquetaria.
endarterectomía carotídea (EAC) (carotid endarterectomy [CEA]), escisión quirúrgica de segmentos ateromatosos de los endotelios y las medias de la arteria carótida, dejando un revestimiento de músculo liso y facilitando el flujo sanguíneo a través del vaso. La cirugía se practica para reducir el riesgo de ictus.
endarteritis (endarteritis), proceso inflamatorio de la capa íntima de una o más arterias, que se ocluye total o parcialmente.
endarteritis crónica (chronic endoarteritis), proceso inflamatorio de la túnica íntima de la pared arterial. Puede ir acompañada de degeneración grasa del tejido arterial y de depósitos de calcio.
endarteritis obliterante (endarteritis obliterans), trastorno inflamatorio de la pared arterial en el que prolifera la íntima, estrechándose la luz de los vasos, con oclusión de los más pequeños.
endémico (endemic), (en relación con una enfermedad o un microorganismo) propio de una cierta región geográfica o población.
enderezamiento laberíntico (labyrinthine righting), una de las cinco reacciones neuromusculares básicas implicadas en el cambio de postura del cuerpo. El cambio estimula a las células de los conductos semicirculares del oído interno, produciendo la respuesta de los músculos del cuello, que ajustan automáticamente la cabeza a la nueva posición.
enderezamiento óptico (optic righting), una de las cinco reacciones neuromusculares básicas que capacitan a una persona para cambiar la posición del cuerpo. Se trata de un reflejo que orienta automáticamente la cabeza a un nuevo punto de fijación óptica o visual, en función del cambio de posición del cuerpo.
endobronquitis (endobronchitis), inflamación de los bronquios más delgados, causada con frecuencia por la infección de la mucosa bronquial.
endocárdico (endocardial), relativo al **endocardio.**
endocardio (endocardium), capa que tapiza las cámaras cardíacas, que contiene pequeños vasos sanguíneos y un número reducido de fibras de músculo liso. Se continúa con el endotelio de los grandes vasos.
endocarditis (endocarditis), inflamación del endocardio y las válvulas cardíacas, caracterizada por lesiones producidas por diversas enfermedades.
endocarditis bacteriana (bacterial endocarditis), infección bacteriana aguda o subaguda del endocardio, las válvulas cardíacas o ambas estructuras. Se caracteriza por la existencia de soplos cardíacos, fiebre prolongada, bacteriemia, esplenomegalia y embolización.
endocarditis bacteriana subaguda (subacute bacterial endocarditis [SBE]), infección bacteriana crónica de las válvulas cardíacas. Se caracteriza por una presentación lentamente progresiva de fiebre, soplos cardíacos, esplenomegalia y por la aparición de vegetaciones en torno a las prótesis valvulares o en las cúspides de las válvulas. Suele estar producida por diversas especies de *Streptococcus* o *Staphylococcus*. Las intervenciones dentales se suelen asociar con infecciones por *Streptococcus viridans,* las intervenciones quirúrgicas con *Streptococcus faecalis* y las autoinfecciones (especial-

mente en drogadictos) con *Staphylococcus aureus*.

endocarditis candidiásica (*Candida* endocarditis) endocarditis micótica causada por alguna especie de *Candida*.

endocarditis crónica (chronic endocarditis), proceso inflamatorio persistente del endocardio que reviste el corazón, generalmente después de un episodio de endocarditis aguda, sífilis o un ateroma. Es frecuente que afecte las válvulas cardíacas y provoque su insuficiencia.

endocarditis de Libman-Sacks (Libman-Sacks endocarditis), [Emanuel Libman, médico estadounidense, 1872-1946; Benjamin Sacks, médico estadounidense, 1896-1939], proceso patológico y la manifestación más frecuente del lupus eritematoso, caracterizada por lesiones verrucosas que se desarrollan cerca de las válvulas cardíacas, aunque rara vez afectan a su funcionamiento.

endocarditis infecciosa (infectious endocarditis), endocarditis causada por infección con microorganismos, generalmente bacterias y hongos.

endocarditis micótica (mycotic endocarditis), endocarditis infeciosa causada por una infección fúngica. La causa más habitual es *Candida albicans* y especies de *Aspergillus* e *Histoplasma*. Los síntomas suelen ser sugbagudos.

endocarditis reumática (rheumatic endocarditis), inflamación del endocardio en el seno de una fiebre reumática aguda.

endocarditis sifilítica (syphilitic endocarditis), engrosamiento y distensión de las cúspides de la válvula aórtica, que provocan insuficiencia aórtica y que son secundarios a la infección sifilítica de la aorta.

endocarditis trombótica no bacteriana (nonbacterial thrombotic endocarditis), uno de los tres principales tipos de endocarditis, caracterizado por diversos tipos de lesiones que afectan a las válvulas cardíacas, sobre todo en el lado izquierdo del corazón. Algunos estudios indican que esta enfermedad podría ser el primer paso en el desarrollo de la endocarditis bacteriana, y que las lesiones valvulares provocan embolismo arterial periférico que ocasiona la muerte.

endocarditis valvular (valvular endocarditis), inflamación crónica del endocardio en la que las válvulas están estenosadas o son insuficientes.

endocarditis vegetante (vegetative endocarditis), forma subaguda de endocarditis bacteriana que se caracteriza por la presencia de vegetaciones en las válvulas cardíacas. Las vegetaciones pueden producir ulceraciones y perforaciones de las cúspides valvulares.

endocarditis verrugosa (verrucous endocarditis), carditis caracterizada por el desarrollo de masas verrugosas en las válvulas del corazón.

endocervical (endocervical), perteneciente o relativo al interior del cérvix y del útero.

endocervicitis (endocervicitis), trastorno caracterizado por la inflamación del epitelio y de las glándulas del conducto endocervical.

endocérvix (endocervix), **1.** membrana que limita el conducto del cérvix uterino. **2.** orificio del cérvix en la cavidad del útero.

E

endocitosis (endocytosis), captación de material del entorno por parte de una célula mediante invaginación de su membrana plasmática, que se puede realizar mediante fagocitosis o pinocitosis.

endocondral (endochondral), relativo a algo situado en el interior del cartílago.

endocrino (endocrine), perteneciente o relativo a un proceso en el que un grupo de células secretan hacia la circulación sanguínea o linfática una sustancia (p. ej., una hormona) que tiene efectos específicos sobre los tejidos de otras partes del cuerpo.

endocrinología (endocrinology), estudio de la anatomía, fisiología y patología del sistema endocrino, así como del tratamiento de las alteraciones endocrinas.

endocrinología reproductora (reproductive endocrinology), estudio del sistema hormonal femenino implicado en la reproducción, que incluye la actividad del hipotálamo, hipófisis y ovarios desde la pubertad hasta la menopausia.

endocrinólogo (endrocrinologist), médico especializado en endocrinología.

endocrinopatía (endocrinopathy), enfermedad referida a una glándula endocrina o que implica una disfunción que reduce la calidad o cantidad de su secreción o de la respuesta a la hormona.

endodérmico (endodermal), relativo a la más interna de las tres hojas embrionarias, la cubierta epitelial del aparato respiratorio, el tracto digestivo y otros tejidos.

endodermo (endoderm), (en embriología) capa celular más interna de las que se desarrollan en el disco embrionario a partir de la masa celular más interna del blastocisto. El endodermo da lugar al revestimiento de la tráquea, bronquios, pulmones, tracto gastrointestinal, hígado, páncreas, vejiga urinaria, faringe, tiroides, cavidad timpánica, amígdalas y glándulas paratiroides.

endodoncia (endodontics), rama de la odontología que se especializa en el diagnóstico y tratamiento de las enfermedades de la pulpa dental y de los tejidos que la rodean, incluyendo el tratamiento del conducto radicular.

endodoncista (endodontist), odontólogo especializado en el diagnóstico, tratamiento y prevención de los trastornos de la pulpa dentaria, la raíz del diente, los tejidos periapicales y que realiza la terapia del conducto radicular.

endoesqueleto (endoskeleton), red interna de los huesos, en la que están insertados los músculos. Compárese con el exoesqueleto.

endofítico (endophytic), perteneciente o relativo al crecimiento que tiende hacia el interior, como ocurre en los tumores endofíticos, que crecen en el interior de un determinado órgano o estructura.

endoftalmía, endoftalmitis (endophthalmitis), proceso inflamatorio del polo interno del ojo, en el que los principales síntomas son disminución de la visión, uveítis e hipopión. Los pacientes suelen referir dolor. Otros síntomas posibles son eritema y edema.

endogamia (inbreeding), producción de una descendencia por apareamiento de individuos, organismos o plantas estrechamente relacionados entre sí; la autofecundación es la forma más extrema, que normalmente se produce en vegetales y animales inferiores. Su práctica aumenta la probabilidad de que genes recesivos para determinados rasgos, favorables o no, se hagan homocigóticos y se expresen fenotípicamente.

endógeno (endogenous), **1.** que crece en el interior del organismo. **2.** que se origina en el interior del organismo o que se produce por causas internas, como la enfermedad producida por la alteración estructural o funcional de un órgano o sistema.

endointoxicación (endointoxication), intoxicación causada por una toxina producida en el cuerpo, como la que procede del tejido muerto e infectado en la gangrena.

endolinfa (endolymph), líquido del laberinto membranoso del oído interno.

endomastoiditis (endomastoiditis), infección en la cavidad y las células mastoideas.

endometrial (endometrial), **1.** perteneciente o relativo al endometrio. **2.** perteneciente o relativo a la cavidad uterina.

endometrio (endometrium), membrana mucosa que tapiza el útero, compuesta por el estrato compacto, el estrato esponjoso y el estrato basal. El ciclo menstrual produce cambios de grosor y estructura en el endometrio.

endometrioma (endometrioma), tumor o masa de tejido ectópico endometrial que no tiene función en el útero.

endometriosis (endometriosis), estado ginecológico anómalo, caracterizado por crecimiento y función ectópicos de tejido endometrial. El tejido es microscópicamente similar o idéntico al endometrio, con glándulas o estructuras glanduliformes, estroma y áreas de hemorragia. Se pueden encontrar fragmentos de endometrio en la pared del útero o sobre su superficie, en las trompas, los ovarios, el rectosigma o el peritoneo pélvico o sobre ellos; a veces, en áreas extrapélvicas remotas.

endometriosis de implantación (implantation endometriosis), tejido endometrial ectópico encontrado en la cavidad peritoneal.

endometriosis metastásica (metastatic endometriosis), lesiones extraperitoneales que parecen metástasis de un carcinoma.

endometriosis peritoneal (peritoneal endometriosis), tejido endometrial ectópico presente en la cavidad pélvica.

endometriosis primaria (primary endometriosis), desarrollo de tejido en las paredes musculares del útero a partir de la mucosa que lo recubre.

endometriosis trasplantada (transplantation endometriosis), tejido endometrial que se trasplanta accidentalmente a la herida de la incisión durante la cirugía pélvica.

endometritis (endometritis), proceso inflamatorio del endometrio o la decidua, con extensión a los tejidos del miometrio y el parametrio.. Suele estar causado por infección bacteriana, frecuentemente debida a gonococos o estreptococos hemolíticos. La anomalía se caracteriza por fiebre, dolor abdominal, taquicardia, exudado maloliente, sensibilidad a la presión y agrandamiento del útero. Es más frecuente después del parto o el aborto, y guarda relación con el uso de un DIU.

endometritis cervical (cervical endometritis), inflamación de la capa interna del cuello uterino.

endometritis decidual (decidual endometritis), inflamación o infección de cualquier parte de la decidua durante el embarazo.

endomiocarditis (endomyocarditis), inflamación de la capa interna del corazón.

endomorfo (endomorph), persona cuya constitución corporal se caracteriza por un rostro suave y redondeado, tronco y cintura anchas, extremidades cónicas, depósitos de grasa en todo el cuerpo y un predominio de estructuras derivadas del endodermo.

endonucleasa (endonuclease), enzima que rompe o hidroliza los enlaces fosfodiéster en una cadena de nucleótidos.

endonucleasa de restricción (restriction endonuclease), (en genética molecular) enzima que desdobla el ADN en un lugar específico. Cada una de las numerosas y diferentes endonucleasas aisladas de diversas bacterias actúa en un punto diferente.

endoparásito (endoparasite), (en parasitología médica) organismo que vive en el interior de de los órganos o tejidos del huésped, por ejemplo la tenia.

endopatía (endopathy), cualquier enfermedad que se origina en el interior de una persona.

endopeptidasa (endopeptidase), cualquier peptidasa que cataliza la rotura de los enlaces peptídicos internos de una proteína o polipéptido.
endopielotomía (endopyelotomy), técnica de incisión destinada a corregir una unión ureteropélvica estenosada cortando desde el interior mediante un instrumento insertado en un endoscopio.
endoplasma (endoplasm), porción más interna del citoplasma.
endoprótesis (endoprosthesis), dispositivo protésico instalado en el interior del organismo, como las dentaduras postizas o los marcapasos cardíacos.
endoprótesis ureteral (ureteral stent), endoprótesis que se introduce en el uréter para mantener la permeabilidad en las estenosis o para la cicatrización tras un traumatismo o cirugía.
endorfina (endorphin), cada uno de los tres grupos de opioides endógenos compuestos por numerosos aminoácidos, elaborados por la hipófisis y otras áreas cerebrales, que actúan sobre los sistemas nerviosos central y periférico para reducir el dolor. Las endorfinas conocidas son tres: alfaendorfina, betaendorfina y gammaendorfina. La betaendorfina se ha aislado en el cerebro y el tracto GI y parece ser la más potente de las tres. Las pruebas conductuales indican que la betaendorfina es un potente analgésico, tanto para humanos como para animales.
endorreduplicación (endoreduplication), replicación de los cromosomas sin división celular posterior.
endoscopia (endoscopy), visualización del interior de órganos y cavidades corporales mediante un endoscopio.
endoscopia virtual (virtual endoscopy), técnica de imagen en la que unos cortes transversales obtenidos mediante TC o RM se procesan en un ordenador para reconstruir una imagen tridimensional similar a la vista a través del endoscopio.
endoscopio (endoscope), instrumento óptico iluminado, que sirve para visualizar el interior de una cavidad u órgano corporal. Aunque el endoscopio se suele introducir a través de un orificio natural del organismo, también se puede introducir a través de una incisión. Entre los instrumentos de este tipo destinados a visualizar áreas específicas del organismo se cuentan el broncoscopio, el cistoscopio, el gastroscopio, el laparoscopio, el otoscopio y el vaginoscopio.
endotelial (endothelial), relativo o que semeja al endotelio.
endotelina (ET) (endothelin [ET]), cualquiera de un grupo de péptidos vasoconstrictores producidos por las células endoteliales. Las tres endotelinas conocidas, designadas como ET-1, ET-2 y ET-3, están químicamente relacionadas con el veneno de la víbora. La ET-1 es el compuesto vasoconstrictor más potente descubierto hasta ahora, siendo 10 veces más potente que la angiotensina II de la que antes se creía que era el vasoconstrictor más potente.
endotelio (endothelium), capa de células epiteliales escamosas que tapiza el corazón, los vasos sanguíneos y linfáticos y las cavidades serosas del organismo.
endotelio glomerular (glomerular endothelium), nombre alternativo para toda la capa visceral del riñón.
endotelio vascular (vascular endothelium), endotelio que recubre los vasos.
endotoxina (endotoxin), toxina presente en las paredes celulares de algunos microorganismos, especialmente en las bacterias gramnegativas, que se libera cuando la bacteria muere y sus componentes se liberan en el organismo.
endotraqueal (endotracheal), dentro de o que atraviesa la tráquea.
endovasculitis (endovasculitis), inflamación de la túnica íntima de un vaso sanguíneo.
endoxina (endoxin), análogo endógeno de la digoxina que existe de forma natural en el ser humano. Es una hormona que podría regular la excreción de la sal.
endulzador no nutritivo (nonnutritive sweetener), aditivo químico, como la sacarina, el aspartamo o el acesulfamo, que da un sabor dulce a los alimentos sin aportar muchas calorías. El sustitutivo del azúcar, o bien no es metabolizado o bien es tan intensamente dulce que el número de calorías se puede ignorar.
endurecimiento (hardening), procedimiento para dotar de firmeza a un tejido para que pueda cortarse más fácilmente con el objetivo de analizarlo al microscopio.
endurecimiento del haz (beam hardening), proceso del aumento del nivel de energía del espectro del haz de rayos X filtrando los fotones de baja energía.
enema (enema), introducción de una solución en el recto con fines de limpieza o terapéutico.
enema alto (high enema), enema que se aplica en el colon a través de un catéter largo.
enema anterógrado colónico (antegrade colonic enema), creación de un estoma continente en el colon derecho a través del cual se puede realizar la infusión de un líquido de irrigación. Se emplea en el tratamiento de los trastornos crónicos de la evacuación.
enema de bario (barium enema), infusión rectal de sulfato de bario, un medio de contraste radiopaco que permanece en las porciones inferiores del tubo digestivo durante los estudios radiográficos para el diagnós-

tico de obstrucción, tumores u otras alteraciones.

enema de bario con doble contraste (double-contrast barium enema), enema de bario radiopaco seguido de evacuación e inyección de aire. Su objetivo es el de poder mostrar radiológicamente con detalle el revestimiento mucoso del intestino grueso.

enema de hidrocortisona (hydrocortisone enema), solución acuosa de hidrocortisona que se administra por vía rectal como antiinflamatorio para el tratamiento de la colitis ulcerosa.

enema de limpieza (cleansing enema), enema, habitualmente de espuma de jabón, que se aplica para extraer la materia fecal del colon.

enema de retención (retention enema), enema nutritivo o medicinal elaborado especialmente para que permanezca en el intestino sin estimular las terminaciones nerviosas, lo que normalmente produciría una evacuación.

enema jabonoso (soapsuds enema [SSE]), enema de evacuación que se elabora mezclando 30 cc de jabón suave en un litro de agua caliente y que se administra a 38 °C.

enema lubricante (lubricating enema), enema que se usa para lubricar el canal anal, generalmente tras cirugía por hemorroides, para prevenir el impacto fecal. Se puede elaborar con aceite de oliva caliente.

enema medicado (medicated enema), medicación administrada mediante un enema. Normalmente se utiliza en el preoperatorio de pacientes que se van a someter a cirugía intestinal.

enema nutricional (nutrient enema), introducción de solución glucosada o salina en el cuerpo por vía rectal.

enema oleoso de retención (oil retention enema), enema que contiene de 200 a 250 ml de una solución oleosa que se administra para ablandar una masa fecal.

enema salino (saline enema), enema de solución salina. Los enemas de suero salino hipertónico se utilizan para tratar las infestaciones por lombrices, al favorecer el peristaltismo y la evacuación. El enema salino normal se prepara disolviendo una cucharada pequeña de sal por cada 0,5 l de agua, se introduce lentamente y se retiene el mayor tiempo posible para tratar el shock o reponer los líquidos perdidos.

energía (energy), capacidad para realizar un trabajo o una actividad vigorosa. La energía puede adoptar la forma de calor, luz, movimiento, sonido o radiación. La energía humana se suele expresar como contracción muscular y como producción de calor. La energía química hace referencia a la energía que se libera en una reacción química, como la producida en el metabolismo de los alimentos.

energía cinética (EC) (kinetic energy [KE]), energía que posee un objeto en virtud de su movimiento. La energía cinética se expresa con la fórmula $EC = (1/2)\ mv^2$, donde *m* representa la masa del objeto y *v* su velocidad.

energía de activación (activation energy), energía requerida para convertir los reactantes en formas activas o en estados intermedios que de forma espontánea se transformen en productos.

energía de enlace (binding energy), **1.** cantidad de energía necesaria para extraer una partícula de la órbita o del núcleo de un átomo. **2.** energía liberada a medida que se forma el núcleo a partir de los nucleones.

energía de ionización (ionizing energy), energía media que se pierde por radiación ionizante al producirse un par iónico en un gas.

energía latente (latent energy), energía que posee un cuerpo por su propia posición en el espacio, su estructura interna y las fuerzas que se ejercen sobre él.

energía ligada al fosfato (phosphate-bond energy), energía de Gibbs necesaria para la hidrólisis de un compuesto de fosfato; es una medida del poder relativo de fosforilización.

energía potencial (potential energy), energía contenida en un cuerpo por su posición en el espacio, estructura interna y fuerzas ejercidas sobre él.

energía psicomotora (psychomotor energy), resultado de enfermería recogido en la Nursing Outcomes Classification (NOC). Se define como el impulso y la energía necesarios para mantener las actividades de la vida diaria, la nutrición y la seguridad personal.

energía psíquica (psychic energy), energía mental que se utiliza para funciones psicológicas como pensar, percibir y recordar.

energía radiante (radiant energy), energía emitida por la radiación electromagnética, como las ondas de radio, la luz visible, los rayos X y los rayos gamma.

enervación (enervation), **1.** reducción o pérdida de la energía nerviosa; debilidad, laxitud, languidez. **2.** extracción de un nervio completo o de una parte del mismo.

ENET (TENS), siglas de **estimulación nerviosa eléctrica transcutánea.**

enfermedad (disease), **1.** estado anómalo de la función vital de cualquier estructura, parte o sistema del organismo. **2.** proceso o malestar específico caracterizado por un conjunto reconocible de signos y síntomas, atribuible a herencia, infección, dieta o entorno.

enfermedad adrenal macronodular (macronodular adrenal disease), forma de síndrome de Cushing caracterizada por glándulas suprarrenales de tamaño masivo.

enfermedad adrenal micronodular (micronodular adrenal disease), forma rara del síndrome de Cushing causada por pequeños adenomas bilaterales múltiples pigmentados autónomos secretores de cortisol independientes de la hormona adrenocorticotrópica.

enfermedad aguda (acute disease), enfermedad que se caracteriza por una instauración relativamente repentina de los síntomas, que suelen ser intensos. El episodio de enfermedad aguda evoluciona a la recuperación hasta un estado de salud y actividad comparable al que presentaba el paciente antes de la enfermedad, o bien deja paso a una fase crónica, o bien conduce a la muerte.

enfermedad ampollosa (bullous disease), cualquier enfermedad caracterizada por la erupción de vesículas llenas de líquido, o ampollas, en la piel o las mucosas.

enfermedad arterial periférica (peripheral arterial disease [PAD]), forma sistémica de aterosclerosis que produce síntomas en los sistemas vasculares cardíaco, cerebral y renal. El flujo sanguíneo está restringido por una acumulación intraarterial de depósitos blandos de lípidos y fibrina que se endurecen con el tiempo, especialmente en las curvas o bifurcaciones de las paredes arteriales. Los pacientes no suelen darse cuenta de los cambios hasta que el diámetro de la luz arterial se ha reducido a la mitad. Los signos tempranos son dos tipos reproducibles de dolor, la claudicación intermitente y el dolor isquémico en reposo.

enfermedad articular neuropática (neuropathic joint disease), enfermedad degenerativa crónica progresiva de una o más articulaciones, caracterizada por tumefacción, inestabilidad de la articulación, hemorragia, calor y cambios atróficos e hipertróficos del hueso. La enfermedad es el resultado de un proceso neurológico subyacente, como la tabes dorsal de la sífilis, neuropatía diabética, lepra o ausencia congénita o depresión de la sensibilidad dolorosa.

enfermedad autoinmune (autoimmune disease), una de un gran grupo de enfermedades caracterizadas por alteración del sistema inmune del organismo que se traduce en la formación de anticuerpos frente a las células del propio organismo. Estas reacciones pueden afectar a casi todas las células y tejidos y causar una serie de enfermedades. Algunas enfermedades autoinmunes son específicas de un tejido, pero otras afectan a múltiples órganos y sistemas. Muchas de las enfermedades autoinmunes se caracterizan por períodos de crisis intercalados con períodos de remisión.

enfermedad autoinmune de la membrana glomerular basal (anti-GBM disease), enfermedad autoinmunitaria infrecuente que afecta al pulmón y el riñón en la que se produce una lesión de la membrana glomerular basal debida a una reacción antígeno-anticuerpo. El riñón en sí se convierte en el objetivo antigénico en esta reacción.

enfermedad autolimitada (self-limited disease), enfermedad cuya duración está restringida por su propio patrón de características y no por otras influencias.

enfermedad Batten (Batten disease), cualquiera o todos los trastornos que se incluyen dentro de las lipofuscinosis ceroideas neuronales.

enfermedad bullosa lineal por IgA (linear IgA bullous disease), trastorno caracterizado por depósitos lineales de inmunoglobulina A que se une al área de la lámina translúcida. Son frecuentes las bullas a tensión, y las vesículas suelen aparecer en cara, muslos, pies y flexuras.

enfermedad calculosa (stone disease), urolitiasis que puede tener complicaciones cuando se desarrolla uropatía obstructiva o infección.

enfermedad cardiovascular (cardiovascular disease), cualquiera de los numerosos trastornos caracterizados por una disfunción cardíaca y de los vasos sanguíneos. En EE. UU. la enfermedad cardiovascular es la principal causa de muerte.

enfermedad carencial (deficiency disease), proceso resultante de la falta de uno o más nutrientes esenciales de la dieta, por disfunción metabólica, alteración de la digestión o absorción o aumento de los requerimientos biológicos.

enfermedad catabólica (catabolic illness), trastorno caracterizado por pérdida de peso y reducción de masa muscular y grasa corporal. Las causas subyacentes comprenden infección, lesión, insuficiencia de sistemas orgánicos, quimioterapia y diabetes no controlada, en particular tipo I.

enfermedad catastrófica (catastrophic illness), toda enfermedad que requiere hospitalización prolongada, tratamientos exageradamente caros o cualquier otro tipo de asistencia que acabaría con los recursos económicos de una familia, a menos que esté cubierta por un seguro médico especial.

enfermedad celíaca (celiac disease), error congénito del metabolismo caracterizado por la incapacidad para hidrolizar los péptidos del gluten. La enfermedad afecta a adultos y niños pequeños, y sus síntomas son distensión abdominal, vómitos, diarrea, pérdida de masa muscular y letargia extrema. Son un signo característico las heces pálidas, malolientes, que flotan en el agua debido a su alto contenido en grasa.

enfermedad ciclotímica (cyclothymic disorder), trastorno del estado de ánimo, en el cual la característica esencial es una alteración crónica de éste, de dos años de duración, como mínimo, con numerosos períodos de depresión e hipomanía, pero cuya gravedad y duración no satisfacen los criterios de un verdadero episodio depresivo o maníaco.

enfermedad clínica (clinical disease), fase de la historia natural de una enfermedad que comienza con cambios anatómicos y fisiológicos que son suficientes para generar signos y síntomas reconocibles como propios de una enfermedad.

enfermedad conformacional (conformational disease), término genérico para una serie de afecciones, como la enfermedad de Alzheimer y la enfermedad de Pick, causadas por una mutación en la estructura de proteínas específicas, que determina la agregación y el depósito de proteínas anómalas.

enfermedad constitucional (constitutional disease), cualquier enfermedad asociada a las condiciones físicas innatas del paciente, como en la sensibilidad hereditaria.

enfermedad coronaria (EC) (coronary artery disease), trastorno que puede afectar a las arterias del corazón y producir varios efectos patológicos, especialmente reducción del flujo de oxígeno y nutrientes, al miocardio. La forma más frecuente de enfermedad coronaria es la aterosclerosis coronaria, que en la actualidad es la primera causa de muerte en el mundo occidental. La angina de pecho, el síntoma clásico de la enfermedad coronaria, es el resultado de la isquemia miocárdica.

enfermedad crónica (chronic disease), enfermedad que persiste durante un período prolongado de tiempo. Los síntomas de una enfermedad crónica son generalmente menos intensos que los de la fase aguda de la misma enfermedad.

enfermedad crónica de las montañas (chronic mountain sickness), forma de mal de altura en la cual el aumento de la producción de hematíes da lugar a policitemia. En ocasiones, algunos síntomas de esta enfermedad, como cefaleas, debilidad y dolores en las extremidades, se presentan en los autóctonos de la alta montaña, así como también en personas aclimatadas a vivir a grandes altitudes.

enfermedad de Addison (Addison's disease), [Thomas Addison, médico inglés, 1793-1860], trastorno que pone en peligro la vida del paciente causado por insuficiencia parcial o total de la corteza suprarrenal que se debe, frecuentemente, a procesos autoinmunes, infección (especialmente tuberculosis o infecciones por hongos), neoplasias o hemorragia en la glándula. Ninguna de las tres funciones normales de la corteza suprarrenal (glucocorticoide, mineralcorticoide y androgénica) está presente en esta enfermedad. La enfermedad se caracteriza por aumento de la pigmentación bronceada de la piel y las mucosas, debilidad, disminución de la resistencia, anorexia, deshidratación, adelgazamiento, trastornos digestivos, ansia por consumir sal, ansiedad, depresión y otros trastornos emocionales y una menor tolerancia al estrés físico y emocional. La aparición suele ser gradual, en semanas o meses. Las pruebas de laboratorio muestran una concentración anormalmente baja de sodio y glucosa, un aumento de las concentraciones de potasio sérico y una reducción de la excreción urinaria de algunos esteroides.

enfermedad de Albers-Schönberg (Albers-Schönberg disease), [Heinrich E. Albers-Schönberg, radiólogo y cirujano alemán, 1865-1921], forma de osteopetrosis caracterizada por la aparición de calcificaciones óseas de aspecto marmóreo, que determinan fracturas espontáneas.

enfermedad de Albert (Albert's disease), [Eduard Albert, cirujano austríaco, 1841-1900], inflamación de la bolsa tendinosa que se halla entre el tendón de Aquiles y el hueso calcáneo. Se produce sobre todo como consecuencia de traumatismos, aunque también se puede relacionar con el uso de calzado mal ajustado, el aumento de la tensión sobre el tendón o la artritis reumatoide.

enfermedad de Alexander (Alexander's disease), [W. Stewart Alexander, anatomopatólogo inglés, siglo xx], forma infantil de leucodistrofia caracterizada por la presencia de agregados de material eosinofílico en la superficie del cerebro y alrededor de los vasos sanguíneos cerebrales, lo que se traduce en un aumento del tamaño del cerebro.

enfermedad de Alzheimer (EA) (Alzheimer's disease [AD]), [Alois Alzheimer, neurólogo alemán, 1864-1915], trastorno caracterizado por un deterioro mental progresivo, asociado a menudo a confusión, pérdida de memoria, desorientación, nerviosismo, agnosia, alteraciones del habla, incapacidad para llevar a cabo movimientos voluntarios y alucinaciones. El paciente puede volverse hipomaníaco, rehusar los alimentos y perder el control de los esfínteres sin que tenga un deterioro focal. En ocasiones, la enfermedad comienza en la edad media de la vida con ligeras alteraciones de la memoria y del comportamiento, pero los síntomas empeoran de gran manera al tener una edad superior a los 70 años.

enfermedad de Andersen (Andersen's disease), [Dorothy Hansine Andersen, pediatra y anatomopatóloga norteamericana, 1901-1963], enfermedad infrecuente por depósito de glucógeno, caracterizada por una deficiencia genética de la enzima ramificante (alfa-1:4, alfa 1:6 transglucosidasa), que determina la acumulación de glucógeno anómalo con cadenas internas y externas largas en los tejidos. Los niños con esta enfermedad son normales en el nacimiento, pero manifiestan pronto un retraso en el desarrollo, con hepatomegalia, esplenomegalia e hipotonía muscular, asociados con la aparición progresiva de cirrosis hepática e insuficiencia cardíaca, de mecanismo desconocido. El diagnóstico se establece mediante determinaciones enzimáticas en los leucocitos y los fibroblastos. No hay tratamiento específico para la enfermedad, que causa generalmente la muerte en los primeros años de vida.

enfermedad de Batten (Batten's disease), [Frederick E. Batten, neurooftalmólogo inglés, 1865-1918], encefalopatía progresiva de los niños con alteraciones del metabolismo de los ácidos grasos poliinsaturados. Se presenta entre los 5 y los 10 años de edad, con la aparición de ceguera repentina y deterioro mental progresivo. Llamada también enfermedad de Vogt-Spielmeyer.

enfermedad de Behçet (Behçet's disease), [Hulusi Behçet, dermatólogo turco, 1889-1948], enfermedad inflamatoria crónica multisistémica grave de causa desconocida, que afecta en la mayoría de los casos a varones jóvenes y que se caracteriza por uveítis grave y vasculitis de la retina. Otros signos son atrofia óptica y lesiones aftosas en la boca y los genitales, lo que sugiere una vasculitis difusa.

enfermedad de Berger (Berger's disease), [Jean Berger, urólogo francés, siglo XX], enfermedad renal caracterizada por episodios recurrentes de hematuria macroscópica, proteinuria y depósitos granulares de IgA del mesangio glomerular. Esta enfermedad generalmente se inicia en los niños o adultos jóvenes, y los varones se afectan dos veces más frecuentemente que las mujeres.

enfermedad de Binswanger (Binswanger's disease), [Otto Binswanger, neurólogo alemán, 1852-1929], demencia degenerativa de inicio presenil causada por el adelgazamiento de la materia blanca subcortical. Se asocia a múltiples ictus subcorticales.

enfermedad de Bowen (Bowen's disease), [John T. Bowen, dermatólogo estadounidense, 1857–1941], forma de carcinoma intraepidérmico (células escamosas). Se caracteriza por la formación de costras pardo-rojizas descamativas que se asemejan a las placas de la psoriasis o las dermatitis.

enfermedad de Brill-Zinsser (Brill-Zinsser disease), [Nathan E. Brill, médico estadounidense, 1860-1925; Hans Zinsser, bacteriólogo estadounidense, 1878-1940], forma leve de tifus que se recidiva en una persona que parece haberse curado completamente de un episodio grave de la enfermedad. Algunas rickettsias permanecen en el cuerpo cuando ceden los síntomas de la enfermedad, y son las responsables de la recurrencia de los mismos.

enfermedad de cambios mínimos (minimal change disease), enfermedad renal causada por cambios inaparentes de la función renal, como la albuminuria y la presencia de gotitas lipídicas en los túbulos proximales. Afecta principalmente a niños pequeños, pero también ocurre en adultos con síndrome nefrótico idiopático. Puede evolucionar o no a glomerulonefritis.

enfermedad de Camurati-Engelmann (Camurati-Engelmann disease), [Mario Camurati, médico italiano, 1896-1948; Guido Engelmann, cirujano checo, siglo XX], trastorno hereditario del desarrollo óseo durante la infancia que se manifiesta por dolor muscular, debilidad y pérdida de masa muscular, principalmente en las piernas. Los síntomas varían de unos individuos a otros de leves a discapacitantes. En algunos casos puede existir compresión del tejido nervioso. Por lo general, los síntomas disminuyen durante la primera etapa de la edad adulta.

enfermedad de Castleman (Castleman's disease), [Benjamin Castleman, anatomopatólogo estadounidense, 1906-1982], trastorno similar al linfoma pero sin células malignas reconocibles; caracterizado por masas aisladas de tejido linfoide e hiperplasia de ganglios linfáticos, por lo general en el área abdominal o mediastínica. La enfermedad puede ser benigna o premaligna y solaparse con enfermedades autoinmunes.

enfermedad de células con inclusiones (I cell disease, inclusion cell disease), forma de enfermedad lisosómica caracterizada por deterioro mental progresivo, cardiopatía e insuficiencia respiratoria en los primeros 10 años de vida. Algunas enzimas lisosómicas están ausentes y los fibroblastos presentan numerosas inclusiones irregulares.

enfermedad de Cori (Cori's disease), [Carl F. Cori, 1896-1984; Gerty T. Cori, 1896-1957; bioquímicos estadounidenses], tipo poco frecuente de enfermedad por depósito de glucógeno, en la que la ausencia de una enzima produce depósitos anormalmente elevados de glucógeno en el hígado, músculos esqueléticos y corazón. Los signos son hepatomegalia, hipoglucemia, acidosis y, ocasionalmente, retraso del crecimiento.

enfermedad de Cowden (Cowden's disease), [Cowden, apellido del primer caso registrado], trastorno autosómico dominante caracterizado por hipertricosis, fibromatosis gingival, pápulas faciales, hemangiomas y aumento de tamaño de la mama fibroadenomatosa pospuberal.

enfermedad de Creutzfeldt-Jakob (Creutzfeldt-Jakob disease), [Hans G. Creutzfeldt, neurólogo alemán, 1885-1964; Alfons M. Jakob, neurólogo alemán, 1884-1931], encefalopatía mortal poco frecuente producida por partículas priónicas infecciosas. Los síntoma son demencia progresiva, disartria, pérdida de masa muscular y movimientos involuntarios diversos, como mioclonías y atetosis.

enfermedad de Crohn (Crohn's disease), [Burrill B. Crohn, médico estadounidense, 1884-1983], enfermedad intestinal inflamatoria crónica de origen desconocido que generalmente afecta al íleon, al colon o a otras partes del tracto GI. Los segmentos afectados pueden estar separados por segmentos intestinales normales, lo que da las características lesiones «a saltos».

enfermedad de Crouzon (Crouzon's disease), [Octave Crouzon, neurólogo francés, 1874-1938], enfermedad familiar caracterizada por malformación del cráneo y diversas alteraciones oculares, como exoftalmos, estrabismo divergente y atrofia óptica.

enfermedad de Cushing (Cushing's disease), [Harvey W. Cushing, cirujano americano, 1869-1939], trastorno metabólico caracterizado por una secreción excesiva de esteroides suprarrenales, con aumento de cortisol, producida por un aumento de la secreción hipofisaria de hormona adrenocorticotropa. El exceso de hormonas suprarrenales produce una acumulación de grasa en el abdomen, el tórax, la nuca y la cara, y edema, hiperglucemia, aumento de la gluconeogénesis, debilidad muscular, estrías cutáneas rojo-vinosas, descenso de la inmunidad frente a infecciones, osteoporosis con posibilidad de fracturas óseas, acné e hirsutismo facial en mujeres.

enfermedad de Chagas (Chagas disease), [Carlos Chagas, médico brasileño, 1879-1934], enfermedad parasitaria causada por el protozoo *Trypanosoma cruzi,* transmitida al hombre a través de la picadura de insectos hematófagos redúvidos (triatominos). El signo más reconocible de infección aguda, que es frecuente en niños e inhabitual en adultos, es la inflamación del párpado en el lado próximo a la picadura del insecto, en lo que se conoce como signo de Romaña. La forma aguda se caracteriza, además, por una lesión en la zona de la picadura, fiebre, debilidad, esplenomegalia y ganglios linfáticos aumentados de tamaño, edema de la cara y las piernas y taquicardia. Esta forma remite en el plazo de 4 meses a no ser que se registren complicaciones, tales como encefalitis. La forma crónica puede manifestarse por miocardiopatía o dilatación del esófago o el colon.

enfermedad de Charcot-Marie-Tooth (Charcot-Marie-Tooth disease), [Jean M. Charcot, neurólogo francés, 1825-1893; Pierre Marie, neurólogo francés, 1853-1940; Howard H. Tooth, neurólogo inglés, 1856-1925], trastorno hereditario progresivo caracterizado por degeneración de la musculatura peronea, lo que produce pie zambo, pie equino y ataxia. También se producen debilidad progresiva en los brazos y atrofia de los músculos distales.

enfermedad de Christian-Weber (Christian-Weber disease), [Henry A. Christian, médico estadounidense, 1876-1951; Frederick Parkes Weber, médico inglés, 1863-1962], forma infrecuente de paniculitis caracterizada por formaciones nodulares en los tejidos subcutáneos y fiebre recurrente intermitente prolongada.

enfermedad de declaración obligatoria (notifiable diseases), enfermedad que debe comunicarse al departamento sanitario estatal y territorial, que también determina la forma y el momento en que debe comunicarse.

enfermedad de Déjérine-Sottas (Déjérine-Sottas disease), [Joseph J. Déjérine, neurólogo francés, 1849-1917; Jules Sottas, neurólogo francés, 1866-1943], trastorno espinocerebeloso congénito poco frecuente, caracterizado por el desarrollo de engrosamientos palpables sobre los nervios periféricos, degeneración del sistema nervioso periférico, dolor, parestesias, ataxia, sensibilidad disminuida y reflejos tendinosos profundos.

enfermedad de Dercum (Dercum's disease), [Francis X. Dercum, neurólogo estadounidense, 1856-1931], trastorno potencialmente mortal caracterizado por tumefacciones grasas y lesiones nerviosas localizadas. La enfermedad afecta principalmente a las mujeres posmenopáusicas.

enfermedad de Devic (Devic's disease), [Eugene Devic, médico francés, 1869-1930], desmielinización combinada del nervio óptico y la médula espinal, aunque por lo general no simultánea clínicamente; caracterizada por disminución de visión y a veces ceguera, parálisis fláccida de las extremidades y alteraciones sensitivas y genitourinarias.

enfermedad de Duchenne (Duchenne's disease), [Guillaume B. A. Duchenne, neurólogo francés, 1806-1875], serie de tres procesos neurológicos diferentes: **atrofia muscular espinal, parálisis bulbar** y **tabes dorsal.**

enfermedad de Duchenne-Aran (Duchenne-Aran disease), [Guillaume B. A.

Duchenne, neurólogo francés, 1806-1875, François Aran, médico francés, 1817-1861] atrofia muscular producida por la degeneración de las células del asta anterior de la médula espinal, que afecta primordialmente a las extremidades superiores. Se produce pérdida de masa muscular crónica y debilidad, pimero en las manos y después progresivamente en brazos y hombros, para alcanzar finalmente las piernas y otras zonas del cuerpo.

enfermedad de Eales (Eales' disease), [Henry Eales, médico británico, 1852-1913], trastorno caracterizado por hemorragias de repetición en la retina y en el vítreo, que afecta sobre todo a varones en la segunda y tercera décadas de la vida.

enfermedad de Edsall (Edsall's disease), [David L. Edsall, médico norteamericano, 1869-1945], calambre que aparece tras una exposición excesiva al calor.

enfermedad de Farber, lipogranulomatosis de Farber (Farber's disease, Farber's lipogranulomatosis), [Sidney Farber, pediatra estadounidense, 1903-1973], enfermedad por depósito lisosómico del metabolismo de la ceramida resultado de un defecto en ceramidasa, caracterizada por ronquera, afonía, dermatitis descamativa marronácea que comienza aproximadamente a los 3 meses de edad, infiltración espumosa de las células de los huesos y articulaciones que causan deformidades, reacción granulomatosa de los ganglios linfáticos, corazón, pulmones y riñones y retraso psicomotor.

enfermedad de Fordyce (Fordyce disease), presencia de glándulas sebáceas de gran tamaño en las mucosas labial, oral, gingival y genital. Es un proceso frecuente que puede ser asintomático.

enfermedad de Fordyce-Fox (Fordyce-Fox disease), trastorno de las glándulas apocrinas que produce síntomas similares a los de la miliaria.

enfermedad de Forestier (Forestier's disease), [Jacques Forestier, neurólogo francés, siglo XX], hiperostosis de la parte anterolateral de la columna vertebral, especialmente en la región torácica.

enfermedad de Fox-Fordyce (Fox-Fordyce disease), [G. H. Fox, dermatólogo estadounidense, 1846-1937; John Addison Fordyce, dermatólogo estadounidense, 1858-1925], enfermedad cutánea crónica caracterizada por una erupción papulosa pequeña y otras alteraciones de las glándulas apocrinas de la piel, con áreas de alopecia, especialmente en axilas y pubis, causadas por obstrucción y ruptura de la parte intraepidérmica de los conductos de las glándulas.

enfermedad de Gaucher (Gaucher disease), [Phillipe C. E. Gaucher, médico francés, 1854-1918], trastorno familiar autosómico recesivo raro del metabolismo de las grasas, producido por una deficiencia enzimática, caracterizado por una hiperplasia extensa de las células reticulares del hígado, bazo, nódulos linfáticos y médula ósea.

enfermedad de Gorham (Gorham's disease), [Lemuel Whittington Gorham, médico estadounidense, 1885-1968], reabsorción gradual, pero a menudo completa, de un hueso o grupo de huesos, que puede asociarse a hemangiomas múltiples. Suele aparecer en niños o adultos jóvenes.

enfermedad de Graves (Graves' disease), [Robert J. Graves, médico irlandés, 1796-1853], trastorno autoinmunitario caracterizado por un marcado hipertiroidismo, normalmente asociado a una glándula tiroides aumentada de tamaño y exoftalmos (protrusión anómala del globo ocular). Los signos típicos son el nerviosismo, temblor fino de las manos, pérdida de peso, disnea, cansancio, palpitaciones, intolerancia al calor, aumento del metabolismo y de la motilidad GI. Puede existir un aumento del tamaño del timo, hiperplasia generalizada de los nódulos linfáticos, visión borrosa o doble, edema local, arritmias auriculares y osteoporosis.

enfermedad de Greenfield (Greenfield's disease), [Joseph G. Greenfield, patólogo británico, 1884-1958], trastorno de la sustancia blanca cerebral caracterizado por la acumulación de esfingolípidos tanto en el tejido parenquimatoso como en el de sostén y por una desmielinización difusa.

enfermedad de Günther (Günther's disease), [Hans Günther, médico alemán, 1884-1956], trastorno congénito poco frecuente del metabolismo de las porfirinas que se asocia con lesiones cutáneas inducidas por los rayos solares.

enfermedad de Hand (Hand's disease), trastorno idiopático raro en el que se acumulan lípidos en el organismo. Se manifiesta por la presencia de granulomas histiocíticos en los huesos.

enfermedad de Hanot (Hanot's disease), [Victor C. Hanot, médico francés, 1844-1896], cirrosis biliar primaria.

enfermedad de Hartnup (Hartnup's disease), [Hartnup, apellido de los primeros pacientes diagnosticados en Inglaterra, 1956], alteración metabólica genética autosómica recesiva caracterizada por lesiones cutáneas similares a la pelagra, ataxia cerebelosa transitoria e hiperaminoaciduria. Se debe a defectos de la absorción intestinal y la reabsorción renal de aminoácidos neutros.

enfermedad de Hashimoto (Hashimoto's disease), [Hakaru Hashimoto, cirujano japonés, 1881-1934], enfermedad tiroidea autoinmunitaria progresiva caracterizada por la producción de anticuerpos en respuesta a antígenos tiroideos y por la sustitución de las estructuras normales tiroideas por linfocitos y centros germinales linfoides. El tiroides, típicamente aumentado de tamaño, amarillo pálido y grumoso en su superficie, muestra infiltración linfocítica densa y el tejido tiroideo restante contiene frecuentemente pequeños folículos vacíos. El bocio habitualmente es asintomático, pero en ocasiones el paciente se queja de disfagia y de presión local. El timo está generalmente aumentado de tamaño y los nódulos linfáticos regionales muestran a menudo hiperplasia.

enfermedad de Hers (Hers' disease) [H. G. Hers, fisiólogo belga del siglo XX], alteración metabólica infrecuente del almacenamiento de glucógeno en la que existe una deficiencia de glucógeno fosforilasa. Se caracteriza por hepatomegalia y por la acumulación de grandes cantidades de esta sustancia en el hígado como resultado de su incapacidad de metabolizarla.

enfermedad de Hippel (Hippel's disease), [Eugen von Hippel, oftalmólogo alemán, 1867-1939], enfermedad familiar que se caracteriza por hemangioblastomas hereditarios, sobre todo en la retina. Fue descrita por primera vez por Hippel.

enfermedad de Hirschsprung (Hirschsprung's disease), [Harald Hirschsprung, médico danés, 1830-1916], ausencia congénita de ganglios autónomos en la capa de músculo liso de la parte distal del colon, produciéndose un peristaltismo escaso o ausente en el segmento de colon afectado, acumulación de heces y dilatación intestinal (megacolon). Entre los síntomas se incluyen los vómitos intermitentes, la diarrea y el estreñimiento. El abdomen se puede distender hasta varias veces su tamaño normal. El trastorno se suele diagnosticar en la etapa de lactancia, pero puede que no se identifique hasta mucho después en la infancia.

enfermedad de Hodgkin (Hodgkin's disease), [Thomas Hodgkin, médico inglés, 1798-1866], trastorno maligno caracterizado por el aumento de tamaño indoloro y progresivo del tejido linfático, habitualmente observado por primera vez en los nódulos linfáticos cervicales, con esplenomegalia y la presencia de células de Reed-Sternberg, macrófagos grandes y atípicos con núcleos múltiples o polilobulados y nucléolos prominentes. Los síntomas son anorexia, pérdida de peso, prurito generalizado, febrícula, sudoraciones nocturnas, anemia y leucocitosis.

enfermedad de Hodgson (Hodgson's disease), [Joseph Hodgson, médico inglés, 1788-1869], dilatación aneurismática de la aorta.

enfermedad de Huntington (Huntington's disease), [George S. Huntington, médico norteamericano, 1851-1916], trastorno hereditario anómalo poco frecuente caracterizado por corea crónico progresivo y deterioro mental que acaba en demencia. La persona afectada por esta patología normalmente presenta los primeros signos en la cuarta década de la vida y muere en los 15 años siguientes.

enfermedad de inmunodeficiencia combinada grave (EICG) (severe combined immunodeficiency disease [SCID]), trastorno caracterizado por ausencia completa, o déficit marcado, de células B y células T, con la consiguiente carencia de inmunidad humoral e inmunidad mediada por células. Esta enfermedad se produce como un trastorno recesivo ligado al cromosoma X sólo en varones, y como una enfermedad autosómica recesiva que afecta tanto a varones como a mujeres. El resultado de ello es una notable sensibilidad a las infecciones, y habitualmente es mortal. Los niños con EICG no crecen y tienen diversas complicaciones como sepsis, diarrea acuosa, infecciones pulmonares persistentes e infecciones víricas que suelen ser mortales. Algunos de los síntomas más obvios una vez que el niño ha consumido la mayoría de las reservas de inmunoglobulinas maternas son cianosis, taquipnea y ruidos respiratorios normales con imágenes anormales en la radiografía de tórax. La mayoría de estos niños fallecen a causa de una infección grave en el año siguiente al nacimiento. El único tratamiento disponible satisfactorio para corregir la inmunodeficiencia es el trasplante de médula ósea histocompatible que, no obstante, puede causar enfermedad injerto contra huésped, aumentando el riesgo de infección y consecuencias letales.

enfermedad de Islandia (Iceland disease), grupo de síntomas asociados al efecto de una infección viral del sistema nervioso que presenta dolor y debilidad muscular, depresión y alteraciones sensoriales.

enfermedad de Jansky-Bielchowsky (Jansky-Bielchowsky disease), forma infantil tardía de lipofuscinosis ceroide neuronal, que se da entre los 2 y los 4 años de edad y se caracteriza por una acumulación anómala de lipofuscina. Comienza en forma de convulsiones mioclónicas y progresión a degeneración neurológica y retiniana y muerte, por lo general entre los 8 y los 12 años de edad.

enfermedad de Kaposi (Kaposi's disease), [Moritz K. Kaposi, dermatólogo austríaco, 1837-1902], enfermedad cutánea hereditaria poco frecuente, que comienza en la infancia y afecta principalmente a las áreas de piel no cubiertas. La exposición a la luz del sol provoca eritema y formación de vesículas, seguido de un aumento de la pigmentación y telangiectasias, úlceras cutáneas, verrugas y epiteliomas malignos.

enfermedad de Kashin-Bek (Kashin-Bek disease), [Nikolai I. Kashin, ortopeda ruso, 1825-1872; E. V. Bek], forma de osteoartrosis que afecta principalmente a niños que viven en China, Corea y Siberia oriental. Se cree que es debido a la preparación de alimentos con trigo contaminado por un hongo, *Fusarium sporotrichiella.*

enfermedad de Kufs (Kufs' disease), [H. Kufs, psiquiatra alemán, 1871-1955], forma adulta de esfingolipidosis cerebral hereditaria (idiocia familiar amaurótica), caracterizada por degeneración cerebromacular, hipertonía y parálisis espástica progresiva.

enfermedad de Kümmell (Kümmell's disease), [Herman Kümmell, cirujano alemán, 1852-1937], conjunto de síntomas que se desarrollan tras una fractura por compresión vertebral con lesión medular, entre ellos dolor en la columna, neuralgia intercostal, cifosis y debilidad de las piernas.

enfermedad de la corteza de arce (maple bark disease), neumonitis por hipersensibilidad producida por la exposición a la levadura *Cryptostroma corticale,* que se encuentra en la corteza de los arces. En la persona susceptible, el trastorno puede ser agudo, acompañado de fiebre alta, tos, disnea y vómitos, o puede ser crónico, con fatiga, pérdida de peso, disnea de esfuerzo y tos productiva.

enfermedad de la hemoglobina C (hemoglobin C disease), trastorno sanguíneo de origen genético caracterizado por anemia hemolítica crónica moderada asociada a la presencia de hemoglobina C.

enfermedad de la hemoglobina E (hemoglobin E disease), forma leve de anemia debida a una alteración genética de la molécula de hemoglobina.

enfermedad de la hemoglobina H (hemoglobin H disease), alfa-talasemia en individuos heterocigotos para hemoglobina H, caracterizada por una anemia hemolítica crónica asociada con esplenomegalia; la hipocromía de los eritrocitos, anisocitosis y poiquilocitosis se acompañan de cuerpos de inclusión detectables con tinción.

enfermedad de la hemoglobina M (hemoglobin M disease), forma de anemia en la que parte de la hemoglobina contiene hierro en estado de Fe^{+++}, siendo incapaz de combinarse con el oxígeno. El paciente puede presentar cianosis, aunque no es excesivamente grave, ya que parte de la hemoglobina es normal.

enfermedad de la hemoglobina SC (Hb SC) (hemoglobin SC [Hb SC] disease), trastorno sanguíneo genético en el que se heredan dos alelos diferentes anormales, uno para la hemoglobina S y otro para la hemoglobina C. El trastorno se caracteriza por una evolución clínica mucho menos grave que la de la anemia falciforme, a pesar de la ausencia de una hemoglobina normal.

enfermedad de la hemoglobina SD (hemoglobin SD disease), anemia condicionada genéticamente en la que los eritrocitos contienen tanto hemoglobina S como hemoglobina D, con síntomas similares a los de una anemia de células falciformes leve.

enfermedad de la leche (trembles), reacción tóxica experimentada por el ganado vacuno que ha comido *serpentaria blanca* o *solidago,* hierbas del pasto que contienen tremetona, una cetona. El producto químico tóxico se elimina en la leche de las vacas causando malestar en los seres humanos que beben la leche.

enfermedad de la motoneurona (motor neuron disease), enfermedad progresiva con degeneración de las astas anteriores, de los núcleos de nervios motores craneales y de los tractos piramidales.

enfermedad de la orina de jarabe de arce (maple syrup urine disease), trastorno metabólico hereditario con ausencia de la enzima necesaria para desdoblar los aminoácidos valina, leucina e isoleucina. La enfermedad se reconoce por el olor típico de la orina a jarabe de arce y por hiperreflexia. La enfermedad se diagnostica generalmente en la infancia.

enfermedad de las cadenas beta (broad beta disease), hiperlipoproteinemia familiar de tipo III en la que una lipoproteína, rica en colesterol y triglicéridos, se acumula en la sangre. Esta enfermedad se caracteriza por la aparición de nódulos amarillentos (xantomas) en los codos y las rodillas, enfermedad vascular periférica y elevación de los niveles sanguíneos de colesterol. Los pacientes afectados tienen riesgo de desarrollar una coronariopatía precoz.

enfermedad de las cadenas ligeras (light chain disease), tipo de mieloma múltiple en el que los tumores de células plasmáticas producen sólo proteínas monoclonales de cadena ligera. Las personas con la enfermedad de las cadenas ligeras pueden desarrollar lesiones osteolíticas, hipercalcemia, alteraciones de la función renal y amiloidosis.

enfermedad de las cadenas pesadas (heavy chain disease), alteración de las células plasmáticas caracterizada por la proliferación de las cadenas pesadas de las inmunoglobulinas. Los efectos tienden a variar según el tipo predominante de cadena pesada. La enfermedad de las cadenas pesadas alfa afecta sobre todo a niños que viven en Oriente Medio y provoca un linfoma abdominal difuso y trastornos malabsortivos. La mayoría de los pacientes con enfermedad de las cadenas pesadas gamma son varones ancianos que tienen síntomas que simulan un linfoma maligno: hepatoesplenomegalia, fiebre, anemia y aumento de la susceptibilidad a las infecciones. La enfermedad de las cadenas pesadas delta es infrecuente y se caracteriza por síntomas similares a los del mieloma múltiple. La enfermedad de las cadenas pesadas mu presenta síntomas de leucemia linfoide crónica y su tratamiento es sintomático.

enfermedad de Leigh (Leigh disease), [Archibald Denis Leigh, neuropatólogo británico, n. 1915], encefalopatía que provoca daño neuropatológico semejante al síndrome de Wernicke-Korsakoff. Tiene dos variantes: la forma infantil se caracteriza por degeneración de la sustancia gris con necrosis y proliferación capilar en el tronco cerebral; hipotonía, convulsiones y demencia; anorexia y vómitos; desarrollo lento o detenido, y alteraciones oculares y respiratorias. La muerte generalmente sobreviene antes de los 3 años de edad. La forma adulta se manifiesta primariamente por atrofia óptica bilateral con escotoma central y ceguera a los colores; posteriormente tiene un período inactivo de hasta 30 años; y posteriormente aparecen síntomas como ataxia, paresia espástica, ataques clónicos, crisis de gran mal, labilidad psicológica y demencia leve.

enfermedad de Leiner (Leiner's disease), [Karl Leiner, pediatra austríaco, 1871-1930], enfermedad del lactante con dermatitis generalizada, con dermatitis seborreica descamativa y eritematosa del cuero cabelludo, linfadenopatía generalizada y diarrea.

enfermedad de Lenègre (Lenègre's disease), [Jean Lenègre, cardiólogo francés, n. 1904], esclerodegeneración del sistema de conducción del corazón que finalmente conduce a bloqueo cardíaco completo.

enfermedad de Lev (Lev's disease), [Maurice Lev, patólogo estadounidense, 1908-1994], fibrosis o calcificación del sistema de conducción del corazón que conduce a diversos grados de bloqueo cardíaco en pacientes con miocardio y arterias coronarias normales.

enfermedad de los cardadores de lana (woolsorter's disease), forma pulmonar del carbunco, llamada así porque se trata de un riesgo ocupacional para aquellos que manipulan la lana de oveja. Los síntomas iniciales recuerdan a los de la gripe, pero enseguida el paciente desarrolla fiebre elevada, dificultad respiratoria y cianosis.

enfermedad de los porqueros (swineherd`s disease), leptospirosis, manifestada en forma de meningitis benigna, causada por serovariedades de *Leptospira interrogans*. Afecta a personas que trabajan en contacto con ganado porcino o que han estado en contacto con la orina del animal o con portadores humanos.

enfermedad de los sileros (silo filler's disease), enfermedad respiratoria aguda, infrecuente, observada en agricultores que han inhalado óxido de nitrógeno mientras trabajaban con pienso fermentado en espacios cerrados y mal ventilados, como los silos. Es característica la aparición de síntomas de dificultad respiratoria y edema pulmonar varias horas después de la exposición. Se puede producir pérdida de consciencia.

enfermedad de Lyme (Lyme disease), [Lyme, Connecticut, lugar donde se describió por primera vez], infección producida por la espiroqueta *Borrelia burgdorferi* y transmitida por la picadura de garrapatas infectadas de la familia *Ixodidae.* La primera manifestación de la enfermedad es la aparición de una mácula o pápula roja en el lugar de la picadura. Se acompaña de síntomas gripales como fatiga, fiebre, escalofríos, cefalea y mialgias. En el 50% de casos, otras lesiones se desarrollan poco después del inicio del cuadro, como linfadenopatías, cervicalgias y hepatoesplenomegalia. Después de varias semanas o meses, en aproximadamente el 15% de todos los casos aparecen anomalías neurológicas como meningitis, meningoencefalitis, neuritis y radiculopatías. En el 8% de casos existen anomalías cardíacas, como bloqueo auriculoventricular, miopericarditis y cardiomegalia. Incluso hasta 2 años después de la transmisión en el 50%.de los casos pueden aparecer artralgias y artritis

enfermedad de Machado-Joseph (Machado-Joseph disease), [Machado y Joseph, familias afectadas], enfermedad degenerativa progresiva del SNC que se produce en familias de descendientes portugueses y de las islas Azores, tiene diversas formas y se hereda con carácter autosómico dominante. Hay cuatro tipos fundamentales: *Tipo I,* con déficits piramidales y extrapiramidales; *Tipo II,* con déficits cerebelosos piramidales y extrapiramidales; *Tipo III,* con déficits cerebelosos y neuropatía sensoriomotora distal, y *Tipo IV,* con parkinsonismo y neuropatía sensorial distal.

enfermedad de Marchiafava-Micheli (Marchiafava-Micheli disease), [Ettore Marchiafava, médico italiano, 1847-1935; F. Micheli, médico italiano, 1872-1929], trastorno poco frecuente de etiología desconocida, caracterizado por crisis de hemoglobinuria, que suelen producirse, aunque no siempre, por la noche.

enfermedad de McArdle (McArdle's disease), [Brian McArdle, neurólogo inglés del siglo XX], enfermedad metabólica hereditaria caracterizada por la ausencia de miofosforilasa B y por cantidades anómalamente elevadas de glucógeno en el músculo esquelético. Es más leve que otras enfermedades por almacenamiento del glucógeno. Se caracteriza por fatigabilidad y rigidez musculares después del ejercicio.

enfermedad de Ménière (Ménière's disease), [Prosper Ménière, médico francés, 1799-1862], enfermedad crónica del oído interno caracterizada por episodios recurrentes de vértigo, sordera sensorial unilateral progresiva y acúfenos.

enfermedad de Milroy (Milroy's disease), [William Forsyth Milroy, médico norteamericano, 1855-1942], linfedema hereditario congénito de las piernas causado por obstrucción linfática crónica. En ocasiones se afectan otras áreas, como los brazos, el tronco y la cara.

enfermedad de Minamata (Minamata disease), trastorno neurológico degenerativo grave producido por la ingestión de semillas tostadas con compuestos alquílicos de mercurio o pescado procedente de aguas contaminadas con sales solubles de mercurio.

enfermedad de Morquio (Morquio's disease), [Luis Morquio, médico uruguayo, 1867-1935], forma familiar de mucopolisacaridosis que produce un desarrollo musculoesquelético anómalo en la infancia. Pueden aparecer enanismo, jorobas, esternón alargado y genu valgo.

enfermedad de Morton (Morton's disease), [Thomas George Morton, cirujano norteamericano, 1835-1903], forma de neuralgia del pie originada por la caída del arco metatarsiano y por la presión sobre las ramas digitales del nervio plantar externo.

enfermedad de Morvan (Morvan's disease), forma de siringomielia con alteraciones tisulares en las extremidades, como parestesias de los antebrazos y de las manos y ulceración progresiva indolora de los pulpejos de los dedos.

enfermedad de Mucha-Habermann (Mucha-Habermann disease), [Viktor Mucha, dermatólogo austríaco, 1877-1919; Rudolf Habermann, dermatólogo alemán, 1884-1941], erupción cutánea aguda o subaguda, en ocasiones recidivante, diseminada, de carácter macular, papular o vesicular, en la que las lesiones suelen formar costras y sufrir necrosis y hemorragia que tras la curación dejan cicatrices pigmentadas y deprimidas, seguido de la aparición de nuevos brotes de lesiones.

enfermedad de Nasu-Hakola (Nasu-Hakola disease), síndrome autosómico recesivo, poco frecuente, en el que se forman quistes óseos y se produce demencia presenil.

enfermedad de Niemann-Pick (Niemann-Pick disease), [Albert Niemann, pediatra alemán, 1880-1921; Ludwig Pick, pediatra alemán, 1868-1935], trastorno hereditario del metabolismo de los lípidos, en el que se produce una acumulación de esfingomielina en la médula ósea, el bazo y los ganglios linfáticos. La enfermedad comienza en la infancia y se caracteriza por hepato y esplenomegalia, anemia, linfadenopatías y deterioro mental y físico progresivo.

enfermedad de Osgood-Schlatter (Osgood-Schlatter disease), [Robert B. Osgood, cirujano norteamericano, 1873-1956; Carl Schlatter, cirujano suizo, 1864-1934], inflamación o separación parcial de la tuberosidad anterior de la tibia causada por irritación crónica, habitualmente como resultado del uso excesivo del músculo cuádriceps. La enfermedad afecta sobre todo a varones adolescentes atléticos con buen desarrollo muscular y se caracteriza por inflamación y sensibilidad sobre la zona de la tuberosidad tibial que aumenta con el ejercicio o cualquier actividad que extienda la pierna.

enfermedad de Owren (Owren's disease), [Paul A. Owren, hematólogo noruego, n. 1905], raro trastorno hemorrágico congénito causado por una deficiencia del factor V de la coagulación.

enfermedad de Paget (Paget's disease), [James Paget, cirujano inglés, 1814-1899], enfermedad ósea frecuente, no metabólica, de causa desconocida, que suele afectar a personas de edad media y avanzada, y que se caracteriza por una destrucción ósea excesiva y por una reparación ósea no organizada.

enfermedad de Paget extramamaria (extramammary Paget's disease), lesión eritematosa descamativa que se extiende progresivamente, simulando a la enfermedad de Paget, pero sin afectar a la mama. La zona de afectación más frecuente es la vulva. Las lesiones desencadenan un carcinoma en aproximadamente el 50% de los casos.

enfermedad de Panner (Panner's disease), forma rara de osteocondrosis en la que existe un crecimiento óseo anómalo en la cabeza del húmero.

enfermedad de Parkinson (Parkinson's disease), [James Parkinson, médico inglés, 1755-1824], trastorno neurológico degenerativo, lentamente progresivo, caracterizado por temblor de reposo, movimientos de los dedos que parece que están haciendo bolitas, facies de máscara, marcha torpe, flexión del tronco hacia delante y rigidez y debilidad muscular. Habitualmente se trata de una enfermedad idiopática de personas de más de 60 años. Las alteraciones anatomopatológicas típicas son la destrucción de las neuronas de los ganglios basales, pérdida de células pigmentadas en la sustancia negra y depleción de dopamina en los núcleos caudado, putamen y pálido, estructuras neuronales que normalmente contienen altos niveles del neurotransmisor dopamina. Los signos y síntomas de la enfermedad de Parkinson, tales como temblor de reposo, bradiquinesia, aumento del apetito, babeo, intolerancia al calor, piel grasienta, inestabilidad emocional y dificultad para razonar, aumentan con la fatiga, la excitación y la frustración.

enfermedad de Pelizaeus-Merzbacher (Pelizaeus-Merzbacher disease), [Friedrich Pelizaeus, médico alemán, 1850-1917; Ludwig Merzbacher, médico alemán, 1875-1942], leucoencefalopatía ligada al cromosoma X que aparece en los primeros años de vida y tiene un curso progresivo pero lento hasta la adolescencia o la edad adulta. Se caracteriza por nistagmo, ataxia, temblor, movimientos coreoatetósicos, facies parkinsoniana, disartria y deterioro mental. Anatomopatológicamente se encuentra una desmielinización difusa en la sustancia blanca del cerebro que puede afectar al tronco cerebral, al cerebelo y a la médula espinal.

enfermedad de Pellegrini (Pellegrini's disease), [Augusto Pellegrini, cirujano italiano, n. 1877], osificación de la parte superior del ligamento lateral interno de la rodilla, que algunas veces se acompaña de crecimiento óseo en el cóndilo interno del fémur. Suele aparecer tras una lesión de la pierna.

enfermedad de Perthes (Perthes disease), osteocondrosis de la cabeza del fémur en niños, caracterizada inicialmente por necrosis o degeneración epifisaria seguida de regeneración o recalcificación.

enfermedad de Peyronie (Peyronie's disease), [François de la Peyronie, médico francés, 1678-1747], enfermedad de causa desconocida que provoca la induración fibrosa de los cuerpos cavernosos del pene. El síntoma principal de la enfermedad de Peyronie es la erección dolorosa.

enfermedad de Pick[1] (Pick's disease), [Arnold Pick, neurólogo checo, 1851-1924], forma de demencia que puede aparecer en personas de mediana edad. Afecta principalmente a los lóbulos frontal y temporal del cerebro, generando una lenta desintegración del intelecto, de la personalidad y de las emociones y una degeneración de las capacidades cognitivas.

enfermedad de Pick[2] (Pick's disease), [Friedel Pick, médico checo, 1867-1926], trastorno similar a la poliserositis, con inflamación constrictiva del mediastino y del pericardio, que evoluciona hacia la congestión venosa crónica y la cirrosis.

enfermedad de Plummer (Plummer's disease), [Henry S. Plummer, médico estadounidense, 1874-1937], bocio caracterizado por la presencia de un nódulo hiperfuncionante o un adenoma y tirotoxicosis.

enfermedad de Pompe (Pompe's disease), [J. C. Pompe, médico holandés del siglo XX], trastorno genético infrecuente que es una forma de almacenamiento de glucógeno en los músculos, caracterizado por una acumulación generalizada de glucógeno por un déficit de maltasa ácida (α-1,4-glucosidasa). Suele ser fatal en los lactantes, por causa de insuficiencia cardíaca o respiratoria. Los niños con enfermedad de Pompe presentan retraso mental e hipotonía y rara vez viven más allá de los 20 años. En el adulto, la debilidad muscular es progresiva, aunque la enfermedad no es mortal.

enfermedad de Quervain (Quervain's disease), [Fritz de Quervain, médico suizo, 1868-1940], tenosinovitis crónica del abductor largo del pulgar y del extensor corto del pulgar.

enfermedad de Quincke (Quincke's disease), [Heinrich I. Quincke, médico alemán, 1842-1922], angioedema, una forma potencialmente letal de edema subcutáneo, dolor abdominal, urticaria y edema laríngeo.

enfermedad de Riga-Fede (Riga-Fede disease), [Antonio Riga, médico italiano, 1832-1919; Francesco Fede, pediatra italiano, 1832-1913], ulceración del frenillo lingual que aparece en algunos lactantes, provocada por la abrasión del mismo debida a la presencia de dientes natales o neonatales.

enfermedad de Ritter (Ritter's disease), [Gottfried Ritter von Rittershain, médico alemán, 1820-1883], infección estafilocócica rara de los recién nacidos que comienza con manchas rojas sobre la boca y el mentón, que se extienden progresivamente por todo el cuerpo y van seguidas de una descamación generalizada. Pueden encontrarse también vesículas y costras amarillas. Habitualmente es mortal, a menos que se instaure tratamiento antibiótico.

enfermedad de Roussy-Lévy (Roussy-Lévy disease), [Gustave Roussy, patólogo francés, 1874-1948; Gabrielle Lévy, neuróloga francesa, 1886-1935], ataxia cerebelosa hereditaria asociada con consunción muscular de las extremidades, ausencia de reflejos tendinosos y deformaciones del pie.

enfermedad de Sandhoff (Sandhoff's disease), variante de la enfermedad de Tay-Sachs con defectos de dos enzimas, la hexosaminidasa A y la B. Se caracteriza por un curso progresivamente más rápido y su aparición en la población general, sin la limitación racial de la enfermedad de Tay-Sachs.

enfermedad de Scheuermann (Scheuermann's disease), [Holger W. Scheuermann, cirujano danés, 1877-1960], anomalía esquelética tipificada por una cifosis fija que se desarrolla fundamentalmente en niños de entre 12 y 16 años de edad y que se caracteriza por deformidades en forma de cuña de una o varias vértebras. El comienzo es insidioso y asociado a menudo con antecedentes de actividad física exagerada o participación en deportes. El síntoma más frecuente es la desviación postural que se acompaña de síntomas como fatiga y dolor en la zona afectada. En adultos, el dolor persistente en la zona torácica puede significar una alteración degenerativa secundaria al proceso original. Si la enfermedad es diagnosticada en sus comienzos, la postura asociada puede corregirse activa o pasivamente. Si no es así, se convierte en fija en un plazo de entre 6 y 9 meses. El tratamiento más eficaz de la enfermedad de Scheuermann es la inmovilización con escayola o con un corsé de Milwaukee.

enfermedad de Schilder (Schilder's disease), [Paul F. Schilder, neurólogo austríaco, 1886-1940], grupo de enfermedades neurológicas progresivas y graves, que comienzan en la infancia. Todas ellas están caracterizadas por desmielinización de la sustancia blanca del cerebro, con espasticidad muscular, neuritis óptica, afasia, sordera, insuficiencia suprarrenal y demencia. Muchos de los signos recuerdan a los de la esclerosis múltiple.

enfermedad de Strümpell-Marie (Strümpell-Marie disease), [Ernst A. von Strümpell, neurólogo alemán, 1853-1925; Pierre Marie, neurólogo francés, 1853-1940], espondilitis anquilosante.

enfermedad de Sutton (Sutton's disease), [Richard Lightburn Sutton, dermatólogo estadounidense, 1878-1952], enfermedad recurrente de las membranas mucosas de etiología desconocida, que se considera generalmente una forma grave de la estomatitis aftosa; se caracteriza por la presencia de úlceras profundas en forma de cráter de bordes inflamados que dejan cicatriz al curar. Suele afectar a la mucosa de los labios, mejillas, lengua, paladar y pilares anteriores de las amígdalas, pero también puede afectar a la faringe, laringe y genitales.

enfermedad de Tangier (Tangier disease), [Isla Tangier, Virginia], trastorno genético infrecuente que da lugar a deficiencia de las lipoproteínas de alta densidad, caracterizada por una concentración reducida de colesterol en sangre y una coloración anormal anaranjada o amarillenta en las amígdalas y en la faringe. Puede haber también adenopatías, hepatomegalia y esplenomegalia, atrofia muscular y neuropatía periférica. No se conoce un tratamiento específico.

enfermedad de Tarui (Tarui's disease), enfermedad del almacenamiento del glucógeno en la que se depositan cantidades anormalmente grandes de glucógeno en el músculo esquelético. El trastorno se caracteriza por calambres durante el ejercicio, sin que aumente el lactato en sangre, y hemólisis. La biopsia del órgano afectado pone de manifiesto la ausencia de la enzima fosfofructocinasa.

enfermedad de Tay-Sachs (Tay-Sachs disease), [Warren Tay, oftalmólogo inglés, 1843-1927; Bernard Sachs, neurólogo norteamericano, 1858-1944], trastorno neurodegenerativo hereditario del metabolismo de los lípidos causado por la deficiencia de la enzima hexosaminidasa A, lo que ocasiona la acumulación de esfingolípidos en el cerebro. Se transmite con carácter autosómico recesivo y afecta fundamentalmente a familias de origen judío del este de Europa, especialmente a los judíos askenazíes, y se caracteriza por retraso mental y físico progresivos y muerte precoz. Puede diagnosticarse la enfermedad en el útero por medio de la amniocentesis.

enfermedad de transmisión sexual (ETS) (sexually transmitted disease [STD]), enfermedad contagiosa habitualmente adquirida mediante relaciones sexuales o contactos genitales. Estas enfermedades se encuentran entre las más frecuentes de las enfermedades contagiosas, y su incidencia ha aumentado en los últimos años a pesar de los adelantos en métodos diagnósticos y tratamientos. Tradicionalmente, las cinco enfermedades venéreas eran: gonorrea, sífilis, chancroide, granuloma inguinal y linfogranuloma venéreo. A éstas se han añadido las siguientes: sarna, herpes genital, herpes y verrugas anorrectales, pediculosis, tricomoniasis, candidiasis genital, molusco contagioso, uretritis inespecífica, infecciones por clamidias, citomegalovirus y VIH.

enfermedad de Unverricht (Unverricht's disease), [Heinrich Unverricht, médico alemán, 1853-1912], patología hereditaria que se caracteriza por una degeneración progresiva de la sustancia gris, que produce epilepsia mioclónica. Se presenta en pacientes de 8 a 13 años de edad y se caracteriza por una decadencia neurológica e intelectual generalizada.

enfermedad de van Bogaert (van Bogaert's disease), [Ludo van Bogaert, médico belga del siglo XX], trastorno familiar raro del metabolismo de los lípidos en el cual se produce un depósito de colestanol en el sistema nervioso, la sangre y el tejido conjuntivo. Las personas que padecen esta enfermedad desarrollan demencia y ataxia progresiva, aterosclerosis prematura, cataratas y xantomas tendinosos.

enfermedad de Vogt-Spielmeyer (Vogt-Spielmeyer disease), forma juvenil de lipofucsinosis ceroidea neuronal, que aparece entre los 5 y 10 años de edad. Se caracteriza por una degeneración cerebrorretiniana rápida, pérdida masiva de sustancia cerebral, almacenamiento neuronal excesivo de lipofucsina y muerte en 10-15 años.

enfermedad de von Gierke (von Gierke's disease), [Edgar von Gierke, patólogo alemán, 1877-1945], forma de enfermedad por depósito de glucógeno en la cual se depositan cantidades anómalamente elevadas de glucógeno en el hígado y los riñones. El trastorno se caracteriza por hipoglucemia, cetoacidosis, hiperlipemia y hepatomegalia. No existe ningún tratamiento eficaz de esta enfermedad. Los esfuerzos médicos se orientan a prevenir la hipoglucemia y la acidosis.

enfermedad de von Hippel-Lindau (von Hippel-Lindau disease), [Eugen von Hippel, oftalmólogo alemán, 1867-1939; Arvid Lindau, anatomopatólogo sueco, 1892-1958], enfermedad hereditaria caracterizada por la presencia de nódulos vasculares seudotumorales congénitos en la retina y hemangioblastomas en los hemisferios cerebelosos. Pueden presentarse lesiones similares en la médula espinal, quistes pancreáticos, renales y en otras vísceras, convulsiones y retraso mental.

enfermedad de von Willebrand (von Willebrand's disease), [Eric A. von Willebrand, médico finlandés, 1870-1949], trastorno hereditario caracterizado por una coagulación de la sangre anómalamente lenta y epixtasis y hemorragias gingivales espontáneas, producido por un déficit de un componente del factor VIII.

enfermedad de Werdnig-Hoffmann (Werdnig-Hoffmann disease), [Guido Werdnig, neurólogo austríaco, 1844-1919; Johann Hoffmann, neurólogo alemán, 1857-1919], trastorno genético que comienza en la lactancia o en la primera infancia, caracterizado por atrofia progresiva de la musculatura esquelética provocada por la degeneración de las células del asta anterior de la médula espinal y de los núcleos motores del tronco del encéfalo. Entre los síntomas se incluyen hipotonía congénita, ausencia de reflejos miotáticos, parálisis flácida (especialmente del tronco y de las extremidades inferiores), ausencia de capacidad para succionar, fasciculaciones de la lengua y a veces de otros músculos y, con frecuencia, disfagia. El tratamiento es sintomático y los pacientes suelen fallecer en la primera infancia, a menudo por complicaciones respiratorias.

enfermedad de Whipple (Whipple's disease), [George Hoyt Whipple, anatomopatólogo norteamericano, 1878-1976], enfermedad intestinal rara caracterizada por malabsorción intestinal grave, esteatorrea, anemia, pérdida de peso, artritis y artralgia. Las personas que la padecen presentan grave malnutrición y dolor abdominal, dolor torácico y tos crónica no productiva. Los síntomas pueden mejorar con penicilina y tetraciclina.

enfermedad de Wilson (Wilson's disease), [Samuel A. K. Wilson, neurólogo inglés, 1878-1937], trastorno hereditario raro del metabolismo del cobre, en el que se produce una lenta acumulación de cobre en el hígado, que después es liberado y captado en otras partes del cuerpo. Se produce hemólisis y anemia hemolítica a medida que el cobre se acumula en los hematíes. La acumulación en el cerebro puede provocar temblores, rigidez muscular, disartria y demencia. La función renal está disminuida; se desarrolla cirrosis hepática.

enfermedad de Winckel (Winckel's disease), [Franz von Winckel, ginecólogo alemán, 1837-1911], enfermedad neonatal mortal causada por el acceso de bacilos colónicos al muñón del cordón umbilical. Se caracteriza por hematuria, ictericia, esplenomegalia, colapso y convulsiones.

enfermedad degenerativa (degenerative disease), cualquier enfermedad en que se deteriora una estructura o función tisular.

enfermedad del bosque de Kyasanur (Kyasanur forest disease), infección por flavovirus transmitida por la picadura de una garrapata que anida en las musarañas y otros animales de India. Son características de la infección: fiebre, cefalea, dolores musculares, tos, dolor abdominal y ocular y fotofobia.

enfermedad del clasificador de manzanas (apple sorter's disease), forma de dermatitis de contacto causada por productos químicos empleados para lavar manzanas.

enfermedad del colágeno (collagen disease), trastorno caracterizado por una alteración extensa del tejido conjuntivo, como la inflamación y degeneración fibrinoide.

enfermedad del gorgojo del trigo (wheat weevil disease), neumonitis por hipersensibilidad provocada por alergia a las partículas del gorgojo encontradas en la harina de trigo.

enfermedad del Legionario (Legionnaires' disease), neumonía bacteriana aguda producida por la infección por *Legionella pneumophila,* caracterizada por un cuadro seudogripal, seguido a la semana siguiente de fiebre alta, escalofríos, dolores musculares y cefalea. Los síntomas pueden evolucionar a tos seca, pleuritis y a veces diarrea. Normalmente la enfermedad es autolimitada, aunque en algunas epidemias localizadas la mortalidad ha llegado al 15-20%. Los compresores contaminados de aire acondicionado y suministradores de agua caliente estancados, incluyendo vaporizadores, duchas, agua a presión, balnearios y la humedad del suelo pueden ser las fuentes de los microorganismos. No se ha producido el contagio de persona a persona. El riesgo de infección aumenta por la presencia de otras afecciones, como enfermedades cardiopulmonares.

enfermedad del núcleo central (central core disease), forma autosómica dominante de miopatía caracterizada por cambios hialinos densos y amorfos en la parte central de las miofibrillas, que no tienen orgánulos. Comienza en la lactancia y produce retraso del desarrollo motor, especialmente en los miembros inferiores.

enfermedad del ozono (ozone sickness), alteración provocada por la inhalación de ozono, que puede filtrarse al interior de un avión a reacción a altitudes superiores a 12.000 m. Se caracteriza por cefaleas, dolores torácicos, prurito ocular y somnolencia. Es más frecuente a comienzos de año y ocurre más a menudo sobre el océano Pacífico.

enfermedad del pelo ensortijado (kinky hair disease), trastorno hereditario caracterizado por pelo corto, escaso y poco pigmentado, que se enrosca y rompe fácilmente. Habitualmente, la enfermedad se acompaña de otros trastornos mentales y físicos.

enfermedad del recolector de manzanas (apple picker's disease), reacción alérgica con molestias respiratorias, asociada con la manipulación de manzanas tratadas con un fungicida.

enfermedad del salto (jumping disease), cualquiera de las alteraciones específicas de culturas caracterizadas por respuestas exageradas a pequeños estímulos, tics musculares, incluso saltos, obediencia automática incluso a órdenes peligrosas y a veces coprolalia o ecolalia. Se duda si se trata de una enfermedad de origen neurológico o psicológico. Un ejemplo de esta enfermedad es el **síndrome de Gilles de la Tourette.**

enfermedad del suero (serum sickness), trastorno inmunológico que se puede producir de 2 a 3 semanas después de la administración de un antisuero. Se debe a una reacción de anticuerpos frente a un antígeno en el suero del donante y se caracteriza por fiebre, esplenomegalia, inflamación de los ganglios linfáticos, exantema cutáneo y dolor articular.

enfermedad del tabaco verde (green tobacco sickness), afección inducida por la nicotina en los recolectores de tabaco, caracterizada por cefalea, mareo, vómitos y postración. La enfermedad es causada por el contacto de la piel con las hojas de tabaco húmedas.

enfermedad descamativa papular (papular scaling disease), grupo de enfermedades de la piel en las que existen lesiones aisladas, prominentes, secas y descamativas.

enfermedad desmielinizante monosintomática (mosymptomatic demyelinating disease), presentación aguda de alguno de los diversos síntomas que sugieren un diagnóstico de EM. Las personas que tienen este episodio pueden o no desarrollar una EM.

enfermedad destructiva de la línea media idiopática (idiopathic midline destructive disease [IMDD]), trastorno de causa desconocida caracterizado por ulceración y necrosis de los tejidos de la línea media de la cara y obstrucción de las vías aéreas superiores.

enfermedad en estadio terminal (end-stage disease), enfermedad terminal por daño irreversible de tejidos u órganos vitales.

enfermedad endémica (endemic disease), trastorno físico o mental causado por patologías presentes constantemente en una comunidad. Suele describir una infección que se transmite directa o indirectamente entre los seres humanos y está presentándose con la tasa usual esperada.

enfermedad eruptiva (pox), cualquier enfermedad exantemática vesicular o pustular.

enfermedad específica (specific disease), trastorno causado por un organismo patógeno especial.

enfermedad extrapiramidal (extrapyramidal disease), cualquiera de los muchos trastornos caracterizados por movimientos involuntarios, cambios del tono muscular y postura anormal, como la discinesia tardía, la corea, la atetosis o la enfermedad de Parkinson.

enfermedad funcional (functional disease), **1.** enfermedad que afecta a la función o al funcionamiento. **2.** trastorno caracterizado por signos o síntomas de enfermedad o alteración orgánica, pero en el que la exploración cuidadosa no puede descubrir ningún dato de la existencia de una anomalía estructural o fisiológica. La cefalea, la impotencia, ciertos soplos cardíacos o el estreñimiento pueden ser síntomas de enfermedad funcional.

enfermedad fusoespiroquetal (fusospirochetal disease), cualquier infección caracterizada por la presencia de lesiones ulcerativas en la que se identifican bacilos fusiformes y espiroquetas, como la boca de trinchera o la angina de Vincent.

enfermedad gingival (gingival disease), cualquier enfermedad de las encías, como la gingivitis. La American Academy of Periodontology clasifica la enfermedad gingival como un grupo principal de enfermedades periodontales y distingue dos subgrupos principales, las enfermedades gingivales inducidas por la placa dental y las atribuidas a otras causas, como las infecciones virales, las infecciones fúngicas, las predisposiciones genéticas, los trastornos sistémicos, las reacciones alérgicas y las lesiones traumáticas.

enfermedad glomerular (glomerular disease), grupo de enfermedades en las que está afectado el glomérulo renal. Dependiendo de la enfermedad concreta, puede haber hiperplasia, atrofia, necrosis, cicatrización o depósitos en los glomérulos.

enfermedad granulomatosa crónica (chronic granulomatous disease [CGD]), una de las inmunodeficiencias de herencia ligada al cromosoma X o autosómica recesiva, producida por el fracaso de la capacidad de destruir microorganismos, que lleva a una capacidad microbicida deficiente. El cuadro clínico consiste en frecuentes, graves y prolongadas infecciones bacterianas y fúngicas de la piel y las mucosas oral e intestinal, del sistema reticuloendotelial, de los huesos, de los pulmones y del tracto genitourinario. El curso de la enfermedad es variable: los síntomas pueden aparecer en el neonato, que muere durante la primera década, o puede alcanzar la mediana edad.

enfermedad hemorrágica del recién nacido (hemorrhagic disease of newborn), alteración hemorrágica de los neonatos causada habitualmente por deficiencia de vitamina K.

enfermedad hereditaria (inherited disorder), cualquier trastorno o afección determinado genéticamente y que implica la mutación de un solo gen, una herencia multifactorial o una aberración cromosómica.

enfermedad huérfana (orphan disease), cualquier trastorno raro de la salud para el cual no se ha desarrollado tratamiento.

enfermedad idiopática (idiopathic disease), enfermedad que se desarrolla sin causa aparente o conocida, aunque puede tener un patrón reconocible de signos y síntomas, y ser curable.

enfermedad infecciosa (infectious disease [ID]), cualquier enfermedad transmisible evidente desde el punto de vista clínico, o que puede ser transmitida de un ser humano a otro, o de un animal a un ser humano, por contacto directo o indirecto.

enfermedad inflamatoria pélvica (EIP) (pelvic inflammatory disease [PID]), cualquier trastorno inflamatorio de los órganos pélvicos femeninos, en especial el ocasionado por una infección bacteriana. Sus características son: fiebre, secreción vaginal maloliente, dolor abdominal inferior, hemorragia uterina anormal, dolor con el coito e hipersensibilidad o dolor en el útero, con afectación del ovario o de la trompa de Falopio en la exploración pélvica bimanual. En caso de que ya se haya desarrollado un absceso, es posible palpar una masa blanda, dolorosa y llena de líquido. La EIP grave suele ser muy dolorosa: la mujer puede estar postrada y requerir analgesia con narcóticos. La EIP recurrente o grave da lugar con frecuencia a cicatrización de las trompas de Falopio, obstrucción e infertilidad.

enfermedad infranodal (infranodal disease), trastorno cardíaco que afecta al sistema de conducción eléctrico del corazón por debajo del nodo auriculoventricular. El bloqueo fascicular de rama es un ejemplo.

enfermedad injerto contra huésped (EICH) (graft-versus-host disease [GVHD]), respuesta de rechazo de ciertos injertos, sobre todo de médula ósea. Suele asociarse al tratamiento inmunosupresor inadecuado del donante, que permite que las células inmunocomponentes del tejido del donante reconozcan los tejidos del receptor como extraños y los ataquen. Los signos característicos son lesiones cutáneas con edema, eritema, ulceración, descamación, caída del cabello, lesiones articulares y cardíacas y anemia hemolítica.

enfermedad inmunológica (immunologic disease), cualquier trastorno causado por anomalías del sistema inmunitario.

enfermedad inmunoproliferativa del intestino delgado (immunoproliferative small intestine disease [IPSID]), trastorno caracterizado por una pequeña lesión difusa compuesta por células que tienen rasgos de células plasmáticas, histiocitos y linfocitos atípicos. La enfermedad afecta principalmente al duodeno y al yeyuno proximal. Los pacientes experimentan diarrea, pérdida de peso, dolor abdominal y dedos en palillo de tambor en manos y pies.

enfermedad intercurrente (intercurrent disease), enfermedad que se produce a la vez que otra enfermedad, y que puede afectar al curso de ésta.

enfermedad ligada al cromosona X (X-linked disorder), una enfermedad o trastorno asociado a alteraciones genéticas del cromosoma X, como la hemofilia y las distrofias musculares.

enfermedad ligada al sexo (sex-linked disorder), cualquier enfermedad o anomalía determinada por los cromosomas sexuales o por un gen defectuoso situado en un cromosoma sexual. Puede implicar desviaciones en el número de cromosomas X o Y, como sucede en el síndrome de Turner y en el de Klinefelter. Otras enfermedades ligadas al sexo se transmiten por un solo gen defectuoso en el cromosoma X. Las patologías ligadas al cromosoma X, como el raquitismo hipofosfatémico resistente a la vitamina D, son poco frecuentes y los varones se ven más gravemente afectados que las mujeres. En lo que respecta a los patrones de herencia, los trastornos dominantes ligados al cromosoma X son transmitidos por los varones afectados a todas sus hijas pero no a sus hijos, por las mujeres heterocigóticas a la mitad de su descendencia, con independencia del sexo, y por las mujeres homocigóticas a todos sus hijos. Son, en cambio, más habituales los trastornos recesivos ligados al cromosoma X, como la ceguera al color y la hemofilia. Estas patologías son transmitidas siempre por las mujeres y afectan predominantemente a los varones, debido a que éstos tienen un solo cromosoma X y todos sus genes, recesivos o dominantes, están expresados. No se conocen rasgos clínicos importantes o enfermedades asociadas al cromosoma Y.

enfermedad lisosómica congénita (inborn lysosomal disease), uno de los muchos trastornos del metabolismo que afectan a las enzimas degradativas localizadas normalmente en los lisosomas. La enfermedad conduce al almacenamiento de cantidades anormales de agentes lisosómicos.

enfermedad mano-pie-boca (hand-foot-and-mouth disease), infección viral causada por el virus Coxsackie A, pero también por el enterovirus 71. Se caracteriza por la aparición de úlceras y vesículas dolorosas en la mucosa de la boca y en las manos y en los pies. Es muy contagiosa y afecta fundamentalmente a los niños. Se propaga a través de las secreciones orales o las heces.

enfermedad mediada por reaginas (reagin-mediated disorder), reacción de hipersensibilidad, como la fiebre del heno o la respuesta alérgica a la picadura de un insecto, producida por anticuerpos reagínicos (IgE), que provocan desgranulación y liberación de histamina, bradicinina, serotonina y otras aminas vasoactivas. Una dosis inicial sensibilizante del antígeno induce la formación de anticuerpos IgE específicos, y la unión de éstos a mastocitos y basófilos provoca hipersensibilidad a una dosis posterior de estimulación del antígeno. Las reacciones varían desde simples equimosis o enrojecimiento de la piel hasta el shock anafiláctico con riesgo de muerte, dependiendo del tamaño de la muestra sensibilizante y de la forma de entrada en el organismo, del número y distribución de anticuerpos tipo IgE, de la respuesta del huésped, del tiempo de exposición al alergeno, y del tipo de tejido en el que se desarrolla la reacción antígeno-anticuerpo.

enfermedad mixta del tejido conjuntivo (EMTC) (mixed connective tissue disease [MCTD]), enfermedad sistémica caracterizada por la combinación de síntomas de varias enfermedades del colágeno, como sinovitis, polimiositis, esclerodermia y LES.

enfermedad moyamoya (moyamoya disease), trastorno vascular cerebral en el cual las arterias cerebrales principales en la base del encéfalo están reemplazadas por una red de vasos finos. Está causada por una estenosis progresiva de los vasos de gran calibre y el desarrollo de una red colateral. Se caracteriza por convulsiones, hemiplejía, retraso mental y hemorragia subaracnoidea. Los pacientes que sobreviven hasta la edad adulta son susceptibles a hemorragia intracerebral masiva causada por rotura de la frágil red de nuevos vasos. Pocos pacientes viven más allá de los 30 años de edad.

enfermedad naturalista (naturalistic illness), enfermedad supuestamente causada por factores impersonales, como la alteración en el equilibrio asiático entre el yin y el yang.

enfermedad o síndrome de Meige (Meige's disease, syndrome), [Henri Meige, médico francés, 1866-1940], distonía de los músculos faciales y oromandibulares con blefaroespasmo, gesticulación con la boca y protrusión de la lengua, que afecta generalmente a mujeres mayores.

enfermedad obstructiva de las vías respiratorias (obstructive airway disease), cualquier enfermedad respiratoria caracterizada por atrapamiento de aire debido a disminución del diámetro de la vía aérea o al aumento de las secreciones en el tracto respiratorio, o ambos. Comprende enfermedades como la bronquitis crónica y el enfisema.

enfermedad oral hereditaria (hereditary oral disease), cualquier trastorno caracterizado por defectos genéticos de las estructuras orales y paraorales, como la dentición deformada, la anquiloglosia, la gingivofibromatosis hereditaria o el paladar hendido.

enfermedad orgánica (organic disease), cualquier enfermedad que ocasiona cambios detectables u observables en uno o más órganos corporales.

enfermedad periodontal (periodontal disease), enfermedad de los tejidos que rodean al diente, como la inflamación de la membrana periodontal o del ligamento periodontal.

enfermedad por aglutininas frías (cold agglutinin disease), trastorno caracterizado por anticuerpos circulantes capaces de aglutinar hematíes a temperaturas inferiores a la normal del cuerpo. Aparecen en los sueros de pacientes con neumonía atípica y enfermedades hematológicas, especialmente anemia hemolítica. Este trastorno también suele afectar a personas de edad avanzada.

enfermedad por almacenamiento de ácido fitánico (phytanic acid storage disease), enfermedad genética poco frecuente del metabolismo de los lípidos en la que se produce una acumulación de ácido fitánico en el plasma y en los tejidos. Se caracteriza por ataxia, neuropatía periférica, rinitis pigmentosa y anomalías en los huesos y en la piel.

enfermedad por almacenamiento de glucógeno (glycogen storage disease), grupo de trastornos hereditarios del metabolismo del glucógeno. La deficiencia en ciertas enzimas o el defecto del transporte del glucógeno provoca acúmulos de glucógeno en grandes cantidades en diversas partes del cuerpo.

enfermedad por almacenamiento de hierro (iron-storage disease), acumulación anormal de hierro en el parénquima de muchos órganos, como en la hemosiderosis.

enfermedad por depósito de ésteres de colesterol (cholesteryl ester storage disease), trastorno hereditario en el que se produce una acumulación de lípidos neutros, como los ésteres del colesterol y los glicéridos, en los tejidos del organismo.

enfermedad por depósito de glucógeno, tipo Ib (glycogen storage disease, type Ib), forma de enfermedad por depósito de glucógeno en la que el exceso de glucógeno se deposita en el hígado y los leucocitos. Algunos síntomas son similares (pero menos graves) a los de la glucogenosis de tipo Ia (enfermedad de von Gierke). Otros síntomas consisten en neutropenia y enfermedad inflamatoria digestiva recidivante.

enfermedad por descompresión (decompression sickness), síndrome doloroso, a veces mortal, producido por la formación de burbujas de nitrógeno en los tejidos de buzos, trabajadores en cámaras hiperbáricas y aviadores, cuando éstos se desplazan de forma excesivamente rápida desde un ambiente de alta presión a otro de menor presión atmosférica. El nitrógeno respirado en el aire bajo presión se disuelve en los líquidos tisulares. Cuando la presión ambiente se reduce demasiado rápido, el nitrógeno se libera de la solución a mayor velocidad que la de asimilación por parte de los pulmones para su espiración. Así, el nitrógeno gaseoso se acumula en los espacios articulares y la circulación periférica, impidiendo la correcta oxigenación de los tejidos. Sus consecuencias son desorientación, dolores intensos y síncope.

enfermedad por el complejo *Mycobacterium avium* (CMA) (*Mycobacterium avium* complex [MAC] disease), enfermedad sistémica causada por la infección debida a microorganismos del complejo *Mycobacterium avium-intracellulare* en pacientes con infección por el VIH. Sus manifestaciones son bacteriemia, fiebre, escalofríos, fatiga, sudoración nocturna, pérdida de peso, dolor abdominal, anemia y elevación de la fosfatasa alcalina.

enfermedad por el virus Ébola (Ebola virus disease), [Distrito del Río Ébola, Congo], infección causada por una especie de virus ARN del género *Filovirus* que se caracteriza por hemorragia y fiebre. Los síntomas iniciales son, entre otros, fiebre alta, cefaleas, escalofríos, dolor de garganta, picor y enrojecimiento de ojos, mialgias y malestar. Los síntomas tardíos son dolor abdominal intenso, vómitos y diarrea. En algunos pacientes aparece exantema maculopapular.

enfermedad por el virus Marburg (Marburg virus disease), enfermedad febril grave caracterizada por erupción, hepatitis, pancreatitis y hemorragias GI intensas. La enfermedad está causada por el virus Marburg, un miembro de la familia Filoviridae. Esta enfermedad puede ser transmitida al personal hospitalario por la manipulación inadecuada de jeringuillas contaminadas o a partir de las lesiones hemorrágicas de los pacientes. El diagnóstico se basa en las alteraciones serológicas. No existe tratamiento actual efectivo.

enfermedad por Hib (Hib disease), infección causada por *Haemophilus influenzae* tipo B (Hib), que afecta fundamentalmente a los niños en los primeros 5 años de vida. Es una de las principales causas de meningitis bacteriana, así como de neumonía, infecciones articulares y óseas y de inflamaciones faríngeas. Se puede prevenir la infección con la administración de una vacuna administrada a los niños pequeños en los meses 2, 4, 6, y 12-18.

enfermedad por inclusiones citomegálicas (EIC) (cytomegalic inclusion disease [CID]), infección vírica producida por citomegalovirus (CMV), virus relacionado con los virus del género herpes, caracterizada por malestar, fiebre, linfadenopatías, neumonía, hepatoesplenomegalia y sobreinfección por distintos hongos y bacterias como consecuencia de la disminución de la respuesta inmunológica propia de los virus herpes. Es una enfermedad congénita de los recién nacidos que se transmite en el útero de la madre al feto. Las consecuencias varían desde el aborto o enfermedad mortal neonatal hasta el nacimiento de un lactante normal.

enfermedad por inmunodeficiencia (immunodeficiency disease), cualquiera de un grupo de enfermedades provocadas por un defecto del sistema inmunitario y generalmente caracterizadas por propensión a las infecciones y las enfermedades crónicas. En ocasiones estas enfermedades son clasificadas como insuficiencia de células B (anticuerpos), de células T (celulares) o de células T y B combinadas, defecto del movimiento celular y defecto de la actividad microbicida.

enfermedad por metales pesados (hard metal disease), neumoconiosis causada por la inhalación de partículas finas de cobalto, normalmente junto con carburo de tungsteno. En estadios iniciales se observa una hiperplasia reversible y una metaplasia del epitelio bronquial. Más adelante se desarrollan alveolitis subaguda y fibrosis intersticial crónica.

enfermedad por radiación (radiation sickness), trastorno debido a la exposición a radiaciones ionizantes. La exposición moderada puede provocar cefaleas, náuseas, vómitos, anorexia y diarrea; la exposición prolongada puede provocar esterilidad, lesión del feto en la mujer embarazada, leucemia u otras formas de cáncer, alopecia y cataratas.

enfermedad presintomática (presymptomatic disease), fase precoz de la enfermedad cuando ya han comenzado los cambios fisiológicos pero no se observan signos ni síntomas.

enfermedad priónica (prion disease), cualquiera de un grupo de enfermedades degenerativas fatales del sistema nervioso causada por anomalías en el metabolismo de la proteína priónica. Estas enfermedades son singulares porque pueden ser transmitidas genéticamente como rasgo autosómico-dominante o por infección con formas anormales de la proteína (priones). Las formas infecciosas de la enfermedad son consecuencia de la ingestión de tejido infectado o de la introducción de tejido infectado en el organismo.

enfermedad profesional (occupational disease), enfermedad que es el resultado de desempeñar un puesto de trabajo determinado, generalmente debido a los efectos a largo plazo de la exposición a determinadas sustancias o de realizar actividades físicas continuas o repetitivas.

enfermedad pulmonar (pulmonary disease), trastorno del aparato respiratorio caracterizado por tos, dolor torácico, disnea, hemoptisis, producción de esputo, estridor o sonidos adventicios. Las enfermedades respiratorias obstructivas se producen por la presencia de un obstáculo en la vía aérea que impide el flujo de aire y se caracteriza por una disminución de la velocidad del flujo espiratorio y aumento de la capacidad pulmonar total. Las enfermedades respiratorias restrictivas se deben a trastornos que limitan la expansión pulmonar mediante una reducción real del volumen de aire inspirado, como fibrotórax, obesidad, trastornos neuromusculares, cifosis, escoliosis, espondilitis o extirpación quirúrgica de tejido pulmonar. Los rasgos característicos de las enfermedades respiratorias restrictivas son la disminución de la capacidad vital forzada y de la capacidad pulmonar total, con aumento del trabajo respiratorio e ineficacia en el intercambio de gases. Las afecciones restrictivas agudas son la causa pulmonar más frecuente de insuficiencia respiratoria aguda.

enfermedad pulmonar intersticial (interstitial lung disease), trastorno respiratorio caracterizado por tos seca e improductiva y disnea de esfuerzo. El paciente puede presentar dificultad para tragar, dolor muscular y articular y antecedentes de exposición a polvo industrial de materias inorgánicas como sílice y asbesto. Las radiografías suelen mostrar infiltrados fibrosos en el tejido pulmonar, por lo general en los lóbulos inferiores, debidos a una reacción inmunitaria contra una sustancia inhalada. Sin embargo, esta enfermedad puede deberse a una infección viral, bacteriana o de otro tipo, neumonitis urémica, cáncer, procesos congénitos y hereditarios o insuficiencia circulatoria.

enfermedad pulmonar obstructiva crónica (EPOC) (chronic obstructive pulmonary disease [COPD]), enfermedad progresiva e irreversible caracterizada por disminución de la capacidad inspiratoria y espiratoria de los pulmones. La enfermedad se ve agravada por el consumo de tabaco y la contaminación del aire. Entre las enfermedades que causan EPOC se encuentran el asma, las bronquiectasias crónicas, la bronquitis crónica y el enfisema.

enfermedad pulmonar profesional (occupational lung disease), cualquier trastorno pulmonar causado por la inhalación de polvo, humo, gases o vapores en el entorno en el que trabaja una persona.

enfermedad quística medular (medullary cystic disease), enfermedad crónica familiar del riñón, caracterizada por la aparición de uremia de forma progresiva. Se manifiesta en niños mayores y adolescentes que orinan grandes volúmenes de orina diluida con una cantidad de sodio superior a la normal.

enfermedad reactiva de las vías respiratorias (reactive airways disease), cualquiera de las diferentes patologías caracterizadas por sibilancias y reacciones alérgicas; las más comunes son el asma, la bronquiolitis y la enfermedad pulmonar obstructiva crónica.

enfermedad renal ateroembólica (atheroembolic renal disease), enfermedad consistente en una insuficiencia renal progresiva o rápida, como consecuencia de la obstrucción de las arterias renales por ateromas y por émbolos.

enfermedad renal poliquística (ERP) (polycystic kidney disease [PKD]), trastorno en el que los riñones están aumentados de tamaño y contienen numerosos quistes. Existen tres formas de la enfermedad: la enfermedad poliquística infantil, que suele dar lugar a la muerte en pocos años como consecuencia de hipertensión portal y de insuficiencia hepática y renal; la enfermedad poliquística del adulto, que se caracteriza por dolor en un flanco e hipertensión que lleva a insuficiencia renal, uremia y muerte, y la enfermedad poliquística congénita, una rara aplasia congénita del riñón que afecta a todos o sólo un pequeño segmento de uno o ambos riñones. La aplasia bilateral grave da lugar a la muerte poco después del nacimiento. La aplasia menor puede no causar disfunción y puede no ser diagnosticada nunca.

enfermedad respiratoria obstructiva reversible (reversible obstructive airway disease), trastorno caracterizado por broncoespasmo reversible por intervención, como en el caso del asma.

enfermedad restrictiva (restrictive disease), trastorno respiratorio caracterizado por la limitación de la expansión pulmonar o de la pared torácica, que provoca la disminución de los volúmenes y capacidades pulmonares.

enfermedad rickettsial (rickettsial disease), infección causada por una especie de *Rickettsia*. Por ejemplo, la fiebre de las Montañas Rocosas y el tifus.

enfermedad secundaria (secondary disease), cualquier trastorno de las funciones corporales que es consecuencia o resultado de una lesión o episodio médico anterior.

enfermedad seudogripal (influenza-like illness), enfermedad respiratoria inespecífica cuyos síntomas se parecen a los de la gripe, pero que no suele estar causada por la infección por el virus de la gripe, sino por otros virus o bacterias.

enfermedad silente (silent disease), enfermedad o trastorno que no produce signos o síntomas clínicos evidentes.

enfermedad sistémica combinada (combined system disease), trastorno del sistema nervioso central causado por un déficit de vitamina B_{12} que produce anemia perniciosa y degeneración de la médula espinal y de los nervios periféricos, caracterizada por dificultad progresiva para la deambulación, espasticidad de las extremidades inferiores, sensación de vibración en las piernas y pérdida del sentido de la posición.

enfermedad terminal (terminal illness), estado avanzado de una enfermedad, con pronóstico desfavorable y sin curación conocida.

enfermedad transmisible (communicable disease), cualquier enfermedad que se transmite de un sujeto o animal a otro, de forma directa, mediante el contacto con heces u otros materiales de desecho del organismo; o indirectamente, a través de sustancias u objetos inanimados, como vasos, juguetes o agua contaminados, o bien a través de vectores, como moscas, mosquitos, garrapatas u otros insectos. La ley obliga a que muchas enfermedades transmisibles sean comunicadas al departamento de salud local.

enfermedad vascular del colágeno (collagen vascular disease), grupo de trastornos adquiridos que tienen en común cambios inflamatorios e inmunológicos difusos en pequeños vasos sanguíneos y en el tejido conjuntivo. Los rasgos comunes de la mayoría de estas enfermedades son artritis, lesiones cutáneas, iritis y epiescleritis, pericarditis, pleuritis, nódulos subcutáneos, miocarditis, vasculitis y nefritis.

enfermedad vascular periférica (EVP) (peripheral vascular disease [PVD]), cualquier trastorno que afecta a los vasos sanguíneos situados fuera del corazón y a los vasos linfáticos, excepto a los que irrigan el corazón. Las diferentes clases y grados de enfermedad vascular periférica se caracterizan por diversos signos y síntomas, como entumecimiento, dolor, palidez, elevación de la tensión arterial y deterioro de los pulsos arteriales. La EVP asociada a endocarditis bacteriana puede liberar émbolos que llegan a las arteriolas y producen infartos gangrenosos de partes distales del cuerpo como la punta de la nariz, el pabellón auricular y los dedos de las manos y de los pies. Los émbolos grandes pueden ocluir vasos periféricos y producir una enfermedad oclusiva aterosclerótica.

enfermedades de declaración obligatoria (reportable diseases), enfermedades que deben ser declaradas obligatoriamente por el proveedor de asistencia sanitaria a las autoridades responsables de la salud pública debido a su carácter contagioso. Están incluidas, por ejemplo, el paludismo, la poliomielitis, el tifus, la fiebre amarilla, el cólera, la peste bubónica, las ETS y el SIDA.

enfermedades populares (folk illnesses), alteraciones de la salud atribuidas a causas no científicas.

enfermedades/agentes de categoría A (Category A Diseases/Agents), enfermedades o agentes que pueden ser empleados en bioterrorismo, que se diseminan y transmiten con facilidad de persona a persona, causando altas tasas de mortalidad, y que tienen un potencial de generación de efectos importantes en lo que respecta a la salud pública, induciendo pánico en la población y desintegración social; requieren actuaciones especiales en lo que respecta a la preparación en el ámbito de la sanidad pública.

enfermedades/agentes de categoría B (Category B Diseases/Agents), enfermedades o agentes que pueden ser empleados en bioterrorismo, que se diseminan con un nivel de facilidad moderado, producen tasas de morbilidad moderadas y tasas de mortalidad bajas y requieren reforzamiento específico de la capacidad diagnóstica de los CDC y potenciación de los sistemas de vigilancia de enfermedades.

enfermedades/agentes de categoría C (Category C Diseases/Agents), patógenos emergentes que pueden ser adaptados a la diseminación masiva en el futuro, dada su disponibilidad, su facilidad de producción y transmisión y su elevado potencial de morbilidad, mortalidad e impacto social.

enfermera clínica especialista (ECE) (clinical nurse specialist [CNS]), en EE.UU., enfermera titulada que posee el grado de máster en ciencias de la enfermería y que ha adquirido amplios conocimientos y experiencia clínica en un área específica de la enfermería y de la asistencia sanitaria. Tradicionalmente, la ECE participa en labores de investigación.

enfermera comunitaria (health nurse), enfermera de la comunidad o visitante que suele estar empleada por una agencia de asistencia pública y está asignada principalmente para promover el mantenimiento de la salud y medidas sanitarias preventivas en la comunidad.

enfermera de asistencia continuada (continuing care nurse), enfermera especializada en la coordinación de las necesidades globales del paciente en función de los recursos sanitarios de la comunidad. Las responsabilidades de la enfermería de asistencia continuada comienzan de forma ideal desde que el paciente ingresa en el hospital.

enfermera de enlace de consulta psiquiátrica (psychiatric consultation liaison nurse [PCLN]), enfermera especializada con un grado de máster en enfermería psiquiátrica/mental. La práctica se dirige a las respuestas emocionales, espirituales, educacionales, cognitivas y conductuales de los pacientes con disfunción física actual o potencial.

enfermera diplomada en administración (EDA) (certified nurse administrator [CNA]), en EE.UU., profesional que supervisa un equipo de enfermería, establece programas de trabajo y presupuestos, mantiene registros de existencias de suministros médicos y gestiona los recursos para garantizar la asistencia de calidad al paciente. Para poder acceder a la certificación, la enfermera ha de contar con una licencia de Enfermera Registrada y un título de diplomatura (o superior) en enfermería, haber ocupado un puesto de gestión administrativa de enfermería o un puesto docente en administración de enfermería, durante al menos 24 meses en los últimos 5 años, o haber completado un ciclo de al menos 30 horas de formación continuada en administración de enfermería en los últimos 3 años, y haber aprobado el examen de acreditación del American Nurses Credentialing Center.

enfermera diplomada en urgencias (EDU) (certified emergency nurse [CEN]), enfermera que ha recibido formación en enfermería de urgencia y ha realizado un examen del Board of Certification of Emergency Nursing.

enfermera domiciliaria (home health nurse), enfermera diplomada que visita pacientes en el domicilio. La enfermera trabaja principalmente en el área de la asistencia secundaria y terciaria, proporcionando asistencia práctica y educando al paciente y la familia en el cuidado y la prevención de situaciones futuras.

enfermera encargada (charge nurse), enfermera asignada para ocuparse de las operaciones relacionadas con el paciente durante el cambio de turno. Sus responsabilidades pueden comprender la jefatura del equipo, los ingresos y las altas y la coordinación en la atención del paciente.

enfermera epidemióloga (epidemiologist nurse), enfermera diplomada con especial instrucción y experiencia en el control de infecciones en el hospital y la comunidad.

enfermera matrona (nurse midwife), en EE.UU., enfermera registrada y cualificada mediante formación avanzada en cuidados obstétricos y neonatales, con título del American College of Nurse Midwives. La matrona dirige los cuidados perinatales de las mujeres que tienen un embarazo, parto y alumbramiento normales.

enfermera ortopédica (orthopedic nurse), enfermera cuyo campo de actividad profesional es la enfermería ortopédica.

enfermera privada (private duty nurse), enfermera que puede trabajar en una institución, cuidando de un paciente en régimen de honorarios por servicio. La enfermera privada no es miembro de plantilla de la institución. La asistencia privada también tiene lugar en el domicilio.

enfermera visitante (visiting nurse), enfermera responsable de un grupo de pacientes en situación domiciliaria, generalmente en un área geográfica definida. La enfermera hace visitas para prestar asistencia de enfermería especializada según la prescripción del médico, especialmente para personas que no pueden abandonar el domicilio para asistencia profesional, y para instruir a los pacientes en temas de autoasistencia.

enfermería (nursing), **1.** práctica en la cual el profesional de enfermería ayuda «al individuo, enfermo o sano, a la realización de aquellas actividades que contribuyan a la salud o a su recuperación (o a una muerte pacífica), asumiendo que el paciente realizaría dichas actividades si dispusiera de la fuerza, voluntad o conocimientos necesarios. Se debe realizar lo expuesto de forma que se favorezca la autonomía progresiva del paciente tan rápido como sea posible» (Virginia Henderson). **2.** «diagnóstico y tratamiento de la respuesta humana a los problemas potenciales o actuales de salud» (American Nurses Association). Hay cuatro características principales que definen la atención de enfermería: los fenómenos que implican al personal, la utilización de teorías para observar la necesidad de la intervención y planificar la actuación de enfermería, la acción que se tome y los efectos de la actuación sobre el fenómeno. Esta definición aporta una estructura para el proceso de enfermería, que incluye la obtención de datos, el diagnóstico, la planificación, el tratamiento y la evaluación. El diagnóstico de enfermería deriva de la obtención de información sobre la salud del paciente. El plan de los cuidados de enfermería incorpora los objetivos derivados del diagnóstico de enfermería y las prioridades y abordajes para conseguir los objetivos indicados en el diagnóstico de enfermería. Las acciones de enfermería, que se seleccionan y realizan con la participación del paciente, se dirigen a fomentar, mantener o restaurar la salud del paciente, y sirven para maximizar las capacidades del cuidado de la salud del paciente. El paciente y el personal de enfermería evalúan juntos el progreso o la ausencia de progreso hacia los objetivos, lo que da lugar a la reevaluación, la reordenación de las prioridades, el establecimiento de nuevos objetivos y la revisión del plan de los cuidados de enfermería. **3.** práctica profesional del personal cualificado de enfermería. **4.** proceso de actuación del profesional de enfermería, de proporcionar los cuidados que favorecen y promocionan la salud de la persona o personas atendidas.

enfermería basada en la evidencia (evidence-based nursing), práctica sistemática de la enfermería en la que el profesional de enfermería toma decisiones clínicas sobre la base de las mejores investigaciones actualmente disponibles, del conocimiento especializado inherente a ellas y de las necesidades y preferencias del paciente.

enfermería de enlace (liaison nursing), en EE.UU., sistema basado en un acuerdo con especialistas clínicos en enfermería psiquiátrica por el que el personal de enfermería y los demás profesionales sanitarios pueden realizar interconsultas a servicios medicoquirúrgicos, maternoinfantiles o geriátricos.

enfermería de equipo (team nursing), sistema descentralizado en el que se distribuye la asistencia a un paciente entre los miembros de un equipo que trabajan en un esfuerzo coordinado. El enfermero encargado delega su autoridad en un jefe de equipo que debe ser un enfermero profesional. Este jefe asigna tareas, programa la asistencia e instruye a los miembros del equipo en los detalles de la asistencia.

enfermería de maternidad (maternity nursing), asistencia de enfermería de la mujer gestante y de su familia durante el embarazo, el parto y los primeros días del puerperio.

enfermería de rehabilitación gerontológico (gerontologic rehabilitation nursing), especialidad de enfermería centrada en ayudar a los ancianos que padecen enfermedades crónicas o discapacidad física para que se adapten a sus discapacidades y que logren su nivel óptimo de bienestar físico, mental y psicológico.

enfermería de salud comunitaria (community health nursing), campo de la enfermería que es una combinación entre la atención primaria y la enfermería de la salud pública basado en la creencia de que el cuidado dirigido a la persona, a la familia y al grupo contribuye a la atención sanitaria de la población en su conjunto.

enfermería de salud pública (public health nursing), campo de la enfermería que se ocupa de las necesidades sanitarias de la comunidad en su totalidad. Los profesionales de la enfermería de salud pública pueden trabajar con familias en su propio hogar, en las escuelas, en el lugar de trabajo, en las oficinas gubernamentales y en las instalaciones sanitarias principales.

enfermería de urgencias (emergency nursing), asistencia de enfermería destinada a evitar una lesión grave inminente o la muerte o para impedir lesiones graves. Las actividades inherentes a la enfermería de urgencias son: el soporte vital básico, la reanimación cardiopulmonar y el control de la hemorragia.

enfermería forense (forensic nursing), especialidad de la enfermería relacionada con la asistencia a víctimas de delitos, que incluye, además, obtención de evidencias legales, realización de ciertas investigaciones sobre víctimas fallecidas y trabajo con pacientes reclusos.

enfermería funcional (functional nursing), sistema centralizado de cuidados de enfermería que se dedica a las tareas y actividades utilizando personal sanitario auxiliar con experiencia en diversas técnicas.

enfermería gerónica (gerontic nursing), asistencia de enfermería relativa a una persona de edad, un compromiso entre la enfermería geriátrica (asistencia de enfermería para personas mayores que están enfermas) y enfermería gerontológica (una visión más holística de la asistencia de enfermería de las personas mayores).

enfermería individualizada (case nursing), en EE.UU., sistema de asistencia sanitaria en el que se asigna un único profesional de enfermería a uno o más pacientes para que les proporcione una asistencia de enfermería global.

enfermería medicoquirúrgica (medical-surgical nursing), asistencia de enfermería para pacientes cuyas enfermedades reciben tratamiento médico, farmacológico o quirúrgico.

enfermería pediátrica (pediatric nursing), rama de la enfermería relacionada con la asistencia a lactantes y niños.

enfermería perioperatoria (perioperative nursing), cuidados de enfermería que se proporcionan a los pacientes quirúrgicos antes y durante el procedimiento y en la sala de recuperación.

enfermería preventiva (preventive nursing), rama de la enfermería que se ocupa de la promoción general de la salud, de la enseñanza de la identificación y tratamiento precoces de las enfermedades, de la estimulación para la modificación de los estilos de vida y a la prevención del deterioro ulterior de los discapacitados.

enfermería principal (primary nursing), sistema de prestación de la asistencia de enfermería en el que la asistencia de un paciente es controlada durante las 24 horas del día por un profesional de enfermería que dirige y coordina al resto del personal, programa todas las pruebas, procedimientos y actividades diarias para ese paciente y cuida personalmente de dicho paciente cuando sea su obligación. En una situación de asistencia urgente, el enfermero principal puede ser responsable de un solo paciente; en una situación de asistencia intermedia, el enfermero principal puede ser responsable de tres o más pacientes.

enfermería psiquiátrica (psychiatric nursing), rama de la enfermería que se ocupa de la prevención y curación de los trastornos mentales y de sus secuelas. Las enfermeras psiquiátricas trabajan en muchos marcos; sus responsabilidades varían según el nivel de pericia, experiencia y preparación de la enfermera individual.

enfermería transcultural (transcultural nursing), campo de la enfermería, fundado por Madeleine Leininger, en el que el profesional de enfermería trasciende su etnocentricidad y practica la enfermería en otros ambientes culturales.

enfermero (nurse), persona formada y autorizada para practicar la enfermería, cuya misión es, según la American Nurses' Association, el diagnóstico y tratamiento de las respuestas humanas a los problemas sanitarios actuales o potenciales. La práctica de la enfermería consiste en la recogida de datos, diagnóstico, planificación, tratamiento y evaluación dentro del marco de su preocupación fundamental por la respuesta del paciente ante el problema, más que del problema en sí. Los intereses profesionales del personal de enfermería son, por tanto, más amplios y menos circunscritos que los tradicionales intereses propios de la medicina. Los profesionales de enfermería pueden ser generalistas o especialistas y, como profesionales que son, son responsables ética y legalmente de las actividades de enfermería que realizan y de las acciones de aquellas personas en las que hayan delegado una responsabilidad determinada.

enfermero anestesista (nurse anesthetist), enfermero colegiado y entrenado especialmente en un programa acreditado de la especialidad de enfermera anestesista, para ocuparse de los cuidados anestésicos del paciente durante determinadas intervenciones quirúrgicas.

enfermero asociado (associate nurse), en EE.UU., **1.** (en enfermería de asistencia primaria) enfermero encargado de mejorar los planes sobre los cuidados primarios de enfermería. **2.** en algunos estados, enfermero registrado que ostenta un diploma emitido por una escuela de enfermería hospitalaria, o un grado de asociado en razón de su permanencia durante 2 años en una escuela académica de enfermería.

enfermero clínico (nurse clinician), enfermero preparado para identificar y diagnosticar los problemas de los pacientes gracias a los amplios conocimientos y experiencias adquiridos mediante estudios avanzados en un determinado aspecto de la práctica de enfermería.

enfermero de adultos (adult nurse practitioner), enfermera/o titulada/o que ha recibido un entrenamiento y una formación adicionales en los cuidados sanitarios de los adultos. La educación adicional se puede obtener a través de un programa de graduado tipo máster, o bien a través de un programa con certificado de educación continuada sin título.

enfermero de control de infección (infection control nurse), enfermero diplomado al que se asigna la responsabilidad de vigilancia, prevención de infecciones y actividades de control.

enfermero diplomado (registered nurse [RN]), **1.** (EE.UU.), profesional de la enfermería que ha completado los estudios en una escuela de enfermería aprobada por el estado y ha aprobado el National Council Licensure Examination (NCLEX-RN). Un enfermero diplomado puede utilizar las siglas RN acompañando a la firma y cada estado le autoriza de forma autónoma a ejercer en su territorio. **2.** (Canadá), profesional de la enfermería que ha completado los estudios en una facultad de enfermería autorizada y que se ha sometido y ha aprobado el examen convocado por el Canadian Nurses Association Testing Service, examen que recibe el nombre de Comprehensive Examination for Nurse Registration Licensure.

enfermero especializado (advanced practice nurse [APN]), un diplomado en enfermería que estudia más de la formación básica y que recibe el certificado de una organización profesional reconocida a nivel nacional como especialista en alguna de las especialidades de enfermería o que cumple los criterios establecidos por el Consejo de enfermería.

enfermero instrumentista (scrub nurse), profesional de la enfermería titulado que ayuda a los cirujanos durante las operaciones.

enfermero pediátrico (pediatric nurse practitioner [PNP]), profesional de la enfermería que, gracias a unos estudios y una experiencia clínica avanzada conseguidos a través de un programa de grado de máster o un certificado en enfermería pediátrica, ha adquirido un conocimiento experto de la asistencia de enfermería a lactantes y niños.

enfermero práctico de familia (FNP) (family nurse practitioner [FNP]), (en EE.UU.) personal de enfermería que posee las cualidades necesarias para detectar y tratar trastornos autolimitados y para tratar trastornos crónicos estables. Un FNP proporciona atención primaria ambulatoria a las familias, en colaboración con los cuidados asistenciales médicos primarios.

enfermero práctico geriátrico (geriatric nurse practitioner [GNP]), en EE.UU., profesional de enfermería diplomado con formación y experiencia adicionales mediante un programa máster en enfermería que prepara a estos profesionales para prestar una asistencia sanitaria primaria a los ancianos.

enfermero principal (primary nurse), profesional de enfermería responsable de la planificación, ejecución y evaluación de la asistencia de enfermería de uno o más pacientes, 24 horas al día, durante su estancia hospitalaria.

enfermero psiquiátrico (psychiatric nurse practitioner), profesional de enfermería que mediante un programa de formación teórico-práctico, como por ejemplo un máster en enfermería psiquiátrica, ha adquirido una formación especializada sobre la asistencia y prevención de los trastornos mentales.

enfermo (sick), que experimenta síntomas de enfermedad física, como náuseas, molestias y dolores, mareo, debilidad, visión borrosa o malestar.

enfisema (emphysema), condición anómala del sistema pulmonar, caracterizada por hiperinsuflación y cambios destructivos en las paredes alveolares. Conduce a pérdida de elasticidad pulmonar y disminución del intercambio gaseoso. Existen tres tipos principales: el enfisema centroacinar, el distal acinar y el panacinar. El paciente puede presentar disnea de ejercicio o en reposo, tos, ortopnea, expansión torácica desigual, taquipnea, taquicardia y aumento de la temperatura y ruidos respiratorios, si existe infección. En los casos avanzados son frecuentes los estados de ansiedad, aumento de la $PaCO_2$, inquietud, confusión, debilidad, anorexia, hipoxemia e insuficiencia respiratoria.

enfisema acinar distal (distal acinar emphysema), uno de los principales tipos de enfisema, que se limita a las zonas distales de los alveolos a lo largo de los tabiques interlobulares y subpleurales, formando bullas.

enfisema bulloso (bullous emphysema), gran dilatación alveolar quística del tejido pulmonar, que puede ser única o múltiple.

enfisema centroacinar (centriacinar emphysema), uno de los tipos de enfisema, caracterizado por ensanchamiento de los espacios aéreos en la parte proximal del ácino, fundamentalmente a la altura de los bronquiolos respiratorios.

enfisema congénito lobar (congenital lobar emphysema), trastorno caracterizado por una hiperinsuflación que suele afectar a uno de los lóbulos superiores y produce dificultad respiratoria en edades tempranas.

enfisema focal (focal emphysema), enfisema centroacinar asociado con la inhalación ambiental de polvo, que produce dilatación de los bronquiolos respiratorios terminales.

enfisema intersticial (interstitial emphysema), forma de enfisema en la que existen fugas de aire o gas hacia los tejidos del intersticio pulmonares, debido a la rotura de la pared alveolar. Como los alveolos tienen que descomprimirse, existe el peligro de que se desgarre la pleura, con formación de neumotórax.

enfisema panacinar (panacinar emphysema), uno de los tipos principales de enfisema caracterizado por un agrandamiento relativamente uniforme de los espacios aéreos en todos los bronquiolos terminales y alveolos.

enfisema pulmonar (pulmonary emphysema), enfermedad obstructiva crónica de los pulmones, caracterizada por la distensión excesiva de los alveolos y cambios destructivos de la estructura de sostén alveolar.

enfisema subcutáneo (subcutaneous emphysema), presencia de aire libre o de gas en los tejidos subcutáneos. El aire o el gas puede proceder de la rotura de una vía aérea o un grupo de alveolos y emigrar a través de los espacios subpleurales hasta el mediastino y el cuello. La cara, el cuello y el tórax pueden tener un aspecto tumefacto. Los tejidos cutáneos pueden estar dolorosos y se puede escuchar un sonido de «crepitación» cuando se mueve el aire por debajo de ellos. En ocasiones, el paciente experimenta disnea, y puede aparecer cianosis si el escape de aire es importante. El tratamiento puede requerir una incisión para liberar el aire atrapado.

enfisematoso (emphysematous), relativo a, o afectado de enfisema.

enflurano (enflurane), gas anestésico no inflamable de la familia del éter. Su utilización ha sido reemplazada casi completamente por la de nuevos agentes de acción más rápida. Se emplea para el mantenimiento de la anestesia general.

enfoque de autotratamiento (self-management approach), enfoque de tratamiento en el cual los pacientes asumen la responsabilidad de su conducta, cambiando su entorno y planificando su futuro.

enfoque de resolución de problemas para la asistencia centrada en el paciente (problem-solving approach to patient-centered care), (en enfermería) sistema conceptual que incorpora las necesidades físicas evidentes de un paciente a las necesidades psicológicas, emocionales y sociales ocultas. Proporciona un modelo para la asistencia integral de la persona como individuo, no como un ejemplo de una enfermedad o como un diagnóstico médico. Dentro de este modelo, la asistencia de enfermería se define como un proceso de resolución de problemas. El paciente es considerado como una persona que se encuentra en una situación de deterioro, con una capacidad inferior a la habitual para llevar a cabo las actividades de autocuidado.

enfoque de Trager (Trager approach), marca de servicio para una técnica de trabajo corporal cuyo fin es preparar a los pacientes a que desarrollen el conocimiento de los patrones de movimientos que alivian el dolor y promueven la relajación.

enfoque psicosomático (psychosomatic approach), estudio interdisciplinar u holístico de la enfermedad física y mental desde un punto de vista biológico, psicosocial y sociocultural.

enfoque quimioterápico (chemotherapy management), intervención de enfermería recogida en la Nursing Interventions Classification (NIC). Se define como la ayuda al paciente y a la familia a conocer la acción quimioterápica y minimizar los efectos secundarios de los agentes antineoplásicos.

enfoque represivo-inspirativo (repressive-inspirational approach), enfoque psicoterapéutico utilizado en algunos grupos para facilitar que se centren en sentimientos positivos y en la fuerza del grupo.

enfrentado (en face), «cara a cara», postura en la que la cara de la madre y la del niño se encuentran aproximadamente a 20 cm de distancia y en el mismo plano, como cuando la madre sujeta al niño delante de su cara o como cuando da de mamar al niño.

enfriamiento (cooling), disminución de la temperatura corporal mediante la aplicación de una sábana de hipotermia, compresas húmedas frías, bolsas de hielo o baños de alcohol.

enfuvirtida (enfuvirtide), agente antirretroviral utilizado, en combinación con otros antirretrovirales, en el tratamiento de la infección por el VIH.

engrama (engram), **1.** unidad hipotética de depósito neurofisiológico en el cerebro, fuente de una determinada memoria. **2.** circuito interneuronal en el que participan neuronas y fibras musculares específicas que se pueden coordinar para realizar patrones específicos de actividad motora.

enlace (bond), fuerza de Coulomb fuerte entre los átomos en una sustancia por atracción de iones de carga opuesta entre ellos o de los núcleos para los electrones compartidos.

enlace covalente (covalent bond), enlace químico que se forma por la compartición de dos, cuatro o seis electrones entre dos átomos.

enlace cruzado (cross-link), enlace formado entre cadenas de polímeros, bien entre cadenas diferentes o bien entre distintas partes de una msima cadena.

enlace iónico (ionic bonding), fuerza que mantiene juntos los átomos mediante la transferencia de un solo electrón de valencia, como un catión a un anión. Los compuestos iónicos no forman verdaderas moléculas, y en solución acuosa se descomponen en los iones que los constituyen.

enmascaramiento (masking), **1.** superposición u ocultación de un proceso por un segundo trastorno, como cuando una persona comienza una dieta para perder peso mientras se desarrolla una enfermedad que conlleva adelgazamiento, como un cáncer. La pérdida de peso corporal se atribuye a la dieta. **2.** exhibición inconsciente de un rasgo de la personalidad que oculta una aberración conductual.

enmascarar (mask), **1.** ocultar, como ocurre en el tratamiento sintomático que puede enmascarar el desarrollo de una enfermedad. **2.** cubrir, como hacen los cosméticos con color de piel que pueden cubrir los nevos pigmentados.

Enmienda Durham-Humphrey (Durham-Humphrey Amendment), modificación en 1952 de la 1938 U.S. Food, Drug and Cosmetic Act. La enmienda diferencia entre medicamentos con receta y medicamentos de libre dispensación, y especifica las medicaciones que pueden ser o no repuestas sin una nueva prescripción. Identifica también qué prescripciones originales o repuestos pueden ser autorizados por teléfono.

enoftalmos (enophthalmos), desplazamiento hacia atrás del ojo en la órbita producido por un traumatismo o una alteración del desarrollo.

enol (enol), compuesto orgánico con un grupo alcohol o hidroxilo junto a un doble enlace.

enoxacina (enoxacin), antibacteriano eficaz contra numerosas bacterias gramnegativas, administrado por vía oral en el tratamiento de la gonorrea y las infecciones del tracto urinario.

enoxaparina (enoxaparin), heparina de bajo peso molecular utilizada en forma de sal sódica para prevenir la embolia pulmonar y la trombosis venosa profunda tras una sustitución de cadera o rodilla o tras cirugía abdominal de alto riesgo. También se emplea, junto con warfarina, en el tratamiento de la trombosis venosa profunda y, junto con ácido acetilsalicílico, en la prevención de la trombosis coronaria asociada a angina inestable o a determinados tipos de IM.

enoximona (enoximone), vasodilatador similar a la inamrinona, utilizado como cardiotónico en el tratamiento a corto plazo de la insuficiencia cardíaca congestiva.

enquistarse (encyst), formarse un quiste o una cápsula.

enriquecido/a (enriched), **1**. (en nutrición) relativo a alimentos a los cuales se han añadido vitaminas o minerales dentro de los límites especificados por la Food and Drug Administration de EE.UU., habitualmente para reponer nutrientes perdidos durante el procesamiento. **2.** (en química) relativo a un compuesto que contiene proporción de isótopo superior a la hallada en la forma natural del mismo elemento. **3.** (en química) relativo a un compuesto que contiene una mayor proporción de una de sus dos formas posibles.

enrojecimiento (flare), **1.** zona rojiza de la piel en la periferia de una lesión urticarial, que se aprecia en las reacciones de hipersensibilidad inmediata. **2.** eritema cutáneo que se disemina desde una lesión infectada o se expande desde el lugar principal de reacción a un irritante.

enrollee (enrollee), en EE.UU. dícese del individuo que ha contratado un servicio sanitario bajo un plan determinado. No aplicable en Canadá.

ensalada de palabras (word salad), revoltijo de palabras y frases que pierden todo sentido y coherencia lógica, que se presenta a menudo en individuos desorientados o en enfermos de esquizofrenia.

ensanchador (reamer), **1.** instrumento con un extremo cortante recto o en espiral, utilizado en movimientos de rotación para agrandar un agujero o despejar una abertura. **2.** (en odontología) instrumento con un mango metálico de forma cónica y ligeramente espiral, utilizado para aumentar de tamaño y limpiar los conductos radiculares.

ensayo (assay), análisis de la pureza o eficacia de los fármacos y de otras sustancias biológicas, incluyendo observaciones analíticas y clínicas.

ensayo (trial), proceso de exploración de la calidad.

ensayo de hipertensión y lípidos (hypertension and lipid trial [HALT]), estudio para valorar la eficacia y la seguridad de los bloqueadores alfa-adrenérgicos en pacientes con hipertensión.

ensayo de lactoferrina (lactoferrin assay), prueba de una muestra fecal para detectar leucocitos inflamatorios en el intestino. Se utiliza para ayudar a diagnosticar la enteritis bacteriana, enfermedad de Crohn aguda y la colitis ulcerosa aguda.

ensayo de penetración de esperma (sperm penetration assay [SPA]), prueba para medir la capacidad de los espermatozoides de penetrar en los oocitos in vitro. Oocitos de hámster, que carecen de zona pelúcida, son expuestos a los espermatozoides en cuestión. Los oocitos libres de zona pelúcida pueden sufrir una fusión de membrana heteróloga con las membranas de los espermatozoides que hayan experimentado reacción del acrosoma. A continuación, se procede a una valoración de los oocitos que han sido penetrados con éxito.

ensayo de un fármaco (drug trial), proceso de determinación de la dosis terapéutica adecuada y duración del tratamiento para una etapa concreta de la enfermedad.

ensayo del complemento (complement assay), prueba sanguínea utilizada fundamentalmente para medir el complemento sérico con el fin de diagnosticar un angioedema y monitorizar la actividad de la enfermedad en pacientes con LES, nefritis,

nefritis membranoproliferativa o nefritis postestreptocócica.

ensayo microbiológico (microbiologic assay), **1.** uso de microorganismos para medir la actividad de compuestos orgánicos. **2.** cálculo de la pureza de factores nutricionales mediante la determinación del crecimiento de ciertas bacterias.

ensayo por radioinmunofluorescencia (radioimmunofluorescence assay [RIFA]), prueba de la presencia de anticuerpos que se emplea a veces para confirmar los resultados del ELISA u otros métodos.

ensayos clínicos (clinical trials), estudios diseñados para obtener un gran volumen de datos clínicos con el fin de establecer una valoración estadísticamente significativa del tratamiento y determinar su seguridad y eficacia.

enseñanza: actividad sexual segura (teaching: safe sex), intervención de enfermería recogida en la Nursing Interventions Classification (NIC). Se define como la instrucción relativa a la protección sexual durante la actividad sexual.

enseñanza: actividad/ejercicio prescritos (teaching: prescribed activity/exercise), intervención de enfermería recogida en la Nursing Interventions Classification (NIC). Se define como la preparación para que el paciente alcance y/o mantenga el nivel de actividad prescrito.

enseñanza: cuidado de los pies (teaching: foot care), intervención de enfermería de la Nursing Interventions Classification (NIC) definida como la preparación de un paciente en riesgo y/u otro significativo para proporcionar cuidados preventivos a los pies.

enseñanza: dieta prescrita (teaching: prescribed diet), intervención de enfermería recogida en la Nursing Interventions Classification (NIC). Se define como la preparación del paciente para que siga correctamente la dieta prescrita.

enseñanza: educación de esfínteres (teaching: toilet training), intervención de enfermería recogida en la Nursing Interventions Classification (NIC). Se define como la instrucción para determinar la disposición y estrategias para ayudar al niño a que aprenda las habilidades de educación de esfínteres independientes.

enseñanza: estimulación infantil de 0 a 4 meses (teaching: infant stimulation 0-4 months), intervención de enfermería recogida en la Nursing Interventions Classification (NIC) definida como la enseñanza a los padres y cuidadores para que aporten unas actividades sensoriales apropiadas para favorecer el desarrollo y el movimiento en los cuatro primeros meses de vida.

enseñanza: estimulación infantil de 5 a 8 meses (teaching: infant stimulation 5-8 months), intervención de enfermería recogida en la Nursing Interventions Classification (NIC) definida como la enseñanza a los padres y cuidadores para que aporten unas actividades sensoriales apropiadas para favorecer el desarrollo y el movimiento desde el quinto al ocatvo mes de vida.

enseñanza: estimulación infantil de 9 a 12 meses (teaching: infant stimulation 9-12 months), intervención de enfermería recogida en la Nursing Interventions Classification (NIC) definida como la enseñanza a los padres y cuidadores para que aporten unas actividades sensoriales apropiadas para favorecer el desarrollo y el movimiento desde el noveno al duodécimo mes de vida.

enseñanza: grupo (teaching: group), intervención de enfermería recogida en la Nursing Interventions Classification (NIC). Se define como el desarrollo, la ejecución y la evaluación de un programa de enseñanza del paciente a un grupo de personas que experimentan los mismos estados patológicos.

enseñanza: habilidad psicomotriz (teaching: psychomotor skill), intervención de enfermería recogida en la Nursing Interventions Classification (NIC). Se define como la instrucción a un paciente para llevar a cabo una habilidad psicomotora.

enseñanza: individual (teaching: individual), intervención de enfermería recogida en la Nursing Interventions Classification (NIC). Se define como la planificación, implementación y evaluación de un programa de enseñanza al paciente diseñado para atender sus necesidades particulares.

enseñanza: medicación prescrita (teaching: prescribed medication), intervención de enfermería recogida en la Nursing Interventions Classification (NIC). Se define como la preparación para que el paciente tome inocuamente las medicaciones prescritas y monitorice sus efectos.

enseñanza: nutrición del niño pequeño de 13 a 18 meses (teaching: toddler nutrition 13-18 months), intervención de enfermería recogida en la Nursing Interventions Classification (NIC). Se define como la instrucción sobre las prácticas de nutrición y alimentación desde el mes 13 al 18 de vida.

enseñanza: nutrición del niño pequeño de 19 a 24 meses (teaching: toddler nutrition 19-24 months), intervención de enfermería recogida en la Nursing Interventions Classification (NIC). Se define como la instrucción sobre las prácticas de nutrición y alimentación desde el mes 19 al 24 de vida.

enseñanza: nutrición del niño pequeño de 25 a 36 meses (teaching: toddler nutrition 25-36 months), intervención de enfermería recogida en la Nursing Interventions Classification (NIC). Se define como la instrucción sobre las prácticas de nutrición y alimentación desde el mes 25 al 36 de vida.

enseñanza: nutrición infantil de 0 a 3 meses (teaching: infant nutrition 0-3 months), intervención de enfermería recogida en la Nursing Interventions Classification (NIC). Se define como la educación sobre nutrición y prácticas de alimentación durante los tres primeros meses de vida.

enseñanza: nutrición infantil de 4 a 6 meses (teaching: infant nutrition 4-6 months), intervención de enfermería recogida en la Nursing Interventions Classification (NIC). Se define como la educación sobre nutrición y prácticas de alimentación desde el cuarto al sexto mes de vida.

enseñanza: nutrición infantil de 7 a 9 meses (teaching: infant nutrition 7-9 months), intervención de enfermería recogida en la Nursing Interventions Classification (NIC). Se define como la educación sobre nutrición y prácticas de alimentación desde el séptimo al noveno mes de vida.

enseñanza: nutrición infantil de10 a 12 meses (teaching: infant nutrition 10-12 months), intervención de enfermería recogida en la Nursing Interventions Classification (NIC). Se define como la educación sobre nutrición y prácticas de alimentación desde el décimo al duodécimo mes de vida.

enseñanza: preoperatoria (teaching: preoperative), intervención de enfermería recogida en la Nursing Interventions Classification (NIC). Se define como la ayuda al paciente para que comprenda y se prepare mentalmente para la cirugía y el período de recuperación postoperatorio.

enseñanza: procedimiento/tratamiento (teaching: procedure/treatment), intervención de enfermería recogida en la Nursing Interventions Classification (NIC). Se define como la preparación para que el paciente comprenda y se disponga mentalmente para un procedimiento o tratamiento prescrito.

enseñanza: proceso de la enfermedad (teaching: disease process), intervención de enfermería recogida en la Nursing Interventions Classification (NIC). Se define como la ayuda al paciente para que comprenda la información relacionada con un proceso patológico determinado.

enseñanza: seguridad del niño pequeño de 13 a 18 meses (teaching: toddler safety 13-18 months), intervención de enfermería recogida en la Nursing Interventions Classification (NIC). Se define como la educación sobre seguridad desde el mes 13 al 18 de vida.

enseñanza: seguridad del niño pequeño de 19 a 24 meses (teaching: toddler safety 19-24 months), intervención de enfermería recogida en la Nursing Interventions Classification (NIC). Se define como la educación sobre seguridad desde el mes 19 al 24 de vida.

enseñanza: seguridad del niño pequeño de 25 a 36 meses (teaching: toddler safety 25-36 months), intervención de enfermería recogida en la Nursing Interventions Classification (NIC). Se define como la educación sobre seguridad desde el mes 25 al 36 de vida.

enseñanza: seguridad infantil de 0 a 3 meses (teaching: infant safety 0-3 months), intervención de enfermería recogida en la Nursing Interventions Classification (NIC) definida como las instrucciones sobre seguridad en los tres primeros meses de vida.

enseñanza: seguridad infantil de 4 a 6 meses (teaching: infant safety 4-6 months), intervención de enfermería recogida en la Nursing Interventions Classification (NIC) definida como las instrucciones sobre seguridad desde el cuarto al sexto mes de vida.

enseñanza: seguridad infantil de 7 a 9 meses (teaching: infant safety 7-9 months), intervención de enfermería recogida en la Nursing Interventions Classification (NIC) definida como las instrucciones sobre seguridad desde el séptimo al noveno mes de vida.

enseñanza: seguridad infantil de 10 a 12 meses (teaching: infant safety 10-12 months), intervención de enfermería recogida en la Nursing Interventions Classification (NIC) definida como las instrucciones sobre seguridad desde el décimo al duodécimo mes de vida.

enseñanza: sexualidad (teaching: sexuality), intervención de enfermería recogida en la Nursing Interventions Classification (NIC). Se define como la ayuda a las personas a comprender las dimensiones físicas y psicosociales del crecimiento y el desarrollo sexual.

ensoñación (daydream), sueño, normalmente no patológico, que se produce cuando una persona está despierta. Su contenido suele ser el de la obtención de deseos no desfigurados.

ensulizol (ensulizole), absorbente hidrosoluble de radiación ultravioleta B, utilizado por vía tópica como protector solar.

entacapona (entacapone), agente antiparkinsoniano utilizado para el tratamiento de la enfermedad de Parkinson en pacientes que presentan una disminución del efecto final de la dosis.

Entamoeba *(Entamoeba),* género de parásitos intestinales amebianos, varias de cuyas especies son patógenas para el hombre.

Entamoeba coli *(Entamoeba coli),* parásito amebiano no patógeno común que se encuentra en el intestino de seres humanos y otros mamíferos. Es similar, y se confunde a veces con ella, a *E. histolytica,* el agente causal de la disentería amebiana.

Entamoeba gingivalis *(Entamoeba gingivalis),* especie de ameba termorresistente que se encuentra en la boca de seres humanos y otros mamíferos. Como agente causal de gingitivis, se asocia con higiene dental deficiente.

Entamoeba histolytica *(Entamoeba histolytica),* especie patógena de ameba que produce la disentería amebiana y la amebiasis hepática en humanos.

entecavir (entecavir), antiviral utilizado para tratar la hepatitis B crónica.

enteral (enteral), dentro del intestino delgado o vía intestino delgado.

enterectomía (enterectomy), resección quirúrgica de una porción del intestino.

entereza personal (personal resiliency), resultado de enfermería de la Nursing Outcomes Classificaction (NOC). Se define como la adaptación positiva y la función de un individuo después de una adversidad significativa o una crisis.

entérico (enteric), relativo al intestino.

enteritis (enteritis), inflamación de la mucosa del intestino delgado, como consecuencia de diversas causas: bacteriana, vírica, funcional e inflamatoria.

enteritis bacteriana (bacterial enteritis), enteritis causada por una infección bacteriana. Los tipos más frecuentes en las personas son enteritis por *Campylobacter, Salmonella, Shigella* y *Yersinia.*

enteritis necrotizante (necrotizing enteritis), inflamación aguda del intestino delgado y el grueso por una bacteria, *Clostridium perfringens,* y caracterizada por dolor abdominal intenso, diarrea sanguinolenta y vómitos.

enteritis por *Campylobacter* (*Campylobacter* enteritis), infección intestinal de humanos y otros mamíferos por una especie de *Campylobacter,* que se caracteriza por una diarrea que puede ser sanguinolenta, con dolor y calambres abdominales y fiebre. La causa suele ser la ingestión de alimentos o aguas contaminados.

enteritis por *Salmonella* (*Salmonella* enteritis), enteritis bacteriana producida por diversas especies de *Salmonella.*

enteritis por *Shigella* (*Shigella* enteritis), enteritis bacteriana inducida por una infección por *Shigella* que produce disentería bacilar.

Enterobacter cloacae *(Enterobacter cloacae),* especie de bacterias de forma bacilar gramnegativas presente con frecuencia en las heces humanas y animales, en los productos lácteos, en las aguas residuales, en el suelo y en el agua. *E. cloacae* y *E. aerogenes* son importantes patógenos nosocomiales, responsables de numerosas infecciones, tales como bacteriemia, infecciones de las vías respiratorias bajas, infecciones del tracto urinario y artritis séptica.

Enterobacteriáceas (Enterobacteriaceae), familia de bacterias aerobias y anaerobias que incluye organismos entéricos patógenos y no patógenos. Los géneros más importantes de esta familia son: *Escherichia, Klebsiella, Proteus* y *Salmonella.*

enterobacteriano (enterobacterial), perteneciente o relativo a las especies bacterianas que se encuentran en el tracto digestivo.

enterobiasis (enterobiasis), infestación por el parásito *Enterobius vermicularis.* Este nematodo infecta el intestino grueso y las hembras depositan sus huevos en la zona perianal, produciendo prurito y trastornos del sueño.

Enterobius vermicularis *(Enterobius vermicularis),* nematodo parásito frecuente que parece un filamento blanco de 0,5-1 cm de longitud.

enterocele (enterocele, enterocoele), **1.** hernia que contiene intestino. **2.** hernia vaginal posterior.

enterocinasa (enterokinase), enzima del jugo intestinal que activa las enzimas proteolíticas pancreáticas cuando llegan al duodeno.

enterocistoplastia (enterocystoplasty), la forma más común de cistoplastia de aumento, en la que se emplea una porción de intestino para el injerto. Entre las modalidades frecuentes se cuentan la ileocistoplastia, la ileocecocistoplastia y la cistoplastia sigmoide.

enteroclisis (enteroclysis), técnica radiográfica en la que se inyecta un medio de contraste en el duodeno para examinar el intestino delgado.

enterococcemia (enterococcemia), presencia de enterococos en sangre.

Enterococo (Enterococcus), género de bacterias grampositivas, anaerobias facultativas, de la familia de los estreptococos, anteriormente incluido dentro del género *Streptococcus. E. faecalis* y *E. faecium* son integrantes de la flora intestinal normal humana y, de forma ocasional, producen infecciones del tracto urinario, endocarditis infecciosa, bacteriemia e infecciones nosocomiales, que pueden suponer un riesgo para la vida. *E. avium* se halla sobre todo en heces de pollo y puede asociarse a apendicitis, otitis y abscesos cerebrales en humanos.

enterocolitis (enterocolitis), inflamación que afecta al intestino delgado y al grueso.

enterocolitis necrotizante (necrotizing enterocolitis [ECN]), inflamación aguda intestinal que suele presentarse en recién nacidos pretérmino o de bajo peso. Se caracteriza por la necrosis de la mucosa gastrointestinal que puede desembocar en peritonitis o perforación. Aunque se desconoce la causa, parece haber un defecto en las defensas del huésped que favorecen la infección por la propia flora intestinal y no por microorganismos externos.

enterodinia (enterodynia), dolor intestinal.

enteroenterostomía (enteroenterostomy), creación quirúrgica de una conexión artificial entre dos segmentos del intestino.

enteroglucagón (enteroglucagon), cualquiera de un grupo de péptidos hiperglucémicos semejantes al glucagón. Lo liberan las células de la mucosa en la parte superior del intestino en respuesta a la ingestión de hidratos de carbono y grasa, y estimula la preparación y la renovación de las células del epitelio intestinal.

enterolitiasis (enterolithiasis), presencia de enterolitos en el intestino.

enterolito (enterolith), cálculo o concreción presente en el intestino.

enteropatía (enteropathy), enfermedad o cualquier otro proceso de los intestinos.

enteropatía eosinofílica (eosinophilic enteropathy), forma rara de alergia alimentaria caracterizada por náuseas, dolores abdominales de carácter cólico, diarrea, urticaria y aumento del número de eosinófilos en sangre junto con infiltrados eosinofílicos en el intestino.

enteropatía exudativa (exudative enteropathy), diarrea que se ve en enfermedades caracterizadas por la inflamación o destrucción de la mucosa intestinal.

enterostomía (enterostomy), técnica quirúrgica por la que se crea un ano o fístula artificial en el intestino realizando una incisión que atraviesa la pared abdominal.

enterostomista (enterostomal therapist), enfermero titulado, capacitado y entrenado en tratamientos por enterostomía y que realiza los cuidados de los drenajes del paciente.

enterotóxico (enterotoxigenic), relativo o perteneciente a un organismo u otro agente productor de enterotoxinas.

enterotoxina (enterotoxin), sustancia tóxica específica para las células de la mucosa intestinal producida normalmente por determinadas especies de bacterias, como los estafilococos.

***Enterovirus** (Enterovirus),* género de virus de la familia Picornaviridae que se replica principalmente en el tracto intestinal de los mamíferos. Algunos tipos de enterovirus son el **virus Coxsackie,** el **virus ECHO** y el **virus de la polio.**

entesitis (enthesitis), inflamación de la inserción de un músculo, con gran tendencia a la fibrosis y a la calcificación. Generalmente sólo es doloroso cuando el músculo afectado es activado.

entesopatía (enthesopathy), inflamación artrítica de tendones y ligamentos en lugar de las membranas articulares.

entomoftoromicosis basidiobolae (entomophthoromycosis basidiobolae), infección crónica causada por *Basidiobolus ranarum,* un hongo filamentoso, en la que se forman granulomas que se expanden gradualmente en el tejido subcutáneo de brazos, tórax y tronco. Pueden desarrollarse úlceras purulentas múltiples. La infección se produce en niños y adolescentes en áreas tropicales de Indonesia, la India y África.

entorno (environment), conjunto de muchos factores, tanto físicos como psicológicos, que influyen o afectan la vida y supervivencia de una persona.

entorno de aprendizaje (learning environment), la suma de las circunstancias e influencias internas y externas que rodean y afectan al aprendizaje de una persona.

entorno doméstico seguro (safe home environment), resultado de enfermería recogido en la Nursing Outcomes Classification (NOC). Se define como el conjunto de disposiciones físicas necesarias para minimizar la incidencia de los factores ambientales que pueden causar daño o deterioro físico en el ámbito doméstico.

entorno familiar: interno (family environment: internal), resultado de enfermería recogido en la Nursing Outcomes Classification (NOC). Se define como el clima social caracterizado por las relaciones y objetivos entre los miembros de la familia.

entorno térmicamente neutro (neutral thermal environment), entorno creado por cualquier método o aparato para mantener la temperatura corporal normal, de forma que sea mínimo el consumo de oxígeno y el gasto calórico, como la incubadora de prematuros.

entrada (inlet), paso a una cavidad, como la entrada de la pelvis, que marca el borde de la cavidad pelviana.

entrada de la pelvis verdadera (superior aperture of minor pelvis), abertura limitada por la cresta y la línea pectínea de los huesos del pubis, el reborde arqueado del ilion y el borde anterior de la base del sacro.

entrada laríngea (laryngeal inlet), abertura que conecta la laringe y la faringe.

entrecruzamiento (crossing over), intercambio de fragmentos de cromátidas entre pares homólogos de cromosomas durante la profase de la primera división meiótica.

entrecruzamiento genético (crossover), resultado de la recombinación de genes en pares homólogos de cromosomas durante la meiosis.

entrenador deportivo (athletic trainer), carrera profesional sanitaria auxiliar que, con la consulta y la supervisión de los médicos competentes, forma parte integral del sistema de asistencia sanitaria asociado al deporte. El entrenador deportivo proporciona diversos servicios, como la prevención de lesiones y el reconocimiento, la asistencia inmediata, el tratamiento y la rehabilitación de los traumatismos deportivos.

entrenamiento afirmativo (assertive training), técnica que se utiliza en las terapias conductistas con objeto de ayudar al individuo a que sea más seguro y tenga más autoconfianza en las relaciones interpersonales. Se centra en una manifestación directa y sincera de los sentimientos y creencias, tanto positivas como negativas.

entrenamiento autógeno (autogenic training), intervención de enfermería recogida en la Nursing Interventions Classification (NIC). Se define como la asistencia mediante la autosugestión de sensaciones de adormecimiento y calor con el fin de inducir la relajación.

entrenamiento con pesas (weight training), tipo de ejercicio de entrenamiento con peso utilizando mancuernas, pesas o aparatos para aumentar la fuerza muscular.

entrenamiento de afirmación (assertiveness training), intervención de enfermería recogida en la Nursing Interventions Classification (NIC). Se define como la expresión eficaz de sentimientos, necesidades e ideas al mismo tiempo que se respetan los derechos de los demás.

entrenamiento de fuerza (strength training), método de potenciar la fuerza muscular aumentando gradualmente la capacidad de resistir fuerzas mediante el empleo de pesos libres, máquinas o el propio peso corporal de la persona. Las sesiones de entrenamiento de fuerza se diseñan para imponer una resistencia cada vez mayor, lo cual a su vez estimula el desarrollo de fuerza muscular para satisfacer la demanda añadida.

entrenamiento de la memoria (memory training), intervención de enfermería recogida en la Nursing Interventions Classification (NIC). Se define como el adiestramiento de la memoria.

entrenamiento de la vejiga urinaria (urinary bladder training), intervención de enfermería recogida en la Nursing Interventions Classification (NIC). Se define como el mejoramiento de la función vesical en los pacientes con incontinencia de urgencia, aumentando la capacidad de la vejiga para retener la orina y la capacidad del paciente para inhibir la micción.

entrenamiento de resistencia (resistance training), cualquier método o forma de entrenamiento de fuerza utilizado para resistir, superar o soportar fuerza.

entrenamiento de resistencia activa (ERA) (active resistance training [ART]), programa de preparación o de rehabilitación diseñado para aumentar la fuerza, la potencia y la capacidad muscular del paciente, mediante ejercicios de resistencia progresiva y de sobrecarga muscular.

entrenamiento del hábito de orinar (urinary habit training), intervención de enfermería recogida en la Nursing Interventions Classification (NIC). Se define como el establecimiento de un patrón predecible de vaciamiento de la vejiga para prevenir la incontinencia en personas con capacidad cognitiva limitada que tienen incontinencia de urgencia, de esfuerzo o funcional.

entrenamiento impulso-control (impulse control training), intervención de enfermería recogida en la Nursing Interventions Classification (NIC). Se define como la ayuda al paciente para intervenir en la conducta impulsiva aplicando estrategias que solucionen problemas de situaciones sociales e interpersonales.

entrenamiento muscular con resistencia a la inspiración (inspiratory resistance muscle training), ejercicios de terapia respiratoria que requieren la inhalación frente a algún tipo de fuerza de resistencia, como la práctica de respiración abdominal con un peso sobre el abdomen.

entrenamiento ortóptico (orthoptic training), terapia para la corrección del estrabismo o de otras alteraciones de los músculos oculares mediante una serie de ejercicios.

entrevista (interview), comunicación con un paciente iniciada con un determinado propósito y enfocada a una determinada área temática. La entrevista detectora de problemas es un interrogatorio que se centra en la obtención de datos con el fin de identificar problemas que el paciente necesita resolver. La entrevista de solución de problemas se centra en los problemas que han sido identificados por parte del paciente o del profesional sanitario.

entrevista clínica (patient interview), entrevista sistemática con un paciente, cuyo objetivo es obtener información que pueda ser utilizada para desarrollar un programa asistencial individualizado.

entrevista de preguntas directas (direct-question interview), interrogatorio que normalmente exige respuestas de una o dos palabras.

entropía (entropy), tendencia de un sistema a ir de un estado de orden a uno de desorden, lo que se expresa en física como la medida de la parte de calor o energía en un sistema termodinámico que no está disponible para realizar un trabajo.

entropión (entropion), torsión hacia dentro, normalmente un proceso en el que el párpado se vuelve hacia el interior del ojo. El entropión cicatricial puede ocurrir tanto en el párpado inferior como en el superior como resultado de la formación de tejido cicatricial. El entropión espástico resulta de la inflamación u otro factor que afecta al tono del tejido. La inflamación del párpado puede ser el resultado de una enfermedad infecciosa o de la irritación por una pestaña invertida.

entropión espástico (spastic entropion), entropión que se produce por contracción excesiva del músculo orbicular del ojo.

entuertos (afterpains), una de las múltiples contracciones del útero que aparecen frecuentemente en los primeros días después del parto. Tienden a ser más intensos en las madres lactantes y en las multíparas, cuando los niños son grandes o cuando se produce sobredistensión uterina. Se suelen resolver espontáneamente y pueden requerir analgesia.

entumecimiento (numbness), pérdida parcial o total de la sensibilidad en una parte o la totalidad del organismo, debido a cualquier factor que interrumpa la transmisión de los impulsos de las fibras nerviosas sensitivas.

enucleación (enucleation), **1.** extracción de un órgano o tumor de una pieza de una sola vez. **2.** extracción del globo ocular, realizada ante la existencia de un tumor maligno, una infección grave o un traumatismo intenso o para controlar el dolor del glaucoma.

enucleador (enucleator), procedimiento o mecanismo para extraer el núcleo de la célula.

enuresis (enuresis), incontinencia de orina, especialmente de noche y en la cama.

enuresis diurna (diurnal enuresis), emisión involuntaria de orina durante las horas del día.

enuresis nocturna (nocturnal enuresis), emisión involuntaria de orina por la noche durante el sueño.

enuresis secundaria (secondary enuresis), enuresis en un niño mayor que ha demostrado previamente un buen control nocturno durante un año o más. Se produce típicamente por estrés psicológico, aunque también puede ser un signo precoz de un trastorno orgánico, como la diabetes mellitus.

envainado (insheathed), recubierto por una vaina.

envejecer (age), hacerse mayor.

envejecimiento (aging), proceso a través del cual se avanza hacia la ancianidad, que se debe en parte a la incapacidad de las células corporales para poder funcionar con normalidad o para poder producir nuevas células que sustituyan a las que mueren o funcionan de forma inadecuada. Las teorías sociológica y psicológica del envejecimiento tratan de explicar la influencia de otros factores ambientales, de implicación de la personalidad y no biológicos sobre el envejecimiento.

envejecimiento físico (physical aging), resultado de enfermería recogido en la Nursing Outcomes Classification (NOC). Se define como los cambios físicos normales que se producen con el proceso de envejecimiento natural.

envenenamiento (envenomation), inyección de veneno de serpientes o insectos en el cuerpo.

envenenamiento, intoxicación (poisoning), **1.** acto de administrar una sustancia venenosa. **2.** trastorno o estado físico producido por la ingesta, inyección, inhalación o exposición a una sustancia tóxica. La identificación de los ingredientes del tóxico y la presentación de la etiqueta del recipiente son fundamentales para un diagnóstico y tratamiento lo más rápido posible.

envidia del pene (penis envy), literalmente, concepto de la envidia femenina por el pene masculino, aunque generalmente la mujer desea los atributos masculinos, su posición y sus ventajas. Algunos psicólogos creen que es un factor importante en el desarrollo de la personalidad femenina.

envoltura (pack), tratamiento en el que se envuelve todo el cuerpo o una parte de él con toallas húmedas o secas o en hielo con diversos fines terapéuticos, como es el caso de los paños fríos para reducir las temperaturas elevadas y las inflamaciones o para inducir hipotermia durante determinadas intervenciones quirúrgicas, especialmente la cirugía cardíaca y el trasplante de órganos.

envoltura de una vena (vein wrapping), acción de rodear un nervio lesionado con un injerto de vena autóloga (en general la vena safena) para conseguir aislamiento y amortiguamiento tras la descompresión en el tratamiento de una neuropatía por atrapamiento.

envoltura fría (cold pack), método para reducir la temperatura corporal envolviendo al paciente en una manta o sábana empapada en agua fría y escurrida. En la actualidad ya no suele utilizarse.

enzacameno (enzacamene), absorbente de radiación ultravioleta, usado por vía tópica como protector solar.

enzima (enzyme), complejo producido por las células vivas que cataliza las reacciones químicas de la materia orgánica. La mayoría de las enzimas se produce en cantidades mínimas y cataliza reacciones que tienen lugar en el interior de las células. No obstante, las enzimas digestivas son generadas en cantidades relativamente grandes y actúan fuera de las células, en la luz del tracto digestivo.

enzima activadora (activating enzyme), enzima que facilita o mantiene una actividad, como una enzima que cataliza la combinación de aminoácidos para formar péptidos o proteínas.

enzima auxiliar (auxiliary enzyme), enzima que se encarga de unir la enzima que está siendo determinada con una enzima indicadora. Es un componente de un sistema de determinación acoplado.

enzima bacteriana (bacterial enzyme), enzima producida por una bacteria.

enzima convertidora de angiotensina (ECA) (angiotensin-converting enzyme [ACE]), proteína (dipeptidil carboxipeptidasa) que cataliza la conversión de angiotensina I en angiotensina II, al liberar dos aminoácidos terminales de la primera. Los agentes inhibidores de esta enzima se utilizan para controlar la hipertensión y como protección renal en la diabetes mellitus.

enzima digestiva (digestive enzyme), toda enzima del sistema digestivo que hidroliza grasas, proteínas o hidratos de carbono para su absorción.

enzima inhibidora (inhibitory enzyme), enzima que bloquea, en lugar de catalizar, una reacción química.

enzima pancreática (pancreatic enzyme), cada una de las enzimas segregadas por el páncreas en el proceso de la digestión. Las más importantes son la tripsina, la quimotripsina, la esteapsina y la amilopsina.

enzimas microsómicas (microsomal enzymes), grupo de enzimas asociadas con una determinada fracción de partículas del homogeneizado hepático que intervienen en el metabolismo de muchos fármacos.

enzimólisis (enzymolysis), destrucción o alteración de una sustancia mediante acción enzimática.

enzimología (enzymology), estudio de las enzimas y sus acciones.

enzimopenia (enzymopenia), deficiencia de una enzima.

enzimuria (enzymuria), presencia de enzimas en la orina.

EOA (EOA), acrónimo inglés de **cánula obturadora esofágica.**

eosina (eosin), grupo de tinciones ácidas xantínicas, rojas, que normalmente se utilizan en combinación con tinciones básicas azul-púrpura como la hematoxilina, para teñir preparaciones de tejidos en el laboratorio.

eosinofilia (eosinophilia), aumento del número de eosinófilos en sangre, que se asocia a muchos procesos inflamatorios. Los aumentos importantes se consideran reflejo de una respuesta alérgica.

eosinofilia asmática (asthmatic eosinophilia), forma de neumonía eosinofílica, caracterizada por broncoespasmo alergénico, con expectoración de cilindros bronquiales que contienen eosinófilos y micelios, así como tos y fiebre. Se debe a hipersensibilidad frente a *Aspergillus fumigatus* o frente a *Candida albicans*. Sin tratamiento, la enfermedad puede evolucionar con derrame pleural, pericarditis, ascitis, encefalitis, hepatomegalia e insuficiencia respiratoria.

eosinofílico (eosinophilic), **1.** tendencia de una célula, tejido u organismo a teñirse fácilmente con la eosina. **2.** perteneciente o relativo a los leucocitos eosinófilos.

eosinófilo (eosinophil), leucocito granulocítico bilobulado, algo mayor que el neutrófilo, caracterizado por su gran número de gránulos citoplásmicos refringentes, que se tiñen intensamente con el colorante ácido eosina.

eosinopenia (eosinopenia), número anormalmente bajo de leucocitos eosinófilos en la sangre.

EP (PE), siglas de **embolia pulmonar.**

EPA (EPA), siglas inglesas de *Environmental Protection Agency.*

EPA (APD), siglas de *enfermedad poliquística del adulto*.

EPC (CPD), siglas de **enfermedad poliquística congénita.**

ependimitis (ependymitis), inflamación del tejido ependimario.

epéndimo (ependyma), capa de epitelio ciliado que tapiza el conducto central de la médula espinal y los ventrículos cerebrales.

ependimoblastoma (ependymoblastoma), neoplasia maligna compuesta por células indiferenciadas del epéndimo.

ependimoma (ependymoma), neoplasia constituida por células diferenciadas del epéndimo.

EPI (ILD), siglas de **enfermedad pulmonar intersticial.**

EPI (CPD), siglas de **enfermedad poliquística infantil.**

epiblasto (epiblast), capa externa principal del blastocisto o blástula, antes de diferenciarse las capas germinales, que origina el ectodermo y que contiene células capaces de formar el endodermo y el mesodermo.

epicanto (epicanthus), pliegue vertical de la piel sobre el ángulo del canto interno del ojo. Es normal en orientales y no tiene significado clínico.

epicardias (epicardia), porción del esófago que se extiende entre el cardias y el hiato esofágico del diafragma.

epicardio (epicardium), una de las tres capas de tejido que forman la pared del corazón. Es la capa visceral del pericardio seroso, que se repliega sobre sí misma para formar la capa parietal.

epicondilitis (epicondylitis), inflamación dolorosa, y a veces incapacitante, del músculo y tejidos adyacentes del codo, producida por la tensión ejercida de forma repetida sobre el antebrazo cerca del epicóndilo humeral, como en una extensión o supinación violenta de la muñeca contra una resistencia.

epicondilitis humeral (lateral humeral epicondylitis), inflamación del extremo inferior del húmero en la articulación del codo producida por la flexión repetida de la muñeca contra una resistencia. Puede ser el resultado de una actividad atlética o de la manipulación de herramientas manuales u otros equipos.

epicóndilo (epicondyle), proyección de la superficie de un hueso por encima de su cóndilo.

epicóndilo humeral (capitulum of the humerus), eminencia redondeada del extremo distal del húmero que se articula con el radio.

epicráneo (epicranium), totalidad del cuero cabelludo, que incluye tegumento, capas musculares y aponeurosis.

epicrítico (epicritic), perteneciente o relativo a la sensación somática de sensibilidad táctil discriminativa fina, vibración, discriminación de dos puntos, estereognosis y propiocepción consciente e inconsciente.

epidemia (epidemic), enfermedad, generalmente contagiosa, que se difunde rápidamente entre un determinado segmento de la población humana, por ejemplo, entre todos los que viven en una determinada zona geográfica, y que se suele manifestar de forma periódica.

epidémico (epidemic), que afecta a un importante número de personas al mismo tiempo.

epidemiología (epidemiology), estudio de la presentación, distribución y causas de las enfermedades humanas.

epidemiología clínica (clinical epidemiology), aplicación de la ciencia de la epidemiología en un contexto clínico. Se insiste en la población definida médicamente, en contraposición con las tendencias de las enfermedades definidas estadísticamente obtenidas a partir de la exploración de categorías de población más amplias.

epidemiología descriptiva (descriptive epidemiology), primer paso de la investigación epidemiológica. Se centra en la descripción de la distribución de las enfermedades según características relativas a tiempo, lugar y persona.

epidemiología experimental (experimental epidemiology), fase de la investigación epidemiológica que utiliza un modelo experimental en estudios destinados a confirmar la relación causal que sugieren los estudios de observación.

epidemiología sustantiva (substantive epidemiology), conjunto de conocimientos obtenidos de los estudios epidemiológicos, incluyendo para cada enfermedad la historia natural de la enfermedad, los patrones de presentación y los factores de riesgo para el desarrollo de la enfermedad.

epidemiólogo (epidemiologist), médico o científico que estudia la incidencia, prevalencia, diseminación, prevención y control de una enfermedad en la comunidad o en un determinado grupo de individuos.

epidermis (epidermis), porción más superficial y avascular de la piel. Está constituida por una parte externa cornificada y una parte más profunda, celular y viva.

epidermitis (epidermitis), inflamación de la epidermis, la capa más externa de la piel.

epidermofitosis (epidermophytosis), infección micótica de la piel.

epidermólisis ampollar (epidermolysis bullosa), grupo de enfermedades cutáneas hereditarias poco frecuentes en las que se desarrollan vesículas y ampollas, especialmente en zonas traumatizadas. Las formas graves también afectan a las membranas mucosas y pueden dejar escaras y contracturas al cicatrizar.

epididimitis (epididymitis), inflamación aguda o crónica del epidídimo. Su origen puede estar en una enfermedad venérea, infección del tracto urinario, prostatitis, prostatectomía o uso prolongado de sondas permanentes. Sus síntomas son fiebre y escalofríos, dolor en la ingle y epidídimo tumefacto y doloroso a la palpación.

epididimitis tuberculosa (tuberculous epididymitis), inflamación e hinchazón del epidídimo causada por infección por *Mycobacterium tuberculosis,* como sucede con la diseminación de la tuberculosis renal.

epidídimo (epididymis), cada uno de los dos largos conductos enrollados que llevan el esperma desde los conductos seminíferos testiculares hasta el conducto deferente.

epididimoorquitis (epididymoorchitis), inflamación del epidídimo y del testículo.

epididimovesiculografía (epididymovesiculography), exploración radiológica de los conductos seminales, Normalmente se realiza en casos de esterilidad, quistes, tumores, abscesos o inflamación.

epidural (epidural), por fuera de la duramadre.

epiesternal (episternal), situado encima o sobre el esternón.

epifascial (epifascial), en una fascia.

epifisiario (epiphyseal, epiphysial), perteneciente a, o parecido a la epífisis.

epífisis (epiphysis), cabeza proximal o distal de un hueso largo.

epífisis femoral (femoral epiphysis), centro de osificación secundaria del fémur, separado de la diáfisis por cartílago durante el período de maduración ósea.

epifisitis (epiphysitis), inflamación de la epífisis, normalmente de un hueso largo, como el fémur o el húmero.

epifisitis calcánea (calcaneal epiphysitis), trastorno doloroso que afecta a la epífisis del calcáneo. Suele afectar principalmente a niños físicamente activos cuyos huesos del talón están aún separados por cartílago.

epifoliculitis (epifolliculitis), inflamación de los folículos pilosos de la cabeza.

epigástrico (epigastric), relativo al epigastrio, zona del cuerpo sobre el estómago.

epigénesis (epigenesis), (en embriología) teoría del desarrollo en la que los organismos crecen desde una forma simple a otra más compleja, mediante una diferenciación progresiva a partir de una unidad celular indiferenciada.

epiglotis (epiglottis), estructura cartilaginosa que cierra la laringe a modo de tapadera, evitando que los alimentos penetren en la laringe y en la tráquea al tragar.

epiglotitis (epiglottitis), inflamación de la epiglotis. La epiglotitis aguda es una forma grave de este trastorno que afectaba sobre todo a niños de entre 2 y 7 años antes de que se produjera una significativa reducción de su incidencia, tras la introducción de la vacuna contra *Haemophilus influenzae* tipo B, en 1985. Se caracteriza por fiebre, dolor de garganta, babeo, estridor, tos parecida al crup y epiglotis eritematosa y tumefacta. El niño se puede poner cianótico y requerir una traqueostomía de urgencia para mantener la respiración.

epiglotitis aguda (acute epiglottitis), infección bacteriana, grave y de progresión rápida, de las vías respiratorias altas que se presenta en niños pequeños, generalmente entre los dos y los siete años de edad. Se caracteriza por dolor de garganta, estridor e inflamación de la epiglotis que puede causar una obstrucción respiratoria súbita y posiblemente la muerte del niño. Generalmente, la infección está causada por *Haemophilus influenzae,* tipo B, aunque los estreptococos pueden ser, en algunos casos, el agente causal. La transmisión se produce por vía aérea mediante partículas infecciosas o por contacto con secreciones infectadas.

epilepsia (epilepsy), grupo de trastornos neurológicos caracterizados por episodios recurrentes de crisis convulsivas, anomalías sensoriales, conducta anómala y pérdida de consciencia, aisladas o en diversas combinaciones. Todos los tipos de epilepsia tienen en común una descarga eléctrica incontrolada de células nerviosas de la corteza cerebral. La frecuencia de las crisis puede oscilar desde muchas veces al día hasta una cada varios años. La mayoría de las crisis epilépticas tienen una duración breve.

epilepsia auditiva (auditory epilepsy), forma refleja de epilepsia provocada por sonidos.

epilepsia del lóbulo temporal (temporal lobe epilepsy), convulsiones que se originan en el lóbulo temporal, con frecuencia asociadas con esclerosis mesial.

epilepsia fótica (photic epilepsy), trastorno en el que las crisis de epilepsia pueden ser desencadenadas por una luz intermitente.

epilepsia jacksoniana (jacksonian epilepsy), [John Hughlings Jackson, neurólogo inglés, 1835-1911], epilepsia caracterizada por ataques motores focales con movimientos clónicos unilaterales que empiezan en un grupo de músculos y se extienden sistemáticamente a los adyacentes, lo que refleja la marcha de la actividad epiléptica a través de la corteza motora. Los ataques se deben a focos de descarga en la corteza motora contralateral.

epilepsia traumática (traumatic epilepsy), tipo de epilepsia producida por una lesión.

epilepsia vasomotora (vasomotor epilepsy), forma de epilepsia caracterizada por episodios de disfunción autonómica y contracciones extremas de las arterias.

epileptógeno (epileptogenic), que causa convulsiones epilépticas.

epimisio (epimysium), vaina fibrosa externa que cubre el músculo y que es continuación del perimisio.

epiótico (epiotic), relativo a la porción del hueso temporal, sobre la oreja, que es un centro de osificación para la mastoides.

epipástico (epipastic), polvo cosmético.

epipial (epipial), situado en la piamadre.

epiploico (epiploic, omental), relativo al omento o epiplón.

epiplón (omentum), extensión del peritoneo que engloba a uno o más órganos próximos al estómago.

epiplón mayor (greater omentum), lámina transparente que constituye una extensión del peritoneo, que envuelve el colon transverso y las asas de intestino delgado. Es una estructura que se mueve con facilidad, extendiéndose en caso de traumatismo sobre la zona, envolviendo hernias, o encapsulando infecciones que, de otra forma, podrían causar peritonitis general.

epiplón menor (lesser omentum), extensión membranosa del peritoneo a partir de las capas que cubren las superficies anterior y posterior del estómago y la primera porción del duodeno.

epirretiniano (epiretinal), situado sobre la retina.

epirubicina (epirubicin), antibiótico antineoplásico. Se utiliza como tratamiento adyuvante del cáncer de mama con afectación de ganglios axiliares tras la resección.

episcleritis (episcleritis), inflamación de las capas más externas de la esclerótica y de los tejidos suprayacentes a la región posterior de la misma.

episcopio (episcope), microscopio para la superficie cutánea que utiliza la tecnología de la microscopia de epiluminiscencia (aplicación de aceite para producir transiluminación de la epidermis sobre una lesión para observar su aspecto general, superficie, patrón de pigmento, borde y despigmentación).

episiotomía (episiotomy), procedimiento quirúrgico durante el que se hace una incisión en el perineo de la mujer, para agrandar la abertura vaginal y facilitar el parto. La mayoría de las veces se realiza de forma electiva, para prevenir el desgarro del perineo, acelerar el nacimiento del feto o evitar el estiramiento de los músculos perineales y el tejido conjuntivo.

episodio (episode), incidente o acontecimiento que se sale de la rutina normal de la vida cotidiana, como un episodio de fiebre o un episodio traumático en el desarrollo de un niño.

episodio de asistencia hospitalaria (episode of hospital care), servicios que proporciona un hospital en la asistencia continuada a un paciente con un problema médico u otro trastorno de la salud.

episoma (episome), (en genética bacteriana) unidad de replicación extracromosómica que existe de forma autónoma o funciona con un cromosoma.

epispadias (epispadias), anomalía congénita en la que la uretra se abre en el dorso del pene en cualquier punto inferior al esfínter interno. Puede coincidir con otras anomalías pélvicas.

epistasis (epistasis), **1.** supresión de una secreción o excreción, como sangre, flujo menstrual o loquios. **2.** interacción entre genes de diferentes loci de un cromosoma en la que uno puede enmascarar o suprimir la expresión de otro.

epistaxis (epistaxis), hemorragia nasal que puede estar causada por irritación local de la mucosa, estornudo violento, fragilidad de la mucosa o de las paredes vasculares, infección crónica, traumatismo, hipertensión, leucemia, deficiencia de vitamina K o, con más frecuencia, por hurgarse la nariz.

epitálamo (epithalamus), una de las regiones del diencéfalo. Consta del trígono habenular, la glándula pineal, la comisura posterior y las capas medulares del tálamo.

epitelial (epithelial), relativo a o relacionado con la capa más externa de la piel.

epitelio (epithelium), revestimiento de los órganos internos y externos del cuerpo, incluida la cubierta de los vasos, cavidades orgánicas, glándulas y órganos. Está formado por células unidas entre sí por material conjuntivo, variando el número de capas y las clases de células.

epitelio ciliado (ciliated epithelium), cualquier tejido epitelial que proyecta cilios desde su superficie, como algunas porciones del epitelio del tracto respiratorio.

epitelio cilíndrico o columnar (columnar epithelium), epitelio formado por un tipo de célula epitelial que semeja un prisma hexagonal.

epitelio cuboideo (cuboidal epithelium), células epiteliales simples, en forma de cubo y generalmente dispuestas en una sola capa.

epitelio de la unión (junctional epithelium), área de tejido blando epitelial que rodea el límite del soporte de un diente.

epitelio de transición (transitional epithelium), forma de epitelio seudoestratificado característico de la membrana mucosa del riñón, del uréter y de la vejiga; en el estado contraído está formado por múltiples capas celulares, mientras que en el estado elongado sólo pueden distinguirse dos capas.

epitelio escamoso (squamous epithelium), capa fina de células planas que están unidas entre sí en los extremos.

epitelio escamoso estratificado (squamous epithelium stratified), epitelio como el característico de la piel, con una capa basal de células cuboidales y capas suprayacentes de células escamosas.

epitelio escamoso simple (squamous epithelium simple), epitelio escamoso con una sola capa, como en el endotelio, el mesotelio y los alveolos pulmonares.

epitelio estratificado (stratified epithelium), capas de células epiteliales muy agrupadas, dispuestas sobre la superficie externa del cuerpo y revistiendo la mayor parte de las estructuras huecas. Pueden contener capas de células escamosas estratificadas, cilíndricas estratificadas o cilíndricas ciliadas estratificadas.

epitelio germinal (germinal epithelium), **1.** capa epitelial que cubre la cresta genital, de la que derivan las gónadas en el desarrollo embrionario precoz. **2.** cubierta epitelial del ovario, que antiguamente se consideró que era donde se desarrollaban las ovogonias.

epitelio glandular (glandular epithelium), epitelio que contiene células glandulares.

epitelioblastoma (epithelioblastoma), tumor constituido por células epiteliales.

epitelioma (epithelioma), neoplasia derivada del epitelio.

epitelioma escamoso con evolución espontánea (self-healing squamous epithelioma), trastorno hereditario de tumores cutáneos que se presentan sobre la cabeza y evolucionan espontáneamente a la curación tras algunos meses, dejando cicatrices con fóveas profundas. El tumor se parece al carcinoma escamoso o queratoacantoma.

epitelioma sebáceo (sebaceous epithelioma), tumor nodular amarillento benigno del epitelio de la glándula sebácea. Suele presentarse en el cuello o en la cara. Puede parecerse al carcinoma de células basales, pero está formado sobre todo por células basaloides y sebáceas.

epitelización (epithelialization), crecimiento de la piel sobre una herida.

epizoótico (epizootic), enfermedad o trastorno que aparece en un área geográfica en muchos individuos de la misma especie al mismo tiempo.

eplerenona (eplerenone), agente antihipertensivo.

EPO (EPO), siglas de **eritropoyetina.**

EPOC (COLD, COPD), siglas de **enfermedad pulmonar obstructiva crónica.**

epónimo (eponym), nombre de una enfermedad, órgano, técnica o función corporal derivado del nombre de una persona, normalmente del médico o científico que identificó por primera vez el proceso o desarrolló el dispositivo que lleva su nombre. Por ejemplo: trompas de Falopio, enfermedad de Parkinson o método de Billing.

epoóforo (epoophoron), estructura rudimentaria situada en el mesosálpinx entre el ovario y la trompa uterina. El epoóforo es una porción persistente del conducto mesonéfrico embrionario.

epoprostenol (epoprostenol), nombre que recibe la prostaciclina cuando se utiliza como fármaco. Se emplea en forma de sal sódica como inhibidor de la agregación plaquetaria cuando la sangre entra en contacto con sistemas no biológicos, como en la diálisis renal, como antihipertensivo pulmonar y como vasodilatador.

EPO-s (s-EPO), siglas de *eritropoyetina sérica.*

epoxi (epoxy), subestructura química orgánica consistente en un anillo de tres átomos derivado de la unión de un átomo de oxígeno y otros dos átomos, normalmente de carbono. Las resinas epóxicas se usan como agentes ligantes.

EPP (PPE), siglas de **equipo de protección personal.**

eprosartán (eprosartan), antagonista de la angiotensina II que produce vasodilatación y disminuye los efectos de la aldosterona; se emplea como antihipertensivo.

EPSDT (EPSDT), siglas de **Early and Periodic Screening Diagnosis and Treatment.**

eptifibatida (eptifibatide), agente antiplaquetario prescrito en el tratamiento del síndrome coronario agudo, incluso en pacientes a los que se realiza una intervención coronaria percutánea.

épulis (epulis), cualquier tumor que crece en la encía.

épulis telangiectásico (telangiectatic epulis), tumor rojo benigno de la encía que contiene vasos sanguíneos prominentes. Habitualmente se asocia a irritación de bajo grado o crónica.

epulosis (epulosis), proceso de curación mediante la formación de una escara que conduce a la producción de una cicatriz.

Equal Employment Opportunity Commission (EEOC) (Equal Employment Opportunity Commission [EEOC]), comisión norteamericana presidida por el presidente de Estados Unidos, que administra el Civil Rights Act de 1964, particularmente encargada de investigar las quejas sobre discriminación en el empleo de negocios implicados en el comercio interestatal. Está prohibida la discriminación por raza, color, creencias o nacionalidad de origen, aunque ciertos tipos de empleados y ciertas condiciones de empleo permiten hacer excepciones al acta.

equilibración (equilibration), balance e integración de las nuevas experiencias y de las pasadas en el desarrollo psicológico de un individuo.

equilibrio (equilibrium), **1.** estado de balance o reposo debido a la acción de fuerzas opuestas idénticas, como las del calcio y el fósforo en el organismo. **2.** (en psiquiatría) estado de equilibrio mental o emocional. **3.** (en radioterapia) punto en el que la velocidad de producción del elemento hijo es igual a la de destrucción del elemento emisor, siendo la actividad de ambos elementos idénticas.

equilibrio (balance), **1.** estado normal de equilibrio fisiológico. **2.** estado de equilibrio mental o emocional. **3.** resultado de enfermería dentro de la Nursing Outcomes Classification (NOC) que se define como la capacidad de mantener el equilibrio corporal.

equilibrio acidobásico (acid-base balance), situación en la que la tasa de producción de ácidos y bases en el cuerpo se halla equiparada con la tasa de excreción de dichos ácidos y bases. El resultado de una situación de equilibrio acidobásico es una concentración estable de iones de hidrógeno en los líquidos corporales.

equilibrio cero (zero balance), estado en el que la cantidad de agua o de un electrólito excretado del cuerpo es exactamente la misma que la ingerida.

equilibrio del humor (mood equilibrium), resultado de enfermería recogido en la Nursing Outcomes Classification (NOC). Se define como el ajuste apropiado del tono emocional en respuesta a las circunstancias.

equilibrio del tronco (trunk balance), capacidad para mantener el control postural del tronco, así como los cambios que se han de realizar para soportar el peso del cuerpo en cada lado y así liberar una extremidad para una función determinada, como al agarrar o alcanzar algo.

equilibrio dinámico (dynamic equilibrium), capacidad de un paciente para ajustar los desplazamientos del centro de gravedad de su cuerpo cambiando la base de sustentación del organismo.

equilibrio electrolítico (electrolyte balance), equilibrio entre los electrólitos del organismo.

equilibrio electrolítico y acidobásico (electrolyte & acid/base balance), resultado de enfermería recogido en la Nursing Outcomes Classification (NOC). Se define como el equilibrio de electrólitos y no electrólitos en los compartimentos intracelular y extracelular del organismo.

equilibrio estático (static equilibrium), capacidad de un individuo para adaptarse a desplazamientos de su centro de gravedad, al mismo tiempo que mantiene una base de apoyo constante.

equilibrio genético (genetic equilibrium), situación dentro de una población en la que la frecuencia de los genes y genotipos no varían de una generación a otra.

equilibrio glomerulotubular (glomerulotubular balance), equilibrio entre la reabsorción de solutos en los túbulos proximales renales y la filtración glomerular, que debe ser lo más constante posible. Si el filtrado glomerular aumenta o disminuye, la tasa de reabsorción tubular debe incrementarse o reducirse de forma proporcional. El equilibrio se mantiene mediante mecanismos neurales, hormonales y de otro tipo.

equilibrio líquido cero (zero fluid balance), estado en el que la ingesta de líquidos es igual a las pérdidas de líquidos.

equilibrio metabólico (metabolic balance), equilibrio entre la ingesta de nutrientes y sus pérdidas a través de la absorción o excreción. Si la ingesta de un nutriente supera sus pérdidas, se denomina equilibrio positivo, mientras que un equilibrio negativo indica que un nutriente se utiliza o excreta más rápido que se consume en la dieta.

equilibrio negativo (negative balance), estado en el que la cantidad de agua o de un electrólito que se excreta del organismo es mayor que la cantidad que se ingiere.

equilibrio nitrogenado (nitrogen balance), relación entre el nitrógeno que toma el organismo, normalmente de los alimentos, y el excretado por orina y heces. La mayor parte del nitrógeno del cuerpo se incorpora como proteínas. Un equilibrio nitrogenado positivo, que se produce cuando la ingesta de nitrógeno supera a su excreción, indica formación de tejido y crecimiento. Un equilibrio nitrogenado negativo, cuando se excreta más nitrógeno que el ingerido, indica desgaste o destrucción tisular.

equilina (equilin), estrógeno aislado en la orina de las yeguas gestantes.

equimoma (ecchymoma), tumefacción causada por la acumulación de sangre en el lugar de una magulladura.

equimosis (ecchymosis), alteración de la coloración de una zona de la piel o mucosa producida por la extravasación de sangre en el tejido subcutáneo, como consecuencia de un traumatismo de los vasos sanguíneos subyacentes o de la fragilidad de las paredes vasculares.

equimosis palpebral (black eye), contusión del párpado del ojo con magulladura, cambio de color e inflamación.

equimótico (ecchymotic), relativo al área discrómica de la piel o las membranas causada por sangre que se extravasa al tejido como resultado de una contusión.

equinácea (echinacea), planta perenne utilizada en personas con bajo nivel inmunológico, para tratar heridas superficiales difíciles de cicatrizar y como protector solar. También se emplea en el tratamiento del resfriado común y en el de las infecciones de las vías respiratorias altas. En apariencia no tiene efectos protectores, aunque puede disminuir la duración y los síntomas de las infecciones si se comienza a administrar cuando se perciben los primeros indicios de enfermedad. No se dispone de datos atendibles sobre otras indicaciones.

equino (equinus), trastorno caracterizado por caminar de puntillas con uno o los dos pies. Se asocia normalmente a pie zambo.

equinococosis (echinococcosis), infestación, usualmente del hígado, causada por la fase larvaria de una tenia del género *Echinococcus*. Los perros son los huéspedes principales del parásito adulto. Los humanos, sobre todo los niños, se contagian al ingerir huevos presentes en las heces de perros y gatos infestados, o al manipular y acariciar perros o gatos domésticos. Se forman quistes llenos de líquido en los órganos afectos, como el hígado, los pulmones, el encéfalo, los huesos o el corazón. Las manifestaciones clínicas y el pronóstico son variables, y dependen del tejido invadido y la extensión de la infestación.

equipo asistencial unidisciplinario (unidisciplinary health care team), grupo de trabajadores sanitarios que pertenecen a la misma disciplina.

equipo de perfusión intravenosa (component drip set), dispositivo utilizado para administrar líquidos por vía intravenosa. Consta de tubos de plástico y una combinación de cámara cuentagotas y filtro.

equipo de reanimación (code team), grupo de profesionales médicos, de enfermería y técnicos especialmente entrenado y equipado, preparado para realizar reanimación cardiopulmonar cuando es avisado mediante un código de urgencia establecido por la institución.

equipo de sangre directo (straight line blood set), dispositivo corriente, formado por componentes de plástico, para la realización de infusiones de sangre. Incluye el sistema de tubos de plástico, la pinza de paso, la cámara de goteo y el filtro.

equipo de urgencia médica (medical emergency kit), conjunto de fármacos e instrumentos que pueden emplearse para tratar situaciones médicas peligrosas para la vida. El equipo puede incluir un aparato de ventilación con presión positiva, un tanque de oxígeno, fármacos para el tratamiento de urgencias cardíacas y otros tipos de urgencias médicas, dispositivos para el mantenimiento de una vía aérea, vendajes y material para curas, líquidos para administración intravenosa, aparato de aspiración y férulas para entablillar.

equipo intravenoso (intravenous team), grupo de enfermeras tituladas y autorizadas, que han sido entrenadas especialmente para administrar tratamientos intravenosos.

equipo médico abierto (open medical staff), (en la asistencia gestionada) apertura de la afiliación a las plantillas médicas hospitalarias para todos los médicos de la comunidad que cumplan con los requerimientos de afiliación y prerrogativas clínicas.

equipo protector personal (personal protective equipment), parte de las precauciones estándar para todos los trabajadores sanitarios para evitar la exposición de la piel y las membranas mucosas cuando están en contacto con sangre y líquidos corporales de cualquier paciente. El equipo personal incluye ropa de laboratorio protectora, guantes desechables, protección ocular y máscaras faciales.

equipo recolector de microagregados (microaggregate recipient set), dispositivo compuesto por componentes de plástico para la administración intravenosa de grandes volúmenes de sangre total o de concentrados de eritrocitos.

equipo sanitario multidisciplinario (multidisciplinary health care team), grupo de trabajadores sanitarios que pertenecen a diferentes disciplinas y que cada uno de ellos proporciona unos servicios específicos al paciente.

equipotencial (equipotential), **1.** (en física) indica cuerpos que tienen el mismo potencial eléctrico. **2.** relativo a las líneas de fuerza que tienen el mismo potencial eléctrico.

equivalencia (equivalence), igualdad de valor.

equivalente de dosis (DE) (dose equivalent [DE]), cantidad utilizada en seguridad radiológica que equipara sobre una escala unificada la cantidad de radiación de una dosis y las lesiones físicas que puede producir. Es el resultado de multiplicar la dosis (en rad o gray) por un factor específico de calidad según el tipo y energía de radiación administrada por esa dosis. La unidad de equivalente de dosis es el sievert (Sv) o el rem.

equivalente de honorarios por servicio (fee-for-service equivalent), (en la asistencia gestionada en EE.UU.) método de capitación por especialidad en el cual se desarrolla una programación de honorarios por servicio y a los proveedores se les paga un porcentaje de la programación de honorarios.

equivalente de plomo (lead equivalent), (en radiología) espesor de plomo necesario para conseguir un efecto protector contra la radiación, en determinadas condiciones, igual que el que proporciona un determinado material.

equivalente de retinol (retinol equivalent [RE]), unidad utilizada para cuantificar el valor en vitamina A de las fuentes de vitamina A, incluyendo retinoides preformados procedentes de alimentos de origen animal y carotenoides precursores de la vitamina en alimentos de origen vegetal; el RE se define como 3,3 Unidades Internacionales de vitamina A.

equivalente genérico (generic equivalent), producto farmacéutico vendido por su nombre genérico, cuyos ingredientes activos tienen composición química idéntica a la de los que se venden con nombre comercial. Los ingredientes inactivos pueden no ser los mismos.

equivalente letal (lethal equivalent), cualquier gen recesivo en estado heterocigótico que si fuera homocigótico resultaría letal y produciría la muerte del individuo o del organismo.

equivalente metabólico (MET) (metabolic equivalent of task [MET]), unidad de medida de la producción de calor por el organismo. Un MET equivale a 50 kcal por hora y por metro cuadrado de superficie corporal de un individuo en reposo.

equivalente métrico (metric equivalent), cualquier valor en unidades métricas de medida que equivale al mismo valor en unidades inglesas, como por ejemplo: 2,54 cm equivalen a 1 pulgada y 1 litro equivale a 1,0567 cuartos de galón.

equivalente niacínico (niacin equivalent), unidades para indicar el contenido en niacina de los alimentos. Representa la suma del contenido de niacina preformada más los equivalentes de triptófano (60 mg de triptófano = 1 mg de niacina).

equivalente químico (chemical equivalent), fármaco o producto químico que contiene cantidades similares de los mismos ingredientes que otro fármaco o producto químico.

equivalente terapéutico (therapeutic equivalent), fármaco que esencialmente tiene el mismo efecto para el tratamiento de una enfermedad que otro u otros fármacos.

Er (Er), símbolo del **erbio.**

ERA (ART), siglas de **entrenamiento de resistencia activa.**

erbio (Er) (erbium [Er]), elemento metálico del grupo de las tierras raras. Su número atómico es 68; su peso atómico, 167,26.

erección (erection), proceso de endurecimiento, tumefacción y elevación, observado en el pene y en menor grado en el clítoris, producido normalmente por estímulos sexuales, pero que también se puede producir durante el sueño o como resultado de una estimulación física. Es necesaria para que el pene pueda penetrar en la vagina y emitir el semen.

eréctil (erectile), capaz de erigirse o ser erigido a una posición erecta. El término se suele aplicar a la descripción del tejido esponjoso del pene o del clítoris, que se hacen turgentes y entran en erección cuando se llenan de sangre.

ergastoplasma (ergastoplasm), entramado de estructuras citoplasmáticas que presentan una tinción basofílica; retículo endoplásmico granular.

ergio (erg), unidad de energía en el sistema centímetro-grado-segundo, equivalente al trabajo que realiza una fuerza de una dina en una distancia de 1 cm. 1 erg = 10^{-7} J.

ergogénico (ergogenic), tendencia a aumentar el gasto de trabajo.

ergometría (ergometry), estudio de la actividad del trabajo físico, incluyendo el trabajo realizado por músculos específicos o por grupos musculares. Los estudios conllevan la valoración con equipos del tipo de las bicicletas estáticas, tapices rodantes o máquinas de remo.

ergómetro de bicicleta (bicycle ergometer), dinamómetro en bicicleta estática que mide la potencia de la contracción de los músculos de un individuo.

ergonomía (ergonomics), disciplina científica dedicada al estudio y análisis del trabajo humano, especialmente bajo la influencia de la anatomía, fisiología y otros factores humanos del individuo.

ergosterol (ergosterol), esterol insaturado del grupo de la vitamina D aislado de las levaduras, champiñones, cornezuelo de centeno y otros hongos. Cuando se trata con radiación ultravioleta se convierte en vitamina D_2.

ergoterapia (ergotherapy), empleo de la actividad y ejercicio físico para el tratamiento de las enfermedades. Por extensión, la terapia abarca cualquier técnica que aumente el suministro de sangre a la parte lesionada o enferma, como el masaje o los distintos tipos de baños calientes.

ergotismo (ergotism), **1.** enfermedad aguda o crónica causada por dosis excesivas de fármacos con ergotínicos. Los síntomas incluyen síntomas cerebrospinales como espasmos, calambres y gangrena seca. **2.** enfermedad crónica contraída al comer productos de cereales elaborados con centeno contaminado con cornezuelo.

ergotrópico (ergotropic), **1.** perteneciente a un estado de actividad o trabajo que afecta al músculo estriado, al sistema nervioso simpático y a la actividad cortical en ritmo alfa. **2.** perteneciente a la administración de medicamentos u otros tratamientos que potencian la energía de la sangre y otros tejidos corporales para resistir infecciones.

Erikson, Erik (Erikson, Erik), psicólogo que describió el desarrollo de la identidad del yo a través de etapas sucesivas que se despliegan de forma natural a lo largo de la vida. Las ocho etapas por él definidas son confianza frente a desconfianza (lactancia), autonomía frente a vergüenza y duda (primera infancia), iniciativa frente a culpa (edad preescolar), industriosidad frente a inferioridad (infancia media), identidad frente a confusión de roles (adolescencia), intimidad frente a asilamiento (edad adulta joven), generatividad frente a estancamiento (edad adulta media) e integridad del yo frente a desesperación (edad adulta tardía).

Eriksson, Katie (Eriksson, Katie), teórica de la enfermería que desarrolló la teoría de la asistencia caritativa, que distingue entre la ética de la asistencia, la relación práctica entre paciente y profesional de la enfermería, y la ética de la enfermería, es decir, los principios y normas éticos que regulan la toma de decisiones. La asistencia caritativa se centra en la provisión de amor y caridad y en el respeto por la felicidad y la dignidad humanas. El sufrimiento relacionado con la falta de cuidados caritativos viola la dignidad humana.

ERISA (ERISA), siglas de **ley sobre seguros de empleo y jubilación** (Employment Retirement Income Security Act).

erisipela (erysipelas), enfermedad infecciosa de la piel caracterizada por enrojecimiento, tumefacción, vesículas, ampollas, fiebre, dolor y adenopatías linfáticas. Está causada por una especie de estreptococo β- hemolítico del grupo A.

erisipeloide (erysipeloid), infección de las manos caracterizada por parches o nódulos rojo-azulados y, en ocasiones, eritema. Se adquiere al manipular carne o pescado infectados con *Erysipelothrix rhusiopathiae*.

eritema (erythema), enrojecimiento o inflamación de piel o mucosas, que se produce como consecuencia de la dilatación y congestión de los capilares superficiales. La rubefacción nerviosa o las quemaduras solares leves son algunos ejemplos de eritema.

eritema (rash), erupción cutánea. Algunos tipos de eritema son: **en mariposa, del pañal, medicamentoso** y **por calor.**

eritema acro (acral erythema), eritema localizado en palmas y plantas, como en el síndrome mano-pie.

eritema difuso (diffuse erythema), enrojecimiento o inflamación de la piel extendida sobre una gran superficie corporal.

eritema infeccioso (erythema infectiosum), **1.** enfermedad infecciosa aguda benigna, sobre todo de la infancia. Se caracteriza por fiebre y por una erupción eritematosa que comienza en las mejillas y que luego aparece en brazos, muslos, nalgas y tronco. A medida que el exantema progresa, las lesiones iniciales desaparecen. La luz solar agrava la erupción, que suele durar unos 10 días. Durante un tiempo el exantema puede reaparecer en áreas de la piel irritadas. Es causada por el parvovirus B_{19}. **2.** patología causada por un virus exclusivamente humano.

eritema marginado (erythema marginatum), alteración cutánea que se observa en la fiebre reumática aguda, caracterizada por máculas discoidales, rojas, no pruriginosas, transitorias, que dejan bordes elevados.

eritema migratorio (EM) (erythema migrans [EM]), enfermedad que empieza como una pequeña pápula y se extiende periféricamente; se caracteriza por un borde rojo elevado y más claro en el centro. Puede señalar el sitio de la picadura de una garrapata y es un signo diagnóstico de la **enfermedad de Lyme.**

eritema multiforme (EM) (erythema multiforme [EM]), cualquiera de tres síndromes clínicos importantes, caracterizados por infiltrados linfocíticos en la piel, que causan necrosis de los queratinocitos. El paciente puede mostrar un eritema polimorfo de la piel y las membranas mucosas. Se observan máculas, pápulas, nódulos, vesículas o bullas y lesiones en diana (con forma en ojo de buey). El EM menor es una forma aguda de la enfermedad, caracterizada por lesiones en diana de tres anillos en las extremidades. El EM mayor se caracteriza por formación de lesiones en diana, ampollas y desprendimiento de la piel y las membranas mucosas. La alteración se asocia a desprendimiento de extensas láminas de piel.

eritema neonatal (erythema neonatorum), trastorno cutáneo frecuente de los neonatos caracterizado por una erupción papular rosada, normalmente superpuesta a vesículas o pústulas. El exantema aparece antes de las 48 horas tras el nacimiento y ocupa el tórax, el abdomen, la espalda y la región del pañal, desapareciendo al cabo de unos días.

eritema nodoso (erythema nodosum), vasculitis por hipersensibilidad caracterizada por la presencia de nódulos subcutáneos bilaterales eritematosos, dolorosos a la palpación, que aparecen en las crestas tibiales y, en ocasiones, en otras partes del organismo. Los nódulos pueden persistir durante días o semanas, nunca se ulceran y a menudo se encuentran asociados con febrícula, malestar general, y dolor muscular y articular.

eritema palmar (palmar erythema), enrojecimiento inflamatorio de las palmas de las manos.

eritema persistente (erythema perstans), enrojecimiento local persistente de la piel con característica forma anular.

eritema solar (sunburn), lesión cutánea caracterizada por enrojecimiento, dolorimiento y posible formación de ampollas, que es consecuencia de la exposición a la radiación actínica procedente del sol.

eritema tóxico (toxic erythema), término inexacto que se aplica en ocasiones a las erupciones cutáneas eritematosas de origen desconocido.

eritemógeno (erythemogenic), causante de eritema.

eritralgia (erythralgia), alteración cutánea caracterizada por una sensación urente dolorosa, elevación de la temperatura cutánea y enrojecimiento, generalmente de los miembros inferiores.

eritrasma (erythrasma), infección cutánea bacteriana de las regiones inguinal o axilar, caracterizada por la presencia de placas elevadas, irregulares, de color marrón rojizo.

eritremia (erythremia), incremento anómalo del número de células rojas de la sangre.

eritroblasto (erythroblast), forma inmadura del hematíe. Normalmente se encuentra sólo en la médula ósea y contiene hemoglobina.

eritroblastoma (erythroblastoma), mieloma (neoplasia osteolítica) en el que las células parecen eritroblastos.

eritroblastosis (erythroblastosis), presencia de un número anormalmente grande de eritroblastos en la sangre periférica.

eritroblastosis fetal (erythroblastosis fetalis), tipo de anemia hemolítica que se produce en el neonato, como resultado de la incompatibilidad de los grupos sanguíneos de la madre y el feto, afectando específicamente al factor Rh y a los grupos sanguíneos ABO. El trastorno se produce por una reacción antígeno-anticuerpo en el torrente circulatorio del lactante ocasionada por la transmisión transplacentaria de los anticuerpos formados por la madre frente a los antígenos incompatibles de la sangre fetal. En la incompatibilidad del factor Rh, la reacción hemolítica se produce sólo cuando la madre es Rh negativa y el feto Rh positivo. Es raro que el proceso de isoinmunización se produzca en el primer embarazo, aunque cada vez que se produce un embarazo aumentan las posibilidades.

eritrocianosis (erythrocyanosis), trastorno caracterizado por coloración anormal rojo-azulada de la piel, acompañada de tumefacción, quemazón y picor.

eritrocitemia (erythrocythemia), aumento del número de eritrocitos circulantes en la sangre.

eritrocito (erythrocyte), el principal componente celular de la sangre circulante; es un disco rojizo bicóncavo, de unas 7 μm de diámetro, que contiene hemoglobina rodeada por una membrana lipídica. Su función principal es el transporte de oxígeno. Los eritrocitos se originan en la médula de los huesos largos. La maduración se produce a partir de una célula pluripotencial (promegaloblasto), que pasa a la fase de pronormoblasto, y luego a normoblasto, la última fase antes de que se desarrolle la célula madura.

eritrocito inmaduro (immature erythrocyte), cualquiera de las células sanguíneas intermedias entre los hemocitoblastos y los eritrocitos desprovistos de núcleo. Se pueden encontrar en la circulación sanguínea después del nacimiento.

eritrocitopenia (erythrocytopenia), cuadro caracterizado por una deficiencia o disminución en el número de eritrocitos.

eritrocitosis (erythrocytosis), aumento anormal del número de eritrocitos circulantes.

eritrocromía (erythrochromia), **1.** coloración o tinción roja. **2.** pigmentación roja en el líquido cefalorraquídeo causada por la presencia de sangre.

eritrodermia (erythroderma), cualquier dermatosis asociada a un enrojecimiento anormal de la piel.

eritrodisestesia palmoplantar (palmoplantar erythrodysesthesia), síndrome de mano y pie.

eritrófago (erythrophage), fagocito que ingiere eritrocitos o pigmento de la sangre.

eritrofobia (erythrophobia), **1.** trastorno de ansiedad caracterizado por un miedo irracional a la rubefacción o a mostrar sonrojamiento. **2.** síntoma neurótico que se manifiesta por la rubefacción a la mínima provocación. **3.** miedo morboso o aversión al color rojo.

eritroftisis (erythrophthisis), daño muy grave de la potencia restauradora de corpúsculos rojos.

eritrogénesis (erythrogenesis), generación de eritrocitos.

eritroide (erythroid), **1.** de color rojizo. **2.** relativo a los eritrocitos.

eritroleucemia (erythroleukemia), trastorno hematológico maligno caracterizado por la proliferación de elementos eritropoyéticos en la médula ósea, con eritroblastos de núcleo lobulado y mieloblastos anómalos en la sangre periférica. La enfermedad puede tener un curso crónico o agudo.

eritroleucosis (erythroleukosis), aumento anormal en el número de granulocitos y eritrocitos.

eritromelalgia (erythromelalgia), trastorno raro caracterizado por la dilatación paroxística de los vasos sanguíneos periféricos.

eritromicina (erythromycin), antibiótico (del grupo de los macrólidos). Se utiliza en el tratamiento de muchas infecciones bacterianas y por micoplasmas, especialmente aquellas que no pueden ser tratadas con penicilina.

eritrón (erythron), masa total de eritrocitos circulantes y tejidos formadores de eritrocitos a partir de los cuales se derivan.

eritropatía (erythropathy), cualquier enfermedad que afecta a las células rojas de la sangre (eritrocitos).

eritroplasia de Queyrat (erythroplasia of Queyrat), [Louis A. Queyrat, dermatólogo francés, 1856-1933], lesión premaligna del glande que adopta el aspecto de una placa rojiza bien circunscrita.

eritropoyesis (erythropoiesis), proceso de producción de eritrocitos, que implica la maduración del precursor nucleado al eritrocito anucleado, lleno de hemoglobina, que es regulado por la eritropoyetina, hormona producida en el riñón.

eritropoyetina (EPO) (erythropoietin [EPO]), hormona glucoproteica sintetizada principalmente por los riñones y liberada al torrente sanguíneo en respuesta a la anoxia.

erlotinib (erlotinib), antineoplásico mixto utilizado en el tratamiento del cáncer pulmonar de células no pequeñas.

erógeno (erogenous), relativo a la producción de sensaciones eróticas o de excitación sexual.

Eros (Eros), término freudiano para la conducta o instinto de supervivencia, incluyendo la autoprotección y la supervivencia de las especies mediante reproducción.

erosión (erosion), gradual destrucción por desgaste de una superficie, como la de una mucosa o la de la epidermis, como consecuencia de un proceso inflamatorio, lesiones u otros efectos.

erosión cervical (cervical erosion), trastorno en el que el epitelio escamoso del cuello uterino resulta destruido como consecuencia de la irritación producida por una infección o traumatismo, como el nacimiento de un niño, siendo reemplazado por epitelio cilíndrico.

erosión dental (dental erosion), destrucción química o quimiomecánica de la superficie del diente, con formación de concavidades de distintas formas a la altura de la unión entre el cemento y el esmalte de los dientes. La superficie de estas depresiones, a diferencia de la de las cavidades careadas, es dura y lisa.

erotismo (eroticism), **1.** impulso o deseo sexual. **2.** despertar o intento de despertar el instinto sexual por métodos sugestivos o simbólicos. **3.** expresión del instinto o deseo sexual. **4.** impulso sexual anormalmente persistente.

erotismo anal (anal eroticism), (en psicoanálisis) fijación libidinosa o regresión al estadio anal del desarrollo psicosexual que a menudo se refleja en un carácter anal.

erotismo oral (oral eroticism), (en psicoanálisis) fijación libidinosa o regresión a la etapa oral del desarrollo psicosexual.

ERP (PKD), siglas de **enfermedad renal poliquística.**

ERP (PRE), abreviatura de **ejercicio con resistencia progresiva.**

ERPAD (DAPRE), siglas de **ejercicio de resistencia progresiva de ajuste diario.**

erradicación (eradication), proceso de eliminar o destruir algo completamente.

errático (erratic), desviado de lo normal, pero sin aparente curso o propósito.

error (error), (en investigación) defecto en el diseño de un estudio, en el desarrollo de las mediciones o de sus instrumentos o en la interpretación de los hallazgos.

error congénito del metabolismo (inborn error of metabolism), una de las muchas enfermedades metabólicas raras debidas a un defecto heredado de una sola enzima o proteína. Aunque las personas con tales enfermedades tienen un defecto en una sola proteína, generalmente muestran un gran número de signos físicos que son característicos del rasgo genético y se relacionan con excesos o deficiencias del sustrato sobre el que actúa la enzima.

error de laboratorio (laboratory error), cualquier error cometido por el personal de un laboratorio clínico al realizar una prueba, en la interpretación de los datos, o al comunicar o registrar los resultados. El procedimiento general es repetir la prueba cuando se encuentran resultados anómalos o inesperados.

error de medicación (medication error), toda administración incorrecta o equivocada de una medicación, como una equivocación en la dosis o en la vía de administración, un fallo al prescribir o administrar un fármaco o la correcta formulación del fármaco para una enfermedad o trastorno concreto, el uso de fármacos caducados, el fallo al respetar el tiempo correcto para la administración del fármaco o el desconocimiento de los efectos adversos de ciertas combinaciones.

error de refracción (refractive error), defecto en la capacidad del cristalino del ojo para enfocar una imagen con precisión, como sucede en la miopía y en la hipermetropía.

error estándar (EE) (standard error [SE]), (en estadística) la variabilidad de las puntuaciones que puede esperarse si las determinaciones se realizan en muestras aleatorias del mismo tamaño y procedentes del mismo universo de población, fenómeno u observaciones. El error estándar proporciona un esquema sobre el cual puede hacerse una determinación de la diferencia entre grupos.

error estándar de la media (standard error of the mean), (en estadística) indicación de lo bien que la media de una muestra estima la media de una población. Se mide por la desviación estándar de la media de muestras aleatorias del mismo tamaño que la muestra en cuestión.

error permisible (allowable error), grado de error que se puede tolerar sin que ello invalide la utilidad del resultado analítico desde el punto de vista médico. El error permisible se define como el que posee un límite del 95% de error analítico; solamente una determinación de cada 20 puede tener un error superior a este límite.

error sistemático (systematic error), error estadístico no aleatorio que afecta a la media de una población de datos y define la tendencia entre las medias de dos poblaciones.

error tipo I (type I error), en una prueba de una hipótesis estadística, la probabilidad de rechazar la hipótesis cero cuando es verdadera y debería ser aceptada.

error tipo II (type II error), en una prueba de una hipótesis estadística, la probabilidad de aceptar la hipótesis cero cuando es falsa y debería ser rechazada.

ertapenem (ertapenem), agente antiinfeccioso empleado para tratar en adultos infecciones moderadas o graves, infecciones cutáneas y de la estructura de la piel complicadas e infecciones complicadas de las vías urinarias.

eructo (eructation, belch), acción y efecto de expeler aire del estómago emitiendo un ruido característico.

erupción (eruption), desarrollo rápido de una lesión cutánea, especialmente un exantema vírico o el exantema que normalmente acompaña a las reacciones a fármacos.

erupción dentaria (tooth eruption), estadio final de la odontogénesis, en el cual el diente sale de su cripta atravesando los tejidos que lo rodean.

erupción farmacológica acneiforme (acneform drug eruption), diversas formas de reacción cutánea ante un fármaco que se caracterizan por la aparición de pápulas y pústulas con características de acné, con o sin comedones.

erupción polimorfa lumínica (polymorphous light eruption), reacción vascular superficial recidivante, frecuente, a la luz del sol o a luz ultravioleta en individuos sensibles. Al cabo de 1 a 4 días desde la exposición a la luz, aparecen pequeñas pápulas y vesículas eritematosas en una piel por lo demás normal, que desaparecen al cabo de 2 semanas.

ERV (VRE), siglas de *enterococos resistentes a vancomicina.*

Erythrovirus *(Erythrovirus),* género de parvovirus del que forman parte virus que infectan a las células progenitoras eritrocitarias. Incluye virus de la especie B19.

Es (Es), símbolo del **einstenio.**

ES (S.E.), siglas de **error estándar.**

ESADDI (ESADDI), siglas de **ingesta dietética diaria estimada segura y suficiente,** (Estimated Safe and Adequate Daily Dietary Intake).

esbozo embrionario (anlage), (en embriología) estrato de células indiferenciadas a partir del cual se desarrolla un órgano, tejido o estructura determinados; vestigio inicial rudimentario.

esbozos bronquiales primarios (primary bronchial buds), dos proyecciones del divertículo de las vías respiratorias que finalmente se convierten en los bronquios primarios derecho e izquierdo y que también dan lugar a los esbozos bronquiales secundaria.

esbozos lobulares (lobar buds), esbozos bronquiales secundarios.

esbozos pancreáticos (pancreatic buds), dos excrecencias, una dorsal y la otra ventral, a partir del revestimiento endodérmico de la parte caudal del intestino anterior embrionario que se fusionan y se desarrollan dando lugar al páncreas.

escabicida (scabicide), perteneciente a un gran grupo de fármacos que destruyen el ácaro de la sarna, *Sarcoptes scabiei.* Estos fármacos se aplican tópicamente en forma de lociones o cremas. Todos son potencialmente tóxicos e irritantes para la piel.

escafocefalia (scaphocephaly), malformación congénita del cráneo en la cual el cierre prematuro de la sutura sagital limita el crecimiento lateral de la cabeza, dándole a ésta un aspecto anormalmente largo y estrecho, con un índice cefálico de 75 o menos.

escafoideo (scaphoid), con forma de barco, como el hueso escafoides de la muñeca.

escala académica (academic ladder), jerarquía de los cargos de la facultad en el ámbito académico (universidad, facultad o escuela universitaria) que debe recorrer un miembro de ésta desde la categoría de instructor, pasando por las de profesor asistente y profesor asociado, hasta alcanzar la categoría de catedrático.

escala breve de evaluación psiquiátrica (Brief Psychiatric Rating Scale [BPRS]), escala para valorar la psicopatología basada en un pequeño número de preguntas, entre 16 y 24 normalmente, que abarcan los síntomas de la psicosis, la depresión y la ansiedad.

escala de Apgar (Apgar score), [Virginia Apgar, anestesista americana, 1909-1974], evaluación de la condición física del recién nacido, realizada habitualmente al primer minuto y a los 5 minutos de haber nacido, basada en la valoración de cinco factores que reflejan la capacidad del recién nacido para adaptarse a la vida extrauterina. El sistema permite identificar con rapidez qué lactantes deben ser intervenidos de forma inmediata o trasladados a la UCI.

escala de autoevaluación de la depresión de Zung (Zung Self-Rating Depression Scale), «prueba de autovaloración» formada por 20 cuestiones relacionadas con la depresión, en una escala de cuatro puntos que el propio paciente valora desde el rango «casi nunca» a «siempre». La escala es útil para valorar el grado de intensidad de la depresión del paciente.

escala de Ballard nueva (New Ballard Score), sistema de valoración de la maduración gestacional del recién nacido. Proporciona una estimación válida de la maduración posnatal en lactantes prematuros con edades gestacionales mayores de 20 semanas.

escala de calificación del reajuste social (social readjustment rating scale), escala de 43 acontecimientos de la vida normal asociados a cierto grado de desorganización de la vida de un individuo. Esta escala fue desarrollada por los psicólogos T. J. Holmes y R. Rahe, quienes comprobaron que algunos trastornos físicos graves, como el IM, la úlcera péptica y las infecciones, además de diversos trastornos psiquiátricos, se asociaban a una acumulación de 200 o más puntos en la escala de calificación, durante un período de 1 año. El acontecimiento más destructivo sobre la propia vida, según los psicólogos, era la muerte del cónyuge, episodio que se valoraba en 100 puntos.

escala de coma de Glasgow (Glasgow Coma Scale), sistema rápido, práctico y estandarizado para valorar el nivel de consciencia en enfermos críticos y para predecir la duración y el desenlace final del coma, sobre todo en pacientes con lesiones craneales. El sistema incluye la apertura de ojos, respuesta verbal y respuesta motora, cada una de las cuales se evalúa de forma independiente, según un baremo, que indica el nivel de consciencia y el grado de disfunción. Una puntuación de 15 indica que no existe daño cerebral, 3 es compatible con muerte cerebral y 7 se acepta generalmente como el estado de coma cerebral.

escala de demencia de Mattis (Mattis Dementia Rating Scale [DRS]), herramienta ampliamente utilizada para la evaluación de la función cognitiva en la demencia en adultos mayores de 55 años de edad que tienen una disfunción cerebral. Mide el funcionamiento cognitivo global en cinco subescalas y puede usarse a menores niveles de capacidad de lo que puede evaluarse con la mayoría de los demás métodos.

escala de depresión geriátrica (Geriatric Depression Scale [GDS]), breve cuestionario para detección selectiva de la depresión, formado por 30 preguntas que requieren respuestas de *sí* o *no*. Una puntuación de 11 o más indica que el individuo está deprimido.

escala de dolor numérica (numeric pain scale), sistema de valoración del dolor en el cual se pide a los pacientes que puntúen su dolor en una escala de 1 a 10, donde el 10 representa el peor dolor que ellos han experimentado o podrían imaginar.

escala de gravedad del edema con fóvea (severity of pitting scale), práctica clínica común en la valoración destinada a asignar un número positivo a la escala de edema tipo fóvea en las extremidades inferiores según la pauta siguiente: +1 = perfil del pie y la pierna normal con aspecto normal; +2 = perfiles de la extremidad inferior prácticamente normales con edema moderado; +3 = hinchazón evidente de pie y pierna con edema profundo; +4 = hinchazón normal de pie y pierna que distorsiona los perfiles normales con un edema profundo.

escala de grises (gray scale), (en ecografía) propiedad de la pantalla en la que la intensidad de la información se registra como cambios en el brillo de la misma.

escala de observación de enfermería para el paciente hospitalizado (NOSIE) (nurses' observation scale for inpatient evaluation [NOSIE]), en EE.UU., escala de clasificación sistemática y objetiva del comportamiento, que aplican los profesionales de enfermería a la conducta del paciente.

escala de Rankine (Rankine scale), [William J. M. Rankine, físico escocés, 1820-1870], escala de temperatura absoluta calculada en grados Fahrenheit. El cero absoluto de la escala de Rankine es de –460 °F, equivalentes a –273 °C.

escala de riesgo de Norton (Norton risk scale), herramienta para estimar el riesgo que tiene un paciente de desarrollar úlceras por presión.

escala de temperatura (temperature scale), escala para expresar el grado de calor, basándose en el cero absoluto como punto de referencia, o un cierto valor asignado arbitrariamente a temperaturas tales como el punto de congelación y el punto de ebullición del agua.

escala de trauma revisada (Revised Trauma Score), sistema de evaluación cardiopulmonar combinado con la Escala de coma de Glasgow para la estimación del grado de lesión y pronóstico en un paciente traumatizado. Los factores cardiopulmonares incluyen la frecuencia respiratoria y la presión arterial sistólica.

escala de valor relativo basada en los recursos (resource-based relative value scale [RBRVS]), sistema de programación de honorarios de Medicare para regular la expectativa de compensación a un médico durante el tiempo empleado en exploraciones físicas y del estado mental y en obtener la historia del paciente de los miembros de su familia.

escala de valoración de la marcha (Gait Assessment Rating Scale [GARS]), prueba estandarizada o inventario de 16 características anómalas de la marcha que observa el examinador cuando el paciente anda con un paso elegido por él mismo. Cada característica se gradúa sobre una escala 0-1-2-3, donde los números inferiores indican menor anomalía.

escala de valoración del comportamiento neonatal (Neonatal Behavioral Assessment Scale), escala para evaluar el estado neurológico y la conducta de un lactante valorando su vivacidad, madurez motora, irritabilidad, facilidad de consolación e interacción con la gente. Consiste en una serie de 27 pruebas reactivas, incluyendo la respuesta a objetos inanimados, a un pinchazo, a la luz y al sonido.

escala de valoración del comportamiento social (Social Behavior Assessment Scale), guía para una entrevista semiestructurada que obtiene información de personas adecuadas acerca de la actuación de un paciente.

escala francesa (french scale [Fr]), método para calibrar catéteres, túbulos o sondas en el cual cada unidad Fr es igual a 1,3 mm.

escala Kelvin (K) (Kelvin scale [K]), [Lord Kelvin (William Thomson), físico británico,

E

1824-1907], escala de temperatura absoluta calculada en unidades Celsius a partir del punto en el que aparentemente cesa la actividad molecular, –273,151 °C. Para convertir grados Celsius en Kelvin basta sumarles 273,15.

escala pronóstica de Glasgow (Glasgow Outcome Scale), cuestionario de valoración funcional basado en cinco categorías globales: muerte, estado vegetativo permanente, incapacidad grave, incapacidad moderada y recuperación buena. Mide el pronóstico. Se ha criticado su falta de valoración para cambios significativos funcionales.

escala Rancho Los Amigos (Ranchos Los Amigos Scale), escala de funcionalidad cognitiva, desarrollada en forma de escala de puntuación del comportamiento, para la valoración y el tratamiento de personas con lesiones cefálicas. Se identifican ocho niveles de función cognitiva, desde I (ausencia de respuesta) a VIII (respuesta de comportamiento intencionada y correcta).

escalas de Bayley del desarrollo infantil (Bayley Scales of Infant Development), [Nancy Bayley, psicóloga estadounidense, siglo XX], escala de tres partes para la evaluación del desarrollo de los niños con edades comprendidas entre los 2 meses y los 2 años y medio. Se estudia en los niños la percepción, la memoria y la vocalización en la escala mental; su capacidad para sentarse, subir escaleras y manipular objetos en la escala motora, y el tiempo de atención sostenida, la conducta social y la persistencia en la escala de conducta.

escalas de inteligencia de Wechsler (Wechsler intelligence scales), [David Wechsler, psicólogo norteamericano, n. 1896], serie de pruebas estandarizadas pensadas para medir la inteligencia a varios niveles de edad, desde el preescolar hasta el adulto, mediante preguntas que evalúan la información general, la disposición de fotos y objetos, el vocabulario, la memoria, el razonamiento y otras capacidades.

escaldadura (scald), quemadura producida por la exposición de la piel a un vapor o líquido caliente.

escaleno (scalene, scalenus), cada uno de los músculos, en número de cuatro, que se originan en las vértebras cervicales y se insertan en la primera o segunda costilla.

escalofrío (chill), **1.** sensación de frío producida por la exposición a un ambiente frío. **2.** tiritona con palidez y sensación de frío que generalmente aparece al inicio de una infección y que se acompaña de una elevación rápida de la temperatura.

escalpelo (scalpel), pequeño cuchillo puntiagudo y con un borde convexo. Algunos escalpelos (bisturíes) utilizan hojas intercambiables para determinados procedimientos quirúrgicos, como intervenciones y amputaciones.

escama (squama), **1.** lámina aplanada procedente de la epidermis. **2.** parte delgada y expandida de un hueso, especialmente en la bóveda craneal.

escandio (Sc) (scandium [Sc]), elemento metálico grisáceo. Número atómico, 21; peso atómico, 44,956.

escanear (scanning), técnica para estudiar cuidadosamente una zona, órgano o sistema mediante grabación y visualización de imágenes. Para mejorar la prueba pueden administrarse sustancias con afinidad por tejidos específicos.

escaneo de barrido simple (single sweep scan), escaneo que se completa con un solo barrido del aparato sensor a través del área que se examina.

escáner de primera generación (first-generation scanner), antiguo modelo de dispositivo de TC que incorporaba un haz de rayos X finamente colimado (lápiz) y un único detector, que se desplazaba en modo traslación-rotación.

escáner de sector (sector scan), escáner en el cual el transductor o haz ultrasónico rota a través de un ángulo y el centro de rotación está próximo o detrás de la superficie del transductor.

escáner dúplex (duplex scanner), máquina ultrasónica que combina generalmente una sonda de imágenes de 7,5 o 10 MHz con un Doppler pulsado de 3 MHz para hacer posible la visualización de una porción del sistema venoso. El escáner puede determinar la dirección del flujo sanguíneo dentro de las venas.

escanografía (scanography), método de producir una radiografía de un órgano o estructura corporal interna utilizando una serie de haces paralelos que eliminan la distorsión del tamaño. La técnica se emplea sobre todo en las radiografías de huesos largos.

escanografía por tomografía computarizada (computed tomography scanogram), técnica de TC utilizada específicamente para medir discrepancias en la longitud de las extremidades. Se toman imágenes de exploración de TC de la longitud de las articulaciones y, a continuación, se colocan los cursores de TC sobre dichas articulaciones para realizar mediciones. La técnica es más coherente que otras en lo que respecta a su reproducción y las dosis de radiación son inferiores a las de las técnicas de imagen tradicional (ortorradiografía).

escape ventricular (ventricular escape), liberación de los ventrículos del control inhibidor del ritmo sinusal o auriculoventricular cuando la frecuencia de descarga sinusal cae por debajo de la frecuencia natural de formación del impulso en las células marcapasos ventriculares.

escápula (scapula), cada uno de los dos grandes huesos triangulares planos que forman la parte dorsal de la cintura escapular.

escápula alada (winged scapula), prominencia anormal de la escápula causada por la proyección anormal del ángulo posterior de las costillas en un tórax uniforme o por la parálisis del músculo serrato anterior.

escapulario (scapulary), suspensorio para sostener en posición un vendaje del cuerpo.

escapulohumeral (scapulohumeral), relativo al área que rodea la escápula y el húmero.

escara (eschar, scab), costra seca resultante de una quemadura térmica o química, infección o enfermedad cutánea escoriativa.

escara cicatricial (cicatricial scar), cicatriz fibrosa que permanece después de que una herida haya curado.

escaramujo (rose hips), producto de herbolario obtenido de una planta originaria de Europa y Asia, muy distribuida ahora por Norteamérica. Se utiliza como fuente de vitamina C y para el tratamiento de resfriados, fiebre e infecciones leves. No obstante, se ha comunicado que buena parte de la vitamina C se destruye durante el proceso de secado y almacenamiento de la planta y, además, no se dispone de suficiente información fiable sobre la eficacia de sus usos.

escarcha urémica (uremic frost), depósito pálido, similar a la escarcha, de cristales blancos sobre la piel que aparece en la insuficiencia renal y en la uremia. Los compuestos de la urea y de los demás productos de desecho del metabolismo que no se pueden excretar a través de los riñones en la orina se excretan a través de los pequeños capilares superficiales de la piel, donde se acumulan sobre su superficie.

escariador (broach), instrumento dental alargado y afilado utilizado para dar forma y agrandar los agujeros, especialmente para extraer la pulpa o limpiar el canal de una raíz.

escarificación (scarification), múltiples arañazos o incisiones superficiales en la piel, tal y como se hace para la introducción de una vacuna.

escarificar (scarify), realizar múltiples incisiones superficiales en la piel; rascar. La vacunación frente a la viruela se realiza mediante la escarificación de la piel bajo una gota de vacuna.

escarlatina (scarlet fever), enfermedad contagiosa aguda de la infancia provocada por una cepa productora de eritrotoxina de *Streptococcus* hemolítico del grupo A. Los signos y síntomas aparecen de 1 a 3 días después de la exposición al agente, iniciándose con una brusca elevación de la temperatura, escalofríos, taquicardia, náuseas, vómitos, cefalea, dolor abdominal y dolor de garganta. Las amígdalas aparecen agrandadas, enrojecidas y cubiertas de un exudado parcheado. La faringe está enrojecida y edematosa. La lengua presenta un revestimiento blanquecino y rojo, con papilas inflamadas («lengua de frambuesa blanca»), hasta que el revestimiento blanco desaparece dejando un aspecto de lengua de frambuesa de color rojo y lesiones punteadas en el paladar. Un exantema de desarrollo rápido, en forma de lesiones rojas punteadas, aparece 1 o 2 días después del comienzo del dolor de garganta y cubre con rapidez todo el cuerpo, excepto la cara. El exantema se concentra en los pliegues axiales, en el cuello y en la ingle y perdura durante un período de entre 4 y 10 días. La cara aparece enrojecida en las mejillas, con palidez circumoral. Después de una semana se inicia una descamación en las palmas de las manos y las plantas de los pies. El tratamiento se orienta hacia la erradicación de la infección estreptocócica mediante la administración de antibióticos. La fiebre se trata con antipiréticos y el dolor de garganta con analgésicos.

escarlatiniforme (scarlatiniform), erupción parecida a la de la **escarlatina.**

escarotomía (escharotomy), incisión quirúrgica de un tejido necrótico producido por una quemadura grave. A veces es necesaria para evitar que el edema aumente tanto la presión intersticial como para afectar a la repleción capilar y producir isquemia.

escatemia (scatemia), estado toxémico causado por absorción de sustancias venenosas o dañinas a partir del tracto intestinal.

escatología (scatology), ciencia de los excrementos.

escatológico (scatologic), perteneciente a la **escatología.**

escayola (cast), vendaje rígido sólido elaborado con yeso u otro material alrededor de un miembro o de otra región corporal para inmovilizarla durante su curación.

escayola de cuatro apoyos (four-poster cast), escayola para inmovilizar las vértebras cervicales. Tiene cuatro puntos de fijación o polos en las caras laterales (anterior y posterior) de la cabeza, y se coloca sobre los hombros. La cabeza se apoya en la barbilla y en el occipucio, y los puntos de fijación evitan su movimiento.

escayola de yeso (plaster cast), escayola tradicional diseñada para revestir e inmovilizar una parte del cuerpo con un rollo de gasa impregnado de yeso de París envuelto circularmente, previa inmersión en agua caliente.

escayolar (casting), acto de colocar una región corporal en una escayola.

escena retrospectiva (flashback), fenómeno que experimentan las personas que toman alucinógenos y que inesperadamente vuelven a experimentar sus efectos.

escintigrafía (scintiscan), representación fotográfica de la distribución de un radiofármaco en el organismo.

escisión (excision), **1.** proceso de excindir o amputar. **2.** (en genética molecular) proceso mediante el que un elemento genético es extraído de una cadena de ADN.

escisión con asa (loop excision), extirpación quirúrgica de células tisulares displásicas con una pequeña asa de alambre. Se emplea la técnica para extirpar neoplasias intraepiteliales del cuello uterino.

escitalopram (escitalopram), fármaco antidepresivo, inhibidor selectivo de la recaptación de serotonina usado para tratar trastornos depresivos mayores.

escla de demencia de Blessed (Shorted Blessed Test [SBT]), prueba de valoración selectiva abreviada que mide la orientación y la memoria y está diseñada para evaluar el deterioro cognitivo. Puede emplearse para detectar los cambios cognitivos tempranos asociados a la enfermedad de Alzheimer o a otros trastornos caracterizados por demencia.

escleredema (scleredema), enfermedad cutánea idiopática caracterizada por induración no depresible que comienza en la cara o el cuello y se extiende hacia abajo por todo el cuerpo, respetando las manos y los pies. Puede haber también inflamación de la lengua, limitación de movimientos oculares y derrames pericárdico, pleural y peritoneal.

esclerema del recién nacido (sclerema neonatorum), endurecimiento progresivo y generalizado de la piel y el tejido subcutáneo del recién nacido. Habitualmente se trata de un proceso mortal que se produce como resultado de un intenso estrés por frío en lactantes prematuros gravemente enfermos.

escleritis (scleritis), inflamación de la esclerótica.

escleroconjuntival (scleroconjunctival), relativo a la esclerótica y la conjuntiva.

esclerocórnea (sclerocornea), la córnea y la esclerótica de la superficie del ojo consideradas como una capa única.

esclerodactilia (sclerodactyly), deformidad musculosquelética que afecta a las manos de las personas con esclerodermia. Los dedos están fijos en una posición de semiflexión, con la piel muy tirante sobre la muñeca. Los pulpejos de los dedos pueden estar ulcerados.

esclerodermatitis (sclerodermatitis), inflamación, engrosamiento y endurecimiento de la piel.

esclerodermia (scleroderma), endurecimiento y engrosamiento crónico de la piel causado por la acumulación de colágeno, con atrofia de los folículos pilosebáceos. La esclerodermia es más frecuente en mujeres de mediana edad. Puede tener una presentación localizada (morfea) o sistémica (esclerosis sistémica). Las molestias iniciales más frecuentes son los cambios en la piel de la cara y dedos. Se produce un fenómeno de Raynaud con endurecimiento progresivo de la piel e inflamación de la parte distal de las extremidades. Conforme progresa la enfermedad, aparecen deformidades articulares y dolor mecánico. Los cambios de la piel consisten en edema seguido de palidez; después la piel se endurece y finalmente se vuelve ligeramente pigmentada y adherida a los planos subyacentes. En esta fase la piel de la cara está tensa, brillante, con aspecto de máscara, y el paciente puede presentar dificultades para masticar y tragar. Los pacientes con formas leves de esclerodermia pueden vivir de 30 a 50 años. Los que presentan afectación cardíaca, renal, pulmonar o intestinal pueden morir a edades más precoces. Pueden darse formas de esclerodermia más localizadas; estos casos son benignos y consisten solamente en pequeñas lesiones circunscritas en la piel. No existen fármacos que curen la esclerodermia; sin embargo, los corticoides, los inmunosupresores, los antiácidos y los antihistamínicos pueden ser útiles en el tratamiento de los síntomas de la enfermedad, y se suelen emplear salicilatos y otros analgésicos suaves para aliviar los dolores articulares.

esclerodermia cardíaca (scleroderma heart), enfermedad del corazón caracterizada por fibrosis miocárdica intersticial y engrosamiento de los vasos sanguíneos más pequeños en la esclerosis sistémica progresiva.

esclerodermia circunscrita (circumscribed scleroderma), esclerodermia localizada.

escleromalacia perforante (scleromalacia perforans), trastorno ocular en el cual se produce desvitalización y esfacelación de la esclerótica, como complicación de una artritis reumatoide. La úvea pigmentada queda expuesta, pudiendo producirse glaucoma, cataratas y desprendimiento de retina.

escleroqueratitis (sclerokeratitis), inflamación de la esclerótica y la córnea.

esclerosarse (sclerose), endurecerse o provocar endurecimiento.

esclerosis (sclerosis), trastorno caracterizado por el endurecimiento de un tejido debido a diversas causas, como inflamación, depósito de sales minerales o infiltración de fibras de tejido conjuntivo.

esclerosis arterial (arterial sclerosis), engrosamiento y endurecimiento de la pared arterial causado por fibrosis o depósito de calcio.

esclerosis de Alzheimer (Alzheimer's sclerosis) [Alois Alzheimer], degeneración de pequeños vasos sanguíneos cerebrales que provoca alteraciones mentales.

esclerosis de la íntima (intimal sclerosis), endurecimiento de la capa íntima de un vaso sanguíneo.

esclerosis difusa (diffuse sclerosis), forma de esclerosis que afecta a gran parte del SNC.

esclerosis glomerular focal (focal glomerular sclerosis), lesiones esclerosantes focales de los glomérulos renales con proteinuria, hematuria, hipertensión y síndrome nefrótico. Pueden ocurrir exacerbaciones y remisiones, sobre todo en niños; la progresión a insuficiencia renal ocurre a un ritmo variable e impredecible.

esclerosis lateral amiotrófica (ELA) (amyotrophic lateral sclerosis [ALS]), enfermedad degenerativa de las motoneuronas, caracterizada por debilidad y atrofia progresivas de los músculos de las manos, los antebrazos y las piernas, que se extiende hasta afectar a la mayor parte del cuerpo. Se debe a una degeneración de las motoneuronas de las astas anteriores y de las vías corticospinales y comienza en la edad media de la vida, progresando rápidamente, causando la muerte en 2-5 años.

esclerosis lateral primaria (primary lateral sclerosis), encefalopatía degenerativa lentamente progresiva caracterizada por debilidad, espasticidad, hiperreflexia y signo de Babinski positivo. Afecta a neuronas del córtex motor, pero no a neuronas del tronco encefálico o la médula espinal.

esclerosis múltiple (EM) (multiple sclerosis [MS]), enfermedad progresiva caracterizada por la desmielinización diseminada de las fibras nerviosas del cerebro y de la médula espinal. Su comienzo es lento, por lo general en la edad adulta joven, y continúa durante toda la vida con períodos de exacerbación y remisión. Los primeros signos suelen ser parestesias o sensaciones anómalas en las extremidades o en un lado de la cara. Otros signos precoces son la pérdida de masa muscular, el vértigo y las alteraciones visuales, como nistagmo, diplopía (visión doble) y ceguera parcial. Después, en el curso de la enfermedad, puede existir labilidad emocional, ataxia, reflejos anómalos y dificultad para orinar. No existe tratamiento específico para la enfermedad; los corticoides y otros fármacos se emplean para tratar los síntomas que acompañan los episodios agudos.

esclerosis renal (renal sclerosis), fibrosis arteriosclerótica de las arteriolas renales.

esclerosis sistémica (systemic sclerosis), forma de esclerodermia caracterizada por la formación de un tejido fibroso engrosado, engrosamiento y adherencia de la piel a los tejidos subyacentes. La enfermedad, que puede ir precedida por un fenómeno de Raynaud, progresa hasta afectar los tejidos del corazón, pulmones, aparato genitourinario y riñones.

esclerosis tuberosa (tuberous sclerosis), enfermedad neurocutánea familiar caracterizada por epilepsia, deterioro mental, adenomas sebáceos, nódulos y manchas escleróticas en la corteza cerebral, tumores retinianos, máculas cutáneas despigmentadas en forma de hoja, tumores del corazón o de los riñones y calcificaciones cerebrales.

esclerosis vascular (vascular sclerosis), degeneración hialina de los vasos sanguíneos con hipertrofia de la media y fibrosis por debajo de la íntima. Junto con el engrosamiento y fibrosis de la íntima, puede haber pérdida de elasticidad y debilidad de las paredes vasculares.

escleroterapia (sclerotherapy), utilización de sustancias químicas esclerosantes para tratar varicosidades como hemorroides o varices esofágicas. El agente produce inflamación y posteriormente fibrosis y obliteración de la luz.

esclerótica (sclera), membrana dura, inelástica y opaca que cubre las cinco sextas partes posteriores del globo ocular, mantiene el tamaño y la forma de éste y sirve de fijación a los músculos que lo mueven. En su parte posterior es atravesada por el nervio óptico y, con la córnea transparente, forma la más externa de las tres túnicas que cubren el globo ocular.

esclerótico (sclerotic), relativo a la induración o endurecimiento.

esclerotilosis (sclerotylosis), afección hereditaria con fibrosis atrófica de la piel. Existe un crecimiento excesivo de las uñas y de la piel córnea que cubre las palmas de las manos y las superficies plantares de los pies. El trastorno puede ir acompañado de cáncer del tracto gastrointestinal.

esclerotoma (sclerotome), (en embriología) la parte de la capa de mesodermo segmentada al inicio del desarrollo embrionario que se origina a partir de los somitas y da lugar al tejido esquelético del cuerpo.

escobillón (swab), varilla o pinza que sujeta una gasa o un trozo de algodón absorbente, utilizada para lavar, limpiar o secar una superficie corporal, recoger una muestra para estudios de laboratorio o aplicar una medicación tópica.

escólex (scolex), segmento u órgano cefaloide de la tenia adulta, con ganchos, surcos o ventosas mediante los cuales se fija a la pared del intestino.

escoliómetro (scoliometer), aparato para medir el grado de curvatura anormal de la columna.

escoliosis (scoliosis), curvatura lateral de la columna, anomalía frecuente en la infancia, especialmente en mujeres. Entre sus causas se encuentran malformaciones congénitas de la columna, poliomielitis, displasias esqueléticas, parálisis espástica y diferente longitud de las piernas. Un signo de esta enfermedad puede ser la desigualdad de la altura de las caderas o de los hombros. El tratamiento se basa en el uso de corsés, férulas, ejercicios o cirugía correctora.

escoliosis ciática (sciatic scoliosis), curvatura anormal de la columna vertebral causada por un espasmo asimétrico de los músculos espinales, que suele producir inclinación hacia un lado.

escoliosis congénita (congenital scoliosis), trastorno presente en el nacimiento que se caracteriza por una curvatura lateral de la columna debida a anomalías costales y vertebrales específicas. El grado de deformidad obvia causado por la escoliosis congénita depende de la causa de la enfermedad. La deformidad aumenta con el crecimiento y la edad y progresa lentamente durante los períodos de crecimiento lento del tronco.

escoliosis estática (static scoliosis), forma de escoliosis que se produce por la diferencia de longitud de las piernas.

escoliosis idiopática (idiopathic scoliosis), situación anómala caracterizada por curvatura lateral de la columna vertebral. Los factores principales para establecer el diagnóstico de escoliosis idiopática son el grado, el balanceo y el componente rotacional de la curvatura. Este último puede provocar deformidades de la cavidad torácica y afectar a los sistemas pulmonar y cardíaco. Los signos asociados generalmente a la escoliosis son: hombros desnivelados; escápula, pecho y área torácica lateral prominentes; caderas también prominentes o desniveladas, postura anómala y curvatura clara. En los casos graves generalmente se asocian déficit neurológicos y varían según el grado de afectación de la médula espinal por la curvatura.

escoliosis inflamatoria (inflammatory scoliosis), forma de escoliosis provocada por espasmos musculares asociados a inflamación aguda.

escoliosis reumática (rheumatic scoliosis), forma de escoliosis asociada a espasmos musculares y a inflamación aguda.

escómbrido (scombroid), relativo a peces de las familias Scombridae y Scomberesacidae, entre los que se encuentran la caballa, el bonito y el atún.

escondido (absconsio), una cavidad o fosa.

escopofilia (scopophilia), **1.** placer sexual obtenido al mirar escenas sexualmente estimulantes o los genitales de otra persona; voyeurismo. **2.** deseo mórbido de ser visto; exhibicionismo.

escopofobia (scopophobia), ansiedad patológica caracterizada por un temor mórbido a ser visto o mirado fijamente por los demás. Se observa habitualmente en la esquizofrenia.

escopolamina (scopolamine), [Giovanni A. Scopoli, naturalista italiano, 1723-1788], alcaloide anticolinérgico obtenido de las hojas y semillas de varias plantas solanáceas. Es un depresor del SNC. Está indicado para la prevención de la cinetosis y como antiemético, en la sedación obstétrica y como ciclopléjico y midriático.

escopolamina transdérmica (transdermal scopolamine), método de administración de un fármaco para la cinetosis mediante la aplicación de un parche cutáneo que contiene la medicación.

escorbuto (scurvy), enfermedad producida por la falta de ácido ascórbico en la dieta. Se caracteriza por debilidad, anemia, edema, encías esponjosas, ulceración y aflojamiento frecuente de los dientes, tendencia a las hemorragias mucocutáneas e induración de los músculos de las piernas. El tratamiento y la profilaxis de la enfermedad se basan en la administración de ácido ascórbico y la inclusión de verduras y frutas frescas en la dieta.

escorbuto del lactante (infantile scurvy), enfermedad nutricional debida a un suministro inadecuado de vitamina C en la dieta; la causa más frecuente es una dieta cuyo principal componente es la leche de vaca, sin suplemento de vitamina C.

escotadura (notch), indentación o depresión en un hueso u otro órgano, como la escotadura cardíaca.

escotadura aórtica (aortic notch), escotadura dícrota en la rama descendente de un esfigmograma del pulso arterial. Marca el cierre de la válvula aórtica y precede inmediatamente a la onda dícrota.

escotadura cardial (cardial notch), ángulo superior formado en la entrada del esófago en el estómago.

escotadura ciática mayor (greater sciatic notch), escotadura en el borde posterior del hueso de la cadera entre la espina ilíaca posteroinferior y la espina del isquion.

escotadura ciática menor (lesser sciatic notch), relieve situado en el borde posterior de la cadera. Es liso, está cubierto por cartílago y tiene numerosas crestas que corresponden a las subdivisiones del tendón del obturador interno.

escotadura clavicular (clavicular notch), depresiones de forma oval en número par situadas en el extremo superior del esternón.

escotadura dícrota (dicrotic notch), fenómeno observado en la parte descendente de la onda de la presión arterial. Representa el cierre de la válvula aórtica o pulmonar al comienzo de la diástole ventricular.
escotadura mandibular (mandibular notch), depresión en el borde inferior de la mandíbula, por delante de la inserción del músculo masetero, donde los músculos faciales externos cruzan el borde inferior de la mandíbula.
escotadura peroneal (fibular notch), depresión en la superficie lateral del extremo inferior de la tibia, que articula con el extremo inferior del peroné.
escotadura preangular (antegonial notch), depresión o concavidad que suele estar presente en la unión entre la rama y el cuerpo del maxilar inferior, cerca del punto de inserción del borde anterior del masetero.
escotadura pterigomaxilar (pterygomaxillary notch), cisura en la unión de los maxilares con la apófisis pterigoides del hueso esfenoides.
escotadura sigmoidea (sigmoid notch), concavidad de la cara superior de la rama del maxilar inferior, entre las apófisis coronoides y el cóndilo.
escotadura tiroidea (thyroid notch), **1.** (superior) separación situada encima del borde anterior del cartílago tiroides. **2.** (inferior) depresión situada en la mitad del borde inferior del cartílago tiroides.
escotadura vertebral (vertebral notch), cada una de las concavidades presentes en el borde superior o inferior del pedículo vertebral.
escotadura yugular del esternón (jugular notch of the sternum), gran escotadura en el manubrio del esternón.
escotoma (scotoma), defecto visual en una región definida en uno o ambos ojos. Un síntoma prodrómico frecuente es la aparición de una película reluciente en forma de isla en el campo visual.
escotoma arqueado (arcuate scotoma), área ciega en forma de arco que puede aparecer en el campo visual de los pacientes con glaucoma. Se produce por una lesión de las fibras nerviosas de la retina.
escotoma central (central scotoma), zona de ceguera o de disminución de la visión que afecta a la mácula de la retina.
escotoma eclíptico (eclipse scotoma), pequeña área central de disminución o pérdida de la visión por mirar directamente al sol sin protección adecuada.
escotoma escintilante (scintillating scotoma), región anormal del campo visual que es positiva y luminosa, que a veces se convierte en hemianópsica y que aparece en el aura de la migraña.
escotoma periférico (peripheral scotoma), zona de pérdida del campo visual localizada periféricamente y que no afecta a los 30 grados centrales de la visión.
escritura hacia la derecha (dextrad writing), escritura que va de izquierda a derecha.
escrófula (scrofula), *arcaico,* tuberculosis primaria con formación de abscesos, habitualmente en los ganglios linfáticos cervicales.
escroto (scrotum), bolsa de piel que contiene los testículos y parte de los cordones espermáticos. Superficialmente está dividida en dos porciones laterales por un reborde que se continúa ventralmente con la superficie inferior del pene y dorsalmente con la línea media del periné hasta el ano. Las dos capas del escroto son la piel y la túnica dartos. La piel es muy fina, tiene un color parduzco y suele estar arrugada. Presenta folículos sebáceos que segregan una sustancia con un olor característico y tiene pelos dispersos y rizados con raíces visibles a través de la piel. La túnica dartos está formada por una fina capa de fibras musculares no estriadas que rodean la base del escroto. De esta túnica sale un tabique interno que divide la bolsa en dos cavidades para los testículos. El escroto está muy vascularizado y no contiene grasa.
escroto bífido (bifid scrotum), separación de las dos mitades del escroto, como en la transposición penoescrotal.
escrúpulo (scruple), medida de peso del sistema farmacéutico que equivale a 20 granos o 1,296 g.
escucha activa[1] (active listening), el acto de oír con atención voluntaria y alerta, interpretar y demostrar interés por lo que una persona quiere decir por medio de señales verbales, gestos no verbales y el lenguaje corporal.
escucha activa[2] (active listening), intervención de enfermería recogida en la Nursing Interventions Classification (NIC). Se define como la prestación de atención con proximidad y la asignación de una significación a los mensajes verbales y no verbales de un paciente.
escudo (shield), material para evitar o reducir el paso de partículas cargadas o de radiaciones. Un escudo puede estar diseñado según la radiación que se pretende que absorba o según la clase de protección que se pretende que ofrezca.
Escudo Azul (Blue Shield), corporación independiente estadounidense sin ánimo de lucro que ofrece protección al paciente para costes de cirugía y otros servicios médicos. Aunque *Blue Cross* y *Blue Shield* son organismos técnicamente independientes, generalmente coordinan sus funciones en la concesión de beneficios que cubren tanto

los costes hospitalarios como los honorarios médicos.

escudo craneal (skull shield), placa de plástico protectora que se lleva sobre un defecto craneal.

escudo de colágeno (collagen shield), material obtenido a partir de tejido escleral porcino, utilizado en cirugía de la catarata y en la promoción de la cicatrización corneal. El escudo aumenta la penetración y el tiempo eficaz de los antibióticos y corticoides subconjuntivales. El escudo de colágeno está diseñado para disolverse en 12 horas.

escudo de contacto (contact shield), dispositivo de protección fabricado en metal o de otro material que se coloca directamente sobre los ojos o gónadas del paciente que va a ser expuesto a una fuente de rayos X.

escudo gonadal (gonadal shield), protector de contacto o de sombra, especialmente diseñado para proteger la zona gonadal de la fuente de radiación durante los procedimientos radiográficos. Normalmente se utiliza en todos los pacientes en edad reproductiva.

escudo ocular (eye shielding), protección de un ojo lesionado ajustando al ojo un escudo de metal o plástico, o una cápsula desechable, para evitar nuevas lesiones por frotamiento y para reducir la estimulación por la luz y el movimiento.

Esculapio (Æsculapius), antiguo dios griego de la medicina. Esculapio consideraba que las serpientes eran sagradas, lo cual está simbolizado en la medicina moderna mediante un bastón alrededor del cual se halla enroscada una serpiente.

escutelaria (skullcap), hierba originaria de las zonas templadas de Norteamérica. Se ha usado en medicina popular para tratar las convulsiones, la histeria y la tensión nerviosa, y es un componente habitual en los remedios para el síndrome premenstrual y otros trastornos femeninos. Las pruebas sobre su efectividad son insuficientes.

Escherichia coli *(Escherichia coli),* [Theodor Escherich, médico alemán, 1857-1911], especie de bacterias coliformes de la familia de las Enterobacteriáceas, que normalmente se encuentra en el intestino y es frecuente en el agua, la leche y el suelo. Es la causa más frecuente de infección del tracto urinario y un patógeno grave en las heridas.

Escherichia coli **enterohemorrágica (ECEH)** (enterohemorrhagic *Escherichia coli* [EHEC]), cepa de *E. coli* que causa hemorragia en los intestinos. El organismo produce una toxina que causa lesión del tejido del intestino grueso originando isquemia intestinal y necrosis colónica. Diseminada por la carne de vaca, la leche sin pasteurizar, los zumos, la col fermentada, la lechuga y ciertos embutidos, así como por el agua contaminada, la infección puede ser muy grave, aunque en ocasiones no se registra fiebre.

Escherichia coli **enteropática (ECEP)** (enterophatic *Escherichia coli* [ECEP]), cepa de *E. coli* que causa la diarrea infantil epidémica.

Escherichia coli **enterotoxigénica (ECET)** (enterotoxigenic *Escherichia coli* [ETEC]), cepa de *E. coli* que es causa frecuente de la diarrea del viajero.

esencia de flores (flower essences), extractos acuosos de flores frescas de varias plantas elegidos por sus efectos sobre síntomas mentales o emocionales específicos, combinados con brandy como conservante. Se utilizan para abordar problemas espirituales, mentales y emocionales, así como también físicos.

esencial (essential), la parte imprescindible de una cosa, sin la cual no podría existir.

esfacelado (sphacelous), relativo a algo necrótico o gangrenoso.

esfacelarse (slough), desprenderse o descamarse capas de tejido muerto, como las células necrosadas del endometrio durante la menstruación.

esfacelo (slough), tejido muerto que se desprende y elimina.

esfenoides (sphenoid), hueso impar, situado en la base del cráneo, que separa el maxilar superior, el etmoides y el frontal de los huesos temporal y occipital.

esfenoiditis (sphenoiditis), inflamación del seno esfenoidal.

esfera (sphere), objeto redondeado, con forma de globo, generado técnicamente por un círculo que rota alrededor de un diámetro considerándolo como su eje.

esferocito (spherocyte), hematíe esférico anómalo que contiene más cantidad de hemoglobina de lo normal.

esferocitosis (spherocytosis), presencia anormal de esferocitos en la sangre.

esferoidal (spheroidal), en forma de esfera.

esférula (spherula), bola pequeña.

esfigmógrafo (sphygmograph), instrumento que registra la fuerza del pulso arterial en un trazado que recibe el nombre de esfigmograma.

esfigmograma (sphygmogram), trazado del pulso conseguido con un esfigmógrafo. Las anomalías esfigmográficas de frecuencia, ritmo y forma pueden ser diagnósticamente útiles en la evaluación de la función cardiovascular.

esfigmomanómetro (sphygmomanometer), instrumento para el registro indirecto de la presión arterial. Está constituido por un manguito hinchable que se ajusta alrededor del brazo, una pera que controla la presión del manguito y un manómetro aneroide o de mercurio. La tensión de la arteria se calcula por el movimiento de la columna de mercurio cuando se hincha el manguito.

esfigmopletismógrafo (sphygmoplethysmograph), instrumento para calcular y registrar la curva de presión arterial y el flujo sanguíneo de los miembros.

esfingolípido (sphingolipid), compuesto formado por un lípido y una esfingosina. Se encuentra en concentraciones elevadas en el cerebro y en otros tejidos del sistema nervioso.

esfingomielina (sphingomyelin), perteneciente a un grupo de esfingolípidos que contienen fósforo. Se encuentra principalmente en el tejido del sistema nervioso.

esfingosina (sphingosine), aminoalcohol no saturado de cadena larga, principal componente de los esfingolípidos y la esfingomielina.

esfínter (sphincter), banda circular de fibras musculares que estrecha un paso o cierra una abertura natural del cuerpo, como el esfínter anal externo, que cierra el ano.

esfínter anal (anal sphincter, sphincter ani), doble estructura de fibras musculares circulares del ano. El esfínter interno consiste en un engrosamiento circular de la musculatura lisa de la pared intestinal; el esfínter externo es una lámina de musculatura estriada voluntaria que rodea el orificio anal.

esfínter cardial (cardiac sphincter), esfínter entre el esófago y el estómago que se abre al llegar a él alimento que, a continuación, pasa al estómago impulsado por ondas peristálticas rítmicas.

esfínter cloacal (cloacal sphincter), músculo que se desarrolla rodeando el extremo caudal de la cloaca en el embrión. Su parte posterior se convertirá en el esfínter anal externo y su parte anterior dará lugar a los músculos perineal transverso superficial, bulboesponjoso e isquiocavernoso.

esfínter de la pupila (sphincter pupillae), músculo que distiende el iris, estrechando el diámetro de la pupila del ojo. Está formado por fibras circulares dispuestas en una estrecha banda de una anchura aproximada de 1 mm, que rodea el margen de la pupila hacia la superficie posterior del iris.

esfínter de Oddi (sphincter of Oddi), [Ruggero Oddi, médico italiano, 1864-1913], vaina de fibras musculares que rodean el extremo terminal del colédoco y el conducto pancreático cuando atraviesan la pared del duodeno.

esfínter del colédoco (sphincter choledochus), esfínter de músculo liso que rodea el extremo distal del colédoco y que forma parte del esfínter de Oddi.

esfínter esofágico inferior (lower esophageal sphincter), últimos centímetros del esófago, cerca de la unión gastroesofágica, que normalmente está contraído excepto durante la deglución y previene el reflujo de contenido gástrico al esófago.

esfínter esofágico superior (upper esophageal sphincter), los 3-5 cm proximales del esófago incluido el músculo cricofaríngeo, que impide la aspiración de aire desde el faringoesófago.

esfínter externo de la uretra femenina (external sphincter of female urethra), esfínter que comprime la parte central de la uretra. Se origina en el ramo del pubis y es inervado por los nervios perineales.

esfínter externo de la uretra masculina (external sphincter of male urethra), esfínter que comprime la parte membranosa de la uretra. Se origina en el ramo del pubis y es inervado por los nervios perineales.

esfínter genitourinario artificial (artificial genitourinary sphincter), dispositivo protésico implantable para el tratamiento de la incontinencia urinaria causada por un esfínter ausente o insuficiente. El esfínter artificial se crea con un manguito inflable alrededor del cuello vesical o la uretra bulbar.

esfínter pilórico (pyloric sphincter), esfínter en la abertura entre el estómago y el duodeno. Suele estar cerrado, y se abre sólo durante breves instantes cuando llega una onda peristáltica y lo cruza.

esfínter rectosigmoideo (rectosigmoid sphincter), fibras musculares circulares en la pared del intestino grueso, en la unión del colon sigmoide y el recto.

esfínter uretral (urethral sphincter), músculo voluntario situado en el cuello de la vejiga que se relaja para permitir la micción.

esfínter vesical (bladder sphincter, vesical sphincter), músculo circular que rodea la salida de la vejiga urinaria hacia la uretra. Normalmente está contraído para controlar las pérdidas o escapes desde la misma.

esfuerzo expulsivo (bearing down), esfuerzo voluntario realizado por una mujer en la segunda fase del parto para ayudar en la expulsión de un feto. Aplicando la maniobra de Valsalva, la madre aumenta la presión intraabdominal.

esguince (sprain), lesión traumática de los tendones, músculos o ligamentos que rodean una articulación, que se caracteriza por dolor, tumefacción y palidez de la piel sobre la articulación. La duración y gravedad de los síntomas varía según el alcance de la lesión de los tejidos de sostén.

esguince de espalda (sprain of back), tracción súbita de los músculos y tejidos asociados de la espalda, que sufren un traumatismo importante pero sin romperse.

esguince de tobillo o de pie (sprain of ankle or foot), tracción súbita de un músculo, ligamento o cápsula. La lesión no es lo suficientemente intensa como para producir una ruptura de los tejidos.

esguince del jinete (rider's sprain), desgarro de los aductores del muslo generalmente como consecuencia de la práctica de la equitación.

esmalte (enamel), sustancia blanca dura que cubre el revestimiento más externo de la corona clínica y anatómica de un diente. Es la sustancia ósea más dura presente en el organismo. Es producido por células epiteliales llamadas ameloblastos.

esmalte (glaze), **1.** cubrir con una superficie o capa suave y brillante. **2.** añadir una funda de cerámica a una restauración dental de porcelana después de haber sido quemada, para darle un acabado brillante o semibrillante no poroso. **3.** quemar (con aire) la porcelana dental, dando lugar a la formación de una capa fina, vidriosa y brillante.

esmegma (smegma), secreción de glándulas sebáceas, especialmente la secreción caseosa y maloliente encontrada con frecuencia debajo del prepucio del pene y en la base de los labios menores, cerca del glande clitoridiano.

esnifar pegamento (glue sniffing), inhalar vapores de tolueno, un compuesto orgánico volátil utilizado como solvente en ciertos pegamentos.

esofagectomía (esophagectomy), técnica quirúrgica en la que se extirpa todo o parte del esófago; necesaria en el tratamiento de varices esofágicas graves, hemorragias recurrentes y cáncer.

esofagitis (esophagitis), inflamación de la mucosa que tapiza el esófago, producida por infección, irritación por una sonda nasogástrica o reflujo de jugo gástrico procedente del estómago.

esofagitis por reflujo (reflux esophagitis), irritación e inflamación esofágica debida al reflujo del contenido del estómago hacia el esófago.

esófago (esophagus), conducto musculomembranoso de una longitud aproximada de 24 cm que se extiende desde la faringe hasta el estómago. Está constituido por una capa fibrosa, una capa muscular y está tapizado por una membrana mucosa.

esófago de Barrett (Barrett's esophagus), [Norman R. Barrett, cirujano inglés, 1903-1979], alteración de la región inferior del esófago caracterizada por la presencia de una lesión benigna similar a la úlcera en el epitelio cilíndrico; a menudo es consecuencia de la irritación crónica del esófago por el reflujo gástrico de los jugos digestivos ácidos. Se considera una lesión premaligna.

esófago en sacacorchos (corkscrew esophagus), trastorno neurogénico en el que las contracciones peristálticas del esófago son sustituidas por movimientos espásticos que se producen espontáneamente o con la deglución o con el reflujo gástrico de ácido.

esofagocele (esophagocele), hernia de la membrana mucosa a través de un área debilitada en la pared del esófago.

esofagoespasmo (esophagospasm), contracciones espasmódicas de las paredes del esófago.

esofagogastroduodenoscopia (EGD) (esophagogastroduodenoscopy [EGD]), prueba endoscópica que permite la visualización directa del tracto digestivo alto.

esofagogastroscopia (esophagogastroscopy), examen del esófago y del estómago por endoscopia.

esofagogastrostomía (esophagogastrostomy), anastomosis artificial entre el esófago y el estómago.

esofagomiotomía (esophagomyotomy), incisión longitudinal en la parte inferior del músculo esofágico realizada para tratar la acalasia esofágica, una obstrucción al paso de alimentos.

esofagoscopia (esophagoscopy), examen del esófago con un endoscopio.

esofagostomía (esophagostomy), orificio quirúrgico en el esófago para la alimentación con tubo enteral.

esofagoyeyunostomía (esophagojejunostomy), creación quirúrgica de una comunicación entre el esófago y el yeyuno, saltándose el estómago. El procedimiento se usa tras la gastrectomía total.

esoforia (esophoria), desviación del eje visual de un ojo hacia el del otro, en ausencia de estímulos visuales para la fusión.

esomeprazol (esomeprazol), inhibidor de la bomba de protones administrado por vía oral, en forma de sal de magnesio, para tratar la enfermedad por reflujo gastroesofágico y la úlcera duodenal asociada a infección por *Helicobacter pylori.*

esotropía (esotropia), tipo de estrabismo caracterizado por la desviación interna de un ojo con respecto al otro.

ESP (PSS), siglas de *esclerosis sistémica progresiva.*

espacio (space), cavidad real o virtual del cuerpo, como los espacios complementarios de la cavidad pleural que no están ocupados por tejido pulmonar y los espacios linfáticos ocupados por linfa.

espacio aéreo mecánico muerto (mechanical dead air space), volumen de aire que ocupa los circuitos respiratorios de un ventilador mecánico. El espacio muerto mecánico puede incrementarse si es necesario para controlar la hipocapnia y la alcalosis respiratoria.

espacio EC (EC space), siglas de *extracellular space,* espacio extracelular.

espacio epidural (epidural space), espacio inmediatamente suprayacente a la duramadre, en el encéfalo o en la médula espinal, por debajo del periostio del cráneo y de la columna vertebral.

espacio extradural (extradural space), espacio entre la cavidad craneal y la capa externa de la duramadre.

espacio intercostal (intercostal space), región entre las costillas.

espacio interpleural (interpleural space), espacio virtual del mediastino entre las dos capas de revestimiento pleural.

espacio interradicular (interradicular space), zona entre las raíces de los dientes que tienen varias, normalmente ocupada por un tabique óseo y la membrana periodontal.

espacio intervelloso (intervillous space), uno de los múltiples espacios entre las vellosidades del corion endometrial del útero grávido, por debajo de la placenta. Los espacios intervellosos funcionan como reservorios de sangre materna oxigenada.

espacio intrapleural (intrapleural space), cavidad pleural.

espacio libre (freeway space), distancia o separación interoclusiva entre las superficies oclusivas de los dientes con la mandíbula en posición de reposo.

espacio muerto (dead space), **1.** cavidad que queda después del cierre incompleto de una herida quirúrgica o traumática, dejando una zona en la que puede acumularse sangre, lo que retrasa la cicatrización. **2.** parte del pulmón en contacto con los gases de la ventilación, pero no con el flujo sanguíneo pulmonar. El espacio alveolar muerto corresponde a los alveolos que son ventilados, pero no están perfundidos por la circulación pulmonar. El espacio muerto anatómico es una zona de tráquea, bronquios y vías respiratorias que contiene aire, pero éste no alcanza los alveolos durante la respiración. El *espacio muerto fisiológico* es la zona del sistema respiratorio que incluye el espacio muerto anatómico junto con el espacio de los alveolos ocupado por aire, pero que no contribuye al intercambio de oxígeno y dióxido de carbono.

espacio perirrenal (perirenal space), la parte del espacio retroperitoneal que se encuentra dentro de la fascia renal y contiene el riñón, la grasa perirrenal, la glándula suprarrenal y el uréter proximal.

espacio perivitelino (perivitelline space), espacio situado entre el óvulo y la zona pelúcida de los mamíferos, en el que son liberados los cuerpos polares en el momento de la maduración.

espacio personal (personal space), zona que rodea a un individuo, considerada privada por él, pudiendo considerarse un movimiento hacia ese espacio por parte de otra persona como intrusismo. Los límites del espacio personal varían según las diferentes culturas, aunque en general se considera una distancia de 1 m alrededor del individuo.

espacio pleural (pleural space), espacio virtual que existe entre las capas visceral y parietal de la pleura. Contiene una pequeña cantidad de líquido que actúa como lubricante, permitiendo que las pleuras se deslicen suavemente una sobre otra a medida que los pulmones se expanden y contraen durante la respiración.

espacio por mala posición dental (leeway space), situación en la que el espacio ocupado por el canino y el primer y segundo molar de la primera dentición supera el espacio ocupado por el canino y el premolar de la segunda dentición.

espacio presacro (presacral space), subdivisión del espacio extraperitoneal que se encuentra entre la vejiga urinaria y el sacro.

espacio retrocalcáneo (retrocalcaneal space), espacio entre el calcáneo posterior y el tendón calcáneo, ocupado por la bolsa calcánea.

espacio retroinguinal (retroinguinal space), subdivisión del espacio extraperitoneal, limitada por el peritoneo por su parte superior y por la fascia transversal por la inferior.

espacio retromamario (retromammary space), capa de tejido conjuntivo laxo que separa la mama de la fascia profunda, aportando cierto grado de movimiento a las superficies subyacentes.

espacio retromilohioideo (retromylohyoid space), parte del surco alveolingual distal al extremo distal del reborde milohioideo.

espacio subaracnoideo (subarachnoid space), espacio situado entre las membranas aracnoides y la piamadre. Contiene LCR.

espacio subcapsular (subcapsular space), espacio potencial entre el parénquima renal y las cápsulas renales.

espacio subdural (subdural space), espacio virtual que existe entre la duramadre y la aracnoides.

espacio urinario (urinary space), cavidad estrecha a modo de cáliz en el glomérulo renal entre la capa visceral y parietal de la cápsula glomerular, que se continúa de la luz del túbulo contorneado proximal.

espacio vital (life space), término introducido por el psicólogo estadounidense Kurt Lewin, para describir las influencias simultáneas que pueden afectar a la conducta de un individuo. La suma de estas influencias configura el espacio vital.

espacios aéreos (air spaces), conductos alveolares, sacos alveolares y alveolos del sistema respiratorio.

espacios paravesicales (paravesical spaces), par de subdivisiones del espacio extraperitoneal que se encuentra por fuera del espacio prevesical.

espacios perivasculares (perivascular spaces), espacios que rodean a los vasos sanguíneos al entrar en el cerebro. Se comunican con el espacio subaracnoideo.

espacios perivesicales (perivesical spaces), subdivisiones del espacio extraperitoneal por delante de la vejiga urinaria.

espalda (back), porción posterior o dorsal del tronco localizada entre el cuello y la pelvis. Está dividida por un surco medio que se encuentra sobre las apófisis espinosas de las vértebras. La porción esquelética de la espalda comprende las vértebras dorsales y lumbares y ambas escápulas. Los nervios que inervan los diversos músculos de la espalda proceden de los nervios raquídeos segmentarios.

esparadrapo (adhesive tape), tejido resistente cubierto por un lado con una sustancia adhesiva. Con frecuencia es hidrófobo y puede ser utilizado para mantener fijos vendajes y apósitos, inmovilizar una zona o ejercer presión.

esparfloxacino (sparfloxacin), antibiótico. Se emplea en el tratamiento de la neumonía extrahospitalaria y de la bronquitis crónica producida por *Klebsiella pneumoniae, Haemophilus influenzae, H. parainfluenzae* y *Moraxella catarrhalis*.

esparganosis (sparganosis), infestación por larvas de la tenia de los peces del seudogénero *Sparganum*. Se caracteriza por tumefacciones subcutáneas dolorosas o inflamación y destrucción del ojo. El tratamiento comprende cirugía e inyección local de alcohol etílico para matar las larvas.

espasmo (spasm), **1.** contracción muscular involuntaria de aparición brusca, como contracciones habituales, hipo, tartamudeo o tic. **2.** convulsión. **3.** contracción brusca y transitoria de un vaso sanguíneo, bronquio, esófago, píloro, uréter u otros órganos huecos.

espasmo carpiano (carpal spasm), contracción involuntaria, súbita y potente, que se observa como flexión tetánica de manos y muñecas.

espasmo carpopedal (carpopedal spasm), espasmo de la mano, de los pulgares, de pies o dedos del pie que algunas veces acompaña a la tetania.

espasmo clónico (clonic spasm), contracciones y relajaciones alternas involuntarias de los músculos.

espasmo coreiforme (choreiform spasm), trastorno consistente en contracciones musculares involuntarias que provocan movimientos que recuerdan la danza.

espasmo de Bell (Bell's spasm), [Charles Bell, cirujano escocés, 1774-1842], tic facial convulsivo.

espasmo de salaam o salutatorio (salaam convulsion), espasmo muscular violento de los músculos esternocleidomastoideos que produce sacudidas o inclinaciones de la cabeza.

espasmo esfinteriano (sphincter spasm), espasmo de un músculo esfínter, en especial del esfínter anal.

espasmo esofágico difuso (diffuse esophageal spasm), contracciones anormales del esófago que producen deglución difícil o dolorosa y dolor torácico.

espasmo mímico (mimic spasm), movimientos involuntarios y estereotipados de un pequeño grupo de músculos, como los de la cara. El espasmo suele ser psicógeno y puede agravarse por la tensión o la ansiedad, aunque generalmente se puede controlar.

espasmo muscular (fasciculation), contracción localizada, incoordinada e incontrolable de un grupo muscular aislado, inervado por un solo filamento o fibra nerviosa motora que puede palparse y verse debajo de la piel. En anestesia el término hace referencia a las contracciones musculares que se producen cuando se administra el miorrelajante succinilcolina. También puede ser síntoma de diversos trastornos. La fasciculación del músculo cardíaco se denomina fibrilación.

espasmo por hábito (habit spasm), movimiento nervioso involuntario que normalmente afecta a un pequeño grupo muscular de la cara, cuello u hombros y produce movimientos tales como parpadeos espasmódicos o giros rápidos de la cabeza hacia un lado.

espasmo tetánico (tetanic spasm), tétanos fisiológico.

espasmo tónico (tonic spasm), contracción mantenida de un músculo a diferencia de una contracción clónica transitoria.

espasmo vasomotor (vasomotor spasm), contracción involuntaria de los músculos de las pequeñas arterias.

espasmógeno (spasmogen), cualquier sustancia capaz de producir contracciones del músculo liso. Ejemplo de este tipo de sustancias son histamina, bradicinina y serotonina.

espasmos (jerks), forma de coreomanía, o deseo morboso de hacer movimientos rítmicos, asociada a veces con el fervor emocional.

espasmos del lactante (infantile spasms), síndrome de mioclonía grave que aparece en los primeros 18 meses de vida y que se asocia a un deterioro cerebral generalizado. Se caracteriza por la presencia de espasmos graves en flexión de la cabeza, el cuello y el tronco, así como en extensión de los brazos y piernas.

espasticidad (spasticity), forma de hipertonía muscular con aumento de la resistencia al estiramiento. Habitualmente afecta a los flexores de los brazos y a los extensores de las piernas. La hipertonía se asocia a menudo a debilidad, incremento de los reflejos profundos y disminución de los superficiales.

espasticidad de cierre de navaja (clasp-knife spasticity), rigidez de cierre de navaja.

espástico (spastic), relativo a espasmos u otras contracciones no voluntarias de los músculos esqueléticos.

especialidad (specialty), rama de la medicina o de la enfermería en la cual el profesional está especialmente cualificado por haber seguido un programa de estudios avanzado, haber pasado un determinado examen realizado por una organización de miembros de la especialidad o haber adquirido experiencia mediante una extensa práctica de la especialidad.

especialidad de enfermería (nursing speciality), campo profesional selectivo de enfermería, como el quirúrgico, pediátrico, obstétrico o psiquiátrico.

especialidad farmacéutica publicitaria (EFP) (over the counter [OTC]), (relativo a un fármaco) disponible para el consumidor sin receta.

especialista (specialist), profesional de la asistencia sanitaria que practica una especialidad. Habitualmente, un especialista tiene formación clínica superior y puede poseer un grado académico de posgraduado.

especialista clínico (clinical specialist), profesional médico o de enfermería que posee una amplia experiencia profesional en un campo específico.

especialista en asistenta infantil (child life specialist), profesional que se especializa en el uso de intervenciones de desarrollo, educativas y terapéuticas que ayudan a los niños y sus familias a afrontar los episodios y experiencias de la vida que suponen un desafío, como los relacionados con la asistencia sanitaria y la hospitalización.

especialista en diagnóstico molecular (diagnostic molecular scientist), profesional sanitario auxiliar que realiza pruebas diagnósticas sobre muestras de diversos tipos tras determinar qué muestras deben ser manipuladas.

especialista en diagnósticos (diagnostician), persona capacitada y experimentada en la formulación de diagnósticos clínicos.

especialista en fisioterapia respiratoria (respiratory care practitioner), en EE.UU., profesional sanitario con formación especial y experiencia en el tratamiento y rehabilitación de pacientes con trastornos respiratorios. Habitualmente, el especialista en fisioterapia respiratoria no establece diagnósticos, pero debe estar capacitado para evaluar al paciente en diversos servicios clínicos.

especialista en nutrición (nutritionist), el que estudia y aplica los principios y la ciencia de la nutrición.

especialista en orientación y movilidad (orientation and mobility specialist), profesional especializado en ayudar a las personas ciegas o con deterioro visual a adaptarse a su entorno físico.

especialista en recreo terapéutico (therapeutic recreation specialist), persona que ayuda a pacientes en su recuperación o rehabilitación tras una enfermedad o discapacidad física o emocional mediante la planificación y supervisión de programas recreativos.

especialista en técnicas de bancos de sangre (blood bank technology specialist), en EE.UU., profesional sanitario auxiliar que realiza tanto pruebas habituales como especializadas de inmunohematología de bancos de sangre en áreas técnicas de los bancos de sangre modernos y también servicios de transfusión utilizando la metodología adaptada a las *Normas para Bancos de Sangre y Servicios de Transfusiones* de la American Association of Blood Banks.

especie (sp.) (species [Sp]), categoría de organismos vivos dentro de cada género. Una especie incluye individuos genéticamente diferenciados, que forman parte de un grupo genético común, y que se pueden reproducir aisladamente de todos los otros grupos.

especificidad (specificity), cualidad de ser distinto.

especificidad de asociación (specificity of association), exclusividad de una reacción entre un factor causal y la aparición de una enfermedad.

especificidad de órgano (organ specificity), término que describe una sustancia o actividad que se identifica con un órgano específico, habitualmente se aplica a las enzimas que funcionan en determinados sistemas orgánicos.

especificidad de unión (bond specificity), naturaleza de la acción enzimática que causa la ruptura de sólo ciertas uniones entre átomos.

especificidad diagnóstica (diagnostic specificity), la probabilidad condicional de que una persona que no tiene una enfermedad sea correctamente identificada por una prueba clínica, es decir, el número de resultados verdaderos negativos dividido por el número total de no enfermos (que es la suma del número de resultados verdaderos negativos y falsos positivos).

específico de edad (age-specific), datos en los cuales la edad del individuo es significativa con fines epidemiólogos y estadísticos.

específico de especie (species-specific), **1.** que pertenece a las características de una especie en particular. **2.** que tiene un efecto característico sobre células, tejidos o membranas de una especie en particular o que interacciona con ellos; se aplica a un antígeno, fármaco o agente infeccioso.

espectro (spectrum), **1.** gama de fenómenos o propiedades que se producen en una magnitud creciente o decreciente. La energía radiante o electromagnética se dispone según las longitudes de onda y la frecuencia. **2.** margen de eficacia de un antibiótico. Un antibiótico de amplio espectro es eficaz frente a una amplia gama de microorganismos.

espectro de absorción (absorption spectrum), trazado gráfico de la capacidad de transmisión porcentual, absorbencia, logaritmo de la absorbencia o capacidad de absorción de un compuesto en función de su longitud de onda, número de ondas o frecuencia de una radiación.

espectro de masas (mass spectrum), patrón característico obtenido por medio de un espectrómetro de masas.

espectro electromagnético (electromagnetic spectrum), intervalo de frecuencias y longitudes de onda asociado a la energía radiante.

espectro visible (visible spectrum), colores del espectro que pueden ver la mayoría de las personas, desde el violeta de unos 4.000 angstroms (400 nm), pasando por el azul, verde, amarillo y naranja, hasta el rojo, de unos 6.500 angstroms (650 nm).

espectrofotometría (spectrophotometry), la medida del color en una solución mediante determinación de la cantidad de luz absorbida en el espectro ultravioleta, infrarrojo o visible, ampliamente utilizada en química clínica para calcular la concentración de las sustancias de una solución.

espectrometría (spectrometry), procedimiento de medida de longitudes de onda de la luz y de otras ondas electromagnéticas.

espectrometría de masa (mass spectrometry), (en química) técnica para analizar sustancias en la que la molécula se somete a un bombardeo con electrones o átomos de alta energía para provocar una ionización y fragmentación con el fin de producir una serie de iones en la fase gaseosa que constituye el patrón de fragmentación observado utilizando un espectrómetro de masa.

espectrometría de masas en tándem (tandem mass spectrometry [MS/MS]), técnica de dos etapas utilizada para analizar una muestra en busca de un conjunto de sustancias predeterminadas, ya sea utilizando un espectroscopio de masas aparte en cada etapa o llevando a cabo las etapas de modo secuencial utilizando el mismo espectroscopio. Se utiliza en el cribado de recién nacidos en busca de múltiples trastornos metabólicos a partir de una única muestra de sangre.

espectrómetro (spectrometer), instrumento para medir longitudes de onda de los rayos del espectro, la desviación de los rayos refractados y los ángulos entre las caras de un prisma.

espectrómetro de masa (mass spectrometer), instrumento de análisis para identificar una sustancia mediante la ordenación de una corriente de partículas cargadas (iones) según su masa.

espectrómetro de Mössbauer (Mössbauer spectrometer), [Rudolf L. Mössbauer, físico alemán, n. 1929], instrumento que puede detectar pequeños cambios entre el núcleo atómico y su entorno, como los producidos por los cambios de temperatura, presión o estado químico.

espectroscopia (spectroscopy), propagación y análisis de los espectros, estudio mediante un espectroscopio.

espectroscopio (spectroscope), instrumento que genera y analiza los espectros.

espéculo (speculum), retractor utilizado para separar las paredes de una cavidad y hacer así posible su exploración, como el espéculo para el oído, el espéculo ocular o el espéculo vaginal.

espéculo bivalvo (bivalve speculum), espéculo que tiene dos palas ajustables.

espéculo de oído (ear speculum), tubo corto en forma de embudo añadido a un otoscopio para examinar el conducto auditivo.

espéculo rectal (rectal speculum), espéculo que aumenta el tamaño del recto en una exploración.

espéculo vaginal (vaginal speculum), instrumento bivalvo, dotado de dos palas para su apertura, que se usa para la exploración visual de la vagina.

espejismo (mirage), ilusión óptica producida por la refracción de luz a través de las capas de aire de diferentes temperaturas, como las capas de agua que se ven sobre extensiones de arena o pavimento caliente.

espejo separador de rayos (beam-splitting mirror), dispositivo que permite al radiólogo visualizar un examen fluoroscópico de un paciente mientras en una película se registra la misma imagen.

esperanza (hope), resultado de enfermería recogido en la Nursing Outcomes Classification (NOC). Se define como la presencia de un estado interno de optimismo que es personalmente satisfactorio y que anima.

esperanza, preparación para su aumento (hope, readiness for enhanced), diagnóstico de enfermería aceptado por la Seventeenth National Conference on the Classification of Nursing Diagnoses. Se define como un patrón de expectativas y deseos que es suficiente para movilizar energía a su favor y que puede reforzarse.

esperanza de vida (life expectancy), número probable de años que una persona debería vivir a partir de una determinada edad, según la tasa de mortalidad de su área geográfica. Es individual, y está determinado por factores como la raza, el sexo, la edad y otras variables demográficas.

espermaticida (spermatocide), sustancia química que destruye los espermatozoos reduciendo su tensión superficial, provocando la rotura de la pared celular debido a un efecto bactericida o mediante la creación de un medio exageradamente ácido.

espermátide (spermatid), célula germinal masculina que procede de un espermatocito y se convierte en un espermatozoide maduro en la última fase de la espermatogénesis.

espermatocele (spermatocele), tumefacción quística, ya sea del epidídimo o de la red testicular, que contiene espermatozoides. Generalmente es indoloro y no precisa tratamiento.

espermatocito (spermatocyte), célula germinal masculina procedente de una espermatogonia.

espermatogénesis (spermatogenesis), proceso de desarrollo de los espermatozoides que consta de dos etapas: en la primera fase, llamada espermatogénesis, las espermatogonias se convierten en espermatocitos que se desarrollan hacia espermátides, y en la segunda fase, llamada espermiogénesis, las espermátides se convierten en espermatozoides.

espermatogonia (spermatogonium), célula germinal masculina que da lugar a un espermatocito al principio de la espermatogénesis.

espermatopatía (spermatopathia), relativo a enfermedades que afectan al esperma o a los órganos asociados.

espermatozoide (spermatozoon), célula germinal masculina madura, que se desarrolla en los túbulos seminíferos de los testículos. Parecido a un renacuajo, tiene una longitud aproximada de 50 μm, y presenta una cabeza con un núcleo, un cuello y una cola que le permite la propulsión.

espermicida (spermicidal), que destruye los espermatozoos.

espesar (inspissate), (de un líquido) condensarse o endurecerse por la absorción o evaporación de líquido, como la leche, que se espesa en los conductos galactóforos.

espícula (spicule), cuerpo afilado, con una punta en forma de aguja.

espiga (spica), vendaje en forma de ocho que, cuando se aplica sobre una articulación, se parece a una espiga de trigo.

espina (spina), estructura o saliente en forma de púa, como la prominencia ósea del borde anterior del ílion, que forman el extremo anterior de la cresta ilíaca.

espina bífida (spina bifida), anomalía congénita del tubo neural en la que existe un trastorno en el desarrollo del arco vertebral posterior. Puede manifestarse sólo en forma de lámina hipoplásica con un defecto en la línea media, o se puede asociar a una ausencia completa de la lámina y del área circundante. La espina bífida sin herniación de las meninges o del contenido del conducto vertebral rara vez requiere tratamiento.

espina bífida anterior (spina bifida anterior), cierre incompleto a lo largo de la superficie anterior de la columna vertebral.

espina bífida oculta (spina bifida occulta), cierre defectuoso de las láminas de la columna vertebral en la región lumbosacra, sin protrusión herniaria de la médula ni de las meninges. Se identifica externamente por una depresión en la piel, mechón de pelos oscuros, telangiectasias o lipomas subcutáneos blandos sobre la zona de la lesión. Puesto que el tubo neural se ha cerrado, no suelen existir alteraciones neurológicas asociadas al defecto. Sin embargo, cualquier adherencia anormal de la médula espinal a la zona de la malformación puede dar lugar a alteraciones neuromusculares.

espina bífida quística (spina bifida cystica), defecto de desarrollo del SNC, en el cual un quiste herniario que contiene las meninges (meningocele), la médula espinal (mielocele) o ambas estructuras (mielomeningocele) sobresale a través de una hendidura congénita de la columna vertebral. Este saco sobresaliente está envuelto en una capa de piel o en una fina membrana que se puede romper con facilidad, lo que permite la salida de LCR y aumenta el riesgo de infección meníngea. La gravedad de la disfunción neurológica y los defectos asociados dependen directamente del grado de afectación nerviosa.

espina de la escápula (spine of scapula), cresta ósea que se proyecta hacia atrás desde la base plana de la escápula.

espina mandibular (mandibular spine), protuberancia en la rama mandibular en la cual se inserta el ligamento esfenomandibular.

espina nasal anterior (anterior nasal spine), protuberancia puntiaguda anterosuperior en la extremidad anterior de la línea de unión de los dos huesos maxilares.

espinas ciáticas (ischial spines), dos salientes relativamente afilados del hueso isquiático en el estrecho inferior de la pelvis y que forman su borde inferior.

espinas de neuraminidasa (neuraminidase spikes), proyecciones de la superficie de los virus de la influenza, las cuales contienen neuraminidasa, que está implicada en la liberación de los virus a partir de células infectadas.

espín-eco (spin-echo [SE]), secuencia de pulsos de resonancia magnética en la que los ecos son generados por espines de refase en el plano transversal, mediante pulsos de radiofrecuencia o gradientes de cambio magnético.

espino blanco (hawthorn), producto de herbolario que se utiliza para la mala circulación, dolor torácico, alteración del ritmo cardíaco, aumento de los lípidos sanguíneos y la HTA. Varios estudios han demostrado sus efectos beneficiosos en la insuficiencia cardíaca, aunque se dispone de pocos datos fiables sobre sus demás usos.

espino negro (black haw), planta utilizada para la dismenorrea, el dolor y los cólicos menstruales, la metrorragia menopáusica, la histeria, el asma y las palpitaciones cardíacas. También se usa para disminuir la PA. Posiblemente es eficaz para aliviar los espasmos uterinos, pero no se ha confirmado su eficacia en otras indicaciones.

espinocerebeloso (spinocerebellar), relativo a la médula espinal y el cerebelo.

espinoso (spinous), relativo a un objeto que tiene forma de espina.

espiración (expiration), expulsión del aire, proceso normalmente pasivo que depende de las cualidades elásticas del tejido pulmonar y del tórax.

espiración activa (active expiration), una expulsión forzada del aire, con el apoyo de los músculos de la pared abdominal, intercostales internos y el diafragma.

espiración pasiva (passive expiration), espiración normal que tiene lugar sin actividad muscular directa, como en la respiración corriente normal. El aire sale de los pulmones comprimido por el efecto de retroceso de los tejidos elásticos del tórax, los pulmones y el diafragma.

espiral cromosómica (chromosome coil), espiral formada por el enrollamiento de dos o más cromonemas de la cromátida dentro del cromosoma.

espiral de Gianturco (Gianturco coil), mecanismo para ocluir un conducto arterioso permeable.

espirales de Curschmann (Curschmann's spirals), [Heinrich Curschmann, médico alemán, 1846-1910], fibrillas espiroideas de moco que se encuentran en ocasiones en el esputo de los pacientes con asma bronquial.

espiralización (spiraling), proceso por el cual la inmunodeficiencia permite la replicación del virus, la cual sigue deprimiendo al sistema inmunológico haciendo posible una nueva replicación vírica, y así sucesivamente.

espirar (expire), exhalar o expulsar el aire en la respiración.

espíritu (spirit), **1.** todo líquido volátil, especialmente aquel que ha sido destilado. **2.** sustancia volátil disuelta en alcohol.

espíritu amoniacal (spirit of ammonia), solución de carbonato de amonio al 3% en alcohol a la que se añaden aromas. Se emplea diluida con agua como carminativo y estimulante.

espíritu amoniacal aromático (aromatic ammonia spirit), solución fuertemente olorosa de carbonato de amonio en amoníaco líquido diluido, aceites, alcohol y agua. Se utiliza como estímulo reflejo, antiácido y carminativo.

espirógrafo (spirograph), aparato para registrar los movimientos respiratorios.

espirograma (spirogram), registro visual de los movimientos respiratorios hecho con un espirómetro; se utiliza para la evaluación de la función y la capacidad pulmonar.

espirometría (spirometry), evaluación de laboratorio de la capacidad aérea de los pulmones mediante un espirómetro.

espirometría incentivada (incentive spirometry), terapia espirométrica en la que se anima seriamente al paciente a alcanzar una capacidad inspiratoria máxima.

espirómetro (spirometer), instrumento que mide y registra el volumen de aire inspirado y espirado; se utiliza para evaluar la función pulmonar.

espironolactona (spironolactone), diurético antagonista de la aldosterona ahorrador de potasio. Está indicado en el tratamiento del hiperaldosteronismo primario, edema de la insuficiencia cardíaca congestiva, cirrosis hepática acompañada de edemas, síndrome nefrótico, hipertensión esencial e hipocaliemia.

espiroqueta (spirochete), cualquiera de las bacterias del género *Spirochaeta,* móviles, en forma de espiral y con filamentos flexibles. Son espiroquetas los organismos responsables de la leptospirosis, la fiebre recurrente, la sífilis y la frambesía.

espiroquetemia (spirochetemia), presencia de espiroquetas en la sangre.

esplácnico (splanchnic), relacionado con los órganos internos; visceral.

esplacnocele (splanchnocele), protrusión herniaria de cualquier víscera abdominal.

esplacnopleura (splanchnopleure), capa de tejido del desarrollo inicial del embrión, formada por la unión del endodermo y el mesodermo esplácnico.

esplenectomía (splenectomy), extirpación quirúrgica del bazo.

esplenio de la cabeza (splenius capitis), par de músculos profundos de la espalda. Su acción consiste en rotar, extender e inclinar la cabeza.

esplenio del cuello (splenius cervicis), par de músculos profundos de la espalda. La función del esplenio del cuello consiste en rotar, inclinar y extender la cabeza y el cuello.

esplenografía (lienography), examen radiográfico del bazo tras la inyección de un medio de contraste.

esplenohepatomegalia (splenohepatomegaly), aumento anormal del tamaño del bazo y del hígado.

esplenomegalia (splenomegaly), aumento anormal del tamaño del bazo, como el asociado a hipertensión portal, anemia hemolítica, enfermedad de Niemann-Pick o paludismo.

esplenomegalia congestiva (congestive splenomegalia), agrandamiento del bazo asociado a hemorragia gástrica, anemia, hipertensión portal y cirrosis hepática.

esplenomegalia siderótica (siderotic splenomegaly), bazo de tamaño aumentado asociado con fibrosis y una acumulación excesiva de hierro y calcio. El trastorno se observa en la enfermedad de células falciformes y en la hemocromatosis.

esplenosis (splenosis), proliferaciones esplénicas múltiples en el peritoneo resultantes de rotura esplénica o lesión iatrogénica.

espolón (spur), proyección ósea o metálica de un hueso o estructura metálica.

espolón calcáneo (calcaneal spur), excrecencia ósea anómala, generalmente dolorosa, de la cara inferior del calcáneo, debida a una presión traumática crónica sobre el talón.

espondilítico (spondylitic), relativo a la persona que padece espondilitis.

espondilitis (spondylitis), inflamación de cualquier vértebra, que generalmente se caracteriza por rigidez y dolor. Se puede producir después de lesiones traumáticas de la columna, o puede ser el resultado de infecciones o de enfermedad reumatoide.

espondilitis anquilosante (ankylosing spondylitis), enfermedad inflamatoria crónica asociada al antígerno leucocitario humano B27, que inicialmente afecta a la columna vertebral y a las estructuras adyacentes, progresando con frecuencia a la fusión de las articulaciones afectadas. En los casos graves se produce una flexión anterior de la columna, que se llama «columna de bambú». La enfermedad afecta fundamentalmente a varones menores de 30 años, y tiene un curso de unos 20 años. Existe una notable tendencia hereditaria. Además de la columna se suelen afectar las articulaciones de la cadera, el hombro, el cuello, las costillas y la mandíbula.

espondilitis tuberculosa (tuberculous spondylitis), forma grave y poco frecuente de tuberculosis causada por la invasión de las vértebras por *Mycobacterium tuberculosis*. El disco intervertebral se puede destruir, produciendo colapso y pinzamiento de las vértebras afectadas y acortamiento y angulación de la columna vertebral. Es característico que la infección separe las vértebras anterolateralmente y produzca abscesos. La presión en el absceso puede causar parálisis isquémica en la médula espinal subyacente y los abscesos en el área cervical pueden desplazar u obstruir la tráquea y el esófago.

espondiloartropatía (spondyloarthropathy), cualquiera de las enfermedades de las articulaciones y la columna vertebral. Las más comúnmente afectadas son las extremidades inferiores, la articulación sacroilíaca y la cadera. Las molestias típicas son el dolor y la restricción de movimiento de las caderas y de la parte inferior de la espalda. Muchos pacientes sufren también trastornos oculares.

espondilolistesis (spondylolisthesis), luxación parcial hacia delante de una vértebra sobre la situada debajo de ella; es más frecuente en la quinta vértebra lumbar sobre la primera sacra.

espondilosis (spondylosis), enfermedad de la columna caracterizada por fijación o rigidez de una articulación vertebral.

espondilosis cervical (cervical spondylosis), forma de enfermedad degenerativa articular y discal que afecta a las vértebras cervicales y que produce la compresión de las raíces nerviosas asociadas. Se manifiesta por dolor o pérdida de la sensibilidad en el hombro y brazo afectados y rigidez de la columna cervical.

espondiloso (spondylous), perteneciente a una vértebra.

espongioblastoma (spongioblastoma), neoplasia formada por espongioblastos, células epiteliales embrionarias que se desarrollan alrededor del tubo neural y se transforman en células del tejido conjuntivo de sostén de las células nerviosas o en células de la membrana de revestimiento de los ventrículos y del conducto de la médula espinal.

espongioblastoma unipolar (spongioblastoma unipolare), neoplasia rara formada por espongioblastos paralelos. Puede aparecer cerca del tercer ventrículo, en el puente de Varolio y el tronco del encéfalo, en los ganglios basales o en el filamento terminal de la médula espinal.

esponja (sponge), **1.** masa elástica y absorbente utilizada para absorber líquidos, aplicar medicamentos o limpiar. **2.** *coloquial,* gasa cuadrada doblada utilizada en cirugía.

esponja abdominal (abdominal sponge), esponja quirúrgica delgada y plana, utilizada para taponar, absorber y cubrir las vísceras.

esponja de gasa (gauze sponge), pieza de gasa doblada empleada durante la cirugía para limpiar las superficies hemorrágicas y así ayudar a localizar las fuentes de hemorragia.

esponja de gelatina (gelatin sponge), absorbente hemostático tópico. Se utiliza en el control del sangrado quirúrgico y en el tratamiento de las úlceras por presión.

esponja de laparotomía (laparotomy sponge), almohadilla radiopaca utilizada como absorbente y como envoltura de las vísceras.

esponjoso (cancellous, spongy), de estructura porosa o reticular. El tejido esponjoso se halla normalmente en el interior de los huesos, donde los espacios por lo general están ocupados por médula ósea.

espontáneo (spontaneous), que se produce de forma natural y sin causa aparente, como las remisiones espontáneas.

espora (spore), **1.** unidad reproductora de algunos géneros de hongos o protozoos. **2.** forma adoptada por algunas bacterias, resistente al calor, a la desecación y a los productos químicos. Enfermedades causadas por bacterias formadoras de esporas son el ántrax, el botulismo, la gangrena gaseosa y el tétanos.

esporádico (sporadic), (de algunos acontecimientos) que se producen a intervalos dispersos, intermitentes y aparentemente aleatorios.

esporicida (sporicide), agente que destruye eficazmente las esporas, como compuestos de cloro y formaldehído y glutaraldehídos.

esporífero (sporiferous), que produce o transporta esporas.

esporoblasto (sporoblast), toda célula que da lugar a un esporozoíto o espora durante la fase de reproducción sexual del ciclo vital de un esporozoario, en concreto las células resultantes de la fisión múltiple del cigoto enquistado del parásito del paludismo, o *Plasmodium,* a partir de las cuales se desarrollan los esporozoítos.

esporocisto (sporocyst), **1.** toda estructura que contiene esporas o células reproductoras. **2.** estructura en forma de saco, u oocisto, segregada por el cigoto de ciertos protozoos antes de la formación de esporozoítos. **3.** la segunda fase larvaria del ciclo vital de las duelas parasitarias.

esporofito (sporophyte), fase asexual, portadora de esporas, en las plantas que se reproducen mediante alternancia de generaciones.

esporóforo (sporophore), parte de un organismo o planta que produce esporas.

esporogénesis (sporogenesis), **1.** formación de esporas. **2.** reproducción mediante esporas.

esporógeno (sporogenous), animal o planta que genera esporas o se reproduce por esporas.

esporogonia (sporogony), reproducción mediante esporas, en concreto la formación de esporozoítos durante la fase sexual del ciclo vital de un esporozoario, principalmente *Plasmodium* o parásito del paludismo.

esporonte (sporont), parásito protozoo maduro en la fase reproductora de su ciclo vital.

esporonticida (sporonticide), sustancia que destruye esporontos, como la cloroquina y otros fármacos antipalúdicos.

esporotricosis (sporotrichosis), infección por hongos crónica, frecuente, provocada por la especie *Sporothrix schenckii.* Generalmente se caracteriza por úlceras cutáneas y nódulos subcutáneos a lo largo de los conductos linfáticos. El tratamiento puede incluir anfotericina B, en casos graves, o itraconazol.

Esporozoarios (Sporozoa), clase de parásitos del filum de los Protozoos, caracterizado por la ausencia de todo órgano externo de locomoción. A esta clase pertenecen los géneros *Toxoplasma* y *Plasmodium.*

esporozoíto (sporozoite), cualquiera de las células procedentes de la unión sexual de las esporas durante el ciclo vital de un esporozoario.

esporulación (sporulation), **1.** tipo de reproducción que se observa en plantas y animales inferiores, como hongos, algas y protozoos, y que lleva consigo la formación de esporas mediante la división espontánea de la célula en cuatro o más células hijas, cada una de las cuales contiene una parte del núcleo original. **2.** formación de un cuerpo refringente, o espora en reposo, en ciertas bacterias y que las hace resistentes a condiciones ambientales desfavorables.

esprúe (sprue), trastorno crónico debido a la malabsorción de nutrientes en el intestino delgado y caracterizado por diarrea, debilidad, pérdida de peso, falta de apetito, palidez, calambres musculares, dolor óseo, ulceración de la mucosa que reviste el tubo digestivo y lengua lisa y brillante. Existe una forma tropical y otra no tropical.

esprúe no tropical (nontropical sprue), síndrome de malabsorción resultante de la incapacidad innata para digerir alimentos que contengan gluten.

esprúe tropical (tropical sprue), síndrome de malabsorción de causa desconocida, endémico en los trópicos y subtrópicos. Se caracteriza por anomalías en la mucosa del intestino delgado, produciendo malnutrición proteica y múltiples deficiencias nutricionales, complicado a menudo por infección grave. Algunos de sus síntomas son diarrea, anorexia y pérdida de peso. La anemia megaloblástica puede producirse por la deficiencia de ácido fólico y de vitamina B_{12}. El tratamiento incluye la administración de antibióticos, en especial tetraciclinas, ácido fólico, hierro, calcio y vitaminas A, D, K y complejo B, así como una alimentación equilibrada rica en proteínas y un contenido normal en grasas.

espuma (foam), **1.** dispersión de un gas en un líquido o sólido, como la piedra pómez o la crema montada. **2.** saliva espumosa, producida particularmente con el esfuerzo o de forma patológica.

espumar (foam), producir o provocar la producción de espuma.

espundia (espundia), forma cutánea de la leishmaniasis americana, más frecuente en Brasil, causada por la *Leishmania brasiliensis.* La lesión primaria suele desaparecer espontáneamente, apareciendo a continuación lesiones mucocutáneas que destruyen la superficie de la mucosa de la nariz, faringe y laringe. Si la patología no se trata pueden producirse infecciones bacterianas secundarias potencialmente mortales y desfiguración.

esputo (sputum), material expulsado por la tos, procedente de los pulmones y expectorado a través de la boca. Contiene moco, restos celulares o microorganismos, y en ocasiones también sangre o pus. La cantidad, el color y la composición del esputo son datos importantes para el diagnóstico de numerosas enfermedades.

esputo herrumbroso (rusty sputum), esputo de color rojizo, indicativo de la presencia de sangre o de ciertas bacterias, como los neumococos, en la neumonía.

esputo sanguinolento (bloody sputum), material teñido de sangre y expulsado por las vías respiratorias. La cantidad y el color de la sangre en el esputo expulsado con la tos o el carraspeo puede indicar la causa y localización de la hemorragia.

esquelalgia (skelalgia), sensación de dolor en la pierna.

esqueleto (skeleton), estructura que sirve de apoyo al cuerpo, formada por 206 huesos en el adulto, que protege estructuras delicadas, proporciona inserción a los músculos, permite los movimientos del cuerpo, sirve como importante reservorio de sangre y produce hematíes, plaquetas y la mayoría de glóbulos blancos. El esqueleto se divide en: esqueleto axial, que tiene 74 huesos; esqueleto apendicular, con 126 huesos, y los 6 huesecillos del oído. Los cuatro tipos de hueso que componen el esqueleto son: huesos largos, huesos cortos, huesos planos y huesos irregulares. El esqueleto va cambiando a lo largo de la vida, ya que procesos de formación y destrucción ósea se presentan de forma continuada y concurrente.

esqueleto apendicular (appendicular skeleton), los huesos de los miembros y sus articulaciones unidos al esqueleto axial.

esqueleto axial (axial skeleton), los huesos que forman el eje del esqueleto, es decir, cráneo, vértebras, costillas y esternón.

esqueleto cartilaginoso (cartilaginous skeleton), partes del esqueleto formadas por cartílago.

esqueleto visceral (visceral skeleton), porción del esqueleto constituida por el esternón, las costillas, la pelvis y las vértebras que encierra las vísceras.

esquema (schema), estructura de conocimiento innata que permite a un niño organizar en su mente la manera de comportarse en su medio.

esquema corporal (body scheme), término descrito por Piaget para designar la estructura cognitiva que se desarrolla en los niños en el período sensitivomotor durante los dos primeros años de vida a medida que aprenden a diferenciar entre ellos mismos y el mundo que los rodea.

esquemático (schematic), relativo a un esquema, modelo o diagrama que representa, sin una precisión absoluta, una estructura, una estrategia o un sistema. Una lámina anatómica es un ejemplo.

esquindilesis (schindylesis), articulación (sinartrosis) de ciertos huesos del cráneo en la cual una pequeña lámina de un hueso entra en una hendidura formada por la separación de dos capas del hueso adyacente, como la inserción del vómer en la fisura entre el maxilar y los huesos palatinos.

esquisandra (schisandra), hierba originaria de China, Rusia y Corea. Se emplea para trastornos gastrointestinales, para protección hepática y como tonificante, pudiendo resultar bastante eficaz.

esquistocele (schistocoelia), gastrosquisis.

esquistocelia (schistocelia), fisura congénita en la pared del abdomen.

esquistocisto (schistocystis), fisura en la vejiga.

esquistocito (schistocyte), fragmento celular de un eritrocito, característico de la hemólisis o de la fragmentación celular asociada a quemaduras graves, anemias hemolíticas y coagulación intravascular.

esquistosomiasis (schistosomiasis), infección parasitaria provocada por alguna especie de duela del género *Schistosoma,* transmitido al ser humano, que es su huésped definitivo, por contacto con agua dulce contaminada por cercarias, el estado infectivo del parásito. Una sola duela puede vivir en alguna parte del cuerpo, depositando huevos con frecuencia, hasta 20 años. Los huevos son irritantes para la mucosa, lo que provoca hiperplasia y papilomatosis de la misma. Los síntomas dependen de la parte del cuerpo infestada. Según las distintas especies, el tratamiento puede basarse en praziquantel, oxamniquina o metrifonato.

esquistosomicida (schistosomicide), fármaco que destruye los esquistosomas, trematodos sanguíneos transmitidos por caracoles a los huéspedes humanos en varias partes de África, Brasil y Asia.

esquistotórax (schistothorax), hendidura congénita en la pared del tórax.

esquizocefalia (schizencephaly), separación anormal u otra división de los tejidos encefálicos causada por mal desarrollo.

esquizocito (schizocyte), esquistocito.

esquizofasia (schizophasia), lenguaje desordenado e incomprensible característico de algunas formas de esquizofrenia.

esquizofrenia (schizophrenia), cualquiera de un gran grupo de trastornos psicóticos caracterizados por grave deformación de la realidad, trastornos del lenguaje y de la comunicación, abandono de la interacción social y desorganización y fragmentación del pensamiento, la percepción y las reacciones emocionales. Con frecuencia se producen apatía y confusión; delirios y alucinaciones; divagaciones o patrones estilizados del lenguaje, como carácter evasivo, incoherencia y ecolalia; conducta reservada, regresiva y extraña y labilidad emocional. Las características varían en tipo y gravedad y el inicio puede ser repentino o insidioso. Muchos pacientes presentan síntomas psicóticos positivos y negativos. Los síntomas positivos incluyen psicosis, puesta de manifiesto por distorsiones en el contenido del pensamiento (delirios) y/o distorsiones perceptivas (alucinaciones), y desorganización evidenciada por el habla y el comportamiento carente de organización. Los síntomas negativos incluyen expresión emocional restringida (afecto plano), pobreza de lenguaje (alogia), apatía, disminución de la capacidad de experimentar placer (anhedonia), dificultad para nombrar o describir emociones (alexitimia) y falta de interés por las relaciones sociales. No se conoce una única causa del trastorno; habitualmente se mezclan factores genéticos, bioquímicos, psicológicos, interpersonales y socioculturales. Los criterios diagnósticos establecidos por el DSM-IV requieren el cumplimiento de dos o más de los siguientes factores: delirios, alucinaciones, habla o comportamiento desorganizados, catatonia o síntomas negativos, durante al menos un mes, con evidencias de manifestaciones prodrómicas o sociales, y deterioro ocupacional o del autocuidado, durante al menos 6 meses. En las fases tempranas de la enfermedad, el entorno hospitalario ayuda a introducir y regular los medicamentos antipsicóticos. Se ha de proceder a la asistencia de las crisis en los períodos de alto riesgo de daño grave (suicidio y/o violencia). Los delirios/alucinaciones son tratados mediante antipsicóticos y la agitación se trata con sedantes. El cumplimiento de las pautas de medicación ha de plantearse como objetivo a largo plazo. La mayoría de los pacientes de esquizofrenia y sus familiares requieren un significativo apoyo social. Dicho apoyo incluye psicoterapia, formación en capacidades psicosociales, rehabilitación profesional, terapia ocupacional en actividades de la vida diaria y servicios comunitarios de apoyo que fomenten el autocuidado. Se ha de proceder a la formación de los enfermos y sus familiares en relación con el proceso de la enfermedad, incluyendo cuestiones referidas a identificación de la psicosis, síntomas de recaída, efectos de los medicamentos y reacciones colaterales de los mismos.

esquizofrenia aguda (acute schizophrenia), trastorno consistente en diversos grados de psicosis, que se caracteriza por la aparición súbita de desestructuración de la personalidad. Los síntomas son trastornos del pensamiento, del humor y de la conducta. Los síntomas positivos son: delirio, que puede ser de naturaleza extraña; alucinaciones, sobre todo auditivas; desorganización del habla; afecto inapropiado y conducta desorganizada. Los síntomas negativos son: aplanamiento afectivo, abolición, alogia y anhedonia. Los episodios aparecen súbitamente en personas cuya conducta previa había sido relativamente normal, y suelen ser de corta duración. Son frecuentes los episodios repetidos y en algunos casos se produce un proceso más crónico.

esquizofrenia ambulatoria (ambulatory schizophrenia), forma leve de esquizofrenia, que se caracteriza por una tendencia a contestar a las preguntas con respuestas vagas y no relacionadas con la pregunta. Las personas afectadas también pueden parecer algo excéntricas y moverse sin una determinada intencionalidad.

esquizofrenia catatónica (catatonic schizophrenia), forma de esquizofrenia caracterizada por períodos alternantes de introversión y de excitación extremos. Durante el período de introversión se puede observar estupor, rigidez muscular, mutismo, bloqueo, negativismo y catalepsia (flexibilidad cérea); durante la fase de excitación la actividad inútil e impulsiva puede variar desde la agitación moderada hasta la violencia.

esquizofrenia crónica indiferenciada (chronic undifferentiated schizophrenia), trastorno caracterizado por la existencia de síntomas de más de uno de los tipos clásicos de esquizofrenia: simple, paranoide o catatónica.

esquizofrenia desorganizada (disorganized schizophrenia), forma de esquizofrenia caracterizada por una edad de comienzo más temprana, normalmente la pubertad, y una desintegración más grave de la personalidad que en otras formas de la enfermedad. Las características principales incluyen incoherencia del comportamiento, pérdida de asociaciones, con gran desestructuración de la personalidad y afecto plano o inadecuado.

esquizofrenia paranoide (paranoid schizophrenia), forma de esquizofrenia caracterizada por una preocupación persistente, con delirios ilógicos, absurdos y cambiantes, habitualmente de naturaleza persecutoria, de grandeza o de celos, acompañados de alucinaciones. Los síntomas incluyen ansiedad extrema, sospechas desmedidas, agresividad, cólera, falta de raciocinio y hostilidad que puede llevar a violencia.

esquizofrenia reactiva (reactive schizophrenia), forma de esquizofrenia provocada por factores ambientales y no por alteraciones orgánicas del cerebro. Habitualmente, la aparición de la enfermedad es rápida; los síntomas tienen una duración breve y el individuo afectado parece estar bien inmediatamente antes y después del episodio esquizofrénico.

esquizofrenia residual (residual schizophrenia), forma de esquizofrenia en la que las características esenciales de ilusiones, alucinaciones, incoherencia o desorganización manifiesta son menos patentes que en otras formas de la enfermedad.

esquizofrénico (schizophrenic), **1.** relativo a la esquizofrenia. **2.** persona con esquizofrenia.

esquizofrenogénico (schizophrenogenic), que tiende a causar o producir esquizofrenia.

esquizogénesis (schizogenesis), reproducción por fisión.

esquizogiria (schizogyria), presencia de grietas en forma de cuña en las circunvoluciones del cerebro.

esquizogonia (schizogony), forma de reproducción asexual característica de algunos protozoos, incluyendo esporozoarios, en la que las células hijas se producen por escisión múltiple de los núcleos del parásito **(esquizonte),** seguida por segmentación del citoplasma para formar una masa alrededor de cada pequeño núcleo.

esquizoide (schizoid), **1.** característico de la esquizofrenia o semejante a ella; esquizofrénico. **2.** persona, no necesariamente esquizofrénica, que presenta los rasgos de una personalidad esquizoide.

esquizonte (schizont), estado celular multinucleado durante la fase reproductora sexual del ciclo vital de un esporozoario, como el parásito del paludismo o *Plasmodium*.

esquizonticida (schizonticide), sustancia que destruye esquizontes.

estabilidad dimensional (dimensional stability), resistencia de la película radiográfica a la distorsión de las imágenes por alabeo o cambio de forma y tamaño durante el procesado.

estabilización (stabilization), **1.** proceso fisiológico y metabólico para alcanzar la homeostasia. **2.** ajuste de una dentadura fija o extraíble de forma que no se incline ni se desplace con la presión. **3.** control de las cargas de tensión inducidas y desarrollo de las medidas para contrarrestar dichas fuerzas, de forma que los movimientos de los dientes o de una prótesis no irriten a los tejidos de alrededor.

estabilización de la escayola (cast stabilization), utilización de varillas, pernos, asas y otros instrumentos para proporcionar estabilidad a una escayola.

estable (stable), que permanece inalterable.

establecimiento de límites (limit setting), intervención de enfermería recogida en la Nursing Interventions Classification (NIC). Se define como el establecimiento de los parámetros para un comportamiento deseable y aceptable del paciente.

establecimiento de objetivos compartidos (mutual goal setting), intervención de enfermería recogida en la Nursing Interventions Classification (NIC). Se define como la colaboración con el paciente para identificar y dar prioridad a objetivos de la asistencia, y luego desarrollar un plan para alcanzar esos objetivos mediante la construcción y el uso de escalas de consecución de objetivos.

establecimiento de una visión compensada (vision compensation behavior), resultado de enfermería recogido en la Nursing Outcomes Classification (NOC). Se define como las acciones encaminadas al establecimiento de una visión compensada en caso de alteración de la capacidad visual.

estadiaje (staging), clasificación de las fases o períodos de una enfermedad u otro proceso patológico, como en el método TMN clínico de asignar valores numéricos a varias etapas del desarrollo tumoral.

estadificación del cáncer (cancer staging), sistema para describir la extensión del tumor maligno y de sus metástasis, utilizado para planificar el tratamiento apropiado y establecer el pronóstico. El estadiaje conlleva una exploración física cuidadosa, unos procedimientos diagnósticos, una exploración quirúrgica y un análisis anatomopatológico. El sistema estándar desarrollado por el American Joint Committee for Cancer Staging and End Results Reporting utiliza la letra T para representar el tumor, N para los ganglios linfáticos regionales afectados, M para las metástasis a distancia y un subíndice numérico en cada categoría que indica el grado de diseminación.

estadificación del linfoma (lymphoma staging), sistema de clasificación de los linfomas según el estadio de la enfermedad, con el objeto de definir el pronóstico y seleccionar el tratamiento adecuado. El estadio I se caracteriza por la afectación de sólo una región de ganglios linfáticos o de un órgano o zona extralinfática. El estadio II por la afectación de dos o más regiones de ganglios linfáticos al mismo lado del diafragma, o la afectación localizada de un órgano o zona extralinfática junto con la de una o más regiones linfáticas, siempre al mismo lado del diafragma. En el estadio III están afectados los ganglios linfáticos a ambos lados del diafragma, pudiendo estar afectado el bazo, o localmente un órgano o área extralinfática. El estadio IV se caracteriza por la afectación difusa o diseminada de uno o más órganos o áreas extralinfáticas, con o sin afectación asociada de ganglios linfáticos.

estadio (stadium), fase específica de una fiebre o enfermedad, como el acmé de una enfermedad febril o el período prodrómico de una infección vírica.

estadio (stage), fase o período.

estadio embrionario (embryonic stage), (en embriología) intervalo de tiempo entre la fertilización y la octava semana de gestación.

estadio fetal (fetal stage), (en embriología) intervalo de tiempo desde el final del estadio embrionario, al final de la séptima semana de gestación, hasta el nacimiento, 38-42 semanas después del primer día de la última menstruación.

estadio germinal (germinal stage), (en embriología) intervalo de tiempo desde la fertilización hasta la implantación durante el que el huevo sufre varias divisiones celulares, se desplaza hacia el útero y, en forma de blastocisto, comienza a implantarse en el endometrio.

estadística (statistics), ciencia matemática relacionada con la medida, clasificación y análisis de la información objetiva.

estadística de la morbididad (morbidity statistics), rama de la estadística que se encarga de la tasa de enfermedad de una población o de una región geográfica.

estadística descriptiva (descriptive statistics), estadística que mide y describe características de grupos sin hacer inferencias sobre la población en general.

estadística semiparamétrica (semiparametric statistics), metodología estadística que combina tanto elementos paramétricos como no paramétricos. Se emplea para estimar los parámetros de la población cuando se desconoce una función, por ejemplo, la distribución de una variable aleatoria que no ha sido observada.

estadísticas paramétricas (parametric statistics), estadísticas que suponen que una población tiene una distribución simétrica, como la distribución de Gauss o la logarítmica normal.

estadísticas vitales (vital statistics), datos relativos a nacimientos o natalidad, muertes o mortalidad, casamientos, salud y enfermedad o morbididad.

estadístico (statistic), número que describe una propiedad de una serie de datos o de otros números.

estado (status), **1.** situación específica, como el estado emocional. **2.** estado o situación que no remite, como el estado asmático.

estado alfa (alpha state), estado de relajación y vigilia tranquila, desprovisto de concentración y de estimulación sensitiva. Se caracteriza por ondas alfa a una frecuencia de 8-13 Hz, como se muestra en un electroencefalograma, y se acompaña de sensación de tranquilidad, libre de tensión y de ansiedad.

estado asmático (status asthmaticus), ataque asmático agudo, grave y prolongado. Está causado por una disminución crítica del diámetro de las vías aéreas como consecuencia de broncospasmo, edema y obstrucción mucosa. Puede ir seguido de hipoxia, cianosis y pérdida de consciencia, llegando en ocasiones a un desenlace fatal.

estado basal[1] (ground state), **1.** el nivel de energía más bajo de un sistema físico. **2.** forma estable de un átomo o molécula.

estado basal[2] (baseline condition), situación ambiental en la que un comportamiento determinado refleja una frecuencia estable de respuesta antes de introducir las condiciones experimentales o terapéuticas.

estado cardiopulmonar (cardiopulmonary status), resultado de enfermería recogido en la Nursing Outcomes Classification (NOC). Se define como la idoneidad del volumen sanguíneo eyectado por los ventrículos y del intercambio de dióxido de carbono y oxígeno a nivel alveolar.

estado circulatorio (circulation status), resultado de enfermería recogido en la Nursing Outcomes Classification (NOC). Se define como flujo sanguíneo unidireccional y no obstruido, a una presión adecuada, a través de los grandes vasos de los circuitos sistémico y pulmonar.

estado confusional (confusional state), forma leve de delirio. Se puede presentar en cualquier edad o puede manifestarse en pacientes con una enfermedad cerebral preexistente. Se caracteriza por incapacidad para realizar las actividades de la vida diaria, déficit de memoria, comportamiento anómalo y lenguaje inapropiado.

estado confusional agudo (acute confusional state), forma de delirio que se produce por alguna interferencia en los procesos metabólicos o en otros procesos bioquímicos esenciales para el normal funcionamiento cerebral. Los síntomas pueden comprender trastornos cognitivos y del nivel de alerta, déficit de la memoria a corto plazo y de la orientación, amnesia retrógrada y anterógrada, acompañados de inquietud, irritabilidad, aprensión y apatía. El trastorno se puede encontrar asociado a un estado psicopatológico agudo, delirio, psicosis tóxica o síndrome cerebral agudo.

estado crepuscular (twilight state), trastorno de la consciencia en el que el paciente puede experimentar alucinaciones visuales o auditivas y responder a ellas con una conducta irracional. La persona no se da cuenta de quién le rodea en el momento de la experiencia y no se acuerda de ello con posterioridad, salvo quizás en forma de sueño relacionado con dicha experiencia.

estado de alerta (alertness), estado caracterizado por rapidez, actividad y conocimiento perfecto del entorno.

estado de ánimo (mood), estado emocional prolongado que influye sobre la totalidad de la personalidad y de las funciones vitales.

estado de ansiedad (anxiety state), reacción mental o emocional caracterizada por aprensión, incertidumbre y temor irracional. Los estados de ansiedad pueden ir acompañados de alteraciones fisiológicas tales como sudoración, temblores, taquicardia, pupilas dilatadas y xerostomía.

estado de comodidad (comfort status), resultado de enfermería recogido en la Nursing Outcomes Classification (NOC). Se define como la situación de tranquilidad y seguridad física, psicoespiritual, sociocultural y ambiental de un individuo

estado de comodidad: entorno (comfort status: environment), resultado de enfermería recogido en la Nursing Outcomes Classification (NOC). Se define como la tranquilidad, comodidad y seguridad física, psicoespiritual, sociocultural y ambiental del entorno de un individuo.

estado de comodidad: física (comfort status: physical), resultado de enfermería recogido en la Nursing Outcomes Classification (NOC). Se define como la tranquilidad física relacionada con las sensaciones corporales y los mecanismos homeostáticos.

estado de comodidad: psicoespiritual (comfort status: psychospiritual), resultado de enfermería recogido en la Nursing Outcomes Classification (NOC). Se define como la tranquilidad psicoespiritual referida a la concepción de sí mismo, al bienestar emocional, a la fuente de inspiración y al significado y los objetivos de la vida de la persona.

estado de comodidad: sociocultural (comfort status: sociocultural), resultado de enfermería recogido en la Nursing Outcomes Classification (NOC). Se define como la tranquilidad referida a las relaciones interpersonales, familiares y sociales dentro de un contexto cultural.

estado de contacto inicial del apoyo (initial contact stance stage), uno de los cinco estados de la fase de apoyo de la marcha, asociada específicamente al momento en el que el pie toca el suelo y la pierna se prepara para aceptar el peso del cuerpo.

estado de cuidado personal (self-care status), resultado de enfermería recogido en la Nursing Outcomes Classification (NOC). Se define como la capacidad de llevar a cabo las actividades de autocuidado personal básico y las actividades básicas de la vida diaria.

estado de disociación cerebral (split-brain state), patología resultante de la desconexión de los dos hemisferios cerebrales. Se produce cuando el cuerpo calloso se secciona quirúrgicamente total o parcialmente, como en el tratamiento de la epilepsia o en la ausencia congénita de cuerpo calloso.Los efectos cognitivos se denominan síndrome de desconexión.

estado de ego adulto (adult ego state), (en psiquiatría) parte del propio individuo que analiza y resuelve los problemas, empleando para ello la información recibida desde los estados de ego paterno e infantil.

estado de fatiga (fatigue state), estado de menor energía de un sistema.

estado de la deglución (swallowing status), resultado de enfermería recogido en la Nursing Outcomes Classification (NOC). Se define como la capacidad de deglutir de forma segura líquidos o sólidos desde la faringe hasta el estómago.

estado de la deglución: fase esofágica (swallowing status: esophageal phase), resultado de enfermería recogido en la Nursing Outcomes Classification (NOC). Se define como el paso adecuado de los fluidos y los sólidos desde la faringe hasta el estómago.

estado de la deglución: fase faríngea (swallowing status: pharyngeal phase), resultado de enfermería recogido en la Nursing Outcomes Classification (NOC). Se define como el paso seguro de líquidos y sólidos desde la boca hasta el esófago.

estado de la deglución: fase oral (swallowing status: oral phase), resultado de enfermería recogido en la Nursing Outcomes Classification (NOC). Se define como la adecuada preparación, contención y desplazamiento posterior de los fluidos y los sólidos en la boca.

estado de mal epiléptico (status epilepticus), urgencia médica caracterizada por ataques continuados de episodios convulsivos que se producen sin intervalos de recuperación de la consciencia y con una duración de más de 30 minutos sin interrupciones. El estado de mal epiléptico puede ser precipitado por la supresión brusca de fármacos anticonvulsivantes, niveles sanguíneos insuficientes de glucosa, tumores cerebrales, lesión cefálica, fiebre elevada o intoxicación. El tratamiento incluye administración i.v. de fármacos anticonvulsivantes, nutrientes y electrólitos.

estado de nirvana (nirvanic state), (en meditación zen) estado en el que cesan los procesos mentales, lo que lleva a una alteración radical y duradera de la personalidad.

estado de portador amebiano (amebic carrier state), situación en la cual un paciente puede ser portador de organismos amebianos sin presentar signos ni síntomas de infección amebiana.

estado de salud comunitario (community health status), resultado de enfermería recogido en la Nursing Outcomes Classification (NOC). Se define como el estado de bienestar general de una comunidad o población.

estado de salud de la familia (family health status), resultado de enfermería recogido en la Nursing Outcomes Classification (NOC). Se define como el estado de salud global y la competencia social de la unidad familiar.

estado de salud del estudiante (student health status), resultado de enfermería recogido en la Nursing Outcomes Classification (NOC). Se define como el estado físico, cognitivo, emocional y social de un niño en edad escolar.

estado de salud personal (personal health status), resultado de enfermería de la Nursing Outcomes Classification (NOC) definido como el funcionamiento global en los aspectos físico, psicológico, social y espiritual de un adulto de 18 o más años de edad.

estado de yo paterno (parent ego state), (en análisis transaccional) parte del yo con mensajes que se parecen a los ofrecidos por los propios padres, que contienen consejos y mensajes valiosos que resaltan lo que «se tendría que hacer» o lo que «no se debería hacer».

estado diabetógeno (diabetogenic state), estado morboso manifestado por signos y síntomas de diabetes.

estado estable (ee) (steady state [s, ss]), concepto fisiológico básico que supone que las diversas fuerzas y procesos vitales se encuentran en un estado de homeostasia.

estado excitado (excited state), (en química y física) nivel de energía de un sistema que es superior al del estado fundamental. El sistema decaerá hasta el estado fundamental y emitirá la diferencia de energía, normalmente en forma de fotones.

estado febril (febrile state), aumento significativo de la temperatura corporal acompañado de aumento de la frecuencia cardíaca y respiratoria, anorexia, estreñimiento, insomnio, cefalea, dolores e irritabilidad.

estado fetal: anteparto (fetal status: antepartum), resultado de enfermería recogido en la Nursing Outcomes Classification (NOC). Se define como la medida en la que los signos fetales están dentro de los límites normales desde la concepción hasta el inicio del parto.

estado fetal: durante el parto (fetal status: intrapartum), resultado de enfermería recogido en la Nursing Outcomes Classification (NOC). Se define como la medida en la que los signos fetales están dentro de los límites normales desde el inicio del parto hasta el alumbramiento.

estado fóbico (phobic state), trastorno caracterizado por ansiedad extrema provocada por el temor exagerado e irracional a un objeto, situación o actividad determinados.

estado hipermetabólico (hypermetabolic state), tasa metabólica anormalmente elevada, como en la fiebre alta o el hipertiroidismo.

estado infeccioso (infection status), resultado de enfermería recogido en la Nursing Outcomes Classification (NOC). Se define como la presencia y extensión de la infección.

estado inmunitario (immune status), resultado de enfermería recogido en la Nursing Outcomes Classification (NOC). Se define como la adecuación de la resistencia natural y adquirida dirigida contra antígenos externos e internos.

estado lacunar (lacunar state), alteración seudobulbar caracterizado por la presencia de pequeñas cavidades suavemente tapizadas en el tejido cerebral. Generalmente se manifiesta por una serie de pequeños ataques.

estado maternal: anteparto (maternal status: antepartum), resultado de enfermería recogido en la Nursing Outcomes Classification (NOC). Se define como el grado en el que el bienestar materno está dentro de unos límites normales desde la concepción al inicio del parto.

estado maternal: intraparto (maternal status: intrapartum), resultado de enfermería recogido en la Nursing Outcomes Classification (NOC). Se define como el grado en el que el bienestar materno está dentro de unos límites normales desde el inicio al final del parto.

estado maternal: posparto (maternal status: postpartum), resultado de enfermería recogido en la Nursing Outcomes Classification (NOC). Se define como el grado en el que el bienestar materno está dentro de unos límites normales desde la expulsión de la placenta hasta el final de la involución.

estado mental (mental status), grado de competencia mostrado por una persona en sus funciones intelectuales, emocionales, psicológicas y en su personalidad, medido por pruebas psicológicas con referencia a una norma estadística.

estado metaestable (metastable state), estado de energía transitoria de un átomo con una semivida mayor de 10-12 segundos (p. ej., tecnecio^{99m})

estado neurológico (neurological status), resultado de enfermería recogido en la Nursing Outcomes Classification (NOC). Se define como el nivel con el que el sistema nervioso central y periférico recibe, procesa y responde a estímulos internos y externos.

estado neurológico: autónomo (neurological status: autonomic), resultado de enfermería recogido en la Nursing Outcomes Classification (NOC). Se define como la capacidad del sistema nervioso autónomo para coordinar las funciones viscerales y la homeostasis.

estado neurológico: consciencia (neurological status: consciousness), resultado de enfermería recogido en la Nursing Outcomes Classification (NOC). Se define como la reactividad, orientación y respuesta al entorno.

estado neurológico: control motor central (neurological status: central motor control), resultado de enfermería recogido en la Nursing Outcomes Classification (NOC). Se define como la capacidad del SNC para coordinar la actividad del músculo esquelético durante el movimiento corporal.

estado neurológico: función motora/sensitiva craneal (neurological status: cranial sensory/motor function), resultado de enfermería recogido en la Nursing Outcomes Classification (NOC). Se define como la capacidad de los pares craneales para conducir los impulsos sensitivos y motores.

estado neurológico: función motora/sensitiva medular (neurological status: spinal sensory/motor function), resultado de enfermería recogido en la Nursing Outcomes Classification (NOC). Se define como la capacidad de los nervios medulares para conducir los impulsos sensitivos y motores.

estado neurológico: periférico (neurological status: peripheral), resultado de enfermería recogido en la Nursing Outcomes Classification (NOC). Se define como la capacidad del sistema nervioso periférico para transmitir impulsos hacia y desde el SNC.

estado nutricional (nutritional status), resultado de enfermería recogido en la Nursing Outcomes Classification (NOC). Se define como la relación en que los nutrientes satisfacen las necesidades metabólicas.

estado nutricional: energía (nutritional status: energy), resultado de enfermería recogido en la Nursing Outcomes Classification (NOC). Se define como la medida en que los nutrientes y el oxígeno generan energía celular.

estado nutricional: ingesta de alimentos y líquidos (nutritional status: food and fluid intake), resultado de enfermería recogido en la Nursing Outcomes Classification (NOC). Se define como la cantidad de alimento y líquido ingerida por el cuerpo en un período de 24 horas.

estado nutricional: ingesta de nutrientes (nutritional status: nutrient intake), resultado de enfermería recogido en el Nursing Outcomes Classification (NOC). Se define como la ingestión de nutrientes para cubrir las necesidades metabólicas.

estado nutricional: valores bioquímicos (nutritional status: biochemical measures), resultado de enfermería recogido en la Nursing Outcomes Classification (NOC). Se define como los componentes de líquido e índices químicos del estado nutricional.

estado onírico (dream state), situación de alteración de la consciencia en la que una persona no reconoce el entorno y se comporta de manera opuesta a lo habitual, violentamente o huyendo.

estado paranoide (paranoid state), trastorno mental transitorio caracterizado por procesos de pensamiento ilógicos y por sospecha y desconfianza generalizada, con tendencia a las ideas o delirios de persecución.

estado preesquizofrénico (preschizophrenic state), período previo a la psicosis que se pone de manifiesto cuando el paciente se desvía del comportamiento normal pero no muestra síntomas psicóticos de ilusiones, alucinaciones o estupor.

estado proteínico visceral (visceral protein status), cantidad de proteínas contenida en los órganos internos.

estado prototáxico (prototaxic mode), fase de la infancia, según la teoría de H. S. Sullivan, caracterizada por la falta de diferenciación entre uno mismo y el entorno.

estado respiratorio (respiratory status), resultado de enfermería recogido en la Nursing Outcomes Classification (NOC). Se define como el movimiento de entrada y salida de aire de los pulmones y el intercambio de dióxido de carbono y oxígeno a nivel alveolar.

estado respiratorio: intercambio gaseoso (respiratory status: gas exchange), resultado de enfermería recogido en la Nursing Outcomes Classification (NOC). Se define como intercambio alveolar de CO_2 y O_2 para mantener las concentraciones de gases en sangre arterial.

estado respiratorio: permeabilidad de las vías respiratorias (respiratory status: airway patency), resultado de enfermería recogido en la Nursing Outcomes Classification (NOC). Se define como grado en el que las vías traqueobronquiales permanecen abiertas para el intercambio de aire.

estado respiratorio: ventilación (respiratory status: ventilation), resultado de enfermería recogido en la Nursing Outcomes Classification (NOC). Se define como el movimiento de entrada y salida de aire en los pulmones.

estado singlete (singlet state), estado de un átomo o molécula en el cual todos los electrones tienen espines apareados.

estado subliminal (subliminal self), nivel de actividad mental en el que un individuo bajo condiciones de vigilia normales puede actuar sin consciencia.

estado vegetativo (vegetative state), estado físico en el cual un paciente previamente comatoso parece despertarse, pero es incapaz de comunicarse o responder a estímulos. Los ojos pueden estar abiertos, pero como consecuencia de una degeneración cerebral senil, arteriosclerosis cerebral o lesión cortical, el paciente permanece inmóvil, siendo necesario alimentarlo y asearlo.

estado vegetativo permanente (persistent vegetative state), estado de vigilia acompañado por una ausencia completa de funciones cognitivas, experimentado por algunos pacientes en coma irreversible. Las funciones vegetativas y los reflejos del tronco encefálico están conservados, pero el córtex está dañado permanentemente.

estafilococemia (staphylococcemia), **1.** presencia de estafilococos en la sangre. **2.** septicemia causada por estafilococos.

estafilococos productores de penicilinasa (penicillinase-producing staphylococci), cepas de estafilococos que elaboran penicilinasa (betalactamasa), enzima inactivadora de la penicilina, resistiendo así a la acción bactericida del antibiótico.

estafiloma (staphyloma), protrusión del contenido del ojo a través de una delgada región de la córnea o la esclerótica.

estafiloquinasa (staphylokinase), una enzima, producida por determinadas cepas de estafilococos, que cataliza la conversión del plasminógeno en plasmina en varios huéspedes animales del microorganismo.

estallido (burst), rotura brusca bajo presión o expansión.

estándar (standard), **1.** valoración que sirve como base de comparación para juzgar fenómenos o sustancias similares, como el estándar para la preparación de una sustancia farmacéutica o el estándar para la práctica de una profesión. **2.** relativo a un preparado farmacéutico o sustancia química de cantidad, componentes y potencia conocidos, que se utiliza para determinar los componentes o la potencia de otro preparado. **3.** de valor, potencia, calidad o componentes conocidos. **4.** criterios acordados utilizados para proporcionar una guía en el funcionamiento de la asistencia sanitaria o de otro centro, para asegurar así la calidad del rendimiento del personal.

estándar de aire ambiental (ambient air standard), concentración máxima tolerable de cualquier contaminante externo del aire según las normas de la Environmental Protection Agency (EPA) para proteger la salud pública y el ambiente. La EPA considera dentro de este grupo el plomo, los óxidos de nitrógeno, las partículas, el dióxido de azufre, el monóxido de carbono y los contamintante «criterio» del ozono.

estándar interno (internal standard), elemento o compuesto que, añadido en una cantidad conocida, y mensurable por un instrumento o analizador, da una señal que sirve para calibrar un instrumento o una sustancia analítica a medir.

estándar NIST (NIST standard), fuente radiactiva estandarizada, certificada o ambas por el National Institute of Standards and Technology.

estanolona (stanolone), forma semisintética de dihidrotestosterona, que se ha empleado como esteroide androgénico y anabólico.

estanozolol (stanozolol), esteroide anabólico androgénico, prescrito en el tratamiento del edema angioneurótico hereditario.

estaño (Sn) (tin [Sn]), elemento metálico blanquecino. Su número atómico es 50; su peso atómico es 118,69. El óxido de estaño se utiliza en odontología para pulir los dientes y en algunos procedimientos de restauración.

estapedectomía (stapedectomy), extirpación del estribo del oído medio y colocación de un injerto y una prótesis, con el fin de restablecer la audición en el tratamiento de la otosclerosis. El estribo, que había quedado inmóvil, es sustituido mediante un injerto, de forma que las vibraciones transmitan de nuevo las ondas del sonido a través de la ventana oval hasta el líquido del oído interno. El estribo es extirpado y la abertura al oído interno es reemplazada por un injerto de tejido corporal. Uno de los extremos de un pequeño tubo de plástico o pieza de acero inoxidable se fija al injerto mientras que el otro extremo se fija a los huesos remanentes del oído medio.

estasis (stasis), trastorno en el cual se produce demora o detención del flujo normal de un líquido a través de un vaso del cuerpo.

estasis venosa (venous stasis), trastorno en el cual el flujo normal de sangre a través de una vena está enlentecido o detenido.

estático (static), sin movilidad, en reposo, en equilibrio.

estatura media paterna (midparental height), estatura media de ambos padres de 25 a 45 años de edad.

estatuto de enfermería (nurse practice act), en EE.UU., estatuto establecido por la legislación de cada estado o por los funcionarios competentes de distritos o territorios. El estatuto recoge la visión legal de la práctica de enfermería dentro de los límites geográficos de cada jurisdicción. La finalidad del estatuto es proteger al público.

estavudina (stavudine), análogo sintético del nucleósido de timidina. Está indicado en el tratamiento, combinado con otros fármacos, de adultos con infección avanzada por VIH que no toleren otra de las terapias aceptadas.

estazolam (estazolam), benzodiazepina empleada como sedante e hipnótico en el tratamiento del insomnio.

esteapsina (steapsin), expasa pancreática.

esteatorrea (steatorrhea), cantidades mayores de lo normal de grasa en las heces, que se caracterizan por la presencia de materias fecales malolientes y espumosas que flotan, como en la enfermedad celíaca, algunos síndromes de malabsorción y cualquier enfermedad en la que exista una absorción defectuosa de grasas en el intestino delgado.

esteatorrea idiopática (idiopathic steatorrhea), trastorno que consiste en la aparición de cantidades exageradas de grasa en las heces, como sucede en particular en la enfermedad celíaca del adulto.

estenosis (stenosis), trastorno caracterizado por la contracción o estrechez de una abertura o vía de paso en una estructura corporal. El término suele utilizarse para describir anomalías en válvulas cardíacas o vasos, así como estrechamientos de espacios articulares, como en el caso de la estenosis cervical.

estenosis anorrectal (anorectal stricture), estrechamiento del canal anorrectal, en ocasiones congénito, pero también secundario a una intervención quirúrgica para corregir una fisura o extirpar unas hemorroides.

estenosis aórtica (aortic stenosis [AS]), anomalía cardíaca caracterizada por un estrechamiento de la válvula aórtica. Las causas frecuentes son la calcificación de la válvula por envejecimiento, malformaciones congénitas, como las válvulas bicúspides o unicúspides o lesiones valvulares directas, como sucede en la fiebre reumática, en la que se fusionan las cúspides. La estenosis aórtica produce obstrucción del flujo de salida de sangre del ventrículo izquierdo hasta la aorta, con la consiguiente disminución del gasto cardíaco y la aparición de congestión vascular pulmonar. Puede estar indicada la corrección quirúrgica de la estenosis.

estenosis aórtica calcificada (calcific aortic disease), trastorno caracterizado por la existencia de pequeños depósitos de calcio en la aorta.

estenosis broncoaórtica (bronchoaortic constriction), estenosis torácica del esófago.

estenosis cardíaca (cardiac stenosis), obstrucción del flujo sanguíneo en cualquiera de las cámaras del corazón, que no sea de origen valvular. La causa puede ser una trombosis o un tumor.

estenosis cervical (cervical stenosis), estrechamiento o cierre completo del conducto entre el cuerpo del útero y el orificio cervical.

estenosis cicatricial (cicatricial stenosis), estrechamiento de un tubo o conducto como consecuencia de la formación de tejido cicatricial.

estenosis de la válvula mitral (mitral valve stenosis), lesión obstructiva de la válvula mitral del corazón producida por el desarrollo de adherencias sobre las hojas de la válvula, normalmente como consecuencia de episodios recurrentes de endocarditis reumática. Se produce hipertrofia de la aurícula izquierda, pudiendo acompañarse de insuficiencia cardíaca derecha y edema pulmonar.

estenosis en ojal (buttonhole stenosis), estrechamiento extremo de un vaso. El término suele referirse a la válvula mitral, en la cual las cúspides de las valvas están contraídas formando un orificio con forma de ojal.

estenosis espasmódica (spasmodic stricture), estrechamiento de un conducto en el que no existe obstrucción orgánica, sino tan sólo espasmos musculares.

estenosis espinal (spinal stenosis), estrechamiento del conducto vertebral, canales de las raíces nerviosas u orificios intervertebrales de la columna lumbar, producido por una reducción del espacio óseo; los síntomas están producidos por la compresión de la cola de caballo e incluyen dolor, parestesias y claudicación neurogénica.

estenosis meatal (meatal stenosis), estenosis del orificio uretral, que se observa sobre todo en varones (niños o adultos) como complicación de la circuncisión y meatitis.

estenosis pélvica (outlet contracture), orificio de salida pélvico anormalmente pequeño. Puede ser anteroposterior o transverso y tiene importancia en el parto porque puede impedir el paso del niño a través del canal del parto.

estenosis pilórica (pyloric stenosis), estrechamiento del esfínter pilórico, en el orificio de salida del estómago, que provoca una

E

obstrucción que bloquea el flujo de alimentos hacia el intestino delgado.

estenosis pulmonar (pulmonary stenosis), anomalía cardíaca que generalmente se caracteriza por hipertrofia congénita del ventrículo derecho con aumento relativamente escaso del volumen diastólico. Cuando el tabique interventricular está íntegro, puede ser secundaria a estenosis valvular, estenosis infundibular o ambas; genera una diferencia de presión durante la sístole entre el ventrículo derecho y la arteria pulmonar.

estenosis rectal (rectal stenosis), estenosis o estrechamiento del recto.

estenosis subaórtica (subaortic stenosis), estrechamiento del tracto de salida del ventrículo izquierdo por debajo de la válvula aórtica.

estenosis subaórtica hipertrófica (hypertrophic subaortic stenosis), forma de miocardiopatía hipertrófica en la que el ventrículo izquierdo está hipertrofiado (por lo general, con una afectación desproporcionada del tabique interventricular) y la cavidad es pequeña. Se caracteriza por una obstrucción de la eyección ventricular izquierda.

estenosis subaórtica hipertrófica idiopática (idiopathic hypertrophic subaortic stenosis), proceso cardiomiopático que afecta normalmente al ventrículo izquierdo cardíaco y obstruye su vaciamiento.

estenosis tricuspídea (tricuspid stenosis), estrechamiento de la válvula tricúspide. Las características clínicas que la definen son la existencia de un gradiente de presión diastólica entre la aurícula y el ventrículo derechos, distensión de la vena yugular, congestión pulmonar y, en los casos graves, congestión hepática y esplenomegalia.

estenosis valvular (valvular stenosis), estrechamiento de cualquiera de las válvulas del corazón. La causa puede ser un defecto congénito o una enfermedad adquirida.

estenótico (stenotic), relativo a una estructura que está estrechada o constreñida.

éster (ester), tipo de compuestos químicos formados por la unión de un alcohol y uno o más ácidos orgánicos. Las grasas son ésteres, formados por la unión de ácidos grasos con el alcohol glicerol.

éster metilo de la anfotericina (EMA) (amphotericin methyl ester [AME]), fármaco antivírico utilizado en el tratamiento experimental de las infecciones por VIH.

esterasa (esterase), enzima que desdobla los ésteres.

estereoftalmoscopio (stereoophthalmoscope), oftalmoscopio dotado con dos visores que permite observar al explorador una visión tridimensional del interior del ojo.

estereognosis (stereognosis), **1.** facultad de percibir y comprender la forma y naturaleza de los objetos mediante el sentido del tacto. **2.** percepción mediante los sentidos de la solidez de los objetos.

estereoisómero (stereoisomer), compuesto químico que contiene el mismo número de átomos, unidos de la misma forma, pero con diferente configuración espacial. Por ejemplo, uno puede ser la imagen especular no superponible del otro.

estereopsia (stereopsis), cualidad de la fusión visual.

estereorradiografía (stereoradiography), técnica para producir radiogramas que dan una visión tridimensional de una estructura corporal interna, mediante la combinación de dos películas de rayos-x separadas, cada una procedente de un ángulo ligeramente distinto, sin movimiento de la parte del cuerpo que está siendo estudiada.

estereotipia (stereotypy), repetición persistente, inadecuada y mecánica de acciones, posturas corporales o patrones de lenguaje, que se producen por lo general con una total falta de variación en los procesos mentales o las ideas.

estereotipo (stereotype), generalización sobre una forma de conducta, un individuo o un grupo.

estereotipo disfuncional (dysfunctional stereotype), estereotipo en el que se hace hincapié en los aspectos anómalos o disfuncionales de una cultura.

ésteres de colina (choline esters), grupo de fármacos colinérgicos que actúan en aquellos lugares del organismo donde la acetilcolina actúa como neurotransmisor.

esterificación (esterification), proceso de combinar un ácido orgánico (RCOOH) con un alcohol (ROH) para formar un éster (RCOOR) y agua.

esterificar (esterify), convertir en un éster.

estéril (sterile), **1.** libre de organismos vivos. **2.** infecundo; incapaz de tener hijos debido a una anomalía física. **3.** aséptico.

esterilidad (sterility), incapacidad para concebir o reproducir la especie.

esterilidad adquirida (acquired sterility), imposibilidad de concebir tras haber tenido hijos.

esterilidad femenina (female sterility), trastorno en el que una mujer es infértil como consecuencia de defectos congénitos del aparato reproductor o por enfermedad, lesión o cirugía correctora que afecta al funcionamiento de los ovarios, trompas de Falopio, útero, cuello uterino o vagina.

esterilidad masculina (male sterility), incapacidad de un hombre para producir esperma. Entre las causas se incluyen factores medioambientales como la exposición al calor o a la radiación, o factores fisiológicos como testículos no descendidos, varicocele, fiebre prolongada, alteraciones endocrinas, quimioterapia para el cáncer, vasectomía y abuso del alcohol o de la marihuana.

esterilidad primaria (primary sterility), incapacidad para generar descendencia por insuficiencia funcional de los ovarios o testículos.

esterilidad relativa (relative sterility), forma de infertilidad en la que uno o más factores tienden a disminuir la probabilidad de embarazo.

esterilización (sterilization), **1.** intervención o acto que incapacita a una persona para tener hijos. **2.** técnica para la destrucción de microorganismos utilizando calor, agua, productos químicos o gases.

esterilización concurrente (concurrent sterilization), método de preparación de la leche artificial de alimentación infantil en el que todos los ingredientes y el equipo se esterilizan antes de mezclar la leche.

esterilización gaseosa (gas sterilization), utilización de un gas, como el óxido de etileno, C_2H_4O, para la esterilización del material médico.

esterilización laparoscópica (laparoscopic sterilization), procedimiento de esterilización en el que se introduce un endoscopio especial a través de una pequeña incisión en la pared abdominal. La esterilización se lleva a cabo a través de la incisión, mediante pinzas que cierran las trompas de Falopio o mediante su electrocoagulación y aislamiento.

esterilización por calor seco (dry heat sterilization), método de esterilización que utiliza aire seco calentado a una temperatura de 160-180 °C de 90 minutos a 3 horas.

esterilización por vapor (steam sterilization), destrucción de todas las formas de vida microbiana en un objeto al someterlo a calor húmedo durante 15 minutos a 49,44 °C a alta presión.

esterilización por vapor (steam sterilization), destrucción de las formas de vida microbianas presentes en un objeto mediante la exposición de éste a vapor a 121 °C durante 15 minutos a presión elevada.

esterilizar (sterilize), **1.** incapacitar para la reproducción. **2.** destruir todos los organismos vivos y virus de un material.

esternal (sternal), perteneciente al esternón.

esternoclavicular (sternoclavicular), perteneciente al esternón y a la clavícula.

esternocleidomastoideo (sternocleidomastoid), músculo del cuello que se inserta en la apófisis mastoides y en la línea nucal superior y, mediante fascículos aferentes, en el esternón y en la clavícula.

esternohioideo (sternohyoideus), uno de los cuatro músculos infrahioideos. Su función es hacer bajar el hueso hioides.

esternón (sternum), hueso alargado y aplanado que forma la porción medial del tórax. Sirve de apoyo a las clavículas, se articula con los siete primeros pares de costillas y está formado por el manubrio, el gladiolo (cuerpo) y el apéndice xifoides.

esternosquisis (cleft sternum), fisura del esternón causada por un fracaso del desarrollo embrionario.

esternotiroideo (sternothyroideus), uno de los cuatro músculos infrahioideos. Actúa haciendo descender el cartílago tiroides.

esternotomía media (median sternotomy), técnica de cirugía torácica en la que se realiza una incisión desde la escotadura supraesternal hasta más abajo del apéndice xifoides. Se abre el esternón con una sierra. Para su cierre es necesario emplear suturas de acero inoxidable para unir los extremos del esternón.

esteroide (steroid), perteneciente a un numeroso grupo de sustancias hormonales con una estructura química básica similar, producidas principalmente en la corteza suprarrenal y las gónadas.

esteroides anabolizantes (anabolic steroid), cualquiera de los diversos compuestos derivados de la testosterona o creados por síntesis artificial que estimulan el crecimiento corporal, se oponen a los efectos de los estrógenos endógenos y favorecen los efectos masculinizadores. Todos estos productos producen un efecto mixto androgénico y anabólico. Se prescriben para el tratamiento de la anemia aplásica, la aplasia de glóbulos rojos, la anemia hemolítica y las anemias asociadas a insuficiencia renal, metaplasia mieloide y leucemia.

esteroidogénesis (steroidogenesis), síntesis biológica de hormonas esteroides.

esterol (sterol), gran subgrupo de esteroides que contienen un grupo OH en la posición 3 y una cadena lateral alifática ramificada de ocho o más átomos de carbono en la posición 17. Son tipos de esteroles el colesterol y el ergosterol.

estertor (rale), sonido respiratorio anormal frecuente que se escucha en la auscultación del tórax durante la inspiración y que se caracteriza por ruidos burbujeantes discontinuos.

estertor agónico (death rattle), sonido producido por el aire que se mueve a través del moco acumulado en la garganta de una persona agonizante, cuando ésta ya ha perdido el reflejo tusígeno.

estertor crepitante (crepitant crackle), ruido respiratorio anómalo producido al final de la inspiración y causado por aire que penetra en los alveolos colapsados, o por alveolos apenas colapsados y atelectasia, que contienen exudado fibrinoso. Ocurre en casos de neumonía, tuberculosis y edema pulmonar.

estertor seco (dry crackle, dry rale), ruido torácico anormal producido por el paso de aire a través de sacos alveolares fibróticos. Se asocia a formas de enfermedad pulmonar intersticial, como la fibrosis pulmonar idiopática

estertor subcrepitante (subcrepitant rale), estertor fino y húmedo que se percibe como líquido en los conductos menores.

estertores húmedos (moist rale), ruido respiratorio que se oye por la presencia de líquido en los bronquios.

estertoroso (stertorous), **1.** relativo a un esfuerzo respiratorio agotador o muy esforzado. **2.** que suena como un ronquido.

estesia (esthesia), **1.** capacidad de percepción. **2.** sensibilidad o sentir. **3.** cualquier trastorno del sistema nervioso que afecta a la percepción o sensibilidad.

estesiofisiología (esthesiophysiology), estudio de la función de los órganos de los sentidos.

estética (esthetics), rama de la filosofía relacionada con las formas y con los efectos psicológicos de la belleza. En medicina, la estética se puede aplicar a la reconstrucción dental y a la cirugía plástica.

estetomimético (stethomimetic), relativo a cualquier trastorno que cause o se asocie a una reducción del volumen torácico por debajo de su volumen normal.

estetoscopio (stethoscope), instrumento formado por dos auriculares conectados mediante un sistema de tubos flexibles a un diafragma, que se coloca contra la piel del tórax o de la espalda del paciente para oír los sonidos cardíacos y pulmonares. También se puede utilizar en la auscultación de ruidos intestinales.

estetoscopio diafragmático (diaphragm stethoscope), instrumento para auscultar los ruidos corporales. Consta de un disco vibrante, o diafragma, que transmite las ondas de sonido a dos auriculares a través de unos tubos de goma.

estetoscopio electrónico (electronic stethoscope), estetoscopio diseñado y equipado para detectar y amplificar los ruidos corporales.

estibogluconato sódico (stibogluconate sodium), antileishmaniásico. Es el fármaco de elección para la forma visceral de leishmaniasis y tiene también efectos sobre otras formas de la enfermedad.

estigma (stigma), **1.** mancha moral o física. **2.** característica física que sirve para identificar una enfermedad o trastorno.

estigma folicular (follicular stigma), mancha en la superficie de un ovario en la que el folículo ovárico vesicular se rompe y permite el paso del óvulo durante la ovulación.

estigmatismo (stigmatism), **1.** acomodación y refracción visuales normales cuando los rayos inciden sobre la retina. **2.** presencia de marcas cutáneas anormales.

estilete (stylet), sonda metálica fina para introducir a través de una aguja, sonda o catéter con el fin de limpiar su interior hueco, o para introducirla en un catéter flexible, blando, y darle rigidez mientras se coloca en una vena o se introduce en el cuerpo a través de un orificio.

estilete (stylus), dispositivo que imprime la actividad eléctrica y los patrones de onda en registros gráficos ECG, EEG o similares.

estilo de afrontamiento (coping style), las respuestas cognitivas, afectivas y de comportamiento de una persona frente a los sucesos vitales problemáticos o traumáticos.

estilo de vida sedentario (sedentary lifestyle), diagnóstico de enfermería aceptado por la Sixteenth National Conference on the Classification of Nursing Diagnoses. Se refiere a unos hábitos de vida caracterizados por un bajo nivel de actividad física.

estilo democrático (democratic style), tipo de liderazgo centrado en las personas, en el que un grupo participa abiertamente en la toma de decisiones con fines generales.

estilogloso (styloglossus), músculo que retrae la lengua y la impulsa hacia atrás en sentido superior. Es inervado por los nervios hipoglosos.

estilohioideo (stylohyoideus), uno de los cuatro músculos suprahioideos, situado por delante y encima del vientre posterior del digástrico. Sirve para levantar el hueso hioides y llevarlo hacia atrás.

estiloide (styloid), de forma alargada y rectilínea, como un bolígrafo o un estilete.

estimación del riesgo para la salud (health risk appraisal), proceso de recoger, analizar y comparar las características pronósticas de la salud de un individuo con las de un grupo de edad estándar.

estimulación (stimulation), acción y efecto de estimular.

estimulación cardíaca con marcapasos (pacing), ajuste del ritmo cardíaco por el nódulo sinusal, por otra localización del corazón o por un estimulador eléctrico artificial.

estimulación cerebral profunda (ECP) (deep brain stimulation [DBS]), estimulación eléctrica continua de alta frecuencia de un área específica del cerebro, controlada por el paciente, y que se realiza por medio de un electrodo regulado mediante una batería implantada justo debajo de la clavícula. Los impulsos eléctricos bloquean las señales procedentes del cerebro que causan temblores y otras alteraciones afines.

estimulación cognitiva (cognitive stimulation), intervención de enfermería recogida en la Nursing Interventions Classification (NIC). Se define como la toma de conciencia y la comprensión del entorno, mediante la planificación de los estímulos.

estimulación cutánea (cutaneous stimulation), intervención de enfermería recogida en la Nursing Interventions Classification (NIC). Se define como estimular la piel y los tejidos subyacentes con el fin de reducir signos y síntomas no deseados, como dolor, espasmo muscular o inflamación.

estimulación de la socialización (socialization enhancement), intervención de enfermería recogida en la Nursing Interventions Classification (NIC). Se define como facilitar la capacidad de otra persona para relacionarse con los demás.

estimulación del lactante (infant stimulation), exploración de las aferencias sensitivas de los recién nacidos, habitualmente mediante la realización de tareas en las que participan la coordinación y la manipulación.

estimulación eléctrica del suelo de la pelvis (pelvic floor electrical stimulation [PFES]), estimulación eléctrica funcional de los músculos del suelo de la pelvis, liberada por medio de una sonda vaginal o rectal, que se utiliza en el tratamiento de la incontinencia de estrés.

estimulación eléctrica galvánica (galvanic electric stimulation), [Luigi Galvani, fisiólogo italiano, 1737-1798], utilización de un estimulador eléctrico de alto voltaje para tratar los espasmos musculares, el edema de las lesiones agudas, el dolor miofascial y otros trastornos.

estimulación nerviosa eléctrica transcutánea (ENET)[1] (transcutaneous electrical nerve stimulation [TENS]), método de control del dolor mediante la aplicación de impulsos eléctricos a las terminaciones nerviosas a través de electrodos colocados en la piel. Los impulsos eléctricos generados son similares a los del cuerpo, pero lo suficientemente diferentes como para bloquear la transmisión de las señales dolorosas al cerebro.

estimulación nerviosa eléctrica transcutánea (ENET)[2] (transcutaneous electrical nerve stimulation [TENS]), intervención de enfermería recogida en la Nursing Interventions Classification (NIC). Se define como la estimulación de la piel y los tejidos subyacentes con una vibración eléctrica controlada de bajo voltaje por medio de electrodos.

estimulación vestibular lenta (slow vestibular stimulation), técnica de alimentación terapéutica para niños inválidos, diseñada para promover el estímulo parasimpático.

estimulador eléctrico neuromuscular (NMES) (neuromuscular electric stimulator [NMES]), instrumento diseñado para ayudar a mejorar o modular la activación muscular. El NMES genera pulsos o impulsos que producen contracciones musculares controladas similares a las que ocurren fisiológicamente. A no ser que se haya producido la degeneración nerviosa, los músculos que están débiles o paralizados por afectación del SNC deberían contraerse cuando se aplica el NMES. El procedimiento puede ensayarse en un músculo no afectado de la misma o de otra extremidad para establecer una respuesta normal.

estimulador muscular eléctrico (electric muscle stimulator [EMS]), corriente eléctrica terapéutica empleada para estimular el músculo directamente, como en el caso de que el músculo esté denervado y los nervios periféricos no sean funcionales.

estimulador tiroideo de acción prolongada (LATS) (long-acting thyroid stimulator [LATS]), inmunoglobulina, probablemente un autoanticuerpo, que ejerce un efecto estimulante prolongado sobre la glándula tiroides, lo que produce un rápido crecimiento de la glándula, y un exceso en la actividad de la función tiroidea, produciendo hipertiroidismo.

estimulante (stimulant), cualquier producto que aumenta el ritmo de actividad de un sistema corporal.

estimulante cardíaco (cardiac stimulant), agente farmacológico que incrementa la acción del corazón. Los glucósidos cardíacos aumentan la fuerza de las contracciones miocárdicas y disminuyen la frecuencia cardíaca y velocidad de conducción. Se utilizan en el tratamiento de la ICC, el aleteo y la fibrilación auricular, la taquicardia auricular paroxística y el shock cardiogénico. La epinefrina, un potente vasopresor y estimulante cardíaco, a veces se utiliza para recuperar el ritmo cardíaco en casos de parada pero no para tratar la insuficiencia cardíaca o el shock cardiogénico. El isoproterenol, que está relacionado con la epinefrina, puede emplearse en el tratamiento del bloqueo cardíaco. La amrinona, la dobutamina y la dopamina, se utilizan en el tratamiento a corto plazo de la descompensación cardíaca tras una disminución de la contractilidad.

estimulante del sistema nervioso central (central nervous system stimulant), sustancia que acelera la actividad del SNC mediante el aumento de la frecuencia de descarga neuronal o por el bloqueo de un neurotransmisor inhibidor. Muchos compuestos naturales y sintéticos estimulan el SNC, aunque sólo unos pocos se utilizan con fines terapéuticos.

estímulo (stimulus), todo lo que excita o incita a un organismo o a parte de él a funcionar, volverse activo o responder.

estímulo aversivo (aversive stimulus), estímulo que produce dolor psíquico o físico, como puede ser un choque eléctrico.

estímulo condicionado (conditioned stimulus), todo estímulo al cual se ha condicionado una respuesta refleja mediante entrenamiento o experiencia previa.

estímulo hipóxico (hypoxic drive), estímulo que ejerce la disminución de la presión arterial del oxígeno sobre la respiración a través de los cuerpos carotídeos y aórticos.

estímulo iatrópico (iatropic stimulus), síntomas que inducen a un paciente a buscar asistencia sanitaria profesional.

estímulo liberador (releasing stimulus), (en psicología) acción o conducta de un individuo que da pie a desencadenar una respuesta en otros. Un ejemplo de lo anterior es cuando una persona bosteza y a continuación bostezan las demás personas del grupo.

estímulo nociceptivo (nocciceptive stimulus), estímulo doloroso, a veces perjudicial o lesivo.

estímulo umbral (threshold stimulus), mínimo estímulo suficiente para producir una respuesta.

estíptico (styptic), **1.** sustancia utilizada como astringente, con frecuencia para detener una hemorragia. Un estíptico químico induce la coagulación de la sangre. Una compresa de algodón utilizada para detener una hemorragia por compresión será un estíptico mecánico. **2.** que actúa como astringente o sirve para detener una hemorragia.

estiramiento de las cejas (brow lift), extirpación o alteración de los músculos o tejidos de la frente para elevar las cejas y reducir las líneas de expresión.

estiramiento de las contracturas (stretching of contractures), procedimientos para liberar el músculo que ha resultado acortado por una parálisis, espasmo o fibrosis. Se puede conseguir mediante ejercicios de estiramiento, injertos tisulares, eliminación de tejidos cicatriciales, transferencia tendinosa e incisión de la cápsula articular.

estiramiento facial (face lift), procedimiento de cirugía plástica en el que se eliminan las arrugas y los demás signos de envejecimiento de la piel.

estiramiento pasivo (passive stretching), estiramiento que afecta únicamente a elementos no contráctiles, como los ligamentos. Ejemplo de estiramiento pasivo es la manipulación de un músculo, tal como ocurre en el masaje terapéutico o durante los ejercicios isométricos.

estoma (stoma), **1.** poro, orificio o abertura en una superficie. **2.** abertura artificial de un órgano interno en la superficie del cuerpo, creada quirúrgicamente, como para una colostomía, ileostomía o traqueostomía. **3.** abertura nueva creada quirúrgicamente, entre dos estructuras corporales, como para una gastroenterostomía.

estómago (stomach), principal órgano de la digestión, localizado en el cuadrante superior derecho del abdomen, que se divide en cuerpo y píloro. Está revestido por las capas mucosa, submucosa, muscular y serosa, todas ellas con gran dotación de vasos sanguíneos y nervios, y contiene glándulas fúndicas, cardiales y pilóricas.

estómago anterior (forestomach), paso estrecho del esófago al estómago, que se sitúa en el interior de la abertura formada por el esfínter del cardias.

estomal (stomal), relativo a uno o más estomas.

estomatitis (stomatitis), proceso inflamatorio de la boca. Puede deberse a una infección por bacterias, virus u hongos, exposición a determinados productos químicos o fármacos, déficit de vitaminas o enfermedades inflamatorias generalizadas.

estomatitis aftosa (aphthous stomatitis), trastorno recurrente que se caracteriza por la erupción de úlceras dolorosas (comúnmente denominadas ulceraciones gangrenosas) en la mucosa oral.

estomatitis candidiásica (stomatitis parasitica), inflamación de la mucosa de la boca por un hongo, *Candida albicans,* que se manifiesta típicamente por la presencia de una corteza blanquecina sobre la lengua. Puede afectar a los lactantes, a las personas inmunodeprimidas por el VIH o bien manifestarse como un crecimiento secundario a un tratamiento antibiótico.

estomatitis de Vincent (Vincent's stomatitis), [Henri Vincent, médico francés, 1862-1950], infección bacteriana dolorosa de la boca y las encías que provoca ulceraciones (gingivitis).

estomatitis diftérica (diphtheritic stomatitis), inflamación de la mucosa oral secundaria a una infección por *Corynebacterium diphtheriae.*

estomatitis herpética (herpetic stomatitis), proceso inflamatorio de la boca causado por la infección de un virus del herpes, caracterizada también por úlceras.

estomatitis por arsénico (arsenic stomatitis), trastorno de la cavidad oral que se asocia a la intoxicación por arsénico y se caracteriza por sequedad, enrojecimiento, dolor, ulceraciones y lesiones purpúricas en la mucosa oral, así como movilidad de los dientes.

estomatitis por atabrina (atabrine stomatitis), trastorno en la cavidad oral que puede asociarse con el uso de clorhidrato de atabrina y que se caracteriza por cambios orales que simulan el liquen plano.

estomatitis por bismuto (bismuth stomatitis), enfermedad de la boca causada por el uso sistémico de compuestos de bismuto durante períodos prolongados, caracterizada por una línea azul-negra en el lado interno del surco gingival o por pigmentación de la mucosa bucal, irritación de la lengua, gusto metálico y una sensación de quemazón en la boca.

estomatitis seudomembranosa (pseudomembranous stomatitis), inflamación grave de la boca que genera un exudado de tipo membranoso. La inflamación puede estar producida por diversas bacterias o irritantes químicos. Entre los síntomas se encuentran disfagia, dolor, fiebre e inflamación de ganglios linfáticos.

estomatitis simple (simple stomatitis), inflamación simple de la mucosa de la boca, con enrojecimiento, tumefacción y exceso de moco.

estomatitis ulcerativa (ulcerative stomatitis), enfermedad infecciosa de la boca caracterizada por encías inflamadas e hinchadas, úlceras y pérdida de piezas dentales.

estomatocito (stomatocyte), hematíe anómalo en el que una hendidura o un área a modo de estoma sustituye al círculo central de palidez normal, a menudo a causa de un edema.

estomatocitosis (stomatocytosis), presencia de estomatocitos en sangre, como la que se registra en las hepatopatías, el síndrome de Rh nulo, un tipo poco frecuente de anemia hemolítica, y en alguna otra enfermedad.

estomatología (stomatology), estudio de la morfología, estructura, función y enfermedades de la cavidad oral.

estomio (stomion), el punto medio de la hendidura oral cuando la boca está cerrada.

estomodeo (stomodeum), invaginación del ectodermo localizada en el intestino anterior del embrión en desarrollo, que forma la boca.

estornudo (sneeze), expulsión brusca, potente e involuntaria de aire a través de la nariz y de la boca que se produce a consecuencia de la irritación de la mucosa de las vías respiratorias altas.

estrabismo (strabismus), proceso ocular anómalo en el cual los ejes visuales no pueden dirigirse simultáneamente al mismo objeto. El estrabismo paralítico se debe a la incapacidad de los músculos oculares para mover el ojo, debido a un déficit neurológico o a una disfunción muscular. Es posible identificar el músculo disfuncional observando al paciente cuando intenta mover los ojos a cada una de las posiciones cardinales de la mirada. El estrabismo no paralítico es un defecto de la posición de los ojos entre sí. Se trata de una anomalía hereditaria. La persona no es capaz de utilizar los dos ojos a la vez, sino que tiene que fijar uno de los dos. El ojo que mira hacia delante en un determinado momento es el ojo que enfoca. Algunas personas tienen estrabismo alternante, utilizando primero un ojo y después otro; algunos presentan estrabismo monocular, que afecta solamente a un ojo. La agudeza visual disminuye a medida que disminuye la utilización del ojo, pudiendo desarrollarse ambliopía de supresión.

estrabismo acomodativo (accommodative strabismus), **1.** estrabismo producido por una exigencia anómala de acomodación, como el estrabismo convergente, debido a una hipermetropía no corregida, o el estrabismo divergente, debido a una miopía no corregida. **2.** estrabismo provocado por el acto de la acomodación asociado a una relación CA/A elevada.

estrabismo bilateral (bilateral strabismus), trastorno ocular caracterizado por bizqueo bilateral, cuya causa es el fracaso de la acomodación ocular.

estrabismo concomitante (concomitant strabismus), estado de estrabismo en el cual el ángulo de estrabismo es el mismo en todas las direcciones de la mirada.

estrabismo espástico (spastic strabismus), estrabismo producido por contracciones espásticas de los músculos oculares.

estrabismo monocular (monocular strabismus), estrabismo limitado a uno de los ojos.

estrabismo vertical (vertical strabismus), desviación de un ojo en sentido vertical desde un punto de fijación. Una causa frecuente es el aumento del tono de los músculos oblicuos inferiores o la debilidad del músculo oblicuo superior, que da lugar a un rápido movimiento vertical del globo ocular en aducción.

estradiol (estradiol), el estrógeno natural humano más potente, presente también en los ovarios de cerdo y en la orina de las yeguas preñadas.

estramonio (jimson weed), nombre vulgar de *Datura stramonium,* planta venenosa con grandes flores en forma de trompeta. Sus componentes principales son los anticolinérgicos hiosciamina y escopolamina.

estramustina (estramustine), fármaco antineoplásico que contiene estradiol unido a mecloretamina. Se administra por vía oral en el tratamiento paliativo del cáncer de próstata progresivo o metastásico.

estrangulación (strangulation), constricción de una estructura tubular del cuerpo, como la tráquea, un segmento intestinal o los vasos sanguíneos de una extremidad, que impide la función o interrumpe la circulación.

estrangulación interna (internal strangulation), estado de extrema constricción de un órgano, como en el caso de un asa intestinal atrapada en una abertura, que origina interrupción del riego sanguíneo e isquemia.

estrangulación intestinal (intestinal strangulation), detención del flujo sanguíneo intestinal, con resultado de edema, cianosis y gangrena del asa intestinal afectada. Esta lesión suele estar producida por hernia, invaginación o vólvulo. Los signos precoces de estrangulación intestinal recuerdan a los de la obstrucción intestinal.

estrangular (strangle), interrumpir la respiración mediante la compresión o constricción de la tráquea.

estrategia clínica (clinical pathway), descripción de las prácticas tendentes a producir resultados favorables para los pacientes con un diagnóstico particular y que utilizan recursos prospectivos definidos para minimizar el coste. Pueden estar basados en la investigación, la literatura o la práctica común.

estratificado (stratified), dispuesto en capas.

estrato (stratum), lámina o capa uniformemente gruesa, habitualmente asociada a otras capas, como el estrato basal de la epidermis.

estrato basal (stratum basale), **1.** la más profunda de las cinco capas de la epidermis, formada por células cilíndricas altas. Esta capa proporciona nuevas células mediante división celular mitótica. **2.** la capa más profunda de la decidua uterina, que contiene glándulas uterinas terminales.

estrato córneo (stratum corneum), la capa córnea más externa de la piel, formada por células muertas convertidas en queratina que se descaman continuamente. El estrato córneo es grueso en las palmas de las manos y las plantas de los pies y más delgado en las áreas más protegidas.

estrato espinoso (stratum spinosum), una de las capas de la epidermis, formada por varias capas de células poligonales. Se sitúa en la parte superior del estrato basal y por debajo del estrato granuloso, y contiene diminutas fibrillas en el citoplasma celular.

estrato esponjoso (stratum spongiosum), una de las tres capas del endometrio del útero, que contiene glándulas uterinas dilatadas, tortuosas, y una pequeña cantidad de tejido interglandular.

estrato granuloso (stratum granulosum), una de las capas de la epidermis, situada inmediatamente por debajo del estrato córneo, excepto en las palmas de las manos y las plantas de los pies, donde se encuentra por debajo del estrato lúcido.

estrato lúcido (stratum lucidum), una de las capas de la epidermis, situada inmediatamente por debajo del estrato córneo y presente solamente en la gruesa piel de las palmas de las manos y las plantas de los pies.

estrecho inferior de la pelvis (pelvic outlet), espacio limitado por los huesos de la zona inferior de la pelvis verdadera. La forma y el tamaño de la pelvis en las mujeres varían, siendo dos datos de importancia para el parto.

estrecho superior de la pelvis (pelvic inlet), (en obstetricia) entrada a la pelvis verdadera, limitada por el promontorio del sacro, las ramas horizontales del pubis y la parte más alta de la sínfisis del pubis. Dado que el niño debe atravesar el estrecho superior para entrar en la pelvis verdadera y nacer por vía vaginal, las dimensiones anteroposterior, transversa y oblicua del estrecho son medidas importantes a realizar en la valoración de la pelvis durante el embarazo.

estrecho torácico superior (superior aperture of thorax), orificio de forma elíptica situado en el vértice del tórax y limitado por la primera vértebra dorsal, las primeras costillas y el borde superior del esternón.

estrellado (stellate), en forma de estrella o dispuesto según un patrón de estrella.

estreñimiento (constipation), dificultad en el tránsito fecal o expulsión infrecuente y dificultosa de heces de consistencia dura. El fenómeno tiene diversas causas, tanto orgánicas como funcionales. Entre las causas orgánicas se encuentran la obstrucción intestinal, la diverticulitis o los tumores. Como complicaciones cabe citar la impactación fecal y la perforación de colon. El estreñimiento crónico puede producir diverticulosis y úlceras mucosas en el recto, en especial en pacientes de edad avanzada.

estreñimiento atónico (atonic constipation), estreñimiento causado por la falta de respuesta del colon a los estímulos normales para la evacuación de su contenido debido a perdida del tono muscular. Puede aparecer en ancianos o en personas encamadas o tras un uso prolongado de laxantes.

estreñimiento espástico (spastic constipation), forma de estreñimiento que se asocia a la neurastenia y a los espasmos constrictivos de una parte del intestino. Puede ser un signo de intoxicación por plomo.

estreñimiento obstructivo (obstructive constipation), estreñimiento producido por una obstrucción al paso de las heces.

estreñimiento percibido (constipation, perceived), diagnóstico de enfermería aceptado por la Eighth National Conference on the Classification of Nursing Diagnoses. Se trata de un estado en el que un individuo establece un autodiagnóstico de estreñimiento y asegura una deposición diaria mediante el uso de laxantes, enemas y supositorios.

estreñimiento rectal (constipation, rectal), diagnóstico de enfermería aceptado por la Eighth National Conference on the Classification of Nursing Diagnoses. El estreñimiento rectal es un estado en el que la pauta de eliminación de una persona se caracteriza por retención de heces, heces de consistecia normal y retraso de las deposiciones, lo que da lugar a alteraciones biopsicosociales.

estreptavidina (streptavidin), proteína fijadora de biotina, aislada a partir de *Streptomyces,* que se emplea para identificar antígenos en el diagnóstico patológico quirúrgico.

estreptocinasa (streptokinase [sk]), activador fibrinolítico que potencia la conversión de plasminógeno en la enzima fibrinolítica plasmina. Se utiliza en el tratamiento de determinados casos de embolismo pulmonar y coronario.

estreptocinasa-estreptodornasa (streptokinase-streptodornase), dos enzimas obtenidas de una cepa de *Streptococcus hemolyticus*. Está indicado para el desbridamiento de exudados purulentos, coágulos de sangre, necrosis por radiación o depósitos de fibrina producidos por traumatismos o infecciones.

estreptococemia (streptococcemia), presencia de estreptococos en la sangre.

estreptocócico (streptococcal), perteneciente a cualquiera de las especies de estreptococos.

estreptococo beta-hemolítico, grupo A (streptococcus beta-hemolitic, Group A), cepa de estreptococo del grupo A, según la clasificación de Lancefield, que causa fascitis necrotizante y síndrome de shock tóxico.

estreptococo beta-hemolítico, grupo B (streptococcus beta-hemolitic, Group B), cepa de estreptococo que causa infecciones como sepsis neonatal, endocarditis y artritis séptica.

estreptococos betahemolíticos (beta-hemolytic streptococci), estreptococos piogénicos de los grupos A, B, C, E, F, G, H, K, L, M y O que causan hemólisis de los hematíes en agar sangre en el laboratorio. Estos microorganismos son los responsables de la mayoría de las infecciones estreptocócicas del ser humano.

estreptolisina (streptolysin), sustancia filtrable, producida por varios estreptococos, que libera la hemoglobina de los hematíes.

estreptozocina (streptozocin), antineoplásico experimental utilizado en el tratamiento de diversas neoplasias, entre ellas los tumores metastásicos de células endocrinas del páncreas. Es una sustancia antibiótica obtenida de *Streptomyces acromogenes*.

estrés (stress), cualquier factor emocional, físico, social, económico o de otro tipo, que requiere una respuesta o un cambio. El estrés puede ser positivo o negativo. El estrés crónico mantenido puede tener como consecuencia una enfermedad física. También se puede aplicar el estrés terapeúticamente para promover cambios, como en la terapia de pacientes fóbicos. La naturaleza y el grado de estrés observado en un paciente puede ser evaluado por el personal de enfermería como parte de la evaluación continuada de enfermería.

estrés laboral (occupational stress), trastorno asociado a una ocupación o un trabajo.

estrés normal (normal stress), (en física) cantidad que resulta de dividir la fuerza distribuida por el área, cuando la fuerza es perpendicular a dicha área

estrés oxidativo (oxidative stress), **1.** cualquiera de los distintos cambios patológicos que se observan en los organismos vivos en respuesta a las concentraciones excesivas de oxidantes citotóxicos y radicales libres en el entorno. **2.** ingestión de antioxidantes con la dieta con fines preventivos y terapéuticos, y para reducir los efectos dañinos de los radicales libres sobre los componentes celulares.

estrés parietal (wall stress), tensión en la pared del ventrículo izquierdo. Está determinado por la presión en el ventrículo, el radio interno del ventrículo y el espesor de la pared.

estría (stria), raya o cicatriz lineal producida generalmente por el desarrollo rápido de tensión en la piel, como sucede en el abdomen después del embarazo.

estría en cuadrante (quadrant streak), técnica de inoculación microbiana en la cual se aísla una sola colonia sobre una placa de cultivo dividida en cuatro secciones.

estría terminal (stria terminalis), haz de fibras compacto y delgado que funciona como vía límbica que comunica el complejo amigdaloide con el hipotálamo y el septo.

estría ungueal (nail groove), depresión poco profunda entre el lecho ungueal y la uña.

estriado (striatal, striate), rayado, caracterizado por la presencia de líneas paralelas, o que tiene líneas estructurales.

estrías de distensión (lineae albicantes), líneas de color blanco, rosado o gris, que aparecen en el abdomen, nalgas, mamas o muslos, producidas por el estiramiento de la piel y debilitamiento o ruptura del tejido elástico subyacente.

estrías del embarazo (stria gravidarum), depresiones irregulares con una coloración entre rojo y violácea que aparecen en la piel del abdomen, muslos y nalgas de las mujeres embarazadas.

estribo (stapes), uno de los tres huesecillos del oído medio, que recuerda a un diminuto estribo y se ajusta en el interior de la ventana oval. Transmite las vibraciones de sonido desde el yunque hasta el oído interno.

estricnina (strychnine), alcaloide blanco cristalino obtenido de las hojas de la planta *Strychnos nux-vomica.* Es extremadamente neurotóxico para el SNC.

estricto (obligate), caracterizado por la capacidad para sobrevivir sólo bajo determinadas condiciones ambientales.

estridor[1] (rattle), ruido anormal que se escucha en la auscultación pulmonar en algunas enfermedades pulmonares. Consiste en una vibración aguda, más intensa que una crepitación, muy parecida a un roncus, causada por el movimiento y la separación de las paredes de las pequeñas vías respiratorias durante la respiración.

estridor[2] (stridor), sonido respiratorio musical anormal, de tono agudo, provocado por una obstrucción de la tráquea o de la laringe. Habitualmente se escucha durante la inspiración. El estridor puede indicar varias enfermedades neoplásicas o inflamatorias, entre ellas edema de glotis, asma, difteria, laringospasmo o papiloma.

estridor laríngeo congénito (congenital laryngeal stridor), sonido respiratorio áspero que emiten algunos lactantes durante las primeras semanas de vida.

estriol (estriol), estrógeno natural humano, relativamente débil, que aparece en concentraciones elevadas en orina.

estro (estrus), período cíclico de actividad sexual en los mamíferos y otros primates.

estrógeno (estrogen), uno de los grupos de compuestos de hormonas esteroideas que promueve el desarrollo de los caracteres sexuales secundarios femeninos. Los estrógenos humanos se sintetizan en los ovarios, en la corteza suprarrenal, en los testículos y en la unidad fetoplacentaria. Durante el ciclo menstrual, los estrógenos capacitan al tracto genital femenino para la fertilización, implantación y nutrición del embrión precoz.

estrógeno conjugado (conjugated estrogen), mezcla de sales sódicas de sulfatos de estrógeno, principalmente las sales de estrona, equilina y 17-alfa-dihidroequilina. Los estrógenos conjugados pueden utilizarse para aliviar los síntomas vasomotores posmenopáusicos, como los sofocos; para el tratamiento de la vaginitis atrófica, del hipogonadismo femenino o de la insuficiencia ovárica primaria, y, de forma paliativa, en el carcinoma de próstata avanzado y en el cáncer de mama metastásico. También se utilizan en el tratamiento y la prevención de la osteoporosis.

estrógeno esterificado (esterified estrogen), éster de un estrógeno natural. Se utiliza en menstruaciones irregulares, anticoncepción y síntomas menopáusicos.

estroma (stroma), tejido de sostén o matriz de un órgano, para distinguirlo de su parénquima.

estrona (estrone), estrógeno endógeno relativamente potente

estroncio (Sr) (strontium [Sr]), [Strontian, Escocia], elemento metálico. Su número atómico es 38 y su peso atómico, 87,62. Químicamente similar al calcio, se encuentra en el tejido óseo. Se utilizan isótopos de estroncio en las gammagrafías óseas con isótopos radiactivos. Además de 4 isótopos que se encuentran en la naturaleza (Sr^{88}, Sr^{87}, Sr^{86} y Sr^{84}), se pueden originar 12 isótopos artificiales de estroncio por medio de reacciones nucleares. El estroncio 90, que es el que tiene una vida más larga, es el componente más peligroso de la lluvia radiactiva provocada por las pruebas con bombas atómicas. Es capaz de sustituir parte del calcio de los alimentos, concentrarse en dientes y huesos y continuar emitiendo electrones que pueden causar la muerte del huésped. Las vacas concentran estroncio 90 en la leche.

estrongiloidiasis (strongyloidiasis), infección del intestino delgado por un nematodo, *Strongyloides stercolaris,* adquirida al atravesar la piel sana las larvas procedentes del suelo, lo que produce una erupción pruriginosa. Las larvas pasan a los pulmones a través de la circulación sanguínea, donde provocan ocasionalmente neumonías. Después, las larvas remontan las vías respiratorias y llegan a la faringe, donde son deglutidas, para convertirse en gusanos adultos al llegar al intestino delgado. Se puede producir diarrea sanguinolenta y malabsorción intestinal. En infecciones establecidas, el tratamiento suele incluir administración de tiabendazol, ivermectina y albendazol. La infección temprana se trata con inhalación de betaagonistas, ya que el tratamiento antihelmíntico no es muy eficaz durante la fase larvaria. Las medidas sanitarias destinadas a regular la eliminación de excrementos pueden contribuir a erradicar la enfermedad. Ir siempre calzado previene el contagio a partir de suelos contaminados.

estropipato (estropipate), estrógeno. Se utiliza en el tratamiento de los síntomas vasomotores de la menopausia, atrofia vaginal, craurosis vulvar, hipogonadismo femenino, castración femenina e insuficiencia ovárica primaria.

estructura (structure), parte del cuerpo, como el corazón, un hueso, una glándula, una célula o una extremidad.

estructura colaboradora de poder (collaborative power structure), convenio por el que los miembros adultos de una familia funcional toman las decisiones importantes y están de acuerdo en cuanto a la distribución de poder.

estructura del gantry (gantry assembly), (en TC) subsistema constituido por el tubo de rayos X, el conjunto de detectores, el generador de alto voltaje, el asiento y el soporte posicionador del paciente, así como el soporte mecánico de ambos.

estructura en lazo (lariat structure), anillo de segmentos intrones desprendidos de una molécula de ARNm por acción enzimática. Algunos intrones forman una larga cola que se fija al anillo, dando a la estructura el aspecto microscópico de un lazo de «cowboy».

estructura familiar (family structure), composición en miembros de una familia y organización y patrones de relación entre los miembros de la familia.

estructura gelatinosa (gelatin buildup), artefacto presente en las placas de rayos X que puede manifestarse como una zona perfilada de densidad aumentada o reducida.

estructura profunda (deep structure), (en lingüística y neurolingüística) experiencia y sentido más profundo a los que se pueden referir las estructuras superficiales de una comunicación.

estructuración cognitiva (cognitive structuring), proceso de revisar con el paciente los cambios que se han producido en su manera de pensar para identificar la existencia de los cambios y la importancia de desempeñar un papel activo en dichos cambios.

estructural (structural), relativo a la disposición o patrón de las partes que componen un objeto u organismo.

estudio controlado aleatorio (random controlled trial), plan de estudio de un nuevo medicamento en el cual los sujetos se asignan sobre una base aleatoria para participar en un grupo experimental que recibe el nuevo tratamiento o bien en un grupo de control que recibe placebo.

estudio de búsqueda de factores (factor-searching study), (en investigación de enfermería) diseño de estudio que produce una descripción cualitativa, narrativa, incluyendo las categorías o clasificaciones de los fenómenos.

estudio de casos y controles (case-control study), investigación científica retrospectiva en la que un grupo de pacientes con una enfermedad o trastorno específico se compara con un grupo de individuos de control que no padecen este problema médico.

estudio de citocinas (cytokine assay), prueba sanguínea que sirve para detectar interleucinas; empleada predominantemente en investigación.

estudio de cohortes (cohort study), (en investigación) estudio de una subpoblación específica, como los niños nacidos entre mayo y diciembre de 1975.

estudio de la deglución (swallowing examination), estudio radiológico con contraste (habitualmente de bario) que se realiza para detectar los problemas existentes en pacientes con incapacidad para tragar.

estudio de potenciales evocados (PE) (evoked potential [EP] studies), prueba de diagnóstico eléctrico indicada en pacientes con sospecha de déficit sensorial, que son poco precisos en sus indicaciones o incapaces de indicar el reconocimiento de los estímulos. Los estudios de potenciales evocados se utilizan para evaluar áreas corticales que reciben estímulos de los ojos, oídos y nervios sensitivos de las extremidades superiores e inferiores; para monitorizar la progresión natural o el tratamiento de enfermedades neurológicas deteriorantes, y para identificar a los pacientes histriónicos o simuladores con déficits sensoriales.

estudio de receptores estrogénicos (estrogen receptor assay), examen microscópico del tejido de un tumor de mama utilizado para determinar la probable respuesta del tumor al tratamiento endocrino.

estudio de resultados médicos (medical outcomes study), evaluación de los abordajes de cuidados médicos comparativos y sus pronósticos relativos.

estudio de salud (health screening), programa diseñado para evaluar el estado de salud y las capacidades de un individuo. Puede incluir la elaboración de la historia clínica personal y familiar y la realización de una exploración física o de análisis, pruebas de laboratorio o exámenes radiológicos. La evaluación puede seguirse de consejo, educación, consultas o nuevas pruebas.

estudio de supervivencia de eritrocitos (red blood cell [RBC] survival study), gammagrafía que suele realizarse en pacientes con anemia hemolítica. La prueba se realiza en dos partes. La primera determina la semivida de los eritrocitos en la circulación, y la segunda presenta imágenes del bazo, hígado y pericardio.

estudio de trazador in vivo (in vivo tracer study), técnica diagnóstica en la que una serie de imágenes del paso de un trazador radiactivo a través de un compartimento del cuerpo del paciente, demuestra si la estructura o el proceso es normal o anormal.

estudio del flujo de la orina (urine flow studies), prueba urodinámica sencilla, no invasiva, para medir el volumen de orina por segundo excretado por la vejiga. Se utiliza para investigar la evacuación vesical disfuncional o cuando hay sospechas de obstrucción en el tracto urinario inferior, y se realiza antes y después de cualquier tratamiento destinado a modificar la función de las vías urinarias.

estudio diagnóstico (work-up), proceso de realización de una evaluación completa de un paciente, incluyendo historia, explora-

E

ción física, pruebas de laboratorio y procedimientos diagnósticos con rayos X o de otro tipo, para adquirir una base de datos precisa sobre la que establecer un plan diagnóstico y terapéutico.

estudio doble ciego (double blind study), experimento diseñado para comprobar el efecto de un tratamiento o una sustancia empleando un grupo de personas que lo reciben y otro grupo control, sin que ninguno de ellos ni los investigadores sepan qué tratamiento o sustancia se está administrando a cada grupo.

estudio electrofisiológico (EEF) (electrophysiologic study [EPS]), procedimiento de diagnóstico electrónico o manométrico invasivo que utiliza catéteres con electrodos para medir el ritmo cardíaco y que puede inducir arritmias. La prueba identifica alteraciones en la conducción cardíaca y arritmias que de otra manera pasan desapercibidas; también se utiliza para comprobar la eficacia de los fármacos antiarrítmicos.

estudio en fase uno (phase one study), ensayo clínico para evaluar el posible riesgo de la administración de una nueva modalidad de tratamiento. Un estudio en fase dos evalúa la eficacia clínica de la nueva modalidad, mientras que un estudio en fase tres compara su eficacia con el mejor tratamiento existente.

estudio longitudinal de Duke (Duke longitudinal study), estudio en profundidad y de largo alcance, sobre el proceso de envejecimiento normal en hombres y mujeres de mediana edad, llevado a cabo por el Duke University Medical Center, Durham, NC. Del estudio de Duke nació el «cociente de longevidad» (CL) utilizado para evaluar el ritmo de envejecimiento de un individuo. Se calcula dividiendo el número de años que una persona sobrevive por encima de una edad determinada por el número de años esperados según las tablas registradas.

estudio longitudinal del envejecimiento de Baltimore (BLSA) (Baltimore Longitudinal Study of Aging [BLSA]), estudio de largo alcance de las interrelaciones entre los cambios fisiológicos cerebrales del envejecimiento. Aunque para el estudio original se seleccionaron varones de diversos orígenes (1955) para poder analizar factores no controlados que pudieran ampliar los conocimientos acerca del envejecimiento, en este momento el BLSA incluye varones y mujeres.

estudio prospectivo (prospective study), estudio diseñado para determinar la relación entre una enfermedad y una característica compartida por algunos miembros de un grupo. La población seleccionada es un grupo con buena salud al comienzo del estudio. Algunos de los miembros del grupo comparten características comunes, tal como fumar cigarrillos. El investigador hace un seguimiento del grupo durante un período de tiempo, anotando la frecuencia en la que una enfermedad, como el cáncer de pulmón se presenta en los fumadores y en los no fumadores. A través de los estudios prospectivos se llega a una medida directa del riesgo llamada *riesgo relativo*.

estudio retrospectivo (retrospective study), estudio en el que se investiga una relación entre un fenómeno o enfermedad (generalmente actual) y otro producido en el pasado.

estudio simple ciego (single-blind study), experimento en el cual el sujeto o la persona que reúne los datos no sabe si el sujeto pertenece al grupo de control o al experimental.

estudio transversal (cross-sectional), (en estadística) estudio referido al muestreo de una población definida en un momento determinado en el tiempo, realizado en un entorno de investigación no experimental.

estudios adecuados y controlados (adequate and well-controlled studies), estudios clínicos y de laboratorio que se exigen legalmente a los promotores de un fármaco nuevo para demostrar que realmente son eficaces.

estudios de ecografía vascular (vascular ultrasound studies), pruebas ecográficas de las extremidades, que permiten localizar la oclusión de una arteria o vena.

estudios de flujo urinario (urinary flow study), uroflujometría.

estudios de función esofágica (esophageal function studies), pruebas manométricas usadas para evaluar la función esofágica. Entre ellas se cuentan pruebas de reflujo ácido, aclaramiento y perfusión de ácidos.

estudios de hepatitis virales (hepatitis virus studies), serie de pruebas que se utilizan para detectar los antígenos y anticuerpos frente a antígenos de superficie de la hepatitis B, anticuerpo de superficie de la hepatitis B, anticuerpo anticore de la hepatitis B, antígeno e de la hepatitis B, anticuerpo anti-e de la hepatitis B y anticuerpos anti-hepatitis C.

estudios del sueño (sleep studies), prueba electrodiagnóstica que se emplea para el diagnóstico de la apnea obstructiva del sueño. Se lleva a cabo en un laboratorio del sueño en el que el paciente es monitorizado mediante ECG, pulsoximetría, EEG y electromiografía.

estudios radiográficos vertebrales (spinal X-ray studies), estudios radiográficos de la columna vertebral destinados a diagnosticar cambios artríticos degenerativos, fracturas traumáticas, metástasis de tumores, espondilosis, espondilolistesis y anomalías de la alienación vertebral.

estupefaciente (stupefacient), narcótico u otro agente que produce un estado de estupor.

estupor (stupor), estado de letargo y falta de respuesta en el cual una persona parece no darse cuenta de lo que le rodea. Este estado se presenta en transtornos neurológicos y psiquiátricos.

estupor anérgico (anergic stupor), estado mental que se caracteriza por inmovilidad, confusión y ausencia de resistencia.

estupor benigno (benign stupor), estado de apatía o letargo, como el que ocurre en la depresión grave.

estupor catatónico (catatonic stupor), forma de catatonía caracterizada por la ausencia de respuesta hacia el entorno, con una reducción de los movimientos espontáneos.

estupor epiléptico (epileptic stupor), estado de ausencia de alerta y de respuesta tras una convulsión epiléptica o a un estado postepiléptico.

estuporoso (stuporous), estado de disminución de la consciencia y de los movimientos espontáneos.

eta (eta), H, η, la séptima letra del alfabeto griego.

etambutol (ethambutol), agente antibacteriano eficaz específicamente contra *Mycobacterium tuberculosis*.

etanercept (etanercept), sustancia biológica. Se utiliza para el tratamiento de la artritis reumatoide aguda o crónica que no ha respondido a otros tratamientos.

etanol (ethanol), alcohol etílico.

état criblé (état criblé), trastorno en el que existen múltiples perforaciones en forma de colador en las placas de Peyer intestinales. Con frecuencia es una complicación mortal de la fiebre tifoidea no tratada.

éter (ether), **1.** cualquier tipo de compuesto orgánico en el que dos grupos hidrocarbonados se encuentran unidos por un átomo de oxígeno. **2.** líquido volátil no halogenado, que ya no se utiliza en la práctica clínica como anestésico general.

etéreo (ethereal), perteneciente a o semejante al éter.

Ética (Ethics), ciencia o estudio de los valores o principios morales, incluidos los ideales de autonomía, beneficencia y justicia.

ética de enfermería (nursing ethics), principios o valores morales que rigen las relaciones entre las enfermeras y el paciente, la familia de éste, otros profesionales de la salud y el público en general.

ética dental (dental ethics), sentido de obligación moral y sistema de principios morales que gobiernan la conducta profesional en el ejercicio de la odontología y de la higiene dental.

ética médica (medical ethics), conducta moral y principios que rigen entre los miembros de la profesión médica.

etidocaína (etidocaine), amida empleada en el pasado como anestésico local, que ha caído en desuso, ya que es mayor la probabilidad de que bloquee los nervios motores que los sensitivos.

etidronato disódico (etidronate disodium), regulador del metabolismo del calcio. Se utiliza en el tratamiento de la enfermedad de Paget y en la osificación heterotópica causada por daño de la médula espinal y tras sustitución total de cadera.

etilendiamina (ethylenediamine), líquido espeso transparente con olor a amoníaco. Se utiliza como disolvente, emulsionante y estabilizador en las inyecciones de aminofilina.

etileno (ethylene), gas incoloro e inflamable, más ligero que el aire, con olor y sabor ligeramente dulzón. En el pasado se utilizó como anestésico general.

etilestrenol (ethylestrenol), esteroide anabolizante.

étimo (etymon), forma previa de una palabra de la que derivan otras.

etimología (etymology), estudio del origen y evolución de las palabras.

etinilestradiol (ethinyl estradiol), estrógeno. Se utiliza para el tratamiento del cáncer de mama posmenopáusico, de las irregularidades del ciclo menstrual, del cáncer de próstata y el hipogonadismo, en la anticoncepción y para alivio de los síntomas vasomotores menopáusicos.

etiología (etiology), **1.** estudio de todos los factores implicados en el desarrollo de una enfermedad, incluyendo la susceptibilidad del paciente, la naturaleza de la enfermedad y el modo en que el agente causal afecta al cuerpo del paciente. **2.** causa de una enfermedad.

etionamida (ethionamide), antibacteriano tuberculostático. Se utiliza en el tratamiento de la tuberculosis junto con otros fármacos, cuando falla el tratamiento de primera línea.

etiquetado (labeling), **1.** sistema por el que se aporta información sobre un fármaco, un alimento, un aparato o un cosmético al comprador o al usuario. La normativa sobre etiquetado la lleva a cabo la Food and Drug Administration. El etiquetado debe contener las instrucciones de empleo, a menos que tales instrucciones estén exentas por norma, así como las advertencias y contraindicaciones. **2.** asignación de un nombre o un término a una forma de comportamiento. **3.** acción de clasificar a un paciente según su diagnóstico. Puede ser difícil, pues todos los casos no se adaptan a los criterios diagnósticos estándar.

etiquetas de precaución (precautionary labels), información e identificación que es obligatorio aplicar a los contenedores de todos los productos químicos peligrosos, incluidos los inflamables, combustibles, corrosivos, carcinógenos y carcinógenos potenciales.

etmocarditis (ethmocarditis), inflamación crónica del tejido conjuntivo cardíaco.

etmoideo (ethmoid), **1.** relativo al hueso etmoides. **2.** objeto con un gran número de orificios, como un colador.

etnocentrismo (ethnocentrism), **1.** creencia en la superioridad de la «raza» o grupo al que uno mismo pertenece. **2.** tendencia a considerar a los demás grupos étnicos en los términos del propio origen racial.

etnografía (ethnography), rama de la antropología que se ocupa de la historia de las naciones y de las razas.

etodolac (etodolac), AINE empleado como analgésico y antiinflamatorio, en especial en el tratamiento de la artritis.

etoheptacina (etnoheptazine), analgésico utilizado en forma de sal citrato para controlar el dolor leve o moderado.

etología (ethology), **1.** (en zoología) estudio científico de los modelos de conducta animal, especialmente en su hábitat natural. **2.** (en psicología) estudio empírico de la conducta humana, principalmente costumbres sociales, modos y formas de actuar.

etomidato (etomidate), fármaco i.v. hipnótico, no barbitúrico, de corta duración para la inducción de anestesia general. Tiene efectos adversos cardiovasculares y respiratorios mínimos, por ello aporta mayor margen de seguridad en pacientes de riesgo por enfermedad cardíaca.

etopósido (etoposide), agente antineoplásico o quimioterápico e inhibidor de la mitosis, utilizado en el tratamiento de varias formas de cáncer, incluidos linfomas, cáncer de testículo y cáncer pulmonar de células pequeñas, en los que impide que las células tumorales se dividan y se diseminen.

etosuximida (ethosuximide), un anticonvulsivante. Se utiliza en el tratamiento de la epilepsia de pequeño mal.

etotoína (ethotoin), un anticonvulsivante. Se utiliza en el tratamiento de las convulsiones generalizadas tónico-clónicas y parciales complejas.

etretinato (etretinate), derivado sintético de la vitamina A usada como tratamiento oral en la psoriasis. Se utiliza en la psoriasis recalcitrante grave, incluida la psoriasis pustulosa generalizada y la eritrodérmica.

ETS (STD), siglas de **enfermedad de transmisión sexual.**

Eu (Eu), símbolo del **europio.**

Eubacterium *(Eubacterium),* extenso género de bacterias en forma de bastoncillo, anaerobias gramnegativas no formadoras de esporas, que se encuentran en el suelo y el agua. Los organismos se encuentran también en la piel y las cavidades de seres humanos y otros mamíferos, donde pueden causar infecciones de los tejidos blandos. *Eubacterium* es sensible a penicilina, cliridamicina y metronidazol.

eubiótica (eubiotics), ciencia de la vida sana.

eucaliptol (eucalyptol), sustancia con olor aromático obtenida del aceite volátil del *Eucalyptus,* empleado en los emolientes nasales.

eucariocito (eukaryocyte), célula con núcleo verdadero, presente en todos los organismos superiores y en ciertos microorganismos, excepto las bacterias.

eucarion (eucaryon, eukaryon), núcleo muy complejo, organizado y rodeado de doble membrana nuclear.

eucariosis (eucaryosis, eukaryosis), estado en el que se posee un núcleo organizado, muy complejo, que contiene orgánulos, rodeado por una membrana nuclear.

eucariota (eucaryote, eukaryote), organismo que posee células que contienen núcleos verdaderos. Todos los organismos son eucariotas, menos las bacterias.

eucolia (eucholia), estado normal de la bilis en cuanto a cantidad secretada y estado de sus componentes.

eucromatina (euchromatin), porción de material cromosómico que es activo en la expresión del gen durante la división celular. Se tiñe con más intensidad durante la mitosis.

euestrés (eustress), **1.** forma positiva del estrés. **2.** equilibrio entre el egoísmo y el altruísmo mediante el que un individuo desarrolla su conducta y energía en cuanto al cuidado de los demás.

euforético (euphoretic), **1.** (de una situación o de una sustancia), que tiende a producir un estado de exaltación o bienestar. **2.** sustancia que tiende a producir euforia y bienestar, como la marihuana y las drogas alucinógenas.

euforia (euphoria), **1.** sensación o estado de bienestar o excitación. **2.** sensación exagerada o anormal de bienestar físico y emocional que no se basa en la realidad o verdad, es desproporcionada a la causa e inadecuada para la situación.

euforia del corredor (runner's high), sensación que experimentan algunos corredores cuando se acercan a la meta. Se piensa que este sentimiento se asocia a la producción de endorfinas por parte del cuerpo durante el esfuerzo físico.

eugamia (eugamy), unión de los gametos que contienen el mismo número haploide de cromosomas.

eugenesia (eugenics), estudio de los métodos de control de las características de las poblaciones humanas futuras mediante apareamiento selectivo.

euglobulina (euglobulin), fracción de la globulina sérica que es insoluble en agua destilada, pero soluble en soluciones salinas. Es una de las muchas y distintas propiedades de las proteínas empleadas para clasificarlas.

eugnatia (eugnathia), anomalía de la cavidad oral que se limita a los dientes y a su soporte alveolar y que no incluye a la mandíbula.

eugnatismo (eugnathic anomaly), (en odontología) anomalía de los dientes y de sus soportes alveolares.

eunuco (eunuch), macho al que se le han destruido o extirpado los testículos. Si esto se produce antes de la pubertad, no se desarrollan los caracteres sexuales secundarios.

eunucoidismo (eunuchoidism), deficiencia de la función de las hormonas masculinas o de su formación en los testículos. La deficiencia conduce a la esterilidad y a una talla anormal, testículos pequeños y desarrollo deficiente de los caracteres sexuales secundarios, de la libido y de la potencia sexual.

eunucoidismo acromegálico (acromegalic eunuchoidism), trastorno infrecuente que afecta a varones con acromegalia evolucionada y se caracteriza por atrofia genital y desarrollo de los caracteres sexuales secundarios femeninos. Está causada por un adenoma cromófobo de la adenohipófisis.

eunuquismo (eunuchism), ser un eunuco, con carencia de hormonas masculinas causada por castración.

eunuquismo hipofisario (pituitary eunuchism), forma de fracaso del desarrollo sexual e impotencia como consecuencia de enfermedad o disfunción de la hipófisis.

euploide (euploid), **1.** perteneciente o relativo a un organismo, cepa o célula con un número de cromosomas múltiplo exacto del número haploide básico normal de la especie, como diploide, triploide, tetraploide o poliploide. **2.** dícese de ese individuo, organismo, cepa o célula.

euploidía (euploidy), estado o condición de tener un número de cromosomas que es múltiplo exacto del número haploide característico.

eupnea (eupnea), respiración normal, tranquila, con una frecuencia entre 12 y 20 respiraciones por minuto en adultos.

europio (Eu) (europium [Eu]), elemento metálico del grupo de las tierras raras. Su número atómico es 63. Su peso atómico es 151,96.

eutanasia (euthanasia), **1.** producción deliberada de la muerte de una persona que sufre una enfermedad o proceso incurable, de forma activa, administrándole un fármaco letal, o pasiva, como cuando se permite que la persona muera al retirar el tratamiento. **2.** muerte tranquila, fácil y sin sufrimiento.

eutanasia activa (active euthanasia), terminar con la vida mediante la administración deliberada de fármacos.

eutanasia pasiva (passive euthanasia), terminación de la vida por la retirada deliberada de fármacos u otro tratamiento sustentador de la vida.

eutenia (euthenics), ciencia que trata de la mejora de la especie humana mediante el control de los factores ambientales, como la polución, la malnutrición, las enfermedades o el abuso de sustancias.

eutimia (euthymia), estado placentero y relajado de tranquilidad.

eutímico (euthymic), relativo a un estado de ánimo normal, con un margen de emociones que no es ni deprimido ni sumamente elevado.

eutimismo (euthymism), característica de las respuestas de comportamiento normales.

eutiroideo (euthyroid), relativo a la glándula tiroides normal.

EV (VD), siglas de *enfermedad venérea.*

evacuación (evacuate), sustancia desechada o extraída del organismo.

evacuación estimulada (prompted voiding), intervención de enfermería recogida en la Nursing Interventions Classification (NIC). Se define como la estimulación de la continencia urinaria recordando periódicamente la necesidad de ir al baño y utilizando la retroalimentación social positiva cada vez que va al baño a su debido tiempo.

evacuación gástrica rápida (gastric dumping), tránsito excesivamente rápido de los alimentos parcialmente digeridos desde el estómago al yeyuno, que es más frecuente en los pacientes que se han sometido a una gastrectomía parcial con gastroyeyunostomía.

evacuador (evacuator), instrumento para vaciar una cavidad, como la retirada de un cálculo de la vejiga urinaria.

evacuante (evacuant), cualquier medicina o agente que origine el vaciamiento del contenido de un órgano, tal como un laxante o emético.

evacuar (evacuate, void), vaciar o extraer una sustancia de una cavidad, espacio, órgano o tracto del organismo.

evaginación (evagination), vuelta de dentro hacia fuera o protrusión de una parte u órgano del cuerpo.

evaluación (evaluating), (en el proceso de enfermería de cinco pasos) actividad del personal de enfermería en la que se realiza y registra una determinación respecto al grado en el que se han cumplido los objetivos de la asistencia establecidos. Para realizar este juicio, el personal de enfermería valora el grado de éxito en la consecución de los objetivos, evalúa la ejecución de los cuidados de enfermería, investiga el cumplimiento del tratamiento por parte del paciente y registra la respuesta del mismo al tratamiento. Se valoran los efectos de las medidas utilizadas, la necesidad de modificar los objetivos de los cuidados, la precisión de la ejecución de los cuidados de enfermería y la necesidad de realizar modificaciones en el entorno del paciente, en el equipo o en las técnicas empleados. Se evalúan los efectos de los cuidados o del tratamiento sobre el paciente, los familiares y el personal, se verifica la exactitud de las pruebas y las mediciones y se constata la adecuada comprensión de la información proporcionada por parte del paciente y sus familiares.

evaluación de producto (product evaluation), intervención de enfermería recogida en la Nursing Interventions Classification (NIC). Se define como la determinación de la eficacia de nuevos productos o equipos.

evaluación endoscópica con fibra óptica de la deglución (FEES) (fiberoptic endoscopio evaluation of swallowing [FEES]), diagnóstico y tratamiento de los trastornos de la deglución por medio de un endoscopio de fibra óptica flexible introducido por vía transnasal en la hipofaringe.

evaluación formativa (formative evaluation), valoración de la eficacia de las intervenciones de enfermería a medida que se ejecutan.

evaluación prelaboral (prevocational evaluation), evaluación de las capacidades y limitaciones de un paciente sometido a rehabilitación por un trastorno discapacitante. El objetivo es encontrar un trabajo eventual en un taller protegido o en la comunidad.

evaporación (evaporation), cambio de una sustancia de estado sólido o líquido a gaseoso. El proceso de evaporación se acelera aumentando la temperatura y disminuyendo la presión atmosférica.

eventración (eventration), protrusión de los intestinos desde el abdomen.

eversión (eversion), vuelta hacia fuera, o de dentro afuera.

evisceración (evisceration), **1.** extracción de una víscera de la cavidad abdominal, desintestinación. **2.** extracción del contenido de un órgano o ese órgano de una cavidad. **3.** protrusión de un órgano interno a través de una herida o incisión quirúrgica, especialmente en la pared abdominal.

evisceración pélvica (pelvic exenteration), extirpación quirúrgica de todos los órganos reproductores y los ganglios linfáticos y la extirpación en bloque del recto, colon sigmoide distal, vejiga urinaria, uréteres distales, vasos ilíacos internos, la totalidad del suelo de la pelvis, con el peritoneo pélvico acompañante, músculos elevadores y periné. La evisceración pélvica es el tratamiento preferido para el carcinoma recurrente o persistente del cuello uterino después de la radioterapia.

evitación (avoidance), (en psiquiatría) mecanismo de defensa consciente o inconsciente, físico o psicológico, a través del cual el individuo trata de evitar o de huir de los estímulos, de los conflictos o de los sentimientos desagradables, tales como la ansiedad, el miedo, el dolor o el peligro.

evocación (evocation), cambio morfogenético específico en el embrión en desarrollo que se produce como resultado de la acción de una única hormona o sustancia química.

evocador (evocator), sustancia química u hormona específica emitida desde la parte organizadora del tejido embrionario que actúa como estímulo morfogenético sobre el embrión en desarrollo.

evolución (evolution), **1.** proceso gradual, ordenado y continuo, de cambio y desarrollo desde un estado a otro. **2.** cambio en la composición genética de una población o grupo determinado de organismos a través del tiempo. **3.** aparición de nuevos grupos taxonómicos procedentes de otros preexistentes en un largo transcurso de tiempo.

evolución convergente (convergent evolution), desarrollo de estructuras o funciones similares entre especies filogenéticamente muy distintas como respuesta a condiciones ambientales similares.

evolución del infarto (evolution of infarction), proceso de cicatrización normal de un IM, tal como aparece en los ECG sucesivos.

evolución determinante (determinant evolution), teoría de que la evolución progresa siguiendo un curso predeterminado.

evolución emergente (emergent evolution), teoría por la que la evolución es una serie de cambios importantes en determinados estadios críticos, resultado de la total redisposición de los elementos preexistentes, de forma que aparecen características completamente nuevas e impredecibles en las especies.

evolución espontánea de Denman (Denman's spontaneous evolution), [Thomas Denman, médico inglés, 1733-1815], giro natural, no ayudado, del feto desde una presentación transversa. La cabeza rota hacia atrás y, al descender las nalgas, los hombros ascienden en la pelvis. El dorso del feto está generalmente en posición posterior.

evolución orgánica (organic evolution), teoría según la cual todas las formas de vida animal y vegetal han descendido, con modificaciones, de otras formas previas, de formas más simples o de una única célula; es la teoría del origen y perpetuación de las especies.

evolución ortogénica (orthogenic evolution), cambio en un animal o planta inducido solamente por un factor intrínseco y que es independiente de cualquier elemento ambiental.

evolución saltatoria (saltatory evolution), aparición de un cambio brusco y repentino en una especie, provocado por una mutación; evolución de una especie mediante cambios importantes bruscos en lugar de hacerlo por acumulación gradual de cambios mínimos.

exacerbación (exacerbation), aumento de la gravedad de una enfermedad o trastorno señalado por una mayor intensidad de los signos y síntomas del paciente que está en tratamiento.

exactitud (accuracy), el grado con el que una medición se aproxima al valor verdadero.

exaltación (elation), reacción emocional caracterizada por euforia, excitación, alegría extrema, optimismo y autosatisfacción. Se considera de origen patológico cuanto la respuesta no refleja de forma realista las circunstancias personales de la persona.

examen bacteriológico de esputo (bacteriologic sputum examination), procedimiento de laboratorio para determinar la presencia o ausencia de bacterias en una muestra de esputo de un paciente. Parte de la muestra se tiñe y examina al microscopio y parte se inocula en medio de cultivo, lo que permite incubarla para realizar un examen posterior más específico.

examen citológico del esputo (cytologic sputum examination), examen microscópico de una muestra de secreciones bronquiales que incluye la búsqueda de células que pudiesen ser cancerosas o presentar otro tipo de anomalía.

examen de huevos y parásitos (ova and parasites test), examen microscópico de las heces para detectar parásitos, tales como amebas, o gusanos y sus huevos, indicadores de enfermedades parasitarias.

examen de salud (health assessment), evaluación del estado de salud de un individuo mediante la realización de una exploración física después de obtener la historia clínica. También se pueden realizar diferentes pruebas de laboratorio para confirmar una impresión clínica o para descartar una disfunción.

examen del estado mental (mental status examination), procedimiento diagnóstico para determinar el estado mental de una persona. El entrevistador experimentado realiza una serie de preguntas de una forma cuidadosamente estandarizada y evalúa las respuestas verbales y reacciones conductuales.

examen neurológico (neurologic examination), examen sistemático del sistema nervioso, con valoración del estado mental, la función de cada uno de los nervios craneales, la función sensitiva y neuromuscular, los reflejos y la propiocepción y otras funciones cerebelosas.

exangüe (bloodless), **1.** cualquier órgano o parte del cuerpo que carece de sangre o parece carecer de sangre. **2.** campo quirúrgico en el cual la irrigación sanguínea local normal ha sido derivada a otras áreas.

exanguinación (exsanguination), pérdida de sangre.

exanguinar (exsanguinate), drenar o privar a un órgano de sangre.

exanguinotransfusión en el recién nacido (exchange transfusion in the newborn), la introducción de sangre completa por intercambio del 75 al 85% de la sangre circulante de un niño que es extraída repetidamente en pequeñas cantidades y repuesta por cantidades de sangre equivalentes del donante. Este procedimiento se realiza para mejorar la capacidad de transporte de oxígeno de la sangre en el tratamiento de la eritroblastosis fetal, eliminando los anticuerpos anti Rh y anti ABO, los eritrocitos sensibilizados que producen hemólisis y la bilirrubina acumulada.

exantema (exanthem), erupción cutánea que puede tener las características diagnósticas específicas de una enfermedad infecciosa. La varicela, el sarampión, la roséola infantil y la rubéola suelen caracterizarse por un tipo de exantema especial.

exantema de Boston (Boston exanthem), enfermedad epidémica caracterizada por la presencia de maculopápulas de color rojo pálido, dispersas por la cara, pecho y espalda, que, en algunas ocasiones, se acompañan de pequeñas ulceraciones en las amigdalas y el paladar blando. Está causado por el virus ECHO 16 y no requiere tratamiento.

exantema del pañal (diaper rash), erupción maculopapular, eritematosa y en ocasiones excoriada de los lactantes, en la zona cubierta por el pañal, producida por la irritación de las heces, humedad, calor o del amoniaco producido por la descomposición bacteriana de la orina. Es frecuente la infección secundaria por *Candida albicans*.

exantema en alas de mariposa (butterfly rash), erupción eritematosa y descamativa de ambas mejillas que pasa de una a otra a través de la nariz mediante una banda estrecha. Aparece en el lupus eritematoso, la rosácea y la dermatitis seborreica.

exantema equimótico (ecchymotic rash), erupción cutánea caracterizada por manchas rojo-azuladas causadas por la extravasación de sangre a los tejidos, generalmente como resultado de una contusión.

exantema escarlatiniforme (scarlet rash), cualquier erupción cutánea rojiza o sonrosada que acompañe a una infección, como la escarlatina o rubéola.

exantema fijo medicamentoso (fixed drug eruption), lesiones bien delimitadas que varían del rojo al violáceo, que aparecen en los mismos lugares de la piel y mucosas cada vez que se utiliza un determinado fármaco.

exantema macular (macular rash), erupción cutánea en la que las lesiones son planas y tienen un diámetro inferior a 1 cm.

exantema maculopapular (maculopapular rash), erupción cutánea con máculas y pápulas características.

exantema medicamentoso (drug rash), erupción cutánea, normalmente debida a una reacción alérgica producida por un determinado fármaco. Cuando el exantema medicamentoso se produce como reacción de hipersensibilidad, no aparece la primera vez que se administra el fármaco, sino tras el empleo repetido del mismo.

exantema por calor (heat rash), inflamación cutánea papular o vesicular producida por la exposición prolongada al calor y a una humedad elevada.

exantema por ortigas (nettle rash), fina erupción urticarial debida al contacto de la piel con ortigas (*Urtica* sp.), planta común que contiene histamina en sus hojas. Se caracteriza por sensación de picor que dura desde unos minutos a varias horas.

exantema prodrómico (prodromal rash), exantema que precede a una erupción cutánea más grave causada por una enfermedad infecciosa.

exantematoso (exanthematous), relativo a una enfermedad eruptiva o al eritema cutáneo que la acompaña.

excavador (excavator), **1.** instrumento para vaciar algo mediante la extracción de su centro o parte interna o para hacer un agujero o cavidad. **2.** pala, cuchara o gubia para uso quirúrgico.

excentricidad (eccentricity), conducta considerada rara o peculiar por una determinada cultura o comunidad, aunque no lo suficiente como para considerarla patológica.

excéntrico (eccentric), **1.** relacionado con un objeto o una actividad que se sale de su curso o práctica común. **2.** comportamiento que puede parecer raro o poco convencional, pero que no es un trastorno necesariamente.

exceso (excess), cantidad superior a la normal o necesaria.

exceso de bases (base excess), medida de alcalosis o acidosis metabólicas (exceso de bases en valor negativo).

exceso de mortalidad (excess mortality), muerte prematura o la que se produce antes de la esperanza de vida media para una persona de una determinada categoría demográfica.

exceso de volumen de líquidos (fluid volume, excess), diagnóstico de enfermería aceptado por la Fifth National Conference on the Classification of Nursing Diagnoses (revisado en 1996). Se define como el estado en el cual un individuo experimenta un aumento de la retención de líquidos isotónicos.

excindir (excise), extirpar por completo, como ocurre en la escisión quirúrgica de las amígdalas palatinas.

excipiente (vehicle), sustancia inerte con la que se mezcla una medicación para facilitar su medida y administración o aplicación.

excipiente de pomada (ointment base), vehículo para los fármacos que contiene una pomada.

excipiente farmacológico (pharmaceutical necessity), sustancia sin valor terapéutico pero utilizada en la preparación de diversos medicamentos, como conservante, disolvente, base de pomadas, aromatizante, colorante, diluyente o emulsionante.

excitabilidad (excitability), propiedad de una célula que le permite reaccionar ante una irritación o estímulo, como la reacción de un nervio o de las células miocárdicas al estímulo adecuado.

excitabilidad muscular (muscle excitability), capacidad de una fibra muscular para responder con rapidez a un agente estimulante.

excitabilidad nerviosa (nerve excitability), capacidad de una neurona para responder a un estímulo.

excitabilidad supranormal (supernormal excitability), capacidad del miocardio para responder a un estímulo que sería ineficaz en un momento anterior o posterior del ciclo cardíaco.

excitación (excitation), actuación de un nervio o de un músculo como consecuencia de la propagación de un impulso; estado de exaltación mental o física.

excitación (excitement), (en psiquiatría) estado patológico caracterizado por intensidad emocional, conducta impulsiva, anticipación y estimulación. La excitación de los pacientes esquizofrénicos suele ser el resultado del bloqueo de las comunicaciones y de sentimientos hostiles entre el paciente y el personal del hospital.

excitación catatónica (catatonic excitement), estado de excitación extrema que puede aparecer cuando un paciente es incapaz de mantener la inmovilidad catatónica.

excitante (excitant), fármaco u otro agente que estimula el SNC u otro sistema corporal de una determinada forma.

excluido (carve-out), servicio no cubierto en un contrato de seguro sanitario. Suele reembolsarse de acuerdo con una reglamentación o fórmula de tasa diferente de la de los servicios especificados bajo la cobertura contractual.

exclusión del precio base (exclusión from base price), estipulación del contrato de asistencia sanitaria en la cual los actos variables de alto coste que están fuera del control del proveedor, por ejemplo los costes de consecución de órganos, están excluidos del precio base.

exclusión inmunológica (immune exclusion), evitación de que un antígeno se desarrolle en el cuerpo mediante una respuesta inmunitaria específica.

excoriación (chafe, excoriation), irritación de la piel por fricción, como cuando se roza con un material áspero sobre una zona del cuerpo desprotegida.

excreción (excretion), proceso de eliminación o liberación de sustancias por parte de los órganos o tejidos del organismo como parte de la actividad metabólica normal. La excreción suele comenzar a nivel celular.

excreción de yodo radiactivo (radioactive iodine excretion), eliminación corporal del yodo radiactivo (RAI) administrado en una prueba de función tiroidea y en el tratamiento del hipertiroidismo. La mayor parte del yodo radioactivo se excreta por la orina, pero se pueden encontrar pequeñas cantidades en el esputo, transpiración, heces, y en el vómito.

excreción fraccionada de sodio (EF_{Na}) (fractional excretion of sodium [FE_{Na}]), valoración de la insuficiencia renal aguda comparando el aclaramiento de sodio y el aclaramiento de creatinina.

excreción urinaria (urinary elimination), resultado de enfermería recogido en la Nursing Outcomes Classification (NOC). Se define como la capacidad del sistema urinario de filtrar los desechos, conservar los solutos y almacenar y excretar la orina siguiendo un patrón normal.

excreción urinaria, preparación para mejora (urinary elimination, readiness for enhanced), diagnóstico de enfermería aprobado por la Fifteenth National Conference on the Classification of Nursing Diagnoses. Se define como el patrón de funciones urinarias suficiente para cumplir las necesidades de excreción y que se puede reforzar. Las características que lo definen incluyen la voluntad verbalizada de mejorar la excreción urinaria, una orina de color pajizo inolora, una densidad específica norma, una diuresis normal para la edad y otros factores, la posición para la micción y una ingesta de líquidos adecuada para las necesidades diarias.

excremento (excrement), cualquier material de desecho, especialmente heces, eliminado por el organismo.

excreta (excreta), materia de desecho eliminada del organismo.

excretar (excrete), evacuar del organismo una sustancia de desecho, con frecuencia a través de una secreción normal, por ejemplo, en el caso de un fármaco que es excretado en la leche materna.

excretor (excretory), perteneciente o relativo al proceso de excreción, normalmente utilizado en combinación con el término que identifique el objeto o procedimiento asociado a la excreción.

excursión (excursion), salida o desviación del curso directo o normal.

exemestano (exemestane), antineoplásico utilizado para el tratamiento del cáncer de mama avanzado en pacientes posmenopáusicas y que no responden a otros tratamientos.

exenatida (exenatide), fármaco antidiabético administrado, en combinación con metformina o con una sulfonilurea, para tratar la diabetes mellitus tipo 2.

exencefalia (exencephaly), anomalía del desarrollo caracterizada por la falta total o parcial del cráneo, de manera que el cerebro queda expuesto.

exención de dispositivo de investigación (investigational device exemption [IDE]), (en EE.UU.) acuerdo mediante el cual el gobierno federal permite que se prueben nuevos dispositivos médicos.

exenteración (exenteration), **1.** extirpación quirúrgica de órganos internos. **2.** en oftalmología, extirpación del contenido completo de la órbita.

exento de portador (carrier-free), **1.** radioisótopo en forma pura, sin dilución por otros portadores isótopos estables. **2.** sustancia en la cual todas las moléculas están marcadas por un trazador radiactivo u otra marca.

exéresis (exeresis), extirpación quirúrgica de una parte, órgano o estructura corporal.

exfoliación (exfoliation), descamación y desprendimiento de las células de un tejido. Se trata de un proceso normal que puede resultar exagerado en ciertas enfermedades de la piel y tras quemaduras solares graves, o que puede ser inducido deliberadamente, como en el caso de la microdermoabrasión.

exfoliación laminar del recién nacido (lamellar exfoliation), trastorno congénito de la piel, transmitido como rasgo autosómico recesivo, en el que existe una membrana escamosa que cubre la piel del lactante y que se descama en las 24 horas siguientes al nacimiento. Se produce a continuación una cicatrización completa o un proceso progresivamente menos intenso de exfoliación de las escamas.

exfoliación química (chemical peel), tratamiento para reducir o mejorar arrugas, defectos, manchas de pigmento y áreas de piel dañadas por el sol. Utilizando una solución química de fenol, ácido tricloroacético (TCA) o alfa-hidroxifrutiácidos, las capas superiores de la piel son eliminadas, haciendo posible que piel nueva, más lisa y con células más firmes ocupe la superficie. Inmediatamente después del pelado puede haber inflamación, que remite en 7 o 10 días cuando empieza a formarse piel nueva.

exhibicionismo (exhibitionism), **1.** mostrar las habilidades de uno mismo para atraer la atención. **2.** (en psiquiatría) alteración psicosexual que se produce en hombres en los que el acto repetido de exhibir sus genitales en situaciones socialmente inaceptables sirve como método de alcanzar la excitación y gratificación sexual.

exocitosis (exocytosis), liberación por parte de una célula de partículas que son demasiado grandes para difundirlas a través de su pared.

exocrino (exocrine), perteneciente o relativo al proceso de secreción hacia fuera, hacia la superficie de un órgano o tejido, o al interior de un vaso, a través de un conducto.

exoenzima (exoenzyme), enzima que no funciona en el interior de las células a partir de las cuales se segrega.

exoesqueleto (exoskeleton), cubierta externa dura de muchos invertebrados, tales como los crustáceos, los cuales carecen de las estructuras internas óseas de los vertebrados.

exofítico (exophytic), perteneciente o relativo a la tendencia al crecimiento hacia fuera, como ocurre en los tumores exofíticos, que crecen en la superficie o en la parte externa de un órgano o estructura.

exoforia (exophoria), desviación del eje visual de un ojo alejándose del otro ojo, producida en ausencia de estímulo visual para la fusión.

exoftalmía (exophthalmia), trastorno caracterizado por una protrusión marcada de los globos oculares, que suele ser el resultado del aumento del volumen del contenido de la órbita, producido por un tumor; por tumefacción asociada a hemorragia o edema cerebral, intraocular o intraorbitario; por parálisis o traumatismo de los músculos extraoculares, o por trombosis del seno cavernoso. También puede ser producida por procesos endocrinos, como el hipertiroidismo y la enfermedad de Graves, por venas varicosas en la órbita o por lesión de los huesos orbitarios. En la exoftamía suele verse afectada la agudeza visual, pudiéndose registrar, además, queratitis, ulceración, infección y ceguera.

exoftalmómetro (exophthalmometer), instrumento empleado para medir el grado de desplazamiento hacia delante del ojo en el exoftalmos.

exoftalmos pulsátil (pulsating exophthalmos), trastorno ocular caracterizado por la presencia de un globo ocular hinchado y pulsátil, causado por un aneurisma arteriovenoso que afecta a la arteria carótida interna y al seno cavernoso de la órbita.

exogamia (outbreeding), producción de descendencia por el emparejamiento de individuos, organismos o plantas no emparentados, lo que produce rasgos o géneros híbridos superiores.

exógeno (exogenous), **1.** que crece en el exterior del organismo. **2.** que se origina fuera del organismo o de cualquier órgano corporal, o que se produce por causas externas, como la enfermedad producida por un agente bacteriano o vírico ajeno al organismo.

exon (exon), (en genética molecular) parte de la molécula de ADN que produce el código para el ARN mensajero final.

exonucleasa (exonuclease), (en genética molecular) nucleasa que digiere el ADN o el ARN desde los extremos de las cadenas.

***Exophiala** (Exophiala),* género muy extendido de hongos imperfectos saprofitos. *E. jeanselmei* se suele encontrar en tierra y aguas residuales y causa micetomas e infecciones oportunistas en humanos. *Hortae werneckii* (antes clasificado como *E. werneckii*) es el causante de la tiña negra. Dada su gran variabilidad, algunos autores han propuesto dividir esta especie en varias.

exostosis (exostosis), crecimiento benigno anormal en la superficie de un hueso.

exostosis cartilaginosa (exostosis cartilaginea), hipertrofia de cartílago al final de los huesos largos.

exostosis múltiple hereditaria (hereditary multiple exostoses), enfermedad condrodisplásica familiar rara en la que aparecen protuberancias óseas en la diáfisis de los huesos largos y, en ocasiones, en las superficies cartilaginosas de las epífisis óseas. Las articulaciones afectadas pierden su movilidad y los huesos dejan de crecer.

exotérico (exoteric), perteneciente a algo situado fuera del organismo.

exotérmico (exothermic), indica un proceso químico acompañado por liberación de calor, como la pérdida de calor de la superficie del cuerpo.

exotoxina (exotoxin), toxina secretada o excretada por un microorganismo vivo.

exotoxina piógena (pyogenic exotoxin), toxina extracelular segregada por *Streptococcus pyogenes* que puede asociarse con fiebre y con el desarrollo de una insuficiencia renal, distrés respiratorio y necrosis.

exotropía (exotropia), desviación de las líneas de la vista entre los dos ojos, en la que el ojo no fijador se orienta hacia fuera. El ojo presenta visión defectuosa.

expansión (expansion), **1.** proceso o estado de ser incrementado en extensión, superficie o volumen. **2.** región o área de volumen o superficie aumentada.

expansión digital dorsal (dorsal digital expansion), extensión triangular aponeurótica del tendón extensor digital del dorso de la falange proximal de cada dedo, a la que también están unidos los tendones de los músculos lumbrical e interóseo. Forma una cubierta móvil en torno a la articulación metacarpofalángica.

expansor (extender), algo que causa un aumento de tiempo o de tamaño, como por ejemplo una sustancia añadida a una medicación para alargar el tiempo requerido para que el fármaco se absorba.

expansor del plasma (plasma expander), sustancia, habitualmente un dextrano de peso molecular elevado, que se administra por vía intravenosa para elevar la presión oncótica de un paciente.

expansor del volumen plasmático (plasma volume extender), solución intravenosa de dextrano, proteínas u otras sustancias empleadas para tratar el shock debido a la pérdida de volumen sanguíneo.

expectación (expectation), **1.** anticipación por parte del personal de la conducta de un paciente basándose en el conocimiento y en el entendimiento de las capacidades y problemas de la persona. **2.** anticipación de la actuación del personal de enfermería, como ocurre en la expectación de rol.

expectante (attending), (en psicología) relativo a una disposición alerta a la percepción, con un ajuste del cerebro y los órganos de los sentidos para concentrarse sobre una situación.

expectoración (expectoration), expulsión de moco, esputo o líquidos desde la tráquea o pulmones por medio de la tos o carraspeo.

expectorante (expectorant), **1.** perteneciente o relativo a la sustancia que facilita la salida del moco u otros exudados desde los pulmones, bronquios o tráquea. **2.** agente que facilita la expectoración al reducir la viscosidad de las secreciones pulmonares o disminuyendo la intensidad con la que los exudados se adhieren al tracto respiratorio inferior. Entre los expectorantes se cuentan la acetilcisteína, la guaifenesina y el hidrato de terpina.

experiencia de cuasi-muerte (near-death experience), observaciones subjetivas que han sentido algunos pacientes que estuvieron cerca de la muerte clínica o se recuperaron después de haber sido declarados muertos. Muchos de ellos refieren haber tenido la sensación de pasar por un túnel hacia una luz brillante y de haberse encontrado con personas que les habían precedido en la muerte.

experiencia de enfermedad (illness experience), proceso de estar enfermo, que consta de 5 fases, según el modelo de Suchman de etapas de la enfermedad: I, se experimenta un síntoma; II, se asume el papel de enfermo; III, se entra en contacto con los servicios sanitarios; IV, se hace dependiente (paciente), y V, se recupera o se rehabilita.

experiencia emocional correctiva (corrective emotional experience), proceso por el cual un paciente abandona viejos modelos de conducta y aprende o reaprende nuevos patrones mediante la reexperimentación de sentimientos y necesidades no resueltos.

experiencia extracorpórea (out-of-body experience [oobe]), sensación de que la mente se ha separado temporalmente del cuerpo. La sensación suele producirse cuando el paciente está dormido, en trance o inconsciente, como por ejemplo durante la cirugía. La persona contempla su cuerpo como podría hacerlo un observador impersonal. En algunos casos la persona visualiza objetos o personas que están más allá del alcance de los sentidos normales. A veces, un paciente próximo a morir se da cuenta después de despertar de que había sido declarado muerto durante los momentos de la experiencia.

experimento (experiment), investigación en la cual uno o más factores pueden modificarse bajo circunstancias controladas para estudiar los efectos de los factores modificados.

experto (expertise), perteneciente a la habilidad o conocimiento adquirido por una persona mediante estudio, entrenamiento o experiencia.

expiración (expiration), **1.** terminación o muerte. **2.** caducidad.

expirar (die), fallecer.

explante (explantation), retirada de un implante.

exploración (examination), inspección e investigación crítica, usualmente consecutiva a un método particular, realizada con fines diagnósticos y de investigación.

exploración abdominal (abdominal examination), valoración física del abdomen de un paciente mediante la inspección visual y el uso de la palpación, la percusión y la auscultación. La inspección visual de la forma normalmente oval de la superficie del abdomen mientras el paciente descansa en decúbito supino puede revelar rasgos anómalos de la superficie que indican efectos patológicos o lesiones. Como rasgos anómalos superficiales pueden detectarse los tumores bajo la superficie, la acumulación de líquido o la hipertrofia de hígado o bazo. La auscultación puede descubrir ruidos vasculares que proporcionan información sobre los trastornos arteriales, como los aneurismas aórticos, o bien ruidos intestinales indicativos de la función intestinal. Si se trata de una paciente embarazada, la auscultación puede detectar el latido cardíaco fetal y la circulación sanguínea placentaria. La percusión ayuda a detectar el estado de los órganos internos. En la palpación se detectan áreas de dolorimiento o rigidez, el tono muscular y el estado de la piel y las formas y tamaños de posibles masas y de los órganos profundos.

exploración bimanual (bimanual examination), exploración que requiere el uso de ambas manos.

exploración bucodental (oral examination), inspección clínica, visual y a la palpación de las estructuras duras y blandas de la cavidad oral, con fines diagnósticos, de asesoramiento, planificación, tratamiento y evaluación.

exploración cardíaca con radionúclidos (cardiac radionuclide imaging), exploración cardíaca no invasiva que utiliza un radiofármaco, como el talio 201, y un aparato de detección, como una gamma-cámara, una cámara de positrones o una tomografía plana.

exploración de la mama[1] (breast examination[1]), método de exploración mediante el cual las mamas y los tejidos adyacentes se observan y se palpan para valorar la presencia de cambios o de alteraciones que puedan indicar la presencia de un proceso maligno.

exploración de la mama[2] (breast examination[2]), intervención en enfermería recogida en la Nursing Interventions Classification (NIC). Se define como la inspección y palpación de las mamas y de las áreas relacionadas.

exploración de la pelvis (pelvic examination), procedimiento diagnóstico en el cual se exploran físicamente los genitales externos e internos mediante inspección, palpación, percusión y auscultación. Se debe realizar de forma regular a lo largo la vida de las mujeres.

exploración de los ejecutivos (executive physical), exploración física que incluye múltiples pruebas de laboratorio, radiografías y otras pruebas complementarias que se realiza periódicamente al personal directivo a expensas del empresario.

exploración dental (dental examination), inspección de los dientes y tejidos blandos circundantes de la cavidad bucal.

exploración física (physical examination), examen del cuerpo para determinar su estado de salud, utilizando cualquiera de las técnicas de inspección, palpación, percusión, auscultación y olfación, o bien todas ellas. El examen físico, unido a la historia clínica y a las pruebas iniciales de laboratorio constituyen la base de datos con la que se establece el diagnóstico y con la que se desarrolla un plan de tratamiento.

exploración ginecológica (gynecologic examination), examen pélvico.

exploración ortóptica (orthoptic examination), examen oftalmoscópico de la función binocular. Un instrumento estereoscópico presenta una imagen ligeramente diferente a cada ojo. El examinador anota el grado en el que las imágenes se combinan por el proceso normal de fusión. Si la persona tiene diplopía las imágenes se ven separadas. Si la persona tiene ambliopía de supresión, sólo se aprecia una imagen.

exploración postmórtem (postmortem examination), exploración de un cuerpo muerto por una persona con experiencia en anatomía patológica.

exploración selectiva, detección selectiva (screening), **1.** intervención preliminar, como puede ser una prueba o una exploración, para detectar el signo o signos más característicos de una enfermedad que habrá de ser estudiada con más detalle. **2.** exploración de una gran muestra de población para detectar una enfermedad o un trastorno específico, como la hipertensión.

explorador (exploratory), relativo a la exploración, como la cirugía exploradora.

explorador (pathfinder), instrumento cilíndrico, flexible que contiene varias guías filiformes, y se utiliza para localizar zonas de constricción.

explosión (explosion), **1.** descomposición repentina y violenta de un compuesto químico. **2.** destrucción repentina de un radical.

exponente (exponent), superíndice en un número que indica cuántas veces hay que multiplicar ese número por sí mismo (por ejemplo, $3^4 = 3 \times 3 \times 3 \times 3 = 81$). Cuando se escribe como superíndice del 10, sirve para indicar números muy pequeños o muy grandes, utilizado en comunicados médicos o científicos, como por ejemplo: el 10^6 representa 1.000.000, o 10^{-6} representa 1/1.000.000. Los exponentes pueden indicarse también en forma de prefijo, como mega (para 10^6) o micro (para 10^{-6}).

exposición (exposure), **1.** medida de la ionización del aire producida por un haz de radiación. Se expresa en culombios por kilogramo de aire. **2.** estado experimentado por haberse hallado sometido a una fuerza o influencia (p. ej., exposición vírica o exposición térmica).

exposición a la radiación (radiation exposure), medida de la ionización producida en el aire por rayos X o rayos gamma. Es la suma de las cargas eléctricas de todos los iones de un mismo signo producidos cuando todos los electrones liberados por fotones en un volumen determinado de aire son completamente detenidos, dividido entre la masa de aire presente en el elemento de volumen. La unidad de exposición es el roentgen. La exposición aguda a la radiación es la exposición de corta duración a radiaciones ionizantes intensas, generalmente como consecuencia de un accidente o vertido accidental de material radiactivo.

exposición a radiación, procedimientos de urgencia (radiation exposure, emergency procedures), tratamiento de primeros auxilios de una persona que ha recibido radiación corporal externa mediante exposición a material radiactivo o contaminación por radiación interna por inhalar o ingerir material radiactivo. La exposición a radiación externa se trata inicialmente mediante limpieza y aislamiento quirúrgico para proteger a los demás. A una persona que ha inhalado o ingerido material radiactivo se le debería dar un tratamiento de urgencia similar al de una persona que ha estado expuesta a venenos químicos. Por otra parte, los desechos corporales deben recogerse y examinarse comprobando sus niveles de radiación. Si la víctima también ha sufrido una herida, hay que tener cuidado para evitar la contaminación cruzada de las superficies expuestas. En general, salvo las precauciones especiales para evitar la dispersión de los efectos de la radiación, el paciente debe recibir todos los tratamientos de urgencia necesarios para salvar su vida, y el personal que manipula al paciente debe llevar batas, gorros y guantes quirúrgicos.

exposición al amoníaco (ammonia exposure), reacción adversa al amoníaco, el cual se produce en el proceso de catabolización de los aminoácidos y de los ácidos nucleicos. Cuando existen enfermedades hepáticas, como cirrosis, el amoníaco se puede acumular en la sangre, lo que se traduce en lesión neurológica. Entre las medidas preventivas se encuentran la administración de antibióticos que restringen el crecimiento de las bacterias que producen amoníaco y la restricción de la ingesta de proteínas en la dieta.

exposición de entrada (entrance exposure), dosis cutánea de radiación cuando el haz de la misma penetra en el paciente. Se expresa en miliroentgens o en C/kg.

expresión (expression), **1.** indicación de un estado físico o emocional mediante el gesto de la cara o la entonación de la voz. **2.** acción de presionar o apretar para expeler algo, como la leche de las mamas en la lactancia, o el feto desde el útero, ejerciendo presión sobre la pared del abdomen. **3.** (en genética) efecto o aspecto detectable en el fenotipo debido a un determinado rasgo o trastorno.

expresión génica (gene expression), flujo de información genética del gen a la proteína; proceso, o regulación del proceso, por el que se manifiestan los efectos de un gen; manifestación de un rasgo hereditario en una persona que porta el gen o genes que lo determinan.

expresividad (expressivity), variabilidad con la que se modifican los patrones básicos de la herencia, tanto en grado como en variedad, por efecto de un determinado gen en personas con un mismo genotipo.

éxtasis (ectasy), **1.** estado emocional caracterizado por la exaltación, el entusiasmo o frenesí. **2.** nombre común de la 3,4-metilendioximetanfetamina, una droga alucinógena.

extensión (extension), movimiento que permiten ciertas articulaciones del esqueleto en las que aumenta el ángulo entre los dos huesos adyacentes, como en la extensión de una pierna, en la que aumenta el ángulo entre el fémur y la tibia.

extensión bucal (buccal smear), muestra de células recogidas de la mucosa bucal con el propósito de obtener un cariotipo para determinar el sexo genético de un individuo.

extensión de la vida (life extension), proceso de expansión de la esperanza de vida de un individuo o de una población mediante medidas que promuevan una mayor utilización de la medicina preventiva, así como una mejor utilización de los medios diagnósticos y terapéuticos disponibles.

extensión de sangre (blood smear), prueba sanguínea que sirve para valorar fármacos y enfermedades que determinan alteraciones de la morfología de los hematíes y los leucocitos y que ayuda en el diagnóstico de algunas enfermedades congénitas y adquiridas.

extensión del infarto (infarct extension), infarto de miocardio que se ha extendido más allá de su zona de origen, normalmente como resultado de la muerte de células en el borde isquémico de la zona de infarto.

extensión marginal (ridge extension), intervención quirúrgica intraoral para ampliar la profundidad de los surcos labial, bucal o lingual.

extensor (extensor), músculo que extiende una parte del cuerpo.

extensor común de los dedos de la mano (extensor digitorum), músculo de la región posterior del antebrazo. Se divide distalmente en cuatro tendones que pasan bajo el retináculo extensor y se separan en la parte dorsal de la mano. Su función es extender las falanges y, por continuidad de acción, la muñeca.

extensor común de los dedos del pie (extensor digitorum longus), músculo penniforme localizado en la región anteroexterna de la pierna. Extiende las falanges proximales de los dedos segundo a quinto del pie y dorsiflexiona el pie.

extensor corto de los dedos del pie (extensor digitorum brevis), músculo que flexiona los tres dedos centrales del pie y la articulación metatarsofalángica del dedo gordo.

extensor corto del pulgar (extensor pollicis brevis), músculo que extiende todas las articulaciones del dedo pulgar.

extensor largo del dedo gordo del pie (extensor hallucis longus), músculo que extiende el dedo gordo y flexiona el pie en la articulación del tobillo.

extensor largo del pulgar (extensor pollicis longus), músculo que extiende las articulaciones metacarpofalángica y carpometacarpiana del pulgar.

extensor propio del meñique (extensor digiti minimi), músculo extensor de la región posterior del antebrazo. Su función es extender el dedo meñique y la mano.

externo (extern), en EE.UU., estudiante de medicina u odontología que vive fuera de la institución, pero que proporciona asistencia médica u odontológica a los pacientes, como actividad extracurricular, bajo la supervisión profesional de los miembros de la plantilla del hospital.

externo (external), **1.** que se encuentra fuera o en el exterior del cuerpo o de un órgano. **2.** que actúa desde fuera, como la influencia externa de un factor exógeno. **3.** perteneciente o relativo al gesto o aspecto visible.

exteroceptivo (exteroceptive), perteneciente a los estímulos que se originan fuera del organismo, o a los receptores sensoriales que activan.

exteroceptor (exteroceptor), cualquier terminación nerviosa que responde a los estímulos que se originan fuera del organismo, como el tacto, la presión o el sonido.

extinción (extinction), estado de encontrarse perdido o destruido.

extirpación (extirpation), extracción total del órgano enfermo o de una parte del cuerpo.

extirpación de cataratas (cataract removal), extirpación del interior del ojo del cristalino que ha perdido la transparencia. El método más frecuente de proceder a la misma es el extracapsular, en el que la corteza y el núcleo del cristalino son extraídos después de retirar la parte anterior de la cápsula, dejando la cápsula posterior en su lugar. Tras la extirpación del cristalino se suele implantar un cristalino intraocular para proceder a la corrección visual. En los últimos años se han generalizado las técnicas de extirpación de cataratas sin sutura, que han adquirido gran difusión por su rapidez en la rehabilitación. Las microincisiones en la cornea permiten el uso de la anestesia tópica en vez de la retrobulbar.

extirpación de quiste pilonidal (pilonidal cystectomy), intervención para eliminar un quiste pilonidal abscesificado con tractos sinusales.

extirpación en bloque (blockout), en odontología, eliminación en un molde de las áreas indeseables presentes bajo la zona de corte mediante su relleno con material apropiado.

extirpar (ablate), eliminar o extraer mediante corte.

extraarticular (extraarticular), relativo al área que rodea a la articulación o en el interior de la articulación.

extracapsular (extracapsular), relativo a algo situado por fuera de la cápsula.

extracción de esperma testicular (testicular sperm extraction [TESE]), en hombres con azoospermia obstructiva, extracción de espermatozoides directamente desde el testículo a través de la piel.

extracción de nalgas (breech extraction), operación obstétrica en la que un niño que va a nacer de pies o de nalgas es sujetado antes de que aparezca cualquier parte del tronco y extraído por tracción.

extracción de un anillo de un dedo inflamado (ring removal from swollen finger), técnica de extracción de un anillo en un dedo hinchado que consiste en pasar un hilo bajo el anillo mientras se desplaza éste hacia la mano. Se dan varias vueltas con el hilo sobre la zona hinchada, después de lo cual se desenrolla gradualmente, desde el lado de la mano, mientras se desplaza poco a poco el anillo hacia el extremo libre del dedo.

extracción en serie (serial extraction), la extracción selectiva de algunos dientes de leche y, en ocasiones, de los definitivos durante un período de tiempo, con el objeto de evitar el amontonamiento y facilitar la erupción de los dientes restantes en la mejor posición.

extracción homogeneizadora (baffling), proceso de extracción de las partículas grandes de agua de la suspensión de un nebulizador a chorro, de tal forma que las partículas que entran en las vías respiratorias del paciente sean de un tamaño terapéutico uniforme.

extracelular (extracellular), que se produce fuera de la célula o tejido celular, o en cavidades o espacios entre las capas celulares o entre los grupos de células.

extracoronal (extracoronal), por fuera de la corona del diente.

extracorpóreo (extracorporeal), algo que se encuentra fuera del organismo, como la circulación extracorpórea, en la que la sangre venosa es desviada hacia el exterior del cuerpo, hacia una máquina corazón-pulmón, para ser devuelta al cuerpo posteriormente a través de la arteria femoral u otra.

extracraneal (extracranial), relativo a algo situado en el exterior del cráneo.

extracromosómico (extrachromosomal), que ocurre sin participación directa de los cromosomas.

extracto (extract), **1.** sustancia, normalmente un ingrediente activo de una planta o tejido animal, que se prepara utilizando disolventes o evaporación, para separar la sustancia del material original. **2.** forma concentrada de una planta que se obtiene cuando la planta natural es mezclada con agua, alcohol u otro disolvente y destilada o evaporada. Los extractos de este tipo pueden ser líquidos o sólidos.

extracto acuoso (aqueous extract), preparación en agua de la sustancia de una planta o un animal que contiene la porción biológicamente activa sin el residuo celular.

extracto alergénico (allergenic extract), extracto proteico purificado de una sustancia a la que puede ser sensible una persona. El extracto se puede utilizar como medio diagnóstico o en el tratamiento de hiposensibilización.

extracto de sopa de malta (malt soup extract), extracto de malta obtenido a partir de granos de cebada, que también contiene una pequeña cantidad de hidratos de carbono poliméricos, proteínas, electrólitos y vitaminas. Se administra por vía oral como laxante formador de masa fecal.

extractor (extractor), instrumento médico, como las pinzas, que se utiliza para extraer un cuerpo extraño, una muestra de tejido o un dispositivo médico que se haya colocado en el interior de la cavidad corporal.

extractor de bandas (band remover), instrumento utilizado para retirar las bandas ortodóncicas circunferenciales de los dientes.

extradural (extradural), por fuera de la duramadre.

extraer (extract), sacar un diente de la cavidad oral mediante elevadores o pinzas, o ambos.

extramarital (extramarital), sucedido fuera del matrimonio, como por ejemplo una relación extramarital.

extramedular (extramedullary), perteneciente a algo externo o no relacionado con la médula.

extraño (extraneous), exógeno; que se origina o penetra desde el exterior del organismo.

extraocular (extraocular), por fuera del ojo.

extraperitoneal (extraperitoneal), que ocurre o se localiza fuera de la cavidad peritoneal.

extrapiramidal (extrapyramidal), **1.** perteneciente o relativo a los tejidos y estructuras situadas por fuera de los tractos piramidales espinales del encéfalo, asociados a movimientos del cuerpo, excluyendo las motoneuronas, corteza motora y haces corticospinal y corticobulbar. **2.** perteneciente o relativo a la función de estos tejidos y estructuras.

extrapleural (extrapleural), fuera de la cavidad pleural.

extrapulmonar (extrapulmonary), fuera de los pulmones, o sin relación con ellos.

extrasensorial (extrasensory), relativo a los sucesos del entendimiento que no pueden ser observados con ninguno de los cinco sentidos.

extrasístole de la unión (junctional extrasystole), latido prematuro que generalmente procede de la unión del nódulo auriculoventricular (AV) y el haz AV, el principal sitio de origen de extrasístoles, pero también se puede originar en el interior del haz AV.

extrasístole de la unión oculta (concealed junctional extrasystole), impulso que se origina y descarga en el nódulo auriculoventricular o en el haz auriculoventricular, aunque no alcanza la aurícula ni el ventrículo.

extrasístole ventricular (ventricular extrasystole), extrasístole originada en el ventrículo.

extrasístole ventricular interpolada (interpolated premature ventricular contraction), extrasístole ventricular intercalada entre dos latidos sinusales. No se sigue de pausa compensadora.

extrauterino (extrauterine), que ocurre o se localiza fuera del útero, como el embarazo ectópico.

extravasación (extravasation), paso o escape hacia los tejidos, normalmente de sangre, suero o linfa.

extravasación peripélvica (peripelvic extravasation), extravasación de orina a la región que circunda la pelvis renal.

extremaunción (last sacraments), ceremonia religiosa que lleva a cabo un sacerdote en auxilio de la persona próxima a morir.

extremidad (extremity, limb), **1.** apéndice o extremidad del cuerpo, como una pierna o un brazo. **2.** rama de un órgano interno, como el asa de una nefrona.

extrínseco (extrinsic), relativo a lo externo o lo originado fuera de una estructura del organismo, incluyendo partes de un órgano que no están completamente contenidas en él, como la musculatura extrínseca.

extrofia (exstrophy), malformación congénita en la que un órgano hueco presenta una pared invertida de dentro hacia fuera, estableciendo una comunicación con el exterior.

extrofia de la vejiga (exstrophy of the bladder), anomalía del desarrollo caracterizada por la ausencia de parte de la pared abdominal inferior y de la pared anterior de la vejiga urinaria, con eversión de la pared posterior de la vejiga a través del defecto, así como con un arco púbico abierto y una amplia separación de los ísquiones, conectados por una banda fibrosa.

extroversión (extroversion), **1.** tendencia a dirigir las preocupaciones y energías de uno mismo hacia los valores y elementos externos a uno. **2.** estado de preocupación total o primaria por lo que ocurre fuera de uno mismo.

extrovertido (extrovert), **1.** persona cuyas preocupaciones se dirigen fuera de sí misma, preocupada fundamentalmente por la realidad y el entorno físico externo, en lugar de por sus sentimientos y pensamientos internos. **2.** persona caracterizada por la extroversión.

extruir (extrude), exprimir hacia fuera desde una superficie o un alineamiento.

extrusión (extrusion), **1.** rechazar o empujar hacia fuera; expulsar por la fuerza. **2.** erupción o movimiento de una pieza dentaria por encima de su plano oclusivo normal en ausencia de una fuerza oclusiva que se oponga. **3.** técnica de ortodoncia para la elongación o elevación de un diente.

extubación (extubation), proceso de retirar un tubo de un orificio o cavidad corporal.

extubación endotraqueal (endotracheal extubation), intervención de enfermería recogida en la Nursing Interventions Classification (NIC). Se define como la retirada intencionada del tubo endotraqueal de la vía aérea nasofaríngea u orofaríngea.

exudación (exudation), pus o suero. El exudado puede contener o no material fibroso o coagulado.

exudado (exudate), líquido, células u otras sustancias que se han exudado o expulsado lentamente desde las células o vasos sanguíneos a través de pequeños poros u orificios en las membranas celulares.

exudado algodonoso (cotton-wool exudate), lesión blanquecina de consistencia esponjosa, debida a infarto de la capa de fibras nerviosas, que se observa en la retina de pacientes con determinadas enfermedades sistémicas, como diabetes, SIDA, hipertensión y lupus. También se puede dar en infecciones retinianas.

exudativo (exudative), relativo a la exudación de líquido u otro material desde las células y tejidos, normalmente como resultado de una inflamación o lesión.

eyaculación (ejaculation), emisión súbita de semen desde la uretra masculina, que normalmente se produce durante el coito, la masturbación o en una emisión nocturna

eyaculación precoz (premature ejaculation), eyaculación incontrolable y prematura de semen causada, en un gran número de casos, por la existencia de un estado de ansiedad durante el acto sexual.

eyaculación retardada (retarded ejaculation), incapacidad de un varón para eyacular después de haber conseguido una erección. Acompaña con frecuencia al proceso de envejecimiento.

eyaculación retrógrada (retrograde ejaculation), eyaculación del semen en sentido opuesto, esto es, hacia la vejiga urinaria. Puede ser consecuencia de cirugía o medicación.

eyaculado (ejaculate), semen eliminado en una sola emisión.

eyección (ejection), expulsión forzada de algo, como la sangre desde un ventrículo del corazón.

eyección ventricular (ventricular ejection), expulsión forzada de la sangre desde los ventrículos hasta la aorta y las arterias pulmonares.

ezetimiba (ezetimibe), agente antilipidémico empleado para tratar la hipercolesterolemia, la hipercolesterolemia familiar homocigótica y la sitosterolemia homocigótica.

F

f (f), **1.** símbolo de *respiraciones por unidad de tiempo.* **2.** símbolo de *frecuencia respiratoria.*

F (F), **1.** abreviatura de **Fahrenheit. 2.** abreviatura de **faradio. 3.** símbolo del **flúor. 4.** abreviatura de **frecuencia.**

F_1 (F_1), (en genética) símbolo de la **primera generación filial.**

F_2 (F_2), (en genética) símbolo de la **segunda generación filial.**

***F* de Fisher** (*F*-ratio), [sir Ronald Aylmer *Fisher,* estadístico británico, 1890-1962], **1.** cociente entre la varianza de la media de varios grupos y la varianza dentro de cada grupo; utilizada en la prueba de Fisher del análisis de la varianza. **2.** varianza entre tratamientos o dentro de un mismo tratamiento.

FA (AF), siglas de **fibrilación auricular.**

FAAN (FAAN), siglas de *Fellow of the American Academy of Nursing.*

Fab (Fab), originalmente, cada uno de los dos fragmentos idénticos, cada uno con un sitio de combinación antigénica, obtenidos por escisión con papaína de la molécula de IgG. Actualmente la notación suele utilizarse como adjetivo en términos tales como *fragmento* Fab o *región* Fab, haciendo referencia a cualquier «rama» de un monómero de inmunoglobulina, es decir, a una cadena ligera con la cadena pesada V_H y los dominios C_H1 adjuntos.

fabulación (fabrication), reacción psicológica en la que hechos falsos se utilizan para enmascarar defectos de la memoria. Es una característica clínica del síndrome de Korsakoff y de otros trastornos.

FAC (FAC), combinación farmacológica antineoplásica constituida por fluorouracilo, doxorrubicina y ciclofosfamida.

FACCP (FACCP), siglas de *Fellow of the American College of Chest Physicians.*

FACD (FACD), siglas de *Fellow of the American College of Dentists.*

faceta (facet), (en odontología) prótesis dental fina, muy pulimentada, que se coloca sobre un diente.

faceta costal (costal facet), cada uno de los tres puntos situados a cada lado de una vértebra dorsal típica para la articulación con las costillas.

facetectomía (facetectomy), extirpación quirúrgica de una carilla, especialmente de la carilla articular de una vértebra.

facies (facies), **1.** cara. **2.** superficie de cualquier estructura, parte u órgano del cuerpo. **3.** expresión o aspecto de la cara.

facies adenoidea (adenoid facies), cara elongada con la boca abierta que se observa a veces en niños con hipertrofia de las amígdalas faríngeas («adenoides»).

facies de máscara (masklike facies), cara inmóvil, sin expresión, con los ojos fijos y la boca ligeramente abierta. En algunas ocasiones se asocia al parkinsonismo o a trastornos psiquiátricos.

facies parkinsoniana (parkinsonian facies), expresión facial que parece una máscara, inmóvil, que aparece normalmente en la enfermedad de Parkinson. Se acompaña de parpadeo poco frecuente.

fácil de utilizar (user friendly), presentación de la información operativa o las instrucciones de forma que sea familiar y fácil de comprender.

facilitación (facilitation), **1.** intensificación o fortalecimiento de cualquier acción o función de forma que se realice con más facilidad. **2.** (en neurología) fenómeno mediante el que dos o más impulsos aferentes, que individualmente no son lo suficientemente intensos como para desencadenar una respuesta en una neurona, conjuntamente producen una descarga refleja mayor que la suma de las respuestas individuales.

facilitación central (central facilitation), (en quiropráctica) un modelo basado en hallazgos neurofisiológicos que explica los síntomas de dolor y la molestia subluxogénica que proceden de lugares no espinales.

facilitación de apoyo a la responsabilidad (self-responsibility facilitation), intervención de enfermería recogida en la Nursing Interventions Classification (NIC). Se define como animar a un paciente a que asuma mayor responsabilidad sobre su propia conducta.

facilitación de la meditación (meditation facilitation), intervención de enfermería recogida en la Nursing Interventions Classification (NIC). Se define como el hecho de facilitar a alguien la alteración de su nivel de consciencia para concentrarlo específicamente sobre una imagen o un pensamiento.

facilitación de la presencia familair (family presence facilitation), intervención de enfermería recogida en la Nursing Interventions Classification (NIC). Se define como la facilitación de la presencia de los familiares en el apoyo a la persona sometida a reanimación y/o técnicas invasivas.

facilitación de visitas (visitation facilitation), intervención de enfermería recogida en la Nursing Interventions Classification (NIC). Se define como la promoción de visitas beneficiosas de la familia y amigos.

facilitación del aprendizaje (learning facilitation), intervención de enfermería recogida en la Nursing Interventions Classification (NIC). Se define como la promoción de la capacidad para procesar y comprender la información.

facilitación del crecimiento espiritual (spiritual growth facilitation), intervención de enfermería recogida en la Nursing Interventions Classification (NIC). Se define como la facilitación de la capacidad para identificar, conectarse y apelar a la fuente del significado, propósito, confort, fuerza y esperanza de su vida.

facilitación del injerto (graft facilitation), método para prolongar la supervivencia de un injerto mediante el acondicionamiento del receptor con un factor de inmunoglobulina bloqueante de anticuerpos, que inhibe el rechazo del injerto.

facilitación del paso (pass facilitation), intervención de enfermería recogida en la Nursing Interventions Classification (NIC). Se define como la organización del abandono del centro de asistencia sanitaria por parte del paciente.

facilitación del perdón (forgiveness facilitation), intervención de enfermería recogida en la Nursing Interventions Classification (NIC). Se define como la asistencia a un individuo para expresar su voluntad de reemplazar sentimientos de odio y resentimiento por otros, con respecto a sí mismo o a un poder superior, de beneficio, empatía y humildad.

facilitación neuromuscular propioceptiva (FNP) (proprioceptive neuromuscular facilitation [PNF]), actividad, como una técnica terapéutica, que ayuda a iniciar una respuesta propioceptiva en una persona.

faciolingual (faciolingual), relativo a la cara y a la lengua.

FACOG (FACOG), siglas de *Fellow of the American College of Obstetricians and Gynecologists.*

facomalacia (phacomalacia), trastorno ocular en el que el cristalino se ablanda por la presencia de una catarata blanda.

facomatosis (phakomatosis), (en oftalmología) síndrome hereditario caracterizado por la existencia de nódulos a modo de tumores benignos en los ojos, en la piel y en el cerebro. Las cuatro enfermedades que se denominan facomatosis son la neurofibromatosis, la esclerosis tuberosa, la angiomatosis encefalotrigeminal y la angiomatosis cerebrorretiniana.

FACP (FACP), siglas de *Fellow of the American College of Physicians.*

FACS (FACS), siglas de *Fellow of the American College of Surgeons.*

facsímil (fax) (facsimile [fax]), método de transmisión de imágenes o material impreso por medios electrónicos. Las imágenes son digitalizadas, convertidas en señales electrónicas y enviadas a través de la línea telefónica a un receptor de fax, que reconvierte los datos electrónicos a un duplicado de la imagen original.

FACSM (FACSM), siglas de *Fellow of the American College of Sports Medicine.*

facticio (factitial), artificial o autoinducido.

factor (factor), **1.** cada uno de los elementos que contribuyen a un todo. **2.** un número por el cual otro número es exactamente divisible. **3.** cada uno de los elementos que influyen sobre un resultado específico.

factor activador de los macrófagos (FAM) (macrophage activating factor [MAF]), linfocina liberada por un leucocito sensibilizado que induce cambios en la configuración externa y funciones de los macrófagos cuando es necesario activarlos frente a ciertos antígenos.

factor activador de osteoclastos (osteoclast activating factor), linfocina que estimula la resorción de hueso.

factor antihemofílico (FAH) (antihemophilic factor [AHF]), preparado del factor VIII de la coagulación, hemostático sistémico. Se prescribe para el tratamiento de la hemofilia A.

factor antihemofílico (recombinante) (antihemophilic factor [recombinant]), concentrado purificado estéril producido mediante tecnología recombinante con líneas celulares de hámster en cultivo, que se han transfectado con el factor VIII de la coagulación humana y que muestran una actividad biológica parecida al factor VIII de la coagulación obtenido a partir del plasma. Se emplea para detener o prevenir la hemorragia durante una cirugía u otras intervenciones en pacientes con hemofilia A.

factor blastogénico (blastogenic factor), factor transformante de linfocitos.

factor colaborador (helper factor), proteína producida por los linfocitos T colaboradores que estimula la proliferación y la producción de anticuerpos por otros linfocitos.

factor de alivio (relieving factor), agente que alivia un síntoma.

factor de angiogénesis tumoral (FAT) (tumor angiogenesis factor [TAF]), proteína que estimula la formación de vasos sanguíneos en los cánceres.

factor de calidad (quality factor), (en radioterapia) término que expresa el daño biológico que puede producir la radiación. En el campo de la protección frente a la radiación se establecen dosis biológicamente equivalentes entre sí multiplicando la dosis absorbida real por un número llamado factor de calidad. Este producto recibe el nombre de dosis equivalente, y se mide en sieverts o rem.

factor de capacidad (capacity factor), proporción entre el volumen de elución de una sustancia y el volumen desalojado en la columna.

factor de coagulación (coagulation factor), cada uno de los trece factores sanguíneos cuyas interacciones son las responsables del proceso de coagulación de la sangre.

factor de compresibilidad (compressibility factor), determinación de la cantidad de volumen corriente que puede ser retenido en un sistema de ventilación mecánica en relación con la presión de agua aplicada. Se expresa en mililitros de gas por centímetros de presión de agua.

factor de confusión (confounding), **1.** interferencia de una tercera variable que distorsiona la relación entre dos variables en estudio, por mantener una fuerte correlación con ambas. **2.** relación entre dos factores causales que impide diferenciar la contribución individual de cada una de ellas.

factor de conversión (conversion factor), valor del dólar multiplicado por un valor unidad de procedimiento, que se obtiene de los códigos de la **Current Procedural Terminology (CPT)** (terminología de procedimientos actuales) o de una escala de valor relativo, utilizada para calcular el importe del pago por servicios contratados o para establecer el precio por un servicio.

factor de crecimiento (growth factor), cualquier citocina, o proteína altamente especializada, que estimula la división y diferenciación de tipos particulares de células.

factor de crecimiento endotelial vascular (vascular endothelial growth factor [VEGF]), factor peptídico que estimula la proliferación del endotelio vascular. Induce la vascularización tisular y es importante para la formación de vasos en los tumores.

factor de crecimiento epidérmico (EGF) (epidermal growth factor [EGF]), polipéptido mitogénico producido por muchos tipos celulares y en grandes cantidades por algunos tumores. Favorece el crecimiento y la diferenciación, es esencial en la embriogénesis y también es importante en la cicatrización de heridas.

factor de crecimiento hematopoyético (hematopoietic growth factor), una de las proteínas de un grupo que incluye eritropoyetina, interleucina y factores estimuladores de colonias, que promueven la proliferación de células sanguíneas.

factor de crecimiento hepatocitario (HGF) (hepatocyte growth factor [HGF]), potente mitógeno e inductor de proliferación hepatocitaria, producido en el hígado por células distintas de los hepatocitos y en muchos otros órganos por células mesenquimatosas. También es multifuncional y regula el crecimiento y la motilidad celular.

factor de crecimiento nervioso (NGF) (nerve growth factor [NGF]), proteína que recuerda a la insulina, cuya acción seudohormonal afecta a la diferenciación, el crecimiento y el mantenimiento de las neuronas.

factor de crecimiento similar a la insulina (IGF) (insulin-like growth factor [IGF]), hormona que estimula la síntesis proteica y la sulfatación. La IGF I y II intervienen en el crecimiento placentario y en el crecimiento fetal inicial durante el embarazo.

factor de distensibilidad (compliance factor), determinación de la cantidad de volumen residual presente en un sistema de ventilación mecánico asociado a la expansión del sistema de tubos flexibles cuando se aplica presión.

factor de frío del aire (windchill factor), cantidad de frío corporal, además del provocado por una temperatura ambiental fría, por la exposición a corrientes de aire. Se expresa en grados Celsius o Fahrenheit como la temperatura efectiva que siente una persona al ser expuesta al frío. Dado que los factores de frío del aire se basan en la exposición de la piel seca a corrientes de aire frío, el flujo de aire a la misma velocidad sobre una superficie cutánea mojada puede ocasionar una pérdida adicional de calor corporal y, por tanto, un factor de frío del aire más elevado.

factor de interferencia (interferent), cualquier fenómeno químico o físico que puede interferir en una reacción o proceso o interrumpirlo.

factor de la coagulación VIIa (recombinante) (coagulation factor VIIa [recombinant]), antihemofílico utilizado para prevenir la hemorragia asociada a las hemofilias A o B cuando están presentes los inhibidores de los factores VIII y IX.

factor de llenado (filling factor), medida de la relación geométrica entre la imagen helicoidal de una RM y el cuerpo.

factor de magnificación (magnification factor), tamaño de una imagen radiográfica, fotográfica o microscópica dividido entre el tamaño del objeto. En radiología es igual a la distancia origen-receptor de imagen dividida entre la distancia origen-objeto.

factor de necrosis tumoral (TNF) (tumor necrosis factor [TNF]), proteína natural del cuerpo, también producida sintéticamente, con efectos anticancerosos. Se produce como respuesta a la presencia de sustancias tóxicas, como toxinas bacterianas. Los efectos adversos son shock tóxico y caquexia.

factor de ocupación (T) (occupancy factor [T]), nivel de ocupación humana de un área próxima a una fuente de radiación, que se utiliza para determinar la cantidad de protección requerida para las paredes. T se considera como total, para una oficina o laboratorio próximo a una instalación de rayos X; parcial, para pasillos y salas de espera; y ocasional, para escaleras, ascensores, armarios y áreas exteriores.

factor de protección solar (FPS) (sunscreen protective factor index [SPF]), factor correspondiente a un sistema de evaluación de la eficacia de diversas fórmulas para proteger la piel de los rayos actínicos solares. Un factor de protección solar de 15 significa que el producto proporciona una protección de pantalla a la piel 15 veces superior a la de la piel no protegida. Entre las lociones de protección solar mejor consideradas se cuentan las combinaciones no opacas de éster de ácido paraaminobenzoico y benzofenona y de parol 1789 con incóxido y dióxido de titanio.

factor de riesgo (risk factor), factor que hace que una persona o grupo de personas sean especialmente vulnerables a un acontecimiento no deseado, desagradable o insalubre, como la inmunosupresión, que aumenta la incidencia y gravedad de las infecciones.

factor de transcripción (transcription factor), proteína específica requerida para la iniciación de la transcripción por una ARN polimerasa.

factor de transferencia (transfer factor, TF), extracto leucocitario que transfiere hipersensibilidad retardada de una persona a otra. Se ha estudiado en cuanto a su posible empleo en el tratamiento de la candidiasis mucocutánea crónica y en el síndrome de Wiskott-Aldrich y como medio para transferir inmunidad antitumoral a paciente con diversos tipos de cáncer.

factor de transformación del crecimiento (TGF) (transforming growth factor [TGF]), proteína o grupo de proteínas producidas por las células de un tumor que, cuando se inoculan en los cultivos celulares normales, causan un aumento desordenado y anormal del número de células del cultivo.

factor de uso (use factor), término empleado para el diseño de protecciones radiológicas, que corresponde a la fracción de tiempo durante la cual el rayo X apunta en una dirección concreta.

factor determinante de testículos (TDF) (testes determining factor [TDF]), gen del cromosoma Y que se supone determina el desarrollo sexual masculino.

factor estimulante de colonias (colony-stimulating factor [CSF]), factor de crecimiento celular requerido por las células para atravesar un punto de restricción en su ciclo reproductor. Deja de ser necesario después de que las células hayan entrado en fase de síntesis de ADN.

factor estimulante de colonias de granulocitos (granulocyte colony-stimulating factor [G-CSF]), glucoproteína segregada por diversas células que estimula el crecimiento de las células madre hematopoyéticas y su diferenciación a granulocitos. Suele utilizarse para tratar a pacientes que han desarrollado una neutropenia intensa debido a la quimio o radioterapia.

factor estimulante de colonias de granulocitos-macrófagos (granulocyte-macrophage colony-stimulating factor [GM-CSF]), glucoproteína segregada por los macrófagos que estimula el crecimiento de las células progenitoras mieloides y su diferenciación a granulocitos y macrófagos.

factor estimulante de colonias de macrófagos (M-CSF) (macrophage colony-stimulating factor [M-CSF]), factor de crecimiento glucoproteico que induce a las células madre de la médula ósea comprometidas a diferenciarse y madurar a fagocitos mononucleares.

factor estresante (stressor), cualquier cosa que provoca deterioro y desgaste de los recursos físicos o mentales del organismo.

factor F (F factor), segmento extracromosómico del ADN que está presente en bacterias conjugadas masculinas, pero ausente en las femeninas.

factor Fitzgerald (Fitzgerald factor), cininógeno de alto peso molecular que puede ser necesario para la interacción de los factores XI y XII en el proceso de coagulación.

factor Fletcher (Fletcher factor), sustancia de la coagulación sanguínea precursora de la calicreína que interactúa con el factor XII y el de Fitzgerald, activándolos y acelerando la formación de trombina.

factor III (factor III), lipoproteína que funciona en la vía extrínseca de la coagulación sanguínea activando el factor X.

factor inductor de resistencia (resistance-inducing factor [RIF]), agente que interfiere con la multiplicación de un virus u otro patógeno.

factor inhibidor de la migración del macrófago (macrophage migration inhibiting factor), linfocina producida por los leucocitos que inmoviliza a los macrófagos después de entrar en contacto con los antígenos.

factor inhibidor de la proliferación (proliferation inhibiting factor), linfocina que restringe la división celular en cultivo de tejidos.

factor inhibidor de leucemia (leukemia inhibitory factor [LIF]), citocina denominada así por su capacidad para suprimir la proliferación espontánea de las células madre linfoides.

factor intrínseco (intrinsic factor), sustancia segregada por la mucosa gástrica, esencial para la absorción intestinal de la cianocobalamina. La falta de factor intrínseco produce la anemia perniciosa.

factor IV (factor IV), denominación del calcio como elemento del proceso de coagulación de la sangre.

factor IX (factor IX), factor de la coagulación presente en el plasma normal, pero que es deficitario en la sangre de los hemofílicos tipo B.

factor IX de la coagulación (humano) (coagulation factor IX [human]), concentrado seco purificado y estéril de factor IX derivado de mezcla de plasma humano, urtilizado en profilaxis y tratamiento de la hemorragia en pacientes con hemofilia B.

factor IX de la coagulación (recombinante) (coagulation factor IX [recombinant]), concentrado seco purificado y estéril de factor IX preparado mediante técnicas recombinantes, utilizado en profilaxis y tratamiento de la hemorragia en pacientes con hemofilia B.

factor liberador de la hormona foliculoestimulante (FSHRF) (follicle-stimulating hormone-releasing factor [FSHRF]), hormona hipotalámica que estimula la síntesis y liberación de FSH y hormona luteinizante a partir de la hipófisis anterior.

factor mitogenético (mitogenetic factor), tipo de linfocina liberada por linfocitos T activados que estimula la producción de linfocitos normales no sensibilizados.

factor nefrítico (nephritic factor), proteína que se encuentra en el suero de pacientes con glomerulonefritis membranoproliferativa. Activa las vías alternativas del complemento.

factor nefrítico C3 (C3 NeF) (C3 nephritic factor [C3 NeF]), proteína del complemento que puede depositarse en las paredes de los capilares glomerulares y tejidos mesangiales, precipitando o contribuyendo a producir una reacción inmunológica inflamatoria local junto con lesión renal.

factor neurotrófico obtenido de la línea celular glial (GDNF) (glial cell line-derived neurotrophic factor [GDNF]), fármaco con acción de crecimiento neural que se utiliza en animales de laboratorio para invertir la progresión de los síntomas de la enfermedad de Parkinson y otras enfermedades sistémicas.

factor precipitante (precipitating factor), elemento que causa o que contribuye a la producción de una enfermedad.

factor predisponente (predisposing factor), cualquier factor condicionante que influye tanto en el tipo como en la cantidad de recursos a los que un individuo puede recurrir para enfrentarse al estrés. Puede ser de naturaleza biológica, psicológica, genética o sociocultural.

factor quimiotáctico (chemoattractant), factor que induce quimiotaxis positiva.

factor R (R factor), episoma de una bacteria responsable de la resistencia a fármacos y transmisible a la descendencia y a otras bacterias por conjugación. La parte del episoma que interviene en la replicación y transmisión se denomina factor de transferencia de resistencia.

factor relajante derivado del endotelio (EDRF) (endothelial-derived relaxing factor [EDRF]), óxido nítrico o sustancias afines, producidos por las células endoteliales que revisten los vasos sanguíneos. Su efecto vasodilatador sobre las células vasculares de músculo liso próximas es un importante elemento regulador del flujo de sangre a nivel local.

factor reumatoide (FR) (rheumatoid factor [RF]), anticuerpos antiglobulina identificados con frecuencia en el suero de pacientes con un diagnóstico clínico de artritis reumatoide. También pueden aparecer en enfermedades tan diferentes como la tuberculosis, las infecciones parasitarias, las leucemias y las enfermedades del tejido conjuntivo.

factor Rh (Rh factor), sustancia antigénica presente en los eritrocitos de la mayor parte de las personas. Una persona que tiene el factor es Rh+ (Rh positivo); una persona que carece del factor es Rh– (Rh negativo). Si una persona Rh– recibe sangre Rh+ se producen hemólisis y anemia. Los recién nacidos Rh+ pueden verse expuestos a anticuerpos contra el factor producidos en la sangre Rh– de la madre, ocasionando la destrucción de los hematíes, con eritroblastosis fetal. Las transfusiones, la tipificación de la sangre y las pruebas cruzadas dependen del Rh+ y de la clasificación ABO. El factor Rh fue aislado e identificado por primera vez en la sangre de una especie del mono *Rhesus* (Rh). Está presente en los hematíes del 85% de las personas.

factor secretor (secretor factor), sustancia que desencadena la liberación de los antígenos sanguíneos del grupo ABO en las secreciones exocrinas.

factor V (factor V), procoagulante inestable necesario para convertir rápidamente la protrombina en trombina.

factor VI (factor VI), producto químico hipotético que algunos sugieren que deriva del factor V en el proceso de la coagulación de la sangre.

F

factor VII (factor VII), procoagulante sanguíneo presente en el plasma que se sintetiza en el hígado en presencia de vitamina K.

factor VIII (factor VIII), factor de la coagulación presente en el plasma normal, pero que es deficitario en la sangre de los hemofílicos tipo A y en la enfermedad de von Willebrand.

factor X (factor X), factor de la coagulación presente en el plasma normal, pero que es deficitario en ciertas alteraciones hereditarias de la coagulación. El factor X y la protrombina están estrechamente relacionados. Ambos son sintetizados en el hígado en presencia de vitamina K.

factor XI (factor XI), factor de la coagulación presente en el plasma normal. Su deficiencia produce la hemofilia C.

factor XII (factor XII), factor de la coagulación presente en el plasma normal. Desencadena la formación de bradicinina y las reacciones enzimáticas asociadas.

factor XIII (factor XIII), factor de la coagulación presente en el plasma normal que actúa junto con el calcio para producir el coágulo de fibrina insoluble.

factores bióticos (biotic factors), influencias ambientales sobre las criaturas vivientes, diferenciables de factores climáticos y geológicos.

factores de crecimiento/diferenciación de las células B (B cell-growth/differentiation factors), cualquiera de las sustancias tales como las interleucinas IL-4, IL-5 e IL-6 obtenidas a partir de cultivos de células T, que son imprescindibles para la diferenciación de las células plasmáticas y las células B de memoria y para su crecimiento y maduración.

factores de estrés del cuidador (caregiver stressors), resultado de enfermería recogido en la Nursing Outcomes Classification (NOC). Se define como la gravedad de la presión biopsicosocial sobre un cuidador familiar que se ocupa de otra persona durante un período de tiempo prolongado.

factores de riesgo de cardiopatía (heart disease risk factors), cualquiera de los factores hereditarios, de estilo de vida y factores ambientales que aumentan las posibilidades de desarrollar una enfermedad cardíaca.

facultad (faculty), **1.** cualquier función fisiológica normal o capacidad natural de un organismo vivo, como la capacidad para digerir o para percibir o distinguir estímulos sensoriales. **2.** capacidad para realizar algo específico, como aprender idiomas o recordar nombres. **3.** cualquier capacidad o poder mental, como la memoria o el entendimiento. **4.** departamento de una institución docente.

facultad (college), institución académica de estudios superiores.

facultativo (facultative), no obligatorio; que tiene la capacidad para adaptarse a más de una situación, como un microorganismo anaerobio facultativo.

fago atemperado (temperate phage), bacteriófago cuyo genoma se ha incorporado a la bacteria huésped. Persiste durante muchas divisiones celulares de la bacteria sin destruir el hospedador.

fagocítico (phagocytic), relativo a los fagocitos o a la fagocitosis.

fagocito (phagocyte), célula capaz de rodear, engullir y digerir microorganismos y restos celulares. Los fagocitos fijos, los que no circulan, son los macrófagos fijos y las células del sistema reticuloendotelial. Los fagocitos libres, los que circulan por el torrente sanguíneo incluyen los leucocitos.

fagocitosis (phagocytosis), proceso por el que ciertas células engloban y eliminan microorganismos y restos celulares. El proceso incluye cinco etapas: 1) invaginación, 2) interiorización, 3) internalización y formación de la vacuola del fagocito, 4) fusión de los lisosomas para digerir el material fagocitado y 5) liberación de los productos microbianos fagocitados.

fagocitosis espontánea (spontaneous phagocytosis), ingestión de partículas antigénicas por los fagocitos del sistema reticuloendotelial.

fagocitosis inducida (induced phagocytosis), ingestión de microorganismos y otras partículas extrañas por las células del sistema reticuloendotelial debido a un estímulo de microorganismos o partículas.

fagolisosoma (phagolysosome), cuerpo citoplásmico formado por la fusión de un fagosoma o partícula ingerida con un lisosoma que contiene enzimas hidrolíticas. Las enzimas digieren la mayor parte del material incluido en el fagosoma.

fagosoma (phagosome), vesícula citoplásmica rodeada de membrana en el interior del fagocito que la engloba. Esta vesícula contiene materiales fagocitados y puede fundirse con un lisosoma, formando un fagolisosoma.

FAH (AHF), siglas del **factor antihemofílico.**

Fahrenheit (F) (Fahrenheit [F]), [Daniel G. Fahrenheit, físico alemán, 1686-1736], escala de medida de la temperatura en la que el punto de ebullición del agua se establece en 212° y el punto de congelación del agua es 32° a nivel del mar.

faja (binder), un vendaje hecho de una pieza grande de material para adaptar y soportar una parte específica del cuerpo.

faja torácica (chest binder), vendaje o cintura ancha, con o sin hombreras, que rodea el pecho y ayuda a dar calor u otros tratamientos. La faja torácica se emplea también para sujetar las mamas.

fajar (strapping), aplicación de tiras superpuestas de esparadrapo a una extremidad o zona del cuerpo para ejercer presión y mantener una estructura en su lugar; se utiliza en el tratamiento de distensiones, esguinces, luxaciones y determinadas fracturas.

fal. (phal.), abreviatura de falanges, falange.

FAL (LAF), siglas de **flujo aéreo laminar.**

falacia ecológica (ecologic fallacy), suposición falsa de que la presencia de un factor patógeno y una enfermedad en una población pueden aceptarse como prueba de que el agente es la causa de la enfermedad en un determinado individuo.

falange (phalanx), cada uno de los 14 huesos terminados en punta que forman los dedos de cada mano y de cada pie. Están colocados en tres filas en el extremo distal del metacarpo y del metatarso. Cada uno de los dedos de las manos tiene tres falanges, excepto el pulgar, que tiene dos. Los dedos de los pies tienen tres falanges cada uno, excepto el primero, que tiene dos.

falange distal (distal phalanx), cualquiera de los pequeños huesos distales de la tercera fila de falanges de la mano o el pie (segunda falange en el caso del primer dedo de la mano o el pie).

falange metacarpiana (metacarpal phalanx), perteneciente a las manos y a los dedos, de forma particular las falanges que se articulan con los huesos del carpo.

falange metatarsiana (metatarsal phalanx), relativo a los huesos y dedos del pie.

falángico (phalangeal), relativo a las falanges.

fálico (phallic), relativo al pene o con forma de pene.

faloidina (phalloidine), veneno presente en el hongo *Amanita phalloides*. La ingestión de faloidina provoca diarrea sanguinolenta, vómitos, dolor abdominal intenso, insuficiencia renal y lesión hepática.

faloplastia (phalloplasty), procedimiento de cirugía plástica para alargar, engrosar, reconstruir o reconformar de otro modo el pene. Puede realizarse para corregir defectos congénitos, como el epispadias.

falsa polidistrofia de Hurler (pseudo-Hurler polydystrophy), enfermedad similar pero más leve que la enfermedad de células tipo I (mucolipidosis tipo II); se considera que está causada por un déficit de la misma enzima pero de menor grado.

falso negativo (false negative), resultado incorrecto de una prueba o técnica diagnóstica que indica erróneamente la ausencia de un hallazgo, proceso o enfermedad.

falso positivo (false positive), resultado de una prueba que indica erróneamente la existencia de una enfermedad o alteración para la que se ha diseñado la prueba.

falso signo de Graefe (pseudo-Graefe's sign), descenso lento del párpado superior cuando se mira hacia abajo y ascenso rápido cuando se mira hacia arriba; se ve en enfermedades como la enfermedad de Graves.

falta (misdemeanor), (en derecho penal) ofensa que se considera menos grave que el delito y que conlleva una pena inferior, normalmente prisión menor de 1 año.

falta de período (missed period), interrupción inexplicada del ciclo menstrual.

fallecimiento (demise), muerte, destrucción o cese de la existencia.

fallo discroico de película (dyschroic film fault), defecto de la placa radiográfica, que aparece de color rosado cuando se observa con luz transmitida y de color verde cuando se la mira con luz reflejada.

fallo por no comparecencia (default judgment), (en derecho) fallo emitido contra un acusado por no presentarse éste ante el tribunal o no responder a tiempo a las acusaciones del demandante.

FAM (FAM), combinación de fármacos antineoplásicos constituida por fluorouracilo, doxorrubicina y mitomicina.

FAM (MAF), siglas de **factor activador de los macrófagos.**

famciclovir (famciclovir), fármaco antiviral prescrito en el tratamiento del herpes zóster agudo y del herpes genital recurrente

familia (family), grupo de personas relacionadas por la herencia, como padres, hijos y sus descendientes. El término a veces se amplía, abarcando a las personas emparentadas por el matrimonio o a las que viven en el mismo hogar, unidas afectivamente, que se relacionan con regularidad y que comparten los aspectos relacionados con el crecimiento y el desarrollo de la familia y de sus miembros individuales.

familia ampliada (extended family), grupo familiar constituido por los padres biológicos o adoptivos, sus hijos, los abuelos y demás miembros de la familia. La familia ampliada es el grupo familiar básico en muchas sociedades.

familia de origen (family of origin), familia en la que nace una persona.

familia de procreación (family of procreation), familia que forma una persona casándose o teniendo hijos.

familia de un solo progenitor (single-parent family), familia formada únicamente por la madre o el padre y uno o más niños que dependen de aquélla o aquél.

familia matrifocal (matrifocal family), unidad familiar compuesta por la madre y sus hijos. Los padres biológicos tienen un lugar temporal en la familia durante los primeros años de vida de los hijos, pero permanecen más en sus familias de origen.

F

familia mezclada (blended family), familia en la que cada uno de los padres aporta hijos procedentes de matrimonios previos.

familia nuclear (nuclear family), unidad familiar compuesta por los padres biológicos y su descendencia.

familiar (familial), perteneciente a una característica, trastorno o enfermedad que está presente en algunas familias y no en otras, o que se produce en más miembros de una familia de los que cabría esperar por azar.

famotidina (famotidine), antiulceroso por vía oral o parenteral; es un agonista del receptor H_2. Se utiliza en el tratamiento de la úlcera duodenal y en las situaciones de hipersecreción patológica, así como en la prevención de la úlcera por estrés.

fango (fango), barro utilizado para tratar la gota y otras enfermedades reumáticas.

fantasía (fantasy), **1.** juego libre, sin restricciones, de la imaginación. **2.** imagen mental, normalmente distorsionada y grotesca, producida frecuentemente por la acción de fármacos o por una enfermedad del SNC. **3.** proceso mental de transformar experiencias indeseables en hechos imaginados.

fantasía sexual (sexual fantasy), imágenes mentales de naturaleza erótica que pueden llevar a la excitación sexual.

fantasma (phantasm), imagen ilusoria como puede ser la ilusión óptica de algo que no existe.

fantasma (phantom), masa de material similar al tejido humano utilizada para investigar la interacción de los haces de radiación con los seres humanos. Los materiales fantasma pueden oscilar desde el agua a complejas mezclas de productos químicos que imitan fielmente el cuerpo humano tal y como interaccionaría con la radiación.

FAOTA (FAOTA), siglas de *Fellow of the American Occupational Therapy Association.*

FAPTA (FAPTA), siglas de *Fellow of the American Physical Therapy Association.*

far. (phar.), abreviatura de farmacia, farmacología, farmacéutico.

faradio (F) (farad [F]), [Michael Faraday, científico inglés, 1791-1871], unidad de capacitancia que aumenta la diferencia de potencial entre las placas de un capacitador en 1 voltio con una carga de 1 culombio.

faringe (pharynx), la garganta, estructura tubular que se extiende desde la base del cráneo hasta el esófago, situándose inmediatamente por delante de las vértebras cervicales. La faringe sirve como vía de paso para los sistemas respiratorio y digestivo, y cambia de forma para permitir la formación de los distintos sonidos vocales. La faringe está constituida por músculo, está revestida por una mucosa y se divide en nasofaringe, orofaringe y laringofaringe. Contiene los orificios de los conductos auditivos derecho e izquierdo, los orificios de las dos coanas, las fauces, la abertura hacia la laringe y la abertura hacia el esófago. También comprende las amígdalas faríngeas, palatinas y linguales.

faringitis (pharyngitis), inflamación o infección de la faringe, que suele provocar síntomas como dolor de garganta. Algunas causas de faringitis son la difteria, el virus del herpes simple, la mononucleosis infecciosa y la infección estreptocócica.

faringitis diftérica (diphtheritic pharyngitis), inflamación de la faringe provocada por una infección del bacilo de Klebs-Loeffler *(Corynebacterium diphtheriae)* y asociada a la formación de una falsa membrana.

faringitis estreptocócica (strep throat), infección de la orofaringe y amígdalas producida por especies hemolíticas de *Streptococcus,* habitualmente del grupo A. La infección se caracteriza por dolor de garganta, escalofríos, fiebre, adenopatías cervicales y en ocasiones náuseas y vómitos. Los síntomas suelen comenzar de forma brusca pocos días después de la exposición al organismo en partículas en suspensión o tras el contacto directo con una persona infectada. La garganta presenta un enrojecimiento difuso y las amígdalas suelen estar cubiertas por un exudado blanco o amarillento. El tratamiento suele incluir inyecciones intramusculares de penicilina G benzatina o la administración de penicilina durante 10 días.

faringitis membranosa (membranous pharyngitis), inflamación diftérica de la faringe con formación de una falsa membrana en la garganta.

faringitis séptica (septic sore throat), grave infección de la garganta, habitualmente causada por una cepa de estreptococos que produce fiebre y astenia intensa.

faringoamigdalitis (pharyngotonsillitis), inflamación que afecta a la faringe y a las amígdalas.

faringolaringe (laryngopharynx), una de las tres regiones de la garganta, que se extiende desde el hueso hioides hasta el esófago.

faringolaringitis (laryngopharyngitis), inflamación de laringe y faringe.

faringolaringitis diftérica (diphtheritic sore throat), inflamación de la faringe o de la laringe producida por una infección por *Corynebacterium diphtheriae.*

faringolaringografía (laryngopharyngography), examen radiográfico de faringe y laringe.

faringoplastia (pharyngoplasty), reparación quirúrgica de la faringe.

faringoscopia (pharyngoscopy), exploración de la garganta con un faringoscopio.

faringoscopio (pharyngoscope), dispositivo endoscópico para examinar la mucosa faríngea.

faringotomía suprahioidea (suprahyoid pharyngotomy), faringotomía externa en la que los músculos suprahioideos se dividen y la valécula epiglótica es penetrada siguiendo el ligamento hioepiglótico.

farmacéutico (pharmaceutic), relativo o perteneciente a la farmacia o a los fármacos.

farmacéutico (pharmacist), persona que formula, dispensa y proporciona información clínica sobre fármacos o medicamentos a los profesionales sanitarios y pacientes.

farmacia (pharmacy), **1.** estudio de la preparación y dispensación de fármacos. **2.** lugar donde se preparan y dispensan fármacos.

farmacia basada en la evidencia (evidence-based pharmacy), práctica sistemática de la farmacia en la que el farmacéutico toma decisiones clínicas sobre la base de las mejores investigaciones actualmente disponibles, del conocimiento especializado inherente a ellas y de las necesidades y preferencias del paciente.

fármaco (drug), cualquier sustancia que se toma por boca, se inyecta en el músculo, la piel, un vaso sanguíneo o una cavidad corporal, o que se aplica de forma tópica, para tratar o prevenir una enfermedad o proceso.

fármaco ansiolítico (antianxiety agent), fármaco que reduce la ansiedad. El grupo incluye los derivados de la benzodiazepina y un grupo de fármacos no relacionados con las benzodiazepinas, los cuales se utilizan menos que los anteriores; entre estos últimos se encuentran el meprobamato y el clorhidrato de hidroxicina.

fármaco antiestrogénico (antiestrogen drug), producto de base hormonal que se utiliza fundamentalmente en la quimioterapia del cáncer. Se emplean principalmente en el tratamiento de tumores dependientes de estrógenos, como el carcinoma de mama.

fármaco antiinflamatorio no esteroideo (AINE) (nonsteroidal antiinflammatory drug [NSAID]), cualquiera de un grupo de fármacos que tienen efectos antipiréticos, analgésicos y antiinflamatorios. Antagonizan o reducen la inflamación mediante inhibición de la COX, la enzima responsable de la síntesis de prostaglandinas. Los AINE están indicados en el tratamiento del dolor leve a moderado, artritis reumatoide, artrosis, espondilitis anquilosante, artritis gotosa, fiebre, inflamación no reumática y dismenorrea.

fármaco antitiroideo (antithyroid drug), cualquiera de los diversos preparados que inhiben la síntesis de hormonas tiroideas, que se utilizan en el tratamiento del hipertiroidismo. Los principales fármacos antitiroideos son las tioamidas. En el cuerpo estas sustancias impiden la incorporación del yodo al grupo tirosil de la tiroglobulina, paso necesario para la síntesis de las hormonas tiroxina y triyodotironina (T4 y T3).

fármaco citotóxico (cytotoxic drug), cualquier compuesto farmacológico que inhibe la proliferación de células dentro del organismo. Dichos compuestos, como los agentes alquilantes y los antimetabolitos diseñados para destruir células (con una elevada fracción de crecimiento), se utilizan con frecuencia en quimioterapia. Los agentes citotóxicos son potencialmente teratógenos, mutágenos y carcinógenos.

fármaco de acción prolongada (long-acting drug), agente farmacológico de eficacia prolongada gracias a su formulación, que produce una lenta liberación del principio activo o una absorción continua de pequeñas cantidades de la dosis del fármaco durante un período prolongado.

fármaco de composición fija (fixed-combination drug), cualquiera de los preparados con múltiples ingredientes que permiten la administración simultánea de determinadas cantidades de dos o más fármacos.

fármaco de imitación («me-too» drug), *informal,* fármaco que es similar, idéntico o estrechamente relacionado con otro fármaco para el que el fabricante ha obtenido una nueva autorización. El medicamento se introduce en el mercado por una compañía o compañías distintas a las que poseen la autorización. Los ensayos clínicos requeridos al fabricante original no son necesarios para el nuevo suministrador, pero se requiere información sobre la fabricación, biodisponibilidad y etiquetado del producto para completar un procedimiento abreviado de autorización por parte de la Food and Drug Administration estadounidense.

fármaco de prescripción (prescription drug), fármaco que sólo puede ser vendido al público con receta médica. En EE.UU., la designación de un fármaco como fármaco de prescripción la realiza la Food and Drug Administration.

fármaco huérfano (orphan drug), término que generalmente se refiere a los fármacos necesarios para tratar las enfermedades poco frecuentes, pero puede incluir cualquier producto farmacéutico que puede estar disponible para los médicos y pacientes en países diferentes a Estados Unidos, pero que no ha sido «adoptado» por un fabricante o distribuidor farmacéutico local. La U.S. Orphan Drug Act de 1983 ofrece incentivos financieros federales a organizaciones comerciales y sin fines lucrativos para el desarrollo y la comercialización de fármacos que antes no estaban disponibles en Estados Unidos, para tratar enfermedades poco frecuentes que afectan a menos de 200.000 personas.

fármaco multifuente (multisource drug), fármaco que puede ser adquirido a través de los distintos nombres comerciales a través de diferentes fabricantes o distribuidores.

fármaco neuroléptico (neuroleptic drug), sustancia que produce un efecto sedante o tranquilizante.

fármaco tocolítico (tocolytic drug), cualquier fármaco utilizado para detener o evitar el parto prematuro.

fármaco ulcerogénico (ulcerogenic drug), fármaco que produce o exacerba las úlceras pépticas, como la aspirina y los fármacos antiinflamatorios no esteroideos.

farmacocinética (pharmacokinetics), estudio de la acción de los fármacos en el organismo, es decir, las vías y mecanismos de absorción, distribución, metabolismo y excreción, la velocidad a la que comienza la acción de un fármaco y la duración del efecto, la biotransformación de la sustancia en el organismo y los efectos y vías de excreción de los metabolitos del fármaco.

farmacodinámica (pharmacodynamics), estudio del modo de acción de un fármaco sobre un organismo vivo, como la respuesta farmacológica observada en relación con la concentración del fármaco en un lugar activo del organismo.

farmacogenética (pharmacogenetics), estudio del efecto que tienen los factores genéticos propios de un grupo o de un individuo sobre la respuesta del grupo o del individuo a determinados fármacos.

farmacognosia (pharmacognosy), estudio de los compuestos químicos tomados de las fuentes naturales para ser utilizados como fármacos o en la preparación de fármacos.

farmacología (pharmacology), estudio de la preparación, propiedades, usos y acciones de los fármacos.

farmacólogo (pharmacologist), especialista en farmacología.

farmacopea (pharmacopoeia), **1.** compendio que contiene descripciones, recetas, concentraciones, normas de pureza y formas de administración de determinados fármacos. **2.** existencias de los fármacos disponibles en una farmacia. **3.** conjunto de todos los fármacos autorizados disponibles dentro de la jurisdicción de una determinada área geográfica o política.

Farmacopea Británica (*British Pharmacopoeia* [BP]), marco de trabajo oficial británico de referencia que establece las pautas de potencia y pureza de los medicamentos y contiene directrices para su preparación, con el fin de asegurar que la misma prescripción dada por diferentes médicos y elaborada por diferentes farmacéuticos contenga exactamente los mismos ingredientes en las mismas proporciones.

Farmacopea Homeopática de Estados Unidos (*Homeopathic Pharmacopoeia of the United States*), uno de los tres compendios oficiales de fármacos especificados en la Federal Food, Drug and Cosmetic Act.

fármacos antirreumáticos modificadores de la enfermedad (FARME) (disease-modifying antirheumatic drug [DMARD]), término que define una clasificación de los agentes antirreumáticos en virtud de su capacidad para modificar la evolución de la enfermedad, en oposición a los que simplemente tratan los síntomas. Entre los agentes incluidos en dicha clasificación se cuentan auranofina, azatioprina, ciclosporina, sales de oro, hidroxicloroquina, leflunomida, metotrexato, penicilamina y sulfasalazina.

fármacos del sistema nervioso autónomo (autonomic drugs), grupo de fármacos que imitan o modifican las funciones del sistema nervioso autónomo.

fármacos gastrocinéticos (gastrokinetic drugs), productos químicos que estimulan la salivación, aumentan la presión sobre el esfínter esofágico inferior (EEI) y mejoran el vaciamiento esofágico en posición supina, pero no en posición erecta. La metoclopramida es un fármaco de esta categoría que tiene unos efectos secundarios por los que su uso no es aconsejable y su eficacia es cuestionable en comparación con los inhibidores de la bomba de protones, cuyo uso está muy extendido en la actualidad.

fármacos psicoterapéuticos (psychotherapeutic drugs), fármacos que se prescriben por el alivio que ejercen sobre los síntomas de ansiedad, depresión o de otros trastornos mentales.

fármacos psicotropos (psychotropic drugs), fármacos que actúan sobre las funciones psíquicas, la conducta o la experiencia de la persona que los utiliza.

fármacos radioprotectores (radioprotective drugs), fármacos que protegen al organismo frente a la radiación ionizante. Un ejemplo de lo anterior es la solución de lugol, una solución acuosa de yodo empleada para suministrar yodo desde dentro, por lo que se bloquea la captación de yodo radiactivo.

fármacos uricosúricos (uricosuric drugs), fármacos que se administran para aumentar la eliminación de ácido úrico.

farmacoterapia (pharmacotherapy), uso de fármacos para tratar las enfermedades.

FARME (DMARD), siglas de **fármaco antirreumático modificador de la enfermedad.**

fascia (fascia), tejido conjuntivo fibroso del cuerpo que puede diferenciarse de otras estructuras específicamente organizadas, como tendones, aponeurosis y ligamentos y que cubre, sujeta y separa los músculos. Hay diversos tipos según su espesor, densidad y contenido en grasa, fibra colágena, fibra elástica y cantidad de líquido tisular.

fascia (lacertus), término general para ciertas fijaciones fibrosas de los músculos.

fascia abdominal (abdominal fascia), término general para la fascia que forma parte de la capa general que recubre las paredes de la cavidad abdominal y rodea los órganos abdominales.

fascia abdominal visceral (visceral abdominal fascia), la fascia que rodea a las vísceras abdominales.

fascia aponeurótica (aponeurotic fascia), capa engrosada de tejido conjuntivo que sirve de fijación a un músculo.

fascia bucofaríngea (buccopharyngeal fascia), delgada capa de fascia que reviste la parte externa de la capa muscular de la pared faríngea.

fascia clavipectoral (clavipectoral fascia), lámina gruesa de tejido conjuntivo que conecta la clavícula al suelo de la axila.

fascia cremastérica (cremasteric fascia), capa en la que el músculo oblicuo interno contribuye a cubrir las estructuras que atraviesan el conducto inguinal. Contiene el músculo cremáster.

fascia de Buck (Buck's fascia), [Gurdon Buck, cirujano estadounidense, 1807-1877], fascia profunda que encierra el tejido eréctil del pene.

fascia de Camper (Camper's fascia), capa grasa superficial de la fascia superficial de la pared abdominal.

fascia de Colles (Colles' fascia), [Abraham Colles, cirujano irlandés, 1773-1843], capa profunda de la fascia subcutánea del periné, que constituye una estructura característica de la región urogenital.

fascia de recubrimiento (investing fascia), capa de fascia que recubre estrechamente un músculo o ligamento.

fascia de Scarpa (Scarpa's fascia), la capa más profunda de fascia, fina y membranosa, de la pared abdominal.

fascia de Zuckerkandl (Zuckerkandl fascia), parte posterior de la fascia renal.

fascia del músculo piramidal de la pelvis (fascia of piriform muscle), extensión de la fascia pélvica parietal que rodea en músculo piramidal de la pelvis.

fascia endotorácica (endothoracic fascia), vaina de tejido conjuntivo en el interior del tórax, que constituye el límite más externo de la cavidad torácica. Separa la pleura parietal de la pared torácica y el diafragma. Una porción engrosada se inserta también en el borde medial de la primera costilla.

fascia faringobasilar (pharyngobasilar fascia), capa gruesa fascial que reviste la superficie interna de la pared faríngea y, con la fascia bucofaríngea, refuerza la pared faríngea en donde hay deficiencia muscular, sobre todo por encima del nivel del constrictor superior, en donde la pared faríngea está formada casi en su totalidad por fascia.

fascia ilíaca (iliac fascia), porción de la aponeurosis endoabdominal, que fija el músculo ilíaco a la cresta del ilion y pasa al muslo por debajo del ligamento inguinal.

fascia lata (fascia lata), fascia profunda en la región del muslo y el glúteo.

fascia lateroconal (lateroconal fascia), la parte externa de la fascia renal en donde se unen la parte anterior y la parte posterior. Se extiende por ambos lados hacia atrás hasta el colon ascendente y descendente y es continua con el peritoneo parietal.

fascia lumbodorsal (lumbodorsal fascia), amplia subdivisión de la fascia vertebral que envaina el músculo sacroespinal. Se extiende caudalmente hasta convertirse en la aponeurosis lumbar blanca, reluciente, y el origen del músculo dorsal ancho. Internamente se inserta en el sacro, externamente en las costillas y fascia intercostal y cranealmente en el ligamento nucal.

fascia parietal de la pelvis (parietal pelvic fascia), la capa de fascia que rodea la cavidad abdominal, compuesta por la fascia transversal, la fascia que cubre el músculo asociado con las regiones superiores de los huesos de la pelvis y la fascia similar que cubre los músculos de la cavidad pélvica.

fascia parietal del abdomen (parietal abdominal fascia), la fascia que recubre la pared de la cavidad abdominal.

fascia peneana superficial (superficial penile fascia), capa externa suelta del tejido fascial del pene.

fascia prececocólica (prececocolic fascia), extensión que se encuentra en ocasiones en la fascia abdominal parietal, que cruza por delante del ciego adyacente al colon ascendente.

fascia presacra (presacral fascia), capa de fascia pélvica parietal entre el sacro y el recto en la que se incluyen los plexos hipogástricos superior e inferior.

fascia profunda (deep fascia), la más extensa de los tres tipos de fascia, formada por una serie de vainas y bandas conectivas que mantienen en posición los músculos y otras estructuras corporales, y que envuelven a los músculos en unas membranas grises, parecidas al fieltro.

fascia prostática (prostatic fascia), condensación de la fascia alrededor de la región anterior y lateral de la próstata que contiene y rodea el plexo venoso de la próstata.

fascia renal (renal fascia), condensación membranosa de fascia extraperitoneal que envuelve la grasa perirrenal que rodea el riñón.

fascia retrosacra (retrosacral fascia), fusión de la parte inferior de la fascia presacra con la fascia visceral, sobre la cara posterior del recto.

fascia subcutánea (subcutaneous fascia), capa continua de tejido conjuntivo que cubre todo el cuerpo entre la piel y el revestimiento fascial profundo de las estructuras especializadas del cuerpo, como los músculos. Está formada por una capa externa, normalmente grasa, y otra interna, fina y elástica.

fascia subserosa (subserous fascia), una de tres clases de fascia, situada entre la capa interna de la fascia profunda y las membranas serosas que revisten las cavidades corporales. En algunas zonas es delgada, como entre la pleura y la pared del tórax, y en otras áreas es gruesa, formando una almohadilla de tejido adiposo.

fascia temporal (temporal fascia), aponeurosis resistente a modo de abanico que cubre el músculo temporal y se inserta por su borde externo en la línea temporal superior y por su borde inferior en el arco cigomático.

fascia toracolumbar (thoracolumbar fascia), estructura no contráctil que actúa a manera de ligamento en la región lumbar. Se extiende desde la cresta ilíaca y el sacro hasta la cavidad torácica y envuelve la musculatura paravertebral.

fascia umbilical (umbilical fascia), engrosamiento de la fascia transversal, que se extiende por el ligamento umbilical medial hacia abajo desde el ombligo.

fasciculación (twitching), serie de contracciones de pequeñas unidades musculares. Los espasmos que afectan a grandes grupos de fibras musculares se denominan *fasciculaciones musculares*.

fascicular (fascicular), relativo a algo dispuesto como un haz de varillas, como los grupos de nervios o fibras musculares.

fascículo (fasciculus), pequeño haz de fibras musculares, tendinosas o nerviosas.

fascículo espinal (spinal tract), cualquiera de las vías ascendentes (sensitivas) y descendentes (motoras) que transportan impulsos nerviosos sensitivos y motores, que se encuentran en la sustancia blanca de la médula espinal. Hay 21 fascículos diferentes en los cordones posterior, anterior y lateral de la sustancia blanca. Los cuatro fascículos ascendentes principales son el espinotalámico lateral, el espinotalámico ventral, los fascículos grácil y cuneiforme, y el espinocerebelar. Los cuatro fascículos descendentes principales son el corticoespinal lateral, el corticoespinal ventral, el reticuloespinal lateral y el reticuloespinal medial. Tacto, presión, propiocepción, temperatura y dolor son estímulos sensitivos transmitidos a través de los fascículos espinales. Las actividades refleja y motora voluntaria están reguladas por la estimulación nerviosa motora procedente del cerebro y del tronco del encéfalo y que va a las neuronas motoras de la médula espinal.

fascículo piramidal anterior (anterior corticospinal tract), grupo de fibras nerviosas situadas dentro del cordón anterior que tiene su origen en la corteza cerebral.

fascículo vascular (vascular fasciculus), fascículo en la zona externa de la médula renal.

fasciodesis (fasciodesis), procedimiento quirúrgico en el cual una fascia se fija a otra fascia o a un tendón.

fascioliasis (fascioliasis), infección por duelas del hígado de las especies *Fasciola hepatica* y *F. gigantica*. Se caracteriza por dolor epigástrico, fiebre, hepatomegalia, ictericia, eosinofilia, urticaria y diarrea. La fibrosis hepática es consecuencia de la infección prolongada.

fasciolopsiasis (fasciolopsiasis), infección intestinal de humanos y cerdos, caracterizada por dolor abdominal, diarrea, estreñimiento, eosinofilia, ascitis y, a veces, edema. Es causada por la duela *Fasciolopsis buski*.

Fasciolopsis buski *(Fasciolopsis buski)*, especie de duela, importante parásito intestinal endémico en Asia y en los trópicos. En EE. UU. y en otros países es un hallazgo ocasional, en alimentos importados.

fasciotomía (fasciotomy), incisión quirúrgica en una región de una fascia.

fascitis (fasciitis), **1.** inflamación del tejido conjuntivo, que puede estar causada por estreptococos u otros agentes infecciosos, por una lesión o por una reacción autoinmune. **2.** crecimiento anómalo benigno (fascitis seudosarcomatosa) que se parece a un tumor que se desarrolla en el tejido subcutáneo oral, normalmente en la mejilla.

fascitis eosinofílica (eosinophilic fasciitis), inflamación de la fascia de los miembros, asociada a eosinofilia, edema e inflamación. La causa es desconocida, pero suele ocurrir tras ejercicio extenuante.

fascitis nodular (nodular fasciitis), inflamación de la fascia con formación de nódulos.

fase (phase), en una función periódica, como el movimiento de rotación o el sinusoidal, la situación relativa en una parte determinada del ciclo.

fase 0 (phase 0), (en cardiología) la rama ascendente del potencial de acción.

fase 1 (phase 1), (en cardiología) fase de repolarización rápida inicial del potencial de acción. Se localiza en el potencial de acción ventricular y en el del sistema His-Purkinje.

fase 2 (phase 2), (en cardiología) la meseta del potencial de acción. Sucede durante la repolarización.

fase 3 (phase 3), (en cardiología) fase de repolarización rápida terminal del potencial de acción.

fase 4 (phase 4), (en cardiología) período de la diástole eléctrica y la última de las cinco fases del potencial de acción cardíaco. En la célula miocárdica marcapaso se muestra la fase 4 en un gráfico como una pendiente ascendente, mientras que en una célula miocárdica ordinaria el gráfico es plano.

fase acuosa (aqueous phase), etapa líquida de una sustancia, que se basa en el agua en estado líquido, como una solución de una sustancia en agua.

fase anal (anal phase, anal stage), (en psicoanálisis) período pregenital del desarrollo psicosexual, que tiene lugar entre las edades de 1 y 3 años, en el que la fuente predominante de estimulación placentera proviene de la preocupación por la función del intestino y por las sensaciones asociadas con el ano. Se considera un determinante esencial de la personalidad definitiva.

fase autista (autistic phase), período preedípico del desarrollo, según la teoría de estadios de la personalidad de Mahler. Este período se extiende desde el momento del nacimiento hasta aproximadamente el primer mes de vida y se considera normal.

fase beta (beta phase), período que sigue inmediatamente a la fase alfa, o de redistribución, de la administración de un fármaco. Durante la fase beta el nivel sanguíneo del fármaco desciende más lentamente a medida que es metabolizado y excretado.

fase continua (continuous phase), fase de una solución coloidal que corresponde a la del solvente de una verdadera solución.

fase de aceleración (acceleration phase), (en obstetricia) el primer período del parto activo, que se caracteriza por un aumento de la velocidad de dilatación del orificio cervical según se registra en una curva de Friedman.

fase de apoyo de la marcha (stance phase of gait), la primera fase del ciclo normal de la marcha que comienza con el golpe del talón en el suelo y termina con la elevación del primer dedo del pie al comienzo de la fase de balanceo.

fase de balanceo de la marcha (swing phase of gait), una de las dos fases del proceso rítmico de la marcha. La fase de balanceo de la marcha sigue a la de adopción de la postura y se divide en una fase de balanceo inicial, otra de balanceo medio y otra de balanceo terminal.

fase de bipedestación previa al balanceo (preswing stance stage), uno de los cinco estadios de la fase de bipedestación de la deambulación o de la marcha, que consiste en un breve período transitorio de apoyo en bipedestación durante el cual una pierna es aliviada rápidamente de soportar la carga del peso y se prepara para la inclinación hacia delante.

fase de crecimiento (growth phase), uno de los estadios en el crecimiento de una neoplasia.

fase de depleción del sustrato (substrate depletion phase), período del análisis enzimático en el cual desciende la concentración del sustrato y el análisis no sigue una cinética de orden cero.

fase de desaceleración (deceleration phase), (en obstetricia) última parte del parto activo, caracterizada por la disminución de la velocidad de dilatación del orificio cervical en la curva de Friedman.

fase de inducción (induction phase), período de tiempo durante el cual una célula normal se transforma en célula cancerosa.

fase de latencia (latency stage), (en psicoanálisis) período de desarrollo psicosexual que se produce entre la infancia precoz y la pubertad, cuando se reprime o transfiere, mediante sublimación, la motivación sexual hacia sentimientos y modelos de conducta que se consideran típicos de esa edad.

fase de máxima pendiente (phase of maximum slope), tiempo de dilatación cervical rápida y de descenso fetal rápido durante la fase activa del parto.

fase de pensamiento preoperativo (preoperational thought phase), fase de Piaget del desarrollo infantil, durante el período comprendido entre los 2 y los 7 años de edad, cuando el niño se centra en el uso del lenguaje como herramienta para satisfacer sus necesidades.

fase de redistribución alfa (alpha redistribution phase), período que sigue a la administración intravenosa de un fármaco, cuando los niveles sanguíneos comienzan a descender por debajo de su pico máximo.

fase de reposo (lag phase), tiempo durante el cual las bacterias que se inyectan en un medio fresco no empiezan a multiplicarse, aunque sí pueden crecer.

fase de respuesta a la carga (loading response stance stage), una de las cinco fases de la postura o de la marcha, que se asocia específicamente con el momento en el que la pierna reacciona y acepta el peso del cuerpo.

fase de terminación (termination phase), último estadio de la relación terapéutica cuando se evalúan los objetivos logrados y los resultados alcanzados.

fase de trabajo (working phase), (en psicología) segunda fase de la relación entre el terapeuta y el paciente. Durante esta fase, los pacientes exploran sus experiencias. El terapeuta apoya al paciente en este proceso, ayudándole a describir y clarificar sus experiencias, a planear modos de actuación y ponerlos a prueba, a la vez que ambos comienzan a evaluar la eficacia de esta nueva conducta.

fase espiratoria (expiratory phase), fase del ciclo respiratorio que implica la exhalación o extracción del aire de los pulmones. En un paciente con ventilación asistida la fase espiratoria puede ser pasiva.

fase fálica (phallic stage), (en psicoanálisis) período del desarrollo psicosexual que tiene lugar entre los 3 y los 6 años de edad, cuando la aparición de la consciencia y la automanipulación de los genitales son la fuente predominante de experiencias agradables.

fase folicular (follicular phase), fase prolongada que constituye la primera mitad del ciclo menstrual humano. El endometrio es estimulado mediante incremento de los niveles de estrógeno y de su grosor, a fin de prepararse para una posible reproducción.

fase genital (genital stage), (en psicoanálisis) período final del desarrollo psicosexual, que comienza en la adolescencia y continúa durante la edad adulta, en el que los genitales constituyen la principal fuente de estimulación placentera.

fase inversa (reversed phase), técnica cromatográfica en la que la fase móvil es más polar que la fase estacionaria.

fase isoeléctrica (isoelectric period), fase de una actividad fisiológica, como la conducción nerviosa o la contracción muscular, en la que no se producen variaciones del potencial eléctrico.

fase latente (latent phase), fase precoz del trabajo de parto caracterizada por contracciones irregulares, infrecuentes y leves, con poca o ninguna dilatación del cuello o descenso del feto.

fase luteal (luteal phase), tercera fase del ciclo menstrual de la mujer cuando se rompe el folículo ovárico y se transforma en el cuerpo lúteo.

fase menstrual (menstrual phase), cuarta fase del ciclo menstrual humano, que sigue a la fase lútea y que sólo tiene lugar si no se ha producido la fecundación. El cuerpo lúteo regresa y se desprende durante la menstruación, tras lo que comienza el crecimiento del folículo ovárico, lo que da lugar a la fase folicular del siguiente ciclo menstrual.

fase normal (normal phase), modo cromatográfico en el que la fase móvil es menos polar que la estacionaria.

fase oral (oral stage), (en psicoanálisis) etapa inicial del desarrollo psicosexual que tiene lugar durante los primeros 12-18 meses de vida cuando la experiencia de alimentarse y las demás actividades orales son la fuente predominante de estimulación placentera.

fase ovulatoria (ovulatory phase), segunda fase del ciclo menstrual de las mujeres. Se produce una oleada de las hormonas luteinizante y foliculoestimulante y tiene lugar la ovulación.

fase prodrómica (prodromal phase), claro deterioro funcional previo a la fase activa de un trastorno mental que no está producido por un trastorno del estado de ánimo o por una sustancia psicoactiva, y que contiene algunos síntomas de la fase residual.

fase proliferativa (proliferative phase), fase del ciclo menstrual que tiene lugar tras la menstruación. Bajo la influencia de la hormona foliculostimulante de la hipófisis, el ovario produce cantidades cada vez mayores de estrógenos, que estimulan la mucosa del útero, haciéndola más densa y aumentando su vascularización.

fase S (S-phase), fase de un ciclo reproductor celular en la cual es sintetizado el ADN antes de la mitosis.

fase secretora (secretory phase), la fase del ciclo menstrual siguiente a la liberación de un óvulo por un folículo ovárico maduro. El cuerpo lúteo se desarrolla en el folículo que se ha roto, y segrega progesterona, la cual estimula el desarrollo de las glándulas y arterias del endometrio, haciendo que la mucosa se vuelva gruesa y esponjosa. En una respuesta de retroalimentación negativa ante el nivel elevado de progesterona en la sangre, disminuye la secreción de LH por la hipófisis.

fase sensitivomotora (sensorimotor phase), fase del desarrollo infantil que comprende el período que va desde el nacimiento hasta los 2 años de edad, según la psicología de Piaget.

fase simbiótica (symbiotic phase), en el sistema de Mahler del desarrollo preedípico, fase entre el primero y los cinco meses de edad cuando el lactante participa de una «órbita simbiótica» con la madre.

fases de la agonía (stages of dying), las cinco fases emocionales y de comportamiento que se suceden con frecuencia cuando una persona o su familia es consciente por primera vez de que se acerca la muerte. Estas fases, identificadas y descritas por Elizabeth Kübler-Ross, son negación y shock, cólera, negociación, depresión y aceptación. Las fases pueden producirse de forma consecutiva, o bien pueden recurrir, a medida que la persona avanza y retrocede, especialmente entre negación, cólera y negociación. Cuidar a un moribundo requiere una sensibilidad especial hacia los signos manifestados en cada fase.

fásico (phasic), **1.** relativo a un proceso que tiene lugar en estadios o fases. **2.** relacionado con un tipo de receptor nervioso sensitivo o aferente del sistema propioceptivo que responde a la velocidad con cambios de longitud en un haz muscular.

FASRT (FASRT), siglas de *Fellow of the American Society of Radiologic Technologists.*

fastigio (fastigium), **1.** el punto más alto en el curso de la fiebre, o el punto más sintomático en el curso de una enfermedad. **2.** ángulo en el vértice del techo del cuarto ventrículo cerebral. **3.** El punto más alto de algo.

FAT (TAF), siglas de **factor de angiogénesis tumoral.**

fatal (fatal), que causa la muerte.

fatiga aguda (acute fatigue), instauración súbita de extenuación o agotamiento, especialmente tras un período de ejercicio intenso. Los factores físicos suelen incluir una acumulación de productos de desecho de las contracciones musculares.

fatiga de combate (combat fatigue), cuadro configurado por cualquiera de los múltiples trastornos psiconeuróticos, generalmente transitorios aunque en ocasiones pueden ser permanentes, producidos por el agotamiento, la tensión del combate o las tensiones acumuladas y el esfuerzo psicológico de una guerra o de otras situaciones traumáticas. Se caracteriza por ansiedad, depresión, alteraciones del sueño y de la memoria y otros síntomas relacionados.

fatiga muscular (muscular fatigue), estado en el que un músculo pierde la capacidad de contraerse como consecuencia de la hiperactividad. Suele ser un período tras la estimulación, durante el cual el músculo no responde a un segundo estímulo.

fatiga muscular inspiratoria (inspiratory muscle fatigue), debilidad o agotamiento de los músculos inspiratorios que amenaza producir una insuficiencia respiratoria aguda.

fatiga[1] (fatigue), **1.** estado de agotamiento o pérdida de fuerza o fortaleza, como puede suceder tras una actividad física enérgica. **2.** pérdida de la capacidad de los tejidos para responder a estímulos que normalmente provocan contracción muscular u otra actividad. **3.** estado emocional asociado a exposición prolongada o extrema a presión psicológica, como en la fatiga de combate o batalla.

fatiga[2] (fatigue), diagnóstico de enfermería aceptado por la Eighth National Conference on the Classification of Nursing Diagnoses. Se define como la sensación abrumadora de cansancio extremo y de disminución de la capacidad de trabajo, física y mental, incluso después de un sueño adecuado.

fatigabilidad (fatigability), tendencia a estar cansado o exhausto rápida o fácilmente. La fatigabilidad puede aparecer en ciertos tipos de células que experimentan períodos de excesiva actividad.

favismo (favism), anemia hemolítica aguda producida por la ingestión de habas o por la inhalación del polen procedente de la planta *Vicia faba* (haba). Los síntomas son vértigo, cefalea, vómitos, fiebre, ictericia, eosinofilia y, a menudo, diarrea.

favo (favus), infección micótica del cuero cabelludo, piel o uñas, más frecuente en niños que en adultos, producida por el hongo *Trichophyton.* El favo se caracteriza por costras gruesas amarillentas con aspecto de panal de abejas, que supuran, con un olor típico «mohoso», escaras permanentes y alopecia.

fax (fax), abreviatura de **facsímil.**

Fc (Fc), parte de una molécula de un anticuerpo que ha sido digerida por una enzima proteolítica. Representa la región relativamente constante, a diferencia de la porción Fab, que contiene los sitios de unión. La porción Fc se identifica en ocasiones como el fragmento cristalizable.

FCAP (FCAP), siglas de *Fellow of the College of American Pathologists.*

FCC (FCC), siglas de **Federal Communications Commission.**

FCU (PKU), siglas de **fenilcetonuria.**

FDA (FDA), siglas de **Food and Drug Administration.**

Fe (Fe), símbolo del **hierro.**

febrícula (low-grade fever), temperatura oral superior a 37 °C pero inferior a 38 °C durante 24 horas.

febril (febrile), perteneciente o caracterizado por una temperatura corporal elevada, como la generada por una reacción febril ante un agente infeccioso. Una temperatura de más de 37,8 (37,6 en el recto) se considera febril.

fecal (fecal, faecal), relativo a las heces o excrementos.

fecalito (fecalith), masa dura de heces impactada en el colon.

fecundación (fecundation), impregnación o fertilización; acto de la fertilización.

fecundación in vivo (in vivo fertilization), método de reproducción asistida que consiste en la fecundación del óvulo de una donante fértil en su trompa de Falopio y su trasplante posterior a una paciente estéril.

fecundidad (fecundity), capacidad para generar descendientes, especialmente si es en gran número y rápidamente; fertilidad.

fecha esperada del parto (FEP) (expected date of delivery [EDD]), fecha probable para el parto de una embarazada. El embarazo dura aproximadamente 266 días, o 38 semanas, desde el día de la fertilización, pero clínicamente se considera que dura 280 días, o 40 semanas, o 10 meses lunares o 9 meses y 1/3 de calendario desde el primer día del último período menstrual (UPM).

fechoría (malfeasance), realización de un acto ilícito, incorrecto.

Federal Communications Commission (FCC) (Federal Communications Commission [FCC]), agencia federal estadounidense que regula las comunicaciones interestatales e internacionales por radio, televisión, redes inalámbricas, satélite, cable y las de los servicios de urgencia.

Federal Register *(Federal Register),* documento que publica el gobierno de EE.UU. cada día laborable para informar al público de las normas ejecutivas, órdenes presidenciales, audiencias y reuniones programadas de varias agencias federales, y otros asuntos relacionados. Contiene publicaciones de la Food and Drug Administration, de la Environmental Protection Agency y de otras instituciones gubernamentales que regulan materias de salud y seguridad.

Federal Tort Claims Act (Federal Tort Claims Act), estatuto de EE.UU. aprobado en 1946 que permite que el gobierno federal sea demandado por acciones erróneas o por negligencia de sus empleados.

Federal Trade Commision (FTC) (Federal Trade Commision [FTC]), agencia de EE.UU. de la rama ejecutiva del gobierno federal creada para promocionar el comercio y para impedir las prácticas que restrinjan la libre empresa y la libre competencia, incluido el ámbito sanitario.

Federation Licensing Examination (FLEX) (Federation Licensing Examination [FLEX]), en EE.UU., examen de licenciatura estandarizado para obtener la licenciatura en medicina en un estado. Desarrollado por la Federation of State Medical Boards de EE.UU., el examen está basado en las preguntas de examen utilizadas por el National Board of Medical Examiners.

FEES (FEES), siglas inglesas de **evaluación endoscópica con fibra óptica de la deglución.**

FEF (FEF), siglas de **flujo espiratorio forzado.**

felación (fellatio), estimulación oral de los genitales masculinos.

felbamato (felbamate), anticonvulsivante empleado en el tratamiento de la epilepsia.

feldespato (feldspar), mineral cristalino de silicato de aluminio con potasio, sodio, bario y calcio. Es un componente importante de la porcelana dental.

Fellow of the American Academy of Nursing (FAAN) (Fellow of the American Academy of Nursing [FAAN]), miembro de la American Academy of Nursing.

fellowship (fellowship), beca otorgada a una persona para que estudie o se forme, o subvencionar el trabajo de un proyecto especial.

feminización (feminization), **1.** inducción o desarrollo normal de los caracteres sexuales femeninos. **2.** inducción de las características sexuales femeninas en un genotipo masculino. La feminización testicular puede estar producida por la incapacidad de los tejidos diana para responder a los andrógenos endógenos o administrados. Ciertos casos se relacionan con la ausencia o la inadecuación de la conversión de testosterona en dihidrotestosterona.

femoral (femoral), perteneciente o relativo al fémur o al muslo.

fémur (femur), hueso del muslo, que se extiende desde la pelvis a la rodilla. Es alargado y cilíndrico, y el más largo y resistente del cuerpo.

fenacetina (phenacetin), analgésico ya no comercializado por sus propiedades carcinogénicas.

fenestración (fenestration), **1.** procedimiento quirúrgico en el que se realiza un orificio para tener acceso a la cavidad interna de un órgano o hueso. **2.** abertura creada quirúrgicamente en un hueso o en un órgano corporal. **3.** (en odontología), procedimiento que deja al descubierto la raíz de un diente para permitir el drenaje del exudado.

fenestrado (windowed), (de un yeso ortopédico) dotado de una abertura, especialmente para aliviar la presión que puede irritar e inflamar la piel o para acceder a una herida.

fenil (Ph) (phenyl [Ph]), radical orgánico monovalente, C_6H_5, derivado del benceno.

fenil salicilato (phenyl salicylate), éster salicílico del fenol.

fenilalanina (Phe) (phenylalanine [Phe]), aminoácido esencial necesario para el crecimiento normal y desarrollo de lactantes y niños y para el metabolismo proteico normal durante toda la vida. Se encuentra de forma abundante en la leche, huevos y otros alimentos habituales.

fenilalaninemia (phenylalaninemia), presencia de fenilalanina en la sangre.

fenilbutirato sódico (sodium phenylbutyrate), agente utilizado como tratamiento complementario para controlar la hiperamonemia en los trastornos enzimáticos pediátricos del ciclo de la urea.

fenilcetonuria (FCU) (phenylketonuria [PKU]), presencia anormal de fenilcetona y de otros metabolitos de la fenilalanina en la orina, característica de un trastorno metabólico congénito provocado por la ausencia o el déficit de fenilalanina hidroxilasa, la enzima responsable de la conversión del aminoácido fenilalanina en tirosina. La acumulación de fenilalanina es tóxica para el tejido cerebral. Los individuos no tratados presentan pelo muy rubio, eczema, olor a ratón en la orina y en la piel y retraso mental progresivo.

fenilsalicilato (phenyl salicylate), éster salicílico del fenol.

fenitoína (phenytoine), fármaco que altera las conductancias de los iones Na^+ y Ca^{2+} de las membranas celulares, cuyas conductancias son importantes durante la función de los tejidos excitables del nervio, corazón y músculo. Se prescribe como anticonvulsivante para el tratamiento y prevención de las convulsiones tonicoclónicas, convulsiones parciales complejas y convulsiones resultantes de traumatismo craneoencefálico o cirugía. Tiene un empleo que no figura en el prospecto como antiarrítmico, sobre todo en las arritmias ventriculares inducidas por la digital.

fenobarbital (phenobarbital), barbitúrico con acción anticonvulsivante y sedante hipnótico. Se prescribe para el tratamiento de las crisis convulsivas y como sedante de acción prolongada.

fenocopia (phenocopy), rasgo fenotípico o enfermedad inducida por factores del medio ambiente pero que recuerda muy de cerca a un fenotipo producido habitualmente por un genotipo específico. El rasgo no es hereditario ni se transmite a la descendencia. Las fenocopias pueden presentar problemas a la hora de la exploración genética y del consejo genético, de modo que será preciso descartar todos los factores exógenos antes de etiquetar como hereditario a cualquier carácter o defecto congénito.

fenofibrato (fenofibrate), agente químicamente relacionado con el clofibrato utilizado en el tratamiento de la hiperlipidemia.

fenol (phenol), grupo numeroso de productos químicos estrechamente relacionados en cuanto a su estructura con el alcohol y que contienen un grupo hidroxilo unido a un anillo de benceno.

fenol alcanforado (phenol camphor), mezcla oleosa de alcanfor y fenol, utilizada como antiséptico y como remedio para el dolor de muelas.

fenoldopam (fenoldopam), antihipertensivo. Se utiliza en el tratamiento de las crisis hipertensivas cuando se necesita un descenso urgente de la tensión, incluida también la hipertensión maligna.

fenolftaleína (phenolphthalein), **1.** catártico e indicador de pH con un recorrido de 8,5 (incoloro) a 9,0 (rojo). **2.** indicador de la presencia de iones hidrógeno en orina y jugo gástrico.

fenolsulfonftaleína (phenolsulfonphthalein), colorante de trifenilmetano hidrosoluble y de color rojo brillante utilizado como indicador de pH 7,7.

fenómeno (phenomenon), signo que se asocia con frecuencia a una enfermedad o proceso específico y que, por tanto, tiene importancia diagnóstica.

fenómeno «gap» (gap phenomenon), (en cardiología) trastorno en el que un impulso prematuro encuentra un bloqueo en donde un estímulo previo o posterior podría ser conducido.

fenómeno de Bell (Bell's phenomenon), [Charles Bell, cirujano escocés, 1774-1842], signo de parálisis facial periférica, manifestado por el movimiento del globo ocular hacia arriba y hacia fuera cuando el sujeto afectado intenta cerrar el párpado.

fenómeno de extravasación de moco (mucus extravasation phenomenon), extravasación de moco en el tejido conjuntivo adyacente debido a la lesión de un conducto de excreción de una glándula salival menor, seguida de una reacción inflamatoria. Aparece como un pequeño nódulo o vesícula en la mucosa oral.

F

fenómeno de Jod-Basedow (Jod-Basedow phenomenon), [Karl A. von Basedow, médico alemán, 1799-1854], tirotoxicosis que se produce cuando se administra yodo en la dieta a un paciente con bocio endémico en una zona con insuficiencia medioambiental de yodo. También puede producirse este fenómeno cuando se administran grandes dosis de yodo a pacientes con bocio multinodular no tóxico en zonas con suficiente yodo en el entorno.

fenómeno de Koch (Koch's phenomenon), [Robert Koch, bacteriólogo alemán, 1843-1910], reacción a la tuberculina que se produce cuando un cultivo de bacilos tuberculosos es inyectado en sujetos ya infectados por la enfermedad.

fenómeno de Koebner (Koebner phenomenon), [Heinrich Koebner, dermatólogo polaco, 1838-1904], desarrollo de lesiones isomórficas en el lugar de una lesión, que se produce en la psoriasis, el liquen plano y las verrugas planas.

fenómeno de Kohnstamm (aftermovement), contracción muscular involuntaria que da lugar a un movimiento continuo de una extremidad después de haber finalizado un ejercicio intenso contra resistencia.

fenómeno de la lepra de Lucio (Lucio's leprosy phenomenon), [R. Lucio, médico mexicano, 1819-1866], forma aguda de infección lepromatosa difusa de la piel, caracterizada por placas dolorosas intensamente rojas, especialmente en las piernas.

fenómeno de los dedos (finger phenomenon), prueba diagnóstica para la hemiplejía orgánica. Con el codo del paciente sobre la mesa, el examinador sujeta la muñeca del paciente y usa el pulgar para hacer presión sobre el lado radial del hueso pisiforme del paciente. Si la hemiplejía es orgánica, los dedos del paciente se abren en abanico.

fenómeno de Raynaud (Raynaud's phenomenon), [Maurice Raynaud, médico francés, 1834-1881], episodios intermitentes de isquemia en las extremidades del cuerpo, especialmente en los dedos de las manos, en los dedos de los pies, en las orejas y en la nariz, provocada por la exposición al frío o por estímulos emocionales. Los episodios se caracterizan por una palidez intensa de las extremidades, seguida de cianosis y después enrojecimiento; habitualmente van acompañados de entumecimiento, hormigueo, ardor y, con frecuencia, dolor. El color y la sensibilidad normales se recuperan con calor. El trastorno se denomina enfermedad de Raynaud cuando existe una historia de síntomas durante al menos 2 años sin progresión de los mismos ni signos de causa subyacente.

fenómeno de rebote (rebound phenomenon), reanudación de la actividad refleja una vez que el estímulo que desencadenó la respuesta original ha desaparecido. Puede ser indicativo de una lesión cerebelosa.

fenómeno de refuerzo (booster phenomenon), en la prueba de tuberculina, resultado falso negativo inicial debido a una respuesta de recuerdo reducida que se vuelve positiva en una determinación posterior.

fenómeno de Schultz-Charlton (Schultz-Charlton phenomenon), reacción cutánea a la inyección intradérmica de suero antiescarlatina en una persona con un exantema escarlatiniforme. El exantema se blanquea si el suero se obtiene de pacientes convalecientes de escarlatina o es suero antitoxina de la escarlatina. El fenómeno no se produce cuando el suero es obtenido de pacientes con escarlatina en fase activa.

fenómeno de Schwartzman-Sanarelli (Schwartzman-Sanarelli phenomenon), [Gregory Schwartzman, médico estadounidense, n. 1896; Giuseppe Sanarelli, bacteriólogo italiano, 1864-1940], fenómeno inducido experimentalmente en la investigación de la importancia de la coagulación en las nefropatías. Los animales a los que se inyecta dos veces una endotoxina bacteriana desarrollan coagulación intravascular diseminada masiva con trombosis de los vasos sanguíneos de los riñones.

fenómeno de Splendore-Hoeppli (Splendore-Hoeppli phenomenon), deposición de material hialino, amorfo y eosinofílico, en torno a organismos patógenos; se observa en ciertas enfermedades fúngicas y parasitarias como consecuencia de una reacción antígeno-anticuerpo local.

fenómeno del alba (dawn phenomenon), tendencia de los pacientes con diabetes mellitus de tipo 1 a experimentar hiperglucemia en las primeras horas de la mañana, debido al incremento de la secreción de cortisol y de hormona del crecimiento en las horas previas al despertar.

fenómeno del cascanueces (nutcracker phenomenon), compresión de la vena renal izquierda entre la aorta y la arteria mesentérica superior, que causa hipertensión renal y dolor en el costado, y a veces fiebre y hematuria macroscópica.

fenómeno del relámpago (flashover phenomenon), efecto de la explosión de un rayo u otra descarga eléctrica intensa en el cual la corriente eléctrica pasa superficialmente sobre el cuerpo en lugar de a su través. El resultado es un dibujo rojo ramificado, en forma de plumas, sobre la piel.

fenómeno on/off (on/off phenomenon), pérdida periódica de la eficacia de la levodopa en el tratamiento de la enfermedad de Parkinson, sin una relación evidente con el ritmo temporal de administración de la levodopa.

fenómeno R sobre T (R-on-T phenomenon), fenómeno cardíaco en el que un estímulo ventricular provoca una despolarización prematura de las células que no están completamente repolarizadas. El fenómeno R sobre T puede provocar taquicardia ventricular o fibrilación ventricular en pacientes con cardiopatía.

fenómenos entópicos (entopic phenomena), sensaciones percibidas por motivos mecánicos dentro del ojo, como partículas flotantes o destellos causados por cambios en la retina.

fenómenos por desuso (disuse phenomena), cambios físicos y psicológicos, normalmente degenerativos, debido a la falta de uso de una parte o sistema del cuerpo. Los fenómenos de desuso se asocian al encamamiento o la inmovilización, especialmente en ortopedia.

fenoprofeno cálcico (fenoprofen calcium), antiinflamatorio y analgésico no esteroideo. Se utiliza en el tratamiento de la artritis y otros procesos inflamatorios dolorosos.

fenoterol (fenoterol), receptor beta$_2$-adrenérgico utilizado como broncodilatador en el tratamiento y la profilaxis del broncospasmo reversible.

fenotiazina (phenothiazine), compuesto cristalino de coloración verde amarillenta del que se obtienen colorantes y que se utiliza en veterinaria para tratar infestaciones de gusanos filiformes y redondos. Es demasiado tóxico para ser utilizado en el hombre, pero ciertos derivados se usan en medicaciones antipsicóticas y antihistamínicas.

fenotipo (phenotype), **1.** características observables completas de un organismo o grupo, como los caracteres anatómicos, fisiológicos, bioquímicos y conductuales, determinados por la interacción de la estructura genética y de los factores ambientales. **2.** grupo de organismos que tienen un aspecto similar entre sí.

fenotipo Bombay (Bombay phenotype), rasgo genético poco frecuente relacionado con la expresión fenotípica de los grupos sanguíneos ABO. Las células de dichos individuos son fenotípicamente del grupo O, aunque su genotipo es el AB, y su suero contiene antígenos anti-A, anti-B y anti-H. Este rasgo recibe su nombre de la primera ciudad en la que se describió.

fentanilo bucal (buccal fentanyl), analgésico opioide empleado para tratar el dolor intercurrente en pacientes oncológicos que reciben dosis pautadas regulares de otros analgésicos opiáceos y que son tolerantes a los opiáceos.

fentolamina (phentolamine), bloqueante del receptor alfa$_1$-adrenérgico. Se prescribe para controlar los síntomas del feocromocitoma antes y durante la intervención quirúrgica y para tratar la necrosis cutánea y la exfoliación que se produce después de la extravasación de fármacos parenterales con efectos alfaadrenérgicos (p. ej., norepinefrina, epinefrina, dopamina).

feocromocitoma (pheochromocytoma), tumor vascular del tejido cromafín de la médula suprarrenal o de los paraganglios simpáticos, caracterizado por presentar hipersecreción de adrenalina y noradrenalina, provocando hipertensión persistente o intermitente. Los signos típicos son: cefaleas, rubefacción, palpitaciones, sudación, nerviosismo, hiperglucemia, náuseas, vómitos y síncope. Puede haber pérdida de peso, miocarditis, arritmias cardíacas e insuficiencia cardíaca.

feohifomicosis (phaeohyphomycosis), infección fúngica oportunista distinta del micetoma y la cromoblastomicosis causada por los mohos dematiáceos o de pigmentación oscura.

FEP (EDD), siglas de **fecha esperada del parto.**

fermentación (fermentation), transformación química producida en una sustancia por acción de una enzima o de un microorganismo, especialmente la conversión anaeróbica de materias alimenticias en determinados productos.

fermentación acética (acetic fermentation), producción de ácido acético o de vinagre a partir de una solución alcohólica diluida.

fermentación ácida heteroláctica (heterolactic acid fermentation), fermentación bacteriana que produce una mezcla de ácido láctico y otros productos.

fermentación alcohólica (alcoholic fermentation), conversión de los hidratos de carbono en alcohol etílico.

fermentación amílica (amylic fermentation), formación de alcohol amílico a partir de azúcar.

fermentación amoniacal (ammoniacal fermentation), producción de amoníaco y dióxido de carbono a partir de la urea por acción de la enzima ureasa.

fermentación butírica (butyric fermentation), conversión de los hidratos de carbono a ácido butírico.

fermentación caseosa (caseous fermentation), coagulación de la caseína soluble mediante la acción de la renina para formar paracaseinato de calcio insoluble.

fermentación del dextrano (dextran fermentation), conversión de la dextrosa en dextrano por acción de la bacteria *Leuconostoc mesenteroides* del dextrano (LMD).

fermentación diastásica (diastatic fermentation), conversión del almidón en glucosa mediante una enzima, la ptialina.

F

fermentación láctica (lactic acid fermentation), **1.** producción anaeróbica de ácido láctico a partir de la glucosa. **2.** proceso de agriado de la leche.

fermentación propiónica (propionic fermentation), producción de ácido propiónico por la acción de determinadas bacterias sobre los azúcares o sobre el ácido láctico.

fermentación viscosa (viscous fermentation), formación de material viscoso en la leche, la orina y el vino por la acción de diversos bacilos.

fermio (Fm) (fermium [Fm]), [Enrico Fermi, físico italiano, 1901-1954), elemento metálico transuránico sintético. Su número atómico es 100; el peso atómico del isótopo mejor conocido de vida más larga es 257.

feromona (pheromone), sustancia de carácter hormonal segregada por un organismo que desencadena una respuesta particular en otro individuo de la misma especie, habitualmente del sexo opuesto.

ferredoxina (ferredoxin), proteína no hémica que contiene cantidades iguales de hierro y azufre. Las ferredoxinas participan en el transporte de electrones en la fotosíntesis y en la fijación de nitrógeno.

férrico (ferric), relativo a un compuesto de hierro en el que el metal es trivalente, como el cloruro férrico o el hidróxido férrico.

ferritina (ferritin), compuesto férrico formado en el intestino y almacenado en hígado, bazo y médula ósea, para su incorporación a las moléculas de hemoglobina.

ferrocinética (ferrokinetics), estudio del metabolismo del hierro.

ferromagnético (ferromagnetic), relativo a las sustancias, como el hierro, que se ven influidas de forma importante por el magnetismo.

ferroso (ferrous), relativo a un compuesto de hierro en el cual el metal es divalente, como en el sulfato amónico ferroso.

ferroterapia (ferrotherapy), uso del hierro y compuestos de hierro en el tratamiento de la enfermedad.

fértil (fertile), **1.** capaz de reproducirse o de generar descendencia. **2.** de un gameto, capaz de producir fertilización o de ser fertilizado. **3.** prolífico, fructífero, no estéril.

fertilicina (fertilizin), glucoproteína presente en la membrana plasmática de los óvulos en diversas especies.

fertilidad (fertility), capacidad de reproducción.

fertilización (fertilization), unión de los gametos masculino y femenino para formar un cigoto a partir del que se desarrolla un embrión. El proceso tiene lugar en el tercio externo de la trompa de Falopio de la mujer cuando un espermatozoide transportado en el líquido seminal liberado durante el coito entra en contacto con el óvulo y penetra en él.

fertilización cruzada (cross-fertilization), **1.** (en zoología) unión de gametos de diferentes especies o variedades para formar híbridos. **2.** (en botánica) fertilización de la flor de una planta con el polen de otra diferente.

fertilización externa (external fertilization), unión de los gametos masculino y femenino fuera de los cuerpos en los que fueron originados, como ocurre en los peces y en las ranas.

fertilización in vitro (FIV) (in vitro fertilization [IVF]), método de fertilización de un óvulo fuera del cuerpo de la mujer, recogiendo el óvulo maduro y colocándolo en una placa con una muestra de espermatozoides. Después de un período de incubación de 48 a 72 horas, el óvulo fertilizado se inyecta en el interior del útero a través del cuello uterino.

fertilización interna (internal fertilization), unión de dos gametos en el interior del cuerpo de la hembra después de la inseminación.

férula (splint), **1.** dispositivo ortopédico para inmovilización, anclaje o sujeción de cualquier parte del cuerpo. **2.** dispositivo, generalmente de material acrílico rígido y alambre, para anclar los dientes o modificar la oclusión.

férula bucal (buccal splint), cualquier material, habitualmente yeso, colocado en la superficie bucal de las unidades fijadas de dentadura parcial para mantener dichas unidades en posición para su montaje.

férula con el compañero (buddy splint), técnica de colocación de férulas utilizada habitualmente después de una herida en un dedo que requiere inmovilización. Habitualmente se fijan juntos con esparadrapo el dedo lesionado y el adyacente, para limitar la ADM del primero.

férula de aire (air splint), dispositivo para la inmovilización temporal de extremidades fracturadas o con cualquier otro tipo de lesión. Consiste en un cilindro inflable que puede cerrarse por ambos extremos y queda rígido cuando se le rellena con aire a presión.

férula de brazo (arm board), **1.** tablilla utilizada para colocar el brazo paralizado de un hemipléjico, o de aquellos pacientes con discapacidad en un brazo. Mantiene el brazo sin fuerza del enfermo apoyado en posición correcta en el reposabrazos de la silla de ruedas para prevenir la subluxación del hombro y para evitar el edema. **2.** tablilla utilizada para mantener quieto el brazo y permitir la extracción de sangre o para introducir una aguja intravenosa.

férula de Cabot (Cabot's splint), [Arthur T. Cabot, cirujano estadounidense, n. 1852], férula metálica situada como soporte bajo el muslo y la pierna.

férula de coaptación (coaptation splint), férula pequeña que se ajusta a un miembro fracturado para prevenir el acabalgamiento de los fragmentos óseos durante la reducción de la fractura.

férula de compás (caliper splint), férula para la pierna formada por dos varillas metálicas que se extienden desde una banda que rodea al muslo o desde un anillo almohadillado que rodea la parte inferior de la pelvis. Las varillas están unidas a una placa metálica por debajo del zapato bajo el arco del pie.

férula de Denis Browne (Denis Browne splint), [Denis J. W. Browne, cirujano australiano, siglo XX], férula para la corrección del pie equinovaro (pie zambo) que se compone de una barra curva ajustada a las suelas de un par de zapatos altos.

férula de Frejka (Frejka splint), dispositivo corrector utilizado para mantener la abducción y la articulación de la cabeza del fémur en el acetábulo en un recién nacido con luxación de cadera. Consiste en una almohada colocada entre las piernas y atada con un cinturón.

férula de Gunning (Gunning's splint), [Thomas B. Gunning, odontólogo norteamericano, 1813-1889], férula maxilomandibular utilizada como soporte del maxilar y de la mandíbula en la cirugía a este nivel.

férula de incrustación (inlay splint), molde de fijación o soporte de aproximación de uno o varios dientes. Se compone de un único molde o de dos o más férulas soldadas juntas.

férula de marcha de Gibson (Gibson's walking splint), variante de la férula de Thomas que permite al paciente deambular.

férula de muñeca (cockup splint), férula que se utiliza para inmovilizar la muñeca y dejar libres los dedos.

férula de protección de la mordida (biteguard splint), dispositivo, generalmente de resina, para cubrir las superficies oclusiva e incisiva de los dientes y para protegerlos de las fuerzas oclusivas traumáticas durante los procesos de inmovilización y estabilización.

férula de tenodesis (tenodesis splint), fijación de un tendón, que se realiza a veces mediante sutura de uno de sus extremos a un punto diferente.

férula de Thomas (Thomas' splint), [Hugh Owen Thomas, cirujano inglés, 1834-1891], **1.** tablilla rígida construida con barras de acero curvadas para adaptarse al miembro afectado, que se sujeta mediante un yeso o un vendaje rígido. **2.** tablilla de metal rígido que se extiende desde un anillo colocado en la cadera hasta más allá del pie.

férula de Volkmann (Volkmann's splint), [Richard von Volkmann, cirujano alemán, 1830-1889], férula que soporta e inmoviliza la parte inferior de la pierna. Tiene una pieza en el pie a cada lado, que se extiende desde el pie hasta la rodilla, permitiendo la deambulación.

férula digital de Bedford (Bedford finger stall), tablilla móvil que sujeta el dedo lesionado en una abrazadera o molde junto con el dedo adyacente.

férula dinámica (dynamic splint), toda férula que lleva incorporados resortes, bandas elásticas u otros materiales que producen una fuerza activa constante para contrarrestar las fuerzas deformantes de la férula.

férula en aeroplano (airplane splint), férula utilizada para inmovilizar un húmero fracturado durante su curación o para la cirugía del hombro. Este yeso mantiene el brazo con el hombro en abducción y el codo flexionado.

férula funcional (functional splint), férula que permite o ayuda al paciente en sus movimientos.

férula hinchable (inflatable splint), dispositivo tubular que se coloca alrededor de la extremidad de un paciente y se hincha con aire para mantener la rigidez.

férula nocturna (night splint), cualquier férula o dispositivo similar que se aplica a la extremidad afectada y se utiliza solamente por la noche.

férula temporal extraíble (temporary removable splint), dispositivo odontológico, como las placas de oclusión transitoria, que se usan cuando la estabilidad de la dentadura lo requiere. Se pueden colocar o retirar de los dientes a voluntad.

festinante (festinant), relativo a una clase de marcha que se acelera involuntariamente como consecuencia de un trastorno del sistema nervioso.

festón (festoon), modelación realizada en el material base de una dentadura que simula los contornos de los tejidos naturales de la encía.

festón de McCall (McCall's festoon), (en odontología) cada una de las extensiones de los bordes gingivales que pueden estar asociadas a traumatismo oclusal.

festón gingival (gingival festoon), crecimiento redondeado y evidente de los márgenes del tejido gingival, presente en la afectación gingival precoz.

FET (FET), siglas en inglés de **tiempo espiratorio forzado.**

fetal (fetal), relativo al estado final del desarrollo embriológico de un mamífero. En humanos el período fetal comprende desde el primer día de la novena semana de la vida intrauterina hasta el nacimiento.

fetiche (fetish), **1.** cualquier objeto o idea a la que se presta excesiva o irracional atención o reverencia. **2.** (en psicología) cualquier objeto inanimado o cualquier parte del organismo no de carácter sexual que produce sentimientos eróticos o una fijación erótica.

fetichista (fetishist), persona que cree en los fetiches o que obtiene gratificación erótica de los fetiches.

fétido (fetid), relativo a algo que tiene un olor pútrido o desagradable.

feto (fetus, foetus), descendiente de un animal vivíparo, antes de su nacimiento y después de haber adquirido la forma particular de la especie; más específicamente, el descendiente humano dentro del útero después del período embrionario y del comienzo del desarrollo de las principales características estructurales, desde la novena semana tras la fertilización hasta el nacimiento.

feto amorfo (fetus amorphus), producto de la concepción sin forma, en el que no existen partes reconocibles o no se han formado.

feto arlequín (harlequin fetus), niño cuya piel en el momento del nacimiento está completamente cubierta de escamas gruesas, córneas, semejantes a una armadura, divididas por profundas fisuras rojas. Este trastorno es la forma más grave de la dermatitis exfoliativa laminar del recién nacido, y el niño nace ya sin vida o muere pocos días después del nacimiento.

feto momificado (mummified fetus), feto que ha muerto dentro del útero y que se ha desecado y encogido dentro de él.

feto papiráceo (fetus papyraceus), feto gemelo muerto dentro del útero en una fase precoz de desarrollo y que ha sido presionado contra la pared del útero por el feto vivo.

feto parásito (parasitic fetus), el miembro más pequeño y habitualmente malformado de dos gemelos unidos, diferentes o asimétricos, que está unido al feto más normal y depende de él para su crecimiento y desarrollo.

feto sanguinolento (fetus sanguinolentis), feto de color oscuro, parcialmente macerado, que ha muerto intraútero.

feto viable (viable infant), niño que pesa al nacer como mínimo 500 g o nacido tras 24 o más semanas de gestación.

fetocoriónico (fetochorionic), perteneciente o relativo al feto y al corion.

fetoglobulinas (fetoglobulins), proteínas que se encuentran en grandes cantidades de la sangre fetal y normalmente en cantidades muy pequeñas en la sangre del adulto. El grupo incluye a la alfa-fetoproteína (AFP).

fetografía (fetography), radiografía del feto presente en el útero.

fetología (fetology), rama de la medicina que se ocupa del feto situado en el útero, incluido el diagnóstico de las anomalías congénitas, la prevención de las influencias teratógenas y el tratamiento de ciertos trastornos.

fetometría (fetometry), medición del tamaño fetal, especialmente del diámetro de la cabeza y de la circunferencia del tronco.

fetometría radiológica (roentgen fetometry), uso de técnicas radiográficas para proceder a medición intrauterina del feto.

fetoplacentario (fetoplacental), perteneciente o relativo al feto y a la placenta.

fetoproteína (fetoprotein), antígeno presente de forma natural en los fetos y en ocasiones en los adultos como consecuencia de ciertas enfermedades. Un aumento de la alfa-fetoproteína en un feto es diagnóstico de defectos del tubo neural. La leucemia, el hepatoma, el sarcoma y otras neoplasias se asocian con la presencia de betafetoproteína en la sangre de los adultos.

fetor hepático (fetor hepaticus), aliento maloliente asociado a hepatopatías graves.

fetoscopia (fetoscopy), procedimiento mediante el que se puede observar directamente al feto dentro del útero, utilizando un fetoscopio introducido a través de una pequeña incisión abdominal realizada bajo anestesia local.

fetoscopio (fetoscope), estetoscopio para auscultar el latido cardíaco fetal a través de la pared abdominal de la madre.

fetotóxico (fetotoxic), relativo a cualquier cosa que resulta tóxica para un feto.

fetus in fetu (fetus in fetu), anomalía fetal en la que un gemelo pequeño, formado de forma imperfecta, está contenido en el cuerpo del gemelo normal, el autósito.

FEV (FEV), siglas en inglés de **volumen espiratorio forzado.**

FEVC (FEVC), siglas en inglés de **capacidad vital espiratoria forzada.**

fexofenadina (fexofenadine), antihistamínico. Se utiliza en el tratamiento de la rinitis y síntomas alérgicos.

^{18}F-FDG (^{18}F-FDG), símbolo de la ^{18}F-2-fluoro-2-desoxi-D-glucosa, análogo del azúcar utilizado en la tomografía por emisión de positrones para determinar la tasa metabólica local cerebral de glucosa como medida de la actividad neural cerebral.

FHA (PHA), siglas de **fitohemaglutinina.**

FHO (OHF), siglas de **fiebre hemorrágica de Omsk.**

FHR (FHR), siglas en inglés de **ritmo cardíaco fetal.**

fi (phi), Φ, ϕ, letra vigésima primera del alfabeto griego.

fiabilidad (reliability), (en investigación) punto hasta el cual una medida de prueba o un aparato ofrecen los mismos resultados por parte de diferentes investigadores u observadores o con la realización de la prueba con el paso del tiempo.

fibra (fiber), **1.** estructura acelular larga, como una hebra, que se encuentra en los tejidos de plantas y animales. Las fibras de las plantas suelen estar constituidas por hidratos de carbono estructurales como la celulosa de las paredes celulares. La celulosa no puede ser digerida por las enzimas del intestino humano. Las fibras de los animales están formadas principalmente por la proteína colágeno, que forma hebras elásticas de tejido conjuntivo laxo en la piel y otros órganos. **2.** una célula del músculo esquelético. **3.** el axón de una célula nerviosa.

fibra apical (apical fiber), cada una de las múltiples fibras del ligamento periodontal que irradian alrededor del vértice del diente aproximadamente en ángulo recto a su fijación al cemento y se extienden hasta el hueso de la base del alveolo. Las fibras apicales resisten fuerzas que tienden a ascender por el diente desde el alveolo y, con las otras fibras del ligamento periodontal, estabilizan el diente frente a los movimientos de inclinación.

fibra cemental (cemental fiber), cualquiera de las múltiples fibras de la membrana periodontal que se extienden desde el cemento hasta el plexo intermedio.

fibra circular (circular fiber), cada una de las numerosas fibras de la zona libre de la encía que rodean a los dientes.

fibra colágena (collagenous fiber), fibras duras blancas que constituyen la mayor parte de la sustancia intercelular y del tejido conjuntivo del organismo.

fibra colinérgica (cholinergic fiber), fibra nerviosa del sistema nervioso autónomo que libera acetilcolina como neurotransmisor. Las fibras colinérgicas incluyen todas las fibras preganglionares, todas las fibras simpáticas posganglionares que van a las glándulas sudoríparas y las fibras eferentes que inervan el músculo esquelético.

fibra de carbono (carbon fiber), material constituido por fibras de grafito sobre una matriz plástica, utilizado en aparatos radiológicos para reducir la exposición del paciente a los rayos X.

fibra de contracción lenta (CL) (slow-twitch [ST] fiber), fibra muscular que desarrolla menos tensión y más lentamente que una fibra de contracción rápida. Habitualmente, la fibra de CL es resistente a la fatiga y tiene una actividad adecuada de oxígeno y de enzimas.

fibra de contracción rápida (CR) (fast-twitch [FT] fiber), fibra muscular que puede desarrollar rápidamente una tensión elevada. las fibras de CR se utilizan en actividades como la carrera de velocidad, los saltos o el levantamiento de pesas.

fibra de la cresta alveolar (alveolar crestal fiber), cada una de las múltiples fibras blancas colagenas del ligamento periodontal, que se extienden desde el hueso alveolar hasta el plexo intermedio, en donde sus terminaciones se mezclan con las de las fibras del cemento.

fibra de Sharpey (Sharpey's fiber), [William Sharpey, anatomista escocés, 1802-1880], (en odontología) cada uno de los numerosos haces de fibras de colágeno del ligamento periodontal que se introducen en el cemento durante su formación.

fibra dentogingival (dentogingival fiber), una de las múltiples fibras en abanico que nacen en la porción supraalveolar del cemento y terminan en la encía libre.

fibra dentoperióstica (dentoperiosteal fiber), cualquiera de las múltiples fibras que salen de la porción supraalveolar del cemento y se extienden apicalmente bajo la cresta alveolar, terminando en el mucoperiostio de la encía adyacente.

fibra dietética (dietary fiber), término genérico que se aplica a los hidratos de carbono no digeribles que se encuentran en las paredes celulares vegetales y rodean el material celular, cada uno de los cuales tiene un efecto diferente sobre diversas funciones GI. La fibra dietética puede ser soluble o insoluble. El consumo regular de un buen aporte diario de fibra dietética reduce el riesgo de padecer estreñimiento, hemorroides, enfermedad diverticular y cáncer de colon. La mayoría de los expertos recomiendan una ingesta diaria de 20 a 30 g por día.

fibra gamma eferente (gamma efferent fiber), cualquiera de las fibras nerviosas motoras que transmiten impulsos desde el SNC a las fibras intrafusales del huso muscular. Intervienen en la regulación de la sensibilidad del huso y de la tensión muscular total.

fibra insoluble (insoluble fiber), fibra que no se disuelve en el agua, compuesta principalmente de lignina, celulosa y hemicelulosa, que se encuentra principalmente en los granos de los cereales. Sus acciones son aumento del bolo fecal y disminución de los radicales libres del tubo digestivo.

fibra motora (motor fiber), cada una de las fibras de los nervios raquídeos que transmite impulsos a las fibras musculares.

fibra muscular (muscle fiber), cualquiera de las células del tejido muscular esquelético o cardíaco.

fibra muscular intrafusal (intrafusal muscle fiber), fibra de músculo estriado en el interior de un huso muscular.

fibra nerviosa (nerve fiber), proyección fina de una neurona, normalmente su axón. Las fibras se clasifican en mielínicas y amielínicas. Las fibras mielínicas se dividen en fibras A y B; las fibras C son amielínicas. Las fibras A son somáticas. Las fibras B están menos mielinizadas que las A. Ambas fibras son aferentes y eferentes, fundamentalmente asociadas con la inervación visceral. Las fibras amielínicas C son fibras autónomas posganglionares eferentes y fibras aferentes que conducen los impulsos de la sensación dolorosa urente, prolongada, desde las vísceras y la periferia.

fibra nerviosa amielínica (nonmyelinated nerve fiber), fibra nerviosa que carece de la vaina grasa aislante de mielina. Estas fibras constituyen la sustancia gris del sistema nervioso, que se distingue de la sustancia blanca de las fibras mielínicas.

fibra oblicua (oblique fiber), (en odontología) cualquiera de las fibras colágenas que se agrupan oblicuamente en el ligamento periodontal.

fibra óptica (fiberoptics), proceso técnico por el que un órgano interno o cavidad puede ser visualizado, utilizando fibra de vidrio o plástico para transmitir luz a través de un tubo especialmente diseñado y reflejar una imagen aumentada.

fibra posganglionar (postganglionar fiber), axón de una célula nerviosa cuyo cuerpo celular está situado en un ganglio.

fibra transeptal (transseptal fiber), (en odontología) cualquiera de las numerosas fibras del sistema de fibras gingivales que se extienden horizontalmente desde el cemento supraalveolar del diente, a través del espacio interdental unido a la encía por encima del septo del hueso alveolar, hasta el cemento de un diente adyacente.

fibras adrenérgicas (adrenergic fibers), fibras nerviosas del sistema nervioso autónomo que liberan el neurotransmisor noradrenalina y, en algunas áreas, dopamina. La mayoría de las fibras simpáticas posganglionares son de este tipo.

fibras aferentes viscerales (visceral afferent fibers), fibras nerviosas del sistema nervioso visceral que reciben estímulos y transportan impulsos hacia el sistema nervioso central y que comparten los ganglios sensoriales de los nervios cerebroespinales con las fibras sensoriales somáticas. Las fibras aferentes viscerales producen sensaciones distintas de las fibras aferentes somáticas. Algunas zonas del cuerpo que poseen fibras aferentes viscerales son: cara, cuero cabelludo, nariz, boca, colon descendente, pulmones, abdomen y recto.

fibras corticopontocerebelosas (corticopontocerebellar fibers), fibras corticopontinas y pontocerebelosas consideradas de forma unitaria.

fibras de Mahaim (Mahaim fibers), [I. Mahaim, médico francés, 1897-1965], vías de conducción en el tejido cardíaco que discurren entre el nódulo AV o el haz de His y el músculo del tabique interventricular. Conducen los impulsos de excitación precoz.

fibras de Purkinje (Purkinje's fibers), [Johannes E. Purkinje, fisiólogo checo, 1787-1869], fibras miocárdicas que son la continuación del haz de His y que se extienden por las paredes musculares de los ventrículos. Estas fibras forman parte del sistema de conducción del impulso cardíaco.

fibras perinodales (perinodal fibers), fibras auriculares que rodean el nódulo sinoauricular.

fibras trepadoras (climbing fibers), tipo de fibra nerviosa que conduce impulsos a las células de Purkinje de la corteza cerebelosa.

fibratos (fibrates), término general que designa a los derivados del ácido fíbrico, como el gemfibrozilo.

fibrilación (fibrillation), contracción involuntaria recurrente de una fibra muscular aislada o de un haz aislado de fibras nerviosas. La fibrilación se suele describir como la parte que se está contrayendo de forma anómala, como la fibrilación auricular o la ventricular.

fibrilación auricular (atrial fibrillation [AF]), arritmia cardíaca caracterizada por una alteración de la actividad eléctrica en las aurículas acompañada por una respuesta ventricular irregular que, generalmente, es rápida. Las aurículas no bombean la sangre de forma rítmica hacia los ventrículos por lo que éstos no se llenan adecuadamente, reduciéndose el volumen de eyección ventricular.

fibrilación ventricular (FV) (ventricular fibrillation [VF]), arritmia cardíaca caracterizada por despolarizaciones rápidas y desorganizadas del miocardio ventricular. El trastorno se caracteriza por una ausencia completa de impulsos eléctricos organizados y falta consiguiente de eyección ventricular. La presión arterial desciende a cero, dando lugar a inconsciencia. Se puede producir la muerte en 4 minutos. Se debe comenzar de forma inmediata la RCP y administrar desfibrilación y fármacos para la reanimación según los protocolos de SVCA.

fibrilación-flúter (flutter-fibrillation), tipo de fibrilación auricular en la que la línea irregular de fibrilación se parece al flúter auricular junto a ondas de fibrilación auricular.

fibrilina (fibrillin), componente principal de las microfibrillas asociadas a la elastina relacionadas con el síndrome de Marfan por estudios inmunohistoquímicos. La fibrilina también se asocia a una enfermedad parecida al síndrome de Marfan, la aracnodactilia contractural congénita.

fibrilla (fibril), estructura filamentosa pequeña que con frecuencia forma parte de una célula, como los haces mitóticos o las miofibrillas.

fibrina (fibrin), proteína fibrosa insoluble, producto de la acción de la trombina sobre el fibrinógeno en el proceso de la coagulación. Es la responsable del carácter semisólido del coágulo sanguíneo.

fibrinocelular (fibrinocellular), compuesto de fibrina y células, como ocurre en algunos exudados resultantes de inflamación.

fibrinocinasa (fibrinokinase), enzima no hidrosoluble presente en tejidos animales que activa el plasminógeno.

fibrinogénico (fibrinogenic, fibrinogenous), relativo a la producción de fibrina.

fibrinógeno (fibrinogen), proteína plasmática esencial para el proceso de coagulación de la sangre que se convierte en fibrina por acción de la trombina en presencia de iones calcio.

fibrinogenopenia (fibrinogenopenia), trastorno en el que existe una deficiencia de fibrinógeno en la sangre.

fibrinogenoso (fibrinogenous), relativo a las características o propiedades del fibrinógeno o a la producción de fibrina.

fibrinolisina (fibrinolysin), enzima proteolítica que disuelve la fibrina. Se forma a partir del plasminógeno en el plasma sanguíneo.

fibrinólisis (fibrinolysis), proceso continuo de descomposición de la fibrina por la fibrinolisina, que es el mecanismo normal de eliminación de los pequeños coágulos de fibrina.

fibrinopéptido (fibrinopeptide), producto de la acción de la trombina sobre el fibrinógeno.

fibroadenoma (fibroadenoma), tumor benigno compuesto por tejido epitelial denso y tejido fibroblástico.

fibroblasto (fibroblast), célula plana, alargada, indiferenciada del tejido conjuntivo, que origina diversas células precursoras, como el condroblasto, el colagenoblasto y el osteoblasto, que forman el tejido fibroso, de unión y de soporte del cuerpo.

fibroblastoma (fibroblastoma), tumor derivado de un fibroblasto, que se puede diferenciar en un fibroma o en un fibrosarcoma.

fibrobroncoscopia (bronchofibroscopy), exploración visual del árbol traqueobronquial mediante un fibrobroncoscopio. Se emplea para el diagnóstico/tratamiento de la hemoptisis.

fibrocartílago (fibrocartilage), cartílago constituido por una matriz densa de fibras de colágeno blancas. De los tres tipos de cartílago corporal, el fibrocartílago es el que presenta mayor resistencia a la tensión.

fibrocartílago blanco (white fibrocartilage), mezcla de tejido fibroso blanco fuerte y tejido cartilaginoso flexible.

fibrocartílago circunferencial (circumferential fibrocartilage), estructura formada por fibrocartílago en la que los bordes fibrocartilaginosos rodean los márgenes de una cavidad articular como ocurre en el cotilo de la cadera y en la cavidad glenoidea del hombro.

fibrocartílago de interposición (connecting fibrocartilage), disco de fibrocartílago presente entre muchas articulaciones, especialmente en aquellas con una movilidad limitada, como las de la columna vertebral. Cada disco está formado por anillos concéntricos de tejido fibroso separados por láminas cartilaginosas.

fibrocartílago estratiforme (stratiform fibrocartilage), estructura de fibrocartílago que forma un fino revestimiento de las ranuras óseas por las que se deslizan los tendones de determinados músculos.

fibrocartílago interarticular (interarticular fibrocartilage), uno de los cuatro tipos de fibrocartílago, que consta de unas placas fibrocartilaginosas aplanadas entre el cartílago articular de las articulaciones más activas, como la esternoclavicular, las de la muñeca o de la rodilla. Las láminas interarticulares absorben los golpes e incrementan la movilidad.

fibrocondritis (fibrochondritis), inflamación del fibrocartílago.

fibrocondroma (fibrochondroma), tumor compuesto por tejidos mixtos fibrosos y cartilaginosos.

fibroelastosis endocárdica (endocardial fibroelastosis), trastorno caracterizado por la hipertrofia de la pared del ventrículo izquierdo y el desarrollo de un endocardio fibroelástico engrosado, que tiene como consecuencia la incapacidad cardíaca para impulsar la sangre.

fibroepitelioma (fibroepithelioma), neoplasia constituida por componentes fibrosos y epiteliales.

fibroepitelioma premaligno (premalignant fibroepithelioma), neoplasia sésil, de coloración blanquecina, prominente, formada por bandas entrelazadas de células epiteliales sobre un estroma mesodérmico hiperplásico. El tumor aparece sobre todo en la región inferior del tronco de las personas de edad avanzada.

fibrofoliculoma (fibrofolliculoma), tumor benigno derivado de la parte dérmica de un folículo piloso.

fibrogliosis (fibrogliosis), formación de tejido cicatricial en el encéfalo como reacción a una lesión penetrante. La cicatriz es producida por fibroblastos y astrocitos.

fibroide (fibroid), **1.** que tiene fibras. **2.** *informal,* fibroma o mioma, sobre todo en el útero.

F

fibroide uterino (uterine fibroid), crecimiento del tejido fibroso del útero, en forma de fibroma, fibromioma o leiomiofibroma.

fibroidectomía (fibroidectomy), extirpación quirúrgica de un tumor fibroso, como el fibromioma uterino.

fibrolipoma (fibrolipoma), tumor fibroso que también contiene materia grasa.

fibroma (fibroma), neoplasia benigna constituida principalmente por tejido fibroso o conjuntivo totalmente desarrollado.

fibroma ameloblástico (ameloblastic fibroma), neoplasia odontogénica en la que existe una proliferación simultánea de tejidos mesenquimatoso y epitelial, pero sin que se produzca el desarrollo de dentina ni de esmalte.

fibroma aponeurótico (aponeurotic fibroma), tumor benigno recidivante que se produce sobre todo en pacientes menores de 20 años, especialmente en las manos, y que cursa con un nódulo firme fijo constituido por tejido fibroso con calcificaciones moteadas delicadas, que no está unido a la piel supraadyacente y que infiltra los tejidos blandos circundantes.

fibroma blando (soft fibroma), fibroma que contiene muchas células.

fibroma cavernoso (fibroma cavernosum), tumor que presenta grandes espacios vasculares, una cantidad excesiva de tejido fibroso y vasos sanguíneos o linfáticos.

fibroma cimentante (cementifying fibroma), **1.** lesión intraósea que no está asociada con los dientes, formada por tejido conjuntivo fibroso que engloba zonas de material calcificado semejante al cemento. **2.** tumor odontogénico raro compuesto por distintas cantidades de tejido conjuntivo fibroso semejante al cemento. **3.** lesión central de los maxilares.

fibroma concéntrico (concentric fibroma), tumor fibroso que rodea la cavidad uterina.

fibroma cutáneo (fibroma cutis), tumor fibroso de la piel.

fibroma de irritación (irritation fibroma), excrecencia periférica localizada, seudotumoral, del tejido conjuntivo, producida por una irritación prolongada. Se suele desarrollar en las encías de la mucosa bucal.

fibroma de la mama (fibroma of the breast), tumor del tejido conjuntivo de la mama. Normalmente es benigno e indoloro.

fibroma duro (hard fibroma), neoplasia formada por tejido fibroso en el que hay pocas células.

fibroma intracanalicular (intracanalicular fibroma), tumor mamario que contiene epitelio glandular y tejido fibroso.

fibroma mucinoso (fibroma mucinosum), tumor fibroso en el que existe material mucoide degenerado.

fibroma no osificante (nonossifying fibroma), alteración ósea que se presenta en niños y consiste en una lesión excéntrica muy bien delimitada de la metáfisis de los huesos largos. El examen microscópico revela la presencia de células fusiformes, tejido fibroso, numerosas células xantomáticas y escasas células gigantes.

fibroma no osteogénico (nonosteogenic fibroma), lesión ósea frecuente en la que existe una degeneración y proliferación del tejido medular y cortical, normalmente cerca de los extremos de la diáfisis de los grandes huesos largos de las extremidades inferiores.

fibroma odontogénico (odontogenic fibroma), neoplasia benigna del maxilar inferior derivada de la porción embrionaria del germen dental, del folículo dental o de la papila dental o que se desarrolla posteriormente a partir de la membrana periodontal.

fibroma odontogénico periférico (peripheral odontogenic fibroma), tumor de tejido conjuntivo fibroso que surge en el borde gingival y que se supone se origina en el periodontio. Es una forma localizada de fibromatosis, y contiene generalmente zonas de calcificación.

fibroma osificante (ossifying fibroma), neoplasia ósea benigna, de lento crecimiento, que afecta sobre todo a los maxilares, especialmente al inferior. El tumor está formado por tejido óseo que se desarrolla dentro de tejido conjuntivo fibroso.

fibroma parasitario (parasitic fibroma), tumor fibroide uterino pedunculado que obtiene parte de su aporte sanguíneo del epiplón.

fibroma péndulo (fibroma pendulum), tumor fibroso pedunculado de la piel.

fibroma periapical (periapical fibroma), masa de tejido conjuntivo benigno que se puede formar en el vértice de un diente con pulpa normal.

fibroma quístico (cystic fibroma), tumor fibroso en el que se ha producido una degeneración quística.

fibroma uterino (uterine fibroma), tumor uterino benigno encapsulado que afecta al 20% de las mujeres por encima de los 30 años. El tumor se puede desarrollar dentro de la pared uterina o en una porción de tejido pediculado desarrollado a partir de la pared uterina. Puede producir alteraciones menstruales, probablemente en relación con la localización del tumor. Los fibromas uterinos raramente se diseminan o suponen una amenaza para la vida.

fibromatosis (fibromatosis), crecimiento gingival, supuestamente hereditario, que se manifiesta en la dentición permanente y que se caracteriza por la presencia de un tejido duro hiperplásico que cubre las superficies de los dientes.

fibromatosis agresiva del lactante (aggressive infantile fibromatosis), trastorno poco frecuente presente al nacer o que se desarrolla durante la lactancia o la infancia y que se caracteriza por nódulos solitarios o múltiples de crecimiento rápido, firmes e indoloros, que se localiza en el tejido subcutáneo, el músculo, la fascia y los tendones de cualquier lugar del organismo. Los tumores pueden producir invasión local, pero no provocan metástasis y muestran una gran tendencia a la recidiva tras la resección.

fibromatosis congénita generalizada (congenital generalized fibromatosis), presencia de pequeños fibromas duros y redondeados en el tejido subcutáneo y muscular, vísceras y huesos, generalmente desde el nacimiento. La afectación visceral puede producir síntomas como obstrucción intestinal, diarrea y alteraciones respiratorias. La muerte suele ocurrir en los primeros meses de vida.

fibromialgia (fibromyalgia), forma de reumatismo no articular caracterizada por dolor musculosquelético, espasmo y rigidez, fatiga y grave perturbación del sueño. Los lugares comunes de dolor o rigidez pueden palparse en la parte baja de la espalda, cuello, región del hombro, manos, rodillas, caderas, muslos, piernas y pies.

fibromioma intersticial (interstitial fibroid), tumor fibroso que se desarrolla en la pared muscular del útero y tiende a crecer hacia dentro.

fibromiomectomía (fibromyomectomy), procedimiento quirúrgico para eliminar un fibroma uterino u otro tipo de fibromioma.

fibromiositis (fibromyositis), cualquiera de los numerosos trastornos en los que el elemento común es la rigidez y el dolor articular o muscular, acompañado de inflamación local de los tejidos musculares y conjuntivos fibrosos.

fibroplasia (fibroplasia), formación de una cicatriz durante la fase de reparación fibroblástica de la cicatrización.

fibroplasia de la íntima (intimal fibroplasia), tipo de displasia fibromuscular que afecta sobre todo a niños y varones adultos jóvenes. Se caracteriza por la presencia de áreas cortas localizadas de estenosis lisa de la túnica íntima, bien de forma simétrica o asimétrica.

fibroplasia de la media (medial fibroplasia), tipo más habitual de displasia fibromuscular, que se observa sobre todo en mujeres adultas. Se caracteriza por la presencia en la angiografía de áreas de la pared arterial con una alternancia de aneurismas protruyentes, estenosis y adelgazamiento.

fibroplasia retrolenticular (retrolental fibroplasia), **1.** formación de tejido fibroso por detrás del cristalino del ojo, ocasionando ceguera. **2.** forma grave de retinopatía en lactantes prematuros, asociada a desprendimiento completo de la retina. Puede prevenirse mediante la oportuna aplicación de laserterapia retiniana.

fibroquiste (fibrocyst), **1.** cualquier lesión quística dentro de un tejido conjuntivo fibroso. **2.** fibroma quístico.

fibroquístico (fibrocystic), relativo a un fibroquiste o fibroma quístico.

fibrosarcoma (fibrosarcoma), sarcoma que contiene tejido conjuntivo.

fibrosarcoma odontogénico (odontogenic fibrosarcoma), neoplasia maligna del maxilar inferior que se desarrolla a partir del componente mesenquimatoso de un diente o del germen dental.

fibroscopio (fiberscope), instrumento flexible de fibra óptica diseñado para explorar determinados órganos o cavidades corporales, como el endoscopio, el broncoscopio o el gastroscopio.

fibrosis (fibrosis), **1.** proliferación de tejido conjuntivo fibroso. **2.** trastorno en el que el tejido conjuntivo fibroso se disemina sobre o reemplaza al músculo liso normal o a otros tejidos orgánicos normales. La fibrosis es más frecuente en el corazón, pulmón, peritoneo y riñón.

fibrosis endomiocárdica (endomyocardial fibrosis), miocardiopatía idiopática endémica en varias zonas de África y rara en otras áreas, caracterizada por cardiomegalia, importante engrosamiento del endocardio por un tejido denso, blanco fibroso que frecuentemente se extiende hasta afectar al tercio interno o medio del miocardio, e insuficiencia cardíaca congestiva.

fibrosis miocárdica difusa (diffuse myocardial fibrosis), tipo de enfermedad cardíaca caracterizada por una distribución generalizada de tejido fibroso que reemplaza a las células normales del miocardio.

fibrosis pulmonar (fibrosis of the lungs, pulmonary fibrosis), formación de tejido cicatricial en el tejido conjuntivo de los pulmones como secuela de cualquier inflamación o irritación provocada por tuberculosis, bronconeumonía o neumoconiosis. La fibrosis localizada se puede complicar con infarto pulmonar, absceso o bronquiectasia.

fibrosis pulmonar idiopática (idiopathic pulmonary fibrosis), trastorno de causa desconocida caracterizado por fibrosis de los pulmones. Puede aparecer tras una inflamación o enfermedad previa, como TB o neumoconiosis.

fibrosis quística (FQ) (cystic fibrosis [CF]), trastorno hereditario autosómico recesivo de las glándulas exocrinas que hace que dichas glándulas produzcan una secreción anormalmente densa de moco, junto con elevación de los electrólitos del sudor, aumento de los componentes orgánicos y enzimáticos de la saliva e hiperactividad del sistema nervioso autónomo. Las glándulas más afectadas son el páncreas, las del sistema respiratorio y las glándulas sudoríparas. La FQ generalmente se detecta durante el primer año de vida o en la primera infancia; las manifestaciones precoces son íleo meconial y obstrucción del intestino delgado por heces viscosas. Otros signos tempranos son la presencia de tos crónica, heces malolientes e infecciones respiratorias persistentes. La técnica diagnóstica más fiable es la prueba del sudor, que demuestra la elevación del sodio y del cloro.

fibrosis retroperitoneal (retroperitoneal fibrosis), proceso inflamatorio crónico, habitualmente de causa desconocida, en el que el tejido fibroso rodea los grandes vasos sanguíneos de la región lumbar inferior. Con frecuencia produce constricción de la porción media de los uréteres, lo que da lugar en ocasiones a hidronefrosis y azoemia. Entre los síntomas se incluyen dolor lumbar bajo y dolor abdominal, debilidad, pérdida de peso, fiebre y, en caso de afectación de las vías urinarias, polaquiuria, hematuria, poliuria o anuria.

fibroso (fibrous), que está constituido fundamentalmente por fibras o materiales que contienen fibras, como el tejido conjuntivo fibroso.

fibrotórax (fibrothorax), fibrosis de las membranas pleurales.

ficha médica (medcard), (en enfermería) pequeña tarjeta en la que se anotan el nombre, dosis y programa de administración de la medicación de cada paciente utilizada para dispensar dicha medicación.

fichero (file), conjunto de datos o información que guarda alguna relación, almacenada como una unidad.

ficología (phycology), rama de la ciencia que se ocupa de las algas.

ficólogo (phycologist), persona que se especializa en el estudio de las algas.

ficomicosis (phycomycosis), infección micótica producida por una especie del orden Ficomicetos. Estos organismos se encuentran comúnmente en el suelo y no suelen ser patógenos.

F.I.C.S. (F.I.C.S.), siglas de *Fellow of the International College of Surgeons.*

FID (FID), siglas en inglés de **caída libre de la inducción.**

fiebre (fever), elevación anormal de la temperatura corporal por encima del intervalo circadiano normal como consecuencia de un aumento de la temperatura central del cuerpo. Se considera fiebre la temperatura superior a 37,2 °C por la mañana y a 37,7 °C por la tarde. La fiebre se produce por un desequilibrio entre la eliminación y la producción de calor.

fiebre abortiva (abortus fever), modalidad de brucelosis, la única que es endémica en Norteamérica. Está causada por *Brucella abortus,* microorganismo cuyo nombre deriva de su capacidad de provocar abortos en las vacas. La infección en el ser humano se adquiere por contacto (a través de soluciones de continuidad de la piel) con los tejidos, la sangre, la orina, las secreciones vaginales, los fetos abortivos y sobre todo las placentas de animales infectados (vacas, ovejas y cabras) y por la ingestión de leche contaminada o derivados lácteos (queso no pasteurizado) procedentes de vacas infectadas.

fiebre adinámica (adynamic fever), fiebre maligna o pútrida asociada a una intensa debilidad muscular.

fiebre amarilla (yellow fever), infección aguda por arbovirus transmitida por mosquitos y caracterizada por cefaleas, fiebre, ictericia, vómitos y hemorragias. No existe tratamiento específico. La recuperación se acompaña de inmunización permanente. Se recomienda la vacunación a personas que tengan que viajar a zonas endémicas.

fiebre artificial (artificial fever), elevación de la temperatura corporal lograda a través de medidas artificiales, como la inyección de parásitos productores del paludismo o de ciertas vacunas que se sabe producen síntomas febriles o a través de la aplicación de calor sobre el cuerpo. Se puede provocar fiebre artificial en un paciente para detener una enfermedad sensible a las temperaturas corporales elevadas.

fiebre aséptica (aseptic fever), fiebre no asociada con infección. Los traumatismos mecánicos, como los que tienen lugar en las lesiones por aplastamiento, pueden ser motivo de fiebre aunque no participen microorganismos patógenos.

fiebre azul (blue fever), *informal,* fiebre manchada de las Montañas Rocosas, denominada así por la coloración cianótica oscura de la piel después de la infección inicial por rickettsias.

fiebre biduoterciana (biduotertian fever), forma de paludismo caracterizada por la superposición de paroxismos de escalofríos, fiebre y otros síntomas, causados por la infección por dos géneros de *Plasmodium,* cada uno de los cuales tiene sus propios ciclos de síntomas, tal como ocurre en el paludismo cuartano y terciano.

fiebre botonosa (boutonneuse fever), enfermedad febril de la zona mediterránea, Crimea, África y la India causada por la infección por *Rickettsia conorii,* transmitida al ser humano por la picadura de una garrapata. El inicio de la enfermedad se caracteriza por una lesión llamada *mancha negra,* que aparece en el lugar de la infección, fiebre que dura entre unos días y 2 semanas y rash papular eritematoso que se extiende por todo el cuerpo, incluida la piel de las palmas de las manos y las plantas de los pies.

fiebre Candiru (Candiru fever), infección por arbovirus transmitida al ser humano por la picadura de mosquitos, caracterizada por fiebre aguda, cefalea y dolores musculares.

fiebre cerebral (brain fever), cualquier inflamación del encéfalo o las meninges.

fiebre cuartana doble (double quartan fever), forma de paludismo en la que los paroxismos de fiebre se producen según un patrón repetitivo de 2 días consecutivos seguidos de 1 día de remisión. Esto suele deberse a la infección concurrente por dos especies del género *Plasmodium,* de las que una causa los paroxismos cada 72 horas y la otra cada 48 horas.

fiebre de Chagres (Chagres fever), [río Chagres, Panamá], infección producida por arbovirus transmitida al hombre por la picadura de un mosquito del género *Phlebotomus.* La enfermedad se caracteriza por fiebre, cefalea y dolores musculares de tórax y abdomen.

fiebre de Charcot (Charcot's fever), [Jean M. Charcot, neurólogo francés, 1825-1893], síndrome caracterizado por fiebre recurrente, ictericia y dolor abdominal en el hipocondrio derecho que se produce por la inflamación de los conductos biliares.

fiebre de Haverhill (Haverhill fever), [Haverhill, Massachusetts, lugar donde se diagnosticó por primera vez la enfermedad en 1925], enfermedad febril causada por la infección por *Streptobacillus moniliformis,* que suele transmitirse por la mordedura de una rata, pero en ocasiones se transmite por la secreción procedente de la boca, la nariz o la orina de un roedor infectado. Característicamente, la herida de la mordedura se cura, pero al cabo de 10 días aparecen fiebre, escalofríos, vómitos, cefalea, dolor muscular y articular, seguidos a los 3 días de un exantema.

fiebre de la lactancia (milk fever), *no técnica,* fiebre del posparto que comienza al iniciar la lactancia. Se consideraba formalmente una reacción normal del proceso de la lactancia. Una temperatura continua superior a 37,2 °C puede indicar la presencia de una infección.

fiebre de la rosa (rose fever), nombre común incorrecto para la rinitis alérgica estacional provocada por el polen, con mayor frecuencia de herbáceas, que es transportado por el aire en la época en la que florecen las rosas. Debido a que el polen de las rosas no se dispersa a través del viento, las rosas no son la causa de las frecuentes reacciones alérgicas de primavera y verano.

fiebre de las trincheras (trench fever), infección infrecuente autolimitada, causada por *Bartonella,* rickettsia transmitida por el piojo corporal, caracterizada por debilidad, fiebre, exantema y dolor de piernas.

fiebre de Lassa (Lassa fever), enfermedad muy contagiosa del África Occidental producida por un arenavirus. Se caracteriza por fiebre, faringitis, disfagia y equimosis. A menudo aparecen derrame pleural, edema y afectación renal, desorientación mental, confusión y muerte por insuficiencia cardíaca. Se toman rigurosas medidas de precaución contra la diseminación de la infección.

fiebre de los vapores metálicos (metal fume fever), enfermedad profesional producida por la inhalación de vapores de óxidos metálicos, caracterizada por síntomas similares a los de la gripe.

fiebre de Marsella (Marseilles fever), enfermedad transmitida caudada por *Rickettsia conorii* y transmitida por la garrapata marrón del perro *(Rhipicephalus sanguineus).* Sus síntomas son escalofríos, fiebre, úlcera cubierta por una costra negra en el lugar de la picadura de la garrapata y un exantema que aparece desde el segundo al cuarto día.

fiebre de origen desconocido (FOD) (fever of unknown origin [FUO]), enfermedad febril de al menos 3 semanas de duración, con una temperatura de al menos 38,3 °C en al menos 3 ocasiones e incapacidad para establecer un diagnóstico, aun procediendo una evaluación intensiva del paciente, hospitalizado o en régimen ambulatorio (en 3 consultas externas o en 3 visitas al paciente hospitalizado).

fiebre de origen desconocido asociada al VIH (HIV-associated fever of unknown origin), fiebre de al menos 38,3 °C que se produce en varias ocasiones en un período de 4 semanas de asistencia ambulatoria o en 3 días de hospitalización en un paciente con infección por VIH y para la que no puede determinarse una causa después de 3 días de estudio, incluidos 2 días de incubación de cultivos.

fiebre de Pel-Ebstein (Pel-Ebstein fever), [Pieter K. Pel, médico holandés, 1852-1919; Wilhelm Ebstein, médico alemán, 1836-1912], fiebre recurrente que se presenta en ciclos de varios días o semanas, característica de la enfermedad de Hodgkin u otros linfomas malignos.

fiebre de San Joaquín (San Joaquin fever), estadio primario de la coccidioidomicosis.

fiebre de Sennetsu (Sennetsu fever), enfermedad febril que aparece en Japón y Malasia producida por la bacteria *Ehrlichia sennetsu.* Entre los síntomas se incluyen cefaleas, náuseas y vómitos, linfocitosis y linfadenopatías retroauriculares y posteriores.

fiebre del barro (mud fever), tipo de leptospirosis que se produce en verano y otoño en Alemania y Rusia, causada por *Leptospira interrogans.* Se transmite al ser humano por el ratón de campo *Microtus arvalis* y afecta sobre todo a trabajadores de marismas o de campos anegados.

fiebre del campo (field fever), forma de leptospirosis provocada por *Leptospira grippotyphosa* que afecta principalmente a los agricultores. Se caracteriza por fiebre, dolor abdominal, diarrea, vómitos, estupor y conjuntivitis.

fiebre del heno (hay fever), *informal,* rinitis alérgica estacional aguda provocada por el polen de los árboles, la hierba o los arbustos.

fiebre del Valle del Rift (Rift Valley fever), infección provocada por un bunyavirus en Egipto y en el este de África, diseminada por mosquitos o por la manipulación de ganado infectado, como ovejas, búfalos, cabras, camellos y vacas. Se caracteriza por fiebre abrupta, escalofríos, cefalea y dolor generalizado, seguido de dolor epigástrico, anorexia, pérdida del sentido del gusto y fotofobia. El curso de la enfermedad es de corta duración y la recuperación suele ser total. No hay un tratamiento específico. Para casos de riesgo se dispone de una vacuna de virus muertos que proporciona una protección de dos años.

fiebre digestiva (digestive fever), ligera elevación de la temperatura corporal que acompaña normalmente al proceso de la digestión.

fiebre disociada de Jaccoud (Jaccoud's dissociated fever), [Sigismond Jaccoud, médico francés, 1830-1913], forma de fiebre meningítica febril que se acompaña de un pulso de frecuencia paradójicamente lenta.

fiebre efímera (ephemeral fever), infección del ganado vacuno producida por el virus de la fiebre efímera bovina.

fiebre entericoide (entericoid fever), trastorno febril semejante a la fiebre tifoidea caracterizado por inflamación y disfunción intestinal.

fiebre eruptiva (eruptive fever), enfermedad febril debida a infección por *Rickettsia conorii.*

fiebre esencial (essential fever), fiebre que se produce en ausencia de una enfermedad infecciosa conocida.

fiebre esténica (sthenic fever), temperatura corporal elevada asociada a sed, piel seca y, con frecuencia, delirio.

fiebre familiar de Hibernia (familial Hibernian fever), síndrome periódico asociado con una mutación en un receptor del factor de necrosis tumoral. Este defecto causa fiebres altas recurrentes, erupción cutánea y dolor abdominal.

fiebre faringoconjuntival (pharyngoconjunctival fever), infección por adenovirus caracterizada por fiebre, dolor de garganta y conjuntivitis. El agua contaminada en lagos y piscinas constituye la fuente habitual de infección.

fiebre héctica (hectic fever), fiebre que reaparece cada día, con sudoración profusa, escalofríos y enrojecimiento facial.

fiebre hemoglobinúrica (blackwater fever), complicación grave del paludismo crónico por *P. falciparum,* caracterizada por ictericia, hemoglobinuria, insuficiencia renal aguda y la eliminación de orina sanguinolenta de color rojo oscuro o negro por hemólisis intravascular masiva.

fiebre hemorrágica (hemorrhagic fever), conjunto de infecciones virales caracterizadas por fiebre, escalofríos, cefalea, malestar y síntomas respiratorios o GI, seguida de hemorragias capilares y, en las infecciones graves, oliguria, insuficiencia renal, hipotensión y, posiblemente, fallecimiento.

fiebre hemorrágica argentina (Argentine hemorrhagic fever), enfermedad febril aguda de origen viral producida por un arenavirus, que se transmite al ser humano a través de la ingestión de alimentos contaminados con los excrementos de roedores infectados. Se caracteriza inicialmente por escalofríos, fiebre, cefalea, mialgias, anorexia, náuseas, vómitos y sensación de malestar general. Al progresar el cuadro, el paciente puede presentar fiebre elevada, deshidratación, hipotensión, enrojecimiento de la piel, latido cardíaco muy lento, hemorragia gingival o de los tejidos internos, hematuria y hematemesis. Se puede afectar el SNC y aparecer shock y edema pulmonar.

fiebre hemorrágica boliviana (Bolivian hemorrhagic fever), enfermedad infecciosa causada por un arenavirus, generalmente transmitida desde roedores infectados al ser humano a través de la contaminación de los alimentos por la orina de estos animales. Después de un período de incubación de 1-2 semanas, el paciente presenta escalofríos, fiebre, cefalea, dolor muscular, anorexia, náuseas y vómitos. La tasa de mortalidad puede alcanzar el 30%.

fiebre hemorrágica de Crimea-Congo (Crimean-Congo hemorrhagic fever), infección por arbovirus, causada por el *Nairovirus,* de la familia Bunyaviridae, transmitida al hombre a través de la picadura de una garrapata, que se caracteriza por fiebre, mareos, dolor muscular, vómitos, cefaleas y otros síntomas neurológicos.

fiebre hemorrágica de Omsk (FHO) (Omsk hemorrhagic fever [OHF]), infección aguda, observada en regiones de la antigua URSS, causada por un flavivirus transmitido por la picadura de una garrapata infectada o por la manipulación de ratas almizcleras infectadas. La enfermedad se caracteriza por fiebre, cefalea, epistaxis, hemorragia GI y uterina y otras manifestaciones hemorrágicas.

fiebre hemorrágica de Venezuela (Venezuelan hemorrhagic fever), fiebre hemorrágica causada por un arenavirus que se transmite a los seres humanos por el contacto con roedores infectados o inhalación de vapores contaminados que proceden de sus excrementos. La enfermedad se presenta en la zona occidental y central de Venezuela, sobre todo en colonizaciones que ocupan zonas de selva deforestada. Se caracteriza inicialmente por fiebre gradual, malestar, dolores musculares y anorexia, seguidos de postración grave, vértigo, dolor de cabeza, dolor lumbar y alteraciones digestivas. Es típica la hemorragia gingival y puede haber petequias en el paladar y las axilas. Son comunes las manifestaciones neurológicas, como temblores en lengua y manos, disminución de los reflejos tendinosos profundos, obnubilación e hiperestesia. El tratamiento es de soporte con atención cuidadosa al equilibrio hidroelectrolítico.

fiebre hemorrágica del Lejano Oriente (Far Eastern hemorrhagic fever), forma de fiebre hemorrágica epidémica, originaria de Asia, transmitida por un virus cuyo vector es un roedor asiático, que causa fiebre hemorrágica con síndrome renal. La infección se caracteriza por cuatro fases: fase febril, fase de hipotensión, fase oligúrica y fase poliúrica.

fiebre hemorrágica epidémica (epidemic hemorrhagic fever), infección vírica grave caracterizada por fiebre y hemorragia. El proceso se desarrolla rápidamente, presentando inicialmente fiebre y dolores musculares, a los que se asocia hemorragia, colapso vascular periférico, shock hipovolémico e insuficiencia renal aguda. Se cree que mosquitos, garrapatas, ácaros y roedores transmiten los arbovirus y los demás patógenos.

fiebre inducida (induced fever), elevación deliberada de la temperatura corporal mediante la aplicación de calor o la inoculación de organismos productores de fiebre, con el fin de destruir los gérmenes patógenos sensibles al calor.

fiebre intermenstrual (intermenstrual fever), ligera elevación fisiológica de la temperatura, que marca la ovulación y suele presentarse unos 14 días antes del inicio de la menstruación.

fiebre intermitente (intermittent fever), fiebre que recidiva cíclicamente, con paroxismos y remisiones, como en el paludismo.

fiebre maculosa japonesa (japanese spotted fever), infección aguda que se da en Japón producida por *Rickettsia japonica* y transmitida por Ixodidae. Se caracteriza por fiebre y cefalea y la aparición de una escara y erupción.

fiebre manchada de las Montañas Rocosas (FMMR) (Rocky Mountain spotted fever [RMSF]), enfermedad infecciosa grave transmitida por garrapatas que aparece en las zonas templadas del norte y sur de América, provocada por *Rickettsia rickettsii,* que se caracteriza por escalofríos, fiebre, cefalea intensa, mialgias, confusión mental y exantema. Aparecen en primer lugar máculas eritematosas en muñecas y tobillos, que se extienden rápidamente por las extremidades, tronco, cara y, habitualmente, por las palmas de las manos y plantas de los pies. También son frecuentes las lesiones hemorrágicas, el estreñimiento y la distensión abdominal. Es importante el tratamiento precoz con doxicilina o tetraciclina, ya que más del 20% de los pacientes no tratados mueren por shock e insuficiencia renal. La inmunidad sucede a la recuperación. La prevención incluye uso de repelentes de insectos, empleo de indumentaria de protección, frecuente inspección del cuerpo y minuciosa eliminación de las garrapatas de la madera o del perro. Las garrapatas no deben aplastarse, ya que la infección puede adquirirse a través de las abrasiones de la piel.

fiebre mantenida (continuous fever), fiebre que persiste durante un período de tiempo prolongado.

fiebre medicamentosa (drug fever), fiebre causada por la acción farmacológica de un medicamento, debido a su acción termorreguladora, por la complicación local de su administración parenteral o, lo más frecuente, causada por una reacción inmunológica mediada por anticuerpos inducidos por el fármaco. El comienzo de la fiebre suele darse de 7 a 10 días después de comenzar la medicación, con vuelta a la normalidad en los 2 días que siguen a la interrupción del tratamiento.

fiebre mediterránea familiar (familial Mediterranean fever), enfermedad autosómica recesiva que suele afectar a armenios y judíos sefardíes, caracterizada por ataques cortos y repetidos de fiebre acompañada de dolor abdominal, dolor torácico, dolor articular y eritema similar al de la erisipela; a veces se complica por una amiloidosis secundaria.

fiebre miliar (miliary fever), erupción inflamatoria de la piel causada por la retención de sudor.

fiebre neutropénica de origen desconocido (neutropenic fever of unknown origin), hipertermia de al menos 38,3° C que afecta en varias ocasiones a un paciente cuya concentración de neutrófilos es inferior a 500/mm^3 o se espera que disminuya por debajo de ese nivel en 1 o 2 días, y cuya causa no ha podido determinarse después de investigar durante 3 días, en los que se han incubado cultivos durante 2 días.

fiebre nosocomial de origen desconocido (nosocomial fever of unknown origin), hipertermia de al menos 38,3° C que afecta en varias ocasiones a un paciente hospitalizado que no presentaba fiebre ni infección en el momento del ingreso, y cuya causa no ha podido determinarse después de investigar durante 3 días, en los que se han incubado cultivos durante 2 días.

fiebre paratifoidea (paratyphoid fever), infección bacteriana, provocada por una especie de *Salmonella* diferente a *S. typhi,* caracterizada por síntomas semejantes a los de la fiebre tifoidea, aunque algo más leves.

fiebre periódica (periodic fever), trastorno hereditario con episodios intermitentes de fiebre acompañados de dolor abdominal o pleurítico. La edad de aparición se sitúa entre los 10 y los 20 años. Algunos casos se complican con síntomas de artritis, esplenomegalia y amiloidosis renal que pueden evolucionar hacia un trastorno renal mortal.

fiebre periódica familiar (familial periodic fever), raro síndrome autosómico dominante que implica una anomalía en el receptor celular del factor de necrosis tumoral, caracterizado por fiebre periódica con diversas afecciones cutáneas de 4 días a 3 semanas de duración y leves manifestaciones sistémicas, como dolor abdominal, cefalea y dolor torácico.

fiebre petequial (petechial fever), cualquier proceso febril que se acompaña de pequeñas petequias en la piel, tal y como se observa en la infección por meningococo o en la fase final de la fiebre tifoidea.

fiebre poliléptica (polyleptic fever), fiebre que se produce de forma paroxística, como la viruela y la fiebre recurrente.

fiebre por arañazo de gato (cat scratch fever), enfermedad producida por la mordedura o arañazo de un gato sano. Es causada por la bacteria *Bartonella.* Aparecen inflamación y pústulas en la piel arañada y ganglios linfáticos inflamados en cuello, cabeza, ingle o axila 2 semanas más tarde. En ocasiones se acompaña de fiebre, cefalea y malestar general, síntomas que pueden persistir durante meses.

fiebre por deshidratación (dehydratation fever), fiebre que se suele producir en los neonatos, probablemente a causa de deshidratación.

fiebre por fatiga (fatigue fever), episodio benigno de fiebre y dolor muscular tras un ejercicio excesivo. Los síntomas se producen por la acumulación de los residuos metabólicos producidos en las contracciones musculares.

fiebre por garrapatas (tick fever), enfermedad infecciosa transmitida por la picadura de una garrapata. El parásito causal puede ser una rickettsia, como en la fiebre maculosa de las Montañas Rocosas, una bacteria, como *Babesia* o *Borrelia,* o un virus, como el virus de la fiebre por garrapata del Colorado.

fiebre por garrapatas de Colorado (Colorado tick fever), infección por arbovirus, relativamente leve y autolimitante, transmitida al hombre por la picadura de una garrapata de la madera, *Dermacentor andersoni.* Los síntomas se producen en dos fases separadas por un período de remisión, e incluyen escalofríos, fiebre, cefaleas, dolor en los ojos, las piernas y la espalda y sensibilidad a la luz.

fiebre por inanición (inanition fever), proceso febril temporal, leve, que se produce en el lactante durante los primeros días que siguen a su nacimiento, normalmente a causa de deshidratación.

fiebre por mordedura de rata (rat-bite fever), uno de los dos tipos diferentes de infección transmitida habitualmente a los seres humanos por la mordedura de una rata o un ratón, aunque también puede contraerse por contacto con excreciones bucales o nasales o con la orina de estos animales. Se caracteriza por fiebre, cefaleas, malestar, náuseas, vómitos y exantema. En EE.UU., la enfermedad es provocada con mayor frecuencia por *Streptobacillus moniliformis.* Sus únicas manifestaciones son exantema en las palmas de las manos y plantas de los pies, artralgias, rápida cicatrización de las heridas y duración de 2 semanas. Si la patología no se trata pueden presentarse graves complicaciones, como infección de las válvulas cardíacas. La penicilina por vía intramuscular es eficaz en el tratamiento de cualquiera de las formas de la enfermedad.

fiebre por Phlebotomus (phlebotomus fever), infección leve aguda, provocada por uno de cinco diferentes arbovirus transmitidos a los seres humanos por la picadura de una mosca infectada del género Phlebotomus, que se caracteriza por fiebre de desarrollo rápido, cefaleas, dolor ocular, conjuntivitis, mialgias y, en algunos casos, un exantema macular o urticarial.

fiebre pretibial (pretibial fever), infección aguda producida por *Leptospira autumnalis,* caracterizada por cefalea, escalofríos, fiebre, esplenomegalia, mialgias, disminución del recuento leucocitario y exantema sobre la superficie anterior de las piernas.

fiebre puerperal (puerperal fever), síndrome asociado a la infección bacteriana sistémica y a la septicemia que se producen después del parto, generalmente como consecuencia de una técnica obstétrica no estéril. Se caracteriza por endometritis, fiebre, taquicardia, hipersensibilidad uterina y loquios fétidos; si no se trata, puede aparecer postración, insuficiencia renal, shock bacteriémico y muerte. El organismo causal es, en la mayoría de los casos, un estreptococo hemolítico.

fiebre Q (Q fever), enfermedad febril aguda, habitualmente respiratoria, provocada por la rickettsia *Coxiella burnetii (Rickettsia burnetii).* La enfermedad se propaga a través del contacto con animales domésticos infectados, mediante la inhalación de las rickettsias presentes en sus pieles, por la ingestión de leche contaminada o al sufrir la picadura de una pulga portadora del organismo. Aparece de forma repentina y la hipertermia puede durar 3 semanas o más. El tratamiento con tetraciclina suele ser eficaz en 36 a 48 horas. Puesto que la fiebre Q se transmite por la inhalación de rickettsias se considera un agente de bioterrorismo y el CDC la clasifica como un agente de la categoría B.

fiebre Q australiana (Australian Q fever), variante de fiebre Q que se produce en Australia. Es enzoótica en los animales australianos, sobre todo en algunas ratas de gran tamaño.

fiebre quirúrgica (surgical fever), fiebre que aparece tras la cirugía.

fiebre recidivante (relapsing fever), una de las diferentes enfermedades infecciosas agudas, caracterizada por episodios febriles recurrentes y provocada por varias cepas de la espiroqueta *Borrelia.* La enfermedad se transmite tanto por piojos como por garrapatas, y aparece con frecuencia en guerras y en períodos de hambre. El primer episodio suele comenzar con una elevación brusca de la fiebre (40-40,5 °C), acompañada de escalofríos, cefaleas, dolores neuromusculares y náuseas. Puede aparecer un exantema sobre el tronco y las extremidades, y la ictericia es frecuente durante los estadios finales. Cada episodio dura de 2 a 3 días y culmina con una crisis de fiebre elevada, sudación profusa y con la elevación de las frecuencias cardíaca y respiratoria. Se continúa con un descenso brusco de la temperatura y con la normalización de la presión arterial. Habitualmente, las personas sufren una recidiva 7-10 días después de permanecer con una temperatura normal, aunque finalmente se recuperan por completo. En la enfermedad transmitida por piojos suele haber una sola recidiva; en la transmitida por garrapatas es posible que se registren varias recidivas de intensidad menor.

fiebre recurrente de Dutton (Dutton's relapsing fever), [Joseph E. Dutton, anatomopatólogo inglés, 1877-1905], infección producida por una espiroqueta, *Borrelia duttonii,* y transmitida por una garrapata, *Ornithodoros moubata,* que se encuentra en el interior de las viviendas en África tropical. La espiroqueta penetra en el organismo a través de la lesión producida por la picadura de la garrapata, y causa fiebre alta, escalofríos, aceleración del latido cardíaco, cefaleas, dolores articulares y musculares, vómitos y alteraciones neurológicas.

fiebre remitente (remittent fever), variaciones diurnas de una temperatura elevada con exacerbaciones y remisiones, pero sin volver nunca a la normalidad.

fiebre reumática (fr) (rheumatic fever [rf]), enfermedad inflamatoria sistémica que puede desarrollarse como una reacción tardía a una infección de vías respiratorias altas inadecuadamente tratada, causada por estreptococos betahemolíticos del grupo A. La enfermedad suele desarrollarse en niños de edad escolar y puede afectar al cerebro, corazón, articulaciones, piel o tejidos subcutáneos. La aparición suele ser súbita, generalmente 1-5 semanas después de la recuperación de una infección de garganta o escarlatina. Los primeros síntomas suelen ser fiebre, dolor articular, hemorragia nasal, dolor abdominal y vómitos. Las principales manifestaciones de esta enfermedad son poliartritis migratoria que afecta a numerosas articulaciones y carditis, que produce palpitaciones, dolor de tórax y, en casos graves, síntomas de insuficiencia cardíaca. Las personas afectadas pueden desarrollar también leucocitosis, anemia moderada y proteinuria. Las recidivas de fiebre reumática son frecuentes. Excepto la carditis, todas las manifestaciones de la enfermedad suelen desaparecer sin dejar efectos permanentes. El tratamiento incluye reposo en cama y restricción importante de la actividad normal. Con frecuencia se administra penicilina, incluso si los cultivos de garganta son negativos, y pueden emplearse asimismo esteroides o salicilatos, según la gravedad de la carditis y la artritis asociadas.

fiebre salina (salt fever), temperatura corporal elevada en un lactante; se desarrolla tras la inyección rectal de una solución salina.

fiebre séptica (septic fever), elevación de la temperatura corporal asociada a infección por microorganismos patógenos o como respuesta a una toxina secretada por un microorganismo.

fiebre sifilítica (syphilitic fever), pirexia que aparece en la infección sifilítica.

fiebre supurativa (suppurative fever), fiebre que se acompaña de la formación de pus.

fiebre tifoidea (typhoid fever), infección bacteriana causada habitualmente por *Salmonella typhi*, transmitida por leche, agua o alimentos contaminados y que se caracteriza por cefalea, delirio, tos, diarrea acuosa, rash y fiebre alta. El período de incubación puede durar hasta 60 días. Dispersas sobre la piel del pecho y abdomen aparecen unas lesiones sonrosadas maculopapulares características. Primero se desarrollan esplenomegalia y leucopenia. La enfermedad es grave y puede ser mortal. Entre las complicaciones que se pueden producir están la hemorragia o perforación intestinal y la tromboflebitis. Algunas personas que se recuperan de la enfermedad continúan siendo portadores y excretando el microorganismo, diseminando la enfermedad.

fiebre transmitida por garrapatas africanas (African tick fever), fiebre transmitida por garrapatas de tipo moteado causada por *Rickettsia africae* y que evoluciona a un exantema difuso. Es frecuente que aparezcan múltiples escaras, linfangitis, adenopatías y edema.

fiebre traumática (traumatic fever), elevación de la temperatura corporal producida por un traumatismo mecánico, especialmente por una lesión por aplastamiento. El aumento de la temperatura corporal puede reforzar la resistencia a la infección subsiguiente y el aumento de la temperatura de la herida puede acelerar la curación local.

FIGLU (FIGLU), siglas de **ácido formiminoglutámico.**

FIGO (FIGO), sistema de clasificación para cánceres del cuello uterino establecido por la Fédération Internationale de Gynécologie et d'Obstétrique francesa. Los tumores se clasifican mediante números romanos del I al IV, representando un intervalo desde precancerosos o in situ hasta altamente malignos. Las subdivisiones de la clasificación se representan por letras, por ejemplo IA, IIB, y así sucesivamente.

figura de autoridad (authority figure), persona que, en función de su estatus, de su fuerza, de sus conocimientos o de otro carácter de superioridad reconocida, ejerce influencias sobre los demás.

figura mitótica (mitotic figure), cualquier cromosoma o agregado de cromosomas durante cualquiera de las fases de la mitosis.

figura paterna (parent figure), **1.** padre, sustituto del padre o tutor que cuida del niño y cubre sus necesidades físicas, sociales y emocionales necesarias para un crecimiento y desarrollo normales. **2.** persona que, simbólicamente, representa a un padre ideal, con todos los atributos que se consideran necesarios para crear la relación paternofilial perfecta.

FII (LLQ), siglas de *fosa ilíaca izquierda.*

fijación (fixation), (en psicoanálisis) detención en una determinada fase del desarrollo psicosexual, como la fijación anal.

fijación (attachment, bonding), **1.** estado o calidad de estar fijado o unido. **2.** (en psiquiatría) modo de conducta en la que un sujeto tiene una relación de afiliación o de dependencia hacia otro. Sentimientos de afecto y lealtad que unen a una persona con otra. **3.** (en odontología) dispositivo, como un retenedor o una corona artificial, empleado para fijar en el interior de la boca una dentadura parcial a un diente natural. **4.** (en periodontología) fijación de los tejidos periodontales al hueso alveolar y la estructura del diente.

fijación binocular (binocular fixation), proceso de mantener ambos ojos sobre el mismo objeto al mismo tiempo, que es esencial para conseguir una buena percepción en profundidad.

fijación con bandas elásticas (elastic-band fixation), método de tratamiento de fracturas de la mandíbula utilizando bandas de goma para conectar prótesis o filamentos metálicos que se fijan al maxilar superior y al inferior. Las bandas de goma son más seguras que los rígidos alambres en caso de vómitos.

fijación de precisión (precision attachment), aparato que utiliza un soporte de precisión para unir la dentadura parcial fija o móvil a la corona de un diente o de una pieza postiza.

fijación del complemento (complement fixation), reacción inmunológica en la que un antígeno se combina con un anticuerpo y su complemento, haciendo que el factor del complemento esté inactivo o fijado.

fijación del nitrógeno (nitrogen fixation), proceso mediante el que el nitrógeno libre de la atmósfera se convierte por medios biológicos o químicos en amoniaco y otras formas utilizables por plantas y animales. La fijación biológica del nitrógeno es el proceso más importante, y lo realizan algunos microorganismos del suelo.

fijación esquelética (skeletal fixation), cualquier método para mantener unidos los fragmentos de un hueso fracturado, mediante la unión con alambres, tornillos, placas o clavos.

fijación externa (external fixation), método para mantener unidos los fragmentos de un hueso fracturado mediante el empleo de agujas metálicas de transfixión, que atraviesan los fragmentos, y un dispositivo compresor externo, que se fija a las agujas sobre la superficie de la piel.

fijación externa con agujas (external pin fixation), método de fijación de fragmentos en una fractura ósea por medio de agujas unidas al hueso y que atraviesan la piel.

fijación freudiana (freudian fixation), interrupción del desarrollo psicosexual caracterizado por una fijación emocional firme a otra persona u objeto.

fijación interna (internal fixation), cualquier método para mantener unidos entre sí los fragmentos de un hueso fracturado sin usar aplicadores externos sobre la piel. Para estabilizar los fragmentos, una vez realizada la reducción abierta de la fractura, se pueden utilizar clavos lisos o con rosca, alambres de Kirschner, tornillos, placas fijadas con tornillos o clavos intramedulares, a través de una incisión adecuada.

fijación materna (mother fixation), detención del desarrollo psicosexual caracterizada por un vínculo emocional persistente, continuo, y a menudo paralizante, con respecto a la madre.

fijación maxilomandibular (maxillomandibular fixation), estabilización de las fracturas de la cara o de la mandíbula conectando de forma provisional los maxilares superior e inferior mediante alambres, bandas elásticas o férulas metálicas.

fijación nasomandibular (nasomandibular fixation), tipo de fijación maxilomandibular para estabilizar fracturas de la mandíbula, empleando férulas maxilomandibulares conectadas con un alambre, a través de un agujero taladrado en la espina nasal anterior del hueso maxilar.

fijación paterna (father fixation), detención del desarrollo psicosexual, caracterizada por una fijación emocional al padre anormalmente persistente, fija y, a menudo, paralizante.

fijación tisular (tissue fixation), proceso por el que una muestra tisular se coloca en un líquido que conserva las células lo más parecidas posible a su estado natural.

fijador (fixative), **1.** cualquier sustancia que se emplea para unir, pegar o estabilizar. **2.** cualquier sustancia utilizada para conservar las muestras histológicas de tejido para su examen posterior.

fijador (fixator), dispositivo constituido por varillas y agujas diseñadas para proporcionar estabilización de una parte del cuerpo. El aparato esquelético externo puede ser fijado directamente al hueso.

fijador (fixer), producto químico, utilizado para procesar placas fotográficas o de rayos X. Aplicado después de la fase de revelado, neutraliza cualquier revelador que persista sobre la película, extrae los halos argénticos y endurece la emulsión.

fijador de fosfato (phosphate binder), sustancia que se une al fosfato en la sangre, eliminándolo de la circulación. Se emplea en el tratamiento de la hiperfosfatemia, en pacientes con nefropatía en estadio terminal o hipoparatiroidismo.

fijador tisular (tissue fixative), líquido que conserva las células en su estado natural, de forma que se puedan identificar y examinar.

filáctico (phylactic), **1.** que sirve para proteger. **2.** algo que genera protección.

filamento (filament), estructura semejante a un hilo fino. Los filamentos se encuentran en la mayor parte de los tejidos y células del organismo y cumplen distintas funciones morfológicas y fisiológicas.

filamentos deslizantes (sliding filaments), filamentos gruesos y finos interdigitados del sarcómero. En la contracción muscular se deslizan unos sobre otros, de forma que el sarcómero se acorta, aunque la longitud del filamento no varía. La acción de los filamentos que se deslizan contribuye a aumentar el grosor del músculo durante la contracción.

filamentoso (filamentous), perteneciente a algo que es como un hilo o que es capaz de ser estirado hasta lograr una estructura parecida a un hilo.

Filaria *(Filaria),* género de nematodo de la superfamilia Filarioidea.

filariasis (filariasis), enfermedad producida por la presencia de filarias o microfilarias en los tejidos corporales. Las filarias son helmintos redondos, largos, filamentosos y tienden a infestar los ganglios, conductos linfáticos, tejido subcutáneo y la piel, tras penetrar en el organismo en forma de larvas microscópicas a través de la picadura de diversos insectos. La infección se caracteriza por oclusión de los vasos linfáticos, con inflamación y dolor en el miembro distal a la zona de oclusión.

filariforme (filariform), perteneciente a una estructura u organismo filamentoso.

Filarioidea (Filarioidea), superfamilia u orden de parásitos nematodos que agrupa la filarias. Los adultos de éstas son gusanos filamentosos que invaden los tejidos y las cavidades del organismo donde las hembras depositan sus huevos fertilizados (prelarvas), conocidas como microfilarias. Estas microfilarias son ingeridas por insectos hematófagos en los que transcurre su ciclo de crecimiento y vuelven a los humanos cuando los insectos les pican. Los géneros que infectan a humanos incluyen *Brugia, Loa, Mansonella, Onchocerca* y *Wuchereria.*

filo (phylum), categoría principal de clasificación de los reinos vegetal y animal, que representa a una o más clases.

filogenético (phylogenetic), **1.** perteneciente, relativo a o adquirido durante la filogenia. **2.** basado en la evolución natural, como un sistema de clasificación.

filogenia (phylogeny), desarrollo de la estructura de una raza o especie en particular según su evolución a partir de formas de vida más simples.

filopresión (filopressure), compresión temporal de un vaso sanguíneo mediante una ligadura. La ligadura se retira cuando el flujo sanguíneo ha cesado.

Filovirus *(Filovirus),* género de ARN-virus de cadena simple con sentido negativo, de la familia Filoviridae, que infecta a los primates y produce fiebres hemorrágicas.

filtración (filtration), adición de láminas metálicas a una fuente de rayos X, con el propósito de alterar el espectro de energía y, por tanto, las características de la imagen y la capacidad de penetración de la radiación.

filtración en gel (gel filtration), método para separar moléculas según el tamaño. Una solución que contiene moléculas de varios tamaños se hace pasar a través de un filtro constituido por un material poroso, generalmente una poliacrilamida o un polisacárido. Las moléculas de mayor tamaño quedan excluidas del interior del filtro, por lo que emergen después que las más pequeñas.

filtración glomerular (glomerular filtration), proceso renal mediante el que se filtra el líquido de la sangre a través de los capilares del glomérulo y del espacio urinario de la cápsula de Bowman.

filtrado glomerular (glomerular filtration rate [GFR]), prueba de la función renal en la que el resultado se determina por la cantidad de ultrafiltrado generado por el flujo del plasma que se filtra a través de los glomérulos renales. La cantidad se puede calcular a partir de los aclaramientos de inulina y creatinina, creatinina sérica y BUN.

filtrar (strain), separar sólidos o partículas de un líquido con un filtro o tamiz.

filtro (filter), **1.** dispositivo o material a través del que se pasa líquido o gas para separar la materia no deseada. **2.** (en radiología) dispositivo que se añade al equipo de rayos X para eliminar selectivamente los rayos X de baja energía que no tienen posibilidad de alcanzar la placa.

filtro (philtrum), surco vertical en el centro del labio superior.

filtro de aguja (needle filter), dispositivo, normalmente de plástico, utilizado para filtrar la medicación al introducirla en una jeringa antes de su administración.

filtro de compensación (compensating filter), (en radiología) aparato con forma de cuña elaborado en plástico o aluminio, que se coloca sobre una región corporal para compensar las diferencias de radiopacidad.

filtro de infusión intravenosa (intravenous infusion filter), cualquiera de los múltiples dispositivos utilizados para asegurar la pureza de una solución intravenosa. Los filtros

F

liberan la solución de contaminantes tales como impurezas disueltas (detergentes, proteínas y polisacáridos), sales extrañas, microorganismos, partículas, precipitados y polvo de medicamento no disuelto.

filtro de masa cuadripolo (quadrupole mass filter), sistema de imán de cuatro polos utilizado para separar fragmentos de masa cargados en un espectrómetro de masas.

filtro de pajarita (bowtie filter), filtro especial con forma de pajarita que se puede utilizar en procedimientos de tomografía computarizada para compensar la forma de la cabeza o el cuerpo del paciente.

filtro en paraguas (umbrella filter), pequeño filtro poroso, con forma de paraguas, que se puede insertar en la vena cava o en otro vaso sanguíneo para prevenir el paso de trombos.

filtro Greenfield (Greenfield filter), [L. Greenfield, cirujano norteamericano, siglo XX], filtro colocado en la vena cava inferior bajo guía fluoroscópica. Se emplea en pacientes especialmente vulnerables al embolismo pulmonar para evitar que los émbolos venosos entren en la circulación pulmonar.

filtros de Thoraeus (Thoraeus filters), combinación de metales, habitualmente estaño, cobre y aluminio, utilizada para modificar la calidad de los rayos X de ortovoltaje y mejorar la capacidad de penetración.

FIM (MIF), siglas de *factor inhibidor de los macrófagos.*

fimbria (fimbria), cualquier estructura que forma un borde o límite o que parece una franja.

fimbria (cimbia), banda de fibras blancas en forma de cinturón que se extiende a través de la superficie del pedúnculo cerebral.

fimbria del hipocampo (fimbria hippocampi), banda de fibras eferentes formada por el hipocampo menor que se continúa con el pilar posterior del fórnix.

fimbria ovárica (ovarian fimbria), el más largo de los apéndices que forman el extremo fimbriado de la trompa uterina. Se extiende a lo largo del borde libre del mesosálpinx. Está unida al ovario, de forma que el orificio de la trompa se relaciona con el ovario.

fimbriado (fimbriated), que tiene fimbrias.

fimbrias de las trompas uterinas (fimbriae of uterine tube), proyecciones ramificadas, digitiformes, situadas en el extremo distal de cada una de las trompas de Falopio.

fimosis (phimosis), estenosis del prepucio del pene que impide la retracción de la piel del prepucio sobre el glande. Habitualmente se trata de un proceso congénito, aunque puede deberse a una infección.

fimosis vaginal (phimosis vaginalis), estrechamiento congénito o cierre de la abertura vaginal.

final de la vida digno (dignified life closure), resultado de enfermería recogido en la Nursing Outcomes Classification (NOC). Se define como el mantenimiento del control personal y la comodidad ante la aproximación del final de la vida.

finasteride (finasteride), fármaco empleado para tratar la hiperplasia prostática benigna, bloqueando la producción de dihidrotestosterona, una importante hormona estimuladora del crecimiento prostático.

FiO_2 (FiO_2), abreviatura para indicar el porcentaje del oxígeno inspirado, normalmente expresado en forma de cociente.

FIR (RIF), siglas de **factor inductor de resistencia.**

firmeza amable (kind firmness), (en psicología) abordaje directo y confidencial a un paciente, en el que se le recuerdan de forma tranquila las reglas y normas vigentes, en respuesta a infracciones y peticiones por parte de éste.

FISH (FISH), siglas inglesas de **hibridación fluorescente in situ**.

fisiatra (physiatrist), médico que examina el funcionamiento físico de un paciente y supervisa el programa de rehabilitación de dicho paciente.

fisiatría (physiatrics, physiatry), rama de la medicina que versa sobre el uso de agentes físicos como la luz, el calor, el frío, el agua, la electricidad, el ejercicio terapéutico y aparatos mecánicos para la prevención, diagnóstico y tratamiento de las enfermedades o lesiones y la rehabilitación de las alteraciones y discapacidades producidas por ellas. En ocasiones utiliza productos farmacéuticos.

física (physics), estudio de las leyes y propiedades de la materia y de la energía, especialmente en relación con el movimiento y la fuerza.

física nuclear (nuclear physics), estudio del núcleo atómico y sus reacciones.

físico (physicist), científico que se especializa en física.

físico (physique), estructura y desarrollo corporal de una persona.

fisiognomía (physiognomy), método para enjuiciar la personalidad y otras características de un paciente mediante el estudio del rostro y de la constitución general del cuerpo.

fisiología (physiology), **1.** estudio de los procesos y funciones del cuerpo humano. **2.** estudio de los procesos físicos y químicos que intervienen en el funcionamiento de los organismos vivos y de las estructuras que los integran.

fisiología comparativa (comparative physiology), estudio de las diferencias y similitudes de los procesos vitales existentes en distintas especies de organismos vivos para determinar las relaciones fisiológicas fundamentales.

fisiología de la aviación (aviation physiology), rama de la fisiología que se ocupa del efecto sobre seres humanos y animales de la permanencia durante largos períodos de tiempo en cabinas presurizadas, los peligros de las radiaciones a grandes alturas, la ingravidez, las alteraciones de los ritmos biológicos, la aceleración y las funciones mentales en condiciones de vuelo estresantes.

fisiología del desarrollo (developmental physiology), estudio de los procesos fisiológicos en cuanto a su relación con el desarrollo embrionario.

fisiología experimental (experimental physiology), rama de estudio de la fisiología en la que se evalúa el funcionamiento de diversos sistemas corporales, en un laboratorio clínico, utilizando animales o, en ocasiones, seres humanos.

fisiología gingival (gingival physiology), función de la encía como recubrimiento de soporte y protector de los dientes y de los tejidos subyacentes.

fisiología humana (hominal physiology), estudio de los procesos físicos y químicos específicos involucrados en el funcionamiento normal de los seres humanos.

fisiología patológica (pathologic physiology), **1.** estudio de los procesos físicos y químicos que intervienen en el funcionamiento de los tejidos enfermos. **2.** estudio de la modificación de los procesos de funcionamiento normal de un organismo provocados por la enfermedad.

fisiología perinatal (perinatal physiology), fisiología del proceso del parto.

fisiológico (physiologic, physiological), perteneciente a la fisiología, en particular a las funciones normales en contraposición a las patológicas.

fisiólogo (physiologist), persona especializada en la ciencia de los organismos vivos.

fisión (fission), **1.** acto o proceso de desdoblamiento o de ruptura en partes. **2.** tipo de reproducción asexual, frecuente en bacterias, protozoos y otras formas de vida inferior, en el que la célula se divide en dos o más componentes iguales, cada uno de los cuales puede desarrollarse hasta convertirse en un organismo completo. **3.** (en física) desdoblamiento del núcleo de un átomo con la consiguiente liberación de energía.

fisión binaria (binary fission), división directa de una célula o un núcleo en dos partes iguales. Es la forma común de reproducción asexual de las bacterias, protozoos y otras formas de vida inferiores.

fisión múltiple (multiple fission), división celular en la que el núcleo se divide primero en varias partes iguales, y después se produce la división del citoplasma en tantas células como núcleos existen. Es una forma frecuente de reproducción asexual en algunos microorganismos acelulares.

fisiopatología (pathophysiology), estudio de las manifestaciones biológicas y físicas de la enfermedad en cuanto a su relación con las anomalías y las alteraciones fisiológicas subyacentes.

fisiopatológico (physiopathologic), perteneciente al enfoque fisiopatológico de una enfermedad.

fisioterapeuta (physical therapist [PT]), persona titulada para realizar la exploración, valoración y tratamiento de las personas físicamente discapacitadas o con minusvalías mediante la utilización de ejercicios especiales, la aplicación de calor o de frío, la utilización de ondas sonoras y otras técnicas. El objetivo es ayudar a los discapacitados físicos a mejorar su independencia y movilidad, su capacidad de autocuidado y otras habilidades funcionales necesarias en la vida diaria.

fisioterapia (physical therapy [PT]), tratamiento de los trastornos con agentes y métodos físicos, como masaje, manipulación, ejercicios terapéuticos, frío, calor (como parafina, onda corta y diatermia por microondas y calor ultrasónico), hidroterapia, estimulación eléctrica y luz para ayudar a capacitar o rehabilitar a los pacientes y para recuperar la función después de una enfermedad o lesión.

fisioterapia respiratoria (FR) (respiratory therapy [RT]), **1.** cualquier tratamiento que mantiene o mejora la función ventilatoria del aparato respiratorio. **2.** departamento de un centro sanitario que presta tratamiento respiratorio para los pacientes del mismo.

fisioterapia torácica (chest physiotherapy), intervención de enfermería recogida en la Nursing Interventions Classification (NIC). Se define como ayudar al paciente a desplazar las secreciones de las vías respiratorias periféricas a otras más centrales para la expectoración y/o aspiración.

fisíparo (fissiparous), que se reproduce por fisión.

fístula (fistula), comunicación anormal desde un órgano interno hasta la superficie corporal o entre dos órganos internos.

fístula abdominal (abdominal fistula), conducto o trayecto anómalo que comunica un órgano abdominal con la superficie externa del abdomen. En las colostomías se construye mediante cirugía una comunicación del intestino con la superficie del abdomen.

fístula anal (anal fistula), apertura anómala en la superficie cutánea próxima al ano que suele producirse como consecuencia de un absceso críptico local, siendo frecuente en la enfermedad de Crohn. La fístula perianal puede comunicar o no con el recto.

fístula arteriovenosa (arteriovenous fistula), comunicación anómala entre una arteria y una vena, que tiene un origen congénito o es consecuencia de un traumatismo, una infección, un aneurisma arterial o una enfermedad maligna.

fístula arteriovenosa coronaria (coronary arteriovenous fistula), malformación congénita poco frecuente caracterizada por la existencia de una comunicación directa entre una arteria coronaria, generalmente la derecha, y la aurícula o el ventrículo derecho, el seno coronario o la vena cava. Cuando existe una gran comunicación se puede producir retraso del crecimiento, tolerancia limitada al ejercicio, disnea y dolor anginoso.

fístula arteriovenosa pulmonar congénita (congenital pulmonary arteriovenous fistula), comunicación directa entre el sistema pulmonar arterial y venoso presente en el nacimiento que produce un cortocircuito derecha-izquierda y permite el paso de sangre no oxigenada a la circulación sistémica. La fístula puede ser única o múltiple y se puede localizar en cualquier parte del pulmón.

fístula biliar (biliary fistula), comunicación anormal entre la vesícula biliar, un conducto biliar o el hígado y un órgano interno o la superficie corporal.

fístula branquial (branchial fistula), conducto congénito anormal desde la faringe a la superficie externa del cuello, producido por la falta de cierre de una hendidura branquial durante el desarrollo fetal.

fístula broncopleural (bronchopleural fistula), vía de paso anormal entre un bronquio y la cavidad pleural.

fístula cervical (cervical fistula), comunicación anómala entre el cuello uterino y la vagina o la vejiga que puede ser secundaria a una lesión maligna, radioterapia, traumatismo quirúrgico o a una lesión intraparto. La fístula cervical que comunica con la vejiga permite la filtración de orina, lo que origina irritación, olores y molestias.

fístula ciega (blind fistula), pasaje anormal con sólo un extremo abierto; la abertura puede estar en la superficie corporal o en un órgano o estructura internos.

fístula colónica (colonic fistula), conducto anómalo desde el colon hasta la superficie corporal o hasta un órgano o estructura internos.

fístula colovesical (colovesical fistula), fístula que conecta el colon y la vejiga urinaria.

fístula completa (complete fistula), comunicación anómala entre un órgano o estructura interna con la superficie corporal o con otro órgano o estructura interna.

fístula de Eck (Eck's fistula), [Nikolai V. Eck, fisiólogo ruso, 1849-1917], conducto artificial situado entre el extremo terminal de la vena porta hepática y el lado externo de la vena cava inferior. Se usa para tratar las varices esofágicas en la hipertensión portal.

fístula de la arteria coronaria (coronary artery fistula), anomalía congénita caracterizada por la conexión anómala entre la arteria coronaria y el lado derecho del corazón o la arteria pulmonar.

fístula de Thiry-Vella (Thiry-Vella fistula), [Ludwig Thiry, fisiólogo austríaco, 1817-1897; Luis Vella, fisiólogo italiano, 1825-1886], comunicación artificial desde la superficie abdominal de un animal de experimentación hasta un asa intestinal aislada, creada artificialmente para el estudio de las secreciones intestinales.

fístula dental (dental fistula), trayecto anormal desde la zona periodontal apical de un diente hasta la superficie de la mucosa oral, permitiendo la evacuación de supuración o exudado inflamatorio.

fístula en herradura (horseshoe fistula), conducto anormal, semicircular, en la región perianal con ambos orificios situados en la superficie de la piel.

fístula enterocutánea (enterocutaneous fistula), fístula cutánea que conecta la superficie corporal con alguna parte del intestino.

fístula enterovesical (enterovesical fistula), fístula que conecta alguna parte del intestino con la vejiga urinaria.

fístula espermática (spermatic fistula), conducto anómalo que comunica con un testículo o un conducto seminal.

fístula externa (external fistula), conducto anormal entre un órgano o estructura interna y la superficie cutánea del cuerpo.

fístula fecal (fecal fistula), comunicación anormal entre el colon y la superficie externa del cuerpo, a través de la que se eliminan heces.

fístula gástrica (gastric fistula), comunicación anómala hacia el estómago, que comunica con más frecuencia con un orificio en la superficie externa del abdomen. La fístula gástrica se puede crear mediante cirugía para alimentar por sonda a pacientes con graves alteraciones esofágicas.

fístula gastropericárdica (gastropericardial fistula), fístula que conecta el estómago con el pericardio, por lo general como complicación de una cirugía gastroesofágica.

fístula genitourinaria (genitourinary fistula), comunicación anómala entre órganos del sistema urogenital o entre órganos del sistema urogenital y cualquier otro sistema.

fístula hepática (hepatic fistula), comunicación anormal entre el hígado y otro órgano o estructura del cuerpo.

fístula interna (internal fistula), conducto anómalo entre dos órganos o estructuras internas.

fístula intestinal (intestinal fistula), paso anormal desde el intestino a otros órganos internos o a un orificio abdominal externo, o estoma, normalmente creado quirúrgicamente para dar salida a las heces tras la extirpación de un segmento intestinal malignizado o gravemente ulcerado.

fístula láctea (lacteal fistula), comunicación anormal hacia un conducto lácteo.

fístula onfalomesentérica (omphalomesenteric fistula), abertura anómala entre el ombligo y el íleon terminal, formado por la persistencia de la parte intraembrionaria del saco vitelino.

fístula pilonidal (pilonidal fistula), conducto anómalo que contiene un mechón de cabellos, situado sobre todo en el extremo del cóccix o en sus proximidades, aunque también puede aparecer en otras regiones del cuerpo.

fístula rectovaginal (rectovaginal fistula), orificio o comunicación anormal entre el recto y la vagina.

fístula salival (salivary fistula), comunicación anómala entre una glándula o conducto salival y la cavidad bucal o un orificio en la piel de la cara o el cuello.

fístula torácica (thoracic fistula), orificio anormal de la pared torácica que finaliza en un saco ciego o que comunica con la cavidad torácica.

fístula traqueoesofágica (tracheoesophageal fistula), malformación congénita en la que existe un conducto anormal entre la tráquea y el esófago.

fístula umbilical (umbilical fistula), comunicación anormal entre el ombligo y el intestino o, más frecuentemente, con los restos del conducto en el ligamento umbilical medio que conecta la vejiga fetal con la alantoides.

fístula ureteroarterial (ureteroarterial fistula), fístula poco frecuente, pero con riesgo vital, que comunica un uréter con una arteria cercaba y suele aparecer como complicación de una cirugía sobre el uréter.

fístula uretrocutánea (urethrocutaneous fistula), fístula cutánea entre la uretra y la piel como la que se produce tras la reparación de un hipospadias o la extrofia vesical.

fístula vesical (vesical fistula), comunicación anómala con la vejiga urinaria.

fístula vesicovaginal (vesicovaginal fistula), fístula entre la vejiga y la vagina.

fistulectomía (fistulectomy), extirpación quirúrgica de una fístula.

fisura (fissure), **1.** hendidura o surco en la superficie de un órgano, que a menudo marca la división del órgano en partes, como los lóbulos pulmonares. **2.** lesión de la piel en forma de surco, como una fisura anal. **3.** defecto lineal en una superficie ósea, que se produce durante el desarrollo de una parte, como una fisura en el esmalte dental.

fisura (hairline fracture), pequeña fractura que se observa en las radiografías como una fina línea entre dos fragmentos de hueso. Estos fragmentos permanecen alineados y la fractura no tiene por qué atravesar por completo el hueso. Las fisuras de estrés pueden aparecer sin lesión aparente alguna y en ausencia de traumatismo.

fisura anal (anal fissure), ulceración o laceración lineales de la piel del ano.

fisura de Henle (Henle's fissure), [Friedrich G. J. Henle, anatomista alemán, 1809-1885], uno de los numerosos espacios rellenos de tejido conjuntivo situados entre las fibras musculares del corazón.

fisura gingival longitudinal (gingival crevice), fisura normal alrededor del diente, entre la encía libre y el esmalte dentario y/o el cemento dental.

fisura media posterior (posterior median fissure), surco estrecho en la parte cerrada de la médula oblongada.

fisura orbitaria (orbital fissure), espacio situado entre el suelo y la pared externa de la órbita por el que discurren vasos sanguíneos y nervios.

fisura palatina (cleft palate), defecto congénito caracterizado por la existencia de una fisura en la línea media del paladar, ocasionada por un defecto en la fusión de ambos lados durante el desarrollo embrionario. La fisura puede ser completa, extendiéndose por el paladar blando y duro hasta la cavidad nasal, o puede ser una fisura incompleta o parcial.

fisura petrosfenoidal (petrosphenoidal fissure), fisura en el suelo de la fosa craneal entre el borde posterior del ala mayor del esfenoides y la porción petrosa del hueso temporal.

fisura por acantoma (acanthoma fissuration), desarrollo de una fisura por el aumento de espesor de la capa espinosa de la epidermis en los lugares de fricción.

fisura retiniana (retinal fissure), hendidura ventral formada por invaginación de la copa óptica y su tallo por parte del mesénquima vascular, a partir del cual se desarrollan los vasos hialoideos.

fisura umbilical (umbilical fissure), surco situado en la superficie inferior del hígado que contiene el ligamento redondo y que separa los lóbulos hepáticos derecho e izquierdo.

fitogénesis (phytogenesis), origen y evolución de las algas y de los vegetales.

fitógeno (phytogenous), **1.** producido por algas o plantas o que tienen su origen en ellas. **2.** relativo a la fitogénesis.

fitohemaglutinina (FHA) (phytohemagglutinin [PHA]), hemaglutinina obtenida a partir de una planta, en concreto la lectina obtenida de la alubia roja.

fitonadiona (phytonadione), agente utilizado para promover la producción de protrombina en el tratamiento de la hipoprotrombinemia.

fitoquímico (phytochemical), los componentes químicos activos presentes en los vegetales que explican sus propiedades medicinales.

fitoterapia (herbal medicine), uso de productos medicinales que sólo contienen como ingredientes activos materiales vegetales y/o fármacos vegetales usados para tratar varios trastornos de salud. La fitoterapia es una forma fundamental de tratamiento para más del 70% de la población mundial.

Fitzpatrick, Joyce J. (Fitzpatrick, Joyce J.), teórica de la enfermería que desarrolló su *Life Perspective Rhythm Model* a partir de las ideas de Martha Rogers sobre el hombre como una unidad. Fitzpatrick propone que el proceso de desarrollo humano se caracteriza por ritmos que se establecen dentro del contexto de una interacción entre la persona y su entorno. La actividad de enfermería ha de centrarse en la mejora del proceso de desarrollo para la consecución de la salud.

FIV (IVF), siglas de **fertilización in vitro.**

fl.dr., (fl.dr.,), abreviatura de **dracma líquido.**

fl.oz., (fl.oz.), abreviatura de **onza líquida.**

flácido (flaccid), débil, blando y fofo; músculo que ha perdido su tono normal: músculo flácido.

flagelación (flagellation), **1.** el acto de azotar, golpear o dar una paliza. **2.** tipo de masaje administrado mediante el golpeteo del cuerpo con los dedos. **3.** tipo de desviación sexual en la que una persona es satisfecha eróticamente al ser azotada o al azotar a otra persona. **4.** presencia de flagelos en un organismo.

flagelado (flagellate), microorganismo que se autopropulsa mediante la agitación de unos filamentos en forma de látigo o de cilios presentes en su cuerpo.

flagelador (flagellant), persona que recibe placer sexual por la práctica de la flagelación.

flagelo (flagellum), prolongación larga semejante a un pelo que se extiende desde algunos organismos unicelulares y desde los espermatozoides de animales, algas y algunas plantas. El movimiento flagelar es una ondulación compleja, similar a la de un látigo, que propulsa a las células a través de un entorno líquido.

flanco (flank), parte posterior del cuerpo, entre las costillas y el ilion.

flash (flash), ráfaga corta brusca o intermitente de calor o luz intensos.

flato (flatus), aire o gas en el intestino que pasa a través del recto.

flatulencia (flatulence), presencia de una cantidad excesiva de aire o gas en el estómago y en el tracto intestinal, produce distensión de los órganos y, a veces, un dolor entre leve y moderado.

flatulento (flatulent), relativo al gas o al aire presente en el tracto digestivo.

Flavivirus *(Flavivirus),* género de la familia de virus Flaviviridae de ARN monocatenario de sentido positivo. La mayoría de ellos son arbovirus transmitidos por mosquitos o garrapatas.

flavocoxid (flavocoxid), suplemento nutricional oral usado en el tratamiento dietético de la artrosis

flavona (flavone), derivado flavonoide incoloro y cristalino, componente de los bioflavonoides, que aumenta la resistencia capilar.

flavoproteína (flavoprotein), grupo de proteínas conjugadas que convierten a las enzimas amarillas en esenciales para la respiración celular. También están implicadas en la liberación de hidrógeno por oxidación de los ácidos grasos y funcionan como aceptoras de electrones en la fosforilación oxidativa.

flavoproteína de transferencia electrónica (FTE) (electron transfer flavoprotein [ETF]), componente de una cadena lateral de reacciones redox por medio de las cuales los electrones son transferidos a la ubiquinona y, en consecuencia, a la cadena de transporte electrónico. Electrones de tioésteres del acil coenzima A (CoA) y colina son transferidos, por medio de la flavina de las acil-CoA deshidrogenasas, la dimetilglicina deshidrogenasa y la sarcosina deshidrogenasa, al grupo prostético del dinucleótido de flavina-adenina de la FTE que, a continuación, es oxidado por reducción de la flavoproteína de transporte de electrones ubiquinona oxidorreductasa. La deficiencia de FTE da lugar a aciduria glutárica de tipo II.

flebectomía (phlebectomy), extirpación quirúrgica total o parcial de una vena.

flebitis esclerosante (sclerosing phlebitis), inflamación de una vena que se ha endurecido y obstruido.

flebitis migratoria (migrating phlebitis), forma de flebitis caracterizada por la inflamación de una porción de una vena y, tras la remisión de este episodio, aparece en otra parte de la vena.

flebitis obliterativa (obliterative phlebitis), forma de flebitis en la que la inflamación provoca el cierre total del vaso afectado.

flebitis puerperal (puerperal phlebitis), inflamación que comienza en una vena uterina después del parto y que se extiende a otras venas, en particular a la ilíaca y a la femoral.

flebitis supurativa (suppurative phlebitis), inflamación venosa secundaria a septicemia o a una infección piógena próxima.

flebografía (phlebography), **1.** imagen radiográfica de las venas en las que se ha inyectado un medio de contraste radiopaco. **2.** registro gráfico del pulso venoso.

flebografía de las extremidades inferiores (phlebography of the lower extremities), estudio radiológico con colorante de contraste concebido para identificar y localizar trombos en el sistema venoso de las extremidades inferiores.

flebógrafo (phlebograph), dispositivo para obtener un registro gráfico del pulso venoso.

flebograma (phlebogram), **1.** placa radiográfica obtenida por flebografía. **2.** representación gráfica del pulso venoso, obtenida mediante un flebógrafo.

flebostasis (phlebostasis), flujo de sangre anormalmente lento en las venas, las cuales suelen estar distendidas.

flebotomía (phlebotomy, venotomy), incisión de una vena para la salida de sangre, como en la recogida de sangre de un donante. La flebotomía es el tratamiento principal de la policitemia vera y se puede realizar cada 2 o 3 meses, o con mayor frecuencia si fuera necesario. Este procedimiento se usa también para disminuir el volumen de sangre circulante y la acumulación de sangre en los pulmones en el edema agudo de pulmón.

flebotomía: adquisición de una unidad de sangre (phlebotomy: blood unit acquisition), intervención de enfermería recogida en la Nursing Interventions Classification (NIC). Se define como la obtención de sangre y productos sanguíneos de los donantes.

flebotomía: muestra de sangre arterial (phlebotomy: arterial blood sample), intervención de enfermería recogida en la Nursing Interventions Classification (NIC). Se define como la obtención de una muestra de sangre de una arteria no canulada para valorar niveles de oxígeno y dióxido de carbono y el equilibrio acidobásico.

flebotomía: muestra de sangre venosa (phlebotomy: venous blood sample), intervención de enfermería recogida en la Nursing Interventions Classification (NIC). Se define como la obtención de una muestra de sangre de una arteria no canulada.

flebotomía: vaso canulado (phlebotomy: cannulated vessel), intervención de enfermería de la Nursing Interventions Classification (NIC) definida como la aspiración de una muestra de sangre a través de un catéter vascular permanente para pruebas de laboratorio.

flebotomía incruenta (bloodless phlebotomy), técnica para atrapar la sangre en una región del cuerpo mediante la aplicación de un torniquete a una presión inferior a la necesaria para interrumpir el flujo sanguíneo arterial.

flebotomista (phlebotomist), médico u otra persona con formación especial en la práctica de extracción de sangre.

flebotomizar (phlebotomize), acceder a una vena para extraer sangre.

flebotrombosis (phlebothrombosis), anomalía venosa en la que se forma un coágulo dentro de la vena, habitualmente provocada por hemostasia, hipercoagulabilidad u oclusión. A diferencia de la tromboflebitis, la pared de la vena no está inflamada.

flecainida (flecainide), agente bloqueador de los canales de sodio que reduce la velocidad de conducción cardíaca e incrementa el período refractario ventricular; se emplea en forma de sal acetato en el tratamiento de las arritmias que ponen en riesgo la vida del paciente.

flegmasía alba dolens (phlegmasia alba dolens), tromboflebitis de la vena femoral, que produce edema en la pierna y dolor. Puede producirse después del nacimiento o después de una enfermedad febril grave.

flema (phlegm), secreción mucosa espesa de los tejidos que revisten las vías respiratorias.

flemático (phlegmatic), relativo a una persona que es apagada, apática o no fácilmente excitable.

flemón (gumboil, phlegmon), absceso de la encía y el periostio como consecuencia de una lesión, infección o caries dental. La encía se encuentra característicamente roja, inflamada y sensible.

flexibilidad (flexibility), cualidad de ser doblado sin romperse.

flexibilidad cérea (cerea flexibilitas), estado cataléptico, observado con frecuencia en la esquizofrenia catatónica, en la que los miembros permanecen durante un período de tiempo indefinido en la posición en la que estaban colocados.

flexión (flexion), **1.** movimiento permitido por ciertas articulaciones del esqueleto, que disminuye el ángulo entre dos huesos adyacentes, como al doblar el codo. **2.** (en obstetricia) resistencia al descenso del feto a través del canal del parto, que causa flexión del cuello de modo que la barbilla se acerca al pecho.

flexión fisiológica (physiologic flexion), tono flexor excesivo presente normalmente en el momento del nacimiento debido al grado de maduración del sistema nervioso central y a la posición fetal en el útero.
flexión plantar (plantar flexion), movimiento de descenso de la punta del pie a la altura del tobillo. Se mide en grados, correspondiendo los 0 grados a la posición de descanso del pie sobre el suelo en bipedestación.
flexión rodilla-cadera (knee-hip flexion), uno de los cinco principales determinantes cinéticos de la marcha, que permite el paso del peso corporal a la extremidad de apoyo durante el ciclo de la marcha. La flexión rodilla-cadera se produce durante las fases de apoyo y giro del ciclo. La rodilla se fija primero en extensión, a la vez que el talón de la extremidad que carga el peso del cuerpo golpea el suelo y se desbloquea por la flexión final y la iniciación de la fase de giro en el ciclo de la marcha. La flexión de la cadera está sincronizada con estos movimientos, lo que ayuda a minimizar el desplazamiento vertical del centro de gravedad del cuerpo durante el acto de la marcha.
flexor (flexor), músculo que flexiona una articulación.
flexor común superficial de los dedos de la mano (flexor digitorum superficialis), el mayor músculo superficial del antebrazo, situado en la cara cubital, debajo del palmar menor. El músculo flexiona la segunda falange de cada dedo y, por continuidad de acción, la mano.
flexor corto de los dedos (flexor digitorum brevis), músculo flexor corto de los dedos del pie; se inserta en las falanges medias de los cuatro dedos laterales del pie y los flexiona.
flexor corto del dedo gordo (flexor hallucis brevis), músculo flexor corto del primer dedo del pie; se inserta en la base de la falange proximal del primer dedo del pie y lo flexiona.
flexor corto del dedo pequeño (flexor digiti minimi brevis), **1.** pequeño músculo flexor del dedo pequeño; se inserta en la cara interna de la falange proximal del dedo para flexionarlo. **2.** músculo flexor corto del dedo pequeño del pie; se inserta en la superficie lateral de la base de la falange proximal del primer dedo para flexionarlo.
flexor corto del pulgar (flexor pollicis brevis), músculo tenar que flexiona el dedo pulgar.
flexor largo de los dedos (flexor digitorum longus), músculo que flexiona los cuatro dedos laterales del pie. Interviene en el agarre de los dedos al terreno al caminar y en la impulsión del cuerpo hacia delante sobre los dedos de los pies al final de la fase de apoyo de la marcha.
flexor largo del dedo gordo (flexor hallucis longus), músculo que flexiona el primer dedo del pie.
flexor largo del pulgar (flexor pollicis longus), músculo que flexiona la articulación metacarpofalángica del pulgar.
flexor profundo de los dedos (flexor digitorum profundus), uno de los dos músculos profundos flexores de los dedos de la mano; se inserta en la falange distal de los dedos y los flexiona.
flexura (flexure), doblez o curva normal en cualquier parte del cuerpo, como la flexura dorsal de la columna o el ángulo esplénico del colon.
flexura lateral derecha inferior del recto (inferior right lateral flexure of rectum), cuarta angulación del recto, donde se desvía en sentido lateral a la derecha.
flexura lateral derecha superior del recto (superior right lateral flexure of rectum), segunda curvatura en el recto, por medio de la cual se desvía lateralmente a la derecha.
flexura lateral intermedia izquierda del recto (intermediate left lateral flexure of rectum), tercer ángulo del recto, en el que se desvía en sentido lateral a la izquierda.
flictena (bleb), acumulación de líquido bajo la piel.
floculado (flocculent), agrupado o enmarañado, como una nube, o cubierto de una superficie lanuda, peluda.
floculante (flocculant), agente o sustancia que produce floculación.
flora (flora), microorganismos que viven en o dentro del cuerpo para competir con los microorganismos productores de enfermedad y proporcionar una inmunidad natural frente a ciertas infecciones.
flora intestinal (intestinal flora), contenido bacteriano natural del interior del tubo digestivo.
florido (florid), en la complexión de piel humana o en la apariencia de la lesión, color rojo brillante.
floxuridina (floxuridine), antineoplásico prescrito en el tratamiento de las metástasis hepáticas de cánceres del tracto GI.
flucitosina (flucytosine), antifúngico prescrito como tratamiento complementario de determinadas infecciones fúngicas importantes, producidas generalmente por *Candida* o *Cryptococcus*.
fluctuación (fluctuation), **1.** movimiento ondulante de un líquido en una cavidad corporal tras una sacudida o vibración **2.** variación en un valor fijo o masa.
fluctuante (fluctuant), perteneciente a un movimiento de tipo ondulatorio que se detecta al palpar una estructura que contiene líquido.
fludarabina (fludarabine), antimetabolito prescrito en el tratamiento de la leucemia

linfocítica crónica de células B y como tratamiento de rescate del linfoma no Hodgkin y las leucemias agudas.

fludesoxiglucosa F 18 (fludeoxyglucose F 18), 2-desoxi-d-glucosa radiomarcada utilizada en la tomografía de emisión de positrones en el diagnóstico de trastornos cerebrales, enfermedad cardíaca y tumores de diversos órganos.

fluidificación aérea (air fluidization), proceso que consiste en hacer pasar aire a temperatura controlada a través de una serie de microesferas, con objeto de crear un movimiento semejante al de los líquidos. Esta técnica se emplea en colchones especiales destinados a reducir la presión sobre la piel del paciente.

fluido (fluent), que fluye sin esfuerzo; a menudo se aplica al discurso hablado.

fluido (fluid), **1.** cualquier sustancia, líquido o gas, capaz de fluir y ajustar su forma a la de su recipiente, pues está compuesto por moléculas que pueden cambiar sus posiciones relativas sin separarse de la masa global. **2.** líquido corporal, bien sea intracelular o extracelular, cuya función es el transporte de electrólitos y otros elementos químicos vitales para el organismo, hacia, a través de, y desde las células de los distintos tejidos del organismo.

fluidoterapia[1] (fluid therapy), regulación del equilibrio hídrico de los pacientes con alteración de la función renal, cardiovascular o metabólica, mediante la determinación exacta de la ingesta de líquidos y de las pérdidas diarias.

fluidoterapia[2] (fluidotherapy), modalidad de calor seco que usa una corriente de aire en suspensión con las propiedades de un líquido. Simultáneamente lleva a cabo las funciones de aplicar calor, masaje, estimulación sensitiva, levitación y oscilaciones de presión.

flujo (flow), **1.** movimiento de un líquido o gas. **2.** menstruación copiosa, pero menor que una hipermenorrea.

flujo aéreo laminar (laminar air flow), sistema de aire filtrado circulante en planos paralelos que se utiliza en los hospitales y en otros medios sanitarios. Este sistema reduce el riesgo de contaminación bacteriana o de exposición a contaminantes químicos en quirófanos, zonas de elaboración de alimentos, farmacias hospitalarias y laboratorios.

flujo axoplásmico (axoplasmic flow), movimiento ondulante, con pulsaciones continuas, que se establece en el citoplasma de una neurona, entre el cuerpo celular, en donde se sintetizan las proteínas, y las fibras axónicas; esto permite el suministro de sustancias que son vitales para el mantenimiento de la actividad y para que se produzcan las reparaciones necesarias.

flujo en color Doppler (Doppler color flow), [Christian J. Doppler, físico y matemático austríaco, 1803-1853], técnica ecográfica para detectar detalles anatómicos mediante el uso de la codificación del color de los cambios de velocidad. En el uso cardiográfico del instrumento, la sangre que se dirige hacia el transductor aparece en rojo, y la sangre que se mueve alejándose del transductor aparece en azul. El aparato puede medir también la velocidad de los eritrocitos en su desplazamiento a través del lecho vascular. El flujo en color Doppler se emplea también en sistemas laparoscópicos para la identificación y diferenciación rápida de conductos y válvulas en las vísceras, especialmente en la detección y el diagnóstico de tumores hepáticos y pancreáticos, y metástasis hepáticas colorrectales.

flujo espiratorio forzado (FEF) (forced expiratory flow [FEF]), velocidad volumétrica media en un intervalo de volumen definido mientras se realiza la capacidad vital espirada forzada. Normalmente se expresa como un porcentaje de la capacidad vital.

flujo espiratorio máximo (peak expiratory flow), el flujo máximo de aire que se puede alcanzar durante la espiración forzada iniciada con los pulmones llenos de aire.

flujo magnético (N) (magnetic flux [N]), medición cuantitativa de un campo magnético.

flujo pielointersticial retrógrado (pyelointerstitital backflow), flujo retrógrado de líquido de la pelvis renal al tejido intersticial bajo ciertas condiciones de presión retrógrada.

flujo pielosinusal retrógrado (pyelosinus backflow), flujo retrógrado de líquido desde la pelvis renal al seno renal bajo ciertas condiciones de presión retrógrada.

flujo pielovenoso retrógrado (pyelovenous backflow), flujo retrógrado de líquido desde la pelvis renal al sistema venoso bajo ciertas condiciones de presión retrógrada.

flujo plasmático renal (FPR) (renal plasma flow [RPF]), cantidad de plasma que perfunde los riñones por unidad de tiempo. Aproximadamente el 90% del total constituye el *flujo plasmático renal efectivo,* la porción que perfunde el tejido renal funcional, como el integrado por los glomérulos.

flujo retrógrado (retrograde flow), flujo de líquido que se dirige en sentido contrario al normal, como en la regurgitación.

flujo sanguíneo cerebral local (FSCL) (local cerebral blood flow [LCBF]), (en la tomografía por emisión de positrones) imagen paramétrica del flujo sanguíneo cerebral. Se expresa en unidades de mililitros de flujo sanguíneo por minuto por cada 100 gramos de tejido cerebral.

flujo sanguíneo hepático estimado (FSHE) (estimated hepatic blood flow [EHBF]), estimación de la velocidad del flujo sanguíneo a través del hígado en una prueba de función hepática calculando, por ejemplo el aclaramiento de verde de indocianina.

flujo sanguíneo renal total (FSRT) (total renal blood flow [TRBF]), volumen total de sangre que circula por las arterias renales. El FSRT de un adulto normal es de 1.200 ml por minuto.

flujo vaginal (vaginal discharge), cualquier secreción de la vagina. En condiciones normales se produce una secreción transparente o de color blanco nacarado. El flujo está compuesto en gran parte por secreciones de las glándulas endocervicales. Los procesos inflamatorios de la vagina y el cuello causan con frecuencia un aumento del flujo, que en tales casos puede tener mal olor y producir prurito en el periné y en los genitales externos.

flujómetro (flowmeter), dispositivo que regula y mide el flujo de un líquido o gas. En una máquina para administrar gas anestésico es el dispositivo que mide los gases de acuerdo a su velocidad de flujo, según su viscosidad y densidad.

flunisolida (flunisolide), antiinflamatorio esteroideo para inhalación oral o intranasal. Se utiliza en el tratamiento de la rinitis alérgica estacional o crónica, que implica la inflamación de la mucosa de los conductos nasales, y en el tratamiento del asma.

fluocinonida (fluocinonide), corticosteroide tópico. Se utiliza para disminuir la inflamación de la piel y el prurito asociado.

flúor (F) (fluorine [F]), elemento de la familia de los halógenos y el más reactivo de los no metales. Su número atómico es 9, y su peso atómico, 19. En estado puro es un gas tóxico de color amarillo claro, 1,6 veces más pesado que el aire. Como componente de los fluoruros está profusamente distribuido en los terrenos, forma parte de la composición de las plantas y es ingerido por los humanos, en los que se absorbe en el tracto GI.

fluoración[1] (fluoridation), proceso de añadir flúor, especialmente al suministro de agua potable, para reducir la caries dental.

fluoración[2] (fluorination), adición de un grupo flúor a un compuesto, como los que se encuentran comúnmente en corticosteroides tópicos.

fluoración dental (fluoride dental treatment), aplicación oral directa de compuestos fluorados para reducir la caries dental.

fluorescencia (fluorescence), emisión de luz de una determinada longitud de onda cuando se expone una sustancia a radiación electromagnética de distinta longitud de onda, normalmente más corta.

fluorocarburos (fluorocarbons), hidrocarburos en los que todos o algunos de los hidrógenos han sido reemplazados por flúor. Estos compuestos pueden producir irritación leve del tracto respiratorio superior y se ha citado la exposición excesiva como causa de depresión del SNC.

fluorodopa F 18 (fluorodopa F 18), compuesto radiomarcado de flúor y levodopa, empleado en la tomografía de emisión de positrones del cerebro.

fluorometría (fluorometry), medida de la fluorescencia que emiten los compuestos cuando se exponen a la energía ultravioleta u otras energías radiantes intensas. Los átomos de ciertos compuestos producen fluorescencia de color y longitud de onda característicos, lo que permite la identificación y cuantificación de diversas sustancias de gran importancia clínica en el análisis de muestras biológicas.

fluoroquinolona (fluoroquinolone), componente de un subgrupo de quinolonas que tienen un espectro de acción más amplio que otras quinolonas, como el ácido nalidíxico.

fluoroscopia (fluoroscopy), técnica radiológica para examinar visualmente, mediante un fluoroscopio, una parte del cuerpo o la función de un órgano.

fluoroscopia con rayos X (x-ray fluoroscopy), representación mediante imagen en tiempo real, utilizando una fuente de rayos X que se proyecta a través del paciente sobre una pantalla fluorescente o un intensificador de imagen. La fluoroscopia con intensificador de imágenes ha reemplazado a la fluoroscopia convencional en la práctica actual.

fluoroscopia digital (digital fluoroscopy), proyección de una imagen radiográfica en una pantalla fluorescente con intensificación de imagen combinada con un procesador digital de imágenes de vídeo.

fluoroscopia para la colocación de un marcapasos (pacemaker installation fluoroscopy), control fluoroscópico de la inserción de un marcapasos artificial, utilizado como ayuda para la correcta colocación del dispositivo.

fluoroscopio (fluoroscope), instrumento empleado para la proyección inmediata de una imagen radiográfica en una pantalla fluorescente para su visualización.

fluorosis (fluorosis), trastorno que se produce por la ingestión excesiva y prolongada de flúor. La intoxicación crónica grave por flúor produce osteosclerosis y otras alteraciones óseas y articulares patológicas en los adultos.

fluorosis esquelética (skeletal fluorosis), cambios esqueléticos causados por la ingestión a largo plazo de un exceso de fluoruro.

Pueden incluir hiperostosis, osteopetrosis y osteoporosis.

fluorouracilo (fluorouracil), antimetabolito antineoplásico. Se utiliza en el tratamiento de enfermedades neoplásicas malignas de la piel y de órganos internos.

fluoruro (fluoride), anión de flúor. Compuestos fluorados que se añaden al agua potable o se aplican directamente a los dientes para reducir la caries dental.

fluoruro de estaño (stannous fluoride), SnF_2, sustancia utilizada en la prevención de la caries dental aplicada tópicamente sobre los dientes.

fluoruro de litio (LiF) (lithium fluoride [LiF]), compuesto que se utiliza con frecuencia en la dosimetría termoluminiscente.

fluoximesterona (fluoxymesterone), esteroide androgénico y anabolizante. Se utiliza en el tratamiento del déficit de testosterona, cáncer de mama en mujeres y pubertad retardada en hombres.

flurandrenolida (flurandrenolide), glucocorticoide tópico. Se utiliza en el tratamiento de la inflamación de la piel.

flurbiprofeno (flurbiprofen), AINE administrado por vía oral en el tratamiento de la artritis, la espondilitis anquilosante, la bursitis, la tendinitis, las lesiones de tejidos blandos y la dismenorrea.

flurbiprofeno sódico (flurbiprofen sodium), sal sódica de flurbiprofeno, aplicada por vía tópica a la conjuntiva para inhibir la miosis durante la cirugía oftálmica y, después de la misma, como antiinflamatorio.

flutamida (flutamide), agente antineoplásico hormonal (antiandrógeno) prescrito, junto con leuprolida, en el tratamiento del cáncer de próstata metastático y de otros cánceres estimulados por hormonas masculinas. En ocasiones se utiliza para tratar el hirsutismo femenino.

flúter (flutter), vibración o pulsación rápida que puede interferir con la función normal.

flúter diafragmático (diaphragmatic flutter), contracciones rítmicas y rápidas del diafragma. El trastorno puede simular un flúter auricular.

fluticasona (fluticasone), agente antiinflamatorio esteroideo, utilizado por vía tópica en forma de sal propionato en el tratamiento del prurito o la inflamación, por vía nasal para tratar la rinitis alérgica y otras inflamaciones y pólipos nasales y, por inhalación, para tratar el asma.

fluvastatina (fluvastatin), hipolipemiante. Se utiliza como coadyuvante en el tratamiento de la hipercolesterolemia primaria (tipo Ia y Ib) y en la arteriosclerosis coronaria asociada a enfermedad arterial coronaria.

fluvoxamina (fluvoxamine), inhibidor selectivo de la recaptación de serotonina.

Fm (Fm), símbolo del **fermio.**

FMET (FMET), siglas de **formilmetionina.**

FMG (FMG), siglas en inglés de **graduado médico extranjero.**

FMMR (RMSF), siglas de **fiebre manchada de las Montañas Rocosas.**

FMR-1 (FMR-1), símbolo de un gen asociado a retraso mental en la **enfermedad del cromosoma X frágil.** No se ha determinado la función normal del gen.

FNP (FNP), siglas en inglés de **enfermero práctico de familia.**

FNP (PNF), siglas de **facilitación neuromuscular propioceptiva.**

FNT (TNF), siglas de **factor de necrosis tumoral.**

fobia (phobia), trastorno de ansiedad caracterizado por un temor obsesivo, irracional e intenso a un objeto específico, como un animal o la basura, a una actividad, como encontrarse con extraños o abandonar el marco familiar del hogar, o a una situación física, como las alturas o los espacios abiertos o cerrados. Las manifestaciones habituales de las fobias son fatiga, palpitaciones, sudación, náuseas, temblores y pánico.

fobia al colegio (school phobia), trastorno exagerado de ansiedad por la separación que experimentan los niños, habitualmente en los cursos elementales, y que se caracteriza por un temor irracional y persistente a ir al colegio o a estar en un ambiente parecido al del colegio. Por lo general, estos niños suelen ser hipersensibles, vergonzosos, tímidos, nerviosos y emocionalmente inmaduros y presentan profundos sentimientos de inadaptación. Es habitual que intenten resolver sus temores haciéndose exageradamente dependientes de los demás, especialmente de los padres.

fobia simple (simple phobia), trastorno de ansiedad caracterizado por un temor persistente e irracional a cosas determinadas, como animales, suciedad, luz u oscuridad.

fobia social (social phobia), trastorno de ansiedad caracterizado por un deseo compulsivo de evitar situaciones en las cuales el individuo pueda verse expuesto a examen por parte de los demás, como al hablar, comer o actuar en público, o al utilizar lavabos o transportes públicos, junto a un temor persistente e irracional a dichas situaciones.

fóbico (phobiac), persona que presenta o está afectada por una fobia.

focal (focal), perteneciente a un foco.

foco (focus), localización específica, como el lugar de una infección o el punto en el que se origina un impulso electroquímico.

foco de Ghon (Ghon focus), lesión parenquimatosa primaria de la TB pulmonar primaria infantil.

foco ectópico (ectopic focus), impulso cardíaco anormal que produce latidos ectópicos o anómalos. El foco ectópico puede aparecer tanto en corazones sanos como en enfermos y se asocia generalmente a la irritación de un área pequeña de tejido miocárdico.

focomelia (phocomelia), anomalía del desarrollo caracterizada por la ausencia de la parte superior de una o más extremidades, de forma que los pies o las manos o ambos están unidos al tronco por muñones cortos de forma irregular que recuerdan a las aletas de una foca.

focomelo (phocomelus), individuo que presenta focomelia.

FOD (FUO), siglas de **fiebre de origen desconocido.**

folato (folate), **1.** sal del ácido fólico. **2.** grupo de sustancias, presentes en algunos alimentos y en las células de los mamíferos, que actúan como coenzimas y facilitan la transferencia química de átomos de carbono de una molécula a otra.

folicular (follicular), de o relativo al folículo o folículos.

foliculitis (folliculitis), inflamación de los folículos pilosos producida por una infección.

foliculitis por compresión (tape-compression folliculitis), inflamación de los folículos pilosos causada por los apósitos de esparadrapo colocados sobre espuma o torundas de algodón bajo las medias de compresión graduada. El trastorno se produce con más frecuencia en pacientes con piernas pilosas por el aumento de transpiración durante los meses de verano.

folículo (follicle), pequeña formación secretoria en forma de bolsa, como los folículos dentales, que engloban al diente antes de su erupción, o los folículos pilosos presentes en la epidermis.

folículo de De Graaf (graafian follicle), [Reijnier de Graaf, médico holandés, 1641-1673], vesícula ovárica madura, de unos 10-12 mm de diámetro que se rompe durante la ovulación para liberar el óvulo. Existen muchos folículos ováricos primarios, cada uno con un óvulo inmaduro de unos 35 µm de diámetro, embebidos cerca de la superficie del ovario, justo por debajo de la túnica albugínea. Bajo la influencia de la hormona foliculoestimulante, un folículo ovárico madura hacia un folículo de De Graaf durante la fase proliferativa de cada ciclo menstrual. La cavidad del folículo se colapsa cuando se libera el óvulo, y las células foliculares que quedan aumentan mucho de tamaño hasta convertirse en el cuerpo lúteo.

folículo ovárico (ovarian follicle), cavidad o depresión en el ovario que contiene líquido que separa a las células foliculares en capas y que rodea al óvulo.

folículo piloso (hair follicle), apertura cilíndrica de células epiteliales de la epidermis donde se desarrolla el tallo del pelo y a la que se abren las glándulas sebáceas.

folículo sebáceo (sebaceous follicle), glándula sebácea que se abre en un folículo piloso.

folículo vesicular ovárico (vesicular ovarian follicle), folículo de DeGraaf.

foliculogénesis (folliculogenesis), **1.** estimulación del desarrollo del folículo en el ovario mediante hormonas o fármacos. **2.** desarrollo de los folículos en el ovario, normalmente bajo la influencia de la hormona estimulante del folículo segregada por la hipófisis anterior.

folículos linfáticos del estómago (lymphatic follicles of stomach), pequeños agregados linfocíticos en el tejido intersticial de la lámina propia del estómago, especialmente en la región pilórica.

folículos linfáticos del recto (lymphatic follicles of rectum), concentraciones de tejido linfoide en la túnica mucosa del recto.

foliculosis (folliculosis), trastorno caracterizado por el desarrollo de un gran número de folículos linfoides, que puede estar o no asociado a una infección.

folie (folie), trastorno psiquiátrico en una persona que previamente tenía buena salud mental.

folie du doute (folie du doute), reacción obsesivo-compulsiva extrema caracterizada por la continua duda, la vacilación, la repetición de conducta y la indecisión patológica.

folie du pourquoi (folie du pourquoi), trastorno psicopatológico caracterizado por la tendencia persistente a realizar preguntas, normalmente sobre temas inconexos.

folie gemellaire (folie gemellaire), trastorno psicótico que se produce simultáneamente en gemelos, a veces en aquellos que no viven juntos o casi al mismo tiempo.

folie musculaire (folie musculaire), corea grave.

folie raisonnante (folie raisonnante), forma delirante de cualquier psicosis, caracterizada por un proceso de pensamiento aparentemente lógico pero carente de sentido.

folitropina (follitropin), hormona foliculoestimulante.

fomento (fomentation), **1.** aplicación tópica de calor húmedo para el tratamiento local del dolor o de la inflamación. **2.** sustancia utilizada para aplicar el calor húmedo.

fómite (fomite), material inerte, como la ropa de cama, que puede transportar organismos patógenos.

fomivirsén (fomivirsen), agente antiviral administrado por inyección intravítrea en el tratamiento de la retinitis por citomegalovirus asociada al SIDA.

fonación (phonation), producción de sonidos verbales mediante la vibración de las cuerdas vocales de la laringe.

fondaparinux (fondapartinux), agente anticoagulante y antitrombótico utilizado en la prevención de la trombosis venosa profunda y la embolia pulmonar en cirugía de sustitución de cadera y rodilla o de fractura de cadera.

fondo (fundus), base o parte más profunda de un órgano; porción más lejana a la abertura del órgano, como el fondo del útero o el fondo del ojo.

fondo ciego vestibular del conducto coclear (vestibular caecum of cochlear duct), pequeña evaginación ciega del extremo vestibular del conducto coclear.

fondo de compensación al paciente (patient compensation fund), en EE.UU., fondo habitualmente establecido mediante una ley estatal y generalmente financiado mediante una sobretasa de las primas por malpraxis que se utiliza para pagar las reclamaciones por malpraxis.

fondo de la vejiga urinaria (fundus of urinary bladder), el suelo de la vejiga, formado por la pared posterior convexa.

fondo de la vesícula biliar (fundus of gallbladder), extremo cerrado de la vesícula biliar adyacente al borde inferior del hígado.

fondo de ojo (eyeground), el fondo del ojo tal y como se revela a través de la exploración oftalmoscópica.

fondo de saco (cul-de-sac), bolsa ciega como el fondo de saco conjuntival o el fondo de saco dural.

fondo de saco conjuntival inferior (inferior conjunctival fornix), espacio creado por la conjuntiva que cubre el globo ocular al plegarse para tapizar el párpado inferior.

fondo de saco conjuntival superior (superior conjunctival fornix), espacio situado en el pliegue que hace la conjuntiva al pasar del globo ocular al párpado superior.

fondo de saco de Douglas (cul-de-sac of Douglas, Douglas' cul-de-sac), [James Douglas, anatomista escocés, 1675-1742], saco o pliegue rectouterino formado por el peritoneo, que se extiende entre el recto y el útero.

fondo de saco vaginal (vaginal fornix), seno localizado en la parte superior de la vagina formado por la protrusión del cuello uterino en la vagina.

fondo de saco vesicouterino (vesicouterine pouch), fondo de saco poco profundo anterior entre la vejiga y el útero.

fondo gástrico (gastric fundus), parte del estómago situada a la izquierda y por encima del nivel de entrada del esófago.

Fondo Internacional de las Naciones Unidas para la Ayuda a la Infancia (UNICEF) (United Nations International Children's Emergency Fund [UNICEF]), fondo establecido por la Asamblea General de las Naciones Unidas en 1946 para ayudar a los niños de las áreas devastadas del mundo. Se financia por contribuciones de las naciones miembros y actúa para prevenir enfermedades, como TB, tos ferina y difteria, y proporciona alimentos y ropa para niños necesitados en más de 50 países.

F

fonética (phonetics), **1.** ciencia que se ocupa de los sonidos empleados en el lenguaje. **2.** código escrito utilizado por los logopedas y lingüistas para representar los sonidos del habla.

fónico (phonic), relativo o perteneciente a la voz, los sonidos o el lenguaje.

fonocardiografía (phonocardiography), registro de los sonidos y soplos cardíacos mediante un fonocardiógrafo.

fonocardiógrafo (phonocardiograph), dispositivo electroacústico que produce un gráfico con los registros de los sonidos cardíacos, utilizado para el diagnóstico y control de las enfermedades cardíacas.

fonocardiograma (phonocardiogram), registro gráfico obtenido con un fonocardiógrafo.

fonocirugía laringoplástica (laryngoplastic phonosurgery), fonocirugía que reestructura el armazón cartilaginoso de la laringe.

fonoforesis (phonophoresis), técnica de tratamiento con ultrasonidos en la que se utilizan ondas de sonido de alta frecuencia para forzar la penetración de medicinas tópicas, como hidrocortisona, aspirina o lidocaína en los tejidos subcutáneos. Debido al riesgo de que los pacientes muestren reacción de hipersensibilidad a la medicación, esta técnica se usa con precaución

fonología (phonology), estudio de los sonidos verbales, especialmente de los principios que rigen la forma en que se utilizan los sonidos verbales en una determinada lengua.

fonorreceptor (phonoreceptor), instrumento para recibir los impulsos sonoros.

Fonsecaea (Fonsecaea), Género de hongos imperfectos. *F. compactum* y *F. pedrosoi* son causantes de cromoblastomicosis.

fontanela (fontanel, fontanelle), espacio cubierto por una membrana resistente, situada entre los huesos del cráneo del lactante.

fontanela anterior (anterior fontanel), superficie sin osificar de forma romboidal situada entre el hueso frontal y los huesos parietales, inmediatamente por encima de la frente del recién nacido, en la unión de las suturas coronal y sagital.

fontanela esfenoidal (sphenoid fontanel), fontanela anterolateral que no suele ser palpable.

fontanela mastoidea (mastoid fontanel), fontanela posterolateral, generalmente no palpable.

fontanela posterior (posterior fontanel), región triangular de pequeñas dimensiones situada entre los huesos occipital y parietal, en la unión de las suturas sagital y lambdoidea.

fontanela sagital (sagittal fontanel), área blanda localizada en la sutura sagital, a mitad de camino entre las fontanelas anterior y posterior. Se puede encontrar en algunos recién nacidos normales y también en otros con síndrome de Down.

fontículo (fonticulus), fontanela.

Food and Drug Administration (FDA) (Food and Drug Administration [FDA]), agencia federal de EE.UU. responsable del cumplimiento de las normas federales sobre la manufacturación y distribución de alimentos, fármacos y cosméticos. Dicha normas tienen como objetivo evitar la venta de sustancias impuras o peligrosas.

foraminotomía (foramenotomy), extirpación quirúrgica de pequeños fragmentos de hueso alrededor de un agujero intervertebral, procurando más espacio para el nervio espinal. El procedimiento suele acompañar a una laminectomía.

fórceps (forceps), pinzas; cualquiera de los diversos y numerosos instrumentos quirúrgicos, todos ellos con dos mangos, cada uno fijado a una hoja. Las asas pueden estar unidas en uno de los extremos, como en un par de tenacillas, o los dos lados pueden separarse, de modo que se pueden traccionar conjuntamente, como en el caso de un fórceps obstétrico. Se utilizan para sujetar, manipular, comprimir, tirar de, o unir tejidos, equipos o materiales.

fórceps alto (high forceps), procedimiento obstétrico en el que los fórceps son utilizados para extraer al niño cuya cabeza no se encuentra encajada en el canal del parto. Ya no se considera aceptable ni cumple los criterios estándar de cuidado.

fórceps arterial (artery forceps), fórceps que se emplea para atrapar, comprimir y sujetar el extremo de una arteria cuando ésta es ligada. Generalmente se cierra por sí solo y sus brazos son semejantes a unas tijeras.

fórceps auditivo (aural forceps), fórceps especial provisto de unos extremos finos y encorvados, que se utiliza en cirugía auditiva.

fórceps bajo (low forceps), operación obstétrica en la que se utilizan fórceps para liberar al feto cuando su cabeza se encuentra en el suelo de la pelvis. Se suele requerir para ayudar a las madres cuyas fuerzas de expulsión han quedado debilitadas por analgesia, anestesia o fatiga.

fórceps de Chamberlain (Chamberlain forceps), [Peter Chamberlain, obstetra inglés, 1560-1631], uno de los primeros tipos de fórceps obstétrico introducido en el siglo XVII.

fórceps de DeBakey (DeBakey forceps), fórceps tisular atraumático usado en la compresión de tejidos finos.

fórceps de Halsted (Halsted's forceps), [William S. Halsted, cirujano norteamericano, 1852-1922], **1.** fórceps puntiagudos, pequeños, para hemostasia. **2.** fórceps de extremos delgados para pinzar arterias y otros vasos sanguíneos.

fórceps fallido (failed forceps), procedimiento obstétrico de fórceps intermedio, que se abandona al encontrarse con un mayor grado de resistencia a la rotación o a la tracción del que se esperaba.

fórceps medio (mid forceps), intervención obstétrica en la que el fórceps se aplica sobre la cabeza del niño cuando ha alcanzado el plano medio de la pelvis de la madre. En algunos casos, como en el sufrimiento fetal grave, el fórceps medio puede ser el método más rápido y seguro para realizar el parto.

fórceps obstétrico (obstetric forceps), pinzas utilizadas para facilitar la expulsión de la cabeza fetal. Hay distintos modelos que varían en peso, longitud, forma y mecanismo de acción, pero todos ellos consisten en un instrumento con dos ramas cruzadas que se dividen en mango, articulación y cuchara. Los diferentes tipos de fórceps están diseñados para intervenir en distintas situaciones clínicas. La situación del feto en la pelvis, la posición de la cabeza en relación con la pelvis, el tamaño fetal y la preferencia del obstetra influyen en la elección del fórceps.

forense (forensic), **1.** relativo a los tribunales de justicia. **2.** referido a la aplicación de los conocimientos científicos a los problemas legales.

forma de onda (waveform), **1.** representación gráfica de una onda, obtenida mediante el registro de una onda característica en función del tiempo. **2.** forma de un pulso u onda de desplazamiento de la presión arterial. **3.** representación de una unidad de estimulación eléctrica neuromuscular, que suele ser un pulso bifásico simétrico con dos fases en cada pulso. Las dos fases se alternan continuamente o invierten la dirección entre la polaridad positiva y la negativa.

forma de onda inspiratoria (inspiratory waveform), uno de los diversos patrones de flujo inspiratorio asociados con la ventilación mecánica. Éstos son: una onda cuadrada (en la que el flujo inspiratorio aumenta hasta un nivel preseleccionado y permanece a ese nivel hasta que comienza una espiración), una onda sinusoidal (en la que el flujo aumenta de forma gradual y disminuye durante la espiración) y una onda en rampa descendente (en la que el flujo aumenta muy rápido y después disminuye de forma gradual hasta el final de la espiración). Este último patrón es más parecido a la ventilación normal.

forma de resistencia (resistance form), forma dada a una cavidad dental preparada para conceder fuerza y durabilidad a la restauración y a la estructura dental residual.

forma de retención (retention form), medidas adoptadas durante la preparación de una cavidad dental para evitar el desplazamiento de la restauración.

forma de un diente (tooth form), conjunto de curvas, líneas, ángulos y contornos de un diente que lo diferencian de los demás dientes.

forma física[1] (physical fitness), capacidad para llevar a cabo las tareas diarias con viveza y energía, sin una fatiga exagerada y con la suficiente reserva de energía como para actuar ante emergencias o para disfrutar de las actividades del tiempo de ocio.

forma física[2] (physical fitness), resultado de enfermería recogido en la Nursing Outcomes Classification (NOC). Se define como la capacidad para realizar actividades físicas con vigor.

forma frustrada (forme fruste), **1.** forma atípica o incompleta de una enfermedad, o enfermedad que se interrumpe espontáneamente antes de que haya seguido su curso normal. **2.** (en genética) trastorno hereditario en el que existe una expresión mínima de un rasgo anormal.

forma oclusiva (occlusal form), forma de las superficies oclusivas de un diente o de una hilera de dientes.

formación (formation), **1.** grupo de personas que ocupan y, por tanto, definen un espacio determinado. **2.** estructura, forma o figura.

formación continuada (continuing education), programas de formación oficiales diseñados para promover el conocimiento, las habilidades y las actitudes profesionales. Los programas de formación son generalmente específicos y de corta duración. Se suele conceder un certificado al completar el curso y se conceden un número de unidades de formación continuada según las horas del programa. En EE.UU., la formación continuada es necesaria para renovar la licenciatura en muchos estados.

formación de bases libres (freebasing), proceso químico utilizado para incrementar el efecto estimulante de drogas ilegales como la cocaína, convirtiendo la sal de la droga en su forma básica no cargada, que puede penetrar más fácilmente en el cerebro. El producto resultante se fuma.

formación de imágenes (imaging), formación de una figura o representación mental de algo o alguien, por medio de la imaginación.

formación de tensión en la piel (tenting of skin), retorno lento de la piel a su posición normal después de ser pellizcada, un signo de deshidratación, envejecimiento o de ambos.

formación del tubo neural (neural tube formation), conjunto de los múltiples procesos y estadios implicados en el desarrollo embrionario del tubo neural.

formación en celosía (lattice formation), estructura entrecruzada tridimensional formada por la reacción de antígenos multivalentes con anticuerpos.

formación geriátrica para los servicios médicos de urgencias (geriatric education for emergency medical services [GEMS]), programa de formación continuada, desarrollado por la American Geriatrics Society y el National Council of State Emergency Medical Services Training Coordinator, para formar a los primeros intervinientes, los TMU, paramédicos y otros profesionales de urgencias con el fin de que se aplique una asistencia prehospitalaria actualizada a los ancianos.

formación higiénica (toilet training), proceso de enseñar a un niño a controlar las funciones vesicales e intestinales. La formación suele iniciarse entre los 18 y 24 meses de edad, cuando la mayoría de los niños alcanzan el control voluntario de los esfínteres anal y uretral. El control nocturno de la vejiga puede estar ausente hasta que el niño tenga 4 o 5 años o más.

formación hipocámpica (hippocampal formation), parte del rinencéfalo formada por la circunvolución dentada, las estrías longitudinales y el hipocampo.

formación médica graduada (graduate medical education), en EE.UU., formación médica obtenida tras la obtención del grado de doctor en medicina (M.D.) o de otro grado profesional en ciencias médicas.

formación prelaboral (prevocational training), programa de rehabilitación diseñado para preparar a un paciente para la realización de un trabajo útil, remunerado, en un marco protegido o en la comunidad. Puede consistir en la formación sobre las habilidades laborales básicas y en el asesoramiento necesario para un puesto laboral genérico.

formación reticular (reticular formation), agrupación pequeña y densa de neuronas, situada en el tronco del encéfalo, que controla el nivel de consciencia y otras funciones vitales del organismo. La formación reticular vigila constantemente el estado del cuerpo mediante conexiones con las vías sensitivas y motoras.

formador de gradiente (gradient former), dispositivo para la preparación de un medio con gradiente de densidad en una columna para electroforesis en gradiente.

formaldehído (HCHO) (formaldehyde [HCHO]), gas tóxico, incoloro, maloliente, soluble en agua y que se utiliza de esta forma como desinfectante, fijador o conservante.

formato de imagen (image format), (en tomografía computarizada) forma en la que se almacena una imagen digital, por ejemplo, disco de ordenador, cinta magnética o película.

formilmetionina (FMET) (formylmethionine [FMET]), (en genética molecular) el primer aminoácido de una secuencia proteica.

formol (formalin), solución transparente de formaldehído en agua. La solución al 37% se utiliza para fijar y conservar las muestras biológicas, para su examen patológico e histológico.

fórmula (formula), enunciado simple, que en general utiliza números y otros símbolos, que expresa los componentes de un compuesto químico, el método de preparación de una sustancia o el procedimiento para obtener un determinado valor o resultado.

fórmula de DuBois (DuBois formula), método de cálculo logarítmico del número de metros cuadrados de superficie corporal de un individuo a partir de su altura en centímetros y su peso en kilogramos y una constante: 0,007184.

fórmula de Einthoven (Einthoven's formula), [Willem Einthoven, médico holandés y premio Nobel, 1860-1927], expresión matemática que relaciona los voltajes medidos en las derivaciones ECG. La fórmula establece que la suma de los voltajes de la derivación I más los de la derivación III, menos los que corresponden a la derivación II es igual a cero ($I + III - II = 0$). Esta fórmula se basa en el principio de que en cualquier circuito cerrado la suma de voltajes es igual a cero.

fórmula de Holliday-Segar (Holliday-Segar formula), método de estimación de las necesidades calóricas diarias de un paciente hospitalario medio en situación de reposo en cama, basado en el peso en kilogramos del paciente.

fórmula dentaria (dental chart), representación gráfica simplificada de los dientes sobre la cual se puede registrar información clínica, radiológica y forense.

fórmula empírica (empirical formula), fórmula química que representa la proporción más pequeña expresada con números enteros de los átomos de los distintos elementos que participan en la formación de una molécula. No indica los enlaces estructurales.

formulación (formulation), **1.** sustancia farmacológica preparada según una fórmula. **2.** enunciado sistemático y preciso de un problema, teoría o método de análisis en investigación.

formulario (formulary), lista de fármacos que pretende incluir un número lo suficientemente amplio y la suficiente información sobre los mismos como para permitir a los profesionales de la salud prescribir tratamientos apropiados desde el punto de vista médico. Los hospitales poseen formularios que enumeran los fármacos que normalmente almacena la farmacia del hospital. Otras organizaciones, tales como compañías aseguradoras, generalmente mantienen una lista de fármacos que indican la cobertura determinada del beneficiario según el plan suscrito.

fornicación (fornication), (en derecho) relación sexual entre dos personas que no están casadas entre sí. La definición legal específica varía entre las distintas jurisdicciones.

fórnix (fornix), estructura o espacio en forma de arco.

foróptero (phoropter), instrumento para evaluación de la visión, con lentes colocadas en diales en una unidad colocada en frente del paciente.

forskolina (FSK) (forskolin [FSK]), activador de la adenilato ciclasa. La FSK interactúa directamente con los canales de iones, incrementando la respuesta del glutamato y la amplitud y tiempo de decaimiento de las corrientes excitatorias espontáneas postsinápticas.

fortaleza del yo (ego strength), (en psicoterapia) capacidad para mantener el yo mediante una serie de medidas que en conjunto contribuyen a una buena salud mental.

forúnculo (furuncle), infección cutánea por estafilococos, localizada y supurativa, que se origina en una glándula o folículo piloso, caracterizada por dolor, enrojecimiento y tumefacción.

forunculosis (furunculosis), enfermedad cutánea aguda caracterizada por la presencia de forúnculos o grupos sucesivos de forúnculos, causados por estreptococos o estafilococos.

fosa (fossa), hueco o depresión, especialmente en la superficie del extremo de un hueso, como la fosa olecraneana o la fosa coronoidea.

fosa alveolar (alveolar socket), cavidad en los alveolos de los maxilares superior e inferior en donde se implantan los dientes.

fosa amigdalina (amygdaloid fossa), espacio de la pared de la orofaringe, entre los pilares de las fauces, ocupado por la amígdala palatina.

fosa canina (canine fossa), (en odontología) cualquiera de las amplias depresiones de la cara externa de los maxilares, por encima y por fuera del alveolo del diente canino.

fosa cerebral (cerebral fossa), rama del surco lateral del cerebro, que separa la superficie orbitaria del lóbulo frontal del lóbulo temporal.

fosa coronoidea (coronoid fossa), pequeña depresión en la superficie dorsal distal del húmero que recibe la apófisis coronoides del cúbito cuando se flexiona el antebrazo.

fosa cubital (antecubital fossa, cubital fossa), depresión situada en la parte delantera del codo, inmediatamente lateral al tendón del músculo bíceps braquial.

fosa hipofisaria (hypophysial fossa), área central profunda de la silla turca que contiene la hipófisis.

fosa infraclavicular (infraclavicular fossa), pequeña bolsa o depresión situada debajo de la clavícula a ambos lados del cuerpo.

fosa infraespinosa (infraspinous fossa), gran región triangular de la zona posterior de la escápula por debajo de la espina.

fosa mandibular (mandibular fossa), depresión prominente en la superficie inferior de la escama del hueso temporal, en la base de la apófisis cigomática, en la que descansa el cóndilo mandibular.

fosa nasal (nasal fossa), cualquiera de las dos cámaras aproximadamente iguales de la cavidad nasal, separadas por el tabique nasal, que se abren hacia el exterior a través de las ventanas nasales e internamente hacia la nasofaringe, a través de las coanas. Cada fosa se divide en una región olfativa, compuesta por el cornete nasal superior y parte del tabique, y una región respiratoria, compuesta por el resto de la cámara.

fosa olecraneana (olecranon fossa, posterior fossa), depresión localizada en la superficie posterior del húmero, sobre la tróclea, que acoge al olécranon del cúbito durante la extensión del codo.

fosa pararrectal (pararectal fossa), cualesquiera de las dos cavidades formadas por pliegues del peritoneo, una a cada lado del recto, con un tamaño variable según la distensión del recto. En los varones se continúa con la bolsa rectovesical y en las mujeres con la bolsa rectouterina.

fosa paravesical (paravesical fossa), la fosa formada por el peritoneo a cada lado de la vejiga urinaria, en la que se abre el conducto obturador. En las mujeres es la parte lateral de la bolsa vesicouterina.

fosa poplítea (popliteal fossa), el hueco que existe en la parte posterior de la rodilla.

fosa posterior (posterior fossa), depresión en la superficie posterior del húmero, por encima de la tróclea, que aloja el olécranon del cúbito cuando se extiende el codo.

fosa pterigoidea (pterygoid fossa), depresión que separa las placas interna y externa de cada apófisis pterigoides.

fosa pterigopalatina (pterygopalatine fossa), espacio en forma de lágrima entre los huesos de la cara externa del cráneo inmediatamente posterior a los maxilares. Es un sitio importante de la distribución del nervio maxilar y la parte terminal de la arteria maxilar.

fosa supraespinosa (supraspinous fossa), depresión situada en la superficie dorsal de la escápula, debajo de la espina.

fosa temporal (temporal fossa), espacio estrecho a modo de abanico que cubre la superficie externa del cráneo. Contiene el músculo temporal y las ramas cigomaticotemporales del nervio maxilar.

fosa trocantérica (trochanteric fossa), fosa del trocánter mayor en la que se inserta el músculo obturador externo.

fosa troclear del cúbito (trochlear notch of ulna), gran depresión en el cúbito, formada por el olécranon y la apófisis coronoides, que se articulan con la tróclea del húmero.

fosa vestibular (vestibular fossa), vestíbulo vaginal entre el orificio vaginal y el frenillo de los labios.

fosa yugular (jugular fossa), depresión profunda adyacente a la superficie interna de la porción petrosa del hueso temporal del cráneo.

fosamprenavir (fosamprenavir), agente antirretroviral utilizado, en combinación con otros antirretrovirales, para tratar la infección por VIH-1.

fosas isquioanales (ischioanal fossae), depresiones situadas en el triángulo anal, a ambos lados de la apertura anal. Están formadas por el elevador del ano y las paredes pélvicas adyacentes. a medida que estas dos estructuras divergen en sentido inferior.

fosfatasa (phosphatase), enzima que actúa como catalizadora de reacciones químicas en las que interviene el fósforo. Es esencial en la calcificación ósea.

fosfatasa ácida (acid phosphatase), enzima que se halla en los riñones, en el suero, en el semen y en la próstata. Se eleva en el cáncer de próstata y en los traumatismos.

fosfatasa alcalina (alkaline phosphatase), enzima presente en todos los tejidos y en concentraciones altas en el hueso, los riñones, el intestino, la vía biliar, el plasma y los dientes. Pueden encontrarse niveles séricos elevados en algunas enfermedades óseas y hepáticas y en algunos otros trastornos.

fosfatasa alcalina leucocitaria (leukocyte alkaline phosphatase), enzima presente en los linfocitos que se eleva en diversas enfermedades, como la cirrosis o la policitemia y en determinadas infecciones. Se determina en sangre para detectar estas enfermedades y para diferenciar la leucemia mielógena (mielocítica) crónica de las reacciones leucemoides.

fosfatemia (phosphatemia), concentración excesiva de fosfatos en la sangre.

fosfátido (phosphatide), ácido fosfatídico (diacilglicerol fosfato), que consiste en glicerol esterificado a ácido fosfórico y dos ácidos grasos. Es el principal componente de las membranas celulares.

fosfato (PO_4^{3-}) (phosphate [PO_4^{3-}]), **1.** anión del ácido fosfórico. **2.** sal del ácido fosfórico. Los fosfatos son sumamente importantes para las células vivas, especialmente para el almacenamiento y utilización de energía y la transmisión de información genética.

fosfato cálcico ($Ca_3[PO_4]_2$) (calcium phosphate [$Ca_3(PO_4)_2$]), compuesto pulverulento blanco inodoro e insípido utilizado como suplemento de calcio, laxante y antiácido.

fosfato de codeína (codeine phosphate), analgésico opioide y antitusígeno. Se utiliza en el tratamiento de la tos y del dolor leve o moderado.

fosfato de disopiramida (disopyramide phosphate), antiarrítmico cardíaco prescrito en el tratamiento de de la fibrilación auricular, el flúter auricular, los complejos prematuros ventriculares y las taquicardias ventriculares acopladas.

fosfato de etopósido (etoposide phosphate), sal fosfato de etopósido, que tiene los mismos efectos y aplicaciones que la base.

fosfato de piridoxal (pyridoxal phosphate), enzima del organismo que actúa junto con el fosfato de piridoxamina y una transaminasa en la transferencia reversible de un grupo amino desde un α-aminoácido a un α-cetoácido, especialmente al ácido α-cetoglutárico. Éste es un proceso esencial del metabolismo.

fosfato de piridoxamina (pyridoxamine phosphate), enzima que participa con el fosfato de piridoxal y una transaminasa en la transferencia reversible de un grupo amino de un α-aminoácido a un α-cetoácido.

fosfato de poliestradiol (polyestradiol phosphate), estrógeno con acción antineoplásica. No está disponible en Estados Unidos, pero se prescribe en otras partes como tratamiento paliativo del cáncer de próstata avanzado inoperable.

fosfato de potasio y sodio (potassium and sodium phosphate), cualquiera de las diversas preparaciones que contienen tanto fosfato de sodio como de potasio en alguna combinación de las sales monobásica y dibásica de cada una de ellas. Se utiliza como reponedor de electrólitos, acidificante de la orina y antiurolítico.

fosfato de primaquina (primaquine phosphate), fármaco antipalúdico. Se prescribe para el tratamiento de la malaria y para prevenir las recaídas durante el período de recuperación. Erradica los esquizontes tisulares en las infecciones por *Plasmodium vivax* y *P. ovale*.

fosfato dicálcico y gluconato cálcico con vitamina D (dicalcium phosphate and calcium gluconate with vitamin D), fuente de calcio y fósforo. Se utiliza en la hipocalcemia, especialmente en el embarazo y en la lactancia.

fosfato potásico dibásico (dibasic potassium phosphate), sal dipotásica, de fórmula K_2HPO_4, utilizada, sola o en combinación con otros fosfatos, en la reposición de electrólitos.

fosfato potásico monobásico (monobasic potassium phosphate), sal monopotásica de formula KH_2PO_4 usada como agente amortiguador en los preparados farmacéuticos y que se emplea solo o combinado con otros compuestos de fosfato como sustancia de reposición electrolítica y acidificante de la orina, así como para la prevención de la nefrolitiasis.

fosfato sódico (sodium phosphate), catártico salino. Está indicado para conseguir una evacuación intestinal rápida y completa, y, a dosis más bajas, como laxante.

fosfato sódico de celulosa (cellulose sodium phospahte), resina de intercambio catiónico, insoluble y no absorbible, preparada a partir de celulosa. Se fija al calcio y se emplea para prevenir la formación de cálculos renales que contengan calcio.

fosfato sódico de estramustina (estramustine phosphate sodium), agente antineoplásico Se prescribe en el tratamiento paliativo del carcinoma de próstata progresivo o metastásico.

fosfato sódico dibásico (dibasic sodium phosphate), sal sódica del ácido ortofosfórico. Se usa, sola o en combinación con otros fosfatos por vía intravenosa, en la reposición de electrólitos; por vía oral o rectal como laxante, y, por vía oral, como acidificante de la orina y en la prevención del desarrollo de cálculos renales.

fosfato sódico monobásico (monobasic sodium phosphate), sal monosódica del ácido fosfórico usada en las soluciones amortiguadoras. Se usa solo o combinado con otros compuestos de fosfato como sustancia de reposición electrolítica, por vía oral o rectal como laxante y por vía oral como acidificante de la orina, así como para la prevención de la nefrolitiasis.

fosfato sódico P32 (sodium phosphate P32), antineoplásico, antipolicitémico radiactivo. Está indicado en el tratamiento de la policitemia vera, en neoplasias, incluida la leucemia mielocítica, y para localizar tumoraciones oculares.

fosfatos de potasio (potassium phosphates), combinación de fosfatos de potasio monobásicos y dibásicos utilizados como reponedor de electrólitos.

fosfatos sódicos (sodium phosphates), combinación de fosfatos sódicos monobásicos y dibásicos utilizada como medio de reposición de electrólitos.

fosfaturia (phosphaturia), concentración excesiva de fosfatos en la orina.

fosfenitoína (fosphenytoin), anticonvulsivante utilizado en el tratamiento de las convulsiones tónico-clónicas generalizadas y en el estatus epiléptico.

fosfocreatina (creatine phosphate [CP]), enzima cuyos niveles sanguíneos aumentan cuando se ha producido daño muscular, como en la distrofia muscular seudohipertrófica.

fosfogliceratocinasa (phosphoglycerate kinase), enzima que cataliza la transferencia reversible de un grupo fosfato del adenosintrifosfato al D-3-fosfoglicerato, formando D-1,3-difosfoglicerato. Esta reacción es uno de los pasos de la gluconeogénesis.

fosfolipasa (phospholipase), cualquiera de un grupo de enzimas que catalizan la hidrólisis de fosfolípidos. Varias fosfolipasas digieren las membranas celulares, ayudan en la síntesis de prostaglandinas y contribuyen a producir ácido araquidónico, uno de los ácidos grasos esenciales.

fosfolípido (phospholipid), lípido que contiene fósforo. Existen dos clases de fosfolípidos: fosfátidos y esfingomielinas.

fosfomevalonatocinasa (phosphomevalonate kinase), enzima que cataliza la transferencia de un grupo fosfato del adenosintrifosfato para producir adenosindifosfato y 5-pirofosfomevalonato.

fosfomicina (fosfomycin), antiinfeccioso urinario. Se utiliza en el tratamiento de infecciones del tracto urinario causadas por *Enterococcus faecalis* y *Escherichia coli*.

fosforescencia (phosphorescence), **1.** destello de fósforo amarillo causado por su lenta oxidación. **2.** emisión de luz visible sin calor asociado, como se observa en el fósforo expuesto a radiación, que continúa algunos nanosegundos tras cesar la radiación.

fosforilación (phosphorylation), proceso de enlace de un grupo fosfato a una proteína, a un azúcar o a otro compuesto.

fosforilación oxidativa (oxidative phosphorylation), proceso generador de ATP en el que el oxígeno sirve como aceptor final de los electrones. Este proceso tiene lugar en la mitocondria y es la mayor fuente de generación de ATP en los organismos aerobios.

fosforilasa (phosphorylase), grupo de enzimas muy importantes desde el punto de vista fisiológico que catalizan la reacción entre los fosfatos y el glucógeno u otros almidones, formando glucosa-1-fosfato.

fósforo (P) (phosphorus [P]), elemento químico no metálico ampliamente distribuido en la naturaleza como componente de las rocas fosfóricas. Su número atómico es 15; su peso atómico es 30,975. El fósforo es fundamental para el metabolismo de las proteínas, del calcio y de la glucosa. El organismo utiliza el fósforo en sus formas combinadas, que se obtienen de fuentes nutricionales tales como leche, queso, carne, yema de huevo, cereales enteros, legumbres y nueces. El déficit nutricional de fósforo puede provocar pérdida de peso, anemia y crecimiento anómalo.

F

fósforo fotoestimulable (photostimulable phosphor), material utilizado para capturar imágenes radiográficas en sistemas de radiografía por ordenador.

fósforo inorgánico (inorganic phosphorus), fósforo que puede ser medido en la sangre en forma de iones fosfato.

fosilla glosoepiglótica (vallecula epiglottica), depresión entre los pliegues glosoepiglóticos a cada lado de la orofaringe posterior.

fosinopril (fosinopril), inhibidor de la enzima convertidora de angiotensina. Inhibe la formación de la hormona angiotensina II, que es un potente vasoconstrictor que también estimula la liberación de aldosterona, la principal hormona retenedora de sodio. El fármaco se prescribe, sólo o en combinación con otros, para el tratamiento de la hipertensión arterial, la insuficiencia cardíaca congestiva y la disfunción ventricular izquierda tras un IM.

fosita (recess), cavidad hueca pequeña, como la fosita epitimpánica en la cavidad timpánica en el oído medio, o la fosita retrocecal, que se extiende como una pequeña bolsa por detrás del ciego.

fosita del ligamento redondo (fovea capitis), fosita localizada en la cabeza del fémur donde se inserta el ligamento redondo.

foso (trough), surco o canal, como el foso gingival alrededor del cuello de un diente.

fo-ti (fo-ti), planta trepadora perenne que se encuentra en China. Se utiliza para el cansancio, el estreñimiento, el cáncer y la hipercolesterolemia. Parece segura y eficaz como laxante, aunque se carece de pruebas de su eficacia para otras indicaciones.

fótico (photic), relativo a la luz.

fotio (phot), unidad de iluminación del sistema centímetro-gramo-segundo (CGS), que corresponde a un lumen por centímetro cuadrado.

fotoablación (photoablation), volatilización de tejido por rayos ultravioletas emitidos por un láser.

fotoalergia (photoallergy), sensibilidad a la luz como causa de reacciones alérgicas.

fotoalérgico (photoallergic), que presenta una reacción de hipersensibilidad retardada tras la exposición a la luz.

fotobiología (photobiology), el estudio de los efectos de la luz sobre los organismos vivos.

fotocentelleo (photoscan), radiografía que muestra la distribución de un radiofármaco en el cuerpo.

fotocinética (photokinetic), todo movimiento estimulado por rayos luminosos.

fotocromógeno (photochromogen), **1.** pigmento que se desarrolla como consecuencia de la exposición a la luz. **2.** tipo de micobacteria que no es pigmentada en la oscuridad, pero que produce un pigmento amarillo ante una exposición constante a la luz.

fotodesintegración (photodisintegration), (en radiología) emisión de un fragmento nuclear causado por la interacción de un haz de rayos X de alta energía sobre el núcleo de ciertos átomos.

fotoelectrón (photoelectron), todo electrón liberado al incidir la luz sobre una superficie metálica.

fotoenvejecimiento (photoaging), envejecimiento prematuro de la piel causado por la exposición a largo plazo a la luz del sol y otra radiación ultravioleta.

fotofobia (photophobia), **1.** sensibilidad anormal a la luz, especialmente en los ojos. Este trastorno es prevalente en el albinismo y en diversas enfermedades de la conjuntiva y de la córnea y puede constituir un síntoma de enfermedades tales como sarampión, psitacosis, encefalitis, fiebre manchada de las Montañas Rocosas y del síndrome de Reiter. **2.** (en psiquiatría) temor mórbido a la luz con una necesidad irracional de evitar los lugares con luz.

fotografía de Kirlian (Kirlian photography), técnica fotográfica en la que pasa una corriente de alto voltaje por un sujeto en contacto con una placa o papel de fotografía que produce una imagen rodeada por una radiación luminosa, o aura.

fotometría de llama (flame photometry), medida de la longitud de onda de los rayos de luz emitidos por electrones metálicos excitados expuestos a la energía calorífica de una llama, utilizada para identificar compuestos en muestras clínicas de líquidos corporales.

fotómetro (photometer), instrumento que mide la intensidad de la luz.

fotomultiplicador (photomultiplier), dispositivo utilizado en muchos instrumentos para la detección de radiación que convierte los niveles bajos de luz en pulsos eléctricos.

fotón (photon), cantidad más pequeña de energía electromagnética. No tiene masa ni carga pero viaja a la velocidad de la luz. Los fotones pueden existir en forma de rayos X, rayos gamma o de un cuanto de luz.

fotoprotector (photoprotective), protección frente a los posibles efectos adversos de la luz ultravioleta.

fotoquímica (photochemistry), rama de la química que trata de las propiedades químicas o efectos de los rayos de luz u otro tipo de radiación.

fotoquimioterapia (photochemotherapy), tipo de quimioterapia en la que el efecto del fármaco administrado se ve potenciado por la exposición del paciente a la luz.

fotoquimioterapia extracorpórea (extracorporeal photochemotherapy), procedimiento para tratar el pénfigo vulgar mediante el tratamiento de la sangre del paciente fuera del cuerpo. En primer lugar se administran al paciente ciertos fármacos. Después se extrae temporalmente parte de la sangre del paciente para exposición a la luz ultravioleta. Tras el tratamiento, la sangre se devuelve al paciente.

fotorreacción (photoreaction), toda reacción química estimulada por la influencia de la luz.

fotorreceptor (photoreceptor), célula nerviosa receptiva a los estímulos lumínicos.

fotorrefractario (photorefractive), relativo a la refracción de la luz.

fotosensibilidad (photosensitivity), **1.** sensibilidad de una célula a la luz. **2.** cualquier respuesta anormal ante la exposición a la luz y, de forma más concreta, reacción cutánea que requiere la presencia de un agente sensibilizante y la exposición a la luz o a su equivalente.

fotosensibilización (photosensitization), proceso por el que un organismo se hace sensible a los efectos de los rayos lumínicos.

fotosensibilizador tipo psoraleno (psoralen-type photosensitizer), compuestos químicos que contienen psoraleno fotosensibilizante y que reaccionan con la exposición a la luz ultravioleta aumentando la melanina de la piel. Algunos fotosensibilizadores tipo psoraleno elaborados como productos farmacéuticos, como el metoxaleno y el trioxaleno, se utilizan para aumentar la pigmentación cutánea o broncear en el tratamiento de enfermedades cutáneas como la psoriasis y el vitíligo.

fotosensible (photosensitive), reactividad aumentada de la piel a la luz del sol por una enfermedad, como el albinismo o la porfiria o, lo que es más frecuente, por la utilización de determinados fármacos. Las exposiciones relativamente breves a la luz del sol o a una lámpara ultravioleta pueden provocar edema, pápulas, urticaria o quemaduras agudas en individuos con fotosensibilidad susceptible.

fotosíntesis (photosynthesis), proceso por el cual las plantas, algas y algunas bacterias que contienen clorofila sintetizan sustancias químicas, principalmente carbohidratos, a partir del anhídrido carbónico de la atmósfera y de agua, utilizando la luz como energía y liberando oxígeno en el proceso.

fototerapia (light therapy, phototherapy), empleo de la luz natural o de luz de una longitud de onda determinada para tratar la enfermedad. El ojo es por lo general el punto de entrada inicial de la luz por su conexión directa con el cerebro. Se ha utilizado la fototerapia fundamentalmente para la atenuación de enfermedades por déficit, cataratas, conjuntivitis, cefalea, traumatismos craneales, hiperactividad, ojo vago, degeneración macular, migraña, ceguera nocturna, mala visión, ictus y trastornos de la visión. También ha sido eficaz en el tratamiento del eczema, fiebre, psoriasis, adicciones, alergias, ansiedad, autismo, bronquitis, parto, glaucoma, insomnio, espasmos musculares, SPM, estrés y faringitis estreptocócica. La fototerapia complementa otros muchos tratamientos para estos y otros procesos. Puede utilizarse la luz ultravioleta en el tratamiento del acné, úlceras de presión y otras úlceras indolentes, psoriasis e hiperbilirrubinemia.

fototerapia: neonato (phototherapy: neonate), intervención de enfermería recogida en la Nursing Interventions Classification (NIC). Se define como el uso de la luz como terapia para reducir las concentraciones de bilirrubina en los niños recién nacidos.

fototerapia: regulación del ánimo/sueño (phototherapy: mood/sleep regulation), intervención de enfermería de la Nursing Interventions Classification (NIC) definida como la administración de dosis de luz brillante con el fin de aumentar el estado anímico y/o normalizar el reloj interno del organismo.

fototerapia en el recién nacido (phototherapy in the newborn), tratamiento de la hiperbilirrubinemia y de la ictericia del recién nacido que implica la exposición de la piel desnuda del niño a luz fluorescente intensa. El espectro azul de la luz acelera la excreción de bilirrubina en la piel, descomponiéndola por fotooxidación.

fototóxico (phototoxic), caracterizado por una reacción no inmunológica, de aparición rápida, de la piel cuando ésta es expuesta a una sustancia fotosensibilizante y a la luz.

fóvea[1] (pitting), **1.** pequeñas depresiones puntiformes en las uñas de los dedos de las manos y de los pies, con frecuencia debidas a psoriasis. **2.** depresión que se mantiene durante algún tiempo después de presionar sobre la piel edematosa con un dedo. **3.** pequeñas cicatrices deprimidas en la piel o en otros órganos del cuerpo.

fóvea[2] (dimple), **1.** ligera indentación o depresión natural en una superficie corporal, como en la mejilla. **2.** depresión en una superficie corporal que resulta de la contracción de tejido cicatricial o de traumatismo.

fóvea central (fovea centralis), zona del centro de la retina donde se concentran los conos y no existen bastones.

fóvea primitiva (primitive pit), depresión diminuta situada en el extremo anterior del surco primitivo en la fase precoz de desarrollo del embrión. Probablemente funciona como abertura del canal notocordal en seres humanos y animales superiores y del canal neuroentérico en animales inferiores.

FPI (LFP), siglas de *posición fetal frontoposterior izquierda.*

FPP (EDC), siglas de *fecha probable de parto.*

FPR (RPF), siglas de **flujo plasmático renal.**

FQ (CF), siglas de **fibrosis quística.**

Fr (Fr), símbolo del **francio.**

FR (RF), siglas de **fiebre reumática.**

fracaso metabólico (metabolic failure), fracaso grave y habitualmente rápido de las funciones físicas y mentales, con resultado de muerte.

fracaso renal agudo (acute renal failure [ARF]), insuficiencia renal de aparición brusca, como por ejemplo tras traumatismo físico, infección, inflamación o efecto tóxico. Los síntomas son uremia y en general oliguria o anuria, con hiperpotasemia y edema pulmonar. Se describen tres tipos: prerrenal, asociada a una mala perfusión sistémica con reducción del flujo sanguíneo renal; intrarrenal, asociada a enfermedades del parénquima renal; y posrenal, secundaria a obstrucción del flujo de orina de los riñones.

fracción de eyección (FE) (ejection fraction [EF]), proporción del volumen de sangre que se expulsa durante cada contracción ventricular en comparación con el volumen total de llenado del ventrículo. La fracción de eyección normal del ventrículo izquierdo es del 65%.

fracción de isoenzimas de CK (CK isoenzyme fraction), uno de las diferentes enzimas que se liberan en la sangre tras una necrosis miocárdica. La isoenzima de la creatincinasa (CK) denominada isómero MB, o CK-MB, es diagnóstica de lesión cardíaca.

fracción de oxígeno inspirado (FiO_2) (fraction of inspired oxygen [Fio_2]), proporción de oxígeno en el aire que se inspira.

fraccionamiento (fractionation), **1.** (en neurología) mecanismo de un arco neural vertebral mediante el que sólo una parte de los nervios eferentes que inervan un músculo reaccionan ante un estímulo, incluso cuando la necesidad de reflejo es máxima, de forma que siempre existe una reserva de neuronas capaces de responder a estímulos adicionales. **2.** (en química) separación de una sustancia en sus componentes básicos, mediante procedimientos como la destilación o la cristalización fraccionadas. **3.** (en bacteriología) proceso de aislamiento de un cultivo puro mediante el cultivo sucesivo de una pequeña parte de una colonia de bacterias. **4.** (en histología) proceso de aislamiento de los distintos componentes de las células vivas mediante centrifugación. **5.** (en radiología) proceso de administración de una dosis de radiación en pequeñas cantidades durante un período de tiempo, en lugar de una única dosis mayor, para disminuir el daño tisular.

fractura (fracture), lesión traumática de un hueso en la que se interrumpe la continuidad del tejido óseo. La fractura se clasifica según el hueso implicado, la región ósea afectada y la naturaleza de la fractura, como la fractura conminuta de la cabeza de la tibia.

fractura agenésica (agenetic fracture), fractura espontánea motivada por osteogénesis imperfecta.

fractura angulada (angulated fracture), fractura en la que los fragmentos óseos forman un ángulo.

fractura apofisaria (apophyseal fracture), fractura que origina la separación de una apófisis ósea del cuerpo principal del hueso en un punto en el que se inserta firmemente un tendón.

fractura articular (articular fracture, joint fracture), fractura que afecta a las superficies articulares de una articulación.

fractura atrófica (atrophic fracture), fractura espontánea producida por atrofia, como la que puede producirse en los huesos de las personas ancianas.

fractura capilar (capillary fracture), cualquier fractura tan fina como un pelo.

fractura cerrada (closed fracture), fractura ósea no complicada en la que el hueso no rompe la piel.

fractura compleja (complex fracture), fractura cerrada en la que el tejido blando que rodea el hueso está gravemente dañado.

fractura completa (complete fracture), rotura de un hueso que interrumpe por completo la continuidad del tejido óseo en toda la anchura del hueso implicado.

fractura complicada (complicated fracture), fractura acompañada de lesión en los tejidos blandos vecinos, como nervios y vasos sanguíneos.

fractura compuesta (compound fracture), fractura en la que el extremo roto o los extremos distales del hueso han lacerado la piel.

fractura condílea (condylar fracture), cualquier rotura en un cóndilo, proyección ósea redondeada en una articulación en bisagra. Estas fracturas suelen ocurrir en el extremo distal del húmero o del fémur y con frecuencia separan un fragmento de hueso que incluye el cóndilo.

fractura conminuta (comminuted fracture), fractura en la que hay varias líneas de fractura en el hueso, dando lugar a numerosos fragmentos.

fractura cortical (cortical fracture), cualquier fractura que afecta a la cortical del hueso.

fractura costal (rib fracture), rotura de un hueso del esqueleto torácico causada por un golpe o aplastamiento, por tos o estornudo violentos o como consecuencia de una fractura patológica secundaria a una metástasis. Las costillas que se rompen con más frecuencia son de la cuarta a la octava. Si el hueso se astilla o los fragmentos se desplazan, éstos pueden dañar el pulmón y producir hemotórax o neumotórax. El paciente con una costilla fracturada tiene dolor, sobre todo a la inspiración, y suele tener una respiración rápida y superficial. La zona de la fractura suele ser muy sensible al tacto y el roce de los fragmentos óseos puede oírse a la auscultación. Los ruidos respiratorios pueden estar ausentes o disminuidos, o bien pueden ir acompañados de estertores y roncus. Se observa al paciente para detectar signos de hemoptisis, hemotórax, tórax inestable, atelectasia, neumotórax y neumonía.

fractura de Barton (Barton's fracture), [John R. Barton, cirujano estadounidense, 1794-1871], fractura de la superficie articular distal del radio, que se puede asociar a la luxación dorsal del carpo sobre el radio.

fractura de Barton inversa (reverse Barton's fracture) [John R. Barton, cirujano estadounidense, 1794-1871], fractura de la superficie articular palmar del radio con desplazamiento asociado de los huesos del carpo y del radio.

fractura de Bennett (Bennett's fracture), [Edward H. Bennett, cirujano irlandés, 1837-1907], fractura que tiene una trayectoria oblicua a través de la base del primer metacarpiano y que alcanza la articulación carpometacarpiana, separando la mayor parte de la carilla articular.

fractura de clavícula (fracture of clavicle), rotura del hueso largo de la cintura escapular. Se acompaña habitualmente de dolor, hinchazón y una protuberancia y depresión sobre la zona de la lesión.

fractura de Colles (Colles' fracture), [Abraham Colles, cirujano irlandés, 1773-1843], fractura de la epífisis del radio a menos de 2,5 cm de la articulación de la muñeca, que produce desplazamiento de la mano a una posición dorsal y lateral.

fractura de Cotton (Cotton's fracture), fractura que afecta al maléolo interno, externo y posterior del tobillo.

fractura de chófer (chauffeur's fracture), cualquier fractura de la apófisis estiloides del radio producida por torsión o cizallamiento.

fractura de De Quervain (De Quervain's fracture), [Fritz de Quervain, cirujano suizo, 1868-1940], fractura del hueso escafoides de la mano, con luxación del semilunar.

fractura de Duverney (Duverney's fracture), [Joseph G. Duverney, anatomista francés, 1648-1730], fractura del ilion inmediatamente por debajo de la espina anterosuperior.

fractura de Galeazzi (Galeazzi's fracture), [Riccardo Galeazzi, cirujano italiano, 1866-1952], fractura distal del radio, acompañada de luxación de la articulación radiocubital.

fractura de Gosselin (Gosselin's fracture), [Leon A. Gosselin, cirujano francés, 1815-1847], fractura en V del extremo distal de la tibia, que se extiende hasta el tobillo.

fractura de Guérin (Guérin's fracture), [Alphonse F. M. Guérin, cirujano francés, 1816-1895], fractura del maxilar superior.

fractura de Jefferson (Jefferson fracture), fractura caracterizada por el estallido del anillo de la primera vértebra cervical.

fractura de Lisfranc (Lisfranc's fracture), [Jacques Lisfranc, cirujano francés, 1790-1847], fractura-luxación del pie, en la que se desplaza uno o todos los metatarsianos proximales.

fractura de los paracaidistas (paratrooper fracture), fractura distal de la tibia y de su maléolo, que habitualmente se produce cuando un individuo salta desde una plataforma elevada y aterriza primero con los pies, sometiendo a los tobillos a una fuerza extrema.

fractura de Monteggia (Monteggia's fracture), [Giovanni B. Monteggia, médico italiano, 1762-1815], fractura del tercio proximal del cúbito asociada con luxación del radio o rotura del ligamento anular, produciendo la angulación o cabalgamiento de los fragmentos cubitales.

fractura de Montercaux (Montercaux fracture), fractura del cuello del peroné asociada con diástasis de la «mortaja articular» del tobillo.

fractura de Moore (Moore's fracture), [Edward M. Moore, cirujano norteamericano, 1814-1902], fractura del extremo distal del radio, con luxación asociada de la cabeza del cúbito, lo que produce el desplazamiento de la apófisis estiloides hasta debajo de los ligamentos anulares de la muñeca.

fractura de olécranon (fracture of olecranon), fractura de la prominencia ósea del cúbito en la articulación del codo. Se pueden producir diversos tipos de fracturas de olécranon, dependiendo de las superficies articulares afectadas y del posible desplazamiento del radio. El tríceps, que normalmente extiende el codo, puede estar espástico como consecuencia de la lesión.

fractura de Pauwels (Pauwels' fracture), [Friedrich Pauwels, cirujano alemán del siglo XX], fractura de la región proximal del cuello del fémur con diversos grados de angulación.

fractura de Piedmont (Piedmont fracture), fractura oblicua del segmento distal del radio, con fragmentos de hueso que llegan hasta el cúbito.

fractura de plafon (plafon fracture), fractura que afecta a la zona de apoyo del maléolo de un hueso.

fractura de Pott (Pott's fracture), [Percival Pott, médico inglés, 1713-1788], fractura del peroné cerca del tobillo, que con frecuencia se acompaña de la fractura del maléolo tibial o de la rotura del ligamento lateral interno.

fractura de Rolando (Rolando's fracture), [Luigi Rolando, anatomista italiano, 1773-1831], fractura de la base del primer metacarpiano.

fractura de rótula (fracture of patella), rotura del hueso sesamoideo que cubre la rodilla. La lesión se complica por la contracción refleja del músculo cuádriceps femoral que separa los fragmentos.

fractura de Skillern (Skillern's fracture), [Penn G. Skillern, cirujano estadounidense, n. 1882], fractura abierta del radio distal asociada a fracturas en tallo verde del cúbito distal.

fractura de Smith (Smith fracture), [Robert W. Smith, cirujano irlandés, 1807-1873], fractura de la muñeca con desplazamiento palmar y angulación de un fragmento óseo distal.

fractura de Stieda (Stieda's fracture), [Alfred Stieda, cirujano alemán, 1869-1945], fractura del cóndilo interno del fémur.

fractura de Wagstaffe (Wagstaffe's fracture), [William Wagstaffe, cirujano inglés, 1834-1910], fractura caracterizada por separación del maléolo tibial interno.

fractura del ahorcado (hangman's fracture), fractura de los elementos posteriores de las vértebras cervicales con luxación de C2.

fractura del asiento de pasajero (pillion fracture), fractura en forma de T del fémur distal con desplazamiento de los cóndilos por detrás de la diáfisis femoral, provocada por un choque fuerte contra la rodilla.

F

fractura del boxeador (boxer's fracture), fractura de uno o más huesos metacarpianos, habitualmente el cuarto o el quinto, causada al golpear un objeto duro. Dicha fractura es a menudo distal, angulada e impactada.

fractura del corredor (sprinter's fracture), fractura de la espina anterosuperior o anteroinferior del ilion, provocada por el arrancamiento enérgico de un fragmento de hueso debido a un espasmo muscular violento.

fractura del cráneo (fracture of skull), rotura de la estructura de uno o más de los huesos craneales. La fractura de los huesos de la bóveda del cráneo suele ser una fractura compuesta que se puede complicar por la posibilidad de lesión del tejido cerebral, especialmente si las esquirlas de los huesos craneales penetran en el cerebro por la fuerza del traumatismo.

fractura del hueso temporal (temporal bone fracture), rotura del hueso temporal del cráneo, caracterizada en ocasiones por la presencia de hemorragia a través del oído. Se puede presentar sordera, parálisis facial o infección de la cavidad timpánica que puede conducir a meningitis.

fractura del labio de la cadera (lip of hip fracture), fractura del labio posterior del acetábulo, a menudo asociada al desplazamiento de la cadera.

fractura del radio (fracture of radius), fractura y luxación del radio, normalmente con desplazamiento de la muñeca y de la mano hacia atrás y hacia fuera.

fractura dentada (dentate fracture), cualquier fractura ósea que produce fragmentos con el borde en sierra, que ajustan entre sí como los dientes de las ruedas dentadas.

fractura deprimida (depressed fracture), cualquier fractura de cráneo en la que los fragmentos quedan por debajo de la superficie normal del mismo.

fractura desplazada (displaced fracture), fractura ósea traumática en la que los dos extremos fracturados del hueso están separados uno de otro y fuera de su posición normal.

fractura diacondílea (diacondylar fracture), cualquier fractura que atraviese la línea de un cóndilo.

fractura directa (direct fracture), cualquier fractura que se produce en un determinado punto de la lesión como consecuencia directa de ella.

fractura discrásica (dyscrastic fracture), cualquier fractura producida por la fragilidad de un determinado hueso como resultado de una enfermedad debilitante.

fractura doble (double fracture), fractura con roturas en dos lugares de un mismo hueso y presencia de más de dos segmentos óseos.

fractura en asa de cubo (bucket handle fracture), fractura que produce un desgarro en un cartílago semilunar a lo largo del lado interno de la articulación de la rodilla.

fractura en astilla (chip fracture, splinter fracture), cualquier pequeña fractura fragmentaria que generalmente afecta a procesos óseos cerca de las articulaciones.

fractura en cincel (chisel fracture), cualquier fractura en la que se produce el desprendimiento oblicuo de un fragmento óseo de la cabeza del radio.

fractura en clivaje (cleavage fracture), cualquier fractura que afecta al cartílago con avulsión de un pequeño fragmento de hueso de la porción distal del cóndilo externo del húmero.

fractura en crecimiento (growing fracture), fractura, normalmente lineal, en la que las radiografías consecutivas muestran la separación gradual de los extremos de la fractura con el transcurso del tiempo. Esta separación está causada a menudo por la presión ejercida por los tejidos blandos.

fractura en cuña (wedge fracture), fractura del cuerpo vertebral con compresión anterior.

fractura en cúpula (dome fracture), cualquier fractura del acetábulo, especialmente la que afecta a una superficie que recibe peso.

fractura en estallido (burst fracture), cualquier fractura con dispersión de múltiples fragmentos óseos, habitualmente en el extremo de un hueso o cerca de él. Afecta con frecuencia a las vértebras.

fractura en lágrima (teardrop fracture), fractura por arrancamiento que afecta a un hueso corto, como las vértebras, causando una fragmentación del tejido óseo en forma de lágrima.

fractura en mariposa (butterfly fracture), rotura ósea en la que el fragmento central contenido por dos grietas forma un triángulo.

fractura en martillo (mallet fracture), fractura con arrancamiento de la base de la falange distal de un dedo de la mano o del pie, que afecta al aparato extensor asociado y produce una flexión flácida del segmento distal.

fractura en ojal (buttonhole fracture), cualquier fractura causada por la perforación de un hueso en línea recta, como la que se produce al ser atravesado por una bala.

fractura en paila (dishpan fracture), fractura que deprime el cráneo.

fractura en penacho (tuft fracture), fractura de cualquiera de las falanges distales.

fractura en T (T-shaped fracture), fractura intercondílea que tiene la porción longitudinal y la porción transversal en forma de T.

fractura en tallo verde (greenstick fracture), fractura incompleta en la que se dobla el hueso, aunque sólo se fractura el arco externo. Los niños, sobre todo los que padecen raquitismo, son especialmente propensos a las fracturas en tallo verde.

fractura en tubería de plomo (lead pipe fracture), fractura lineal que se produce en el lado opuesto del hueso al sitio donde ha recibido el impacto con un objeto pesado. El punto de impacto queda marcado por una compresión del tejido óseo.

fractura en Y (Y fracture), fractura en forma de Y que suele ser intercondílea, en los extremos de los huesos largos.

fractura endocrina (endocrine fracture), fractura ocasionada por el debilitamiento de un hueso determinado debido a una alteración endocrina, como ocurre en el hiperparatiroidismo, en el que se acelera la pérdida ósea de calcio.

fractura epicondílea (epicondylar fracture), cualquier fractura que afecte al epicóndilo medial o lateral de un determinado hueso, como el húmero.

fractura epifisaria (epiphyseal fracture), fractura que afecta a la placa de crecimiento epifisario de un hueso largo, provocando la separación o fragmentación de la placa.

fractura espiroidea (spiral fracture), fractura ósea en la cual la interrupción del tejido óseo es espiral, oblicua o transversa al eje largo del hueso fracturado.

fractura estrellada (stellate fracture), fractura en la que existe un punto central de impacto o lesión del que irradian numerosas fisuras en el tejido óseo circundante.

fractura extracapsular (extracapsular fracture), cualquier fractura que se produce cerca de una articulación, pero que no afecta directamente a la cápsula articular. Este tipo de fractura es muy frecuente en la cadera.

fractura fisura (fissure fracture), cualquier fractura en la que la grieta afecta a la corteza del hueso, pero no a la totalidad de éste.

fractura fragmentada (fragmented fracture), fractura en la que se producen múltiples fragmentos óseos.

fractura impactada (impacted fracture), rotura de un hueso en la que los extremos de los fragmentos adyacentes del hueso fracturado están encajados unos en otros.

fractura incompleta (incomplete fracture), rotura ósea en la que la solución de continuidad del tejido óseo no separa por completo en dos partes el hueso afectado, sino que forma un ángulo en una o más direcciones.

fractura inflamatoria (inflammatory fracture), fractura de un tejido óseo debilitado por la inflamación.

fractura intercondílea (intercondylar fracture), fractura longitudinal del tejido situado entre dos cóndilos.

fractura interperióstica (interperiosteal fracture), fractura incompleta en la que no está interrumpido el periostio.

fractura intertrocantérea (intertrochanteric fracture), fractura caracterizada por el astillado del fémur proximal, entre los trocánteres mayor y menor.

fractura intraarticular (intraarticular fracture), fractura que afecta a las superficies articulares de una articulación.

fractura intracapsular (intracapsular fracture), fractura en el interior de la cápsula articular.

fractura intraperióstica (intraperiosteal fracture), fractura sin solución de continuidad del periostio.

fractura intrauterina (intrauterine fracture), fractura que se produce durante la vida fetal.

fractura lineal (linear fracture), fractura que se extiende paralelamente al eje mayor de un hueso, sin desplazar el tejido óseo.

fractura-luxación (fracture-dislocation), fractura que afecta a las estructuras óseas de cualquier articulación, con luxación asociada de esa articulación.

fractura luxada (dislocation fracture), desplazamiento anormal de los componentes óseos de una articulación asociado a una fractura.

fractura múltiple (multiple fracture), **1.** fractura que se extiende a lo largo de varias líneas de fractura en un hueso. **2.** fractura de varios huesos a la vez o por la misma lesión.

fractura neoplásica (neoplastic fracture), fractura debida a debilitamiento del tejido óseo, causado por una neoplasia benigna o maligna.

fractura neurógena (neurogenic fracture), fractura asociada a la destrucción de un nervio asociado a un hueso determinado.

fractura no desplazada (undisplaced fracture), fractura ósea en la que las fisuras del tejido óseo pueden disponerse en varias direcciones sin separación o desplazamiento de los extremos fragmentados.

fractura oblicua (oblique fracture), fractura de un hueso en ángulo oblicuo.

fractura oculta (occult fracture), fractura que no se puede detectar inicialmente mediante exploración radiográfica estándar, pero se hace evidente radiográficamente unas semanas más tarde. Este tipo de fractura es más frecuente en costillas, tibia, metatarso, cadera o escafoides.

fractura pélvica de Malgaigne (Malgaigne's fracture of pelvis), [Joseph F. Malgaigne, cirujano francés, 1806-1865], fractura múltiple de la pelvis, como la fractura del ala de las ramas del pubis, del ilion ipsilateral o del sacro, con desplazamiento asociado de esa hemipelvis hacia arriba.

fractura perforante (perforating fracture), fractura abierta producida por un proyectil, que origina una pequeña herida superficial.
fractura por arma de fuego (missile fracture), fractura producida por la penetración de un proyectil, como una bala o un trozo de metralla.
fractura por avulsión (avulsion fracture), fractura producida por arrancamiento de un fragmento óseo cuando se produce tracción a partir de un ligamento o tendón firmemente fijados a esa porción del hueso.
fractura por compresión (compression fracture), rotura de un hueso, especialmente de un hueso corto, que interrumpe el tejido óseo y colapsa al hueso afectado.
fractura por disparo (gunshot fracture), fractura producida por una bala o proyectil.
fractura por distorsión (sprain fracture), fractura producida por la separación de un tendón o ligamento en el punto de inserción, asociada a la separación de un hueso en el mismo lugar de inserción.
fractura por estallido (blow-out fracture), fractura del suelo de la órbita causada por un golpe que aumenta repentinamente la presión intraocular.
fractura por fatiga (fatigue fracture), cualquier fractura que se produce como consecuencia de una actividad física excesiva y no por una lesión específica, como ocurre normalmente en los metatarsianos de los corredores.
fractura por incurvación (bending fracture), fractura causada indirectamente al incurvarse una extremidad, como el pie o el primer dedo del mismo.
fractura por infracción (infraction fracture), fractura patológica caracterizada por una pequeña línea radiotransparente, que normalmente se asocia a una alteración del metabolismo.
fractura por sobrecarga (stress fracture), fractura, especialmente de uno o más huesos metatarsianos, provocada por tensiones repetidas, prolongadas o anormales.
fractura por sobrecarga de metatarsianos (metatarsal stress fracture), fractura de un metatarsiano producida tras correr o caminar durante un período prolongado. Es un trastorno que suele ser difícil de diagnosticar mediante rayos X.
fractura por torsión (torsion fracture), fractura espiral, causada generalmente por una lesión de torsión.
fractura por tos (cough fracture), cualquier fractura de una costilla, más frecuente entre la cuarta y la octava, producida por una tos violenta.
fractura segmentaria (segmental fracture), fractura ósea en la cual varios fragmentos óseos grandes se separan del cuerpo principal del hueso fracturado. Los extremos de dichos fragmentos pueden atravesar la piel, como sucede en una fractura abierta, o quedar detenidos en la piel, en el caso de una fractura cerrada.
fractura simple (simple fracture), fractura cerrada no complicada, en la cual el hueso no rompe la piel. Este tipo de fractura tiene generalmente una rápida curación.
fractura subcapital (subcapital fracture), fractura inmediatamente por debajo de la cabeza de un hueso que pivota en una articulación esférica, como en la cabeza del fémur.
fractura subperióstica (subperiosteal fracture), fractura de un hueso por debajo del periostio que no interrumpe la cobertura perióstica.
fractura supracondílea (supracondylar fracture), fractura que afecta al área situada entre los cóndilos del húmero o del fémur.
fractura transcervical (transcervical fracture), fractura a través del cuello del fémur.
fractura transcondílea (transcondylar fracture), fractura que se produce transversalmente y que es distal a los epicóndilos de cualquiera de los huesos largos.
fractura transversa (transverse fracture), fractura perpendicular al eje longitudinal del hueso afectado.
fractura trófica (trophic fracture), fractura producida por el debilitamiento del tejido óseo causado por alteraciones de la nutrición.
fragata portuguesa (Portuguese man-of-war), cualquier miembro del género *Physalia,* del filo Cnidaria. Todas las especies tienen un saco aéreo grande de color púrpura que las permite flotar en la superficie del agua y del que cuelgan muchos tentáculos largos de pólipos que pican. Los tentáculos están equipados con nematocistos que son capaces de penetrar la piel de los humanos, causando un intenso dolor. Puede producirse parálisis como resultado de numerosas picaduras.
fragilidad capilar (capillary fragility), trastorno en el cual los capilares debilitados, que se rompen fácilmente cuando son forzados, se observan como hemorragia bajo la piel.
fragilidad osmótica (osmotic fragility), sensibilidad a los cambios de presión osmótica, característica de los hematíes. La exposición de los hematíes a una solución hipotónica de sodio hace que penetren grandes cantidades de agua en el interior de las mismas, hinchándose hasta que la capacidad de la membrana celular se sobrepasa y estallan. La exposición a una solución hipertónica de sodio hace que los hematíes eliminen su líquido intracelular, se encojan y se rompan.
fragmentar (chip), romper o cortar en piezas pequeñas.

fragmento[1] (fragment), una de las pequeñas partes en las que se rompe una entidad mayor.

fragmento[2] (chip), pieza relativamente pequeña de un hueso o diente.

fragmento de masa (mass fragment), (en espectrometría de masas) fracción degradada de una molécula con una o más cargas.

fragmento de restricción (restriction fragment), fragmento de ácido ADN producido por la escisión de la molécula por la acción de endonucleasas específicas.

fragmentos Fab antidigoxina de origen ovino (digoxin immune Fab, ovine), preparación de fragmentos fijados a antígenos derivados de anticuerpos antidigoxina específicos, producidos en ovejas inmunizadas con digoxina y emparejados como hapteno a la albúmina sérica humana. Se utiliza en el tratamiento de la toxicidad potencialmente mortal por digoxina o digitoxina.

frambesia[1] (yaw), lesión típica de la frambesia, enfermedad tropical semejante a la sífilis. La lesión inicial o úlcera primaria se denomina frambesia madre.

frambesia[2] (yaws), infección no venérea causada por la espiroqueta *Treponema pallidum* subespecie *pertenue,* transmitida por contacto directo. Se divide en cuatro estadios y se caracteriza por la presencia de ulceraciones crónicas en cualquier zona del cuerpo, pero sobre todo en las piernas, que finalmente pueden evolucionar a la destrucción de huesos y tejidos; puede ser invalidante si no recibe tratamiento. Se trata de una enfermedad de pacientes que viven en malas condiciones sanitarias en los trópicos y se puede tratar de forma eficaz con penicilina G. Todas las pruebas serológicas para la sífilis pueden ser positivas en la frambesia. La infección puede aportar defensas frente a la sífilis.

francio (Fr) (francium [Fr]), elemento metálico del grupo de los metales alcalinos. Su número atómico es 87. El peso atómico de su isótopo de vida más larga es 223. Los 20 isótopos del francio son radiactivos y de vida corta.

Francisella *(Francisella),* género de bacterias aerobias patógenas no móviles y no formadoras de esporas que es patógeno facultativo intracelular de los macrófagos. El organismo ha causado tularemia en humanos.

franco (frank), clínicamente obvio o evidente, como la inequívoca presencia de un trastorno o de una enfermedad.

fraude (fraud), (en derecho) acto de engañar o seducir intencionadamente a otra persona por cualquier medio, para causarle un daño legal, habitualmente la pérdida de algo valioso o de un derecho legítimo.

FRCP (FRCP), siglas de *Fellow of the Royal College of Physicians.*

FRCS (FRCS), siglas de *Fellow of the Royal College of Surgeons.*

frecuencia (frequency), **1.** número de repeticiones de cualquier fenómeno en un determinado período de tiempo, como el número de latidos por minuto. **2.** (en biometría) porcentaje del número de personas que tienen una característica concreta con respecto al total de personas estudiadas. **3.** (en electrónica) número de ciclos de una cantidad periódica que se producen durante 1 segundo. Las frecuencias electromagnéticas se expresan ahora en forma de hertzios (Hz).

frecuencia cardíaca (heart rate), frecuencia del latido del corazón calculada al contar el número de complejos QRS o contracciones de los ventrículos por minuto.

frecuencia cardíaca fetal (FCF) (fetal heart rate [FHR]), número de latidos cardíacos fetales en una determinada unidad de tiempo. La FCF varía con los ciclos de reposo y actividad fetal y está influida por muchos factores, como la fiebre de la madre, las contracciones uterinas, la hipotensión maternofetal y numerosos fármacos. La FCF normal está entre 110 y 160 latidos por minuto.

frecuencia cardíaca fetal basal (baseline fetal heart rate), patrón de frecuencia cardíaca fetal entre las contracciones uterinas.

frecuencia de Larmor (Larmor frequency), [*Sir* Joseph Larmor, físico irlandés, 1857-1942], frecuencia de cesión de una partícula cargada cuando su movimiento queda bajo la influencia de un campo magnético y una fuerza central.

frecuencia de pulso (pulse rate), número de latidos de pulso por minuto. Normalmente es la misma que la frecuencia cardíaca.

frecuencia de repetición de pulso (pulse repetition frecuency [PRF]), (en ecografía) número de pulsos acústicos transmitidos por segundo.

frecuencia de resonancia (resonance frecuency), **1.** en un transductor ultrasónico, la frecuencia para la cual la respuesta de un transductor a un haz ultrasónico es máxima. **2.** frecuencia a la cual el transductor convierte más eficientemente señales eléctricas en vibraciones mecánicas. **3.** (en resonancia magnética) frecuencia a la cual un núcleo absorbe energía radiante cuando se coloca en un campo magnético.

frecuencia respiratoria (respiration rate), número de inspiraciones por minuto, que va desde las 40-50 respiraciones por minuto (rpm) en los neonatos, pasando por las 20-25 rpm de los niños mayores a las 12-20 rpm de los adolescentes y adultos. La frecuencia puede incrementarse en caso de

F

fiebre, infección pulmonar aguda, fibrosis pulmonar difusa, gangrena gaseosa, insuficiencia ventricular izquierda, tirotoxicosis y estados de tensión. Por el contrario, la frecuencia se hace más lenta en caso de lesión craneal, coma o sobredosis de narcóticos.

frémito (fremitus), vibración de la pared torácica producida por la vocalización, que se puede palpar durante la exploración física.

frémito aneurismático (aneurysmal thrill), vibración que puede percibirse sobre un aneurisma. En los aneurismas arteriales, la vibración se percibe sólo en la sístole, pero en los aneurismas arteriovenosos se percibe tanto en sístole como en diástole.

frémito aórtico (aortic thrill), vibración palpable durante la sístole en el tórax provocada por estenosis de la válvula aórtica o por un aneurisma aórtico. Para apreciarla, se coloca la palma de la mano o las puntas de los dedos en el segundo espacio intercostal, a la derecha del esternón.

frémito arterial (arterial thrill), vibración que puede percibirse sobre una arteria. Se suele asociar a flujo turbulento dentro de la misma.

frémito bronquial (bronchial fremitus), vibración que se puede palpar en la pared torácica (en general la pared posterior) sobre un bronquio. Se debe a la congestión por secreciones que suenan cuando pasa el aire durante la respiración.

frémito diastólico (diastolic thrill), vibración que se percibe encima del corazón durante la diástole ventricular. Puede ser causada por estenosis mitral, conducto arterioso permeable o insuficiencia aórtica grave.

frémito rudo (coarse fremitus), vibración temblorosa, ruda, ruidosa, de la pared torácica que se percibe mediante la palpación del tórax durante la exploración física de una persona mientras espira e inspira.

frémito táctil (tactile fremitus), vibración de la pared torácica durante el habla que se palpa en la exploración física. El frémito puede estar disminuido o ausente cuando las vibraciones que proceden de la laringe hacia la superficie torácica se encuentran interrumpidas por alguna obstrucción pulmonar, derrame pleural o neumotórax, y se ve aumentado en la neumonía.

frémito tusivo (tussive fremitus), tos vibratoria que se puede sentir poniendo la mano sobre el tórax del paciente.

frémito vocal (vocal fremitus [VF]), vibración de la pared del tórax cuando una persona habla o canta, que permite que la voz de la persona sea escuchada por el examinador durante la auscultación del tórax con un estetoscopio. El frémito vocal está disminuido en el enfisema, el derrame pleural, el edema pulmonar o la obstrucción bronquial y aumenta en la consolidación, como sucede en la neumonía.

fren (phren), **1.** el diafragma. **2.** la mente.

frenectomía (frenectomy), procedimiento quirúrgico para la extirpación del frenillo, como la escisión del frenillo lingual de su fijación a la cubierta mucoperióstica de la apófisis alveolar, para corregir la anquiloglosia.

frenético (phrenetic), alocado, delirante, maníaco.

frénico (phrenic), relativo o perteneciente al diafragma.

frenillo (frenum), parte o estructura que limita los movimientos de otra.

frenillo bucal (buccal frenum), pliegue o banda de mucosa que conecta al alvéolo dental con la mejilla y que separa el vestíbulo labial del vestíbulo bucal.

frenillo de la lengua (frenulum of the tongue), pliegue longitudinal de la membrana mucosa que une el suelo de la boca con la línea media inferior de la lengua.

frenillo de los labios (frenulum of lips), pliegue de la membrana mucosa limitante del movimiento que va desde las encías a los labios o la lengua.

frenillo de los labios menores (frenulum of the labia minora), pequeño pliegue transverso formado por la unión de los labios menores posteriores al vestíbulo.

frenillo del orificio ileal (frenulum of the ileal orifice), pliegue formado por las extremidades unidas del orificio ileal, que se extiende parcialmente en torno a la luz del colon.

frenillo labial medial (medial labial frenulum), pliegue de mucosa de la superficie interna de ambos labios que conecta el labio con la encía adyacente.

freno a la automutilación (self-mutilation restraint), resultado de enfermería recogido en la Nursing Outcomes Classification (NOC). Se define como la capacidad de refrenar el impulso de autoinfringirse lesiones (no letales).

frenología (phrenology), estudio de la conformación del cráneo basado en la suposición de que las facultades mentales están localizadas en lugares particulares de la superficie del cerebro. Según los frenólogos, la inteligencia y otras facultades de una persona pueden estar reflejadas por las elevaciones en el cráneo superpuestas a un área concreta del cerebro.

frenotomía (frenotomy), procedimiento quirúrgico para la reparación de un frenillo defectuoso, como el acortamiento o alargamiento del frenillo lingual para corregir la anquiloglosia.

frente (forehead), región de la cara por encima de los ojos.

fresa (fraise), taladradora suave hemisférica o cónica con bordes cortantes. Se emplea para agrandar orificios de trépano o para cortar colgajos osteopáticos.

fresadora (burr), instrumento rotatorio ajustado en una pieza manual, que se utiliza para cortar dientes o hueso.

Freud, Sigmund [neurólogo austríaco, 1856-1939], fundador de una compleja teoría de las causas psicológicas de los trastornos mentales; algunas, como la histeria, con síntomas físicos. Los dogmas de la teoría freudiana son, entre otros: los seres humanos están motivados por el principio del placer; reciben estimulación interna a partir de un instinto sexual y de un instinto de muerte; tienen una estructura de la personalidad que se puede dividir en yo, superyó y ello, y tienen tres niveles de actividad mental, inconsciente, preconsciente y consciente.

freudianismo (freudianism), escuela de psiquiatría basada en las teorías psicoanalíticas y métodos psicoterapéuticos de tratamiento de trastornos psiconeuróticos, desarrollados por Sigmund Freud y sus discípulos.

freudiano (freudian), **1.** relativo a Sigmund Freud; a sus teorías y sus doctrinas, que reflejan la importancia de los años de formación de la infancia como la base de posteriores trastornos psiconeuróticos, principalmente por la represión inconsciente de instintos y deseos sexuales; y su sistema de psicoanálisis, basado en la asociación libre y análisis de los sueños, para el tratamiento de dichos trastornos. **2.** cualquier cosa que se interpreta fácilmente de acuerdo a las teorías de Freud o términos psicoanalíticos. **3.** perteneciente a la escuela de psiquiatría basada en las enseñanzas de Freud. **4.** persona que se adhiere a la escuela de psiquiatría de Freud.

friable (friable), relativo a algo que fácilmente se quiebra, desmenuza o pulveriza.

fricativa (fricative), sonido consonántico del habla como una /f/ o una /s/, que se hace forzando un chorro de aire a través de una abertura constreñida.

fricción (friction, stroking), **1.** acción de frotar un objeto contra otro. **2.** tipo de masaje en el que los tejidos más profundos se frotan mediante movimientos circulares intensos de la mano.

frígida (frigid), mujer que no responde a estímulos o caricias sexuales, que manifiesta aversión o indiferencia anormal al coito o incapacidad para experimentar orgasmo durante el coito.

frígido (frigid), falto de calor o sentimiento; no emotivo; no imaginativo; sin pasión o ardor, y de comportamiento rígido o formal.

frío (cold), **1.** ausencia de calor. **2.** medio de relación distante, no afectuosa.

frit (frit), porcelana parcial o totalmente fundida, de la que se hace el polvo de porcelana dental.

frotador (frotteur), persona que obtiene gratificación sexual practicando el frotamiento.

frotamiento[1] (frôlement), **1.** sonido de rozamiento que se escucha a la auscultación torácica en las enfermedades del pericardio. **2.** tipo de masaje que utiliza un frotamiento ligero aplicado con la mano.

frotamiento[2] (frottage), **1.** placer sexual que se experimenta frotándose (especialmente los propios genitales) contra la ropa de otras personas, como puede ocurrir en concentraciones de gran número de personas en espacios limitados. **2.** técnica de masaje basada en la fricción.

frotis (smear), muestra de laboratorio para estudio microscópico preparada mediante extensión de una fina película de tejido o líquido sobre un portaobjetos de vidrio. Puede tratarse la muestra con un colorante, un tinte, un reactivo, un disolvente o un agente que favorece la lisis celular, según cuál sea el objetivo del análisis.

frotis cervical (cervical smear), pequeña cantidad de secreciones y células superficiales del cuello uterino que se recogen mediante una torunda de algodón estéril montada sobre una varilla o mediante una espátula pequeña especial, de madera o plástico, a partir del orificio externo del cuello uterino. Para realizar un frotis de Papanicolaou (Pap) la muestra se obtiene de la unión escamocolumnar del cuello uterino, así como del techo de la vagina y del conducto endocervical.

frotis citológico FGT (FGT cytologic smear), abreviatura en inglés de *frotis citológico del tracto genital femenino,* cualquier muestra de tejidos procedentes del tracto reproductor femenino extendidos sobre un portaobjetos de microscopia para su examen.

frotis rápido (fast smear), muestra citológica de legrados de tejido del área cervicovaginal extendidos sobre un portaobjetos de microscopia y fijados inmediatamente para un examen rutinario.

frovatriptán (frovatriptan), agente antimigrañoso empleado en el tratamiento de la migraña, con o sin aura.

FRP (PRF), siglas de frecuencia de repetición del pulso.

FRSC (FRSC), siglas de *Fellow of the Royal Society of Canada.*

fructocinasa (fructokinase), enzima que cataliza la transferencia de un grupo fosfato del adenosintrifosfato a la D-fructosa.

fructosa (fructose), monosacárido cetósico levógiro, blanco amarillento, cristalino, hidrosoluble, más dulce que la sacarosa, presente en la miel y algunas frutas, que se combina con la glucosa para formar el disacárido sacarosa.

fructosemia (fructosemia), presencia de fructosa en la sangre.

fructosuria (fructosuria), presencia de fructosa en la orina.

frustración (frustration), sentimiento que se produce por la incapacidad de uno mismo para obtener un objetivo o satisfacción deseados.

FSC (CBF), siglas de *flujo sanguíneo cerebral*.

FSCL (LCBF), siglas de **flujo sanguíneo cerebral local.**

FSE (FSE), siglas inglesas de **spin-eco rápido**.

FSF (FSF), siglas inglesas de **factor estabilizador de fibrina.**

FSH (FSH), siglas de **hormona foliculoestimulante.**

FSH-RF (FSH-RF), siglas de **factor liberador de hormona foliculoestimulante.**

FSK (FSK), abreviatura de **forskolina.**

FSRT (TRBF), siglas de **flujo sanguíneo renal total.**

FT (PT), **1.** siglas de fisioterapeuta. **2.** siglas de fisioterapia.

FTC (FTC), siglas de la **Federal Trade Commission.**

FTC (TGF), siglas de **factor de transformación del crecimiento.**

fucosidosis (fucosidosis), trastorno de almacenamiento lisosómico hereditario que es consecuencia de la ausencia de la enzima necesaria para metabolizar los restos de fucósidos. Causa retraso mental, deterioro neurológico, rasgos faciales burdos, espesamiento de la piel y hepatoesplenomegalia.

fuente de datos (data source), origen de la información relativa al nivel de los patrones de bienestar y salud del paciente.

fuente hermética (sealed source), fuente de radiactividad que está permanentemente encerrada en un envase o material de contención para evitar escapes. Se utiliza en el implante de radionúclidos en el tratamiento de diversos tumores malignos.

fuerza[1] (force), **1.** energía aplicada de tal forma que inicia un movimiento, cambia la velocidad o la dirección del movimiento o altera el tamaño o la forma de un objeto. **2.** tracción o empuje definidos en forma de masa por aceleración.

fuerza[2] (strength), capacidad de un músculo o de una persona para producir o resistir un esfuerzo físico.

fuerza centrífuga (centrifugal force), fuerza inercial en un sistema rotatorio, dirigida hacia fuera desde el eje de rotación e inversamente proporcional a la distancia desde dicho eje. La fuerza es el producto de la masa de un objeto y su aceleración radial; así pues, en la centrifugación, los componentes más pesados de una mezcla se separan de los otros al ser lanzados hacia la periferia de la órbita.

fuerza centrífuga relativa (FCR) (relative centrifugal force [RCF]), método para comparar la fuerza generada por varias centrífugas basado en las velocidades de rotación y en las distancias desde el centro de rotación.

fuerza centrípeta (centripetal force), la fuerza, dirigida hacia el eje de rotación, requerida para mantener un objeto en movimiento circular.

fuerza de fricción (frictional force), componente de una fuerza paralela a las superficies en el punto de contacto entre dos objetos. Puede aumentar o disminuir por factores como la humedad de la superficie.

fuerza de prensión (grip and pinch strength), habilidad cuantificable para ejercer presión con la mano, con los dedos o con ambos. El paciente aprieta con fuerza, intentando apretar el dinamómetro de prensión, que puede expresar los resultados en libras o kilogramos de presión.

fuerza de radiación (radiation force), pequeña fuerza constante que se produce cuando un haz de sonido choca con una superficie reflectante o absorbente. Es proporcional a la potencia acústica.

fuerza de torsión (torque), **1.** fuerza giratoria producida por la contracción de los músculos femorales mediales que tienden a rotar el muslo medialmente. **2.** (en odontología) fuerza aplicada a un diente para rotarlo en un eje mesiodistal o bucolingual. **3.** fuerza rotatoria aplicada a la base de una prótesis dental.

fuerza electromotriz (FEM) (electromotive force [EMF]), potencial eléctrico o capacidad de la energía eléctrica para realizar un trabajo. La FEM suele medirse en julios por culombio o voltios (V). A mayor voltaje, mayor potencial de energía eléctrica.

fuerza iónica (ionic strength), suma de las concentraciones de todos los iones de una solución multiplicadas por el cuadrado de sus cargas.

fuerza recíproca (reciprocal force), fuerza aplicada por un anclaje de ortodoncia en el que la resistencia de uno o más dientes y sus anexos se utiliza para mover uno o más dientes opuestos y sus anexos.

fuerzas de van der Waals (van der Waals forces), [Johannes D. Van der Waals, físico holandés y premio Nobel, 1837-1923], fuerzas de atracción débiles entre átomos y moléculas neutros. Se producen debido a que un momento dipolar oscilante en una molécula induce un momento dipolar en otra molécula. La actividad es responsable de cierta desviación de la ley de Boyle a temperaturas muy bajas o a presiones muy altas.

fuga (fugue), estado de reacción disociativa caracterizado por amnesia y fuga física de una situación intolerable. Durante el episodio, la persona parece normal y actúa de forma consciente ante conductas y actividades complejas, pero, después del episodio, la persona no recuerda sus acciones ni su conducta.

fuga (elope), abandonar una institución psiquiátrica cerrada sin que se note o sin permiso.

fuga de ideas (flight of ideas), (en psiquiatría) corriente continuada de palabras en las que el paciente cambia rápidamente de un tema a otro, cada frase es incoherente y sin relación con la anterior o el proceso se ve estimulado por alguna circunstancia del entorno.

fuga de radiación (radiation leakage), radiación que escapa del tubo de rayos X difundiéndose en todas direcciones y no sólo en la del haz útil.

fuga hacia la enfermedad (flight to illness), esfuerzo de un paciente para convencer al que le trata de que está demasiado enfermo para terminar el tratamiento y de que necesita asistencia continuada.

fuga hacia la salud (flight into health), **1.** reacción anormal, aunque frecuente, ante una sensación o síntoma físicamente desagradable, en la que la persona niega el sentimiento o de la observación, insistiendo en que no existe ningún problema. **2.** supresión voluntaria y temporal de los síntomas mentales o físicos por parte del paciente para evitar un ulterior análisis de su estado emocional.

fulcro (fulcrum), **1.** punto estable o posición en la que gira una palanca, como el radio o el fémur. Muchos movimientos habituales del cuerpo, como levantar un brazo o caminar, son combinaciones de acciones de palanca en donde intervienen fulcros. **2.** (en radiología) punto de pivotaje imaginario, alrededor del cual giran el tubo de rayos X y la película.

fulcro del diente (tooth fulcrum), eje de movimiento de un diente sometido a fuerzas laterales, que se considera está en el tercio medio de la porción de la raíz del diente incluida en el alveolo.

fulcro fijo (fixed fulcrum), fulcro tomográfico que permanece a una altura determinada.

fulgurante (fulgurate), relativo a un dolor agudo, intenso y repentino.

fulminante (fulminating), (sobre un proceso o enfermedad) rápido, repentino, grave, como una infección, fiebre o una hemorragia.

fulvestrant (fulvestrant), agente antineoplásico utilizado para tratar el carcinoma de mama avanzado en pacientes positivas a receptores de estrógenos

fumarato de formoterol (formoterol fumarate), agonista betaadrenérgico utilizado en el tratamiento de trastornos pulmonares obstructivos crónicos, controlar y tratar el asma y evitar el broncospasmo inducido por ejercicio.

fumarato de ibutilida (ibutilide fumarate), fármaco usado para el tratamiento de las arritmias cardíacas. Se prescribe con el fin de convertir la fibrilación y el flúter auriculares de inicio reciente en un ritmo sinusal normal.

fumigar (fumigate), desinfectar mediante exposición de un área u objeto a humos o vapores pesticidas.

función (function), acto, proceso o serie de procesos que sirven a un objeto.

función cognitiva (cognitive function), proceso intelectual por el que una persona es consciente, percibe o comprende ideas.

función de dispersión de la línea (line spread function [LSF]), gráfica obtenida a partir de la imagen de una línea estrecha, que cuantifica la borrosidad producida por un sistema de imagen.

función de respuesta de límite (FRL) (edge response function [ERF]), capacidad de un sistema de TC de reproducir con exactitud un borde de alto contraste, por ejemplo, al rastrear estructuras como el corazón.

función de transferencia de modulación (FTM) (modulation transfer function [MTF]), medida cuantitativa de la capacidad de un sistema de imagen para reproducir patrones que varían en frecuencia espacial.

función dental normal (normal dental function), acción correcta y saludable de las dos filas de dientes durante la masticación.

función gastrointestinal (gastrointestinal function), criterio de valoración de la Nursing Outcomes Classification (NOC), que se define como el grado en el que los alimentos (ingeridos o introducidos por una sonda) pasan de la ingestión a la excreción.

función hepática, riesgo de alteración (liver function, risk for impaired), diagnóstico de enfermería aceptado por la Seventeenth National Conference on the Classification of Nursing Diagnoses. Se define como riesgo de disfunción hepática.

función intensa (heavy function), aumento de las actividades funcionales de los dientes, lo que mejora la fuerza oclusal.

función residual (residual function), capacidad funcional que persiste después de una lesión o enfermedad importante.

función sensorial (sensory function), resultado de enfermería recogido en la Nursing Outcomes Classification (NOC). Se define como la magnitud con la que un individuo percibe correctamente la estimulación cutá-

F

nea, los sonidos, la propiocepción, el gusto y el olfato y las imágenes visuales.

función sensorial: auditiva (sensory function: hearing), resultado de enfermería recogido en la Nursing Outcomes Classification (NOC). Se define como la intensidad con la que los sonidos son correctamente percibidos.

función sensorial: cutánea (sensory function: cutaneous), resultado de enfermería recogido en la Nursing Outcomes Classification (NOC). Se define como la intensidad con la que un estímulo cutáneo es correctamente percibido.

función sensorial: gusto y olfato (sensory function: taste and smell), resultado de enfermería recogido en la Nursing Outcomes Classification (NOC). Se define como la intensidad con la que las sustancias químicas inhaladas o disueltas en la saliva son percibidas correctamente.

función sensorial: propiocepción (sensory function: proprioception), resultado de enfermería recogido en la Nursing Outcomes Classification (NOC). Se define como la intensidad con la que se perciben correctamente la posición y el movimiento de las partes del cuerpo.

función sensorial: visión (sensory function: vision), resultado de enfermería recogido en la Nursing Outcomes Classification (NOC). Se define como la intensidad con la que se perciben correctamente las imágenes visuales.

función vestibular (vestibular function), sentido del equilibrio.

función visualmotora (visual-motor function), la capacidad para dibujar o copiar formas o para llevar a cabo tareas constructivas.

funcional (functional), **1.** relativo a una función. **2.** que afecta a las funciones pero no a la estructura de un organismo o sistema orgánico.

funcionamiento familiar (family functioning), resultado de enfermería recogido en la Nursing Outcomes Classification (NOC). Se define como la capacidad de la familia para satisfacer las necesidades de sus miembros a lo largo de las distintas etapas de su desarrollo.

funcionamiento sexual (sexual functioning), resultado de enfermería recogido en la Nursing Outcomes Classification (NOC). Se define como la integración de los aspectos físicos, socioemocionales e intelectuales de la expresión y la actividad sexuales.

funciones de actividad (task functions), conductas que centran o dirigen las actividades hacia los movimientos relacionados con el trabajo.

funciones de cuidados de enfermería directos (direct nursing care functions), actividades de enfermería coordinadas y enfocadas en un determinado paciente, su familia o un grupo del que el enfermero está directamente responsabilizado.

funciones familiares (family functions), procesos mediante los cuales la familia actúa como un todo, incluyendo la comunicación y la manipulación del entorno para la resolución de problemas.

funciones indirectas de cuidados de enfermería (indirect nursing care functions), coordinación de las actividades de enfermería, utilizada para resolver problemas con un consultor responsable de la realización y evaluación de cualquier cambio recomendado.

fundación (foundation), organización caritativa, creada normalmente para recoger fondos privados para realizar proyectos meritorios o proporcionar otros servicios.

fundación modelo (foundation model), organización de asistencia sanitaria u otro sistema sanitario que está legalmente establecida como corporación exenta de impuestos, sin ánimo de lucro, regulada para funcionar como institución caritativa.

fundamento (rationale), sistema de razonamiento o enunciado de las razones utilizadas para la explicación de datos o fenómenos.

fundamentos de enfermería (fundamentals of nursing), principios y prácticas básicas de enfermería, según se enseñan en los programas de formación de enfermería. Un curso de fundamentos de enfermería destaca la importancia de las necesidades fundamentales del ser humano, tanto como el desarrollo de una buena destreza profesional como requisitos fundamentales para proporcionar los más completos cuidados de enfermería.

funduplicatura (fundoplication), procedimiento quirúrgico que consiste en realizar pliegues en el fundus gástrico, alrededor del extremo inferior del esófago.

fundus gástrico (fundus of stomach), fondo de saco del estómago situado por encima del nivel del orificio del cardias, donde el esófago se une al estómago.

fungemia (fungemia), presencia de hongos en la sangre.

Fungi (Fungi), en la clasificación de los seres vivos, uno de los reinos de organismos eucariotas.

fungicida (fungicide), fármaco que destruye hongos.

fúngico (fungal), relativo a o similar a un hongo u hongos.

fungiforme (fungiform), en forma de hongo.

fungistático (fungistatic), que tiene un efecto inhibidor sobre el crecimiento de los hongos.

funiculitis (funiculitis), cualquier trastorno inflamatorio de una estructura corporal en forma de cordón, como la médula espinal o el cordón espermático.

funiculopexia (funiculopexy), procedimiento quirúrgico para corregir un testículo no descendido, en el cual el cordón espermático se sutura al tejido circundante.

funis (funis), estructura en forma de cordón.

FUR (LMP), siglas de *fecha de la última regla.*

furazolidona (furazolidone), antibiótico con actividad antibacteriana y antiprotozoaria prescrito para el tratamiento de la diarrea causada por infecciones bacterianas o protozoarias (por *Giardia* o *Vibrio*) del tracto GI.

furosemida (furosemide), diurético de asa utilizado en el tratamiento del edema inducido por insuficiencia cardíaca congestiva, insuficiencia renal o insuficiencia hepática, y, solo o en combinación, en el tratamiento de la hipertensión.

fusiforme (fusiform), estructura afilada en sus dos extremos.

fusimotor (fusimotor), perteneciente a las fibras nerviosas motoras o fibras eferentes gamma que inervan las fibras intrafusales del huso muscular.

fusión (fusion), **1.** reunión en un único elemento, como en la fusión óptica. **2.** unión quirúrgica de dos o más vértebras, realizada para estabilizar un segmento de la columna tras un traumatismo grave, hernia de disco o enfermedad degenerativa. **3.** (en psiquiatría) tendencia de dos personas que experimentan una intensa emoción por unirse.

fusión (melting), **1.** efecto de licuefacción por el calor. **2.** desnaturalización térmica del ADN bicatenario dando lugar a las dos hebras componentes. **3.** conversión del estado sólido al líquido.

fusión de la columna vertebral (spinal fusion), fijación de un segmento inestable de la columna, conseguida mediante tracción esquelética, inmovilización del paciente en un yeso corporal o, lo más frecuente, intervención quirúrgica. La fusión quirúrgica supone la estabilización de una sección vertebral, con un injerto óseo o un dispositivo sintético introducido a través de una incisión posterior en la region lumbar. En la región cervical, en la que la fusión es menos frecuente, la incisión puede ser anterior o posterior.

fusión diafiso-epifisaria (diaphyseal-epiphyseal fusion), procedimiento quirúrgico para suprimir la línea epifisaria y unir los huesos epifisarios y diafisarios.

fusión penoscrotal (penoscrotal fusion), anomalía del desarrollo en la que el pene está fusionado al escroto.

Fusobacterium *(Fusobacterium),* género de bacilos anaerobios con forma de cigarro puro, sólo algunos de los cuales son patógenos para los humanos. *Fusobacterium fusiforme* se asocia en ocasiones a la angina de Vincent. *F. nucleatum* se relaciona con infección y enfermedad pleuropulmonares y es, además, una posible causa de gingivitis.

futilidad médica (medical futility), **1.** juicio según el cual la continuación del tratamiento médico de un paciente no obtendría un resultado útil. **2.** tratamiento médico cuyo éxito es posible, pero el razonamiento y la experiencia indican que es sumamente improbable.

FV (VF), **1.** siglas de **fibrilación ventricular. 2.** siglas de **frémito vocal.**

FVIII (FVIII), símbolo del factor VIII sanguíneo recombinante, una gran glucoproteína que contiene más de 2.300 aminoácidos, 24 residuos de cisteína y 25 puntos potenciales de glucosilación. Se emplea para tratar trastornos de la coagulación sanguínea.

FVL (FVL), siglas de *factor V-Leiden.*

FvW (vWF), siglas de *factor von Willebrand.*

FWHM (FWHM), siglas inglesas de **anchura a la mitad del valor máximo.**

G

g (g), abreviatura de **gravedad estándar.**
g (g), abreviatura de **gramo.**
G1 (G1), inicio del ciclo de división celular, fase durante la cual el futuro de la célula puede verse influido por varias señales positivas y negativas, así como por factores de crecimiento. Las señales determinan si la célula es autorizada más allá de un cierto punto de control. Una vez rebasado el punto de control, la célula se ve obligada a entrar en una fase de duplicación de la totalidad de su ADN en preparación para la mitosis.
G2 (G2), fase del ciclo de división celular que sigue a la duplicación del ADN. Durante la fase G2 tiene lugar la mitosis; conduce a la formación de dos células idénticas.
Ga (Ga), símbolo del **galio.**
GABA (GABA), siglas de *ácido gammaaminobutírico.*
gabapentina (gabapentin), sustancia anticomicial relacionada con el ácido alfaaminobutírico, usada en el tratamiento de las crisis comiciales parciales.
GAD (GAD), siglas de **trastorno de ansiedad generalizado.**
gadolinio (Gd) (gadolinium [Gd]), [Johan Gadolin, químico finlandés, 1760-1852], **1.** elemento metálico del grupo de las tierras raras. Su número atómico es 64 y su peso atómico es 157,25. Se usa con frecuencia como contraste para la RM. **2.** (en radiología) se utiliza para intensificar las imágenes.
GAF (GAF), siglas en inglés de **Valoración Global del Funcionamiento.**
gafas (eye glasses), lentes transparentes, con un soporte o montura de metal o plástico, que, situados delante de los ojos, sirven para corregir alteraciones de la refracción o para proteger los ojos de ondas electromagnéticas u objetos voladores nocivos.
gafas bifocales (bifocal glasses), gafas cuyos cristales están elaborados con dos segmentos de potencia de refracción distinta. En general, la parte superior del cristal se emplea para la visión convencional o lejana y la parte inferior, de menor tamaño, para la visión cercana cuando se trabaja a pequeña distancia.
gafas de seguridad (safety glasses), gafas resistentes al impacto que protegen los ojos de golpes y otras clases de lesión. Esta clase de gafas suele fabricarse templando el vidrio, o mediante la sustitución del vidrio por plástico, o mediante laminación.
gafas emplomadas (lead-containing eye glasses), dispositivo de apantallamiento radiográfico para el personal expuesto a radiación. Son especialmente útiles durante los procedimientos fluoroscópicos o las exploraciones angiográficas.
galactocele (galactocele), quiste o hidrocele producido por el bloqueo de un conducto lácteo de la glándula mamaria.
galactocinasa (galactokinase), enzima que actúa en el metabolismo del glucógeno.
galactóforo, lactífero (lactiferous), relativo a la estructura que produce o conduce leche, como los túbulos de las mamas.
galactopoyesis (galactopoiesis), mantenimiento de la producción de leche.
galactorrea (galactorrhea), **1.** flujo espontáneo de leche por el pezón. **2.** lactancia sin relación con el parto ni el amamantamiento. Este trastorno a veces es un síntoma de un tumor hipofisario.
galactosa (galactose), azúcar simple presente en la forma dextrógira en la lactosa (azúcar de la leche), membranas de las células nerviosas, remolacha azucarera, gomas y algas marinas y, en su forma levógira, en el mucílago de linaza.
galactosamina (galactosamine), galactosa que contiene un grupo amino en el segundo grupo.
galactosemia (galactosemia), grupo de trastornos hereditarios autosómicos recesivos del metabolismo de la galactosa, caracterizado por la deficiencia de una enzima implicada en el metabolismo de la galactosa, la galactosa-1-fosfato en el segmento de unión uridiltransferasa. Poco después del nacimiento se pone de manifiesto la intolerancia a la leche. Se manifiesta por anorexia, náuseas, vómitos y diarrea, y provoca retraso en el desarrollo. Aparece hepatoesplenomegalia, cataratas y retraso mental.
galactosidasa (galactosidose), enzima que cataliza el metabolismo de los galactósidos.
galactósido (galactoside), glucósido que contiene galactosa.
galactósido permeasa (galactoside permease), enzima que cataliza el transporte de lactosa al interior de la célula.
galactosiltransferasa (galactosyl transferase), proteína de la cabeza del espermatozoide implicada en la fertilización del óvulo.
galactosis (galactosis), lactación; formación de leche por las glándulas lacteales.

galactosuria (galactosuria), presencia de galactosa en la orina.
galactozimasa (galactozymase), enzima de la leche que es capaz de hidrolizar el almidón.
galacturia (galacturia), trastorno en el que la orina tiene un color lechoso debido a la presencia anómala de galactosa, un monosacárido.
galanina (galanin), neuropéptido que se encuentra en el intestino delgado y en los sistemas nerviosos central y periférico, que representa un papel en la motilidad intestinal, la actividad del páncreas y la liberación de prolactina y de hormona del crecimiento.
galantamina (galantamine), inhibidor competitivo reversible de la acetilcolinesterasa utilizado como sal de hidrobromuro en el tratamiento de las formas leves o moderadas de la enfermedad de Alzheimer.
galio (Ga) (gallium [Ga]), elemento metálico. Su número atómico es 31 y su peso atómico, 69,72. Dado su elevado punto de ebullición (1.983 °C), se utiliza en termómetros de alta temperatura. Su punto de fusión es 29,8 °C, por lo que se funde al sostenerlo en la mano. En los procedimientos de rastreo corporal total se emplean radioisótopos del galio.
galope (gallop), tercer o cuarto tono cardíaco patológico, que a determinadas frecuencias puede simular la marcha de un caballo.
galope ventricular (ventricular gallop), ritmo cardíaco anómalo en el cual se escucha en la auscultación del corazón un sonido cardíaco añadido de tono bajo (S_3) al comienzo de la diástole. Cuando se escucha en una persona de edad avanzada con cardiopatía, indica insuficiencia miocárdica.
galsulfasa (galsulfase), fármaco de uso excepcional que se emplea para tratar la mucopolisacaridosis IV y el síndrome de Maroteaux-Lamy.
galvánico (galvanic), [Luigi Galvani, médico italiano, 1737-1798], relativo a, o relacionado con, la electricidad.
galvanómetro (galvanometer), [Luigi Galvani], dispositivo que indica o mide la corriente eléctrica mediante su efecto sobre una aguja o bobina en un campo eléctrico. Los galvanómetros se utilizan en ciertos instrumentos diagnósticos, como los ECG.
galvanoplastia (electroplating), chapado o recubrimiento de un objeto con una capa de metal mediante procesos electrolíticos.
gallo (whoop), espasmo ruidoso de la inspiración que termina en un paroxismo de tos en casos de tos ferina. Se debe a un aumento brusco e intenso de la tensión en las cuerdas vocales.
gamético (gametic), relativo a una célula reproductora, como el espermatozoide o el óvulo.
gameto (gamete), **1.** célula germinal madura masculina o femenina, capaz de intervenir en la fertilización o en la conjugación, y que contiene un número haploide de cromosomas de la célula somática. **2.** óvulo o espermatozoide.
gametocida (gametocide), cualquier agente que destruye los gametos o gametocitos, el término se suele aplicar a los gametocitos del protozoo *Plasmodium,* que causa la malaria.
gametocito (gametocyte), (en genética) cualquier célula capaz de dividirse o de desarrollarse hasta constituir un gameto.
gametofito (gametophyte), célula en fase reproductora cuando los núcleos se encuentran en estado haploide.
gametogénesis (gametogenesis), origen y maduración de los gametos, que se produce a través del proceso de meiosis.
gamma (gamma), γ, tercera letra del alfabeto griego, símbolo del fotón, de las inmunoglobulinas de cadena pesada, tercero en una serie de ciertos grupos químicos.
gammacámara (gamma camera), dispositivo que utiliza la emisión de luz de un cristal bombardeado por rayos gamma para producir una imagen de la distribución de material radiactivo en un órgano corporal. Es el dispositivo de trabajo habitual del departamento de medicina nuclear, donde se usa para obtener imágenes gammagráficas de pacientes a los que se les han inyectado pequeñas cantidades de sustancias radiactivas.
gammacámara rectilínea (rectilinear scanner), aparato que genera una imagen de un órgano corporal detectando la radiactividad presente en su estructura.
gamma-glutamil transpeptidasa (GGT) (gamma-glutamyl transpeptidase [GGT]), enzima que aparece en el suero de pacientes con diversas alteraciones hepáticas o de la vesícula biliar, incluidos hepatotoxicidad medicamentosa, obstrucción de la vía biliar, hepatopatía alcohólica y hepatocarcinoma.
gammagrafía (scintigraph), imagen que muestra la distribución y la intensidad de la radiactividad en diversos tejidos y órganos después de la administración de radiofármacos.
gammagrafía cardíaca (cardiac nuclear scanning, heart scan), gammagrafía utilizada para detectar una isquemia miocárdica, un infarto, una disfunción de pared o una disminución de la fracción de eyección. Se suele utilizar como método de imagen en las pruebas de esfuerzo.
gammagrafía cerebral (brain scan), procedimiento diagnóstico utilizado para la visualización del encéfalo. Entre las técnicas que permiten visualizar el encéfalo se encuentran la TC, la RM y el PET. La visualización se puede realizar con un radioisótopo

G

para localizar e identificar masas intracraneales, lesiones, tumores o infartos. Los radioisótopos se inyectan por vía intravenosa para que circulen hasta el cerebro y se acumulan en el tejido anormal y son localizados y fotografiados por un receptor gammagráfico o escáner.

gammagrafía con galio (gallium scan), gammagrafía de todo el cuerpo realizada tras la inyección i.v. de galio radiactivo, radionúclido que se concentra en áreas de inflamación e infección, abscesos y tumores benignos y malignos. Es útil en la detección de tumores metastásicos, especialmente del linfoma.

gammagrafía con leucocitos (white blood cell scan), gammagrafía nuclear que permite identificar y localizar un foco de inflamación o infección. La gammagrafía se realiza 4-24 horas después de separar los leucocitos de la sangre del paciente, marcarlos con tecnecio o indio y volver a inyectárselos.

gammagrafía con octreótido (octreotide scan), gammagrafía nuclear que se realiza para detectar tumores neuroendocrinos, tanto primarios como metastásicos.

gammagrafía con radioisótopos (radioisotope scan), representación bidimensional de los rayos gamma emitidos por un isótopo radiactivo, mostrando su concentración en una zona del cuerpo, como el tiroides, el cerebro o el riñón.

gammagrafía de hemorragia digestiva (gastrointestinal bleeding scan), prueba de medicina nuclear que se utiliza para localizar el punto de sangrado en pacientes que presentan una hemorragia digestiva activa.

gammagrafía de la vesícula biliar (gallbladder nuclear scanning), gammagrafía utilizada para evaluar la vía biliar. Esta prueba puede utilizarse también para evaluar la obstrucción del cístico, la colecistitis y la obstrucción del colédoco.

gammagrafía de perfusión pulmonar (perfusion lung scan), exploración radiológica de los pulmones y de su función, que se realiza después de la inyección intravenosa de una sustancia radiactiva. Se utiliza para detectar zonas de perfusión pulmonar y como ayuda para el diagnóstico del embolismo pulmonar.

gammagrafía de reflujo gastroesofágico (gastroesophageal reflux scan), gammagrafía que se utiliza para evaluar a los pacientes con ardor, regurgitación, vómitos y disfagia y para evaluar el tratamiento médico o quirúrgico de los pacientes con reflujo gastroesofágico.

gammagrafía escrotal (scrotal nuclear imaging), técnica de gammagrafía que se suele realizar de manera urgente, útil para el diagnóstico en casos de dolor e inflamación testicular unilateral aguda. Puede distinguir la torsión testicular unilateral de otras causas de dolor testicular.

gammagrafía esplénica (spleen scan), gammagrafía del bazo tras la inyección de hematíes radiactivos, realizada para detectar tumores, lesiones o problemas de otro tipo.

gammagrafía hepática (liver scan), técnica no invasiva para visualizar el tamaño, forma y consistencia del hígado y para valorar el estado funcional del hígado. Supone la inyección intravenosa de un compuesto marcado radiactivamente, que rápidamente es captado y atrapado por las células de Kupffer hepáticas. Son de utilidad para el diagnóstico de lesiones tridimensionales tales como abscesos y tumores; para realizar biopsias así como para evaluar la hepatomegalia, la ictericia y la ascitis.

gammagrafía mamaria (breast scintigraphy), prueba realizada para identificar la presencia de cáncer de mama en pacientes en las que la densidad de su tejido mamario impide la realización de una mamografía convencional. También se practica como prueba de segunda línea en aquellas pacientes que tienen una mamografía indeterminada y en las mujeres que presentan unas mamas con gran cantidad de tejido glandular.

gammagrafía nuclear (nuclear scanning), técnica diagnóstica que utiliza un material radiactivo inyectado, ingerido o inhalado para determinar el tamaño, la forma, la localización y la función de las distintas partes del cuerpo.

gammagrafía ósea (bone scan), inyección de una sustancia radiactiva para hacer posible la visualización de un hueso por medio de la imagen producida por emisión de partículas radiactivas.

gammagrafía pancreática (pancreas scan), rastreo radiográfico del páncreas tras la inyección intravenosa de un medio de contraste radiactivo, utilizado para la detección de diversas anomalías, como tumores, quistes e infecciones.

gammagrafía para el estudio del divertículo de Meckel (Meckel's diverticulum nuclear scan), gammagrafía para detectar un divertículo de Meckel.

gammagrafía paratiroidea (parathyroid scan), exploración nuclear utilizada para determinar el número de glándulas paratiroides implicadas en el hiperparatiroidismo. Un aumento de volumen de las cuatro glándulas indica hiperplasia paratiroidea. El aumento de volumen de sólo una de ellas indica adenoma o cáncer.

gammagrafía placentaria (placental scan), gammagrafía del útero de una mujer embarazada, realizada tras la inyección intravenosa de un medio de contraste, que se utiliza para localizar el feto y la placenta y para detectar hemorragias intrauterinas.

gammagrafía pulmonar de ventilación (ventilation lung scan), exploración radiológica de los pulmones, realizada mientras el paciente inhala un gas radiactivo como medio de contraste y se rastrean los pulmones para detectar áreas pulmonares no funcionales o insuficientes u otras anomalías.

gammagrafía renal (renal scan), gammagrafía de los riñones. Se utiliza para valorar la perfusión y la función renal, especialmente en la insuficiencia renal y en la hipertensión renovascular, y después del trasplante renal que se realiza tras la administración intravenosa de una sustancia radiactiva.

gammagrafía tiroidea (thyroid scanning), técnica radionuclear que determina el tamaño, la forma, la posición y la función fisiológica de la glándula tiroides. Es útil en los pacientes que tienen masas en el cuello o subesternales, nódulos tiroideos, hipertiroidismo, tumores metastásicos sin foco primario y formas bien diferenciadas de cáncer de tiroides.

gammagrama (scintigram), registro de la radiactividad emitida por un trazador en un organismo o en un sistema orgánico.

gammapatía (gammopathy), trastorno caracterizado por la presencia de una concentración muy elevada de gammaglobulinas en la sangre. La gammapatía monoclonal se asocia con frecuencia a un patrón electroforético que muestra una banda electroforética puntiaguda y homogénea en la región de las gammaglobulinas. Esto refleja la existencia de cantidades masivas de un tipo de inmunoglobulina segregada por un solo clon de células B. La gammapatía policlonal refleja la existencia de una hipergammaglobulinemia difusa, en la que están aumentados proporcionalmente todos los tipos de inmunoglobulina.

gamogénesis (gamogenesis), reproducción sexual mediante la fusión de gametos.

gamona (gamone), sustancia química segregada por el óvulo y el espermatozoide que supuestamente atrae a los gametos del sexo opuesto para facilitar la unión.

ganancia de flujo (flux gain), la relación entre el número de fotones de luz en el fósforo de salida de un tubo intensificador de imagen radiográfica y el número a la entrada del fósforo.

ganancia de tubo (tube gain), ganancia electrónica global de un tubo fotomultiplicador, calculada como g^n, siendo g la ganancia del dínodo y n el número de dínodos presentes en el tubo, por tanto, si g fuera 3 y n 8, la ganancia de tubo sería 3^8, es decir, 6.561.

ganancia en brillo (brightness gain), (en radiología) capacidad de un intensificador de imagen de aumentar el nivel de iluminación de una imagen.

ganancia primaria (primary gain), beneficio, principalmente la resolución de un conflicto emocional junto con la liberación de la ansiedad, conseguido mediante la utilización de un mecanismo de defensa o cualquier otro proceso psicológico.

ganancia secundaria (secondary gain), beneficio indirecto, habitualmente obtenido por causa de enfermedad o incapacidad. Dichas ganancias pueden ser beneficios monetarios, atención personal o huida de situaciones desagradables y responsabilidades.

ganancia terapéutica (therapeutic gain), porcentaje de efecto biológico de un tratamiento sobre un tumor comparado con el efecto sobre el tejido normal que lo rodea.

G

ganciclovir (ganciclovir), fármaco antiviral relacionado estructuralmente con el aciclovir. Se emplea para prevenir la enfermedad por citomegalovirus después de trasplantes y para tratar o prevenir la retinitis por citomegalovirus en personas con SIDA.

gancho (clasp), **1.** (en odontología) pieza que se ajusta como una manga que se aprieta sobre un diente para mantener una prótesis parcial en su sitio. **2.** (en cirugía) dispositivo que mantiene unidos los tejidos, especialmente los huesos.

gancho pterigoideo (pterygoid hamulus), proyección en forma de gancho en el extremo inferior de la placa interna de la apófisis pterigoides.

gancho romo (blunthook), **1.** barra fuerte en forma de gancho utilizada en obstetricia para tracción entre el abdomen y el muslo en caso de parto de nalgas difícil. **2.** dispositivo en forma de gancho con un extremo romo utilizado en embriotomía.

ganglio (ganglion), **1.** nudo o masa nudosa de tejido nervioso. **2.** agrupación de células nerviosas, principalmente las que se agrupan en grupos por fuera del SNC. Los dos tipos de ganglios existentes en el organismo son los ganglios sensitivos, que se encuentran en las raíces posteriores de los nervios raquídeos y en las raíces sensitivas de los nervios trigémino, facial, glosofaríngeo y vago, y los ganglios autónomos de los sistemas simpático y parasimpático.

ganglio aórtico lateral (lateral aortic node), ganglio linfático lumbar de cualquiera de los tres grupos de ganglios que drenan la pelvis y abdomen.

ganglio autónomo (autonomic ganglion), grupo de cuerpos celulares de neuronas autónomas.

ganglio axilar (axillary node), cada uno de los ganglios linfáticos de la axila, en donde drena la linfa procedente del tórax, de la axila, del cuello y del brazo, contribuyendo a la defensa frente a las posibles infecciones en esos territorios. Los 20-30 ganglios axilares se dividen en grupo externo, grupo anterior, grupo posterior, grupo central y grupo interno.

ganglio celíaco (celiac ganglion), grupo de células nerviosas localizadas a cada lado de los pilares del diafragma. Las células están conectadas con el plexo celíaco.

ganglio centinela (sentinel gland), ganglio asociado a la presencia de un tumor o de una úlcera cercana. Un ejemplo es el ganglio supraclavicular con células cancerosas que han metastatizado desde un tumor primario desconocido.

ganglio cerebroespinal (cerebrospinal ganglion), cúmulo de neuronas asociadas con un nervio craneal o espinal. Las neuronas carecen de dendritas y no tienen sinapsis sobre sus cuerpos celulares.

ganglio cervical inferior (inferior cervical ganglion), ganglio del extremo inferior de la parte cervical del tronco simpático que se combina con el primer ganglio torácico para formar el ganglio estrellado.

ganglio cervical medio (middle cervical ganglion), ganglio situado a nivel de la sexta vértebra cervical. Sus ramos pasan a los nervios espinales C7 a T1, la arteria vertebral y al corazón en forma de nervio cardíaco medio.

ganglio cervical superior (superior cervical ganglion), ganglio de gran tamaño situado en la zona de la primera y segunda vértebras cervicales, que señala el alcance en la parte superior del tronco del sistema nervioso simpático.

ganglio ciliar (ciliary ganglion), pequeño ganglio parasimpático situado en la órbita del ojo, que controla los reflejos pupilares y de acomodación.

ganglio de la raíz dorsal (dorsal root ganglion), tumefacción formada por los cuerpos celulares de las neuronas sensitivas localizados en la raíz dorsal de un nervio raquídeo.

ganglio diafragmático (diaphragmatic node), ganglio linfático de cualquiera de los tres grupos parietales torácicos, situados en la parte torácica del diafragma, y conocidos como grupo anterior, medio y posterior.

ganglio epigástrico (epigastric node), ganglio de uno de los siete grupos de ganglios linfáticos parietales que drenan el abdomen y la pelvis, que en un número aproximado de cuatro se sitúan en la porción caudal de los vasos epigástricos inferiores.

ganglio esternal (sternal node), ganglio perteneciente a uno de los tres grupos de ganglios linfáticos parietales torácicos.

ganglio estrellado (stellate ganglion), ganglio alargado e irregular situado en la parte más inferior del tronco simpático cervical fusionado con el primer ganglio dorsal. Sus ramas se comunican con los nervios cervicales séptimo y octavo.

ganglio gástrico (gastric node), ganglio de uno de los tres grupos de glándulas linfáticas asociadas con las vísceras abdominales y pelvianas irrigadas por ramas de la arteria celíaca.

ganglio gástrico superior (superior gastric node), ganglio perteneciente a cualquiera de las dos cadenas linfáticas gástricas que acompañan a la arteria gástrica izquierda.

ganglio ilíaco común (common iliac node), ganglio que forma parte de uno de los siete grupos de ganglios linfáticos parietales que se distribuyen por la pelvis y el abdomen. Drena los ganglios ilíacos internos y externos y pasa el material a los ganglios aórticos laterales.

ganglio ilíaco externo (external iliac node), ganglio de uno de los siete grupos de ganglios parietales tributarios del sistema linfático del abdomen y de la pelvis.

ganglio impar (ganglion impar) unión de los dos troncos simpáticos por delante del cóccix.

ganglio inguinal superficial (superficial inguinal node), ganglio perteneciente a uno de los dos grupos de ganglios linfáticos inguinales situados en el triángulo femoral superficial del muslo.

ganglio intervertebral (intervertebral ganglion), engrosamiento ganglionar de la raíz de un nervio raquídeo entre dos vértebras adyacentes.

ganglio linfático (lymph node), cada una de las múltiples estructuras ovales que filtran la linfa y luchan contra la infección, en las que se forman los linfocitos, monocitos y células plasmáticas. Los ganglios linfáticos tienen diferentes tamaños, algunos son como cabezas de alfiler, otros como habichuelas. Cada uno está rodeado por una cápsula, y se compone de una porción cortical, de color más claro, y de una porción medular más oscura, constituida por linfocitos densamente agrupados, tejido conjuntivo reticular enlazado por trabéculas y tres tipos de senos: subcapsulares, corticales y medulares. La linfa fluye hacia los ganglios a través de los vasos linfáticos aferentes. La mayoría de los ganglios linfáticos están agrupados en zonas (específicas), como la boca, cuello, parte inferior del brazo, axila e ingle.

ganglio linfático parietal (parietal lymph node), uno de los pequeños ganglios ovales que filtra la linfa que circula por los vasos linfáticos de las paredes del tórax o por los vasos linfáticos asociados a los grandes vasos sanguíneos del abdomen y de la pelvis.

ganglio lumbar (lumbar node), ganglio perteneciente a uno de los siete grupos de ganglios linfáticos parietales que drenan el abdomen y la pelvis.

ganglio mediastínico posterior (posterior mediastinal node), ganglio perteneciente a uno de los tres grupos de ganglios viscerales torácicos, conectado a la parte del sistema linfático que drena el esófago, pericardio, diafragma y superficie convexa del hígado.

ganglio mesentérico superior (superior mesenteric node), ganglio perteneciente a cualquiera de los tres grupos de ganglios linfáticos que drenan las vísceras del abdomen y la pelvis.

ganglio pancreaticosplénico (pancreaticolienal node), ganglio de uno de los tres grupos de ganglios linfáticos asociados a las ramas de la arteria celíaca que irrigan las vísceras abdominales y pélvicas.

ganglio parasimpático (parasympathetic ganglion), agrupación de células nerviosas de la división parasimpática del sistema nervioso autónomo. Los nervios son funcionalmente antagonistas de los de la rama simpática.

ganglio poplíteo (popliteal node), ganglio de uno de los grupos de ganglios linfáticos de la pierna. Aproximadamente hay siete ganglios poplíteos incluidos en la grasa de la fosa poplítea en la parte posterior de la rodilla.

ganglio preaórtico (preaortic node), ganglio perteneciente a una de las tres cadenas de ganglios linfáticos lumbares que se relacionan con varias vísceras abdominales irrigadas por las arterias celíaca, mesentérica superior y mesentérica inferior. Los ganglios preaórticos se hallan situados por delante de la aorta y se dividen en ganglios celíacos, ganglios mesentéricos superiores y ganglios mesentéricos inferiores. La mayoría de los vasos eferentes a partir de los ganglios preaórticos se unen para formar el tronco linfático intestinal que entra en la cisterna de Pecquet.

ganglio retroaórtico (retroaortic node), ganglio de una de las tres series de ganglios linfáticos lumbares que drenan diversas estructuras del abdomen y de la pelvis.

ganglio sacro (sacral node), ganglio perteneciente a cualquiera de los siete grupos de ganglios linfáticos de la pared abdominal y pélvica, situados en el sacro.

ganglio sensitivo craneal (cranial sensory ganglion), ganglio que se encuentra en la raíz de cada nervio craneal, que contiene los cuerpos de las neuronas (sensitivas) aferentes.

ganglio simpático (sympathetic ganglion), grupo de células nerviosas multipolares situado a lo largo del tronco simpático. Alrededor de dos docenas de ganglios actúan como «estaciones celulares» para las vías eferentes situadas entre los segmentos cervicales y sacros del tronco simpático.

ganglio tibial anterior (anterior tibial node), cada uno de los pequeños ganglios linfáticos de la extremidad inferior que se localizan sobre la membrana interósea, cerca de la porción proximal de los vasos tibiales anteriores.

ganglio torácico parietal (thoracic parietal node), una de las glándulas linfáticas del tórax asociada con diversos vasos linfáticos y que se divide en ganglios esternales, ganglios intercostales y ganglios diafragmáticos.

ganglio torácico visceral (thoracic visceral node), ganglio perteneciente a los tres grupos de ganglios linfáticos conectados a la parte del sistema linfático que recoge la linfa de estructuras como hígado, esternón, timo, pericardio, esófago, tráquea, pulmones, diafragma y bronquios.

G

gangliocitoma (gangliocytoma), tumor que involucra células ganglionares. Estos tumores se encuentran con frecuencia en la glándula hipofisaria.

ganglión (ganglion), tumor quístico de un tendón o aponeurosis.

ganglión de la muñeca (wrist ganglion), ensanchamiento quístico de la vaina del tendón en el dorso de la muñeca.

ganglionar (ganglionated), que posee ganglios.

ganglionitis (ganglionitis), inflamación de un ganglio nervioso o linfático.

ganglios basales (basal ganglia), islotes de sustancia gris compuestos principalmente por cuerpos celulares y situados dentro de ambos hemisferios cerebrales. Los más importantes son el núcleo caudado, el putamen y el pálido.

ganglios mediastínicos anteriores (anterior mediastinal node), conjunto de ganglios linfáticos que constituye uno de los tres grupos de ganglios linfáticos viscerales del tórax y drena la linfa procedente de los ganglios del timo, del pericardio y del esternón.

ganglios prevertebrales (prevertebral ganglia), colecciones de cuerpos de células neuronales simpáticas posganglionares en agregaciones reconocibles a lo largo del plexo prevertebral abdominal. Desempeñan un papel crítico en las inervaciones de las vísceras abdominales.

gangliósido (ganglioside), glucolípido presente en el cerebro y en otros tejidos del sistema nervioso. La acumulación de gangliósidos por un error innato del metabolismo ocasiona la gangliosidosis o enfermedad de Tay-Sachs.

gangrena (gangrene), necrosis o muerte tisular, normalmente secundaria a isquemia (falta de aporte sanguíneo), invasión bacteriana y putrefacción ulterior. Afecta con mayor frecuencia a las extremidades. La gangrena húmeda puede aparecer tras una lesión por aplastamiento o tras obstrucción del flujo sanguíneo por embolismo, vendajes o torniquetes apretados. La gangrena seca es una complicación tardía de la DM complicada previamente con arteriosclerosis, en la que la extremidad afectada aparece fría, seca, apergaminada y, a veces, se vuelve negra.

gangrena angioneurótica (angioneurotic gangrene), muerte y putrefacción de un tejido debido a la interrupción del riego sanguíneo por trombosis arterial o venosa.

gangrena de Fournier (Fournier's gangrene), [Jean A. Fournier, sifilógrafo francés, 1832-1914], gangrena infecciosa del escroto o la vulva causada por una cepa anaerobia de estreptococo hemolítico. Se asocia a diabetes. Los agentes infecciosos que la producen son *Bacteroides fragilis* y *E. coli* aerobia.

gangrena diabética (diabetic gangrene), gangrena que suele afectar a las extremidades inferiores y se desarrolla de forma secundaria en las enfermedades vasculares periféricas relacionadas con el proceso patológico diabético.

gangrena embólica (embolic gangrene), muerte y putrefacción de los tejidos corporales originada por el bloqueo del aporte sanguíneo a dicha parte ejercido por un émbolo.

gangrena gaseosa (gas gangrene), necrosis que se acompaña de la presencia de burbujas de gas en los tejidos blandos tras cirugía o traumatismo. Está producida por organismos anaerobios, como algunas especies de *Clostridium* especialmente el *C. perfringens*. Los síntomas son dolor, tumefacción y molestias a la palpación de la zona lesionada, fiebre moderada, taquicardia e hipotensión. Un hallazgo típico es el delirio tóxico.

gangrena idiopática (idiophathic gangrene), proceso gangrenoso de etiología desconocida.

gangrena primaria (primary gangrene), forma de gangrena que aparece sin inflamación previa.

gangrena secundaria (secondary gangrene), forma de gangrena en la que la putrefacción se produce tras la necrosis tisular primaria, generando productos malolientes y tóxicos.

gangrena traumática (traumatic gangrene), gangrena que se produce tras una lesión grave que daña los vasos sanguíneos.

ganirelix (ganirelix), antagonista de la hormona liberadora de gonadotropinas. Este fármaco se utiliza para inhibir la producción prematura de hormona luteinizante en mujeres en tratamiento controlado de hiperestimulación ovárica.

gap (gap), (en genética molecular) corto segmento perdido de una cadena de ADN de doble filamento.

Gardner, Mary Sewell [1871-1961], enfermera del sistema de salud público americano que escribió el clásico *Public Health Nurse*. Fue muy importante en el desarrollo de la National Organization for Public Health Nursing y de la enfermería de salud pública de la Cruz Roja americana.

Gardnerella vaginalis *(Gardnerella vaginalis),* [Herman L. Gardner, bacteriólogo norteamericano del s. XX], género de bacilos gramnegativos presentes normalmente en el tracto genital femenino. Las bacterias, anteriormente identificadas como *Haemophylus vaginalis,* también pueden ser la causa de una vaginitis bacteriana.

gargarismo (gargle), retener y agitar un líquido en la parte posterior de la garganta, girando la cabeza hacia atrás y haciendo que pase el aire a través de la solución.

garra del diablo (devil's claw), hierba perenne de la especie *Harpagophytum procumbens.* Sus raíces secundarias tubulares y sus tubérculos laterales desecados se emplean para tratar la dispepsia, la pérdida de apetito y el reumatismo. También se utiliza en homeopatía como antirreumático y, en medicina tradicional, para una amplia gama de tratamientos.

garrapata de la madera (wood tick), miembro de la familia de los *Ixodidae* y reservorio natural de *Rickettsia rickettsii.* Una especie de la misma, *Dermacentor andersoni,* es el principal vector en el noroeste americano de la **fiebre manchada de las Montañas Rocosas,** transmitida por *R. rickettsii.*

GARS (GARS), siglas de **escala de valoración de la marcha.**

gas (gas), fluido aeriforme que posee una movilidad molecular total y la propiedad de expandirse indefinidamente. Un gas no tiene una forma definida y su volumen está determinado por la temperatura y por la presión.

gas alveolar (alveolar gas), mezcla de gas existente en las áreas de intercambio gaseoso del pulmón, que reflejan los efectos combinados de la ventilación alveolar y del intercambio gaseoso respiratorio, o el gas espirado que procede de los alveolos y de las regiones de intercambio gaseoso.

gas disuelto (dissolved gas), gas en solución simple, a diferencia del que ha reaccionado químicamente con el solvente u otros solutos y está químicamente combinado.

gas espirado (expired gas [E]), cualquier gas que exhalan los pulmones.

gas hilarante (laughing gas), *informal,* óxido nitroso, que tiene el efecto secundario de producir risa o carcajadas cuando se administra a dosis inferiores a las anestésicas.

gas inerte (inert gas), elementos neutros monoatómicos con las capas externas de electrones completamente llenas. Estos elementos son todos gaseosos y no reactivos. Los gases inertes son el argón, el helio y el neón.

gas lacrimógeno (tear gas), gas que produce una epífora intensa por irritación de la conjuntiva.

gas mostaza (mustard gas), gas venenoso utilizado como arma química de guerra en la primera guerra mundial. Produce una destrucción corrosiva de la piel y de las mucosas, ocasionando con frecuencia lesión respiratoria y muerte.

gas sanguíneo (blood gas), **1.** gas disuelto en la parte líquida de la sangre. Entre los gases sanguíneos se incluyen el oxígeno, el dióxido de carbono y el nitrógeno. **2.** prueba de laboratorio para determinar la cantidad de oxígeno, dióxido de carbono y nitrógeno en sangre.

gas seco (D) (dry gas [D]), gas que no contiene vapor de agua.

gas traza (trace gas), cualquier gas que representa una porción extraordinariamente pequeña o insignificante de una mezcla de gases.

gasa (gauze), tejido transparente, de entramado abierto y diversos grados de grosor, confeccionado habitualmente con muselina de algodón, que se utiliza en intervenciones quirúrgicas, vendajes y apósitos. Puede esterilizarse e impregnarse con un antiséptico o una loción.

gasa absorbente (absorbent gauze), gasa para absorber líquidos. Su forma, peso y uso varían. La gasa puede estar constituida por un tejido fino enrollado en capas individuales destinado a realizar vendajes espirales, o bien ser una almohadilla gruesa de múltiples capas destinada a realizar vendajes compresivos estériles. También pueden ser adhesivas.

gasa absorbible (absorbable gauze), material de gasa sintetizado a partir de celulosa oxidada y que puede ser absorbido. Se aplica directamente sobre el tejido que sangra para lograr la hemostasia. Cuando se forma el coágulo, la gasa se convierte en un gel.

gasa antiséptica (antiseptic gauze), gasa o tela impregnada de una solución antiséptica, germicida o bacteriostática para evitar o tratar las infecciones.

gasa aséptica (aseptic gauze), toda gasa que está libre de microorganismos.

gasa de vaselina (petrolatum gauze), gasa absorbente empapada en vaselina blanca.

gases arteriales (arterial blood gas [ABG]), concentraciones de oxígeno y de dióxido de carbono en la sangre arterial que se determinan a través de diversos métodos con objeto de valorar la idoneidad de los procesos de ventilación y de oxigenación, así como del equilibrio acidobásico.

gases intestinales (intestinal gas), gas existente en el tubo digestivo, que tiene tres orígenes: aire deglutido, gas producido en los procesos digestivos y difusión de los gases de la sangre hacia la luz intestinal. Los gases producidos en el intestino y los difundidos desde la sangre son principalmente: hidrógeno, la mayor parte del cual procede de la fermentación bacteriana de los carbohidratos ingeridos, dióxido de carbono y metano.

gases venosos (venous blood gas), oxígeno y anhídrido carbónico presentes en la sangre venosa medidos por diversos métodos para evaluar la suficiencia de la oxigenación y la ventilación y determinar el estado acidobásico. La tensión de oxígeno en sangre venosa normalmente alcanza un promedio de 40 mmHg; el oxígeno disuelto promedia un 0,1% por volumen, el contenido total de oxígeno un 15,2% y la saturación de oxígeno de la hemoglobina venosa un 75%. Normalmente, la tensión de anhídrido carbónico es por término medio de 46 mmHg, el anhídrido carbónico disuelto del 2,9% por volumen y el contenido total de anhídrido carbónico del 50%. El pH medio normal del plasma venoso es de 7,37.

gasometría arterial (arterial blood gases [ABG] test), prueba sanguínea utilizada para proporcionar información que sirva de ayuda para valorar y tratar el equilibrio acidobásico respiratorio (ventilación) y metabólico (renal) y la homeostasis electrolítica, así como para valorar la idoneidad de la oxigenación.

gasto cardíaco (cardiac output), volumen de sangre bombeado por los ventrículos cardíacos, equivalente a la cantidad de sangre expulsada en cada latido (volumen latido), multiplicado por el número de latidos durante el período de tiempo utilizado como cómputo. El corazón normal de un sujeto adulto en reposo genera un gasto cardíaco de 4 a 8 l de sangre por minuto.

gasto cubierto (allowable charge), la máxima cantidad que una tercera parte, generalmente una compañía de seguros, pagará a un proveedor por un servicio específico.

gasto de energía (energy output), energía consumida por el trabajo o la actividad corporal durante un período concreto.

gastos reales (actual charge), la cantidad real de dinero pagada a un médico por un servicio. Los gastos reales pueden no ser los mismos cuando el servicio es pagado por una compañía de seguros.

gastralgia (stomachache), dolor en la zona del estómago.

gastrectasia (gastrectasia), dilatación anómala del estómago. Puede acompañarse de dolor, vómitos, taquicardia y descenso de la temperatura corporal. Sus causas pueden ser: ingesta excesiva, obstrucción de la válvula pilórica o hernia.

gastrectomía (gastrectomy), extirpación quirúrgica de todo el estómago o, con más frecuencia, de parte de él. Se realiza para extirpar una úlcera péptica crónica, detener una hemorragia en una úlcera perforante o extirpar una neoplasia maligna.

gástrico (gastric), relativo o perteneciente al estómago.

gastrina (gastrin), hormona polipeptídica, segregada por la mucosa pilórica, que estimula el flujo de jugo gástrico y contribuye a estimular la secreción de bilis y de enzimas pancreáticas.

gastrina sérica en ayudas (fasting serum gastrin), medida de los niveles de gastrina en suero sanguíneo tras un ayuno de 12 horas por parte del paciente. Está significativamente aumentada en alteraciones tales como el síndrome de Zollinger-Ellison y la hiperplasia de células G.

gastrinoma (gastrinoma), tumor que suele localizarse en el páncreas y el duodeno asociado a la presencia de úlceras pépticas.

gastritis (gastritis), inflamación de las capas del estómago que se presenta de dos formas. La gastritis aguda puede estar producida por quemaduras graves, cirugía mayor, aspirina u otros agentes antiinflamatorios (AINE), corticoides, fármacos o alergenos alimentarios, o por la existencia de toxinas virales, bacterianas o químicas. Los síntomas son anorexia, náuseas, vómitos y molestias después de las comidas. La gastritis crónica suele ser un signo de enfermedad subyacente, como úlcera péptica, cáncer de estómago, síndrome de Zollinger-Ellison o anemia perniciosa.

gastritis antral (antral gastritis), inflamación crónica del antro del estómago. En ocasiones se asocia a un estrechamiento del antro, hallazgo radiológico que puede representar la existencia de una úlcera péptica o de un tumor gástrico.

gastritis atrófica (atrophic gastritis), inflamación crónica del estómago, que se asocia a una degeneración de la mucosa gástrica. Suele presentarse en pacientes ancianos y en personas con anemia perniciosa. Rara vez causa dolor epigástrico.

gastritis crónica no erosiva (chronic nonerosive gastritis), cualquiera de los tipos de gastritis que no implican penetración profunda de la mucosa gástrica.

gastritis enfisematosa (emphysematous gastritis), gastritis infecciosa en la que los agentes causantes de la infección son bacterias productoras de gas. Radiológicamente el cuadro se asemeja al enfisema gástrico, aunque se trata de una patología más grave, que puede poner en riesgo la vida del paciente.

gastritis erosiva (erosive gastritis), proceso inflamatorio caracterizado por erosiones múltiples sobre la mucosa del estómago. Pueden aparecer náuseas, anorexia, dolor y hemorragia gástrica.

gastritis flemonosa (phlegmonous gastritis), forma rara aunque grave de gastritis, que afecta a la capa de tejido conjuntivo de la pared del estómago. Aparece como complicación de una infección sistémica, úlcera péptica, cáncer, cirugía y otras tensiones graves. Supone una urgencia abdominal aguda.

gastritis fúndica (fundal gastritis), gastritis cuyo foco se sitúa en el fundus gástrico.

gastritis granulomatosa (granulomatous gastritis), gastritis crónica con granulomas de la mucosa gástrica.

gastritis hemorrágica (hemorrhagic gastritis), forma de gastritis aguda causada habitualmente por un agente tóxico, como el alcohol, el ácido acetilsalicílico u otros fármacos, o por toxinas bacterianas que irritan la mucosa del estómago. Pueden persistir las náuseas, los vómitos y las molestias epigástricas aun después de la eliminación del agente irritante.

gastritis hipertrófica (hypertrophic gastritis), enfermedad premaligna del estómago caracterizada por inflamación de la mucosa gástrica asociada a pérdida gástrica de albúmina. Los síntomas consisten en dolor epigástrico, náuseas, vómitos, pérdida de peso y distensión abdominal. Se diferencia de las demás formas de gastritis por la presencia de pliegues prominentes, aumento del tamaño glandular, producción excesiva de moco y nódulos en la pared del estómago. Esta enfermedad se asocia a menudo con la úlcera péptica, el síndrome de Zollinger-Ellison y con la hipersecreción gástrica.

gastritis hipertrófica gigante (giant hypertrophic gastritis), enfermedad poco frecuente caracterizada por la presencia de grandes pliegues de mucosa gástrica nodular que pueden cubrir la pared del estómago, produciendo anorexia, náuseas, vómitos y molestias abdominales.

gastritis infecciosa (infectious gastritis), cualquier tipo de inflamación de la mucosa gástrica, por lo general crónica, causada por una infección bacteriana del estómago. El tipo más habitual es la gastritis por *Helicobacter pylori.* Muchos casos son asintomáticos, pero puede haber síntomas como dispepsia y hemorragia digestiva. En los pacientes inmunodeprimidos, la gastritis puede ser una complicación de la TB, sífilis u otra afección.

gastritis linfocítica (lymphocytic gastritis), gastritis crónica con grandes cifras de linfocitos T en el epitelio del estómago. Puede asociarse con enfermedad celíaca o infección por *Helicobacter pylori.*

gastritis por corrosivos (corrosive gastritis), trastorno inflamatorio agudo del estómago producido por la ingestión de un ácido, de una base o de otro producto químico corrosivo que desgasta el revestimiento del estómago.

gastritis por *Helicobacter pylori* (*Helicobacter pylori* gastritis), gastritis causada por la presencia de *H. pylori* en la mucosa gástrica. *H. pylori* puede estar presente durante muchos años causando una gastritis crónica antes de acabar por causar un episodio de gastritis aguda.

gastritis por reflujo alcalino (alkaline reflux gastritis), gastritis crónica causada por reflujo del contenido alcalino intestinal tras una gastrectomía parcial.

gastritis química (chemical gastritis), inflamación del estómago debida a la ingestión de compuestos químicos.

gastritis reactiva (reactive gastritis), inflamación gástrica producida por la presencia de una sustancia nociva, como AINE, bilis inducida por reflujo desde el duodeno o un agente químico tóxico (gastritis química). Puede ser aguda o crónica.

gastrocámara (gastrocamera), pequeña cámara que puede descender hasta el estómago a través del esófago y retirarse de éste tras haber obtenido imágenes de la mucosa gástrica.

gastrocistoplastia (gastrocystoplasty), cistoplastia de aumento en la que se usa una porción del estómago para el injerto.

gastrodídimo (gastrodidymus), gemelos unidos por la región abdominal y desarrollados por igual.

gastrodisciasis (gastrodisciasis), infección por trematodos del género *Gastrodiscoides,* parásitos del tracto digestivo.

gastroduodenal (gastroduodenal), relativo al estómago y al duodeno.

gastroduodenitis (gastroduodenitis), inflamación del estómago y del duodeno.

gastroduodenoscopia (gastroduodenoscopy), inspección del estómago y el duodeno por medio de un gastroscopio introducido a través de la cavidad bucal y el esófago.

gastroduodenostomía (gastroduodenostomy), establecimiento quirúrgico de una vía de paso entre el estómago y el duodeno.

gastroenteritis (gastroenteritis), inflamación del estómago y del intestino que se asocia a numerosos trastornos GI. Sus síntomas son anorexia, náuseas, vómitos, fiebre en ciertos casos (según el agente causante), molestias abdominales y diarrea. Se puede atribuir a enterotoxinas bacterianas, invasión bacteriana o viral, toxinas químicas o distintos trastornos, como la intolerancia a la lactosa.

gastroenteritis eosinofílica (eosinophilic gastroenteritis), trastorno caracterizado por la presencia de un infiltrado de eosinófilos en la mucosa del intestino delgado, con edema pero sin vasculitis, y por eosinofilia en sangre periférica. Los síntomas, como dolor abdominal, diarrea, náuseas, fiebre y malabsorción, dependen de la localización y magnitud del trastorno.

gastroenteritis por *Campylobacter* (*Campylobacter* gastroenteritis), gastroenteritis bacteriana de los humanos y otros mamíferos debida a infección por *Campylobacter jejuni,* adquirida mayoritariamente por contacto con individuos infectados, por consumo de alimentos y aguas u otras bebidas contaminados, o por exposición a objetos y superficies contaminados. La infección se caracteriza por una diarrea que puede ser sanguinolenta, con dolor y calambres abdominales y fiebre.

gastroenteritis por rotavirus (rotavirus gastroenteritis), gastroenteritis vírica causada por infección por rotavirus, una de las causas más habituales de diarrea en EE.UU. El virus suele ingerirse con alimentos o agua contaminados. Los niños pequeños son particularmente sensibles y pueden sufrir deshidratación grave o incluso morir.

gastroenteritis por *Salmonella* (*Salmonella* gastroenteritis), tipo de gastroenteritis producido por varias especies de *Salmonella.* Entre las especies que la producen en humanos se cuentan *S. choleraesuis* y *S. enteritidis,* que suelen penetrar en el organismo a través de alimentos contaminados. Los síntomas incluyen inflamación de la mucosa, náuseas, vómitos, dolor abdominal y diarrea sanguinolenta. En pacientes inmunocomprometidos puede darse una forma más virulenta de la enfermedad, que a veces deriva en septicemia.

gastroenteritis por *Shigella* (*Shigella* gastroenteritis), gastroenteritis bacteriana inducida por una infección por *Shigella* que produce disentería bacilar.

gastroenteritis por vibrio (vibrio gastroenteritis), enfermedad infecciosa adquirida a partir de marisco contaminado y caracterizada por náuseas, vómitos, dolor abdominal y diarrea, causada por *Vibrio parahaemolyticus*. También pueden aparecer cefaleas, febrícula y heces sanguinolentas. Se suele producir una recuperación espontánea en 2-5 días.

gastroenteritis vírica (viral gastroenteritis), inflamación del intestino causada por un virus. Los síntomas habituales son calambres abdominales, diarrea, náuseas y vómitos.

gastroenterología (gastroenterology), estudio de las enfermedades que afectan al tracto GI, incluyendo estómago, intestino, vesícula y conductos biliares.

gastroenterólogo (gastroenterologist), médico especialista en enfermedades que afectan al tracto GI.

gastroenterostomía (gastroenterostomy), creación quirúrgica de una comunicación artificial entre el estómago y el intestino delgado, normalmente en el yeyuno. La intervención se realiza mediante una gastrectomía, conectando el resto del estómago con el intestino delgado, o espontáneamente, cuando se perfora una úlcera duodenal.

gastroesofágico (gastroesophageal), relativo o perteneciente al estómago y al esófago.

gastroesofagitis (gastroesophagitis), inflamación del estómago y el esófago.

gastrofibroscopio (gastrofiberscope), endoscopio de fibra flexible para la exploración del estómago.

gastrointestinal (GI) (gastrointestinal [GI]), relativo o perteneciente a los órganos del tracto GI, desde la boca hasta el ano.

gastromalacia (gastromalacia), reblandecimiento anómalo de las paredes del estómago.

gastromegalia (gastromegaly), aumento anómalo del tamaño del estómago o del abdomen.

gastroparesia (gastroparesis), **1.** parálisis del estómago. **2.** insuficiencia del vaciamiento gástrico causada por la reducción de la motilidad del estómago.

gastroplastia (gastroplasty), cualquier intervención quirúrgica realizada para reformar o reparar cualquier defecto o deformidad del estómago.

gastroscopia (gastroscopy), inspección visual del interior del estómago mediante un gastroscopio introducido a través del esófago.

gastroscopio (gastroscope), instrumento de fibra óptica para examinar el interior del estómago.

gastrosquisis (gastroschisis), defecto congénito caracterizado por el cierre incompleto de la pared abdominal, con protrusión de las vísceras.

gastrostomía (gastrostomy), creación quirúrgica de un orificio artificial en el estómago a través de la pared abdominal, realizada para evitar la malnutrición y la inanición en los pacientes con cáncer de esófago o fístulas traqueoesofágicas o a aquellos que se sospecha van a permanecer inconscientes durante un período prolongado, o en aquéllos incapaces de tragar como resultado de un ACV, enfermedad de Alzheimer u otros trastornos.

gastrostomía endoscópica percutánea (GEP) (percutaneous endoscopic gastrostomy [PEG]), creación de un nuevo orificio en el estómago para alimentación por sonda entérica. Puede utilizarse también para descompresión gástrica. La GEP se efectúa mediante la punción de la pared abdominal después de distender el estómago. A continuación se introduce una sonda a través de la pared abdominal al interior del estómago con guía endoscópica.

gastrotoracópago (gastrothoracopagus), gemelos unidos por el tórax y el abdomen.

gástrula (gastrula), estadio embrionario precoz formado por la invaginación de la blástula. La gástrula, en forma de copa, consta de una capa externa de ectodermo y de una capa interna de mesentodermo, que posteriormente se diferencia en mesodermo y endodermo.

gastrulación (gastrulation), desarrollo de la gástrula en los animales inferiores, con la formación de las tres capas germinales en el embrión humano y en los animales superiores.

GAT (ATG), siglas de **globulina antitimocito.**

gatifloxacino (gatifloxacin), antiinfeccioso de amplio espectro. Se utiliza para el tratamiento de la reagudización bacteriana de la bronquitis crónica, sinusitis aguda, neumonía extrahospitalaria, gonorrea e infecciones causadas por *Escherichia coli, Staphylococcus aureus, Haemophilus influenzae, H. parainfluenzae, Klebsiella pneumoniae, Moraxella catarrhalis, Neisseria gonorrhoeae, Proteus mirabilis, Chlamydia pneumoniae, Legionella pneumophila* y *Mycoplasma pneumoniae* susceptibles.

gatillo de presión (pressure trigger), gatillo para comenzar la ventilación asistida, que consta de un mecanismo para medir la presión y comenzar la ventilación asistida cuando la presión alcanza un nivel determinado.

gauss (gauss), [J. K. F. Gauss, físico alemán, 1777-1855], unidad de fuerza del campo magnético. Equivale a 10^{-4} tesla.

gay (gay), **1.** persona homosexual. **2.** relativo a la homosexualidad.

Gay Nurses' Alliance (GNA) (Gay Nurses' Alliance [GNA]), organización nacional estadounidense de profesionales de la enfermería homosexuales.

GBIA (GBIA), siglas de **análisis de inhibición bacteriana de Guthrie.**

g.c. (g.c.), *informal,* siglas de **gonococo.**

GC (CO), siglas de **gasto cardíaco.**

G-CSF (G-CSF), siglas de **factor estimulante de colonias de granulocitos** *(granulocyte colony-stimulating factor).*

Gd (Gd), símbolo del **gadolinio.**

GDNF (GDNF), siglas de **factor neurotrófico derivado de la línea de células gliales.**

Ge (Ge), símbolo del **germanio.**

gefitinib (gefitinib), antineoplásico utilizado para tratar el cáncer de pulmón no microcítico.

GEG (LGA), siglas de lactante **grande para la edad gestacional.**

gegenhalten (gegenhalten), resistencia involuntaria a la movilidad pasiva de las extremidades. El efecto puede tener un origen psicógeno o ser un signo de demencia o de deterioro cerebral.

gel (gel), coloide firme aunque contenga una cantidad elevada de líquido, utilizado en muchas medicinas como demulcente, vehículo de otros fármacos, antiácido o astringente, dependiendo del fármaco del que proceda.

gel básico de carbonato de aluminio (basic aluminum carbonate gel), un gel de carbonato de aluminio hidróxido de aluminio. Se emplea como antiácido, para el tratamiento de la hiperfosfatemia en la insuficiencia renal y para prevenir los cálculos urinarios de fosfato.

gel de sílice (silica gel), forma coagulada e hidratada de sílice. Se emplea como absorbente de gases y como agente deshidratante.

gelatina de Wharton (Wharton's jelly), [Thomas Wharton, anatomista inglés, 1614-1673], tejido gelatinoso que permanece cuando el tallo corporal se fusiona con el saco vitelino en el cordón umbilical.

gelatina de zinc (zinc gelatin), protector tópico para varicosidades y otras lesiones de las extremidades inferiores.

gelatinoso (gelatinous), relativo a, o parecido a una sustancia viscosa, como la jalea.

gemación (gemmation), proceso de producción de yemas.

gemación (budding), tipo de reproducción asexual en el que la célula produce una proyección semejante a una yema que contiene cromatina y que eventualmente se separa del progenitor y se desarrolla como un organismo independiente. Es la forma común de reproducción en los animales inferiores y las plantas, como las esponjas, levaduras y mohos.

gemado (gemmate), **1.** que tiene yemas. **2.** que se reproduce por gemación.

gemcitabina (gemcitabine), antineoplásico misceláneo que se utiliza en el tratamiento del adenocarcinoma de páncreas (estadios II y III no resecables o metastásicos estadio IV) y en el cáncer de pulmón no microcítico (estadios IIIA o IIIB y IV). También se utiliza en combinación con cisplatino en el tratamiento del cáncer de pulmón no microcítico no operable, avanzado o metastásico.

gemelar (gemellary), relativo o perteneciente a los gemelos.

gemelaridad (twinning), **1.** desarrollo de dos o más fetos durante el mismo embarazo, ya sea espontáneamente o a través de una intervención externa en animales con propósitos experimentales. **2.** duplicación de probables estructuras o partes en división.

gemelípara (gemellipara), mujer que ha dado a luz gemelos.

gemelo (twin), cualquiera de los dos descendientes nacidos de un embarazo y desarrollados a partir de un único óvulo o dos óvulos liberados simultáneamente del ovario y fertilizados al mismo tiempo. La incidencia de nacimientos gemelares es aproximadamente de 1 de cada 80 embarazos.

gemelo desaparecido (vanishing twin), embrión o feto gemelo que es abortado durante la gestación.

gemelología (gemellology), estudio de los gemelos y de los fenómenos relacionados con los mismos.

gemelos (gemellus), cada uno de los dos pequeños músculos que salen del isquion. Rotan la cadera hacia fuera.

gemelos desiguales (unequal twins), dos fetos separados nacidos del mismo embarazo, en los que sólo uno de ellos está completamente formado y el otro presenta defectos del desarrollo de diferente grado.

G

gemelos dicigóticos (dizygotic twins), producto doble del mismo embarazo, desarrollado a partir de dos óvulos liberados simultáneamente por el ovario y fertilizados a la vez. Pueden ser del mismo o de distinto sexo, y tienen una diferente constitución física y genética; sus placentas y membranas (amnios y corion) son diferentes y separadas.

gemelos discordantes (discordant twins), gemelos que muestran una diferencia de tamaño considerable (mayor del 10% de su peso) al nacer.

gemelos dispares (disparate twins), gemelos que son claramente diferentes el uno del otro, en peso y otras características.

gemelos entrelazados (interlocked twins), gemelos monocigóticos colocados de tal forma dentro del útero que el cuello de uno se entrelaza con el del otro durante la presentación imposibilitando el parto vaginal.

gemelos monocigóticos (monozigotic twins), dos descendientes de un mismo embarazo que se desarrollan a partir de un solo óvulo fertilizado que se divide en dos mitades iguales en la fase de división precoz del desarrollo embrionario, originando fetos separados. Estos gemelos siempre son del mismo sexo, tienen la misma constitución genética, poseen el mismo grupo sanguíneo y se parecen enormemente entre sí en cuanto a sus características físicas, psicológicas y mentales.

gemelos monoovulares (monoovular twins), gemelos idénticos.

gemelos o gastrocnemio (gastrocnemius), músculo más superficial de la región posterior de la pierna. Flexiona la pierna y realiza la flexión plantar del pie.

gemelos siameses (Siamese twins), [Chang y Eng, gemelos unidos nacidos en Siam (actualmente Tailandia) en 1811], fetos gemelos unidos, desarrollados de forma equivalente, producto de un solo óvulo. El grado de intensidad de la alteración varía desde una fusión superficial, como la de los vasos umbilicales, a aquella en la que la unión es completa por la cabeza o el torso, con varios órganos internos compartidos.

gemelos unidos (conjoined twins), dos fetos desarrollados del mismo óvulo que están físicamente unidos en el momento del nacimiento. Estos gemelos aparecen cuando no tiene lugar la separación precoz de los blastómeros en el desarrollo embrionario hasta la fase tardía de la división y ésta es incompleta, provocando la fusión.

gemfibrozil (gemfibrozil), sustancia hipolipemiante. Se utiliza en el tratamiento de la hiperlipemia, en concreto para la hipertrigliceridemia.

gemífero (gemmiferous), que tiene yemas; gemíparo.

gemifloxacino (gemifloxacin), agente antiinfeccioso que inhibe la ADN girasa. Se usa para tratar la exacerbación de la bronquitis crónica causada por *Streptococcus pneumoniae, Haemophilus influenzae, H. parainfluenzae, y Moraxella catarrhalis* y la neumonía extrahospitalaria causada por *S. pneumoniae* (incluidas las cepas multirresistentes), *H. influenzae, M. catarrhalis, Mycoplasma pneumoniae, Chlamydia pneumoniae* y *Klebsiella pneumoniae.*

gemiforme (gemmiform), que parece una yema.

gemíparo (gemmipara), animal que produce yemas o se reproduce por gemación, como la hidra.

gemistocito (gemistocyte), astrocito con núcleo excéntrico y citoplasma edematoso, como los que se ven en las regiones de tejido nervioso afectado por edema, desmielinización o infarto.

GEMS (GEMS), siglas de **formación geriátrica para los servicios médicos de urgencias.**

gemtuzumab ozogamicin (gemtuzumab ozogamicin), anticuerpo monoclonal derivado de ADN recombinante y conjugado con un antibiótico antitumoral citotóxico que se usa como antineoplásico en el tratamiento de las recidivas de la leucemia mieloide aguda.

gen (gene), unidad biológica de material genético y herencia. Se considera que es una secuencia determinada dentro de una molécula de ADN, que ocupa un locus preciso en un cromosoma y que es capaz de autorreplicarse mediante la codificación de una cadena polipeptídica específica.

gen complementario (complementary gene), cada miembro de dos o más pares de genes no alelos que interactúan para producir un efecto que no se expresa en ausencia de cualquiera de los pares.

gen con impronta (imprinted gene), gen cuya expresión se ha visto afectada por la impronta genómica, de modo que sólo un alelo es funcional y el otro se ha inactivado por mecanismos epigenéticos durante el desarrollo embrionario.

gen D (D gene), elemento de un conjunto de genes situados entre los genes V y J que codifican la región D de las cadenas pesadas o la cadenas beta o delta de los receptores receptor de las células T.

gen DCC (DCC gene), (*d*eleted in *c*olorrectal *c*arcinoma), gen normalmente expresado en la mucosa del colon, que aparece reducido o ausente en una pequeña proporción de pacientes con cáncer colorrectal.

gen de control (control gene), gen, como el gen operador o el gen regulador, que controla la transcripción de la secuencia de aminoácidos en el gen estructural induciendo o reprimiendo la síntesis de ARN.

gen de histocompatibilidad (histocompatibility gene), gen del complejo HLA que determina la histocompatibilidad entre el donante y el receptor de un tejido trasplantado.

gen estructural (structural gene), unidad de información genética que especifica la secuencia de aminoácidos de un polipéptido.

gen inhibidor (inhibiting gene), gen que evita la expresión de otro gen.

gen K-ras (K-ras-gene), tipo de oncogén.

gen ligado al X (X-linked gene), gen que se localiza en el cromosoma X. El rasgo correspondiente, dominante o recesivo, siempre se expresa en los varones, porque sólo tienen un cromosoma X.

gen modificador (modifying gene), gen que altera o influye en la expresión de la función de otro gen, como la supresión o reducción de la función normal del gen modificado.

gen mutante (mutant gene), cualquier gen que ha sufrido un cambio, como la pérdida, ganancia o intercambio de material genético, que afecta a la transmisión y expresión normal de un rasgo.

gen MX (MX gene), gen humano que ayuda al cuerpo a resistir las infecciones virales. Cuando se expone al interferón el gen MX inhibe la producción de las proteínas y ácidos nucleicos virales necesarios para la proliferación de nuevas partículas virales.

gen natural (wild-type allele), forma normal o estándar de un gen, en contraste con la forma mutante.

gen operador (operator gene), sección del ADN bacteriano que regula la transcripción de los genes estructurales en un operón mediante la interacción con una proteína represora.

gen pleiotrópico (pleiotropic gene), gen que produce un conjunto de efectos fenotípicos no relacionados.

gen *pol* *(pol gen),* segmento de material genético de los retrovirus, como el virus de la inmunodeficiencia humana, que codifica su enzima transcriptasa inversa.

gen regulador (regulator gene), (en genética molecular) unidad genética que regula o suprime la actividad de uno o más genes estructurales.

gen subletal (sublethal allele), alelo cuya presencia provoca anomalías o impide el funcionamiento de un organismo, pero no causa su muerte.

gen suplementario (supplementary gene), cualquiera de dos pares de genes no alélicos que interaccionan de tal modo que uno de ellos necesita la presencia del otro para expresarse, mientras que el segundo par puede producir un efecto propio e independiente del primero.

gen supresor (suppressor gene), unidad genética que es capaz de invertir el efecto de una clase específica de mutación en otros genes.

gen supresor de tumor (tumor suppressor gene), gen cuya función es limitar la proliferación celular. La pérdida de dicha función lleva a transformación celular y a crecimiento tumoral.

gen VIH regulador (regulatory HIV gene), gen perteneciente a un grupo de genes del genoma del VIH que influye sobre la expresión de otros genes del VIH. Un gen regulador *(tat)* estimula la expresión, un segundo gen *(nef)* puede inhibir la expresión y un tercero *(rev)* proporciona retroalimentación a los otros.

generación (generation), **1.** acto o proceso de reproducción; procreación. **2.** grupo de individuos, animales o plantas contemporáneos que se separan de un antecesor común por el mismo número de ciclos vitales. **3.** período de tiempo comprendido entre el nacimiento de un individuo u organismo y el nacimiento de sus descendientes.

generación alterna (alternate generation), modalidad de reproducción en la que alterna una generación sexual con una o más generaciones asexuales, como sucede en muchas plantas y animales inferiores.

generación espontánea (spontaneous generation), origen teórico de los organismos vivos a partir de materia inanimada; abiogénesis.

generación filial (filial generation), descendencia producida por un determinado apareamiento o cruce en una secuencia genética.

generación intermedia (sandwich generation), miembros de la generación que intenta criar a los hijos y ayudar a la vez a sus padres cuando éstos envejecen.

generación parental (P_1) (parental generation [P_1]), cruce inicial entre dos variedades en una secuencia genética; los progenitores de cualquier individuo, organismo o planta que pertenezcan a la generación F_1.

generador de presión constante (constant pressure generator), generador que proporciona o genera una presión de gas constante a lo largo del ciclo inspiratorio de la respiración. La presión puede oscilar desde un valor bajo, como 12 cmH_2O, hasta un valor tan alto como 3.500 cmH_2O cuando sea necesario.

generador de pulso (pulse generator), fuente de energía del marcapasos cardíaco alimentada generalmente con litio que proporciona impulsos a los electrodos implantados con una frecuencia fija o siguiendo un patrón programado.

generador de Van de Graaff (Van de Graaff generator), [Robert J. Van de Graaff, físico norteamericano, 1901-1967], dispositivo en el que las partículas cargadas electrónicamente se dispersan en una correa móvil para llevarlas hasta un terminal aislado, donde provocan una gran acumulación de carga electrostática. El generador se utiliza con frecuencia para inyectar partículas en un acelerador de mayor tamaño.

generador multifásico (multiphase generator), (en radiología) generador que trabaja con una potencia mayor que la de una sola fase. Suele tener tres fases, lo que aumenta considerablemente el número de rayos X producidos por unidad de tiempo.

generalización (generalization), **1.** razonamiento por el que se extrae una conclusión básica, con aplicación a diferentes temas que tienen un factor común. **2.** proceso de reducir o someter a una regla o norma general, como clasificar distintos aspectos o elementos en categorías generales. **3.** principio con aplicación general. **4.** (en terapia ocupacional) capacidad de un paciente para aplicar los conocimientos y habilidades aprendidas a diversas situaciones similares pero nuevas.

generalización del estímulo (stimulus generalization), tipo de condicionamiento en el cual se refuerza la reacción a un estímulo para permitir el traslado de dicha reacción a otras acciones.

generativo (generative), perteneciente a la actividad que genera un nuevo desarrollo físico o mental, como la resolución creativa de problemas.

genérico (generic), **1.** relativo o perteneciente al género. **2.** relativo o perteneciente a una sustancia, producto o fármaco no protegido por un nombre comercial. **3.** relativo o perteneciente al nombre no comercial asignado a los fármacos por las agencias estatales de farmacia.

género (gender), **1.** clasificación del sexo de una persona en masculino, femenino o intersexual. **2.** sexo particular de una persona.

género (genus), subdivisión de una familia de animales o plantas. Un género suele estar compuesto por varias especies íntimamente relacionadas, aunque el género *Homo sapiens* sólo tenga una: el ser humano.

genes ligados (linked genes), genes que se localizan sobre el mismo cromosoma, y cuya posición está lo suficientemente próxima como para que se tiendan a transmitir como un grupo de ligamiento.

genes ortólogos (orthologous genes), genes en diferentes especies que son similares en sus secuencias de nucleótidos, indicando que se originaron a partir de un gen ancestral común.

genes Rh (Rh genes), serie de genes alélicos que determinan los distintos grupos sanguíneos Rh. Las cuatro variantes del gen Rh^+ se identifican como R^0, R^1, R^2 y R^z, mientras que los cuatro tipos de gen Rh^- se denominan r, r′, r′′ y r_y.

genes T-box (T-box genes), familia muy conservada de factores de transcripción que tienen una secuencia común de unión al ADNM (T-box), que son importantes en la regulación de una amplia variedad de procesos del desarrollo en animales.

génesis (genesis), **1.** origen, generación o desarrollo evolutivo de algo. **2.** acto de producir o procrear.

genética (genetics), **1.** ciencia que estudia los principios y mecanismos de la herencia, especialmente aquéllos mediante los cuales se transmiten unos determinados caracteres desde los progenitores a su descendencia y las causas de las similitudes y diferencias entre organismos emparentados. **2.** información genética total de un determinado individuo, familia, grupo o trastorno.

genética clínica (clinical genetics), rama de la genética que estudia las alteraciones hereditarias e investiga los posibles factores genéticos que pueden influir en la aparición de cualquier enfermedad.

genética de poblaciones (population genetics), rama de la genética que aplica la herencia mendeliana a grupos y estudia la frecuencia de alelos y genotipos en poblaciones en reproducción.

genética molecular (molecular genetics), rama de la genética que se centra en la estructura química y en las funciones, replicación y mutaciones de las moléculas implicadas en la transmisión de la información genética, como el ADN o ARN.

genético (genetic), **1.** perteneciente a la reproducción, nacimiento u origen. **2.** perteneciente a la genética o a la herencia. **3.** perteneciente a, relativo a o producido por un gen; hereditario.

genetista (geneticist), especialista en el estudio o en la aplicación de la genética.

geniogloso (genioglossus), uno de los músculos intrínsecos gruesos y en forma de abanico que descienden la parte central de la lengua y protruyen su zona anterior fuera de la boca.

geniohioideo (geniohyoideus), uno de los cuatro músculos suprahioideos cuya acción es traccionar del hueso hioides y de la lengua hacia delante.

genitales (genitals), órganos sexuales o reproductores externos y visibles. En la mujer están constituidos por la vulva, el monte de Venus, los labios mayores, los labios menores, el clítoris y la vagina. Los genitales masculinos son el pene, el escroto y los testículos.

genitales ambiguos (ambiguous genitalia), genitales externos que no son normales ni presentan las características morfológicas típicas de ninguno de los dos sexos, como sucede en el seudohermafroditismo.

genitourinario (GU) (genitourinary [GU]), relativo a los aparatos genital y urinario del organismo, tanto a las estructuras orgánicas como a las funciones o a ambas.

genocidio (genocide), exterminio sistemático de una población nacional, étnica, política, religiosa o de otra clase.

genograma (genogram), diagrama que muestra las relaciones familiares al menos durante las tres últimas generaciones.

genoma (genome), juego completo de genes en los cromosomas de cada una de las células de un determinado organismo.

genómico (genomic), relativo al genoma.

genoteca de ADN (DNA library), colección de fragmentos de ADN de un organismo, cada uno portado por un plásmido o un virus y clonado en un huésped adecuado. Para escrutar una genoteca de ADN y localizar una secuencia específica se utiliza una sonda de ADN.

genotipo (genotype), **1.** constitución genética completa de un organismo o un grupo, determinada por la combinación y localización particulares de los genes en los cromosomas. **2.** alelos situados en una o más localizaciones en cromosomas homólogos. **3.** grupo o clase de organismos que tienen la misma configuración genética; la especie tipo de un género.

genotóxico (genotoxic), capaz de alterar el ADN, produciendo así cáncer o mutación.

genu (genu), la rodilla o cualquier estructura angular que se parezca a una rodilla flexionada.

genu recurvatum (genu recurvatum), deformidad de la articulación de la rodilla con hiperextensión y convexidad posterior.

genu valgo (genu valgum), deformidad en la que las piernas están curvadas hacia dentro, de forma que las rodillas se juntan, chocando cuando camina el individuo, quedando los tobillos muy separados.

genu varo (genu varum), deformidad en la que una o ambas piernas están dobladas hacia fuera a la altura de la rodilla.

geofagia (geophagia), costumbre de comer tiza o suciedad. Como si fuese una forma de pica, la compulsión se asocia con trastornos del equilibrio mineral.

geotricosis (geotrichosis), trastorno relacionado con el hongo *Geotrichum candidum,* que puede producir procesos orales, bronquiales, faríngeos e intestinales. Se produce con más frecuencia en sujetos inmunodeprimidos con diabetes. La geotricosis se ha asociado a reacciones asmáticas alérgicas similares a la aspergilosis alérgica y a un tipo de trastorno intestinal caracterizado por dolor abdominal, diarrea y rectorragia.

geriatra (geriatrician), médico especialista en geriatría.

geriatría (geriatrics), rama de la medicina que se ocupa de la fisiología del envejecimiento y del diagnóstico y el tratamiento de las enfermedades que afectan a la tercera edad.

germanio (Ge) (germanium [Ge]), elemento metálico con algunas propiedades no metálicas. Su número atómico es 32 y su peso atómico 72,61.

germen (germ), **1.** (no técnica) cualquier microorganismo, especialmente los patógenos. **2.** unidad de materia viva capaz de evolucionar hasta un organismo autosuficiente, como una semilla, espora o huevo. **3.** (en embriología) primera fase del desarrollo, como el espermatozoide u otra célula germinal.

germen dental (tooth germ), célula primitiva del embrión que es el precursor de un diente.

germicida (germicide), fármaco que destruye microorganismos patógenos.

germinación (germination), **1.** crecimiento y desarrollo inicial de un organismo desde la fertilización hasta la formación del embrión. **2.** brote de la espora o de la semilla de una planta.

germinal (germinal), perteneciente a o característico de una célula germinal o de las fases precoces del desarrollo.

germinoma (germinoma), neoplasia del tejido germinal de las gónadas, el mediastino o la región pineal. Suele asociarse a trastornos hipofisarios.

gerodermia (geroderma), **1.** la piel atrófica del envejecimiento. **2.** piel delgada y arrugada como consecuencia de un estado de nutrición deficiente. **3.** cualquier patología caracterizada por una piel fina y arrugada, asemejándose a la piel de la edad avanzada.

gerodoncia (gerodontics), la aplicación de cuidados dentales a personas mayores; el diagnóstico, prevención y tratamiento de los problemas dentales característicos de la edad avanzada.

gerontógeno (gerontogen), agente ambiental que contribuye al proceso de envejecimiento mediante la aceleración del comienzo y/o la velocidad de progresión del envejecimiento.

gerontología (gerontology), estudio de todos los aspectos del envejecimiento: los problemas clínicos, psicológicos, económicos y sociológicos que afrontan los ancianos y sus consecuencias tanto para el individuo como para la sociedad.

Gerontologic Society of America (GSA) (Gerontologic Society of America [GSA]), organización de profesionales científicos y académicos interesados por el estudio de la naturaleza del proceso de envejecimiento y por las manifestaciones clínicas de la enfermedad en el organismo que envejece. Los miembros de la GSA participan con la International Association of Gerontology en seminarios periódicos en los que se presentan trabajos de todo el mundo sobre longevidad.

gerontoxon (gerontoxon), anillo anómalo de color blanco o gris situado en el borde externo de la córnea. Se debe a los depósitos de colesterol en la córnea o por la degeneración de la estructura de soporte corneal.

geropsiquiatría (geropsychiatry), estudio y tratamiento de los trastornos mentales en los ancianos o los trastornos funcionales/mentales de personas de 50-70 años si cumplen criterios para ello.

gestación (gestation), en un animal vivíparo, período de tiempo comprendido entre la fertilización del óvulo y el nacimiento. La gestación varía en función de la especie.

gestación abdominal (abdominal gestation), implantación de un óvulo fertilizado fuera del útero, pero dentro de la cavidad peritoneal.

gestación abdominotubárica (tuboabdominal gestation), embarazo ectópico en el que el embrión se desarrolla en parte en la cavidad abdominal y en parte en la trompa uterina. Este trastorno generalmente comienza como un embarazo tubárico que se extiende hacia el abdomen a medida que avanza el desarrollo.

gestación bigemelar (bigeminal pregnancy), embarazo gemelar.

gestación prolongada (prolonged gestation), embarazo que dura más tiempo del establecido como normal de 41 semanas.

gestación secundaria (secondary gestation), embarazo en el que el óvulo se desplaza de su lugar original de implantación, aunque continúa su desarrollo en otra localización.

gestación tuboovárica (tubo-ovarian gestation), embarazo ectópico que se desarrolla parcialmente en la trompa de Falopio y en el ovario.

Gestalt (Gestalt), configuración, modelo o experiencia simple, física, psicológica o simbólica, que consta de una serie de elementos cuyo efecto como un todo es diferente al de la suma de sus partes.

gestar (gestate), **1.** llevar en el útero un feto en desarrollo. **2.** crecer y desarrollarse lentamente hacia la madurez, como el feto en el útero.

gesticulación en la exploración física (gestures in physical examination), indicios de carácter físico en el diagnóstico, como por ejemplo que el paciente apriete el puño cerrado contra el esternón en una forma de mensaje de «lenguaje corporal» del dolor experimentado durante un IM.

gestión por casos[1] (case management), **1.** proceso de resolución de problemas a través del cual se garantizan servicios adecuados a los individuos y familias. **2.** método para estructurar la asistencia aguda de todos los pacientes en tres dimensiones: diseño del trabajo, funciones de asistencia clínica y monitorización concurrente y retroalimentación. **3.** proceso orientado a objetivos centrados en el paciente para evaluar la necesidad de un individuo de servicios especiales y obtenerlos y para proceder a su monitorización.

gestión por casos[2] (case management), intervención de enfermería recogida en la Nursing Interventions Classification (NIC). Se define como la adecuación y coordinación de la asistencia para contextos individuales y poblacionales específicos con el fin de reducir costes, disminuir la utilización de recursos, mejorar la calidad de la asistencia sanitaria y conseguir los resultados deseados.

gestión total de calidad (GTC) (total quality management [TQM]), propuesta de mejora de la provisión de servicios basada en la premisa de que la inmensa mayoría de los fallos de calidad pueden mejorarse controlando esos procesos. La GTC implica la creación de una estructura para identificar y mejorar los procesos, el uso de análisis estadísticos basados en datos para estudiar los procesos y la autorización de los empleados para asumir la responsabilidad de sus propias tareas de forma que fomente el aprendizaje continuo y la responsabilidad personal.

gesto suicida (suicide gesture), (en enfermería psiquiátrica) intento aparente por parte de un paciente de autolesionarse, sin consecuencias letales y generalmente sin un intento real de cometer suicidio.

GFP (GFP), siglas de **proteína fluorescente verde.**

GGT (GGT), siglas de **gamma-glutamiltranspeptidasa.**

GH (GH), siglas de **hormona del crecimiento.**

GHRF (GHRF), siglas de **factor liberador de hormona del crecimiento.**

GH-RH (GH-RH), siglas de **hormona liberadora de la hormona del crecimiento.**

GHRIH (GHRIH), siglas de *hormona inhibidora de la liberación de la hormona de crecimiento.*

GI (GI), siglas de **gastrointestinal.**

Giardia *(Giardia),* [Alfred Giard, biólogo francés, 1846-1908], género de protozoos flagelados. Existen muchas especies de *Giardia* que viven normalmente en el tracto digestivo, produciendo inflamación que, junto con otros factores, permiten la rápida proliferación del organismo.

giardiasis (giardiasis), trastorno intestinal inflamatorio producido por el sobrecrecimiento del protozoo *Giardia lamblia.* La fuente de la infección suele ser agua contaminada con material fecal.

giba (gibbus), joroba, tumefacción o crecimiento sobre una superficie corporal, normalmente circunscrita a un lado.

giba de Hampton (Hampton's hump), [Aubrey O. Hampton, radiólogo norteamericano, 1900-1955], imagen de tejido blando en una radiografía del pulmón que es una manifestación de infarto pulmonar.

gigantismo (gigantism), trastorno caracterizado por un tamaño y talla excesivos, producido en la mayoría de casos por la hipersecreción de la hormona de crecimiento (GH) que se produce antes del cierre de las epífisis óseas; se produce con menor frecuencia por hipogonadismo y determinados trastornos genéticos. En los varones con más de un cromosoma Y suele haber un crecimiento lineal excesivo, y también puede asociarse al síndrome de Klinefelter, síndrome de Marfan y algunos tipos de lipodistrofia generalizada.

gigantismo cerebral (cerebral gigantism), trastorno caracterizado por un peso y talla excesivos al nacimiento, crecimiento acelerado durante los primeros 4 o 5 años de vida sin elevación de la concentración de la hormona del crecimiento y recuperación de un ritmo de crecimiento normal. Algunos signos característicos de esta alteración son prognatismo, inclinación antimongoloide, cráneo dolicocéfalo, retraso mental moderado y deterioro de la coordinación.

ginandroide (gynandrous), describe un hombre o una mujer que posee alguna de las características físicas atribuidas normalmente al otro sexo.

gine (gyn), **1.** *informal,* abreviatura de **ginecólogo. 2.** *informal*, abreviatura de **ginecología.**

ginecografía (gynecography), exploración radiológica de los órganos de la pelvis femeninos mediante la insuflación intraperitoneal de gas.

ginecología (gynecology), estudio de las enfermedades de los órganos reproductores femeninos y las mamas. A diferencia de la mayoría de las especialidades médicas la ginecología comprende el tratamiento médico y quirúrgico. Casi siempre se estudia y practica junto con la obstetricia.

ginecólogo (gynecologist), médico especialista en ginecología.

ginecomastia (gynecomastia), aumento anómalo del tamaño de una o ambas mamas en el varón. Suele ser temporal y benigno. Puede estar producido por un desequilibrio hormonal, tumor suprarrenal, testicular o hipofisario, tratamiento con estrógenos o compuestos esteroideos o por incapacidad del hígado para inactivar los estrógenos circulantes, como ocurre en la cirrosis alcohólica. En menos ocasiones, la ginecomastia puede deberse a un tumor secretor de hormonas de la mama, el pulmón u otro órgano.

ginefobia (gynephobia), trastorno de ansiedad caracterizado por un miedo morboso hacia las mujeres o por aversión hacia la sociedad femenina.

gingival (gingival), perteneciente a las encías.

gingivectomía (gingivectomy), extirpación quirúrgica del tejido gingival infectado y enfermo, realizada para evitar el desarrollo de piorrea.

gingivitis (gingivitis), trastorno en el que las encías están rojas y tumefactas y sangran. Suele ser el resultado de mala higiene oral y acumulación de placa bacteriana en los dientes, pero puede ser un signo de otras enfermedades como DM, leucemia, cambios hormonales o deficiencias vitamínicas. Es habitual en el embarazo, suele ser indolora y puede ser aguda o crónica. Las investigaciones han encontrado asociaciones entre la aparición de enfermedad periodontal y cardiopatía, ictus, asma y recién nacidos con bajo peso.

gingivitis del embarazo (pregnancy gingivitis), aumento de tamaño o hiperplasia de las encías provocado por el desequilibrio hormonal que existe durante el embarazo.

gingivitis descamativa (desquamative gingivitis), inflamación gingival, caracterizada por el desprendimiento del epitelio superficial. Se asocia frecuentemente a la menopausia en su estado crónico.

gingivitis eruptiva (eruptive gingivitis), inflamación de las encías que suele acompañar a la erupción de los dientes permanentes.

gingivitis escorbútica (scorbutic gingivitis), alteración caracterizada por encías inflamadas o hemorrágicas y provocada por un déficit de vitamina C.

gingivitis gravídica (gravidum gingivitis), tipo de inflamación de las encías que se asocia a la formación de la placa durante el embarazo.

gingivitis hiperplásica (hyperplastic gingivitis), trastorno inflamatorio del tejido gingival como consecuencia del aumento del número de células, normalmente como resultado de la acumulación de la placa dentaria.

gingivitis hipertrófica (hypertrophic gingivitis), inflamación y engrosamiento de las encías como consecuencia de un aumento del tamaño de las células, normalmente por un trastorno sistémico subyacente.

gingivitis necrosante ulcerativa aguda (GNUA) (acute necrotizing ulcerative gingivitis [ANUG]), enfermedad peridontal recidivante de aparición súbita que afecta fundamentalmente a las papilas interdentales. Se caracteriza por inflamación dolorosa y ulceración de las encías que lleva a la formación de defectos en forma de cráter y de úlceras. También puede haber fiebre, destrucción ósea, olor fétido y adenopatías en la garganta y en el cuello.

gingivitis nefrítica (nephritic gingivitis), tipo de estomatitis y gingivitis asociadas a insuficiencia de la función renal, acompañadas de dolor, olor a amoniaco y aumento de la salivación.

gingivitis por bismuto (bismuth gingivitis), síntoma de intoxicación metálica por el bismuto administrado en el tratamiento de una enfermedad sistémica.

gingivitis ulcerativa necrotizante (necrotizing ulcerative gingivitis [NUG]), enfermedad inflamatoria y destructiva de las encías, que aparece de forma súbita con períodos de remisión y de exacerbación. Se caracteriza por la presencia de úlceras en las papilas gingivales que se recubren de tejido mudado y están delimitadas por un eritema lineal. Otras características son fetidez del aliento, hipersalivación y hemorragias gingivales espontáneas. Puede extenderse a otras partes de la mucosa oral, con lesiones que afectan al paladar o a la faringe. Aunque la enfermedad suele tener un patrón epidémico, no se ha demostrado que sea contagiosa.

gingivoplastia (gingivoplasty), reconstrucción quirúrgica de los tejidos gingivales con el objetivo de conservarlos sanos.

gingivostomatitis (gingivostomatitis), úlceras múltiples dolorosas en las encías y mucosa de la boca producidas por una infección herpética.

ginkgo (ginkgo), producto de herbolario que se obtiene de un árbol originario de China y Japón. Se utiliza en la insuficiencia circulatoria, diabetes, enfermedad vascular, cáncer, trastornos inflamatorios, impotencia y enfermedades degenerativas de los nervios. También se utiliza en trastornos cognitivos y de la memoria relacionados con la edad. Se suele considerar que el ginkgo tiene una cierta eficacia contra la demencia y en ocasiones se estima que es equivalente a un retraso de 6 meses en la progresión de la enfermedad.

ginogamona (gynogamone), gamona segregada por el gameto femenino.

ginseng (ginseng), planta que se utiliza en casos de agotamiento físico y mental, estrés, infecciones virales, diabetes, pereza, fatiga, inmunidad debilitada y convalecencia. Puede tener cierta eficacia (p. ej., mejor tolerancia al estrés, tiempos de reacción, pensamiento abstracto).

ginseng siberiano (Siberian ginseng), producto de herboristería que procede de un arbusto que se encuentra en todo el mundo, principalmente en Rusia y China. Se utiliza para aumentar el apetito, mejorar la circulación y para tratar la pérdida de memoria, hipertensión, insomnio, reumatismos, trastornos cardíacos y cefaleas. Es eficaz en determinadas circunstancias.

gipoma (gipoma), tumor pancreático que altera la secreción del polipéptido inhibidor gástrico (GIP).

girasa (gyrase), enzima que permite que la hélice circular cerrada de ADN bacteriano se desenrolle.

giro del paciente (log roll), maniobra por la que se gira a un paciente en decúbito de un lado a otro sin flexionar la columna vertebral. Los brazos del paciente se cruzan por delante del pecho y las piernas permanecen extendidas. El personal de enfermería perteneciente al equipo al cuidado de la salud se ayuda de una sábana colocada por debajo del paciente.

gl (df), siglas de **grados de libertad.**

glabela (glabella), región plana triangular de hueso entre los dos arcos supraciliares de la frente. A veces se utiliza como punto de referencia para las mediciones cefalométricas.

glande (glans), **1.** término general para referirse a una pequeña masa redondeada o un cuerpo similar a una glándula. **2.** tejido eréctil.

glande del clítoris (glans of clitoris), tejido eréctil situado en el extremo del clítoris, que se continúa con la parte intermedia de los bulbos del vestíbulo de la vagina. Está constituido por dos cuerpos cavernosos rodeados por una membrana densa fibrosa, conectados al pubis y al isquion.

glande del pene (glans penis), extremo cónico del pene, que cubre el final de los cuerpos cavernosos y el cuerpo esponjoso como una caperuza. El orificio uretral se localiza normalmente en el centro del extremo distal del glande.

glándula (gland), cualquiera de los numerosos órganos del cuerpo, constituida por células especializadas que secretan o excretan productos sin relación con su metabolismo normal. Algunas glándulas lubrican; otras, como la hipófisis, producen hormonas; las glándulas hematopoyéticas como el bazo y algunos nódulos linfáticos intervienen en la producción de sangre.

glándula accesoria (accessory gland), tejido glandular que contribuye de manera secundaria a la función de una glándula similar, la cual puede estar próxima o alejada cierta distancia.

glándula acinotubular (acinotubular gland), glándula conformada como un racimo de uvas en la que los acinos tienen forma tubular.

glándula aductal (ductless gland), glándula sin conducto excretor, como una glándula endocrina, que segrega hormonas en la sangre o la linfa.

glándula apocrina (apocrine gland), glándula cuya secreción contiene una parte de la célula secretora.

glándula areolar (areolar gland), cada una de las grandes glándulas sebáceas en la areola que rodean a los pezones de las mamas de la mujer. Las glándulas segregan un líquido graso que lubrica y protege al pezón, y contienen fibras musculares lisas que provocan la erección de los pezones cuando son estimulados.

glándula bulbouretral (bulbourethral gland), una de las dos pequeñas glándulas localizadas a cada lado de la próstata que drenan en la uretra. Las glándulas bulbouretrales segregan un componente líquido del líquido seminal.

glándula ciliar (ciliary gland), una de las numerosas glándulas sudoríparas modificadas de pequeño tamaño dispuestas en varias filas cerca de los bordes libres del párpado.

glándula citogénica (cytogenic gland), órgano glandular que segrega células vivas, específicamente los testículos y los ovarios.

glándula de Bartolino (Bartholin's gland), [Caspar T. Bartholin], cada una de las dos pequeñas glándulas secretoras de moco localizadas en las caras posterior y lateral del vestíbulo de la vagina.

glándula de Cowper (Cowper gland), [William Cowper, cirujano inglés, 1666-1709], cualquiera de las dos glándulas redondeadas, del tamaño de un guisante, localizadas en el esfínter de la uretra masculina, que vacían moco a la uretra.

glándula de Meibomio (meibomian gland), [Heinrich Meibom, médico alemán, 1638-1700], glándula sebácea múltiple que segrega sebo a través de los conductos situados en el borde posterior de cada párpado. Las glándulas están incluidas en la placa tarsal de cada párpado.

glándula de Naboth (nabothian gland), cualquiera de las numerosas glándulas mucosecretadas de pequeño tamaño del cuello uterino.

glándula de Nuhn (Nuhn's glang), glándula en la superficie inferior de la lengua, cerca de la punta y en la línea media.

glándula digestiva (digestive gland), cualquiera de las muchas estructuras que segregan los agentes reactivos que actúan en el desdoblamiento de los alimentos en sus componentes absorbibles necesarios para el metabolismo. Algunos tipos de glándulas digestivas son: glándulas gástricas, hígado y páncreas.

glándula ecrina (eccrine gland), uno de los tipos de glándulas sudoríparas que se encuentran en la dermis de la piel. Estas glándulas son no ramificadas, arrolladas y tubulares. Favorecen el enfriamiento mediante la evaporación de su secreción. transparente, de olor poco intenso y que contiene agua, cloruro sódico y trazas de albúmina, urea y otros compuestos.

glándula endocrina (endocrine gland), glándula exenta de conducto excretor que produce y segrega hormonas a la sangre o los ganglios linfáticos; dichas hormonas afectan al metabolismo y a otros procesos corporales. Son glándulas endocrinas la hipófisis, la epífisis, el hipotálamo, el timo, el tiroides, la paratiroides, la corteza suprarrenal, los islotes pancreáticos de Langerhans y las gónadas. También tienen funciones endocrinas células de otras estructuras, como la mucosa GI, los riñones, el corazón y la placenta.

glándula exocrina (exocrine gland), glándula que descarga sus secreciones a través de conductos que se abren a superficies internas o externas del cuerpo.

glándula hipofisaria (pituitary gland), glándula endocrina, situada debajo del cerebro en la fosa hipofisaria del hueso esfenoides, productora de un gran número de hormonas que gobiernan muchos de los procesos vitales. El lóbulo anterior de la glándula está compuesto por células poligonales relacionadas con la formación de siete hormonas: hormona del crecimiento, prolactina, TSH, hormona foliculoestimulante, hormona luteinizante, hormona adrenocorticotropa y hormona estimulante de los melanocitos. El lóbulo posterior es, morfológicamente, una extensión del hipotálamo y en él se originan la hormona antidiurética y la oxitocina.

glándula holocrina (holocrine gland), glándula cuya secreción contiene células de la glándula desintegradas o alteradas.

glándula lagrimal (lacrimal gland), una de las dos glándulas situadas por encima y lateralmente al globo ocular en la fosa lagrimal. La secreción acuosa que fluye desde las glándulas son las lágrimas, ligeramente alcalinas y salinas, que humedecen la conjuntiva.

glándula mamaria (mammary gland), cada una de las dos glándulas hemisféricas discoidales del tórax de las mujeres maduras, que en niños y varones se encuentran en estado rudimentario. El tejido glandular forma un sistema radial de lóbulos que contienen alveolos; cada lóbulo posee un sistema de conductos para el paso de leche desde los alveolos al pezón.

glándula merocrina (merocrine gland), glándula en la que la célula secretora permanece intacta durante la producción y liberación del producto secretorio.

glándula paratiroides (parathyroid gland), cualesquiera de las pequeñas estructuras, habitualmente cuatro, adheridas a la superficie dorsal de los lóbulos laterales de la glándula tiroides. Las glándulas paratiroides segregan la hormona paratiroidea, que ayuda a mantener la concentración de calcio en la sangre y garantiza una excitabilidad neuromuscular, una coagulación sanguínea y una permeabilidad de la membrana celular normales.

glándula parótida (parotid gland), glándula salival de mayor tamaño, en número par, que se sitúa a cada lado de la cara, inmediatamente por debajo y delante del oído externo. La parte principal de la glándula es superficial, algo aplanada y con forma de cuadrilátero. Se encuentra encerrada en una cápsula a continuación de la fascia cervical profunda.

glándula pineal (pineal body, pineal gland), estructura pequeña, algo aplanada y con forma de cono, suspendida de un pedículo en el epitálamo. Está constituida por células gliales y pinealocitos y, aparentemente, elabora la hormona melatonina, aunque todavía no se ha establecido su significación funcional exacta.

glándula salival (salivary gland), cada uno de los tres pares de glándulas que vierten sus secreciones en la boca para servir de ayuda en el proceso de la digestión. Las glándulas salivales son la parótida, la submaxilar y la sublingual. Se trata de estructuras racemosas formadas por numerosos lóbulos subdivididos en lobulillos más pequeños, conectados entre sí por un tejido areolar denso, vasos y conductos.

glándula sebácea (sebaceous gland), cualquiera de las numerosas estructuras saculares de la dermis. Se localizan por todo el cuerpo en estrecha relación con todos los tipos de pelo corporal, pero son especialmente abundantes en el cuero cabelludo, la cara, el ano, la nariz, la boca y el oído externo. Cada glándula está formada por un conducto único que surge de un grupo de alveolos ovales. Cada alveolo está formado por una membrana basal transparente que encierra células epiteliales. Los conductos de la mayor parte de las glándulas sebáceas se abren en los folículos pilosos, aunque algunos lo hacen en la superficie cutánea, como en los labios menores o en el borde libre de los labios. El sebo segregado por esas glándulas engrasa el pelo y la piel que le rodea y ayuda a evitar la evaporación del sudor, resultando útil para la retención del calor corporal.

glándula sublingual (sublingual gland), cualquiera de dos pequeñas glándulas salivares situadas debajo de la mucosa del suelo de la boca, por debajo de la lengua. Se trata de una estructura estrecha, en forma de almendra, que segrega un líquido mucoso producido por sus alveolos.

glándula submaxilar (submandibular gland), cualquiera de dos glándulas salivares, redondas, del tamaño de una nuez, situadas en el triángulo submandibular. Esta glándula segrega a la vez moco y un líquido seroso menos denso, que sirve de ayuda en el proceso de la digestión.

glándula sudorípara (sudoriferous gland), cualquiera de los 2 millones, aproximadamente, de diminutas estructuras situadas en la dermis y que producen sudor. La mayor parte de estas glándulas son ecrinas, y por el sudor que producen se elimina cloruro sódico, productos de desecho (urea y ácido láctico) y productos de degradación del ajo, especias y otras sustancias. Las gládulas sudoríparas apocrinas que se encuentran junto al vello grueso de las regiones púbica y axilar son más grandes y secretan un sudor más espeso que el secretado por las glándulas ecrinas. Cada glándula sudorípara está formada por un solo tubo compuesto de un cuerpo enrollado situado en la dermis profunda y un conducto superficial.

glándula sudorípara apocrina (apocrine sweat gland), glándula sudorípara dérmica de gran tamaño localizada en las regiones axilar, anal, genital y mamaria del organismo. Las glándulas apocrinas se vuelven funcionales a partir de la pubertad y secretan un sudor que contiene nutrientes que son consumidos por las bacterias de la piel.

glándula suprarrenal (adrenal gland), cada uno de los dos órganos secretores situados sobre los riñones y rodeados por la cápsula adiposa protectora de los mismos. Están formados por dos partes que tienen funciones independientes: la corteza y la médula.

glándula tarsal (tarsal gland), cada una de las numerosas glándulas sebáceas modificadas situadas en la superficie interna de los párpados.

glándula tiroides (thyroid gland), órgano muy vascularizado, situado en la región anterior del cuello, que pesa aproximadamente 30 g y está formado por dos lóbulos bilaterales conectados en el centro por un istmo estrecho. La mayoría de la glándula tiroides segrega la hormona tiroxina y otros grupos de células producen la hormona calcitonina. La glándula tiroides es esencial para el crecimiento normal del cuerpo en la infancia y su extirpación reduce enormemente los procesos oxidativos del cuerpo, produciendo un índice metabólico bajo característico del hipotiroidismo. La glándula tiroides se activa por la hormona tirotrófica de la hipófisis y requiere yodo para elaborar tiroxina.

glándula tubular espiral (coiled tubular gland), alguna de las numerosas glándulas multicelulares que contienen una porción secretora tubular con forma espiral, como las glándulas sudoríparas.

glándula tubular ramificada (branched tubular gland), una de las muchas glándulas multicelulares con un conducto excretor que parte de dos o más ramas secretoras con forma de tubo, como algunas de las glándulas gástricas.

glándula tubular simple (simple tubular gland), cualquiera de las numerosas glándulas multicelulares con un solo conducto en forma de tubo, como diversas glándulas del epitelio del intestino.

glándula tubuloalveolar compuesta (compound tubuloalveolar gland), una de las muchas glándulas multicelulares con más de un conducto secretor que contiene partes con forma tubular y otros con forma sacular, como las glándulas salivales.

glándula vestibular (vestibular gland), cada una de las cuatro pequeñas glándulas situadas dos a cada lado del orificio vaginal. Las glándulas vestibulares segregan una sustancia lubricante.

glándulas bucales (buccal glands), pequeñas glándulas salivales localizadas entre el músculo buccinador y la mucosa del vestíbulo de la boca.

glándulas ceruminosas (ceruminous glands), pequeñas estructuras del conducto auditivo externo que se cree que son glándulas sudoríparas modificadas. Secretan cera en lugar de sudor acuoso.

glándulas de Bowman (Bowman's glands), [William Bowman, anatomista inglés, 1816-1892], glándulas de la mucosa oral. Mantienen lubricada la superficie de la boca.

glándulas de Ebner (Ebner's glands), [Victor von Ebner, histólogo austríaco, 1842-1925], glándulas serosas de la lengua, que se abren en el fondo del surco que rodea las papilas circunvaladas.

glándulas de Lieberkühn (Lieberkühn's glands), [Johann N. Lieberkühn, anatomista alemán, 1711-1756], glándulas tubulares que se localizan entre las bases de las vellosidades del intestino delgado y en la superficie del epitelio del intestino grueso. Segregan un líquido acuoso.

glándulas de Skene (Skene's glands), [Alexander J. C. Skene, ginecólogo estadounidense, 1838-1900], las mayores de las glándulas de la uretra femenina. Tienen conductos que se abren inmediatamente dentro del orificio uretral.

glándulas del conducto biliar (glands of bile duct), glándulas tubuloacinares situadas en la mucosa de los conductos biliares y el cuello de la vesícula biliar.

glándulas gástricas (gastric glands), glándulas secretoras del estómago, incluidas las situadas en el fondo, el cardias y el píloro.

glándulas haversianas (haversian glands), [Clopton Havers, médico inglés, 1650-1702], cojinetes grasos extrasinoviales que pueden penetrar en el espacio articular.

glándulas labiales (labial glands), pequeñas glándulas serosas o mucosas situadas en el espesor de los labios.

glándulas lactíferas (lactiferous glands), glándulas que secretan o transportan leche.

glándulas uterinas (uterine glands), glándulas tubulares simples presentes en todo el espesor y extensión del endometrio. Aumentan de tamaño durante el período premenstrual.

glándulas vesicales (vesical glands), glándulas mucosas que existen en algunos casos en la pared de la vejiga urinaria, sobre todo a nivel del trígono.

glandulosensorial (sensoriglandular), relativo a la secreción refleja de las glándulas desencadenada por estimulación sensorial de un nervio.

glatiramer (glatiramer), fármaco usado para la EM. Se utiliza para disminuir la frecuencia de brotes en pacientes con EM recidivante remitente.

glaucoma (glaucoma), elevación anómala de la presión intraocular que se produce cuando la producción de humor acuoso supera a su drenaje, lo que lesiona el nervio óptico. El glaucoma agudo se produce si la pupila en un ojo con un ángulo estrecho entre el iris y la córnea se dilata mucho, lo que obstruye el drenaje del humor acuoso de la cámara anterior. El glaucoma de ángulo abierto primario es mucho más frecuente; aparece lentamente y de forma insidiosa sin un ángulo estrecho. Las pérdidas del campo visual periférico son más habituales y suelen desarrollarse sin que el paciente las advierta hasta que la enfermedad está muy avanzada. Se cree que la obstrucción se produce en la red trabecular.

glaucoma absoluto (absolute glaucoma), ceguera total en la que un aumento de la presión intraocular inducido por un glaucoma se traduce en una pérdida permanente de la visión. La papila óptica es de color blanco y está profundamente excavada y la pupila está, generalmente, muy dilatada e inmóvil.

glaucoma congénito (congenital glaucoma), forma poco frecuente de glaucoma que afecta a lactantes y a niños pequeños debido a un cierre congénito del ángulo iridocorneal por una membrana que obstruye el flujo del humor acuoso y eleva la presión intraocular. El proceso es progresivo, generalmente bilateral, y puede lesionar el nervio óptico.

glaucoma facolítico (phacolytic glaucoma), condición anormal caracterizada por una reacción autoinmune aguda del ojo. Está causada por hipersensibilidad del ojo a la proteína del cristalino y comúnmente se produce después de un traumatismo en el cristalino o cirugía de cataratas. Los síntomas acompañantes incluyen edema e inflamación ocular, dolor intenso y vista borrosa. La sustancia del cristalino queda invadida por células polimorfonucleares y fagocitos mononucleares.

glaucoma juvenil (juvenile glaucoma), aumento de la tensión intraocular en un adulto joven debido al desarrollo de defectos estructurales que limitan el flujo de salida del líquido.

glaucoma simple (simple glaucoma), glaucoma crónico de ángulo abierto sin complicaciones aunque puede existir pérdida del campo visual o atrofia óptica.

glenohumeral (glenohumeral), perteneciente a la cavidad glenoidea y al húmero en la articulación del hombro.

gliadina (gliadin), sustancia proteica obtenida a partir del trigo y del centeno y en menor cantidad en la cebada y la avena. Las personas que padecen enfermedad celíaca son sensibles a esta sustancia y deben excluirla de la dieta.

gliburida (glyburide), fármaco antidiabético oral. Se utiliza como coadyuvante de la dieta y el ejercicio para disminuir los niveles sanguíneos de glucosa en pacientes con DM tipo 2 (no insulinodependiente).

glicato (glycate), producto de una reacción no enzimática entre un azúcar y un grupo amino libre de una proteína.

glicerina (glycerin), líquido oleoso, dulce e incoloro, que es una preparación farmacéutica del glicerol. Se utiliza como humectante para la piel agrietada, como ingrediente de supositorios para el estreñimiento y como agente edulcorante y vehículo para preparaciones farmacológicas.

glicerofosfato cálcico (calcium glicerophosphate), sal de calcio administrada por vía intramuscular o intravenosa en unión de lactato cálcico en el tratamiento y la profilaxis de la hipocalcemia.

glicerol ($C_3H_8O_3$) (glycerol [$C_3H_8O_3$]), alcohol que forma parte de las grasas.

glicerolcinasa (glycerol kinase), enzima hepática y renal que cataliza la transferencia de un grupo fosfato desde el adenosintrifosfato para formar adenosindifosfato y 1-glicerol-3-fosfato.

glicina (Gly) (glycine [Gly]), aminoácido no esencial ampliamente distribuido como componente de proteínas animales y vegetales.

glicirriza (glycyrrhiza), regaliz.

glimepirida (glimepiride) sulfonilurea usada como hipoglucemiante en el tratamiento de la DM de tipo 2.

glioblastoma multiforme (glioblastoma multiforme), tumor maligno invasivo de crecimiento rápido, pulposo o quístico del cerebro o, en ocasiones, de la médula espinal. La lesión se disemina mediante proyecciones en forma de seudópodos.

glioma (glioma), cualquier representante del numeroso grupo de tumores primarios del cerebro, compuesto por células gliales malignas.

glioma ependimario (ependymal glioma), glioma de gran tamaño, vascular, de aspecto sólido, que aparece en el cuarto ventrículo formado por células malignas.

glioma ganglionar (ganglionic glioma), tumor compuesto por células gliales y ganglionares próximas a su madurez.

glioma mixto (mixed glioma), tumor constituido por células gliales, que contiene más de un tipo celular, siendo las más frecuentes las células no nerviosas de origen ectodérmico.

glioma nasal (nasal glioma), neoplasia caracterizada por el crecimiento ectópico de tejido nervioso en la cavidad nasal.

glioma óptico (optic glioma), tumor formado por células gliales. Se desarrolla lentamente en el nervio óptico o en el quiasma óptico, ocasionando la pérdida de la visión y a menudo se acompaña de estrabismo secundario, exoftalmos y parálisis ocular.

glioma telangiectásico (telangiectatic glioma), tumor formado por células gliales y por una red de vasos sanguíneos que dan a la masa una coloración rosa intensa.

glioneuroma (glioneuroma), neoplasia constituida por células nerviosas y elementos de su tejido conjuntivo de sostén.

gliosarcoma (gliosarcoma), tumor constituido por células fusiformes situadas en el tejido conjuntivo de sostén de las células nerviosas.

gliosis (gliosis), proliferación de astrocitos que puede presentarse como signo de cicatrización tras una lesión del SNC.

glipizida (glipizide), antidiabético oral. Se utiliza como coadyuvante de la dieta y el ejercicio para disminuir los niveles de glucosa sanguíneos de pacientes no insulinodependientes con DM de tipo 2.

Gln (Gln), abreviatura de **glutamina.**

globina (globin), elemento del grupo de moléculas proteicas globulínicas. Se unen por medio del hierro en las moléculas hemo para formar hemoglobina o mioglobina.

globo histérico (globus hystericus), sensación transitoria de tener una masa en la garganta, que a menudo se asocia a un conflicto emocional o a un episodio de ansiedad aguda.

globo pálido (globus pallidus), la parte más pequeña y más interna del núcleo lenticular del cerebro, separado del putamen por la lámina medular lateral.

globulina (globulin), categoría extensa de proteínas simples clasificadas por su solubilidad, movilidad electroforética y tamaño.

globulina antitimocito (conejo) (antithymocyte globulin [rabbit]), gammaglobulina purificada obtenida a partir de conejos vacunados con timocitos humanos. Se administra por vía intravenosa como tratamiento del rechazo agudo tras el trasplante renal y de forma experimental en el tratamiento del rechazo tras otros tipos de trasplante distintos.

globulina antitimocito (GAT) (antithymocyte globulin [ATG]), fracción gammaglobulina de un antisuero derivado de animales inmunizados frente a los timocitos humanos.

globulina fijadora de hormonas sexuales (SHBG) (sex-hormone-binding globulin [SHBG]), proteína producida por el hígado que se une a la testosterona y al estradiol en el plasma. Tiene una mayor afinidad por la testosterona. La concentración plasmática de SHBG se ve influida por la cirrosis hepática, el hipertiroidismo, la obesidad (en mujeres), la malnutrición y los estrógenos.

globulina hiperinmune (hyperimmune globulin), cualquiera de los preparados de inmunoglobulinas con una concentración especialmente elevada de anticuerpos frente a ciertas enfermedades específicas.

globulina inmune humana (immune human globulin), solución estéril de globulinas, derivada de sangre de personas adultas que se utiliza como agente de inmunización pasiva.

globulina ligadora de tiroxina (thyroxine-binding globulin [TBG]), proteína plasmática que se une con y transporta tiroxina en la sangre.

globulina sérica (serum globulin), fracción proteica de suero sanguíneo con propiedades de anticuerpo. Los distintos tipos de fracciones, alfa, beta y gamma, tienen propiedades específicas diferentes.

globulinuria (globulinuria), presencia de proteínas de tipo globulina en la orina.

glóbulo (globule), pequeña masa esférica.

glóbulo de Dobie (Dobie's globule), [William M. Dobbie, médico inglés, 1828-1915], cuerpo tingible muy pequeño del disco transparente de una fibra de músculo estriado.

glóbulo de Marchi (Marchi's globule), [Vittoria Marchi, médica italiana, 1851-1908], fragmentos y partículas de mielina que se tiñen por el método de Marchi, tal como se observan en la degeneración de la médula espinal.

glóbulo de Morgagni (Morgagni's globule), [Giovanni B. Morgagni, anatomista italiano, 1682-1771], esfera opaca diminuta que puede formarse por coagulación del líquido existente entre el cristalino del ojo y su cápsula, especialmente en las cataratas.

glóbulo dentínico (dentin globule), pequeño cuerpo esférico en la dentina periférica, creado por calcificación precoz.

glóbulo lácteo (milk globule), pequeña gota esférica de grasa en la leche que tiende a separarse de ella constituyendo la crema.

glóbulo mielínico (myelin globule), gotícula parecida a las de grasa que aparece en algunos esputos.

glomangioma (glomangioma), tumor benigno que se desarrolla a partir de un acúmulo de células sanguíneas en la piel.

glomérulo (glomerulus), **1.** ovillo o racimo. **2.** estructura constituida por vasos sanguíneos o fibras nerviosas, como el glomérulo renal.

glomérulo yuxtamedular (juxtamedullary glomerulus), glomérulo renal localizado particularmente próximo a la frontera corticomedular.

glomerulonefritis (glomerulonephritis), inflamación del glomérulo renal, caracterizada por proteinuria, hematuria, disminución de la producción de orina y edema.

glomerulonefritis crónica (chronic glomerulonephritis), enfermedad no infecciosa de los glomérulos renales caracterizada por proteinuria, hematuria, edema y disminución del volumen de orina producida. La glomerulonefritis crónica evoluciona hacia la insuficiencia renal.

glomerulonefritis extracapilar necrosante idiopática (idiopathic necrotizing crescentic glomerulonephritis), trastorno autoinmunitario que causa hemorragia intracapsular y formación de semilunas celulares en el glomérulo renal.

glomerulonefritis membranoproliferativa (GNMP) (membranoproliferative glomerulonephritis [MPGN]), forma crónica de glomerulonefritis, caracterizada por la proliferación de las células mesangiales, espesamiento irregular de las paredes de los capilares glomerulares, espesamiento de la matriz mesangial y bajos niveles de complemento.

glomerulonefritis postinfecciosa (postinfectious glomerulonephritis), forma aguda de glomerulonefritis, que puede producirse de 1 a 6 semanas después de una infección estreptocócica, sobre todo en la infancia. La enfermedad se caracteriza por hematuria, oliguria, edema y proteinuria, especialmente en forma de cilindros granulares.

glomerulonefritis proliferativa (proliferative glomerulonephritis), cualquiera de los diversos tipos de glomerulonefritis acompañados por proliferación de células endoteliales o mesangiales en los glomérulos, que incluyen la glomerulonefritis aguda, difusa, membrana proliferativa, proliferativa mesangial y rápidamente progresiva.

glomerulonefritis subaguda (subacute glomerulonephritis), enfermedad no infecciosa poco frecuente del glomérulo renal caracterizada por proteinuria, hematuria, disminución de la producción de orina y edema. De causa desconocida, la enfermedad puede progresar rápidamente y causar eventualmente insuficiencia renal. El trasplante renal y la diálisis son los únicos tratamientos disponibles.

glomerulosclerosis (glomerulosclerosis), enfermedad renal grave en la que se pierde la función glomerular de filtración de la sangre a medida que los glomérulos son reemplazados por tejido cicatricial fibroso. La enfermedad suele producirse tras una infección o por arteriosclerosis.

glomerulosclerosis intercapilar (intercapillary glomerulosclerosis), trastorno caracterizado por la degeneración de los glomérulos renales. Se asocia con la diabetes y frecuentemente produce albuminuria, edema nefrótico, hipertensión e insuficiencia renal.

glomo, glomus (glomus), pequeño grupo de arteriolas que conectan directamente con venas y que poseen una inervación abundante.

glosectomía (glossectomy), extirpación quirúrgica de toda o de parte de la lengua.

glositis (glossitis), inflamación de la lengua. La glositis aguda, caracterizada por tumefacción, intenso dolor que puede irradiarse a los oídos, salivación, fiebre y aumento de tamaño de los nódulos linfáticos regionales, puede aparecer en el transcurso de una enfermedad infecciosa o tras una quemadura, picadura u otra lesión.

glositis atrófica (atrophic glossitis), trastorno caracterizado por la pérdida de las diversas papilas del dorso de la lengua, lo que da lugar a que la superficie de ésta se halle muy enrojecida y extremadamente sensible, dificultando la ingestión de alimentos.

glositis de Moeller (Moeller's glossitis), [Julius O. L. Moeller, cirujano alemán, 1819-1887], forma de glositis crónica caracterizada por dolor o quemazón de la lengua y un aumento de la sensibilidad a los alimentos calientes o muy especiados.

glositis parasitaria (parasitic glossitis), micosis de la lengua caracterizada por la presencia de una placa saburral negra o marrón en la superficie dorsal posterior constituida por papilas filiformes hipertróficas que tienen una longitud aproximada de 1 cm y que se rompen con facilidad. Esta afección puede producirse como consecuencia de una mala higiene oral, empleo de antibióticos de amplio espectro o radioterapia en el cuello y la cabeza. El trastorno no produce molestias.

glositis romboidal media (median rhomboid glossitis), zona roja, deprimida, de forma romboidal situada en el dorso de la lengua, que se irrita con frecuencia con el alcohol, las bebidas calientes o los alimentos muy especiados.

glosodinia (glossodynia), dolor en la lengua, producido por una inflamación aguda o crónica, un absceso o una úlcera.

glosoepiglótico (glossoepiglottic), perteneciente a la epiglotis y a la lengua.

glosofaríngeo (glossopharyngeal), relativo o perteneciente a la lengua y a la faringe.

glosofitia (glossophytia), trastorno de la lengua caracterizado por la presencia de una placa negruzca en la que las papilas filiformes aparecen muy alargadas y adelgazadas, como cabellos alargados.

glosolalia (glossolalia), trastorno en el que la persona afectada habla una especie de «lenguaje» nuevo desconocido, como hablar con palabras sin significado durante un estado de éxtasis religioso.

glosonco (glossoncus), tumefacción local o aumento generalizado del tamaño de la lengua.

glosopatía (glossopathy), trastorno patológico o enfermedad de la lengua, como una inflamación aguda producida por una quemadura, picadura, lesión o enfermedad infecciosa, un aumento de tamaño por un linfangioma congénito o un trastorno producido por una infección micótica, lesiones malignas o anomalías congénitas.

glosopeda (foot-and-mouth disease), infección aguda extremadamente contagiosa producida por un rabdovirus, concretamente por el virus de la estomatitis vesicular, que afecta fundamentalmente a animales biungulados. Se caracteriza por el desarrollo de úlceras en la piel que rodea la boca, en la mucosa oral y en las ubres. El virus se transmite al hombre por contacto directo con los animales infectados o con sus secreciones, o a través de la leche contaminada. Los síntomas y signos en el hombre son: cefalea, fiebre, malestar general y vesículas en la lengua, mucosa oral, manos y pies.

glosopexia (glossopexy), adherencia de la lengua al labio.

glosopirosis (glossopyrosis), sensación urente en la lengua producida por inflamación crónica, exposición a alimentos muy calientes o muy especiados o por glositis psicógena.

glosoplastia (glossoplasty), procedimiento quirúrgico o intervención plástica sobre la lengua realizada para corregir anomalías congénitas, reparar lesiones o recuperar una cierta función tras la extirpación de una lesión maligna.

glosoptosis (glossoptosis), retracción o desplazamiento de la lengua hacia abajo.

glosorrafia (glossorraphy), sutura quirúrgica de una herida de la lengua.

glosotriquia (glossotrichia), trastorno lingual caracterizado por la presencia de papilas de aspecto piloso.

glotis (glottis), **1.** orificio con forma de hendidura situado entre las cuerdas vocales verdaderas *(plica vocalis)*. **2.** aparato fonador de la laringe, constituido por las cuerdas vocales verdaderas y el orificio situado entre ellas.

glotis falsa (false glotis), apertura triangular entre los dos pliegues vestibulares adyacentes, a la entrada de la cámara intermedia de la cavidad laríngea.

GLP-1 (GLP-1), siglas de **péptido-1 análogo al glucagón.**

Glu (Glu), abreviatura de **ácido glutámico.**

glucagón (glucagon), hormona producida por las células alfa de los islotes de Langerhans, que estimula la conversión del glucógeno en glucosa en el hígado. La secreción de glucagón es estimulada por la hipoglucemia y por la hormona de crecimiento de la adenohipófisis.

glucagón (recombinante) (glucagón [recombinant]), forma de glucagón producido a partir de ADN recombinante que tiene las mismas acciones y usos que el de origen animal.

glucemia (blood glucose), concentración de glucosa en la sangre.

glucocorticoide (glucocorticoid), hormona esteroidea corticosuprarrenal que aumenta la gluconeogénesis, ejerce un efecto antiinflamatorio e influye en muchas funciones corporales. Los tres glucocorticoides principales son el cortisol (hidrocortisona), la corticosterona y la cortisona. Los glucocorticoides favorecen la liberación de aminoácidos en el músculo, movilizan ácidos grasos de los almacenes de grasa y aumentan la capacidad de los músculos esqueléticos para mantener las contracciones y evitar la fatiga.

glucoesfingolípidos (glycosphingolipids), compuestos constituidos por carbohidratos y ceramida, una sustancia grasa, presentes en los tejidos del sistema nervioso central y también en los eritrocitos.

glucoforina (glycophorin), proteína que forma parte de un grupo de proteínas que se proyectan a través de la membrana de los eritrocitos. El extremo externo de las glucoforinas es portador de un antígeno del grupo sanguíneo MNS. El componente de ácido siálico de las glucoforinas contribuye a la carga negativa de la membrana plasmática externa del eritrocito.

glucogénesis (glucogenesis), aumentar o producir glucosa.

glucogénesis (glycogenesis), síntesis de glucógeno a partir de glucosa.

glucógeno (glycogen), polisacárido que es el principal carbohidrato almacenado en las células animales. Se forma a partir de la glucosa y se almacena principalmente en el hígado y en menor cantidad en las células musculares.

glucogenólisis (glycogenolysis), descomposición del glucógeno en glucosa.

glucolípido (glycolipid), compuesto constituido por un lípido y un carbohidrato, normalmente galactosa, presente principalmente en el tejido del sistema nervioso.

glucólisis (glycolysis), serie de reacciones enzimáticas mediante las que la glucosa y otros azúcares se metabolizan para generar ácido láctico (glucólisis anaerobia) o ácido pirúvico (glucólisis aerobia), liberando energía en forma de adenosintrifosfato.

glucometabolismo (glycometabolism), metabolismo del azúcar en el cuerpo animal.

gluconato cálcico ($C_{12}H_{22}CaO_{14}$) (calcium gluconate [$C_{12}H_{22}CaO_{14}$]), polvo o granulado blanco, inodoro e insípido que se administra por vía oral o intravenosa para reponer los depósitos corporales de calcio, como después de una transfusión.

gluconato de cobre (copper gluconate), sal de cobre utilizada en la profilaxis y el tratamiento de la carencia de este metal.

gluconato de magnesio (magnesium gluconate), sal magnésica del gluconato, que se administra por vía oral para prevenir la hipomagnesemia.

gluconato férrico sódico (sodium ferric gluconate), agente hematínico empleado especialmente en el tratamiento de pacientes de hemodiálisis con anemia por deficiencia de hierro que también están recibiendo tratamiento con eritropoyetina.

gluconeogénesis (gluconeogenesis), formación de glucosa a partir de glicerol y proteínas, en lugar de a partir de carbohidratos.

glucopenia (glycopenia), deficiencia de azúcar en la sangre o los tejidos.

glucopéptidos (glycopeptides), clase de péptidos que contienen azúcares ligados a aminoácidos, como en la pared celular bacteriana.

glucopirrolato (glycopyrrolate), anticolinérgico prescrito como coadyuvante en el tratamiento de la úlcera y por vía parenteral para reducir las secreciones antes de la cirugía.

glucoproteína (glycoprotein), grupo numeroso de proteínas conjugadas en las que la sustancia no proteica es un carbohidrato. Las mucinas, los mucoides y las condroproteínas son algunos ejemplos.

glucoproteína IIb/IIIa (glycoprotein IIb/IIIa), proteína transmembrana de las plaquetas de tipo integrina que se une al fibrinógeno, el factor von Willebrand y otros ligandos. Interviene en la agregación plaquetaria y la formación de trombos.

glucosa (glucose), azúcar simple presente en determinados alimentos, especialmente frutas, siendo la fuente principal de energía en los líquidos corporales humanos y animales.

glucosa líquida (liquid glucose), líquido espeso, como jarabe, inodoro e incoloro o amarillento, que se obtiene por hidrólisis incompleta del almidón, constituido por dextrosa con dextrinas, maltosa y agua.

glucosa plasmática en ayunas (GPA) (fasting plasma glucose [FPG]), medida de la concentración de glucosa en plasma tras al menos 8 horas de ausencia de ingestión de alimento por parte del paciente.

glucosa-1-fosfato (glucose 1-phosphate), compuesto intermediario del metabolismo de los hidratos de carbono.

glucosa-6-fosfato (glucose 6-phosphate), compuesto intermediario del metabolismo de los hidratos de carbono.

glucosaminsulfato (glucosamine sulfate), sal sulfato de la glucosamina, preparada de forma artificial como suplemento nutricional y como remedio popular de la artrosis.

glucosano (glucosan), elemento del grupo de polisacáridos anhidros que por hidrólisis da lugar a una hexosa, fundamentalmente anhídridos de la glucosa. El almidón, la celulosa, las dextrinas y el glucógeno son glucosanos.

glucósido (glycoside), diversos carbohidratos que se desdoblan por hidrólisis en un glúcido y en una sustancia no glucídica. La planta *Digitalis purpurea* produce un glucósido utilizado para el tratamiento de las enfermedades cardíacas.

glucósido bociógeno (goitrogenic glycoside), glucósido que puede causar hipertiroidismo o un bocio.

glucósidos cianógenos (cyanogenic glycosides), compuestos químicos presentes en los alimentos que liberan cianuro de hidrógeno cuando se mastican o digieren.

glucosilación (glycosylation), la formación de uniones con grupos glucósido, la unión covalente de un hidrato de carbono con otra molécula.

glucosilo (glucosyl, glycosyl), **1.** relativo a la glucosa. **2.** radical formado a partir de un azúcar, como la glucosa, a la que se le sustituye un grupo hidroxilo.

glucosuria (glucosuria, glycosuria), presencia anómala de azúcar, especialmente glucosa, en orina. La glucosuria puede ser resultado de la ingestión de grandes cantidades de hidratos de carbono o de alteraciones endocrinas o renales. Es un hallazgo rutinario asociado normalmente con DM.

glucosuria diabética (diabetic glycosuria), excreción exagerada de glucosa por la orina debida a la presencia de diabetes mellitus mal controlada.

glucosuria emocional (emotional glycosuria), aumento temporal del nivel de excreción de azúcar en la orina como consecuencia de perturbaciones emocionales extremadas.

glucosuria renal (renal glycosuria), trastorno familiar caracterizado por la presencia de un umbral renal reducido para la glucosa. Los niveles de glucosa en sangre pueden ser normales aunque ésta sea excretada en la orina.

glutamato (glutamate), sal del ácido glutámico. Además de ser uno de los 20 aminoácidos esenciales, es un aminoácido excitador principal del SNC.

glutamato monosódico (monosodium glutamate [MSG]), potenciador del aroma de alimentos obtenido a partir de la sal del ácido glutámico presente en la naturaleza, y que es una de las causas del síndrome del restaurante chino. Se emplea también en el tratamiento de encefalopatías asociadas con trastornos hepáticos.

glutamina (Gln) (glutamine [Gln]), aminoácido no esencial presente en numerosas proteínas del organismo. Actúa como un donador de aminas en muchas reacciones y también es un transportador no tóxico del amoniaco.

glutaraldehído (glutaraldehyde), fijador histológico y esterilizante para instrumentos médicos.

glutargina (glutargin), glutamato de arginina.

glutatión (glutathione), enzima cuya deficiencia se asocia frecuentemente a anemia hemolítica. Actúa al captar y ceder hidrógeno. Transporta los aminoácidos a través de las membranas celulares y conjuga los fármacos para permitir su excreción.

gluten (gluten), proteína insoluble que forma parte del trigo y de otros cereales.

glúteo (gluteal, gluteus), cualquiera de los tres músculos que forman la nalga. El glúteo mayor es un músculo grande que se origina en el ilíaco, el sacro y el ligamento sacrotuberoso, y que se inserta en la tuberosidad glútea del fémur y en la fascia lata. Su función es la extensión del muslo. El glúteo medio se origina entre las líneas glúteas anterior y posterior del ilion y se inserta en el trocánter mayor del fémur. Su función es la abducción y rotación del muslo. El glúteo menor se origina entre las líneas glúteas inferior y anterior del ilion y se inserta en el trocánter mayor del fémur. Su función es la abducción del muslo.

Gly (Gly), abreviatura de **glicina.**

gm (gm), abreviatura de **gramo.**

GM-2 (GM-2), carbohidrato que se encuentra en cantidades mucho mayores en las células cancerosas que en las células normales. Se utiliza en algún tratamiento del cáncer experimental. Cuando se mezcla con el bacilo de Calmette-Guérin (BCG) y se inyecta en pacientes con melanoma, algunos pacientes producen anticuerpos contra las células cancerosas.

GM-CSF (GM-CSF), siglas de **factor estimulante de colonias de granulocitos y macrófagos.**

GMENAC (GMENAC), siglas del **Graduate Medical Education National Advisory Committee.**

GMP (GMP), siglas de **guanosinmonofosfato.**

GMPc (cGMP), siglas de **guanosinmonofosfato cíclico.**

GNA (GNA), siglas de **Gay Nurses' Alliance.**

Gnathosthoma *(Gnathosthoma),* género de un parásito nematodo de la familia de los Gnathostomatidae, caracterizado por tener unas mandíbulas desiguales.

gnático (gnathic), relativo o perteneciente a la barbilla o a la mandíbula.

gnatión (gnathion), el punto más bajo del borde inferior de la mandíbula en el plano medial. Se localiza en el extremo óseo del borde mandibular cuando se palpa desde abajo y se encuentra normalmente posterior al borde tegumentario del mentón. Es un punto de referencia común en el diagnóstico y tratamiento de ortodoncia de varios tipos de maloclusión y es una medida antropométrica.

gnatodinamómetro (gnathodynamometer), instrumento utilizado para medir la presión de mordida de los maxilares de un individuo.

gnatodinia (gnathodynia), dolor en la mandíbula, como el que se asocia con frecuencia a una muela del juicio incarcerada.

gnatología (gnathology), campo de estudio dental o médico que se ocupa de la totalidad del aparato masticador, incluyendo su anatomía, histología, morfología, fisiología, patología y terapéutica.

gnatostática (gnathostatics), técnica de diagnóstico ortodóncico basada en el análisis de las relaciones entre los dientes y determinados puntos de referencia del cráneo.

gnatostomiasis (gnathostomiasis), infección por el nematodo *Gnathostoma spinigerum,* que tiene lugar cuando se ingieren las larvas que contiene el pescado poco cocinado. Las larvas migran, frecuentemente a través del tejido subcutáneo, causando una erupción migratoria asociada con intensa eosinofilia. En ocasiones, migran a los tejidos más profundos y provocan abscesos en el SNC, donde causan una mieloencefalitis eosinofílica.

GNMP (MPGN), siglas de **glomerulonefritis membranoproliferativa.**

gnotobiótico (gnotobiotic), relativo a un animal libre de gérmenes o a un animal o ambiente en los cuales todos los microorganismos son conocidos.

GNP (GNP), siglas de **profesional de enfermería pediátrica.**

GnRH (GnRH), siglas de **hormona liberadora de gonadotropina.**

GOAT (GOAT), siglas de **prueba de Galveston de orientación y amnesia.**

golpe (coup), **1.** cualquier choque o los efectos de éste sobre el cuerpo; generalmente se utiliza asociado a una palabra que identifica el tipo de golpe. **2.** golpe de sable, lesión que se parece al corte producido por una espada. **3.** contragolpe, lesión asociada fundamentalmente con un golpe en el cráneo en el que la fuerza del impacto se transmite a través de los huesos del cráneo hacia el lado opuesto de la cabeza, donde se observa contusión, fractura u otro signo de lesión.

golpe torácico (chest thump), golpe seco que se da en el tórax, sobre el área precordial, para restablecer los latidos cardíacos normales después de una parada cardíaca.

golpear con la cabeza (head banging), forma de acción física que se observa durante algunos arrebatos de ira. Suele ocurrir cerca del máximo de la excitación, y puede asociarse con otros movimientos físicos y musculares.

golpeteo (tap), golpear suavemente, como en la percusión o exploración de los reflejos.

golpeteo lento (slow stroking), técnica de presión terapéutica con movimientos lentos y continuos de las manos sobre las áreas paravertebrales a lo largo de la columna, desde la cervical a todo lo largo de la región lumbar. Suele aplicarse lubricante a la piel, y los dedos índice y medio se usan para golpear ambos lados de la columna vertebral simultáneamente.

goma (gum), secreción viscosa de algunas plantas.

goma (gumma), **1.** granuloma característico de la sífilis terciaria, con un diámetro variable entre 1 mm y 1 cm. Normalmente está encapsulado y contiene una masa central necrótica rodeada por una región de tejido inflamatorio y fibrótico. **2.** lesión granulomatosa blanda que a veces aparece en la TB.

goma arábiga (acacia gum), exudado seco y de consistencia gomosa procedente del árbol de la acacia *(Acacia senegal),* utilizado como agente de suspensión o de emulsificación en la preparación de medicamentos.

gónada (gonad), glándula productora de gametos, como el ovario o el testículo.

gonadoblastoma (gonadoblastoma), tumor germinal benigno poco frecuente que tiene lugar normalmente en pacientes con disgenesias gonadales y frecuentemente es bilateral. Contiene todos los elementos gonadales y se asocia frecuentemente a un cariotipo cromosómico anómalo. Puede dar lugar al desarrollo de un disgerminoma u otros tumores germinales más malignos.

gonadorelina acetato (gonadorelin acetate), éster acetato de la gonadorelina, que tiene la misma acción y usos que la sal clorhidrato. Se emplea en el tratamiento del retraso de la pubertad, la infertilidad femenina y la amenorrea.

gonadotrófico (gonadotrophic), **1.** relativo a los órganos genitales. **2.** capaz de influir sobre las gónadas. **3.** relacionado con el estado en el cual las gónadas ejercen influencia sobre el cuerpo.

gonadotrópico (gonadotropic), que estimula o actúa sobre las gónadas.

gonadotropina (gonadotropin), sustancia de carácter hormonal que estimula la función de los testículos y de los ovarios. La hormona gonadotrópica foliculoestimulante y la hormona luteinizante son producidas y segregadas por la hipófisis anterior. Al principio de la gestación, la placenta produce HCG, que interviene para mantener la función del cuerpo lúteo del ovario y evitar la menstruación, lo que mantiene el embarazo. Las gonadotropinas se prescriben para inducir la ovulación en la infertilidad causada por una estimulación inadecuada del ovario por las hormonas gonadotrópicas endógenas. La hormona foliculoestimulante y la hormona luteinizante también son gonadotropinas fundamentales para los testículos, donde hacen que las células de Leydig segreguen testosterona y facilitan la espermatogénesis.

gonadotropina coriónica (GC) (chorionic gonadotropin [CG]), sustancia química presente en la orina de mujeres embarazadas y hembras gestantes de animales. Esta hormona glucoproteica es secretada por las células trofoblásticas de la placenta. Está formada por dos subunidades, las gonadotropinas coriónicas humanas alfa y beta, y ayuda a mantener el cuerpo lúteo durante la gestación. La gonadotropina coriónica también se administra en el tratamiento de ciertos casos de criptorquidia y del hipogonadismo masculino y en la inducción de la ovulación en determinados casos de infertilidad femenina.

gonfosis (gomphosis), articulación mediante la inserción de una apófisis cónica en un hueco, como la de la raíz de un diente en un alveolo maxilar. La gonfosis no es una conexión entre dos huesos, pero se considera un tipo de articulación fibrosa.

goniometría (goniometry), sistema de valoración de los distintos trastornos laberínticos que afectan al sentido del equilibrio.

goniómetro (goniometer), instrumento utilizado para medir ángulos, especialmente el rango de movimiento de una articulación.

goniómetro de burbuja (bubble goniometer), aparato utilizado para medir los ángulos articulares, que consiste en un nivel de aire y un péndulo.

goniómetro digital (finger goniometer), instrumento para medir el ángulo de una articulación de los dedos, o de un brazo o pierna.

goniómetro gravitatorio (gravity goniometer), instrumento utilizado para medir ángulos de articulaciones, consistente en un dispositivo que descansa sobre o se ata a la parte que se desea medir y un dial que rota por detrás de un puntero que permanece vertical por efecto de la gravedad.

gonión (gonion), punto antropométrico localizado en el punto más inferior, posterior y lateral del ángulo externo de la mandíbula, siendo el vértice de la máxima curvatura de la mandíbula, donde la rama ascendente se convierte en el cuerpo de la mandíbula.

gonioscopio (gonioscope), oftalmoscopio utilizado para examinar el ángulo de la cámara anterior del ojo y para demostrar la motilidad y rotación del ojo.

goniotomía (goniotomy), intervención ocular realizada para eliminar cualquier obstrucción al flujo del humor acuoso en la cámara anterior del ojo. Este procedimiento se suele realizar en los casos de glaucoma.

gonocócico (gonococcal), relativo a o parecido al gonococo.

gonococo (gonococcus), diplococo gramnegativo intracelular de la especie *Neisseria gonorrhoeae,* responsable de la gonorrea.

gonorrea (gonorrhea), ETS frecuente que suele afectar al aparato genitourinario y en ocasiones a la faringe o al recto. La infección se debe al contacto con una persona afectada o con secreciones que contienen el microorganismo causal *Neisseria gonorrhoeae.* Los lactantes nacidos de mujeres infectadas pueden adquirir una infección conjuntival al pasar a través del conducto del parto. En EE.UU., los casos de gonorrea deben informarse a los departamentos de sanidad locales. Son característicos la uretritis; la disuria; la secreción uretral o vaginal purulenta de color amarillo-verdoso; el meato uretral edematoso o rojo, y el prurito, la quemazón o el dolor alrededor del orificio vaginal o uretral.

Gonyaulax catenella *(Gonyaulax catenella),* especie de protozoos planctónicos productores de una toxina que son ingeridos por los crustáceos de las costas norteamericanas, lo que provoca una intoxicación por marisco.

Goodrich, Annie Warburton [1866-1954], profesora norteamericana de enfermería, que fue fundamental para que la enfermería progresara de ser un aprendizaje a una profesión. Fue supervisora de enfermeras en varios hospitales de Nueva York antes de ir al Teachers College de la universidad de Columbia, en 1914. En 1923 se convirtió en decana de la recién formada Yale School of Nursing.

gorgoteo (gurgle), ruido áspero anormal que se oye durante la auscultación, especialmente encima de grandes cavidades o sobre la tráquea casi llena de secreciones.

gorjeo (trill), sonido vibratorio, tembloroso, trinante, como el producido por la voz humana, los pájaros, los insectos o los instrumentos musicales.

GOT (GOT), siglas de *transaminasa glutamicooxalacética.*

gota (gout), enfermedad asociada a un error congénito del metabolismo del ácido úrico que aumenta la producción de ácido úrico o interfiere con su excreción. El exceso de ácido úrico se convierte en cristales de urato sódico que precipitan en la sangre y se depositan en las articulaciones y otros tejidos. El primer dedo del pie es una localización frecuente donde se acumulan cristales de urato. El trastorno puede provocar una tumefacción muy dolorosa de una articulación, acompañada de escalofríos y fiebre. El trastorno es incapacitante y si no se trata puede progresar hasta la aparición de alteraciones articulares destructivas, como los tofos.

gota (drop [gtt]), pequeña masa esférica de líquido. Una gota puede variar en forma y tamaño ante diferencias de temperatura, viscosidad y otros factores. A efectos terapéuticos, se considera que una gota tiene un volumen de 0,06-0,1 ml, o bien 1-1,5 mínimos; 1,5 gotas = 1 ml.

gota (gt) (gutta [gt]), cantidad equivalente a un mínimo de un fármaco, como las gotas oculares o para los oídos.

gota crónica (chronic gout), alteración persistente del metabolismo de las purinas, caracterizada por niveles anormalmente altos de ácido úrico en suero y episodios de artritis, con depósitos de uratos en las articulaciones. El trastorno puede ser familiar y, si no se trata, puede ocasionar insuficiencia renal.

gota extraarticular (abarticular gout), síntomas de gota que afectan a los tejidos distintos de las articulaciones, como los ligamentos.

gota tofácea (tophaceous gout), forma del trastorno del metabolismo de las purinas caracterizada por la formación de depósitos cretosos de biurato sódico bajo la piel y en las articulaciones. Si no se trata, los depósitos pueden llegar a destruir las articulaciones afectadas.

gotas estomacales (stomach drops), medicamento que estimula la actividad gástrica.

gotas nasales (nose drops), medicación que se aplica en la nariz por goteo.

gotas oculares (eyedrops), fármaco líquido que se administra cayendo sobre la superficie conjuntival.

gotas óticas (eardrops), presentación líquida de fármacos de uso tópico para el tratamiento local de diversos procesos óticos, como la inflamación o infección de la mucosa del conducto auditivo externo o para el cerumen impactado.

goteo (drip), **1.** proceso de formación y caída de gotas de un líquido. **2.** infusión lenta pero continuada de un líquido en el interior del cuerpo, como en el estómago, el peritoneo o una vena.

goteo nasal (nasal drip), método para infundir lentamente un líquido a un lactante deshidratado por medio de una sonda introducida en el esófago a través de la nariz.

goteo posnasal (GPN) (postnasal drip [PND]), secreción gota a gota de mucosidad nasal hacia la faringe posterior como consecuencia de rinitis, sinusitis crónica o hipersecreción de la mucosa nasofaríngea. Se acompaña con frecuencia de una sensación de obstrucción, sabor desagradable y respiración fétida.

gotoso (gouty), relativo a, o parecido a la enfermedad de la gota.

gotu kola (gotu kola), planta trepadora que se ingiere por vía sistémica para tratar la insuficiencia venosa y por otras razones, como para mejorar la memoria y la inteligencia. Se utiliza en el tratamiento de las heridas y la psoriasis crónica. Puede ser eficaz para sus indicaciones tópicas y para la insuficiencia venosa. No se dispone de los suficientes datos fiables para cualquiera de los demás usos.

gp160 (gp160), glucoproteína de la superficie externa o cubierta, del VIH. Está constituida por gp120, que sobresale de la superficie del virus, y por gp41, que está incluida en la cubierta.

GPA (FPG), siglas de **glucosa plasmática en ayunas.**

GPB (GPB), siglas de **respiración glosofaríngea.**

GPN (PND), siglas de **goteo posnasal.**

GPT (GPT), siglas de *transaminasa glutamicopirúvica.*

GPWW (GPWW), siglas de **práctica de grupo sin paredes.**

gr (gr), abreviatura de **grano.**

grabado (etching), corte de una superficie dura, como el metal o el vidrio, por acción de un agente corrosivo químico, generalmente un ácido, para crear un dibujo.

grácil (gracile), alargado, estilizado y gracioso.

gradación de la actividad (gradation of activity), actividades terapéuticas escalonadas y modificadas para exigir las máximas capacidades en cualquier momento de la progresión o regresión del trastorno que afecta a un paciente.

gradiente (gradient), **1.** velocidad de aumento o disminución de un fenómeno medible, como la temperatura o la presión. **2.** representación visual de la velocidad de cambio de un fenómeno medible; una curva.

gradiente axial (axial gradient), **1.** variación en el ritmo metabólico entre diferentes partes del cuerpo. **2.** desarrollo hacia el eje corporal o hacia sus partes en lo que se refiere al ritmo metabólico de las diversas partes.

gradiente de concentración (concentration gradient), diferencia en la concentración de una sustancia a ambos lados de una barrera permeable.

gradiente de densidad (density gradient), variación de la concentración de soluto en una solución confinada.

gradiente de presión gaseosa alveolo-arterial (alveolar-arterial gas pressure difference), diferencia entre la presión parcial media medida o calculada de un gas, como puede ser el CO_2, en el alveolo, y la presión parcial del mismo gas medida simultáneamente en la sangre arterial sistémica. Se mide en mmHg.

gradiente de presión gaseosa alveolo-arterial en el extremo capilar (alveolar-arterial end-capillary gas pressure difference), diferencia de presiones existente entre el gas del espacio alveolar y de la sangre del capilar pulmonar cuando ésta abandona el alveolo. Se mide en mmHg.

gradiente de presión oncótica (oncotic pressure gradient), diferencia de presión entre la presión osmótica de la sangre y la del fluido tisular o linfoide. Es una fuerza importante en la conservación del equilibrio entre la sangre y los tejidos circundantes.

gradiente mitral (mitral gradient), diferencia de presión entre la aurícula y el ventrículo izquierdos durante la diástole.

gradiente sistólico (systolic gradient), diferencia de presión entre la aurícula izquierda y el ventrículo izquierdo durante la sístole.

gradiente ventricular (ventricular gradient), suma algebraica de las áreas del complejo QRS y de la onda T en el electrocardiograma.

grado (degree [deg]), una de las divisiones o intervalos marcados sobre una escala de unidades de medida.

grados de libertad (degrees of freedom [df]), medida estadística del número de observaciones u opciones independientes entre los miembros de una muestra. Se utiliza para determinar la significación estadística de los hallazgos durante el análisis estadístico.

graduación de la dieta (diet staging), intervención de enfermería recogida en la Nursing Interventions Classification (NIC). Se define como la instauración de las restricciones dietéticas requeridas con progresión subsiguiente de la dieta según sea tolerada.

graduado de enfermería (graduate nurse [GN]), en EE.UU., profesional de enfermería graduado en una escuela de enfermería acreditada.

graduado médico extranjero (FMG) (foreign medical graduate [FMG]), médico formado y graduado en una Facultad de Medicina fuera de EE.UU. y Canadá. Los ciudadanos estadounidenses que se gradúan fuera de EE.UU. y Canadá también se consideran FMG.

Graduate Medical Education National Advisory Committee (GMENAC) (Graduate Medical Education National Advisory Committee [GMENAC]), comité norteamericano creado por orden de la Secretary of the Department of Health, Education and Welfare (actualmente el Department of Health and Human Services) para estudiar los aspectos personales de la medicina. El comité publicó su informe final en septiembre de 1980. Entre sus conclusiones, se afirmaba que debería aumentarse el número de enfermeras con un mayor papel, como profesionales de enfermería y matronas.

Graduate Record Examination (GRE) (Graduate Record Examination [GRE]), en EE.UU., examen dirigido a los graduados de instituciones de enseñanza superior. La puntuación se utiliza como criterio de admisión para los programas máster y de doctorado en muchas instituciones y áreas de especialización.

GRAE (GRAE), siglas de **generalmente considerado eficaz.**

grafanestesia (graphanesthesia), incapacidad para percibir signos trazados sobre la piel, causada usualmente por una lesión del SNC.

grafestesia (graphesthesia), capacidad para percibir signos trazados sobre la piel.

gráfica abierta (open charting), sistema de registro médico en el que el paciente tiene acceso a su gráfica.

gráfica de isodosis (isodose chart), (en radioterapia) representación gráfica de la distribución de la radiación en un medio, en el que se trazan líneas que unen los puntos que reciben la misma dosis.

gráfica de temperatura basal (basal temperature chart), gráfica de temperatura diaria, que habitualmente registra la temperatura al levantarse. La gráfica de temperatura basal es utilizada en ocasiones por las mujeres para establecer la fecha de la ovulación, momento en que la temperatura puede presentar un aumento brusco.

gráfico de barras (bar graph), gráfico en el que las frecuencias se representan por barras desde la ordenada o la abscisa, permitiendo ver a la vez la distribución de toda la muestra.

gráficos de crecimiento (growth charts), representaciones gráficas de los cambios progresivos normales en la estatura, el peso y la circunferencia cefálica. Consideran el intervalo de crecimiento expresado en percentiles, o como desviación estándar de la media para el promedio de estatura o peso para la edad.

grafito (graphite), una forma de carbón mineralizado cuyo polvo causa una forma de neumoconiosis.

gramnegativo (gram-negative), [Hans C. J. Gram, médico danés, 1853-1938], que presenta el color rosado de la contracoloración utilizada en el método de Gram de tinción de microorganismos. Esta propiedad es un método fundamental para identificar organismos en microbiología.

gramo (g) (gram [g, gm]), unidad de masa del sistema métrico equivalente a $^{1}/_{1.000}$ kilogramo, a 15,432 granos y a 0,0353 onzas avoirdupois. La abreviatura preferida es **g.**

grampositivo (gram-positive), [Hans C. J. Gram], que conserva el color violeta del tinte utilizado en el método de Gram de tinción de microorganismos. Esta propiedad es un método fundamental para identificar organismos en microbiología.

gramvariable (gram-variable), bacteria grampositiva que puede hacerse gramnegativa después del cultivo.

gran membrana (great membrane), los componentes externos de la membrana, como la capa de moléculas de carbohidratos situada sobre la superficie exterior.

gran multípara (grand multipara), mujer que ha completado seis o más embarazos.

grandes vasos (great vessel), denominación de las grandes arterias y venas que entran y salen del corazón. Incluye a la aorta, a las arterias y venas pulmonares y a las venas cavas superior e inferior.

grandioso (grandiose), **1.** relativo a algo o a alguien imponente, impresionante, magnífico o pomposo y espectacular. **2.** perteneciente a la conducta o creencias que aparecen en la manía.

granisetrón (granisetron), antiemético utilizado junto con la quimioterapia o radioterapia antioncológica.

grano (gr) (grain [gr]), unidad de masa más pequeña de los pesos avoirdupois, troy y farmacéutico, equivaliendo a 65 mg. Las onzas troy y farmacéutica contienen 480 granos; la onza avoirdupois contiene 437,5 granos.

granulaciones aracnoideas (arachnoid granulations), cúmulos de vellosidades aracnoideas que se proyectan hacia el seno sagital superior.

granular (granular), **1.** que macroscópicamente parece o se siente como arena. **2.** que microscópicamente presenta un número variable de partículas en su interior o en su superficie, como un granulocito teñido.

granulitis (granulitis), TB miliar aguda.

gránulo (granule), partícula, grano u otra pequeña masa seca capaz de moverse libremente. A diferencia del polvo, los gránulos normalmente se desplazan con libertad debido a las pequeñas fuerzas superficiales presentes.

gránulo específico (specific granule), gránulo secundario en el citoplasma de los linfocitos polimorfonucleares, que contiene lisozima, proteína de fijación de vitamina B_{12}, proteasas neutras y lactoferrina.

granulocito (granulocyte), grupo de leucocitos caracterizado por la presencia de gránulos citoplásmicos. Los basófilos, eosinófilos y neutrófilos son tipos de granulocitos.

granulocitopenia (granulocytopenia), trastorno de la sangre caracterizado por la disminución del número total de granulocitos.

granulocitosis (granulocytosis), trastorno de la sangre caracterizado por el aumento del número total de granulocitos.

granuloma (granuloma), lesión inflamatoria crónica, causada sobre todo por la histoplasmosis. Se caracteriza por la acumulación de macrófagos; macrófagos epitelicidas, con o sin linfocitos, y células gigantes en un gránulo. Los granulomas pueden resolverse espontáneamente, permanecer sin cambios, volverse gangrenosos, diseminarse o actuar como focos de infección.

granuloma anular (granuloma annulare), enfermedad crónica de la piel, autolimitada, de causa desconocida, que se caracteriza por la presencia de pápulas y nódulos rojizos dispuestos en anillo, que se observan sobre todo en las regiones distales de las extremidades de los niños.

granuloma de cuerpo extraño (foreign body granuloma), masa inflamatoria crónica de tejido que se acumula alrededor de cuerpos extraños como grava, astillas o trozos de sutura.

granuloma de Majocchi (Majocchi's granuloma), [Domenico Majocchi, dermatólogo italiano, 1849-1929], tipo poco frecuente de tiña corporal, que afecta a los folículos pilosos y que aparece en las piernas. Está producida por el hongo *Trichophyton,* que infecta los pelos de las zonas afectadas, originando granulomas esponjosos.

granuloma de sutura (stitch granuloma), granuloma por cuerpo extraño que se forma en torno a una sutura no absorbible incluida.

granuloma de zirconio (zirconium granuloma), lesión inflamatoria que suele presentarse en la axila como reacción a las sales de zirconio utilizadas en los antitranspirantes.

granuloma dental (dental granuloma), proceso caracterizado por una masa de tejido de granulación rodeada de una cápsula fibrosa fijada al ápex de un diente con lesión de la pulpa.

granuloma eosinofílico (eosinophilic granuloma), formación caracterizada por la presencia de numerosos eosinófilos e histiocitos, que normalmente se presenta como una lesión ósea única o múltiple en el hueso o en el pulmón, sobre todo en niños y adolescentes.

granuloma glúteo infantil (granuloma gluteale infantum), trastorno cutáneo del neonato caracterizado por la presencia de grandes nódulos elevados, azulados o rojizos-marrones, en las nalgas, que con frecuencia aparecen como reacción secundaria a la aplicación de bálsamos con esteroides fuertes durante un período de tiempo prolongado.

granuloma infeccioso (infectious granuloma), lesión nodular de tejido granulomatoso que se puede desarrollar en enfermedades como TB, sífilis y actinomicosis.

granuloma inguinal (granuloma inguinale), ETS caracterizada por la presencia de úlceras en la piel y en los tejidos subcutáneos de las ingles y genitales. Está producida por la infección por *Calymmatobacterium granulomatis,* un pequeño bacilo alargado gramnegativo. Sin tratamiento las lesiones se extienden, se agravan, aumentan en número y se pueden infectar secundariamente. La estreptomicina es generalmente efectiva para el tratamiento de la infección.

granuloma inmunológico (immunologic granuloma), pequeña colección compacta y organizada de fagocitos mononucleares que aparece 2 a 3 semanas después de la introducción de un material extraño, que provoca una respuesta inflamatoria.

granuloma maligno (malignant granuloma), linfoma maligno, como la enfermedad de Hodgkin o un linfosarcoma.

granuloma micótico de la laringe (mycotic granuloma of the larynx), enfermedad faríngea crónica caracterizada por placas blancas en una membrana mucosa de color rojo brillante. En el suroeste de Estados Unidos se asocia con histoplasmosis de la laringe. También puede ser causada por candidiasis como complicación de la quimioterapia o de un estado inmunológico alterado.

granuloma piógeno (pyogenic granuloma), masa pequeña, no maligna constituida por tejido de granulación en exceso, que habitualmente se localiza en el lugar de una herida. Suele ser de color rojo mate, contiene numerosos capilares, sangra con facilidad y es muy sensible; puede estar unida por un pedículo estrecho.

granuloma por erizo de mar (sea urchin granuloma), tipo de granuloma por cuerpo extraño en el que se desarrollan nódulos de tejido de granulación en la piel varios meses después del contacto con los silicatos de las púas del erizo de mar.

granulomas necrobióticos (necrobiotic granulomas), granulomas que comparten algunas de las características tanto inmunológicas como no inmunológicas de las colecciones de fagocitos mononucleares. Las áreas relativamente acelulares de la piel se hacen necrobióticas, y el colágeno adquiere un aspecto amorfo y homogéneo.

granulomatosis (granulomatosis), trastorno caracterizado por el desarrollo de granulomas.

granulomatosis de Wegener (Wegener's granulomatosis), [Friedrich Wegener, anatomopatólogo alemán, 1907-1990], proceso inflamatorio crónico poco frecuente que se desarrolla en la quinta década de la vida y caracterizado por la presencia de vasculitis granulomatosa en las vías aéreas, glomerulonefritis necrosante y vasculitis de pequeños vasos. Los síntomas, dependiendo de los órganos afectados, incluyen dolor sinusal, secreción nasal sanguinolenta o purulenta, deformación de la nariz en silla de montar, molestias torácicas y tos, debilidad, anorexia, pérdida de peso y lesiones cutáneas. El uso de fármacos citotóxicos, sobre todo ciclofosfamida, ha conseguido remisiones a largo plazo en muchos enfermos.

granulomatosis linfomatoide (lymphomatoid granulomatosis), enfermedad de causa desconocida en la cual los linfocitos y las células plasmáticas infiltran los vasos sanguíneos, produciendo una lesión angiocéntrica. Muy frecuentemente afecta a los pulmones, produciendo dolor torácico y disnea.

granulomatosis pulmonar de Wegener (pulmonary Wegener's granulomatosis), enfermedad mortal, poco frecuente, que afecta a varones jóvenes o de edad media, caracterizada por la presencia de lesiones granulomatosas en el tracto respiratorio, arteritis necrosante focal y, finalmente, inflamación diseminada de los órganos corporales.

granulomatoso (granulomatous), perteneciente a, o parecido a, los granulomas.

granulopoyesis (granulopoiesis), producción o formación de granulocitos.

granulopoyetina (granulopoietin), glucoproteína segregada por los monocitos que controla la producción de granulocitos por la médula ósea.

gránulos de cimógeno (zymogen granules), gránulos que se encuentran en algunas células exocrinas secretoras. Contienen los precursores de las enzimas que se activan después de que los gránulos abandonan la célula.

gránulos de Much (Much's granules), [Hans C. Much, médico alemán, 1880-1932], gránulos y cilindros presentes en el esputo tuberculoso, que se tiñen con la tinción Gram y no por los métodos habituales para los bacilos ácido-alcohol resistentes.

gránulos de Schüffner (Schüffner's dots), [Wilhelm A. P. Schüffner, anatomopatólogo alemán, 1867-1949], gránulos irregulares de color rosa o rojo que se observan en los hematíes de pacientes con fiebres terciarias (paludismo). Son signos de *Plasmodium vivax* o de *P. ovale,* estando ausentes de los hematíes de los pacientes infectados por otros tipos de plasmodio.

gránulos sideróticos (siderotic granules), cuerpos de inclusión encontrados en los hematíes de pacientes esplenectomizados y en casos de síntesis de hemoglobina y anemia hemolítica. Los gránulos contienen hierro.

granulosis (granulosis), trastorno caracterizado por la acumulación de gránulos en una zona de tejido corporal.

grapa (staple), pieza de alambre de acero inoxidable utilizada para cerrar determinadas heridas quirúrgicas.

grapado (stapling), método de sutura rápida de tejidos al final de la intervención quirúrgica mediante el uso de grapas o alambre. Los extremos del alambre se doblan hacia el centro, cerrando la grapa.

GRAS (GRAS), siglas de **normalmente considerado seguro.**

grasa (fat), **1.** sustancia constituida por lípidos o ácidos grasos que puede presentarse con distintas formas o consistencias, desde el aceite al sebo. **2.** tipo de tejido corporal compuesto por células que contienen grasa almacenada. La grasa almacenada se identifica como grasa blanca que se encuentra formando grandes vesículas celulares, o como grasa parda, constituida por gotículas de lípidos. La grasa almacenada contiene más del doble de calorías por gramo que los azúcares, y sirve como fuente de energía corporal. Además, la grasa almacenada sirve como medio de amortiguación y aislamiento de los órganos vitales.

grasa de lana (wool fat), sustancia grasa obtenida de la lana de las ovejas en la que la lanolina es un componente químico habitual.

grasa orbitaria (orbital fat), cojinete semilíquido de grasa que reviste la órbita ósea sujetando al ojo. La pérdida traumática de la grasa causa un aspecto similar al enoftalmos.

grasa pararrenal (pararenal fat), capa de grasa que se acumula en la parte posterior y lateral de cada uno de los riñones.

grasa parda (brown fat), tipo de grasa presente en los niños recién nacidos y rara vez encontrada en los adultos. La grasa parda es una importante fuente de energía calórica para el lactante porque tiene más actividad termogénica que la grasa corriente.

grasa perirrenal (perirenal fat), acumulación de grasa extraperitoneal que rodea completamente el riñón.

gravedad (gravity), tendencia universal de atracción entre cualquier cuerpo de materia y cualquier cuerpo planetario. La fuerza de la atracción depende de las masas relativas de los cuerpos y de la inversa del cuadrado de la distancia entre ellos.

gravedad cero (zero gravity), estado físico de ingravidez en el espacio o durante un vuelo, en el cual la fuerza centrífuga sobre un cuerpo en un desplazamiento parabólico contrarresta exactamente la fuerza de la gravedad.

gravedad de la abstinencia de la sustancia adictiva (substance withdrawal severity), resultado de enfermería recogido en la Nursing Outcomes Classification (NIC). Se define como la gravedad de los signos o síntomas físicos y psicológicos causados por la abstinencia de drogas adictivas, agentes químicos tóxicos, tabaco o alcohol.

gravedad de la infección (infection severity), resultado de enfermería de la Nursing Outcomes Classification (NOC), que se define como la gravedad de la infección y los síntomas asociados.

gravedad de la infección neonatal (infection severity: newborn), resultado de enfermería de la Nursing Outcomes Classification (NOC), que se define como la gravedad de la infección y los síntomas asociados durante los primeros 28 días de vida.

gravedad de la lesión física (physical injury severity), resultado de enfermería de la Nursing Outcomes Classification (NOC) definido como la gravedad de las lesiones producidas por accidentes y traumatismos.

gravedad de la pérdida de sangre (blood loss severity), resultado de enfermería recogido en la Nursing Outcomes Classification (NOC) que se define como la gravedad de la hemorragia interna o externa.

gravedad de las náuseas y los vómitos (nausea & vomiting severity), resultado de enfermería recogido en la Nursing Outcomes Classification (NOC). Se define como la gravedad de las náuseas, las arcadas y los síntomas de los vómitos.

gravedad de los síntomas (symptom severity), resultado de enfermería recogido en la Nursing Outcomes Classification (NOC). Se define como la extensión de la percepción de los cambios adversos en las funciones físicas, emocionales y sociales.

gravedad de los síntomas: premenopausia (symptom severity: perimenopause), resultado de enfermería recogido en la Nursing Outcomes Classification (NOC). Se define como la gravedad de los síntomas producidos por la disminución de los niveles hormonales.

gravedad de los síntomas: síndrome premenstrual (symptom severity: premenstrual syndrome [PMS]), resultado de enfermería recogido en la Nursing Outcomes Classification (NOC). Se define como la gravedad de los síntomas producidos por la fluctuación cíclica de los niveles hormonales.

gravedad del sufrimiento (suffering severity), resultado de enfermería recogido en la Nursing Outcomes Classification (NOC). Se define como el grado de angustia asociado a un síntoma, lesión o pérdida que tiene potenciales efectos a largo plazo.

gravedad estándar (g) (standard gravity [g]), aceleración causada por la gravedad, al nivel del mar medio; su valor es de 9,80616 metros por segundo al cuadrado.

grávida (gravid, gravida), mujer que está embarazada.

gray (Gy) (gray [Gy]), unidad del SI de dosis de radiación absorbida. Un gray es la energía equivalente a 1 J/kg de materia; 1 Gy equivale a 100 rad.

GRD (DRG), siglas de **grupos relacionados con el diagnóstico.**

GRE (GRE), siglas del **Graduate Record Examination.**

gripe (flu), **1.** infección por virus influenza. **2.** cualquier infección vírica, especialmente del sistema respiratorio o intestinal.

gripe (influenza), infección muy contagiosa del tracto respiratorio producida por un ortomixovirus y transmitida por gotitas infectadas que se transmiten por el aire. Los síntomas son: faringitis, tos, fiebre, dolores musculares y debilidad. El período de incubación es breve (1 a 3 días) y su comienzo suele ser súbito, con escalofríos, fiebre, síntomas respiratorios, cefalea, mialgias e intensa astenia.

gripe aviar (avian influenza), enfermedad viral propia de las aves muy contaginosa provocada por el virus influenza A. Puede transmitirse a las personas por contacto con excrementos de aves o superficies contaminadas por ellos o también a través de huéspedes intermediarios, como los cerdos. La transmisión de una persona a otra parece poco frecuente.

gripe intestinal (intestinal flu), gastroenteritis viral, normalmente debida a infección por enterovirus. Se caracteriza por cólicos abdominales, diarrea, náuseas y vómitos.

griseofulvina (griseofulvin), antifúngico. Se utiliza en el tratamiento de determinadas infecciones fúngicas de la piel, pelo y uñas.

grito (cry), **1.** vocalización brusca, alta, fuerte, voluntaria o automática como respuesta al dolor, temor o a un reflejo de sobresalto. **2.** sollozo como reacción al dolor o a una respuesta emocional a la depresión o al duelo.

grito epiléptico (epileptic cry), vocalización fuerte producida por una persona que tiene epilepsia, a menudo inmediatamente antes del comienzo de una convulsión.

grito hidrocefálico (hydrocephalic cry), grito nocturno fuerte e involuntario de un niño que padece hidrocefalia.

grosor del pliegue cutáneo (skinfold thickness), medida de la cantidad de tejido adiposo subcutáneo mediante la inserción de un pliegue de piel entre las pinzas de un compás. Se suele realizar en la porción superior del brazo, en el muslo o en la región superior del abdomen, comparándose los resultados con unas tablas estándar para valorar de forma indirecta la cantidad de grasa corporal del individuo.

grupo (group), (en investigación) cualquier conjunto de elementos o grupos de personas en estudio.

grupo acetónido (acetonide grouping), combinación química parecida a la acetona, presente a menudo en algunos corticoides.

grupo adjunto (adjunctive group), grupo con actividades y metas específicas, tales como socialización, estimulación de la percepción, estimulación sensorial u orientación en la realidad.

grupo cerrado (closed group), (en psicoterapia) grupo en el que todos sus miembros son admitidos al mismo tiempo y donde las vacantes que se producen no se ocupan de nuevo.

grupo cetónico (ketone group), grupo químico carbonilo de una cetona (es decir, con dos grupos alquilo unidos a él).

grupo de apoyo mutuo (mutual support group), tipo de grupo en el que sus miembros se organizan para resolver sus propios problemas. Están dirigidos por los miembros del propio grupo que comparten un objetivo común y utilizan sus propias fuerzas para lograr controlar sus vidas.

grupo de apoyo[1] (support group), **1.** organización que sirve como un enlace en la red entre pacientes o familias que tienen a su cargo algún miembro familiar con limitaciones, enfermos mentales, ancianos o personas con tendencias suicidas, o los que presentan un trastorno específico. El grupo ayuda a los pacientes y a sus familiares a encontrar una situación de responsabilidad equilibrada. **2.** organización para gente que comparte un mismo problema.

grupo de apoyo[2] (support group), intervención de enfermería recogida en la Nursing Interventions Classification (NIC). Se define como el uso de un grupo del entorno para proporcionar apoyo emocional e información relacionada con la salud a sus miembros.

grupo de autoayuda (self-help group), grupo de personas que se reúnen para mejorar su salud mediante charlas y actividades especiales. Es característico de estos grupos de autoayuda el no estar dirigidos por un profesional.

grupo de control (control group), conjunto de elementos o personas que sirve como patrón o referencia para su comparación con un grupo experimental. El grupo de control ha de ser similar al experimental en número de integrantes e idéntico en sus características especificadas, pero no recibe el tratamiento o la intervención experimental.

grupo de control de la sensibilidad (sensitivity training group), grupo que ofrece a sus miembros una atmósfera de apoyo en la cual puedan experimentar y modificar patrones de conducta y reacciones interpersonales.

Grupo de Diseño de la Red (Network Design Group), grupo de vigilancia específico de Medicare que mantiene un registro de quejas de asociados relacionadas con asuntos de servicio y calidad de asistencia comunicados a los Centers for Medicare and Medicaid Services. Participa en la investigación de reclamaciones.

grupo de encuentro (encounter group), (en psicología) pequeño grupo de personas que se forma para aumentar la autoestima, promocionar el crecimiento personal y mejorar la comunicación interpersonal.

grupo de encuentro maratón (marathon encounter group), en EE.UU., experiencia grupal intensiva que acelera el autoconocimiento y estimula el desarrollo de la persona y los cambios de conducta mediante la interacción continua de los miembros del grupo durante períodos que van desde las 16 horas hasta más de 40 horas.

grupo de ligamiento (linkage group), (en genética) grupo de genes localizados en el mismo cromosoma que tienden a transmitirse como una unidad. Sin entrecruzamiento, todos los genes de un cromosoma dado constituyen un grupo de ligamiento, y el número de grupos de ligamiento en un organismo es igual al número de autosomas en una célula haploide.

grupo de los aminoácidos (amino acid group), clase de compuestos químicos orgánicos que contienen el radical amino NH_2 monovalente, un ácido o COOH y un grupo idiosincrásico para cada grupo de aminoácidos.

grupo de operaciones (task group), grupo en el que se utilizan ejercicios estructurados verbales y no verbales para ayudar a una persona a conocer mejor desde el punto de vista emocional, físico y otros.

grupo de parentesco (kin group), miembros de una familia relacionados genéticamente o por matrimonio.

grupo de referencia (reference group), grupo con el que se identifica una persona o al cual desearía pertenecer.

grupo de remotivación (remotivation group), grupo terapéutico que se organiza con el propósito de estimular el interés, el conocimiento y la comunicación de los pacientes mentales abandonados e ingresados en instituciones.

grupo de terapia (therapy group), intervención de enfermería de la Nursing Interventions Classification (NIC) definida como la aplicación de técnicas psicoterapéuticas a un grupo, que incluye la utilización de interacciones entre los miembros del grupo.

grupo del virus de la rabia (rabies virus group), género de virus que incluye el organismo que produce la rabia en los humanos, el virus *lyssa*.

grupo dominante (dominant group), grupo social que controla el sistema de valores y recompensas en una determinada sociedad.

grupo étnico (ethnic group), población de individuos organizados en torno a un origen cultural supuestamente común.

grupo familiar de parentesco (kinship model family group), unidad familiar que se compone de los padres biológicos y sus descendientes. Es similar a un núcleo familiar, pero está más íntimamente ligado a la familia en sentido amplio.

grupo funcional (group function), (en odontología) dientes que simultáneamente entran en contacto o se oponen en un segmento o unidad, usados para estabilizar una prótesis dental completa maxilar y mandibular.

Grupo Integrado Sin Paredes (Integrated Group Without Walls), red de médicos que se han asociado legalmente pero continúan ejerciendo la profesión individualmente. Funciones determinadas, como el tratamiento de la información, están centralizadas.

Grupo Multiespecializado Integrado (Integrated Multispecialty Group), sistema de asistencia gestionada similar a un grupo médico con una sola especialidad, salvo en que también se proporcionan varias especialidades y habitualmente asistencia médica primaria.

grupo relacionado con el diagnóstico (diagnostic-related group [DRG]), grupo de pacientes clasificados para determinar la prestación de la asistencia sanitaria en instalaciones médicas. Las clasificaciones, utilizadas en EE.UU. para determinar los pagos de Medicare para pacientes ingresados, se basan en diagnósticos primarios y secundarios, procedimientos primarios y secundarios, edad y duración de la hospitalización.

grupo representativo (representative group), grupo de individuos cuyos miembros representan a todos los sectores de una comunidad.

grupo sanguíneo (blood group), cada uno de los tipos en los que se ha clasificado la sangre en función de la presencia o ausencia de antígenos determinados genéticamente en la superficie de los hematíes. Se han descrito varios sistemas de clasificación, entre ellos los sistemas ABO, Auberger, Diego, Dombrock, Duffy, alta frecuencia, I, Kell, Kidd, Lewis, baja frecuencia, Lutheran, MNS, P, Rh, Sutter y Xg.

grupo sanguíneo ABO (ABO blood group), el más importante de los diversos sistemas de clasificación de la sangre humana, basado en los componentes antigénicos de los hematíes. El grupo sanguíneo ABO se identifica por la presencia o la ausencia de dos antígenos diferentes, A o B, en la superficie del hematíe. Los cuatro tipos sanguíneos que se contemplan en esta clasificación son A, B, AB y O, los cuales vienen determinados por dichos antígenos. El tipo AB presenta ambos antígenos; el tipo O carece de ambos.

grupo sanguíneo Bg (Bg blood group), grupo sanguíneo que consta de los siguientes antígenos leucocitarios humanos eritrocitarios: Bg^a, Bg^b, Bg^c, DBG, Ho, similar al Ho, Ot y Sto.

grupo sanguíneo de Cromer (Cromer blood group), grupo sanguíneo que consta de los antígenos eritrocitarios Cr^a, Tc^a, Tc^{ab}, Dr^a, Es^a, WES^b, UMC e IFC, que se localizan en una proteína de membrana.

grupo sanguíneo de Chido-Rodgers (Chido-Rodgers blood group), grupo sanguíneo que consta de los antígenos Ch^a y Rg^a, determinantes antigénicos del componente C4 del complemento.

grupo sanguíneo de Gerbich (Gerbich blood group), grupo sanguíneo consistente en los antígenos eritrocitarios Ge 1, Ge 2 y Ge 3.

grupos para la estimulación de lactantes de cero a tres (zero-to-three infant stimulation groups), grupos que ofrecen servicios terapéuticos a niños desde el nacimiento hasta los 3 años de edad.

GSA (ABG), siglas de **gases en sangre arterial.**

GSA (GSA), siglas de **Gerontological Society of America.**

gt (gt), abreviatura de **gutta.**

GTC (TQM), siglas de *gestión total de la calidad.*

GTP (GTP), siglas de **guanosintrifosfato.**

GTPasa (GTPase), actividad enzimática que cataliza la hidrólisis de guanosintrifosfato a guanosindifosfato y ortofosfato.

gtt (gtt, gtts, GTTS), abreviatura de **guttae.**

GU (GU), siglas de **genitourinario.**

guanadrel (guanadrel), bloqueante de las neuronas adrenérgicas, usado en el tratamiento de la hipertensión como sal de sulfato.

guanín desaminasa (guanine deaminase), enzima que cataliza la hidrólisis de la guanina en xantina y amoniaco.

guanina (guanine), base púrica principal presente en los nucleótidos y componente fundamental del ADN y ARN. En forma libre o no combinada está presente en cantidades mínimas en la mayoría de las células, normalmente como producto de la hidrólisis enzimática de ácidos nucleicos y nucleótidos.

guanosina (guanosine), compuesto derivado de un ácido nucleico, compuesto por guanina y un azúcar, la D-ribosa. Es un componente molecular fundamental de los nucleótidos guanosinmonofosfato y guanosintrifosfato, así como del ARN.

guanosinmonofosfato (GMP) (guanosine monophosphate [GMP]), nucleótido que desempeña un importante papel en diversas reacciones metabólicas y en la formación de ARN a partir de los modelos de ADN.

guanosinmonofosfato cíclico (GMPc) (cyclic guanosine monophosphate [cGMP]), sustancia que media en la acción de ciertas hormonas de forma similar al adenosinmonofosfato cíclico. En respuesta a la estimulación de los receptores colinérgicos en un nervio parasimpático, la guanilatociclasa desencadena la conversión del guanosintrifosfato en GMPc, con liberación de diversas enzimas.

guanosintrifosfato (GTP) (guanosine triphosphate [GTP]), nucleótido de alta energía que participa en diversas reacciones metabólicas, como en la activación de los ácidos grasos o en la formación de enlaces peptídicos en la síntesis de proteínas.

guantes (gloves), cubiertas estériles para las manos, que suelen tener una vaina separada para todos los dedos, incluido el pulgar. Los guantes se llevan para proteger al personal sanitario de la orina, heces, sangre, saliva y drenaje de heridas y lesiones de los pacientes, pero también para proteger a los pacientes del personal sanitario que pueda tener cortes. Los guantes estériles se usan cuando se trabaja en contacto con instrumental estéril o con zonas del paciente esterilizadas.

guaranina (guaranine), cafeína.

guardería (day care), programa o instalación especializada que proporciona asistencia a los niños en edad preescolar, normalmente en grupo, ya como sustituto o como alternativo a los cuidados en casa.

guardián ad litem (guardian ad litem), (en derecho) persona a la que cita un tribunal para acusar o defender un caso de un niño o una persona incapacitada. A veces se nombra cuando la vida de una persona está en peligro inminente y la persona rechaza el tratamiento.

guardián del tratamiento (treatment guardian), persona nombrada por los tribunales con el propósito de consentir o rechazar el tratamiento médico de un paciente.

guayacol (guaiac), resina de madera, utilizada habitualmente como reactivo en pruebas de laboratorio para detectar sangre oculta.

guayafenesina (guaifenesin), guayacolato de glicerilo, polvo de color blanco grisáceo, con sabor amargo y olor débil, ampliamente utilizado como expectorante.

gubernáculo (gubernaculum), ligamento fetal que pasa a través de la pared abdominal anterior y conecta el polo inferior de cada gónada con el primordio del escroto en los varones y los labios mayores en las mujeres.

guerra química (chemical warfare), enfrentamiento utilizando un arsenal formado por gases y productos químicos venenosos.

gugul (guggul), planta que se utiliza para la elevación del colesterol-proteínas de baja densidad, elevación de triglicéridos y pérdida de peso.

guía (guidewire), instrumento empleado para colocar en posición un catéter intravenoso, un tubo endotraqueal o una sonda gástrica de alimentación, o bien para localizar un tumor durante una biopsia abierta de la mama.

guía anterior (anterior guide), parte del articulador dental que contacta con la aguja de la guía incisiva para mantener la separación deseada entre los brazos superior e inferior del articulador. La guía anterior condiciona el cambio de relaciones en los moldes montados en los movimientos excéntricos.

guía anticipada (anticipatory guidance), **1.** preparación psicológica de un paciente para ayudarle a superar el miedo y la ansiedad asociados a un acontecimiento que se espera genere una gran tensión. También se utiliza para preparar a los padres para el crecimiento y el desarrollo normal. **2.** intervención de enfermería recogida en la Nursing Interventions Classification (NIC). Se define como la preparación del paciente para un desarrollo anticipado o para crisis situacionales.

guía condílea (condylar guide), dispositivo mecánico de un articulador dental diseñado para guiar los movimientos articulares de forma similar a los producidos por el desplazamiento de los cóndilos en las articulaciones temporomandibulares.

guía de biopsia de Frank (Frank biopsy guide), dispositivo que consta de una aguja larga que contiene un filamento en forma de gancho, que se usa para obtener muestras de biopsia de tejido mamario.

guía de desarrollo (developmental guidance), control ortopédico dentofacial global sobre el crecimiento de las mandíbulas y la salida de los dientes. Puede ser necesario durante todo el crecimiento y formación de la cara, comenzando en cuanto se detecta el inicio de una malformación.

guía de práctica (practice guideline), descripción detallada de un proceso de asistencia sanitaria que facilitará y mejorará el mantenimiento del estado de salud o enlentecerá el declive del estado de salud de ciertos trastornos clínicos crónicos. El objetivo de guía de práctica es ayudar a los profesionales sanitarios a identificar el tratamiento preferido estableciendo relaciones entre los diagnósticos, los tratamientos y la evolución, y mediante la descripción de las alternativas para cada paciente.

guía del sistema sanitario (health system guidance), intervención de enfermería recogida en la Nursing Interventions Classification (NIC). Se define como facilitar la asignación del paciente y el uso de los servicios sanitarios adecuados.

guiar (guiding), (en terapéutica ocupacional) método en el cual el terapeuta ayuda a sus pacientes a percibir el entorno dirigiendo el movimiento de sus manos y cuerpos en actividades funcionales.

guiño mandibular (jaw-winking), fenómeno de movimiento facial involuntario en el que el párpado se cae, por lo general en un lado de la cara, cuando se cierra la mandíbula, pero se eleva cuando la mandíbula se abre o se mueve de un lado a otro.

GUNA (ANUG), siglas de **gingivitis ulcerativa necrosante aguda.**

gundú (goundou), trastorno caracterizado por la presencia de exostosis óseas en los huesos nasales y en los maxilares, que normalmente aparece como secuela tardía del pian en individuos de África y América latina.

gusano (worm), todo invertebrado de cuerpo blando y alargado de los filos Annelidos, Nematelmintos o Platelmintos.

gusano redondo (roundworm), cualquier gusano de la clase Nematodos, entre los que se incluyen *Ancylostoma duodenale, Ascaris lumbricoides, Enterobius vermicularis* y *Strongyloides stercoralis*.

gustativo (gustatory), relativo al acto o al sentido del gusto o a los órganos del gusto.

gusto (taste), sentido por el que se perciben diferentes sabores presentes en las sustancias solubles que entran en contacto con la lengua y que dirige impulsos nerviosos a los centros especiales del gusto, situados en la corteza cerebral y en el tálamo. Los cuatro gustos básicos tradicionales son: dulce, salado, ácido y amargo. La punta de la lengua es más sensible a las sustancias saladas y dulces; las zonas laterales son más sensibles a las sustancias ácidas, y la parte dorsal es más sensible a las sustancias amargas. El centro de la lengua prácticamente no percibe ninguna sensación de gusto.

gut (gut), material de sutura fabricado con intestino de oveja.

gutapercha (gutta-percha), savia gomosa coagulada de distintos árboles tropicales, utilizada para el sellado temporal de los apósitos de las cavidades dentales preparadas.

gutural (guttural), relativo a, o que pertenece a la garganta, incluyendo la voz áspera, de bajo tono.

Gy (Gy), abreviatura de la unidad del SI **gray.**

gymnema (gymnema), planta que se utiliza para disminuir los niveles elevados de glucosa sanguínea. Puede tener una cierta eficacia.

H

h (h, hr), **1.** abreviatura de **hecto. 2.** abreviatura de *hora.* **3.** abreviatura de *horizontal.* **4.** abreviatura de **hiperopía.**

H (H), **1.** símbolo del **hidrógeno. 2.** abreviatura de **henrio.**

[H^+] ([H^+]), símbolo de la concentración de ion hidrógeno.

H_0 (H_0), símbolo de la **hipótesis nula.**

H^1 (^1H), símbolo del **protio,** un isótopo del hidrógeno.

H^2 (^2H), símbolo del **deuterio,** un isótopo del hidrógeno.

H^3 (^3H), símbolo del **tritio,** un isótopo del hidrógeno.

H^+, K^+-ATPasa (H^+, K^+-ATPase), enzima de la membrana de la superficie secretora de las células parietales que utiliza la energía derivada de la hidrólisis del ATP para el intercambio de iones a través de la membrana celular, secretando ácido a la luz gástrica. Los protones e iones cloruro se bombean contra gradientes a través de las membranas apicales de las células parietales activadas hacia la luz gástrica, intercambiándolos con iones potasio.

HA (HA), abreviatura de hepatitis A.

HA-1A (HA-1A), anticuerpo realizado por ingeniería genética utilizado en el tratamiento de la bacteriemia y el shock séptico por gramnegativos. El anticuerpo se une al lipopolisacárido bacteriano.

HAAg (HaAg), siglas de **antígeno de la hepatitis A.**

habeas corpus (habeas corpus), derecho de todos los pacientes psiquiátricos que permite la liberación de un individuo que reclama estar privado de libertad y detenido ilegalmente. Para tomar esta determinación se celebra la vista en un juzgado y se valora la salud mental del paciente.

habilidad (ability), capacidad de actuar de una forma específica gracias a poseer la experiencia adecuada junto con un buen estado de entrenamiento físico o mental.

habilidades de interacción social (social interaction skills), resultado de enfermería recogido en la Nursing Outcomes Classification (NOC). Se define como el uso de comportamientos que promueven las interacciones eficaces.

habilidades motoras (gross motor skills), habilidades que requieren el uso de los grandes grupos musculares que coordinan los movimientos corporales necesarios para la vida normal, como caminar, correr, saltar, tirar y equilibrarse.

habilidades visuales funcionales (functional visual skills), diversas actividades del ojo normal, como la percepción de la profundidad, la dirección de la mirada y el alineamiento del ojo, la motilidad ocular, la convergencia y la divergencia y la capacidad de acomodación.

habilitación (habilitation), proceso de proveer a una persona de los recursos necesarios para que desarrolle con la máxima independencia las actividades de la vida diaria mediante entrenamiento o tratamiento.

hábitat (habitat), entorno natural donde un organismo puede vivir y crecer con normalidad.

hábito asténico (asthenic habitus), estructura corporal caracterizada por una complexión delgada con extremidades largas, con un perfil anguloso y con músculos o huesos prominentes.

hábito atlético (athletic habitus), aspecto físico que se caracteriza por una estructura corporal musculosa y bien proporcionada, con hombros anchos, cuello grueso, tórax prominente y abdomen plano.

hábito de fumar (cigarette smoking), inhalación de gases y vapores de hidrocarburos generados por la lenta combustión del tabaco de los cigarrillos. Además de la nicotina, en el humo de los cigarrillos se han identificado unos 1.000 agentes químicos más. Entre ellos alcoholes aromáticos policíclicos carcinógenos, fenoles y ácidos grasos cocarcinógenos, monóxido de carbono, sulfuro de hidrógeno, ácido cianhídrico, óxidos de nitrógeno y varios irritantes que suprimen la inhibición de proteasas y deterioran la función de los macrófagos alveolares. Fumar cigarrillos es adictivo y se considera más peligroso que fumar puros o fumar en pipa, ya que es menos irritante, y por esta razón, es inhalado con mayor facilidad.

hábito^1 (habit), **1.** práctica acostumbrada o particular, manera o modo de conducta. **2.** patrón involuntario de conducta o pensamiento. **3.** uso habitual de fármacos o narcóticos.

hábito^2 (habitus), aspecto corporal de una persona, como en el hábito atlético.

habituación (habituation), **1.** tolerancia adquirida por la exposición repetida a un estímulo determinado. **2.** disminución y eliminación de una respuesta condicionada mediante la repetición del estímulo condicionado. **3.** dependencia psicológica y emocional de una droga, tabaco o alcohol como consecuencia del uso repetido de esa sustancia pero sin la necesidad fisiológica o adicción para aumentar la dosis.

habla (speech), **1.** pronunciación de sonidos vocales articulados que forman palabras para expresar las propias ideas o pensamientos. **2.** comunicación mediante palabras habladas. **3.** facultad de pronunciación de una lengua, en la que participa una compleja coordinación de los músculos y nervios de los órganos de la articulación del habla.

habla adenoidea (adenoid speech), forma anómala de hablar, causada por hipertrofia del tejido adenoideo que existe normalmente en la nasofaringe de los niños. La voz suele ser hiponasal.

habla alaríngea (alaryngeal speech), método para hablar utilizado tras una laringectomía, produciéndose el sonido por la vibración de la columna de aire del esófago contra el esfínter esofágico superior.

habla de paladar hendido (cleft-palate speech), trastorno de la dicción debido a la presencia de paladar hendido, que se suele caracterizar por hipernasalidad, dificultad con las consonantes de presión, la voz y la articulación, y otros problemas producidos por la insuficiencia velofaríngea.

habla en espejo (mirror speech), habla anómala caracterizada por el ordenamiento inverso de las sílabas de las palabras.

HACEK (HACEK), acrónimo de *Haemophilus, Actinobacillus, Cardiobacterium, Eikenella* y *Kingella,* microorganismos asociados con la endocarditis infecciosa.

«hacer peso» (making weight), (en medicina deportiva) pérdida rápida de peso basada en la creencia de que entrenar con un peso mayor que el peso corporal, y después perder peso poco antes de la competición resulta ventajoso para el atleta.

hacer pinza (hook grasp), tipo de prensión en la que se coge un objeto solamente con los dedos, sin utilizar el pulgar ni la palma.

HADI (IAH), siglas de **hemorragia alveolar difusa idiopática.**

Haemophilus *(Haemophilus),* género de bacterias patógenas gramnegativas, presentes con frecuencia en el tracto respiratorio del ser humano y de otros animales.

Haemophilus influenzae *(Haemophilus influenzae),* bacteria parásita pequeña, gramnegativa e inmóvil, que presenta dos formas, encapsulada y no encapsulada, y seis tipos: a, b, c, d, e y f. *Haemophilus influenzae* se encuentra en la garganta del 30% de la población sana. En niños y ancianos en situación de debilidad la infección puede causar inflamación grave de la laringe, tráquea y bronquios. También puede provocar endocarditis bacteriana subaguda, meningitis purulenta y neumonía. Se dispone de varias vacunas conjugadas contra *Haemophilus influenzae* B.

hafnio (Hf) (hafnium [Hf]) [Hafnia, nombre medieval en latín de Copenhague, Dinamarca], elemento metálico duro, quebradizo, gris-plateado, perteneciente al tercer grupo de transición. Su número atómico es 72; su peso atómico es 178,49.

Hainsworth, Margaret A. (Hainsworth, Margaret A.), profesora de la teoría de la enfermería quien, junto con Mary Lermann Burke y Georgene Gaskill Eakes, desarrolló la Teoría de la tristeza crónica para describir los sentimientos continuos de pérdida que se producen por la enfermedad, la debilitación o el fallecimiento.

H

halcinonida (halcinonide), glucocorticoide tópico. Se utiliza tópicamente en el tratamiento de procesos inflamatorios.

halistéresis (halisteresis), proceso teórico de resorción ósea en el que las sales del hueso se pueden extraer por mecanismos humorales y volver a los líquidos tisulares del cuerpo, dejando tras de sí una matriz ósea descalcificada.

halitosis (halitosis, breath odor), olor desagradable del aliento, debido a una escasa higiene oral, infecciones dentales u orales, ingestión de ciertos alimentos como el ajo o el alcohol, consumo de tabaco, o algunas enfermedades sistémicas. Ciertos olores se asocian con algunos cuadros como diabetes, insuficiencia hepática, uremia o abscesos pulmonares.

halo glaucomatoso (glaucomatous halo), **1.** ilusión de un círculo de luminosidad que rodea a una luz, observado por algunos pacientes de glaucoma, que es causado por edema del epitelio corneal. **2.** anillo blanco amarillento que rodea el disco óptico; signo de atrofia de la coroides en el glaucoma.

halobetasol (halobetasol), corticoide sintético muy potente que se usa por vía tópica en forma de propionato como antiinflamatorio y antipruriginoso.

halofantrina (halofantrine), antipalúdico.

halógeno (halogen), cualquiera de los elementos del grupo 17 (o grupoVIIA) de la tabla periódica: flúor, cloro, bromo, iodo y astato.

halogenodermia (halogenoderma), cambios cutáneos provocados por la ingestión o inyección de halógenos, por lo general un bromuro o yoduro.

haloperidol (haloperidol), antipsicótico de la familia de las butirofenonas. Se utiliza en el tratamiento de la esquizofrenia, el control de los tic y las expresiones verbales del síndrome de la Tourette, en el tratamiento de los problemas conductuales graves infantiles y como somnífero.

halotano (halothane), anestésico inhalado. Se utiliza en la inducción y el mantenimiento de la anestesia general.

HALT (HALT), siglas en inglés de **ensayo de hipertensión y lípidos.**

Hall, Lydia E. [1906-1969], teórica de enfermería que presentó su modelo Care, Core, and Cure (cuida, centra y cura), en «Nursing: What Is It?», en *The Canadian Nurse* (1964). Hall creía que la enfermería funciona de modo distinto en tres círculos superpuestos que constituyen distintos aspectos de los pacientes. Ella denominó los círculos *el cuerpo* (el cuidado), *la enfermedad* (la cura) y *la persona* (el centro). Hall consideraba la enfermería en relación con el aspecto central como preocupada por el uso terapéutico del yo en comunicación con el paciente.

hallazgo (finding), **1.** observación hecha sobre un estado de enfermedad particular, generalmente en relación con la exploración física y las pruebas de laboratorio. **2.** conclusión extraída de una exploración, estudio o experimento.

hallux (hallux), primer dedo del pie.

hallux rígido (hallux rigidus), deformidad dolorosa del primer dedo del pie que limita la movilidad de la articulación metatarsofalángica.

hallux valgo (hallux valgus), deformidad en la que el primer dedo del pie se angula desde la línea media del cuerpo hacia los demás dedos; en algunos casos este dedo monta por encima o por debajo de los demás dedos.

hallux varus (hallux varus), desplazamiento fijo del dedo gordo del pie lejos de los demás dedos.

hamartoma (hamartoma), nuevo crecimiento tisular que se parece a un tumor. Resulta de una proliferación defectuosa en la formación de tejido.

hamartoma fibroso de la infancia (fibrous hamartoma of infancy), tumor benigno no encapsulado, en ocasiones presente en el nacimiento, pero que es más habitual en el primer año de vida, sobre todo en hombro, la axila o la parte superior del brazo. Es un nódulo con piel coloreada, firme e indoloro, compuesto por trabéculas fibrosas bien definidas, tejido mesenquimal inmaduro y células adiposas maduras.

hambre (hunger), sensación física que suele asociarse con la necesidad o deseo de alimento.

hambre de aire (air hunger), forma de dificultad respiratoria caracterizada por boqueadas, respiración fatigosa o disnea.

hamulus (hamulus), **1.** palabra del latín usada para denominar a las apófisis en forma de gancho. **2.** gancho del hueso ganchoso.

Hantavirus *(Hantavirus),* género de virus de ARN de la familia de los Bunyaviridae. Es el agente causal de diferentes tipos de fiebre hemorrágica con síndrome renal. Aproximadamente la mitad de todos los casos descritos han sido mortales. Una infección por *Hantavirus* comienza con síntomas gripales y puede ser confundida con otros trastornos. La enfermedad puede transmitirse a través de los excrementos de especies comunes de roedores.

haploide (haploid), que sólo tiene un juego completo de cromosomas no homólogos.

hapteno (hapten), sustancia no proteica que actúa como antígeno cuando se combina con las zonas particulares de unión de un anticuerpo. A diferencia de un antígeno verdadero, no induce la formación de anticuerpos.

haptoglobina (haptoglobin), proteína plasmática cuya única función conocida es la de unirse a la hemoglobina libre. La cantidad de haptoglobina es mayor en ciertas enfermedades crónicas y trastornos inflamatorios y está disminuida o ausente en la anemia hemolítica.

haptología, háptica (haptics), ciencia dedicada al estudio del sentido del tacto.

hashitoxicosis (hashitoxicosis), actividad funcional excesiva de la glándula tiroides en pacientes con enfermedad de Hashimoto, en quienes sería de esperar una disminución de la función tiroidea.

haustra (haustrum), término genérico que denomina a un receso o saculación.

haz (beam), (en radiología) rayo primario de radiación emitido por el tubo de rayos X.

haz (bundle), grupo de fibras nerviosas u otras estructuras en forma de cordón que discurren en la misma dirección.

haz auriculoventricular (AV) (atrioventricular [AV] bundle), banda de fibras de músculo cardíaco atípicas con escasas unidades contráctiles. Surge de la parte distal del nódulo AV y se extiende a lo largo del surco AV hasta el inicio del tabique interventricular, donde se divide en las ramas del haz.

haz de Kent (Kent bundle), [Albert F. S. Kent, fisiólogo inglés, 1863-1958], vía de conducción auriculoventricular accesoria independiente del sistema de conducción habitual. Esta alteración congénita provoca el síndrome de Wolff-Parkinson-White.

haz en abanico (fan beam), patrón geométrico que se produce por la colimación de un haz de rayos X extendido espacialmente con una hendidura larga y estrecha.

Hb (Hb), abreviatura de **hemoglobina.**

HB (HB), abreviatura de **hepatitis B.**
Hb (Hgb), abreviatura de **hemoglobina.**
Hb A (Hb A), abreviatura de **hemoglobina A.**
Hb A_2 (Hb A_2), abreviatura de **hemoglobina A_2.**
Hb C (Hb C), abreviatura de **hemoglobina C.**
Hb F (Hb F), abreviatura de **hemoglobina F.**
Hb S (Hb S), abreviatura de **hemoglobina S.**
Hb SC (Hb SC), abreviatura de **hemoglobina SC.**
HBAg (HBAg), siglas de **antígeno de la hepatitis B.**
HBPM (LMWH), siglas de **heparina de bajo peso molecular.**
HBsAg (HBsAG), siglas de **antígeno de superficie de la hepatitis B.**
HC (HC), siglas de **hepatitis C.**
HCA (CAH), siglas de **hepatitis crónica activa.**
HCB (BHC), siglas de *hexacloruro de benceno.*
HCG (HCG), siglas de **gonadotropina coriónica humana.**
HCI (LUQ), siglas de hipocondrio izquierdo.
HCM (MCH), siglas de **hemoglobina corpuscular media.**
HD (HD), **1.** siglas de **hepatitis D. 2.** siglas de **hemodiálisis.**
HDI (HDI), siglas de **imágenes de alta definición.**
HDL (HDL), siglas de **lipoproteína de alta densidad.**
HDL-C (HDL-C), siglas de **lipoproteína de alta densidad-colesterol.**
He (He), símbolo del **helio.**
HE (HE), siglas de **hepatitis E.**
health councils (health councils), en Canadá, organizaciones que planifican y distribuyen los recursos sanitarios para optimizar los recursos económicos limitados.
Health Insurance Portability and Accountability Act (HIPAA) (Health Insurance Portability and Accountability Act [HIPAA]), ley del Congreso estadounidense promulgada en 1996 que proporciona una cierta protección a las personas cubiertas por planes de asistencia sanitaria, como la continuidad de la cobertura cuando cambian de empleo, estándares para las transacciones sanitarias electrónicas y salvaguarda de la intimidad de la información de cada paciente individual.
Health Maintenance Organization (HMO) (Health Maintenance Organization [HMO]), tipo de práctica asistencial en grupo que facilita el mantenimiento básico y suplementario de la salud y los servicios de tratamiento a los individuos inscritos por su voluntad que pagan previamente unas tasas periódicas fijas que se establecen sin tener en cuenta la cantidad o clase de servicios recibidos. Además de los servicios de diagnóstico y tratamiento, incluida la hospitalización y la cirugía, una HMO ofrece a menudo servicios suplementarios, como asistencia dental, mental y oftalmológica, así como la prescripción de fármacos.
Health Resources and Services Administration (HRSA) (Health Resources and Services Administration [HRSA]), agencia federal de EE.UU. con responsabilidad para mejorar el acceso a la asistencia sanitaria de las personas sin seguro médico, aisladas o con vulnerabilidad médica. La HRSA también supervisa la donación de órganos, tejidos y médula ósea. Respalda programas que preparan frente al bioterrorismo, compensa a las personas que han sufrido perjuicios al vacunarse y mantiene las bases de datos que protegen contra las negligencias médicas, así como frente al derroche, fraude y abuso en la asistencia sanitaria.
health systems agency (HSA) (health systems agency [HSA]), agencia norteamericana creada bajo los términos de la National Health Planning and Resources Development Act de 1974 para proporcionar redes de servicios de planificación sanitaria y de desarrollo de recursos en cada una de las diferentes áreas de servicio sanitario establecidas por la ley.
Healthy People 2010 (Healthy People 2010), declaración de principios patrocinada por el gobierno estadounidense sobre los objetivos sanitarios nacionales que se centra en 28 áreas diseñadas para identificar y reducir las amenazas sanitarias principales en Estados Unidos. Los objetivos globales del programa consisten en incrementar la calidad y duración de la vida y eliminar las disparidades sanitarias.
hebetud (hebetude), estado de embotamiento o de letargo, característico de algunas formas de esquizofrenia.
heces (feces), residuo o excremento del tracto digestivo formado en el intestino y expulsado por el recto. Las heces están compuestas por agua, residuos alimenticios, bacterias y secreciones del intestino y del hígado.
heces grasas (butter stools, fatty stools), heces con alto contenido en grasas, como las que se evacuan en la esteatorrea y las que flotan en el agua.
heces mantecosas (butter stools), deposición grasa procedente de los intestinos, como puede ocurrir en la esteatorrea.
hecho pertinente (material fact), **1.** (en derecho) hecho que establece o refuta un elemento esencial para la demanda, el cargo o la defensa. **2.** hecho que sería significativo para una persona razonable a la hora de decidir si participaría o no en una transacción.
hélice (helix), formación enrollada en forma de espiral característica de muchas molécu-

las orgánicas, como el ácido desoxirribonucleico (ADN).

hélice de Watson-Crick (Watson-Crick helix), [John Dewey Watson, biólogo estadounidense, n. 1928; Francis H. Crick, biólogo inglés, n. 1916], modelo de la molécula del ADN propuesto por Watson y Crick según el cual ésta estaría constituida por dos cadenas de polinucleótidos que giran hacia la derecha sobre un mismo eje, formando una doble hélice. Las bases purínicas y pirimidínicas de cada cadena están en el interior de la doble hélice y emparejadas según la regla de Watson-Crick. Las variaciones en el orden de estas moléculas determinan la información genética transmitida por la molécula de ADN.

Helicobacter *(Helicobacter),* género de bacterias gramnegativas baciliformes, microaerófilas, de la familia de las Spirillaceae, consistentes en organismos móviles, espiroideos, con un revestimiento de múltiples flagelos. Las bacterias se encuentran en la capa de la mucosa gástrica; muchas personas presentan una infección asintomática.

Helicobacter pylori *(Helicobacter pylori),* especie de bacteria gramnegativa espiroidea o rectilínea con un revestimiento de múltiples flagelos, encontrada en la mucosa gástrica de humanos y otros animales, y asociada con úlcera gástrica y péptica, así como con cánceres gástricos.

helicotrema (helicotrema), pequeña hendidura en el vértice de la cóclea donde se comunican los dos conductos intracocleares: la rampa vestibular y la rampa timpánica.

helio (He) (helium [He]), elemento gaseoso incoloro e inodoro; es el segundo elemento más ligero después del hidrógeno. Su número atómico es 2 y su peso atómico es 4. El helio es uno de los gases raros o inertes y habitualmente no se combina con otros elementos. Sus principales usos fisiológicos y médicos se centran en la terapia y pruebas respiratorias para la prevención de la narcosis por nitrógeno, para la enfermedad de los buceadores en ambientes hiperbáricos y en pruebas de función pulmonar para calcular la difusión y capacidad residual de los pulmones.

helio hiperpolarizado (hyperpolarized helium), gas utilizado en estudios de RM de trastornos respiratorios para producir imágenes de los espacios aéreos pulmonares.

helioterapia (helium therapy), utilización de una mezcla de gas helio y oxígeno para tratar a los pacientes con obstrucción de las vías aéreas. Dada su baja densidad, el helio puede traspasar una obstrucción con más facilidad que el nitrógeno, por lo que se requiere menor presión para movilizar la mezcla de gases hacia el interior y el exterior de los pulmones.

hélix (helix), borde externo de la oreja.

helmintemesis (helminthemesis), acto de vomitar gusanos intestinales.

helmintiasis (helminthiasis), infestación parasitaria del cuerpo por helmintos que puede ser cutánea, visceral o intestinal. La anquilostomiasis, la ascariasis, la esquistosomiasis, la filariasis y la triquinosis son algunas formas comunes de helmintiasis.

helmíntico (helminthic), relativo a los gusanos.

helminto (helminth), gusano, especialmente uno de los parásitos patógenos de la división de los Metazoos, en la que se incluyen las duelas, las tenias y los nematodos.

helmintología (helminthology), rama de la medicina que se ocupa de los gusanos parasitarios.

hemadsorción (hemadsorption), adhesión de los eritrocitos a otras células o superficies; proceso en el que una sustancia o un agente, como ciertos virus y bacilos, se adhieren a la superficie de un eritrocito.

hemaglutinación (hemagglutination), coagulación de los eritrocitos.

hemaglutinina (hemagglutinin), tipo de anticuerpo que aglutina a los eritrocitos. Estas sustancias se clasifican, de acuerdo con la fuente de las células aglutinadas, como **autólogas** (del mismo organismo), **homólogas** (de otro organismo de la misma especie) y **xenogénicas** (de un organismo de diferente especie).

hemangiectasia (hemangiectasis), dilatación de un vaso sanguíneo.

hemangioblasto (hemangioblast), célula mesodérmica embrionaria que origina el endotelio vascular y las células formadoras de sangre.

hemangioblastoma (hemangioblastoma), tumor cerebral formado por una proliferación de capilares y de racimos desorganizados de células capilares o angioblastos.

hemangioblastoma cerebeloso (cerebellar hemangioblastoma), hemangioblastoma del cerebelo, a menudo quístico. Una forma autosómica dominante del mismo se asocia a la enfermedad de von Hippel-Lindau.

hemangioendotelioma (hemangioendothelioma), **1.** tumor formado por células endoteliales que crece alrededor de una arteria o de una vena. La forma benigna se produce en niños y suele curarse mediante escisión local. Rara vez se maligniza. **2.** hemangioendotelioma maligno.

hemangiofibroma (hemangiofibroma), tumor que tiene las características del hemangioma y del fibroma.

hemangioma (hemangioma), tumor benigno formado por una masa de vasos sanguíneos.

hemangioma ameloblástico (ameloblastic hemangioma), tumor muy vascularizado de las células que recubren la papila dental.

hemangioma capilar (capillary hemangioma), mancha sanguínea congénita o tumor benigno constituido por pequeños vasos sanguíneos agrupados. Con frecuencia se observa en niños al inicio del crecimiento, para desaparecer después espontáneamente durante la primera infancia sin tratamiento.

hemangioma cavernoso (cavernous hemangioma), tumor congénito benigno, rojo o violáceo, formado por vasos sanguíneos hipertrofiados. Las zonas afectadas con más frecuencia son el cuero cabelludo, la cara y el cuello.

hemangioma esclerosante (sclerosing hemangioma), nódulo dérmico sólido, con células de aspecto tumoral, o masa de histiocitos, que probablemente procede de un hemangioma por proliferación de las células endoteliales y del tejido conjuntivo.

hemangioma infantil superficial evanescente (superficial fading infantile hemangioma), placa superficial, transitoria, de color salmón, en la línea media de la frente, la cara o el occipucio de muchos recién nacidos.

hemartros (hemarthros), extravasación de sangre en una articulación.

hematemesis (hematemesis), vómito de sangre roja brillante, que indica la presencia de una hemorragia GI alta rápida, lo que se asocia comúnmente con varices esofágicas o con úlcera péptica.

hemático (hematoid), sanguíneo o que se asemeja a la sangre.

hematínico (hematinic), agente terapéutico que produce un aumento del número de eritrocitos y/o de la concentración de hemoglobina en los eritrocitos, como el hierro o las vitaminas del complejo B.

hematinuria (hematinuria), orina de color oscuro debido a la presencia de hemo o de hemoglobina.

hematocele (hematocele), acumulación de sangre en forma de quiste en el interior de la túnica vaginal del escroto. Habitualmente está producido por un traumatismo.

hematocito (hematocyte), célula sanguínea, particularmente el hematíe.

hematocitoblasto (hematocytoblast), célula reticuloendotelial grande, nucleada, presente en la médula ósea. Se cree que es un precursor común de diversas células sanguíneas.

hematocrito (hematocrit), medida del volumen del conjunto de eritrocitos, expresado como un porcentaje sobre el volumen de sangre total. El rango normal se sitúa entre el 43 y el 49% en los hombres, y entre el 37 y el 43% en las mujeres.

hematocrito (packed cell volume, PCV), cantidad de sangre determinada a la que se ha añadido un anticoagulante y cuyas células han sido apelmazadas por la fuerza de centrifugación a 2.000 rpm.

hematófago (hematophagous), **1.** relativo al tipo de alimentación con sangre por parte de insectos y otros parásitos. **2.** destrucción de eritrocitos por fagocitos.

hematogénesis (hematogenesis), relativo a la formación de células sanguíneas o a un aumento en la producción de elementos sanguíneos.

hematógeno (hematogenous), originado en o transportado por la sangre.

hematología (hematology), ciencia que estudia la sangre y los tejidos hematopoyéticos.

hematólogo (hematologist), especialista médico en el campo de la hematología.

hematoma (hematoma), acumulación de sangre extravasada atrapada en los tejidos de la piel o en un órgano, producida por traumatismo o por una hemostasia incompleta tras la cirugía. El coágulo se endurece y la masa se vuelve palpable para el explorador y, a menudo, es dolorosa para el paciente.

hematoma epidural (epidural hematoma), acumulación de sangre en el espacio epidural, causada por rotura y sangrado de la arteria meníngea media, que produce compresión de la duramadre y del cerebro.

hematoma intracerebral (intracerebral hematoma), colección de sangre localizada en el cerebro, asociada con desgarro cerebral resultante de una contusión.

hematoma pélvico (pelvic hematoma), acumulación de sangre en los tejidos blandos de la pelvis, como puede ocurrir durante el parto.

hematoma perirrenal (perirenal hematoma), hematoma resultante de una hemorragia perirrenal.

hematoma retroperitoneal (retroperitoneal hematoma), hematoma producido por una hemorragia retroperitoneal.

hematoma subcapsular (subcapsular hematoma), hematoma en el espacio subcapsular del riñón. Puede ser debido a tumor, traumatismo, vasculitis, infarto renal u otros procesos patológicos.

hematoma subdural (subdural hematoma), acumulación de sangre en el espacio subdural, causada generalmente por una lesión o caída. Puede ser agudo, con hemorrágia rápida, o subagudo, con acumulación de sangre a lo largo de un período prolongado de tiempo.

hematoma subepitelial de la pelvis renal (subepithelial hematoma of renal pelvis), hematoma inducido por hemorragia en el tejido subepitelial de la pelvis renal, generalmente como consecuencia de una coagulopatía, como en la hemofilia, de trombocitopenia o de un tratamiento anticoagulante.

hematoma subungueal (subungual hematoma), acumulación de sangre debajo de una uña, habitualmente provocada por un traumatismo.

hematómetra (hematometra), acumulación de líquido o sangre menstrual en la cavidad uterina.

hematometría (hematometry), examen de una muestra de sangre para determinar el número, el tipo y las propiedades de las células y plaquetas de la sangre y la cantidad de hemoglobina.

hematomielia (hematomyelia), aparición de una hemorragia franca en el LCR.

hematoperitoneo (hematoperitoneum), paso de sangre a la cavidad peritoneal.

hematoporfirinuria (hematoporphyrinuria), presencia de niveles elevados de hematoporfirina en la orina que resulta de la destrucción o lisis de los eritrocitos.

hematopoyesis (hematopoiesis), formación y desarrollo normal de los glóbulos rojos en la médula ósea. En la anemia intensa y en otras alteraciones hematológicas, las células se pueden producir en otros órganos fuera de la médula ósea (hematopoyesis extramedular).

hematopoyético (hemopoietic), relacionado con el proceso de formación y desarrollo de los diferentes tipos de células sanguíneas.

hematoquecia (hematochezia), salida de sangre roja a través del recto. Normalmente se produce por una hemorragia en el colon o en el recto, pero puede ser el resultado de una hemorragia en tramos superiores del tracto digestivo. Entre las causas de hematoquecia se encuentran el cáncer, la colitis y las úlceras.

hematospermia (hematospermia), presencia de sangre en el semen. Puede deberse a congestión vascular, infección de las vesículas seminales, coitus interruptus, abstinencia sexual y coito frecuente. La alteración no suele ser grave.

hematoxilina-eosina (hematoxylin-eosin), tinción utilizada con frecuencia para tratar los cortes tisulares en los portaobjetos para el examen microscópico.

hematuria (hematuria), presencia anormal de sangre en la orina. La hematuria es un síntoma de muchas enfermedades renales y de alteraciones del aparato genitourinario.

hematuria familiar benigna (benign familial hematuria), trastorno muy poco frecuente y generalmente benigno, caracterizado por una delgadez anormal de las membranas basales de los capilares glomerulares y por hematuria persistente; se sospecha que es un trastorno hereditario autosómico dominante.

hematuria renal (renal hematuria), presencia de sangre en la orina como consecuencia de un trastorno renal.

hematuria uretral (urethral hematuria), presencia de sangre en la orina como consecuencia de una lesión uretral.

hematuria vesical (vesical hematuria), presencia de sangre en la orina como consecuencia de una hemorragia vesical. La orina es de color rojo brillante.

hemeralopía (hemeralopia), alteración visual en la que la luz brillante causa una visión borrosa.

hemiacéfalo (hemiacephalus), monstruo fetal que carece del encéfalo y de la mayor parte del cráneo.

hemiacromatosia (hemiachromatosia), estado de ceguera para el color en sólo una mitad del campo visual.

hemiagnosia (neglect, unilateral), diagnóstico de enfermería aceptado por la Seventh National Conference on the Classification of Nursing Diagnoses (revisado en 2007). El trastorno se define como un deterioro de la respuesta sensitiva y motora, la representación mental y la atención espacial sobre el organismo y el entorno correspondiente, que se caracteriza por falta de atención hacia un lado y exceso de atención hacia el lado contrario. La hemiagnosia del lado izquierdo es más grave y persistente que la hemiagnosia del lado derecho.

hemialgia (hemialgia), dolor que afecta a un lado del cuerpo.

hemiambliopía (hemiambliopia), déficit de visión en la mitad del campo visual normal.

hemianalgesia (hemianalgesia), pérdida de la sensación o sensibilidad al dolor que afecta a la mitad o a un lado del cuerpo.

hemianestesia (hemianesthesia), pérdida de sensibilidad en un lado del cuerpo.

hemianopsia bitemporal (bitemporal hemianopia), pérdida de la mitad temporal de la visión de cada ojo, habitualmente debido a una lesión en la región quiasmática, como en los tumores hipofisarios.

hemianopsia homónima (homonymous hemianopia), ceguera o defecto visual en las mitades derechas o izquierdas de los campos visuales de ambos ojos.

hemianopsia incompleta (incomplete hemianopsia), pérdida de sólo una parte de la mitad de un campo visual.

hemiartroplastia (hemiarthroplasty), procedimiento quirúrgico para la reparación de una articulación de la cadera lesionada o enferma. Consiste en la sustitución de la cabeza del fémur por una prótesis, sin reconstrucción del acetábulo.

hemiataxia (hemiataxia), pérdida del control muscular que afecta un lado del cuerpo, habitualmente como consecuencia de un accidente cerebrovascular o de una lesión cerebelosa.

hemibloqueo (hemiblock), fallo de conducción de un impulso a lo largo de una división de una rama del fascículo izquierdo, como en el hemibloqueo anterosuperior o posteroinferior.

hemibloqueo ventricular (ventricular hemiblock), bloqueo del impulso de una sola división de la rama fascicular izquierda, como los hemibloqueos anterosuperior o posteroinferior.

hemicefalia (hemicephalia), anomalía congénita caracterizada por la ausencia de un lado del cerebro, causada por una detención grave del desarrollo del cerebro en el feto.

hemicéfalo (hemicephalus), monstruo fetal con ausencia congénita de una mitad del cerebro.

hemicelulosa (hemicellulose), cualquier elemento de un grupo de polisacáridos que constituyen la parte principal de los componentes esqueléticos de las paredes celulares de las plantas y se parecen a la celulosa, aunque son más solubles y se extraen y descomponen con más facilidad.

hemicigoto (hemizygote), individuo, organismo o célula que tiene sólo un gen del par para una característica específica. El rasgo especificado por el alelo se expresa independientemente de que el alelo sea dominante o recesivo.

hémico (hemic), relativo a la sangre.

hemicolectomía (hemicolectomy), resección de aproximadamente la mitad del colon.

hemicrania (hemicrania), cefalea, habitualmente migraña, que afecta sólo a un lado de la cabeza.

hemicraniectomía (hemicraniectomy), procedimiento quirúrgico en el que se secciona parte o la totalidad de medio cráneo como paso preliminar en ciertos tipos de operaciones cerebrales.

hemidiafragma (hemidiaphragm), cada mitad funcional, izquierda o derecha, del diafragma. Aunque el diafragma es una unidad anatómica única, se puede dividir por la unión de su tendón central y del pericardio. Cada hemidiafragma puede funcionar independientemente.

hemidistrofia (hemidystrophy), patología en la cual los dos lados del cuerpo no se desarrollan por igual.

hemiectromelia (hemiectromelia), anomalía congénita caracterizada por el desarrollo incompleto de las extremidades de un lado del cuerpo.

hemiepilepsia (hemiepilepsy), forma de epilepsia que afecta solamente a un lado del cuerpo.

hemiesfera (hemisphere), la mitad de una esfera o globo.

hemigastrectomía (hemigastrectomy), extirpación quirúrgica de una mitad del cuerpo del estómago.

hemiglósico (hemiglossal), relativo a un lado de la lengua.

hemignatia (hemignathia), anomalía congénita caracterizada por el desarrollo incompleto o falta total del maxilar inferior en un lado de la cara.

hemihiperplasia (hemihyperplasia), hiperdesarrollo o crecimiento excesivo de la mitad de un órgano específico, de parte o de todos los órganos y partes de un lado del cuerpo.

hemihipertonía (hemihypertonia), trastorno en el que existe una tensión exagerada en los músculos de un lado del cuerpo, lo que causa una contracción tónica.

hemihipertrofia (hemihypertrophy), agrandamiento anormal o desarrollo excesivo de la mitad del cuerpo o de la mitad de una región corporal.

hemihipoplasia (hemihypoplasia), desarrollo parcial o incompleto de la mitad de un órgano específico, de parte o de todos los órganos y partes de un lado del cuerpo.

hemilaminectomía (hemilaminectomy), resección quirúrgica de un lado de la lámina vertebral.

hemilateral (hemilateral), relativo a un lado.

hemimelia (hemimelia), anomalía del desarrollo caracterizada por la ausencia o por un acortamiento llamativo del segmento inferior de uno o más miembros.

hemiopía (hemiopia), trastorno que afecta solamente a un ojo o a la mitad del campo visual.

hemipagos (hemipagus), gemelos simétricos unidos por el tórax.

hemiparesia (hemiparesis), debilidad muscular de una mitad del cuerpo.

hemiparestesia (hemiparesthesia), entumecimiento o cualquier otra sensación anormal o disminuida que se experimenta solamente en un lado del cuerpo.

hemiplejía (hemiplegia), parálisis de un lado del cuerpo.

hemiplejía cerebral (cerebral hemiplegia), parálisis de uno de los lados del cuerpo como consecuencia de una lesión cerebral.

hemiplejía espástica (spastic hemiplegia), parálisis de un lado del cuerpo con aumento de los reflejos tendinosos y contracción incontrolada de los músculos afectados.

hemiplejía facial (facial hemiplegia), parálisis de los músculos de un lado de la cara, que no afecta al resto del organismo.

hemiplejía infantil (infantile hemiplegia), parálisis de un lado del cuerpo que puede presentarse al nacer o por hemorragia cerebral, falta de oxígeno intraútero o una enfermedad febril sufrida durante la infancia.

hemisección (hemisection), mitad de un cuerpo o de otro objeto cuando se divide a lo largo de un plano longitudinal, generándose dos mitades.

hemisectomía (hemisectomy), amputación de una raíz de un diente mandibular con dos raíces.

hemisferectomía (hemispherectomy), resección de un hemisferio cerebral, que se realiza en la mayoría de las ocasiones para tratar los trastornos comiciales refractarios en la infancia. Aunque esta cirugía produce una cierta debilidad física, no afecta a las capacidades cognitivas.

hemisferio (hemisphere), mitad lateral del cerebro o del cerebelo.

hemisferio cerebral (cerebral hemisphere), cada una de las mitades del cerebro. Los dos hemisferios cerebrales están divididos por una cisura longitudinal profunda y se unen por su cara interna en el fondo de la cisura mediante el cuerpo calloso. Cada hemisferio está subdividido por surcos destacados en cuatro lóbulos principales. Cada hemisferio tiene también un quinto lóbulo en la parte profunda del cerebro. Los hemisferios están constituidos por sustancia gris externa, sustancia blanca interna y algunos islotes en su interior de sustancia gris interna denominados núcleos.

hemisoma (hemisomus), feto o individuo en el que un lado del cuerpo está malformado, defectuoso o ausente.

hemiteria (hemiteras), cualquier individuo con una malformación congénita que no es tan grave o incapacitante como para ser clasificado como un trastorno teratogénico.

hemitiroidectomía (hemithyroidectomy), extirpación quirúrgica de un lóbulo de la glándula tiroidea.

hemitórax (hemithorax), un lado del tórax.

hemivértebra (hemivertebra), trastorno congénito caracterizado por un desarrollo incompleto de la vértebra. Posiblemente se deba al fracaso completo de un centro de crecimiento de un cuerpo vertebral. Habitualmente la mitad de la vértebra afectada tiene un desarrollo completo o parcial y la otra mitad está ausente. Puede haber una o más vértebras afectadas. Los diversos trastornos producen grados variables de escoliosis equilibrada o desequilibrada.

Hemlock Society (Hemlock Society), grupo que proporciona información sobre la eutanasia y suicidio para pacientes terminales.

hemo (heme), porción no proteica de la molécula de hemoglobina, pigmentada, que contiene hierro. El grupo hemo se une al oxígeno y lo transporta en los eritrocitos liberándolo en los tejidos, que ceden a su vez cantidades de CO_2 que tienen en exceso.

hemobilinuria (hemobilinuria), presencia del pigmento pardo urobilina en la sangre y la orina.

hemocianina (hemocyanin), molécula proteica transportadora de oxígeno presente en ciertos animales inferiores, especialmente en artrópodos y moluscos. Se parece a la molécula de hemoglobina de la sangre humana, pero contiene átomos de cobre en lugar de hierro.

hemocitología (hemocytology), estudio de los componentes de la sangre.

hemocitómetro (hemacytometer), aparato para contar el número de células en un volumen conocido de sangre u otro líquido.

hemocitómetro para recuento celular (counting cell hemocytometer), aparato para contar el número de células existentes en un volumen de sangre o de otro líquido. Consiste en un portaobjetos de microscopio con una cámara de recuento. La cámara tiene un volumen conocido y el portaobjetos tiene un área rayada para ayudar al recuento de las células.

hemoclip (hemoclip), grapa metálica maleable empleada para ligar pequeños vasos en cirugía. También pueden usarse los hemoclips para marcar la situación de estructuras corporales en los procedimientos radiográficos.

hemoconcentración (hemoconcentration), aumento en el número de eritrocitos por una disminución del volumen de plasma o por un aumento de la producción de eritrocitos.

hemocromatosis (hemochromatosis), enfermedad rara del metabolismo del hierro, caracterizada anatomopatológicamente por un exceso de depósito de hierro por todo el cuerpo.

hemocromatosis exógena (exogenous hemochromatosis), trastorno caracterizado por la pigmentación oscura de la piel debido a la acumulación de un pigmento férrico por ingestión excesiva de alimentos ricos en hierro o por transfusiones sanguíneas.

hemocromatosis hereditaria (hereditary hemochromatosis), trastorno autosómico recesivo del metabolismo que consiste en el depósito de pigmentos que contienen hierro en los tejidos. La acumulación del hierro persiste de por vida, con síntomas como artralgias o dolor abdominal, debilidad y fatiga que suelen aparecer en la quinta o sexta décadas de la vida.

hemodiafiltración (hemodiafiltration), técnica similar a la hemofiltración, utilizada para tratar la uremia por transporte convectivo del soluto, más que por difusión.

hemodiálisis (hemodialysis), procedimiento en el cual se eliminan impurezas o desechos de la sangre. Se utiliza para tratar a pacientes con insuficiencia renal y diferentes trastornos tóxicos. La sangre se deriva desde el cuerpo del paciente hasta una máquina para su difusión y ultrafiltración, y después se devuelve a la circulación del enfermo. La hemodiálisis requiere un acceso al torrente sanguíneo del paciente, un mecanismo para el transporte de la sangre hasta el dializador y un dializador.

hemodilución (hemodilution), trastorno en el que desciende la concentración de eritrocitos o de los demás elementos sanguíneos.

hemodinámica (hemodynamics), estudio de los aspectos físicos de la circulación sanguínea, incluidas la función cardíaca y la fisiología vascular periférica.

hemodinámica intrarrenal (intrarrenal hemodynamics), patrón del flujo o distribución sanguíneo en las distintas partes del riñón. Normalmente, las zonas cortical y medular externa son las que reciben el mayor porcentaje del flujo sanguíneo renal.

hemofilia (hemophilia), grupo de alteraciones hemorrágicas hereditarias en las que existe una deficiencia de uno de los factores necesarios para la coagulación de la sangre. La hemorragia grave y mal controlada es el principal síntoma de presentación. La gravedad clínica del trastorno varía con la magnitud de la deficiencia.

hemofilia A (hemophilia A), enfermedad hereditaria de la sangre transmitida con carácter recesivo ligado al cromosoma X, causada por la deficiencia de factor VIII de la coagulación. La hemofilia A está considerada como el tipo clásico de hemofilia.

hemofilia B (hemophilia B), enfermedad hereditaria de la sangre, transmitida con carácter recesivo ligado al cromosoma X, causada por la deficiencia de factor IX. El trastorno es similar desde el punto de vista clínico a la hemofilia A, pero es menos grave.

hemofilia C (hemophilia C), enfermedad hereditaria de la sangre, transmitida con carácter recesivo ligado al cromosoma X, causada por la deficiencia de factor XI, precursor de la tromboplastina plasmática. El trastorno es similar desde el punto de vista clínico a la hemofilia A, pero puede ser menos grave.

hemofílico (hemophiliac), persona que ha heredado la enfermedad hemorrágica de la hemofilia.

hemófilo (hemophil), **1.** bacteria del género *Haemophilus* que crece en los medios de cultivo que contienen sangre. **2.** organismo que se desarrolla en la sangre.

hemofiltración (hemofiltration), tipo de hemodiálisis en la que se produce un transporte convectivo del soluto mediante ultracentrifugación a través de la membrana.

hemoglobina (Hb) (hemoglobin [Hb, Hgb]), compuesto complejo de proteínas y hierro presente en la sangre, que transporta el oxígeno desde los pulmones a las células y el dióxido de carbono desde las células a los pulmones. Cada eritrocito contiene 200-300 moléculas de hemoglobina, cada molécula de hemoglobina contiene cuatro grupos hemo y cada grupo hemo puede llevar una molécula de oxígeno. Las concentraciones normales de la hemoglobina en la sangre son 12-16 g/dl en las mujeres y 13,5-18 g/dl en los varones. En una atmósfera con una concentración elevada de oxígeno, como los pulmones, la hemoglobina se une al oxígeno para formar la oxihemoglobina. En una atmósfera con una concentración baja de oxígeno, como los tejidos periféricos del cuerpo, el oxígeno es sustituido por dióxido de carbono para formar carboxihemoglobina. La hemoglobina libera la carboxihemoglobina en los pulmones para su eliminación y recoge más oxígeno para su transporte a las células.

hemoglobina A (Hb A) (hemoglobin A [Hb A]), hemoglobina normal.

H

hemoglobina A_2 (Hb A_2) (hemoglobin A_2 [Hb A_2]), hemoglobina normal que aparece en pequeñas cantidades en el adulto, caracterizada por la sustitución de cadenas delta por cadenas beta.

hemoglobina C (Hb C) (hemoglobin C [Hb C]), tipo anormal de hemoglobina caracterizado por la sustitución de ácido glutámico por lisina en la posición 6 de la cadena beta de la molécula de hemoglobina.

hemoglobina Colonia (hemoglobin Köln), hemoglobina inestable en la que la valina se sustituye por metionina en la posición 95 de la cadena beta y suele causar una anemia hemolítica con cuerpos de Heinz en los eritrocitos.

hemoglobina corpuscular media (HCM) (mean corpuscular hemoglobin [MCH]), estimación de la cantidad de hemoglobina en un eritrocito promedio, obtenida del cociente entre la cantidad de hemoglobina y el número de eritrocitos presente.

hemoglobina de Bart (hemoglobin Bart's), hemoglobina anómala compuesta por cuatro cadenas gamma con alta afinidad de oxígeno. Los lactantes nacidos con este tipo de hemoglobina presentan hídrops fetal y normalmente mueren en pocas horas.

hemoglobina E (hemoglobin E), hemoglobina anormal por una sustitución de ácido glutámico por lisina en la posición 26 de la cadena beta. El estado homocigoto puede ser asintomático o puede manifestarse como enfermedad de la hemoglobina E, mientras que el estado heterocigoto es clínicamente silente.

hemoglobina F (Hb F) (hemoglobin F [Hb F]), hemoglobina normal del feto que se descompone en su mayor parte en los primeros días tras el nacimiento y se reemplaza por hemoglobina A. Tiene una elevada capacidad para transportar oxígeno y está presente en grandes cantidades en algunas enfermedades.

hemoglobina fetal (fetal hemoglobin), hemoglobina F, la principal hemoglobina que existe en la sangre del feto y del recién nacido.

hemoglobina G (hemoglobin G), cualquiera de varias hemoglobinas anormales que presentan una sustitución de un aminoácido en la cadena alfa. La más común es la hemoglobina G Filadelfia, que causa la alfa-talasemia.

hemoglobina glucosilada (GHb/Hb A_{1c}) (glycosylated hemoglobin [GHb/HbA_{1c}]), molécula de hemoglobina A con un grupo glucosa en el radical N-terminal de la valina, aminoácido terminal de la cadena β. La concentración de hemoglobina glucosilada representa la concentración plasmática media de la glucosa durante las semanas anteriores.

hemoglobina Gower (hemoglobin Gower), hemoglobina normal presente en la vida embrionaria temprana y que desaparece antes del nacimiento. A veces consiste enteramente en cadenas épsilon, pero la forma más usual es la hemoglobina Gower-1, consistente en dos cadenas zeta y dos épsilon, y la hemoglobina Gower-2, consistente en dos cadenas alfa y dos épsilon.

hemoglobina H (hemoglobin H), hemoglobina anormal de migración rápida con gran afinidad por el oxígeno, compuesta por cuatro cadenas beta. Los lactantes pueden nacer con una mezcla de hemoglobina H y hemoglobina de Bart.

hemoglobina Kansas (hemoglobin Kansas), hemoglobina anormal por sustitución de asparagina por treonina en la posición 102 de la cadena beta, lo que se traduce en una disminución de la afinidad por el oxígeno y cianosis.

hemoglobina Kenia (hemoglobin Kenya), tipo anormal de hemoglobina en el que la cadena no-alfa presenta una porción de cadena gamma en el extremo N terminal y una porción de cadena beta en el extremo C terminal, dando lugar a una beta-talasemia.

hemoglobina M (hemoglobin M), cualquiera de varias hemoglobinas anormales que presentan sustitución de aminoácidos en las cadenas alfa o beta. Todas se asocian con metahemoglobinemia.

hemoglobina Portland (hemoglobin Portland), hemoglobina normal presente en el feto al final del primer trimestre del embarazo, consistente en cadenas zeta y gamma. Desaparece en el útero.

hemoglobina S (Hb S) (hemoglobin S [Hb S]), tipo anormal de hemoglobina caracterizado por la sustitución del aminoácido ácido glutámico por valina en la cadena beta de la hemoglobina. Estas moléculas se desplazan más lentamente y son mucho menos solubles que la hemoglobina A. A medida que las moléculas anómalas se desoxigenan debido a la menor presión de oxígeno en la circulación periférica, los eritrocitos adoptan una forma falciforme, se mueven despacio, se agregan y se hemolizan.

hemoglobina Seattle (hemoglobin Seattle), hemoglobina anormal en la que el ácido glutámico sustituye a la alanina en la posición 76 de la cadena beta, lo que reduce la afinidad de la molécula de hemoglobina por el oxígeno.

hemoglobinemia (hemoglobinemia), presencia de hemoglobina libre en el plasma sanguíneo.

hemoglobinometría (hemoglobinometry), medición del contenido de hemoglobina de la sangre, por lo general con un hemoglobinómetro después de haber convertido la hemoglobina en cianometahemoglobina.

hemoglobinómetro (hemoglobinometer), cualquiera de los diversos tipos de instrumentos diseñados para cuantificar el porcentaje de hemoglobina en una muestra de sangre. Algunos emplean técnicas colorimétricas, comparando el color de la muestra de sangre con un color rojo estándar.

hemoglobinopatía (hemoglobinopathy), grupo de enfermedades hereditarias caracterizadas por variaciones en la estructura de la molécula de hemoglobina. Las anomalías pueden presentarse en forma homocigótica o heterocigótica.

hemoglobinuria (hemoglobinuria), presencia anormal en la orina de hemoglobina no unida a los glóbulos rojos.

hemoglobinuria de la marcha (march hemoglobinuria), trastorno poco frecuente caracterizado por la presencia de hemoglobina en la orina, que se produce después de un ejercicio físico extenuante o prolongado, como en la marcha o en las carreras de fondo.

hemoglobinuria paroxística (paroxysmal hemoglobinuria), paso repentino de hemoglobina a la orina, que se produce después de una exposición local o general a bajas temperaturas, como sucede en la hemoglobinuria paroxística por frío.

hemoglobinuria paroxística nocturna (HPN) (paroxysmal nocturnal hemoglobinuria [PNH]), trastorno caracterizado por hemólisis intravascular y hemoglobinuria. Se manifiesta como episodios irregulares de varios días de duración, especialmente por la noche. Se caracteriza por dolor abdominal, lumbalgia, orina oscura y cefalea. Su curso se puede complicar con episodios trombóticos y con déficit de hierro provocado por la pérdida excesiva de hemoglobina.

hemoglobinuria paroxística por frío (HPF) (paroxysmal cold hemoglobinuria [PCH]), trastorno autoinmunitario poco frecuente que se caracteriza por hemólisis y hematuria y que se asocia con la exposición al frío.

hemograma (hemogram), registro escrito o gráfico del recuento sanguíneo diferencial que pone énfasis en el tamaño, la forma, las características especiales y el número de los elementos sólidos de la sangre.

hemolisina (hemolysin), cualquiera de las numerosas sustancias que lisan o disuelven los eritrocitos. Las hemolisinas están producidas por cepas bacterianas, y parecen ayudar al poder invasivo de las bacterias.

hemólisis (hemolysis), fragmentación de los eritrocitos con liberación de hemoglobina. Se produce normalmente al final de la vida media de los eritrocitos, pero también se puede producir debido a diversas circunstancias, como en ciertas reacciones antígeno-anticuerpo, en alteraciones metabólicas de los eritrocitos que acortan significativamente su vida media y en traumatismos mecánicos, como en las prótesis cardíacas. La dilución de la sangre por la administración i.v. de cantidades excesivas de soluciones hipotónicas también produce hemólisis.

hemólisis alfa (alpha hemolysis), desarrollo de una zona verdosa alrededor de una colonia de bacterias que crece en medio de agar sangre, fenómeno que es característico del neumococo y de ciertos estreptococos y que se debe a la descomposición parcial de la hemoglobina.

hemólisis beta (beta hemolysis), desarrollo de una zona clara alrededor del crecimiento de una colonia bacteriana en agar sangre, característico de ciertas bacterias patógenas.

hemólisis inmunológica (immune hemolysis), destrucción de eritrocitos causada por la formación de complejos antígeno-anticuerpo específicos en presencia de complemento.

hemolito (hemolith), cálculo situado en la pared de un vaso sanguíneo.

hemoneumopericardio (hemopneumopericardium), acumulación de sangre y aire en el pericardio.

hemoneumotórax (hemopneumothorax), acumulación de aire y sangre en la cavidad pleural.

hemopatología (hemopathology), estudio de las enfermedades de la sangre.

hemoperfusión (hemoperfusion), perfusión de sangre a través de un dispositivo adsorbente, tal como el carbón activado o las bolas de resina, más que a través de un equipo de diálisis. La hemoperfusión se puede utilizar en el tratamiento de la uremia, de la insuficiencia hepática y en ciertas formas de toxicidad por fármacos.

hemopericardio (hemopericardium), acumulación de sangre dentro del saco pericárdico que rodea al corazón.

hemoperitoneo (hemoperitoneum), presencia de sangre extravasada en la cavidad peritoneal.

hemopoyesis (hemapoiesis), formación de células sanguíneas.

hemoptisis (hemoptysis), expectoración de sangre procedente del tracto respiratorio. El esputo herrumbroso aparece a menudo en infecciones leves del tracto respiratorio superior o en la bronquitis. Una hemorragia más profusa puede indicar la presencia de una infección por *Aspergillus,* un absceso de pulmón, TB o un carcinoma broncogénico.

hemoptisis parasitaria (parasitic hemoptysis), expectoración de sangre roja brillante producida por una infestación parasitaria. Generalmente están implicados trematodos pulmonares *(Paragonimus)* o cestodos *(Echinococcus).*

hemorragia (hemorrhage), pérdida de una gran cantidad de sangre en un corto período, bien de forma interna o externa. La hemorragia puede ser arterial, venosa o capilar.

hemorragia (bleeding, hemorrhage), pérdida de sangre desde el sistema vascular como consecuencia de una lesión en el mismo.

hemorragia alveolar difusa idiopática (HADI) (idiopathic diffuse alveolar hemorrhage [IAH]), hemorragia en los alveolos de los pulmones causada por ciertos trastornos, como el síndrome de Goodpasture, la granulomatosis de Wegener y la enfermedad vascular del colágeno.

hemorragia anteparto (antepartum hemorrhage), hemorragia del útero durante un embarazo en el cual la placenta parece presentar una situación normal, especialmente después de la semana 28.

hemorragia arterial (arterial hemorrhage), pérdida de sangre procedente de una arteria, asociada a menudo con un traumatismo del vaso o la pérdida de sangre que acompaña a la retirada de un catéter arterial de gran calibre.

hemorragia capilar (capillary hemorrhage), rezumamiento de sangre procedente de los capilares.

hemorragia cerebral (cerebral hemorrhage), hemorragia de un vaso sanguíneo en el cerebro. Los tres criterios utilizados para clasificar las hemorragias cerebrales son la localización (subaracnoidea, extradural, subdural), el tipo de vaso implicado (arterial, venoso, capilar) y el origen. Cada tipo de hemorragia cerebral tiene características clínicas distintivas. La mayoría se dan en la región de los ganglios basales y están producidas por la rotura de una arteria esclerótica debido a la hipertensión. Otras causas de rotura son los aneurismas congénitos, las trombosis cerebrovasculares y el traumatismo craneoencefálico.

hemorragia de disrupción (breakthrough bleeding), pérdida de sangre uterina entre los períodos menstruales, efecto secundario experimentado por algunas mujeres con fibroides o que utilizan anticonceptivos orales.

hemorragia digestiva (gastrointestinal bleeding), cualquier hemorragia del tracto GI. Los trastornos subyacentes más comunes son: úlcera péptica, varices esofágicas, diverticulitis, colitis ulcerosa y carcinoma de estómago y de colon. El vómito de sangre roja brillante o los vómitos en posos de café indican hemorragia del tracto GI superior, normalmente del esófago, estómago o porción superior del duodeno. La presencia de heces negras como el alquitrán indica un origen en el tracto digestivo superior. La sangre roja brillante procedente del recto suele indicar una hemorragia situada en la porción distal del colon.

hemorragia en astilla (splinter hemorrhage), hemorragia lineal debajo de la uña del dedo de la mano o del pie, parecida a una astilla. Se observa después de un traumatismo y en la endocarditis bacteriana.

hemorragia epidural (epidural hemorrhage), hemorragia que produce una acumulación de sangre por fuera de la duramadre cerebral o medular. Suele ser resultado de la rotura de la arteria meníngea media y puede poner en peligro la vida en poco tiempo.

hemorragia interna (internal bleeding), cualquier hemorragia en un órgano o tejido interno, como la hemorragia en la cavidad intraperitoneal o en el intestino.

hemorragia interna (internal hemorrhage), hemorragia hacia una cavidad serosa, una víscera hueca o en los tejidos.

hemorragia intracerebral (HIC) (intracerebral hemorrhage [ICH]), tipo de ictus hemorrágico en el cual se produce hemorragia directamente en el encéfalo. Es causada muy a menudo por hipertensión y se asocia con aumento de la presión intracraneal. Suele ocurrir en los ganglios basales, tálamo, protuberancia y sustancia blanca cerebral y cerebelosa.

hemorragia intracraneal (intracranial hemorrhage), hemorragia en el interior del cráneo.

hemorragia intraparto (intrapartum hemorrhage), hemorragia copiosa, causada usualmente por desprendimiento de la placenta o placenta previa durante el parto.

hemorragia nasal (nosebleed), hemorragia anómala de la nariz.

hemorragia oculta (concealed hemorrhage), escape de sangre de un vaso roto hacia los órganos o cavidades internas.

hemorragia perirrenal (perirenal hemorrhage), hemorragia procedente del riñón al espacio perirrenal, como la producida por un traumatismo, vasculitis, aneurisma, tumor, infarto renal o quiste.

hemorragia petequial (petechial hemorrhage), hemorragia subcutánea pequeña y aislada.

hemorragia por privación (withdrawal bleeding), paso de sangre procedente del útero, asociada con descamación del endometrio, que ha sido estimulado y mantenido mediante medicación hormonal. Se produce al suspender la medicación.

hemorragia posmenopáusica (postmenopausal hemorrhage), sangrado del útero después de la menopausia.

hemorragia posparto (postpartum hemorrhage), hemorragia intensa (pérdida de más de 500 cc de sangre) tras el parto.

hemorragia posparto retardada (delayed postpartum hemorrhage), hemorragia que se produce 24 horas o más después del parto. Lo más frecuente es que esté provocada por fragmentos retenidos de la placenta, laceración del cuello o la vagina que no se ha descubierto o no se ha suturado por completo o infrainvolución del área de implantación placentaria en el útero.

hemorragia primaria (primary hemorrhage), hemorragia que aparece inmediatamente después de una lesión.

hemorragia pulmonar idiopática (idiopathic pulmonary hemorrhage), hemorragia en los pulmones sin una causa conocida. Puede ser una causa de neumotórax espontáneo secundario.

hemorragia retroperitoneal (retroperitoneal hemorrhage), hemorragia del riñón al espacio retroperitoneal, causada, por ejemplo, por traumatismo, vasculitis, un aneurisma, un tumor o un quiste.

hemorragia secundaria (secondary hemorrhage), hemorragia que aparece tras 24 horas o más desde la herida o cirugía inicial. A menudo se debe a una infección.

hemorragia subaracnoidea (HSA) (subarachnoid hemorrhage [SaH, SAH]), hemorragia intracraneal en el interior de los espacios rellenos de LCR, entre la aracnoides y la piamadre, sobre la superficie del cerebro. La hemorragia se puede extender hacia el interior del encéfalo si la rotura del vaso lesionado es repentina e intensa. La causa puede ser traumática, por rotura de un aneurisma o por una malformación arteriovenosa. El primer síntoma de una hemorragia subaracnoidea es una cefalea extremadamente intensa de aparición brusca que comienza en una zona localizada y después se extiende, quedando un dolor sordo y pulsátil. Entre otras características de la hemorragia subaracnoidea se pueden incluir mareos, somnolencia, rigidez de nuca, asimetría de pupilas, vómitos, ataques epilépticos, sudoración y escalofríos, estupor y pérdida de consciencia. Es frecuente la existencia de un breve período de pérdida de consciencia inmediatamente después de la rotura; una hemorragia grave puede producir una pérdida de consciencia mantenida, coma y muerte. El delirio y la confusión pueden persistir a lo largo de las primeras semanas de la convalecencia y son frecuentes los daños cerebrales permanentes.

hemorragia subdural (subdural hemorrhage), hemorragia cerebral que vierte al espacio subdural, a menudo causada por un traumatismo con daño de la arteria meníngea media.

hemorragia uterina (uterine bleeding, uterine hemorrhage), sangrado procedente del útero. Los tipos de hemorragia uterina incluyen la hemorragia fetomaternal, en la cual pasan células de la sangre fetal a la circulación materna, el sangrado posmenopáusico y el sangrado uterino disfuncional.

hemorragia uterina disfuncional (HUD) (dysfunctional uterine bleeding [DUB]), hemorragia uterina anormal, que no está producida por tumor, inflamación ni embarazo. Puede caracterizarse por una pérdida de sangre intensa, indolora e irregular, o por manchado intermenstrual, con períodos de amenorrea. El proceso se asocia con anovulación y estimulación estrogénica sin oposición.

hemorragia vaginal (vaginal bleeding), trastorno en el cual se produce una salida de sangre por la vagina fuera del período menstrual. Se puede deber a anomalías del útero o del cuello, a un embarazo anómalo, a trastornos endocrinos, a alteraciones de uno o ambos ovarios o de una o ambas trompas de Falopio, o a una anomalía vaginal. Los siguientes términos se utilizan habitualmente para describir la cantidad aproximada de hemorragia vaginal: intensa, más abundante que el flujo menstrual normal; moderada, igual que el flujo menstrual normal; ligera, menos abundante que el flujo menstrual normal; manchado vaginal, pérdida muy ligera que apenas requiere el uso de una compresa; goteo vaginal, pérdida de algunas gotas de sangre, y flujo sanguinolento, episodio de hemorragia vaginal ligera que suele presentarse antes del parto, durante el parto y, sobre todo, en el momento de la dilatación completa del cuello al final de la primera fase del parto.

hemorragia venosa (venous hemorrhage), escape de sangre de una vena.

hemorragia vítrea (vitreous hemorrhage), hemorragia en el humor vítreo del ojo.

hemorrágico (bleeder), **1.** cualquier trastorno vascular o hematológico asociado con una tendencia a la hemorragia, como la hemofilia. **2.** vaso sanguíneo que sangra, especialmente aquel que ha sido seccionado durante una intervención quirúrgica.

hemorreología (hemorheology), estudio de los efectos del flujo sanguíneo sobre los componentes celulares de la sangre y las paredes de los vasos sanguíneos.

hemorroide (hemorrhoid), varicosidad en la porción inferior del recto o en el ano debida a la congestión de las venas del plexo hemorroidal.

hemorroide estrangulada (strangulated hemorrhoid), hemorroide prolapsada que ha quedado atrapada por el esfínter anal, con interrupción del flujo sanguíneo por la acción constrictora del esfínter.

hemorroide interna (internal hemorrhoid), pliegue de la membrana mucosa en la unión anorrectal, causado por edema y dilatación de la vena rectal inferior.

H

hemorroide prolapsada (prolapsed hemorrhoid), vena que pierde sangre, hemorroide interna que sobresale por el orificio anal.

hemorroidectomía (hemorrhoidectomy), extirpación de las venas dilatadas de la región anal para mitigar el dolor y la hemorragia. La mayoría de las hemorroidectomías se realizan de forma ambulatoria.

hemosálpinx (hemosalpinx), acumulación de sangre menstrual en las trompas de Falopio.

hemosiderina (hemosiderin), pigmento rico en hierro, producto de la hemólisis de los eritrocitos. El hierro se suele almacenar de esta manera.

hemosiderosis (hemosiderosis), depósito aumentado de hierro en diversos tejidos, habitualmente en forma de hemosiderina y sin producir daño tisular.

hemosiderosis idiopática (idiopathic hemosiderosis), acumulación de depósitos de hierro intracelulares en los pulmones como consecuencia de hemorragias en ellos.

hemostasia (hemostasis), detención de la hemorragia por medios mecánicos o químicos o por el complejo proceso de la coagulación, integrado por vasoconstricción, agregación plaquetaria y síntesis de trombina y fibrina.

hemostático (hemostatic), relativo o perteneciente al procedimiento, dispositivo o sustancia que detiene el flujo de sangre.

hemoterapéutica (hemotherapeutics), forma de tratamiento que implica el uso de plasma o suero sanguíneo fresco.

hemotórax (hemothorax), acumulación de sangre y líquido en la cavidad pleural, entre la pleura parietal y la visceral, normalmente como resultado de un traumatismo. El hemotórax también puede estar provocado por la rotura de pequeños vasos sanguíneos como resultado de un proceso inflamatorio.

hemotrofo (hemotroph), conjunto de sustancias nutritivas suministradas al embrión desde la circulación materna después del desarrollo de la placenta.

Henderson, Virginia, teórica sobre enfermería que presentó un enfoque integral de la profesión en 1966. La teoría se basa en los conceptos de que el cuerpo y la mente son inseparables, de que no hay dos personas iguales, y de que el papel de la enfermería es independiente de las funciones del médico.

hendido (cleft), dividido.

hendidura (cleft), **1.** división. **2.** fisura, especialmente las que aparecen en el embrión, como la hendidura branquial o la hendidura facial.

hendidura alveolar (alveolar cleft), forma de paladar hendido en la cual la falta de fusión se extiende hacia delante e incluye la apófisis alveolar.

hendidura branquial (branchial cleft), depresión lineal de la faringe del embrión inicial opuesta a la bolsa branquial o faríngea.

hendidura bucal (buccal notch), depresión en la aleta de una dentadura que acomoda el frenillo bucal.

hendidura del desarrollo (developmental groove), línea fina de recesión en el esmalte del diente que marca la unión de los lóbulos de la corona en su desarrollo.

hendidura esfenoidal (sphenoidal fissure), hendidura entre las alas mayores y menores del hueso esfenoides.

hendidura esfenomaxilar (inferior orbital fissure), fisura de la pared inferolateral de la órbita que contiene los nervios infraorbitario y cigomático y los vasos infraorbitarios.

hendidura fascial (fascial cleft), zona de separación entre dos superficies fasciales contiguas, como ocurre entre la fascia profunda y la subcutánea.

hendidura gingival (gingival crater), depresión del tejido gingival, especialmente en la zona del ápice primitivo de la papila interdentaria. Suele deberse a una gingivitis ulcerativa necrosante y a la impactación de alimentos contra el tejido subyacente a las áreas de contacto de los dientes adyacentes.

hendidura labial (labial notch), depresión en el borde de una prótesis dentaria que se acopla al frenillo labial.

hendidura laringotraqueoesofágica (laryngotracheoesophageal cleft), hendidura entre la laringe y la parte superior de la tráquea como consecuencia de una separación incompleta de estas estructuras durante el desarrollo embrionario, con manifestaciones respiratorias que incluyen dificultad respiratoria con la alimentación, pliegues ariepiglóticos flácidos, tos crónica y aumento de las secreciones orales. Se asocia frecuentemente con otras anomalías congénitas del tracto gastrointestinal.

hendidura palpebral (palpebral fissure), espacio entre los márgenes de los párpados superior e inferior.

hendidura sináptica (synaptic cleft), espacio microscópico extracelular en la sinapsis que separa la membrana de las terminaciones nerviosas terminales de una neurona presináptica y la de una célula postsináptica.

hendidura tentorial (tentorial notch), área ocupada por el cerebro medio, limitada por el borde libre de la tienda del cerebelo y del esfenoides.

henrio (H) (henry), [Joseph Henry, físico estadounidense, 1797-1878], unidad de inductancia eléctrica del Sistema Internacional (SI), igual a 1 voltio-segundo por amperio.

HEPA (HEPA), siglas de *filtro aéreo de partículas de alta eficacia.*

hepadnavirus (hepadnavirus), cualquier miembro de una familia de virus ADN que provocan hepatitis B en el ser humano y otros animales.

heparina (heparin), mucopolisacárido natural que actúa en el cuerpo como un factor antitrombina para evitar la coagulación intravascular. En la forma de sal sódica, la heparina se utiliza con fines terapéuticos como anticoagulante.

heparina de bajo peso molecular (HBPM) (low-molecular-weight heparin [LMWH]), clase de fármacos utilizados para prevenir coágulos de sangre potencialmente mortales en pacientes sometidos a cirugía u otros pacientes en riesgo de producir coágulos sanguíneos. La HBPM tiene la ventaja sobre la heparina regular de lograr unas concentraciones plasmáticas predecibles, con lo que se elimina la necesidad de una monitorización regular del tiempo de protrombina y del tiempo de tromboplastina parcial.

heparina sódica (heparin sodium), anticoagulante. Se utiliza en el tratamiento y profilaxis de diversos trastornos tromboembólicos.

hepatectomía (hepatectomy), procedimiento quirúrgico para extirpar una parte del hígado.

hepático (hepatic), relativo o perteneciente al hígado.

hepaticoduodenostomía (hepaticoduodenostomy), establecimiento quirúrgico de una vía de paso entre el conducto hepático y el duodeno.

hepaticoenterostomía (hepaticoenterostomy), establecimiento quirúrgico de una vía de paso entre el conducto hepático y el intestino.

hepaticolitotomía (hepaticolithotomy), incisión que se hace en el conducto biliar para la extirpación de cálculos biliares.

hepaticolitotripsia (hepaticolithotripsy), procedimiento quirúrgico en el cual los cálculos biliares en el conducto biliar son triturados para su extirpación.

hepatitis (hepatitis), enfermedad inflamatoria del hígado caracterizada por ictericia, hepatomegalia, anorexia, molestias abdominales y gástricas, función hepática anormal, heces despigmentadas y orina oscura. Puede estar ocasionada por infecciones bacterianas o virales, infestaciones parasitarias, alcohol, fármacos, toxinas o por la transfusión de sangre incompatible. La hepatitis grave puede evolucionar hacia cirrosis y disfunción crónica del hígado.

hepatitis A (HA) (hepatitis A [HA]), forma de hepatitis infecciosa viral causada por el virus de la hepatitis A, caracterizada por un inicio insidioso de los signos y síntomas. El virus se puede transmitir por contacto directo o a través de alimentos o agua contaminados por las heces. La infección suele seguirse de una recuperación completa. Se dispone de una vacuna inactivada de la hepatitis A.

hepatitis activa crónica (HAC) (chronic active hepatitis [CAH]), forma de hepatitis potencialmente mortal complicada por inflamación portal que se extiende hacia el parénquima. Puede haber destrucción progresiva del lobulillo hepático con necrosis y fibrosis que llevan a cicatrización y cirrosis. Tiene como posibles causas infecciones víricas, fármacos y reacciones autoinmunes.

hepatitis alcohólica (alcoholic hepatitis), lesión tóxica aguda del hígado que se asocia con el consumo excesivo de etanol. Se caracteriza por necrosis, infiltración polimorfonuclear y, en muchas ocasiones, cuerpos de Mallory.

hepatitis amebiana (amebic hepatitis), inflamación del hígado causada por la infección por cualquiera de las amebas, generalmente tras un ataque de disentería amebiana.

hepatitis anictérica (anicteric hepatitis), forma leve de hepatitis que cursa sin ictericia. Los síntomas son anorexia, alteraciones digestivas y febrícula. Las concentraciones de aspartato y alanina aminotransferasa están elevadas. La infección se puede parecer a una gripe o no ser diagnosticada.

hepatitis anictérica aguda (acute anicteric hepatitis), hepatitis aguda que no va acompañada de ictericia.

hepatitis B (HB) (hepatitis B [HB]), hepatitis viral causada por el virus de la hepatitis B (VHB). El virus se transmite a través del suero contaminado de las transfusiones sanguíneas y derivados sanguíneos, por contacto sexual con una persona infectada o por el uso de agujas e instrumentos contaminados, o durante la vida intrauterina. La infección grave es causa de enfermedad prolongada, con destrucción de las células hepáticas, cirrosis, riesgo elevado de cáncer hepático o muerte. La vacuna está disponible y se recomienda en niños, adolescentes y adultos con riesgo de exposición.

hepatitis C (HC) (hepatitis C [HC]), un tipo de hepatitis transmitida normalmente por transfusión sanguínea o por inoculación percutánea. Se transmite menos frecuentemente por contacto sexual. La enfermedad progresa a hepatitis crónica hasta en el 80% de los pacientes afectados por la infección aguda, culminando en cirrosis.

hepatitis colestásica (cholestatic hepatitis), ictericia con estasis biliar en los conductos biliares intrahepáticos inflamados. Sus signos son ictericia persistente, picor y niveles elevados de fosfatasa alcalina.

hepatitis crónica (chronic hepatitis), hepatitis cuyos síntomas se prolongan durante varios meses, pudiendo incluso aumentar su gravedad. En algunos casos de hepatitis B, el paciente se puede convertir en portador del antígeno para toda su vida y puede presentar signos prolongados de infección.

hepatitis D (HD) (hepatitis D [HD]), forma de hepatitis aguda o crónica provocada por el virus de la hepatitis delta que ocurre sólo en pacientes coinfectados por hepatitis B. El virus de la hepatitis D depende de la replicación del VHB y no puede replicarse independientemente. La enfermedad evoluciona en general hacia un estadio crónico. Se transmite sexualmente y a través del uso compartido de agujas.

hepatitis E (HE) (hepatitis E [HE]), tipo de hepatitis autolimitada adquirida mediante la ingestión de agua o comida contaminada fecalmente.

hepatitis F (HF) (hepatitis F [HF]), virus hipotético relacionado con la hepatitis. Es posible que sea una mutación del VHB.

hepatitis fulminante (fulminant hepatitis), forma rara y con frecuencia mortal de hepatitis aguda, en la que se produce un rápido deterioro del estado del paciente, con encefalopatía hepática, necrosis del parénquima hepático, alteraciones de la coagulación sanguínea, insuficiencia renal y coma. El pronóstico para el adulto suele ser desfavorable.

hepatitis G (HG) (hepatitis G [HG]), forma de hepatitis causada por el virus de la hepatitis G, que se transmite por sangre o hemoderivados infectados. También puede transmitirse por el contacto de objetos personales contaminados con el virus, por transmisión vertical (de la madre al recién nacido) y por diversas prácticas sexuales. La infección está muy diseminada y causa generalmente una enfermedad leve o asintomática.

hepatitis inducida por tóxicos o fármacos (toxic or drug-induced hepatitis), hepatitis que se produce como consecuencia de una intoxicación química, parasitaria o metabólica.

hepatitis lupoide (lupoid hepatitis), variedad de hepatitis autoinmune similar histológicamente a la hepatitis crónica activa. Muchos pacientes tienen células lupoides en la sangre sin lupus eritematoso sistémico.

hepatitis neonatal (neonatal hepatitis), hepatitis de causa desconocida con instauración en las primeras semanas de vida. Se caracteriza por la transformación de los hepatocitos en células gigantes polinucleadas y por hiperbilirrubinemia conjugada con ictericia. Muchos pacientes se restablecen por completo; en algunos, la enfermedad se cronifica o desemboca en una cirrosis mortal.

hepatitis no A, no B (NANB) (non-A non-B, [NANB] hepatitis), hepatitis viral producida por un virus antigénicamente distinto de las cepas serológicas que producen las hepatitis A y B. La hepatitis NANB suele ser más leve que las de tipos A y B, aunque, por lo demás, no se pueda diferenciar clínicamente de ellas.

hepatitis recrudescente (recrudescent hepatitis), forma de hepatitis vírica aguda caracterizada por una recaída durante el período de recuperación.

hepatitis relacionada con el halotano (halothane-related hepatitis), reacción adversa de algunos pacientes a la inhalación de halotano, un anestésico general. La reacción se caracteriza por hepatitis y fiebre intensa que se desarrolla varios días después de la exposición al anestésico.

hepatitis tóxica (toxic hepatitis), hepatitis producida por una hepatotoxina, como la toxina de *Amanita phalloides,* tetracloruro de carbono o alguna droga.

hepatitis vírica (HV) (viral hepatitis [VH]), enfermedad inflamatoria del hígado de origen vírico causada por uno de los virus de la hepatitis A, B, C, delta, E, F, G o H. Todas son formas crónicas, excepto la hepatitis A. La enfermedad se transmite por vía sexual y a través de transfusiones sanguíneas y es frecuente en personas con comportamiento de riesgo o infectados por el virus de la inmunodeficiencia humana. La velocidad de instauración y el curso de la enfermedad varían según el tipo y la estirpe del virus, pero las características de la enfermedad y el tratamiento son los mismos.

hepatización (hepatization), transformación del tejido pulmonar en una masa sólida semejante al hígado, como en la neumonía neumocócica precoz, en la que la consolidación y el derrame de eritrocitos en los alveolos producen la **hepatización roja.** En los estadios finales de la neumonía neumocócica, cuando los leucocitos llenan los alveolos, la consolidación da lugar a la hepatización gris o a una hepatización amarilla cuando los alveolos están infiltrados por depósitos grasos.

hepatoblastoma (hepatoblastoma), forma de cáncer hepático que tiende a aparecer en los niños. El hepatoblastoma se puede asociar con la pubertad precoz.

hepatocarcinógeno (hepatocarcinogen), agente que causa carcinoma del hígado.

hepatocarcinoma (hepatoma), tumor primario maligno del hígado. Se caracteriza por hepatomegalia, dolor, hipoglucemia, pérdida de peso, anorexia, ascitis, así como por elevación de los niveles de alfa-fetoproteína sérica, hipertensión portal e ictericia.

hepatocele (hepatocele), hernia de una porción del hígado a través del diafragma o de la pared abdominal.

hepatocito (hepatocyte), célula del parénquima hepático que realiza todas las funciones atribuidas al hígado.

hepatocolangitis (hepatocholangitis), inflamación del hígado y de los conductos biliares.

hepatoesplenomegalia (hepatosplenomegaly), aumento de tamaño del bazo y del hígado.

hepatografía (hepatography), **1.** registro de un trazado del pulso del hígado. **2.** visualización radiográfica o gammagráfica del hígado.

hepatograma (hepatogram), **1.** trazado gammagráfico del pulso del hígado. **2.** imagen radiográfica del hígado.

hepatolitiasis (hepatolithiasis), presencia de cálculos en el hígado.

hepatología (hepatology), rama de la medicina que se ocupa principalmente de las enfermedades del hígado.

hepatólogo (hepatologist), médico que se especializa en enfermedades del hígado.

hepatomegalia (hepatomegaly), aumento anormal del tamaño del hígado que habitualmente constituye un signo de enfermedad hepática. La hepatomegalia puede estar causada por hepatitis u otra infección, por infiltración grasa, como ocurre en el alcoholismo, por obstrucción biliar o por una enfermedad maligna.

hepatonecrosis (hepatonecrosis), **1.** muerte de las células hepáticas. **2.** gangrena del hígado.

hepatopatía (liver disease), cualquiera de las enfermedades del hígado. Las características de las hepatopatías son: ictericia, anorexia, hepatomegalia, ascitis y alteración de la consciencia.

hepatopatía alcohólica (alcoholic hepatopathy), enfermedad hepática secundaria al alcoholismo, que evoluciona con el tiempo a fibrosis y cirrosis.

hepatopatía drepanocítica (sickle cell hepatopathy), lesión hepática que acompaña a las drepanocitosis, producida especialmente por oclusión vascular e isquemia, secuestro y colestasis.

hepatopatía inducida por fármacos (drug-induced hepatopathy), hepatopatía tóxica en la que la toxina es un fármaco.

hepatopatía tóxica (toxic hepatopathy), hepatopatía producida producida por una hepatotoxina, como la toxina de *Amanita phalloides,* tetracloruro de carbono o alguna droga. Puede oscilar en gravedad desde anomalías subclínicas a ictericia e insuficiencia hepática fulminante.

hepatorrenal (hepatorenal), relativo al hígado y a los riñones.

hepatotoxicidad (hepatotoxicity), tendencia de un agente, habitualmente un fármaco o el alcohol, de ejercer un efecto destructivo sobre el hígado.

hepatotóxico (hepatotoxic), con capacidad destructiva del hígado.

hepatotoxina (hepatotoxin), veneno que daña las células parenquimatosas del hígado.

hepatotropo (hepatotropic), que tiene una afinidad especial por el hígado o que ejerce un efecto específico sobre éste.

Hepatovirus (Hepatovirus), género de picornavirus al que pertenece el virus de la hepatitis A.

hepatoyugular (hepatojugular), relativo al hígado y a la vena yugular.

heptavalente (heptavalent), relativo a un compuesto químico que posee una valencia 7.

herbicida (herbicide), sustancia destructiva para las malas hierbas o que produce una alteración de su crecimiento normal.

herbívoro (herbivore), animal que subsiste a base de plantas o hierbas como fuente principal o mayoritaria de alimentación.

herborista (herbalist), **1.** persona especializada en el estudio de las hierbas. **2.** comerciante de hierbas medicinales.

hercio (Hz) (hertz [Hz]), [Heinrich R. Hertz, físico alemán, 1857-1894], unidad de medida de la frecuencia de las ondas equivalente a un ciclo por segundo.

heredabilidad (hereditability), grado en el que un rasgo determinado está controlado por la herencia.

hereditario (hereditary), perteneciente a una característica, trastorno o enfermedad transmitida desde los progenitores a la descendencia; innato; heredado.

herencia (heredity, inheritance), **1.** el proceso por el que un rasgo particular o enfermedad se transmite genéticamente de padres a hijos, causando una semejanza entre individuos relacionada con la descendencia. **2.** la carga genética total de un individuo, la suma de las cualidades heredadas de sus ancestros y el potencial de transmitir estas cualidades a sus hijos.

herencia alternativa (alternative inheritance), adquisición de todos los rasgos y características de uno de los padres, como sucede en las plantas que se autopolinizan y en los animales que se autofertilizan.

herencia anfígona (amphigenous inheritance), adquisición de rasgos genéticos y características propias de ambos padres.

herencia autosómica (autosomal inheritance), patrón de herencia en el que la transmisión de unos rasgos determinados depende de la presencia o ausencia de ciertos genes alelos en los autosomas. Este patrón puede ser dominante o recesivo, y varones y mujeres se ven afectados con igual frecuencia. La mayor parte de los trastornos hereditarios son el resultado de un gen defectuoso en un autosoma.

herencia autosómica dominante (autosomal-dominant inheritance), patrón de herencia en el que la transmisión de un gen dominante situado en un autosoma da lugar a que se exprese una característica determinada.

herencia autosómica recesiva (autosomal-recessive inheritance), patrón de herencia resultante de la transmisión de un alelo recesivo de un autosoma.

herencia citoplasmática (cytoplasmic inheritance), adquisición de rasgos o alteraciones mediante la autorreplicación de sustancias dentro del citoplasma, como hacen la mitocondria o el cloroplasto, más que por los genes. Este fenómeno se produce en plantas y animales inferiores, pero aún no ha sido demostrado en humanos.

herencia codominante (codominant inheritance), transmisión de un rasgo o enfermedad en la que los dos alelos del par se expresan completamente en un heterocigoto, como ocurre con los antígenos del grupo sanguíneo AB, los del grupo MNS y los antígenos leucocitarios.

herencia complementaria (complemental inheritance), adquisición o expresión de un rasgo o trastorno a partir de la presencia de dos pares independientes de genes no alelos. Ambos genes deben estar presentes para que la característica aparezca en el fenotipo.

herencia cruzada (crisscross inheritance), adquisición de características genéticas o de enfermedades a través del progenitor del sexo opuesto.

herencia dominante ligada al X (X-linked-dominant inheritance), patrón de herencia en el que la transmisión de un gen dominante en el cromosoma X hace que una característica se manifieste. La herencia dominante ligada a X es parecida al tipo de herencia autosómico dominante.

herencia holándrica (holandric inheritance), adquisición o expresión de rasgos o trastornos sólo a través de la línea paterna, transmitidos por genes situados en la porción no homóloga del cromosoma Y.

herencia hologínica (hologynic inheritance), adquisición o expresión de rasgos o trastornos sólo a través de la línea materna, transmitidos por genes localizados en cromosomas X unidos. Este fenómeno no se conoce que ocurra en humanos.

herencia homocrona (homochronous inheritance), aparición de rasgos o alteraciones en la descendencia a la misma edad en que aparecieron en los padres.

herencia ligada al X (X-linked inheritance), patrón de herencia en el que la transmisión de rasgos varía con el sexo de la persona, porque los genes del cromosoma X no tienen equivalente en el cromosoma Y. El patrón de herencia puede ser recesivo o dominante. El rasgo determinado por un gen del cromosoma X se manifiesta siempre en varones.

herencia materna (maternal inheritance), transmisión de rasgos o trastornos controlados por factores citoplásmicos del óvulo, que no son autorreplicables y que están determinados por genes del núcleo.

herencia matroclina (matroclinous inheritance), forma de herencia en la cual los rasgos del descendiente han sido transmitidos por la madre.

herencia mezclada (blending inheritance), fusión aparente en la descendencia de las diferentes características de los padres, habitualmente de naturaleza cuantitativa, como el peso, sin que se produzca la segregación de los rasgos específicos en generaciones sucesivas.

herencia monofactorial (monofactorial inheritance), adquisición o expresión de un rasgo o trastorno que depende de la transmisión de un solo gen específico.

herencia multifactorial (multifactorial inheritance), tendencia a desarrollar un aspecto físico, enfermedad o trastorno condicionado por muchos factores genéticos y ambientales, como la estatura o la tensión arterial.

herencia recesiva ligada al X (X-linked-recessive inheritance), patrón de herencia en el que la transmisión de un gen recesivo anormal en el cromosoma X concede un estado de portador a las mujeres y características de la enfermedad a los varones. Los hermanos no afectados no son portadores del rasgo. Los hijos de los varones afectados no se afectan y las hijas son portadoras.

herencia suplementaria (supplemental inheritance), adquisición o expresión de un rasgo o enfermedad genética a partir de la presencia de dos pares independientes de genes no alélicos que interaccionan de tal modo que uno de ellos complementa la acción del otro.

herida (wound), cualquier lesión física que conlleva la rotura de la piel, habitualmente provocada por una acción o accidente y no por una enfermedad, como una herida por disparo de pistola.

herida abdominal (abdominal wound), interrupción en la continuidad de la pared abdominal. Una herida que expone o penetra las vísceras aumenta el peligro de infección o peritonitis.

herida abierta (open wound), herida que interrumpe la integridad de la piel.

herida de bala (gunshot wound [GSW]), penetración del cuerpo por una bala a gran velocidad, que suele estar caracterizada por una pequeña herida de entrada y una herida de salida mayor. La herida suele acompañarse con daño de vasos sanguíneos, huesos y otros tejidos.

herida en túnel (tunnel wound), herida en la superficie del cuerpo o de un órgano, en la que el orificio de entrada y de salida tienen el mismo tamaño.

herida no penetrante (nonpenetrating wound), herida que no rompe la superficie de la piel.

herida penetrante (penetrating wound), herida que penetra en una región corporal, órgano o cavidad, pero que no lo atraviesa.

herida por aplastamiento (crushing wound), solución de continuidad de la superficie externa del cuerpo provocada por la aplicación de una fuerza intensa contra los tejidos. Puede producirse aplastamiento de estructuras corporales sin signos de hemorragia externa.

herida punzante (puncture wound), lesión traumática que se produce cuando la piel es atravesada por un objeto, como un cuchillo o una uña o un fragmento delgado de metal, madera, vidrio u otro material.

herida subcutánea (subcutaneous wound), lesión de los órganos internos, como un aplastamiento, sin rotura de la continuidad de la piel.

heridas por pinchazo de aguja (needlestick injuries), punciones accidentales con agujas de jeringuillas hipodérmicas, estiletes de cánulas i.v., agujas utilizadas para extracción de sangre o administración de inyecciones parenterales. Pueden ocurrir al intentar pinchar al paciente o como consecuencia del contacto descuidado con material médico desechado. Pueden ser peligrosas, especialmente si la aguja ha estado en contacto con pacientes portadores de enfermedades infecciosas transmisibles.

heridos deambulantes (walking wounded), término de priorización que describe a los heridos que presentan heridas leves y que pueden deambular.

herir (wound), provocar una herida, especialmente aquella que rompe la piel.

hermafroditismo (hermaphroditism), trastorno poco frecuente debido a una anomalía cromosómica, en el que existen tejido testicular y ovárico en la misma persona.
hermafroditismo verdadero (true hermaphroditism), trastorno en el que un individuo nace con gónadas masculinas y femeninas.
hermana (sister), término usado en el Reino Unido y en la Commonwealth para denominar a una enfermera, particularmente a la enfermera jefe del hospital, la sala o el quirófano.
Hermana Helen (Helen, Sister), [Helen Bowden], enfermera que fue la primera directora de la recién creada Bellevue Hospital Training School for Nurses de Nueva York, en 1873. Aunque esta enfermera no se formó bajo la tutela de Florence Nightingale, estableció en el centro Bellevue los principios de aquélla.
hermanastros (half-sibling), uno o más niños que tienen al menos un padre en común; hermanastro o hermanastra.
hermano (sibling), uno de dos o más niños que tienen ambos padres en común.
hermético (hermetic), por su uso en la alquimia, relativo al sellado completo de un recipiente hasta hacerlo impermeable incluso para el aire.
hernia (hernia), protrusión de un órgano a través de un orificio anormal en la pared muscular de la cavidad que lo rodea.
hernia abdominal (abdominal hernia), hernia en la que se proyecta un asa intestinal a través de la musculatura abdominal, frecuentemente a través de una cicatriz quirúrgica antigua, que se ha distendido y adelgazado.
hernia amigdalina (tonsillar herniation), herniación de las amígdalas cerebelosas a través del agujero occipital del cráneo. Se puede producir como consecuencia del aumento de la presión intracraneal secundario a una lesión o un tumor.
hernia cerebral (coning), constricción del cerebro y el tronco del encéfalo a través del agujero magno como consecuencia de su inflamación. Puede dar lugar a pérdida de la función respiratoria básica.
hernia ciática (sciatic hernia), protrusión de tejido a través de la escotadura ciática mayor.
hernia completa (complete hernia), hernia caracterizada por protrusión del saco herniario y el contenido abdominal a través de la pared abdominal.
hernia congénita (congenital hernia), hernia provocada por un defecto presente en el momento del nacimiento.
hernia crural (crural hernia), **1.** hernia que protruye por detrás de la capa posterior de la vaina femoral. **2.** un tipo frecuente de hernia inguinal que se produce sobre todo en mujeres afectadas de obesidad.
hernia de Bochdalek (Bochdalek's hernia), hernia a través de un defecto del conducto pleuroperitoneal posterior izquierdo del diafragma.
hernia de disco (herniated disk), rotura del fibrocartílago que rodea al disco intervertebral, liberándose el núcleo pulposo que actúa como amortiguador entre la vértebra superior y la inferior. La presión resultante sobre las raíces de los nervios espinales puede causar mucho dolor y lesionar los nervios, lo que implica restricción de la movilidad. Afecta sobre todo a la región lumbar.
hernia de Hesselbach (Hesselbach's hernia), [Franz K. Hesselbach, cirujano alemán, 1759-1816], protrusión de divertículos a través de la vaina femoral, generalmente asociada con hernia inguinal oblicua.
hernia de hiato (hiatal hernia), protrusión de una porción del estómago hacia arriba a través del diafragma. La principal dificultad en los pacientes con síntomas es el reflujo gastroesofágico.
hernia de hiato esofágico por deslizamiento (sliding esophageal hiatal hernia), protrusión de la unión cardioesofágica y el estómago a través del hiato esofágico.
hernia de Richter (Richter's hernia), [August G. Richter, cirujano alemán, 1742-1812], pequeña protrusión visceral no palpable que involucra sólo una parte de la pared intestinal.
hernia del uncus (uncal herniation), trastorno en el que la porción interna del lóbulo temporal protruye sobre el borde tentorial como consecuencia del aumento de la presión intracraneal. Un signo diagnóstico del cuadro es la dilatación de la pupila en el lado de la herniación. Sin tratamiento, este trastorno progresa y determina presión sobre el tronco del encéfalo tras atrapar el tercer nervio craneal.
hernia deslizante del hiato (sliding hiatal hernia), protrusión a través del diafragma hacia el mediastino posterior.
hernia diafragmática (diaphragmatic hernia), protrusión de parte del estómago a través de una abertura en el diafragma, la mayoría de las veces un hiato esofágico anormalmente amplio. En algunos casos el intestino puede herniarse también al tórax.
hernia diverticular (diverticular hernia), protrusión de un divertículo intestinal congénito a través de un orificio en la cavidad abdominal.
hernia epigástrica (epigastric hernia), protrusión de un órgano interno a través de la línea alba.
hernia escrotal (scrotal hernia), hernia inguinal que ha descendido al interior del escroto.

hernia estrangulada (strangulated hernia), hernia en la que los vasos sanguíneos están comprimidos por el cuello del saco herniario, produciendo isquemia y posiblemente gangrena si no se restablece rápidamente la circulación sanguínea.

hernia femoral (femoral hernia), hernia en la que un asa de intestino desciende a través del canal femoral a la ingle. La reparación quirúrgica, herniorrafia, es el tratamiento habitual.

hernia funicular (funicular hernia), hernia inguinal indirecta que incluye parte del cordón umbilical o del cordón espermático.

hernia incarcerada (incarcerated hernia), asa de intestino con los extremos ocluidos de tal forma que queda impedido el paso de sólidos, y cuyo retorno a su posición normal resulta imposible sin manipulación o cirugía.

hernia incisional (incisional hernia), herniación a través de una cicatriz quirúrgica.

hernia incompleta (incomplete hernia), hernia que todavía no sobresale por un punto débil o abertura.

hernia inguinal (inguinal hernia), hernia en la que un asa intestinal entra en el conducto inguinal, ocupando a veces en el hombre el saco escrotal.

hernia inguinocrural (inguinocrural hernia), hernia inguinal que se ha desplazado lateralmente desde el conducto inguinal sobre la ingle.

hernia interna (internal hernia), protrusión de una víscera intraperitoneal en un receso o compartimiento dentro de la cavidad peritoneal.

hernia por deslizamiento (sliding hernia), protrusión del ciego o del colon sigmoide hacia el peritoneo parietal. La protrusión puede ser abdominal o esofágica.

hernia preperitoneal (preperitoneal hernia), hernia insterSticial localizada entre el peritoneo parietal y la fascia transversal.

hernia reducible (reducible hernia), hernia en la que los tejidos que protruyen pueden manipularse hasta volver a la posición original.

hernia tentorial (tentorial herniation), protrusión del tejido cerebral hacia la hendidura tentorial, causada por el aumento de la presión intracraneal por edema, hemorragia o tumor. Los signos característicos son cefalea intensa, fiebre, enrojecimiento de la piel, sudación, reflejo pupilar anormal, somnolencia, hipotensión y pérdida de consciencia.

hernia transtentorial (transtentorial herniation), proyección de tejido cerebral por fuera del cráneo, a través de la hendidura tentorial, producida por un aumento de la presión intracraneal.

hernia umbilical (umbilical hernia), protrusión del intestino y del epiplón, blanda, cubierta de piel, a través de una zona débil de la pared abdominal alrededor del ombligo.

hernia vaginal (vaginal hernia), **1.** hernia situada en la vagina. **2.** protrusión hacia abajo del fondo de saco de Douglas, entre la pared vaginal posterior y el recto.

hernia vaginolabial (vaginolabial hernia), hernia inguinal que alcanza al tejido del labio mayor.

hernia vesical (bladder hernia), protrusión de la vejiga a través de una abertura en la pared abdominal.

herniación (herniation), protrusión de una estructura u órgano corporal a través de un orificio anormal en una membrana, músculo u otro tejido.

herniación falcina (falcine herniation), herniación por debajo de la hoz del cerebro, causada por edema cerebral focal.

herniado (herniated), relativo a una rotura o abultamiento anormal de un órgano, o parte de un órgano, a través de un tejido retenido.

herniografía (herniography), exploración radiográfica de una hernia tras haber sido inyectada con un medio de contraste.

herniorrafia (herniorrhaphy), reparación quirúrgica de una hernia.

herniotomía (herniotomy), procedimiento quirúrgico para reducir una hernia.

heroína (heroin), sustancia morfínica, no aceptada actualmente como de uso terapéutico en EE.UU. La heroína está incluida en el Schedule I of the Controlled Substances Act de 1970. Como otros alcaloides opiáceos, puede producir analgesia, depresión respiratoria, espasmo digestivo y dependencia física. Produce sus efectos principales en el SNC y el intestino, además de alterar los sistemas endocrino y nervioso neurovegetativo. La abstinencia de la heroína, después de relativamente pocas exposiciones, produce normalmente un síndrome de abstinencia agudo. La metadona suele utilizarse como fármaco sustituto para el tratamiento de la adición a la heroína.

herpangina (herpangina), infección viral, habitualmente de los niños pequeños, caracterizada por dolor faríngeo, cefalea, anorexia y dolor abdominal, cervical y en las extremidades. En los lactantes pueden aparecer convulsiones febriles y vómitos. En la faringe y en la lengua, en el paladar o en las amígdalas se pueden formar pápulas o vesículas. La causa es, con frecuencia, una infección por virus Coxsackie.

herpes febril (fever blister), calentura causada por herpesvirus I o II. Generalmente aparece alrededor de la boca o en la mucosa nasal tras un episodio febril o catarral.

herpes genital (herpes genitalis), infección crónica causada por el VHS, habitualmente transmitida por contacto sexual. Produce vesículas dolorosas en la piel y las mucosas de los genitales masculinos y femeninos. Cuando se adquiere durante el embarazo, el VHS2 puede transmitirse al feto a través de la placenta y al recién nacido por contacto directo con el tejido infectado durante el parto. Puede ser un precursor del cáncer cervical.

herpes gestacional (herpes gestationis), exantema generalizado, pruriginoso, vesicular o ampolloso que aparece en el segundo o tercer trimestre del embarazo y que desaparece varias semanas después del parto. Las lesiones a menudo reaparecen en los sucesivos embarazos y están asociadas con partos prematuros y aumento de la tasa de mortalidad fetal.

herpes menstrual (herpes menstrualis), forma de herpes simple que tiende a surgir durante los períodos menstruales.

herpes oftálmico (ocular herpes), infección ocular causada por un virus del herpes.

herpes simple (herpes simplex), infección causada por el VHS, que tiene afinidad por la piel y el sistema nervioso y suele producir pequeñas vesículas llenas de líquido, irritantes y a veces dolorosas, en la piel y en las mucosas. Las infecciones por el VHS 1 (herpes oral, herpes labial) tienden a aparecer en el área facial, sobre todo en torno a la boca y la nariz; las infecciones por el VHS 2 (herpes genital) suelen limitarse a la región genital. Las vesículas generalmente se asocian a prurito, dolor o molestias similares.

herpes traumático (traumatic herpes), herpes que se desarrolla en el lugar de una herida.

herpes zóster (herpes zoster), infección aguda causada por la reactivación del virus latente de la varicela-zóster que afecta fundamentalmente a adultos y que se caracteriza por el desarrollo de lesiones cutáneas vesiculares dolorosas que siguen el trayecto de los pares craneales o de los nervios raquídeos inflamados por el virus.

herpes zóster oftálmico (herpes zoster ophthalmicus), forma de herpes zóster que causa dolor y erupciones cutáneas a lo largo de la rama oftálmica del quinto par craneal. También puede afectar al tercer par craneal. La infección produce con frecuencia una ulceración corneal y otras complicaciones oculares.

herpes zóster ótico (herpes zoster oticus), infección por herpes zóster del ganglio del nervio vestibulococlear y del ganglio geniculado, que produce un dolor intenso en las estructuras del oído externo y dolor o parálisis a lo largo del nervio facial. También puede producir sordera y vértigo.

herpesvirus (herpesvirus), virus de la familia Herpesviridae. Se conocen al menos siete especies de herpesvirus que son infecciosos para el ser humano: VHS 1 y 2, el virus de la varicela-zóster, el virus de Epstein-Barr, el citomegalovirus, el virus herpes humano 6 y el virus herpes humano 7.

herpesvirus humano 6 (human herpesvirus 6), virus linfotrópico de linfocitos T que pertenece a la subfamilia de los Betaherpesvirinae y que tiene una alta afinidad por los linfocitos CD4. Existen dos variantes, A y B. La variante A se aísla sobre todo en personas inmunodeprimidas. La variante B causa la roséola infantil.

herpesvirus humano 7 (human herpesvirus 7), virus que pertenece a la familia de los Betaherpesvirinae, estrechamente relacionado con el virus herpes humano 6, pero no se asocia con ninguna enfermedad conocida.

herpesvirus humano 8 (human herpesvirus 8), virus de la familia de los Herpesviridae que ha sido implicado como el agente causal del sarcoma de Kaposi y del linfoma primario expansivo.

herpetiforme (herpetiform), que forma racimos de vesículas parecidas a las lesiones cutáneas de algunas infecciones herpéticas.

hesperidina (hesperidin), flavona glucosídica cristalina presente en los bioflavonoides y en la mayoría de los cítricos, especialmente en la cáscara de las naranjas y de los limones.

hetalmidón (hetastarch), expansor de volumen plasmático que se prescribe para tratar la hipovolemia en el shock y en la leucoaféresis para ayudar a aumentar la producción de granulocitos.

heteroalelo (heteroallele), uno de un par de genes localizados en un locus específico en cromosomas homólogos que difiere del otro del par.

heteroanticuerpo (heteroantibody), anticuerpo específico que reconoce a un antígeno de una especie distinta a la del productor del anticuerpo.

heteroantígeno (heteroantigen), antígeno que se origina en una especie diferente y es extraño al productor del anticuerpo.

heteroblástico (heteroblastic), que se desarrolla a partir de diferentes capas germinales o clases de tejidos más que de un único tipo.

heterocéfalo (heterocephalus), feto malformado que tiene dos cabezas de diferente tamaño.

heterocelular (heterocellular), estructura formada por más de una clase de células.

heterocigosis (heterozygosis), **1.** formación de un cigoto por la unión de dos gametos que tienen pares diferentes de alelos. **2.** producción de híbridos mediante hibridación.

heterocigoto (heterozygote), organismo cuyas células somáticas tienen dos genes alelomórficos distintos en el mismo locus de cada pareja de cromosomas. Puede producir dos tipos diferentes de gametos.

heterocigoto (heterozygous), que tiene dos genes diferentes en el locus correspondiente de cromosomas homólogos. Un individuo heterocigoto para un rasgo ha heredado un alelo para dicho rasgo de un progenitor y un alelo alternativo del otro progenitor. Una persona que es heterocigota para una enfermedad genética transmitida por un gen dominante siempre manifiesta el trastorno. Un individuo heterocigoto para una enfermedad genética transmitida por un gen recesivo es asintomático o manifiesta escasos síntomas de la enfermedad. La descendencia de un portador heterocigoto de un trastorno genético tiene un 50% de probabilidades de heredar el alelo asociado con el trastorno si el otro progenitor no es portador de dicho alelo.

heterocromatina (heterochromatin), porción de material cromosómico que es inactivo en la expresión genética, pero que puede funcionar en el control de las actividades metabólicas, en la transcripción y en la división celular.

heterocromatización (heterochromatinization), transformación de la eucromatina genéticamente activa en heterocromatina genéticamente inactiva; esto ocurre durante la inactivación de uno de los cromosomas X de las hembras mamíferas durante los estadios precoces de la embriogénesis.

heterocromosoma (heterochromosome), cromosoma sexual.

heterodídimo (heterodidymus), feto gemelo unido, en el que los elementos parasitarios son la cabeza, el cuello y el tórax unidos a la pared torácica del autósito.

heterodúplex (heteroduplex), molécula de ADN en la que las dos cadenas derivan de individuos diferentes, con el resultado de que algunos pares de bases no se pueden emparejar.

heteroenzima (heteroenzyme), enzima funcionalmente idéntica procedente de una especie diferente.

heteroerotismo (heteroeroticism), sentimiento o actividad sexual dirigida hacia otro individuo.

heterofermentación (heterofermentation), fermentación que origina productos principales diferentes.

heterófilo (heterophil), estado de afinidad por algo inusual o anormal, como la de un anticuerpo al unirse a un antígeno diferente con el que debe reaccionar.

heterogamético (heterogametic), perteneciente al sexo que produce gametos de distintos tipos, en términos de sus cromosomas sexuales. En el ser humano, el sexo heterogamético corresponde al varón, que posee espermatozoides portadores del cromosoma X o Y.

heterogeneidad (heterogeneity), **1.** cualidad de ser de clase diferente. **2.** posesión de características y cualidades diferentes.

heterogéneo (heterogenous), **1.** que contiene elementos o partes desiguales; diferente; inconexo. **2.** que posee una composición no uniforme en toda su extensión.

heterogénesis (heterogenesis), reproducción que difiere en las generaciones sucesivas, como la alternancia de reproducción sexual y asexual, de forma que la descendencia tiene características diferentes a los padres.

heteroinfección (heteroinfection), infección por un microorganismo originado fuera del cuerpo.

heteroinmunización (heteroimmunization), inmunización de un individuo con antígenos de una especie diferente.

heterometropía (heterometropia), alteración visual moderada en la que un ojo tiene una capacidad de refracción diferente a la del otro, produciendo imágenes que son percibidas por los ojos derecho e izquierdo como ligeramente diferentes.

heterónimo (heteronymous), **1.** que tiene nombres diferentes; lo contrario de sinónimo. **2.** perteneciente a un fenómeno óptico en el que aparecen dos imágenes procedentes de un mismo objeto. **3.** anómalo.

Heterophyes *(Heterophyes),* género de trematodos diminutos que se encuentran en el tercio medio del intestino delgado del ser humano y de otros mamíferos.

heteroploide (heteroploid), relativo o perteneciente a un individuo, organismo, cepa o célula que tiene una variación en el número de cromosomas totales característico de las células somáticas de cada especie.

heteroploidía (heteroploidy), estado de tener un número anormal de cromosomas, mayor o menor del número que característicamente tienen las células somáticas de cada especie.

heteropolímero (heteropolymer), compuesto formado a partir de subunidades diferentes, como una proteína compuesta por varias subunidades de aminoácidos.

heterosexual (heterosexual), **1.** persona cuyo deseo o preferencia sexual está dirigida hacia personas del sexo opuesto. **2.** relativo o perteneciente al deseo o preferencia sexual por personas del sexo opuesto.

heterosis (heterosis), superioridad de las plantas y animales híbridos de primera generación respecto de uno o más rasgos comparados con las cepas de los progenitores o con las correspondientes cepas endogámicas.

heterotípico (heterotypic), perteneciente a, o característico de, un tipo diferente al habitual o normal, considerando específicamente la primera división meiótica de las células germinales en la gametogénesis, a diferencia de la segunda división o división mitótica.

heterotopia en bandas (band heterotopia), anomalía de la corteza cerebral en la que se encuentra una banda heterotópica de sustancia gris entre los ventrículos laterales y la corteza. Los pacientes afectados pueden sufrir retraso mental o epilepsia.

heterotrasplante (heterotrasplant), transferencia de tejido de un animal a otro de especie diferente.

heurístico (heuristic), **1.** que sirve para estimular el interés por la investigación. **2.** perteneciente a un método de enseñanza en el que se estimula al estudiante a aprender a través de la investigación independiente.

hexaclorofeno (hexachlorophene), agente limpiador bacteriostático tópico que se utiliza como limpiador antiséptico y desinfectante para limpiar objetos inanimados de bacterias grampositivas. Es ineficaz contra las bacterias gramnegativas.

hexadactilia (hexadactyly), la presencia de seis dedos en la mano o el pie.

hexadáctilo (sexidigitate), que tiene seis dedos en una o ambas manos o pies.

hexavalente (hexavalent), relativo a un compuesto químico que tiene una valencia 6.

hexilresorcinol (hexylresorcinol), antiséptico y antihelmíntico.

hexocinasa (hexokinase), enzima de tipo transferasa que se encuentra en todos los tejidos y cataliza la transferencia de un grupo fosfato desde el adenosintrifosfato a la glucosa-6-fosfato. Está presente también en la levadura.

hexosa (hexose), monosacárido que contiene seis átomos de carbono en la molécula. La glucosa y la fructosa son las principales hexosas presentes en la naturaleza.

Hf (Hf), símbolo del **hafnio.**

HF (HF), siglas de **hepatitis F.**

Hg (Hg), símbolo del **mercurio.**

HG (HG) siglas de **hepatitis G.**

HGE (HGE), siglas de *ehrlichiasis granulocítica humana.*

HGF (HGF), **1.** siglas de *factor de crecimiento humano.* **2.** siglas de *factor hiperglucemicoglucogenolítico.*

HHCC (HHCC), siglas de **Home Health Care Classification.**

HI (IH), siglas de *hepatitis infecciosa.*

hialinización (hyalinization), formación de un material homogéneo cristalino dentro de una célula.

hialino (hyaline), relativo a sustancias que son transparentes o como el cristal.

hialinuria (hyalinuria), presencia de cilindros proteicos hialinos en la orina de pH ácido, indicativa de enfermedad renal.

hialohifomicosis (hyalohyphomycosis), hifomicosis causada por hongos miceliales con paredes incoloras, de los que la mayoría son oportunistas.

hialoide (hyaloid), relativo o parecido a lo hialino.

hialoplasma (hyaloplasm), porción del citoplasma que es claro y más fluido, en oposición a la parte granular y reticular.

hialuronato (hyaluronate), sal, anión o éster del **ácido hialurónico.**

hialuronato sódico (hyaluronate sodium), sal sódica del ácido hialurónico; es un preparado que se obtiene del útero del pollo y se usa como analgésico en el tratamiento de la artrosis de rodilla.

hialuronidasa (hyaluronidase), enzima que hidroliza el ácido hialurónico (componente de la matriz extracelular). Se utiliza para aumentar la absorción y dispersión de fármacos parenterales que se han extravasado (p. ej., quimioterápicos vesicantes), para hipodermoclisis y para mejorar la reabsorción de las sustancias radiopacas.

hiato (hiatus), orificio normal de una membrana u otro tejido corporal.

hiato aductor (adductor hiatus), apertura en el tendón de inserción del aductor mayor del muslo a través del cual se introducen la arteria y vena femorales al espacio poplíteo.

hiato aórtico (aortic hiatus), orificio en el diafragma para la aorta y el conducto torácico.

hiato esofágico (hiatus esophagus), orificio del diafragma para el esófago.

hiato leucémico (leukemic hiatus), proceso observado en la leucemia mielógena aguda en la que hay numerosos mieloblastos y neutrófilos maduros en la sangre periférica, con pocas o ninguna forma intermedias.

hiato pleuroperitoneal (pleuroperitoneal hiatus), orificio en el diafragma fetal. Si no se cierra, queda un defecto posterolateral congénito que dar lugar a una hernia diafragmática congénita.

hiato semilunar (semilunar hiatus), hendidura semilunar profunda anterior e inferior a la bulla etmoidal. Las celdas etmoidales anteriores, el seno maxilar y, en ocasiones, el conducto frontonasal drenan a través de él por medio del infundíbulo etmoidal.

hiato urogenital (urogenital hiatus), defecto en forma de U de los músculos del triángulo urogenital que permite la salida de la uretra y la vagina.

hibakusha (hibakusha), personas que se vieron expuestas a las explosiones de las bombas atómicas en Hiroshima y Nagasaki.

hibernación (hibernation), estado o proceso fisiológico natural en el que un enlentecimiento en las funciones metabólicas y corporales produce un estado de somnolencia con temperatura corporal en niveles inferiores al normal.

hibernoma (hibernoma), tumor benigno, habitualmente de las caderas o de la espalda, formado por células grasas parcial o enteramente de origen fetal.

hibridación (hybridization), **1.** proceso de producción de híbridos mediante entrecruzamiento. **2.** proceso de combinar ácidos nucleicos de cadena simple de diferentes fuentes para formar moléculas estables de doble cadena.

hibridación ADN-ADN (DNA-DNA hybridization), formación de ácido desoxirribonucleico de doble hélice a partir de dos hebras simples complementarias. Se emplea para comparar relaciones genómicas entre diferentes especies.

hibridación genómica comparada (comparative genomic hybridization), técnica citogenética en la que el ADN de referencia y el ADN de estudio, por ejemplo, de un tumor o un embrión, son marcados con fluorocromos fluorescentes verde y rojo, respectivamente. Las anomalías genéticas se detectan a partir de los cambios en la relación de verde a rojo.

hibridación in situ fluorescente (FISH) (fluorescent in situ hybridation), técnica de mapeo genético que utiliza sondas fluorescentes para el análisis de las aberraciones cromosómicas y las anomalías genéticas.

hibridación molecular (molecular hybridization), en biología molecular, formación de un ácido nucleico bicatenario parcial o totalmente complementario por asociación de cadenas sencillas, por lo general entre cadenas de ADN y ARN o con cadenas de ADN sin asociación previa, pero también entre cadenas de ARN. Se utiliza para detectar y aislar secuencias específicas, medir homología o definir otras características de una o ambas cadenas.

híbrido (hybrid), **1.** descendencia producida por el emparejamiento de plantas o animales de diferentes especies, variedades o genotipos. **2.** relativo o perteneciente a dicha planta o animal.

hibridoma (hybridoma), célula híbrida formada por la fusión de una célula del mieloma y una célula productora de anticuerpos. Los hibridomas se utilizan en la producción de anticuerpos monoclonales.

HIC (ICH), siglas de **hemorragia intracerebral.**

HICPAC (HICPAC), siglas en inglés de Comité Asesor sobre las Prácticas de Control de las Infecciones Hospitalarias.

hidantoínas (hydantoin), cualquiera de un grupo de medicamentos anticomiciales, química y farmacológicamente similares a los barbitúricos, que actúan limitando la actividad convulsiva y disminuyendo la dispersión de la excitación eléctrica anormal desde el foco de la convulsión.

hidátide (hydatid), quiste o estructura quística que habitualmente está llena de líquido, especialmente el quiste formado alrededor del escólex en desarrollo de la tenia del perro *Echinococcus granulosus*.

hidatidiforme (hydatidiform), que tiene el aspecto o forma de una **hidátide.**

hidatidosis (hydatidosis), infestación por la tenia *Echinococcus granulosus*.

hidradenitis (hydradenitis), infección o inflamación de las glándulas sudoríparas.

hidralacina (hydralazine, hydrochloride), vasodilatador utilizado en el tratamiento de hipertensión moderada o grave, la hipertensión pulmonar primaria y la hipertensión de la preeclampsia, así como durante el tratamiento de la ICC.

hidramnios (hydramnios), alteración del embarazo caracterizada por un exceso de líquido amniótico. Se asocia con enfermedades maternas, como la toxemia gravídica, la DM y algunos trastornos fetales.

hidranencefalia (hydranencephaly), enfermedad neurológica en la que faltan los hemisferios cerebrales, aunque el cerebelo, el tronco del encéfalo y los demás tejidos del SNC pueden ser normales. El recién nacido con hidranencefalia puede presentar funciones neurológicas normales, pero no sale adelante.

hidratación[1] (hydration), proceso químico en el que se añade agua a una sustancia.

hidratación[2] (hydration), resultado de enfermería recogido en la Nursing Outcomes Classification (NOC). Se define como la cantidad adecuada de agua en el compartimento intracelular y extracelular del organismo.

hidratado (hydrous), relativo a una sustancia u objeto que contiene agua o está húmedo.

hidrato (hydrate), **1.** combinación de una sustancia con una o más moléculas de agua. **2.** asociación molecular de una sustancia con agua.

hidrato de amileno (amylene hydrate), líquido transparente e incoloro $(CH_3)_2C(OH)CH_2CH_3$ de olor alcanforado, miscible con el alcohol, el cloroformo, el éter y la glicerina, que se utiliza como disolvente y como hipnótico.

hidrato de carbono complejo (complex carbohydrate), hidrato de carbono del tipo del almidón que está constituido por un número elevado de moléculas de glucosa y que se denomina de esta forma para distinguirlo de los azúcares simples.

hidrato de carbono, carbohidrato (carbohydrate), elemento de un grupo de compuestos orgánicos en el que los más importantes son los azúcares, el almidón, la celulosa y el glucógeno. Los hidratos de carbono constituyen la principal fuente de energía de todas las funciones orgánicas, especialmente de las funciones cerebrales, y son necesarios para el metabolismo de otros nutrientes. Son sintetizados por todas las plantas verdes y en el cuerpo se absorben de inmediato o se almacenan en forma de glucógeno. Se recomienda que la energía procedente de los hidratos de carbono proporcione el 55-60% del total de calorías de la dieta diaria. Las principales fuentes de carbohidratos son: cereales, hortalizas, frutas, arroz, patatas, legumbres y productos derivados de la harina.

hidrato de cloral (chloral hydrate), sedante e hipnótico. Se utiliza en el tratamiento a corto plazo (menos de 2 semanas) del insomnio, la ansiedad o la tensión, así como para procedimientos diagnósticos.

hidroa (hydroa), enfermedad cutánea vesicular o ampollosa poco frecuente de la infancia que recidiva cada verano después de la exposición a la luz del sol, algunas veces acompañada de prurito y liquenificación.

hidroalcohólico (hydroalcoholic), perteneciente o que contiene tanto agua como alcohol.

hidrobilirrubina (hydrobilirubin), pigmento biliar rojo-marrón producido por la reducción de la bilirrubina.

hidrocarburo (hydrocarbon), cualquier compuesto orgánico cuyas moléculas están formadas por hidrógeno y carbono, muchos de los cuales derivan del petróleo.

hidrocarburo aromático (aromatic hydrocarbon), compuesto orgánico que tiene un anillo de benceno o quinoide para distinguirlo de los compuestos alifáticos de cadena abierta.

hidrocarburo halogenado (halogenated hydrocarbon), líquido volátil utilizado en anestesia general, administrado en combinación con óxido nitroso, oxígeno o ambos. El único hidrocarburo halogenado que se usa en anestesia es el halotano.

hidrocarburo insaturado (unsaturated hydrocarbon), compuesto orgánico en el cual dos o más átomos de carbono están unidos mediante enlaces dobles o triples, como los ácidos grasos insaturados.

hidrocefalia (hydrocephalus), trastorno caracterizado por una acumulación anómala de LCR, habitualmente con una presión aumentada, dentro de la calota craneal, con la dilatación subsiguiente de los ventrículos. La alteración del flujo normal de LCR puede deberse a una mayor secreción del mismo, a una obstrucción dentro del sistema ventricular (hidrocefalia intraventricular o no comunicante) o a un defecto de reabsorción en el espacio subaracnoideo cerebral (hidrocefalia extraventricular o comunicante), causado por anomalías congénitas, infecciones, traumatismos o tumores cerebrales.

hidrocefalia comunicante (communicating hydrocephalus), forma de hidrocefalia en la cual existe un aumento del LCR que afecta a todo el sistema ventricular y el espacio subaracnoideo, debido a una anomalía en la capacidad de este último para absorber líquido. No existe obstrucción de las vías ventriculares.

hidrocefalia normotensa (normal pressure hydrocephalus), enfermedad en la que existe una dilatación de los ventrículos cerebrales sin aumento de la PIC.

hidrocefalia secundaria (secondary hydrocephalus), hidrocefalia que se desarrolla después de una herida o infección, como la sífilis o la meningitis.

hidrocefalocele (hydrocephalocele), hernia que consiste en un saco acuoso de tejido cerebral que protruye a través de una fisura en el cráneo.

hidrocele (hydrocele), acumulación de líquido en cualquier cavidad o conducto sacciforme, específicamente en la túnica vaginal del testículo o a lo largo del cordón espermático. Esta enfermedad está causada por la inflamación del epidídimo o del testículo, o por obstrucción linfática o venosa en el cordón. El hidrocele congénito se debe a la ausencia de cierre completo del conducto que comunica la cavidad peritoneal con el escroto durante el desarrollo prenatal.

hidrocele del lactante (infantile hydrocele), acumulación de líquido en la túnica vaginal. Puede estar presente en el momento del nacimiento o ser adquirido.

hidrocinética (hydrokinetics), estudio del movimiento de los líquidos.

hidroclorotiazida (hydrochlorothiazide), tiazida diurética y antihipertensiva. Se utiliza en el tratamiento de la hipertensión leve o moderada y el edema causado por la ICC o la pérdida de proteínas por el riñón (síndrome nefrítico).

hidrocoleréticos (hydrocholeretics), fármacos que estimulan la producción de bilis de una baja densidad o con una proporción mínima de componentes sólidos.

hidrocoloide (hydrocoloid), coloide gelatinoso cuyo material de dispersión es el agua. Se emplea en odontología como material de impresión.

hidrocortisona (hydrocortisone valerate), corticoide tópico. Se utiliza en el tratamiento de la inflamación cutánea.

hidrofílico (hydrophilic), relativo a la propiedad de atraer o asociarse preferentemente a las moléculas de agua que poseen los radicales polares o iones.

hidroflumetiacida (hydroflumethiazide), diurético que se utiliza en el tratamiento de la hipertensión leve y moderada, así como

H

en el edema debido a la ICC o a la proteinuria (síndrome nefrótico).

hidrofobia (hydrophobia), **1.** uno de los últimos síntomas de la rabia. **2.** miedo exagerado, mórbido, al agua.

hidrofobiafobia (hydrophobiaphobia), temor morboso a la hidrofobia, con síntomas que pueden simular los de la rabia.

hidrofóbico (hydrophobic), relativo a la propiedad de repulsión o exclusión preferente de las moléculas de agua; una cualidad de moléculas o radicales no polares que son más solubles en disolventes orgánicos que en el agua.

hidrófono (hydrophone), sonda de pequeño diámetro con un elemento piezoeléctrico, normalmente de 0,5 mm de diámetro, en un extremo. Cuando se coloca en el haz ultrasónico, el hidrófono produce una señal eléctrica.

hidroftalmos (hydrophtalmos), tipo de glaucoma que se caracteriza por una dilatación y distensión de las capas fibrosas del globo ocular.

hidrogel (hydrogel), gel cuyo medio de dispersión es el agua.

hidrogenasa (hydrogenase), enzima que cataliza la reducción de moléculas al combinarlas con dos átomos de hidrógeno.

hidrogenión (H^+) (hydrogen ion [H^+]), núcleo del átomo de hidrógeno cargado positivamente o protón.

hidrógeno (H) (hydrogen [H]), elemento gaseoso univalente. Su número atómico es 1; su peso atómico es 1,008. Es el más simple y el más ligero de los elementos y normalmente es incoloro, inodoro, gas diatómico altamente inflamable. El hidrógeno forma parte de numerosos compuestos, muchos de ellos producidos por el cuerpo. Como componente del agua, el hidrógeno es crucial en la interacción metabólica de los ácidos, bases y sales dentro del cuerpo y en el equilibrio hídrico necesario para la supervivencia.

hidrolasa (hydrolase), enzima que separa las uniones éster mediante la adición de agua.

hidrólisis (hydrolysis), alteración o descomposición química de un compuesto con agua.

hidrolítico (hydrolytic), relativo a la hidrólisis o que tiene la habilidad de producirla.

hidrolizar (hydrolyze), **1.** causar o producir hidrólisis. **2.** provocar la separación de una sustancia en sus componentes mediante la adición de agua.

hidrómetro (hydrometer), dispositivo que determina la densidad de un líquido comparando su peso con el de un volumen igual de agua. Se coloca en el líquido a examinar un dispositivo de cristal hueco, calibrado, y se anota la profundidad a la que se coloca el dispositivo en el líquido.

hidromielia (hydromyelia), situación patológica caracterizada por una dilatación del canal central de la médula espinal con incremento de la acumulación de líquido.

hidronefrosis (hydronephrosis), distensión de la pelvis y cálices renales producida por la orina que no puede sobrepasar una obstrucción del uréter. La obstrucción ureteral puede estar causada por un tumor, un cálculo alojado en el uréter, por inflamación de la próstata o por edema causado por una ITU. Los síntomas consisten en dolor en el flanco afectado y, en algunos casos, hematuria, piuria e hiperpirexia.

hidronefrosis infectada (infectec hydronephrosis), dilatación de la pelvis y los cálices renales que se ha complicado por una infección bacteriana.

hidronefrosis ureterovascular (ureterovascular hydronephrosis), hidronefrosis asociada a la existencia de unos vasos que se cruzan cerca del riñón y que alteran o deforman la pelvis renal.

hidropenia (hydropenia), **1.** proceso de extracción del agua de un ser vivo. **2.** trastorno debido a la falta de agua en los tejidos corporales.

hidropericarditis (hydropericarditis), inflamación del pericardio acompañada por acumulación excesiva de líquido seroso.

hidroperitoneo (hydroperitoneum), acumulación excesiva de líquido en el peritoneo.

hidropesía (hydrops), acumulación anormal de líquido claro, acuoso, en un tejido o cavidad corporal.

hidropesía fetal (hydrops fetalis), edema masivo del feto o del recién nacido, que habitualmente se asocia con eritroblastosis fetal grave. También aparecen anemia grave y derrames en los espacios pericárdico, pleural y peritoneal.

hidropesía gravídica (hydrops gravidarum), edema debido al embarazo.

hidrópico (hydropic), **1.** relativo a la hidropesía. **2.** que contiene un exceso de agua o líquido acuoso.

hidroquinona (hydroquinone), sustancia dermatológica blanqueante. Se utiliza para disminuir la pigmentación de la piel en determinadas patologías en las que existe un exceso de melanina que produce hiperpigmentación.

hidrosadenitis supurativa (hidradenitis suppurativa), enfermedad supurativa crónica y cicatrizal de las zonas con glándulas apocrinas, causada por la oclusión de los poros, con una infección secundaria de las glándulas sudoríparas apocrinas. Se caracteriza por el desarrollo de uno o más abscesos rojos y dolorosos que crecen y eventualmente se rompen a través de la piel, drenando material purulento o seropurulento.

hidrosálpinx (hydrosalpinx), alteración de la trompa de Falopio en la que ésta se encuentra dilatada y llena de un líquido claro; es el resultado final de una infección que previamente ha ocluido la trompa en ambos extremos.

hidrosálpinx intermitente (intermittent hydrosalpinx), acumulación de líquido en una trompa de Falopio. El líquido es liberado periódicamente a la cavidad uterina.

hidrosis (hidrosis, hydrosis), producción y secreción de sudor.

hidrostática (hydrostatics), estudio de las presiones en líquidos en reposo o en equilibrio.

hidrostático (hydrostatic), relativo a los líquidos en reposo o en equilibrio y a la presión que ejercen.

hidroterapia (hydrotherapy), utilización del agua para el tratamiento de diferentes enfermedades mentales y físicas. En la hidroterapia se incluyen los baños continuos, los empaquetados con sábanas húmedas y las pulverizaciones.

hidroterapia de colon (colon hydrotherapy), forma amplia y completa de enema que constituye un método para eliminar residuos del intestino grueso sin uso de fármacos. La hidroterapia de colon se usa para tratar el estreñimiento o la impactación, como preparación para estudios diagnósticos del intestino grueso y como preparación previa o posterior a la cirugía. La técnica se emplea asimismo en el entrenamiento intestinal de parapléjicos o tetrapléjicos, en pacientes con artritis y en aquellos de los que se sospecha una posible autointoxicación o toxemia intestinal.

hidrotórax (hydrothorax), acumulación no inflamatoria de líquido seroso en una o ambas cavidades pleurales.

hidrotropismo (hydrotropism), tendencia de una célula u organismo a girar o a moverse en una determinada dirección bajo la influencia de un estímulo de agua.

hidrouréter obstructivo (obstructive hydroureter), megauréter en el segmento proximal a una obstrucción, como la causada por falta de peristaltismo que interfiere con el paso de la orina.

hidroxiandrosterona (hydroxyandrosterone), hormona sexual segregada por los testículos y por las glándulas suprarrenales.

hidroxiapatita (hydroxyapatite), compuesto inorgánico formado por calcio, fosfato e hidróxido que se encuentra en los huesos y en los dientes en forma de enrejado cristalizado que proporciona rigidez a estas estructuras.

17-hidroxicorticoide (17-hydroxycorticosteroid), cualquier corticoide hidroxilado en el carbono 17 secretado por las glándulas suprarrenales y ocasionalmente medido en orina en una prueba para la determinación de la función suprarrenal y el diagnóstico de hipo o hiperadrenalismo.

hidróxido (OH^-) (hydroxide [OH^-]), compuesto iónico.

hidróxido cálcico ($Ca[OH]_2$) (calcium hydroxide [$Ca(OH)_2$]), compuesto pulverulento blanco de sabor amargo, que puede utilizarse en la preparación de tratamientos para la diarrea del lactante y en la apexificación.

hidróxido de aluminio (aluminum hydroxide), antiácido que actúa por neutralización química y también por adsorción de ácido clorhídrico, gases y toxinas.

hidróxido potásico (KOH) (potassium hydroxide [KOH]), compuesto blanco, soluble, altamente cáustico. Ocasionalmente utilizado en solución como escarificante para mordeduras de animales rabiosos, el KOH tiene numerosas aplicaciones en el laboratorio como agente alcalinizante, por ejemplo en la preparación de muestras clínicas para el estudio de hongos bajo el microscopio.

hidróxido sódico (sodium hydroxide), NaOH, compuesto fuertemente alcalino y cáustico. Se usa en preparaciones farmacéuticas como agente alcalinizante.

11-hidroxietiocolanolona (11-hydroxyetiocholanolone), hormona sexual secretada por los testículos y las glándulas suprarrenales.

hidroxilo (OH) (hydroxyl [OH]), radical monovalente que contiene un átomo de oxígeno y un átomo de hidrógeno.

hidroxiprolina (hydroxyproline), aminoácido que se eleva en la orina en enfermedades óseas y en ciertos trastornos genéticos, como el síndrome de Marfan.

hidroxiurea (hydroxyurea), antineoplásico. Se utiliza en el tratamiento de diversas neoplasias y otros trastornos que afectan a la sangre y de forma aislada o como radiosensibilizante para el tratamiento de otros cánceres, como los que afectan al cerebro, la cabeza y el cuello, los pulmones, riñones, ovarios y próstata.

hiedra venenosa (poison IVy), una de las diversas especies de parras trepadoras del género *Rhus* caracterizada por hojas trifoliadas. Es frecuente en Norteamérica y produce en muchas personas una dermatitis alérgica de contacto, con erupción vesicular localizada, prurito y quemazón.

hielo seco (dry ice), dióxido de carbono sólido, a una temperatura aproximada de –100 °F. Se utiliza en crioterapia de diversos trastornos de la piel como la eliminación de verrugas.

hieralgia (hieralgia), sacro doloroso.

hierba (herb), **1.** planta que se usa con fines culinarios o medicinales. **2.** planta foliácea sin tallo leñoso. **3.** planta con partes aéreas que no persisten de un año al siguiente.

hierba mate ***(Ilex paraguariensis)*** (yerba maté), producto de herboristería que se obtiene de un árbol perenne perteneciente a la familia del acebo (iliáceas), que es silvestre en algunas zonas de Sudamérica. Esta hierba se usa como diurético y depurativo.

hierbabuena (mint), planta herbácea utilizada como saborizante y con fines medicinales para trastornos digestivos. El aceite de hierbabuena puede tener efectos beneficiosos en el síndrome del intestino irritable.

hierro (Fe) (iron [Fe]), elemento metálico muy abundante, esencial para la síntesis de la hemoglobina. Su número atómico es 26; su masa atómica (peso), 55,85. Las sales de hierro y sus complejos se utilizan para tratar las anemias ferropénicas.

hierro hemo (heme iron), hierro presente en el complejo hemo, como en la hemoglobina y la mioglobina. Las fuentes dietéticas de hierro son la carne, el pescado y las aves.

hierro no hémico (nonheme iron), una de las dos formas de hierro en la dieta. Se absorbe con menor eficiencia que el hierro hémico. Todas las fuentes de alimentos vegetales y el 60% de las fuentes de alimentos de origen animal contienen hierro no hémico.

hierro-polisacárido (iron-polysaccharide), complejo formado por hierro y un polisacárido.

hierro-sacarosa (iron sucrose), complejo de hidróxido férrico, $Fe(OH)_3$ con sacarosa, que se usa por vía i.v. para tratar la anemia ferropénica en los pacientes sometidos a hemodiálisis y que reciben tratamiento suplementario con eritropoyetina.

hierro total (total iron), concentración total de hierro en la sangre. Las concentraciones normales en el suero son 50-150 µg/dl.

hifa (hypha), estructura filiforme del micelio de un hongo.

hifomicosis (hyphomycosis), cualquier infección causada por un hongo imperfecto de la clase Hyphomycetes. El grupo se ha dividido en hialohifomicosis y faeohifomicosis en función del color del micelio y de la pared del hongo. Es una enfermedad de caballos y mulas. Afecta al ser humano de forma excepcional.

hígado (liver), es la glándula más grande del cuerpo y uno de sus órganos más complejos. Se localiza en el cuadrante superior derecho del abdomen, ocupando casi todo el hipocondrio derecho y la mayor parte del epigastrio. Tiene una consistencia semisólida, su forma es semiesférica irregular y es de color marrón rojizo oscuro. El hígado se divide en cuatro lóbulos que contienen 100.000 lobulillos y está irrigado por sangre procedente de dos fuentes diferentes. La arteria hepática lleva sangre oxigenada al hígado y la vena porta transporta sangre llena de nutrientes procedentes del estómago y de los intestinos. Se han identificado más de 500 funciones diferentes del hígado. Alguna de las funciones mayores son: la producción de bilis por los hepatocitos, la secreción de glucosa, proteínas, vitaminas, grasas y la mayoría de los compuestos utilizados por el organismo, la síntesis de la hemoglobina necesaria para la supervivencia por su contenido en hierro y la transformación del amonio tóxico en urea. Los hepatocitos también desintoxican numerosas sustancias que se ingieren, como el alcohol, la nicotina y otros venenos, así como varias sustancias tóxicas que se producen en el intestino.

hígado amiloide (amyloid liver), hígado con depósitos de amiloide en el interior de las células hepáticas.

hígado graso (fatty liver), acumulación de triglicéridos en el hígado. Sus causas son la cirrosis alcohólica, la administración i.v. de fármacos, como tetraciclinas o corticoides, y la exposición a sustancias tóxicas, como el tetracloruro de carbono o el fósforo amarillo. Sus síntomas son anorexia, hepatomegalia y molestias abdominales.

hígado poliquístico (polycystic liver), enfermedad quística congénita del hígado.

hígado posterior (posterior liver), término utilizado para referirse a la región posterior que no figura ni en la parte izquierda ni en la parte derecha del hígado, pero es coincidente con el lóbulo caudado.

higiene (hygiene), **1.** principios y ciencia de la conservación de la salud y de la prevención de la enfermedad. **2.** salubridad.

higiene broncopulmonar (bronchopulmonary hygiene), cuidado y limpieza del tracto respiratorio, incluido el equipo ventilador y los conductos naturales de aire. El cuidado higiénico también incluye el consejo para el drenaje postural y las técnicas para el control de la tos proporcionando asistencia con técnicas como percusión, vibración o ligeros movimientos en las costillas.

higiene bronquial (bronchial toilet), cuidado especial que se da a los pacientes con traqueostomías y alteraciones respiratorias, que incluye la estimulación de la tos, las respiraciones profundas y la aspiración del tracto respiratorio.

higiene de la radiación (radiation hygiene), arte y ciencia de proteger a los seres humanos de las lesiones producidas por la radiación buscando reducir la exposición clínica a la radiación externa mediante barreras protectoras de material absorbente de la radiación, asegurando la distancia de seguridad entre la persona y la fuente de radiación, reduciendo los tiempos de exposición a la radiación o empleando combinaciones de todas estas medidas.

higiene mental (mental hygiene), estudio del desarrollo de la salud mental, de los hábitos emocionales, actitudes y conductas, y de la prevención de las enfermedades mentales.

higiene oral[1] (oral hygiene[1]), práctica de conservar los tejidos y las estructuras de la boca. La higiene oral consiste en el cepillado de la lengua y dientes para eliminar los restos de los alimentos, las bacterias y la placa; el masaje de las encías con un cepillo dental, seda dental o irrigador de agua para estimular la circulación y eliminar la materia extraña, y la limpieza de las dentaduras postizas, asegurando una adaptación adecuada para prevenir la irritación.

higiene oral[2] (oral hygiene[2]), resultado de enfermería recogido en la Nursing Outcomes Classification (NOC). Se define como el estado de la boca, los dientes, las encías y la lengua.

higienista (hygienist), el que practica los principios y las leyes de la **higiene.**

higienista dental (dental hygienist), persona entrenada especialmente para proporcionar servicios dentales supervisados por un odontólogo. Los servicios que da un higienista dental son: profilaxis, radiografías y aplicación de medicamentos, así como educación dental en la consulta y en la comunidad. En algunos países, los higienistas dentales tienen otras funciones adicionales.

higroma (hygroma), saco, quiste o bolsa distendida con líquido.

higroma subdural (subdural hygroma), acumulación de líquido entre la duramadre y la aracnoides, provocada por la salida de líquido cefalorraquídeo a través de una rotura del tejido aracnoideo.

higrómetro (hygrometer), instrumento que mide directamente la humedad relativa de la atmósfera o la proporción de agua en un gas específico o en una mezcla de gases, sin extraer la humedad.

hijas DES (DES daughters), grupo de mujeres con susceptibilidad aumentada al cáncer vaginal y de otros órganos reproductores por haber recibido sus madres un medicamento esteroideo, el dietilestilbestrol (DES), en los años 1940 a 1960, para evitar abortos. Se han detectado también otras anomalías graves. Los hijos de las mujeres que tomaron DES tienen alto riesgo de testículos criptorquídicos y otras alteraciones genitales.

hijo único (singleton), único descendiente nacido.

hiliar (hilar), perteneciente a un hilio.

hilio (hilum), depresión o receso en la parte de un órgano por donde entran los vasos y los nervios.

hilio hepático (portal fissure), surco en la superficie visceral del hígado por el que pasan la vena porta, la arteria hepática y el conducto hepático.

hilio pulmonar (hilum of the lung), área del pulmón donde la pleura mediastínica se continúa con la pleura visceral.

hilo dental (dental floss), hebra con o sin cera, que sirve para limpiar las superficies dentales y los espacios entre dientes.

himen (hymen), pliegue de mucosa, piel y tejido fibroso que cubre el introito vaginal.

himen imperforado (imperforated hymen), himen que cierra por completo el orificio externo de la vagina.

himen roto (ruptured hymen), himen que ha sido desgarrado como consecuencia de lesión, coito o cirugía.

himenal (hymenal), relativo o perteneciente al himen.

himenectomía (hymenectomy), escisión quirúrgica de una membrana, particularmente del himen.

himenolepiasis (hymenolepiasis), infección intensa por *Hymenolepis nana,* una tenia de las ratas, que puede ocasionar dolor abdominal, heces sanguinolentas y alteraciones del sistema nervioso, especialmente en niños. La enfermedad se transmite por comida contaminada.

himenotomía (hymenotomy), incisión quirúrgica del himen.

hiogloso[1] (hyoglossal), relativo a la lengua y al hueso hioides con forma de herradura situado en la base de la lengua inmediatamente superior al cartílago tiroideo.

hiogloso[2] (hyoglossus), músculo depresor de la lengua que se origina en el hueso hioides.

hiosciamina (hyoscyamine), anticolinérgico/antiespasmódico. Se utiliza en el tratamiento de la hipermotilidad digestiva y del tracto urinario inferior. También se usa de forma preoperatoria para reducir las secreciones y bloquear los efectos inhibidores del vago sobre el corazón.

HIPAA (HIPAA), siglas de Health Insurance Portability and Accountability Act.

hipema (hyphema), hemorragia en la cámara anterior del ojo, habitualmente causada por una lesión directa o percusiva. La hemorragia recurrente puede producir glaucoma.

hiperacidez (hyperacidity), cantidad excesiva de ácido, como puede ocurrir en el estómago.

hiperactividad (hyperactivity), cualquier actividad aumentada anormalmente que afecta a todo el organismo o a un órgano determinado, como el corazón o el tiroides.

hiperactividad del detrusor (detrusor overactivity), contracciones involuntarias del músculo detrusor de la vejiga, debida a diferentes causas.

hiperacusia (hyperacuity, oxyacoia), agudeza auditiva anómala. El aumento de sensibilidad al sonido está asociado a veces con parálisis del músculo del estribo.

hiperadenosis (hyperadenosis), trastorno caracterizado por la presencia de glándulas aumentadas de tamaño.

hiperalbuminemia (hyperalbuminemia), cantidad excesiva de albúmina en la sangre.

hiperalcalinidad (hyperalkalinity), estado de alcalinidad excesiva.

hiperaldosteronismo secundario (secondary hyperaldosteronism), producción excesiva de aldosterona causada por un trastorno extraadrenal, como insuficiencia cardíaca, nefropatía, cirrosis o hipoproteinemia.

hiperalgia (hyperalgia), sensibilidad extrema al dolor.

hiperalimentación (hyperalimentation), sobrealimentación, ingestión o administración de una cantidad de nutrientes superior a la óptima y a las demandas del apetito.

hiperamoniemia (hyperammonemia), niveles anormalmente altos de amoníaco en la sangre. Si no se trata, esta enfermedad conduce a encefalopatía hepática, caracterizada por asterixis, vómitos, letargo, coma y muerte.

hiperamoniuria (hyperammonuria), excreción de amoníaco en la orina, como en la hiperamoniemia.

hiperbarismo (hyperbarism), cualquier alteración que se produce como consecuencia de la exposición a una presión ambiental aumentada o por un incremento significativo de la presión.

hiperbetalipoproteinemia (hyperbetalipoproteinemia), hiperlipoproteinemia tipo II, alteración genética del metabolismo de los lípidos, en la que existen unos niveles anormalmente altos de colesterol en plasma y aparecen xantomas en los tendones de los talones, rodillas y dedos de las manos.

hiperbilirrubinemia (hyperbilirubinemia), presencia de cantidades superiores a las normales del pigmento biliar bilirrubina en la sangre, caracterizada por ictericia, anorexia y malestar. La hiperbilirrubinemia se asocia sobre todo con enfermedad hepática y obstrucción biliar, pero también aparece cuando existe una destrucción excesiva de eritrocitos.

hiperbilirrubinemia conjugada (conjugated hyperbilirubinemia), hiperbilirrubinemia producida por excreción defectuosa de bilirrubina conjugada por los hepatocitos, o por obstrucción anatómica del flujo biliar dentro del hígado o en el sistema de conductos extrahepáticos.

hiperbilirrubinemia del recién nacido (hyperbilirubinemia of the newborn), exceso de bilirrubina en la sangre del recién nacido. Suele deberse a la deficiencia de una enzima por inmadurez fisiológica o al aumento de la hemólisis, especialmente la debida a una incompatibilidad del grupo sanguíneo, que en los casos graves puede provocar una encefalopatía bilirrubínica.

hipercalcemia (hypercalcemia), concentración de calcio superior a lo normal en la sangre, a menudo resultado de una resorción ósea excesiva con la consiguiente liberación de calcio, como ocurre en el hiperparatiroidismo, en los tumores óseos metastásicos, en la enfermedad de Paget y en la osteoporosis. Clínicamente, los pacientes con hipercalcemia están confusos y tienen anorexia, dolor abdominal muscular y debilidad.

hipercalcemia humoral paraneoplásica (humoral hipercalcemia of malignancy), hipercalcemia paraneoplásica causada por la reabsorción ósea mediada por factores circulantes activadores de los osteoclastos liberados por células tumorales distantes.

hipercalcemia osteolítica (osteolytic hypercalcemia), proceso maligno asociado con exceso de calcio en la sangre. Puede ser causado o bien por metástasis esqueléticas generalizadas o bien por una afectación amplia de la médula ósea por un tumor hematológico primario.

hipercalcemia osteolítica local (HOL) (local osteolytic hypercalcemia [LOH]), síndrome de hipercalcemia asociada con lesiones malignas debido a la acción local de factores osteolíticos liberados, junto con depósitos tumorales adyacentes al hueso.

hipercalcemia paraneoplásica (hypercalcemia of malignancy), elevación anómala del calcio sérico que se asocia a tumores malignos, debido a la osteólisis causada por las metástasis o por la acción de factores circulantes activadores de los osteoclastos liberados por células tumorales distantes.

hipercalciuria (hypercalciuria), presencia de cantidades elevadas de calcio en la orina, como consecuencia de enfermedades como la sarcoidosis, el hiperparatiroidismo o ciertos tipos de artritis, caracterizadas por un aumento de la resorción ósea. La concentración de calcio en el tracto urinario puede ocasionar la formación de cálculos renales.

hipercalciuria idiopática (idiopathic hipercalciuria), elevación de la concentración urinaria de calcio de causa desconocida, a menudo con formación de cálculos renales.

hipercalciuria renal (renal hypercalciuria), hipercalciuria producida por pérdida renal de calcio, lo que estimula la producción de hormona paratiroidea para aumentar la reabsorción de calcio en el intestino. Este tipo de hipercalciuria no se asocia a formación de cálculos renales.

hipercapnia (hypercapnia), concentración de dióxido de carbono en sangre superior a lo normal.

hipercapnia permisiva (permissive hypercapnia), ventilación que permite que se eleve lentamente la $Paco_2$ con el tiempo a medida que se va normalizando el pH. El objetivo es reducir el volumen corriente y la frecuencia mientras se previene el volutrauma.

hipercetonemia (hyperketonemia), nivel anormalmente alto de cuerpos cetónicos en la sangre.

hipercetonuria (hyperketonuria), nivel anormalmente alto de cuerpos cetónicos en la orina.

hipercloremia (hyperchloremia), concentración excesiva de cloro en sangre que produce acidosis.

hiperclorhidria (hyperchlorhydria), secreción excesiva de ácido clorhídrico por las células que recubren el estómago.

hipercoagulabilidad (hypercoagulability), tendencia de la sangre a coagular más rápidamente de lo normal.

hipercolesterolemia (hypercholesterolemia), trastorno en el que existe una concentración plasmática de colesterol superior a la normal. Los niveles elevados de colesterol y de otros lípidos pueden ocasionar el desarrollo de arteriosclerosis.

hipercolesterolemia familiar (familial hypercholesterolemia), trastorno hereditario transmitido como rasgo dominante y caracterizado por una concentración sérica elevada de colesterol, xantomas tendinosos y signos precoces de aterosclerosis, especialmente en las arterias coronarias.

hipercromía (hyperchromia), aumento de la hemoglobina en los eritrocitos.

hipercrómico (hyperchromic), que tiene una mayor densidad de color o pigmentación.

hiperdipsia (hyperdipsia), sed intensa de duración relativamente breve.

hiperemesis (hyperemesis), vómito excesivo.

hiperemesis del embarazo (hyperemesis gravidarum), trastorno del embarazo caracterizado por vómitos prolongados, pérdida de peso y desequilibrio hidroelectrolítico. Si esta enfermedad es grave e intratable, se puede producir lesión cerebral, insuficiencia hepática y renal y muerte.

hiperemesis del lactante (hyperemesis lactentium), trastorno de los lactantes al pecho, consistente en vómitos excesivos.

hiperemia (hyperemia), aumento de la sangre en una parte del cuerpo, causada por un aumento del flujo sanguíneo, como en la respuesta inflamatoria, por relajación local de las arteriolas o por obstrucción del flujo de retorno de la sangre desde un área. La piel que cubre un área hiperémica habitualmente está roja y caliente.

hiperemia activa (active hyperemia), mayor flujo de sangre en una parte determinada del cuerpo, secundario al aumento de metabolitos vasoactivos.

hiperesplenismo (hypersplenism), síndrome constituido por esplenomegalia y deficiencia de uno o más tipos de las células sanguíneas. Las posibles causas son la hipertensión portal, los linfomas, las anemias hemolíticas, el paludismo, la TB y diversas enfermedades del tejido conjuntivo e inflamatorias. Los pacientes refieren dolor del hipocondrio y epigastrio izquierdo y a menudo experimentan plenitud después de comer muy poco, porque el bazo agrandado presiona contra el estómago.

hiperesténico (hypersthenic), **1.** relativo a la fuerza o tonicidad excesivas del cuerpo o de una parte del cuerpo. **2.** perteneciente a un tipo corporal caracterizado por proporciones excesivas.

hiperestesia (hyperesthesia), sensibilidad extrema de uno de los órganos de los sentidos del cuerpo, como los receptores del dolor o del tacto de la piel.

hiperestesia táctil (tactile hyperesthesia), aumento anormal del sentido del tacto.

hiperestimulación ovárica (ovarian hyperstimulation), dilatación ovárica con exudación de líquidos y proteínas.

hiperestimulación ovárica controlada (controlled ovarian hyperstimulation), método de tecnología de reproducción asistida consistente en la administración cuidadosamente monitorizada de agentes diseñados para inducir ovulación en un mayor número de folículos ováricos y, en consecuencia, aumentar la probabilidad de que un oocito sea fertilizado.

hiperextensión (hyperextension), (de una articulación) posición de máxima extensión.

hiperfenilalaninemia (hyperphenylalaninemia), concentración anormalmente alta de fenilalanina en la sangre. Este síntoma puede ser el resultado de uno de los posibles defectos del metabolismo de la fenilalanina.

hiperflexia (hyperflexia), hiperflexión forzada de un miembro.

hiperforia (hyperphoria), tendencia de un ojo a desviarse hacia arriba.

hiperfosforemia (hyperphosphoremia), nivel anormalmente alto de compuestos de fósforo en la sangre.

hiperfunción (hyperfunction), aumento de la función de cualquier órgano o sistema.

hipergénesis (hypergenesis), crecimiento excesivo o hiperdesarrollo. Este trastorno puede afectar a todo el cuerpo, como ocurre en el gigantismo, a cualquier parte determinada o puede dar lugar a la formación de partes extras, como al desarrollo de dedos adicionales en las manos o en los pies.

hipergenitalismo (hypergenitalism), presencia de genitales externos anormalmente grandes. Se asocia frecuentemente con pubertad precoz.

hipergliceridemia (hyperglyceridemia), exceso de glicéridos, en particular triglicéridos, en la sangre.

hiperglicinemia (hyperglycinemia), elevación de la concentración sanguínea de glicina.

hiperglicinemia no cetósica (nonketotic hyperglicinemia), aminoacidopatía autosómica recesiva, generalmente mortal, que cursa con acúmulo de glicina en los líquidos corporales, especialmente en sangre, orina y LCR. Aparece en el período neonatal y se caracteriza por obnubilación, acidosis metabólica con cetosis, ausencia de desarrollo encefálico, convulsiones, mioclonías y, frecuentemente, coma y parada respiratoria.

hiperglobulinemia (hyperglobulinemia), exceso de globulinas en la sangre.

hiperglucemia (hyperglycemia), concentración de glucosa en sangre superior a lo normal. Asociada frecuentemente con DM, esta enfermedad puede aparecer en recién nacidos tras la administración de glucocorticoides o por un exceso de administración de soluciones intravenosas que contengan glucosa.

hiperglucogenólisis (hyperglucogenolysis), exceso de degradación y conversión a glucosa del glucógeno en el tejido animal.

hiperglucosuria (hyperglycosuria), exceso de azúcar en la orina.

hipergonadismo (hypergonadism), secreción excesiva de hormonas de los ovarios o testículos.

hiperhidrosis (hyperhidrosis), transpiración excesiva causada, a menudo, por calor, hipertiroidismo, emociones fuertes, menopausia o infección.

hiperhidrosis (desudation), sudoración profusa. A veces va seguida de erupción cutánea.

hiperhidrosis emocional (emotional hyperhidrosis), trastorno autosómico dominante de las glándulas sudoríparas ecrinas, que afecta sobre todo a las de las palmas de las manos, las plantas de los pies y las axilas, en el que los estímulos emocionales y, en ocasiones, los mentales o sensoriales, producen sudoración volar o axilar.

hipérico (Saint John's wort), cualquiera de las diversas especies del género *Hypericum. H. perforatum* es la especie de uso medicinal, que se emplea como antidepresivo, sedante y ansiolítico suave. Asimismo, se aplica por vía tópica para tratar inflamaciones de la piel, contusiones, mialgias y quemaduras de primer grado. También llamado hierba de San Juan.

hipérico (St. John's wort), planta nativa de Europa y Asia, cultivada también ahora en Estados Unidos. Se utiliza como antidepresivo y antiviral. Se ha demostrado su eficacia contra la depresión leve y en otras alteraciones del estado de ánimo, pero no se ha demostrado su eficacia antivírica.

hiperinclusividad (overinclusiveness), trastorno de asociación observado en algunos pacientes esquizofrénicos. El individuo es incapaz de pensar de una forma precisa debido a la incapacidad para mantener los elementos irrelevantes fuera de los límites perceptuales.

hiperinmune (hyperimmune), característica asociada con una abundancia de anticuerpos fuera de lo normal, que produce una inmunidad superior a la normal.

hiperinmunoglobulinemia D (hyperimmunoglobulinemia D), elevación anómala de IgD en el suero.

hiperinsuflación periódica (periodic hyperinflation), fenómeno normal que aparece en los suspiros o respiraciones profundas inconscientes. Tiende a producirse con mayor frecuencia durante períodos de inactividad física.

hiperinsulinismo (hyperinsulinism), cantidad excesiva de insulina en el cuerpo. Puede deberse a la administración de una dosis de insulina mayor de la requerida o por la presencia de un tumor secretor de insulina en los islotes de Langerhans. Si hay hipoglucemia, los síntomas consisten en sensación de hambre, temblores y diaforesis.

hiperirritabilidad (hyperirritability), estado de excesiva excitabilidad, sensibilidad o respuesta exagerada a un estímulo.

hiperlactación (hyperlactation), trastorno en el cual la lactación continúa más allá del período usual de lactancia materna.

hiperlipemia (hyperlipemia), concentración excesiva de grasas en la sangre, habitualmente como consecuencia de la deficiencia de una lipoproteína lipasa o por un defecto en la conversión de lipoproteínas de baja densidad (LDL) en lipoproteínas de alta densidad (HDL). El trastorno se produce en el síndrome nefrótico y la hipoalbuminemia.

hiperlipidemia (hyperlipidemia), exceso de lípidos en el plasma, incluidos los glucolípidos, las lipoproteínas y los fosfolípidos.

hiperlipidemia tipo I (hyperlipidemia type I), elevación de los niveles de lípidos en la sangre caracterizada por el aumento del colesterol y de los triglicéridos, causada por la presencia de quilomicrones. Se hereda como un rasgo autosómico recesivo y tiene un bajo riesgo de aterosclerosis. Produce ataques recurrentes de pancreatitis aguda.

hiperlipidemia tipo IV (hyperlipidemia type IV), forma relativamente común de hiperlipoproteinemia caracterizada por una elevación ligera de los niveles de colesterol, una elevación moderada de los triglicéridos y una elevación de la VLDL, proteína transportadora normal de los triglicéridos. Se asocia con un aumento de los factores de riesgo para la aterosclerosis coronaria.

hiperlipidemia tipo V (hyperlipidemia type V), elevación de los lípidos sanguíneos caracterizada por un aumento ligero del colesterol, un gran aumento de los triglicéridos, una elevación de la VLDL, proteína transportadora de los triglicéridos y de los quilomicrones. Es una enfermedad genéticamente heterogénea que al parecer no aumenta el riesgo de padecer aterosclerosis.

hiperlipoproteinemia (hyperlipoproteinemia), enfermedad heredada o adquirida del metabolismo de las lipoproteínas. Se caracteriza por una presencia superior a lo normal de ciertos lípidos unidos a proteínas y de otros productos grasos en la sangre, con niveles generalmente bajos de lipoproteínas de alta densidad unidas al colesterol.

hipermaduración (postmaturity), más allá de la fecha normal de maduración.

hipermagnesemia (hypermagnesemia), concentración de magnesio en plasma superior a lo normal, presente en individuos con insuficiencia renal y en aquellos que toman grandes cantidades de fármacos que contienen magnesio, como los antiácidos. Los niveles tóxicos de magnesio producen arritmias cardíacas y depresión de los reflejos tendinosos profundos y de la respiración.

hipermetabolismo (hypermetabolism), metabolismo aumentado, acompañado habitualmente por un exceso de calor corporal.

hipermetaplasia (hypermetaplasia), aumento anormal en la tasa de transformación de una clase de tejido en otro, como en el desarrollo de los tumores.

hipermetría (hypermetria), forma anómala de dismetría, caracterizada por la disfunción para controlar la amplitud de acción muscular, produciéndose movimientos que sobrepasan el objetivo deseado por el individuo afectado.

hipermetropía (hyperopia), incapacidad del ojo para enfocar objetos cercanos. Se produce por un error de refracción por el que los rayos de luz que entran en el ojo se enfocan por detrás de la retina.

hipermnesia (hypermnesia), estado de la memoria extraordinariamente bueno.

hipermorfo (hypermorph), **1.** persona cuyos brazos y piernas son desproporcionadamente largos en relación al tronco y cuya altura sentado es desproporcionada en relación con su altura en bipedestación. **2.** gen mutante que muestra un aumento de actividad en la expresión de un rasgo.

hipermotilidad (hypermotility), movimiento excesivo de los músculos involuntarios, especialmente en el tracto gastrointestinal.

hipermovilidad (hypermobility), forma de laxitud articular caracterizada por una amplitud de movimiento excesiva en las articulaciones.

hipernasalidad (hypernasality), voz con excesiva resonancia nasal que puede dar lugar a un habla ininteligible; la causa es una disfunción velofaríngea con emisión de demasiado aire a través de la nariz.

hipernatremia (hypernatremia), concentración de sodio en la sangre superior a la normal, causada por la pérdida excesiva de agua y electrólitos secundaria a poliuria, diarrea, sudoración excesiva, ingesta inadecuada de agua o ingesta elevada de sal. Las personas con hipernatremia pueden estar confusas, tener convulsiones o entrar en coma.

hipernutrición (overnutrition), situación de exceso de ingesta de nutrientes y energía a lo largo del tiempo. La hipernutrición puede considerarse como una forma de malnutrición cuando conduce a una obesidad patológica.

hiperornitinemia (hyperornithinemia), alteración metabólica del aminoácido ornitina, que tiende a acumularse en los tejidos produciendo convulsiones y retraso.

hiperorquidismo (hyperorchidism), exceso de actividad endocrina en los testículos.

hiperosmia (hyperosmia), aumento anormal de la sensibilidad para los olores.

hiperosmolaridad (hyperosmolarity), estado caracterizado por un aumento anormal de la osmolaridad.

hiperosmótico (hyperosmotic), relativo a un aumento de la concentración de componentes osmóticamente activos.

hiperostosis cortical del lactante (infantile cortical hyperostosis), trastorno familiar que se presenta en los lactantes y se caracteriza por la formación subperióstica de hueso en muchos huesos, lo que provoca tumefacciones óseas y dolor a la palpación en las zonas afectadas. El niño también tiende a tener fiebre con frecuencia y a estar irritable. La mandíbula es el hueso afectado con mayor frecuencia. El trastorno desaparece durante la infancia.

hiperostosis endostial (endosteal hyperostosis), trastorno óseo hereditario caracterizado por un hipertrofia de la mandíbula y de las zonas de las cejas. El hipercrecimiento óseo puede provocar el atrapamiento de nervios craneales, pudiendo causar parálisis facial y pérdida auditiva.

hiperostosis esquelética idiopática difusa (diffuse idiopathic skeletal hyperostosis), forma de enfermedad articular degenerativa en la que los ligamentos de la columna vertebral se calcifican y pierden su flexibilidad.

hiperostosis frontal interna (hyperostosis frontalis interna), engrosamiento de la tabla interna del hueso frontal, que puede estar asociada con hirsutismo y obesidad.

hiperoxaluria (hyperoxaluria), concentración excesiva de ácido oxálico o de oxalatos, fundamentalmente oxalato cálcico, en la orina. El exceso de oxalatos facilita la formación de cálculos renales y puede conducir a insuficiencia renal.

hiperoxemia (hyperoxemia), aumento del contenido de oxígeno de la sangre.

hiperoxia (hyperoxia), elevación anormal de la tensión de oxígeno en la sangre.

hiperoxigenación (hyperoxygenation), utilización de altas concentraciones de oxígeno inspirado antes y después de la aspiración endotraqueal.

hiperparatiroidismo (hyperparathyroidism), trastorno endocrino caracterizado por hiperactividad de cualquiera de las cuatro glándulas paratiroides, con una secreción excesiva de la parathormona, que aumenta la resorción de calcio a partir del sistema esquelético y la absorción de calcio en los riñones y el aparato digestivo. El trastorno puede ser primario, originado en una o más de las glándulas paratiroides y habitualmente debido a un adenoma, o secundario, por una enfermedad productora de hipocalcemia en otra parte del cuerpo que causa una hiperactividad compensadora de las paratiroides.

hiperperistalsis (hyperperistalis), estado de excesiva motilidad de las ondas de contracción y relajación alternantes que propulsan hacia delante el contenido del tracto digestivo.

hiperpigmentación (hyperpigmentation), oscurecimiento inusual de la piel. Entre sus causas se incluyen la herencia, los fármacos, la exposición al sol y la insuficiencia suprarrenal.

hiperpirexia (hyperpyrexia), temperatura extremadamente elevada que a veces aparece en las enfermedades infecciosas agudas, especialmente en los niños pequeños. La hiperpirexia maligna, caracterizada por una rápida elevación de la temperatura, taquicardia, taquipnea, sudoración, rigidez y cianosis, ocurre en algunos pacientes sometidos a anestesia general.

hiperpirexia por calor (heat hyperpyrexia), trastorno grave y a veces mortal provocado por el fracaso de la capacidad de regulación de la temperatura corporal, causado por la exposición prolongada al sol o a altas temperaturas. La reducción o el cese de la sudoración es un síntoma precoz. Pueden aparecer una temperatura corporal de 38 °C o superior, taquicardia, piel caliente y seca, cefalea, confusión, inconsciencia y convulsiones.

hiperpituitarismo (hyperpituitarism), hiperactividad del lóbulo anterior de la hipófisis, que provoca un aumento de la secreción de sus hormonas.

hiperplasia (hyperplasia), aumento del número de células de una parte del cuerpo como resultado de un aumento de la tasa de división celular.

hiperplasia adenoidea (adenoid hyperplasia), situación que se da sobre todo en los niños, en la que se produce una obstrucción respiratoria parcial motivada por la existencia de unas glándulas adenoides aumentadas de tamaño. Las adenoides agrandadas, generalmente acompañadas por amígdalas también aumentadas de tamaño, son una causa frecuente de otitis media recurrente, sinusitis y sordera de conducción.

hiperplasia de células G (G cell hyperplasia), aumento del número de células G en la mucosa gástrica, que causa una hipergastrinemia marcada similar a la que se observa en el síndrome de Zollinger-Ellison.

hiperplasia del endometrio (endometrial hyperplasia), trastorno caracterizado por el desarrollo excesivo del endometrio como consecuencia de una estimulación continuada por estrógenos (de origen endógeno o exógeno), no compensada por la progesterona. Los estrógenos funcionan como una hormona de crecimiento para el endometrio. La hiperplasia del endometrio suele producir una hemorragia uterina anómala. Las pérdidas sanguíneas, sobre todo en mujeres mayores, constituyen una indicación de biopsia o legrado del endometrio con el fin de establecer el diagnóstico histopatológico y descartar malignidad.

hiperplasia gingival (gingival hyperplasia), crecimiento excesivo de los tejidos blandos de las encías que se aprecia con frecuencia en pacientes tratados con fenitoína por convulsiones epilépticas.

hiperplasia nodular hepática (nodular hyperplasia of the liver), presencia de uno o más nódulos regenerativos en el hígado.

hiperplasia prostática benigna (HPB) (benign prostatic hyperplasia [BPH]), diagnóstico histológico asociado a un aumento del tamaño de la próstata, de carácter benigno y no inflamatorio, que se presenta con más frecuencia en los hombres mayores de 50 años. El diagnóstico de HPB sólo se puede establecer tras una biopsia o resección; si no se realiza, sólo se podrá diagnosticar una hipertrofia prostática benigna.

hiperplasia suprarrenal congénita (congenital adrenal hyperplasia), grupo de trastornos que tienen en común un defecto enzimático, lo que origina una concentración reducida de cortisol y un aumento de la secreción de ACTH. Este trastorno produce un seudohermafroditismo en niñas y una macrogenitosomía en niños.

hiperplasia vascular reversible (reversible vascular hyperplasia), variación del sarcoma de Kaposi en la cual el VIH puede inducir a las células a producir un factor de crecimiento químico. El factor de crecimiento, a su vez, hace proliferar las células endoteliales linfáticas. El proceso puede producirse en cascada cada vez que una nueva célula del sarcoma de Kaposi produce más factor de crecimiento.

hiperploide (hyperploid), **1.** relativo o perteneciente a un individuo, organismo, cepa o célula que tiene uno o más cromosomas en exceso sobre el número básico haploide o un múltiplo exacto del número haploide característico de la especie. **2.** ese individuo, organismo, cepa o célula.

hiperploidía (hyperploidy), cualquier aumento del número de cromosomas que afecta a los cromosomas individuales más que grupos enteros, ocasionando un número superior al número normal haploide característico de la especie, como ocurre en el síndrome de Down.

hiperpnea (hyperpnea), respiración profunda, rápida o fatigosa. Aparece normalmente con el ejercicio y, anormalmente, con sobredosis de ácido acetilsalicílico, con el dolor, la fiebre, la histeria o cualquier enfermedad en la que el aporte de oxígeno es inadecuado.

hiperpotasemia (hyperkalemia), concentración de potasio en sangre superior a lo normal. Se observa con frecuencia en la insuficiencia renal aguda, en trauma masivo, en grandes quemados y en la enfermedad de Addison. Entre los signos precoces de esta entidad se encuentran las náuseas, la diarrea y la debilidad muscular.

hiperprolactinemia (hyperprolactinemia), concentración excesiva de prolactina en la sangre, causada habitualmente por un adenoma hipofisario, aunque en ocasiones se debe a efectos secundarios endocrinos relacionados con algunos fármacos antipsicóticos. En las mujeres se asocia habitualmente con ginecomastia, galactorrea y amenorrea secundaria; en los hombres puede ser un factor de disminución de la libido e impotencia.

hiperprolinemia (hyperprolinemia), aminoacidopatía autosómica recesiva caracterizada por un exceso de prolina en el líquido del organismo. Existen dos variantes. El tipo 1 se asocia a una enfermedad renal y el tipo 2 a retraso mental y convulsiones.

hiperproteinemia (hyperproteinemia), nivel anormalmente alto de elementos proteicos en la sangre.

hiperqueratinización (hyperkeratinization), engrosamiento córneo anormal del epitelio de las palmas y plantas de los pies.

hiperqueratosis (hyperkeratosis), hipercrecimiento de la capa córnea de la piel.

hiperqueratosis epidermolítica (epidermolytic hyperkeratosis), variante autosómica dominante poco frecuente de la ictiosis, con una alta incidencia de mutaciones espontáneas. Presente en el nacimiento, se caracteriza por eritrodermia generalizada e hiperqueratosis grave con escamas verrugosas por todo el cuerpo, en especial en áreas con pliegues y, en ocasiones, en las palmas de las manos y las plantas de los pies. También se desarrollan ampollas recurrentes en las extremidades inferiores.

hiperquilomicronemia (hyperchylomicronemia), hiperlipoproteinemia tipo I, deficiencia congénita rara de una enzima esencial para el metabolismo lipídico. La grasa se acumula en la sangre en forma de quilomicrones. Afecta a niños y adultos jóvenes, que desarrollan xantomas (depósitos grasos) en la piel, hepatomegalia y dolor abdominal. La pancreatitis es la complicación más relevante.

hiperreactividad (hyperreactivity), trastorno en el que las respuestas a estímulos están exageradas.

hiperreactividad bronquial (bronchial hyperreactivity), trastorno respiratorio caracterizado por broncoespasmo reflejo en respuesta a la histamina o a un fármaco colinérgico. Es un rasgo universal de asma y se utiliza en el diagnóstico diferencial de asma y enfermedad cardíaca.

hiperreflexia (hyperreflexia), trastorno neurológico caracterizado por un aumento de las reacciones reflejas.

hiperreflexia autónoma (autonomic hyperreflexia), trastorno neurológico caracterizado por la descarga de impulsos del sistema nervioso simpático, como consecuencia de la estimulación de la vejiga, del intestino grueso o de otras vísceras. Aparece en pacientes con algunos tipos de lesiones medulares.

hiperreflexión (hyperreflection), fuerte tendencia a dedicar una atención excesiva a uno mismo.

hiperrespuesta (overresponse), reacción anormalmente intensa a un estímulo.

hipersensación (oversensing), percepción de estímulos, como el magnetismo o la electricidad estática, que normalmente no son detectados por los órganos de los sentidos.

hipersensibilidad a los inmunocomplejos (immunocomplex hypersensitivity), hipersensibilidad humoral dependiente del complemento y de instauración súbita a ciertos antígenos solubles. Se produce cuando los anticuerpos (IgG o IgM) se unen a los antígenos circulantes, formando inmunocomplejos, que se depositan en los tejidos e inducen lesión tisular o respuestas disfuncionales.

hipersensibilidad anafiláctica (anaphylactic hypersensitivity), hipersensibilidad humoral inmediata dependiente de IgE o de

IgG. Se puede activar por muchos compuestos, incluidos fármacos, sobre todo penicilina y otros antibióticos; por proteínas extrañas empleadas como tratamientos, como insulina, vacunas, extractos de alergenos y relajantes musculares; venenos de insectos, sobre todo de abejas, avispas, abejorros y hormigas de fuego; y determinados alimentos, como mariscos, fresas, chocolate, huevos y frutos secos.

hipersensibilidad citotóxica (cytotoxic hypersensitivity), respuesta humoral de IgG o IgM de hipersensibilidad inmediata dependiente del complemento, frente a células extrañas o a la alteración de los antígenos de superficie de las células.

hipersensibilidad de tipo retardado (HTR) (delayed-type hypersensitivity [DTH]), hipersensibilidad retardada.

hipersensibilidad inmediata (immediate hypersensitivity), reacción alérgica que se produce pocos minutos después de la exposición a un alergeno.

hipersensibilidad mediada por células (cell-mediated hypersensitivity), hipersensibilidad iniciada por linfocitos T antígeno-específicos. A diferencia de las formas de hipersensibilidad mediada por anticuerpos, se desarrolla a lo largo de uno o más días y se puede transmitir por los linfocitos pero no por el suero.

hipersensibilidad por inmunocomplejos (immune complex hypersensitivity), hipersensibilidad humoral de acción inmediata, por IgG o IgM más complemento, a ciertos antígenos solubles.

hipersensibilidad retardada (delayed hypersensitivity), tipo de hipersensibilidad que tarda de 24 a 72 horas en desarrollarse y está mediada por linfocitos T más que por anticuerpos.

hipersensibilidad[1] (hypersensibility), capacidad excesiva para percibir o sentir, como en la sensibilidad excesiva al dolor.

hipersensibilidad[2] (hypersensitivity), trastorno caracterizado por una respuesta exagerada del sistema inmunitario a un antígeno.

hipersensibilización (hypersensitization), estado de reactividad o sensibilidad aumentada a un estímulo.

hipersensible (tender), que responde con una sensación de dolor a una presión o tacto que normalmente no causarían molestia.

hipersístole (hypersystole), fuerza o duración anormal de la sístole cardíaca.

hipersomnia (hypersomnia), **1.** sueño de excesiva profundidad o duración anormal, habitualmente causado por factores psicológicos más que físicos y caracterizado por un estado de confusión al despertar. **2.** somnolencia extrema, a menudo asociada con letargo. **3.** trastorno caracterizado por períodos de sueño profundo y largo.

hipertaurodontismo (hypertaurodontismo), taurodontismo en el que la raíz del diente no se ramifica.

hipertelorismo (hypertelorism), defecto del desarrollo caracterizado por la existencia de un espacio anormalmente amplio entre dos órganos o partes.

hipertelorismo ocular (ocular hypertelorism), defecto del desarrollo que afecta a la región frontal del cráneo, caracterizado por un puente nasal anormalmente amplio y por el aumento de la distancia entre los ojos.

hipertensión (hypertension), enfermedad común que es un factor conocido de riesgo de enfermedades cardiovasculares. Se caracteriza por un aumento de la presión arterial por encima de los valores de referencia de 120/80 mmHg en adultos mayores de 18 años de edad. Esta elevación de la PA puede dividirse en tres clases de hipertensión. La prehipertensión corresponde a mediciones de PA mayores de 120 mmHg de sistólica o de 80 mmHg de diastólica, pero menores de 130/90 mmHg. La hipertensión de estadio 1 corresponde a unas cifras mayores de 130/90 mmHg, pero menores de 160/100 mmHg. El estadio 2 se define por una PA superior a 160/100 mmHg. La hipertensión esencial, el tipo más frecuente, no tiene causas conocidas, pero el riesgo de padecerla aumenta con la obesidad, con la concentración elevada de sodio en plasma, con la hipercolesterolemia y con antecedentes familiares de hipertensión. Entre las causas conocidas de hipertensión arterial se incluyen la apnea del sueño, la enfermedad renal crónica, el aldosteronismo primario, la enfermedad vasculorrenal, el tratamiento crónico con esteroides, el síndrome de Cushing, el feocromocitoma, la coartación aórtica y las enfermedades tiroideas o paratiroideas. La incidencia de hipertensión es mayor en varones que en mujeres y es el doble en personas de origen afroamericano que en la raza caucásica. Las personas con hipertensión leve o moderada pueden estar asintomáticas o presentar cefaleas occipitales, especialmente al levantarse, tinnitus, aturdimiento, fatigabilidad fácil y palpitaciones. Con una hipertensión arterial mantenida, las paredes arteriales se engrosan y pierden elasticidad y resistencia ante al flujo sanguíneo, y el ventrículo izquierdo se distiende e hipertrofia a consecuencia del esfuerzo que debe hacer para mantener la circulación normal frente al aumento de resistencia. El aporte insuficiente de sangre a las arterias coronarias puede causar angina de pecho o IM. La hipertrofia ventricular izquierda conduce a ICC. La hipertensión maligna, caracterizada por una presión diastólica superior a 120 mmHg, cefaleas intensas, visión borrosa y confusión, puede producir uremia fatal, IM, ICC o un ACV.

hipertensión benigna (benign hypertension), término inapropiado que implica una elevación sin síntomas de la presión arterial. Dado que cualquier incremento de la PA puede influir de forma negativa sobre la salud, resulta incorrecto llamar a este proceso «benigno».

hipertensión esencial (essential hypertension), elevación de la presión arterial sistémica cuya causa no se puede encontrar y que suele ser el único hallazgo clínico relevante. La presión arterial elevada siempre debe considerarse un riesgo y los individuos que la padecen tienen riesgo de presentar patología cardiovascular.

hipertensión gestacional (gestational hypertension), HTA que aparece en el embarazo. Abarca la preeclampsia y la eclampsia.

hipertensión maligna (malignant hypertension), forma letal de hipertensión, ya sea esencial o secundaria. Se trata de un proceso fulminante caracterizado por una tensión arterial muy elevada, que con frecuencia lesiona la íntima de los vasos de pequeño calibre, el cerebro, la retina, el corazón y el riñón. Muchos pacientes con esta enfermedad presentan signos de hipopotasemia y alcalosis y niveles de secreción de aldosterona incluso mayores que los asociados con el aldosteronismo primario.

hipertensión ocular (ocular hypertension), situación en la que la presión intraocular es superior a la normal, pero sin provocar acortamiento del campo visual ni aumento de la papila óptica.

hipertensión portal (portal hypertension), aumento de la presión venosa en la circulación portal producido por compresión u oclusión de los sistemas vasculares portal o hepático. Ocasiona esplenomegalia, dilatación de las venas colaterales, ascitis y, en los casos graves, hipertensión sistémica y varices esofágicas.

hipertensión pulmonar (pulmonary hypertension), trastorno en el que existe una tensión anormalmente elevada dentro de la circulación pulmonar.

hipertensión pulmonar tromboembólica crónica (chronic thromboembolic pulmonary hipertensión), hipertensión pulmonar persistente producida por obstrucción de una arteria pulmonar principal por un émbolo no resuelto o por múltiples émbolos pulmonares pequeños.

hipertensión renal (renal hypertension), hipertensión secundaria a aterosclerosis aórtica o de la arteria renal, o a enfermedad renal, entre las que se incluyen la glomerulonefritis crónica, la pielonefritis crónica, el carcinoma renal y los cálculos renales. Es probable que la hipertensión renal no tratada derive en lesión renal y enfermedad cardiovascular.

hipertensión secundaria (secondary hypertension), presión arterial elevada asociada con varias enfermedades primarias, que pueden ser renales, pulmonares, endocrinas o vasculares.

hipertensión sistólica aislada (isolated systolic hypertension [ISH]), tipo de hipertensión en la cual sólo está elevada la presión sistólica. La patología incrementa el riesgo de ictus o ataque cardíaco.

hipertensión venosa sistémica (systemic venous hypertension), elevación de la presión venosa que se suele diagnosticar mediante la inspección de las venas yugulares y suele estar producida por insuficiencia cardíaca derecha o patología del pericardio.

hipertensivo (hypertensive), relativo a la presión arterial elevada, a sus causas o efectos.

hipertermia habitual (habitual hyperthermia), trastorno de causa desconocida que afecta a mujeres jóvenes, caracterizada por temperaturas corporales comprendidas entre 37,2 y 38,1 °C, de aparición regular o intermitente durante años, asociadas con fatiga, malestar, dolores imprecisos, insomnio, alteraciones intestinales y cefaleas.

hipertermia intraoperatoria (intraoperative hypertermia), hipertermia que sufren los tejidos internos que han permanecido al exterior durante una intervención quirúrgica.

hipertermia maligna (HM) (malignant hyperthermia [MH]), rasgo autosómico dominante caracterizado por una situación hipermetabólica que se traduce en hipertermia con frecuencia fatal y rigidez de los músculos esqueléticos, que aparece en las personas que portan este rasgo expuestas a agentes anestésicos, sobre todo al halotano, al suxametonio y al metoxiflurano.

hipertermia regional (regional hyperthermia), elevación de la temperatura en un volumen extenso de tejido.

hipertermia[1] (hyperthermia), **1.** temperatura corporal mucho más elevada de lo normal inducida terapéutica o iatrogénicamente. **2.** *no técnico,* hipertermia maligna. **3.** empleo de diversos métodos de calentamiento, como la terapia electromagnética, para elevar la temperatura de células y tejidos. Se piensa que tiene un efecto antitumoral.

hipertermia[2] (hyperthermia), diagnóstico de enfermería aprobado por la Seventh National Conference on the Classification of Nursing Diagnoses. Se define como el estado en el que la temperatura corporal de un individuo está elevada por encima de su rango normal.

hipertiroidismo (hyperthyroidism), enfermedad caracterizada por la hiperactividad de la glándula tiroides. La glándula habitualmente está aumentada de tamaño, segrega cantidades mayores de las normales de hormonas tiroideas y los procesos metabólicos corporales están acelerados. Pueden aparecer nerviosismo, exoftalmos, temblor, sensación constante de hambre, pérdida de peso, fatiga, intolerancia al calor, palpitaciones y diarrea.

hipertiroidismo apático (apathetic hyperthyroidism), forma de enfermedad de Graves más frecuente en personas de edad avanzada, quienes presentan características físicas «seniles» estereotipadas y se hallan apáticos e inactivos, en vez de presentar un comportamiento hipercinético.

hipertonía (hypertonia), **1.** aumento anormal del tono o de la fuerza muscular. Este trastorno se asocia en ocasiones con anomalías genéticas que pueden expresarse en forma de deformidades en brazos o piernas. **2.** situación de presión excesiva, como en la presión intraocular del glaucoma.

hipertonicidad (hypertonicity), **1.** exceso de tono, tensión o actividad. **2.** en oftalmología, estado de presión intraocular aumentada. **3.** tensión excesiva en las arterias o en los músculos. **4.** aumento de la presión osmótica.

hipertónico (hypertonic), **1.** rasgo característico de una solución que provoca encogimiento celular por deshidratación. **2.** solución que aumenta el grado de presión osmótica sobre una membrana semipermeable.

hipertono (hypertonus), nivel excesivo de tensión o de actividad del músculo esquelético.

hipertrofia (hypertrophy), aumento del tamaño de un órgano causado por un aumento del tamaño de las células más que por el aumento del número de éstas.

hipertrofia adenoidea (adenoid hypertrophy), aumento de tamaño anómalo de las amígdalas faríngeas.

hipertrofia cardíaca (cardiac hypertrophy), aumento de tamaño anómalo del músculo cardíaco.

hipertrofia compensadora (compensatory hypertrophy), aumento del tamaño o la función de un órgano, o de parte de éste, para contrarrestar un defecto estructural o funcional.

hipertrofia concéntrica (concentric hypertrophy), tipo de crecimiento tisular exagerado en el cual las paredes de un órgano hueco continúan aumentando sin que aumente el tamaño del órgano, por lo que se reduce la cavidad del mismo.

hipertrofia de adaptación (adaptive hypertrophy), aumento de la cantidad de tejido que compensa una pérdida del mismo tejido o similar, de forma que la función no se altere.

hipertrofia de la columna de Bertin (Bertin's column hypertrophy), aumento de tamaño congénito de las columnas renales (columnas de Bertin), un trastorno benigno que en ocasiones se confunde con un tumor renal.

hipertrofia de Marie (Marie's hypertrophy), [Pierre Marie, neurólogo francés, 1853-1940], aumento crónico del tamaño de las articulaciones producido por periostitis.

hipertrofia del corazón (hypertrophy of heart), aumento del tamaño del corazón secundario al aumento del músculo cardíaco, pero sin aumento del tamaño de las cavidades cardíacas.

hipertrofia fisiológica (physiologic hypertrophy), aumento transitorio del tamaño de un órgano o de una parte debido a funciones fisiológicas normales, como sucede con las paredes del útero y con las mamas durante la gestación.

hipertrofia gingival (gingival hypertrophy), proliferación del tejido gingival que rodea los dientes. Está causada por la ingestión de dilantina, un medicamento prescrito en el tratamiento de la epilepsia.

hipertrofia unilateral (unilateral hypertrophy), aumento de un lado o una porción de un lado del cuerpo.

hipertrofia ventricular (ventricular hypertrophy), crecimiento anómalo de los ventrículos cardíacos, generalmente provocado por hipertensión o por una enfermedad valvular.

hipertrófico (hypertrophic), relativo al aumento del tamaño o la estructura.

hipertropía (anoopsia), estrabismo en el cual uno o ambos ojos se encuentran desviados hacia arriba.

hiperuricosuria (hyperuricosuria), presencia de una cantidad excesiva de ácido úrico o de uratos en la orina.

hipervalinemia (hypervalinemia), **1.** aminoacidopatía autosómica recesiva, probablemente causada por un defecto en la enzima necesaria para el catabolismo de la valina, caracterizada por niveles elevados de valina en plasma y orina y por falta de desarrollo. **2.** niveles elevados de valina en plasma. La hipervalinemia suele asociarse a la enfermedad de la orina del jarabe de arce.

hiperventilación (hyperventilation), frecuencia de ventilación pulmonar mayor a la metabólicamente necesaria para el intercambio de los gases respiratorios, debida a una frecuencia respiratoria aumentada, de un aumento del volumen corriente en reposo o de una combinación de ambos factores, y produce una entrada excesiva de oxígeno con espiración aumentada de dióxido de carbono y puede provocar una hiperoxigenación. Aparecen entonces hipocapnia y alcalosis respiratoria, produciéndose vértigo, desfallecimiento o síncope, entumecimiento de los dedos de las manos y los pies y alteración psicomotora.

hiperventilación central neurógena (HVCN) (central neurogenic hyperventilation [CNHV]), patrón ventilatorio caracterizado por respiraciones rápidas y regulares con una frecuencia de 25 respiraciones por minuto. El aumento de la regularidad, más que de la frecuencia, es un signo diagnóstico importante que indica un aumento de la profundidad del coma.

hiperviscosidad (hyperviscosity), viscosidad extrema de un líquido.

hipervitaminosis (hypervitaminosis), trastorno producido por la ingesta de cantidades tóxicas de una o más vitaminas, especialmente durante un largo período de tiempo.

hipervolemia (hypervolemia), aumento de la cantidad de líquido extracelular, especialmente del volumen de sangre circulante o sus componentes.

hipidos (thumps), **1.** hipos. **2.** contracciones espasmódicas del diafragma.

hipnagogo (hypnagogue), agente o sustancia que tiende a inducir sueño o una sensación de sueño, como ocurre antes de dormirse.

hipnoanálisis (hypnoanalysis), utilización de la hipnosis como coadyuvante de otras técnicas del psicoanálisis.

hipnosis[1] (hypnosis), estado de trance pasivo que simula un sueño normal durante el cual la percepción y la memoria están alterados, con el consiguiente aumento de la respuesta a la sugestión. Este estado se induce normalmente por la repetición monótona de palabras y gestos cuando el sujeto está completamente relajado.

hipnosis[2] (hypnosis), intervención de enfermería recogida en la Nursing Interventions Classification (NIC). Se define como la asistencia a un paciente para lograr un estado de concentración dirigida atenta con suspensión de una cierta consciencia periférica, a fin de crear cambios en la sensibilidad, los pensamientos o la conducta.

hipnoterapia (hypnotherapy), inducción de un estado específico de alteración (trance) para la recuperación de la memoria, relajación o sugestión. La hipnoterapia suele utilizarse para modificar hábitos (p. ej. fumar, obesidad), tratar mecanismos biológicos como la hipertensión o las arritmias cardíacas, enfrentarse a los síntomas de una enfermedad, alterar una reacción de una persona a la enfermedad y modificar una enfermedad y su evolución en el cuerpo.

hipnótico (hypnotic), tipo de fármacos utilizados a menudo como sedantes.

hipnótico-sedante (sedative-hypnotic), fármaco que deprime de forma reversible la actividad del SNC, utilizado principalmente para inducir el sueño y aliviar la ansiedad. Los hipnóticos-sedantes se usan para el tratamiento del insomnio, los trastornos convulsivos agudos y los estados de ansiedad, así como también para facilitar la inducción de la anestesia.

hipnotismo (hypnotism), estudio o práctica de la inducción de la hipnosis.

hipnotizador (hypnotist), el que practica el hipnotismo.

hipnotizar (hypnotize), **1.** poner en estado de hipnosis. **2.** fascinar, encantar o controlar a través del atractivo personal.

hipo (hiccup), sonido característico producido por la contracción involuntaria del diafragma, seguida por el cierre rápido de la glotis. El hipo tiene numerosas causas, incluidas la indigestión, comer rápidamente, ciertos tipos de cirugía y la encefalitis epidémica. También puede deberse o asociarse a distensión abdominal.

hipoacidez (hypoacidity), deficiencia de ácido.

hipoactividad (hypoactivity), cualquier actividad del cuerpo o de sus órganos anormalmente disminuida, como la disminución del gasto cardíaco, de la secreción tiroidea o del peristaltismo.

hipoacusia (hearing loss, hypoacusis), incapacidad para percibir los sonidos de un rango normal de audición y audibles para un individuo con una audición normal.

hipoacusia de alta frecuencia (high-frequency hearing loss), pérdida de la capacidad para percibir sonidos de alta frecuencia. Se asocia muy a menudo con el envejecimiento y con la exposición al ruido. La sordera se puede iniciar al comienzo de la edad adulta, con pérdida de audición de las frecuencias comprendidas entre los 18 y 20 kHz.

hipoacusia ototóxica (ototoxic hearing loss), pérdida de audición provocada por la ingestión de sustancias ototóxicas.

hipoalbuminemia (hypoalbuminemia), disminución por debajo de lo normal de la concentración de albúmina en la sangre.

hipoalergénico (hypoallergenic), relativo al escaso potencial para producir una reacción alérgica.

hipoalgesia (hypalgesia), percepción de un estímulo doloroso en un grado que varía significativamente de la percepción normal del mismo estímulo.

hipoalimentación (hypoalimentation), nutrición insuficiente o inadecuada.

hipobarismo (hypobarism), presión del aire que es significativamente inferior a la presión normal de 760 mmHg a nivel del mar.

hipobetalipoproteinemia (hypobetalipoproteinemia), enfermedad hereditaria en la que existen cantidades por debajo de lo normal de betalipoproteína en el suero.

hipoblasto (hypoblast), la capa inferior del disco embrionario bilaminar de un embrión humano, presente durante la segunda semana. Da origen al endodermo.

hipocalcemia (hypocalcemia), deficiencia de calcio en el suero que puede estar causada por hipoparatiroidismo, deficiencia de vitamina D, insuficiencia renal, pancreatitis aguda o por una concentración inadecuada de magnesio y proteínas en el plasma. La hipocalcemia leve es asintomática. La hipocalcemia grave se caracteriza por arritmias cardíacas y tetania con hiperparestesia de las manos, pies, labios y lengua.

hipocalcificación del esmalte (enamel hypocalcification), defecto dental en el que el esmalte de los dientes es blando, está descalcificado y presenta un aspecto opaco, aunque en cantidad normal. Los dientes son de consistencia blanda, su superficie se desgasta rápidamente y aparece un tinte amarillo-marrón cuando la dentina queda expuesta.

hipocalciuria (hypocalciuria), nivel disminuido de calcio en la orina.

hipocámpico (hippocampal), perteneciente al hipocampo.

hipocampo (hippocampus), elevación curvada y tortuosa del suelo del cuerno inferior del ventrículo lateral del cerebro.

hipocapnia (hypocapnia), concentración anormalmente baja de dióxido de carbono.

hipocinético (hypokinetic), trastorno caracterizado por una disminución de la capacidad de movimiento o de la función motora. Se puede acompañar o no de una forma leve de parálisis.

hipocitemia (hypocythemia), déficit del número de eritrocitos.

hipocitraturia (hypocitraturia), excreción de orina con un contenido anormalmente pequeño de citrato, lo que constituye una causa destacada de la formación de cálculos urinarios de oxalato.

hipocloremia (hypochloremia), disminución de la concentración plasmática de cloro. Esta alteración se puede producir como consecuencia de una aspiración gástrica prolongada.

hipoclorhidria (hypochlorhydria), déficit de ácido clorhídrico en la secreción gástrica.

hipocolesterolemia (hypocholesteremia), nivel anormalmente bajo de colesterol en sangre.

hipocondriaco (hypochondriac), **1.** relativo a la región superior del abdomen situada bajo las costillas inferiores y lateral a la región epigástrica. **2.** persona tan preocupada por su salud que este estado mental termina por discapacitarlo.

hipocondriasis (hypochondriasis), preocupación anormal, crónica, por la salud corporal. Es un trastorno caracterizado por ansiedad extrema, depresión y por una interpretación irreal de síntomas físicos reales o imaginarios que indican la presencia de una enfermedad grave a pesar de la evidencia médica racional de que no existe.

hipocondrio (hypochondriac region), parte del abdomen en la zona superior, a ambos lados de la región epigástrica y por debajo del cartílago de las costillas inferiores.

hipocondroplasia (hypochondroplasia), forma hereditaria de enanismo que se asemeja a una forma leve de acondroplasia.

Hipócrates (Hippocrates), médico griego nacido alrededor del año 460 a.C. en la isla de Cos, un centro para el culto a Esculapio. Considerado como el «Padre de la Medicina», Hipócrates introdujo un planteamiento científico en la curación por la búsqueda de causas físicas para la enfermedad, en lugar de las relaciones mágicas o míticas defendidas por los miembros del culto a Esculapio de su época.

hipocrómico (hypochromic), que tiene menos color del normal. Término que se utiliza para describir los eritrocitos y que caracteriza las anemias asociadas con la disminución de la síntesis de hemoglobina.

hipodérmico (hypodermic), relativo o perteneciente a la zona situada por debajo de la piel.

hipodérmico intrarraquídeo (intraspinal hypodermic), relativo a la inyección de una sustancia en el conducto raquídeo.

hipodermoclisis (hypodermoclysis), inyección de una solución isotónica o hipotónica en el tejido subcutáneo para administrar al paciente una cantidad grande y continua de líquido, electrólitos y nutrientes. El procedimiento se utiliza para corregir la pérdida o la ingesta inadecuada de agua y sales durante la enfermedad o la cirugía o después de un shock o una hemorragia y se realiza sólo cuando el paciente es incapaz de recibir líquidos por vía intravenosa, oral o rectal.

hipodipsia (hypodipsia), trastorno en el cual la homeostasis se ve amenazada por una ingesta de líquidos anormalmente baja. Suele estar relacionada con una disfunción del osmorreceptor de la sed en el hipotálamo anterior.

hipoespermatogénesis (hypospermatogenesis), disminución anómala de la producción de espermatozoides.

hipoestesia (hypesthesia), sensación anormalmente débil en respuesta a la estimulación de los nervios sensoriales o de los órganos y áreas por ellos inervados.

hipofaringe (hypopharynx), región inferior de la faringe, entre la epiglotis y la laringe. Corresponde a la altura de la epiglotis y es

un punto crítico de división para separar los sólidos y los líquidos del aire que entra en la región.

hipofaríngeo (hypopharyngeal), **1.** relativo, perteneciente o que afecta a la hipofaringe. **2.** situado por debajo de la faringe.

hipofibrinogenemia (hypofibrinogenemia), deficiencia de fibrinógeno, un factor de la coagulación de la sangre. Este trastorno puede deberse a una coagulación intravascular diseminada o a una complicación del desprendimiento de placenta.

hipofisario (hypophyseal), relativo a la hipófisis.

hipofisectomía (hypophysectomy), extirpación quirúrgica de la hipófisis. Se puede realizar para enlentecer el crecimiento y la extensión de los tumores malignos hormonodependientes de la mama, del ovario o de la próstata, para detener el deterioro de la retina en la diabetes o para extirpar un tumor hipofisario. La glándula se extirpa sólo si otro tratamiento, como la radioterapia, la braquiterapia o la criocirugía no logra destruir todo el tejido hipofisario.

hipófisis (hypophysis), pequeña glándula unida al hipotálamo. Se divide en **adenohipófisis** o hipófisis anterior y **neurohipófisis** o hipófisis posterior, más pequeña.

hipofisitis linfocítica (lymphocytic hypophysitis), infiltración masiva de la glándula hipofisaria por linfocitos y células plasmáticas, con destrucción del parénquima normal.

hipofisoprivo (hypophyseoprivic), relativo a una deficiencia de secreciones hormonales por la glándula pituitaria (hipófisis). El trastorno puede deberse a inactividad funcional o a la extirpación quirúrgica de la glándula.

hipofonía (hypophonia), voz baja o susurrada.

hipoforia (hypophoria), tipo de estrabismo en el que el paciente no muestra signos de desequilibrio de los músculos oculares hasta que se tapa el ojo afectado, en cuyo caso se produce una desviación hacia abajo.

hipofosfatasia (hypophosphatasia), ausencia congénita de fosfatasa alcalina, enzima esencial para la calcificación del tejido óseo. Sus complicaciones son los vómitos, retraso del crecimiento y, a menudo, fallecimiento del lactante. Los niños que sobreviven tienen muchas anomalías esqueléticas y presentan enanismo.

hipofunción (hypofunction), nivel de actividad disminuido o insuficiente de un sistema orgánico o de sus partes.

hipogammaglobulinemia (hypogammaglobulinemia), concentración plasmática de gammaglobulina inferior a la normal, habitualmente como consecuencia de un aumento del catabolismo de las proteínas o de la pérdida de proteínas en la orina. Se asocia con una resistencia a las infecciones disminuida.

hipogammaglobulinemia adquirida (acquired hypogammaglobulinemia), déficit adquirido de la fracción gammaglobulínica de la sangre.

hipogammaglobulinemia congénita (congenital hypogammaglobulinemia), enfermedad genética caracterizada por un déficit de gammaglobulina y anticuerpos en el suero. La causa puede ser un defecto genético que impide el desarrollo de un sistema beta-linfocitario y unas respuestas inmunitarias normales.

hipogástrico (hypogastric), relativo al hipogastrio.

hipogenitalismo (hypogenitalism), desarrollo sexual retrasado ocasionado por un defecto en la producción de hormonas masculinas o femeninas en los testículos o en los ovarios, respectivamente.

hipogeusia (hypogeusia), disminución del sentido del gusto.

hipogloso (hypoglossal), relativo a los nervios u otras estructuras situadas bajo la lengua.

hipogloso (hypoglossus), **1.** músculo que retrae y tracciona de la lengua hacia abajo. **2.** nervio hipogloso.

hipoglucemia (hypoglycemia), concentración baja de glucosa plasmática. Puede deberse a la administración de insulina en exceso, a una secreción excesiva de insulina desde los islotes pancreáticos o a una deficiencia dietética. Puede producir debilidad, cefalea, hambre, alteraciones visuales, ataxia, ansiedad, cambios de la personalidad y, si no se trata, delirio, coma y muerte.

hipoglucemia reactiva (reactive hypoglycemia), niveles bajos de glucosa en la circulación (45 a 50 mg/dl) en una muestra arterializada tras la ingestión de hidratos de carbono en pacientes sometidos a cirugía gástrica, que hacen que el tránsito intestinal del alimento sea rápido.

hipoglucemia reactiva idiopática (idiopathic reactive hypoglycemia), trastorno con nivel de glucemia reducido que ocurre tras la ingestión de carbohidratos y no tiene causa conocida. Es controvertido si se trata de una enfermedad real.

hipoglucémico (hypoglycemic), relativo o similar al estado de nivel de glucosa bajo en sangre.

hipoglucogenólisis (hypoglycogenolysis), trastorno metabólico en el cual la escisión defectuosa de las moléculas de glucógeno conduce a una disminución en la formación de glucosa.

hipogonadismo (hypogonadism), déficit de la actividad secretora de los ovarios o de los testículos. Esta enfermedad puede ser pri-

H

maria, causada por una disfunción gonadal que afecta a las células de Leydig en el hombre, o secundaria a una enfermedad hipotalamohipofisaria.

hipoinsulinismo (hypoinsulinism), déficit de secreción de insulina por las células del páncreas junto con signos y síntomas de diabetes.

hipolipoproteinemia (hypolipoproteinemia), grupo de defectos del metabolismo de las lipoproteínas que producen una gama compleja de signos. Entre las características de la hipolipoproteinemia primaria o hereditaria se incluyen el transporte anormal de triglicéridos en la sangre, los niveles bajos de lipoproteínas de alta densidad y los depósitos anormales de lípidos en el cuerpo, especialmente en riñones e hígado. El trastorno también puede ser secundario a anemia, síndromes malabsortivos, o malnutrición.

hipomagnesemia (hypomagnesemia), concentración plasmática de magnesio anormalmente baja, que produce náuseas, vómitos, debilidad muscular, temblores, tetania y letargo. También puede haber taquicardia y arritmias. La hipomagnesemia leve habitualmente es el resultado de una absorción inadecuada de magnesio a nivel renal o intestinal. Las formas más graves se asocian con los síndromes de malabsorción, la malnutrición proteica y la patología paratiroidea.

hipomanía (hypomania), grado leve de manía caracterizado por optimismo, excitabilidad, comportamiento productivo energético, marcada hiperactividad y de conversación, aumento del interés sexual, irritabilidad e ira rápidos y una disminución de la necesidad de sueño.

hipomelanosis gutata idiopática (idiopathic guttate hypomelanosis), mácula hipopigmentada, en forma de gota, de origen desconocido, que aparece en grupos numerosos.

hipometría (hypometria), forma anómala de dismetría caracterizada por la alteración del poder de control de la amplitud de acción muscular, en la que se producen movimientos que no alcanzan el objetivo deseado por el individuo afectado.

hipomorfo (hypomorph), **1.** persona cuyas piernas son extremadamente cortas en relación con el tronco y cuya altura sentada es mayor proporcionalmente a su altura estando en pie. **2.** alelo mutante que tiene un efecto reducido sobre la expresión de un rasgo, a un nivel demasiado bajo para producir un desarrollo anormal.

hipomotilidad (hypomotility), estado de motilidad disminuida o de pérdida de la capacidad para moverse libremente.

hipomovilidad (hypomobility), disminución de la movilidad normal de una articulación o parte del cuerpo, como la que se puede producir por la disfunción de una superficie articular o por una enfermedad o lesión que afecte a un hueso, músculo o articulación.

hiponasalidad (hyponasality), característica del habla causada por una resonancia insuficiente del aire en la cavidad nasal, de modo que la voz suena como si la persona estuviese resfriada.

hiponatremia (hyponatremia), concentración de sodio plasmático inferior a la normal, causada por la excreción inadecuada de agua o por un exceso de agua circulante en el torrente sanguíneo. En los casos graves, la persona puede desarrollar una intoxicación acuosa, con confusión y letargo, lo que provoca excitabilidad muscular, convulsiones y coma.

hiponutrición (undernutrition), malnutrición causada por un aporte insuficiente de alimento o una incapacidad para utilizar los nutrientes de éste.

hipoosmolaridad (hypoosmolality), osmolaridad anormalmente disminuida.

hipoosmótico (hypoosmotic), relativo a una solución que tiene una concentración de soluto menor que otra solución.

hipoparatiroidismo (hypoparathyroidism), disminución de la función paratiroidea que puede estar provocada por una disfunción paratiroidea primaria o por la elevación de los niveles plasmáticos de calcio.

hipoperistalsis (hypoperistalsis), estado de motilidad anormalmente lento de las ondas de contracción y relajación alternantes que propulsan hacia delante el contenido del tracto digestivo.

hipopigmentación (hypopigmentation), falta inusual de color en la piel, pero no la ausencia completa de pigmento, como ocurre en el albinismo.

hipopión (hypopyon), presencia de leucocitos y acumulación de pus en la cámara anterior del ojo, apareciendo un líquido de color blanquecino-grisáceo entre la córnea y el iris. Puede producirse como complicación de una herida penetrante en el ojo, una conjuntivitis, de la queratitis herpética o de una úlcera corneal.

hipopituitarismo (hypopituitarism), trastorno causado por la disminución de la actividad de la hipófisis, que provoca una menor secreción de sus hormonas. Las manifestaciones dependen de las hormonas y de los tejidos diana implicados.

hipoplasia (hypoplasia), órgano o tejido incompleto o subdesarrollado, habitualmente como resultado de una disminución en el número de células.

hipoplasia de cartílago y pelo (cartilage-hair hypoplasia), alteración genética, caracterizada por enanismo producido por hipoplasia del cartílago, múltiples anomalías esqueléticas y un pelo excesivamente escaso, fino y frágil que suele tener un color claro.

hipoplasia del esmalte (enamel hypoplasia), defecto dental del desarrollo en el que el esmalte tiene una consistencia dura, pero es delgado y está presente en cantidad insuficiente; se produce por una formación defectuosa de la matriz del esmalte, con deficiencia de sustancia cementadora. Se caracteriza por falta de contacto entre los dientes, rápido desgaste de las superficies oclusales y una tinción marrón-amarillenta que aparece cuando la dentina queda expuesta.

hipoplasia dérmica focal (focal dermal hypoplasia), trastorno dominante ligado al cromosoma X encontrado exclusivamente en mujeres, caracterizado por áreas de hipoplasia dérmica lineal con herniación del tejido subyacente a través de este defecto; también existen telangiectasias, áreas de decoloración cutánea, depósitos grasos localizados, papilomas de mucosas alrededor de los orificios y anomalías en los miembros, como sindactilia, adactilia y oligodactilia.

hipoploide (hypoploid), **1.** individuo, organismo, cepa o célula que tiene un número de cromosomas inferior al número haploide normal característico de la especie o un múltiplo exacto del número haploide. **2.** dicho individuo, organismo, cepa o célula.

hipoploidía (hypoploidy), cualquier disminución del número de cromosomas que afecta a cromosomas individuales más que a grupos enteros, dando lugar a un número inferior al número haploide normal característico de la especie, como ocurre en el síndrome de Turner.

hipopnea (hypopnea), respiración superficial o lenta. En los deportistas entrenados es normal. De lo contrario, es característica de la lesión del tronco del encéfalo.

hipopotasemia (hypokalemia, hypopotassemia), trastorno caracterizado por la existencia de una concentración reducida de potasio, el principal catión intracelular, en la sangre circulante. La hipopotasemia se caracteriza por alteraciones ECG, confusión, depresión, debilidad y parálisis flácida y puede estar causada por ayuno, tratamiento de la acidosis diabética, tumor suprarrenal o tratamiento diurético.

hipoproteinemia (hypoproteinemia), trastorno caracterizado por una disminución de la concentración de proteínas en la sangre hasta un nivel anormalmente bajo, junto con edema, náuseas, vómitos, diarrea y dolor abdominal.

hipoprotrombinemia (hypoprothrombinemia), reducción anormal de la cantidad de protrombina en la sangre circulante, caracterizada por una formación desigual del coágulo, un tiempo de hemorragia prolongado y posibilidades de hemorragia. El trastorno suele deberse a una deficiencia de vitamina K causada por una hepatopatía grave o un tratamiento anticoagulante.

hiporreflexia (hyporeflexia), trastorno neurológico caracterizado por reflejos débiles.

hiposalivación (hyposalivation), disminución del flujo de saliva asociada con deshidratación, radioterapia de la región de las glándulas salivares, ansiedad, menopausia, utilización de fármacos, como la atropina y los antihistamínicos, deficiencia de vitaminas, varias formas de parotiditis o diversos síndromes.

hiposensibilización (hiposensitization), forma de inmunoterapia que puede reducir o eliminar la hipersensibilidad.

hipospadias (hypospadias), defecto congénito en el que el meato urinario está en la cara inferior del pene o en el periné.

hipospadias glandular (glandular hypospadias), tipo más frecuente de hipospadias, en el que el orificio uretral se abre hacia el frenillo, que puede ser rudimentario o estar ausente. La posición normal del meato urinario se puede reconocer en el glande del pene por un orificio ciego.

hipostático (hypostatic), relativo a la acumulación de depósitos de sustancias o a la congestión en una región corporal como consecuencia de la ausencia de actividad.

hiposténico (hyposthenic), **1.** relativo a la falta de fuerza o tono muscular. **2.** relativo a un tipo corporal caracterizado por una constitución delgada.

hiposudoración (deficiency of sweating), incapacidad de las glándulas sudoríparas para segregar una perspiración en cantidades normales. Esta situación puede deberse a un defecto genético, al bloqueo de los conductos sudoríparos como secuela de un sarpullido, a calor excesivo o a estados de hemorragia o diarrea que provocan pérdida de líquido corporal.

hipotálamo (hypothalamus), porción del diencéfalo que forma el suelo y parte de la pared lateral del tercer ventrículo. Activa, controla e integra el sistema nervioso autónomo periférico, los procesos endocrinos y muchas funciones somáticas, como la temperatura corporal, el sueño y el apetito.

hipotelorismo (hypotelorism), defecto del desarrollo caracterizado por una distancia anormalmente disminuida entre dos órganos o partes.

hipotelorismo ocular (ocular hypotelorism), defecto del desarrollo que afecta a la región frontal del cráneo, caracterizado por un estrechamiento del puente nasal y por una disminución anómala de la distancia entre los ojos, lo que produce estrabismo convergente.

hipotensión (hypotension), enfermedad en la que la presión sanguínea no es la adecuada para la perfusión y oxigenación normal de los tejidos. Puede estar ocasionada por la expansión del espacio intravascular, por la disminución del volumen intravascular o por una contractilidad cardíaca disminuida.

hipotensión arterial crónica (chronic low blood pressure), presiones arteriales sistólica y diastólica consistentemente por debajo de lo normal (aproximadamente 120 y 70 mmHg, respectivamente, en un adulto joven).

hipotensión deliberada (deliberate hypotension), proceso de anestesia general en el que se administra un hipotensor de acción breve para reducir la presión sanguínea y con ello la hemorragia durante una intervención quirúrgica. Este recurso facilita la cirugía, al hacer más visibles los vasos y reducir la pérdida de sangre.

hipotensión en supino (supine hypotension), descenso de la presión arterial que se produce cuando una mujer embarazada se echa sobre la espalda. Se debe a la insuficiencia del retorno venoso provocada por la presión del útero grávido sobre la vena cava.

hipotensión intradialítica (intradyalitic hypotension), hipotensión que se produce en ocasiones como complicación de la hemodiálisis.

hipotensión ortostática (orthostatic hypotension), descenso importante de la tensión arterial que se produce cuando un individuo se pone de pie.

hipotensivo (hypotensive), relativo a la presión arterial anormalmente baja.

hipotermia local (local hypothermia), modificación de la temperatura de una determinada región tisular hasta alcanzar cifras terapéuticas.

hipotermia[1] (hypothermia), **1.** trastorno anormal y peligroso en el que la temperatura del cuerpo es inferior a 35 °C, causada fundamentalmente por la exposición prolongada al frío. La respiración es superficial y lenta y la frecuencia cardíaca es débil y está enlentecida. La persona está muy pálida y puede parecer muerta. **2.** reducción intencionada y controlada de la temperatura corporal con colchones fríos o hielo como preparación para algún procedimiento quirúrgico.

hipotermia[2] (hypothermia), diagnóstico de enfermería aceptado por la Eighth National Conference on the Classification of Nursing Diagnoses. Se define como el estado en el que la temperatura de un individuo está disminuida por debajo de su intervalo normal, pero sin ser menor de 35,5 °C (rectal) o 36,5 °C (rectal en recién nacidos).

hipotérmico (hypothermal), **1.** relativo al trastorno en el que la temperatura del cuerpo es significativamente inferior a la normal o se ha reducido marcadamente con propósito quirúrgico o terapéutico. **2.** relativo a las temperaturas entre tibias y ligeramente calientes.

hipótesis (hypothesis), (en investigación) enunciado derivado a partir de una teoría que predice la relación entre variables que representan conceptos, construcciones o acontecimientos.

hipótesis autoinmune (autoimmune hipotesis), hipótesis según la cual las alteraciones del sistema inmune del organismo se producen conforme el sujeto va envejeciendo. Como consecuencia de estas alteraciones, llega un momento en el que las células productoras de anticuerpos de una persona no pueden distinguir entre los tejidos «propios» y los «extraños». De este modo, las propias células del organismo son identificadas como extrañas y, por tanto, son atacadas por los anticuerpos. Sin embargo, algunas pruebas circunstanciales vinculan las enfermedades autoinmunitarias con infecciones previas.

hipótesis causal (causal hypothesis), (en investigación) hipótesis que predice la relación causa-efecto entre las variables que hay que estudiar.

hipótesis de la desregulación (dysregulation hypothesis), hipótesis según la cual la depresión y los trastornos afectivos no reflejan simplemente un aumento o disminución en la actividad de las catecolaminas, sino que consisten en la insuficiencia de la regulación de dichos sistemas.

hipótesis de los antígenos secuestrados (sequestered antigens hypothesis), explicación propuesta para explicar la autoinmunidad, que hace hincapié en las relaciones entre la exposición al antígeno, las células inmunológicas y las células somáticas. Defiende que la tolerancia inmunológica depende de un cierto grado de contacto entre las células inmunológicas y las células somáticas, y un cierto grado de exposición a los antígenos.

hipótesis de Lyon (Lyon hypothesis), [Mary L. Lyon, genetista inglesa, n. 1925], (en genética) hipótesis que establece que sólo uno de los dos cromosomas X de las hembras es funcional, inactivándose precozmente el otro durante el desarrollo.

hipótesis del clon prohibido (forbidden clone hypothesis), explicación propuesta para la autoinmunidad que propone que clones de células que pueden reaccionar contra el organismo persisten desde el nacimiento y pueden ser activadas por una infección vírica o por un cambio metabólico.

hipótesis nula (H_0) (null hypothesis [H_0]), hipótesis que predice que no hay diferencia o relación entre las variables estudiadas que no pueda ser debida exclusivamente al azar.

hipótesis predictiva (predictive hypothesis), (en investigación) hipótesis que pronostica la naturaleza de una relación entre las variables a estudiar.

hipótesis un gen/una enzima (one gene/one enzyme hypothesis), regla general propuesta es 1941 por G. Beadle y E. Tatum, según la cual cada gen en un cromosoma controla la síntesis de una enzima. Una modificación de esta regla, la hipótesis de un gen/un polipéptido, propone que todos los productos genéticos son polipéptidos pero no todos los polipéptidos son enzimas. Otra modificación, el concepto de un cistrón/un polipéptido propone la eliminación alterna de intrones y secuencias promotoras alternativas.

hipotiroideo (hypothyroid), relativo a una deficiencia tiroidea que la simula.

hipotiroidismo (hypothyroidism), enfermedad caracterizada por la disminución de la actividad de la glándula tiroides. Puede deberse a la extirpación quirúrgica total o parcial de la glándula, una sobredosis de fármacos antitiroideos, una disminución del efecto de la TRH hipotalámica o de la secreción de TSH hipofisaria, la atrofia de la propia glándula tiroides o la resistencia periférica a la hormona. Las manifestaciones consisten en ganancia de peso, palidez y frialdad cutáneas, manos y pies toscos, reducción del período de atención con trastornos de la memoria, bradilalia y pérdida de iniciativa, tumefacción de las extremidades y periocular, palpebral y facial, irregularidades menstruales, mialgias y debilidad muscular, artralgias y rigidez articular, torpeza, reflejos hiperrígidos, disminución de los pulsos, reducción de la presión arterial, agitación, depresión y paranoia.

hipotonía (hypotonia), alteración caracterizada por un tono o tensión disminuidos que puede afectar a cualquier estructura corporal.

hipotonía congénita benigna (benign congenital hypotonia), trastorno en niños pequeños caracterizado por signos de debilidad y flojera debido a una debilidad no progresiva de los músculos esqueléticos, presente desde el momento del nacimiento.

hipotónico (hypotonic), **1.** relativo a un tono o tensión bajo o disminuido en cualquier estructura corporal, tal como sucede en la parálisis. **2.** solución que tiene una concentración de solutos menor que otra solución, por lo que ejerce menos presión osmótica que esta última. **3.** solución que hace que las células se hinchen.

hipotrombinemia (hypothrombinemia), déficit plasmático del factor de coagulación trombina.

hipoventilación (hypoventilation), alteración del aparato respiratorio que se produce cuando el volumen de aire que entra en los alveolos y forma parte del intercambio gaseoso no es el adecuado para las necesidades metabólicas del cuerpo. Se caracteriza por cianosis, policitemia, aumento de la presión arterial de dióxido de carbono y disminución generalizada de la función respiratoria. El resultado de la hipoventilación es la hipoxia, la hipercapnia, la hipertensión pulmonar con cor pulmonale y la acidosis respiratoria.

hipoventilación idiopática (idiopathic hypoventilation), trastorno de causa desconocida asociado con una deficiencia de aire hacia los alveolos de los pulmones.

hipovolemia (hypovolemia), disminución anormal del volumen de sangre circulante.

hipoxemia (hypoxemia), déficit anormal de oxígeno en la sangre arterial. Algunos síntomas de hipoxemia aguda son la cianosis, la inquietud, el estupor, el coma, la respiración de Cheyne-Stokes, la apnea, la hipertensión arterial, la taquicardia y un aumento inicial en el gasto cardíaco que posteriormente se reduce, produciendo hipotensión y fibrilación ventricular o asistolia. La hipoxemia crónica estimula la producción de eritrocitos por la médula ósea, produciéndose una policitemia secundaria.

hipoxia (hypoxia), tensión de oxígeno celular inadecuada, disminuida, caracterizada por cianosis, taquicardia, hipertensión, vasoconstricción periférica, desvanecimiento y confusión mental. Los tejidos más sensibles a la hipoxia son el cerebro, el corazón, los vasos pulmonares y el hígado.

hipoxia aguda (acute hypoxia), depleción súbita o rápida del oxígeno disponible en el nivel tisular. El trastorno puede producirse por asfixia, obstrucción de la vía aérea, hemorragia aguda, bloqueo de los alveolos por edema o exudado infeccioso o insuficiencia cardiorrespiratoria aguda. Los signos clínicos pueden incluir la hipoventilación o hiperventilación hasta el extremo de hambre de aire y los déficits neurológicos que oscilan desde la cefalea y la confusión hasta la pérdida de la consciencia.

hipoxia crónica (chronic hypoxia), disminución lenta, generalmente insidiosa, del flujo de oxígeno a las células tisulares como consecuencia de enfermedades pulmonares que son gradualmente destructivas o fibróticas, alteraciones cardíacas congénitas o adquiridas o hemorragia crónica. Habitualmente existe una ausencia de síntomas agudos, aunque la persona desarrolla una fatiga mental y física persistente, muestra lentitud en sus respuestas mentales y se queja de pérdida de la capacidad para realizar su actividad física habitual.

hipsobraquicefalia (hypsibrachycephaly), cráneo alto con una frente ancha.

hipurato y mandelato de metenamina (methenamine hippurate and mandelete), antiséptico urinario. Se prescribe en el tratamiento de las ITU.

hirsutismo (hirsutism), exceso de vello corporal con una distribución masculina que puede ser hereditario o deberse a disfunción hormonal, porfiria o medicamentos.

His (His), abreviatura de **histidina.**

histamina (histamine), sustancia presente en todas las células producida por el metabolismo de la histidina. Se libera en las reacciones inflamatorias alérgicas.

histaminasa (histaminase), enzima de los tejidos blandos encontrada en varios tejidos del organismo. Cataliza la decarboxilación de la histamina y la convierte en un ácido imidazolacético inactivo.

histerectomía (hysterectomy), extirpación quirúrgica del útero. Se realiza para extirpar tumores fibroides del útero o tratar la EPI crónica, la hiperplasia endometrial recidivante grave, las hemorragias uterinas y los trastornos precancerosos y cancerosos del útero. Los tipos de histerectomía son la histerectomía total, en la que se extirpan el útero y el cérvix, y la histerectomía radical, en la que se extirpan además los ovarios, las trompas de Falopio, los nódulos linfáticos y los conductos linfáticos.

histerectomía abdominal (abdominal hysterectomy), extirpación del útero a través de la pared abdominal.

histerectomía con cesárea (cesarean hysterectomy), intervención quirúrgica en la que se extirpa el útero al tiempo que se realiza una cesárea. Se efectúa con más frecuencia en cesáreas en las que se presentan complicaciones, generalmente hemorragias incontrolables.

histerectomía subtotal (subtotal hysterectomy), extirpación quirúrgica del cuerpo del útero sin extirpar el cuello.

histerectomía supracervical (supracervical hysterectomy), histerectomía subtotal en la que se extirpa el cuerpo uterino, dejando el cuello.

histerectomía supravaginal (supravaginal hysterectomy), histerectomía subtotal en la que se extirpa el cuerpo uterino, dejando el cuello.

histerectomía vaginal (vaginal hysterectomy), extirpación quirúrgica del útero por vía vaginal.

histéresis (hysteresis), **1.** retraso de uno o dos fenómenos asociados o fallo para actuar al unísono. **2.** influencia de las condiciones previas o tratamiento corporal previo sobre la respuesta posterior a una fuerza dada.

histeria (hysteria), estado general de tensión o excitación en una persona o en un grupo, caracterizado por un miedo incontrolado y por la pérdida temporal del control sobre las emociones.

histeria colectiva (mass hysteria), episodio de enfermedad psicógena que afecta a un gran grupo de personas a la vez, como los juicios por brujería del siglo XVII.

histeria de ansiedad (anxiety hysteria), trastorno caracterizado por síntomas tanto de ansiedad como de histeria.

histeria de masas (mass hysteria), episodio de un trastorno psicógeno que afecta a un grupo numeroso de individuos al mismo tiempo. Algunos ejemplos son los juicios por brujería del siglo XVII.

histeria menor (minor hysteria), trastorno leve que se puede expresar en forma de estallidos emocionales, ansiedad reprimida o conversión de conflictos inconscientes en sintomatología física.

histérico (hysteric), relativo o parecido a la histeria.

histerografía (hysterography), utilización de placas de rayos X y de otros instrumentos para realizar una valoración clínica del estado del útero.

histerograma (hysterogram), registro radiográfico del útero realizado tras la inyección de un medio de contraste en la cavidad uterina.

histerolaparotomía (hysterolaparotomy), histerectomía o histerotomía abdominal.

histerooforectomía (hystero-oophorectomy), extirpación quirúrgica del útero y de los ovarios.

histerosalpingografía (hysterosalpingography), imagen radiográfica del útero y de las trompas de Falopio que forma parte del diagnóstico de las anomalías del tracto reproductor de una mujer no embarazada.

histerosalpingograma (hysterosalpingogram), placa radiográfica del útero y de las trompas de Falopio utilizando una sustancia gaseosa o radiopaca que se introduce a través del cuello uterino para permitir la visualización de la cavidad uterina y de la luz de las trompas.

histerosalpingooforectomía (hysterosalpingo-oophorectomy), extirpación quirúrgica de uno o ambos ovarios y trompas junto con el útero, realizada habitualmente para tratar enfermedades neoplásicas malignas del tracto reproductor y la endometriosis crónica. Para evitar la sintomatología intensa de la menopausia repentina, se deja una porción de un ovario, a menos que exista una enfermedad maligna.

histeroscopia (hysteroscopy), inspección visual directa del conducto cervical y de la cavidad uterina a través de un histeroscopio, realizada para examinar el endometrio, para obtener una muestra para biopsia, para retirar un DIU o para extirpar pólipos cervicales.

histeroscopia vaginal laparoscópica (laparoscopic-assisted vaginal hysteroscopy), procedimiento para observar la superficie interna del útero con un endoscopio diseñado especialmente, introducido a través del cérvix. Antes de la introducción el útero es inflado con dióxido de carbono o solución de glucosa administrada a través del cérvix.

histeroscopio (hysteroscope), endoscopio utilizado para el examen visual directo del canal del cérvix uterino y la cavidad del útero.

histerotomía (hysterotomy), incisión quirúrgica del útero, realizada como técnica abortiva en la mujer embarazada después del primer trimestre de gestación en la que la realización del aborto mediante una inyección salina fue incompleta o en la que se quiere realizar una esterilización tubárica junto con el aborto.

histerotomo (hysterotome), bisturí quirúrgico utilizado en determinados procedimientos quirúrgicos que implican al útero.

histerovaginoenterocele (hysterovaginoenterocele), hernia que afecta al útero, a la vagina y al intestino.

histidina (His) (histidine [His]), aminoácido básico presente en muchas proteínas y precursor de la histamina. Es un aminoácido esencial en los niños.

histidinemia (histidinemia), enfermedad metabólica hereditaria que afecta al aminoácido histidina. Esta enfermedad puede producir retraso mental y alteraciones del sistema nervioso.

histioblasto (histioblast), célula formadora de tejido.

histiocito (histocyte), macrófago del tejido conjuntivo que interviene en el sistema inmune del organismo.

histiocitosis X (histiocytosis X), conjunto de enfermedades entre las que se incluyen el granuloma benigno eosinófilo y diversas enfermedades linfomatosas malignas.

histocompatibilidad (histocompatibility), compatibilidad entre los antígenos del donante y del receptor del tejido trasplantado.

histografía (histography), proceso de describir o crear visualizaciones de tejidos y células.

histograma (histogram), (en investigación) gráfica que muestra los valores de una o más variables trazadas en función del tiempo o la frecuencia de aparición.

histoincompatible (histoincompatible), relativo a los tejidos del huésped y donante cuyos genotipos son diferentes, siendo probable, por tanto, que induzcan una respuesta inmune que ocasione el rechazo de un injerto de un tejido o del trasplante de un órgano.

histólisis (histolysis), rotura o disolución del tejido orgánico vivo.

histología (histology), **1.** ciencia que se ocupa de la identificación microscópica de las células y de los tejidos. **2.** estructura de los órganos tisulares, incluida la composición de las células y su organización en los diferentes tejidos corporales.

histología patológica (pathologic histology), estudio especializado de los efectos de la enfermedad sobre las estructuras microscópicas, la composición y la función de los tejidos.

histólogo (histologist), científico médico que se especializa en el estudio de la histología.

histona (histone), grupo de proteínas muy básicas, de bajo peso molecular, solubles en agua, insolubles en amoníaco diluido, que se combinan con el ADN para formar nucleoproteínas. Se localizan en los núcleos de células eucarióticas, donde forman un complejo con el DNA en la cromatina y actúan regulando la actividad genética.

histopatología (histopathology), estudio de las células tisulares en estado de enfermedad.

Histoplasma capsulatum *(Histoplasma capsulatum),* organismo fúngico dimórfico que es una levadura gemante a la temperatura corporal y un moho a temperatura ambiente. Es el organismo causal de la histoplasmosis.

histoplasmosis (histoplasmosis), infección causada por la inhalación de esporas del hongo *Histoplasma capsulatum*. La mayoría de los casos son asintomáticos. Las personas que tienen síntomas suelen tener una inmunodepresión o se han expuesto a un inóculo considerable. La histoplasmosis primaria se caracteriza por fiebre, malestar, tos y linfadenopatía. Es habitual la recuperación espontánea; permanecen pequeñas calcificaciones en el pulmón y en los nódulos linfáticos afectados. La histoplasmosis progresiva, la forma a veces mortal y diseminada de la infección, se caracteriza por la presencia de lesiones ulceradas en la boca y en la nariz, esplenomegalia, hepatomegalia y linfadenomegalias, y por infiltración extensa y grave de los pulmones.

historia (history), **1.** registro de los acontecimientos pasados. **2.** informe sistemático de los acontecimientos médicos y psicosociales de la vida de un paciente y de los factores familiares, de los antepasados y del ambiente que pueden tener relación con la enfermedad del paciente.

historia clínica (health history), (en enfermería y medicina) recopilación de la información obtenida a partir del paciente y de otras fuentes con respecto a su estado físico, así como a su función psicológica, social y sexual. La historia facilita una base de datos

H

con la que se puede hacer un plan diagnóstico, terapéutico, asistencial y de seguimiento del paciente.

historia clínica completa (complete health history), historia clínica que incluye la historia de la enfermedad actual y la historia sanitaria, social, ocupacional, sexual y familiar.

historia de la enfermedad actual (history of present illness), informe obtenido durante la entrevista con el paciente sobre el inicio, duración y carácter de la enfermedad actual, así como de cualquier hecho o factor que agrave o mejore los síntomas.

historia del paciente (patient record), conjunto de documentos que constituyen un registro de cada episodio en el que un paciente realizó una visita, solicitó tratamiento y recibió asistencia o fue derivado a un centro de asistencia sanitaria. La historia es confidencial y suele ser mantenida en el centro sanitario y la información en ella contenida es liberada sólo al paciente o con el permiso por escrito del paciente.

historia dental (dental history), registro de la salud bucal de un paciente, su estado general sanitario y su asistencia médica, incluyendo la cirugía y el uso de medicamentos, alergias, enfermedades infantiles, historia radiográfica y cuidado dental personal.

historia familiar (family history), parte fundamental de la historia médica de un paciente en la que se pregunta al paciente sobre salud de los demás miembros de la familia siguiendo una serie de preguntas específicas, con el fin de descubrir las enfermedades a las que un paciente puede ser especialmente vulnerable.

historia médica orientada al problema (HMOP) (problem-oriented medical record [POMR]), método de recogida de datos sobre la salud del paciente conforme a un sistema orientado a resolver el problema. La HMOP guarda los datos de forma tal que los hace fácilmente accesibles, estimulando de ese modo la valoración y revisión continua de los planes de atención sanitaria por parte de todos los miembros del equipo de salud. Antes de iniciar el proceso de identificación de los problemas del paciente se recoge una base de datos que está formada por toda la información disponible. La exploración física o la valoración de la salud compone la segunda parte importante de la base de datos. La siguiente sección de la HMOP es la lista de los principales problemas. La formulación de los problemas en la lista es similar a la utilizada en la fase de valoración del proceso de enfermería. Cada problema identificado representa una conclusión o una decisión que es el resultado del examen, investigación y análisis de la base de datos. El tercer sector en importancia de la HMOP es el plan inicial, en el cual cada problema se identifica y se describe por separado, generalmente en las páginas destinadas a la anotación de la fase de progresión, usando el formato SOAP. También se formula y se escribe el resumen del alta, detallando la valoración global del progreso durante el período de tratamiento y los planes para el seguimiento o traslado. Este resumen permite realizar una revisión de todos los problemas identificados al principio y estimula a seguir prestando el cuidado adecuado al paciente.

historia profesional (occupational history), parte de la historia sanitaria centrada en la profesión de la persona, fuente de ingresos, efectos del trabajo sobre la salud del trabajador o de la salud del trabajador sobre el trabajo, la duración de la jornada laboral y el grado de satisfacción que le produce el trabajo.

historia sanitaria de enfermería (nursing health history), datos recogidos sobre el nivel de bienestar del paciente, cambios en su forma de vida, papel sociocultural y reacción mental y emocional ante la enfermedad.

historia sanitaria entre consultas (interval health history), tipo de historia sanitaria que registra el estado general de un paciente entre consultas, sin limitarse a los síntomas relativos a una enfermedad determinada. Sirve para conocer la evolución del estado de salud de una persona a lo largo del tiempo.

historia sexual (sexual history), (en la historia de un paciente) la parte de la historia personal de un paciente relacionada con la función y disfunción sexual. Puede incluir la edad de comienzo de las relaciones sexuales, tipo y frecuencia de la actividad sexual y grado de satisfacción obtenido con ella. La extensión de la historia varía en función de la edad y la enfermedad del paciente y de la razón para registrarla. En cualquier caso, se recomienda incluir una breve historia sexual como parte de toda exploración física completa.

historial clínico (case history), registro médico completo de un paciente antes de la enfermedad o lesión actual. La historia deberá incluir todas las enfermedades infecciosas sufridas por la persona y todas las inmunizaciones, hospitalizaciones y tratamientos recibidos, información relativa a los fallecimientos o enfermedades de padres y otros familiares próximos, alergias y defectos físicos congénitos o adquiridos.

historial médico (medical record), parte de la historia sanitaria de un paciente realizada por los médicos, que es la descripción escrita o transcrita de las distintas enfermedades o lesiones que han requerido asistencia médica, vacunaciones, alergias, tratamiento y pronóstico y, con frecuencia, información sobre los padres, hermanos, ocupación y servicio militar. La historia puede ser revisada por el médico para establecer el diagnóstico de cada trastorno que aparezca.

histotoxina (histotoxin), cualquier sustancia que es tóxica para los tejidos corporales. Generalmente tiene un origen interno más que externo.

histriónico (histrionic), relativo a expresiones faciales, lenguaje o movimientos corporales exagerados, como los que se emplean en el escenario.

HIVNET (HIVNET), red internacional de pruebas de vacuna organizada para llevar a cabo estudios prospectivos de vacunas para la infección por el VIH. Financia también estudios de comportamiento y otros estudios de infecciones por el VIH.

HLA (HLA), siglas de **antígeno leucocitario humano.**

HLA-A (HLA-A), siglas de *antígeno leucocitario humano A.*

HLA-B (HLA-B), siglas de *antígeno leucocitario humano B.*

HLA-D (HLA-D), siglas de *antígeno leucocitario humano D.*

HLH (HLH), siglas de *hormona luteinizante humana.*

HM (MH), siglas de **hipertermia maligna.**

HMD (IDM), siglas de *hijo de madre diabética.*

HMG-CoA reductasa (HMG-CoA reductase), enzima que controla la cantidad de síntesis de colesterol.

HMO (HMO), siglas de **Health Maintenance Organization.**

HMO a todo riesgo (full risk HMO), (en la asistencia gestionada en EE.UU.) organización de asistencia sanitaria en la cual el hospital recibe capitación (pago en dinero) para todo el centro y los servicios médicos hospitalarios. El grupo de médicos recibe capitación y comparte el déficit o el superávit del riesgo conjunto del hospital. La HMO retiene los dólares de la prima y asume el riesgo de las urgencias fuera del área, los beneficios de farmacia y los beneficios futuros.

HMO con cualificación federal (federally qualified HMO), organización para el mantenimiento de la salud (HMO por sus siglas inglesas) cualificada para recibir fondos federales definidos por las normas legales en EE.UU.

HMO con equipo abierto (open-panel HMO), organización para el mantenimiento de la salud (HMO) en la cual los médicos tratan a pacientes de la HMO y a pacientes privados.

HMO modelo individual (individual-model HMO), organización de mantenimiento de la salud (HMO) en la cual cada médico contrata de forma directa e independiente a la HMO.

HMO modelo IPA (IPA-model HMO), organización para el mantenimiento de la salud (HMO) que contrata a una asociación de práctica independiente (IPA) para servicios médicos. La IPA procesa y adjudica las peticiones. La HMO proporciona suscriptores y contratos de hospital.

hmp (pmh), siglas de *historia médica previa.*

H_2O (H_2O), fórmula del **agua.**

Ho (Ho), símbolo del **holmio.**

hoja de evolución (flow sheet), (en la historia de un paciente) resumen gráfico de las distintas variables, especialmente de los signos vitales del paciente, peso o tratamientos y medicamentos administrados. En el parto, la hoja de evolución muestra el progreso del mismo.

hojas de frambuesa (raspberry leaves), producto de herbolario que se obtiene de la planta de la frambuesa y se encuentra en todo el mundo. Se utiliza para facilitar el parto, como tónico uterino y como tratamiento de la dismenorrea, la fiebre y los vómitos, aunque no se dispone de datos fiables suficientes sobre su eficacia.

HOL (LOH), siglas de **hipercalcemia osteolítica local.**

holándrico (holandric), **1.** que designa genes localizados en la porción no homóloga del cromosoma Y. **2.** relativo o perteneciente a los rasgos o trastornos transmitidos sólo a través de la línea paterna.

holismo (holism), concepto filosófico en el que una entidad es considerada como más que la suma de sus partes.

holístico (holistic), relativo o perteneciente al todo; que considera todos los factores, como la medicina holística.

holmio (Ho) (holmium [Ho]), elemento metálico del grupo de las tierras raras. Su número atómico es 67 y su peso atómico es 164,93.

holoacardio (holoacardius), feto gemelo monocigótico separado, enormemente defectuoso.

holoacardio acéfalo (holoacardius acephalus), feto gemelo separado, enormemente defectuoso, que carece de corazón, cabeza y de la mayor parte de la porción superior del cuerpo.

holoacardio acormo (holoacardius acormus), feto gemelo separado, enormemente defectuoso, en el que el tronco está malformado y se puede reconocer poco más que la cabeza.

holoacardio amorfo (holoacardius amorphus), feto gemelo separado malformado en el que no existen partes reconocibles o formadas.

H

holoartritis (holoarthritis), forma de artritis que involucra a todas o a la mayoría de las articulaciones.

holoblástico (holoblastic), relativo o perteneciente al óvulo que contiene poco vitelo o nada y que sufre segmentación total.

holocefálico (holocephalic), perteneciente a un feto malformado en el que existen varias partes defectuosas, aunque la cabeza está completa.

holocrino (holocrine), relativo a la secreción de una glándula o a la propia glándula, así como a sus secreciones acumuladas.

holoendémico (holoendemic), relativo a un área de enfermedad intensamente endémica.

holoenzima (holoenzyme), complejo formado por un cofactor y una enzima completa que tiene actividad catalítica total.

hologínico (hologynic), **1.** que designa genes localizados en cromosomas X unidos. **2.** relativo o perteneciente a los rasgos o condiciones transmitidas sólo a través de la línea materna.

holoprosencefalia (holoprosencephaly), defecto congénito debido a la incapacidad del prosencéfalo de dividirse en hemisferios durante el desarrollo embrionario. Se caracteriza por defectos faciales múltiples en la línea media, incluyendo la ciclopía en casos graves.

hombro (shoulder), la unión entre la clavícula y la escápula en el punto en el que el brazo se une al tronco del cuerpo.

Home Health Care Classification (HHCC) Home Health Care Classification [HHCC], sistema desarrollado por la Dra. Virginia Saba para evaluar y clasificar a los pacientes que reciben asistencia sanitaria domiciliaria.

homeodinámica (homeodynamics), interrelación en cambio constante de los componentes del cuerpo mientras se mantiene un equilibrio global.

homeomorfo (homeomorphous), similar en aspecto, pero diferente en composición.

homeópata (homeopathist), médico que practica la homeopatía.

homeopatía (homeopathy), sistema terapéutico basado en la teoría de que «lo semejante cura a lo semejante». Esta teoría ya la adelantó a finales del siglo XVIII el Dr. Samuel Hahnemann, quien creía que una gran cantidad de un fármaco determinado podía causar síntomas de una enfermedad mientras que una dosis moderada podría reducir los síntomas; así, algunos síntomas de enfermedades se podían tratar con dosis muy pequeñas de medicinas.

homeostasis (homeostasis), equilibrio relativo en el medio interno del cuerpo, mantenido de manera natural mediante respuestas adaptativas que promueven la conservación de la salud. Algunos de los mecanismos de control clave son la formación reticular en el tronco del encéfalo y las glándulas endocrinas.

homeostasis genética (genetic homeostasis), mantenimiento de la variabilidad genética dentro de una población, mediante la adaptación a ambientes y condiciones de vida diferentes o cambiantes, como consecuencia de las variaciones o resistencia a las variaciones en las frecuencias genéticas.

homeoterapia (homeotherapy), tratamiento o prevención de la enfermedad mediante métodos homeopáticos.

homeotérmico (homoiothermic), relativo a la habilidad de los animales de sangre caliente para mantener una temperatura interna relativamente estable, independientemente de la temperatura del ambiente. Esta habilidad no está desarrollada por completo en el recién nacido humano.

homeotípico (homeotypic), que pertenece o es característico de un tipo regular o habitual, específicamente aplicado a la segunda división meiótica de las células germinales en la gametogénesis a diferencia de la primera división meiótica.

homicidio (homicide), muerte de un ser humano causada por otro ser humano.

homínido (hominid), perteneciente a la familia de los primates, Hominidae, que incluye a los humanos.

Homo sapiens (Homo sapiens), término científico del género y de la especie que identifica al ser humano.

homoblástico (homoblastic), que se desarrolla de la misma capa germinal o de un único tipo de tejido.

homocarnosina (homocarnosine), dipéptido consistente en un ácido gamma-aminobutírico e histidina. En el ser humano se encuentra en el cerebro, pero no en otros tejidos.

homocigosis (homozygosis), **1.** formación de un cigoto por la unión de dos gametos que tienen uno o más pares de alelos idénticos. **2.** producción de organismos o géneros de pura raza mediante endogamia.

homocigótico (homozygous), que tiene dos alelos idénticos en los correspondientes loci de cromosomas homólogos.

homocigoto (homozygote), organismo cuyas células somáticas tienen alelos idénticos en el mismo locus de un par de cromosomas.

homocisteína (homocysteine), aminoácido que contiene azufre y es un homólogo de la cisteína, producido en la desmetilación de la metionina. También es un producto intermedio en la biosíntesis de cisteína a partir de L-metionina vía L-cistationina en la degradación de las proteínas. Los niveles altos de homocisteína se asocian con un aumento del riesgo de trastornos cardiovasculares del colágeno.

homocistina (homocystine), análogo disulfuro de la homocisteína producido por oxidación de la homocisteína.

homocistinemia (homocystinemia), trastorno de los aminoácidos que causa un exceso de homocistina en la sangre.

homocistinuria (homocystinuria), trastorno bioquímico raro caracterizado por la presencia anormal del aminoácido homocisteína en la sangre y la orina, causada por cualquiera de los diversos déficits enzimáticos de la vía metabólica de metionina a cisteína. Sus signos clínicos son similares a los de la enfermedad de Marfan.

homofobia (homophobia), miedo o prejuicio contra los homosexuales.

homogamético (homogametic), perteneciente al sexo que produce gametos de un solo tipo en términos de sus cromosomas sexuales. En el ser humano, la mujer es el sexo homogamético.

homogeneizado (homogenized), estado que resulta de la homogeneización, es decir, el proceso de hacer que algo adquiera la misma textura o consistencia.

homogéneo (homogenous), **1.** compuesto de partes o elementos similares. **2.** con una calidad uniforme.

homogénesis (homogenesis), reproducción por el mismo proceso en generaciones sucesivas de tal forma que los descendientes son similares a los progenitores.

homogenia (homogeny), semejanza en estructura o forma por tener un origen ancestral común.

homogenizado (homogenate), tejido que es o se ha hecho homogéneo.

homolateral (homolateral), perteneciente al mismo lado del cuerpo.

homólogo (homolog), **1.** cualquier órgano que se corresponde en función, origen y estructura con otro órgano, como las aletas de una foca se corresponden con las manos humanas. **2.** (en química) serie de compuestos, cada uno de los cuales está formado por la adición de un átomo o combinación atómica común.

homólogo (homologous), relativo a los atributos correspondientes; similar en estructura.

homónimo (homonymous), que tiene el mismo nombre o sonido.

homoplastia (homoplasty), semejante en la forma o estructura adquiridas por unas condiciones ambientales similares o por una evolución paralela más que por un origen ancestral común.

homopolímero (homopolymer), compuesto formado por la misma subunidad, como un carbohidrato constituido por una serie de unidades de glucosa.

homosalato (homosalate), protector solar eficaz contra los rayos ultravioleta B, que se aplica por vía tópica en la piel.

homosexual (homosexual), **1.** relativo, perteneciente o que indica el mismo sexo. **2.** persona atraída sexualmente por miembros del mismo sexo.

homosexualidad egodistónica (ego-dystonic homosexuality), trastorno psicosexual caracterizado por el malestar con la propia sexualidad y el deseo persistente de cambiar la orientación sexual hacia la heterosexualidad.

homotipo (homotype), cualquier estructura o parte del cuerpo, como una mano o un pie, que parece tener una simetría inversa con una parte similar.

homúnculo (homunculus), **1.** enano en el que todas las partes del cuerpo están desarrolladas proporcionalmente y en el que no existen deformidades ni anomalías. **2.** (en las primeras teorías del desarrollo embrionario) ser humano diminuto y completo contenido en cada una de las células germinales que, tras la fertilización, crece desde un tamaño microscópico hasta un tamaño normal. **3.** modelo anatómico pequeño de la forma del ser humano; maniquí. **4.** (en psiquiatría) hombre pequeño con poderes mágicos creado por la imaginación.

hongo venenoso (toadstool), hongo venenoso.

hongos (fungi), término general para los organismos eucarióticos con talo que se alimentan absorbiendo moléculas orgánicas de su entorno. Los hongos carecen de sistema clorofílico, por lo que no son capaces de realizar la fotosíntesis. Pueden ser saprófitos o parásitos. Los hongos unicelulares (levaduras) se reproducen por gemación; los hongos multicelulares, como los mohos se reproducen mediante la producción de esporas. Pueden invadir los organismos vivos, incluido el ser humano, así como las sustancias orgánicas sin vida.

honorarios por beneficiario (capitation fee), método consistente en pagar al médico una cuota por los servicios anuales prestados a cada paciente.

hora de contacto (contact hour), hora de «50 minutos» usada para medir el tiempo en programas de educación continuada.

hora de inicio (time trigger), desencadenante para iniciar la ventilación asistida, que consta de un mecanismo que mide la frecuencia de las respiraciones y comienza la ventilación asistida cuando la frecuencia respiratoria se halla en un punto dado.

horario flexible (flextime), sistema de organización del personal que permite individualizar los programas de trabajo.

horizonte (horizon), etapa específica del desarrollo embrionario humano determinada por la aparición y formación final de ciertas características anatómicas. La clasificación abarca 23 etapas, cada una de ellas con una duración de 2 a 3 días, iniciándose con la fertilización del óvulo.

horizonte clínico (clinical horizon), línea imaginaria a partir de la cual empiezan a aparecer síntomas y signos detectables de una enfermedad.

horizonte del desarrollo (developmental horizon), cualquiera de los 25 estadios del desarrollo del embrión humano desde el unicelular en el momento de la concepción hasta el complejo organismo, tanto morfológico como fisiológico, presente al final de la séptima semana de gestación.

hormigueo (tingling), sensación de picor en la piel o en una parte del cuerpo que se acompaña de disminución de la sensibilidad a la estimulación de los nervios sensoriales.

hormona (hormone), sustancia química compleja producida en una parte u órgano del cuerpo que inicia o regula la actividad de un órgano o grupo de células en otra parte del cuerpo. Las hormonas segregadas por las glándulas endocrinas son transportadas por la corriente sanguínea al órgano diana. Otras hormonas se liberan en algunos órganos con una acción local, sobre todo en el tracto digestivo.

hormona adrenocorticotropa (ACTH) (adrenocorticotropic hormone [ACTH]), una hormona de la adenohipófisis que estimula el crecimiento de la corteza de la glándula suprarrenal y la síntesis y secreción de corticoides. La secreción de ACTH, regulada por la hormona liberadora de corticotropina (CRH) hipotalámica, aumenta en respuesta a una concentración baja de cortisol circulante y al estrés, la fiebre, la hipoglucemia aguda y la cirugía mayor. En condiciones normales se produce un ritmo de secreción diurna de la secreción de ACTH, que comienza a las pocas horas de empezar a dormir y alcanza el máximo cuando la persona se despierta, siendo mínimo por la tarde. La ACTH se puede emplear para tratamiento de la artritis reumatoide, la EM y la miastenia.

hormona antidiurética (ADH) (antidiuretic hormone [ADH]), hormona antidiurética que disminuye la producción de orina aumentando la reabsorción de agua en los túbulos renales. La ADH es segregada por células del hipotálamo y se almacena en la neurohipófisis. Se libera como respuesta a una disminución del volumen sanguíneo, a un aumento de la concentración de sodio o de otras sustancias del plasma, o bien como consecuencia de dolor, estrés o de la acción de ciertos fármacos. La hormona antidiurética sintética se usa en el tratamiento de la diabetes insípida. Los valores normales se encuentran entre 1 y 5 pg/ml, o menos de 1,5 ng/l.

hormona antineoplásica (antineoplastic hormone), sustancia química de síntesis, o análogo sintético de la sustancia natural, que se utiliza para controlar ciertos cánceres diseminados. La terapia hormonal tiene por objeto la neutralización del efecto de una hormona endógena necesaria para que se produzca el crecimiento del tumor.

hormona corticosuprarrenal (ACH) (adrenocortical hormone [ACH]), cualquiera de las hormonas segregadas por la corteza de la glándula suprarrenal, es decir, glucocorticoides, mineralcorticoides y andrógenos.

hormona del crecimiento (GH) (growth hormone [GH]), péptido de cadena simple segregado por el lóbulo anterior de la hipófisis en respuesta a la hormona liberadora de GH. Su secreción está controlada en parte por el hipotálamo. La GH estimula la síntesis de proteínas en todas las células, aumenta la movilización de las grasas y la utilización de ácidos grasos para obtener energía y disminuye la utilización de carbohidratos. Los efectos sobre el crecimiento dependen de la hormona tiroidea, la insulina y los carbohidratos. Las somatomedinas, proteínas producidas sobre todo en el hígado, desempeñan un papel fundamental en el crecimiento esquelético inducido por GH.

hormona esteroidea (steroid hormone), cada una de las secreciones de glándulas endocrinas que contienen el núcleo esteroideo en su fórmula química. Los esteroides naturales incluyen andrógenos, estrógenos y secreciones de la corteza suprarrenal.

hormona estimulante de las células intersticiales (ICSH) (interstitial cell-stimulating hormone [ICSH]), hormona segregada por la adenohipófisis que estimula la producción de testosterona por las células intersticiales, o de Leydig, del testículo.

hormona estimulante de los melanocitos (MSH) (melanocyte-stimulating hormone [MSH]), hormona polipeptídica segregada por la porción intermedia de la hipófisis que controla la intensidad de la pigmentación de las células pigmentarias. Se sintetiza formando parte del mismo precursor polipeptídico de gran tamaño que la ACTH y las encefalinas.

hormona estimulante del tiroides (TSH) (thyroid stimulating hormone [TSH]), sustancia segregada por el lóbulo anterior de la hipófisis que controla la liberación de hormona tiroidea y es necesaria para el crecimiento y función de la glándula tiroides. La secreción de TSH está regulada por las concentraciones del factor liberador de tirotropina, elaborado en la eminencia media del hipotálamo, y la hormona tiroidea circulante.

hormona foliculoestimulante (FSH) (follicle-stimulating hormone [FSH]), gonadotropina segregada por el lóbulo anterior de la hipófisis, que estimula el crecimiento y la maduración de los folículos de De Graaf en el ovario y promueve la espermatogénesis en el varón.

hormona humana del crecimiento sintética (synthetic human growth hormone), forma sintética de la somatotropina obtenida mediante técnicas de ADN recombinante a partir de una cepa de *Escherichia coli*. La hormona polipeptídica consta de 191 aminoácidos con una secuencia idéntica a la de la hormona humana de crecimiento natural.

hormona liberadora (RH) (releasing hormone [RH]), cada uno de los diversos péptidos producidos por el hipotálamo y segregados directamente en la adenohipófisis a través de una vena de conexión. Cada una de las hormonas liberadoras estimula a la hipófisis para segregar una hormona trópica específica. Así, la hormona liberadora de hormona corticotrópica estimula a la hipófisis para que segregue hormona adrenocorticotrópica, mientras que la hormona liberadora de hormona del crecimiento estimula la secreción de hormona del crecimiento.

hormona liberadora de corticotropina (CRH) (corticotropin-releasing hormone [CRH]), hormona polipeptídica segregada por el hipotálamo al sistema portal de la hipófisis, donde desencadena la liberación de corticotropina por parte de la hipófisis.

hormona liberadora de gonadotropina (GnRH) (gonadotropin-releasing hormone [GnRH]), hormona decapéptida hipofisiotropa segregada por el hipotálamo. Estimula la liberación de hormona gonadotrópica por la hipófisis anterior. También estimula la liberación de la hormona luteinizante y de la hormona foliculoestimulante por la adenohipófisis.

hormona liberadora de la hormona de crecimiento (GH-RH) (growth hormone-releasing hormone [GH-RH]), neuropéptido liberado por el hipotálamo que se dirige a la adenohipófisis para estimular la liberación de hormona de crecimiento.

hormona liberadora de la hormona luteinizante (LHRH) (luteinizing hormone-releasing hormone [LH-RH]), neurohormona del hipotálamo que estimula y regula la liberación hipofisaria de la hormona luteinizante (LH).

hormona liberadora de tirotropina (thyrotropin-releasing hormone [TRH]), sustancia elaborada en la eminencia media del hipotálamo que estimula la liberación de tirotropina (hormona estimulante del tiroides) en la adenohipófisis.

hormona luteal (luteal hormone), hormona producida por el **cuerpo lúteo.**

hormona luteinizante (LH) (luteinizing hormone [LH]), hormona glucoproteica, producida por adenohipófisis, que estimula la secreción de hormonas sexuales en el ovario y en el testículo, y que participa en la maduración de los espermatozoides y óvulos. En el hombre induce la secreción de testosterona por las células intersticiales del testículo. En la mujer, la LH, asociada con la FSH, estimula la secreción de estrógenos por el folículo en crecimiento en el ovario.

hormona neurohipofisaria (neurohypophyseal hormone), hormona segregada por el lóbulo posterior de la hipófisis.

hormona pancreática (pancreatic hormone), cada uno de los diversos compuestos químicos segregados por el páncreas, asociados con la regulación del metabolismo celular. Las principales hormonas segregadas por el páncreas son la insulina, el glucagón, la somatoestatina y el polipéptido pancreático.

hormona paratiroidea (PTH) (parathyroid hormone [PTH]), hormona segregada por las glándulas paratiroides que actúa manteniendo una concentración constante de calcio en el líquido extracelular. Regula la absorción de calcio a partir del tracto GI, la movilización del calcio óseo, el depósito de calcio en los huesos y la excreción de calcio en la leche materna, en las heces, en el sudor y en la orina.

hormona placentaria (placental hormone), una de las hormonas producidas por la placenta, como el lactógeno placentario humano, la gonadotropina coriónica, los estrógenos, la progesterona y una hormona similar a la tirotropina.

hormona testicular (testicular hormone), cualquier hormona esteroidea androgénica segregada por las células de Leydig en los tejidos intersticiales de las gónadas masculinas. La testosterona es la principal hormona segregada por las células.

hormona tiroidea (thyroid hormone), compuesto que contiene yodo segregado por la glándula tiroidea, fundamentalmente como tiroxina (T_4) y en menores cantidades, pero con una potencia cuatro veces mayor, como triyodotironina (T_3). Estas hormonas aumentan el índice metabólico, influyen en la temperatura corporal, regulan el catabolismo proteico, graso e hidrocarbonado en todas las células, mantienen la secreción de la hormona del crecimiento, la maduración del esqueleto, la frecuencia cardíaca, la fuerza y el gasto cardíaco, promueven el desarrollo del sistema nervioso central, estimulan la síntesis de muchas enzimas y son necesarias para el mantenimiento del tono y el vigor muscular. La producción de hormonas tiroideas está aumentada en la enfermedad de Graves y en el bocio nodular tóxico (enfermedad de Plummer), se encuentra disminuida en el mixedema y ausente en el cretinismo. Las preparaciones farmacéuticas de hormonas tiroideas extraídas de glándulas de animales y los compuestos sintéticos levotiroxina sodio y liotironina sodio se utilizan como tratamiento de reposición en los pacientes con hipotiroidismo.

hormonal (hormonal), relativo o similar a las hormonas.

hormonas contrarreguladoras (counterregulatory hormones), glucagones, adrenalina, hormonas del crecimiento y tejidos centrales que actúan para aumentar los niveles sanguíneos de glucosa, estimulando la producción general y hepática de la misma y disminuyendo el transporte de la glucosa a las células.

hormonas hipofisarias (hypophyseal hormones), hormonas de origen hipofisario asociadas con el crecimiento del cuerpo y los efectos del ejercicio, como la hormona luteinizante, la hormona del crecimiento y la hormona antidiurética.

hormonas hipotalámicas (hypothalamic hormones), grupo de hormonas segregadas por el hipotálamo, entre las que se incluyen la vasopresina, la oxitocina y las hormonas liberadoras e inhibidoras que actúan sobre la adenohipófisis.

hormonas inmunorreguladoras (immunoregulatory hormones), sustancias químicas segregadas por glándulas endocrinas y linfocitos que influyen sobre las actividades del sistema inmunitario.

hormonas sexuales (sex hormones), **1.** sustancias químicas producidas en el cuerpo que tienen efectos reguladores específicos sobre la actividad de los órganos reproductores. **2.** cualquiera de los andrógenos, estrógenos o sustancias esteroideas producidas por los tejidos testicular, ovárico o adrenocortical.

hormonas tróficas (trophic hormones), hormonas segregadas por la adenohipófisis que estimulan los órganos diana.

hormonoterapia (hormone therapy), tratamiento de enfermedades con hormonas obtenidas a partir de las glándulas endocrinas o con sustancias que simulan los efectos hormonales.

horno de relajación (relaxation oven), (en mamografía) parte del sistema acondicionador de la placa xerográfica utilizado para eliminar las imágenes fantasma. Se calienta la placa en el horno de forma que se elimine cualquier carga electrostática residual presente en la superficie.

horquilla (fourchette), banda tensa de membranas mucosas situadas en el ángulo posterior de la vagina, que conecta los extremos posteriores de los labios menores.

hospital (hospital), institución de asistencia sanitaria que proporciona camas de ingreso, servicios de enfermería continuos y una plantilla médica organizada.

hospital afiliado (affiliated hospital), hospital que se encuentra asociado en cierto grado a una facultad de medicina o a un programa de salud.

hospital de día (day hospital), instalación psiquiátrica que ofrece un programa terapéutico durante las horas del día a pacientes que estuvieron hospitalizados anteriormente.

hospital docente (teaching hospital), hospital asociado con una universidad que tiene programas acreditados en varias especialidades de la práctica médica.

hospital geriátrico de día (geriatric day care), institución sanitaria ambulatoria para personas ancianas que requieren una supervisión o ayuda continua. Suele ofrecer una amplia gama de servicios profesionales y comunitarios para proporcionar la máxima independencia funcional a los pacientes.

hospital privado (proprietary hospital), hospital que funciona como una organización lucrativa.

hospital psiquiátrico (psychiatric hospital), institución sanitaria que presta servicios de tratamiento intrahospitalario y ambulatorio a los pacientes con trastornos de la conducta o emocionales.

hospital quirúrgico (surgical hospital), centro hospitalario especializado en técnicas quirúrgicas.

hospitalario (inpatient), perteneciente al tratamiento o cuidados de estos pacientes, o a la instalación sanitaria en la que un paciente puede ser atendido las 24 horas del día.

hospitalismo (hospitalism), efectos físicos o mentales de la hospitalización o de la institucionalización de los pacientes, especialmente lactantes y niños, en los que este trastorno se caracteriza por regresión social, alteraciones de la personalidad y retraso del crecimiento.

hospitalización pediátrica (pediatric hospitalization), internamiento de un niño o lactante en un hospital para la realización de pruebas diagnósticas o para tratamiento.

hospitalizado (inpatient), paciente ingresado en un hospital u otra instalación sanitaria durante al menos una noche.

hospitalizar (institutionalize), ingresar a una persona en una institución para su tratamiento psicológico o físico, o para protegerla a ella o a la sociedad.

hostilidad (hostility), tendencia de un organismo a amenazar con daños a otro organismo o a sí mismo. La hostilidad se puede expresar pasiva o activamente.

hoyo (pockmark), cicatriz excavada en la piel, normalmente como consecuencia de acné o producida por la pústula de la viruela.

hoyuelos (dimpling), pequeñas muescas o depresiones anómalas en la superficie de un cuerpo u órgano.

hoz (falx), **1.** estructura en forma de hoz. **2.** falciforme.

hoz del cerebelo (cerebral falx, falx cerebelli), pequeño repliegue de la duramadre en forma de hoz unido al hueso occipital por encima y que se proyecta hacia la escotadura posterior del cerebelo, entre los dos hemisferios cerebelosos.

hoz del cerebro (cerebral falx, falx cerebri), pliegue en forma de hoz de la duramadre que se extiende hacia el interior y en toda la longitud de la cisura perpendicular interna entre los dos hemisferios cerebrales.

hoz inguinal (inguinal falx), porción terminal inferior de la aponeurosis común de los músculos oblicuo interno y transverso del abdomen. Se inserta en la cresta del pubis, justo por debajo del anillo inguinal superficial, y refuerza esa zona de la pared abdominal.

hoz ligamentosa (falx ligamentosa), ligamento ancho del hígado.

HPB (BPH), siglas de **hipertrofia prostática benigna.**

HPF (PCH), siglas de **hemoglobinuria paroxística por frío.**

HPG (HPG), siglas de *gonadotropina hipofisaria humana.*

HPL (HPL), siglas de **lactógeno placentario humano.**

HPN (PNH), siglas de **hemoglobinuria paroxística nocturna.**

h/r (r/h), siglas de **humedad relativa.**

HRF (HRF), **1.** siglas de *factor liberador de histamina.* **2.** siglas de *factor de restricción homólogo.*

HRSA (HRSA), siglas en inglés de **administración de recursos y servicios sanitarios.**

hs, h.s. (hs, h.s.), abreviatura del latín *hora somni,* o al acostarse.

HSA (ISH), siglas de **hipertensión sistólica aislada.**

HSA (SaH, SAH), siglas de **hemorragia subaracnoidea.**

HsP (HsP), siglas de **proteína de choque térmico.**

HTA (HBP), siglas de *hipertensión arterial.*

HTLV (HTLV), siglas de **virus linfotrópico de células T humanas.**

HTLV-I (HTLV-I), siglas de **virus linfotrópico de células T humanas tipo I.**

HTLV-II (HTLV-II), siglas de **virus linfotrópico de células T humanas tipo II.**

HTLV-III (HTLV-III), siglas de *virus linfotrópico de células T humanas tipo III.*

HTR (DTH), siglas de **hipersensibilidad de tipo retardado.**

HUD (DUB), siglas de **hemorragia uterina disfuncional.**

huélfago (heaves), enfermedad respiratoria crónica, similar al enfisema pulmonar humano, caracterizada por respiración sibilante, tos y disnea de esfuerzo.

huelga (strike), acción emprendida por los trabajadores de una compañía o institución, por la cual dejan de acudir al trabajo en un intento de forzar al jefe a ceder ante determinadas demandas.

huella AV (AV nicking), anomalía vascular de la retina, visible al examen con oftalmoscopio, debida a la compresión de la vena en los cruces arteriovenosos. La vena muestra una «muesca» como consecuencia de una constricción o de un espasmo.

huella dactilar (fingerprint), imagen que deja el patrón del pulpejo de una falange distal sobre una superficie lisa. El patrón distintivo de lazos y remolinos representa los surcos finos que marcan la piel. Dado que las huellas dactilares de un individuo son únicas, un sistema de clasificación de los patrones es útil en la identificación de personas.

huella de ADN (DNA fingerprint), patrón de hibridación altamente específico generado por repeticiones en tándem y otras pautas del ADN en el genoma de un individuo.

huella de zinc (zinc finger), secuencia de un factor de transcripción que se estabiliza mediante un átomo de zinc unido a cuatro átomos de carbono en la proteína. Es un paso importante en la clonación y secuenciación de los factores generales de transcripción humana.

huella plantar (footprinting), método para determinar la localización de la unión entre una proteína y una molécula de ADN. La técnica implica la digestión con nucleasa del ADN no ligado y, por tanto, no protegido. El fragmento de ADN protegido que resta puede identificarse mediante electroforesis.

huesecillos del oído (auditory ossicles), los huesillos del oído son tres: martillo, yunque y estribo. Estos huesecillos están situados en el oído medio y se articulan entre sí formando una cadena desde la membrana timpánica hasta la cóclea, de tal modo que, cuando la membrana timpánica vibra, las ondas sonoras se transmiten a través de estos huesecillos hasta la cóclea.

hueso (bone), **1.** tejido conjuntivo denso, duro y ligeramente elástico que constituye la estructura de los huesos que forman el esqueleto. Se compone de tejido óseo compacto que rodea al tejido óseo esponjoso penetrado por numerosos vasos sanguíneos y nervios y encerrado en el periostio membranoso. **2.** cada uno de los elementos del esqueleto, como una costilla, el esternón o el fémur.

hueso basal (basal bone), **1.** (en la ciencia de las prótesis dentales) tejido óseo de los maxilares superior e inferior, excepto la rama y los procesos alveolares, que proporciona el soporte para las dentaduras postizas. **2.** (en ortodoncia) estructura ósea fija que limita el movimiento del diente en la creación de una oclusión estable.

hueso cartilaginoso (cartilaginous bone), hueso que se desarrolla mediante osificación endocondral en un cartílago preexistente.

hueso cigomático (zygomatic bone), cada uno de los dos huesos que forman la prominencia de la mejilla y la cara inferior de la órbita del ojo y que forman parte de las fosas temporal e infratemporal.

hueso compacto (compact bone), hueso denso, duro, presente generalmente en la superficie de las estructuras esqueléticas, a diferencia del hueso esponjoso.

hueso condral (chondrial bone), relativo al hueso que se forma bajo la membrana perióstica.

hueso cortical (cortical bone), hueso que está mineralizado en un 70-90%.

hueso cuneiforme mayor (medial cuneiform bone), la más grande de las tres cuñas del pie, situada en el lado interno del tarso, entre el escafoides y el primer metatarsiano. Sirve de inserción para varios ligamentos, los tendones del tibial anterior y el peroneo largo.

hueso cuneiforme mediano (lateral cuneiform bone), una de las tres cuñas del pie, localizada en el centro de la primera fila de los huesos del tarso.

hueso cuneiforme menor (intermediate cuneiform bone), el más pequeño de los tres huesos cuneiformes del pie, localizado entre el primero y el tercero.

hueso de la risa (funny bone), nombre coloquial que se le da a un punto situado en el extremo distal del húmero, donde el nervio cubital cruza la articulación del codo cerca de la superficie y, si se le aplica una presión externa, produce una sensación de hormigueo.

hueso del tarso (tarsal bone), cualquiera de los siete huesos que forman el tarso del pie, constituido por el astrágalo, el calcáneo, el cuboides, el escafoides y los tres huesos cuneiformes.

hueso en mosaico (mosaic bone), tejido óseo que parece formado por muchas piezas pequeñas cementadas entre sí, según se puede apreciar en el examen microscópico o radiográfico del hueso afectado. Es típico de la enfermedad de Paget.

hueso escafoides (scaphoid bone), cada uno de los dos huesos similares con forma de barca y en situación proximal de manos y pies. El hueso escafoides de la mano está inclinado hacia el lado radial del carpo. El hueso escafoides del pie se localiza en el lado medial del tarso, entre el hueso astrágalo y los cuneiformes.

hueso esfenoides (sphenoid bone), hueso de la base del cráneo, situado por delante de los huesos temporales y la parte basilar del hueso occipital.

hueso etmoides (ethmoid bone), hueso muy ligero y esponjoso de la base del cráneo que forma también el techo y la mayor parte de las paredes de la parte superior de la cavidad nasal.

hueso frontal (frontal bone), hueso impar del cráneo que forma la parte anterior del mismo, desde encima de las órbitas hasta la unión con los huesos parietales en la sutura coronal.

hueso ganchoso (hamate bone), hueso del carpo que descansa entre el cuarto y quinto metacarpiano y proyecta una apófisis con forma de gancho desde su superficie palmar.

hueso grande (capitate bone), uno de los huesos más grandes del carpo; situado en el centro de la muñeca, posee una cabeza redondeada que se articula con la concavidad que forman los huesos escafoides y semilunar.

hueso hioides (hyoid bone), hueso único en forma de U suspendido de la apófisis estiloides de los dos huesos temporales. El cuerpo del hioides es cuadrado y plano. Su superficie ventral es convexa y se angula en sentido craneal. Dos astas mayores del hueso se unen a los ligamentos tiroideos laterales y el cuerpo se une a varios músculos, como el hipogloso y el esternohioideo.

hueso innominado (innominate bone), hueso coxal. Formado por el ilion, el isquion y el pubis, constituye la pelvis, junto con el sacro y el cóccix.

hueso lagrimal, unguis (lacrimal bone), uno de los huesos más pequeños y frágiles de la cara, localizado en la región anterior de la cara interna de la órbita. Junto con el maxilar superior forma la fosa lagrimal, que contiene el conducto lagrimal.

hueso largo (long bone), cualquiera de los huesos que contribuyen a la altura o longitud de una extremidad, sobre todo los de las extremidades superiores e inferiores.

hueso occipital (occipital bone), hueso en forma de cúpula situado en la región posterior de la cabeza, caracterizado por la presencia de un gran orificio, el agujero occipital, que comunica con el conducto vertebral. El occipital se articula con los dos parietales, los dos temporales, el esfenoides y el atlas.

hueso orbicular (orbicular bone), protuberancia situada en el extremo de la apófisis lenticular del yunque que se articula con el estribo.

hueso osteonal (osteonal bone), tejido óseo compuesto de diminutos túbulos con un arteriola en el centro y láminas circulares de hueso concéntrico con una arteria. Se observa en individuos adultos.

hueso palatino (palatine bone), hueso par del cráneo, que forma la parte posterior del paladar duro, parte de la cavidad nasal y el suelo de la órbita ocular.

hueso parietal (parietal bone), cada uno de los dos huesos que forman las partes laterales del cráneo. Cada hueso parietal tiene dos superficies, cuatro bordes y cuatro ángulos y se articula con cinco huesos: temporal, occipital, frontal, esfenoides y el parietal del lado opuesto.

hueso pericondral (perichondrial bone), hueso que se forma a partir del pericondrio del molde cartilaginoso.

hueso piramidal (cuneiform bone, triangular bone), hueso de la primera fila del carpo situado en el lado cubital de la muñeca.

hueso pisiforme (pisiform bone), hueso pequeño y esférico del carpo situado en la fila proximal de los huesos del carpo.

hueso plano (flat bone), cualquiera de los huesos que proporcionan el contorno estructural del esqueleto. Las costillas y los huesos del cráneo son dos ejemplos.

hueso reticular (cancellous bone), organización en forma de red de placas y trabéculas óseas que está presente en los extremos de los huesos largos.

hueso semilunar (lunate bone), hueso del carpo que se encuentra en el centro de la fila proximal de huesos carpianos, entre el escafoides y el piramidal.

hueso sesamoideo (sesamoid bone), cualquiera de las numerosas masas óseas pequeñas y redondas incluidas en ciertos tendones que pueden estar sometidos a compresión y tensión. El hueso sesamoideo de mayor tamaño es la rótula, que está incluida en el tendón del cuádriceps femoral de la rodilla.

hueso temporal (temporal bone), hueso largo par que forma parte de la porción inferior del cráneo y que contiene varias cavidades y recesos relacionados con el oído, como la cavidad timpánica y la trompa de Eustaquio.

hueso trapezoide (trapezoid bone, lesser multangular), hueso más pequeño del carpo, localizado en la hilera distal de los huesos del carpo, entre el trapecio y el hueso grande.

hueso wormiano (wormian bone), [Olaus Worm, anatomista danés, 1588-1654], cada uno de los huesos diminutos, suaves, presentes en los bordes dentados de las suturas entre los huesos craneales.

huesos cortos (short bones), huesos que suelen estar agrupados y permitir el movimiento de las extremidades, como los del carpo y el tarso.

huesos craneales (cranial bones), los huesos del cráneo, especialmente de la parte que contiene al cerebro.

huesos de la pelvis (pelvic bones), combinación del ilion, isquion y pubis.

huesos del carpo (carpal bones), los ocho huesos de la muñeca, dispuestos en dos filas, una proximal y una distal, cada una de las cuales consta de cuatro huesos. La fila proximal incluye el escafoides (navicular), el semilunar, el piramidal y el pisiforme. La fila distal está formada por el trapecio (multiangular mayor), el trapezoide (multiangular menor), el hueso grande y el hueso ganchoso.

huesos faciales (facial bones), los catorce huesos que forman la cara en el cráneo. Son los huesos pares nasal, palatino, cornete nasal inferior, maxilar superior, lacrimal y cigomático, más la mandíbula y el vómer.

huésped (host), **1.** organismo en el que otro organismo, habitualmente parasitario, se nutre y se ampara. El huésped primario o definitivo es aquel en el que el parásito adulto vive y se reproduce. El huésped intermediario o secundario es aquel en el que el parásito existe en su estadio larvario, no sexual. Un huésped reservorio es un huésped animal primario para organismos que a veces son parásitos para el ser humano y a partir del cual el ser humano se puede infectar. **2.** receptor de un órgano o tejido trasplantado.

huésped definitivo (definitive host), huésped en el que un parásito se reproduce sexualmente.

huésped final (dead-end host), **1.** huésped desde el que los agentes infecciosos no son transmitidos a otros huéspedes sensibles. **2.** cualquier animal del que un parásito no puede escapar para continuar su ciclo vital.

huésped inmunodeprimido (immunocompromised host), persona con una susceptibilidad superior a la normal ante las infecciones, como consecuencia de un tratamiento inmunosupresor, de defectos inmunológicos, de anemia intensa o de otra enfermedad o trastorno concurrente, incluidas infección por VIH, metástasis malignas, caquexia o malnutrición grave.

huésped intermediario (intermediate host), animal en el que se desarrollan las fases intermedias de un parásito, pero que no se reproducen de forma sexual. El ser humanos es huésped intermedio de los parásitos del paludismo.

huésped no permisivo (nonpermissive host), animal o célula que resiste la replicación con éxito de un agente infeccioso.

huésped reservorio (reservoir host), huésped no humano que sirve como medio de mantenimiento de los organismos infecciosos, fuente potencial de infecciones para los seres humanos. Los monos salvajes son el huésped reservorio para el virus de la fiebre amarilla.

huevo abortivo (blighted ovum), huevo fertilizado que no se desarrolla.

huevo de Naboth (nabothian cyst), [Martin Naboth, médico alemán, 1675-1721], quiste formado en las glándulas de Naboth del cuello uterino. El quiste, sólido y blanco perlado, rara vez tiene efectos patológicos.

HUGO (HUGO), siglas en inglés de **Organización del Genoma Humano.**

humanismo (humanism), sistema de pensamiento relativo a los intereses, necesidades y bienestar de los seres humanos; la máxima importancia reside en necesidades y valores humanos.

humano (human), miembro del género *Homo,* y particularmente de la especie *H. sapiens.*

humear (fuming), producción de un vapor visible.

humectante (humectant), sustancia que facilita la retención de humedad.

humedad (humidity), relativo al nivel de vapor de agua presente en la atmósfera, cantidad que varía con la temperatura. El porcentaje se presenta normalmente en términos de **humedad relativa,** siendo el 100% el punto de saturación del aire o el nivel al que el aire ya no puede absorber más agua.

humedad absoluta (absolute humidity), peso o contenido real de agua en un volumen determinado de aire. Se suele expresar en gramos por metro cúbico.

humedad relativa (relative humidity), cantidad de humedad presente en el aire comparada con el máximo que podría contener el aire a la misma temperatura.

húmero (humerus), hueso de la parte superior del brazo, desde el codo hasta la articulación del hombro, donde se articula con la escápula. Está constituido por un cuerpo, una cabeza y un cóndilo. La cabeza proximal, casi esférica, se articula con la cavidad glenoidea de la escápula y presenta un estrechamiento llamado cuello quirúrgico donde se localizan frecuentemente las fracturas de húmero.

humidificación (humidification), proceso de aumentar la humedad relativa del aire que rodea a un paciente mediante el uso de generadores de aerosol o de inhaladores de vapor que ejercen un efecto antitusígeno. La humidificación actúa disminuyendo la viscosidad de las secreciones bronquiales.

humidificador (humidifier), aparato diseñado para ajustar el grado de humedad de la atmósfera de una habitación o de un dispositivo respiratorio.

humidificador de chorro (jet humidifier), humidificador que aumenta la superficie de exposición del agua al gas por descomposición del agua en pequeñas gotitas de aerosol. El gas sale con una cantidad máxima de vapor de agua y mínima de partículas de agua líquida.

humidificador de difusión de burbujas (bubble-diffusion humidifier), dispositivo que suministra oxígeno u otros gases terapéuticos, permitiendo burbujear el gas en un reservorio de agua.

humidificador de mecha (wick humidifier), aparato para cuidados respiratorios en el cual se coloca un material como papel o esponja que absorbe agua por acción capilar en el paso del flujo del aire. Al añadir calor, se pueden conseguir niveles más elevados de humedad.

humidificador en cascada (cascade humidifier), aparato de burbujas para asistencia respiratoria en el que los gases discurren por un depósito y pasan a través de un filtro dentro de una cámara de agua caliente.

humidificador higroscópico (hygroscopic humidifier), dispositivo humidificador unido al circuito tubular de un ventilador mecánico o máquina de gases anestésicos para mantener una cantidad constante de humedad en la tráquea del paciente.

humo pasivo (secondhand smoke), humo de tabaco que procede del extremo ardiente de un cigarrillo, cigarro o pipa, que es inhalado por los no fumadores. En 2001 la American Heart Association estimó que el humo pasivo estaba implicado en las muertes de 37.000-40.000 no fumadores al año por cardiopatías y cáncer de pulmón.

humor acuoso (aqueous humor), líquido claro y acuoso que circula en las cámaras anterior y posterior del ojo. Se produce en el cuerpo ciliar y se reabsorbe hacia el sistema venoso principalmente en el ángulo iridocorneal a través del conducto de Schlemm.

humor vítreo (vitreous humor), sustancia transparente y semigelatinosa contenida en una fina membrana hioidea que llena la cavidad situada detrás del cristalino.

humor[1] (humor), cualquier líquido o sustancia semilíquida corporal, como la sangre o la linfa. El término se utiliza frecuentemente en referencia al humor acuoso o humor vítreo del ojo.

humor[2] (humor), intervención de enfermería recogida en la Nursing Intervenions Classification (NIC). Se define como la facilitación para que el paciente perciba, aprecie y exprese lo que es gracioso, entretenido o lúdico para establecer relaciones, liberar tensión, liberar ira, facilitar el aprendizaje o aceptar los sentimientos dolorosos.

huso (spindle), **1.** figura fusiforme de acromatina en el núcleo celular durante el final de la profase y la metafase de la mitosis. **2.** tipo de onda cerebral que consiste en una serie corta de cambios en el potencial eléctrico con una frecuencia de 14 por segundo. **3.** cualquiera de los órganos receptores especiales que comprenden los haces neurotendinosos y neuromusculares distribuidos por todo el cuerpo. Este tipo de husos sirven como órganos receptores especiales, que detectan el grado de estiramiento en un músculo o en la inserción de un músculo y su tendón, por lo que resultan esenciales en el mantenimiento del tono muscular.

huso muscular (muscle spindle), órgano sensitivo propioceptivo especializado compuesto por un haz de fibras musculares finas estriadas intrafusales inervadas por fibras nerviosas gamma. Sus núcleos se reúnen cerca del centro de cada fibra para formar un saco nuclear, que está rodeado por terminaciones nerviosas sensitivas anuloespirales, todo ello a su vez encerrado en una vaina fibrosa.

huso neuromuscular (neuromuscular spindle), cualquiera de las pequeñas y numerosas marañas de delicadas fibras musculares, encerradas en una cápsula, en las que terminan las fibras sensitivas. Las fibras nerviosas terminan como axones desnudos que rodean las fibras del huso con expansiones aplanadas o discos ovales.

huso neurotendinoso (neurotendinous spindle), cápsula que contiene fibras tendinosas de gran tamaño y se encuentra principalmente cerca de la unión de tendones y músculos.

Husted, Gladys L. y James H. (Husted, Gladys L. and James H.), teóricos de la enfermería que desarrollaron la Teoría bioética sinfonológica y el Modelo sinfonológico para la toma de decisiones éticas. La Sinfonología es el sistema de ética inherente en los compromisos y obligaciones mutuos acordados por el profesional sanitario y el paciente. Un aspecto central de este acuerdo implícito son las necesidades del paciente. El modelo está diseñado para proporcionar a los profesionales de enfermería y de otros ámbitos sanitarios unas directrices teóricas para proporcionar una asistencia ética.

HV (VH), siglas de **hepatitis viral.**

HVL (HVL), siglas de la **capa que reduce un valor a la mitad.**

hydroxipropilcelulosa (hydroxipropyl cellulose), derivado hidrosoluble de la celulosa, usado como excipiente y que se aplica también por vía tópica en la conjuntiva para proteger y lubricar la córnea en el tratamiento del ojo seco.

Hymenolepis *(Hymenolepis),* género de tenias de la familia de los Hymenolepididae, que parasitan aves y mamíferos, incluidos humanos.

Hz (Hz), abreviatura de **hercio.**

I

^{131}I (^{131}I), símbolo del *yodo radiactivo de masa isotópica (atómica) 131.*

^{132}I (^{132}I), símbolo del *yodo radiactivo de masa isotópica (atómica) 132.*

I (I), **1.** símbolo de *gas inspirado.* **2.** símbolo del elemento **yodo.**

I y E (I and O), abreviatura de **ingestión y excreción.**

IA (AI), **1.** siglas de **inseminación artificial.** **2.** siglas de **inteligencia artificial.**

IAD (AID), siglas de **inseminación artificial de donante.**

IADR (IADR), siglas de **International Association for Dental Research.**

IAM (AIH), siglas de **inseminación artificial del marido.**

IAM (AMI), siglas de **infarto agudo de miocardio.**

iatrogénico (iatrogenic), producido por el tratamiento o por técnicas diagnósticas.

iatrología (iatrology), ciencia de la medicina.

iatrópico (iatropic), relativo a la necesidad de ver a un médico.

ibandronato (ibandronate), inhibidor de la reabsorción ósea y modificador de los electrólitos que se utiliza para evitar y tratar la osteoporosis.

ibitumomab tiuxetano (ibitumomab tiuxetan), conjugado de ibitumomab y el quelante tiuxetán. Se usa como parte de un régimen para tratar el linfoma no Hodgkin, junto con el anticuerpo monoclonal rituximab y los radiofármacos indio 111 e itrio 90.

IBT (ABI), siglas de **índice brazo-tobillo.**

ibuprofeno (ibuprofen), agente antiinflamatorio no esteroideo, utilizado en el tratamiento de la fiebre, cefaleas y dolor de la artritis reumatoide, artrosis, mialgias y calambres menstruales.

ibutilida (ibutilide), fármaco cardiodepresor que se usa en el tratamiento de las arritmias auriculares, administrado mediante infusión i.v. en forma de sal de fumarato.

IC (CI), **1.** siglas de **índice colorimétrico.** **2.** siglas de *insuficiencia de convergencia.*

ICA (ICA), siglas de **anticuerpo de células de los islotes.**

ICC (CHF), siglas de **insuficiencia cardíaca congestiva.**

ICD (ICD), siglas de **International Classification of Diseases.**

ICF (ICF), siglas de *intermediate care facility.*

ICF-MR (ICF-MR), siglas de *intermediate care facility for the mentally retarded.*

ICN (ICN), siglas de *International Council of Nurses.*

icor (ichor), líquido acuoso diluido segregado por una llaga.

ícor (sanies), descarga purulenta diluida teñida de sangre que procede de una herida o úlcera.

icoroso (sanious), relativo al ícor o que se parece al ícor.

icorseroso (sanioserous), que contiene ícor y suero.

ICP (PCI), siglas de **intervención coronaria percutánea.**

ICSH (ICSH), siglas de **hormona estimulante de las células intersticiales.**

ICSI (ICSI), siglas de **inyección intracitoplásmica de espermatozoides.**

ICT (TBI), siglas de **irradiación corporal total.**

ictericia (jaundice), coloración amarillenta de piel, mucosas y esclerótica ocular, producida por una cantidad de bilirrubina en sangre superior a la normal. Las personas con ictericia pueden también experimentar náuseas, vómitos y dolor abdominal, y su orina suele ser oscura y las heces coloreadas terrosas. La ictericia es síntoma de múltiples procesos, como enfermedades hepáticas, obstrucción biliar o anemias hemolíticas. Los neonatos desarrollan con frecuencia una ictericia fisiológica, que desaparece en pocos días.

ictericia colestásica (cholestatic jaundice), adquisición por la piel de una tonalidad amarillenta a causa de espesamiento de la bilis, obstrucción de conductos hepáticos o cambios en la función de la célula hepática.

ictericia congénita (congenital jaundice), ictericia que se observa en el momento del nacimiento o durante las primeras 24 horas de la vida. Habitualmente se debe al desarrollo incompleto de los conductos biliares.

ictericia del neonato (icterus neonatorum), proceso ictérico del recién nacido.

ictericia fisiológica (physiologic jaundice), ictericia simple de los lactantes recién nacidos que se debe a destrucción del excesivo número de hematíes que pueden estar presentes al nacimiento.

ictericia grave del recién nacido (icterus gravis neonatorum), ictericia hemolítica del recién nacido debida a incompatibilidad entre el suero de la madre y los eritrocitos del niño.
ictericia hemolítica (hemolytic jaundice), coloración amarillenta de la piel causada por la destrucción de los eritrocitos que da lugar a la producción de bilirrubina en exceso.
ictericia hemorrágica (hemorrhagic jaundice), forma de ictericia que aparece en el síndrome de Weil o en otras formas de leptospirosis en las que existe lesión capilar y anemia.
ictericia hepatocelular (hepatocellular jaundice), ictericia que resulta de enfermedad o lesión de los hepatocitos.
ictericia hepatógena (hepatogenous jaundice), tipo de ictericia causada por una enfermedad hepática.
ictericia no hemolítica (nonhemolytic jaundice), forma de ictericia debida a enfermedad hepática y no a destrucción de glóbulos rojos.
ictericia por la leche materna (breast milk jaundice), ictericia e hiperbilirrubinemia que aparecen en los lactantes en las primeras semanas de vida, debido a la presencia de un metabolito en la leche materna que inhibe la capacidad del niño para conjugar la bilirrubina y transformarla en glucurónido para su excreción.
ictericia por regurgitación (regurgitation jaundice), ictericia causada por la entrada de bilirrubina en la sangre y en el sistema linfático como consecuencia de una obstrucción biliar.
ictericia posthepática (posthepatic jaundice), ictericia causada por la obstrucción de los conductos biliares.
ictérico (icteric), relativo a la ictericia o parecido a ella.
icterógeno (icterogenic), que origina ictericia.
ictioide (ichthyoid), relativo a objetos o estructuras en forma de pez.
ictiosis (ichthyosis, fish skin disease), cualquiera de varios procesos dermatológicos hereditarios en los que la piel está seca, hiperqueratósica y con fisuras, lo que recuerda las escamas de un pez. Suele aparecer al nacer o inmediatamente después, y puede formar parte de distintos síndromes poco frecuentes.
ictiosis de arlequín (harlequin ichthyosis), ictiosis que afecta a un feto en arlequín.
ictiosis hystrix (ichthyosis hystrix), variedad de hiperqueratosis epidermolítica localizada similar al nevo epidérmico lineal.
ictiosis ligada al sexo (sex-linked ichthyosis), enfermedad cutánea congénita caracterizada por escamas grandes, gruesas y secas, de color oscuro y que cubren cuello, cuero cabelludo, orejas, cara, tronco y superficies flexoras del cuerpo, como los pliegues de los brazos y la parte posterior de las rodillas. Es transmitida por las mujeres como rasgo recesivo ligado al cromosoma X. La enfermedad se trata con aplicación tópica de emolientes y el uso de agentes queratolíticos que facilitan la eliminación de las escamas.
ictiosis vulgar (ichthyosis vulgaris), enfermedad cutánea hereditaria caracterizada por grandes escamas secas y oscuras, que cubren cara, cuello, cuero cabelludo, orejas, espalda y superficies extensoras, pero no flexoras, del cuerpo.
ictus (ictus), **1.** convulsión. **2.** accidente cerebrovascular.
ictus isquémico (ischemic stroke), trastorno cerebrovascular causado por deprivación del flujo sanguíneo hacia un área del encéfalo, por lo general como consecuencia de trombosis, embolismo o presión sanguínea reducida.
icv (qli), siglas de *índice de calidad de vida.*
ICV (CBI), siglas de **irrigación continua de la vejiga.**
idarubicina (idarubicin), antibiótico y antineoplásico que se utiliza en combinación con otros antineoplásicos para la leucemia mieloide aguda en adultos.
IDB (BDI), siglas de **inventario para la depresión de Beck.**
IDCV (CVID), siglas de **inmunodeficiencia común variable.**
idea (idea), cualquier pensamiento, concepto, intención o impresión que existe en la mente como consecuencia del conocimiento, la comprensión o cualquier otra actividad mental.
idea autóctona (autochthonous idea), idea originada en el inconsciente y que surge de manera espontánea en la mente, independientemente de la esfera consciente del pensamiento.
idea compulsiva (compulsive idea), idea recurrente, irracional que persiste en la mente y que habitualmente conduce a un impulso irresistible de realizar un acto inapropiado.
idea de influencia (idea of influence), autoengaño obsesivo, que se aprecia frecuentemente en los procesos paranoides, de que existen fuerzas o personas externas que controlan los pensamientos, acciones o sentimientos de uno.
idea de persecución (idea of persecution), autoengaño obsesivo, que se aprecia frecuentemente en los procesos paranoides, de que uno está amenazado, discriminado o maltratado por otras personas o por fuerzas externas.
idea de referencia (idea of reference), autoengaño obsesivo, que se aprecia a menudo en los procesos paranoides, de que las frases

I

sucesos, o acciones de otros se refieren a uno mismo y, por lo general, le menosprecian.

idea fija (fixed idea), **1.** pensamiento o noción persistente u obsesiva. **2.** en ciertos trastornos mentales, especialmente en la neurosis obsesiva-compulsiva, idea delirante que domina la actividad mental y persiste incluso ante una realidad contraria o ante una refutación racional.

ideación paranoide (paranoid ideation), creencia o sospecha exagerada, en ocasiones grandiosa, que no suele ser un delirio, de estar siendo maltratado, perseguido o tratado injustamente.

ideas sobre la salud (health beliefs), resultado de enfermería recogido en la Nursing Outcomes Classification (NOC). Se define como las convicciones personales que influyen en los comportamientos de salud.

ideas sobre la salud: amenaza percibida (health beliefs: perceived threat), resultado de enfermería recogido en la Nursing Outcomes Classification (NOC). Se define como la convicción personal de que un problema de salud amenazante es serio y de que tiene consecuencias potencialmente negativas para el estilo de vida.

ideas sobre la salud: capacidad percibida de actuar (health beliefs: perceived ability to perform), resultado de enfermería recogido en la Nursing Outcomes Classification (NOC). Se define como la convicción personal de que uno puede llevar a cabo un comportamiento de salud dado.

ideas sobre la salud: control percibido (health beliefs: perceived control), resultado de enfermería recogido en la Nursing Outcomes Classification (NOC). Se define como la convicción personal de que uno puede influir en un resultado de salud.

ideas sobre la salud: recursos percibidos (health beliefs: perceived resources), resultado de enfermería recogido en la Nursing Outcomes Classification (NOC). Se define como la convicción personal de que uno mismo tiene los medios adecuados para llevar a cabo un comportamiento de salud.

identidad básica de grupo (basic group identity), (en psiquiatría) las características sociales compartidas, como la visión del mundo, el lenguaje y el sistema de valores e ideologías, que se desarrollan en los miembros de un grupo étnico.

identidad de género (gender identity), sensación o certeza de saber a qué sexo pertenece cada uno.

identidad negativa (negative identity), acción de asumir una identidad que no está de acuerdo con los valores aceptados ni las expectativas de la sociedad.

identidad personal alterada (personal identity, disturbed), diagnóstico de enfermería aceptado por la Seventh National Conference on the Classification of Nursing Diagnoses. El diagnóstico se define como la incapacidad para distinguir entre lo propio y lo no propio. En una reunión posterior se elaborarán las características definitorias y los factores relacionados.

identidad sexual (sexual identity), resultado de enfermería recogido en la Nursing Outcomes Classification (NOC). Se define como el reconocimiento o la aceptación de la propia identidad sexual.

identidad[1] (identity), componente del autoconcepto, caracterizado por la consciencia persistente de ser uno mismo, separado y diferenciado de los demás. La confusión de identidad se refiere a una alteración de este autoconcepto, por la que el individuo no mantiene una clara ni continua consciencia de sí mismo, lo que genera un alto grado de ansiedad.

identidad[2] (identity), resultado de enfermería recogido en la Nursing Outcomes Classification (NOC), definido como la capacidad para distinguir entre lo que es uno mismo y lo que no es uno mismo, así como para caracterizar la propia esencia.

identificación (identification), mecanismo de defensa inconsciente por el que una persona adecua su personalidad a la de otra, incorporando sus cualidades, características y acciones. Este proceso es un paso normal en el aprendizaje y desarrollo de la personalidad.

identificación competitiva (competitive identification), modificación inconsciente de la personalidad de un sujeto basándose en la de otro como medio de superación o de mejora.

identificación de riesgos (risk identification), intervención de enfermería recogida en la Nursing Interventions Classification (NIC). Se define como el análisis de los posibles factores de riesgo, la determinación de los riesgos sanitarios y la priorización de estrategias de reducción del riesgo para un individuo o grupo.

identificación de riesgos: familia con hijos (risk identification: childbearing family), intervención de enfermería recogida en la Nursing Interventions Classification (NIC). Se define como la identificación de un individuo o una familia susceptible de experimentar dificultades en la paternidad y en la jerarquización de estrategias para prevenir problemas de los padres.

identificación de riesgos: genéticos (risk identification: genetic), intervención de enfermería recogida en la Nursing Interventions Classification (NIC). Se define como la identificación y análisis de potenciales factores genéticos de riesgo en un individuo, familia o grupo.

identificación dental (dental identification), proceso de establecimiento de las características exclusivas de los dientes y la función dental de un individuo, para su identificación por comparación con las gráficas y registros dentales de dicho individuo.

identificación mediante huella de ADN (DNA fingerprinting), técnica para comparar las secuencias nucleotídicas de fragmentos de ADN procedente de distintas fuentes. Los fragmentos se obtienen tratando el ADN con diversas endonucleasas, enzimas que rompen las cadenas de ADN en puntos específicos. Hay una probabilidad de 1 en 30.000 millones de que dos personas que no sean gemelos monocigóticos puedan tener huellas de ADN idénticas. La especificidad de esta prueba hace que tenga aplicaciones en medicina forense.

identificación positiva (positive identification), modelación inconsciente de la propia personalidad sobre la de otra persona a quien se admira o estima.

ideofobia (ideophobia), proceso de ansiedad caracterizado por un miedo o desconfianza irracional a determinadas ideas o razonamientos.

ideología (ideology), esquema u organización sistemática de ideas asociadas a una doctrina o una filosofía.

idiograma (idiogram), diagrama o representación gráfica de un cariotipo, en el que se muestra el número, tamaño relativo y morfología de los cromosomas de una especie, individuo o célula.

idiopatía (idiopathy), cualquier enfermedad primaria que aparece sin causa aparente.

idiosincrasia (idiosyncrasy), **1.** característica o forma física o de conducta exclusivas de un individuo o grupo. **2.** hipersensibilidad exclusiva de un individuo a un determinado fármaco, alimento u otra sustancia.

idiosincrásico (idiosyncratic), relativo a singularidades o características particulares.

idiotipo (idiotype), porción de una molécula de inmunoglobulina que le confiere su carácter exclusivo; muy frecuentemente incluye su lugar de enlace con el antígeno.

idiotipo dominante (dominant idiotype), segmento de una molécula de inmunoglobulina que está presente en una gran proporción de las inmunoglobulinas generadas por un antígeno particular.

idiotopo (idiotope), determinante antigénico en una región variable en una molécula de inmunoglobulina.

idiotrófico (idiotrophic), se refiere a un organismo capaz de elegir su propio alimento.

idioventricular (idioventricular), que se origina en el ventrículo.

IDL (IDL), siglas de **lipoproteína de densidad intermedia.**

idoneidad física (fitness), medida de la capacidad de una persona para realizar ciertas tareas.

idoxuridina (idoxuridine), antivírico oftálmico. Está indicado para la queratitis producida por herpes simple.

IDP (ADI), siglas de **ingesta diaria permisible.**

IDR (RDI), siglas de **ingesta diaria recomendada.**

IDSA (IDSA), siglas de Infectious Disease Society of America.

idursulfasa (idursulfase), enzima utilizada en muy pocas ocasiones como tratamiento sustitutivo para tratar la mucopolisacaridosis II.

IEP (EPI), siglas de **imagen ecoplanar.**

ifosfamida (ifosfamide), fármaco antineoplásico alquilante usado para tratar el cáncer testicular, los sarcomas de los tejidos blandos, el sarcoma de Ewing, el linfoma no Hodgkin, el sarcoma pulmonar y el sarcoma pancreático.

Ig (Ig), abreviatura de **inmunoglobulina.**

IG (IGT), siglas de **intolerancia a la glucosa.**

IgA (IgA), abreviatura de **inmunoglobulina A.**

IgA secretora (secretory IgA), dímero de inmunoglobulinas de la clase A, los principales agentes de la inmunidad de las mucosas. IgA es el único isotipo de inmunoglobulina que puede atravesar las membranas mucosas y alcanzar la luz de los órganos internos.

IGAT (TIG), siglas de **inmunoglobulina antitetánica.**

IgD (IgD), abreviatura de **inmunoglobulina D.**

IgE (IgE), abreviatura de **inmunoglobulina E.**

IGF (IGF), siglas de **factor de crecimiento similar a la insulina.**

IgG (IgG), abreviatura de **inmunoglobulina G.**

IgHB (HBIG), siglas de **inmunoglobulina contra la hepatitis B.**

IgM (IgM), abreviatura de **inmunoglobulina M.**

ignipeditis (ignipeditis), sensación de quemadura en las plantas de los pies causada por neuritis periférica.

IGR (RIG), siglas de **inmunoglobulina contra la rabia.**

IgRH (HRIG), siglas de *inmunoglobulina contra la rabia humana.*

IGS (ISG), siglas de **inmunoglobulina sérica.**

igual (peer), persona considerada igual para unos fines determinados. Suele tratarse de una «pareja de la misma edad» o de un compañero o individuo con prácticamente

I

el mismo nivel de edad o con las mismas cualidades mentales.

IGVZ (VZIG), siglas de **inmunoglobulina antivaricela-zóster.**

IH (HI), siglas de **inhibición de la hemaglutinación.**

IL-1 (IL-1), abreviatura de **interleucina-1.**

IL-2 (IL-2), abreviatura de **interleucina-2.**

IL-3 (IL-3), abreviatura de **interleucina-3.**

IL-4 (IL-4), abreviatura de **interleucina-4.**

IL-5 (IL-5), abreviatura de **interleucina-5.**

IL-6 (IL-6), abreviatura de **interleucina-6.**

IL-7 (IL-7), abreviatura de **interleucina-7.**

IL-8 (IL-8), abreviatura de **interleucina-8.**

IL-9 (IL-9), abreviatura de **interleucina-9.**

IL-10 (IL-10), abreviatura de **interleucina-10.**

IL-11 (IL-11), abreviatura de **interleucina-11.**

IL-12 (IL-12), abreviatura de **interleucina-12.**

IL-13 (IL-13), abreviatura de **interleucina-13.**

IL-14 (IL-14), abreviatura de **interleucina-14.**

IL-15 (IL-15), abreviatura de **interleucina-15.**

Ile (Ile), abreviatura de **isoleucina.**

ileectomía (ileectomy), extirpación quirúrgica del íleon.

ilegítimo (illegitimate), **1.** no autorizado por la ley. **2.** nacido fuera del matrimonio.

ileítis (ileitis), inflamación del íleon.

íleo (ileus), obstrucción intestinal, como el íleo paralítico debido a inmovilidad de las asas intestinales, o el mecánico, por bloqueo mecánico del intestino.

íleo dinámico (dynamic ileus), obstrucción intestinal con espasmos musculares continuos y recurrentes.

íleo espástico (spastic ileus), forma de obstrucción intestinal producida por espasmos del intestino.

íleo meconial (meconium ileus), obstrucción del intestino delgado del recién nacido producida por el impacto del meconio espeso, seco y adherente, normalmente en la válvula ileocecal o en sus proximidades. Sus síntomas son distensión abdominal, vómitos, imposibilidad de que pase el meconio en las primeras 24-48 horas después del nacimiento y rápida deshidratación con desequilibrio electrolítico asociado.

íleo paralítico (paralytic ileus), disminución o ausencia de peristaltismo intestinal. Puede presentarse después de la cirugía abdominal o a continuación de una lesión peritoneal; también puede estar asociado a pielonefritis grave, litiasis ureteral, fractura de costillas, infarto de miocardio, ulceración intestinal extensa, intoxicación por metales pesados, porfiria, hematomas retroperitoneales, especialmente los asociados a la fractura de vértebras, y cualquier enfermedad metabólica grave. La causa global más frecuente de la obstrucción intestinal es el íleo paralítico debido a la mediación de un componente hormonal del sistema simpaticosuprarrenal.

íleo postoperatorio (postoperative ileus), parálisis de la función intestinal normal debida a la pérdida de la acción muscular peristáltica del íleo tras una intervención quirúrgica intestinal.

ileoanal (ileoanal), relativo o que conecta el íleon y el ano.

ileocecal (ileocecal), relativo al íleon, el ciego y la región donde ambos se unen.

ileocecocistoplastia (ileocecocystoplasty), cistoplastia de aumento en la que se utiliza un segmento aislado del íleon y el ciego para el injerto.

ileocistoplastia (ileocystoplasty), técnica quirúrgica en la que se reconstruye la vejiga utilizando un segmento del íleon para formar una nueva pared.

ileocistostomía (ileocystostomy), intervención quirúrgica para crear una vía de paso para la orina a través de la pared abdominal, utilizando un segmento de intestino delgado como conducto de salida de la vejiga.

ileocolitis (ileocolitis), inflamación del íleon y del colon.

íleon (ileum), porción distal del intestino delgado que se extiende desde el yeyuno hasta el ciego. Acaba en la fosa ilíaca derecha, abriéndose en la cara interna del intestino grueso.

ileorrectal (ileorectal), relativo al íleon y al recto.

ileosigmoidostomía (ileosigmoidostomy), establecimiento quirúrgico de una vía de paso entre el íleon y el colon sigmoide.

ileostomía (ileostomy), abocamiento quirúrgico del intestino a la superficie cutánea abdominal a través del cual se evacúa la materia fecal. La operación está indicada en casos de colitis ulcerosa avanzada o recurrente, enfermedad de Crohn o cáncer de intestino grueso.

ileostomía continente (continent ileostomy), ileostomía que drena a una bolsa o depósito abdominal creado quirúrgicamente. La expulsión involuntaria del contenido intestinal se evita por medio de una válvula en forma de pezón creada a partir del íleon. Este método elimina la necesidad del paciente de llevar una bolsa externa sobre el estoma.

ileostomizado (ileostomate), persona a la que se ha practicado una ileostomía.

ilíaco (iliacus), músculo plano, triangular, que cubre la superficie interna curvada de la fosa ilíaca. Su acción consiste en flexionar y rotar el muslo hacia fuera.

ilícito (illicit), relativo a una acción ilegal o que no está permitida.

iliocostal (iliocostalis), columna más lateral de los músculos erectores de la espina, que engloba al iliocostal lumbar, iliocostal torácico e iliocostal cervical.

iliofemoral (iliofemoral), perteneciente o relativo al ilion y al fémur.

ilioinguinal (ilioinguinal), perteneciente o relativo a las regiones inguinal y de la cadera.

ilion (ilium), uno de los tres huesos que componen el hueso innominado. El ilion forma la parte superior del acetábulo y sirve de fijación a diversos músculos: obturador interno, glúteos, ilíaco y sartorio.

iliopsoas, psoas ilíaco (iliopsoas), cualquiera de los dos complejos musculares que flexionan el muslo y la columna lumbar.

ILT (TLI), siglas de **irradiación linfoide total.**

iluminación (illumination), aplicación de luz sobre una parte del cuerpo o de un objeto colocados en un microscopio, con el propósito de examinarlos.

iluminación axial (axial illumination), luz transmitida a lo largo del eje del microscopio.

ilusión (illusion), falsa interpretación de un estímulo sensorial externo, normalmente visual o auditivo, como los espejismos del desierto o las voces del viento.

ilusión óptica (optic illusion), imagen visual falsa que deriva de una incorrecta interpretación de los estímulos sensitivos, influida por factores físicos, psicológicos o ambos.

ilustrador médico (medical illustrator), artista cualificado que crea material visual diseñado para recoger y comunicar conocimientos médicos, biológicos y otros relacionados. Un ilustrador médico necesita una gran formación en biología, anatomía, fisiología, patología y medicina general, además de en artes visuales.

IM (I.M.), abreviatura de **intramuscular.**

IM (MI), abreviatura de **infarto de miocardio.**

IMA (AMI), siglas de **infarto de miocardio anterior.**

IMA (IMA), siglas de ***Industrial Medical Association.***

imagen (image), **1.** representación o reproducción visual de algo o alguien, como una pintura, fotografía o escultura. **2.** representación óptica de un objeto, como la producida por reflexión o refracción. **3.** persona u objeto que recuerdan mucho a otro; parecido. **4.** descripción, representación, idea o concepto mental de una realidad objetiva. **5.** (en psicología) representación mental de algo percibido previamente y subsiguientemente modificado por otras experiencias.

imagen aséptica del cuerpo (aseptic body image), comprobación realizada por el personal de quirófano del estado del cuerpo, del cabello, las ropas, el maquillaje y las joyas, con vistas a mantener un ambiente estéril, estableciendo una separación entre las áreas estériles y las contaminadas a medida que el campo se va contaminando progresivamente.

imagen corporal de compromiso (compromise body image), imagen corporal nueva que adquiere un paciente como parte de su adaptación a una disfunción física. La acomodación de la imagen corporal incorpora y modifica las características inaceptables de la situación mediante mecanismos psicológicos de defensa, tales como negación, sublimación, represión y sobrecompensación.

imagen corporal, distorsión de (body image, disturbed), diagnóstico de enfermería aceptado por la Seventh National Conference on the Classification of Nursing Diagnosis. Este trastorno se define como una alteración de la forma de percibir el propio cuerpo.

imagen corporal[1] (body image), concepto subjetivo de una persona de su aspecto físico. La representación mental, que puede ser real o irreal, se construye a partir de la autoobservación, la reacción de los otros y una compleja interacción de actitudes, emociones, memorias, fantasías y experiencias, de forma consciente e inconsciente.

imagen corporal[2] (body image), resultado de enfermería recogido en la Nursing Outcomes Classification (NOC), definido como la percepción positiva de la propia apariencia y de las funciones corporales.

imagen de fusión (fusion imaging), combinación de dos imágenes obtenidas mediante técnicas diferentes, por ejemplo, TC y tomografía de emisión de positrones.

imagen de memoria (memory image), sensación, impresión o percepción sensorial recuperada de la memoria.

imagen de resonancia magnética (IRM) (magnetic resonance imaging [MRI]), técnica de imagen utilizada en medicina que se basa en la resonancia de núcleos atómicos en un campo magnético fuerte. La RM es el método diagnóstico de elección para múltiples enfermedades. Entre sus ventajas destacan su mayor resolución de contraste de tejidos blandos, su capacidad para proporcionar imágenes en planos múltiples y la ausencia de riesgos de radicación ionizante. Se considera que la RM es superior a la TC para la mayoría de las anomalías del SNC, sobre todo las de la fosa posterior, el tronco cerebral y la médula espinal. También se ha convertido en una herramienta importante para el diagnóstico de trastornos musculoesqueléticos y pélvicos. Sus contraindicaciones son: marcapasos, clips metálicos para aneurismas y algunas prótesis metálicas y cuerpos extraños.

imagen de transformada de Fourier (Fourier transform imaging), (en física médica) técnica de imagen de RM en la que al menos una dimensión está codificada en fase mediante la aplicación de pulsos de gradiente variable sobre esa dimensión antes de la «lectura» de la señal de RM con un campo magnético de gradiente perpendicular al gradiente variable. La técnica de Fourier se emplea entonces para reconstruir la imagen a partir de una serie de señales de RM codificadas.

imagen de uno mismo (self-image), concepto, idea o imagen mental total que uno tiene de sí mismo y del papel que desempeña en la sociedad; la persona que uno mismo cree que es.

imagen digital (digital image), imagen registrada por medios electrónicos que permite su visualización en un ordenador y su transmisión a través de él.

imagen ecoplanar (IEP) (echo planar imaging [EPI]), modalidad rápida de RM.

imagen eidética (eidetic image), imagen mental inusualmente vívida de forma extraordinaria, elaborada y aparentemente exacta, resultado de una experiencia visual y que se produce como una fantasía, un sueño o un recuerdo.

imagen electrostática (electrostatic imaging), técnica que produce imágenes radiográficas en las que la carga iónica liberada durante el proceso de radiación se convierte en imagen visible.

imagen en tiempo real (real-time scanning), representación por imagen de un objeto completo o de un corte transversal del objeto, en un momento determinado. Para producir una imagen «instantánea» de este tipo, los datos deben ser recopilados rápidamente durante períodos muy cortos de tiempo, en lugar de acumularlos durante períodos más prolongados.

imagen especular (mirror image), **1.** imagen formada por la reflexión en un espejo plano. **2.** tipo de asimetría inversa de las características que se encuentran a menudo en los gemelos monocigóticos. **3.** moléculas químicas con la misma composición, pero con una distribución asimétrica de los átomos.

imagen fantasma (phantom image), (en tomografía computarizada) imagen que aparece en la TC pero que no se encuentra realmente en el plano focal. Se crea por el oscurecimiento o la fusión incompleta de los márgenes borrosos de algunas estructuras características del tipo de movilidad tomográfica utilizada.

imagen funcional (functional imaging), (en medicina nuclear) técnica diagnóstica en la que una secuencia de imágenes radiográficas o de captación gammagráfica de la distribución de un trazador radiactivo pone de manifiesto uno o más procesos fisiológicos del organismo.

imagen idealizada (idealized image), concepto de una persona que se caracteriza por un sentimiento de perfección y admiración. Su consecuencia es la fijación de metas muy poco realistas e inalcanzables.

imagen latente (latent image), imagen invisible producida por la luz visible o por los rayos X sobre una placa de emulsión para rayos X que se hace visible gracias a una serie de procedimientos.

imagen localizadora (localizer image), (en tomografía computarizada) imagen que se utiliza para localizar una región corporal específica.

imagen manifiesta (manifest image), cambio en una radiografía de rayos X que se hace visible cuando la imagen latente se somete a un procesamiento químico adecuado.

imagen mental (mental image), cualquier concepto o sensación producida en la mente a través de la memoria o la imaginación.

imagen motora (motor image), concepto visual de los movimientos del propio cuerpo, reales o imaginarios.

imagen nuclear de las glándulas salivales (salivary gland nuclear imaging), imagen nuclear de las glándulas salivales empleada para visualizar en ellas inflamación, hipofunción, localización y carácter de posibles tumores, así como obstrucción de conductos.

imagen oculta (mask image), (en fluoroscopia digital) imagen radiográfica tomada antes o inmediatamente después de haber inyectado material de contraste y antes de que alcance el lugar anatómico que se va a examinar. La imagen oculta inicial se guarda en un ordenador y después se resta electrónicamente de la serie de imágenes posteriores. Con esta técnica se intensifica la imagen de los tejidos que van a ser estudiados.

imagen paterna (parent image), concepto consciente e inconsciente que se forma un niño a partir de las funciones que desempeñan y las características de la personalidad de su madre y de su padre.

imagen primordial (primordial image), (en psicología analítica) arquetipo o modelo original que representa la fuente de toda la vida.

imagen radiográfica borrosa (blurred film fault), defecto en una fotografía o radiografía en la que aparece una imagen confusa o borrosa.

imagen táctil (tactile image), concepto mental de un objeto tal como se percibe a través del sentido del tacto.

imágenes de alta definición (high-definition imaging [HDI]), técnica de exploración ecográfica utilizada en el diagnóstico del cáncer de mama para determinar sin biopsia si una masa es un tumor sólido o un quiste lleno de líquido relativamente inofensivo.

imágenes de energía dual (dual-energy imaging), técnica de imagen radiográfica en la que se hacen dos radiografías de la misma zona objeto utilizando dos kilovoltajes diferentes. Una imagen aísla el contraste óseo y la otra el de tejidos blandos. La combinación de las placas radiográficas puede ayudar a realizar una interpretación más precisa de una anomalía.

imágenes dinámicas (dynamic imaging), imágenes ecográficas de un objeto en movimiento a un ritmo que no produzca distorsión en ninguna de las imágenes, pero que sea suficiente para representar adecuadamente su patrón de movimiento.

imágenes guiadas interactivas (interactive guided imagery), centrar la atención de un paciente en un estímulo visual para producir un cambio fisiológico específico que puede favorecer la curación.

imágenes guiadas[1] (guided imagery), técnica terapéutica en la que el paciente entra en un estado de relajación y se concentrarse en una imagen relacionada con el problema al que se enfrenta. El terapeuta usa la imagen como base de diálogo interactivo para ayudar a la persona a resolver el problema.

imágenes guiadas[2] (guided imagery), intervención de enfermería recogida en la Nursing Interventions Classification (NIC). Se define como la aplicación dirigida de la imaginación para alcanzar un determinado estado, resultado o acción, o para distraer la atención de sensaciones indeseables.

imaginación (imagination), **1.** capacidad de formar, o acto o proceso de formación de imágenes mentales o conceptos conscientes de cosas que no son inmediatamente accesibles a los sentidos. **2.** (en psicología) capacidad de reproducir imágenes o ideas almacenadas en la memoria mediante la estimulación o la sugestión de ideas asociadas o para reagrupar ideas y conceptos antiguos para formar imágenes nuevas.

imaginería (imagery), (en psiquiatría) formación de conceptos, figuras e ideas mentales; cualquier producto de la imaginación.

imago (imago), (en psicología analítica) imagen mental inconsciente, normalmente idealizada, de alguien importante, como la propia madre, en los primeros años de formación de una persona.

imán de resistencia (resistive magnet), electroimán simple en el que la electricidad que atraviesa las espirales de alambre genera un campo magnético.

IMAO (MAOI), siglas de **inhibidor de la monoaminooxidasa.**

imatinib (imatinib), inhibidor que actúa de forma específica sobre una forma enzimática anómala creada por la anomalía de tipo cromosoma Filadelfia y que está presente en la leucemia mieloide crónica.

IMB (BMR), siglas de **índice metabólico basal.**

imbricar (imbricate), construir una superficie con capas de material superpuestas. Los cirujanos pueden imbricar capas tisulares cuando cierran una herida u otra abertura en una parte del cuerpo.

IMC (BMI), siglas de **índice de masa corporal.**

imiglucerasa (imiglucerase), análogo de una enzima humana producida por tecnología de ADN recombinante de la desoxirribonucleasa. Se administra como suplemento enzimático en los pacientes con enfermedad de Gaucher tipo I.

iminoglicinuria (iminoglycinuria), proceso familiar benigno caracterizado por una excreción urinaria anómala de los aminoácidos glicina, prolina e hidroxiprolina.

imipenem-cilastatina sódica (imipenem-cilastatin sodium), antibiótico de amplio espectro de administración parenteral que se utiliza en el tratamiento de infecciones de las vías urinarias, de vías respiratorias bajas, de la piel, abdomen, órganos reproductores y huesos o articulaciones producidas por gérmenes sensibles. También se administra en el tratamiento de endocarditis y septicemia.

imiquimod (imiquimod), modificador de la respuesta biológica utilizado por vía tópica en el tratamiento de las verrugas venéreas de los genitales externos y la región perianal.

IMLR (MIRL), siglas de *inhibidor de membrana de la lisis reactiva.*

impactación (impaction), **1.** obstáculo o malposición que impide la erupción de los dientes. **2.** presencia de una masa fecal grande o dura en el recto o el colon.

impactación fecal (fecal impaction), acumulación de heces endurecidas o condensadas en el recto o en el colon sigmoide que el individuo no puede expulsar. La diarrea puede ser un signo de impactación fecal, ya que sólo el material líquido puede superar la obstrucción. Las personas deshidratadas, con depleción nutricional o encamadas durante largos períodos de tiempo, a las que se les administran antidiarreicos o a las que se les practican estudios radiológicos utilizando bario tienen riesgo de impactación fecal.

impactación por inercia (inertial impaction), depósito de grandes partículas de un aerosol en las paredes de las vías aéreas. La impactación producida por inercia tiende a producirse allí donde cambia la dirección de las vías aéreas.

impactado (impacted), encajado estrecha y firmemente en un espacio limitado.

impedancia (impedance), forma de resistencia eléctrica observada en la corriente alterna, análoga a la resistencia eléctrica clásica de un circuito de corriente continua.

impedancia acústica (acoustic impedance), interferencia al paso de las ondas sonoras que se produce por objetos en la vía de dichas ondas. Se calcula multiplicando la velocidad del sonido en un medio por la densidad del mismo. La comprobación de la impedancia del oído medio forma parte de la batería de pruebas de audición realizadas para detectar posibles problemas en el oído medio.

impedancia eléctrica (electric impedance), oposición al flujo de los electrones en un material conductor.

impedancia transtorácica (transthoracic impedence), resistencia a la transmisión de la corriente eléctrica representada por los tejidos de la piel, grasa, músculo y pulmones en el tórax de un paciente.

imperforado (imperforate), órgano corporal o conducto que carece de la abertura normal.

impermeable (impermeable), (de un tejido, membrana o película) que impide el paso de una sustancia a su través.

impétigo (impetigo), infección estreptocócica, estafilocócica o mixta de la piel que comienza como un eritema focal y progresa a vesículas pruriginosas, erosiones y costras de color miel. Las lesiones suelen formarse en la cara y diseminarse localmente. Este proceso es muy contagioso, a través del exudado de las lesiones.

impétigo ampolloso (bullous impetigo), forma de impétigo en la cual las lesiones de la piel son ampollas en lugar de vesículas. Las costras son delgadas y de color amarillo verdoso.

impétigo contagioso (impetigo contagiosa), infección superficial, aguda y contagiosa de la piel. Se caracteriza por vesículas que se rompen y contienen un exudado purulento que se seca, formando costras doradas.

impétigo herpetiforme (impetigo herpetiformis), forma poco frecuente de impétigo que afecta principalmente a mujeres gestantes. Comienza como una erupción en el área femorogenital y se extiende después a otras zonas. Habitualmente, la erupción forma grupos irregulares o circulares de pústulas que tienden a unirse.

implantación (implantation), (en embriología) proceso consistente en la fijación, penetración y anidación del blastocisto en la capa que tapiza la pared uterina, durante las primeras fases del desarrollo prenatal.

implantación excéntrica (eccentric implantation), (en embriología) implantación del blastocisto en un pliegue o receso de la pared uterina, con lo que se separa de la cavidad principal.

implantación intersticial (interstitial implantation), (en embriología) nidación completa del blastocisto en el interior del endometrio de la pared uterina.

implantación superficial (superficial implantation), (en embriología) fijación parcial del blastocisto en la pared uterina, de forma que tanto él como, más tarde, el saco coriónico, sobresalen en la cavidad uterina.

implante (implant), **1.** (en radioterapia) sustancia radiactiva encapsulada y embebida en el tejido con fines terapéuticos. **2.** (en cirugía) material introducido o injertado en un órgano o estructura corporal. El implante puede ser de tejido, como el injerto de vasos sanguíneos, o de una sustancia artificial, como la prótesis de cadera, un marcapasos cardíaco o un contenedor de material radiactivo.

implante coclear (cochlear implant), dispositivo electrónico que se implanta quirúrgicamente en la cóclea de los pacientes que padecen sordera. El paciente recibe pulsaciones eléctricas que se traducen en vibraciones sonoras que se pueden percibir como sensaciones nerviosas. Aunque el implante no transmite el habla con tanta claridad como la percibiría una persona con audición normal, permite al individuo percibir y distinguir sonidos que de otro modo no serían audibles para él y emplear los sonidos junto con otras señales ambientales para mejorar la comunicación.

implante de cristalino (lens implant), lente artificial que suele implantarse a la vez que se extirpa una catarata, aunque también puede utilizarse en pacientes con miopía extrema, diplopía, albinismo binocular y otras anomalías.

implante dental (implant denture), dentadura total o parcial que incluye un implante subperióstico o intraperióstico en contacto con el hueso alveolar. La dentadura se fija a una o más proyecciones que parten del implante a través del tejido conjuntivo y de las membranas mucosas.

implante dental (dental implant), dispositivo plástico o metálico implantado en las mandíbulas para proporcionar un soporte permanente a una corona, puente fijo o dentadura, cuando el hueso remanente es insuficiente para soportar la prótesis.

implante endostial (endosteal implant), implante dentario constituido por una hoja, un tornillo, alfiler o válvula insertada en la mandíbula a través del alveolo, con un extremo que sobresale a través del mucoperiostio en la cavidad oral para servir como contrafuerte de dentaduras o aparatos odontológicos, o como fijador de una fractura.

implante hipodérmico (hypodermic implantation), introducción de un fármaco sólido bajo la piel, generalmente en el pecho o en la pared abdominal, para asegurar su acción local o una absorción lenta.

implante mamario (breast implant), colocación quirúrgica de un material de prótesis en una mama, ya sea para aumentar el tamaño de la mama o para realizar la reconstrucción tras una mastectomía.

implante mamario con gel de silicona (silicone-gel breast implant), tipo de implante utilizado en cirugía reconstructiva de la mama y constituido por polímeros sintéticos. Los implantes se han asociado con efectos adversos sobre el sistema inmunitario, y asimismo con mamas deformadas y dolorosas a causa de pérdidas de silicona hacia los tejidos vecinos. No obstante, algunos estudios estadísticos no han confirmado una relación de causa-efecto.

implante oseointegrado (osseointegrated implant), implante endostal que contiene poros hacia los que pueden migrar los osteoblastos y las células de soporte del tejido conjuntivo.

implante radiactivo (radioactive implant), pequeño dispositivo que contiene un isótopo radiactivo que se coloca en los tejidos para la radioterapia intersticial.

implicación social (social involvement), resultado de enfermería recogido en la Nursing Outcomes Classification (NOC). Se define como la frecuencia de las interacciones sociales de un individuo con personas, grupos u organizaciones.

implosión (implosion), **1.** estallido hacia dentro. **2.** tratamiento psiquiátrico para personas incapacitadas por fobias y ansiedad, en el que la persona es desensibilizada de los estímulos productores de ansiedad mediante la repetición de una intensa exposición imaginaria o real, hasta que el estímulo deja de generar tensión.

impotencia (impotence), **1.** debilidad. **2.** incapacidad del varón adulto para conseguir una erección o, menos frecuentemente, para eyacular tras haber conseguido la erección. La impotencia funcional tiene una base psicológica. La impotencia orgánica abarca los factores vasculógenos, neurógenos, endocrinos y anatómicos. La impotencia anatómica es el resultado de defectos físicos en los genitales. La impotencia atónica es el resultado de una alteración de la función neuromuscular.

impotencia (powerlessness), diagnóstico de enfermería aprobado por la Fifth National Conference on the Classification of Nursing Diagnoses. Se define como la percepción por parte de los otros de falta de control sobre una situación o problema actual, y la percepción por parte del sujeto de que cualquier acción que tome no afectará al resultado de esa situación concreta.

impotencia aprendida (learned helplessness), estado de conducta y rasgo de la personalidad de un individuo que se cree ineficaz, que sus respuestas son inútiles y que ha perdido el control sobre los refuerzos que tenía en su entorno. Puede observarse en la depresión.

impotencia arteriogénica (arteriogenic impotence), impotencia de origen vascular debida a un trastorno en las arterias que irrigan el pene, entre ellos aterosclerosis o estenosis.

impotencia neurogénica (neurogenic impotence), disfunción eréctil del pene causada por trastornos neurológicos. Los trastornos pueden afectar a la médula espinal sacra parasimpática o a las fibras autónomas eferentes periféricas para el pene.

impotencia psíquica (psychic impotence), trastorno funcional del varón que es incapaz de mantener una relación sexual a pesar de tener genitales normales y deseo sexual. El término se aplica generalmente a la incapacidad para conseguir y mantener la erección, pero se puede manifestar de otras formas como la eyaculación precoz o la necesidad de ciertas condiciones.

impotencia sintomática (symptomatic impotence), impotencia que es el resultado de una salud deteriorada o del consumo de ciertos fármacos.

impotencia vasculogénica (vasculogenic impotence), incapacidad para lograr la erección debido a un suministro inadecuado de sangre al pene o por una fuga de las venas.

impotencia venogénica (venogenic impotence), impotencia vasculogénica causada por un trastorno en las venas de drenaje del pene, como una incapacidad de mantener la oclusión venosa.

imprecisión de asociación (looseness of association [LOA]), (en psiquiatría) alteración del pensamiento en la que los patrones de ideas y pensamientos son vagos, fragmentados, difusos y desenfocados sin que exista ninguna relación lógica con los temas o conceptos precedentes.

impregnar (impregnate), **1.** inseminar y fecundar; fertilizar. **2.** saturar o mezclar con otra sustancia.

impresión (impression), **1.** (en odontología y medicina protésica) modelo de una parte de la boca o de otra parte del organismo, a partir del cual se forma el sustituto o la prótesis. **2.** (en una historia médica) valoración o diagnóstico del examinador sobre el problema, enfermedad o proceso en cuestión. **3.** fuerte sensación o efecto sobre la mente, intelecto o sentimientos.

impresión en la memoria (imprinting), (en etología) tipo especial de aprendizaje que se produce en momentos críticos durante las primeras fases del desarrollo de los animales. Engloba el diseño conductual y el apego social, se caracteriza por una adquisición rápida e irreversibilidad, y suele ser específico de cada especie.

impresión seccional (sectional impression), impresión dental que se realiza por secciones.

impronta de voz (voiceprint), representación gráfica del patrón del habla de una persona en un registro electrónico. Al igual que la huella dactilar, el patrón del habla de cualquier individuo es característico.

impronta genómica (genomic imprinting), expresión diferencial de un gen o genes en función de si fueron heredados de la madre o del padre, por ejemplo, una deleción en el cromosoma 15 que causa el síndrome de Prader-Willi si es heredado por vía paterna, causa el síndrome de Angelman si lo es por vía materna.

impuesto del decano (dean's tax), parte de los ingresos del plan de práctica médica en un centro médico universitario que está asignada para el sostenimiento de la Facultad de Medicina.

impulsión (impulsion), deseo de actuar sin tener en cuenta las consecuencias.

impulso (impulse), **1.** (en psicología) inclinación, necesidad, deseo o acción súbita, irresistible y, a menudo, irracional, debido a un determinado sentimiento o estado emocional. **2.** (en fisiología) proceso electromecánico implicado en la transmisión nerviosa.

impulso cardíaco (cardiac impulse), **1.** movimiento mecánico del tórax causado por el latido cardíaco. **2.** estímulo eléctrico generado por el corazón con la finalidad de establecer el ritmo.

impulso de autonomía (autonomy drive), rasgo de comportamiento caracterizado por los intentos del individuo de controlar el entorno e imponer sus intenciones.

impulso excitatorio (excitatory impulse), fuerza súbita que estimula la actividad.

impulso propioceptivo (proprioceptive impulse), impulso nervioso que se origina en una terminación sensitiva en un músculo, articulación o tendón. Esta clase de impulsos suministra información al sistema nervioso central sobre la posición relativa de las partes corporales.

impulsor cardíaco neumático (pneumatic heart driver), dispositivo mecánico que regula el aporte de aire comprimido a un corazón artificial, controlando la frecuencia cardíaca, el porcentaje sistólico y el retraso sistólico.

In (In), símbolo del **indio.**

in extremis (in extremis), en el último momento, o en el momento de la muerte.

in loco parentis (in loco parentis), situación en la que una persona o institución asume las obligaciones parentales de cuidar a un niño sin adopción.

in situ (in situ), **1.** en su lugar natural o habitual. **2.** describe un cáncer que no ha metastatizado ni invadido los tejidos vecinos.

in utero (in utero), en el interior del útero.

in vitro (in vitro), que se produce en un dispositivo de laboratorio.

in vivo (in vivo), que se produce en un organismo vivo.

inactivación (inactivation), desnaturalización reversible de una proteína.

inactivación del complemento (inactivation of complement), pérdida de actividad de las proteínas enzimáticas de la sangre, conseguida mediante el calentamiento del suero hasta aproximadamente 50 °C. La inactivación del complemento es un paso en el proceso de fijación del complemento.

inanición (inanition), proceso de agotamiento por falta de alimento y agua o un defecto de asimilación; hambre.

inanimado (inanimate), sin vida, sin signos vitales.

incandescente (incandescent), que se calienta hasta brillar o emitir rayos de luz intensos, como sucede con una bombilla de luz incandescente.

incapacidad (helplessness), sentimiento de pérdida de control, habitualmente después de fallos repetidos, o de estar inmovilizado o congelado por circunstancias que escapan al propio control, con el resultado de que uno es incapaz de tomar decisiones autónomas.

incarcerado (incarcerate), atrapado, aprisionado, confinado; como un asa intestinal en una hernia inguinal.

incesto (incest), relación sexual entre miembros de una misma familia con un parentesco tan próximo que su matrimonio esté prohibido legalmente debido a su consanguinidad.

incidencia (incidence), **1.** número de veces que se produce un suceso. **2.** (en epidemiología) número de nuevos casos en un determinado período de tiempo.

incidencia de caídas (falls occurrence), resultado de enfermería recogido en la Nursing Outcomes Classification (NOC). Se define como el número de veces que una persona sufre una caída.

incineración (incineration), eliminación o reducción de materiales de desecho mediante el fuego.

incipiente (incipient), que empieza a existir; en un estado inicial; que empieza a aparecer, como un síntoma o una enfermedad.

incisión (incision), corte producido quirúrgicamente con un instrumento afilado para crear una abertura en un órgano o tejido corporal.

incisión de McBurney (McBurney's incision), [Charles McBurney, cirujano americano, 1845-1913], herida quirúrgica que empieza de 2 a 5 cm por encima de la espina ilíaca anterosuperior y corre paralela al músculo oblicuo externo del abdomen. Este procedimiento se emplea en la apendicectomía.

incisión en el cuello vesical (bladder neck incision), incisión quirúrgica del cuello vesical, una cirugía similar a la resección del cuello vesical, pero menos extensa.

incisivo[1] (incisal), **1.** cortante. **2.** perteneciente a un borde cortante de un diente anterior.

incisivo[2] (incisor), uno de los 8 dientes frontales, 4 en cada arcada dentaria. La corona del incisivo tiene forma de cincel, con un borde cortante afilado. La superficie labial es convexa, lisa y muy pulida; la superficie lingual es cóncava, y en muchos casos marcada por un surco en forma de V invertida cerca de la encía del arco maxilar. El cuello de un incisivo es más estrecho y la raíz es única, larga y cónica. Los incisivos superiores son más grandes y fuertes que los inferiores.

incisivo central (central incisor), cada uno de los dos dientes que se encuentran juntos en el plano mediosagital en el maxilar superior e inferior.

incisivos o dientes de Hutchinson (Hutchinson's incisors, Hutchinson's teeth), [Jonathan Hutchinson], característica de la sífilis congénita en la que los incisivos laterales permanentes tienen forma de gancho o de destornillador, están muy separados y presentan una muesca en el extremo con una deformidad en forma de media luna situada en el centro.

incisura (incisura), escotadura o muesca en un órgano o parte del cuerpo.

incisura acetabular (acetabular notch), muesca en el borde del acetábulo.

incisura cerebelosa (cerebellar notch), **1.** anterior, una amplia depresión situada en posición dorsal respecto al mesencéfalo y que separa los hemisferios cerebelosos por delante respecto al vermis. **2.** posterior, depresión profunda adyacente a la hoz del cerebelo.

incisura costal (costal notch), indentación debajo de un cartílago costal a un lado del esternón.

incisura timpánica de Rivinus (Rivinus' notch, tympanic notch), [Augustus Q. Rivinus, anatomista alemán, 1652-1723], defecto de la parte timpánica superior del hueso temporal, llenado por la porción superior de la membrana timpánica.

inclinación de la pelvis (pelvic tilt), uno de los cinco determinantes cinemáticos principales de la marcha en el que desciende la pelvis del lado del miembro inferior que gira durante el ciclo de la marcha. Mediante la acción de la articulación de la cadera, la pelvis se inclina lateralmente hacia abajo, aduciendo el miembro inferior en la fase de bipedestación de la marcha, abduciendo la extremidad opuesta en la fase de balanceo de la marcha. La articulación de la rodilla del miembro que no soporta peso se flexiona durante su fase de balanceo para permitir la inclinación de la pelvis, lo que ayuda a disminuir el desplazamiento vertical del centro de gravedad del cuerpo, conservando así la energía durante la marcha.

inclinación del plano oclusal (slant of occlusal plane), la inclinación medida por el ángulo existente entre el plano oclusal extendido y el plano axiorbitario.

inclinación dental (tooth inclination), ángulo de pendiente de un diente o dientes con respecto al plano vertical, inclinación que puede ser central, distal, lingual, bucal o labial.

inclusión (inclusion), **1.** acto de encerrar o de estar incluido. **2.** estructura en el interior de otra, como las inclusiones del citoplasma celular.

inclusión celular (cell inclusion), relativo a cualquier materia extraña o elementos residuales del citoplasma encerrados en el interior de una célula.

inclusión dentaria (dental impaction), bloqueo de un diente por una barrera física, habitualmente otro diente, de forma que no puede salir.

incoercible (incoercible), relativo a algo que no puede ser reprimido o suprimido a voluntad, como por ejemplo un ataque de hipo.

incoherente (incoherent), **1.** desordenado; sin conexión lógica, deshilvanado; sin continuidad o relevancia. **2.** incapaz de expresar sus propios pensamientos o ideas de forma ordenada inteligible, normalmente como consecuencia de una tensión emocional.

incompatibilidad (incompatibility), situación en la que no es posible estar en armonía, como sucede cuando la sangre transfundida produce efectos adversos porque los grupos sanguíneos de donante y receptor no son compatibles.

incompatibilidad fisiológica (physiologic incompatibility), trastorno en el cual ciertas sustancias, como los fármacos, pueden tener efectos mutuamente antagónicos en el cuerpo.

incompatibilidad Rh (Rh incompatibility), (en hematología) ausencia de compatibilidad entre dos grupos de hematíes antigénicamente diferentes debido a la presencia del factor Rh en un grupo y a su ausencia en el otro.

incompatible (incompatible), incapaz de coexistir. Un tejido trasplantado puede ser rechazado porque los factores de anticuerpo de donante y receptor son incompatibles.

incompetencia[1] (incompetence), **1.** falta de capacidad funcional. **2.** (en el ámbito jurídico) incapacidad para actuar de forma segura o de proporcionar unos cuidados que sean compatibles con los estándares de práctica.

incompetencia[2] (incompetency), estado legal de una persona declarada en una vista judicial incapaz de cuidarse y protegerse a sí misma.

incompetencia muscular (muscular incompetence), insuficiencia de las válvulas cardíacas para cerrarse correctamente como consecuencia de la incompetencia de los músculos papilares del corazón.

incomplementado (uncomplemented), que no está unido con proteínas del sistema de defensa inmunológico del cuerpo y, por consiguiente, es inactivo.

inconsciencia (unconsciousness), estado de falta de consciencia completa o parcial o de falta de respuesta a los estímulos sensoriales como resultado de hipoxia, producida por insuficiencia respiratoria o shock, o por depresores metabólicos o químicos del cerebro, como fármacos, venenos, cetonas o por desequilibrios electrolíticos; o por alguna forma de lesión cerebral, como traumatismo, convulsiones, accidente cerebrovascular, tumor o infección cerebral. Durante el estupor, la fuga, la catalepsia y mientras se sueña pueden aparecer varios grados de inconsciencia.

inconsciente (unconscious), **1.** que no tiene consciencia del entorno que le rodea; insensible; incapaz para responder a estímulos sensoriales. **2.** (en psiquiatría) parte de la función mental en la que los pensamientos, las ideas, emociones o recuerdos están más allá de la consciencia y rara vez forman parte de los recuerdos evocables.

inconsciente colectivo (collective unconscious), (en psicología analítica) porción del inconsciente común a todo el género humano.

inconsciente personal (personal unconscious), (en psicología analítica) pensamientos, ideas, emociones y demás fenómenos mentales adquiridos y reprimidos durante la vida de la persona.

incontinencia (incontinence), incapacidad para controlar la evacuación de orina o de heces.

incontinencia, fecal (incontinence, bowel), diagnóstico de enfermería aceptado por la Fourth National Conference on the Classification of Nursing Diagnoses. El trastorno se define como el cambio en el hábito de eliminación fecal normal caracterizado por la emisión involuntaria de heces. La causa de este trastorno se describe en la Fifth National Conference, y es una alteración neuromuscular o musculoesquelética, depresión, ansiedad grave o alteración perceptiva o cognitiva, cambios vitales múltiples, relajación inadecuada, escaso o nulo ejercicio, malnutrición, tensiones relacionadas con el trabajo, ausencia de vacaciones, expectativas no cumplidas, percepciones poco realistas y sistemas de ayuda o métodos de afrontamiento inadecuados.

incontinencia, funcional (incontinence, functional), diagnóstico de enfermería aprobado por la Seventh National Conference on the Classification of Nursing Diagnoses. Se define como el estado en el que un individuo presenta una emisión involuntaria e impredecible de orina.

incontinencia, reflejo (incontinence, reflex), diagnóstico de enfermería aprobado por la Seventh National Conference on the Classification of Nursing Diagnoses. Se define por la emisión involuntaria de orina a intervalos previsibles cuando la vejiga urinaria ha alcanzado un determinado volumen vesical.

incontinencia, urinaria, de esfuerzo (incontinence, urinary, stress), diagnóstico de enfermería aprobado por la Seventh National Conference on the Classification of Nursing Diagnoses (revisada en 2007). Se define como la salida súbita de orina con las actividades que aumentan la presión.

incontinencia, urinaria de urgencia (incontinence, urinary, urge), diagnóstico de enfermería aprobado por la Seventh National Conference on the Classification of Nursing Diagnoses (revisada en 2007). Se define como la pérdida de orina imprevisible y continua.

incontinencia, urinaria funcional (incontinence, functional urinary), diagnóstico de enfermería aprobado por la Seventh National Conference on the Classification of Nursing Diagnoses. Se define como la incapacidad de una persona normalmente competente de llegar al baño a tiempo para evitar la pérdida involuntaria de orina.

incontinencia, urinaria por hiperrepleción vesical (incontinence, overflow urinary), diagnóstico de enfermería aprobado por la Seventh National Conference on the Classification of Nursing Diagnoses. Se define como la emisión involuntaria de orina por sobredistensión involuntaria de la vejiga.

incontinencia, urinaria, total (incontinence, urinary, total), diagnóstico de enfermería aprobado por la Seventh National Conference on the Classification of Nursing

Diagnoses. Se define como la pérdida de orina imprevisible y continua.

incontinencia anal (anal incontinence), ausencia de control voluntario para la expulsión de las heces.

incontinencia anatómica (anatomic incontinence), incontinencia urinaria asociada a una inestabilidad o movilidad excesiva del cuello vesical y la uretra adyacente.

incontinencia intermitente (intermittent incontinence), incontinencia urinaria que se produce únicamente cuando existe una presión sobre la vejiga o durante un esfuerzo muscular.

incontinencia paralítica (paralytic incontinence), incontinencia urinaria o fecal debida a la pérdida o al deterioro del control neuromotor sobre los músculos esfinterianos.

incontinencia pasiva (passive incontinence), rebosamiento de orina que puede aparecer cuando la vejiga está paralizada y muy distendida.

incontinencia por rebosamiento (overflow incontinence), rebosamiento de la orina en una vejiga distendida paralizada.

incontinencia refleja (reflex incontinence), incontinencia urinaria que acompaña a la hiperreflexia del detrusor.

incontinencia urinaria (urinary incontinence), incapacidad para controlar la micción asociada a factores agudos o crónicos. Se reconocen cinco clases de incontinencia crónica. La incontinencia funcional es consecuencia de problemas cerebrales o de factores físicos que dificultan la llegada a tiempo al baño. La incontinencia por exceso de flujo se produce cuando la vía urinaria está obstruida o cuando el músculo pubovesical es incapaz de contraerse cuando se alcanza la capacidad de la vejiga. La causa puede ser una lesión medular o la hipertrofia prostática benigna. La incontinencia de esfuerzo se precipita con la tos, los estornudos o los esfuerzos. Es más frecuente en las mujeres y se suele relacionar con cambios anatómicos. La incontinencia de urgencia es la incapacidad de retrasar la micción cuando se percibe la sensación de plenitud vesical. La incontinencia refleja se produce cuando el detrusor presenta hiperreflexia y/o existe una relajación uretral por procesos neurológicos, como las lesiones medulares. La incontinencia urinaria puede tener causas mixtas. El tratamiento depende de la causa de base y puede incluir acudir al baño de forma anticipada, el reentrenamiento vesical, los ejercicios para los músculos perineales, los fármacos anticolinérgicos y la cirugía.

incontinentia pigmenti (incontinentia pigmenti), síndrome letal dominante asociado al cromosoma X de instauración súbita al nacer o poco después, que afecta a varones y se caracteriza por lesiones cutáneas e hiperpigmentadas vermiformes y de color marrón, precedidas por cambios vesiculobullosos e inflamación verrugosa, asociándose con frecuencia a otras alteraciones que pueden afectar al pelo, ojos, huesos y sistema nervioso central.

incontinentia pigmenti acromians (incontinentia pigmenti achromians), síndrome neurocutáneo congénito, que no aparece al nacimiento sino poco después, caracterizado por hipopigmentación cutánea lineal vermiforme y asociado con frecuencia a falta de pelo y alteraciones oculares, musculoesqueléticas y mentales. No se relaciona con incontinentia pigmenti.

incoordinación cricofaríngea (cricopharyngeal incoordination), alteración del reflejo normal de deglución. El músculo cricofaríngeo generalmente actúa como un esfínter para mantener cerrado el extremo superior del esófago excepto cuando la persona deglute, vomita o eructa. La tráquea permanece abierta durante la respiración sin que exista penetración de aire en el esófago durante ésta. Cuando el conjunto de acciones neuromusculares no se coordina adecuadamente, el paciente puede experimentar ahogo, deglución de aire, regurgitación de líquidos por la nariz o sufrir molestias al deglutir alimentos.

incremento (increment), **1.** aumento o ganancia. **2.** acto de crecer o aumentar. **3.** cantidad de aumento o ganancia de la presión intrauterina cuando comienzan las contracciones de parto.

incrustación de oro (gold inlay), molde de restauración intracoronal de aleación de oro.

incubadora (incubator), aparato que se utiliza para proporcionar un ambiente controlado, especialmente una temperatura determinada.

incubadora de aislamiento (isolation incubator), incubadora que se mantiene regularmente para prematuros y otros lactantes que requieran aislamiento.

incudectomía (incudectomy), resección quirúrgica del yunque realizada para tratar la sordera de conducción, secundaria a la necrosis de la punta del yunque. Se escinde el yunque defectuoso y se sustituye por un pequeño injerto óseo, de forma que puedan transmitirse de nuevo las vibraciones sonoras.

incumplimiento de contrato (breach of contract), fallo en llevar a cabo lo que se prometió o en lo que se estuvo de acuerdo mediante un contrato.

incumplimiento del deber (breach of duty), fallo para llevar a cabo un acto requerido por ley.

I

incumplimiento del tratamiento (noncompliance [specify]), diagnóstico de enfermería aceptado por la Fourth National Conference on the Classification of Nursing Diagnoses. Se define como la decisión informada por parte del paciente de no seguir una recomendación terapéutica. La naturaleza del incumplimiento debe especificarse, como por ejemplo, «incumplimiento: medicación».

incurable (incurable), que no responde al tratamiento médico o quirúrgico.

indemnidad distal (distal sparing), situación en la que la médula espinal está intacta por debajo de una lesión. El arco reflejo se mantiene pero no se modifica por influencias supraespinales. En consecuencia, pueden aparecer movimientos espásticos distales al nivel de la lesión.

indemnizar (indemnify), proteger contra pérdida o lesión mediante la compensación por la pérdida o lesión.

indentación (indentation), muesca, escotadura o depresión en la superficie de un objeto, como las marcas de los dientes en la lengua o la piel.

independencia (independence), **1.** estado o cualidad de ser independiente; autonomía; libertad respecto a la influencia, dirección o control por otra persona o grupo. **2.** falta de necesidad o apoyo en otro para la existencia física o las necesidades emocionales.

***Index Medicus** (Index Medicus),* índice publicado mensualmente en EE.UU. por la National Library of Medicine que incluye artículos de la bibliografía médica, de enfermería y ciencias de la salud de todo el mundo, ordenados según contenido y autor.

Indian Health Service (Indian Health Service), organización dentro del Department of Health and Human Services para proporcionar asistencia sanitaria y servicios médicos a los nativos americanos de EE.UU. y de Alaska. En Canadá este servicio lo proporciona el Ministry of Indian Affairs.

indicación¹ (indication), razón para prescribir un medicamento o realizar un tratamiento, como la infección bacteriana, que puede ser una indicación de prescripción de un determinado antibiótico, o la apendicitis, con indicación de apendicectomía.

indicación² (cue), estímulo que determina o indica la naturaleza de la respuesta de una persona.

indicación³ (signature), (en farmacia) la parte de una prescripción que contiene instrucciones para el paciente sobre dosificación, forma y frecuencia de administración.

indicaciones de saturación (saturational cuing), estrategia de tratamiento para trastornos de la construcción visual mediante presentación controlada de instrucciones verbales sobre el análisis y la secuencia de las tareas e indicaciones de presentación sobre fronteras espaciales.

indicaciones paralingüísticas (paralinguistic cues), elementos no verbales, como entonación, postura corporal, gestos o expresión facial, que modifican el significado de la comunicación verbal.

indicador (indicator), cinta, papel, tableta o cualquier otra sustancia que se utiliza para probar una determinada reacción, al producir en ella cambios previsibles y evidentes.

indicador químico (chemical indicator), **1.** dispositivo químico comercial que monitoriza todas o parte de las condiciones físicas del ciclo de esterilización. **2.** compuesto que se añade a una reacción para demostrar, generalmente mediante un cambio de color, cuándo se ha completado el proceso, como en una reacción de valoración acidobásica.

indicadores pronósticos (prognostic indicators), factores como estadificación, tipo tumoral y estudios de laboratorio que pueden indicar efectividad del tratamiento y desenlaces.

indicán (indican), sustancia (indoxilsulfato potásico) producida en el intestino por descomposición del triptófano, que es absorbida por la pared intestinal y excretada por la orina. Su nivel se encuentra elevado en la orina de pacientes con dietas altas en proteínas, o en caso de enfermedad gastrointestinal.

índice (forefinger, index), **1.** segundo dedo de la mano, dedo adyacente al pulgar. **2.** cantidad inferior a la unidad, generalmente una relación de dos cantidades mensurables que tienen las mismas dimensiones, o dicha relación multiplicada por 100. **3.** molde usado en odontología para recordar la posición relativa de los dientes entre sí, para reproducir la posición original de éstos en una prótesis. **4.** relación alfabetizada de términos en los que cada uno se acompaña de la página u otras anotaciones que indiquen su localización en una determinada obra.

índice cardíaco (cardiac index), determinación del gasto cardíaco de un paciente por metro cuadrado de superficie corporal. Los valores normales en un adulto sano oscilan entre 2,8 y 4,2 l/min/m^2.

índice cefálico (cephalic index), relación entre la anchura y la longitud de la cabeza. Se calcula multiplicando por 100 la anchura máxima de la cabeza, que equivale al mayor diámetro de la bóveda craneal por encima de la cresta supramastoidea, y dividiendo por la longitud máxima, medida desde el punto más sobresaliente de la glabela hasta el opistocráneo u occipucio.

índice colorimétrico (IC) (colour index [CI]), publicación de un listado de tintes, colorantes y productos químicos textiles que especifican todos los pigmentos industriales de uso común y distintas tinciones según un código numérico de cinco dígitos asociado con colorantes químicos.

índice de Barthel (IB) (Barthel Index [BI]), [D. W. Barthel, psiquiatra estadounidense, siglo XX], escala de perfil de incapacidad desarrollada para evaluar la capacidad para valerse por sí mismo de un paciente en 10 áreas diferentes, entre las que se encuentran el control intestinal y vesical. El paciente se clasifica con una puntuación de 0 a 15 en diversas categorías de autocuidados, dependiendo de si necesita o no ayuda.

índice de frío del aire (windchill index), tabla en la que se comparan temperaturas atmosféricas con diversas corrientes de aire, permitiendo calcular el factor de frío del aire. La comparación se expresa en kilocalorías hora por metro cuadrado de superficie de piel.

índice de insuficiencia renal (IIR) (renal failure index [RFI]), medio de valoración de la insuficiencia renal aguda que compara el aclaramiento de sodio y el aclaramiento de creatinina:

$$IIR = U_{Na}\, U_{Cr} / P_{Cr},$$

donde P_{Cr} = concentración plasmática de creatinina, U_{Cr} = concentración urinaria de creatinina y U_{Na} = concentración urinaria de sodio. Un valor inferior a 1 indica insuficiencia renal por azoemia prerrenal, y un valor superior a 2 apunta a que la causa es la necrosis tubular renal.

índice de Katz (Katz index), herramienta para valorar la capacidad de un paciente para llevar a cabo AVD.

índice de masa corporal (IMC) (body mass index [BMI]), fórmula para determinar la obesidad. Se calcula dividiendo el peso de una persona en kilogramos por el cuadrado de su estatura en metros. Un IMC de 30 o más indica obesidad.

índice de natalidad (birth rate), proporción del número de nacimientos en un área específica durante un período de tiempo determinado con respecto a la población total de esa área; habitualmente se expresa como el número de nacidos vivos por cada 1.000 habitantes.

índice de pulsatilidad (pulsatility index), un parámetro del flujo sanguíneo en un vaso. Es igual a la diferencia entre el pico sistólico y las velocidades diastólicas mínimas, dividida por el flujo medio durante el ciclo cardíaco.

índice de refracción (refractive index), expresión numérica del poder de refracción de un medio, en comparación con el del aire, cuyo índice de refracción es 1. Está relacionado con el número, carga y masa de las partículas vibrantes del material a través del cual pasa la luz.

índice de saturación de la hemoglobina (saturation index of hemoglobin), medida de la cantidad de hemoglobina en una determinada cantidad de sangre, comparada con los valores normales.

índice de tiroxina libre (free thyroxine index), concentración plasmática de tiroxina (T_4) no ligada, fisiológicamente activa, determinada mediante medición directa o, lo que es más frecuente, calculada mediante una prueba de captación in vitro.

índice de volumen sistólico (stroke volume index), volumen sistólico dividido por área de superficie corporal.

índice glucémico (glycemic index), clasificación de los alimentos en función de la respuesta de la glucemia posprandial en comparación con un alimento de referencia, que suele ser el pan o la glucosa.

índice gnático (gnathic index), grado de prominencia del maxilar superior, expresado como porcentaje de la distancia del basión al nasión.

índice metabólico (metabolic rate), cantidad de energía que se libera o consume en una determinada unidad de tiempo. La energía se almacena en el cuerpo en forma de compuestos fosfóricos ricos en energía (adenosintrifosfato, adenosinmonofosfato y adenosindifosfato) y en proteínas, grasas y carbohidratos complejos.

índice metabólico basal (IMB) (basal metabolic rate [BMR]), cantidad de energía utilizada en una unidad de tiempo por un sujeto en ayunas y en reposo para mantener las funciones vitales. El índice, determinado por la cantidad de oxígeno utilizado, se expresa en calorías consumidas por hora y por metro cuadrado de área superficial corporal o por kilogramo de peso corporal.

índice mitótico (mitotic index), número de células por unidad (normalmente 1.000) que sufren mitosis durante un determinado período de tiempo. El cociente se utiliza principalmente como estimación de la velocidad del crecimiento tisular.

Índice Normalizado Internacional (INR) (International Normalized Ratio [INR]), valor del cociente del tiempo de protrombina (TP) de un paciente, utilizado como estándar para la monitorización de los efectos de la warfarina. El INR indica cuál habría sido el cociente del TP del paciente si se hubiera medido utilizando el reactivo internacional de referencia primario de la Organización Mundial de la Salud.

índice periodontal (periodontal index), medida de la patología periodontal de un individuo. Se determina sumando puntuaciones basadas en el estado de las encías y dividiendo por el número de dientes presente.

I

Los individuos con encías clínicamente normales tienen un índice de 0 a 0,2. El índice alcanza un máximo de 8,0 en personas con periodontitis destructiva terminal grave.

índice periodontal de Russell (Russell's periodontal index), [Albert L. Russell, odontólogo estadounidense, n. 1905], medida de la extensión de la enfermedad periodontal en un individuo, la cual tiene en cuenta la cantidad de hueso perdido alrededor de los dientes y el grado de inflamación gingival.

índice quimioterapéutico (chemotherapeutic index), sistema para enjuiciar la seguridad y la eficacia de un fármaco, mediante la comparación del cociente entre una dosis letal para el 50% de los animales (DL_{50}) y una dosis mediana efectiva (DE_{50}), o dosis curativa mínima.

índice rejilla (grid ratio), (en radiología) cociente entre la altura de las tiras de plomo y el ancho del espaciado de la rejilla.

índice terapéutico (therapeutic index [TI]), diferencia entre las concentraciones terapéutica mínima y tóxica mínima de un fármaco.

índice tobillo-braquial (ITB) (ankle-brachial index [ABI]), proporción entre la presión sistólica del tobillo y la del brazo, que se emplea para valorar el estado de las arterias de las extremidades inferiores. Se calcula dividiendo el valor de presión sistólica más alto de los tobillos izquierdo y derecho, entre el valor más alto de las dos presiones arteriales braquiales.

índices de hematíes (red cell indexes), conjunto de relaciones que caracterizan a la población de hematíes en cuanto a tamaño, contenido en hemoglobina y concentración de hemoglobina. Estos índices se calculan matemáticamente de los valores del recuento de hematíes, hemoglobina y hematocrito y son útiles para realizar el diagnóstico diferencial entre las diversas clases de anemia.

índices eritrocitarios (red blood cell indices), prueba de rutina realizada como parte del hemograma para obtener información sobre el tamaño, el peso y la concentración de hemoglobina de los eritrocitos.

indiferenciación (undifferentiation), pérdida o ausencia de diferenciación celular normal en un tipo celular identificable.

indígena (indigenous), nativo o que se presenta naturalmente en una determinada zona o entorno, como determinadas especies de bacterias en el tracto digestivo humano.

indigencia (indigence), situación en la que se carece de los suficientes recursos para pagar los cuidados médicos necesarios, sin privarse a sí mismo, o a los que dependen de uno, de alimentos, ropa, cobijo u otras necesidades vitales.

indigencia médica (medical indigency), ausencia de recursos económicos adecuados para financiar la asistencia sanitaria, especialmente a personas o familias capaces de cubrir otras necesidades vitales.

indigente (disadvantaged), **1.** cualquier grupo de personas que carece de dinero, educación, instrucción o cualquier tipo de ventaja social. **2.** eufemismo de «pobre».

indigerible (indigestible), término descriptivo para una sustancia alimentaria que no puede ser desdoblada por el aparato digestivo y convertida en un nutriente absorbible.

indinavir (indinavir), inhibidor de la proteasa antirretroviral. Está indicado en la infección por el VIH.

indio (In) (indium [In]), elemento metálico plateado con algunas propiedades químicas no metálicas. Su número atómico es 49 y su peso atómico 114,82. Se utiliza en los semiconductores electrónicos.

indio 111 en el ibitumomab tiuxetano (indium 111 in ibitumomab tiuxetan), quelato de indio 111 y el inmunoconjugado ibitumomab tiuxetano que se utiliza en el tratamiento del linfoma no Hodgkin.

indol (indole), producto químico volátil producido durante el metabolismo de la serotonina. Es un componente del gas intestinal, responsable en parte del olor de las heces.

indolente (indolent), **1.** relativo a un trastorno orgánico que se asocia a escaso o nulo dolor. **2.** lento a la hora de cicatrizar o crecer, p. ej., heridas que cicatrizan muy despacio.

indometacina (indomethacine), antiinflamatorio no esteroideo. Se administra en artritis, ataques de gota y otras enfermedades inflamatorias.

inducción (induction), (en embriología) proceso de estimulación y determinación de la diferenciación morfogenética del embrión en desarrollo, mediante la acción de sustancias químicas transmitidas de una a otra parte del embrión.

inducción de hipotermia (hypothermia induction), intervención de enfermería de la Nursing Interventions Classification (NIC). Se define como lograr y mantener una temperatura corporal menor de 35 °C y monitorizar los efectos secundarios y/o prevenir las complicaciones.

inducción de la anestesia (induction of anesthesia), **1.** administración de un fármaco o asociación de varios fármacos al principio de la anestesia que provocan un estado de anestesia general. **2.** proceso de conseguir la anestesia general mediante la administración de fármacos.

inducción del parto[1] (induction of labor), procedimiento obstétrico en el que se provoca el inicio del parto artificialmente mediante la amniotomía o la administración de oxitócicos.

inducción del parto[2] (labor induction), intervención de enfermería recogida en la Nursing Interventions Classification (NIC). Se define como la iniciación o el progreso del parto aplicando medidas médicas o farmacológicas.

inducción electromagnética (electromagnetic induction), producción de una corriente eléctrica en un circuito cuando se hace pasar a través de un campo magnético variable.

inducción enzimática (enzyme induction), incremento de la velocidad de síntesis de enzimas específicas desde el nivel basal al máximo debido a la presencia de un sustrato o un análogo al sustrato que actúa como un inductor. El inductor puede ser una sustancia que inactiva el represor químico de la célula.

inducir (induce), producir o estimular el comienzo de una actividad, como la enzima que induce una actividad metabólica.

inductor (inducer), (en genética molecular) sustancia, normalmente un sustrato molecular de una enzima específica, que se combina con el represor activo producido por el gen regulador de una bacteria y lo desactiva.

inductor (inductor), (en embriología) tejido o célula que emite una sustancia química que estimula un efecto morfogenético en el embrión en desarrollo.

induración (induration), endurecimiento de un tejido, en particular de la piel, por edema, inflamación o infiltración neoplásica.

induración granulosa (granular induration), fibrosis de un órgano caracterizada por la formación de áreas granulosas localizadas, como se observa en la cirrosis hepática.

industria sanitaria (health care industry), complejo de servicios preventivos, curativos y terapéuticos proporcionados por los hospitales y demás instituciones, personal de enfermería y médico, odontólogos, administradores médicos, agencias gubernamentales, agencias voluntarias, servicios asistenciales no institucionales, industria farmacéutica y de equipamiento médico, y compañías de seguros de salud.

ineficacia de la protección (protection, ineffective), diagnóstico de enfermería aceptado por la Ninth National Conference on the Classification of Nursing Diagnosis. Se define como el estado en el cual el sujeto experimenta una disminución en la capacidad para protegerse a sí mismo de amenazas tanto internas como externas, como enfermedades o lesiones.

inercia (inertia), **1.** tendencia de un cuerpo en reposo o en movimiento a permanecer en ese estado a menos que actúe sobre él una fuerza externa. **2.** proceso anómalo caracterizado por inactividad total o escasa actividad, como la inercia colónica o la inercia uterina.

inercia uterina (uterine inertia), relajación anómala del útero durante el parto, interrumpiendo el progreso obstétrico, o después del nacimiento, causando hemorragia uterina.

inerte (inert), **1.** que no se mueve ni actúa, como la materia inerte. **2.** (de una sustancia química) que no toma parte en reacciones químicas. **3.** (de un componente medicamentoso) sin actividad farmacológica; que sirve sólo como excipiente, para aumentar el volumen, unir componentes, etc., en un producto farmacéutico.

inervación (innervation), distribución o suministro de fibras nerviosas o impulsos nerviosos a una parte del cuerpo.

inervación colateral (collateral innervation), reinervación de neuronas desnervadas causada por brotes de axones no lesionados en la vecindad.

inervación doble (double innervation), inervación de órganos efectores por fibras de las divisiones simpática y parasimpática del sistema nervioso autónomo. Las vísceras pélvicas, bronquiolos, corazón, ojos y sistema digestivo están doblemente inervados.

inervar (innervate), aportar nervios o estímulos nerviosos a un órgano o a una parte del cuerpo.

inestabilidad articular (joint instability), aumento anómalo de la movilidad articular.

inestable (unstable), **1.** que está en un estado excitado o activo, tal como un átomo cuyo núcleo posee un exceso de energía. **2.** que se rompe fácilmente o que muestra tendencia a descomponerse.

infancia (childhood), período del desarrollo humano que se extiende desde el nacimiento hasta el inicio de la pubertad.

infanticida (infanticide), el que mata a un lactante o un niño pequeño.

infanticidio (infanticide), acto de dar muerte a un lactante o un niño pequeño.

infantil (infantile), **1.** perteneciente o relativo a un lactante o un niño, o característico de ellos. **2.** falto de madurez, sofisticación y capacidad de razonamiento. **3.** que presenta infantilismo. **4.** que se encuentra en una fase muy precoz del desarrollo.

infantilismo (infantilism), **1.** estado en el que persisten en el adulto diversas características anatómicas, fisiológicas y psicológicas de la infancia. Se caracteriza por retraso mental, hipodesarrollo de los órganos sexuales y, por lo general, talla baja. **2.** estado, normalmente psicológico más que orgánico, caracterizado por un patrón de voz y expresión de niño pequeño en niños mayores o en adultos.

infartación (infarction), desarrollo y formación de un infarto.

infarto (infarct), zona de necrosis localizada en un tejido debida a anoxia producida por la interrupción del suministro de sangre a la zona o, menos frecuentemente, a la estasis circulatoria producida por la oclusión de una vena que normalmente drena la sangre de la zona. Algunos infartos son pálidos o blancos debido a la falta de circulación. Otros semejan una tumefacción hinchada y roja debido a la hemorragia y a la acumulación de sangre en la zona.

infarto agudo de miocardio (IAM) (acute myocardial infarction [AMI]), fase crítica inicial de la necrosis miocárdica que se produce por el bloqueo de una arteria coronaria. Se caracteriza por segmentos ST elevados en las derivaciones que lo reflejan y un aumento en los niveles de enzimas cardíacas.

infarto de Freiberg (Freiberg's infarction), [Albert H. Freiberg, cirujano estadounidense, 1868-1940], trastorno ortopédico caracterizado por la osteocondritis o necrosis aséptica del tejido óseo, que afecta principalmente a la cabeza del segundo metatarsiano.

infarto de la zona marginal (watershed infarct), insuficiencia de sangre en un área del encéfalo donde se superponen las distribuciones de las arterias cerebrales. La situación se parece a la de un sistema de irrigación de campos agrícolas, en el cual las secciones más distantes pueden no estar irrigadas si hay una caída de la presión del agua.

infarto de miocardio (IM) (myocardial infarction [MI]), zona de necrosis en el músculo cardíaco debida a la obstrucción de una arteria coronaria por aterosclerosis, por un trombo o por un espasmo. El inicio del IM se caracteriza por un dolor torácico de tipo opresivo que se puede irradiar hacia el brazo izquierdo, el cuello, la mandíbula o el epigastrio, y que en ocasiones imita un cuadro de indigestión aguda o de cólico biliar. En general, el paciente aparece pálido y presenta frialdad, disnea, náuseas, debilidad y ansiedad, con sensación de muerte inminente. Los signos típicos son taquicardia, dificultad para la palpación del pulso, presión sanguínea baja, elevación leve de la temperatura, arritmia cardíaca y elevación del segmento S-T y la onda Q en el ECG.

infarto hemorrágico (hemorrhagic infarct), infarto que ha acumulado tal cantidad de sangre que adquiere el aspecto de un moratón rojo e inflamado.

infarto mesentérico oclusivo (occlusive mesenteric infarction), infarto mesentérico causado por oclusión de una de las arterias mesentéricas, por ejemplo debido a un trombo o a compresión mecánica.

infarto miocárdico silente (silent myocardial infartion), interrupción en el flujo sanguíneo hacia las arterias coronarias sin los signos y síntomas usuales de ataque cardíaco. Estos infartos pueden asociarse con la diabetes.

infarto pálido (pale infarct), cuña de tejido muerto, de color blanco como consecuencia de la ausencia de sangre por la obstrucción de una arteria.

infarto placentario (placental infarct), zona dura isquémica localizada en el lado fetal o materno de la placenta.

infarto pulmonar (IP) (pulmonary infarction [PI]), necrosis en un área pulmonar causada por la obstrucción de una rama de una arteria pulmonar.

infarto rojo (red infarct), alteración patológica que se produce en el tejido cerebral que se ha quedado isquémico por falta de sangre. Se produce diapedesis de los hematíes hacia el parénquima del cerebro, produciéndose únicamente una infiltración de eritrocitos, que no producen un auténtico hematoma.

infarto séptico (septic infarct), segmento de tejido necrótico e infectado.

infarto subendocárdico (subendocardial infarction), IM que afecta solamente a la capa más interna del miocardio, y en algunos casos a partes de la zona media, pero que no se extiende a la región epicárdica.

infarto transmural (transmural infarction), muerte del tejido miocárdico que se extiende desde el endocardio al pericardio como resultado de un infarto miocárdico.

infección (infection), **1.** invasión del organismo por gérmenes patógenos que se reproducen y multiplican, produciendo una enfermedad por lesión celular local, secreción de toxinas o reacción antígeno-anticuerpo en el huésped. **2.** enfermedad producida por la invasión del organismo por gérmenes patógenos.

infección abortiva (abortive infection), infección en la que se han sintetizado algunos o todos los componentes virales, pero no se han desarrollado virus con capacidad infectiva. Esta situación se puede deber a una infección por virus defectuosos o a que la célula huésped no es permisiva e impide la replicación del virus concreto.

infección concurrente (concurrent infection), situación en la cual una persona experimenta dos o más infecciones al mismo tiempo.

infección criptogénica (cryptogenic infection), enfermedad causada por los microorganismos patógenos de origen oscuro o desconocido.

infección cruzada (cross infection), transmisión de una infección de un paciente hospitalizado a otro paciente del mismo hospital o centro sanitario con diferentes microorganismos en un mismo entorno. Se produce con frecuencia en enfermedades autoinmunes.

infección del tracto respiratorio (respiratory tract infection), cualquier enfermedad infecciosa de las vías respiratorias superiores o inferiores. Entre las infecciones del tracto respiratorio superior se incluyen el resfriado común, las laringitis, faringitis, rinitis, sinusitis y amigdalitis. En las infecciones del tracto respiratorio inferior se incluyen las bronquitis, bronquiolitis, neumonía y traqueítis.

infección del tracto urinario (ITU) (urinary tract infection [UTI]), infección de una o más estructuras del tracto urinario. La mayoría de estas infecciones está causada por bacterias gramnegativas, sobre todo *Escherichia coli* o especies de *Klebsiella, Proteus, Pseudomonas* o *Enterobacter,* aunque otras cepas, como *Staphylococcus* o *Serratia* son cada vez más importantes. La infección del tracto urinario generalmente se caracteriza por polaquiuria, quemazón, dolor en la micción y, si la infección es grave, sangre y pus visible en la orina. Las infecciones renales se suelen asociar a fiebre y lumbalgia. El diagnóstico de la causa y la localización de la infección se establecen mediante el estudio microscópico y el cultivo bacteriológico de una muestra de orina, exploración física del paciente y, en caso necesario, diversos estudios radiológicos, como la pielografía retrógrada o la cistoscopia. El tratamiento incluye antibacterianos, analgésicos y antisépticos urinarios, además de aumentar el consumo de agua hasta 3 l diarios salvo que existan contraindicaciones. Educar al paciente sobre la necesidad de aumentar la ingesta de líquidos, de orinar con frecuencia y una buena higiene perineal también resulta útil.

infección del trayecto del clavo (pin track infection), trastorno asociado a la tracción del esqueleto y caracterizado por infección superficial o profunda, por infección de los tejidos blandos o por osteomielitis. Estas infecciones se pueden desarrollar en las áreas de tracción por clavos del esqueleto.

infección endógena (endogenous infection), infección producida por la reactivación de organismos previamente latentes, como ocurre en la coccidioidomicosis, histoplasmosis o tuberculosis.

infección estafilocócica (staphylococcal infection), infección provocada por diversas especies patógenas de *Staphylococcus,* caracterizada habitualmente por la formación de abscesos de la piel o de otros órganos. Las infecciones estafilocócicas de la piel son: ántrax, foliculitis, forúnculos e hidrosadenitis supurada. Es frecuente la bacteriemia, que puede provocar endocarditis, meningitis u osteomielitis. Una enterotoxina producida por determinadas especies de estafilococos en alimentos contaminados puede ser causa de gastroenteritis aguda. El tratamiento suele basarse en reposo en cama, analgésicos y un fármaco antimicrobiano resistente a la penicilinasa, enzima secretada por diversas especies de *Staphylococcus*. Con frecuencia es necesario drenaje quirúrgico, en especial de los abscesos profundos.

infección estreptocócica (streptococcal infection), infección provocada por bacterias patógenas de varias especies del género *Streptococcus* o por sus toxinas. La infección se manifiesta de muchas formas, como celulitis, endocarditis, erisipela, impétigo, meningitis, neumonía, escarlatina, amigdalitis e infecciones de las vías urinarias altas.

infección exógena (exogenous infection), infección que se desarrolla a partir de una bacteria que se encuentra generalmente fuera del cuerpo y que ha penetrado en el mismo.

infección extrahospitalaria (community-acquired infection), infección contraída fuera de una institución hospitalaria o presente en el momento del ingreso. Las infecciones extrahospitalarias respiratorias se deben generalmente a cepas de *Haemophilus influenzae* o *Streptococcus pneumoniae* que suelen ser más sensibles a los antibióticos que las nosocomiales.

infección fúngica (fungal infection), cualquier proceso inflamatorio producido por hongos. La mayoría de las infecciones fúngicas son superficiales y leves, aunque persistentes y difíciles de erradicar. La candidiasis es una infección fúngica frecuente.

infección fúngica de la uña (fungal infection of nail), infección de las láminas cutáneas córneas situadas sobre las puntas dorsales de los dedos de manos y pies. La infección suele estar causada por organismos *Tricophyton.*

infección gastrointestinal (gastrointestinal infection), cualquier infección del tracto digestivo producida por bacterias, virus o parásitos. Todas tienen síntomas clínicos comunes: náuseas, vómitos, diarrea y anorexia.

infección germinal (germinal infection), infección transmitida al hijo por el óvulo o el espermatozoide de los padres.

infección intestinal (enteric infection), enfermedad del intestino producida por cualquier infección. Entre las bacterias más frecuentemente implicadas en las infecciones entéricas están *Escherichia coli, Vibrio cholerae* y determinadas especies de *Salmonella, Shigella* y estreptococos anaerobios.

I

Las infecciones entéricas se caracterizan por diarrea, molestias abdominales, náuseas y vómitos y anorexia. Como consecuencia de un proceso con abundantes vómitos o diarrea se puede producir una pérdida importante de líquidos y electrólitos.

infección intraabdominal (intraabdominal infection), enfermedad causada por organismos, generalmente bacterianos o fúngicos, situados en el interior de la cavidad del abdomen.

infección leve (low-grade infection), infección subaguda o crónica con poca fiebre y sin producción de pus.

infección local (local infection), infección de carácter bacteriano en un punto del organismo en la que los gérmenes permanecen y se multiplican allí hasta que son eliminados.

infección mixta (mixed infection), infección en la que intervienen varios microorganismos, como ocurre en algunos abscesos, neumonías o infecciones de heridas. Pueden estar implicadas numerosas combinaciones de bacterias, virus y hongos.

infección nosocomial (nosocomial infection), infección adquirida durante la hospitalización, frecuentemente producida por *Candida albicans, Escherichia coli,* los virus de la hepatitis y el herpes zoster, *Pseudomonas* o *Staphylococcus*.

infección oportunista (opportunistic infection), **1.** infección causada por microorganismos habitualmente no patógenos en un huésped cuya resistencia está disminuida por alteraciones tales como la DM, infección por el VIH, el cáncer o un procedimiento quirúrgico, tales como una derivación de LCR, cateterismo cardíaco o del tracto urinario, o por fármacos inmunosupresores. La administración de antibióticos u otros fármacos durante largos períodos de tiempo también puede afectar al sistema inmune. **2.** infección poco habitual causada por patógeno común, como una celulitis, una meningitis o una otitis media.

infección periapical (periapical infection), infección que rodea la raíz de un diente y que con frecuencia se acompaña de odontalgia.

infección piogénica (pyogenic infection), toda infección que genera la producción de pus.

infección polimicrobiana (polymicrobic infection), infección en la que participan más de una especie patógena.

infección por anaerobios (anaerobic infection), infección producida por microorganismos anaerobios, que suele tener lugar en heridas punzantes profundas en las que no existe aire o en tejidos cuyo potencial de reducción del oxígeno está disminuido como consecuencia de traumatismos, de necrosis o de sobrecrecimiento bacteriano.

infección por el virus Powassan (Powassan virus infection), forma poco frecuente de encefalitis producida por un arbovirus transmitido por garrapatas en el este de Canadá y el norte de EE.UU.

infección por la tenia del cerdo (pork tapeworm infection), infección del intestino o de otros tejidos producida por las formas adultas y larvarias del gusano *Taenia solium.* La tenia del cerdo es la única que tiene capacidad para utilizar al ser humano tanto como huésped intermediario para sus larvas como huésped definitivo para el gusano adulto. Habitualmente, los seres humanos resultan infestados por el gusano adulto después de comer carne de cerdo contaminada poco cocinada.

infección por la tenia del ganado vacuno (beef tapeworm infection), infección causada por el gusano cestodo *Taenia saginata,* transmitido al ser humano por la ingestión de carne de vaca contaminada. Esta infección aparece rara vez cuando se inspecciona cuidadosamente la carne de vaca y se cocina minuciosamente antes de su consumo.

infección por la tenia enana (dwarf tapeworm infection), tipo de enfermedad parasitaria intestinal producida por la infestación por *Hymenolepis nana.* Normalmente afecta a niños que ingieren los huevos del parásito al meterse en la boca sustancias contaminadas.

infección por tenia (tapeworm infection), infección intestinal por una de las muchas especies de gusanos parasitarios, producida por la ingesta de carne cruda o mal cocida infestada por la tenia o su larva, o por comida contaminada con heces que contienen huevos de tenia. Los síntomas de la infección intestinal por gusanos adultos en general son leves o inexistentes, pero puede producirse diarrea, dolor epigástrico y pérdida de peso. Se efectúa el diagnóstico cuando se eliminan huevos o partes del gusano adulto por las heces. El tratamiento es con praziquantel y albendazol. Se requiere la eliminación de residuos del material fecal de los pacientes afectados para prevenir la diseminación de las larvas o huevos a otros humanos u otros hospedadores.

infección por tenia del pez (fish tapeworm infection), infección producida por la tenia *Diphyllobothrium latum,* transmitida al hombre al comer peces de agua dulce contaminados crudos o poco cocinados.

infección protozoaria (protozoal infection), cualquier enfermedad provocada por organismos unicelulares de la clase Protozoos.

infección psíquica (psychic infection), diseminación de efectos o influencias neuróticas o psíquicas entre los demás a pequeña escala, como en la *folie à deux,* o a gran escala, como en la propagación de las reacciones de histeria o pánico en una multitud.

infección retrógrada (retrograde infection), infección que se extiende a lo largo de un túbulo o conducto en contra del flujo de secreciones o excreciones, como sucede en los sistemas urinario y linfático.

infección secundaria (secondary infection), infección provocada por un microorganismo que se presenta tras una infección inicial provocada por otro tipo de germen patógeno.

infección sistémica (systemic infection), infección en la que el patógeno está distribuido por todo el organismo, en vez de concentrarse en una zona.

infección subaguda (subacute infection), trastorno que no es crónico y que tiene un curso rápido y grave, pero más lento que un proceso agudo.

infección transmitida por gotitas (droplet infection), infección adquirida por la inhalación de microorganismos patógenos suspendidos en partículas de líquido que se exhala, estornuda o tose por otra persona o animal infectado.

infección transportada por polvo (dustborne infection), enfermedad de la cual el organismo patógeno es transportado por el aire en partículas de polvo, como la coccidioidomicosis.

infección vírica (viral infection), cualquiera de las enfermedades causadas por uno de los aproximadamente 200 virus patógenos para el ser humano. Algunas de ellas son las enfermedades más contagiosas y peligrosas que se conocen; otras originan trastornos leves y transitorios que pasan prácticamente desapercibidos. Los virus se introducen en el cuerpo a través de lesiones en la piel o membranas mucosas, en un trasplante o transfusión sanguínea, en el tracto respiratorio por medio de gotitas de saliva transportadas en el aire, o por la ingestión por vía digestiva hacia el sistema gastrointestinal. Una vez que el virus penetra en el cuerpo se fija a una célula penetrando en su interior. El virus dirige los procesos celulares para formar nuevos viriones, usando para ello la materia química y la energía disponible en la célula parasitada. Tras un período de tiempo variable aparecen masas de virus completamente desarrollados y capaces de sobrevivir fuera de la célula hasta encontrar más células susceptibles. Las técnicas usadas en identificación viral e inmunización frente a los virus se basan en el hecho esencial de que los virus sólo se pueden multiplicar en el interior de células vivas.

infeccioso (infectious), **1.** capaz de producir infección. **2.** causado por una infección.

infectar (infect), transmitir un germen patógeno que puede inducir el desarrollo de una enfermedad infecciosa en otra persona.

infectividad (infectivity), capacidad de un germen patógeno para pasar rápidamente de un huésped a otro.

inferencia arbitraria (arbitrary inference), forma de distorsión cognitiva en la que un juicio, que se basa en pruebas insuficientes, lleva a una conclusión errónea.

inferior (inferior), **1.** situado debajo de un determinado punto de referencia, como los pies en posición inferior a la de las piernas. **2.** de menor calidad o valor.

inferoexterno (inferolateral), situado por debajo y hacia fuera.

inferointerno (inferomedial), situado por debajo y hacia el centro.

infértil (infertile), relativo a la incapacidad para producir descendencia. Esta anomalía puede presentarse en ambos sexos y puede ser temporal y reversible. Se califica de primaria, si nunca se han producido embarazos, y de secundaria, cuando ha habido una o más gestaciones.

infertilidad (infertility), incapacidad para tener descendencia.

infertilidad cervical (cervical infertility), infertilidad de factor femenino causada por una interacción anómala entre el esperma y el moco cervical.

infertilidad de causa masculina (male factor infertility), infertilidad de una pareja debida a un problema del sistema reproductor del varón, como aneyaculación, aspermatogénesis o azoospermia.

infertilidad inmunológica (immunologic infertility), uno de los diversos tipos de infertilidad de causa femenina cuya causa se atribuye a la presencia de anticuerpos que interfieren con la funcionalidad de los espermatozoides.

infertilidad por factor femenino (female factor infertility), infertilidad en una pareja causada por un problema en el sistema reproductor de la mujer. Entre sus posibles tipos se cuentan la infertilidad por factor cervical y la infertilidad por factor tubárico.

infertilidad por factor tubárico (tubal factor infertility), infertilidad por factor femenino causada por una anomalía de las trompas uterinas, como cicatrización u obstrucción después de una infección urinaria.

infertilidad secundaria (secondary infertility), infertilidad que aparece en pacientes que han concebido previamente.

infestación (infestation), presencia de parásitos animales en el medio ambiente, la piel o el pelo del huésped.

infestar (infest), atacar, invadir y subsistir en la piel o los órganos del huésped.

infiltración (infiltration), proceso por el que pasa un líquido hacia los tejidos, como cuando se administra un anestésico local o una infusión i.v.

infiltración celular (cellular infiltration), migración y agrupación de células dentro de los tejidos de todo el organismo.

infiltración grasa (fatty infiltration), fase normal del desarrollo de la mama caracterizada por el depósito de cantidades crecientes de grasa alrededor del tejido parenquimatoso de la mama.

infiltración grasa del corazón (fatty infiltration of heart), acumulación de grandes cantidades de grasa dentro de las células del corazón. El músculo cardíaco puede presentar bandas irregulares pálidas de infiltración grasa. Algunas veces se asocia a anemia intensa y prolongada.

infiltrado (infiltrate), material o solución que se deposita por infiltración.

infiltrado pulmonar eosinófilo (IPE) (pulmonary infilrate with eosinophilia [PIE]), reacción de hipersensibilidad caracterizada por infiltración de los alveolos pulmonares con eosinófilos y células mononucleares gigantes, edema e inflamación de los pulmones. La forma más sencilla de esta enfermedad, en la que infiltrados desiguales y migratorios causan síntomas mínimos, es la reacción autolimitada provocada por infecciones causadas por helmintos y la originada por ciertos fármacos. La forma más prolongada de enfermedad que se caracteriza por fiebre, sudoración nocturna, tos, disnea, pérdida de peso y reacción tisular más grave, se presenta en algunos casos de alergia a fármacos y en infecciones causadas por bacterias, hongos y parásitos.

infiltrar (infiltrate), penetrar en los intersticios.

inflamable (flammable, inflammable), propiedad de arder y quemarse fácil y rápidamente.

inflamación (inflammation), respuesta protectora o destructiva de los tejidos del organismo ante una irritación o lesión. La inflamación puede ser aguda o crónica. Sus signos cardinales son enrojecimiento (rubor), calor, tumefacción (tumor) y dolor, acompañado de impotencia funcional.

inflamación bacteriana (bacterial inflammation), cualquier inflamación que forma parte de la respuesta del cuerpo a una infección bacteriana.

inflamación exudativa (exudative inflammation), inflamación de una cavidad serosa o herida en la que se libera líquido de la superficie inflamada.

inflamación intersticial (interstitial inflammation), inflamación de una zona de tejido conjuntivo.

inflamación purulenta (purulent inflammation), inflamación que se acompaña de la formación de pus.

inflamación reactiva (reactive inflammation), inflamación que se desarrolla como respuesta a un antígeno.

inflamación subaguda (subacute inflammation), signo reactivo de inflamación de comienzo gradual que aumenta después a un tipo de reacción crónico o grave.

inflamación ulcerativa (ulcerative inflammation), desarrollo de una úlcera sobre un proceso inflamatorio.

inflexión (inflection), acto de doblarse hacia el interior o estado de ser doblado hacia el interior.

infliximab (infliximab), anticuerpo monoclonal. Está indicado en la enfermedad de Crohn fistulizante de grado moderado o severo.

Influenzavirus *(Influenzavirus),* antiguo nombre del género de los virus que causan la gripe. En la actualidad, se ha observado que son dos géneros distintos, denominados *Influenzavirus A* e *Influenzavirus B.*

Influenzavirus A (Influenzavirus A), género de virus de la familia Orthomyxoviridae que contiene el agente de la gripe A.

Influenzavirus B (Influenzavirus B), género de virus de la familia Orthomyxoviridae que contiene el agente de la gripe B.

Influenzavirus C (Influenzavirus C), género de virus de la familia Orthomyxoviridae que contiene el agente de la gripe C.

influido por el sexo (sex-influenced), relativo a un rasgo o enfermedad genético autosómico, como el tipo de calvicie o la gota, que en un sexo se expresa fenotípicamente tanto en los homocigotos como en los heterocigotos, mientras que en el otro sexo se produce solamente en los homocigotos.

información sensorial preparatoria (preparatory sensory information), intervención de enfermería recogida en la Nursing Interventions Classification (NIC). Se define como la descripción en términos concretos y objetivos de las sensaciones típicas y hechos asociados con un próximo procedimiento o tratamiento de asistencia sanitaria estresante.

informe (report), (en enfermería) traspaso de información del personal de enfermería de un turno al personal del siguiente turno o antes de la transferencia de un paciente desde una unidad a otra. El informe se pasa sistemáticamente en el momento de cambiar el turno.

informe de alta (discharge summary), informe clínico preparado por el médico u otro sanitario cuando termina un tratamiento, subrayando el principal problema del paciente, hallazgos diagnósticos, tratamiento administrado y respuesta del paciente al mismo, así como las recomendaciones para el alta.

informe de cambio de turno (shift report), intervención de enfermería recogida en la Nursing Interventions Classification (NIC). Se define como el intercambio de información esencial sobre la asistencia al paciente con otro miembro de la plantilla, al cambiar de turno.

informe de incidencias (incident report), documento, generalmente confidencial, que describe cualquier accidente o desviación de las normas respecto a un paciente, empleado, visitante o estudiante en el interior de una institución sanitaria.

informe uniforme (uniform reporting), información de los servicios y datos financieros de un hospital de acuerdo con lo prescrito en las definiciones estándares para permitir la realización de comparaciones con otros servicios de salud.

infradental (infradentale), línea de crecimiento óseo definido por el punto anterior más elevado en la encía entre los incisivos mandibulares centrales.

infrahioideo (infrahyoid), relativo al área situada bajo el hueso hioides, particularmente el grupo de músculos insertados en él.

inframaxilar (inframaxillary), **1.** relativo a la mandíbula, o maxilar inferior. **2.** situado bajo el maxilar, o mandíbula superior.

infraoclusión (infraclusion), maloclusión dental caracterizada por defecto en el crecimiento de los dientes a través de las encías, sin poder alcanzar la línea de oclusión y ponerse en contacto con los dientes opuestos.

infraorbitario (infraorbital), relativo al área situada por debajo del suelo de la cavidad ósea en que se aloja el globo ocular.

infrasónicas (infrasonics), frecuencias de sonido que están por debajo del intervalo de la audición humana.

infraversión (infraversion), **1.** desviación hacia abajo de un ojo. **2.** rotación conjugada hacia abajo de ambos ojos.

infundíbulo (infundibulum), estructura o paso en forma de embudo, como la cavidad formada por las fimbrias tubáricas en el extremo distal de las trompas de Falopio.

infundíbulo de la vesícula biliar (infundibulum of gallbladder), porción de la vesícula biliar donde se reduce su diámetro y que finaliza en el cuello.

infundido (infusate), líquido parenteral que se infunde a un paciente en un determinado período de tiempo.

infusión (infusion), **1.** introducción de una sustancia, como un líquido, electrólito, nutriente o fármaco, directamente en el interior de una vena, o intersticialmente, utilizando la fuerza de la gravedad. **2.** sustancia introducida en el organismo por infusión. **3.** hervido de una sustancia, como un hierba, para extraer sus propiedades medicinales. **4.** preparado líquido realizado mediante la aplicación de agua sobre partes de plantas (como hojas, flores o frutos secos o frescos), dejando que la mezcla se impregne.

infusión de médula ósea (bone marrow infusion), método de inyección de una sustancia líquida a través de una aguja de aspiración directamente en la cavidad medular de un hueso largo. La sustancia se absorbe en la circulación general casi inmediatamente.

infusión intraósea (intraosseus infusion), inyección de sangre, medicaciones o líquidos en la médula ósea en lugar de hacerlo en una vena. La técnica puede realizarse como tratamiento de urgencia en un niño, cuando resulta imposible la infusión i.v.

infusión intravenosa (intravenous infusion), **1.** solución que se administra por vía i.v. a través de un equipo de infusión que consta de una botella o bolsa de vacío de plástico o cristal con la solución, y de un tubo que conecta aquélla a un catéter, o una aguja, introducido en la vena del paciente. **2.** proceso de administración de una solución por vía i.v.

infusión salina (saline infusion), administración terapéutica de una solución salina fisiológica en una vena.

ingeniería biomédica (biomedical engineering), sistema de técnicas en el que se aplican los conocimientos de los procesos biológicos para resolver los problemas médicos prácticos y para dar solución a las preguntas surgidas en la investigación biomédica.

ingeniería genética (genetic engineering), proceso de producción de ADN recombinante de forma que se pueden alterar y controlar el genotipo y el fenotipo de los organismos. Se utilizan enzimas de restricción para romper la molécula de ADN en fragmentos, de forma que se pueden insertar genes de otros organismos y recolocar los nucleótidos en la secuencia deseada. La ingeniería genética se ha utilizado para producir en bacterias algunos tipos de proteínas humanas, entre las que se encuentra la hormona del crecimiento, la insulina o el interferón. En el momento actual representa una poderosa herramienta en la investigación médica, pero sólo es posible realizarla en microorganismos.

ingeniería médica (medical engineering), campo de estudio que emplea conceptos de tecnología e ingeniería biomédica, para desarrollar equipos e instrumentos necesarios para la prestación de la asistencia sanitaria.

ingesta (intake), cantidad de alimentos o líquidos ingerida en un determinado período de tiempo, medida y anotada en mililitros o gramos en períodos de 8, 12 o 24 horas.

ingesta diaria permisible (IDP) (acceptable daily intake [ADI]), la cantidad máxima de cualquier sustancia que puede ser ingerida de manera segura por el ser humano. La ingestión superior a esta cantidad puede originar efectos tóxicos. Este término se suele aplicar para los aditivos, residuos o sustancias químicas, que no se encuentran de forma normal en los alimentos.

ingesta dietética diaria estimada segura y suficiente (Estimated Safe and Adequate Daily Dietary Intake [ESADDI]), recomendaciones sobre ingesta de nutrientes elaboradas por la National Academy of Sciences' Food and Nutrition Board, que informa acerca de lo que se considera un margen seguro de ingesta para algunos nutrientes, porque no se dispone de información suficiente para establecer la ración diaria recomendada.

ingestión (ingestion), toma oral de sustancias hacia el interior del cuerpo. Generalmente se aplica tanto a nutrientes como a medicaciones.

ingle (groin), cada una de las dos zonas en las que se une el abdomen con el muslo; zona inguinal.

ingravidez (weightlessness), estado de ausencia aparente de peso, tal como se siente bajo los efectos de la falta de fuerza de gravedad en un viaje espacial.

ingreso (admission), **1.** acto de ser recibido en un lugar o clase de asuntos. **2.** admisión de un paciente para su estancia como interno en un hospital.

inguinal (inguinal), perteneciente o relativo a la ingle.

ingurgitación (engorgement), distensión o congestión vascular de los tejidos corporales, como es la ingurgitación mamaria producida por el aumento del flujo de sangre y linfa que precede a la lactancia.

ingurgitado (engorged), distendido o relleno de líquido.

INH (INH), siglas de *hidrazida del ácido isonicotínico.*

inhalación de dióxido de carbono (carbon dioxide inhalation), procedimiento en el que se administra a un paciente altas concentraciones de dióxido de carbono para estimular la respiración, a veces formando parte de la reanimación.

inhalación de humo (smoke inhalation), inhalación de humos tóxicos o de partículas irritantes que puedan causar lesiones pulmonares graves. Las quemaduras respiratorias son difíciles de distinguir de la simple inhalación de humo. Se puede producir neumonitis química, asfixia y lesiones físicas en las vías respiratorias. Entre sus características se incluyen irritación de las vías respiratorias altas, disnea, hipoxia, esputo con polvo grisáceo, roncus, sibilancias, agitación, ansiedad, tos y ronquera. El edema pulmonar puede aparecer hasta 48 horas después de la exposición.

inhalador (inhaler), aparato para la administración de medicaciones por inhalación, en forma de vapores, polvos finos o sustancias volátiles. También se puede utilizar un inhalador para la administración de gases anestésicos.

inhalador de dosis fija (metered dose inhaler [MDI]), dispositivo diseñado para suministrar una dosis fija de fármaco inhalado. Normalmente consta de un recambio de aerosol, nebulizador o polvo fino, que libera una dosis específica cada vez que se pulsa el recambio contra la válvula dispensadora. Está diseñado para reducir el riesgo de sobredosificación por parte del paciente.

inhalante (inhalant), sustancia que se introduce en el organismo por inhalación. Puede ser un medicamento, como un aerosol, de los que se administran en terapia respiratoria, o un agente químico volátil usado abusivamente, como el tolueno, que forma parte de los vapores inhalados al esnifar pegamento.

inhalar (inhale), inspirar o introducir con la respiración.

inherente (inherent), innato; natural de un entorno.

inhibición (inhibition), **1.** (en psicología) limitación inconsciente de un proceso de conducta, habitualmente debido a fuerzas sociales o culturales del entorno; la situación que induce tal limitación. **2.** (en psicoanálisis) proceso en el cual el superego evita la expresión consciente de impulsos, pensamientos o necesidades instintivas. **3.** (en fisiología) limitación, comprobación o detección de la acción de un órgano o célula, o reducción de una actividad fisiológica, mediante estimulación antagónica. **4.** detención o reducción de la velocidad de una reacción química.

inhibición de la hemaglutinación (IH) (hemagglutination inhibition [HI]), **1.** la inhibición de la hemaglutinación inducida por virus como procedimiento para identificar virus hemaglutinantes. **2.** método para determinar la concentración de antígenos solubles en muestras biológicas en el cual la muestra se incuba en primer lugar con anticuerpos homólogos y después con eritrocitos revestidos con antígenos.

inhibición de reflejos (inhibition of reflexes), **1.** la acción de evitar una acción refleja, lo que exige una serie de mecanismos bioquímicos para limitar el flujo de impulsos excitantes en los puntos presináptico y postsináptico del sistema. **2.** efecto reflejo negativo que puede quedar establecido durante el condicionamiento diferencial. El reflejo condicionado negativo representa una inhibición de un reflejo condicionado.

inhibición del parto (labor suppression), intervención de enfermería recogida en la Nursing Interventions Classification (NIC). Se define como el control de las contracciones uterinas antes de las 37 semanas de gestación para prevenir el parto prematuro.

inhibición no competitiva (noncompetitive inhibition), (en farmacología) forma de inhibición en la que una sustancia (fármaco) ocupa un receptor y no puede ser desplazada de éste aumentando el número de otras moléculas mediante el principio de acción de masa. El fármaco se une al receptor de forma irreversible.

inhibición recíproca (reciprocal inhibition), teoría en la terapia conductista según la cual si un estímulo productor de ansiedad tiene lugar simultáneamente con una respuesta que disminuya la ansiedad, es probable que el estímulo provoque menor ansiedad.

inhibidor[1] (inhibitor), fármaco u otra sustancia que evita o restringe una acción determinada.

inhibidor[2] (inhibitory), que tiende a detener o hacer más lento un proceso, como una neurona que suprime la intensidad de un impulso nervioso.

inhibidor competitivo (competitive inhibitor), inhibidor de una reacción enzimática que compite con el sustrato por la unión a la zona activa.

inhibidor de alfa-glucosidasa (alpha-glucosidade inhibitor), cualquiera de los miembros de un grupo de antihiperglucemiantes orales que actúan mediante la inhibición competitiva de una α-glucosidasa, de forma que retrasan la absorción intestinal de los hidratos de carbono y reducen los incrementos posprandiales de la glucemia.

inhibidor de la angiogénesis (angiogenesis inhibitor), conjunto de fármacos que impiden el crecimiento de nuevos vasos en un tumor sólido.

inhibidor de la anhidrasa carbónica (carbonic anhydrase inhibitor), sustancia que disminuye la tasa de producción renal de ácido carbónico y H^+ y que, por tanto, aumenta la excreción de solutos y el volumen de orina eliminado.

inhibidor de la bomba de protones (proton pump inhibitor), fármaco que inhibe la secreción de ácido gástrico mediante el bloqueo de la acción de iones de hidrógeno y potasio y adenosina trifosfatasa en la superficie secretora de las células parietales gástricas.

inhibidor de la enzima convertidora de angiotensina (ECA) (angiotensin-converting enzyme [ACE] inhibitor), inhibidor de la proteasa sérica que bloquea la formación de angiotensina II y disminuye la degradación de la bradicinina y otras cininas. Los inhibidores de la ECA causan un descenso de la retención de sodio y agua, una disminución de la tensión arterial, una mejoría del gasto cardíaco y una reducción de tamaño del corazón.

inhibidor de la HMG-CoA reductasa (HMG-CoA reductase inhibitor), fármaco que inhibe de forma competitiva la enzima que cataliza el paso limitante de la velocidad de la biosíntesis del colesterol y que se utiliza para reducir la concentración plasmática de lipoproteínas en el tratamiento de la hiperlipoproteinemia.

inhibidor de la MAO (MAO inhibitor), abreviatura de **inhibidor de la monoaminooxidasa.**

inhibidor de la monoaminooxidasa (IMAO) (monoamine oxidase inhibitor [MAOI]), cada uno de los fármacos de un grupo químico que se utiliza fundamentalmente para el tratamiento de la depresión. Ejercen además un efecto ansiolítico, especialmente sobre la ansiedad asociada a una fobia. Los efectos de estos fármacos varían enormemente de un paciente a otro, y las acciones específicas que producen los beneficios clínicos no son bien conocidas.

inhibidor de la proteasa del VIH (HIV protease inhibitor), cualquiera de los fármacos antirretrovirales activos frente al VIH que evitan la separación de las poliproteínas virales, lo que da lugar a la la producción de unas partículas virales inmaduras que no son infecciosas.

inhibidor de la transcriptasa inversa (reverse transcriptase inhibitor), compuesto que inhibe la enzima utilizada por los retrovirus para sintetizar ácido desoxirribonucleico complementario a partir de ácido ribonucleico vírico en el interior de la célula huésped.

inhibidor de prostaglandina (prostaglandin inhibitor), agente que evita la producción de prostaglandinas. Un ejemplo es un fármaco antiinflamatorio no esteroideo.

inhibidor de proteasa (protease inhibitor), sustancia que bloquea la actividad de la endopeptidasa (proteasa), como en un virus.

inhibidor de tripsina (trypsin inhibitor), péptido que forma parte de un grupo de péptidos presentes en fuentes tan variadas como las habas de soja, la clara de huevo y el calostro humano, los cuales enmascaran o inhiben el lugar activo de la molécula de tripsina.

inhibidor no competitivo (uncompetitive inhibitor), inhibidor enzimático que parece que se une sólo al complejo enzima-sustrato y no a las moléculas libres de la enzima.

inhibidor no reversible (nonreversible inhibitor), sustancia efectora que se fija de forma irreversible al lugar activo de una enzima, inhibiendo la actividad catalítica normal de ésta.

inhibidor selectivo de la recaptación de serotonina (ISRS) (selective serotonin reuptake inhibitor [SSRI]), fármaco antidepresivo que bloquea la recaptación de serotonina sin afectar a la recaptación de otras aminas biogénicas, como la noradrenalina o la dopamina. Las ventajas con respecto a los antidepresivos tricíclicos son sus menores efectos secundarios anticolinérgicos (sequedad de boca, visión borrosa, retención urinaria), y menores efectos secundarios antihistamínicos (sedación, ganancia de peso).

inhibidores de la aromatasa (aromatase inhibitors), una clase de fármacos que inhiben la actividad de la aromatasa, de forma que bloquean la producción de estrógenos. Se emplean en el tratamiento del cáncer de mama y la endometriosis.

inhibidores de la ciclooxigenasa-2 (COX-2) (COX-2 inhibitors, cyclooxygenase-2 inhibitors), grupo de AINE que actúan inhibiendo la actividad de la ciclooxigenasa-2. Tienen menos efectos secundarios GI que otros AINE.

inhibidores de la topoisomerasa (topoisomerasa inhibitors), clase de antineoplásicos que interfieren en la disposición del ADN en las células.

inhibidores de transcriptasa inversa no nucleósidos (nonnucleoside reverse transcriptase inhibitors [NNRTI]), clase de fármacos antirretrovirales que inhiben la replicación del VIH bloqueando la enzima transcriptasa inversa esencial para la replicación del virus.

inhibidores de transcriptasa inversa nucleósidos (nucleoside reverse transcriptase inhibitors [NRTI]), clase de fármacos antirretrovirales que imitan uno o más de los componentes del ADN o el ARN, interrumpiendo el proceso de replicación del virus. Los fármacos (análogos de nucleósidos) actúan incorporándose al ADN sintetizado por la enzima transcriptasa inversa del virus, que es esencial para la replicación viral. Ejemplos de análogos de nucleósidos son la zidovudina y la didanosina.

inhibina (inhibin), hormona del sistema reproductor que inhibe la actividad de la hormona foliculostimulante segregada por la hipófisis anterior.

iniciador (initiator), factor cocarcinogénico que origina una mutación genética generalmente irreversible en una célula normal provocando su crecimiento incontrolado. Algunos ejemplos son: radiación, aflatoxinas, uretano y nitrosaminas.

inicio (inception), origen o comienzo de algo.

inicio de la acción (onset of action), tiempo requerido después de la administración de un fármaco para observar una respuesta.

injerto[1] (inlay), **1.** material como hueso o piel que se coloca en un defecto tisular. **2.** (en odontología) restauración externa del diente que se corresponde con una cavidad preparada para cementar el interior del diente.

injerto[2] (graft), tejido u órgano que se toma de un determinado lugar o persona y que se introduce en otro tejido o persona, realizado para reparar un defecto estructural. El injerto puede ser temporal o permanente.

injerto autógeno (autogenous graft), injerto de la propia piel, trasplantado de un lugar a otro del mismo individuo.

injerto autólogo (autologous graft), traslado de un tejido de un lugar a otro del mismo cuerpo.

injerto avascular (avascular graft), injerto de tejido en el cual no hay infiltración de vasos sanguíneos.

injerto cartilaginoso (cartilage graft), trasplante de cartílago. Se utiliza para corregir defectos congénitos de la nariz y de las orejas en los niños y para el tratamiento de lesiones graves en adultos.

injerto corneal (corneal grafting), trasplante de tejido corneal de un ojo humano a otro, realizado para mejorar la visión tras cicatrices corneales o distorsión, o para extirpar una úlcera perforante.

injerto cutáneo (skin graft), porción de piel implantada para cubrir áreas en las cuales se ha perdido la piel debido a quemaduras o lesiones o a la extirpación quirúrgica de tejido enfermo. Para evitar el rechazo hístico de injertos permanentes se toma la piel del propio cuerpo del paciente o de un gemelo idéntico. Se puede utilizar la piel de otra persona o animal como cobertura temporal en áreas de extensas quemaduras, para reducir la pérdida de líquidos. La zona de donde se toma el injerto se llama donante; donde se coloca se denomina zona receptora. Se han utilizado varias técnicas, entre ellas el injerto de pinzamiento, de espesor parcial, de espesor completo, pediculado y en malla. El injerto satisfactorio, cualquiera que sea su tipo, está bien establecido en un plazo de 72 horas y cabe prever que se mantenga, a no ser que se produzca una infección grave o un traumatismo. Antes de la cirugía, tanto la zona donante como la receptora han de estar libres de infección y han de contar con una irigación adecuada. Después de la cirugía se han de evitar el estiramiento y el movimiento de la zona receptora. La manipulación de los vendajes y compresas se debe realizar con una rigurosa técnica estéril y puede ser conveniente el uso profiláctico de antibióticos para prevenir infecciones. Es esencial la nutrición apropiada, con una dieta de alto contenido proteico y calórico.

injerto cutáneo de espesor parcial (split thickness skin graft), trasplante de tejido que involucra la epidermis y una parte de la dermis. Este tipo de injerto es el método más comúnmente utilizado para cubrir heridas por quemadura abiertas.

injerto de cadáver (cadaver graft), traspaso de tejido procedente de un cadáver para corregir un defecto en un ser vivo.

injerto de derivación arterial coronaria (IDAC) (coronary artery bypass graft [CABG]), cirugía a corazón abierto en la que se injerta una prótesis o segmento de un vaso sanguíneo en una de las arterias coronarias, salvando una estenosis o una obstrucción vascular. La operación se realiza en la enfermedad arterial coronaria para mejorar el riego sanguíneo del músculo cardíaco y prevenir el dolor anginoso. Para múltiples áreas de bloqueo suelen realizarse injertos dobles o triples.

injerto de derivación axilofemoral (axillofemoral bypass graft), arteria sintética que se anastomosa quirúrgicamente a las arterias axilar y femoral común en caso de insuficiencia arterial periférica. El injerto deriva la sangre entre esas arterias, aumentando el flujo sanguíneo de las extremidades inferiores.

injerto de espesor total (full-thickness graft), trasplante de tejido que incluye todo el grosor de la piel y capas subcutáneas.

injerto de espiga (dowel graft), tapón cilíndrico de hueso utilizado para inmovilizar vértebras adyacentes en la fusión espinal anterior.

injerto de haz nervioso (nerve cable graft), injerto de múltiples fibras nerviosas libres, que se toman de cualquier parte del cuerpo para suplir la falta de grandes áreas de nervios principales del antebrazo.

injerto de malla (mesh graft), injerto cutáneo de espesor parcial o fragmentario que tiene múltiples ranuras cortadas en él. Las ranuras hacen posible estirar el injerto a varias veces su tamaño original para cubrir una gran área del receptor.

injerto de pinzamiento (pinch graft), injerto cutáneo pequeño, circular y profundo, de sólo unos milímetros de diámetro. Se corta de modo que el centro contiene piel íntegra, pero los bordes sólo contienen epidermis.

injerto dérmico (dermal graft), trasplante de cualquier tejido cutáneo vivo que contenga dermis y, por tanto, sea capaz de regenerar y segregar sudor y sebo, y de generar de nuevo el crecimiento del pelo.

injerto diferido (delayed graft), tipo de injerto cutáneo parcialmente elevado y reinsertado más tarde en el mismo lugar.

injerto directo (onlay graft), injerto óseo que se coloca directamente sobre el hueso receptor.

injerto fragmentario (chip graft), trasplante que consiste en pequeños trozos de cartílago o hueso que se incrustan en estructuras óseas defectuosas.

injerto homólogo (homologous graft), tejido extirpado a un donante para trasplantarlo a un receptor de la misma especie.

injerto libre (free graft), injerto retirado completamente de su localización original y colocado en un nuevo destino en una única intervención de una sola fase.

injerto mixto (composite graft), trasplante que involucra más de un tipo de tejido, como piel y cartílago. El término hace también referencia al injerto de un vaso artificial, una prótesis aórtica empleada para reemplazar la válvula aórtica ascendente.

injerto nervioso (nerve graft), trasplante de todo un nervio o parte de él. El procedimiento puede llevarse a cabo en casos en los que la ruptura en un nervio seccionado es demasiado grande para ser reparada sólo mediante sutura. El injerto proporciona una vía que facilita el nuevo crecimiento de los axones cortados a partir del muñón central del nervio dañado. El material donante puede consistir en heteroinjertos, homoinjertos o autoinjertos.

injerto no vascularizado (nonvascularized graft), injerto en el que no se mantiene la irrigación sanguínea del tejido injertado.

injerto óseo (bone graft), trasplante de una pieza ósea de una parte del cuerpo a otra para reparar un defecto esquelético.

injerto osteoarticular (osteoarticular graft), trasplante de tejido óseo que contiene una superficie articular.

injerto osteocondral (osteochondral graft), trasplante de tejido óseo que también contiene cartílago.

injerto osteoperiostal (osteoperiosteal graft), injerto óseo que incluye al periostio que recubre el hueso.

injerto porcino (porcine graft), heteroinjerto biológico temporal realizado a partir de la piel de cerdo.

injerto tendinoso (tendon graft), injerto libre de tendón utilizado para sustituir un segmento tendinoso dañado.

injerto vascularizado (vascularized graft), injerto en el que la irrigación del tejido injertado se mantiene, como sucede en los colgajos pediculados.

inmersión (immersion), colocación de un cuerpo o un objeto en agua u otro líquido, de forma que quede totalmente cubierto por el mismo.

inmiscible (immiscible), que no se puede mezclar, como el aceite con el agua.

inmovilización (immobilization), **1.** fijación de una parte corporal de modo que no pueda moverse durante la cirugía o después de reducir una fractura. **2.** inactividad prolongada de una persona, como el reposo en cama por una lesión neurológica (p. ej., en el coma, la paraplejía o la cuadriplejía).

inmovilización con férula[1] (splinting), proceso de inmovilización, anclaje o sujeción de una parte del cuerpo.

inmovilización con férula[2] (splinting), intervención de enfermería recogida en la Nursing Interventions Clasification (NIC). Se define como la estabilización, inmovilización y/o protección de una parte lesionada del cuerpo, con la ayuda de algún tipo de dispositivo de apoyo o sujeción.

inmune (immune), resistencia a la infección por un patógeno determinado.

inmunidad (immunity), **1.** (en derecho civil) exención de una tarea u obligación generalmente exigida por ley, como la exención de impuestos, de condenas por actos contrarios a la ley o protección frente a responsabilidad. **2.** calidad de no ser susceptible o no verse afectado por una determinada enfermedad o proceso.

inmunidad activa (active immunity), forma de inmunidad adquirida a largo plazo, que protege el cuerpo de una nueva infección, como resultado de la aparición de anticuerpos que se desarrollan de forma natural tras una infección previa o de forma artificial después de una vacunación.

inmunidad adquirida (acquired immunity), toda forma de inmunidad que no es innata y que se consigue a lo largo de la vida. Puede ser natural o artificial, y puede estar inducida de forma activa o pasiva. La inmunidad natural se logra por el desarrollo de anticuerpos que se generan tras un ataque por una enfermedad infecciosa o por la transmisión de anticuerpos de la madre al feto por la placenta o al niño por el calostro y la leche materna. La inmunidad artificial se logra por vacunación o por la inyección de inmunoglobulinas.

inmunidad celular (cellular immunity), mecanismo de inmunidad adquirida caracterizado por el papel predominante de los linfocitos T. La inmunidad celular está implicada en la defensa frente a enfermedades infecciosas causadas por virus y algunas bacterias, en reacciones de hipersensibilidad retardada, en determinados aspectos de la resistencia al cáncer, enfermedades autoinmunes, rechazo de injertos y ciertas alergias.

inmunidad colectiva (herd immunity), nivel de resistencia a una enfermedad que presenta una comunidad o una población.

inmunidad congénita (congenital immunity), inmunidad presente en el momento del nacimiento, que se adquiere por los anticuerpos de la madre que atraviesan la placenta.

inmunidad de especie (species immunity), forma de inmunidad natural compartida por todos los miembros de una especie.

inmunidad humoral (humoral immunity), forma de inmunidad mediada por anticuerpos circulantes (inmunoglobulinas IgA, IgG e IgM), que rodean a los antígenos y los marcan para su destrucción por los neutrófilos polimorfonucleares. Los anticuerpos circulantes se producen por las células plasmáticas del sistema reticuloendotelial. La interacción del anticuerpo con el antígeno también activa el sistema del complemento.

inmunidad individual (individual immunity), forma de inmunidad natural que no comparte la mayoría de los demás miembros de la misma especie o raza. Es probable que se deba a una infección que no se identificó cuando se produjo.

inmunidad local (local immunity), inmunidad de un órgano, tejido o lugar anatómico concreto mediada por anticuerpos o células linfoides localizados.

inmunidad materna (maternal immunity), inmunidad adquirida por el feto a través del paso de anticuerpos maternos por vía placentaria.

inmunidad mediada por células B (B cell-mediated immunity), capacidad para producir una respuesta inmunológica inducida por los linfocitos B. El contacto con un antígeno extraño estimula a las células B a diferenciarse en células plasmáticas y a liberar anticuerpos. Las células plasmáticas generan también células de memoria que proporcionan una respuesta rápida si encuentran de nuevo el mismo antígeno.

inmunidad natural (natural immunity), forma permanente y no específica, normalmente innata, de inmunidad para una determinada enfermedad.

inmunidad no adaptativa (nonadaptative immunity), respuesta inmunológica que persiste después de repetidas exposiciones al mismo antígeno.

inmunidad pasiva (passive immunity), forma de inmunidad adquirida que se consigue por medio de los anticuerpos transmitidos de forma natural al feto a través de la placenta, a través del calostro a un lactante o artificialmente mediante la inyección de antisuero para tratamiento o profilaxis. La inmunidad pasiva no es permanente.

inmunidad racial (racial immunity), forma de inmunidad natural compartida por la mayor parte de los miembros de una población relacionada genéticamente.

inmunización (immunization), **1.** proceso que incrementa la reacción de un organismo a un antígeno, lo que mejora la capacidad de dicho organismo a resistir o superar una infección. **2.** técnica utilizada para inducir una respuesta inmunitaria a una enfermedad específica en el ser humano mediante la exposición a la persona ante un antígeno para incrementar los anticuerpos frente a ese antígeno.

inmunoablativo (immunoablative), inmunosupresor con eliminación y destrucción de una población celular, como en el paso ablativo que precede a un trasplante de médula ósea.

inmunoabsorbente (immunoabsorbent), gel u otra sustancia inerte utilizada para absorber anticuerpos a partir de una solución o para purificarlos.

inmunoabsorción (immunoabsorption), **1.** eliminación de un grupo de anticuerpos específico por medio de antígenos. **2.** eliminación de un antígeno mediante interacción con anticuerpos específicos.

inmunoadsorbente (immunoadsorbent), preparación insoluble de antígenos o anticuerpos utilizada para fijar anticuerpos o antígenos homólogos y retirarlos de una mezcla de sustancias.

inmunoanálisis (immunoassay), análisis de unión competitiva en el que la proteína que se fija es un anticuerpo.

inmunocompetencia (immunocompetence), capacidad de un sistema inmunitario para movilizar y desplegar sus anticuerpos y otros tipos de respuesta tras la estimulación por un antígeno.

inmunocomplejo (immunocomplex), complejo multimolecular producto de la unión de un anticuerpo a su antígeno específico. El complejo puede activar el complemento y originar enfermedades como artritis, vasculitis, enfermedad sérica y glomerulonefritis.

inmunodeficiencia secundaria (secondary immunodeficiency), pérdida de inmunidad causada por un proceso patológico o efecto tóxico de una medicación, en lugar de fallo o defecto en los linfocitos T o B.

inmunodeficiencia variable común (IVC) (common variable immunodeficiency [CVID]), grupo heterogéneo de trastornos caracterizados por hipogammaglobulinemia, disminución de la producción de anticuerpos en respuesta a la exposición al antígeno e infecciones piógenas recurrentes, frecuentemente asociados con enfermedades hematológicas y autoinmunes. La mayoría de los pacientes tienen cifras normales de células B circulantes que pueden detectar antígenos y proliferar, pero carecen de células plasmáticas y pueden asociar un defecto intrínseco de la diferenciación de las células B.

inmunodeficiente (immunodeficient), relativo a un trastorno del sistema inmune, en el que la inmunidad humoral o celular es insuficiente y está disminuida la resistencia a la infección.

inmunodeprimido (immunocompromised), relativo a una situación o sujeto caracterizados porque la respuesta inmunitaria está debilitada por una enfermedad o por un fármaco inmunosupresor.

inmunodiagnóstico (immunodiagnostic), relativo o perteneciente a un diagnóstico basado en una reacción antígeno-anticuerpo.

inmunodifusión (immunodiffusion), técnica para identificación y cuantificación de cualquiera de las inmunoglobulinas. Se basa en la presencia de un precipitado visible, resultado de la combinación antígeno-anticuerpo en determinadas circunstancias. La difusión doble en gel es una técnica que permite identificar anticuerpos en muestras mezcladas. La difusión en gel es una técnica que implica la evaluación de la reacción de precipitinas en un gel transparente. La inmunoelectrodifusión es una difusión en gel a la que se aplica un campo eléctrico que acelera la reacción.

inmunoelectroadsorción (immunoelectroadsorption), técnica de análisis de anticuerpos en la cual los antígenos están adsorbidos sobre un portabobjetos de vidrio revestido de metal con una corriente eléctrica. Entonces se aplica al portaobjetos el suero que contiene los anticuerpos.

inmunoelectroforesis (immunoelectrophoresis), técnica que combina la electroforesis y la inmunodifusión para separar e identificar proteínas complejas. Las proteínas del suero analizado se extienden en agar y se separan mediante electroforesis. A continuación, se realizan pocillos u orificios en el agar, y se colocan en ellos fragmentos de anticuerpo, que se dejan difundir hacia las proteínas separadas. Cuando se produce una reacción antígeno-anticuerpo, se formará una precipitina visible en una serie de arcos en el agar.

inmunoestimulante (immunostimulant), agente que induce una respuesta inmunológica en la zona de inyección. Se trata de una respuesta que en ocasiones puede ser beneficiosa en el tratamiento del cáncer y de otras enfermedades.

inmunofenotipia linfocítica (lymphocyte immunophenotyping), prueba en sangre que se usa para detectar la disminución progresiva de linfocitos T CD4, que se asocia con un incremento de las complicaciones del SIDA. También indica si un paciente afectado de SIDA tiene un alto riesgo de padecer infecciones oportunistas.

inmunoferritina (immunoferritin), anticuerpo marcado con ferritina que se utiliza para identificar antígenos específicos mediante microscopia electrónica.

inmunofijación (immunofixation), proceso por el cual los antígenos de una mezcla de proteínas son separados en un gel electroforético e identificados mediante la aplicación de anticuerpos marcados.

inmunofluorescencia (immunofluorescence), técnica utilizada para identificar rápidamente un antígeno, exponiéndolo a anticuerpos conocidos, marcados con fluoresceína, y observando la característica reacción de precipitación antígeno-anticuerpo.

inmunogammaglobulina (immune gamma globulin), fármaco para inmunización pasiva procedente del plasma humano. Está indicado para la inmunización inmediata de corta duración frente a la varicela, poliomielitis, sarampión, hepatitis sérica postransfusional, hepatitis A y otros microorganismos patógenos a los que la persona se ha expuesto recientemente o puede exponerse y como tratamiento sustitutivo para los pacientes con agammaglobulinemia o hipogammaglobulinemia.,

inmunogenética (immunogenetics), rama de la medicina que se ocupa del papel de la genética en el trasplante de tejidos, así como de la respuesta inmunológica.

inmunógeno (immunogen), cualquier agente o sustancia capaz de provocar una respuesta inmunitaria o producir inmunidad.

inmunoglobulina (Ig) (immunoglobulin [Ig]), cualquiera de los cinco tipos de proteínas estructuralmente diferentes que actúan como anticuerpos, presentes en el suero y las secreciones externas del organismo. Las inmunoglobulinas se forman, en respuesta a antígenos específicos, en la médula ósea, el bazo y todos los tejidos linfoides menos el timo.

inmunoglobulina A (IgA) (immunoglobulin A [IgA]), una de las cinco clases de anticuerpos producidos por el organismo, y uno de los más prevalentes. Se encuentra en todas las secreciones del organismo, y es el principal anticuerpo de la mucosa de intestinos y bronquios, saliva y lágrimas. La IgA se combina con las proteínas de la mucosa y defiende las superficies corporales contra los microorganismos invasores y desencadena una reacción antígeno-anticuerpo.

inmunoglobulina anticitomegalovirus (cytomegalovirus immune globuline), inmunoglobulina purificada derivada de mezcla de plasma humano adulto seleccionado por sus elevados títulos de anticuerpos contra citomegalovirus. Se administra por vía intravenosa para el tratamiento y la profilaxis de la infección por citomegalovirus en receptores de trasplantes.

inmunoglobulina antipertussis (pertussis immune globulin), inmunización pasiva inmediata pero de corta duración frente a la tos ferina.

inmunoglobulina antirrábica (rabies immune globulin), solución de inmunoglobulina antirrábica. Se utiliza, junto con la vacuna obtenida del cultivo de células diploides humanas, como protección frente a la rabia en personas en las que se sospecha que hayan podido estar expuestas al virus.

inmunoglobulina antitetánica (IgAT) (tetanus immune globulin [TIG]), solución inyectable preparada a partir de los anticuerpos de un humano infectado. Es eficaz y mucho más segura que la antitoxina tetánica. Se prescribe para la inmunización a corto plazo contra el tétanos después de una posible exposición al organismo, y en el tratamiento del tétanos.

inmunoglobulina contra el virus sincitial respiratorio (VSR-IG) (respiratory syncytial virus immune globulin [RSV-IG]), preparación de IgG a partir de lotes de plasma humano adulto, seleccionados por sus elevados títulos de anticuerpos contra el virus sincitial respiratorio. Se emplea en inmunización pasiva de lactantes y niños de menos de 24 meses de edad.

inmunoglobulina contra la tos ferina (pertussis immune globulin), agente inmunizante pasivo prescrito para conseguir la inmunización inmediata pero de corta duración frente a la tos ferina.

inmunoglobulina D (IgD) (immunoglobulin D [IgD]), una de las cinco clases de anticuerpos producidos por el organismo. Se encuentra en pequeñas cantidades en el suero. Aunque no se conoce su función específica, su cantidad aumenta en las reacciones alérgicas a la leche, insulina, penicilina y diversas toxinas.

inmunoglobulina de la hepatitis B (IGHB) (hepatitis B immune globulin [HBIG]), sustancia inmunizante pasiva que se utiliza como profilaxis postexposición frente a la infección por el VHB.

inmunoglobulina de la varicela zóster (IGVZ) (varicella-zoster immune globulin [VZIG]), inmunoglobulina que se obtiene de personas no infectadas con títulos elevados de anticuerpos antivaricela zóster. Se puede administrar a las personas expuestas a la varicela para modificar los síntomas de la infección.

inmunoglobulina E (IgE) (immunoglobulin E [IgE]), una de las cinco clases de anticuerpos producidos por el organismo. Se concentra en pulmones, piel y células de las mucosas. Proporciona la defensa primaria contra los antígenos del entorno y se piensa que actúa en correspondencia con la inmunoglobulina A. Reacciona con determinados antígenos y libera determinados mediadores químicos que producen las reacciones de hipersensibilidad anafiláctica caracterizadas por enrojecimiento y habones en la piel.

inmunoglobulina específica (specific immunoglobulin), preparado especial obtenido a partir de sangre humana seleccionada previamente por su elevada cantidad de anticuerpos frente a un patógeno específico.

inmunoglobulina G (IgG) (immunoglobulin G [IgG]), una de las cinco clases de anticuerpos producidos por el organismo. Se sintetiza en respuesta a la invasión de bacterias, hongos y virus. La inmunoglobulina G atraviesa la placenta y protege al feto contra los antígenos eritrocitarios y antígenos leucocitarios.

inmunoglobulina linfocitaria (anti-timocito) (lymphocite immune globulin [antithymocyte]), fármaco inmunosupresor utilizado para prevenir el rechazo de los órganos trasplantados y para el tratamiento de la anemia aplásica.

inmunoglobulina M (IgM) (immunoglobulin M [IgM]), una de las cinco clases de anticuerpos producidos por el organismo, y la de mayor estructura molecular. Es la primera proteína que sintetiza el organismo cuando se ve expuesto a antígenos, y se encuentra en los líquidos circulantes. La IgM desencadena el aumento de producción de IgG y la fijación del complemento necesario para una respuesta inmune efectiva. Es el anticuerpo dominante en las incompatibilidades ABO.

inmunoglobulina Rh_0(D) (Rh_0[D] immunoglobulin), agente de inmunización pasiva. Se prescribe para prevenir la sensibilización por Rh después de un aborto, embarazo ectópico o parto normal de una madre Rh negativa, a partir de un lactante o feto Rh positivo.

inmunoglobulina vacunal (vaccinia immune globulin), gammaglobulina hiperinmune desarrollada para el tratamiento de las reacciones cutáneas a la inmunización contra la enfermedad vacunal.

inmunoglobulina zóster (ZIG) (zoster immune globulin [ZIG]), agente inmunizante pasivo, habitualmente en uso experimental limitado, para evitar o atenuar la infección por el virus del herpes zóster en individuos inmunosuprimidos con grave riesgo de infección por este virus.

inmunohematología (immunohematology), estudio de las reacciones antígeno-anticuerpo y de sus efectos sobre la sangre.

inmunoincompetencia (immunoincompetence), incapacidad para desarrollar una reacción inmunitaria.

inmunología (immunology), estudio de la reacción de los tejidos del sistema inmunitario del organismo a la estimulación antigénica.

inmunólogo (immunologist), especialista en inmunología.

inmunomodulador (immunomodulator), sustancia que actúa alterando la respuesta inmunitaria mediante el aumento o la reducción de la capacidad del sistema inmunitario para producir anticuerpos séricos o células sensibles que sean capaces de reconocer y reaccionar con el antígeno. Entre las sustancias inmunomoduladoras se encuentran corticoides, agentes citotóxicos, timosina e inmunoglobulinas.

inmunopatología (immunopathology), **1.** estudio de los procesos patológicos que tienen una causa inmunológica. **2.** lesión de tejidos y células inducida por anticuerpos u otros productos de una respuesta inmunológica.

I

inmunoperlas (immunobead), esfera diminuta de plástico inerte revestida con antígenos o anticuerpo, usada en los inmunoanálisis, por ejemplo, para separar las células B de las células T.

inmunopotencia (immunopotency), capacidad de un antígeno para desencadenar una respuesta inmunitaria.

inmunopotenciación (immunoenhancement), aumento de la reactividad inmunológica mediante inmunización u otros medios.

inmunoprecipitación (immunoprecipitation), procedimiento utilizado para aislar moléculas diana con las cuales reaccionan los anticuerpos.

inmunoprofilaxis (immunoprophylaxis), introducción de inmunización activa mediante vacunas o de inmunización pasiva mediante antisueros.

inmunoquímica (immunochemistry), estudio de las propiedades químicas de antígenos y anticuerpos, complemento y receptores de células T.

inmunoquimioterapia (immunochemotherapy), combinación de bioterapia y quimioterapia.

inmunorreactante (immunoreactant), sustancia que participa en una respuesta inmunitaria; antígeno o anticuerpo.

inmunorregulación (immunoregulation), control de las funciones de respuesta inmunológica, como en el caso de la manipulación de los circuitos de linfocitos T supresores y antisupresores.

inmunoselección (immunoselection), supervivencia de determinadas células gracias a la ausencia de antígenos de superficie, que de otra forma los harían vulnerables al ataque y la destrucción por parte de los anticuerpos.

inmunosorbente (immunosorbent), sustancia que contiene antígenos ligados a ella, utilizados para separar los anticuerpos homólogos de una solución.

inmunosupresión (immunosuppression), **1.** administración de sustancias que alteran de forma significativa la capacidad del sistema inmunitario para responder a la estimulación antigénica, mediante la inhibición de la inmunidad humoral y celular. La inmunosupresión puede ser deliberada, como en la preparación del trasplante de médula ósea u otro tipo de trasplantes, para evitar el rechazo por parte del huésped de los tejidos del donante; o accidental, como resulta frecuentemente en el tratamiento del cáncer con quimioterapia. **2.** trastorno del sistema inmunitario caracterizado por una marcada inhibición de respuesta ante un estímulo antigénico.

inmunosupresión inespecífica (nonspecific immunosuppression), tratamiento, que incluye el uso de fármacos inmunosupresores y altas dosis de radiación, que amortigua o suprime la respuesta del sistema inmunitario a todos los antígenos.

inmunosupresor (immunosuppressive), **1.** perteneciente o relativo a una sustancia o técnica que disminuye o impide la respuesta inmunitaria. **2.** agente inmunosupresor, como los fármacos inmunosupresores utilizados para evitar el rechazo de homoinjertos.

inmunoterapia (immunotherapy), aplicación de los conocimientos en inmunología y sus técnicas especializadas para la prevención y el tratamiento de las enfermedades. Como ejemplos se cuentan la administración de dosis crecientes de alergenos en el tratamiento de las alergias, el uso de tratamientos inmunoestimulantes e inmunosupresores, la transferencia de células y tejidos inmunocompetentes de una persona a otra y el uso de interferón por sus propiedades antivirales y antitumorales.

inmunoterapia con veneno (venom immunotherapy), reducción de la sensibilidad a un veneno específico mediante la administración periódica de cantidades progresivamente mayores de ese mismo veneno.

inmunoterapia específica activa (active specific immunotherapy), tratamiento que trata de estimular las respuestas antitumorales específicas mediante el uso de antígenos asociados al tumor como agentes inmunizantes.

inmunotoxina (IT) (immunotoxin [IT]), toxina animal o vegetal que se fija a un anticuerpo monoclonal, que se utiliza para destruir una determinada célula diana.

inmunotransferencia (immunoblotting), método para identificar antígenos. Se deja que los antígenos se adhieran a hojas de celulosa, y se identifican mediante tinción con anticuerpos marcados. El método se emplea también para detectar proteínas monoclonales.

innato (inborn), que se adquiere u ocurre durante la vida intrauterina, ya sean características hereditarias o anomalías transmitidas genéticamente.

innato (innate), **1.** que existe en una persona desde que nace; heredado; congénito. **2.** característica natural y esencial de alguien o algo; inherente.

innominado (innominate), sin nombre, no nombrado. El término se aplica tradicionalmente a determinadas estructuras anatómicas que se identifican a menudo por su nombre descriptivo, como el hueso de la cadera.

inocente (innocent), benigno, inocuo o funcional; sin malignidad; como un soplo cardíaco inocente.

inoculación (inoculation), (término médico) introducción de una sustancia (inóculo) en el cuerpo para producir o aumentar su inmunidad ante una enfermedad o proceso asociado a dicha sustancia.

inoculación de estrés (stress inoculation), procedimiento útil para ayudar a los pacientes a controlar la ansiedad supliendo con declaraciones de actuación positivas las declaraciones que provocan ansiedad.

inóculo (inoculum), sustancia que se introduce en el organismo para producir o aumentar su inmunidad frente a determinada enfermedad o proceso. Puede ser una toxina, un virus o una bacteria, muertos o atenuados, o un suero inmune.

inocuo (innocuous), relativo a la utilización de una sustancia o procedimiento que no provocaría efectos nocivos.

inoperable (inoperable), relativo a un trastorno médico que no mejoraría con una intervención quirúrgica o para el cual el riesgo es superior a los beneficios.

inorgánico (inorganic), (en química) perteneciente a un compuesto químico que no se basa fundamentalmente ni deriva de hidrocarbonos.

inoscopia (inoscopy), diagnóstico de una enfermedad mediante digestión artificial y estudio de las fibras o material fibrinoso del esputo, sangre, derrames, etc.

inosina (inosine), nucleótido derivado de tejidos animales, especialmente el intestino. Ha sido utilizado en el tratamiento de cardiopatías, y se encuentra ahora bajo investigación para su aplicación en el tratamiento del cáncer y de las enfermedades virales.

inosiplex (inosiplex), forma de inosina que actúa como estimulador del sistema inmune. Actualmente se está investigando para su uso en el tratamiento del cáncer, de las infecciones por herpesvirus y rinovirus, y en la recuperación de la capacidad inmunológica en enfermos del síndrome de inmunodeficiencia adquirida (SIDA).

inositol (inositol), isómero de la glucosa, muy abundante en las células vegetales y animales. Aunque el inositol no tiene aplicación terapéutica en la actualidad, es un constituyente celular esencial.

inotrópico, inotropo (inotropic), perteneciente a la fuerza o energía de las contracciones musculares, especialmente las del músculo cardíaco.

INR (INR), siglas de índice normalizado internacional *(International Normalized Ratio)*.

insaciable (insatiable), relativo a un apetito por alimentos o por otras necesidades que no puede satisfacerse.

insaturado (unsaturated), **1.** característico de una solución que es capaz de disolver más de un soluto; no saturado. **2.** dícese del compuesto orgánico en el que dos o más átomos de carbono están unidos por enlaces de doble o triple valencia, como los ácidos grasos insaturados.

insecticida (insecticide), agente químico que mata insectos.

inseminación (insemination, semination), introducción de semen en el canal uterino. Puede hacerse mediante un proceso artificial, sin relación con un acto sexual.

inseminación artificial (artificial insemination [AI]), introducción de semen dentro de la vagina o del útero a través de medios o de instrumentos mecánicos, en lugar de hacerlo mediante el contacto sexual. Este procedimiento se planifica para que coincida con el momento esperado de la ovulación, de modo que pueda producirse la fertilización.

inseminación artificial de donante (IAD) (artificial insemination-donor [AID]), inseminación artificial en la que la muestra de semen procede de un donante anónimo. Este procedimiento se utiliza fundamentalmente en los casos en los que el marido es estéril.

inseminación artificial del marido (IAM) (artificial insemination-husband [AIH]), inseminación artificial en la que la muestra de semen procede del marido. Este procedimiento se utiliza fundamentalmente en casos de impotencia, bajo recuento espermático, trastorno vaginal o cuando el marido no es capaz de tener relaciones sexuales como consecuencia de determinada incapacidad física.

inseminación intrafolicular (IFI) (intrafollicular insemination [IFI]), método de reproducción asistida en la que los espermatozoides se inyectan en un folículo.

inseminación intraperitoneal (intraperitoneal insemination), método de reproducción asistida en el que el semen se inyecta en la cavidad peritoneal.

inseminación intraperitoneal directa (IIPD) (direct intraperitoneal insemination [DIPI]), técnica de reproducción asistida en la que el semen se inyecta en la bolsa de Douglas.

inseminación intratubárica (ITI) (intratubaric insemination [ITI]), método de reproducción asistida en el que el semen lavado se inyecta en la trompa de Falopio.

inseminación intrauterina (IUI) (intrauterine insemination [IUI]), inseminación artificial en la que el esperma lavado de forma especial se inyecta a través del cuello uterino directamente en el útero.

inseminación subzonal (subzonal insemination [SUZI), antigua técnica de micromanipulación utilizada en casos de infertilidad de factor masculino, en la que los espermatozoides se insertan en el espacio perivitelino, tras la escisión de la zona pelúcida por medios mecánicos o químicos.

insenescencia (insenescence), **1.** proceso de envejecimiento. **2.** estado de ser cronológicamente viejo, pero reteniendo la vitalidad de una persona con una edad biológica inferior.

insensible (insensible), **1.** relativo a una persona que está inconsciente por cualquier causa. **2.** relativo a una persona desprovista de percepciones sensitivas normales.

inserción (insertion), (en anatomía) lugar de fijación, como la de un músculo en el hueso que mueve.

inserción de pensamiento (thought insertion), creencia de algunos enfermos mentales de que los pensamientos de las demás personas pueden insertarse en sus propias mentes.

inserción de radio (radium insertion), introducción de radio (Ra) metálico en una región corporal, como el útero o el cuello, para el tratamiento del cáncer.

inserción intravenosa (i.v.) (intravenous [IV] insertion), intervención de enfermería recogida en la Nursing Interventions Classification (NIC). Se define como la inserción de una aguja en una vena periférica con el fin de administrar líquidos, sangre o medicaciones.

inserción y estabilización de la vía aérea (airway insertion and stabilization), intervención de enfermería recogida en la Nursing Interventions Classification (NIC) definida como la inserción o la ayuda en la inserción y estabilización de una vía aérea artificial.

insidioso (insidious), perteneciente, relativo o descriptivo de un desarrollo gradual, sutil o imperceptible.

insight (insight), **1.** capacidad para comprender la naturaleza real de una situación o de descubrir una verdad subyacente. **2.** situación de descubrir o comprender una verdad subyacente, fundamentalmente a través de la intuición. **3.** (en psicología) tipo de autoconocimiento que engloba el conocimiento intelectual y emocional de la naturaleza inconsciente, el origen y los mecanismos de la actitud de uno, los sentimientos y la conducta.

insípido (insipid), relativo a algo insulso, que no tiene sabor o viveza.

insolación (sunstroke), estado patológico provocado por la exposición exagerada al sol y caracterizado por fiebre elevada y alteración del nivel de consciencia.

insoluble (insoluble), incapaz de disolverse normalmente en un determinado solvente, como una sustancia insoluble en agua.

insomne (insomniac), persona que padece insomnio.

insomnio terminal (terminal insomnia), perturbación crónica del sueño que ocurre al final de un período de sueño. Puede ser indicativa de un trastorno depresivo subyacente y se trata con un antidepresivo.

insomnio¹ (insomnia), incapacidad crónica para dormir o permanecer dormido durante la noche; el acto de despertarse, de no dormirse.

insomnio² (insomnia), diagnóstico de enfermería aceptado por la Fourth National Conference on Nursing Diagnoses (revisada en 2007). Se define como una alteración de la cantidad y calidad del sueño que deteriora el funcionamiento.

inspiración (inspiration), acto de tomar aire en los pulmones. El principal músculo de la respiración es el diafragma, cuya contracción genera una presión negativa en el tórax y hace que los pulmones se expandan y entre el aire en ellos.

inspiración de esperanza (hope inspiration), intervención de enfermería recogida en la Nursing Interventions Classification (NIC). Se define como el aumento de la creencia de la capacidad propia para iniciar y mantener acciones.

inspiración forzada (forcible inspiration), respiración asistida por un ventilador mecánico que fuerza la entrada de aire en los pulmones durante la inspiración, pero permite al paciente realizar la espiración pasivamente.

inspiración mantenida (inspiratory hold), cualquiera de los dos tipos de modificaciones inspiratorias producidas por respiración con presión positiva intermitente: 1) presión mantenida: se inspira hasta alcanzar una presión determinada y se mantiene durante un período de tiempo, o 2) volumen mantenido: se inspira un volumen predeterminado de aire y se mantiene durante un cierto período de tiempo.

inspiración profunda periódica (periodic deep inspiration), (en fisioterapia respiratoria) inspiración profunda forzada periódica que puede ser 1,5 veces el volumen ventilatorio normal, realizada para prevenir la aparición de atelectasia.

inspirómetro (inspirometer), aparato utilizado para medir el volumen, la fuerza y la frecuencia de las inspiraciones de un paciente.

instilación (instillation), **1.** técnica por la que un líquido se introduce lentamente en una cavidad o conducto orgánico, dejándolo estar allí un determinado tiempo antes de drenarlo o retirarlo. **2.** solución introducida lentamente en una cavidad.

instilación de gotas óticas (eardrop instillation), instilación de una solución medicamentosa en el conducto auditivo externo del oído. Se pide al paciente que gire la cabeza hacia un lado, de forma que el oído a tratar se sitúe hacia arriba. Las gotas de medicación se dirigen hacia la pared interna del conducto. A continuación se presiona el trago sobre el conducto auditivo para asegurar que las gotas permanecen en su interior.

instilación nasal de medicamentos (nasal instillation of medication), instilación de una solución medicamentosa en los orificios nasales mediante un cuentagotas o un atomizador, con un envase de paredes deformables. El paciente debe mantener cerrado uno de los orificios nasales mientras aplica el nebulizador en el orificio nasal contrario. Los atomizadores nasales se administran con el paciente en posición sentada.

instilación vaginal de fármacos (vaginal instillation of medication), aplicación de cremas, supositorios o gel en la vagina, generalmente para tratar una infección local de la vagina o del cuello uterino.

instinto (instinct), necesidad psicológica innata, como los instintos vitales de hambre, sed o el instinto sexual, o los instintos mortales destructivos y agresivos.

instinto de rebaño (herd instinct), necesidad básica de los animales sociales, incluidos los seres humanos, de la compañía de seres iguales y tendencia a establecer una compatibilidad con los modelos de conducta de los demás integrantes del grupo.

instinto mortal (death instinct), conducta instintiva que tiende a la autodestrucción.

instrucciones previas (advance directive), declaración previa hecha por una persona sobre su preferencia en el tipo de tratamiento que desea en caso de quedar imposibilitado para comunicar sus deseos en el futuro.

instructor del parto (labor coach), persona que ayuda a la mujer en el trabajo de parto y expulsión atendiendo sus necesidades emocionales, instándola a utilizar adecuadamente los patrones de respiración, técnicas de concentración, posiciones corporales y técnicas de masaje, que se integran en el programa de preparación psicofísica al parto. La misión del instructor del parto es disminuir o eliminar el uso de analgesia o anestesia.

instrumentación (instrumentation), uso de instrumentos para diagnóstico y tratamiento.

instrumentación de Dwyer (Dwyer instrumentation), método de corrección de la curvatura espinal asociada a la escoliosis, en el que se utiliza un cable que se inserta para ayudar a mantener la curvatura corregida mientras se consolida la fusión. El cable no suele retirarse a no ser que exista indicación postoperatoria de desplazamiento o un patrón de síntomas asociados. La instrumentación por cable de Dwyer implica la intervención quirúrgica a través de la cavidad pulmonar y la caja torácica e implica un riesgo relativamente mayor que el abordaje posterior. Con frecuencia es inadecuada para corregir la curvatura espinal afectada y a menudo va seguida, varias semanas después, de una fusión espinal posterior.

instrumento (instrument), herramienta o dispositivo quirúrgico diseñado para realizar una determinada función, como cortar, disecar, agarrar, sujetar, separar o suturar.

instrumento de investigación (research instrument), dispositivo analítico para medir un fenómeno determinado, como una prueba con lápiz y papel, un cuestionario, una entrevista, un instrumento de investigación o una serie de normas a cumplir.

instrumento estereotáxico (stereotaxic instrument), aparato que se ajusta a la cabeza y ayuda a localizar estructuras del cerebro por medio de coordenadas.

insuficiencia (insufficiency), incapacidad para realizar adecuadamente una función necesaria.

insuficiencia aórtica (aortic insufficiency), el flujo sanguíneo aórtico vuelve al ventrículo izquierdo durante la diástole, debido a la incapacidad de la válvula aórtica para cerrarse por completo.

insuficiencia arterial (arterial insufficiency), flujo sanguíneo insuficiente a través de las arterias, producido por placas ateroscleróticas o émbolos oclusivos, lesiones o enfermedades o debilidad congénita de los vasos, fístulas arteriovenosas, aneurismas, estados de hipercoagulabilidad o por el consumo excesivo de tabaco.

insuficiencia arterial de las extremidades inferiores (arterial insufficiency of lower extremities), trastorno caracterizado por endurecimiento, engrosamiento y pérdida de elasticidad de la pared de las arterias periféricas que origina una disminución de la circulación, de la sensibilidad y de la función del miembro. Entre los síntomas se incluyen dolor punzante en forma de calambres, que puede aparecer durante el ejercicio o durante el reposo nocturno, acorchamiento, cambios cutáneos que van desde la palidez hasta la ulceración, engrosamiento de las uñas de los dedos de los pies y caída del vello de las piernas. Pueden estar disminuidos o ausentes los pulsos pedio, poplíteo y tibial posterior.

insuficiencia cardíaca (heart failure), trastorno en el que el corazón no puede bombear suficiente sangre para cubrir las demandas metabólicas de los tejidos corporales. Muchos de los síntomas asociados a la insuficiencia cardíaca se deben a la disfunción de otros órganos diferentes del corazón, especialmente los pulmones, los riñones y el hígado. La disfunción ventricular suele ser el trastorno básico en la ICC; a menudo activa mecanismos compensadores que conservan el gasto cardíaco pero producen síntomas y signos como la disnea, la ortopnea, los crepitantes y el edema. Los clínicos suelen dividir la insuficiencia cardíaca asociada en izquierda o derecha.

insuficiencia cardíaca (cardiac insufficiency), incapacidad del corazón para bombear eficazmente.

insuficiencia cardíaca compensada (compensated heart failure), trastorno en el que la insuficiencia cardíaca se compensa mediante mecanismos como el aumento de la estimulación simpática adrenérgica del corazón, la retención de líquidos con aumento del retorno venoso, el aumento del volumen diastólico ventricular final y aumento de la longitud de las fibras miocárdicas e hipertrofia ventricular.

insuficiencia cardíaca congestiva (ICC) (congestive heart failure [CHF]), trastorno que refleja la incapacidad del corazón para impulsar la sangre convenientemente. Entre las causas se incluyen IM, cardiopatía isquémica y miocardiopatía. El fracaso de los ventrículos para impulsar la sangre con eficacia se manifiesta como sobrecarga de volumen, dilatación ventricular y elevación de la presión intracardíaca. El incremento de presión en el lado izquierdo del corazón es causa de congestión pulmonar. El incremento de presión en el lado derecho provoca congestión venosa sistémica y edema periférico.

insuficiencia cardíaca derecha (right-heart failure), trastorno cardíaco caracterizado por la insuficiencia del lado derecho del corazón y por la congestión y elevación de la tensión en las venas y capilares sistémicos. Habitualmente, la insuficiencia cardíaca derecha está relacionada con una insuficiencia cardíaca izquierda. El infarto ventricular derecho, la estenosis pulmonar y la hipertensión pulmonar son causas que pueden provocar insuficiencia cardíaca derecha.

insuficiencia cardíaca izquierda (left-heart failure), trastorno cardíaco caracterizado por la afectación del lado izquierdo del corazón, y por la elevación de la presión y congestión de las venas y capilares pulmonares. La insuficiencia cardíaca izquierda suele estar relacionada con la insuficiencia cardíaca derecha, pues ambos lados del corazón forman parte de un circuito, y la alteración de un lado puede afectar con el tiempo al otro. Está causada muy comúnmente por arteriopatía coronaria, hipertensión o estenosis aórtica.

insuficiencia circulatoria (circulatory failure), incapacidad del sistema cardiovascular para hacer llegar a las células del organismo un volumen de sangre adecuado para satisfacer las demandas metabólicas de éstas.

insuficiencia circulatoria aguda (acute circulatory failure), descenso brusco del gasto cardíaco como consecuencia de causas cardíacas o extracardíacas, que lleva a hipoxia tisular. Si no se controla inmediatamente, la situación suele progresar al estado de shock.

insuficiencia glandular secundaria (secondary glandular failure), deficiencia de una hormona segregada por una glándula particular o atrofia glandular causada por la ausencia de un estímulo procedente de otra glándula, como en el caso de un trastorno hipofisario con resultado de hipogonadismo.

insuficiencia hepática (liver failure, hepatic insufficiency), cuadro en el que el hígado es incapaz de llevar a cabo correctamente su función o es incapaz de satisfacer las demandas metabólicas. Entre los síntomas comunes de este trastorno están la fatiga, la anorexia y la debilidad; la ictericia indica una obstrucción biliar, mientras que la fiebre suele acompañar a las hepatitis víricas o alcohólicas.

insuficiencia medular (bone marrow failure), insuficiencia de la función hematopoyética de la médula ósea.

insuficiencia miocárdica (myocardial insufficiency), funcionamiento insuficiente del músculo cardíaco.

insuficiencia mitral (mitral regurgitation), lesión de la válvula mitral que permite el flujo retrógrado desde el ventrículo izquierdo hacia la aurícula izquierda durante la sístole. El proceso se puede producir por anomalías valvulares congénitas, fiebre reumática, prolapso de la válvula mitral, fibroelastosis endocárdica, dilatación del ventrículo izquierdo por anemia grave, miocarditis o miocardiopatía. Los síntomas son disnea, fatiga, intolerancia al ejercicio y palpitaciones cardíacas. En su evolución se puede llegar a la ICC.

insuficiencia pancreática (pancreatic insufficiency), trastorno caracterizado por la producción y secreción inadecuadas de hormonas o enzimas pancreáticas, que habitualmente aparece de forma secundaria a procesos patológicos destructivos del tejido pancreático. Con frecuencia aparecen malabsorción de los nutrientes, anorexia, dolor abdominal superior o epigástrico mal localizado, malestar y pérdida llamativa de peso. La pancreatitis inducida por el alcohol es la causa más común de este trastorno.

insuficiencia placentaria (placental insufficiency), complicación del embarazo que se manifiesta clínicamente por retraso en la velocidad de crecimiento fetal y uterino. Algunas de las anomalías que pueden desencadenar insuficiencia placentaria son la implantación anómala de la placenta, el embarazo múltiple, las inserciones anómalas del cordón umbilical o las anomalías del propio cordón, así como las anomalías de las membranas placentarias.

insuficiencia pulmonar (pulmonary insufficiency), incapacidad de la válvula pulmonar para cerrar adecuadamente.

insuficiencia renal (renal failure, renal insufficiency), incapacidad parcial o total de los riñones para excretar los productos de desecho, concentrar la orina y conservar los electrólitos. El trastorno puede ser agudo o crónico. La insuficiencia renal aguda se caracteriza por oliguria y por la rápida acumulación de productos del metabolismo nitrogenado en la sangre (azoemia). Aparece en las hemorragias, traumatismos, quemaduras, lesiones tóxicas del riñón, pielonefritis o glomerulonefritis agudas y en la obstrucción de las vías urinarias inferiores. La insuficiencia renal crónica se puede deber a muchas otras enfermedades. Entre los signos precoces se encuentran lentitud, fatiga y torpeza mental. Más adelante aparecen anuria, convulsiones, hemorragia GI, malnutrición y diversas neuropatías. La piel puede adquirir un tono amarillo o pardo. La insuficiencia cardíaca congestiva y la hipertensión son complicaciones frecuentes como consecuencia de la hipervolemia.

insuficiencia renal crónica (IRC) (chronic renal failure [CRF]), pérdida gradual de la función renal con insuficiencia renal de gravedad creciente, hasta llegar a la denominada fase de insuficiencia renal irreversible crónica o enfermedad renal en fase terminal.

insuficiencia renal mioglobinúrica (myoglobinuric renal failure), enfermedad renal en la cual coalescen grandes cantidades de mioglobina filtrada en los túbulos, obstruyendo el flujo en la nefrona y produciendo lesión de la célula epitelial.

insuficiencia renal posparto idiopática (idiopathic postpartum renal failure), insuficiencia renal que se inicia entre 1 día y varias semanas después del parto consecutiva a una gestación sin incidentes notables. Los síntomas son oliguria o anuria, que evolucionan a azoemia, con complicaciones de anemia hemolítica o coagulopatía.

insuficiencia respiratoria (respiratory failure), incapacidad de los sistemas cardiovascular y pulmonar para mantener un intercambio adecuado de oxígeno y anhídrido carbónico en los pulmones. La insuficiencia respiratoria puede ser hipoxémica o ventilatoria. La insuficiencia de oxigenación se caracteriza por hipoxemia refractaria y aparece en enfermedades que afectan a los alveolos o al tejido intersticial de los lóbulos pulmonares. La insuficiencia ventilatoria, caracterizada por el aumento de la presión parcial arterial de anhídrido carbónico, se produce en situaciones agudas en las que la retención de secreciones pulmonares provoca un aumento de la resistencia en las vías respiratorias y una disminución de la distensibilidad pulmonar. La insuficiencia respiratoria en enfermedades pulmonares crónicas preexistentes puede verse precipitada por factores de estrés adicionales, como los asociados a insuficiencia cardíaca, cirugía, anestesia, o infecciones de las vías respiratorias altas. El tratamiento de la insuficiencia respiratoria incluye aclaramiento de las vías respiratorias mediante succión; broncodilatadores; traqueostomía o aplicación de sonda endotraqueal con soporte ventilatorio; antibióticos para las infecciones que suelen estar presentes; anticoagulantes para las tromboembolias pulmonares, y reposición de electrólitos en los desequilibrios de volemia. En algunos casos puede administrarse oxígeno; en otros, el gas reduce el reflejo respiratorio al eliminar el estímulo que supone un nivel de oxígeno disminuido.

insuficiencia respiratoria aguda (IRA) (acute respiratory failure [ARF]), incapacidad brusca de los pulmones para mantener la función respiratoria normal. Su causa puede ser una obstrucción de las vías aéreas o el fracaso de los pulmones para intercambiar gases en los alveolos.

insuficiencia suprarrenal (adrenal insufficiency), enfermedad en la cual la glándula suprarrenal es incapaz de producir cantidades adecuadas de hormonas corticosuprarrenales.

insuficiencia tricuspídea (tricuspid insufficiency), cierre incompleto de la válvula tricúspide, lo que da lugar a regurgitación tricuspídea.

insuficiencia valvular (valvular regurgitation), retroceso del flujo circulatorio que aparece cuando el corazón se contrae pero las válvulas cardíacas no se cierran correctamente.

insuficiencia vascular (vascular insufficiency), flujo sanguíneo periférico insuficiente causado por la oclusión de vasos con placas ateroscleróticas, trombos o émbolos, por lesión, enfermedad o debilidad intrínseca de las paredes vasculares, por fístulas arteriovenosas o hipercoagulabilidad hematológica o por consumo excesivo de tabaco. Los signos de insuficiencia vascular son piel pálida, cianótica o moteada sobre el área afectada, tumefacción de una extremidad, ausencia o diseminación de la sensibilidad táctil, hormigueo, disminución de la sensibilidad térmica, dolor muscular, como claudicación intermitente en la pantorrilla y, en casos avanzados, atrofia de los músculos del miembro afectado. El tratamiento incluye una dieta pobre en grasas saturadas, ejercicio moderado, dormir en un colchón firme, evitar el consumo de tabaco, sentarse o permanecer de pie en una postura correcta, elevación de la extremidad afectada, uso de fármacos vasodilatadores y, en casos indicados, reparación de la fístula arteriovenosa o el aneurisma o cirugía de derivación.

insuficiencia velofaríngea (velopharyngeal insufficiency), anomalía causada por un defecto congénito en la estructura del esfínter velofaríngeo. El cierre de la cavidad oral por debajo de las vías nasales no es completo. Los alimentos pueden ser regurgitados a través de la nariz, y existe dificultad para hablar.

insuficiencia venosa (venous insufficiency), trastorno circulatorio caracterizado por una disminución del retorno de sangre venosa de las piernas al tronco. El primer signo de esta anomalía suele ser el edema. El tratamiento suele incluir elevación de las piernas, uso de medias elásticas y corrección del cuadro de base.

insuficiencia ventricular izquierda (left ventricular failure), insuficiencia cardíaca en la que el ventrículo izquierdo no tiene la suficiente fuerza de contracción para mantener un gasto cardíaco y perfusión periférica normales. La presión retrógrada de la sangre acumulada en el ventrículo izquierdo produce congestión y edema pulmonares. Sus signos son: disnea, ortopnea, crepitantes, palidez, sudación y vasoconstricción periférica. El corazón suele presentar un tamaño aumentado.

insuflación de aire en la tráquea (tracheal gas insufflation), insuflación continua de un gas a bajo flujo en la parte endotraqueal distal, que se cree es capaz de limpiar el espacio muerto anatómico y reducir de este modo la $PaCO_2$.

insuflador (insufflator), aparato utilizado para introducir aire o gas en una cavidad corporal.

insuflar (insufflate), soplar un gas o polvo al interior de un tubo, cavidad u órgano, con el fin de permitir su visualización, retirar una obstrucción o suministrar un medicamento.

insulina (insulin), **1.** hormona polipeptídica de origen natural segregada por las células beta de los islotes de Langerhans del páncreas como respuesta a unos niveles de glucemia elevados en sangre y a un estímulo del sistema nervioso parasimpático o de otro tipo. La hormona regula el metabolismo de la glucosa y controla los procesos necesarios para el metabolismo intermediario de las grasas, hidratos de carbono y proteínas. La insulina reduce los niveles de glucemia y favorece la entrada de glucosa al interior de las células musculares y de otros tejidos. Una secreción inadecuada de insulina aumenta la concentración sanguínea de glucosa y triglicéridos, produce cetonemia y los signos característicos de DM. **2.** preparación farmacológica de la hormona que se administra en el tratamiento de la DM. Los diferentes preparados disponibles varían en la rapidez, intensidad y duración de su acción. La insulina puede ser de acción rápida, intermedia o prolongada. La mayoría de las veces la insulina se administra por vía subcutánea en bombas de infusión y a dosis individualizadas, sin embargo, también se puede administrar por vía intravenosa.

insulina aspártica (aspart insulin), análogo de la insulina humana de acción rápida, creada mediante tecnología de ADN recombinante, en la que se ha introducido un residuo de aspartato en lugar de la prolina habitual en la posición 28 de la cadena B de insulina. Se administra por vía subcutánea para el tratamiento de la DM.

insulina de acción corta (short-acting insulin), preparación clara de insulina regular (cristalina-zinc) con un comienzo de acción rápido (en 15 a 30 minutos), que alcanza su pico de eficacia en 2 a 4 horas. La duración de su acción es de 6 a 8 horas.

insulina de acción intermedia (intermediate-acting insulin), preparado de insulina sintética humana o porcina a la que se ha añadido zinc en unas determinadas condiciones químicas, y que posee un rango de acción intermedio.

insulina de acción prolongada (long-acting insulin), preparado insulínico modificado por la interacción con el zinc bajo determinadas condiciones químicas, disponible en suspensión y con una acción prolongada. La inyección del preparado surte efecto a las 8 horas, alcanza su pico de acción a las 16-24 horas y su acción se prolonga durante más de 36 horas.

insulina de componente único (single component insulin), forma muy purificada de insulina con menos de 10 ppm de proinsulina.

insulina glargina (insulin glargine), análogo de la insulina humana de acción rápida, creada mediante tecnología de ADN recombinante. Difiere de la insulina humana porque la asparagina de la posición A21 se sustituye por glicina y se añaden dos argininas en la porción C-terminal de la cadena B. Se administra una vez al día como tratamiento sustitutivo de insulina.

insulina humana (human insulin), producto biosintético fabricado a partir de dos formas de *Escherichia coli* utilizando tecnología de ADN recombinante. Las ventajas de la insulina humana están en la ausencia de las reacciones alérgicas que aparecen con el uso de insulinas animales.

insulina humana tamponada (buffered insulin, human), insulina humana tamponada con fosfato.

insulina lispro (insulin lispro), hormona pancreática. Está indicada en el tratamiento de las cetoacidosis tipo I y II y de las DM tipos 1 y 2.

insulina regular (regular insulin), insulina de acción rápida que se usa en el tratamiento de la diabetes mellitus cuando se desea un efecto relativamente rápido, intenso y de poca duración. Puede mezclarse con insulina de acción prolongada.

insulina sintética (synthetic insulin), forma de insulina sintetizada a partir de una cepa de *Escherichia coli* no patógena o de células de levaduras que han sido alteradas genéticamente mediante la adición del gen humano que regula la producción de insulina.

insulinasa (insulinase), enzima que inactiva la insulina.

insulinemia (insulinemia), nivel anormalmente elevado de insulina en la sangre.

insulinocinasa (insulin kinase), enzima que activa la insulina y que se supone presente en el hígado.

insulinógeno (insulogenic), que promueve la producción y liberación de insulina por los islotes de Langerhans del páncreas.

insulinoma (insulinoma), tumor, generalmente benigno, de las células secretoras de insulina de los islotes de Langerhans. Se puede realizar la extirpación quirúrgica del tumor, evitando así el desarrollo de una hipoglucemia.

insulinotropina (insulintropin), hormona natural de origen intestinal que se sintetiza al ingerir alimentos. Provoca la liberación de insulina pancreática, lo que regula la glucemia.

insulitis (insulitis), infiltración linfocitaria de las células beta pancreáticas de los islotes de Langerhans. El trastorno está asociado con una infección viral y puede ser causa de DM tipo I.

integración[1] (integration), **1.** acto o proceso de unificación o aunamiento. **2.** (en psicología) organización de todos los elementos de la personalidad en un todo coordinado, funcional, en armonía con el entorno.

integración[2] (mainstreaming), **1.** sistema de educación para niños que presentan diversas formas de discapacidad, integrándolos en clases normales con ayuda especial si fuera necesaria. **2.** retorno a la comunidad de las personas que se están recuperando de una enfermedad mental.

integración estructural (structural integration), técnica de masaje profundo pensada para ayudar en el realineamiento del cuerpo, alterando la longitud y el tono de los tejidos miofasciales. La base de esta práctica es la creencia de que la alineación defectuosa de los tejidos miofasciales puede tener un efecto perjudicial sobre el nivel de energía de una persona, la propia imagen, la eficacia muscular, las percepciones y el estado de salud general.

integración estructural Hellerwork (Hellerwork structural integration), técnica corporal que consiste en aplicar una presión profunda sobre los tejidos blandos para mejorar la alineación, en la reeducación del movimiento a fin de evitar una presión innecesaria en las estructuras del cuerpo, y en el diálogo con el profesional para que el individuo sea más consciente de cómo la actitud afecta a la estructura y al patrón de movimiento.

integración sensitiva (sensory integration), organización de una aferencia sensitiva para su uso, una percepción del cuerpo o del entorno, una respuesta de adaptación, un proceso de aprendizaje o el desarrollo de algunas funciones neurales.

integridad del ego (ego-integrity), aceptación del yo, con sus éxitos y fracasos. Implica un estado psicológico normal.

integridad familiar (family integrity), resultado de enfermería recogido en la Nursing Outcomes Classification (NOC). Se define como el grado en el que el comportamiento colectivo de los miembros de la familia demuestra cohesión, fuerza y unión emocional.

integridad tisular: piel y mucosas (tissue integrity: skin and mucous membranes), resultado de enfermería recogido en la Nursing Outcomes Classification (NOC). Se define como la integridad estructural y de la función fisiológica normal de la piel y las mucosas.

integrina (integrin), **1.** proteína que enlaza el exterior de la célula con su interior. **2.** molécula heterodimérica implicada en la adhesión célula-sustancia o célula-célula.

intelecto (intellect), poder o capacidad de la mente para conocer y entender, en contraste con el sentimiento o el deseo.

intelectual (intellect), persona que posee una gran capacidad de razonamiento y aprendizaje intelectual.

intelectualización (intellectualization), **1.** (en psiquiatría) mecanismo defensivo en el que se utiliza un razonamiento como medio para bloquear una confrontación entre un conflicto inconsciente y la tensión emocional asociada a él. **2.** uso excesivo del pensamiento abstracto para controlar o minimizar los sentimientos dolorosos.

inteligencia (intelligence), **1.** capacidad y habilidad potencial para adquirir, retener y aplicar experiencia, entendimiento, conocimiento, raciocinio y juicio, al compararlos con nuevas experiencias o a la hora de resolver problemas. **2.** manifestación de dicha capacidad.

inteligencia artificial (IA) (artificial intelligence [AI]), sistema que hace posible que una máquina realice funciones similares a las de la inteligencia humana, como son el aprendizaje, el razonamiento, la autocorrección y la adaptación.

intemperancia (intemperance), tolerancia excesiva en el comer, beber y otras funciones de la vida.

intención (intention), tipo de proceso de cicatrización. La cicatrización por primera intención es la unión primaria de los bordes de la herida, que progresa a una curación completa sin que se formen cicatrices ni tejido de granulación; la cicatrización por segunda intención es el cierre de una herida cuyos bordes están separados y se forma un tejido de granulación para rellenar el hueco, con crecimiento posterior del epitelio sobre la granulación y formación de una cicatriz. La cicatrización por tercera intención es el cierre de una herida en la que se forma un tejido de granulación para rellenar el hueco, entre los bordes de la herida, con crecimiento del epitelio sobre la granulación a un ritmo más lento, lo que produce una cicatriz mayor que en el cierre por segunda intención. También suele haber supuración.

intención paradójica (paradoxic intention), técnica de logopedia que anima al paciente a hacer lo que el teme y, si es posible, exagerarlo hasta llegar a un punto de humor. Esta técnica se utiliza en la terapia de fobias.

intensidad de asociación (strength of association), grado de relación entre un factor causal y la aparición de una enfermedad, habitualmente expresado en términos de índice de riesgo relativo.

intensidad de la soledad (loneliness severity), resultado de enfermería de la Nursing Outcomes Classification (NOC) definido como la extensión de la respuesta emocional, social o aislamiento existencial.

intensificador de imagen (image intensifier), dispositivo electrónico utilizado para producir una imagen fluoroscópica con una baja radiación de exposición. Se convierte la fuente de rayos X al pasar a través del paciente en un patrón de electrones en un tubo de vacío. Los electrones se aceleran y concentran en una pequeña pantalla fluorescente, donde presentan una imagen brillante que generalmente se visualiza en un monitor de video.

intento de trabajo de parto (trial of labor), parto en el que hay dudas acerca del paso de la cabeza del feto a través del anillo pélvico. La situación debe ser monitorizada y evaluada cuidadosamente para evitar el sufrimiento fetal o materno.

interacción enfermero-paciente (nurse-client interaction), cualquier proceso por el cual un enfermero y su paciente intercambian o comparten información, de forma verbal o no. Es fundamental para la comunicación y constituye un componente esencial del proceso de valoración de enfermería.

interacción fármaco-alimentos (drug-food interaction), efecto producido cuando algunos fármacos y determinados alimentos o bebidas se toman a la vez. Por ejemplo, el zumo de uva bloquea el metabolismo de ciertos medicamentos en el tracto GI, lo que puede hacer que dosis normales de los mismos den lugar a niveles plasmáticos tóxicos.

interacción farmacológica (drug interaction), alteración de los efectos de un medicamento por reacción con otro fármaco o fármacos, con alimentos o bebidas o con una alteración médica preexistente.

interacción medicamentosa (drug-drug interaction), modificación del efecto de un fármaco cuando se administra con otro. El efecto puede aumentar o disminuir la acción de cualquiera de las sustancias, o puede tener un efecto adverso que normalmente no se asocia a ninguna de ellas.

interacción rodilla-tobillo (knee-ankle interaction), uno de los cinco principales determinantes cinéticos de la marcha, que ayuda a minimizar el desplazamiento del centro de gravedad del cuerpo durante el ciclo de la marcha. La rodilla y el pie actúan simultáneamente para hacer descender el centro de gravedad del organismo. Cuando el talón se pone en contacto con el suelo, el pie se dorsiflexiona y la rodilla se extiende totalmente, de forma que el miembro correspondiente se encuentra en su máxima longitud y con el centro de gravedad en el punto más bajo. La flexión plantar del pie con el comienzo de la flexión de la rodilla mantiene el centro de gravedad en su progresión hacia delante aproximadamente al mismo nivel, ayudando también a reducir al mínimo el desplazamiento vertical del centro de gravedad.

interacciones entre alimentos y fármacos (food and drug interactions), efectos adversos para la salud de ciertas combinaciones de alimentos y fármacos. Un diurético tiacídico puede ser la causa de depleción de potasio de los tejidos corporales, un déficit de vitamina C puede reducir la actividad de las enzimas que metabolizan los fármacos y la isoniacida puede interferir con la función de la piridoxina.

interalveolar (interalveolar), relativo al espacio situado entre los alveolos.

interarticular (interarticular), relativo al espacio situado entre dos articulaciones o entre las superficies opuestas de una articulación.

interauricular (interatrial), situado entre las aurículas del corazón.

intercalado (intercalary), que se produce entre otros dos, como la ausencia de la porción media de un hueso cuando existen sus partes proximal y distal.

intercalar (intercalate), introducir entre superficies o estructuras adyacentes.

intercambio de información asistencial (health care information exchange), intervención de enfermería recogida en la Nursing Interventions Classification (NIC). Se define como el suministro de información de la asistencia al paciente a otros profesionales sanitarios.

intercapilar (intercapillary), entre dos o más capilares.

intercelular (intercellular), entre dos o más células.

intercerebral (intercerebral), relativo al espacio situado entre los hemisferios cerebrales izquierdo y derecho.

intercinesia (interkinesis), intervalo entre la primera y la segunda división nuclear en la meiosis.

interclavicular (interclavicular), relativo al espacio existente entre las clavículas.

interconsulta de salud mental (mental health consultation), cualquier interacción entre dos o más profesionales sanitarios relacionada con un problema de psicoterapia.

interconsulta médica (medical consultation), procedimiento mediante el cual, a petición de un médico, otro médico revisa la historia médica del paciente, explora a éste y realiza recomendaciones sobre asistencia y tratamiento. El médico al que se realiza la interconsulta suele ser un especialista con experiencia en un determinado campo de la medicina.

intercostal (intercostal), perteneciente o relativo al espacio entre dos costillas.

intercrestal (intercristal), perteneciente o relativo al espacio entre dos crestas.

interdicto (injunction), orden judicial que prohíbe a un grupo la realización de un acto determinado.

interespinales (interspinales), verdaderos músculos segmentarios de la espalda.

interespinoso (interspinous), perteneciente al espacio entre procesos espinosos de cualquier entidad.

interfase (interphase), estado metabólico en el ciclo celular durante el cual la célula no se divide, los cromosomas no se distinguen individualizadamente y se producen fenómenos biomecánicos y fisiológicos como la síntesis de ADN.

interfemoral (interfemoral), entre ambos muslos.

interferencia (interference), efecto de un factor en la exactitud de una medida analítica.

interferencia constructiva (constructive interference), (en ecografía) aumento de la amplitud de las ondas sonoras que se produce cuando se transmiten múltiples ondas de igual frecuencia en el mismo instante.

interferencia destructiva (destructive interference), fenómeno que resulta cuando las ondas propagadas están fuera de fase, de forma que la compresión molecular máxima para una onda se produce en el mismo punto que la rarefacción máxima de la segunda onda, provocando dos tipos de onda que se anulan entre sí.

interferencias (jitters), irregularidades en la localización de los ecos de ultrasonidos debido a perturbaciones mecánicas o electrónicas.

interferón (interferon), glucoproteína celular natural formada cuando se exponen las células a un virus u otra partícula extraña de ácido nucleico. Induce la producción de la proteína de inhibición de traslación (TIP) en las células no infectadas. La TIP bloquea la traslación del ARN viral y ofrece así protección a otras células contra el virus original y contra otros virus. El interferón es específico de especie.

interferón alfa (interferon-alpha), el principal interferón producido en cultivos de leucocitos inducidos por virus. Se usa en el tratamiento experimental de la tricoleucemia y otras neoplasias.

interferón alfa-2a (interferon alpha-2a), forma sintética de interferón-α que actúa como modificador de la respuesta biológica. Se usa como antineoplásico en el tratamiento de la tricoleucemia y en el sarcoma de Kaposi relacionado con el SIDA.

interferón alfa-2a recombinante (interferon alpha-2a, recombinant), fármaco antineoplásico parenteral. Se administra en el tratamiento del sarcoma de Kaposi relacionado con el SIDA, la tricoleucemia, la leucemia mieloide crónica y la hepatitis C crónica. También tiene varios usos no incluidos en su prospecto o de investigación.

interferón alfa-2b (interferon alpha-2b), forma sintética de interferón-α que actúa como modificador de la respuesta biológica. Se usa en el tratamiento de las verrugas genitales, hepatitis B, hepatitis C crónica y como antineoplásico en el tratamiento de la tricoleucemia, melanoma maligno, linfomas no Hodgkin, mieloma múltiple, micosis fungoide y en el sarcoma de Kaposi relacionado con el SIDA.

interferón alfa-2b recombinante (interferon alpha-2b, recombinant), fármaco antineoplásico parenteral con indicaciones, contraindicaciones y efectos adversos similares al interferón alfa-2a recombinante.

interferón alfacon-1 (interferon alfacon-1), interferón recombinante tipo 1. Se administra en el tratamiento de las hepatitis C crónicas. En fase de investigación se administra en las tricoleucemias junto con el factor estimulante de colonias de granulocitos.

interferón alfa-n3 (interferon alfa-n3), mezcla muy purificada de proteínas humanas naturales de interferón que actúa como modificador de la respuesta biológica. Se usa en el tratamiento de las verrugas genitales.

interferón beta (interferon beta), principal interferón producido por los cultivos de fibroblastos inducidos por ARN bicatenario. Las principales células productoras son los fibroblastos, células epiteliales y macrófagos. Su principal actividad es antiviral.

interferón beta-1a (interferon beta-1a), regulador del sistema inmune y antiviral. Está indicado en el tratamiento de las recaídas de la esclerosis múltiple. Reduce el número de ataques neurológicos y disminuye el progreso de la enfermedad hacia la incapacidad física.

interferón beta-1b (interferon beta-1b), forma sintética modificada de interferón-beta utilizada como modificador de la respuesta biológica en el tratamiento de las formas recidivantes de EM.

interferón beta-2 (interferon beta-2), citocina derivada de linfocitos T que estimula la proliferación de los linfocitos B in vitro, pero no estimula la secreción de anticuerpos (a diferencia de los factores de diferenciación de los linfocitos B).

interferón gamma (interferon gamma), pequeña glucoproteína específica de determinadas especies producida por células T estimuladas con mitógeno. Tiene actividad antivírica y tiene un papel importante en el proceso inmunorregulador.

interferón gamma-1b (interferon gamma-1b), forma sintética de interferón-beta que actúa como modificador de la respuesta biológica y antineoplásico. Se usa para reducir la frecuencia y gravedad de las infecciones graves asociadas con la enfermedad granulomatosa crónica.

interferón linfoblastoide alfa-n 1 (interferon alfa n-1 lymphoblastoid), interferón tipo 1 recombinante. Se utiliza en el tratamiento de la hepatitis C crónica.

interior (interior), **1.** situado dentro, hacia dentro. **2.** parte interna de una cavidad.

interiorización (interiorization), fusión de procesos reflejos y cognitivos en respuesta al entorno.

interiorización (internalization), proceso de adoptar para sí, ya sea inconsciente o conscientemente, mediante aprendizaje y vida social, las actitudes, creencias, valores y normas de otra persona o, lo más frecuente, de la sociedad o grupo al que uno pertenece.

interleucina (interleukin), tipo de proteína perteneciente a un gran grupo de proteínas producidas principalmente por las células T o, en algunos casos, por fagocitos mononucleares u otras células. Las interleucinas participan en la comunicación entre leucocitos y son mediadores importantes en la respuesta inflamatoria. La mayoría de las interleucinas se dirigen a otras células para dividirse y diferenciarse.

interleucina-1 (IL-1) (interleukin-1 [IL-1]), proteína con numerosas funciones en el sistema inmunitario, como la activación de las células T en reposo y de los macrófagos y células endoteliales, mediación de la inflamación y estimulación de las síntesis de linfocinas, colágeno y colagenasas. La IL-1 también puede inducir fiebre, sueño, liberación de ACTH y una resistencia inespecífica a las infecciones.

interleucina-2 (IL-2) (interleukin-2 [IL-2]), proteína con diversas funciones en el sistema inmunitario, como la capacidad de iniciar la proliferación de las células T activadas. La IL-2 se utiliza en el laboratorio para hacer crecer clones con funciones específicas de colaborador *(helper)*, citotóxicas y supresoras.

interleucina-3 (IL-3) (interleukin-3 [IL-3]), proteína de la respuesta inmunitaria que apoya el crecimiento de las células madre pluripotenciales de la médula ósea, y actúa como factor de crecimiento de los mastocitos.

interleucina-4 (IL-4) (interleukin-4 [IL-4]), proteína de la respuesta inmunitaria, factor de crecimiento para las células B activadas, células T en reposo y mastocitos.

interleucina-5 (IL-5) (interleukin-5 [IL-5]), citocina producida por células T colaboradoras. Estimula las células B y los eosinófilos y facilita la diferenciación de las células B que segregan IgA.

interleucina-6 (IL-6) (interleukin-6 [IL-6]), citocina que procede de los fibroblastos, macrófagos o células tumorales. Es una proteína antivírica que se utiliza también en el tratamiento de algunos tipos de cáncer.

interleucina-7 (IL-7) (interleukin-7 [IL-7]), citocina producida por células del estroma de la médula ósea que causa diferenciación de la célula madre linfoide a células progenitoras B y T y estimula la muerte de células extrañas mediada por células T y monocitos.

interleucina-8 (IL-8) (interleukin-8 [IL-8]), citocina producida por diversos tipos de células implicadas en la inflamación, que atrae y activa los neutrófilos.

interleucina-9 (IL-9) (interleukin-9 [IL-9]), factor glucoproteico que ayuda a inducir el crecimiento de algunos clones de células T colaboradoras, pero no el de clones de células T citotóxicas.

interleucina-10 (IL-10) (interleukin-10 [IL-10]), factor proteico expresado por células T $CD4^+$ y $CD8^+$, monocitos, macrófagos y células B activadas. Inhibe la síntesis de citocinas y suprime las funciones de los macrófagos y de las células T asesinas naturales.

interleucina-11 (IL-11) (interleukin-11 [IL-11]), citocina producida por células del estroma de la médula ósea. El factor proteico induce a proliferar a las células del plasmocitoma murino dependiente de IL-6 y representa un importante papel en la hematopoyesis temprana de las plaquetas.

interleucina-12 (IL-12) (interleukin-12 [IL-12]), factor proteico que actúa sobre células T como un factor de maduración de linfocitos citotóxicos. Su fuente son células T activadas, y su función es estimular la muerte activada por células mediante células asesinas naturales y linfocitos.

interleucina-13 (IL-13) (interleukin-13 [IL-13]), factor proteico producido por células T activadas. Inhibe la producción de citocinas inflamatorias mediante lipopolisacáridos en los monocitos de la sangre periférica. Suprime las respuestas inmunológicas mediadas por células y promueve la diferenciación de células B.

interleucina-14 (IL-14) (interleukin-14 [IL-14]), factor proteico producido por células dendríticas foliculares, células T germinales y algunas células B malignas. Potencia además la proliferación de células B e induce la producción y el mantenimiento de células B de memoria.

interleucina-15 (IL-15) (interleukin-15 [IL-15]), factor de crecimiento que potencia la producción de células T en la sangre periférica.

intermediario (intermediary), compañía norteamericana de seguros privados, o de otras instituciones privadas o públicas, seleccionada por los proveedores sanitarios para realizar los pagos dentro del sistema Medicare.

intermenstrual (intermenstrual), perteneciente o relativo al espacio de tiempo entre dos períodos menstruales.

intermitente (intermittent), que se produce a intervalos; que alterna períodos de actividad e inactividad, como la artritis reumatoide, que se caracteriza por fases con signos y síntomas seguidas de fases de remisión.

internado (internship), período de aprendizaje de un graduado en medicina que trabaja en un hospital durante un período determinado antes de comenzar la práctica de la profesión. Algunos hospitales ofrecen internados de aprendizaje para los nuevos graduados en enfermería o para estudiantes de últimos cursos de enfermería.

internamiento (commitment), **1.** ingreso o confinamiento de un individuo en un hospital especializado o en otra institución similar. **2.** procedimiento legal de admisión de una persona con enfermedad mental en una institución para tratamiento psiquiátrico.

International Association for Dental Research (IADR) (International Association for Dental Research [IADR]), organización internacional que se ocupa de la investigación odontológica y el intercambio de información concerniente a dicha investigación.

***International Classification of Diseases* (ICD)** (*International Classification of Diseases* [ICD]), listado oficial de tipos de enfermedades, físicas y mentales, realizado por la Organización Mundial de la Salud. Se utiliza para clasificar datos de morbilidad y mortalidad, principalmente con fines estadísticos.

International Commission on Radiation Protection (IRCP) (International Commission on Radiation Protection [ICRP]), organización no gubernamental, fundada en Inglaterra en 1928, para proporcionar pautas generales sobre el empleo seguro de las fuentes radiactivas, con medidas adecuadas de protección y códigos para la práctica radiológica médica. La IRCP se reorganizó en 1950 para incluir los efectos de la energía nuclear.

interneurona (interneuron), célula nerviosa cuyo axón y dendrita están totalmente dentro del SNC y cuya función es la transmisión de impulsos dentro del SNC.

internista (internist), especialista en medicina interna.

interno (intern, interne), **1.** (en EE.UU.) médico en el primer año de posgraduado, que está aprendiendo la práctica de la medicina bajo supervisión, antes de comenzar un programa de residencia. **2.** cualquier médico recién graduado e integrado en un programa clínico.

interno (internal), en el interior, dentro.

interoceptivo (interoceptive), perteneciente a los estímulos que se originan en el interior del organismo, en relación con el funcionamiento de los órganos internos o con los receptores que activan.

interoceptor (interoceptor), terminación nerviosa sensitiva localizada en células de las vísceras que responde a estímulos originados en el interior del organismo, en relación con el funcionamiento de los órganos internos, como digestión, excreción y tensión arterial.

interóseo (interosseous), relativo a un área situada entre huesos o a una estructura, como puede ser un ligamento que conecta dos huesos.

interóseos palmares (palmar interossei), los cuatro músculos unipeniformes que se originan en los metacarpianos de los dedos con los que cada uno de ellos se asocia. Aproximan el pulgar y los dedos índice, anular y meñique en las uniones metacarpofalángicas.

interparoxístico (interparoxysmal), relativo a algo que sucede entre paroxismos

interpersonal (interpersonal), relativo a las interacciones entre individuos.

interpolación (interpolation), **1.** traslado de tejidos, como en cirugía plástica o en trasplantes. **2.** (en estadística) introducción de un valor intermedio estimado de una variable entre valores conocidos de la misma.

interpretación de datos de laboratorio (laboratory data interpretation), intervención de enfermería recogida en la Nursing Interventions Classification (NIC). Se define como el análisis crítico de los datos de laboratorio del paciente con el fin de colaborar en la toma de decisiones clínicas.

interrogatorios (interrogatories), (en derecho) serie de preguntas escritas que se remiten a un testigo u otra persona que posea información de interés para el tribunal. Las repuestas se transcriben y son confirmadas bajo juramento. Los interrogatorios se utilizan durante el período previo al juicio como método de investigación.

interrupción de la lactancia materna (interrupted breastfeeding), diagnóstico de enfermería aceptado por la NANDA. Se define como la suspensión de la lactancia materna por no ser posible o conveniente alimentar al niño al pecho. La principal característica definidora es que el lactante no reciba nutrición materna adecuada en alguna o en todas las tomas. Características menores son la separación de la madre y el lactante, y la falta de conocimientos acerca de la extracción y almacenamiento de la leche materna.

interrupción de los procesos familiares (interrupted family processes), diagnóstico de enfermería aceptado por la NANDA. Se define como el estado en el que una familia, que en condiciones normales funciona de forma eficaz, experimenta una disfunción. Las características definidoras son incapacidad del sistema familiar para satisfacer las necesidades físicas, emocionales, espirituales o de seguridad de sus miembros; incapacidad de los miembros de la familia para comunicarse adecuadamente y expresar y aceptar una amplia variedad de sentimientos, o para relacionarse entre sí para el desarrollo y maduración mutuos; los progenitores no muestran respeto mutuo por los puntos de vista del otro acerca del cuidado de los niños; la familia muestra rigidez en las funciones o en los roles y no se implica en las actividades de la comunidad; incapacidad de la familia para aceptar o recibir ayuda de forma adecuada, adaptarse a los cambios o aceptar las experiencias traumáticas de forma constructiva; la familia no muestra respeto por la individualidad y autonomía de sus miembros; incumplimiento de las tareas de desarrollo actuales o pasadas; proceso de toma de decisión familiar ineficaz; reglas, rituales y símbolos familiares inadecuados o mal comunicados, y mitos familiares sin elaborar.

interrupción del estilo de vida del cuidador (caregiver life-style disruption), resultado de enfermería recogido en la Nursing Outcomes Classification (NOC). Se define como la gravedad de las alteraciones en el estilo de vida de un miembro de la familia debido a su situación como cuidador.

interruptor (contactor), dispositivo de encendido que forma parte del contador para el control del voltaje en un tubo de rayos X.

interruptor de exposición (exposure switch), (en radiología) interruptor de control diseñado para interrumpir automáticamente la corriente cuando un operador lo suelta de su mano o pie. Su propósito es evitar una exposición continuada accidental del paciente a la radiación.

intersexual (intersex), cualquier individuo que presenta características anatómicas de ambos sexos, o que posee unos genitales ambiguos o impropios del hombre o la mujer normales.

intersexualidad (intersexuality), estado en el que un sujeto posee características anatómicas tanto de hombre como de mujer, en distintos grados, o en el que los genitales externos son ambiguos o difieren del sexo gonadal o genético.

intersticial (interstitial), perteneciente o relativo al espacio entre las células, como el líquido intersticial.

intersticio (interstitium), espacio entre las células de un tejido.

intertrigo (intertrigo), irritación eritematosa de superficies cutáneas opuestas producida por fricción, humedad, calor o retención de sudor. Los lugares donde se produce con más frecuencia son las axilas, los pliegues por debajo de mamas grandes y péndulas, y la cara interna de los muslos.

interureteral (interureteral), situado entre los uréteres.

intervalo (interval), espacio entre cosas o acontecimientos, o rotura o interrupción en un flujo normalmente continuo.

intervalo aniónico (anion gap), diferencia entre las concentraciones séricas de cationes y de aniones, determinada midiendo las concentraciones de los cationes de sodio y las correspondientes a los aniones de cloro y de bicarbonato. Es útil para el diagnóstico y para el tratamiento de las acidosis.

intervalo auscultatorio (auscultatory gap), tiempo durante el cual no se escucha el sonido a través del fonendoscopio al tomar la presión arterial utilizando un esfignomanómetro. Este hecho se suele producir en la hipertensión y en la estenosis aórtica.

intervalo A-V (A-V interval), tiempo o espacio que separa una sístole auricular de una sístole ventricular en un electrocardiograma.

intervalo de acoplamiento (coupling interval), intervalo entre el latido cardíaco dominante y una extrasístole asociada.

intervalo de confianza (confidence interval), tipo de estimación estadística de intervalos para un parámetro desconocido; conjunto de valores que se cree que contiene el parámetro, con un grado de confianza predeterminado.

intervalo fijo (IF) de refuerzo (fixed interval [FI] reinforcement), (en psiquiatría) lapso específico de tiempo necesario para el refuerzo.

intervalo HV (HV interval), tiempo de conducción a lo largo del sistema His-Purkinje, medido desde el inicio más precoz del potencial auriculoventricular en el haz de His hasta el inicio de la activación ventricular tal como se muestra en el electrocardiograma.

intervalo interpulsos (interpulse interval), tiempo transcurrido entre dos impulsos nerviosos sucesivos; es el recíproco de la frecuencia de los impulsos.

intervalo lúcido (lucid interval), período de relativa claridad mental entre períodos de irracionalidad, especialmente en los procesos mentales orgánicos como el delirio o la demencia.

intervalo osmolal (osmolal gap), diferencia entre las osmolalidades observadas y calculadas en el análisis sérico. Los valores osmolares calculados incluyen la concentración de sodio multiplicada por 2, la de glucosa y la del BUN.

intervalo PR (P-R interval), intervalo en el electrocardiograma comprendido entre el inicio de la onda P y el inicio del complejo QRS. Representa el tiempo de conducción auriculoventricular que normalmente está comprendido entre 0,12 y 0,20 segundos.

intervalo QR (Q-R interval), en un ECG, el período desde el inicio del complejo QRS al pico de la onda R.

intervalo QT (Q-T interval), porción del ECG que comprende desde el comienzo del complejo QRS hasta el final de la onda T, reflejando la duración del período refractario del corazón. Se sabe que un intervalo QT exageradamente largo se asocia con una taquicardia ventricular potencialmente mortal conocida como *torsades de pointes*.

intervalo RR (R-R interval), intervalo desde el pico de un complejo QRS hasta el pico del siguiente, que se observa en un ECG.

intervención (intervention), cualquier acto realizado para evitar que se produzcan lesiones a un paciente, o para mejorar sus funciones mentales, emocionales o físicas. Puede servir para vigilar o mejorar un proceso fisiológico, o para interrumpir o controlar un proceso patológico. La intervención independiente es una actividad sanitaria relacionada con diversos aspectos de la práctica profesional, que se ajustan a las leyes y licencias pertinentes y no requiere supervisión o dirección alguna. La intervención interdependiente se refiere a la actividad sanitaria que es realizada por un profesional sanitario en colaboración con otros.

intervención coronaria percutánea (percutaneous coronary intervention [PCI]), tratamiento de la oclusión de la arteria coronaria por cualesquiera de las técnicas que utilizan catéter, como la angioplastia coronaria transluminal percutánea, aterectomía, angioplastia con empleo de láser excímer e implantación de stents coronarios y dispositivos relacionados.

intervención de Burch (Burch procedure), un tipo de suspensión del cuello vesical para la incontinencia de esfuerzo, que consiste en fijar los fondos de saco laterales de la vagina a los ligamentos ileopectíneos.

intervención de crisis[1] (crisis intervention), (en psiquiatría) tratamiento intensivo a corto plazo que enfatiza la identificación del acontecimiento que desencadenó el trauma emocional. El objetivo es neutralizar el trauma y movilizar la capacidad para hacer frente a la situación.

intervención de crisis[2] (crisis intervention), intervención de enfermería recogida en la Nursing Interventions Classification (NIC). Se define como el empleo de asesoramiento a corto plazo para ayudar al paciente a hacer frente a una crisis y recuperar un estado funcional comparable o mejor al que tenía antes de la crisis.

intervención de enfermería (nursing intervention), acto por el que un profesional de enfermería lleva a cabo un plan de cuidados de enfermería o cualquier objetivo específico de ese plan, como mover a un paciente comatoso para evitar que desarrolle úlceras por decúbito o enseñar la técnica para inyectarse insulina a un paciente antes de que abandone el hospital. El paciente puede requerir ayuda en forma de apoyo, medicación, restricción o tratamiento para la enfermedad en curso o para prevenir el desarrollo de futuros problemas.

I

intervención de Osmone-Clarke (Osmone-Clarke procedure), método quirúrgico para corregir el talipes transverso plano. Implica la liberación del tejido blando medial y lateral al pie, con traspaso del tendón del peroneo corto.

intervención dependiente (dependent intervention), acción terapéutica basada en órdenes escritas o verbales de otro profesional sanitario.

intervención directa (direct intervention), tratamiento manual para incrementar la eficacia del nuevo aprendizaje motor cuando existe déficit en el movimiento y el control postural.

interventricular (interventricular), localizado entre los ventrículos, como el septo cardíaco.

intervertebral (intervertebral), perteneciente o relativo al espacio entre dos vértebras, como los discos fibrocartilaginosos.

intestinal (intestinal), relativo al intestino.

intestino (intestine), parte del tubo digestivo que se extiende desde el orificio pilórico del estómago hasta el ano. Consta del intestino delgado y el grueso.

intestino anterior (foregut), porción cefálica del tubo digestivo embrionario. A partir de él se forman la faringe, el esófago, el estómago, el hígado, el páncreas, la mayor parte del intestino delgado y los conductos respiratorios.

intestino delgado (small intestine), la porción más larga del aparato digestivo, con una extensión aproximada de 7 m desde el píloro hasta la unión ileocecal. Se divide en duodeno, yeyuno e íleon. Interviene en el proceso de la digestión y es el órgano más importante para la absorción de los alimentos procesados.

intestino grueso (large intestine), segmento del tubo digestivo que comprende el ciego, apéndice, colon ascendente, transverso y descendente y el recto.

intestino medio (midgut), porción central del canal alimentario del embrión, entre el intestino anterior y el posterior. Está conectado con el saco vitelino durante los estadios precoces del desarrollo prenatal y finalmente da lugar a parte del intestino delgado y del intestino grueso.

intestino posterior (hindgut), porción caudal del conducto alimenticio embrionario.

íntima (intima), capa más interna de una estructura, como la membrana que tapiza una arteria, vena, linfático u órgano.

intimidad (privacy), concepto culturalmente específico que define el grado de responsabilidad personal de una persona ante los demás en la regulación de una conducta que se considera intrusa. Algunos mecanismos reguladores de la intimidad son las barreras físicas (como puertas cerradas y cortinas corridas, como las que se colocan alrededor de una cama de hospital) y determinadas actitudes interpersonales (como los susurros o dejar de fumar).

intimidad afectiva (affective intimacy), medida del bienestar dentro de un grupo familiar, en el que se valora si los miembros se sienten próximos entre sí pero sin perder su individualidad.

intolerancia (intolerance), estado caracterizado por la incapacidad de absorber o metabolizar nutrientes o medicamentos. La exposición a la sustancia no tolerada puede producir una reacción adversa, como en la intolerancia a la lactosa.

intolerancia a la actividad (activity intolerance), diagnóstico de enfermería aceptado por la Fifth National Conference on the Classification of Nursing Diagnosis. Se define como el estado en el que la persona refiere falta de energía fisiológica o psicológica para soportar o completar las actividades diarias necesarias o deseables. La causa de este cuadro puede ser una debilidad generalizada, una vida sedentaria, un desequilibrio entre el aporte y las exigencias de oxígeno o el reposo en cama y la inmovilidad.

intolerancia a la actividad, riesgo de (activity intolerance, risk for), diagnóstico de enfermería aceptado por la Seventh National Conference on the Classification of Nursing Diagnosis. Se define como la situación en la que un paciente tiene riesgo de sufrir una falta de energía fisiológica o psicológica para soportar o completar las actividades diarias necesarias o deseables.

intolerancia a la fructosa (fructose intolerance), trastorno hereditario caracterizado por la ausencia de las enzimas necesarias para metabolizar la fructosa. Los síntomas comprenden: sudores, temblor, confusión y molestias digestivas, con vómitos y ausencia de crecimiento en el lactante.

intolerancia a la glucosa (glucose intolerance), incapacidad para metabolizar apropiadamente la glucosa, un tipo de intolerancia a los hidratos de carbono.

intolerancia a la lactosa (lactose intolerance), proceso de sensibilización provocado por la incapacidad para digerir la lactosa de la leche por la deficiencia o defecto de la enzima lactasa. Los síntomas de este proceso son distensión, flato, náuseas, diarrea y cólicos abdominales.

intolerancia a la lisina (lysine intolerance), trastorno congénito que ocasiona incapacidad para hidrolizar el aminoácido esencial lisina debido a una deficiencia o defecto enzimático. Se caracteriza por un estado de debilidad, vómitos y coma.

intolerancia a los disacáridos (disaccharide intolerance), incapacidad para metabolizar adecuadamente uno o más disacáridos, en general causada por déficit de las correspondientes disacaridasas. Tras la ingestión del disacárido, pueden registrarse síntomas abdominales, tales como diarrea, flatulencia, borborigmos, distensión y dolor.

intolerancia a los hidratos de carbono (carbohydrate intolerance), incapacidad para metabolizar adecuadamente uno o más hidratos de carbono, como en la intolerancia a la fructosa y la intolerancia a la glucosa.

intolerancia ortostática (orthostatic intolerance), respuesta anómala cuando una persona se mantiene erguida que se produce debido a la disminución de la PA y a un flujo sanguíneo cerebral inadecuado. Se caracteriza por diversos síntomas, como mareos, palpitaciones, temblores, trastornos visuales y síncope. No se conoce la causa, pero puede estar relacionada con anomalías de la regulación autónoma de la función cardiovascular.

intoxicación (intoxication), **1.** estado de envenenamiento por un fármaco u otra sustancia tóxica. **2.** estado de ebriedad por un consumo excesivo de alcohol. **3.** estado de hiperexcitabilidad mental o emocional, generalmente eufórico.

intoxicación acuosa (water intoxication), aumento del volumen de agua libre en el cuerpo, lo que ocasiona hiponatremia por dilución. Las manifestaciones clínicas son cólicos abdominales, naúseas, vómitos, letargo y desvanecimiento.

intoxicación alcohólica (alcohol poisoning), intoxicación producida por la ingestión de cualquiera de los distintos tipos de alcohol, de los cuales los más comunes son el etílico, el isopropílico y el metílico. El alcohol etílico (etanol) se encuentra en diversas bebidas, pulverizadores para el cabello y enjuagues bucales. Generalmente sólo es letal cuando es ingerido en grandes cantidades en períodos cortos de tiempo. El alcohol isopropílico (alcohol de limpieza) es más tóxico. El alcohol metílico (metanol) es extremadamente venenoso: además de producir náuseas, vómitos y dolor abdominal puede dar lugar a ceguera, y el consumo de tan sólo 50 g puede llevar a la muerte.

intoxicación alimentaria (food poisoning), grupo numeroso de procesos tóxicos ocasionados por la ingesta de alimentos contaminados por sustancias tóxicas o por bacterias que contienen toxinas.

intoxicación alimentaria bacteriana (bacterial food poisoning), cuadro tóxico producido por la ingestión de alimentos contaminados con ciertas bacterias. La gastroenteritis aguda infecciosa causada por diversas especies de *Salmonella* se caracteriza por fiebre, escalofríos, náuseas, vómitos, diarrea y malestar general que comienzan 8-48 horas después de la ingesta y continúan durante varios días. La intoxicación por estafilococos, generalmente *S. aureus,* causa síntomas similares que aparecen más pronto y rara vez duran más de unas horas. La intoxicación alimentaria causada por la neurotoxina de *Clostridium botulinum* se caracteriza por síntomas GI, alteraciones visuales, debilidad o parálisis muscular y, en los casos graves, insuficiencia respiratoria.

intoxicación anticolinérgica (anticholinergic poisoning), intoxicación causada por sobredosis de un fármaco anticolinérgico o por ingestión de plantas como el estramonio, que contienen alcaloides de la belladona. Se caracteriza por sequedad de boca, piel seca y enrojecida, pupilas fijas y dilatadas, taquicardia sinusal, retención urinaria, desorientación, agitación, deterioro de la memoria de hechos recientes, pronunciación incomprensible, alucinaciones, depresión respiratoria, convulsiones y coma.

intoxicación cáustica (lye poisoning), efectos tóxicos provocados por la ingestión de sosa cáustica o hidróxido de sodio (NaOH), un potente álcali. Si el producto ingerido tiene un pH superior a 11,5 puede provocar una quemadura irreversible de la boca y de la garganta. Una quemadura por un álcali suele ser más grave que una quemadura por un ácido, ya que en este último caso se puede neutralizar por los tejidos en contacto.

intoxicación con hipoclorito (hypochlorite poisoning), efectos tóxicos de la ingestión o contacto cutáneo con lejía o productos clorados similares. Entre los síntomas se incluyen el dolor y la inflamación de la boca y del tracto digestivo, vómitos y dificultad respiratoria. El contacto con la piel puede producir ampollas.

intoxicación escombroide (scombroid poisoning), efectos tóxicos de la ingesta de peces escómbridos (como el bonito o el atún) que han iniciado la descomposición bacteriana después de ser capturados. La intoxicación escombroide no se limita al consumo de pescado fresco, sino que también puede afectar al atún enlatado comercialmente. Los síntomas, que generalmente no duran más de 24 horas, incluyen náuseas, vómitos, diarrea, dolor epigástrico y urticaria.

intoxicación nicotínica aguda (acute nicotine poisoning), efecto tóxico producido por la nicotina, habitualmente en forma de insecticida. Se caracteriza por sensación urente en la boca, náuseas y vómitos, diarrea, palpitaciones, edema pulmonar y convulsiones que pueden ocasionar la muerte.

I

intoxicación opiácea (opiate poisoning), intoxicación provocada por un narcótico potente que ocasiona depresión de los centros neuronales con pérdida de consciencia e insuficiencia respiratoria. La intoxicación aguda se caracteriza por euforia, rubefacción, prurito y constricción pupilar, seguido posteriormente de bradipnea, hipotensión, hipotermia y bradicardia.

intoxicación por ácido acetilsalicílico (acetylsalicylic acid poisoning), efectos tóxicos provocados por sobredosificación de aspirina, un fármaco antipirético y analgésico de uso habitual. Entre los síntomas precoces se encuentran vértigos, zumbidos en los oídos, cambios de la temperatura corporal, molestias gastrointestinales e hiperventilación. La intoxicación grave se caracteriza por alcalosis respiratoria, que puede provocar acidosis metabólica. Los niños y ancianos son especialmente vulnerables a los efectos potencialmente tóxicos de los salicilatos.

intoxicación por ácido bórico (boric acid poisoning), reacción adversa a la ingestión o absorción a través de la piel del ácido bórico, un antiséptico suave pero potencialmente letal. Los síntomas son náuseas, vómitos, diarrea, convulsiones y shock. La absorción de ácido bórico a partir de los pañales es una amenaza para los lactantes.

intoxicación por ácido sulfhídrico (hydrogen sulfide poisoning), intoxicación por la exposición al ácido sulfhídrico gaseoso, que se produce sobre todo en personas que trabajan con petróleo o petroquímicos. Se caracteriza por la presencia de acidosis metabólica y anoxia. Los casos graves pueden culminar en coma con fallecimiento por parálisis respiratoria.

intoxicación por ácidos (acid poisoning), estado tóxico provocado por la ingesta de agentes tóxicos ácidos, tales como los ácidos clorhídrico, nítrico, fosfórico o sulfúrico, algunos de los cuales se utilizan como elementos de limpieza.

intoxicación por álcalis (alkali poisoning), situación tóxica producida por la ingestión de un agente alcalino, como el amoníaco líquido, la lejía y algunos detergentes en polvo.

intoxicación por alcanfor (camphor poisoning), intoxicación grave debida a la ingestión accidental de aceites alcanforados. Entre los síntomas se incluyen cefalea, alucinaciones, náuseas, vómitos, diarrea, convulsiones e insuficiencia renal.

intoxicación por aminofilina (aminophyline poisoning), reacción adversa a la ingestión excesiva de un fármaco metilxantínico, como cafeína o teofilina. Los síntomas pueden comprender náuseas, diarrea, vómitos, dolor abdominal y hemorragia gastrointestinal; cefalea, acúfenos, sed, delirio y convulsiones; taquicardia, arritmias cardíacas y cambios de la presión sanguínea.

intoxicación por anfetaminas (amphetamine poisoning), efectos tóxicos de la sobredosificación de anfetaminas. Los síntomas habituales son: excitación, temblores, taquicardia, alucinaciones, delirio, convulsiones y colapso circulatorio.

intoxicación por antihistamínicos (antihistamine poisoning), reacción adversa a una ingesta excesiva de medicación antihistamínica. Los síntomas comprenden fatiga, letargo, delirio, alucinaciones, pérdida del control muscular voluntario, hiperreflexia, taquicardia, pupilas dilatadas y, en los casos graves, coma.

intoxicación por antimonio (antimony poisoning), intoxicación producida por la ingestión o por la inhalación de antimonio o de sustancias que lo contienen, que se caracteriza por la aparición de vómitos, sudoración, diarrea y sabor metálico en la boca. Como consecuencia de la exposición externa se puede producir una irritación de la piel o de las mucosas. La intoxicación grave se parece a la intoxicación por arsénico.

intoxicación por arsénico (arsenic poisoning), intoxicación producida por la ingestión o por la inhalación de arsénico o de sustancias que contienen arsénico, que forman parte de pesticidas, herbicidas, colorantes y soluciones medicinales. La absorción de pequeñas cantidades a lo largo de un cierto período de tiempo puede dar lugar a una intoxicación crónica, produciendo náuseas, cefalea, decoloración y descamación de la piel, hiperqueratosis, anorexia y líneas blanquecinas en las uñas. La ingestión de grandes cantidades de arsénico da lugar a dolor abdominal intenso, diarrea, vómitos e inflamación de las extremidades.

intoxicación por arsenito de sodio (sodium arsenite poisoning), intoxicación provocada por la ingesta de arsenito de sodio, un insecticida y herbicida. Los síntomas característicos de la intoxicación por arsenito de sodio son similares a los de la intoxicación por arsénico, al igual que lo es su tratamiento.

intoxicación por bario (barium poisoning), trastorno caracterizado por una intensa disminución rápida de los niveles de potasio plasmático y un desplazamiento de potasio al interior de las células causado por la ingestión de sales de bario solubles. El paciente puede experimentar náuseas, vómitos, calambres abdominales, diarrea sanguinolenta, mareo, arritmias, zumbido de oídos, parada cardíaca e insuficiencia respiratoria.

intoxicación por benceno (benzene poisoning), enfermedad tóxica causada por la ingestión de benceno, la inhalación de gases de benceno o la exposición a productos relacionados con el benceno, como el tolueno o el xileno, caracterizada por visión borrosa, náuseas, cefalea, inestabilidad e incoordinación.

intoxicación por bromuro (bromide poisoning), reacción adversa a la ingestión de bromuros. Los síntomas son náuseas, vómitos y erupción acneiforme, lenguaje titubeante, ataxia, comportamiento psicótico y coma.

intoxicación por cadmio (cadmium poisoning), intoxicación ocasionada por la inhalación de vapores de cadmio procedentes de fundiciones o soldaduras, u otros procesos industriales en los que se realicen soldaduras. El bromuro de cadmio usado en estampaciones para grabados, litografías y fotografías puede originar graves síntomas gastrointestinales por ingestión accidental. El cadmio también puede causar intoxicación por la ingestión de alimentos ácidos preparados y conservados en envases que contienen cadmio, como en el caso de limonada o cervezas en determinadas latas de metal. Los síntomas consisten en vómitos, disnea, cefalea, postración, edema pulmonar y, años más tarde, posiblemente, cáncer.

intoxicación por cafeína (caffeine poisoning), intoxicación debida a la ingesta crónica de una cantidad exagerada de cafeína, sustancia que se encuentra en el café, el té, las bebidas de cola y determinados fármacos estimulantes. Entre los síntomas se cuentan palpitaciones, nerviosismo, ansiedad, depresión general, taquicardia, arritmias (contracciones auriculares prematuras), temblores, náuseas, aumento de la diuresis e insomnio.

intoxicación por cáusticos (caustic poisoning), ingestión accidental de ácidos o bases fuertes que producen quemaduras y lesión de los tejidos de la boca, el esófago y el estómago.

intoxicación por cianobacterias (cyanobacteria poisoning), intoxicación por cianobacterias, habitualmente secundaria al consumo de agua contaminada. En la mayoría de los casos es un cuadro subagudo caracterizado por daño hepático con ictericia y a veces diarrea sanguinolenta y fotosensibilización. La ingesta de agua muy contaminada puede producir síntomas agudos como temblores musculares, ataxia, disnea, cianosis e hiperestesia.

intoxicación por cianuro (cyanide poisoning), intoxicación producida por la ingestión o inhalación de cianuro procedente de sustancias como aceite de almendras amargas, jarabe de cerezas silvestres, ácido prúsico, ácido cianhídrico o cianuro sódico o potásico. Se caracteriza por taquicardia, mareo, convulsiones y cefalea; la intoxicación por cianuro puede provocar apnea y parada cardiorrespiratoria causando la muerte en un intervalo de 1 a 15 minutos.

intoxicación por ciguatera (ciguatera poisoning), intoxicación alimentaria no bacteriana producida por el consumo de pescado contaminado por la ciguatoxina. Muchas de las más de 300 variedades de peces del Caribe y el Pacífico sur se han relacionado con la intoxicación. La barracuda es causa frecuente de la misma. Se cree que la toxina bloquea la actividad de la acetilcolinesterasa. Los síntomas de la intoxicación por ciguatera son vómitos, diarrea, entumecimiento o parestesias en las extremidades y en la piel que rodea la boca, prurito, debilidad muscular, dolor y parálisis respiratoria. Los líquidos fríos se perciben como calientes en las superficies de la boca y la garganta.

intoxicación por clorhidrato de cocaína (cocaine hydrochloride poisoning), efectos tóxicos de la exposición al producto alcaloide cristalino incoloro obtenido de las hojas de coca. Aunque se utiliza como analgésico local desde hace un siglo, la cocaína es altamente tóxica, con actividad vasoconstrictora moderada y graves efectos psicotropos. Sus síntomas son excitación nerviosa, intranquilidad, lenguaje incoherente, fiebre, hipertensión, ictus y arritmias cardíacas que dan lugar a convulsiones, colapso, parada respiratoria y muerte. El efecto eufórico de la cocaína dura alrededor de 30 minutos.

intoxicación por cobalto (cobalt poisoning), intoxicación por exposición excesiva y prolongada al cobalto, que se observa en los que trabajan en contacto con él. Los síntomas consisten en náuseas, vómitos, acúfenos, sordera neurológica y miocardiopatía.

intoxicación por compuestos organofosforados (organophosphorus compound poisoning), intoxicación, con frecuencia mortal, por exposición excesiva a un compuesto organofosforado. Generalmente se producen síntomas neurológicos, como axonopatía y parálisis.

intoxicación por cornezuelo del centeno (ergot poisoning), efectos tóxicos por la ingesta de comida o medicamentos que contienen alcaloides del cornezuelo del centeno, particularmente la ergotamina.

intoxicación por destilados de petróleo (petroleum distillate poisoning), trastorno tóxico producido por la ingestión o inhalación de un producto destilado del petróleo, como los carburantes, el aceite lubricante, pegamentos usados en aeromodelismo o diversos disolventes. Se caracteriza por náuseas, vómitos, dolor precordial, vértigo y depresión grave del sistema nervioso central. En caso de aspiración de la sustancia se puede producir neumonitis grave o mortal. La inducción del vómito está contraindicada.

intoxicación por dicloruro de etileno (ethylene dichloride poisoning), constituye el conjunto de efectos tóxicos de la exposición al cloruro de etileno, un hidrocarburo solvente, disolvente y fumigante, y uno de los agentes químicos orgánicos clorados más abundantes. Resulta irritante para los ojos, oídos, nariz, garganta y piel. La inhalación o ingestión puede conducir a graves síntomas o a la muerte.

intoxicación por digitálicos (digitalis poisoning), efectos tóxicos de los medicamentos digitálicos. Se puede desarrollar toxicidad como resultado del efecto acumulativo del fármaco o por la hipopotasemia. Sus síntomas son vómitos, cefalea, anomalías del latido cardíaco y distorsión de la visión de los colores.

intoxicación por dióxido de carbono (carbon dioxide poisoning), efectos tóxicos producidos por la inhalación de cantidades excesivas de dióxido de carbono. Las concentraciones elevadas, del 10% o superiores, pueden provocar pérdida de consciencia y muerte por insuficiencia respiratoria. Resultan especialmente vulnerables aquellas personas que trabajan en lugares cerrados con escasa circulación de aire. Los hornillos caseros en malas condiciones también se han visto implicados en muchas muertes.

intoxicación por estricnina (strychnine poisoning), efectos tóxicos producidos por la ingestión de estricnina, un estimulante del SNC. La sintomatología consiste en nerviosismo y aumento de la agudeza visual y auditiva. Los estímulos de poca intensidad pueden producir convulsiones, aunque puede existir relajación completa entre las crisis. Un signo típico del envenenamiento por estricnina es el arqueamiento de la espalda (opistótonos).

intoxicación por etilenglicol (ethylene glycol poisoning), reacción tóxica a la ingestión de etilenglicol o dietilenglicol, agentes químicos utilizados en los preparados anticongelantes para automóvil. Los síntomas de los casos leves pueden recordar a los de la intoxicación por alcohol, pero sin el olor del aliento típico de las bebidas alcohólicas. Puede haber también vómitos, espasmos carpopedales, dolor lumbar, insuficiencia renal, insuficiencia respiratoria, convulsiones y coma.

intoxicación por fenol (phenol poisoning), intoxicación corrosiva producida por la ingestión de compuestos que contienen fenol, como el ácido carbólico, la creosota, el cresol, el guayacol y el naftol. Las características de la intoxicación por fenol son las quemaduras de las mucosas, debilidad, palidez, edema pulmonar, convulsiones e insuficiencia respiratoria, circulatoria, cardíaca y renal.

intoxicación por fluoruro sódico (sodium fluoride poisoning), intoxicación crónica por flúor que aparece en algunas zonas en las que el contenido de flúor en el agua potable supera 1 ppm. Los signos de la intoxicación son osteosclerosis intensa y moteado del esmalte dental.

intoxicación por fluoruros (fluoride poisoning), efectos tóxicos del contacto con compuestos de flúor, un gas amarillo pálido sumamente tóxico.

intoxicación por fósforo (phosphorus poisoning), trastorno tóxico provocado por la ingestión de fósforo blanco o amarillo, en ocasiones formando parte de venenos para ratas, de determinados fertilizantes y de fuegos artificiales. Inicialmente la intoxicación se caracteriza por náuseas, dolor de garganta y de estómago, vómitos, diarrea y aliento con olor a ajo. Después de unos días de recuperación aparente recurren las náuseas, los vómitos y la diarrea, con disfunción renal y hepática.

intoxicación por heptaclor (heptachlor poisoning), forma de intoxicación con un insecticida orgánico clorado.

intoxicación por herbicida (herbicide poisoning), intoxicación causada por la ingestión, inhalación o absorción de una sustancia destinada a ser utilizada como herbicida o desfoliante. Muchos de los herbicidas utilizados habitualmente en agricultura pueden producir síntomas que van desde la irritación de la piel hasta la hipotensión, lesión hepática y renal y coma o convulsiones.

intoxicación por hidrato de cloral (chloral hydrate poisoning), reacción adversa a la ingestión de tricloroetilidina glicol, también conocido como hidrato de cloral. Los síntomas son irritación del tracto gastrointestinal, vómitos, depresión de la respiración, shock, confusión y lesión de hígado y riñón.

intoxicación por hierro (iron poisoning), efectos tóxicos de la ingestión de sales de hierro, especialmente de sulfato ferroso y cloruro ferroso. Los comprimidos de sulfato ferroso, a veces confundidos con caramelos, pueden provocar vómitos, colapso y necrosis hepática. El cloruro ferroso, una sustancia corrosiva, provoca vómitos, diarrea y hemorragias cuando se ingiere. Se han dado casos de encefalopatía por hierro por la utilización exagerada de preparados de hierro.

intoxicación por hongos venenosos (toadstool poisoning), afección tóxica producida por la ingesta de ciertas variedades de setas venenosas.

intoxicación por insecticidas orgánicos clorados (chlorinated organic insecticide poisoning), intoxicación producida por la inhalación, ingesta o absorción de clorofenotano (DDT) y otros insecticidas que contienen clorofenotano, como heptaclor, dieldrín o clordano. Se caracteriza por vómitos, debilidad, malestar, convulsiones, temblores, fibrilación ventricular, insuficiencia respiratoria y edema pulmonar.

intoxicación por insecticidas organocarbamatos (organocarbamate insecticide poisoning), reacción adversa a pesticidas derivados de ésteres del ácido carbónico. Algunos de esos insecticidas se formulan en alcohol metílico, adquiriendo su toxicidad adicional. Los efectos son similares a los de los organofosforados, pero la toxicidad es menor y la duración de los efectos más corta. Los insecticidas organocarbamatos producen rara vez efectos manifiestos en el SNC.

intoxicación por insecticidas organoclorados (organochlorine insecticide poisoning), reacción adversa a pesticidas tipo DDT como el clordano y el metoxicloro. Los síntomas son: alteraciones del SNC, convulsiones, irritabilidad miocárdica y depresión respiratoria.

intoxicación por insecticidas organofosforados (organophosphate insecticide poisoning), reacción adversa a pesticidas organofosforados, como malatión, clorotión y agentes de gas nervioso. Los síntomas son: náuseas, vómitos, calambres abdominales, cefalea, visión borrosa y salivación excesiva.

intoxicación por lejía (bleach poisoning), reacción adversa a la ingestión de sales de hipoclorito que se encuentran comúnmente en el domicilio o en blanqueadores comerciales. Los síntomas son dolor e inflamación de boca, faringe y esófago, vómitos, shock y colapso circulatorio.

intoxicación por malatión (malathion poisoning), intoxicación producida por la ingestión o absorción a través de la piel de malatión, un insecticida organofosforado. Los síntomas son vómitos, náuseas, salivación, lagrimeo, calambres abdominales, cefalea, vértigo, debilidad, confusión, convulsiones y dificultad respiratoria.

intoxicación por marisco (shellfish poisoning), proceso neurológico tóxico producido después de comer almejas, ostras o mejillones que han ingerido unos protozoos venenosos llamados vulgarmente «marea roja». Los síntomas característicos aparecen al cabo de unos minutos, y consisten en náuseas, mareos, vómitos y hormigueo o adormecimiento alrededor de la boca, seguido de parálisis de las extremidades y, en algún caso, parálisis respiratoria.

intoxicación por mercurio (mercury poisoning), trastorno tóxico causado por la ingestión o inhalación de mercurio o de un compuesto de mercurio. La forma crónica, producida por la inhalación de los vapores o del polvo de los compuestos mercuriales o por ingestión repetida de cantidades muy pequeñas, se caracteriza por irritabilidad, salivación excesiva, disminución de fijación de los dientes, alteraciones en las encías, habla susurrante, temblores y espasmos. Los síntomas de la intoxicación aguda por mercurio consisten en un sabor metálico de la boca, sed, náuseas, vómitos, dolor abdominal intenso, diarrea sanguinolenta e insuficiencia renal que puede conducir a la muerte.

intoxicación por metales pesados (heavy metal poisoning), intoxicación causada por la ingestión, inhalación o absorción de algún metal pesado tóxico.

intoxicación por metanol (methanol poisoning), efecto tóxico de la ingestión, la inhalación o la absorción a través de la piel de metanol (metilalcohol, alcohol de madera), que puede deteriorar el sistema nervioso, causar acidosis grave, ceguera y shock, y producir la muerte.

intoxicación por monóxido de carbono (carbon monoxide poisoning), estado tóxico en el que el monóxido de carbono ha sido inhalado y absorbido por los eritrocitos circulantes, desplazando el oxígeno de los hematíes y disminuyendo la capacidad de la sangre para transportar oxígeno a las células corporales. Como consecuencia del aumento de los niveles sanguíneos de monóxido de carbono se producen cefalea, disnea, somnolencia, confusión, coloración rojo cereza de la piel, pérdida de consciencia y apnea. La coloración rojo cereza de la piel es un signo tardío que se ve frecuentemente en los casos de desenlace fatal.

intoxicación por morfina (morphine poisoning), efecto adverso de la inyección o ingestión de narcóticos opiáceos, caracterizado por síntomas de pupilas como puntas de alfiler, adormecimiento y respiración superficial.

intoxicación por naftaleno (naphtalene poisoning), estado de intoxicación producido por la ingesta de naftaleno o paradiclorobenceno, con aumento de la frecuencia cardíaca, náuseas, vómitos, cefalea, dolor abdominal, espasmos y convulsiones. El naftaleno y el paradiclorobenceno son ingredientes comunes en las bolas de naftalina, en los compuestos cristalinos antipolilla y en los desodorizantes para inodoros. El paradiclorobenceno también se utiliza como insecticida en agricultura.

intoxicación por narcóticos (narcotic poisoning), efectos tóxicos de los narcóticos que se manifiestan sobre todo en forma de depresión del sistema nervioso central, hasta la inconsciencia o el coma. Los narcóticos se obtienen generalmente del opio aunque otras drogas, incluyendo el alcohol pueden producir efectos similares.

intoxicación por nicotina (nicotine poisoning), intoxicación debida a la ingesta de nicotina, caracterizada por estimulación de los sistemas nerviosos central y autónomo, seguida de depresión de estos sistemas. En los casos letales se produce la muerte por insuficiencia respiratoria.

intoxicación por nitrobenceno (nitrobenzene poisoning), estado tóxico producido por la absorción de nitrobenceno, líquido oleoso, de color amarillo pálido, utilizado en la fabricación de anilina, tintes de zapatos, jabón, perfumes y sabores artificiales. El nitrobenceno es extremadamente tóxico, sobre todo cuando se inhalan sus vapores. Los síntomas de intoxicación aguda son: cefalea, mareo, náuseas, ataxia, cianosis y, en casos extremos, insuficiencia respiratoria. La exposición crónica al nitrobenceno puede causar cefalea, cansancio, pérdida de apetito y anemia.

intoxicación por nuez moscada (nutmeg poisoning), efecto tóxico de la ingestión de frutos secos de las semillas de nuez moscada *(Myristica fragans)* o de sus aceites volátiles. Los aceites contienen terpenos y miristicina, la cual tiene efectos estimulantes y carminativos. Una dosis de uno a tres frutos puede producir convulsiones con una duración de hasta incluso 60 horas.

intoxicación por paracetamol (acetaminophen poisoning), reacción tóxica tras la ingesta de dosis excesivas de paracetamol. En los adultos una dosis superior a 140 mg/kg puede producir lesión hepática, y dosis mayores pueden causar la muerte.

intoxicación por paracuat (paraquat poisoning), trastorno tóxico provocado por la ingesta de dicloruro de paracuat, un pesticida muy venenoso. De forma característica aparecen fibrosis pulmonar progresiva y lesiones del esófago, riñones e hígado varios días después de la ingesta. Una vez que comienza la fibrosis la muerte es inevitable, habitualmente al cabo de 3 semanas.

intoxicación por paratión (parathion poisoning), trastorno tóxico producido por la ingestión, inhalación o absorción a través de la piel de paratión, insecticida organofosforado altamente tóxico. Los síntomas son: náuseas, vómitos, calambres abdominales, confusión, cefalea, pérdida del control muscular, convulsiones y disnea.

intoxicación por pentaclorofenol (pentachlorophenol poisoning), efecto tóxico de la absorción cutánea de pentaclorofenato sódico, un agente antimildiú, utilizado a veces en lavandería. El trastorno ha afectado a recién nacidos, a veces con síntomas de fiebre y sudoración profusa mortal, causadas por el contacto cutáneo con el residuo pentaclorofenato en los pañales y las sábanas del nido.

intoxicación por pescado (fish poisoning), efectos producidos por la ingestión de pescado tóxico. Se caracteriza por diversos trastornos GI y neurológicos, que en ocasiones son mortales.

intoxicación por pesticidas (pesticide poisoning), trastorno tóxico provocado por la ingestión o inhalación de una sustancia utilizada para la eliminación de plagas.

intoxicación por plomo (lead poisoning), proceso tóxico producido por la ingestión o inhalación de plomo o compuestos de plomo. Muchos niños han sufrido intoxicación al comer pedacitos de pintura de plomo. La intoxicación también se produce por la ingestión de agua conducida por cañerías de plomo, de sales de plomo en ciertos alimentos y vinos, por el empleo de peltre o de loza vidriada con plomo, o por el empleo de gasolina con plomo. En la industria es común la inhalación de vapores de plomo. La toxicidad lleva a tres síndromes clínicos principales: cerebral (hiperactividad, problemas conductuales, problemas de aprendizaje, discapacidad neurológica y/o retraso mental), neuromuscular (neuritis periférica, parestesias y mala coordinación) y alimentaria (anorexia, espasmos abdominales, pérdida de peso, espasmos intestinales y rigidez de la pared abdominal). La exposición al plomo en las mujeres embarazadas puede retrasar el desarrollo fetal.

intoxicación por queroseno (kerosene poisoning), proceso tóxico producido por la ingesta de queroseno o la inhalación de sus vapores. Los síntomas que siguen a su ingesta son: somnolencia, taquicardia y temblor, y neumonitis grave en caso de aspiración. No se debe inducir el vómito.

intoxicación por raticida (rodenticide poisoning), estado tóxico provocado por la ingestión de una sustancia destinada al control de la población de roedores.

intoxicación por sal de zinc (zinc salt poisoning), trastorno tóxico provocado por la ingesta o inhalación de una sal de zinc. Entre los síntomas por ingestión se incluyen sensación de ardor en la boca y en la garganta, vómitos, diarrea, dolor abdominal y torácico y, en casos graves, shock y coma.

intoxicación por sales de hierro (iron salt poisoning), intoxicación producida por una sobredosis de sales férricas o ferrosas, caracterizada por vómitos, diarrea sanguinolenta, cianosis y dolor gástrico e intestinal.

intoxicación por sales de plata (silver salts poisoning), intoxicación provocada por la ingesta de nitrato de plata, caracterizada por decoloración de los labios, vómitos, dolor abdominal, vértigo y convulsiones.

intoxicación por salicilatos (salicylate poisoning), intoxicación provocada por la ingesta de salicilatos, por lo general en forma de aspirina o de esencia de Wintergreen. La intoxicación se caracteriza por respiración rápida, vómitos, cefaleas, irritabilidad, cetosis, hipoglucemia y, en casos graves, convulsiones e insuficiencia respiratoria.

intoxicación por setas (mushroom poisoning), trastorno tóxico producido por la ingestión de determinadas setas, en particular de dos especies del género *Amanita.* La muscarina de *Amanita muscaria* produce la intoxicación en un período que varía desde pocos minutos hasta dos horas. Los síntomas son lagrimeo, salivación, sudoración, vómitos, dificultad respiratoria, calambres abdominales, diarrea y, en los casos graves, convulsiones, coma e insuficiencia circulatoria. La faloidina, más letal aunque de acción más lenta, presente en *A. phalloides* y *A. verna*, produce síntomas similares, además de lesión hepática, insuficiencia renal y muerte.

intoxicación por sulfato de atropina (atropine sulfate poisoning), efectos tóxicos provocados por una dosis exagerada de un fármaco que se utiliza en ocasiones como coadyuvante en la anestesia general y para tratar la bradicardia. Provoca síntomas como taquicardia, piel enrojecida, caliente y seca, sequedad de boca y sed, intranquilidad y excitación, retención urinaria, estreñimiento y dolor urente en la garganta.

intoxicación por talio (thallium poisoning), trastorno tóxico caracterizado por la ingestión o absorción a través de la piel de sales de talio, especialmente sulfato de talio. Las características de esta entidad son el dolor abdominal, los vómitos, la diarrea sanguinolenta, el temblor, el delirio y la alopecia.

intoxicación por tetracloruro de carbono (carbon tetrachloride poisoning), efectos tóxicos de la exposición al tetracloruro de carbono. Puede atacar tanto al hígado como a los riñones. Sus síntomas son: cefaleas persistentes, náuseas, vómitos, diarreas, uremia, letargo, confusión por depresión del SNC y degeneración de hígado y riñones. En caso de intoxicación por inhalación puede ser necesaria la respiración asistida y oxigenoterapia.

intoxicación por tetraodónticos (tetraodon poisoning), reacción causada por una toxina del pez globo y el pejesol marino. Produce mialgia, parestesias y otros trastornos neuromusculares. Puede resultar mortal por parálisis respiratoria.

intoxicación por venerupina (venerupin poisoning), forma potencialmente mortal de intoxicación por marisco producida por la ingesta de ostras o almejas contaminadas con venerupina, una toxina que causa insuficiencia hepática, molestias GI y leucocitosis. Un tercio de los casos resultan mortales.

intoxicación por warfarina (warfarin poisoning), cuadro tóxico provocado por la ingesta de warfarina accidentalmente en forma de raticida o por sobredosis de la sustancia en su forma farmacológica anticoagulante. El tóxico se acumula en el cuerpo provocando hemorragias nasales, equimosis, hematuria, melenas y hemorragias internas.

intoxicación por yodo (iodine poisoning), efectos tóxicos de la ingesta de yodo. Los síntomas son: dolor urente en boca y esófago, dolor abdominal, vómitos, diarrea, delirio, shock, nefritis, edema laríngeo y colapso circulatorio.

intraarterial (intraarterial), perteneciente a una estructura o acción en el interior de una arteria.

intraarticular (intraarticular), dentro de una articulación.

intraauricular (intraatrial), que se encuentra en el interior de las aurículas.

intracardíaco (intracardiac), relativo al interior de las cámaras cardíacas.

intracatéter (intracatheter), catéter de plástico, fino y flexible, que se introduce y fija en el interior de un vaso sanguíneo para infundir sangre, líquidos o medicación.

intracavitario (intracavitary), perteneciente al espacio situado en el interior de una cavidad corporal.

intracelular (intracellular), **1.** relativo al interior de una célula. **2.** situado en el interior de una célula.

intracerebral (intracerebral), dentro del tejido cerebral, en el interior del cráneo.

intracistrónico (intracistronic), en el interior de un cistrón.

intracostal (intracostal), relativo a la superficie interna de una costilla.

intracraneal (intracranial), en el interior del cráneo.

intracutáneo (intracutaneous), en el interior de las capas de la piel.

intradérmico (intradermal), localizado en el tejido que forma la piel.

intraductal (intraductal), dentro de un conducto.

intraluminal (intraluminal), **1.** dentro de la luz de cualquier estructura u órgano tubular. **2.** entre tubos, o en medio de ellos.

intramural (intramural), relativo a acontecimientos o estructuras en las paredes de un órgano, una parte del cuerpo o una cavidad.

intramuscular (intramuscular), relativo al interior del tejido muscular.

intraocular (intraocular), perteneciente a las estructuras o sustancias que hay en el interior del globo ocular.

intraoperatorio (intraoperative), perteneciente al período de tiempo que dura una técnica quirúrgica.

intraóseo (intraosseous), perteneciente al interior del hueso.

intraparto (intrapartum), relativo o perteneciente al período del parto y la expulsión del feto y la placenta.

intrapulmonar (intrapulmonary), relativo al interior de los pulmones.

intratecal (intrathecal), perteneciente o relativo a una estructura, proceso o sustancia situado en el interior de una vaina, como el líquido cefalorraquídeo en el canal espinal.

intrauterino (intrauterine), relativo al interior del útero.

intravascular (intravascular), relativo al interior de un vaso sanguíneo.

intravenoso (i.v.) (intravenous [IV]), perteneciente o relativo al interior de una vena, como un trombo o una inyección, infusión o catéter.

intraventricular (intraventricular), perteneciente o relativo al espacio situado en el interior de un ventrículo o al sistema de conducción en la pared del ventrículo.

intrínseco (intrinsic), **1.** que denota una parte o cualidad natural o inherente. **2.** que se origina en un órgano o tejido, o está situado en su interior.

introito (introitus), entrada u orificio hacia una cavidad o una estructura tubular hueca del organismo, como el introito vaginal.

intromisión (intromission), introducción de un objeto en otro, como el pene en la vagina.

intrón (intron), (en genética molecular) secuencia de nucleótidos del ADN de células eucariotas que no codifica aminoácidos y que interrumpe la secuencia del código genético.

introspección (introspection), **1.** acto de examinar los propios pensamientos y emociones, concentrándose en uno mismo. **2.** tendencia a mirar hacia uno mismo y observar su ser interno.

introsuscepción (introsusception), penetración o invaginación de un segmento del tubo digestivo en otro, habitualmente situado por debajo. Puede ocasionar obstrucción y estrangulación del intestino

introversión (introversion, intraversion), **1.** tendencia a dirigir los propios intereses, pensamientos y energías hacia el interior, o hacia cosas que le afectan exclusivamente a uno mismo. **2.** estado de preocupación total o principal por la propia experiencia intrapsíquica.

introvertido (introvert), persona cuyos intereses están dirigidos hacia su interior y que se muestra tímida, retirada, reservada y autoabsorta.

introyección (introjection), mecanismo inconsciente de defensa por el cual un individuo incorpora a la estructura de su propio ego las cualidades de otra persona.

intrusión (intrusion), técnica de ortodoncia que consiste en deprimir el diente por debajo del plano de oclusión, o intentar evitar que emerja o se prolongue durante la corrección de una mordida excesiva.

intruso (charlatan), individuo no cualificado que actúa como un experto, especialmente un individuo que pretende ser médico.

intubación (intubation), paso de un tubo a través de una abertura del cuerpo, especialmente la introducción de un tubo de respiración a través de la boca o la nariz, o a través de la tráquea, con el fin de garantizar la permeabilidad de la vía aérea del paciente para administrarle gases anestésicos, oxígeno o ambas cosas. La intubación a ciegas consiste en introducir un tubo de respiración sin utilizar el laringoscopio.

intubación endotraqueal (endotracheal intubation), medida terapéutica consistente en la inserción de un catéter en la tráquea a través de la boca o la nariz. El tubo endotraqueal se puede usar para conservar una vía aérea permeable, prevenir la aspiración de material procedente del tracto digestivo en el paciente inconsciente o paralizado, aspirar las secreciones traqueobronquiales o administrar ventilación a presión positiva, cuando no es posible hacerlo con efectividad mediante una mascarilla.

intubación gastrointestinal (gastrointestinal intubation), intervención de enfermería recogida en la Nursing Interventions Classification (NIC). Se define como la introducción de un tubo en el tracto gastrointestinal.

intubar (intubate), cateterizar o introducir un tubo en un órgano o parte del cuerpo.

intuición psicótica (psychotic insight), fase del desarrollo de una psicosis que sigue a una experiencia inicial de confusión, extrañeza y aprensión, caracterizada por una intuición que permite al paciente interpretar el mundo externo como un sistema de pensamiento delirante. Los factores que antes resultaban confusos ahora forman parte del modelo sistematizado de delirios, el cual, aunque irracional para un observador, es percibido por el paciente como la consecución de un pensamiento excepcionalmente lúcido.

intususcepción entérica (enteric intussusception), intususcepción que afecta a dos segmentos del intestino delgado.

intususcepción yeyunogástrica (jejunogastric intussusception), prolapso de un yeyuno anastomosado en el estómago; complicación observada en ocasiones después de la gastroyeyunostomía.

inulina (inulin), sustancia derivada de rizomas de plantas de la familia *Compositae.* Se utiliza como ayuda diagnóstica en las pruebas de función renal, y especialmente de la filtración glomerular. No se metaboliza ni es absorbida por el organismo. Es filtrada rápidamente por los glomérulos renales, pero ni se segrega ni se absorbe por los túbulos, lo que hace que su aclaramiento sea igual al filtrado glomerular.

inundación (flooding), técnica utilizada en la terapia conductual para reducir la ansiedad asociada a diversas fobias. La exposición a estímulos que normalmente producen ansiedad desensibiliza a la persona frente a ese estímulo, reduciendo así el miedo y la ansiedad.

invaginación (invagination, intussusception), **1.** prolapso de un segmento del intestino en la luz de otro segmento. Si la invaginación es extensa, o implica tumores o pólipos, puede producir una obstrucción intestinal. Este tipo de obstrucción intestinal puede afectar a segmentos del intestino delgado, del colon, del íleon terminal y del ciego. La invaginación ocurre más a menudo en lactantes y niños pequeños, y se caracteriza por dolor abdominal, vómitos y la presencia de moco sanguinolento en las heces. **2.** cirugía de reparación herniaria por la que se repone el contenido del saco herniario en la cavidad abdominal.

invaginación colónica (colonic intussusception), invaginación que afecta a dos segmentos del colon, intususcepción del colon.

invaginación ileal (ileal intussusception), invaginación que afecta a dos segmentos del íleon.

invaginación ileocecal (ileocecal intussusception), invaginación en la unión ileocecal, de modo que el ciego retrocede hacia el íleon.

invaginación ileocólica (ileocolic intussusception), invaginación en la unión ileocecal, en la que el íleon distal avanza introduciéndose en el colon.

invasión (invasion), proceso mediante el cual las células malignas se trasladan a través de la membrana basal, hasta llegar a los vasos sanguíneos y los conductos linfáticos.

invasión de la intimidad (invasion of privacy), (en derecho) violación del derecho de otra persona a que le dejen solo y tranquilo, lejos de una publicidad o intromisión no justificada.

invasivo (invasive), caracterizado por su tendencia a diseminarse, infiltrar y entrometerse.

Inventario Diagnóstico de Beck (IDB) (Beck's depression inventory [BDI]), [Aaron T. Beck, psiquiatra estadounidense, n. 1921], sistema de clasificación que incluye un total de 18 criterios de enfermedad depresiva. Este sistema es similar al sistema de diagnóstico de 21 criterios *DSM-IV* desarrollado en la década de 1980, excepto en que la escala *DSM-IV* incluye pérdida de interés, intranquilidad y mal humor, que no se incluyen en el IDB; en el inventario diagnóstico de Beck se recogen síntomas somáticos y melancolía, criterios no recogidos en el inventario *DSM-III*.

invernación (overwintering), persistencia de agentes infecciosos estacionales más allá de su período normal de actividad, especialmente agentes patógenos de tiempo cálido que permanecen activos en los meses de invierno.

inversión (inversion), **1.** trastorno en el que un órgano vuelve su interior hacia fuera, como sucede en la inversión uterina. **2.** defecto cromosómico en el que un fragmento de un cromosoma se rompe y se vuelve a unir al cromosoma en sentido contrario, provocando que los genes transportados en esta parte del cromosoma se encuentren en posición y secuencia anómalas.

inversión visceral (visceral inversion), transposición de los órganos torácicos y abdominales al lado opuesto del cuerpo.

invertebrado (invertebrate), denominación de una categoría de animales que carecen de columna vertebral.

invertir (invert), colocar algo de arriba abajo o de dentro afuera.

investigación (research), análisis o examen cuidadoso de datos, comunicaciones y observaciones en una búsqueda de hechos o principios.

investigación de banco (bench research), *informal,* (en medicina) cualquier investigación realizada en un medio de laboratorio controlado en la que se utilizan sujetos no humanos.

investigación de enfermería (nursing research), procedimiento detallado en el que se realiza un estudio sistemático de los problemas en el campo de la enfermería. La investigación de enfermería es práctica o está orientada a la educación, y es esencial para el desarrollo continuo de una base científica para la práctica profesional de la enfermería.

investigación de relación (relation searching), (en investigación de enfermería) diseño de estudio utilizado para descubrir y describir relaciones entre variables.

inviable (nonviable), relativo al feto incapaz de sobrevivir una vez nacido.

involución (involution), **1.** proceso normal caracterizado por la disminución del tamaño de un órgano y de sus células, como la involución del útero después del parto. **2.** (en embriología) proceso de desarrollo en el que un grupo de células crece sobre el borde de un órgano o parte del mismo, y girando después hacia dentro vuelve al órgano para formar un tubo, como en el caso del corazón o la vejiga.

involución senil (senile involution), patrón de cambios retrógrados que se producen con el envejecimiento y que provocan un arrugamiento y una degeneración progresivos de tejidos y órganos.

involucro (involucrum), vaina o cobertura, como la que envuelve un secuestro de hueso necrosado.

involuntario (involuntary), que sucede sin control o dirección consciente.

inyección (injection), **1.** acción de introducir un líquido en el organismo con una jeringa y una aguja. **2.** sustancia inyectada. **3.** enrojecimiento y tumefacción que se observa en la exploración física de una parte del cuerpo producida por vasodilatación secundaria a procesos inflamatorios o infecciosos.

inyección de cloruro sódico y dextrosa (dextrose and sodium chloride injection), tratamiento para reponer líquidos, nutrientes y electrólitos. Está disponible para uso parenteral en concentraciones muy variables.

inyección de colágeno (collagen injection), técnica reconstructora en cirugía cosmética para aumentar los labios o la piel facial hundida.

inyección de grasa (fat injection), trasplante de la propia grasa del paciente a otras áreas del cuerpo, como a la cara, para reducir al mínimo las arrugas, o a los labios o al pene para aumentar su tamaño.

inyección de hidrolizado proteico (protein hydrolysate injection), reposición de líquidos y nutrientes que se prescribe para corregir un equilibrio negativo de nitrógeno, y en otras situaciones clínicas que requieran nutrición parenteral.

inyección de lactato sódico (sodium lactate injection), reponedor de electrólitos prescrito para la acidosis metabólica.

inyección de recuerdo (booster injection), administración de una dosis adicional de antígeno, como una vacuna o toxoide, en un período de tiempo definido habitualmente en una cantidad menor a la de la inmunización original, para mantener la respuesta inmune a un nivel apropiado.

inyección depot (depot injection), inyección intramuscular de un fármaco en suspensión oleosa, con liberación gradual de la medicación en un período de varios días.

inyección guiada con Doppler (Doppler-guided injection), [Christian J. Doppler, físico y matemático austríaco, 1803-1853], uso de un detector ultrasónico manual en la escleroterapia para guiar una aguja o jeringa e inyectar líquido esclerosante.

inyección intraarticular (intraarticular injection), inyección de una medicación dentro del espacio articular, normalmente para reducir la inflamación, como en la bursitis o la fibromiositis.

inyección intracavernosa (intracavernosal injection), introducción de una aguja hipodérmica en el cuerpo cavernoso del pene para administrar un fármaco. Se usa para el tratamiento de la disfunción eréctil.

inyección intracitoplasmática de espermatozoide (ICSI) (intracytoplasmic sperm inyection [ICSI]), técnica de micromanipulación utilizada en la infertilidad debida a un factor masculina en la que se inserta un único espermatozoide en un ovocito mediante micropunción.

inyección intradérmica (intradermal injection), introducción en la dermis de una aguja hipodérmica con el fin de instilar una sustancia, como un suero o una vacuna.

inyección intramuscular (intramuscular injection), introducción de una aguja hipodérmica en un músculo para administrar medicación.

inyección intratecal (intrathecal injection), introducción de una aguja hipodérmica en el espacio subaracnoideo con el propósito de instilar un material para su difusión en el líquido cefalorraquídeo.

inyección intravenosa (intravenous injection), inyección hipodérmica en una vena con el fin de instilar una sola dosis de medicación, inyectar un medio de contraste o comenzar una infusión i.v. de sangre, medicamento o solución líquida, como suero salino o dextrosa en agua.

inyección subcutánea (subcutaneous injection), introducción de una aguja hipodérmica en el tejido subcutáneo bajo la piel, habitualmente en la parte superior del brazo, el muslo o el abdomen. La heparina, la insulina y la emetina son inyectadas por esta vía. Si hay que repetir la inyección se realizan las nuevas punciones dejando al menos 5 cm con repecto al sitio de punción previo.

ion (ion), átomo o grupo de átomos que han adquirido carga eléctrica mediante la captación o la pérdida de uno o varios electrones.

ion amonio (ammonium ion), ion NH_4^+ formado por la reacción del amoníaco (NH_3) con un ion hidrógeno (H^+).

iones espectadores (spectator ions), iones que no participan en la reacción química.

ionización (ionization), proceso por el que un átomo o molécula neutro gana o pierde electrones, y adquiere de esa forma una carga eléctrica negativa o positiva.

ionizar (ionize), separarse o disociarse en iones.

iontoforesis (iontophoresis), introducción de iones de sales solubles en los tejidos por corriente continua.

iopromida (iopromide), contraste radiopaco no iónico de baja osmolaridad usado en pruebas de imagen cardiovasculares, urología de las vías excretoras y como medio de contraste en TC.

ioversol (ioversol), contraste no iónico usado en angiografía y urografía, así como en TC.

ioxilán (ioxilan), contraste no iónico de baja viscosidad y baja osmolaridad utilizado en arteriografía, urografía de las vías excretoras y TC.

IPA (IPA), siglas de **asociación de asistencia sanitaria independiente.**

IPAA (IPAA), siglas de *International Psychoanalytical Association.*

IPE (PIE), siglas de **infiltrado pulmonar con eosinofilia.**

ipecacuana (ipecac), emético. Se utiliza para provocar el vómito en ciertos tipos de intoxicaciones y sobredosis farmacológicas recientes.

ipomea (ipomea), resina preparada con la raíz seca de *Ipomoea orizabensis,* usada antiguamente como catártico.

ipsilateral (ipsilateral), perteneciente al mismo lado del cuerpo.

ípsilon (upsilon), Y, υ, vigésima letra del alfabeto griego,

Ir (Ir), símbolo del **iridio.**

ira (anger), reacción emocional caracterizada por furia, cólera, indignación u hostilidad extremadas. Se considera que es de origen patológico cuando no refleja de forma realista las verdaderas circunstancias de la persona.

IRA (ARF), **1.** siglas de **insuficiencia respiratoria aguda. 2.** siglas de **insuficiencia renal aguda.**

IRA (URI), siglas para indicar **infección respiratoria alta.**

irbesartán (irbesartan), fármaco antihipertensivo. Se usa en el tratamiento de la hipertensión aisladamente o en combinación con otros fármacos. En investigación también se administra a pacientes con insuficiencia cardíaca o nefropatía diabética hipertensiva causada por DM de tipo II.

IRD (DRI), Siglas de *ingesta dietética de referencia.*

iridectomía (iridectomy), extirpación quirúrgica de parte del iris, que se realiza sobre todo para restablecer el drenaje del humor acuoso en el glaucoma, o para extirpar un cuerpo extraño o un tumor maligno.

iridemia (iridemia), hemorragia originada en el iris.

iridescencia (iridescence), propiedad de interferencia de la luz o de capacidad para descomponer las ondas luminosas en los colores del espectro.

iridio (Ir) (iridium [Ir]), elemento metálico azul plateado. Su número atómico es 77; su peso atómico 192,2.

iridología (iridology), ciencia especializada en las relaciones entre las enfermedades y la forma, el color y otras características individuales del iris. Hay enormes controversias acerca de su validez.

iridopatía (iridopathy), cualquier enfermedad del iris.

iridoplejía (iridoplegia), parálisis del esfínter muscular del iris, de su músculo dilatador o de ambos.

iridotomía (iridotomy), incisión quirúrgica del iris que se realiza para resolver una oclusión pupilar, ensanchar la pupila en la extracción de cataratas o tratar el glaucoma postoperatorio.

iridotomía láser (laser iridotomy), procedimiento para el tratamiento del glaucoma de ángulo cerrado, en el cual el paciente sufre períodos intermitentes de presión intraocular elevada. El mecanismo de cierre del ángulo se controla creando una abertura en el iris. Las técnicas concretas varían con el tipo de láser utilizado.

irinotecán (irinotecan), hormona antineoplásica. Se prescribe en el carcinoma metastásico del colon o recto.

iris (iris), disco anular, contráctil, coloreado, suspendido en el humor acuoso, entre la córnea y el cristalino del ojo, rodeando una pupila circular. Las fibras musculares lisas del iris se contraen y relajan permitiendo que la luz entre en el ojo en mayor o menor grado a través de la pupila. La periferia del iris se continúa con el cuerpo ciliar, y conecta con la córnea mediante el ligamento pectíneo.

iris heterocrómico (heterochromia iridis), diferencia de color entre los dos iris o en dos zonas distintas del mismo iris.

iritis (iritis), proceso inflamatorio del iris caracterizado por dolor, lagrimeo, fotofobia y, si es intenso, disminución de la agudeza visual. En la exploración oftálmica el ojo está turbio, el iris abombado y la pupila contraída.

iritis primaria (primary iritis), inflamación del iris secundaria a un trastorno corporal, como una enfermedad sistémica.

iritis purulenta (purulent iritis), inflamación del iris que se acompaña de la formación de pus.

iritis secundaria (secondary iritis), inflamación del iris secundaria a otro trastorno, como una espondilitis anquilopoyética o una colitis ulcerosa.

irracional (irrational), relativo a acontecimientos, situaciones o conductas que pueden considerarse como no razonables.

irradiación (irradiation), exposición a cualquier forma de energía radiante, como el calor, la luz o los rayos X. La fuentes radiactivas de energía radiante, como los rayos X o los isótopos de yodo y cobalto, se utilizan con fines diagnósticos para examinar las estructuras corporales internas. Las mismas o similares fuentes de irradiación pero en cantidades mayores se usan para destruir microorganismos o células tisulares que se han vuelto cancerosas. Se puede utilizar la luz ultravioleta e infrarroja para producir calor sobre los tejidos y aliviar el dolor y la inflamación, o para tratar el acné, la psoriasis u otros procesos cutáneos. La luz ultravioleta también se utiliza para identificar ciertos tipos de bacterias y levaduras.

irradiación corporal total (whole-body irradiation), exposición a la radiación ionizante que afecta a todo el cuerpo. La exposición corporal a radiación ionizante de corta duración puede causar lesiones o muerte al ser humano, sobre todo por el daño causado al tracto gastrointestinal y a la médula ósea. Esto ocurre solamente con dosis muy superiores al margen diagnóstico, como en el caso de exposición a armas nucleares. El límite del equivalente de dosis absorbida para la exposición ocupacional de todo el cuerpo es de 5 rem por año. El límite del equivalente de dosis absorbida no ocupacional es de 0,5 rem por año.

irradiación linfoide total (ILT) (total lymphoid irradiation [TLI]), método de inducción de un efecto inmunosupresor intenso en pacientes sometidos a trasplante de médula ósea, en el tratamiento de ciertos linfomas o en otros tratamientos que requieran inmunosupresión. La ILT implica la exposición de todos los ganglios linfáticos, el timo y el bazo a un total de 2.000 rad en dosis de 100 rad administradas por un acelerador lineal antes de la implantación del injerto.

irreductible (irreducible), que no se puede hacer volver a su posición o estado normales, como la hernia irreductible.

irreversible (irreversible), situación que no es reversible.

irrigación (irrigation), proceso de limpiar una cavidad corporal o herida mediante una corriente de agua u otro líquido. También se utiliza para limpiar tubos o drenajes introducidos en el organismo, como un catéter.

irrigación colónica (colonic irrigation), técnica de lavado de la pared interna del colon, llenándolo de agua y drenándolo a continuación. No se considera un enema, sino más bien un procedimiento de eliminación de cualquier posible material presente en la parte alta del colon.

irrigación de colostomía (colostomy irrigation), procedimiento utilizado por los colostomizados para limpiar el intestino de materia fecal y como ayuda para establecer un horario de evacuación. Hay que introducir suavemente en el estoma un catéter flexible, en el que se aplica un lubricante hidrosoluble, a una profundidad no mayor de 7,5 cm. Se sostiene una bolsa de irrigación con 500-1.000 ml de solución templada unos 30-45 cm por encima del estoma, y se permite que el líquido fluya lentamente hacia el interior del colon. Se retiene el líquido durante varios minutos y luego se drena a través del tubo de salida hacia una palangana u orinal. Se observan las características y la cantidad del líquido recuperado. Se limpia la piel de alrededor del estoma, se aclara y se seca bien.

irrigación de la herida[1] (wound irrigation), lavado de la herida o de la cavidad formada por una herida, usando una solución limpiadora adecuada, agua, suero salino o una preparación líquida antimicrobiana.

irrigación de la herida[2] (wound irrigation), intervención de enfermería recogida en la Nursing Interventions Clasification (NIC). Se define como la limpieza por irrigación de una herida abierta para limpiar y eliminar las partículas o el exceso de exudado que haya en la superficie de la herida.

irrigación de la ostomía (ostomy irrigation), procedimiento para limpiar, estimular y regular la evacuación de un orificio creado artificialmente. Para la irrigación se utilizan agua corriente y suero fisiológico o con medicamentos Las colostomías en asa y dobles requieren una irrigación secuencial del asa proximal, del asa distal y del recto para prevenir la acumulación de residuos.

irrigación fría (cold caloric irrigation), procedimiento para valorar la función del tronco del encéfalo. Se realiza irrigando el conducto auditivo externo del paciente con suero fisiológico frío mientras se flexiona la cabeza aproximadamente 30°, tras comprobar la permeabilidad del conducto. El estímulo debe producir en un sujeto normal movimientos espasmódicos pero regulares de los ojos (nistagmos). La ausencia de reacción puede ser un signo de lesión neurológica a nivel pontino del tronco del encéfalo.

irrigación gingival (gingival blood supply), aporte de sangre a las encías, procedente de los vasos sanguíneos que pasan por la cara gingival del periostio externo y que se anastomosan con los vasos sanguíneos de la membrana periodontal y con los vasos sanguíneos intraalveolares.

irrigación intestinal (bowel irrigation), intervención de enfermería recogida en la Nursing Interventions Classification (NIC). Se define como la instilación de una sustancia en el tracto gastrointestinal inferior.

irrigación intestinal total (whole bowel irrigation), método para tratar a pacientes intoxicados mediante el lavado con grandes volúmenes de líquido a través del tracto gastrointestinal.

irrigación salina (saline irrigation), lavado de una cavidad corporal o de una herida con un chorro de solución salina, por lo general una solución acuosa isotónica de cloruro sódico.

irrigación vesical continua (IVC) (continuous bladder irrigation [CBI]), infusión continua de una solución estéril, generalmente por medio de un sistema cerrado de irrigación de tres vías con un catéter de triple luz. Una luz se emplea para drenar la orina, otra para inflar el catéter de balón y la restante para conducir la solución de irrigación. La IVC se usa sobre todo después de una intervención de cirugía genitourinaria, con el fin de mantener la vejiga limpia y libre de coágulos o sedimentos.

irrigación vesical[1] (bladder irrigation), lavado de la vejiga mediante un flujo continuo o intermitente de salino o de una solución medicamentosa. También se puede irrigar la vejiga mediante la ingesta oral de líquidos.

irrigación vesical[2] (bladder irrigation), intervención de enfermería recogida en la Nursing Interventions Classification (NIC). Se define como la instilación de una solución en la vejiga para limpieza o suministrar medicación.

irrigador (irrigator), aparato con un tubo flexible para enjuagar o lavar una cavidad corporal.

irrigar (irrigate), lavar con líquido, normalmente aplicando una presión baja y constante sobre el émbolo de una jeringa. Puede hacerse para limpiar una herida o para lavar un tubo.

irritabilidad (irritability), estado caracterizado por excitabilidad o sensibilidad anormales.
irritación simpática (sympathetic irritation), inflamación de un órgano tras la inflamación de otro cercano, como la inflamación ocular que aparece en el ojo sano tras haber sido lesionado el otro.
irritante (irritant), agente que produce inflamación o irritación.
irrupción (abruption), rotura o separación brusca.
irrupción (breakthrough), (en psiquiatría) nueva visión súbita de un problema y su solución tras un período de escaso o ningún progreso.
ISCLT (ISCLT), siglas de ***International Society of Clinical Laboratory Technologists***.
isetionato de pentamidina (pentamidine isethionate), fármaco antiprotozoario parenteral prescrito para el tratamiento de la neumonía causada por *Pneumocystis jiroveci,* especialmente en pacientes con SIDA. Puede utilizarse también para tratar la tripanosomiasis y la leishmaniasis visceral.
ISID (ISID), siglas de *International Society of Infectious Society*.
ISIS (ISIS), siglas de *International Study of Infarct Survival*.
islote (islet), conjunto de células o fragmento aislado de tejido.
islote sanguíneo (blood island), uno de los grupos de células mesodérmicas que proliferan en la superficie externa del saco vitelino embrionario y le dan un aspecto grumoso.
islotes de Langerhans (islets of Langerhans), [Paul Langerhans, anatomopatólogo alemán, 1847-1888], grupos de células del páncreas que producen insulina, glucagón y polipéptido pancreático. Forman la porción endocrina de la glándula, y sus secreciones hormonales liberadas directamente en la sangre sirven como reguladores importantes y equilibrados del metabolismo de los azúcares.
isoaglutinación (isoagglutination), acumulación de eritrocitos provocada por aglutininas procedentes de la sangre de otro individuo de la misma especie.
isoaglutinina (isoagglutinin), anticuerpo que provoca la aglutinación de los eritrocitos en otros miembros de la misma especie que llevan un isoaglutinógeno en sus eritrocitos.
isoaglutinógeno (isoagglutinogen), antígeno que produce la aglutinación de los eritrocitos con otros de la misma especie que llevan en el suero la isoaglutinina correspondiente.
isoanticuerpo (isoantibody), anticuerpo frente a los isoantígenos que se encuentran en otros miembros de la misma especie.
isoantígeno (isoantigen), sustancia que está presente en algunos miembros de una especie que estimula la producción de anticuerpos en otros miembros de la especie.
isobara (isobar), **1.** línea que conecta puntos de igual presión en un gráfico. **2.** (en medicina nuclear) uno de los grupos de isótopos que tienen el mismo número de neutrones y protones en el núcleo, pero en distinta proporción, de forma que su número atómico es distinto.
isóbaro (isobaric), **1.** relacionado con dos sustancias o soluciones de la misma densidad específica. **2.** relativo a dos isótopos que tienen el mismo número de masa, pero diferente número atómico. **3.** que tienen la misma presión barométrica.
isocápnico (isocapnic), relativo a un nivel estable de dióxido de carbono en los tejidos, que permanece constante a pesar del variable nivel de la ventilación.
isocarboxacida (isocarboxazid), inhibidor de la monoaminooxidasa. Está indicada en el tratamiento de la depresión mental.
isocinético (isokinetic), relativo a la contracción concéntrica o excéntrica que se produce a una velocidad predeterminada frente a una fuerza de máxima resistencia producida en todos los puntos del rango de movimiento.
isocrática (isocratic), (en cromatografía) término que describe la separación de una mezcla utilizando un solo solvente o mezcla de solventes
isocromosoma (isochromosome), cromosoma con brazos idénticos a cada lado del centrómero.
isoeléctrico (isoelectric), perteneciente a la línea basal de un ECG.
isoenzima (isoenzyme), forma químicamente distinta de una enzima. Las diversas formas se pueden identificar en análisis de sangre, lo que aporta datos en el diagnóstico de una enfermedad.
isoenzima CK (fraction isoenzyme CK), una de las distintas enzimas liberadas a la sangre después de la necrosis del miocardio. La isoenzima de la CK (creatinfosfocinasa) se identifica como isómero MB, o CK-MB, y es un indicador diagnóstico de lesión cardíaca.
isoflujo (isoflows), (en terapia respiratoria) medida de la disfunción precoz de las pequeñas vías respiratorias de un paciente, comparando las velocidades de flujo entre aire y helio en un determinado momento.
isogameto (isogamete), célula reproductora del mismo tamaño y estructura que la célula con la que se une.
isogamia (isogamy), reproducción sexual en la que se fusionan gametos de un mismo tamaño y estructura, como en algunas algas, hongos y protozoos.

isogénesis (isogenesis), desarrollo a partir de un origen común y siguiendo procesos similares.

isoinjerto (isologous graft), trasplante tisular entre dos individuos genéticamente idénticos, tal y como ocurre con los gemelos.

isoinmunización (isoimmunization), desarrollo de anticuerpos frente a antígenos de la misma especie (isoantígenos), como el desarrollo de anticuerpos anti-Rh en una persona Rh negativa.

isoleucina (Ile) (isoleucine [Ile]), aminoácido que se encuentra en la mayoría de las proteínas de la dieta, esencial para el adecuado crecimiento de los lactantes y el equilibrio del nitrógeno en los adultos.

isomérico (isomeric), relativo a un fenómeno químico por el cual dos compuestos con la misma fórmula química y el mismo peso molecular pueden diferenciarse en sus propiedades químicas y físicas. La diferencia se debe a la disposición de los átomos en las respectivas moléculas, ya sea en las conexiones entre los átomos o en la disposición de éstos en el espacio tridimensional.

isómero nuclear (nuclear isomer), cualquiera de los dos o más núclidos con el mismo número de neutrones y de protones en el núcleo (mismo número atómico, o Z, y misma masa atómica, o A), pero que existen en diferentes estados energéticos.

isómeros (isomers), compuestos que tienen la misma fórmula, pero distinta estructura, por lo que sus propiedades son diferentes.

isométrico (isometric), que mantiene la misma longitud o dimensiones.

isoniacida (isoniazid), fármaco antibacteriano tuberculostático que se prescribe a las personas que han estado expuestas a la TB y se usa en combinación con otros fármacos en el tratamiento de la TB causada por micobacterias sensibles a este fármaco.

isosmótico (isosmotic), perteneciente a una solución que tiene la misma concentración de soluto (osmolaridad) que otra solución.

Isospora (Isospora), protozoos de la subclase Coccidia que se encuentran en pájaros, anfibios, reptiles y mamíferos, incluido el ser humano. Infecta las células epiteliales del intestino delgado y es la causa menos frecuente de coccidiosis.

isosporiasis (isosporiasis), infección por *Isospora.*

isotacoforesis (isotachophoresis), ordenamiento y clasificación de sustancias, de movilidad intermedia entre un ion de movilidad altamente eficaz y otro de movilidad mucho menos eficaz, seguida de su migración a una velocidad uniforme.

isotérmico, isotermo (isothermal), relativo a objetos o sustancias que tienen la misma temperatura.

isotipo (isotype), determinante antigénico presente en todos los miembros de una subclase de un tipo de inmunoglobulinas. Un determinante antigénico que es isotípico en una subclase puede aparecer como marcador alotípico en otra clase.

isotónico (isotonic), perteneciente a una solución que no ocasiona cambios en el volumen celular.

isótonos (isotones), átomos que tienen el mismo número de neutrones, pero diferente número de protones.

isótopo (isotope), una de las dos o más formas de un átomo con el mismo número de protones en el núcleo atómico, pero diferente número de neutrones, por lo que la masa atómica es distinta. Muchos isótopos radiactivos se utilizan en procedimientos diagnósticos y terapéuticos.

isotretinoína (isotretinoin), fármaco antiacnéico. Está sujeto a restricciones significativas y se administra para el tratamiento del acné quístico grave.

isquemia (ischemia), disminución del aporte de sangre a una parte u órgano del cuerpo, frecuentemente marcada por dolor y disfunción orgánica, como la enfermedad isquémica cardíaca.

isquemia hepática (hepatic ischemia), lesión de las células hepáticas secundaria a una deficiencia de sangre u oxígeno, debido a la hipotensión causada por una disminución del gasto cardíaco, un shock o cualquier otra causa.

isquemia mesentérica (mesenteric ischemia), isquemia en una zona del intestino irrigada por una arteria mesentérica. Puede ser oclusiva o no oclusiva y puede evolucionar a un infarto mesentérico.

isquemia mesentérica oclusiva (occlusive mesenteric ischemia), isquemia mesentérica causada por oclusión de una de las arterias mesentéricas, por ejemplo debido a un trombo o a compresión mecánica.

isquemia miocárdica (myocardial ischemia), estado de flujo de sangre insuficiente hacia el músculo cardíaco a través de las arterias coronarias, a menudo con resultado de dolor torácico (angina).

isquemia subclínica (silent ischemia), forma asintomática de isquemia miocárdica que puede dar lugar a un daño grave (infarto de miocardio) o a muerte súbita. La isquemia subclínica es más probable que se produzca durante las primeras 6 horas después de levantarse por la mañana. En más de un 75% de los pacientes está desencadenada por un estrés mental.

isquemia uterina (uterine ischemia), suministro reducido o ineficaz de sangre al útero.

isquicavernoso (ischiocavernosus), músculo par que cubre las raíces del pene y del clítoris y que fuerza a la sangre de dichas raíces hacia el cuerpo del pene o clítoris en erección.

isquiococcígeos (coccygeus), cada uno de los dos músculos del diafragma pélvico. Se extienden a través de la cavidad pélvica con forma de hamaca triangular y están constituidos por músculo y fibras tendinosas. Actúan desplazando el cóccix hacia delante, ayudando a sostener el suelo de la pelvis.

isquion (ischium), una de las tres partes del hueso coxal que se une al ilion y al pubis para formar el acetábulo. El isquion abarca la parte dorsal del hueso coxal, y se divide en cuerpo, que forma 2/5 partes del acetábulo, y rama, que se une con la rama inferior del pubis.

isradipino (isradipine), calcioantagonista que se usa solo o asociado a un diurético tiazídico para el tratamiento de la hipertensión.

ISRS (SSRI), siglas de **inhibidor selectivo de la recaptación de serotonina.**

ISS (ISS), **1.** siglas de *International Surgery Society*. **2.** siglas de *puntuación de gravedad de la lesión.*

istmo (isthmus), conexión estrecha entre dos cuerpos o partes más amplias, como el istmo del tiroides.

istmo de la glándula gástrica (isthmus of gastric gland), porción de una glándula gástrica justo adyacente a la apertura del orificio gástrico).

istmo de las fauces (faucial isthmus), abertura de la boca a la faringe. Los pilares anteriores de las fauces forman el arco glosopalatino y los pilares posteriores forman el arco faringopalatino.

istmo del tiroides (isthmus of thyroid), parte de la glándula tiroides situada por delante de la tráquea y que une los dos lóbulos laterales.

IT (IT), abreviatura de **inmunotoxina.**

IT (TI), **1.** tiempo hasta inversión: intervalo de tiempo entre el pulso inicial de 180 grados y el pulso de radiofrecuencia posterior de 90 grados en una secuencia de pulso de inversión recuperación **2.** siglas de **índice terapéutico.**

ITB (AAI), siglas de *índice tobillo-brazo.*

iterbio (Yb) (ytterbium [Yb]), [Ytterby, Suecia], elemento metálico de las tierras raras. Su número atómico es 70; su peso atómico es 173,04.

itrio (Y) (yttrium [Y]), [Ytterby, Suecia], elemento metálico grisáceo, escamoso. Su número atómico es 39; su peso atómico es 88,905. Se han utilizado isótopos radiactivos del itrio en el tratamiento del cáncer.

itrio 90 ibritumomab tiuxetán (yttrium 90 ibritumomab tiuxetan), quelación de ^{90}itrio y del inmunoconjugado ibritumomab tiuxetán, empleado en el tratamiento de los linfomas no Hodgkin.

ITU (UTI), siglas de **infección del tracto urinario.**

i.v. (IV), siglas de **intravenoso.**

IV (VI), siglas de *intervalo variable.*

ixabepilona (ixabepilone), antineoplásico usado para el tratamiento del cáncer de mama.

Ixodes *(Ixodes),* género de garrapatas de caparazón duro, asociado a la transmisión de diferentes infecciones por arbovirus, como la fiebre manchada de las Montañas Rocosas, la enfermedad de Lyme, la ehrlichiosis y la babesiosis.

ixodiasis (ixodiasis), **1.** lesiones cutáneas creadas por la mordedura de garrapatas *Ixodes*. **2.** cualquier enfermedad transmitida por garrapatas.

ixódido (ixodid), perteneciente o relativo a las garrapatas duras de la familia de los ixódidos.

IZP (PZI), siglas de *insulina zinc protamina.*

J

J (J), abreviatura de **julio.**

jabón (soap), sal formada por ácidos grasos y un álcali. El jabón limpia porque las moléculas de grasa son atraídas a la parte grasa de los aniones de jabón en solución acuosa y pasan de la superficie sucia al agua.

jabón fuerte (hard soap), detergente hecho a partir de aceite de oliva e hidróxido de sodio.

jabón verde (green soap), jabón blando elaborado con aceites vegetales e hidróxido sódico o potásico con concentraciones concretas para conservar el glicerol. El jabón en realidad puede ser de cualquier color, dependiendo de los aceites añadidos.

jaco (smack), *jerga,* heroína.

JADA (JADA), siglas de *Journal of the American Dental Association.*

jadeo (panting), patrón de ventilación caracterizado por una respiración rápida y superficial. El jadeo generalmente mueve el aire hacia delante y atrás en el espacio muerto anatómico con una alta frecuencia, lo que hace que se evapore el agua y se pierda calor, pero con escasa ventilación alveolar y no causa hipocapnia.

jalea (jelly), solución coloidal no líquida y semisólida.

jalea anticonceptiva (contraceptive jelly), preparado gelatinoso que contiene un espermicida para introducir en la vagina y evitar la concepción.

jalea vaginal (vaginal jelly), producto anticonceptivo que contiene un espermicida en un medio gelatinoso. Habitualmente, se utiliza junto con un diafragma anticonceptivo o capuchón cervical. Algunos fármacos antimicrobianos también se administran en forma de jalea vaginal.

JAMA (JAMA), siglas de *Journal of the American Medical Association.*

***jamais vu* (francés)** (jamais vu), sensación de extrañeza frente a una persona conocida o un lugar familiar. El fenómeno se produce a veces en personas sanas, pero es más frecuente en casos de epilepsia del lóbulo temporal.

janicéfalos (janiceps), fetos gemelos unidos por la cabeza con sus caras mirando en sentidos opuestos.

Januvia (Januvia), marca comercial de la **sitagliptina.**

JAPHA (JAPHA), siglas de *Journal of the American Public Health Association.*

jarabe de ipecacuana (syrup of ipecac), preparado emético de extracto líquido de ipecacuana, glicerina y jarabe, utilizado para tratar diversos tipos de intoxicaciones y sobredosis de fármacos. Ya no suele utilizarse como tratamiento de rutina.

jarabe de maíz rico en fructosa (high-fructose corn syrup), edulcorante elaborado mediante el procesado del jarabe de maíz para incrementar la concentración de fructosa, por lo general a un 42-55% de la concentración total de azúcar, siendo el resto glucosa. Se usa sobre todo como edulcorante en alimentos procesados y refrescos, sobre todo gaseosa y alimentos horneados, pero también está presente en muchos alimentos que no suelen considerarse dulces.

jarro (jar), vaso cilíndrico.

Jarvik-7 (Jarvik-7), [Robert K. Jarvik, médico norteamericano, n. 1946], corazón artificial diseñado por R. K. Jarvik para los seres humanos. El Jarvik-7 fue uno de los primeros modelos, y dependía de la presión del aire para dirigir la contracción ventricular.

jaula de Faraday (Faraday cage), jaula de malla de alambre que rodea al dispositivo de RM, protegiéndolo de las ondas de radiofrecuencia dispersas, que podrían distorsionar el resultado de la imagen de RM.

JCAHO (JCAHO), siglas de Joint Commission on Accreditation of Healthcare Organizations.

J/deg (J/deg), abreviatura de *julios por grado.*

jefatura compartida (shared governance), planteamiento de organización propuesto por Tim Porter O' Grady, que propone el uso pleno de los recursos de enfermería. El sistema está diseñado para reflejar el carácter profesional de los participantes en la organización de enfermería y para favorecer determinados comportamientos y prácticas positivos. El objetivo de la jefatura compartida es el establecimiento de un sistema en el que el personal participe de forma plena en las actividades que puedan tener alguna influencia en su trabajo y en la consecución de su objetivo final, es decir, la asistencia adecuada al paciente.

jefe de residentes (chief resident), en EE.UU., médico residente de último año que actúa temporalmente como director clínico y administrativo de la plantilla de un servicio de hospital.

jengibre (ginger), planta natural que se utiliza para combatir las náuseas, la cinetosis, la indigestión y la inflamación. El jengibre parece ser útil contra la cinetosis, pero no ayuda a tratar las náuseas de otras causas. Su eficacia como fármaco antiinflamatorio no se ha demostrado. Se considera segura cuando se consume con alimentos.

jerarquía de necesidades de Maslow (Maslow's hierarchy of needs), [Abraham H. Maslow, psiquiatra norteamericano, 1908-1970], (en psicología) clasificación jerárquica de las necesidades humanas. Las necesidades más básicas en la escala son las fisiológicas y biológicas, como la necesidad de aire, alimentos o agua. Las segundas en prioridad son las de seguridad, como la protección o la ausencia de miedo o ansiedad. Las siguientes necesidades en la escala jerárquica son la necesidad de pertenecer, de amar y de ser amado; la de autoestima y, al final, la de autorrealización.

jerga (jer.) (jargon [jar.]), **1.** habla incoherente o falta de sentido. **2.** lenguaje utilizado por científicos, artistas u otros miembros de una cultura profesional determinada y no comprendida por la población en general. **3.** estado en la adquisición del lenguaje por el niño caracterizado por emisión de sonidos farfullados que se acompaña de gestos.

jeringa (syringe), aparato para extraer, inyectar o instilar líquidos. Habitualmente, una jeringa para la inyección de medicamentos consiste en un cilindro graduado de vidrio o plástico con un émbolo que ajusta bien en un extremo y una pequeña abertura en el otro, donde se ajusta la cabeza de una aguja hueca. La jeringa para irrigar una herida o una cavidad corporal, o para extraer mucosidad u otras secreciones corporales de algún orificio o cavidad corporal, es más grande que la utilizada para inyectar. Generalmente tiene una ampolla de goma en un extremo y en el otro un tubo flexible sin punta, hueco.

jeringa de aspiración (aspirating syringe), jeringa hipodérmica utilizada para inyectar anestésicos locales, especialmente en odontología.

jeringa hipodérmica (hypodermic syringe), instrumento diseñado para inyectar líquidos bajo la piel mediante una aguja fina hueca.

jeringa Luer-Lok (Luer-Lok syringe), jeringa para inyección, de vidrio o plástico, que tiene un mecanismo de conexión metálico simple que fija con seguridad la aguja en su posición.

jet lag (jet lag), trastorno de falta de sincronía con ruptura del ritmo circadiano normal producido por un viaje rápido en que se atraviesan varios husos horarios. Se caracteriza por fatiga, insomnio y trastornos de la función corporal.

J/kg (J/kg), abreviatura de *julios por kilogramo.*

Johnson, Dorothy E. [1919-1999] teórica de enfermería que desarrolló un modelo de sistemas de comportamiento presentado en *Conceptual Models for Nursing Practice* (Riehl and Roy, eds., 1973). El paciente representa un sistema de comportamiento con siete subsistemas interrelacionados. Cada subsistema tiene requerimientos estructurales y funcionales. Johnson consideraba que los problemas en enfermería son causados por perturbaciones en la estructura o las funciones de los subsistemas o del sistema.

Joint Commision on Accreditation of Healthcare Organizations (JACHO) (Joint Commision on Accreditation of Healthcare Organizations [JACHO]), institución norteamericana privada, no gubernamental, que dicta las normas de funcionamiento de los hospitales y otras instalaciones sanitarias, dirige los programas y exámenes de acreditación y hace hincapié en la observancia de estándares elevados en los cuidados médicos hospitalarios en Estados Unidos.

joroba de búfalo (buffalo hump), acumulación de grasa en la parte posterior del cuello asociada al uso prolongado de grandes dosis de corticoides o a la hipersecreción de cortisol causada por el síndrome de Cushing.

joroba de dromedario (dromedary hump), abultamiento en la superficie lateral de un riñón (generalmente el izquierdo) que se asemeja a la joroba de un dromedario y que se observa en personas en las que el bazo o el hígado presiona hacia abajo.

joroba de viuda (dowager's hump), curvatura anormal hacia atrás de la columna cervical como consecuencia de fracturas por compresión debido a la osteoporosis.

judía (bean), semilla de forma aplanada que se encuentra en el interior de una vaina en gran cantidad de plantas leguminosas. Las judías que se utilizan en preparaciones farmacológicas están clasificadas por orden alfabético.

juego (play), cualquier actividad espontánea u organizada que proporciona diversión, entretenimiento o distracción. Es fundamental en la infancia para el desarrollo de una personalidad normal y como medio para desarrollarse física, intelectual y socialmente. El juego proporciona una salida para liberar la tensión y el estrés, así como el medio para probar o experimentar con situaciones nuevas o que causan temor.

juego activo (active play), cualquier actividad en la que adoptar un papel participativo, más que un papel pasivo, genera distracción, entretenimiento o satisfacción.

juego amoroso (foreplay), actividades sexuales, como los besos o las caricias, que preceden al coito.

juego asociativo (associative play), forma de juego en la que participa un grupo de niños en actividades similares o idénticas, sin una organización formal, sin dirección en el grupo, sin interacción con el mismo y sin un objetivo definido.

juego cooperativo (cooperative play), cualquier juego organizado entre un grupo de niños en el que las actividades se planean con el propósito de alcanzar algún objetivo.

juego de dramatización (dramatic play), actividad imitativa en la que el niño fantasea y representa distintos papeles y situaciones domésticas y sociales, como mecer una muñeca, fingir que es un médico, una enfermera o un profesor de escuela.

juego de habilidad (skill play), forma de juego en la que un niño repite de forma persistente una acción o actividad hasta que la domina, como lanzar o coger una pelota.

juego paralelo (parallel play), forma de juego entre un grupo de niños, principalmente niños pequeños, según la cual cada niño se ocupa en una actividad independiente similar a la de los otros, pero ni influida ni compartida con ellos.

juego pasivo (passive play), juego en el que una persona no participa activamente. Para los niños pequeños esta actividad puede consistir en mirar y escuchar a los demás, observar a otros niños o animales, escuchar historias o ver dibujos. Los niños mayores se entretienen pasivamente mediante juegos y juguetes que requieren concentración y destreza intelectual.

juego solitario (solitary play), forma de juego entre un grupo de niños en la misma habitación o área, en la cual cada niño participa en una actividad independiente utilizando juguetes distintos unos de otros y sin mostrar interés por unirse o interferir con el juego de los demás.

juego terapéutico (therapeutic play), intervención de enfermería recogida en la Nursing Interventions Classification (NIC). Se define como el uso de juguetes u otros materiales de forma abierta y dirigida para ayudar a los niños a comunicar su percepción y el conocimiento de su mundo y para ayudarles a ganar dominio de su ambiente.

Juegos Paralímpicos (Paralympics), reunión deportiva internacional de competición en sillas de ruedas, que habitualmente tiene lugar coincidiendo con los Juegos Olímpicos oficiales que se celebran cada cuatro años.

jugo (juice), cualquier líquido secretado por tejidos de animales o plantas. En el ser humano se refiere sobre todo a las secreciones de las glándulas digestivas.

jugo digestivo (digestive juice), secreción diluida e incolora de las glándulas del estómago humano, compuesta principalmente por ácido clorhídrico, quimosina, pepsinógeno, factor intrínseco y moco.

jugo gástrico (gastric juice), secreciones digestivas de las glándulas gástricas, compuestas principalmente por pepsina, ácido clorhídrico, renina y mucina. Su pH es muy ácido (0,9 a 1,5).

jugo pancreático (pancreatic juice), secreción líquida del páncreas producida por la estimulación de los alimentos en el duodeno. Contiene agua, proteínas, sales inorgánicas y enzimas. El jugo es esencial para metabolizar las proteínas en sus aminoácidos, para reducir las grasas de la dieta a glicerol y ácidos grasos, y para transformar el almidón en azúcares simples.

jugoterapia (juice therapy), empleo de elixires nutricionales concentrados de extractos de frutas y vegetales para mantenimiento nutricional, prevención de enfermedades, desintoxicación y tratamiento auxiliar de alergias, trastornos digestivos, artritis reumatoide, enfermedades cutáneas y otras enfermedades tales como hipotensión e hipertensión, bronquitis, obesidad e insomnio.

juicio (judgment), la capacidad para reconocer las relaciones de ideas y para extraer conclusiones correctas de esos datos, así como de los obtenidos con la experiencia.

juicio clínico (clinical judgement), aplicación de la información basada en la observación actual del paciente, combinada con los datos subjetivos y objetivos para llegar a una conclusión.

julio (J) (joule), [James P. Joule, físico inglés, 1818-1889], unidad de energía en el sistema MKS (metro-kilogramo-segundo) y en el sistema internacional. Equivale a 10^7 erg o 1 wat/seg y 100 rad.

jumentoso (jumentous), que tiene un fuerte olor a animal, especialmente a caballo. Se utiliza para describir el olor de la orina en distintos procesos patológicos.

junta (yoke), conexión utilizada para unir pequeños cilindros de gases médicos, como tanques de oxígeno portátiles, al equipo de respiración.

junta de salud (board of health), en EE.UU., organismo administrativo que tiene capacidad de acción a nivel municipal, provincial, autonómico o nacional. Las tareas que generalmente llevan a cabo las juntas de salud son: prevención de enfermedades, educación sanitaria e instauración de las leyes relacionadas con la sanidad.

juntura (juncture), articulación o unión de dos partes.

juramento de Nightingale (Nightingale pledge), declaración de principios de la profesión de enfermería, formulada por un comité en 1893. Versa de esta manera: «juro solemnemente ante Dios y ante esta asamblea que llevaré una vida pura y practicaré mi profesión de forma fiel. Me abstendré de todo aquello que pueda ser dañino o perjudicial y no tomaré ni administraré premeditadamente ningún fármaco nocivo. Haré todo lo posible por elevar el nivel de mi profesión, y mantendré confidencialmente todos los asuntos personales dejados a mi cargo y todos los asuntos familiares que lleguen a mi conocimiento en la práctica de mi profesión. Me esforzaré fielmente por ayudar al médico a realizar su trabajo, y me dedicaré al bienestar de todos aquéllos asignados a mi cuidado».

juramento hipocrático (Hippocratic oath), juramento atribuido a Hipócrates que sirve como guía ética para la profesión médica. Puede incorporarse a las ceremonias de fin de carrera de las facultades de medicina.

jurisprudencia (jurisprudence), ciencia y filosofía del derecho.

jurisprudencia dental (dental jurisprudence), aplicación de los principios de la ley en cuanto a la práctica de la odontología e higiene oral y a las relaciones entre los dentistas y los pacientes, la sociedad y otros dentistas e higienistas dentales.

jurisprudencia médica (medical jurisprudence), interacción de la medicina con el derecho civil y criminal.

justicia (justice), **1.** principio de tratamiento justo e igual para todos, con la debida recompensa y reconocimiento. **2.** (en investigación) distribución equitativa de los beneficios y cargas de la investigación. **3.** tratamiento de personas sin prejuicios.

justificación científica (scientific rationale), razón, basada en el apoyo de pruebas científicas, por la cual se elige una determinada acción.

juvenil (juvenile), **1.** perteneciente, relativo, característico o adecuado para una persona joven. **2.** que denota inmadurez intelectual o psicológica; pueril, trivial, aniñado.

J

K

k (k), símbolo de *kilo,* 1.000 o 10^3.

K (K), **1.** símbolo de **constante de ionización. 2.** símbolo de **escala de Kelvin. 3.** ímbolo del elemento **potasio. 4.** abreviatura de **kilobyte. 5.** símbolo de electrónica, 1.024 (2^{10}). **6.** símbolo de **katal.**

kA (kA), abreviatura de *kiloamperio.*

kala-azar (kala-azar), enfermedad crónica y potencialmente fatal producida por un protozoo, *Leishmania donovani,* que es transmitido a los seres humanos, especialmente a los niños, por la picadura de una mosca. Los signos y síntomas son anemia, hepatomegalia, esplenomegalia, fiebre irregular supresión de la médula ósea y emaciación. Los pacientes también son susceptibles a las infecciones bacterianas secundarias.

kalium (K) (kalium [K]), potasio.

kallak (kallak), enfermedad cutánea pustulosa observada entre los esquimales.

kanamicina (kanamycin), sustancia antibacteriana derivada de *Streptomyces kanamyceticus.*

kappa (kappa), K, κ, décima letra del alfabeto griego, utilizada para denotar (en química) el décimo átomo de carbono de una cadena, una de dos cadenas ligeras de una molécula de inmunoglobulina, un tipo de partícula destructora en ciertas cepas de *Paramecium* y un ángulo axial visual.

Kardex (Kardex), marca registrada de un sistema de fichas archivables que permite una rápida referencia de las necesidades particulares de cada paciente en lo que respecta a cuidados específicos de enfermería.

kat (kat), abreviatura de **katal.**

katal (K, kat) (katal [K, kat]), unidad enzimática en moles por segundo definida por el sistema SI: 1 K/m = $6{,}6 \times 10^9$ U.

kava (kava), producto de herboristería útil para el tratamiento de la ansiedad, la intranquilidad, las alteraciones del sueño y el estrés, aunque hay preocupación en relación con su inocuidad porque ha habido varias comunicaciones de hepatotoxicidad y de insuficiencia hepática que se han producido después de unas dosis relativamente normales durante un corto período de tiempo.

kb (kb), **1.** abreviatura de **kilobase. 2.** abreviatura de **kilobyte.**

kbp (kbp), abreviatura de **kilopares de bases.**

kbs (kbs), abreviatura de *kilobits por segundo.*

kcal (cal, kcal), abreviatura de **kilocaloría.**

kCi (kCi), abreviatura de *kiloCurie.*

kefir (kefir, kephir), producto alimentario ligeramente efervescente, ácido, preparado a partir de leche de vaca, cabra u oveja mediante fermentación por granos de kefir, que contienen levaduras y lactobacilos. Es una fuente importante de las bacterias necesarias en el tracto digestivo para sintetizar la vitamina K.

KERMA (KERMA), **1.** abreviatura de *kinetic energy released in material,* cantidad que describe la transferencia de energía desde un fotón a un medio en forma de cociente de la energía transferida por unidad de masa en cada punto de interacción. **2.** sigla de *kinetic energy released in matter,* unidad de cantidad referida a la energía cinética transferida de fotones a partículas cargadas, como electrones en las interacciones Compton, por unidad de masa. La unidad SI de KERMA es el gray y la unidad especial es el rad.

kernicterus (kernicterus), acumulación tóxica anómala de bilirrubina en los tejidos del sistema nervioso central debida a hiperbilirrubinemia.

ketoconazol (ketoconazole), fármaco antifúngico. Está indicado para el tratamiento de las candidiasis, coccidiomicosis, histoplasmosis y otras enfermedades fúngicas.

ketoprofeno (ketoprofen), fármaco antiinflamatorio no esteroideo con acción analgésica y antipirética. Está indicado en el tratamiento de la osteoartritis reumatoide, osteoartritis y otras enfermedades relacionadas que cursan con dolor de ligero a moderado.

ketotifeno (ketotifen), antagonista no competitivo del receptor H_1 y estabilizador de la célula cebada utilizado en forma de sal de fumarato, administrado por vía oral en el tratamiento crónico de los niños con asma atópica leve y tópicamente en la conjuntiva como antipruriginoso en el tratamiento de la conjuntivitis alérgica.

keV (keV, kev), abreviatura de *kiloelectronvoltio,* energía equivalente a 1.000 electronvoltios (eV).

kg (kg), abreviatura de **kilogramo.**

kG (kG), abreviatura de **kilogauss.**

kg cal (kg cal), abreviatura de *kilogramo caloría.*

khat (khat), producto de herboristería utilizado en el tratamiento de la obesidad, de las úlceras gástricas y como estimulante para contrarrestar la depresión y la fatiga. No está demostrada su eficacia en estas indicaciones por insuficiencia de datos fiables. Este producto produce una euforia psicológicamente adictiva y no puede ser importado legalmente en EE.UU.

kHz (kHz), abreviatura de **kilohercio.**

kilobase (kb) (kilobase [kb]), longitud de un ácido nucleico igual a 1.000 bases o nucleótidos.

kilocaloría (kcal) (kilocalorie [kcal]), unidad de calor igual a 1.000 calorías pequeñas (c) o 4.186 julios.

kilogramo (kg) (kilogram [kg]), unidad de medida de la masa en el sistema métrico. Equivale a 1.000 gramos o a 2,2046 libras del sistema avoirdupois.

kilohercio (kHz) (kilohertz [kHz]), [Heinrich Rudolf Hertz, físico alemán, 1857-1894], unidad de frecuencia igual a 1.000 hercios.

kilolitro (kl) (kiloliter [kL]), unidad de volumen equivalente a 1,057 cuartos de galón, 1.000 litros o 1 metro cúbico (1 m^3).

kilómetro (km) (kilometer [km]), medida equivalente a 1.000 metros (0,62 millas aproximadamente).

kilopares de bases (kbp) (kilobase pair [kbp]), longitud de ácido desoxirribonucleico bicatenario o de un ácido ribonucleico bicatenario igual a 1.000 pares de bases púricas o pirimidínicas.

kilovoltio (kV) (kilovolt [kV]), [Alessandro Volta, científico italiano, 1745-1827], unidad de potencial eléctrico equivalente a 1.000 voltios.

King, Imogene teórica de enfermería que introdujo su teoría de la consecución del objetivo en su libro *Toward a Theory of Nursing* (1971). King define la enfermería como un proceso de interacciones humanas entre la enfermera y los pacientes, quienes se comunican para establecer objetivos y después se ponen de acuerdo para conseguirlos. Sugiere que las percepciones, juicios y acciones del paciente y de la enfermera llevan a reacción, interacción y transacción, que ella denomina proceso de enfermería.

kl (kL), abreviatura de **kilolitro.**

Klebsiella *(Klebsiella),* [Theodore A. E. Klebs, bacteriólogo alemán, 1834-1913], género de diplococos en forma de pequeños bastones rechonchos con extremos redondeados. Existen varias enfermedades respiratorias, como bronquitis, sinusitis y algunas formas de neumonía, que están producidas por la infección por distintas especies de *Klebsiella.*

Klebsiella pneumoniae *(Klebsiella pneumoniae),* [Theodore Albrecht Edwin Klebs, bacteriólogo alemán, 1834-1913], especie de bacteria gramnegativa inmóvil encontrada en el suelo, agua, granos de cereales y tubo digestivo de los seres humanos y de otros animales. Es responsable de ciertas afecciones, entre ellas neumonía. Suele estar implicado en infecciones urinarias nosocomiales, especialmente en pacientes inmunocomprometidos.

km (km), abreviatura de **kilómetro.**

K_m (K_m), símbolo de la *constante de Michaelis-Menten.*

KOH (KOH), fórmula del **hidróxido potásico.**

Kolcaba, Katharine teórica de enfermería que elaboró la Teoría del Confort para ayudar a las enfermeras a diseñar intervenciones con el fin de aumentar el confort físico, psicoespiritual, ambiental y social del paciente.

kosher (kosher), relativo a la preparación de los alimentos y el modo de servirlos de acuerdo a las leyes de alimentación de los judíos (p. ej., mantener aparte los productos lácteos y la carne al cocinar e ingerir los alimentos). Los alimentos kosher incluyen frutas, verduras y cereales así como té y café. Entre los alimentos que no son kosher figuran el cerdo, las aves de presa y el pescado sin aletas y escamas.

Kr (Kr), símbolo del elemento **kriptón.**

kriptón (Kr) (krypton [Kr]), elemento gaseoso y escaso, inerte, presente en el aire. Su número atómico es 36; su peso atómico es 83,80.

kudzu (kudzu), producto herbario que se utiliza para disminuir la dependencia alcohólica grave, la resaca alcohólica y los síntomas menopáusicos. No está demostrada su eficacia.

kunecatequinas (kunecatechins), queratolítico tópico utilizado para tratar verrugas genitales y perianales.

kuru (kuru), infección lenta, progresiva del sistema nervioso central que conduce a la muerte. Era endémica entre los nativos de las tierras altas de Nueva Guinea. La transmisión de esta enfermedad se debía a la práctica del canibalismo ritual de restos de tejido cerebral en ritos funerarios. No se han registrado nuevos casos desde el abandono de estas costumbres. Esta enfermedad es un modelo para las enfermedades criónicas tales como la encefalitis espongiforme bovina y la variante de la enfermedad de Crutzfeldt-Jakob.

kV (kV), abreviatura de **kilovoltio.**

kVp (kVp), abreviatura de **pico de kilovoltaje.**

kwashiorkor (kwashiorkor), enfermedad por malnutrición, principalmente infantil, generada por una insuficiencia proteínica grave, que normalmente se produce cuando los niños son destetados. Sus características son: retraso del crecimiento, cambios en la piel y pigmentación del cabello, diarrea, pérdida de apetito, irritabilidad nerviosa, edema, anemia, degeneración grasa, necrosis, dermatosis y fibrosis hepática, frecuentemente acompañado de infección e insuficiencias multivitamínicas. Como las grasas de la dieta se toleran mal en el kwashiorkor, en las primeras comidas se utiliza una fórmula de leche desnatada y después se introducen otros alimentos hasta completar una dieta completa equilibrada.

kwashiorkor marásmico (marasmic kwashiorkor), enfermedad por malnutrición, principalmente de los niños, producida por la deficiencia de calorías y de proteínas. El trastorno se caracteriza por adelgazamiento marcado de los tejidos, deshidratación, pérdida de la grasa subcutánea, letargo y retraso del crecimiento.

L

L (L), **1.** símbolo del *potencial cinético.* **2.** abreviatura de ***Lactobacillus.*** **3.** símbolo de **lambert.** **4.** abreviatura de *Latín.* **5.** símbolo de **litro.**

L y A (L & A), siglas de reacción de la pupila a la luz y acomodación.

La (La), símbolo del **lantano.**

la belle indifference (la belle indifference), dícese del aire de despreocupación que presentan algunos pacientes ante los síntomas de su enfermedad. Se cree que los síntomas físicos pueden aliviar la ansiedad.

La Leche League International (La Leche League International), organización internacional que promueve y facilita información sobre la lactancia materna.

LAA (AAL), siglas de **línea axilar anterior.**

lab (lab), abreviatura de **laboratorio.**

laberintectomía (labyrinthectomy), escisión quirúrgica del laberinto.

laberíntico (labyrinthine), perteneciente o relacionado con el laberinto, como la estructura del oído medio.

laberintitis (labyrinthitis), inflamación de los conductos laberínticos del oído interno, cuyo resultado es el vértigo.

laberinto cortical (cortical labyrinth), red de túbulos y vasos sanguíneos en la corteza renal.

laberinto membranoso (membranous labyrinth), estructura constituida por tres conductos semicirculares membranosos, llenos de líquido, suspendidos dentro de los conductos semicirculares óseos del oído interno, relacionada con el sentido del equilibrio.

laberinto óseo (bony labyrinth, labyrinthus osseus, osseous labyrinth), porción ósea del oído interno que transmite las vibraciones sonoras desde el oído medio hasta el nervio acústico. Está formada por tres cavidades: el vestíbulo, los canales semicirculares y la cóclea, Las tres cavidades contienen perilinfa, en la que está suspendido el laberinto membranoso.

laberinto vestibular (static labyrinth), vestíbulo del oído interno. Contiene dos cámaras comunicantes, el sáculo y el utrículo, y desencadena reflejos tónicos sobre los músculos posturales en respuesta a los cambios de posición de la cabeza y el cuerpo.

labetalol clorhidrato (labetalol hydrochloride), fármaco antihipertensivo con propiedades alfa y betabloqueantes.

lábil (labile), **1.** inestable; que se caracteriza por una tendencia a cambiar o a ser modificado o alterado. **2.** (en psiquiatría) que se caracteriza por unas emociones rápidamente cambiantes o variables, como en los procesos bipolares o en determinados tipos de esquizofrenia; emocionalmente inestable.

lábil al calor (heat labile), que se destruye fácilmente por el calor.

labilidad emocional (emotional lability), estado de reacciones emocionales excesivas y cambios frecuentes de humor.

labio (lip), **1.** una de las dos estructuras carnosas (superior o inferior) que rodean el orificio de la cavidad oral. **2.** cualquier estructura labiada que rodea una cavidad o hendidura.

labio de los Habsburgo (Hapsburg lip), labio inferior hiperdesarrollado, grueso, que suele acompañar a la mandíbula de los Habsburgo.

labio dorsal (dorsal lip), pliegue marginal del blastóporo durante la gastrulación en las fases precoces del desarrollo embrionario de muchos animales.

labio hendido (cleft lip), anomalía congénita en la que existen dos o más hendiduras en el labio superior ocasionadas por un defecto embrionario en la unión entre las apófisis maxilar y nasal interna.

labio ileocecal del orificio ileal (ileocecal lip of ileal orifice), labio inferior de los dos que forman el orificio ileal.

labio ileocólico del orificio ileal (ileocolic lip of ileal orifice), labio superior de los dos que forman el orificio ileal.

labiodental (labiodental), **1.** perteneciente o relativo a la superficie labial de los doce dientes anteriores. **2.** en la logoterapia, tipo de sonido que requiere una coordinación especial entre la dentadura y los labios.

labios (labia), **1.** los bordes carnosos en forma de labios de un órgano o tejido. **2.** pliegues de la piel en la abertura de la vagina.

labios mayores (labia majora), dos pliegues cutáneos grandes, uno a cada lado del orificio vaginal, por fuera de los labios menores. Se extienden desde la comisura anterior a la comisura labial posterior, formando los bordes laterales de la abertura pudenda.

labios menores *(labia minora),* dos pliegues cutáneos entre los labios mayores, que se extienden desde el clítoris hacia atrás, a ambos lados del orificio vaginal, y terminar entre éste y los labios mayores.

labioversión (labioversion), desplazamiento labial de un diente desde la línea de oclusión.

laboratorio (laboratory), **1.** instalación, sala, edificio o parte de un edificio en el que se desarrollan investigaciones científicas, experimentos, pruebas u otras actividades de investigación. **2.** relacionado con un laboratorio.

laboratorio clínico (clinical laboratory), laboratorio en el que se realizan pruebas directamente relacionadas con la asistencia del enfermo.

laboratorio de función pulmonar (pulmonary function laboratory), zona de un hospital o de otra institución sanitaria dedicada al estudio y evaluación de las funciones respiratorias de los pacientes.

laceración (laceration), **1.** acción de desgarrar o lacerar. **2.** herida desgarrada, dentada.

laceración del cérvix (laceration of cervix), herida o lesión irregular que se produce en el cérvix durante el parto.

laceración del periné (laceration of the perineum), herida o lesión irregular que se produce en los tejidos del periné durante el parto.

lacrimógeno (lacrimator), agente que estimula la secreción de lágrimas.

lacrimotomía (lacrimotomy), incisión quirúrgica en la glándula lagrimal.

lactación (lactation), proceso de síntesis y secreción de leche por las mamas para amamantar al lactante.

lactam (lactam), amida cíclica que se forma mediante la eliminación de una molécula de agua de una molécula de ácido aminocarboxílico.

lactancia materna (breastfeeding), **1.** amamantar o criar; dar leche a un niño de la mama. La lactancia materna estimula la involución uterina posparto y enlentece la vuelta normal de la menstruación. **2.** tomar la leche de la mama.

lactancia materna ineficaz (ineffective breastfeeding), diagnóstico de enfermería aceptado por la NANDA. Se define como el estado en el que la madre, el lactante o la familia experimentan insatisfacción o dificultades con el proceso de lactancia. La característica principal es la insatisfacción con el proceso de lactancia. Otras características secundarias son un aporte de leche inadecuado, real o percibido; falta de signos observables de liberación de oxitocina; persistencia de grietas en el pezón más allá de la primera semana de vida del lactante y rechazo de la madre a poner al lactante al pecho cuando es necesario.

lactancia, abandono (breastfeeding: weaning), resultado de enfermería recogido en la Nursing Outcome Classification (NOC). Se define como el proceso que permite un abandono progresivo del amamantamiento del niño.

lactancia, asistencia (breastfeeding assistance), intervención de enfermería recogida en la Nursing Interventions Classification (NIC). Se define como la preparación de la nueva madre para amamantar a su hijo.

lactancia, eficaz (breastfeeding, effective), diagnóstico de enfemería aceptado por la Ninth National Conference on the Classification of Nursing Diagnosis. La lactancia eficaz es una situación en la que la díada madre-lactante/familia muestra un buen rendimiento y se declaran satisfechos con el proceso de lactancia.

lactancia, establecimiento, lactante (breastfeeding establishment: infant), resultado de enfermería recogido en la Nursing Outcome Classification (NOC). Se define como un buen agarre del lactante y una buena succión de la mama durante las 2-3 primeras semanas de vida.

lactancia, establecimiento, materno (breastfeeding establishment: maternal), resultado de enfermería recogido en la Nursing Outcome Classification (NOC). Se define como una buena adaptación de la madre al lactante y a la succión de la mama para nutrición durante las 3 primeras semanas de lactancia.

lactancia, ineficaz (breastfeeding, ineffective), diagnóstico de enfermería aceptado por la Eighth National Conference on the Classification of Nursing Diagnoses. La lactancia ineficaz es la situación en la cual la madre, el lactante y/o la familia experimentan dificultades o insatisfacción con el proceso de lactancia.

lactancia, interrumpida (breastfeeding, interrupted), diagnóstico de enfermería aceptado por la Tenth National Conference on the Classification of Nursing Diagnoses. La lactancia interrumpida es una interrupción de la continuidad de la lactancia por la incapacidad de alimentar al niño de forma natural o por ser poco aconsejable intentarlo.

lactancia, mantenimiento (breastfeeding maintenance), resultado de enfermería recogido en la Nursing Outcome Classification (NOC). Se define como la continuación de la lactancia desde que se empieza hasta el destete para la alimentación del lactante/niño que gatea.

lactante (infant, suckling), niño que se encuentra en la primera fase de su vida extrauterina, un período que se extiende aproximadamente desde el nacimiento hasta los 12 meses de edad, cuando el niño puede adoptar la posición erecta.

lactante de alto riesgo (high-risk infant), cualquier lactante, independientemente de su peso al nacer, talla o edad gestacional que, debido a enfermedades o circunstancias preconceptivas, prenatales, natales o posnatales que interfieren con el proceso normal del nacimiento o impiden la adaptación al crecimiento y desarrollo extrauterinos, tiene una probabilidad de morbididad o mortalidad superior a la media, especialmente en los primeros 28 días de vida.

lactante de bajo peso al nacimiento (BPN) (low birth weight [LBW] infant), recién nacido cuyo peso al nacer es inferior a 2.500 g, independientemente de su edad gestacional.

lactante de madre dependiente de sustancias químicas (infant of chemically dependent mother), recién nacido que presenta síntomas de abstinencia a las 24 horas de vida, con mucha frecuencia causados por la dependencia materna, antes del parto, de heroína, metadona, diazepam, fenobarbital o alcohol. Sus síntomas característicos son: temblores, irritabilidad, reflejos hiperactivos, aumento del tono muscular, sacudidas, aumento de la producción de moco, congestión nasal, esfuerzo respiratorio, sudoración excesiva, temperatura elevada, vómitos, diarrea y deshidratación.

lactante grande para la edad gestacional (GEG) (large for gestational age [LGA] infant), lactante cuyo crecimiento fetal se aceleró y su peso y tamaño al nacer superan el percentil 90 para los niños de esa edad gestacional, ya sea paridos de forma prematura, a término o postérmino. Existen factores, además de las influencias genéticas, que pueden acelerar el crecimiento intrauterino, como la diabetes mellitus materna y el síndrome de Beckwith. Un problema importante es que los niños GEG pretérmino, por su tamaño, no sean reconocidos como neonatos de alto riesgo con un desarrollo inmaduro de los órganos y sistemas.

lactante pequeño para la edad gestacional (PEG) (small for gestational age [SGA] infant), niño cuyo peso y tamaño en el momento de nacer están por debajo del percentil 10 de niños normales para su edad gestacional, ya sea nacidos a término o antes o después de la fecha calculada. Además de la influencia genética, otros factores asociados a un menor tamaño o a retraso del crecimiento intrauterino son todas las enfermedades que se acompañan de una baja estatura; la malnutrición por insuficiencia placentaria, y determinados agentes infecciosos, como el citomegalovirus, el virus de la rubéola y *Toxoplasma gondii*. Otros factores asociados al tamaño de un niño PEG son el hábito de fumar cigarrillos de la madre durante el embarazo, la adicción de la madre al alcohol o la heroína, o su tratamiento con metadona. La asfixia es un riesgo significativo para el lactante PGE durante el parto si el trastorno es consecuencia de insuficiencia placentaria.

lactante posmaduro (postmature infant), neonato nacido después de la 42 semana de gestación, portador de signos físicos de insuficiencia placentaria. De forma característica el bebé presenta piel seca y arrugada, uñas largas en los dedos de manos y pies y pliegues cutáneos en los muslos y, en ocasiones, en los brazos y las nalgas. Son frecuentes la hipoglucemia y la hipopotasemia. En algunas ocasiones parece como si los niños posmaduros hubiesen perdido peso en el útero.

lactante recién nacido (newborn infant), lactante humano desde que nace hasta que tiene 28 días de edad.

lactasa (lactase), enzima que cataliza la hidrólisis de la lactosa en glucosa y galactosa.

lactato (lactate), sal del ácido láctico.

lactato de inamrinona (inamrinone lactate), fármaco inotrópico cardíaco i.v. Está indicado para el tratamiento a corto plazo de la ICC refractaria al tratamiento con digital, diuréticos y vasodilatadores.

lactato de magnesio (magnesium lactate), sal magnésica del lactato, que se administra por vía oral para prevenir la hipomagnesemia.

lactato deshidrogenasa (LDH) (lactate dehydrogenase [LDH]), enzima que se encuentra en el citoplasma de casi todos los tejidos corporales, donde su principal función es catalizar la oxidación del L-lactato a piruvato. Se utiliza para valorar el metabolismo anaeróbico de los carbohidratos, y como uno de los indicadores séricos del infarto de miocardio y de las distrofias musculares.

lactato en sangre (blood lactate), lactato que aparece en la sangre como resultado del metabolismo anaerobio cuando el oxígeno cedido a los tejidos es insuficiente para responder a los requerimientos metabólicos normales.

láctico (lactic), relativo a la leche y a los productos lácteos.

Lactinex (Lactinex), marca comercial para una combinación fija de medicamentos que contiene *Lactobacillus acidophilus* y *Lactobacillus bulgaricus*, utilizada para restablecer la flora GI normal después de un tratamiento con antibióticos.

lactitol (lactitol), disacárido análogo de la lactulosa, utilizado como edulcorante. Es también laxante y se utiliza para tratar el estreñimiento.

lactoalbúmina (lactalbumin), proteína simple, muy nutritiva, presente en la leche.

Lactobacillus *(Lactobacillus)*, género de bacterias no patógenas, grampositivas, en forma de bastón, que producen ácido láctico a partir de los carbohidratos.

Lactobacillus acidophilus *(Lactobacillus acidophilus),* bacteria que se encuentra en la leche y en productos frescos, en las heces de niños no alimentados con lactancia materna y en adultos. La cepa se emplea en la elaboración de productos lácteos fermentados.

Lactobacillus bulgaricus *(Lactobacillus bulgaricus),* género de bacterias utilizado en la producción de yogur.

lactoferrina (lactoferrin), proteína fijadora de hierro presente en los gránulos de los neutrófilos.

lactógeno (lactogen), fármaco u otra sustancia que mejora la producción y secreción de leche.

lactógeno placentario humano (HPL) (human placental lactogen [HPL]), hormona placentaria que puede estar disminuida en ciertas anomalías del embarazo.

lacto-ovo-vegetariano (lacto-ovo-vegetarian), persona cuya dieta consiste primordialmente en alimentos de origen vegetal, incluyendo además algunos productos animales, como huevos *(ovo),* leche y queso *(lacto),* aunque no carne, pescado ni aves.

lactoperoxidasa (lactoperoxidase), enzima que se encuentra en la leche y la saliva. Se cree que inhibe algunos microorganismos activando una forma inmunitaria inespecífica.

lactosa (lactose), disacárido que se encuentra en la leche de todos los mamíferos. La lactosa se descompone mediante hidrólisis en los monosacáridos glucosa y galactosa.

lactosuria (lactosuria), presencia de lactosa en orina, alteración que puede ocurrir al final del embarazo o durante la lactancia.

lactoterapia (lactotherapy), tratamiento basado en una alimentación que se basa total o casi totalmente en la leche.

lactotoxina (lactotoxin), cualquier base tóxica presente en la leche como consecuencia de la descomposición de sus proteínas.

lactotrofo (lactotroph), tipo de acidófilo de la adenohipófisis que segrega prolactina.

lacto-vegetariano (lactovegetarian), individuo cuya dieta consiste en leche y productos lácteos *(lacto)* y alimentos de origen vegetal, pero no huevos, carne, pescado ni aves.

lactulosa (lactulose), disacárido sintético no absorbible, la 4-0-beta-D-galactopiranosil-D-fructosa, $C_{12}H_{22}O_{11}$. Es hidrolizado en el colon por bacterias, fundamentalmente a ácido láctico. Se utiliza como catártico en el estreñimiento crónico y en el tratamiento del coma hepático.

lacunar (lacunar), relativo a o caracterizado por la presencia de orificios, depresiones, agujeros o espacios.

ladilla (crab louse), especie de piojo del cuerpo, *Pthirus pubis,* que infesta el pelo de la región genital. Con frecuencia se transmite entre personas por contacto sexual, aunque también es posible la transmisión por compartir la cama.

LADME (LADME), siglas del curso temporal de distribución de un fármaco, que representan los términos liberación, absorción, distribución, metabolismo y eliminación.

lado de equilibrio (balancing side), lado de la boca opuesto al lado de trabajo de los dientes o dentadura postiza.

Laetril (Laetrile), sustancia compuesta principalmente por amigdalina, glucósido cianogénico derivado de los huesos de albaricoque. Se ha propuesto como medicación contra el cáncer, aunque los estudios clínicos realizados por el National Cancer Institute no han podido mostrar las ventajas de su empleo. No ha sido aprobado por la Food and Drug Administration (FDA).

lag (lag), resplandor de una imagen en una pantalla o cámara de televisión causada por fosforescencia.

lagarto (lizard), reptil con piel escamosa, cuerpo y cola largos y dos pares de patas. Que se sepa, el gran monstruo Gila y el lagarto arrosariado son los únicos lagartos estadounidenses venenosos. Los síntomas de su mordedura, así como el tratamiento recomendado, son similares a los de las serpientes moderadamente venenosas.

lago lagrimal[1] (lacrimal lake), acumulación de líquido segregado por la glándula lagrimal. Su drenaje corre a cargo de los canalículos lagrimales.

lago lagrimal[2] (lacus lacrimalis), espacio triangular que separa los extremos internos de los párpados superior e inferior, en el canto interno, donde se acumulan las lágrimas.

lago venoso (venous lake), pequeñas pápulas o ampollas pediculadas, amoratadas, de consistencia blanda, que aparecen sobre todo en los labios, la cara y las orejas de las personas mayores. Histológicamente se componen de capilares dilatados rellenos de hematíes y revestidos por células endoteliales aplanadas.

lagoftalmos (lagophthalmos), trastorno en el que no se puede cerrar completamente el ojo por algún proceso neurológico, muscular o mecánico.

lagrimación (lacrimation, lachrymation), **1.** secreción normal y continua de lágrimas por las glándulas lagrimales. **2.** producción excesiva de lágrimas, como al llorar.

lagrimal (lachrymal, lacrimal), relativo a las lágrimas.

lágrimas (tears), líquido acuoso salino o alcalino segregado por las glándulas lagrimales que, junto con las secreciones de las glándulas de Meibomio y las células caliciformes y las glándulas de Zeii, humedecen la conjuntiva y la córnea.

lágrimas artificiales (artificial tears), preparación farmacéutica de diversos polímeros que puede instilarse en los ojos de pacientes que padecen de ojo seco o queratoconjuntivitis seca.

lagrimeo (tearing), secreción acuosa por el ojo provocada habitualmente por la excesiva producción de lágrimas como consecuencia de una emoción fuerte, una infección o una irritación mecánica producida por un cuerpo extraño. También puede existir lagrimeo si se produce una cantidad normal de lágrimas y no se drenan por el punto lagrimal situado en el borde nasal del ojo.

laguna (lacuna), **1.** pequeña cavidad en el interior de una estructura, especialmente en el tejido óseo. **2.** hueco o defecto, como en el campo visual.

LAID (AILD), siglas de **linfadenopatía angioinmunoblástica con disproteinemia.**

LAK (LAK), siglas de *células asesinas activadas por linfocinas.*

lalación (lallation), **1.** pronunciación balbuceante, repetitiva, ininteligible, como la de un niño o la de los esquizofrénicos, alcohólicos y los que padecen un grave retraso mental. **2.** alteración del habla caracterizada por una pronunciación defectuosa de palabras que contienen el sonido /l/ o sustitución del sonido /r/ por el /l/.

lalofobia (lalophobia), temor enfermizo caracterizado por miedo y ansiedad a hablar por temor a tartamudear.

LAM (AML), siglas de **leucemia aguda mielocítica.**

lamarquismo (lamarckism), [Jean B. P. de Lamarck, naturalista francés, 1744-1829], teoría que postula que la evolución orgánica es el resultado de las alteraciones estructurales producidas por la adaptación de las plantas y animales a las condiciones medioambientales, y que estas características adquiridas se transmiten a los descendientes.

lambda (lambda), **1.** Λ, λ, letra griega equivalente a la l mayúscula o minúscula. **2.** fontanela posterior del cráneo, que marca el punto de encuentro entre las suturas sagital y lambdoidea.

lambdoideo (lambdoid), que tiene la forma de la letra griega lambda.

lambert (L) (lambert [L]), [J. H. Lambert, físico alemán, 1728-1777], unidad de luminancia o brillo de una superficie perfectamente difusora, sea emisora o reflectora, igual a un flujo luminoso total de un lumen por centímetro cuadrado.

lámina (lamina), cualquier capa fina o delgada de una membrana o un tejido. Puede no poseer estructura propia o pertenecer a otra estructura, como las láminas de los arcos vertebrales.

lámina alar (alar lamina), área posterolateral del tubo neural embrionario a través de la cual entran los nervios sensitivos.

lámina basal (basal lamina), capa delgada no celular de sustancia fundamental situada inmediatamente por debajo de la superficie epitelial.

lámina cribosa del hueso etmoides (cribriform plate of the ethmoid bone), estructura a modo de tamiz que permite a las fibras nerviosas olfativas menores pasar a través de sus orificios, de la mucosa nasal al bulbo olfatorio.

lámina cuadrilátera del esfenoides (dorsum sellae), límite posterior de la silla turca del hueso esfenoides. Sus ángulos libres son las apófisis clinoides posteriores, y esta lámina es una referencia anatómica para localizar la hipófisis en la base del cráneo.

lámina de Bowman (Bowman's lamina), [William Bowman, anatomista inglés, 1816-1892], membrana resistente situada por debajo del epitelio corneal.

lámina densa (lamina densa), capa de la lámina basal del epitelio, que tiene aspecto oscuro en micrografías electrónicas.

lámina dental (dental plate), prótesis dental hecha según la forma de los maxilares superior o inferior, para sujetar los dientes artificiales.

lámina dura (lamina dura), **1.** hoja de hueso alveolar compacto que yace inmediatamente por debajo de la membrana periodontal, formando la alineación de los alveolos dentales. **2.** término radiográfico usado para identificar el revestimiento radiopaco de los alveolos dentales.

lámina propia (lamina propria), capa de tejido conjuntivo que se encuentra inmediatamente por debajo del epitelio de la membrana mucosa.

lámina rara (lamina rara), en el glomérulo renal y en el alveolo pulmonar una de las capas de la lámina translúcida que rodean la lámina densa. La lámina rara externa está en la cara epitelial y la lámina rara interna en la cara endotelial.

lámina translúcida (lamina lucida), capa electrodensa de la lámina basal situada entre la lámina densa y la capa celular adyacente dividida en el alveolo pulmonar y glomérulo renal en las láminas raras interna y externa.

laminación de la membrana fascial (fascial membrane lamination), almohadilla de tejido conjuntivo que contiene grasa, y algún vaso sanguíneo o un ganglio linfático aislado. Se halla en la localización en la que la membrana fascial se divide en dos láminas.

laminaria (laminaria), tipo de alga marina que se hincha al absorber agua.

laminectomía (laminectomy), extirpación quirúrgica de los arcos óseos de una o más vértebras. Se realiza para tratar las fracturas por compresión, luxaciones, hernia del núcleo pulposo y tumores medulares y para estimular la médula espinal. Se utiliza la fusión vertebral con arcos, barras, tornillos y/o injertos óseos para estabilizar la columna vertebral si se extirpan varias láminas.

laminilla (lamella), **1.** hoja o capa fina, por ejemplo de hueso. **2.** disco medicado, preparado con glicerina y un alcaloide, para insertarlo debajo del párpado, donde se disuelve y es absorbido.

laminilla haversiana (haversian lamella), [Clopton Havers, médico inglés, 1650-1702], cada una de la serie de láminas (capas circulares) distribuidas alrededor del conducto central de Havers de una osteona, o unidad cilíndrica de la estructura ósea.

laminilla ósea (bone lamella), placa fina de matriz ósea, unidad estructural básica del hueso maduro.

laminina (laminin), cualquiera de las diversas grandes glucoproteínas constituidas por tres subunidades polipeptídicas que se encuentran en las membranas basales. Está implicada en la regeneración de las neuritas.

laminotomía (laminotomy), sección quirúrgica de la lámina de un arco vertebral.

lamivudina (3TC) (lamivudine [3TC]), análogo de nucleósido que inhibe la transcriptasa inversa y se utiliza como antivírico en el tratamiento de la infección por el virus de la hepatitis B y en combinación con zidovudina en el tratamiento de la infección por el VIH y del SIDA.

lamotrigina (lamotrigine), fármaco anticonvulsivante. Está indicado como tratamiento coadyuvante de los ataques parciales de los pacientes con epilepsia mayores de 16 años de edad y como tratamiento coadyuvante en niños menores de 16 años con convulsiones generalizadas asociadas con el síndrome de Lennox-Gastaut. No está aprobado su empleo en niños menores de dos años de edad.

lámpara catódica hueca (hollow cathode lamp), lámpara formada por un cátodo de metal y un gas inerte. Cuando una corriente eléctrica pasa a través del cátodo, los electrones del metal son excitados de forma que emiten un espectro lineal de longitudes de onda específicas, relacionadas con el tipo de metal del cátodo.

lámpara de arco de carbono (carbon arc lamp), lámpara eléctrica que produce una fuerte luz blanca de intensidad regulable a partir de un arco de corriente entre electrodos de carbono.

lámpara de hendidura (slit lamp), instrumento utilizado en oftalmología para estudiar las distintas partes del ojo, externa, superficial e interna. Se proyecta un rayo de luz de alta intensidad a través de una estrecha hendidura y se estudia con una lente de aumento una imagen transversal de la parte del ojo iluminada.

lámpara de Wood (Wood's lamp), [Robert W. Wood, físico norteamericano, 1868-1955], aparato de iluminación con un filtro de óxido de níquel que retiene toda la luz, excepto algunos rayos violeta del espectro visible y con longitudes de onda ultravioleta de 365 nm. Se emplea en general para ayudar en el diagnóstico de infecciones fúngicas del cuero cabelludo y en el eritrasma.

lámpara ultravioleta (UV) (ultraviolet [UV] lamp), lámpara que emite radiación electromagnética en el intervalo entre 4 y 400 nm, o más allá del espectro violeta de la luz visible. Equipada con un filtro de óxido de níquel, una lámpara ultravioleta que radia a longitudes de onda de alrededor de 360 nm puede emplearse para examinar cabellos infectados con ciertos agentes. Los patógenos reflejan la luz ultravioleta con una fluorescencia amarilloverdosa.

lanceta (lancet), cuchilla de punta muy corta que se utiliza para obtener una muestra de sangre capilar.

lanceta con resorte (spring lancet), lanceta con una hoja pequeñísima accionada por un muelle. Se puede utilizar para recoger pequeñas muestras de sangre para pruebas de laboratorio.

lancinante (lancinating), que corta o desgarra de forma aguda, como el dolor producido por una lanza.

lanolina (lanolin), sustancia grasa procedente de la lana de la oveja. Contiene una solución oleosa de 25% de agua y se usa como ungüento base de la piel y emoliente.

lanreótido (lanreotide), hormona anticrecimiento utilizada para tratar la acromegalia en pacientes que tienen una respuesta inadecuada a otros tratamientos.

lansoprazol (lansoprazole), fármaco antiulceroso e inhibidor de la bomba de protones utilizado en el tratamiento de la enfermedad por reflujo gastroesofágico (ERGE), esofagitis erosiva grave, ERGE con pobre respuesta al tratamiento y enfermedades hipersecretoras patológicas (síndrome de Zollinger-Ellison, mastocitosis sistémica, adenomas endocrinos múltiples). También es potencialmente útil para el tratamiento de las úlceras gástricas y duodenales y para el mantenimiento de las úlceras duodenales cicatrizadas.

lantano (La) (lanthanum [La]), elemento metálico del grupo de las tierras raras. Su número atómico es 57; su peso atómico, 138,91. Es un fijador de fosfato utilizado para tratar la nefropatía terminal.

lanuginoso (lanuginous), relativo al lanugo.

lanugo (lanugo), **1.** pelo blando, suave, que cubre al feto normal desde el quinto mes de gestación, y que está casi totalmente eliminado hacia el noveno mes. **2.** pelo blando y suave que cubre todas las partes del cuerpo excepto las palmas de las manos, plantas de los pies y regiones en donde se encuentran normalmente otros tipos de pelo.

lanuloso (lanulous), velludo o cubierto con pelo lanoso fino y corto, como la piel que cubre al feto.

LAP (LAP), **1.** siglas de **fosfatasa alcalina leucocitaria. 2.** siglas de la **prueba de la leucina aminopeptidasa.**

LAP (PAL), siglas de *línea axilar posterior.*

lap (lap), abreviatura de **laparotomía.**

lapacho, taheebo (pau d'arco), producto procedente de un árbol de hoja perenne natural de Florida, las Indias Occidentales, México y América Central y del Sur. Se utiliza para el tratamiento del cáncer, la inflamación y la infección. Este producto es posiblemente peligroso cuando se utiliza por vía oral a las dosis habituales, y no se dispone de datos suficientes en relación con su eficacia para cualquiera de las indicaciones.

laparectomía (laparectomy), escisión quirúrgica de tejido de la pared del abdomen, que suele llevarse a cabo para corregir un problema de laxitud del músculo abdominal.

laparoenterostomía (laparoenterostomy), procedimiento quirúrgico que consiste en la instalación de un tubo a través de un orificio externo en el abdomen para drenar el intestino. Se usa un procedimiento similar para suministrar alimentos a pacientes con una obstrucción del tracto digestivo alto.

laparoenterotomía (laparoenterotomy), incisión quirúrgica en el intestino a través de la pared abdominal.

laparohisterectomía (laparohysterectomy), histerectomía realizada mediante una incisión en la pared abdominal.

laparohistero-ooforectomía (laparohystero-oophorectomy), extirpación quirúrgica de útero y ovarios a través de una pequeña incisión en la pared abdominal.

laparohisterosalpingo-ooforectomía (laparohysterosalpingo-oophorectomy), extirpación quirúrgica del útero, ovarios y trompas de Falopio a través de una pequeña incisión en la pared abdominal.

laparomiitis (laparomyitis), inflamación de los músculos abdominales o lumbares.

laparosalpingo-ooforectomía (laparosalpingo-oophorectomy), extirpación quirúrgica de los ovarios y las trompas de Falopio a través de una pequeña incisión en la pared abdominal.

laparoscopia (laparoscopy), examen de la cavidad abdominal con un laparoscopio a través de una o más pequeñas incisiones en la pared abdominal, por lo general en el ombligo.

laparoscopio (laparoscope), tipo de endoscopio que consta de un tubo iluminado con un sistema óptico, que se introduce a través de la pared abdominal con el fin de examinar la cavidad peritoneal.

laparotomía (laparotomy), cualquier incisión quirúrgica en la pared abdominal, que normalmente se realiza bajo anestesia general o regional, frecuentemente con fines exploratorios.

laparotomía vaginal (vaginal laparotomy), incisión de la cavidad abdominal a través de la vagina.

lapatinib (lapatinib), Antineoplásico misceláneo utilizado para tratar el cáncer de mama avanzado en pacientes con tumores que hiperexpresan la proteína HER2 y que han recibido quimioterapia previa.

lapis (lapis), cualquier sustancia que no se volatiliza fácilmente, como el lapis dental o tártaro dental.

largo del cuello (longus colli), músculo que flexiona el cuello hacia delante y hacia los lados, con ligera rotación hacia el lado opuesto.

laringe (larynx), órgano de la voz que forma parte de las vías aéreas al conectar la faringe con la tráquea. La laringe forma la porción inferior de la pared anterior de la faringe, y está recubierta por una mucosa que se continúa con la de la faringe y la de la tráquea. Está constituida por tres cartílagos simples y tres cartílagos pares, conectados mediante ligamentos y movidos por varios músculos.

laringectomía (laryngectomy), resección quirúrgica de la laringe efectuada para el tratamiento del cáncer de laringe. En la laringectomía parcial solamente se resecan las cuerdas vocales y la traqueostomía se cierra a los pocos días. Si la neoplasia maligna está muy extendida, se ha de resecar la laringe completa, con el hueso hioides, la epiglotis, las cuerdas falsas y verdaderas, el cartílago cricoides y dos o tres anillos de la tráquea; la traqueostomía es permanente y se coloca un tubo de laringectomía. Con la laringectomía total la pérdida de voz es permanente.

laringismo estriduloso (laryngismus stridulus), súbito espasmo de la laringe, con cianosis e inhalación acompañados de un sonido de cacareo, observado por lo general en niños por la noche.

laringitis (laryngitis), inflamación de la membrana mucosa de la laringe acompañada de edema de las cuerdas vocales con ronquera o afonía, ocasionada por el frío, ambientes irritantes, cambios súbitos de temperatura, o como consecuencia de factores crónicos como uso excesivo de la voz, abuso del tabaco o exposición a ambientes irritantes.

laringitis bacteriana (bacterial laryngitis), forma de laringitis causada por un agente bacteriano y asociada habitualmente con rinosinusitis o bronquitis laringotraqueal. Los signos de infección bacteriana son tos y rinorrea purulenta.

laringitis de reflujo (reflux laryngitis), sensación de ardor en la hipofaringe y la laringe causada por reflujo gástrico nocturno. Ocurre con mayor frecuencia en pacientes mayores que duermen en posición recostada.

laringitis diftérica (diphtheritic laryngitis), inflamación de la laringe provocada por el bacilo de Klebs-Loeffler *(Corynebacterium diphtheriae)*. Una complicación grave es la formación de una falsa membrana.

laringitis estridulosa (croup), infección vírica aguda del tracto respiratorio superior e inferior que se observa fundamentalmente en lactantes y niños de 3 meses a 3 años de edad tras una infección respiratoria superior. Se caracteriza por ronquera, irritación, fiebre, una tos característica, áspera y metálica, estridor persistente durante la inspiración y disnea y taquipnea a consecuencia de la obstrucción laríngea. Los agentes causantes más frecuentes son los virus parainfluenza, especialmente el tipo I, seguido por el virus sincitial respiratorio y los virus de la gripe A y B.

laringocele (laryngocele), cavidad anormal que contiene aire, conectada al ventrículo laríngeo. Se produce por la evaginación de la mucosa ventricular, pudiendo desplazar y elongar la cuerda vocal falsa, ocasionando ronquera y obstrucción de la vía aérea. Dado que el laringocele también es un reservorio potencial de infección, suele extirparse.

laringoespasmo (laryngospasm), cierre espasmódico de la laringe.

laringofaringe (laryngopharynx), una de las tres regiones de la garganta, que se extiende desde el hueso hioides hasta el esófago.

laringología (laryngology), rama de la medicina que estudia las causas y el tratamiento de las enfermedades de la laringe.

laringólogo (laryngologist), médico especializado en el diagnóstico y tratamiento de los trastornos de la laringe.

laringoscopia (laryngoscopy), uso de un laringoscopio para visualizar la laringe.

laringoscopia directa (direct laryngoscopy), exploración de la laringe mediante un tubo con luz que se introduce a través de la boca.

laringoscopia indirecta (indirect laryngoscopy), método de exploración de la laringe con ayuda de un espejo.

laringoscopio (laryngoscope), endoscopio para la exploración de la laringe.

laringotomía (laryngotomy), incisión quirúrgica que se lleva a cabo en la laringe a través de la membrana cricovocal. Se suele utilizar como procedimiento de emergencia cuando no se puede hacer una traqueotomía estándar.

laringotraqueítis (laryngotracheitis), inflamación de la laringe y la tráquea.

laringotraqueobronquitis (LTB) (laryngotracheobronchitis [LTB]), inflamación de las vías respiratorias principales, que normalmente produce afonía, tos no productiva, disnea y, en los casos graves, una obstrucción significativa de la vía respiratoria.

laringotraqueotomía (laryngotracheotomy), incisión quirúrgica en la laringe y la tráquea.

laronidasa (laronidase), fármaco misceláneo utilizado de modo infrecuente para tratar la mucopolisacaridosis I.

larva (larva), forma inmadura de un animal, que sufre una metamorfosis antes de alcanzar el estado adulto. Es uno de los estadios de crecimiento en algunos insectos; el estado entre el huevo y el estadio pupolarvario es el estadio de alimentación en el proceso de crecimiento.

larva migratoria cutánea (cutaneous larva migrans), trastorno cutáneo producido por la uncinaria *Ancylostoma braziliense,* parásito de gatos y perros. Sus huevos se depositan en el suelo a través de las heces de animales infectados, se convierten en larvas e invaden la piel de los seres humanos, generalmente a través de los pies descalzos, aunque pueden afectar a cualquier zona cutánea. Cuando las larvas emigran a través de la epidermis, dejan un rastro inflamatorio marcando el túnel horadado en la piel, y ocasionando un intenso prurito. Las infecciones secundarias son frecuentes si la piel está erosionada con lesiones de rascado.

larva migratoria visceral (visceral larva migrans), infestación por larvas parasitarias de *Toxocara* o, a veces, *Ascaris, Strongyloides* u otros nematodos.

láser (laser), acrónimo inglés de *light amplification by stimulated emission of radiation* (amplificación de la luz por emisión estimulada de radiación). Hace referencia a una fuente de una intensa radiación monocromática de las porciones visibles, ultravioletas o infrarrojas del espectro. En cirugía se usa para separar estructuras, para fijarlas o para destruirlas.

láser de alejandrita (alexandrite laser), un láser cuyo medio activo es la alejandrita complementada con cromo, que emite luz en el espectro de los infrarrojos medios, ajustable entre 701 y 826 nm y que se emplea habitualmente a 755 nm. Se usa para la extracción del vello y otras intervenciones dermatológicas.

láser de color (dye laser), sistema de destrucción de las manchas de la piel mediante láser altamente selectivo, que utiliza varios colorantes con las longitudes de onda más largas de los picos de absorción de hemoglobina oxigenada, para soslayar la interferencia de la melanina sobreañadida.

láser de Q conmutada (Q-switched laser), láser que contiene un dispositivo de intercambio que hace que el láser produzca impulsos de mucha intensidad y de muy corta duración.

láser excímero (excimer laser), un tipo de láser con emisión en el intervalo ultravioleta del espectro electromagnético. El nombre se deriva del símbolo formado por la combinación de átomos de xenón (Xe) y átomos de un elemento halógeno (X) para producir compuestos de haluro de xenón de la forma XEX.

láser pulsado (pulsed laser), láser que emite estallidos cortos de energía a intervalos fijos en vez de una corriente de energía continua.

LASIK (LASIK), acrónimo inglés de *laser-assisted in-situ keratomileusis* (queratomileusis in situ asistida por láser), cirugía refractiva de la córnea que combina el láser de escisión y el microqueratomo para la corrección de la visión lejana. El microqueratomo se utiliza para resecar una capa fina de la córnea para formar un colgajo que se rechaza hacia atrás, la superficie corneal expuesta se trata con láser y la lámina resecada se recoloca sin suturas en su posición inicial para su cicatrización.

latanoprost (latanoprost), agente aplicado tópicamente en la conjuntiva para el tratamiento del glaucoma de ángulo abierto y de la hipertensión ocular.

latente (latent), dormido, que existe como posibilidad; por ejemplo: la tuberculosis puede estar latente durante períodos extensos de tiempo, y convertirse en activa en determinadas condiciones.

lateral (lateral, lateralis), **1.** en un lado. **2.** por fuera del plano mediosagital. **3.** lejos del plano mediosagital. **4.** a la derecha o izquierda del plano mediosagital.

lateralización (lateralization), tendencia de ciertos procesos a desarrollarse más en un lado del cerebro que en el otro, como ocurre con el desarrollo de los pensamientos espaciales o musicales en el hemisferio derecho y los procesos verbales y lógicos en el hemisferio izquierdo en la mayoría de las personas.

lateroducción (lateroduction), **1.** acción muscular en el movimiento a un lado o al otro. **2.** girar alejándose de la línea media.

laterognatismo (laterognathism), mandíbula asimétrica resultante de crecimiento y desarrollo irregulares, fracturas, tumores o atrofia o hipertrofia de tejidos blandos.

laterotorsión (laterotorsion), **1.** desplazamiento del útero a un lado. **2.** una torsión del útero a un lado.

lateroversión (lateroversion), acto de dar la vuelta o ser desviado de un lado al otro.

látex (latex), emulsión o líquido viscoso producido por algunas células especializadas o por ciertos vegetales. Contiene resinas, proteínas y otras sustancias, y es la fuente del caucho. El látex provoca en algunas personas una reacción alérgica.

Lathrop, Rose Hawthorne [1851-1926]), enfermera estadounidense hija de Nathaniel Hawthorne. Fundó en Nueva York una institución para pacientes incurables de cáncer, sobre todo para los pobres y los que no eran aceptados en otros hospitales debido a la naturaleza de su enfermedad. Más tarde fue miembro de la Orden Terciaria de Santo Domingo, y fundó la orden de las hermanas llamadas Servants of Relief for Incurable Cancer. La orden fundó hospitales allí donde existía una necesidad real, ofreciendo asistencia de calidad a sus pacientes.

latido (beat), contracción mecánica o actividad eléctrica del músculo cardíaco, que se puede detectar y registrar en forma de pulso o en un ECG, respectivamente.

latido cardíaco (heartbeat), un ciclo completo de contracción y relajación del músculo cardíaco.

L

latido de captura (capture beat), retorno del control auricular sobre la contracción ventricular, consecutivo a un período de disociación auriculoventricular.

latido de escape (escape beat), latido automático del corazón que se produce tras un intervalo igual o superior a la duración del ciclo dominante de latido cardíaco. Los latidos de escape actúan como un mecanismo de seguridad, ya que todo lo que produce una pausa en el ciclo cardíaco dominante puede hacer que se produzca el escape. Algunos tipos de pausas en las que pueden producirse latidos de escape son las causadas por el bloqueo sinoauricular (SA), por el bloqueo auriculoventricular (AV), por extrasístoles y por bradicardia sinusal.

latido de fusión (fusion beat), (en cardiología) onda P o complejo QRS que se produce como resultado de la activación simultánea de las aurículas o los ventrículos por dos focos de estimulación en la misma cámara.

latido de la punta (apex beat), pulsación del ventrículo izquierdo del corazón, que se puede palpar y a veces es visible en el quinto espacio intercostal.

latido ectópico (ectopic beat), latido cardíaco que no se origina en el nódulo sinoauricular.

latido extra (extra beat), contracción extra del corazón. Es indicada en el ECG un complejo prematuro auricular, de la unión o ventricular.

latido prematuro (premature beat), contracción cardíaca, habitualmente ectópica, que aparece en el ECG antes de lo esperado en el curso continuo del ritmo.

latido recíproco (reciprocal beat), complejo auricular o ventricular en un ECG que se origina como consecuencia del retorno del impulso a su cámara de origen.

latitud (latitude), capacidad de un sistema de imágenes radiográficas para producir imágenes aceptables en un amplio rango de exposiciones. Si un sistema tiene una amplia latitud, puede obtener imágenes de regiones corporales que varían en grosor o densidad, con sólo una exposición.

LATS (LATS), siglas de **estimulador tiroideo de acción prolongada.**

LATS-P (LATS-P), siglas de **protector del estimulador tiroideo de acción prolongada.**

latus (latus), ancho.

láudano (laudanum), tintura de opio a partir de una solución de opio crudo macerado y 50% de alcohol.

laurencio (Lr) (lawrencium [Lr]), [Ernest O. Lawrence, físico estadounidense, 1901-1958], elemento metálico transuránico sintético. Su número atómico es 103; su peso atómico, 257.

laureth-9 (laureth-9), compuesto utilizado como espermicida, tensoactivo y esclerosante.

lavado¹ (washout), eliminación o expulsión de un gas o agente anestésico volátil mediante la administración de otro.

lavado² (lavage), **1.** proceso de lavar un órgano, normalmente la vejiga, intestino, senos paranasales o estómago con fines terapéuticos. **2.** realizar un lavado.

lavado broncoalveolar (LBA) (bronchoalveolar lavage [BAL]), procedimiento diagnóstico en el que se inyectan pequeñas cantidades de solución fisiológica a través de un broncoscopio de fibra óptica en un área especificada del pulmón, al mismo tiempo que el resto del pulmón está secuestrado por un balón inflado. El líquido se aspira después y se inspecciona en busca de organismos patógenos, células malignas y cuerpos minerales.

lavado broncopulmonar (bronchopulmonary lavage), irrigación o lavado de los bronquios y los bronquiolos para eliminar secreciones pulmonares.

lavado bronquial (bronchial washing), irrigación de los bronquios y los bronquiolos realizada durante una broncoscopia, para limpiarlos y recoger muestras para estudios de laboratorio.

lavado de cerebro (brainwashing), adoctrinamiento intensivo, normalmente de naturaleza política o religiosa, aplicado a individuos para desarrollar en sus mentes una creencia y motivación específicas.

lavado de espermatozoides (sperm washing), lavado de esperma fresco con una solución especial que elimina los anticuerpos y otros contaminantes, de modo que los espermatozoides puedan emplearse en técnicas de fertilización in vitro o en otros métodos de inseminación artificial.

lavado de la sangre (blood lavage), extracción de los elementos tóxicos de la sangre mediante la inyección de suero en las venas.

lavado del conducto mamario (breast ductal lavage), análisis de las células exfoliadas de los conductos mamarios para valorar el riesgo de cáncer de mama. No existen pruebas estadísticas de la precisión de esta prueba.

lavado gástrico (gastric lavage), limpieza del estómago con agua estéril o suero fisiológico.

lavado peritoneal diagnóstico (LPD) (diagnostic peritoneal lavage [DPL]), procedimiento utilizado para detectar sangrado intraabdominal o perforación de víscera abdominal consecutiva a traumatismo abdominal. El abordaje abierto u operatorio permite el examen visual directo del peritoneo cuando se introduce el catéter. La realización del LPD tiene que ir precedida de descompresión gástrica y vesical.

lavado quirúrgico (surgical scrub), el acto de lavarse las uñas, manos y antebrazos con un jabón o solución bactericida siguiendo las indicaciones prescritas y durante un determinado período, antes de una intervención quirúrgica.

lavador ocular (eye wash), aparato para irrigar los ojos después de la exposición a polvo u otros residuos o contaminación química. La ducha dirige uno o dos chorros de agua de modo que fluye sobre los ojos y los párpados.

laxante (laxative), **1.** relativo a una sustancia que produce la evacuación del intestino mediante una acción suave. **2.** agente laxante que promueve la evacuación aumentando la masa fecal, ablandando las heces o lubricando la pared del intestino.

laxitud (lax), proceso de relajación o aflojamiento.

lazo (snare), aparato diseñado para sujetar un nudo corredizo de alambre, utilizado en la extirpación de pequeñas neoplasias pedunculadas. Al apretar el alambre alrededor del pedúnculo, se secciona y extirpa la neoplasia.

lb (lb), abreviatura de **libra,** como unidad de peso.

lb ap (lb ap), abreviatura de **libra farmacéutica,** igual a 374,4 g en oposición a la libra inglesa de 455 g.

lb avdp (lb avdp), abreviatura de *libra en el sistema de pesos inglés avoirdupois.*

lbf (lbf), abreviatura de **libra de fuerza.**

lbf-ft² (lbf-ft²), abreviatura de **libra-fuerza por pie cuadrado.**

lbf-in² (lbf-in²), abreviatura de **libra-fuerza por pulgada cuadrada.**
LCA (ACL), siglas de **ligamento cruzado anterior.**
LCAT (LCAT), siglas de **lecitín-colesterol acetiltransferasa.**
LCB (SCL), siglas de *lentes de contacto blandas.*
LCC (CDH), siglas de **luxación congénita de cadera.**
LCE (BSN), siglas de **Licenciado en Ciencias de Enfermería.**
LCFA (CAL), siglas de **limitación crónica del flujo aéreo.**
LCR (CSF), siglas de **líquido cefalorraquídeo.**
LCT (TBI), siglas de *lesión craneoencefálica traumática.*
LDH (LDH), siglas de **lactato deshidrogenasa.**
LDL (LDL), siglas de **lipoproteína de baja densidad.**
LE (LE), siglas de **lupus eritematoso.**
LEC (ECF), siglas de **líquido extracelular.**
leche (milk), líquido secretado por las glándulas mamarias o por las ubres de los animales que amamantan a su prole. La leche es un alimento básico que contiene carbohidratos (en forma de lactosa), proteínas (principalmente caseína con pequeñas cantidades de lactoalbúmina y lactoglobulina), grasas en suspensión y los minerales calcio y fósforo y las vitaminas A, riboflavina, niacina, tiamina y, cuando la leche está enriquecida, vitamina D.
leche acidófila (acidophilus milk), leche inoculada con cultivos de *Lactobacillus acidophilus,* empleada en varios trastornos entéricos para modificar la flora bacteriana del tracto GI.
leche certificada (certified milk), leche fresca que se obtiene, manipula y comercializa según las normas estatales de control sanitario. La leche debe proceder de vacas sanas que son inspeccionadas con regularidad por un veterinario y ordeñadas mediante equipos estériles en condiciones higiénicas, que contiene un recuento bacteriano específico bajo y se distribuye en un plazo inferior a 36 horas.
leche de bruja (witch's milk), sustancia similar a la leche secretada por el pecho del recién nacido. La secreción está provocada por el paso al feto de la hormona circulante materna de la lactancia.
leche de magnesia (milk of magnesia), laxante y antiácido que contiene hidróxido magnésico. Se prescribe para el alivio del estreñimiento y, con menos frecuencia, para la acidez gástrica.
leche descremada (skimmed milk), leche de la cual se ha eliminado la grasa. Con la nata se elimina la mayor parte de la vitamina A, aunque se conservan el resto de los nutrientes.
leche enriquecida (fortified milk), leche pasteurizada enriquecida con uno o más nutrientes, normalmente vitaminas A y D, que se ha estandarizado en 400 unidades internacionales por litro.
leche entera (whole milk), leche de vaca de la cual no ha sido retirado ningún constituyente, como la grasa. Para ser llamada leche entera debe contener un 3,5% de grasa, un 8,5% de sólidos de la leche no grasos y un 88% de agua.
leche evaporada (evaporated milk), leche entera homogeneizada en la que se ha evaporado entre el 50 y el 60% de su contenido en agua. Está suplementada con vitamina D, envasada y esterilizada.
leche homogeneizada (homogenized milk), leche pasteurizada que se ha tratado mecánicamente para reducir y emulsionar las partículas grasas de forma que no se pueda separar la nata.
leche materna (breast milk), leche humana. Se digiere fácilmente, está limpia y templada; confiere inmunidad frente a ciertas enfermedades (la bronquiolitis y gastroenteritis son raras en los niños alimentados con leche materna). Los niños que se alimentan con leche materna tienen menos probabilidad de ser obesos y de desarrollar maloclusiones dentales.
leche modificada (modified milk), leche de vaca en la que se ha reducido el contenido de proteínas y se ha aumentado el contenido graso aproximándose a la composición de la leche humana.
leche pasteurizada (pasteurized milk), [Louis Pasteur, químico francés, 1822-1895], leche que ha sido tratada con calor para destruir las bacterias patógenas. Por ley, la pasteurización requiere una temperatura de 60 a 65 °C durante no menos de 30 minutos, seguida de una temperatura de 70 °C durante 15 segundos con enfriamiento inmediatamente posterior.
leche semidesnatada (low-fat milk), leche que contiene entre el 1 y el 2% de grasa, con un contenido graso situado entre la leche entera y la desnatada.
lecho (bed), (en anatomía) matriz tisular que actúa de soporte, como el lecho ungueal de epidermis modificada sobre el que se desplazan las uñas de las manos y de los pies a medida que crecen.
lecho capilar (capillary bed), red capilar.
lecho de aire fluidificado (fluidized air bed), lecho que minimiza la presión y distribuye el peso de manera uniforme sobre la superficie de soporte. Un suave flujo de aire a temperatura controlada es proyectado hacia arriba a través de numerosas pequeñas aberturas llamadas microesferas cerámicas.

lecho lingual (lingual rest), extensión metálica sobre la superficie lingual de los dientes anteriores, que sirve de soporte o de retención indirecta para una dentadura parcial extraíble.

lecho ungueal (nailbed), capa dérmica situada por debajo de la uña, en la que se reconocen a través de la trasparencia de la uña una serie de rayas longitudinales.

lecitina (lecithin), fosfatidilcolina, un fosfolípido frecuente en animales y vegetales. Es un componente esencial de las membranas celulares y para el metabolismo de las grasas, y se emplea en el procesamiento de alimentos, productos farmacéuticos, cosméticos y tintes.

lecitoblasto (lecithoblast), célula embrionaria, el primitivo endodermo de un blastocisto de dos capas.

lecitoproteína (lecithoprotein), compuesto formado por una combinación de lecitina y una proteína.

lectina (lectin), sustancia proteínica, que existe en semillas y otras partes de determinadas plantas, que se une con las glucoproteínas y glucolípidos de la superficie de las células animales, ocasionando aglutinación.

lectura (reading), (en genética molecular) proceso lineal en el que se descodifica la información genética contenida en una secuencia de nucleótidos, como en la traducción de las órdenes del ARN mensajero para la secuencia de los aminoácidos en un polipéptido.

lectura por los labios (speech reading), método de comunicación verbal en el que se utilizan las pistas visuales de los movimientos de los labios y de la cara de la persona que habla junto con el oído residual. También se observan los gestos y el lenguaje corporal.

LED (DLE), siglas de **lupus eritematoso discoide.**

Leeuwenhoekia australiensis *(Leeuwenhoekia australiensis),* [Antón van Leeuwenhoek, microscopista holandés, 1632-1723; Australia], ácaro indígena de Nueva Gales del Sur que hurga en la piel produciendo una intensa irritación.

leflunomida (leflunomide), fármaco inhibidor de la síntesis de las pirimidinas con efectos antiinflamatorios. Se usa en el tratamiento de la artritis reumatoide.

legado (legacy), algo que procede del pasado y que se pretende sigan manteniendo las generaciones futuras.

legal (legal), acción o proceso permitido o autorizado por la ley.

legionelosis (legionellosis), infección causada por *Legionella,* que puede provocar graves enfermedades incluyendo la enfermedad del Legionario.

Legionella pneumophila *(Legionella pneumophila),* bacilo pequeño, gramnegativo, agente causal de la **enfermedad del Legionario.**

legislación del Buen Samaritano (Good Samaritan legislation), leyes redactadas en la mayoría de los estados norteamericanos para proteger a médicos, odontólogos y otros profesionales de la salud en cuanto a la ausencia de responsabilidad durante la asistencia médica u odontológica de urgencia, a menos que se pruebe un error deliberado o una negligencia grave.

lego (laity), sector no profesional de la población, observado desde la perspectiva de un miembro de una determinada profesión. Un clérigo puede considerar a un médico como lego y viceversa.

legra (curet), instrumento quirúrgico con forma de cuchara o pala para raspar y eliminar material o tejido de un órgano, cavidad o superficie.

legra de Hartmann (Hartmann's curet), [Arthur Hartmann, médico alemán, 1849-1931], legra utilizada para extirpar las vegetaciones adenoideas.

legrado, raspado (curettage), raspado del material de la pared de una cavidad u otra superficie, realizado para eliminar tumores u otros tejidos anómalos o para obtener tejido para su examen microscópico. El término legrado también se aplica a la limpieza del material de desecho de fístulas y de zonas de infección crónica.

legrar (curet), eliminar tejido o restos con una legra.

legumbre (legume), miembro del orden de la Fabales de las plantas dicotiledóneas, como los guisantes, las judías y las lentejas.

Leininger, Madeleine (Leininger, Madeleine), teórica de enfermería a quien se atribuye la fundación de la enfermería transcultural y la correspondiente investigación, educación y práctica en este subcampo de la enfermería. El informe más completo sobre la teoría de la asistencia transcultural se encuentra en su libro *Care: The Essence of Nursing and Health* (1984). Algunos de sus conceptos principales son: asistencia, humanidad, cultura, valores culturales y variaciones culturales. El principio básico de la teoría de Leininger es que los seres humanos son inseparables de sus antecedentes culturales y de su estructura social.

leiomiofibroma (leiomyofibroma), tumor compuesto por células del músculo liso y tejido conjuntivo fibroso, que aparece normalmente en el útero de mujeres de mediana edad.

leiomioma (leiomyoma), tumor benigno del músculo liso, que se produce sobre todo en el útero, estómago, esófago e intestino delgado.

leiomioma cutis (leiomyoma cutis), neoplasia de los músculos lisos de la piel. La lesión se caracteriza por la presencia de muchos nódulos pequeños rojizos, dolorosos a la presión.

leiomioma epitelioide (epithelioid leiomyoma), neoplasia rara del músculo liso en la que las células tienen forma poligonal. Se suele desarrollar en el estómago.

leiomioma uterino (leiomyoma uteri), neoplasia benigna del músculo liso uterino. El tumor es típicamente duro, bien circunscrito, redondeado y blanco-grisáceo.

leiomioma vascular (vascular leiomyoma), neoplasia desarrollada a partir de las fibras musculares lisas de un vaso sanguíneo.

leiomiosarcoma (leiomyosarcoma), sarcoma que contiene células fusiformes del músculo liso de gran tamaño.

Leishmania *(Leishmania),* género de protozoos parásitos. Se transmiten a los humanos por cualquiera de las diferentes especies de los mosquitos del género *Phlebotomus*.

leishmaniasis cutánea (cutaneous leishmaniasis), enfermedad dermatológica causada por el parásito *Leishmania tropica,* transmitida a los humanos por la picadura de un mosquito flebótomo y caracterizada por lesiones cutáneas.

leishmaniasis visceral clásica (classical visceral leishmaniasis), forma de leishmaniasis causada por *Leishmania donovani,* protozoo transmitido por el mosquito de la especie *Phlebotomus argentipes,* que suele afectar a niños mayores y adultos jóvenes. Los humanos son los únicos huéspedes reservorios.

leishmaniosis (leishmaniasis), [William B. Leishman, anatomopatólogo inglés, 1865-1926], infección ocasionada por cualquiera de las especies de los protozoos del género *Leishmania*. Las enfermedades producidas por estos organismos pueden ser cutáneas, mucocutáneas o viscerales. La infección típica puede comenzar con una úlcera cutánea que evoluciona a ulceraciones en boca, paladar y nariz. Algunos casos se acompañan de fiebre. Hay tres formas principales de leishmaniosis: kala-azar, leishmaniosis cutánea y leishmaniosis americana.

leishmaniosis americana (American leishmaniasis), grupo de infecciones mucocutáneas producidas por varias especies del protozoo parásito *Leishmania* en América Central y del Sur. Se caracteriza por lesiones ulcerativas en el punto de picadura del mosquito que transmite la infección. Causa lesiones que desfiguran la nariz, la boca y la garganta, y se pueden extender a infección visceral.

lemnisco (lemniscus), banda o tracto de las fibras del sistema nervioso central, sobre todo los axones ascendentes de las neuronas sensitivas secundarias que conducen al tálamo.

lenalidomida (lenalidomide), antianémico, hormona modificadora de la respuesta biológica utilizada para tratar la anemia dependiente de transfusiones debida a síndrome mielodisplásico de riesgo 1 de bajo a moderado y para tratar el mieloma múltiple en combinación con dexametasona.

lengua (tongue), órgano principal del sentido del gusto que también ayuda en la masticación y deglución de los alimentos. Se localiza en el suelo de la boca dentro de la curva de la mandíbula. Su raíz está conectada posteriormente al hueso hioides. También está conectada a la epiglotis, paladar blando y faringe. El uso de la lengua como un órgano del lenguaje no es una característica anatómica, sino adquirida de forma secundaria.

lengua bífida (bifid tongue), lengua dividida por un surco longitudinal.

lengua bifurcada (forked tongue), lengua dividida por una fisura longitudinal.

lengua de frambuesa (raspberry tongue), lengua de color rojo oscuro con una superficie lisa y papilas prominentes, que se observa tras la descamación de la cubierta blanca característica de la etapa inicial de la fiebre escarlatinosa.

lengua de fresa (strawberry tongue), signo clínico de la escarlatina, caracterizada por una coloración semejante a una fresa de las papilas linguales inflamadas. También se ve en la enfermedad de Kawasaki.

Lengua de signos internacional (International Sign Language), lengua de signos compuesta de una mezcla de signos de numerosos países, que se usa en ocasiones en reuniones y eventos de personas sordas.

lengua escrotal (scrotal tongue), alteración no patológica en la que la lengua presenta profundos surcos y recuerda la superficie del escroto.

lengua fisurada (fissured tongue), lengua con surcos profundos en la superficie que se pueden irradiar hacia fuera. Este trastorno se puede heredar con carácter autosómico dominante.

lengua geográfica (geographic tongue), trastorno inflamatorio de la superficie dorsal de la lengua, que se caracteriza por la presencia de numerosas zonas en las que continuamente se pierden y vuelven a crecer papilas filiformes.

lengua hendida (cleft tongue), lengua dividida por una cisura longitudinal.

lengua saburral (coated tongue), lengua con la superficie recubierta por placas de color marrón, amarillo o blanco, que representan una acumulación de micelios, bacterias, restos alimentarios o células epiteliales descamadas.

lengua vellosa (hairy tongue), hipercrecimiento oscuro, pigmentado, de las papilas filiformes de la lengua, que tiene un aspecto engrosado y piloso. Es un efecto secundario y benigno de algunos antibióticos.

lenguaje (language), grupo de caracteres que usados aisladamente o en combinación forman un grupo de palabras y símbolos con significado y que sirven para la comunicación.

lenguaje afónico (aphonic speech), lenguaje anómalo en el que se habla mediante susurros.

lenguaje automático (automatic speech), lenguaje que está compuesto o que contiene palabras o frases, como números, el alfabeto o saludos, emitidas sin un control voluntario.

lenguaje cerebeloso (cerebellar speech), lenguaje anómalo causado por las enfermedades del cerebelo, caracterizado por una pronunciación lenta, espasmódica e incomprensible que puede ser intermitente y explosiva o de tonalidad monótona e invariable.

lenguaje corporal (body language), conjunto de signos no verbales, como los movimientos del cuerpo, las posturas, los gestos, la posición espacial, las expresiones faciales y el embellecimiento corporal, que dan expresión a varios estados físicos, mentales y emocionales.

lenguaje de signos (sign language), forma de comunicación que se utiliza con frecuencia entre y con personas sordas en la que se utilizan movimientos corporales y de las manos. Hay numerosas variaciones, como el Lenguaje Americano de Signos **(Ameslan).** Otras formas de comunicación manual son el lenguaje por señas inglés o el deletreo con los dedos.

lenguaje en staccato (staccato speech), lenguaje anormal en el cual la persona hace pausas entre las palabras, rompiendo el ritmo de las frases u oraciones. Esta anomalía se encuentra a veces asociada a la esclerosis múltiple.

lenguaje escandido (scanning speech), lenguaje anormal caracterizado por una articulación a saltos, en la cual las palabras quedan cortadas y rotas porque la persona hace pausas entre las sílabas.

lenguaje explosivo (explosive speech), lenguaje anormal caracterizado por una articulación costosa, lenta, intercalada con súbitos períodos de enunciación clara de palabras, que se aprecia con frecuencia en trastornos cerebrales.

lenguaje infantil (baby talk), **1.** patrones de lenguaje y sonidos de los niños pequeños que están aprendiendo a hablar, caracterizados por pronunciación defectuosa, sintaxis imperfecta, repeticiones y modificaciones fonéticas, tales como ceceos o tartamudeos. **2.** forma intencionalmente simplificada de hablar, que imita a los niños que están aprendiendo a hablar, utilizada por los adultos cuando se dirigen a niños o a animales domésticos. **3.** patrones de lenguaje característicos de los estadios regresivos de diversas enfermedades mentales, especialmente la esquizofrenia.

lenguaje paralelo (parallel talk), forma de lenguaje utilizada durante la terapia de juego con niños según la cual el médico expresa verbalmente actividades del niño sin exigir respuestas a las preguntas. El terapeuta repite correctamente expresiones del niño y puede hacer comparaciones con las acciones del niño.

lenguaje retrasado (delayed language), insuficiencia de desarrollo del lenguaje en la edad esperada.

lenguaje sensitivo (sensory-based language), la utilización de un comportamiento no verbal en la comunicación neurolingüística. Como ejemplos están las expresiones de confusión, fruncir el ceño y señalar con el dedo.

lenguaje seriado (serial speech), lenguaje aprendido de memoria que abarca una serie de palabras, como es contar o recitar los días de la semana.

lenguaje verbal (verbal language), sistema de sonidos vocales organizado culturalmente, que comunica significados entre individuos.

lente (lens), **1.** pieza transparente curvada de plástico o vidrio, que se conforma, moldea y pule con el fin de refractar la luz siguiendo un trayecto determinado, como en las gafas, microscopios o cámaras. **2.** *informal,* el cristalino del ojo.

lente acromática (achromatic lens), lente con la misma longitud focal para los colores rojo y azul del espectro, lo que permite la refracción de la luz sin descomponerla en los colores que la integran.

lente cilíndrica (cylindric lens), lente con al menos una de sus superficies no esférica, utilizada para corregir el astigmatismo.

lente de contacto bifocal (bifocal contact lens), lente de contacto que contiene las correcciones para la visión de cerca y de lejos.

lente de contacto de uso prolongado (extended-wear contact lens), dispositivo con un índice de refracción que se ajusta sobre la córnea, diseñado para permitir la permeabilidad del aire. El oxígeno puede pasar entre la lente y la córnea, reduciendo de ese modo el riesgo de irritación corneal.

lente de contacto rígida permeable a gas (RPG) (rigid gas permeable [RGP] contact lens), lente de contacto dura, hecha de plástico rígido, que transmite oxígeno a la córnea, lo que hace que su uso sea más cómodo. Las lentes RPG mantienen mejor su forma y ofrecen una visión más nítida que las lentes blandas, son más duraderas y presentan menor tendencia a alojar bacterias y depósitos de proteínas. No obstante, pueden producir molestias al comenzar a utilizarlas y requieren un breve período de adaptación.

lente de hidrogel de silicona (silicone-hydrogel lens), lente de contacto blanda fabricada con un polímero que contiene silicona, que es permeable al oxígeno, por lo que grandes cantidades de oxígeno son transmitidas a la córnea. Este tipo de lentes contienen menos agua que las lentes blandas tradicionales, por lo que son más resistentes a la deshidratación y menos propensas a albergar depósitos de bacterias y proteínas.

lente esférica cóncava (concave spherical lens), lente de superficies curvas y deprimidas para provocar la divergencia de los rayos luminosos. Se utiliza para el tratamiento de la miopía.

lente esférica convexa (convex spherical lens), lente cuyas superficies se curvan hacia fuera, como la sección del exterior de una esfera, y que dirige la luz a un foco. Se utiliza en el tratamiento de la hipermetropía (presbicia).

lente intraocular (intraocular lens), lente artificial de plástico que se inserta en la cápsula del cristalino después de la resección de una catarata.

lente planocóncava (planoconcave lens), lente con un lado plano y otro cóncavo.

lente planoconvexa (planoconvex lens), lente con un lado plano y otro convexo.

lente trifocal (trifocal lens), lente ocular tallada con tres focos, para corregir los defectos de la visión cercana, intermedia y lejana.

lentes de contacto (contact lens), lentes pequeñas, curvas, de cristal o más comúnmente de plástico, diseñadas para adaptarse al ojo del sujeto y corregir la refracción o para realzar la apariencia. Las dos formas principales de lentes de contacto son las lentes rígidas permeables y las lentes de contacto blandas.

lentes de contacto blandas (LCB) (soft contact lens [SCL]), lentes de contacto fabricadas con un material plástico flexible que se adapta más fácilmente al globo ocular que las lentes rígidas permeables, y proporcionan generalmente mayor comodidad inicial. Tienen como desventajas que se deterioran más fácilmente, no proporcionan una visión tan definida como los métodos alternativos y hay que desinfectarlas periódicamente por su tendencia a acumular bacterias. Actualmente, la mayor parte de las personas que usan lentes de contacto emplean las de hidrogel de silicona.

lentes de contacto duras (hard contact lens), lentes de contacto rígidas, permeables a gases, que mantienen su forma sin ayuda, a diferencia de las lentes de contacto blandas.

lentes omnifocales (omnifocal lens), lentes bifocales, graduadas para la visión cercana y lejana, con la zona para la visión cercana en curva variable.

lentícono (lenticonus), protrusión anómala esférica o cónica del cristalino del ojo. Es un defecto congénito que aparece en el síndrome de Alport.

lentiforme (lentiform), que tiene forma de lenteja, como el cristalino del ojo.

lentigo (lentigo), mácula cutánea de color canela o marrón, que aparece tras la exposición al sol, normalmente en personas de edad media o avanzada. Es benigno y no requiere tratamiento, aunque en algunos casos puede remedar al melanoma y debe ser biopsiado.

lentigo de Hutchinson (Hutchinson's freckle), [Jonathan Hutchinson, cirujano inglés, 1828-1913], mancha pigmentada de la piel que crece lentamente, haciéndose punteada, oscura, gruesa y nodular. Este tipo de lesión se observa con frecuencia en un lado de la cara de una persona anciana.

lentivirus (lentivirus), cualquier miembro de un género de retrovirus que tienen períodos de incubación prolongados y pueden causar enfermedades crónicas, progresivas, por lo general fatales en humanos y otros animales.

leñoso (ligneous), con consistencia u otras características de madera o parecido a la madera.

LEOC (ESWL), siglas de **litotricia extracorpórea por onda de choque.**

LEP (PEL), siglas de **límites de exposición permisibles.**

lepirudina (lepirudin), inhibidor directo de la trombina utilizado para tratar la trombocitopenia inducida por heparina y otras afecciones tromboembólicas.

lepra (leprosy), enfermedad transmisible crónica ocasionada por *Mycobacterium leprae* que se puede presentar en dos variedades dependiendo del grado de inmunidad del paciente. La lepra tuberculoide aparece en los pacientes con alta resistencia y se presenta como engrosamiento de los nervios y lesiones cutáneas sin sensibilidad y con forma de platillos. La lepra lepromatosa aparece en pacientes con poca resistencia, afecta a numerosos sistemas del organismo y se caracteriza por la aparición de nódulos y placas diseminadas en la piel, iritis, queratitis, destrucción del cartílago nasal y del hueso, atrofia testicular, edema periférico y afectación del sistema reticuloendotelial. Puede producir ceguera.

leprechaunismo (leprechaunism), enfermedad familiar letal poco frecuente que se caracteriza por desarrollo físico y mental lento, cara de duende, sugerida por el nombre (hipertelorismo, orejas de implantación baja, hirsutismo) y alteraciones endocrinas graves como agrandamiento del clítoris y de las mamas en las mujeres y del pene en los varones.

leprosería (leprosarium), hospital para pacientes con la enfermedad de Hansen (lepra).

leptina (leptin), péptido producido por el tejido adiposo. La leptina inhibe el neuropéptido Y. Se cree que suprime el apetito.

leptocitosis (leptocytosis), trastorno sanguíneo en el que aparecen dianocitos en la sangre. La talasemia, algunas hepatopatías y la ausencia de bazo se asocian con leptocitosis.

leptomeninges (leptomeninges), aracnoides y piamadre, dos de las tres capas que cubren el sistema nervioso central y la médula espinal.

leptomeningitis (leptomeningitis), inflamación de las capas aracnoides y piamadre de las meninges.

leptonema (leptonema), formación cromosómica trenzada en la fase de leptotene de la primera profase meiótica de la gametogénesis, antes del comienzo de la sinapsis.

Leptospira (Leptospira), género de la familia Leptospiraceae, orden Spirochaetales, de organismos enrollados, con espirales y terminados en gancho. Las espiroquetas medran en la orina de los animales infectados, especialmente roedores; es patógeno en humanos y otros mamíferos y puede producir hepatitis, ictericia, hemorragias cutáneas, fiebre, insuficiencia renal, cambios mentales y enfermedades musculares.

leptospirosis (leptospirosis), enfermedad infecciosa aguda producida por varios serotipos de la espiroqueta *Leptospira interrogans*. Los síntomas clínicos consisten en hepatitis, ictericia, hemorragias cutáneas, fiebre, escalofríos insuficiencia renal, meningitis con cambios en el estatus mental, y dolores musculares.

leptoten (leptotene), fase inicial de la primera profase meiótica de la gametogénesis, en la que se hacen visibles los cromosomas, en forma de finos filamentos.

leptotricosis (leptotrichosis), infección producida por una especie de *Leptotrichia*.

leptotricosis conjuntival (leptotrichosis conjunctivae), nombre que se da al síndrome de Parinaud oculoglandular cuando está causado por infección por *Leptotrichia*.

LES (SLE), siglas de **lupus eritematoso sistémico.**

lesbiana (lesbian), **1.** mujer homosexual. **2.** preferencia o deseo sexual de una mujer hacia otra.

lesión (lesion), **1.** herida, daño o cambio patológico de un tejido corporal. **2.** cualquier anomalía local, visible, de los tejidos de la piel, como una herida, una llaga, una erupción o un forúnculo. La lesión puede describirse como benigna, cancerosa, grosera, oculta o primaria.

lesión axónica difusa (LAD) (diffuse axonal injury [DAI]), tipo de lesión encefálica causada por las fuerzas de cizallamiento entre las partes diferentes del encéfalo como consecuencia de la aceleración rotacional. La LAD ocurre con mucha frecuencia en accidentes de vehículos motorizados cuando el vehículo se para bruscamente.

lesión de Antopol-Goldman (Antopol-Goldman lesion), hematoma subepitelial de la pelvis renal.

lesión de descarga (discharging lesion), lesión o infección del SNC que provoca episodios anómalos bruscos de descarga de impulsos nerviosos.

lesión de Janeway (Janeway lesion), [Edward G. Janeway, médico norteamericano, 1841-1911], pequeña mácula eritematosa o hemorrágica que aparece en palmas y plantas. Diagnóstica de endocarditis bacteriana subaguda.

lesión de la cabeza (head injury), cualquier daño traumático de la cabeza secundario a una lesión penetrante o contusa del cráneo. Los vasos sanguíneos, nervios y meninges se desgarran; puede haber hemorragia, infección, edema e isquemia.

lesión de la médula espinal (spinal cord injury), cualquiera de las interrupciones traumáticas de la médula espinal, con frecuencia asociada a extensa afección musculoesquelética. Las lesiones más comunes de la médula espinal son las fracturas y luxaciones vertebrales, como las que sufren habitualmente los individuos implicados en accidentes de coche, aviación o en otros impactos violentos. Dichos traumatismos pueden provocar diversos grados de paraplejía y tetraplejía. La lesión de estructuras medulares por debajo de la primera vértebra dorsal puede provocar paraplejía. La lesión de la médula por encima de la primera vértebra dorsal puede provocar tetraplejía. Las lesiones que seccionan por completo la médula espinal provocan una pérdida permanente de las funciones motora y sensitiva que están activadas por neuronas situadas por debajo del nivel de las mencionadas lesiones. Las lesiones de la médula espinal provocan un estado de shock espinal, caracterizado por parálisis flácida y pérdida completa de la sensibilidad cutánea en el momento de la lesión. Las complicaciones musculoesqueléticas van asociadas a la afección neurológica de las lesiones de la médula espinal. El tratamiento de las lesiones de la médula espinal varía dentro de amplios márgenes y comprende diversos enfoques, tales como ejercicios ortopédicos, técnicas ambulatorias y tratamientos especiales físicos y psicológicos.

lesión de parto (birth injury), traumatismo sufrido por un bebé mientras nace.

lesión degenerativa (degenerative lesion), lesión o enfermedad que provoca una pérdida de función.

lesión del nervio torácico largo (long thoracic nerve injury), lesión del nervio (C5-7) que inerva el músculo serrato, el cual fija la punta de la escápula a la parte posterior de la parrilla costal. Los síntomas incluyen una escápula anormalmente prominente y dificultad para flexionar el brazo extendido por encima del nivel del hombro, extender el hombro, o efectuar abducción o aducción de la escápula.

lesión destructiva (destructive lesion), alteración que produce una lesión o la necrosis de un órgano o tejido.

lesión focal (focal lesion), infección, tumor o herida que se desarrolla en una región restringida o circunscrita de tejido.

lesión interna (internal injury), toda lesión, herida o daño de una víscera.

lesión local (local lesion), **1.** cualquier lesión en el cuerpo que no se disemina. **2.** lesión localizada del sistema nervioso central, que se acompaña de síntomas característicos de la zona.

lesión numular solitaria (solitary coin lesion), nódulo identificado en una radiografía de tórax por el tejido pulmonar normal transparente que le rodea. Una lesión numular con frecuencia es maligna.

lesión periférica (peripheral lesion), lesión de cualquier tejido distal a los principales sistemas orgánicos. Suele ser traumática e interrumpe el flujo de impulsos entre el sitio de la lesión y la raíz nerviosa o plexo.

lesión por aceleración-deceleración (acceleration-deceleration injury), lesión resultante de la colisión entre una parte del cuerpo y otro objeto o parte del cuerpo mientras ambos están en movimiento.

lesión por caída a horcajadas (straddle injury), lesión en la uretra distal al caer a horcajadas sobre un objeto romo, como una barra de bicicleta o una valla.

lesión por contragolpe (contrecoup injury), lesión, que habitualmente afecta al cerebro, en la cual se produce daño tisular en el lado opuesto al lugar del traumatismo, como sucede cuando un choque contra el lado izquierdo de la cabeza provoca una lesión cerebral en el lado derecho.

lesión por deceleración (deceleration injury), lesión resultante de una colisión entre una parte del cuerpo en movimiento rápido y un objeto estático.

lesión por el volante de dirección (steering wheel injury), lesión traumática muy frecuente de la pared anterior del tórax causada por la propulsión hacia delante del cuerpo de un conductor de automóvil hacia el volante durante la colisión. Las lesiones incluyen fracturas de costillas y esternón, daño cardíaco y pulmonar y desgarro de grandes vasos sanguíneos.

lesión por frío (cold injury), cualquier alteración física patológica y a menudo grave producida por la exposición a temperaturas frías.

lesión por inhalación (inhalation injury), lesión del parénquima pulmonar causada por inhalación de sustancias tales como aire muy caliente, gas tóxico, asbesto o productos químicos de la manufactura de plásticos.

lesión por latigazo (whiplash injury), *coloquial,* lesión de las vértebras cervicales o de sus ligamentos de apoyo y músculos, caracterizada por dolor y rigidez, habitualmente provocada por una aceleración o desaceleración bruscas, como en una colisión de coches por detrás, que provoca violentos movimientos hacia atrás o hacia delante de la cabeza y del cuello.

lesión por radiación ionizante (ionizing radiation injury), lesiones o efectos perjudiciales debidos a la exposición a radiación ionizante, incluidos los daños celulares provocados por la radiación administrada con fines diagnósticos o terapéuticos. El riesgo de muerte o lesión celular por radiación dependerá del tipo de tejido celular, la fase de división de la célula en el momento de la exposición, la intensidad y duración del tiempo de exposición y el tipo de radiación administrada.

lesión primaria (primary lesion), úlcera o herida que aparece en el punto de inoculación de la enfermedad y que generalmente se refiere a un chancro sifilítico.

lesión pulmonar aguda relacionada con transfusión (transfusion-related acute lung injury [TRALI]), síndrome observado en personas que reciben transfusiones, caracterizado por edema pulmonar, disnea, hipoxemia, hipotensión y fiebre. Se cree que es una reacción de anticuerpos o de otros componentes de los productos de la sangre del donante. Los pacientes requieren oxígeno. En algunos casos el síndrome puede ser fatal.

lesión puntual (point lesion), interrupción de los enlaces químicos sencillos provocada por los efectos de la radiación ionizante sobre una macromolécula.

lesión sistémica (systemic lesion), trastorno patológico que afecta a un sistema de tejidos con una función común.

lesiones de estrés repetitivo (repetitive stress injuries), daño tisular asociado con tareas que requieren manipulaciones repetidas con las manos, piernas o el tronco, como picar carne, teclear en el ordenador o tocar instrumentos musicales. Las lesiones incluyen dolor crónico de nervios y articulaciones, daño de la columna y síndrome del túnel carpiano. Entre las medidas preventivas recomendadas están hacer pausas de reposo frecuentes y perfeccionar las reglas ergonómicas en el puesto de trabajo.

letal (lethal), capaz de producir la muerte.

letalidad (lethality), probabilidad de que una persona que amenaza con suicidarse lo consiga basada en el método descrito, la especificidad del plan o la disponibilidad de medios.

letargo (lethargy), estado o cualidad de ser indiferente, apático o adormecido.

letargo histérico (hysteric lethargy), sueño inducido por hipnosis.

letargo inducido (induced lethargy), estado de semitrance producido durante la hipnosis.

letargo lúcido (lucid lethargy), estado mental caracterizado por la pérdida de voluntad, de donde surge la incapacidad para actuar, aun cuando la persona esté consciente y su función intelectual sea normal.

letrozol (letrozole), fármaco no esteroideo antineoplásico inhibidor de la aromatasa. Está indicado en casos de cáncer de mama metastásico en mujeres posmenopáusicas.

leu (leu), abreviatura de **leucina.**

leucaféresis (leukapheresis), proceso por el que se extrae sangre de una vena, se extraen leucocitos de forma selectiva y se reinfunde el resto de sangre en el donante. Es un tratamiento de soporte en pacientes con leucocitosis debido a leucemia.

leucemia (leukemia), término amplio en el que se incluyen un grupo de enfermedades malignas que se caracterizan por la sustitución difusa de la médula ósea por células precursoras leucocitarias proliferativas; número anómalo de leucocitos circulantes con presencia de formas inmaduras, e infiltración de los ganglios linfáticos, hígado y bazo. El origen de la leucemia no está claro, pero podría estar ocasionado por una predisposición genética asociada a una exposición a las radiaciones ionizantes, benceno u otros agentes químicos tóxicos para la médula ósea. La leucemia se clasifica según el tipo de célula proliferativa predominante. La leucemia aguda generalmente es de instauración súbita y progresa rápidamente desde los signos iniciales, tales como astenia, palidez, pérdida de peso, predisposición a la fiebre, debilidad extrema, hemorragias, dolor articular u óseo e infecciones de repetición. La leucemia crónica evoluciona con lentitud y los signos descritos en la leucemia aguda pueden no aparecer hasta que pasan muchos años. El diagnóstico de las formas agudas y crónicas se realiza mediante pruebas sanguíneas y biopsias de la médula ósea.

leucemia aguda infantil (acute childhood leukemia), enfermedad maligna, de curso progresivo, que afecta a los tejidos formadores de sangre. Se caracteriza por la proliferación incontrolada de leucocitos inmaduros y de sus precursores, especialmente en la médula ósea, el bazo y los ganglios linfáticos. Es el cáncer más frecuente en niños y la edad en la que con más frecuencia se inicia la enfermedad es el intervalo comprendido entre los 2 y los 5 años. La leucemia aguda se clasifica según el tipo de célula: leucemia linfoide aguda (LLA) que incluye las formas linfática, linfocítica linfoblastoide y linfoblástica; leucemia aguda no linfoide (LANL) que incluye las formas granulocítica, mielocítica, monocítica, mielógena, mononoblástica y monomieloblástica (para las series mielocítica y monocítica se utilizan las siglas LMA). La LLA es, predominantemente, una enfermedad de la infancia mientras que las LANL y LMA se presentan en todas las edades.

leucemia aleucémica (aleukemic leukemia), tipo de leucemia en la que el recuento total de leucocitos permanece dentro de los límites normales y la sangre periférica muestra un escaso número de formas anómalas.

leucemia basófila (basophilic leukemia), neoplasia maligna aguda o crónica de los tejidos hematopoyéticos, caracterizada por la presencia de un gran número de granulocitos basófilos inmaduros en la circulación periférica y en los tejidos.

leucemia cutis (leukemia cutis), proceso en el que se desarrollan en la piel lesiones nodulares marrón amarillentas, rojizas o púrpura, de forma localizada o en infiltrados difusos.

leucemia de células de Rieder (Rieder's cell leukemia), [Hermann Rieder, médico alemán, 1858-1932], neoplasia maligna de los tejidos hematopoyéticos, caracterizada por la presencia de un número elevado de mieloblastos atípicos en la sangre, con un citoplasma inmaduro y un núcleo segmentado, lobulado y relativamente maduro.

leucemia de células del linfosarcoma (lymphosarcoma cell leukemia), neoplasia maligna de tejidos hematopoyéticos caracterizada por la presencia de múltiples células linfosarcomatosas en la circulación periférica que tienden a infiltrar los tejidos circundantes.

leucemia de células madre (stem cell leukemia), neoplasia de los órganos hematopoyéticos en la que la célula neoplásica predominante es demasiado inmadura como para ser clasificada. La enfermedad aguda tiene un curso rápido y fulminante.

leucemia de células peludas (hairy-cell leukemia), neoplasia poco frecuente de los tejidos hematopoyéticos, caracterizada por pancitopenia, esplenomegalia masiva y por la presencia en sangre y médula ósea de células reticulares con numerosas proyecciones finas en su superficie. Esta enfermedad aparece de una manera habitual en la quinta década de la vida, presentando a menudo un inicio insidioso y un curso variable que se caracteriza por anemia, trombocitopenia y equimosis espontáneas.

leucemia de células plasmáticas (plasma cell leukemia), neoplasia poco frecuente de los tejidos hematopoyéticos, en la que las células predominantes en la sangre periférica son células plasmáticas. Puede aparecer en el curso de un mieloma múltiple o de forma independiente.

leucemia eosinofílica (eosinophilic leukemia), neoplasia maligna de los leucocitos en la que el tipo celular predominante son los eosinófilos.

leucemia linfocítica aguda (LLA) (acute lymphocytic leukemia [ALL]), enfermedad maligna y progresiva que se caracteriza por la aparición de gran número de linfoblastos, distribuidos por la médula ósea, la sangre periférica, los ganglios linfáticos, el bazo, el hígado y otros órganos. El número de células sanguíneas normales está reducido. Más de tres cuartos de los casos que se dan anualmente en EE.UU. afectan a niños, la mayoría de ellos se diagnostica entre los 2 y los 5 años de edad. La enfermedad es de aparición súbita y progresión rápida caracterizada por fiebre, palidez, anorexia, fatiga, anemia, hemorragias, dolores óseos, esplenomegalia e infecciones recurrentes.

leucemia linfocítica crónica (LLC) (chronic lymphocytic leukemia [CLL]), neoplasia de los tejidos hematopoyéticos caracterizada por la proliferación de linfocitos pequeños de larga vida, principalmente células B, en la médula ósea, la sangre, el hígado y los órganos linfoides. Es de comienzo insidioso y progresa produciendo malestar, fatiga, anorexia, pérdida de peso, sudoración nocturna, linfadenopatía y hepatoesplenomegalia.

leucemia mastocítica (mast cell leukemia), neoplasia maligna de los leucocitos caracterizada por la presencia de numerosos mastocitos del tejido conjuntivo en la sangre circulante.

leucemia megacariocítica (megakaryocytic leukemia), neoplasia maligna poco frecuente del tejido hematopoyético en la que se produce una proliferación anómala de megacariocitos en la médula ósea, con un número relativamente elevado en sangre circulante.

leucemia micromieloblástica (micromyeloblastic leukemia), neoplasia maligna de los tejidos hematopoyéticos caracterizada por la proliferación de pequeños mieloblastos, que solamente se pueden distinguir de los linfocitos mediante técnicas especiales de tinción y examen microscópico.

leucemia mieloblástica (myeloblastic leukemia), neoplasia maligna de los tejidos hematopoyéticos caracterizada por la presencia de numerosos mieloblastos en la sangre circulante y en los tejidos.

leucemia mielocítica (myelocytic leukemia), trastorno caracterizado por la producción excesiva y sin control de leucocitos.

leucemia mielocítica aguda (LMA) (acute myelocytic leukemia [AML]), neoplasia maligna que afecta a los elementos formadores de sangre y se caracteriza por la proliferación incontrolada de granulocitos inmaduros, que generalmente poseen bastones azurófilos de Auer en su citoplasma. Los síntomas típicos, que aparecen de forma brusca o, más frecuentemente, de manera gradual, son inflamación y hemorragia gingival, anemia, fatiga, fiebre, disnea, esplenomegalia moderada, dolores osteoarticulares e infecciones de repetición. La LMA se puede presentar a cualquier edad, pero afecta más frecuentemente a los adolescentes y a los adultos jóvenes. El riesgo de la enfermedad aumenta en las personas que han estado expuestas a dosis masivas de radiación y que tienen determinadas discrasias sanguíneas.

leucemia mieloide crónica (LMC) (chronic myelocytic leukemia [CML]), neoplasia maligna del tejido formador de sangre, caracterizada por la proliferación de granulocitos y, con frecuencia, de megacariocitos. Se caracteriza por malestar, fatiga, intolerancia al calor, hemorragia gingival, púrpura, lesiones cutáneas, pérdida de peso, hiperuricemia, molestias abdominales y esplenomegalia masiva.

leucemia mixta (mixed leukemia), neoplasia maligna de los tejidos hematopoyéticos caracterizada por la proliferación de más de una línea celular predominante.

leucemia monoblástica (monoblastic leukemia), neoplasia maligna progresiva de los órganos hematopoyéticos, caracterizada por la proliferación de monoblastos y monocitos.

leucemia monocítica (monocytic leukemia), neoplasia maligna de los tejidos hematopoyéticos en la que las células predominantes son los monocitos. La enfermedad tiene un curso errático caracterizado por malestar general, fatiga, fiebre, anorexia, pérdida de peso, esplenomegalia, hemorragias gingivales, petequias dérmicas, anemia y falta de respuesta al tratamiento. Existen dos formas: la leucemia de Naegeli, más frecuente, en la que un gran número de células parecen mieloblastos, y la leucemia de Schilling, en la que la mayoría de las células son monocitos que probablemente se originan a partir del sistema reticuloendotelial.

leucemia polimorfocítica (polymorphocytic leukemia), neoplasia de los tejidos hematopoyéticos en la que predominan los granulocitos maduros segmentados.

leucemia promielocítica aguda (acute promyelocytic leukemia [AProL]), enfermedad maligna de los elementos formadores de sangre que se caracteriza por hemorragias graves, equimosis dispersas, descenso del nivel de fibrinógeno y de plaquetas y proliferación en la médula ósea de promielocitos y de células blásticas con destacados bastones de Auer.

leucemogénesis (leukemogenesis), comienzo, desarrollo o progresión de la leucemia.

leucemoide (leukemoid), que recuerda a una leucemia.

leucina (Leu) (leucine [Leu]), aminoácido cristalino esencial para el crecimiento adecuado de los lactantes y para el equilibrio nitrogenado de los adultos. No puede ser sintetizado por el organismo, y se obtiene mediante la hidrólisis de proteínas durante la digestión pancreática.

leucinosis (leucinosis), proceso en el que están bloqueados los mecanismos de degradación de la leucina, acumulándose grandes cantidades del aminoácido en los tejidos corporales, lo que se traduce en leucina en orina.

leucoaglutinina (leukoagglutinin), anticuerpo que causa que los leucocitos se adhieran entre sí.

leucoblasto (leukoblast), leucocito inmaduro.

leucocito (leukocyte, white blood cell, white cell), célula blanca de la sangre, uno de los elementos formes del sistema sanguíneo circulante que comprenden las células de la inmunidad y de la inflamación. Existen cinco tipos de leucocitos, que se clasifican según la presencia o ausencia de gránulos en el citoplasma de la célula. Los agranulocitos son los linfocitos y los monocitos. Los granulocitos son los neutrófilos, basófilos y eosinófilos.

leucocito heterófilo (heterophilic leukocyte), neutrófilo de ciertas especies animales que se tiñe con una tinción ácida.

leucocito mononuclear (mononuclear leukocyte [MNL]), leucocito, como los linfocitos y los monocitos, con un solo núcleo redondo u ovalado.

leucocito polimorfonuclear (polymorphonuclear leukocyte), leucocito con un núcleo lobulado segmentado; un eosinófilo, basófilo o neutrófilo.

leucocitogénesis (leukocytogenesis), origen y desarrollo de los leucocitos.

leucocitosis (leukocytosis), aumento anormal del número de leucocitos circulantes. Suele acompañar a las infecciones bacterianas, pero no a las virales.

leucocituria (leukocyturia), presencia de leucocitos en la orina.

leucocoria (leukocoria), enfermedad caracterizada por la aparición de un reflejo o masa blanquecina en la pupila por detrás del cristalino.

leucodermia (leukoderma), pérdida localizada de la pigmentación de la piel producida por numerosas causas.

leucodistrofia (leukodystrophy), enfermedad caracterizada por la desmielinización de la sustancia blanca del cerebro.

leucoencefalopatía (leukoencephalopathy), grupo de enfermedades que afectan a la sustancia blanca del cerebro, fundamentalmente de los hemisferios cerebrales, y que se presenta exclusivamente en lactantes y niños.

leucoforesis (leukophoresis), técnica de laboratorio en la que se separan los leucocitos de la sangre mediante electroforesis, de forma que las células de la serie roja puedan volver a ser reinfundidas al paciente.

leuconiquia (leukonychia), proceso benigno en el que aparecen parches blanquecinos bajo las uñas. Los traumatismos, la infección y muchas enfermedades sistémicas pueden producir manchas o estrías blancas en las uñas.

leuconiquia aparente (apparent leukonychia), decoloración blanquecina de las uñas que desaparece con la presión, pero en la que se mantiene la transparencia de la lámina ungueal.

leucopenia (leukopenia), descenso anormal del número de leucocitos, por debajo de 5.000 por milímetro cúbico. Puede estar ocasionada por una reacción farmacológica adversa, una intoxicación radiactiva u otros procesos patológicos, y puede afectar a todos los tipos de leucocitos. Las dos formas de leucopenia más frecuentes son la leucopenia neutrofílica y la leucopenia linfocítica.

leucoplaquia lingual (lingualis leukoplakia), lesión inflamatoria crónica caracterizada por áreas blanquecinas, suaves y gruesas en la superficie lingual, que se piensa que están producidas por abuso de alcohol y de tabaco. Estas lesiones pueden ser un precursor del epitelioma.

leucoplaquia, leucoplasia (leukoplakia), alteración precancerosa de la mucosa, de desarrollo lento, que se caracteriza por la presencia de placas engrosadas, blancas, firmemente adheridas, ligeramente elevadas y perfectamente circunscritas.

leucoplasia vellosa (hairy leukoplakia), forma de leucoplasia caracterizada por la presencia de placas hinchadas, elevadas y blanquecinas en los laterales de la lengua. Se asocia a inmunodeficiencia grave, aparece en los pacientes infectados por el VIH y se piensa que están producidos por el virus de Epstein-Barr.

leucopoyesis (leukopoiesis), proceso mediante el cual se forman y desarrollan los leucocitos. En el tejido mieloide de la médula ósea se producen neutrófilos, basófilos y eosinófilos. Los linfocitos y los monocitos casi siempre suelen derivar de los hemocitoblastos del tejido linfoide, aunque algunos se desarrollan en la médula ósea.

leucorrea (leukorrhea), secreción vaginal blanca. Normalmente, la secreción de la vagina presenta variaciones regulares en cantidad y consistencia durante el ciclo menstrual. Un aumento en la cantidad del flujo es normal durante el embarazo, y una disminución en la cantidad suele acontecer tras el parto, durante la lactancia y tras la menopausia.

leucostasia (leukostasis), aumento de la viscosidad de la sangre y tendencia a la coagulación, observada en la leucemia que se acompaña de hiperleucocitosis.

leucotoxina (leukotoxin), sustancia capaz de inactivar o destruir leucocitos.

leucotrienos (leukotrienes), tipo de compuestos biológicamente activos que existen de forma natural en los leucocitos y que intervienen en las reacciones alérgica e inflamatoria de forma similar a la histamina. Se piensa que desempeñan un importante papel en el desarrollo de las enfermedades alérgicas y autoinmunitarias, como el asma, la artritis reumatoide, la enfermedad inflamatoria intestinal o la psoriasis.

leucovirus (leukovirus), antiguo género, compuesto de virus tumorales de ARN incluidos en la actualidad en la familia Retroviridae.

leucovorín cálcico (leucovorin calcium), forma reducida del ácido fólico que puede utilizarse inmediatamente para la síntesis de ácidos nucleicos. Está indicado en el tratamiento de la sobredosis de antagonista del ácido fólico y en ciertos casos de anemia megaloblástica. También se administra como tratamiento «de rescate» tras la administración de una dosis alta de metotrexato en casos de osteosarcoma para disminuir la toxicidad de metotrexato.

levadura (yeast), todo hongo nucleado unicelular, habitualmente oval, que se reproduce por gemación. *Candida albicans* es una levadura patógena.

levadura asesina (killer yeast), cepas de células de levadura que contienen un plásmido asesino, una proteína que destruye otras cepas de levaduras.

levadura de cerveza (brewer's yeast), preparación que contiene las células pulverizadas secas de una levadura, como *Saccharomyces cerevisiae,* que se utiliza como agente fermentante y como suplemento dietético. Es una fuente del complejo vitamínico B, de muchos minerales y de gran número de proteínas.

levalbuterol (levalbuterol), fármaco agonista β_2 adrenérgico. Está indicado en el tratamiento y prevención del broncoespasmo (enfermedad obstructiva reversible de las vías respiratorias).

levamisol (levamisole), fármaco inmunorregulador utilizado en combinación con fluorouracilo tras la resección quirúrgica en pacientes de cáncer de colon en estadio C de la clasificación de Duke.

levantamiento de peso (weightlifting), forma de ejercicio de resistencia que implica el levantamiento de un máximo de pesas de una manera preestablecida.

leve (mild), suave, sutil o de baja intensidad, como una infección leve.

levetiracetam (levetiracetam), fármaco anticonvulsivante para tratar los ataques de instauración parcial.

Levine, Myra Estrin, teórica de enfermería que desarrolló un marco para la práctica de la enfermería con la formulación de cuatro principios de conservación: energía, integridad estructural, integridad personal e integridad social. La primera edición de su libro, que comenta los principios de conservación, *Introduction to Clinical Nursing,* fue publicada en 1969. El modelo de Levine subraya las intervenciones de enfermería y las interacciones basadas en el fundamento científico de estos principios.

levitación (levitation), sensación alucinatoria de flotar o elevarse en el aire.

levobetaxolol (levobetaxolol), fármaco bloqueador beta-adrenérgico cardioselectivo utilizado en la forma de sal clorhidrato, administrado tópicamente en la conjuntiva para el tratamiento del glaucoma y de la hipertensión ocular.

levobupivacaína (levobupivacaine), fármaco anestésico local. Produce anestesia local y regional para alivio del dolor y se administra también en la anestesia epidural continua.

levocabastina (levocabastine), antihistamínico aplicado tópicamente en la conjuntiva como sal clorhidrato para tratar la conjuntivitis alérgica estacional.

levocardia (levocardia), anomalía congénita en la cual las vísceras están transpuestas al lado contrario del cuerpo, excepto el corazón, que se encuentra en su posición normal.

levocarnitina (levocarnitine), fármaco que se administra por vía oral para el tratamiento de la deficiencia de carnitina. Está indicado en el tratamiento del déficit primario sistémico de carnitina.

levocetiricina (levocetirizine), antihistamínico de baja acción sedante utilizado en el tratamiento de la rinitis perenne o estacional, síntomas alérgicos y urticaria idiopática crónica.

levodopa (levodopa), fármaco antiparkinsoniano. Está indicado en el tratamiento de la enfermedad de Parkinson, en las formas juveniles de la enfermedad de Huntington cuando la rigidez es la principal manifestación y en el envenenamiento crónico por manganeso.

levofloxacino (levofloxacin), fármaco antiinfeccioso utilizado para el tratamiento de sinusitis aguda, bronquitis crónica aguda, neumonía adquirida en la comunidad, infecciones de la piel no complicadas, infecciones complicadas de las vías urinarias y pielonefritis originada por *Streptococcus pneumoniae, Haemophilus influenzae, H. parainfluenzae* y *Moraxella catarrhalis*.

levometadilo (levomethadyl), analgésico opiáceo utilizado como auxiliar en el tratamiento de la adicción a opiáceos.

levotiroxina sódica (levothyroxine sodium), hormona tiroidea. Está indicado en el tratamiento del hipotiroidismo.

levotorsión (levotorsion), rotación a la izquierda del polo superior de la córnea de uno o ambos ojos.

lewisita (lewisite), [Winford L. Lewis, químico estadounidense, 1878-1943], 2-clorovinil arsina, gas vesicante tóxico, utilizado en la primera guerra mundial, que produce irritación pulmonar, disnea, lesiones en los tejidos del tracto respiratorio, lagrimeo y dolor.

ley (law), **1.** (en un campo de estudio) regla, norma o principio que establece un hecho o la relación entre factores, como la ley de Dalton, sobre las presiones parciales de gases. **2.** regla, principio o norma establecida y promulgada por un gobierno para proteger o limitar a las personas afectadas; el campo de estudio afectado por tales leyes; el cuerpo legislativo recogido de un pueblo, derivado de las costumbres y de la legislación.

ley de acción de masas (mass action law), **1.** descripción matemática de las reacciones reversibles que alcanzan el equilibrio, consideradas por lo general aplicables a un ensayo competitivo. **2.** velocidad de una reacción química que es proporcional a las masas activas de las sustancias resultantes.

ley de autodeterminación del paciente (Patient Self-Determination Act), ley que obliga a que los individuos inscritos en centros de asistencia sanitaria sean informados al ingreso de su derecho a formular voluntades anticipadas y a consentir o rehusar el tratamiento.

ley de Avogadro (Avogadro's law), [Amedeo Avogadro, físico italiano, 1776-1856], ley física que establece que volúmenes iguales de todos los gases en las mismas condiciones de temperatura y presión contienen el mismo número de moléculas.

ley de Bell (Bell's law), [Charles Bell, cirujano escocés, 1774-1842], axioma que afirma que las raíces raquídeas ventrales son exclusivamente motoras y las raíces raquídeas dorsales son sensitivas.

ley de Bergonié-Tribondeau (Bergonié-Tribondeau law), [Jean A. Bergonié, radiólogo francés, 1857-1925; Louis F. A. Tribondeau, médico francés, 1872-1918], (en radioterapia) regla según la cual la radiosensibilidad de un tejido depende del número de células indiferenciadas, de su actividad mitótica y del período de tiempo en el que están proliferando activamente.

ley de Boyle (Boyle's law), [Robert Boyle, científico inglés, 1627-1691], (en física) ley que afirma que el producto del volumen por la presión de un gas comprimido a una temperatura constante permanece constante.

ley de Coulomb (Coulomb's law), [Charles A. de Coulomb, físico francés, 1736-1806], (en física) ley que establece que la fuerza de atracción o repulsión entre dos cuerpos cargados eléctricamente es directamente proporcional a la intensidad de las cargas eléctricas e inversamente proporcional al cuadrado de la distancia que existe entre ellas.

ley de Courvoisier (Courvoisier's law), [Ludwig Courvoisier, cirujano suizo, 1843-1918], enunciado que establece que la vesícula biliar es más pequeña de lo normal si un cálculo biliar obstruye el colédoco, aunque se dilata si éste se bloquea por otra causa distinta, como un carcinoma pancreático.

ley de Dalton de las presiones parciales (Dalton's law of partial pressures), [John Dalton, químico y matemático inglés, 1766-1844], (en física) ley que afirma que la presión total ejercida por una mezcla de gases es igual a la suma de las presiones que podrían ser ejercidas por los gases si estuvieran presentes por separado en el envase en la misma cantidad.

ley de Dwayne-Hunt (Dwayne-Hunt law), principio según el cual la energía de los rayos X es inversamente proporcional a la longitud de onda de los fotones. Al aumentar la longitud de onda de éstos, disminuye su energía, y viceversa.

Ley de Estándares de Calidad en Mamografía (Mammography Quality Standards Act [MQSA]), ley promulgada en Estados Unidos en 1992 que requiere que todos los centros donde se realizan mamografías estén acreditados.

ley de Fick (Fick's law), [Adolf E. Fick, fisiólogo alemán, 1829-1901], **1.** (en química y física) ley que establece que la velocidad a la que una sustancia difunde en otra es directamente proporcional al gradiente de concentración de la sustancia que difunde. **2.** (en medicina) ley que establece que la velocidad de difusión a través de una membrana es directamente proporcional al gradiente de concentración de la sustancia a ambos lados de la membrana e inversamente proporcional al grosor de la membrana.

ley de Gay-Lussac (Gay-Lussac law), [Joseph L. Gay-Lussac, científico francés, 1778-1850], (en física) ley que establece que el volumen de una determinada masa de gas aumentará a medida que lo haga su temperatura si la presión permanece constante.

ley de Graham (Graham's law), [Thomas Graham, químico inglés, 1805-1869], ley que establece que la velocidad de difusión de un gas a través de un líquido (o a través de la membrana alveolocapilar) es directamente proporcional a su coeficiente de solubilidad e inversamente proporcional a la raíz cuadrada de su densidad.

ley de Hellin (Hellin's law), fórmula general para calcular la proporción de nacimientos múltiples en cualquier población, afirmando que si los nacimientos gemelos aparecen con una frecuencia de $1{:}N$, los nacimientos triples ocurrirán aproximadamente con una frecuencia de $1{:}N^2$; los cuádruples, $1{:}N^3$; los quíntuples, $1{:}N^4$, y así sucesivamente. La constante N varía con la población, aunque generalmente se aproxima a 80.

ley de Henry (Henry's law), [William Henry, químico inglés, 1774-1836], (en física) ley que afirma que la solubilidad de un gas en un líquido es proporcional a la presión del gas si la temperatura es constante y si el gas no reacciona químicamente con el líquido.

ley de Hill-Burton (Hill-Burton Act), enmienda de 1946 a la U.S. Public Health Service Act de EE.UU. que autoriza concesiones a los estados para valorar las necesidades de sus hospitales y centros de salud pública y para proyectar y construir otros servicios.

ley de la composición definida (law of definite composition), (en química) ley que establece que un determinado compuesto siempre está elaborado con los mismos elementos y en la misma proporción.

ley de la dominancia (law of dominance), anteriormente considerada como un principio independiente de las leyes de la herencia de Mendel, en la genética moderna forma parte de la primera ley de Mendel, la ley de la segregación.

ley de la gravitación universal (law of universal gravitation), (en física) ley que establece que la fuerza con la que se atraen dos cuerpos entre sí es directamente proporcional a sus masas respectivas, e inversamente proporcional al cuadrado de la distancia que los separa.

ley de la isotonicidad (isotonicity law), ley que describe un estado de igual presión osmótica en los líquidos corporales extracelulares, resultante de una misma concentración en el líquido de los electrólitos y otras partículas de soluto.

ley de la muerte injusta (wrongful death statute), (legalmente) ley existente en todos los estados de Norteamérica que establece que la muerte de una persona puede dar lugar a una acción legal propuesta por los beneficiarios mediante un pleito contra la persona cuya acción premeditada o negligente provocó la muerte.

ley de Laplace (Laplace's law), [Pierre S. de Laplace, físico francés, 1749-1827], principio de Física que establece que la tensión sobre la superficie de una esfera es el producto de la presión por el radio de la cámara, y que la tensión es inversamente proporcional al grosor de la pared.

ley de los gases ideales (ideal gas law), la ecuación $PV = nRT$, donde el producto de la presión *(P)* por el volumen *(V)* es igual al producto del número de moles del gas *(n)*, por la temperatura *(T)* y por una constante del gas *(R)*.

ley de Müller (Müller's law), [Johannes P. Müller, fisiólogo alemán, 1801-1858], principio según el cual cada tipo de célula nerviosa sensorial responde normalmente a un solo estímulo específico y da lugar a una sensación. Una célula puede ser excitada artificialmente por otras formas de estímulo, pero la sensación evocada será la misma.

ley de Ohm (Ohm's law), [Georg S. Ohm, físico alemán, 1787-1854], principio que afirma que la fuerza o intensidad de una corriente eléctrica invariable es directamente proporcional a la fuerza electromotriz e inversamente proporcional a la resistencia del circuito.

ley de prescripción (statute of limitations), (legalmente) ley que establece un límite de tiempo durante el cual puede plantearse un pleito o se puede presentar denuncia criminal.

ley de Wolff (Wolff's law), [Julius Wolff, anatómico alemán, 1836-1902], principio según el cual los cambios en la forma y la función de un hueso van seguidos por cambios en su estructura interna.

ley del coseno (cosine law), regla que establece que la irradiación óptima tiene lugar cuando la fuente de radiación está en ángulo recto con el área que se irradia.

ley del cuadrado inverso (inverse square law), ley según la cual la cantidad de radiación que llega a una superficie es inversamente proporcional al cuadrado de la distancia entre la fuente y la superficie irradiada.

ley del modelo HMO (Model HMO Act), estatuto general de la organización para el mantenimiento de la salud (HMO, de *health maintenance organization*) adoptado por varios Estados. Requiere que los inscritos estén acreditados para recibir copias de contratos individuales o de grupos y evidencia documentada de cobertura que describa los servicios y características esenciales de la HMO. También requiere que se presente una lista de las tarifas de las primas o método utilizado para determinar las tarifas y establecer un proceso de trámites para resolver las quejas de los inscritos.

ley del todo o nada (all-or-none law), **1.** principio neurofisiológico según el cual si un estímulo es de la intensidad suficiente como para desencadenar un impulso nervioso, este impulso se produce en su totalidad. Si el estímulo es débil no producirá una reacción débil. **2.** principio por el que el músculo cardíaco, cuando se halla bajo cualquier estímulo por encima del umbral, responderá con una contracción de potencia máxima, o bien no se contraerá en absoluto.

ley del valor inicial (law of initial value), principio fisiológico y psicológico según el cual con una intensidad de estimulación dada, la magnitud del cambio producido tiende a ser mayor cuando el valor inicial de esa variable es bajo; o cuanto mayor es el nivel funcional, más pequeño es el cambio que puede ser producido.

ley isodinámica (isodynamic law), regla según la cual los diferentes alimentos pueden reemplazarse unos a otros con fines energéticos de acuerdo con sus valores calóricos cuando son quemados en un calorímetro.

ley LPS (LPS Act), ley californiana llamada así por sus promotores (Lanterman, Petris y Short), que proporciona protección y tratamiento a personas juzgadas como «gravemente discapacitadas» y por tanto incapaces de proporcionarse a ellos mismos alimentos, vestidos o cobijo. La ley fue elaborada para salvaguardar los derechos constitucionales de personas amenazadas con ingresos involuntarios basados en un diagnóstico psiquiátrico. Hay leyes similares en otros estados.

ley natural (natural law), doctrina que mantiene que existe un orden o una ley inherente a la estructura del universo.

ley sobre ética en las remisiones de pacientes (Ethics in Patient Referrals Act), ley federal en Estados Unidos, la ley Stark, promulgada en 1989, que prohíbe a un médico las remisiones a un laboratorio clínico en el cual tiene intereses económicos. La enmienda de 1994 incluye otros servicios y equipos, como terapia física y ocupacional, radiología y otros servicios diagnósticos, radioterapia, nutrientes parenterales y enterales, equipamiento y accesorios y servicios de salud en el hogar.

ley sobre seguros de empleo y jubilación (Employment Retirement Income Security Act [ERISA]), ley federal promulgada en 1974, que regula los planes de bienestar social de los trabajadores, incluidos los planes sanitarios de grupos.

ley Starling del corazón (Starling's law of the heart), regla según la cual la fuerza del latido cardíaco está determinada por la longitud de las fibras que forman las paredes del miocardio en el momento anterior a la contracción.

leyes de curación (laws of cure), en homeopatía, las cuatro instrucciones generales en las que la curación de una enfermedad se mueve: de arriba abajo, de dentro a fuera, de los órganos más vitales a los menos vitales y en orden inverso a la aparición de los síntomas.

leyes de Mendel (Mendel's laws), [Gregor J. Mendel, genetista austríaco, 1822-1884], principios básicos de la herencia basados en los experimentos de hibridación con guisantes realizados en el siglo XIX por el monje austríaco Gregor Mendel. Se establecen dos leyes, denominadas ley de la segregación genética y ley de la ordenación independiente de los caracteres. Según la primera, cada característica de una especie está representada en las células somáticas por un par de unidades, actualmente conocidas como genes, que se separan durante la meiosis de forma que cada gameto recibe sólo un gen de cada rasgo. Según la segunda ley, los miembros de una pareja de genes localizados en cromosomas diferentes se segregan independientemente de las demás parejas durante la meiosis, de forma que los gametos pueden mostrar todas las posibles combinaciones de los rasgos.

leyes del derecho a saber (right-to-know laws), leyes que obligan a los patronos a informar a los trabajadores sobre los efectos perniciosos para la salud de los materiales con los que trabajan, incluidos los productos químicos tóxicos y las sustancias radiactivas. Según las recomendaciones de la U.S. Occupational Safety and Health Act de 1970, el National Institute for Occupational Safety and Health (NIOSH) revisa periódicamente las recomendaciones y los límites de exposición a sustancias potencialmente peligrosas presentes en el lugar de trabajo. También hace recomendaciones sobre las medidas preventivas a tomar para disminuir o eliminar los efectos tóxicos para la salud de esas sustancias, publicando sus recomendaciones en diversos documentos públicos.

LGV (LGV), siglas de **linfogranuloma venéreo.**

LH (LH), siglas de **hormona luteinizante.**

LHRH (LH-RH), siglas de **hormona liberadora de hormona luteinizante.**

Li (Li), símbolo del **litio.**

liasas (lyases), grupo de enzimas que desdoblan de forma reversible los enlaces del carbono con carbono, nitrógeno u oxígeno sin reacciones de hidrólisis o de reducción del oxígeno.

libelo (libel), falsa acusación escrita, impresa, mecanografiada o representada gráficamente, o signo que se hace con la intención maliciosa de difamar la reputación de una persona que vive, o la memoria de una persona fallecida, cuyo resultado es una situación embarazosa, el desprecio, ridículo u odio públicos.

liberación (liberation), proceso de liberación de un fármaco a partir de su presentación farmacológica.

liberación de membranas (strip membranes), (en obstetricia) procedimiento por el cual el examinador libera con el dedo las membranas del saco amniótico de la pared del segmento inferior del útero en la pequeña zona que rodea el orificio cervical. Se realiza para estimular el parto, aunque no es recomendable ya que puede causar infección o hemorragia.

liberación del túnel carpiano (carpal tunnel release), procedimiento quirúrgico para tratar el síndrome del túnel carpiano, en el que el retináculo flexor de la muñeca es seccionado para liberar la compresión del nervio mediano.

liberación prolongada (prolonged release), término aplicado a un fármaco diseñado para liberar una dosis de medicación durante un período prolongado de tiempo. El dispositivo más frecuente para este fin es una cápsula blanda, soluble, que contiene diminutas píldoras del fármaco para que sean liberadas a diferentes velocidades en el tubo digestivo, dependiendo del grosor y naturaleza del aceite, grasa, cera o resina que recubra las píldoras.

libido (libido), **1.** energía psíquica o conducta instintiva asociada con el placer, creatividad o deseo sexual. **2.** (en psicoanálisis) conductas instintivas del ello. **3.** impulso o deseo sexual.

libido bisexual (bisexual libido), (en psicoanálisis) tendencia de una persona a buscar gratificación sexual con personas de ambos sexos.

libido del yo (ego libido), concentración de la libido en el yo; amor a sí mismo, narcisismo.

libra (pound [lb]), unidad de medida equivalente a 16 onzas avoirdupois, 0,45359 kilogramos o 7.000 granos (sistema farmacéutico de medidas).

Librax (Librax), marca comercial de un fármaco GI de combinación fija que contiene un anticolinérgico (bromuro de clidinio) y un sedante (clordiacepóxido clorhidrato).

Libro Rojo de la American Academy of Pediatrics *(Red Book of the American Academy of Pediatrics),* libro que sirve como fuente de referencia estándar sobre los procedimientos de inmunización en niños y adultos.

LIC (ICF), siglas de **líquido intracelular.**

licencia (license), permiso concedido por una agencia o gobierno a un profesional de la salud para realizar una determinada actividad tras demostrar un grado de competencia mínimo y satisfacer los requerimientos educativos que garanticen la salud pública, la seguridad y el bienestar.

licencia institucional (institutional licensure), procedimiento en el que la licencia individual de casi todos los profesionales sanitarios debería abandonarse y la responsabilidad de estimar su competencia profesional debería caer sobre la institución sanitaria que emplea al personal.

Licenciado en Ciencias de Enfermería (LCE) (Bachelor of Science in Nursing [BSN]), en EE.UU., grado académico otorgado tras la finalización satisfactoria de un curso de estudios de cuatro años en una institución de grado superior. El destinatario tiene derecho a presentarse al examen del certificado nacional para conseguir el título de enfermero registrado.

licenciado en enfermería práctica (LEP) (licensed practical nurse [LPN]), en EE.UU. persona instruida bajo la supervisión de una enfermera registrada en las técnicas de enfermería y de cuidado directo del paciente y cuyas calificaciones y educación han sido examinadas por un tribunal estatal de enfermería y que tiene autorización legal para la práctica. El curso de formación generalmente dura 1 año, también se llama *licensed vocational nurse.* Una vez ha obtenido la acreditación, la licenciada en enfermería práctica ejerce su práctica bajo la supervisión de una enfermera registrada.

licopenemia (lycopenemia), trastorno caracterizado por una alta concentración del pigmento carotenoide licopeno en la sangre; es el resultado de ingerir grandes cantidades de productos del tomate y otros frutos ricos en licopeno. Los pacientes con licopenemia pueden presentar una coloración amarillenta de la piel.

licopeno (lycopene), compuesto hidrocarbonado rojo, cristalino e insaturado, que es un pigmento carotenoide de los tomates, bayas y frutas. Está considerado como la sustancia principal de la que derivan todos los pigmentos carotenoides naturales.

licor (liquor), **1.** cualquier líquido como el líquido amniótico. **2.** bebida alcohólica.

licuefacción (liquefaction), proceso por el que un sólido o gas se transforma en líquido.

LID (RLL), siglas de **lóbulo inferior derecho del pulmón.**

liderazgo (leadership), capacidad para influir en los demás en la consecución de objetivos.

liendre (nit), huevo de un insecto parásito, particularmente el de los piojos.

LIF (LIF), siglas de **factor inhibidor de leucemia.**

ligado al sexo (sex-linked), relativo a los genes o a la característica que transmiten transportados por los cromosomas sexuales, en concreto por el cromosoma X.

ligado al X (X-linked), relacionado con genes o con las características o enfermedades que transmiten y que son transportadas por el cromosoma X.

ligado al Y (Y-linked), relacionado con genes o con las características o enfermedades que transmiten y que son portadas en el cromosoma Y.

ligador (linker), (en genética molecular) pequeño segmento de ADN sintético que sirve para unir fragmentos de ADN durante la clonación.

ligadura[1] (ligation), acto de suturar un vaso sanguíneo o un conducto con una sutura o una ligadura metálica, con el fin de detener o evitar la hemorragia durante una intervención quirúrgica, para detener una hemorragia traumática o espontánea, o para impedir el paso de material a través del conducto, como ocurre en la ligadura de trompas o en el tratamiento de las varices.

ligadura[2] (ligature), **1.** una sutura. **2.** un alambre como el usado en ortodoncia.

ligadura con banda elástica (rubber-band ligation), método de tratamiento de las hemorroides colocando una banda de goma alrededor de la porción hemorroidal del vaso sanguíneo, provocando su desprendimiento al cabo de algún tiempo.

ligadura con fibra vegetal (grass-line ligature), cordón fino compuesto por fibras vegetales utilizado en ortodoncia para realizar ajustes finos o para corregir mínimos desplazamientos de los dientes.

ligadura en cadena (chain ligature), ligadura que fija un pedículo en varios lugares pasando un hilo largo a través de puntos distintos del pedículo.

ligadura quirúrgica (surgical ligature), exposición de un diente que no ha salido colocando una ligadura metálica alrededor de su cuello. Se realiza para generar tracción del diente no erupcionado y forzar su avance a través de los tejidos gingivales.

ligadura tubárica (tubal ligation), uno de los diferentes procedimientos de esterilización en el que se bloquean ambas trompas de Falopio para prevenir la concepción.

ligadura venosa (venous ligation), ligadura de las venas varicosas cuyas válvulas son ineficaces, se realiza con el propósito de retirar las partes débiles de los tejidos en los que se puede alojar un trombo. Durante la cirugía la vena safena se liga en la ingle, a la altura donde se une a la vena femoral. Se inserta un artilugio de alambre, llamado tractor, a través de la luz de la vena desde la ingle al tobillo. Desde la incisión inguinal se tira del alambre junto con la vena.

ligadura y extirpación venosa (vein ligation and stripping), intervención quirúrgica consistente en la ligadura de la vena safena y su extirpación desde la ingle hasta el tobillo.

ligamento (ligament), **1.** cada una de las múltiples bandas de tejido fibroso, blancas, brillantes, que unen articulaciones y conectan diversos huesos y cartílagos para facilitar el movimiento. **2.** capa serosa con escasa o nula fuerza tensil, que se extiende de un órgano a otro, como los ligamentos peritoneales.

ligamento accesorio (accessory ligament), ligamento que ayuda a reforzar la unión entre dos huesos, aunque no forma parte de la cápsula articular.

ligamento alar (alar ligament), cada uno de los dos ligamentos que conectan el axis con el hueso occipital limitando la rotación del cráneo.

ligamento ancho (broad ligament), hoja plegada del peritoneo colocada sobre las trompas uterinas, el útero y los ovarios.

ligamento ancho del hígado (broad ligament of the liver), pliegue del peritoneo en forma de media luna, fijado a la superficie inferior del diafragma y que conecta el hígado con la pared abdominal anterior.

ligamento anular del radio (anular ligament), ligamento que rodea la cabeza del radio y la mantiene en la cavidad sigmoidea menor del cúbito. En sentido distal a dicha cavidad el ligamento anular forma un anillo fibroso completo.

ligamento arciforme del diafragma (arcuate ligament of the diaphragm), uno de los tres ligamentos a modo de arco del diafragma que se anclan en la columna vertebral.

ligamento arqueado medio (median arcuate ligament), arco tendinoso que conecta los pilares del diafragma.

ligamento arterioso (arterial ligament), ligamento pequeño y afuncional unido a la superficie superior del tronco pulmonar y la superficie inferior del cayado aórtico. Se trata de un resto del conducto arterioso.

ligamento atloidoaxoideo anterior (anterior atlantoaxial ligament), uno de los cinco ligamentos que unen el atlas con el axis. Está fijado al borde inferior del arco anterior del atlas y a la cara anterior del cuerpo del axis.

ligamento atloidoaxoideo posterior (posterior atlantoaxial ligament), uno de los cinco ligamentos que conectan el atlas con el axis.

ligamento bifurcado (bifurcate ligament), ligamento del pie en forma de V que conecta la apófisis anterior del calcáneo con los huesos cuboides y navicular.

ligamento calcaneoescafoideo plantar (plantar calcaneonavicular ligament), ligamento ancho y grueso del pie que cubre el espacio entre la apófisis menor del calcáneo y el hueso escafoides, sostiene la cabeza del astrágalo y resiste la depresión del arco medial del pie.

ligamento cardinal (cardinal ligament), fascia subserosa que se extiende a través del suelo de la pelvis femenina como continuación del ligamento ancho.

ligamento cervical dorsal (nuchal ligament), membrana fibrosa que se extiende desde la protuberancia occipital externa y la línea nucal media hasta la apófisis espinosa de la séptima vértebra.

ligamento coronario (coronary ligament), uno de los ligamentos que conecta el hígado al diafragma.

ligamento costotransverso posterior (posterior costotransverse ligament), uno de los cinco ligamentos de cada articulación costotransversa, formado por una banda fibrosa que va del cuello de cada costilla a la base de la vértebra superior.

ligamento costotransverso superior (superior costotransverse ligament), cualquiera de los cinco ligamentos asociados a cada articulación costotransversa, excepto el de la primera costilla. Va desde el cuello de cada costilla a la apófisis transversa de la vértebra inmediatamente superior.

ligamento cricotraqueal (cricotracheal ligament), el ligamento que discurre desde el borde inferior del cartílago cricoides hasta el borde superior del primer cartílago traqueal.

ligamento cruciforme (cruciform ligament), cualquier banda de tejido conjuntivo fibroso en forma de cruz que conecta huesos y forma una cápsula articular.

ligamento cruciforme del atlas (cruciate ligament of the atlas), ligamento con forma de cruz que une el atlas a la base del hueso occipital por arriba, y por debajo a la superficie posterior del cuerpo del axis.

ligamento cruzado anterior (LCA) (anterior cruciate ligament [ACL]), cinta de tejido fibroso denso que, procediendo de la cara posterior media del cóndilo externo del fémur, cruza por delante y debajo el espacio entre los dos cóndilos, insertándose en la depresión que existe delante de la espina tibial.

ligamento de la cabeza femoral (ligamento of the head of the femur), banda plana de tejido conjuntivo delicado que se inserta por un extremo en la fóvea de la cabeza femoral y por el otro en la fosa acetabular, ligamento acetabular transverso y bordes de la escotadura acetabular. Porta una pequeña rama de la arteria obturatriz, que contribuye a la irrigación de la cabeza femoral.

ligamento de la tuberosidad costal (ligament of the tubercle of the rib), uno de los cinco ligamentos de cada articulación costotransversa, formado por un fascículo grueso y corto que se dispone oblicuamente desde la apófisis transversa de una vértebra a la tuberosidad de la costilla asociada.

ligamento del cuello costal (ligament of the neck of the rib), uno de los cinco ligamentos de cada articulación costotransversa, formado por fascículos gruesos y cortos que unen el cuello de la costilla con la apófisis transversa de la vértebra adyacente.

ligamento deltoideo (deltoid ligament), ligamento lateral interior de la articulación del tobillo.

ligamento esfenomaxilar (sphenomandibular ligament), cualquiera de los dos ligamentos delgados y planos que forman parte de la articulación temporomandibular, entre la rama del maxilar inferior y el hueso temporal del cráneo.

ligamento estilohioideo (stylohyoid ligament), el que une el extremo de la apófisis estiloides del hueso temporal y el asta menor del hueso hioides.

ligamento estilomandibular (stylomandibular ligament), cualquiera de las dos bandas diferenciadas de la fascia cervical que forman parte de la articulación temporomandibular. Se extiende desde la apófisis estiloides del hueso temporal hasta la rama del maxilar inferior, entre los músculos masetero y pterigoideos, y separa la glándula parótida de la submaxilar.

ligamento falciforme (falciform ligament), ligamento triangular o en forma de hoz.

ligamento gastrohepático (hepatogastric ligament), porción del epiplón menor situada entre el hígado y el estómago.

ligamento hepatoduodenal (hepatoduodenal ligament), porción del epiplón menor situada entre el hígado y el duodeno que contiene la arteria hepática, el conducto colédoco, la vena porta, los vasos linfáticos y el plexo nervioso hepático.

ligamento hioepiglótico (hyoepiglottic ligament), ligamento que se extiende desde la línea media de la epiglotis en sentido anterosuperior hasta el cuerpo del hueso hioides.

ligamento iliofemoral (iliofemoral ligament), banda triangular de tejido conjuntivo unida por su vértice a la espina ilíaca anteroinferior y al reborde acetabular, y por su base a la línea intertrocantérea del fémur.

ligamento iliolumbar (iliolumbar ligament), cualquiera de los dos ligamentos que forman parte de la conexión entre la columna vertebral y la pelvis. Cada ligamento iliolumbar se fija a una apófisis transversa de la quinta vértebra lumbar y lateralmente al ilion. Luego desciende a la base del sacro.

ligamento infundibulopélvico (infundibulopelvic ligament), ligamento suspensorio del ovario.

ligamento inguinal (inguinal ligament), banda de tejido fibroso que cubre el espacio existente entre la espina ilíaca anterosuperior y el tubérculo del pubis.

ligamento interespinal (interspinal ligament), uno de los múltiples y delgados ligamentos membranosos que conectan las apófisis espinosas adyacentes entre sí y se extienden desde la raíz al vértice de cada apófisis.

ligamento intertransverso (intertransverse ligament), cualquiera de las muchas bandas fibrosas que conectan las apófisis transversas vertebrales entre sí.

ligamento intraarticular (intraarticular ligament), ligamento que forma parte de las articulaciones entre 16 de las 24 costillas, y que las divide en dos cavidades, cada una de ellas con una membrana sinovial. Cada ligamento intraarticular consta de una banda corta y aplanada de fibras dentro de la articulación, que se une por un otro extremo a la costilla y por el otro al disco intervertebral.

ligamento isquiofemoral (ischiofemoral ligament), ligamento que refuerza la cara posterior de la membrana fibrosa que rodea la cadera. Se une a nivel medial al isquion, justo en la zona posteroinferior respecto al acetábulo y lateralmente a la tuberosidad isquiática, profunda al ligamento iliofemoral. Ayuda a estabilizar la cadera y a reducir la cantidad de energía muscular necesaria para mantener la bipedestación.

ligamento lacunar (lacunar ligament), extensión semilunar de fibras en la extremidad interna del ligamento inguinal que se dirige hacia atrás para insertarse en la cresta de la rama superior del hueso púbico.

ligamento lateral del tobillo (lateral ligament of the ankle), uno de los tres ligamentos de la cara externa del tobillo: el ligamento peroneoastragalino anterior, el ligamento peroneoastragalino posterior y el ligamento peroneocalcáneo.

ligamento longitudinal posterior (posterior longitudinal ligament), ligamento grueso y fuerte unido a las superficies dorsales de los cuerpos vertebrales, que se extiende desde el hueso occipital hasta el cóccix.

ligamento occipitoodontoideo medio (ligamento suspensorio de la apófisis odontoides) (apical odontoid ligament), ligamento que une el axis con el hueso occipital. Se extiende desde la apófisis odontoides del axis hasta el borde anterior del agujero occipital.

ligamento pectíneo (pectineal ligament), las fibras que se extienden desde el ligamento lacunar a lo largo de la línea pectínea del borde la pelvis.

ligamento periodontal (LPD) (periodontal ligament [PDL]), tejido fibroso que fija los dientes a los alveolos, formado por numerosos haces de fibras colágenas dispuestas en grupos, entre los que se sitúa tejido conjuntivo laxo intercalado con vasos sanguíneos, vasos linfáticos y nervios.

ligamento pisoganchoso (pisohamate ligament), ligamento que conecta el hueso pisiforme con el ganchoso. Es una extensión del flexor cubital del carpo.

ligamento pisometacarpiano (pisometacarpal ligament), ligamento que conecta el hueso pisiforme con el quinto metacarpiano.

ligamento poplíteo oblicuo (oblique popliteal ligament), extensión del tendón del semimembranoso que refuerza la membrana fibrosa de la articulación rotuliana por su parte posteromedial.

ligamento púbico (pubic ligament), cualquiera de los dos ligamentos, superior e inferior, asociados con la sínfisis del pubis.

ligamento pubocervical (pubocervical ligament), condensación de la fascia que se extiende desde el cuello del útero hasta la pared anterior de la pelvis. Se piensa que ayuda a estabilizar el útero en la cavidad pélvica.

ligamento pubofemoral (pubofemoral ligament), ligamento triangular situado en la parte anteroinferior de la articulación de la cadera. Su base se inserta medialmente a la eminencia iliopúbica, el hueso adyacente y la membrana obturatriz.

ligamento puboprostático medial (medial puboprostatic ligament), engrosamiento de la fascia superior del diafragma pélvico en el varón que se extiende en sentido lateral desde la próstata hasta el arco tendinoso de la fascia pélvica y continúa en sentido anteromedial desde dicho arco tendinoso hasta el pubis.

ligamento pubovesical lateral (lateral pubovesical ligament), la rama externa del ligamento pubovesical en la mujer, que se extiende desde el cuello vesical al arco tendinoso de la fascia pélvica.

ligamento pubovesical medial (medial pubovesical ligament), rama medial del ligamento pubovesical en la mujer. Es la continuación en sentido anterior del arco tendinoso de la fascia pélvica hacia el pubis.

ligamento pulmonar (pulmonary ligament), pliegue delgado a modo de hoja de la pleura que se extiende desde el hilio hasta el mediastino y que puede estabilizar la posición del lóbulo inferior del pulmón y puede acomodar también la translocación hacia arriba y hacia abajo de las estructuras en la raíz durante la respiración.

ligamento radiado (radiate ligament), ligamento que conecta la cabeza de una costilla con una vértebra y con el disco intervertebral asociado.

ligamento rectovaginal (rectovaginal ligament), uno de los cuatro principales ligamentos de apoyo del útero. Ayuda a mantener la posición del útero realizando tracción sobre el cuello.

ligamento redondo (round ligament), **1.** banda fibrosa curva unida por un extremo a la fóvea de la cabeza del fémur y por el otro al ligamento transverso del acetábulo. **2.** cordón fibroso que se extiende desde el ombligo hasta la región anterior del hígado. Es un resto de la vena umbilical. **3.** en la mujer, banda fibromuscular que se extiende desde la superficie anterior del útero, atravesando el conducto inguinal, hasta los labios mayores..

ligamento rotuliano (patellar ligament), parte central del tendón común del cuádriceps femoral. Forma una lámina muy robusta que se inserta proximalmente en la cara anterior de la rótula y distalmente en la tuberosidad tibial.

ligamento sacroespinoso (sacrospinous ligament), junto con el ligamento sacrotuberoso, importante elemento estructural de las paredes de la pelvis verdadera que une cada hueso pélvico al sacro y el cóccix y convierte las dos escotaduras de los huesos pélvicos en orificios en las paredes pélvicas laterales.

ligamento sacroilíaco (sacroiliac ligament), uno de los tres ligamentos que estabiliza la articulación sacroilíaca.

ligamento supraescapular (suprascapular ligament), ligamento que se extiende desde la base de la apófisis coracoides hasta el extremo medial de la escotadura supraescapular.

ligamento supraespinoso (supraspinal ligament), ligamento que enlaza los vértices de las apófisis espinosas, desde la séptima vértebra cervical hasta el sacro.

ligamento suspensorio del pene (fundiform ligament of penis), banda de fibras fibrosas y elásticas unida a la fascia que rodea el pene. Se extiende desde la línea alba encima de la sínfisis del pubis.

ligamento temporomandibular (temporomandibular ligament), banda oblicua de tejido que se extiende hacia atrás y abajo desde el arco cigomático hasta el cuello de la mandíbula.

ligamento transverso del atlas (transverse ligament of the atlas), ligamento grueso y fuerte, que se extiende a través del anillo del atlas y sujeta la apófisis odontoides contra el arco anterior.

ligamento umbilical medial (medial umbilical ligament), resto del uraco embrionario que continúa desde el vértice de la vejiga en sentido superior hasta la pared abdominal anterior, llegando al ombligo.

ligamento uterosacro (uterosacral ligament), ligamento que va desde el cérvix a la pared posterior de la pelvis y se cree que contribuye a estabilizar el útero dentro de la cavidad pélvica.

ligamento vertebral común anterior (anterior longitudinal ligament), ligamento ancho y robusto que se fija a la cara anterior de los cuerpos vertebrales. Se extiende desde el hueso occipital y el tubérculo anterior del atlas hasta el sacro.

ligamentos amarillos (flaval ligaments), bandas de tejido elástico amarillo que conectan las láminas de las vértebras adyacentes desde el eje del primer segmento del sacro. Ayudan a mantener el cuerpo en posición erguida.

ligamentos carpianos (carpal ligaments), cuatro ligamentos de la mano: el ligamento dorsal, una banda gruesa de tejido fibroso blanco sobre el dorso de la muñeca, insertada en el extremo inferior del radio y en la apófisis estiloides del cúbito; el ligamento radiado de la muñeca, que se proyecta desde la cabeza del hueso grande hasta las caras palmares de otros huesos del carpo; el ligamento transverso, ancho y plano, que se inserta en el tubérculo del escafoides y la cresta del trapecio, y el ligamento palmar, una parte superficial del flexor del retináculo.

ligamentos caudales (caudal ligaments), bandas de tejido fibroso insertadas en la piel del cóccix. Son residuos de la notocorda embrionaria y forman una depresión en forma de copa pequeña.

ligamentos colaterales de las articulaciones interfalángicas de la mano (collateral ligaments of interphalangeal joints of hand), sólidas bandas fibrosas, una a cada lado de cada una de las articulaciones interfalángicas de los dedos de la mano. Se sitúan en diagonal; el lado proximal termina cerca del borde dorsal y el distal termina cerca del margen palmar de los dedos.

ligamentos colaterales de las articulaciones interfalángicas del pie (collateral ligaments of interphalangeal joints of foot), bandas fibrosas, una a cada lado de cada una de las articulaciones interfalángicas de los dedos del pie.

ligamentos colaterales de las articulaciones metacarpofalángicas (collateral ligaments of metacarpophalangeal joints), bandas fibrosas fuertes y sólidas a cada lado de cada articulación metacarpofalángica, que sujetan firmemente los dos huesos de cada articulación.

ligamentos colaterales de las articulaciones metatarsofalángicas (collateral ligaments of metatarsophalangeal joints), fuertes bandas fibrosas a cada lado de cada articulación metatarsofalángica, que sujetan firmemente los dos huesos de cada articulación.

ligamentos esternopericárdicos (sternopericardial ligaments), ligamentos que fijan el pericardio fibroso a la superficie posterior del esternón y ayudan a mantener el corazón en su posición en la cavidad torácica.

ligamentos glenohumerales (glenohumeral ligaments), tres bandas gruesas de tejido conjuntivo unidas proximalmente al borde anterior de la cavidad glenoidea y distalmente al cuello del húmero.

ligamentos metatarsianos transversos profundos (deep transverse metatarsal ligaments), ligamentos que unen las cabezas distales de los metatarsianos en las articulaciones metatarsofalángicas.

ligamentos suspensorios (suspensory ligaments), ligamentos que ayudan a sostener un órgano o una estructura corporal, como los ligamentos suspensorios del interior del ojo que mantienen el cristalino en tensión.

ligamentos triangulares (triangular ligaments), dos pliegues del peritoneo que, con los ligamentos coronarios insertan el hígado en el diafragma.

ligamiento (linkage), **1.** (en genética) localización de dos o más genes en el mismo cromosoma, de forma que no se separan independientemente durante la meiosis, sino que tienden a transmitirse como una unidad. Cuanto más próximos estén los loci de los genes, más probabilidad existirá de que se hereden como grupo, asociados a un cierto rasgo. **2.** (en psicología) la asociación entre un estímulo y la respuesta que desencadena. **3.** (en química) el enlace entre dos átomos o radicales en un compuesto químico o las líneas utilizadas para designar conexiones de valencia entre los átomos en las fórmulas estructurales.

ligando (ligand), **1.** molécula, ion o grupo unido al átomo central de un compuesto químico, como el oxígeno en la molécula de hemoglobina de la oxihemoglobina, que se une al átomo de hierro central. **2.** molécula orgánica unida a un punto específico de una superficie o a un elemento trazador. La unión es reversible en un ensayo de unión competitiva. Puede ser el analito o un reactante cruzado.

ligasas (ligases), grupo de enzimas que catalizan la formación de enlaces entre las moléculas sustrato mediante la ruptura de un enlace pirofosfato del ATP o en una molécula donadora similar.

lígneo (ligneous), leñoso, que recuerda a la madera por su textura o demás características.

lignina (lignin), polisacárido insoluble que junto con la celulosa y la hemicelulosa forma la parte principal de las sustancias esqueléticas de la pared celular de las plantas. Proporciona volumen en la dieta, necesario para el correcto funcionamiento del tracto gastrointestinal.

lima (lime), **1.** cualquiera de los diversos óxidos e hidróxidos del calcio. **2.** fruta cítrica que da un zumo con alto contenido en ácido ascórbico. El zumo de lima es uno de los agentes más efectivos en el tratamiento del escorbuto.

lima de conducto radicular (root canal file), pequeño instrumento manual metálico, con hojas en espiral firmes, utilizado para limpiar y dar forma al conducto pulpar (radicular).

límbico (limbic), perteneciente o relativo al margen o a la unión entre estructuras.

limbo (limbus), borde o frontera, como en el limbo corneal en el borde de la córnea que rodea la esclerótica.

limitación de la cadera (observation hip), trastorno en el que el paciente experimenta debilidad, dolor y limitación de movimientos en la cadera. Entre sus causas están la sinovitis tóxica, la infección y la necrosis avascular.

limitación del movimiento (limitation of motion), restricción o reducción del grado normal de movilidad de una parte del organismo por una lesión o una enfermedad.

limitado a un sexo (sex-limited), relativo a un rasgo o enfermedad genética autosómica que se expresa fenotípicamente sólo en un sexo, aunque los genes causantes pueden ser transportados por ambos sexos. Tales rasgos se ven típicamente influidos por determinadas condiciones hormonales o ambientales.

limitador del haz (beam restrictor), dispositivo que reduce el tamaño del haz de radiación de un equipo de rayos X.

límite (boundary), (en psicología) aspecto de la salud familiar en donde las generaciones están claramente definidas y cada situación está tratada por la generación a la que le corresponde hacerlo. Este término se puede aplicar también a los papeles del paciente y el terapeuta en la psicoterapia.

límite de dosis eficaz equivalente (EDE). (effective dose equivalent limit [EDE limit]), la mayor cantidad de radiación ionizante que una persona puede recibir según las directrices de protección contra la radiación. Combina tanto dosis internas como externas y ha reemplazado al concepto de dosis máxima permitida para exposiciones ocupacionales. El límite DEE se establece para diversos órganos, para todo el cuerpo y para diferentes condiciones de trabajo.

límite de estabilidad (limit of stability), máxima distancia en cualquier dirección para que una persona pueda inclinarse alejándose de la posición vertical en la línea media sin caer, dar un paso o buscar apoyo.

límite de exposición permisible (LEP) (permissible exposure limit [PEL]), estándar sanitario ocupacional instituido para proteger a los trabajadores contra la exposición a material tóxico en el puesto de trabajo. Los LEP son el resultado de la ley de 1970 sobre seguridad y salud ocupacional en EE.UU., que estableció la Occupational Safety and Health Administration (OSHA), la división policial y de cumplimiento de la ley, y el National Institute for Occupational Safety and Health (NIOSH), que representa la división de investigación. La OSHA publica los LEP y los límites de exposición a corto plazo basados en las recomendaciones del NIOSH.

límite DEE (EDE limit), siglas de límite de **dosis eficaz equivalente.**

límite del yo (ego boundary), (en psiquiatría) sensación de consciencia que distingue al propio individuo de los demás.

límites de confianza (confidence limits), extremos de un intervalo de confianza, que delimitan el mínimo y máximo valor del intervalo en el que se espera que esté contenido el parámetro.

límites de Hayflick (Hayflick limits), [Leonard Hayflick, microbiólogo americano, n. 1928], concepto de que la esperanza de vida de los organismos vivos está limitada por el número de veces que se subdividirá una célula somática.

limítrofe, *borderline* (borderline), relativo a un estado de salud en el cual el paciente presenta algunos de los signos y síntomas de una enfermedad, pero no los suficientes para justificar un diagnóstico definitivo.

limpiador por ultrasonidos (ultrasonic cleaner), aparato o sistema que transmite ondas sonoras de alta energía y alta frecuencia en el interior de un recipiente lleno de líquido, para eliminar depósitos de instrumentos o aparatos eléctricos.

limpieza con seda dental (flossing), limpieza mecánica de la superficies dentales mediante un hilo de seda, encerado o no.

limpieza de la vía aérea, ineficaz (airway clearance, ineffective), diagnóstico de enfermería aceptado por la Fourth National Conference on the Classification of Nursing Diagnoses (revisada en 1998). La limpieza ineficaz de la vía aérea es una situación en la que el individuo no consigue eliminar las secreciones o la obstrucción de la vía respiratoria para mantener la vía aérea permeable.

limpieza ultrasónica (ultrasonic cleaning), uso de vibraciones de alta frecuencia para desalojar depósitos de los dientes y otros objetos.

LINAC (LINAC), siglas de **acelerador lineal.**

lindane (lindane), hexacloruro de gammabenzeno. Está indicado en el tratamiento de pediculosis y escabiosis.

línea (line, linea), **1.** conexión entre dos puntos. **2.** banda, raya, generalmente imaginaria, que se usa para separar o conectar diversos puntos de referencia del organismo, como la línea del pelo o la línea mamilar. **3.** línea negra de absorción de un espectro continuo que pasa a través de un medio. **4.** línea de crecimiento en el esmalte del diente, que indica las sucesivas capas de calcificación. **5.** catéter o línea que puede insertarse en una vena, como una vía intravenosa. **6.** línea basal del electrocardiograma, donde no se registran potenciales negativos ni positivos. **7.** línea de visión.

línea acantiomeatal (acanthiomeatal line), línea hipotética que se extiende desde el agujero auditivo externo hasta el acantión. En odontología, se construye la dentadura maxilar completa de forma que su plano de oclusión sea paralelo a esta línea.

línea acetabular (acetabular line), una línea que sigue la pendiente del acetábulo y que se emplea radiológicamente para valorar la articulación de la cadera. Forma con la línea de Hilgenreiner el ángulo acetabular.

línea alba (linea alba), zona de la aponeurosis anterior del abdomen, en la línea media del abdomen, compuesta de tejido conjuntivo que representa la fusión de tres aponeurosis en una banda tendinosa simple que se extiende desde la apófisis xifoides hasta la sínfisis del pubis. Contiene el ombligo.

línea arcuata (linea arcuata), banda tendinosa curvada en la vaina de los músculos rectos abdominales por debajo del ombligo. Se inserta en la línea alba.

línea áspera (linea aspera), cresta en la superficie posterior del fémur que se divide proximalmente a su vez en tres crestas a las que se fijan diversos músculos, entre los que se incluyen el glúteo mayor, el ilíaco y el pectíneo.

línea auricular (auricular line), línea hipotética que pasa a través de los meatos auditivos externos y es perpendicular al plano horizontal de Frankfort.

línea axilar (axillary line), línea vertical imaginaria sobre la pared corporal que pasa a través de un punto a medio camino entre los pliegues anterior y posterior de la axila.

línea axilar anterior (LAA) (anterior axillary line [AAL]), línea vertical imaginaria sobre la pared del cuerpo que continúa la línea del pliegue axilar anterior con la parte superior del brazo.

línea axilar media (midaxillary line), línea vertical imaginaria que pasa por el centro de la distancia que existe entre los pliegues axilares anterior y posterior.

línea celular (cell line), colonia de células animales que se desarrollan como un subcultivo a partir de un cultivo primario.

línea clavicular media (midclavicular line), (en anatomía) línea imaginaria que se extiende hacia abajo sobre el tronco desde el punto medio de la clavícula, dividiendo en dos partes cada lado de la región anterior del tórax.

línea costoclavicular (costoclavicular line), línea vertical imaginaria entre las líneas esternal y medioclavicular.

línea de Burton (Burton's line), [Henry Burton, médico inglés, 1799-1849], línea punteada de color azul oscuro a lo largo del borde gingival, que es un signo de intoxicación por plomo.

línea de Clapton (Clapton's line), [Edward Clapton, médico inglés, 1830-1909], línea verdosa en la base de los dientes, indicativa de intoxicación por cobre.

línea de Chamberlain (Chamberlain's line), [W. E. Chamberlain, radiólogo estadounidense, 1891-1947], línea que se extiende desde la zona posterior del paladar duro hasta el dorso del agujero occipital.

línea de demarcación (line of demarcation), línea que indica un cambio en el aspecto de un tejido, como el límite entre la zona gangrenada y la sana.

línea de gravedad (line of gravity), línea imaginaria que se extiende desde el centro de gravedad hasta la base de apoyo.

línea de Hilgenreiner (Hilgenreiner's line), línea que conecta la cara superior de los cartílagos trirradiados del acetábulo y que se usa en la evaluación radiográfica de la articulación de la cadera.

línea de la base de Reid (Reid's base line), [Robert W. Reid, anatomista escocés, 1851-1939), línea de la base del cráneo, línea hipotética que se extiende desde el punto infraorbitario al centro del orificio auditivo externo.

línea de Ogsten (Ogsten line), línea trazada a través de la rodilla desde el tubérculo del aductor del fémur hasta la escotadura intercondílea que se usa como guía para la transección del cóndilo en la reparación quirúrgica del genu valgo.

línea de osificación (tidemark), zona de transición que aparece como una línea ondulada y marca la unión entre el cartílago calcificado y el no calcificado.

línea de Perkin (Perkin's line), línea trazada a través de la espina ilíaca anteroinferior, perpendicular a la línea de Hilgenreiner, utilizada en la evaluación radiográfica de la articulación de la cadera.

línea de tensión (cleavage line), cualquiera de las múltiples estriaciones lineales de la piel que determinan el patrón estructural general y la tensión del tejido subcutáneo fibroso. Están presentes en todo el organismo, aunque sólo son visibles en ciertas zonas, como las palmas de las manos y las plantas de los pies.

línea directa (hot line), medio de contacto con un experto o con una agencia específica para conseguir ayuda para un problema particular, como un teléfono para violaciones o para niños maltratados. La persona que necesita ayuda llama a un número de teléfono y habla con un informador que permanece anónimo, y que ofrece apoyo emocional, recomendaciones concretas de actuación, y remisión si es preciso a otros servicios médicos, sociales o comunitarios.

línea en gola (cyma line), línea con forma de S que se ve en las radiografías de las articulaciones astragaloescafoidea y calcaneocuboidea del pie.

línea escapular (scapular line), línea vertical imaginaria trazada a través del ángulo inferior de la escápula.

línea exangüe de Brödel (Brödel's bloodless line), zona longitudinal de color claro en la superficie anterior del riñón, cerca de su margen convexo, que se considera menos vascularizada que otras zonas porque se trata del límite entre dos áreas de distribución arterial.

línea germinal (germ line), material genético de una línea celular que se transmite a través de los gametos antes de que se modifique por recombinación somática o maduración.

línea gingival (gingival line), línea festoneada formada por el borde gingival libre en el cuello de los dientes.

línea iliopectínea (iliopectineal line), cresta ósea de la superficie interna de los huesos ilion y pubis que separa la pelvis verdadera de la falsa.

línea incremental (incremental line), **1.** una de las líneas de una serie que muestra las capas sucesivas depositadas en un tejido. **2.** línea muy delgada de cemento que sigue los contornos de un diente.

línea intertrocantérea (intertrochanteric line), línea que discurre por la superficie anterior del fémur, desde el trocánter mayor al menor, rodea la superficie interna y termina en la línea áspera. La mitad proximal de la línea intertrocantérea es la inserción del ligamento iliofemoral; en la mitad distal se encuentra el músculo vasto medial.

línea media (midline), línea imaginaria que divide el cuerpo en la mitad derecha e izquierda.

línea nigra (linea nigra), línea oscura que aparece longitudinalmente en el abdomen de la mujer embarazada al final del embarazo. Normalmente se extiende desde la sínfisis del pubis al ombligo.

línea nucal (nuchal line), una de las líneas curvas que se extienden lateralmente desde la protuberancia occipital externa, una proyección de la línea media visible sobre el hueso occipital.

línea orbitomeatal (orbitomeatal line), línea de posición utilizada en radiología que pasa a través del canto externo del ojo y el centro del orificio auditivo externo.

línea pectínea (pectinal line), reborde en la rama superior del hueso púbico.

línea primitiva (primitive streak), área densa situada en el centro de la región posterior del disco embrionario. Se forma por el movimiento morfogenético de una masa de células que proliferan rápidamente y que se extiende entre el ectodermo y el endodermo, dando origen al mesodermo.

línea semilunar (linea semilunaris), línea ligeramente curvada de la pared anterior del abdomen, casi paralela a la línea media, y que se extiende aproximadamente a medio camino entre la línea media y la parte lateral del cuerpo. Delimita el borde lateral del recto del abdomen y se manifiesta como una depresión plana cuando se tensa el músculo.

línea terminal (linea terminalis), línea hipotética que divide la pelvis superior o falsa de la inferior o verdadera.

línea Z (Z line), estriación transversal estrecha teñida de oscuro, que corta en dos partes iguales la banda I de los músculos esqueléticos. La distancia entre las líneas Z es la longitud del sarcómero.

líneae albicantes (lineae albicantes), denominación en latín de las **estrías de distensión.**

lineal (linear), perteneciente a la línea, especialmente a las líneas rectas.

linealidad (linearity), (en radiología) principio por el que la densidad de una exposición en radiología queda determinada por el producto de la intensidad de la corriente y el tiempo de exposición.

líneas de Beau (Beau's lines), [Joseph H. S. Beau, médico francés, 1806-1865], depresiones transversales que se presentan en forma de líneas blancas en las uñas y que constituyen un signo de enfermedad aguda grave, como malnutrición, enfermedad sistémica, disfunción tiroidea, traumatismo o estenosis coronaria.

líneas de crecimiento de Ebner (incremental lines of Ebner), [Victor von Ebner, histólogo austríaco, 1842–1925], líneas delgadas que se observan en los cortes basales de un diente, que indican períodos de reposo entre incrementos de dentina.

líneas de Fraunhofer (Fraunhofer lines), [Joseph von Fraunhofer, óptico alemán, 1787-1826], bandas o líneas de absorción observadas en un espectro, producidas por la absorción de rayos luminosos en su paso a través de sólidos, líquidos o gases.

líneas de isoefecto (isoeffect lines), (en radioterapia) líneas de un gráfico que representan las dosis de radiación con efectos tumoricidas en tejidos normales.

líneas de isoexposición (isoexposure lines), (en radiología) líneas imaginarias que representan posiciones de igual exposición a la radiación en la zona que rodea el equipo fluoroscópico.

líneas de Kerley (Kerley lines), [Peter J. Kerley, radiólogo inglés, n. 1900], (en radiología) líneas que recuerdan a un infiltrado intersticial, que aparecen en las radiografías de tórax asociadas a ciertos procesos morbosos, como la insuficiencia cardíaca congestiva o la ingurgitación linfática pleural.

líneas de Pastia (Pastia's lines), [Chessec Pastia, médico rumano, siglo XX], líneas de hiperpigmentación que se observan en las zonas de pliegue del organismo en la escarlatina.

líneas de tensión (tension lines), líneas de división.

líneas de unión (junction lines), (en radiología) líneas verticales que aparecen en el mediastino en una imagen radiográfica PA (posteroanterior).

líneas magnéticas de fuerza (magnetic lines of force), líneas teóricas de magnetismo que rodean a un imán o que ocupan un campo magnético. La presencia de la fuerza magnética a lo largo de las líneas imaginarias se puede demostrar con la colocación de un material sensible, como las limaduras de hierro, en las líneas del efecto magnético.

líneas pi (pi lines), imagen distorsionada en las placas radiográficas que aparece si se introduce suciedad o colorantes químicos en el proceso de revelado.

linezolid (linezolid), antibacteriano sintético de la clase oxazolidinona, eficaz frente a organismos grampositivos y empleado para el tratamiento de la neumonía de adquisición comunitaria y nosocomial, infecciones de piel y tejidos blandos y bacteriemia.

linfa (lymph), líquido acuoso y fino que se forma en órganos y tejidos del cuerpo y que circula a través de los vasos linfáticos y se filtra en los ganglios linfáticos. La linfa entra en el torrente sanguíneo en la unión de la vena yugular interna y la vena subclavia. La linfa contiene quilo, eritrocitos y leucocitos, la mayoría de los cuales son linfocitos.

linfadenectomía (lymphadenectomy), extirpación quirúrgica de uno o varios ganglios linfáticos.

linfadenitis (lymphadenitis), proceso inflamatorio de los ganglios linfáticos, normalmente como resultado de enfermedad neoplásica sistémica, infección bacteriana u otros procesos inflamatorios. Los ganglios pueden estar aumentados de tamaño, duros, lisos o irregulares, rojos, y pueden notarse calientes.

linfadenitis de Kikuchi (Kikuchis's lymphadenitis), [M. Kikuchi, anatomopatólogo japonés, siglo XX], síndrome benigno y autolimitado caracterizado por linfadenopatía, generalmente en el cuello, que aparece fundamentalmente en mujeres; característicamente presenta lesiones necrotizantes focales de la corteza y proliferación de histiocitos característicos, monocitos plasmocitos y linfoblastos, rodeados de restos de cariorrexis. Algunos autores la consideran una forma autolimitada de lupus eritematoso sistémico.

linfadenitis tuberculosa (tuberculous lymphadenitis), inflamación de los ganglios linfáticos producida por la presencia de *Mycobacterium tuberculosis*.

linfadenopatía (lymphadenopathy), cualquier proceso que ocasiona un crecimiento localizado o generalizado de los ganglios o vasos linfáticos.

linfadenopatía angioinmunoblástica con disproteinemia (LAD) (angioimmunoblastic lymphadenopathy with dysproteinemia [AILD]), trastorno sistémico similar al linfoma, caracterizado por fiebre, sudoración nocturna, pérdida de peso y linfadenopatía generalizada, en el que se observa la existencia de un infiltrado celular de linfocitos, inmunoblastos y células plasmáticas, así como la presencia de un cambio o desdibujamiento de la arquitectura del nódulo linfático. También se observa la presencia de hepatoesplenomegalia, exantema maculopapaular, hipergammaglobulinemia y anemia hemolítica con prueba de Coombs positiva. Se considera que es una reacción inmune exagerada a una estimulación antigénica crónica que no tiene un carácter maligno.

linfangiectasia (lymphangiectasia), dilatación de los vasos linfáticos de menor calibre. Normalmente es el resultado de una obstrucción de los vasos de mayor calibre.

linfangioescintigrafía (lymphangioscintigraphy [LAS]), evaluación gammagráfica del linfedema primario y secundario por medio de marcadores radiactivos.

linfangiografía (lymphangiography), examen radiográfico de los ganglios linfáticos y vasos linfáticos tras la inyección de un medio de contraste. Se utiliza para el diagnóstico del linfoma, tumor metastático o enfermedad de Hodgkin. También es útil para la valoración de la extensión y localización de las metástasis linfáticas, para hacer el estadiaje de los pacientes con linfomas, y para evaluar los resultados de la quimioterapia o de la radioterapia, y para la valoración de pacientes con edema crónico de las extremidaddes inferiores.

linfangiograma (lymphangiogram), visualización radiológica de parte del sistema linfático.

linfangioma (lymphangioma), tumor benigno de la piel, de color naranja amarillento, constituido por una masa de vasos linfáticos dilatados.

linfangioma cavernoso (lymphangioma cavernosum), tumor formado por vasos linfáticos dilatados y llenos de linfa, que con frecuencia está mezclada con sangre coagulada.

linfangioma circunscrito (lymphangioma circumscriptum), lesión cutánea benigna que se desarrolla a partir de vasos linfáticos superficiales hipertróficos.

linfangioma quístico (cystic lymphangioma), crecimiento quístico formado por vasos linfáticos; generalmente es congénito y aparece con más frecuencia en el cuello, la axila y la ingle de los niños.

linfangioma simple (lymphangioma simplex), excrecencia formada por vasos linfáticos moderadamente dilatados en una zona circunscrita, principalmente en la piel.

linfangiosarcoma (lymphangiosarcoma), tumor de los vasos linfáticos.

linfangitis (lymphangitis), inflamación de uno o más vasos linfáticos, normalmente como resultado de una infección estreptocócica aguda de una extremidad. Se caracteriza por la presencia de unos trayectos finos rojos que se extienden desde la zona infectada hasta la axila o la ingle, y por fiebre, escalofríos, cefalea y mialgias. La infección se puede diseminar hacia el torrente circulatorio.

linfático (lymphatic), **1.** perteneciente o relativo al sistema linfático del organismo, compuesto por una gran red de conductos que transportan linfa. **2.** cualquiera de los vasos asociados con la red linfática.

linfedema (lymphedema), trastorno primario o secundario caracterizado por la acumulación de linfa en los tejidos blandos y por tumefacción, producida por la inflamación, obstrucción o extirpación de conductos linfáticos. El linfedema congénito (enfermedad de Milroy) es un proceso hereditario caracterizado por la obstrucción linfática crónica. El linfedema precoz se produce en la adolescencia, principalmente en mujeres, y ocasiona el abotargamiento y tumefacción de las extremidades inferiores, aparentemente por el desarrollo hiperplásico de vasos linfáticos. El linfedema secundario puede aparecer tras la extirpación quirúrgica de los conductos linfáticos en las mastectomías, por obstrucción del drenaje linfático como consecuencia de tumores malignos, o tras la infestación de los vasos linfáticos por filarias adultas (parásitos).

linfoblasto (lymphoblast), célula inmadura grande que se desarrolla a linfocito después de un estímulo antigénico o mitogénico.

linfocele (lymphocele), masa quística que contiene linfa procedente de vasos linfáticos lesionados.

linfocina (lymphokine), uno de los factores químicos producido y liberado por los linfocitos T que atrae a los macrófagos al lugar de la infección o inflamación y los prepara para el ataque.

linfocito (lymphocyte), uno de los dos tipos de leucocitos agranulocitos, de pequeño tamaño, que se originan a partir de las células madre fetales y que se desarrollan en la médula ósea. Los linfocitos normalmente representan el 25% del recuento total de leucocitos, aunque aumentan en número en respuesta a la infección. Existen dos tipos: células B y células T. Se reproducen por mitosis, y cada uno de los clones exhibe en sus membranas superficiales anticuerpos idénticos. Cuando se expone una célula B inmadura a un antígeno específico, la célula se activa, viaja hasta el bazo o ganglio linfático, se diferencia y produce rápidamente células plasmáticas y células de memoria. Las células T son linfocitos que han atravesado el timo y se han diferenciado en timocitos. Cuando son expuestos a un antígeno se dividen rápidamente y producen grandes cifras de células T nuevas sensibilizadas a dicho antígeno.

linfocitopenia (lymphocytopenia), número de linfocitos inferior al normal en la circulación periférica, que se produce como proceso hematológico primario o asociado a deficiencias dietéticas, tumores malignos o mononucleosis infecciosa.

linfocitos T amplificadores (amplifier T cells), un linfocito T del tipo CD8 que modifica la respuesta inmunitaria en desarrollo mediante la liberación de señales inespecíficas a las que responden otros linfocitos T (de tipo supresor o efector).

linfocitosis (lymphocytosis), proliferación de linfocitos, como la que se produce en determinadas enfermedades crónicas o en la convalecencia de infecciones agudas.

linfocitotrófico (lymphocytotrophic), poseer afinidad por los linfocitos.

Linfocriptovirus (Lymphocryptovirus), género de herpesvirus que incluye el virus de Epstein-Barr y especies que afectan a primates no humanos.

linfoepitelioma (lymphoepithelioma), neoplasia poco diferenciada que se desarrolla a partir del epitelio que tapiza el tejido linfoide de la nasofaringe.

linfogammagrafía (lymphoscintigraphy), técnica diagnóstica que utiliza el registro gammagráfico de tecnecio-99m en forma de coloide de trisulfuro de antimonio en una prueba no invasiva para el linfedema primario y secundario. El radiofármaco se inyecta por vía subcutánea en el espacio interdigital de manos y pies.

linfogénesis (lymphogenesis), formación de linfa.

linfogranuloma venéreo (LGV) (lymphogranuloma venereum [LGV]), enfermedad de transmisión sexual producida por una cepa de la bacteria *Chlamydia trachomatis* que infecta principalmente los linfáticos. Se caracteriza por lesiones genitales ulceradas, tumefacción marcada de los ganglios linfáticos de la ingle, cefalea, fiebre y malestar general. Con menos frecuencia se producen ulceraciones en la pared rectal.

linfogranulomatosis (lymphogranulomatosis), granuloma infeccioso del sistema linfático. El término se emplea para definir varios granulomas inflamatorios, granulomatosos o sarcomatosos, como los que aparecen en la enfermedad de Hodgkin, sarcoidosis y linfadenoma venéreo.

linfoide (lymphoid), perteneciente o relativo a la linfa o a los linfáticos.

linfólisis (lympholysis), destrucción celular de linfocitos, en especial de ciertos linfocitos en el proceso de la respuesta inmune.

linfoma (lymphoma), variedad de neoplasia de tejido linfático originado en los sistemas reticuloendotelial y linfático. Por lo general es maligno, pero en raras ocasiones puede ser benigno. Habitualmente, responde bien al tratamiento. Los dos tipos principales de linfomas son: la enfermedad de Hodgkin y el linfoma no-Hodgkin (LNH). Los diferentes linfomas varían en el grado de diferenciación celular, sin embargo las manifestaciones clínicas son similares en todos los tipos. De manera característica, aparecen uno o varios ganglios linfáticos aumentados de tamaño e indoloros, seguidos de debilidad, fiebre, pérdida de peso y anemia. Al extenderse por el tejido linfático puede haber hepatomegalia y esplenomegalia; y generalmente aparecen alteraciones gastrointestinales, malabsorción y lesiones óseas.

linfoma de Burkitt (Burkitt's lymphoma), [Denis P. Burkitt, médico inglés, n. 1911], neoplasia maligna compuesta de células linforreticulares indiferenciadas que forman una gran lesión osteolítica en la mandíbula o, en los niños, una masa abdominal.

linfoma de células B (B-cell lymphoma), cualquiera de los linfomas incluidos en el gran grupo de linfomas no-Hodgkin caracterizados por la transformación maligna de las células B.

linfoma de células del manto (mantle cell lymphoma), forma infrecuente de linfoma no Hodgkin que suele presentar un patrón de crecimiento difuso. Afecta principalmente a personas mayores de 50 años de edad y tiene una evolución lenta, aunque puede metastatizar al bazo o al hígado.

linfoma folicular gigante (giant follicular lymphoma), linfoma maligno nodular linfocítico bien diferenciado en el que numerosos nódulos distorsionan la estructura normal del nódulo linfático.

linfoma histiocítico maligno (histiocytic malignant lymphoma), neoplasia linfoide que contiene células primitivas indiferenciadas o células reticulares diferenciadas.

linfoma inmunoblástico (immunoblastic lymphoma), proliferación de inmunoblastos que afecta a los nódulos linfáticos.

linfoma linfocítico maligno bien diferenciado (well-differentiated lymphocytic malignant lymphoma), neoplasia linfoide caracterizada por el predominio de linfocitos maduros.

linfoma linfocítico maligno poco diferenciado (poorly differentiated lymphocytic malignant lymphoma), neoplasia linfoide que contiene numerosas células semejantes a los linfoblastos con una delicada estructura nuclear y uno o más nucleolos.

linfoma maligno de células mixtas (mixed cell malignant lymphoma), neoplasia linfoide que contiene linfocitos e histiocitos (macrófagos).

linfoma maligno indiferenciado (undifferentiated malignant lymphoma), neoplasia linfoide que contiene muchas células madre pluripotenciales grandes con un núcleo grande, pequeñas cantidades de citoplasma pálido y bordes mal definidos.

linfoma no Hodgkin (LNH) (non-Hodgkin´s lymphoma [NHL]), grupo heterogéneo de tumores malignos que afectan al tejido linfoide que no tiene células de Reed-Sternberg. Los LNH difieren en su histología, inmunología y clínica, y en el pronóstico posterapéutico.

linfoma primario de cavidades (primary effusion lymphoma), linfoma de células B asociado a la infección por el herpesvirus humano 8. Se caracteriza por la producción de derrames linfomatosos en las cavidades corporales en ausencia de tumor sólido.

linfomas de células T (T-cell lymphomas), grupo heterogéneo de tumores linfáticos que representan la transformación maligna de los linfocitos T. Se ha encontrado que algunos tipos de tumores antiguamente incluidos en este grupo son mezclas de precursores de células T y células B.

linfopoyesis (lymphopoiesis), formación de los linfocitos.

linfoproliferativo (lymphoproliferative), relativo a la proliferación del tejido linfoide.

linforragia (lymphorrhagia), escape de linfa de un vaso dañado.

linforreticulosis (lymphoreticulosis), inflamación granulomatosa subaguda del tejido linfoide, con proliferación de células reticuloendoteliales, que normalmente se produce como consecuencia de un arañazo de gato. El proceso se caracteriza por la formación de pápulas ulceradas en el lugar del arañazo, fiebre y linfadenopatía dolorosa, que a veces evoluciona a supuración.

linforroide (lymphorrhoid), vaso linfático dilatado.

linfotrofia (lymphotrophy), nutrición de las células mediante la linfa, especialmente en áreas que carecen de vasos sanguíneos suficientes.

lingual (lingual), perteneciente o relativo a la lengua.

língula (lingula), cualquier estructura anatómica que recuerda a una lengua.

língula del pulmón (lingula of the lung), proyección con forma de lengua de la superficie costal del lóbulo superior izquierdo.

lingulectomía (lingulectomy), extirpación quirúrgica de la língula del lóbulo superior izquierdo del pulmón.

linguoversión (linguoversion), desplazamiento de los dientes lingualmente desde la línea de oclusión.

linimento (liniment), preparado, que normalmente contiene un excipiente alcohólico, oleoso o jabonoso, que se aplica sobre la piel como antiirritante.

linimento alcanforado (camphor liniment), preparación farmacéutica de alcanfor al 12,5% con alcohol, esencia de lavanda y amoníaco, y usado como rubefaciente en el alivio de los síntomas reumáticos.

linina (linin), filamento que se tiñe débilmente y se observa en los núcleos de las células con gránulos de cromatina fijados a los filamentos.

linitis (linitis), inflamación del tejido celular del estómago, como en la linitis plástica, que se aprecia frecuentemente en el adenocarcinoma de estómago.

linitis plástica (linitis plastica, leather-bottle stomach), fibrosis difusa y engrosamiento de la pared del estómago, lo que origina un órgano rígido, no elástico. Entre las causas de este proceso se encuentran el carcinoma infiltrante indiferenciado, la sífilis y la enfermedad de Crohn.

lino (flax), planta de floración anual propia de EE.UU., Canadá y Europa. Las semillas se emplean en el estreñimiento y como fuente de ácidos grasos omega-3.

liofílico (lyophilic), relativo a las sustancias que poseen afinidad o una capacidad especial para permanecer estables en solución. Se usan para estabilizar coloides.

liofilizar (lyophilize), desecar una sustancia congelada en condiciones de vacío.

lionización (lyonization), proceso de inactivación aleatoria de uno de los cromosomas X en los gametos femeninos para compensar la existencia de un doble complemento genético X.

liotironina sódica (liothyronine sodium), hormona tiroidea sintética. Su administración está indicada en el tratamiento del hipotiroidismo primario, mixedema, bocio simple, cretinismo e hipotiroidismo secundarios.

liotrix (liotrix), mezcla uniforme de hormonas tiroideas T-3 y T-4. Está indicado en el hipotiroidismo.

lipasa (lipase), cualquiera de las distintas enzimas producidas por los órganos del aparato digestivo, que catalizan la desintegración de los lípidos mediante la hidrólisis de los enlaces entre los ácidos grasos y el glicerol en los triglicéridos y en los fosfolípidos.

lipasa hormono-sensible (hormone-sensitive lipase), enzima que cataliza la liberación de ácidos grasos del tejido adiposo.

lipectomía (lipectomy), extirpación de la grasa subcutánea, por ejemplo, de la pared abdominal.

lipedema (lipedema), trastorno caracterizado por el depósito de grasa en las extremidades inferiores, desde la cadera hasta el tobillo, junto con sensibilidad a la palpación en las zonas afectadas.

lipemia (lipemia), situación en la que hay una elevación de la concentración de lípidos en la sangre, es normal tras la ingesta de alimentos.

lípido (lipid), cualquiera de un grupo estructuralmente variado de compuestos orgánicos insolubles en agua, pero solubles en alcohol, cloroformo, éter y otros solventes. Algunos lípidos se almacenan en el cuerpo y constituyen la reserva de energía, aunque se elevan en distintas enfermedades, como en la aterosclerosis.

lipidosis (lipidosis), término genérico que agrupa a varios trastornos familiares del metabolismo graso. La característica principal de estos procesos es la acumulación en el organismo de niveles anormales de determinados lípidos.

lipidosis galactosilceramídica (galactosyl ceramide lipidosis), trastorno hereditario raro del metabolismo lipídico, mortal, que se manifiesta al nacimiento. El neonato está paralizado, ciego, sordo y progresivamente disminuyen sus funciones vitales, muriendo por parálisis bulbar.

lipidosis por esfingomielina (sphingomyelin lipidosis), perteneciente a un grupo de enfermedades caracterizadas por una anomalía en la capacidad del cuerpo para almacenar esfingolípidos. Algunos tipos de lipidosis por esfingomielina son: **enfermedad de Gaucher, enfermedad de Niemann-Pick** y **enfermedad de Tay-Sachs.**

lipidosis por sulfátidos (sulfatide lipidosis), trastorno hereditario del metabolismo de los lípidos, que se produce en la infancia por falta de una enzima, la cerebrósido sulfatasa. Ello provoca una acumulación de lípidos metacromáticos en los tejidos del SNC, riñón, bazo y otros órganos, dando lugar a demencia y parálisis, sobreviniendo la muerte alrededor de los 10 años de edad.

lipiduria (lipiduria), presencia de lípidos (cuerpos grasos) en la orina.

lipoatrofia (lipoatrophy), destrucción de la grasa subcutánea en el punto de inyección de la insulina. Suele producirse después de varias inyecciones en el mismo lugar.

lipocromo (lipochrome), cada uno de los pigmentos naturales presentes en un lípido y que dan color amarillo a la grasa como el caroteno.

lipodistrofia (lipodystrophy), cualquier alteración del metabolismo o en el depósito de las grasas.

lipodistrofia bitrocantérea (bitrochanteric lipodystrophy), depósito anormal y excesivo de grasa en las nalgas y la cara externa de la parte superior de los muslos, que afecta fundamentalmente a las mujeres.

lipodistrofia insulínica (insulin lipodystrophy), pérdida de los depósitos de grasa locales en pacientes con diabetes, como complicación de las inyecciones repetidas de insulina en el mismo tejido subcutáneo.

lipodistrofia progresiva (lipodystrophia progressiva), acumulación anormal de grasa alrededor de los glúteos y muslos, con desaparición progresiva y simétrica de la grasa subcutánea en las zonas situadas por encima de la pelvis y en la cara.

lipofagia granulomatosa (granulomatous lipophagia), enfermedad en la que los espacios linfáticos intestinales y mesentéricos de gran tamaño se llenan de grasas y ácidos grasos.

lipofilia (lipophilia), tendencia a atraer o absorber grasas.

lipofucsina (lipofuscin), tipo de pigmento graso, compuesto fundamentalmente por grasas oxidadas, que aparece de forma abundante en las células de los adultos.

lipogénesis (lipogenesis), producción y acumulación de grasa.

lipogranuloma (lipogranuloma), nódulo de tejido graso necrótico asociado a una inflamación granulomatosa o a una reacción de cuerpo extraño que rodea al depósito de un material inyectado que contiene una sustancia oleosa.

lipohipertrofia (lipohypertrophy), proliferación de tejido subcutáneo graso en el punto de inyección de insulina.

lipoide (lipoid), sustancia que parece un lípido.

lipólisis (lipolysis), desintegración o destrucción de lípidos o grasas.

lipolítico (lipolytic), relacionado con la degradación química de las grasas.

lipoma (lipoma), tumor benigno formado por células grasas maduras.

lipoma anular del cuello (lipoma annulare colli), acumulación difusa y simétrica de grasa alrededor del cuello; no es un verdadero lipoma.

lipoma arborescente (lipoma arborescens), tumor graso de una articulación, caracterizado por una disposición de las células grasas que simula las ramas de un árbol.

lipoma capsular (lipoma capsulare), neoplasia benigna caracterizada por la presencia anormal de células grasas en la cápsula de un órgano.

lipoma condroide (chondroid lipoma), neoplasia grasa benigna poco frecuente que apareece como una masa bien circunscrita, amarillenta, a veces encapsulada y de crecimiento lento, que la mayoría de las veces afecta a las cinturas de las extremidades o las extremidades proximales.

lipoma fibroso (lipoma fibrosum), tumor graso que contiene masas de tejido fibroso.

lipoma intradural (intradural lipoma), tumor graso en el interior o debajo de la duramadre de la columna vertebral o el sacro, con tendencia a infiltrar la columna dorsal y las raíces de los nervios raquídeos, que causa dolor y disfunción.

lipomatosis (lipomatosis), trastorno caracterizado por la presencia de depósitos patológicos de grasa de aspecto seudotumoral en los tejidos corporales.

lipomatosis de sustitución renal (renal replacement lipomatosis), alteración grasa asimétrica del riñón en la que el parénquima renal es reemplazado por tejido graso, como el presente en caso de infección o calculosis. Entre sus síntomas se cuenta la reducción de la función renal con inflamación, dolor, piuria y, a veces, pielonefritis.

lipomatosis del seno renal (renal sinus lipomatosis), aumento de la grasa en los senos renales. Un incremento simétrico, habitualmente asintomático, se observa en la obesidad, el tratamiento con esteroides y la atrofia que acompaña al proceso de envejecimiento. Un aumento asimétrico, denominado *lipomatosis de sustitución renal,* potencial generadora de síntomas graves, se produce cuando una infección destruye parte del parénquima renal.

lipomatosis dolorosa (lipomatosis dolorosa), trastorno caracterizado por el acúmulo patológico de depósitos grasos dolorosos o molestos.

lipomatosis gigante (lipomatosis gigantea), trastorno caracterizado por la acumulación de depósitos grasos masivos.

lipomatosis múltiple (multiple lipomatosis), trastorno hereditario poco frecuente caracterizado por depósitos subcutáneos de grasa, localizados y discretos, en los tejidos corporales.

lipomatosis nodular circunscrita (nodular circumscribed lipomatosis), proceso en el que se distribuyen alrededor del cuello múltiples lipomas encapsulados y circunscritos, simétricamente, aleatoriamente o en forma de collar. Los depósitos grasos pueden ser dolorosos.

lipomatosis pélvica (pelvic lipomatosis), depósito de grasa alrededor de la cavidad pélvica. A medida que progresa, la grasa puede comprimir los órganos pélvicos, con lo que se producen síntomas del tracto urinario, riñón o de otro tipo.

lipomatoso (lipomatous), relativo o similar a un tumor benigno formado por adipocitos maduros.

lipometabolismo (lipometabolism), procesos químicos relacionados con la síntesis y degradación de moléculas grasas.

lipomioma (lipomyoma), tumor que tiene características comunes al lipoma y al mioma.

lipomixoma (lipomyxoma), mixoma que contiene células grasas.

lipoproteína (lipoprotein), proteína conjugada en la que los lípidos forman parte de la molécula. Se sintetizan principalmente en el hígado; contienen cantidades variables de triglicéridos, colesterol, fosfolípidos, vitaminas liposolubles y proteínas; y se clasifican según su composición y densidad.

lipoproteína de alta densidad (HDL) (high-density lipoprotein [HDL]), proteína plasmática que procede fundamentalmente del hígado y que contiene aproximadamente un 50% de proteínas (apoproteína) junto con colesterol, fosfolípidos y triglicéridos. Está involucrada en el transporte del colesterol y de otros lípidos hasta el hígado para su utilización. Niveles altos de lipoproteínas de alta densidad se asocian con una disminución del riesgo de sufrir una cardiopatía isquémica.

lipoproteína de baja densidad (LDL) (low-density lipoprotein [LDL]), proteína plasmática que procede de la lipoproteína de muy baja densidad (VLDL) o del hígado. Contiene proporcionalmente más colesterol y triglicéridos que proteínas. Procede en parte, si no totalmente, de la metabolización intravascular de las lipoproteínas de muy baja densidad, liberando lípidos y colesterol hacia los tejidos.

lipoproteína de densidad intermedia (IDL) (intermediate-density lipoprotein [IDL]), complejo lipoproteico con una densidad entre la de las lipoproteínas de muy baja densidad y las lipoproteínas de densidad baja. Es un producto de una semivida relativamente corta y normalmente está en la sangre en concentraciones muy bajas.

lipoproteína de muy baja densidad (VLDL) (very-low-density lipoprotein [VLDL]), proteína plasmática compuesta fundamentalmente por triglicéridos con pequeñas cantidades de colesterol, fosfolípidos, vitaminas liposolubles y proteínas. Transporta principalmente triglicéridos desde el hígado hacia los tejidos periféricos para su uso o almacenamiento.

lipoproteína lipasa (LPL) (lipoprotein lipase [LPL]), enzima que representa un papel clave en la degradación de triglicéridos presentes en los quilomicrones y partículas de lipoproteínas de muy baja densidad, liberando sus ácidos grasos y otros lípidos para su entrada en las células de los tejidos.

liposarcoma (liposarcoma), crecimiento maligno de las células grasas primitivas que se da en el tejido blando profundo de las extremidades y retroperitoneo.

liposoluble (liposoluble), soluble en grasa.

liposoma (liposome), pequeña partícula lipídica esférica que se compone de dos capas de fosfolípidos alrededor de una solución acuosa.

liposucción (liposuction), técnica de extracción de tejido adiposo para pacientes obesos mediante una bomba de aspiración. Se utiliza principalmente para reducir zonas de grasa localizadas alrededor del abdomen, mamas, piernas, cara y brazos, donde la piel es suficientemente contráctil como para adaptarse con normalidad al nuevo contorno.

liquen dorado (lichen aureus), tipo infrecuente de púrpura pigmentada crónica en la que el paciente tiene una sola lesión de color rojo o herrumbroso en la extremidad inferior, por lo general sobre una vena perforante.

liquen escleroatrófico (lichen sclerosis et atrophicus), enfermedad crónica de la piel caracterizada por pápulas blancas, planas, con un halo eritematoso y clavos negros foliculares duros. En los casos avanzados, las pápulas tienden a confluir en placas blancas grandes de piel delgada y pruriginosa. Las lesiones se producen con frecuencia en las regiones del torso y anogenital.

liquen nítido (lichen nitidus), proceso raro de la piel caracterizado por numerosas pápulas planas, pálidas, brillantes, que miden 2-3 mm de diámetro.

liquen plano (lichen planus), enfermedad crónica de la piel, pruriginosa, no maligna, de causa desconocida, caracterizada por pápulas o placas pequeñas, planas, de color púrpura, con líneas finas grises en la superficie.

liquen simple crónico (lichen simplex chronicus), forma de neurodermatitis caracterizada por placas formadas por pápulas pruriginosas confluentes. Factores como el rascado contribuyen a su cronicidad.

liquenificación (lichenification), engrosamiento y endurecimiento de la piel, con frecuencia como resultado de la irritación producida por el rascado repetido de una lesión pruriginosa.

líquido (liquid), estado de la materia, intermedio entre sólido y gaseoso, en el que las moléculas se mueven libremente entre ellas, y el elemento fluye libremente aplicando una pequeña fuerza. Los líquidos tienen un volumen fijo pero adoptan la forma del recipiente que los contienen.

líquido amniótico (amniotic fluid), líquido producido por las membranas fetales y por el feto. Rodea al feto durante todo el embarazo, protegiéndole de golpes y variaciones de temperatura, permitiéndole una mayor libertad de movimientos y colaborando al mantenimiento de la oxigenación fetal. El volumen a término es de aproximadamente 1.000 ml. Además de constituir una protección física para el feto, el líquido amniótico es un medio de intercambios químicos activos.

líquido ascítico (ascitic fluid), líquido acuoso que contiene albúmina, glucosa y electrólitos, que se acumula en la cavidad peritoneal en determinados trastornos como las enfermedades hepáticas o la insuficiencia cardíaca congestiva. Se trata de un escape de líquido venoso y linfático al espacio extravascular.

líquido cefalorraquídeo (LCR) (cerebrospinal fluid [CSF]), líquido que protege y circula a través del cuarto ventrículo del encéfalo, el espacio subaracnoideo y el conducto del epéndimo. Está formado principalmente por las secreciones de los plexos coroideos de los ventrículos laterales y del tercer y cuarto ventrículos, y es claro e incoloro.

L

líquido corporal (body fluid), líquido contenido en los tres espacios corporales: el plasma sanguíneo de la sangre circulante, el líquido intersticial entre las células y el líquido celular del interior de las células.

líquido extracelular (LEC) (extracellular fluid [ECF]), parte del líquido corporal compuesta por el líquido intersticial y el plasma sanguíneo. El cuerpo de un adulto contiene aproximadamente 11,2 l de líquido intersticial, lo que supone un 16% del peso corporal, y aproximadamente 2,8 l de plasma, que suponen aproximadamente el 4% del peso corporal.

líquido extravascular (extravascular fluid), líquido corporal que está fuera de los vasos sanguíneos. Por ejemplo, la linfa y el LCR.

líquido intersticial (interstitial fluid), líquido extracelular que llena los espacios entre la mayoría de las células del organismo y representa una parte importante del componente líquido del organismo. Se forma por filtración a través de los capilares sanguíneos y es drenado como linfa.

líquido intracelular (intracellular fluid), líquido del interior de las membranas celulares, prácticamente de todo el organismo, con solutos en disolución esenciales para el equilibrio electrolítico y el metabolismo normal.

líquido intravascular (intravascular fluid), término que se utiliza en ocasiones para referirse a la parte de líquido extracelular situado en el interior de los vasos sanguíneos, es decir, el plasma.

líquido peritoneal (peritoneal fluid), líquido que se produce de forma natural en la cavidad abdominal y que lubrica las superficies, evitando así el roce entre la membrana peritoneal y los órganos internos.

líquido prostático (prostatic fluid), secreción de la glándula prostática, que contribuye a la formación del semen.

líquido seroso (serous fluid), líquido que tiene las características del suero.

líquidos metacromáticos (metachromatic lipids), moléculas lipídicas que se acumulan en el SNC, en los nervios periféricos y en los órganos internos de los lactantes que han heredado un trastorno de los lípidos.

lisado (lysate), producto de la disolución de la materia mediante lisis, como ocurre en la destrucción de proteínas por hidrólisis.

lisdexanfetamina (lisdexamfetamine), estimulante del sistema nervioso central empleado para el déficit de atención con hiperactividad.

lisemia (lysemia), desintegración de los eritrocitos, acompañada de liberación de hemoglobina en el plasma.

lisergida (lysergide), psicotomimético, derivado ergotínico semisintético que actúa a múltiples niveles del sistema nervioso central, desde la corteza a la médula espinal. En los individuos susceptibles, con tan sólo 20 a 25 mg del potente fármaco se puede producir dilatación pupilar, aumento de la tensión arterial, hiperreflexia, temblor, debilidad muscular, piloerección, aumento de la temperatura corporal. Con dosis mayores se puede producir vértigo, somnolencia, parestesias, euforia o disforia y sinestesias; se pueden oír los colores o visualizar los sonidos, y notar que el tiempo pasa lentamente. Puede producirse dependencia psicológica y el empleo de lisergida se asocia con peligros significativos tales como pánico, depresión importante, conducta paranoide y episodios psicóticos prolongados.

lisina (lysin), anticuerpo específico, fijador del complemento que inicia la lisis celular.

lisina (Lys) (lysine [Lys]), aminoácido esencial necesario para el adecuado crecimiento de los lactantes y para el mantenimiento del balance nitrogenado en los adultos.

lisinemia (lysinemia), trastorno congénito del metabolismo que se traduce en la incapacidad para utilizar el aminoácido esencial lisina debido a una ausencia o deficiencia enzimática. Se caracteriza por debilidad muscular y retraso mental.

lisinógeno (lysinogen), antígeno que estimula la producción de una lisina específica (anticuerpo).

lisinurea (lysinurea), presencia de lisina en la orina.

lisinuria (lysinuria), aminoaciduria que consta de una cantidad excesiva de lisina en la orina, como en la hiperlisinemia.

lisis (lysis), **1.** destrucción o disolución de una célula o molécula mediante la acción de un agente específico. La lisis celular está producida con frecuencia por una lisina. **2.** disminución gradual de los síntomas de una enfermedad. **3.** cirugía efectuada para liberar adherencias de tejidos.

lisocinasa (lysokinase), agente activador (enzima) para la producción de plasmina.

lisogénesis (lysogenesis), formación de lisinas o anticuerpos que producen una destrucción parcial o total de la célula diana.

lisosoma (lysosome), partícula citoplásmica unida a la membrana que contiene enzimas hidrolíticas que actúan en los procesos digestivos intracelulares. Si se liberan las enzimas hidrolíticas hacia el interior del citoplasma se produce la autodigestión de la célula, de forma que los lisosomas desempeñan un importante papel en determinadas enfermedades autodestructivas caracterizadas por el debilitamiento de tejidos, como la distrofia muscular.

lisotipo (lysotype), tipo de especie bacteriana que se determina por su reacción a ciertos fagos.

lisozima (lysozyme), enzima con acciones antisépticas que destruye algunos organismos extraños. Se encuentra en los granulocitos y monocitos, así como en la saliva, el sudor, la leche materna y las lágrimas.

lista de espera (waiting list), relación de personas que esperan para cubrir una vacante, como una lista de candidatos en espera de un trasplante de órgano.

lista de honorarios (fee schedule), (en los sistemas de salud de EE.UU.) la cantidad específica de dinero que debe ser cobrada por el servicio ofrecido.

lista de problemas (master problem list), lista de los problemas del paciente, que sirve como índice de la historia clínica del mismo. Cada vez que aparece un problema nuevo, se anota en la lista la fecha en que se notó por primera vez, su tratamiento y la evolución.

listas de intercambio para la planificación de comidas (Exchange Lists for Meal Planning), agrupación de los alimentos en la que los hidratos de carbono, las grasas, las proteínas y las calorías son similares para las dosis de la lista. Las listas, publicadas por la American Dietetic Association y la American Diabetes Association, se utilizan para la planificación de comidas en varias enfermedades y para la pérdida de peso. El grupo de los hidratos de carbono se subdivide en almidón, fruta, leche, otros hidratos de carbono y verduras.

Lister, Joseph [cirujano escocés, 1827-1912], introdujo el uso de la cirugía antiséptica en los hospitales de Londres en 1867. Las operaciones de Lister se llevaban a cabo bajo una pulverización de ácido carbólico, los instrumentos estaban sumergidos en ácido carbólico, y las heridas se vendaban con gasa tratada de forma análoga.

Listeria monocytogenes *(Listeria monocytogenes),* [Joseph Lister, cirujano escocés, 1827-1912], especie común de bacilo grampositivo móvil, que produce la listeriosis y una enfermedad diarrea no invasiva vehiculada por alimentos.

listeriosis (listeriosis), enfermedad infecciosa producida por una bacteria móvil grampositiva no esporulada, *Listeria monocytogenes.* Se transmite por contacto directo entre los animales infectados y humanos; a través de la ingestión de carne contaminada y de productos lácteos, inhalación de polvo o por contacto con barro, aguas negras o suelos contaminados. La afectación leve se caracteriza por fiebre, mialgia, náuseas y diarrea y en los casos graves puede aparecer colapso circulatorio, shock, endocarditis, hepatoesplenomegalia y una erupción roja oscura que afecta al tronco y a las piernas. Es frecuente que curse con fiebre, bacteriemia, malestar y letargo. Los signos de infección y la gravedad de la enfermedad varían según el sitio de infección y la edad y el estado de la persona. Es característico que las mujeres embarazadas experimenten un episodio breve y leve de enfermedad, pero la infección fetal contraída por la circulación placentaria en el útero suele ser fatal.

listesis (olisthy), desplazamiento de un hueso desde su posición anatómica, como ocurre en el desplazamiento de los discos intervertebrales.

litiasis (lithiasis), formación de cálculos en órganos o conductos huecos del organismo. La litiasis se produce con mucha frecuencia en la vesícula biliar, en el riñón y en el tracto urinario inferior. La litiasis puede ser asintomática, aunque con mucha frecuencia el proceso es extremadamente doloroso.

litigante (litigant), (en derecho) una de las partes de un pleito.

litigar (litigate), (en derecho) interponer un pleito o disputa.

litio (Li) (lithium [Li]), metal alcalino blanco plateado presente en diversos compuestos, como la petalita y espodumeno. Su número atómico es 3; su peso atómico es 6,94. El litio es el metal más ligero que se conoce y uno de los elementos más reactivos. Sus sales se administran en el tratamiento de las manías, sin que se conozca el mecanismo de acción por el cual corrige el comportamiento psicológico.

litogénesis (lithogenesis), proceso de formación de los cálculos.

litopedion (lithopedion), feto que ha fallecido durante un embarazo ectópico y que se ha calcificado u osificado.

litotomía (lithotomy), **1.** extirpación quirúrgica de un cálculo, especialmente del tracto urinario. **2.** posición en la que el paciente está en decúbito supino con las piernas elevadas y separadas para exponer la región perineal. Se colocan las piernas sobre estribos para mantener la posición.

litotomía alta (high lithotomy), abordaje suprapúbico para la extirpación quirúrgica de cálculos de la vejiga urinaria que no se eliminan fácilmente mediante trituración ultrasónica.

litotomía bilateral (bilateral lithotomy), intervención quirúrgica para eliminar cálculos de las vías urinarias de la vejiga mediante una incisión a través del peritoneo.

litotricia (lithotrity), procedimiento que consiste en destruir cálculos renales mediante su pulverización in situ.

litotricia ultrasónica (ultrasonic lithotripsy), litotricia en la que se introduce una sonda rígida en un lugar y se aplican ondas sonoras de alta frecuencia para desintegrar el cálculo.

litotripsia (lithotripsy), procedimiento encaminado a la eliminación de un cálculo en la pelvis renal, uréter, vejiga urinaria o vesícula biliar. Se puede extirpar quirúrgicamente o utilizando un método no invasivo como ondas de choque hidráulicas o de alta energía o láser de color pulsado. Los fragmentos resultantes se lavan o se expulsan.

L

litotripsia extracorpórea por onda de choque (LEOC) (extracorporeal shock-wave lithotripsy [ESWL]), descomposición de los cálculos renales mediante vibraciones producidas por ondas sónicas de alta energía en partículas lo suficientemente pequeñas como para pasar a la orina.

litotripsia neumática (pneumatic lithotripsy), litotripsia en la que se inserta una sonda rígida a través del uréter y se aplica presión neumática directamente en el cálculo.

litotritor (lithotrite), instrumento utilizado para fragmentar un cálculo en la vejiga urinaria.

litotritor de Bigelow (Bigelow's lithotrite), [Henry J. Bigelow, cirujano estadounidense, 1818-1890], litotritor de ramas largas que se pasa a través de la uretra para destruir un cálculo en la vejiga.

litro (l) (liter [L]), unidad de volumen equivalente a 1,057 cuartos y que se define como el volumen que ocupa una masa de un kilogramo de agua en condiciones estándar de presión y temperatura.

livedo (livedo), moteado azul o rojizo de la piel, que empeora en tiempo frío y que probablemente está producido por espasmo arteriolar.

livedo reticularis (livedo reticularis), proceso vasoespástico acentuado por la exposición al frío, que se manifiesta por un moteado azul-rojizo característico, con un aspecto típico en «red de pesca», que afecta a toda la pierna y con menos frecuencia a los brazos.

lividez (lividity), alteración tisular en la que aparece una coloración rojiza o azulada debido a la congestión venosa, como ocurre tras una contusión.

lividez cadavérica (livor mortis), coloración violácea de la piel en determinadas zonas declives del cuerpo, después de la muerte, que aparece como consecuencia de la destrucción de las células sanguíneas.

lividez postmórtem (postmortem lividity), coloración negra y azulada de la piel de un cadáver, que es resultado de la acumulación de sangre desoxigenada en los vasos subcutáneos.

lívido (livid), dícese de las lesiones con aspecto congestivo y decolorado.

lixiviar (leaching), eliminación del contenido soluble de una sustancia haciendo pasar agua u otro líquido a su través, lo cual deja detrás una porción insoluble.

LLA (ALL), siglas de **leucemia linfocítica aguda.**

llaga (cancrum), afección inflamatoria, ulcerativa y gangrenosa.

llaga (sore), herida, úlcera o lesión.

llave de paso (stopcock), válvula que controla el flujo de líquido o aire a través de un tubo.

LLC (CLL), siglas de **leucemia linfoide crónica.**

llorar (weeping), **1.** llorar. **2.** rezumar o exudar un líquido, como el que gotea desde una úlcera o exantema.

lluvia ácida (acid rain), precipitación húmeda en forma de lluvia de elevado grado de acidez, causada por la liberación a la atmósfera de contaminaciones procedentes de la industria, de las eliminaciones de los vehículos a motor y de otras fuentes.

lluvia radiactiva (fallout), depósito de los residuos nucleares tras una explosión nuclear.

LMC (CML), siglas de **leucemia mieloide crónica.**

LNLA (ANLL), siglas de *leucemia aguda no linfocítica.*

Loa *(Loa),* género de nematodos de la superfamilia Filarioidea. *L. loa* es una especie filiforme de 2,5 a 5 cm de longitud que se encuentra en la zona occidental de África. Coloniza el tejido conectivo subcutáneo del cuerpo humano y se observa especialmente alrededor de la órbita del ojo y bajo la conjuntiva. Provoca prurito y, ocasionalmente, inflamación edematosa (tumores de Calabar).

Loa loa *(Loa loa),* helminto parásito de África central y occidental, que produce la loaiasis.

loads (loads), término coloquial inglés que alude a la combinación fija de un hipnótico sedante (glutetimida) y de un analgésico opiáceo mayor (codeína), que se ingiere oralmente por drogadictos para conseguir un efecto euforizante similar al de la heroína, pero de duración superior.

loaiasis (loiasis), forma de filariasis producida por el gusano *Loa loa,* que puede migrar durante 10-15 años por el tejido subcutáneo, produciendo una inflamación local conocida como tumores de Calabar. La enfermedad se adquiere en África por la picadura de una mosca.

lobectomía (lobectomy), técnica quirúrgica torácica en la que se escinde un lóbulo pulmonar, realizada para extirpar un tumor maligno o un tumor benigno de gran tamaño, para tratar bronquiectasias incontroladas, traumatismos con hemorragia o tuberculosis intratable.

lobotomía (lobotomy), técnica neuroquirúrgica (craniotomía) en la que se seccionan las fibras nerviosas del haz de sustancia blanca del lóbulo frontal del cerebro para interrumpir la transmisión de diversas respuestas afectivas. Entre las indicaciones de la intervención se encuentran la depresión grave intratable y el dolor. Se realiza muy rara vez, pues tiene muchos efectos impredecibles e indeseables, como cambio de personalidad, agresión, conducta socialmente inaceptable, incontinencia, apatía y falta de consideración hacia otros.

lobotomía prefrontal (prefrontal lobotomy), intervención quirúrgica en la que se seccionan las fibras de conexión entre los lóbulos frontales del cerebro y el tálamo. Antiguamente era un procedimiento aceptado para el tratamiento de la esquizofrenia en pacientes con un comportamiento incontrolable o destructivo.

lobulado (lobate), organizado en lóbulos o divisiones redondeadas.

lobulillo (lobule), lóbulo de pequeño tamaño, como la parte péndula blanda del oído externo.

lóbulo (lobe), **1.** proyección redondeada de cualquier estructura. **2.** parte de cualquier órgano, delimitada por surcos, fisuras o tejido conjuntivo, como los lóbulos del cerebro, hígado o pulmón.

lóbulo ácigos (azygous lobe), anomalía congénita del pulmón causada por un pliegue de tejido pleural arrastrado por la vena ácigos en su descenso hacia el tórax durante el desarrollo embrionario. Esto da lugar a la aparición de un lóbulo extranumerario en la parte superior del pulmón derecho.

lóbulo caudado del hígado (caudate lobe of the liver), parte del lóbulo derecho del hígado situada cerca de la vena cava.

lóbulo central (central lobe), uno de los lóbulos que constituyen cada hemisferio cerebral, situado en las profundidades de la cisura lateral. El lóbulo central sólo puede verse si se aparta o se corta uno de los labios de la cisura.

lóbulo de la oreja (lobe of ear), porción inferior de la oreja que no contiene cartílago.

lóbulo frontal (frontal lobe), el mayor de los cinco lóbulos que constituyen cada uno de los hemisferios cerebrales. Se sitúa por debajo del hueso frontal y ocupa la parte externa, interna e inferior de cada hemisferio, extendiéndose por detrás hacia la cisura de Rolando y por debajo hasta la cisura de Silvio. Es responsable del control voluntario de la mayor parte de los músculos esqueléticos. Influye de forma significativa en la personalidad y se relaciona con actividades intelectuales superiores, tales como la planificación, la evaluación o la conceptualización.

lóbulo límbico (limbic lobe), margen de los hemisferios cerebrales en su cara interna. Forma un anillo de tejido nervioso alrededor del hipotálamo y de algunos núcleos.

lóbulo occipital (occipital lobe), uno de los cinco lóbulos de cada hemisferio cerebral, que ocupa una porción piramidal relativamente pequeña en el polo occipital. El lóbulo occipital se encuentra por debajo del hueso occipital y presenta una superficie interna, una externa y una inferior.

lóbulo olfatorio (olfactory lobe), estructura relacionada con el sentido del olfato de algunos animales inferiores. En los hemisferios cerebrales humanos aparecen vestigios de este tejido.

lóbulo parietal (parietal lobe), región de cada hemisferio cerebral que ocupa las superficies lateral e interna cubiertas por el hueso parietal. En la superficie lateral de cada hemisferio el lóbulo parietal está separado del lóbulo frontal por la cisura de Rolando, y del lóbulo temporal por una línea imaginaria que se extiende desde la rama posterior de la cisura de Silvio hasta el polo occipital. Está implicado en los mecanismos del lenguaje y en las funciones de la sensibilidad general.

lóbulo temporal (temporal lobe), región lateral del cerebro situada por debajo de la cisura de Silvio. En el interior del lóbulo temporal se encuentra el centro olfativo y algunas áreas de asociación de la memoria y aprendizaje.

lóbulos cerebrales (cerebral lobes), áreas bien definidas de la corteza cerebral, delimitadas por cisuras, surcos y líneas arbitrarias; incluyen los lóbulos frontal, temporal, parietal y occipital.

lóbulos hepáticos (hepatic lobes), cada una de las partes principales en las que se divide el hígado, esto es, los lóbulos caudado, cuadrado, izquierdo y derecho.

lóbulos laterales del tiroides (lateral lobes of thyroid gland), lóbulos derecho e izquierdo de la muy vascularizada glándula tiroides, situada en la cara anterior del cuello. Los dos lóbulos poseen forma cónica, y se sitúan uno a cada lado, están unidos a la laringe y se hallan conectados entre sí mediante un istmo estrecho.

local (local), **1.** relativo a una pequeña zona circunscrita del cuerpo. **2.** relativo a un fármaco aplicado localmente.

localización (localization), **1.** designación del sitio de una lesión o de un órgano. **2.** determinación del sitio de una función biológica. **3.** asignación de posición a un objeto detectado radiológicamente.

localización cerebral (cerebral localization), **1.** determinación de las diversas áreas de la corteza cerebral asociadas con funciones específicas. **2.** diagnóstico de una afección cerebral, a través del análisis de los signos manifestados por el paciente, para determinar el área del cerebro afectada.

localización táctil (tactile localization), capacidad para identificar, sin mirar, el punto exacto del cuerpo en el que se aplica un estímulo táctil. La prueba de localización se aplica en las pruebas de evaluación de la sensibilidad.

localizador (locant), número o letra de código que localiza la posición de un átomo, radical o compuesto en la estructura de una molécula más compleja.

L

loción (lotion), preparado líquido que se aplica externamente para proteger la piel o para tratar procesos dermatológicos.

locomoción (locomotion), movimiento o habilidad para variar de posición.

locomotor (locomotor), perteneciente o relativo a la locomoción.

loculación (loculation), presencia de numerosos pequeños espacios o cavidades.

loculado (loculate), dividido en pequeños espacios o cavidades.

lóculo (loculus), cámara, bolsa o cavidad de pequeño tamaño, como la que existe en el interior de un pólipo.

locura (insanity), *coloquial,* término usado más en asuntos legales o sociales que médicos. Se refiere a aquellas enfermedades mentales de naturaleza grave o incapacitante, de tal forma que interfieren con las capacidades o funciones dentro de los límites legales de la sociedad y en el mantenimiento de las actividades normales de la vida diaria.

locus (locus), lugar o posición determinado, como el locus de un determinado gen o cromosoma.

locus ceruleus (locus ceruleus), grupo constituido por varios miles de neuronas muy pigmentadas que se encuentra en el suelo del cuarto ventrículo. Forma parte de la vía noradrenérgica principal del sistema nervioso central.

locus de histocompatibilidad (histocompatibility locus), grupo de posiciones en un cromosoma ocupadas por un complejo de genes que gobiernan a varios antígenos tisulares.

lodoxamida (lodoxamide), estabilizador de las células cebadas que inhibe la hipersensibilidad inmediata aplicada tópicamente en el ojo para el tratamiento de la conjuntivitis, queratitis o queratoconjuntivitis inducidas por un alergeno.

logopeda (speech-language pathologist [SLP]), individuo con formación profesional de graduado en comunicación humana, su desarrollo y sus trastornos. Este especialista puede medir y evaluar las capacidades lingüísticas, los procesos auditivos y la producción de lenguaje, realizar el tratamiento clínico de niños y adultos con trastornos del lenguaje, del habla y de la audición y aplicar métodos de investigación para el estudio de los procesos de comunicación.

logopedia (speech-language pathology), **1.** estudio de las anomalías del habla o del lenguaje. **2.** diagnóstico y tratamiento de las anomalías del lenguaje por parte de un logopeda o de un logoterapeuta.

logoterapia (logotherapy), modalidad terapéutica basada en la aplicación de la psicología humanista y existencialista con el fin de ayudar al paciente a encontrar el significado y objetivo de su vida y de sus propias experiencias vitales.

lomefloxacino (lomefloxacin), antibiótico de amplio espectro eficaz en el tratamiento frente a una amplia gama de organismos gramnegativos y grampositivos.

lomefloxacino, clorhidrato (lomefloxacin hydrochloride), clorhidrato del lomefloxacino, administrada oralmente en el tratamiento de bronquitis y en el tratamiento y prevención de infecciones urinarias.

lomo (loin), región corporal situada a cada lado de la columna vertebral, entre las costillas falsas y los huesos de la cadera.

lomustina (lomustine), fármaco antineoplásico alquilante. Está indicado en diversas enfermedades neoplásicas malignas, como tumores cerebrales y enfermedad de Hodgkin.

longevidad (longevity), número de años que una persona de una determinada edad puede esperar seguir viviendo. Se determina mediante tablas estadísticas basadas en las tasas de mortalidad de diferentes grupos de población.

longissimus (longissimus), término general que denota una estructura larga, como un músculo.

longitud de arcada disponible (available arch length), longitud o espacio dentro de una arcada dental que se halla disponible para alojar todos los dientes propios de un sujeto.

longitud de la arcada (arch length), distancia desde el punto distal del diente más posterior en un lado, bien sea del maxilar superior o inferior, al mismo punto del otro lado, que generalmente se mide mediante los puntos de contacto existentes entre los dientes adyacentes.

longitud de onda (wavelength), distancia entre un determinado punto en un ciclo de ondas y el punto correspondiente en el siguiente ciclo sucesivo de ondas.

longitud necesaria de arcada (required arch length), suma de la anchura mesiodistal de todos los dientes naturales de la arcada dentaria. Representa la mínima longitud que puede albergar todos los dientes en la arcada.

longitud vértice-nalgas (crown-rump length), longitud de un embrión, feto o recién nacido, medida desde el vértice de la cabeza hasta la parte más sobresaliente de las nalgas.

longitud vértice-talón (crown-heel length), longitud de un embrión, feto o recién nacido, medida desde el vértice de la cabeza hasta los talones.

longitudinal (longitudinal), **1.** medida en la dirección del eje mayor de un objeto, cuerpo u órgano, como el arco longitudinal del pie. **2.** estudio científico que se lleva a cabo en un período de tiempo prolongado.

lopinavir (lopinavir), inhibidor de la proteasa del VIH, antivírico utilizado en combinación con ritonavir en el tratamiento de la infección por el VIH.

loquios (lochia), secreción vaginal que aparece después del parto. Durante los 3 o 4 días que siguen al parto los loquios son rojos *(lochia rubra)* y están compuestos por sangre, decidua endometrial, lanugo, vérnix y, a veces, meconio fetal, y tienen un olor a sangre. Después del tercer día disminuye la cantidad de sangre, la zona de implantación de la placenta exuda un material seroso, eritrocitos, moco cervical, linfa y microorganismos de la capa superficial, pasando a llamarse *lochia serosa.* En los próximos 10 a 14 días aparecen las bacterias en gran número, junto a material mucinoso de la decidua y células epiteliales, lo que hace que los loquios sean de color amarillento *(lochia alba).* Estos pueden persistir durante 3 a 6 semanas del posparto.

loratadina (loratadine), antihistamínico no sedante (antagonista del receptor H_1) utilizado en el tratamiento de la rinitis alérgica y de la urticaria idiopática crónica y como tratamiento adyuvante en el asma.

lorazepam (lorazepam), tranquilizante benzodiazepínico. Está indicado en el tratamiento de la ansiedad, tensión nerviosa e insomnio y administrado por vía intravenosa para abortar el estado epiléptico y para la preanestesia.

lordoescoliosis (lordoscoliosis), combinación de lordosis y escoliosis.

lordosis (lordosis), curvatura anómala en forma de concavidad anterior en la parte lumbar de la espalda.

lordosis cervical (cervical lordosis), curvatura cóncava en sentido dorsal de la columna vertebral cervical observada de lado.

lordosis lumbar (lumbar lordosis), la curvatura dorsal cóncava de la columna vertebral lumbar cuando se ve desde un lado.

losartán (losartan), fármaco antihipertensivo. Se utiliza solo o en combinación con otros fármacos para el tratamiento de la hipertensión.

loteprednol (loteprednol), corticoide aplicado tópicamente en la conjuntiva en el tratamiento de la conjuntivitis alérgica estacional, inflamación postoperatoria y trastornos oculares inflamatorios.

loxapina (loxapine), fármaco tranquilizante. Está indicado en el tratamiento de la esquizofrenia.

Loxosceles *(Loxosceles),* género de arañas de seis ojos, algunas de las cuales tienen mordeduras venenosas.

LPART (TRALI), siglas de **lesión pulmonar aguda relacionada con transfusión.**

LPD (PDL), siglas de **ligamento periodontal.**

LPD (DPL), siglas de **lavado peritoneal diagnóstico.**

LPL (LPL), siglas de **lipoproteína lipasa.**

lpm (BPM), abreviatura de **latidos por minuto.**

lpm (lpm), abreviatura de *litros por minuto.*

Lr (Lr), símbolo del **lawrencio.**

LSD (LSD), siglas de *dietilamida del ácido lisérgico.*

LSD (RUL), siglas de **lóbulo superior derecho del pulmón.**

LSF (LSF), siglas de **función de dispersión de la línea.**

LSI (LUL), siglas de *lóbulo superior izquierdo del pulmón.*

LSP (PBL), siglas de **linfocitos de sangre periférica.**

LTB (LTB), siglas de **laringotraqueobronquitis.**

LTF (TDD), siglas de **liberación transdérmica de fármacos.**

LTH (LTH), siglas de *hormona luteotrópica.*

L-Trp (L-Trp), siglas de *L-triptófano.*

Lu (Lu), símbolo del **lutecio.**

lub-dup (lubb-dupp), onomatopeya utilizada para representar el primer y segundo sonidos cardíacos a la auscultación; el primero es más largo y de menor tono que el segundo.

lubiprostona (lubiprostone), agente GI misceláneo utilizado en el tratamiento del estreñimiento idiopático crónico.

lubricación exudativa (weeping lubrication), forma de lubricación hidrostática en la cual el líquido intersticial del cartílago articular hidratado fluye hacia su superficie cuando se aplica una carga.

lubricación limitante (boundary lubrication), fina capa de moléculas que reviste cada superficie articular de una articulación de carga para facilitar la acción deslizante de las superficies óseas opuestas.

lubricación por capa de presión (squeeze-film lubrication), exudado de líquido del cartílago de las articulaciones, que forma una película en el área transitoria de contacto.

lubricante (lubricant), líquido, linimento u otro agente capaz de disminuir la fricción y conseguir una superficie más deslizante.

lubricante vaginal (vaginal lubricant), pomada o crema utilizada para reducir la fricción en la vagina.

lucha (bucking), **1.** náuseas o tos. **2.** resistencia involuntaria a la ventilación con presión positiva en el paciente con un tubo endotraqueal.

lucidez (lucidity), claridad mental, perceptiva o inteligibilidad.

lúcido (lucid), claro, racional, que se puede entender.

lucífugo (lucifugal), repelido por la luz brillante.

lucípeto (lucipetal), atraído por la luz brillante.

lugar (spot), (en psicoterapia) pequeño quantum de espacio que se convierte en objeto territorial y extensión de la conducta puntual.

lugar de infección (locus of infection), lugar del organismo en el que se origina una infección.

lugar de inserción (insertion site), punto de la vena a través del cual se introduce una aguja o un catéter.

lugar de reconocimiento (recognition site), lugar de un ácido nucleico o una proteína en el cual se une un ligando específico.

lugar de unión (binding site), lugar en la superficie de una célula o de una molécula donde se fijan otros fragmentos celulares o moléculas para iniciar una acción química o fisiológica.

lumbago (lumbago), dolor en la región lumbar producido por una distensión muscular, artritis reumatoide, artrosis o hernia de disco intervertebral. El lumbago isquémico, caracterizado por dolor en la parte inferior de la espalda y glúteos, está producido por insuficiencia vascular, como ocurre en la oclusión de la aorta terminal.

lumbago isquémico (ischemic lumbago), dolor en la parte inferior de la espalda y las nalgas, producido por insuficiencia vascular, como en la oclusión de la aorta abdominal.

lumbalgia (low back pain [LBP]), dolor local o referido a la parte inferior de la columna vertebral que surge como consecuencia de un esfuerzo, una torsión corporal, artrosis, espondilitis anquilosante, neoplasia o hernia de disco intervertebral. Es un síntoma muy frecuente y generalmente se asocia con una mala postura, obesidad, tirón de la musculatura abdominal, períodos prolongados de sedestación o alteraciones de la mecánica corporal

lumbar (lumbar), perteneciente o relativo a la parte del cuerpo situada entre el tórax y la pelvis.

lumbocostal (lumbocostal), relativo a la región lumbar y a las costillas.

lumbosacro (lumbosacral), relativo a las vértebras lumbares y al sacro.

lumen (lumen), unidad de flujo luminoso equivalente al flujo que emite una fuente puntual de una candela de intensidad por unidad de ángulo.

luminancia (luminance), luminosidad de una fuente emisora de luz.

luminífero (luminiferous), relativo a los medios que transmiten la luz.

luminiscencia (luminescence), **1.** emisión de luz por un material después de excitarlo con algún estímulo. **2.** emisión de luz en una pantalla de intensificación fosforescente tras una exposición a rayos X.

luminóforo (luminophore), **1.** compuesto orgánico o agrupación química que emite luz. **2.** sustancia que emite luz cuando es iluminada.

lunar (mole), *informal,* nevo pigmentado.

lunar (patch), mancha pequeña en la superficie de un tejido que se diferencia del área circundante en el color o en la textura o en ambas características pero no está elevada por encima del resto de la superficie del área.

lunar (lunar), en forma de luna.

lúnula (lunula), estructura semilunar, como la zona pálida en forma de media luna de la base de las uñas de dedos de manos y pies.

lupa (loupe), lente de aumento montada en un soporte para la cabeza, que se emplea para examinar los ojos.

lupa corneal (corneal loupe), (en oftalmología) lupa diseñada especialmente para examinar la córnea.

lupiculitis (corditis), inflamación del cordón espermático, que se acompaña de dolor testicular, por lo general producida por una infección de origen uretral o por un tumor, un hidrocele o un varicocele.

lupoide (lupoid), que se asemeja al lupus eritematoso sistémico.

lúpulo (hops), hierba perenne que se utiliza como un saborizante (p. ej., cerveza), sedante leve, diurético y antibiótico débil. También se utiliza para mejorar el apetito y en el tratamiento del insomnio, hiperactividad, dolor, fiebre e ictericia. Puede ser eficaz contra la agitación; no se dispone de datos suficientes sobre su eficacia para otras indicaciones.

lupus (lupus), *no técnico*, lupus eritematoso.

lupus eritematoso cutáneo (cutaneous lupus erythematosus), uno de los dos tipos principales de lupus eritematoso. Puede afectar sólo a la piel o anteceder a la afectación de otros sistemas corporales. Existen formas crónicas (lupus eritematoso discoide), subagudas (LES) o agudas (caracterizadas por erupción edematosa y eritematosa aguda, a menudo con exacerbaciones sistémicas).

lupus eritematoso discoide (LED) (discoid lupus erythematosus [DLE]), enfermedad crónica recurrente, principalmente de la piel, caracterizada por máculas rojas cubiertas de escamas que se extienden a los folículos. Las lesiones se distribuyen típicamente por la cara, aunque también se presentan en otras partes del cuerpo. Tras la curación, las lesiones a menudo dejan escaras atróficas, hiperpigmentadas o hipopigmentadas. Si se ven afectadas áreas con pelo puede registrarse alopecia.

lupus eritematoso perniótico (chilblain lupus erythematosus), forma de lupus eritematoso discoide agravado por el frío, en el que aparecen lesiones, que inicialmente son similares a sabañones, consistentes en pequeñas áreas nodulares enrojecidas y endurecidas en las zonas expuestas del cuerpo, en especial en los nudillos de los dedos.

lupus eritematoso sistémico (LES) (systemic lupus erythematosus [SLE]), enfermedad inflamatoria crónica que afecta a muchos sistemas orgánicos. Es un ejemplo de enfermedad del colágeno. Entre las características fisiopatológicas de la enfermedad se incluyen vasculitis grave, afectación renal y lesiones en la piel y sistema nervioso. La manifestación inicial suele ser la artritis. En las fases iniciales de la enfermedad también se suele observar un exantema eritematoso (exantema en mariposa) sobre la nariz y eminencias malares, debilidad, fatiga y pérdida de peso. Puede aparecer fotosensibilidad, fiebre, lesión cutánea en el cuello y alopecia en las zonas en que las lesiones cruzan la línea del pelo. Las lesiones dérmicas se pueden extender hasta las mucosas y otros tejidos del cuerpo. No se ulceran pero pueden dejar secuelas en los tejidos afectados. Dependiendo de los órganos afectados, el paciente también puede presentar glomerulonefritis, pleuritis, pericarditis, peritonitis, neuritis o anemia. La insuficiencia renal aguda y los trastornos neurológicos se encuentran entre las manifestaciones más graves de la enfermedad. La causa primaria de la patología no se ha establecido, aunque se han propuesto como posibles etiologías la infección vírica y la disfunción del sistema inmunitario. El diagnóstico de LES se determina en función de hallazgos subjetivos y objetivos, basándose en la exploración física y las pruebas de laboratorio. En muchos casos, el LES se controla con medicación a base de corticoides sistémicos. La asistencia y el tratamiento varían en virtud de la gravedad y la naturaleza de la enfermedad y de cuáles son los sistemas fisiológicos afectados. Deben evitarse la fatiga y el estrés y se han de proteger todas las superficies corporales de la luz solar directa. Como en otras enfermedades caracterizadas por remisiones y exacerbaciones crónicas de muchos de los síntomas, el paciente suele requerir un sólido apoyo emocional y psicológico.

lupus pernio (lupus pernio), forma cutánea de sarcoidosis, caracterizada por placas brillantes lisas en la cara, dedos de las manos y de los pies que se parece clínicamente a un sabañón.

lupus vulgar (lupus vulgaris), forma rara de tuberculosis cutánea en la que se ulceran zonas de la piel, curan lentamente y dejan un tejido cicatricial profundo. La enfermedad no tiene relación con el lupus eritematoso.

lusus naturae (lusus naturae), anomalía congénita, trastorno teratogénico.

lutecio (Lu) (lutetium [Lu]), elemento metálico del grupo de las tierras raras. Su número atómico es 71; su peso atómico, 174,97.

luteína (lutein), pigmento carotenoide amarillo-rojizo, cristalino, que se encuentra en las plantas ricas en carotenos y clorofilas.

luteinización (luteinization), formación del cuerpo lúteo en un folículo del ovario donde se acaba de liberar un óvulo. Consiste en la hipertrofia de las células foliculares luteínicas y el desarrollo de vasos sanguíneos y tejido conjuntivo in situ.

luten (lute), **1.** sustancia como el cemento, la cera, o la arcilla que cubre una superficie o área particular para uniformizarla. **2.** recubrir o sellar con dicha sustancia.

lúteo (luteal), perteneciente o relativo al cuerpo lúteo, a su función o a sus efectos.

luteoma (luteoma), **1.** tumor de las células de la granulosa o de la teca, cuyas células recuerdan a las del cuerpo lúteo. **2.** hiperplasia nodular uni o bilateral de las células luteínicas del ovario, que en ocasiones se desarrolla durante el último trimestre del embarazo.

lux (lux [lx]), unidad de iluminación equivalente a un lumen por metro cuadrado de superficie cuando se mide en ángulo recto con la dirección de la luz.

luxación (dislocation, luxation), desplazamiento de cualquier parte del cuerpo de su posición normal, y en particular el de un hueso de su cavidad articular normal.

luxación abierta (open dislocation), luxación que se acompaña de una herida en la piel.

luxación antigua (old dislocation), luxación en la que se han producido cambios inflamatorios.

luxación cerrada (closed dislocation), luxación que no va acompañada de rotura de la piel que cubre la articulación.

luxación completa (complete dislocation), luxación en la cual las superficies articulares de la articulación están completamente separadas.

luxación complicada (complicated dislocation), luxación complicada por lesión de otros tejidos.

luxación compuesta (compound dislocation), luxación en la que existe rotura de la piel sobre la articulación afectada.

luxación congénita de cadera (LCC) (congenital dislocation of the hip [CDH]), defecto congénito ortopédico en el que la cabeza del fémur no se articula con el acetábulo como consecuencia de la disminución de la profundidad de la cavidad acetabular.

luxación de la articulación metacarpofalángica (metacarpophalangeal [MCP] joint dislocation), luxación de un dedo, habitualmente con lesión de los tendones y de otras estructuras.

luxación de la cadera (dislocation of the hip), desplazamiento de la cabeza femoral fuera de la articulación de la cadera, habitualmente acompañado de dolor, edema, rigidez, acortamiento de la pierna y pérdida de función. Puede ser congénita o adquirida.

luxación de la clavícula (dislocation of the clavicle), desplazamiento de la clavícula. Se puede producir en el extremo esternal o en el acromial o escapular.

luxación de la rodilla (dislocation of the knee), desplazamiento de uno de los huesos de la articulación de la rodilla.

luxación de Nélaton (Nélaton's dislocation), [Auguste Nélaton, cirujano francés, 1807-1873], luxación del tobillo en la cual los extremos distales de la tibia y el peroné están separados y el astrágalo está desplazado hacia arriba entre ambos huesos.

luxación de un dedo del pie (dislocation of the toe), desplazamiento de un hueso metatarsiano de su articulación.

luxación del dedo (dislocation of the finger), desplazamiento de un dedo en una articulación, debido a un traumatismo. En ausencia de una fractura acompañante, generalmente es posible reducir un dedo de la mano luxado fijando la mano por la muñeca y manipulando el hueso luxado hasta su colocación.

luxación del hombro (dislocation of the shoulder), cualquiera de las diversas clases de desplazamiento de la articulación del hombro, como la desorganización de la articulación acromial y la separación y luxación de la articulación glenohumeral con desplazamiento anterior e inferior de la cabeza humeral.

luxación divergente (divergent dislocation), desplazamiento temporal de dos huesos, como el radio y el cúbito.

luxación incompleta (incomplete dislocation), separación parcial anormal de las superficies articulares de una articulación.

luxación mandibular (dislocation of the jaw), desplazamiento de la mandíbula que puede ser unilateral o bilateral, como resultado de un golpe, una caída o un bostezo. La mandíbula quedará fija en posición abierta.

luxación parcial (partial dislocation), separación parcial anormal de la superficie de una articulación.

luxación recidivante (habitual dislocation), luxación que recurre repetidamente tras la reducción.

luxación simple (simple dislocation), luxación sin herida penetrante.

luxación traumática (traumatic dislocation), luxación producida por una lesión.

luz (light), **1.** radiación electromagnética con un rango de longitud de onda y frecuencia que estimula las células receptoras visuales de la retina, produciendo impulsos nerviosos que se perciben como visión. **2.** radiación electromagnética con longitudes de onda más cortas que la luz ultravioleta y más largas que la infrarroja (el rango de la luz visible suele oscilar entre 400 y 800 nm).

luz (lumen), cavidad o conducto dentro de un órgano o estructura corporal.

luz difusa[1] (diffused light), luz cuya fuente precisa no puede visualizarse cuando aumenta el área aparente de esa fuente.

luz difusa[2] (stray light), energía radiante que llega a un fotodetector y que consta de longitudes de onda diferentes a las definidas por el filtro o monocromator.

luz polarizada (polarized light), luz que se propaga de modo que las ondas de la radiación se desplazan en una sola dirección en el plano de vibración y no de forma aleatoria.

luz transmitida (transmitted light), luz que se ha transmitido a través de un medio transparente.

luz venosa (vein lumen), conducto central a través del cual discurre el flujo de sangre en una vena.

luz visible (visible light), radiación del espectro electromagnético que es visible para el ojo humano.

lx (lx), abreviatura de **lux.**

Lys (Lys), abreviatura de **lisina.**

M

m (m), **1.** abreviatura de **metro. 2.** abreviatura de **mili-. 3.** símbolo de **músculo. 4.** abreviatura de *mínimo.*

m (m), **1.** abreviatura de **masa. 2.** abreviatura de molal.

M (M), **1.** abreviatura de ***mega*. 2.** abreviatura de **molar. 3.** abreviatura de *metástasis a distancia* en el sistema TNM (tumor, nódulos, metástasis) de estadificación de enfermedades neoplásicas malignas.

M (M), símbolo de *molar.*

M.A. (M.A.), siglas del grado de *Master of Arts.*

mA (mA), abreviatura de **miliamperio.**

MAA (MAA), siglas en inglés de **ácido metacrílico.**

Maass, Clara [enfermera norteamericana (1876-1901)], voluntaria en el servicio militar al comienzo de la guerra entre España y EE.UU. Trabajó en el campo de batalla, donde los soldados morían de fiebre amarilla. Después se presentó voluntaria para ir a La Habana y participar en los experimentos para determinar la causa de dicha enfermedad. Fue picada por un mosquito y murió 10 días después de fiebre amarilla. Fue una de las primeras enfermeras en ser introducida en el *Hall of Fame* de la *American Nurses Association.*

MAC awake (MAC awake), dosis de un anestésico por inhalación a la cual el 50% de los pacientes serían capaces de responder a una orden verbal (tal como: «abra los ojos»). Sólo se aplica para agentes suministrados por inhalación, y se ve afectada por factores como requerimientos añadidos, edad, hipotermia y administración de sedantes.

Mace (Mace), marca registrada de un lacrimógeno químico. El nombre es un acrónimo formado por las letras de *me*tilcloroformo-2-cloro*ace*tofenona, que se dispersa desde un contenedor a presión para inmovilizar a un atacante.

maceración (maceration), reblandecimiento y fragmentación de la piel por la exposición prolongada a la humedad.

macerar (macerate), ablandar algo sólido humedeciéndolo.

machismo (machismo), (en psicología) concepto del hombre que incluye tanto los rasgos de valor deseables culturalmente como las conductas disfuncionales de bebedor importante, seductor y de malos tratos de la pareja.

macis (mace), cáscara fibrosa roja que contiene aceite del fruto de la nuez moscada. Desecada y molida se emplea como especia aromática y olorosa.

Macleod, John J. [fisiólogo escocés, 1876-1935], galardonado en 1923, junto con Sir Frederick G. Banting, con el Premio Nobel de Medicina y Fisiología por su descubrimiento de la insulina.

macroadenoma (macroadenoma), tumor glandular con un diámetro mayor de 10 mm.

macroamilasa (macroamylase), forma de la amilasa sérica en la cual la enzima está unida a una globulina. Como el complejo resultante es demasiado grande para el aclaramiento renal, los niveles de amilasa plasmática están aumentados. El nivel elevado de amilasa puede no ser dañino, pero puede ser diagnóstico de otros trastornos, como pancreatitis o enfermedad del tracto biliar.

macroamilasemia (macroamylasemia), presencia de macroamilasa en la sangre.

macrobiosis (macrobiosis), vida prolongada.

macroblefaria (macroblepharia), trastorno en el que se tienen unos párpados excesivamente grandes.

macrocefalia (macrocephaly), anomalía congénita caracterizada por un tamaño excesivo de la cabeza y del cerebro con relación al resto del cuerpo, existiendo cierto grado de retraso mental y del crecimiento.

macrocítico (macrocytic), (de una célula), mayor de lo habitual, como los eritrocitos de la anemia macrocítica.

macrocito (macrocyte), eritrocito maduro de tamaño excesivamente grande, que supera generalmente 9 μm de diámetro y aparece sobre todo en la anemia megaloblástica.

macrocitosis (macrocytosis), proliferación anómala de macrocitos en la sangre periférica.

macrodesgarro (macrotear), daño importante en los tejidos blandos causado por un traumatismo agudo.

macroelemento (macroelement), elemento químico necesario en cantidades relativamente grandes para los procesos fisiológicos normales del organismo. Entre ellos se encuentran: carbono, hidrógeno, oxígeno, nitrógeno, potasio, sodio, calcio, cloro, magnesio, fósforo y azufre.

macroencefalia (macrencephaly), anomalía congénita caracterizada por un tamaño excesivamente grande del encéfalo.

macrófago (macrophage), células fagocíticas del sistema reticuloendotelial, como las células de Kupffer del hígado, los esplenocitos del bazo y los histiocitos del tejido conjuntivo laxo.

macrófago alveolar (alveolar macrophage), célula del sistema reticuloendotelial de los pulmones que actúa fagocitando y digiriendo los materiales extraños que llegan a los alveolos por inhalación.

macrófago fijo (fixed macrophage), fagocito mononuclear inmóvil presente en el tejido conjuntivo, los senos hepáticos, el bazo, los ganglios linfáticos y la médula ósea.

macrófago libre (free macrophage), macrófago móvil que deriva de un monocito. Responde a estímulos quimiotácticos y migra desde los vasos sanguíneos a los espacios tisulares.

macrófago tisular (tissue macrophage), célula fagocitaria grande, móvil, que deriva de los monocitos. Estas células se vuelven móviles cuando son estimuladas por la inflamación, emigrando hacia el área afectada.

macrogameto (macrogamete), gameto femenino grande, inmóvil, de ciertas talofitas y esporozoos, en concreto *Plasmodium,* el parásito del paludismo.

macrogametocito (macrogametocyte), merozoíto agrandado que sufre meiosis para formar un gameto femenino maduro durante la fase sexual del ciclo vital de ciertas talofitas y esporozoos, como *Plasmodium,* el parásito del paludismo.

macrogenitosomía (macrogenitosomia), trastorno congénito en el que los genitales son anómalos por un exceso de andrógenos durante el desarrollo fetal. Se caracteriza, en los niños, por unos genitales externos grandes, y en las niñas por un seudohermafroditismo.

macroglobulina (macroglobulin), proteína sérica globular con una masa molecular superior a 400 KDa, como la α_2-macroglobulina inhibidora de proteasas.

macroglobulinas totales (total macroglobulins), macroglobulinas pesadas del suero que están elevadas en varias enfermedades, como el cáncer y las infecciones.

macroglobulinemia (macroglobulinemia), forma de gammapatía monoclonal en la que existe una hiperproducción de una inmunoglobulina de gran tamaño (IgM) por clones de células plasmáticas B como respuesta a una señal antigénica.

macroglosia (macroglossia), anomalía congénita caracterizada por una lengua excesivamente grande, que se observa en algunos síndromes congénitos, como el síndrome de Down.

macrognatia (macrognathia), crecimiento anómalo de la mandíbula.

macrogotero (macrodrip), (en fluidoterapia intravenosa) aparato que se utiliza para suministrar cantidades medidas de soluciones i.v. a velocidades de flujo específicas, basándose en el tamaño de las gotas de la solución. El tamaño de las gotas es controlado por el diámetro fijo del tubo plástico del sistema.

macromastia gravídica (gravida macromastia), hiperdesarrollo de las mamas durante el embarazo.

macromolécula (macromolecule), molécula de tamaño coloidal, como las proteínas, ácidos nucleicos o polisacáridos.

macronúcleo (macronucleus), **1.** núcleo grande que ocupa una porción relativamente grande de la célula. **2.** (en protozoos) el mayor de los dos núcleos de cada célula, que gobierna el metabolismo y el crecimiento celular.

macronutriente (macronutrient), nutriente que el cuerpo necesita en cantidades importantes, como los carbohidratos, proteínas, grasas y agua.

macroovalocito (macroovalocyte), eritrocito ovalado aumentado de tamaño que se observa en la anemia megaloblástica.

macropene (macropenis), tamaño anómalamente grande del pene.

macroprolactinoma (macroprolactinoma), tumor hipofisario secretor de prolactina mayor de 10 mm de diámetro que segrega niveles de prolactina sérica mayores de 500 ng/ml. El tratamiento con bromocriptina tiene una cierta utilidad para reducir el tamaño tumoral antes de la cirugía. Está indicado realizar una monitorización frecuente (de por vida) del estado endocrino después del tratamiento.

macropsia (macropsia), alucinación en la que los objetos parecen de mayor tamaño del que realmente poseen. Puede estar relacionada con una actividad comicial, una anomalía retiniana o migraña.

macroscópico (macroscopic), suficientemente grande para poder ser examinado a simple vista.

macroshock (macroshock), shock producido por una corriente eléctrica de un miliamperio (mA) o mayor. Las corrientes de 1 a 15 mA producen una sensación de hormigueo y algo de contracción muscular, las de 15 a 100 mA pueden causar un shock doloroso, las de 100 a 200 mA pueden causar fibrilación cardíaca o parada respiratoria, y las superiores a 200 mA pueden producir quemaduras rápidas y destrucción de tejido.

macrosis (macrosis), incremento de las dimensiones o del volumen de un objeto.

mácula (macula), pequeña zona pigmentada o mancha que parece separada o diferente del tejido que la rodea.

mácula álbida (macula albidae), pequeñas regiones blanquecinas en las membranas serosas del pericardio, del peritoneo o de la pleura.

mácula atrófica (macula atrophica), estado de atrofia cutánea caracterizado por la aparición de pequeñas manchas blancas brillantes sobre la piel.

mácula cutánea (blotch), coloración de la piel que puede variar en gravedad desde un área de pigmentación a grandes pústulas o ampollas.

mácula del folículo (macula folliculi), mancha sobre la pared del ovario donde un folículo se romperá para liberar un óvulo.

mácula densa (macula densa), engrosamiento de la pared del túbulo distal de la nefrona renal en el punto donde entra en contacto con el glomérulo aferente y en dirección opuesta a las células yuxtaglomerulares. Puede formar parte de un sistema de retroalimentación negativa para el sodio.

mácula lútea (macula lutea), mancha oval amarilla situada en el centro de la retina, a 2 mm del nervio óptico. Contiene una fosa sin vasos y la fóvea central. La visión central de alta agudeza visual se produce cuando se enfoca una imagen directamente sobre la fóvea central de la mácula lútea.

mácula solar (macula solaris), efélide.

maculopatía (maculopathy), forma de degeneración macular que afecta fundamentalmente a la mácula lútea de la retina.

madre de alquiler (surrogate parenting), forma de inseminación artificial en la que una mujer fértil del donante del semen acepta ser inseminada con el semen de un donante y llevar el embarazo a término, momento en el que el producto de la concepción pasa al cuidado de otra mujer. Habitualmente la madre de alquiler recibe una compensación económica por el embarazo.

madre de nacimiento (birth mother), madre biológica o mujer que gesta a un niño. El niño puede haber sido concebido en una madre de alquiler con esperma del padre biológico.

maduración (maturation), **1.** proceso o trastorno por el que se adquiere un desarrollo completo. En los seres humanos es el despliegue de todas las capacidades físicas, emocionales e intelectuales que permiten a una persona actuar con un mayor nivel de competencia y adaptación dentro de su entorno. **2.** fases finales de la formación meiótica de las células germinales, en las que se reduce el número de cromosomas de cada célula al número haploide característico de la especie. **3.** supuración.

maduración física: mujer (physical maturation: female), resultado de enfermería recogido en la Nursing Outcomes Classification (NOC). Se define como los cambios físicos normales que se producen en la mujer en el período de cambio de la infancia a la edad adulta.

maduración física: varón (physical maturation: male), resultado de enfermería recogido en la Nursing Outcomes Classification (NOC). Se define como los cambios físicos normales que se producen en el varón en el período de cambio de la infancia a la edad adulta.

madurar (mature), alcanzar el pleno desarrollo.

madurez (maturity [mat]), **1.** estado de crecimiento y desarrollo completo, considerado normalmente como el período de vida entre la adolescencia y la tercera edad. **2.** fase en la que el organismo es capaz de reproducirse.

madurez orgásmica (orgasmic maturity), madurez fisiológica del sistema reproductor que capacita al individuo para completar el ciclo de respuesta sexual adulto.

maduro (mature), totalmente desarrollado o maduro.

MAEC (BEAM), siglas de **mapa de actividad eléctrica cerebral.**

maestría (mastery), estar al mando o controlar una situación.

magaldrato (magaldrate), antiácido constituido por una combinación de compuestos de magnesio y aluminio que se prescribe en el tratamiento de la hipersensibilidad y las molestias gástricas asociadas a la pirosis o a la acidez gástrica.

magnesemia (magnesemia), presencia de magnesio en la sangre.

magnesio (Mg) (magnesium [Mg]), un elemento mineral de coloración blanquecina plateada. Su número atómico es 12 y su peso atómico es 24,32. El magnesio es el segundo catión más abundante en el líquido intracelular. Es esencial para muchas actividades enzimáticas, así como para la interacción de partículas intracelulares y para la unión de las macromoléculas a los orgánulos subcelulares. También es importante en la transmisión neuroquímica y en la excitabilidad muscular.

magnetización (magnetization), polarización magnética de un material producida por un campo magnético (momento magnético por unidad de volumen).

magnetización transversa (transverse magnetization), el vector de magnetización orientado en un plano perpendicular al campo magnético externo principal en la resonancia magnética.

magnetrón (magnetron), fuente de energía de microondas utilizada en los aceleradores lineales de uso médico para acelerar los electrones hasta energías terapéuticas.

magnificación (magnification), (en psicología) distorsión cognitiva en la que se magnifican los efectos de la propia conducta.

magnificación radiográfica (radiographic magnification), procedimiento radiográfico que se usa para mejorar la visualización de los vasos sanguíneos de pequeño calibre y las estructuras óseas de pequeñas dimensiones. Se consigue incrementando la distancia entre el objeto y el receptor de la imagen radiográfica, o disminuyendo la distancia de la fuente de rayos X al receptor de imágenes.

Mahoney, Mary Eliza [1845-1926], la primera enfermera estadounidense afroamericana. Mahoney ejerció la enfermería privada en la zona de Boston, promoviendo las relaciones entre los grupos y mejorando el papel del personal de enfermería de origen afroamericano en la comunidad. Tras su muerte se estableció la entrega de una medalla con su nombre a los profesionales de la enfermería afroamericanos en reconocimiento a su contribución al desarrollo de la profesión. Se entregó por primera vez en 1936.

MAI (LMA), siglas de *posición fetal mentoanterior izquierda.*

maitake (maitake), producto de herboristería derivado de un hongo originario de Japón. Se utiliza como inmunoestimulante y en el tratamiento de la diabetes, hipertensión, hipercolesterolemia y obesidad. Es probable que sea seguro, pero no se dispone de información fiable sobre su eficacia.

mal (mal), proceso o enfermedad, como el gran mal.

mal de altura (altitude sickness), síndrome asociado con una concentración relativamente baja de oxígeno en la atmósfera, que tiene lugar en las altitudes alcanzadas al escalar montañas o en los aviones despresurizados. Los síntomas de la forma leve de la enfermedad de las alturas son cefalea, dificultad para conciliar el sueño, anorexia, náuseas y vómitos, fatiga, mareo, taquicardia y disnea, sobre todo de esfuerzo. En los casos graves se producen edema pulmonar o cerebral de la altura.

mal de mar (seasickness), una forma de mareo causada por los viajes en barco, oceánicos o marítimos.

mal de Meleda (mal de Meleda), forma autosómica recesiva crónica de la queratodermia palmoplantar, en la que la hiperqueratosis se disemina hasta afectar a las caras dorsales de las manos y los pies, así como a otras zonas del cuerpo, con lesiones cutáneas eritematosas descamativas y malolientes que pueden causar fisuras profundas.

mal de Ondina (Ondine's curse), apnea causada por la pérdida del control automático de la respiración. Este término se refiere a un síndrome que presentan aquellos pacientes con un defecto en la capacidad de respuesta central de los quimiorreceptores al dióxido de carbono. El paciente es capaz de respirar voluntariamente pero tiene hipercapnia e hipoxemia.

mal del aire o aeronausia (air sickness), forma de cinetosis causada por viajar en avión y, en algunos casos, por viajar por tierra en un vehículo elevado.

malabsorción (malabsorption), alteración de la absorción de nutrientes desde el tracto GI. Se produce en la enfermedad celíaca, el esprúe, la disentería, la enfermedad inflamatoria intestinal, la diarrea y otros procesos.

malabsorción de glucosa-galactosa (glucose-galactose malabsorption), trastorno del transporte clínicamente caracterizado por la instauración neonatal de diarrea acuosa, profusa y ácida que provoca una deshidratación grave y el fallecimiento si no se trata; es consecuencia de un defecto selectivo en el transporte intestinal de glucosa y galactosa.

malacia (malacia), **1.** reblandecimiento o esponjamiento patológico de cualquier parte o tejido del cuerpo. **2.** deseo de alimentos condimentados, como mostaza, pimienta o salmuera.

maladaptación (maladaptation), adaptación intrapersonal defectuosa a la tensión o a los cambios.

maladaptado (maladjusted), estado en el que un individuo parece incapaz de mantener de forma eficaz las relaciones necesarias para adaptarse al entorno y muestra irritabilidad, depresión y otros trastornos psicógenos.

malar (malar), relativo o perteneciente a la mejilla o al hueso malar.

Malassezia *(Malassezia),* [Louis C. Malassez, fisiólogo francés, 1842-1910], género de hongos. *M. furfur* produce la tiña versicolor. *M. ovalis* es un organismo no patógeno que se localiza en las zonas sebáceas.

malato de tietilperacina (thiehtylperazine malate), sal malato de la tietilperacina, con algunas acciones y usos como la base.

maleable (malleable), que puede ser presionado, golpeado o forzado por cualquier otro medio para adoptar una forma sin romperse.

maleato de azatadina (azatadine maleate), antihistamínico con efectos antiserotonínicos, anticolinérgicos y sedantes, que se utiliza en el tratamiento de las rinitis alérgicas y de la urticaria crónica.

maleato de bromofeniramina (brompheniramine maleate), fármaco antihistamínico. Se prescribe para el tratamiento de las reacciones alérgicas, como rinitis, reacciones cutáneas y prurito.

maleato de carbinoxamina (carbinoxamine maleate), antihistamínico que forma parte de algunas combinaciones farmacológicas fijas contra el resfriado y la alergia. Se utiliza en el tratamiento de las reacciones alérgicas, como rinitis, reacciones cutáneas y prurito.

maleato de clorfeniramina (chlorpheniramine maleate), antihistamínico. Se utiliza en el tratamiento de diversas reacciones de hipersensibilidad, como rinitis, erupción cutánea y prurito.

maleato de enalapril (enalapril maleate), inhibidor de la enzima convertidora de angiotensina utilizado como antihipertensivo oral. Se prescribe para el tratamiento de la hipertensión o la insuficiencia cardíaca y el la prevención del IM, el accidente cerebrovascular o la muerte cardiovascular.

maleato de ergonovina (ergonovine maleate), alcaloide ergotamínico oxitócico. Se prescribe para contraer el útero en el tratamiento o prevención de la hemorragia posparto o postaborto causada por atonía uterina.

maleato de fluvoxamina (fluvoxamine maleate), fármaco antidepresivo con capacidad de inhibir selectivamente la recaptación de serotonina neuronal. Se utiliza en el tratamiento de trastornos obsesivo-compulsivos del adulto y, fuera de las indicaciones del prospecto, para tratar la depresión y los ataques de pánico en adultos y la ansiedad en niños.

maleato de metilergonovina (methylergonovine maleate), alcaloide ergotamínico sintético. Se prescribe como oxitócico para la prevención o el tratamiento de la atonía uterina, la hemorragia o la subinvolución del útero en el posparto.

maleato de metisergida (methysergide maleate), vasoconstrictor. Se prescribe para el alivio de la cefalea migrañosa.

maleato de tietilperacina (thiehtylperazine maleate), sal maleato de la tietilperacina con las mismas acciones y usos que la base.

maleato de timolol (timolol maleate), bloqueante del receptor betaadrenérgico. Se administra oralmente para el tratamiento de la angina e hipertensión, para reducir la mortalidad después del infarto de miocardio y como profilaxis para la migraña. Se utiliza una preparación oftálmica para el tratamiento del glaucoma, especialmente el glaucoma crónico de ángulo abierto.

maleato de trimipramina (trimipramine maleate), antidepresivo. Se utiliza en el tratamiento de la ansiedad, depresión e insomnio.

maléolo (malleolus), apófisis ósea redondeada, como las protuberancias que existen a cada lado del tobillo.

maléolo externo (external malleolus), prominencia ósea redondeada en ambos lados de la articulación del tobillo.

maléolo medial (medial malleolus), protuberancia redondeada de la tibia que forma la superficie interna de la articulación del tobillo.

malestar general (malaise), sentimiento vago de debilidad o molestias en todo el cuerpo que con frecuencia marca el comienzo de una enfermedad y persiste durante la misma.

malformación (malformation), estructura anómala del organismo.

malformación congénita cianótica (cyanotic congenital defect), cardiopatía congénita que permite la mezcla de sangre insaturada (venosa) con sangre saturada (arterial), produciendo cianosis.

malformación de Arnold-Chiari (Arnold-Chiari malformation), [Julius Arnold, anatomopatólogo alemán, 1835-1915; Hans Chiari, anatomopatólogo francés, 1851-1916], herniación congénita del tronco del encéfalo y de la parte inferior del cerebelo hacia el conducto vertebral cervical a través del agujero magno.

malformación de Chiari (Chiari's malformation), [Hans Chiari, anatomopatólogo austríaco, 1851-1916], anomalía congénita en la que el cerebelo y el bulbo, que está alargado y aplastado, protruyen en el conducto medular a través del foramen magno. Puede acompañarse de hidrocefalia, espina bífida, siringomielia y alteraciones mentales.

maligno (malignant), **1.** que tiende a empeorar o a causar la muerte. **2.** (en la descripción de un cáncer) anaplásico, invasivo y metastásico.

malla gingival (gingival mat), tejido conjuntivo de la encía compuesto por fibras colágenas gruesas, anchas, que fija los dientes a la encía y que la mantiene libre cerca de los dientes.

malnutrición (malnutrition), cualquier trastorno que afecta a la nutrición. Puede ser el resultado de una dieta desequilibrada, insuficiente o excesiva, o de una alteración en la absorción, asimilación o utilización de los alimentos.

malnutrición proteica y energética (MPE) (protein-energy malnutrition [PEM]), estado de consunción resultante de una dieta deficiente en proteínas o energía (calorías) o en ambas. Estas deficiencias representan uno de los problemas más importantes para la infancia en los países del Tercer Mundo.

maloclusión (malocclusion), contacto anómalo de los dientes del maxilar superior con los del maxilar inferior.

malos tratos (abuse), agresión o lesión física o psíquica.

malos tratos a menores (child abuse), malos tratos físicos, sexuales o emocionales practicados a un niño. Los padres con alto riesgo de ejercer malos tratos se caracterizan por presentar necesidades insatisfechas, dificultad para establecer relaciones interpersonales adecuadas, expectativas irreales acerca del niño y falta de experiencia educativa, junto con el hecho frecuente de haber padecido negligencia o malos tratos en su infancia.

malos tratos al anciano (elder abuse), malos tratos declarados, ya sean físicos, psicológicos o materiales, así como violación de los derechos de los ancianos sobre seguridad y cuidados sanitarios adecuados.

malos tratos emocionales (emotional abuse), destrucción de los sentimientos de una persona, que se ve a sí misma como inepta, no querida e inútil.

malos tratos físicos (physical abuse), uno o más episodios de comportamiento agresivo que habitualmente producen lesiones físicas con posibles daños en órganos internos, órganos de los sentidos, en el sistema nervioso central o en el sistema musculoesquelético de otra persona.

malos tratos sexuales (sexual abuse), actos sexuales a los que se ve sometida una persona sin su consentimiento, tales como tocamientos, violación o participación forzada en actividades sexuales antinaturales u otros comportamientos pervertidos.

malposición (malposition), colocación de una parte corporal que está dislocada, mal colocada o es defectuosa, como en el caso de una fractura no tratada.

malpraxis (malpractice), (en derecho) negligencia profesional que es la causa inmediata de un daño o lesión para el paciente, ocasionada por una falta de conocimientos profesionales, experiencia o habilidad que cabría esperar razonablemente en otros profesionales en circunstancias similares, o por un fallo al establecer el tratamiento o el diagnóstico en la aplicación de los conocimientos profesionales, experiencia o habilidad.

malrotación (malrotation), **1.** cualquier rotación anómala de un órgano o parte del cuerpo, como la de la columna o la de un diente. **2.** fallo en la rotación normal del tracto gastrointestinal u otras vísceras durante el desarrollo embrionario.

malta (malt), preparación que se obtiene a partir del grano germinado, por ejemplo cebada, que contiene almidón y proteínas degradadas parcialmente, con propiedades nutritivas y digestivas.

maltitol (maltitol), almidón hidrogenado y parcialmente hidrolizado, que se usa como edulcorante.

mama (breast), glándula mamaria.

mamario (mammary), perteneciente o que se parece a la glándula mamaria.

mamografía (mammography), radiografía de los tejidos blandos de la mama que permite identificar diversos procesos neoplásicos benignos y malignos. La mamografía de rutina reduce del 25 al 35% la mortalidad del cáncer de mama en mujeres asintomáticas de mediana edad.

mamografía de barrido (film screen mammography), técnica radiológica aplicada a la mama en la que se utiliza una placa de emulsión simple especial, con intensificación de los pequeños detalles.

mamografía estereotáxica (stereotaxic mammography), técnica radiográfica que utiliza una imagen tridimensional de la mama para obtener una biopsia por punción de la misma. La imagen tridimensional ayuda a localizar la lesión e introducir la aguja.

mamograma (mammogram), radiografía de los tejidos blandos de la mama.

mamoplastia (mammoplasty), reforma plástica de las mamas, realizada para reducir o levantar mamas voluminosas o péndulas, para aumentar el tamaño de las mamas pequeñas o para reconstruir la mama tras haber extirpado un tumor.

mamoplastia de aumento (augmentation mammoplasty), procedimiento quirúrgico para aumentar de tamaño las mamas.

mamoplastia reconstructiva (reconstructive mammaplasty), reconstrucción de una mama después de una mastectomía.

mamotermografía (mammothermography), técnica diagnóstica en la que se utiliza la termografía para examinar la mama en busca de crecimientos anómalos mediante una sonda sensible al calor que detecta cambios regionales en el flujo de sangre.

mancha (blemish, tache), pigmentación, alteración, defecto o imperfección de la piel.

mancha azul (blue spot), **1.** una de las numerosas manchas azul-grisáceas pequeñas que pueden aparecer cerca de las axilas o alrededor de las ingles de los individuos parasitados por piojos. **2.** mancha de color azul oscuro redondeada u ovalada que aparece como trastorno congénito en la región sacra de algunos niños y que habitualmente desaparece espontáneamente al cabo de algunos años.

mancha café con leche (café-au-lait spot), mácula marrón pálido del color del café con leche. El desarrollo simultáneo de varias manchas café con leche se asocia a neurofibromatosis, aunque en ocasiones aparecen en sujetos sanos.

mancha de Mittendorf (Mittendorf's dot), anomalía ocular caracterizada por la presencia de una pequeña opacidad densa que flota por detrás de la cápsula del cristalino. Es un vestigio de la arteria hialoidea, presente durante el desarrollo embrionario. No suele afectar a la visión.

mancha focal (focal spot), zona del cátodo de un tubo de rayos catódicos o diana de un acelerador donde golpean los electrones y desde donde se emiten los rayos X resultantes. La forma y el tamaño de la mancha focal influyen en la resolución de la imagen diagnóstica.

mancha hepática (liver spot), *no técnico,* lentigo senil variablemente pigmentado que se da en la piel expuesta de las personas de raza blanca de edad avanzada.

mancha mongólica (Mongolian spot), mácula benigna de color azul oscuro, entre 2 y 8 cm, que se localiza en el sacro y nalgas de algunos recién nacidos. Normalmente desaparece durante la primera infancia.

mancha negra (tache noire), lesión ulcerosa local a modo de botón con un centro negro que establece el punto de infección en ciertas enfermedades por rickettsias, como el tifus de la garrapata africana y el tifus de los matorrales.

mancha rojo cereza (cherry red spot), área circular rojiza anómala de la coroides, rodeada por un edema blanquecino que se observa a través de la fóvea central del ojo. Se asocia a casos de esfingolipidosis cerebral infantil y en ocasiones aparece en la forma infantil tardía de la idiocia amaurótica familiar.

manchado (spotting), aparición de una secreción teñida de sangre procedente de la vagina entre los períodos menstruales, durante el embarazo o al comienzo del parto.

manchas de Bitot (Bitot's spots), [Pierre Bitot, cirujano francés, 1822-1888], depósitos triangulares blancos o grises en la conjuntiva bulbar adyacente al borde lateral de la córnea, signo clínico de deficiencia de vitamina A.

manchas de Brushfield (Brushfield's spots), [Thomas Brushfield, médico inglés, 1858-1937], manchas del tamaño de la punta de un alfiler, de color blanco o amarillo claro, en el iris de un niño con síndrome de Down. Ocasionalmente se pueden ver en niños normales.

manchas de Koplik (Koplik's spots), [Henry Koplik, pediatra estadounidense, 1858-1927], pequeñas manchas rojas con centro blanco azulado de la mucosa lingual o bucal, características del sarampión. El exantema del sarampión suele aparecer uno o dos días después de las manchas de Koplik.

manchas de Roth (Roth's spots) [Moritz Roth, médico y patólogo suizo, 1839-1914], hemorragias ovaladas con centro pálido en la retina que se observan en diversas enfermedades, aunque clásicamente aparecen en la endocarditis bacteriana.

manchas rosadas (rose spots), pequeñas máculas eritematosas que aparecen en la parte superior del abdomen y anterior del tórax y que duran de 2 a 3 días, siendo características de las fiebres tifoidea y paratifoidea.

mandíbula (mandible), hueso largo en forma de U que constituye el maxilar inferior. Contiene los dientes inferiores y está constituida por una porción horizontal, el cuerpo y dos ramas perpendiculares que se unen con el cuerpo prácticamente en ángulo recto.

mandíbula (jaw), término común usado para denominar los maxilares y las mandíbulas y los tejidos blandos que los recubren, y que contienen los dientes y el marco de la boca.

mandíbula de los Habsburgo (Hapsburg jaw), proyección anterior de la mandíbula, que sobresale hacia delante respecto al maxilar, lo que provoca una maloclusión de clase III.

mandíbula hendida (cleft jaw), anomalía congénita que resulta de la ausencia de fusión correcta de las mandíbulas izquierda y derecha durante el desarrollo embrionario.

mandibular (mandibular), relativo a la mandíbula.

manejo de la medicación (medication management), intervención de enfermería recogida en la Nursing Interventions Classification (NIC). Se define como la facilitación del uso seguro y eficaz de fármacos con receta o fármacos de libre dispensación.

manejo de la ventilación mecánica: invasiva (mechanical ventilation management: invasive), intervención de enfermería recogida en la Nursing Interventions Classification (NIC). Se define como ayudar a un paciente que recibe respiración artificial a través de un aparato insertado en la tráquea.

manejo de la ventilación mecánica: no invasiva (mechanical ventilation management: noninvasive), intervención de enfermería recogida en la Nursing Interventions Classification (NIC). Se define como ayudar a un paciente que recibe respiración artificial que no requiere un aparato insertado en la tráquea.

manejo del desfibrilador: externo (defibrillator management: external), intervención de enfermería recogida en la Nursing Interventions Classification (NIC). Se define como la asistencia al paciente que recibe desfibrilación para interrumpir una alteración del ritmo cardíaco potencialmente amenazadora para la vida.

manejo del desfibrilador: interno (defibrillator management: internal), intervención de enfermería recogida en la Nursing Interventions Classification (NIC). Se define como la asistencia al paciente sometido a detección y eventual interrupción de alteraciones del ritmo cardíaco potencialmente amenazadoras para la vida, mediante la implantación y la utilización de un desfibrilador interno.

manejo del entorno (environmental management), intervención de enfermería recogida en la Nursing Interventions Classification (NIC). Se define como la manipulación del entorno del paciente para su beneficio terapéutico, su equilibrio sensorial y su bienestar psicológico.

manejo del entorno: adecuación del hogar (environmental management: home preparation), intervención de enfermería recogida en la Nursing Interventions Classification (NIC). Se define como la adecuación del hogar para un cuidado seguro y eficaz.

manejo del entorno: comunidad (environmental management: community), intervención de enfermería recogida en la Nursing Interventions Classification (NIC). Se define como el control y la influencia sobre las condiciones físicas, sociales, culturales, económicas y políticas que afectan a la salud de grupos y comunidades.

manejo del entorno: confort (environmental management: comfort), intervención de enfermería recogida en la Nursing Interventions Classification (NIC). Se define como la manipulación del entorno del paciente para promover un confort óptimo.

manejo del entorno: prevención de la violencia (environmental management: violence prevention), intervención de enfermería recogida en la Nursing Interventions Classification (NIC). Se define como la monitorización y manipulación del entorno físico para reducir el potencial de comportamiento violento dirigido hacia uno mismo, hacia otros o hacia el entorno.

manejo del entorno: proceso de apego (environmental management: attachment process), intervención de enfermería recogida en la Nursing Interventions Classification (NIC). Se define como la manipulación del entorno del paciente para facilitar el desarrollo de la relación padres-lactante.

manejo del entorno: seguridad (environmental management: safety), intervención de enfermería recogida en la Nursing Interventions Classification (NIC). Se define como el control y la manipulación del entorno físico para procurar seguridad.

manejo del entorno: seguridad del trabajador (environmental management: worker safety), intervención de enfermería recogida en la Nursing Interventions Classification (NIC). Se define como la monitorización y manipulación del entorno del puesto de trabajo para promover la seguridad y la salud de los trabajadores.

manejo del marcapasos: permanente (pacemaker management: permanent), intervención de enfermería de la Nursing Interventions Classification (NIC) definida como la atención al paciente que es sometido a un apoyo permanente de bombeo cardíaco por medio de la inserción y utilización de un marcapasos.

manejo del régimen terapéutico, de la comunidad, inefectivo (therapeutic regimen management, community, ineffective), diagnóstico de enfermería aprobado por la Eleventh National Conference on the Classification of Nursing Diagnoses. Se define como el patrón de regulación e integración dentro de programas comunitarios para el tratamiento de las enfermedades y sus secuelas que resulta insatisfactorio para alcanzar los objetivos relacionados con la salud.

manejo del régimen terapéutico, disponibilidad para mejorar (therapeutic regimen management, readiness for enhanced), diagnóstico de enfermería aprobado por la Fifteenth National Conference on the Classification of Nursing Diagnoses. Se define como el patrón de regulación e integración dentro de la vida cotidiana de un programa o programas para el tratamiento de la enfermedad y sus secuelas que es suficiente para alcanzar los objetivos relacionados con la salud, pero que puede ser reforzado.

manejo del régimen terapéutico, familiar, inefectivo (therapeutic regimen management, family, ineffective), diagnóstico de enfermería aprobado por la Eleventh National Conference on the Classification of Nursing Diagnoses. Se define como el patrón de regulación e integración dentro de los procesos familiares de un programa para el tratamiento de la enfermedad y sus secuelas que resulta insatisfactorio para alcanzar los objetivos específicos de salud.

manejo del régimen terapéutico, individual, efectivo (therapeutic regimen management, individual, effective), diagnóstico de enfermería aprobado por la Eleventh National Conference on the Classification of Nursing Diagnoses. Se define como el patrón de regulación e integración dentro de la vida cotidiana de un programa para el tratamiento de la enfermedad y sus secuelas que resulta satisfactorio para alcanzar los objetivos específicos de salud.

manejo del régimen terapéutico, individual, inefectivo (therapeutic regimen management, individual, ineffective), diagnóstico de enfermería aprobado por la Tenth National Conference on the Classification of Nursing Diagnoses. Se define como el patrón de regulación e integración dentro de la vida cotidiana de un programa para el tratamiento de la enfermedad y sus secuelas que resulta insatisfactorio para alcanzar los objetivos específicos de salud.

manejo del tratamiento electroconvulsivo (electroconvulsive therapy management), intervención de enfermería recogida en la Nursing Interventions Classification (NIC). Se define como el suministro seguro y eficaz de tratamiento anticonvulsivo en el abordaje de la enfermedad psiquiátrica.

manejo del tratamiento trombolítico (thrombolytic therapy management), intervención de enfermería de la Nursing Interventions Classification (NIC) definida como la recogida y análisis de los datos de un paciente para facilitar un agente seguro y apropiado que disuelva el trombo.

mangafodipir (mangafodipir), contraste utilizado para mejorar las imágenes de RM de las lesiones hepáticas.

manganeso (Mn) (manganese [Mn]), elemento metálico común que se encuentra en mínimas cantidades en los tejidos del organismo, donde facilita la acción de varias enzimas. Su número atómico es 25 y su peso atómico es 54,938.

manguito de Dacron (Dacron cuff), vaina de Dacron que rodea a un catéter auricular o venoso para evitar las infecciones ascendentes y el desplazamiento accidental del catéter.

manguito de los rotadores (rotator cuff), estructura musculotendinosa situada alrededor de la cápsula de la articulación del hombro, formada por fibras de inserción de los músculos supraespinoso, infraespinoso, redondo menor y subescapular, que se mezcla con la cápsula y proporciona movilidad y fuerza a la articulación del hombro.

manguito de presión (cuff), cámara elástica inflable que se coloca alrededor de una extremidad y que se infla con aire para limitar la circulación arterial durante la exploración de la presión arterial.

manguito ortocinético (orthokinetic cuff), banda elástica que cubre un músculo y que proporciona un estímulo táctil suficiente para inducir su contracción y restringir la de un músculo opuesto.

manía (mania), trastorno que se caracteriza por un estado emocional activo, excitación extrema, exaltación excesiva, hiperactividad, agitación, verborrea, fuga de ideas, intensa actividad psicomotora, atención inestable y, algunas veces, comportamiento violento, destructivo y autodestructivo, delirios o alucinaciones.

manía delirante (delirious mania), forma extrema del estado maníaco en el que la actividad es frenética, confusa e incoherente, siendo difícil descubrir cualquier relación entre afecto y comportamiento.

manía puerperal (puerperal mania), trastorno agudo y poco frecuente del estado de ánimo que aparece en la mujer después del parto, y que se caracteriza por una reacción maníaca grave.

manía transitoria (transitory mania), alteración del humor caracterizada por el inicio repentino de reacciones maníacas de corta duración, que habitualmente duran entre una hora y unos pocos días.

maniobra (maneuver), **1.** procedimiento o manipulación que requiere destreza o habilidad. **2.** (en obstetricia) manipulación del feto con el fin de facilitar el parto.

maniobra aloplástica (alloplastic maneuver), (en psicología) proceso que forma parte de la adaptación e implica un ajuste o cambio en el ambiente externo.

maniobra autoplástica (autoplastic maneuver), (en psicología) proceso que forma parte de la adaptación y que conlleva un ajuste dentro de uno mismo.

maniobra de Adson (Adson's maneuver), [Alfred W. Adson], prueba del síndrome del estrecho superior del tórax. Se lleva a cabo con el paciente sentado con las manos sobre los muslos. El explorador palpa ambos pulsos radiales cuando el paciente realiza una inspiración profunda y la mantiene al mismo tiempo que extiende el cuello y vuelve la cabeza hacia el lado afectado. Si el pulso radial en el lado afectado disminuye significativamente, o si aparece hormigueo o entumecimiento, el resultado se considera positivo.

maniobra de aspiración (aspirant maneuver), procedimiento empleado para obtener radiografías del área laringofaríngea. El paciente espira expulsando todo el aire, para después realizar una inhalación lenta mientras emite un sonido de tono agudo.

maniobra de Bill (Bill's maneuver), [Arthur H. Bill, obstetra estadounidense, 1877-1961], procedimiento obstétrico en el que se emplea un fórceps para rotar la cabeza fetal en medio de la pelvis antes de la extracción de la cabeza durante el parto.

maniobra de Brandt-Andrews (Brandt-Andrews maneuver), [Thure Brandt, obstetra sueco, 1819-1895; Henry R. Andrews, obstetra inglés, 1871-1942], método para la extracción de la placenta del útero en el tercer estadio del parto. Con una mano se sujeta el cordón umbilical, al tiempo que se pone la otra encima del abdomen de la madre con los dedos en la superficie anterior uterina. Mientras se presiona hacia atrás y ligeramente hacia arriba con la mano apoyada en el abdomen, se aplica con la otra una suave tracción sobre el cordón.

maniobra de Buzzard (Buzzard's maneuver), [Thomas Buzzard, neurólogo inglés, 1831-1919], reflejo rotuliano modificado en el que los dedos de los pies del paciente son apretados firmemente contra el suelo cuando se golpea el músculo cuádriceps.

maniobra de Credé (Credé's maneuver), [Karl S. Credé, médico alemán, 1819-1892], técnica para ayudar a la expulsión de la placenta. El útero es empujado hacia el canal del parto ejerciendo presión con el pulgar de una mano sobre la superficie posterior del abdomen y con el resto de la mano sobre la superficie anterior.

maniobra de Heimlich (Heimlich maneuver), [Harry J. Heimlich, cirujano norteamericano, n. 1920], procedimiento de urgencia para desalojar un bolo de alimento u otra obstrucción de la tráquea para prevenir la asfixia. El reanimador sujeta desde atrás a la persona que se está ahogando y le coloca el puño, con el pulgar en el interior, justo por debajo del esternón, con la otra mano colocada firmemente sobre el puño. A continuación, el reanimador presiona con el puño brusca y firmemente sobre el epigastrio forzando a que la obstrucción ascienda por la vía respiratoria.

maniobra de Jendrassik (Jendrassik's maneuver), [Ernst Jendrassik, médico húngaro, 1858-1921], (en neurología) técnica diagnóstica en la que el paciente entrecruza los dedos flexionados de ambas manos e intenta separarlos. Se utiliza para superar la supresión voluntaria de los reflejos. Mientras se ejerce esta tracción se comprueban los reflejos de las extremidades inferiores.

maniobra de la cabeza de muñeca (doll's head maneuver), prueba para determinar el daño del tronco encefálico del SNC en un paciente comatoso. Se rota la cabeza con rapidez de un lado al otro. Normalmente los ojos se desvían en la dirección opuesta. El hecho de que los ojos no realicen el movimiento es una indicación de lesión grave del tronco del encéfalo.

maniobra de Leopold (Leopold's maneuver), [Christian Gerhard Leopold, médico alemán, 1846-1911], exploración del abdomen de una embarazada que consta de cuatro fases y sirve para determinar la posición y la presentación del feto.

maniobra de Müller (Müller's maneuver), [Johannes P. Müller, fisiólogo alemán, 1801-1858], esfuerzo inspiratorio contra la glotis o contra la vía aérea cerrada. El esfuerzo disminuye las presiones intrapulmonar e intratorácica y expande el gas pulmonar.

maniobra de Ritgen (Ritgen maneuver), procedimiento obstétrico utilizado para controlar el parto de la cabeza. Consiste en aplicar una presión hacia arriba desde la región coccígea para extender la cabeza durante el parto real.

maniobra de Toynbee (Toynbee maneuver), pinzar las narinas y tragar; si el conducto auditivo es permeable, la membrana timpánica se retrae medialmente.

maniobra de Valsalva (Valsalva's maneuver), [Antonio M. Valsalva, cirujano italiano, 1666-1723], cualquier esfuerzo espiratorio forzado contra una vía aérea cerrada, como sucede cuando un individuo contiene la respiración y pone en tensión los músculos en un esfuerzo coordinado y enérgico por mover un objeto pesado. La mayoría de los individuos sanos realiza maniobras de Valsalva durante las actividades de la vida diaria sin ninguna consecuencia perjudicial. Sin embargo, dichos esfuerzos son peligrosos para muchos pacientes con enfermedad cardiovascular, especialmente si están deshidratados con el consiguiente aumento de la viscosidad sanguínea y del riesgo de coagulación. A los pacientes con posibles riesgos al realizar esta maniobra se les suele indicar que espiren en lugar de aguantar la respiración al moverse para reducir el riesgo de traumatismos cardiovasculares.

manipulación (manipulation), utilización habilidosa de las manos en procedimientos terapéuticos o diagnósticos, como la palpación, en la reducción de una luxación, al modificar la posición fetal o en distintos tratamientos de fisioterapia.

manipulación asistida de embriones (assisted embryo hatching), técnica de micromanipulación.

manipulación conjunta (conjoined manipulation), uso de ambas manos para procedimientos obstétricos y ginecológicos, una de ellas situada en la vagina y la otra en el abdomen.

manipulación vertebral (spinal manipulation), flexión, extensión y rotación pasiva forzada de segmentos vertebrales, llevando los elementos de la articulación más allá del margen habitual de movimiento, hasta el límite de la amplitud anatómica.

manitol (mannitol), azúcar escasamente metabolizado que se utiliza como diurético osmótico en las pruebas de función renal. Se prescribe para estimular la diuresis, disminuir la presión intraocular e intracraneal y facilitar la eliminación de productos tóxicos o de desecho, así como para evaluar la función renal.

mano (hand), parte del miembro superior distal al antebrazo. Es la parte más flexible del esqueleto y tiene un total de 29 huesos, 8 formando el carpo, 5 formando el metacarpo, 14 en las falanges y 2 huesos sesamoideos.

mano en garra (clawhand), trastorno de la mano caracterizado por la flexión extrema de las falanges media y distal con hiperextensión de las articulaciones metacarpofalángicas.

mano hendida (cleft hand), mano que se desarrolla en dos partes debido al fracaso en la formación de un dedo y un metacarpiano, normalmente durante el desarrollo embrionario.

manometría (manometry), **1.** ciencia de los cambios de presión de líquidos o gases. **2.** técnica para medir los cambios de presión de gas o líquido resultantes de la acción biológica o química.

manómetro (manometer), dispositivo para la medición de la presión de un líquido, constituido por un tubo que presenta una escala y que contiene un líquido relativamente no compresible, como el mercurio. El nivel de este líquido en el tubo varía según la presión del líquido que se está analizando.

manosa (mannose), monosacárido del grupo de las aldosas que forma parte de los glucolípidos y las glucoproteínas.

manosidosis (mannosidosis), enfermedad por almacenamiento lisosómico causada por un defecto enzimático en el metabolismo de las glucoproteínas que contienen manosa, lo que da lugar a la acumulación de oligosacáridos. Los pacientes presentan cara tosca, congestión e infecciones respiratorias altas, retraso mental profundo, hepatoesplenomegalia, cataratas, signos radiológicos de alteraciones esqueléticas y cifosis torácica.

mansoneliasis (mansonellosis), enfermedad infecciosa tropical rara causada por nematodos del género *Mansonella*. Produce exantema cutáneo, artromialgias y lesiones cutáneas abultadas.

Mansonella (Mansonella), género de nematodos de la superfamilia Filarioidea. *M. ozzardi* y *M. perstans* son dos especies que parasitan al ser humano y que causan sintomatología leve.

Mansonella ozzardi (Mansonella ozzardi), nematodo parásito, relativamente benigno, que infecta a los humanos. Sus larvas viven en el torrente sanguíneo y los gusanos adultos se localizan en los mesenterios viscerales.

manta de baño (bath blanket), manta delgada y ligera usada para cubrir al paciente durante el baño.

manta de hipotermia (hypothermia blanket), cobertor utilizado para disminuir la temperatura corporal con el fin de reducir el metabolismo y el consumo de oxígeno durante una intervención quirúrgica.

mantenimiento de dispositivos de acceso venoso (venous access devices maintenance), intervención de enfermería recogida en la Nursing Interventions Classification (NIC). Se define como el control del paciente con accesos venosos prolongados con catéteres tunelizados, no tunelizados (percutáneos) y válvulas implantadas.

mantenimiento de la calidad (quality management), **1.** (en asistencia sanitaria) cualquier evaluación de los servicios prestados y de los resultados logrados en comparación con estándares aprobados. En una de las formas de garantía de calidad se puntúan diversos atributos de la asistencia sanitaria, como coste, lugar, accesibilidad, tratamiento y beneficios, en un proceso en dos partes. **2.** sistema de revisión de registros médicos/de enfermería seleccionados del hospital por miembros de plantilla médica/de enfermería que se llevan a cabo con fines de evaluar la calidad y la eficacia de la asistencia médica/de enfermería en relación con los estándares aceptados.

mantenimiento de la salud (health maintenance), programa o procedimiento planeado para prevenir la enfermedad, para mantener la máxima función y para promover la salud.

mantenimiento de la salud, ineficaz (health maintenance, ineffective), diagnóstico de enfermería aceptado por la Fifth National Conference on the Classification of Nursing Diagnoses. Se define como la incapacidad de identificar, administrar o buscar ayuda para mantener la salud.

mantenimiento de la salud bucal (oral health maintenance), intervención de enfermería recogida en la Nursing Interventions Classification (NIC). Se define como el mantenimiento y la promoción de la higiene oral y la salud dental en todo paciente con riesgo de desarrollo de lesiones orales o dentales.

mantenimiento de la vía aérea (airway management), intervención de enfermería recogida en la Nursing Interventions Classification (NIC). Se define como las medidas para mantener abiertas las vías aéreas.

mantenimiento de la vía aérea artificial (artificial airway management), intervención de enfermería recogida en la Nursing Interventions Classification (NIC). Se define como el mantenimiento de los tubos endotraqueal y de traqueostomía y la prevención de complicaciones asociadas con su uso.

mantenimiento del acceso a la diálisis (dialysis access manteinance), intervención de enfermería recogida en la Nursing Interventions Classification (NIC). Se define como el grado de preservación de los sitios de acceso vascular (arteriovenoso) en la diálisis.

mantenimiento del hogar, ineficaz (home maintenance, ineffective), diagnóstico de enfermería aceptado por la Fourth National Conference on the Classification of Nursing Diagnoses. Es la incapacidad para mantener de forma independiente un entorno inmediato que favorezca la salud.

mantenimiento del proceso familiar (family process maintenance), intervención de enfermería recogida en la Nursing Interventions Classification (NIC). Se define como la minimización de los efectos de las perturbaciones del proceso familiar.

mantenimiento inefectivo de la salud (ineffective health maintenance), diagnóstico de enfermería aprobado por la NANDA. Se define como el trastorno por el que el paciente es incapaz de identificar, manejar o solicitar ayuda para mantener su salud. Entre las características definidoras se encuentran la falta de conocimiento demostrada acerca de las pautas de salud básicas o incapacidad para asumir el cumplimiento de las pautas sanitarias básicas, o para adaptarse a los cambios ambientales internos o externos; dificultades económicas y falta de otros sistemas de apoyo o recursos; antecedentes de ausencia de conductas de búsqueda de salud o expresión de un interés por mejorar las conductas saludables.

mantequilla (butter), sustancia sólida y blanda, como la masa grasa que se produce al batir la nata.

Manual diagnóstico y estadístico de los trastornos mentales (DSM) *(Diagnostic and Statistical Manual of Mental Disorders [DSM]),* manual publicado por la American Psychiatric Association que recopila las clasificaciones diagnósticas oficiales de los trastornos mentales. El *DSM* recomienda el uso de un sistema de evaluación multiaxial como forma de enfoque diagnóstico global. Dicho sistema se basa en cinco ejes, cada uno de los cuales hace referencia a clases de información diferentes, que incluyen datos físicos y mentales. Los ejes I y II comprenden todos los trastornos mentales, clasificados en un sentido amplio como síndromes clínicos y trastornos de la personalidad; el eje III contiene trastornos y afecciones físicas, y los ejes IV y V aportan un perfil codificado de información suplementaria, que puede resultar útil para el tratamiento individualizado y la predicción de sus resultados. Cada una de las clasificaciones de los trastornos mentales contiene un código que proporciona una referencia de correlación con la *Clasificación Internacional de Enfermedades (CIE)* de la OMS.

manubrio (manubrium), uno de los tres huesos que forman el esternón, que presenta una forma cuadrangular ancha que se estrecha en dirección caudal, la que se articula con el extremo superior del cuerpo del esternón.

manzanilla (chamomile), planta con formas anual y perenne. Se utiliza externamente como antiséptico y agente calmante para la inflamación de la piel y las heridas menores. En uso interno se usa como antiespasmódico, remedio para los gases y agente antiinflamatorio en el tratamiento de problemas digestivos; como somnífero ligero y sedante para niños y adultos; y como posible agente antineoplásico. Su uso es probablemente seguro en cantidades medicinales y a corto plazo.

manzanilla romana (Roman chamomile), preparación a base de flores desecadas de *Chamaemelum nobile* (antes *Anthemis nobilis*), usada como medio homeopático y en medicina popular, como antirritante, externamente, y como carminativo, internamente.

MAO (MAO), siglas de **monoaminooxidasa.**

MAPA (ABPM), siglas de **monitorización ambulatoria de la presión arterial.**

mapa citológico (cytologic map), representación gráfica de la localización de los genes sobre un cromosoma, basada en la correlación de los resultados de pruebas cruzadas de recombinación genética con el análisis estructural de cromosomas que han sufrido cambios como deleciones o translocaciones detectadas por técnicas de tinción cromosómica de bandas.

mapa conceptual (concept mapping), método de visualización de relaciones entre diversos conceptos. Un diagrama ramificado y jerarquizado de dichos conceptos muestra el modo en el que están interconectados.

mapa de actividad eléctrica cerebral (MAEC) (brain electric activity map [BEAM]), mapa topográfico de las áreas cerebrales que muestran potenciales eléctricos evocados por un flash de luz. Los potenciales, registrados a intervalos de 4 milisegundos, se convierten en un mapa de varios colores del cerebro, demostrando positividad o negatividad.

mapa genético (genetic map), representación gráfica de la disposición lineal de los genes en un cromosoma y la distancia relativa entre ellos, expresada en unidades morgan.

mapa genómico (genome map), representación gráfica de las localizaciones de los genes en un genoma.

mapeo (mapping), (en genética) proceso de localización de la posición relativa de los genes en un cromosoma mediante el análisis de la recombinación genética.

mapeo heterodúplex (heteroduplex mapping), método para determinar la localización de inserciones, deleciones y otras heterogeneidades en las dos cadenas de la molécula de ADN.

máquina de anestesia (anesthesia machine), aparato para administrar agentes anestésicos inhalados que es capaz de controlar la ventilación.

maraña (tangle), masa densa de entrelazado de fibras, a veces con aspecto de un nudo suelto, como la maraña fibrilar intraneural.

marasmo (marasmus), estado de extrema malnutrición y emaciación, que se produce principalmente en niños pequeños, caracterizado por una pérdida progresiva de tejido subcutáneo y muscular. Se produce por falta de las calorías y proteínas adecuadas, y se puede observar en niños que no crecen y en situaciones de hambre. En menos ocasiones, se debe a una incapacidad de asimilar o usar proteínas debido a un defecto del metabolismo.

marasmoide (marasmoid), que se parece al marasmo.

maraviroc (maraviroc), antirretroviral utilizado para tratar el IVH CCR5-trópico en combinación con otros antirretrovirales.

marca (landmark), estructura anatómica fácilmente reconocible que se utiliza como punto de referencia para localizar otra estructura o realizar ciertas medidas.

marca de zapata (guide-shoe marks), imagen marcada en las placas radiográficas producida por la presión de las zapatas, labios metálicos curvados que guían la placa radiográfica en los sistemas de revelado automático.

marca registrada (trademark), palabra, símbolo o dispositivo asignado a un producto por su fabricante y registrado como parte de su identidad.

marcador (label), **1.** sustancia con especial afinidad por un órgano, un tejido, una célula o un microorganismo, en los cuales se deposita y se fija. **2.** átomo o molécula fijada a un ligando o a una proteína capaz de generar una señal para monitorizar la reacción de unión. **3.** depositar y fijar una sustancia, tejido, célula o microorganismo. **4.** fijar un radioisótopo a un compuesto con el fin de rastrearlo durante una acción fisiológica en el organismo.

marcador bioquímico (biochemical marker), cualquier hormona, enzima, anticuerpo u otra sustancia detectada en la orina u otros líquidos corporales o tejidos que puede servir como signo de una enfermedad u otra anomalía.

marcador clonal (clonal marker), secuencia defectuosa o funcionalmente no identificada de ADN en un clon de células cancerosas. Secuencias de esa clase se usan para monitorizar el crecimiento de células cancerosas después de tratamientos químicos u otros.

marcador de superficie celular (cell-surface marker), determinante antigénico que se encuentra en la superficie de un tipo específico de células.

marcador genético (genetic marker), gen específico que produce un carácter genético rápidamente reconocible, que se puede emplear en estudios familiares y de población o en el análisis de acoplamiento.

marcador tumoral (tumor marker), sustancia corporal que se asocia a la presencia de un cáncer.

marcadores (markers), movimientos del lenguaje corporal que sirven como indicadores y marcas de puntuación en la comunicación interpersonal.

marcapasos (pacemaker), **1.** nódulo sinoauricular de tejido nervioso especializado, localizado en la unión de la vena cava superior con la aurícula derecha. Origina las contracciones de la aurícula, la cual transmite el impulso al nódulo auriculoventricular, iniciando así la contracción de los ventrículos. En caso de alteración en el funcionamiento cardíaco, la contracción cardíaca se puede originar por un impulso que proviene de un marcapasos ectópico o idioventricular, localizado en la aurícula, en el nódulo auriculoventricular o en el ventrículo. **2.** aparato eléctrico utilizado para el mantenimiento del ritmo sinusal normal de la contracción miocárdica mediante la estimulación eléctrica del músculo cardíaco. El marcapasos puede ser permanente, emitiendo los estímulos con una frecuencia constante y fija, o puede descargar sólo a demanda.

marcapasos auricular errante (wandering atrial pacemaker), arritmia sinusal con ritmo de escape auricular o de la unión AV durante la fase lenta del ritmo sinusal. Con frecuencia existen latidos de fusión auricular cuando los impulsos de los dos marcapasos chocan dentro de la aurícula. El ritmo auriculoventricular acelerado que compite con el ritmo sinusal suele denominarse erróneamente «marcapasos errante».

marcapasos biventricular (biventricular pacing), marcapasos en el que una derivación se emplea para administrar de forma directa la corriente en el ventrículo izquierdo, además de la empleada para administrar corriente en el ventrículo y la aurícula derechos, de forma que se puedan estimular los dos ventrículos para que bombeen de forma sincrónica.

marcapasos DDD (DDD pacing), tipo específico de marcapasos cardíaco eléctrico en el que las letras indican: marcapasos *d*ual para ambas cámaras, actividad sensora de *d*oble cámara y respuesta *d*ual (inhibición y estímulo).

marcapasos de demanda (demand pacemaker), dispositivo utilizado para estimular eléctricamente el corazón cuando el propio impulso del corazón no es suficiente. El dispositivo mide el intervalo entre impulsos originados en el corazón y libera un impulso de estimulación cuando el intervalo excede un valor establecido.

marcapasos de ritmo fijo (fixed rate pacemaker), marcapasos cardíaco artificial que libera impulsos al músculo cardíaco a un ritmo preestablecido independientemente de la propia actividad del corazón.

marcapasos externo (external pacemaker), **1.** aparato que se usa para estimular el latido cardíaco eléctricamente por la descarga de impulsos a través de la pared del tórax, tal como se emplea en los cuidados de urgencias de las bradiarritmias significativas. **2.** marcapasos cardíaco en el que el impulso generador está fuera del tórax, pero conectado con el corazón por cables implantados bajo la piel. Los cables se implantan en el curso de la cirugía a corazón abierto y son retirados tras ella, cuando el riesgo de bradicardia ha disminuido.

marcapasos natural (natural pacemaker), cualquier marcador cardíaco situado en el corazón, como oposición a un marcapasos artificial.

marcapasos permanente (permamnent pacemaker), marcapasos eléctrico implantado en el interior del cuerpo del paciente para su empleo permanente.

marcapasos programable (programmable pacemaker), marcapasos electrónico con múltiples variables que se pueden cambiar después de la implantación.

marcapasos programado (programmed pacing), control de la frecuencia cardíaca mediante el uso de un marcapasos programable.

marcapasos sensible a la frecuencia (rate-responsive pacer), marcapasos artificial cuya frecuencia puede ajustarse para satisfacer demandas fisiológicas.

marcapasos transitorio (temporary pacemaker), marcapasos electrónico artificial usado como tratamiento temporal cuando la frecuencia cardíaca es demasiado baja. Consiste en un generador de impulsos y una batería que se colocan en la superficie externa del enfermo y que se conectan a un electrodo transvenoso en el ventrículo derecho, o bien en unos parches conductores colocados en el tórax y conectados a un generador externo de impulsos mediante unos cables.

marcapasos transtorácico (transthoracic pacemaker), marcapasos permanente en el que el generador de pulso se localiza en la pared abdominal y los electrodos están insertados directamente en el epicardio.

marcha (march), progresión de la actividad eléctrica a través de la corteza motora.

marcha (gait), forma o estilo de caminar, es decir, el ritmo, la cadencia y la velocidad.

marcha, alterada (walking, impaired), diagnóstico de enfermería aceptado por la Thirteenth National Conference on the Classification of Nursing Diagnoses (revisada en 2007) y que se define como la limitación del movimiento independiente a pie en el entorno.

marcha carioca (cariocas), forma de movimiento lateral en un ciclo de marcha en el que la pierna que da el paso se mueve sucesivamente detrás y luego delante de la pierna estacionaria.

marcha cerebelosa (cerebellar gait), marcha bamboleante en la cual la persona anda sobre una base amplia y tiene dificultad para darse la vuelta. Los pies son lanzados hacia fuera y el paciente apoya en primer lugar los talones y después los dedos de los pies. Este trastorno se debe a una lesión del cerebelo o de las vías cerebelosas.

marcha con muletas (crutch gait), forma de andar de una persona con muletas. La marcha elegida y aprendida depende del tipo de diagnóstico y de las capacidades físicas y funcionales del paciente.

marcha cortical (cortical march), difusión de actividad eléctrica anómala de un área de la corteza cerebral a las zonas adyacentes, característica de la epilepsia jacksoniana.

marcha de ánade (waddling gait), forma de marcha que se caracteriza por movimientos laterales del tronco exagerados y por elevaciones de la cadera.

marcha de arrastre (drag-to gait), método de andar con muletas según el cual los pies son arrastrados en lugar de levantados a cada paso.

marcha de dorsiflexión (dorsiflexor gait), marcha anormal producida por la debilidad de los dorsiflexores del tobillo. Se caracteriza por la caída del pie durante todo el ciclo de la marcha, junto con una flexión excesiva de rodilla y cadera, para permitir la retirada de la extremidad afectada durante la fase de balanceo.

marcha de dos apoyos (two-point gait), tipo de marcha con muletas en el que el pie derecho y la muleta izquierda avanzan primero, completándose el paso con el avance del pie izquierdo y de la muleta derecha.

marcha de Petren (Petren's gait), forma vacilante de caminar en la que el paciente anda unos cuantos pasos, se detiene y continúa después algunos pasos más. En algunos casos es necesario animar al paciente a que comience el siguiente breve período de marcha.

marcha de Trendelenburg (Trendelenburg's gait), [Friedrich Trendelenburg, cirujano alemán, 1844-1924], marcha anormal asociada a la debilidad de los glúteos medianos. Se caracteriza por la caída de la pelvis del lado no afectado del cuerpo en el momento del golpe de talón del lado afectado.

marcha en estepaje (steppage gait), forma de marcha en la que las piernas se elevan excesivamente, como en los casos del pie péndulo.

marcha en pequeños pasos (petit pas gait), forma de marcha con pasos cortos y pequeños, arrastrando los pies, con pérdida de los movimientos asociados. Se observa en el parkinsonismo, así como en pacientes con enfermedad cerebral difusa secundaria a pequeños infartos múltiples.

marcha en tijeras (scissor gait), forma de caminar cruzando las piernas, como se observa en la paraplejía espástica.

marcha en tres apoyos (three-point gait), modelo de la marcha con muletas que consiste en avanzar primero las muletas y la pierna afectada en cada paso, en alternancia con la pierna no afectada.

marcha equina (equine gait), forma de andar caracterizada por presentar el pie caído o péndulo. El cuadro aparece tras la lesión del nervio ciático poplíteo externo, haciendo que el pie cuelgue con la punta hacia abajo.

marcha espástica (spastic gait), tipo de marcha en el que las piernas están rígidas, los pies en flexión plantar y los movimientos se realizan en sentido circular. Al caminar es posible que se arrastren los pies.

marcha festinante (festinating gait), tipo de marcha en el que la velocidad de la persona aumenta en un esfuerzo inconsciente de compensar el desplazamiento anterior del centro de gravedad. Es frecuente en la enfermedad de Parkinson.

marcha gemelar (gastrocnemius gait), marcha anómala asociada con debilidad de los gemelos, que se caracteriza por la caída de la pelvis en el lado afecto en el último momento de la fase de apoyo del ciclo de la marcha, acompañada de un retraso o enlentecimiento del movimiento de la pelvis hacia delante.

marcha glútea compensada (compensated gluteal gait), una de las formas de deambulación anómala más frecuente asociada a una debilidad del glúteo mediano. Es una variación de la marcha de Trendelenburg y consiste en la caída de la pelvis hacia el lado no afectado durante el ciclo de la deambulación entre el momento en que se apoya el talón del lado afectado y en el que se apoya el talón del no afectado. Esta marcha también se caracteriza por inclinación de todo el cuerpo hacia abajo y hacia el lateral afectado y por paso corto en el lado no afectado. El tronco experimenta una inclinación lateral forzada al levantar peso o en la fase de apoyo del movimiento de la extremidad inferior afectada.

marcha helicopódica (helicopod gait), modo de andar en el cual los pies describen semicírculos. Se asocia con algunos trastornos mentales.

marcha hemipléjica (hemiplegic gait), forma de deambulación en la que el miembro afectado describe un semicírculo en cada paso.

marcha tabética (tabetic gait), marcha elevando mucho los pies en cada paso, asociada con la tabes dorsal.

marco (frame), estructura, normalmente rígida, diseñada para soportar o inmovilizar una parte.

marco de referencia (frame of reference), sistema de referencia personal de un individuo, como el status social, las normas culturales o los conceptos de una persona.

marcos de prestación (practice setting), contexto o entorno dentro del cual se realiza la prestación de la asistencia de enfermería.

mareo (dizziness, light headedness), sensación de desvanecimiento o incapacidad para mantener el equilibrio normal en posición erecta o sentada, a veces asociada con vahídos, confusión mental, náuseas y debilidad.

mareo (cinetosis) (car sickness, motion sickness), forma de cinesia causada por el movimiento de un vehículo.

margen ciliar (ciliary margin), borde periférico del iris que se continúa con el cuerpo ciliar.

margen de seguridad (margin of safety), índice de la eficacia y seguridad de un fármaco. Se calcula como la cantidad del fármaco que es letal para el 1% de los animales (DL_1) dividida entre la cantidad del mismo que causa un efecto beneficioso en el 99% de los animales (DE_{99}).

margen social (social margin), la suma total de todos los recursos (materiales, personales e interpersonales) disponibles para ayudar a un individuo a enfrentarse con el estrés.

marginal (outlier), **1.** (en asistencia gestionada) un caso en el cual los costes superan la cantidad permitida para un diagnóstico o tratamiento específico. La cantidad marginal se especifica normalmente de antemano en el contrato entre el proveedor y el pagador. **2.** (en investigación) una observación que difiere de todas las demás, indicando que ha tenido lugar un error considerable en el muestreo, la medida o el análisis.

márketing social (social marketing), intervención de enfermería recogida en la Nursing Interventions Classification (NOC). Se define como el uso de los principios del márketing para influir en las ideas, principios y comportamientos relacionados con la salud, con miras a beneficiar a una determinada población.

marsupializar (marsupialize), crear quirúrgicamente una bolsa para tratar un quiste cuando su extracción no resultaría eficaz, como ocurre en los quistes pancreáticos o pilonidales. El saco del quiste se abre y se vacía. Sus bordes se suturan a los tejidos adyacentes y se deja un drenaje colocado.

martillo (malleus), uno de los tres huesecillos del oído medio, que parece un martillo con cabeza, cuello y tres apófisis. Está conectado a la membrana timpánica y transmite las vibraciones sonoras al yunque.

martillo de reflejos (reflex hammer), mazo de percusión con una cabeza de goma que se usa para percutir los tendones, nervios y músculos con el fin de obtener una reacción refleja.

Martinsen, Kari, teórica de la enfermería que propuso una filosofía de la asistencia como reacción a las desigualdades sociosanitarias y lo que ella consideraba como una adopción acrítica de la ciencia por parte de la enfermería. Dicha filosofía consiste en una visión colectivista de la humanidad, en la que el individuo depende de la comunidad y de la creación, o naturaleza, y en la que habría que guiarse más por la actividad asistencial que por su control. En lo que respecta a la enfermería, la asistencia es simultáneamente relacional, práctica y moral.

masa (mass), **1.** propiedad física de la materia que le confiere peso e inercia. **2.** (en farmacología) mezcla con la que se fabrican píldoras. **3.** agregado de células unidas entre sí, como un tumor.

masa atómica (A) (atomic mass [A]), valor medio de la masa de un átomo de un elemento calculado a partir de una mezcla natural de isótopos de ese elemento, y relacionándolos con el átomo de carbono.

masa celular (cell mass), acumulación embrionaria de células que se desarrolla dentro de un individuo o de una parte de un organismo.

masa celular interna (inner cell mass), grupo de células localizadas alrededor del polo animal del blastocisto de los animales placentarios, a partir del cual se desarrolla el embrión.

masa corporal magra (lean body mass [lbm]), conjunto de células sólidas, líquido intracelular y extracelular y masa mineral del cuerpo.

masa intermedia (intermediate mass), masa de conexión de tejido nervioso entre los dos lóbulos del diencéfalo.

masa molecular (molecular mass), masa de una molécula de una sustancia en comparación con la masa de un átomo de carbono 12. Es igual a la suma de las masas de sus átomos constituyentes y se mide en dalton.

masa molecular en gramos (gram-molecular mass), cantidad de masa expresada en gramos que es igual numéricamente a la masa molecular de una sustancia, o a la suma de todas las masas atómicas que componen la fórmula de su molécula.

masa valvular no infectiva (noninfective valvular mass), proliferación o tumefacción en una de las válvulas cardíacas, asociada con enfermedades autoinmunológicas o con procesos malignos cardíacos o extracardíacos. Masas de esa clase suelen ser asintomáticas y se descubren sólo en la autopsia.

masaje[1] (massage), manipulación de los tejidos blandos del cuerpo mediante percusión, fricción o amasamiento para aumentar la circulación, mejorar el tono muscular y relajar al paciente. Los lugares donde se aplican masajes con más frecuencia son la espalda, las rodillas, los codos y los tobillos. El procedimiento se realiza colocando al paciente en decúbito prono o lateral, en una posición cómoda y aplicando una loción o crema emoliente en el área de masaje.

masaje[2] (massage), intervención de enfermería de la Nursing Interventions Classification (NIC) que se define como la estimulación de la piel y tejidos subyacentes con diversos grados de presión manual para disminuir el dolor, inducir la relajación y/o mejorar la circulación.

masaje cardíaco (cardiac massage, heart massage), compresión rítmica repetida del corazón aplicada directamente, durante la cirugía, o a través de la pared torácica intacta, en un esfuerzo para mantener la circulación después de una parada cardíaca o de una fibrilación ventricular.

masaje clásico occidental (classical Western masaje), conjunto de métodos de masaje basados en los principios anatómicos y fisiológicos propios de la tradición europea y que utiliza cinco técnicas básicas: rozamiento *(effleurage)*, amasamiento *(pétrissage)*, fricción, golpeteo o percusión *(tapotement)* y vibración.

masaje del seno carotídeo (carotid sinus massage), frotamiento firme en la bifurcación de la arteria carótida en el ángulo de la mandíbula. Origina una elevación de la presión arterial en el seno carotídeo que produce un reflejo más lento de la conducción auriculoventricular y una disminución de la frecuencia sinusal. Se puede usar esta técnica para reducir la frecuencia cardíaca en la taquiarritmia.

masaje gingival (gingival massage), masaje mecánico de los tejidos gingivales para su limpieza, para mejorar el tono tisular y la circulación de la sangre y para queratinizar el epitelio superficial.

masaje profundo (deep massage), conjunto de técnicas de masaje cuyo propósito es alcanzar estructuras situadas por debajo de los tejidos superficiales, utilizando effleurage (rozamiento), presión directa o fricción, aplicados en perpendicular a las fibras del tejido afectado.

masaje sueco (Sweddish massage), forma más común de masaje clásico occidental, generalmente aplicada en dirección al corazón, a veces con movimientos activos o pasivos de las articulaciones. Se emplea sobre todo para obtener relajación, alivio de la tensión muscular y mejora de la circulación y el rango de movimiento.

masaje vibratorio (vibratory massage), manipulación de las superficies corporales con un instrumento que produce una sensación de golpeteo rápido.

mascar tabaco (snuff dipping), práctica masticatoria que se efectúa con el fin de extraer el jugo de una pastilla de tabaco colocada en el pliegue mucobucal. Esta práctica se ha asociado a una mayor frecuencia de leucoplasia, trastornos dentales y gingivales y posible cáncer oral.

máscara de Parkinson (Parkinson's mask), [James Parkinson], cara inexpresiva con las cejas elevadas y blandura de los músculos faciales, aunque con inmovilidad de los músculos de la cara.

máscara equimótica (ecchymotic mask), coloración cianótica o azulada de la cara de una víctima de asfixia traumática, como en una estrangulación o en un ahogamiento. El color es el resultado de las hemorragias petequiales.

máscara mortuoria (death mask), mascarilla hecha con un molde de yeso blanco de la cara de una persona muerta.

mascarilla (mask), cubierta que se lleva sobre la nariz y la boca para evitar la inhalación de materiales tóxicos o irritantes, para controlar el aporte de oxígeno o gases anestésicos, o (en el personal sanitario) para proteger al paciente durante los procedimientos asépticos de organismos patógenos que normalmente se exhalan desde el tracto respiratorio.

mascarilla de Boothby-Lovelace-Bulbulian (BLB) (Boothby-Lovelace-Bulbulian [BLB] mask), dispositivo para la administración de oxígeno, consistente en una mascarilla adaptada a una válvula de inspiración-espiración y a una bolsa de respiración.

mascarilla de oxígeno (oxygen mask), dispositivo utilizado para administrar oxígeno. Está diseñado para que se ajuste sobre la boca y la nariz y se fija con una correa o se sujeta con la mano. La máscara tiene válvulas de inspiración y espiración, para que el oxígeno sea inhalado o bombeado al aparato respiratorio y el dióxido de carbono sea exhalado al ambiente.

mascarilla de Venturi (Venturi mask), mascarilla facial de terapia respiratoria diseñada para permitir que el aire de entrada se mezcle con oxígeno, el cual se suministra a través de un flujo con una concentración fija.

mascarilla laríngea (laryngeal mask airway), dispositivo que mantiene permeable la vía aérea sin intubación traqueal, y que consiste en un tubo conectado a un globo hinchable oval que se fija a la laringe.

masculinización (masculinization), desarrollo normal o inducción de las características del sexo masculino.

masculino[1] (male), relativo o perteneciente al sexo que produce células espermáticas y fertiliza a la hembra para que nazcan descendientes.

masculino[2] (masculine), que tiene las características de varón.

MASER (MASER), acrónimo inglés de *amplificación de microondas por emisión estimulada de radiación.*

masetero (masseter), músculo grueso rectangular de la mejilla cuya acción es cerrar la mandíbula. Es uno de los cuatro músculos de la masticación.

MASH (MASH), acrónimo inglés de *hospital quirúrgico militar móvil.*

masoquismo (masochism), [Leopold von Sacher-Masoch, autor austríaco, 1836-1895], placer o gratificación obtenidos al sufrir malos tratos físicos, mentales o emocionales.

masoquista (masochist), [Leopold von Sacher-Masoch], persona que experimenta placer o gratificación al recibir malos tratos o realizar actos masoquistas.

masoterapeuta (massage therapist), persona que realiza masajes para aliviar el dolor y potenciar la curación.

masoterapia (massage therapy), manipulación de los tejidos blandos del cuerpo para normalizarlos, lo que favorece la salud y la curación. La masoterapia consta de varios métodos, como la acupresión, el masaje occidental clásico y el shiatsu.

MAST (MAST), siglas en inglés de **pantalones militares antishock.**

mastalgia (mastalgia), dolor de la mama producido por la congestión o «induración» que aparece durante la lactancia, una infección, enfermedad fibroquística, especialmente durante o antes de la menstruación, o cáncer avanzado.

mastectomía (mastectomy), extirpación quirúrgica de una o ambas mamas, realizada para eliminar un tumor maligno. En la mastectomía simple se extirpa el tejido mamario sin vaciamiento de los nódulos linfáticos. En la mastectomía radical, junto con la mama se extirpan algunos músculos de la pared torácica y los nódulos linfáticos de la axila. En la mastectomía radical modificada se extirpan la mama y todos los contenidos axilares (nódulos axilares, pectorales y apicales superiores) pero se conservan los músculos pectorales.

mastectomía radical (radical mastectomy), extirpación quirúrgica de toda la mama, de los músculos pectorales, de los ganglios axilares y de toda la grasa, fascias y tejidos adyacentes. Se realiza para el tratamiento del cáncer de mama.

mastectomía radical modificada (modified radical mastectomy), procedimiento quirúrgico en el que se extirpa totalmente la mama junto con el músculo pectoral menor subyacente y algunos de los nódulos linfáticos adyacentes. No se extirpa el pectoral mayor.

mastectomía simple (simple mastectomy), intervención quirúrgica en la cual se extirpa por completo una mama, dejando intactos los músculos subyacentes y los ganglios linfáticos adyacentes.

mastectomía subcutánea (subcutaneous mastectomy), intervención quirúrgica en la cual se extirpa todo el tejido mamario de una o ambas mamas, dejando íntegros la piel, la areola y el pezón. No se extirpan los ganglios linfáticos adyacentes ni los pectorales mayor y menor. Se puede realizar en mujeres con alto riesgo de desarrollo de un cáncer de la mama.

masticación (mastication), masticar, desgarrar o deshacer los alimentos con los dientes a la vez que se mezclan con la saliva.

mastigofora (mastigophora), protozoo que tiene flagelos.

mastigoforo (mastigophoran), cualquier miembro del subfilo Mastigophora.

mastitis (mastitis), trastorno inflamatorio de las mamas, producido habitualmente por una infección estreptocócica o estafilocócica. La mastitis aguda, más frecuente en los dos primeros meses de lactancia, se caracteriza por dolor, tumefacción, enrojecimiento, linfadenopatía axilar, fiebre y malestar general. La mastitis tuberculosa crónica es rara; cuando se produce es por la extensión de una TB desde los pulmones y costillas situadas bajo las mamas.

mastitis intersticial (interstitial mastitis), inflamación del tejido conjuntivo entre los conductos de la mama.

M

mastitis puerperal (puerperal mastitis), forma de mastitis aguda en una madre lactante.

mastitis quística (cystic mastitis), forma de displasia mamaria con inflamación y formación de quistes nodulares en el tejido mamario. Los quistes contienen un líquido turbio. Los síntomas varían según los cambios individuales que se producen en la mama durante el ciclo menstrual.

mastitis tuberculosa crónica (chronic tuberculous mastitis), infección de las mamas poco frecuente ocasionada por extensión de la tuberculosis presente en las costillas subyacentes.

mastocarcinoma (mastocarcinoma), carcinoma de la glándula mamaria.

mastocito (mast cell), componente del tejido conjuntivo que presenta grandes gránulos basófilos que contienen heparina, serotonina, bradicinina e histamina.

mastocitoma (mastocytoma, mast cell tumor), tumor formado por mastocitos.

mastocitosis (mastocytosis), hiperproducción local o sistémica de mastocitos, que en raras ocasiones pueden infiltrar el hígado, el bazo, los huesos, el aparato GI y la piel.

mastoidectomía (mastoidectomy), resección quirúrgica de parte de la apófisis mastoides del hueso temporal, realizado con frecuencia para tratar el colesteatoma. También puede efectuarse para el tratamiento de la otitis media supurativa crónica o la mastoiditis supurativa que no responden al tratamiento con antibióticos por vía sistémica. En una mastoidectomía simple, se reseca el hueso mastoideo enfermo, dejando intactos los huesecillos, el tímpano y la pared del CAE. En un procedimiento radical, el tímpano y la mayoría de las estructuras del oído medio se resecan. El estribo se deja intacto, de modo que pueda utilizarse una audioprótesis. La abertura de la trompa de Eustaquio se tapona. En un procedimiento radical modificado, el tímpano y algunos de los huesecillos se conservan, y el paciente tiene más audición que después de una mastoidectomía radical.

mastoideo (mastoid), **1.** perteneciente o relativo a la apófisis mastoides del hueso temporal. **2.** con forma de mama.

mastoiditis (mastoiditis), infección de una de las apófisis mastoides, normalmente por extensión de una infección del oído medio, caracterizada por otalgia, fiebre, cefalea y malestar general. Puede dejar una sordera residual.

mastopatía (mastopathy), cualquier enfermedad de la mama.

mastopatía fibroquística (fibrocystic disease of the breast), presencia de quistes únicos o múltiples palpables en la mama. Los quistes son benignos y bastante frecuentes, pero deben ser considerados potencialmente malignos y observar si crecen o cambian. Sólo un 5% de las enfermedades fibrosas quísticas pueden considerarse factor de riesgo para el posterior desarrollo de un cáncer.

mastopexia (mastopexy), procedimiento reconstructor en cirugía estética para levantar las mamas.

masturbación (masturbation), actividad sexual en la que se estimulan, generalmente hasta alcanzar el orgasmo, el pene o el clítoris, por mecanismos distintos al coito.

mat. med. (mat. med.), abreviatura de **materia médica.**

materia (materia, matter), **1.** cualquier objeto que tenga masa y ocupe espacio. **2.** cualquier sustancia no identificada de otra forma salvo por sus componentes, como la sustancia gris, el pus o el exudado seroso de una herida.

materia alba (materia alba), material blanquecino y pastoso que se deposita alrededor del cuello de los dientes y que está constituido por restos de alimentos, mucina y células epiteliales muertas.

materia gris (gray matter), tejido nervioso de color gris que se encuentra en la corteza del cerebro, cerebelo y en la parte central de la médula espinal. Está compuesta sobre todo de cuerpos celulares neuronales y axones no mielinizados. Los núcleos de la materia gris de la médula espinal funcionan como centros de todos los reflejos espinales.

materia médica (mat. med.) (materia medica [mat. med.]), **1.** estudio de los orígenes, preparación, usos y efectos de los fármacos y otras sustancias empleadas en medicina. **2.** sustancia o fármaco utilizado para el tratamiento médico.

material de impresión (impression material), cualquier material utilizado para hacer impresiones de los dientes y las estructuras bucales, con el fin de realizar reparaciones dentales.

material punzante (sharps), cualquier tipo de aguja, escalpelo u otro artículo que pueda causar heridas o pinchazos en el personal que lo maneja.

material residual (by-product material), **1.** residuos radiactivos de reactores nucleares. **2.** producto que se genera durante la elaboración de otro.

material volumétrico de vidrio (volumetric glassware), (en química) material de vidrio diseñado y aforado para contener o verter volúmenes concretos de soluciones líquidas.

materiales peligrosos (hazardous materials), sustancias o materiales en los que el gobierno ha determinado que plantean un riesgo no razonable para la salud, la seguridad o los edificios cuando se transportan de forma comercial, como los tóxicos, los contaminantes marinos y las sustancias a altas temperaturas.

matern. (matern.), **1.** abreviatura de materno. **2.** abreviatura de maternidad.

maternidad (lying-in), **1.** término que hace referencia al período antes, durante y después del nacimiento. **2.** término que hace referencia a un hospital con capacidad para atender el parto y el puerperio.

maternidad (mat., matern.,) (maternity [mat., matern.]), característica y condición de ser madre.

materno (mat., matern.). (maternal [mat., matern.]), **1.** heredado, derivado o procedente de una madre. **2.** relacionado con la parte materna de la familia, como el abuelo materno.

matiz (tint), tonalidad o gradación de un color, usualmente una versión pálida o menos saturada de la sombra normal.

matraz (flask), **1.** vaso de vidrio de cuello estrecho utilizado para calentar líquidos, destilar productos químicos o cultivar en medio líquido. **2.** pequeño recipiente de vidrio para guardar líquidos o polvos.

matricaria (feverfew), planta perenne utilizada para las migrañas, la cefalea en brotes, la fiebre, la psoriasis y la inflamación. Probablemente, su uso resulta seguro y eficaz cuando se aplica, en ciclos de tratamiento breves, o incluso a largo plazo, y a las dosis recomendadas, como profilaxis de la migraña, aunque no interrumpe los ataques migrañosos. No se dispone de suficientes datos sobre otras aplicaciones.

matriz (matrix), **1.** sustancia intercelular. **2.** sustancia básica a partir de la que se desarrolla un determinado tipo de órgano o tejido. **3.** material que se utiliza para dar forma a una superficie dental en las técnicas odontológicas. **4.** (en analítica química) material sin interés en un análisis que puede tener un efecto en el mismo análisis. **5.** disposición rectangular de elementos ordenados en filas y columnas usado a menudo para componer una imagen digital.

matriz de imagen (image matrix), (en radiología) disposición en filas y columnas de celdas imaginarias, o píxeles, para formar una imagen digital.

matriz de oro (mat gold), forma no cohesiva de oro puro.

matriz extracelular (extracellular matrix), sustancia que contiene colágeno, elastina, proteoglucanos, glucosaminoglucanos y líquido, producido por las células y en el que éstas están incluidas.

matrona (midwife), **1.** (en sentido tradicional) persona (del sexo femenino) que ayuda a la mujer en el parto. **2.** (según la International Confederation of Midwifes, la Organización Mundial de la Salud y la Federation of International Gynecologists and Obstetritians) persona que, habiendo asistido a un programa de formación para matronas reconocido por el país donde se localiza, ha completado con éxito los estudios de matrona y cumple los requisitos necesarios para registrarse y/o licenciarse legalmente para ejercer como matrona. **3.** en EE.UU. enfermera matrona certificada.

matrona diplomada (certified nurse-midwife [CNM]), (según el American College of Nurse-Midwives) «profesional formado en las disciplinas de enfermería y obstetricia, en poder del justificante de la certificación que cumple las normativas del American College of Nurse-Midwives».

max (max), **1.** abreviatura de *máxima.* **2.** abreviatura de *máximo.*

maxilar (maxillary), relativo al maxilar superior.

maxilar superior (maxilla), pareja de huesos largos, referidos a menudo como un único hueso, que forman el maxilar superior (y los dientes correspondientes), constituidos por un cuerpo piramidal y cuatro apófisis: cigomática, ascendente, alveolar y palatina.

maxilodental (maxillodental), relativo al maxilar superior y a los dientes correspondientes.

maxilofacial (maxillofacial), que pertenece al maxilar superior y a la cara.

maxilomandibular (maxillomandibular), relativo al maxilar superior e inferior.

maxilotomía (maxillotomy), sección quirúrgica del maxilar para permitir el movimiento de todo o de parte del mismo hacia la posición deseada.

mayoría de edad (age of majority), edad a la que una persona se considera adulta desde el punto de vista jurídico.

mazindol (mazindol), anorexígeno que se prescribe en un período corto para disminuir el apetito en el tratamiento de la obesidad exógena.

M.B. (M.B.), siglas en inglés de *Bachelor of Medicine.*

MB (BEE), siglas de **metabolismo basal.**

mb; mbar (mb; mbar), abreviatura de *milibar.*

mc (mc), abreviatura de *miliciclo.*

mC (mC), abreviatura de **miliculombio.**

Mc (Mc), abreviatura de *megaciclo.*

MC (MZ), abreviatura de **monocigótico.**

MC (CC), siglas de **motivo de consulta.**

MC (LMD), siglas de *médico de cabecera,* término utilizado fundamentalmente por el personal hospitalario para distinguir al médico de atención primaria de un paciente del médico profesor universitario, médico especialista o del resto del personal del centro.

MCA (CAM), siglas de **medicina complementaria y alternativa.**

MCAT (MCAT), siglas del ***Medical College Aptitude Test.***

MCC (CQI), siglas de **mejora continua de la calidad.**

MCF (MCP), siglas de **metacarpofalángico.**

mcg (mcg), abreviatura de **microgramo.**

mCi (mCi), abreviatura de **milicurio.**

McManus, R. Louise, enfermera que creó el primer servicio nacional de convalidación para los profesionales de la enfermería.

MCO (MCO), siglas en inglés de **organización de asistencia gestionada.**

M-CSF (M-CSF), siglas de **factor estimulante de colonias de macrófagos.**

mct (lbm), abreviatura de **masa corporal total.**

MCH (MCH), siglas en inglés de *salud maternoinfantil.*

M.D. (M.D.), siglas de *Doctor en Medicina.*

Md (Md), símbolo del **mendelevio.**

MDA (MDA), siglas de *metilenedioxianfetamina.*

MDI (MDI), siglas en inglés de **inhalador de dosis medida.**

MDMA (MDMA), siglas de *3,4-metilenedioximetanfetamina.*

me (em), siglas de **músculo extrínseco.**

Me (Me), abreviatura del **radical metilo.**

ME (OEM), siglas de **microscopio electrónico.**

MEA (MEA), siglas en inglés de **adenomatosis endocrina múltiple.**

Meals on Wheels (Meals on Wheels), en EE.UU., programa diseñado para proporcionar comidas calientes a ancianos, discapacitados físicos y a otras personas que carecen de recursos para proporcionarse ellos mismos una nutrición adecuada con alimentos calientes a diario.

meato (meatus), orificio o túnel a través de cualquier parte del organismo.

meato acústico (acoustic meatus), los conductos auditivos interno y externo.

meato urinario (urinary meatus), orificio externo de la uretra.

meatorrafia (meatorrhaphy), sutura del extremo abierto de la uretra al glande del pene tras la intervención quirúrgica para agrandar el meato urinario.

meatoscopia (meatoscopy), exploración visual de cualquier meato, especialmente el uretral, realizada generalmente con la ayuda de un espéculo.

MEB (TSEM), siglas de **microscopia electrónica de barrido.**

mebendazol (mebendazole), antihelmíntico. Se prescribe en el tratamiento de infestaciones, como oxiurasis, tricurasis, enterobiasis y ancilostomiasis.

mecánica corporal (body mechanics), campo de la fisiología que estudia las acciones musculares y la función de los músculos para mantener la postura del cuerpo.

mecanismo (mechanism), **1.** instrumento o proceso por el que se hace algo, se produce algo o hace que después se produzca algo. **2.** sistema de maquinaria o parecido a una máquina. **3.** sistema de respuesta a un estímulo. **4.** hábito o conducta.

mecanismo autorizado de evaluación continuada de la educación (Recognized Continuing Education Evaluation Mechanism [RCEEM]), proceso de control para comprobar que las actividades educativas cumplen con ciertos estándares y establecen programas para evaluar oportunidades y actividades educativas.

mecanismo de afrontamiento (coping mechanism), cualquier esfuerzo dirigido hacia la superación de la tensión, incluyendo mecanismos de orientación de problemas y de defensa del ego; representan los factores que permiten a un individuo recuperar el equilibrio emocional tras una experiencia estresante.

mecanismo de compuerta (gating mechanism), **1.** (en cardiología) duración creciente de un potencial de acción, desde el nódulo AV hasta un punto distal en la red de Purkinje, más allá del cual vuelve a disminuir. **2.** proceso que controla la apertura y el cierre de los canales de iones en la membrana celular.

mecanismo de defensa (defense mechanism), reacción inconsciente, intrapsíquica, que ofrece autoprotección ante una situación de tensión. Los mecanismos de defensa son de dos tipos: los que reducen la ansiedad y son empleados por el individuo para integrarse mejor en la sociedad, y los que no reducen la ansiedad y simplemente posponen sus efectos.

mecanismo de Duncan (Duncan's mechanism), [James M. Duncan, obstetra inglés, 1826-1890], técnica de alumbramiento de la placenta con presentación de la superfice materna y no de la fetal.

mecanismo de ejecución (implementation mechanism), medio por el que se transfieren las innovaciones de los planificadores a las unidades de servicio.

mecanismo de lesión (mechanism of injury), circunstancia en la cual ocurre la lesión: por ejemplo, causada por deceleración brusca, herida por un proyectil o aplastamiento por un objeto pesado.

mecanismo de Schultze (Schultze's mechanism), parto de una placenta con presentación de las superficies fetales.

mecanismo del dolor (pain mechanism), red psicosomática que comunica las sensaciones desagradables y las percepciones de estímulos perjudiciales que se detectan en el organismo, especialmente las asociadas a enfermedades físicas y a traumatismos con lesión tisular. Algunas de las teorías que se han desarrollado sobre el mecanismo del dolor son las teorías de la puerta de control y las teorías del patrón. La teoría de la puerta de control del dolor afirma que las señales dolorosas que alcanzan el sistema nervioso excitan un grupo de pequeñas neuronas que forman un «grupo del dolor». Cuando la actividad total de estas neuronas alcanza un nivel mínimo, se abre una puerta teórica que permite el paso de las señales dolorosas hacia centros cerebrales superiores. Se considera que las zonas en las que funcionan estas puertas son el asta posterior de la médula espinal y el tronco del encéfalo. La teoría del patrón sostiene que la intensidad de un estímulo desencadena un patrón específico que es interpretado por el cerebro como dolor. Esta percepción es el resultado de la intensidad y de la frecuencia de la estimulación de un órgano terminal inespecífico. Algunos expertos consideran que la bradicinina y la histamina, dos sustancias químicas elaboradas por el organismo, provocan dolor. Es conocido que después de la liberación de histamina y otras sustancias naturales en el organismo, la sensación de dolor viaja a lo largo de fibras nerviosas de conducción rápida y de conducción lenta. Estas vías nerviosas transmisoras del dolor comunican la sensación dolorosa a los ganglios nerviosos de la raíz dorsal de la médula espinal y hacen sinapsis con ciertas neuronas en las astas posteriores de la sustancia gris. La sensación dolorosa se transmite después a la formación reticular y al tálamo mediante las neuronas que forman el tracto espinotalámico anterolateral. Después es conducida a varias áreas del encéfalo, como la corteza cerebral y el hipotálamo, mediante sinapsis en el tálamo. La reacción inmediata al dolor se transmite a lo largo del arco reflejo mediante fibras sensitivas situadas en el asta dorsal de la médula espinal y haciendo sinapsis con las neuronas motoras del asta anterior. Este patrón anatómico de neuronas sensitivas y motoras hace posible que el individuo se mueva rápidamente al contacto con algunos estímulos nocivos, como el calor o el frío extremos.

mecanismos de defensa del huésped (host defense mechanisms), conjunto de sistemas de protección corporal, incluidas las barreras físicas y la respuesta inmune, que normalmente protegen contra los organismos infecciosos.

mecanismos de mantenimiento de los límites (boundary maintenance mechanisms), (en psicología) conducta y práctica que excluye a los miembros de algunos grupos de las costumbres y valores de otro grupo.

mecanorreceptor (mechanoreceptor), cualquier terminación nerviosa sensitiva que responde a estímulos mecánicos como el tacto, la presión, el sonido o las contracciones musculares.

mecasermina (mecasermin), modificador de la respuesta biológica de y factor de crecimiento similar a la insulina que se utiliza para tratar el retraso del crecimiento en niños con una deficiencia grave primaria del factor-1 de crecimiento similar a la insulina o con una deleción del gen de la hormona del crecimiento (GH) que han desarrollado anticuerpos neutralizantes contra la GH.

mechero Bunsen (Bunsen burner), [Robert E. W. Bunsen, químico alemán, 1811-1899], mechero de gas estándar de laboratorio, diseñado para producir la combustión casi completa en una llama sin humo.

meclofenamato sódico (meclofenamate sodium), antiinflamatorio no esteroideo. Se prescribe en el tratamiento de la artritis reumatoide, la artrosis, la dismenorrea y de otros cuadros de dolor leve o moderado.

meconio (meconium), material que se acumula en el intestino del feto y que forma las primeras heces del recién nacido. Es pastoso y pegajoso, de coloración verdosa o negra y está constituido por secreciones de las glándulas intestinales, líquido amniótico y restos intrauterinos, como pigmentos biliares, ácidos grasos, células epiteliales, moco, lanugo y sangre. La presencia de meconio en el líquido amniótico durante el parto puede indicar un sufrimiento fetal y puede causar hipoxia y trastornos del desarrollo.

MEDEX (MEDEX), **1.** programa de formación acreditado por la American Medical Asociation (AMA) para entrenar al personal militar con experiencia médica, para formarse como ayudantes médicos. **2.** ayudante médico que ha obtenido experiencia médica durante su servicio militar, con formación posterior a través de un programa de ayudante médico.

media (mean), que ocupa una posición intermedia entre los dos extremos de una serie de valores o datos. La media aritmética es el valor que se obtiene dividiendo la suma de un grupo de valores entre el número de elementos del grupo. La media geométrica es el valor que se encuentra entre el primer y último elemento de un conjunto de elementos organizados en progresión geométrica.

mediación en conflictos (conflict mediation), intervención de enfermería recogida en la Nursing Interventions Classification (NIC). Se define como la facilitación del diálogo constructivo entre las partes opuestas con el objetivo de resolver las disputas de manera aceptable para ambas partes.

mediador químico (chemical mediator), neurotransmisor químico, como la acetilcolina.

medial[1] (medial), **1.** situado u orientado hacia la línea media del cuerpo. **2.** perteneciente a la túnica media, la capa media de la pared de un vaso sanguíneo.

medial[2] (medialis), relativo al plano medio.

mediana (med) (median [med]), (en estadística) número que representa el valor medio de los valores de una muestra. En un número impar de valores dispuestos en orden ascendente, es el valor medio; en un número par de valores, es la media de los dos valores centrales.

mediar (mediate), **1.** hacer que se produzca un cambio, como la estimulación producida por una hormona. **2.** actuar en una disputa, como un conflicto colectivo.

medias antiembolia (antiembolism [AE] hose), medias elásticas que se utilizan para prevenir la formación de émbolos y trombos, especialmente en los pacientes que han sido sometidos a cirugía o en aquellos que se hallan encamados. Facilitan el flujo de retorno de la circulación venosa, evitando la estasis venosa y la dilatación de las venas, circunstancias que predisponen a la formación de varicosidades y al desarrollo de trastornos tromboembólicos.

medias elásticas (elastic stocking), tipo de calcetería que aplica presión decreciente a las piernas para prevenir la acumulación excesiva de sangre en las extremidades inferiores causada por válvulas venosas deficientes. Las medias suelen prescribirse a pacientes con venas varicosas.

mediastínico (mediastinal), relativo a un tabique o espacio que separa dos partes del cuerpo.

mediastinitis (mediastinitis), inflamación del mediastino.

mediastino (mediastinum), región de la cavidad torácica, en el centro del tórax, situada entre los sacos pleurales que contienen a los dos pulmones. Se extiende desde el esternón hasta la columna vertebral y contiene todas las vísceras torácicas, salvo los pulmones. Está rodeado por una extensión gruesa de la fascia endotorácica.

mediastino anterior (anterior mediastinum), zona caudal del mediastino situada en la región media del tórax, cuyos límites anteriores son el cuerpo del esternón y las porciones mediales de las costillas cuarta a séptima, y cuyo límite posterior es el pericardio parietal, extendiéndose hacia abajo hasta el diafragma.

mediastino medio (middle mediastinum), región más ancha del mediastino que contiene el corazón, la aorta ascendente, la mitad inferior de la vena cava superior, el tronco pulmonar y los nervios frénicos.

mediastino posterior (posterior mediastinum), porción inferior del mediastino, con forma irregular, paralela a la columna vertebral. Contiene la bifurcación de la tráquea, los dos bronquios primarios, el esófago, el conducto torácico, abundantes ganglios linfáticos y diversos vasos.

mediastino superior (superior mediastinum), porción superior del mediastino torácico, donde se encuentra la tráquea, el esófago, el cayado aórtico y los orígenes del esternocleidohioideo y el esternotiroideo.

Medic Alert (Medic Alert), organización norteamericana no lucrativa que posee una enorme base de datos de información sobre individuos que están tomando uno o más medicamentos por un trastorno crónico. La base de datos también contiene los números de teléfono de urgencia de los médicos que tratan a los pacientes, a los que proporcionan sistemas de alerta en forma de brazaletes o colgantes para informar a los médicos, internos o demás personal de asistencia médica de emergencia sobre la situación médica del paciente y el tratamiento que sigue, en caso de que el paciente se pueda encontrar inconsciente o confuso tras un accidente o episodio agudo de su enfermedad.

medicación (medication), **1.** fármaco u otra sustancia utilizada como medicina. **2.** administración de una medicina.

medicación del cuero cabelludo (scalp medication), **1.** crema, pomada, loción o champú utilizado para tratar enfermedades dermatológicas del cuero cabelludo. **2.** aplicación de una medicación al cuero cabelludo.

medicación intravenosa (intravenous medication), administración de un medicamento directamente a la corriente sanguínea a través de una vena.

Medicaid (Medicaid), en EE.UU., programa estatal de financiación federal para la asistencia médica de las personas con escasos recursos económicos, autorizado por el Título XIX de la *Social Security Act*. Bajo unas amplias pautas federales cada estado determina individualmente los beneficiarios, la elegibilidad, las tasas de pago y los métodos de administración.

Medicaid mill (Medicaid mill), *informal,* programa o institución sanitaria que única o principalmente atiende a personas beneficiarias del Medicaid. Estos centros se sitúan sobre todo en zonas deprimidas donde existen escasos servicios sanitarios.

Medical College Admission Test (MCAT) (Medical College Admission Test [MCAT]), en EE.UU., examen que realizan los candidatos de una escuela médica. La puntuación obtenida en este examen es un criterio importante para la aceptación.

Medical Women's International Association (M.W.I.A.) (Medical Women's International Association [M.W.I.A.]), organización profesional internacional de mujeres médicas.

medicamentoso (medicamentous), relativo a un fármaco, particularmente a la reacción adversa atribuida a la medicación.

medicar (medicate), tratar una enfermedad mediante la administración de fármacos.

Medicare (Medicare), **1.** en EE.UU., seguro sanitario nacional, con financiación federal, para personas mayores de 65 años de edad o que cumplen otros criterios. La parte A proporciona una protección básica frente a los costes de asistencia hospitalaria médica, quirúrgica o psiquiátrica. La parte B es un programa de seguro médico voluntario, financiado en parte con fondos federales y en parte con contribuciones de las personas integradas en el programa. Medicare fue autorizado por el Título XVIII de la Ley de Seguridad Social de 1965. **2.** en Canadá, Medicare es el nombre del programa del Seguro Nacional de Salud.

medicina (med) (medicine [med]), **1.** fármaco o remedio para una enfermedad. **2.** arte y ciencia del diagnóstico, tratamiento y prevención de la enfermedad y de la conservación de un estado correcto de salud. **3.** arte o técnica de tratar la enfermedad sin cirugía.

medicina aeroespacial (aerospace medicine), rama de la medicina que se ocupa de los efectos fisiológicos y psicológicos que provoca la vida y el trabajo en un medio ambiente artificial, alejado de la fuerza atmosférica y gravitatoria de la Tierra. La tensión de los viajes espaciales que requieren largos períodos de ingravidez es un problema serio.

medicina alternativa (alternative medicine), cualquiera de los sistemas de diagnóstico y tratamiento médicos que difieren de la técnica de empleo de fármacos y cirugía por parte del médico alopático para tratar las enfermedades y lesiones. Son ejemplos la curación por la fe, la homeopatía, la medicina ayurvédica hindú, la acupuntura, la aromaterapia y el tacto terapéutico.

medicina basada en la evidencia (evidence-based medicine), práctica sistemática de la medicina en la que el médico establece, valora y pone en práctica métodos de diagnóstico y tratamiento sobre la base de las mejores investigaciones actualmente disponibles, del conocimiento especializado inherente a ellas y de las necesidades y preferencias del paciente.

medicina china tradicional (traditional Chinese medicine [TCM]), cuerpo de conocimientos diversos de la teoría y práctica médica que ha evolucionado en China, que comprende cuatro ramas: acupuntura y moxibustión, fitoterapia, *qi gong* y *tui na*. El cuerpo y la mente se consideran en conjunto como un sistema dinámico sujeto a ciclos de cambio y afectado por el medio ambiente, y se pone el énfasis en el apoyo de la capacidad de autocuración del cuerpo. En la medicina china tradicional es fundamental el principio del *yin-yang* y el concepto de sustancias básicas que invaden el cuerpo, el *qi ping* (esencia) y *shen* (espíritu), conocidos de modo colectivo como los tres tesoros, y la sangre (manifestación líquida y material del *qi*) y líquidos corporales (que humedecen y lubrican el cuerpo). La enfermedad se origina de un trastorno del *qi* dentro del cuerpo, y el proceso patológico particular depende de la localización del trastorno. Una única enfermedad biomédica puede asociarse con un gran número de diagnósticos en la medicina tradicional china y un diagnóstico de ésta puede abarcar varias enfermedades biomédicas. El diagnóstico se realiza por medio de la valoración visual, escuchando y oliendo, preguntando y palpando. Una vez establecido el diagnóstico, el tratamiento se orienta a restablecer la homeostasis del cuerpo tratando la causa raíz de la enfermedad.

medicina clínica (clinical medicine), sistema de mantenimiento de la salud basado en la observación directa del paciente y la comunicación con él.

medicina complementaria y alternativa (MCA) (complementary and alternative medicine [CAM]), amplio y diversificado conjunto de sistemas de diagnóstico, tratamiento y prevención, basado en filosofías y técnicas distintas de las empleadas en la medicina occidental convencional. Tales prácticas pueden describirse como *alternativas,* es decir, existentes como corpus separados de la medicina convencional y sustitutivos de la misma, o como *complementarias*, es decir, utilizadas además de los procedimientos convencionales. La MCA se caracteriza por centrarse en la integridad de la persona como individuo único, en la energía del cuerpo y en su influencia sobre la salud y la enfermedad, en el poder curativo de la naturaleza y la puesta en juego de los recursos del cuerpo para curarse a sí mismo y en el tratamiento de las causas subyacentes de la enfermedad, más que en el de sus síntomas. Muchas de las técnicas empleadas son objeto de controversia y no han sido validadas mediante estudios controlados.

medicina comunitaria (community medicine), rama de la medicina que se ocupa de la salud de los miembros de una comunidad, municipio o región. Centra su atención en el diagnóstico precoz de la enfermedad, el reconocimiento de los riesgos ambientales y ocupacionales para la salud y la prevención de la enfermedad en la comunidad.

medicina conductista (behavioral medicine), parte de la medicina psicosomática centrada en los medios psicológicos con los que se puede influir en los síntomas físicos, como la retroalimentación biológica o la relajación.

medicina de familia (family medicine, family practice), rama de la medicina que se ocupa del diagnóstico y tratamiento de los problemas de salud de todas las personas, de cualquier sexo y edad. Los profesionales clínicos que ejercen la medicina de familia suelen proporcionar asistencia primaria al enfermo e incorporan diversas ramas de la medicina, entre las que se cuentan la medicina interna, la medicina preventiva, la cirugía, la psiquiatría y la obstetricia y ginecología. La disciplina comprende, entre otras cosas, el tratamiento del paciente, el asesoramiento y la resolución de problemas y la coordinación de la prestación de cuidados sanitarios globales a todos los integrantes de la unidad familiar.

medicina de la aviación (aviation medicine), rama de la medicina que se ocupa de los efectos sobre la salud de los viajes en avión, e incluye aspectos como las diferencias horarias, la limitación de movimientos durante largos períodos de tiempo y las reacciones a los movimientos violentos del avión en condiciones atmosféricas turbulentas.

medicina de laboratorio (laboratory medicine), rama de la medicina en la que se analizan, fuera de la persona, normalmente en un laboratorio, muestras de tejidos, líquidos y otras sustancias corporales. Algunos de los campos de la medicina de laboratorio son la anatomía patológica, la bioquímica, la citología, la hematología y la histología.

medicina de mente y cuerpo (mind-body medicine), enfoque holístico de la medicina que tiene en cuenta el efecto de la mente sobre los procesos físicos, incluidos los efectos de los estresantes psicosociales y el condicionamiento, sobre todo en lo referente al sistema inmunitario. Muchas de las técnicas terapéuticas utilizadas tienen como propósito incrementar la resistencia natural del organismo a la enfermedad mediante el control de los factores estresantes.

medicina de urgencias (emergency medicine), rama de la medicina que se ocupa del diagnóstico y tratamiento de los procesos ocasionados por una enfermedad o traumatismo súbito.

medicina de viajes (travel medicine), subespecialidad de la medicina tropical que consta del diagnóstico y tratamiento o prevención de las enfermedades de los viajeros.

medicina deportiva (sports medicine), rama de la medicina especializada en la prevención y el tratamiento de las lesiones provocadas por el entrenamiento y la participación en competiciones deportivas. Muchas lesiones deportivas están relacionadas con torceduras, distensiones y desgarros musculares, que con frecuencia son el resultado de la falta de ejercicios preliminares de calentamiento. Entre las lesiones deportivas más frecuentes están: rotura tibial, distensión de fibras musculares, esguince de tobillo y codo de tenista.

medicina espacial (space medicine), rama de la medicina que estudia los efectos del viaje espacial, de la falta de gravedad y ausencia de atmósfera, como la ingravidez, la cinetosis y la disminución de actividad física.

medicina experimental (experimental medicine), rama de la práctica médica en la que se evalúan nuevos fármacos o tratamientos, en cuanto a seguridad y eficacia, en un laboratorio clínico, utilizando animales o, en ocasiones, seres humanos.

medicina forense (forensic medicine), rama de la medicina que trata de los aspectos legales de la asistencia sanitaria.

medicina general (general practice), término antiguo usado para referirse a la asistencia médica integral con independencia de la edad del paciente o la presencia de un trastorno que pudiera requerir los servicios de un especialista. Este término se ha sustituido en gran medida por el de **medicina de familia.**

medicina herbolaria china (Chinese herbal medicine), sistema altamente complejo de diagnóstico y tratamiento mediante hierbas medicinales, que constituye una de las ramas de la medicina china tradicional. Las hierbas empleadas van desde algunas no tóxicas y rejuvenecedoras, como el ginseng, empleadas para reforzar el sistema de curación del cuerpo, hasta otras muy tóxicas, como el acónito, empleadas para tratar las enfermedades.

medicina interna (internal medicine), rama de la medicina que se ocupa del estudio de la fisiología y la patología de los órganos internos, y del diagnóstico y tratamiento de los procesos patológicos que afectan a dichos órganos.

medicina laboral (occupational medicine), campo de la medicina preventiva que se encarga de la práctica de la medicina y los problemas médicos relacionados con el trabajo y especialmente con la salud de los trabajadores en varias industrias.

medicina medioambiental (environmental medicine), medicina que se centra en las relaciones causa-efecto en materia de salud. Las evaluaciones se realizan sobre factores tales como la alimentación y hábitos de vida y el tipo de aire respirado. Se realizan pruebas en el propio entorno del paciente para determinar posibles precipitantes relacionados con enfermedades u otros problemas sanitarios.

medicina naturópata (naturopathic medicine), filosofía de la medicina que presupone que existe un poder curativo inherente en la naturaleza y en cada ser humano. Este importante sistema de salud incluye prácticas que ponen de relieve la dieta, la nutrición, la homeopatía y diversas terapias psicocorporales. Se hace hincapié en la autocuración y en el tratamiento mediante cambios de estilo de vida y la aplicación de técnicas de prevención que promueven la salud. Los naturópatas están autorizados a ejercer en casi un 25% de los estados de Estados Unidos.

medicina nuclear (nuclear medicine), disciplina médica que utiliza la radiación emitida por isótopos radiactivos para el diagnóstico y tratamiento de la enfermedad. Los tipos importantes de radiación en medicina nuclear incluyen las partículas alfa y beta, rayos gamma y rayos X. Los elementos radiactivos utilizados en medicina nuclear, llamados radionucleidos o contrastes, se sintetizan de forma artificial. Los contrastes se utilizan como marcadores para valorar la estructura, función, secreción, excreción y volumen de un determinado órgano o tejido. También se utilizan para analizar muestras biológicas y para tratar enfermedades específicas, como el cáncer de tiroides. Un componente fundamental de la medicina nuclear es la imagen, que requiere la administración de contrastes por vía oral, intravenosa o por inhalación para localizar un órgano o sistema específico, su estructura y función.

medicina oriental (Oriental medical practices), término con el que referirse a antiguas formas de medicina que se centran en la prevención, y secundariamente en el tratamiento, de las enfermedades subrayando la importancia de mantener el equilibrio a lo largo del cuerpo mediante un flujo constante y suave de energía Qi. También se emplean plantas, acupuntura, masaje, dieta y ejercicio.

medicina ortomolecular (orthomolecular medicine,) sistema para la prevención y tratamiento de las enfermedades basado en la teoría de que el entorno bioquímico de cada persona es específico y está determinado genéticamente. La terapia se realiza mediante suplementos de sustancias presentes de forma natural en el organismo tales como vitaminas, minerales, oligoelementos y aminoácidos, todo ello en cantidades optimizadas para cada individuo para corregir deficiencias nutricionales y las consiguientes anomalías bioquímicas.

medicina patentada (proprietary medicine), cualquier preparado farmacéutico o sustancia medicinal protegida de la competencia comercial porque sus componentes o el método de fabricación se mantienen en secreto o están protegidos por una marca registrada o un copyright.

medicina preventiva (preventive medicine), rama de la medicina que se ocupa de la prevención de la enfermedad y de los métodos para aumentar la capacidad del paciente y de la comunidad para resistir la enfermedad y prolongar la vida.

medicina prospectiva (prospective medicine), identificación precoz de los procesos patológicos o potencialmente patológicos y prescripción de la intervención para detener el proceso.

medicina psicosomática (psychosomatic medicine), rama de la medicina que se ocupa de las interrelaciones entre las reacciones mentales y emocionales y los procesos somáticos, en especial de la forma en que los conflictos intrapsíquicos influyen en los síntomas físicos.

medicina sin receta (patent medicine), fármaco disponible para el público general sin prescripción médica. Los componentes y contraindicaciones generalmente aparecen en el prospecto o en el envase.

medicina social (social medicine), enfoque para la prevención y tratamiento de la enfermedad basado en el estudio de la herencia humana, el medio ambiente, las estructuras sociales y los valores culturales.

medicina socializada (socialized medicine), sistema para la prestación de atención sanitaria, en el cual los gastos corren a cargo de un departamento gubernamental financiado por los impuestos en lugar de ser pagados directamente por el cliente, según un sistema de contrato basado en pago por servicio.

medicina torácica (thoracic medicine), rama de la medicina que se dedica al diagnóstico y tratamiento de las enfermedades de las estructuras y órganos del tórax, especialmente de los pulmones.

medicina tradicional de los indios americanos (Native American medicine), terapias utilizadas por muchas tribus indias nativas americanas con sus propias hierbas curativas y ceremonias con un énfasis espiritual. La conexión del individuo con la naturaleza y la Madre Tierra y la comunión con el espíritu del mundo pueden estar o no en armonía. Las energías únicas de las ocho direcciones de la rueda de la medicina, así como el cielo, el sol, la luna y la tierra, forman parte integral de la cosmología de los indios americanos. Los síntomas de la enfermedad se analizan en conexión con el espíritu y la energía se utiliza como catalizador para ayudar a los pacientes a volver a la armonía.

medicina tropical (tropical medicine), rama de la medicina que se dedica al diagnóstico y tratamiento de las enfermedades que habitualmente aparecen en las regiones tropicales y subtropicales del mundo, generalmente entre los 30° norte y sur del ecuador.

medicina veterinaria (veterinary medicine), área de la medicina que se ocupa de la salud y las enfermedades de los animales.

medición (measurement), determinación, expresada numéricamente, de la extensión o cantidad de una sustancia, energía o tiempo.

médico (physician), profesional de la salud que, en EE.UU., consigue el grado de Doctor en Medicina (M.D.) tras finalizar un programa aprobado de estudios en una facultad de medicina autorizada. También es necesario completar con éxito los National Board Examinations, que habitualmente se realizan en el segundo y en el último año de la facultad de medicina y después de la graduación. Habitualmente, un M.D. suele participar en un programa de internado hospitalario durante al menos 2 años de formación posgraduada antes de comenzar su ejercicio o de continuar su formación en una especialidad. Para la práctica de la medicina es necesario que el M.D. obtenga una autorización del estado en la que se van a prestar los servicios profesionales.

médico alopático (allopathic physician), médico que practica la alopatía. Casi todos los médicos norteamericanos en activo son alopáticos.

médico asistente (attending physician), en EE.UU., médico responsable de un paciente en concreto. En un hospital universitario esta clase de médico tiene responsabilidades docentes, un puesto en la facultad y supervisa a los residentes y a los estudiantes de medicina.

médico ayudante (physician assistant), en EE.UU., persona preparada académica y clínicamente para ejercer la medicina bajo la supervisión de un licenciado en medicina u osteopatía. Dentro de la relación que existe entre el médico ayudante y el médico, el médico ayudante tiene autonomía para tomar decisiones médicas y proporcionar una amplia gama de servicios de diagnóstico y terapéuticos.

médico brujo (witch doctor), chamán sanador cuya función principal es curar a los enfermos de su comunidad.

médico de atención primaria (primary care physician [PCP, P.C.P.]), médico que generalmente es el primer profesional sanitario que examina a un paciente y que lo deriva a médicos de asistencia secundaria, especialistas médicos o quirúrgicos con experiencia en el problema específico de salud del paciente, si necesitara tratamiento ulterior.

médico de familia (family practice physician), profesional de la medicina de familia que, generalmente, ha cursado un ciclo de residencia de la especialidad.

médico de guardia (house physician), médico inmediatamente disponible en un hospital u otro servicio de cuidados de salud.

médico forense (coroner), funcionario público que investiga las causas y circunstancias de los fallecimientos que ocurren en una jurisdicción o territorio legal específicos, especialmente de los que pueden no ser por causa natural.

médico generalista (MG) (general practitioner [GP]), en EE.UU., médico que se centra en la práctica médica de familia.

médico hospitalario (hospitalist), médico especializado en el cuidado hospitalario del paciente.

medicolegal (medicolegal), relativo o perteneciente tanto a la medicina como al derecho. Las consideraciones, decisiones, definiciones y políticas medicolegales proporcionan el marco para el consentimiento informado, la responsabilidad profesional y otros muchos aspectos de la práctica profesional en el ámbito de la asistencia sanitaria.

medida (gauge), instrumento para la determinación de las propiedades físicas de cualquier cosa, incluido calibre, dimensiones o presión.

medida de comodidad (comfort measure), cualquier acción que se realiza para potenciar el bienestar del paciente, como un masaje en la espalda, un cambio de postura, el calentamiento previo del estetoscopio o de una cuña o la administración de determinados medicamentos o tratamientos.

medida de la tendencia central (measure of central tendency), (en estadística descriptiva) indicación del punto medio de la distribución para un grupo particular. Las medidas incluyen la media aritmética, la mediana o valor central de la distribución y la moda, la medida que se presenta con mayor frecuencia.

medida de la variabilidad (measure of variability), (en estadística descriptiva) determinación matemática de cuánto se desvía la puntuación de un grupo en conjunto respecto de la media o la mediana. La medida de variabilidad utilizada con mayor frecuencia es la desviación estándar.

medida de los boticarios (apothecaries' measure), sistema de graduación de los volúmenes de líquido, basado en sus orígenes en el mínimo, que inicialmente equivalía a una gota de agua, pero que en la actualidad se ha acordado convencionalmente igualarlo a 0,06 ml; 60 mínimos equivalen a 1 dracma de líquido, 8 dracmas de líquido equivalen a 1 onza de líquido, 16 onzas de líquido equivalen a 1 cuartillo, 2 cuartillos equivalen a 1 cuarto y 4 cuartos equivalen a 1 galón.

medida de resultados (outcome measure), medida de la calidad de la asistencia médica, nivel general sobre el que se hace el cálculo del resultado final esperado con la intervención empleada.

medida de salvación (lifesaving measure), cualquier actuación médica que se ejecuta cuando existe una amenaza para la vida del paciente.

medidas de valoración de la calidad (quality assessment measures), evaluación organizada, formal, sistemática de modelos o programas globales de asistencia, a nivel clínico, del consumidor y de los sistemas.

medidor de flujo máximo (peak flow meter), instrumento que mide el flujo del aire al inicio de la espiración forzada.

medidor de fuerza de los dedos (pinch meter), tipo de dinamómetro que mide la fuerza de un pellizco realizado con los dedos.

medidor de ritmo de dosis (dose ratemeter), instrumento para medir la proporción de dosis de radiación.

Medigap (Medigap), seguro sanitario comercializado por una aseguradora privada para completar los defectos de la cobertura del plan de Medicare original de una persona.

medio (medium), sustancia a través de la que se mueve o actúa algo. Un medio de cultivo es una sustancia que proporciona un ambiente nutritivo para el crecimiento de microorganismos o células. Un medio de dispersión es una sustancia en la que se dispersa un coloide. Un medio de refracción es el conjunto de tejidos y líquidos transparentes del ojo que refractan la luz.

medio (medius), en el medio; término utilizado en referencia a una estructura que está situada entre otras dos cuya posición es anterior y posterior, superior e inferior o interna y externa.

medio (milieu), entorno, ambiente, sitio de asentamiento.

medio de contraste (contrast medium), sustancia radiopaca que se inyecta en el cuerpo, o se introduce a través de un catéter, o por deglución, para facilitar la formación de una imagen radiográfica de las estructuras internas que de otra manera son difíciles de apreciar en las películas de rayos X.

medio de contraste hidrosoluble (water-soluble contrast medium), medio de contraste yodado que es absorbido por la sangre y excretado por los riñones. Entre las ventajas de un medio de contraste hidrosoluble están que no necesita ser retirado después del procedimiento y que puede reducir su duración.

medio de contraste radiactivo (radioactive contrast media), solución o coloide que contiene material radioactivo, utilizado para visualizar estructuras constituidas por tejidos blandos.

medio de contraste radiopaco (radiopaque contrast medium), sustancia que impide el paso de los rayos X y se utiliza para dibujar el interior de órganos huecos, como las cámaras cardíacas, los vasos sanguíneos, las vías respiratorias y las vías biliares en imágenes de rayos X o fluoroscópicas.

medio de hemocultivo (blood culture medium), medio líquido enriquecido para el crecimiento de las bacterias en el diagnóstico de las infecciones de la sangre (bacteriemia y septicemia). Contiene una suspensión de tejido cerebral en caldo de cultivo con carne que lleva dextrosa, peptona y citrato y que tiene un pH de 7,4.

medio externo (milieu extérieur), entorno externo o físico de un individuo que abarca el entorno social, especialmente el hogar, la escuela y las zonas de recreo, que desempeñan un papel fundamental en el desarrollo de la personalidad.

medio interno (milieu intérieur), concepto básico en fisiología de que los organismos multicelulares poseen un medio interno acuoso constituido por la sangre, la linfa y el líquido intersticial que baña a todas las células proporcionando el medio para que se produzcan los intercambios elementales de nutrientes y materiales de desecho. Todos los procesos fundamentales para el mantenimiento y la vida de los elementos tisulares dependen de la estabilidad y del equilibrio de este entorno.

mediocarpiano (mediocarpal), entre las dos hileras de huesos del carpo.

mediofacial (midface), la parte media de la cara, incluyendo la nariz, el nasión y la glabela.

mediolateral (mediolateral), relativo a la parte media y a uno de los dos lados.

mediooccipital (midoccipital), relativo al centro del occipucio.

meditación (meditation), estado de consciencia en el que el individuo elimina la atención hacia los estímulos ambientales de forma que la mente se centra solamente en una cosa, generando un estado de relajación y de alivio del estrés.

meditación de conciencia plena (mindfulness meditation), técnica de meditación en la que los pensamientos y sentimientos distrayentes no se ignoran, sino que se reconocen y se observan sin juzgarlos según surgen para separarse de ellos y ganar introspección y conciencia.

meditación trascendental (MT) (transcendental meditation [TM]), ejercicio psicofisiológico diseñado para reducir los niveles de tensión y ansiedad y aumentar la tolerancia a la frustración. La MT se ha descrito como un estado de consciencia que no requiere ningún control físico o mental. Durante la meditación, la persona entra en un estado hipometabólico en el cual existe una actividad reducida del componente adrenérgico del sistema nervioso autónomo.

MEDLARS (MEDLARS), siglas del Medical Literature Analysis and Retrieval System, servicio informatizado de recuperación de literatura de la National Library of Medicine en Bethesda, Maryland.

MEDLINE (MEDLINE), base de datos de la National Library of Medicine, con aproximadamente 600.000 referencias de artículos de las revistas que se publican en la actualidad y en los dos años previos. Los archivos duplican el contenido de los volúmenes mensuales y anuales del *Unabridged Index Medicus,* también publicado por la National Library of Medicine.

medrisona (medrysone), glucocorticoide que reduce la infiltración de linfocitos en el lugar de la inflamación.

médula (medulla), la parte más interna de una estructura u órgano, como la médula renal.

médula espinal (spinal cord), estructura larga casi cilíndrica, alojada en el conducto vertebral y que se extiende desde el agujero magno en la base del cráneo hasta la parte superior de la región lumbar. Componente importante del SNC, la médula del adulto tiene un diámetro aproximado de 1 cm, con una longitud media de 42 a 45 cm y un peso de 30 g. La médula conduce impulsos sensitivos y motores al encéfalo y desde el encéfalo y controla numerosos reflejos. En la médula tienen su origen 31 nervios raquídeos. Tiene un núcleo central de sustancia gris formado principalmente por células nerviosas, y está rodeada por tres membranas protectoras (meninges): duramadre, aracnoides y piamadre. La médula es una prolongación del bulbo raquídeo y termina cerca de la primera o segunda vértebra lumbar.

médula ósea (bone marrow), el material esponjoso orgánico blando que rellena las cavidades óseas. Se trata de una red de vasos y fibras de tejido conjuntivo especial, que mantienen unidos la grasa y las células que dan lugar a la sangre. Su principal función es fabricar eritrocitos, leucocitos y plaquetas. Estas células sanguíneas no suelen acceder al torrente circulatorio hasta que se desarrollan por completo, de forma que en la médula se encuentran células en todos los estadios de crecimiento. La **médula roja** se encuentra en muchos huesos de lactantes y niños y en el hueso esponjoso de la epífisis proximal del húmero y el fémur, y en el esternón, las costillas y los cuerpos vertebrales de los adultos. La **médula amarilla** grasa se encuentra en la cavidad medular de la mayoría de los huesos largos de los adultos.

médula ósea amarilla (yellow marrow), médula ósea en la que predominan las células adiposas en la malla de tejido reticular.

médula renal (medulla of the kidney), región del parénquima renal situada bajo la corteza, constituida por las pirámides y las columnas renales. La capa interna contiene las papilas y en la capa externa se sitúa el segmento grueso ascendente del asa de Henle.

médula roja (red marrow), sustancia vascular roja formada por tejido conjuntivo y vasos sanguíneos con células sanguíneas primitivas, macrófagos, megacariocitos y células grasas. Se encuentra en las cavidades de muchos huesos, especialmente en los huesos planos y cortos, en los cuerpos de las vértebras, en el esternón, en las costillas y en las epífisis de los huesos largos. En la médula roja se producen y liberan los leucocitos, eritrocitos y plaquetas hacia el torrente sanguíneo.

médula suprarrenal (adrenal medulla), porción más interna de la glándula suprarrenal. Las células de la médula suprarrenal segregan adrenalina y noradrenalina cuando son estimuladas por la actividad simpática del sistema nervioso autónomo.

medulado (medullated), rodeado por una sustancia de aspecto medular, como la vaina de mielina de la fibra nerviosa.

medular (medullary), **1.** perteneciente o relativo a la médula ósea. **2.** perteneciente o relativo a la médula espinal.

meduloblastoma (medulloblastoma), neoplasia maligna escasamente diferenciada constituida por la agrupación de células de estirpe espongioblástica y neuroblástica. Este tumor suele localizarse en el cerebelo, es de crecimiento rápido y extremadamente radiosensible.

mefloquina (mefloquine), antipalúdico que ha demostrado ser eficaz en la profilaxis y el tratamiento del paludismo causado por cepas de *Plasmodium falciparum* o *P. vivax* resistentes a la cloroquina.

mefobarbital (mephobarbital), anticomicial y sedante. Se prescribe en el tratamiento de la ansiedad, la tensión nerviosa y el insomnio.

MEFR (MEFR), siglas en inglés de **velocidad máxima de flujo espiratorio.**

megacariocito (megakaryocyte), célula extremadamente grande de la médula ósea y que presenta un núcleo polilobulado. Los megacariocitos son esenciales para la producción y proliferación de las plaquetas en la médula ósea, y normalmente no están presentes en la sangre circulante.

megacolon (megacolon), dilatación masiva y anómala del colon que puede ser congénita, tóxica o adquirida. El megacolon adquirido es el resultado de la negativa crónica a la defecación, que normalmente se produce en niños psicóticos o con retraso mental. El colon se dilata por la acumulación de heces impactadas. El megacolon congénito (enfermedad de Hirschsprung) está producido por la ausencia de ganglios autónomos en la capa de músculo liso del colon. El megacolon tóxico es una complicación grave de la colitis ulcerosa, y puede producir la perforación del colon, septicemia y muerte.

megadina (megadyne), unidad de fuerza igual a un millón de dinas.

megadosis (megadose), dosis que supera con creces la normalmente prescrita o recomendada.

megaesófago (megaesophagus), dilatación anómala del segmento inferior del esófago producida por la distensión secundaria a la imposibilidad de relajación del cardias impidiendo el paso de los alimentos hacia el estómago.

megahercio (MHz) (megahertz [MHz]), unidad de frecuencia que equivale a un millón de ciclos por segundo.

megaloblasto (megaloblast), eritrocito inmaduro con núcleo voluminoso que aparece en grandes cantidades en la médula ósea y en número elevado en la circulación en numerosas anemias asociadas a un déficit de vitamina B_{12}, ácido fólico o factor intrínseco.

megalocito (megalocyte), eritrocito extremadamente grande.

megalocórnea (megalocornea), trastorno hereditario en el que se observa aumento del diámetro corneal.

megaloencefalia (megalencephaly), trastorno caracterizado por el crecimiento patológico del parénquima cerebral. En algunos casos la hiperplasia cerebral generalizada se asocia con retraso mental o con alteraciones cerebrales, como la epilepsia.

megalomanía (megalomania), trastorno mental caracterizado por delirios de grandeza en el que el paciente se cree que es una persona de gran importancia, poder, fama o riqueza.

megalouréter (megaloureter), trastorno caracterizado por la dilatación marcada de uno o ambos uréteres, secundaria a la alteración de la acción peristáltica del músculo liso ureteral.

megalouretra escafoide (scaphoid megalourethra), gran divertículo en un lado de la uretra anterior debido a un defecto en el cuerpo esponjoso.

megalouretra fusiforme (fusiform megalourethra), divertículo grande en la uretra anterior debido a la ausencia de una sección completa del cuerpo esponjoso.

megalovejiga (megalocystis), proceso patológico que se presenta sobre todo en niñas y chicas jóvenes caracterizado por la presencia de una vejiga de grandes dimensiones, con una pared adelgazada.

megauréter (megaureter), dilatación congénita del uréter

megavejiga (megacystis), vejiga urinaria anómalamente dilatada.

meiocito (meiocyte), cualquier célula que sufre meiosis.

meiogénico (meiogenic), que produce o causa meiosis.

meiosis (meiosis), división de una célula sexual, cuando es madura, en dos, y después en cuatro gametos. El núcleo de cada uno recibe la mitad del número de cromosomas que poseen las células somáticas de la especie.

mejilla (cheek), prominencia carnosa, especialmente las prominencias carnosas situadas a ambos lados de la cara entre los ojos, la mandíbula y las orejas, la nariz y la boca.

mejilla hendida (cleft cheek), hendidura facial transversal, con el aspecto de una boca anormalmente grande. Es causada por el fracaso de la fusión de las prolongaciones maxilar y mandibular durante el desarrollo embrionario de la cara.

mejora continua de la calidad (MCC) (continuous quality improvement [CQI]), sistema que busca mejorar la provisión de servicios con énfasis en los resultados futuros. Una vez identificado un proceso que necesita mejorar, se reúne un equipo de expertos para investigar y documentar cada paso de este proceso. Cuando se han establecido expectativas específicas y la forma de medirlas, el siguiente paso se dirige a prevenir futuros fracasos e implica marcar objetivos, educar y medir los resultados.

mejora de la capacidad del aprendizaje (learning readiness enhancement), intervención de enfermería recogida en la Nursing Interventions Classification (NIC). Se define como la promoción de la capacidad y el deseo de recibir información.

mejora de la comunicación: déficit auditivo (communication enhancement: hearing deficit), intervención de enfermería recogida en la Nursing Interventions Classification (NIC). Se define como la ayuda para que el paciente acepte y aprenda los métodos alternativos para vivir con la audición disminuida.

mejora de la comunicación: déficit de lenguaje (communication enhancement: speech deficit), intervención de enfermería recogida en la Nursing Interventions Classification (NIC). Se define como ayudar a que el paciente acepte y aprenda métodos alternativos para vivir con impedimentos de lenguaje.

mejora de la comunicación: déficit visual (communication enhancement: visual deficit), intervención de enfermería recogida en la Nursing Interventions Classification (NIC). Se define como la ayuda para que el paciente acepte y aprenda métodos alternativos para vivir con la visión disminuida.

mejora de la imagen corporal (body image enhancement), intervención de enfermería recogida en la Nursing Interventions Classification (NIC). Se define como la promoción de percepciones y actitudes conscientes e inconscientes del paciente hacia su propio cuerpo.

mejora de la información sanitaria (health literacy enhancement), intervención de enfermería de la Nursing Interventions Classification (NIC), que se define como la ayuda a las personas con una capacidad limitada para obtener, procesar y comprender la información relacionada con la salud y la enfermedad.

mejora de la tos (cough enhancement), intervención de enfermería recogida en la Nursing Interventions Classification (NIC). Se define como el estímulo de la inspiración profunda por parte del paciente con la consiguiente generación de altas presiones intratorácicas y compresión del parénquima pulmonar subyacente para la expulsión enérgica del aire.

mejora del afrontamiento (coping enhancement), intervención de enfermería reogida en la Nursing Interventions Classification (NIC). Se define como la ayuda a un paciente a adaptarse a los factores estresantes, cambios o amenazas subjetivos que interfieren con la satisfacción de las demandas y papeles vitales.

mejora del desarrollo: adolescente (developmental enhancement: adolescent), intervención de enfermería recogida en la Nursing Interventions Classification (NIC). Se define como el hecho de facilitar el crecimiento óptimo físico, cognitivo, social y emocional de los individuos durante la transición de la infancia a la edad adulta.

mejora del desarrollo: niño (developmental enhancement: child), intervención de enfermería recogida en la Nursing Interventions Classification (NIC). Se define como el hecho de facilitar o enseñar a los padres/cuidadores a facilitar las aptitudes motoras finas y globales óptimas, el lenguaje, y la esfera cognitiva, social y emocional del niño en edad preescolar y escolar.

mejora del sueño (sleep enhancement), intervención de enfermería recogida en la Nursing Interventions Classification (NIC). Se define como la facilitación de ciclos regulares sueño/vigilia.

mejoría (amelioration), evolución favorable de un trastorno.

melancolía (melancholia), forma grave de depresión.

melancolía posparto (postpartum blues), efecto emocional del parto experimentado por algunas madres que consiste principalmente en sentimientos transitorios de tristeza durante un período de unas 72 horas. Si los síntomas persisten durante más tiempo sugiere un diagnóstico de depresión. Puede ser necesaria psicoterapia o medicación antidepresiva, o ambas.

melanífero (melaniferous), relativo a un pigmento negro.

melanina (melanin), pigmento negro o marrón oscuro que existe normalmente en el pelo, en la piel, en el iris y en la coroides del ojo.

melanismo (melanism), depósito anómalo de pigmento melánico pardo oscuro a negro en la piel, el pelo y otros tejidos.

melanoameloblastoma (melanoameloblastoma), neoplasia benigna que aparece como una lesión negroazulada en la parte anterior del maxilar superior de lactantes. La proliferación es de origen neuroectodérmico y está constituida por pequeñas células tumorales indiferenciadas y células de mayor tamaño productoras de melanina.

melanoblasto (melanoblast), célula del tejido epitelial que contiene gránulos negros. Se transforma en un melanocito.

melanoblastoma (melanoblastoma), tumor de células productoras de melanina escasamente diferenciadas.

melanocarcinoma (melanocarcinoma), melanoma maligno.

melanocito (melanocyte), célula capaz de producir melanina. Se distribuyen a lo largo de la capa basal de la epidermis y elaboran el pigmento melanina a partir de la tirosina, un aminoácido.

melanodermia (melanoderma), oscurecimiento patológico de la piel producido por el depósito excesivo de melanina o de sales de hierro o plata.

melanoma (melanoma), neoplasia maligna de origen epitelial constituida por melanocitos. El nevus melanocítico puede ser adquirido o congénito. Los congénitos tienen más riesgo de originar un melanoma maligno, sobre todo por su mayor tamaño. Los melanomas más pequeños se originan a partir de un nevus pigmentado en meses o años y aparecen sobre todo en personas de piel clara con ojos de color claro. Las quemaduras solares previas aumentan el riesgo. Cualquier mancha negra o marrón con borde irregular, cuya pigmentación parece que se irradia más allá de su borde, de color rojo, negro o azul si se examina de cerca, o que tenga una superficie nodular, puede sugerir la existencia de un melanoma y se debe biopsiar. Los melanomas pueden metastatizar y se consideran uno de los tumores de piel más malignos. El pronóstico depende del tipo de melanoma, de su tamaño, de la profundidad de invasión, de la localización y de la edad y estado físico del paciente.

melanoma amelanótico (amelanotic melanoma), melanoma que carece de melanina.

melanoma benigno juvenil (benign juvenile melanoma), pápula benigna, rosada o fucsia con una superficie escamosa, habitualmente localizada en la mejilla, y que afecta con mayor frecuencia a niños de edades comprendidas entre los 9 y los 13 años. Puede ser confundido con un melanoma maligno.

melanoma cutáneo primario (primary cutaneous melanoma), neoplasia maligna de la piel en el sitio de origen.

melanoma de extensión superficial (superficial spreading melanoma), el tipo de melanoma más frecuente, que crece externamente extendiéndose sobre la superficie del órgano o tejido afecto, más habitualmente en la parte inferior de las piernas en las mujeres y el torso en los hombres. La lesión es elevada y palpable, desigualmente pigmentada, de forma irregular y con un borde mal definido.

melanoma lentigo maligno (lentigo maligna melanoma), neoplasia que se desarrolla a partir de un lentigo de Hutchinson sobre la cara u otras superficies expuestas de la piel en pacientes ancianos. Es asintomático, plano, de color canela o marrón, con manchas irregulares más oscuras y frecuente hipopigmentación. Es uno de los tres tipos principales de melanoma.

melanoma maligno coroideo (choroidal malignant melanoma), tumor de la capa coroides que se desarrolla dentro del humor vítreo, produciendo el desprendimiento y la degeneración de la retina subyacente.

melanoma maligno uveal (uveal malignant melanoma), el más frecuente de los melanomas oculares; consiste en un crecimiento desmedido de los melanocitos uveales, a menudo precedido por un nevo uveal.

melanoma nodular (nodular melanoma), melanoma pigmentado de manera uniforme, normalmente nodular y de color negro azulado, rodeado a veces por un halo de piel pálida, no pigmentada. La lesión es siempre elevada y puede ser de forma acuminada o polipoide.

melanoma ocular (ocular melanoma), neoplasia maligna de las estructuras del ojo, generalmente de la coroides, el cuerpo ciliar o el iris, y que aparece generalmente en la cuarta o quinta décadas de la vida. El lugar más frecuente de metástasis es el hígado, y después de estas metástasis se produce rápidamente la muerte.

melanomatosis (melanomatosis), **1.** enfermedad caracterizada por numerosas lesiones de melanoma generalizadas. **2.** desarrollo de melanomas por todo el cuerpo.

melanosis coli (melanosis coli), trastorno en el que la mucosa del colon está pigmentada con melanina.

melanosis pustulosa neonatal (neonatal pustular melanosis), trastorno cutáneo transitorio del neonato caracterizado por vesículas presentes ya en el nacimiento y que se vuelven pustulosas. Las lesiones contienen neutrófilos en lugar de eosinófilos y desaparecen en 72 horas.

melanosoma (melanosome), gránulos ovoides de pigmento en el interior de los melanocitos que sintetizan melanina.

melanuria (melanuria), orina que tiene un color oscuro causado por la presencia de melanina y otros pigmentos.

melasma gravídico (melasma gravidarum), pigmentación oscura o anómala que puede aparecer en la piel de la mujer gestante.

melatonina (melatonin), suplemento dietético, denominado también como N-acetil-5-metoxitriptamina. Se emplea para combatir los efectos del desfase horario al volar y el insomnio, para protección contra el cáncer y como anticonceptivo oral. La melatonina es eficaz para tratar el desfase horario al volar y ha demostrado ser beneficiosa cuando se usa como terapia combinada para varios cánceres. No es muy eficaz para el insomnio. No se dispone de datos suficientes respecto a su eficacia para otros usos.

melena (melena), heces negras, como alquitrán, patológicas, que contienen sangre digerida y tienen un olor característico. Normalmente se producen como consecuencia de un sangrado del tracto GI superior, y con frecuencia son un signo de úlcera péptica o de alteración del intestino delgado.

melena del neonato (melena neonatorum), evacuación de heces oscuras pegajosas por un recién nacido. La causa reside normalmente en la alteración de los pigmentos sanguíneos asociada a hemorragia.

melfalán (melphalan), antineoplásico alquilante. Se utiliza para tratar tumores malignos, incluido con fines paliativos en el mieloma múltiple y el carcinoma ovárico no resecable.

melioidosis (melioidosis), infección poco frecuente en seres humanos producida por el bacilo gramnegativo *Burkholderia pseudomallei*. La melioidosis aguda es fulminante y suele estar caracterizada por neumonía, empiema, absceso pulmonar, septicemia y afectación del hígado o del bazo. La melioidosis crónica se asocia con osteomielitis, abscesos múltiples de órganos internos y con el desarrollo de fístulas desde los abscesos.

meloxicam (meloxicam), AINE utilizado para el tratamiento de la artrosis.

memantina (memantine), fármaco anti-Alzheimer utilizado para tratar la demencia leve o grave en la enfermedad de Alzheimer.

membrana (membrane), capa fina de tejido que cubre una superficie, tapiza una cavidad o divide un espacio.

membrana alveolocapilar (alveolo-capillary membrane), estructura del tejido pulmonar con un espesor de 0,4 a 2 μm, a través de la que se produce la difusión de las moléculas de oxígeno y de dióxido de carbono durante el proceso de la respiración.

membrana apical (apical membrane), la parte de la membrana plasmática situada en la vertiente apical (el lado que mira hacia la luz) de las células epiteliales en una cavidad o tubo corporal y que se separa de la membrana basolateral mediante la zónula occludens.

membrana aracnoidea (arachnoid membrane), membrana fina y delicada que envuelve al cerebro y a la médula espinal y que se localiza entre la piamadre y la duramadre.

membrana atlantooccipital posterior (posterior atlantooccipital membrane), hojas fibrosas anchas, finas, en número par, que forman parte de la articulación atlantooccipital entre el atlas y el hueso occipital.

M

membrana basal[1] (basal membrane), lámina de tejido que forma la capa externa de la coroides y que está situada inmediatamente por debajo de la capa pigmentada de la retina.

membrana basal[2] (basement membrane), capa frágil y no celular que asegura las capas superiores de epitelio al tejido subyacente. Es la capa más profunda y a veces contiene fibras reticulares.

membrana basilar (basilar membrane), estructura celular que forma el suelo del conducto coclear y está fijada por proyecciones óseas y fibrosas procedentes de la pared coclear.

membrana basolateral (basolateral membrane), capa de la membrana plasmática de las células epiteliales adyacente a la membrana basal y separada de la membrana apical por la *zonula occludens*.

membrana celular (cell membrane), cubierta externa de una célula alrededor del citoplasma, que a menudo presenta microvellosidades. La membrana plasmática es tan fina y delicada que apenas es visible con el microscopio óptico. Esta membrana controla el intercambio de sustancias entre la célula y su entorno mediante diversos procesos, entre los que se incluyen ósmosis, fagocitosis, pinocitosis y secreción de sustancias.

membrana cloacal (cloacal membrane), capa delgada que separa las porciones externa e interna de la cloaca en el embrión en desarrollo.

membrana coroidea (choroid membrane), capa vascular entre la retina y la esclera.

membrana cricotiroidea (cricothyroid membrane), membrana fibroelástica con el ligamento cricotiroideo, que pone en contacto los cartílagos cricoides y tiroides.

membrana de Bichat (Bichat's membrane), [Marie F. X. Bichat, anatomista francesa, 1771-1802], revestimiento elástico bajo el endotelio de una pared arterial.

membrana de Descemet (Descemet's membrane), [Jean Descemet, médico francés, 1732-1810], capa profunda de la córnea, entre la sustancia propia por fuera y el endotelio por dentro.

membrana de fertilización (fertilization membrane), membrana viscosa que rodea al óvulo fertilizado que evita la penetración de más espermatozoides.

membrana diftérica (diphtheritic membrane), membrana de fibras coaguladas con bacterias y leucocitos. Por lo general es blanca o amarilla-grisácea y con márgenes bien definidos.

membrana epirretiniana (epiretinal membrane), membrana patológica que cubre parcialmente la superficie de la retina, probablemente originada a partir del epitelio pigmentario retiniano y las células gliales. Las membranas periféricas a la mácula suelen ser asintomáticas, mientras que las que afectan a la mácula o son adyacentes a ella causan disminución de la visión, distorsión visual y diplopía.

membrana esofágica (esophageal web), membrana delgada que puede desarrollarse a cualquier altura de la luz del esófago, normalmente cerca del nivel del cartílago cricoides, y que se asocia a anemia ferropénica.

membrana faríngea (pharyngeal membrane), pliegue delgado de ectodermo y endodermo que separa las bolsas faríngeas de las hendiduras branquiales en un embrión en desarrollo.

membrana fibroelástica de la laringe (fibroelastic membrane of larynx), membrana que une los cartílagos laríngeos compuesta por un ligamento cricotiroideo inferior y un ligamento cuadrangular superior.

membrana hialina (hyaline membrane), revestimiento fibroso de las membranas alveolares de los recién nacidos, causado por falta de surfactante pulmonar asociado con prematuridad y bajo peso al nacimiento.

membrana hialoidea (hyaloid membrane), capa superficial del cuerpo vítreo del ojo, entre las superficies del vítreo primario y secundario y en los límites del conducto hialoideo.

membrana hioglósica (hyogglosal membrane), ensanchamiento del tabique lingual que conecta la raíz de la lengua con el hueso hioides.

membrana laríngea (laryngeal web), malformación congénita frecuente de la laringe en la que se extiende una membrana entre las cuerdas vocales cerca de la comisura anterior y que puede ser fina y translúcida o espesa y fibrótica; puede ocasionar ronquera, afonía y otros síntomas.

membrana nuclear (nuclear envelope), envoltura doble que rodea el núcleo de la célula eucariótica.

membrana obturatriz (obturator membrane), membrana dura y fibrosa que cubre el agujero obturador a cada lado de la pelvis.

membrana occipitoatloidea anterior (anterior atlantooccipital membrane), cada una de las dos vainas fibrosas, anchas y de consistencia densa, que forman parte de la articulación occipitoatloidea entre el atlas y el hueso occipital.

membrana perineal (perineal membrane), lámina fascial triangular gruesa que rellena el espacio entre las ramas del arco púbico y tiene un borde posterior libre.

membrana placentaria (placental membrane), capa de tejido de la placenta situada entre los sistemas sanguíneos fetal y materno. La membrana regula la difusión de materiales entre los dos sistemas.

membrana plasmática (plasma membrane), cubierta externa de la célula, con frecuencia con microvellosidades que se proyectan y que contiene el citoplasma celular. La membrana plasmática es tan delgada y delicada que apenas es visible al microscopio óptico. La membrana controla el intercambio de materiales entre la célula y el medio ambiente por varios procesos, como ósmosis, fagocitosis, pinocitosis y secreción.

membrana reticular (reticular membrane), membrana parecida a una red sobre el órgano de Corti; los extremos libres de las células pilosas externas atraviesan sus orificios.

membrana semipermeable (semipermeable membrane), membrana que impide el paso de algunas sustancias y permite el paso de otras, basándose en diferencias de tamaño, carga eléctrica, o según la solubilidad en lípidos de dichas sustancias.

membrana serosa (serous membrane), cualquiera de las numerosas y finas hojas que revisten las cavidades cerradas del cuerpo, como la pleura en la cavidad torácica y el pericardio en el saco que contiene al corazón. Entre la capa visceral de la membrana serosa, que cubre diversos órganos, y la capa parietal que reviste la cavidad que contiene dichos órganos existe un espacio virtual humedecido por un líquido seroso. El líquido reduce la fricción de las estructuras cubiertas por la membrana serosa, como los pulmones, que se mueven contra la pared del tórax en la respiración.

membrana sinovial (synovial membrane), capa más interna de una cápsula articular, que rodea a una articulación de libre movilidad. La membrana sinovial está unida de forma laxa a la cápsula fibrosa externa. Segrega en la articulación un líquido viscoso que normalmente lubrica la articulación, pero que se puede acumular en cantidades capaces de provocar dolor cuando se lesiona la articulación.

membrana tectoria (membrana tectoria), **1.** ligamento ancho, fuerte, que cubre la apófisis odontoides y facilita la conexión del axis con el hueso occipital del cráneo. **2.** membrana espiral que se proyecta desde el labio vestibular de la cóclea sobre el órgano de Corti.

membrana timpánica (tympanic membrane, eardrum, membrana tympani), membrana delgada semitransparente, situada en el oído medio, que transmite las vibraciones sonoras al oído interno por medio de los osículos auditivos. Tiene una forma casi ovalada con un diámetro vertical de cerca de 10 mm y separa la cavidad timpánica del fondo del conducto auditivo externo.

membrana tiroidea (thyrohyoid membrane), ligamento fibroelástico resistente que se extiende desde el borde superior del cartílago tiroides por debajo y el hueso hioides por arriba. Se inserta en el borde superior de las láminas tiroideas y bordes anteriores adyacentes de las astas superiores y asciende por dentro de las astas mayores y por detrás del hueso hioides para insertarse en los bordes superiores de estas estructuras.

membrana vitelina (vitelline membrane), membrana citoplásmica delicada que rodea al óvulo.

membrana vítrea (vitreous membrane), membrana que reviste la cavidad posterior del ojo y que rodea el cuerpo vítreo.

membranas (webbing), prolongaciones de la piel que unen entre sí estructuras adyacentes, como los dedos de las manos o los dedos de los pies o el cuello desde el acromion hasta la mastoides. Se asocia con anomalías genéticas.

membranas fetales (fetal membranes), estructuras que protegen, sostienen y nutren al embrión y al feto, entre las que se incluyen el saco vitelino, la alantoides, el amnios, el corion, la placenta y el cordón umbilical.

memoria (memory), **1.** facultad o poder mental que permite retener y recordar, mediante procesos asociativos inconscientes, sensaciones, impresiones, ideas y conceptos previamente experimentados, así como toda la información que se ha aprendido conscientemente. **2.** reservorio de todas las experiencias y conocimientos pasados que se pueden recuperar a voluntad. **3.** la evocación de hechos pasados, ideas, sensaciones o conocimientos adquiridos previamente.

memoria a corto plazo (short-term memory), memoria de acontecimientos recientes.

memoria a largo plazo (long-term memory), capacidad para recordar sensaciones, hechos, ideas y demás información durante períodos prolongados sin esfuerzo aparente.

memoria afectiva (affect memory), sentimiento con una carga emocional especial que reaparece cada vez que se recuerda una experiencia previa significativa.

memoria anterógrada (anterograde memory), capacidad para recordar los acontecimientos ocurridos hace mucho tiempo, pero no los acontecimientos recientes.

memoria cinestésica (kinesthetic memory), recuerdo del movimiento, peso, resistencia y posición del cuerpo o de partes del mismo.

memoria de hechos (declarative memory), registro mental, retención y recuerdo de experiencias, sensaciones, ideas, conocimientos y pensamientos pasados.

memoria selectiva (screen memory), memoria conscientemente tolerable que sustituye a otra cuya evocación resulta emocionalmente dolorosa.

memoria subconsciente (subconscious memory), pensamiento, sensación o sentimiento no disponible inmediatamente para ser recordado por la mente consciente.

memoria visual (visual memory), la capacidad de crear una imagen eidética de experiencias visuales pasadas.

MEN (MEN), siglas de **neoplasia endocrina múltiple.**

menarquia (menarche), primera menstruación que supone el comienzo de la función menstrual cíclica. Suele aparecer entre los 9 y 17 años de edad.

mendelevio (Md) (mendelevium [Md]), [Dimitri I. Mendeleyev, químico ruso, 1834-1907], elemento sintético del grupo de los actínidos. Su número atómico es 101. El peso atómico de su isótopo más estable es 256.

mendelismo (mendelism), [Gregor J. Mendel, genetista austríaco, 1822-1884], concepto de la herencia derivado de la aplicación de las leyes de Mendel.

meníngeo (meningeal), relativo a las meninges, que son las tres membranas que cubren el cerebro y la médula espinal.

meninges (meninges), las tres membranas que rodean el cerebro y la médula espinal: duramadre, piamadre y aracnoides.

meningioma (meningioma), tumor mesenquimatoso fibroblástico de las membranas que rodean el encéfalo y la médula espinal. Los tumores pueden ser nodulares, formar placas o ser lesiones difusas que invaden el cráneo, produciendo erosión del tejido óseo y compresión del tejido cerebral.

meningioma angioblástico (angioblastic meningioma), tumor de los vasos sanguíneos de las meninges que recubren la médula espinal o el encéfalo.

meningismo (meningism), trastorno caracterizado por irritación del encéfalo y de la médula espinal con síntomas que simulan los de la meningitis. Sin embargo, en el meningismo no existe inflamación real de las meninges. Se asocia a casos de neumonía en niños pequeños.

meningitis (meningitis), infección o inflamación de las membranas que rodean al cerebro y la médula espinal. Suele ser purulenta y afecta al líquido del espacio subaracnoideo. Las causas más frecuentes en el adulto son las infecciones bacterianas debidas a *Streptococcus pneumoniae, Neisseria meningitidis* o *Haemophilus influenzae*. La meningitis suele comenzar de manera súbita con un cuadro de cefalea intensa, rigidez del cuello, irritabilidad, malestar e inquietud. Al poco tiempo pueden aparecer náuseas, vómitos, delirio y desorientación completas. Se observa un incremento de la temperatura y de las frecuencias del pulso y respiratoria. Entre las lesiones residuales están la sordera, la ceguera, la parálisis y el retraso mental. También puede aparecer hidrocefalia.

meningitis aséptica (aseptic meningitis), inflamación de las meninges producida por virus, o inducida por fármacos, como en el tratamiento con altas dosis de inmunoglobulina intravenosa.

meningitis eosinofílica (eosinophilic meningitis), meningitis con incremento de linfocitos y un alto porcentaje de eosinófilos en el LCR; suele ser debida a una infección por *Angiostrongylus cantonensis*.

meningitis espinal (spinal meningitis), inflamación de las membranas de la médula espinal.

meningitis estéril (sterile meningitis), forma de meningitis no bacteriana, generalmente vírica o inducida por fármacos, en la cual existe una respuesta fundamentalmente linfocítica en el LCR.

meningitis meningocócica (meningococcal meningitis), meningitis bacteriana causada por *Neisseria meningitidis,* una enfermedad infecciosa aguda con inflamación meníngea seropurulenta. Suele aparecer en brotes epidémicos y sus síntomas son los de la meningitis cerebral y medular aguda, acompañados generalmente de exantema cutáneo con máculas eritematosas, herpéticas o hemorrágicas.

meningitis neumocócica (pneumococcal meningitis), meningitis producida por una infección neumocócica.

meningitis traumática (traumatic meningitis), meningitis que se produce como consecuencia de una lesión craneal o en la médula espinal.

meningitis vírica (viral meningitis), meningitis causada por varios tipos de virus, como los virus coxsackie, el virus de la parotiditis o el virus de la coriomeningitis linfocítica. Se caracteriza por malestar general, fiebre, dolor de cabeza, náuseas, pleocitosis en el líquido cefalorraquídeo (fundamentalmente linfocítica), dolor abdominal, rigidez de nuca y espalda, y un curso corto y en general sin complicaciones.

meningocele (meningocele), protrusión en forma de saco de las meninges, tanto a nivel cerebral como espinal, que se produce a través de un defecto congénito en el cráneo o en la columna vertebral. Se forma un quiste herniario que está lleno de LCR, sin contener tejido nervioso. La anomalía se denomina meningocele craneal o meningocele raquídeo, dependiendo de la localización del defecto.

meningococemia (meningococcemia), enfermedad producida por *Neisseria meningitidis* en el torrente sanguíneo que acaba por causar una vasculitis. Su comienzo es súbito, con escalofríos, dolores musculares y articulares, cefalea, petequias, faringitis y postración intensa. Existe taquicardia y taquipnea con fiebre intermitente.

meningococo (meningococcus), bacteria del género *Neisseria meningitidis,* diplococo inmóvil gramnegativo presente habitualmente en la nasofaringe de portadores asintomáticos que puede producir septicemia o meningitis cerebroespinal epidémica.

meningoencefalitis (encephalomeningitis, meningoencephalitis), inflamación del encéfalo y de las meninges, habitualmente provocada por una infección bacteriana.

meningoencefalitis amebiana primaria (primary amebic meningoencephalitis), forma muy poco frecuente, pero a menudo mortal, de meningoencefalitis aguda, febril y purulenta, causada por amebas de los géneros *Naegleria* y *Acanthamoeba.* La infección causada por el género *Naegleria* se observa generalmente en personas jóvenes que nadan o se bañan en aguas dulces contaminadas, ya que las amebas se abren camino hasta el sistema nervioso central al penetrar por la mucosa nasal y la lámina cribiforme para posteriormente seguir a través del bulbo y los nervios olfatorios hasta el cerebro y las meninges. Por el contrario, la infección causada por el género *Acanthamoeba* se observa con más frecuencia en sujetos mayores o en inmunocomprometidos; en ocasiones se produce la recuperación espontánea.

meningoencefalocele (meningoencephalocele), quiste en forma de saco que contiene tejido cerebral, LCR y meninges, que protruye a través de un defecto congénito del cráneo.

meningoencefalomielitis (meningoencephalomyelitis), inflamación combinada del encéfalo, la médula espinal y las meninges.

meningoencefalopatía (meningoencephalopathy), enfermedad no inflamatoria del encéfalo y sus membranas.

meningomielitis (meningomyelitis), inflamación de la médula espinal y de sus membranas circundantes.

meniscectomía (meniscectomy), resección quirúrgica de alguno de los cartílagos con forma de semiluna de la articulación de la rodilla. Se realiza cuando el cartílago desgarrado causa dolor crónico e inestabilidad o bien bloqueo articular.

menisco (meniscus), **1.** interfase entre un líquido y el aire. **2.** lente con caras cóncavas y convexas. **3.** cartílago semicircular fibroso de las rodillas y de otras articulaciones.

menisco discoide (discoid meniscus), trastorno caracterizado por la forma discoide y no semilunar de los meniscos cartilaginosos de la rodilla. Es una anomalía en el desarrollo asintomática en lactantes y niños pequeños; se manifiesta más a menudo entre los 6 y 8 años de edad. Los síntomas más frecuentes son la producción de un «clic» en la articulación de la rodilla o la sensación de que la rodilla cede. Estas características se asocian frecuentemente a lesiones de la rodilla, aunque también pueden presentarse sin historia previa de traumatismo.

menometrorragia (menometrorrhagia), hemorragia menstrual y uterina excesiva, distinta a la provocada por la menstruación. Es una combinación de metrorragia y menorragia. Puede ser un signo de una neoplasia maligna urogenital.

menopausia (menopause), estrictamente, cese de las menstruaciones, aunque normalmente se utiliza para referirse al período climatérico femenino. Las menstruaciones cesan de forma natural al declinar la producción y la función hormonal cíclica entre los 45 y 55 años de edad, aunque pueden detenerse antes como consecuencia de enfermedades, intervenciones quirúrgicas, o por una causa desconocida. Al disminuir la producción de estrógenos en el ovario y de gonadotropinas hipofisarias, la ovulación y las menstruaciones se hacen menos frecuentes, hasta cesar. Los sofocos son un síntoma frecuente en la menopausia.

menopausia artificial (artificial menopause), terminación de los períodos menstruales mediante cirugía, radiación u otros métodos.

menopausia masculina (male menopause), trastorno psicógeno que aparece en algunos hombres de edad madura quienes experimentan ansiedad por disminución de la potencia, aumento de la fatiga, pelo canoso, pérdida de pelo y otros signos de envejecimiento.

menopausia quirúrgica (surgical menopause), creación artificial de la menopausia mediante la extirpación quirúrgica de los ovarios.

menor (minor), (en derecho) persona que no tiene la edad legal, persona por debajo de la mayoría de edad.

menor emancipado (emancipated minor), persona que no es legalmente adulto, pero que a causa del matrimonio, por estar en el ejército o porque de alguna manera no depende de sus padres puede no requerir el permiso paterno para la asistencia médica o quirúrgica. El estado y las leyes nacionales varían en la interpretación de esta regla.

menorragia (menorrhagia), menstruaciones anómalamente intensas o prolongadas. La menorragia aparece de forma ocasional durante los años reproductivos de la mayoría de las mujeres. Si el proceso se hace crónico puede aparecer anemia por las pérdidas hemáticas excesivas y recurrentes.

menorrea (menorrhea), expulsión normal de sangre y tejido procedentes del útero.

menostasis (menostasis), trastorno en el que los productos de la menstruación no pueden salir del útero o de la vagina por estenosis, oclusión del cuello o del introito vaginal.

menotropinas (menotropins), preparado de hormonas gonadotropas obtenido de la orina de mujeres menopáusicas. Se utiliza junto con la gonadotropina coriónica para inducir la ovulación, desarrollar múltiples folículos ováricos para la fecundación in vitro y para estimular la espermatogénesis en los varones.

menoxenia (menoxenia), cualquier anomalía relacionada con la menstruación.

mensaje codificado (encoded message), (en ciencias de comunicación) mensaje según es transmitido del emisor al receptor.

mensaje descodificado (decoded message), (en teoría de la comunicación) mensaje traducido por un receptor.

menstruación (menstruation), eliminación periódica a través de la vagina de una secreción sanguinolenta que contiene restos tisulares procedentes del desprendimiento del endometrio del útero no grávido. La duración media de la menstruación es de 4-5 días, y se repite aproximadamente cada 4 semanas durante la vida reproductiva de la mujer no gestante. El primer día de la menstruación se considera el primer día del ciclo menstrual.

menstruación anovular (anovular menstruation), hemorragia menstrual que se produce en ausencia de producción o liberación de un óvulo. Éste puede permanecer dentro del folículo ovárico y sufrir un proceso degenerativo o, en casos poco frecuentes, impregnarse y ser origen de un embarazo ovárico.

menstruación retrógrada (retrograde menstruation), flujo retrógrado de la secreción menstrual a través de la cavidad uterina y de las trompas de Falopio hacia la cavidad peritoneal.

menstruación vicariante (vicarious menstruation), secreción de sangre procedente de un lugar diferente al útero en el momento en que se espera una menstruación normal. Habitualmente, esta hemorragia se debe al aumento de la permeabilidad capilar que se produce durante la menstruación.

menstruo (menses), secreción normal de sangre y decidua que se produce durante la menstruación. El primer día de flujo de menstruo es el primer día del ciclo menstrual.

menta (peppermint), hojas y bayas florales desecadas de una hierba, *Mentha piperita.* Es una fuente de aceite volátil y se utiliza como carminativo y antiemético.

mental (mental), **1.** perteneciente, relativo o característico de la mente o psique. **2.** que existe en la mente; realizado o ejecutado por la mente. **3.** perteneciente, relativo o caracterizado por un trastorno mental. **4.** término en jerga utilizado para referirse a los pacientes de los que se sospecha que tienen un trastorno mental.

Mental Health Association (Mental Health Association), institución no profesional de voluntarios dedicada a mejorar las instalaciones y servicios mentales de las clínicas y hospitales, al reclutamiento y a la formación de los voluntarios, y a la promoción de la legislación en materia de salud mental.

mentalidad (mentality), **1.** poder funcional y capacidad de la mente. **2.** carácter intelectual.

mente (mind), **1.** parte del cerebro donde se sitúa la actividad mental que permite conocer, razonar, entender, recordar, pensar, sentir y reaccionar y adaptarse a todos los estímulos externos e internos. **2.** conjunto de todos los procesos conscientes e inconscientes del individuo que influyen y dirigen su conducta mental y física. **3.** facultad del intelecto o del entendimiento a diferencia de la emoción o la voluntad.

mentol (menthol), antipruriginoso tópico con efecto refrescante que alivia el prurito. Es un ingrediente frecuente de numerosas cremas y pomadas.

mentón[1] (menton), el punto más inferior de la barbilla en la proyección lateral de una radiografía de cabeza. Es una marca cefalométrica que se utiliza en ortodoncia.

mentón[2] (mentum), **1.** la barbilla, sobre todo del feto. **2.** punto de referencia fetal para designar la posición del feto con respecto a la pelvis materna.

mentón en galoche (galoche chin), barbilla estrecha, sobresaliente y puntiaguda. Es una característica congénita.

mentoniano[1] (mentalis), músculo que se origina en la mandíbula, justo por debajo de los dientes incisivos y ayuda a colocar el labio al hacer pucheros o al beber de una copa. Eleva y protruye el labio inferior al arrugar la piel del mentón.

mentoniano[2] (mental), relativo o perteneciente al mentón.

mentor (mentor), asesor o consejero de confianza, con más experiencia, que ofrece una orientación valiosa a personas menos expertas.

MEO (EOMs), **1.** siglas de **músculos extraoculares. 2.** siglas de **movimientos extraoculares.**

meprobamato (meprobamate), ansiolítico. Se prescribe en el tratamiento de la ansiedad y la tensión nerviosa.

mEq (mEq), abreviatura de **miliequivalente.**

mEq/l (mEq-L), abreviatura de **miliequivalente por litro.**

meradimato (meradimate), absorbente de la radiación ultravioleta A, que se usa por vía tópica como protector solar.

meralgia (meralgia), presencia de dolor en el muslo.

meralgia parestésica (meralgia paresthetica), trastorno caracterizado por dolor, parestesias y entumecimiento de la superficie externa del muslo en la región inervada por el nervio femorocutáneo. Se produce por la isquemia del nervio al quedar atrapado dentro del ligamento inguinal.

mercaptopurina (mercaptopurine), agente antineoplásico e inmunosupresor; un antimetabolito de la purina. Se prescribe en el tratamiento de los tumores malignos, sobre todo como terapia de mantenimiento en la leucemia linfática aguda.

Mercer, Ramona T. teórica de enfermería que desarrolló el modelo *Maternal Role Attainment,* presentado en su libro *First-Time Motherhood: Experiences from Teens to Forties* (1986). La realización del papel de madre constituye un proceso de interacción y desarrollo. Tiene lugar durante un período en el cual la madre logra el apego de su hijo, adquiere experiencia en su cuidado y experimenta la alegría y la gratificación de su papel. El interés de la obra de Mercer va más allá del concepto de «madre» tradicional, para abarcar varios comportamientos maternales.

mercurial (mercurial), **1.** relativo o perteneciente al mercurio, sobre todo a los fármacos que contienen mercurio. **2.** perteneciente al efecto adverso asociado con la administración de medicación mercurial, como el temblor mercurial que aparece en la intoxicación por mercurio.

mercurio (Hg) (mercury [Hg]), elemento metálico. Su número atómico es 80; su peso atómico 200,59. Es el único metal común que permanece líquido a temperatura ambiente. El mercurio se obtiene con fines comerciales, empleándose en amalgamas dentales, termómetros, barómetros y otros instrumentos de medida. Forma muchos compuestos tóxicos.

mero (grouper), cualquiera de los diversos peces marinos, habitualmente de gran tamaño, de los géneros *Epinephelus* y *Mycteroperca,* que se encuentran en aguas tropicales. Suele comerlos el ser humano, pero en ocasiones contienen ciguatoxina y pueden provocar la ciguatera.

meroanencefalia (meroanencephaly), ausencia congénita de partes del encéfalo, generalmente el prosencéfalo y el mesencéfalo.

meroblástico (meroblastic), perteneciente o característico de un óvulo que contiene una gran cantidad de vitelo y en el que la división está restringida a la parte del citoplasma sin vitelo.

merocigoto (merozygote), cigoto incompleto que contiene sólo parte del material genético de uno de los progenitores. Tiene lugar durante la conjugación de las bacterias.

meromelia (meromelia), **1.** anomalía del desarrollo en la que la parte superior del brazo o la pierna está ausente, de modo que las manos o los pies están unidos al cuerpo como muñones. Por lo general, se debe al uso de talidomida durante el embarazo. **2.** denominación general para la ausencia congénita de cualquier parte de una extremidad. Se utiliza para referirse a trastornos, como la adactilia, helimelia o focomelia.

meropenem (meropenem), antimicrobiano de amplio espectro que se utiliza en el tratamiento de infecciones graves causadas por *Streptococcus pneumoniae,* estreptococos beta-hemolíticos del grupo A, enterococos, *Klebsiella, Proteus, Escherichia coli, Pseudomonas aeruginosa, Bacteroides fragilis* y *B. thetaiotaomicron.* También se usa en el tratamiento de la apendicitis y la peritonitis causadas por estreptococos *Viridans,* así como en la meningitis bacteriana.

merozoíto (merozoite), organismo producido por segmentación de un esquizonte durante la fase de reproducción asexual del ciclo vital de los esporozoos, concretamente del parásito del paludismo *Plasmodium.*

mes lunar (lunar month), período de 4 semanas o 28 días, aproximadamente el tiempo que necesita la Luna para dar una vuelta a la Tierra.

mesa basculante (tilt table), mesa de exploración que puede bascular hacia delante y hacia atrás, y permite incorporar al paciente hasta un ángulo de 60° durante el estudio de la respuesta del sistema circulatorio del paciente a las fuerzas gravitatorias. También se usa en la recuperación de la hipotensión ortostática tras un período prolongado de inmovilidad.

mesa de laparotomía (lap-board), tablero liso que se sitúa cerca de la laparotomía y que se utiliza como mesa auxiliar temporal.

mesalamina (mesalamine), metabolito activo de la sulfasalazina, utilizado en la profilaxis y tratamiento de la enfermedad intestinal inflamatoria y en la proctitis ulcerativa.

mesangial (mesangial), relativo al mesangio.

mesangio (mesangium), red celular presente en el glomérulo renal que sirve de sostén a las asas capilares.

mescalina (mescaline), agente tóxico con efectos similares al LSD. Está estrechamente relacionado con la adrenalina desde el punto de vista químico y produce palpitaciones cardíacas, diaforesis, dilatación pupilar y ansiedad. Es una sustancia del grupo I (Schedule I) de la Controlled Substances Act estadounidense.

mescalismo (mescalism), tipo de dependencia química de los efectos de la mescalina, una sustancia de carácter alcohólico volátil que se obtiene de una especie de cactus.

mesencéfalo (mesencephalon), una de las tres partes del tronco del encéfalo, inmediatamente por debajo del cerebro e inmediatamente por encima de la protuberancia. Está constituido principalmente por sustancia blanca, con sustancia gris alrededor del acueducto cerebral.

mesénquima (mesenchyme), red difusa de tejido que deriva del mesodermo embrionario. Está constituido por células estrelladas contenidas en una matriz cartilaginosa con fibras reticulares.

mesenquimoma (mesenchymoma), neoplasia mesenquimatosa mixta compuesta por dos o más tipos celulares que no se suelen asociar y por tejido fibroso.

mesenquimoma benigno (benign mesenchymoma), neoplasia benigna que tiene dos o más elementos claramente mesenquimatosos además de tejido fibroso.

mesenquimoma maligno (malignant mesenchymoma), sarcoma que contiene elementos mesenquimatosos.

mesentérico (mesenteric), relativo al mesenterio, que es la doble capa de peritoneo que sostiene el intestino desde la pared abdominal posterior.

mesenterio (mesentery proper), pliegue ancho del peritoneo, en forma de abanico, que conecta el yeyuno y el íleon con la pared posterior del abdomen. La raíz del mesenterio está unida a diversas estructuras situadas por delante de la columna vertebral. El borde intestinal del mesenterio se abre para envolver al intestino. La parte craneal del mesenterio sirve de soporte para el intestino delgado y para distintos nervios y arterias.

mesenteritis retráctil (retractile mesenteritis), inflamación del mesenterio que provoca engrosamiento, esclerosis y retracción, y a veces acaba produciendo distorsión de las asas intestinales.

MESH (MESH), acrónimo derivado de *Medical Subjet Headings*, la lista de términos médicos utilizados por la U.S. National Library of Medicine (NLM) para su sistema computarizado de almacenamiento y recuperación de artículos médicos publicados.

mesilato de benzotropina (benztropine mesylate), fármaco con acción anticolinérgica y antihistamínica. Se puede prescribir, como terapia coadyuvante, en el tratamiento de los síntomas extrapiramidales de origen farmacológico y de todas las formas de parkinsonismo.

mesilato de bitolterol (bitolterol mesylate), broncodilatador que se inhala por vía oral. Se utiliza para el tratamiento del asma bronquial y del broncoespasmo reversible.

mesilato de bromocriptina (bromocriptine mesylate), agonista de los receptores de dopamina. Se prescribe para el tratamiento de amenorrea y galactorrea asociadas con hiperprolactinemia, infertilidad femenina y enfermedad de Parkinson.

mesilato de desferroxamina (deferoxamine mesylate), agente quelante con afinidad específica para el hierro férrico y baja afinidad para el calcio. Se utiliza en el tratamiento de la intoxicación aguda por hierro y de la sobrecarga crónica de hierro.

mesilato de dihidroergotamina (dihydroergotamine mesylate), alcaloide del cornezuelo del centeno que produce vasoconstricción por estimulación de diversos tipos de receptores, incluyendo los alfaadrenérgicos y los de la serotonina. Se utiliza en el tratamiento de la migraña y cefalea vascular.

mesilato de isoetarina (isoetharine mesylate), broncodilatador betaadrenérgico. Está indicado en el tratamiento del asma bronquial, bronquitis y enfisema.

mesilato ergoloide (ergoloid mesylate), alcaloide del cornezuelo del centeno con acciones psicotrópicas, pero sin efectos vasoconstrictores o vasodilatadores significativos. Se prescribe en ocasiones en el tratamiento de la disminución de la capacidad mental relacionada con la edad de causa desconocida, como la debida a demencia senil, aunque su eficacia no está bien definida.

mesiobucooclusal (mesiobucoocclusal), relativo al ángulo formado por las superficies mesial, bucal y oclusal de un diente.

mesioclusión (mesiocclusion), relación oclusiva en la que los dientes inferiores se sitúan medialmente respecto a los superiores.

mesiodiente (mesiodens), diente supernumerario surgido o no, que se desarrolla entre los dos incisivos centrales.

mesiolinguooclusal (mesiolinguoocclusal), relativo al ángulo formado por las superficies mesial, lingual y oclusal de un diente.

mesioversión (mesioversion), **1.** trastorno en el que uno o más dientes están más próximos de lo normal a la línea media. **2.** trastorno en el que el maxilar superior o inferior está situado más anteriormente de lo normal.

mesmerismo (mesmerism), [Franz Anton Mesmer, médico austríaco, 1734-1815], práctica del hipnotismo introducida por Mesmer, quien creía que la salud estaba influida por «fuerzas celestiales magnéticas». Mesmer fue considerado un fraude por la clase médica, pero su trabajo llevó a la realización de estudios rigurosos de los efectos sobre la salud del poder de la sugestión.

mesocolon sigmoide (sigmoid mesocolon), pliegue del peritoneo que conecta el colon sigmoide con la pared de la pelvis.

mesocolon transverso (transverse mesocolon), pliegue amplio del peritoneo que conecta el colon transverso a la pared posterior del abdomen. Se continúa con el epiplón mayor a lo largo de la superficie ventral del colon transverso y contiene entre sus capas los vasos que irrigan el colon transverso.

mesocolopexia (mesocolopexy), suspensión o fijación del mesocolon.

mesodermo (mesoderm), (en embriología) capa intermedia de las tres que tiene el embrión en desarrollo. Se sitúa entre el ectodermo y el endodermo. El hueso, el tejido conjuntivo, el músculo, la sangre, el tejido vascular y linfático, la pleura, el pericardio y el peritoneo derivan del mesodermo.

mesodermo cardiogénico (cadiogenic mesoderm), mesodermo esplácnico en la región cardiogénica en el que se desarrolla la región cardíaca embrionaria que da lugar a los tubos endocárdicos emparejados.

mesodermo extraembrionario (extraembryonic mesoderm), cualquier desarrollo mesodérmico en el útero que no está incluido en el propio embrión. Están incluidos en el mesodermo el amnios, el corión, el saco vitelino y el tallo de conexión.

mesoduodeno (mesoduodenum), pliegue de tejido que une el duodeno a la pared del abdomen del feto. La membrana persiste algunas veces en la vida adulta como el mesenterio duodenal.

mesoepidídimo (mesoepididymis), pliegue de la túnica vaginal que en ocasiones conecta el epidídimo con el testículo.

mesoesternón (midsternum), cuerpo del esternón.

mesogástrico (mesogastric), perteneciente al mesogastrio, mesenterio del estómago embrionario.

mesoglúteo (mesogluteus), músculo glúteo mediano que realiza la abducción y rotación interna del muslo.

mesómera (mesomere), fila de células mesodérmicas entre el mesotelio y cada epímero del embrión. Evoluciona para formar los túbulos renales.

mesomerismo (mesomerism), existencia de estructuras químicas orgánicas que no pueden representarse con precisión por una fórmula estructural única, pues la fórmula real es intermedia entre varias representaciones posibles que difieren sólo en la posición de los electrones.

mesomorfo (mesomorph), persona caracterizada por el predominio de músculo, hueso y tejido conjuntivo, estructuras derivadas de la capa mesodérmica embrionaria.

mesón pi negativo pion (negative pi meson pion), forma de radiación electromagnética emitida por un acelerador lineal de protones.

mesonefros (mesonephros), segundo tipo de órgano excretor que se desarrolla en el embrión de los vertebrados. Está constituido por una serie de túbulos retorcidos que se originan a partir del cordón nefrogénico por debajo del pronefros, y que en uno de sus extremos forman el glomérulo, y en el otro conectan con el conducto mesonéfrico excretor.

mesoridazina (mesoridazine), antipsicótico del grupo de las fenotiazinas. Se prescribe en el tratamiento de la esquizofrenia.

mesosálpinx (mesosalpinx), borde superior libre del ligamento ancho sobre el que se sitúan las trompas de Falopio.

mesotaurodontismo (mesotaurodontism), taurodontismo en el que sólo aparece la raíz medial del diente.

mesotelial (mesothelial), relativo a la capa de células del mesotelio.

mesotelio (mesothelium), capa de células que tapiza las cavidades corporales del embrión y que persiste como una capa de células epiteliales escamosas que cubren las membranas serosas en el adulto.

mesotelioma (mesothelioma), tumor maligno poco frecuente del mesotelio de la pleura o del peritoneo, que se asocia a una exposición previa al asbesto.

mesoyeyuno (mesojejunum), mesenterio del yeyuno.

mestranol (mestranol), estrógeno que se prescribe en combinaciones medicamentosas fijas junto con un progestágeno, en forma de anticonceptivo oral.

Met (Met), abreviatura de **metionina.**

MET (MET), siglas de **equivalente metabólico.**

metaanálisis (meta-analysis), método sistemático para la evaluación de datos estadísticos basado en los resultados de diversos estudios independientes de un mismo problema.

metabiosis (metabiosis), **1.** estado en el cual el crecimiento y el metabolismo de un organismo alteran el entorno para permitir el crecimiento de otro organismo. **2.** dependencia parasitaria de la existencia de un organismo respecto a la de otro.

metabólico (metabolic), relativo o perteneciente al **metabolismo.**

metabolismo (metabolism), conjunto de todos los procesos químicos que tienen lugar en los organismos vivos cuyos objetivos son el crecimiento, la generación de energía, la eliminación de desechos y otras funciones corporales relacionadas con la distribución de nutrientes en la sangre después de la digestión. El metabolismo tiene lugar en dos fases: el anabolismo o fase constructiva, en la que las moléculas más pequeñas (como los aminoácidos) se transforman en moléculas mayores (como las proteínas), y el catabolismo o fase destructiva, en la que las moléculas mayores (como el glucógeno) se transforman en otras más pequeñas (como la glucosa). El índice metabólico se expresa normalmente (en calorías) como la energía que se libera en forma de calor durante el metabolismo.

metabolismo acidobásico (acid-base metabolism), procesos metabólicos que mantienen el equilibrio de ácidos y de bases esenciales para la regulación de la composición de los líquidos corporales. Los ácidos liberan hidrogeniones y las bases los aceptan; la concentración de hidrogeniones de una solución es la que dicta si se trata de una solución ácida, alcalina o neutra. Los hidrogeniones presentes en el agua se miden en una escala de pH de 0,0 a 14,0, siendo 7,0 el pH neutro a 25 °C. Por encima de 7,0 la solución es alcalina; por debajo de 7,0 la solución es ácida. La sangre es ligeramente alcalina, ya que su pH oscila entre 7,35 y 7,45. Los sistemas de tampones metabólicos corporales mantienen esta relación, y cuando ésta se altera aparece acidosis o alcalosis.

metabolismo basal (basal metabolism), cantidad de energía necesaria para mantener las funciones esenciales básicas del cuerpo, como la respiración, la circulación, la temperatura, el peristaltismo y el tono muscular. Se determina cuando el sujeto está despierto y totalmente en reposo, no ha comido durante 14-18 horas y se encuentra en un ambiente cómodo y templado.

metabolismo de hidratos de carbono (carbohydrate metabolism), conjunto de los procesos anabólicos y catabólicos del organismo necesarios para la síntesis y degradación de los hidratos de carbono, principalmente de la glucosa, la fructosa y la galactosa. Entre dichos procesos se cuentan la glucogénesis y la glucólisis. Los enlaces fosfato ricos en energía se generan en muchas reacciones metabólicas que requieren hidratos de carbono.

metabolismo del colesterol (cholesterol metabolism), procesos anabólicos y catabólicos de la síntesis y degradación del colesterol en el organismo. El colesterol ingerido se absorbe rápidamente, aumentando el nivel de colesterol sérico. También se sintetiza en el hígado y en otros tejidos corporales. El colesterol es eliminado del cuerpo por degradación en el hígado y por excreción en la bilis.

metabolismo del hierro (iron metabolism), conjunto de procesos que intervienen en la entrada de hierro en el cuerpo, su absorción, transporte, almacenamiento, utilización en la formación de la hemoglobina y otros compuestos de hierro y su eventual excreción. El hierro se absorbe a través de la mucosa intestinal y en este paso se oxida de forma ferrosa a férrica. Una vez en la sangre el hierro circula entre el plasma y los sistemas reticuloendotelial o eritropoyético. Para sintetizar hemoglobina el hierro plasmático pasa al normoblasto, donde permanece hasta 4 meses atrapado en las moléculas de hemoglobina de un eritrocito maduro. Los eritrocitos viejos posteriormente se deterioran y se destruyen. El hierro se libera de la hemoglobina en el sistema reticuloendotelial para volver a formar parte del depósito de hierro circulante para ser reciclado.

metabolismo disfuncional (disordered metabolism), cambios en el metabolismo que son el resultado de la enfermedad y las medicaciones administradas para controlar enfermedades.

metabolismo farmacológico (drug metabolism), transformación de un fármaco por los tejidos corporales, fundamentalmente los del hígado, en un metabolito más hidrosoluble que pueda ser eliminado.

metabolismo graso (fat metabolism), proceso bioquímico por el que se descomponen, se incorporan y se usan las grasas por parte de las células del organismo. Las grasas proporcionan más energía alimenticia que los hidratos de carbono; el catabolismo de 1 g de grasa produce 9 kcal de calor, en comparación con las 4,1 kcal que aporta el catabolismo de 1 g de hidratos de carbono. Antes de que se produzcan las reacciones finales del catabolismo graso, las grasas deben ser hidrolizadas a ácidos grasos y glicerol. El organismo sólo puede sintetizar ácidos grasos saturados. Los ácidos grasos insaturados esenciales sólo pueden proceder de la dieta. Ciertas hormonas, como la insulina, la hormona del crecimiento, la hormona adrenocorticotropa y los glucocorticoides controlan el metabolismo de las grasas.

metabolismo intermediario (intermediary metabolism), procesos metabólicos que intervienen en la síntesis de componentes celulares entre la digestión de los alimentos y la excreción de los productos de desecho.

metabolismo proteico (protein metabolism), procesos por los que las proteínas de los alimentos son utilizadas por el organismo para formar proteínas tisulares, conjuntamente con los procesos de degradación de proteínas tisulares para la producción de energía. Las proteínas de los alimentos son descompuestas en aminoácidos, siendo después absorbidas hacia la circulación sanguínea y finalmente utilizadas por las células del cuerpo para formar nuevas proteínas.

metabolito (metabolite), sustancia producida por acción del metabolismo o que es necesaria para un proceso metabólico. Un metabolito esencial es aquel que es necesario para un proceso metabólico vital.

metabolizar (metabolize), sufrir metabolismo o fragmentación de carbohidratos, proteínas y grasas en unidades más pequeñas; reorganización de estas unidades como bloques estructurales o como fuentes de energía, y eliminación de los productos de desecho de todos estos procesos.

metacarpo (metacarpus), porción media de la mano, constituida por cinco huesos largos (metacarpianos I al V) numerados desde el pulgar. Cada metacarpiano consta de un cuerpo y dos extremidades.

metacarpofalángico (MCF) (metacarpophalangeal [MCP]), relativo a los huesos metacarpianos de la mano y a las falanges de los dedos, como las articulaciones metacarpofalángicas.

metacéntrico (metacentric), perteneciente a un cromosoma en el que el centrómero está situado cerca del centro, de forma que los brazos de las cromátides son prácticamente de la misma longitud.

metacolina (methacoline), agonista colinérgico que tiene una duración de acción más prolongada que la acetilcolina y unos efectos de predominio muscarínico. Tiene efectos vasodilatadores y vagomiméticos cardíacos, pero se ha sustituido en su mayor parte por otros fármacos. También se usa en las pruebas de provocación bronquial.

metacomunicación (metacommunication), estímulo que rodea a la comunicación verbal y que indica cómo se debe interpretar la información verbal. Puede ratificar o contradecir la comunicación verbal.

metacromasia (metachromasia), fenómeno tintorial de un tejido en el que las células que se están examinando adquieren un color distinto al del tinte empleado. Las células cartilaginosas, por ejemplo, pueden parecer de color rojizo después de haber sido teñidas con un tinte azul. La causa es una interacción entre las moléculas del tinte y los radicales ácidos de las células del tejido.

metafase (metaphase), la segunda de las cuatro fases de la división nuclear en la mitosis, y en cada una de las dos fases de la meiosis, durante la que los cromosomas se disponen en el plano ecuatorial del huso para formar la placa ecuatorial, con los centrómeros unidos a las fibras del huso en espera de la separación.

metáfisis (metaphysis), región del hueso largo en crecimiento en la que se unen la diáfisis y la epífisis.

metagénesis (metagenesis), alternancia regular de métodos sexual y asexual de reproducción dentro de la misma especie.

metahemoglobina (methemoglobin), forma de hemoglobina en la que el ion hierro se ha oxidado de ferroso a férrico. La metahemoglobina no puede transportar oxígeno.

metahemoglobinemia (methemoglobinemia), presencia de metahemoglobina en la sangre.

metahemoglobinuria (methahemoglobinuria), presencia de metahemoglobina en la orina.

metal (metal), cualquier elemento que conduce el calor y la electricidad, es maleable y dúctil, y que en solución genera iones de carga positiva (cationes).

metal pesado (heavy metal), elemento metálico con una gravedad específica superior en cinco veces o más a la del agua. Los metales pesados son el antimonio, el arsénico, el bismuto, el cadmio, el cerio, el zinc, el cromo, el cobalto, el cobre, el estaño, el galio, el oro, el hierro, el plomo, el manganeso, el mercurio, el níquel, el platino, la plata, el telurio, el talio, el uranio y el vanadio. Muchos de estos elementos son habituales y necesarios en la dieta en pequeñas cantidades. Cantidades mayores de algunos de ellos pueden causar toxicidad.

metales (metals), sustancias entre las que se encuentran los tóxicos metálicos, como el arsénico, mercurio y talio. La exposición a los tóxicos metálicos puede producirse por inhalación o ingestión. Los metales pesados pueden afectar a muchos sistemas y las dosis grandes o la exposición prolongada puede causar el fallecimiento.

metalestesia (metallesthesia), habilidad para reconocer un metal por el sentido del tacto.

metaloide (metalloid), **1.** cualquier elemento con propiedades metálicas y no metálicas. **2.** similar a un metal.

metaloproteína (metalloprotein), proteína que contiene uno o más átomos metálicos.

metaloproteinasa de la matriz (matrix metalloproteinase), enzima que forma parte de un grupo de endopeptidasas que hidrolizan proteínas de la matriz extracelular.

metalurgia (metallurgy), ciencias teóricas y aplicadas de la naturaleza y usos de los metales.

metamielocito (metamyelocyte), fase de desarrollo de la serie granulocítica de los leucocitos. Se sitúa entre la fase de mielocito y de granulocito maduro.

metamorfopsia (metamorphopsia), defecto visual en el que los objetos se ven con formas distorsionadas, producido por una enfermedad de la retina o por una alteración de los medios.

metamorfosis (metamorphosis), cambio en la forma o estructura, especialmente el cambio de una fase de desarrollo a otra, como la transición de la fase larvaria a la fase adulta.

metandriol (methandriol), hormona anabolizante utilizada como tratamiento coadyuvante en la osteoporosis senil y posmenopáusica.

metanefrina (metanephrine), uno de los dos metabolitos urinarios principales de la adrenalina y noradrenalina. El otro es el ácido vanilmandélico.

metanefrogénico (metanephrogenic), capaz de formar el metanefros o riñón fetal.

metanefros (metanephros), el tercer órgano excretor, permanente, que se desarrolla en el embrión vertebrado. Está constituido por una estructura compleja de túbulos secretores y colectores que evolucionan hasta constituir el riñón.

metano (CH_4) (methane [CH_4]), hidrocarburo simple en forma de gas incoloro producido por la descomposición de la materia orgánica.

metanol (CH_3OH) (methanol [CH_3OH]), líquido transparente incoloro tóxico, obtenido por la destilación de la madera, miscible en agua, alcohol y éter. Se emplea ampliamente como disolvente y en la producción de formaldehído.

metaplasia (metaplasia), transformación de las células de tejidos normales en otras anómalas menos diferenciadas, como respuesta a una tensión o lesión crónica.

metaplasia mieloide (myeloid metaplasia), trastorno en el que se desarrolla tejido de la médula ósea en localizaciones anómalas. Este trastorno se caracteriza por anemia, esplenomegalia, células inmaduras en la circulación sanguínea y hematopoyesis en el hígado y bazo.

metaplasia mieloide pospolicitémica (post-polycythemic myeloid metaplasia), trastorno frecuente de desarrollo tardío en la policitemia vera, caracterizado por anemia secundaria a la esclerosis de la médula ósea. La producción de hematíes tiene lugar entonces solamente en los tejidos extramedulares, como el hígado y el bazo.

metapneumovirus humano (human metapneuvovirus), especie que causa infección respiratoria en el ser humano y que es similar desde el punto de vista clínico, aunque menos grave, a la que provoca el virus sincitial respiratorio.

metarrubricito (metarubricyte), eritrocito que posee núcleo. Estas células, habitualmente normoblastos en su fase final, no suelen estar presentes en la sangre.

metástasis (metastasis), **1.** proceso activo por el que las células tumorales se diseminan desde la localización primaria de un cáncer después de eliminar sus conexiones con el grupo celular normal y establecen colonias remotas. Dado que los tumores malignos no están encapsulados, las células pueden escaparse y ser transportadas por la circulación linfática o sanguínea para implantarse en nódulos linfáticos u otros órganos alejados del tumor primario. **2.** el tumor que se desarrolla lejos del sitio donde se ha originado.

metástasis calcárea (calcerous metastasis), deposición de sales de calcio en órganos viscerales como consecuencia de hiperparatiroidismo, una enfermedad absortiva del hueso, o de cualquier causa de hipercalcemia, particularmente asociada con hiperfosfatemia.

metatálamo (metathalamus), una de las cinco partes del diencéfalo. Está constituido por el cuerpo geniculado interno y el cuerpo geniculado externo en cada lado. El cuerpo geniculado interno actúa como una estación de retransmisión de los impulsos nerviosos entre el pedúnculo inferior y la corteza auditiva. El cuerpo geniculado externo es un saliente ovalado superficial en la parte posterior del tálamo, que acomoda las terminaciones de las fibras de la vía óptica. Células de transmisión enlazan con el área de la corteza visual.

metatarsalgia (metatarsalgia), trastorno doloroso de los metatarsianos producido por una anomalía del pie o por la recalcificación de las cabezas degeneradas de los metatarsianos.

metatarsiano (metatarsal), **1.** relativo o perteneciente al metatarso del pie. **2.** cada uno de los cinco huesos que componen el metatarso.

metatarso (metatarsus), parte del pie constituida por cinco huesos numerados del I al V desde el lado interno. Cada hueso tiene un cuerpo largo y delgado, un extremo proximal en forma de cuña y un extremo distal convexo con dos caras aplanadas, con surcos donde se insertan ligamentos.

metatarso valgo (metatarsus valgus), deformidad congénita del pie en la que la parte anterior rota hacia fuera, alejándose de la línea media del cuerpo, mientras el talón permanece recto.

metatarso varo (metatarsus varus), deformidad congénita del pie en la que la parte anterior rota hacia dentro, acercándose a la línea media del cuerpo, mientras el talón permanece recto.

metaxalona (metaxalone), relajante del músculo esquelético. Se prescribe como tratamiento adyuvante en el espasmo agudo del músculo esquelético.

metazolamida (methazolamide), inhibidor de la anhidrasa carbónica. Se prescribe en el tratamiento del glaucoma.

metazoos (metazoa), clase de animales multicelulares cuyas células se han diferenciado en tejidos y órganos. Todos los animales menos las esponjas son metazoos.

metencéfalo (hindbrain), parte del cerebro de un embrión que posteriormente se transformará en la protuberancia, bulbo raquídeo y cerebelo.

meteorismo (meteorism), acumulación de gas en el abdomen o en el intestino, normalmente con distensión.

meteorotropismo (meteorotropism), reacción a las influencias meteorológicas que aparece en distintos trastornos biológicos, como la muerte súbita, los ataques de artritis o la angina.

metformina (metformin), agente hipoglucemiante, que potencia la acción de la insulina. Se utiliza en el tratamiento de la DM de tipo 2.

meticlotiazida (methyclothiazide), diurético que se prescribe en el tratamiento de la hipertensión leve o moderada y el edema.

metil (Me) (methyl [Me]), radical químico CH_3.

metilación (methylation), **1.** introducción de un grupo metilo, $-CH_3$, en un compuesto químico. **2.** adición de metil alcohol y nafta al etanol para elaborar alcohol desnaturalizado.

metilar (methylate), añadir un grupo metilo, $-CH_3$, a un compuesto químico.

metilato (methylate), compuesto orgánico en el que el átomo de hidrógeno se sustituye por un metal.

metildopa (methyldopa), agonista del receptor $alfa_2$ con acción en el SNC para disminuir las eferencias del sistema nervioso simpático. Se prescribe para la disminución de la hipertensión arterial moderada o grave.

3-metilfentanilo (3-methylfentanyl), potente sustituto de la heroína, considerado como droga de diseño.

metilprednisolona (methylprednisolone), glucocorticoide que se prescribe como antiinflamatorio y como inmunosupresor para el tratamiento de enfermedades autoinmunitarias, cáncer y otras enfermedades en las que participan células del sistema inmunitario. También se administra para suprimir la enfermedad de injerto contra huésped después de un trasplante de médula ósea.

metiltestosterona (methyltestosterone), andrógeno que se prescribe en el tratamiento de la deficiencia de testosterona y como paliativo en el cáncer de mama femenino.

metimazol (methimazole), antitiroideo administrado por vía oral. Se utiliza en el tratamiento del hipertiroidismo.

metionina (Met) (methionine [Met]), aminoácido esencial necesario para el crecimiento adecuado de los lactantes y para el mantenimiento del equilibrio nitrogenado en los adultos. Es una fuente de grupos metilo y sulfuro en el organismo.

metipranolol (metipranolol), bloqueante betaadrenérgico, que se aplica por vía tópica en la conjuntiva para el tratamiento del glaucoma y la hipertensión ocular.

metirapona (metyrapone), fármaco para la realización de pruebas diagnósticas. Se utiliza para el estudio de la función hipotalámica e hipofisaria.

metirosina (metyrosine), inhibidor de la tirosina hidroxilasa, que es la enzima limitante de la síntesis de catecolaminas. Se prescribe en el tratamiento del feocromocitoma antes de la cirugía y puede utilizarse para el tratamiento a largo plazo si la cirugía está contraindicada.

metocarbamol (methocarbamol), un relajante del músculo esquelético. Se prescribe para el alivio del espasmo muscular esquelético.

método (method), técnica o procedimiento para producir un efecto deseado, como un procedimiento quirúrgico, una prueba de laboratorio o una técnica diagnóstica.

método anticonceptivo (contraceptive method), cualquier acción, dispositivo o medicamento que evita la fecundación o un embarazo viable.

método captura-recaptura (capture-recapture method), plan de estudios epidemiológicos sobre problemas sanitarios tales como SIDA, consumo de drogas o prostitución. El método procura el análisis comparativo de datos procedentes de diversas fuentes independientes y el ajuste para casos ausentes.

método científico (scientific method), método sistemático y ordenado de recopilación de datos y resolución de problemas. El enfoque básico es el planteamiento del problema seguido del establecimiento de la hipótesis. El método experimental se utiliza para ayudar a demostrar o descartar una hipótesis. Se observan los resultados del experimento y se sacan conclusiones a partir de dichos resultados. Las conclusiones pueden tender a confirmar o rechazar la hipótesis.

método comparativo (comparative method), método analítico mediante el cual se compara el método de una prueba mediante la comparación con otros métodos.

método de alineación controlada del contorno trocantérico en aducción (CAT-CAM) (contoured adducted trochanteric controlled alignment method [CAT-CAM]), diseño de una pierna artificial para personas con amputaciones por debajo de la rodilla.

método de Barsony-Koppenstein (Barsony-Koppenstein's method), procedimiento para obtener imágenes radiográficas del agujero intervertebral cervical.

método de Benassi (Benassi method), procedimiento de colocación para producir imágenes radiográficas del hígado.

método de Bertel (Bertel method), procedimiento de colocación para producir imágenes radiográficas de las fisuras inferiores de la órbita.

método de Billings (Billings method), método para estimar el período de ovulación en función de los cambios que tienen lugar en el moco cervical durante el ciclo menstrual.

método de Blackett-Healy (Blackett-Healy method), procedimiento de colocación de un paciente para realizar radiografías del área subescapular. Con el paciente en posición supina, la articulación del hombro afectada se centra en la línea media de la película, el brazo se abduce y el codo se flexiona. Se eleva el hombro contrario unos 15° y se sujeta con un soporte adecuado.

método de Bradley (Bradley method), [Robert Bradley, médico estadounidense, siglo XX], método de preparación psicofísica para el parto desarrollado por Robert Bradley; comprende la educación sobre la fisiología del parto, sobre ejercicios y nutrición durante el embarazo y técnicas de respiración y relajación para el control y el bienestar durante el parto. El padre participa ampliamente en las clases y actúa como el «entrenador» de la madre durante el parto. Entre las ventajas de este método se encuentran su simplicidad, la participación paterna y el enfoque realista acerca de los esfuerzos y las molestias del parto.

método de casos (case method), un tipo de sistema de prestación de asistencia de enfermería.

método de condensación lateral (lateral condensation method), técnica para llenar y sellar conductos radiculares dentarios. Al vértice de la raíz se sella un cono de gutapercha previamente seleccionado y otros conos auxiliares son forzados hacia fuera con un separador hasta llenar el conducto.

método de Credé (Credé's method), [Karl. S. Credé, médico alemán, 1819-1892], técnica para facilitar la emisión de orina mediante la compresión manual de la vejiga aplicando presión sobre la región inferior de la pared abdominal.

método de cultivo (culture procedure), (en bacteriología) distintas técnicas utilizadas para conseguir el crecimiento de colonias de microorganismos para identificar un patógeno y para determinar su sensibilidad ante diversos antibióticos. son eficaces frente a la infección originada por el microorganismo.

método de dilución de helio en sistema cerrado (closed-system helium dilution method), método para la determinación de la capacidad funcional residual y el volumen residual.

método de dosificación de fluctuación limitada (limited fluctuation method of dosing), método de administración de medicamentos en el que no se permite que la dosis ascienda o disminuya sobrepasando unos límites máximos y mínimos establecidos.

método de dosificación máxima (peak method of dosing), administración de la dosis de un fármaco de forma que se alcance una determinada concentración máxima para producir un efecto deseado, como en la reducción de la presión arterial.

método de expulsión de Leboyer (Leboyer method of delivery), [Frederick Leboyer, obstetra francés, n. 1918], forma psicofísica de abordar el parto formulada por el obstetra francés Charles Leboyer. Tiene cuatro partes: expulsión suave, controlada, en una habitación tranquila y con luz tenue, no tirar de la cabeza, impedir la hiperestimulación sensorial del feto y afianzar la unión maternoinfantil. El objetivo del método es reducir al mínimo el trauma del nacimiento mediante la introducción suave y plácida del niño en la vida fuera del claustro materno.

método de Fleischner (Fleischner method), [Felix Fleischner, radiólogo estadounidense, 1893-1969], técnica para producir proyecciones radiológicas lordóticas de los pulmones. Se coloca al paciente en proyección PA, y a la vez se flexiona hacia atrás la cintura formando un ángulo de unos 45° de inclinación posterior.

método de Fones (Fones's method), [Alfred C. Fones, odontólogo estadounidense, 1869-1938], técnica de cepillado de dientes que emplea grandes círculos rotatorios sobre la dentadura ocluida, manteniendo el cepillo perpendicular a las superficies dentarias.

método de Fuchs (Fuchs method), técnica para el examen radiográfico de la apófisis odontoides proyectada a través del agujero magno, empleada cuando resulta difícil visualizar la punta de la apófisis en una imagen obtenida mediante el método convencional de boca abierta.

método de Garth (Garth method), método de posicionamiento para obtener imágenes de la articulación escapulohumeral e identificar las luxaciones del hombro, las fracturas escapulares y los defectos óseos que afectan a la cabeza humeral. El paciente se sitúa frente al tubo de rayos X con el hombro afectado centrado en la línea media del registro de imagen (RI). El codo afectado se flexiona y el antebrazo se cruza sobre el tórax del paciente. el hombro opuesto se angula a 45°, alejándolo del RI. El rayo central se dirige en un ángulo de 45° hacia los pies del paciente y pasa a través del hombro afectado.

método de Greulich-Pyle (Greulich-Pyle method), técnica de evaluación de la edad ósea de los niños, utilizando una radiografía anteroposterior simple de la mano y muñeca izquierdas.

método de Haas (Haas method), técnica para producir imágenes radiográficas del interior del cráneo colocando al paciente con la cabeza en reposo, con la frente y la nariz apoyadas en la mesa, de forma que el rayo penetre en el cráneo cerca de la base del hueso occipital y salga a través del hueso frontal, por encima del hueso nasal.

método de Henschen (Henschen method), (en radiología) técnica para colocar la cabeza del paciente en una posición lateral verdadera para generar una imagen radiográfica de las regiones mastoidea y petrosa de la cabeza.

método de Hirschfeld (Hirschfeld's method), [Isador Hirschfeld, odontólogo norteamericano, 1881-1965], técnica de cepillado de dientes en la que se colocan las cerdas del cepillo contra la superficie axial de los dientes con un ligero ángulo inciso u oclusivo y en contacto con los dientes y la encía, después se rotan vigorosamente en círculos muy pequeños.

método de infusión con torniquete (tourniquet infusion method), técnica de quimioterapia intraarterial regional utilizada para el tratamiento del sarcoma osteogénico. Esta técnica utiliza uno o dos torniquetes externos, dependiendo de la localización del tumor, que enlentecen o interrumpen temporalmente el flujo sanguíneo que llega a un miembro mientras se infunde en esa región un fármaco antineoplásico, como la adriamicina. El método da lugar a una concentración muy superior del fármaco en el sitio del tumor.

método de Johnson (Johnson's method), técnica para llenar los conductos radiculares, en la que se disuelven conos de gutapercha en una solución de resina de cloroformo dentro del conducto, para formar una masa de plástico.

método de Judd (Judd method), (en radiología) técnica de colocación de un paciente para la exploración radiográfica del atlas y la apófisis odontoides.

método de Kasabach (Kasabach method), (en radiología) técnica de colocación de un paciente para el examen radiográfico de la apófisis odontoides.

método de Kite (Kite method), (en radiología) técnica de colocación de la pierna de un paciente con un pie zambo congénito para su exploración radiográfica.

método de Kuchendorf (Kuchendorf method), (en radiología) técnica de colocación del paciente para realizar una radiografía de la rótula. La rótula se coloca frente al receptor de imagen, y se mueve lateralmente para reducir la superposición de imagen.

método de la parafina (paraffin method), (en patología quirúrgica) método utilizado para la preparación de una parte de tejido seleccionado para estudio anatomopatológico. El tejido es fijado, deshidratado e infiltrado e incluido en parafina, formando un bloque que se corta en muestras de 8 µm de espesor con un microtomo. Este método, que se usa con mayor frecuencia que el método de sección por congelación, es más lento y, por esta razón, no se usa durante la cirugía.

método de la precipitación de plata de Home (Home's silver precipitation method), técnica para depositar plata en el esmalte y en la dentina mediante la aplicación de una solución de nitrato amónico de plata y su posterior reducción con formalina y eugenol.

método de la retirada (withdrawal method), técnica anticonceptiva durante el coito en la que se retira el pene de la vagina antes de la eyaculación. No es un método seguro porque pequeñas cantidades de líquido seminal portando millones de espermatozoides pueden ser emitidas inadvertidamente antes de la eyaculación completa.

método de Lamaze (Lamaze method), [Fernand Lamaze, obstetra francés, 1890-1957], método psicofísico de preparación al parto desarrollado en los años 50. Requiere la asistencia a clases, práctica domiciliaria y entrenamiento durante el parto, generalmente conducido por un monitor. Las clases que se imparten durante el embarazo enseñan la fisiología de éste y del parto, los ejercicios para fortalecer los músculos abdominales y controlar los músculos aislados de la vagina y del periné, y las técnicas de respiración y relajación que permiten un mejor autocontrol del parto.

método de Lauenstein (Lauenstein method), (en radiología) técnica de colocación del paciente para realizar una radiografía de la articulación de la cadera. Se flexiona la rodilla de la pierna afectada y se levanta el muslo hasta formar prácticamente un ángulo recto.

método de Law (Law method), (en radiología) cualquiera de las diversas técnicas de colocación de un paciente para el examen radiológico de sus huesos faciales, senos y la unión entre los dientes y los maxilares.

método de Lee-White (Lee-White method), [Roger I. Lee, médico estadounidense, 1881-1973; Paul D. White, médico estadounidense, 1886-1973], método para determinar el tiempo requerido para la formación de un coágulo en la sangre venosa en un tubo de ensayo.

método de localización de Sweet (Sweet localization method), técnica radiográfica para la localización de un cuerpo extraño en el ojo mediante la realización de dos radiografías de éste al tiempo que se inmoviliza la cabeza del paciente. Se coloca una pequeña bola metálica y un cono a distancias precisas del centro de la córnea como marcas de referencia al tiempo que se hace una proyección radiológica lateral y otra perpendicular del ojo. A partir de las dos radiografías se construye una proyección tridimensional del ojo y se obtiene la localización gráfica del cuerpo extraño en función de la intersección de las líneas que atraviesan la bola y el cono.

método de Lysholm (Lysholm method), (en radiología) cualquiera de las distintas técnicas para colocar a un paciente para el examen radiográfico de la base del cráneo, de las regiones mastoidea y petrosa del hueso temporal y del agujero óptico y de la cisura orbitaria.

método de Marchi (Marchi's method), [Vittoria Marchi, médica italiana, 1851-1908], técnica de tinción de laboratorio para demostrar la presencia de fibras nerviosas degeneradas.

método de Paracelso (paracelsian method), [Phillippus Aureolus Paracelsus, alquimista y médico suizo, 1493-1541], uso de agentes químicos, como azufre, hierro, plomo y arsénico, en el tratamiento de enfermedades.

método de planificación familiar basado en la ovulación (ovulation method of family planning), método natural de planificación familiar que se basa en cambios en el carácter y cantidad del moco cervical para determinar el momento de la ovulación en el ciclo menstrual. La gestación se produce por fertilización de un óvulo expulsado desde el ovario en la ovulación, y este método se utiliza, por tanto, para aumentar o disminuir la posibilidad de embarazo favoreciendo o evitando la inseminación por medios naturales o artificiales durante el período fértil asociado a la ovulación. Los cambios cíclicos de las hormonas gonadotrópicas, especialmente de los estrógenos, provocan cambios en la cantidad y las características del moco cervical. La vigilancia del moco es necesaria durante varios ciclos, ya que la duración de los períodos «seguros» e «inseguros», y el momento de la ovulación, varía de ciclo a ciclo y de mujer a mujer.

método de planificación familiar del moco cervical (cervical mucus method of familiar planning), tipo natural de planificación familiar.

método de planificación familiar mediante la temperatura corporal basal (basal body temperature method of family planning), método natural de planificación familiar que se basa en la identificación del período fértil del ciclo menstrual mediante la detección del aumento de temperatura corporal basal que ocurre con la ovulación. Hay que mantener abstinencia para evitar el embarazo desde los 6 días anteriores al día más temprano que se anotó la ovulación durante los 6 meses precedentes hasta el tercer día después del aumento de temperatura en el ciclo actual. El método de la temperatura corporal basal es más efectivo cuando se utiliza junto con el método de la ovulación que cuando se utiliza solo.

método de planificación familiar natural (natural family planning method), cualquiera de los distintos métodos de planificación familiar que no dependa de medicación ni de dispositivos para evitar el embarazo. Algunos de esos métodos se emplean también para concretar el momento de la ovulación, aumentar las posibilidades de fertilización cuando se va a practicar una inseminación artificial o la extracción de un ovocito para fertilización in vitro.

método de prueba (test method), método elegido para análisis o estudio experimental a través de un método de evaluación.

método de Read (Read method), [Grantley Dick-Read, obstetra inglés, 1890-1959], método de preparación psicofísica para el parto. Fue el primer programa para el «parto natural», término acuñado por el Dr. Read en la década de 1930. Básicamente, Read sostenía que el parto es un procedimiento fisiológico normal y que el dolor del trabajo de parto y del parto tienen un origen psicológico: el síndrome de miedo-tensión-dolor. Él contrarrestaba los temores de las mujeres con educación sobre los procesos fisiológicos, animaba a mantener una actitud positiva y acogedora, corregía la información errónea y organizaba visitas al hospital antes del parto. Para reducir la tensión desarrolló una serie de ejercicios respiratorios a utilizar durante las distintas fases del parto. Para favorecer la relajación y la función física óptima en el trabajo de parto y en la recuperación después del parto incorporó una serie de ejercicios físicos que se realizaban regularmente en las clases y que se practicaban en el hogar durante el embarazo.

método de restauración indirecta (indirect restorative method), técnica para fabricar una restauración sobre un modelo del diente original, como la construcción indirecta de una incrustación. Después de realizar un molde a partir de una impresión del diente preparado, se elabora un molde de cera y se moldea la incrustación. A continuación, dicha incrustación se ajusta y se finaliza en el molde, tras lo que se cementa en el diente.

método de Schuller (Schuller method), técnica para colocar la cabeza del paciente en una posición lateral verdadera, con el fin de producir una imagen radiográfica de las porciones mastoide y petrosa del hueso temporal, así como la articulación temporomandibular del lado más próximo al receptor de la imagen. Se obtienen imágenes de ambas articulaciones temporomandibulares, con la boca tanto abierta como cerrada.

método de sección congelada (frozen section method), (en anatomopatología quirúrgica) método utilizado para preparar una determinada porción de tejido para examen anatomopatológico. Se humedece el tejido y se congela rápidamente, y se corta con un microtomo en un criostato.

método de segmentación (segmentation method), técnica de obturación de conductos radiculares dentales en la cual se corta en segmentos un cono de gutapercha previamente seleccionado y se cierra herméticamente el corte de la punta en el vértice de una raíz. Habitualmente, los otros cortes se calientan y condensan sobre la primera pieza con un obturador.

método de Townes (Townes method), técnica para producir imágenes radiográficas del hueso occipital, agujero occipital y lámina cuadrilátera del esfenoides. El paciente se halla en decúbito supino o enfrente del tubo de rayos X con la barbilla hundida, de modo que sea perpendicular la línea orbitomentoniana. Se angula el haz de rayos X 30 grados hacia los pies del paciente y penetra en el hueso frontal por encima de los huesos nasales y sale por el hueso occipital.

método de Waters (Waters method), técnica para obtener una imagen radiológica de los huesos faciales y los senos maxilares. El paciente mira de frente al receptor de imagen (RI) e inclina la frente de forma que se aleje del mismo, con lo que la nariz apenas lo toca y la barbilla se apoya sobre su superficie. El rayo de radiación X es perpendicular y atraviesa los huesos parietales, saliendo a nivel de la unión entre la nariz del paciente y su labio superior o en el lugar de la espina nasal anterior.

método del cono de plata (silver cone method), técnica obsoleta de obturación de conductos radiculares dentales ya que era necesaria la reintervención.

método del indicador de dilución (indicator-dilution method), método para medir el volumen de sangre. Se inyecta por vía intravenosa una cantidad conocida de una sustancia que se disuelve libremente en la sangre, pero que no abandona los capilares. Después de unos minutos se extrae una muestra de sangre y el volumen de sangre en el cuerpo se calcula a partir de la concentración de la sustancia en la muestra, el volumen de la muestra y el hematocrito.

método del ritmo (rhythm method), método de planificación familiar natural basado en la abstinencia sexual periódica. También llamado método de Ogino.

método del trazador depot (tracer depot method), (en medicina nuclear) técnica utilizada para determinar el flujo sanguíneo local cutáneo o muscular, basada en la velocidad a la que un trazador radiactivo depositado en un tejido es eliminado por difusión hacia los capilares y lavado por la irrigación local de sangre.

método funcional (functional method), un tipo de sistema de prestación de asistencia de enfermería.

método Grashey (Grashey method), método de posicionamiento para obtener imágenes de rayos X en proyección anteroposterior (AP) verdadera de la articulación escapulohumeral. El paciente se sitúa frente al tubo de rayos X con el hombro afectado centrado en la línea media del registro de imagen (RI). El codo afectado se flexiona y el antebrazo se cruza sobre el tórax del paciente. El hombro opuesto se angula 45 grados alejándolo del RI y el rayo central se dirige en perpendicular a través de la articulación del hombro afectada.

método Gunson (Gunson method), (en radiología) método de exploración radiológica de la faringe y del esófago superior durante el acto de la deglución.

método inductivo (inductive approach), análisis de datos y examen de los problemas prácticos en su propio contexto, en vez de hacerlos a partir de una base teórica predeterminada.

método Ivy (Ivy method), [Robert H. Ivy, cirujano norteamericano, 1881-1947], prueba del tiempo de hemorragia en la cual un manguito de presión arterial colocado en el brazo se infla hasta 40 mm de mercurio y se hace una pequeña herida con un bisturí o lanceta sobre la superficie palmar del brazo. El tiempo de hemorragia de Ivy en el adulto normal es de 1 a 9 minutos.

método Pilates (Pilates method), sistema suave pero centrado en el ejercicio físico que tonifoca, estira y referza el organismo en un sistema equilibrado sin impactos de ejercicio entre cuerpo y mente y moviliza el cuerpo para moverse con la máxima eficiencia y mínimo esfuerzo. Este método puede lograr una mejora de la alineación del cuerpo y la respiración, aumento de la consciencia corporal y movimiento grácil y eficiente.

método Rosen (Rosen method), técnica de terapia corporal basada en la premisa de que existe una conexión entre la tensión muscular crónica y las emociones o traumas reprimidos. El terapeuta ayuda al paciente a relajar la tensión muscular, de forma que las evocaciones reprimidas salgan a la superficie y puedan liberarse.

método sintotérmico de planificación familiar (symptothermal method of family planning), método natural de planificación familiar que incorpora la ovulación y la temperatura corporal basal a los métodos de planificación familiar.

metodología (methodology), **1.** sistema de principios o métodos de actuación en cualquier disciplina, como la formación, la investigación, el diagnóstico o el tratamiento. **2.** sección de un trabajo de investigación en la que se describen los métodos que se van a utilizar.

métodos de barrera (barrier methods), métodos anticonceptivos, como preservativos o diafragmas, en los que una barrera de plástico o goma bloquea el paso de los espermatozoides a través de la vagina o el cérvix.

metohexital sódico (methohexital sodium), barbitúrico i.v. de acción breve. Se utiliza para la inducción de la anestesia en procedimientos quirúrgicos breves, como la cardioversión o la terapia electroconvulsiva (TEC).

metolazona (metolazone), diurético que se prescribe en el tratamiento del edema y de la hipertensión arterial leve o moderada.

metópico (metopic), relativo o perteneciente a la frente.

metotrexato (methotrexate), antimetabolito antineoplásico. Se prescribe en el tratamiento de tumores malignos hematológicos y de órganos sólidos, así como en el tratamiento de la psoriasis. Se emplea ampliamente como agente inmunosupresor para el tratamiento de enfermedades como la artritis reumatoide.

metoxaleno (methoxsalen), agente para inducir pigmentación. Se utiliza por vía tópica para incrementar la pigmentación o para inducir repigmentación en el vitíligo y se administra por vía oral antes de la irradiación ultravioleta de la psoriasis refractaria grave.

metralgia (metralgia), dolor o molestias en el útero.

métrico (metric), relativo o perteneciente al sistema de medida que se basa en el metro.

metritis (metritis), inflamación de las paredes del útero.

metro (m) (meter [m]), unidad métrica de longitud equivalente a 39,37 pulgadas.

metrocarcinoma (metrocarcinoma), cáncer de útero.

metromalacia (metromalacia), reblandecimiento anómalo del útero.

metronidazol (metronidazole), antimicrobiano con actividad frente a bacterias anaerobias y protozoos. Se prescribe en el tratamiento de varias infecciones, como la amebiasis, la tricomoniasis, infecciones por anaerobios, infecciones inducidas por antibióticos, colitis seudomembranosa y vaginosis bacteriana.

metronoscopio (metronoscope), **1.** dispositivo que expone una pequeña cantidad del texto de lectura ante los ojos durante pequeños intervalos de tiempo preestablecidos. Se utiliza para valorar y ayudar a aumentar la velocidad de lectura. **2.** aparato que ejercita los ojos rítmicamente con el fin de mejorar la coordinación binocular.

metroplastia (metroplasty), cirugía de reconstrucción en el útero.

metrorragia (metrorrhagia), hemorragia uterina diferente a la menstruación. Puede estar ocasionada por lesiones uterinas y puede ser un signo de la existencia de una neoplasia maligna urogenital.

metsuximida (methsuximide), anticomicial. Se prescribe en el tratamiento de las crisis de ausencia refractarias.

mev, MeV (mev, MeV), abreviatura de *megaelectronvoltio,* que equivale a $3{,}82 \times 10^{-14}$ calorías, o $1{,}6 \times 10^{-6}$ ergios.

mevalonatocinasa (mevalonate kinase), enzima del hígado y de las levaduras que cataliza la transferencia de un grupo fosfato del adenosintrifosfato para producir adenosindifosfato y 5-fosfomevalonato.

Meyer, Adolf (Meyer, Adolf), psiquiatra suizo nacido en Estados Unidos y que dirigió el desarrollo de la clínica psiquiátrica Henry Phipps en la Universidad Johns Hopkins. Sus principales contribuciones consistieron en proponer la teoría de la psicobiología, estandarizar las historias clínicas y reformar las instituciones psiquiátricas.

mezlocilina sódica (mezlocillin sodium), antibiótico de tipo penicilina semisintética. Se prescribe en el tratamiento de las infecciones respiratorias bajas, intraabdominales, urinarias, ginecológicas y cutáneas, así como en la sepsis bacteriana causada por cepas susceptibles de múltiples microorganismos.

µF (µF), abreviatura de **microfaradio.**

mF (mF), abreviatura de *milifaradio.*

MFE (EFM), siglas de **monitor fetal electrónico.**

µg (µg), abreviatura de **microgramo.**

mg (mg), abreviatura de **miligramo.**

Mg (Mg), **1.** símbolo del **magnesio. 2.** abreviatura de *megagramo.*

MG (GP), siglas de **médico generalista.**

MHz (MHz), abreviatura de **megahercio.**

mialgia (myalgia), dolor muscular difuso que habitualmente se acompaña de malestar general.

mialgia epidémica (epidemic myalgia), enfermedad causada por el virus *Coxsackie* B, caracterizada por dolor torácico o epigástrico agudo y fiebre, que se prolongan entre 3 y 14 días, tras los cuales se registra una completa recuperación espontánea.

miasis (myiasis), infección o infestación del organismo por larvas de moscas, habitualmente a través de una herida o úlcera y también, aunque raramente, a través de la piel intacta.

miasma (miasma), atmósfera o entorno insano, contaminado, como un pantano o ciénaga con materia orgánica podrida.

miastenia (myasthenia), trastorno caracterizado por la debilidad anómala de un músculo o de un grupo de músculos, que puede ser el resultado de una alteración neuromuscular sistémica, como la miastenia grave o la miastenia laríngea que afecta a los músculos tensores de las cuerdas vocales.

miastenia grave o gravis (myasthenia gravis), enfermedad caracterizada por fatiga crónica y debilidad muscular, con afectación especial de la cara y la garganta, debida a un defecto en la conducción de los impulsos nerviosos en la unión neuromuscular. La fatiga muscular que aparece fácilmente en la miastenia grave se debe a que los receptores de la placa motora no pueden sufrir despolarización por una deficiencia de acetilcolina.

mica (mica), mineral de silicato de aluminio que se presenta en forma de escamas laminares.

micafungina (micafungin), antifúngico sistémico utilizado en el tratamiento de la candidiasis esofágica y de las especies de cándidas susceptibles (*Candida albicans, C. glabrata, C. krusei, C. parapsilopsis* y *C. tropicalis*) y en la profilaxis de las infecciones por cándidas en pacientes sometidos a trasplante de células progenitoras hematopoyéticas.

micatosis (micatosis), forma de neumoconiosis causada por la inhalación de partículas de mica.

micción (urination), acto de evacuar la orina.

micción frecuente (urinary frequency), necesidad frecuente o urgente de orinar que no se asocia con un aumento en el volumen total de orina diario. Este síntoma puede deberse a una infección uretral o vesical, a la disminución de la capacidad vesical o a alteraciones en otras estructuras.

micelio (mycelium), masa de filamentos ramificados interconectados, formando una trama que elaboran la mayoría de los hongos.

micetoma (mycetoma), infección micótica grave que afecta a la piel, al tejido subcutáneo, a la fascia y al hueso.

micobacteria de crecimiento rápido (rapid grower), micobacteria saprofítica del grupo IV de la clasificación del sistema de Runyon que crece en 3 a 5 días.

micobacterias (mycobacteria), microorganismos acidorresistentes que pertenecen al género *Mycobacterium.*

micobacterias atípicas (atypical *Mycobacterium*), grupo de micobacterias, que incluye tanto formas patógenas como no patógenas, clasificadas de acuerdo con su capacidad para producir pigmentos, sus características de crecimiento y su reacción a pruebas químicas. Las micobacterias distintas de la TB (atípicas) no necesitan precauciones de aislamiento.

micobacteriosis (mycobacteriosis), enfermedad seudotuberculosa producida por una micobacteria distinta a *Mycobacterium tuberculosis*.

micofenolato mofetilo (mycophenolate mofetil), inmunosupresor. Se utiliza para prevenir el rechazo de los trasplantes y para la profilaxis del rechazo en el trasplante cardíaco alogénico.

micología (mycology), estudio de los hongos y de las enfermedades micóticas.

micosis (mycosis), cualquier enfermedad producida por hongos.

micosis fungoide (mycosis fungoides), neoplasia cutánea linfomatosa poco frecuente que parece un eczema o un tumor cutáneo en el que aparecen microabscesos en la epidermis y lesiones que simulan las de la enfermedad de Hodgkin en los nódulos linfáticos y en las vísceras.

micosis sistémica (systemic mycosis), infección fúngica que afecta a más de un sistema orgánico o área.

micótico (mycotic), relativo o perteneciente a una enfermedad producida por hongos.

micotoxicosis (mycotoxicosis), intoxicación sistémica producida por las toxinas elaboradas por los organismos fúngicos.

micotoxina (mycotoxin), veneno producido por hongos y que resulta dañino para otros organismos.

micra (μ, mu) (micron [μ, mu]), unidad de longitud del sistema métrico, equivalente a la millonésima parte de un metro; micrómetro.

microabrasión (microabrasion), resección de pequeñas cantidades de esmalte dental utilizando un compuesto abrasivo para corregir los defectos del esmalte o eliminar caries.

microabsceso (microabscess), absceso muy pequeño.

microabsceso de Pautrier (Pautrier microabscess), [Lucien M. A. Pautrier, dermatólogo francés, 1876-1959], acumulación de células mononucleares intensamente pigmentadas en la epidermis, que es característico de un linfoma maligno cutáneo, especialmente de la micosis fungoide.

microadenoma (microadenoma), adenoma hipofisario menor de 10 mm de diámetro.

microaerófilo (microaerophile), microorganismo que necesita oxígeno libre para crecer, pero a una concentración inferior a la que se encuentra en la atmósfera.

microaerotonómetro (microaerotonometer), instrumento que mide el volumen de los gases en la sangre y en otros líquidos.

microalbuminuria (microalbuminuria), excreción urinaria de pequeñas cantidades de albúmina, por debajo del nivel de detección del análisis de rutina con tiras de inmersión. El trastorno es un indicador temprano de alteración de la permeabilidad glomerular en la diabetes.

microamperio (microampere), una millonésima de amperio.

microanálisis (microanalysis), **1.** análisis de cantidades ínfimas de material. **2.** identificación de sustancias mediante examen bajo el microscopio.

microaneurisma (microaneurysm), aneurisma microscópico característico de la púrpura trombótica.

microangiopatía (microangiopathy), enfermedad de los vasos sanguíneos de pequeño calibre, como la microangiopatía diabética en la que se engrosa la membrana basal de los capilares, o como la microangiopatía trombótica, en la que se forman trombos en arteriolas y capilares.

microangiopatía trombótica (thrombotic microangiopathy), formación de trombos en las arteriolas y capilares, como ocurre en la púrpura trombótica trombocitopénica y en el síndrome urémico hemolítico.

microbicida (microbicide), todo fármaco, producto químico u otro agente que pueda matar microorganismos.

microbio (microbe), microorganismo.

microbiología (microbiology), rama de la biología que se ocupa del estudio de los microorganismos como bacterias, archaea, virus, algas, protozoos y hongos, así como sus efectos en el ser humano.

microblasto (microblast), hematíe muy pequeño e inmaduro.

microbraquia (microbrachia), defecto del desarrollo caracterizado por una cortedad anómala de los brazos.

microcapsulación (microencapsulation), técnica de laboratorio utilizada en el bioanálisis de hormonas en la que ciertos anticuerpos se encuentran encapsulados por una membrana perforada. Los anticuerpos no pueden escapar a través de las pequeñas perforaciones, pero las hormonas que se unen a los anticuerpos pueden atravesar la estructura para fijarse a ellos.

microcefalia (microcephaly), anomalía congénita caracterizada por las dimensiones anómalamente reducidas de la cabeza en relación al resto del cuerpo, y por el hipodesarrollo del cerebro, produciendo cierto grado de retraso mental. El perímetro cefálico está más de dos desviaciones estándar por debajo de la media para esa edad, sexo, raza y período de gestación. Las características faciales suelen ser normales.

microcida (microcide), enzima flavoproteica antimicrobiana. Tiene actividad antibacteriana sólo en presencia de glucosa y oxígeno, puesto que reduce el oxígeno a peróxido de hidrógeno.

microcirculación (microcirculation), flujo de sangre a través de los vasos más pequeños del organismo, en particular, a través de los capilares.

microcircunvolución (microgyrus), circunvolución cerebral infradesarrollada o malformada.

microcirugía (microsurgery), cirugía en la que se aplica la microdisección y micromanipulación de los tejidos en pequeñas áreas, con la ayuda de un microscopio.

microcitemia (microcythemia), cantidad excesiva de microcitos en la sangre.

microcítico (microcytic), (de una célula) perteneciente a una célula más pequeña de lo normal.

microcito (microcyte), eritrocito anómalamente pequeño que suele aparecer en la deficiencia de hierro y otras anemias.

microcitosis (microcytosis), trastorno sanguíneo caracterizado por eritrocitos más pequeños de lo normal. La microcitosis es habitual en las anemias ferropénicas.

microcuerpo (microbody), cualquiera de las partículas citoplásmicas granulares rodeadas por membrana que contienen enzimas y otras sustancias, que se originan a partir del retículo endoplásmico de las células hepáticas, renales y de otro tipo de los vertebrados, así como en protozoos, levaduras y muchos tipos celulares de plantas superiores.

microcurio (μCi, μc) (microcurie [μCi, μc]), unidad de radiación equivalente a la millonésima (10^{-6}) parte de un curio, o $3{,}70 \times 10^4$ desintegraciones por segundo.

microdactilia (microdactyly), defecto del desarrollo caracterizado por unos dedos de las manos y de los pies anómalamente pequeños. Se suele asociar a alteraciones óseas musculares.

microdermoabrasión (microdermabrasion), procedimiento estético en el que todo o parte del estrato córneo se reseca mediante una abrasión ligera. Se usa para mejorar el aspecto de la piel lesionada por el sol, tratar la hipopigmentación y reducir o eliminar cicatrices.

microdesgarro (microtear), daño menor del tejido blando.

microdrepanocítico (microdrepanocytic), relativo al trastorno sanguíneo caracterizado por la presencia de microcitos y drepanocitos, como ocurre en la talasemia de células falciformes.

microelectrodo (microelectrode), electrodo con una punta muy delgada para uso en estudios encefálicos. El instrumento puede introducirse sin dañar la membrana en el tejido nervioso para registrar la actividad bioeléctrica de una sola neurona.

microencefalia (microencephaly), trastorno que presenta un lactante nacido con un cerebro anómalamente pequeño.

microencéfalo (micrencephalon), cerebro anómalamente pequeño.

microequivalente (microequivalent), una millonésima de equivalente, la cantidad de una sustancia que corresponde a su masa equivalente en microgramos.

microesfera (microsphere), **1.** centrosoma. **2.** glóbulo microscópico de material radiomarcado.

microesferocitosis (microspherocytosis), trastorno hemolítico caracterizado por la presencia en la sangre de un número excesivo de esferocitos diminutos, eritrocitos cuyo diámetro es menor del normal pero cuyo espesor está aumentado.

micrófago (microphage), neutrófilo que puede ingerir objetos pequeños, como bacterias.

microfalo (microphallus), pene anómalamente pequeño.

microfaradio (μF) (microfarad [μF]), unidad de capacitancia equivalente a la millonésima de un faradio.

microficha (microfiche), lámina de microfilm que contiene distintas reproducciones fotográficas. La lámina tiene el tamaño adecuado como para almacenar grandes cantidades de datos en un espacio relativamente pequeño.

microfilamento (microfilament), cualquiera de los filamentos celulares fibrosos, como las tonofibrillas presentes en el citoplasma de la mayor parte de las células, que actúan principalmente como un sistema de soporte.

microfilaria (microfilaria), forma prelarvaria de cualquier filaria.

microfilm (microfilm), tira de película de 16 o 35 mm que contiene las reproducciones fotográficas de páginas de libros, documentos u otro documento médico o bibliográfico en un tamaño muy reducido. La película se puede visualizar mediante unas máquinas especiales que amplían las imágenes fotográficas para una lectura normal.

microfiltración (microleakage), pérdida de pequeñas cantidades de líquido, restos o microorganismos a través del espacio microscópico que queda entre una restauración dental, o su cemento, y la superficie adyacente de la reparación de la cavidad; puede progresar a través de la dentina hacia la pulpa.

microftalmos (microphtalmos), anomalía del desarrollo caracterizada por la presencia de un ojo o ambos de pequeñas dimensiones. Cuando aparece esta anomalía en ausencia de otros defectos oculares se denomina microftalmos puro o nanoftalmos.

microgameto (microgamete), gameto masculino, pequeño y móvil, de ciertas talofitas y esporozoos, especialmente de *Plasmodium,* el parásito del paludismo. Equivale al espermatozoide de los animales superiores.

microgametocito (microgametocyte), merozoíto de gran tamaño que sufre meiosis para formar el gameto masculino maduro durante la fase sexual del ciclo vital de ciertas talofitas y esporozoos.

microgenitalismo (microgenitalia), trastorno caracterizado por la existencia de unos genitales externos anómalamente pequeños.

microgiria (microgyria), defecto del desarrollo del cerebro en el que las circunvoluciones son anómalamente pequeñas, lo que ocasiona una malformación estructural de la corteza. Suele estar asociado normalmente a retraso mental y defectos físicos.

microglía (microglia), pequeñas células intersticiales migratorias que forman parte del SNC. Actúan como fagocitos que recogen los productos de desecho del tejido nervioso.

microglosia (microglossia), lengua pequeña.

micrognatia (micrognathia), hipoplasia del maxilar, especialmente de la mandíbula.

microgotero (microdrip), (en terapia intravenosa) aparato para administrar cantidades precisas relativamente pequeñas de soluciones intravenosas a un flujo específico a lo largo del tiempo. El tamaño de las gotas se controla por el diámetro fijo de la válvula de plástico de suministro.

microgramo (μg) (microgram [μg]), unidad de medida de masa equivalente a la millonésima parte (10^{-6}) de un gramo.

microhematocrito (microhematocrit), determinación del hematocrito que se realiza con una cantidad muy pequeña de sangre, utilizando un tubo capilar y una centrífuga de alta velocidad.

microinyección (microinjection), inyección de cantidades minúsculas de una sustancia en una célula, utilizando instrumentos de micromanipulación.

microinyector (microinjector), instrumento que suministra cantidades minúsculas de una sustancia en el interior de una célula.

microlitiasis alveolar (alveolar microlithiasis), enfermedad que se caracteriza por la presencia de depósitos de fosfato cálcico en los alveolos y otras partes del sistema broncopulmonar. Los depósitos delicados y arenosos pueden hacer que el pulmón entero parezca radiopaco. En aproximadamente la mitad de los casos tiene una incidencia familiar.

microlitiasis testicular (testicular microlithiasis), presencia de calcificaciones diminutas en los túbulos seminíferos. En algunos casos precede al desarrollo de un tumor.

microlito (microlith), pequeña masa redondeada de materia mineral o cálculo calcificado.

microlitro (μl) (microliter [μL]), unidad de volumen líquido equivalente a la millonésima parte de un litro, o a 1 mm^3.

micromanipulación (micromanipulation), desplazamiento o disección quirúrgica de tejidos de muy pequeño tamaño, utilizando instrumentos o dispositivos mecánicos miniaturizados que traducen movimientos grandes a movimientos más pequeños.

micromanipulador (micromanipulator), accesorio de guía para un microscopio que realiza desplazamientos o disección de tejidos de tamaño muy pequeño.

micrómetro (μm) (micrometer [μm]), **1.** instrumento utilizado para medir pequeños ángulos o distancias entre objetos que se observan a través de un microscopio. **2.** unidad de medida, normalmente denominada micra, que es la milésima parte (10^{-3}) de un milímetro.

micromilímetro (micromillimeter), nanómetro.

micrón (micron), (en química física) partícula coloidal con un diámetro de 0,2 a 10 micras.

microneurografía (microneurography), registro de la conducción del impulso en fibras nerviosas individuales mediante un microelectrodo. La técnica se emplea en estudios de la relación entre la masa corporal y el sistema nervioso simpático.

micronodular (micronodular), caracterizado por la presencia de nódulos muy pequeños.

micronúcleo (micronucleus), **1.** núcleo pequeño. **2.** (en protozoos) el menor de los dos núcleos de cada célula; interviene en la reproducción sexual.

micronutriente (micronutrient), elemento nutriente esencial de la dieta, necesario, aunque sólo en mínimas cantidades, para el funcionamiento adecuado del organismo.

microohmio (microhm), unidad de resistencia eléctrica equivalente a la millonésima parte de un ohmio.

microondas (microwave), radiación electromagnética con una longitud de onda que oscila de entre 1 mm y 30 cm.

microorganismo (microorganism), cualquier estructura pequeña, normalmente microscópica, capaz de desarrollar procesos vitales. Puede ser patógeno.

microorganismos mutirresistentes (multidrug-resistant organisms), microorganismos con resistencia a múltiples antibióticos, como *Staphylococcus aureus* resistente a meticilina y enterococos resistente a vancomicina.

microorganismos patológicos (pathologic microorganisms), cualquier forma de vida microscópica, desde un virus a un nematodo, que tiene capacidad para causar enfermedad.

microorganismos piogénicos (pyogenic microorganisms), microorganismos que producen pus. Esta denominación abarca a diversas especies de bacilos, clostridios, gonococos, meningococos, pseudomonas, estafilococos y estreptococos.

micropodia (micropodia), anomalía del desarrollo caracterizada por la presencia de unos pies anómalamente pequeños. Suele estar asociada a otras malformaciones congénitas o a trastornos óseos o esqueléticos.

microportador (microcarrier), esfera microscópica que aumenta el área superficial en un cultivo de tejido para la adhesión y recuperación de células dependientes de anclaje.

microprolactinoma (microprolactinoma), tumor hipofisario secretor de prolactina de un tamaño menor de 10 mm de diámetro.

microprósopo (microprosopus), feto con una cara anómalamente pequeña o infradesarrollada.

micropsia (micropsia), trastorno visual en el que la persona percibe los objetos más pequeños de lo que en realidad son.

micropunción (micropuncture), **1.** creación de aperturas diminutas mediante perforación. **2.** en fisiología renal, el proceso por el que se perforan los segmentos de la nefrona.

microqueiria (microcheiria), defecto del desarrollo caracterizado por manos de un tamaño muy pequeño. El trastorno se suele asociar a otras malformaciones congénitas y trastornos óseos y musculares.

microquerátomo (microkeratome), instrumento para cortar una fina rebanada de la córnea o para crear un fino colgajo pediculado en la superficie de la misma.

microquimerismo fetal (fetal microchimerism), persistencia en la circulación de la madre de un número bajo de células fetales. Puede desempeñar alguna función en el desarrollo de ciertas enfermedades autoinmunes.

microquimerismo materno (maternal microchimerism), persistencia de células derivadas de la madre en su descendencia.

microrreentrada (microreentry), (en cardiología) reactivación del miocardio por un impulso transmitido a lo largo de un circuito muy pequeño dentro del tejido conductor del corazón.

microscopia (microscopy), técnica para observar materiales diminutos utilizando un microscopio.

microscopia de campo oscuro (darkfield microscopy), examen con un microscopio de campo oscuro en el que el espécimen es iluminado con una fuente de luz periférica. La iluminación hace que las muestras aparezcan brillantes sobre un fondo oscuro. En el campo del diagnóstico de laboratorio se usa esta técnica fundamentalmente para identificar las espiroquetas de la sífilis.

microscopia de contraste de fases (phase-contrast microscopy), tipo de microscopio óptico en el cual se emplean un condensador y un objetivo especial con un anillo de desplazamiento de fases para visualizar pequeñas diferencias en el índice de refracción, como por ejemplo diferencias en intensidad o contraste. Es útil en la observación de muestras sin teñir que tienen aspecto transparente.

microscopia de fluorescencia (fluorescent microscopy), examen con un microscopio de fluorescencia equipado con una fuente de rayos de luz ultravioleta, utilizado para estudiar muestras que han sido teñidas con una tinción fluorescente.

microscopia electrónica (electron microscopy), técnica en la que, utilizando un microscopio electrónico, se enfoca un haz de electrones por medio de una lente electromagnética y se dirige sobre una muestra extremadamente fina.

microscopia electrónica de barrido (scanning electron microscopy), técnica que utiliza un microscopio electrónico de barrido sobre una muestra conductora de la electricidad.

microscopia electrónica de barrido de transmisión (MEB) (transmission scanning electron microscopy [TSEM]), técnica que utiliza un microscopio electrónico de barrido de transmisión en el que el número atómico de la porción de muestra que se quiere explorar se determina y utiliza para modular el haz de electrones del tubo de rayos catódicos y el rayo que examina la muestra.

microscopia fúndica (fundus microscopy), examen del interior del ojo utilizando un instrumento que combina el oftalmoscopio con una lente con gran poder de aumento, para observar estructuras diminutas de la retina.

microscopia inmunoelectrónica (immunoelectron microscopy), microscopia electrónica de muestras marcadas con anticuerpos que han sido conjugados con oro. El oro convierte las marcas de los anticuerpos en densas a los electrones.

microscópico (microscopic), **1.** relativo o perteneciente a un microscopio. **2.** muy pequeño; sólo visible cuando se amplia e ilumina con un microscopio.

microscopio (microscope), instrumento dotado de lentes para visualizar objetos muy pequeños.

microscopio acústico (acoustic microscope), microscopio en el que el objeto que debe ser visualizado se busca mediante ondas sonoras, reconstruyéndose su imagen con ondas luminosas.

microscopio compuesto (compound microscope), microscopio con dos o más sistemas de lentes sencillas o compuestas.

microscopio de fase (phase microscope), microscopio con un condensador especial y con un objetivo que contiene un anillo modificador de fase que permite al examinador ver las pequeñas diferencias de los índices de refracción como diferencias de la intensidad de imagen o del contraste.

microscopio de lámpara de hendidura (slit-lamp microscope), microscopio para exploración oftálmica. Permite al observador estudiar el endotelio de la superficie posterior de la córnea en una banda de luz proyectada que tiene la forma de una hendidura.

microscopio de luz (light microscope), microscopio que usa la luz visible para visualizar objetos demasiado pequeños para el ojo humano.

microscopio de polarización (polarization microscope), microscopio que utiliza luz polarizada con fines diagnósticos especiales, como el examen de los cristales de las sustancias químicas presentes en los pacientes con gota y en trastornos relacionados.

microscopio de rayos X (X-ray microscope), microscopio que produce imágenes usando rayos X, grabándolas en una película de grano fino o proyectándolas como ampliaciones.

microscopio electrónico (electron microscope), instrumento electrónico que rastrea las superficies celulares con un haz de electrones en vez de con luz visible.

microscopio electrónico de barrido (MEG) (scanning electron microscope [SEM]), instrumento similar a un microscopio electrónico en el cual se utiliza un haz de electrones en lugar de la luz visible para estudiar la superficie de una muestra. El haz de electrones se mueve de un punto a otro sobre la superficie de la muestra. La imagen producida es de menos aumento que la conseguida con el microscopio electrónico, pero parece tridimensional y natural.

microscopio electrónico de barrido de transmisión (transmission scanning electron microscope), instrumento que transmite una imagen tridimensional muy aumentada y con buena resolución en una pantalla de televisión, combinando así las ventajas de los microscopios electrónicos y los microscopios electrónicos de barrido.

microscopio estereoscópico (stereoscopic microscope), microscopio que produce imágenes tridimensionales mediante la utilización de un doble ocular y un doble objetivo.

microscopio quirúrgico (operating microscope), microscopio binocular utilizado en la microcirugía, especialmente en la cirugía del ojo o del oído. El modelo de pie de microscopio quirúrgico tiene un sistema de zoom motorizado dirigido con el pie mediante un pedal que rápidamente cambia el tipo de amplificación. El microscopio quirúrgico que está unido a la cabeza del cirujano tiene lentes intercambiables con diferentes aumentos.

microsfera de albúmina sonicada (albumin microsphere sonicated), microburbuja con un tamaño medio de 2-4,5 mm, creada mediante tratamiento con calor y sonicación de la albúmina humana diluida en presencia de gas octafluoropropano. Las microsferas de albúmina sonicada se inyectan por vía intravenosa como complemento diagnóstico en la ecocardiografía.

microshock (microshock), **1.** shock producido por una corriente eléctrica menor de 1 miliamperio. Puede no ser apreciado. **2.** paso de corriente directamente al tejido cardíaco.

microsoma (microsome), fragmento de retículo endoplásmico asociado con ribosomas, que se encuentra en células que han sido homogeneizadas y ultracentrifugadas.

microsomía (microsomia), trastorno por el que se tiene un cuerpo anómalamente pequeño e infradesarrollado, aunque perfectamente formado y que mantiene proporciones normales entre sus diferentes partes.

Microsporida (Microsporida), orden de protozoos parásitos presentes en animales invertebrados, especialmente artrópodos, en vertebrados inferiores y, raramente, en vertebrados superiores.

microsporidiosis (microsporidiosis), infección por protozoos del orden Microsporida, que se suele observar en pacientes con inmunosupresión; los síntomas habituales son diarrea y emaciación.

***Microsporum** (Microsporum),* género de dermatofitos de la familia de las Moniliáceas. La especie tipo es *M. audouinii,* que produce la tinea capitis epidémica en niños.

microstomía (microstomia), boca de tamaño muy pequeño.

microtermia (microthermy), forma de terapia en la que el calor generado por la conversión de ondas de radio se utiliza en fisioterapia.

microtia (microtia), hipodesarrollo o ausencia completa de la oreja, con ausencia o atresia del CAE.

microtomo (microtome), dispositivo que realiza cortes extremadamente finos de muestras de tejido preparadas en bloques de parafina para su estudio microscópico.

microtraumatismo (microtrauma), daño o lesión muy pequeña.

microtrombo (microthrombus), trombo de pequeño tamaño localizado en un capilar o en algún otro vaso de calibre pequeño.

microtuboplastia (microtuboplasty), reparación quirúrgica de una trompa de Falopio ocluida, que se realiza con microinstrumentos y un microscopio.

microtúbulo (microtubule), estructura cilíndrica hueca ampliamente difundida en las células vegetales y animales. Aumentan de número durante la división celular.

microvascular (microvascular), perteneciente a la parte del sistema circulatorio que constituye la red capilar.

microvellosidades (microvilli), proyecciones delgadas similares a los pelos que se extienden desde la membrana plasmática por la superficie de muchas células absorbentes o secretoras.

Micruroides *(Micruroides),* género de serpientes coral venenosas que se encuentran en México y el suroeste de Estados Unidos.

Micrurus *(Micrurus),* género de serpientes coral venenosas, incluida una serpiente que se encuentra en el sureste de Estados Unidos y el sur de Centroamérica.

MID (RLE), siglas de **miembro inferior derecho.**

midodrina (midodrine), vasopresor. Se utiliza en el tratamiento de la hipotensión ortostática.

midriasis (mydriasis), **1.** dilatación de la pupila del ojo producida por la contracción del músculo dilatador del iris, una capa muscular que se irradia hacia fuera como los radios de una rueda desde el centro del iris, alrededor de la pupila. **2.** trastorno caracterizado por la contracción del músculo dilatador, apareciendo unas pupilas ampliamente dilatadas.

midriasis alternante (alternating mydriasis), trastorno visual con dilatación anómala de las pupilas que afecta de forma alterna al ojo izquierdo y al derecho.

midriasis paralítica (paralytic mydriasis), zona de pérdida de visión situada en la periferia del campo visual.

miectomía (myectomy), escisión de parte de un músculo.

miectomía/miotomía (myectomy/myotomy), método quirúrgico para el tratamiento de la aganglionosis intestinal total o casi total. Combina una escisión circular del tejido seromuscular de un segmento corto del intestino y una miotomía longitudinal con creación de un estoma, lo que da lugar a un intestino funcional de longitud corta que tolera mayores cantidades de nutrición enteral.

mielatelia (myelatelia), cualquier anomalía del desarrollo que afecta a la médula espinal.

mielauxa (myelauxe), cualquier anomalía del desarrollo que se caracteriza por la hipertrofia de la médula espinal.

mielencéfalo (myelencephalon), parte más inferior del encéfalo primitivo embrionario a partir de la cual se desarrolla el bulbo raquídeo.

mielina (myelin), sustancia lipoproteica que constituye las vainas de numerosas fibras nerviosas en todo el organismo y envuelve los axones de los nervios mielínicos. Se compone fundamentalmente de fosfolípidos y proteínas, lo que da a las fibras un aspecto blanco cremoso.

mielínico (myelinated), (referido a un nervio) que tiene vaina de mielina.

mielinización (myelination, myelinization), desarrollo de la vaina de mielina alrededor de una fibra nerviosa.

mielinólisis (myelinolysis), trastorno en el que se disuelven las vainas de mielina que rodean a determinadas fibras nerviosas, como las de la protuberancia en alcohólicos y personas malnutridas que padecen mielinólisis pontina central.

mielitis (myelitis), trastorno caracterizado por la inflamación de la médula espinal con disfunción motora o sensitiva asociada.

mielitis aguda (acute myelitis), inflamación intensa y repentina de la médula espinal.

mielitis ascendente aguda (acute ascending myelitis), inflamación grave de la médula espinal que se extiende progresivamente hacia arriba, con la correspondiente alteración de las funciones nerviosas.

mielitis bulbar (bulbar myelitis), inflamación del sistema nervioso central que afecta al bulbo raquídeo.

mielitis descendente (descending myelitis), forma de mielitis en la cual las alteraciones patológicas se extienden en dirección caudal a lo largo de la médula espinal.

mielitis diseminada (disseminated myelitis), inflamación de la médula espinal.

mielitis transversa (transverse myelitis), inflamación aguda de la médula espinal que afecta a ambos lados de la misma.

mielitis transversa aguda (acute transverse myelitis), inflamación de todo el espesor de la médula espinal con afectación de los nervios tanto sensitivos como motores. Se puede desarrollar rápidamente, acompañada de necrosis y deficiencias neurológicas que suelen persistir después de la recuperación. Es más probable que se recuperen los enfermos que desarrollan reflejos espásticos poco después del comienzo de la enfermedad. Este trastorno puede estar motivado por diversas causas, entre ellas la esclerosis múltiple, el sarampión, la neumonía, las infecciones virales y la ingesta de ciertos agentes tóxicos.

mielitis traumática (traumatic myelitis), inflamación de la médula espinal secundaria a una lesión.

mieloablación (myeloablation), supresión intensa de la medula ósea.

mieloblasto (myeloblast), uno de los primeros precursores de los leucocitos granulocíticos. El citoplasma tiene un aspecto de color azul claro y no muestra gránulos cuando se observa al microscopio en una extensión de sangre teñida.

mieloblastomatosis (myeloblastomatosis), grupos anómalos y localizados de mieloblastos en la circulación periférica.

mieloblastosis (myeloblastosis), presencia anormal de mieloblastos en la circulación.

mielocéfalo (myelacephalus), monstruo fetal, habitualmente un gemelo monocigótico separado, cuya forma y partes son difícilmente reconocibles; es una masa amorfa escasamente diferenciada.

mielocitemia (myelocythemia), presencia anómala de mielocitos en la sangre circulante, como en la leucemia mielocítica.

mielocito (myelocyte), leucocito inmaduro que se encuentra normalmente en la médula ósea y que es el primero de los estados de maduración de los leucocitos granulocíticos. El contenido nuclear del mielocito es más denso que el del mieloblasto, pero carece de una membrana definida. La célula es plana y contiene un número cada vez más elevado de gránulos según va madurando. Estas células aparecen en la sangre circulante sólo en determinados tipos de leucemia o en una infección masiva.

mielocitoma (myelocytoma), acumulación localizada de mielocitos en la circulación periférica que puede aparecer en la leucemia mielocítica.

mieloclasto (myeloclast), célula que destruye las vainas de mielina de los nervios del SNC.

mielodiástasis (myelodiastasis), desintegración y necrosis de la médula espinal.

mielodisplasia (myelodysplasia), **1.** término genérico para designar el desarrollo defectuoso de cualquier parte de la médula espinal. El término se usa sobre todo para describir las anomalías sin grandes defectos superficiales. **2.** displasia de los mielocitos y de otros elementos de la médula ósea.

mielofibrosis (myelofibrosis), sustitución de la médula ósea por tejido fibroso. Puede estar asociada con anemia, trombocitopenia, metaplasia mieloide, nueva formación de hueso, policitemia vera y otras anomalías.

mielogénesis (myelogenesis), **1.** formación y diferenciación del sistema nervioso, en particular del cerebro y médula espinal durante el desarrollo prenatal. **2.** desarrollo de la vaina de mielina alrededor de una fibra nerviosa.

mielogenia (myelogeny), formación y diferenciación de las vainas mielínicas de las fibras nerviosas durante el desarrollo prenatal y posnatal del SNC.

mielógeno (myelogenous), perteneciente a las células producidas en la médula ósea o al tejido a partir del cual se originan dichas células.

mielografía (myelography), procedimiento radiográfico por el que se observan y fotografían la médula espinal y el espacio subaracnoideo tras la introducción de un medio de contraste.

mielograma (myelogram), **1.** película radiográfica obtenida tras la inyección de un medio radiopaco en el espacio subaracnoideo para mostrar cualquier distorsión de la médula espinal, de las raíces de los nervios raquídeos y de los espacios subaracnoideos. **2.** representación gráfica del recuento de los diferentes tipos de células presentes en una preparación teñida de médula ósea.

mieloide (myeloid), **1.** relativo o perteneciente a la médula ósea. **2.** relativo o perteneciente a la médula espinal. **3.** relativo o perteneciente a las formas mielocíticas que no necesariamente se originan en la médula ósea.

mieloidosis (myeloidosis), trastorno caracterizado por la hiperplasia generalizada del tejido mieloide.

mieloma (myeloma), neoplasia osteolítica constituida por la proliferación de células típicas de médula ósea. Se puede desarrollar simultáneamente en numerosas localizaciones generando amplias zonas de destrucción ósea. Se acompaña con frecuencia de un dolor intenso y fracturas espontáneas.

mieloma de células gigantes (giant cell myeloma), tumor óseo de células gigantes multinucleadas que parecen osteoclastos dispersos en una matriz de células fusiformes. Este tipo de mielomas pueden ser benignos o malignos.

mieloma extramedular (extramedullary myeloma), tumor de células plasmáticas que se origina fuera de la médula ósea, que normalmente afecta a órganos viscerales o a la mucosa nasofaríngea y oral.

mieloma múltiple (multiple myeloma), neoplasia maligna de la médula ósea.

mielomalacia (myelomalacia), reblandecimiento patológico de la médula espinal producido fundamentalmente por un aporte inadecuado de sangre.

mielomeningocele (myelomeningocele), malformación congénita del SNC en la que aparece un saco herniario que contiene parte de la médula espinal, sus meninges y LCR, a través de una hendidura congénita en la columna vertebral. Este trastorno se debe principalmente a la falta de cierre del tubo neural durante el desarrollo embrionario, aunque en algunos casos puede ser debido a la reapertura del tubo neural ocasionado por un incremento patológico en la presión del LCR.

mielómero (myelomere), cada uno de los segmentos embrionarios del encéfalo o de la médula espinal durante el desarrollo prenatal.

mielopatía (myelopathy), **1.** cualquier enfermedad de la médula espinal. **2.** cualquier enfermedad de los tejidos mielopoyéticos.

mielopatía progresiva crónica (chronic progressive myelopathy), paraparesia espástica gradualmente progresiva asociada a la infección por el virus linfotrópico-T humano 1, caracterizada por una dificultad progresiva para andar con debilidad de las extremidades inferiores, alteraciones sensitivas e incontinencia urinaria, sin evidencia de compresión medular o de afectación de las neuronas motoras.

mieloperoxidasa (MPO) (myeloperoxidase [MPO]), enzima peroxidasa de las células fagocíticas que puede oxidar iones haluro, produciendo un efecto bactericida.

mielopoyesis (myelopoiesis), formación y desarrollo de la médula ósea o de las células, que se originan a partir de la misma.

mielopoyesis extramedular (extramedullary myelopoiesis), formación y desarrollo de tejido mieloide fuera de la médula ósea.

mieloquiste (myelocyst), cualquier quiste benigno formado a partir de los conductos medulares rudimentarios que dan lugar al conducto vertebral durante el desarrollo embrionario.

mielorradiculodisplasia (myeloradiculodysplasia), cualquier anomalía del desarrollo de la médula espinal y de las raíces de los nervios raquídeos.

mielosquisis (myeloschisis), defecto del desarrollo caracterizado por la existencia de una hendidura en la médula espinal secundaria a un defecto de la fusión de la placa neural para formar un tubo neural completo.

miembro (fellow), integrante de una sociedad cultural o científica.

miembro del cuerpo médico (medical corpsman), miembro de una unidad médica militar.

miembros del equipo lavados (scrubbed team member), los cirujanos y médicos, personal de enfermería y técnicos que están lavados para intervenciones quirúrgicas en un medio estéril.

miembros del equipo no instrumentistas (unscrubbed team members), miembros de un equipo quirúrgico, incluido el anestesista y el enfermero vascular, que llevan ropa quirúrgica pero no están revestidos ni enguantados y que no entran en el campo estéril.

miestesia (myesthesia), percepción de cualquier sensación en un músculo, como el tacto, la dirección, propiocepción, contracción, relajación o extensión.

mifepristona (mifepristone), antiprogestágeno que se usa con misoprostol u otras prostaglandinas. Induce el aborto si se toma en los primeros 7 días de gestación.

miglitol (miglitol), hipoglucemiante oral. Se utiliza en el tratamiento de la DM tipo 2.

miglustat (miglustat), fármaco muy poco utilizado para tratar a los adultos con enfermedad de Gaucher leve o moderada de tipo 1.

migración (migration), paso del óvulo desde el ovario hacia la trompa de Falopio y de allí hacia el útero.

migraña (migraine headache), cefalea recidivante caracterizada por afectación inicial unilateral, dolor pulsátil intenso, fotofobia, fonofobia y alteraciones del sistema nervioso autónomo durante la fase aguda, que puede durar horas o días. El trastorno es más frecuente en mujeres que en varones, y puede que exista una predisposición hereditaria a la migraña. El mecanismo exacto responsable de este trastorno es desconocido, pero el dolor de cabeza puede estar relacionado con la dilatación de los vasos sanguíneos extracraneales, que se puede deber a cambios químicos que causan espasmos de los vasos intracraneales. Son factores desencadenantes de las crisis las reacciones alérgicas, el consumo excesivo de carbohidratos, los alimentos ricos en yodo, el alcohol, la luz brillante y el ruido intenso; además, las crisis pueden aparecer durante un período de relajación tras una sobrecarga física o psíquica.

mildiú (mildew), cualquiera de las numerosas especies de crecimientos fúngicos saprofíticos con micelio visible.

milia (milium), pequeño quiste blanquecino en la epidermis producido por la obstrucción de los folículos pilosos y de las glándulas sudoríparas ecrinas. Existe una variante en neonatos que desaparece en pocas semanas. Otro tipo afecta a la cara de las mujeres de mediana edad.

milia neonatorum (milia neonatorum), trastorno cutáneo no patológico caracterizado por la existencia de quistes epidérmicos diminutos constituidos por restos queratínicos que aparecen en la cara y a veces en el tronco de los recién nacidos.

miliamperio (mA) (milliampere [mA]), unidad de corriente eléctrica equivalente a la milésima parte de un amperio.

miliamperio-segundo (mAs) (milliampere-second [mAs]), medida de carga eléctrica que se obtiene multiplicando la cantidad de electricidad expresada en miliamperios por el tiempo en segundos.

miliar (miliary), relativo al trastorno caracterizado por la aparición de lesiones muy pequeñas, del tamaño de las semillas de mijo.

miliaria (miliaria), vesículas y pápulas diminutas, habitualmente con eritema periférico, que aparecen por la oclusión de los conductos de las glándulas sudoríparas tras la exposición al calor y a una humedad elevada.

miliaria profunda (miliaria profunda), tipo más profundo de la miliaria, con oclusión de los conductos de la unión dermoepidérmica. Se produce después de una miliaria rubra recidivante y grave, y aparece sobre todo en climas húmedos y cálidos. Debido a que se inactiva una gran cantidad de glándulas sudoríparas, puede causar una intolerancia al calor o un golpe de calor, como en la astenia anhidrótica tropical.

miliculombios (mC) (millicoulomb [mC]), unidad de carga eléctrica equivalente a la milésima parte de un culombio.

milicurio (mCi, mc) (millicurie [mCi, mc]), unidad de radiactividad equivalente a una milésima de curio o a $3{,}70 \times 10^7$ desintegraciones por segundo.

miliequivalente (mEq) (milliequivalent [mEq]), **1.** número de gramos de soluto disueltos en 1 ml de solución normal (1 *N*). **2.** milésima de un equivalente gramo.

miliequivalente por litro (mEq/l) (milliequivalent per liter [mEq/L]), milésima parte de un equivalente de una sustancia específica disuelta en 1 l de solución o plasma.

miligramo (mg) (milligram [mg]), unidad métrica de masa equivalente a la milésima (10^{-3}) parte de un gramo.

mililitro (ml) (milliliter [ml]), unidad métrica de volumen equivalente a la milésima (10^{-3}) parte de un litro.

milímetro (mm) (millimeter [mm]), unidad métrica de longitud equivalente a la milésima (10^{-3}) parte de un metro.

milímetro cúbico (mm^3) (cubic millimeter [cu mm, mm^3]), unidad de volumen igual a la millonésima parte de un litro. Un milímetro cúbico equivale a un microlitro.

milimol (mmol, mm) (millimole [mmol, mm]), unidad métrica de medida de masa equivalente a la milésima (10^{-3}) parte de un mol.

miliosmol (milliosmol), unidad de medida que representa la milésima parte de un osmol.

milirad (mrad) (millirad [mrad]), milésima (10^{-3}) parte de un rad, unidad de medida de la dosis absorbida de radiación ionizante.

milirem (mrem) (millirem [mrem]), unidad de dosis de radiación ionizante igual a la milésima parte de un rem.

miliroentgen (mr, mR) (milliroentgen [mr, mR]), unidad de radiación equivalente a la milésima (10^{-3}) parte de un roentgen.

milisegundo (mseg) (millisecond [msec]), milésima parte de un segundo.

milivoltio (mV, mv) (millivolt [mV, mv]), unidad de fuerza electromotriz equivalente a la milésima parte de un voltio.

milohioideo (mylohyoideus), uno de los dos músculos triangulares planos que forman el suelo de la cavidad bucal.

mimetismo (mimicry), **1.** intento de una especie u organismo para parecerse a otro con el fin de obtener una ventaja ofensiva o defensiva. **2.** fenómeno del sistema nervioso autónomo en el cual las expresiones faciales pueden ser involuntarias y en gran parte expresión inconsciente de sentimientos e ideas.

mimetismo molecular (molecular mimicry), similitud antigénica entre moléculas no emparentadas; se cree que representa un papel en la patogenia de la fiebre reumática y otras enfermedades.

min (min), **1.** abreviatura de **mínimo.** **2.** abreviatura de *minuto*.

mineral (mineral), **1.** sustancia inorgánica que existe de forma natural en la corteza terrestre con una composición química y (normalmente) una estructura cristalina características. **2.** (en nutrición) compuesto que contiene un metal, no metal, radical o fosfato necesario para el funcionamiento normal del cuerpo y el mantenimiento de la salud. La sustancia necesaria suele ingerirse como parte de ese compuesto, como la sal de mesa (cloruro sódico), en lugar de como un elemento libre.

mineralcorticoide (mineralocorticoid), hormona segregada por la corteza suprarrenal que mantiene el volumen sanguíneo normal, facilita la retención de sodio y agua y aumenta la excreción urinaria de los iones potasio e hidrógeno. Los traumatismos y el estrés incrementan la secreción de mineralcorticoides.

mineralización (mineralization), adición de cualquier mineral al organismo.

miniexamen del estado mental (MEEM) (Mini-Mental State Examination [MMSE]), prueba psicológica reducida diseñada para diferenciar entre demencia, psicosis y trastornos afectivos.

miniexamen neurológico (neuro check), *término no técnico*, valoración neurológica breve, prescrita por un médico y que debe realizarse cada 4 horas a los pacientes que pueden tener trastornos que evolucionan, como accidentes cerebrovasculares. El nivel de consciencia se clasifica en orientado, obnubilado, estuporoso o comatoso. Se valoran los movimientos voluntarios e involuntarios de las extremidades. Se evalúan las pupilas por la isocoria, reactividad a la luz y acomodación.

minilaparotomía pélvica (pelvic minilaparotomy), intervención quirúrgica en la que se penetra en la región inferior del abdomen a través de una pequeña incisión suprapúbica, practicada sobre todo para la realización de una esterilización tubárica, pero también para el diagnóstico y tratamiento de un embarazo extrauterino, de un quiste ovárico, endometriosis e infertilidad. Se puede realizar como una alternativa más rápida y barata que la laparoscopia y con frecuencia de forma ambulatoria.

minimización (minimization), (en psicología) distorsión cognitiva en la que se minimizan los efectos de la propia conducta.

mínimo (mín) (minim [min]), medida de volumen en el sistema farmacéutico que originalmente era una gota (de agua). Sesenta mínimos es igual a 1 dracma líquido. Un mínimo equivale a 0,06 ml.

miniproteína (miniprotein), proteína que ha sido reducida a la mitad de su tamaño natural sin que haya perdido su función.

Minnesota Multiphasic Personality Inventory (MMPI) (Minnesota Multiphasic Personality Inventory [MMPI]), prueba psicológica habitual que se utiliza clínicamente para la evaluación de la personalidad y para detectar diversos trastornos.

minoxidil (minoxidil), vasodilatador. Se prescribe en el tratamiento de la hipertensión refractaria grave y como solución para aplicación tópica en el tratamiento de la alopecia androgénica en varones y mujeres.

minusvalía auditiva (hearing handicap), medida del impacto de una hipoacusia en el día a día de la persona y el impacto psicosocial de la pérdida auditiva.

minusvalía mental (mental handicap), cualquier defecto o característica mental producido por una anomalía congénita, lesión traumática o enfermedad que afecta al funcionamiento intelectual normal e impide que la persona participe normalmente en actividades propias de su grupo de edad.

minusválido (handicapped), referido a una persona con un defecto mental o físico congénito o adquirido, que interfiere con el funcionamiento normal del cuerpo o con la capacidad para ser autosuficiente en la sociedad.

miocardio (myocardium), capa media, gruesa y contráctil de células musculares con una construcción y disposición exclusivas, que constituye el grosor de la pared cardíaca. El miocardio contiene una mínima proporción de otros tejidos, salvo vasos sanguíneos, y está cubierto interiormente por el endocardio. El tejido contráctil del miocardio está constituido por fibras con las características estrías cruzadas del tejido muscular. Las fibras con un diámetro aproximadamente de la tercera parte del que tienen las del músculo esquelético y con más sarcoplasma, se ramifican en múltiples ocasiones y están interconectadas para formar una red continua, excepto en donde se fijan a sus orígenes e inserciones en el trígono fibroso del corazón. La mayoría de las fibras miocárdicas actúan para contraer el corazón.

miocardio aturdido (stunned myocardium), presencia de una función contráctil miocárdica alterada, con características bioquímicas celulares y microvascularización alteradas en ausencia de necrosis miocárdica masiva. Puede durar minutos o días y está causado por una isquemia de corta duración o que se presenta en una zona contigua a un área de infarto.

miocardiógrafo (myocardiograph), instrumento de registro para estudiar la actividad del músculo cardíaco.

miocardiopatía (cardiomyopathy), cualquier enfermedad del miocardio que produzca hipertofia del mismo.

miocardiopatía alcohólica (alcoholic cardiomyopathy), enfermedad cardíaca asociada al consumo exagerado de alcohol. Se caracteriza por hipertrofia y bajo gasto cardíacos.

miocardiopatía congestiva (congestive cardiomyopathy), enfermedad del músculo cardíaco caracterizada por insuficiencia e hipertrofia cardíacas.

miocardiopatía constrictiva (constrictive cardiomyopathy), cardiopatía en la que se produce un descenso de la adaptabilidad diastólica de los ventrículos, síntoma que imita a la pericarditis constrictiva.

miocardiopatía hipertrófica (hypertrophic cardiomyopathy), enfermedad caracterizada por hipertrofia importante del tabique interventricular y de la pared libre del ventrículo izquierdo del corazón. La hipertrofia ventricular causa una alteración de la capacidad de llenado diastólico y disminución del flujo cardíaco. El ejercicio suele causar signos y síntomas como fatiga y síncope, ya que no se consigue incrementar el flujo cardíaco.

miocardiopatía restrictiva (restrictive cardiomyopathy), forma de cardiopatía caracterizada por una distensibilidad distólica de los ventrículos, ausente o reducida, similar a la que se observa en la pericarditis constrictiva.

miocarditis (myocarditis), trastorno inflamatorio del miocardio producido por una infección viral, bacteriana o micótica, enfermedad del suero, fiebre reumática por un agente químico o como complicación de una enfermedad del colágeno. La miocarditis casi siempre se manifiesta en la forma viral aguda y es autolimitada, aunque puede desencadenar insuficiencia cardíaca aguda.

miocarditis aguda primaria (acute primary myocarditis), **1.** inflamación del músculo cardíaco provocada por una infección bacteriana de inicio local o transportada por la corriente sanguínea. **2.** inflamación grave del músculo cardíaco asociada a degeneración de las fibras musculares, con liberación de leucocitos al tejido intersticial.

miocarditis aguda secundaria (acute secondary myocarditis), inflamación grave y repentina del músculo cardíaco, secundaria a una enfermedad del endocardio o del pericardio, o a una infección generalizada.

miocarditis crónica (chronic myocarditis), trastorno inflamatorio del miocardio que persiste después de un episodio bacteriano agudo. La miocarditis crónica se caracteriza por degeneración del tejido muscular y fibrosis o infiltración de los tejidos intersticiales.

miocarditis indurada (indurative myocarditis), forma de miocarditis en la cual la inflamación provoca el endurecimiento de los músculos de las paredes cardíacas.

miocarditis séptica aguda (acute septic myocarditis), inflamación grave del miocardio asociada a formación de pus, necrosis y formación de abscesos.

miocarditis vírica (viral myocarditis), inflamación del miocardio causada por un virus coxsackie.

miocito (myocite), una célula muscular.

mioclonía (myoclonus), espasmo de un músculo o de un grupo de músculos.

mioclono nocturno (nocturnal myoclonus), trastorno del sueño que suele afectar a adultos mayores y está caracterizado por movimientos como sacudidas y pataleo. El trastorno puede exacerbarse con el uso de depresores tricíclicos para inducir el sueño.

miodiástasis (myodiastasis), trastorno en el que se produce la separación de los haces musculares.

mioedema (myoedema), edema muscular.

mioeléctrico (myoelectric), relativo a la propiedad eléctrica de un músculo.

miofascial (myofascial), relativo a un músculo y su fascia.

miofibrilla (myofibril), banda alargada estriada de tejido muscular, en el músculo esquelético y en el miocardio, compuesta por haces de miofilamentos.

miofilamentos (myofilament), estructuras ultramicroscópicas en forma de hilo, que aparecen en gran número formando haces en las miofibrillas de las fibras musculares estriadas. Los filamentos gruesos son de miosina y los finos de actina, y en conjunto son los responsables de las propiedades contráctiles del músculo.

miogelosis (myogelosis), trastorno en el que existen zonas endurecidas o nódulos dentro de los músculos, especialmente en los glúteos.

miogénico (myogenic), generado por los músculos. Este término se refiere generalmente a la actividad rítmica del músculo cardíaco o del músculo liso que no requiere inervación para iniciar y mantener las contracciones.

mioglobina (myoglobin), complejo de globina ferrosa constituida por una molécula hemo que contiene una molécula de hierro unida a una cadena de globina sencilla. La mioglobina está presente en el músculo y es la responsable del color rojo de este tejido y de su capacidad para almacenar oxígeno.

mioglobinuria (myoglobinuria), presencia de mioglobina, el pigmento respiratorio del tejido muscular, en la orina. Este trastorno se presenta generalmente tras un traumatismo muscular masivo, y otras lesiones físicas, como traumatismo severo o daño por corriente eléctrica.

mioma (myoma), tumor fibroide benigno frecuente del músculo uterino. Aparecen menorragia, dolor de espalda, estreñimiento, dismenorrea, dispareunia y otros síntomas en función del tamaño, localización y velocidad de crecimiento del tumor.

miomectomía (myomectomy), resección quirúrgica de tejido muscular.

miometrio (myometrium), capa muscular de la pared del útero.

miometritis (myometritis), inflamación o infección del miometrio uterino.

mionecrosis (myonecrosis), muerte de fibras musculares. La mionecrosis progresiva o por clostridios está producida por bacterias anaerobias del género *Clostridium*. Se observa en infecciones de heridas profundas, se acompaña de dolor espontáneo y a la palpación, exudado seroso de color marrón, con una rápida acumulación de gas dentro del tejido muscular.

mioneural (myoneural), relativo o perteneciente al músculo y a su nervio asociado, especialmente a la terminación nerviosa presente en el músculo.

miopatía (myopathy), trastorno del músculo esquelético caracterizado por debilidad y pérdida de masa muscular y alteraciones histológicas del tejido muscular, como las que se observan en las distrofias musculares. La miopatía es un proceso distinto al trastorno muscular que sigue a una disfunción nerviosa.

miopatía distal (distal myopathy), forma autosómica dominante de distrofia muscular que presenta dos tipos. El primero se inicia en la infancia, no progresa después de la adolescencia y no es incapacitante. El segundo comienza en la edad adulta.

miopatía glucolítica (glycolytic myopathy), cualquier miopatía metabólica debida a un defecto de la actividad enzimática glucolítica, caracterizado por intolerancia al ejercicio y calambres, acumulación muscular de glucógeno y mioglobinuria recidivante.

miopatía metabólica (metabolic myopathy), miopatía secundaria a un trastorno metabólico, causada por lo general por defectos genéticos o una disfunción hormonal.

miopatía miotónica (myotonic myopathy), grupo de trastornos caracterizados por el aumento del tono del músculo esquelético y la disminución de relajación muscular tras la contracción.

miopatía nemalina (nemaline myopathy), miopatía no progresiva de causa incierta, caracterizada histológicamente por estructuras filiformes anormales en los miocitos y clínicamente por hipotonía y debilidad generalizada de los miembros y tronco, y que se instaura en la lactancia.

miopatía ocular (ocular myopathy), debilidad lentamente progresiva de los músculos oculares, caracterizada por la disminución de la movilidad ocular y por la caída del párpado superior. La alteración puede ser unilateral o bilateral y puede estar causada por una lesión del nervio motor ocular común, un tumor intracraneal o una enfermedad neuromuscular.

miopatía tirotóxica (thyrotoxic myopathy), trastorno en la tirotoxicosis que consiste en debilidad intensa en los músculos de miembros y tronco, incluidos los usados en el habla y la deglución.

miope (myope), individuo que es corto de vista o padece miopía.

miopía (myopia), trastorno de la visión producido por la elongación del globo ocular o por un defecto de refracción, de forma que los rayos paralelos quedan enfocados por delante de la retina.

miopía cromática (chromic myopia), tipo de ceguera para los colores caracterizada por la capacidad para distinguir los colores sólo de aquellos objetos que se hallan cerca de los ojos.

miopía de curvatura (curvature myopia), tipo de miopía causada por un defecto de refracción asociado a una curvatura excesiva de la córnea.

miopía de índice (index myopia), tipo de miopía producida por la variación del índice de refracción de los medios del ojo.

miopía patológica (pathologic myopia), tipo de miopía grave y progresiva caracterizada por cambios en el fondo de ojo, estafiloma posterior y agudeza visual corregida deficiente.

miopía prodrómica (prodromal myopia), trastorno ocular en el cual la capacidad para realizar trabajo de cerca sin gafas vuelve, pero habitualmente como síntoma de cataratas en desarrollo.

miopía progresiva (progressive myopia), estado en el que la miopía aumenta, continuando generalmente en la edad adulta.

miopía transitoria (transient myopia), cambio temporal en la acomodación visual producida por un traumatismo, por una elevación de la concentración plasmática de glucosa, por el tratamiento con sulfamidas y por otras alteraciones.

miorrafia (myorrhaphy), sutura de una herida muscular.

miorrexia (myorrhexis), desgarro de cualquier músculo.

miosarcoma (myosarcoma), tumor maligno de tejido muscular.

miosina (myosin), proteína que representa aproximadamente la mitad del contenido proteico del tejido muscular. La interacción entre la miosina y la actina es fundamental para la contracción muscular.

miosis (miosis), **1.** contracción del esfínter muscular del iris que hace que la pupila se haga más pequeña. **2.** trastorno caracterizado por la contracción excesiva del esfínter muscular del iris que da lugar a unas pupilas puntiformes.

miositis (myositis), inflamación del tejido muscular, habitualmente de los músculos voluntarios. Son causas de miositis la infección, el traumatismo y la infestación por parásitos.

miositis de cuerpos de inclusión (inclusion body myositis), miopatía de carácter inflamatorio y progresivo que afecta principalmente a los músculos de la región pélvica y de las piernas, y generalmente a personas mayores. Los músculos se infiltran de células inflamatorias mononucleares, vacuolas sarcoplásmicas, microtúbulos filamentosos y masas de filamentos, y ocasionalmente cuerpos eosinófilos.

miositis fibrosa (myositis fibrosa), trastorno inflamatorio de los músculos poco frecuente caracterizado por la formación anómala de tejido conjuntivo.

miositis orbitaria (orbital myositis), inflamación de los músculos oculares externos. El proceso, generalmente de origen autoinmune, puede asociarse con dolor, desplazamiento del globo ocular hacia delante y parálisis de los músculos del ojo.

miositis osificante (myositis ossificans), trastorno hereditario poco frecuente en el que el tejido muscular es reemplazado por hueso.

miositis osificante progresiva (myositis ossificans progressiva), enfermedad progresiva que comienza en las primeras etapas de la vida y en la que los músculos son sustituidos progresivamente por tejido óseo.

miositis purulenta (myositis purulenta), cualquier infección bacteriana del tejido muscular. Puede originar la formación de uno o múltiples abscesos.

miositis traumática (traumatic myositis), inflamación de los músculos producida por una herida u otro traumatismo.

miositis triquinosa (myositis trichinosa), inflamación de los músculos producida por la infección por el parásito *Trichinella spiralis*.

miostasia (myostasis), proceso de debilitamiento muscular en el que existe una longitud más corta de las fibras musculares en estado de relajación, lo que reduce la tensión máxima que puede desarrollar el músculo cuando se contrae.

miostroma (myostroma), retícula de sostén del tejido muscular.

miotenotomía (myotenotomy), división quirúrgica de la totalidad o de parte de un músculo cortando a través de su principal tendón.

mioterapia (myotherapy), técnica de ejercicios musculares correctivos que consiste en ejercer presión sobre los dedos y las articulaciones para aliviar el dolor o los espasmos.

mioterapia de Bonnie Pruden (Bonnie Pruden myotherapy), método de aplicación de presión manual sobre los músculos con los dedos, nudillos y codos para desactivar puntos gatillo y relajar los espasmos musculares, mejorar la circulación y aliviar el dolor.

miótico (miotic), **1.** relativo o perteneciente a la miosis. **2.** que produce la contracción de la pupila ocular. **3.** cualquier sustancia o fármaco que produce la contracción de la pupila ocular. Estos agentes se utilizan para el tratamiento del glaucoma.

miotoma (myotome), **1.** placa muscular del somita embrionario a partir del cual se desarrolla un músculo voluntario. **2.** grupo de músculos inervados por un solo segmento raquídeo.

miotomía (myotomy), sección de un músculo realizada para acceder a los tejidos subyacentes o para aliviar la constricción de un esfínter, como en la esofagitis grave o en la estenosis pilórica.

miótomo (myotome), instrumento para cortar o disecar un músculo.

miotonía (myotony), cualquier trastorno en el que un músculo o grupo de músculos no se relaja rápidamente después de contraerse.

miotonía congénita (myotonia congenita), forma rara, leve y no progresiva de miopatía miotónica presente desde los primeros momentos de vida. Los únicos efectos de este trastorno son la hipertrofia y la rigidez de los músculos.

miotubo (myotube), célula o fibra muscular en desarrollo con un núcleo en posición central.

MIR (Res. Phys.), siglas de **médico interno residente.**

miracidio (miracidium), larva ciliada de los trematodos parásitos procedente de un huevo, que sólo puede sobrevivir penetrando y desarrollándose posteriormente en un caracol, su huésped.

mirada (gaze), fijación de la vista en una dirección. Una persona con visión normal tiene seis posiciones básicas de mirada, cada una de ellas determinada por el control de las diferentes combinaciones de contracción de los músculos extrínsecos del ojo.

miringectomía (myringectomy), extirpación de la membrana timpánica.

miringitis (myringitis), inflamación o infección de la membrana timpánica.

miringitis ampollosa (bullous myringitis), enfermedad inflamatoria del oído, caracterizada por la presencia de vesículas llenas de líquido dolorosas en la membrana timpánica y el inicio brusco de dolor en el oído.

miringitis infecciosa (infectious myringitis), proceso inflamatorio contagioso del tímpano, producido por una infección viral o bacteriana y caracterizado por el desarrollo de vesículas dolorosas en el tímpano. En muchas ocasiones se relaciona con una otitis media.

miringomicosis (myringomycosis), infección micótica de la membrana timpánica.

miringotomía (myringotomy), incisión quirúrgica en el tímpano, realizada para disminuir la presión y para liberar pus del oído medio.

mirtazapina (mirtazapine), antidepresivo. Se utiliza para tratar la depresión, en los trastornos distímicos y en los trastornos bipolares con depresión o agitación.

miscible (miscible), capaz de ser mezclado o confundido con otras sustancias.

Mishel, Merle H., teórica de la enfermería que desarrolló la teoría de la Incertidumbre en la Enfermedad, que afirma que la incertidumbre es al principio un estado cognitivo neutro que representa la incapacidad del paciente con una enfermedad crónica o potencialmente mortal de interpretar el resultado de los sucesos relacionados con la enfermedad y que las intervenciones de enfermería deben ayudar a los pacientes a adaptarse y afrontar de forma productiva esta incertidumbre, integrándola en sus vidas y mejorando la calidad de vida.

misofobia (mysophobia), trastorno de ansiedad caracterizado por una reacción excesiva a una ligera falta de limpieza, o un miedo irracional a la suciedad, a la contaminación o a ensuciarse.

misogamia (misogamy), aversión al matrimonio.

misoginia (misogyny), aversión a las mujeres.

misopedia (misopedia), aversión a los niños.

misticismo religioso (religiosity), síntoma psiquiátrico caracterizado por la demostración de piedad exagerada o afectada.

mistura (mistura), cualquier número de mezcla de fármacos, generalmente con suspensiones de sustancias insolubles para uso interno.

mitad (moiety), parte de una molécula que muestra un conjunto determinado de características químicas y farmacológicas.

mitigar (temper), moderar o disminuir los efectos.

mitocondria (mitochondrion), orgánulo pequeño cilíndrico filamentoso o granular situado en el citoplasma, que interviene en el metabolismo y en la respiración aeróbica celular, que está presente en número variable en todas las células eucarióticas y eritrocitos maduros. Las mitocondrias proporcionan la principal fuente de energía celular mediante la fosforilación oxidativa y la síntesis de adenosintrifosfato. También contienen las enzimas implicadas en el transporte de electrones y en los ciclos del ácido cítrico y de los ácidos grasos.

mitogenesia (mitogenesia), producción por o formación a través de la mitosis.

mitogénesis (mitogenesis), inducción de la mitosis de una célula.

mitógeno (mitogen), agente que desencadena la mitosis.

mitoma (mitome), red reticular que se observa en algunas ocasiones dentro del citoplasma y nucleoplasma de células fijadas.

mitomicina (mitomycin), antibiótico antineoplásico. Se prescribe en el tratamiento de tumores malignos, como adenocarcinoma gástrico y pancreático diseminado, cáncer vesical y cáncer de colon.

mitos familiares (family myths), mitos construidos para negar la realidad de las situaciones familiares.

mitosis (mitosis), tipo de división celular que tiene lugar en las células somáticas que da lugar a la formación de dos células hijas genéticamente idénticas que contienen un número diploide de cromosomas característico de la especie. La mitosis es el proceso por el que el organismo produce nuevas células, tanto para el crecimiento como para la reparación de los tejidos lesionados.

mitosis heterotípica (heterotypic mitosis), división de cromosomas bivalentes como ocurre en la primera división meiótica de las células germinales en la gametogénesis; división de reducción.

mitosis homeotípica (homeotypic mitosis), división equitativa de los cromosomas en cromátides hermanas, como ocurre en la segunda división meiótica de las células germinales en la gametogénesis.

mitosis multipolar (multipolar mitosis), división celular en la que el huso tiene tres o más polos, dando lugar a la formación del número correspondiente de células hijas.

mitosis patológica (pathologic mitosis), cualquier división celular que sea atípica, asimétrica o multipolar y dé lugar a un número desigual de cromosomas en los núcleos de las células hijas. Indica malignidad.

mitotano (mitotane), antineoplásico que destruye las células normales y neoplásicas de la corteza suprarrenal. Se prescribe en el tratamiento del carcinoma de la corteza suprarrenal y se usa fuera de sus indicaciones para tratar el síndrome de Cushing.

mitoxantrona (mitoxantrone), antibiótico antineoplásico sintético. Se prescribe en combinación con otros fármacos para el tratamiento inicial de la leucemia no linfocítica aguda en el adulto y es activa contra otras leucemias, linfoma y cáncer de mama.

mitral (mitral), **1.** relativo o perteneciente a la válvula mitral del corazón. **2.** con forma de mitra.

mittelschmerz (mittelschmerz), dolor abdominal en la región ovárica durante la ovulación, que normalmente se produce en el centro del ciclo menstrual. El *mittelschmerz,* que presentan muchas mujeres, es útil para identificar la ovulación, indicando el período fértil del ciclo.

mivacurio (mivacurium), bloqueante neuromuscular no despolarizante que se utiliza para facilitar la intubación endotraqueal y la relajación del músculo esquelético durante la ventilación mecánica, la cirugía o la anestesia general.

mixedema (myxedema), la forma más grave de hipotiroidismo. Se caracteriza por tumefacción de las manos, cara y pies y de los tejidos periorbitarios y puede conducir al coma y a la muerte.

mixedema hipofisario (pituitary myxedema), tipo de hipotiroidismo secundario a una enfermedad de la adenohipófisis anterior.

mixedema infantil (childhood myxedema), forma juvenil de hipotiroidismo caracterizada por atrofia de la glándula tiroides secundaria a una grave infección de la misma.

mixofibroma (myxofibroma), tumor fibroso que contiene tejido mixomatoso.

mixoma (myxoma), neoplasia del tejido conjuntivo que está típicamente constituida por células estrelladas en una matriz mucoide laxa, cruzada por un delicado retículo de fibras. Estos tumores pueden alcanzar tamaños enormes y pueden aparecer bajo la piel, pero también se encuentran en huesos, tracto genitourinario y zona retroperitoneal.

mixoma auricular (atrial myxoma), tumor benigno, pedunculado y gelatinoso que se origina en el tabique interauricular del corazón. Puede dar lugar a palpitaciones, neuritis diseminada, náuseas, pérdida de peso, astenia, disnea, fiebre y, en ocasiones, pérdida brusca de consciencia.

mixoma encondromatoso (enchondromatous myxoma), tumor del tejido conjuntivo caracterizado por la presencia de cartílago entre las células del tejido conjuntivo.

mixoma eréctil (erectile myxoma), angioma que contiene zonas de tejido mixomatoso.

mixoma lipomatoso (lipomatous myxoma), tumor del tejido conjuntivo en el que aparece tejido graso.

mixoma odontogénico (odontogenic myxoma), tumor poco frecuente del maxilar inferior; se puede desarrollar a partir del mesénquima del germen dental.

mixoma quístico (cystic myxoma), tumor del tejido conjuntivo que ha sufrido degeneración quística.

mixopoyesis (myxopoiesis), producción de moco.

mixosarcoma (myxosarcoma), sarcoma que contiene una cierta cantidad de tejido mixomatoso.

mixovirus (myxovirus), cualquiera de los virus ARN de tamaño medio que a su vez se dividen en ortomixovirus y paramixovirus. Los virus causantes de la gripe, las parotiditis y los cuadros catarrales son mixovirus.

mixtura (mixture), **1.** sustancia compuesta por ingredientes que no están combinados químicamente, y que no necesariamente han de guardar una proporción fija. **2.** (en farmacología) líquido que contiene uno o más medicamentos en suspensión. Las proporciones de los ingredientes son específicas para cada mixtura.

ml (mL), abreviatura de **mililitro.**

MLN (MNL), siglas de **leucocito mononuclear.**

MLVA (MLVA), siglas de **análisis del número variable de repeticiones en tándem multilocus.**

µm (µm), abreviatura de **micrómetro.**

mm (mm), abreviatura de **milímetro.**

mM (mmol), abreviatura de **milimol.**

mm^3 (mm^3), abreviatura de **milímetro cúbico.**

MMFR (MMFR), siglas de **tasa de flujo mesoespiratorio máximo.**

MMPI (MMPI), siglas de **Minnesota Multiphasic Personality Inventory.**

Mn (Mn), símbolo del **manganeso.**

mnv (nvm), siglas de material no volátil.

Mo (Mo), símbolo del **molibdeno.**

mocasín (mocassin), especie de serpiente del género *Agkistrodon.*

mocasín cabeza de cobre (copperhead), serpiente venenosa de la familia de los crotálidos *(Agkistrodon contortix),* presente sobre todo en el sudeste de EE.UU. Caracterizada por sus bandas oscuras de color marrón rojizo, es responsable del 40% de las mordeduras de serpiente en ese país. Pocas de ellas son mortales. Suele producir dolor, inflamación, herida por el desgarro causado por los colmillos y hematoma.

mocasín de agua (cottonmouth), serpiente venenosa del grupo de los crotálidos, que suele habitar cerca del agua y en pantanos del sudeste de EE.UU. Los síntomas de la mordedura de un mocasín de agua son la hinchazón rápida, con dolor intenso, decoloración de la piel en las marcas de la mordedura y debilidad.

moco (mucus), secreciones viscosas resbaladizas de las membranas y de las glándulas mucosas que contienen mucina, leucocitos, agua, sales inorgánicas y células descamadas.

M

moco cervical (cervical mucus), secreción del epitelio cilíndrico que tapiza la porción superior del conducto cervical del útero.

moda (mode), valor o término en un conjunto de datos que aparece con más frecuencia que los demás valores o términos.

modafinilo (modafinil), estimulante cerebral. Se utiliza en el tratamiento de la narcolepsia.

modalidad (modality), **1.** método de aplicación de un agente o régimen terapéutico. **2.** entidad sensorial, como el sentido de la visión o el gusto.

modalidad de potencia (power mode), método en color de procesamiento y representación del flujo, en el cual, en lugar de la frecuencia Doppler promedia se representan la amplitud de la señal Doppler o la intensidad de la señal, promediadas a lo largo de un pequeño intervalo. No se representan ni la velocidad ni la dirección del flujo, y los artefactos no afectan a la imagen.

modelación (modeling), técnica empleada en terapia conductual en la que la persona aprende una determinada respuesta deseada observando cómo se realiza e imitando ese comportamiento.

modelado (shaping), procedimiento utilizado para condicionar a una persona que va a someterse a una terapia de conducta para desarrollar nuevas respuestas de comportamiento.

modelar (flasking), proceso de colocar el molde y la dentadura de cera en un preparado de moldeo para moldear el material base de la dentadura en su forma correcta.

modelización y modelización del rol (Modeling and Role Modeling), teoría desarrollada por las teóricas de enfermería Helen C. Erickson, Evelyn M. Tomlin y Mary Ann P. Swain. Su libro, *Modeling an Role Modeling: A Theory and Paradigm for Nursing* fue publicado en 1983. El término *modelización* designa el desarrollo de una comprensión del mundo del paciente. La modelización del rol es la intervención de enfermería o asistencia que exige aceptación incondicional. La modelización del rol proporciona un marco para comprender la manera en que los pacientes estructuran su mundo. Erickson, Tomlin y Swain contemplan la enfermería como un modelo de cuidados personales basado en la percepción por parte del paciente del mundo y de las adaptaciones a los fenómenos estresantes.

modelo (model), (en investigación de enfermería) representación simbólica de las interrelaciones que presenta un fenómeno dentro de un sistema o proceso. El modelo se presenta como un sistema conceptual o teoría que explica un fenómeno y que permite realizar predicciones tanto acerca de un paciente como de una enfermedad.

modelo (cast), positivo en escayola de una impresión previa de toda o parte de la dentadura y de la región interna del maxilar de un paciente para ajustar prótesis o dentaduras postizas.

modelo compartimental (compartment model), representación matemática del cuerpo o de una región corporal que se crea para el estudio de la cinética fisiológica o farmacológica. Un modelo compartimental puede simular todos los procesos biológicos implicados en la conducta cinética de un fármaco después de haberse incorporado al organismo, permitiendo una mejor comprensión de los efectos farmacocinéticos del mismo.

modelo de adaptación (adaptation model), (en enfermería) sistema conceptual que ve al paciente dentro de un sistema de adaptación, en el que se precisa de la actuación de enfermería cuando se produce una deficiencia en la capacidad del paciente para afrontar las demandas internas y externas del entorno. Estas demandas se clasifican en cuatro grupos: necesidades fisiológicas, necesidad de una autoestima positiva, necesidad de desempeñar papeles sociales y necesidad de equilibrar dependencia e independencia. Los cuidados de enfermería se planifican para promover la aparición de respuestas adaptativas, con objeto de resolver con éxito el estrés actual sobre el grado de bienestar del paciente.

modelo de aprendizaje asociado (associationist model of learning), teoría que define el aprendizaje como un cambio en el comportamiento debido al reforzamiento de una práctica.

modelo de comportamiento (role model), persona que, sabiéndolo o no, inspira a los demás a imitar su personalidad. Puede ser una persona real, como un progenitor, o un ser simbólico, como los que aparecen en las películas o en los programas de televisión.

modelo de contrato HMO (contract-model HMO), modelo en el cual la organización de mantenimiento de la salud (HMO, por sus siglas inglesas) contrata a médicos determinados en lugar de a grupos de proveedores para servicios no suministrados directamente por la HMO.

modelo de coste (cost model), (en EE.UU.) sistema de asistencia gestionada en el cual todos los componentes de la asistencia al paciente se definen como costes, en comparación con las fuentes de ingresos.

modelo de desarrollo (developmental model), **1.** marco conceptual diseñado para ser utilizado como guía para establecer un diagnóstico, conocer un proceso de desarrollo y avanzar un pronóstico para un desarrollo continuado. **2.** (en enfermería) marco conceptual que describe cuatro estadios o procesos del tratamiento de un paciente. En el primer estadio, llamado de *orientación,* el paciente comienza a tener relación con la enfermera u otro terapeuta, y comienza a aclarar el problema con la ayuda de éste. En el segundo estadio, denominado de *identificación,* el paciente desarrolla un sentido de acercamiento y apego al terapeuta. En la tercera fase, de *exploración,* el paciente hace un uso completo de los servicios de enfermería que se le ofrecen, comenzando a asumir cierto control sobre las interacciones y haciéndose más independiente. En la última fase, de *resolución,* se acaba la relación terapéutica; el paciente es independiente y deja de necesitar la ayuda del personal de enfermería o el terapeuta.

modelo de enfermería humanística (humanistic nursing model), sistema conceptual en el que la relación enfermera-paciente se analiza como un acontecimiento de humano a humano más que una interacción de enfermera a paciente.

modelo de equidad (equity model), en EE.UU. alude al modelo de organizaciones para proveedores médicos que ofrece al proveedor equidad en la compañía en vez de pagos en efectivo. No aplicable en Canadá.

modelo de Gail (Gail model), conjunto de datos epidemiológicos y de factores de riesgo utilizado para calcular el riesgo de cáncer de mama.

modelo de grupo HMO (group-model HMO), organización de asistencia sanitaria (HMO) en la cual se establece un contrato con grupos médicos multiespecializados para servicios médicos. La HMO se responsabiliza de la comercialización y de desarrollar contratos con los asociados y los hospitales. La asistencia se presta en hospitales donde los médicos tienen privilegios de admisión o en centros auxiliares con los que la HMO subcontrata.

modelo de incapacidad (disablement model), modelo de evaluación y tratamiento basado en el deterioro específico, la pérdida funcional y la calidad de vida alcanzable, en lugar del diagnóstico médico.

modelo de intervención de enfermería (nursing intervention model), (en investigación de enfermería) marco conceptual utilizado para determinar la adecuación de las intervenciones de enfermería. El modelo es una representación holística del paciente y del sistema sanitario. Su objetivo es saber qué tipo de intervenciones de enfermería serían más eficaces para un determinado problema dentro de un sistema sanitario determinado.

modelo de opinión sobre la salud (health belief model), sistema conceptual que describe las conductas saludables de una persona como expresión de sus opiniones sobre la salud. El modelo fue diseñado para predecir la conducta sanitaria de una persona, incluyendo el uso de servicios de salud, y para justificar una intervención destinada a corregir una posible mala conducta.

modelo de procedimiento de enfermería (nursing process model), marco conceptual en el cual la relación entre el profesional de enfermería y paciente forma la base del procedimiento de enfermería. Éste se representa como dinámico e interpersonal, y tanto el enfermero como el paciente están afectados por la conducta del otro y por el entorno que les rodea. Cada comunicación bidireccional con éxito se denomina «transferencia», y puede analizarse para descubrir los factores que la promueven.

modelo de red HMO (network-model HMO), sistema de asistencia gestionada análogo al modelo de grupo de la Health Maintenance Organization (HMO), pero los servicios son prestados en múltiples lugares por múltiples grupos, de modo que se atiende un área geográfica más amplia. Los médicos tratan a pacientes de la HMO y a pacientes privados.

modelo de sistemas corporales (body systems model), (en educación de asistencia a los enfermos) marco conceptual en el que la enfermedad se estudia en relación con los sistemas funcionales del cuerpo, como el circulatorio, nervioso, gastrointestinal o reproductivo. En este modelo, el cuidado de enfermería se centra en modificar el entorno del paciente de tal forma que se puedan aliviar los signos y síntomas de los problemas de salud.

modelo de sistemas de conducta (behavioral systems model), marco conceptual que describe los factores que pueden afectar a la estabilidad de la conducta de una persona. El modelo examina sistemas de conducta, no la conducta de un individuo en un momento dado.

modelo de unificación (unification model), sistema teórico basado en la estrecha relación entre la formación en enfermería y el servicio de enfermería clínica de la Universidad de Rochester (Nueva York). El profesorado de la facultad de enfermería mantiene puntos de unión entre la facultad y el hospital, enseñando a los estudiantes de enfermería y proporcionando la dirección clínica al servicio de enfermería del hospital.

modelo estadístico de evaluación del paciente (statistical model of patient evaluation), sistema basado en medidas cuantitativas aproximadas de casos similares, utilizado para determinar el pago por servicios.

modelo estructural (structural model), modelo de terapia familiar que contempla a la familia como un sistema abierto e identifica subsistemas dentro de éste que llevan a cabo funciones familiares específicas.

modelo interactivo (interactional model), modelo de terapia familiar que considera a la familia como un sistema de comunicación con otros subsistemas interconectados. La disfunción familiar se produce cuando las normas que rigen la interrelación familiar se hacen ambiguas. El objetivo de la terapia es ayudar a la familia a que aclare sus normas de conducta.

modelo médico (medical model), enfoque tradicional del diagnóstico y tratamiento de una enfermedad tal y como se practica en el mundo occidental. El modelo médico se centra en los aspectos físicos y biológicos de las enfermedades y trastornos concretos.

modelo multigeneracional (multigenerational model), modelo de terapia familiar que se centra en las relaciones de rol recíprocas durante un período de tiempo. La familia es contemplada como un sistema emocional en el que los patrones de interacción y afrontamiento pueden pasar de una generación a otra, pudiendo generar tensión en los miembros sobre los que se proyecta.

modelo sinactivo del comportamiento del lactante (synactive model of infant behavior), marco teórico principal que establece el equilibrio fisiológico como fundamento para la organización de los comportamientos motor, de actitud y de atención/interacción en los recién nacidos.

modelos de prestación (practice models), diferentes modelos de prestación de los servicios de asistencia sanitaria mediante los cuales ésta se pone a disposición de diversos grupos de personas en diferentes marcos.

modificación (modification), **1.** proceso por el cual una sustancia se cambia de una forma en otra. **2.** cambio, adquirido o aprendido, en un organismo, pero que no implica herencia.

modificación artefactual (artifactual modification), cambio producido en la estructura de una proteína como consecuencia de una manipulación in vitro.

modificación del comportamiento (behavior modification), intervención de enfermería recogida en la Nursing Interventions Classification (NIC). Se define como la promoción de un cambio de comportamiento.

modificación del comportamiento: habilidades sociales (behavior modification: social skills), intervención de enfermería recogida en la Nursing Interventions Classification (NIC). Se define como la asistencia al paciente en el desarrollo y la mejora de sus habilidades sociales interpersonales.

modiolo (modiolus), columna central de hueso alrededor de la que gira la cóclea.

modo A (A-mode), modulación de la amplitud en la ecografía diagnóstica. Representa el tiempo empleado por el haz de ultrasonidos en alcanzar una interfase en los tejidos y devolver la señal hasta el transductor.

modo asistido-controlado (assist-control mode), sistema de ventilación mecánica que permite al paciente iniciar la respiración, aunque el ventilador proporciona un volumen establecido en cada respiración. También se puede programar el ventilador para iniciar la respiración cuando la frecuencia respiratoria del paciente se enlentece por debajo de cierto punto, o se detiene del todo.

modo B (B-mode), modulación del brillo, técnica de imagen utilizada en la exploración ecográfica en la que los puntos brillantes en la pantalla del osciloscopio representan ecos y la intensidad del brillo indica la intensidad del eco.

modo de escaneo progresivo (progressive scan mode), método de escaneo por tubo de rayos catódicos en el que todas las líneas son escaneadas sucesivamente.

modo de intervención prescriptivo (prescriptive intervention mode), situación terapéutica en la que el profesional sanitario expone al paciente de forma clara la manera de solucionar un problema, de modo que sea necesaria una menor colaboración entre el consultante y el paciente.

modo entrelazado (interlace mode), (en radiología) proceso por el que una cámara de TV convencional da la lectura de su montaje diana, de forma que cada uno de dos campos representa trazados adyacentes activos repetidos y retrazados horizontales del haz de electrones sobre una pantalla de TV.

modo M (M-mode), modulación del movimiento en ecografía diagnóstica. Es una variación de la ecografía en modo B utilizada en ecocardiografía.

modo paratáxico (parataxic mode), término introducido por H. S. Sullivan para identificar una percepción infantil del entorno físico y social como ilógico, inconexo e inconsecuente. El modo paratáxico puede persistir en algunas personas hasta la edad adulta.

modo protáxico de experiencia (protaxic mode of experience), tipo de experiencia primitiva caracterizada por sensaciones, sentimientos e imágenes fragmentadas de corta duración, que no están conectadas con lógica.

modo sintáctico (syntaxic mode), capacidad para percibir imágenes completas, lógicas y coherentes, tal y como ocurren en la realidad, según la teoría de la psicología de Sullivan.

modulación (modulation), alteración en la magnitud o cualquier variación en la duración de una corriente eléctrica. La modulación, que afecta a las respuestas fisiológicas con varias formas de onda, puede ser continua, interrumpida, pulsada o en oleadas.

modulador (modulator), inductor o agente específico que aporta características peculiares a una región concreta.

modulador selectivo de los receptores de estrógenos (MSRE) (selective estrogen receptor modulator [SERM]), agente que activa sólo a determinados receptores estrogénicos, por lo que presenta efectos en ciertos tejidos diana sin afectar a otros tejidos que también tienen receptores estrogénicos.

MODY (MODY), siglas en inglés de *diabetes del adulto de comienzo juvenil.*

moexipril (moexipril), inhibidor de la enzima convertidora de angiotensina. Se prescribe en el tratamiento de la hipertensión arterial solo o combinado con diuréticos y en el tratamiento de la insuficiencia ventricular izquierda después de un IM.

mohel (mohel), en el judaísmo, quien ha sido ordenado para practicar la circuncisión.

moho (mold), hongos que crecen en materia orgánica húmeda, degradándola.

mohos (rusts), microbios que son patógenos de plantas, especialmente de los granos de cereales. Son también importantes alergenos humanos.

mol (mole), unidad estándar empleada para medir la cantidad de una sustancia. Un mol de una sustancia es la cantidad que contiene el mismo número de partículas elementales, como ocurre con los átomos presentes en 12 g de carbono 12. Concretamente, el número de partículas es $6{,}02 \times 10^{23}$.

mola (mole), (en obstetricia) mola hidatídica.

mola hidatídica o hidatiforme (hydatid mole), masa neoplásica intrauterina formada por las vellosidades coriónicas aumentadas de tamaño, adoptando forma de uvas. Algunos signos característicos de esta enfermedad son náuseas extremas, hemorragia uterina, anemia, hipertiroidismo, útero inusualmente aumentado de tamaño para la edad de gestación, ausencia de sonidos cardíacos fetales, edema e hipertensión.

mola invasiva (chorioadenoma destruens), mola hidatiforme invasiva en la que las vellosidades del corion penetran en el miometrio y en el parametrio del útero metastatizando a distancia.

molalidad (molality), número de moles de soluto por kilogramo de agua o de otro disolvente. Se refiere a la concentración de la solución.

molar (molar), **1.** cada uno de los 12 dientes molares, seis en cada arcada dentaria, localizados por detrás de los premolares. **2.** **(M)** relativo o perteneciente a la concentración de una solución, expresada como el número de moles del soluto por litro de solución.

molar en mora (mulberry molar), primer molar malformado caracterizado por cúspides muy pequeñas e hipertrofia del esmalte que rodea a las mismas con acumulación de masas globulosas, lo que le da el aspecto de una mora.

molaridad (molarity), número de moles de soluto por litro de disolución. Se refiere a la concentración de la solución.

molde (mold), forma hueca para moldear o dar forma a un objeto, como una prótesis.

molde braquial cilíndrico (arm cylinder cast), dispositivo ortopédico de yeso o de fibra de vidrio que se utiliza para inmovilizar la extremidad superior desde la muñeca hasta la parte superior del brazo.

molde corporal (body cast), escayola que puede abarcar desde el tórax a la ingle para inmovilizar la columna.

molde de dentadura postiza (denture flask), caja de metal desmontable en la que se moldea escayola o piedra artificial, y en la que se procesan dentaduras postizas u otras restauraciones.

molde de núcleo (cast core), molde de metal con la forma de un raigón de un diente que incorpora una espiga en el conducto de la raíz para la sujeción de una corona dentaria artificial.

molde de Risser (Risser cast), [Joseph C. Risser, cirujano estadounidense 1892-1942], dispositivo ortopédico utilizado para inmovilizar todo el tronco y que se extiende al área cervical y la barbilla. Es más raro que se extienda hasta las rodillas. Se utiliza para tratar la escoliosis: para corregir la escoliosis en el pre y postoperatorio o para mantener la corrección.

molde gnatostático (gnathostatic cast), molde realizado con los dientes apretados, de forma que su plano de oclusión se encuentra en su posición habitual cuando se sitúa en una superficie horizontal.

molde tensor (turnbuckle cast), dispositivo ortopédico utilizado para cubrir e inmovilizar el tronco completo, un brazo hasta el codo, y el muslo opuesto hasta la rodilla. Se construye con escayola o fibra de vidrio e incorpora bisagras como parte de su diseño en el tratamiento de la escoliosis. Las bisagras se localizan a nivel del ápice de la curvatura.

moldeado en pasta de la mordida (mush bite), procedimiento empleado para conseguir impresiones dentales, con el fin de construir prótesis dentarias totales o parciales. El paciente coloca sus maxilares superior e inferior dentro de un molde de cera blanda, con lo que se obtiene la relación espacial que existe entre ambos.

moldeado facilitador (facilitory casting), método para preparar moldes de prótesis con materiales que aumentan el tono muscular en un grupo específico al mismo tiempo que aumentan o reducen su amplitud de movimiento.

moldeador de ángulos (angle former), (en odontología) instrumento cortante en forma de azada, formado por dos hojas que tienen bordes cortantes en disposición oblicua en relación con el eje de la cuchilla. Se usa para acentuar los ángulos en la caries dental de clase III.

molécula (molecule), la unidad más pequeña que muestra las propiedades de un elemento o compuesto. Una molécula está constituida por dos o más átomos químicamente combinados.

molécula media (middle molecule), cualquier molécula que tenga una masa atómica de 350-2.000 dalton. Estas moléculas se acumulan en los líquidos corporales de los pacientes con uremia.

molécula proteica del complemento (complement protein molecule), cualquiera de las moléculas proteicas que sirven como principales mediadoras humorales de las reacciones antígeno-anticuerpo en el sistema inmunitario. Nueve son las que participan en la cascada de la «vía clásica» y provocan la lisis de las bacterias recubiertas de anticuerpos.

molécula señal (signal molecule), hormona, neurotransmisor u otro agente que transporta información desde una célula u órgano a otro. Son ejemplos de ello las hormonas esteroideas, la insulina y los factores del crecimiento.

moléculas de adhesión a la célula neural (neural cell-adhesion molecules), inmunoglobulina que funciona como molécula de reconocimiento molecular.

molibdeno (Mo) (molybdenum [Mo]), elemento metálico grisáceo. Su número atómico es 42; su peso atómico es 95,94. El molibdeno es tóxico si se ingiere en grandes cantidades. Se usa como aditivo en ciertos aceros.

molibdeno 99 (molybdenum 99), radionúclido padre del tecnecio 99, estado en el que se encuentra como generador en los servicios de medicina nuclear.

molturación (pulpifaction), acto de reducir algo a una pulpa.

molusco contagioso (molluscum contagiosum), enfermedad de la piel y de las mucosas producida por un poxvirus. Se caracteriza por la presencia de pápulas blancas dispersas. No se afectan las palmas de las manos ni las plantas de los pies.

momento magnético (magnetic moment), medida del campo magnético neto producido por una partícula elemental o por un núcleo atómico girando sobre su propio eje. Es la base de las imágenes de RM.

momificación (mummification), estado de deshidratación intensa, como el que se produce en la gangrena seca o el que experimenta un feto muerto dentro del útero.

mónada (monad), **1.** organismo unicelular que vive libre en el medio. **2.** elemento o radical univalente. **3.** dotación haploide de cromosomas en una espermátide u oótide.

monascus (monascus), producto natural derivado del hongo rojo que crece sobre el arroz y que se usa para el mantenimiento de niveles aceptables de colesterol.

moniletrix (monilethrix), trastorno autosómico dominante en el que el pelo muestra numerosas zonas de constricción con un efecto de arrosariamiento, es quebradizo y raramente alcanza una longitud de 2,5 cm antes de romperse.

moniliforme (moniliform), que se parece a una hebra de perlas.

monitor (monitor), dispositivo mecánico que proporciona una señal visual o audible o un registro gráfico de una determinada función, como un monitor cardíaco.

monitor cardíaco (cardiac monitor), aparato para la observación continua de la función cardíaca.

monitor de apnea (apnea monitor), superficie de cama para lactantes, diseñada para que se ponga en marcha una alarma sonora en cuanto el niño deje de respirar durante un determinado período de tiempo.

monitor de presión arterial (blood pressure monitor), dispositivo que mide automáticamente la PA y registra la información de manera continuada. El registro automático de la PA puede ser necesario durante la cirugía o en la UCI.

monitor de presión venosa central (PVC) (central venous pressure [CVP] monitor), aparato para la determinación y registro de la presión venosa por medio de un catéter permanente y un manómetro de presión. Se usa para evaluar la función ventricular derecha, la presión de llenado de la aurícula derecha y el volumen de sangre circulante.

monitor de PVC (CVP monitor), monitor de la **presión venosa central.**

monitor de signos vitales del neonato (neonatal vital signs monitor), instrumento en una UCIN que mide la PA media y la frecuencia cardíaca media mediante un manguito de PA de plástico que muestra en un monitor los valores digitales.

monitor fetal electrónico (electronic fetal monitor [EFM]), dispositivo que permite la observación de la frecuencia cardíaca fetal y las contracciones del útero materno. Puede aplicarse externamente, en cuyo caso el corazón del feto es detectado por un transductor de ultrasonidos situado sobre el abdomen. La monitorización interna de la frecuencia cardíaca fetal se realiza por medio de un electrodo fijado al cuero cabelludo del feto.

monitor Holter (Holter monitor), marca registrada de un aparato que sirve para realizar registros ECG prolongados (generalmente 24 horas) por medio de un sistema de registro portátil mientras que el paciente realiza sus actividades diarias normales.

monitora (monitrice), matrona, generalmente una enfermera, con experiencia en el método Lamaze de parto. Proporciona apoyo emocional y ayuda a la madre durante el parto.

monitorización acidobásica (acid-base monitoring), clasificación de las intervenciones de enfermería definida como la reunión y el análisis de los datos del paciente para regular el equilibrio acidobásico.

monitorización ambulatoria de la presión arterial (MAPA) (ambulatory blood pressure monitoring [ABPM]), dispositivo que permite registrar la tensión arterial de un paciente a intervalos regulares en condiciones de vida y trabajo normales.

monitorización biológica (biologic monitoring), **1.** proceso para medir los niveles de diversas sustancias fisiológicas, fármacos o metabolitos en un paciente durante el diagnóstico o tratamiento. **2.** medida de las sustancias tóxicas presentes en el ambiente e identificación de los riesgos para la salud en la población.

monitorización cardíaca (cardiac monitoring), examen continuado de la función cardíaca mediante un aparato electrónico que proporciona un registro ECG en un osciloscopio.

monitorización de electrólitos (electrolyte monitoring), intervención de enfermería recogida en la Nursing Interventions Classification (NIC). Se define como la recogida y análisis de los datos del paciente para regular el equilibrio electrolítico.

monitorización de la apnea (apnea monitoring), vigilancia muy precisa de la actividad respiratoria de los individuos, especialmente de los lactantes. El procedimiento puede consistir en la utilización de dispositivos electrónicos que detecten cambios de los movimientos torácicos o abdominales y de la frecuencia cardíaca. Entre los aparatos de detección de la apnea está una alarma que suena si se detiene la respiración.

monitorización de la calidad (quality monitoring), intervención de enfermería recogida en la Nursing Interventions Classification (NIC). Se define como la recogida y el análisis sistemático de indicadores de calidad de la organización con el fin de mejorar la asistencia al paciente.

monitorización de la extremidad inferior (lower extremity monitoring), intervención de enfermería de la Nursing Interventions Classification (NIC) definida como la recogida, análisis y empleo de los datos del paciente para clasificar el riesgo y prevenir lesiones en las extremidades inferiores.

monitorización de signos vitales (vital signs monitoring), intervención de enfermería recogida en la Nursing Interventions Classification (NIC). Se define como la recogida y el análisis de los datos cardiovasculares, respiratorios y de temperatura corporal para determinar y prevenir complicaciones.

monitorización del recién nacido (newborn monitoring), intervención de enfermería recogida en la Nursing Interventions Classification (NIC). Se define como la medida e interpretación del estado fisiológico del neonato durante las primeras 24 horas después del alumbramiento.

monitorización fetal electrónica: anteparto (electronic fetal monitoring: antepartum), intervención de enfermería recogida en la Nursing Interventions Classification (NIC). Se define como la evaluación electrónica de la frecuencia cardíaca fetal en respuesta al movimiento, a estímulos externos o a las contracciones uterinas durante la exploración previa al parto.

monitorización fetal electrónica: intraparto (electronic fetal monitoring: intrapartum), intervención de enfermería recogida en la Nursing Interventions Classification (NIC). Se define como la evaluación electrónica de la frecuencia cardíaca fetal en respuesta a las contracciones uterinas durante la asistencia intraparto.

monitorización neurológica (neurologic monitoring), intervención de enfermería recogida en la Nursing Interventions Classification (NIC). Se define como la recogida y el análisis de datos del paciente para prevenir o minimizar complicaciones neurológicas.

monitorización nutricional (nutritional monitoring), intervención de enfermería recogida en la Nursing Interventions Classification (NIC). Se define como la recogida y análisis de datos del paciente para prevenir o minimizar la malnutrición.

monitorización respiratoria (respiratory monitoring), intervención de enfermería recogida en la Nursing Interventions Classification (NIC). Se define como la recogida y el análisis de los datos del paciente para asegurar la permeabilidad de la vía aérea y un intercambio de gases suficiente.

monitorización transcutánea de oxígeno-dióxido de carbono (transcutaneous oxygen-carbon dioxide monitoring), método para medir el oxígeno o el dióxido de carbono de la sangre mediante la fijación de unos electrodos a la piel. El oxígeno se mide habitualmente a través de un oxímetro que contiene unas espirales calientes que elevan la temperatura corporal y aumentan el flujo de sangre en la superficie donde se aplica. Los electrodos transcutáneos de dióxido de carbono son similares a los electrodos de gas sanguíneo.

monitorizar (monitor), observar y evaluar continuamente una función corporal.

monoamina (monoamine), amina que contiene un solo grupo amino.

monoaminooxidasa (MAO) (monoamine oxidase [MAO]), enzima que cataliza la oxidación de las aminas.

monoarticular (monarticular), relativo a una sola articulación

monoartritis (monarthritis), artritis que afecta a una sola articulación.

monoaural (monoaural), relativo a un solo oído.

monobenzona (monobenzone), agente para inducir despigmentación. Se prescribe para la despigmentación final en el vitíligo muy extendido.

monoblasto (monoblast), monocito grande e inmaduro. La tuberculosis y algunas leucemias se caracterizan por una producción muy elevada de monoblastos en la médula ósea y por la presencia anómala de estas formas en la circulación periférica.

monocapa (monolayer), capa de células del espesor de una célula, como las que pueden formarse en la superficie de un vaso de cultivo.

monocariótico (monokaryotic), que tiene un solo núcleo.

monocigótico (MC) (monozygotic [MZ]), perteneciente a o que se desarrolla a partir de un óvulo fertilizado o cigoto, como en el caso de los gemelos idénticos.

monocito (monocyte), leucocito mononuclear de gran tamaño con un núcleo oval o arriñonado, que contiene escaso material cromatínico y un citoplasma abundante gris-azulado con numerosos gránulos azurófilos pequeños y rojizos.

monocitopenia (monocytopenia), nivel anómalamente bajo de monocitos en la sangre periférica que es menor de $200/mm^3$.
monocitosis (monocytosis), aumento de la proporción de monocitos en la circulación.
monoclonal (monoclonal), relativo, perteneciente o que designa un grupo de células u organismos idénticos derivados de una única célula u organismo.
monoclorhidrato de lisina (lysine monohydrochloride), sal del aminoácido lisina, utilizada como suplemento dietético para aumentar la utilización de las proteínas vegetales, como las del maíz, arroz o trigo.
monocromático (monochromatic), **1.** relativo a un solo color o a una sola longitud de onda de luz. **2.** describe a una persona que es totalmente ciega al color. **3.** relativo a una sustancia que sólo tiene un color o a colorantes con un solo color.
monocromático de bastones (rod-monochromat), persona que es totalmente ciega al color o que carece de la función retiniana de los conos.
monocromatismo (monochromaticity), especificidad de la luz en una única longitud de onda definida. Si la especificidad se sitúa en el espectro de luz visible, sólo se aprecia un color.
monodactilismo (monodactylism), defecto congénito en el que la persona nace con sólo un dedo en la mano o un solo dedo en el pie.
monoespecífico (monospecific), relativo a un anticuerpo que se une a un solo tipo de antígeno.
monofagia (monophagia), la costumbre de comer solamente una clase de alimento.
monofásico (monophasic), que tiene una fase, parte, período o estadio.
monogamia (monogamy), **1.** la práctica de estar casado con no más de una persona a la vez. **2.** (en biología) el hábito de aparearse con un solo congénere.
monohíbrido (monohybrid), perteneciente o que describe a un individuo, organismo o cepa que es heterocigoto sólo para un rasgo específico o que es heterocigoto para el rasgo aislado o locus del gen que se considera.
monómero (monomer), molécula que se repite a sí misma para formar un polímero, como las moléculas del monómero de fibrina que se polimerizan para formar fibrina en el proceso de la coagulación sanguínea.
mononeuropatía (mononeuropathy), enfermedad o trastorno que afecta sólo a un tronco nervioso. Algunas de las causas de trastornos que afectan a troncos nerviosos individuales son: shock eléctrico, radiación o fracturas óseas que comprimen o laceran las fibras nerviosas. Las férulas o los torniquetes excesivamente apretados pueden también lesionar los nervios por compresión o isquemia.
mononeuropatía múltiple (multiple mononeuropathy), enfermedad de los nervios periféricos por la disfunción de varios troncos nerviosos individuales. Se caracteriza por la aparición de debilidad, dolor y entumecimiento en distintas partes del cuerpo. Puede ser debida a diferentes enfermedades como DM y algunos trastornos inmunológicos inflamatorios.
monónfalo (monomphalus), gemelos unidos por el ombligo.
mononitrato de isosorbida (isosorbide mononitrate), metabolito activo del dinitrato de isosorbida, que tiene las mismas acciones y usos.
mononuclear (mononuclear), relativo a un núcleo, como el monocito.
mononucleosis (mononucleosis [mono]), aumento anómalo del número de leucocitos mononucleares en la sangre.
mononucleosis infecciosa (infectious mononucleosis), infección aguda por herpesvirus, producida por el virus de Epstein-Barr. Los signos típicos son una fatiga intensa, fiebre que alcanza su máximo al final de la tarde, con 38,3-40,6 °C, faringitis exudativa muy dolorosa y linfadenopatía simétrica. Suele haber esplenomegalia en la segunda o tercera semana. También puede haber una hepatomegalia leve.
monooctanoína (monooctanoin), agente que disuelve los cálculos biliares utilizado para disolver los cálculos de colesterol.
monópodo (monopus), feto o individuo con ausencia congénita de un pie o pierna.
monorquidia (monorchism), trastorno en el que sólo ha descendido un testículo al escroto.
monórquido (monorchid), se dice del varón que padece monorquidia.
monosacárido (monosaccharide), carbohidrato simple constituido por una unidad básica de un solo azúcar con la fórmula general $C_n(H_2O)_n$, donde *n* oscila entre 3 y 8.
monosoma (monosome), **1.** cromosoma sexual X o Y sin pareja. **2.** cromosoma simple, sin pareja, de una monosomía.
monosomía (monosomy), aberración cromosómica caracterizada por la ausencia de un cromosoma del complejo diploide normal.
monoterapia (monotherapy), tratamiento de una enfermedad con un solo medicamento.
monotonía perceptual (perceptual monotony), estado mental caracterizado por la ausencia de variedad en el patrón normal de estímulos diarios.
monotropía (monotropy), fenómeno en el que la madre parece que sólo es capaz de sentirse unida a un lactante en cada momento. Cuando se lleva a casa a un gemelo antes que al otro, la madre con frecuencia dice que siente que el niño que se da de alta posteriormente no es suyo.

monovalente (monovalent), **1.** describe un átomo o radical que tiene la valencia o poder de combinación de un átomo de hidrógeno. **2.** describe un anticuerpo sérico capaz de combinarse con un solo antígeno o complemento.

monovulatorio (monovulatory), que libera habitualmente un óvulo en cada ciclo ovárico.

monóxido de carbono (carbon monoxide), gas tóxico inodoro e incoloro producido por la combustión del carbono o de carburantes orgánicos con un aporte limitado de oxígeno, como en los cilindros de un motor de combustión interna o en un hornillo de gas que no funcione bien. El CO se combina de forma irreversible con la hemoglobina, impidiendo la formación de oxihemoglobina y reduciendo el aporte de oxígeno a los tejidos. La exposición prolongada a niveles elevados de monóxido de carbono produce asfixia.

monoyodotirosina (monoiodotyrosine), aminoácido yodado que participa en la síntesis de tiroxina (T_4) y triyotironina (T_3).

montaje (mounting), preparación de las muestras y los portaobjetos para estudio.

montaje (setup), **1.** colocación de unos dientes sobre una base de dentadura provisional. **2.** procedimiento de laboratorio en el cual son retirados los dientes de un modelo de yeso y colocados de nuevo en cera, utilizado como procedimiento diagnóstico o para conseguir un modelo para colocar un aparato.

monte (mons), montículo o ligera elevación.

monte de Venus (mons veneris), almohadilla de tejido graso y piel gruesa que se sitúa por encima de la sínfisis del pubis en la mujer.

montelukast (montelukast), receptor de leucotrienos. Se utiliza en el tratamiento del asma crónico.

Moore, Ruth Ella, primera mujer afroamericana que obtuvo el doctorado en bacteriología. Sus áreas de investigación fueron los grupos sanguíneos y la familia Enterobacteriaceae.

Moore, Shirley M., teórica de la enfermería quien, junto con Cornelia M. Ruland, desarrolló la teoría del Final de la Vida Pacífico, según la cual las enfermeras son parte integrante a la hora de establecer unos cuidados para un final de la vida sereno. Esta asistencia consiste en eliminar el sufrimiento, proporcionar apoyo emocional, cercanía y participación de los allegados, así como en aplicar el tratamiento con empatía y respeto.

MOPP (MOPP), siglas de un protocolo terapéutico utilizado para el tratamiento del cáncer que contiene tres antineoplásicos: *M*ustargen (clorhidrato de mecloretamina), *O*ncovin (sulfato de vincristina), Matulan (clorhidrato de *p*rocarbazina) y *p*rednisona (un glucocorticoide). El MOPP se prescribe para el tratamiento de la enfermedad de Hodgkin.

moquillo (distemper), enfermedad vírica potencialmente mortal de los animales, caracterizada por rinitis, fiebre y pérdida del apetito.

Moraxella *(Moraxella),* género de la familia Neisseriaceae de cocos no móviles gramnegativos. Se encuentran como patógenos y parásitos en las membranas mucosas de animales de sangre caliente.

Moraxella catarrhalis *(Moraxella catarrhalis),* especie de bacterias no móviles aerobias que se encuentran en la nasofaringe tanto normal como enferma. Es una causa de otitis media y enfermedades respiratorias.

Moraxella lacunata *(Moraxella lacunata),* especie de cocos no móviles que causa infecciones corneales y conjuntivitis subaguda o conjuntivitis angular en seres humanos.

morbididad (morbidity), **1.** enfermedad, proceso o cualidad anómala. **2.** (en estadística) tasa con la que aparece una enfermedad o anomalía, calculada dividiendo el número total de personas de un grupo entre el número de personas de ese grupo que están afectadas por esa enfermedad o anomalía. **3.** tasa con la que aparece una enfermedad o anomalía en una determinada zona o población.

M

Morbidity and Mortality Weekly Report **(MMWR)** *(Morbidity and Mortality Weekly Report [MMWR]),* informe epidemiológico semanal en el que se refleja la incidencia de las enfermedades de declaración obligatoria y la mortalidad en 120 zonas urbanas de EE.UU. Lo publica el Centers for Disease Control and Prevention de Atlanta, Georgia.

mórbido (morbid), relativo a una situación patológica o anómala, tanto física como mental.

morbiliforme (morbilliform), que describe un trastorno cutáneo que recuerda el exantema eritematoso maculopapular del sarampión.

mordedor (teether), objeto, como un anillo mordedor de plástico o goma, que un niño puede morder o masticar durante el proceso de dentición.

mordedura de araña (spider bite), herida puntiforme producida por la mordedura de una de las casi 60 especies de arañas venenosas existentes en Norteamérica. Algunas son peligrosas para el ser humano. Entre ellas se incluyen la viuda negra, *Latrodectus mactans;* la araña del rincón, *Loxosceles reclusa;* y algunas especies de arañas saltadoras y de tarántulas. El veneno de araña puede contener proteínas enzimáticas, entre las que se cuentan ciertos péptidos que afectan a la transmisión neuromuscular o la función cardiovascular.

mordedura humana (human bite), herida causada por la penetración de la piel con los dientes humanos.

mordedura tónica (tonic bite), cierre de las mandíbulas de tipo reflejo y sostenido acompañado por un aumento anormal en el tono de los músculos mandibulares e respuesta a una estimulación de los dientes o de las encías. Es difícil de liberar y su fuerza puede dañar los dientes o un objeto colocado en la boca.

morder en la infancia (biting in childhood), rasgo natural de la conducta y una acción refleja de los niños, adquirida aproximadamente a los 5 o 6 meses de edad, en respuesta a la introducción de alimentos sólidos en la dieta y el comienzo del proceso de dentición. Esta actividad representa una modalidad significativa en el desarrollo psicosocial del niño, porque es la primera acción agresiva que aprende, y a través de ella, el niño aprende a controlar el entorno.

mordida (bite), registro o relación de oclusión entre los dientes superiores o inferiores, o entre el maxilar superior y el inferior.

mordida abierta (open bite), trastorno dental en el que los dientes anteriores del maxilar superior no ocluyen a los dientes anteriores de la mandíbula en ninguna posición mandibular.

mordida cerrada (closed bite), sobremordida anómala; disminución de la dimensión vertical de oclusión debida a diversos factores, como la abrasión de los dientes o una erupción insuficiente de los dientes posteriores de apoyo.

mordida cruzada (cross-bite), oclusión de los dientes mandibulares anterior a los dientes del maxilar superior.

mordiente (mordant), sustancia capaz de intensificar la reacción de una muestra biológica a una tinción. Los principales mordientes son la alúmina, la anilina, el aceite y el fenol.

morfea (morphea), esclerodermia localizada constituida por placas de piel lisa de color amarillento o marmóreo, rígidas y secas.

morfea lineal (linear morphea), esclerodermia lineal.

morfina (morphine), alcaloide cristalino blanco obtenido de la baya del opio, *Papaver somniferum*. La morfina actúa sobre el SNC produciendo depresión y estimulación eufórica a la vez. Su principal valor terapéutico es el alivio del dolor moderado o grave. La morfina proporciona rara vez un alivio total del dolor, pero en la mayoría de los casos reduce el nivel de sufrimiento. Los pacientes con dolor grave pueden desarrollar somnolencia y relajación, pero pocas veces presentan la sensación de euforia. Su uso repetido provoca tolerancia, lo que requiere aumentar la dosificación para lograr el mismo grado de analgesia.

morfina, tartrato (morphine tartrate), polvo cristalino blanco utilizado en las inyecciones de morfina. Es más soluble en agua que la morfina misma y se emplea en varias preparaciones parenterales.

morfinismo (morphinism), estado patológico causado por la adicción a la morfina.

morfobioquímica (biochemorphics), relativo al estudio de la relación entre la estructura química y la función biológica.

morfogénesis (morphogenesis), desarrollo y diferenciación de las estructuras y de la forma de un organismo, específicamente los cambios que se producen en las células y en los tejidos durante el desarrollo embrionario.

morfogenético (morphogenetic), (en embriología) relativo o perteneciente a una sustancia u hormona que actúa como estimulante de la diferenciación.

morfógenos (morphogen), **1.** sustancias solubles que controlan la diferenciación embrionaria de células y tejidos. **2.** sustancias segregadas por un grupo de células que causan cambios específicos en el crecimiento y la diferenciación de un grupo diferente.

morfología (morphology), estudio de la configuración física y el tamaño de un espécimen, planta o animal.

morfometría (morphometry), medida de las estructuras y partes de los organismos.

morgan (morgan), [Thomas H. Morgan, biólogo norteamericano, 1866-1945], (en genética) unidad de medida utilizada en el mapeo de las distancias relativas entre los genes de un cromosoma. La medida utiliza el total de entrecruzamientos como unidad básica, de modo que 1 morgan equivale al 100% de intercambios o *crossing-over*, y 1 centimorgan equivale al 1% de recombinaciones.

***Morganella morganii** (Morganella Morganii),* bacteria productora de ureasa que se encuentra en las ITU y las bacteriosis entéricas.

moribundo (moribund), cercano a la muerte o en el acto de morir.

moricizina (moricizine), derivado fenotiazínico. La sal clorhidrato se usa en el tratamiento de las arritmias ventriculares.

morinda (morinda), producto de herboristería que se obtiene de un arbusto perenne. Se utiliza para la cefalea, la artritis y los trastornos digestivos, cardíacos y hepáticos. No se dispone de datos fiables sobre su eficacia.

morir (die), cesación de la vida.

mortal (mortal), **1.** que ha de morir. **2.** que causa la muerte.

mortalidad (mortality), **1.** condición de ser mortal. **2.** tasa de fallecimiento que refleja el número de muertes por unidad de población en una determinada región, grupo de edad, enfermedad u otra clasificación, normalmente expresada como muertes por 1.000, 10.000 o 100.000 individuos.

mortalidad infantil (infant mortality), tasa estadística de muertes infantiles durante el primer año de la vida, expresada como el número de muertes por cada 1.000 nacidos vivos en una determinada zona geográfica o institución, durante un determinado período de tiempo.

mortalidad materna (maternal mortality), **1.** muerte de una mujer como consecuencia del embarazo. **2.** número de muertes maternas por 100.000 nacimientos.

mortalidad neonatal (neonatal mortality), tasa estadística de muerte en los primeros 28 días después del nacimiento, expresada en forma de número de muertes por cada 1.000 nacidos vivos en una determinada zona geográfica o institución y en un tiempo determinado.

mortalidad perinatal (perinatal mortality), tasa estadística de muertes de fetos y lactantes, incluidos los nacidos muertos, desde las 28 semanas de gestación hasta el final del período neonatal, es decir, 4 semanas después del nacimiento. La mortalidad perinatal se expresa generalmente como el número de muertes por cada 1.000 nacidos vivos en una zona geográfica determinada y durante un período dado.

mortalidad proporcional (proportional mortality), método estadístico que relaciona el número de muertes por un trastorno en particular con el de todas las muertes dentro del mismo grupo de población durante el mismo período de tiempo.

mortero (mortar), vaso en forma de copa en el que se mezclan o trituran materiales con un mango en la preparación de fármacos.

mortinatalidad (mortinatality), tasa de recién nacidos muertos. Se calcula multiplicando el número de neonatos muertos por 1.000, dividiendo entre el número total de nacimientos por año.

mortinato (stillborn), **1.** lactante que ha nacido muerto. **2.** relativo a un lactante nacido muerto.

mortuorio (mortuary), edificio donde los cuerpos de personas fallecidas se guardan para su identificación o examen necrópsico, y su preparación para el entierro o la incineración.

mórula (morula), masa sólida y esférica de células producto de la división del óvulo fertilizado en las fases precoces del desarrollo embrionario.

mosaicismo (mosaicism), (en genética) trastorno en el que un individuo u organismo que se desarrolla a partir de un solo cigoto tiene dos o más poblaciones celulares con diferente constitución genética.

mosaico (mosaic), **1.** (en genética) individuo u organismo desarrollado a partir de un solo cigoto, pero que tiene dos o más tipos de poblaciones celulares diferentes. Este trastorno es el resultado de una mutación, de un entrecruzamiento o, lo que es más frecuente en los humanos, de una ausencia de disyunción cromosómica en la embriogénesis precoz que produce una variación en el número de cromosomas presentes en las células. El tipo de aberración cromosómica y el porcentaje de células afectadas depende del momento de la segmentación en el que sucede la alteración que lo causa. El grado de afectación clínica depende del tipo de tejido portador de la anomalía y puede variar desde casi la normalidad hasta un síndrome completo con todas sus manifestaciones. **2.** (en embriología) óvulo fertilizado que sufre una determinada división.

mosaico de cromosomas sexuales (sex chromosome mosaic), individuo u organismo cuyas células contienen variantes en el número de cromosomas que afectan a los cromosomas X e Y. Estas variaciones se encuentran en la mayor parte de los síndromes asociados a aberraciones de los cromosomas sexuales, principalmente el síndrome de Turner, pudiendo deberse a la falta de disyunción de los cromosomas durante la segunda división meiótica de la gametogénesis o a algún error en la distribución de los cromosomas durante la división celular del huevo fecundado.

mosca (fly), insecto con dos alas del orden de los dípteros, algunas de cuyas especies transmiten arbovirus a los seres humanos.

mosca tsetsé (tsetse fly), mosca hematófaga que habita en África. Es un insecto del género *Glossina* y huésped secundario de los tripanosomas, que causa la enfermedad del sueño africana y otras enfermedades transmitidas al ser humano.

mosca volante (floater), una o más manchas que aparecen en movimiento delante del ojo, producidas por la sombra sobre la retina de una mancha del vítreo. La mayoría de las moscas volantes son benignas y representan pequeños restos de la red de pequeños vasos sanguíneos que existen en la cavidad vítrea antes del nacimiento. La aparición súbita de varias moscas volantes puede indicar una enfermedad grave.

moteado (mottle), efecto que se observa en las imágenes radiográficas cuando la dosis de radiación empleada se reduce a un nivel en el que pueden observarse los efectos cuánticos individuales.

motilidad (motility), movimiento espontáneo pero inconsciente o involuntario.

motilidad gástrica (gastric motility), movimientos peristálticos espontáneos del estómago, que facilitan la digestión moviendo los alimentos dentro de éste y pasándolos al duodeno a través del esfínter pilórico.

motilina (motilin), hormona peptídica segregada por las células enterocromafines del tracto intestinal. Estimula la motilidad del tracto GI y la secreción de pepsina.

motivación[1] (motivation), necesidades, intereses, recuerdos u otros incentivos conscientes e inconscientes que inician, canalizan o mantienen un comportamiento particular.

motivación[2] (motivation), resultado de enfermería de la Nursing Outcomes Classification (NOC), que se define como el impulso interno que mueve o estimula a una persona a realizar una acción positiva.

motivación fisiológica (physiologic motivation), necesidad corporal, como los alimentos o el agua, que inicia el comportamiento dirigido a la satisfacción de esa necesidad en particular.

motivación social (social motivation), incentivo o estímulo debido a la influencia sociocultural que desencadena la conducta hacia un objetivo particular.

motoneurona (motor neurone, motoneuron), una de las diferentes células nerviosas eferentes que transmite impulsos nerviosos desde el cerebro o la médula espinal al tejido muscular o glandular.

motoneurona periférica (peripheral motor neuron), neurona efectora situada fuera del sistema nervioso central, generalmente en un ganglio del sistema nervioso simpático o parasimpático.

motor (motor), **1.** relativo o perteneciente al movimiento, al aparato corporal implicado en el movimiento o a las funciones cerebrales que dirigen las actividades voluntarias. **2.** relativo o perteneciente al músculo, nervio o centro cerebral que produce o facilita el movimiento.

movilidad[1] (mobility), velocidad que adquiere una partícula o ion cuando se aplica un determinado voltaje, y medida relativa de la rapidez con la que se puede mover un ion en un campo eléctrico.

movilidad[2] (mobility), resultado de enfermería de la Nursing Outcomes Classification (NOC), que se define como la capacidad para moverse con resolución en el entorno propio de forma independiente con o sin dispositivos auxiliares.

movilidad dentaria anómala (abnormal tooth mobility), movimiento excesivo de un diente en su alveolo como consecuencia de la enfermedad o lesión de los tejidos de sostén del periodoncio.

movilidad social (social mobility), proceso de ascenso o descenso en la jerarquía social.

movilización familiar (family mobilization), intervención de enfermería recogida en la Nursing Interventions Classification (NIC). Se define como el uso de los recursos de la familia para influir sobre la salud del paciente en una dirección positiva.

movilización pasiva continua (continous passive motion [CPM]), técnica para mantener o aumentar la movilidad en una articulación utilizando un dispositivo mecánico que produce un movimiento en la zona afectada en ausencia de una función muscular normal.

movimiento activo (active movement), el movimiento de partes del cuerpo como consecuencia del esfuerzo voluntario y sin ayuda externa.

movimiento ameboide (ameboid movement), movimiento semejante al de una ameba de determinados tipos de células del cuerpo que pueden migrar por los tejidos, como los leucocitos. Habitualmente, el movimiento comienza por la extensión de una parte de la membrana plasmática, posiblemente ocasionado por el reordenamiento o movimiento interno del citoesqueleto.

movimiento angular (angular movement), uno de los cuatro tipos básicos de movimiento posibles en las diversas articulaciones del esqueleto, por el cual el ángulo comprendido entre dos huesos adyacentes puede disminuir, como en la flexión, o puede aumentar, como en la extensión.

movimiento articular (joint movement), resultado de enfermería recogido en la Nursing Outcomes Classification (NOC). Se define como la capacidad de movimiento de las articulaciones por sí mismas.

movimiento articular: cadera (joint movement: hip), resultado de enfermería recogido en la Nursing Outcomes Classification (NOC). Se define como la capacidad de movimiento de la articulación de la cadera por sí misma.

movimiento articular: codo (joint movement: elbow), resultado de enfermería recogido en la Nursing Outcomes Classification (NOC). Se define como la capacidad de movimiento de la articulación del codo por sí misma.

movimiento articular: columna vertebral (joint movement: spine), resultado de enfermería recogido en la Nursing Outcomes Classification (NOC). Se define como la capacidad de movimiento de las articulaciones de la columna vertebral por sí mismas.

movimiento articular: cuello (joint movement: neck), resultado de enfermería recogido en la Nursing Outcomes Classification (NOC). Se define como la capacidad de movimiento de las articulaciones del cuello por sí mismas.

movimiento articular: dedos (joint movement: fingers), resultado de enfermería recogido en la Nursing Outcomes Classification (NOC). Se define como la capacidad de movimiento de las articulaciones de los dedos por sí mismas.

movimiento articular: hombro (joint movement: shoulder), resultado de enfermería recogido en la Nursing Outcomes Classification (NOC). Se define como la capacidad de movimiento de la articulación del hombro por sí misma.

movimiento articular: muñeca (joint movement: wrist), resultado de enfermería recogido en la Nursing Outcomes Classification (NOC). Se define como la capacidad de movimiento de las articulaciones de la muñeca por sí mismas.

movimiento articular: pasivo (joint movement: passive), resultado de enfermería recogido en la Nursing Outcomes Classification (NOC). Se define como la capacidad de movimiento de las articulaciones con movimiento asistido.

movimiento articular: rodilla (joint movement: knee), resultado de enfermería recogido en la Nursing Outcomes Classification (NOC). Se define como la capacidad de movimiento de la articulación de la rodilla por sí misma.

movimiento articular: tobillo (joint movement: ankle), resultado de enfermería recogido en la Nursing Outcomes Classification (NOC). Se define como la capacidad de movimiento de las articulaciones del tobillo por sí mismas.

movimiento asociado (associated movement), movimiento de las partes que actúan juntas, como los ojos.

movimiento balístico (ballistic movement), movimiento musculoesquelético de alta velocidad como el del saque en el tenis, que requiere una organización recíproca de las sinergias agonistas y antagonistas.

movimiento browniano (brownian motion), [Robert Brown, botánico escocés, 1773-1858], movimiento aleatorio de las partículas microscópicas suspendidas en un líquido o un gas. Este movimiento está producido por la actividad cinética natural de las moléculas del líquido o gas que chocan contra las partículas extrañas.

movimiento ciliar (ciliary movement), movimiento ondulatorio ascendente de los cilios que se proyectan desde el epitelio del tracto respiratorio y desde ciertos microorganismos.

movimiento circular (circus movement), **1.** movimiento raro e involuntario de ondulación o volteo ocasionado por la lesión de los mecanismos neurológicos que controlan la postura corporal, como los pedúnculos cerebrales o el aparato vestibular. **2.** tipo de marcha circular poco frecuente producida por una lesión del encéfalo o de la médula ósea. **3.** mecanismo asociado a la onda excitadora de la aurícula del corazón y el flúter o la fibrilación auricular.

movimiento coordinado (coordinated movement), resultado de enfermería recogido en la Nursing Outcomes Classification (NOC). Se define como la capacidad de los músculos para actuar conjunta y voluntariamente para la consecución de un movimiento intencionado.

movimiento corporal (body movement), movimiento de todo el cuerpo o parte de él, especialmente de una o varias articulaciones.

movimiento de fusión (fusional movement), reflejo que mueve los ejes visuales hacia el punto de fijación, produciendo visión estereoscópica.

movimiento hipocicloidal (hypocycloidal motion), movimiento circular complejo del tubo y de la película de rayos X durante la adquisición de la TC, lo que confiere un aspecto borroso a las estructuras situadas fuera del plano focal y elimina las imágenes fantasma.

movimiento masticador (masticatory movement), movimiento de la mandíbula inferior en la masticación.

movimiento ocular de búsqueda uniforme (smooth pursuit eye movement), rastreo con los ojos siguiendo un objeto que se mueve lentamente a una velocidad coordinada estable.

movimiento pasivo (passive movement, passive motion), movimiento de regiones corporales mediante una fuerza externa sin acción voluntaria ni resistencia por parte del individuo.

movimiento precordial (precordial movement), cualquier movimiento de la pared anterior del tórax localizado en la zona situada sobre el corazón. Algunos tipos de movimiento precordial son: impulso apical, empuje ventricular derecho y empuje ventricular izquierdo.

movimientos accesorios (accessory movements), movimientos articulares que son necesarios para lograr una movilidad completa, pero que no están bajo el control voluntario directo del sujeto. Son ejemplos de este tipo de movimientos la rotación y el deslizamiento.

movimientos cardinales del parto (cardinal movements of labor), secuencia típica de posiciones adoptadas por el feto en su descenso a través de la pelvis durante el parto y el alumbramiento, generalmente denominadas encajamiento, flexión, descenso, rotación interna, extensión y rotación externa o restitución y expulsión.

movimientos fetales (fetal movements), movimientos musculares producidos por el feto dentro del útero que comienzan alrededor del quinto mes de vida. La madre puede sentir los primeros movimientos fetales.

movimientos oculares de fijación (fixational ocular movements), rotación de los ojos durante la fijación voluntaria sobre un objeto.

movimientos oculares sacádicos (saccadic eye movement), movimiento voluntario y extraordinariamente rápido de los ojos que permite reenfocar con precisión un objeto fijo del campo visual.

movimientos orientados al objetivo (goal-oriented movements), movimientos voluntarios que están organizados en torno a objetivos de comportamiento, contexto ambiental y especificidad de tareas, a diferencia de los movimientos reflejos.

movimientos posturales (postural background movements), ajustes espontáneos del cuerpo que requieren una integración vestibular y propioceptiva, que conservan el centro de gravedad, mantienen alineados la cabeza y el cuerpo y estabilizan las distintas partes del cuerpo.

moxibustión (moxibustion), método para producir analgesia o para alterar la función de un sistema corporal mediante la ignición de moxa, ajenjo u otros combustibles o sustancias que se queman lentamente, manteniéndolas lo más cerca posible de la piel sin que se produzcan dolor ni quemaduras. A veces se emplea junto con la acupuntura.

moxifloxacino (moxifloxacin), antimicrobiano que se prescribe en el tratamiento de la sinusitis bacteriana aguda causada por *Streptococcus pneumoniae, Haemophilus influenzae* y *Moraxella catarrhalis;* en el de la exacerbación bacteriana aguda de la bronquitis crónica debida a *S. pneumoniae, H. influenzae, H. parainfluenzae, Klebsiella pneumoniae, Staphylococcus aureus* y *M. catarrhalis,* y en el de la neumonía extrahospitalaria debida a *S. pneumoniae, H. influenzae, Mycoplasma pneumoniae, Chlamydia pneumoniae* y *Moraxella catarrhalis.*

6-MP (6-MP), abreviatura de *6-mercaptopurina.*

MPD (RMP), siglas de **presentación mentoposterior derecha.**

MPE (PEM), siglas en inglés de malnutrición proteico-calórica.

M.P.H. (M.P.H.), siglas de *Master of Public Health.*

MPI (LMP), siglas de *posición fetal mentoposterior izquierda.*

MPL + PRED (MPL + PRED), combinación de fármacos antineoplásicos, melfalán y prednisona.

MPO (MPO), siglas de **mieloperoxidasa.**

MPS (MPS), siglas de **mucopolisacaridosis.**

MPS I (MPS I), siglas de *mucopolisacaridosis I.*

MPS II (MPS II), siglas de *mucopolisacaridosis II.*

MPS IV (MPS IV), siglas de *mucopolisacaridosis IV.*

MQSA (MQSA), siglas de **Ley de Estándares de Calidad de Mamografías.**

M_r (M_r), siglas de *masa molecular relativa.*

mr, mR (mr, mR), abreviatura de **milliroentgen.**

mrad (mrad), abreviatura de **milirad.**

mrem (mrem), abreviatura de **milirem.**

M.S. (M.S.), **1.** siglas de *Master of Science.* **2.** siglas de *Master of Surgery.*

ms (msec), abreviatura de **milisegundo.**

MS (SCA), siglas de **muerte súbita.**

MSG (MSG), siglas de **glutamato monosódico.**

MSH (MSH), siglas de **hormona estimulante de los melanocitos.**

MSI (LUE), siglas de *miembro superior izquierdo.*

MSLT (MSLT), siglas en inglés de **prueba de latencia de sueño múltiple.**

MSMS (MSMS), siglas en inglés de **espectrometría de masas en tándem.**

MSN (MSN), siglas en inglés de *Master of Science in Nursing.*

MSO (MSO), siglas en ingles de ***management service organization.***

MSRE (SERM), siglas de **moderador selectivo de los receptores estrogénicos.**

M.T. (M.T.), siglas de *técnico médico.*

MT (TM), siglas de **meditación trascendental.**

MTD (RMT), siglas de **presentación mentotransversa derecha.**

MTI (LMT), siglas de *posición fetal mentotransversa izquierda.*

MTT (MTT), siglas en inglés de **prueba máxima en el tapiz rodante continuo.**

MTX + MP + CTX (MTX + MP + CTX), combinación de los fármacos antineoplásicos metotrexato, mercaptopurina y ciclofosfamida.

mu (mu), **1.** μ, duodécima letra del alfabeto griego. **2.** abreviatura de **micra.**

mucato de isometepteno (isometheptene mucate), vasoconstrictor que actúa sobre la carótida y los vasos cerebrales dilatados. Se usa junto con la dicloralfenazona y el paracetamol para el tratamiento de la migraña y la cefalea tensional.

mucílago (mucilage), **1.** mezcla pegajosa de carbohidratos producida por la actividad de células vegetales. **2.** solución acuosa espesa de una goma utilizada para suspender sustancias insolubles y para aumentar la viscosidad.

mucina (mucin), mucopolisacárido, ingrediente principal del moco. La mucina se encuentra en la mayoría de las glándulas secretoras de moco y es el lubricante que protege las superficies corporales de la fricción o erosión.

mucina gástrica (gastric mucin), secreción viscosa de glucoproteínas producida por la mucosa del estómago de cerdo y empleada antiguamente para el tratamiento de las úlceras pépticas.

mucinoide (mucinoid), parecido a la mucina.

mucocele (mucocele), dilatación de una cavidad con acumulación de secreción de moco.
mucocutáneo (mucocutaneous), relativo o perteneciente a las mucosas y a la piel.
mucoide (mucoid), **1.** que parece moco. **2.** perteneciente a un grupo de glucoproteínas, incluido el coloides y el ovomucoide, similares a las mucinas, que se diferencian principalmente por la solubilidad.
mucoides (tenacious), referente a las secreciones que son pegajosas o adherentes, o que tienden a mantenerse unidas, como el moco y el esputo.
mucolipidosis (mucolipidosis), grupo de trastornos metabólicos caracterizados por una acumulación de mucopolisacáridos y lípidos en los tejidos, pero sin un exceso de mucopolisacáridos en la orina.
mucolipidosis IV (mucolipidosis IV), trastorno autosómico recesivo caracterizado por retraso psicomotor y alteración visual grave, manifestado inicialmente durante la lactancia o la niñez en forma de turbidez corneal. Se acumulan gangliósidos con ácido siálico por una deficiencia en la actividad de la enzima sialidasa de gangliósidos. Sin embargo, parece que esta deficiencia no es el defecto primario.
mucolítico (mucolytic), **1.** que ejerce una acción destructiva sobre el moco. **2.** cualquier agente que disuelve o destruye el moco.
mucomembranoso (mucomembranous), relativo o perteneciente a una membrana mucosa, como la del intestino delgado o de la vejiga.
mucopolisacaridasa (mucopolysaccharidase), enzima que rompe las moléculas de polisacáridos.
mucopolisacárido (mucopolysaccharide), polisacárido que contiene hexosamina y se presenta a veces con proteínas, como las mucinas.
mucopolisacárido ácido (acid mucopolysaccharide), uno de los principales componentes químicos de la sustancia fundamental de la dermis.
mucopolisacaridosis (MPS) (mucopolysaccharidosis [MPS]), cualquiera de los trastornos genéticos caracterizados por la acumulación superior a la normal de mucopolisacáridos en los tejidos con síntomas diversos, dependiendo de cada tipo específico. Los trastornos se numeran desde MPS I hasta MPS VII, y cada tipo tiene un epónimo específico. En todos los tipos existe una deformidad esquelética pronunciada (especialmente de la cara), retraso mental y físico y disminución de la esperanza de vida.
mucoproteína (mucoprotein), compuesto presente en todos los tejidos conjuntivos y de sostén que contiene polisacáridos combinados con proteínas, y que es relativamente resistente a la desnaturalización.
mucopurulento (mucopurulent), característico de una combinación de moco y pus.
Mucorales (Mucorales), orden de hongos perfectos de la clase Zygomycetos, a la que pertenecen los mohos del pan y otros relacionados. Los géneros *Absidia, Mucor* y *Rhizopus* pueden causar infecciones mucormicosis oportunistas en el ser humano.
mucosa (mucous membrane), cualquiera de los cuatro tipos principales de finas láminas tisulares que cubren o tapizan diversas partes del cuerpo. Las mucosas tapizan cavidades o conductos corporales que se abren hacia el exterior, como las de la boca, el tubo digestivo, las vías respiratorias o el tracto genitourinario. La mucosa consta de una capa superficial de tejido epitelial sobre una capa más profunda de tejido conjuntivo, que protege la estructura subyacente, segrega moco y absorbe agua, sales y otros solutos.
mucosa bucal (buccal mucosa), membrana mucosa que reviste el interior de la boca.
mucosa oral (oral mucosa), mucosa de la boca, incluida la de las encías.
mucosas alteradas, alteración (altered mucous membrane, impaired), diagnóstico de enfermería aceptado por la Fifth National Conference on the Classification of Nursing Diagnosis. Se define este trastorno como la existencia de pérdidas de continuidad en las capas tisulares de la cavidad oral.
mucositis (mucositis), cualquier inflamación de una membrana mucosa, como la de la boca o la de la garganta.
muela del juicio (wisdom tooth), última muela de cada lado del maxilar superior e inferior. Son los terceros molares y los últimos dientes en salir, acompañándose habitualmente de bastante dolor, problemas dentales y necesidad de extracción.
muelle separador (separating spring), muelle que se coloca entre los dientes para conseguir que se separen.
muermo (glanders), infección producida por el bacilo *Burkholderia mallei,* transmitida a los seres humanos por caballos y otros animales domésticos. Se caracteriza por la inflamación purulenta de las mucosas y el desarrollo de nódulos cutáneos que se ulceran.
muerte (death), **1.** muerte aparente; cese de la vida indicado por la ausencia de todas las funciones vitales. **2.** muerte legal; ausencia total de toda actividad cerebral y del SNC, así como de los sistemas cardiovascular y respiratorio, observada y certificada por un médico.
muerte asistida (assisted death), forma de eutanasia en la cual una persona ayuda a otra a conseguir su objetivo de morir prematuramente, ya sea mediante asesoramiento o

proporcionándole un veneno u otro instrumento mortal. La muerte asistida puede ser considerada como homicidio o suicidio por las autoridades locales, y la persona que presta dicha ayuda puede ser considerada responsable de la muerte.

muerte biológica (biologic death), muerte atribuida a causas naturales. En RCP, el término muerte biológica se aplica al daño celular permanente que es consecuencia de la falta de oxígeno y que no es reversible.

muerte celular (cell death), **1.** incapacidad terminal de una célula para mantener las funciones vitales esenciales. **2.** punto en el proceso de la muerte en el que las funciones vitales han cesado en el nivel celular del organismo. **3.** muerte celular programada.

muerte cerebral (brain death), forma irreversible de inconsciencia caracterizada por la pérdida completa de función cerebral mientras el corazón continúa latiendo. Su definición legal varía en los diferentes países. Los criterios clínicos habituales de muerte cerebral son la ausencia de actividad refleja, de movimientos y de respiración espontánea, y se necesita ventilación mecánica o medidas de apoyo vital para mantener cualquier función cardíaca. Las pupilas están dilatadas y fijas. Debido a que distintos factores como la hipotermia, la anestesia, las intoxicaciones o la toxicidad farmacológica pueden ser causa de una profunda depresión de las funciones fisiológicas que semeje una muerte cerebral, estos parámetros deben ser normales antes de la prueba. El diagnóstico de muerte cerebral exige la evaluación y demostración de ausencia de actividad cerebral en dos electroencefalogramas separados por un intervalo de 12-24 horas.

«muerte con dignidad» («death with dignity»), concepción filosófica en virtud de la cual se debe dejar que un enfermo terminal muera de forma natural y confortable, sin experimentar estados comatosos y de prolongación de la vida vegetativa mediante aplicación de sistemas de soporte mecánico.

muerte confortable (confortable death), resultado de enfermería recogido en la Nursing Outcomes Classification (NOC). Se define como la tranquilidad física, psicoespiritual, sociocultural y ambiental ante el inminente fin de la vida.

muerte del lactante (infant death), muerte de un niño nacido vivo entre las edades de 1 mes y un año de edad.

muerte fetal (fetal death), muerte intrauterina de un feto, o muerte del feto que pese al menos 500 g o que tenga más de 20 semanas de gestación.

muerte genética (genetic death), **1.** fallo en la supervivencia de un organismo como consecuencia de su configuración genética. **2.** eliminación de un gen o de un genotipo del conjunto genético de una población o de un descendiente familiar determinado, debido a esterilidad, imposibilidad de reproducción del individuo u organismo, o muerte antes de la madurez sexual de todos los individuos portadores de ese gen o del genotipo.

muerte materna (maternal death), muerte de una mujer durante el embarazo.

muerte neonatal (neonatal death), muerte de un neonato nacido vivo en los primeros 28 días que siguen al nacimiento. Suele considerarse muerte neonatal precoz la que se produce en los primeros 7 días.

muerte perinatal (perinatal death), **1.** muerte de un feto con un peso superior a 500 g a las 22 semanas o más de gestación. **2.** muerte de un lactante en el período comprendido entre el nacimiento y el final del período neonatal.

muerte súbita (sudden death), muerte que sucede de forma inesperada y en un plazo de tiempo entre 1 y 24 horas tras la aparición de los síntomas, con o sin trastornos previos conocidos.

muerte vascular (vascular death), muerte ocasionada por trastornos patológicos vasculares.

muerto (dead), relativo a la ausencia de todas las funciones vitales en un organismo previamente vivo.

muesca (nick), (en genética molecular) fisura o hendidura en una cadena simple de ADN, que se puede realizar con la enzima desoxirribonucleasa o con bromuro etídico.

muestra (sample), (en investigación) grupo o porción de la totalidad que puede ser utilizado para demostrar las características de la totalidad. Algunos tipos de muestras son: aleatoria, de conveniencia, **de grupo** y estratificada.

muestra (specimen), pequeña porción de algo que pretende representar la naturaleza del total, como puede ser una muestra de orina.

muestra de esputo (sputum specimen), muestra del material expectorado procedente de las vías respiratorias para su análisis con el objetivo de determinar la presencia de patógenos.

muestra de orina de mitad de micción (midstream catch urine specimen), muestra de orina recogida de la parte central de la micción, una vez que se ha limpiado cuidadosamente el orificio urinario.

muestra de sangre capilar (capillary blood sample), intervención de enfermería recogida en la Nursing Interventions Classification (NIC). Se define como la obtención de una muestra arteriovenosa de una localización corporal periférica, como el talón, un dedo u otro sitio transcutáneo.

muestra miccional aleatoria (random voided specimen), muestra de orina de micción obtenida en cualquier momento durante un período de 24 horas.
muestra no contaminada (clean-catch specimen), muestra de orina que está libre de contaminación bacteriana a ser posible sin el uso de un catéter.
muestra sesgada (biased sample), (en investigación) muestra de un grupo en la que no están igualmente equilibrados u objetivamente representados todos los factores o participantes del mismo.
muestras pico y valle (peak and trough specimens), muestras de suero que se recogen para determinar el nivel de un antibiótico u otro agente farmacéutico en la sangre. Las muestras pico, que representan el nivel máximo, se recogen generalmente media hora después de la administración de la dosis por vía intravenosa o una hora después de la administración intramuscular. Las muestras valle, que representan el nivel mínimo, se recogen por lo general una media hora antes de la dosis siguiente.
muestreo aleatorio (random sampling), método de muestreo para un estudio en el que cada individuo tiene las mismas posibilidades de ser seleccionado y en el que la elección de un individuo en particular no afecta a las probabilidades de los demás.
muestreo de vellosidades coriónicas (MVC) (chorionic villi sampling [CVS]), toma de muestras de tejido placentario para diagnóstico prenatal de potenciales defectos congénitos. La muestra se obtiene mediante un catéter insertado en el cuello del útero. En la gestación puede realizarse antes que la amniocentesis.
muestreo en «bola de nieve» (snowball sampling), método de obtención de sujetos para un estudio, solicitando a quienes participan en el estudio nuevos nombres de sujetos potenciales.
MUGA (MUGA), siglas en inglés de *angiografía sincronizada multinuclear.*
muguet (thrush), candidiasis de los tejidos de la boca. Este trastorno se caracteriza por la aparición de placas blanquecinas de exudado sobre la lengua o la mucosa oral inflamada. Se trata de un trastorno en general benigno en niños normales, pero puede ser un signo de infección por virus de la inmunodeficiencia humana.
mujer (female), individuo del sexo femenino, que tiene la capacidad de gestar y dar a luz a un niño.
mujer (woman), ser humano femenino adulto.
mujer/varón vagabundo (bag lady/man), persona indigente sin hogar que lleva todas sus posesiones personales consigo en un contenedor portátil.
muleta (crutch), bastón de madera o metal que ayuda a una persona a andar.
muleta canadiense (Canadian crutch), instrumento de madera o metálico que ayuda a los pacientes con movilidad limitada a levantarse o a caminar. Está constituido por dos bastones con un travesaño para apoyar la mano y un travesaño cóncavo que se adapta a la axila como soporte.
muletón (shearling), piel de oveja que se coloca en la cama para evitar las úlceras de decúbito.
multibacilar (multibacillary), que tiene numerosos bacilos.
multicelular (multicellular), **1.** que consta de más de una célula. **2.** que contiene muchas cavidades.
multiespecificidad (multispecific), capacidad de una inmunoglobulina para unirse con más de un tipo de antígeno.
multifactorial (multifactorial), relativo, perteneciente o característico de cualquier proceso o enfermedad producido por la interacción de muchos factores; en especial, la interacción de varios genes, normalmente poligenes, con o sin la implicación de factores ambientales.
multífidos (multifidus), grupo de músculos transversoespinales que abarcan toda la longitud de la columna. Están más desarrollados en la región lumbar.
multifocal (multifocal), caracterizado por la presencia de más de dos focos ectópicos para marcar el ritmo cardíaco. Los focos pueden ser auriculares o ventriculares.
multiforme (multiform), órgano, tejido u otro objeto que puede adoptar más de una forma.
multigrávida (multigravida), mujer que ha estado embarazada más de una vez.
multípara (multipara), mujer que ha dado a luz más de un feto viable.
multiparidad (multiparity), se dice de cuando una mujer yha tenido más de un hijo.
multipenniforme (multipenniform), (de una estructura corporal) que tiene una forma que recuerda un patrón de muchas plumas.
multiplicación contracorriente (countercurrent multiplication), mecanismo en las asas de Henle de los túbulos renales por medio del cual se concentra la orina. Depende de procesos de transporte de solutos específicos en diferentes partes de las asas de Henle y los vasos rectos.
multisináptico (multisynaptic), perteneciente a la transmisión nerviosa o al sistema de células nerviosas que requieren múltiples sinapsis.
multivalente (multivalent), (en inmunología) capaz de actuar contra más de una cepa del organismo.
muñeca (wrist), carpo que está constituido por ocho huesos dispuestos en dos filas. La

fila proximal incluye el escafoides, el semilunar, el triangular y el pisiforme, y la distal, el trapecio, el trapezoide, el ganchoso y el grande.

muñeca flácida (wristdrop), deformidad debida a la parálisis de los músculos extensores de la mano y de los dedos o por lesión del nervio radial que provoca la incapacidad para la flexión de la muñeca.

muñón (stump), parte proximal de una extremidad que queda después de una amputación parcial.

mural (mural), **1.** perteneciente a algo que se localiza sobre o contra la pared de una cavidad. **2.** pintura situada en una pared.

murmullo vesicular (vesicular breath sound), sonido normal de susurro o silbido escuchado con el estetoscopio al aplicarlo sobre la periferia pulmonar, que de forma característica es de tono alto durante la inspiración y se apaga rápidamente durante la espiración.

muromonab-Cd3 (muromonab-Cd3), fármaco inmunosupresor que se administra por vía parenteral. Es un anticuerpo monoclonal que interfiere con la función de los receptores de reconocimiento de antígenos del linfocito T. Se usa para controlar el rechazo del trasplante renal. Se utiliza en el control del rechazo agudo del trasplante renal y para controlar el rechazo del hígado o el páncreas, o bien la enfermedad de injerto contra huésped cuando los métodos convencionales fracasan.

muscarina (muscarine), alcaloide relacionado con la colina presente en la seta venenosa *Amanita muscaria*. Farmacológicamente es similar a la acetilcolina, aunque no se usa en terapéutica.

muscarínico (muscarinic), **1.** que estimula los receptores parasimpáticos posganglionares. **2.** relativo a la actividad tóxica de la muscarina.

muscular (muscular), **1.** relativo o perteneciente al músculo. **2.** característico de una musculatura bien desarrollada.

musculatura (musculature), disposición y estado de los músculos.

músculo (muscle), tipo de tejido constituido por fibras capaces de contraerse, produciendo y permitiendo el movimiento de las regiones y órganos del cuerpo. Las fibras musculares están muy vascularizadas, son muy excitables, conductoras y elásticas. Existen dos tipos básicos, el músculo estriado y el liso. El miocardio se clasifica a veces como un tercer tipo de músculo (cardíaco), aunque básicamente es un músculo estriado.

músculo accesorio (accessory muscle), duplicación anatómica relativamente infrecuente de un músculo que puede darse en cualquier parte del sistema muscular.

músculo anorrectoperineal (anorectoperineal muscle), cualquiera de las bandas de fibras musculares lisas que van desde la flexura perineal del recto a la uretra membranosa en los varones.

músculo articular (articular muscle), músculo insertado en la cápsula de una articulación.

músculo cardíaco (cardiac muscle), músculo estriado especial del miocardio que contiene discos oscuros intercalados en las uniones de las fibras. El músculo cardíaco constituye una excepción entre los músculos involuntarios que son característicamente lisos. Las fibrillas contráctiles son similares a las del músculo esquelético, aunque su diámetro es tres veces menor, son más ricas en sarcoplasma y contienen un núcleo central en vez de periférico.

músculo ciliar (ciliary muscle), banda circular semitransparente de fibras de músculo liso que se insertan en la coroides del ojo. Su función es contraer el proceso ciliar de forma centrípeta, permitiendo al cristalino hacerse más convexo.

músculo cleidohioideo (cleidohyoid muscle), músculo que se observa en ocasiones engrosando al músculo esternohioideo y que se extiende desde el hueso hioides hasta la clavícula.

músculo cubital anterior (flexor carpi ulnaris), músculo superficial de la cara cubital del antebrazo. Su acción es flexionar y aducir la mano.

músculo cutáneo del cuello (platysma), uno de los dos músculos anchos situados a cada lado del cuello. Tracciona hacia abajo del labio inferior y del ángulo de la boca.

músculo de fijación (fixation muscle), músculo que actúa sosteniendo una parte del cuerpo en la posición adecuada.

músculo de la úvula (musculus uvulae), músculo que eleva y retrae la úvula, engrosando la parte central del paladar blando y ayudando a los músculos elevadores del velo del paladar a cerrar el istmo faríngeo entre la nasofaringe y la orofaringe.

músculo de Langer (Langer's muscle), [Carl Ritter von Edenberg von Langer, anatomista austríaco, 1819-1887], fibras musculares desde la inserción del músculo pectoral mayor sobre el surco bicipital hasta la inserción del dorsal ancho.

músculo del estribo (stapedius), pequeño músculo situado en la pared de la cavidad timpánica del oído medio. Actúa de forma refleja, empujando la cabeza del estribo hacia atrás por fuera de la ventana oval, en respuesta a los sonidos de gran intensidad, para disminuir las vibraciones que podrían dañar la estructura del oído interno.

músculo deltoides (deltoid muscle), músculo grande, triangular, grueso, que cubre la articulación del hombro. Es el principal responsable de la abducción del brazo. Actúa también sinérgicamente en la flexión, extensión y rotación medial y lateral.

músculo detrusor de la vejiga (detrusor muscle of bladder), conjunto de haces de fibras musculares lisas que forman el revestimiento muscular de la vejiga urinaria, dispuestas en sentido longitudinal y circular y que, al contraerse, producen la expulsión de la orina.

músculo detrusor urinario (detrusor urinae muscle), complejo de fibras longitudinales que forman la capa externa de la cubierta muscular de la vejiga.

músculo elevador del labio superior y del ala de la nariz (levator labii superioris alaeque nasi), músculo oral medial al elevador del labio superior que se origina en el maxilar superior próximo a la nariz y se inserta en el cartílago alar de la nariz y en la piel del labio superior. Puede ser auxiliar en el aleteo de las fosas nasales.

músculo erector del vello (arrector pili, pl. arrectores pilorum), (arrector pili) músculos erectores del vello (arrectores pilorum), pequeños músculos lisos de la piel, unidos a la envoltura de tejido conjuntivo de los folículos pilosos; al contraerse causan la erección del pelo.

músculo esfínter del conducto pancreático (sphincter muscle of pancreatic duct), esfínter que rodea el conducto pancreático justo por encima de la ampolla hepatopancreática.

músculo esfínter interno de la uretra (internal sphincter muscle of urethra), capa circular de fibras de músculo liso que rodea el orificio interno de la uretra y cuya función es cerrarlo. Las mujeres carecen de esta estructura.

músculo estriado (striated muscle), tejido muscular, incluidos todos los músculos esqueléticos, que microscópicamente parecen estar constituidos por miofibrillas con bandas transversales como resultado del solapamiento de los miofilamentos gruesos y finos. La contracción de estos músculos es voluntaria. El corazón, un músculo involuntario estriado, constituye una excepción.

músculo facial (facial muscle), cada uno de los numerosos músculos de la cara que rara vez se mantienen diferenciados a lo largo de toda su longitud, debido a su tendencia a fundirse con músculos adyacentes en su terminación o su inserción. Los cinco grupos musculares de la cara, constituidos por los músculos del cuero cabelludo, los músculos extrínsecos del oído, los músculos de la nariz, los músculos de los párpados y los músculos de la boca.

músculo infraespinoso (infraspinous muscle), músculo que procedente de la fosa infraespinosa se inserta en la tuberosidad mayor del húmero. Su función consiste en rotar lateralmente el húmero.

músculo isométrico (isometric muscle), músculo que puede aumentar su tensión sin acortarse.

músculo isquiococcígeo (ischiococcygeal muscle), músculo que se origina en la espina isquiática y que está inervado por los nervios sacros tercero y cuarto.

músculo liso (smooth muscle), uno de los tres tipos de músculo, formado por células alargadas, fusiformes, que no son controladas voluntariamente, como los músculos lisos del estómago, intestino y otros órganos viscerales. Las células nucleadas del músculo liso están dispuestas entre sí en paralelo y siguiendo el eje longitudinal del músculo que forman. Las fibras del músculo liso son más cortas que las del estriado, solamente tienen un núcleo por fibra y son lisas en apariencia.

músculo miotómico (myotomic muscle), cualquiera de los numerosos músculos del tronco del cuerpo que deriva de los miotomas que se dividen en los músculos profundos de la espalda y en los músculos toracoabdominales.

músculo oblicuo interno del abdomen (internal abdominal oblique muscle), cada uno de los dos músculos anterolaterales del abdomen. Es más pequeño y más delgado que el músculo oblicuo externo. Funciona comprimiendo el contenido abdominal y ayuda en la micción, la defecación, el vómito, el parto y la espiración forzada. Actuando juntos a ambos lados sirven para flexionar la columna vertebral. Si actúa el de un solo lado, la columna vertebral se flexiona en sentido lateral y se rota.

músculo oblicuo mayor del abdomen (external abdominal oblique muscle), cada uno de los dos músculos mayores y más superficiales de los cinco músculos anterolaterales del abdomen. Es ancho, delgado y con cuatro lados, y actúa comprimiendo el contenido del abdomen y colaborando en la micción, la defecación, la emesis, el parto y la espiración forzada. La acción simultánea a ambos lados sirve para flexionar la columna vertebral, tirando del pubis hacia el apéndice xifoides. En un solo lado, el músculo actúa para doblar la columna vertebral en sentido lateral y para rotarla, tirando hacia delante del hombro del mismo lado.

músculo occipitofrontal (occipitofrontalis), músculo par, delgado y ancho que cubre la región superior del cráneo, y que está formado por un vientre muscular occipital y un vientre muscular frontal conectados mediante una extensa aponeurosis. Es el músculo que tracciona del cuero cabelludo y eleva las cejas.

músculo palmar mayor (flexor carpi radialis), músculo delgado y superficial del antebrazo que se sitúa sobre la cara cubital del pronador redondo. Su acción es flexionar y colaborar en la abducción de la mano.

músculo papilar (papillary muscle), cada una de las prolongaciones musculares redondeadas o coniformes unidas a las cuerdas tendinosas de los ventrículos del corazón. Los músculos papilares varían en número. Los dos principales son el músculo papilar anterior y el músculo papilar posterior. Los músculos papilares están asociados con las válvulas auriculoventriculares, a las que ayudan a abrir y cerrar.

músculo periestafilino externo (palatosalpingeus), músculo tensor del paladar blando. Se inserta en la fosa escafoidea del hueso esfenoides.

músculo perineal transverso profundo (deep transverse perineal muscle), músculo situado a cada uno de los lados de la membrana perineal que estabiliza la posición del cuerpo perineal, estructura de la línea media situada a lo largo del borde posterior de la membrana.

músculo principal (prime mover), músculo que actúa directamente para producir un movimiento deseado junto con otros músculos que actúan de forma simultánea para producir indirectamente el mismo movimiento. La mayor parte de los movimientos del cuerpo requieren la acción combinada de numerosos músculos.

músculo recto (rectus muscle), músculo del cuerpo que tiene una forma relativamente recta.

músculo recto externo del ojo (abducens muscle), músculo extraocular recto lateral que mueve el globo ocular hacia fuera.

músculo recto interno del muslo (gracilis), el músculo más superficial de los cinco músculos internos del muslo. Su acción es aducir el muslo y flexionar la pierna, y colaborar en la rotación interna de la pierna una vez flexionada.

músculo subclavio (subclavius), músculo corto de la pared torácica. Su acción consiste en llevar el hombro hacia abajo y hacia delante.

músculo superciliar (corrugator supercilii), uno de los tres músculos del párpado. Su acción es atraer hacia abajo y hacia dentro la ceja, como para fruncir el ceño.

músculo superficial del trígono de la vejiga urinaria (musculos trigoni vesicae urinariae superficialis), capa superficial de los músculos del trígono, que se continúan en sentido proximal con los músculos de la pared de los uréteres.

músculo tarsal superior (superior tarsal muscle), conjunto de fibras musculares lisas que acompañan al elevador del párpado superior, pasando de la superficie inferior del lavador al borde superior del tarso superior. La pérdida de función del elevador del párpado superior o del músculo tarsal superior causa ptosis del párpado superior.

músculo temporal (temporalis muscle), uno de los cuatro músculos de la masticación. Es un músculo radiado ancho que actúa cerrando los maxilares y retrayendo la mandíbula.

músculo temporoparietal (temporoparietalis), músculo par del cuero cabelludo, ancho y delgado, que se divide en tres partes y se extiende sobre la fascia temporal, insertándose en la aponeurosis epicraneal. Las tres partes comprenden una parte temporal anterior, una parte parietal superior y una zona triangular en medio. Actúa en combinación con el músculo occipitofrontal para arrugar la frente, abrir los ojos y elevar las orejas.

musculoesquelético (musculoskeletal), relativo o perteneciente a los músculos y al esqueleto.

músculos abdominales (abdominal muscles), conjunto de músculos de la pared abdominal. Los músculos que refuerzan la parte posterior de la pared son el transverso, el oblicuo interno y el oblicuo externo. A nivel anterior se encuentra un músculo segmentado a cada lado, el recto abdominal, que salva la distancia entre la pared torácica inferior y la pelvis.

músculos antigravitatorios (antigravity muscles), grupos musculares que participan en la estabilización de las articulaciones o de otras partes del cuerpo, al oponerse a los efectos de la gravedad.

músculos auxiliares de la respiración (accessory muscles of respiration), cualquiera de los músculos del cuello, la espalda y el abdomen, que pueden ayudar al diafragma y los músculos intercostales internos y externos durante la respiración, sobre todo en algunos trastornos respiratorios o al hacer ejercicio.

músculos cricoaritenoideos (cricoarytenoid muscles), músculos que abren y cierran la hendidura glótica, inervados por los ramos laríngeos de los nervios vagos.

músculos de la masticación (muscles of mastication), grupo de músculos, inervados todos ellos por la rama mandibular del nervio trigémino, responsables del movimiento de las mandíbulas durante el proceso de la masticación.

músculos del trígono vesical (trigonal muscles), lámina submucosa de músculo liso en el trígono vesical, continua con los músculos ureterales por arriba y con los de la uretra proximal por debajo.

músculos epaxiales (epaxial muscles), músculos intrínsecos de la región dorsal.

músculos espinales o de la masa común (sacrospinalis), masa muscular longitudinal superficial a ambos lados de la columna vertebral. Extiende y flexiona la columna vertebral y la cabeza, tracciona las costillas hacia abajo y flexiona el tronco lateralmente.

músculos extraoculares (MEO) (extraocular muscles [EOMs]), los seis conjuntos de músculos que controlan los movimientos del globo ocular. Son el recto superior y el recto inferior, que mueven el ojo hacia arriba y hacia abajo; el recto medial y el recto lateral, que mueven el ojo hacia los lados, y el oblicuo superior y el oblicuo inferior, que mueven el ojo hacia arriba y afuera, y hacia abajo y afuera, respectivamente.

músculos extrínsecos (ME) (extrinsic muscles [EM]), **1.** músculos que están fuera del órgano que controlan, como los músculos extraoculares que controlan los movimientos del ojo. **2.** músculos que unen un miembro al tronco.

músculos hipoaxiales (hypaxial muscles), músculos de las extremidades y el tronco.

músculos intercostales (intercostal muscles), músculos que se encuentran entre costillas adyacentes. Se clasifican en internos y externos, y actúan como músculos respiratorios secundarios.

músculos interóseos dorsales de la mano (dorsal interossei of the hand), cuatro músculos situados entre las diáfisis de los metacarpianos y unidos a ellas.

músculos interóseos dorsales del pie (dorsal interossei of the foot), músculos de la parte más elevada de la planta del pie que abducen del segundo al cuarto dedos. Estos cuatro músculos también actúan como expansiones dorsales para resistir la extensión de las articulaciones metatarsofalángicas y la flexión de las articulaciones interfalángicas.

músculos intertransversos posteriores mediales del cuello (medial posterior intertransverse muscles of neck), pequeños músculos que pasan entre los tubérculos posteriores de las vértebras cervicales adyacentes, cerca del cuerpo vertebral. Flexionan la columna vertebral en sentido lateral.

músculos intrínsecos (intrinsic muscles), músculos localizados en su totalidad en la parte o segmento del cuerpo sobre el que actúan, como los músculos de la lengua.

músculos intrínsecos de la lengua (intrinsic muscles of the tongue), músculos longitudinal superior, longitudinal inferior, transverso y vertical, que modifican la forma de la lengua alargándola o acortándola, plegando y desplegando su vértice y bordes, así como aplanando o redondeando su superficie.

músculos isquiotibiales (hamstring muscle), cualquiera de los tres músculos de la región posterior del muslo; en la zona interna, el semimembranoso y el semitendinoso, y en la externa, el bíceps crural.

músculos obturadores (obturator muscles), par de músculos del muslo, los obturadores externo e interno. El externo flexiona y rota el muslo externamente, mientras que el interno lo abduce y rota externamente.

músculos pectiniformes (pectinate muscles), los rebordes que cubren las paredes del atrium proper y la aurícula derecha.

músculos perineales transversos superficiales (superficial transverse perineal muscles), par de músculos en forma de banda que estabilizan el cuerpo perineal.

músculos respiratorios (muscles of ventilation, respiratory muscles), músculos que provocan cambios de volumen del tórax durante la respiración. Los músculos inspiratorios son: hemidiafragmas, intercostales externos, escalenos, esternocleidomastoideos, trapecios, pectorales mayores y menores, subclavios, dorsales anchos, serratos anteriores y músculos extensores del dorso. Los músculos espiratorios son: intercostales internos, abdominales y músculos flexores del dorso. Los músculos de la espiración forzada son los oblicuos mayor y menor del abdomen, el recto abdominal y el transverso del abdomen.

músculos respiratorios (respiratory muscles),

músculos rotadores (rotatores muscles), músculos más profundos del grupo de los transversoespinales. Estos pequeños músculos están presentes en toda la longitud de la columna vertebral, aunque los más desarrollados son los de la región torácica.

M

músculos semiespinosos (semispinalis muscles), integrantes del grupo más superficial de fibras musculares en el grupo de los transversoespinosos. Se encuentran en las regiones torácica y cervical y se insertan en el hueso occipital, en la base del cráneo.

músculos sinérgicos (synergistic muscles), grupos de músculos que se contraen juntos para conseguir el mismo movimiento corporal.

músculos suboccipitales (suboccipital muscles), pequeño grupo de músculos profundos en la región cervical superior, en la base del hueso occipital. Intervienen en el movimiento de la cabeza.

músculos suprahioideos (suprahyoid muscles), grupo de cuatro músculos que unen el hueso hioides con el cráneo.

músculos tiroaritenoides (thyroarytenoid muscles), dos músculos anchos y planos por fuera de la membrana fibroelástica de la laringe y de los ventrículos y sáculos laríngeos. Cada músculo discurre a partir de una línea vertical de origen en la mitad inferior del ángulo tiroideo y en la superficie externa adyacente del ligamento cricotiroideo en la superficie anteroexterna del cartílago aritenoides. Actúan como esfínteres del vestíbulo laríngeo y estrechan también la entrada a la laringe.

músculos transversoespinales (transversospinales muscles), grupo de músculos profundos del *erector spinae* que consta de los músculos semiespinal, multífido y rotadores. Cuando se contraen estos músculos bilateralmente extienden la columna vertebral. Sin embargo, cuando se contraen sólo los músculos de un lado, tiran de las apófisis espinosas hacia las apófisis transversas de dicho lado, lo que hace que el tronco gire o rote en la dirección opuesta.

músculos transversos del tórax (transversus thoracis muscles), músculos que se encuentran en la superficie profunda de la pared anterior del tórax situados profundamente en relación con los vasos torácicos externos y aseguran estos vasos a la pared.

musgo de Islandia (Iceland moss), *Centraria islandica,* liquen nativo de Islandia.

musicoterapeuta (music therapist), profesional sanitario entrenado para utilizar la música en el ámbito terapéutico con el fin de ayudar a los pacientes, por ejemplo, facilitando el movimiento y la rehabilitación física, motivando al paciente a cumplir el tratamiento, proporcionando apoyo emocional y proporcionando una vía de escape para expresar sentimientos.

musicoterapia[1] (music therapy), forma de psicoterapia auxiliar en la que la música se utiliza como medio de recreo y comunicación, sobre todo en niños autistas y como medio de mejorar el estado de ánimo de pacientes deprimidos y psicóticos.

musicoterapia[2] (music therapy), intervención de enfermería de la Nursing Interventions Classification (NIC). Se define como el empleo de la música para ayudar a conseguir un cambio específico en la conducta, los sentimientos o la fisiología.

muslo (thigh), región del miembro inferior situada entre la cadera y la rodilla.

mutación (mutation), cambio poco habitual en el material genético que se produce de forma espontánea o inducida. La alteración modifica la expresión original del gen. Los genes son unidades estables, pero cuando se produce una mutación suele transmitirse a las generaciones futuras.

mutación ámbar (amber mutation), alteración genética caracterizada por la terminación prematura de la síntesis de una cadena de polipéptidos debido a que el triplete de nucleótidos que normalmente codifica el siguiente aminoácido de la cadena se convierte en uracilo-adenina-guanina, que es la secuencia que marca el final de la cadena.

mutación homeótica (homeotic mutation), mutación que origina que los tejidos modifiquen su patrón de diferenciación normal, produciendo estructuras integradas pero localizaciones inusuales.

mutación inducida (induced mutation), mutación producida por el tratamiento con un agente físico o químico que afecta a las moléculas de ADN de un organismo vivo.

mutación ocre (ochre mutation), alteración genética por la cual la síntesis de una cadena de un polipéptido termina prematuramente porque el triplete de los nucleótidos que normalmente codifica el siguiente aminoácido de la cadena se convierte en uracilo-adenina-guanina, la secuencia que señaliza el final de la cadena. Es una de las tres mutaciones sin sentido posibles.

mutación opal (opal mutation), alteración genética por la cual la síntesis de una cadena de un polipéptido termina prematuramente porque el triplete de los nucleótidos que normalmente codifica el siguiente aminoácido de la cadena se convierte en uracilo-adenina-guanina, la secuencia que señaliza el final de la cadena. Es una de las tres mutaciones sin sentido posibles.

mutación puntual (point mutation), mutación en la que sólo se ha sustituido un nucleótido del ADN.

mutación sensible al frío (cold-sensitive mutation), alteración genética que origina un gen que funciona sólo a temperatura alta.

mutación silenciosa (silent mutation), alteración en una secuencia de nucleótidos que no provoca cambios en los aminoácidos de un polipéptido.

mutación sin sentido (nonsense mutation), mutación en la que uno de los tres codones terminadores del ARNm utilizado para señalizar el final de un polipéptido aparece en el medio de un mensaje genético y da lugar a la terminación prematura de la transcripción y a la liberación de polipéptidos incompletos, generalmente no funcionales, desde el ribosoma.

mutación somática (somatic mutation), cambio súbito en el material cromosómico de los núcleos de las células somáticas que afecta a las células que de ellas deriven, pero no a la descendencia.

mutación supresora (suppressor mutation), mutación que restablece parcial o completamente una función perdida por una mutación primaria producida en un locus diferente.

mutacismo (mutacism), uso incorrecto del sonido «m».

mutagénesis (mutagenesis), inducción o aparición de una mutación genética.

mutágeno (mutagen), cualquier agente medioambiental químico o físico que induce una mutación genética o aumenta la velocidad de mutación.

mutante (mutant), **1.** cualquier individuo u organismo con material genético que ha sufrido mutación. **2.** relacionado con o producido por mutación.

mutasa (mutase), enzima que cataliza el cambio de un grupo o radical químico de una posición a otra dentro de la misma molécula o, en ocasiones, de una molécula a otra.

muteína (mutein), molécula proteica que resulta de una mutación.

mutilación genital femenina (female genital mutilation), práctica ritual en algunas culturas de extirpar todo el clítoris sin anestesia, a veces formando parte de un rito de iniciación a la madurez.

mutismo (mutism), incapacidad de hablar debido a un problema físico o emocional.

mutismo acinético (akinetic mutism), estado de alerta aparente en el que la persona afectada se niega a moverse o a emitir sonidos o es incapaz de hacerlo, a consecuencia de un trastorno neurológico o psicológico.

mutismo selectivo (selective mutism), trastorno mental de la infancia caracterizado por el rechazo continuado a hablar en determinadas situaciones sociales en un niño que es capaz de hablar con ciertas personas.

mutón (muton), (en genética molecular) el fragmento más pequeño de ADN cuya alteración puede producir una mutación.

mv, mV (mv, mV), abreviatura de **milivoltio.**

MV (MV), abreviatura de *megavoltio.*

m$\mathbf{VO_2}$ (mVO_2), símbolo de *consumo miocárdico de oxígeno.*

MVV (MVV), siglas de **ventilación voluntaria máxima.**

M.W.I.A. (M.W.I.A.), siglas de la ***Medical Women's International Association.***

Mycobacterium *(Mycobacterium),* género de bacterias cilíndricas ácido alcohol resistentes al que pertenecen dos importantes especies patógenas: *Mycobacterium leprae* y *M. tuberculosis*. Los pacientes con SIDA pueden sufrir infecciones diseminadas por el complejo *M. Avium complex* o *M. avium intracellulare*.

Mycobacterium avium-intracellulare *(Mycobacterium avium-intracellulare),* complejo de microorganismos de crecimiento lento que causan TB en los pájaros y en el cerdo, y que en el ser humano pueden causar enfermedad pulmonar, linfadenitis en los niños y enfermedad sistémica grave en los pacientes con inmunosupresión.

Mycobacterium bovis *(Mycobacterium bovis),* especie de bacterias que causa TB en el ganado vacuno y otros animales. Se transmiten a los seres humanos al ingerir leche cruda contaminada por el microorganismo.

Mycobacterium kansasii *(Mycobacterium kansasii),* especie de bacterias fotocromogénicas de crecimiento lento que causa una infección análoga a la TB pulmonar en los seres humanos. Afecta a las articulaciones, las gónadas, el LCR, los nódulos linfáticos y las vísceras. La incidencia de esta enfermedad ha aumentado con la aparición del SIDA.

Mycobacterium leprae *(Mycobacterium leprae),* especie de bacteria que causa la lepra.

Mycobacterium marinum *(Mycobacterium marinum),* especie de bacterias que causa una forma de TB en animales de sangre fría, incluyendo los peces de agua salada. La bacteria se encuentra también en piscinas y acuarios y se asocia con lesiones cutáneas en seres humanos.

Mycoplasma *(Mycoplasma),* género de organismos ultramicroscópicos que carecen de paredes celulares rígidas y que son considerados los organismos vivos libres más pequeños. Algunos son saprófitos, otros parásitos y muchos de ellos patógenos.

N

4n (4n), abreviatura de **tetraploide.**

N (N), **1.** símbolo del **nitrógeno. 2.** abreviatura de **normal. 3.** abreviatura de **node** (ganglio linfático) en el sistema TNM de clasificación de las neoplasias malignas. **4.** símbolo de **flujo magnético.**

n, 2n, 3n, 4n (n, 2n, 3n, 4n), símbolo del número de cromosomas haploide, diploide, triploide o tetraploide de la célula, organismo, cepa o individuo.

N/1 (N/l), símbolo de **solución normal.**

N_A (N_A), símbolo del **número de Avogadro.**

nA (nA), abreviatura de *nanoamperio,* la billonésima parte de un amperio.

Na (Na), símbolo químico del **sodio.**

nabilona (nabilone), antiemético utilizado para prevenir las náuseas y los vómitos asociados a la quimioterapia para el cáncer en los pacientes que no han respondido a otro tratamiento.

nacido sin asepsia (born out asepsis [BOA]), (en un hospital) término que hace referencia a un recién nacido cuya madre no ha dado a luz en la unidad de obstetricia. Dependiendo de la política de cada hospital, un niño nacido sin asepsia puede ser el que ha nacido en el camino hacia el hospital o en el hospital en el camino hacia la sala de partos o en esta sala.

naciente (nascent), **1.** recién nacido; que comienza a existir; incipiente. **2.** (en química) perteneciente a cualquier sustancia liberada en una reacción química que, por su estado no combinado, es más reactiva.

nacimiento «equivocado» (wrongful birth), la convicción de que un nacimiento se podría haber evitado si los padres hubieran sido adecuadamente avisados por un médico de la posibilidad de un embarazo, o de que el feto podía tener malformaciones.

nacimiento natural (natural childbirth), parto y alumbramiento que se desarrollan con escasa o nula intervención del médico. Los requisitos previos son: gestación normal, un canal del parto normal, fuerte motivación materna, preparación física y emocional y apoyo constante e intensivo de la madre durante el parto y el nacimiento.

nacimiento pretérmino (preterm birth), todo nacimiento que tiene lugar antes de la trigesimoséptima semana de gestación.

nacimiento[1] (birth), **1.** el acontecimiento de nacer, la llegada al mundo de una nueva persona desde el útero materno. **2.** el acontecimiento del parto, el acto materno de traer al mundo a un niño. **3.** el acontecimiento médico, el parto de un feto por la asistencia de un obstetra.

nacimiento[2] (birthing), intervención de enfermería recogida en la Nursing Interventions Classification. Se define como la ayuda en el parto de un niño.

NADH (NADH), siglas de *dinucleótido de nicotinamida-adenina, reducido.*

nadir (nadir), punto más bajo, como el del recuento sanguíneo después de haber sido deprimido por quimioterapia.

nadolol (nadolol), bloqueante betaadrenérgico. Se utiliza en el tratamiento a largo plazo de la angina de pecho, la hipertensión arterial y para la profilaxis de las migrañas.

NADPH (NADPH), siglas de *dinucleótido de nicotinamida-adenina-fosfato, reducido.*

Naegleria *(Naegleria),* [F.P.O. Nägler, bacteriólogo austríaco, siglo XX], género de protozoos libres que viven en el agua dulce, tierra y aguas residuales. Algunas especies, especialmente *N. fowleri,* viven como parásitos facultativos y algunas cepas son muy patógenas dando como resultado, en ocasiones, una meningoencefalitis amebiana primaria mortal.

naegleriasis (naegleriasis), infección por *Naegleria.*

nafcilina sódica (nafcillin sodium), antibiótico. Se utiliza en el tratamiento de las infecciones por estafilococos productores de penicilinasas.

nalbufina (nalbuphine), agonista y antagonista opioide sintético que se utiliza para el tratamiento del dolor de moderado a intenso.

nalgas (nates), montículos carnosos situados en la parte posteroinferior de la espalda formados por grasa y los músculos glúteos.

nalgas completas (complete breech), presentación fetal de nalgas en la que el feto se presenta con las piernas flexionadas sobre los muslos y los muslos sobre el abdomen. La posición fetal es la misma que en la presentación normal de vértice, pero boca abajo.

nalgas francas (frank breech), posición intrauterina de un feto en la que las nalgas se presentan en el estrecho superior de la pelvis materna, las piernas están estiradas sobre el cuerpo y los pies a la altura de los hombros.

nalmefeno (nalmefene), antagonista opioide. Se utiliza como la sal de clorhidrato para el tratamiento de la sobredosis de opioides y en la depresión de opioides postoperatoria.

NAMI (NAMI), siglas de **National Alliance for the Mentally Ill.**

NANB (NANB), siglas de *hepatitis no A no B.*

NANDA (NANDA), siglas de **North American Nursing Diagnosis Association.**

nandrolona (nandrolone), esteroide anabolizante. Se utiliza en el tratamiento del carcinoma de mama metastásico en mujeres y para aumentar la cantidad de hemoglobina y de eritrocitos en el tratamiento de la anemia de la insuficiencia renal.

nanismo (nanism), pequeñez anormal o escaso desarrollo del cuerpo; enanismo.

nanismo de Paltauf (Paltauf's nanism), [Arnold Paltauf, médico checoslovaco, 1860-1893], enanismo asociado a una producción o crecimiento exagerados de tejido linfoide.

nanismo hipofisario (pituitary nanism), tipo de enanismo que se asocia a infantilismo hipofisario.

nanismo renal (renal nanism), enanismo asociado a osteodistrofia renal infantil.

nanismo senil (senile nanism), enanismo asociado a la progeria.

nanismo sintomático (symptomatic nanism), enanismo asociado a defectos del crecimiento óseo, la formación de los dientes y el desarrollo sexual.

nanocefalia (nanocephaly), defecto de desarrollo caracterizado por una pequeñez anormal de la cabeza.

nanocormia (nanocormia), pequeñez anormal y desproporcionada del tronco en comparación con la cabeza y las extremidades.

nanocurio (nc, nC) (nanocurie [nc, nC]), unidad de radiación equivalente a la milmillonésima parte de un curio.

nanoftalmos (nanophtalmos), estado en el que uno o ambos ojos son anormalmente pequeños, sin que haya otros defectos oculares.

nanogramo (ng) (nanogram [ng]), unidad de masa equivalente a la milmillonésima (10^{-9}) parte de un gramo.

nanomelia (nanomelia), defecto del desarrollo caracterizado por extremidades anormalmente pequeñas, en comparación con el tamaño de la cabeza y el tronco.

nanómetro (nm) (nanometer [nm]), unidad de longitud equivalente a la milmillonésima parte de un metro.

nanosegundo (ns) (nanosecond [ns]), milmillonésima parte de un segundo (10^{-9}).

nanosómico (nanosomus), persona de estatura muy baja; enano.

nanotecnología (nanotechnology), tecnología a nivel de átomos, moléculas y fragmentos moleculares, que incluye su manipulación y la creación de estructuras nuevas.

nanukayami (nanukayami), enfermedad infecciosa aguda producida por uno de los serotipos de la espiroqueta *Leptospira.*

napalm (napalm), siglas de *palmitato de naftenato,* una forma de gasolina gelificada que se usa como arma de guerra.

NAP-NAP (NAP-NAP), siglas de **National Association of Pediatric Nurse Associates/ Practitioners.**

NAPNES (NAPNES), siglas de **National Association for Practical Nurse Education and Services.**

naproxeno (naproxen), antiinflamatorio no esteroideo. Se prescribe para aliviar la fiebre, las migrañas, los síntomas inflamatorios de la artritis reumatoide y artrosis, dolor leve a moderado, tratamiento de la dismenorrea primaria, espondilitis anquilopoyética, tendinitis, bursitis y ataque aguda de gota.

NAPT (NAPT), siglas de *National Association of Physical Therapists.*

naratriptán (naratriptan), antimigrañoso. Se utiliza en el tratamiento de la migraña aguda con o sin aura.

narc (narc), abreviatura de **narcótico.**

narcisismo (narcissism), **1.** interés patológico por uno mismo, especialmente por sus características corporales y sexuales; amor a uno mismo. **2.** (en psicoanálisis) interés sexual por uno mismo, característica normal de la fase fálica del desarrollo psicosexual, y que ocurre cuando el ego infantil adquiere la libido. El narcisismo en los adultos es una anomalía.

narcoanálisis (narcoanalysis), entrevista desarrollada mientras el paciente está profundamente sedado con medicamentos, de forma que se reducen las inhibiciones y las respuestas son más verídicas.

narcohipnosis (narcohypnosis), hipnosis inducida con la ayuda de narcóticos, como el amobarbital sódico o el pentotal sódico.

narcolepsia (narcolepsia), síndrome caracterizado por súbitos ataques de sueño, catapléjía, parálisis durante el sueño y alucinaciones visuales o auditivas al quedarse dormido. Las personas con narcolepsia experimentan un deseo incontrolable de dormir, a veces varias veces al día. Las crisis pueden durar desde unos pocos minutos a varias horas. Se producen pérdidas momentáneas del tono muscular durante las horas de vigilia (cataplejía) o mientras la persona está despierta.

narcoléptico (narcoleptic), **1.** perteneciente o relativo a un proceso o sustancia que produce un incontrolable deseo de dormir. **2.** fármaco narcoléptico. **3.** persona que padece narcolepsia.

Narcon (Narcon), abreviatura de *Narcotics Anonymus.*

N

narcosis (narcosis), estado de insensibilidad o estupor producido por fármacos estupefacientes.

narcosis basal (basal narcosis), inconsciencia completa inducida mediante sedantes en un paciente quirúrgico antes de administrar la anestesia general. Es menos profunda que la anestesia general. El paciente no responde a estímulos verbales, aunque es capaz de responder a estímulos molestos.

narcosis por dióxido de carbono (CO_2) (carbon dioxide [CO_2] narcosis), estado de confusión, temblores, convulsiones y posible coma, que puede producirse si los niveles sanguíneos de dióxido de carbono alcanzan o superan los 70 mmHg. Las personas afectadas de EPOC pueden presentar narcosis por CO_2, ya que desarrollan tolerancia a niveles elevados del gas. Cuando la ventilación es suficiente para mantener una presión parcial de oxígeno en las arterias en niveles normales, la presión parcial de dióxido de carbono suele ser de 40 mmHg.

narcosis por nitrógeno (nitrogen narcosis), proceso de depresión de las funciones del SNC por presencia de una presión parcial de nitrógeno elevada.

narcótico (narcotic [narc]), **1.** perteneciente o relativo a una sustancia que produce insensibilidad o estupor. **2.** fármaco narcótico. Los analgésicos derivados del opio o sintéticos alteran la percepción del dolor, inducen euforia, cambios de comportamiento, obnubilación mental y sueño profundo; deprimen la respiración y el reflejo de la tos, producen miosis ocular y ocasionan espasmos musculares, disminución del peristaltismo, emesis y náuseas. Su empleo repetido puede producir dependencia física y psicológica.

narcotizar (narcotize), someter a la influencia de narcóticos.

narinas (nares), par de orificios anteriores y posteriores de la nariz, que permiten el paso de aire de la nariz a la faringe y a los pulmones durante la respiración.

nariz (nose), estructura que sobresale de la parte anterior de la cara y sirve de vía de paso de aire de los pulmones, en ambas direcciones. La nariz filtra el aire, lo calienta, lo humedece y examina las impurezas que pueden irritar la mucosa del tracto respiratorio. La nariz contiene además células receptoras del olor y contribuye a la producción del habla. Está formada por una porción externa y una interna. La externa, que sobresale desde la cara, es notablemente menor que la interna, que está situada sobre el techo de la boca. La parte interna es hueca y está separada por un tabique en dos cavidades: derecha e izquierda. Cada cavidad se divide en los meatos superior, medio e inferior por los cornetes. La parte externa está perforada por los orificios nasales y la interna por los orificios posteriores.

nariz en silla de montar (saddle nose), nariz caracterizada por un puente nasal hundido como consecuencia de una lesión o enfermedad que produce una alteración del tabique nasal.

nas (nas), abreviatura de **nasal.**

nasal[1] (nasal [nas]), **1.** perteneciente o relativo a la nariz y la cavidad nasal. **2.** sonido que se produce por el flujo de aire a través de la nariz, como en las letras n o m.

nasal[2] (nasalis), uno de los tres músculos de la nariz, que se divide en una porción transversa y otra alar. La porción transversa se encarga del descenso del cartílago nasal y de la aproximación de las alas de la nariz hacia el tabique. La porción alar dilata las ventanas nasales.

nasión (nasion), **1.** punto de referencia antropométrica de la parte frontal del cráneo, donde el plano mediosagital corta una línea tangencial al punto más alto de los surcos palpebrales superiores. **2.** depresión en la raíz de la nariz, que indica la unión de las suturas intranasal y frontonasal.

nasofaringe (nasopharynx), la más superior de las tres regiones de la garganta, situada detrás de la nariz y que se extiende desde las ventanas nasales posteriores hasta la altura del paladar blando. En la pared posterior de la nasofaringe, en la zona opuesta a los orificios posteriores de la nariz, se encuentran las amígdalas faríngeas.

nasofaríngeo (nasopharingeal), relativo a la cavidad de la nariz y a las partes nasales de la faringe.

nasofaringografía (nasopharyngography), radiografía exploratoria y examen de la nasofaringe.

nasofaringoscopia (nasopharyngoscopy), técnica de exploración física en que se examinan visualmente la nariz y la garganta mediante un laringoscopio, un dispositivo fibroóptico, una luz intensa y un dilatador de las ventanas nasales.

nasogástrico (nasogastric), relativo a la nariz y el estómago.

nasolabial (nasolabial), relativo a la nariz y los labios.

nasolagrimal (nasolacrimal), perteneciente o relativo a la cavidad nasal y los conductos lagrimales asociados.

natal (natal), perteneciente o relativo al nacimiento.

natalizumab (natalizumab), fármaco para la EM y anticuerpo monoclonal que se utiliza para el tratamiento ambulatorio de los pacientes que pasan por períodos de recaída y remisión de la EM y que no responden a otros tratamientos. Una aplicación fuera de las indicaciones previstas es el tratamiento de la enfermedad de Crohn.

natamicina (natamycin), antibiótico polieno utilizado en el tratamiento tópico de la queratitis, la blefaritis y la conjuntivitis fúngicas.

nateglinida (nateglinide), fármaco antidiabético que reduce la glucemia estimulando la liberación de insulina desde las células beta de los islotes pancreáticos. Se administra por vía oral en el tratamiento de la DM de tipo 2, sola o combinada con metformina.

National Alliance for the Mentally Ill (NAMI) (National Alliance for the Mentally Ill [NAMI]), organización nacional estadounidense para familiares de pacientes con enfermedades mentales.

National Association for Practical Nurse Education and Services (NAPNES) (National Association for Practical Nurse Education and Services [NAPNES]), organización profesional nacional estadounidense que se ocupa de la educación de enfermeras prácticas y de los servicios prestados por las enfermeras prácticas licenciadas.

National Association of Pediatric Nurse Associates/Practitioners (NAP-NAP) (National Association of Pediatric Nurse Associates/Practitioners [NAP-NAP]), organización nacional estadounidense de enfermeras preparadas mediante prácticas o experiencia para realizar cuidados primarios a pacientes pediátricos. La NAP-NAP trabaja en conexión con la American Academy of Pediatrics.

National Board of Surgical Technology & Surgical Assisting (NBSTSA) (National Board of Surgical Technology & Surgical Assisting [NBSTSA]), organización fundada en 1974 que se encarga de los exámenes para obtener el certificado nacional de técnico quirúrgico y de asistente quirúrgico, y de asignar los títulos CST® y CFA® a los candidatos que superan el examen con éxito.

National Bureau of Standards (NBS) (National Bureau of Standards [NBS]), agencia federal estadounidense del Department of Commerce que establece estándares exactos de medida para el comercio, la industria y la ciencia en Estados Unidos. El NBS compara y coordina sus estándares con los de otros países.

National Cancer Institute (NCI) (National Cancer Institute [NCI)], división de los National Institutes of Health que se encarga de coordinar los esfuerzos nacionales para reducir la morbilidad y la mortalidad causadas por el cáncer, estimulando y apoyando descubrimientos científicos a través de la investigación y la práctica biomédica básica y clínica. Dirige y apoya programas para conocer las causas del cáncer; prevenir, detectar, diagnosticar, tratar y controlar el cáncer; y difundir información a los médicos, los pacientes y el público en general.

National Center for Chronic Disease Prevention and Health Promotion (NCCDPHP) (National Center for Chronic Disease Prevention and Health Promotion [NCCDPHP]), organización que depende de los Centers for Disease Control and Prevention que se encarga de la prevención de la mortalidad prematura y de la incapacidad causadas por enfermedades crónicas y de fomentar las conductas personales saludables.

National Center for Devices and Radiological Health (NCDRH) (National Center for Devices and Radiological Health [NCDRH]), división de la U.S. Food and Drug Administration creada en 1982 cuya responsabilidad es proporcionar los estándares y regular la fabricación y el uso de los dispositivos médicos.

National Center for Environmental Health (NCEH) (National Center for Environmental Health [NCEH]), organización que depende de los Centers for Disease Control and Prevention que se encarga de proporcionar directrices a nivel nacional para prevenir y controlar las enfermedades y la mortalidad causadas por la interacción entre las personas y su entorno.

National Center for Health Statistics (NCHS) (National Center for Health Statistics [NCHS]), organización que depende de los Centers for Disease Control and Prevention que se encarga de proporcionar información estadística que guía las actividades y políticas para mejorar la salud de los estadounidenses.

National Center for HIV, STD, and TB Prevention (NCHSTP) (National Center for HIV, STD, and TB Prevention [NCHSTP]), organización que depende de los Centers for Disease Control and Prevention que se encarga de proporcionar directrices a nivel nacional para prevenir y controlar la infección por el VIH, las ETS y la TB.

National Center for Infectious Diseases (NCID) (National Center for Infectious Diseases [NCID]), organización que depende de los Centers for Disease Control and Prevention que se encarga de la prevención los trastornos, la discapacidad y la mortalidad causados por las enfermedades infecciosas en Estados Unidos y en todo el mundo.

National Center for Injury Prevention and Control (NCIPC) (National Center for Injury Prevention and Control [NCIPC]), organización que depende de los Centers for Disease Control and Prevention que se encarga de la prevención de la mortalidad y la discapacidad causadas por lesiones no laborales, incluyendo las no intencionadas y las que se producen en actos violentos.

National Center for Research Resources (NCRR) (National Center for Research Resources [NCRR)], instituto de los National Institutes of Health que fomenta la investigación biomédica y mejora la salud humana a través de proyectos de investigación y compartiendo recursos para crear, desarrollar y proporcionar un rango exhaustivo de medios humanos, animales, tecnológicos y otros.

National Center on Birth Defects and Developmental Disabilities (NCBDDD) (National Center on Birth Defects and Developmental Disabilities [NCBDDD]), organización que depende de los Centers for Disease Control and Prevention que se encarga de proporcionar directrices a nivel nacional para prevenir los defectos neonatales y las discapacidades del desarrollo y para mejorar la salud y el bienestar de las personas con discapacidades.

National Center on Minority Health and Health Disparities (NCMHD) (National Center on Minority Health and Health Disparities [NCMHD]), instituto de los National Institutes of Health cuya misión es reducir y, en último término, eliminar las diferencias sanitarias entre las minorías raciales y étnicas (y otros grupos, como los indigentes urbanos y rurales) y el conjunto de la sociedad. Para ello dirige y apoya estudios básicos, clínicos y de conducta, ofrece nuevos programas y formación, y divulga información sobre estos temas.

National Certification Board for Therapeutic Massage and Bodywork (National Certification Board for Therapeutic Massage and Bodywork), organismo que emite los certificados para los masajistas terapéuticos y los fisioterapeutas que cumplen los requisitos exigidos, superan el examen de certificación, defienden un código nacional de principios éticos y estándares para la práctica, y siguen una formación continua en su campo.

National Committee for Quality Assurance (NCQA) (National Committee for Quality Assurance [NCQA]), cuerpo independiente sin ánimo de lucro (EE.UU.) dedicado a acreditar organizaciones de asistencia sanitaria gestionada. Su objetivo es mejorar la calidad de la asistencia en el sector de la asistencia gestionada mediante la valoración del cumplimiento de los planes sanitarios, de acuerdo con los estándares desarrollados por la NCQA para mejoría de la calidad, gestión de utilización, procesos de acreditación, derechos y responsabilidades de los miembros, servicios preventivos y mantenimiento de registros.

National Council Licensure Examination (NCLEX) (National Council Licensure Examination [NCLEX]), examen integrado global, desarrollado y administrado por el National Council of State Boards of Nursing, diseñado para comprobar la competencia básica de la práctica de enfermería. El plan de la prueba NCLEX-RN se compone de tres partes: conductas de enfermería agrupadas en tipos de procesos de enfermería, procesos de toma de decisiones que definen el papel de la enfermería y niveles de capacidad cognitiva.

National Council of State Boards of Nursing (National Council of State Boards of Nursing), organización estadounidense a través de la cual los comités de enfermeros de los 50 estados, el distrito de Columbia, Guam, Samoa americana, la Commonwealth de las Northern Mariana Islands, Puerto Rico y las Islas Vírgenes actúan y asesoran juntos sobre temas de interés común y cuestiones relacionadas con la seguridad y la eficacia de la práctica de la enfermería en interés de la salud pública, la seguridad y el bienestar, incluyendo el desarrollo de exámenes para obtener el título de enfermería.

National Eye Institute (NEI) (National Eye Institute [NEI]), división de los National Institutes of Health. El NEI se fundó en 1968 para apoyar la investigación sobre el funcionamiento normal del ojo humano y del sistema visual, la anatomía patológica de los procesos visuales y la rehabilitación de los pacientes con discapacidad visual.

National Formulary (NF) *(National Formulary [NF]),* publicación que contiene los estándares oficiales de preparación de distintos fármacos no incluidos en la *United States Pharmacopoeia*. Se revisa cada 5 años.

national health insurance (national health insurance), programa de seguro sanitario de EE.UU. financiado mediante los impuestos y administrado por el gobierno, que proporciona cobertura sanitaria a la mayor parte o la totalidad de la población.

National Health Planning and Resources Development Act de 1974 (National Health Planning and Resources Development Act of 1974), ley del Congreso estadounidense (PL 93/641) que establece la red nacional de agencias de sistemas sanitarios. Proporciona la coordinación y dirección de la política sanitaria nacional mediante las agencias reguladoras estatales y regionales.

National Health Service Corps (NHSC) (National Health Service Corps [NHSC]), programa del United States Public Health Service (USPHS), para el envío de personal sanitario a zonas insuficientemente atendidas. Los Corps fueron fundados mediante el Emergency Health Personnel Act de 1970. Enfermeras, médicos y odontólogos prestan sus servicios en zonas urbanas y rurales, normalmente como empleados de las agencias sanitarias locales.

National Heart, Lung, and Blood Institute (NHLBI) (National Heart, Lung, and Blood Institute [NHLBI]), instituto de los National Institutes of Health que se encarga de proporcionar directrices para un programa nacional de enfermedades cardíacas, de los vasos sanguíneos, pulmonares y de la sangre, así como de los trastornos del sueño y de la sangre para transfusiones. También tiene responsabilidades administrativas dentro de la NIH Women's Health Initiative.

National Human Genome Research Institute (NHGRI) (National Human Genome Research Institute [NHGRI]), instituto de los National Institutes of Health (NIH) que apoya el componente NIH del proyecto del genoma humano.

National Immunization Program (NIP) (National Immunization Program [NIP]), organización que depende de los Centers for Disease Control and Prevention. Se encarga de prevenir las enfermedades, las discapacidades y la mortalidad causadas por enfermedades que pueden prevenirse mediante inmunización en los niños y en los adultos.

National Institute for Occupational Safety and Health (NIOSH) (National Institute for Occupational Safety and Health [NIOSH]), organización que depende de los Centers for Disease Control and Prevention. Se encarga de la seguridad y la salud de todas las personas en su lugar de trabajo a través de la investigación y la prevención.

National Institute of Allergy and Infectious Diseases (NIAID) (National Institute of Allergy and Infectious Diseases [NIAID]), división de los National Institutes of Health cuya misión es conocer, tratar y, finalmente, prevenir los trastornos infecciosos, inmunitarios y alérgicos que afectan a los seres humanos.

National Institute of Arthritis and Musculoskeletal and Skin Diseases (NIAMS) (National Institute of Arthritis and Musculoskeletal and Skin Diseases [NIAMS]), rama de los National Institutes of Health que apoya la investigación sobre las causas, el tratamiento y la prevención de la artritis, los trastornos musculoesqueléticos y las enfermedades de la piel.

National Institute of Biomedical Imaging and Bioengineering (National Institute of Biomedical Imaging and Bioengineering), división de los National Institutes of Health que se encarga de mejorar la salud fomentando los descubrimientos fundamentales, el diseño y el desarrollo, la interpretación y la evaluación de los recursos tecnológicos dentro de las técnicas de imagen biomédicas y de la bioingeniería.

National Institute of Child Health and Human Development (NICHHD) (National Institute of Child Health and Human Development [NICHHD]), rama de los National Institutes of Health que se ocupa de todos los aspectos que conciernen al crecimiento, desarrollo y salud infantil en EE.UU. Dirige investigaciones sobre fertilidad, gestación, crecimiento, desarrollo y rehabilitación médica, intentando conseguir que todos los niños nazcan sanos y que crezcan sin enfermedades ni discapacidades.

National Institute of Dental and Craniofacial Research (NIDCR) (National Institute of Dental and Craniofacial Research [NIDCR]), división de los National Institutes of Health que proporciona directrices para un programa de investigación nacional diseñado para conocer, tratar y, en último término, prevenir las enfermedades y los trastornos craneofaciales, orales y dentales infecciosos y hereditarios.

National Institute of Diabetes and Digestive and Kidney Diseases (NIDDK) (National Institute of Diabetes and Digestive and Kidney Diseases [NIDDK]), división de los National Institutes of Health que dirige y apoya estudios básicos y aplicados, y proporciona directrices para un programa nacional sobre diabetes, endocrinología y trastornos metabólicos; enfermedades digestivas y nutrición; y enfermedades renales, urológicas y hematológicas.

National Institute of Environmental Health Sciences (NIEHS) (National Institute of Environmental Health Sciences [NIEHS]), división de los National Institutes of Health que se encarga de reducir el número de casos de enfermedades y disfunciones humanas causadas por factores del entorno, definiendo cómo la interacción entre la exposición al entorno, la susceptibilidad genética y la edad afectan a la salud del individuo.

National Institute of General Medical Sciences (NIGMS) (National Institute of General Medical Sciences [NIGMS]), división de los National Institutes of Health que se encarga de apoyar la investigación biomédica que no se dirige a enfermedades concretas, y que aumenta los conocimientos sobre la vida y pone las bases para los avances en cuanto al diagnóstico, el tratamiento y la prevención de las enfermedades.

National Institute of Mental Health (NIMH) (National Institute of Mental Health [NIMH]), rama de los National Institutes of Health que se encarga de proporcionar directrices a nivel nacional para conocer, tratar y prevenir las enfermedades mentales, a través de estudios básicos sobre el cerebro y al conducta, y de investigaciones clínicas, epidemiológicas y de servicios.

National Institute of Neurological Disorders and Stroke (National Institute of Neurological Disorders and Stroke), división de los National Institutes of Health cuya misión es reducir el número de casos de trastornos neurológicos apoyando y dirigiendo estudios (tanto básicos como clínicos) sobre el sistema nervioso normal y sus enfermedades, promoviendo la formación de los investigadores en el campo de la neurociencia e intentando mejorar los conocimientos, el diagnóstico, el tratamiento y la prevención de los trastornos neurológicos.

National Institute of Nursing Research (National Institute of Nursing Research), división de los National Institutes of Health que apoya las investigaciones clínicas y básicas para establecer las bases científicas para el cuidado de las personas a lo largo de toda su vida de diversas maneras.

National Institute of Standards and Technology (NIST) (National Institute of Standards and Technology [NIST]), agencia federal del Department of Commerce que establece estándares exactos de medida para el comercio, la industria y la ciencia en Estados Unidos. El NIST compara y coordina sus estándares con los de otros países.

National Institute on Aging (NIA) (National Institute on Aging [NIA]), rama de los National Institutes of Health de EE.UU. que dirige un programa de investigación a nivel nacional sobre los aspectos biomédicos, sociales y conductuales del proceso de envejecimiento; la prevención de las enfermedades y las discapacidades relacionadas con la edad; y fomenta una mejor calidad de vida para los americanos ancianos.

National Institute on Alcohol Abuse and Alcoholism (National Institute on Alcohol Abuse and Alcoholism), división de los National Institutes of Health que realiza investigaciones sobre cómo mejorar el tratamiento y la prevención del alcoholismo y los problemas relacionados con el alcohol.

National Institute on Deafness and Other Communication Disorders (National Institute on Deafness and Other Communication Disorders), división de los National Institutes of Health que realiza y apoya investigaciones biomédicas y la formación para la investigación sobre los mecanismos normales y las enfermedades y trastornos de la audición, el equilibrio, el olfato, el gusto, la voz, el habla y el lenguaje.

National Institute on Drug Abuse (NIDA) (National Institute on Drug Abuse [NIDA]), división de los National Institutes of Health que intenta dirigir los recursos científicos al consumo de drogas y a la drogadicción apoyando y realizando estudios a través de un amplio rango de disciplinas, difundiendo de forma rápida y eficaz los resultados de las investigaciones.

National Institutes of Health (NIH) (National Institutes of Health [NIH]), agencia incluida en el U.S. Department of Health and Human Services y compuesta por varias instituciones y divisiones, como el Bureau of Health Manpower Education, la National Library of Medicine, el National Cancer Institute y distintas instituciones y divisiones de investigación. Los NIH se dividen en dos partes: una parte es responsable de financiar las investigaciones biomédicas externas a los NIH, y la otra dirige investigaciones.

National League for Nursing (NLN) (National League for Nursing [NLN]), organización que se ocupa de mejorar los estudios y servicios de enfermería, y la provisión de cuidados sanitarios en Estados Unidos. Entre sus múltiples actividades se encuentran la admisión previa y la evaluación de los estudiantes de enfermería y la recopilación de datos estadísticos sobre personal de enfermería y tendencias relativas a la provisión de asistencia sanitaria.

National League for Nursing Accrediting Commission (NLNAC) (National League for Nursing Accrediting Commission [NLNAC]), entidad fundada en 2001, subsidiaria integral de la National League for Nursing. Es responsable de la acreditación de las escuelas y programas de formación de enfermería en Estados Unidos.

National Library of Medicine (NLM) (National Library of Medicine [NLM]), biblioteca y centro de recursos informativos que forma parte de los National Institutes of Health. Recopila y organiza la información científica biomédica y la pone a disposición de los investigadores, educadores y médicos, y realiza programas diseñados para mejorar los servicios bibliotecarios médicos en Estados Unidos. Ofrece un programa de búsqueda gratuito, PubMed, y su base de datos electrónica incluye MEDLINE y MEDLINEplus.

National Male Nurses Association (NMNA) (National Male Nurses Association [NMNA]), organización nacional estadounidense que promueve los intereses y la práctica de los enfermeros.

National Marrow Donor Program (NMDP) (National Marrow Donor Program [NMDP]), centro de coordinación de trasplantes de médula ósea que proporciona contactos con registros nacionales e internacionales de posibles sujetos donadores de tejido óseo antígenos de leucocitos humanos compatibles.

National Organization of Victim Assistance (National Organization of Victim Assistance), organización estadounidense privada, sin ánimo de lucro, de médicos que asisten a víctimas y testigos, profesionales criminalistas y otras personas comprometidas con el reconocimiento de los derechos y los servicios de las víctimas.

National Society of Critical-Care Nurses of Canada (NSCCN) (National Society of Critical-Care Nurses of Canada [NSCCN]), organización nacional canadiense de enfermeras de cuidados intensivos, fundada inicialmente en 1975 como la Toronto Chapter of the American Association of Critical-Care Nurses. Ese grupo se convirtió en 1983 en una organización canadiense independiente.

National Student Nurses' Association (NSNA) (National Student Nurses' Association [NSNA]), organización estadounidense de estudios del campo de la enfermería. Entre sus objetivos están promover la enseñanza para mejorar la asistencia sanitaria, ayudar al desarrollo de las estudiantes de enfermería y animar a la ejecución óptima del papel profesional de la enfermera y de la asistencia sanitaria.

natremia (natremia), presencia de sodio en la sangre.

natriuresis (natriuresis), excreción de una cantidad de sodio en orina superior a la normal, como la derivada de la administración de fármacos diuréticos natriuréticos o de distintos procesos metabólicos o endocrinos.

natriuresis a presión (pressure natriuresis), aumento de la excreción urinaria de sodio y agua cuando hay un aumento de la presión arterial, mecanismo compensador para mantener la presión arterial en unos valores normales

natriurético (natriuretic), **1.** perteneciente o relativo al proceso de natriuresis. **2.** sustancia que inhibe la reabsorción de iones sodio del filtrado glomerular renal, permitiendo así una mayor excreción de sodio por la orina.

naturaleza o ambiente (nature versus nurture), expresión con la que se alude a la larga controversia sobre la influencia de la naturaleza frente a la del ambiente en el desarrollo de la personalidad. La naturaleza está representada por los instintos y factores genéticos, y el ambiente está representado por las influencias sociales.

naturópata (naturopath), persona que practica la naturopatía.

naturopatía (naturopathy), sistema de tratamiento basado en alimentos naturales, luz, calor, masaje, aire puro, ejercicio regular y evitación de medicamentos. Sus defensores creen que las enfermedades pueden ser curadas por los procesos naturales del organismo.

náuseas y vómitos anticipatorios (anticipatory nausea and vomiting), vómitos que tienen lugar antes de un nuevo ciclo de quimioterapia en respuesta a estímulos condicionados, como los olores, las imágenes o los sonidos de la sala de tratamiento. Suelen aparecer cuando el paciente ha presentado antes náuseas y vómitos agudos.

náuseas y vómitos del embarazo (nausea and vomiting of pregnancy), proceso frecuente al comenzar la gestación, caracterizado por náuseas recurrentes o persistentes, frecuentemente por la mañana, que pueden originar vómitos, pérdida de peso, anorexia, debilidad general y malestar general. Las causas de este proceso están poco claras. Normalmente, no comienzan antes de la sexta semana después del último período menstrual, y terminan entre la semana duodécima y la decimocuarta de la gestación.

náuseas y vómitos inducidos por quimioterapia (NVIQ) (chemotherapy-induced nausea and vomiting [CINV]), náuseas y vómitos que se producen como reacción a los agentes quimioterápicos.

náuseas y vómitos postoperatorios (postoperative nausea and vomiting [PONV]), náuseas y vómitos que se producen después de un procedimiento quirúrgico.

náuseas y vómitos: efectos perjudiciales (nausea & vomiting: disruptive effects), resultado de enfermería recogido en la Nursing Outcomes Classification (NOC). Se define como la gravedad de los efectos perjudiciales observados o descritos de las náuseas, las arcadas y los vómitos sobre las actividades diarias.

náuseas[1] (nausea), **1.** sensación que acompaña al deseo de vomitar, aunque no siempre provoca el vómito. Entre las causas más frecuentes están la cinetosis de los viajes por mar y otros tipos de cinetosis, fases tempranas de la gestación, dolor intenso, estrés emocional, enfermedades de la vesícula biliar, intoxicación alimentaria, tumores del SNC y diversos enterovirus.

náuseas[2] (nausea), diagnóstico de enfermería aprobado por la Thirteenth National Conference on the Classification of Nursing Diagnoses (revisado en 2003). Se define como sensación subjetiva desagradable de oleaje en la parte posterior de la garganta, el epigastrio o el abdomen que puede provocar la urgencia o la necesidad de vomitar.

nauseoso (nauseous), relativo a la sensación de náuseas o reacción a estímulos nauseosos.

navicular (navicular), que tiene la forma de una nave, como el hueso escafoides de la muñeca.

n.b. (n.b.), abreviatura latina de *nota bene,* o nótese bien.

Nb (Nb), símbolo del **niobio.**

NBCOT (NBCOT), siglas de *National Board for Certification in Ocupational Therapy.*

NBNA (NBNA), siglas de *National Black Nurses Association.*

NBRC (NBRC), siglas de *National Board for Respiratory Care.*

NBSTSA (NBSTSA), siglas de **National Board of Surgical Technology&Surgical Assisting.**

nc (nc), abreviatura de **nanocurio.**

NCBDDD (NCBDDD), siglas de **National Center on Birth Defects and Developmental Disabilities.**

NCCAM (NCCAM), siglas de *National Center for Complementary and Alternative Medicine,* parte de los National Institutes of Health.

NCCDPHP (NCCDPHP), siglas de **National Center for Chronic Disease Prevention and Health Promotion.**

NCDRH (NCDRH), siglas de **National Center for Devices and Radiological Health.**

NCEH (NCEH), siglas de **National Center for Environmental Health.**

NCI (NCI), siglas de **National Cancer Institute.**

nCi (nCi), abreviatura de **nanocurio.**

NCID (NCID), siglas de **National Center for Infectious Diseases.**

NCIPC (NCIPC), siglas de **National Center for Injury Prevention and Control.**

NCLEX CAT (NCLEX CAT), siglas de *National Council Licensure Examination through computerized adaptive testing.*

NCLEX-PN (NCLEX-PN), siglas de *National Council Licensure Examination for Practical Nurses.*

NCLEX-RN (NCLEX-RN), siglas de *National Council Licensure Examination for Registered Nurses.*

NCMHD (NCMHD), siglas de **National Center on Minority Health and Health Disparities.**

NCQA (NCQA), siglas de **National Committee for Quality Assurance.**

NCRR (NCRR), siglas de **National Center for Research Resources.**

NCHS (NCHS), siglas de **National Center for Health Statistics.**

NCHSTP (NCHSTP), siglas de **National Center for HIV, STD, and TB Prevention.**

Nd (Nd), símbolo del **neodimio.**

NDA (NDA), siglas de *National Dental Association.*

NDC (LOC), siglas de **nivel de conciencia.**

NDHA (NDHA), siglas de *National Dental Hygienists' Association.*

Ne (Ne), símbolo de **neón.**

nebivolol (nebivolol), un antihipertensivo.

nébula (nebula), **1.** ligera opacidad o cicatriz corneal que apenas obstaculiza la visión y se aprecia sólo mediante iluminación oblicua. **2.** turbidez de la orina. **3.** mezcla oleosa que se aplica con un atomizador. **4.** masa de polvo interestelar.

nebulización (nebulization), método de administración de medicamentos, mediante su vaporización e introducción por las vías respiratorias del paciente.

nebulización en caliente (heated nebulization), método de aerosolterapia que utiliza un dispositivo caliente con un nebulizador que produce un spray con un contenido en agua superior al de los atomizadores fríos. La nebulización se puede administrar mediante una máscara o en una tienda.

nebulizador (nebulizer), dispositivo para producir una fina pulverización. La medicación intranasal se administra con frecuencia mediante un nebulizador.

nebulizador de chorro (jet nebulizer), humidificador respiratorio que utiliza el efecto Bernouilli para convertir la fuente de líquido en una fina mezcla de partículas de aerosol.

nebulizador ultrasónico (ultrasonic nebulizer), humidificador en el que se utiliza una corriente eléctrica para producir vibraciones de alta frecuencia en un contenedor de líquido. Las vibraciones transforman el líquido en las partículas del aerosol.

nebulizar (nebulize), vaporizar o dispersar un líquido en una fina pulverización.

Necator americanus *(Necator americanus),* especie de nematodo, parásito intestinal que produce la uncinariasis.

necatoriasis (necatoriasis), enfermedad por anquilostomas, la causada específicamente por *Necator americanus,* el más habitual en Norteamérica. Aproximadamente un tercio de la población mundial está infectada por *N. americanus.* Las larvas viven en la tierra; llegan al tracto digestivo humano a través de los alimentos y el agua contaminados, o a través de la piel de los pies y piernas llegan a la mucosa del intestino delgado y chupan la sangre del huésped humano. En muchos casos la infección es asintomática. Cuando es sintomática, aparecen diarrea, náuseas, dolor abdominal y, en los casos más graves, anemia ferropénica, microcítica e hipocroma.

necesidad (necessity), algo necesario o imprescindible.

necesidad compulsiva (compulsion need), alteración caracterizada por un impulso irresistible para realizar repetidamente determinados actos, a pesar del reconocimiento consciente de que se trata de una conducta anómala. El acto compulsivo puede tener significación simbólica para el paciente.

necesidad emocional (emotional need), necesidad psicológica o mental, de origen intrapsíquico, normalmente centrada en sentimientos básicos como el amor, el miedo, la cólera, la tristeza, la ansiedad, la frustración y la depresión, que afecta al entendimiento, a la empatía y al apoyo de una persona a otra. Estas necesidades suelen presentarse en todas las personas, pero normalmente aumentan en períodos de excesiva tensión o en enfermedades físicas o mentales, y en distintos estadios de la vida, como en la infancia y en la tercera edad. Si no se cubren de forma sistemática estas necesidades por métodos apropiados y socialmente aceptados, pueden desencadenar trastornos fisiopatológicos.

necesidades básicas (basic human needs), elementos requeridos para la supervivencia y el mantenimiento de una salud mental y física normales, tales como los alimentos, el agua, el refugio, la protección frente a las amenazas ambientales y el amor.

necesidades de dependencia (dependency needs), suma de los requerimientos físicos y emocionales para que sobreviva un niño, como son: padres, amor, afecto, abrigo, protección, alimentación y calor humano. Normalmente, esta necesidad de apoyarse en otras personas va desapareciendo con la edad y la madurez.

necesidades diarias mínimas (NDM) (minimum daily requirements [MDR]), necesidades diarias humanas de nutrientes para el mantenimiento de la salud y para prevenir las enfermedades por deficiencia. Las cifras, establecidas por la Food and Drug Administration de EE.UU., generalmente se extrapolan a partir de los estudios de experimentación animal, y proporcionan un pequeño margen suplementario de seguridad.

necrobiosis (necrobiosis), **1.** muerte de una pequeña área de células en un área grande de tejido vivo. **2.** muerte normal de las células de los tejidos como consecuencia de cambios asociados con el desarrollo, envejecimiento, atrofia o degeneración.

necrobiosis lipídica (necrobiosis lipoidica), enfermedad de la piel caracterizada por placas delgadas y brillantes de color amarillo o rojo, en las espinillas y los antebrazos. Sobre estas placas pueden producirse telangiectasias, costras y úlceras. Generalmente, la necrobiosis lipídica se asocia a la DM.

necrofilia (necrophilia), **1.** apetencia morbosa por estar junto a cuerpos muertos. **2.** deseo morboso de tener contacto sexual con un cuerpo muerto, normalmente de hombres con mujeres muertas.

necrofobia (necrophobia), miedo patológico a la muerte y a los muertos.

necrogénico, necrógeno (necrogenic, necrogenous), **1.** capaz de causar la muerte, referido a células o tejidos. **2.** relativo a algo que se origina en un tejido o sustancia muerta.

necrólisis (necrolysis), desintegración o exfoliación de los tejidos muertos.

necrólisis epidérmica tóxica (NET) (toxic epidermal necrolysis [TEN]), enfermedad cutánea poco frecuente, caracterizada por eritema epidérmico, necrosis superficial y erosiones cutáneas. Esta afección, que afecta principalmente a los adultos, hace que la piel aparezca escaldada, con frecuencia dejando escaras. La causa de la NET es desconocida, pero puede ser consecuencia de reacciones tóxicas o de hipersensibilidad, una respuesta inmune o importante estrés fisiológico. El tratamiento incluye comúnmente la administración de líquidos por vía intravenosa para reponer los líquidos corporales y mantener el equilibrio electrolítico. Son necesarios análisis de laboratorio frecuentes para monitorizar el hematocrito y la hemoglobina, proteínas séricas, electrólitos y gases en sangre.

necrología (necrology), estudio de las causas de muerte, junto con la preparación y la interpretación de estadísticas de mortalidad.

necrosis (necrosis), muerte tisular local que se produce en grupos de células como respuesta a enfermedades o lesiones. En la necrosis coagulativa, coágulos sanguíneos bloquean el flujo de sangre y producen isquemia tisular distal al trombo; en la necrosis gangrenosa, la isquemia, combinada con la acción bacteriana, hacen que se produzca la putrefacción.

necrosis aséptica (aseptic necrosis), **1.** alteraciones quísticas y escleróticas degenerativas de los tejidos, como en el caso de una lesión sin infección concomitante. **2.** proceso en el que una mala irrigación de una zona del hueso produce la muerte del hueso.

necrosis caseosa (caseous necrosis, cheesy necrosis), necrosis que transforma el tejido en una masa seca de contextura similar a la del queso. Se produce sobre todo en la tuberculosis.

necrosis central (central necrosis), muerte de la parte central de un órgano o tejido.

necrosis coagulativa (coagulation necrosis), necrosis en la que el tejido se deshidrata y se hace opaco formando una masa eosinofílica que contiene siluetas de células enucleadas. Está producida por la desnaturalización de las proteínas que sigue al daño hipóxico, como el causado por la isquemia durante un infarto.

necrosis cortical renal (renal cortical necrosis), necrosis de la corteza renal causada por isquemia, a veces secundaria a necrosis tubular aguda. Suele registrarse como complicación de una alteración obstétrica, como desprendimiento de la placenta, aborto séptico, preeclampsia, feto retenido o embolia de líquido amniótico.

necrosis embólica (embolic necrosis), muerte de una porción de tejido como consecuencia de un infarto causado por una embolia.

necrosis grasa (fat necrosis), trastorno provocado por traumatismo o infección en el que las grasas neutras tisulares se desdoblan en ácidos grasos y glicerol. La necrosis grasa es más frecuente en las mamas y las regiones subcutáneas. También puede desarrollarse en la cavidad abdominal tras un ataque de pancreatitis que produzca una liberación de enzimas pancreáticas.

necrosis hipofisaria posparto (postpartum pituitary necrosis), cuadro de hipopituitarismo producido por hipovolemia y shock en el período inmediatamente posterior al parto. El trastorno causa un estado de hipopituitarismo. Puede suceder que las pacientes no lleguen a tener leche, que pierdan el vello axilar y pubiano y que experimenten síntomas de hipoglucemia y amenorrea.

necrosis neuronal selectiva (selective neuronal necrosis), destrucción generalizada de neuronas causada por acontecimientos hipóxicos o isquémicos. Sólo es destruida una fracción de las neuronas en una región dada, aparentemente seleccionada al azar.

necrosis ósea aséptica (aseptic bone necrosis), tipo de lesión ósea y articular que puede aparecer en los trabajadores expuestos a ambientes con aire comprimido de forma repetida, como los profesionales del buceo o de la construcción de túneles. Puede afectar también a pacientes que reciben corticoides o asociarse a lesiones articulares. Este cuadro puede ser asintomático o, cuando se afectan las superficies articulares, causar dolor intenso con colapso articular.

necrosis tubular (tubular necrosis), muerte de las células de los túbulos renales producida por enfermedad o lesión.

necrosis tubular aguda (NTA) (acute tubular necrosis [ATN]), insuficiencia renal aguda por lesiones leves o graves o necrosis de las células tubulares, en general por nefrotoxicidad, isquemia tras una cirugía mayor, traumatismo, hipovolemia grave, sepsis o quemaduras.

necrotaxia (necrotaxis), atracción de los leucocitos hacia las células muertas o moribundas.

necrótico (necrotic), perteneciente a la muerte tisular como respuesta a una enfermedad o lesión.

necrotizante (necrotizing), que causa la muerte de organismos o tejidos.

nedocromil (nedocromil), AINE que se administra mediante inhalación para el tratamiento del asma bronquial.

nedocromil sódico (nedocromil sodium), sal sódica del nedocromil. Se administra por vía tópica en la conjuntiva para el tratamiento de la conjuntivitis alérgica.

nefelometría (nephelometry), técnica para detectar proteínas en los líquidos corporales, que se basa en la tendencia de las proteínas a dispersar la luz de formas identificables.

nefelómetro (nephelometer), aparato fotométrico utilizado para determinar la concentración de sólidos suspendidos en un líquido o gas, como el número de bacterias en un espécimen.

nefrectomía (nephrectomy), resección quirúrgica de un riñón realizada para extirpar un tumor o cualquier otro proceso. En el paciente con insuficiencia renal, el riñón puede ser la causa de una hipertensión extrema, lo que obliga a extirpar uno o ambos riñones.

nefrectomía abdominal (abdominal nephrectomy), extirpación quirúrgica de un riñón a través de una incisión en el abdomen.

nefrectomía laparoscópica (laparoscopic nephrectomy), tipo de nefrectomía mínimamente invasiva efectuada con técnicas laparoscópicas.

nefrectomía paraperitoneal (paraperitoneal nephrectomy), intervención quirúrgica para extirpar el riñón mediante una incisión extraperitoneal.

nefrectomía radical (radical nephrectomy), extirpación quirúrgica de un riñón, que suele realizarse en el tratamiento del cáncer de riñón.

nefrítico (nephritic), relativo a inflamación renal.

nefritis (nephritis), uno de los grandes grupos de enfermedades del riñón, caracterizado por inflamación y función anómala.

nefritis aguda (acute nephritis), inflamación repentina del riñón, caracterizada por albuminuria y hematuria, pero sin edema ni retención de orina. Se observa con mayor frecuencia en niños, y suele afectar sólo a unos pocos glomérulos.

nefritis con pérdida de sales (salt-losing nephritis), trastorno caracterizado por pérdida renal anormal de cloruro sódico, hiponatremia, azoemia, acidosis, deshidratación y colapso vascular. Las causas son daño tubular renal, disfunción endocrina y anomalía gastrointestinal.

nefritis crónica (chronic nephritis), forma de inflamación renal habitualmente secundaria a otra enfermedad, como la pielonefritis crónica. En la nefritis intersticial crónica, el riñón se reduce de tamaño y se vuelve granuloso, con engrosamiento de arterias y arteriolas y proliferación del tejido intersticial. Pueden presentarse anomalías funcionales, como retención de urea, hematuria y cilindruria.

nefritis intersticial (interstitial nephritis), inflamación del tejido intersticial renal, incluidos los túbulos. El proceso puede ser agudo o crónico. La nefritis intersticial aguda es una reacción inmunológica a determinados fármacos, frecuentemente sulfonamida o meticilina. Son característicos en este proceso el fracaso renal agudo, fiebre, exantema y proteinuria. La nefritis intersticial crónica es un síndrome de inflamación intersticial y cambios estructurales, a veces asociado a procesos como obstrucción ureteral, pielonefritis, exposición del riñón a toxinas, rechazo de trasplantes y determinadas enfermedades generalizadas. Gradualmente se desarrolla insuficiencia renal, náuseas, vómitos, pérdida de peso, fatiga y anemia.

nefritis intersticial alérgica (allergic interstitial nephritis), nefritis intersticial aguda

que forma parte de una reacción alérgica, por ejemplo frente a un medicamento.

nefritis intersticial megalocítica (megalocytic interstitial nephritis), estadio inicial de la malacoplaquia del tracto urinario en la que no existen cuerpos de Michaelis-Gutmann.

nefritis lipomatosa (lipomatous nephritis), trastorno infrecuente en el que las nefronas renales son sustituidas por tejido graso. Puede desencadenar insuficiencia renal.

nefritis neumocócica (pneumococcal nephritis), nefritis o glomerulonefritis por infección con *Streptococcus pneumoniae,* por lo general como complicación de una neumonía o un empiema.

nefritis por púrpura de Schönlein-Henoch (Henoch-Schönlein purpura nephritis), tipo de glomerulonefritis que suele observarse en la púrpura de Schönlein-Henoch. Sus características clínicas suelen parecerse a las de la nefropatía por IgA. Una forma rápidamente progresiva puede provocar insuficiencia renal.

nefritis por radiación (radiation nephritis), lesión renal causada por radiación ionizante. Sus síntomas incluyen daño glomerular y tubular, hipertensión y proteinuria, que en ocasiones inducen insuficiencia renal.

nefritis tubulointersticial aguda (acute tubulointerstitial nephritis), estadio precoz de una nefritis tubulointersticial parecido a una pielonefritis aguda, pero que afecta a la médula renal hasta implicar a los túbulos.

nefritis tubulointersticial crónica (chronic tubulointerstitial nephritis), nefritis tubulointersticial que ha progresado hasta desarrollar fibrosis intersticial con riñones contraídos, tasa de filtración glomerular reducida y riesgo de insuficiencia renal.

nefritis tubulointersticial de los Balcanes (Balkan tubulointerstitial nephritis), enfermedad crónica del riñón caracterizada por insuficiencia renal, proteinuria, nefritis tubulointersticial y anemia. La enfermedad es endémica en los Balcanes, pero no es hereditaria.

nefritis tubulointersticial infecciosa (infective tubulointerstitial nephritis), inflamación aguda de los riñones producida por *Escherichia coli* u otros gérmenes piógenos. Se caracteriza por fiebre, escalofríos, náuseas, vómitos, dolor en el flanco, disuria, proteinuria y hematuria. El riñón puede estar aumentado de tamaño y puede haber destrucción parcial de la corteza del riñón.

nefroangioesclerosis (nephroangiosclerosis), necrosis de las arteriolas renales asociada a hipertensión. Esta enfermedad está presente en un pequeño número de hipertensos de entre 30 y 50 años de edad. Los signos más precoces son la cefalea, la visión borrosa y unas cifras de presión arterial diastólica superiores a 120 mmHg. La exploración de la retina revela hemorragia, exudados vasculares y edema de papila. El corazón suele estar aumentado de tamaño, generalmente a expensas del ventrículo izquierdo. En la orina aparecen proteínas y eritrocitos. Cuando la enfermedad no se trata puede aparecer insuficiencia cardíaca y renal.

nefroblastoma quístico (cystic nephroblastoma), quiste multilocular del riñón.

nefrocalcinosis (nephrocalcinosis), trastorno renal en el que se forman depósitos de calcio en las zonas del parénquima que han sufrido inflamaciones previas o cambios degenerativos.

nefrocistitis (nephrocystitis), inflamación que afecta al riñón y a la vejiga urinaria.

nefrocistosis (nephrocystosis), formación de quistes en el riñón.

nefrógeno (nephrogenous), relativo a la formación y desarrollo del riñón.

nefrografía (nephrography), imagen radiográfica del riñón.

nefrohipertrofia (nephrohypertrophy), aumento de tamaño del riñón.

nefrolitiasis (nephrolitiasis), proceso caracterizado por la existencia de cálculos en el riñón.

nefrolítico (nephrolytic), perteneciente o relativo a la destrucción de la función y estructura del riñón.

nefrolito (nephrolith), cálculo formado en el riñón.

N

nefrolitotomía (nephrolithotomy), extirpación quirúrgica de cálculos renales.

nefrolitotomía percutánea (percutaneous nephrolithotomy), técnica urorradiológica realizada para extraer cálculos del interior del riñón o del uréter proximal mediante cirugía percutánea una vez se han visualizado radiológicamente los cálculos.

nefrología (nephrology), estudio de la anatomía, fisiología y patología del riñón.

nefroma mesoblástico (mesoblastic nephroma), neoplasia renal similar al tumor de Wilms, pero que aparece antes en la etapa de lactancia y con más infiltración del tejido circundante.

nefroma quístico benigno (benign cystic nephroma), quiste multilocular renal.

nefrona (nephron), unidad funcional y estructural del riñón semejante a un embudo microscópico con un tallo largo y dos secciones tubulares contorneadas. Cada riñón contiene, aproximadamente, 1,25 millones de nefronas. Todas las nefronas contienen un glomérulo renal y túbulos renales. Las nefronas yuxtamedulares contienen además el asa de Henle. Cada glomérulo renal consta de un penacho de capilares renales englobados en la cápsula de Bowman. La orina se forma en el glomérulo renal y los túbulos renales por filtración, reabsorción y secreción.

nefrona superficial (superficial nephron), nefrona cuyo túbulo contorneado proximal se encuentra en la parte externa de la corteza renal y cuya asa de Henle se sitúa en proximidad de la médula renal.

nefrona yuxtamedular (juxtamedullary nephron), nefrona cuyo túbulo contorneado proximal está próximo a la frontera corticomedular y cuya asa de Henle se extiende en la profundidad de la médula renal.

nefronía (nephronia), inflamación del tejido conjuntivo intrarrenal que ocurre en un pequeño porcentaje de pacientes con infecciones del tracto urinario.

nefroparálisis (nephroparalysis), parálisis renal con detención de las funciones de ese órgano.

nefropatía (kidney disease, nephropathy), cualquiera de un gran grupo de procesos infecciosos, inflamatorios, obstructivos, degenerativos, vasculares o neoplásicos, que afectan al riñón. Las características de las enfermedades renales son: hematuria, proteinuria persistente, piuria, edema, disuria y dolor en el flanco. Los síntomas específicos varían según el tipo de proceso. Entre los métodos especiales de diagnóstico para los trastornos renales se encuentran la urografía excretora, la pielografía intravenosa, la determinación de la tasa de filtración glomerular, la biopsia renal y la ecografía. El tratamiento depende del tipo de enfermedad diagnosticada. Algunas formas de enfermedad renal avanzada pueden conducir a insuficiencia renal, coma y muerte, a menos que se inicie un tratamiento con hemodiálisis.

nefropatía asociada al VIH (HIV-associated nephropathy), patología renal en pacientes infectados por el VIH, similar a la esclerosis glomerular focal, con proteinuria, aumento del tamaño renal y dilatación de los túbulos que contienen cilindros de proteínas. Puede evolucionar a una insuficiencia renal terminal en semanas.

nefropatía C1q (C1q nephropathy), tipo de glomerulonefritis de complejo inmune con depósitos del componente C1q del complemento. Entre los síntomas se cuentan pérdida de proteínas y/o sangre en orina como consecuencia de una lesión renal. En última instancia puede causar insuficiencia renal.

nefropatía con pérdida de sales (salt-losing nephropathy), enfermedad renal intrínseca que causa una pérdida urinaria anómala de sodio en personas que ingieren cantidades normales de cloruro sódico, con vómitos, deshidratación y colapso vascular.

nefropatía crónica (chronic nephropathy), trastorno renal caracterizado por lesión local o generalizada de las áreas tubulointersticiales renales. Con frecuencia es el resultado de más de un factor etiológico, como por ejemplo, la conjunción de diabetes y una infección bacteriana. Los síntomas son poliuria, acidosis renal, edema, proteinuria y hematuria.

nefropatía de contraste (contrast nephropathy), lesión renal causada por un medio de contraste, que se suele producir en pacientes ya debilitados por otra enfermedad, como la diabetes mellitus. Se observa una pronunciada disminución de la tasa de filtración glomerular tras la administración del agente, en ocasiones con insuficiencia renal aguda, y una recuperación a los pocos días de la función renal previa.

nefropatía del mieloma (myeloma kidney disease), trastorno renal caracterizado a menudo por insuficiencia renal irreversible.

nefropatía hipercalcémica (hypercalcemic nephropathy), trastorno progresivo de la función renal debido al exceso de calcio en la sangre. El calcio causa alteraciones histológicas y funcionales debidas a su acumulación que provocan disminución de la filtración glomerular e insuficiencia renal.

nefropatía hipopotasémica (hypokalemic nephropathy), nefropatía con hipopotasemia, nefritis intersticial, tumefacción y vacuolización de los túbulos renales proximales, junto con insuficiencia renal progresiva, secundaria a afecciones crónicas, como la sobrecarga oncótica de los mecanismos de filtración renal por glúcidos.

nefropatía membranosa (membranous nephropathy), glomerulonefritis membranosa.

nefropatía obstructiva (obstructive nephropathy), nefropatía causada por obstrucción de las vías urinarias (generalmente el uréter), con hidronefrosis, retraso de la tasa de filtración glomerular y anomalías tubulares.

nefropatía por analgésicos (analgesic nephropathy), lesión tóxica de uno o ambos riñones provocada por el consumo de cantidades excesivas de AINE o de analgésicos similares.

nefropatía por cadmio (cadmium nephropathy), nefritis tubulointersticial crónica causada por una intoxicación prolongada de bajo nivel por cadmio.

nefropatía por mercurio (mercury nephropathy), necrosis tubular aguda causada por la intoxicación con mercurio después de la ingestión de sales inorgánicas de mercurio.

nefropatía por metales pesados (heavy metal nefropathy), lesión renal secundaria a cualquiera de las formas de intoxicación por metales pesados, que suele presentarse como una nefritis tubulointersticial.

nefropatía quística adquirida (acquired cystic kidney disease), desarrollo de quistes en un riñón que previamente no tenía quistes durante una nefropatía terminal.

nefropatía tóxica (toxic nephropathy), daño renal causado por los efectos de una neurotoxina. Los síntomas más comunes son disfunción y luego necrosis de los túbulos proximales, en ocasiones con progresión a insuficiencia renal.

nefropexia (nephropexia), operación quirúrgica para fijar un riñón flotante o ptósico.

nefroptosis (nephroptosis), desplazamiento hacia abajo o caída de un riñón.

nefrorrafia (nephrorrhaphy), sutura quirúrgica de un riñón flotante para mantenerlo en su sitio.

nefrosclerosis arterial (arterial nephrosclerosis), cicatrices atróficas parcheadas de los riñones causadas por un estrechamiento por aterosclerosis de las luces de las ramas de mayor calibre de la arteria renal, que afecta a pacientes ancianos o hipertensos y que en algunos casos produce hipertensión.

nefrosclerosis benigna (benign nephrosclerosis), trastorno renal caracterizado por lesiones arterioloscleróticas en el riñón (arteriosclerosis que afecta fundamentalmente a las arteriolas). Se asocia con hipertensión.

nefroscopio (nephroscope), instrumento de fibra óptica utilizado específicamente para visualizar el riñón y desintegrar y extraer cálculos renales.

nefroscopio percutáneo (percutaneous nephroscope), sonda fina de fibra óptica que puede ser introducida en el riñón a través de una incisión de la piel. La luz que se transmite a través de la fibra óptica permite visualizar el interior del riñón. Está equipada con un instrumento que puede ser utilizado para coger y extraer pequeños cálculos.

nefrostoma (nephrostoma), abertura ciliada en forma de embudo de los túbulos excretores del celoma en la fase embrionaria precoz de los vertebrados.

nefrostomía (nephrostomy), técnica quirúrgica en la que se realiza una incisión en el flanco, a cuyo través se puede introducir un catéter en la pelvis renal, con fines de drenaje. Se realiza con frecuencia para aliviar la obstrucción.

nefrótico (nephrotic), relativo a la nefrosis.

nefrotoma (nephrotome), zona del tejido mesodérmico segmentado del embrión de los vertebrados en desarrollo. Es el tejido primordial del sistema urogenital y da origen al cordón nefrógeno.

nefrotomía (nephrotomy), técnica quirúrgica en la que se realiza una incisión en el riñón.

nefrotomografía (nephrotomography), examen radiográfico de los riñones por planos.

nefrotoxicidad (nephrotoxicity), cualidad de ser destructivo para las células renales.

nefrotoxina (nephrotoxin), toxina con propiedades especialmente tóxicas para el riñón.

nefroureterolitiasis (nephroureterolithyasis), presencia de cálculos en riñones y uréteres.

negación (denial), **1.** rechazo total o parcial de algo solicitado, pedido o necesario, causando a menudo deficiencias físicas o emocionales. **2.** mecanismo de defensa inconsciente en el que se evita el conflicto emocional y la ansiedad mediante el rechazo del reconocimiento de estos pensamientos, sentimientos, deseos, impulsos o hechos externos que resultan intolerables para la conciencia.

negación ineficaz (ineffective denial), diagnóstico de enfermería aceptado por la Eighth National Conference on the Classification of Nursing Diagnoses (revisado en 2007). Se define como el intento consciente o inconsciente de eludir el conocimiento o significado de un hecho para reducir la ansiedad o el miedo al deterioro de la salud. Entre las características definidoras están el que la persona demora la búsqueda de asistencia médica o la rechaza y quita importancia a síntomas peligrosos, utiliza remedios caseros (autotratamiento) para aliviarlos, los minimiza, desplaza el origen de los mismos a otros órganos y desplaza el miedo al impacto de la enfermedad. El enfermo no admite el temor a la muerte o a quedar inválido, es incapaz de reconocer el impacto de la enfermedad en su estilo de vida, quita importancia mediante gestos o comentarios a lo que le produce malestar y muestra emociones inapropiadas.

negativismo (negativism), forma de comportamiento caracterizada por oposición, resistencia o rechazo a cooperar incluso con las peticiones más razonables, y tendencia a actuar de la forma contraria.

negativo (negative), **1.** (de una prueba de laboratorio) indicación de que no existe una sustancia o reacción determinada. **2.** (de un signo) indicación de que en la exploración física no existe un hallazgo, lo que a menudo significa que no existen alteraciones patológicas. **3.** (de una sustancia) que tiende a llevar o lleva una carga química negativa.

negatrón (negatron), electrón o partícula beta con una sola carga negativa.

negligencia (negligence), (en derecho) comisión de un acto que una persona prudente no habría realizado, u omisión de una tarea que una persona prudente habría realizado, con resultado de lesión o daño a otra persona.

negligencia contributiva (contributory negligence), término legal descriptivo de una situación en la cual tanto el demandante como el demandado participan en la negligencia que causó lesión al demandante.

negligencia per se (negligence per se), (en derecho) reconocimiento de negligencia durante el juicio de una acción u omisión profesional, en clara violación de su estatuto, o tan opuesta a lo que dicta el sentido común que, sin duda alguna, ninguna persona prudente habría obrado de esa forma.

negociación cultural (culture brockerage), intervención de enfermería recogida en la

Nursing Interventions Classification (NIC). Se define como el establecimiento de puentes, negociar o vincular el sistema de asistencia sanitaria oficial con un paciente o familia de una cultura diferente.

NEI (NEI), siglas de **National Eye Institute.**

***Neisseria** (Neisseria),* [Albert L. S. Neisser, dermatólogo polaco, 1855-1916], género de bacterias aerobias o anaerobias facultativas de la familia Neisseriaceae. Los cocos gramnegativos, que aparecen en pares con lados adyacentes aplanados, están entre la flora normal de los tractos genitourinario y respiratorio superior. Las especies patógenas son las formas gonococo y meningococo.

***Neisseria gonorrhoeae** (Neisseria gonorrhoeae),* [Albert L. S. Neisser], diplococo inmóvil gramnegativo, que se presenta al microscopio en forma de parejas aplanadas en el interior del citoplasma de los neutrófilos. Es el microorganismo causante de la gonorrea.

***Neisseria gonorrhoeae* productora de penicilinasa** (penicillinase-producing *Neisseria gonorrhoeae* [PPNG]), [Albert L. S. Neisser], aquellas cepas de *Neisseria gonorrhoeae* resistentes a los efectos de la penicilina por medio de la producción de penicilinasa.

***Neisseria sicca** (Neisseria sicca),* [Albert L. S. Neisser], especie de bacterias secas o mucoides de color blanco a amarillo que se encuentran normalmente en la nasofaringe y la saliva y el esputo humanos.

Neisseriaceae (Neisseriaceae), familia de cuatro géneros de cocos aerobios gramnegativos y bacilos dispuestos en parejas, formas únicas, cadenas o racimos. Son saprofitos o parásitos. Los nombres son *Actinobacter, Kingella, Moraxella* y *Neisseria.*

NEJM** (NEJM),* siglas de ***New England Journal of Medicine.

nelarabina (nelarabine), antineoplásico utilizado para tratar la leucemia linfoblástica de células T, y el linfoma linfoblástico de células T después de una recaída o cuando ha fracasado la quimioterapia con al menos dos fármacos.

nelfinavir (nelfinavir), antiviral. Se utiliza en el tratamiento del VIH, como único fármaco, o bien combinado.

nematocida (nematocide), pesticida químico utilizado para aniquilar a los gusanos nematodos.

nematocisto (nematocyst), prolongación filiforme de la superficie de algunos celentéreos en conexión con un saco de veneno. El aguijón que poseen los representantes del género *Physalia* y algunos otros tipos de medusas puede penetrar en la piel del hombre o de los animales y causar una lesión dolorosa y potencialmente mortal.

nematodiasis (nematodiasis), infestación por larvas de nematodos.

nematodo (nematode), animal parásito pluricelular del filo Nematoda. Todas las especies de gusanos redondos pertenecen a este filo.

nemotecnia (mnemonics), sistema de memoria mediante la vinculación de un concepto o imagen nueva con una establecida previamente en la memoria, como la asociación de los números de la combinación de una cerradura con un cumpleaños o con un número de teléfono.

neoantígeno (neoantigen), antígeno nuevo específico que se desarrolla en una célula tumoral.

neoblástico (neoblastic), perteneciente o relativo a los tejidos nuevos o al desarrollo de un tejido nuevo.

neocerebelo (neocerebellum), partes del cerebelo que reciben impulsos nerviosos a través de la vía corticopontocerebelosa.

neoconductismo (neobehaviorism), escuela de psicología basada en los principios generales del conductismo, pero con un concepto más amplio y flexible que éste. Hace hincapié en la investigación experimental y en los análisis de laboratorio para el estudio de conductas obvias y de diversos fenómenos subjetivos que no pueden observarse ni medirse directamente, como el amor y la personalidad.

neoconductista (neobehaviorist), discípulo de la escuela del neoconductismo.

neocórtex (neocortex), parte del cerebro de desarrollo evolutivo más reciente. En el hombre, el neocórtex incluye toda la corteza cerebral, excepto las áreas piriformes y del hipocampo.

neodimio (Nd) (neodymium [Nd]), elemento metal perteneciente al grupo de las tierras raras de número atómico 60.

neoestriado (neostriatum), la parte del cuerpo estriado de más reciente evolución, consistente en el núcleo caudado y el putamen. El neoestriado recibe aferencias de toda la corteza cerebral y otras áreas del encéfalo y proporciona eferencias a los núcleos basales.

neoformación (new growth), neoplasia o tumor.

neogénesis (neogenesis), proceso de formación de tejido nuevo.

neoglotis (neoglottis), estructura vibrátil que sustituye a la glotis en el lenguaje no laríngeo, como después de una laringectomía.

neologismo (neologism), **1.** término o palabra de nuevo cuño. **2.** (en psiquiatría) palabra acuñada por un paciente psicótico o delirante y que sólo tiene significado para ese paciente.

neón (Ne) (neon [Ne]), elemento gaseoso, incoloro e inodoro, y uno de los gases nobles. Su número atómico es 10; su peso atómico, 20,18. El neón no forma compuestos y se encuentra en la atmósfera aproximadamente a razón de 18 partes por millón.

neonatal (neonatal), período de tiempo que cubre los primeros 28 días siguientes al nacimiento.

neonato (neonate), lactante desde el nacimiento hasta las 4 semanas de edad.

neonato prematuro (premature infant), cualquier recién nacido, independientemente del peso al nacer, nacido antes de las 37 semanas de gestación. Los factores predisponentes asociados a la prematuridad son: embarazos múltiples, toxemia, enfermedades crónicas, infecciones agudas o crónicas, sensibilización por incompatibilidad sanguínea, abuso de ciertas sustancias, embarazo en madre adolescente y cualquier traumatismo grave que pueda interferir con el desarrollo fetal normal.

neonatología (neonatology), rama de la medicina que se centra en el cuidado del neonato y especializada en el diagnóstico y el tratamiento de los trastornos del recién nacido.

neoplasia (neoplasia), formación anómala de células nuevas, que pueden ser benignas o malignas.

neoplasia benigna (benign neoplasm), tumor, característicamente localizado, que tiene una cápsula fibrosa, de crecimiento potencialmente limitado, forma regular y células bien diferenciadas. Una neoplasia benigna no invade el tejido adyacente ni metastatiza a distancia.

neoplasia endocrina múltiple (MEN) (multiple endocrine neoplasia [MEN]), trastorno hormonal hereditario que se presenta con un patrón dominante autosómico. Las neoplasias endocrinas pueden expresarse en forma de hiperplasia, adenoma o carcinoma, y pueden desarrollarse de manera sincrónica o metacrónica.

neoplasia endocrina múltiple de tipo I (multiple endocrine neoplasia, type I), tipo de neoplasia endocrina múltiple que consta de tumores hipofisarios, de las glándulas paratiroides y de los islotes pancreáticos. Suele haber úlceras pépticas y en ocasiones existe un síndrome de Zollinger-Ellison.

neoplasia endocrina múltiple de tipo II (multiple endocrine neoplasia, type II), tipo de neoplasia endocrina múltiple que se caracteriza por la presencia de carcinoma medular de tiroides, feocromocitoma e hiperplasia de las glándulas paratiroides.

neoplasia intraepitelial cervical (NIC) (cervical intraepithelial neoplasia [CIN]), cambios anómalos en las capas basales de los tejidos epiteliales escamosos del útero. El trastorno se gradúa, según el progreso patológico, desde NIC1 hasta NIC3; NIC3 indica un carcinoma del cérvix. La enfermedad está asociada con papilomavirus humanos.

neoplasia maligna (malignant neoplasm), tumor que tiende a crecer, invadir y metastatizar. El tumor suele tener una forma irregular y está compuesto por células poco diferenciadas.

neoplasia mixta (mixed neoplasm), tumor o crecimiento que afecta a dos hojas de tejido germinal.

neoplasia organoide (organoid neoplasm), crecimiento semejante a un órgano corporal.

neoplastia (neoplasty), cirugía plástica que consiste en restaurar o añadir algo.

neotenia (neoteny), adquisición de la madurez sexual durante el estadio larvario del desarrollo, como sucede en algunos anfibios.

neovejiga (neobladder), reservorio para contener orina que se crea detubulizando un segmento del intestino o del estómago e implantando los uréteres y la uretra. Se utiliza para sustituir la vejiga urinaria tras la cistectomía.

neovejiga de Camey (Camey neobladder), tipo de neovejiga ileal, profusamente empleado en el pasado, efectuada a partir de un corte en forma de U del íleon tras una cistectomía.

neovejiga de Studer (Studer neobladder), neovejiga ileal ortotópica de baja presión con los uréteres fijados a la «chimenea» proximal de la neovejiga.

N

neovejiga ileal (ileal neobladder), neovejiga elaborada a partir de una sección del íleon.

neovejiga ortotópica (orthotopic neobladder), reservorio urinario realizado con un segmento de intestino que se localiza en la posición anatómica normal de la vejiga y que expulsa la orina a través de la uretra.

nephrogenic (nephrogenic), **1.** que da lugar a tejido renal. **2.** que se origina en el riñón.

neptunio (Np) (neptunium [Np]), elemento metálico transuránico. Su número atómico es 93; su peso atómico, 237.

nervio (nerve), uno o más haces de fibras conductoras de impulsos, mielínicas, amielínicas, o ambas, que conectan el cerebro y la médula espinal con otras partes del cuerpo. Los nervios transmiten impulsos aferentes desde los órganos receptores hacia el cerebro y la médula espinal y envían impulsos eferentes hacia los órganos efectores periféricos. Cada nervio está formado por el epineuro, que envuelve el fascículo de fibras nerviosas, y cada fascículo está a su vez rodeado por una cubierta propia de tejido conjuntivo o epineuro.

nervio abducens (abducens nerve), cualquiera de los dos nervios que forman el sexto par craneal. Inervan el músculo recto externo del ojo, moviendo el ojo hacia fuera. sexto par craneal. Se origina en la protuberancia cerca del cuarto ventrículo, sale del tronco encefálico entre el bulbo raquídeo y la protuberancia y atraviesa el seno cavernoso y la hendidura orbitaria superior. Controla el músculo recto lateral y gira el ojo hacia fuera.

nervio accesorio (accessory nerve), nervio craneal esencial para el lenguaje y la deglución y para realizar ciertos movimientos de la cabeza y de los hombros. Cada nervio tiene una porción craneal y una porción raquídea, se comunica con ciertos nervios cervicales y conecta con el núcleo ambiguo del cerebro.

nervio autónomo (autonomic nerve), nervio del sistema nervioso autónomo, con capacidad para actuar de forma independiente y espontánea, según lo requiera el mantenimiento de las actividades corporales de forma óptima.

nervio bucal (buccal nerve), rama del tronco anterior del nervio mandibular que contiene las ramas sensitivas generales de la piel de la mejilla, la mucosa oral y las encías de los molares inferiores. Pueden transportar también los nervios motores para el músculo pterigoideo lateral y parte del músculo temporal.

nervio calcáneo medial (medial calcaneal nerve), nervio que inerva la piel de la superficie medial y la planta del talón.

nervio cavernoso (cavernous nerve), una de las ramas terminales de los plexos hipogástricos inferiores que inervan los tejidos eréctiles del pene.

nervio cervical transverso (transverse cervical nerve), rama del plexo cervical que proporciona la inervación cutánea del cuello.

nervio ciático (sciatic nerve), nervio largo que tiene su origen en el plexo sacro y se extiende por los músculos del muslo, la pierna y el pie, con numerosas ramificaciones.

nervio cigomático (zygomatic nerve), nervio originado del nervio maxilar, que se divide en dos ramas que inervan la piel de la sien y la adyacente al hueso cigomático.

nervio circunflejo (axillary nerve), una de las dos últimas ramas del fascículo posterior del plexo braquial, antes de que este fascículo constituya el nervio radial.

nervio coclear (cochlear nerve), una de las principales divisiones del octavo par craneal, con fibras que tienen su origen en las células ganglionares espirales y terminan en los núcleos cocleares dorsal y ventral del tronco del encéfalo.

nervio colinérgico (cholinergic nerve), nervio que libera el neurotransmisor acetilcolina en sus sinapsis. Los nervios colinérgicos están integrados por todas las fibras nerviosas preganglionares simpáticas y parasimpáticas, las fibras nerviosas posganglionares parasimpáticas, las fibras nerviosas somáticas motoras de los músculos esqueléticos y por algunas fibras nerviosas de las glándulas sudoríparas y de ciertos vasos sanguíneos.

nervio crural (femoral nerve), la mayor de las siete ramas del plexo lumbar y el nervio principal de la superficie anterior del muslo.

nervio cubital (ulnar nerve), una de las ramas terminales del plexo braquial que se origina en cada lado a partir del cordón interno del plexo. Recibe fibras de las raíces nerviosas cervicales y dorsales e inerva los músculos y la piel del lado cubital del antebrazo y de la mano.

nervio cutáneo (cutaneous nerve), cualquier nervio periférico mixto que inerva una zona de la piel.

nervio cutáneo antebraquial medial (medial antebrachial cutaneous nerve), nervio del brazo que se origina en el cordón interno del plexo braquial, medial a la arteria axilar. Sus ramos inervan la piel desde el bíceps a la muñeca.

nervio cutáneo braquial medial (medial brachial cutaneous nerve), nervio del brazo que se origina en el cordón interno del plexo braquial y que se distribuye por la cara medial del brazo. Inerva la piel de los brazos hasta el olécranon.

nervio cutáneo externo del radial (posterior antebrachial cutaneous nerve), rama del nervio radial que inerva la piel de la región dorsal del antebrazo y es un nervio sensitivo.

nervio cutáneo lateral del antebrazo (lateral antebrachial cutaneous nerve), prolongación del nervio braquial que inerva la piel del lado externo del antebrazo y a veces un área de la piel del dorso de la mano; su función es sensorial.

nervio cutáneo perforante (perforating cutaneous nerve), nervio que se origina en el plexo sacro y penetra directamente a través del ligamento sacrotuberoso para seguir hasta la piel por encima de la cara inferior de las nalgas.

nervio cutáneo sural externo (lateral sural cutaneous nerve), rama del nervio peroneo común que inerva la piel situada por encima de la parte superoexterna de la pierna

nervio del pectoral mayor, nervio torácico anterior mayor (lateral pectoral nerve), una de las dos ramas del plexo braquial que, junto con el nervio del pectoral menor, inerva los músculos pectorales.

nervio dorsal de la escápula (dorsal scapular nerve), cada una de las dos ramas supraclaviculares de las raíces del plexo braquial. Inerva los músculos romboides mayor y menor, y emite una rama para el elevador de la escápula.

nervio eferente (efferent nerve), nervio que transmite los impulsos alejándolos, hacia afuera, desde un centro nervioso como el cerebro o la médula espinal, lo que normalmente se traduce en una contracción muscular, la liberación de una secreción glandular u otra actividad.

nervio etmoidal posterior (posterior ethmoidal nerve), nervio que inerva las celdillas neumáticas etmoidales posteriores y el seno esfenoidal.

nervio etmoideo anterior (anterior ethmoidal nerve), nervio que inerva la fosa craneal anterior, la cavidad nasal y la piel de la mitad inferior de la nariz.

nervio facial (facial nerve), uno de los pares craneales mixtos, sensitivo y motor, que se origina en el tronco del encéfalo, en la base de la protuberancia, y se divide justo por delante del oído en sus seis ramas, inervando el cuero cabelludo, la frente, los párpados, los músculos de la expresión facial, las mejillas y la mandíbula.

nervio faríngeo (pharyngeal nerve), nervio que inerva la mucosa y las glándulas de la nasofaringe.

nervio frénico (phrenic nerve), una de las dos ramas del plexo cervical, que procede de los cuatro primeros nervios cervicales, y llega al diafragma. Contiene tantas fibras sensitivas como motoras, y generalmente se le considera el nervio motor del diafragma, aunque los nervios dorsales inferiores también colaboran en la inervación del diafragma.

nervio frénico accesorio (accessory phrenic nerve), nervio que se une al frénico en la base del cuello o en el interior del tórax, formando un asa alrededor de la vena subclavia.

nervio frontal (frontal nerve), rama mayor del nervio oftálmico. Sus dos ramas terminales son el nervio supratroclear y el nervio supraorbitario.

nervio ganglionar (ganglionated nerve), nervio del sistema nervioso simpático.

nervio glosofaríngeo (glossopharyngeal nerve), cualquiera de los dos nervios que forman el par craneal esencial para el sentido del gusto, para la sensibilidad de determinadas vísceras y para la secreción de ciertas glándulas.

nervio glúteo inferior (inferior gluteal nerve), inerva el músculo glúteo mayor.

nervio glúteo superior (superior gluteal nerve) nervio formado por ramas del plexo sacro que inerva los músculos de la región sacra.

nervio hipogloso (hypoglossal nerve), par craneal esencial para la deglución y para la movilidad de la lengua.

nervio iliohipogástrico (iliohipogastric nerve), nervio que proporciona ramos para inervar la piel posterolateral de la zona glútea y de la región púbica, así como la musculatura abdominal.

nervio ilioinguinal (ilioinguinal nerve), nervio que proporciona la inervación cutánea para la parte superomedial del muslo, la raíz del pene y la superficie anterior del escroto en el varón o el monte del pubis y los labios mayores en la mujer. En su recorrido, también proporciona ramos para la musculatura abdominal.

nervio intercostobraquial (intercostobrachial nerve), ramo de los segundos nervios intercostales que contribuye a la inervación cutánea de la superficie medial de la zona proximal del brazo.

nervio intermedio (intermediate nerve), raíz menor del nervio facial, situada entre la raíz principal y el nervio vestibulococlear. Consta de fibras parasimpáticas y sensitivas. Sus ramos inervan las glándulas lagrimal, nasales, palatinas, submandibulares y sublinguales, así como los dos tercios anteriores de la lengua.

nervio lingual (lingual nerve), rama principal del nervio mandibular que vehicula la sensibilidad general de la parte oral de la lengua, mucosa del suelo de la cavidad oral y encías asociada con la dentadura del maxilar inferior. Vehicula también las fibras parasimpáticas y del gusto de la parte oral de la lengua que son parte del nervio facial.

nervio mandibular (mandibular nerve), ramo de mayor tamaño de los tres que conforman el nervio trigémino. Sus ramos inervan el oído, la mejilla, la piel y la mucosa del labio inferior, la piel del mentón, los dientes y las encías relacionadas, la lengua y los músculos de la mejilla y la mandíbula.

nervio masetero (masseter nerve), ramo del tronco anterior del nervio mandibular que inerva el músculo masetero.

nervio maxilar (maxillary nerve), segunda división del nervio trigémino. Es un nervio sensitivo puro que se divide en un ramo cigomaticotemporal, un ramo cigomaticofacial y el nervio infraorbitario que, a su vez, da origen a múltiples ramos que inervan la cara.

nervio mediano (median nerve), una de las ramas terminales del plexo braquial que se distribuye por la región radial del antebrazo y de la mano e inerva distintos músculos y la piel de esta zona.

nervio mixto (mixed nerve), nervio que contiene fibras sensoriales y motoras.

nervio motor (motor nerve), nervio eferente que transmite los impulsos a las placas motoras terminales o a otros elementos terminales y es el principal responsable de estimular los músculos y glándulas.

nervio musculocutáneo (musculocutaneous nerve), una de las ramas terminales del plexo braquial. Está formado en cada lado por la división del cordón lateral del plexo en dos ramas. Las diferentes ramas y filamentos inervan distintas estructuras, como el bíceps, el braquial anterior, el húmero y la piel del antebrazo.

nervio nasociliar (nasociliary nerve), primera rama del nervio oftálmico. De él derivan la rama comunicante con el ganglio ciliar; los nervios ciliares largos, que son nervios sensitivos del globo ocular, aunque también pueden contener fibras simpáticas para la dilatación pupilar; el nervio etmoidal posterior, que inerva las celdas aéreas etmoidales y el seno del esfenoides; el nervio infratroclear, que se distribuye hasta la parte medial de los párpados superior e inferior, el saco lagrimal y la piel de la mitad superior de la nariz; y el nervio etmoidal anterior, que inerva la fosa craneal anterior, la cavidad nasal y la piel de la mitad inferior de la nariz.

nervio nasopalatino (nasopalatine nerve), el mayor de los nervios nasales. Atraviesa el techo para inervar la pared medial de la cavidad nasal y después penetra en el techo de la cavidad oral e inerva la mucosa, las encías y las glándulas adyacentes a los dientes incisivos.

nervio obturador (obturator nerve), rama del plexo lumbar que inerva la región del aductor del muslo.

nervio oculomotor común (oculomotor nerve), tercer par de nervios craneales, esenciales para los movimientos de los ojos, que inervan algunos de los músculos oculares extrínsecos e intrínsecos.

nervio oftálmico (ophthalmic nerve), primera división del nervio trigémino (V par craneal), que se encarga de la inervación sensitiva de la frente, el cuero cabelludo, las glándulas lacrimales, los ojos y los lados de la nariz.

nervio olfatorio (olfactory nerve), par de nervios asociados con el sentido del olfato. El área en la que se originan los nervios olfatorios está situada en la región más superior de la mucosa que cubre el cornete nasal superior. Las terminaciones sensitivas olfatorias son células epiteliales modificadas, y las menos especializadas de todas las terminaciones especiales de los sentidos. Los nervios olfatorios conectan con el bulbo olfatorio y con la vía olfatoria, que forman parte de la porción del encéfalo asociada con el sentido del olfato.

nervio óptico (optic nerve), cualquiera de los dos nervios que forman el par craneal que transmite los impulsos visuales. Está formado fundamentalmente por fibras gruesas, mielinizadas, que se originan en la capa ganglionar de la retina, atraviesan el tálamo y conectan con la corteza visual. La corteza visual funciona en la percepción de la luz, la sombra y los objetos. Las fibras del nervio óptico corresponden a un tracto de fibras que están en el interior del cerebro.

nervio patético (trochlear nerve), cualquiera de los dos nervios que forman un par craneal de menor tamaño, esencial para los movimientos del ojo y para la sensibilidad muscular del ojo.

nervio pectoral medial (medial pectoral nerve), rama del plexo braquial que, junto con el nervio del pectoral mayor, inerva los músculos pectorales.

nervio peroneo común (common fibular nerve), nervio que se origina a partir del nervio ciático y que emite dos ramos cutáneos: el ramo comunicante sural, que contribuye a la inervación de la piel sobre el lado posterolateral de la pierna, y el ramo cutáneo sural lateral, que inerva la piel del lado superior de la pierna. A continuación, prosigue alrededor del cuello del peroné y penetra en el compartimento lateral, donde se divide en nervio peroneo superficial y nervio peroneo profundo. El primero inerva los músculos peroneos largo y corto y algunas de las áreas dorsales del pie y los dedos. El nervio peroneo profundo inerva el compartimento anterior de la pierna.

nervio petroso mayor (greater petrosal nerve), ramo del nervio facial que inerva todas las glándulas salivales situadas por encima de la fisura oral, así como todas las glándulas mucosas de la nariz y la glándula lagrimal de la órbita.

nervio petroso menor (lesser petrosal nerve), pequeño nervio que se origina en el plexo timpánico que lleva fibras parasimpáticas preganglionares al ganglio ótico.

nervio petroso profundo (deep petrosal nerve), nervio formado en el plexo carotídeo interno, que sale de él en la fosa craneal y se une a la rama petrosa mayor del nervio facial. Conduce las fibras simpáticas posganglionares dirigidas fundamentalmente a los vasos sanguíneos.

nervio plantar externo (lateral plantar nerve), una de las dos ramas terminales del nervio tibial que inerva todos los músculos intrínsecos menos tres de la planta del pie y una franja cutánea en la cara externa de los dos tercios anteriores de la planta del pie y las superficies plantares adyacentes del quinto dedo y de la mitad externa del cuarto dedo.

nervio plantar medial (medial plantar nerve), principal nervio sensitivo de la planta del pie.

nervio pudendo (pudendal nerve), una de las ramas del plexo pudendo que inerva la región genital externa y la zona pélvica.

nervio radial (radial nerve), rama más larga del plexo braquial, que se origina de forma bilateral como continuación del cordón posterior. Inerva la piel del brazo y antebrazo y a sus músculos extensores.

nervio safeno interno (saphenous nerve), la rama más larga y de mayor tamaño del nervio crural, que inerva la piel del lado interno de la pierna y la piel sobre la rótula. Las ramas situadas por debajo de la rodilla inervan el tobillo y el lado medial del pie.

nervio sensitivo (sensory nerve), nervio formado por fibras aferentes que conducen impulsos sensitivos desde la periferia del cuerpo hasta el encéfalo o la médula espinal a través de las raíces raquídeas dorsales.

nervio simpático (sympathetic nerve), nervio que pertenece a la rama simpática del sistema nervioso autónomo.

nervio subcostal (subcostal nerve), nervio espinal procedente de D12, que inerva la piel y el músculo de la pared abdominal.

nervio subescapular inferior (inferior subscapular nerve), cualquiera de los tres pequeños nervios que corren a ambos lados de la espalda y se originan en la rama posterior del plexo braquial. Irriga parte del subescapular.

nervio superior del subescapular (superior subscapular nerve), cualquiera de los dos pequeños nervios que se encuentran en lados opuestos del cuerpo, originándose en los ramos posteriores del plexo braquial. Inervan la parte superior del músculo subescapular.

nervio supraescapular (suprascapular nerve), cualquiera de las dos ramas procedentes de los troncos del plexo braquial. Inerva la articulación del hombro, la escápula y los músculos asociados.

nervio sural (sural nerve), nervio que se origina en la parte superior de la pierna, entre las dos cabezas del músculo gastrocnemio, e inerva la piel de la superficie posterolateral de la pierna y la parte lateral del pie, así como el quinto dedo del pie.

nervio terminal (terminal nerve), nervio pequeño que se origina en el epitelio vomeronasal y se proyecta en hemisferio cerebral en la región del trígono olfatorio, clasificado por la mayoría de los anatomistas como una parte del primer par craneal o nervio olfatorio.

nervio timpánico (tympanic nerve), rama del nervio glosofaríngeo que aporta la inervación sensitiva del oído medio a la mucosa de la cavidad, trompa faringotimpánica y celdillas mastoideas. Contribuye también con fibras viscerales eferentes, que abandonan el plexo timpánico en el nervio petroso menor.

nervio torácico largo (long thoracic nerve), una de las dos ramas supraclaviculares de las raíces nerviosas del plexo braquial.

nervio toracodorsal (thoracodorsal nerve), rama del plexo braquial que se origina normalmente entre los dos nervios subescapulares. Recorre la pared posterior de la axila y termina en ramas que inervan el dorsal ancho.

nervio trigémino (trigeminal nerve), cualquiera de los dos nervios que forman un par craneal de gran longitud, esencial para la masticación, la sensibilidad general de la cara y la sensibilidad muscular del oblicuo superior. Los nervios trigéminos tienen raíces sensitivas, motoras e intermedias y conectan las tres áreas en el cerebro.

nervio vago (vagus nerve), el par craneal de mayor longitud, principal responsable del control parasimpático en el corazón y muchos otros órganos internos, incluyendo vísceras torácicas y abdominales.

nervio vestibular (vestibular nerve), rama del octavo nervio craneal asociada al sentido del equilibrio. Parte del ganglio vestibular del oído (ganglio de Scarpa).

nervio vestibulococlear (vestibulocochlear nerve), nervio craneal compuesto por fibras procedentes de los nervios coclear y vestibular, que conduce impulsos relacionados con el sentido de la audición y con el sentido del equilibrio.

nervios abdominales (abdominal nerves), la red de fibras nerviosas que pasan por la región abdominal posterior anterolateral a los cuerpos vertebrales lumbares y que incluyen los troncos simpáticos y los nervios esplácnicos asociados, el plexo prevertebral abdominal y los ganglios y el plexo lumbar.

nervios aferentes (afferent nerves), fibras nerviosas que transmiten impulsos desde la periferia al SNC.

nervios cardíacos (cardiac nerves), los tres nervios autónomos que inervan el corazón, es decir, el inferior, el superior y el medio (o mayor).

nervios caroticotimpánicos (caroticotympanic nerves), plexo de nervios que rodean la arteria carótida interna.

nervios cerebroespinales (cerebrospinal nerves), grupo constituido por los 12 pares craneales y los 31 pares de nervios raquídeos que se originan en el encéfalo y la médula espinal.

nervios cervicales (cervical nerves), ocho pares de nervios raquídeos que surgen en la zona cervical de la médula espinal, desde encima del atlas hasta la séptima vértebra cervical. Los cuatro primeros inervan la cabeza y el cuello, y los otros cuatro inervan principalmente los miembros superiores, el cuero cabelludo y la espalda.

nervios esplácnicos (splanchnic nerves), red de nervios, fundamentalmente fibras preganglionares, con filamentos que inervan el pene y el clítoris, así como el útero, el recto y otras estructuras de la cavidad abdominal.

nervios lumbares (lumbar nerves), cinco pares de nervios raquídeos que nacen en la región lumbar. Aumentan progresivamente de tamaño a medida que su localización es más caudal, y pasan lateralmente y hacia abajo por debajo de la vaina del psoas mayor, o entre sus fascículos para formar parte del plexo lumbar.

nervios raquídeos o espinales (spinal nerves), los 31 pares de nervios sin nombres especiales que están conectados con la médula espinal y numerados según el nivel de la médula del que emergen. Son 8 pares cervicales, 12 dorsales, 5 lumbares y 1 coccígeo. El primer par cervical sale de la médula espinal por el espacio comprendido entre la primera vértebra cervical y el hueso occipital. El resto de los pares cervicales y todos los pares dorsales salen horizontalmente por el agujero intervertebral de sus respectivas vértebras. Los pares de nervios lumbares, sacros y el coccígeo descienden desde sus puntos de origen en el extremo inferior de la médula antes de llegar al agujero intervertebral de sus respectivas vértebras. Cada nervio raquídeo o espinal está unido a la médula espinal por una raíz ventral y otra dorsal. Las raíces dorsales están formadas por neuronas sensitivas y acompañan a un ganglio espinal en los agujeros de conjunción. Las raíces ventrales están formadas por axones de neuronas motoras. El plexo sacro en la cavidad pélvica contiene fibras de nervios espinales de las regiones sacra y lumbar, y da origen al gran nervio ciático, que recorre la parte posterior del muslo.

nervios sacros (sacral nerves), cinco nervios segmentarios procedentes de la porción sacra de la médula espinal; los cuatro primeros emergen a través de los agujeros sacros anteriores y el quinto del espacio situado entre el agujero sacro y el cóccix.

nervios subescapulares (subscapular nerves), ramas del plexo braquial que inervan el músculo subescapular. El nervio subescapular inferior también inerva los músculos redondos mayores.

nervios torácicos (thoracic nerves), conjunto formado por los 12 nervios espinales a cada lado del tórax, que son los 11 nervios intercostales y un nervio subcostal. Se distribuyen fundamentalmente por las paredes del tórax y del abdomen.

nerviosismo (jitters), sensación de gran intranquilidad e inquietud.

nesiritida (nesiritide), vasodilatador que se utiliza para el tratamiento de la ICC descompensada aguda.

NET (TEN), siglas de **necrólisis epidérmica tóxica.**

Neuman, Betty [n. 1924], teórica de enfermería que desarrolló el modelo de sistemas Neuman, publicado por primera vez en 1972. En este modelo el paciente es presentado como una persona completa, un sistema abierto en cambio constante y en relación recíproca con el ambiente.

neumático (pneumatic), relativo al aire o a un gas.

neumatocele (pneumatocele), **1.** cavidad de paredes delgadas situada en el parénquima pulmonar que se origina por la obstrucción parcial de las vías aéreas. **2.** protrusión herniaria de tejido pulmonar. **3.** saco o tumor que contiene gas, generalmente en el escroto.

neumatograma (pneumatogram), registro realizado por un neumógrafo de los movimientos del tórax durante la respiración.

neumocéfalo (pneumocephalus), presencia de aire en la cavidad intracraneal.

neumocentesis (pneumocentesis), procedimiento en el que se realiza la punción de un pulmón para drenar el contenido líquido.

neumocistosis (pneumocystosis), infección por el parásito *Pneumocystis carinii,* habitualmente en enfermos infectados por VIH, niños malnutridos o prematuros, individuos inmunosuprimidos o debilitados, particularmente con neoplasias hematológicas, y que se caracteriza por fiebre, tos, taquipnea y, con frecuencia, cianosis.

neumocócico (pneumococcal), relativo o perteneciente a las bacterias del género *Pneumococcus.*

neumococo (pneumococcus), bacteria diplocócica grampositiva de la especie *Streptococcus pneumoniae,* la causa más frecuente de neumonía bacteriana.

neumoconiosis (pneumoconiosis), cualquier enfermedad del pulmón provocada por la inhalación crónica de polvo, generalmente polvos minerales de origen laboral o ambiental.

neumoconiosis por grafito (graphite pneumoconiosis), silicosis resultado de la inhalación del polvo del grafito.

neumoconiosis por polvo mixto (mixed dust pneumoconiosis), neumoconiosis causada por más de un tipo de polvo.

neumoconstricción (pneumoconstriction), depresión del tejido pulmonar colapsado que se produce por la estimulación mecánica de una parte expuesta del pulmón. Se produce por el cierre muscular reflejo localizado de los conductos alveolares y de los alveolos.

neumoencefalografía (pneumoencephalography), procedimiento para la visualización radiográfica del espacio ventricular, las cisternas basales y el espacio subaracnoideo situado sobre los hemisferios cerebrales. Se inyecta aire, helio u oxígeno en el espacio subaracnoideo lumbar después de la extracción intermitente del líquido cefalorraquídeo mediante punción lumbar.

neumoencefalograma (pneumoencephalogram), radiografía del encéfalo realizada durante la neumoencefalografía.

neumógrafo (pneumograph), aparato que registra los movimientos respiratorios mediante una espiral hinchable que rodea el tórax. Mide principalmente el ciclo ventilatorio más que la amplitud de los movimientos respiratorios.

neumohemotórax (pneumohemothorax), acumulación de aire y sangre en la cavidad pleural.

neumolisina (pneumolysin), factor de virulencia producido por *Streptococcus pneumoniae* asociado a citólisis.

neumología (pulmonology), ciencia que trata de la anatomía, fisiología y patología de los pulmones.

neumólogo (pulmonologist), individuo experto en neumología.

neumomediastino (pneumomediastinum), presencia de aire o gas en los tejidos mediastínicos. En lactantes puede conducir a neumotórax o neumopericardio, especialmente en los que padecen síndrome de sufrimiento respiratorio o neumonitis por aspiración. En niños mayores el trastorno puede ser resultado de bronquitis, asma agudo, tos ferina, fibrosis quística o rotura bronquial por tos o traumatismo.

neumonectomía (pneumonectomy), extirpación quirúrgica total o parcial de un pulmón.

neumonía (pneumonia), inflamación aguda de los pulmones, habitualmente producida por la inhalación de neumococos de la especie *Streptococcus pneumoniae*. Los alveolos y los bronquiolos de los pulmones se taponan con un exudado fibroso. La neumonía puede estar producida por otras bacterias, así como por virus, rickettsias y hongos.

neumonía asociada al respirador (ventilator-associated pneumonia), la más frecuente de las neumonías nosocomiales; supone una complicación de alto riesgo en pacientes que necesitan respiradores; con frecuencia se origina por la aspiración de secreciones contaminadas o del contenido gástrico.

neumonía atípica (atypical pneumonia), grupo de síntomas relativamente leves, que consisten en escalofríos, cefaleas, dolores musculares, fiebre moderada y tos, pero sin signos de infección bacteriana. Las radiografías de tórax pueden presentar un moteado en las bases pulmonares. El agente de Eaton, o *Mycoplasma pneumoniae,* podría ser el causante de los síntomas.

neumonía bacteriana (bacterial pneumonia), neumonía causada por bacterias como *Klebsiella pneumoniae, Mycoplasma pneumoniae, Staphylococcus aureus, Streptococcus pneumoniae* y *Streptococcus pyogenes*.

neumonía de Friedländer (Friedländer's pneumonia), [Carl Friedländer, patólogo alemán, 1847-1887], forma de neumonía con una elevada tasa de mortalidad, en particular en los pacientes ancianos, causada por la bacteria *Klebsiella pneumoniae*. Las regiones pulmonares afectadas tienden a confluir, y las personas que sobreviven pueden padecer abscesos pulmonares y necrosis.

neumonía del vértice (apex pneumonia), neumonía en la cual la hepatización está limitada al lóbulo superior de un pulmón.

neumonía difusa por hipersensibilidad (diffuse hypersensitivity pneumonia), reacción inflamatoria de los pulmones, mediada inmunológicamente, inducida por la exposición a un alergeno o por una reacción farmacológica adversa. El proceso se caracteriza por tos, fiebre, disnea, malestar general, edema pulmonar e infiltración de los alveolos por eosinófilos y células mononucleares grandes.

neumonía doble (double pneumonia), neumonía lobar aguda que afecta a ambos pulmones.

neumonía eosinofílica (eosinophilic pneumonia), inflamación pulmonar caracterizada por la infiltración de los alveolos por eosinófilos y grandes células mononucleares, edema pulmonar, fiebre, sudoración nocturna, tos, disnea y pérdida de peso.

neumonía estafilocócica (staphylococcal pneumonia), neumonía causada por un estafilococo.

neumonía fúngica (fungal pneumonia), neumonía causada por inhalación de hongos, normalmente *Blastomyces dermatitidis, Coccidioides immitis* o *Histoplasma capsulatum*. Otros muchos hongos, como *Aspergillus* y *Candida*, infectan a pacientes inmunocomprometidos.

neumonía hipostática (hypostatic pneumonia), tipo de neumonía en la que los líquidos tienden a acumularse en una zona pulmonar, lo que incrementa la susceptibilidad a la infección.

neumonía intersticial (interstitial pneumonia), inflamación crónica difusa de las zonas pulmonares, distales, con respecto a los bronquiolos terminales, caracterizada por fibrosis y formación de colágeno en las paredes alveolares, y la presencia de grandes células mononucleares en los espacios pulmonares. Sus síntomas son: disnea progresiva, dedos en palillo de tambor, cianosis y fiebre. Las radiografías muestran sombras y moteados parcheados, como en la bronconeumonía. En los últimos estadios de la enfermedad se observan bronquiectasias, dilataciones bronquiales y una contracción pulmonar.

neumonía intersticial descamativa (desquamative interstitial pneumonia), enfermedad respiratoria caracterizada por una acumulación de materia celular en alveolos y bronquios. Conduce a un proceso fibrótico, con síntomas de tos, dolor torácico, pérdida de peso y disnea.

neumonía intersticial linfocítica (NIL) (lymphocytic interstitial pneumonia [LIP]), trastorno respiratorio difuso caracterizado por fibrosis y acumulación de linfocitos en los pulmones. Suele ir asociado con linfoma.

neumonía linfoide intersticial (NLI) (lymphoid interstitial pneumonia [LIP]), forma de neumonía que afecta los lóbulos inferiores, con extensa infiltración alveolar por linfocitos maduros, células plasmáticas e histiocitos. Se asocia a SIDA, especialmente en niños, disproteinemia y síndrome de Sjögren. Es una enfermedad definidora del SIDA en niños.

neumonía lipídica (lipid pneumonia), inflamación del tejido esponjoso del pulmón causada por la inhalación de gotitas de aceite al interior de los alveolos.

neumonía lobar (lobar pneumonia), infección grave de uno o más de los 5 lóbulos principales de los pulmones que, si no se trata, puede producir consolidaciones en el tejido pulmonar. La enfermedad se caracteriza por fiebre, escalofríos, tos, esputo herrumbroso, respiración rápida y superficial, cianosis, náuseas, vómitos y pleuritis. La causa más frecuente es el *Streptococcus pneumoniae*. El absceso pulmonar, las atelectasias, el derrame pleural, el empiema y la pericarditis son algunas de sus complicaciones.

neumonía lobular aguda (acute lobar pneumonia), forma de neumonía caracterizada por una distribución lobular de la consolidación del líquido serofibrinoso exudado por los alveolos. La enfermedad es el resultado de una infección por un tipo virulento de *Streptococcus pneumoniae.* La enfermedad debuta de forma súbita. Los síntomas son el dolor punzante en el costado, la tos seca y el esputo herrumbroso.

neumonía por aspiración (aspiration pneumonia), trastorno inflamatorio de los pulmones y los bronquios causado por inhalación de material extraño o vómito ácido.

neumonía por aspiración congénita (congenital aspiration pneumonia), inflamación pulmonar neonatal provocada por la aspiración de líquido o meconio durante el parto.

neumonía por *Chlamydia pneumoniae* (*Chlamydia pneumoniae* pneumonia), forma leve de neumonía atípica primaria producida por la infección por *Chlamydia pneumoniae,* que se caracteriza por fiebre, estertores e infiltrados en lóbulos medios o inferiores.

neumonía por *Chlamydia trachomatis* (*Chlamydia trachomatis* pneumonia), neumonía bacteriana leve que suele afectar a lactantes cuyas madres están infectadas por *Chlamydia trachomatis*; sus características son tos, taquipnea y eosinofilia.

neumonía por *Haemophilus influenzae* (*Haemophilus influenzae* pneumonia), neumonía bacteriana causada por infección por *Haemophilus influenzae,* más frecuentemente vista en niños pequeños y en adultos debilitados o inmunocomprometidos.

neumonía por *Legionella* (Legionella pneumonia), neumonía causada por un bacilo gramnegativo denominado *Legionella pneumophila.*

neumonía por *Mycoplasma* (mycoplasma pneumonia), enfermedad contagiosa que afecta a niños y a adultos jóvenes y que se debe a *Mycoplasma pneumoniae.* Se caracteriza por la aparición de sintomatología respiratoria alta, tos seca y fiebre.

neumonía por *Pneumocystis* (*Pneumocystis* pneumonia), tipo de neumonía de células plasmáticas intersticiales en la que los alveolos adquieren un aspecto similar a un panal de abejas con material acidófilo. Los pacientes pueden tener o no fiebre, aunque generalmente están débiles, disneicos y cianóticos.

neumonía secundaria (secondary pneumonia), neumonía que se desarrolla durante el transcurso de otra enfermedad, como la difteria o la tularemia.

neumonía tuberculosa (tuberculous pneumonia), complicación de la tuberculosis en la que el material caseoso es aspirado por los bronquios, produciendo una bronconeumonía o una neumonía lobar.

neumonía vírica (viral pneumonia), infección pulmonar causada por un virus.

neumonitis (pneumonitis), inflamación del pulmón. La neumonitis puede estar provocada por un virus o bien puede tratarse de una reacción de hipersensibilidad a productos químicos o polvos orgánicos, como bacterias, excrementos de pájaros o mohos. Habitualmente se trata de una inflamación fibrosante, intersticial, granulomatosa del pulmón, especialmente de los bronquiolos y alveolos. Un síntoma frecuente es la tos seca.

neumonitis neumocócica (pneumococcal pneumonitis), inflamación del pulmón causada por una infección de bacterias neumocócicas.

neumonitis por hipersensibilidad (hypersensitivity pneumonitis), forma inflamatoria de neumonía intersticial producida por una reacción inmunológica en una persona hipersensible. Esta reacción puede estar provocada por numerosos polvos orgánicos inhalados, sobre todo aquellos que contienen esporas micóticas. Puede aparecer una amplia variedad de síntomas, entre los que se incluyen asma, fiebre, escalofríos, malestar y dolores musculares, que habitualmente aparecen de 4 a 6 horas después de la exposición.

neumonopatía (pneumonopathy), cualquier enfermedad o trastorno que involucra al pulmón.

neumonopleuritis (pneumonopleuritis), trastorno combinado de neumonía y pleuresía.

neumonoterapia (pneumonotherapy), tratamiento de la enfermedad del pulmón.

neumopericardio (pneumopericardium), presencia de aire o gas en el saco pericárdico.

neumoperitoneo (pneumoperitoneum), presencia de aire o gas en la cavidad peritoneal del abdomen. Puede ser espontáneo, como en el caso de la rotura de un órgano hueco que contiene gas, o inducido con fines diagnósticos o terapéuticos.

neumoperitonitis (pneumoperitonitis), inflamación aguda de la cavidad peritoneal acompañada por la presencia de aire o gas.

neumotacómetro (pneumotachometer), dispositivo que mide el flujo de los gases respiratorios en litros por minuto.

neumotórax (pneumothorax), presencia de aire o gas en el espacio pleural que provoca el colapso del pulmón. El neumotórax puede ser la consecuencia de una herida abierta en el tórax que permita la entrada de aire o de la ruptura de una bulla enfisematosa de la superficie del pulmón o de un golpe de tos intenso. También puede aparecer espontáneamente sin causa aparente. El inicio del neumotórax se acompaña de un súbito dolor agudo en el pecho seguido de dificultad para respirar con aumento de la frecuencia respiratoria, disminución del murmullo respiratorio, cese de los movimientos torácicos normales en el lado afectado, taquicardia, pulso débil, hipotensión, diaforesis, aumento de la temperatura corporal, palidez, vértigos y ansiedad.

neumotórax a tensión (tension pneumothorax), presencia de aire en el espacio intrapleural cuando la presión pleural excede la presión alveolar, causado por la rotura de la pared torácica o del parénquima pulmonar asociado a la apertura de una válvula. El aire pasa por esta válvula durante la tos pero no durante la espiración. Un neumotórax no aliviado puede llevar a parada respiratoria.

neumotórax abierto (open pneumothorax), presencia de gas o aire en el tórax como consecuencia de una herida abierta en la pared torácica.

neumotórax espontáneo (spontaneous pneumothorax), presencia de aire o gas en el espacio intrapleural como consecuencia de la ruptura del parénquima pulmonar y de la pleura visceral sin causa demostrada.

neumotórax extrapleural (extrapleural pneumothorax), patología en la cual se forma aire o una bolsa de aire entre la capa de fascia pleural endotorácica y la pared torácica adyacente.

neumotórax iatrogénico (iatrogenic pneumothorax), trastorno en el cual está presente aire o gas en la cavidad pleural como consecuencia de la ventilación mecánica, la colocación de un tubo de traqueostomía u otra intervención terapéutica.

neumotórax terapéutico (therapeutic pneumothorax), introducción intencionada de aire en el espacio intrapleural, produciendo el colapso parcial del pulmón. Se usaba en los años 40 como tratamiento de algunos casos de tuberculosis.

neural (neural), perteneciente o relativo a las células nerviosas y sus prolongaciones.

neuralgia (neuralgia), trastorno caracterizado por un intenso dolor lancinante y producido por diversos procesos que afectan al sistema nervioso.

neuralgia alucinatoria (hallucinatory neuralgia), sensación de dolor localizado que persiste después de haber remitido un episodio de dolor pulsante intenso.

neuralgia craneal migrañosa (migrainous cranial neuralgia), variante de la migraña, caracterizada por episodios muy próximos en el tiempo de cefaleas unilaterales pulsátiles, que se acompañan con frecuencia de la dilatación de los vasos sanguíneos temporales, rubefacción, sudoración, lagrimeo, rinorrea, ptosis y edema facial. Los episodios repetidos normalmente se presentan agrupados en pocos días o semanas, siguiéndose de un período de remisión relativamente largo.

neuralgia degenerativa (degenerative neuralgia), forma de neuralgia provocada por trastornos degenerativos del sistema nervioso, que habitualmente afectan a individuos de edad avanzada.

neuralgia del geniculado (geniculate neuralgia), trastorno inflamatorio grave, debilitante, del ganglio geniculado del nervio facial. Se caracteriza por otalgia, pérdida del sentido del gusto, parálisis facial y disminución de la salivación y del lagrimeo. En ocasiones se produce después de una infección por herpes zóster.

neuralgia del trigémino (trigeminal neuralgia), trastorno neurológico del nervio trigémino, caracterizado por paroxismos de dolor brusco, como una puñalada, irradiados a lo largo de la rama del nervio desde el ángulo de la mandíbula. Está ocasionada por la degeneración del nervio o por la existencia de presión sobre él. Puede estar afectada cualquiera de las tres ramas del nervio. Las crisis momentáneas de dolor recurren en grupos de algunos segundos de duración; los episodios paroxísticos de dolores pueden durar horas.

neuralgia facial (facial neuralgia), aparición de dolor en el oído medio y el conducto auditivo causado por la inflamación del ganglio ótico.

neuralgia glosofaríngea (glossopharyngeal neuralgia), trastorno de causa desconocida caracterizado por ataques recurrentes de dolor intenso en la región posterior de la faringe, amígdalas, base de la lengua y oído medio.

neuralgia herpética (herpetic neuralgia), forma de neuralgia con dolor intratable que se desarrolla en una zona donde ha existido una erupción previa de herpes zóster.

neuralgia idiopática (idiopathic neuralgia), forma de neuralgia que se produce sin lesión nerviosa estructural identificable.

neuralgia intercostal (intercostal neuralgia), dolor en los espacios intercostales de la pared torácica, que afectan a los nervios intercostales.

neuralgia plantar de Morton (Morton's plantar neuralgia), [Thomas G. Morton, cirujano norteamericano, 1835-1903], dolor pulsátil intenso que afecta a la rama nerviosa anastomótica situada entre los nervios plantares interno y externo.

neuralgia sintomática (symptomatic neuralgia), dolor de un nervio secundario a una enfermedad.

neuraminidasa (neuraminidase), enzima que cataliza la escisión del ácido *N*-acetilneuramínico de los mucopolisacáridos. Una deficiencia hereditaria de la enzima causa sialidosis y se asocia a galactosialidosis, que se caracteriza por retraso mental y alteraciones del esqueleto.

neurastenia (neurasthenia), **1.** trastorno que frecuentemente sigue a la depresión caracterizado por extenuación nerviosa y fatiga funcional vaga. **2.** (en psiquiatría) estadio de la recuperación de una experiencia esquizofrénica, durante la cual el paciente está apático y es aparentemente incapaz de abordar sus actividades y relaciones habituales.

neurectomía (neurectomy), escisión quirúrgica de un segmento nervioso.

neurilema (neurilemma, neurolemma), capa celular compuesta por una o más células de Schwann, que engloba las vainas mielínicas segmentadas de las fibras nerviosas periféricas. Es necesaria para la regeneración de los nervios periféricos en caso de sección de los mismos.

neurinoma (neurinoma), tumor de la vaina del nervio. Suele ser benigno, pero puede experimentar cambio maligno.

neuritis (neuritis), trastorno caracterizado por la inflamación de un nervio. Algunos de los signos de este proceso son: neuralgia, hiperestesia, anestesia, parálisis, atrofia muscular y falta de reflejos.

neuritis ascendente (ascending neuritis), inflamación de un nervio, que comienza en la periferia y se desplaza hacia arriba, a lo largo del tronco nervioso.

neuritis degenerativa (degenerative neuritis), inflamación provocada por trastornos degenerativos del tejido nervioso.

neuritis descendente (descending neuritis), forma de neuritis que se extiende en dirección caudal, desde la parte superior del sistema nervioso.

neuritis diseminada (disseminated neuritis), inflamación de nervios periféricos, con dolor, hipersensibilidad y pérdida de función. Las lesiones pueden afectar al parénquima de los tractos nerviosos sensitivos y motores.

neuritis óptica (optic neuritis), inflamación, degeneración o desmielinización del nervio óptico producida por diversas etiologías. La pérdida de visión es el síntoma cardinal.

neuritis parenquimatosa (parenchymatous neuritis), cualquier inflamación que afecte a la sustancia, los axones o la mielina del nervio.

neuritis periférica múltiple (multiple peripheral neuritis), inflamación o degeneración diseminada, aguda o subaguda, de nervios periféricos de distribución simétrica, caracterizada inicialmente por acorchamiento y hormigueo de las extremidades, sensación de calor y frío y fiebre ligera, que progresa a dolor y, en algunos casos, a la parálisis flácida. El proceso puede estar producido por sustancias tóxicas.

neuritis retrobulbar (retrobulbar neuritis), forma de neuritis que afecta al nervio óptico o a la papila.

neuritis sérica (serum neuritis), trastorno neurológico que generalmente afecta a los nervios cervicales o el plexo braquial, y que se produce de 2 a 8 días después de la inyección de una proteína de origen externo.

neuritis tabética (tabetic neuritis), forma de neuritis que acompaña a la infección sifilítica o tabes dorsal, que afecta a las columnas posteriores de las vías medulares.

neuritis tóxica (toxic neuritis), inflamación dolorosa de un nervio secundaria a una intoxicación por metales, bacteriana o por otras sustancias.

neuritis traumática (traumatic neuritis), neuritis producida por la lesión de un nervio.

neuroacantocitosis (neuroacanthocytosis), enfermedad autosómica recesiva que se caracteriza por tics, corea y cambios en la personalidad, con acantocitos en sangre.

neuroanatomía (neuroanatomy), rama de la biología que se ocupa de la estructura del sistema nervioso.

neuroapraxia (neurapraxia), interrupción de la conducción nerviosa sin que exista solución de continuidad en el axón.

neuroartropatía (neuroarthropathy), trastorno en el que una enfermedad articular es secundaria a una enfermedad del sistema nervioso.

neurobiología (neurobiology), rama de la biología que se ocupa de la anatomía y la fisiología del sistema nervioso.

neuroblasto (neuroblast), cualquier célula embrionaria que evoluciona a neurona funcionante; célula nerviosa inmadura.

neuroblastoma (neuroblastoma), tumor de alta malignidad formado por células ectodérmicas primitivas que derivan de la placa neural durante la fase embrionaria. El tumor se puede originar en cualquier parte del sistema nervioso simpático, pero es más frecuente en la médula suprarrenal. Los neuroblastomas metastatizan precoz y ampliamente a los ganglios linfáticos, el hígado, el pulmón y el hueso. Entre los síntomas se encuentran efecto de masa abdominal, dificultad respiratoria y anemia. Las lesiones suprarrenales hormonalmente activas pueden dar lugar a irritabilidad, rubor facial, sudoración, hipertensión y taquicardia.

neuroblastoma tipo Hutchison (Hutchison-type neuroblastoma), [Robert G. Hutchison, pediatra inglés, 1871-1960], neuroblastoma que ha metastatizado en el cráneo.

neurobrucelosis (neurobrucellosis), complicación grave de una infección por brucelosis que afecta al sistema nervioso y puede causar meningitis, ictus, lesiones de nervios craneales o aneurismas micóticos.

neurocele (neurocoele), sistema de cavidades del SNC de los seres humanos y otros animales vertebrados. Consta de los ventrículos cerebrales y el conducto central de la médula espinal.

neurocentral (neurocentral), relativo al centro y a las vértebras en desarrollo en los primeros estadios embriológicos.

neurocentro (neurocentrum), tejido embrionario mesodérmico que ulteriormente da origen a las vértebras.

neurociencia (neuroscience), estudio de la neurología y temas asociados, como la neuroanatomía, la neurofisiología, la neurofarmacología y la neurocirugía.

neurocirugía (neurosurgery), intervención quirúrgica que se realiza en el cerebro, médula espinal o nervios periféricos. La cirugía cerebral se realiza para tratar lesiones, trastornos vasculares o la epilepsia; resecar tumores o cuerpos extraños; disminuir la presión intracraneal en caso de hemorragia o hidrocefalia; drenar abscesos; tratar el parkinsonismo; o aliviar el dolor. Los tipos de cirugía espinal son la fusión y la laminectomía. La cirugía del nervio periférico se lleva a cabo para resecar tumores, aliviar el dolor o hacer una nueva conexión en un nervio dañado.

neurocitolisina (neurocytolysin), sustancia tóxica del veneno de serpiente que destruye las membranas de la célula nerviosa.

neurocitólisis (neurocytolisis), destrucción de células nerviosas.

neurocitoma (neurocytoma), tumor compuesto por células nerviosas indiferenciadas, generalmente ganglionares.

neurodermatitis (neurodermatitis), trastorno cutáneo pruriginoso inespecífico, que se aprecia en individuos nerviosos y ansiosos. Se producen excoriaciones y liquenificación en zonas expuestas, fácilmente accesibles del cuerpo, como los antebrazos o la frente.

neuroectodermo (neuroectoderm), parte del ectodermo embrionario que origina los sistemas nerviosos central y periférico, incluidas algunas células gliales.

neuroendocrino (neuroendocrine), relativo a los efectos producidos por glándulas endocrinas estrechamente relacionadas con el sistema nervioso, o que se asemeja a ellos.

neuroendoscopia (neuroendoscopy), uso de un neuroendoscopio con la ayuda de un sistema de neuronavegación para explorar el SNC y realizar intervenciones de neurocirugía mínimamente invasivas.

neuroendoscopio (neuroendoscope), endoscopio para explorar el SNC y realizar algunas intervenciones.

neuroepitelioma (neuroepithelioma), rara neoplasia del neuroepitelio de un nervio sensitivo.

neuroesqueleto (neuroskeleton), partes del esqueleto que rodean o brindan protección de otra manera al sistema nervioso, en particular el cráneo y las vértebras.

neuroestimulación eléctrica (neuroelectric therapy), uso de corriente eléctrica de baja intensidad para estimular las terminaciones nerviosas. La acción puede estimular la liberación de neurotransmisores endógenos, tales como endorfinas, que producen alivio sintomático. Un tipo de terapia es la neuroestimulación eléctrica transcutánea.

neurofibrilla (neurofibril), estructura parecida a una hebra que se encuentra en el citoplasma de una neurona.

neurofibroma (neurofibroma), tumor fibroso del tejido nervioso que resulta de la proliferación anómala de células de Schwann. Los crecimientos múltiples en el sistema nervioso periférico se asocian a menudo con anomalías en otros tejidos.

neurofibroma dérmico (dermal neurofibroma), neurofibroma que surge dentro de la piel como un pequeño nódulo carnoso que se puede hacer pedunculado, superpuesto a una lesión subcutánea palpable.

neurofibromatosis (neurofibromatosis), trastorno congénito, transmitido en forma autosómica dominante, caracterizado por numerosos fibromas en nervios y piel, manchas de café con leche en la piel y, en algunos casos, anomalías del desarrollo de músculos, huesos y vísceras.

neurofibromatosis del lactante (infantile neurofibromatosis), trastorno presente al nacer o que se produce podo después, caracterizado por la presencia de nódulos únicos o múltiples, firmes, de consistencia elástica, esféricos u ovoides en la piel y el tejido subcutáneo. Los nódulos están compuestos por miofibroblastos y pueden ulcerarse y calcificarse. En alrededor del 50% de los pacientes, también hay fibromas esqueléticos. Puede haber una afectación visceral, que tiene una elevada mortalidad.

neurofilamento (neurofilament), filamento citoplásmico de unos 10 nm de diámetro presente en las neuronas. Tiene función de citoesqueleto y puede estar implicado en el transporte intracelular de metabolitos.

neurofisina (neurophysin), proteína de un grupo de proteínas liberadas por la hipófisis posterior al mismo tiempo que la hormona vasopresina u oxitocina. Se elimina a partir de una proteína de mayor tamaño de la cual forman parte la vasopresina o la oxitocina.

neurogénesis (neurogenesis), desarrollo del tejido del sistema nervioso.

neurógeno (neurogenic), **1.** perteneciente a la formación del tejido nervioso. **2.** originado en el sistema nervioso.

neuroglía (neuroglia), células de tejido no neuronal, conjuntivo o de sostén, del sistema nervioso central y periférico. Realizan las funciones menos especializadas del entramado nervioso.

neurografía (neurography), **1.** estudio de los potenciales de acción de los nervios. **2.** técnica para visualizar la actividad de los nervios periféricos a través de la representación gráfica de los datos obtenidos mediante registro eléctrico o radiografías con un medio de contraste.

neurohipófisis (neurohypophysis), lóbulo posterior de la hipófisis, que produce la hormona antidiurética y la oxitocina. La estimulación nerviosa del hipotálamo controla la liberación de las distintas sustancias a la sangre.

neurohormona (neurohormone), hormona producida en células neurosecretoras como las del hipotálamo y liberada a la circulación, al líquido cefalorraquídeo o a los espacios intercelulares del sistema nervioso. El producto puede ser o no ser una verdadera hormona sistémica, como la adrenalina. Cuando la hormona no es una verdadera hormona, puede ser un producto celular que induce la liberación de una hormona trópica, la cual a su vez estimula a una glándula endocrina a liberar una hormona sistémica.

neuroinmunología (neuroimmunology), estudio de las relaciones entre los sistemas inmunitario y nervioso, como la actividad autoinmunitaria en enfermedades nerviosas.

neurolepsia (neurolepsis), **1.** alteración del nivel de consciencia, como la inducida por un agente neuroléptico, que se caracteriza por inactividad, disminución de la actividad motora, disminución de la ansiedad e indiferencia al entorno. Puede cursar con somnolencia, aunque se puede despertar al paciente, que obedece órdenes. **2.** estado mental que se caracteriza por el bloqueo o abolición de los reflejos autónomos, como en la hipnosis o en los trastornos inducidos por antipsicóticos.

neuroléptico (neuroleptic), perteneciente a la neurolepsia.

neuroleptoanalgesia (neuroleptoanalgesia), forma de analgesia conseguida mediante la administración concurrente de un neuroléptico, como el droperidol, y un analgésico, como el fentanil. Se reduce la ansiedad, la actividad motora y la sensibilidad a estímulos dolorosos; la persona está quieta e indiferente al entorno y a lo que la rodea. El paciente puede obedecer órdenes sencillas.

neuroleptoanestesia (neuroleptoanesthesia), forma de anestesia obtenida con la administración de un agente neuroléptico, un analgésico narcótico y óxido nitroso en oxígeno. La inducción de la anestesia es lenta, aunque la recuperación de la consciencia es rápida al interrumpirse la inhalación del óxido nitroso.

neurolingüística (neurolinguistics), estudio de la adquisición, procesamiento y producción del lenguaje a nivel neurológico.

neurología (neurology), campo de la medicina que trata del sistema nervioso y sus alteraciones.

neuroma (neuroma), neoplasia benigna compuesta principalmente por neuronas y fibras nerviosas, que normalmente se origina en el tejido nervioso. El dolor irradiado desde la lesión a la periferia del nervio afectado suele ser intermitente, aunque se puede hacer continuo e intenso.

neuroma amielínico (amyelinic neuroma), tumor que contiene solamente fibras nerviosas no mielinizadas.

neuroma cutis (neuroma cutis), neoplasia de la piel que contiene tejido nervioso y puede ser extremadamente sensible a estímulos dolorosos.

neuroma de amputación (amputation neuroma), forma de neuroma traumático que se puede desarrollar en el extremo proximal de un nervio cortado o con graves lesiones.

neuroma del acústico (acoustic neuroma), tumor benigno originado en el nervio vestibulococlear y que crece en el interior del conducto auditivo. Según la localización y el tamaño de la lesión, puede dar lugar a tinnitus, sordera progresiva, cefaleas, parestesias faciales, papiledema, mareos y marcha inestable. Puede ser unilateral o bilateral.

neuroma falso (false neuroma), neoplasia que no contiene elementos nerviosos.

neuroma fascicular (fascicular neuroma), neoplasia formada por fibras nerviosas mielinizadas.

neuroma ganglionar (ganglionar neuroma), tumor compuesto por una masa sólida de ganglios y fibras nerviosas, que se localiza normalmente en los tejidos abdominales y aparece sobre todo en niños.

neuroma mielínico (myelinic neuroma), neuroma constituido por fibras nerviosas mielinizadas.

neuroma nevoide (nevoid neuroma), tumor del tejido nervioso que contiene múltiples pequeños vasos sanguíneos.

neuroma plantar (plantar neuroma), neuroma de la planta del pie.

neuroma plexiforme (plexiform neuroma), neoplasia formada por haces retorcidos de nervios.

neuroma quístico (cystic neuroma), neoplasia del tejido nervioso que ha degenerado y se ha convertido en quística.

neuroma traumático (traumatic neuroma), masa enmarañada de elementos nerviosos y tejido fibroso producida por la proliferación de las células de Schwann y de fibroblastos después de la lesión severa de un nervio.

neuroma verdadero (true neuroma), cualquier neoplasia formada por tejido nervioso.

neuromatosis (neuromatosis), enfermedad neoplásica caracterizada por la presencia de numerosos neuromas.

neuromecanismo (neuromechanism), sistema neurológico cuyos componentes actúan conjuntamente para producir una función del SNC.

neuromielitis (neuromyelitis), situación patológica que se caracteriza por la inflamación de la médula espinal y los nervios periféricos.

neuromodulador (neuromodulador), sustancia que altera la transmisión de los impulsos nerviosos.

neuromotor (neuromotor), perteneciente o relativo a los músculos y nervios, o a los impulsos nerviosos transmitidos a los músculos.

neuromuscular (neuromuscular), perteneciente o relativo a nervios y músculos.

neurona (neuron, neurone), célula nerviosa básica del sistema nervioso, formada por un cuerpo celular, un núcleo y una o más prolongaciones. Las neuronas se clasifican según la dirección en la que conducen los impulsos y el número de prolongaciones. Las neuronas sensitivas transmiten los impulsos nerviosos hacia la médula espinal y el encéfalo. Las neuronas motoras transmiten los impulsos nerviosos desde el encéfalo y la médula espinal a los músculos y los tejidos glandulares. Las neuronas también se pueden clasificar en multipolares, bipolares y unipolares, según el número de prolongaciones que presentan. Para llevar y generar los impulsos nerviosos, las neuronas funcionan de acuerdo con procesos electroquímicos, en los que participan los iones sodio y potasio con carga positiva, y cambios del potencial eléctrico del líquido intra y extracelular de la neurona.

neurona encefalinérgica (enkephalinergic neuron), célula nerviosa que libera el péptido neurotransmisor encefalina.

neurona internuncial (internuncial neuron), neurona de conexión en una vía nerviosa, que normalmente sirve de unión entre otras dos neuronas.

neurona posganglionar (postganglionic neuron), neurona que es distal o se sitúa más allá de un ganglio.

neurona preganglionar (preganglionic neuron), neurona cuyo axón establece contacto con otra célula nerviosa situada en un ganglio periférico.

neuronitis (neuronitis), trastorno caracterizado por la inflamación de un nervio o una célula nerviosa, especialmente las células y las raíces de los nervios raquídeos.

neuronitis vestibular (vestibular neuronitis), ataque grave y repentino de vértigo sin síntomas de sordera o acúfenos. Suele afectar a adultos jóvenes o de edad mediana, es pasajera y consecutiva a una infección respiratoria superior.

N

neurootología (neurotology), rama de la otología que se ocupa de aquellas partes del sistema nervioso relacionadas con el oído, en especial el oído interno y las estructuras del tronco encefálico asociadas.

neurootológico (neurotologic), perteneciente al estudio de los elementos del oído que están relacionados con el cerebro y el sistema nervioso.

neuroparálisis (neuroparalyisis), pérdida de potencia muscular como consecuencia de un trastorno que involucra la parte del sistema nervioso que afecta al músculo.

neuropatía (neuropathy), trastorno caracterizado por inflamación y degeneración de los nervios periféricos.

neuropatía alcohólica (alcoholic neuropathy), parálisis que afecta a los nervios periféricos provocada por el consumo de alcohol.

neuropatía ascendente (ascending neuropathy), enfermedad del sistema nervioso, que comienza en un lugar inferior del cuerpo y se extiende hacia arriba.

neuropatía axonal gigante (giant axonal neuropathy), neuropatía autosómica recesiva de la infancia caracterizada por axones agrandados constituidos por acumulaciones de neurofilamentos.

neuropatía bulboespinal ligada al cromosoma X (X-linked bulbospinal neuropathy), trastorno hereditario de la médula espinal y del bulbo raquídeo en varones, con rasgos endocrinos asociados, como azoospermia, ginecomastia, intolerancia a la glucosa y cambios cutáneos feminizantes.

neuropatía descendente (descending neuropathy), enfermedad del sistema nervioso periférico que se extiende en dirección caudal, desde la parte superior del cuerpo.

neuropatía diabética (diabetic neuropathy), proceso patológico no inflamatorio asociado con diabetes mellitus y caracterizado por trastornos sensitivos y/o motores en el sistema nervioso periférico. Los pacientes experimentan comúnmente degeneración de nervios y vías sensoriales. Los síntomas tempranos, como dolor y pérdida de reflejos en las piernas, pueden presentarse en pacientes con sólo una hiperglucemia moderada. La diabetes se asocia con una amplia gama de neuropatías, entre ellas mononeuritis múltiples, mononeuropatías por compresión y atrapamiento, neuropatías craneales y neuropatías autonómicas y de fibras delgadas. El diagnóstico diferencial es difícil porque no todas las neuropatías sensorimotoras son causadas por la diabetes.

neuropatía mieloóptica subaguda (NMOS) (subacute myelooptic neuropathy [SMON]), trastorno caracterizado por dolor y debilidad musculares, habitualmente por debajo de la vértebra D12, disestesia dolorosa de las extremidades y, en algunos casos, atrofia óptica.

neuropatía motora multifocal (multifocal motor neuropathy), neuropatía autoinmunitaria adquirida que se caracteriza por una debilidad muscular asimétrica y progresiva, que afecta sobre todo a los brazos, con un déficit sensitivo escaso o nulo.

neuropatía óptica (optic neuropathy), trastorno visual, generalmente no inflamatorio, que se caracteriza por la disfunción y destrucción de los tejidos del nervio óptico. Entre las causas se incluyen las alteraciones vasculares con interrupción del flujo sanguíneo, la compresión por tumores o aneurismas, las deficiencias nutricionales o los efectos tóxicos químicos. Afecta generalmente a un solo ojo y puede desembocar en ceguera.

neuropatía periférica (peripheral neuropathy), cualquier trastorno funcional u orgánico del sistema nervioso periférico.

neuropatía por atrapamiento (entrapment neuropathy), lesión o inflamación de nervios aislados debido a la presión de los tejidos circundantes, tales como ligamentos y fascias.

neuropatía por compresión (compression neuropathy), trastornos que implican la lesión de raíces nerviosas sensitivas o de nervios periféricos, ocasionada por presión mecánica o traumatismo localizado y que se caracteriza por parestesia, debilidad o parálisis. Los nervios carpiano, peroneo, radial y cubital son los más habitualmente afectados.

neuropatía sensorial (sensory neuropathy), neuropatía o polineuropatía de los nervios sensoriales.

neuropéptido (neuropeptide), cualquiera de las múltiples moléculas que se encuentran en el tejido cerebral, compuestas por pequeñas cadenas de aminoácidos; entre ellas se encuentran las endorfinas, encefalinas y vasopresina. Se suelen localizar en el axón terminal en la sinapsis y se clasifican como neurotransmisores, aunque algunas son también hormonas.

neuropéptido Y (NPY) (neuropeptide Y [NPY]), sustancia natural que indica al encéfalo que se debe empezar a comer. Cuando se inyecta a animales de laboratorio, éstos comen abundantemente. Las sustancias que bloquean el receptor de NPY reducen el apetito. La leptina, una hormona que induce al cerebro la pérdida de peso, reduce la excreción de NPY a partir del hipotálamo, un centro principal de producción.

neuroplastia (neuroplasty), cirugía plástica para reparar un nervio.

neuroplasticidad (neuroplasticity), capacidad del sistema nervioso para adaptarse o regenerarse después de un traumatismo.

neuroplejía (neuroplegia), parálisis nerviosa producida por enfermedad, lesión o efecto de fármacos neurolépticos.

neuroporo (neuropore), abertura a cada extremo del tubo neural durante el desarrollo embrionario precoz, que comunican el canal central del tubo neural con el exterior.

neuroporo anterior (anterior neuropore), abertura del tubo neural en la porción anterior del prosencéfalo.

neuroporo posterior (posterior neuropore), orificio del extremo caudal del tubo neural embrionario.

neuropraxia (neuropraxia), estado en el que un nervio sigue intacto tras una lesión grave, pero deja de transmitir impulsos.

neuroprotección (neuroprotection), protección frente a la neurotoxicidad.

neuroprotector (neuroprotective), que defiende o protege de la neurotoxicidad.

neuropsiquiatra (neuropsychiatrist), médico que se ocupa de la relación entre los procesos neurológicos y los trastornos psiquiátricos.

neuropsiquiatría (neuropsychiatry), rama de la medicina que se ocupa de problemas de la psiquiatría en cuanto se relacionan con la neurofisiología de las funciones del encéfalo.

neuroquímica (neurochemistry), rama de la neurología que estudia la bioquímica del sistema nervioso.

neurorradiografía (neuroradiography), radiografía de los tejidos del sistema nervioso.

neurorradiografía estereotáxica (stereotaxic neuroradiography), técnica radiográfica aplicada habitualmente durante la neurocirugía para guiar la inserción de una aguja en un área específica del cerebro.

neurorradiología (neuroradiology), rama de la radiología que se ocupa en diagnosticar enfermedades del sistema nervioso central.

neurorrafia (neurorrhaphy), técnica quirúrgica para la reparación de nervios seccionados.

neurosarcoidosis (neurosarcoidosis), enfermedad granulomatosa que puede afectar a cualquier parte del sistema nervioso, pero con mayor frecuencia a los nervios craneales y espinales. La implicación de nervios craneales puede producir parálisis facial, mientras que la afectación de nervios espinales puede manifestarse en forma de mononeuritis múltiples. Si se afecta el SNC, puede verse dañada la vascularización encefálica, con resultado de ictus.

neurosarcoma (neurosarcoma), neoplasia maligna compuesta por tejidos nervioso, conjuntivo y vascular.

neurosensorial (sensorineural), perteneciente a los nervios sensitivos.

neurosífilis (neurosyphilis), infección del SNC por *Treponema pallidum,* el agente causal de la sífilis, que puede invadir las meninges y el sistema cerebrovascular.

neurosífilis asintomática (asymptomatic neurosyphilis), forma de neurosífilis que presenta cambios patológicos del líquido cefalorraquídeo, aunque no existen síntomas de lesión del SNC. La neurosífilis asintomática se puede producir muchos años antes de que resulte evidente la lesión real del sistema nervioso.

neurosífilis meningovascular (meningovascular neurosyphilis), inflamación, en la neurosífilis, de los tejidos de soporte y nutritivos del SNC.

neurosis (neurosis), término que ya no se usa, para designar un tipo de trastornos mentales en los que los síntomas son penosos para la persona, que mantiene intacto su juicio sobre la realidad externa, su comportamiento no viola graves normas sociales, y no presenta causa orgánica aparente.

neurosis de guerra (shell shock), cualquiera de diversos trastornos mentales, que van desde un temor exagerado hasta la demencia, comúnmente atribuídos al ruido o sacudidas de bombas o proyectiles al explotar, pero actualmente se achacan a una reacción traumática ante el estrés del combate.

neurosoma (neurosome), **1.** cuerpo neuronal. **2.** cada una de las partículas diminutas que se encuentran en el protoplasma de una neurona.

neurotendinoso (neurotendinous), relativo a nervios y tendones de forma conjunta.

neurotensina (neurotensin), péptido neurotransmisor que se encuentra en muchas partes del encéfalo. Está implicado en la vasodilatación, la hipotensión y la percepción del dolor.

neurotensinoma (neurotensinoma), tumor neuroendocrino del tracto gastrointestinal. Su principal producto segregado es la neurotensina. El tumor se origina en células de islotes no beta, pero, a diferencia de otros tumores neuroendocrinos, carece de rasgos clínicos distintivos.

neurótico (neurotic), **1.** perteneciente o relativo a la neurosis o los procesos neuróticos. **2.** persona enferma de neurosis. **3.** *coloquial,* persona emocionalmente inestable. **4.** perteneciente a los nervios.

neurotmesis (neurotmesis), lesión de un nervio periférico en el que éste queda completamente roto por laceración o tracción.

neurotomía (neurotomy), escisión quirúrgica de uno o varios nervios.

neurotoxicidad (neurotoxicity), capacidad de un medicamento u otra sustancia para destruir o lesionar el tejido nervioso.

neurotóxico (neurotoxic), que tiene un efecto venenoso sobre los nervios y las células nerviosas, como cuando la ingesta de plomo provoca la degeneración de los nervios periféricos.

neurotoxina (neurotoxin), toxina que actúa directamente sobre los tejidos del SNC, desplazándose por el cilindroeje de los nervios motores del encéfalo. Estas toxinas pueden encontrarse en el veneno de las serpientes, las espinas de conchas marinas o la carne de peces o mariscos, o ser producidas por bacterias, o en los productos de desintegración celular provocados por bacterias.

neurotransmisor (neurotransmitter), agente químico que modifica o produce impulsos nerviosos entre las sinapsis. Los neurotransmisores son liberados por los botones sinápticos en las hendiduras sinápticas, y pasan por el espacio existente entre las neuronas presinápticas y las postsinápticas. Cuando el impulso nervioso alcanza el botón sináptico, las moléculas del neurotransmisor fluyen por las hendiduras sinápticas y se fijan a los receptores específicos. Este flujo permite la difusión asociada de iones sodio y potasio, lo que produce un potencial de acción.

neurotripsia (neurotripsy), aplastamiento quirúrgico de un nervio.

neurotrófico (neurotrophic), que nutre las células nerviosas.

neurotropismo (neurotropism), **1.** tendencia de ciertos microorganismos, venenos y nutrientes a ser atraídos hacia el tejido nervioso. **2.** apetencia de ciertos colorantes básicos por el tejido nervioso.

néurula (neurula), embrión primitivo durante el período de neurulación, cuando comienza a diferenciarse el tejido del sistema nervioso. En esta etapa del desarrollo el embrión se encuentra en el tercer estadio del desarrollo embrionario. En los seres humanos la fase de néurula comienza aproximadamente a los 19 a 26 días tras la fecundación.

neurulación (neurulation), desarrollo de la placa neural y procesos implicados en su cierre ulterior para formar el tubo neural durante las fases precoces del desarrollo embrionario.

neutralización (neutralization), interacción entre un ácido y una base, lo que produce una solución que no es ácida ni básica. Los productos habituales de la neutralización son una sal y el agua.

neutro (neutral), estado que se encuentra exactamente entre dos valores, cualidades o propiedades opuestos. Por ejemplo, en electricidad un estado neutro es aquel en el que no existen cargas positivas ni negativas. En química, un estado neutro es aquel que presenta una sustancia que no es ácida ni básica.

neutrofilia (neutrophilia), número elevado de neutrófilos en la sangre, causa común de leucocitosis.

neutrófilo (neutrophil), leucocito polimorfonuclear que se tiñe fácilmente con colorantes neutros. Los neutrófilos son los leucocitos circulantes esenciales para la fagocitosis y la proteólisis, en las que se eliminan y destruyen bacterias, detritus celulares y partículas sólidas. Un recuento de neutrófilos igual o inferior a 500 se considera peligroso para la vida.

neutrófilo segmentado (segmented neutrophil), neutrófilo con un filamento entre los lóbulos de su núcleo.

neutrón (neutron), (en física) partícula elemental que forma parte del núcleo de todos los elementos, excepto el isótopo H^1 del hidrógeno. No posee carga eléctrica y tiene aproximadamente la misma masa que el protón.

neutropenia (neutropenia), descenso anómalo del número de neutrófilos de la sangre. El descenso puede ser absoluto o relativo. La neutropenia se asocia a leucemia aguda, infección, artritis reumatoide, insuficiencia de vitamina B_{12} y esplenomegalia crónica.

neutropenia cíclica (cyclic neutropenia), tipo crónico de neutropenia que disminuye y reaparece, acompañada de malestar, fiebre, estomatitis y diversos tipos de infecciones.

neutropenia inmunológica (immune neutropenia), destrucción de neutrófilos causada por anticuerpos específicos para epitopos de neutrófilos, como suele ocurrir en las enfermedades autoinmunitarias.

nevirapina (nevirapine), antirretroviral inhibidor de la transcriptasa inversa no nucleósido. Se utiliza para el tratamiento de la infección por el VIH combinado con otros fármacos.

nevo (nevus), marca cutánea, congénita, pigmentada y normalmente benigna, que puede convertirse en cancerosa.

nevo azul (blue nevus), nódulo cutáneo marcadamente circunscrito, generalmente benigno, de color azul acerado. Se encuentra en la cara o las extremidades superiores, crece muy lentamente y persiste a lo largo de toda la vida. Cualquier cambio repentino en el tamaño de dicha lesión requiere cirugía y estudio anatomopatológico. El color oscuro está causado por melanocitos grandes y muy condensados en la profundidad de la dermis.

nevo azul en tetina de goma (blue rubber bleb nevus), forma congénita de nevus, transmitida con carácter autosómico dominante, que se caracteriza por hemangiomas de color azul con la parte central elevada y de consistencia blanda, semejantes a pezones. Este tipo de nevo se localiza en la superficie cutánea, en el tubo digestivo y, en ocasiones, en las membranas mucosas. Puede ir acompañado de dolor, hiperhidrosis regional o hemorragia gastrointestinal.

nevo cutáneo (cutaneous nevus), coloración congénita de un área de piel, como las manchas en frambuesa del nacimiento.

nevo de la unión (junction nevus), excrecencia de piel sin pelo, plana o ligeramente elevada, de color marrón pálido, que procede de las células pigmentarias de la zona de unión dermoepidérmica. Los cambios malignos pueden venir marcados por el aumento de tamaño, endurecimiento u oscurecimiento, hemorragia o aparición de un cambio de color satélite alrededor del nevo.

nevo displásico (dysplastic nevus), nevo adquirido atípico con borde irregular, márgenes no definidos y coloración mixta, que a menudo aparece en gran número y con frecuencia es precursor de melanoma maligno.

nevo epidérmico (epidermal nevus), lesión congénita aislada de coloración específica originada por un hipercrecimiento de la epidermis. Puede aparecer en recién nacidos.

nevo flámeo (nevus flammeus), hemangioma capilar plano presente en el nacimiento y que varía de color y forma, de rojo pálido a violáceo rojizo intenso. Se observan con más frecuencia en el occipucio y no suelen causar problemas. La intensidad de su color depende de que estén afectados los vasos de la dermis superficial, media o profunda.

nevo halo (halo nevus), melanocito benigno que aparece como una mancha central de color marrón rodeada por un círculo de piel despigmentada. A lo largo de un período de meses el nevo central se aplana y pierde su pigmento, dejando una mácula blanca redonda. Con el tiempo, el halo vuelve a pigmentarse.

nevo melanocítico (melanocytic nevus), lesión pigmentada congénita de la piel causada por un trastorno que afecta a los melanocitos.

nevo piloso (hairy nevus), lunar, generalmente pigmentado, del que crecen pelos.

nevo sebáceo de Jadassohn (nevus sebaceus of Jadassohn), neoplasia cutánea congénita con varios elementos tisulares cutáneos. La localización más común es el cuero cabelludo, la cara o el cuello. Se presenta en forma de una placa cérea amarilla o parda de alopecia al nacimiento. Durante la pubertad, las lesiones se elevan y se hacen más gruesas y verrucosas. Si no se trata, la lesión puede seguir siendo benigna o convertirse en una proliferación maligna a lo largo de la vida.

nevo telangiectásico (telangiectatic nevus), trastorno común de la piel de los neonatos, caracterizado por la existencia de regiones localizadas planas, rosa oscuro, de dilatación capilar, que aparecen predominantemente en la zona posterior del cuello, región occipital inferior, párpados superiores, labio superior y en el puente de la nariz. Las áreas desaparecen permanentemente aproximadamente a los 2 años de edad.

New England Journal of Medicine (NEJM) *(New England Journal of Medicine [NEJM]),* revista profesional médica, de aparición semanal, que publica los hallazgos de investigaciones médicas y artículos sobre temas controvertidos de política y ética relativos a la práctica de la medicina.

Newman, Margaret A. (n. 1933), estudiosa de la enfermería que definió tres métodos para el descubrimiento de la teoría de la enfermería. Son: «préstamo» de las teorías de disciplinas relacionadas con ella, análisis de las situaciones de la enfermería práctica en busca de relaciones conceptuales y creando nuevos sistemas conceptuales de los que puedan derivarse las teorías.

newton (newton), [Sir Isaac Newton, científico inglés, 1642-1727], unidad de fuerza del SI, que provoca una aceleración de un metro por segundo al cuadrado, a una masa de un kilogramo.

nexo (nexus), unión, especialmente la que se establece entre miembros de una serie o grupo.

nF (nF), abreviatura de *nanofaradio.*

NF (NF), siglas de ***National Formulary.***

NF1 (NF1), gen asociado a la neurofibromatosis. Forma parte de una familia de genes que en condiciones normales regulan la duración de la división celular. Puede volverse defectuoso y dar lugar a la neurofibromatosis, cuando se introduce en él una secuencia itinerante de una molécula de ADN.

ng (ng), abreviatura de **nanogramo.**

NGF (NGF), siglas de **factor de crecimiento nervioso.**

NGRMC (CMRNG), siglas de ***Neisseria gonorrhoeae* con resistencia mediada por cromosomas.**

NHGRI (NHGRI), siglas de **National Human Genome Research Institute.**

NHSC (NHSC), siglas de **National Health Service Corps.**

Ni (Ni), símbolo del **níquel.**

NIA (NIA), siglas de **National Institute on Aging.**

niacina (niacin), vitamina hidrosoluble, blanca y cristalina del grupo B, presente normalmente en distintos tejidos animales y vegetales en forma de nicotinamida. Actúa como coenzima, necesaria para el desdoblamiento y la utilización de los principales nutrientes, y es esencial para una piel sana, un funcionamiento normal del tracto GI, el mantenimiento del sistema nervioso y la síntesis de las hormonas sexuales. Entre los usos terapéuticos se utiliza para reducir el nivel de colesterol.

niacinamida (niacinamide), vitamina del grupo B. Está íntimamente relacionada con la niacina, pero no posee el efecto vasodilatador de ésta.

NIAMS (NIAMS), siglas de **National Institute of Arthritis and Musculoskeletal and Skin Diseases.**

NIB (NIB), siglas de *National Institute for the Blind.*

NIBIB (NIBIB), siglas de **National Institute of Biomedical Imaging and Bioengineering.**

NIC (NIC), siglas de **Nursing Interventions Classification.**

nicardipino (nicardipine), bloqueante del canal del calcio. Produce vasodilatación y se prescribe como agente antihipertensivo y antianginoso.

nicotina (nicotine), [Jean Nicot Villemain, embajador de Francia en Portugal, 1530-1600], sustancia tóxica de acción rápida, incolora, componente del tabaco, y una de las causas principales de su toxicidad. Se utiliza como insecticida en agricultura y como parasiticida en veterinaria. La ingesta de grandes cantidades de nicotina produce salivación, náuseas, vómitos, diarrea, cefalea, vértigo, reducción del ritmo cardíaco y, en casos agudos, parálisis de los músculos respiratorios.

nicotina polacrílica (nicotine polacrilex), chicle (complejo de resina de nicotina) de nicotina, que sirve de ayuda en el tratamiento de la deshabituación al tabaco. Se puede prescribir como una ayuda en pacientes que están intentando dejar de fumar cigarrillos.

nictalopía (nyctalopia), mala visión de noche o con escasa luz, debido a una menor síntesis de rodopsina, insuficiencia de vitamina A, degeneración retiniana o defecto congénito.

nictofobia (nyctophobia), reacción de ansiedad caracterizada por un miedo obsesivo e irracional a la oscuridad.

nicturia (nocturia), micción nocturna, especialmente cuando es excesiva. Puede ser un síntoma de enfermedad renal o prostática, o de obstrucción vesical. También aparece en ausencia de enfermedad en personas que beben una cantidad excesiva de líquidos, especialmente alcohol o café, antes de acostarse, o en personas mayores con exceso de líquido corporal que se moviliza cuando están acostados.

NICHHD (NICHHD), siglas de **National Institute of Child Health and Human Development.**

nicho (niche), defecto de una superficie lisa, especialmente depresión o receso en la pared de un órgano, como las que se pueden ver en radiografías o a simple vista.

nicho de esmalte (enamel niche), una u otra de las dos depresiones encima de un diente, localizadas entre la lámina dental lateral y el germen dental en desarrollo.

NID (NID), siglas de *National Institute for the Deaf.*

NID (DIP), siglas de **neumonía intersticial descamativa.**

NIDA (NIDA), siglas de *National Institute on Drug Abuse.*

nidación (nidation), proceso por el que el embrión se fija al endometrio uterino.

NIDCD (NIDCD), siglas de **National Institute on Deafness and Other Communication Disorders.**

NIDCR (NIDCR), siglas de ***National Institute of Dental and Craniofacial Research.***

NIDCR (NIDCR), siglas de *National Institute of Dental and Craniofacial Research.*

nido (nidus), punto de origen, foco o núcleo de un proceso patológico.

niebla ácida (acid mist), niebla que contiene una concentración elevada de ácido o de partículas de cualquier sustancia química tóxica, tales como el tetracloruro de carbono o el tetracloruro de silicona.

niebla basal (base plus fog), densidad óptica de una película procesada sin exposición a la radiación.

nieve de dióxido de carbono (carbon dioxide slush), dióxido de carbono sólido combinado con un solvente, como la acetona y, en ocasiones, también alcohol, usado como escarótico para tratar lesiones cutáneas, como verrugas y pápulas, y como agente queratolítico en la quimioabrasión.

nifedipino (nifedipine), bloqueante de los canales de calcio utilizado en el tratamiento de la angina vasoespástica y de esfuerzo, y para tratar la hipertensión pulmonar y la hipertensión (sólo la forma de liberación sostenida).

Nightingale, Florence (1820-1910), fundadora de la enfermería moderna. Tras un limitado período de estudios formales en enfermería en Alemania y París, se convirtió, en 1853, en superintendente de un hospital de Londres. Su éxito en la reorganización del hospital hizo que el gobierno inglés solicitara sus servicios para una misión en Crimea, en donde los británicos estaban en guerra con Rusia. Tras su vuelta a Londres, en 1856, escribió *Notes on Hospitals* y *Notes on Nursing* y fundó una escuela de formación de enfermeras en el St. Thomas' Hospital, cuyas graduadas se convirtieron en las supervisoras de los hospitales más importantes de Gran Bretaña, elevando de esa manera el nivel de la enfermería en su país y en todo el mundo. Aunque posteriormente quedó postrada en cama, llevó a cabo su trabajo de reforma sanitaria en la India, dirigió un estudio de obstetricia, contribuyó a la formación de los servicios de enfermeras visitadoras y propuso la diferenciación de instituciones para enfermos mentales, enfermos incurables y niños. Una de las contribuciones más destacadas de Florence Nightingale fue el significativo descenso de la relación del número de muertes relacionadas con la infección, a través del cuidado extremo en la limpieza.

nightingalismo (nightingalism), ideología que hace hincapié en el autosacrificio de la enfermera, cuya principal preocupación es el bienestar del paciente, con una mínima atención a su persona y necesidades.

NIGMS (NIGMS), siglas de **National Institute of General Medical Sciences.**

NIH (NIH), siglas de **National Institutes of Health.**

nilotinib (nilotinib), antineoplásico misceláneo que se utiliza para tratar la fase crónica y la fase acelerada de la leucemia mielógena crónica cromosoma Philadelphia positiva, cuando existe resistencia o intolerancia a imatinib.

nilutamida (nilutamide), hormona antineoplásica. Se utiliza en el tratamiento del carcinoma de próstata metastásico estadio D2 en combinación con la castración quirúrgica.

NIMH (NIMH), siglas de **National Institute of Mental Health.**

nimodipina (nimodipine), bloqueante del calcio que se utiliza como vasodilatador en el tratamiento del déficit neurológico asociado a hemorragia subaracnoidea causada por la rotura de un aneurisma intracraneal.

ninfómana (nymphomaniac), persona que tiene o muestra características de poseer un deseo insaciable de satisfacción sexual.

ninfomanía (nymphomania), trastorno psicosexual de la mujer, caracterizado por un deseo insaciable de satisfacción sexual, que a menudo es el resultado de un conflicto inconsciente sobre la valía personal.

NINR (NINR), siglas de **National Institute of Nursing Research.**

niño (child), **1.** persona de cualquier sexo desde el nacimiento hasta la adolescencia. **2.** ser humano no nacido o recién nacido; feto, neonato, lactante. **3.** hijo o descendiente; hijo o hija, o miembro de una tribu o clan particular. **4.** aquel que es como un niño o inmaduro.

niño a término (term infant), cualquier neonato, independientemente de su peso, nacido tras finalizar la semana treinta y siete y antes del comienzo de la semana cuarenta y tres de gestación.

niño internado (boarder baby), **1.** lactante abandonado en un hospital porque la madre es incapaz de cuidar de él. **2.** en algunos hospitales, cualquier niño que está todavía ingresado en el hospital infantil por cualquier motivo después de que su madre haya recibido el alta hospitalaria (aunque sea de modo temporal).

niño lácteo (milk baby), lactante con anemia ferropénica producida por la ingesta de excesivas cantidades de leche y por la adición tardía o inadecuada de alimentos ricos en hierro a la dieta.

niño nube (cloud baby), recién nacido que parece estar sano, pero que es portador de un organismo infeccioso bacteriano o vírico. El lactante puede contaminar el entorno con gotas procedentes del aparato respiratorio formando nubes de microorganismos.

niño que comienza a andar (toddler), niño entre 12 y 36 meses de edad. Durante este período de desarrollo el niño adquiere el sentido de autonomía e independencia mediante el aprendizaje de varias tareas especializadas, como el control de las funciones corporales, el refinamiento de las habilidades motoras y del lenguaje y la adquisición de una conducta socialmente aceptable, especialmente tolerar una gratificación tardía y la aceptación de la separación de la madre o de los padres.

niños llavero (latchkey children), niños que suelen estar en casa solos porque sus padres trabajan.

niobio (Nb) (niobium [Nb]), elemento metálico gris plateado. Su número atómico es 41 y su peso atómico es 92,906.

NIOSH (NIOSH), siglas de *National Institute for Occupational Safety and Health.*

NIP (NIP), siglas de **National Immunization Program.**

níquel (Ni) (nickel [Ni]), elemento metálico blanco plateado. Su número atómico es 28 y su peso atómico es 58,71. Muchas personas son alérgicas al níquel. El carbonilo de níquel, un líquido volátil extremadamente tóxico, puede producir graves lesiones en los pulmones al ser inhalado. Se considera ahora que el níquel puede ser un elemento cancerígeno.

NIR (DNAR), siglas de **no intentar la reanimación.**

NIS (NIS), siglas de *Nursing Information System.*

nisoldipino (nisoldipine), bloqueante del canal de calcio que causa vasodilatación. Se prescribe sólo o combinado con otros fármacos para el tratamiento de la hipertensión.

NIST (NIST), siglas de **National Institute of Standards and Technology.**

nistagmo (nystagmus), movimientos rítmicos involuntarios de los ojos. Las oscilaciones pueden ser horizontales, verticales, giratorias o mixtas. El nistagmo rítmico, que se caracteriza por movimientos más rápidos en una dirección que en la contraria, es más frecuente que el nistagmo oscilatorio, en el que las oscilaciones tienen la misma frecuencia en ambas direcciones. El nistagmo vestibular laberíntico, que suele ser rotatorio, suele acompañarse de vértigo y náuseas. El nistagmo vertical se considera patognomónico de enfermedad de la calota peduncular; si el nistagmo afecta sólo al ojo en abducción se dice que es un signo de EM. El nistagmo en balancín, en el que un ojo sube mientras el otro baja, se puede observar en la hemianopsia bilateral.

N

nistagmo convergente (convergent nystagmus), movimiento espasmódico intermitente de los ojos en el cual éstos se mueven rítmicamente uno hacia otro y vuelven lentamente a la posición original. Suele ser causado por un tumor del acueducto anterior de Silvio, el tercer ventrículo o el mesencéfalo.

nistagmo de Cheyne (Cheyne's nystagmus), [John Cheyne, médico escocés, 1777-1836], movimiento involuntario del globo ocular con un ritmo que se asemeja al de la respiración de Cheyne-Stokes.

nistagmo de posición terminal (end-positional nystagmus), oscilación horizontal rítmica de los ojos en la mirada lateral extrema. Ocurre en los ojos normales cuando el punto de fijación está fuera del campo binocular.

nistagmo lateral (lateral nystagmus), movimiento involuntario de los ojos en el que éstos se mueven de un lado al otro.

nistagmo oscilatorio (pendular nystagmus), movimiento involuntario oscilatorio del globo ocular.

nistagmo rítmico (jerk nystagmus), desplazamiento lento de los ojos en una dirección, seguido de un movimiento de recuperación rápido en la dirección contraria.

nistagmo rotatorio (rotary nystagmus), forma de nistagmo en la que el globo ocular gira alrededor de un eje.

nistagmo vertical (vertical nystagmus), anomalía visual en la cual los ojos se mueven involuntariamente arriba y abajo.

nistatina (nystatin), antifúngico. Se prescribe como formulación oral, tópica o vaginal para el tratamiento de las infecciones fúngicas del aparato digestivo, la piel o la vagina.

nitazoxanida (nitazoxanide), fármaco antiprotozoos que se utiliza para tratar la diarrea causada por *Cryptosporidium parvum* o *Giardia lamblia.*

nitisinona (nitisinone), fármaco subvencionado que se utiliza para el tratamiento de la tirosinemia hereditaria de tipo 1.

nitr. (nitr), **1.** abreviatura de **nitrocelulosa. 2.** abreviatura de **nitroglicerina.**

nitrato (nitrate), **1.** el ion NO_3^-. **2.** una sal del ácido nítrico.

nitrato de butoconazol (butoconazole nitrate), crema antifúngica intravaginal. Se prescribe para el tratamiento de las infecciones vulvovaginales fúngicas causadas por las especies del género *Candida.*

nitrato de cerio (cerium nitrate), antiséptico tópico utilizado para controlar las infecciones bacterianas y micóticas.

nitrato de miconazol (miconazole nitrate), antifúngico. Se utiliza por vía tópica en el tratamiento de algunas infecciones por hongos de la piel y la vagina.

nitrato de plata ($AgNO_3$) (silver nitrate [$AgNO_3$]), antiséptico tópico. La solución al 1% solía prescribirse tradicionalmente para la prevención de la conjuntivitis gonocócica del recién nacido, aunque en la actualidad se emplea para ello povidona yodada, menos costosa y con un espectro de acción más amplio. A concentraciones más altas, puede emplearse también en vendajes húmedos para la cauterización de heridas, la escisión de tejido de granulación y verrugas y la profilaxis después de que se haya producido una quemadura.

nitrito (nitrite), éster o sal del ácido nitroso, utilizado como vasodilatador y antiespasmódico. Entre los nitritos más ampliamente utilizados están los de amilo, etilo, potasio y sodio.

nitrito de amilo (amyl nitrite), fármaco vasodilatador para aliviar el vasoespasmo que se produce en la angina de pecho y como tratamiento complementario en la intoxicación por cianuro.

nitrito sódico (sodium nitrite), antídoto para la intoxicación por cianuro. También se emplea como conservante de carnes curadas y otros alimentos.

nitrocelulosa (nitr.) (nitrocellulose [nitr]), mezcla de ésteres de nitrato de celulosa que se obtiene tratando el algodón con ácido nítrico y sulfúrico. Las soluciones en una mezcla de éter y alcohol se usan como «piel plástica» con el nombre de colodión.

nitrofurano (nitrofuran), grupo de medicamentos antimicrobianos sintéticos para tratar infecciones por protozoos y por ciertas bacterias grampositivas y gramnegativas. Dos fármacos que se prescriben con frecuencia son la furazolidona, que se utiliza para el tratamiento de la diarrea bacteriana y por protozoos, y la enteritis, y la nitrofurantoína, que se utiliza para el tratamiento de las ITU causadas por *Escherichia coli* y otros patógenos entéricos de las vías urinarias.

nitrofurantoína (nitrofurantoin), antibiótico urinario. Se utiliza en el tratamiento de las ITU causadas por algunas bacterias gramnegativas y un número pequeño de bacterias grampositivas. Algunas de las causas más frecuentes de ITU son resistentes a este fármaco.

nitrofurazona (nitrofurazone), antibiótico tópico. Se utiliza en la profilaxis y tratamiento de las infecciones de piel y mucosas y en las quemaduras de segundo y tercer grado.

nitrógeno (N) (nitrogen [N]), elemento gaseoso no metálico. Su número atómico es 7; su masa atómica 14,008. Se encuentra como una molécula diatómica, N_2. El nitrógeno representa el 78% de la atmósfera y es un componente de todas las proteínas y un elemento principal de la mayoría de las sustancias orgánicas en las células vivas. Es esencial para la síntesis de las proteínas necesarias para el organismo, especialmente de los compuestos ricos en nitrógeno y los aminoácidos que derivan directa o indirectamente de los alimentos de origen vegetal.

nitrógeno no proteico (NNP) (nonprotein nitrogen [NPN]), nitrógeno de la sangre que no forma parte de proteínas, como el nitrógeno asociado a urea, ácido úrico, creatina y polipéptidos.

nitrógeno ureico sanguíneo (BUN) (blood urea nitrogen [BUN]), medida de la cantidad de urea presente en sangre. El BUN, determinado por un análisis de sangre, está directamente relacionado con la función metabólica del hígado y la función excretora del riñón. Un valor crítico de 100 mg/dl indica una alteración grave de la función renal.

nitroglicerina (nitr.) (nitroglycerin [nitr]), relajante del músculo liso y vasodilatador potente utilizado en parches transdérmicos y en pasta, así como en comprimidos orales y sublinguales. Se utiliza para la prevención o el alivio de la angina de pecho. Hay límites recomendados para la cantidad de nitroglicerina utilizada antes de llamar a un servicio de emergencias (no más de

3 comprimidos sublinguales a intervalos de 5 minutos). No debe utilizarse de forma continua porque se desarrolla tolerancia a las 24-48 horas. La nitroglicerina también se ha utilizado para tratar la hipertensión pulmonar, como complemento del tratamiento de la ICC tras un IM agudo y para tratar las urgencias hipertensivas durante la cirugía cardiovascular.

nitromersol (nitromersol), medicamento antiséptico mercurial orgánico, poco eficaz como germicida, utilizado a veces para desinfectar instrumentos quirúrgicos y como antiséptico de piel y mucosas.

nitroprusiato sódico (NPS) (sodium nitroprusside [SNP]), vasodilatador. Está indicado básicamente en el tratamiento de emergencia de las crisis hipertensivas y en la insuficiencia cardíaca congestiva.

nitrosaminas (nitrosamines), compuestos potencialmente carcinógenos, producidos por la reacción de nitritos con aminas o amidas normalmente presentes en el organismo. Los nitritos están producidos por bacterias de la saliva, y en el intestino proceden de nitratos normalmente presentes en los vegetales y en pescados, pollo y carne tratados con nitratos.

nitrosurea (nitrosourea), grupo de agentes alquilantes utilizados como fármacos antineoplásicos en la quimioterapia de tumores cerebrales, mieloma múltiple, enfermedad de Hodgkin, adenocarcinomas, hepatomas, leucemias crónicas, linfomas, mielomas y cánceres de la mama y el ovario. Han tenido menos éxito en el tratamiento de los cánceres de pulmón, de la cabeza, del cuello y del aparato GI.

nivel de actividades (level of activities), relativo a la jerarquía de actividades del sistema nervioso central que determinan el nivel necesario para ciertas funciones que también están controladas por otro nivel superior, como ocurre en la secuencia de hechos que constituyen una acción refleja.

nivel de agitación (agitation level), resultado de enfermería de la Nursing Outcomes Classification (NOC), que se define como la gravedad de las manifestaciones fisiológicas y conductuales disruptivas del estrés o los estímulos desencadenantes bioquímicos.

nivel de alerta (arousal level), grado de estimulación sensorial necesario para inducir la vigilia activa en un lactante dormido. El nivel de alerta oscila entre el sueño profundo y el estado de amodorramiento.

nivel de ansiedad (anxiety level), resultado de enfermería de la Nursing Outcomes Classification (NOC) definido como la gravedad del temor manifestado, la tensión o la inquietud originados sin una fuente identificable.

nivel de aseguramiento de esterilidad (sterility assurance level [SAL]), probabilidad de que un proceso haga que algo quede estéril. Un SAL de 10^{-6} es la probabilidad recomendada de supervivencia de organismos en un dispositivo esterilizado. Este nivel implica una probabilidad menor o igual a una entre un millón de que un material esté contaminado o sea no estéril.

nivel de confusión aguda (acute confusion level), resultado de enfermería recogido en la Nursing Outcome Classification (NOC) y que se define como la gravedad de un trastorno de conciencia y capacidad cognitiva que se desarrolla en un período de tiempo corto.

nivel de consciencia (NC) (level of consciousness [LOC]), grado de función cognitiva de los mecanismos que parten de la formación reticular del cerebro. Su disminución se traduce en una reducción del nivel de alerta, estupor, síncope o arreflexia. Los niveles de respuesta de la mente a los estímulos varían desde una respuesta vaga a la atención plena. Los niveles estándar son el coma, en el cual el paciente está desconectado del medio ambiente; el estupor, en el que está parcialmente desconectado; la somnolencia, en la cual el paciente responde a los estímulos, pero de manera muy lenta, y el estado de alerta completa.

nivel de creatinina en suero (serum creatinine level), concentración de creatinina en suero, utilizada como signo diagnóstico de posible insuficiencia renal.

nivel de decisión médica (medical decision level), concentración del análisis, o valoración de los hallazgos medidos en una muestra corporal que se analiza, a partir de la cual se indica una actuación médica para la asistencia correcta del paciente.

nivel de depresión (depression level), resultado de enfermería recogido en la Nursing Outcomes Classification (NOC). Se define como la gravedad del humor melancólico y de la pérdida de interés en los acontecimientos de la vida.

nivel de dolor (pain level), resultado de enfermería recogido en la Nursing Outcomes Classification (NOC). Se define como la intensidad del dolor informado o demostrable.

nivel de estrés (stress level), resultado de enfermería recogido en la Nursing Outcomes Classification (NOC). Se define como la gravedad de la tensión física o mental manifestada derivada de factores que alteran el equilibrio existente.

nivel de fatiga (fatigue level), resultado de enfermería recogido en la Nursing Outcomes Classification (NOC). Se define como la gravedad de la fatiga generalizada prolongada, observada o referida.

nivel de formación (achievement age), nivel de desarrollo educativo de una persona, medido a través de un test de formación y comparado con la puntuación normal correspondiente a su edad cronológica.

nivel de hiperactividad (hyperactivity level), resultado de enfermería recogido en la Nursing Outcomes Classification (NOC) y que se define como la gravedad de los patrones de inatención o impulsividad en un niño de 1-17 años de edad.

nivel de incomodidad (discomfort level), resultado de enfermería recogido en la Nursing Outcomes Classification (NOC). Se define como el alcance de la incomodidad física o mental observada o comunicada.

nivel de interrogatorio (level of inquiry), (en investigación de enfermería) uno de los niveles del sistema ordenado en rangos para clasificar y organizar las preguntas que se deben responder en un estudio de investigación.

nivel de intervención (action level), nivel de concentración de un componente tóxico indeseable de un alimento que se considera lo suficientemente peligroso para la salud pública como para que las autoridades gubernamentales prohíban la venta de dicho alimento. La Food and Drug Administration norteamericana investiga los alimentos para intervenir si lo considera necesario.

nivel de miedo (fear level), resultado de enfermería recogido en la Nursing Outcomes Classification (NOC). Se define como la gravedad de la aprensión, la tensión o la inquietud manifestadas y relacionadas con una causa identificable.

nivel de miedo: infantil (fear level: child), resultado de enfermería recogido en la Nursing Outcomes Classification (NOC). Se define como la gravedad de la aprensión, la tensión o la inquietud manifestadas y relacionadas con una causa identificable en un niño (o joven) de entre 1 y 17 años de edad.

nivel de movilidad (mobility level), resultado de enfermería recogido en la Nursing Outcomes Classification (NOC). Se define como la capacidad para moverse con un objetivo concreto.

nivel de significación (significance level), probabilidad de rechazar por error la hipótesis nula cuando se está comprobando su validez.

nivel de violencia en la comunidad (community violence level), resultado de enfermería recogido en la Nursing Outcomes Classification (NOC). Se define como la incidencia de actos violentos en comparación con los niveles locales o nacionales.

nivel máximo (peak level), concentración más elevada, habitualmente en la sangre, que una sustancia alcanza durante el período de tiempo que se está considerando, como la concentración plasmática máxima de glucosa alcanzada durante una prueba de tolerancia a la glucosa.

nivel operativo (operant level), frecuencia o forma de realización de un acto bajo condiciones basales antes de haber introducido cualquier procedimiento de condicionamiento sistemático.

nivel plasmático de fenobarbitalfenitoína (phenobarbital-phenytoin serum levels), concentración de fenobarbital y de fenitoína en plasma, monitorizada para mantener concentraciones que permitan controlar las convulsiones, pero no tan elevadas como para provocar reacciones tóxicas.

nivel sanguíneo (blood level), concentración de un fármaco u otra sustancia en una cantidad medida de plasma, suero o sangre total.

nivel socioeconómico (socioeconomic status), posición de un individuo en una escala socioeconómica que mide factores tales como la educación, los ingresos, el tipo de profesión, el lugar de residencia y, en algunas poblaciones, el patrimonio y la religión.

niveles de atención (levels of care), clasificación de los servicios sanitarios según el tipo de asistencia prestada, número de personas a las que atienden y número de profesionales que prestan la atención.

NLI (LIP), siglas de **neumonía linfoide intersticial.**

NLM (NLM), siglas de **National Library of Medicine.**

NLN (NLN), siglas de **National League for Nursing.**

NLNAC (NLNAC), siglas de **National League for Nursing Accrediting Commission.**

nm (nm), abreviatura de **nanómetro.**

N-m (N-m), abreviatura de **newton-metro.**

NMDP (NMDP), siglas de **National Marrow Donor Program.**

NMES (NMES), **1.** siglas de **estimulador eléctrico neuromuscular. 2.** siglas de *estimulación eléctrica neuromuscular.*

NMNA (NMNA), siglas de **National Male Nurses Association.**

NNP (NPN), siglas de **nitrógeno no proteico.**

NNRTI (NNRTI), siglas de **inhibidores de transcripción inversa no nucleósidos.**

N_2O (N_2O), símbolo de **óxido nitroso.**

No (No), símbolo químico del **nobelio.**

NO (NO), siglas de **óxido nítrico.**

no disyunción (nondisjunction), falta de separación de los pares de cromosomas homólogos durante la primera división meiótica o de las dos cromátides de un cromosoma en la anafase de la mitosis o en la segunda división meiótica. El resultado es un número anormal de cromosomas en las células hijas.

no intentar la reanimación (NIR) (do not attempt resuscitation [DNAR]), indica que no debe siquiera intentarse la reanimación de un paciente. La orden queda definida de forma más estricta que la de **NR** (no reanimar), que puede ser interpretada como una autorización para realizar un intento de reanimación.

no invasivo (noninvasive), relativo a la técnica de diagnóstico o tratamiento que no requiere atravesar la piel o penetrar en una cavidad u órgano.

no iónico (nonionic), perteneciente a compuestos sin carga positiva ni negativa.

no polar (nonpolar), relativo a las moléculas que tienen baja polaridad y afinidad hidrofóbica. Tienden a excluir o evitar el agua.

no RCP (no code, DNAR, DNR), siglas de no **reanimación cardiopulmonar.** Nota escrita en la historia de un paciente, firmada por el médico cualificado, generalmente de plantilla, en la que se advierte al personal de la institución que no intente reanimar a un determinado paciente en caso de parada cardíaca o respiratoria. Esta instrucción generalmente se da sólo cuando un paciente se encuentra tan gravemente enfermo que la muerte es inminente e inevitable.

no respuesta (NR) (no response [NR]), situación en la que la máxima reducción del volumen tumoral es inferior al 50%.

no secretor (nonsecretor), persona que no segrega sustancias del grupo sanguíneo ABO en las secreciones mucosas de la saliva o el jugo gástrico. Es de origen genético.

no tóxico (nontoxic), no venenoso.

nobelio (No) (nobelium [No]), elemento transuránico metálico sintético. Su número atómico es 102 y el peso atómico de su isótopo más estable es 259.

NOC (NOC), siglas de **Nursing Outcomes Classification** (clasificación de resultados de enfermería).

Nocardia (Nocardia), [Edmund I. E. Nocard, veterinario francés, 1850-1903], género de bacterias aerobias débilmente grampositivas, algunas de cuyas especies son patógenas, como *Nocardia asteroides*.

nocardiosis (nocardiosis), [Edmund I. E. Nocard], infección por *Nocardia asteroides,* caracterizada por neumonía, a menudo cavitada, y por abscesos crónicos en el cerebro y tejidos subcutáneos. Se pueden producir lesiones cutáneas a través de heridas contaminadas del suelo. Los microorganismos penetran por el tracto respiratorio y se diseminan por el torrente sanguíneo, especialmente en personas inmunocomprometidas.

nocebo (nocebo), efecto secundario adverso e inespecífico que se produce junto con un fármaco, pero que no es el resultado directo de su actividad farmacológica.

nociceptivo (nociceptive), perteneciente a un receptor nervioso para estímulos dolorosos.

nociceptor (nociceptor), terminación nerviosa libre, somática y visceral, de fibras amielínicas o con una fina capa de mielina. Suelen reaccionar a lesiones tisulares, aunque también pueden ser excitadas por sustancias químicas endógenas.

nocivo (noxious), dañino, lesivo o que afecta negativamente a la salud.

noct. (noct), abreviatura de nocturno.

nocturno (nocturnal), **1.** relativo a la noche o que ocurre durante la noche. **2.** adjetivo que describe un individuo o un animal que es activo de noche y que duerme durante el día.

nodal (nodal), relativo a un nodo.

nodo (node), masa pequeña y redonda.

nodriza (wet nurse), mujer que cuida y amamanta a niños ajenos.

nodular (nodular), (de una masa o estructura) pequeño, duro y nudoso.

nódulo (nodule), **1.** nodo pequeño. **2.** pequeña estructura similar a un nodo.

nódulo auriculoventricular (AV) (atrioventricular [AV] node), área de músculo cardíaco especializado que recibe el impulso cardíaco procedente del nódulo sinoauricular (SA), conduciéndolo hacia el haz de His auriculoventricular y desde éste a las fibras de Purkinje y a las paredes de los ventrículos. El nódulo AV se localiza en la pared septal, entre la aurícula derecha y la izquierda.

nódulo de Bouchard (Bouchard's node), [Charles J. Bouchard, médico francés, 1837-1915], tumefacción o protuberancia anómala de tejido cartilaginoso u óseo localizada en una articulación interfalángica proximal de un dedo, que ocurre habitualmente en las enfermedades de las articulaciones, como en la artritis reumatoide.

nódulo de Heberden (Heberden's node), [William Heberden, médico inglés, 1710-1801], crecimiento anormal cartilaginoso u óseo en la articulación interfalángica distal de un dedo que aparece habitualmente en las enfermedades degenerativas de las articulaciones.

nódulo de la Hermana Joseph (Sister Joseph's nodule), [Sister Mary Joseph Dempsy, asistente quirúrgica en EE.UU., 1856-1929], neoplasia intraabdominal maligna de origen gástrico, ovárico, colorrectal o pancreático y metástasis hacia el ombligo.

nódulo de las cuerdas vocales (vocal cord nodule), crecimiento inflamatorio o fibroso de pequeño tamaño que se desarrolla en las cuerdas vocales de los sujetos que fuerzan constantemente sus voces.

nódulo de lechero (milker's nodule), papiloma liso de color marrón rojizo en los dedos o en la palma de las manos que se inicia como una mácula y se convierte en un nódulo pasando por un estado de vesícula.

La enfermedad se adquiere a partir de las lesiones pustulosas presentes en las ubres de las vacas infectadas con poxvirus.

nódulo de manganeso (manganese nodule), pequeño nódulo producido por la reducción microbiana de óxido de manganeso.

nódulo de Meynet (Meynet's node), cada uno de los numerosos nódulos que se pueden desarrollar en el interior de las cápsulas que rodean a las articulaciones y en los tendones afectados por enfermedades reumáticas, especialmente en niños.

nódulo de Virchow (Virchow's node), [Rudolf L. K. Virchow, patólogo alemán, 1821-1902], nódulo linfático supraclavicular de consistencia firme, especialmente en el lado izquierdo, que se puede palpar debido a un gran aumento de su tamaño.

nódulo gástrico inferior (inferior gastric node), nódulo perteneciente a uno de los dos grupos de nódulos linfáticos gástricos, que se encuentran entre las dos capas del epiplón menor, a lo largo de la mitad pilórica de la curvatura mayor del estómago.

nódulo hepático (hepatic node), nódulo de uno de los tres grupos de nódulos linfáticos asociado a las vísceras abdominales y pélvicas irrigadas por ramas de la arteria celíaca.

nódulo ileocólico (ileocolic node), nódulo de alguno de los tres grupos de nódulos linfáticos mesentéricos superiores, que forman una cadena de aproximadamente 15 nódulos alrededor de la arteria cólica derecha inferior (rama de la mesentérica superior).

nódulo ilíaco circunflejo (iliac circumflex node), nódulo de uno de los siete grupos de nódulos linfáticos parietales del abdomen, que forma parte del grupo que se encuentra en el trayecto de los vasos circunflejos ilíacos profundos.

nódulo ilíaco interno (internal iliac node), cualquiera de los que forman los siete grupos de nódulos linfáticos parietales que drenan el abdomen y la pelvis. Sus vasos aferentes drenan la linfa de las vísceras pélvicas, las nalgas y las porciones dorsales de los muslos. Sus vasos eferentes terminan en los nódulos ilíacos comunes.

nódulo inguinal (inguinal node), uno de los aproximadamente 18 nódulos linfáticos que se encuentran en la parte superior del triángulo femoral del muslo.

nódulo intercostal (intercostal node), nódulo de alguno de los tres grupos de nódulos linfáticos parietales torácicos situados cerca de las partes posteriores de los espacios intercostales, y asociados a los vasos linfáticos que drenan la zona posterolateral del tórax.

nódulo linfático (lymph nodule), nódulos esféricos pequeños y compactos formados por agregados celulares incluidos en la red del sistema linfático, que se hallan sobre todo en las amígdalas, en el bazo y en el timo.

nódulo linfático visceral (visceral lymph node), cuerpo nodular ovoide de pequeño tamaño que filtra la linfa que circula por los vasos linfáticos de las vísceras torácicas, abdominales y pélvicas.

nódulo mesentérico (mesenteric node), nódulo de uno de los tres grupos de nódulos linfáticos superiores que drenan segmentos del intestino.

nódulo mesentérico inferior (inferior mesenteric node), nódulo de uno de los tres grupos de nódulos linfáticos que drenan las vísceras del abdomen y la pelvis. Los nódulos mesentéricos inferiores drenan el colon descendente, las porciones ilíaca y sigmoide del colon y la parte superior del recto. Sus vasos eferentes se dirigen a los nódulos preaórticos.

nódulo mesocólico (mesocolic node), nódulo de uno de los tres grupos de nódulos linfáticos mesentéricos superiores, que proliferan entre las capas del mesocolon transverso, cerca del colon transverso.

nódulo primitivo (primitive node), grupo de células en forma de botón situado en el extremo cefálico de la línea primitiva en las fases precoces del desarrollo embrionario de los seres humanos y de los animales superiores.

nódulo SA (SA node), abreviatura de *nódulo sinoauricular*.

nódulo sinoauricular (sinoatrial node), grupo de cientos de células localizadas en la pared auricular derecha del corazón, cerca de la entrada de la vena cava superior. Está formado por un nudo de músculo cardíaco modificado que genera impulsos que viajan velozmente a través de las fibras musculares de ambas aurículas, provocando su contracción.

nódulo sinusal (sinus node), grupo de cientos de células localizado en la pared de la aurícula derecha, cerca de la entrada de la vena cava superior. Está formado por un nudo de músculo cardíaco modificado que genera impulsos que viajan velozmente a través de las fibras musculares de ambas aurículas, provocando su contracción.

nódulo subcutáneo (subcutaneous nodule), nódulo o protuberancia pequeño y sólido, situado por debajo de la piel y que se puede detectar mediante el tacto.

nódulos de Albini (Albini's nodules), [Giuseppe Albini, fisiólogo italiano, 1827-1911], nódulos grises del tamaño de granos pequeños, que en ocasiones se observan en los bordes libres de las valvas auriculoventriculares de los niños; son restos de estructuras fetales.

nódulos de Osler (Osler's nodes), [Sir William Osler, médico norteamericano-británico, 1849-1919], nódulos subcutáneos sensibles, eritematosos o violáceos que se forman a partir de los tejidos blandos de los extremos de los dedos de las manos o los pies; aparecen en la endocarditis bacteriana subaguda y habitualmente duran sólo 1 o 2 días. Los nódulos representan embolismo bacteriano desde las válvulas cardíacas infectadas.

nódulos de Ranvier (Ranvier's nodes), [Louis A. Ranvier, patólogo francés, 1835-1922], constricciones de la sustancia blanca de una fibra nerviosa a intervalos más o menos regulares.

nódulos del surfista (surfer's nodules), nódulos que aparecen en la piel de rodillas, tobillos, pies o dedos de los pies de una persona que practica el surf, provocados por el contacto repetido de la piel con una tabla de surf abrasiva y arenosa.

nódulos reumáticos (rheumatic nodules), conjunto de fibroblastos y células linfoides que se acumulan en tejidos blandos o sobre prominencias óseas en pacientes que padecen artritis reumatoide o fiebre reumática.

nódulos tifoideos (typhoid nodules), nódulos hepáticos constituidos por una agrupación de monocitos y linfocitos que rodean al agente de la fiebre tifoidea, *Salmonella typhi*.

noma (noma), proceso agudo, necrotizante y ulcerativo, que afecta a las mucosas de boca y genitales, con rápida diseminación y destrucción indolora de hueso y tejidos blandos, acompañada de un olor pútrido causado por bacterias orales anaerobias, sobre todo *Fusobacterium nucleatum.* Aparece con mayor frecuencia en casos de malnutrición grave, personas debilitadas.

nombre farmacológico (nonproprietary name), nombre genérico o químico de un producto, a diferencia del nombre comercial o de la marca registrada.

nombre genérico (generic name), nombre oficial, no registrado, asignado a un fármaco. La licencia de un fármaco se basa en el nombre genérico, aunque normalmente se comercializa bajo un nombre comercial elegido por el fabricante.

nombre oficial (established name), En EE.UU., nombre asignado a un fármaco por el US Adopted Names Council. El nombre oficial, generalmente más corto que el nombre químico, es el nombre por el que los sanitarios conocen al fármaco.

nombre químico (chemical name), designación exacta de la estructura química de una sustancia según lo establecen las normas de los sistemas aceptados de nomenclatura química.

nombre vulgar (trivial name), nombre químico que no deriva de un sistema de nomenclatura sistemática como el sistema de nomenclatura de la IUPAC. El nombre puede indicar o no su relación con la estructura molecular y su relación con otros compuestos químicos. El nombre puede aceptarse como una denominación genérica oficial por su empleo común. Son ejemplos la cafeína, el ácido fólico y la aspirina.

nomenclatura (nomenclature), método sistemático y uniforme para asignar nombres, utilizado en las disciplinas científicas para hacer clasificaciones y evitar ambigüedades en los nombres, como la nomenclatura binomial en biología o la nomenclatura química.

Nomenclatura Anatómica *(Nomina Anatomica),* libro de nomenclatura anatómica oficial internacional, establecida por el Congreso Internacional de Anatomistas.

Nomenclatura Anatómica de Basilea (BNA) *(Basel Nomina Anatomica [BNA]),* sistema internacional de terminología anatómica adoptado en Basilea, Suiza.

nomenclatura binomial (binomial nomenclature), sistema de clasificación de animales, plantas y otras formas de vida (desarrollado por Carl Linneo), en el que se asignan dos nombres latinos, el género y la especie de cada uno, como *Homo sapiens* para los seres humanos.

nomenclatura cromosómica (chromosomal nomenclature), modelo de nomenclatura que se utiliza para identificar la dotación cromosómica de un individuo, así como las deleciones o adiciones de cromosomas específicos o de partes de cromosomas.

N

nomenclatura del interferón (interferon nomenclature), sistema recomendado por el International Interferon Nomenclature Committee, para identificar compuestos de interferón. Para un determinado producto aislado, la primera palabra del nombre será «interferón». A ésta seguirá una letra griega deletreada y, después de un guión, un número arábigo y una letra minúscula.

nomograma (nomogram), **1.** representación gráfica de una relación numérica establecida por cualquiera de los diversos métodos existentes. **2.** gráfico en el que se representan varias variables, de forma que el valor de la variable dependiente se puede leer en la línea correspondiente, cuando se dan los valores de las otras variables.

nomograma de Radford (Radford nomogram), [Edward P. Radford, Jr., fisiólogo estadounidense, n. 1922], dispositivo gráfico matemático utilizado en terapia respiratoria para calcular volúmenes y frecuencias respiratorios de forma combinada para la ventilación mecánica. Se basa en tres parámetros: peso corporal, sexo y frecuencia respiratoria.

nomograma de West (West nomogram), nomograma utilizado para calcular la superficie corporal.

nomograma Done (Done nomogram), gráfico sobre el cual se representa un número de variables de modo que el valor de una variable dependiente puede leerse en la línea apropiada cuando se dan los valores de la otra.

nomograma respiratorio (breathing nomogram), gráfica que presenta escalas de datos para el peso corporal, frecuencia respiratoria y volumen corriente basal previsto organizados en un patrón. Permite calcular un valor desconocido en una escala trazando una línea que conecta los valores conocidos en otras dos escalas.

non compos mentis (non compos mentis), término legal que se aplica a una persona declarada mentalmente incompetente.

nonigrávida (nonigravida), mujer embarazada por novena vez.

nonípara (nonipara), mujer que ha parido nueve hijos.

nootrópico (nootropic), producto químico diseñado para aumentar el metabolismo encefálico.

NOPP (PPNG), siglas de ***Neisseria gonorrhoeae* productora de penicilinasa.**

noradrenalina (norepinephrine), hormona adrenérgica (catecolamina) cuya acción es aumentar la PA mediante vasoconstricción, pero que no afecta al gasto cardíaco. Se sintetiza en la médula suprarrenal, el SNC y en los nervios simpáticos periféricos. Está disponible como fármaco, el levarterenol, que se administra para mantener la PA en la hipotensión aguda producida por traumatismos, cardiopatías o colapso vascular.

noretindrona (norethindrone), progestágeno. Se utiliza en el tratamiento de la metrorragia y la endometriosis. Se utiliza solo o como un componente de los anticonceptivos orales.

norfloxacina (norfloxacin), antibiótico oral. Se utiliza en el tratamiento de las infecciones urinarias.

norgestimato (norgestimate), progestágeno sintético usado en combinación con un estrógeno como anticonceptivo oral.

norgestrol (norgestrel), progestágeno. Se utiliza como fármaco único o en combinación con estrógenos como anticonceptivo.

norma (norm), medida de un fenómeno que se acepta de forma general como estándar ideal al que referirse cada vez que se hagan nuevas mediciones del mismo fenómeno.

norma basilar (norma basalis), superficie inferior del cráneo, una vez extirpado el maxilar inferior, formada por los huesos palatinos, el vómer, los apófisis pterigoides y parte del esfenoides y los temporales.

normal (normal), **1.** que describe un estándar, media o ejemplo típico de una serie de objetos o valores. **2.** que describe una solución química en la que 1 l contiene 1 g de sustancia o el equivalente en hidrogeniones sustituibles. **3.** distribución de Gauss. **4.** que describe a las personas de un grupo de población que no presenta una enfermedad.

normalización familiar (family normalization), resultado de enfermería recogido en la Nursing Outcomes Classification (NOC). Se define como la capacidad del sistema familiar para realizar y mantener rutinas y el manejo de estrategias que contribuyen al funcionamiento óptimo de la misma cuando uno de los miembros padece una enfermedad crónica o una discapacidad.

normas asistenciales (standard of care), texto escrito que describe las normas, acciones o estudios que dirigen la asistencia sanitaria del paciente. Las normas asistenciales guían la actividad profesional y se pueden utilizar a la hora de evaluar la asistencia.

normas de la práctica de enfermería (standards of nursing practice), conjunto de normas y líneas de actuación sobre la asistencia de enfermería y criterios para evaluar la asistencia. Estas normas garantizan al paciente que la asistencia que recibe es de gran calidad. Son importantes en caso de conflicto legal sobre la calidad asistencial prestada al paciente.

normativa de Baby Jane Doe (Baby Jane Doe regulations), conjunto de reglas establecidas en 1984 por el U. S. Health and Human Services Department según las cuales el gobierno debía investigar las quejas sobre las decisiones paternas respecto al tratamiento de los niños con minusvalías. Estas controvertidas regulaciones se han catalogado como ilegales en un juzgado federal.

normoblasto (normoblast), célula nucleada de la médula ósea, precursora del eritrocito adulto circulante. Tras la expulsión del núcleo del normoblasto, el eritrocito joven recibe el nombre de reticulocito y entra en la circulación sanguínea.

normocito (normocyte), eritrocito adulto normal, de tamaño medio, cuyo diámetro es de 7 μm.

normocrómico, normocromo (normochromic), perteneciente a los eritrocitos que tienen un color normal, generalmente por contener una cantidad adecuada de hemoglobina.

normoglucémico (normoglycemic), perteneciente al nivel normal de glucosa en sangre.

normotenso (normotensive), perteneciente al estado en el que la PA es normal. Generalmente, la PA normal es de 120/80, pero puede ser inferior en las personas jóvenes y en los deportistas.

normoventilación (normoventilation), velocidad de ventilación alveolar que produce una presión alveolar de dióxido de carbono de aproximadamente 40 mmHg, a cualquier ritmo metabólico.

normoxia (normoxia), presión de oxígeno medioambiental de aproximadamente 150 (±10) mmHg, o presión parcial del oxígeno en el aire atmosférico al nivel del mar.

North American Nursing Diagnosis Association (NANDA) (North American Nursing Diagnosis Association [NANDA]), organización profesional de enfermeros registrados, creada en 1982. El propósito de esta organización es «desarrollar, depurar y promover una taxonomía de la terminología diagnóstica de enfermería, de uso general para los profesionales».

NOSIE (NOSIE), siglas de **escala de observación de enfermería para el paciente hospitalizado.**

nosocomial (nosocomial), **1.** perteneciente o relativo al hospital. **2.** perteneciente a un trastorno secundario asociado a la hospitalización pero que no se relaciona con el trastorno primario del paciente.

nosología (nosology), ciencia de clasificación de las enfermedades.

notación de Palmer (Palmer notation), sistema para identificar los dientes, en el que la boca se divide en cuatro cuadrantes, y los dientes de cada cuadrante se numeran del 1 al 8, comenzando por los incisivos centrales y terminando en el tercer molar. Este sistema de designación ya no se usa.

notocorda (notochord), tira elongada de tejido mesodérmico que se origina a partir del nodo primitivo y se extiende sobre la superficie dorsal del embrión en desarrollo, por debajo del tubo neural. En los seres humanos y otros vertebrados superiores la estructura se sustituye por vértebras, aunque permanece un resto de ella como parte de núcleo pulposo de los discos intervertebrales.

notogénesis (notogenesis), formación de la notocorda.

notomelo (notomelus), malformación congénita con una o más extremidades accesorias fijadas a la espalda.

Np (Np), símbolo del **neptunio.**

NP (NP), siglas de **enfermera colegiada** *(Nurse practitioner).*

NPO (NPO), siglas de la frase latina: *non per os*, que significa «nada por boca».

NPS (SNP), siglas de **nitroprusiato sódico.**

NPT (TPN), siglas de **nutrición parenteral total.**

NPY (NPY), siglas de **neuropéptido Y.**

NR (DNR), siglas de *no reanimar.*

NREM (NREM), siglas de **movimientos oculares no rápidos.**

NRTI (NRTI), siglas de **inhibidores de transcriptasa inversa nucleósidos.**

n-s/m² (n-s/m²), *newton por segundo por metro cuadrado.*

NSA (BOA), siglas de **nacido sin asepsia.**

NSB (NSB), siglas de **unión inespecífica.**

NSCCN (NSCCN), siglas de **National Society of Critical Care Nurses of Canada.**

NSE (SAL), siglas de **nivel de seguridad de esterilización.**

NSNA (NSNA), siglas de **National Student Nurses' Association.**

NTA (ATN), siglas de **necrosis tubular aguda.**

nu (nu), decimotercera letra del alfabeto griego.

nuca (nape, nucha), dorso del cuello.

nucl. (nuc), abreviatura de **nuclear.**

nuclear (ental), central o interno.

núcleo (core), **1.** (en odontología) sección de un molde, habitualmente de escayola, tomado sobre las partes unidas de una restauración dental para registrar y mantener sus relaciones de manera que las partes puedan volver a ensamblarse en su posición original. **2.** la base de una estructura o magnitud, como en el caso de la temperatura central del organismo.

núcleo (nucleus), **1.** cuerpo central de control en el interior de las células vivas que normalmente es una unidad esférica encerrada en una membrana que contiene los códigos genéticos para mantener los sistemas vitales del organismo y establecer órdenes para el crecimiento y la reproducción. **2.** grupo de células nerviosas del SNC con una función común, como la del sentido de la audición o del olfato. **3.** centro de un átomo, alrededor del cual giran los electrones. **4.** (en química orgánica) elemento central de un compuesto o grupo de compuestos.

núcleo amigdalino (amygdaloid nucleus), núcleo basal localizado en el asta inferior del ventrículo lateral en el lóbulo temporal medial. Se considera parte del sistema límbico y participa en la memoria y las emociones.

núcleo caudado (caudate nucleus), masa de sustancia gris en forma de media luna, situada externamente en relación con el tálamo, en el suelo del asta anterior y del cuerpo del ventrículo lateral.

núcleo de amalgama (amalgam core), base rígida para retener el molde de restauración de una corona, utilizado para efectuar la sustitución de una corona dentaria dañada.

núcleo de composite (composite core), concentrado de resina de composite diseñada e implantada en la cámara pulpar y el conducto radicular de un diente tratado endodóncicamente, para permitir que dicho diente sirva de base para una corona o puente.

núcleo de condensación (condensation nuclei), partículas neutras atmosféricas, como el polvo, que son capaces de absorber o adsorber agua y aumentar de tamaño. Con una humedad relativamente alta forman bruma o neblina. Los núcleos de condensación de vapores de ácido nítrico o sulfúrico o de óxidos de nitrógeno pueden actuar como irritantes respiratorios.

núcleo de Deiters (Deiters' nucleus), [Otto F. C. Deiters, anatomista alemán, 1834-1863], uno de los núcleos vestibulares del tronco del encéfalo.

núcleo de segmentación (segmentation nucleus), el núcleo del cigoto que resulta de la fusión de los pronúcleos masculino y femenino en el huevo fecundado. Es la fase final de la fecundación.

núcleo del fastigio (fastigial nucleus), cada uno de los núcleos cerebelosos profundos que recibe aferencias de la zona medial del cerebelo. Participa en el control de la postura y el equilibrio.

núcleo dentado (dentate nucleus), núcleo cerebelar profundo que recibe fibras de la zona externa de la corteza cerebelosa y parece actuar como disparador de la corteza cerebral, rigiendo los movimientos voluntarios y las propiedades de los movimientos durante su ejecución.

núcleo diploide (diploid nucleus), núcleo con dos conjuntos de cromosomas, como los que se observan normalmente en las células somáticas de los organismos superiores.

núcleo emboliforme (emboliform nucleus), pequeño núcleo cerebeloso situado entre el núcleo dentado y el núcleo globoso y que se extiende hacia los pedúnculos cerebelosos superiores.

núcleo fibroso central del perineo (perineal body), masa de tejido compuesto por músculo y fascia situado entre la vagina y el recto en las mujeres y entre la uretra y el recto en los varones.

núcleo globoso (globose nucleus), uno de los cuatro núcleos cerebelosos situados profundamente, localizado en posición medial respecto al núcleo emboliforme. Recibe aferencias de la zona intermedia de la corteza cerebelosa, y sus axones salen a través del pedúnculo cerebeloso superior.

núcleo haploide (haploid nucleus), núcleo que posee sólo la mitad del número de cromosomas somáticos. Puede aparecer en una célula germinal tras la división de reducción y antes de la fertilización.

núcleo lenticular (lenticular nucleus), ganglio basal biconvexo del cerebro, formado por el putamen lateral y por el segmento interno del globo pálido, que forma parte del cuerpo estriado.

núcleo motor (motor nucleus), núcleo de un nervio motor o agrupación de motoneuronas.

núcleo oculomotor (oculomotor nucleus), núcleo del tercer par craneal que se origina en el mesencéfalo.

núcleo olivar inferior (inferior olivary nucleus), pequeña agrupación de células nerviosas en forma de bolsa situada por detrás y por fuera de la pirámide, inmediatamente por debajo del nivel de la protuberancia. En él se originan fibras cerebelosas trepadoras.

núcleo olivar superior (superior olivary nucleus), conjunto de células nerviosas que se presentan como racimos de materia gris en la protuberancia. Colabora en la localización del sonido comparando la diferencia de tiempo entre el sonido recibido por el oído derecho y el izquierdo.

núcleo piramidal (pyramidal nucleus), banda de sustancia gris que se extiende entre el núcleo de la oliva y la línea media que proyecta fibras contralateralmente al vermis del cerebelo.

núcleo pontino (pontine nucleus), células nerviosas situadas en la porción basilar de la protuberancia, donde se transmiten los impulsos entre el cerebro y el cerebelo.

núcleo pulposo (pulpy nucleus), parte central de cada uno de los discos intervertebrales, que consta de una sustancia elástica pulposa que pierde parte de su elasticidad con la edad.

núcleo sensitivo del nervio trigémino (sensory nucleus of trigeminal nerve), grupo de células nerviosas situadas en la protuberancia que actúan como el núcleo principal para la recepción de las fibras táctiles de la región que inerva el trigémino.

núcleo subtalámico (subthalamic nucleus), masa biconvexa de materia gris en el lado medial de la unión de la cápsula interna y el pie peduncular. Sus principales conexiones son con el globo pálido.

núcleo supraóptico (supraoptic nucleus), núcleo hipotalámico que descansa en el quiasma óptico con fibras que se extienden hasta el lóbulo posterior de la hipófisis.

nucleocápside (nucleocapsid), cubierta viral que consta de una cápside o cubierta proteica, que encierra el ácido nucleico. Algunos virus constan solamente de nucleocápsides sencillas, otros presentan cubiertas más complejas.

nucleocitoplásmico (nucleocytoplasmic), perteneciente o relativo al núcleo y el citoplasma celulares.

nucleofílica (nucleophilic), relativo a la propiedad de algunas moléculas, sobre todo ácidos nucleicos y proteínas, con electrones que pueden ser compartidos y así formar enlaces con los agentes alquilantes.

nucleohistona (nucleohistone), nucleoproteína compleja que consta de ADN y una histona que es el componente básico de la cromatina del núcleo celular.

nucléolo (nucleolus), cualquiera de las pequeñas estructuras densas, compuestas principalmente por ARN, situadas en el interior del citoplasma celular. Los nucléolos son esenciales para la formación de los ribosomas que sintetizan las proteínas celulares.

nucleón (nucleon), término colectivo aplicado a los protones y neutrones del núcleo.

nucleoplasma (nucleoplasm), protoplasma nuclear, en contraste con el de la célula.

nucleoplasmina (nucleoplasmin), proteína ácida que se encuentra en el núcleo, que se une a las histonas y participa en el ensamblaje del nucleosoma.

nucleoproteína (nucleoprotein), molécula de proteína combinada con ácido nucleico y situada en el núcleo celular.

nucleoquilema (nucleochylema), sustancia de fondo del núcleo, para distinguirla de la del citoplasma.

núcleos del rafe (raphe nuclei), subgrupo de núcleos reticulares del tronco del encéfalo que se localizan en bandas longitudinales estrechas a lo largo del rafe de bulbo raquídeo, protuberancia y mesencéfalo. Incluyen numerosas neuronas que sintetizan serotonina. Sus fibras ascendentes se proyectan hacia ciertas partes del sistema límbico, mientras que sus fibras descendentes se proyectan hacia otros núcleos del tronco del encéfalo, el bulbo raquídeo y la protuberancia.

núcleos reticulares (reticular nuclei), núcleos que se encuentran en la formación reticular del tronco del encéfalo, fundamentalmente en columnas longitudinales en tres grupos: núcleos reticulares de la columna mediana (que incluyen los núcleos del rafe), núcleos reticulares de la columna medial y núcleos reticulares de la columna lateral. El término también abarca otros núcleos que no se localizan en ninguna de estas tres columnas, como el núcleo reticular del tálamo.

nucleósido (nucleoside), componente de un nucleótido que consiste en una base nitrogenada enlazada con una pentosa.

nucleósido monofosfato quinasa (nucleoside monophosphate kinase), enzima hepática que cataliza la transferencia reversible de un grupo fosfato del adenosintrifosfato, produciendo adenosindifosfato y un nucleósido difosfato.

nucleosoma (nucleosome), cualquiera de la unidades nucleoproteicas repetidoras, compuestas de histonas, que forman un complejo con el ADN y forman las estructuras arrosariadas que aparecen a diferentes intervalos a lo largo de los cromosomas.

5'-nucleotidasa (5'-nucleotidase), enzima no lipídica que se eleva en ciertos trastornos hepáticos y en el cáncer de páncreas. Está presente en todo el organismo, pero se encuentra a concentraciones elevadas en el hígado y páncreas.

nucleótido (nucleotide), compuesto que consta de uno o varios grupos fosfato, una pentosa y una base nitrogenada. El ADN y el ARN están formados por cadenas de nucleótidos. Los nucleótidos libres, como la adenosina trifosfato o la guanosina trifosfato, ejercen una importante función como portadores de energía en todas las células.

núclido (nuclide), tipo de átomo caracterizado por la constitución de su núcleo, en particular por el número de protones y neutrones.

nudillo (knuckle), cara dorsal de cualquier articulación interfalángica, especialmente de las articulaciones metacarpofalángicas de los dedos de la mano flexionados. Por extensión se aplica en ocasiones el término a cualquier estructura anatómica de aspecto similar, como un asa intestinal herniada.

nudo (knot), (en cirugía) entrelazado de los extremos de una ligadura o sutura, de forma que permanezcan en su lugar sin deslizarse ni soltarse. Para realizar un nudo de cirujano simple, los extremos de la sutura se pasan dos veces alrededor del otro antes de apretarse.

nudo de ballestrinque (clove-hitch sling), vendaje que se inicia con un nudo marinero de cabos cruzados en el centro. El lazo hecho se fija a la mano. Los dos extremos sueltos se hacen pasar por encima y por detrás de los hombros y se atan junto al cuello.

nudo ileosigmoideo (ileosigmoid knotting), tipo grave de vólvulo en el que el íleon y el colon sigmoide sufren una torsión conjunta.

nueva tuberculina (new tuberculin), extracto del bacilo tuberculoso del cual se han extraído todos los materiales solubles y se ha añadido glicerina.

nuevo fármaco (new drug), fármaco para el que la U.S. Food and Drug Administration solicita una aprobación previa a su comercialización.

nuevo fármaco de investigación (investigational new drug [IND]), fármaco pendiente de aprobación de la FDA estadounidense para su comercialización, y que sólo se puede utilizar en experimentos para determinar su seguridad y eficacia.

nuez vómica (nux vomica), semillas secas de un pequeño árbol asiático, el *Strychnos nux-vomica,* de las que se obtienen alcaloides, como la estricnina y la brucina. Las semillas se pulverizan y el contenido de estricnina se reduce a poco más del 1%, mediante adición de lactosa, para su uso como tónico amargo y estimulante nervioso. A esta concentración no es seguro. Los remedios homeopáticos de nuez vómica están mucho más diluidos y se consideran seguros.

nuligrávida (nulligravida), mujer que no ha estado nunca embarazada.

nulípara (nonparous, nullipara), relativo a la mujer que nunca ha dado a luz un hijo.

nuliparidad (nulliparity), término que describe la situación de la mujer que nunca ha tenido un parto. Se indica «para 0».

núm. (num.), abreviatura de *número*.

número atómico (atomic number), número de protones o cargas positivas en el núcleo de un átomo de un elemento determinado. En un átomo neutro el número atómico es igual al número de electrones.

número atómico efectivo (effective atomic number), número atómico medio obtenido a partir de la suma ponderada de los constituyentes atómicos de un compuesto.

número binario (binary number), número en base 2 representado mediante los números 0 y 1.

número de Avogadro (Avogadro's number), [Amadeo Avogadro, físico italiano, 1776-1856], el número de átomos presentes en 12 gramos exactos del isótopo de carbono C12, o $6{,}02 \times 10^{23}$. Un mol de cualquier elemento monoatómico contiene este número de átomos, y un mol de cualquier elemento poliatómico o molécula contiene este número de moléculas.

número de copias elevado (high-copy number), número grande de copias repetitivas de un gen, como las que pueden producirse por clonación.

número de fugas (elopement occurrence), resultado de enfermería recogido en la Nursing Outcomes Classification (NOC). Se define como el número de veces que en las últimas 24 horas/semana/mes (seleccionando un intervalo) una persona con deterioro cognitivo ha escapado de un área de seguridad.

número más probable (most probable number), valor estadístico que representa la población bacteriana viable en una muestra por medio del uso de dilución e inoculaciones en tubos múltiples.

número másico (A) (mass number [A]), suma del número de protones y neutrones en el núcleo de un átomo o isótopo.

número teórico de placa (N) (theoretic plate number [N]), número que define la eficiencia de una columna de cromatografía.

número variable de repeticiones en tándem (VTNR) (variable number of tandem repeats [VTNR]), distintos números de secuencias de oligonucleótidos repetidas en tándem en los alelos de un gen.

Nurse Corps (Nurse Corps), rama de enfermería de cada uno de los servicios armados norteamericanos, con los enfermeros que lo componen, como el Army Nurse Corps. En cada uno de los servicios armados, los miembros del Nurse Corps tienen rango, título, responsabilidades y estatus de oficial.

Nursing Research *(Nursing Research),* revista norteamericana bimensual que contiene artículos y otros materiales relacionados con la investigación en enfermería. El objetivo de la revista es estimular este tipo de investigación y la difusión de los resultados conseguidos.

nutación (nutation), acto de cabecear, especialmente el cabeceo involuntario que se produce en distintos procesos neurológicos.

nutracéuticos (nutraceuticals), **1.** alimentos funcionales. **2.** alimentos que se cree que tienen un efecto beneficioso para la salud humana.

nutrición (nourishment, nutrition), **1.** acción o proceso de alimentar o ser alimentado. **2.** la suma de los procesos de ingestión de nutrientes y su asimilación y utilización para el adecuado funcionamiento del organismo y mantenimiento de la salud. **3.** estudio de las comidas y bebidas en relación con el crecimiento y mantenimiento de organismos vivos.

nutrición enteral (enteral nutrition), administración de nutrientes a través del tracto GI cuando el paciente no puede ingerir, masticar o tragar comida, pero puede digerir y absorber nutrientes.

nutrición enteral con sonda[1] (enteral tube feeding), introducción del alimento o de las sustancias nutritivas directamente al tracto digestivo por una sonda nasogástrica o gástrica.

nutrición enteral con sonda[2] (enteral tube feeding), intervención de enfermería de la Nursing Interventions Classification (NIC). Se define como la administración de nutrientes y agua a través de un tubo enteral.

nutrición infantil (pediatric nutrition), mantenimiento de una dieta adecuada y equilibrada, constituida por nutrientes esenciales y por las calorías necesarias para favorecer el crecimiento y cubrir las necesidades fisiológicas en las diversas fases del desarrollo. Las necesidades nutricionales varían considerablemente con la edad, el nivel de actividad y las condiciones ambientales, y están directamente relacionadas con la velocidad de crecimiento.

nutrición parenteral (parenteral nutrition), administración de nutrientes por una vía diferente a la del tubo digestivo, como la subcutánea, la intravenosa, la intramuscular o la intradérmica. Habitualmente, los líquidos parenterales están constituidos por suero fisiológico con glucosa, aminoácidos, electrólitos, vitaminas y fármacos. Los líquidos parenterales pueden no ser completos desde el punto de vista nutricional, pero mantienen el equilibrio hídrico y electrolítico durante el período postoperatorio inmediato, y en otras situaciones como shock, coma, malnutrición o insuficiencia renal o hepática.

nutrición parenteral total (NPT) (total parenteral nutrition [TPN]), administración de una solución hipertónica nutricionalmente adecuada, constituida por glucosa, proteínas hidrolizadas, minerales y vitaminas, a través de un catéter permanente colocado en la vena cava superior. Este procedimiento se utiliza en el coma prolongado, en la malabsorción grave incontrolada, en las quemaduras extensas, en las fístulas GI y en otras enfermedades en las que la alimentación por boca no puede facilitar las cantidades adecuadas de los nutrientes esenciales.

nutrición, predisposición para mejorarla (nutrition, readiness for enhanced), diagnóstico de enfermería aprobado por la Fourth National Conference on Nursing Diagnoses. Se define como un patrón que puede reforzarse mediante la ingestión de nutrientes suficiente para cubrir las necesidades metabólicas.

nutricional (nutritional), relativo a la calidad de la comida o a las costumbres alimentarias que proporciona la nutrición a través de la asimilación de la comida por los tejidos.

nutriente (nutrient), sustancia que proporciona nutrición y afecta a los procesos nutritivos y metabólicos del cuerpo.

nutriente esencial (essential nutrient), los hidratos de carbono, proteínas, grasas, minerales, vitaminas y agua necesarios para el crecimiento, funcionamiento normal y mantenimiento del organismo.

nutriente secundario (secondary nutrient), sustancia que actúa como estimulante para activar la flora GI y hacer que ésta sintetice otros nutrientes.

nutrientes condicionalmente esenciales (conditionally essential nutrients), aquellos que han de ser suministrados al organismo sólo en condiciones especiales, como estrés, enfermedad o envejecimiento.

nutrimento (nutriment), cualquier sustancia que nutre y ayuda al crecimiento y desarrollo del cuerpo.

nutrir (nourish), proveer o administrar los alimentos esenciales para el mantenimiento de la vida.

Nutting, Mary Adelaide, educadora y reformadora de la enfermería norteamericana, nacida en Canadá. Como directora del Johns Hopkins School of Nursing en Baltimore en 1984, mejoró el contenido del curso y las instalaciones, instauró un curso preparatorio de 6 meses, redujo la jornada de 12 a 8 horas y abolió el sistema de pago mensual a los estudiantes. En el Teachers College, Columbia University, creó y desarrolló el Department of Nursing and Health y se convirtió en la primera profesora de enfermería del mundo. Con Lavinia Dock escribió *History of Nursing* (publicada en 1907-1912), un clásico de la literatura de enfermería.

nV (nV), abreviatura de **nanovoltio.**

NVMA (NVMA), siglas de la *National Veterinary Medical Association.*

NVPO (PONV), abreviatura de **náuseas y vómitos postoperatorios.**

NVQI (CINV), siglas de **náuseas y vómitos quimioinducidos.**

O

O (O), símbolo del **oxígeno.**

O_2 (O_2), abreviatura de la **molécula de oxígeno.**

OACA (OAWO), siglas de **osteotomía abductora en cuña de apertura.**

OAD (ROA), siglas de **posición fetal occipitoanterior derecha.**

OAF (HFO), siglas de **oscilación a alta frecuencia.**

OAI (LOA), siglas de *posición fetal occipitoanterior izquierda.*

OB (OB), *informal,* **1.** siglas de **obstetra. 2.** siglas de **obstetricia.**

ob. (ob.), abreviatura del término latino ***óbito.***

obducción (obduction), autopsia medicolegal.

obesidad (obesity), aumento anómalo de la proporción de células grasas, especialmente en las vísceras y en el tejido subcutáneo del cuerpo. La obesidad puede ser exógena o endógena. La obesidad hiperplásica está causada por el aumento del número de adipocitos en un tejido adiposo abundante. La obesidad hipertrófica se produce por un aumento del tamaño de los adipocitos en un tejido adiposo abundante. La obesidad se manifiesta por un peso corporal excesivo con respecto a la altura.

obesidad androide (android obesity), obesidad en la cual la grasa se localiza alrededor de la cintura y la parte superior del cuerpo y que se encuentra más en los varones y muestra una peor morbimortalidad asociada que la de tipo ginoide.

obesidad endógena (endogenous obesity), obesidad ocasionada por la disfunción de los sistemas endocrino o metabólico.

obesidad exógena (exogenous obesity), obesidad producida por una ingesta calórica superior a la necesaria para cubrir las necesidades metabólicas del organismo.

obesidad ginecoide (ginecoid obesity), obesidad en la que la grasa se localiza en la mitad inferior del cuerpo. Se observa con más frecuencia en mujeres y tiene un mejor pronóstico de morbilidad y mortalidad que la obesidad androide.

obesidad hipotalámica (hypothalamic obesity), obesidad provocada por una lesión o trastorno funcional del hipotálamo.

obesidad mórbida (morbid obesity), exceso de grasa corporal o peso más de 45 kg por encima del PCI, que aumenta el riesgo de desarrollar trastornos cardíacos y endocrinos, así como algunos tipos de cáncer.

obesidad troncular (truncal obesity), obesidad que afecta o se localiza preferentemente en el tronco del cuerpo, a diferencia de la que afecta a las extremidades.

obesidad visceral (visceral obesity), obesidad androide, llamada así por la idea de que la grasa intraabdominal profunda (visceral) juega un papel esencial en la morbimortalidad asociada.

obeso (obese), individuo corpulento cuyo peso es desproporcionadamente elevado. Un índice de masa corporal igual o superior a 30 indica obesidad. Puesto que el organismo de una persona «media» contiene aproximadamente un 25% de grasa, la proporción puede duplicarse en las personas que se definen clínicamente como obesas.

óbex (obex), pequeña membrana triangular formada en el ángulo caudal de la fosa romboidal o cuarto ventrículo.

objetivo (objective lens), (en radiología) lente que recoge la luz emitida por un tubo intensificador de imagen y la convierte en un rayo paralelo para registrar una imagen en la película.

objetivo (objective), **1.** meta. **2.** relativo o perteneciente a un fenómeno o hallazgo clínico que se puede observar; no subjetivo.

objetivo (goal), propósito hacia el que se dirige un esfuerzo, como el planteamiento diagnóstico, terapéutico o educacional de un problema de salud del paciente.

objetivo conductual (behavioral objective), meta del tratamiento o de la investigación que concierne a un acto, a una conducta específica o a un patrón de conductas.

objetivo de enfermería (nursing objective), finalidad específica planteada por un profesional de enfermería para reducir el estrés de un paciente, para mejorar su capacidad de adaptación, o ambas cosas. El objetivo de enfermería puede ser físico, emocional, social o cultural, y afectar a la familia y los amigos del paciente, así como a otros pacientes. Es la finalidad de cualquier disposición específica de enfermería o intervención de enfermería.

objeto (object), (en psicología) aquello a través de lo cual un instinto puede alcanzar su objetivo; en términos psicoanalíticos, cualquier persona distinta de uno mismo.

objeto transicional (transitional object), objeto utilizado por un niño para conseguir confort y seguridad mientras se encuentra fuera de una base segura, como su madre o su hogar.

oblicuidad de la pelvis (obliquity of pelvis), inclinación anómala de la pelvis respecto a la columna vertebral.

oblicuo (oblique), dirección inclinada o cualquier variación respecto a la perpendicular o a la horizontal.

obliteración (obliteration), eliminación o pérdida de la función de una parte del organismo por medios quirúrgicos, patológicos o degenerativos.

obnubilación (obtundation), gran disminución del nivel de consciencia. El paciente no está comatoso pero está próximo al coma, sólo se despierta si recibe estímulos muy fuertes.

obnubilación mental (clouding of consciousness), estado mental en el cual un paciente está confuso y no sabe si está totalmente consciente o no, y no se da cuenta de lo que le rodea.

observación (observation), **1.** acción de examinar cuidadosa y atentamente. **2.** informe de lo que se ha visto o notificado, como, por ejemplo, una observación de enfermería.

observación de enfermería (nursing observation), evaluación objetiva, holística, realizada por un profesional de enfermería, de los diversos aspectos del estado de un paciente. Incluye el aspecto general de la persona, los efectos emocionales, su estado de nutrición, hábitos y preferencias, así como la temperatura corporal, estado de la piel y cualquier proceso patológico, incluidas las molestias que expresa el paciente.

obsesión (obsession), pensamiento o idea persistente con el que la mente está continua e involuntariamente preocupada y que no puede borrarse por medio de la lógica o el razonamiento.

obsesivo-compulsivo (obsessive-compulsive), **1.** caracterizado o relacionado con la tendencia a realizar actos repetitivos o rituales, o a tener pensamientos recurrentes, habitualmente como medio para liberar la tensión o la ansiedad. **2.** se aplica a la persona que padece un trastorno obsesivo-compulsivo.

obsolescencia (obsolescence), **1.** caída en desuso por edad o pérdida de función. **2.** situación de ausencia de utilidad.

obstetra (obstetrician [OB]), médico especializado en obstetricia.

obstetricia (obstetrics [OB]), rama de la medicina que se ocupa del embarazo y del parto, incluyendo el estudio de la fisiología y de las enfermedades del aparato reproductor de la mujer y la asistencia a la madre y al feto durante todo el embarazo, el parto y el posparto inmediato.

obstrucción (obstruction), bloqueo o impedimento para el paso.

obstrucción aórtica (aortic obstruction), bloqueo o impedimento que interrumpe el flujo de sangre en la aorta.

obstrucción biliar (biliary obstruction), obstrucción del conducto colédoco o cístico causada, generalmente, por uno o más cálculos biliares. Impide el drenaje de la bilis y produce una reacción inflamatoria. La obstrucción biliar se caracteriza por dolor epigástrico intenso que, con frecuencia, se irradia a la espalda y al hombro, náuseas, vómitos y diaforesis profusa.

obstrucción crónica de las vías respiratorias (chronic airway obstruction), tipo de trastorno pulmonar, como el enfisema o la bronquitis crónica, en el que hay una obstrucción crónica de las vías respiratorias superiores o inferiores. En reposo, el paciente registra una frecuencia respiratoria normal y puede presentar prolongación de la fase espiratoria, con respiración con labios fruncidos. El paciente puede presentar un tórax en barril y un agrandamiento de las fosas supraclaviculares. Hay una retracción de los espacios intercostales durante la inspiración y se aprecia el uso de los músculos accesorios de la respiración.

obstrucción de las vías respiratorias (airway obstruction), obstáculo mecánico que impide o dificulta la entrada de aire en los pulmones o la absorción de oxígeno en estos órganos.

obstrucción de las vías respiratorias superiores (OVRS) (upper airway obstruction [UAO]), trastorno que impide el paso normal de aire a nivel de la boca, nariz o laringe cuando el resto del aparato respiratorio funciona con normalidad.

obstrucción del tracto de salida vesical (bladder outlet obstruction [BOO]), obstrucción del flujo de orina de la vejiga secundaria a diversas etiologías.

obstrucción gastrointestinal (gastrointestinal obstruction), cualquier obstrucción del paso de los contenidos intestinales causada por un bloqueo mecánico o un fallo de la motilidad.

obstrucción intestinal (intestinal obstruction, gastrointestinal obstruction), cualquier obstrucción que impide el paso del contenido del intestino a través de su luz. La causa más frecuente es el bloqueo mecánico, por adherencias, heces impactadas, tumor intestinal, hernia, invaginación, vólvulo o estenosis secundaria a enfermedad inflamatoria intestinal. La obstrucción del intestino delgado puede producir dolor intenso, vómitos de materia fecal, deshidratación y, ocasionalmente, descenso de la presión sanguínea. La obstrucción del colon produce un dolor menos intenso, marcada distensión abdominal y estreñimiento. El objetivo del tratamiento es eliminar la obstrucción de la forma más rápida y segura posible.

obstrucción nasal (nasal obstruction), estrechamiento de la cavidad nasal, lo que reduce la capacidad ventilatoria. Puede deberse a malformaciones del tabique, poliposis nasal, presencia de cuerpos extraños o engrosamiento de los cornetes. Se suele complicar con sinusitis.

obstrucción por cuerpo extraño (foreign body obstruction), alteración de la función normal o estado patológico causado por un objeto alojado en un orificio corporal, una vía o un órgano. La mayoría de los casos se producen en niños que inhalan o degluten bruscamente un objeto extraño o se lo introducen en una abertura corporal.

obstrucción ventricular (ventricular block), obstrucción del flujo del líquido cefalorraquídeo. Las causas suelen ser el cierre de los agujeros de Magendie o Luschka. El proceso ocasiona una distensión de los ventrículos cerebrales por una acumulación excesiva de líquido cefalorraquídeo.

obstrucción y dilatación pilórica (pyloric obstruction and dilation), reacción del estómago a la obstrucción pilórica, aumentando la resistencia a la expulsión del estómago del alimento parcialmente digerido. Como consecuencia, el estómago se puede hipertrofiar y más tarde dilatarse. El consumo excesivo de alimentos y bebidas facilita este trastorno.

obturación (obturation), obstrucción de un orificio, como por ejemplo en un bloqueo intestinal.

obturación (filling), tratamiento dental que consiste en la introducción de un material, como la amalgama de plata, en una cavidad preparada en el diente para reparar la lesión producida por una caries.

obturación del conducto (canal obturation), en el tratamiento del conducto radicular, llenado del conducto de la pulpa, o raíz, de forma completa y densa con un agente sellador hermético no irritante.

obturación del conducto radicular (root canal filling), material colocado en el sistema de conductos radiculares de un diente para cerrar herméticamente el espacio previamente ocupado por la pulpa dental.

obturación retrógrada (retrograde filling), empaste colocado en la porción apical de una raíz dental para sellar la porción apical del conducto radicular.

obturación temporal (temporary stopping), mezcla de gutapercha, óxido de zinc, cera blanca y colorante utilizado para sellar temporalmente la cavidad de un diente.

obturador[1] (obturator), **1.** dispositivo que se utiliza para bloquear un tránsito o canal o el llenado de un espacio, como las prótesis de implantación que se utilizan para rellenar el espacio libre en la fisura palatina. **2.** *no técnico*, músculo obturador o membrana. **3.** dispositivo que se coloca en un catéter con amplia perforación durante su inserción para evitar la obstrucción potencial por restos de tejido residuales.

obturador[2] (plugger), instrumento para condensar o consolidar con material de relleno, como por ejemplo una amalgama dental en la restauración de un diente.

obturador externo (obturator externus), músculo plano y triangular que cubre la superficie externa de la pared anterior de la pelvis y que rota el muslo hacia afuera.

obturador interno (obturator internus), músculo que cubre una gran superficie de la región inferior de la pelvis menor, donde rodea el agujero obturador. Rota el muslo hacia afuera y lo extiende y abduce cuando se flexiona.

occ (occ), abreviatura de **occipital.**

occipital (occipital), **1.** relativo o perteneciente al occipucio. **2.** situado cerca del hueso occipital, como el lóbulo occipital del cerebro.

occipitalización (occipitalization), proceso de anquilosis ósea del atlas con el hueso occipital.

occipitobregmático (occipitobregmatic), relativo o perteneciente al occipucio y al bregma.

occipitofrontal (occipitofrontal), relativo o perteneciente al occipucio y al hueso frontal del cráneo.

occipucio (occiput), región posterior de la cabeza.

ocena (ozena), alteración de la nariz caracterizada por atrofia de los cornetes nasales y de la mucosa. Entre los síntomas se incluyen formación de costras a partir de las secreciones nasales, secreción y, especialmente, un olor muy desagradable. La ocena puede ser la evolución de una inflamación crónica de la mucosa nasal.

ocluido (occluded), cerrado, taponado u obstruido.

oclusal (occlusal), relativo al cierre, como el contacto que existe entre los dientes de los maxilares superior e inferior.

oclusión (occlusion), **1.** (en anatomía) bloqueo de un canal, vaso o conducto del cuerpo. **2.** (en odontología) cualquier contacto entre las superficies de incisión y masticación de los dientes de los maxilares superior e inferior.

oclusión bucal (buccoclusion), maloclusión en la que el cuadrante de un arco dental o un grupo de dientes se localiza más cerca de las mejillas de lo normal.

oclusión coronaria (coronary occlusion), obstrucción de cualquiera de las arterias que irrigan el músculo cardíaco. Cuando es completa provoca un IM; cuando es incompleta puede provocar una angina. La característica fisiopatológica subyacente es la placa aterosclerótica, que suele desarrollarse lentamente y está formada por lípidos y complejos de macrófagos.

oclusión de la arteria basilar (basilar artery occlusion), obstrucción de la arteria basilar, que da lugar a alteración de los nervios craneales III al XII, disfunción cerebelosa, hemiplejía o cuadriplejía y pérdida de sensibilidad propioceptiva.

oclusión de la arteria cerebelosa (cerebellar artery occlusion), obstrucción de una de las arterias que irrigan el cerebelo. Puede producir ataxia ipsilateral, analgesia facial, hemiparesia contralateral y pérdida de sensibilidad al dolor y la temperatura.

oclusión equilibrada (balanced occlusion), contacto simultáneo de los dientes superiores e inferiores en ambos lados y en las áreas de oclusión anterior y posterior de las mandíbulas. Este término se asocia fundamentalmente con la valoración intraoral de la armonía oclusal, pero también se puede utilizar en relación con las pruebas de oclusión de una prótesis dental con articulador anatómico.

oclusión excéntrica (eccentric occlusion), oclusión de los dientes en la que el patrón habitual de cierre voluntario de la mandíbula no coincide con la relación céntrica, dando como resultado un contacto dental prematuro.

oclusión fisiológica (physiologic occlusion), **1.** cierre de los dientes que complementa y potencia las funciones del sistema masticatorio. **2.** cierre de los dientes que no produce efectos patológicos sobre el sistema estomatognático, regulando las fuerzas sobre los dientes, y creando un equilibrio entre dichas fuerzas y la capacidad adaptativa de los tejidos de sostén. **3.** oclusión aceptable de un sistema gnático sano.

oclusión glótica (glottal stop), **1.** sonido del habla que se produce por cierre de la glotis y posterior liberación explosiva. **2.** sustitución anómala de un sonido con una cualidad gutural.

oclusión lingual (linguoclusion), maloclusión en la que los dientes se colocan lingualmente a la línea normal del arco dental.

oclusión patógena (pathogenic occlusion), cierre anormal de la dentadura, capaz de provocar alteraciones patológicas en los dientes, en los tejidos de sostén y en los demás componentes del sistema estomatognático.

oclusión traumática (traumatic occlusion), excesiva y repetida fuerza en el cierre de los dientes que lesiona los propios dientes, los tejidos periodontales, la cresta residual o las demás estructuras orales. Esta situación supera la capacidad reparadora de los propios tejidos de sujeción (cemento, ligamentos periodontales y hueso alveolar).

oclusión venosa (venous occlusion), bloqueo del retorno venoso. Se produce de forma natural en el pene durante la erección o se puede inducir de forma artificial en una zona, como el brazo, para la pletismografía mediante oclusión venosa.

oclusivo (occlusive), que realiza una oclusión o cierre.

OCN (OCN), siglas de *Oncology Certified Nurse.*

ocronosis (ochronosis), trastorno hereditario caracterizado por el depósito de un pigmento marrón-negruzco en el tejido conjuntivo y en el cartílago, causado a menudo por alcaptonuria o por intoxicación con fenol. La orina puede tener un color oscuro.

octacosanol (octacosanol), suplemento dietético que se utiliza para el herpes, la inflamación de la piel, la esclerosis lateral amiotrófica (ELA) y la resistencia física. Es probable que no sea eficaz para la ELA, y no existen suficientes datos fiables sobre otras indicaciones.

octana (octan), que ocurre a intervalos de 7 días, o cada octavo día.

octigrávida (octigravida), mujer que ha quedado embarazada por octava ocasión.

octinoxato (octinoxate), absorbente de la radiación ultravioleta B que se utiliza por vía tópica como protector solar.

octisalato (octisalate), salicilato sustituido que absorbe la luz ultravioleta del rango UVB y que se utiliza como protector solar.

octocrileno (octocrylene), protector solar que absorbe los rayos ultravioleta del rango UVB.

O

octreótido (octreotide), agente antidiarreico y hormonal. Existen dos principales presentaciones de este fármaco que se utilizan para distintos propósitos: uno de ellos, se usa para el tratamiento de la acromegalia, los tumores carcinoides y los tumores de péptido intestinal vasoactivo. El otro, para el tratamiento de mantenimiento a largo plazo en los citados trastornos.

ocul (ocul.), abreviatura del término latino *oculis,* «relativo a los ojos».

ocular (ocular), **1.** relativo o perteneciente al ojo. **2.** cualquier pieza de un instrumento óptico.

oculomotor (oculomotor), relativo a los movimientos del globo ocular.

oculto (occult), escondido o difícil de observar directamente.

ocupación (occupancy), cociente entre la media del censo hospitalario diario y el número medio de camas ocupadas durante el período que se estudia.

O.D. (O.D.), siglas de *oculus dexter,* expresión latina que significa «ojo derecho».

o.d. (a.d.), siglas de oreja derecha.

odaxético (odaxetic), que causa una sensación táctil como la picazón o el ardor.

odinacusia (odynacusis), sensibilidad dolorosa al ruido.

odinofagia (odynophagia), sensación intensa de dolor urente asociada a la deglución, causada por la irritación de la mucosa o por una alteración muscular del esófago.

odontalgia (odontalgia), dolor de dientes.

odontectomía (odontectomy), extracción de un diente del hueso que rodea a las raíces mediante la aplicación de una fuerza.

odontiasis (odontiasis), proceso de la dentición.

odontitis (odontitis), aumento anómalo del tamaño de la pulpa dental, habitualmente como consecuencia de la inflamación de los odontoblastos (células responsables de la formación de la dentina) más que de la de un diente maduro. Lo puede originar una infección, un tumor o un traumatismo.

odontoblasto (odontoblast), célula del tejido conjuntivo situada en la periferia de la pulpa dental que da lugar a la dentina primaria y secundaria del diente.

odontodisplasia (odontodysplasia), alteración del desarrollo de los dientes, caracterizada por la formación deficiente del esmalte y de la dentina.

odontogénesis (odontogenesis), origen y formación de los dientes.

odontogénico (odontogenic), **1.** que genera dientes. **2.** desarrollado en los tejidos que producen los dientes.

odontología (odontology), estudio científico de la anatomía y fisiología de las piezas dentarias y estructuras adyacentes de la cavidad oral.

odontología (dentistry), arte y ciencia de practicar el diagnóstico, la prevención y el tratamiento de las enfermedades y los trastornos de los dientes y las estructuras de la cavidad oral contiguas a éstos. Sus competencias abarcan la reparación y restauración de dientes y la restitución de los dientes perdidos, así como la detección de signos de enfermedades, como discrasias sanguíneas y tumores, que podrían requerir tratamiento médico. En EE.UU. existen ocho especialidades reconocidas, siendo necesario para cada una de ellas un período de formación adicional en una escuela de odontología: cirugía oral y maxilofacial, endodoncia, odontología de la salud pública, ortodoncia y prótesis dentofaciales, patología oral y maxilofacial, odontopediatría, periodoncia y prótesis dental.

odontología a cuatro (four-handed dentistry), técnica en la que un ayudante o asistente especializado en estomatología trabaja juntamente con el odontólogo en las operaciones realizadas en la boca del paciente. De esta manera se reduce la fatiga y se mejora la efectividad del procedimiento dental.

odontología basada en la evidencia (evidence-based dentistry), práctica sistemática de la odontología en la que el odontólogo establece, valora y pone en práctica métodos de diagnóstico y tratamiento sobre la base de las mejores investigaciones actualmente disponibles, del conocimiento especializado inherente a ellas y de las necesidades y preferencias del paciente.

odontología en franquicia (franchise dentistry), ejercicio de la odontología bajo un nombre registrado, comprado por otro odontólogo o profesional dental.

odontología forense (forensic dentistry), rama de la odontología que se ocupa de los aspectos legales del ejercicio profesional y el tratamiento odontológico, con particular atención al uso de registros odontológicos para identificar a víctimas de crímenes o accidentes.

odontología holística (holistic dentistry), práctica dental que tiene en cuenta el efecto del tratamiento y los materiales dentales sobre la salud global de la persona. Es fundamental el uso de empastes que no sean de amalgama y la reposición de las amalgamas existentes con materiales que no contengan mercurio.

odontología minorista (retail dentistry), práctica de la odontología con honorarios por servicio en un medio exclusivamente minorista, como en una zona de tiendas, con la intención concreta de atraer a los clientes de dichos centros utilizando las técnicas de mercado de los comerciantes participantes.

odontología pediátrica (pediatric dentistry), rama de la odontología dedicada al diagnóstico y tratamiento de los problemas dentales que afectan a los niños.

odontología preventiva (preventive dentistry), ciencia de la prevención de las enfermedades que afectan a los dientes y a las estructuras de sostén.

odontología restauradora (operative dentistry), parte de la odontología relacionada con la reparación de las piezas dentarias defectuosas por enfermedad, traumatismo o desarrollo anómalo, que se intervienen para lograr un funcionamiento normal, un estado saludable y un resultado estético y que incluye técnicas preventivas, diagnósticas, biológicas, mecánicas y terapéuticas, así como la ciencia y aplicación de materiales e instrumental.

odontólogo (dentist), persona profesionalmente cualificada y provista de un título estatal para diagnosticar y tratar las anomalías de los dientes, las encías y el hueso subyacente, incluidos los trastornos provocados por enfermedades, traumatismos y factores hereditarios.

odontoma (odontoma), tumor benigno formado por cemento, dentina, esmalte y tejido pulpar que puede tomar la forma de un diente.

odontoma ameloblástico (ameloblastic odontoma), tumor maligno mandibular con formación de cemento, dentina, esmalte y pulpa dentaria.

odontoma compuesto (composite odontoma), tumor odontogénico caracterizado por la formación de esmalte calcificado y dentina, en una disposición anómala debida a falta de morfodiferenciación.

odontomía profiláctica (prophylactic odontomy), (en odontología) extirpación quirúrgica de las fóveas y fisuras dolorosas presentes en los molares primarios posteriores y en los molares permanentes.

odorífero (odoriferous), relativo a algo que produce olor, sobre todo si es intenso o desagradable.

o/f (o/f), abreviatura de **oxidación/fermentación.**

oficina de voluntarios (voluntary agency), servicio ofrecido por una agencia controlada legalmente por voluntarios en vez de por los propietarios o por personal remunerado.

Oficina del Inspector General de Estados Unidos (Office of the Inspector General [OIG] of the United States), agencia del Departamento de Salud y Servicios Humanos de Estados Unidos (U.S. Department of Health and Human Services) que hace cumplir las normas de Medicare e investiga y persigue actos de fraude y abuso de Medicare.

ofloxacino (ofloxacin), antibiótico del tipo de las carboxifluoroquinolonas que se utiliza para el tratamiento de las infecciones de las vías respiratorias inferiores, las infecciones genitourinarias, las infecciones de la piel y las estructuras cutáneas y la conjuntivitis.

oftalmía (ophthalmia), inflamación intensa de la conjuntiva o de las estructuras profundas del ojo.

oftalmía catarral (catarrhal ophthalmia), inflamación catarral de la conjuntiva con secreción.

oftalmía del recién nacido (ophthalmia neonatorum), conjuntivitis y queratitis purulenta del recién nacido debida a la exposición de los ojos a agentes químicos, bacterianos, virales o a clamidias. La conjuntivitis química se produce habitualmente como resultado de la instilación de nitrato de plata en los ojos del recién nacido para prevenir la infección gonocócica.

oftalmía simpática (sympathetic ophthalmia), inflamación granulomatosa del tracto uveal de ambos ojos que se produce tras la lesión de uno de ellos. Los corticoides pueden ser de utilidad en el tratamiento, aunque en ocasiones es necesaria la enucleación quirúrgica del ojo originalmente lesionado para preservar la visión del no afectado.

oftálmico (ophthalmic), relativo al ojo.

oftalmitis (ophthalmitis), inflamación del ojo.

oftalmodinamómetro (ophthalmodynamometer), instrumento empleado para la medición de la presión de la esclerótica mientras el fondo de ojo se estudia con la ayuda del oftalmoscopio. Se puede usar también para medir la PA de la arteria oftálmica.

oftalmodinia (ophthalmodynia), dolor ocular.

oftalmoespasmo (ophthalmospasm), contracción involuntaria repentina del globo ocular.

oftalmología (ophthalmology), rama de la medicina que se dedica al estudio de la fisiología, anatomía y patología del ojo y del diagnóstico y tratamiento de las alteraciones oculares.

oftalmólogo (ophthalmologist), médico especialista en oftalmología.

oftalmopatía (ophthalmopathy), cualquier enfermedad del ojo.

oftalmoplastia (ophthalmoplasty), cirugía plástica del ojo o de la región periocular.

oftalmoplejía (ophthalmoplegia), alteración caracterizada por la parálisis de los nervios motores del ojo. La oftalmoplejía bilateral de rápida aparición se asocia con miastenia aguda grave, deficiencia aguda de tiamina, botulismo y polineuropatía craneal inflamatoria aguda.

oftalmoplejía progresiva (progressive ophthalmoplegia), forma de parálisis de la musculatura ocular que habitualmente se inicia con ptosis y que gradualmente afecta a todos los músculos extraoculares.

oftalmoscopia (ophthalmoscopy), técnica de empleo de un oftalmoscopio para el examen del ojo.

oftalmoscopio (ophthalmoscope), dispositivo para el examen del interior del ojo. Consta de una luz, un espejo con un único agujero a través del cual el examinador observa las estructuras oculares y un disco con varias lentes de diferentes potencias.

oftalmoscopio binocular (binocular ophthalmoscope), oftalmoscopio que tiene dos piezas oculares a través de las que se puede realizar el examen estereoscópico del ojo.

oftalmoscopio indirecto (indirect ophthalmoscope), oftalmoscopio con una lente biconvexa, que produce una imagen estereoscópica directa invertida.

oftalmoscopio láser de barrido (OLB) (scanning laser ophtalmoscope [SLO]), instrumento por medio del cual se obtiene una imagen de la retina, en el que la luz de un haz de láser de baja energía barre la retina y es reflejada en un sensor. La luz detectada por el sensor se utiliza para crear una imagen digital compuesta en color.

ofuscación (obfuscation), turbación, confusión.

o.h. (o.h.), siglas de la expresión latina *omni hora*, «cada hora».

OH (OH), símbolo del radical **hidroxilo**.

Ω (Ω), abreviatura de **ohmio.**

ohmio (Ω) (ohm [Ω]), [Georg S. Ohm, físico alemán, 1787-1854], unidad de medida de la resistencia eléctrica. Un ohmio es la resistencia de un conductor en el que un potencial eléctrico de 1 voltio produce una corriente de 1 amperio.

oído (ear), cada uno de los órganos pares encargados del equilibrio y la audición y que se dividen en oído externo, medio e interno. El oído externo incluye los pabellones auditivos cartilaginosos y revestidos por piel a ambos lados de la cabeza y la parte del conducto auditivo externo fuera del cráneo. En el oído medio existen tres huesecillos: el martillo, el yunque y el estribo, que transmiten las vibraciones producidas por las ondas sonoras a la ventana oval del oído interno. En el oído interno se reconocen dos estructuras: el aparato vestibular, encargado del equilibrio, y el órgano de Corti, que recibe las vibraciones desde el oído medio y las convierte en impulsos nerviosos, que el cerebro interpreta como sonidos.

oído de nadador (swimmer's ear), *coloquial,* otitis externa provocada por una infección transmitida por el agua de una piscina.

oído externo (external ear), estructura exterior del oído, consistente en pabellón auricular y conducto auditivo externo.

oído interno (inner ear), compleja estructura interna del oído, que contiene receptores auditivos y del equilibrio. Las células de las máculas y las crestas ayudan a mantener el equilibrio; las células del órgano de Corti transducen las vibraciones sonoras en impulsos para el sentido de la audición. Las células receptoras auditivas están inervadas por el nervio coclear.

oído medio (middle ear), cavidad timpánica y huesecillos contenidos en una cavidad irregular del hueso temporal. Está separado del oído externo por la membrana timpánica, y del oído interno por la ventana oval. La trompa auditiva (de Eustaquio) transporta aire desde la porción posterior de la faringe hasta el oído medio.

OIG (OIG), siglas de **Office of the Inspector General of the United States.**

ojal (buttonhole), pequeño agujero en forma de corte en la pared de una estructura o una cavidad del cuerpo.

ojo (eye), uno de los dos órganos de la visión, contenido dentro de una órbita ósea en la parte frontal del cráneo, con grasa retrobulbar e inervado por cuatro nervios craneales: óptico, motor ocular común, patético y motor ocular externo. Existen varias estructuras accesorias relacionadas con el ojo, como músculos, fascias, ceja, párpados, conjuntiva y glándula lagrimal. El bulbo del ojo está compuesto por segmentos de dos esferas con ejes casi paralelos, que constituyen la túnica externa y una de las tres capas fibrosas que rodean dos cavidades internas, separadas por el cristalino. La cavidad menor, anterior al cristalino, está dividida por el iris en dos cámaras, ambas llenas de humor acuoso. La cavidad posterior es mayor que la anterior y contiene el cuerpo vítreo, de consistencia gelatinosa, que está dividido por el canal hialoideo. La túnica externa del globo ocular consiste en la córnea transparente por delante, que representa un quinto de la túnica, y la esclerótica opaca por detrás, que constituye cinco sextos de la túnica. La túnica pigmentada vascular intermedia consiste en la coroides, el cuerpo ciliar y el iris. La túnica interna, de tejido nervioso, es la retina. Las ondas de luz pasan a través del cristalino y llegan a la capa de bastones y conos de la retina, donde crean impulsos que son transmitidos por el nervio óptico hasta el encéfalo. Los movimientos del ojo están controlados por seis músculos: oblicuos mayor (superior) y menor (inferior), y rectos superior, inferior, medial y lateral.

ojo adaptado a la luz (light-adapted eye), ojo que se ha visto expuesto a la luz brillante el tiempo necesario para que se produzcan cambios químicos y fisiológicos, como la decoloración de la rodopsina o pigmento visual. La reducción de la sensibilidad de los conos puede requerir un aumento en la intensidad de la luz para obtener el mismo grado de agudeza visual.

ojo artificial (artificial eye), dispositivo protésico parecido a un globo ocular que se ajusta en la órbita del ojo que ha sido enucleado.

ojo de excitación (exciting eye), (en la oftalmía simpática) el ojo que resulta afectado por una herida penetrante y provoca una reacción inflamatoria en el otro ojo.

ojo de fijación (fixating eye), (en el estrabismo) el ojo cuya visión se dirige hacia un objeto dado, para posicionar dicho objeto en la fóvea.

ojo dominante (dominant eye), el ojo que se utiliza habitualmente para tareas monoculares. Puede estar o no relacionado con la preferencia manual.

ojo esquemático (schematic eye), **1.** ilustración simplificada y ampliada del ojo, mostrando sus detalles anatómicos. **2.** ilustración gráfica del ojo normal, con datos sobre curvaturas, índices de refracción y distancias entre los elementos ópticos.

ojo simpatizante (sympathizing eye), (en la oftalmía simpática) el ojo no infectado que se infecta por metástasis linfática o sanguínea del germen patógeno.

ojos de mapache (racoon eyes), áreas equimóticas alrededor de los ojos que hacen pensar en la existencia de una fractura de la base del cráneo o en un neuroblastoma infantil.

O.L. (O.L.), siglas de la expresión latina *oculus laevus,* que significa «ojo izquierdo».

olanzapina (olanzapine), antipsicótico y neuroléptico. Se utiliza para el tratamiento de los trastornos psicóticos.

OLB (SLO), siglas de **oftalmoscopio láser de barrido.**

Old Age, Survivors, Disability and Health Insurance Program (OASDHI) (Old Age, Survivors, Disability and Health Insurance Program [OASDHI]), programa norteamericano benéfico, administrado por la Social Security Administration, que proporciona compensaciones económicas a los trabajadores retirados o discapacitados, a los familiares que dependen de los mismos y a los supervivientes, generalmente conocido como Seguridad Social. El programa también proporciona cobertura sanitaria para la gente mayor de 65 años, y para los discapacitados menores de 65 años, conocido generalmente como Medicare.

Older Americans Act, enmienda de 1987 (Older Americans Act Amendment of 1987), legislación federal de Estados Unidos que autoriza el mantenimiento de los servicios de nutrición del título III para los programas de los estados y los condados sobre el envejecimiento. Los servicios incluyen comidas en común o suministradas a domicilio, asociadas con educación sobre la nutrición.

Older Americans Resources and Services Scale (Older Americans Resources and Services Scale), escala de las actividades instrumentales de la vida diaria (AIVD) que consta de ocho cuestiones diseñadas para evaluar el nivel de implicación de la persona con la familia y la sociedad.

oleandrismo (oleandrism), efecto tóxico del glucósido cardíaco ingerido o inhalado que contienen las raíces, cortezas, flores y semillas de las adelfas *(Nerium oleander),* arbusto verde decorativo. Los síntomas van desde náuseas y vómitos hasta bradicardia y paro cardíaco.

olécranon (olecranon), proyección proximal del cúbito que forma el vértice del codo y que encaja en la fosa olecraniana del húmero cuando se extiende el antebrazo.

olefina (olefin), cualquier elemento de un grupo de hidrocarburos alifáticos insaturados que contienen uno o más dobles enlaces en la cadena de carbonos.

oleorresina (oleoresin), **1.** cualquiera de las combinaciones naturales de la resina y un aceite volátil, como la que proviene de los pinos y otros vegetales. **2.** compuesto preparado mediante extracción de un fármaco por filtración con un disolvente volátil, como acetona, alcohol o éter, y posterior evaporación del disolvente.

oleovitamina (oleovitamin), preparación de aceite de hígado de pescado o de aceite vegetal comestible que contiene una o más de las vitaminas liposolubles o sus derivados.

oleovitamina A (oleovitamin A), preparación oleosa, habitualmente aceite de hígado de pescado puro o diluido con un aceite vegetal comestible, que contiene la forma natural o sintética de la vitamina A.

olfacción (olfaction), acción de oler.

olfato (smell), el sentido especial que permite percibir los olores a través de la estimulación de los nervios olfatorios.

oligodactilia (oligodactyly), anomalía congénita caracterizada por la ausencia de uno o más de los dedos de las manos o de los pies.

oligodendrocito (oligodendrocyte), tipo de célula de la neuroglía que presenta proyecciones dendríticas que se enrollan alrededor de los axones de las células neuronales.

oligodendroglía (oligodendroglia), uno de los tres tipos de células gliales que junto a las neuronas forman el SNC, y que se caracterizan por prolongaciones laminares que envuelven los axones individualmente para formar la vaina de mielina de las fibras nerviosas.

oligodendroglioma (oligodendroglioma), tumor cerebral poco frecuente formado por células ectodérmicas no neurales que habitualmente forman parte del tejido conjuntivo de soporte que rodea a las células nerviosas.

oligodontia (oligodontia), defecto dental determinado genéticamente y caracterizado por el desarrollo de un número de dientes inferior al normal.

oligoelemento (trace element), elemento esencial para la nutrición o para los procesos fisiológicos, presente en tan pequeñas cantidades que los análisis prácticamente no lo pueden detectar.

oligogénico (oligogenic), relativo o perteneciente a las características hereditarias producidas por uno o sólo unos pocos genes.

oligohemia (oligemia), situación de hipovolemia o disminución del volumen intravascular circulante.

oligohidramnios (oligohydramnios), cantidad anormalmente pequeña o ausencia de líquido amniótico.

oligomeganefronia (oligomeganephronia), tipo de hipoplasia renal congénita que se asocia con insuficiencia renal crónica en los niños. Se caracteriza por una disminución en el número de nefronas funcionantes e hipertrofia de otras estructuras renales sin que exista tejido aberrante.

oligomenorrea (oligomenorrhea), menstruación anormalmente escasa o infrecuente.

oligonucleótido (oligonucleotide), compuesto formado por el enlace de un pequeño número de nucleótidos.

oligopéptido (oligopeptide), péptido formado por menos de 20 aminoácidos.

oligosacárido (oligosaccharide), compuesto formado por pocas unidades de monosacáridos.
oligospermia (oligospermia), cantidad insuficiente de espermatozoides en el semen.
oligotrofo (oligotroph), organismo que sobrevive en un medio ambiente pobre en nutrientes.
oliguria (oliguria), disminución de la capacidad para formar y eliminar orina, de forma que los productos finales del metabolismo no se pueden excretar de forma eficaz. Generalmente está causada por desequilibrio hídrico y electrolítico, lesiones renales u obstrucción de las vías urinarias.
oliva (olivary body), núcleo olivar del bulbo raquídeo, parte de una agrupación densa de neuronas.
olivopontocerebeloso (olivopontocerebellar), relativo o perteneciente a la oliva, a los pedúnculos medios y al cerebelo.
olmesartán medoxomilo (olmesartan medoxomil), fármaco antihipertensivo.
olopatadina (olopatadine), antagonista del receptor H_1 de histamina que se utiliza como clorhidrato para el tratamiento tópico de la conjuntivitis alérgica.
olor (odor), perfume o emanación que estimula el sentido del olfato. Éste se activa cuando las moléculas transportadas por el aire estimulan los receptores del primer par craneal.
olor corporal (body odor), olor desagradable asociado con el sudor seco. El olor corporal habitual se puede eliminar bañándose con agua y jabón. Los olores corporales se pueden deber también a las secreciones de diversos procesos cutáneos, como cáncer, hongos, hemorroides, leucemia o úlceras.
oloroso (odorous), relativo a algo que tiene olor o fragancia.
olvido benigno (benign forgetfullness), bloqueo temporal de la memoria en el que algún hecho del pasado reciente o remoto es olvidado, pero se recuerda posteriormente.
o.m. (o.m.), abreviatura del término latino *omni mane,* «cada mañana».
omalgia (omalgia), dolor del hombro.
omalizumab (omalizumab), anticuerpo monoclonal que se utiliza para tratar el asma persistente de moderado a grave.
omartritis (omarthritis), inflamación de la articulación del hombro.
ombligo (umbilicus), punto sobre el abdomen en el que se une el cordón umbilical al abdomen fetal. En la mayoría de los adultos está marcado por una depresión; en algunos está marcado por una pequeña protrusión de la piel.
ombligo de la membrana del tímpano (umbo), punto de la membrana timpánica creado por la unión de la membrana al martillo.
omega (omega), Ω, ω, letra 24 del alfabeto griego.
omega-oxidación (omega-oxidation), vía metabólica de oxidación de los ácidos grasos que involucra el átomo de carbono más alejado del grupo carboxilo original.
omentectomía (omentectomy), escisión quirúrgica de una porción o de todo el epiplón.
ómicron (omicron), O, o, decimoquinta letra del alfabeto griego.
omisión[1] (omission), (en derecho) incumplimiento intencionado o no intencionado de un deber requerido por la ley.
omisión[2] (nonfeasance), falta de realización de una tarea, deber o compromiso que uno ha aceptado libremente o que tiene el deber legal de realizar.
omn. noct. (omn. noct.), abreviatura del término latino *omni nocte,* «todas las noches».
omn. quad. hor. (omn. quad. hor.), abreviatura del término latino *omni quadrante hora,* «cada cuarto de hora».
omnipotencia (omnipotence), (en psicología) percepción infantil de que el mundo exterior es parte del organismo, lo que conduce a un sentimiento primitivo de ser todopoderoso.
omnívoro (omnivorous), que se alimenta tanto de plantas como de animales.
omofagia (omophagia), ingesta de alimentos crudos, sobre todo pescado o carne.
omohioideo (omohyoid), músculo que deprime y fija el hueso hioides.
OMS (WHO), siglas de la **Organización Mundial de la Salud** (World Health Organization).
o.n. (o.n.), siglas de la expresión latina *omni nocte,* «cada noche».
Onchocerca *(Onchocerca),* género de parásitos nematodos de la familia Filarioidea que infectan al hombre y a rumiantes. En su forma adulta vive y crece en los nódulos fibrosos subcutáneos. Las formas jóvenes (microfilarias) permanecen en la linfa y se hallan principalmente en la piel, el tejido conjuntivo subcutáneo y en los ojos. Es el responsable de la oncocercosis humana y se transmite por la picadura del mosquito del búfalo.
oncocerciasis (onchocerciasis), forma de filariasis frecuente en América Central y del Sur y en África, que se caracteriza por la presencia de nódulos subcutáneos, erupción pruriginosa y lesiones oculares.
oncogén (oncogene), gen potencialmente inductor de cáncer. En condiciones normales, dichos genes participan en el crecimiento y en la proliferación de las células, pero cuando se alteran de alguna forma por un agente carcinogénico, como la radiación, un carcinógeno químico o un virus oncogénico, pueden provocar una transformación maligna de la célula.
oncogénesis (oncogenesis), proceso que inicia y facilita el desarrollo de una neoplasia

mediante la acción de agentes biológicos, químicos o físicos.

oncogénico (oncogenic), relativo al origen y desarrollo de tumores o cáncer.

oncólisis (oncolysis), **1.** destrucción o eliminación de células neoplásicas. **2.** reducción de una tumefacción o masa.

oncolítico (oncolytic), relativo a la destrucción de células tumorales.

oncología (oncology), **1.** rama de la medicina que se dedica al estudio de los tumores. **2.** estudio de las enfermedades neoplásicas.

oncología radioterápica (radiation oncology), tratamiento del cáncer utilizando la radiación.

oncólogo (oncologist), médico que se especializa en el estudio y en el tratamiento de las enfermedades neoplásicas, especialmente el cáncer.

oncólogo radioterapeuta (radiation oncologist), médico con formación especial en la utilización de radiación ionizante para el tratamiento de procesos oncológicos.

oncótico (oncotic), relativo a la presencia de un tumor.

Oncovirinae (Oncovirinae), subfamilia de virus con ARN, que incluye los géneros de oncovirus de los tipos A, B, C y D. Se clasifican según la morfología y el tipo de huésped.

oncovirus (oncovirus), miembro de una familia de virus asociados a la leucemia y al sarcoma en animales y, posiblemente, en humanos.

onda (wave), alteración periódica en la cual la energía se desplaza a través de un medio sin alterar de forma permanente los componentes del medio.

onda A cañón (cannon A wave), potente onda auricular en el pulso venoso yugular, causada por la contracción de la aurícula derecha contra una válvula tricúspide cerrada. Las ondas A cañón rápidas y regulares son diagnósticas de taquicardia supraventricular paroxística. Las ondas A cañón irregulares se observan en la disociación auriculoventricular (AV) y, por consiguiente, son especialmente útiles para el diagnóstico de la taquicardia ventricular.

onda alfa (alpha wave), uno de los tipos de ondas cerebrales, que se caracteriza por un voltaje o amplitud relativamente elevado y una frecuencia de 8 a 13 Hz. Las ondas alfa son las «ondas de relajación» del cerebro.

onda beta (beta wave), uno de los diversos tipos de ondas cerebrales, caracterizada por un voltaje relativamente bajo y una frecuencia superior a 13 Hz. Las ondas beta son las «ondas de actividad» del cerebro, registradas mediante EEG de las áreas frontal y central del cerebro cuando el paciente está despierto y alerta con los ojos abiertos.

onda cerebral (brain wave), cualquiera de los diversos patrones de impulso eléctrico rítmico producidos en diferentes partes del cerebro. La mayor parte de los patrones, identificados por las letras griegas alfa, beta, delta, gamma, kappa y theta, son similares en todas las personas normales, y relativamente estables en cada individuo. Las ondas cerebrales también resultan útiles en el diagnóstico de determinados trastornos neurológicos, como epilepsia o tumores cerebrales.

onda continua (OC) (continuous wave [CW]), **1.** flujo ininterrumpido de energía, como un haz de luz láser. **2.** intensidad sónica que permanece constante mientras está produciéndose energía ultrasónica.

onda de Osborn (Osborn wave), deflexión hacia arriba, anómala, en el ECG que se produce en la unión del complejo QRS y el segmento ST. Suele encontrarse en los ECG de pacientes con hipotermia moderada y se hace más pronunciada cuando la temperatura corporal desciende.

onda del pulso (pulse wave), incremento transitorio de la presión sanguínea que se extiende como una onda a través del sistema arterial. Comienza con la eyección de sangre desde los ventrículos durante la sístole.

onda delta (delta wave), **1.** el más lento de los cuatro tipos de ondas cerebrales, caracterizado por una frecuencia de 4 Hz y un voltaje relativamente elevado. Las ondas delta son «ondas de sueño profundo», asociadas a un estado sin sueños. **2.** (en cardiología) borrosidad de la porción QRS de un trazado ECG producida por preexcitación en el síndrome de Wolff-Parkinson-White.

onda dícrota (dicrotic wave), en el registro del pulso arterial, parte de la rama descendente que sigue a la muesca aórtica, que consiste en un segundo pico más pequeño que se atribuye al impulso reflejo del cierre de la válvula aórtica.

onda F (F wave), forma de onda registrada en electroneuromiografía y pruebas de conducción nerviosa. Aparece en la estimulación supramáxima de un nervio motor y está causada por la transmisión antidrómica de un estímulo. La onda F se utiliza en estudios de función motora nerviosa en brazos y piernas.

onda lambda (lambda wave), onda occipital de bajo voltaje registrada en el electroencefalograma durante la actividad visual.

onda P (P wave), componente del ciclo cardíaco que aparece en el electrocardiograma como una curva en forma de U invertida, a continuación de la onda T y precediendo al complejo QRS. Representa la despolarización de las aurículas.

onda P′ (P′ wave, P prime wave), onda P generada en un sitio diferente al nódulo sinusal; es una onda P ectópica.

onda Q (Q wave), el primer componente negativo del complejo QRS en un ECG. Un alargamiento de la onda Q es indicativo de IM.

onda R (R wave), componente positivo del complejo QRS del ECG.

onda S (S wave), componente negativo después de la onda R en cada complejo QRS del ECG.

onda T (T wave), componente del ciclo cardíaco que se muestra en el ECG como una curva en U corta e invertida después del segmento S-T. Representa la fase 3 de repolarización de la membrana del potencial de acción cardíaco.

onda theta (theta wave), uno de los diversos tipos de ondas cerebrales, caracterizado por una frecuencia relativamente baja, de 4 a 7 Hz, y una amplitud baja, de 10 μV. Las ondas theta son las «ondas adormecidas» de los lóbulos temporales del cerebro.

onda U (U wave), pequeña onda redondeada que sigue a la onda T en el electrocardiograma. Normalmente tiene la misma polaridad que la onda T. Su significado es incierto. La onda U se hace más alta en la hipopotasemia, y se invierte en la enfermedad cardíaca. Puede significar descenso en los niveles de potasio en sangre.

onda ultrasónica (ultrasonic wave), onda de sonido transmitida a una frecuencia mayor de 20.000 ciclos por segundo, más allá de la frecuencia auditiva normal en humanos.

onda, marea (tide), variación, aumento o disminución, en la concentración de un componente particular de los líquidos orgánicos, como la onda ácida, onda grasa.

ondas f (f waves), en un ECG, patrón de ondulación irregular con un ritmo de 400 o más por minuto que representa una fibrilación auricular.

ondas pospotenciales (afterpotential waves), cada una de las dos pequeñas ondas, positiva o negativa, que siguen a la onda principal del potencial de acción que genera el impulso nervioso, según puede registrarse en un oscilógrafo.

ondas sonoras (sound waves), ondas longitudinales de energía mecánica que transmiten vibraciones identificadas como sonido.

ondas sonoras longitudinales (longitudinal sound waves), ondas de presión formadas por la oscilación de partículas o moléculas paralelas al eje de propagación de las ondas. La compresión y expansión de estas ondas longitudinales a altas frecuencias es el principio en que se basa la ecografía.

ondulado (undulate), que tiene fluctuaciones en forma de ondas u oscilaciones.

ondulante (undulant), con forma de onda, como una vibración, una fluctuación o una oscilación.

onfálico (omphalic), perteneciente al ombligo.

onfalitis (omphalitis), inflamación del muñón umbilical, caracterizado por enrojecimiento, hinchazón y exudado purulento en los casos graves. Este trastorno es poco frecuente en los países desarrollados.

onfalocele (omphalocele), hernia congénita de las vísceras intraabdominales a través de un defecto de la pared abdominal que rodea al ombligo.

onfalogénesis (omphalogenesis), formación del ombligo o del saco vitelino durante el desarrollo embrionario.

onfalósito (omphalosite), el menos desarrollado de dos gemelos desiguales unidos por los vasos del cordón umbilical.

ONG (ENT), siglas de *oído, nariz y garganta.*

onicodistrofia (onychodystrophy), trastorno caracterizado por la coloración anómala o malformación de las uñas de los dedos de las manos o de los pies.

onicofagia (nail biting), hábito de morderse y masticar con frecuencia las uñas de las manos y la piel periungueal, produciéndose a veces lesiones cutáneas. El trastorno se asocia comúnmente con las manipulaciones corporales en niños ansiosos. También se considera una forma de descarga motora de tensión interna.

onicogriposis (onychogryphosis), sobrecrecimiento engrosado, curvado, en forma de garfio de las uñas de las manos o de los pies.

onicólisis (onycholysis), separación de una uña de su lecho, comenzando en el margen libre, asociada a psoriasis, dermatitis de la mano, infección micótica, infección por *Pseudomonas* y muchas otras enfermedades.

onicomicosis (onychomycosis), cualquier infección micótica de las uñas.

onicosis (onychosis), atrofia o distrofia de las uñas, generalmente secundaria a dermatosis tales como las infecciones micóticas.

onicotilomanía (onychotillomania), hábito nervioso de morderse las uñas hasta el punto de causar lesión local tisular (por ejemplo, sangrado).

onicotomía (onychotomy), incisión quirúrgica del lecho ungueal.

oniquia (onychia), inflamación del lecho ungueal.

onlay (onlay), **1.** tipo de molde de restauración que se fija mediante fuerzas de fricción y mecánicas a un diente preparado, para restaurar una o más cúspides y aproximar las superficies oclusivas. **2.** porción oclusiva de una dentadura parcial removible, ampliada para cubrir la totalidad de la superficie oclusiva de un diente.

ONS (ONS), siglas de **Oncology Nursing Society.**

ontogenético (ontogenetic), **1.** perteneciente, relativo a la ontogenia. **2.** asociación basada en las características morfológicas visibles y que no indica necesariamente una relación natural evolutiva.

ontogenia (ontogeny), la historia de la vida de un organismo desde el óvulo como célula única hasta el momento del nacimiento, incluidas todas las fases de diferenciación y crecimiento.

onza (oz) (ounce [oz]), unidad de masa equivalente a 1/16 de una libra del sistema estándar de pesos británico, o 28,349 gramos.

onza líquida (fluid ounce), medida de volumen para líquidos en el sistema farmacéutico que equivale a 8 dracmas para líquidos o a 29 ml, 480 mínimos, 1/20 de una pinta imperial o al volumen ocupado por 437,5 granos de agua destilada, a una temperatura de 16,7 °C.

ooblasto (ooblast), célula germinal femenina a partir de la que se desarrolla el óvulo maduro.

oociesis (oocyesis), embarazo ectópico ovárico.

oocinesis (ookinesis), fenómenos mitóticos que ocurren en el núcleo del óvulo durante la maduración y la fecundación.

oocineto (ookinete), cigoto elongado móvil formado por la fecundación del macrogameto durante la fase reproductiva sexual del ciclo vital de los esporozoos, específicamente en el parásito del paludismo *Plasmodium*.

oocisto (oocyst), estado del desarrollo de cualquier esporozoo en el que después de la fertilización se produce un cigoto encerrado en una pared quística.

oocitina (oocytin), sustancia del espermatozoide que estimula la formación de la membrana de fertilización después de la penetración de un óvulo.

oocito (oocyte), óvulo primordial o desarrollado de forma incompleta.

oocito secundario (secondary oocyte), oocito durante el período comprendido entre la primera y la segunda división de maduración. Se deriva de un oocito primario poco antes de la ovulación, mediante una división que separa el primer cuerpo polar. Si es fertilizado, se divide en una oótide y un segundo cuerpo polar. Si no es así, muere.

ooforalgia (oophoralgia), dolor ovárico.

ooforectomía (oophorectomy), extirpación quirúrgica de uno o ambos ovarios, realizada para eliminar un quiste o un tumor, abrir un absceso, tratar una endometriosis o, en el cáncer de mama, eliminar la fuente de estrógenos que estimula algunos tipos de cáncer. En las mujeres premenopáusicas se puede dejar intacto un ovario o una porción de uno de los ovarios a menos que exista un tumor maligno. Esta operación a menudo se acompaña de una histerectomía en mujeres menopáusicas o posmenopáusicas.

ooforitis (oophoritis), trastorno inflamatorio de uno o ambos ovarios, habitualmente asociado a salpingitis u otro tipo de infección.

ooforosalpingectomía (oophorosalpingectomy), extirpación quirúrgica de uno o ambos ovarios y de la trompa correspondiente, realizada para extirpar un quiste o un tumor, abrir un absceso o tratar una endometriosis.

ooforosalpingitis (oophorosalpingitis), inflamación de los ovarios y las trompas de Falopio.

oogamia (oogamy), **1.** reproducción sexual por la fertilización del gameto femenino, inmóvil, por un gameto masculino muy móvil y de menor tamaño, como ocurre en ciertas algas y en el parásito del paludismo *Plasmodium*. **2.** heterogamia.

oogénesis (oogenesis), proceso de crecimiento y maduración de los gametos femeninos u óvulos.

oogonio (oogonium), célula precursora a partir de la que se desarrolla un ovocito en el feto durante la vida intrauterina.

OONG (EENT), siglas de *ojos, oídos, nariz y garganta*.

ooplasma (ooplasm), citoplasma del huevo u óvulo, incluido el vitelo en los animales inferiores.

oosperma (oosperm), óvulo fecundado; célula resultante de la unión del pronúcleo del espermatozoide y del óvulo después de la fecundación; cigoto.

oótide (ootid), óvulo maduro después de la penetración del espermatozoide y de completarse la segunda división meiótica, pero antes de la fusión del pronúcleo para formar el cigoto.

opacidad (opacity), cualidad opaca de una sustancia u objeto, tal como la opacidad de una catarata.

opaco (opaque), **1.** relativo o perteneciente a una sustancia o superficie que no transmite la luz ni permite su paso. **2.** ni transparente ni translúcido.

opalescente (opalescent), dícese de aquello que muestra una iridiscencia láctea, como un ópalo.

OPD (ROP), siglas de la posición fetal *occipitoposterior derecha.*

OPD, (OPD), siglas de *Outpatient Department*.

operable (operable), que puede ser sometido a intervención quirúrgica.

operación (operation), cualquier procedimiento quirúrgico.

operación abierta (open operation), procedimiento quirúrgico que facilita una visión completa de las estructuras u órganos afectados mediante incisiones membranosas o cutáneas.

operación concreta (concrete operation), proceso del pensamiento que se basa en puntos de referencia concretos más que abstractos.

operación de Abbé-Estlander (Abbé-Estlander operation), [Robert Abbé, cirujano norteamericano, 1851-1928; Jakob A. Estlander, cirujano finlandés 1831-1881], procedimiento quirúrgico mediante el cual se traslada una sección completa de un labio de la boca al otro labio.

operación de Babcock (Babcock's operation), [William W. Babcock, cirujano estadounidense, 1872-1963], extirpación de una vena safena varicosa mediante la inserción de una sonda olivar, atando la vena a la sonda y traccionando de ella.

operación de Billroth I (Billroth's operation I), [Christian A. Billroth, cirujano austríaco, 1829-1894], extirpación quirúrgica del píloro en el tratamiento del cáncer gástrico o de la úlcera péptica. El extremo proximal del duodeno se anastomosa al estómago.

operación de Billroth II (Billroth's operation II), extirpación quirúrgica del píloro y el duodeno. El extremo seccionado del estómago se anastomosa al yeyuno, que es introducido a través del mesocolon transverso desde el abdomen inferior. El resto del duodeno que transporta las secreciones biliares y pancreáticas drena al íleon a través de una nueva anastomosis en la parte inferior del abdomen.

operación de Emmet (Emmet's operation), técnica quirúrgica para reparar laceraciones del periné o la rotura del cuello uterino.

operación de Gillies (Gillies' operation), [Harold D. Gillies, cirujano inglés, 1882-1960], procedimiento quirúrgico para la reducción de fracturas del pómulo y del arco cigomático mediante la realización de una incisión en la línea temporal del cabello.

operación de Kazanjian (Kazanjian's operation), [Varaztad J. Kazanjian, cirujano maxilofacial armenio, 1879-1974], técnica quirúrgica para ampliar el surco vestibular y mejorar la base protésica de la cresta edentada.

operación de Millin (Millin operation), método que antiguamente era eficaz para la realización de una prostatectomía retropúbica.

operación de revisión (second-look operation), segunda operación realizada a las 24 horas de una anterior, para comprobar que la primera intervención es suficiente y que no es necesario un ulterior desbridamiento.

operación de Shirodkar (Shirodkar's operation), [N. V. Shirodkar, obstetra indio, 1900-1971], intervención quirúrgica denominada cerclaje, por la que se cierra el conducto cervical mediante una sutura en bolsa de tabaco fijada en el cuello uterino que rodea el conducto. Se realiza para corregir un cuello incompetente que no ha conseguido retener embarazos anteriores. Si el trabajo del parto comienza con la sutura colocada, será preciso retirarla inmediatamente o realizar una cesárea para que el niño nazca, de lo contrario se producirá la rotura del útero.

operación de Sorrin (Sorrin's operation), técnica quirúrgica para el tratamiento de un absceso periodontal, utilizada especialmente cuando la encía marginal tiene un aspecto sano y no está comunicada con el absceso.

operación de Vineberg (Vineberg's operation), [Arthur M. Vineberg, cirujano canadiense, 1903-1988], técnica en la cual la arteria mamaria interna se implanta en el miocardio para mejorar el flujo sanguíneo hacia el corazón. Muy habitual en los años 50, este procedimiento ha sido reemplazado por otros, como el injerto de vena safena.

operación de Whipple (Whipple procedure), [Allen O. Whipple, cirujano norteamericano, 1881-1963], pancreatoduodenectomía radical en la que se extirpa el tercio distal del estómago, el duodeno completo y la cabeza del páncreas, una parte del yeyuno y la mitad distal del conducto colédoco seguido de gastroyeyunostomía, coledocoyeyunostomía y pancreaticoyeyunostomía.

operación de Young (Young's operation), [Hugh Young, urólogo norteamericano, 1870-1945], **1.** construcción quirúrgica de una nueva uretra con el fin de reparar un defecto estructural del pene. **2.** prostatectomía perineal.

operación exploradora (exploratory operation), intervención quirúrgica para encontrar la causa de un trastorno mediante la apertura de una cavidad corporal o un órgano y el examen de su interior.

operacionalización de la conducta (operationalization of behavior), (en psicología) planteamiento de las quejas o problemas de un paciente en términos conductuales específicos y observables.

operaciones formales (formal operations), forma de pensamiento que sigue al estadio de operaciones concretas y representa el estado final, más maduro, de pensamiento. Suele tener lugar después de los 11 años de edad y se caracteriza por pensamiento lógico verdadero, capacidad de razonamiento deductivo, pensamiento abstracto, formulación y comprobación de hipótesis, apreciación de múltiples perspectivas de una cuestión y la manipulación de ideas y conceptos.

operante (operant), cualquier acto o respuesta que sucede sin estímulo identificable. El resultado de dicho acto o respuesta determinará la repetición del mismo.

opérculo (operculum), tapón o cubierta, como el tapón de moco que bloquea el cérvix del útero grávido.

opérculo dentario (dental operculum), capucha o colgajo de tejido gingival sobre la corona de un diente que está saliendo. Este tejido se suele masticar hasta desaparecer al ir saliendo el diente.

operón (operon), (en biología molecular) segmento de ADN formado por un gen operador y uno o más genes estructurales con funciones relacionadas. La transcripción de los genes estructurales está controlada por el gen operador actuando conjuntamente con un gen regulador.

OPI (LOP), siglas de *posición fetal occipitoposterior izquierda.*

opiáceo (opiate), **1.** fármaco que contiene opio, derivados del opio o cualquiera de los diversos fármacos semisintéticos o sintéticos con actividad similar a la del opio. **2.** *informal,* cualquier fármaco soporífero o narcótico. **3.** relativo o perteneciente a una sustancia que causa sueño o alivio del dolor. La morfina y los opiáceos relacionados pueden producir efectos secundarios adversos, como depresión respiratoria, náuseas, vómitos, mareos y estreñimiento.

opiáceo endógeno (endogenous opioid), sustancia análoga al opio producida por el cuerpo, como una endorfina.

opinión (opinion), **1.** (en derecho) valoración del tribunal, habitualmente por escrito, sobre los argumentos que apoyan su decisión o juicio en un caso particular. **2.** valoración preparada por un abogado para su cliente que representa la interpretación que hace el abogado de la ley cuando pertenece a una cuestión legal planteada por el cliente.

opio (opium), exudado lechoso de las cápsulas inmaduras de *Papaver somniferum* y *Papaver album* que genera un 9,5% o más de morfina anhidra. Es un analgésico narcótico, un hipnótico y un astringente.

opioide (opioid), en sentido estricto, relativo a los compuestos químicos naturales o sintéticos que poseen efectos como los del opio parecidos a la morfina, aunque no deriven directamente del opio. Son ejemplos las endorfinas o las encefalinas producidas por los tejidos corporales o la metadona sintética. La morfina y los fármacos relacionados suelen incluirse en esta categoría porque el término narcótico ha perdido su significado original.

opistión (opisthion), elevación que se localiza en el punto medio del límite posterior del agujero occipital.

opistorquiasis (opisthorchiasis), infección por una de las especies de duela hepática *Opisthorchis.*

opistótonos (opisthotonos), espasmo muscular intenso y prolongado que hace que la espalda se arquee de forma marcada, la cabeza se desplace hacia atrás sobre el cuello, los talones se inclinen hacia atrás sobre las piernas y los brazos y las manos se flexionen rígidamente en las articulaciones.

oponente del meñique (opponens digiti minimi), músculo que se origina en el gancho del hueso ganchoso y en el retináculo flexor adyacente y se inserta en el borde medial y la superficie palmar del quinto metacarpiano, girándolo hacia la palma.

oponente del pulgar (opponens pollicis), el más grande de los tres músculos tenares. Gira y flexiona el primer metacarpiano sobre el trapecio, desplazando así la almohadilla del pulgar para que quede frente a las almohadillas de los dedos.

oposición (opposition), relación que existe entre el pulgar y los demás dedos de la mano con el propósito de sujetar objetos entre estos dedos.

OPP (PPO), siglas de **organización de prestación preferente.**

oprelvekina (oprelvekin), interleucina-11 recombinante. Se utiliza como estimulante de la hematopoyesis para prevenir la trombocitopenia tras la quimioterapia mielosupresora.

opsina (opsin), proteína que se combina con el retinol para formar pigmentos visuales (yodopsina y rodopsina) en las células fotorreceptoras de la retina.

opsonina (opsonin), anticuerpo o producto de la degradación del complemento que, cuando se une a una sustancia extraña, a un microorganismo o a otro antígeno, facilita la fagocitosis de esa sustancia por los leucocitos y otros macrófagos.

opsonización (opsonization), proceso por el que las opsoninas hacen a la bacteria más susceptible a la fagocitosis por parte de los leucocitos.

O

óptica (optics), **1.** (en física) campo de estudio que se ocupa de la radiación electromagnética de longitud de onda más corta que las ondas de radio y más larga que los rayos X. **2.** (en fisiología) campo de estudio que se ocupa de la visión y de los procesos por los que las funciones del ojo y el cerebro se integran en la percepción de formas, patrones, movimientos, relaciones espaciales y colores.

óptica estriada (schlieren optics), sistema que permite observar el gradiente del índice de refracción en soluciones que contienen macromoléculas.

óptico (optic, optical), relativo o perteneciente a los ojos o a la vista.

óptico (optician), persona que ajusta y adapta gafas y lentes de contacto por prescripción.

optocinética (optokinetic), relativo al movimiento del globo ocular en respuesta al movimiento de objetos a través del campo visual, como ocurre en el nistagmo optocinético.

optometría (optometry), la práctica del cuidado primario de los ojos incluyendo la valoración de la agudeza visual, prescribiendo gafas o lentes de contacto correctoras y fármacos tópicos, y tratando los trastornos de la visión binocular.

optometrista (optometrist), persona que practica la optometría.

optotipo de Snellen (Snellen chart), [Hermann Snellen, oftalmólogo holandés, 1834-1908], cualquiera de los diversos gráficos utilizados para probar la agudeza visual. En estos paneles se encuentran letras, números o símbolos colocados por tamaños decrecientes de arriba abajo.

oral (oral), relativo o perteneciente a la boca.

orbicular (orbicular), que tiene forma redondeada.

orbicular de los labios (orbicularis oris), músculo que rodea la boca, formado parcialmente por fibras procedentes de otros músculos faciales, como el buccinador, que se insertan en los labios, y por fibras propias que también se dirigen hacia los labios. Sirve para cerrar y fruncir los labios.

orbicular de los párpados (orbicularis oculi), cuerpo muscular del párpado que comprende los fascículos palpebral, orbitario y lacrimal. El fascículo palpebral actúa cerrando suavemente el párpado; el fascículo orbitario actúa cerrándolo más enérgicamente, como en el guiño.

órbita (orbit), par de cavidades óseas cónicas situadas en el cráneo que alojan los globos oculares y las estructuras asociadas como los músculos, los nervios y los vasos sanguíneos del ojo.

orbitario (orbitale), referencia antropométrica. Es el punto que se localiza más abajo del borde inferior de la órbita.

orbitografía (orbitography), uso de la radiología para estudiar la cavidad ósea que contiene al ojo.

orbitopatía (orbitopathy), enfermedad que afecta a la órbita y su contenido.

orbitopatía de Graves (Graves' orbitopathy), [Robert James Graves, médico irlandés, 1796-1853], patología orbitaria de la enfermedad de Graves tiroidea.

orbitopatía tiroidea (dysthyroid orbitopathy), cambios inflamatorios de la órbita del ojo asociados a la disfunción del tiroides, generalmente en la enfermedad de Graves.

Orbivirus *(Orbivirus),* género de la familia de virus Reoviridae que contiene ARN bicatenario. Los insectos son huéspedes de los orbivirus. Los orbivirus son principalmente patógenos de los animales, sólo 7 de los 100 que existen se relacionan con enfermedades clínicas de los seres humanos.

orden de procedimiento (order of procedure), secuencia en la que se llevan a cabo los pasos requeridos para completar una operación, como la preparación del paciente y la preparación de la cavidad y empaste de un diente.

orden de tratamiento (medication order), orden escrita por un médico, odontólogo, profesional de enfermería u otro profesional sanitario para que la farmacia del hospital dispense una medicación para el tratamiento de un paciente ingresado.

orden social (social order), la forma en que está organizada una sociedad y las reglas y normas necesarias para mantener dicha organización.

ordenación (array), organización u orden de componentes u otros objetos, por lo general según un sistema o plan predeterminado.

órdenes de enfermería (nursing orders), instrucciones específicas para llevar a cabo un plan de cuidados de enfermería, que incluye las preferencias del paciente, secuencia de actividades, detalles sobre la educación sanitaria que requiere el paciente, papel de la familia y planes de cuidados sanitarios después del alta. Las órdenes de enfermería deben estar firmadas por el profesional de enfermería que las escribe.

ordeño (milking), técnica empleada para exprimir el contenido de un conducto o tubo, para comprobar la sensibilidad dolorosa a la palpación o para obtener una muestra para estudio. El explorador comprime la estructura con un dedo y mueve con firmeza el dedo a lo largo del conducto o tubo hasta su orificio.

oreja darwiniana (darwinian ear), [Charles R. Darwin, naturalista inglés, 1809-1882], oído externo con un borde superior que se proyecta hacia arriba en un canto plano afilado.

oreja de sátiro (satyr ear), anomalía congénita en la cual el hélix de la oreja carece del contorno arrollado usual y el tubérculo es prominente.

oreja en coliflor (cauliflower ear), oreja engrosada, deformada, como consecuencia de traumatismos repetidos como los sufridos por los boxeadores.

oreja en rollo (scroll ear), distorsión de la oreja en la cual el pabellón de ésta aparece enrollado hacia delante.

Orem, Dorothea E. (Orem, Dorothea E.), [1914-2007], autora del Modelo de autocuidados de enfermería, teoría de enfermería introducida en 1959 que describe el papel del personal de enfermería a la hora de prestar ayuda a la persona que experimenta discapacidades para el autocuidado. El objetivo del sistema es satisfacer las necesidades de autocuidado del paciente hasta que la familia sea capaz de proporcionar la asistencia. El proceso se divide en tres categorías: universal, que consiste en el autocuidado para satisfacer las necesidades fisiológicas y psicológicas; de desarrollo, el autocuidado que se necesita al pasar por los diferentes estadios del desarrollo, y de la desviación de la salud, el autocuidado requerido en la enfermedad.

orexia (orexis), **1.** deseo, apetito. **2.** aspecto de la mente relacionado con los sentimientos y los impulsos en contraposición al aspecto intelectual.

orexigénico (orexigenic), sustancia que aumenta o estimula el apetito.

oreximanía (oreximania), trastorno caracterizado por un incremento intenso del apetito y por una ingestión excesiva de alimentos como consecuencia del miedo irreal o exagerado a estar delgado.

organela (organelle), **1.** cada una de las diferentes estructuras macromoleculares especializadas de la sustancia viva presentes en la mayoría de las células, como las mitocondrias. **2.** cualquiera de los diminutos órganos de los protozoos asociados con la locomoción, el metabolismo y otros procesos.

organela celular (cell organelle), cualquiera de las estructuras celulares recubiertas de membrana con una función determinada, como la reproducción o el metabolismo.

orgánico (organic), **1.** cualquier compuesto químico que contiene carbono. **2.** relativo o perteneciente a un órgano.

organificación (organification), proceso en la glándula tiroides por el cual el yoduro es oxidado e incorporado en residuos tirosilo (tirosina) de la tiroglobulina. La organificación es catalizada por la enzima peroxidasa tiroidea.

organismo (organism), individuo capaz de realizar funciones vitales.

organismo similar a los de la pleuroneumonía (PPLO) (pleuropneumonia-like organism [PPLO]), grupo de organismos filtrables del género *Mycoplasma* similares a *M. mycoides,* causante de la pleuroneumonía en el ganado vacuno.

organización asistencial gestionada (managed care organization [MCO]), organización que combina las funciones del seguro sanitario, prestación de asistencia y administración.

organización de los niños prematuros (preterm infant organization), resultado de enfermería recogido en la Nursing Outcomes Classification (NOC). Se define como la integración extrauterina de las funciones fisiológicas y del comportamiento por parte de los niños nacidos entre las semanas 24 y 37 (a término) de gestación.

Organización de Prestación en Exclusiva (Exclusive Provider Organization [EPO]), tipo de organización de asistencia sanitaria controlada en el cual normalmente no se proporciona cobertura para servicios recibidos ajenos a la EPO.

Organización de Prestación Preferente (OPP) (preferred provider organization [PPO]), organización de médicos, hospitales y farmacéuticos cuyos miembros descuentan sus servicios de asistencia sanitaria a los pacientes abonados.

organización de servicio gestionado (management service organization [MSO]), entidad que, mediante contrato, proporciona servicios tales como instalaciones, equipamiento, personal, negociación del contrato, administración y aspectos comerciales. Los servicios pueden proporcionarse únicamente a profesionales o a grupos.

Organización del Genoma Humano (Human Genome Organization [HUGO]), grupo internacional establecido en 1989 para coordinar actividades que conciernen al proyecto del genoma humano, incluida la distribución de fondos y la distribución de información.

organización médico-hospital (physician-hospital organization [PHO]), (en EE.UU.) organización de gestión de servicios en la cual las partes implicadas son los médicos y un hospital. La organización PHO contrata los servicios del médico y del hospital.

Organización Mundial de la Salud (OMS) (World Health Organization [WHO]), organización intergubernamental de Naciones Unidas cuyo objetivo es ayudar a conseguir el máximo nivel posible de salud en todo el mundo. Sus programas incluyen educación sobre problemas sanitarios de actualidad, suministro adecuado de alimentos, saneamiento y potabilización de las aguas, atención maternoinfantil, inmunización contra las principales enfermedades infecciosas y prevención y control de enfermedades. La OMS está coordinando estrategias globales para controlar y prevenir el SIDA.

organización profesional (professional organization), organización cuyos miembros comparten una actividad profesional, creada para enfrentarse a temas que afectan al grupo o a grupos de profesionales interesados.

organización selectiva de médicos de hospital (closed physician-hospital organization [PHO]), (en EE.UU.) organización de médicos elegidos de un equipo médico hospitalario que han demostrado ser profesionales de alta calidad y eficiencia.

organizador (organizer), (en embriología) cualquier parte del embrión que induce la diferenciación morfológica de alguna otra parte.

organizador nucleolar (nucleolar organizer), parte del núcleo celular, posiblemente compuesto de heterocromatina, responsable de la formación del nucléolo.

organizador primario (primary organizer), parte del labio dorsal del blastoporo que se autodiferencia e induce la formación de la placa neural que da lugar al eje principal del embrión.

órgano (organ), parte estructural de un sistema del cuerpo formado por tejidos y células que le capacitan para realizar una función determinada, como el hígado o el bazo.

órgano accesorio (accessory organ), órgano u otro conjunto diferente de tejidos que contribuye a la función de otro órgano, como los músculos oculares o los párpados, que contribuyen a la función del ojo.

órgano de Corti (organ of Corti), [Alfonso Corti, anatomista italiano, 1822-1888], verdadero órgano de la audición, es una estructura espiral situada en el interior de la cóclea que contiene células ciliadas que son estimuladas por las vibraciones del sonido. Las células ciliadas convierten las vibraciones en impulsos nerviosos que son transmitidos por el nervio auditivo hasta el cerebro.

órgano del esmalte (enamel organ), estructura epitelial compleja sobre la papila dental. Produce el esmalte para el diente en desarrollo.

órgano diana (target organ), **1.** (en radioterapia) órgano que recibe una dosis terapéutica de irradiación. **2.** (en medicina nuclear) órgano sobre el que se intenta que reciba la concentración mayor de un trazador diagnóstico radiactivo. **3.** (en endocrinología) el órgano más afectado por una hormona específica.

órgano excretor (excretory organ), órgano que se ocupa principalmente de la producción y eliminación de desechos del cuerpo.

órgano linfático (lymphatic organ), cualquier estructura del cuerpo humano compuesta por tejido linfático, como el timo, el bazo, las amígdalas o los ganglios linfáticos.

órgano linfoide secundario (secondary lymphoid organ), fuente de linfocitos efectores, como el bazo, los ganglios linfáticos o las amígdalas.

órgano olfatorio (olfactory organ), aparato situado en la membrana mucosa de la nariz responsable del sentido del olfato. Incluye las terminaciones nerviosas sensoriales y el bulbo olfatorio del encéfalo.

órgano sensitivo terminal (sensory end organ), cada una de las terminaciones nerviosas especializadas dedicadas a la detección de estímulos ambientales específicos, como el olfato, la vista, el oído, la temperatura o el tacto.

órgano tendinoso de Golgi (Golgi tendon organ), [Camillo Golgi, histólogo italiano y premio Nobel, 1843-1926], terminación nerviosa sensible tanto a la tensión como al estiramiento pasivo excesivo del músculo esquelético.

órgano vomeronasal (vomeronasal organ), estructura situada a cada lado del tabique nasal que se supone es un centro sensorial químico para un «sexto sentido» de detección de feromonas.

organofosfato (organophosphate), perteneciente a la clase de productos químicos anticolinesterásicos utilizados en ciertos pesticidas y gases bélicos. Actúan provocando la inhibición irreversible de la colinesterasa.

organofosforado (organophosphorus), compuesto que contiene fósforo ligado a una molécula orgánica. Algunos se utilizan como insecticidas y otros como gases nerviosos; son inhibidores de la acetilcolinesterasa muy tóxicos.

organogénesis (organogenesis), (en embriología) formación y diferenciación de los órganos y de los sistemas orgánicos durante el desarrollo embrionario.

organoide (organoid), **1.** semejante a un órgano. **2.** cualquier estructura semejante a un órgano en aspecto o función, especialmente una masa tumoral anómala.

organomegalia (organomegaly), aumento de tamaño anómalo de un órgano, en especial de los órganos de la cavidad abdominal.

órganos accesorios de los ojos (accesory organs of the eye), órganos accesorios del ojo: párpados, pestañas, cejas, saco conjuntival, aparato lagrimal y músculos extrínsecos del ojo.

órganos críticos (critical organs), tejidos que son más sensibles a la radiación como las gónadas, los órganos linfoides y el intestino. Los órganos que les siguen en sensibilidad a la radiación son la piel, la córnea, la cavidad oral, el esófago, la vagina, el cuello uterino y el cristalino.

órganos homólogos (homologous organs), partes corporales de especies diferentes que son estructuralmente equivalentes, como los brazos de los humanos y las patas delanteras de los perros y gatos.

organoterapia (organotherapy), tratamiento de una enfermedad mediante la administración de glándulas endocrinas animales o sus extractos. Ya no se utilizan glándulas completas, pero determinadas sustancias procedentes de órganos animales se utilizan ampliamente.

orgasmo (orgasm), clímax sexual, serie de contracciones intensas e involuntarias de los músculos genitales, acompañadas en los hombres por eyaculación seminal, experimentadas como sumamente placenteras, causadas por una excitación sexual de gran intensidad.

ori gene (ori gene), (en genética molecular) punto o región en el que comienza la replicación del ADN.

orientación (orientation), **1.** (en genética molecular) inserción de un fragmento de material genético en un vector de forma que la disposición del fragmento se realiza en la misma dirección del mapa genético del vector (orientación n) o en la dirección opuesta (orientación u). **2.** (en psiquiatría) consciencia de un entorno físico en relación con el tiempo, el espacio y la identificación de las demás personas; capacidad para adaptarse a un entorno existente o a un entorno nuevo.

orientación cognitiva (cognitive orientation), resultado de enfermería recogido en la Nursing Outcomes Classification (NOC). Se define como la capacidad para identificar persona, lugar y tiempo y situación con precisión.

orientación en la realidad[1] (reality orientation[1]), actividad formal que utiliza aproximaciones específicas para ayudar a personas confusas o desorientadas hacia una consciencia de la realidad, o el «aquí y ahora», enfatizando por ejemplo la hora, día, mes, año, situación y clima.

orientación en la realidad[2] (reality orientation[2]), intervención de enfermería recogida en la Nursing Interventions Classification (NIC). Se define como promoción de la consciencia del paciente de la identidad personal, el tiempo y el entorno.

orientación personal (personal orientation), **1.** proceso en continua evolución, por el que una persona determina y evalúa las relaciones que parecen existir entre esa persona y el resto de la gente. **2.** valoración obtenida por una persona en relación con dichas relaciones.

orientación sexual (sexual orientation), deseo claro y mantenido de una persona de pertenecer a un sexo en lugar de al otro.

orientación simétrica (symmetric orientation), (en asistencia neonatal) colocación de la cabeza en la línea media con un alineamiento similar del tronco y las extremidades. La orientación contribuye a estimular el desarrollo uniforme del tono y la función en ambos lados del cuerpo.

orientación sobre la salud (health orientation), resultado de enfermería recogido en la Nursing Outcomes Classification (NOC). Se define como un compromiso personal para seguir conductas saludables como prioridades del estilo de vida.

orientar (orient), **1.** hacer que alguien sea consciente de un nuevo entorno, incluidas las personas y sus funciones, la disposición de un servicio y sus rutinas, reglas y servicios. **2.** ayudar a una persona a ser consciente de una situación o simplemente de la realidad, como cuando un paciente se recupera de la anestesia.

Orientia tsutsugamushi *(Orientia tsutsugamushi),* microorganismo, antiguamente conocido como *Rickettsia tsutsugamushi,* que causa el tifus de los matorrales.

orificio (orifice), entrada o salida de cualquier cavidad corporal.

orificio anal (anal orifice), **1.** abertura externa en el extremo del conducto anal. **2.** el ano, rodeado por el músculo esfínter anal.

orificio auriculoventricular derecho (right atrioventricular orifice), abertura que comunica la aurícula y el ventrículo derechos del corazón.

orificio auriculoventricular izquierdo (left atrioventricular orifice), orificio entre la aurícula y ventrículo izquierdos del corazón.

orificio cervical externo (external cervical os), orificio externo del útero que delimita la entrada del conducto endocervical.

orificio cervical interno (internal cervical os), abertura interna del útero, que se corresponde con un ligero estrechamiento o istmo que tiene este órgano aproximadamente a mitad de su longitud. El orificio cervical interno separa el cuerpo uterino del cérvix.

orificio de la glotis (aperture of glottis), orificio existente entre las cuerdas vocales verdaderas y los cartílagos aritenoides.

orificio de la laringe (aperture of larynx), orificio existente entre la faringe y la laringe.

orificio de la vena cava (vena caval foramen), orificio en el diafragma a través del cual pasan la vena cava inferior junto con el nervio vago.

orificio de salida (outlet), orificio a través del que puede salir algo, como la salida pélvica.

orificio del seno esfenoidal (aperture of sphenoid sinus), orificio redondo por el que el seno esfenoidal desemboca en la cavidad nasal, que está situado inmediatamente por encima del cornete nasal superior.

orificio del seno frontal (aperture of frontal sinus), orificio por el que el seno frontal desemboca en la cavidad nasal.

orificio epiploico (epiploic foramen), comunicación entre la cavidad peritoneal y la transcavidad de los epiplones. Está limitado por el peritoneo y tiene aproximadamente 3 cm de diámetro.

orificio externo del acueducto vestibular (external aperture of aqueduct of vestibule), orificio externo del pequeño conducto que se extiende desde el vestíbulo del oído interno, en la superficie interna de la porción petrosa del hueso temporal, al orificio del conducto auditivo interno.

orificio externo del conducto coclear (external aperture of canaliculus of cochlea), orificio externo del conducto coclear en el borde del orificio yugular del hueso temporal.

orificio externo del conducto timpánico (external aperture of tympanic canaliculus), orificio inferior del conducto timpánico en la superficie inferior de la porción petrosa del hueso temporal.

orificio ileocecal (ileocecal orifice), orificio ileal.

orificio interno (internal os), abertura interna del conducto cervical.

orificio interno del canalículo timpánico (internal aperture of tympanic canaliculus), abertura superior del conducto timpánico en el hueso temporal, que lleva al tímpano.

orificio intervertebral (intervertebral foramen), agujero originado entre dos vértebras adyacentes a través del cual pasan los vasos y nervios espinales.

orificio orbitario (orbital aperture), abertura de la órbita del ojo en el cráneo.

orificio pilórico (pyloric orifice), abertura del estómago hacia el duodeno, situada a la derecha de la línea media a la altura del borde superior de la primera vértebra lumbar.

orificio piriforme (piriform aperture), orificio nasal anterior del cráneo.

orificio pulmonar (pulmonary orifice), orificio entre el tronco pulmonar y el ventrículo derecho del corazón.

orificio sacro (sacral foramen), cualquiera de las diversas aberturas existentes entre los segmentos fusionados de las vértebras sacras, a través de las cuales pasan los nervios sacros.

orificio uretral (urethral orifice), **1.** abertura de la uretra masculina situada en el glande del pene. **2.** orificio externo de la uretra femenina, situado en el vestíbulo vaginal. **3.** orificio interno de la uretra, situado en el ángulo anterior e inferior del trígono vesical.

origen (origin), extremo más fijo de fijación de un músculo en un hueso.

orina (urine), líquido segregado por los riñones, transportado por los uréteres, almacenado en la vejiga y evacuado a través de la uretra. La orina normal es clara, de color pajizo, ligeramente ácida y tiene un olor característico a urea. Su densidad específica se encuentra entre 1,003 y 1,035. Sus constituyentes normales son: agua, urea, cloruro sódico y cloruro potásico, fosfatos, ácido úrico, sales orgánicas y el pigmento urobilina.

orina en polvo de ladrillo (brick dust urine), signo de precipitación de uratos en la orina ácida en una muestra de orina analizada.

orina febril (febrile urine), orina con un fuerte olor, coloreada de naranja intenso, de un paciente con fiebre, causada habitualmente por la concentración de la orina como consecuencia de deshidratación.

orina residual (residual urine), orina que permanece en la vejiga después de la micción.

orinal (urinal), receptáculo de plástico o metal para recoger la orina.

orinar (diurese), excretar orina desde la vejiga al exterior.

Orlando (Pelletier), Ida Jean, teórica de enfermería que describió por primera vez su teoría del proceso de enfermería en *The Dynamic Nurse-Patient Relationship* (1972). Su teoría insiste en la relación recíproca entre enfermera y paciente y en el uso del proceso de enfermería para satisfacer las necesidades del paciente y aliviar de ese modo el sufrimiento. Una situación de enfermería abarca tres elementos: el comportamiento del paciente, la reacción de la enfermera y las acciones de enfermería. Su contribución como teórica ha hecho progresar la enfermería desde las respuestas personales y automáticas hasta las respuestas de una práctica disciplinada y profesional.

orlistat (orlistat), inhibidor de la lipasa empleado en el tratamiento de la obesidad.

***Ornithodoros** (Ornithodoros),* género de garrapatas, algunas de cuyas especies son vectores de las espiroquetas causantes de las fiebres recurrentes.

ornitina (ornithine), aminoácido que no forma parte de las proteínas y que es producido como una sustancia intermediaria importante en el ciclo de la urea.

ornitina carbamoiltransferasa (ornithine carbamoyltransferase), enzima de la sangre que se eleva en las enfermedades hepáticas y en otras afecciones.

oro (Au) (gold [Au]), elemento metálico amarillento, blando, presente en la naturaleza como metal libre y en forma de telurato ($AuAgTe_4$). Su número atómico es 79 y su peso atómico es 196,97. Se utiliza como material para reconstrucción dental.

oro 198 (gold-198), antineoplásico radiactivo de oro. Se utiliza en el tratamiento del cáncer de próstata, cérvix y vejiga y para disminuir la acumulación de líquidos secundaria a cáncer.

oro blanco (white gold), aleación de oro con un alto contenido de paladio o platino utilizado en algunas restauraciones dentales, como en la preparación de cavidades dentales y en las coronas de oro.

oro directo (direct gold), cualquier forma de oro puro que se puede compactar directamente dentro de una cavidad dental preparada para hacer una restauración.

oro laminado (gold foil), oro puro enrollado y apretado hasta constituir una lámina muy delgada que se utiliza para realizar gránulos, empleados como material de restauración dental directa.

oro laminado platinado (platinized gold foil), lámina fina de platino que se coloca entre dos hojas de oro, utilizada para hacer piezas de reconstrucción dental que requieren una dureza superior a la obtenida utilizando otros materiales, como amalgama de cobre.

orofacial (orofacial), perteneciente a la boca y a la cara.

orofaringe (oropharynx), una de las tres divisiones anatómicas de la faringe. Se encuentra detrás de la boca y se continúa por arriba con la nasofaringe y por debajo con la laringofaringe. Se extiende desde el paladar blando por arriba, hasta el nivel del hueso hioides por debajo y contiene las amígdalas palatina y lingual.

orquidectomía (orchidectomy), procedimiento quirúrgico para extirpar uno o ambos testículos. Puede estar indicado en enfermedades o lesiones graves de los testículos o para controlar el cáncer de próstata, eliminando una fuente de hormonas androgénicas.

orquiopexia (orchiopexy), operación para movilizar un testículo no descendido, desplazándolo hasta el escroto y fijándolo de forma que no pueda retraerse.

orquioplastia (orchioplasty), intervención quirúrgica de los testículos.

orquitis (orchitis), inflamación de uno o ambos testículos, caracterizada por hinchazón y dolor, causada con frecuencia por parotiditis, sífilis o TB.

orquitis urliana (mumps orchitis), trastorno inflamatorio del testículo caracterizado por tumefacción con fiebre, malestar general y parotiditis aguda. Suele presentarse, después de la pubertad, en hombres con una historia reciente de paperas, y puede conducir a atrofia testicular.

ortésico (orthotist), persona que diseña, fabrica y coloca correctores u otros dispositivos ortopédicos prescritos por los médicos. En EE.UU., un ortésico diplomado es la persona que ha completado con éxito los exámenes de la American Orthotist and Prosthetic Association.

ortesis (orthosis), sistema de fuerzas diseñado para controlar, corregir o compensar una deformidad ósea, las fuerzas deformantes o la ausencia de fuerza en el cuerpo. La ortesis a menudo requiere el uso de correctores especiales.

ortesis de cuatro barras (four-poster orthosis), ortesis para la inmovilización de la columna cervical. Consta de cuatro postes verticales en los lados laterales anterior y posterior de la cabeza y se coloca sobre los hombros. La cabeza se sujeta por debajo de la barbilla y el occipucio y los postes impiden el movimiento.

ortesis de escayola (cast brace), combinación de un aparato ortopédico dentro de una escayola en una articulación.

ortesis de pie de formato libre (free-form foot orthosis), ortesis modelada directamente sobre el pie del paciente.

ortesis raquídea eléctrica (electric spinal orthosis [ESO]), dispositivo eléctrico que ayuda a controlar la curvatura de la columna vertebral mediante la estimulación de los músculos de la espalda. La máquina, portátil y alimentada por baterías, no corrige la escoliosis pero evita su empeoramiento.

ortesis tobillo-pie (OTP) (ankle-foot orthosis [AFO]), cualquiera de los diversos dispositivos de protección externa que se colocan en la zona del tobillo para evitar que éste se lesione durante las actividades deportivas atléticas de alto riesgo, para protegerlo cuando previamente se había lesionado, como tras una torcedura, y para conseguir un efecto compensador cuando existe una inestabilidad articular crónica.

ortesis toracolumbosacra (thoracolumbosacral orthosis), ortesis espinal que abarca las regiones lumbar, sacra y torácica y así limita los movimientos del tórax.

Orthohepadnavirus *(Orthohepadnavirus)*, género de hepadnavirus que incluye el VHB.

ortiga (nettle), planta perenne que se utiliza como diurético y en el tratamiento de la fiebre del heno. Existen algunas pruebas de su eficacia para estas indicaciones.

ortocinética (orthokinetics), **1.** tratamiento empleado en la osteoartritis hipertrófica en el que se intenta intercambiar la acción entre dos grupos musculares para proteger una articulación. **2.** terapia empleada en la espasticidad mediante el uso de un dispositivo ortótico que permite la contracción de un músculo al tiempo que inhibe la de su antagonista. **3.** efecto de la gravedad sobre el movimiento browniano que se manifiesta por el movimiento de las partículas de un sedimento en la misma dirección.

ortocromático (orthochromatic), relativo a una emulsión fotográfica sensible a todos los colores excepto el rojo.

ortodoncia interceptiva (interceptive orthodontics), parte de la ortodoncia encaminada a la eliminación de una situación predisponente a la maloclusión.

ortodoncia y ortopedia dentofacial (orthodontitis and dentofacial orthopedics), especialidad de odontología que se ocupa del diagnóstico y el tratamiento de la maloclusión y las irregularidades de los dientes.

ortodoncista (orthodontist), especialista de la rama de la odontología que se ocupa del diagnóstico, la prevención y la corrección de la maloclusión dental.

ortogénesis (orthogenesis), teoría según la cual la evolución está controlada por factores intrínsecos presentes en el interior del organismo y progresa según un curso predeterminado más que en diferentes direcciones como resultado de la selección natural y de otros factores ambientales.

ortogénico (orthogenic), relativo o perteneciente a la ortogénesis.

ortomixovirus (orthomyxovirus), familia de virus constituida por varios organismos responsables de la infección gripal humana.

ortopantografía (orthopantogram), radiografía que muestra una vista panorámica de todos los dientes, alveolos dentarios y demás estructuras contiguas en una única película realizada desde fuera de la boca.

ortopeda (orthopedist, orthopod), especialista en ortopedia.

ortopedia (orthopedics), rama de la medicina que estudia la prevención y corrección de las alteraciones del sistema locomotor, es decir, el esqueleto, los músculos, las articulaciones y los tejidos adyacentes.

ortopnea (orthopnea), alteración en la que una persona debe sentarse o ponerse en pie para poder respirar profundamente o con comodidad. Aparece en muchos trastornos de los aparatos cardíaco y respiratorio.

ortopoxvirus (orthopoxvirus), cualquiera de los miembros de un género de poxvirus. Incluyen los virus que causan la viruela humana y el virus de la vacuna.

ortopsiquiatría (orthopsychiatry), rama de la psiquiatría especializada en la corrección de los trastornos mentales y de conducta incipientes o limítrofes, especialmente en niños, así como en la creación de técnicas preventivas para promover la salud mental y el crecimiento y desarrollo emocionales.

ortóptico (orthoptic), **1.** relativo o perteneciente a la visión binocular normal. **2.** relativo o perteneciente a un procedimiento o técnica para corregir las desviaciones de los ejes visuales para la visión binocular.

ortoptista (orthoptist), en EE.UU., persona que, habiendo realizado una formación de posgrado y superado con éxito un examen realizado por el American Orthoptist Council, examina los músculos oculares bajo la supervisión de un oftalmólogo y enseña programas de ejercicios diseñados para corregir los defectos de coordinación de los ojos.

ortorradiografía (orthoroentgenography), método radiológico para cuantificar la disparidad de la longitud de los miembros. Se hacen tres radiografías separadas de la cadera, la rodilla y el tobillo (para el miembro inferior), y del hombro, el codo y la muñeca (para el miembro superior), para tener una imagen completa del miembro.

ortoscopia (orthoscopy), uso de un ortoscopio para el examen del fondo del ojo.

ortostasis (orthostasis), mantenimiento de la postura erecta de pie. En algunas pruebas médicas, un paciente puede necesitar mantener la ortostasis durante un período largo para estimular un aumento de la concentración de aldosterona.

ortostático (orthostatic), perteneciente a una posición erecta o de pie.

ortótica (orthotics), diseño y aplicación de dispositivos externos para la sujeción de músculos paralizados, para facilitar un determinado movimiento o para la corrección de deformidades musculoesqueléticas.

ortótonos (orthotonos), postura corporal, rígida y en línea recta, causada por un espasmo tetánico, habitualmente como consecuencia de la intoxicación por estricnina o de una infección tetánica. El cuello y las demás regiones corporales están en posición de extensión, aunque no de una forma tan marcada como en el opistótonos.

ortotópico (entopic), situado en su lugar correcto.

ortovoltaje (orthovoltage), voltaje comprendido entre los 100 y los 350 kiloelectronvoltios (KeV), suministrado por algunos generadores de rayos X utilizados en radioterapia. Estos generadores se han sustituido en muchos hospitales por equipos que operan en megaelectronvoltios.

orzuelo (hordeolum), forúnculo del margen del párpado que se origina en la glándula sebácea de una pestaña.

O.S. (O.S.), siglas de *oculus sinister,* frase latina que significa «ojo izquierdo».

Os (Os), símbolo del **osmio.**

os trigonum (os trigonum), pequeño hueso situado por detrás del astrágalo.

oscilación (oscillation), **1.** movimiento de un lado a otro. **2.** vibración de un objeto por medios mecánicos o eléctricos.

oscilación de alta frecuencia (high-frequency oscillation), tipo de ventilación de alta frecuencia que se caracteriza por el uso de espiración activa.

oscilación de las ondas (waveform ripple), variación temporal del voltaje en un tubo de rayos X.

oscilador (oscillator), aparato eléctrico u otro dispositivo que produce oscilaciones, vibraciones o fluctuaciones, como un generador de corriente eléctrica alterna.

oscilopsia (oscillopsia), movimientos oculares espasmódicos anómalos asociados con la esclerosis múltiple. Crean una sensación subjetiva de que el entorno está oscilando.

osciloscopio (oscilloscope), aparato que muestra una representación visual de las variaciones eléctricas en la pantalla fluorescente de un tubo de rayos catódicos. La representación gráfica se produce por un rayo de electrones sobre la pantalla. El rayo se enfoca o se dirige por un campo magnético que está influenciado, a su vez, por una fuente como una corriente amplificada producida por las contracciones cardíacas. Cuando se utiliza en cardiología, el osciloscopio puede actuar como un ECG continuo.

osciloscopio de rayos catódicos (cathode ray oscilloscope), instrumento que genera una representación visual de las variaciones eléctricas mediante la pantalla fluorescente de un tubo de rayos catódicos. Los osciloscopios tienen muchas aplicaciones en medicina y enfermería, se utilizan para mostrar las ondas cerebrales y los latidos cardíacos con propósitos de monitorización y diagnóstico.

oseltamivir (oseltamivir), antiviral. Se utiliza para tratar la gripe tipo A.

óseo (osseous), que está formado o es semejante al hueso.

osféresis (ospheresis), olfacción; sentido del olfato.

OSHA (OSHA), siglas de Occupational Safety and Health Administration, agencia federal de EE.UU. que regula la seguridad de los trabajadores.
osículo (ossicle), hueso de pequeño tamaño, como el martillo, el yunque o el estribo, que son los osículos del oído medio.
osículos auditivos (auditory ossicles), el martillo, el yunque y el estribo, tres pequeños huesos del oído medio que se articulan entre sí. Cuando la membrana timpánica vibra se transmiten ondas de sonido a través de los osículos hasta la cóclea.
osífero (ossiferous), relativo a la formación ósea.
osificación (ossification), desarrollo de los huesos. La osificación endocondral se inicia en las columnas cartilaginosas, como la que tiene lugar en los huesos de las extremidades. La osificación intramembranosa es la que se inicia en una membrana, como ocurre en el proceso de formación inicial de la bóveda y las caras laterales del cráneo.
osificación heterotópica (heterotopic ossification), hipercrecimiento óseo no maligno que aparece con frecuencia después de una fractura, que en algunas ocasiones se confunde con ciertos tumores óseos cuando se valora radiográficamente.
osificar (ossify), diferenciarse en hueso.
osmestesia (osmethesia), capacidad para percibir y distinguir los olores; sentido del olfato.
ósmica (osmology), ciencia que estudia el sentido del olfato y la producción y composición de los olores.
osmio (Os) (osmium [Os]), elemento metálico duro, grisáceo, de olor acre. Su número atómico es 76; su peso atómico es 190,2. Se usa para conseguir aleaciones de gran dureza, es altamente tóxico y en el aire se convierte lentamente en tetróxido de osmio (OsO_4), que es muy volátil y tiene olor acre.
osmol (osmole), cantidad de una sustancia en solución en forma de moléculas, iones o ambos (habitualmente expresada en gramos), que ejerce la misma presión osmótica que un mol de una sustancia ideal no electrolítica.
osmolalidad (osmolality), presión osmótica de una solución expresada en osmoles o miliosmoles por kilogramo de agua.
osmolalidad sanguínea (blood osmolality), presión osmótica de la sangre. Los valores normales están entre 280 y 295 mOsm/l.
osmolalidad sérica (serum osmolality), relativo a la concentración osmótica del suero sanguíneo, expresada como el número de moles de soluto por kilogramo de agua plasmática.
osmolalidad urinaria (urine osmolality), presión osmótica de la orina, generalmente mayor que la osmolalidad del suero. Los valores normales varían de 500 a 800 mOsm/l, tras una noche sin beber agua.
osmolar (osmolar), relativo o perteneciente a las características osmóticas de una solución de una o más sustancias moleculares, sustancias iónicas, o ambas, expresada en osmoles o miliosmoles.
osmolaridad (osmolarity), presión osmótica de una solución expresada en osmoles o miliosmoles por litro de solución.
osmología (osmology), rama de la ciencia que se ocupa de la ósmosis.
osmometría (osmometry), área de estudio que se ocupa del fenómeno de la ósmosis y de la medida de las fuerzas osmóticas.
osmómetro (osmometer), **1.** dispositivo para medir la agudeza del sentido del olfato. **2.** aparato para medir la presión osmótica directa o indirectamente. Antiguamente se utilizaba para evaluar la magnitud de la deshidratación o de la pérdida de sangre.
osmorreceptor (osmoreceptor), **1.** neurona situada en el hipotálamo que es sensible a los cambios en la concentración plasmática de los líquidos y regula la secreción de hormona antidiurética. **2.** receptor de estímulos olfativos.
osmorreceptores (osmoceptors), receptores situados en el hipotálamo que responden a la presión osmótica, regulando de este modo la producción de hormona antidiurética.
osmorregulación (osmoregulation), regulación de la velocidad y magnitud de la ósmosis.
ósmosis (osmosis), movimiento de un solvente puro, como el agua, a través de una membrana semipermeable desde una solución que tiene menor concentración de solutos hasta una con mayor concentración de solutos. El movimiento a través de la membrana continúa hasta que las concentraciones de las soluciones se igualan.
osqueítis (oscheitis), inflamación del escroto.
ostealgia (ostealgia), cualquier dolor asociado a una enfermedad ósea, como la osteomielitis.
osteítis (osteitis), inflamación de un hueso ocasionada por infección, degeneración o traumatismo. Se caracteriza por inflamación, sensibilidad, dolor sordo y enrojecimiento de la piel situada sobre el hueso afectado.
osteítis fibrosa quística (osteitis fibrosa cystica), proceso degenerativo inflamatorio en el que el hueso normal es reemplazado por quistes y tejido fibroso. Se asocia generalmente con hiperparatiroidismo.
ostemia (ostemia), acumulación anómala de sangre en el hueso.
ostempiesis (ostempyesis), acúmulo de pus en el interior de un hueso.

osteo (osteo), **1.** abreviatura de **osteópata. 2.** abreviatura de **osteopatía. 3.** perteneciente a la osteología del hueso.

osteoanagénesis (osteoanagenesis), regeneración o formación de tejido óseo.

osteoaneurisma (osteoaneurysm), aneurisma situado en el interior de un hueso.

osteoarticular (osteoarticular), relativo o que afecta a los huesos y a las articulaciones.

osteoartritis (osteoarthritis), forma de artritis en la que una o más articulaciones sufren cambios degenerativos, entre los que se incluyen la esclerosis ósea subcondral, la pérdida de cartílago articular y la proliferación de hueso y cartílago en la articulación, formando osteofitos.

osteoartropatía (osteoarthropathy), alteración que afecta a los huesos y a las articulaciones.

osteoartrosis (osteoarthrosis), forma de artritis crónica, generalmente mecánica, sin inflamación.

osteoblasto (osteoblast), célula que se origina en el mesénquima embrionario y que, durante el desarrollo precoz del esqueleto, se diferencia a partir de un fibroblasto para participar en la formación del tejido óseo.

osteoblastoma (osteoblastoma), tumor benigno pequeño, bastante vascularizado, compuesto por hueso escasamente formado y tejido fibroso. La lesión causa dolor, erosión y reabsorción del hueso original. Afecta más frecuentemente a las vértebras, el fémur, la tibia o los huesos de las extremidades superiores en niños y jóvenes.

osteocalcina (osteocalcina), proteína que se encuentra en la matriz extracelular de hueso y dentina. Está implicada en regular la mineralización en huesos y dientes.

osteocaquexia (osteocachexia), enfermedad crónica que produce atrofia ósea, generalmente debida a malnutrición.

osteocarcinoma (osteocarcinoma), cáncer del hueso.

osteocistoma (osteocystoma), tumor quístico del hueso.

osteocito (osteocyte), célula ósea; osteoblasto maduro que está incluido en la matriz ósea. Ocupa una pequeña cavidad y emite proyecciones protoplasmáticas que se anastomosan con las de otros osteocitos para formar un sistema de canales diminutos dentro de la matriz ósea.

osteoclasis (osteoclasis), fractura quirúrgica intencionada de un hueso para corregir una deformidad ósea.

osteoclastia (osteoclasia, osteoclasis), **1.** destrucción y absorción del tejido óseo por los osteoclastos, como ocurre durante el crecimiento o durante la consolidación de las fracturas. **2.** degeneración ósea por enfermedad.

osteoclástico (osteoclastic), **1.** perteneciente a los osteoclastos o relativo a su naturaleza. **2.** destructivo para el hueso.

osteoclasto (osteoclast), **1.** célula ósea grande y multinucleada con gran cantidad de citoplasma acidófilo que actúa en la absorción y movilización de tejido óseo. Durante la consolidación de las fracturas o durante ciertas enfermedades, los osteoclastos excavan canales a través del tejido circundante mediante acción enzimática. **2.** instrumento quirúrgico utilizado en la fracturación o refracturación de huesos con propósitos terapéuticos, como la corrección de una deformidad.

osteoclastoma (osteoclastoma), tumor de células gigantes del hueso que afecta con más frecuencia a la epífisis de los huesos largos; aparece como una masa rodeada por una delgada capa de hueso perióstico nuevo. La lesión puede ser maligna y causa dolor local, impotencia funcional y, en algunos casos, debilidad seguida de fractura patológica.

osteocondritis (osteochondritis), enfermedad de las epífisis o de los centros formadores de hueso, que comienza con la necrosis y fragmentación del tejido y se sigue de reparación y regeneración.

osteocondritis disecante (osteochondritis dissecans), trastorno articular en el que se separa un fragmento de cartílago y tejido óseo adyacente de la superficie articular.

osteocondrofibroma (osteochondrofibroma), tumor que contiene tejidos del osteoma, condroma y fibroma.

osteocondroma (osteochondroma), tumor benigno formado por hueso y cartílago. Generalmente aparece durante la infancia. Afecta más a los varones que a las mujeres.

osteocondromatosis (osteochondromatosis), transformación de las vellosidades sinoviales en masas óseas cartilaginosas, generando cuerpos extraños en las articulaciones. Afecta generalmente a las articulaciones previamente lesionadas o con enfermedades degenerativas.

osteocondropatía (osteochondropathy), enfermedad que afecta a los huesos y al cartílago y que se caracteriza por una osificación endocondral anómala.

osteocondrosarcoma (osteochondrosarcoma), sarcoma que afecta al hueso y al cartílago.

osteocondrosis (osteochondrosis), enfermedad que afecta a los centros de osificación de los huesos de los niños, caracterizada inicialmente por degeneración y necrosis, seguidas de regeneración y recalcificación.

osteocondrosis disecante (osteochondrosis dissecans), formación de un centro aislado de hueso y cartílago sobre la placa epifisaria. El fragmento puede permanecer fijado a la superficie, ser reabsorbido posteriormente o fragmentarse, dando lugar a un cuerpo extraño.

osteócopo (osteocope), forma dolorosa de afectación ósea sifilítica.

osteodensitómetro (osteodensitometer), aparato que mide la densidad ósea.

osteodentina (osteodentin), dentina que se asemeja al hueso. Se encuentra sobre todo en peces y otros animales, pero también se presenta a veces en seres humanos cuando los odontoblastos están englobados por dentina secundaria en rápido desarrollo.

osteodermia (osteodermia), enfermedad en la cual se producen cambios esqueléticos en la piel, como en un tumor óseo de la piel.

osteodiástasis (osteodiastasis), separación anómala de los huesos.

osteodinia (osteodynia), dolor óseo.

osteodistrofia (osteodystrophy), cualquier defecto generalizado del desarrollo óseo, habitualmente asociado a alteraciones del metabolismo fosfocálcico y a insuficiencia renal, como la osteodistrofia renal.

osteodistrofia renal (renal osteodystrophy), trastorno debido a insuficiencia renal crónica, caracterizado por crecimiento óseo irregular y desmineralización.

osteoencondroma (osteoenchondroma), tumor benigno cartilaginoso y óseo situado en el interior de un hueso.

osteofibrocondrosarcoma (osteofibrochondrosarcoma), tumor maligno formado por tejido óseo, cartilaginoso y fibroso.

osteofibroma (osteofibroma), tumor compuesto por tejido óseo y fibroso.

osteófito (osteophyte), excrecencia ósea que aparece en las proximidades de la zona articular. Habitualmente se observa en las artropatías degenerativas.

osteoflebitis (osteophlebitis), inflamación de las venas que forman parte del sistema vascular de los huesos.

osteogénesis (osteogenesis), origen y desarrollo del tejido óseo.

osteogénesis imperfecta (osteogenesis imperfecta), trastorno genético que se caracteriza por el desarrollo defectuoso del tejido conjuntivo. Se caracteriza por presencia de huesos anormalmente frágiles y quebradizos que se fracturan con traumatismos incluso muy leves.

osteogénico (osteogenic), compuesto u originado a partir de cualquier tejido que participa en el desarrollo, crecimiento o reparación de un hueso.

osteohalistéresis (osteohalisteresis), trastorno en el que los huesos tienen una consistencia blanda debido a la pérdida o deficiencia de minerales.

osteoide (osteoid), relativo, perteneciente o semejante a un hueso.

osteolipocondroma (osteolipochondroma), tumor cartilaginoso con hueso y tejido graso.

osteolipoma (osteolipoma), tumor graso con elementos óseos.

osteólisis (osteolysis), degeneración y disolución del hueso, causada por enfermedad, infección o isquemia. Esta alteración comúnmente afecta a los huesos terminales de las manos y de los pies, y se ve en trastornos que afectan a los vasos sanguíneos, como en la enfermedad de Raynaud.

osteología (osteology), rama de la medicina que estudia el desarrollo y las enfermedades del tejido óseo.

osteoma (osteoma), tumor de tejido óseo.

osteoma del jinete (rider's bone), depósito óseo que en ocasiones se desarrolla en los jinetes, en la cara interna del extremo inferior del tendón del músculo aductor del muslo.

osteomalacia (osteomalacia), trastorno del hueso laminar, caracterizado por la pérdida de la calcificación de la matriz, dando lugar a reblandecimiento del hueso, que se acompaña de debilidad, fracturas, dolor, anorexia y pérdida de peso. Es consecuencia de una concentración sérica inadecuada de fósforo y calcio para la mineralización de los huesos.

osteomalacia inducida por tumor (tumor-induced osteomalacia), osteomalacia oncogénica.

osteomalacia oncógena (oncogenous osteomalacia), trastorno óseo causado por tumores del mesénquima. Los pacientes con osteomalacia inducida por tumor pueden tener niveles de calcio sérico normales o bajos, bajo nivel de fósforo sérico y nivel elevado de fosfatasa alcalina sérica.

osteomesopicnosis (osteomesopyknosis), enfermedad genética que se caracteriza por la osteosclerosis de la columna vertebral, de la pelvis y de las zonas proximales de los huesos largos.

osteomielitis (osteomielitis), infección local o generalizada de hueso o médula ósea, generalmente provocada por bacterias que entran tras un traumatismo o cirugía, por contigüidad o por vía sistémica. El agente causante más frecuente es el estafilococo.

osteomielitis no supurativa (nonsuppurative osteomyelitis), TB ósea.

osteomielodisplasia (osteomyelodysplasia), pérdida de tejido óseo por absorción de los minerales. Se asocia generalmente a leucopenia y a febrícula, y puede ser la consecuencia de un exceso de hormona paratiroidea.

osteona (osteon), unidad estructural básica del hueso compacto formada por el canal haversiano y sus anillos concéntricos de 4 a 20 láminas.

osteonecrosis (osteonecrosis), destrucción y muerte del tejido óseo por isquemia, infección, neoplasia maligna o traumatismo.

osteoonicodisplasia (osteoonychodysplasia), desarrollo patológico de huesos y uñas.
osteópata (osteopath), médico especialista en osteopatía.
osteopatía (osteopathy), enfoque terapéutico de la práctica médica que utiliza todas las formas habituales de tratamiento y diagnóstico médico, incluidos fármacos, cirugía y radiación, pero que pone mayor énfasis en el papel de las relaciones entre los órganos y el sistema musculoesquelético de lo que lo hace la medicina convencional. Los médicos osteópatas reconocen y corrigen problemas estructurales utilizando la manipulación. El método es importante en el diagnóstico y tratamiento de los problemas de salud.
osteopatía por amiloide (amyloid osteopathy), lesiones osteoarticulares líticas locales, que suelen afectar a pacientes con amiloidosis asociada a la hemodiálisis.
osteopatología (osteopathology), estudio de las enfermedades óseas.
osteopenia (osteopenia), alteración caracterizada por una mineralización anómala del hueso, habitualmente por un descenso en la síntesis de la matriz ósea en relación a la lisis ósea.
osteopetrosis (osteopetrosis), trastorno hereditario caracterizado por un aumento generalizado de la densidad ósea, probablemente causado por un defecto en la resorción ósea debido a un déficit de osteoclastos. En su forma más grave la cavidad de la médula ósea se oblitera, provocando anemia grave, deformidades marcadas del cráneo y compresión de los nervios craneales, lo que puede producir sordera y ceguera y conducir a la muerte precoz. Una forma más benigna se caracteriza por corta estatura, huesos frágiles que se rompen fácilmente y tendencia a desarrollar osteomielitis.
osteoplastia (osteoplasty), cirugía plástica realizada sobre tejido óseo.
osteoplástica (osteoplastica), forma de inflamación ósea asociada a la fibrosis quística.
osteopoiquilosis (osteopoikilosis), trastorno hereditario de los huesos caracterizado por la presencia de múltiples áreas de calcificación densa a lo largo del tejido óseo. Es un trastorno benigno, generalmente sin síntomas, y de causa desconocida.
osteoporosis (osteoporosis), enfermedad caracterizada por una pérdida anómala de densidad ósea y deterioro del tejido óseo, con un incremento del riesgo de fracturas. Se produce con más frecuencia en las mujeres posmenopáusicas, en los individuos sedentarios o inmovilizados y en los pacientes sometidos a tratamiento esteroideo de larga duración.
osteoporosis por desuso (osteoporosis of disuse), pérdida de masa ósea que tiene lugar en personas sedentarias o en pacientes encamados durante períodos prolongados de tiempo.
osteoporosis postraumática (postraumatic osteoporosis), pérdida de la densidad ósea que aparece después de una herida u otra afección que afecte gravemente la salud del paciente. Puede aparecer como consecuencia de una enfermedad.
osteosarcoma (osteosarcoma), tumor óseo maligno formado por células anaplásicas derivadas del mesénquima.
osteosclerosis (osteosclerosis), aumento anómalo de la densidad del tejido óseo. Esta enfermedad se asocia comúnmente con isquemia, infección crónica y formación tumoral, y puede estar provocada por una resorción ósea defectuosa como resultado de algunas anomalías en los osteoclastos.
osteosinovitis (osteosynovitis), inflamación de la membrana sinovial de una articulación y del tejido óseo adyacente.
osteosíntesis (osteosynthesis), fijación quirúrgica de un hueso mediante medios mecánicos internos. Se lleva a cabo generalmente en la reparación de fracturas.
osteosutura (osteosuture), reparación quirúrgica de un hueso fracturado reuniendo los fragmentos mediante alambre o sutura.
osteotabes (osteotabes), enfermedad, que afecta sobre todo a lactantes, en la que las células de la médula ósea se destruyen y ésta desaparece.
osteotelangiectasia (osteotelangiectasia), sarcoma óseo caracterizado por la presencia de capilares dilatados.
osteotomía (osteotomy), sección o corte de un hueso. Algunas clases de osteotomía son la osteotomía en bloque, en la que se escinde una sección de hueso; la osteotomía cuneiforme, para extirpar una cuña ósea, y la osteotomía de desplazamiento, en la que se rediseña quirúrgicamente un hueso para alterar la alineación o las zonas que soportan el peso.
osteotomía abductora en cuña de apertura (OACA) (opening abductory wedge osteotomy [OAWO]), técnica para la reparación quirúrgica de los bunios. Se utiliza un injerto óseo para abrir la cuña y aproximar el primer metatarsiano al segundo.
osteotomía de Osgood (Osgood osteotomy), técnica quirúrgica para la corrección de la malrotación del fémur.
osteotomía en cuña de apertura (opening wedge osteotomy), tratamiento quirúrgico de los bunios que consiste en realizar un corte proximal del metatarsiano con reducción de la deformidad. Se realiza con o sin reinserción de los tendones.
osteotomía subtrocantérica (subtrochanteric osteotomy), procedimiento quirúrgico que secciona la diáfisis del fémur por debajo del trocánter menor para corregir la anquilosis de la articulación de la cadera.

osteotomía transtrocantérea (transtrochanteric osteotomy), división quirúrgica del extremo proximal del fémur a través de la región intertrocantérea.
osteotomo (osteotome), instrumento quirúrgico para seccionar hueso.
osteotripsia (osteotripsy), método de tratamiento de las callosidades o para la reducción percutánea de cualquier prominencia ósea.
osteotromboflebitis (osteothrombophlebitis), inflamación del hueso intacto por tromboflebitis progresiva de las vénulas de pequeño calibre.
osteotrombosis (osteothrombosis), obstrucción de los vasos sanguíneos en el tejido óseo.
ostomía (ostomy), procedimiento quirúrgico en el que se crea quirúrgicamente una incisión o estoma en la pared abdominal para permitir el paso de orina desde la vejiga o del contenido intestinal desde el intestino. La ostomía se puede realizar para corregir un defecto anatómico, para aliviar una obstrucción o para permitir el tratamiento de una infección o lesión graves del tracto urinario o intestinal. Cada procedimiento se denomina según la localización anatómica de la ostomía, como, por ejemplo, colostomía, cecostomía o cistostomía.
ostomizado (ostomate), paciente que ha sufrido una ostomía.
otalgia (earache, otalgia), dolor de oído, sentido como agudo, sordo, urente, intermitente o constante. No está causado necesariamente por una enfermedad del oído, pues las infecciones y otros procesos de la nariz, la cavidad oral, la laringe o la articulación temporomandibular pueden producir un dolor referido en el oído.
OTD (ROT), siglas de posición fetal *occipitotransversa derecha.*
OTI (LOT), siglas de *posición fetal occipitotransversa izquierda.*
ótico (otic), relativo al oído.
óticos (otics), grupo de fármacos utilizados para el tratamiento local de la inflamación del conducto auditivo externo o para retirar el exceso de cerumen.
otítico (otitic), relativo a la otitis o inflamación del oído.
otitis (otitis), inflamación o infección del oído.
otitis esclerótica (otitis sclerotica), forma de inflamación esclerosante del oído medio.
otitis externa (otitis externa), inflamación o infección del conducto auditivo externo o del pabellón auricular del oído externo. Las causas más importantes son la alergia, las infecciones por bacterias, hongos y virus y los traumatismos. Entre las alergias son frecuentes las relacionadas con el níquel o el cromo de los pendientes y a sustancias químicas de los nebulizadores del pelo, cosméticos, audífonos y medicamentos, sobre todo sulfonamidas y neomicina. Las bacterias implicadas más comunes son *Staphylococcus aureus, Pseudomonas aeruginosa* y *Streptococcus pyogenes*. Entre los virus destacan el del herpes simple y el del herpes zóster.
otitis mastoidea (otitis mastoidea), inflamación del oído interno asociada a una mastoiditis.
otitis media (otitis media), inflamación o infección del oído medio. La otitis media aguda suele estar causada por *Haemophilus influenzae, Moraxella catarrhalis* o *Streptococcus pneumoniae.* Las bacterias que provocan otitis media crónica suelen ser bacterias gramnegativas, como *Proteus, Klebsiella* y *Pseudomonas*. La alergia, los virus y *Mycoplasma* figuran también como agentes etiológicos de esta enfermedad. Los microorganismos llegan al oído medio a través de la trompa de Eustaquio. La obstrucción de la trompa de Eustaquio y el acúmulo de exudado puede aumentar la presión del oído medio, haciendo progresar la infección hasta la mastoides o perforando el tímpano. Los síntomas de la otitis media son sensación de plenitud en el oído, hipoacusia, dolor y fiebre.
OTLS (TLSO), siglas de **ortesis toracolumbosacra.**
otocefalia (otocephaly), malformación congénita caracterizada por la ausencia del maxilar inferior, la formación defectuosa de la boca y la unión o aproximación de las orejas a la cara anterior del cuello.
otocéfalo (otocephalus), feto con otocefalia.
otolito (otolith), **1.** cálculo presente en el oído medio. **2.** cristales de carbonato cálcico unidos a las células ciliadas del oído interno y que actúan como receptores de orientación gravitatoria.
otología (otology), estudio del oído, incluido el diagnóstico y tratamiento de sus enfermedades y alteraciones.
otólogo (otologist), médico formado para el diagnóstico y tratamiento de las enfermedades y alteraciones de los oídos.
otomicosis (otomycosis), lesión del oído externo causada por una infección fúngica.
otopiosis (otopyosis), inflamación purulenta del oído, que se produce en la cavidad timpánica o en el conducto auditivo externo.
otoplastia (otoplasty), procedimiento habitual en la cirugía plástica reconstructora en el que, por razones estéticas, se extirpa alguno de los cartílagos del oído para aproximar el pabellón auricular hacia la cabeza.
otorrea (otorrhea), cualquier secreción procedente del oído externo. La otorrea puede ser serosa, sanguinolenta, purulenta o contener LCR.
otorrinolaringología (otolaryngology), rama de la medicina que se ocupa del diag-

nóstico y tratamiento de las enfermedades y alteraciones de los oídos, la nariz y la garganta y las estructuras adyacentes de la cabeza y del cuello.

otorrinolaringólogo (otolaryngologist), médico especialista en el diagnóstico y tratamiento de las enfermedades y lesiones de los oídos, la nariz y la garganta.

otosclerosis (otosclerosis), trastorno hereditario de causa desconocida en el que se produce osificación irregular del laberinto óseo, especialmente del estribo, causando acúfenos y sordera.

otoscopia (otoscopy), inspección de la membrana timpánica y de las demás estructuras del oído externo con la ayuda de un otoscopio.

otoscopio (otoscope), instrumento utilizado para examinar el oído externo, el tímpano y, a través de éste, los huesecillos del oído medio. Consta de una luz, lentes de aumento, un espéculo y, a veces, un dispositivo para insuflación.

ototoxicidad (ototoxicity), efectos perjudiciales de algunas sustancias sobre el octavo par craneal o sobre los órganos auditivos y del equilibrio. Entre los fármacos ototóxicos habituales se incluyen los aminoglucósidos, la aspirina, la furosemida y la quinina.

OTP (AFO), siglas de **ortesis tobillo-pie.**

OU (O.U.), siglas de *oculus uterque,* frase latina que significa «cada ojo».

ouabaína (oubain), glucósido cristalino obtenido a partir de las semillas de *Strophantus gratus* y la madera de *Acocanthera oubaio.* Bloquea la Na^+, K^+ ATPasa de forma parecida a la estrofantina-K y los glucósidos digitálicos, y suele utilizarse en estudios farmacológicos debido a su mayor solubilidad en agua. Se empleaba como veneno de flechas en África.

ovalocitos (ovalocytes), hematíes de forma rectangular u ovalada con un centro pálido que se identifican en ocasiones en pacientes con anemias hemolíticas, en otros tipos de anemias, talasemias y en la eliptocitosis hereditaria. Parece estar implicado un factor genético en la aparición de estas células sanguíneas anómalas.

ovárico (ovarian), relativo o perteneciente al ovario.

ovario (ovary), par de gónadas femeninas situadas a cada lado de la región inferior del abdomen, junto al útero, en un pliegue del ligamento ancho. En la ovulación, un óvulo es expulsado a partir de un folículo situado en la superficie del ovario bajo el estímulo de las hormonas gonadotrópicas, la hormona foliculoestimulante (FSH) y la hormona luteinizante (LH). El cuerpo lúteo segrega estrógenos y progesterona que regulan el ciclo menstrual mediante un sistema de retroalimentación negativo en el que el aumento de los estrógenos disminuye la secreción de FSH por la hipófisis y el aumento de la progesterona disminuye la secreción de LH. En condiciones normales cada ovario es sólido y liso y se parece a una almendra en tamaño y forma.

ovariocele (ovariocele), hernia o protrusión de un ovario a través de la pared vaginal.

ovariocentesis (ovariocentesis), punción quirúrgica de un ovario y drenaje de un quiste ovárico.

ovariohisterectomía (ovariohysterectomy), extirpación quirúrgica del útero y los ovarios.

ovicida (ovicide), agente que destruye huevos.

ovífero (oviferous), que tiene óvulos (células huevo) o es capaz de producirlos.

ovillos neurofibrilares (neurofibrillary tangles), acúmulo intracelular de neurofibrillas constituido por proteína insoluble en el encéfalo de un paciente con enfermedad de Alzheimer.

ovíparo (oviparous), que se reproduce mediante la puesta de huevos.

oviposición (oviposition), acto de poner o depositar huevos por la hembra de los animales ovíparos.

ovipositor (ovipositor), órgano especializado, presente fundamentalmente en los insectos, para depositar huevos en las plantas o en el suelo. Se puede transformar en un aguijón, como en abejas obreras y en avispas.

ovocentro (ovocenter), centrosoma de un óvulo fertilizado.

ovocito primario (primary oocyte), ovocito que ha comenzado pero no completado la primera división de maduración. Deriva de un ovogonio por diferenciación cerca del momento del nacimiento.

ovocito primordial (primordial oocyte), un ovocito en una fase muy temprana de su desarrollo.

ovoflavina (ovoflavin), riboflavina derivada del vitelo de los huevos.

ovoglobulina (ovoglobulin), globulina derivada de la clara de los huevos.

ovoide (ovoid), con forma de huevo, ovalado.

ovomucina (ovomucin), glucoproteína derivada de la clara de los huevos.

ovomucoide (ovomucoid), relativo o perteneciente a una glucoproteína, similar a la mucina, derivada de la clara de los huevos.

ovotestículo (ovotestis), gónada que contiene tejido ovárico y testicular; gónada hermafrodita.

ovovivíparo (ovoviviparous), que genera descendencia a partir de huevos incubados dentro del cuerpo, como algunos reptiles y peces.

ovucíclico (ovucyclic), relativo a los acontecimientos recurrentes asociados con el ciclo ovulatorio.

ovulación (ovulation), expulsión de un óvulo desde el ovario por la rotura espontánea de un folículo maduro como resultado de la función cíclica endocrina del ovario y de la hipófisis. Habitualmente se produce entre los días 11 y 14 antes de la siguiente menstruación, y a menudo causa dolor abdominal bajo, breve e intenso en el lado del ovario que está ovulando.

ovulatorio (ovulatory), relativo a la ovulación.

ovulicida (ovicidal), que causa la destrucción de un óvulo.

óvulo (ova, ovum, egg), **1.** huevo. **2.** célula germinal femenina expulsada a partir del ovario en el momento de la ovulación.

oxacilina sódica (oxacillin sodium), penicilina resistente a las penicilinasas. Se utiliza en el tratamiento de infecciones bacterianas graves por estafilococos productores de penicilinasas.

oxalato ($C_2O_4^{2-}$) (oxalate [$C_2O_4^{2-}$]), anión del ácido oxálico.

oxalato cálcico (CaC_2O_4) (calcium oxalate [CaC_2O_4]), pequeño cristal incoloro que puede estar presente en la orina o puede ser un componente de los cálculos renales.

oxalemia (oxalemia), niveles elevados de oxalatos en la sangre.

oxaliplatino (oxaliplatin), fármaco antineoplásico que se utiliza combinado con 5-FU/leucovorina para el tratamiento del carcinoma metastásico del colon o el recto.

oxalosis (oxalosis), enfermedad en la cual se acumulan cristales de oxalato cálcico en los riñones, el corazón y otros órganos y la excreción urinaria de oxalato aumenta. Los agentes que inducen oxalosis son el ácido oxálico, el metoxiflurano, el etilenglicol y el ácido ascórbico.

oxandrolona (oxandrolone), andrógeno. Se utiliza en el tratamiento del dolor óseo de la osteoporosis y como estimulante para el aumento de peso después de una cirugía extensa o traumatismo o cuando la pérdida de peso se debe a una causa fisiopatológica.

oxaprozina (oxaprozin), AINE que se utiliza en el tratamiento de la artritis.

oxazepam (oxacepam), benzodiazepina. Se utiliza como ansiolítico, en caso de tensión nerviosa y para el tratamiento del síndrome de abstinencia en casos de alcoholismo. Se ha utilizado fuera de las indicaciones previstas para el tratamiento de las convulsiones parciales simples.

oxazolidinona (oxazolidinone), perteneciente a una clase de antibióticos sintéticos eficaces contra microorganismos grampositivos.

oxcarbazepina (oxcarbazepine), anticomicial que se utiliza en el tratamiento de las convulsiones parciales.

oxicalorímetro (oxycalorimeter), aparato que mide el calor de combustión de materiales orgánicos en términos de oxígeno consumido. Cada litro de oxígeno es aproximadamente equivalente a 5 kilocalorías.

oxicefalia (oxycephaly), malformación congénita del cráneo en la que el cierre prematuro de las suturas coronal y sagital produce un crecimiento acelerado de la cabeza hacia arriba, confiriéndole una apariencia estrecha, con una forma alargada o cónica.

oxicelulosa (oxycellulose), **1.** celulosa que ha sido oxidada de tal modo que todos o la mayor parte de los residuos de glucosa se han convertido a residuos de ácido glucurónico para su uso como absorbente en cromatografía. **2.** celulosa que ha sido parcialmente oxidada para su uso como hemostático local.

oxiconazol (oxiconazole), antimicótico tópico que se utiliza como nitrato para el tratamiento del pie de atleta y de la tiña.

oxidación (oxidation), **1.** cualquier proceso en el que aumenta el contenido de oxígeno o el número de enlaces para el oxígeno (u otro elemento electronegativo, como un halógeno) de un compuesto. **2.** cualquier reacción en la que aumenta la valencia positiva de un compuesto o un radical por la pérdida de electrones. **3.** cualquier proceso en el que disminuye el contenido de hidrógeno de un compuesto o el número de enlaces para el hidrógeno (u otro elemento de electronegatividad baja, como un metal).

oxidación beta (beta-oxidation), proceso catabólico en el que el organismo utiliza los ácidos grasos como fuente de energía.

oxidante (oxidant), agente que oxida.

O

oxidar (oxidize), (relativo a un elemento o compuesto) combinar o provocar la combinación con oxígeno, eliminar hidrógeno o aumentar la valencia de un elemento mediante la pérdida de electrones.

oxidasa (oxidase), enzima que induce la oxidación biológica mediante la activación del oxígeno presente en las moléculas que lo contienen, como el peróxido de hidrógeno.

óxido (oxide), **1.** compuesto de oxígeno y otro elemento o radical. **2.** dianión de oxígeno, O^{2-}.

óxido de aluminio (aluminum oxide), compuesto que aparece de forma natural en distintos minerales. Se emplea en la elaboración de abrasivos, refractantes, cerámica, catalizadores y en cromatografía. Se emplea también para enderezar cerámicas dentales.

óxido de calcio (CaO) (calcium oxide [CaO]), compuesto formado por la calcinación de creta o mármol y utilizado a veces en la preparación de pastas cáusticas.

óxido de etileno (CH_2CH_2O) (ethylene oxide [CH_2CH_2O]), gas altamente inflamable utilizado para esterilizar instrumentos quirúrgicos y otros materiales.

óxido de zinc y eugenol (OZE) (zinc oxide and eugenol [ZOE]), cemento dental compuesto fundamentalmente por sales de zinc, eugenol y colofonia, que se usa principalmente para empastes dentales temporales. Tiene una fuerza y una capacidad de abrasión relativamente bajas, pero su pH próximo al neutro causa una mínima irritación de la pulpa dental. Se utiliza como apósito sedante hasta que ceda el dolor y se pueda realizar una obturación definitiva.

óxido nítrico (NO)[1] (nitric oxide [NO]), gas incoloro y radical libre estable, que se encuentra en tejidos humanos y de otros mamíferos. Participa en muchos procesos biológicos, como la neurotransmisión, vasodilatación, citotoxicidad de los macrófagos, tratamiento hipolipemiante, inhibición de la agregación plaquetaria, actividad del músculo liso y erección del pene. Puede mejorar la oxigenación en pacientes con edema pulmonar debido a la altitud. La deprivación de NO puede provocar hipertensión y formación de placas de ateroma. En contacto con el aire, el NO se convierte rápidamente en dióxido de nitrógeno (NO_2), elemento muy tóxico.

óxido nítrico (NO)[2] (nitric oxide [NO]), inhalador. Se utiliza combinado con otros fármacos y con ventilación asistida en neonatos a término y casi a término (34 semanas) con insuficiencia respiratoria asociada con hipertensión pulmonar. Se utiliza junto a otros fármacos en el soporte ventilatorio.

óxido nitroso (N_2O) (nitrous oxide [N_2O]), gas incoloro, inodoro, de sabor dulzón, utilizado como anestésico débil en odontología, cirugía y obstetricia. Debe administrarse con oxígeno para prevenir la anoxia. El óxido nitroso solo no produce una anestesia suficientemente profunda para la cirugía mayor, por lo que se debe suplementar con otros agentes anestésicos.

oxidorreductasa (oxidoreductase), enzima que cataliza una reacción en la que una sustancia se oxida mientras que otra se reduce. Un ejemplo es la alcohol deshidrogenasa.

oxigenación (oxygenation), proceso de combinar o tratar con oxígeno.

oxigenación extracorpórea (extracorporeal oxygenation), utilización de una membrana artificial, externa al organismo, para aportar oxígeno a la sangre de un paciente con enfermedades pulmonares graves.

oxigenación hiperbárica (hyperbaric oxygenation), administración de oxígeno a una presión superior a la presión atmosférica normal. Esta técnica se emplea para superar el límite natural de solubilidad del oxígeno en la sangre. La oxigenación hiperbárica se ha utilizado para tratar la intoxicación por monóxido de carbono, el embolismo gaseoso, la inhalación de humo de tabaco, la intoxicación aguda por cianuro, la enfermedad de los buceadores, la mionecrosis por clostridios y ciertos casos de pérdida de sangre o anemia en las que el aumento de transporte de oxígeno puede compensar en parte la deficiencia de hemoglobina.

oxigenador de burbuja (bubble oxygenator), dispositivo corazón-pulmón que oxigena la sangre mientras es desviada fuera del cuerpo del paciente.

oxigenador de membrana extracorpóreo (OMEC) (extracorporeal membrane oxygenator [ECMO]), dispositivo que oxigena la sangre de un paciente fuera del organismo, devolviéndola de nuevo al sistema circulatorio del paciente. La técnica se usa como soporte para un sistema respiratorio dañado.

oxígeno (O) (oxygen [O]), gas insípido, inodoro e incoloro esencial para la respiración humana. Su peso atómico es 15,9994 y su número atómico es 8. La atmósfera contiene aproximadamente un 20% de oxígeno. En anestesia, el oxígeno funciona como transportador para la liberación de agentes anestésicos hacia los tejidos del cuerpo. En terapia respiratoria, el oxígeno se administra para aumentar su concentración en la sangre circulante. La sobredosis de oxígeno puede causar una toxicidad irreversible en personas con anomalías pulmonares, especialmente cuando se complica con retención crónica de dióxido de carbono.

oxígeno combinado (combined oxygen), oxígeno que está físicamente unido a la hemoglobina formando oxihemoglobina (HbO_2). Un mol de oxígeno se puede combinar con 16.700 g de hemoglobina y cada gramo de hemoglobina puede transportar 1,34 ml de oxígeno.

oxígeno hiperbárico (hyperbaric oxygen), oxígeno sometido a una presión mayor que la atmosférica.

oxígeno naciente (nascent oxigen), oxígeno recién liberado de un compuesto químico.

oxígeno transtraqueal (transtracheal oxygen), método de administración de oxígeno mediante la colocación de un catéter de bajo flujo directamente en la tráquea.

oxígeno verdadero (true oxygen), concentración calculada como porcentaje o fracción que cuando se multiplica por el volumen minuto espiratorio a temperatura y presión estándar en ambiente seco da la captación de oxígeno.

oxigenoterapia controlada (controlled oxygen therapy), administración de oxígeno a un paciente según una pauta dosis-respuesta en la que el oxígeno se considera un fármaco, utilizándose la mínima cantidad de gas para producir los efectos terapéuticos deseados.

oxigenoterapia[1] (oxygen therapy), cualquier intervención que consista en la administración de oxígeno para revertir la hipoxia. El método elegido depende de la situación del paciente y la causa de la hipoxia.

oxigenoterapia[2] (oxygen therapy), intervención de enfermería de la Nursing Interventions Classification (NIC) definida como administración de oxígeno y monitorización de su eficacia.

oxihemoglobina (oxyhemoglobin), producto de la combinación de la hemoglobina con el oxígeno. Forman un complejo muy débil que se disocia fácilmente cuando hay una concentración baja de oxígeno.

oximesterona (oxymesterone), esteroide andrógeno y anabólico que participa en la formación de tejido.

oximetolona (oxymetholone), esteroide anabólico. Se utiliza por vía tópica en el tratamiento de las anemias causadas por fármacos antineoplásicos.

oximetría (oximetry), método fotodiagnóstico para la monitorización de saturación de oxígeno en sangre arterial (SaO_2). La oximetría se suele utilizar para valorar los niveles de oxígeno en pacientes hospitalizados. Se utiliza para ver el estado de oxigenación en los pacientes durante el período perioperatorio o en cualquier situación de sedación intensa, en caso de ventilación mecánica y en muchas otras situaciones clínicas, como en programas de rehabilitación pulmonar y prueba de esfuerzo.

oxímetro (oximeter), cualquiera de los diferentes dispositivos utilizados para cuantificar la oxihemoglobina en sangre arterial.

oxiopía (oxyopia), agudeza visual inusual. Una persona con visión normal (20-20) cuando se encuentra de pie a unos 6 metros de la gráfica óptica estándar de Snellen puede leer la séptima línea de letras, cada una de las cuales tiene una altura de un octavo de pulgada, mientras que un individuo con oxiopía puede leer letras más pequeñas a esa distancia.

oxitalán (oxytalan), tipo de fibra de tejido conjuntivo propio de la membrana periodontal.

oxitetraciclina (oxytetracycline), antibiótico del grupo de las tetraciclinas. Se utiliza en el tratamiento de infecciones bacterianas y por rickettsias.

oxitetraciclina cálcica (oxytetracycline calcium), antibiótico tetraciclínico.

oxitocia (oxytocia), parto rápido.

oxitócico (oxytocic), **1.** relativo a toda sustancia similar a la hormona oxitocina. **2.** cada uno de los múltiples fármacos que estimulan la contracción del músculo liso del útero. Se utilizan para inducir o favorecer el parto a término, controlar la hemorragia posparto, corregir la atonía uterina posparto, producir contracciones uterinas después de la cesárea u otras cirugías y para inducir el aborto terapéutico.

oxitocina (oxytocin), polipéptido secretado por las neuronas magnocelulares del hipotálamo que se almacena como una hormona hipofisaria posterior junto con la vasopresina. Estimula las contracciones uterinas y la eyección de la leche, y participa en la segunda fase del parto.

oxiuricida (oxyuricide), agente que destruye oxiuros.

OxN (NOx), abreviatura de una mezcla de óxidos de nitrógeno, que incluye óxido nítrico, dióxido de nitrógeno y óxido nitroso.

oxprenolol (oxprenolol), bloqueante betaadrenérgico no selectivo que se utiliza para el tratamiento de la hipertensión, la miocardiopatía hipertrófica, las arritmias cardíacas y el IM.

oxtrifilina (oxtriphylline), broncodilatador. Se utiliza en el tratamiento del asma bronquial, la bronquitis y el enfisema.

oz (oz), abreviatura de **onza.**

oz ap (oz ap), abreviatura de **onza farmacéutica.** Equivalente a 31,1035 gramos.

oz t. (oz t.), abreviatura de **onza troyana.** Equivalente a 31,103 gramos.

OZE (ZOE), siglas de **óxido de zinc y eugenol.**

ozono (O_3) (ozone [O_3]), una forma alotrópica del oxígeno que consta de moléculas que contienen 3 átomos de oxígeno. El ozono se forma cuando el oxígeno está cargado eléctricamente, como ocurre en una tormenta eléctrica. El ozono se utiliza como agente blanqueador, limpiador y oxigenante y tiene un débil olor clorado.

P

p (wt), abreviatura de **peso.**

p (p), símbolo de *presión parcial de gas.*

P (P), **1.** símbolo del **fósforo. 2.** símbolo de *después* o *post.*

P *(P),* **1.** abreviatura de *potencia.* **2.** abreviatura de **presión.**

p- (p-), símbolo de **para-.**

P_1 (P_1), **1.** (en genética) símbolo de *primera generación parental.* **2.** símbolo de *primer sonido pulmonar.*

P_2 (P_2), símbolo del *segundo sonido pulmonar.*

P_2 (P_2), símbolo de *segundo sonido pulmonar.*

p17 (p17), símbolo de una proteína que reviste el interior de la cubierta del VIH.

p24 (p24), símbolo de una proteína que rodea el ARN y la transcriptasa inversa del VIH.

P_{50} (P_{50}), presión parcial de oxígeno a la que la hemoglobina está saturada en un 50%.

P. ovale *(P. ovale),* abreviatura de *Plasmodium ovale.*

p y a (p and a), abreviatura de *percusión y auscultación,* tal y como se anota en la historia del paciente después de la exploración física del tórax.

P y A (P & A), abreviatura de *posterior y anterior.*

p.a. (at. wt.), siglas de **peso atómico.**

pA (pA), símbolo de *picoamperio.*

Pa (Pa), **1.** símbolo del *pascal.* **2.** símbolo del **protactinio.**

PA (ABP, BP), siglas de **presión arterial.**

PA, pa (P-A, p-a), abreviatura de **posteroanterior.**

PABA (PABA), siglas de **ácido paraaminobenzoico,** un protector solar tópico.

pabellón Nightingale (Nightingale ward), pabellón hospitalario, diseñado por Florence Nightingale, en el que se limita el número de camas para permitir la circulación del aire y mejorar la limpieza general y la comodidad de los pacientes. Tres lados de la sala tienen que tener ventanas, para que entre luz y aire fresco. Aunque actualmente en los hospitales no se diseñan pabellones con varias camas, los intereses y los beneficios que introdujo la Srta. Nightingale siguen siendo fundamentales para la planificación de los hospitales.

pabulina (pabulin), productos de la digestión de grasas y proteínas que se encuentran en la sangre después de una comida.

pábulo (pabulum), cualquier sustancia que sea alimento o nutriente.

PAC (APC), abreviatura de **poliposis adenomatosa del colon.**

PAC (CAP), (en genética molecular) abreviatura de *proteína activadora del catabolismo.*

PACE (PACE), acrónimo de Program of All-Inclusive Care of the Elderly **(programa de asistencia integral del anciano).**

PACE II (PACE II), sistema de evaluación y planificación interdisciplinaria que se centra en la evaluación de la salud física de los pacientes que reciben asistencia de enfermería a domicilio. Consiste en el control de enfermedades definidas (diagnosticadas), anomalías de laboratorio u otros hallazgos, factores de riesgo y de otras deficiencias y discapacidades.

paciente (patient [pt.]), **1.** persona que recibe servicio de atención médica. **2.** persona receptora de atención médica que está enferma u hospitalizada. **3.** cliente dentro del servicio de atención sanitaria.

Paciente Cero (Patient Zero), individuo identificado por los centros de control y prevención de enfermedades (CDC) como la persona que introdujo el virus de la inmunodeficiencia humana en EE.UU. Según los archivos de los CDC, el Paciente Cero, un auxiliar de cabina de líneas aéreas, infectó aproximadamente a otras 50 personas antes de fallecer por el síndrome de inmunodeficiencia adquirida en 1984.

paciente día (PD) (patient day [P.D.]), unidad del sistema de contabilidad utilizado por los centros de asistencia sanitaria y por los planificadores de la asistencia sanitaria. Cada día representa una unidad de tiempo durante la cual los servicios de la institución o centro fueron utilizados por un paciente; así, 50 pacientes en un hospital durante 1 día representarían 50 unidades paciente día.

paciente involuntario (involuntary patient), paciente ingresado en una institución psiquiátrica contra su deseo.

paciente que responde (responder), persona cuyo tumor disminuye de volumen al menos un 50% como resultado de la quimioterapia, radioterapia u otro tratamiento.

paciente senior (senior patient), (en EE.UU.) beneficiario de Medicare inscrito en una organización de mantenimiento de la salud.

pacinitis (pacinitis), inflamación de los corpúsculos de Pacini.

paclitaxel (paclitaxel), anticanceroso derivado de la corteza del árbol del tejo del Pacífico, raro y de crecimiento lento. Se utiliza en el tratamiento del cáncer de ovario.

$PaCO_2$ ($PaCO_2$), abreviatura de **presión parcial de dióxido de carbono en sangre arterial.**

PACS (PACS), abreviatura de *picture archiving and communications system,* red de ordenadores utilizada por los departamentos de radiología que sustituye las placas con imágenes digitales. Proporciona archivos para el almacenamiento de imágenes en multimodalidad, integra las imágenes en la información de la base de datos de los pacientes, facilita la tipografía de imágenes con láser y muestra tanto imágenes como información del paciente en las estaciones de trabajo en toda la red.

pactar con el paciente (patient contracting), intervención de enfermería recogida en la Nursing Interventions Classification (NIC). Se define como la negociación con un paciente de un acuerdo para reforzar un cambio de conducta determinado.

PAD (PAD), siglas en inglés de **arteriopatía periférica.**

padrastro (hangnail), trozo de epidermis parcialmente desconectada de la cutícula o del borde de las uñas. El desgarro del fragmento de piel causa una úlcera roja, dolorosa y que se infecta fácilmente.

padre (parent), la madre o el padre; progenitor.

Padres Anónimos (Parents Anonymous), grupo estadounidense de autoayuda para padres que han maltratado a sus hijos o que se sienten predispuestos a maltratarlos. La organización ofrece apoyo y asesoramiento, un foro donde discutir problemas comunes, y facilita a los padres angustiados un mecanismo positivo para hacer frente a la ira hablando con otro miembro del grupo en lugar de liberar sus emociones contra el niño.

padres reales (birth parents), padres biológicos.

Padres sin Pareja (Parents Without Partners), grupo estadounidense de autoayuda para padres sin pareja, como los separados, divorciados o viudos.

p.ae (p.ae), abreviatura de *partes aequales,* **partes iguales.**

PAF (FAP), siglas de *poliposis adenomatosa familiar.*

pagetoide (pagetoid), estado de salud similar al de la enfermedad de Paget.

pago adelantado (prepayment), pago adelantado por los servicios de asistencia sanitaria que realizan los socios de un programa de seguros a terceros.

pago aplazado (interim rate), método de pago tripartito del coste de los servicios hospitalarios, en el que periódicamente se paga una cantidad, quedando pendiente de pago una parte del coste real hasta el final de un período establecido.

pago de garantía de elegibilidad (Elegibility Guarantee Payment), en EE. UU., provisión contractual para garantizar el pago, por una organización de asistencia sanitaria, al proveedor, por servicios ya prestados a los asociados cuya cobertura ha finalizado retroactivamente. No aplicable en Canadá.

pago por alta (per discharge payment), método de pago en el cual el coste de los recursos utilizados en toda la estancia hospitalaria es responsabilidad del hospital. El hospital es compensado después según la cantidad por alta determinada contractualmente.

pago por día (per diem rate), tasa de pago establecida para los servicios hospitalarios.

pagofagia (pagophagia), trastorno caracterizado por el ansia de comer enormes cantidades de hielo. Se asocia a una deficiencia de hierro.

PAHA (PAHA), abreviatura del *ácido para-aminohipúrico.*

PAHO (PAHO), siglas de la *Pan American Health Organization.*

PAI (PAI), abreviatura de *inhibidor del activador del plasminógeno.*

PAI (LAP), abreviatura de **presión de la aurícula izquierda.**

PAI-1 (PAI-1), abreviatura de **inhibidor 1 del activador del plasminógeno.**

paladar (palate), tabique óseo-muscular entre las cavidades nasal y oral que forma el techo de la boca. Se divide en paladar duro y paladar blando.

paladar blando (soft palate), estructura formada por una mucosa, fibras musculares y glándulas mucosas, suspendida del borde posterior del paladar duro, que forma el techo de la boca. Cuando el paladar blando se eleva, como sucede al tragar o succionar, separa la cavidad nasal y la nasofaringe de la parte posterior de la cavidad oral y de la porción oral de la faringe.

paladar duro (hard palate), porción ósea del techo de la boca que se continúa en sentido posterior con el paladar blando y que limita anterior y lateralmente con los arcos alveolares y las encías.

paladar en arco bizantino (Byzantine arch palate), anomalía congénita del techo de la boca caracterizada por una fusión incompleta del proceso palatino y la espina nasal.

paladar hendido (cleft palate), defecto congénito caracterizado por una fisura en la línea media del paladar debida al fracaso de la fusión de los dos lados durante el desarrollo embrionario. La fisura puede ser completa, extendiéndose por el paladar duro y el blando hasta las cavidades nasales, o mostrar cualquier grado de fisura incompleta o labio leporino parcial.

paladar primario (primary palate), placa formada por la apófisis nasal medial de un embrión, que separa la cavidad nasal primitiva de la cavidad oral.

paladio (Pd) (palladium [Pd]), elemento metálico plateado pesado. Su número atómico es 46; su peso atómico es 106,42. Muy resistente al deslustramiento y a la corrosión, el paladio se utiliza en instrumentos quirúrgicos de gran calidad y en empastes dentales, prótesis dentales y aparatos de ortodoncia.

palanca (lever), (en fisiología) cualquiera de los numerosos huesos y articulaciones asociadas del cuerpo que actúa en conjunto como una palanca, de forma que la fuerza aplicada al extremo de un hueso tiende a desplazar al hueso en dirección opuesta a la de la fuerza aplicada.

palanestesia (pallanesthesia), trastorno caracterizado por una incapacidad para percibir vibraciones.

palatino (palatal), **1.** relativo o perteneciente al paladar. **2.** relativo o perteneciente a la superficie lingual de un diente del maxilar superior.

palatitis (palatitis), inflamación del paladar duro.

palatofaríngeo (palatopharyngeal), relativo al paladar y la faringe.

palatofaríngeo (palatopharyngeus), músculo que se origina en el dorso del paladar blando y tiene una inserción en el borde posterior del cartílago tiroides y la pared de la faringe. Actúa elevando la faringe.

palatofaringoplastia (palatopharyngoplasty), escisión quirúrgica de los tejidos palatales y orofaríngeos. El procedimiento puede realizarse para tratar casos de ronquido o apnea del sueño que se creen causados por obstrucciones en la nariz o la faringe.

palatofaringorrafia (palatopharyngorrhaphy), reparación quirúrgica de defectos en la úvula, paladar blando y faringe.

palatogloso (palatoglossal), relativo tanto al paladar como a la lengua.

palatogloso (palatoglossus), el músculo situado por debajo del arco glosopalatino. Los músculos palatoglosos deprimen el paladar, mueven los arcos hacia la línea media como cortinas y elevan el dorso de la lengua. Estas acciones ayudan a cerrar las fauces.

palatognático (palatognathous), relativo a un paladar hendido.

palatógrafo (palatograph), dispositivo que registra los movimientos del paladar mientras la persona habla.

palatomaxilar (palatomaxillary), relativo o perteneciente al paladar y al maxilar superior.

palatonasal (palatonasal), relativo o perteneciente al paladar y a la nariz.

palatoplastia (palatoplasty), cirugía plástica del paladar.

palatoplejía (palatoplegia), parálisis del paladar blando.

palatorrafia (palatorrhaphy), reparación quirúrgica de un paladar hendido.

palatosquisis (palatoschisis), paladar hendido.

paleocerebelo (paleocerebellum), la parte filogenéticamente más antigua del cerebelo, que incluye el vermis, el cual conecta los hemisferios cerebelosos, y el flóculo, o lóbulo situado encima del lóbulo posterior.

paleocinético (paleokinetic), relativo a los mecanismos primitivos de los reflejos y otros movimientos musculares automáticos.

paleocórtex (paleocortex), la parte filogenéticamente más antigua de la corteza cerebral, especialmente el bulbo olfatorio.

paleogenético (paleogenetic), **1.** rasgo o estructura de un organismo o especie originado en una generación anterior. **2.** relativo al desarrollo de dicho rasgo o estructura.

paleopatología (paleopathology), ciencia de la enfermedad en épocas antiguas basada en el estado de los restos de momias, esqueletos y otros hallazgos arqueológicos.

palestesia (pallesthesia), hipersensibilidad a la vibración, en especial a la causada por un diapasón colocado sobre una prominencia ósea.

paliar (palliate), calmar o aliviar.

palicinesia (palikinesia), trastorno en el que se repiten constantemente movimientos involuntarios.

palidecer (blanch), **1.** hacer que un área del organismo se ponga pálida, como, por ejemplo, el blanqueamiento del lecho de las uñas al aplicar sobre ellas una presión digital. **2.** expulsar la sangre mediante presión y esperar su regreso, como, por ejemplo, el blanqueamiento de las uñas de los dedos, y esperar el retorno de la sangre. **3.** ponerse blanco o pálido, como sucede en los momentos de miedo o ira debido a la vasoconstricción provocada por estas emociones.

palidectomía (pallidectomy), destrucción de todo o parte del globus pallidus por productos químicos o congelación, en el tratamiento de la enfermedad de Parkinson.

palidez (pallor), palidez no natural o ausencia de color de la piel.

palidez perioral (circumoral pallor), área de palidez de la piel alrededor de la boca, posible signo de escarlatina.

pálido (pallid), sin color.

palidotomía (pallidotomy), producción quirúrgica de lesiones en el *globus pallidus* para el tratamiento de trastornos extrapiramidales.

palilalia (palilalia), trastorno caracterizado por la repetición cada vez más rápida de la misma palabra o expresión, habitualmente al final de una frase.

palindromia (palindromia), recurrencia de una enfermedad.

palíndromo (palindrome), segmento de ADN en el que se suceden secuencias de bases idénticas o casi idénticas en direcciones opuestas de cadenas complementarias.

palingénesis (palingenesis), **1.** regeneración de una parte perdida. **2.** transmisión hereditaria de las características estructurales ancestrales.

paliperidona (paliperidone), antipsicótico utilizado para tratar la esquizofrenia.

palivizumab (palivizumab), anticuerpo monoclonal. Se usa para prevenir los trastornos graves de las vías respiratorias bajas causados por el virus sincitial respiratorio en niños.

palma (palm), cara de flexión inferior de la mano, entre la muñeca y las bases de los dedos, exceptuando el pulgar y los dedos.

palma enana americana (saw palmetto), producto de herboristería que se obtiene de la planta homónima. Se emplea en el tratamiento de la hipertrofia prostática benigna y numerosos estudios han demostrado que puede mejorar los síntomas urinarios.

palmar (palmar), relativo a la palma de la mano.

palmar menor (palmaris longus), músculo del antebrazo, largo, delgado, superficial y fusiforme, que se encuentra situado al lado externo del palmar mayor y cuya función es flexionar la mano.

palmas callosas (tripe palms), patología en la que las palmas de las manos aparecen engrosadas con textura de terciopelo o musgo con un patrón pronunciado de surcos cutáneos. Las palmas callosas se han asociado con ciertos procesos malignos, como cánceres de pulmón y estómago y carcinomas pulmonares.

palmatura (palmature), trastorno en el que los dedos de la mano presentan pliegues interdigitales.

palmitato de cetilo (cetyl palmitate), compuesto de ésteres de alcohol cetílico y ácidos grasos saturados de elevado peso molecular, principalmente ácido palmítico, utilizado como agente emulsionante y endurecedor.

palmitina (palmitin), triglicérido constituido por ácido palmítico presente en el aceite de palma y otras grasas vegetales y animales.

palmoscopia (palmoscopy), detección del pulso o latido cardíaco.

palmoteo (clapping), (en masaje) procedimiento de realizar movimientos de percusión sobre el cuerpo del paciente con las palmas de las manos huecas, generalmente sobre el pecho o la espalda, golpeando de forma alternativa con golpes rápidos y estimulantes. El palmoteo estimula la circulación y refresca la piel. A menudo se hace para mejorar la comodidad de los pacientes encamados, especialmente se realiza durante el momento del baño o el lavado en la cama.

palomilla (butterfly needle), aguja corta unida a unos estabilizadores de plástico formando un ángulo de 90° con ellos. Se utiliza para acceder a venas pequeñas de adultos y niños. El calibre habitual es de 25 con una longitud de 22.

palonosetrón (palonosetron) antiemético utilizado para prevenir las náuseas y el vómito asociado con la quimioterapia frente al cáncer.

palpable (palpable), que se percibe por el tacto.

palpación (palpation), técnica utilizada en la exploración física a través de la cual el explorador nota con las manos la textura, el tamaño, la consistencia y la localización de determinadas partes del cuerpo.

palpación bimanual (bimanual palpation), examen de los órganos pélvicos de la mujer llevado a cabo por el examinador colocando una mano en el abdomen y uno o dos dedos de la otra en la vagina. Se puede valorar y describir el tamaño, la forma y la consistencia del útero, cérvix y anejos.

palpación superficial (light-touch palpations), método de exploración en el que se deprime suavemente el abdomen 1-2 cm para ver la forma y la situación de los órganos abdominales.

palpebrado (palpebrate), dotado de párpados.

palpitación (palpitation), latido acelerado del corazón que se asocia a respuestas emocionales normales o a ciertos trastornos cardíacos.

palpitación arterial (arterial palpitation), pulsación que se percibe en la arteria.

palpitar (palpitate), latir rápidamente, como cuando el corazón late inusualmente rápido ante distintas situaciones de estrés y en pacientes con determinados problemas cardíacos.

paludismo álgido (algid malaria), complicación poco frecuente del paludismo tropical (se describe en el 0,37% de los casos) producida por el protozoo *Plasmodium falciparum,* que se caracteriza por la aparición de frialdad en la piel, debilidad profunda y diarrea grave.

paludismo cuartano (quartan malaria), forma de paludismo provocada por el protozoo *Plasmodium malariae,* caracterizada por paroxismos febriles que se producen cada 72 horas.

paludismo falciparum (falciparum malaria), la forma más grave de paludismo, producido por el protozoo *Plasmodium falciparum.* La patología se caracteriza por síntomas sistémicos extremadamente graves, ictericia leve, confusión mental, esplenomegalia y hepatomegalia, aumento de la frecuencia respiratoria, edema, síntomas GI y anemia.

paludismo latente (latent malaria), infección continua sin sintomatología clínica debido al equilibrio que se establece entre el parásito y el sistema inmune del organismo.

paludismo o malaria (malaria), enfermedad infecciosa grave causada por una o más de las al menos cuatro especies del género protozoario *Plasmodium.* La enfermedad se transmite por la picadura del mosquito *Anopheles* infectado. La malaria también se puede transmitir por la transfusión de sangre de un paciente infectado o por el uso de una aguja hipodérmica contaminada o infectada. La malaria se caracteriza por escalofríos y fiebre, anemia, aumento de tamaño del bazo, mialgias, artralgias, debilidad y vómitos. También pueden aparecer esplenomegalia, anemia, trombopenia, hipoglucemia, disfunción pulmonar o renal y neurosis.

paludismo terciano (tertian malaria), forma de paludismo causada por el protozoo *Plasmodium vivax* o *Plasmodium ovale,* caracterizada por paroxismos febriles que aparecen cada 48 horas. Ambos tipos se tratan con cloroquina.

PAM (MAP), siglas de **presión arterial media.**

pamidronato disódico (pamidronato disodium), sal disódica de pamidronato, utilizada en el tratamiento de la hipercalcemia asociada al cáncer, osteítis deformante y metástasis óseas osteolíticas asociadas con cáncer de mama y mieloma.

***p*-aminobenzoato** (*p*-aminobenzoate), cualquier sal o éster del ácido paraaminobenzoico. La sal potásica se administra por vía oral como antifibrótico en algunos trastornos dermatológicos y diversos ésteres sustituidos se emplean como pantallas solares tópicas, por ejemplo padimato O.

***p*-aminohipurato** (*p*-aminohippurate), sal, base conjugada o éster del ácido *p*-aminohipúrico. Se utiliza la sal sódica para medir el flujo plasmático renal efectivo y para determinar la capacidad funcional del mecanismo excretorio tubular.

pamoato de pirantel (pyrantel pamoate), antihelmíntico. Se prescribe para el tratamiento de la infestación por oxiuros.

pampiniforme (pampiniform), que tiene forma de zarcillo.

panacea (panacea), **1.** remedio universal. **2.** nombre antiguo de una hierba o poción líquida con propiedades curativas. **3.** remedio para todas las enfermedades.

panadizo (felon, whitlow), absceso supurativo en la falange distal de un dedo.

panadizo (whitlow), inflamación en el extremo distal de un dedo que desemboca en supuración.

panadizo herpético (herpetic whitlow), herpes simple cutáneo del segmento terminal de un dedo, que produce la formación de unas vesículas coalescentes profundas con destrucción tisular.

panaglutinable (panagglutinable), relativo a los eritrocitos que son aglutinables por el suero de todos los grupos sanguíneos de la misma especie.

panaglutinina (panagglutinin), anticuerpo que causa aglomeración (aglutinación) de los eritrocitos de todos los grupos sanguíneos de una especie.

panangitis (panangiitis), inflamación que afecta a todas las capas de un vaso sanguíneo.

panarteritis (panarteritis), inflamación que afecta a todas las capas tisulares de una arteria.

panartritis (panarthritis), trastorno caracterizado por la inflamación de numerosas articulaciones.

panatrofia (panatrophy), **1.** atrofia general de todas las partes de un cuerpo o estructura. **2.** trastorno raro asociado con atrofia del tejido cutáneo y subcutáneo. Se caracteriza por la prominencia de las estructuras corporales subyacentes cuando todos los niveles de la piel y el tejido subcutáneo están reducidos de espesor.

panbronquiolitis (panbronchiolitis), inflamación y obstrucción crónica de los bronquiolos causada por la acumulación de células espumosas. Suele conducir a bronquiectasias.

pancarditis (pancarditis), trastorno caracterizado por la inflamación de la totalidad del corazón, es decir, del endocardio, miocardio y pericardio.

pancitopenia (pancytopenia), trastorno caracterizado por una notable reducción del número total de elementos celulares de la sangre, hematíes, leucocitos y plaquetas.

pancolectomía (pancolectomy), extirpación de todo el colon, lo que requiere una ileostomía.

páncreas (pancreas), glándula en forma de pez, nodular, de color rosado grisáceo, que se dispone transversalmente a lo largo de la pared posterior del abdomen, en el epigastrio y en el hipocondrio y que segrega varias sustancias, como enzimas digestivas, insulina y glucagón. Es una glándula compuesta constituida por tejidos exocrino y endocrino, que posee un conducto principal que recorre todo el órgano, drenando unos conductos más pequeños, y que desemboca en el duodeno en la papila duodenal mayor.

páncreas accesorio (accessory pancreas), pequeños grupos de células pancreáticas separadas del páncreas, que se encuentran en ocasiones en la pared del estómago o del intestino.

pancreatalgia (pancreatalgia), dolor en el páncreas o cerca de él.

pancreatectomía (pancreatectomy), extirpación quirúrgica total o parcial del páncreas para eliminar un quiste o un tumor, para tratar una pancreatitis o para reparar un traumatismo. Cuando se extirpa el páncreas en su totalidad se desarrolla un tipo de diabetes que requiere un cuidadoso manejo, tanto en la dieta como en las dosis necesarias de insulina.

pancreatemfrasis (pancreatemphraxis), hipertrofia o congestión del páncreas causada por una obstrucción del conducto pancreático.

pancreaticoduodenal (pancreaticoduodenal), relativo al páncreas y al duodeno.

pancreatina (pancreatin), concentrado de enzimas pancreáticas procedentes del cerdo o de la vaca. Se prescribe como ayuda a la digestión reemplazando a las enzimas pancreáticas endógenas en la FQ y después de la pancreatectomía.

pancreatitis (pancreatitis), trastorno inflamatorio del páncreas que puede ser agudo o crónico. La pancreatitis aguda con frecuencia es el resultado de una lesión de la vía biliar provocada por alcohol, traumatismos, enfermedades infecciosas o determinados fármacos. Se caracteriza por dolor abdominal intenso que se irradia a la espalda, fiebre, anorexia, náuseas y vómitos. Puede haber ictericia si se obstruye el colédoco. Las causas de pancreatitis crónica son similares a las de la forma aguda. Cuando la causa es el consumo crónico de alcohol pueden existir calcificaciones y cicatrices de los conductos pancreáticos más pequeños. Existe dolor abdominal, náuseas y vómitos, así como esteatorrea y creatorrea provocadas por la reducida secreción de enzimas pancreáticas. Puede estar disminuida la producción de insulina, en cuyo caso se desarrolla una diabetes mellitus.

pancreatitis aguda (acute pancreatitis), inflamación repentina del páncreas causada por autodigestión pancreática y marcada por síntomas de abdomen agudo y salida de las enzimas pancreáticas al tejido pancreático. Este proceso se asocia a enfermedad biliar o a alcoholismo.

pancreatitis colelitiásica (gallstone pancreatitis), pancreatitis aguda asociada a la presencia de colelitiasis. Es uno de los tipos más frecuentes.

pancreatitis crónica (chronic pancreatitis), inflamación crónica del páncreas con fibrosis y calcificación de la glándula. Se puede producir después de episodios agudos repetidos y terminar en diabetes.

pancreatitis crónica calcificada (chronic calcific pancreatitis), pancreatitis con calcificación de los conductos, generalmente asociada a insuficiencia exocrina y diabetes mellitus.

pancreatitis hemorrágica aguda (acute hemorrhagic pancreatitis), inflamación potencialmente mortal del páncreas, caracterizada por hemorragia, necrosis y parálisis del tubo digestivo.

pancreatitis obstructiva crónica (chronic obstructive pancreatitis), pancreatitis producida por dilatación de uno de los conductos principales proximal a una obstrucción, generalmente debida a un tumor o un proceso cicatrizal.

pancreatitis purulenta (purulent pancreatitis), inflamación del páncreas que se acompaña de la formación de pus.

pancreatitis supurativa (suppurative pancreatitis), forma de inflamación pancreática que se acompaña de la aparición de pequeños abscesos.

pancreatoduodenectomía (pancreaticoduodenectomy), procedimiento quirúrgico en el que se extirpan la cabeza del páncreas, el duodeno en su totalidad, una parte del yeyuno, el tercio distal del estómago y la mitad inferior del conducto colédoco, por lo general para aliviar la obstrucción causada por tumores, con frecuencia malignos. Se restablece la continuidad entre los sistemas biliar, pancreático y gastrointestinal.

pancreatoduodenostomía (pancreatoduodenostomy), procedimiento quirúrgico para establecer una fístula o conducto desde el páncreas hasta el duodeno.

pancreatogastrostomía (pancreatogastrostomy), establecimiento quirúrgico de una fístula o conducto desde el páncreas al estómago.

pancreatógeno (pancreatogenic), originado en el páncreas.

pancreatografía (pancreatography), visualización del páncreas o de sus conductos mediante rayos X y medios de contraste inyectados en los conductos en el momento de la cirugía, o a través de un endoscopio o mediante ecografía, TC o representación por imagen mediante radionúclidos.

pancreatólisis (pancreatolysis), destrucción del páncreas por las enzimas pancreáticas.

pancreatolitiasis (pancreatolithiasis), presencia de cálculos en el páncreas o el conducto pancreático.

pancreatolito (pancreatolith), piedra o cálculo del páncreas.

pancreatolitotomía (pancreatolithotomy), eliminación quirúrgica de cálculos pancreáticos.

pancreatomegalia (pancreatomegaly), agrandamiento anormal del páncreas.

pancreatopatía (pancreatopathy), cualquier enfermedad del páncreas.

pancreatotomía (pancreatotomy), incisión quirúrgica en el páncreas.

pancreatoyeyunostomía (pancreatojejunostomy), establecimiento quirúrgico de una fístula o conducto desde el páncreas al yeyuno.

pancreatrópico (pancreatropic), que ejerce una influencia sobre el páncreas.

pandemia (pandemia), enfermedad epidémica que afecta a toda o a la mayor parte de un grupo de población.

pandémico (pandemic), (respecto a una enfermedad) que se produce en toda la población de un país, de un pueblo o del mundo.

pandiastólico (pandiastolic), relativo o perteneciente a la totalidad de la diástole.

panel de autoanticuerpos de diabetes mellitus (diabetes mellitus autoantibody panel), prueba sanguínea para evaluar la existencia de diabetes en parientes de pacientes de diabetes mellitus insulinodependiente.

panencefalitis (panencephalitis), inflamación de la totalidad del encéfalo caracterizada por un comienzo insidioso, un curso progresivo con deterioro de las funciones motora y mental y pruebas de una etiología vírica.

panencefalitis esclerosante subaguda (subacute sclerosing panencephalitis), trastorno neurológico progresivo poco frecuente que se presenta en la infección primaria por el virus del sarampión en niños menores de 2 años. Tiene un período de latencia de 2 a 10 años. Se caracteriza por inflamación difusa del tejido encefálico, cambios de personalidad, mioclonos atáxicos, convulsiones, ceguera, demencia, fiebre y muerte. No se conoce ningún tratamiento eficaz, aunque ciertos fármacos antivirales pueden hacer que la progresión de la enfermedad sea más lenta. Una combinación de isoprinosina oral e interferón alfa inyectado en los ventrículos del cerebro parece ser la opción terapéutica más eficaz.

panendoscopio (panendoscope), cistoscopio que permite una visión más amplia del interior de la vejiga y uretra a través de un sistema óptico con lentes especiales.

panesclerosis (pansclerosis), endurecimiento general de un tejido o parte corporal.

panestesia (panesthesia), totalidad de las sensaciones experimentadas por un individuo en un momento determinado.

panfobia (panphobia), trastorno de ansiedad caracterizado por temor o aprensión irracional hacia un mal extendido o desconocido; miedo generalizado.

pangénesis (pangenesis), teoría de que cada célula y partícula de un progenitor se reproduce a sí misma en la descendencia.

panhidrosis (panhidrosis), sudor generalizado de todo el cuerpo.

panhipopituitarismo (panhypopituitarism), insuficiencia generalizada de las hormonas hipofisarias producida por lesiones o insuficiencia de la glándula.

panhipopituitarismo pospuberal (postpubertal panhypopituitarism), insuficiencia de hormonas hipofisarias provocada por una necrosis hipofisaria posparto secundaria a la trombosis de la circulación de la glándula o traumatismo en la glándula. La enfermedad, caracterizada inicialmente por debilidad, letargo, ausencia de lactancia, amenorrea, pérdida de la libido e intolerancia al frío, evoluciona hasta la pérdida del vello axilar y púbico, bradicardia, hipotensión, arrugas prematuras de la piel y atrofia de las glándulas tiroides y suprarrenal.

panhipopituitarismo prepuberal (prepubertal panhypopituitarism), insuficiencia de hormonas hipofisarias provocada por la lesión de la glándula habitualmente en relación con la presencia de quistes supraselares o craneofaringiomas en la infancia. El trastorno se caracteriza por enanismo con proporciones corporales normales, desarrollo sexual por debajo de lo normal, insuficiencia de la función tiroidea y suprarrenal y piel amarillenta y arrugada. Con frecuencia hay diabetes insípida y puede haber hemianopsia bitemporal o ceguera completa, pero la capacidad mental del paciente suele ser normal. Las radiografías muestran un retraso en la fusión de las epífisis y calcificación supraselar, y con frecuencia la silla turca está destruida.

panhisterectomía (panhysterectomy), extirpación quirúrgica completa del útero, incluido el segmento cervical.

pánico (panic), temor o sensación de ansiedad intensa, súbita e irresistible que produce terror y alteraciones fisiológicas inmediatas que provocan inmovilidad paralizante o comportamientos histéricos e insensatos.

pánico heterosexual (heterosexual panic), ataque agudo de ansiedad producido en el momento de actividad sexual máxima en respuesta a impulsos homosexuales inconscientes o latentes.

pánico homosexual (homosexual panic), ataque agudo de ansiedad basado en los conflictos inconscientes con respecto a la identidad de género y al miedo a ser homosexual.

paniculitis (panniculitis), inflamación crónica de la grasa subcutánea en la que la piel aparece endurecida, sobre todo en el abdomen y en el tórax. En las zonas afectadas aparecen pequeñas masas subcutáneas de tejido duro.

paniculitis lobular postesteroidea (poststeroid lobular panniculitis), nódulos subcutáneos que se desarrollan en una capa de tejido conjuntivo graso en niños 1 a 13 días después de haber suspendido el tratamiento con esteroides. La afección se resuelve espontáneamente o sin la readministración de la medicación.

paniculitis mesentérica (mesenteric panniculitis), inflamación con fibrosis variable de la grasa mesentérica, por lo general del intestino delgado, que provoca la aparición de una masa sólida que puede desplazar u obstruir el intestino.

paniculitis postesteroidea (poststeroid panniculitis), nódulos subcutáneos que pueden desarrollarse en niños después de la retirada del tratamiento con corticoides de la fiebre reumática o del síndrome nefrótico. La afección se resuelve espontáneamente o con la readministración de la medicación.

panículo (panniculus), capa membranosa constituida por las numerosas láminas de fascia que cubren distintas estructuras corporales.

panitumumab (panitumumab), antineoplásico misceláneo utilizado para tratar el cáncer de colon metastático que expresa el receptor del factor de crecimiento epidérmico.

panívoro (panivorous), relativo o perteneciente a la práctica de alimentarse exclusivamente de pan.

panmielosis (panmyelosis), trastorno patológico caracterizado por una proliferación de células de la médula ósea de todos los tipos.

pannus (pannus), trastorno de la córnea en el que ésta se ha vascularizado y existe infiltración por tejido granular bajo su superficie. Se puede desarrollar en la fase inflamatoria del tracoma, o tras un desprendimiento de retina, en el glaucoma, iridociclitis o en otros trastornos degenerativos del ojo.

panoftalmitis (panophthalmitis), inflamación de la totalidad del ojo, habitualmente provocada por organismos piógenos virulentos, como cepas de meningococos, neumococos, estreptococos, bacilos del carbunco y clostridios. Los síntomas iniciales son dolor, fiebre, cefaleas, mareos, edema e inflamación. A medida que la infección progresa el iris adquiere un aspecto sucio y gris, el humor acuoso se vuelve turbio y se forman precipitados en la superficie posterior de la córnea.

panografía (panography), método de tomografía que visualiza las superficies curvas del cuerpo a cualquier profundidad. En odontología se consigue mediante radiografías simultáneas de las arcadas dentarias de los maxilares superior e inferior y de las estructuras vecinas empleando dos ejes de rotación. Un soporte con una pantalla de intensificación y una película gira sobre un tambor al mismo tiempo que la unidad de radiación gira alrededor de la cabeza del paciente.

panóptico (panoptic), relativo al efecto visual reforzado producido por los colorantes aplicados a muestras microscópicas.

panotitis (panotitis), inflamación general del oído, incluido el oído medio.

panplejía (panplegia), parálisis de las cuatro extremidades.

pansistólico (pansystolic), relativo o perteneciente a la totalidad de la sístole.

pantalones antishock (shock trousers), indumentaria neumática diseñada para generar presión en la parte inferior del cuerpo, previniendo así la acumulación de sangre en las piernas y el abdomen. Los pantalones antishock se utilizan cuando el paciente pierde la consciencia, experimenta una disminución de la presión arterial y muestra signos de dificultad respiratoria, como disnea, respiración rápida, tos y esputo espumoso de color rosado. Sirven para combatir el estado de shock y para ferulizar o estabilizar las fracturas pélvicas, favorecen la hemostasia, aumentan la resistencia vascular periférica y permiten la autotransfusión de pequeñas cantidades de sangre. Asimismo, se emplean en el tratamiento de urgencia del shock hemorrágico. Están contraindicados en pacientes con edema pulmonar, shock cardiogénico, aumento de la presión intracraneal o evisceraciones.

pantalla con escala de grises (gray scale display), (en ecografía) método de procesamiento de señales que amplifica y muestra selectivamente en la pantalla los niveles de los ecos procedentes de los tejidos blandos a expensas de los ecos de mayor intensidad.

pantalla de anestesia (anesthesia screen), marco metálico en forma de U invertida que se emplea para separar con una barrera estéril el campo quirúrgico de la zona de acceso del anestesista.

pantalla de cristal líquido (liquid cristal display [LCD]), delgada membrana que contiene cristales líquidos utilizada para la muestra en pantallas de ordenador y en equipo de monitorización.

pantalla de cristal líquido (PCL) (LCD), siglas de *liquid cristal display,* aparato de exhibición por vídeo que es más compacto y utiliza menos energía eléctrica que el tubo de rayos catódicos convencional. Una PCL está compuesta de cristales líquidos sensibles a la electricidad laminados entre capas de plástico. La aplicación de pequeñas corrientes eléctricas altera la orientación de los cristales, con lo que se produce la imagen.

pantalla de intensificación (intensifying screen), dispositivo compuesto de material fluorescente, que se pone en contacto con la película de una placa radiográfica. La radiación de un proceso terapéutico interacciona con el fósforo fluorescente, lo que libera fotones lumínicos. Éstos permiten una exposición más eficaz de la película que la radiación aislada, por lo que puede reducirse la radiación que recibe el paciente.

pantalla de tierras raras (rare earth screen), material fluorescente procedente de elementos lantánidos como el itrio o el gadolinio utilizado como base de las pantallas intensificadoras de rayos X. Las tierras raras permiten utilizar dosis de radiación más bajas, a la vez que producen densidades de placa aceptables.

pantanencefalia (pantanencephaly), ausencia congénita de todo o casi todo el tejido encefálico.

pantenol (panthenol), **1.** alcohol que en el organismo se convierte en ácido pantoténico. **2.** líquido viscoso derivado del ácido pantoténico.

pantógrafo (pantograph), **1.** dispositivo articulado para copiar una figura plana a cualquier escala deseada. **2.** dispositivo que incorpora dos arcos faciales que se fijan a los maxilares, que se emplea para señalar puntos desde un punto central y sus arcos correspondientes sobre los segmentos relacionados con los tres planos craneofaciales.

pantomografía (pantomography), radiografía panorámica para obtener imágenes de las arcadas dentales del maxilar superior e inferior y de las estructuras anexas.

pantoprazol (pantoprazole), inhibidor de la bomba de ácido gástrico utilizado para tratar la esofagitis erosiva asociada con el reflujo gastroesofágico y la hipersecreción asociada con el síndrome de Zollinger-Ellison u otros trastornos neoplásicos.

pantorrilla (calf), parte carnosa de la cara posterior de la pierna por debajo de la rodilla formada principalmente por los músculos gemelos.

pantoscópico (pantoscopic), relativo a las lentes bifocales diseñadas para la lectura y para la visión lejana. La mitad inferior para la visión cercana y la mitad superior para la visión lejana.

pañales (swaddling), bandas largas y estrechas que se usan para arropar al recién nacido.

paño (drape), trozo de tela o de papel, normalmente del tamaño de una sábana de cama pequeña, que cubre todo o parte del cuerpo de una persona durante una exploración o tratamiento.

paño fenestrado (fenestrated drape), paño con un orificio alargado o circular en su centro.

paños húmedos (wet pack), terapia en la cual se envuelve al paciente con sábanas húmedas cubiertas por otras secas. Se usa generalmente para bajar la fiebre.

PaO_2 (PaO_2), símbolo de **presión parcial arterial de oxígeno en la sangre arterial.**

PAO (OER), siglas de **proporción de aumento de oxígeno.**

PAO_2 (PAO_2), símbolo de *presión parcial alveolar de oxígeno.*

PAP (MAP), siglas de *puesto de primeros auxilios.*

papada (buccula), pliegue de tejido graso bajo el mentón.

papaína (papain), enzima obtenida del fruto de *Carica papaya.* Se ha prescrito para el desbridamiento enzimático de las heridas y para favorecer la cicatrización.

papaya (papaya), fruto del árbol tropical *Carica papaya* (pawpaw) y fuente de la enzima proteolítica papaína utilizada en la evaluación serológica del grupo sanguíneo. La papaína se usa también para prevenir adherencias.

papel (paper), material producido en forma de hojas, habitualmente a partir de pulpa de madera u otros productos de la celulosa. Puede adaptarse a muchos fines, como el papel de tornasol para detectar la acidez, el papel de filtro y el papel carbón articular usado para detectar puntos de contacto entre los dientes de las mandíbulas superior e inferior.

papel adscrito (ascribed role), papel asignado a un individuo por la sociedad en función de la edad, del sexo y de otros factores sobre los que el sujeto no tiene elección.

papel asumido (assumed role), papel que un individuo suele seleccionar o alcanzar en su vida, como su propio papel dentro del matrimonio o en el trabajo.

papel de enfermo (sick role), patrón de comportamiento en el cual una persona adopta los síntomas de un trastorno físico o mental para ser cuidado, compadecido y protegido frente a las demandas y tensiones de la vida.

papel de tornasol (litmus paper), papel absorbente cubierto de tornasol, un tinte azul, que se utiliza para determinar el pH. Las sustancias o soluciones ácidas lo pasan de azul a rojo. Las sustancias o soluciones alcalinas no producen cambios de color en el tornasol azul.

papel sexual (sex role), expectativas que tiene la sociedad en relación con la conducta adecuada o inadecuada para cada sexo.

papila (papilla), **1.** pequeña prominencia en forma de pezón, como las papilas coniformes de la lengua y las papilas de la dermis que se extienden desde las fibras de colágeno, los vasos sanguíneos capilares y, en ocasiones, los nervios de la dermis. **2.** papila óptica, disco redondo blanco situado en el fondo del ojo, que corresponde a la entrada del nervio óptico.

papila dental (dental papilla), pequeña masa de tejido mesenquimal del órgano del esmalte, que se diferencia en dentina y pulpa dental durante el proceso de formación del diente. La capa más interna está formada por una zona acelular de fibras reticulares que forman la membrana basal.

papila dérmica (dermal papilla), cualquier pequeña elevación de la piel, como la papila alargada que se observa en la psoriasis.

papila duodenal menor (minor duodenal papilla), entrada al duodeno para el conducto pancreático accesorio y la unión del intestino anterior y medio. Está justo bajo la papila duodenal mayor.

papila duodenal principal (major duodenal papilla), entrada común en el duodeno para la bilis y los conductos pancráticos.

papila gustativa (taste papilla), pequeñas elevaciones a modo de pezón en la lengua. Contienen los corpúsculos gustativos.

papila gustativa (gustatory papilla), cada uno de los muchos órganos periféricos del gusto distribuidos en la superficie de la lengua. Las papilas contienen terminaciones sensitivas sensibles a los compuestos químicos identificados con los distintos sabores. Las papilas, que perciben sabores concretos, se encuentran localizadas en determinadas zonas de la lengua. Cada papila gustativa descansa en una cavidad esférica, la cual se extiende a través del epitelio. Cada papila está formada por las células gustativas y las de sostén y tiene una superficie abierta y una apertura en la membrana basal.

papila lagrimal (lacrimal papilla), pequeña elevación cónica situada en el borde interno de cada párpado que presenta un vértice perforado por el orificio lagrimal a través del que salen las lágrimas para humedecer la conjuntiva.

papila óptica (optic disc, optic papilla), punto ciego de pequeño tamaño situado en la superficie de la retina, localizado a 3 mm del borde nasal de la mácula. Es el punto donde las fibras de la retina salen del ojo y comienzan a formar el nervio óptico. Es la única parte de la retina insensible a la luz.

papilado (papillate), caracterizado por la presencia de papilas o prolongaciones en forma de pezón.

papilar (papillary), relativo o perteneciente a las papilas.

papilas foliáceas (foliate papillae), serie de prolongaciones a modo de botón que aparecen en los pliegues a lo largo de los márgenes laterales y la parte frontal del músculo palatogloso de la lengua.

papiledema (papilledema), inflamación de la papila óptica visible en el examen oftalmoscópico del fondo de ojo, producida por un aumento de la PIC. Las meninges que rodean a los nervios ópticos desde la papila óptica se continúan con las meninges del cerebro; por tanto, el aumento de la PIC se transmite hacia delante, desde el cerebro hasta la papila óptica del ojo, provocando su inflamación.

papiliforme (papilliform), con forma de papila.

papilitis (papillitis), **1.** trastorno caracterizado por la inflamación de una papila, como la papila lagrimal. **2.** inflamación de la papila óptica.

papilitis lingual crónica (chronic lingual papillitis), trastorno inflamatorio de la lengua, que en ocasiones se extiende a la mucosa bucal y al paladar, caracterizado por manchas rojas irregulares dispersas, adelgazamiento de las papilas linguales, dolor urente intenso y descamación del tejido epidérmico.

papiloadenocistoma(papilloadenocystoma), tumor epitelial benigno cuyo revestimiento desarrolla numerosos pliegues pequeños.

papilocarcinoma (papillocarcinoma), tumor maligno en el cual existen excrecencias papilares.

papiloma (papilloma), neoplasia epitelial benigna que presenta una disposición ramificada o lobulillar.

papiloma cutáneo (cutaneous papilloma), excrecencia pequeña de color marrón o carne que generalmente se observa en el cuello de ancianos.

papiloma en cresta de gallo (cockscomb papilloma), pequeña lesión rojiza, benigna, que puede proyectarse desde el cuello uterino durante el embarazo, pero que regresa tras el parto.

papiloma fibroepitelial (fibroepithelial papilloma), tumor epitelial benigno que contiene abundante tejido fibroso.

papiloma hirsutoide del pene (hirsutoid papilloma of the penis), trastorno caracterizado por racimos de pápulas pequeñas y blancas situadas en el borde coronal del glande.

papiloma intracanalicular (intracanalicular papilloma), excrecencia verrugosa benigna de determinadas glándulas, y especialmente de la mama.

papiloma intraductal (intraductal papilloma), pequeño tumor epitelial benigno en un conducto galactóforo de la mama, caracterizado a veces por sangrado del pezón.

papiloma intraquístico (intracystic papilloma), tumor epitelial benigno formado dentro de un adenoma quístico.

papiloma velloso (villous papilloma), tumor benigno con prolongaciones largas y delgadas, que aparece con mayor frecuencia en vejiga, mama o en un ventrículo cerebral.

papilomatosis (papillomatosis), trastorno en el que se produce un desarrollo diseminado de excrecencias en forma de pezón.

papilomatosis respiratoria laríngea juvenil (juvenile laryngeal respiratory papillomatosis), tumores múltiples de células escamosas que se desarrollan en la laringe, usualmente en niños pequeños. Las proliferaciones son

P

transmitidas por un virus del papiloma y lo pueden hacer a través de la madre.

papilomatosis respiratoria recidivante (recurrent respiratory papillomatosis), crecimiento recidivante de papilomas de células escamosas benignos en la laringe y en la tráquea, causados por el papilomavirus humano y que pueden producir una estenosis de las vías respiratorias que obligue a tratamientos frecuentes. Aparece en la infancia o al comienzo de la edad adulta.

papilorretinitis (papilloretinitis), oclusión inflamatoria de la vena de la retina.

papilotomía (papillotomy), incisión quirúrgica en la papila del duodeno.

papilla de bario (barium meal), ingestión de sulfato de bario, un medio de contraste radiopaco, para el examen radiográfico del esófago, el estómago y el tracto intestinal en el diagnóstico de enfermedades como la disfagia, la úlcera péptica y las fístulas.

papiráceo (papyraceous), que tiene un aspecto similar al papel.

papovavirus (papovavirus), grupo de pequeños virus ADN, algunos de los cuales pueden ser potencialmente productores de cáncer. La verruga humana está producida por un tipo de papovavirus, pero sólo en muy raras ocasiones experimenta una transformación maligna.

pappus (pappus), crecimiento inicial de la barba caracterizado por la presencia de un vello suave.

pápula (papula), lesión cutánea elevada de pequeño tamaño.

papulación (papulation), desarrollo de pápulas.

pápulas urticariales pruriginosas y placas de embarazo (PUPPE) (pruritic urticarial papules and plaques of pregnancy [PUPPP]), pequeñas ampollas semisólidas intensamente pruriginosas que pueden presentarse sobre el abdomen de una mujer gestante y se extienden a la periferia. Se inician en el tercer trimestre de la gestación y desaparecen espontáneamente tras el alumbramiento.

papuloeritematoso (papuloerythematous), relativo a una erupción de pápulas sobre una superficie eritematosa.

papuloescamoso (papulosquamous), relativo a una erupción cutánea que es papular y escamosa.

papulopustuloso (papulopustular), relativo a una erupción cutánea de pústulas y de pápulas.

papulosis (papulosis), presentación generalizada de pápulas sobre el cuerpo.

papulosis atrófica maligna (malignant atrophic papulosis), forma de vasculitis linfocítica cutánea. La afección de la piel muestra pápulas eritematosas con centros de color blanco porcelana característicos y bordes elevados. Los primeros signos van seguidos por úlceras intestinales perforadas que conducen a peritonitis, oclusión de las arteriolas e incapacidad neurológica progresiva.

papulovesicular (papulovesicular), relativo a una erupción cutánea caracterizada por pápulas y vesículas.

paquibléfaron (pachyblepharon), engrosamiento del borde tarsal del párpado.

paquicefalia (pachycephaly), engrosamiento anómalo del cráneo, como en la acromegalia.

paquicolia (pachycholia), bilis anómalamente espesa.

paquicromático (pachychromatic), caracterizado por filamentos de cromatina gruesa.

paquidactilia (pachydactyly), engrosamiento anómalo de los dedos de las manos o de los pies.

paquidermatoso (pachydermatous), relativo a un trastorno de paquidermia.

paquidermia (pachyderma), hiperproliferación o engrosamiento de la piel y tejidos subcutáneos.

paquidermia alba (pachyderma alba), trastorno de la mucosa bucal con un aspecto que recuerda a la piel blanquecina del elefante.

paquidermia laríngea (pachyderma laryngis), hiperproliferación del epitelio en la glotis posterior que afecta, a veces, a las cuerdas vocales.

paquidermia vesical (pachyderma vesicae), trastorno potencialmente maligno de placas blancas en la membrana mucosa en la base de la vejiga.

paquidermoperiostosis (pachydermoperiostosis), síndrome caracterizado por engrosamiento y plegamiento de la piel de la cara, dedos en palillo de tambor y nueva formación de hueso sobre los extremos de los huesos largos.

paquigiria (pachygyria), ensanchamiento y aplanamiento de las circunvoluciones del cerebro.

paquiglosia (pachyglossia), engrosamiento anómalo de la lengua.

paquignatia (pachygnathy), engrosamiento anómalo de la mandíbula.

paquignático (pachygnathous), relativo a un engrosamiento anómalo de la mandíbula.

paquileptomeningitis (pachyleptomeningitis), inflamación de todas las membranas del encéfalo y la médula espinal.

paquilosis (pachylosis), patología con piel áspera, seca y engrosada.

paquimenia (pachymenia), engrosamiento anormal de la piel u otras membranas.

paquiménico (pachymenic), relativo a la paquimenia.

paquimeninge (pachymeninx), la duramadre.

paquimeningitis (pachymeningitis), inflamación de la duramadre.

paquimeningopatía (pachymeningopathy), anomalía distinta de la inflamación de la duramadre.
paquímetro (pachymeter), instrumento para medir el grosor, especialmente de las estructuras finas como las membranas o los tejidos.
paquinema (pachynema), formación postsináptica de cromosomas tetrádicos que tiene lugar en la fase de paquitene de la primera profase meiótica de la gametogénesis.
paquinsis (pachynsis), cualquier engrosamiento de los tejidos que tiene una causa patológica.
paquioniquia (pachyonychia), engrosamiento anómalo de las uñas de las manos o los pies.
paquioniquia congénita (pachyonychia congenita), deformidad congénita caracterizada por el engrosamiento anómalo y la elevación de las uñas en los dedos de las manos y de los pies, y por hiperqueratosis de las palmas de las manos y de las plantas de los pies.
paquiotia (pachyotia), engrosamiento anómalo del pabellón de las orejas.
paquipelviperitonitis (pachypelviperitonitis), peritonitis pélvica asociada con un engrosamiento de los tejidos.
paquiperitonitis (pachyperitonitis), inflamación y engrosamiento anómalo de los tejidos del peritoneo.
paquipleuritis (pachypleuritis), inflamación y engrosamiento de las membranas pleurales.
paquiqueilia (pachycheilia), engrosamiento o tumefacción anómala de los labios.
paquiquimia (pachychymia), espesamiento del quimo.
paquisalpingoovaritis (pachysalpingoovaritis), inflamación y engrosamiento de los tejidos de los ovarios y de las trompas de Falopio.
paquisomia (pachysomia), engrosamiento anómalo de los tejidos blandos del cuerpo.
paquitene (pachytene), tercera fase de la primera profase meiótica de la gametogénesis en la que los pares de cromosomas homólogos constituyen tétradas. Los pares bivalentes se acortan y engruesan y se entrelazan entre sí de modo que resultan visibles cuatro cromátidas.
paquivaginalitis (pachyvaginalitis), inflamación y engrosamiento de la túnica vaginal del testículo.
paquivaginitis (pachyvaginitis), inflamación y engrosamiento de las paredes de la vagina.
par (pair), **1.** dos entidades correspondientes similares en forma y función. **2.** objeto constituido por dos partes unidas interdependientes.
par de bases (base pair), un par de nucleótidos en cadenas complementarias de una molécula de ADN que se relacionan recíprocamente a través de enlaces de hidrógeno a lo largo del eje longitudinal de la hélice. Uno de los nucleótidos de cada par es una purina (adenina o guanina) y el otro es una pirimidina (timina o citosina). Debido a su configuración espacial, la adenina se empareja siempre con la timina y la guanina lo hace siempre con la citosina.
par de línea (line pair [lp]), (en tomografía computarizada) factor que determina la frecuencia espacial en las tomografías computarizadas y radiografías. Consta de dos líneas paralelas o barras separadas por un espacio. Al aumentar los pares de línea por centímetro disminuye la fidelidad de la imagen.
para (para), relativo a la mujer que ha parido un neonato independientemente de si el niño estaba vivo o mortinato. El término se emplea con números para indicar los embarazos llevados a término o de más de 20 semanas, como para 2, que indica dos embarazos.
paraacantoma (paracanthoma), tumor que se desarrolla a partir de una hipertrofia anormal de la capa de células espinosas de la piel.
paraacmé (paracme), **1.** fase de una fiebre o enfermedad caracterizada por una amortiguación de los síntomas. **2.** punto de involución pasada la flor de la vida.
paraactinomicosis (paraactinomycosis), infección pulmonar crónica similar a la actinomicosis. La infección es causada por bacterias del género *Nocardia.*
paraalérgico (parallergic), sensibilidad inespecífica a alergenos como consecuencia de una sensibilización previa con un alergeno específico.
parabalismo (paraballism), movimientos involuntarios de sacudida de las piernas.
parabiosis (parabiosis), fusión de dos huevos o embriones produciéndose gemelos unidos.
parabólico (parabolic), (en ecografía) relativo a las condiciones del flujo en los vasos sanguíneos. Bajo un flujo parabólico, las células sanguíneas situadas en el centro de los vasos son las de movimiento más rápido, con una disminución gradual de la velocidad del flujo en los puntos cada vez más alejados del centro.
paracenestesia (paracenesthesia), cualquier anomalía en la sensación general de bienestar.
paracentesis (paracentesis), procedimiento consistente en extraer líquido de una cavidad corporal. Se realiza una incisión en la piel y se introduce un trócar hueco, una cánula o un catéter a través de la misma para permitir la salida del líquido hacia un dispositivo de recogida. La paracentesis se suele emplear para eliminar el líquido ascítico excesivo del abdomen.

paracentesis abdominal (abdominal paracentesis), punción quirúrgica de la cavidad abdominal para extraer líquido con fines diagnósticos o terapéuticos.

paracentesis torácica (paracentesis thoracis), aspiración de líquido, aire o de ambos a través de una aguja insertada en la cavidad pleural.

paracentral (paracentral), junto al centro o a una parte central.

paracervical (paracervical), perteneciente a los tejidos próximos al cuello.

paracérvix (paracervix), tejido conjuntivo del suelo de la pelvis que se extiende a partir del cérvix uterino.

paracetamol (acetaminophen), fármaco analgésico y antipirético que se utiliza en muchas especialidades farmacéuticas (no necesita prescripción médica) usadas para aliviar el dolor. No tiene propiedades antiinflamatorias y se puede utilizar conjuntamente con otros productos que no contengan este principio activo. Se recomienda para el tratamiento del dolor leve o moderado y de la fiebre.

paracinesia (parakinesia), anomalía del movimiento debida a un trastorno nervioso en un músculo, como la alteración de uno de los músculos oculares.

paracistitis (paracystitis), inflamación de los tejidos que rodean la vejiga urinaria.

paracoccidioidomicosis (paracoccidioidomycosis), infección micótica crónica, en algunas ocasiones mortal, producida por las esporas del hongo *Paracoccidioides brasiliensis,* caracterizada por úlceras en la cavidad oral, laringe y nariz. Otros efectos son: ganglios linfáticos grandes y supurativos, tos, disnea, pérdida de peso y lesiones cutáneas, genitales e intestinales.

paracólera (paracholera), enfermedad infecciosa con síntomas similares a los del cólera, pero no causada por el verdadero agente infeccioso, *Vibrio cholerae.*

paracolitis (paracolitis), inflamación de la cubierta externa peritoneal del colon.

paracolpio (paracolpium), tejido conjuntivo y otros tejidos que rodean la vagina.

paracórtex (paracortex), área, dependiente del timo, de un ganglio linfático, situada entre la corteza subcapsular y el cordón medular.

paracrina (paracrine), función endocrina en la cual los efectos de una hormona se localizan al lado de las células o cerca de ellas.

paracusia (paracusis), trastorno que afecta al sentido del oído, distorsionando el tono auditivo.

parada auricular (atrial standstill), estado de incapacidad total de la aurícula para contraerse. Generalmente, un marcapasos de la unión mantiene la continuación de la actividad ventricular durante la parada auricular. En todas las derivaciones de superficie del ECG faltan las ondas P, igual que sucede con las ondas A en los trazados del pulso venoso yugular y de la presión de la aurícula derecha.

parada cardíaca (cardiac standstill, cardiac arrest), cese completo de las contracciones ventriculares y de expulsión de sangre por el corazón. La parada cardíaca requiere una reanimación cardiopulmonar inmediata y la instauración de un marcapasos.

parada cardíaca súbita (PCS) (sudden cardiac arrest [SCA]), pérdida repentina y completa de la función cardíaca que da lugar a la interrupción de la circulación sanguínea en el cuerpo. Un episodio de parada cardíaca súbita puede ir precedido de arritmias, incluyendo taquicardia o fibrilación ventriculares. No es causada por el bloqueo de las arterias coronarias. En la mayoría de los pacientes, la parada cardíaca súbita es reversible si es tratada en el plazo de pocos minutos.

parada respiratoria (respiratory arrest, respiratory standstill, ventilatory standstill), cese completo de la actividad respiratoria.

parada sinusal (sinus arrest), trastorno cardíaco en el cual existe una interrupción de actividad en el nodo sinusal. Los ventrículos pueden continuar contrayéndose bajo el control de marcapasos en el nodo auriculoventricular o en los ventrículos.

parada ventricular (ventricular standstill), cese completo de la actividad eléctrica y mecánica en los ventrículos del corazón.

paradenitis (paradenitis), inflamación de los tejidos que rodean una glándula.

paradidimal (paradidymal), **1.** perteneciente al paradídimo. **2.** cerca del testículo.

paradídimo (paradidymis), estructura rudimentaria del varón, situada en el cordón espermático del epidídimo, constituida por restos vestigiales de la región inferior de los túbulos mesonéfricos embrionarios. En la mujer existe una estructura vestigial similar, el paroóforon.

paradigma (paradigm), patrón que puede servir como modelo o ejemplo.

paradipsia (paradipsia), deseo anormal de líquidos, no relacionado con las necesidades corporales.

paradójico (paradoxic), relativo a una persona, situación, enunciado o acto que parece tener cualidades incoherentes o contradictorias, o que pueden ser verdad pero que parecen absurdas o increíbles.

parafasia (paraphasia), **1.** trastorno en el cual una persona oye y comprende palabras, pero es incapaz de hablar correctamente. Las palabras que se intentan se sustituyen por palabras incoherentes, creando así frases ininteligibles. **2.** habla incoherente, ininteligible y aparentemente incomprensible, pero que puede adquirir significado si un psicoterapeuta lo interpreta cuidadosamente.

parafasia literal, jargonofasia (jargon aphasia), forma de lenguaje en la cual varias palabras son combinadas en una sola, pero de forma confusa, con acentos incorrectos o palabras mezcladas con neologismos. Aunque aparentemente incomprensible, el lenguaje puede tener significado al ser analizado por un psicoterapeuta.

parafia (paraphia), alteración del sentido del tacto.

parafilia (paraphilia), aberración o desviación sexual; trastorno en el que el instinto sexual se expresa en formas que están socialmente prohibidas o que resultan inaceptables, o bien son biológicamente indeseables, como puede ser la relación sexual mantenida con una pareja que no la acepta.

parafimosis (paraphimosis), trastorno caracterizado por la imposibilidad para volver a colocar el prepucio en su posición normal una vez replegado por detrás del glande del pene. Producido por un prepucio estenosado o inflamado, puede evolucionar hasta la gangrena.

parafina (paraffin), grupo de hidrocarburos o de mezclas de hidrocarburos de la serie de la parafina según la fórmula $C_nH_{(2n+2)}$. Algunos ejemplos son el gas metano, el queroseno y la cera de parafina.

parafinoma (paraffinoma), tumor causado por la inyección protésica o terapéutica de parafina bajo la piel.

parafrenia (paraphrenia), trastorno psiquiátrico que es primario respecto a una enfermedad afectiva o un trastorno mental orgánico. Las grandes perturbaciones del afecto, la volición y la función, que son características de la esquizofrenia, no son pronunciadas, pero las ilusiones y alucinaciones paranoides están siempre presentes.

paraganglio (paraganglion), cualquiera de los pequeños grupos de células cromafines asociados a los ganglios de la cadena del sistema nervioso simpático situados fuera de la médula suprarrenal, generalmente cerca de los ganglios simpáticos situados a lo largo de la aorta o de sus ramas. Los paraganglios segregan las hormonas adrenalina y noradrenalina.

paraganglioma (paraganglioma), tumor derivado del tejido quimiorreceptor de un paraganglio.

parageusia (parageusia), trastorno que afecta al sentido del gusto.

paragonimiasis (paragonimiasis), infección crónica por el trematodo pulmonar *Paragonimus westermani*. Se caracteriza por hemoptisis, bronquitis y, en algunos casos, masas abdominales, dolor y diarrea, alteraciones oculares, afectación cerebral con parálisis o convulsiones. La enfermedad se adquiere al ingerir quistes contenidos en cangrejos de agua dulce, que son los huéspedes intermediarios.

parahipnosis (parahypnosis), forma de trastorno del sueño que se observa en la hipnosis y en la narcosis.

parahormona (parahormone), sustancia producida por el metabolismo normal que puede ejercer una influencia hormonal en un órgano remoto aunque no sea una verdadera hormona.

parainfeccioso (parainfectious), relativo a las manifestaciones de una enfermedad infecciosa causadas por la respuesta inmunitaria al agente infeccioso.

paralaje (parallax), desplazamiento aparente de un objeto a diferentes distancias de los ojos cuando es observado con ambos. Es la base de la visión estereoscópica y de la visión en profundidad.

paralaje binocular (binocular parallax), diferencia en los ángulos formados por las líneas visuales sobre dos objetos situados a diferentes distancias de los ojos. El paralaje binocular es uno de los factores más importantes en la percepción profunda.

paraldehído (paraldehyde), líquido claro, incoloro muy oloroso, obtenido mediante la polimerización de acetaldehído con una pequeña cantidad de ácido sulfúrico. El paraldehído se utiliza como disolvente y puede ser administrado por vía oral, intravenosa, intramuscular o rectal para inducir estados de hipnosis o sedación.

parálisis (palsy, paralysis), pérdida de la función muscular, pérdida de sensibilidad o ambas. Puede estar causada por una variedad de problemas como traumatismo, enfermedad e intoxicación. Las parálisis se pueden clasificar de acuerdo con la causa, tono muscular, distribución o parte del cuerpo afectada.

parálisis ascendente (ascending paralysis), enfermedad en la que se produce una parálisis flácida que comienza en las piernas, asciende al tronco y los brazos y alcanza finalmente los músculos de la respiración. Puede ser debida a poliomielitis, síndrome de Guillain-Barré o exposición a productos químicos tóxicos.

parálisis atáxica cerebral infantil (infantile cerebral ataxic paralysis), forma de diplejía congénita. Se caracteriza por desarrollo cerebral defectuoso, ataxia, espasticidad de las piernas y posible retraso mental.

parálisis atrófica aguda (acute atrophic paralysis), poliomielitis aguda que afecta a las astas anteriores de la médula espinal, provocando parálisis flácida de los grupos musculares afectados y, con el tiempo, atrofia de dichos músculos.

parálisis braquial (brachial paralysis), parálisis de un brazo o de una mano a consecuencia de una lesión en el plexo braquial.

parálisis bulbar (bulbar palsy, bulbar paralysis), enfermedad neurológica degenerativa caracterizada por parálisis progresiva de los nervios craneales y que afecta a los labios, la lengua, la boca, la faringe y la laringe.

parálisis bulbar infecciosa (infectious bulbar paralysis), enfermedad por herpesvirus de los animales que puede provocar un prurito leve cuando es transmitida al ser humano.

parálisis bulbar progresiva (progressive bulbar paralysis), enfermedad de la motoneurona caracterizada por debilidad de los músculos laríngeos, faríngeos, linguales y faciales. El paciente sufre disartria y disfagia progresivas.

parálisis central (central paralysis), parálisis provocada por una lesión del SNC.

parálisis cerebral (PC) (cerebral palsy [CP]), trastorno de la función motora provocado por un defecto o lesión cerebral permanente, no progresivo, presente en el nacimiento o poco después de éste. El déficit neurológico puede producir hemiplejía, monoplejía, diplejía o cuadriplejía, atetosis o ataxia, convulsiones, parestesias, distintos grados de retraso mental y alteraciones del lenguaje, visuales y auditivas. Generalmente se asocia a parto prematuro o distócico y asfixia intraparto, que origina lesiones en el sistema nervioso central. En primer lugar aparecen tras el nacimiento anomalías respiratorias, al succionar o al tragar, y falta de respuestas, pero la rigidez característica en los miembros y los movimientos torpes de los niños se van observando a lo largo de los meses. Habitualmente existe un retraso de locomoción y cuando el niño trata de andar presenta una marcha en tijeras característica. Los brazos pueden verse afectados sólo levemente, pero los dedos con frecuencia son espásticos. Los reflejos tendinosos profundos son exagerados y puede haber lenguaje ininteligible, retraso en el desarrollo del control de esfínteres y movimientos atetósicos de cara y manos.

parálisis cerebral coreoatetósica (choreoathetoid cerebral palsy), forma de parálisis cerebral caracterizada por movimientos coreiformes y atetósicos.

parálisis completa (complete paralysis), parálisis caracterizada por pérdida completa de la función motora.

parálisis conjugada (conjugate paralysis), parálisis de los movimientos conjugados de los dos ojos, arriba o abajo, o a la derecha o a la izquierda. No existe diplopía. Su causa es una lesión de uno de los pares craneales.

parálisis de asociación (association paralysis), enfermedad de la neurona motora en la cual se produce emaciación, debilidad y fasciculación de la lengua, los músculos faciales, la faringe y la laringe.

parálisis de Bell (Bell's palsy), [Charles Bell, cirujano escocés, 1774-1842], parálisis unilateral del nervio facial que se cree causada por traumatismo del nervio, compresión del nervio o, posiblemente, por una infección, cuya causa más frecuente parece ser el VHS. Pueden verse afectadas algunas o todas las ramas del nervio. La persona afectada puede no ser capaz de cerrar el ojo o controlar la salivación en el lado afectado. En general se resuelve en unas semanas, aunque puede provocar lesiones permanentes.

parálisis de Duchenne (Duchenne's paralysis), [Guillaume B. A. Duchenne, neurólogo francés, 1806-1875], enfermedad de la neurona motora caracterizada por atrofia y debilidad de los músculos laríngeos, faríngeos, linguales y faciales, que provoca disartria y disfagia. Puede haber también afectación del tracto piramidal.

parálisis de Erb (Erb's palsy), [Wilhelm H. Erb, neurólogo alemán, 1840-1921], tipo de parálisis producida por la lesión traumática del plexo braquial superior. Se produce principalmente durante el nacimiento por una excesiva tracción durante el parto, con lesión de una o más raíces nerviosas cervicales. Entre sus signos se cuentan pérdida de sensibilidad en el brazo y parálisis y atrofia del deltoides, el bíceps y los músculos braquiales.

parálisis de Klumpke (Klumpke's palsy), [Augusta Dejerine-Klumpe, neuróloga francesa, 1859-1927], parálisis atrófica del antebrazo y de la mano. Se presenta en el nacimiento y afecta al séptimo y octavo pares nerviosos cervicales y al primero torácico. Puede acompañarse de síndrome de Horner, ptosis y miosis, debido a la implicación de los nervios simpáticos.

parálisis de la motoneurona (motor neuron paralysis), lesión de la médula espinal que afecta a las motoneuronas y provoca diversos grados de deterioro funcional, dependiendo del lugar de la lesión.

parálisis de la motoneurona inferior (lower motor neuron paralysis), parálisis resultante de lesión de la médula espinal que afecta a los cuerpos celulares y/o a los axones de las motoneuronas inferiores, localizadas en el asta anterior y en los nervios raquídeos y periféricos. Si se produce una sección transversal completa de la médula espinal, se pierde por completo el control de los músculos voluntarios. En la sección transversal parcial, la función se afecta en grados variables, dependiendo de las zonas inervadas por los nervios afectados.

parálisis de la motoneurona superior (upper motor neuron paralysis), lesión del cerebro o de la médula espinal que deteriora los cuerpos celulares, los axones o ambos, de las motoneuronas superiores que se extienden desde los centros cerebrales a las células de la columna vertebral. Las manifestaciones clínicas son debilidad o parálisis, aumento del tono muscular y de la espasticidad de los músculos afectados con atrofia ligera o sin ella, reflejos tendinosos profundos hiperactivos, reflejos superficiales disminuidos o ausentes, presencia de reflejos patológicos, como los reflejos de Babinski y Hoffmann, y ausencia de contracciones localizadas de grupos musculares.

parálisis de la pierna cruzada (crossed leg palsy), parálisis del nervio peroneo, producida al sentarse de forma continuada con una pierna cruzada sobre la otra.

parálisis de los músculos extraoculares (extraocular muscle palsy), trastorno caracterizado por la parálisis de los músculos extrínsecos del ojo.

parálisis de Todd (Todd's paralysis), [Robert Bentley Todd, médico inglés, 1809-1860], debilidad, por lo general en un lado del organismo, después de un ataque epiléptico, con una duración de unos minutos, horas o incluso algunos días.

parálisis del bebedor de jengibre (ginger paralysis), polineuropatía que afecta principalmente a los nervios motores que inervan las partes distales de las extremidades. Observada por primera vez en Jamaica, es causada por beber un extracto alcohólico de jengibre jamaicano adulterado por un pesticida.

parálisis del despertar (waking paralysis), parálisis que se sufre al despertarse de forma momentánea y que suele mejorar en segundos.

parálisis del nervio facial (facial nerve paralysis), pérdida del control voluntario de los músculos de la cara, generalmente en un solo lado.

parálisis del nervio radial (radial nerve palsy), tipo de mononeuropatía que se caracteriza por la lesión del nervio radial con el consiguiente debilitamiento de los músculos del antebrazo y pérdida de sensibilidad. Puede estar motivada por una compresión excesiva del nervio radial contra una superficie dura en sujetos que han perdido la sensibilidad por haber ingerido alcohol o sedantes. También se puede producir por la compresión continuada del nervio debido a sobrecargas repetidas. El tiempo y la desaparición de la compresión que la causa suelen dar lugar a una completa recuperación.

parálisis espástica (spastic paralysis), trastorno caracterizado por la contracción involuntaria de uno o más músculos, con pérdida asociada de la función muscular.

parálisis espinal ascendente aguda (acute ascending spinal paralysis), parálisis espinal progresiva grave que se extiende en sentido ascendente hacia el cerebro.

parálisis espinal infantil (infantile spinal paralysis), poliomielitis anterior aguda, infección vírica caracterizada por molestias inespecíficas, meningitis aséptica y debilidad flácida de grupos musculares.

parálisis facial (facial palsy, facial paralysis), pérdida total o parcial de la función motora nerviosa de la musculatura de la cara, o pérdida sensitiva en alguna zona de la cara. Puede estar causada por una enfermedad o un traumatismo.

parálisis flácida (flaccid paralysis), trastorno caracterizado por la pérdida o debilitamiento del tono muscular.

parálisis histérica (hysteric paralysis), pérdida de movimiento o debilidad muscular que son psicógenas, en lugar de deberse a un defecto orgánico identificable.

parálisis histriónica (histrionic paralysis), trastorno en el que la parálisis de los músculos faciales provocan una conducta histriónica y excitable.

parálisis infecciosa aguda (acute infectious paralysis), enfermedad aguda causada por un poliovirus. Los síntomas de las formas menores de enfermedad son fiebre, cefaleas, vómitos, dolor de garganta y con frecuencia rigidez de nuca y espalda. Las formas graves afectan al SNC, con pleocitosis en el líquido cefalorraquídeo y parálisis.

parálisis isquémica (ischemic paralysis), pérdida del control motor en un área corporal causada por interrupción de la irrigación sanguínea hacia los músculos y nervios del área.

parálisis local (local paralysis), pérdida del control motor que está confinada a un solo músculo, grupo muscular o parte del cuerpo.

parálisis periódica familiar (familial periodic paralysis), trastorno hereditario poco frecuente que cursa con ataques de parálisis flácida generalizada tras crisis hipopotasémicas o depleción de potasio. Los ataques pueden producirse tras la administración de glucosa y se corrigen con la administración de sales de potasio.

parálisis periódica hipopotasémica (hypokalemic periodic paralysis), estado de episodios recurrentes de debilidad muscular asociado a una concentración disminuida de potasio en sangre.

parálisis por compresión (compression paralysis), parálisis provocada por una presión mantenida sobre un nervio periférico. La lesión puede ser temporal o permanente, según la duración e intensidad de la presión.

parálisis por garrapata (tick paralysis), enfermedad rara, progresiva, reversible, causada por varias especies de garrapatas que liberan una neurotoxina que causa debilidad, incoordinación y parálisis. La garrapata debe alimentarse en el huésped durante varios días antes de que aparezcan los síntomas, y al eliminar la garrapata se produce una rápida recuperación.

parálisis por muletas (crutch palsy), pérdida temporal o permanente de la sensibilidad o del control muscular ocasionada por la presión producida por la muleta sobre el nervio radial.

parálisis radial (radial paralysis), parálisis que afecta a los músculos inervados por el nervio radial, sobre todo los extensores de la muñeca y de los dedos.

parálisis seudobulbar (pseudobulbar paralysis), trastorno que se asemeja a la parálisis bulbar progresiva, con disartria y disfagia, aunque la debilidad de los músculos bulbares es del tipo de la motoneurona superior y el trastorno puede ser, en algunos casos, el resultado de múltiples infartos bilaterales en la corteza cerebral.

parálisis supranuclear progresiva (progressive supranuclear palsy), trastorno neurológico poco común de causa desconocida que se produce en la edad media de la vida, con mayor frecuencia en los hombres. Se caracteriza por parálisis de los músculos oculares, ataxia, rigidez de cuello y tronco, parálisis seudobulbar y cara parkinsoniana. También son comunes la demencia y unas respuestas emocionales inapropiadas.

parálisis tabética (tàboparesis), forma de parálisis asociada a la sífilis cerebral.

parálisis tardía del nervio cubital (tardy ulnar nerve palsy), trastorno caracterizado por atrofia del primer músculo interóseo dorsal y por dificultad para la realización de movimientos manipulativos finos. Puede estar causada por la lesión del nervio cubital a nivel del codo y con frecuencia afecta a individuos con un surco cubital poco profundo o a aquéllos que persistentemente se apoyan sobre los codos. Entre los signos y síntomas de esta enfermedad están el entumecimiento del dedo meñique, de la mitad contigua de las falanges proximal y media del dedo anular y del borde cubital de la mano. El tratamiento se concentra en la prevención de una mayor lesión del nervio cubital.

parálisis tardía del nervio peroneo (tardy peroneal nerve palsy), trastorno patológico y un tipo de mononeuropatía en la cual el nervio peroneo es comprimido de forma excesiva en la zona donde cruza la cabeza del peroné. Dicha compresión puede producirse cuando el individuo se queda dormido con las piernas cruzadas.

parálisis vasomotora (vasomotor paralysis), hipotonía de los vasos sanguíneos causada por bloqueo de la actividad en los nervios que producen constricción vascular.

parálisis vocal (vocal paralysis), parálisis de las cuerdas vocales.

paralítico (paralytic), relativo a las características de la parálisis.

paralizar (paralyze), **1.** producir o entrar en un estado de parálisis. **2.** producir la pérdida de fuerza muscular.

paramagnético (paramagnetic), dícese de lo que es atraído por un imán y adopta una posición paralela a la de la fuerza magnética, pero sin volverse completamente magnetizado.

paramédico (paramedic), persona que actúa como ayudante de un médico o en lugar de un médico hasta que se dispone de él.

parametrio (parametrium,), prolongación lateral del tejido conjuntivo subseroso uterino en el ligamento ancho.

parametritis (parametritis), trastorno inflamatorio del tejido uterino o de las estructuras que rodean al útero.

parámetro (parameter), **1.** valor o constante utilizado para describir o medir una serie de datos que representan una función o sistema fisiológico, como en el uso de los valores sanguíneos de los niveles acidobásicos como parámetros para evaluar la función del sistema respiratorio del paciente. **2.** valor estadístico de un grupo de población. **3.** *informal,* límites o fronteras.

paramiloidosis (paramyloidosis), **1.** acumulación de proteína amilácea en los tejidos. **2.** cualquiera de las diversas formas hereditarias de amiloidosis caracterizadas por cambios sensitivos y atrofia muscular causados por depósitos de amiloide en nervios somáticos y viscerales.

paramixovirus (paramyxovirus), miembro de una familia de virus que abarca a los organismos causantes de la gripe, de las paperas y de algunas infecciones respiratorias.

paramnesia (paramnesia), **1.** trastorno de la memoria por la que uno cree recordar hechos y circunstancias que nunca han ocurrido realmente. **2.** trastorno en el que se recuerdan y utilizan palabras sin comprender su significado.

paranasal (paranasal), situado cerca o a lo largo de la nariz, como los senos paranasales.

paranestesia (paranesthesia), anestesia que afecta a la mitad inferior del cuerpo.

paranoia (paranoia), (en psiquiatría) trastorno caracterizado por un sistema de pensamiento elaborado y excesivamente suspicaz, con delirios de persecución y grandeza generalmente centrados en un tema principal, como un asunto financiero, una situación de trabajo, una esposa infiel u otro problema, como sentirse seguido o controlado por la policía o por seres de otros planetas.

paranoia alucinatoria aguda (acute hallucinatory paranoia), forma de psicosis en la que se combinan las alucinaciones con pensamientos ilusorios paranoicos.

paranoia litigante (litigious paranoia), forma de paranoia en la que la persona busca pruebas o justificaciones legales para sus delirios sistematizados.

paranoia querellante (querulous paranoia), forma de paranoia caracterizada por descontento exagerado y quejas habituales, generalmente sobre desaires imaginados realizados por los demás.

paranoide (paranoid), **1.** relacionado con la paranoia o que se parece a ella. **2.** persona, o relativo a esa persona, afectada por un trastorno paranoide. **3.** *informal,* persona exageradamente recelosa o que presenta tendencias o actitudes persecutorias.

paranormal (paranormal), relativo a fenómenos que no pueden ser explicados a través de una investigación científica normal.

paraoperatorio (paraoperative), relacionado con los accesorios esenciales a la cirugía operatoria, como la esterilización y el cuidado de los instrumentos y guantes.

paraparesia (paraparesis), parálisis parcial que afecta generalmente tan sólo a las extremidades inferiores.

parapédesis (parapedesis), cualquier secreción o excreción a través de una vía de paso anormal.

paraperitoneal (paraperitoneal), cerca o al lado del peritoneo.

parapertussis (parapertussis), infección respiratoria bacteriana aguda provocada por *Bordetella parapertussis,* que presenta síntomas que se parecen mucho a los de la tos ferina. Habitualmente es más leve que la tos ferina, aunque puede ser mortal. Es posible contraer la infección por *Bordetella parapertussis* y *Bordetella pertussis* al mismo tiempo.

paraplásico (paraplastic), **1.** deforme o malformado. **2.** que muestra una capacidad formativa anómala; de la naturaleza de un paraplasma.

paraplasma (paraplasm), cualquier crecimiento anormal o malformación.

paraplejía (paraplegia), parálisis caracterizada por pérdida motora o sensorial de las extremidades inferiores y del tronco. Los signos y síntomas de paraplejía pueden aparecer inmediatamente después del traumatismo, y entre ellos se incluye pérdida de la sensibilidad, de la motricidad y de los reflejos por debajo del nivel de la lesión. Según el nivel donde se haya producido la lesión, y si la lesión de la médula espinal es completa o incompleta, el paciente puede perder el control de la vejiga urinaria y del intestino y también puede desarrollar disfunción sexual. Es menor frecuente que la paraplejía se origine de lesiones no traumáticas como escoliosis, espina bífida o neoplasias.

paraplejía espástica (spastic paraplegia), forma de parálisis parcial que afecta sobre todo a los ancianos y que se caracteriza por irritabilidad y por la presencia de contracciones espásticas de los músculos de la pierna.

parapléjico (paraplegic), relativo a una persona con paraplejía o con un trastorno que parezca paraplejía.

parapraxia (parapraxia), **1.** realización anormal de acciones intencionales, como el movimiento que tiene lugar cuando se intenta hacer otro. **2.** falta de memoria con tendencia a extraviar las cosas.

paraproctitis (paraproctitis), inflamación que afecta a los tejidos que rodean el recto y el ano.

paraprostatitis (paraprostatitis), inflamación de los tejidos que rodean la glándula prostática.

paraproteína (paraprotein), cualquiera de las inmunoglobulinas monoclonales incompletas que aparecen en trastornos de las células plasmáticas.

parapsicología (parapsychology), rama de la psicología relacionada con el estudio de supuestos fenómenos psíquicos, como la clarividencia, la percepción extrasensorial y la telepatía.

parapsicólogo (psychic), que ejerce el estudio sistemático de la parapsicología, categoría de fenómenos psicológicos que no se pueden explicar por el pensamiento científico habitual.

parapsoriasis (parapsoriasis), grupo de trastornos cutáneos crónicos semejantes a la psoriasis, caracterizados por erupciones maculopapulosas, eritematosas, descamativas, sin síntomas sistémicos.

paraqueratosis (parakeratosis), formación anormal de células córneas de la epidermis causada por la persistencia de los núcleos, la formación de queratina y la humedad y tumefacción de las células córneas. Se observa en forma de descamación en muchas enfermedades, como en la psoriasis.

parar (arrest), inhibir, impedir o detener, como, por ejemplo, parar el curso de una enfermedad.

pararreflexia (parareflexia), estado anormal de los reflejos.

parasacro (parasacral), relativo a la zona que rodea al sacro.

parasalpingitis (parasalpingitis), inflamación de los tejidos que rodean las trompas de Falopio.

parasimpático (parasympathetic), relativo o perteneciente a la división encefalosacra del sistema nervioso autónomo, formado por los nervios motor ocular común, facial, glosofaríngeo, vago y por los nervios pélvicos. Las acciones de la rama parasimpática están mediadas por la liberación de acetilcolina y están relacionadas principalmente con la protección, conservación y restablecimiento de los recursos del organismo. La estimulación del parasimpático provoca reacciones muy localizadas que tienden a contrarrestar los efectos adrenérgicos de los nervios simpáticos. Las fibras parasimpáticas enlentecen el corazón, estimulan el peristaltismo, favorecen la secreción de las glándulas lagrimales, salivales y digestivas, estimulan la liberación de bilis e insulina, dilatan los vasos sanguíneos periféricos y viscerales, contraen las pupilas, el esófago y los bronquiolos, y relajan los esfínteres durante la micción y la defecación. Las fibras parasimpáticas posganglionares llegan al útero, la vagina, las trompas y los ovarios en las mujeres, y a la próstata, vesículas seminales y genitales externos en los varones, inervando en ambos casos los vasos sanguíneos de los distintos órganos pélvicos; la estimulación de estos nervios provoca la vasodilatación en el clítoris y en los labios menores, y la erección del pene.

parasimpaticomimético (parasympathomimetic), **1.** relativo o perteneciente a una sustancia que produce efectos similares a los provocados por la estimulación de un nervio parasimpático. **2.** agente cuyos efectos son semejantes a los conseguidos con la estimulación de los nervios parasimpáticos, especialmente los efectos conseguidos con la acetilcolina.

parasinovitis (parasynovitis), inflamación de los tejidos que rodean a la articulación.

parasístole (parasystole), ritmo ectópico independiente cuyo marcapasos no puede emitir descargas a partir de los impulsos del ritmo dominante, habitualmente el sinusal, como consecuencia de la existencia de una zona de conducción deprimida que rodea al foco parasistólico. En la parasistolia clásica los intervalos interectópicos son múltiplos exactos de un denominador común que refleja la protección del foco parasistólico; sin embargo, el foco ectópico está influido generalmente por el ritmo fásico existente alrededor de la zona protegida (parasístole modulada). Así, el ritmo sinusal puede modular el ritmo parasistólico, con lo que no se cumplen los criterios de una regularidad absoluta sin alteraciones. Son comunes los latidos de fusión por la descarga simultánea de los ventrículos por ambos senos y los impulsos parasistólicos.

parasitemia (parasitemia), presencia de parásitos en la sangre.

parasitismo (parasitism), relación entre dos tipos de organismos diferentes en la que uno de los organismos (el parásito) se beneficia del otro organismo (hospedador) al inducir daño en él.

parásito (parasite), organismo que vive dentro, o sobre otro organismo, nutriéndose de él. Un parásito facultativo puede vivir en un huésped, pero es capaz de vivir independiente. Un parásito obligado es el que depende totalmente de su huésped para su supervivencia.

parásito (vermin), cualquiera de los insectos parásitos, como piojos o chinches, considerados perniciosos o portadores de enfermedades.

parásito del paludismo (malarial parasite), una de las cuatro especies conocidas de *Plasmodium* que puede ser introducida en el torrente sanguíneo del ser humano por la picadura del mosquito *Anopheles,* dando comienzo al ciclo de la malaria.

paratiflitis (paratyphlitis), inflamación de los tejidos que rodean el ciego y el apéndice vermiforme.

paratiroidectomía (parathyroidectomy), extirpación quirúrgica de la glándula paratiroides.

paratirotrópico (parathyrotropic), relativo a un agente que influye sobre el crecimiento o la tasa de actividad de las glándulas paratiroides.

paratricosis (paratrichosis), anomalía en la distribución, el crecimiento o la cantidad de pelo en el cuero cabelludo.

paratríptico (paratriptic), relativo a un agente que causa excoriación.

paravaginitis (paravaginitis), inflamación de los tejidos que rodean la vagina.

paravertebral (paravertebral), relativo a la región situada a lo largo de la columna vertebral o próxima a una vértebra.

paraxial (paraxial), relativo a un órgano u otra estructura localizada cerca del eje del cuerpo.

parche hemático epidural (epidural blood patch [EBP]), tratamiento de la cefalea secundaria a la punción dural en el que se inyectan 15-20 ml de sangre autóloga del paciente en el espacio epidural de la zona de la punción dural o cerca a ella. El volumen inyectado desplaza el LCR de la zona lumbar hacia el área que rodea el cerebro y suele proporcionar un alivio inmediato.

parche ocular (eye patching), **1.** colocación de un apósito blando sobre un ojo cerrado para limitar el movimiento del párpado durante la reepitelización corneal o un proceso de curación similar en evolución. **2.** oclusión del ojo mejor mediante la colocación de un parche en pacientes jóvenes con ambliopía por estrabismo para forzar un mayor uso del ojo ambliópico. **3.** parche utilizado en casos de diplopía (visión doble).

pared (paries), pared de un órgano hueco o cavidad del organismo.

pared (wall), estructura limitante del cuerpo, como la pared de las cavidades abdominal, torácica o pélvica o la pared de una célula.

pared abdominal (abdominal wall), el revestimiento del abdomen, que está constituido en parte por hueso, pero principalmente corresponde a músculo.

pared arterial (arterial wall), estructura fibrosa y muscular que configura la pared de los vasos que llevan la sangre oxigenada desde el corazón hasta las distintas estructuras del organismo, y la pared de las arterias pulmonares que llevan la sangre no oxigenada desde el corazón hasta los pulmones.

pared celular (cell wall), estructura que cubre y protege la membrana plasmática en algunos tipos de células, como en ciertas bacterias y en todas las células de las plantas y hongos.

pared costal (thoracic wall), la pared musculoesquelética del tórax, que consta de 12 vértebras torácicas, costillas y esternón, así como de los músculos intercostales, subcostales y el transverso del tórax.

pared del estómago (stomach wall), estructura en capas que conforma el estómago. Consta de un revestimiento seroso, una capa muscular, una membrana mucosa y otros estratos de tejido intermedios.

pared vesical (bladder wall), estructura que rodea la vejiga urinaria, constituida por una capa serosa, una subserosa, una capa muscular, una submucosa y una mucosa.

paredes axilares (axillary walls), las cuatro paredes de la axila. La anterior está formada por la parte lateral del músculo pectoral mayor, el pectoral menor y el músculo subclavio y la fascia clavipectoral. La pared medial está formada por la pared torácica superior y el músculo serrato anterior. La lateral corresponde en su totalidad al surco intertuberoso del húmero. La pared posterior está formada por la superficie costal de la escápula, el músculo subescapular, la parte distal del dorsal ancho y el redondo mayor y la parte proximal de la cabeza larga del tríceps braquial.

paregórico (paregoric), tintura alcanforada de opio. Se prescribe para el tratamiento de la diarrea como analgésico.

parencefalitis (parencephalitis), inflamación del cerebelo.

parencefalocele (parencephalocele), protrusión del cerebelo a través de un agujero del cráneo.

parénquima (parenchyma), tejido funcional o células de un órgano o glándula a diferencia de las que forman el tejido de sostén o conjuntivo.

parénquima de la próstata (parenchyma of prostate), sustancia glandular que consta de pequeñas glándulas compuestas tubulosaculares y tubuloalveolares que configuran la mayor parte de la próstata. Está rodeado por sustancia muscular e infiltrado por haces musculares.

parénquima renal (renal parenchyma), tejido funcional del riñón constituido por las nefronas.

parenquimatoso (parenchymatous), relativo a los tejidos funcionales de un órgano o glándula o parecido a éstos.

parenteral (parenteral), perteneciente o relativo a un tratamiento que no se administra ni en el sistema digestivo ni a través de él.

pares craneales (cranial nerves), doce pares de nervios que salen de la cavidad craneal a través de diferentes agujeros del cráneo. Se denominan mediante números romanos empezando por el más anterior y son el (I) olfatorio, (II) óptico, (III) oculomotor, (IV) ocular interno o patético, (V) trigémino, (VI) ocular externo, (VII) facial, (VIII) acústico, (IX) glosofaríngeo, (X) vago, (XI) accesorio o espinal y (XII) hipogloso. Los pares craneales se originan en el tronco del encéfalo y transmiten los impulsos para funciones como el olfato, la vista, los movimientos oculares, la contracción pupilar, la sensibilidad muscular, la sensibilidad general, la masticación, la expresión facial, la secreción glandular, el gusto, la sensibilidad cutánea, la audición, el equilibrio, la deglución, la fonación, la movilidad de la lengua, de la cabeza y del hombro.

pares de coordenadas (ordered pairs), coordenadas gráficas en las que el primer número del par representa una distancia a lo largo del eje *x* (horizontal) y el segundo número está trazado a lo largo del eje *y* (vertical).

paresia (paresis), **1.** debilidad motora o parálisis parcial, relacionada en algunos casos con una neuritis local. **2.** manifestación tardía de la neurosífilis caracterizada por parálisis generalizada, incoordinación temblorosa, convulsiones transitorias, pupilas de Argyll Robertson y demencia progresiva provocada por la degeneración de las neuronas corticales.

paresia de la mirada (gaze paresis), perturbación del movimiento conjugado del ojo en el cual la mirada tiende a estar desviada tónicamente en la dirección de la mirada normal.

paresia del parto (birth palsy), pérdida de la función nerviosa motora o sensitiva en alguna parte del cuerpo debido a una lesión traumática en un nervio durante el proceso del parto.

paresia general (general paresis), trastorno neurológico producido por una infección sifilítica crónica, caracterizado por degeneración de las neuronas corticales, demencia progresiva, temblor y alteraciones del lenguaje, debilidad muscular y, al final, parálisis generalizada. Suele acompañarse de períodos de exultación y delirios de grandeza.

parésico (paretic), relativo o que se asemeja a la parálisis parcial.

parestesia (paresthesia), cualquier sensación subjetiva, experimentada como entumecimiento, hormigueo o sensación de «pinchazos». Las parestesias a menudo experimentan variaciones dependiendo de influencias tales como la postura, actividad, reposo, presencia de edema, congestión o tipo de enfermedad subyacente.

parestesia de Berger (Berger's paresthesia), [Oskar Berger, neurólogo alemán, siglo XIX], trastorno caracterizado por hormigueo, escozor o debilidad y pérdida de sensibilidad en las piernas, sin signos de enfermedad orgánica. El trastorno afecta a personas jóvenes.

parestesia postoperatoria (postoperative parestesia), parestesia que se prolonga después de una intervención quirúrgica bajo anestesia local, generalmente alrededor de la boca, como consecuencia de la lesión de los nervios maxilar superior o inferior.

pargo (snapper), nombre de diversas epecies de peces marinos carnívoros de la familia Lutjanidae, que viven en aguas tropicales. Son de consumo humano, aunque en ocasiones contienen ciguatoxina, causante de la ciguatera.

pari passu (pari passu), a la vez o en iguales proporciones.

paricalcitol (paricalcitol), análogo de la vitamina D. Se usa para el tratamiento del hipoparatiroidismo.

paridad (parity), **1.** (en obstetricia) clasificación de una mujer por el número de niños nacidos vivos y de nacidos muertos con más de 20 semanas de gestación. Habitualmente, la paridad se designa con el número total de embarazos y se representa por la letra «P» o la palabra «para». **2.** (en epidemiología) clasificación de una mujer por el número de niños nacidos vivos que ha parido.

pariente ficticio (fictive kin), persona considerada parte de una familia, aunque no tenga relación sanguínea o matrimonial con ella.

parientes (kindred), grupo de individuos genéticamente emparentados.

parietal (parietal), **1.** relativo o perteneciente a la pared externa de una cavidad u órgano. **2.** relativo o perteneciente al hueso parietal del cráneo o al lóbulo parietal del cerebro.

parietooccipital (parietooccipital), relativo o perteneciente a los huesos o lóbulos parietal y occipital.

parietotemporal (parietotemporal), relativo a los huesos temporal y parietal del cráneo.

parietovisceral (parietovisceral), relativo a la pared abdominal y los órganos del abdomen.

parir (parturition), proceso de dar a luz.

parkinsoniano (parkinsonian), relativo o que se asemeja a la enfermedad de Parkinson.

parkinsonismo (parkinsonism), [James Parkinson], trastorno neurológico caracterizado por temblor, rigidez muscular, hipocinesia, marcha torpe lenta, dificultad para masticar, tragar y hablar, provocado por diversas lesiones en el sistema motor extrapiramidal. Los signos y síntomas del parkinsonismo se parecen a los de la enfermedad de Parkinson idiopática, y pueden aparecer durante o después de una encefalitis aguda, así como en la sífilis, paludismo, poliomielitis e intoxicación por monóxido de carbono.

parkinsonismo inducido por fármacos (drug-induced parkinsonism), síndrome reversible con las características clínicas de la enfermedad de Parkinson, pero causado por el desequilibrio entre acetilcolina-dopamina que producen los fármacos antipsicóticos.

parkinsonismo secundario (secondary parkinsonism), enfermedad del sistema nervioso causada por degeneración de las neuronas del cuerpo estriado que reciben aferencia dopaminérgica de la substancia negra. A diferencia del parkinsonismo idiopático, la enfermedad no responde a la administración de levodopa.

paro cardíaco (cardiac arrest), interrupción súbita del gasto cardíaco y de la circulación eficaz, desencadenada habitualmente por fibrilación ventricular y, en algunos casos, por asistolia ventricular. Cuando se produce un paro cardíaco el aporte de oxígeno y la eliminación del dióxido de carbono cesan, el metabolismo celular se hace anaerobio y se desarrolla acidosis metabólica y respiratoria. Es preciso realizar una reanimación cardiopulmonar inmediata para prevenir daños irreparables en el corazón, los pulmones, el riñón y el cerebro, incluso la muerte.

paronfalocele (paromphalocele), hernia o tumor próximos al ombligo.

paroniquia (paronychia), infección del pliegue cutáneo situado en el borde de la uña.

parooforitis (paroophoritis), **1.** inflamación del paroóforo. **2.** inflamación de los tejidos que rodean al ovario.

paroóforo (paroophoron), pequeño resto vestigial del mesonefros, constituido por algunos túbulos rudimentarios situados en el ligamento ancho entre el epoóforon y el útero. En el varón existe una estructura vestigial semejante, el conducto aberrante.

parosmia (parosmia), cualquier disfunción o alteración relacionada con el sentido del olfato.

parosteítis (parosteitis), inflamación de los tejidos adyacentes o asociados al hueso.

parosteosis (parosteosis), desarrollo de hueso en una localización anormal, por ejemplo, en el área del periostio o en la piel.

parótico (parotid), cerca del oído.

parotidectomía (parotidectomy), extirpación quirúrgica de la glándula parótida.

parotiditis (parotitis), inflamación o infección de una o de ambas glándulas parótidas.

parotiditis vírica (paperas) (mumps), enfermedad vírica aguda caracterizada por hinchazón de las glándulas parótidas y causada por un paramixovirus. Es más frecuente entre los 5 y los 15 años, pero puede ocurrir a cualquier edad. La infección puede ser grave en los adultos. El paramixovirus causal está presente en la saliva de los individuos afectados, y es transmitido por gotitas o mediante contacto directo.

parovárico (parovarian), perteneciente a los tejidos residuales presentes en la región próxima a las trompas de Falopio y al ovario.

paroxetina (paroxetine), inhibidor selectivo de la recaptación de serotonina. Se prescribe para el tratamiento de la depresión, el trastorno obsesivo-compulsivo, trastornos de pánico y trastornos de ansiedad, como la ansiedad social y la ansiedad general. Entre los usos que no figuran en el prospecto se incluyen el tratamiento de los trastornos del control de impulsos, el síndrome premenstrual y los síntomas vasomotores de la menopausia.

paroxismo (paroxysm), **1.** aumento notable, habitualmente episódico, de los síntomas. **2.** convulsión, crisis, acceso o espasmo.

parpadeos (flicks), movimientos involuntarios de fijación rápida del ojo.

párpado (eyelid), pliegue móvil de la piel que cubre el ojo, con pestañas y glándulas ciliares y de meibomio en su borde. El músculo orbicular de los párpados y el nervio motor ocular común controlan la abertura y cierre del párpado.

párpado superior (palpebra superior), párpado superior que es más grande y móvil que el inferior y contiene el músculo elevador del párpado superior.

parrilla de Amsler (Amsler grid), [Marc Amsler, oftalmólogo suizo, 1891-1968], tablero de exploración, formado por líneas negras horizontales y verticales que se cruzan, con una mancha negra en el centro. Para detectar un defecto en el campo visual, la persona se cubre o cierra un ojo y mira la mancha con el otro. Un defecto del campo visual se percibe como un defecto, distorsión, zona negra u otro fallo en la parrilla. Se emplea para la valoración de la degeneración macular.

parrilla inmóvil (stationary grid), parrilla de rayos X que no se mueve ni oscila durante la exposición de una placa radiográfica.

Parse, Rosemarie Rizzo, teórica de enfermería que, en su obra *Man-Living-Health: A Theory of Nursing* (1981), sintetizó los principios y conceptos de Martha E. Rogers *(Science of Unitary Human Beings)* y la obra de los fenomenólogos existenciales. La visión de la enfermería de Parse se basa en el humanismo, por oposición al positivismo. Su teoría se aplica a la unidad de la experiencia vivida de los seres humanos, la experiencia vivida de la salud. El ser humano elige entre opciones y tiene la responsabilidad de las opciones. Parse postula que la enfermería es una ciencia humana y rechaza la visión tradicional de la enfermería como una ciencia natural emergente.

pars-planitis (pars planitis), **1.** uveítis granulomatosa del disco ciliar (parte plana del cuerpo ciliar). **2.** uveítis intermedia.

part. aeq. (part. aeq.), abreviatura de la expresión latina *partes aequales*, «a partes iguales».

part. vic. (part. vic), abreviatura del término latino *partes vicibus,* que significa «dosis repartidas».

parte (pars), una parte, como la parte abdominal del esófago.

parte (part), porción de una región mayor, como el cóndilo del hueso occipital.

parte celiacoduodenal del músculo suspensorio del duodeno (celiacoduodenal part of the suspensory muscle of duodenum), banda de músculo liso que se extiende desde el duodeno terminal hasta alcanzar la porción frenicocelíaca *(pars phrenicocoeliaca)* y terminar en el tejido conjuntivo que se une al tronco celíaco.

parte de presentación (presenting part), la parte del feto situada más cerca del orificio interno del cuello uterino.

parte derecha del hígado (right part of liver), parte del hígado que recibe la sangre de las ramas derechas de la vena porta hepática y la arteria hepática propia y cuya bilis fluye hacia fuera a través del conducto hepático derecho.

parte distal de la uretra prostática (distal part of prostatic urethra), segmento de la uretra que se extiende en el pene, desde el final de la uretra membranosa hasta la fosa navicular.

parte escrotal del conducto deferente (scrotal part of the ductus deferens), parte inicial del conducto deferente, alojada en el escroto.

parte flácida (pars flaccida), la parte delgada y laxa de la membrana timpánica que está situada por encima de los pliegues maleolares anterior y posterior.

parte funicular del conducto deferente (funicular part of ductus deferens), parte media del conducto deferente, en la que éste forma parte del cordón espermático.

parte ilíaca de la fascia del iliopsoas (iliac part of iliopsoas fascia), parte de fascia que reviste el músculo ilíaco.

parte interauricular (pars interarticularis), región de la vértebra entre las apófisis articulares superior e inferior susceptible a los traumatismos.

parte proximal de la uretra prostática (proximal part of prostatic urethra), primera porción de la uretra prostática, que incluye hasta los colículos seminales.

parte psoas del músculo psoasilíaco (psoas part of iliopsoas fascia), la parte de la fascia que recubre el músculo psoas mayor.

parte tensa (pars tensa), la parte gruesa y tensa de la membrana timpánica.

parte terminal del íleon (terminal part of the ileum), la parte inmediatamente anterior a la unión ileocecal en el orificio ileal y la papila ileal.

partenogénesis (parthenogenesis), tipo de reproducción asexual en la que un organismo se desarrolla a partir de un óvulo no fecundado, como sucede en muchos animales inferiores. El desarrollo de un huevo no fertilizado puede ser inducido artificialmente a través de estimulación mecánica o química.

partes por millón (PPM, ppm) (parts per million [PPM, ppm]), relación entre la cantidad de una sustancia y la cantidad de otra, expresada como la cantidad de unidades de soluto disuelta por cada millón de unidades de la solución. Se puede expresar también en términos de peso-peso, volumen-volumen o en cualquier otra relación de unidades de medida.

participación: decisiones en asistencia sanitaria (participation: health care decisions), resultado de enfermería recogido en la Nursing Outcomes Classification (NOC). Se define como la implicación del personal de enfermería en la selección y evaluación de las opciones de asistencia sanitaria para lograr el objetivo deseado.

participación de la familia en el cuidado profesional (family participation in professional care), resultado de enfermería recogido en la Nursing Outcomes Classification (NOC). Se define como la participación de la familia en la toma de decisiones, entrega y evaluación del cuidado proporcionado por el personal sanitario.

participación en el ocio (leisure participation), resultado de enfermería recogido en la Nursing Outcomes Classification (NOC). Se define como la necesidad de descanso y actividades relajantes para promover el bienestar.

participación en los juegos (play participation), resultado de enfermería recogido en la Nursing Outcomes Classification (NOC). Se define como el uso, cuando sea necesario, de determinadas actividades para disfrute, entretenimiento y desarrollo del niño de 1 a 11 años de edad.

partícula (particle), **1.** cualquier unidad fundamental de materia. **2.** fragmento o grano diminuto.

partícula alfa (alpha particle), partícula emitida por un átomo durante cierto tipo de desintegración radiactiva. Consta de dos protones y de dos neutrones, el equivalente a un núcleo de helio.

partícula beta (beta particle), electrón o positrón emitido desde el núcleo de un átomo durante la desintegración radiactiva del átomo. Las partículas beta tienen un alcance de 10 metros en el aire y 1 mm en tejidos blandos.

partícula elemental (elementary particle), (en física) una partícula subatómica, como el electrón, el neutrón o el protón.

particulado (particulate), relativo a una partícula diminuta o fragmento de una sustancia o material.

partida de nacimiento (birth certificate), documento legal que registra la información acerca de un nacimiento, en el que se incluyen, entre otros detalles, la fecha, hora y lugar del acontecimiento, la identidad de la madre y del padre, y la identidad del médico o la comadrona titulada asistentes.

parto (delivery), (en obstetricia) período y proceso del nacimiento.

parto abdominal (abdominal delivery), nacimiento de un niño a través de una incisión quirúrgica practicada en el abdomen.

parto activo (active labor), desarrollo normal del proceso del parto, con contracciones uterinas, dilatación completa del cuello y descenso del feto al canal del parto.

parto artificial (artificial labor), parto inducido, como el provocado con fármacos o ayudas mecánicas.

parto complicado (complicated labor), todo parto complicado por una desviación del procedimiento normal.

parto con fórceps (forceps delivery), intervención obstétrica en la que se utilizan instrumentos para extraer al feto. Se realiza para solventar distocias o acelerar partos en los que existe sufrimiento fetal o, lo que es más frecuente, para acortar un parto normal. Los requisitos previos para poder aplicar los fórceps incluyen la dilatación total del cérvix, el encajamiento de la cabeza fetal, el conocimiento acerca de la posición de la cabeza y la ruptura de las membranas. Debido a que la operación cesárea se realiza ahora con más frecuencia que antiguamente, hoy en día son poco frecuentes los partos traumáticos con fórceps.

parto de feto muerto (stillbirth), nacimiento de un feto que murió antes o durante el parto.

parto de feto vivo (live birth), nacimiento de un niño, independientemente de la duración de la gestación, que muestre cualquier signo de vida, como respiración, latido cardíaco, pulso umbilical o movimientos de los músculos voluntarios.

parto de nalgas (breech birth), parto en el que el niño emerge primero por los pies, las rodillas o las nalgas. Se trata de un parto a menudo peligroso: el cuerpo puede salir fácilmente, pero la cabeza, que viene detrás, puede quedar atrapada por un cuello incompletamente dilatado, dado que las cabezas de los recién nacidos son habitualmente más grandes que sus cuerpos.

parto de nalgas asistido (assisted breech), operación obstétrica en la que se permite que una presentación podálica o de nalgas progrese espontáneamente hasta llegar al nivel umbilical, procediendo posteriormente a la extracción.

parto detenido (arrested labor), interrupción del proceso del parto que puede deberse a falta de contracciones uterinas.

parto espontáneo (spontaneous delivery), nacimiento vaginal que se produce sin la ayuda mecánica de fórceps obstétricos o de ventosas.

parto instrumental (instrumental labor), nacimiento de un niño para el cual es necesaria la utilización de instrumentos, como fórceps o perforadores.

parto precipitado (precipitate delivery), nacimiento que se produce a tal velocidad o en una situación tal que no se pueden hacer los preparativos habituales.

parto pretérmino (preterm labor), parto que se produce más pronto de los normal, ya sea porque el feto ha alcanzado un peso de 2.000 a 2.500 g o antes de la semana 37 o 38 del embarazo. No hay medida aislada de peso fetal o de edad gestacional que se utilice universalmente para designar un nacimiento pretérmino; la política local o institucional dicta cuál de los diversos estándares se aplica. La incidencia es mayor en las mujeres afroamericanas, en las mujeres que no han tenido unos cuidados prenatales adecuados o que tienen una historia obstétrica anómala y en las mujeres que fuman o cuya alimentación es deficiente en proteínas o calorías. Las afecciones predisponentes incluyen infección materna, poca ganancia de peso, hemorragia uterina, gestación múltiple, polihidramnios, anomalías uterinas, cuello incompetente, rotura prematura de las membranas y retraso del crecimiento fetal intrauterino. Si el propio parto pretérmino constituye una amenaza para el feto, puede mejorarse el desenlace del embarazo si se puede evitar el parto.

parto prodrómico (prodromal labor), período inicial del parto antes de que las contracciones uterinas sean enérgicas y lo suficientemente frecuentes como para provocar la dilatación progresiva del cuello uterino.

parto seco (dry labor), *coloquial,* parto en el que ya ha salido el líquido amniótico. Puesto que el líquido amniótico se produce continuamente, ningún parto es realmente seco.

parto urgente (emergency childbirth), parto ocurrido accidental o precipitadamente, dentro o fuera del hospital, sin preparativos ni procedimientos obstétricos estándar.

parto verdadero (true labor), contracciones uterinas que producen un cambio del cuello uterino y el nacimiento de un niño.

parturienta (parturient), relativo a la mujer en el acto del parto.

paruresis (paruresis), inhibición de la micción por motivos psicológicos o de otra naturaleza.

paruria (paruria, pauresis), cualquier alteración en el proceso de la micción.

parvovirus B19 (parvovirus B19), pequeño virus con ácido desoxirribonucleico monocatenario de la familia Parvoviridae que infecta a seres humanos causando eritema infeccioso, crisis aplásicas en la anemia hemolítica y otros trastornos.

parvovirus humano (PVH) (human parvovirus [HPV]), virus pequeño de cadena única de ADN que se ha asociado con diversas enfermedades, incluido el eritema infeccioso y las crisis aplásicas de las anemias hemolíticas crónicas.

párvula (parvula), píldora muy pequeña.

PAS, PASA (PAS, PASA), siglas de **ácido paraaminosalicílico.**

pase de visita (walking rounds), actividad en la que un clínico dirige a un grupo de jóvenes médicos mientras realizan una ronda de visitas a los pacientes de los cuales son responsables colectivamente.

pasionaria (passion flower), producto vegetal procedente de una parra trepadora de hojas perennes. Se usa por vía oral para el tratamiento del insomnio e inquietud y trastornos gastrointestinales asociados con nerviosismo. Se emplea tópicamente en el tratamiento de hemorroides, quemaduras e inflamación. Otros empleos tradicionales incluyen el tratamiento de la menopausia, dolor, palpitaciones, arritmias e hipertensión. Puede ser eficaz en el alivio del nerviosismo; no se dispone de datos fiables suficientes en relación con su eficacia para otras indicaciones.

pasividad (passivity), estado mental de sumisión, dependencia o inactividad, como una forma de maladaptación.

paso (passage), **1.** orificio, canal, vía o hueco. **2.** movimiento de algo de un lugar a otro, como en la evacuación de los intestinos.

paso en banda (bandpass), (en radiología) medida del número de veces por segundo que un haz de electrones se puede modular, expresado en hertzios (Hz). Es un factor que influye en la resolución horizontal de un tubo de rayos catódicos. Cuanto mayor es el número de paso en banda, mayor es la resolución horizontal.

passiflora (passiflora), la flor de la Pasión, *Passiflora incarnata.* La hierba trepadora tiene flores y bayas frutales que son la fuente de medicaciones usadas como antiespasmódicos y sedantes, y para el tratamiento de quemaduras, dismenorrea, hemorroides e insomnio.

pasta (paste), fórmula tópica semisólida que contiene un ingrediente farmacológicamente activo en una base grasa, en una base viscosa o mucilaginosa o en una mezcla de almidón y vaselina.

Pasteur, Louis [1822-1895], químico francés que propuso la «teoría germinal» de la infección y desarrolló el proceso de «pasteurización» para eliminar los organismos patógenos de la leche. Pasteur también desarrolló diversas vacunas y fue pionero en el desarrollo de la estereoquímica al separar los isómeros en imagen especular.

pasteurelosis (pasteurellosis), [Louis Pasteur], infección de una herida local causada por el bacilo gramnegativo *Pasteurella multicida,* la cual puede adquirirse a través de mordedura o arañazo de un animal infectado, habitualmente un gato.

Pasteurella *(Pasteurella),* [Louis Pasteur], género de bacilos o cocobacilos gramnegativos que abarca especies patógenas para el ser humano y para los animales domésticos.

pasteurización (pasteurization), [Louis Pasteur], proceso que consiste en la aplicación de calor, habitualmente a la leche o el queso, durante un período determinado de tiempo, con el fin de destruir o retrasar el desarrollo de las bacterias patógenas.

pastilla (pastille), **1.** medicamento con base de gelatina edulcorada y moldeada impregnada con una sustancia terapéutica destinada a ser chupada. **2.** disco de papel tratado químicamente que experimenta cambios de color cuando se expone a radiación. **3.** pequeña masa que contiene sustancias aromáticas y ácido benzoico que se quema para fumigación.

pastilla de sal (salt cake), sulfato sódico anhidro; grado técnico de sulfato sódico utilizado en detergentes, colorantes, jabones y otros productos industriales.

pastinaca (stingray), pez plano de cola larga portador de una hilera de púas en su espalda que están conectadas con sacos de veneno. Si las púas rompen la piel se pueden producir espasmos de los músculos esqueléticos, dolor local intenso, convulsiones y disnea.

patelar (patellar), relativo a la rótula.

patelectomía (patellectomy), extirpación quirúrgica de la rótula.

patentado (proprietary), **1.** relativo o perteneciente a una institución u otra organización que opera para obtener ganancias. **2.** relativo o perteneciente a un producto, como un fármaco o un dispositivo, fabricado para obtener ganancias.

paternal (paternal), relativo a la paternidad, característico del padre o relacionado con un padre.

paternidad: desempeño (parenting performance), resultado de enfermería de la Nursing Outcomes Classification (NOC) definido como las acciones de los padres para aportar al niño un ambiente físico, emocional y social educativo y constructivo.

paternidad: seguridad del bebé (parenting: infant/toddler physical safety), resultado de enfermería de la Nursing Outcomes Classification (NOC) definido como las acciones de los padres para prevenir la lesión física en un niño desde el nacimiento hasta los 2 años de edad.

paternidad: seguridad física del adolescente (parenting: adolescent physical safety), resultado de enfermería de la Nursing Outcomes Classification (NOC) definido como las acciones de los padres para prevenir la lesión física en un adolescente de los 12 a los 17 años de edad.

paternidad: seguridad física en la infancia temprana y media (parenting: early/middle childhood physical safety), resultado de enfermería de la Nursing Outcomes Classification (NOC) definido como las acciones de los padres para prevenir la lesión física en un adolescente de los 3 a los 11 años de edad.

paternidad: seguridad psicosocial (parenting: psychosocial safety), resultado de enfermería de la Nursing Outcomes Classification (NOC) definido como las acciones de los padres para proteger al niño de contactos sociales que le podrían causar peligro o lesión.

paternidad, disposición para mejorar (parenting, readiness for enhanced), diagnóstico de enfermería aceptado por la Fifteenth National Conference on the Classification of Nursing Diagnoses. Se define como un patrón de refuerzo para proporcionar un ambiente a los niños y otras personas dependientes que sea suficiente para favorecer el crecimiento y el desarrollo.

paternidad deteriorada (parenting, impaired), diagnóstico de enfermería aceptado por la Seventh National Conference on the Classification of Nursing Diagnoses. Describe la alteración en la capacidad de las figuras educativas para crear un ambiente que favorezca el crecimiento óptimo y el desarrollo de otro ser humano.

paternidad deteriorada, riesgo de (parenting, impaired, risk for), diagnóstico de enfermería aceptado por la Seventh National Conference on the Classification of Nursing Diagnoses. Se define como la posibilidad de alteración en la capacidad de las figuras educativas para crear un ambiente que favorezca el crecimiento óptimo y el desarrollo de otro ser humano. La causa de este problema puede ser compleja y varios factores pueden estar implicados.

paternidad planificada (planned parenthood), esquema filosófico central para el desarrollo de métodos anticonceptivos, asesoramiento anticonceptivo y programas y clínicas de planificación familiar. Los partidarios mantienen que cada mujer tiene derecho a decidir cuándo concebir y tener a sus hijos y que debe existir asistencia e información sobre anticonceptivos y ginecológica para ayudarla a quedarse embarazada o a evitar el embarazo.

patético (pathetic), relativo a algo que afecta a emociones de simpatía, compasión y tristeza.

patogenia (pathogenesis), fuente o causa de una enfermedad o trastorno.

patogenicidad (pathogenicity), relativo a la capacidad de un agente patógeno para producir una enfermedad.

patogénico (pathogenic), capaz de causar o producir enfermedad.

patógeno (pathogen), todo microorganismo capaz de producir enfermedad.

patógeno oportunista (opportunistic pathogen), organismo que existe en forma inofensiva formando parte del ambiente del cuerpo humano y no se convierte en una amenaza para la salud hasta que fracasa el sistema inmunitario corporal.

patógenos transportados por la sangre (blood-borne pathogens), microorganismos patógenos que se transmiten a través de la sangre humana y causan enfermedades en el hombre. Los VHB y VIH pertenecen a este grupo de patógenos, aunque no son los únicos que lo componen.

patognomónico (pathognomonic), (signo o síntoma) específico de una enfermedad o trastorno, como las manchas de Koplik en la mucosa bucal y lingual, que indican sarampión.

patología (pathology), estudio de las características, causas y efectos de las enfermedades, tal y como se observan en la estructura y función del cuerpo. La patología celular es el estudio de los cambios celulares de la enfermedad. La patología clínica es el estudio de la enfermedad mediante la utilización de pruebas y métodos de laboratorio.

patología experimental (experimental pathology), estudio de enfermedades inducidas deliberadamente en animales de laboratorio.

patología funcional (functional pathology), estudio de los cambios funcionales que se originan como consecuencia de las alteraciones estructurales de los tejidos.

patología médica (medical pathology), estudio de las enfermedades que no se tratan simplemente mediante procedimientos quirúrgicos.

patología molecular (molecular pathology), rama de la patología que se ocupa de los efectos sanadores de algunas moléculas.

patología odontológica (dental pathology), rama de la patología que trata de los cambios dentarios que aparecen en la enfermedad.

patología oral (oral pathology), rama de la patología relacionada con los cambios funcionales y estructurales de la célula, los tejidos y los órganos de la cavidad oral, que son provocados por enfermedad o la provocan.

patológico (pathologic [path.]), relativo a un trastorno que está causado por o en el que interviene una enfermedad.

patosis (pathosis), estado de enfermedad.

patrilineal (patrilineal), relativo a una línea de descendencia a través de los miembros varones de la familia.

patrón «oro» (gold standard), **1.** prueba generalmente aceptada que se supone capaz de determinar el verdadero estado de enfermedad de un paciente, con independencia de los hallazgos positivos o negativos o las sensibilidades o especificidades de otras pruebas diagnósticas utilizadas. **2.** medida reconocida de comparación de la superior eficacia o valor de una medicación concreta u otro tratamiento en comparación con el de otros fármacos o tratamientos.

patrón capsular (capsular pattern), conjunto de limitaciones de los movimientos articulares que aparecen cuando la cápsula articular es una estructura limitante. Se produce exclusivamente en articulaciones sinoviales controladas por músculos y no en articulaciones que dependen fundamentalmente de la estabilidad de los ligamentos, tal como en la articulación sacroilíaca.

patrón de alimentación del lactante, ineficaz (infant feeding pattern, ineffective), diagnóstico de enfermería aceptado por la Tenth National Conference on the Classification of Nursing Diagnoses (revisada en 2007). Se define como el estado en el que el lactante es incapaz de succionar o de coordinar la respuesta entre succión y deglución, lo que da lugar a una nutrición oral inadecuada para las necesidades metabólicas.

patrón de asignación de personal (staffing pattern), (en la administración hospitalaria o de enfermería) número y clase de personal asignado a cada unidad y departamento de un hospital u otra instalación sanitaria. Los patrones de asignación de personal varían según la unidad, el departamento o los turnos y según el nivel de gravedad del paciente.

patrón de flujo aéreo (airflow pattern), patrón de movimiento de los gases respiratorios a través del tracto respiratorio. El patrón se ve afectado por factores tales como la densidad y la viscosidad del gas.

patrón de inhibición de reflejos (PIR) (reflex inhibiting pattern [RIP]), serie consciente de acciones neuromusculares dirigidas a la inhibición de un reflejo natural, como ocurre en la supresión de un estornudo o en el aprendizaje de las inhibiciones que regulan los hábitos higiénicos diarios.

patrón de sensibilidad receptora (receiving sensitivity pattern), respuesta espacial de un transductor como receptor de eco. Para un transductor de un solo elemento es esencialmente la misma que para el haz transmitido. Para series de transductores puede ser completamente diferente del haz transmitido.

patrón de sexualidad ineficaz (sexuality pattern, ineffective), diagnóstico de enfermería aceptado por la Seventh National Conference on the Classification of Nursing Diagnoses. Se define como el conjunto de expresiones referidas a las inquietudes sobre la propia sexualidad.

patrón moteado (speckled pattern), patrón de inmunofluorescencia producido cuando el suero de un paciente con una particular enfermedad del tejido conjuntivo se coloca en contacto con células epiteliales humanas y se tiñe con antisueros animales marcados con fluorocromo. En trastornos como el lupus eritematoso y la artritis reumatoide se observan manchas finas, gruesas o grandes.

patrón respiratorio ineficaz (breathing pattern, ineffective), diagnóstico de enfermería aceptado por la Fourth National Conference on the Classification of Nursing Diagnosis (revisada en 1998). El patrón respiratorio ineficaz es una situación en la que la inspiración y/o la espiración no ventilan de forma correcta al individuo.

patrón trabecular (trabecular pattern), retícula irregular funcional relacionada con las fuerzas de tensión, y estructura columnar relacionada con la tensión en un hueso esponjoso.

patrones combinados (combined patterns), método de valoración de las funciones neuromusculares de un paciente mediante pruebas que revelan el grado de coordinación entre los patrones de movimientos del tronco y de las extremidades.

patrones sexuales inefectivos (ineffective sexuality patterns), diagnóstico de enfermería aceptado por la NANDA. Se define como el estado en el que un individuo expresa preocupación respecto a su sexualidad. Las características que lo definen son: comunicación de dificultades, limitación o cambio de la conducta o de las actividades sexuales.

paucibacilar (paucibacillary), que contiene un número escaso de bacilos.

pauresis (pauresis), inhibición de la micción por motivos psicológicos o de otro tipo.

pausa compensadora (compensatory pause), pausa detectada en un ECG después de un complejo prematuro. Precede al siguiente complejo normal.

pausas apneicas (breath-holding), forma de apnea voluntaria realizada generalmente, pero no necesariamente, con la glotis cerrada. Aunque puede contenerse la respiración durante varios minutos, termina invariablemente al llegar a un punto que es independiente de la voluntad o cuando la persona o el niño pierden el conocimiento.

Pavlov, Ivan Petrovich [1849-1936], fisiólogo ruso que descubrió un modelo de aprendizaje reflejo condicionado a un estímulo, forma por la que el sistema nervioso controla la fisiología de la digestión, y una teoría de las causas y tratamiento de las neurosis humanas.

pavor (pavor), reacción ante un estímulo aterrador caracterizada por un miedo exagerado.

pavor diurno (pavor diurnus), trastorno del sueño que aparece en niños durante el sueño del día, durante el cual lloran asustados y se despiertan con temor y pánico.

pavor nocturno (pavor nocturnus), trastorno del sueño que aparece en niños durante el sueño de la noche haciendo que lloren asustados y que se despierten con temor y pánico.

Pb (Pb), símbolo del **plomo.**

PBA (BAO), siglas de **producción basal ácida.**

PBM (MAC), siglas de **perímetro braquial medio.**

p.c. (p.c.), siglas de la expresión latina *post cibum,* «después de la comida».

PC (CP), siglas de **parálisis cerebral.**

PC (PK), siglas de **psicocinesis.**

PCAP (PAWP), abreviatura de *presión en cuña de la arteria pulmonar.*

PCCM (PCCM), siglas de **control de casos de asistencia primaria.**

PCI (IBW), siglas de *peso corporal ideal.*

PCIS (PCIS), siglas de *Patient Care Information System,* un sistema informatizado que contiene la totalidad de los datos sobre asistencia médica de todos los residentes o pacientes de una institución u hospital.

P.C.P. (P.C.P.), siglas de **primary care physician.** En EE.UU. se utilizan por el personal de plantilla para diferenciar al médico de atención primaria que puede atender a pacientes del profesor de la facultad, los médicos especialistas o el personal de plantilla.

PCR (CRP), siglas de **proteína C reactiva.**

PCR (PCR), siglas de **reacción en cadena de la polimerasa.**

PCT (PCT), siglas de **porfiria cutánea tarda.**

p.d. (p.d.), siglas de la expresión latina *per diem,* «por día».

P.D. (P.D.), siglas de **paciente-día.**

Pd (Pd), símbolo del **paladio.**

PDA (DAP), abreviatura de **producto dosis-área.**

PDC (LOC), siglas de *pérdida de conciencia.*

PDR (PDR), siglas de ***Physician's Desk Reference.***

PE (EP), siglas de **potencial evocado.**

PEAP (PCWP), siglas de *presión enclavada de la arteria pulmonar.*

PEATE (BAER), siglas de **potencial evocado auditivo del tronco del encéfalo.**

PEC (CEP), siglas de **porfiria eritropoyética congénita.**

peca (freckle), mácula cutánea de color tostado o marrón que normalmente aparece tras la exposición a la luz del sol. Las pecas son inofensivas, pero la gente a la que le salen pecas con facilidad debería evitar una exposición excesiva al sol directo, o bien usar cremas o pantallas protectoras porque tiene tendencia a desarrollar cambios actínicos en la piel de naturaleza más grave.

pectén (pecten), **1.** surco que se extiende lateralmente desde el tubérculo púbico, en el cual se inserta la porción pectínea del ligamento inguinal. **2.** membrana aplanada vascular que se extiende desde el disco óptico al humor vítreo en algunos animales.

pecten anal (anal pecten), epitelio rugoso en la zona de transición anal entre la línea pectínea y el margen anocutáneo.

pectenitis (pectenitis), inflamación del conducto anal que causa una interrupción en el músculo del esfínter anal.

pectina (pectin), carbohidrato gelatinoso presente en las frutas y verduras carnosas que se utiliza como gelificante en mermeladas y jaleas, y como emulsionante y estabilizante en muchos alimentos. También se añade a la dieta como agente que proporciona volumen, necesario para un adecuado funcionamiento GI.

pectíneo (pectineus), el más anterior de los cinco músculos femorales internos. Su función es la flexión, aducción y rotación interna del muslo.

pectoral (pectoral), perteneciente al tórax o al pecho.

pectoral mayor (pectoralis major), músculo grande de la región superior del tórax que actúa sobre la articulación del hombro. El pectoral mayor sirve para flexionar, aducir y rotar internamente el brazo a través de la articulación del hombro.

pectoral menor (pectoralis minor), músculo triangular delgado de la región superior del tórax, situado por debajo del pectoral mayor. Actúa rotando la escápula, traccionando de ella hacia abajo y hacia delante, y eleva la tercera, cuarta y quinta costillas en inspiración forzada.

pectoralgia (pectoralgia), dolor en el tórax.

pectoriloquia (pectoriloquy), fenómeno por el cual los sonidos vocales, y también el cuchicheo, son transmitidos claramente a través de las estructuras pulmonares, siendo claramente audibles a través del estetoscopio. Con frecuencia es un signo de consolidación pulmonar.

pectoriloquia áfona (aphonic pectoriloquy), transmisión anómala de los sonidos de la voz a través de una cavidad o un derrame pleural seroso, detectada durante la auscultación de un pulmón.

pedagogía (pedagogy), arte y ciencia de enseñar a los niños, basada en la creencia de que el objetivo de la educación es la transmisión de conocimientos.

pedal (pedal), perteneciente al pie.

pediatra (pediatrician), médico especialista en pediatría.

pediatría (pediatrics), rama de la medicina que se ocupa del desarrollo y cuidado de los niños. Está especializada en las enfermedades particulares de los niños y en su tratamiento y prevención.

pediátrico (pediatric), relativo a la asistencia sanitaria primaria y preventiva, tratamiento de los niños y al estudio de las enfermedades infantiles.

pediculicida (pediculicide), fármaco que mata los piojos.

pedículo (pedicle), conducto, tallo o tubo estrecho de tejido unido a un tumor, colgajo cutáneo, hueso u órgano.

pedículo del arco vertebral (pedicle of vertebral arch), una de las dos partes del arco vertebral que conecta una lámina con el cuerpo vertebral.

pediculosis (pediculosis), infestación por piojos hematófagos. La *pediculosis capitis* es la infestación del cuero cabelludo por piojos. La *pediculosis palpebrarum* es la infestación de los párpados y pestañas por piojos. La *pediculosis corporis* es la infestación de la piel del cuerpo por piojos. *Pthirus pubis* (antiguamente llamada *pediculosis pubis*) es la infestación del vello púbico por piojos. Está disponible un tratamiento sin necesidad de receta con agentes tópicos que contienen piretrina o pemetrina.

pediculoso (pediculous), infestado por piojos chupadores.

Pediculus humanus capitis *(Pediculus humanus capitis),* especie de piojo de la cabeza.

Pediculus humanus corporis *(Pediculus humanus corporis),* especie de piojo corporal.

pedicura (pedicure), cuidado de los pies, especialmente el recortado de las uñas de los dedos de los pies.

pedofilia (pedophilia), **1.** interés anormal por los niños. **2.** (en psiquiatría) trastorno psicosexual en el que la fantasía o el hecho de mantener relaciones sexuales con niños en edad prepuberal es el medio preferido o exclusivo para conseguir excitación y satisfacción sexual.

pedogénesis (pedogenesis), producción de descendencia por parte de las formas jóvenes o larvarias de los animales, con frecuen-

P

cia mediante partenogénesis, como en ciertos anfibios.

pedunculado (pedunculated), relativo a una estructura con tallo o pedúnculo.

pedúnculo (peduncle, pedunculus), parte con forma de tallo que conecta con algo, como el pedúnculo pineal o un injerto pedunculado.

pedúnculo cerebeloso inferior (cerebellar inferior peduncle), banda de fibras nerviosas que forma el límite lateral de la parte inferior del cuarto ventrículo, y transporta las fibras aferentes hacia el cerebelo.

pedúnculo cerebeloso medio (cerebellar middle peduncle), prolongación lateral de las fibras nerviosas transversas del puente de Varolio. Está formado principalmente por las fibras que van de los núcleos del puente al neocerebelo.

pedúnculo cerebeloso superior (cerebellar superior peduncle), banda de fibras nerviosas que parten del cerebelo a cualquiera de los dos lados del velo medular superior. Incluye las vías nerviosas que unen el núcleo dentado con el núcleo rojo del cerebro medio y con el tálamo.

pedúnculo cerebral (cerebral peduncle), par de masas ovoides de fibras nerviosas situado en el borde superior de la protuberancia, y que desaparecen en los hemisferios izquierdo y derecho. Incluye las fibras de los tractos corticopontino y piramidal y contribuye a formar la porción central del cerebro medio.

pedúnculo epifisario (pineal peduncle), pedículo de la epífisis.

pedúnculo talámico (thalamic peduncle), grupo de fibras que unen el tálamo con el hipotálamo.

pedunculotomía (pedunculotomy), incisión quirúrgica en el pedúnculo cerebral.

PEEP espontánea (PEEPe) (spontaneous PEEP [sPEEP]), presión positiva aplicada en la vía aérea al final de la espiración durante la respiración espontánea.

PEEP intrínseca (intrinsic PEEP), presión positiva teleespiratoria intrínseca

PEFN (NEEP), siglas de **presión espiratoria final negativa.**

PEFP (PEEP), siglas de **presión espiratoria final positiva.**

PEG (SGA), siglas de **pequeño para la edad gestacional.**

pegaptanib (pegaptanib), agente oftálmico misceláneo que se une al factor de crecimiento del endotelio vascular, inhibiendo así la angiogénesis. Se utiliza en el tratamiento de la degeneración neovascular macular relacionada con la edad. Puede utilizarse solo o con tratamiento fotodinámico

pegaspargasa (pegaspargase), versión modificada de la enzima L-asparaginasa utilizada en la quimioterapia frente al cáncer. Se prescribe para el tratamiento de los pacientes con leucemia linfoblástica aguda, durante una crisis blástica de la leucemia linfocítica crónica y durante el tratamiento de último recurso en el linfoma no hodgkiniano. Puede ser también eficaz en los que tienen hipersensibilidad a otras formas de la enzima.

pegfilgastrim (pegfilgastrim), factor estimulante de colonias de acción prolongada producido por tecnología recombinante y utilizado como auxiliar en pacientes con supresión de la médula ósea causada por tratamiento antineoplásico.

peginterferón alfa-2a (peginterferon alfa-2a), conjugado covalente de interferón alfa-2a recombinante y polietilenglicol, utilizado en el tratamiento de la infección crónica por el virus de la hepatitis C.

peginterferón alfa-2b (peginterferon alfa-2b), conjugado covalente de interferón alfa-2b recombinante y polietilenglicol, utilizado en el tratamiento de la infección crónica por el virus de la hepatitis C.

pegvisomant (pegvisomant), agente misceláneo rara vez utilizado para el tratamiento de la acromegalia en los pacientes que tienen una respuesta inadecuada a otro tratamiento.

pelagra (pellagra), enfermedad producida por un déficit de niacina o triptófano o por un defecto metabólico que interfiere en la conversión del precursor triptófano en niacina. Se caracteriza por dermatitis descamativa, especialmente de la piel expuesta al sol, glositis, inflamación de las mucosas, diarrea y trastornos mentales, como depresión, confusión, desorientación, alucinaciones y delirios.

pelagra sin pelagra (pellagra sine pellagra), forma de pelagra con ausencia de la dermatitis característica.

pelagra tifoidea (typhoid pellagra), forma de pelagra que también presenta entre los síntomas temperaturas altas persistentes.

pelar (peeling), pérdida de toda o parte de la epidermis, como puede ocurrir tras una quemadura solar o exposición a un producto químico.

película (film), **1.** hoja delgada de cualquier material, como el recubrimiento de aceite sobre una parte metálica. **2.** (en fotografía y radiología) capa delgada, flexible y transparente de acetato de celulosa o de material plástico de poliéster cubierta por una emulsión fotosensible, utilizada para registrar imágenes.

película (pellicle), **1.** capa de piel delgada. **2.** capa o costra sobre una solución.

película adquirida (acquired pellicle), capa acelular compuesta de glucoproteínas que provienen de la saliva y que se adhieren íntimamente y firmemente a la cavidad oral. Se distingue de la placa, que es celular y se adhiere al diente de una manera laxa hasta que se calcifica y forma cálculos.

película de cine (cine film), tipo especial de película de movimiento utilizada en cinerradiografía, habitualmente en cateterización cardíaca o en estudios gastrointestinales.

película de emulsión doble (double-emulsion film), película de rayos X cubierta de una emulsión por ambas caras.

película de exposición directa (direct-exposure film), tipo de película radiográfica que se expone directamente a los rayos X. Se usa con más frecuencia en radiografías dentales.

película de gelatina, absorbible (gelatin film, absorbable), hemostático. Se utiliza para conseguir la hemostasia durante la cirugía, especialmente en los procedimientos neurológicos, torácicos y oftalmológicos.

película de localización (localization film), (en radioterapia) placa diagnóstica que se toma para confirmar el efecto de un tratamiento o para ver la posición de un implante intracavitario o intersticial, con el objetivo fundamental de calcular la dosis liberada.

película dental (film on teeth), colección de depósitos mucinosos que se adhieren al diente mediante una película adquirida. La película dental contiene microorganismos, elementos de descamación tisular, elementos celulares sanguíneos y otros detritus.

película dental (dental film), tipo de placa radiográfica para exposiciones intraorales o panorámicas. Las películas intraorales son pequeñas, con emulsión doble, sin protección, pero con una hoja de plomo por detrás, para reducir la dosis que recibe el paciente, y con una envoltura resistente a la humedad. Las placas panorámicas son grandes, protegidas y de emulsión simple.

película duplicadora (duplicating film), película de emulsión simple que se utiliza para copiar una imagen radiográfica ya existente, exponiéndola a una luz ultravioleta.

pelidnoma (pelidnoma), mancha oscura elevada circunscrita sobre la piel.

peliosis hepática (peliosis hepatitis), presencia de cavidades llenas de sangre en el hígado. Las cavidades pueden llegar a revestirse de endotelio y pueden encontrarse en pacientes infectados con el virus de la inmunodeficiencia humana o que usan anticonceptivos orales o esteroides anabólicos.

pelo (hair), filamento de queratina que contiene una raíz y un cuerpo formados en un folículo especializado de la epidermis. El pelo de la cabeza crece un promedio de 1 mm cada 3 días, mientras que el del cuerpo y las cejas lo hace a un ritmo mucho más lento.

pelo claviforme (club hair), pelo en estado de reposo o en el estadio final del ciclo de crecimiento.

pelo en bandas (pili annulati), trastorno en el que el pelo del sujeto parece estar marcado por bandas alternantes de color blanco como si fuera la consecuencia de algún tipo de barrera en el pelo que impidiera el paso de la luz e hiciera que los rayos se reflejaran, dando la apariencia de bandas.

pelo incarcerado (ingrown hair), pelo que, en vez de seguir el conducto folicular normal hasta la superficie, crece de forma que su extremo distal queda apresado en la piel.

pelo táctil (tactile hair), eje del pelo que es sensible a la sensación del tacto.

peloteable (ballottable), relativo a la utilización de la palpación para detectar el movimiento de objetos suspendidos en líquido, como el feto en el líquido amniótico o la rótula chocando contra el fémur.

peloteo (ballottement), técnica de palpación de un órgano o estructura flotante que la impulsa suavemente notando el rebote.

peloterapia (pelotherapy), tratamiento de ciertas enfermedades con baños de lodos o cubiertas de turba o tierra sobre una parte o toda la superficie del cuerpo.

pelviespondilitis osificante (pelvospondylitis ossificans), inflamación de la porción pélvica de la columna vertebral con depósitos de material óseo entre las vértebras sacras.

pelvifemoral (pelvifemoral), relativo o perteneciente a las estructuras de la articulación de la cadera, especialmente a los músculos y a la zona que rodea a la pelvis ósea y a la cabeza del fémur, que constituyen la cintura pélvica.

pelvimetría (pelvimetry), acto o proceso de determinar las dimensiones del canal óseo del parto.

pelvimetría clínica (clinical pelvimetry), procedimiento utilizado para determinar el tamaño del canal del parto mediante la palpación vaginal sistemática de puntos óseos específicos en la pelvis y la determinación de las distancias entre ellos. Los hallazgos generalmente se denominan «adecuado», «limítrofe» o «inadecuado» más que en centímetros o pulgadas.

pelvimetría por rayos X (x-ray pelvimetry), prueba radiológica para determinar las dimensiones de la pelvis ósea en una mujer embarazada y, si es posible, el diámetro biparietal de la cabeza fetal. Se realiza cuando existen dudas acerca del paso de la cabeza a través de la pelvis durante el parto.

pelvímetro (pelvimeter), dispositivo para medir los diámetros y la capacidad de la pelvis.

pelvis (pelvis), región inferior del tronco del cuerpo formada por cuatro huesos, los dos huesos coxales que se sitúan lateral y ventralmente, y el sacro y cóccix en la zona posterior. Se divide en la pelvis mayor o falsa y la pelvis menor o verdadera por un plano oblicuo que atraviesa el sacro y la sínfisis del pubis. La pelvis mayor es la porción situada por encima y delante del borde del estrecho superior de la pelvis. La pelvis menor está situada distalmente al borde de la pelvis y sus paredes óseas son más sólidas que las de la pelvis mayor. Los estrechos superior e inferior de la pelvis tienen tres diámetros importantes, el anteroposterior, el oblicuo y el transverso. La pelvis femenina generalmente es menos fuerte, pero más ancha y de forma más circular que la del hombre.

pelvis androide (android pelvis), tipo de pelvis en la que la estructura es típica de un hombre, aunque también la presentan algunas mujeres. Los huesos son gruesos y pesados, y el estrecho superior tiene forma de corazón.

pelvis antropoide (anthropoid pelvis), pelvis cuyo estrecho superior es de forma ovalada; el diámetro anteroposterior es mucho mayor que el transversal. La parte posterior del espacio que queda en la pelvis verdadera tiene mayores dimensiones que la parte anterior.

pelvis de Otto (Otto pelvis), [Adolph W. Otto, cirujano alemán, 1786-1845], forma de luxación de la cadera que implica un desplazamiento central gradual del fémur. Su causa es desconocida.

pelvis escoliótica (scoliotic pelvis), región pélvica anómala debido a los efectos de la escoliosis, que inclina el sacro lateralmente.

pelvis falsa (false pelvis), región de la pelvis situada por encima del plano que pasa por la cresta pectínea.

pelvis ginecoide (gynecoid pelvis), tipo de pelvis característica de la mujer normal y que presenta la menor incidencia de desproporción fetal pelvicocefálica. El estrecho de la pelvis es casi redondo, el sacro es paralelo a la cara posterior de la sínfisis del pubis, las paredes laterales son rectas y las espinas ciáticas son romas, sin invadir el espacio de la pelvis verdadera.

pelvis lordótica (lordotic pelvis), pelvis en la que la columna vertebral se curva excesivamente hacia adelante a nivel lumbar y se asocia con lordosis.

pelvis platipeloide (platypelloid pelvis), tipo poco frecuente de pelvis en la que el estrecho superior es redondo, como el tipo ginecoide en sección anterior, pero cuya sección posterior presenta un acortamiento anterior debido a su borde plano y grueso. El sacro se inclina hacia atrás y las paredes laterales son convergentes. En el plano medio, el diámetro transversal es mucho más ancho que el diámetro anteroposterior estrechado. Por lo general no es posible el parto vaginal en el 3% de las mujeres que tienen pelvis platipeloides.

pelvis renal (renal pelvis), dilatación en forma de embudo que drena la orina desde el riñón al uréter.

pelvisacral (pelvisacral), relativo a la pelvis y el sacro.

pellet (pellet), píldora muy pequeña.

pellizco (pinch), compresión o apretón con el extremo del pulgar opuesto al extremo de uno o más dedos.

PEM (MEP), **1.** siglas de **presión espiratoria máxima. 2.** siglas de *presión eficaz media.*

pemetrexed (pemetrexed), antineoplásico-antimetabolito utilizado en combinación con cisplatino en el tratamiento del mesotelioma pleural maligno y como agente único en el tratamiento del carcinoma broncopulmonar no microcítico.

pemirolast (pemirolast), estabilizador de las células cebadas que inhibe las reacciones de hipersensibilidad de tipo I, administrado tópicamente en la conjuntiva para prevenir el prurito asociado con la conjuntivitis alérgica.

penacho (tuft), objeto que se parece a una borla, como un mechón de pelo.

penachos capilares (capillary tufting), trastorno en el que los capilares pulmonares se proyectan como penachos o pequeñas masas dentro de los alveolos.

penbutolol (penbutolol), agente betabloqueante con actividad simpaticomimética intrínseca, utilizado como hipotensor en la forma de sal sulfato.

penciclovir (penciclovir), compuesto que inhibe la síntesis vírica de ADN en los herpesvirus 1 y 2, utilizado en el tratamiento del herpes labial recurrente.

Pender, Nola J., teórica de enfermería que presentó por primera vez su modelo de promoción de la salud (Health Promotion Model) para enfermería en su libro *Health Promotion in Nursing Practice* (1982). Desarrolló la idea de que promover una salud óptima sustituye a la prevención de la enfermedad. La teoría de Pender identifica factores cognitivo-perceptivos en el individuo, tales como la importancia de la salud, los beneficios percibidos de los comportamientos que promueven la salud y las barreras que se perciben para las conductas promotoras de la salud. Una de las principales premisas de la teoría de Pender es que la salud, como estado positivo de alto nivel, se asume como objetivo hacia el cual se esfuerza un individuo.

pendular (pendulous), que cuelga libremente o que carece de la sujeción adecuada.

pene (penis), órgano reproductor externo del varón, homólogo al clítoris de la mujer. Está fijado por ligamentos a las partes anterior y laterales del arco púbico, y está constituido por tres masas cilíndricas de tejido cavernoso recubiertas de piel. Los cuerpos cavernosos del pene rodean a una masa interna llamada cuerpo esponjoso del pene, que contiene la mayor parte de la uretra.

pene alado (webbed penis), pene rodeado por la piel del escroto.

pene en maza (clubbed penis), pene curvado, retorcido o ambas cosas a la vez.

pene oculto (concealed penis), pequeño pene oculto bajo una almohadilla de grasa o de la piel del escroto, el abdomen o el muslo.

pene pequeño (inconspicuous penis), término categórico para referirse a un pene que parece ser anormalmente pequeño, aunque el tallo puede tener un tamaño anómalo o normal.

peneano, peneal (penile), perteneciente al pene.

penetración (penetration), **1.** perforación o entrada. **2.** discernimiento intelectual. **3.** etapa en el establecimiento de una infección viral en la cual el material genético del virus entra en la célula huésped a través de su fusión, fagocitosis o inyección.

penetración termoterapéutica (thermotherapeutic penetration), profundidad que probablemente alcanza el calentamiento a temperaturas terapéuticas.

penetrancia (penetrance), (en genética) frecuencia con la que se manifiesta un gen en una persona que es portadora del mismo. Si un gen se manifiesta siempre en el fenotipo se dice que es de alta penetrancia.

penetrar (penetrate), **1.** entrar o atravesar una barrera. **2.** relativo al grado en el que los rayos X atraviesan la materia.

pénfigo (pemphigus), enfermedad grave, poco frecuente, de la piel y de las mucosas, caracterizada por la presencia de ampollas de pared fina que aparecen en piel o mucosas aparentemente normales. Las ampollas se rompen con facilidad, dejando placas en carne viva. La persona pierde peso, se debilita y padece infecciones importantes.

pénfigo crónico familiar benigno (benign familial chronic pemphigus), trastorno hereditario de la piel caracterizado en sus primeras fases por ampollas que, cuando se rompen, dejan áreas rojas, erosionadas, seguidas de costras.

pénfigo eritematoso (erythematous pemphigus), tipo de erupción cutánea caracterizada por aparición de ampollas en el tronco y por una erupción facial que asemeja al lupus eritematoso. El cuadro se puede acompañar de dermatitis seborreica.

pénfigo vulgar (pemphigus vulgaris), enfermedad autoinmune crónica, progresiva, a menudo fatal, caracterizada por la formación de vesículas en la membrana mucosa oral aparentemente normal.

penfigoide (pemphigoid), trastorno caracterizado por la presencia de ampollas semejantes al pénfigo, del que se distingue porque la pared de las ampollas es más gruesa y porque las ampollas surgen a partir de máculas eritematosas o de una lesión urticariforme. Rara vez se asocia con un cáncer interno.

penfigoide ampolloso (bullous pemphigoid), trastorno autoinmunitario poco frecuente y relativamente benigno que aparece en personas mayores, caracterizado por erupciones de vesículas subepidérmicas. Es de causa desconocida.

penfigoide cicatricial (cicatricial pemphigoid), enfermedad ampollosa subepidérmica, benigna y crónica, generalmente bilateral, que afecta sobre todo a las membranas mucosas, especialmente las de la boca y el ojo. Se cura mediante cicatrización y puede llevar a una lenta contracción de los tejidos afectados y a la ceguera si no se trata.

penicilamina (penicillamine), fármaco quelante prescrito para el tratamiento de la enfermedad de Wilson y la cistinuria. Puede ser prescrito para unirse a los metales pesados y eliminarlos de la sangre cuando haya intoxicación debida a metales como cobre, plomo, mercurio, arsénico y oro. También se prescribe como paliativo en el tratamiento de la esclerosis sistémica y de la artritis reumatoide cuando otros medicamentos han fracasado.

penicilina (penicillin), grupo de antibióticos obtenidos de cultivos de especies del hongo *Penicillium* o producidos semisintéticamente. Las penicilinas que se administran por vía oral o parenteral para el tratamiento de infecciones bacterianas ejercen su acción antimicrobiana inhibiendo la biosíntesis de los mucopéptidos de la pared celular durante la multiplicación activa de los organismos. Las penicilinas incluyen penicilina G (bencilpenicilina), penicilina V (feneticilina), cloxacilina, dicloxacilina, meticilina, nafcilina, oxacilina, ampicilina, amoxicilina, carbenicilina, piperacilina y ticarcilina.

penicilina G benzatina (penicillin G benzathine), forma de penicilina de acción prolongada. Se prescribe principalmente para el tratamiento de la sífilis que no afecta al sistema nervioso central. Se administra mediante inyección intramuscular profunda para alcanzar concentraciones estables en el plasma y retrasar la absorción sistémica, a partir del depósito en el músculo, durante un período de 12 horas a varios días. Puede ser administrada como profilaxis frente a cepas de bacterias, principalmente bacterias grampositivas.

penicilina G potásica (penicillin G potassium), antibacteriano de espectro estrecho para empleo por vía parenteral. Se prescribe en el tratamiento de muchas infecciones bacterianas por grampositivos (generalmente con exclusión de *Staphylococcus*), algunas infecciones por gramnegativos (p. ej., *Neisseria*), sífilis y algunas infecciones por anaerobios.

penicilina V (penicillin V), fármaco antibacteriano. Se prescribe para el tratamiento de infecciones causadas por cepas sensibles a este fármaco.

penicilina V (penicillin V), antibacteriano de espectro estrecho para administración oral prescrito como profilaxis frente a la fiebre reumática y en el tratamiento de infecciones de oído, nariz, faringe, piel y vías urinarias causadas por cepas bacterianas sensibles (principalmente bacterias grampositivas).

penicilinasa (penicillinase), enzima elaborada por ciertas bacterias, entre ellas numerosas cepas de estafilococos, que inactiva la penicilina, favoreciendo así la resistencia al antibiótico. Existe un preparado purificado de penicilinasa que se utiliza para el tratamiento de las reacciones adversas a la penicilina.

peniciliosis (penicilliosis), infección pulmonar producida por hongos del género *Penicillium.*

Penicillium *(Penicillium),* género de hongos imperfectos, algunas especies de las cuales han estado provisionalmente ligadas a enfermedades humanas, sobre todo en pacientes con inmunocompromiso. La penicilina G se obtiene a partir de *Penicillium chrysogenum* y de *P. notatum.*

penniforme (penniform), relativo o perteneciente a la forma de una pluma, especialmente la disposición de los fascículos musculares, que se correlacionan con el arco de movilidad y la potencia de los músculos.

pensamiento (thinking), **1.** proceso cognitivo de formar imágenes o conceptos mentales. **2.** proceso de resolución de los problemas cognitivos mediante la clasificación y organización de los hechos.

pensamiento abstracto (abstract thinking), estadio final y más complejo del desarrollo de los procesos cognitivos del niño. Durante esta fase el pensamiento se caracteriza por la adaptabilidad, la flexibilidad y por el empleo de conceptos y generalizaciones. Este tipo de pensamiento está desarrollado hacia los 12-15 años de edad, en general tras cierto nivel de formación. En psiquiatría, muchos trastornos se caracterizan por la incapacidad para llevar a cabo el pensamiento abstracto.

pensamiento autista (autistic thought), forma de pensamiento promovido internamente en el que las ideas tienen un significado privado para el individuo. El pensamiento autista es un síntoma característico en pacientes con esquizofrenia. La vida de las fantasías puede ser interpretada como realidad.

pensamiento concreto (concrete thinking), estadio del desarrollo del proceso cognitivo del pensamiento de un niño. Durante esta fase el pensamiento es progresivamente más coherente y lógico, de manera que el niño es capaz de clasificar, seleccionar, ordenar y organizar hechos mientras sigue siendo incapaz de entender generalizaciones o comportamientos abstractos.

pensamiento dereístico (dereistic thought), tipo de actividad mental en la que la fantasía no se modifica por la lógica, la experiencia o la realidad.

pensamiento desiderativo (wishful thinking), interpretación de hechos o situaciones de acuerdo con los deseos propios o bien la preferencia de los deseos a la realidad, usado en general como una inclinación inconsciente destinada a eludir los sentimientos dolorosos o desagradables.

pensamiento mágico (magical thinking), (en psicología) creencia de que simplemente pensando en un hecho del mundo exterior se pueda hacer que ocurra. Se considera como una forma de regresión a una fase previa del desarrollo.

pensamiento sincrético (syncretic thinking), fase en el desarrollo del proceso del pensamiento cognitivo del niño. Durante esta fase el pensamiento se basa exclusivamente en lo percibido y lo experimentado. El niño es incapaz de razonar más allá de los hechos observables y de hacer deducciones o generalizaciones.

pensión y asistencia (board and care), sistema de atención comunitaria no médica para personas que pueden cuidar de sí mismas, en el que participan personas de su comunidad. Se proporciona servicio de comidas a domicilio y supervisión.

pentadáctilo (pentadactyl), que tiene cinco dedos en cada mano y cinco dedos en cada pie.

pentádico (pentad), **1.** elemento químico pentavalente. **2.** relación entre cinco objetos.

pentalogía de Cantrell (pentalogy of Cantrell), [James R. Cantrell, médico estadounidense, siglo XX], fisura en la parte inferior del esternón asociada con defectos en la línea media del abdomen como onfalocele, pericardio anormal, diafragma con comunicación entre las cavidades pericárdica y peritoneal y con anomalías cardíacas, como anomalía del tabique interventricular o, menos frecuentemente, ausencia del tabique interauricular, tetralogía de Fallot o divertículo ventricular izquierdo.

Pentatrichomonas hominis *(Pentatrichomonas hominis),* especie de protozoo flagelado parasitario, que antes formaba parte del género *Trichomonas,* que vive simbióticamente en el colon de seres humanos.

pentavalente (pentavalent), **1.** radical o elemento químico que tiene una valencia de 5. **2.** relativo a un cuerpo formado por la asociación de cinco cromosomas mantenidos juntos por quiasmas en la primera división de la meiosis.

pentobarbital (pentobarbital), sedante e hipnótico. Se prescribe en el período preoperatorio como sedante, para inducir el coma durante el tratamiento del aumento de la presión intracraneal y para abortar un estado epiléptico que no responde a otras medicaciones.

pentosa (pentose), monosacárido formado por moléculas de hidratos de carbono, cada una de las cuales contiene cinco átomos de carbono. Se produce por el organismo y se halla elevada después de la ingestión de ciertas frutas tales como ciruelas y cerezas y en ciertas enfermedades infrecuentes.

pentosán (pentosan), derivado hidrocarbonado utilizado como antiinflamatorio en forma de pentosán polisulfato de sodio en el tratamiento de la cistitis intersticial.

pentosán polisulfato de sodio (pentosan polysulfate sodium), derivado polisulfatado de un pentosano sustituido en el glucuronato que contiene xilosa, con acciones fibrinolítica y anticoagulante. Se utiliza como antiinflamatorio en el tratamiento de la cistitis intersticial.

pentoxifilina (pentoxifylline), fármaco que disminuye la viscosidad de la sangre al hacer aún más flexibles los eritrocitos. Se prescribe para el tratamiento de la claudicación intermitente asociada a enfermedad arterial oclusiva crónica de las extremidades, pero no debe ser utilizado como sustitutivo de otros tipos de medicaciones utilizadas en la vasculopatía periférica porque su eficacia es marginal. Hay varias utilizaciones que no figuran en el prospecto del fármaco en las que podría ser ventajosa una disminución de la viscosidad sanguínea, como la enfermedad cerebrovascular y la neuropatía diabética.

penumbra isquémica (ischemic penumbra), zona cerebral con isquemia moderada que rodea a un área con isquemia grave. En teoría, la irrigación de esta zona se puede incrementar para evitar la extensión de la zona isquémica.

PEP (EPP), siglas de *porfiria eritropoyética.*

PEP (PWP), siglas de **presión de enclavamiento pulmonar.**

Peplau, Hildegard E. [1909-1999], una de las pioneras en el desarrollo de la teoría de la enfermería y una de las que propuso en los años 50 el concepto de que la enfermería es un proceso interpersonal. Peplau escribió en un trabajo publicado en 1952 que la relación enfermero-paciente tiene lugar en fases durante las cuales el profesional de enfermería actúa como una fuente de recursos, un consejero y sustituto. Las cuatro fases del proceso fueron denominadas orientación, identificación, explotación y resolución. De este modo, el personal de enfermería ayuda en la orientación cuando un paciente con una necesidad concreta busca ayuda. La identificación asegura al paciente que el enfermero es capaz de comprender su situación. La explotación comienza cuando el paciente utiliza los servicios disponibles. La resolución se caracteriza por la solución de las necesidades antiguas y la aparición de nuevas necesidades.

peplo (peplos), cubierta lipoproteica que puede rodear a un virus.

PEPS (EPSP), siglas de *potencial excitador postsináptico.*

pepsina (pepsin), enzima segregada en el estómago que cataliza la hidrólisis de las proteínas. En algunas ocasiones se utilizan preparados de pepsina obtenidos del estómago de cerdo y de vaca como facilitadores de la digestión.

pepsinógeno (pepsinogen), sustancia cimogénica segregada por células principales del píloro y del estómago, que se convierte en la enzima pepsina en un medio ácido, como ocurre en presencia del ácido clorhídrico producido por el estómago.

pepsinuria (pepsinuria), presencia de la enzima pepsina en la orina.

peptidasa (peptidase), enzima proteolítica que fragmenta los péptidos en aminoácidos. Existe de forma natural en las plantas, levaduras, ciertos microorganismos y en los jugos digestivos.

peptidérgico (peptidergic), que emplea péptidos pequeños como neurotransmisores.

péptido (peptide), cadena molecular constituida por dos o más aminoácidos unidos por enlaces peptídicos.

péptido C (C peptide), residuo biológicamente inactivo en el proceso de la síntesis de insulina en las células beta del páncreas.

péptido liberador de gastrina (gastrin-releasing peptide), neuropéptido lineal de 27 aminoácidos estructural y funcionalmente relacionado con la bombesina, que media la liberación neuronal de la gastrina antral, provoca broncoconstricción y vasodilatación de la vía respiratoria, estimula el crecimiento y la mitogénesis de las células en cultivo y puede actuar como neurotransmisor estimulante de las interneuronas entéricas.

péptido natriurético auricular (PNA) (atrial natriuretic peptide [ANP]), hormona implicada en la natriuresis así como en la regulación de la homeostasis renal y cardiovascular. Produce natriuresis, diuresis y vasodilatación renal, así como una reducción de las concentraciones de renina, aldosterona y hormona antidiurética, y, por tanto, normaliza la presión y el volumen de sangre circulante.

péptido natriurético cerebral (BNP) (brain natriuretic peptide [BNP]), hormona, aislada originariamente del tejido cerebral del cerdo, que tiene unos efectos biológicos parecidos al péptido natriurético auricular y que se almacena principalmente en el miocardio de los ventrículos cardíacos. Las concentraciones sanguíneas de BNP están aumentadas en los cuadros de hipervolemia, como la ICC o la hipertensión.

péptido-1 análogo al glucagón (GLP-1) (glucagon-like peptide 1 [GLP-1]), sustancia supresora del apetito que se encontró en el cerebro y el intestino. GLP-1 actúa en el cerebro como una señal de saciedad. En el intestino retarda el vaciamiento del estómago y estimula la liberación de insulina del páncreas.

peptogénico (peptogenic), relativo a un agente que produce peptonas o pepsina.

peptona (peptone), derivado proteico que se puede generar por hidrólisis de una proteína nativa mediante un ácido o una enzima.

Peptostreptococcus *(Peptostreptococcus),* género de bacterias quimioorganotróficas anaerobias grampositivas que se presentan en pares o cadenas. Los organismos potencialmente patógenos se encuentran en los tractos genitales femeninos normales y patológicos y en los tractos intestinal y respiratorio de seres humanos normales. Se han asociado con diversos trastornos, que van desde la apendicitis hasta las heridas con putrefacción.

Peptostreptococcus anaerobius *(Peptostreptococcus anaerobius),* especie potencialmente patógena de bacteria anaerobia que se encuentra por todo el cuerpo, incluidos la boca, los tractos intestinal y respiratorio y las cavidades corporales, especialmente la vagina.

per an. (per an.), abreviatura de la expresión latina *per annum,* «anualmente».

per con. (per con.), abreviatura de la expresión latina *per contra,* «por el contrario».

per gen (per gene), segmento de ácido nucleico que se asocia a los ritmos circadianos de algunas especies de animales. En los genes humanos existe una secuencia similar de ADN, aunque no se sabe si afecta a los ritmos circadianos humanos.

per os (per os), por la boca.

per primam intentionem (per primam intentionem), por primera intención.

per pro. (per pro.), abreviatura del término latino *per procurationem,* «en nombre de».

per rectum (per rectum), por el recto.

per se (per se), por sí mismo o de sí mismo.

per secundum intentionem (per secundum intentionem), por segunda intención.

per tertiam intentionem (per tertiam intentionem), por tercera intención.

per vaginam (per vaginam), por la vagina.

pera de goma (bulb syringe), instrumental con una cubeta flexible que reemplaza al émbolo, utilizado para instilar o aspirar. Las peras de goma se utilizan fundamentalmente para irrigar orificios externos, como el conducto auditivo.

peracéfalo (peracephalus,), feto o individuo con la cabeza malformada.

perborato sódico (sodium perborate), antiséptico liberador de oxígeno ($NaBO_2.H_2O_2.3H_2O$) que se puede utilizar en el tratamiento de la gingivitis ulcerosa necrosante y en otras clases de inflamación gingival, así como para el blanqueado de dientes sin pulpa.

percentil (percentile), la centésima parte de una distribución estadística. Un percentil 80 indica que el 20% del número total de casos obtuvieron una puntuación superior y que el 80% obtuvieron una puntuación inferior en las características estudiadas.

percepción (perception), **1.** reconocimiento e interpretación consciente de los estímulos sensitivos que sirve como base para el conocimiento, el aprendizaje y la comprensión o como motivación que conduce a una acción o reaccción determinada. **2.** resultado o producto final del hecho de percibir.

percepción binocular (binocular perception), capacidad visual para juzgar la profundidad o distancia gracias a la información recibida por ambos ojos.

percepción de la gravedad (perceived severity), (en un modelo de opinión sobre la salud) percepción por parte del individuo de la gravedad de las consecuencias de contraer una enfermedad.

percepción de la profundidad (depth perception), capacidad de juzgar la profundidad o la distancia relativa de los objetos en el espacio y orientar la propia posición respecto a ellos. La visión binocular es esencial para esta capacidad.

percepción de la susceptibilidad (perceived susceptibility), (en un modelo de opinión de salud) percepción por parte del individuo de la posibilidad de contraer una enfermedad.

percepción estereognósica (stereognostic perception), capacidad de reconocer objetos mediante el sentido del tacto.

percepción extrasensorial (PES) (extrasensory perception [ESP]), conocimiento que se adquiere sin utilizar los sentidos físicos.

percepción facial (facial perception), capacidad para juzgar la distancia y dirección de los objetos mediante la sensación que producen en la piel de la cara. Los ciegos experimentan este fenómeno con frecuencia.

percepción sensorial alterada (visual, auditiva, cinestésica, gustativa, táctil, olfatoria) (sensory perception, disturbed [visual, auditory, kinesthetic, gustatory, tactile, olfactory]), diagnóstico de enfermería aceptado por la Fourth National Conference on the Classification of Nursing Diagnoses. Se define como un estado en el que el individuo experimenta un cambio en la cantidad o el patrón de percepción de estímulos, acompañado de una respuesta reducida, exagerada, distorsionada o deteriorada a tales estímulos.

perceptividad (perceptivity), capacidad para recibir impresiones sensitivas.

percibir (percept), impresión mental de un objeto que se adquiere mediante el uso de los sentidos.

percolación (percolation), **1.** acto de filtrar cualquier líquido a través de un medio poroso. **2.** (en farmacología) eliminación de las partes solubles de un fármaco puro pasando un solvente líquido a través del mismo.

percusión (percussion), técnica de la exploración física haciendo un golpeteo ligero en el cuerpo con la punta de los dedos o con el puño, utilizada para evaluar el tamaño, los bordes y la consistencia de algunos órganos internos y para descubrir la presencia y evaluar la cantidad de líquido en una cavidad corporal. La percusión inmediata o directa se refiere a la percusión realizada golpeando directamente con los dedos sobre la superficie corporal. La percusión indirecta, mediata o digital consiste en golpear con los dedos de una mano sobre un dedo de la otra mano mientras esta última se coloca sobre el órgano.

percusión bimanual (bimanual percussion), técnica diagnóstica que consiste en la producción de vibraciones sonoras en las cavidades corporales utilizando las dos manos, una como percutor y la otra como plesímetro.

percusión con crepitación (decrepitate percussion), ruido de crujido producido al golpear la pared torácica o abdominal de un paciente con un trastorno respiratorio.

percusión deslizante (sweep tapping), técnica de tratamiento propioceptivo-táctil en la cual el clínico emplea el sistema de barrer la parte tratada con golpes ligeros sobre el dorso de los dedos de una de las manos. El estímulo se aplica con rapidez sobre el área de un dermatomo, ayudando al paciente a contraer el músculo.

percusión palpatoria (palpatory percussion), técnica de exploración física en la que se analizan las vibraciones producidas por la percusión, ejerciendo por ello una ligera presión con la parte plana de la mano del explorador.

percusión y vibración torácicas (cupping and vibrating), técnicas para desalojar y extraer las mucosidades y el líquido de los pulmones. La percusión consiste en golpear rítmicamente los segmentos pulmonares o bronquiales afectados con las manos ahuecadas. Se empieza suavemente y se va aumentando en energía si el paciente lo tolera. Para realizar la vibración, el médico coloca sus manos sobre el área afectada y alternativamente tensa y contrae los músculos de la mano, el brazo y el hombro. Los movimientos vibratorios se transmiten al tórax del paciente, aumentando la turbulencia y la velocidad del aire exhalado en los bronquios pequeños.

percusor (percussor), instrumento diagnóstico pequeño, en forma de martillo, con la cabeza de goma, que se utiliza para golpear suavemente el cuerpo en la percusión.

percutáneo (percutaneous), realizado a través de la piel, como una biopsia o la aspiración de líquido de un espacio situado bajo la piel utilizando una aguja, un catéter y una jeringa o la instilación de un líquido en una cavidad o espacio a través de un medio similar.

percutir (percuss), realizar percusión golpeando la pared torácica o abdominal, produciendo así vibraciones sonoras que facilitan el diagnóstico.

pérdida auditiva neurosensorial (sensorineural hearing loss), forma de pérdida auditiva en la cual el sonido es conducido a través del oído externo y medio de forma normal, pero un defecto del oído interno o del nervio auditivo conduce a una pérdida de audición.

pérdida circunstancial (situational loss), la pérdida de una persona, cosa o cualidad, provocada por un cambio en las condiciones de vida, como son los cambios relacionados con enfermedades, la imagen corporal, el entorno y la muerte.

pérdida de agua obligatoria (obligatory water loss), volumen de agua requerido para la excreción urinaria diaria de productos metabólicos de desecho. Esta cantidad de agua perdida es imprescindible para mantener la salud normal.

pérdida de agua opcional (optional water loss), volumen medio de pérdida diaria de agua que se suma a la pérdida de agua obligatoria en función de las actividades físicas, el clima y otros factores.

pérdida de audición coclear (cochlear hearing loss), pérdida auditiva neurosensorial que proviene de un defecto en el receptor o en los mecanismos transductores de la cóclea.

pérdida de extensión (extensor lag), magnitud de la disminución de la capacidad extensora en una articulación debilitada, que sólo puede ser extendida pasivamente, no de forma activa.

pérdida de peso (weight loss), reducción del peso corporal. La pérdida puede ser el resultado de un cambio en la dieta o el estilo de vida o de una enfermedad febril. Para perder 420 gramos de peso a la semana, una persona tiene que consumir 500 calorías menos al día y/o consumir 500 calorías más al día a través de la actividad física.

pérdida insensible de agua (insensible water loss), cantidad de líquido que se pierde a diario a través de los pulmones, la piel y el tracto respiratorio, junto con el agua que se pierde en las heces.

pérdida salina (salt wasting), excreción inadecuada de sodio en la orina (natriuresis) con hiponatremia e hiperpotasemia.

pérdida vitamínica (vitamin loss), reducción del contenido vitamínico de los alimentos como consecuencia de la manipulación y preparación de los alimentos frescos, durante la recolección, calentamiento, escabechado, salado, molido, enlatado u otras técnicas de procesamiento de alimentos. Se pueden producir pérdidas vitamínicas posteriores como consecuencia de trastornos digestivos que impidan la absorción de los nutrientes o por la utilización de fármacos, como la isoniacida, que son antagonistas de las vitaminas.

perencefalia (perencephaly), alteración caracterizada por la presencia de uno o más quistes cerebrales.

perfeccionismo (perfectionism), estado subjetivo en el que una persona persigue un grado elevado imposible de realizar y que, en muchos casos, exige de los demás los mismos niveles. El fracaso en la consecución de los objetivos genera sentimientos de derrota y otras consecuencias psicológicas adversas.

perfenacina (perphenazine), derivado fenotiacínico utilizado como antipsicótico, antiemético y antivertiginoso. Se prescribe para el tratamiento de la esquizofrenia y para el control de las náuseas y los vómitos intensos en adultos. Los usos que no figuran en el prospecto incluyen el tratamiento de la retirada alcohólica, la corea de Huntington, el síndrome de la Tourette, la tortícolis espasmódica y la demencia en las personas de edad avanzada.

perfil (profile), breve boceto, diagrama o resumen relacionado con una persona o cosa.

perfil biofísico fetal (fetal biophysical profile), método de diagnóstico por ecografía para la evaluación del estado fetal durante el período anteparto basado en cinco variables del feto: frecuencia cardíaca fetal, movimientos respiratorios, movimientos groseros, tono muscular y volumen de líquido amniótico.

perfil de desarrollo neonatal (neonatal developmental profile), evaluación del estado de desarrollo de un neonato basada en: edad gestacional, exploración neurológica y Escala de Valoración del Comportamiento Neonatal.

perfil de propensión (proneness profile), proceso de exploración selectiva que evalúa la probabilidad de que se produzcan problemas en el desarrollo durante los primeros años de la vida de un niño. Algunas de las variables del perfil de propensión que parecen ser importantes a la hora de seleccionar a los niños con riesgo son el estado de salud perinatal de la madre y del lactante, especialmente las complicaciones del embarazo, el parto, el período neonatal y el puerperio; las características de la madre, especialmente su temperamento, su nivel de formación, su conocimiento de la situación vital y del niño; características del lactante, incluidos estado de alerta, patrón de actividad y grado de respuesta, y las características de la relación entre el lactante y su cuidador.

perfil de propensión a los ictus (stroke prone profile), índice pronóstico que utiliza un complejo de factores de riesgo que indican la susceptibilidad de una persona a accidentes cerebrovasculares (ACV). Estos factores son: edad avanzada, hipertensión, historia de episodios isquémicos transitorios, hábito de fumar cigarrillos, cardiopatías, embolismo asociado, historia familiar de ACV, utilización de anticonceptivos orales, diabetes mellitus, inactividad física y obesidad, hipercolesterolemia e hiperlipidemia.

perfil de «PULSES» (PULSES profile), herramienta de valoración que mide seis funciones y factores para evaluar el grado de independencia que posee un individuo discapacitado. Se utiliza la puntuación para valorar el progreso realizado en la rehabilitación, así como para identificar la gravedad de la discapacidad. Dichas funciones son: condición física (*P*hysical condition; p. ej., salud general), función del miembro superior (*U*pper), función del miembro inferior (*L*ower), función sensorial (*S*ensory), función excretora (*E*xcretory) y apoyo (*S*upport; p. ej., apoyo social, psicológico, financiero).

perfil de sensibilidad de corte (slice sensitivity profile), curva que muestra el efecto del ensanchamiento del espesor del corte de TC a lo largo del eje del paciente en la TC helicoidal.

perfil del fármaco (drug profile), esquema o resumen de las características de un fármaco o familia de fármacos, lista de tipos de dosificación, categoría frente al embarazo, formas recetadas y de libre dispensación, genéricos si están disponibles, contraindicaciones y clasificación si están protegidos por leyes de control de sustancias.

perfiles de aminoácidos (amino acid profiles), una prueba en sangre u orina para diagnosticar alteraciones en el metabolismo de los aminoácidos, la mayor parte de los cuales son genéticos.

perfluorocarburos (perfluorocarbons), grupo de productos químicos con cierta capacidad para realizar la función de la hemoglobina en los hematíes, transportando el oxígeno por el sistema circulatorio. Pueden utilizarse en determinadas ocasiones como sustitutos de la sangre.

perforación (fenestra), **1.** apertura, como la que se realiza en un vendaje o escayola, para liberar presión o para administrar cuidados a la piel. **2.** orificio microscópico en determinados capilares especializados en la filtración.

perforación (perforation), orificio o abertura realizada a través de todo el grosor de una membrana o de otro tejido o material.

perforación apical (apical perforation), conducto creado por métodos mecánicos que va desde el conducto pulpar hasta el espacio periodontal cerca o en el vértice del diente.

perforación del estómago o intestino (perforation of stomach or intestines), trastorno en el que la enfermedad o la lesión ha dado lugar a una fuga del contenido del tracto digestivo hacia la cavidad peritoneal. Son causas frecuentes la rotura del apéndice o la úlcera péptica perforada. Es necesaria una intervención quirúrgica inmediata para evitar la peritonitis.

perforación del útero (perforation of the uterus), punción accidental del útero, como puede suceder en un legrado o por un dispositivo anticonceptivo intrauterino.

perforación intestinal (intestinal perforation), escape del contenido del tubo digestivo hacia la cavidad peritoneal debido a un traumatismo o a un proceso patológico, como una rotura apendicular o una úlcera perforada. Es inevitable que se produzca una peritonitis.

perforación traqueoesofágica (PTE) (tracheoesophageal puncture [TEP]), válvula sintética unidireccional colocada en una fístula traqueoesofágica creada quirúrgicamente para restablecer el lenguaje después de una laringuectomía.

perforado (perforate), (del ano) que tiene un orificio normal; que no está imperforado.

perforante (perforans), penetrante. El término se aplica fundamentalmente a los nervios, músculos u otras estructuras anatómicas que penetran otras estructuras.

perforar (perforate), **1.** atravesar, taladrar, pinchar o cualquier otra forma de hacer un agujero. **2.** llenar de pequeños agujeros.

perfusión (perfusion), **1.** el paso de un líquido a través de un órgano o área determinada del cuerpo. **2.** medida terapéutica con la que se introduce un fármaco a través del torrente sanguíneo dirigido a una zona aislada del organismo.

perfusión miocárdica (myocardial perfusion), flujo de sangre hacia el músculo cardíaco.

perfusión tisular: cardíaca (tissue perfusion: cardiac), resultado de enfermería recogido en la Nursing Outcomes Classification (NOC). Se define como la idoneidad del flujo de sangre a través de los vasos para mantener la función celular.

perfusión tisular: cerebral (tissue perfusion: cerebral), resultado de enfermería recogido en la Nursing Outcomes Classification (NOC). Se define como el nivel de flujo sanguíneo presente en la circulación cerebral para mantener la función cerebral.

perfusión tisular: órganos abdominales (tissue perfusion: abdominal organs), resultado de enfermería recogido en la Nursing Outcomes Classification (NOC). Se define como el nivel de flujo sanguíneo presente en los pequeños vasos de las vísceras abdominales y que mantiene la función orgánica.

perfusión tisular: periférica (tissue perfusion: peripheral), resultado de enfermería recogido en la Nursing Outcomes Classification (NOC). Se define como el nivel de flujo sanguíneo presente en los pequeños vasos de las extremidades y que mantiene la función tisular.

perfusión tisular: pulmonar (tissue perfusion: pulmonary), resultado de enfermería recogido en la Nursing Outcomes Classification (NOC). Se define como la idoneidad del flujo sanguíneo en la red vascular pulmonar intacta, en presencia de presión y volumen adecuados, para prefundir las unidades alveolocapilares.

perfusión tisular inefectiva (especificar el tipo: renal, cerebral, cardiopulmonar, gastrointestinal, periférica) (inefective tissue perfusion [renal, cerebral, cardiopulmonary, gastrointestinal, peripheral]), diagnóstico de enfermería aceptado por la NANDA. Se define como el estado en el que el individuo experimenta un descenso en la nutrición y oxigenación a nivel celular, debido a un déficit del aporte sanguíneo capilar. Las características que lo definen son la frialdad de la extremidad afectada, la palidez al elevar la extremidad, la disminución de los pulsos arteriales y los cambios en la tensión arterial cuando se registra en la extremidad afectada. Con frecuencia también se observan claudicación, gangrena, uñas quebradizas, úlceras o heridas que se curan lentamente, piel brillante y falta de pelo.

perfusionista (perfusionist), profesional sanitario que interviene en la realización de procedimientos que implican circulación extracorpórea, como durante la cirugía a corazón abierto o en la hipotermia.

pergolide (pergolide), derivado del cornezuelo del centeno de acción prolongada con propiedades dopaminérgicas utilizado en el tratamiento del parkinsonismo.

periacinoso (periacinous), cerca o alrededor de una pequeña dilatación sacciforme, sobre todo en el pulmón o una glándula.

periadenitis (periadenitis), inflamación de los tejidos que rodean una glándula.

perianal (perianal), situado alrededor del ano.

periaórtico (periaortic), perteneciente a la región situada alrededor de la aorta.

periaortitis (periaortitis), inflamación de la adventicia o de los tejidos periféricos de la aorta.

periapendicitis decidual (periappendicitis decidualis), inflamación del apéndice vermiforme con presencia de células deciduales en el peritoneo del apéndice. Se presenta en casos de embarazo tubárico derecho con adherencias entre el apéndice y las trompas de Falopio.

periapendicular (periappendicular), relativo a la región situada alrededor del apéndice.

periapical (periapical), relativo o perteneciente a los tejidos que rodean el vértice de un diente, como la membrana periodontal y el hueso alveolar.

periarterial (periarterial), relativo a la región situada alrededor de una arteria.

periarteritis (periarteritis), trastorno inflamatorio de la capa externa de una o más arterias y del tejido que rodea al vaso.

periarteritis nodosa (periarteritis nodosa), enfermedad polimórfica progresiva del tejido conjuntivo caracterizada por la aparición de numerosos nódulos, grandes y palpables o visibles en grupos a lo largo del trayecto de las arterias de calibre medio, especialmente cerca de los puntos de bifurcación. Se produce la obstrucción del vaso, provocando isquemia regional, hemorragia, necrosis y dolor. Los signos precoces de la enfermedad son taquicardia, fiebre, pérdida de peso y dolor visceral.

periarteritis sifilítica (syphilitic periarteritis), proceso inflamatorio de la túnica externa de una o más arterias que se produce en la sífilis terciaria y se caracteriza por lesiones perivasculares gomosas blandas infiltradas con linfocitos y células plasmáticas.

periarticular (periarticular), relativo a la región situada alrededor de una articulación.

periartritis (periarthritis), inflamación de los tejidos que rodean una articulación.

peribronquial (peribronchial), alrededor del bronquio.

peribronquiolar (peribronchiolar), relativo al área que rodea los bronquiolos.

pericalicial (pericalyceal), cerca o alrededor de un cáliz renal.

pericárdico (pericardiac, pericardial), **1.** relativo al pericardio. **2.** relativo a la región situada alrededor del corazón.

pericardiectomía (pericardiectomy), escisión del pericardio.

pericardio (pericardium), saco serofibroso que rodea el corazón y las raíces de los grandes vasos. Está constituido por el pericardio seroso y el pericardio fibroso. El pericardio seroso consta de una hoja parietal que tapiza el interior del pericardio fibroso, y de una hoja visceral adherida a la superficie del corazón. Entre las dos capas se encuentra el espacio pericárdico que contiene algunas gotas de líquido pericárdico, que lubrifica las superficies opuestas del espacio y permite que el corazón se mueva con facilidad durante la contracción. El pericardio fibroso, que forma la capa más externa y que está constituido por tejido fibroso blanco duro, revestido por la capa parietal del pericardio seroso, se ajusta laxamente al corazón, fijándose a los grandes vasos sanguíneos que surgen de la parte superior del mismo, pero no al corazón en sí. Es relativamente inelástico y protege al corazón y a las membranas serosas.

pericardio parietal (parietal pericardium), capa exterior del pericardio seroso que no está en contacto directo con el músculo cardíaco.

pericardio visceral (visceral pericardium), capa de la membrana pericárdica que está en contacto directo con el corazón.

pericardiocentesis (pericardiocentesis), procedimiento para extraer líquido del espacio pericárdico, entre las membranas serosas, mediante punción quirúrgica y aspiración del saco pericárdico.

pericardiotomía (pericardiotomy), incisión quirúrgica en el pericardio.

pericarditis (pericarditis), inflamación del pericardio asociada a traumatismos, neoplasias, infecciones, uremia, infarto de miocardio, enfermedades del colágeno u otras causas desconocidas. El primer estadio se caracteriza por fiebre, dolor torácico subesternal que se irradia hacia el hombro o el cuello, disnea, tos seca no productiva, pulso rápido y enérgico, roce pericárdico y latido cardíaco sordo sobre el ápex. El paciente se muestra ansioso, cansado y ortopneico. Si el tratamiento no es eficaz, puede progresar al gravísimo segundo estadio, en la que se desarrolla un derrame serofibrinoso en el pericardio, restringiendo la actividad cardiaca. Si el derrame es purulento (causado por infección bacteriana) también se observa la existencia de fiebre elevada, sudor, escalofríos y postración. A la auscultación, los ruidos cardíacos se escuchan sordos, débiles y distantes y a simple vista se observa la existencia de una protuberancia en el tórax sobre el área precordial.

pericarditis constrictiva (constrictive pericarditis), engrosamiento fibroso del pericardio producido por una cicatrización progresiva o fibrosis. El pericardio puede sufrir una calcificación y desarrollar de forma progresiva cierta rigidez que impide la dilatación normal de las cámaras cardíacas durante las fases de llenado del ciclo cardíaco.

pericarditis fibrinosa (fibrinous pericarditis), trastorno en el que se acumula exudado linfático en el pericardio y se coagula. El exudado coagulado puede adquirir un aspecto parecido a la mantequilla espesa.

pericarditis fibrinosa aguda (acute fibrinous pericarditis), inflamación aguda del pericardio, con fibras que se extienden hacia el saco pericárdico. Se produce una inflamación de las células endoteliales del pericardio.

pericarditis hemorrágica (hemorrhagic pericarditis), inflamación del pericardio con derrame sanguíneo. Con frecuencia está provocada por TB o por un tumor.

pericarditis idiopática (idiopathic pericarditis), inflamación del pericardio que se produce sin una etiología conocida.

pericarditis inespecífica aguda (acute nonspecific pericarditis), inflamación del pericardio, con o sin derrame. Con frecuencia se asocia a miocarditis, aunque por lo general se resuelve sin complicaciones.

pericarditis isquémica (ischemic pericarditis), inflamación del pericardio provocada por la interrupción del riego sanguíneo durante un IM.

pericarditis neoplásica (neoplastic pericarditis), inflamación del pericardio generalmente secundaria a un tumor maligno en la zona.

pericarditis serofibrinosa (serofibrinous pericarditis), forma de pericarditis fibrinosa caracterizada por la presencia de un exudado seroso.

pericarion (perikaryon), citoplasma de un cuerpo celular que rodea al núcleo y a cualquier prolongación; específicamente, el cuerpo celular de una neurona.

pericisto (pericystium), tejidos que rodean la vejiga biliar o la urinaria.

pericolangitis (pericholangitis), trastorno inflamatorio de los tejidos que rodean a los conductos biliares del hígado. La pericolangitis es una complicación de la colitis ulcerosa y de la hipertensión portal.

pericolitis (pericolitis), inflamación del tejido conjuntivo que rodea al colon.

pericondrio (perichondrium), vaina y membrana de tejido conjuntivo fibroso, irregular, que rodea los cartílagos hialinos y elásticos.

pericoronitis (pericoronitis), inflamación del pliegue gingival (tejido de la encía) que rodea la corona de un diente, habitualmente asociada a la erupción de un tercer molar.

pericráneo (pericranium), membrana de tejido conjuntivo que rodea al cráneo.

pericrómica (perichrome), célula nerviosa en la cual la sustancia cromófila tingible está dispersada por todo el citoplasma.

peridermo (periderm), la capa más externa de epidermis plana sobre un embrión o un feto durante los primeros seis meses de gestación.

perididimitis (perididymitis), inflamación del perididimo o *tunica vaginalis testis*.

periencefalitis (periencephalitis), inflamación de las membranas y la superficie del encéfalo, incluida la corteza.

periestafilino interno (levator veli palatini), uno de los músculos que se originan en la base del cráneo que elevan el paladar por encima de una posición neutra y cierran el istmo faríngeo entre la nasofaringe y la orofaringe.

periestomal (peristomal), perteneciente a la zona de piel que rodea un estoma u orificio en la pared abdominal.

periferia (periphery), **1.** partes o regiones próximas o situadas por fuera de un perímetro o limitación. **2.** las partes externas del cuerpo, como la piel o los miembros.

periférico (peripheral), relativo o perteneciente a la zona externa, superficial o que rodea a un órgano o a cualquier otra estructura, o en la zona extrema del campo de visión.

perifocal (perifocal), relativo a los tejidos situados alrededor de un foco de infección.

perifolicular (perifollicular), relativo a la región que rodea al folículo.

perifoliculitis (perifolliculitis), inflamación del tejido que rodea al folículo piloso.

periglótico (periglottic), alrededor de la lengua, en especial la base de la lengua.

periglotis (periglottis), membrana mucosa de la lengua.

perihepatitis (perihepatitis), inflamación de la cápsula peritoneal del hígado y de los tejidos adyacentes.

perihepatitis clamidial (chlamydial perihepatitis), perihepatitis causada por extensión de una infección clamidial.

P

periimplantoclasia (periimplantoclasia), (en odontología) reacción tisular patológica que rodea el material extraño implantado, caracterizada por inflamación local.

peri-lenguaje (circum-speech), (en psiquiatría) características conductuales asociadas a la conversación. Se incluyen el lenguaje corporal, el mantenimiento de un espacio personal entre individuos, los movimientos de las manos y de la cabeza y actividades laboriosas, como andar o hacer punto mientras se mantiene una conversación.

perilinfa (perilymph), líquido transparente que separa el laberinto óseo del laberinto membranoso en el oído interno.

perimenopausia (perimenopause), plazo de 4 a 6 años que precede a la menopausia, cuando los ciclos menstruales y el flujo de sangre pueden ser irregulares. Al disminuir los niveles de estrógenos, la osteoporosis empieza a desarrollarse y las mujeres se encuentran en situación de mayor riesgo de enfermedad cardiovascular.

perimetría (perimetry), determinación y mapeo de los límites del campo visual.

perimetrio (perimetrium), membrana serosa que recubre el útero.

perímetro (perimeter), **1.** circunferencia, borde externo o periferia de un objeto. **2.** instrumento para medir los campos visuales. **3.** instrumento para medir la circunferencia de los dientes.

perímetro abdominal (abdominal girth), circunferencia del abdomen, que se suele medir a la altura del ombligo.

perímetro braquial medio (PBM) (midupper arm circumference [MAC]), medida de la circunferencia del brazo en el punto medio, situado entre el extremo del acromion de la escápula y el olécranon del cúbito.

perímetro muscular braquial medio (midarm muscle circumference), medida que se calcula restando el pliegue cutáneo tricipital (PCT) del perímetro braquial medio (PBM).

perimólisis (perimolysis), descalcificación de los dientes causada por la exposición al ácido gástrico en pacientes con vómitos crónicos, como puede ocurrir en la anorexia o la bulimia.

perinatal (perinatal), relativo o perteneciente al momento y al proceso del parto y del nacimiento.

perinatología (perinatology), rama de la medicina que se ocupa del estudio de la anatomía y fisiología de la madre y de su hijo no nacido y del recién nacido, y del diagnóstico y tratamiento de las enfermedades que aparecen durante la gestación, el parto y el puerperio.

perinatólogo (perinatologist), médico especializado en el diagnóstico y tratamiento de los trastornos del embarazo, el parto y el puerperio tanto en la madre como en el niño.

perindopril (perindopril), fármaco antihipertensivo.

periné en regadera (watering can perineum), un periné con numerosas fístulas que permiten la fuga de orina por abscesos o en ocasiones estenosis uretrales.

perineal (perineal), relativo al periné.

perinefrio (perinephrium), tejido conjuntivo que rodea los riñones.

perineo (perineum), parte del cuerpo situada por detrás del arco púbico y de los ligamentos arqueados, por delante del extremo del cóccix y a cada lado de las ramas inferiores del pubis, del isquion y de los ligamentos sacrociáticos mayores. El perineo sostiene y rodea los segmentos distales de los aparatos urogenital y GI del organismo.

perineocele (perineocele), hernia en el área perineal, alrededor del recto.

perineorrafia (perineorrhaphy), procedimiento quirúrgico en el que se repara mediante sutura una incisión, un desgarro o un defecto del perineo.

perineostomía (perineostomy), creación quirúrgica de un orificio entre la uretra y la piel de la región perineal.

perineotomía (perineotomy), incisión quirúrgica en el perineo.

perinsuflación (perflation), método para abrir un conducto o acceso a una cavidad con aire a presión.

periodicidad (periodicity), tendencia de algunos sucesos o episodios a repetirse a intervalos predecibles, como la de las filarias, que aparecen en los vasos sanguíneos de la piel por la noche, pero no durante el día, y la de algunos tipos de paludismo, que causan paroxismos a intervalos de 24, 48 o 72 horas, dependiendo de la especie del patógeno.

periódico (periodic), (de un episodio o fenómeno) que vuelve a suceder a intervalos regulares o irregulares.

período (period), **1.** intervalo de tiempo. **2.** una de las etapas de una enfermedad. **3.** (en física) duración de un ciclo aislado dentro de una onda o suceso periódico.

período alveolar (alveolar period), período o fase del desarrollo pulmonar, que comienza dentro del útero tras el período sacular terminal (32-36 semanas) y que persiste hasta los 8 años de edad aproximadamente. Los sáculos alveolares terminales se dividen varias veces más y maduran a alveolos.

período canalicular (canalicular period), período o fase del desarrollo prenatal de distintas partes de los pulmones, que se prolonga desde la semana 16 o 17 de gestación hasta la 26 o más, y que va seguido del período sacular final. Durante él se forman las estructuras básicas de intercambio de gases de los pulmones, que se convieten en vasculares, y los alveolos primordiales, denominados sáculos terminales, comienzan a constituirse, haciendo que pueda iniciarse la respiración.

período crítico (critical period), momento crítico durante una fase del desarrollo o durante un período de recuperación.

período crítico del desarrollo (critical period of development), **1.** espacio de tiempo específico durante el cual el entorno ejerce su mayor impacto sobre el desarrollo del individuo. **2.** el tiempo durante la gestación en el que se están formando los principales órganos y sistemas.

período de eyección (ejection period), la segunda fase de la sístole ventricular. Es el intervalo durante el cual las válvulas semilunares están abiertas y la sangre está siendo descargada en las arterias aórtica y pulmonar.

período de eyección sistólico (systolic ejection period), cantidad de tiempo que los ventrículos están en sístole por cada minuto.

período de fecundidad (childbearing period), período reproductivo de la vida de una mujer, desde la pubertad hasta la menopausia. Es el tiempo durante el cual la mujer está capacitada fisiológicamente para concebir un niño.

período de incubación (incubation period), **1.** tiempo entre la exposición a un organismo patógeno y el comienzo de los síntomas de la enfermedad. **2.** tiempo necesario para inducir el desarrollo del embrión a partir de un huevo o el desarrollo y la replicación de células tisulares o microorganismos en un medio de cultivo o en otro ambiente especial de laboratorio. **3.** tiempo de demora en la aparición de una reacción o proceso químico.

período de inscripción libre (open-enrollment period), tiempo durante el cual las personas pueden inscribirse en un plan de asistencia sanitaria.

período de latencia (latency period), **1.** período que transcurre entre el contacto con el patógeno y el desarrollo de los síntomas. **2.** período que transcurre entre un estímulo y su respuesta.

período de latencia (latent period), intervalo que media entre la exposición a una dosis perjudicial de radiación y la reacción consecuente.

período de Wenckebach (Wenckebach heart block), forma de bloqueo auriculoventricular de segundo grado en el que existe una prolongación progresiva del intervalo PR de un latido a otro, que finalmente termina con la aparición de una onda P no conductora.

período embrionario (embryonic period), período o fase inicial del desarrollo pulmonar intrauterino, que se prolonga desde la tercera semana desde la concepción hasta la sexta semana de gestación. Durante dicho período, un divertículo respiratorio ventral (la yema pulmonar) se desarrolla en el extremo caudal de la hendidura laringotraqueal y crece para formar las yemas bronquiales y la tráquea primordial.

período expulsivo del parto (expulsive stage of labor), segunda fase del parto durante la que las contracciones del útero materno se acompañan del reflejo de expulsión. Comienza tras la dilatación total del cuello y continúa con la expulsión completa del feto.

período fértil (fertile period), tiempo dentro del período menstrual durante el que se puede producir la fertilización. Los espermatozoides pueden sobrevivir durante 5 días; el óvulo, 24 horas. Por tanto, el período fértil comienza desde 6 días antes de la ovulación y dura hasta 1 día después de ésta.

período gestacional (gestational period), intervalo de tiempo entre la concepción y el parto.

período infectocontagioso (communicability period), período de tiempo durante el que un agente infeccioso puede transmitirse directa o indirectamente de una persona infectada a otra, de animales a humanos o de una persona a animales, incluidos los artrópodos.

período interdigestivo (interdigestive period), período de inactividad relativa en el tubo digestivo entre dos períodos de actividad digestiva.

período intraparto (intrapartal period), período que abarca el parto y el nacimiento.

período neonatal (neonatal period), intervalo entre el nacimiento y los 28 días de edad. Es el período en el que el lactante corre más riesgo.

período perinatal (perinatal period), período que se extiende, aproximadamente, desde la semana 28 de gestación hasta los 28 días después del nacimiento.

período placentario del parto (placental stage of labor), tercera etapa del parto en la que se expulsan del útero la placenta y las membranas tras el nacimiento del niño.

período refractario (refractory period), tiempo desde la fase 0 hasta el final de la fase 3 de un potencial de acción, dividido en efectivo y relativo. En terminología de marcapasos, el período durante el cual un impulso generador no tiene respuesta a una señal de entrada de una amplitud determinada.

período sacular terminal (terminal saccular period), período del desarrollo pulmonar prenatal con una duración, en diferentes partes del pulmón, desde la semana 26 o más hasta casi término. Los paredes de los espacios áereos se adelgazan y los espacios se dividen en báculos alveolares con capilares adyacentes; las células alveolares de tipo I y II comienzan a funcionar y se segrega sustancia tensoactiva.

período seguro (safe period), período del ciclo mestrual en el que se considera que es menos probable que se produzca la concepción. Incluye aproximadamente los 10 días siguientes al inicio de una menstruación y los 10 días anteriores a la siguiente.

período seudoglandular (pseudoglandular period), período o fase del desarrollo prenatal del pulmón que dura aproximadamente entre la sexta y la decimosexta semana. Tiene lugar una ramificación repetida de bronquios y bronquíolos a partir de las vías respiratorias de conducción primitivas, y los pulmones se parecen a glándulas exocrinas. Los fetos alumbrados durante esta fase no son viables porque los pulmones no son aún capaces de la respiración.

período supranormal (supernormal period), período en el que la excitabilidad del miocardio es superior a la normal.

período vulnerable (vulnerable period), período breve del ciclo cardíaco durante el cual la activación puede provocar un latido ectópico. El período ventricular vulnerable corresponde al pico de una onda T en su lado ascendente.

periodoncia (periodontics), rama de la odontología que se ocupa del diagnóstico, tratamiento y prevención de las enfermedades del periodontio.

periodontal (periodontal), perteneciente a las estructuras de soporte de un diente, incluyendo el cemento, el hueso alveolar y la encía.

periodontio (periodontium), los tejidos que rodean y ayudan a sustentar los dientes, incluyendo el ligamento periodontal, la encía, el cemento, el alveolo y el hueso en donde se sustenta.

periodontista (periodontist), odontólogo especializado en el tratamiento de las estructuras de soporte de los dientes.

periodontitis (periodontitis), inflamación del periodontio causada por una compleja reacción iniciada cuando las bacterias de la placa subgingival entran en contacto con el epitelio del surco gingival.

periodontitis apical (apical periodontitis), inflamación de los tejidos que rodean el ápice de la raíz dental.

periodontitis juvenil (juvenile periodontitis), trastorno anómalo, extraordinariamente invasivo, caracterizado por formación de cavidades y una importante pérdida ósea en los alveolos dentales que afecta a niños y adolescentes, asociado generalmente con una mala higiene oral y nutrición inapropiada.

periodontoclasia (periodontoclasia), pérdida de los dientes permanentes causada por la destrucción y absorción del hueso de soporte.

periodontosis (periodontosis), enfermedad poco frecuente que afecta a personas jóvenes, especialmente mujeres, y que se caracteriza por la destrucción idiopática del periodontio sin inflamación.

perioperatorio (perioperative), relativo al tiempo antes, durante y después de la cirugía.

periórbita (periorbita), periostio de la órbita ocular. Se continúa con la duramadre y con la vaina del nervio óptico.

periorbitario (periorbital), perteneciente a la región que rodea la cavidad ocular.

periorquitis meconial (meconium periorchitis), trastorno infrecuente que se observa en lactantes después de la curación de una peritonitis meconial. Se caracteriza por la presencia de un hidrocele de meconio en el escroto que se endurece de forma progresiva y suele resolverse de forma espontánea a lo largo del tiempo.

perióstico (periosteal), relativo al periostio, la membrana que cubre el hueso.

periostio (periosteum), membrana fibrosa vascular que recubre los huesos, excepto en sus extremos. Está constituido por una capa externa de tejido rico en fibras colágenas que contiene algunas células grasas y por una capa interna de fibras elásticas finas. El periostio está perforado por nervios y vasos sanguíneos que inervan y nutren el hueso subyacente.

periostio alveolar (alveolar periosteum), capa densa de tejido conjuntivo que recubre las cavidades alveolares de los maxilares superior e inferior y une los huesos a las fibras horizontales del cemento de los dientes.

periostitis (periostitis), inflamación del periostio. Está producida por infecciones crónicas o agudas o por traumatismos, y se caracteriza por hipersensibilidad e inflamación del hueso afectado, dolor, fiebre y escalofríos.

peripatético (peripatetic), relativo a un paciente de fiebre tifoidea ambulatorio.

perirrectal (perirectal), relativo a la región que rodea al recto.

perisinusitis (perisinusitis), inflamación de las estructuras situadas alrededor de un seno.

peristalsis esofágica (esophageal peristalsis), contracciones del esófago no propulsivas y descoordinadas desencadenadas por la deglución, en especial en ancianos.

peristáltico (peristaltic), relativo a la peristalsis.

peristaltismo (peristalsis), contracción coordinada, rítmica y en series de la musculatura lisa que obliga a los alimentos a avanzar por el tubo digestivo, a la bilis a través del conducto biliar y a la orina a circular por los uréteres.

peristaltismo esofágico sintomático (symptomatic esophageal peristalsis), trastorno en el cual la progresión peristáltica en el cuerpo del esófago es normal, pero las contracciones tienen mayor amplitud y duración en el esófago distal.

peristaltismo inverso (reverse peristalsis), peristaltismo que impulsa el contenido en sentido contrario al normal.

peristaltismo uterino (uterine peristalsis), movimientos rítmicos del miometrio, que se reconocen sobre todo durante la fase folicular del ciclo menstrual.

peritoneo (peritoneum), membrana serosa extensa que cubre toda la pared abdominal del cuerpo y se refleja en las vísceras contenidas en él. Se divide en peritoneo parietal y peritoneo visceral. En el varón el peritoneo es un saco membranoso cerrado. En la mujer el peritoneo se encuentra perforado por los extremos libres de las trompas uterinas. La superficie libre del peritoneo es mesotelio liso, lubrificado con un líquido seroso que permite a las vísceras deslizarse con facilidad contra la pared abdominal y entre ellas. El mesenterio del peritoneo se abre en abanico desde la membrana principal para sostener el intestino delgado. Otras partes del peritoneo son el mesocolon transverso, el epiplón mayor y el epiplón menor.

peritoneo parietal (parietal peritoneum), porción de la mayor membrana serosa del cuerpo que recubre la pared abdominal.

peritoneo urogenital (urogenital peritoneum), peritoneo que recubre las estructuras urogenitales de la pelvis menor.

peritoneo visceral (visceral peritoneum), una continuación del peritoneo parietal, que se refleja en distintos lugares por encima de las vísceras y da lugar a una cubierta que reviste por completo el estómago, bazo, hígado, intestinos desde el duodeno distal al extremo superior del recto, útero y ovarios; también recubre de forma parcial algunos otros órganos abdominales. Mantiene las vísceras en su posición mediante pliegues, que incluyen los mesenterios, los epiplones y los ligamentos gástrico, hepático, esplénico, renales, vesicales y uterinos.

peritoneoscopia (peritoneoscopy), empleo de un endoscopio para inspeccionar el peritoneo a través de una incisión en la pared abdominal.

peritoneostomía lumbar subaracnoidea (lumbar subarachnoid peritoneostomy), técnica quirúrgica para drenar líquido cefalorraquídeo en la hidrocefalia que se realiza normalmente en el neonato. Se puede utilizar cuando es necesario realizar una derivación temporal. Primero se realiza una laminectomía lumbar y después se pasa un tubo de polietileno desde el espacio subaracnoideo, por el flanco hacia el peritoneo.

peritonitis (peritonitis), inflamación del peritoneo. Está producida por bacterias o sustancias irritantes que se introducen en el interior de la cavidad abdominal a través de heridas penetrantes o por la perforación de un órgano del aparato digestivo o del aparato reproductor. En la mayoría de los casos, la peritonitis está producida por la ruptura del apéndice, pero también puede estar producida por la perforación de divertículos abdominales, úlcera péptica, gangrena de la vesícula biliar, obstrucción gangrenosa del intestino delgado, hernia estrangulada y ruptura del bazo, hígado, quiste ovárico y trompa de Falopio, especialmente en los casos de embarazo ectópico. Los signos y síntomas característicos incluyen: distensión abdominal, rigidez y dolor, sensibilidad aumentada, disminución o ausencia de los ruidos abdominales, náuseas, vómitos y taquicardia. El paciente tiene escalofríos, fiebre, respiración rápida y superficial, presentando un estado de ansiedad y deshidratación y es incapaz de defecar, pudiendo vomitar materia fecal.

peritonitis adhesiva (adhesive peritonitis), inflamación del peritoneo caracterizada por la existencia de un exudado fibrinoso que une las asas de intestino y otros órganos.

peritonitis aséptica (aseptic peritonitis), peritonitis en la cual la inflamación del peritoneo se debe a productos químicos, radiación o lesiones, y no a un agente infeccioso.

peritonitis crónica (chronic peritonitis), forma de peritonitis en la cual se produce un engrosamiento del peritoneo y se desarrolla ascitis. Habitualmente el trastorno va asociado a otra enfermedad, como pericarditis o poliserositis.

peritonitis diafragmática (diaphragmatic peritonitis), inflamación de la superficie inferior del diafragma.

peritonitis difusa (diffuse peritonitis), peritonitis diseminada que afecta a la mayor parte del peritoneo, habitualmente provocada por rotura del estómago o del apéndice.

peritonitis difusa aguda (acute diffuse peritonitis), episodio de diseminación aguda de una peritonitis que afecta a la mayor parte del peritoneo y habitualmente se debe a una infección o perforación de un órgano abdominal. También es una complicación de la diálisis peritoneal.

peritonitis generalizada (generalized peritonitis), infección bacteriana del peritoneo secundaria a una infección de otro órgano, como en el caso de la rotura del apéndice. Los síntomas son generalmente agudos y graves.

peritonitis meconial (meconium peritonitis), peritonitis secundaria a una perforación intestinal en la cavidad peritoneal durante la vida intrauterina o poco después del parto. Esto provoca la salida de meconio a la cavidad peritoneal.

peritonitis por *Candida* (*Candida* peritonitis), peritonitis producida por alguna especie de *Candida,* generalmente como complicación de la diálisis peritoneal, con síntomas tales como dolor abdominal con o sin febrícula, náuseas y vómitos.

peritonitis química (chemical peritonitis), inflamación del peritoneo provocada por productos químicos, entre ellos sustancias digestivas que hayan penetrado en el peritoneo.

peritonitis secundaria (secondary peritonitis), inflamación del peritoneo producida por la diseminación de la infección desde los tejidos circundantes.

peritonitis silente (silent peritonitis), peritonitis que se desarrolla sin producir signos o síntomas clínicos.

peritonitis tuberculosa (tuberculous peritonitis), inflamación del peritoneo secundaria a una infección tuberculosa visceral.

peritonsilar (peritonsillar), relativo a la región que rodea a las amígdalas.

periumbilical (periumbilical), relativo a la región que rodea al ombligo.

periungueal (periungual), relativo o perteneciente a la zona que rodea las uñas de los dedos de las manos y de los pies.

periuretritis (periurethritis), inflamación del tejido alrededor de la uretra; espongiositis.

perivertebral (perivertebral), relativo a la región que rodea una vértebra.

perivitelino (perivitelline), alrededor de la masa vitelina o yema.

perla (perle), cápsula de gelatina llena de medicamento en forma líquida.

perla clínica (clinical pearl), término informal que define un caso breve y directo de especial significación como consejo clínico.

perlas de Epstein (Epstein's pearls), [Alois Epstein, médico checoslovaco, 1849-1918], quistes epiteliales pequeños blancos, perlados, que aparecen a ambos lados de la línea media del paladar duro del neonato.

perlingual (perlingual), relativo a la administración de fármacos a través de la lengua, que absorbe sustancias por su superficie.

permanencia de un objeto (object permanence), capacidad para percibir que algo existe incluso cuando no se ve.

permeabilidad (patency), cualidad de lo que está abierto o expuesto.

permeabilidad (permeability), grado en el que una sustancia permite a otra pasar a través de ella.

permeabilidad capilar (capillary permeability), cualidad de la estructura de la pared capilar que permite que la atraviesen elementos sanguíneos y productos de desecho que atraviesan la pared capilar hacia el espacio tisular.

permeabilidad magnética (magnetic permeability), cociente del magnetismo inducido en un cuerpo y la intensidad del campo magnético de inducción.

permeable (patent), que está abierto y no bloqueado, como la vía aérea permeable o un ano permeable.

permeable (patulous), relativo a algo que está abierto o extendido.

permetrina (permethrin), pediculicida/escabicida tópico. Se prescribe para el tratamiento de la pediculosis de la cabeza y liendres, para el tratamiento de la sarna y como profilaxis cuando hay epidemia de piojos.

permiso por cuidados familiares (family care leave), ausencia del trabajo que se le permite a un empleado para cuidar de un miembro de la familia enfermo, incapacitado o embarazada. En EE.UU., la U.S. Family and Medical Leave Act de 1993 ofrece 12 semanas de permiso sin sueldo al año por nacimiento o adopción de un niño, para la asistencia de un niño, cónyuge, padre o madre gravemente enfermos, o por una enfermedad grave que afecte al empleado. La ley es aplicable sólo a empresas con 50 o más empleados. Los empresarios han de garantizar que el empleado pueda volver al mismo trabajo o a otro similar.

pernicioso (pernicious), potencialmente lesivo, destructivo o mortal a menos que se trate.

perno (dowel), pequeña espiga o filamento, habitualmente de metal, que se ajusta en un orificio preparado dentro del conducto radicular y cementado en el sitio, y que sirve para retener una restauración dental, como una corona.

perobraquio (perobrachius), feto o individuo con los brazos malformados.

perodactilia (perodactyly), anomalía congénita caracterizada por una deformidad de los dedos, principalmente la ausencia completa o parcial de uno o más dedos de las manos o de los pies.

perodáctilo (perodactylus), feto o individuo con una deformidad de los dedos de las manos o de los pies, especialmente con ausencia de uno o más dedos.

peromelia (peromelia), anomalía congénita caracterizada por la malformación de una o más extremidades.

peroné (fibula), uno de los dos huesos de la parte inferior de la pierna la pierna, situado por fuera de la tibia y de menor tamaño que ésta.

peroneo (fibular), perteneciente al peroné.

peroneo (peroneal), relativo a la parte externa de la pierna, sobre el peroné y el nervio peroneo.

peroneo anterior o tercer peroneo (fibularis tertius), parte del músculo extensor largo de los dedos que participa en la dorsiflexión y, posiblemente, en la eversión del pie.

peroneo corto (fibularis brevis), músculo que colabora en la eversión del pie.

peroneo largo (fibularis longus), músculo que participa en la eversión y la plantiflexión del pie y ayuda a sostener los arcos del pie, sobre todo el lateral y el transverso.

peroneo lateral corto (peroneus brevis), el más pequeño de los dos músculos laterales de la pierna, situado por debajo del peroneo lateral largo. Su acción consiste en la pronación y flexión plantar del pie.

peroneo lateral largo (peroneus longus), el más superficial de los dos músculos laterales de la pierna. Produce la pronación y flexión plantar del pie.

peroneoastragalino (talofibular), relativo al astrágalo y al peroné.

peronia (peronia), malformación congénita o anomalía del desarrollo.

peropus (peropus), feto o individuo con pies malformados que se asocia con frecuencia a algún defecto de las piernas.

peróquiro (perochirus), feto o individuo con las manos malformadas.

perosomo (perosomus), feto o individuo cuyo cuerpo, especialmente el tronco, presenta graves malformaciones.

perosplacnia (perosplanchnia), anomalía congénita caracterizada por la malformación de las vísceras.

peróxido de benzoilo (benzoyl peroxide), fármaco antibacteriano con acción secante queratolítica. Se prescribe para el tratamiento del acné.

peróxido de carbamida (carbamide peroxide), antiinfeccioso tópico. Se utiliza para la estomatitis aftosa y otras alteraciones inflamatorias menores de las encías y la boca, y para ablandar los tapones de cerumen.

peróxido de hidrógeno (hydrogen peroxide), sustancia desinfectante y esterilizante sin propiedades antisépticas, porque se inactiva con rapidez por las enzimas cutáneas. Sin embargo, la espuma que se produce es beneficiosa, porque ablanda los detritos de las heridas.

peroxisoma (peroxisome), orgánulo presente en las células de los vertebrados, especialmente en las células hepáticas y renales, con un contenido rico en enzimas peroxidasa, catalasa, D-aminoacidooxidasa y, en menor grado, uratooxidasa. No se conoce con exactitud cuál es su función, pero se sabe que participa en la oxidación metabólica, estando implicado el peróxido de hidrógeno en el metabolismo de las purinas, de los lípidos celulares y en la gluconeogénesis.

perro de servicio (service dog), perro adiestrado para ayudar a personas inválidas en tareas tales como abrir o cerrar puertas, recoger objetos caídos o tirar de una silla de ruedas.

perro lazarillo (guide dog), perro entrenado para ayudar a la movilidad de una persona ciega o parcialmente ciega. Los perros lazarillos también pueden ser entrenados para servir como «oídos» para los sordos.

perseveración (perseveration), persistencia involuntaria y patológica de la misma respuesta verbal o actividad motora, independientemente del estímulo o de su duración. Está causada por un déficit neurológico.

persona (persona), (en psicología analítica) personalidad aparente o papel que una persona adopta y presenta al mundo exterior para satisfacer las exigencias del entorno o de la sociedad, o bien como expresión de algún conflicto intrapsíquico.

persona año (person year), medida estadística que representa a una persona con riesgo de desarrollar una enfermedad durante un período de 1 año.

persona maltratada (abused person), persona que ha sido ofendida o maltratada de forma emocional, verbal, sexual o física por otra persona o situación.

persona razonable (reasonable person), (legalmente) persona hipotética que posee las cualidades que se utilizan como norma objetiva sobre la que juzgar la acción de un demandado en un proceso por negligencia.

persona sin hogar (homeless person), individuo que no tiene una casa, hogar o domicilio permanente. Estos individuos suelen ser indigentes y dependen de la caridad o de la asistencia pública para un alojamiento temporal o cuidados sanitarios. Se estima que un 30% de las personas sin hogar sufren algún tipo de trastorno mental.

personal asistencial no titulado (unlicensed assistive personnel), trabajadores de asistencia sanitaria que carecen de titulación y están preparados para proporcionar ciertos elementos de asistencia al paciente bajo la supervisión de personal de enfermería titulado. En el personal asistencial no titulado se incluyen los técnicos en asistencia al paciente, los ayudantes de enfermería y los asistentes de enfermería diplomados.

personal de mantenimiento (diener), miembro del personal encargado del mantenimiento del laboratorio, el equipamiento y las instalaciones de un hospital. El personal de mantenimiento del depósito de cadáveres asiste al patólogo en la realización de las autopsias.

personal de plantilla (staff), **1.** las personas que trabajan con un objetivo común y están empleadas o supervisadas por alguien de categoría superior. **2.** denominación por la cual se distingue a una enfermera de plantilla de una enfermera jefe o de otro tipo de enfermera. **3.** (en docencia de enfermería) los empleados no profesionales de la institución, como bibliotecarios, técnicos, secretarios y conserjes. **4.** (en la administración de servicios de enfermería) las unidades de organización que prestan servicio a la «especialidad», o jerarquías definidas administrativamente.

personal interno (house staff), internos y residentes empleados en un hospital mientras reciben formación adicional tras su licenciatura en una facultad de medicina.

personal médico (medical staff), conjunto de médicos, odontólogos y profesionales sanitarios responsables de proporcionar asistencia sanitaria en un hospital u otra institución sanitaria.

personal paramédico (paramedical personnel), trabajadores sanitarios diferentes a los médicos, odontólogos, podiatras y personal de enfermería, con formación especial para la realización de técnicas de asistencia sanitaria de apoyo.

personalidad (personality), **1.** conjunto de rasgos conductuales y actitudes mediante las que una persona es reconocida individualmente. **2.** patrón de comportamiento que desarrolla cada persona, tanto de forma consciente como inconsciente, como medio para adaptarse a un entorno particular y a sus normas culturales, étnicas, nacionales y provinciales.

personalidad adictiva (addictive personality), personalidad marcada por rasgos propios del uso compulsivo y habitual de una sustancia o una práctica para superar el dolor psíquico generado por un conflicto determinado o por la ansiedad.

personalidad agresiva (aggresive personality), personalidad cuyos patrones de conducta se caracterizan por impulsividad, accesos de cólera, violencia o capacidad destructiva en respuesta a las frustraciones.

personalidad antisocial (antisocial personality), tipo de personalidad caracterizada por unas actitudes y una conducta claramente contraria a las costumbres, convenciones y principios morales aceptados por la sociedad.

personalidad asténica (asthenic personality), personalidad que se caracteriza por una baja energía, por falta de entusiasmo y por un exceso de sensibilidad frente a las situaciones de tensión física y emocional.

personalidad autoritaria (authoritarian personality), conjunto de rasgos de conducta que son característicos de quien aconseja obediencia y una adherencia estricta a las normas.

personalidad ciclotímica (cyclothymic personality), personalidad caracterizada por oscilaciones extremas del estado de ánimo, desde el júbilo hasta la depresión.

personalidad compulsiva (compulsive personality), tipo de estructura del carácter en la que existe un patrón de adhesión crónico y obsesivo a modelos rígidos de conducta. La persona suele ser excesivamente escrupulosa e inhibida, y extremadamente inflexible, tiene una extraordinaria capacidad de trabajo, y le falta la capacidad normal para relajarse y comunicarse con el resto de las personas.

personalidad de evitación (avoidant personality), trastorno de la personalidad caracterizado por una hipersensibilidad frente al rechazo, así como por una reticencia a iniciar cualquier relación, por miedo a no ser aceptado sin reservas.

personalidad de tipo A (type A personality), condición del ego paterno caracterizado por un patrón de conducta descrito por Meyer Friedman y Ray Rosenman que se asocia a individuos muy competitivos y que trabajan compulsivamente para conseguir sus objetivos. Esta conducta se asocia con una incidencia mayor de lo normal de cardiopatía coronaria.

personalidad de tipo B (type B personality), condición del ego infantil caracterizada por una forma de conducta que se asocia según Friedman y Rosenman con personas sin hostilidad ni agresión y que carecen de compulsión para lograr sus objetivos, no son muy competitivos en el trabajo ni en el juego y tienen un riesgo bajo de ataques cardíacos.

personalidad de tipo E (type E personality), término utilizado por Harriet Braiker para describir mujeres profesionales que no encajan ni en el tipo A ni en el tipo B de las categorías de personalidad, pero que tienen un marcado sentido de inseguridad y se esfuerzan en convencerse a sí mismas de que su actividad vale la pena.

personalidad dependiente (dependent personality), conducta caracterizada por una necesidad excesiva o compulsiva de atención, aceptación o aprobación por parte de otras personas, para mantener su seguridad y autoestima.

personalidad esquizoide (schizoid personality), la de una persona mentalmente normal pero mal adaptada, cuya conducta se caracteriza por timidez exagerada, hipersensibilidad, introversión, tendencia a vivir aislada y a evitar relaciones interpersonales estrechas.

personalidad explosiva (explosive personality), conducta caracterizada por episodios de ira incontrolada y agresividad física en respuesta a factores de tensión mínimos.

personalidad extrovertida (extroverted personality), persona que se dirige en gran medida a los hechos y a la gente de fuera y eso sucede con más frecuencia que las experiencias subjetivas del mundo interior.

personalidad histriónica (histrionic personality), personalidad caracterizada por patrones y actitudes conductuales hiperreactivos, emocionalmente inestables, dramáticos y egocéntricos, exhibidos como un medio de atraer la atención, consciente o inconscientemente.

personalidad inadecuada (inadequate personality), personalidad caracterizada por la falta de fuerza vital, inmadurez emocional, inestabilidad social, escaso juicio, escasa motivación, ineptitud (especialmente para las relaciones interpersonales) e incapacidad para adaptarse o reaccionar de forma eficaz a situaciones nuevas o de tensión.

personalidad introvertida (introverted personality), personalidad preocupada por sus pensamientos y fantasías interiores en lugar de hacerlo por el mundo exterior de personas y cosas.

personalidad limítrofe (borderline personality), personalidad que muestra características diversas de inconstancia o versatilidad en la propia imagen, en las relaciones interpersonales y en los cambios de humor.

personalidad narcisista (narcissistic personality), personalidad caracterizada por comportamientos o actitudes que indican un amor anormal a uno mismo.

personalidad neurótica (neurotic personality), personalidad caracterizada por ciertos rasgos o tendencias que aumentan la probabilidad de padecer un comportamiento neurótico específico. Por ejemplo, una persona metódica, cuidadosa y meticulosa puede desarrollar una enfermedad obsesivo-compulsiva.

personalidad paranoide (paranoid personality), personalidad caracterizada por paranoia.

personalidad pasiva-agresiva (passive-aggressive personality), personalidad caracterizada por una disposición negativa constante presentando resistencia pasiva y agresividad con acciones enérgicas o actitudes expresadas de forma indirecta o no violenta, tales como obstruccionismo, demora, ineficacia, testarudez, descuidos o protestas continuadas.

personalidad pasiva-dependiente (passive-dependent personality), personalidad caracterizada por desamparo, indecisión y tendencia a no separarse de alguien y a buscar apoyo en los demás.

personalidad premórbida (premorbid personality), personalidad caracterizada por signos o síntomas precoces de un trastorno mental. Los defectos específicos pueden indicar si el trastorno progresará hacia una esquizofrenia, un trastorno bipolar o cualquier otro tipo de enfermedad.

personalidad sexualmente desviada (sexually deviant personality), comportamiento sexual que se diferencia significativamente de lo considerado normal por la sociedad.

personificación falsa (false personification), (en psiquiatría) calificación y juicio previo de los demás, sin evidencias que validen estos datos.

perspectiva culturalmente relativista (culturally relativistic perspective), capacidad de comprender el comportamiento de los pacientes transculturales (los que pasan de una cultura a otra) dentro del contexto de su propia cultura.

perspiración (perspiration), **1.** hecho o proceso de transpirar; excreción de líquido por las glándulas sudoríparas a través de los poros de la piel. **2.** líquido excretado por las glándulas sudoríparas. Está compuesto por agua, cloruro sódico, fosfato, urea, amoniaco y otros productos de desecho. La transpiración actúa como mecanismo excretor y regulador de la temperatura corporal.

perspiración insensible (insensible perspiration), pérdida de líquido corporal mediante la evaporación, tal como ocurre normalmente durante la respiración.

perturbación (perturbation), causa o estado de alteración, trastorno o confusión.

perversión (perversion), **1.** cualquier desviación de lo que se considera normal o natural. **2.** acto de provocar un cambio en lo que es normal o natural. **3.** *informal* (en psiquiatría) grupo de prácticas sexuales que se desvían de lo que se considera una conducta normal en el adulto.

pervertido (pervert), **1.** *informal,* persona que obtiene placer sexual a través de estímulos considerados de forma prácticamente universal como antinaturales, como el fetichismo y el sadomasoquismo; parafílico. **2.** individuo cuya conducta sexual se aparta de las normas sociales o estadísticas, pero que no es necesariamente patológica.

pervertido sexual (sex deviant), persona cuyos intereses sexuales difieren llamativamente de lo que se acepta como normal.

pes (pes), pie o estructura en forma de pie.

PES (ESP), siglas de **percepción extrasensorial.**

PES (SEP), siglas de **potencial evocado somatosensorial.**

PES (SPE), siglas de **poliéster de sacarosa.**

pesadilla (nightmare), ensueño que se produce en la fase de movimientos oculares rápidos del sueño, con sentimientos de intenso miedo, terror, angustia o ansiedad extrema, y que normalmente despierta al durmiente.

pesario (pessary), dispositivo que se introduce en la vagina para el tratamiento del prolapso uterino, la retroversión uterina o la incompetencia cervical. Se utiliza para el tratamiento de mujeres cuya edad avanzada o mal estado general impiden llevar a cabo los procedimientos necesarios para la reparación quirúrgica. Los pesarios también se utilizan en mujeres más jóvenes para valorar la retroversión uterina sintomática y para el tratamiento de la incompetencia cervical durante el embarazo. Un pesario se debe retirar diariamente para su limpieza.

pesimismo (pessimism), inclinación a esperar los peores resultados posibles de una acción o situación, o a resaltar las condiciones desfavorables, incluso cuando es razonable esperar progresos o ganancias.

peso (weight [wt]), fuerza ejercida sobre un cuerpo por la gravedad de la tierra. Cuando un cuerpo se aleja de la tierra, su peso decrece, aunque su masa permanece constante. En ocasiones el peso se mide en unidades de fuerza, como newtons o poundals, aunque habitualmente se expresa en kilogramos o libras, puesto que se trata de una masa.

peso: masa (weight: body mass), resultado de enfermería recogido en la Nursing Outcomes Classification (NOC). Se define como el grado de correspondencia entre el peso, el músculo y la grasa y la estatura, la complexión, el sexo y la edad.

peso al nacimiento (birth weight), la medida del peso de un bebé al nacer, que es habitualmente de unos 3.500 g.

peso corporal ideal (PCI), (ideal body weight [IBW]), peso determinado de forma estadística por tablas actuariales que se asocia con la menor mortalidad para una persona promedio, ajustándolo según una combinación de altura, edad, corpulencia y sexo.

peso de los boticarios (apothecaries' weight), sistema de graduación de cantidades ordenado en función del peso y basado en el grano, que inicialmente correspondía al peso de un grano de trigo, pero que en la actualidad se ha convenido en igualarlo a 65 mg; 20 granos equivalen a un escrúpulo, 3 escrúpulos equivalen a 1 dracma, 8 dracmas equivalen a 1 onza y 12 onzas equivalen a 1 libra.

peso equivalente (equivalent weight), **1.** peso de un elemento en una unidad dada (tal como gramos) que desplaza, se combina con o sustituye a una unidad de peso de hidrógeno de un compuesto. **2.** peso de un ácido o una base que produce o reacciona con 1.008 g del ion hidrógeno. **3.** peso de un agente oxidante o reductor que acepta o rechaza un electrón en una reacción química.

peso equivalente en gramos (gEq) (gram-equivalent weight [gEq]), peso equivalente de una sustancia calculado como los gramos de masa que contiene, reemplaza o reacciona (directa o indirectamente) con el número de Avogadro de átomos de hidrógeno.

peso específico (specific gravity [sp. gr.]), cociente entre la densidad de una sustancia y la densidad de otra aceptada como patrón. El estándar habitual para sólidos y líquidos es el agua. El hidrógeno es el patrón habitual para los gases.

pesos y medidas (weights and measures), sistema que establece unidades o porciones sobre la cantidad de las sustancias, estableciendo un modelo o patrón para las medidas relativas a masa o volumen.

pestaña (eyelash), uno de los muchos cilios, en filas dobles o triples, que discurren por el borde de los párpados, delante de las glándulas ciliares que se encuentran delante de una fila de glándulas de meibomio.

peste (plague), enfermedad infecciosa transmitida por la picadura de una pulga de un roedor infectado por el bacilo *Yersinia pestis*. La peste es fundamentalmente una enfermedad infecciosa de las ratas: las pulgas de la rata se alimentan del ser humano solamente cuando sus huéspedes roedores preferidos, habitualmente ratas, han resultado eliminadas por la peste en una epizootia de ratas. Por esta razón, las epidemias se presentan tras una epizootia de las ratas.

peste bubónica (bubonic plague), la forma más común de peste caracterizada por la presencia de bubones dolorosos en la axila, la ingle o el cuello, fiebre que a menudo alcanza los 41,1 °C, postración con pulso fino y rápido, hipotensión, delirio y hemorragia cutánea por rotura de los vasos superficiales. Los síntomas están causados por una endotoxina liberada por un bacilo, *Yersinia pestis,* habitualmente introducido en el cuerpo por la picadura de una pulga de rata que ha mordido a una rata infectada. La inoculación de la vacuna contra la peste confiere una inmunidad parcial; la infección confiere inmunidad durante toda la vida.

peste hemorrágica (hemorrhagic plague), forma grave de peste bubónica en la que aparecen hemorragias subcutáneas.

peste neumónica (pneumonic plague), forma muy virulenta y rápidamente mortal de peste caracterizada por bronconeumonía. Existen dos formas: peste neumónica primaria que se debe a la afectación de los pulmones en el curso de la peste bubónica; y peste neumónica secundaria, que se debe a la inhalación de partículas de esputo infectadas procedentes de una persona que padece peste neumónica.

peste selvática (sylvatic plague), enfermedad endémica de roedores salvajes provocada por *Yersinia pestis* y transmisible a los seres humanos por la picadura de una pulga infectada.

peste septicémica (septicemic plague), forma rápidamente mortal de la peste bubónica en la cual se produce septicemia y meningitis antes de que hayan podido formarse los bubones.

pesticidas microbianos (microbial pesticides), microorganismos patógenos que son tóxicos para una bacteria, insecto u otra peste particular.

pestilencia (pestilence), toda epidemia de enfermedad virulenta infecciosa o contagiosa.

PET (PET), siglas de **tomografía por emisión de positrones.**

petequias (petechiae), manchas diminutas de color violáceo o rojo que aparecen en la piel como consecuencia de mínimas hemorragias en la dermis o en la submucosa.

pétreo (petrous), parecido a la piedra o a la roca.

petrificación (petrification), proceso de calcificación o de conversión en una sustancia similar a la piedra.

pétrissage (pétrissage), técnica de masaje en la que la piel se levanta y presiona suavemente. El pétrissage favorece la circulación y relaja los músculos.

PEV (VEP), siglas de **potencial evocado visual.**

peyote (peyote), cactus del que se obtiene un fármaco alucinógeno, la mescalina.

pezón (nipple), pequeña estructura cilíndrica pigmentada que se proyecta justo por debajo del centro de la mama. El extremo del pezón tiene aproximadamente 20 finos orificios en los que desembocan los conductos galactóforos. La piel del pezón está rodeada por la piel menos pigmentada de la areola. Durante el embarazo se oscurece la piel del pezón pero parte de esta pigmentación se pierde al terminar la lactancia.

pezón retraído (retracted nipple), pezón hundido como consecuencia de un proceso canceroso, de la presencia de adherencias bajo la superficie de la piel o bien estar presente de forma natural desde el nacimiento.

pezones supernumerarios (supernumerary nipples), número excesivo de pezones, que habitualmente no van asociados a la presencia de tejido glandular subyacente. Su tamaño puede variar desde el de un pequeño punto rosa hasta el del pezón normal.

pF (pF), abreviatura de *picofaradio.*

PFH (LFT), siglas de **prueba de función hepática.**

PFP (PFT), siglas de **prueba de función pulmonar**.

PG (PG), siglas de **prostaglandina.**

PGI_2 (PGI_2), siglas de **prostaciclina.**

PGY (PGY), en EE.UU., siglas de *postgraduate year,* que describe a los graduados en una escuela de medicina durante su formación posgraduada como internos (PGY-1, primer año), residentes (PGY-2, 3, 4) o *fellows* (PGY-4, 5).

Ph (Ph), símbolo de **fenil, C_6H_5.**

pH (pH), abreviatura de potencial de hidrógeno, escala que representa la acidez relativa (o alcalinidad) de una solución, en la que un valor de 7,0 es neutro, por debajo de 7,0 es ácido y por encima de 7,0 es alcalino. El valor numérico del pH es igual al logaritmo negativo de la concentración de hidrogeniones expresada en moles por litro.

Ph' (Ph'), símbolo del **cromosoma Filadelfia.**

pH arterial (arterial pH), concentración de los iones de hidrógeno de la sangre arterial, cuyos valores oscilan en condiciones normales entre 7,35 y 7,45.

pH sanguíneo (blood pH), concentración de hidrogeniones en la sangre, o medida de su acidez o alcalinidad. Los valores de pH normal de sangre arterial total oscilan entre 7,35 y 7,454; de sangre venosa total, entre 7,36 y 7,41; de suero o plasma venosos, entre 7,35 y 7,45.

pH urinario (urine pH), concentración de hidrogeniones en la orina, o medida de su acidez o alcalinidad. Los valores normales del pH de la orina oscilan entre 4,6 y 8,0.

PHA (PHA), siglas de **ácido paraaminohipúrico.**

Phar.B. (Phar.B.), abreviatura de *Bachelor of Pharmacy.*

Phar.D. (Phar.D.), abreviatura de *Doctor of Pharmacy.*

Pharm Chem (Pharm Chem), abreviatura de **química farmacéutica.**

Ph.D. (Ph.D.), abreviatura de *Doctor of Philosophy.*

Phe (Phe), abreviatura para el aminoácido **fenilalanina.**

PHE (EBP), siglas de **parche hemático epidural.**

PHE (HEP), siglas de **porfiria hepatoeritropoyética.**

***Phialophora** (Phialophora),* género de hongos imperfectos. *P. verrucosi* es causa de cromoblastomicosis y *P. jeanselmei* es causa de maduromicosis.

PHO (PHO), siglas de **organización médico-hospital.**

PHO abierta (open PHO), organización de médicos de hospital (PHO, *physician-hospital organization*) en la que pueden tomar parte todos los médicos de la plantilla del hospital.

PHT (PTH), siglas de **hormona paratiroidea.**

***Phthirus** (Phthirus),* género de piojos hematófagos en el que está incluida la especie *Phthirus pubis,* el piojo del pubis o ladilla.

***Physalia** (Physalia),* género de invertebrados marinos del filo Cnidaria.

***Physician's Desk Reference (PDR)** (Physician's Desk Reference [PDR]),* compendio recopilado anualmente en EE.UU. que contiene información facilitada por los fabricantes sobre fármacos, principalmente fármacos de prescripción, y sobre productos utilizados en procedimientos diagnósticos en el país.

pi (pi), **1.** Π, π, decimosexta letra del alfabeto griego. **2.** (matemáticas) cociente entre la circunferencia del círculo y su diámetro.

PI (PI), siglas de la *Farmacopea Internacional.*

pia (pia), abreviatura de **piamadre.**

piaaracnoideo (pia-arachnoid), perteneciente tanto a la meninge piamadre como a la aracnoides que envuelven el encéfalo y la médula espinal.

Piaget, Jean [1896-1980], psicólogo y epistemólogo genético suizo, fundador de la escuela de psicología del desarrollo de Ginebra. A partir de su formación original en zoología y de su obra inicial sobre exploración de laboratorio de niños en edad escolar, Piaget desarrolló la premisa de que la inteligencia humana es una extensión de la adaptación biológica. Postuló que la inteligencia humana evoluciona en una serie de etapas relacionadas con la edad. En cada etapa sucesiva la adaptación intelectual es más general y presenta un nivel más alto de organización lógica.

piagetiano (piagetian), relativo a las teorías y puntos de vista de Piaget.

piamadre (pia mater), la más interna de las tres meninges que cubren el encéfalo y la médula espinal. Está íntimamente unida a ambas estructuras y contiene un rico aporte de vasos sanguíneos que nutren al sistema nervioso.

pian o frambesia del bosque (forest yaws), forma cutánea de la leishmaniasis americana, frecuente en América Central y del Sur, producida por *Leishmania guyanensis*. Es una enfermedad crónica, con múltiples úlceras cutáneas profundas, que en algunas ocasiones se diseminan a la mucosa nasal.

PIC (ICP), siglas de **presión intracraneal.**

pica (pica), ansia por comer sustancias que no son alimentos, como tierra, arcilla, tiza, pegamento, hielo, almidón o pelos. Este trastorno del apetito puede producirse en algunos déficits nutricionales (generalmente en deficiencia de hierro), en el embarazo y en algunas formas de enfermedad mental.

picadura (sting), lesión provocada por una herida penetrante aguda y dolorosa de la piel, con frecuencia acompañada de exposición a un irritante químico o al veneno de un insecto o de otro animal. Algunos tipos de picaduras son los de abeja, medusa, escorpión, erizo de mar y ciertos crustáceos.

picadura de abeja (bee sting), lesión causada por el veneno de las abejas, habitualmente asociada a dolor e inflamación.

picadura de escorpión (scorpion sting), herida dolorosa producida por un escorpión, un arácnido con un aguijón hueco en la cola. Las picaduras de muchas especies sólo son ligeramente tóxicas, pero algunas, como la de *Centruroides sculpturatus* del sudoeste de EE.UU., pueden provocar lesiones mortales, especialmente en niños pequeños. El dolor inicial va seguido, en cuestión de horas, de adormecimiento, náuseas, espasmos musculares, disnea y convulsiones.

picadura de garrapata (tick bite), lesión punzante producida por el pico dentado de una garrapata hematófaga, arácnido pequeño de piel dura. Las garrapatas transmiten diversas enfermedades al ser humano y algunas especies transportan una neurotoxina en su saliva que puede causar parálisis ascendente de inicio en las piernas. Pueden aparecer nerviosismo, pérdida de apetito, hormigueo y cefalea, seguidos de dolor muscular y, en casos extremos, insuficiencia respiratoria. Los síntomas desaparecen a menudo cuando la garrapata adherida se retira cuidadosamente con unas pinzas.

picadura de insecto (insect bite), picadura de cualquier artrópodo parásito o venenoso, como piojos, pulgas, ácaros, garrapatas o arácnidos. Muchos artrópodos inyectan veneno, que produce intoxicación o grave reacción local; saliva, que puede contener virus, o sustancias que producen una leve irritación.

picadura de la araña viuda negra (black widow spider bite), picadura de la araña de la especie *Lactrodectus mactans*. La picadura es percibida como un dolor de alfilerazo agudo, seguido de un dolor sordo en la zona de la picadura, nerviosismo, ansiedad, sudoración, debilidad y caída de los párpados. Se produce rigidez muscular en la zona de la picadura, que se desplaza de forma periférica hacia el tórax.

picadura de la «hormiga de fuego» (fire ant sting), inyección venenosa potencialmente mortal de alcaloides de la piperidina por la «hormiga de fuego». La hormiga se fija a sí misma a la piel con sus mandíbulas e inyecta el veneno a través de un aguijón situado en la parte posterior de su abdomen. La hormiga inyecta repetidas veces al mismo tiempo que gira su cuerpo alrededor del punto de fijación.

picadura de medusa (jellyfish sting), lesión producida por el contacto de la piel con una medusa, animal marino de cuerpo gelatinoso en forma de campana y numerosos tentáculos péndulos que contienen estructuras ponzoñosas. En la mayoría de los casos se produce un verdugón rojo, a tensión, en la piel. En algunos casos, dependiendo de la sensibilidad de la persona y del tipo de medusa, puede producirse dolor local intenso, náuseas, debilidad, lagrimeo excesivo, secreción nasal, espasmos musculares, dificultad en la deglución, sudoración y disnea.

picadura de mosquito (mosquito bite), picadura de un artrópodo hematófago de la subfamilia de los Culícidos que puede producir una reacción alérgica sistémica en personas hipersensibles, una infección o, lo que es más frecuente, un habón pruriginoso.

picadura de piojo (louse bite), punción diminuta producida por un piojo, que puede transmitir el tifus, la fiebre de las trincheras o la fiebre recurrente. El rascado de la zona afectada puede provocar una infección secundaria.

picadura de pulga (flea bite), pequeña punción producida por la pulga al chupar la sangre. Ciertas especies de pulgas transmiten la peste, el tifus murino y probablemente la tularemia.

picadura de serpiente (snakebite), herida provocada por la penetración en la carne de los colmillos de una serpiente. Las picaduras de serpientes conocidas como no venenosas se tratan como heridas punzantes; las producidas por una serpiente no identificada o venenosa requieren atención inmediata.

picadura por ciempiés (centipede bite), herida producida por las pinzas venenosas y por el primer segmento del cuerpo de un ciempiés, artrópodo largo con numerosos pares de pies. La picadura de algunas especies, incluyendo *Scolopendra morsitans,* de la zona meridional de EE.UU., puede producir inflamación local dolorosa, fiebre, cefaleas, vómitos y mareo.

picadura por erizo de mar (sea urchin sting), herida provocada por alguno de los diversos tipos de erizos de mar que existen con pinchazo de la piel y, en algunas especies, liberación de veneno. Una picadura venenosa se caracteriza por dolor, debilidad muscular, adormecimiento alrededor de la boca y disnea. Es necesaria la extracción inmediata de las púas, para lo que puede ser necesario el uso de un anestésico local.

picaduras de mosca (fly bites), picaduras que pueden producir los tábanos y las moscas del género *Phlebotomus*. Dichas picaduras producen una pequeña herida dolorosa con tumefacción, debido a las sustancias presentes en la saliva del insecto, inyectadas por debajo de la superficie de la piel.

pícnico (pyknic), relativo a una estructura corporal caracterizada por miembros cortos y redondos, cara llena, con una cabeza ancha y hombros fuertes, cuello corto, rechoncho y con tendencia a la obesidad.

picnodisostosis (pyknodysostosis), conjunto de síntomas de carácter autosómico recesivo caracterizado por enanismo, osteopetrosis, agenesia parcial de la porción distal de los dedos de la mano y del pie, alteraciones craneales, protuberancia frontal y occipital e hipoplasia del ángulo mandibular.

picnosis (pyknosis), condensación de material nuclear formando una masa sólida, de coloración oscura a la tinción, en una célula que está muriendo, especialmente una retracción de células por degeneración.

pico (beak), **1.** cualquier estructura anatómica puntiaguda, como el pico del hueso esfenoides. **2.** par de pinzas dentales utilizadas para conformar prótesis. **3.** imagen radiográfica de una protuberancia ósea adyacente a un disco intervertebral degenerativo.

pico (peak), cantidad de medicación en la sangre que representa la concentración más elevada durante un ciclo de administración del fármaco.

pico de hormona luteinizante (luteinizing hormone surge), fuerte aumento en sangre de la concentración de hormona luteinizante que se observa alrededor de la mitad del ciclo menstrual, aproximadamente entre 1 y 2 días antes de la ovulación.

pico de kilovoltaje (kVp) (kilovolt peak [kVp]), medida en kilovoltios del potencial máximo eléctrico a través de un tubo de rayos X.

pico de máxima secreción de ácido (peak acid output, PAO), en la prueba de pentagastrina, después de la administración de pentagastrina, la suma de los dos máximos de 15 minutos de ácido gástrico multiplicada por 2, expresada como mmol/h.

picogramo (pg) (picogram [pg]), unidad de medida equivalente a la billonésima parte de un gramo o 10^{-12} g.

picor (itch), **1.** sensación, normalmente en la piel, que provoca el rascado. **2.** sensación de escozor desagradable, en una zona de la piel, que provoca el rascado.

picornavirus (picornavirus), miembro de un grupo de pequeños virus ARN resistentes al éter. Los dos tipos principales son *Enterovirus* y *Rhinovirus*. Producen poliomielitis, herpangina, meningitis aséptica, encefalomiocarditis y enfermedad pie-boca.

picosegundo (ps) (picosecond [ps]), unidad de medida equivalente a la billonésima parte de un segundo.

picrato de butamben (butamben picrate), anestésico local para el alivio temporal del dolor producido por quemaduras leves.

picrotoxina (picrotoxin), estimulante del sistema nervioso central obtenido de las semillas de *Anamirta cocculus,* utilizado antiguamente como antídoto para la intoxicación aguda por barbitúricos.

pie (foot), extremidad distal de la pierna formada por el tarso, el metatarso y las falanges.

pie cavo (clawfoot, pes cavus), deformidad del pie caracterizada por la presencia de un arco exageradamente alto con hiperextensión de los dedos del pie en las articulaciones metatarsofalángicas, flexión en las articulaciones interfalángicas y acortamiento del tendón de Aquiles. Puede estar presente ya en el momento del nacimiento o bien aparecer más tarde como consecuencia de contracturas o de un desequilibrio en los músculos del pie, como sucede en enfermedades neuromusculares.

pie de Charcot (Charcot's foot), [Jean M. Charcot, neurólogo francés, 1825-1893], el pie deforme que se observa en la enfermedad neuropática articular que acompaña a la tabes dorsal.

pie de energía almacenada (stored-energy foot), prótesis del miembro inferior diseñada para imitar la acción con resorte del pie y la pierna naturales. Un dispositivo almacena energía al cargar el peso sobre la pierna artificial. Cuando el peso es desviado a la otra pierna se libera la energía almacenada, recuperando la prótesis su forma original.

pie de inmersión (immersion foot), proceso patológico de los pies caracterizado por lesión de músculos, nervios, piel y vasos sanguíneos, producido por exposición prolongada a la humedad o por una inmersión prolongada en agua fría.

pie de Madura (Madura foot), [Madura, India], infección micótica tropical, destructiva y progresiva del pie.

pie de marcha (march foot), trastorno del pie producido por su uso excesivo, como ocurre en una larga marcha. El antepié aparece tumefacto y doloroso, con posible fractura de uno o más metatarsianos.

pie de trinchera (trench foot), gangrena húmeda del pie producida por la congelación de la piel húmeda.

pie equino (pes equinus), deformidad del pie en la que los dedos están extremadamente flexionados, se camina sobre la superficie dorsal y el talón no toca el suelo.

pie hendido (cleft foot), trastorno del pie en el que la división entre el tercer y cuarto dedos se extiende hasta el metatarso del pie.

pie péndulo (footdrop, drop foot), trastorno neuromuscular de la pierna y del pie caracterizado por la incapacidad para realizar la dorsiflexión o eversión del pie debida a la lesión del nervio ciático poplíteo externo.

pie plano (flatfoot, pes planus), trastorno patológico, pero relativamente frecuente, caracterizado por el aplanamiento del arco plantar.

pie valgo (pes valgus), desviación del pie hacia fuera en la articulación talocalcánea.

pie zambo (clubfoot), deformidad congénita del pie, debida en ocasiones a una constricción intrauterina, que se caracteriza por presentar una desviación unilateral o bilateral de los huesos metatarsianos del antepié. El 95% de los pies zambos son equinovaros, caracterizados por desviación hacia el interior y flexión plantar del antepié, aunque existen algunos calcaneovalgos, o calcaneovaros, que se caracterizan por la desviación hacia el exterior junto con flexión dorsal o bien hacia fuera, o hacia la línea media del cuerpo.

pie-libra (foot-pound), unidad de medida del trabajo o energía. Un pie-libra es la cantidad de trabajo necesario para mover 1 libra una distancia de 1 pie en la misma dirección que la fuerza de aplicación.

piebaldismo (piebald), **1.** que tiene mechones de pelo o zonas de piel blancos debido a la ausencia de melanocitos en esas áreas no pigmentadas. Es un trastorno hereditario. **2.** que tiene dos colores: blanco y negro o blanco y marrón; multicolor.

piedra (piedra), enfermedad del tallo capilar producida por hongos y caracterizada por la presencia de pequeños nódulos de color blanco o negro. La piedra negra está producida por el hongo *Piedria bortae* y la piedra blanca, por *Trichosporon beigelii*.

piedra artificial (dental stone), derivado del yeso calcinado, similar a la escayola pero más duro que ésta, empleado para realizar modelos y matrices dentales.

piedra de Arkansas (Arkansas stone), piedra de novaculita de grano fino, empleada para fabricar bloques con los que pueden afilarse los instrumentos quirúrgicos.

piedra pómez (pumice), roca volcánica con múltiples orificios muy finos empleada en forma de polvo o sólida para suavizar o pulir superficies.

piel (skin), membrana cutánea resistente, flexible, que cubre toda la superficie del cuerpo. Está compuesta por una capa gruesa de tejido conjuntivo llamada dermis y una epidermis formada por cinco capas celulares. El color de la piel varía con la cantidad de melanina de la epidermis. Cuando la temperatura es alta la piel ayuda a enfriar el cuerpo mediante irradiación de calor a través del aumento del flujo sanguíneo y de la vasodilatación y proporcionando una superficie para la evaporación del sudor. Cuando la temperatura desciende se produce vasoconstricción y la producción de sudor disminuye. En diversas partes del cuerpo existe piel modificada, como la membrana mucosa que recubre la vagina, la vejiga, los pulmones, el intestino, la nariz y la boca.

piel apergaminada (parchment skin), piel atrófica arrugada o estirada que es excepcionalmente frágil.

piel brillante (glossy skin), piel con brillo secundaria generalmente a neuritis y que puede asociarse a otros trastornos de los tegumentos, como la alopecia, las grietas y ulceraciones cutáneas. Generalmente comienza en una extremidad como una región eritematosa.

piel de naranja (peau d'orange), formación de hoyuelos en la piel que le dan el aspecto de una piel de naranja. Es habitual en el cáncer de mama avanzado.

piel glabra (glabrous skin), piel lisa, sin pelo.

piel seca (dry skin), epidermis desprovista de humedad o grasa, a menudo caracterizada por un patrón de líneas finas, escamas y prurito.

pielitis (pyelitis), inflamación de la pelvis renal, acompañada a menudo de síntomas tales como dolor e hipersensibilidad en la región lumbar, irritabilidad vesical, orina sanguinolenta o purulenta y un dolor peculiar al flexionar el muslo.

pielitis enfisematosa (emphysematous pyelitis), pielitis con presencia de aire o gas, sólo en el sistema colector.

pielitis quística (cystic pyelitis), pielitis con formación de quistes submucosos.

pielografía intravenosa (PIV) (intravenous pyelography [IVP]), técnica radiológica para examinar las estructuras y evaluar la función del sistema urinario. Se inyecta un medio de contraste por vía i.v. y se obtienen radiografías seriadas según se va eliminando el contraste de la sangre por la filtración glomerular. En las placas radiográficas se pueden ver los cálices renales, la pelvis renal, los uréteres y la vejiga.

pielografía retrógrada (retrograde pyelography), técnica radiológica para el estudio de las estructuras del sistema colector de los riñones, especialmente útil en la localización de las obstrucciones de las vías urinarias. Se inyecta un medio de contraste radiopaco a través de una sonda urinaria en los uréteres y en los cálices de las pelvis renales.

pielograma (pyelogram), radiografía de los riñones y uréteres. Un pielograma intravenoso (PIV), obtenido tras la inyección de un contraste radiopaco, muestra el tamaño y la localización de los riñones, el contorno de los uréteres y de la vejiga, el llenado de las pelvis renales, la permeabilidad de las vías urinarias y cualquier quiste o tumor situado en los riñones.

pielolitotomía (pyelolithotomy), intervención quirúrgica en la que se extraen los cálculos renales localizados en la pelvis del uréter.

pielonefritis (pyelonephritis), infección piógena difusa de la pelvis y del parénquima renal. La pielonefritis aguda se suele producir como consecuencia de una infección que asciende desde el tracto urinario inferior hasta el riñón. La instauración de la pielonefritis aguda es rápida, caracterizada por fiebre, escalofríos, dolor en el costado, náuseas y polaquiuria. La pielonefritis crónica se desarrolla lentamente después de una infección bacteriana del riñón.

pielonefritis ascendente (ascending pyelonephritis), pielonefritis causada por la extensión de una ITU por el uréter hasta el riñón.

pielonefritis bacteriana focal (lobar nephronia), pielonefritis aguda.

pielonefritis calculosa (calculous pyelonephritis), infección del riñón asociada a cálculos urinarios, que puede ser obstructiva.

pielonefritis del embarazo (pyelonephritis of pregnancy), infección renal durante el embarazo que se caracteriza por dilatación de la pelvis renal y de los uréteres. El útero grávido puede producir un cierto grado de obstrucción uretérica.

pieloplastia (pyeloplasty), reconstrucción quirúrgica de la pelvis renal.

pieloplastia de Culp-De Weerd (Culp-De Weerd pyeloplasty), pieloplastia en la que un colgajo espiral es doblado hacia abajo e incorporado al uréter adyacente.

pieloplastia de Foley Y-V (Foley Y-V pyeloplasty), pieloplastia realizada para reparar una unión ureteropélvica obstruida y elevada. A partir de la pelvis renal se realiza un colgajo en V, que se inserta en una incisión en forma de Y, cuyo ángulo se sitúa en la unión.

pieloplastia desmembrada (dismembered pyeloplasty), técnica de pieloplastia destinada a tratar la pelvis renal redundante y que consiste en la escisión de la unión ureteropélvica y parte de la pelvis y la fijación del extremo espatulado del uréter a la pelvis remanente.

pielorostomía (pyelorostomy), establecimiento quirúrgico de una fístula a partir de la superficie abdominal hasta el estómago en un punto cercano al píloro.

pieloureteritis quística (cystic pyeloureteritis), tipo de inflamación ureteral en la que hay quistes subendoteliales que se proyectan a la luz del uréter y la pelvis renal.

piemesis (pyemesis), acción de vomitar material purulento.

pierna (leg), **1.** porción de la extremidad inferior entre la rodilla y el tobillo. **2.** *coloquial,* la extremidad inferior completa (en cuyo caso la parte por debajo de la rodilla se llama parte inferior de la pierna).

pierna artificial (pylon), miembro inferior artificial, con frecuencia un soporte vertical estrecho formado por una cavidad con soportes laterales de madera y un extremo en clavija revestido de goma. Se puede utilizar como prótesis temporal.

piernas en tijeras (scissor legs), piernas cruzadas como consecuencia de un trastorno de los músculos aductores del muslo o por una deformidad de la cadera.

pieza bucal (mouthstick), dispositivo que se sujeta con los dientes y que puede ser utilizado para mecanografiar, pulsar botones, pasar páginas, controlar la silla de ruedas eléctrica o modificar unidades de control ambiental u otros equipos mediante el movimiento de la cabeza. Lo suelen utilizar los pacientes que presentan una tetraplejía de nivel alto (C4 y superior).

pieza de mano contraángulo (contra-angle handpiece), pieza de mano (taladro dental) en el que dos o más ángulos o curvaturas se utilizan para ajustar el mango al ángulo deseado, de modo que se pueda acceder a áreas de la cavidad oral difíciles de alcanzar.

piezoquímica (piezochemistry), rama de la química relacionada con las reacciones que tienen lugar bajo efecto de la presión.

pigmalionismo (pygmalianism), trastorno psicosexual en el que el individuo dirige fantasías eróticas hacia un objeto creado por él.

pigmentación cutánea (skin pigment), coloración de la piel producida por los depósitos de melanina. Se puede modificar por sustancias presentes en la sangre, como algunos pigmentos sanguíneos, la bilis o los parásitos del paludismo.

pigmento (pigment), **1.** cualquier material colorante orgánico producido en el cuerpo, como la melanina. **2.** cualquier preparado comercial coloreado, a modo de pintura, aplicado a la superficie cutánea.

pigmento hematógeno (hematogenous pigment), relativo al color rojizo del eritrocito debido a la presencia de hemoglobina.

pigmentos biliares (bile pigments), grupo de sustancias que contribuyen a dar color a la bilis, que puede variar de verde amarillento a marrón. Un pigmento biliar común es la bilirrubina.

pigmeo (pygmy), persona extremadamente pequeña cuyos elementos corporales están bien proporcionados; enano primordial.

pigoamorfo (pygoamorphus), gemelos asimétricos unidos en los que el miembro parásito está representado por una masa amorfa indiferenciada unida al autósito por la región sacra.

pigodídimo (pygodidymus), **1.** feto malformado que tiene pelvis y caderas dobles. **2.** gemelos unidos fusionados en la región cefalotorácica pero separados en la pelvis.

pigomelo (pygomelus), feto malformado que tiene uno o varios miembros extras unidos a las nalgas.

pigópago (pygopagus), gemelos unidos, con dos fetos completamente formados o casi formados, unidos a nivel sacro de forma que están situados espalda con espalda.

pila (pyla), orificio entre el tercer ventrículo y el acueducto cerebral.

pila primaria (primary cell), pila de fuerza electromotriz irreversible (no recargable).

pilar (abutment), diente, raíz o implante destinado al apoyo y retención de una prótesis dental fija o móvil.

pilares del istmo de las fauces (palatine arch), estructura muscular en forma de bóveda que constituye el paladar blando entre la boca y la nasofaringe. Una apertura en la arcada conecta la boca con la orofaringe. La úvula se encuentra suspendida en la mitad del borde posterior del arco.

píldora del día siguiente (morning after pill), *informal,* término utilizado inicialmente para referirse a una dosis elevada de un estrógeno, administrada por vía oral y durante un corto período de tiempo a una mujer en las 24-72 horas después del coito para evitar la concepción. La mifepristona es un método alternativo y eficaz para prevenir el embarazo con pocos efectos secundarios.

píldoras antifatiga (pep pills), *argot,* anfetaminas, píldoras adelgazantes o cualquier otro estimulante.

píldoras para dormir (sleeping pill), **1.** *coloquial,* prescripción sedante tomada para combatir el insomnio o para la sedación postoperatoria. **2.** píldoras que no precisan receta, clasificadas farmacéuticamente como de ayuda para el sueño.

piletromboflebitis (pylethrombophlebitis), inflamación de la vena porta con formación de un trombo.

piliforme (piliform), con forma de pelo.

pilocarpina y adrenalina (pilocarpine and epinephrine), preparado de combinación fija utilizado para el tratamiento del glaucoma que contiene un colinérgico (clorhidrato de pilocarpina) y un vasoconstrictor adrenérgico (bitartrato de adrenalina).

pilocarpina y fisostigmina (pilocarpine and physostigmine), preparado de combinación fija utilizado para el tratamiento del glaucoma que contiene un colinérgico (clorhidrato de pilocarpina) y un inhibidor de la colinesterasa de acción corta (salicilato de fisostigmina). Ambos componentes reducen la presión intraocular.

pilonidal (pilonidal), relativo a crecimiento de vello en un quiste o en otra estructura interna.

pilórico (pyloric), relativo al píloro, la abertura entre el estómago y el duodeno.

píloro (pylorus), porción estrecha, casi tubular del estómago que se curva en ángulo hacia la derecha desde el cuerpo del estómago hacia el duodeno.

piloroduodenitis (pyloroduodenitis), inflamación del píloro y el duodeno.

piloroespasmo (pylorospasm), espasmo del esfínter pilórico del estómago, como sucede en la estenosis pilórica.

piloromiotomía (pyloromyotomy), incisión de la musculatura longitudinal y circular del píloro que deja la mucosa intacta pero que separa las fibras musculares seccionadas. Es el tratamiento de elección para la estenosis pilórica hipertrófica.

piloroplastia (pyloroplasty), intervención quirúrgica realizada para aliviar la estenosis pilórica y que consiste en abrir el tracto de salida pilórico.

pilorostomía (pylorostomy), establecimiento quirúrgico de una fístula desde la superficie abdominal al estómago en un punto próximo al píloro.

pilorotomía (pylorotomy), incisión quirúrgica del píloro, realizada generalmente para eliminar una obstrucción.

pilosebáceo (pilosebaceous), relativo o perteneciente a un folículo piloso y su glándula sebácea.

pilus (pilus), **1.** cabello o estructura similar al cabello **2.** (en microbiología), apéndice filamentoso fino que se encuentra en algunas bacterias similar al flagelo salvo que es más corto, más recto y más abundante en ese organismo.

PIM (MIP), **1.** siglas de **presión inspiratoria máxima. 2.** siglas de **proyección de intensidad máxima.**

pimozida (pimozide), antipsicótico de la clase de las difenilbutilpiperidinas. Se prescribe para suprimir los tics motores y fónicos asociados al síndrome de Gilles de la Tourette.

pincelación (paint), **1.** aplicación de una solución de un medicamento sobre la piel, generalmente sobre una zona amplia. **2.** solución medicada que se aplica de este modo.

pindolol (pindolol), bloqueante betaadrenérgico con acción simpaticomimética intrínseca. Se prescribe para el tratamiento de la hipertensión solo o combinado con un diurético.

pineal (pineal), **1.** perteneciente a la epífisis. **2.** con forma de copa de pino.

pinealectomía (pinealectomy), extirpación quirúrgica de la glándula pineal.

pinealoma (pinealoma), neoplasia poco frecuente de la glándula pineal que se caracteriza por hidrocefalia, alteraciones pupilares, trastornos de la marcha, cefaleas, náuseas y vómitos.

pinguécula (pinguecula), mancha amarillenta proliferativa en la conjuntiva bulbar cerca de la unión esclerocorneal, situada generalmente en el lado nasal y relacionada habitualmente con la exposición a la luz ultravioleta y con la irritación medioambiental crónica. Se observa en los ancianos.

Pin-Index Safety System [PISS] (Pin-Index Safety System [PISS]), sistema para identificar los conectores para diversos cilindros pequeños que contienen gases medicinales con válvulas de salida en vez de roscas de salida.

Pin-Indexed Safety System (Pin-Indexed Safety System), subsección del American Standard Safety System que se aplica sólo a salidas de válvula de cilindros pequeños y emplea una conexión de abrazadera o perno sujeto a una manecilla.

pinocito (pinocyte), célula que absorbe líquidos por pinocitosis.

pinocitosis (pinocytosis), proceso por el que el líquido extracelular es captado por la célula. La membrana celular desarrolla una invaginación sacular llena de líquido extracelular, que posteriormente cierra, formando una vesícula o vacuola de líquido dentro de la célula.

pinta (pinta), infección de la piel producida por *Treponema carateum*. La bacteria consigue entrar en el cuerpo a través de alguna herida de la piel. La lesión principal es una pápula que aumenta lentamente de tamaño, con aumento de tamaño de los ganglios linfáticos regionales, seguido durante 1 a 12 meses de una erupción macular generalizada cuya coloración oscila entre el rojo y el azul pizarra.

pinza corredera (slide clamp), dispositivo, habitualmente de plástico, utilizado para regular el flujo de una solución intravenosa. La pinza corredera tiene una abertura graduada, a través de la cual pasa el tubo intravenoso.

pinza de Adson (Adson forceps), [Alfred W. Adson], pinza pequeña para el pulgar que tiene una punta delgada, con o sin dientes.

pinza de Adson-Brown (Adson-Brown forceps), [Alfred W. Adson, neurocirujano norteamericano, 1887-1951; James B. Brown, cirujano plástico norteamericano, 1899-1971], una pinza para el pulgar parecida a la pinza de Adson, que tiene dientes delgados en la punta y que permite coger tejidos delicados.

pinza de Allis (Allis forceps), pinza curva de bordes dentados usada para agarrar tejidos.

pinza de Kelly (Kelly clamp), [Howard A. Kelly, ginecólogo estadounidense, 1858-1943], pinza de hemostasia curva, sin dientes, utilizada principalmente para sujetar tejidos vascularizados en técnicas ginecológicas.

pinza de Payr (Payr's clamp), [Erwin Payr, cirujano alemán, 1871-1946], pinza gruesa utilizada en cirugía GI.

pinza de Pean (Pean clamp), pinza hemostática curva o recta con indentaciones a lo largo de la totalidad de la longitud de la mandíbula.

pinza de pedículo (pedicle clamp), pinza quirúrgica de cierre utilizada para comprimir vasos sanguíneos o pedículos de tumores durante la cirugía.

pinza de punta (point forceps), instrumento dental utilizado para el llenado de los canales radiculares

pinza de rosca (screw clamp), dispositivo, habitualmente hecho de plástico, equipado con una rosca que puede manipularse para abrir y cerrar el sistema i.v. primario, con el fin de regular el flujo de la solución intravenosa.

pinza de rueda (roller clamp), dispositivo, habitualmente fabricado de plástico, que contiene una pequeña rueda que se desplaza en contra de las agujas del reloj para cerrar un sistema de goteo intravenoso, o en el sentido de las agujas del reloj para abrirlo. La pinza de rueda también se puede manipular para aumentar o disminuir el flujo de la solución intravenosa.

pinza de tejido (clamp), pinza con mordazas dentadas y asas que se bloquean que se emplea para apretar, mantener, unir, sujetar o comprimir un órgano, vaso o tejido.

pinza de urgencia por ahogamiento (choke-saver), pinza curva que puede introducirse en la garganta de una persona que está ahogándose por un bolo de alimento o un objeto similar que ha deglutido. El instrumento, en forma de tenaza, puede agarrar y retirar el objeto.

pinza digital (tip pinch), maniobra por la cual la punta del pulgar presiona alguna o todas las puntas de los otros dedos.

pinza palmar (palmar pinch), prensión realizada sin el pulgar, en la que las puntas de los demás dedos ejercen presión contra la palma de la mano.

pinzas bulldog (bulldog forceps), pinzas cortas, de resorte, utilizadas para la hemostasis de arterias o venas. Las pinzas pueden estar acolchadas para evitar lesionar el tejido vascular.

pinzas de cocodrilo (alligator forceps), **1.** pinzas provistas de unos dientes fuertes y sistema de doble clampaje que se emplean en cirugía ortopédica. **2.** pinzas con brazos largos, finos y angulados, que están provistas de dientes de cierre.

pinzas de curas (dressing forceps), tipo de pinza con ramas estrechas y dientes romos o ranurados, diseñadas para limpiar heridas, retirar tubos de drenaje o extraer fragmentos de tejido necrótico.

pinzas de depilación (epilating forceps), pequeñas pinzas de resorte que se utilizan para extraer pelos o cabellos no deseados.

pinzas de dientes de ratón (mouse-tooth forceps), tipo de pinzas de campo con una o varias puntas afiladas en el extremo de cada hoja. Las puntas se vuelven hacia dentro, intercalándose entre sí.

pinzas de disección (thumb forceps), instrumento quirúrgico utilizado para agarrar tejido blando, especialmente mientras se sutura.

pinzas de extracción dental (dental extracting forceps), clase de pinzas para agarrar los dientes en las extracciones.

pinzas de forcipresión para dique de goma (rubber dam clamp forceps), (en odontología) tipo de pinzas con dientes pensada para adaptar los orificios en una pinza para dique de goma para facilitar su colocación.

pinzas de Kocher (Kocher's forceps), [Emil T. Kocher, cirujano suizo, 1841-1917], tipo de pinzas quirúrgicas con dientes en la punta que se imbrican entre sí y unos brazos potentes y gruesos, curvos o rectos.

pinzas de ligadura (tying forceps), pinzas de corcipresión con puntas finas y lisas utilizadas para ligar suturas en la cirugía oftalmológica.

pinzas de Liston (Liston's forceps), [Robert Liston, cirujano escocés, 1794-1847], pinzas para seccionar hueso.

pinzas de litotomía (lithotomy forceps), pinzas para extraer cálculos, normalmente del tracto urinario.

pinzas de Magill (Magill forceps), pinzas anguladas usadas para guiar un tubo traqueal hacia la laringe o una sonda nasogástrica hacia el esófago bajo visión directa. También se utiliza para colocar taponamientos faríngeos y para retirar cuerpos extraños.

pinzas de osteotomía (bone cutting forceps), tipo de pinzas de brazos largos, articulación única o doble y hojas pesadas que permiten cortar el hueso.

pinzas de prensión (grasping forceps), cualquier tipo de pinzas para sujetar el tejido y ejercer tracción que cuente con unos ojos para los dedos y un mecanismo de bloqueo.

pinzas de relojero (jeweler's forceps), pinzas con extremos puntiagudos muy finos, utilizado en procedimientos microvasculares y oftalmológicos.

pinzas de resorte (spring forceps), tipo de pinzas que incluyen un mecanismo de resorte. Son como unas tenacillas, y las hay de distinto grosor. Si tienen dientes pueden utilizarse para pinzar tejidos de espesor fino. Si no tienen dientes se utilizan para sujetar zonas de tejido más anchas o resbaladizas.

pinzas de secuestro (sequestrum forceps), pinzas con dientes pequeños y potentes utilizadas para la extracción de fragmentos necróticos o cortantes de hueso de los tejidos que le rodean.

pinzas de vulsela (volsella forceps), tipo de pinzas dotado de un pequeño gancho afilado en el extremo de cada rama.

pinzas gubias (rongeur forceps), tipo de pinzas cortantes fuertes y pesadas, utilizadas para cortar hueso.

pinzas mosquito (mosquito forceps), pequeñas pinzas de hemostasia.

pinzas sacabalas (bullet forceps), tipo de pinzas que tienen unas hojas delgadas y curvadas con borde en sierra, diseñadas para extraer un objeto extraño, como una bala, desde la base de una herida punzante.

pinzas sacabocados (punch forceps), instrumento quirúrgico utilizado para cortar un disco de tejido denso o resistente, como hueso o cartílago. Los extremos de las hojas de las pinzas están perforados para pinzar el tejido deseado.

P_{IO_2} (P_{IO_2}), símbolo de *presión parcial de oxígeno inspirado*.

piocele (pyocele), acumulación de pus en el escroto.

piociánico (pyocyanic), relativo al pus que es de color azul o al organismo que produce pus azul, como *Pseudomonas aeruginosa.*

piocianina (pyocyanin), pigmento azul o verde-azulado que puede ser extraído de *Pseudomonas aeruginosa* con cloroformo.

piocistitis (pyocystitis), inflamación que involucra un quiste lleno de pus en la vejiga urinaria.

piocito (pus cell), leucocito polimorfonuclear necrótico, un componente principal del pus.

piocolpos (pyocolpos), acumulación de pus en la vagina.

pioderma gangrenosa (pyoderma gangrenosum), enfermedad cutánea crónica, idiopática, de evolución rápida, acompañada generalmente de enfermedad sistémica, sobre todo colitis ulcerosa crónica, que se caracteriza por la presencia de úlceras irregulares, de color azul-rojizo con bordes indeterminados que rodean a una base necrótica purulenta.

piodermia (pyoderma), cualquier enfermedad cutánea purulenta, como el impétigo.

pioespermia (pyospermia), una complicación de la prostatitis crónica caracterizada por pus en el líquido seminal.
pioestomatitis (pyostomatitis), inflamación de la boca.
piofiláctico (pyophylactic), que proporciona protección frente a las infecciones purulentas, como el tomar un antibiótico antes del inicio de una infección.
piofisómetra (pyophysometra), acumulación de pus y gas en el útero.
piógeno (pyogenic), que produce pus.
pioglitazona (pioglitazone), antidiabético oral. Se prescribe para el tratamiento de la diabetes mellitus tipo 2 estable.
piohemotórax (pyohemothorax), acumulación de sangre y pus en la cavidad pleural.
piojos (lice), cualquiera de los pequeños insectos sin alas del orden Phthiraptera. Los piojos son ectoparásitos de aves y mamíferos y pueden emplear su ciclo vital completo en un único huésped, fijando sus huevos a las vainas de los pelos o de las plumas. Se transfieren al hombre por contacto directo. Existen tres variedades que afectan al hombre: piojo de la cabeza: *Pediculus humanus capitis;* piojo del cuerpo: *Pediculus humanus corporis,* y piojo del pubis: *Phthirus pubis.*
piomiositis gonocócica (gonococcal pyomyositis), trastorno inflamatorio agudo de un músculo producido por la infección por *Neisseria gonorrhoeae,* caracterizado por la formación de abscesos y dolor. Es una forma inusual de gonorrea. Se debe realizar el diagnóstico diferencial con el sarcoma.
pionefrolitiasis (pyonephrolithiasis), acumulación de pus y cálculos en el riñón.
pionefrosis calculosa (calculous pyonephrosis), pus y cálculos en el riñón.
piones (pions), familia de partículas subatómicas que se pueden crear en las reacciones nucleares. Los piones son inestables, pero pueden sobrevivir la cantidad de tiempo suficiente como para constituir rayos y ser utilizados en determinados tipos de terapia, como en el tratamiento de los tumores cerebrales.
pioneumopericardio (pyoneumopericardium), presencia de pus y aire o gas en el saco pericárdico.
pioneumoperitonitis (pyoneumoperitonitis), inflamación de la cavidad peritoneal causada por una acumulación de aire y pus en la cavidad.
piopielectasis (pyopyelectasis), dilatación de la pelvis renal debida a una acumulación de pus.
pioquiste (pyocyst), quiste lleno de pus.
piorrea (pyorrhea), **1.** secreción de pus. **2.** inflamación purulenta de los tejidos que rodean los dientes.
piosálpinx (pyosalpinx), acumulación de pus en una trompa de Falopio.
piostasis (pyostatic), formación de pus.
piotórax (pyothorax), **1.** colección de pus en la cavidad pleural. **2.** pleuresía purulenta.
piouréter (pyoureter), presencia de pus en el uréter.
pioverdina (pyoverdin), pigmento amarillo producido por algunas cepas de *Pseudomonas aeruginosa.*
pipecuronio (pipecuronium), bloqueante neuromuscular no despolarizante utilizado como auxiliar a la anestesia; induce relajación del músculo esquelético y facilita el tratamiento de los pacientes sometidos a ventilación mecánica.
pipeta (pipette), tubo transparente, calibrado y con un extremo abierto, de vidrio o plástico, que se utiliza para medir o trasladar pequeñas cantidades de un líquido o gas.
pipetear (pipette), utilización de una pipeta para dispensar líquidos.
pique (chigger), larva de los ácaros *Trombicula* que se encuentra en las hierbas altas y las malas hierbas. Se pega a la piel y produce irritación e importante prurito.
PIR (RIP), siglas de **patrón de inhibición de reflejos.**
piracinamida (pyrazinamide), antimicobacteriano prescrito en la quimioterapia de combinación para el tratamiento de la tuberculosis de pacientes hospitalizados que no responden a otras medicaciones.
piramidal (pyramidal), relativo o perteneciente a la forma de una pirámide.
piramidal (triangular bone), hueso triangular del carpo situado en la hilera proximal del lado cubital de la muñeca.
piramidal de la pelvis (piriformis), músculo piramidal, aplanado, situado casi paralelo al borde posterior del glúteo mediano. Su función es rotar el muslo externamente, abducirlo y facilitar su extensión.
piramidal del abdomen (pyramidalis), uno de los dos músculos anterolaterales del abdomen, situado en el extremo inferior de la vaina del recto abdominal. Su función es tensar la línea alba.
pirámide (pyramid), masa de tejido que se eleva hasta un vértice, como las pirámides del cerebelo y de los riñones.
pirámide de alimentos (food pyramid), representación mediante un diagrama de las necesidades nutricionales humanas diseñada por el U.S. Department of Agriculture en 1992. La «Pirámide de Alimentos» del USDA presenta seis secciones: hidratos de carbono (cereales, pan, pasta, arroz), verduras, frutas, leche y derivados, carnes, pescados y legumbres, y grasas, azúcares y sales. Según esta distribución, la mayor parte de los alimentos deben ser hidratos de carbono, seguidos de cerca por lácteos, frutas y verduras. Las carnes han de ser magras y variadas. El consumo de grasas, azúcares y sal debe ser moderado.

pirámide renal (renal pyramid), cada una de las varias masas cónicas tisulares que forman parte de la médula renal. Están formadas por las asas de Henle y por los túbulos colectores de las nefronas.

piramidotomía (pyramidotomy), sección quirúrgica de los tractos piramidales en el tratamiento de trastornos asociados con contracciones musculares involuntarias.

pirenemia (pyrenemia), enfermedad en la cual están presentes eritrocitos nucleados en la sangre.

pirético (pyretic), perteneciente a o caracterizado por la presencia de fiebre.

piretogénico (pyretogenic), que induce, causa o se produce por la fiebre.

piretrina y butóxido de piperonilo (pyrethrin and piperonyl butoxide), combinación fija de escabicida y pediculicida. Se prescribe para el tratamiento de las infestaciones producidas por los piojos de la cabeza, del cuerpo y del pubis.

piridoxina (pyridoxine), vitamina cristalina, blanca, hidrosoluble que forma parte del complejo B, que deriva de la piridina y se convierte en el cuerpo en piridoxal y piridoxamina. Actúa como coenzima esencial para la síntesis y degradación de aminoácidos, la conversión de triptófano en niacina, la degradación de glucógeno a glucosa 1-fosfato, la producción de anticuerpos, la formación del grupo hemo de la hemoglobina, la formación de hormonas importantes para la función cerebral, la absorción adecuada de vitamina B_{12}, la producción de ácido clorhídrico y magnesio y el mantenimiento del equilibrio de sodio y potasio, que regula los líquidos corporales y el funcionamiento de los sistemas nervioso y musculoesquelético.

piriforme (piriform), con forma de pera.

pirimetamina (pyrimethamine), fármaco antipalúdico. Se prescribe para el tratamiento de la malaria y de la toxoplasmosis.

pirimidina (pyrimidine), compuesto orgánico de nitrógeno heterocíclico presente en ácidos nucleicos y en numerosos fármacos, como los antivíricos aciclovir, ribavirina y trifluridina.

pirógeno (febrifacient), agente que induce fiebre.

pirógeno (pyrogen), cualquier sustancia o agente que tiende a provocar elevación de la temperatura corporal, como sucede con algunas toxinas bacterianas.

piroglobulina (pyroglobulin), inmunoglobulina que se precipita irreversiblemente cuando es calentada. Las piroglobulinas suelen estar presentes en la sangre de pacientes con enfermedades tales como el mieloma múltiple.

pirolagnia (pyrolagnia), estimulación o satisfacción sexual al observar o provocar incendios.

pirólisis (pyrolysis), descomposición de un compuesto químico mediante la aplicación de calor.

piromanía (pyromania), neurosis impulsiva caracterizada por una necesidad incontrolable de provocar incendios.

pirómano (pyromaniac), **1.** persona que presenta las características de la piromanía. **2.** perteneciente a, relativo a o que presenta piromanía.

piropoiquilocitosis (pyropoikilocytosis), trastorno congénito recesivo caracterizado por hemólisis grave, formas irregulares de los eritrocitos y sensibilidad de las células de la sangre a la fragmentación in vitro tras variaciones mínimas de temperatura.

pirosis (heartburn, pyrosis), sensación urente dolorosa en el esófago justo por debajo del esternón. Habitualmente está causada por el reflujo del contenido gástrico hacia el esófago, pero puede estar provocada por hiperacidez gástrica o por úlcera péptica.

piroterapia (pyrotherapy), método de tratamiento en el cual la temperatura de un paciente se eleva hasta el nivel de la fiebre.

PIRRLA (PERRLA), acrónimo de *p*upilas, *i*guales, *r*edondas, *r*eactivas a la *l*uz y a la *a*comodación. Al efectuar la valoración de los ojos hay que evaluar el tamaño y forma de las pupilas, su reacción a la luz y su capacidad de acomodación.

pirrol (pyrrole), sustancia heterocíclica aromática, formada por cinco elementos, presente de forma natural en muchos compuestos del organismo.

piruvato carboxilasa (pyruvate carboxylase), enzima que cataliza la carboxilación irreversible del piruvato. Esta reacción es necesaria para que en la gluconeogénesis se forme piruvato a partir del lactato o de los aminoácidos y para proporcionar cuatro compuestos de carbono para el ciclo del ácido cítrico.

piruvatocinasa (pyruvate kinase), enzima esencial para la glucólisis anaeróbica de los hematíes. Cataliza el paso de un grupo fosfato del adenosintrifosfato para producir adenosindifosfato.

pisiforme (pisiform), con forma de guisante.

piso asistido (echo home), alojamiento independiente para una persona mayor en o cerca de la casa familiar.

PIT (ITP), siglas de **púrpura idiopática trombocitopénica.**

pithing (pithing), destrucción del sistema nervioso central de un animal de experimentación para investigación fisiológica. Suele realizarse insertando una sonda roma a través de un agujero.

pitiriasis (pityriasis), grupo de enfermedades de la piel que tienen en común lesiones que se parecen a las escamas de la caspa sin que existan signos evidentes de inflamación.

pitiriasis alba (pityriasis alba), dermatosis idiopática común caracterizada por la presencia de placas de hipopigmentación redondas u ovales, con descamación fina, generalmente en las mejillas. Las lesiones están muy bien delimitadas y en ocasiones son pruriginosas y se encuentran principalmente en niños y adolescentes. La afección puede recurrir, pero el pronóstico usual es la eliminación espontánea.

pitiriasis liquenoide (pityriasis lichenoides), enfermedad cutánea infrecuente y autolimitada con lesiones papulosas con cambio de color, que abarca un espectro que va desde la pitiriasis liquenoides y varioliforme aguda a la pitiriasis liquenoides crónica.

pitiriasis rosada (pityriasis rosea), trastorno cutáneo autolimitado en el que una erupción macular, rosa, ligeramente descamativa, se extiende por el tronco y otras zonas no expuestas del cuerpo. Un rasgo característico es la placa heraldo, una lesión de mayor tamaño y más descamativa que precede a la erupción difusa en unos días. El único síntoma es un prurito leve. La enfermedad dura de 4 a 8 semanas y rara vez recurre.

pitiriasis rubra pilaris (pityriasis rubra pilaris), enfermedad inflamatoria crónica de la piel caracterizada por pequeñas pápulas foliculares acuminadas de color marrón-rojizo, coronadas en el centro por tapones córneos en donde están incrustados los pelos, pequeñas áreas de descamación de color rosa amarillento y con frecuencia hiperqueratosis de las palmas de las manos y de las plantas de los pies con tendencia a la formación de fisuras.

pituicito (pituicyte), célula primaria del lóbulo posterior de la hipófisis.

pituitarismo (pituitarism), cualquier trastorno generado por un defecto o una insuficiencia de la hipófisis.

piuria (pyuria), presencia de un excesivo número de leucocitos en la orina, por lo general más de cuatro leucocitos por campo de gran aumento. Es habitualmente un signo de infección de las vías urinarias, pero puede reflejar inflamación por causas químicas o radiación. La piuria bacteriana suele estar causada por infección de la vejiga y de la uretra.

PIV (IVP), siglas de **pielografía intravenosa.**

pivalato de clocortolona (clocortolone pivalate), antiinflamatorio esteroideo tópico utilizado en el tratamiento a corto plazo de la inflamación y del prurito que se asocian con determinados tipos de dermatitis moderadas o graves.

pK_a (pK_a), logaritmo negativo de la constante de ionización de los ácidos. Es una medida de la fuerza de un ácido. Cuanto menor es el pK_a, más fuerte es el ácido.

PKA (PKA), siglas de **proteincinasa.**

PL (CP), siglas de *potencia luminosa.*

PL (LP), siglas de **punción lumbar.**

placa (plaque), **1.** placa plana, con frecuencia prominente, en la piel o en cualquier otro órgano del cuerpo. **2.** placa de aterosclerosis. **3.** lámina delgada que aparece sobre los dientes formada por mucina y material coloidal presente en la saliva y que con frecuencia es invadida de forma secundaria por bacterias.

placa (plate), **1.** estructura o capa plana, como una capa fina de hueso o la placa frontal situada entre el cartílago etmoides y el hueso esfenoides en el feto. **2.** unidad divisoria de un sistema cromatográfico.

placa ateromatosa (atheromatous plaque), área amarillenta prominente de la pared arterial, formada por depósitos de grasa sugestivos de aterosclerosis.

placa bacteriana (bacterial plaque), complejo denso no mineralizado formado principalmente por colonias bacterianas incluidas en una matriz gelatinosa. Contiene aminoácidos, hidratos de carbono, proteínas, lípidos y sales de la saliva y del líquido gingival; sustancias solubles de los alimentos; leucocitos y células epiteliales descamadas, y productos del metabolismo bacteriano. La placa es el principal factor causante de la mayoría de las enfermedades dentales.

placa base (baseplate), estructura provisional que representa la base de una dentadura, utilizada para registrar las relaciones maxilomandibulares, evaluar la línea y plenitud de los labios, colocar los dientes postizos o para colocar como prueba en la boca para asegurar una adaptación perfecta de la dentadura.

placa coriónica (chorionic plate), parte de la placenta fetal que da lugar a las vellosidades coriónicas que se fijan al útero durante los primeros estadios de la formación de la placenta.

placa de mordida (biteplate), dispositivo utilizado en odontología como herramienta diagnóstica o terapéutica para la ortodoncia y las prótesis. Se elabora en metal y plástico y se adapta al paladar. Se puede usar para la corrección de problemas en la ATM o como sujeción en la reposición total de la boca.

placa de Ogden (Ogden plate), placa alargada de metal con orificios que alojan bandas circulares. Se usa para fijar fracturas de huesos largos junto con dispositivos intramedulares como clavos o prótesis.

placa de Petri (Petri dish), [Julius R. Petri, bacteriólogo alemán, 1852-1921], placa de cristal circular poco profunda que contiene medios de cultivo sólidos.

placa de rayos X con solapa de mordida (bite wing film), placa de rayos X que posee una lengüeta que hace que los dientes puedan mantener la placa en la posición correcta durante la exposición; se emplea para visualizar la región interproximal de los dientes posteriores.

placa de sostén (buttress plate), placa metálica plana y delgada utilizada para proporcionar apoyo en la reparación quirúrgica de una fractura.

placa epifisaria (epiphyseal plate), delgada lámina de cartílago entre la epífisis, un centro secundario formador de hueso, y la diáfisis. El hueso nuevo se forma a lo largo de la placa. Las placas epifisarias se mantienen abiertas hasta la adolescencia.

placa inversa (reversal film), (en radiología) duplicado en tono inverso de una imagen de rayos X en la que se muestra lo negro en blanco y lo blanco en negro. Se produce exponiendo una placa de emulsión simple a través de una placa de rayos X estándar.

placa motora terminal (motor endplate), amplio contacto sináptico especial entre los axones de neuronas motoras y cada fibra del músculo esquelético. Cada fibra muscular forma una placa motora terminal.

placa neural (neural plate), gruesa capa de tejido ectodérmico situada a lo largo del eje longitudinal central del embrión en fase de desarrollo precoz, que origina el tubo neural y subsiguientemente el cerebro, la médula espinal y otros tejidos del SNC.

placa neurítica (neuritic plaque), depósito extracelular que consiste en proteína beta-amiloide mezclada con ramas de células nerviosas moribundas en el encéfalo de un paciente con enfermedad de Alzheimer.

placa ósea (bone plate), placa metálica utilizada para reconstruir un hueso que se ha fracturado. La placa está pensada para mantener los fragmentos en la posición adecuada.

placa terminal (end plate), en el sistema nervioso, la placa motora terminal que se localiza en la membrana terminal de un axón y en la membrana postsináptica del tejido muscular adjunto.

placa ungueal (nail plate), porción dura del dorso de las uñas en forma de cubierta externa rígida, que surge del lecho ungueal y se extiende unos 8 mm por debajo del pliegue ungueal.

placas de Peyer (Peyer's patches), grupo de nódulos solitarios o grupos de ganglios linfáticos que forman una capa en la membrana mucosa del íleon enfrente de la inserción mesentérica. En la mayoría de los individuos aparecen en el íleon distal, pero pueden aparecer también en el yeyuno en algunos individuos.

placebo (placebo), sustancia inactiva, como suero fisiológico, agua destilada o azúcar, o bien una dosis inferior a la eficaz de una sustancia inofensiva, como una vitamina hidrosoluble, prescrita como si se tratara de una dosis eficaz de una medicación necesaria. Los placebos se utilizan en estudios experimentales sobre fármacos para comparar los efectos de la sustancia inactiva con los del fármaco en experimentación. También se prescriben a pacientes a los que no se les puede administrar la medicación que piden o a quienes, en opinión del profesional sanitario, no necesitan dicha medicación.

placenta (placenta), órgano fetal muy vascularizado a través del cual el feto intercambia con la circulación materna, fundamentalmente por un proceso de difusión, el oxígeno, dióxido de carbono, nutrientes y otras sustancias. Comienza a formarse aproximadamente al octavo día de la gestación, cuando el embrioblasto se pone en contacto con la pared del útero y se adhiere a ella. A término, la placenta normal pesa entre una séptima y una quinta parte del peso del niño. La superficie materna es lobulada y tiene un aspecto rojo oscuro, rugoso, parecido al hígado. La superficie fetal es lisa y brillante, está cubierta por las membranas fetales, donde destacan los grandes vasos sanguíneos blancos situados por debajo de las membranas que se dispersan desde la inserción central del cordón umbilical. El tiempo transcurrido entre el parto del niño y la expulsión de la placenta es la tercera y última fase del parto.

placenta accesoria (accessory placenta), pequeña placenta que puede desarrollarse unida a la placenta principal por vasos sanguíneos umbilicales.

placenta accreta (placenta accreta), placenta que invade el músculo uterino, haciendo difícil su separación del mismo.

placenta adherente (adherent placenta), placenta que continúa unida a la pared uterina más allá del tiempo normal después de la expulsión del feto.

placenta bilobulada (bilobate placenta), placenta con dos lóbulos conectados entre sí.

placenta circunmarginada (circummarginate placenta), placenta con un anillo de tejido membranoso sobre la superficie fetal más fino que el de la placenta circunvalada.

placenta discoide (discoid placenta), placenta redonda.

placenta en raqueta (battledore placenta), placenta cuyo cordón umbilical está unido a ella en la periferia.

placenta fetal (fetal placenta), porción de la placenta que se forma a partir del corion frondoso, cuyas vellosidades invaden la decidua basal.

placenta fúndica (fundal placenta), placenta que está adherida al fondo del útero.

placenta materna (maternal placenta), parte de la placenta que se desarrolla a partir de la decidua basal del útero y que normalmente se desprende con los elementos fetales.

placenta previa (placenta previa), trastorno de la gestación en el que la placenta se inserta en el útero de una forma anómala, de manera que protruye hacia o cubre por completo el orificio cervical interno. Es la causa más frecuente de hemorragia indolora en el tercer trimestre de la gestación. La menor dilatación del orificio cervical interno puede determinar una separación local de la placenta insertada de forma anómala y la consiguiente hemorragia. Cuando la hemorragia es grave se suele realizar una cesárea inmediata para interrumpirla y conseguir salvar la vida de la madre, por lo que se debe realizar sea cual sea la madurez del feto.

placenta previa central (central placenta previa), placenta previa en la que la placenta se implanta en el segmento más inferior del útero y cubre por completo el orificio interno del cuello uterino. Durante el parto, a medida que se produce la dilatación del cuello, la placenta se separa gradualmente de los vasos sanguíneos subyacentes de la pared uterina provocando una hemorragia que generalmente es de comienzo lento e indolora, pero que progresa en intensidad hasta poner en peligro la vida de la madre y del niño.

placenta previa marginal (marginal placenta previa), placenta previa en la que la placenta está implantada en el segmento uterino inferior, y está en contacto marginal o se extiende en algún grado sobre el orificio interno del cuello uterino. Durante el parto, a medida que se dilata el cuello, puede producirse hemorragia al separarse el borde de la placenta del útero situado por debajo de ella.

placenta previa parcial (partial placenta previa, placenta previa partialis), placenta previa en la que ésta se halla implantada en el segmento uterino inferior, cubriendo parcialmente el orificio interno del cuello uterino. A medida que el cuello se dilata en el parto, la parte de la placenta situada encima del cuello se separa, provocando una hemorragia procedente de los espacios vellosos de la pared uterina. Dependiendo del grado de separación el sangrado puede ser escaso o abundante, llegando a producir una hemorragia que pone en peligro la vida de la madre y del niño.

placenta retenida (retained placenta), retraso en la expulsión de la placenta más allá del tiempo adecuado, considerado generalmente en 30 minutos desde el nacimiento del niño.

placenta succenturiata (placenta succenturiata), placenta accesoria.

placentario (placental), relativo a la placenta.

placoda nasal (nasal placode), áreas ovaladas de ectodermo engrosado que se localizan a ambos lados de la superficie ventrolateral de la cabeza al principio del desarrollo embrionario y que son el primer signo del órgano olfatorio.

plagiocefalia (plagiocephaly), malformación congénita del cráneo en la que el cierre prematuro o irregular de las suturas coronal o lambdoidea produce un crecimiento asimétrico de la cabeza, dándole un aspecto torcido o desproporcionado.

plan asistencial del paciente (patient plan of care), documento elaborado después de la evaluación del paciente que identifica los diagnósticos de enfermería que han de ser tratados en el hospital o la clínica. El plan asistencial del paciente incluye los objetivos, las intervenciones de enfermería y el marco temporal para el logro y evaluación.

plan de atención médica (medical care plan), amplio programa de orientación médica profesional diseñado para satisfacer unos objetivos sanitarios específicos.

plan de cuidados de enfermería (nursing care plan), plan realizado por un profesional de enfermería sobre la base de la valoración y el diagnóstico de enfermería. Tiene cuatro componentes fundamentales: identificación de los problemas de cuidados de enfermería y constatación del enfoque del enfermero para solucionarlos; determinación de los beneficios esperados para el paciente; indicación de las acciones específicas de la enfermera que reflejen el criterio de enfermería y obtengan los objetivos especificados, y evaluación de la respuesta del paciente a los cuidados de enfermería y reajuste de éstos si fuera necesario. Se debería adjuntar un plan de cuidados de enfermería por escrito en cada gráfica del paciente.

plan de preparación ante catástrofes (disaster-preparedness plan), plan formal de actuación, normalmente escrito, para coordinar la respuesta del personal de un hospital en el caso de que se produjera una catástrofe en el hospital o en la comunidad a la que pertenece.

plan de punto de servicio (point-of-service plan), (en EE.UU.) plan en el cual un asociado puede buscar asistencia fuera de la red, o directamente con profesionales de su elección, pero con una evaluación inicial por un profesional de asistencia primaria, y teniendo que pagar una cantidad deducible y/o un copago.

plan de servicio sanitario del médico (physician health service plan), en EE.UU., término genérico relativo a la ordenación para la prestación exclusiva de servicios profesionales (médicos).

plan de sistemas sanitarios (health systems plan), plan en el que se especifican los objetivos sanitarios de gran alcance de un área de servicios sanitarios. Los planes de sistemas sanitarios se preparan en las agencias de sistemas sanitarios.

plan terapéutico (treatment plan), (en odontología) programa de procedimientos dentales y citaciones diseñado para restaurar, paso a paso, la salud bucal del paciente. El plan contempla las ventajas, desventajas, costes, alternativas y secuelas del tratamiento. Debe presentarse previamente al paciente para su aprobación.

plancha de cera (baseplate wax), cera dental que contiene aproximadamente un 75% de parafina o ceresina con pequeñas cantidades de cera de abeja, así como de otras ceras y resinas; se usa principalmente para establecer la forma inicial del arco en las placas de prueba que sirven para realizar la dentadura completa.

plancton (plankton), partículas casi microscópicas de organismos (fotosintéticos y no fotosintéticos) que existen flotando o nadando débilmente en lagos y océanos y que constituyen el nivel inicial de la cadena trófica de los animales acuáticos.

planificación (planning), (en las cinco fases del proceso de enfermería) categoría de conducta de enfermería en la que se diseña una estrategia para la consecución de los objetivos asistenciales para un determinado paciente, según se establece en la evaluación y el análisis. La planificación consiste en el desarrollo y modificación de un plan de asistencia para el paciente, la cooperación con el resto del personal y el registro de información importante.

planificación conjunta (joint planning), desarrollo, por parte de dos o más sanitarios, de un plan estratégico para cubrir las necesidades sanitarias de una zona, en el que compartan los servicios clínicos o administrativos, o los datos clínicos, pero sin compartir los activos.

planificación del alta hospitalaria[1] (discharge planning), actividades que facilitan el traslado de un paciente de un ámbito sanitario a otro o a su domicilio. Se trata de un proceso multidisciplinario en el que participan médicos, enfermeras, asistentes sociales y posiblemente otros profesionales sanitarios; su objetivo es fomentar la continuidad de la asistencia.

planificación del alta hospitalaria[2] (discharge planning), intervención de enfermería recogida en la Nursing Interventions Classification (NIC). Se define como la preparación para trasladar a un paciente desde un nivel de asistencia a otro dentro o fuera de la prestación sanitaria actual.

planificación familiar: anticoncepción (family planning: contraception), intervención de enfermería recogida en la Nursing Interventions Classification (NIC). Se define como la facilitación de la prevención del embarazo mediante el aporte de la información acerca de las características fisiológicas de la reproducción y los métodos para controlar la concepción.

planificación familiar: embarazo no previsto (family planning: unplanned pregnancy), intervención de enfermería recogida en la Nursing Interventions Classification (NIC). Se define como la facilitación de la toma de una decisión teniendo en cuenta el pronóstico del embarazo.

planificación familiar: infertilidad (family planning: infertility), intervención de enfermería recogida en la Nursing Interventions Classification (NIC). Se define como el tratamiento, la instrucción y el apoyo al paciente y al acompañante íntimo que están sometidos a evaluación y tratamiento de la infertilidad.

planificación familiar natural (family planning, natural), métodos de prevención de la concepción sin uso de medios anticonceptivos artificiales.

planificación motora (motor planning), capacidad para planear y ejecutar actividades especiales no habituales.

plano (plane), **1.** superficie plana determinada por tres puntos en el espacio. **2.** extensión de un corte longitudinal a través de un eje, como los planos coronal, horizontal y sagital utilizados para identificar la posición de varias partes del cuerpo en el estudio de la anatomía. **3.** incisión superficial en la pared de una cavidad o entre las capas de tejido, especialmente en cirugía plástica.

plano de Broca (Broca's plane), [Pierre P. Broca, neurólogo francés, 1824-1880], plano que se extiende desde la punta del tabique interalveolar entre los incisivos centrales superiores hasta el punto más bajo de los cóndilos occipitales izquierdo y derecho.

plano de clivaje (cleavage plane), **1.** zona de un huevo fertilizado donde tiene lugar la división; eje sobre el que se realiza cualquier división celular. **2.** cualquier plano del organismo donde los órganos o estructuras pueden ser separados con una lesión mínima sobre los tejidos vecinos.

plano de gravedad eliminada (gravity-eliminated plane), posición o plano de apoyo en el que se absorbe o neutraliza el efecto de la gravedad. Al valorar la fuerza de un músculo, algunas pruebas se realizan en el plano de gravedad eliminada.

plano de mordida (biteplane), **1.** lámina metálica colocada transversalmente a las superficies de mordida de los dientes superiores e inferiores para determinar la relación de los dientes con el plano oclusal. **2.** aparato de ortodoncia de resina acrílica colocado sobre las superficies oclusales de los maxilares y utilizado para tratar el dolor de la ATM y de los músculos adyacentes.

plano de oclusión (occlusal plane), plano que pasa por las superficies oclusivas o de mordida de la dentadura. Representa el punto medio de la curvatura de la superficie oclusora o de mordida.

plano ecuatorial (equatorial plane), plano en el que se sitúan los cromosomas en el centro del huso, en la fase de metafase de la mitosis y de la meiosis.

plano fetal (station), nivel del plano biparietal de la cabeza del feto en relación al nivel de las espinas isquiáticas de la pelvis materna. El plano imaginario a nivel de las espinas se denomina «plano 0». Los planos superiores e inferiores se numeran a intervalos de 1 cm y se designan positivamente a los inferiores y negativamente a los superiores.

plano focal (focal plane), plano tisular que está enfocado en la tomografía.

plano frontal (frontal plane), uno de los planos verticales que atraviesan el cuerpo desde la cabeza a los pies, perpendicular a los planos sagitales, plano paralelo al eje longitudinal del cuerpo y en ángulo recto con el plano sagital medio, dividiendo al cuerpo en las porciones anterior y posterior.

plano frontal cardinal (cardinal frontal plane), plano que divide al cuerpo en las zonas anterior y posterior.

plano guía (guide plane), **1.** parte de un dispositivo ortodóncico que presenta un determinado plano inclinado para cambiar la relación oclusiva de los dientes de los maxilares superior e inferior y para permitir su movimiento hacia una posición normal. **2.** plano que se desarrolla en las superficies oclusivas de los bordes oclusivos para colocar la mandíbula en una posición centrada. **3.** dos o más superficies verticales paralelas de los dientes de pilar que dirigen el trayecto de colocación o extracción de una prótesis dental parcial.

plano horizontal (horizontal plane), **1.** todo plano del cuerpo en bipedestación, paralelo al horizonte, que lo divide en dos partes, superior e inferior. **2.** plano que pasa por un diente formando un ángulo recto con su eje mayor.

plano horizontal de Frankfurt (Frankfurt horizontal plane), [acuerdo antropológico de Frankfurt-am-Main (1882)], (en odontología) plano craneométrico determinado por los bordes inferiores de las órbitas óseas y por el borde superior del conducto auditivo. Pasa a través de las dos órbitas y de los dos tragos y suele emplearse como superficie de referencia en el diagnóstico ortodóncico y en la planificación del tratamiento.

plano medio (median plane), plano vertical que divide el cuerpo en las mitades derecha e izquierda, y que pasa aproximadamente a través de la sutura sagital del cráneo.

plano órbita-eje de bisagra (hinge axis-orbital plane), plano de referencia para el diagnóstico de diversos tipos de maloclusiones y para la creación de prótesis asociadas. Se determina habitualmente por tres puntos del cráneo del paciente. Dos de los puntos, uno a cada lado de la cara, están localizados en el eje de bisagra. El tercer punto está localizado en la cara en el borde orbitario, justo por debajo del ojo.

plano sagital (sagittal plane), plano anteroposterior o corte paralelo al plano medio del cuerpo.

plano transverso (transverse plane), cualquiera de los planos que cortan el cuerpo perpendicularmente a los planos sagital y frontal, dividiendo a éste en una porción superior y una porción inferior.

plano visual (visual plane), plano en el cual están situados los dos ejes ópticos.

planta (plant), cualquier organismo eucariótico multicelular que realiza la fotosíntesis para obtener su nutrición. Las plantas comprenden uno de los cinco reinos en la clasificación con más amplia utilización de los organismos vivos.

planta (sole), superficie plantar del pie.

planta en crudo (crude herb), planta en estado fresco antes de ser procesada o desecada.

plantar (plantar), relativo o perteneciente a la planta del pie.

plantar delgado (plantaris), uno de los tres músculos superficiales de la parte posterior de la pierna, entre el sóleo y el gastrocnemio. Flexiona el pie y la pierna.

plantígrado (plantigrade), relativo o perteneciente o que caracteriza a la marcha humana; que camina sobre la planta del pie, con el talón tocando el suelo.

plantilla (template), (en genética) cadena de ADN que actúa como molde para la síntesis de ARN mensajero.

plantilla médica agregada (medical staff, courtesy), médicos y odontólogos que poseen cierta cualificación como plantilla médica del hospital, pero que atienden a pacientes sólo en algunas ocasiones o actúan como consultores. No pueden participar en las actividades habituales del personal médico.

plantilla médica honoraria (medical staff, honorary), médicos y odontólogos, normalmente jubilados, que son reconocidos por el personal médico del hospital por sus contribuciones notables, pero que no ingresan pacientes en el hospital ni participan en las actividades de la plantilla médica.

plaquetas (platelets), las más pequeñas de las células de la sangre. Se forman en la médula ósea roja, y algunas de ellas se almacenan en el bazo. Las plaquetas tienen forma de disco y no contienen hemoglobina. Son esenciales para la coagulación de la sangre y el mantenimiento de la hemostasia.

plaquetoféresis (plateletpheresis), eliminación de las plaquetas de la sangre extraída, procediendo a la infusión en el donante del resto de la sangre.

plasma (plasma), parte líquida, incolora y acuosa de la linfa y de la sangre en la que se hallan suspendidos los leucocitos, los eritrocitos y las plaquetas. Está constituido por agua, electrólitos, proteínas, glucosa, grasas, bilirrubina y gases. Es fundamental para el transporte de los elementos celulares de la sangre a través del sistema circulatorio, para el transporte de nutrientes, para el mantenimiento del equilibrio acidobásico del cuerpo y para el transporte de productos de desecho procedentes de los tejidos.

plasma almacenado (pooled plasma), componente líquido de la sangre completa, recogido y almacenado para preparar varios productos plasmáticos o para ser utilizado directamente como expansor del plasma cuando la sangre completa no está disponible o está contraindicada.

plasma citrado (citrated plasma), plasma sanguíneo tratado con citrato sódico, que evita la coagulación.

plasma con factor antihemofílico (antihemophilic factor plasma), plasma sanguíneo que contiene el factor VIII o antihemofílico. Se emplea de forma temporal para corregir la tendencia a la hemorragia en la hemofilia.

plasma fresco congelado (fresh frozen plasma), forma de plasma sanguíneo no concentrado que contiene todos los factores de la coagulación salvo las plaquetas. Se puede usar como suplemento de los hematíes cuando no hay sangre completa disponible para transfusiones o para corregir un problema hemorrágico de etiología desconocida.

plasma germinal (germ plasm), **1.** protoplasma de las células germinales que contiene el material reproductivo y hereditario básico; la suma total del ADN de una célula u organismo particular. **2.** *no técnica,* células germinales en cualquier fase de desarrollo, junto con los tejidos a partir de los que se originan.

plasma hiperinmune (hyperimmune plasma), plasma que contiene niveles de anticuerpos sumamente elevados.

plasma humano normal (normal human plasma), sangre estéril, no contaminada, preparada a partir de un depósito de donantes.

plasma salado (salted plasma), parte líquida de la sangre que ha sido tratada con sulfato de sodio o de magnesio para evitar la coagulación.

plasma sanguíneo (blood plasma), porción líquida de la sangre, libre de elementos formes y partículas. El plasma representa aproximadamente el 50% del volumen total de la sangre y contiene glucosa, proteínas, aminoácidos y otros materiales nutritivos, urea y otros productos de excreción, así como hormonas, enzimas, vitaminas y minerales.

plasmacitoma (plasmacytoma), neoplasia focal que contiene células plasmáticas. Puede aparecer en la médula ósea, como en el mieloma múltiple, o bien fuera de la médula, como en determinados tumores de las vísceras o de la mucosa nasal, oral o faríngea.

plasmaféresis (plasmapheresis), eliminación del plasma de la sangre extraída mediante centrifugación, reconstitución de los elementos celulares en una solución isotónica y reinfusión de esta solución en el donante o en otro paciente que necesite hematíes más que sangre completa.

plásmido (plasmid), molécula circular pequeña de ácido desoxirribonucleico (ADN) de una bacteria que se separa del cromosoma bacteriano. Los plásmidos suelen transportar genes que afectan a la capacidad de la bacteria para responder a los estímulos ambientales. Pueden pasar de una bacteria a otra y se replican en posteriores generaciones de cualquier bacteria que los transporte. Los especialistas en genética molecular suelen utilizar plásmidos para introducir genes específicos en los cromosomas de las bacterias y de otros organismos.

Plasmodium *(Plasmodium),* género de protozoos, varias de cuyas especies producen el paludismo, transmitidos a los seres humanos por la picadura del mosquito *Anopheles* infectado.

plasmosoma (plasmosome), verdadero nucléolo de una célula que se diferencia de los cariosomas del núcleo.

plastia en S (S-plasty), técnica de cirugía plástica en la que se realiza una incisión en forma de S en lugar de en línea recta, para reducir la tensión y mejorar la cicatrización en áreas de piel laxa.

plastia en Y (Y-plasty), método de revisión quirúrgica de una cicatriz, utilizando una incisión en forma de Y para reducir las contracturas de la cicatriz.

plastia en Z (Z-plasty), método de revisión quirúrgica de una cicatriz o cierre de una herida utilizando una incisión en forma de Z para reducir contracturas de la piel adyacente.

plastia VY (VY plasty), incisión quirúrgica en forma de V y suturada en forma de Y para alargar el área de tejido.

plasticidad (plasticity), cualidad de ser plástico o deformable.

plasticidad neuronal central (central neuronal plasticity), (en quiropráctica) tendencia de las respuestas neuronales a los estímulos nocivos a extenderse a otras vías centrales, produciendo los síntomas de dolor referido.

plástico (plastic), **1.** tendencia a desarrollar tejidos o a restaurar la parte perdida. **2.** confortable, capaz de ser moldeado. **3.** material polimérico de alto peso molecular, generalmente orgánico, capaz de ser moldeado, estirado, alargado y de adquirir cualquier forma para posteriormente ser endurecido con la forma elegida. **4.** material que puede ser moldeado.

plata (Ag) (silver [Ag]), metal precioso blanquecino que se presenta principalmente en forma de sulfuro. Su número atómico es 47 y su peso atómico es 107,88. Se utiliza ampliamente como componente de amalgamas para empastes dentales y en numerosos medicamentos, especialmente antisépticos y astringentes. El nitrato de plata se utiliza de forma tópica como antiséptico y astringente, especialmente en la prevención de la oftalmía del recién nacido. El picrato de plata, una sal de plata ionizable, se emplea en el tratamiento de la tricomoniasis y la moniliasis vaginales.

plataforma orgásmica (orgasmic platform), congestión de la porción inferior de la vagina durante las relaciones sexuales.

Platelmintos (Platyhelminthes), filo de gusanos planos parasitarios que incluye la subclase Cestoda de tenias y la clase Trematoda y Monogenea de duelas, así como la mayoría de especies libres, como la clase Turbellaria.

platino (Pt) (platinum [Pt]), elemento metálico plateado blanco, blando. Su número atómico es 78; su peso atómico es 195,09. El platino se utiliza en odontología y es un buen catalizador en numerosas reacciones químicas.

platino laminado (platinum foil), hoja muy fina de platino puro laminado que tiene un punto de fusión elevado, lo que la convierte en una matriz ideal para diversos procedimientos de soldadura en la fabricación de aparatos de ortodoncia y dentaduras.

plazo vital (life span), duración de la vida de un individuo o promedio de duración de la vida en una población o especie.

pleiotropía (pleiotropy), (en genética) producción por parte de un solo gen de un conjunto de manifestaciones fenotípicas no relacionadas. Pueden pertenecer a una enfermedad concreta, como el conjunto de síntomas del síndrome de Marfan, con aneurisma aórtico, luxación del cristalino, deformidades esqueléticas y aracnodactilia, pudiendo estar presentes una o todas ellas.

pleocitosis (pleocitosis), presencia de un mayor número de células en el líquido cefalorraquídeo.

plerocercoide (plerocercoid), segunda etapa larvaria del cestodo *Diphyllobothrium latum,* que se desarrolla en el segundo huésped intermedio, el pez de agua dulce. Si se ingiere resulta infeccioso para los seres humanos.

pletismografía (plethysmography), registro de los cambios del volumen de los órganos o de otras partes del cuerpo, particularmente los debidos al flujo sanguíneo.

pletismografía arterial (arterial plethysmography), prueba manométrica que, generalmente, se realiza para descartar una enfermedad oclusiva de los miembros inferiores. También se puede usar para identificar una arteriosclerosis en las extremidades superiores.

pletismografía de impedancia (impedance plethysmography), técnica para determinar la oclusión de los vasos sanguíneos, que determina cambios volumétricos en las extremidades. Se hace midiendo los cambios de su circunferencia, registrados como variación de la impedancia eléctrica en los tubos de silicona con mercurio que lleva el manguito de presión. La técnica no indica con precisión la presencia o ausencia de trombos parcialmente obstructivos en los grandes vasos.

pletismografía venosa (venous plethysmography), prueba manométrica para medir los cambios en el volumen de una extremidad. Generalmente se realiza en una pierna para excluir una trombosis venosa profunda.

pletismógrafo (plethysmograph), instrumento para medir y registrar cambios en los tamaños y volúmenes de las extremidades y de los órganos mediante la determinación de las variaciones en sus volúmenes sanguíneos.

pletismógrafo corporal (body plethysmograph), dispositivo para estudiar las presiones alveolares, los volúmenes pulmonares y la resistencia de las vías respiratorias. El paciente se sienta o reclina en un compartimento hermético y respira normalmente. Los cambios de presión en el alveolo se corresponden con los del compartimento y se registran automáticamente.

pletismograma (plethysmogram), trazado elaborado por un pletismógrafo.

plétora (plethora), término aplicado a la coloración rojo oscuro del recién nacido. El tono de «langosta hervida» de la piel del niño se debe a una proporción excesivamente elevada de eritrocitos por volumen de sangre.

pleura (pleura), membrana serosa delicada que rodea el pulmón, constituida por una capa única de células mesoteliales planas situadas sobre una fina membrana de tejido conjuntivo. La pleura se divide en pleura visceral, que reviste el pulmón y se introduce en las cisuras entre los lóbulos, y pleura parietal, que reviste la pared del tórax, cubre el diafragma y se refleja sobre las estructuras del mediastino.

pleura cervical (cervical pleura), capa en forma de cúpula de la pleura parietal que reviste la extensión cervical de la cavidad pleural.

pleura parietal (parietal pleura), la capa exterior de la pleura que recubre las paredes de la cavidad torácica.

pleura pulmonar (pulmonary pleura), parte de la membrana pleural que cubre los pulmones, a diferencia de la capa parietal de la pleura que reviste la cara interna de la cavidad torácica.

pleura visceral (visceral pleura), capa más interna de la pleura, adyacente al tejido pulmonar externo.

pleuresía (pleurisy), inflamación de la pleura parietal de los pulmones caracterizada por disnea y dolor agudo, limitando la respiración normal, con espasmo del tórax del lado afectado. En la auscultación se puede oír un roce por fricción. Las causas comunes incluyen carcinoma bronquial, abscesos pulmonares o de la pared costal, neumonía, infarto pulmonar y TB. El trastorno puede dejar como secuela adherencias permanentes entre la pleura y las superficies adyacentes.

pleuresía adhesiva (adhesive pleurisy), inflamación exudativa de la pleura, que da lugar a la obliteración del espacio pleural como consecuencia de la fusión de la pleura visceral que recubre los pulmones con la pleura parietal que recubre la pared de la cavidad torácica.

pleuresía aguda (acute pleurisy), inflamación de la pleura, con frecuencia secundaria a una enfermedad del pulmón. Se caracteriza por irritación localizada sin derrame pleural apreciable.

pleuresía diafragmática (diaphragmatic pleurisy), inflamación de la pleura que recubre el diafragma, la cual produce dolor intenso en las regiones epigástrica e hipocondrial y, a veces, dolor irradiado hacia el hombro a través del nervio frénico.

pleuresía enquistada (encysted pleurisy), forma de pleuresía en la que el material del derrame está rodeado de adherencias.

pleuresía húmeda (wet pleurisy), pleuritis en la que la inflamación ha evolucionado hacia un estado exudativo, con un líquido que posee una densidad elevada debido a la presencia de coágulos de sangre y fibrina.

pleuresía saculada (sacculated pleurisy), inflamación de la pleura con exudado encapsulado por adherencias en varias localizaciones.

pleuresía seca (dry pleurisy), inflamación de la pleura sin derrame importante. La causa puede ser una lesión localizada o un signo precoz de tuberculosis.

pleuresía serofibrinosa (serofibrinous pleurisy), inflamación de la pleura con un derrame acuoso y acumulación de fibrina sobre las membranas pleurales.

pleuritis con derrame (pleurisy with effusion), pleuritis en la que la inflamación ha progresado hasta producir un derrame en el espacio intrapleural.

pleuritis hemorrágica (hemorrhagic pleurisy), inflamación de la pleura en la que existe un derrame de sangre hacia los tejidos.

pleuritis interlobular (interlobular pleurisy), pleuritis enquistada entre los lóbulos pulmonares.

pleurodinia (pleurodynia), inflamación aguda de los músculos intercostales y de la unión muscular del diafragma a la pared torácica. Se caracteriza por dolor brusco intenso, hipersensibilidad, fiebre, cefaleas y anorexia. Estos síntomas se agravan con los movimientos y con la respiración.

pleurodinia epidémica (epidemic pleurodynia), enfermedad infecciosa aguda producida por cepas del enterovirus *Coxsackie* tipo B, que afecta principalmente a niños. Se caracteriza por un intenso dolor intermitente en el abdomen o en la región inferior del tórax, cefalea, dolor de garganta, malestar general y mialgia extrema. Los síntomas pueden persistir durante semanas o remitir a los pocos días, recidivando tras un período de varias semanas. La transmisión se produce por vía fecal-oral.

pleuroneumonía (pleuropneumonia), **1.** combinación de pleuresía y neumonía. **2.** infección del ganado vacuno que produce inflamación tanto de la pleura como de los pulmones, provocada por microorganismos del grupo *Mycoplasma*.

pleurotótonos (pleurothotonos), contracción involuntaria, grave y prolongada de los músculos de un lado del cuerpo, creando un ángulo agudo en ese lado. Suele asociarse con infección tetánica o intoxicación por estricnina.

plexectomía coroidea (choroid plexectomy), procedimiento quirúrgico para reducir la producción de líquido cefalorraquídeo en los ventrículos cerebrales del cerebro hidrocefálico, habitualmente en el recién nacido.

plexímetro (pleximeter), dispositivo ejecutor, como un percusor o un dedo, utilizado para recibir ligeros golpes en la percusión.

plexo (plexus), red entrelazada de nervios y vasos sanguíneos o de vasos linfáticos.

plexo basilar (basilar plexus), red venosa entrelazada entre las capas de la duramadre sobre la porción basilar del hueso occipital.

plexo braquial (brachial plexus), plexo que inerva el miembro superior, formado por las ramas anteriores de los nervios raquídeos C5 a C8 y T1. Inicialmente se forma en el cuello y atraviesa el estrecho axilar para llegar a la axila.

plexo capilar tubular (tubular capillary plexus), malla vascular formada por los capilares alrededor de los túbulos renales.

plexo capsular perforante (perforating capsular plexus), plexo vascular alrededor de la cápsula renal, con ramas procedentes de las arterias perforantes radiadas, suprarrenal inferior, renal y testicular u ovárica.

plexo cardíaco (cardiac plexus), uno de los diversos complejos nerviosos situado cerca del cayado aórtico. Los plexos cardíacos contienen fibras simpáticas y parasimpáticas que acompañan a las arterias coronarias derecha e izquierda introduciéndose en el corazón.

plexo carotídeo (carotid plexus), cada uno de los tres plexos nerviosos asociados a las arterias carótidas.

plexo carotídeo externo (external carotid plexus), red de nervios que rodea la arteria carótida externa, formada por los nervios carotídeos externos procedentes del ganglio cervical superior. Proporciona las fibras simpáticas asociadas a las ramas de la arteria carótida externa.

plexo carotídeo interno (internal carotid plexus), red de nervios de la arteria carótida interna formada por el nervio carotídeo interno. El plexo carotídeo interno lleva fibras simpáticas a las ramas de la arteria carótida interna, el plexo timpánico, los nervios del seno cavernoso y los ganglios parasimpáticos craneales cuyas fibras atraviesa.

plexo cervical (cervical plexus), red nerviosa formada por las divisiones primarias anteriores de los cuatro primeros nervios cervicales. El plexo se localiza junto a la cara superior de las cuatro vértebras cervicales. Está comunicado con diversos nervios craneales y con numerosas ramas musculares y cutáneas.

plexo coroideo (choroid plexus), cada una de las masas constituidas por pequeños vasos sanguíneos que existen dentro de los ventrículos cerebrales (laterales, y tercer y cuarto ventrículos), responsables de la producción del LCR.

plexo coronario (coronary plexus), red de fibras nerviosas autónomas localizadas cerca de la base del corazón.

plexo de Auerbach (Auerbach's plexus), [Leopold Auerbach, anatomista polaco, 1828-1897], plexo mientérico, grupo de fibras nerviosas y ganglios vegetativos localizados en el tejido muscular del tubo digestivo.

plexo de Kiesselbach (Kiesselbach's plexus), [Wilhelm Kiesselbach, laringólogo alemán, 1839-1902], grupo de pequeñas y frágiles arterias y venas, localizado en la superficie de la parte anterosuperior del tabique nasal.

plexo de la carótida primitiva (common carotid plexus), red nerviosa situada sobre la arteria carótida primitiva que suministra fibras simpáticas para la cabeza y el cuello, con ramas que acompañan a los vasos sanguíneos intracraneales.

plexo de Leber (Leber's plexus), [Theodor Leber, oftalmólogo alemán, 1840-1917], plexo venoso en la región ciliar en conexión con el canal de Schlemm.

plexo de Meissner (Meissner's plexus), [Georg Meissner, anatomista alemán, 1829-1905], pequeñas agregaciones de células ganglionares situadas en la submucosa del intestino.

plexo hipogástrico (hypogastric plexus), complejo de fibras nerviosas en el área pélvica próxima a la terminación de la aorta y el principio de la arteria ilíaca común.

plexo linfático capilar (lymphatic capillary plexus), cada una de las numerosas redes de capilares linfáticos que recogen linfa desde el líquido intercelular y constituyen el comienzo del sistema linfático. Los vasos linfáticos nacen de los plexos capilares, que varían en tamaño y número según las diferentes regiones y órganos del cuerpo.

plexo lumbar (lumbar plexus), red de nervios formada por las divisiones anteriores primarias de los tres primeros y gran parte del cuarto nervio lumbar. Se localiza dentro de la pared abdominal posterior, por detrás del psoas mayor, o entre sus fibras, y por delante de las apófisis transversas de las vértebras lumbares.

plexo lumbosacro (lumbosacral plexus), combinación de todas las ramificaciones anteriores primarias de los nervios lumbares, sacros y coccígeos. Los plexos lumbar y sacro inervan el miembro inferior. Los nervios sacros también inervan el periné a través del plexo pudendo y la región coccígea mediante el plexo coccígeo.

plexo mioentérico (myenteric plexus), grupo de fibras nerviosas autonómicas y células ganglionares presentes en la capa muscular del intestino.

plexo nervioso (nerve plexus), red entrelazada de fibras nerviosas, como el plexo lumbar.

plexo pampiniforme (pampiniform plexus), red de venas del cordón espermático que drenan la sangre de los testículos y desembocan en la vena espermática, en el abdomen inferior.

plexo prevertebral abdominal (abdominal prevertebral plexus), la red de fibras nerviosas que rodea a la aorta abdominal. Se extiende desde el hiato aórtico del diafragma hasta la bifurcación de la aorta en las arterias ilíacas comunes derecha e izquierda. A lo largo de su trayecto se subdivide en plexo celíaco, plexo aórtico abdominal y plexo hipogástrico superior.

plexo pterigoideo (pterygoid plexus), una de las dos extensas redes de venas situadas entre el músculo temporal y el pterigoideo externo, que se extienden entre las estructuras adyacentes de la fosa infratemporal. Se comunica con la vena facial a través de las venas facial profunda y angular.

plexo pudendo (pudendal plexus), red de nervios motores y sensitivos formada por las ramas anteriores del segundo y tercer nervio sacro y por todas las ramas del cuarto nervio sacro. A menudo se considera parte del plexo sacro. El plexo pudendo se encuentra en la cavidad posterior de la pelvis.

plexo rectal inferior (inferior rectal plexus), porción subcutánea del plexo venoso rectal, por debajo de la línea pectínea.

plexo rectal superior (superior rectal plexus), porción submucosa del plexo venoso rectal, por encima de la línea pectínea.

plexo sacro (sacral plexus), red de nervios motores y sensitivos formada por el tronco lumbosacro del cuarto y quinto nervio lumbar y el primero, segundo y tercer nervios sacros. Estos nervios convergen hacia la porción caudal del agujero sacrociático mayor y se unen para convertirse en una gran banda aplanada, cuya mayor parte desciende por el muslo con el nombre de nervio ciático.

plexo solar (solar plexus), densa red de fibras y ganglios nerviosos que rodea las raíces de las arterias celíaca y mesentérica superior a nivel de la primera vértebra lumbar. Es uno de los grandes plexos vegetativos del cuerpo, en el cual se combinan las fibras nerviosas del sistema simpático y el parasimpático.

plexo submucoso (submucous plexus), uno de los dos plexos nerviosos interconectados del sistema nervioso entérico.

plexo vascular capsular (capsular vascular plexus), plexo en la cápsula renal o en torno a ella.

plica (plica), pliegue de tejido dentro del organismo, como los pliegues transversales del recto.

plicación, plicatura (plication), cualquier operación consistente en el plegamiento, acortamiento o disminución del tamaño de un músculo o de un órgano mediante la formación de pliegues.

plicación o plicatura gástrica (plication of stomach), tratamiento quirúrgico de la obesidad por el que se crean pliegues en la pared del estómago.

plicamicina (plicamycin), antineoplásico. Se prescribe para el tratamiento de tumores malignos de los testículos. También se usa en el tratamiento de la hipercalcemia y la hipercalciuria asociadas al cáncer.

plicatura de Kelly (Kelly plication), operación para la corrección de la incontinencia de estrés en las mujeres. Se suturan el tejido conjuntivo entre la vagina y la uretra y el suelo de la vejiga para formar una amplia plataforma de tejido firme que sostenga la uretra y la vejiga.

pliegue (crease), hendidura o margen formado por un pliegue del tejido, como los pliegues o arrugas de las palmas de las manos o de las plantas de los pies.

pliegue alar (alar fold), **1.** margen fruncido a ambos lados de una almohadilla grasa infrarrotuliana en la articulación de la rodilla y formado por sinovial. **2.** un pliegue que va desde la narina al cornete nasal ventral.

pliegue amniótico (amniotic fold), característica del crecimiento embrionario observada en muchos vertebrados, particularmente en aves y reptiles. Consiste en colgajos de ectodermo y mesodermo que crecen sobre el dorso de un embrión, se fusionan y posteriormente se separan para formar el amnios.

pliegue anal (anal fold), ligera elevación que flanquea la membrana cloacal y derivada del pliegue cloacal. Los pliegues anales forman el margen anal.

pliegue caudal (tail fold), cresta curvada que se forma en el extremo caudal del embrión en los estadios precoces del desarrollo. Da lugar al intestino posterior en los humanos.

pliegue circular (circular fold), cada una de las numerosas proyecciones anulares del intestino delgado. Varían en tamaño y en número y están formadas por tejido submucoso y mucoso.

pliegue cloacal (cloacal fold), pequeña elevación localizada en un lateral de la membrana cloacal a comienzos de la quinta semana del desarrollo embrionario; más tarde se divide en los pliegues urogenitales y anales.

pliegue cutáneo del tríceps (triceps skinfold), grosor de un pliegue de piel en las proximidades del músculo tríceps. Se mide fundamentalmente para determinar la cantidad de grasa subcutánea.

pliegue fimbriado (fimbriated fold), cada uno de los pliegues irregulares laterales a la vena lingual a ambos lados del frenillo de la lengua.

pliegue glúteo (gluteal fold), **1.** un pliegue de la nalga. **2.** borde inferior de la nalga en su unión con el muslo.

pliegue ileocecal (ileocecal fold), cada uno de los dos colgajos que rodean la abertura del íleon en el intestino grueso, donde el ciego y el colon ascendente se juntan. Los colgajos se proyectan en la luz del intestino grueso y contactan en su extremo formando unas prominencias. La musculatura del íleon se continúa por cada colgajo formando un esfínter. Las posibles funciones del pliegue ileocecal son la evitación del reflujo desde el ciego al íleon y la regulación del paso de contenidos del íleon al ciego.

pliegue inframamario (inframammary fold), ángulo de deflexión donde el tejido mamario se une a la pared torácica por debajo de la mama.

pliegue interaritenoideo (interaritenoid fold), pliegue de mucosa que forma la base de la hendidura glótica en el fondo de la escotadura interaritenoidea.

pliegue lagrimal (lacrimal fold), pliegue de membrana mucosa en forma de válvula situado en la zona inferior del conducto nasolagrimal.

pliegue maleolar (malleolar fold), uno de los dos pliegues (anterior y superior) de la superficie de la membrana timpánica.

pliegue neural (neural fold), cada una de las dos elevaciones longitudinales que resultan de la invaginación de la placa neural en la fase precoz del desarrollo embrionario. Los pliegues se unen para englobar el surco neural y formar el tubo neural.

pliegue palmar (palmar crease), surco normal que atraviesa la palma de la mano.

pliegue salpingofaríngeo (salpingopharyngeal fold), pequeño pliegue vertical que desciende desde la elevación tubárica de la nasofaringe y cubre el músculo salpingofaríngeo.

pliegue semilunar de la conjuntiva (semilunar fold of the conjunctiva), pliegue de la membrana que se extiende lateralmente desde las carúnculas lagrimales. Tiene un borde libre cóncavo dirigido hacia la córnea. En algunos individuos contiene fibras de musculatura lisa.

pliegue simiesco (simian crease), pliegue único que atraviesa la palma de la mano, debido a la fusión de los pliegues palmares proximal y distal, que se observa en enfermedades congénitas como el síndrome de Down.

pliegue sublingual (sublingual fold), pliegue alargado de la mucosa elevado en el margen superior de la glándula sublingual. Se extiende desde la cara posterolateral del suelo de la cavidad oral hasta la papila sublingual, junto a la base del frenillo de la lengua en la línea media, en sentido anterior.

pliegue umbilical externo (lateral umbilical fold), pliegue peritoneal producido por una ligera protrusión de la arteria epigástrica inferior y del ligamento de Hesselbach.

pliegue umbilical medio (middle umbylical fold), pliegue del peritoneo sobre el vestigio del uraco, dentro del abdomen.

pliegue ungueal (nail fold), pliegue de la piel que sujeta la base de la uña.

pliegues aritenoepiglóticos (aryepiglottic folds), pliegues mucosos que se extienden alrededor de los márgenes laterales de la laringe. Estos pliegues rodean a los márgenes superiores de las membranas cuadrangulares y los tejidos blandos cercanos. Actúan como esfínteres durante la deglución.

pliegues palatinos transversos (palatine rugae), los numerosos pliegues transversales de la mucosa del paladar duro.

pliegues pleuropericárdicos (pleuropericardial folds), par de pequeños rebordes que se originan a lo largo de las paredes del cuerpo lateral en la quinta semana del desarrollo embrionario y se proyectan en las terminaciones craneales de los conductos pericardioperitoneales para dividir las cavidades pleurales de la cavidad pericárdica. Posteriormente se convierten en las membranas pleuropericárdicas.

pliegues rectales transversos (tranverse rectal folds), pliegues transversales semilunares en el recto que sustentan el peso de las heces.

pliegues traquoesofágicos (tracheoesophageal folds), pliegues longitudinales en el divertículo respiratorio embrionario que se fusionan para formar el tabique traqueoesofágico.

pliegues umbilicales (umbilical folds), pliegues de peritoneo de la vejiga urinaria que cubren los restos embriológicos del uraco y las arterias umbilicales.

pliegues uretrales (urethral folds), pareja de pliegues derivados de los pliegues cloacales. En los embriones de varón se cierran encima de la lámina uretral y se fusionan para formar la uretra esponjosa y la superficie ventral del pene. En las mujeres se fusionan sólo anteriores al ano y forman los labios menores.

pliegues vaginales (rugae of vagina), pliegues transversos de la mucosa de la vagina que permiten que se distienda durante el parto.

pliegues vocales (vocal folds), cuerdas vocales verdaderas.

pliométrica (plyometrics), salto o ejercicio a gran velocidad que implica contracciones excéntricas y contracciones concéntricas rápidas, como en el salto o el lanzamiento calculado y la recuperación de un balón.

ploidía (ploidy), estado del núcleo celular en relación con el número de series completas de cromosomas que contiene.

plomo (Pb) (lead [Pb]), elemento metálico común, blando, de color gris azulado. Su número atómico es 82, su peso atómico, 207,19. En su forma metálica, el plomo se utiliza como protector frente a los rayos X. También es tóxico, motivo por el que se ha reducido el empleo de los compuestos de plomo en forma de pigmentos para tintes o pinturas.

plomo tetraetilo (tetraethyl lead), aditivo antidetonante de la gasolina, potencialmente tóxico. Los efectos de la sobreexposición son insomnio, lasitud, ansiedad, náuseas, temblor, palidez, hipotermia, anorexia y psicosis.

plurípara (pluripara), mujer que ha parido tres o más hijos.

plutonio (Pu) (plutonium [Pu]), elemento metálico transuránico sintético. Su número atómico es 94 y la masa atómica de su isótopo más duradero es 242. Es un producto de desecho altamente tóxico de las plantas nucleares, y fue utilizado en las primeras armas nucleares.

pm (pm), abreviatura de *picometro.*

Pm (Pm), símbolo del **promecio.**

P.M.D. (P.M.D.), siglas de *private medical doctor.*

PMI (PMI), siglas de **punto de máximo impulso.**

PMN (PMN), siglas de **célula polimorfonuclear.**

Pneumocystis jiroveci *(Pneumocystis jiroveci),* microorganismo que produce la neumocistosis, un tipo de neumonitis de células intersticiales.

PNP (PNP), en inglés, siglas de **enfermero pediátrico.**

Po (Po), símbolo del **polonio.**

p.o., P.O. (p.o., P.O.), siglas de la expresión latina *per os,* «por la boca»; vía de administración de medicamentos.

PO_2 (PO_2), símbolo de la *presión parcial de oxígeno.*

población (population), **1.** (en genética) grupo cruzado de individuos, organismos o plantas, caracterizado por la continuidad genética a través de varias generaciones. **2.** grupo de individuos que ocupa colectivamente una zona geográfica concreta. **3.** cualquier grupo que se distingue por un rasgo o situación particular. **4.** cualquier grupo en el que se mide alguna característica variable y del que pueden tomarse muestras con fines estadísticos.

población de pacientes (patient mix), **1.** distribución de las variables demográficas en una población de pacientes, representada con frecuencia por el porcentaje de una determinada raza, edad, sexo o etnia. **2.** distribución de las indicaciones de ingreso en una población de pacientes, como quirúrgica, obstétrica o traumatológica.

población de riesgo (population at risk), grupo de personas que comparten una característica que hace a cada miembro vulnerable a un hecho en particular, como los niños no inmunizados que están expuestos al virus de la polio.

pobreza (poverty), **1.** ausencia de la riqueza material necesaria para conservar la existencia. **2.** pérdida de la capacidad emocional de sentir amor o simpatía.

P.O.D. (P.U.O.), siglas de *pirexia de origen desconocido.*

podálica (footling breech), posición intrauterina del feto en la que uno o los dos pies están plegados bajo las nalgas, a la altura del estrecho superior de la pelvis materna; un pie: podálica simple; los dos pies: podálica doble.

podálico (podalic), perteneciente a los pies.

poder, disposición para mejorar (power, readiness for enhanced), diagnóstico de enfermería aceptado por la Seventeenth National Conference on the Classification of Nursing Diagnoses. Se define como un patrón de participación deliberada en cambios que son suficientes para el bienestar y que pueden reforzarse.

poder de resolución (resolving power), **1.** capacidad para separar sustancias que emigran muy próximas, como en la electroforesis. **2.** capacidad para distinguir objetos colocados muy próximos entre ellos como entidades distintas.

poder dióptrico (dioptric power), poder de refracción de una lente óptica, medido en dioptrías.

poder notarial para la asistencia sanitaria (durable power of attorney for health care), documento que designa un agente o apoderado para la toma de decisiones en la asistencia sanitaria cuando el paciente ya no está en situación de llevarla a cabo por sí mismo. El documento controla el funcionamiento del sustituto como «abogado de hecho» y la toma de decisiones respecto a cualquier tratamiento, incluyendo la decisión final de retirar cualquier tipo de terapia.

poderes (power of attorney), documento que autoriza a una persona a tomar decisiones legales en nombre de otra, actuando como un agente.

podiatra (podiatrist), profesional sanitario que diagnostica y trata los trastornos de los pies.

podiatría (podiatry), diagnóstico y tratamiento de las enfermedades y de los demás trastornos del pie.

podofilotoxina (podophyllotoxin), grupo de sustancias obtenidas de las raíces de *Podophyllum peltatum,* especie de una planta común conocida como mandrágora americana. Se prescribe en forma de preparación resinosa de podofilotoxina para el tratamiento tópico del condiloma acuminado y de otros tipos de verruga. Se han utilizado varios derivados de podofilotoxina como purgantes.

podofilox (podofilox), preparación corrosiva de podofilotoxina que inhibe la mitosis celular y se utiliza para el tratamiento tópico de las verrugas venéreas.

pogonión (pogonion), punto más avanzado en el contorno de la barbilla en el plano sagital.

poiquilocitosis (poikilocytosis), grado anormal de variación en la forma de los eritrocitos de la sangre.

poiquilodermia atrófica vascular (poikiloderma atrophicans vasculare), trastorno cutáneo caracterizado por hiper o hipopigmentación, telangiectasias y atrofia de la epidermis.

poiquilodermia de Civatte (poikiloderma de Civatte), dermatitis benigna progresiva frecuente caracterizada por la presencia de placas eritematosas en la cara y el cuello que se terminan secando y descamando. A medida que la enfermedad avanza se deposita pigmento alrededor de los folículos pilosos, extendiéndose hacia abajo por las caras laterales del cuello.

poise (poise), [Jean L. M. Poiseuille, fisiólogo francés, 1799-1869], unidad de viscosidad de un líquido o gas expresada en $g \times cm^{-1} \times seg^{-1}$. Se utiliza con más frecuencia el centipoise, o 1/100 poise.

polar (polar), perteneciente a las moléculas que tienen átomos con cargas eléctricas parciales sustanciales no distribuidas simétricamente. Estas moléculas son hidrófilas y tienden a atraer agua o a agregarse con ella. Las sustancias polares se suelen disolver en disolventes polares.

polaridad (polarity), **1.** existencia o manifestación de cualidades, tendencias o emociones opuestas, como placer y dolor, amor y odio y masculinidad y feminidad. El concepto es básico en los diversos planteamientos psicoterapéuticos. **2.** (en física) diferencia entre una carga eléctrica negativa y una positiva.

polarización (bias), (en electrónica) voltaje aplicado a un dispositivo electrónico, como un tubo de vacío o un transistor, para controlar los límites operantes.

polarización (polarization), concentración, en una población o grupo, de los intereses, creencias y lealtades de sus miembros en torno a dos posiciones en conflicto.

poliacrilamida (polyacrylamide), polímero de acrilamida y, generalmente, de algún derivado con enlaces cruzados.

poliamina (polyamine), cualquier compuesto que contenga dos o más grupos amino, como la espermidina y la espermina, que son dos componentes tisulares presentes normalmente en el ser humano. Muchas poliaminas actúan como factores esenciales para el crecimiento en algunos microorganismos.

polianiónico (polyanionic), relativo a las cargas eléctricas negativas múltiples.

poliarteritis (polyarteritis), trastorno inflamatorio que afecta a varias arterias.

poliarteritis nodosa (polyarteritis nodosa), enfermedad vascular del colágeno, grave y mal conocida, en la que existen inflamación y necrosis diseminada de las arterias de pequeño y mediano calibre, e isquemia de los tejidos que irrigan. Puede estar afectado cualquier órgano o parte del cuerpo. Se caracteriza por fiebre, dolor abdominal, pérdida de peso, neuropatía y, si los riñones están afectados, hipertensión, edema y uremia. La tasa de mortalidad es alta, sobre todo si hay afectación renal.

poliarticular (polyarticular), perteneciente a varias articulaciones.

poliartralgia (polyarthralgia), dolor en varias articulaciones al mismo tiempo.

poliartritis (polyarthritis), inflamación que afecta a una o más articulaciones.

poliartritis migratoria (migratory polyarthritis), artritis que afecta progresivamente a una serie de articulaciones, fijándose definitivamente en una o más de ellas, que aparece en pacientes con gonorrea y que se desarrolla pocos días o semanas después tras la aparición de una uretritis gonorreica. Las más afectadas suelen ser las grandes articulaciones.

policitemia (polycythemia), aumento anormal del número de eritrocitos en la sangre. Puede ser secundaria a una enfermedad pulmonar, cardiopatía o a la exposición prolongada a grandes altitudes.

policitemia secundaria (secondary polycythemia), forma de policitemia que se produce como consecuencia de otro trastorno, como una enfermedad pulmonar.

policitemia vera (PV) (polycythemia rubra vera [PV]), trastorno de etiología desconocida caracterizado por un marcado incremento en el recuento de hematíes, hematócrito, hemoglobina, leucocitos, plaquetas y volumen sanguíneo total. La piel y las membranas mucosas adquieren un color marronáceo o plomizo y el paciente desarrolla hepatomegalia, esplenomegalia, hipertensión y síntomas neurológicos. Se asocia a un defecto del cromosoma F.

policlonal (polyclonal), perteneciente a o que designa un grupo de células u organismos procedentes de varias células.

policloruro de vinilo (PVC) (polyvinyl chloride [PVC]), resina insípida, inodora y transparente con muchos empleos industriales. En su fabricación, los trabajadores se hallan en riesgo, principalmente por la toxicidad del compuesto madre, cloruro de vinilo. Libera ácido clorhídrico cuando se quema. Una inhalación excesiva del polvo de este compuesto puede producir neumoconiosis.

policondritis recidivante (relapsing polychondritis), enfermedad rara de causa desconocida que ocasiona la inflamación y destrucción del cartílago con reemplazamiento por tejido fibroso. Posiblemente tenga una etiología autoinmune. Los oídos y nariz de personas de edad mediana son las localizaciones que se afectan con más frecuencia, con episodios de inflamación dolorosa, generalmente acompañada de fiebre, artralgias y episcleritis. Los corticoides anulan la actividad de la enfermedad.

policromático (polychromatic), luz de muchos colores o longitudes de onda. El término se suele aplicar a la luz blanca, aunque puede referirse también a una porción definida del espectro.

policromatofilia (polychromatophilia), tendencia anormal de una célula, especialmente de un eritrocito, a ser teñida por diversas tinciones de laboratorio.

policromatófilo (polychromatophil), cualquier célula que pueda ser teñida por varios colorantes diferentes.

polidactilia (polydactyly), anomalía congénita caracterizada por la presencia de un número de dedos en la mano o en el pie superior a lo normal.

polidipsia (polydipsia), sed excesiva característica de varios trastornos diferentes, como la diabetes mellitus, diabetes insípida y diabetes insípida nefrogénica. La poliuria, que es producida por diversas formas de alteración renal, también conduce a polidipsia. Este trastorno también puede tener un origen psicógeno.

polidipsia compulsiva (compulsive polydipsia), impulso neurótico e irresistible de beber cantidades excesivas de líquido. El trastorno no es causado por disfunción orgánica ni privación física. Los casos extremos pueden conducir a la muerte por intoxicación acuosa y desequilibrio electrolítico.

polielectrólito (polyelectrolyte), sustancia con muchos grupos cargados o potencialmente cargados.

poliéster de sacarosa (PES) (sucrose polyester [SPE]), grasa sintética no absorbible que, cuando es añadida a la dieta, reduce los niveles de colesterol plasmático al aumentar su excreción por las heces.

poliestesia (polyesthesia), trastorno sensitivo que afecta al sentido del tacto en el que la estimulación de una zona de la piel es sentida en otros lugares además del estimulado.

polietileno (polyethylene), resina sintética fuerte pero flexible producida mediante la polimerización del etileno. Los materiales de polietileno se han utilizado en cirugía.

polifagia (polyphagia), comer de forma excesiva e incontrolada.

polifarmacia (polypharmacy), utilización de fármacos diferentes, posiblemente prescritos por distintos médicos y suministrados por diferentes farmacias, por parte de un paciente que puede tener uno o varios problemas de salud.

poligén (polygene), grupo de genes no alélicos que de forma individual ejercen un efecto reducido, pero que juntos interaccionan de modo acumulativo para producir un rasgo particular en un individuo, habitualmente de naturaleza cuantitativa, como tamaño, peso, pigmentación de la piel, o grado de inteligencia.

poliglucosano (polyglucosan), molécula de gran tamaño formada por varios polisacáridos anhidros.

polígono de Willis (circle of Willis), [Thomas Willis, médico inglés, 1621-1675], red vascular de la base del cerebro formada por las conexiones entre las arterias cerebral media, cerebral anterior, basilar, comunicante anterior y comunicante posterior.

polígrafo (polygraph), modelo más frecuente de detector de mentiras.

polihíbrido (polyhybrid), (en genética) perteneciente a o que describe a un individuo, organismo o cepa que es heterocigoto para más de tres rasgos específicos o pares de genes, o que es la descendencia de padres que difieren en más de tres pares de genes específicos.

poliinsaturado (polyunsaturated), relativo a los compuestos químicos que contienen enlaces de valencia doble o triple que pueden estar abiertos para aceptar más átomos en la molécula, transformándose entonces en saturados.

poliléptico (polyleptic), que describe cualquier enfermedad o trastorno caracterizado por numerosas remisiones y exacerbaciones.

polimenorrea (polymenorrhea), recurrencia anormalmente frecuente del ciclo menstrual.

polimerasa (polymerase), enzima que cataliza la polimerización, especialmente de nucleótidos a polinucleótidos.

polimerización (polymerization), acción o proceso de formar una molécula (polímero), generalmente de peso molecular alto, mediante la combinación de moléculas más sencillas (monómeros).

polimerizar (polymerize), convertir dos o más moléculas en un polímero.

polímero (polymer), compuesto formado por la combinación o unión de varios monómeros o pequeñas moléculas. Un polímero puede estar constituido por muchas unidades de más de un tipo de monómero (copolímero) o de muchas unidades del mismo monómero (homopolímero).

polímero de polisulfuro (polysulfide polymer), caucho elastomérico sintético utilizado en odontología como material de impresión de las prótesis parciales fijas y como material de relleno de cuadrantes únicos e impresiones dentales.

polimialgia reumática (polymyalgia rheumatica), enfermedad inflamatoria, episódica y crónica de las grandes arterias que suele aparecer en personas de más de 60 años. La polimialgia reumática afecta fundamentalmente a las arterias de los músculos y se caracteriza por dolor y rigidez de espalda, hombros o cuello, que habitualmente empeora al levantarse por la mañana. Puede haber también una cefalea como en la arteritis craneal, que afecta a las arterias temporal y occipital, provocando una cefalea pulsátil intensa. Entre las complicaciones graves de la polimialgia reumática figuran la insuficiencia arterial, oclusión coronaria, accidente cerebrovascular y ceguera. Los pacientes afectos de esta enfermedad suelen tener una velocidad de sedimentación elevada.

polimicrobiano (polymicrobial), relativo a varias especies de microbios.

polimiositis (polymyositis), inflamación de numerosos músculos que habitualmente se acompaña de deformidad, edema, insomnio, dolor, sudoración y tensión. Algunas formas de polimiositis se asocian con la presencia de una neoplasia.

polimórfico (polymorphic), relativo a la capacidad para asumir dos o más formas distintas, como la existencia de dos o más tipos de cromosomas o de hemoglobina en la población.

polimorfismo (polymorphism), **1.** estado o cualidad de lo que existe o se manifiesta de varias formas diferentes. **2.** estado o cualidad de manifestarse de diferentes formas en diferentes fases del desarrollo.

polimorfismo de la longitud del fragmento de restricción (PLFR) (restriction fragment length polymorphism [RFLP]), diferencia en las secuencias del ácido desoxirribonucleico (ADN) de cromosomas homólogos que se pone de manifiesto por diferencias de longitud en los fragmentos de restricción producidos por la digestión enzimática de una región seleccionada de los cromosomas. Se piensa que los (PLFR) se heredan de acuerdo con las leyes mendelianas y se han utilizado para localizar los genes asociados a diversos trastornos hereditarios, como la enfermedad de Huntington.

polimorfismo de nucleótido simple (PNS) (single nucleotide polymorphism [SNP]), polimorfismo genético entre dos genomas que se basa en la deleción, inserción o intercambio de un solo nucleótido.

polimorfismo equilibrado (balanced polymorphism), referido a una población, la aparición de una mezcla equilibrada de homocigotos y heterocigotos para un rasgo genético específico, que la selección natural mantiene de generación en generación.

polimorfismo genético (genetic polymorphism), la presencia dentro de una población de dos o más variantes genéticas discontinuas de un carácter específico en tales proporciones que no se mantengan simplemente por mutación, como el rasgo drepanocítico, el factor Rh y los grupos sanguíneos.

polimorfo (polymorphous), que se manifiesta de muchas formas diferentes, posiblemente cambiando de estructura o aspecto en las diferentes fases.

polimorfonuclear (polymorphonuclear), que tiene un núcleo con varios lóbulos o segmentos conectados por un filamento.

polineuralgia (polyneuralgia), tipo de neuralgia que afecta a varios nervios al mismo tiempo.

polineuritis (polyneuritis), inflamación que afecta a varios nervios.

polineuritis diabética (diabetic polyneuritis), inflamación que afecta a numerosos nervios. Suele presentarse como una complicación en los casos de diabetes mellitus de larga duración.

polineuropatía (polyneuropathy), trastorno en el que están afectados varios nervios periféricos.

polineuropatía diabética (diabetic polyneuropathy), complicación a largo plazo de la diabetes mellitus en la cual están afectados varios nervios a la vez. Pueden afectarse el SNC y los nervios autónomos y periféricos. Las úlceras neuropáticas aparecen comúnmente en los pies.

polineuropatía inflamatoria desmielinizante crónica (chronic inflammatory demyelinating polyneuropathy [CIDP]), trastorno neurológico autoinmune con desmielinización de los nervios periféricos y las raíces nerviosas, caracterizado por debilidad progresiva y deterioro de la función sensorial de las extremidades, hipertrofia de los nervios periféricos y, generalmente, elevación de las proteínas en el LCR. Los síntomas de presentación son hormigueo o adormecimiento de los dedos, debilidad de las extremidades, hiporreflexia o arreflexia, fatiga y sensibilidad anómala.

polinógeno (pollenogenic), relativo a una planta que produce polen o a algo que es producido por el polen.

polinuclear (polynuclear), que tiene muchos núcleos.

polioencefalitis (polioencephalitis), inflamación de la sustancia gris del cerebro como consecuencia de la infección de éste causada por un poliovirus.

polioencefalomeningomielitis (polioencephalomeningomyelitis), trastorno inflamatorio causado por un poliovirus que afecta a la sustancia gris del encéfalo y de la médula espinal y a las meninges.

polioencefalomielitis (polioencephalomyelitis), inflamación de la sustancia gris del encéfalo y de la médula espinal, secundaria a la infección por un virus de la polio.

polioencefalopatía (polioencephalopathy), trastorno patológico causado por un poliovirus que afecta a la sustancia gris del encéfalo.

poliomielitis (poliomyelitis), enfermedad infecciosa causada por uno de los tres virus de la familia de los poliovirus. La enfermedad se puede presentar de varias formas: asintomática, leve y con parálisis. Se transmite de persona a persona a través de contaminación fecal o por las secreciones orofaríngeas. La infección asintomática no tiene ningún síntoma ni signo característico pero confiere inmunidad. La forma abortiva de la poliomielitis dura sólo unas horas y se caracteriza por ser una enfermedad menor con fiebre, malestar general, cefalea, náuseas, vómitos y malestar abdominal leve. La poliomielitis que no deja secuelas de parálisis es de más larga duración y se caracteriza por presentar irritación meníngea con dolor y rigidez de espalda, además de todos los síntomas de la meningitis abortiva. La forma paralítica de la poliomielitis comienza como la forma abortiva, pero posteriormente los síntomas ceden y durante varios días el paciente parece encontrarse bien. Al cabo de esos días, el malestar general, la cefalea y la fiebre reaparecen junto con dolor, debilidad y parálisis. El grado máximo de parálisis se alcanza en la primera semana. En la afectación de la médula espinal por el virus de la polio, éste se replica en las células del asta anterior causando inflamación y, si es grave, destrucción de las neuronas. Los músculos proximales principales de las extremidades son los que con más frecuencia se ven afectados por esta enfermedad. La forma bulbar de la poliomielitis se debe a la multiplicación del virus en el tronco cerebral y generalmente se produce unida a la afectación de la médula espinal.

poliomielitis anterior crónica (chronic anterior poliomyelitis), inflamación de la sustancia gris de la médula espinal con resultado de atrofia de los músculos de las extremidades superiores y el cuello, con largos períodos de remisión de los síntomas.

poliomielitis ascendente (ascending poliomyelitis), poliomielitis que comienza en las piernas y se extiende hacia arriba, hasta alcanzar el tronco y los músculos respiratorios.

poliomielitis bulbar (bulbar poliomyelitis), forma de poliomielitis que afecta al bulbo raquídeo y avanza progresivamente hacia una parálisis bulbar, con insuficiencia respiratoria y circulatoria.

poliomielitis paralítica (paralytic poliomyelitis), parálisis flácida de los miembros producida por la lesión de las motoneuronas inferiores. Cuando se afectan los núcleos del tronco del encéfalo se produce parálisis bulbar progresiva con insuficiencia vasomotora y respiratoria.

poliopía (polyopia), defecto visual en el que se perciben muchas imágenes de un único objeto; visión múltiple. El defecto puede afectar a uno o a ambos ojos.

poliosis (poliosis), despigmentación del pelo del cuero cabelludo, cejas, pestañas, bigote, barba o cuerpo. La enfermedad puede ser hereditaria y generalizada o adquirida y localizada en placas.

poliovirus (poliovirus), miembro de la familia Picornaviridae y organismo causal de la poliomielitis. Existen tres tipos serológicamente diferentes de este virus ARN de dimensiones muy reducidas. La infección o inmunización con un tipo no protege frente a los demás.

polipapiloma (polypapilloma), papilomas o tumores arboriformes múltiples.

polipéptido (polypeptide), cadena larga de aminoácidos unidos entre sí mediante enlaces peptídicos. Los polipéptidos muy largos se suelen llamar proteínas. Los polipéptidos pueden formarse por la hidrólisis parcial de proteínas o sintetizarse a partir de aminoácidos libres.

polipéptido de trietanolamina oleatocondensado (triethanolamine polypeptide oleatecondensate), agente cerumenolítico prescrito para reducir el exceso de cerumen, utilizado como una solución de propilenglicol.

polipéptido inhibidor gástrico (GIP) (gastric inhibitory polypeptide [GIP]), hormona gastrointestinal presente en la mucosa del intestino delgado. La liberación de la hormona, mediada por la presencia de glucosa o ácidos grasos en el duodeno, produce la liberación de insulina desde el páncreas y la inhibición de la movilidad gástrica y la secreción de ácido.

polipéptido intestinal vasoactivo (VIP) (vasoactive intestinal polypeptide [VIP]), hormona que se localiza en el páncreas, intestino y sistema nervioso central. Forma parte del grupo de hormonas glucagón-secretina y tiene numerosas acciones, entre ellas la estimulación de la liberación de insulina y glucagón. Inhibe la secreción gástrica, la motilidad gástrica y la vasodilatación periférica, así como la hiperglucemia debida a glucogenólisis hepática.

poliploide (polyploid), **1.** relativo o perteneciente a un individuo, organismo, cepa o célula que tiene más de dos series completas de cromosomas normales para la célula somática. El múltiplo del número haploide característico de cada especie se indica mediante el prefijo adecuado, como triploide, tetraploide, pentaploide, hexaploide, heptaploide, octaploide y así sucesivamente. **2.** individuo, organismo, cepa o célula con dichas características.

poliploidía (polyploidy), estado o trastorno caracterizado por poseer más de dos series completas de cromosomas.

pólipo (polyp), pequeño crecimiento de aspecto tumoral que sobresale de una superficie mucosa.

pólipo adenomatoso (adenomatous polyp), tumor que se desarrolla en un tejido glandular. Se caracteriza por cambios neoplásicos benignos en el epitelio.

pólipo cervical (cervical polyp), excrecencia de tejido epitelial cilíndrico del conducto endocervical, unido por lo general a la pared del conducto mediante un pedículo delgado.

pólipo endometrial (endometrial polyp), crecimiento pedunculado del endometrio, usualmente benigno. Los pólipos son una causa común de hemorragia vaginal en mujeres perimenopáusicas, y se asocian muchas veces con otras anomalías uterinas, como hiperplasia endometrial o fibromas.

pólipo laríngeo (laryngeal polyp), pólipo de las cuerdas vocales que produce afonía como consecuencia de un exceso de las mismas o por la irritación producida por el tabaco.

pólipo nasal (nasal polyp), estructura redondeada, elongada, tumefacta y mucosa, que protruye en la cavidad nasal.

polipoide (polypoid), como un pólipo o tumor pediculado.

pólipos de la uretra prostática (prostatic urethral polyps), presencia de numerosos pólipos en la uretra prostática que en ocasiones causan obstrucción, observados en niños como anomalía del desarrollo y en varones de mayor edad en algunas reacciones inflamatorias.

poliposis (polyposis), trastorno caracterizado por la presencia de numerosos pólipos en una región.

poliposis adenomatosa del colon (PAC) (adenomatous polyposis coli [APC]), gen asociado a la poliposis adenomatosa familiar (PAF), trastorno hereditario caracterizado por el desarrollo de abundantes pólipos en el colon, que comienza al final de la adolescencia o al principio de la edad adulta. Si no se trata, la enfermedad puede terminar en cáncer de colon.

poliposis adenomatosa familiar (familial adenomatous polyposis [FAD]), trastorno hereditario caracterizado por el desarrollo de numerosos pólipos en el colon y que comienza al final de la adolescencia o al inicio de la edad adulta. Si no se trata, casi siempre desarrolla un cáncer de colon.

poliposis con capuchón (cap polyposis), forma infrecuente de poliposis colónica, en la que los pólipos inflamatorios presentan criptas alargadas y capuchones con exudado purulento y fibrinoso.

poliposis del colon (polyposis coli), trastorno en el que existen numerosos pólipos en el colon.

poliposis familiar (familial polyposis), trastorno caracterizado por la existencia de múltiples pólipos en el colon y en el recto. La enfermedad, que tiene una elevada capacidad de malignización, es hereditaria.

poliquístico (polycystic), caracterizado por la presencia de numerosos quistes.

polirradiculitis (polyradiculitis), inflamación de numerosas raíces nerviosas, como ocurre en el síndrome de Guillain-Barré.

polirradiculoneuropatía inflamatoria desmielinizante crónica (chronic inflammatory demyelinating polyradiculoneuropathy), forma rara de parálisis simétrica de las neuronas motoras parecida al síndrome de Guillain-Barré, pero con una progresión más lenta o fluctuante.

polisacárido (polysaccharide), polímero de carbohidrato que contiene tres o más moléculas de carbohidratos simples. La dextrina y la insulina son ejemplos de polisacáridos.

polisacáridos no celulósicos (noncellulose polysaccharides), sustancias de los alimentos, como hemicelulosa, pectinas, gomas, mucílagos y productos de las algas, que absorben agua y se hinchan formando una masa mayor. Hacen más lento el vaciamiento del alimento desde el estómago, fijan los ácidos biliares, proporcionan material de fermentación al colon y evitan la presión espástica del colon.

polisináptico (polysynaptic), relativo a las células nerviosas que terminan en múltiples sinapsis.

polisindactilia (polysyndactyly), presencia de múltiples membranas o fusiones entre los dedos de las manos o de los pies.

polisoma (polysome), (en genética) grupo de ribosomas unidos por una molécula de ARN mensajero que contiene el código genético que va a ser copiado. Los polisomas se encuentran en el citoplasma durante la síntesis de las proteínas.

polisomía (polysomy), presencia de más de dos copias de un cromosoma en células somáticas diploides como consecuencia de la falta de disyunción cromosómica durante la división meiótica

polisomnografía (polysomnography), registro poligráfico durante el sueño de múltiples variables fisiológicas, directa e indirectamente relacionadas con el estado y los estadios del sueño, para valorar las posibles causas biológicas de las alteraciones de éste.

politiazida (polythiazide), fármaco diurético tiazídico que se prescribe para el tratamiento de la hipertensión y del edema.

política (policy), principios o normas que rigen una actividad y que se espera sean cumplidas por los empleados o miembros de una institución u organización.

política de enfermería (political nursing), la utilización del conocimiento sobre los procesos y estrategias del poder para influir en la naturaleza y dirección de la asistencia sanitaria y de la enfermería profesional.

política sanitaria (health policy), **1.** declaración de una decisión en cuanto a un objetivo de asistencia sanitaria y al plan para lograr ese objetivo. **2.** campo de estudio y práctica en el que se determinan las prioridades y los valores en función de la asignación de los recursos sanitarios.

poliuria (polyuria), excreción de una cantidad anormalmente elevada de orina. Algunas de las causas de poliuria son la diabetes insípida, la diabetes mellitus, los diuréticos, la ingesta exagerada de líquidos y la hipercalcemia.

polivalente (polyvalent), denota la capacidad de un elemento para combinar con dos o más átomos.

polivinilideno (PVF_2) (polyvinylidene fluoride), material piezoeléctrico usado comúnmente en un hidrófono. También se emplea en transductores de imagen.

pollex (pollex), pulgar.

polo (pole), **1.** (en biología) extremo de un eje imaginario trazado a través de las partes simétricamente dispuestas de una célula, órgano, huevo o núcleo. **2.** uno de los dos pares de fuerzas opuestas que se atraen, tal como sucede en la electricidad o en el magnetismo. **3.** (en anatomía) punto de una célula nerviosa donde se origina una dendrita.

polo (polus), cualquiera de los extremos opuestos de un eje; forma oficial de designar en anatomía a la extremidad de un órgano.

polo de la pelvis (pelvic pole), extremo del eje en el que se localizan las nalgas del feto.

polo embrionario (embryonic pole), área del blastocisto en la que el embrioblasto y el trofoblasto están en contacto. En ella, el embrioblasto se une al epitelio endometrial.

polo frontal (frontal pole), extremidad anterior del lóbulo frontal del cerebro.

polo germinativo (animal pole), parte activa y con capacidad formativa del protoplasma del huevo que contiene el núcleo y el citoplasma y en donde se forman los cuerpos polares. En los mamíferos es también el lugar en el que la masa celular más interna se desarrolla y da origen a las capas germinales.

polo vascular del corpúsculo renal (vascular pole of renal corpuscle), extremo del corpúsculo y el glomérulo por el que entran las arteriolas aferentes y salen las eferentes.

polo vegetativo (vegetal pole), parte relativamente inactiva del protoplasma del huevo donde se sitúa la yema nutritiva, habitualmente opuesta al polo germinativo.

polonio (Po) (polonium [Po]), elemento radiactivo que es uno de los productos de desintegración del uranio. Su número atómico es 84; su peso atómico aproximado es 210.

polos renales (poles of kidney), cualquiera de los extremos del eje longitudinal del riñón. Se denominan polo inferior renal *(extremitas inferior renis)* y polo superior renal *(extremitas superior renis)*.

polución nocturna (nocturnal emission), emisión seminal involuntaria durante el sueño, normalmente asociada a un sueño erótico.

polvo (dust), cualquier materia en forma de partículas finas y secas.

polvo (powder), producto seco de un proceso de extracción en el que la hierba medicinal se mezcla primero con un solvente como alcohol o agua y se destila. A continuación se elimina completamente el solvente.

polvo ácido (acid dust), acumulación de partículas de polvo con fuerte poder ácido. Estas partículas se acumulan en la atmósfera y son responsables en gran parte de la nube de contaminación y el smog que se encuentra sobre las grandes ciudades. Muchas enfermedades respiratorias, tales como el cáncer de pulmón y el asma, pueden estar causadas o se pueden agravar por la presencia de este polvo.

polvo de karaya (karaya powder), extracto seco de *Sterculia urens* o de otras especies de *Sterculia,* utilizado como catártico de masa. Ha sido ampliamente reemplazado por la metilcelulosa. Exteriormente se utiliza como agente secante de úlceras por decúbito en estadio I y estadio II.

polvo inorgánico (inorganic dust), partículas finamente polvoreadas de una sustancia inorgánica, especialmente el polvo que, inhalado, puede producir procesos patológicos en los pulmones.

polvo orgánico (organic dust), partículas secas procedentes de las plantas, animales, hongos o bacterias que son lo suficientemente finas como para ser transportadas por el viento.

pomada (ointment), preparación semisólida, que se aplica externamente y que contiene habitualmente un fármaco. Las pomadas se utilizan como agentes analgésicos locales, anestésicos, antibióticos, astringentes, despigmentantes y queratolíticos.

pomada de zinc (zinc ointment), preparación a base de óxido de zinc al 20% en aceite mineral o en una base semisólida de vaselina blanca, que se usa como tratamiento tópico para diversas enfermedades de la piel.

POMP (POMP), acrónimo de una combinación de fármacos utilizada en el tratamiento del cáncer que contiene tres antineoplásicos, Purinethol (mercaptopurina), Oncovin (sulfato de vincristina), metotrexato y prednisona (un glucocorticoide).

póntico (pontic), elemento suspendido de una prótesis dental parcial fija, como un diente artificial, que suele ocupar el espacio ocupado anteriormente por la corona natural del diente.

pool genético (gene pool), número total de genes en una población.

pool plaquetario (storage pool), área de un orgánulo plaquetario, como un cuerpo denso o un gránulo alfa, en la que se almacenan constituyentes químicos específicos.

poplíteo (popliteal), perteneciente a la región situada por detrás de la rodilla.

por contigüidad (per contiguum), diseminación desde una estructura corporal a otra contigua.

por continuidad (per continuum), describe la diseminación de una inflamación u otro proceso patológico desde una parte del cuerpo a otra a través de un tejido continuo.

por miembro y mes (per member per month [PMPM]), unidad de medida habitual para los pagos por capitación que los pagadores abonan a los prestadores, sean hospitales o médicos. Estos pagos también incluyen servicios auxiliares.

poractan alfa (poractan alfa), extracto de surfactante pulmonar utilizado para el tratamiento del síndrome de dificultad respiratoria en niños prematuros.

porcelana (porcelain), material de cerámica blanco, translúcido y denso, producido por la fusión a elevadas temperaturas de una mezcla de feldespato, caolín, cuarzo, tiza y otras sustancias.

porcelana dental (dental porcelain), tipo de porcelana que se usa en las restauraciones dentarias, ya sean fundas o incrustaciones, dientes artificiales o coronas metal-cerámicas. Es fundamentalmente una mezcla de partículas de feldespato y cuarzo.

porcentaje de dosis profunda (percentage depth dose), cantidad de radiación terapéutica que se libera a una determinada dosis, expresada en porcentaje de la dosis cutánea.

porcentaje molar (mole percent), cálculo de porcentaje expresado en términos de moles de una sustancia en una mezcla o solución, más que en términos de masa molecular.

porcentaje sistólico (percent systole), cantidad de tiempo de cada latido cardíaco dedicado a la contracción de los ventrículos.

porcino (porcine), obtenido de o relacionado con los cerdos, como la insulina porcina.

porción frenicocelíaca del músculo suspensorio del duodeno (phrenicoceliac part of suspensory muscle of duodenum), banda de músculo esquelético que pasa desde la cruz derecha del diafragma para unirse a la parte celiacoduodenal (pars coeliacoduodenalis) e insertarse en el tronco celíaco.

porción inguinal del conducto deferente (inguinal part of ductus deferens), porción media del conducto deferente, localizada en el conducto inguinal.

porción intramural de la uretra masculina (intramural part of male urethra), porción corta y más proximal de la uretra, que desciende casi en vertical desde la vejiga hasta su punto de entrada en la próstata.

porción intramural del uréter (intramural part of ureter), porción distal corta del uréter después del punto donde se angula para discurrir en oblicuo a través de la pared vesical.

porción pélvica del conducto deferente (pelvic part of ductus deferens), la parte distal del conducto deferente, cuando está en la cavidad pélvica y termina en la ampolla del conducto deferente.

porfímero (porfimer), antineoplásico misceláneo. Se usa para el tratamiento del cáncer esofágico obstructivo y del cáncer endobronquial amicrocítico.

porfiria (porphyria), grupo de trastornos hereditarios en los que existe un incremento anormal de la producción de las sustancias llamadas porfirinas. Los dos grupos principales de porfirias son la porfiria eritropoyética, caracterizada por la producción de grandes cantidades de porfirina en los tejidos hematopoyéticos de la médula ósea, y la porfiria hepática, en la cual se producen grandes cantidades de porfirinas en el hígado. Los signos clínicos comunes a ambos tipos de porfiria son fotosensibilidad, dolor abdominal y neuropatía.

porfiria aguda intermitente (PAI) (acute intermittent porphyria [AIP]), trastorno metabólico hepático de transmisión genética que se caracteriza por ataques agudos de disfunción neurológica que pueden ser desencadenados por factores tanto ambientales como endógenos. Se puede afectar cualquier parte del sistema nervioso y un efecto común inicial es un dolor abdominal inicial leve o intenso. Otros síntomas pueden ser taquicardia, hipertensión, hiponatremia, neuropatía periférica y disfunción cerebral orgánica con convulsiones, coma, alucinaciones y parálisis respiratoria.

porfiria cutánea tarda (PCT) (porphyria cutanea tarda [PCT]), la forma más frecuente de porfiria, caracterizada por fotosensibilidad cutánea que origina la aparición de ampollas que dejan cicatriz, hiperpigmentación, hipertricosis facial y en ocasiones engrosamientos esclerodermatosos y alopecia. Frecuentemente está asociada con abuso de alcohol, enfermedad hepática y siderosis hepática. Las concentraciones urinarias de uroporfirina y coproporfirina están elevadas y la actividad de la enzima implicada en la biosíntesis del grupo hemo está disminuida.

porfiria eritropoyética congénita (congenital erythropoietic porphyria), rasgo autosómico recesivo infrecuente, provocado por un defecto en la síntesis de la hemoglobina en los eritrocitos y la liberación de porfirina por los normoblastos de la médula ósea. Los síntomas pueden incluir lesiones mutilantes, anemia hemolítica, esplenomegalia, excreción urinaria excesiva de uroporfirina y coproporfirina y, de forma invariable, eritrodontia e hipertricosis.

porfiria hepatoeritropoyética (PHE) (hepatoerythropoietic porphyria [HEP]), forma homocigota grave de la **porfiria cutánea tarda (PCT)** que se cree debida a un defecto autosómico dominante de la misma actividad enzimática que la PCT. Es clínicamente idéntica a la PCT, pero de comienzo en la infancia, y la actividad de la enzima afectada en el hígado, eritrocitos y fibroblastos está virtualmente ausente.

porfiria ovucíclica (ovucyclic porphyria), episodios de anomalías agudas del metabolismo de las porfirinas que tienden a recurrir en el período premenstrual.

porfiria variegata (variegate porphyria), forma poco frecuente de porfiria hepática, caracterizada por lesiones cutáneas y fotosensibilidad. La enfermedad puede ser congénita o adquirida.

porfirina (porphyrin), derivado pirrólico sin hierro ni magnesio producido por numerosas plantas y tejidos de animales.

porfirinas y prueba de porfobilinógenos (porphyrins and porphobilinogens test), análisis cuantitativo de las porfirinas y porfobilinógenos en orina para cribar en busca de porfiria.

porfirinógeno (porphyrinogen), la forma reducida de una porfirina. Los porfirinógenos son los intermedios funcionales en la biosíntesis del heme y, si se oxidan a sus correspondientes porfirinas, son irreversiblemente retirados de la vía biosintética y se acumulan en el tejido.

porfobilinógeno (porphobilinogen), sustancia cromógena que constituye un producto intermediario en la biosíntesis del grupo hemo y de las porfirinas. Aparece en la orina de personas con porfiria.

poriomanía (poriomania), tendencia a abandonar el hogar de forma impulsiva o a convertirse en vagabundo.

porión (porion), punto más lateral del borde superior óseo del meato auditivo externo, situado verticalmente sobre la parte media del meato.

porosis (porosis), trastorno por el que el tejido óseo pierde densidad, en particular, su tejido conjuntivo de soporte, como en la osteoporosis.

poroso (porous), relativo a algo con poros u orificios.

portaagujas (needle holder), pinza quirúrgica utilizada para sujetar y hacer pasar una aguja de sutura a través de un tejido.

portador (carrier), **1.** persona o animal que alberga y transmite un organismo que produce una enfermedad en otros sin padecerla él mismo. **2.** persona cuyos cromosomas poseen un gen recesivo. **3.** molécula inmunogénica o la parte de dicha molécula que reconocen las células T en una respuesta de anticuerpo.

portador activo (active carrier), persona sin signos ni síntomas de una enfermedad infecciosa, pero que es portadora del microorganismo que la causa y puede transmitir la enfermedad a otros.

portador convaleciente (convalescent carrier), persona que se ha recuperado de los síntomas de una enfermedad infecciosa, pero todavía es capaz de transmitir patógenos a otros.

portador crónico (chronic carrier), individuo que actúa como huésped de organismos patógenos durante un período prolongado de tiempo sin mostrar ningún signo de enfermedad.

portador de amalgama (amalgam carrier), (en odontología) instrumento para recoger una cantidad de amalgama y llevarla a la boca con objeto de insertarla en una cavidad dentaria ya preparada o molde.

portador del síntoma (symptom-bearer), (en psicología) miembro de la familia considerado con frecuencia como el paciente que no está bien porque la dinámica familiar impide su actuación a un nivel más elevado.

portador genético (genetic carrier), persona portadora de un gen que no exhibe los efectos de ese gen. Un gen de esa clase suele ser recesivo, pero también puede ser dominante y estar latente, con síntomas que no se presentan hasta la edad adulta.

portador pasivo (passive carrier), **1.** persona sana cuyo cuerpo porta los organismos causales de una enfermedad infecciosa, aunque la persona no haya contraído la enfermedad y se mantenga asintomática. **2.** persona portadora de un gen asociado a un rasgo hereditario, aunque el rasgo no se exprese en esa persona.

portador tifoideo (typhoid carrier), persona sin signos ni síntomas de fiebre tifoidea que es portadora de la bacteria que causa la enfermedad y que elimina patógenos con las secreciones corporales. El portador tifoideo típico es aquel que se ha recuperado de un ataque de dicha enfermedad.

portal (portal), perteneciente a la vena porta.

portero (gatekeeper), profesional sanitario, habitualmente un médico de atención primaria o una enfermera, que es el primer contacto del paciente con el sistema de asistencia sanitaria y realiza la selección del acceso ulterior del paciente al sistema.

portoenterostomía (portoenterostomy), construcción de un sistema de drenaje biliar con un conducto intestinal para corregir la atresia biliar. Hay varios planteamientos procedimentales, como la anastomosis del yeyuno por un asa en Y de Roux hasta la región de la fisura portal para establecer el flujo de bilis desde los conductos biliares hasta el intestino. El procedimiento está indicado en pacientes menores de 3 meses de edad.

portograma digital (computed tomography portogram), prueba de rayos X con contraste que se utiliza para identificar tumores hepáticos menores de 2 cm. El medio de contraste se inyecta por un catéter situado en la arteria esplénica, en vez de por una vena periférica como en las pruebas de imagen habituales.

posaconazol (posaconazole), antifúngico sistémico utilizado para la prevención de la aspergilosis, infección por *Candida* y candidiasis orofaríngea en el individuo inmunocomprometido.

poscarga (afterload), carga o resistencia contra la que el ventrículo izquierdo debe proyectar el volumen de sangre en cada contracción.

poscarga (afterloading), (en radioterapia) técnica en la que, durante un procedimiento quirúrgico, se coloca en el interior de un enfermo un aplicador o aguja descargados que se cargan posteriormente a partir de una fuente radiactiva en unas condiciones controladas en las que el personal sanitario está protegido de la radiación.

poscarga a distancia (remote afterloading), (en radioterapia) técnica en la cual se coloca un aplicador, como un molde acrílico del área que se va a radiar, dentro o sobre el paciente y después se carga partiendo de una fuente segura con un radioisótopo de alta actividad. La poscarga a distancia se utiliza para el tratamiento de tumores de cabeza, cuello, vagina y cuello uterino.

poscoital (postcoital), relativo al momento posterior a una relación sexual.

posdespolarización (afterdepolarization), despolarización del potencial de membrana que sigue a un potencial de acción. En el miocardio puede ser precoz (durante las fases 2 y 3 del potencial de acción) o retrasada (durante la fase 4), y se considera que es responsable de la taquicardia auricular y ventricular, así como en el establecimiento de un intervalo Q-T alargado, especialmente en el marco de una intoxicación digitálica.

posesión de un cargo (tenure), **1.** (en una universidad) nombramiento de la facultad con pocas restricciones sobre el número de años que puede desempeñarse. **2.** nombramiento permanente a una persona que ha ascendido hasta la categoría de profesor asociado y que demuestra erudición, servicio a la comunidad y excelencia docente en un campo de estudio específico.

posganglionar (postganglionic), distal a un ganglio.

posición (position), **1.** cualquiera de las numerosas posturas que puede adoptar el cuerpo, como la posición anatómica. **2.** (en obstetricia) relación de un punto de referencia fetal elegido arbitrariamente, como el occipucio, en la parte que constituye la presentación del feto, con respecto a su localización en la pelvis materna.

posición abdominal horizontal (horizontal abdominal position), posición prona.

posición alta de Fowler (high-Fowler's position), [George R. Fowler, cirujano norteamericano, 1848-1906], colocación del paciente en posición semisentada elevando la cabeza y el tronco alrededor de 90°. Las rodillas pueden estar o no flexionadas.

posición anatómica (anatomic position), posición corporal en la que la persona se halla de pie en posición erecta mirando al frente con los pies ligeramente separados y dirigidos hacia adelante, y con los brazos colgando a ambos lados del cuerpo y las palmas dirigidas hacia adelante. Esta posición se utiliza como referencia para describir zonas o movimientos en distintas partes del cuerpo.

posición cardinal de la mirada (cardinal position of gaze), (en oftalmología) una de las seis posiciones hacia las que puede girar el ojo normal. Esta prueba evalúa la función de los seis músculos extraoculares y de los nervios craneales III, IV y VI. Las posiciones y los correspondientes músculos y nervios son los siguientes: 1) nasal recta: recto medio y tercer par craneal; 2) nasal superior: oblicuo inferior y tercer par craneal; 3) nasal inferior: oblicuo superior y cuarto par craneal; 4) temporal recta: recto lateral y sexto par craneal; 5) temporal superior: recto superior y tercer par craneal, y 6) temporal inferior: recto inferior y tercer par craneal.

posición corporal (body position), actitud o postura del cuerpo.

posición de decorticación (decorticate posture), posición de un paciente en coma con sus extremidades superiores en flexión rígida en codos y muñecas. Las piernas se pueden encontrar también flexionadas. Indica una lesión en la región mesencefálica del cerebro.

posición de decúbito (decubitus position), posición que se utiliza para realizar una radiografía de tórax o abdomen de un paciente que está tumbado, con el rayo central horizontal. El paciente puede estar en posición ventral (decúbito prono), dorsal (decúbito supino), o sobre el lado derecho o izquierdo (decúbito lateral derecho o izquierdo).

posición de decúbito de Sims (Sims recumbent position), variante de la posición de Sims en la que el paciente está recostado sobre el lado izquierdo en posición lateral izquierda modificada. La pierna superior se flexiona en la cadera y las rodillas, la inferior se mantiene recta y el brazo superior descansa en posición flexionada sobre la cama.

posición de decúbito dorsal (dorsal recumbent position), posición supina con la persona tendida y descansando sobre espalda, cabeza y hombros.

posición de decúbito lateral (decubitus posture), posición de costado que adopta el paciente encamado para aliviar la presión que ejerce el peso de su cuerpo sobre el sacro, los talones u otras zonas vulnerables a las úlceras por decúbito.

posición de descerebración (decerebrate posture), posición de un paciente, normalmente en coma, en la que los brazos están extendidos y en rotación interna y las piernas están extendidas y con los pies en flexión plantar forzada. Esta postura se suele ver en pacientes que sufren compresión del tronco del encéfalo a un nivel bajo.

posición de Fowler (Fowler's position), [George R. Fowler, cirujano estadounidense, 1848-1906], postura que adopta el paciente cuando se eleva la cabecera de la cama 45-60° y eleva ligeramente las rodillas.

posición de Kraske (Kraske position), [Paul Kraske, cirujano suizo, 1851-1930], posición anatómica en la que el paciente se encuentra en decúbito prono, con las caderas flexionadas y elevadas y la cabeza y los pies bajos. Se utiliza para la cirugía renal.

posición de litotomía (lithotomy position), posición que adopta el paciente en decúbito supino con las caderas y rodillas flexionadas, y los muslos en abducción y rotación externa.

posición de los cuatro (all fours position), sexto estadio en los patrones motores ontogénicos del sistema de Rood. La parte inferior del tronco y las extremidades inferiores inician una contracción conjunta cuando se extiende el tronco, y en las cinturas se produce una contracción coordinada de los músculos flexores y extensores del tronco.

posición de recogedor de pelota (ball-catcher position), posición en la que se colocan las manos al practicar una radiografía para diagnosticar la artritis reumatoide. Las manos se colocan con las palmas hacia arriba y los dedos dispuestos como si se fuera a recoger una pelota.

posición de referencia (landmark position), colocación correcta de las manos sobre el tórax en reanimación cardiopulmonar.

posición de reposo articular (rest joint position), posición de una articulación en la que las superficies articulares no coinciden totalmente y las estructuras de apoyo están relativamente relajadas. La posición se utiliza profusamente en los procedimientos de movilización pasiva.

posición de semi-Fowler (semi-Fowler's position), [George R. Fowler, cirujano estadounidense 1848-1906], colocación del paciente en posición inclinada, con la mitad superior del cuerpo levantada mediante elevación de la cabecera de la cama unos 30 grados.

posición de Sims (Sims' position), [James M. Sims, ginecólogo estadounidense, 1813-1883], posición en la cual el paciente se recuesta sobre el lado izquierdo con la rodilla y el muslo derechos doblados hacia el tórax. Se deja que tórax y abdomen se inclinen hacia delante. Es la posición de elección para administrar enemas o realizar exploraciones rectales.

posición de Trendelenburg (Trendelenburg's position), [Fiedrich Trendelenburg, cirujano alemán, 1844-1924], posición en la que la cabeza está baja y el cuerpo y las piernas se encuentran en un plano inclinado. A veces se utiliza en cirugía pélvica para desplazar los órganos abdominales hacia arriba, fuera de la pelvis, o para aumentar el flujo de sangre al cerebro en la hipotensión y en el shock.

posición en cuclillas (squatting position), postura en la cual las rodillas y las caderas están flexionadas y las nalgas descendidas al nivel de los talones. Es una postura que adoptan los niños con ciertas cardiopatías cuando buscan un alivio para el esfuerzo del ejercicio.

posición en navaja de bolsillo (jackknife position), posición anatómica en la que el paciente se coloca sobre el estómago con las caderas flexionadas y las rodillas dobladas en un ángulo de 90° y los brazos extendidos hacia delante. Con esta posición se facilita la exploración e instrumentación del recto.

posición fetal (fetal position), relación de la parte del feto que se presenta en la pelvis con los cuatro cuadrantes de la pelvis materna, identificados por la inicial I (izquierda), D (derecha), A (anterior) y P (posterior). La parte presentada también se identifica con la inicial O (occipucio), M (mentón) y S (sacro). Si el feto se presenta con el occipucio dirigido hacia la cara posterior del lado derecho materno, la posición es occipital posterior derecha (OPD).

posición funcional de la mano (functional position of the hand), posición para colocar en la mano una férula que incluya la muñeca y los dedos. El dedo pulgar está abducido, en oposición y alineado con los demás dedos.

posición genupectoral (genupectoral position), posición rodilla-tórax. Para adoptar la posición genupectoral, la persona se arrodilla de forma que el peso del cuerpo sea soportado por las rodillas y el tórax, con las nalgas elevadas. La cabeza se vuelve hacia uno de los lados, y los brazos están flexionados de forma que la parte superior del cuerpo puede apoyarse en parte sobre los codos, quedando el abdomen elevado.

posición gingival (gingival position), nivel del borde gingival con respecto a los dientes.

posición horizontal (horizontal position), posición en la cual el paciente descansa sobre la espalda con las piernas extendidas.

posición laxa de la articulación (loose-pack joint position), punto en el arco de movilidad de una articulación en el que las superficies articulares coinciden en menor medida y las estructuras de apoyo están más laxas.

posición media (midposition), volumen teleespiratorio, o corriente final, o posición del sistema toracopulmonar en determinados trastornos, que define la capacidad funcional residual del paciente.

posición ortopneica (orthopneic position), posición corporal que permite al paciente la respiración más confortable. Generalmente es aquélla en la cual el paciente está sentado inclinado hacia adelante, con los brazos apoyados en una mesa o en los brazos de una silla.

posición plantígrada modificada (modified plantigrade position), posición usada en fisioterapia para preparar al paciente con vistas a la bipedestación y la marcha independiente. La persona se sitúa en bipedestación con los pies apoyados en el suelo y las extremidades superiores apoyadas sobre una mesa o una estructura similar para sustentar gran parte del peso.

posición radiográfica (radiographic position), posición específica del cuerpo o parte corporal respecto a la mesa o al receptor de imagen durante la realización de una radiografía.

posición rodilla-codo (knee-elbow position), posición exploratoria en la cual el paciente descansa sobre las rodillas y los codos, con la cabeza apoyada en las manos.

posición supina (supine position), posición de una persona tumbada sobre su espalda.

posición terminal (terminal stance), uno de los cinco estadios de la postura para andar, asociado directamente con la fase que sigue a la de apoyo en un único miembro o el período durante el que el cuerpo avanza hacia el pie de apoyo.

posición transversa (transverse lie), presentación anormal de un feto en la cual el eje longitudinal del cuerpo del bebé está atravesado en relación al eje longitudinal del cuerpo de la madre.

posición y fijación antideformidad (antideformity positioning and splinting), utilización de férulas, corsés o dispositivos similares para prevenir o controlar las contracturas u otras deformidades musculoesqueléticas que pueden aparecer por desuso, quemaduras u otro tipo de lesiones.

posicionador (positioner), dispositivo extirpable de goma elástica y plástico que se coloca sobre las superficies oclusales de los dientes para limitar y estabilizar el movimiento de los dientes, generalmente al final del tratamiento ortodóncico.

posicionamiento (positioning), intervención de enfermería recogida en la Nursing Interventions Classification (NIC). Se define como el movimiento del paciente o de una parte del cuerpo del paciente para proporcionarle bienestar fisiológico y psicológico.

posicionamiento: intraoperatorio (positioning: intraoperative), intervención de enfermería recogida en la Nursing Interventions Classification (NIC). Se define como el movimiento del paciente o de una parte corporal para facilitar la exposición quirúrgica, al mismo tiempo que se reduce el riesgo de incomodidad o complicaciones.

posicionamiento: neurológico (positioning: neurologic), intervención de enfermería recogida en la Nursing Interventions Classification (NIC). Se define como la consecución de un apropiado alineamiento del cuerpo, que resulte óptimo para el paciente que experimenta o está en riesgo de lesión de la médula espinal o irritabilidad vertebral.

posicionamiento: silla de ruedas (positioning: wheelchair), intervención de enfermería recogida en la Nursing Interventions Classification (NIC). Se define como la colocación de un paciente en una silla de ruedas correctamente elegida para aumentar la comodidad, favorecer la integridad de la piel y estimular la independencia del paciente.

posicionamiento del cuerpo: autoiniciado (body positioning: self-initiated), resultado de enfermería recogido en la Nursing Outcomes Classification (NOC). Se define como la capacidad para cambiar las posiciones del propio cuerpo de forma independiente con ayuda o no de dispositivos adecuados.

positivo (positive), **1.** (en una prueba de laboratorio) que indica la presencia de una sustancia o reacción. **2.** (signo) en la exploración física indica la presencia de un hallazgo, lo que a su vez significa generalmente, la existencia de cambios patológicos. **3.** (sustancia) que suele transportar o que transporta una carga química positiva.

positrón (positron), partícula cargada positivamente emitida desde núcleos radiactivos con déficit de neutrones. Es la antipartícula de un electrón.

poslectura (readthrough), (en genética molecular) transcripción del ARN más allá de la secuencia de terminación normal presente en el modelo de ADN, provocada por una falta de respuesta de la ARN polimerasa a la señal de finalización.

posmenopáusico (postmenopausal), relativo o perteneciente al período de vida que sigue a la menopausia.
posmortem (postmortem), después de la muerte.
posnasal (postnasal), relativo a la región situada por detrás de la nariz o a la parte posterior de las fosas nasales.
posparalítico (postparalytic), relativo a algo que ha aparecido después de la parálisis.
pospercepción (afterperception), percepción aparente de un estímulo que continúa después de suprimir el estímulo.
posprandial (postprandial), después de una comida.
posprocesamiento (postprocessing), (en ecografía) manipulación y acondicionamiento de las señales y datos de imagen después de que emergen del convertidor de barrido y antes de ser representados. El posprocesamiento se usa para modificar la asignación de brillo de la imagen frente a la amplitud de la señal de eco en la memoria.
pospubertad (postpuberty), período de aproximadamente 1 o 2 años después de la pubertad durante el que el crecimiento esquelético es más lento y se establecen las funciones fisiológicas de los años reproductivos.
postaxial (postaxial), detrás de un eje. En anatomía este término hace referencia a la región medial (cubital) del miembro superior y a la región lateral (peroneal) del miembro inferior.
postefecto (aftereffect), efecto físico o psicológico que continúa después de suprimir el estímulo.
posterior (posterior), **1.** relativo, perteneciente a o situado en la parte posterior de una estructura, como la superficie dorsal del cuerpo humano. **2.** parte posterior de algo. **3.** hacia la espalda.
posteroanterior (posteroanterior), dirección desde detrás hacia delante.
posteroexterno (posteroexternal), situado en el lado externo de la región posterior.
posteroinferior (posteroinferior), relativo a la posición que está por debajo y detrás.
posterolateral (posterolateral), relativo a la posición que está por detrás y hacia un lado.
posteromedial (posteromedial), situado en el medio de la superficie posterior.
posteroparietal (posteroparietal), situado en la región posterior del hueso parietal.
posterosuperior (posterosuperior), situado detrás y encima.
postictal (postictal), relativo o perteneciente al período que sigue a una convulsión.
postimagen (afterimage), sensación visual que continúa después de terminar el estímulo. La imagen puede aparecer con los colores complementarios de los del estímulo.
postinfeccioso (postinfectious), que se produce después de una infección.
postoperatorio (postoperative), relativo o perteneciente al período de tiempo tras la cirugía. Comienza con la salida del paciente de la anestesia y continúa durante el tiempo necesario para que desaparezcan los efectos inmediatos de la anestesia o de la intervención quirúrgica.
postración (prostration), situación de agotamiento e incapacidad extremas para continuar con la actividad habitual como ocurre en la postración por calor o en la postración nerviosa.
postración nerviosa (nervous prostration), situación caracterizada por una excesiva irritabilidad y depresión, ya sea de origen psicógeno o el resultado de una grave y larga enfermedad o de una experiencia agotadora.
postraumático (posttraumatic), relativo a las consecuencias emocionales, mentales o fisiológicas que aparecen tras una lesión o enfermedad grave.
postsináptico (postsynaptic), **1.** situado después de una sinapsis. **2.** que ocurre después de que una sinapsis haya sido cruzada.
postulado (postulate), hipótesis que se presenta como verdadera sin pruebas o como base para la argumentación o debate.
postulados de Koch (Koch's postulates), [Robert Koch, bacteriólogo alemán, 1843-1910], requisitos para establecer que un determinado microorganismo produce una determinada enfermedad. Las condiciones son las siguientes: 1) el microorganismo debe estar presente en todos los casos de la enfermedad; 2) el microorganismo debe poder ser aislado y crecer en un medio de cultivo puro; 3) los microorganismos del cultivo puro, inoculado a un animal sensible, deben reproducir la enfermedad, y 4) el microorganismo debe ser reconocible y aislable a partir del animal enfermo.
póstumo (posthumous), relativo al tiempo posterior a la muerte de una persona.
postura (posture), posición del cuerpo con respecto al espacio que le rodea. La postura se determina y mantiene mediante la coordinación de los diferentes músculos que mueven los miembros, mediante la propiocepción y mediante el sentido del equilibrio.
postura de inclinación anterior (forward-leaning posture), técnica de terapia respiratoria, que intenta reducir o eliminar la actividad de los músculos accesorios de la respiración en pacientes ambulatorios con dificultad respiratoria. Consiste en caminar en una posición ligeramente inclinada hacia delante.
postura de inercia dorsal (dorsal inertia posture), tendencia de una persona debilitada o débil a deslizarse hacia abajo en la

cama cuando se eleva la cabecera de la misma.

postura de rigidez dorsal (dorsal rigid posture), postura en la que el paciente encamado mantiene una o ambas piernas recogidas y dobladas sobre el pecho. Normalmente sólo es la pierna derecha, y se adopta esa postura para intentar aliviar el dolor abdominal en casos como apendicitis, peritonitis, litiasis renal o inflamación pélvica.

postura escorbútica (scorbutic pose), postura característica de un niño con escorbuto, con los muslos y las piernas semiflexionados y las caderas rotadas hacia fuera. Habitualmente el niño yace inmóvil, en un estado de seudoparálisis, sin realizar movimientos voluntarios de las extremidades debido al dolor que acompaña cualquier movimiento.

postura prona (prone posture), postura que se adopta al permanecer extendido horizontalmente, con la cara hacia abajo, en respuesta a ciertos trastornos vertebrales o viscerales.

potasemia (kalemia, potassemia), presencia de potasio en sangre.

potasio (K) (potassium [K]), elemento metálico alcalino, el séptimo elemento más abundante en la corteza terrestre. Su número atómico es 19 y su peso atómico es 39,10. El potasio es el principal catión intracelular del organismo, colaborando en la regulación de la excitabilidad neuromuscular y de la contracción muscular. Las principales fuentes de potasio en la dieta son los cereales integrales, la carne, las legumbres, frutas y hortalizas.

potencia (potency), **1.** (en embriología) rango de posibilidades de desarrollo de que es capaz una célula o región embrionaria, independientemente de si el estímulo para el crecimiento o diferenciación es natural, artificial o experimental. **2.** medida de la concentración de los componentes químicos activos contenidos en un vegetal o preparación vegetal.

potencia de un fármaco (drug potency), cantidad de fármaco requerida para producir un determinado porcentaje de su efecto máximo, con independencia de la magnitud de éste. Un fármaco puede presentar una alta potencia y una escasa eficacia, lo que significa que la respuesta a dicho fármaco se produce a dosis muy bajas y se mantiene a niveles reducidos incluso con dosis elevadas.

potenciación (potentiation), acción sinérgica en la que el efecto de dos fármacos administrados simultáneamente es mayor que el efecto de los fármacos administrados por separado.

potenciación de la autoestima (self-esteem enhancement), intervención de enfermería recogida en la Nursing Interventions Classification (NIC). Se define como la ayuda al paciente para que mejore la opinión que tiene sobre su propia valía.

potenciación de la conciencia de sí mismo (self-awareness enhancement), intervención de enfermería recogida en la Nursing Interventions Classification (NIC). Se define como la ayuda al paciente a explorar y comprender sus pensamientos, sentimientos, motivaciones y comportamientos.

potenciación de la seguridad (security enhancement), intervención de enfermería recogida en la Nursing Interventions Classification (NIC). Se define como la intensificación de la sensación de seguridad física y psicológica del paciente.

potenciación de rol (role enhancement), intervención de enfermería recogida en la Nursing Interventions Classification (NIC). Se define como la ayuda a un paciente, a su cónyuge y/o familia a mejorar sus relaciones aclarando y suplementando conductas de rol específicas.

potenciación del ritual religioso (religious ritual enhancement), intervención de enfermería recogida en la Nursing Interventions Classification (NIC). Se define como facilitar la participación en prácticas religiosas.

potenciación del sistema de apoyo (support system enhancement), intervención de enfermería recogida en la Nursing Interventions Classification (NIC). Se define como la facilitación del apoyo al paciente mediante la familia, los amigos y la comunidad.

potencial (potential), expresión de la energía que participa en la transferencia de una unidad de carga eléctrica. El gradiente o la pendiente de un potencial provoca el movimiento de la carga.

P

potencial biótico (biotic potential), el índice posible de crecimiento de una población de organismos bajo condiciones ideales, incluyendo la ausencia de depredadores y un máximo de nutrientes y de espacio para la expansión.

potencial de acción (action potential), impulso eléctrico caracterizado por una serie de polarizaciones y despolarizaciones autopropagables, que se transmite a través de las membranas celulares de las fibras nerviosas durante la transmisión de un impulso nervioso, y a través de las membranas celulares de las células musculares durante una contracción u otro tipo de actividad celular.

potencial de acción cardíaco (cardiac action potential), potencial transmembrana en el corazón que consta de cinco fases: 0, ascenso o despolarización rápida que inicia el latido cardíaco; 1, repolarización rápida temprana; 2, meseta; 3, repolarización rápida tardía; 4, potencial de membrana de reposo y despolarización diastólica. Las anomalías del corazón o de su sistema de conducción que interfieren con el potencial de acción cardíaco conllevan el desarrollo de arritmias cardíacas.

potencial de acción de respuesta lenta (slow-response action potential), potencial de acción que se genera cuando ninguno de los canales rápidos del sodio está preparado para la despolarización y la fibra se activa a través de los canales lentos del calcio, generando un potencial de acción con una menor amplitud, menor velocidad ascendente y, por tanto, menor conducción.

potencial de membrana (membrane potential), diferencia de la polarización o carga entre las dos caras de una membrana o pared celular.

potencial de membrana diastólico máximo (maximal diastolic membrane potential), (en cardiología) grado mayor de potencial negativo transmembrana que alcanza una célula cardíaca durante la repolarización.

potencial de membrana en reposo (resting membrane potential), voltaje que existe a través de la membrana cuando una neurona o célula muscular no está produciendo un potencial de acción.

potencial de reposo (resting potential), diferencia de potencial que existe en la membrana de una neurona antes de que sea estimulada. El potencial de reposo de una neurona es de 50 a 100 mV, con el exceso de iones cargados negativamente situado en el interior de la membrana celular.

potencial eléctrico (electric potential), diferencia de potencial entre partículas cargadas.

potencial evocado (PE) (evoked potential [EP]), respuesta eléctrica localizada en la corteza cerebral o en el tronco del encéfalo que está provocada por un estímulo específico. El estímulo puede afectar a las vías visuales, auditivas o somatestésicas, produciendo un patrón de onda cerebral característico. Puede ser monitorizado durante la cirugía para favorecer que el cirujano evite producir daño en los nervios. El potencial evocado también se emplea para diagosticar la esclerosis múltiple y diversos trastornos del oído y la vista.

potencial evocado auditivo del tronco del encéfalo (PEATE) (brainstem auditory evoked response [BAER]), actividad eléctrica que puede registrarse en el tronco cerebral durante los primeros 10 mseg después de la presentación de un estímulo auditivo. Un patrón de ondas de forma normal, pero retrasado, puede indicar pérdida auditiva provocada por un proceso morboso del oído medio o interno, mientras que la ausencia de uno o más picos puede indicar una lesión neural.

potencial evocado cortical (cortical evoked potential), potencial evocado registrado en la corteza cerebral.

potencial evocado somatosensorial (PES) (somatosensory evoked potential [SEP]), potencial evocado desencadenado por la estimulación repetida de los sistemas del dolor y el tacto. Es el menos fiable de los potenciales evocados estudiados como controles de la función neurológica durante la cirugía.

potencial evocado visual (PEV) (visual-evoked potential [VEP]), potencial evocado que se desencadena por una luz que parpadea de forma repetida o un estímulo con un patrón. Se puede emplear para confirmar las lesiones de los nervios ópticos o las vías visuales.

potencial relacionado con un acontecimiento (PRA) (event-related potential [ERP]), tipo de onda cerebral asociada a la respuesta ante un determinado estímulo, como un patrón de onda particular observado cuando el paciente escucha un sonido tipo clic.

potencial zeta (zeta potencial), potencial producido por la carga eficaz de una macromolécula, medido generalmente en los límites entre las sustancias que se mueven en la solución junto a la macromolécula y el resto de la solución.

potenciar (potentiate), aumentar la fuerza o el grado de actividad de algo.

potenciómetro (potentiometer), dispositivo para medir el voltaje.

potente (potent), poderoso o fuerte.

povidona (povidone), forma polimerizada de la vinilpirrolidona, un polvo blanco higroscópico fácilmente soluble en agua, empleado como agente dispersante y disolvente de los fármacos. También se ha utilizado como expansor del volumen sanguíneo y, formando un compuesto con yodo, como antiséptico tópico.

povidona yodada (povidone-iodine), antiséptico microbicida. Se prescribe como microbicida tópico para la desinfección de las heridas y de la zona que va a ser intervenida quirúrgicamente. También se usa para el tratamiento de las infecciones vaginales y como antiséptico de las quemaduras. Con frecuencia también se aplica una gota en los ojos de los neonatos para prevenir la oftalmia del neonato.

poxvirus (poxvirus), miembro de una familia de virus que incluye a los organismos que producen el molusco contagioso, la viruela y la vacuna.

p/p (w/w), siglas de *peso/peso.*

PP (PP), siglas de la expresión latina *punctum proximum, «*punto próximo de acomodación».

PPCVR (CPAP), siglas de **presión positiva continua de las vías respiratorias.**

PPD (PPD), siglas de **derivado proteico purificado.**

PPE (SFD), siglas de *pequeño para su edad.*

PPI (IPOF), siglas de **prótesis de colocación postoperatoria inmediata.**

PPLO (PPLO), siglas de **microorganismo similar al de la pleuroneumonía.**

ppm (ppm), abreviatura de **partes por millón.**

PPNT (PUPs), siglas de *pacientes previamente no tratados,* habitualmente lactantes que participan en ensayos clínicos.

PPO (OCT), siglas de **prueba de provocación con oxitocina.**

PPSI (IPSP), siglas de *potencial postsináptico inhibidor.*

PQ (OP), siglas de *procedimiento quirúrgico.*

PQRAD (ADPKD, ARPKD), siglas de *poliquistosis renal autosómica dominante.*

Pr (Pr), símbolo del **praseodimio.**

PR (PR), abreviatura de **prostión.**

práctica basada en la evidencia (evidence-based practice), práctica de la asistencia sanitaria en la que el profesional establece, valora y utiliza de forma sistemática los datos de investigación más actualizados y válidos como fundamento de sus decisiones clínicas.

práctica conjunta (joint practice), **1.** asistencia por parte de uno o más médicos, enfermeras y otros profesionales sanitarios, habitualmente privada, que trabajan en equipo, compartiendo la responsabilidad sobre un grupo de pacientes. **2.** (en la asistencia de enfermería de pacientes ingresados) toma conjunta de decisiones sobre los cuidados de los pacientes por parte de comités formados por los médicos y las enfermeras que trabajan en una división.

práctica corporativa de la medicina (corporate practice of medicine), en EE.UU., papel de los médicos fuera de ejercicio o de sociedades no profesionales que mantienen relaciones laborales con médicos en activo dedicados a la asistencia sanitaria. Las leyes que regulan la práctica corporativa de la medicina varían según los distintos estados, pero suelen requerir el control del médico sobre el diagnóstico y tratamiento, el establecimiento de tarifas por parte del médico, una relación razonable entre los servicios prestados por los no profesionales o sociedad y las cantidades cobradas al médico, y una relación médico-paciente inalterada.

práctica de grupo (group practice), dos o más médicos, enfermeras de consulta especializada y/o ayudantes del médico que trabajan juntos y comparten los centros. Los médicos pueden ejercer diferentes especialidades. Los médicos que forman parte de un grupo suelen tener prohibido convertirse en contratistas independientes y percibir dinero por prestar asistencia médica fuera del grupo.

práctica de grupo sin paredes (group practice without walls [GPWW]), práctica médica constituida para compartir riesgos económicos, gastos e iniciativas de mercado. Los médicos conservan consultas y finanzas independientes. A menudo se establece un lugar central para albergar servicios administrativos y alguno o todos los servicios auxiliares.

práctica en equipo (team practice), ejercicio profesional realizado por un grupo de profesionales que puede incluir médicos, personal de enfermería y otros, como asistentes sociales, dietistas o fisioterapeutas, que se encargan como equipo de la asistencia de un número específico de enfermos, habitualmente en una institución de pacientes ambulatorios.

práctica independiente (independent practice), (en enfermería) en EE.UU., práctica de determinados aspectos de la enfermería profesional que cumple determinadas disposiciones legales de aplicación y no requieren supervisión ni dirección de otras personas. El personal de enfermería con práctica independiente puede tener una consulta en la que ven pacientes y cobran unos honorarios. En todas las responsabilidades de enfermería, las disposiciones estatales definen los aspectos de la práctica que son independientes y los que deben ser realizados únicamente bajo la supervisión de otra persona, normalmente un médico.

práctica privada (private practice), ejercicio de un profesional sanitario que es independiente del control económico o administrativo por sus iguales en la profesión, salvo en la colegiación y otras restricciones legales.

prácticas médicas latinoamericanas (Latin American medical practices), sistema etnomédico que representa muchas prácticas curativas en toda la América de origen latino. La etiología de la enfermedad está enmarcada en términos de desequilibrio, que puede ser entre frío y caliente en el cuerpo, entre partes del cuerpo, entre pacientes y el ambiente social o entre pacientes y el reino espiritual. Se ha utilizado este sistema para tratar el susto, que según se cree, hace que el alma se separe del cuerpo, lo que da lugar a enfermedad, empacho, trastorno gastrointestinal que se cree causado por bloqueo en el estómago o intestino, y mal de ojo, caracterizado por fiebre, irritabilidad, cefalea y llanto, que afecta generalmente a niños.

pragmático (pragmatic), relativo a la creencia de que las ideas son valiosas únicamente por sus consecuencias.

pragmatismo (pragmatism), filosofía que se ocupa de la práctica real y de los resultados prácticos en contraposición a la teoría y la especulación.

pramipexol (pramipexole), fármaco antiparkinsoniano.

pramlintida (pramlintide), antidiabético que modula y enlentece la evacuación gástrica, previene el aumento posprandial en el glucagón plasmático, disminuye el apetito y lleva a una menor ingesta calórica y pérdida de peso. Se utiliza como auxiliar en el tratamiento insulínico para tratar la diabetes descompensada de tipo 1 o tipo 2.

prandial (prandial), perteneciente a una comida.

praseodimio (Pr) (praseodymium [Pr]), elemento metálico del grupo de las tierras raras. Su número atómico es 59 y su peso atómico es 140,91.

pravastatina (pravastatin), hipolipemiante que actúa inhibiendo la síntesis de colesterol, utilizado como sal sódica en el tratamiento de la hipercolesterolemia y otras formas de dislipidemia y para disminuir los riesgos asociados con la aterosclerosis y la arteriopatía coronaria.

praxis (praxis), concepto que define acciones y conductas manifiestas, o la realización de una acción para la exclusión del pensamiento metafísico.

prazepam (prazepam), derivado benzodiazepínico utilizado para el tratamiento de la ansiedad. No está disponible en Estados Unidos, pero se prescribe en otras partes para el tratamiento de los trastornos de ansiedad o para el alivio a corto plazo de los síntomas de la ansiedad y tiene varias aplicaciones extraoficiales, como en la retirada del alcohol y opiáceos, la espasticidad y las crisis convulsivas parciales.

preanal (preanal), localizado delante del ano.

preauricular (preauricular), localizado delante de la oreja.

precalicreína (prekallikrein), proteína plasmática que es una proenzima de la calicreína plasmática. Se desdobla a su forma de enzima activa por el factor XII de coagulación activado.

precanceroso (precancerous), relativo a un estado de crecimiento anómalo de un tejido que es probable que se transforme en un tumor maligno.

precarga (preload), estiramiento inicial de la fibra miocárdica al final de la diástole. La presión y el volumen diastólico final ventricular reflejan este parámetro.

precauciones basadas en la transmisión (transmission-based precautions), protecciones diseñadas para pacientes de quienes se ha documentado o se sospecha que están infectados con patógenos sumamente transmisibles o epidemiológicamente importantes. Con ellos son imprescindibles precauciones adicionales, además de las precauciones normales (estándar), para interrumpir la transmisión en los hospitales. Existen tres tipos de precauciones basadas en la transmisión: precauciones de transmisión aérea, precauciones con las gotitas y precauciones de contacto.

precauciones cardíacas (cardiac precautions), intervención de enfermería recogida en la Nursing Interventions Classification (NIC). Se define como la prevención de un episodio agudo de deterioro de la función cardíaca minimizando el consumo de oxígeno miocárdico y aumentando el aporte de oxígeno al miocardio.

precauciones con el láser (laser precautions), intervención de enfermería recogida en la Nursing Interventions Classification (NIC). Se define como la limitación del riesgo de lesión para el paciente en relación con el uso de un láser.

precauciones con el látex (latex precautions), intervención de enfermería recogida en la Nursing Interventions Classification (NIC). Se define como la reducción del riesgo de una reacción sistémica al látex.

precauciones con el manguito neumático (pneumatic tourniquet precautions), intervención de enfermería recogida en la Nursing Interventions Classification (NIC). Se define como la aplicación de un manguito neumático al mismo tiempo que se minimiza el potencial de lesión del paciente por el uso del dispositivo.

precauciones de aislamiento (isolation precautions), medidas, prácticas y procedimientos especiales de precaución utilizados en la asistencia de pacientes con enfermedades contagiosas o transmisibles. Los Centers for Disease Control and Prevention estadounidenses proporcionan directrices explícitas y exhaustivas para el control de la propagación de enfermedades infecciosas durante la asistencia de pacientes hospitalizados, de modo que el tipo de enfermedad determina el tipo de precauciones necesarias.

precauciones de aspiración (aspiration precautions), intervención de enfermería recogida en la Nursing Interventions Classification (NIC). Se define como la prevención y reducción al mínimo de los factores de riesgo en el paciente en riesgo de aspiración.

precauciones de contacto (contact precautions), directrices recomendadas por los Centers for Disease Control and Prevention para reducir el riesgo de transmisión de los microorganismos importantes epidemiológicamente, por contacto directo o indirecto. La transmisión por contacto directo implica contacto de la piel con piel y la transferencia física de microorganismos a un huésped susceptible por una persona infectada o colonizada. La transmisión por contacto indirecto implica un contacto de un huésped susceptible con un objeto intermedio contaminado, por lo general inanimado, en el entorno del paciente. Las precauciones de contacto tienen aplicación en pacientes en los que se conoce o se sospecha infección o colonización con microorganismos epidemiológicamente importantes que pueden transmitirse por contacto directo o indirecto.

precauciones de contaminación aérea (airborne precautions), medidas protectoras recomendadas por los Centers for Disease Control and Prevention diseñadas para reducir el riesgo de transmisión aérea de agentes infecciosos. La transmisión aérea se produce por diseminación de núcleos de gotitas o partículas de polvo transportadas por el aire que contienen el agente infeccioso. Se necesitan medidas especiales para la manipulación y de ventilación para la prevención de la transmisión aérea. Las precauciones aéreas se aplican a pacientes con una infección posible o confirmada por patógenos con importancia epidemiológica que se puedan transmitir por vía aérea.

precauciones de fuga (elopement precautions), intervención de enfermería recogida en la Nursing Interventions Classification (NIC). Se define como la minimización del riesgo de que un paciente abandone el centro de tratamiento sin autorización cuando la evasión suponga una amenaza para la seguridad del paciente o de otras personas.

precauciones en convulsiones (seizure precautions), intervención de enfermería recogida en la Nursing Interventions Classification (NIC). Se define como la prevención o minimización de posibles lesiones sufridas por un paciente con un trastorno convulsivo conocido.

precauciones en hemorragia subaracnoidea (subarachnoid hemorrhage precautions), intervención de enfermería recogida en la Nursing Interventions Classification (NIC). Se define como la reducción de estímulos o factores de estrés internos y externos para minimizar el riesgo de nueva hemorragia antes de la cirugía o técnica endovascular para asegurar un aneurisma roto.

precauciones en hemorragias (bleeding precautions), intervención de enfermería recogida en la Nursing Interventions Classification (NIC). Se define como la reducción de un estímulo que pueda inducir sangrado o hemorragia en los pacientes de riesgo.

precauciones en la hipertermia maligna (malignant hyperthermia precautions), intervención de enfermería recogida en la Nursing Interventions Classification (NIC). Se define como la prevención o reducción de la respuesta hipermetabólica a los agentes farmacológicos empleados durante la cirugía.

precauciones estándar (standard precautions), directrices recomendadas por los Centers for Disease Control and Prevention (CDC) para reducir el riesgo de transmisión de patógenos por la sangre y otros patógenos en los hospitales. Las precauciones estándar sintetizan los principales rasgos de las precauciones universales (diseñadas para reducir el riesgo de transmisión de patógernos transportados por la sangre) y el aislamiento de sustancias corporales (diseñadas para reducir el riesgo de patógenos procedentes de sustancias corporales húmedas), y aplicarlas a todos los pacientes que reciben asistencia en los hospitales, independientemente de su diagnóstico o estado de supuesta infección. Las precauciones estándar se aplican: 1) a la sangre; 2) a todos los líquidos, secreciones y excreciones corporales salvo al sudor, independientemente de que contengan o no sangre; 3) a la piel no intacta, y 4) a las membranas mucosas. Las precauciones están diseñadas para reducir la transmisión hospitalaria de microorganismos de fuentes identificadas o no identificadas.

precauciones frente a la transmisión por gotitas (Droplet Precautions), protecciones diseñadas para reducir el riesgo de transmisión por gotitas de agentes infecciosos. La transmisión por gotitas implica el contacto de las conjuntivas o las membranas mucosas de la nariz y la boca de una persona susceptible con gotitas de grandes partículas (mayores de 5 µm de diámetro) que contienen microorganismos generados por una persona que tiene una enfermedad clínica o es portadora de la enfermedad. Las gotitas se originan a partir de la persona infectada principalmente al toser, estornudar, hablar y en la realización de ciertos procedimientos como la aspiración y la broncoscopia. La transmisión de gotitas de grandes partículas requiere contacto cercano entre las personas de origen y las receptoras, porque las gotitas no permanecen suspendidas en el aire y viajan por lo general cortas distancias (usualmente 1 metro o menos).

precauciones quirúrgicas (surgical precautions), intervención de enfermería recogida en la Nursing Interventions Classification (NIC). Se define como la reducción al mínimo de la posibilidad de lesión yatrogénica al paciente relacionada con el procedimiento quirúrgico.

precauciones universales (Universal Precautions), precauciones diseñadas para prevenir la transmisión de enfermedades hematógenas como VIH, hepatitis B y otros patógenos de transmisión hematógena durante los primeros auxilios sanitarios. Empleando estas precauciones universales, se debe considerar que la sangre y algunos líquidos corporales de todos los pacientes pueden resultar infecciosos. Las precauciones incluyen recomendaciones específicas sobre el uso de guantes, mascarillas y gafas protectoras, a modo preventivo, cuando se va a entrar en contacto con sangre o secreciones corporales.

precedente (precedent), decisión valorada previamente que sirve como autoridad en un caso similar.

preceptor: empleado (preceptor: employee), intervención de enfermería recogida en la Nursing Interventions Classification (NIC). Se define como la asistencia y el apoyo, mediante orientación planificada para un área clínica específica, a un empleado nuevo o trasladado.

preceptor: estudiante (preceptor: student), intervención de enfermería recogida en la Nursing Interventions Classification (NIC). Se define como la asistencia y el apoyo a las experiencias en las prácticas de enseñanza de un estudiante.

preceptoría (preceptorship), **1.** el trabajo del profesor o instructor. **2.** período de tiempo definido en el que dos personas (una enfermera con una estudiante de enfermería o una enfermera experimentada con una nueva graduada) trabajan conjuntamente, de modo que la persona con menos experiencia pueda aprender y aplicar el conocimiento en el marco de la práctica con la ayuda de la persona más experimentada.

precertificación (precertification), autorización para un procedimiento médico específico antes de que se realice o para la admisión a una institución para asistencia. Es necesario para el pago en la mayoría de las organizaciones de asistencia gestionada en EE.UU.

precesión (precession), giro comparativamente lento del eje de un cuerpo rotante, como si fuera a trazar un cono, provocado por la aplicación de una fuerza rotatoria.

precio global (global price), (en la asistencia gestionada en EE.UU.) precio global por los servicios prestados. Puede referirse sólo a servicios médicos amplios o incluir servicios hospitalarios y médicos, según el acuerdo contractual.

precipitación (precipitation), proceso por el que las partículas sólidas se depositan en una solución de modo que puedan separarse de las demás sustancias disueltas.

precipitado (precipitate), **1.** sustancia que se ha separado de una solución o que ha sedimentado. **2.** que se produce de forma precipitada o inesperada.

precipitado corneal (keratic precipitate), grupo de células inflamatorias depositadas en la superficie endotelial de la córnea tras un traumatismo o inflamación que a veces nubla la visión.

precipitante (precipitant), sustancia que hace que otra se deposite, separe o precipite a partir de una solución, como los reactivos que hacen precipitar a ciertos metales.

precipitar (precipitate), hacer que una sustancia se separe de una solución o se sedimente.

precipitina (precipitin), anticuerpo que provoca la formación de un complejo insoluble cuando se combina con un antígeno soluble específico.

preclínico (preclinical), fase de una enfermedad en la que no se puede establecer un diagnóstico específico porque los signos y síntomas adecuados aún no se han desarrollado.

precognición (precognition), conocimiento intuitivo de los acontecimientos con antelación.

preconsciente (preconscious), **1.** antes del desarrollo de la propia consciencia y del propio conocimiento. **2.** (en psiquiatría) función mental en la que los pensamientos, ideas, emociones o memorias que no se reconocen de inmediato pueden ser llevados al plano consciente sin encontrar resistencia intrapsíquica ni represión alguna. **3.** relativo a fenómenos mentales capaces de ser recordados, aunque no estén presentes en la mente consciente.

precordio (precordium), parte de la región anterior de la caja torácica que cubre al corazón y al epigastrio.

precoz (praecox), relativo a algo que sucedió en estadios tempranos de la vida o del desarrollo.

precoz (precocious), relativo al desarrollo temprano, con frecuencia prematuro, de cualidades físicas o mentales.

precursor (precursor), **1.** algo que precede o viene antes de otro. **2.** característica o rasgo pronóstico de los datos sobre la salud de un paciente, como un hallazgo radiológico o de laboratorio que se asocia a un mayor o menor riesgo de muerte que la media.

precursor del bicarbonato (bicarbonate precursor), inyección de lactato de sodio utilizada en el tratamiento de la acidosis metabólica. Se metaboliza en el cuerpo a bicarbonato sódico.

prediástole (prediastole), parte del ciclo cardíaco entre la fase final de la sístole y la fase inicial de la diástole.

predisposición (predisposition), estado de ser particularmente susceptible.

prednicarbato (prednicarbate), corticoide sintético utilizado tópicamente para el alivio de la inflamación y del prurito en ciertas dermatosis.

prednisolona (prednisolone), glucocorticoide. Se prescribe para el tratamiento de los procesos inflamatorios de la piel, conjuntiva y córnea, y para el tratamiento de la inmunosupresión.

prednisona (prednisone), glucocorticoide. Se prescribe para el tratamiento de procesos inflamatorios graves y de la inmunosupresión.

preeclampsia (preeclampsia), complicación del embarazo caracterizada por la aparición de hipertensión aguda después de la 24 semana de gestación. La tríada clásica de la preeclampsia es hipertensión, proteinuria y edema. La preeclampsia se clasifica en leve o grave. Con frecuencia es causa de alteración de la función metabólica, incluyendo un balance nitrogenado negativo, aumento de irritabilidad en el sistema nervioso central con reflejos hiperactivos, alteración de la función renal, de la hemoconcentración, y del equilibrio hidroelectrolítico. Entre las complicaciones se encuentran separación o despegamiento prematuro de la placenta, hipofibrinogenemia, hemolisis, hemorragia cerebral, lesión ocular, edema pulmonar, cambios hepatocelulares y malnutrición fetal con niños de bajo peso al nacimiento. La complicación más grave es la eclampsia, que puede terminar en muerte materna y fetal.

preexcitación (preexcitation), activación de parte del miocardio ventricular antes de lo que sería de esperar si los impulsos activadores viajasen solamente hacia abajo por las vías normales o hubiesen experimentado un retraso normal en el nódulo AV. La preexcitación puede ser consecuencia de síndrome de Wolff-Parkinson-White o de síndrome de Lown-Ganong-Levine. El grado de preexcitación está determinado por la rapidez con que el impulso atraviesa el tejido auricular y la vía accesoria del nódulo AV.

preferencia manual (handedness), preferencia para utilizar la mano derecha o la izquierda. Esta preferencia está relacionada con la dominancia cerebral; los zurdos presentan una dominancia del lado derecho del cerebro y viceversa.

preformación (preformation), teoría embriológica antigua según la cual el organismo está contenido de forma diminuta y completa dentro de la célula germinal y después de la fecundación crece desde un tamaño microscópico hasta alcanzar un tamaño normal.

pregabalina (pregabalin), anticonvulsivante utilizado para tratar el dolor neuropático asociado con la neuropatía diabética periférica, crisis convulsivas de inicio parcial y neuralgia postherpética.

pregnanediol (pregnanediol), compuesto biológicamente inactivo, cristalino, presente en la orina de las mujeres durante el embarazo o en la fase secretora del ciclo menstrual. El pregnanediol, un derivado dihidroxilado del esteroide saturado pregnano, es el producto final en la orina del metabolismo de la progesterona.

pregrávida (progravid), antes del embarazo.

prejuicio contra los ancianos (ageism), actitud que discrimina, separa y estigmatiza o perjudica de otra manera a los adultos más ancianos basándose en la edad cronológica.

prematuridad (prematurity), relativo a lo que sucede antes del momento normal o esperado, como un parto prematuro.

prematuro (premature), **1.** sin desarrollo o madurez completa. **2.** que aparece antes del momento adecuado o habitual.

premed (premed), en inglés, abreviatura de *premedical student* (estudiante preclínico de medicina).

premedicación (premedication), **1.** cualquier medicación sedante, tranquilizante, hipnótica o anticolinérgica administrada antes de la anestesia para disminuir la ansiedad y el dolor **2.** administración de dichas medicaciones.

premenárquico (premenarchal), relativo al período previo al comienzo de la menstruación.

premenopáusico (premenopausal), relativo o perteneciente a la etapa de la vida que precede a la menopausia.

premenstrual (premenstrual), relativo al período previo al comienzo de la menstruación.

premisa (premise), proposición establecida como base de un argumento generalmente de antemano.

premolar (premolar), cada uno de los ocho dientes, cuatro en cada arcada dental, situados por fuera y detrás de los dientes caninos y delante de los molares. Son más pequeños y más cortos que los dientes caninos. Los premolares superiores son más grandes que los premolares inferiores.

premonición (premonition), sensación de un hecho inminente sin conocimiento previo del mismo.

premonitorio (premonitory), síntoma o signo precoz de una enfermedad. El término se utiliza habitualmente para describir los síntomas menores que preceden a un problema importante de salud.

prenatal (prenatal), que se produce o existe antes del nacimiento, refiriéndose tanto a la atención de la mujer durante el embarazo como al crecimiento y desarrollo del feto.

prenda de Jobst (Jobst garment), marca comercial de un tipo de vendaje a presión que se aplica para evitar la formación de cicatrices hipertróficas o el linfedema.

prender (take), término vulgar para una respuesta satisfactoria, como una vacunación o un injerto de tejido.

prensil (prehensile), capaz de agarrar.

prensión (prehension), utilización de las manos y dedos de las manos para agarrar o coger objetos.

prensión cilíndrica (cylindric grasp), posición normal de la mano y los dedos cuando sostienen objetos cilíndricos. Los dedos del segundo al quinto y el pulgar se cierran alrededor del objeto, que se estabiliza contra la palma de la mano. En los lactantes constituye un acto reflejo, aunque posteriormente se convierte en una prensión voluntaria.

preocupación (preoccupation), estado caracterizado por estar obsesionado o absorbido por los propios pensamientos hasta un grado que impide el contacto eficaz o la relación con la realidad exterior.

preocupación (work of worrying), estrategia de afrontamiento mediante la que la preparación interior del sujeto ante las preocupaciones aumenta el nivel de tolerancia para enfrentarse a nuevas amenazas.

pre-op (pre-op), abreviatura de **preoperatorio.**

preoperatorio (preoperative), relativo o perteneciente al período de tiempo que precede a una intervención quirúrgica. Habitualmente, el período preoperatorio comienza con la primera preparación del paciente para la cirugía. Termina con la inducción de la anestesia quirúrgica en el quirófano.

prep (prep), abreviatura de preparar, o *preparación,* en particular cuando se refiere a la preparación para la cirugía.

preparación de cavidad (cavity preparation), procedimiento para la extirpación de tejido duro enfermo de un diente y conformación del sitio quirúrgico para obtener una forma aceptable para albergar y contener una reparación.

preparación de la piel (skin prep), procedimiento para la limpieza de la piel con un antiséptico antes de la cirugía o de la punción venosa. El objetivo de la preparación de la piel es la destrucción de bacterias y gérmenes patológicos y la reducción del riesgo de infección. Se dispone de varios dispositivos para la preparación de la piel, habitualmente de plástico, rellenados con un determinado antiséptico y equipados con un aplicador. El antiséptico se aplica frotando el aparato con un movimiento circular sobre la piel. Entre los antisépticos más comunes contenidos en los dispositivos de preparación de la piel se cuentan yodo, povidona yodada y alcohol etílico.

preparación doble (double setup), técnica de enfermería en la que se prepara la sala de partos tanto para parto vaginal como para cesárea. Las enfermeras circulante e instrumentista preparan el equipo necesario para ambas técnicas.

preparación en gota pendiente (hanging drop preparation), técnica utilizada para el examen e identificación de ciertos microorganismos, como espiroquetas o tricomonas. Se coloca una gota de esta muestra líquida en un cubreobjetos de cristal que, después, se invierte con cuidado y se coloca sobre el portaobjetos de forma que la gota cuelga desde el cubreobjetos sobre la concavidad del portaobjetos especial. Las más delicadas estructuras y el característico movimiento de cada especie se pueden entonces apreciar con el microscopio.

preparación frente al bioterrorismo (bioterrorism preparedness), intervención de enfermería de la Nursing Interventions Classification (NIC) que se define como la preparación de una respuesta eficaz frente a acontecimientos o desastres relacionados con el bioterrorismo.

preparación para el alta: vida con apoyo (discharge readiness: supported living), resultado de enfermería recogido en la Nursing Outcomes Classification (NOC). Se define como la preparación de un paciente para trasladarse de una institución sanitaria a un entorno en el que pueda desarrollar una vida con un nivel de apoyo inferior al recibido en dicha institución.

preparación para el alta: vida independiente (discharge readiness: independent living), resultado de enfermería recogido en la Nursing Outcomes Classification (NOC). Se define como la preparación de un paciente para trasladarse de una institución sanitaria a un entorno en el que pueda desarrollar una vida independiente.

preparación para el alumbramiento (childbirth preparation), intervención de enfermería recogida en la Nursing Interventions Classification (NIC). Se define como la facilitación de información y apoyo para facilitar el alumbramiento y potenciar la capacidad de una persona para desarrollar y ejercer el papel de progenitor.

preparación para las catátrofes en la comunidad (community disaster prepararedness), intervención de enfermería recogida en la Nursing Interventions Classification (NIC). Se define como la preparación de una respuesta eficaz a un episodio catastrófico a gran escala.

preparación psicofísica al parto (psychophysical preparation for childbirth), programa que prepara a las mujeres para dar a luz mediante la enseñanza de la fisiología del proceso, de ejercicios para mejorar el tono muscular y la resistencia física, y de diversas técnicas de respiración y relajación para favorecer el control y la comodidad durante el trabajo de parto y el mismo parto.

preparación psicoprofiláctica al parto (psychoprophylactic preparation for childbirth), sistema de educación prenatal para el parto utilizando el método de Lamaze de parto natural.

preparación quirúrgica (surgical preparation), intervención de enfermería recogida en la Nursing Interventions Classification (NIC). Se define como la prestación de asistencia al paciente inmediatamente antes de la cirugía, verificando los procedimientos/pruebas requeridos y documentando la información en la historia clínica.

preparado de dextrano (dextran preparation), cualquiera de las soluciones formadas por polisacáridos, agua y, en algunos preparados, electrólitos. Estas soluciones se utilizan como expansores de volumen plasmático en casos de hipovolemia por hemorragia, deshidratación u otra causa.

preparto (prepartum), relativo a los acontecimientos que tienen lugar antes del nacimiento del niño.

preprandial (preprandial), antes de una comida.

preprocesamiento (preprocessing), (en ecografía) acondicionamiento y manipulación de las señales de eco antes de su almacenamiento en la memoria de registro.

prepubertad (prepuberty), período inmediatamente anterior a la pubertad que dura alrededor de 2 años y se caracteriza por los cambios físicos preliminares, como la aceleración del crecimiento y la aparición de los caracteres sexuales secundarios, que conducen a la madurez sexual.

prepubescencia (prepubescence), fase prepuberal.

prepucio (foreskin, prepuce), pliegue cutáneo suelto que recubre la parte final del pene o clítoris. Su eliminación constituye la circuncisión.

prerrenal (prerenal), **1.** localizado delante del riñón. **2.** que ocurre antes de llegar al riñón.

prerrotuliano (prepatellar), situado delante de la rótula.

presbiacusia (presbycusis), pérdida de la agudeza auditiva asociada al envejecimiento.

presbicardia (presbycardia), trastorno cardíaco que afecta especialmente a individuos de edad avanzada y que se asocia a insuficiencia cardíaca en presencia de otras complicaciones, como cardiopatías, fiebre, anemia, hipertiroidismo leve y administración exagerada de líquidos. La presbicardia puede ir asociada a una disminución de la elasticidad de la musculatura del corazón y a alteraciones fibróticas leves de las válvulas cardíacas, aunque se desconocen las razones fundamentales de estos cambios y de la pigmentación que aparece en el corazón.

présbico (presbyopic), relativo a la disminución de la capacidad de acomodación del cristalino conforme se va envejeciendo, lo que se traduce en hiperopía o, lo que es lo mismo, en una mejor vista de lejos.

presbiopía (presbyopia), afección refractiva en la que la capacidad de acomodación del ojo no puede satisfacer la demanda de acomodación para un trabajo próximo. Es consecuencia de una pérdida de elasticidad del cristalino. Habitualmente esta alteración se desarrolla en edades avanzadas.

prescribir (prescribe), **1.** escribir una orden para un fármaco, un tratamiento o un procedimiento. **2.** recomendar o aconsejar el seguimiento de una determinada acción.

prescripción (prescription), orden para una medicación, un tratamiento o un dispositivo terapéutico dada por una persona con la debida autorización a otra persona con la debida autorización también para dispensar o llevar a cabo la orden. Habitualmente la receta se hace por escrito, pero se puede hacer también por correo electrónico mediante un procedimiento encriptado, por teléfono o a través de un fax, e incluye el nombre y la dirección del paciente, la fecha, el signo D (superscripción), la medicación recetada (inscripción), las indicaciones para el farmacéutico u otro dispensador (subscripción), la aceptabilidad de dispensar genérico, las indicaciones para el paciente que deben aparecer en el prospecto, la firma del que prescribe y, en algunos casos, un número de identificación.

prescripción de ejercicio (exercise prescription), plan individualizado sobre los ejercicios físicos convenientes.

prescripción de medicación (medication prescribing), intervención de enfermería recogida en la Nursing Interventions Classification (NIC). Se define como la prescripción de medicación para un problema sanitario.

preselección (prescreen), **1.** evaluación de un paciente o grupo de pacientes para identificar a aquéllos que presentan un mayor riesgo de desarrollar una enfermedad particular y seleccionar a los que presentan una necesidad especial de procedimientos diagnósticos o de asistencia sanitaria. **2.** *informal,* exploración rápida y superficial de una persona que no parece presentar una enfermedad aguda. Puede incluir el registro de la historia clínica.

presencia[1] (presence), modo de estar en una situación con la totalidad del ser; don de uno mismo que puede darse libremente, ser invocado o evocado.

presencia[2] (presence), intervención de enfermería recogida en la Nursing Interventions Classification (NIC). Se define como el hecho de estar al lado de otra persona, tanto física como psicológicamente, en tiempos de necesidad.

presenil (presenile), relativo al trastorno en el que una persona manifiesta signos de envejecimiento a una edad temprana o media.

presentación anómala (malpresentation), posición anómala del feto en el canal del parto.

presentación cefálica (cephalic presentation), presentación fetal en la que la cabeza del feto se localiza en el cuello uterino. La presentación cefálica se describe de forma más precisa indicando la parte de la cabeza que se observa en la presentación, como el occipucio, la frente o el mentón.

presentación de antígeno (antigen presentation), presentación de antígenos ingeridos sobre la superficie de los macrófagos, las células dendríticas y los linfocitos B. Los antígenos son capturados mediante endocitosis, rotos en fragmentos dentro del lisosoma y presentados sobre la superficie celular dentro de una molécula del complejo principal de histocompatibilidad de clase II.

presentación de cara (face presentation), presentación obstétrica en la que el mentón del feto es el punto de dirección.

presentación de frente (brow presentation), tipo de presentación obstétrica en la que la frente del feto es la primera parte del cuerpo que entra en el canal del parto. Ya que el diámetro de la cabeza fetal en este ángulo puede ser mayor que el estrecho inferior de la pelvis materna, puede recomendarse la cesárea. Sin embargo, la presentación del feto se suele cambiar por una de vértex.

presentación de hombros (shoulder presentation), parte del feto que ocupa el centro del canal del parto cuando la presentación se asocia a una posición transversa u oblicua.

presentación de nalgas (breech presentation), posición intrauterina del feto en la que se presentan las nalgas o los pies, que ocurre aproximadamente en el 3% de los partos.

presentación de vértice (vertex presentation), (en obstetricia) presentación fetal en la cual el vértice del feto es la parte más cercana al orificio cervical y la que se espera que salga en primer lugar.

presentación fetal (fetal presentation), parte del feto que aparece primero en la pelvis. Las presentaciones cefálicas son las de vértice, frente, cara y mentón; las de nalgas son la presentación de nalgas franca, de nalgas incompleta y de nalgas completa, y las podálicas pueden ser simple y doble. La presentación de hombros es infrecuente.

presentación funicular (funic presentation), en obstetricia, aparición del cordón umbilical antes de la parte principal de presentación del feto.

presentación longitudinal (longitudinal presentation), presentación normal del feto, con el eje mayor paralelo al de la madre.

presentación oblicua (oblique presentation), presentación en la cual el eje longitudinal del feto tiene una disposición oblicua respecto al eje longitudinal de la madre.

presentación pélvica (pelvic presentation), presentación de nalgas.

presentación placentaria (placental presentation), complicación del parto en la que la placenta se localiza en o cerca del segmento uterino inferior.

presentación transversa (transverse presentation), presentación del cuerpo fetal en una posición transversa u oblicua en el canal del parto.

preservación de la fecundidad (fertility preservation), intervención de enfermería recogida en la Nursing Interventions Classification (NIC). Se define como proporcionar información, asesoramiento y tratamiento que facilite la salud reproductiva y la capacidad de concebir.

preservativo (condom), funda flexible y blanda que cubre el pene. Evita el intercambio de fluidos corporales durante la relación sexual, siendo un método preventivo frente a las infecciones y para prevenir el embarazo.

preservativo femenino (female condom), vaina colocada en el interior de la vagina y también en su exterior, cubriendo la vulva. Se emplea para prevenir el embarazo o la transmisión de infecciones.

presináptico (presynaptic), **1.** situado cerca o antes de la sinapsis. **2.** que se produce antes de la sinapsis.

presión (pressure), fuerza o tensión aplicada a una superficie por un líquido o un objeto, habitualmente medida en unidades de masa por unidades de superficie, como kilogramos por centímetro cuadrado. Otras unidades incluyen mmHg, bar y atmósferas.

presión abdominal (abdominal pressure), presión que rodea a la vejiga, estimada a partir de la presión rectal, gástrica o intraperitoneal.

presión al final de la diástole (end-diastolic pressure), presión de la sangre en los ventrículos al final de la diástole.

presión alveolar (P_A) (alveolar pressure [P_A]), presión en el interior de los alveolos pulmonares.

presión ambiental (ambient pressure), presión atmosférica, o presión en el entorno o en el área que se halla alrededor. Se da como valor de referencia cero (0) cmH_2O.

presión arterial (PA) (blood pressure [BP]), presión ejercida por el volumen de sangre circulante sobre las paredes de las arterias y las venas, así como sobre las paredes de las cámaras del corazón. La PA está regulada por mecanismos homeostáticos del organismo mediante el volumen de sangre, la luz de las arterias y arteriolas y la fuerza de la contracción cardíaca. En la aorta y en las principales arterias de un sujeto joven sano la PA es aproximadamente de 120 mmHg durante la sístole y de 70 mmHg durante la diástole.

presión arterial diastólica (diastolic blood pressure), nivel mínimo de presión arterial medida entre dos contracciones cardíacas. Las presiones diastólicas de un individuo pueden variar según edad, sexo, peso corporal, estado emocional y otros factores.

presión arterial media (PAM) (mean arterial pressure [MAP]), media aritmética de la presión sanguínea en la circulación arterial. Se calcula sumando el valor de la presión sistólica al doble de la presión diastólica, y dividiendo este resultado por tres.

presión atmosférica (atmospheric pressure), presión ejercida por el peso de la atmósfera.

presión capilar (capillary pressure), presión sanguínea de un capilar.

presión cefalorraquídea (cerebrospinal pressure), la presión del LCR en el SNC. Habitualmente mide entre 100 y

150 mmH_2O y se mide con un manómetro fijado al extremo de una aguja que ha sido introducida en el espacio subaracnoideo en general por medio de una punción lumbar.

presión corregida (corrected pressure), método de aplicación de la ley de Boyle de las presiones de un gas para adaptar simultáneamente los cambios en la presión y en la humedad.

presión crítica (critical pressure), presión ejercida por un gas en un sistema cerrado a una temperatura crítica.

presión de apertura (opening pressure), presión medida en un manómetro tras la inserción de una aguja de punción lumbar en el espacio subaracnoideo.

presión de apertura alveolar (alveolar distending pressure), diferencia de presión entre el alveolo y el espacio intrapleural.

presión de compresión máxima (peak compressional pressure), (en ultrasonidos) máximo temporal de la presión positiva en un medio durante el paso de una onda sónica pulsada. Se expresa en pascales o megapascales.

presión de enclavamiento (wedge pressure), presión de la sangre en la aurícula izquierda que se determina midiendo la presión en un catéter cardíaco enclavado en el segmento más distal de la arteria pulmonar.

presión de enclavamiento pulmonar (PEP) (pulmonary wedge pressure [PWP]), presión ejercida contra la pared interna de la arteria pulmonar por un balón de látex inflado. Se introduce un catéter de arteria pulmonar dotado de un balón en el extremo, a través de la vena subclavia, de la yugular o de la femoral hasta la vena cava, llegando a través de la aurícula y ventrículo derechos hasta la arteria pulmonar. Se infla el balón durante un breve período de tiempo, midiendo en ese momento la presión diastólica en el ventrículo izquierdo.

presión de estiramiento (stretch pressure), técnica de rehabilitación en la cual se emplea el pulgar, las puntas de los dedos o la palma de la mano para aplicar rápidos estiramientos del músculo elegido, seguidos por presión mantenida un corto tiempo.

presión de fondo o retrógrada (back pressure), presión generada en un vaso o cavidad debida a la acumulación de líquido.

presión de llenado de la precarga (preload filling pressure), carga sobre las fibras musculares del ventrículo al final de la diástole o justo antes de la contracción. La precarga del corazón se calcula mediante la presión de llenado del ventrículo izquierdo.

presión de llenado diastólico (diastolic filling pressure), presión de la sangre en el ventrículo durante la diástole, resultante del retorno venoso.

presión de pérdida vesical (leak point pressure), presión a la que se produce fuga a través de la uretra a medida que se llena la vejiga, utilizada para medir la fuerza de los esfínteres uretrales.

presión de perfusión cerebral (PPC) (cerebral perfusion pressure [CPP]), determinación del flujo sanguíneo que recibe el cerebro. Se calcula restando la presión intracraneal a la presión arterial media sistémica.

presión de punto de fuga del detrusor (detrusor leak point pressure), nivel de presión al cual se produce el escape de la orina a través de la uretra cuando la vejiga se llena sin que haya aumento de la presión abdominal. Constituye un medio de medida tanto de la resistencia de los esfínteres uretrales como de la función del músculo detrusor de la vejiga.

presión de refracción máxima (peak refractional pressure), (en ultrasonidos) presión negativa máxima temporal en un medio que tiene lugar durante el paso de una onda ultrasónica pulsada. Se expresa en pascales o megapascales.

presión de saturación media de oxígeno de la hemoglobina (oxygen half-saturation pressure of hemoglobin), presión de oxígeno necesaria para saturar al 50% la hemoglobina a la temperatura corporal y a un pH de 7,4 o a una presión de dióxido de carbono de 40 mmHg. Este valor se utiliza habitualmente como una medida de afinidad entre el oxígeno y la hemoglobina.

presión de trabajo (working pressure), presión de comienzo recomendada, de alrededor de 34 pascales (50 p.s.i.), para el oxígeno o aire comprimido que sale de un cilindro para su utilización. Se puede reducir mediante un regulador de presión para su utilización clínica en terapia respiratoria.

presión del cricoides (cricoid pressure), técnica para reducir el riesgo de aspiración del contenido gástrico durante la inducción de una anestesia general. Se presiona el cartílago cricoides contra el cuerpo de la sexta vértebra cervical, comprimiendo el esófago para evitar la regurgitación pasiva.

presión del detrusor (detrusor pressure), presión ejercida hacia el interior por las fibras musculares detrusoras de la pared de la vejiga; es uno de los componentes de la presión intravesical total.

presión del pulso (pulse pressure), diferencia entre las presiones sistólica y diastólica, normalmente de 30 a 50 mmHg.

presión en el punto de fuga de Valsalva (Valsalva leak point pressure), cantidad de presión sobre la vejiga en una maniobra de Valsalva a partir de la cual se produce la fuga de orina por la uretra. Mide la fuerza de los esfínteres uretrales.

presión espiratoria final cero (PEFC) (zero-end expiratory pressure [ZEEP]), presión que iguala de nuevo a la presión ambiental o atmosférica al final de la espiración.

presión espiratoria final negativa (NEEP) (negative end-expiratory pressure [NEEP]), aplicación de una presión inferior a la atmosférica en la vía aérea de un paciente al tiempo de la espiración, durante la ventilación mecánica. Esta técnica es utilizada para contrarrestar el aumento de la presión intratorácica media producido por la ventilación con presión positiva intermitente (VPPI), en un esfuerzo por recuperar una presión intratorácica negativa para que se produzca el retorno venoso hacia la aurícula derecha.

presión espiratoria final positiva (PEEP) (positive end expiratory pressure [PEEP]), (en terapia respiratoria) aplicación de una presión positiva sobre las vías aéreas del paciente coincidiendo con el final de la fase espiratoria durante la ventilación mecánica. Cada respiración sucesiva comienza de nuevo desde la línea basal. La ventilación está controlada por un flujo de aire liberado en ciclos de presión constante siguiendo el ciclo respiratorio. La PEEP se utiliza para aliviar la dificultad respiratoria secundaria a prematuridad, pancreatitis, shock, edema pulmonar, traumatismos, cirugía y otras enfermedades en las que los movimientos respiratorios espontáneos son insuficientes y la concentración arterial de oxígeno es deficiente.

presión espiratoria máxima (PEM) (maximal expiratory pressure [MEP]), máxima fuerza de espiración lograda por una persona tras una inspiración completa.

presión estática (static pressure), estado de equiparación de la presión arterial en todo el organismo cuando cesa la actividad cardíaca. Un líquido inmóvil ejerce una presión uniforme en todas las direcciones.

presión hidrostática (hydrostatic pressure), presión ejercida por un líquido.

presión inspiratoria máxima (PIM) (maximum inspiratory pressure [MIP]), presión máxima que existe dentro de los alveolos pulmonares en una inspiración forzada.

presión intraabdominal (intraabdominal pressure), grado de presión en el interior de la cavidad abdominal.

presión intracraneal (intracranial pressure), presión que se produce en el interior del cráneo.

presión intraocular (intraocular pressure), presión del interior del ojo, regulada por la resistencia al flujo del humor acuoso a través del fino filtro de la red trabecular.

presión intraventricular (intraventricular pressure), presión de la sangre en los ventrículos cardíacos; varía según la fase del ciclo cardíaco.

presión intravesical (intravesical pressure), presión ejercida sobre los contenidos de la vejiga urinaria. Es la suma de la presión intraabdominal de fuera de la vejiga y de la presión del detrusor ejercida por la propia pared muscular vesical.

presión negativa (negative pressure), presión inferior a la atmosférica, como la del vacío, de una altura por encima del nivel del mar o de una cámara hipobárica.

presión oncótica (oncotic pressure), presión osmótica de un coloide en solución, como la que existe cuando la concentración de proteínas plasmáticas a un lado de la membrana celular es mayor que la del líquido intersticial adyacente.

presión osmótica (osmotic pressure), **1.** presión ejercida sobre una membrana semipermeable que separa una solución de un solvente, siendo la membrana impermeable a los solutos en solución y sólo permeable al solvente. **2.** presión ejercida sobre una membrana semipermeable por una solución que contiene uno o más solutos que no pueden traspasar la membrana, que sólo es permeable al solvente que la rodea.

presión osmótica efectiva (effective osmotic pressure), la parte de la presión osmótica total de una solución que determina la tendencia de un solvente a atravesar una frontera, como una membrana semipermeable.

presión parcial (partial pressure), presión ejercida por cualquier gas en una mezcla de gases o en un líquido, que es directamente proporcional a la concentración de dicho gas en la presión total de la mezcla. La concentración del oxígeno en la atmósfera representa el 21% de la presión atmosférica total, considerada como de 760 mmHg en condiciones normales. Por tanto, la presión parcial del oxígeno atmosférico es 160 mmHg ($760 \times 0{,}21$).

presión parcial de dióxido de carbono en sangre arterial ($PaCO_2$) (partial pressure of carbon dioxyde in arterial blood [$PaCO_2$]), la parte de la presión gaseosa total en sangre que ejerce el dióxido de carbono. Disminuye durante el ejercicio intenso, durante la respiración rápida o en asociación con diabetes incontrolada. Aumenta en las lesiones torácicas o en los trastornos respiratorios.

presión parcial de oxígeno en sangre arterial (PaO_2) (partial pressure of oxygen in arterial blood [PaO_2]), la parte de la presión gaseosa total en sangre que ejerce el oxígeno. Es inferior a la normal en pacientes con asma, enfermedad pulmonar obstructiva o ciertas enfermedades de la sangre y en los individuos sanos durante un esfuerzo intenso.

presión positiva (positive pressure), **1.** presión superior a la atmosférica ambiental. **2.** (en terapia respiratoria) toda técnica en la que se envía aire o gas comprimido a las vías respiratorias con una presión superior a la ambiental.

presión positiva continua de las vías respiratorias (PPCVR) (continuous positive airway pressure [CPAP]), método no invasivo o invasivo de ventilación asistida mediante un flujo de aire liberado a una presión constante a lo largo del ciclo respiratorio. Se utiliza en pacientes que pueden iniciar sus propias respiraciones pero no son capaces de mantener unos niveles adecuados de oxigenación arterial sin asistencia. La PPCVR se puede administrar mediante un ventilador conectado a un tubo endotraqueal, a través de una cánula nasal o de una campana sobre la cabeza del paciente.

presión positiva teleespiratoria intrínseca (PEEP intrínseca) intrinsic positive end-expiratory pressure (intrinsic PEEP), presión positiva teleespiratoria intrínseca elevada e hiperinsuflación pulmonar dinámica causada por un período espiratorio insuficiente o una limitación del flujo espiratorio. No se puede medir de forma rutinaria con un sistema de monitorización de la presión del ventilador, sino sólo con una maniobra de espiración mantenida realizada por el clínico. Su presencia incrementa el trabajo requerido para desencadenar la actuación del ventilador, provoca errores del cálculo de la distensibilidad pulmonar, puede provocar un compromiso hemodinámico y complica la interpretación de las mediciones hemodinámicas.

presión sanguínea venosa central (central venous blood pressure), presión de la sangre en la vena cava superior, medida mediante la inserción de un catéter conectado directamente a un manómetro fuera de la aurícula derecha.

presión sistólica (systolic pressure), la presión arterial medida durante el período de contracción ventricular (sístole). En las determinaciones de la presión arterial es la más alta de las dos medidas.

presión torácica negativa continua (continuous negative chest wall pressure), presión negativa (inferior a la presión ambiental) que se aplica a la pared torácica durante todo el ciclo respiratorio, produciendo un aumento de la presión transpulmonar.

presión transpulmonar (transpulmonary pressure), diferencia existente entre la presión alveolar e intrapleural, o la presión que actúa a través del pulmón desde el espacio intrapleural hasta el alveolo.

presión venosa (venous pressure), tensión ejercida por la sangre circulante sobre las paredes de la venas. Se eleva en la insuficiencia cardíaca congestiva, en la pericarditis constrictiva aguda y crónica y en la obstrucción venosa causada por coágulos o por una presión externa sobre una vena. Entre las señales que indican un aumento de la presión venosa se encuentran la distensión continua de las venas del dorso de la mano cuando se eleva por encima del nivel esternal, o la distensión de las venas del cuello cuando el sujeto se encuentra tumbado con la cabeza elevada de 30 a 45°.

presión venosa central (PVC) (central venous pressure [CVP]), presión sanguínea en las grandes venas del organismo diferenciada de la presión venosa periférica en una extremidad. Se determina con un manómetro de agua que puede sujetarse en la cabecera de la cama del paciente y a un catéter venoso central situado en la vena cava.

presión venosa yugular (PVY) (jugular venous pressure [JVP]), presión de la sangre en la vena yugular que refleja el volumen y la presión de la sangre venosa. Un aumento de la PVY es típicamente un signo de la ICC.

presístole (presystole), intervalo del ciclo cardíaco inmediatamente previo a la sístole.

presistólico (presystolic), relativo o perteneciente al período que precede a la sístole.

presor (pressor), sustancia que suele provocar una elevación de la tensión arterial.

prestador (provider), profesional hospitalario, clínico o de asistencia sanitaria o grupo de profesionales de asistencia sanitaria que prestan un servicio a los pacientes.

pretérmino (preterm), **1.** relativo a los hechos previos a una fecha específica. **2.** relativo a un período de gestación más corto de lo normal.

pretibial (pretibial), relativo o perteneciente a la zona de la pierna situada por delante de la tibia.

prevalencia (prevalence), (en epidemiología) número de todos los casos nuevos y antiguos de una enfermedad o manifestaciones de un hecho durante un período determinado de tiempo.

prevención (prevention), (en asistencia de enfermería) cualquier acción dirigida a prevenir la enfermedad y a favorecer la salud para evitar la necesidad de una asistencia sanitaria secundaria o terciaria.

prevención de caídas (fall prevention), intervención de enfermería recogida en la Nursing Interventions Classification (NIC). Se define como la institución de precauciones especiales en pacientes con alto riesgo de daño por caída.

prevención de embolias (embolus precautions), intervención de enfermería recogida en la Nursing Interventions Classification (NIC). Se define como la reducción del riesgo de embolia en un paciente con trombos o en riesgo de formación de un trombo.

prevención de incendios (fire-setting precautions), intervención de enfermería recogida en la Nursing Interventions Classification (NIC). Se define como la prevención de comportamientos incendiarios.

prevención de la adicción religiosa (religious addiction prevention), intervención de enfermería recogida en la Nursing Interventions Classification (NIC). Se define como prevención de un estilo de vida religioso controlado autoimpuesto.

prevención de la aspiración (aspiration prevention), resultado de enfermería de la Nursing Outcomes Classification (NOC), que se define como las acciones personales orientadas a la prevención de la entrada de partículas sólidas o líquidos hacia el pulmón.

prevención de la enfermedad (disease prevention, illness prevention), **1.** sistema de programas y actividades de educación sanitaria dirigidos a proteger a los pacientes de amenazas sanitarias reales o potenciales, minimizar los factores de riesgo y promover conductas saludables. **2.** acciones adoptadas por las personas para prevenir la enfermedad en sí mismas y/o en sus familias.

prevención de las lesiones deportivas en la juventud (sports-injury prevention: youth), intervención de enfermería recogida en la Nursing Interventions Classification (NIC). Se define como la reducción del riesgo de sufrir lesiones relacionadas con el deporte en deportistas jóvenes.

prevención de las úlceras por decúbito (pressure ulcer prevention), intervención de enfermería recogida en la Nursing Interventions Classification (NIC). Se define como la prevención de las úlceras por presión en un paciente con alto riesgo de su desarrollo.

prevención del consumo de sustancias adictivas (substance use prevention), intervención de enfermería recogida en la Nursing Interventions Classification (NIC). Se define como la prevención del estilo de vida propio de un alcohólico o consumidor de fármacos.

prevención del shock (shock prevention), intervención de enfermería recogida en la Nursing Interventions Classification (NIC). Se define como la detección y el tratamiento de un paciente en riesgo de shock inminente.

prevención del suicidio (suicide prevention), intervención de enfermería recogida en la Nursing Interventions Classification (NIC). Se define como la reducción del riesgo de lesión autoinfligida por un paciente con la intención de acabar con su vida.

prevención primaria (primary prevention), programa de actividades dirigido a la mejora del bienestar general, a la vez que incluye protección específica frente a determinadas enfermedades, como la inmunización frente al sarampión.

prevención secundaria (secondary prevention), nivel de medicina preventiva que se centra en el diagnóstico precoz, la utilización de servicios de consulta y el rápido inicio del tratamiento para detener el progreso del proceso patológico o de una enfermedad incapacitante.

prevención terciaria (tertiary prevention), nivel de la medicina preventiva que se ocupa de la rehabilitación y de la vuelta de un paciente a un estado de máxima utilidad con un riesgo mínimo de recurrencia de una enfermedad física o mental.

prevenciones circulatorias (circulatory precautions), intervención de enfermería recogida en la Nursing Interventions Classification (NIC). Se define como la protección de un área localizada con perfusión limitada.

preventivo (preventive), que pretende obstaculizar la ocurrencia de una enfermedad o disminuir la incidencia de una enfermedad.

previo (praevia, praevius), relativo a algo que ocurrió en un tiempo o lugar anterior.

PRIA (RIST), siglas de **prueba de radioinmunoabsorción.**

priapismo (priapism), trastorno caracterizado por la presencia de una erección prolongada o constante del pene, con frecuencia dolorosa y rara vez asociada a estimulación sexual. Puede ser secundario a infección local, lesión del pene o del sistema nervioso central, o debido al uso de ciertas drogas o fármacos. En ocasiones se produce en hombres que tienen leucemia aguda o anemia de células falciformes.

priapitis (priapitis), inflamación del pene.

primario (primary), **1.** primero en cuanto a tiempo, lugar, desarrollo o importancia. **2.** que no procede de ninguna otra fuente o causa, específicamente el trastorno original o el conjunto de síntomas originales del proceso de la enfermedad, como una infección primaria o un tumor primario. **3.** (en química) el primer y más simple compuesto observado de una serie relacionada de compuestos, formado por la sustitución de uno o más átomos o de un grupo en una molécula.

primate (primate), miembro del orden biológico animal, de la clase mamíferos de los cordados. El orden primates incluye a los lemures, monos, simios y seres humanos. La mayoría de los primates tienen grandes cerebros, visión estereoscópica y manos y pies desarrollados para la prensión.

Primer Auxiliar Certificado (CFA) (Certified First Assistant [CFA]), **1.** en EE.UU., credencial ofrecida por el National Board of Surgical Technology and Surgical Assisting. **2.** persona que ha obtenido la credencial de CFA y realiza las funciones y tareas propias de un auxiliar quirúrgico.

primer metacarpiano (first metacarpal bone), hueso metacarpiano del pulgar.

primer radial externo (extensor carpi radialis longus), uno de los siete músculos superficiales de la región posterior del antebrazo. Sirve para extender la mano y flexionar el antebrazo.

primera costilla (first rib), la costilla más alta de la caja torácica. Se mueve sobre el eje de su cuello, elevando y descendiendo el esternón.

primera fase del parto (first stage of labor), período de 8 a 12 horas caracterizado por la aparición de contracciones uterinas regulares con dilatación completa del cuello y aparición de un poco de moco teñido de sangre. Los signos de peligro de la primera fase son: hemorragia anómala, frecuencia cardíaca fetal anormal y presentación y posición anómala del feto.

primera infancia (toddlerhood), fase en la que se encuentra un niño de 1 a 3 años.

primera vena intercostal (highest intercostal vein), vena en número par que drena la sangre de los dos o los tres espacios intercostales superiores.

primero en responder (first responder), primera persona con capacidad asistencial que llega al escenario de un episodio traumático o de una situación médica.

primeros auxilios[1] (first aid), el cuidado inmediato proporcionado a un herido o persona enferma antes del tratamiento administrado por personal médico cualificado. El cuidado se dirige primero hacia los problemas más críticos: evaluación de la permeabilidad de la vía aérea, presencia de hemorragias y la correcta función cardíaca.

primeros auxilios[2] (first aid), intervención de enfermería recogida en la Nursing Interventions Classification (NIC). Se define como la administración de los cuidados iniciales para una patología menor.

primeros movimientos (quickening), las primeras sensaciones de movimiento del niño en el útero que experimenta la mujer embarazada, que habitualmente se producen entre la 16 y 20 semana de gestación.

primidona (primidone), fármaco anticonvulsivante que se prescribe para el tratamiento de los trastornos convulsivos. Tiene una utilización no incluida en el prospecto para el tratamiento del temblor familiar (esencial).

primigrávida (primigravida), mujer embarazada por primera vez.

primigrávida añosa (elderly primigravida), mujer que se queda embarazada por primera vez pasados los 34 años.

primípara (primipara), mujer que ha dado a luz un niño viable, anotándose «para 1» en la historia clínica de la paciente.

primiparidad (primiparity), estado de haber dado a luz un hijo.

primitivo (primitive), **1.** no desarrollado; no diferenciado; rudimentario; que muestra escasa o nula evolución. **2.** embrionario; formado al comienzo del desarrollo; que existe en una forma precoz o simple.

primordial (primordial), **1.** característico del estado menos desarrollado o más primitivo, específicamente aquellas células o tejidos que se forman en las fases precoces del desarrollo embrionario. **2.** primero u original; primitivo.

primordio (primordium), primera fase reconocible en el desarrollo embrionario y en la diferenciación de un determinado órgano, tejido o estructura.

principal (principal), primero en autoridad e importancia.

principio (principle), **1.** verdad general o regla establecida de actuación. **2.** fuente o elemento principal del que procede todo lo demás. **3.** ley en la que se basan las demás o de la que derivan las demás.

principio de Bernoulli (Bernoulli's principle), [Daniel Bernoulli, científico suizo, 1700-1782], (en física) principio que afirma que la suma de la velocidad y la energía cinética de un líquido que fluye a través de un tubo es constante. Cuanto mayor es la velocidad, menor es la presión lateral en la pared del tubo. Por tanto, si la luz de una arteria está estrechada por una placa de ateroma, el flujo de sangre a través de la constricción aumentará su velocidad y disminuirá su presión lateral.

principio de dosis infinitesimales (principle of infinitesimal dose), uno de los principios fundamentales de la homeopatía, que afirma que cuanto más se diluye un remedio (hasta el punto incluso de que nada de la sustancia medicamentosa esté probablemente presente), más poderoso y mayor duración tiene su efecto.

principio de equilibrio de Hardy-Weinberg (Hardy-Weinberg equilibrium principle), [G. H. Hardy, matemático inglés, 1877-1947; Wilhelm Weinberg, médico alemán, 1862-1937], principio que determina que la frecuencia de alelos y genotipos permanezca relativamente invariable de generación en generación en una población grande y que se reproduce entre sí, caracterizada por apareamiento aleatorio, herencia mendeliana y la ausencia de migración, mutación y selección.

principio de Fick (Fick's principle), [Adolf E. Fick, fisiólogo alemán, 1829-1901), método para realizar mediciones indirectas basado en el principio de conservación de la masa. Se utiliza específicamente para determinar el gasto cardíaco, en el que la cantidad de oxígeno captado por cada unidad de sangre al pasar por los pulmones es igual a la diferencia de concentración de oxígeno entre la sangre arterial y venosa mezclada.

principio de foco de línea (line focus principle), principio que afirma que observar una superficie inclinada a un ángulo dado reduce su tamaño aparente. En un tubo de rayos X, la angulación del ánodo da lugar a una mancha focal efectiva más pequeña que la mancha focal real.

principio de Grossman (Grossman principle), (en tomografía) principio por el que cuando el fulcro o eje de rotación permanece a una altura fija, el nivel de posición del foco se modifica elevando o bajando la parte superior de la mesa a través de este punto fijo hasta alcanzar la altura deseada.

principio de inclusión (inclusiveness principle), regla según la cual la respuesta a varios objetos del entorno es proporcional a la cantidad de estímulos proporcionados por cada objeto.

principio de Pascal (Pascal's principle), [Blaise Pascal, científico francés, 1623-1662], (en física) ley que afirma que un líquido confinado transmite las presiones aplicadas a él desde una fuente externa en todas las direcciones por igual. El principio de Pascal proporciona el fundamento de todos los dispositivos hidráulicos.

principio de proximidad (proximity principle), regla según la cual cuando dos o más objetos están cerca pueden considerarse como una unidad perceptiva.

principio de realidad (reality principle), conocimiento de las exigencias del entorno y de la necesidad de adecuar la conducta para satisfacer dichas exigencias, que se expresa principalmente por la renuncia a la satisfacción inmediata de los placeres instintivos para obtener objetivos a largo plazo y futuros.

principio de universalidad (universalizability principle), principio según el cual un acto es bueno si cualquier persona, en circunstancias parecidas, tuviera que actuar de la misma forma, sin excepción.

principio del placer (pleasure principle), (en psicoanálisis) necesidad de gratificación inmediata de los impulsos instintivos.

principio del yin/yang (yin/yang principle), en la filosofía china, el concepto de que existe un equilibrio dinámico entre los complementos polares, que siempre están presentes de forma simultánea. En la medicina tradicional china, una alteración del equilibrio adecuado entre yin y yang provoca la enfermedad y el objetivo sería mantener o recuperar este equilibrio.

principio planigráfico (planigraphic principle), regla de la tomografía en la que se eleva o desciende el fulcro o eje de rotación para alterar el nivel del plano focal, aunque la altura de la mesa permanece constante.

principios de conservación de la enfermería (conservation principles of nursing), marco conceptual de la enfermería que se dirige hacia el mantenimiento de la integridad del paciente cuando la capacidad normal de afrontamiento de un enfermo está alterada o sobrepasada por el estrés. La actuación de enfermería está determinada por la necesidad del paciente de conservar la energía y de mantener la integridad estructural, personal y social.

principios de instrumentación (principles of instrumentation), en odontología, los seis principios para el uso de espéculos y otros instrumentos manuales o a motor: 1, prensión; 2, fulcro; 3, inserción; 4, adaptación y angulación; 5, activación (presión lateral y golpe de trabajo); 6, descanso.

prión (prion), una de las diversas clases de partículas proteináceas que se creen responsables de enfermedades neurodegenerativas transmisibles, como la tembladera (scrapie) en el ganado ovino y el kuru y la enfermedad de Creutzfeldt-Jakob en seres humanos. Dado que los priones carecen de ácido nucleico detectable, no son inactivados por los procedimientos usuales para destruir los virus. Tampoco desencadenarían una respuesta inmunológica.

prioridad (priority), acciones establecidas en orden de importancia o urgencia para el bienestar o los objetivos de la organización, del paciente o de otra persona en un determinado momento.

priorización¹ (triage), **1.** (en medicina militar) clasificación de víctimas de guerra y otras catástrofes según la gravedad de las lesiones, la urgencia del tratamiento y el destino del paciente. **2.** proceso por el cual un grupo de pacientes es clasificado de acuerdo a su necesidad de atención sanitaria. **3.** (en medicina de situaciones críticas) proceso por el cual se clasifica un gran grupo de pacientes, de modo que la atención sanitaria pueda ser concentrada en aquéllos que tienen más probabilidades de sobrevivir.

priorización² (triage), intervención de enfermería recogida en la Nursing Interventions Classification (NIC). Se define como el establecimiento de prioridades de atención al paciente, para el tratamiento urgente, en situaciones de escasez de recursos.

priorización: centro de emergencias (triage: emergency center), intervención de enfermería recogida en la Nursing Interventions Classification (NIC). Se define como el establecimiento de prioridades y el inicio del tratamiento para los pacientes que se encuentran en un servicio de urgencias.

priorización: desastre (triage: disaster), intervención de enfermería recogida en la Nursing Interventions Classification (NIC). Se define como el establecimiento de prioridades de atención al paciente, para el tratamiento urgente, en situaciones de desastre y escasez de recursos.

priorización: teléfono (triage: telephone), intervención de enfermería recogida en la Nursing Interventions Classification (NIC). Se define como la determinación vía telefónica de la naturaleza y urgencia del (los) problema(s), y la provisión de directrices para el nivel de atención requerido.

prisma (prism), **1.** figura sólida de cristal, plástico o una sustancia similar, con una sección transversa triangular o poligonal que descompone un rayo de luz en sus colores constituyentes y devuelve o reflexiona los rayos de luz hacia su base. Se utilizan los prismas para corregir desviaciones de los ojos, porque alteran la situación aparente de los objetos. **2.** prismas del esmalte, o cilindros calcificados, rodeados por las cutículas orgánicas de los prismas unidas entre sí para formar el esmalte dentario. **3.** prisma adverso o prisma de inclinación empleado para probar y entrenar los músculos oculares.

privación de los efectos del sueño (deprivation of sleep effects), resultado de la interrupción de la satisfacción de la necesidad fisiológica básica del sueño. El sueño se regula en centros del hipotálamo y del sistema reticular activado. La privación del sueño provoca aberraciones mentales progresivas al cabo de 30 a 60 horas de vigilia continuada. Después de este momento resulta intolerable realizar tareas monótonas, el lenguaje se vuelve confuso y el rendimiento es cada vez peor. Al cabo de una semana de privación del sueño pueden comenzar a aparecer síntomas de psicosis.

privación del sueño (sleep deprivation), diagnóstico de enfermería aceptado por la Thirteenth National Conference on the Classification of Nursing Diagnoses. Se define como un estado en el que un individuo sufre períodos prolongados de tiempo sin sueño (suspensión periódica natural sostenida de la consciencia relativa).

privación emocional (emotional deprivation), falta del afecto adecuado e interés, especialmente por parte de los padres o de una persona allegada. Es un problema relativamente común en los individuos ingresados o niños que provienen de hogares rotos.

privación perceptual (perceptual deprivation), ausencia o disminución de grupos significativos de estímulos que pueden deberse a un ruido de fondo constante o a una iluminación insuficiente constante.

privación por confinamiento (confinement deprivation), trastorno emocional que se puede producir cuando a un individuo se le separa de su entorno familiar o se le priva del contacto con personas u objetos familiares. Puede ocurrir al ser el paciente trasladado a una habitación individual.

privación sensorial (sensory deprivation), pérdida involuntaria de la consciencia física provocada por el alejamiento de los estímulos sensitivos externos. Dicha carencia provoca con frecuencia trastornos psicológicos, como pánico, confusión mental, depresión y alucinaciones.

privación táctil (touch deprivation), ausencia de estimulación táctil, especialmente en la primera infancia, que si continúa durante un período de tiempo suficiente puede producir graves alteraciones del desarrollo y emocionales, tales como enanismo, alteraciones de la personalidad y regresión social.

privilegios (privileges), en EE.UU., autoridad otorgada a un médico u odontólogo por el consejo de administración de un hospital para prestar asistencia a los pacientes del hospital. Los privilegios clínicos se limitan a la autorización profesional, experiencia y competencia del individuo. Pueden otorgarse privilegios excepcionales en una situación de urgencia sin relación con los servicios asignados de forma habitual o el estatus del médico o del odontólogo. Pueden concederse privilegios temporales a un médico u odontólogo para prestar atención sanitaria a los pacientes durante un período limitado o a un determinado paciente.

PRL (PRL), abreviatura de **prolactina.**

prn (prn, p.r.n.), (en las recetas) siglas de la expresión latina *por re nata,* que significa «según sea necesario». Los tiempos de administración están determinados por las necesidades de los pacientes.

PRN (RNP), siglas de **proteína ribonuclear.**

Pro (Pro), abreviatura de **prolina.**

probabilidad (probability), **1.** medida de la posibilidad elevada que existe de que algo ocurra. **2.** cociente matemático entre el número de veces en que algo ocurre y el número total de hechos posibles.

probenecid (probenecid), fármaco uricosúrico; también se administra como coadyuvante de algunos antibióticos. Se prescribe para el tratamiento de la gota y para prolongar la actividad de la penicilina y de las cefalosporinas en algunas infecciones como la gonorrea.

problema (problem), cualquier alteración de la salud que requiere una acción diagnóstica, terapéutica o educativa. También se refiere, en enfermería a alguna necesidad básica no satisfecha o sólo parcialmente satisfecha.

problema nuclear (nuclear problem), (en psicología) razón subyacente de una determinada reacción de un individuo ante un hecho precipitante.

problemas de salud inducidos por los hábitos de vida (lifestyle-induced health problems), enfermedades en cuya historia natural se incluye la exposición consciente a ciertos factores de riesgo o que comprometen la salud.

probutato de hidrocortisona (hydrocortisone probutate), éster de la hidrocortisona que se usa por vía tópica como antiinflamatorio y antipruriginoso en las dermatosis sensibles a corticoides.

procariocito (prokaryocyte), célula sin un verdadero núcleo y con el material nuclear disperso por todo el citoplasma. Los organismos procariocíticos incluyen bacterias, virus, micoplasmas, actinomicetos y algas verdeazuladas.

procarión (prokaryon), región del interior de la célula bacteriana que contiene la mayoría del ADN bacteriano. No está separada del resto de la célula por ninguna membrana.

procariosis (prokaryosis), estado de tener procarión.

procariota (prokaryote), organismo unicelular que no contiene un verdadero núcleo rodeado por una membrana doble, como por ejemplo las bacterias. La división se suele producir por escisión simple.

Procariotas (Procaryotae), (en bacteriología) reino de bacterias, virus y algas verde-azules que incluye a todos los microorganismos en los que el nucleoplasma no tiene ninguna proteína básica y que no está rodeado por una membrana nuclear. El reino tiene dos divisiones: cianobacterias, que incluye a las bacterias azul-verdosas, y bacterias.

procedimiento (procedure), secuencia de pasos a seguir para establecer algún curso de acción.

procedimiento de Blalock-Taussig (Blalock-Taussig procedure), [Alfred Blalock, cirujano estadounidense, 1899-1964; Helen B. Taussig, física estadounidense, 1898-1986], construcción quirúrgica de un cortocircuito entre la arteria subclavia derecha y la arteria pulmonar derecha como medida temporal para superar una malformación cardíaca congénita, como ocurre en el lactante nacido con tetralogía de Fallot, en la que no hay suficiente flujo de sangre a los pulmones.

procedimiento de enfermería (nursing process), procedimiento que sirve como marco de organización para la práctica de la enfermería. Abarca todos los pasos emprendidos por el profesional para el cuidado del paciente: recogida de datos, diagnóstico, planificación, tratamiento y evaluación. Las razones para cada paso se basan en la teoría de enfermería.

procedimiento de Marshall-Marchetti-Krantz (Marshall-Marchetti-Krantz procedure), procedimiento quirúrgico realizado para corregir un trastorno de incontinencia por esfuerzo. La técnica, una vesicouretropexia, consiste en una incisión retropúbica con sutura de uretra, cuello vesical y vejiga a la superficie posterior del pubis.

procedimiento de Nicholas (Nicholas procedure), procedimiento quirúrgico para reparar lesiones ligamentosas graves de la rodilla. Incluye cinco procedimientos: una meniscectomía medial, una reparación del ligamento colateral medial, un desplazamiento hacia adelante del vasto medial, un desplazamiento hacia adelante del semitendinoso y una transferencia del pie anserino.

procedimiento de Nicola (Nicola procedure), procedimiento quirúrgico que consiste en la transposición de la cabeza larga del tendón del bíceps a través de la cabeza humeral, y se usa en la luxación crónica anterior del hombro.

procedimiento de Rashkind (Rashkind procedure), [William J. Rashkind, médico estadounidense, n. 1922], aumento del tamaño de un orificio existente en el tabique cardíaco, entre la aurícula derecha e izquierda, realizado para aliviar la insuficiencia cardíaca congestiva en recién nacidos con determinados defectos cardíacos congénitos para mejorar la oxigenación de la sangre.

procedimiento de restricción (retention procedure), método establecido por leyes estatales o por códigos de salud mental de EE.UU. para confinar a una persona en una institución psiquiátrica. La mayor parte de los estados reconocen cuatro tipos de restricción correspondientes a los ingresos de urgencia, no oficial, involuntario o voluntario.

procedimiento invasivo (invasive procedure), técnica diagnóstica o terapéutica que requiere la apertura de una cavidad corporal o la interrupción de funciones corporales normales. Ejemplos de ello son la prueba de Papanicolaou y la colonoscopia.

procedimiento quirúrgico ginecológico (gynecologic operative procedures), intervención quirúrgica en el sistema reproductor femenino.

procercoide (procercoid), primer estadio en el ciclo vital de algunas tenias que se desarrollan a partir del estadio de coracidium de *Diphyllobothrium latum.*

prócero, procerus (procerus), uno de los tres músculos de la nariz. Su función es bajar las cejas y arrugar la nariz.

procesamiento de la información (information processing), resultado de enfermería recogido en la Nursing Outcomes Classification (NOC). Se define como la capacidad de adquirir, organizar y usar información.

procesamiento del antígeno (antigen processing), los pasos que se suceden en una respuesta inmune una vez que la proteína ha sido reconocida como extraña por el organismo.

procesamiento malicioso (malicious prosecution), (en derecho) pleito iniciado por malicia y seguido sin causa suficiente.

procesar (process), pasar por una serie determinada de pasos interdependientes, como la preparación de un compuesto químico.

proceso (process), **1.** serie de acontecimientos relacionados entre sí que se suceden consecutivamente desde un estado o situación determinados hasta la conclusión o la resolución. **2.** crecimiento natural que sobresale de un hueso o de otra parte.

proceso cefálico (head process), cordón de células que avanzan hacia adelante desde el nódulo primitivo en los estadios precoces del desarrollo embrionario de los vertebrados. Es el precursor de la notocorda.

proceso ciliar (ciliary process), cada una de las cerca de 80 pequeñas proyecciones carnosas de la superficie posterior del iris. Segregan nutrientes fluidos para la nutrición del cristalino, la córnea y el cuerpo vítreo.

proceso de control (control process), sistema que establece normas, objetivos y métodos, y evalúa la gestión actual, comparando resultados, confirmando parámetros y tomando las medidas necesarias de corrección.

proceso de destete del respirador, disfuncional (ventilatory weaning process, dysfunctional [DVWR]), diagnóstico de enfermería aceptado por la Tenth National Conference on the Classification of Nursing Diagnosis. Se define como un estado en el que el individuo no se consigue adaptar a unos niveles más bajos de soporte mecánico ventilatorio, lo que interrumpe y prolonga el proceso de destete. Se puede clasificar en leve, moderado o grave.

proceso de duelo (grieving), diagnóstico de enfermería aceptado por la Fourth National Conference on the Classification of Nursing Diagnoses (revisada en 2007). Se define como un proceso complejo normal que incluye las respuestas emocionales, físicas, espirituales, sociales e intelectuales y las conductas por las que las personas, familias y comunidades incorporan una pérdida real, prevista o percibida a sus vidas diarias.

proceso de duelo complicado (grieving, complicated), diagnóstico de enfermería aceptado por la Fourth National Conference on the Classification of Nursing Diagnoses (revisada en 2007). Se define como un trastorno que se produce después del fallecimiento de una persona allegada, en la que la experiencia de la angustia que acompaña a la pérdida no logra cumplir las expectativas normales y se manifiesta como una alteración funcional.

proceso de enfermería de cinco fases (five-steps nursing process), proceso de enfermería que comprende las cinco grandes categorías de la conducta de enfermería: valoración, análisis, planificación, ejecución y evaluación.

proceso de registro (process recording), (en formación de enfermería) sistema utilizado para enseñar a los estudiantes de enfermería a comprender y analizar la interacción verbal y la no verbal. La conversación entre enfermera y paciente se escribe en impresos especiales o siguiendo un esquema especial, que es estudiado por el instructor de enfermería para detectar y ayudar al estudiante de enfermería a identificar los tipos de dificultad que pueden surgir en la comunicación con el paciente.

proceso de transmisión multigeneracional (multigenerational transmission process), repetición de los patrones de relación, incluido el divorcio, el suicidio o el alcoholismo en asociación con disfunciones emocionales que pueden seguirse a lo largo de varias generaciones en una misma familia.

proceso del pensamiento, alterado (thought processes, disturbed), diagnóstico de enfermería aceptado por la Fourth National Conference on the Classification of Nursing Diagnoses (revisados). Se define la alteración del proceso del pensamiento como un estado en el que un individuo experimenta una desestructuración en las operaciones cognitivas y actividades.

proceso diagnóstico (diagnostic process), acto de determinación del estado de salud del paciente y de evaluación de los factores que influyen en ese estado.

proceso maligno linforreticular (lymphoreticular malignancy), enfermedad del sistema linforreticular asociada comúnmente con deficiencias inmunológicas mediadas por células, en las cuales los pacientes tienen una escasez de leucocitos normales.

proceso mandibular (mandibular process), **1.** región alveolar superior de la mandíbula. **2.** proyección de la región posterosuperior de la rama de la mandíbula donde se encuentra el cóndilo.

proceso vaginal del peritoneo (processus vaginalis peritonei), divertículo de la membrana peritoneal que se extiende durante el desarrollo embrionario a través del canal inguinal. En los varones desciende al escroto para formar el proceso o divertículo vaginal de Hertwig; en la mujer suele estar completamente cerrado.

procesos de interacción (interaction processes), componente de la teoría de la práctica eficaz. El proceso consiste en una serie de interacciones entre enfermero y paciente según una secuencia de acciones y reacciones, hasta que paciente y enfermero comprenden lo que se necesita y realizan el acto deseado.

procesos familiares (family processes), funciones y relaciones psicosociales, fisiológicas y espirituales en el seno de la unidad familiar.

procesos familiares disfuncionales: alcoholismo (family processes, dysfunctional: alcoholism), diagnóstico de enfermería aceptado por la Eleventh National Conference on the Classification of Nursing Diagnoses. Se define como el estado en el que las funciones psicosociales, espirituales y fisiológicas de la unidad familiar están crónicamente desorganizadas, llevando a conflicto, negación de problemas, resistencia al cambio, solución ineficaz de los problemas y una serie de crisis que se autoperpetúan.

procesos familiares interrumpidos (family processes, interrupted), diagnóstico de enfermería aceptado por la Fifth National Conference on the Classification of Nursing Diagnoses. Se define como el estado en el que una familia que normalmente funciona de forma eficaz experimenta una disfunción.

procesos malignos hematopoyéticos (hematopoietic malignancies), enfermedades tales como la leucemia, que se originan como consecuencia de proliferación clonal no regulada de las células madre.

procesos primarios (primary processes), en la teoría psicoanalítica son procesos inconscientes que tienen su origen en el *ello,* que obedecen a leyes diferentes a las del *ego*. En su forma menos solapada aparecen en la infancia y en los sueños del adulto.

procidencia (procidentia), prolapso de un órgano. El término se suele aplicar al prolapso de útero.

procinético (prokinetic), estimulador del movimiento o motilidad, como un fármaco que promueva la motilidad gastrointestinal.

proclorperacina (prochlorperazine), fenotiazina con acción antipsicótica y antiemética.

procoagulante (procoagulant), precursor u otro agente que interviene en la coagulación de la sangre. El fibrinógeno y la protrombina son dos ejemplos.

procreación (procreation), proceso reproductor completo para la generación de descendencia.

proctalgia (proctalgia), dolor neurológico en el ano o en el recto inferior.

proctalgia fugaz (proctalgia fugax), dolor periódico en el ano, posiblemente de origen muscular, que sigue un patrón y que a veces se alivia con la comida y la bebida.

proctitis (proctitis), inflamación del recto y del ano provocada por infecciones, traumatismos, fármacos, alergia o lesiones por radiación. Ya sea aguda o crónica, se acompaña de molestias rectales y deseo repetido de defecar con imposibilidad para hacerlo (tenesmo). Puede existir pus, sangre o moco en las heces.

proctitis alérgica (allergic proctitis), en los niños, gastroenteropatía alérgica centrada en el recto; en adultos, irritación rectal posiblemente secundaria a la presencia de sustancias químicas en el mismo, como después de una intervención médica o tras las relaciones sexuales anales.

proctitis gonorreica (gonorrheal proctitis), inflamación del recto causada por una infección gonorreica.

proctitis traumática (traumatic proctitis), irritación rectal causada por un cuerpo extraño en el recto.

proctocolectomía (proctocolectomía), procedimiento quirúrgico en el que se extirpan ano, recto y colon. Se realiza una ileostomía para la eliminación de los productos de desecho procedentes del aparato digestivo. Esta técnica constituye un tratamiento habitual para la colitis ulcerosa grave o enfermedad de Crohn resistente al tratamiento.

proctodeo (proctodeum), invaginación del ectodermo, por detrás del tabique urorrectal del embrión en desarrollo, que forma el ano y el canal anal al romperse la membrana cloacal.

proctodinia (proctodynia), dolor en o alrededor del ano.

proctología (proctology), rama de la medicina que se ocupa del tratamiento de las enfermedades del colon, recto y ano.

proctólogo (proctologist), médico especialista en proctología.

proctoplastia (proctoplasty), procedimiento de cirugía plástica sobre el ano y el recto.

proctoscopia (proctoscopy), exploración del recto con un endoscopio introducido a través del ano.

proctoscopio (proctoscope), instrumento que se utiliza para explorar el recto y la región distal del colon. Está constituido por un sistema luminoso montado sobre un tubo o espéculo.

proctosigmoidoscopia (proctosigmodoscopy), utilización de un sigmoidoscopio para examinar el recto y el colon pelviano.

procumbencia (procumbency), excesiva inclinación de los dientes incisivos hacia los labios.

prodrómico (prodromal), relativo a los síntomas precoces que pueden indicar el inicio de una enfermedad.

pródromo (prodrome), **1.** signo precoz de un proceso o enfermedad en evolución. **2.** fase más precoz de un proceso o enfermedad en evolución.

producción basal ácida (PBA) (basal acid output [BAO]), volumen mínimo de jugo gástrico producido por un sujeto en un período de tiempo determinado. En el adulto normal el volumen oscila entre 2 y 5 mEq/h. Esta medición se utiliza en raras ocasiones en el diagnóstico de diversas enfermedades del estómago y el intestino.

producto de emisión (decay product), núclido estable o radiactivo formado directamente por la desintegración de un radionúclido o como resultado de transformaciones sucesivas de una serie radiactiva.

producto dosis-área (PDA) (dose-area product [DAP]), producto de la dosis cutánea de entrada y el área transversal del haz de rayos X.

producto final (end product), compuesto químico resultante de la culminación de una secuencia de reacciones metabólicas.

producto frecuencia-tensión (rate-pressure product), es el resultado de multiplicar la frecuencia cardíaca por la presión arterial sistólica. Es un indicador clínico de la demanda miocárdica de oxígeno.

producto químico (chemical), sustancia constituida por elementos químicos producidos o utilizados en procesos químicos.

producto radiolítico único (unique radiolytic product), producto, como un alimento, que ha sufrido cambios químicos como resultado de su exposición a la radiación ionizante.

productos metabólicos de desecho (metabolic waste products), productos residuales de la actividad metabólica después que el oxígeno y los nutrientes hayan sido suministrados a la célula. Están constituidos principalmente por agua y dióxido de carbono, junto con cloruro sódico y sales solubles de nitrógeno, que se excretan en la orina, en las heces y en el aire espirado.

profármaco (prodrug), fármaco inactivo o parcialmente activo que se transforma metabólicamente en el cuerpo para formar un fármaco activo.

profase (prophase), la primera de las cuatro fases de división nuclear de la mitosis y de cada una de las dos divisiones de la meiosis.

profecía que se cumple por sí misma (self-fulfilling prophecy), principio que afirma que la creencia en una resolución particular o su expectativa es un factor que contribuye a su cumplimiento.

profesional (practitioner), persona cualificada para el ejercicio de su profesión en un determinado campo profesional, como un profesional de la enfermería.

profesional de enfermería (School Nurse Practitioner [SNP]), en EE.UU., profesional de la enfermería titulado y cualificado mediante un curso de estudios posgrado para ejercer como enfermero titulado en un colegio.

profesional de enfermería comunitaria (CNP) (community nurse practitioner [CNP]), en EE.UU., profesional de la enfermería que ha finalizado un programa de posgrado en enfermería comunitaria.

profesional de enfermería general (EG) (nurse practitioner [NP]), en EE.UU., profesional de enfermería titulado que tiene una amplia formación en enfermería (un máster) y experiencia clínica en un área especializada de la práctica de enfermería. Colaboran con otros profesionales de la salud en los cuidados de atención primaria a los pacientes con patologías agudas frecuentes o enfermedades crónicas estables en centros ambulatorios. Algunos EG trabajan en un centro de especialidades, terciario o instituciones de larga estancia. Estos profesionales ofrecen una variedad de servicios como la exploración física completa, valoración del estado de salud o educación sanitaria. En muchos estados las enfermeras generales pueden obtener autoridad de prescripción. Algunas organizaciones de seguros reconocen a las enfermeras generales como dispensadoras de cuidados en atención primaria y permiten dar honorarios directamente por sus servicios.

profesional de la salud (health professional), cualquier persona que ha completado sus estudios en el campo de la salud, como un profesional de enfermería diplomado, un fisioterapeuta o un médico. En EE.UU. esta persona normalmente está licenciada por una agencia gubernamental o certificada por una organización profesional para ejercer su profesión.

Professional Standards Review Organization (PSRO), organización estadounidense fundada bajo las Social Security Act Amendments de 1972 para revisar los servicios prestados por los programas Medicare, Medicaid y Maternal Child Health. La revisión ha sido llevada a cabo por médicos para determinar la necesidad del programa, garantizar que se lleva a cabo de acuerdo con determinados criterios y normas y en centros institucionales con instalaciones adecuadas.

profiláctico (prophylactic), **1.** que previene la diseminación de la enfermedad. **2.** agente que evita la diseminación de la enfermedad.

profilaxis (prophylaxis), prevención o protección frente a la enfermedad que con frecuencia implica la utilización de un agente biológico, químico o mecánico para destruir o evitar la entrada de organismos infecciosos.

profilaxis de Credé (Credé's prophylaxis), [Karl S. Credé, médico alemán, 1819-1892], instilación de una solución de nitrato de plata al 1% en la conjuntiva del recién nacido para prevenir la oftalmía del recién nacido.

profilaxis oral (oral prophylaxis), ciencia y práctica de la prevención del desarrollo de enfermedades de los dientes y de los tejidos adyacentes. Implica la retirada de la placa bacteriana, restos de alimento, manchas y cálculos de las coronas y raíces mediante instrumentos dentales escarificadores manuales o ultrasónicos, o mediante instrumentos pulidores manuales o eléctricos.

profundo (profunda), relativo a las estructuras, especialmente los vasos sanguíneos, que están profundamente enclavados en los tejidos.

progenie (progeny), **1.** descendencia; individuo u organismo resultado de una determinada unión. **2.** descendientes de un antepasado conocido o común.

progenitivo (progenitive), capaz de producir descendencia; reproductivo.

progenitor (progenitor), **1.** padre o antepasado. **2.** alguien o algo que origina o precede; precursor.

progeria (progeria), anomalía congénita caracterizada por envejecimiento prematuro y aparición en la infancia de cabello gris, piel arrugada, estatura pequeña, ausencia de vello pubiano y facial, y adopción de posturas y hábitos de una persona mayor. La muerte sobreviene habitualmente antes de los 20 años de edad.

progestacional (progestational), relativo o perteneciente al fármaco que tiene efectos similares a los de la progesterona, la hormona producida por el cuerpo lúteo y la corteza suprarrenal durante la fase luteínica del ciclo menstrual que prepara al útero para recibir el huevo fecundado.

progestágeno (progestogen), cualquier hormona natural o sintética con actividad progestacional.

progesterona (progesterone), hormona progestacional natural utilizada para prevenir la hiperplasia endometrial en las mujeres posmenopáusicas no histerectomizadas que están recibiendo comprimidos de estrógenos conjugados, para tratar la hemorragia uterina disfuncional causada por desequilibrios hormonales, como anticonceptivo en dispositivos intrauterinos y como gel intravaginal en mujeres que utilizan tecnología reproductiva asistida.

progestina (progestin), **1.** progesterona. **2.** grupo de hormonas, naturales o sintéticas, segregadas por el cuerpo lúteo, la placenta o la corteza suprarrenal que tienen un efecto similar al de la progesterona sobre el endometrio que tapiza el útero, preparándolo para la implantación del embrioblasto.

proglótide (proglottid), segmento sexual de una tenia adulta, que contiene órganos reproductores tanto masculinos como femeninos.

prognatismo (prognathism), configuración facial anómala en la que uno o ambos maxilares sobresalen hacia delante.

programa de alcance (outreach program), sistema de suministro de servicios a pacientes gerontopsiquiátricos, especialmente a adultos mayores mentalmente enfermos en ámbitos rurales. Los programas de alcance pueden diagnosticar y tratar pacientes confinados en el domicilio con limitaciones físicas o afecciones psiquiátricas mayores que están aislados socialmente.

programa de asistencia integral del anciano (program of all-inclusive care of the elderly [PACE]), programa de asistencia global financiado por la administración federal de EE.UU. con el objetivo primario de asistir a los pacientes de la comunidad mientras sea posible en el orden médico, social y económico. Es un abordaje en equipo en el cual los profesionales valoran las necesidades del paciente, desarrollan un plan de asistencia, integran la asistencia primaria y otros servicios y organizan la introducción de los servicios. PACE está patrocinado por uno o más centros y grupos comunitarios y recibe fondos de Medicare, Medicaid y donaciones privadas.

programa de coste compartido (cost-sharing program), (en EE.UU.) estrategia de control del riesgo financiero utilizada a menudo por compañías de seguros y empleadores autoasegurados en la cual los empleados comparten el coste de los servicios asistenciales, como por ejemplo por medio de deducciones y coseguros.

programa de diplomado en enfermería (diploma program in nursing), programa estadounidense de formación para personal de enfermería en el entorno hospitalario, normalmente de 2-3 años de duración. El que recibe el diploma puede optar al examen de certificación nacional y convertirse en enfermero titulado.

programa de doctorado en enfermería (doctoral program in nursing), en EE.UU. programa de formación de estudios que ofrece una preparación para el grado de doctor en el campo de la enfermería, diseñado para preparar al personal de enfermería para la práctica avanzada y la investigación. Una vez terminado el curso con éxito se obtiene el título de Ph.D. o Ed.D. en enfermería, o el de D.S.N. (Doctor en Ciencias de la Enfermería).

programa de hospitalización parcial (partial hospitalization program), organización que proporciona servicios terapéuticos a los pacientes que solamente utilizan el hospital de noche o de día o los servicios sanitarios de día para adultos, en lugar de los servicios de hospitalización con ingreso habituales.

programa de marcha (walking program), régimen de ejercicio aeróbico que consiste en andar de 30 a 45 minutos al día 5 o 6 veces a la semana. Puede formar parte de un programa para entrenar el corazón o reducir la tensión arterial.

programa genérico de enfermería (generic nursing program), programa para preparar a personas sin experiencia previa en enfermería para acceder al campo de la enfermería.

programa «máster» en enfermería (master's degree program in nursing), en EE.UU., programa de posgrado de una facultad de enfermería adscrita a una universidad que concede el título de *Master of Science in Nursing* a los candidatos que lo aprueban. Este grado permite trabajar en puestos directivos en enfermería clínica, como consultores en diversas instituciones, como personal de enseñanza en escuelas de enfermería y como enfermero profesional especialista en diversos campos.

programa médico regional (PMR) (regional medical program [RMP]), programa estadounidense de planificación de la salud de la comunidad que incluye todos los recursos médicos disponibles en una región que puedan ser movilizados para satisfacer un objetivo médico específico. El PMR fue autorizado por las Health, Disease, Cancer and Stroke Amendments aprobadas por el Congreso de EE.UU. en 1965.

programa SIDA pediátrico (pediatric AIDS program), iniciativa administrada por el Federal Maternal and Child Health Bureau para niños infectados por el VIH, que produce el SIDA. Los proyectos financiados por el programa proporcionan servicios sanitarios generales a los niños y apoyo social a las familias afectadas. La prevención de la infección por el VIH también forma parte del programa SIDA pediátrico. Los proyectos insisten también en la identificación de mujeres embarazadas VIH-positivas, junto con asesoramiento y asistencia de seguimiento.

programación biológica predeterminada (deliberate biologic programming), teoría del envejecimiento de Hayflick basada en estudios que muestran que las células humanas contienen relojes biológicos que predeterminan su muerte una vez que han sufrido un determinado número de mitosis.

programación neurolingüística (neurolinguistic programming), método terapéutico complementario basado en la premisa de que el pensamiento es una representación de la experiencia sensitiva y que la conducta puede modificarse para conseguir los resultados deseados modificando los patrones de pensamiento del paciente y las estrategias mentales para dar al paciente más opciones para resolver un problema. Se ha utilizado para modificar la conducta y para el tratamiento de trastornos psicosomáticos y del estrés.

programas de apoyo social (social support programs), servicios, tanto de pago como voluntarios, prestados a personas mayores, como por ejemplo organizaciones de voluntarios que visitan a personas mayores para reducir su soledad y aislamiento social, mantenimiento de contacto telefónico con personas mayores con fines similares y programas que realizan una llamada diaria con procedimientos de urgencia que se ponen en marcha si no se contesta al teléfono.

programas de Hill-Burton (Hill-Burton programs), conjunto de programas norteamericanos creados mediante la legislación incluida en la National Health Planning and Resources Development Act de 1974. Estos programas permiten la ayuda económica federal para la modernización de los servicios de salud, la construcción de centros de salud para pacientes externos, la construcción de servicios para pacientes internos en áreas desatendidas y la transformación de los servicios de salud existentes para la provisión de nuevos servicios de salud.

progresión (progression), proceso carcinógeno por el que algunas células alteradas por iniciadores experimentan una segunda expansión celular que no es de origen genético, y que les permite crecer de forma incontrolada.

progresión funcional (functional progression), secuencia de rehabilitación de lesiones musculosqueléticas o similares. La progresión suele ser desde la inmovilización para la curación inicial hasta las actividades de entrenamiento y fortalecimiento.

progresivo (progressive), curso de una enfermedad o trastorno en el que los signos y síntomas son más llamativos y graves, como en la atrofia muscular progresiva.

proguanil (proguanil), antipalúdico. Su empleo en Estados Unidos está limitado por el desarrollo de parásitos palúdicos resistentes al fármaco.

proinsulina (proinsulin), molécula peptídica de cadena única precursora de la insulina.

prolactina (PRL) (prolactin [PRL]), hormona producida y segregada a la circulación sanguínea por la hipófisis anterior. Estimula el desarrollo y crecimiento de las glándulas mamarias una vez que estas glándulas hayan sido preparadas por estrógeno, progesterona, tiroxina, insulina, hormona del crecimiento, glucocorticoides y lactógeno placentario humano. Después del parto, la prolactina, junto con los glucocorticoides, es esencial para el inicio y mantenimiento de la producción de leche.

prolapso (prolapse), caída, hundimiento o deslizamiento de un órgano con respecto a su posición o localización normal en el organismo.

prolapso anal (prolapse of anus), protrusión de la mucosa del ano a través del esfínter externo.

prolapso de la mucosa (mucosal prolapse), prolapso de la mucosa en una parte del aparato digestivo. En el colon se produce en ocasiones con un megacolon congénito.

prolapso de la válvula mitral (PVM) (mitral valve prolapse [MVP] syndrome), protrusión de una o ambas cúspides de la válvula mitral hacia atrás, hacia la aurícula izquierda, durante la sístole ventricular.

prolapso del cordón (prolapsed cord), cordón umbilical que sobresale por delante o junto a la presentación del feto.

prolapso del útero (prolapse of uterus, uterine prolapse), descenso del cuello uterino al interior de la vagina, pudiendo estar parcialmente en su interior o llegar a salir fuera de la vagina.

prolapso rectal (prolapse of rectum), protrusión de la mucosa de la porción inferior del recto a través del orificio anal.

prolapso uterino (uterine prolapse), desplazamiento, descenso o deslizamiento del útero desde su posición normal.

proliferación (proliferation), reproducción o multiplicación de formas similares. Se suele aplicar a células o quistes.

proliferación fibrovascular (fibrovascular proliferation), proliferación de nuevos vasos sanguíneos y tejido fibroso sobre la superficie de la retina y el nervio óptico en la retinopatía diabética.

proliferación inmunoblástica sistémica (systemic immunoblastic proliferation), patología consistente en una producción de linfocitos inmaduros que conduce a erupción, dificultad en la ventilación, bazo agrandado, linfadenopatías y un aumento en la incidencia del linfoma inmunoblástico.

prolífico (prolific), muy productivo.

prolina (Pro) (proline [Pro]), aminoácido no esencial presente en numerosas proteínas del cuerpo, especialmente en el colágeno.

PROM (PROM), siglas en inglés de **arco de movilidad pasiva.**

promastigote (promastigote), etapa flagelada de un protozoo tripanosomátido. Se encuentra en el insecto huésped intermedio (o en cultivo).

promecio (Pm) (promethium [Pm]), elemento metálico del grupo de las tierras raras, radiactivo. Su número atómico es 61; su peso atómico es 145.

promedio (average), (en matemáticas) valor que se establece dividiendo la suma de una serie por el número de sus unidades.

promielocito (promyelocyte), célula sanguínea mononuclear grande que contiene un núcleo único, regular y simétrico y algunos gránulos citoplásmicos indiferenciados. El promielocito en la sangre circulante es indicativo de leucemia.

prominencia (prominence), toda elevación o proyección de una estructura.

prominencia laríngea (laryngeal prominence), la prominencia en la parte anterior del cuello producida por el cartílago tiroides de la laringe.

prominencias y depresiones torácicas (chest prominences and depressions), cualquiera de los rasgos superficiales no naturales que pueda ser causado por alteraciones congénitas, enfermedades como el enfisema, órganos hipertrofiados, tumores, traumatismos o riesgos profesionales.

promoción de fuerza moral (resiliency promotion), intervención de enfermería recogida en la Nursing Interventions Classification (NIC). Se define como asistencia a individuos, familias y comunidades en el desarrollo, empleo y refuerzo de factores protectores para hacer frente a situaciones sociales y ambientales estresantes.

promoción de la integración familiar (family integrity promotion), intervención de enfermería recogida en la Nursing Interventions Classification (NIC). Se define como la promoción de la cohesión y unidad de la familia.

promoción de la integración familiar: familia con hijos (family integrity promotion: childbearing family), intervención de enfermería recogida en la Nursing Interventions Classification (NIC). Se define como la facilitación del desarrollo de individuos o familias que están sumando un recién nacido a la unidad familiar.

promoción de la mecánica corporal (body mechanics promotion), intervención de enfermería recogida en la Nursing Interventions Classification (NIC). Se define como la mejora de las posturas y el movimiento en las actividades diarias, para prevenir la fatiga y el esfuerzo o lesión musculoesquelética.

promoción de la normalización (normalization promotion), intervención de enfermería recogida en la Nursing Interventions Classification (NIC). Se define como la ayuda a padres y a otros miembros familiares de niños con enfermedades o minusvalías crónicas para que proporcionen experiencias de una vida normal a sus hijos y familiares.

promoción de la participación de la familia (family involvement promotion), intervención de enfermería recogida en la Nursing Interventions Classification (NIC). Se define como la facilitación de la participación familiar en el cuidado emocional y físico del paciente.

promoción de la paternidad (parenting promotion), intervención de enfermería recogida en la Nursing Interventions Classification (NIC). Se define como el hecho de proporcionar información sobre la paternidad, apoyo y coordinación de todos los servicios a las familias de alto riesgo.

promoción de la perfusión cerebral (cerebral perfusion promotion), intervención de enfermería recogida en la Nursing Interventions Classification (NIC). Se define como la promoción de una perfusión suficiente y la reducción de las complicaciones en un paciente que experimenta perfusión cerebral insuficiente o está en riesgo de padecerla.

promoción de la salud bucal (oral health promotion), intervención de enfermería recogida en la Nursing Interventions Classification (NIC). Se define como la promoción de la higiene oral y el cuidado dental de todo paciente con boca y salud dental normales.

promoción de vehículos seguros (vehicle safety promotion), intervención de enfermería recogida en la Nursing Interventions Clasification (NIC). Se define como el consejo a individuos, familias o comunidades para aumentar el conocimiento de las medidas encaminadas a reducir las lesiones no premeditadas en vehículos motorizados y no motorizados.

promoción del apego (attachment promotion), intervención de enfermería recogida en la Nursing Interventions Classification (NIC). Se define como la facilitación del desarrollo de la relación padres-lactante.

promoción del ejercicio (exercise promotion), intervención de enfermería recogida en la Nursing Interventions Classification (NIC). Se define como la facilitación del ejercicio físico regular para mantener o avanzar hacia un nivel más alto de forma y salud.

promoción del ejercicio: entrenamiento de fuerza (exercise promotion: strength training), intervención de enfermería recogida en la Nursing Interventions Classification (NIC). Se define como la facilitación de ejercicios de entrenamiento regulares de resistencia muscular para mantener o incrementar la fuerza muscular.

promoción del ejercicio: estiramiento (exercise promotion: stretching), intervención de enfermería recogida en la Nursing Interventions Classification (NIC). Se define como la facilitación de ejercicios sistemáticos de estiramiento y resistencia para inducir relajación, para preparar músculos y articulaciones para un ejercicio más vigoroso o para aumentar o mantener la flexibilidad corporal.

promontorio del sacro (promontory of the sacrum), zona superior sobresaliente del sacro en su unión con la vértebra L5.

promotor (promoter), **1.** (en genética molecular) secuencia de ADN que inicia la transcripción del código genético. **2.** factor carcinógeno que estimula a las células alteradas por iniciadores para reproducirse a una velocidad más rápida de lo normal, aumentando las probabilidades de transformación maligna.

pronación (pronation), **1.** adopción de una posición prona, en la que la superficie ventral del cuerpo se sitúa hacia abajo. **2.** (del brazo) rotación del antebrazo de modo que la palma de la mano queda hacia abajo o hacia atrás. **3.** (del pie) descenso del borde interno del pie volviéndolo hacia afuera junto a los movimientos de abducción de las articulaciones tarsiana y metatarsiana.

pronador cuadrado (pronator quadratus), un músculo del antebrazo. Su función es la pronación del antebrazo y la mano.

pronador redondo (pronator teres), músculo superficial del antebrazo. Su función es pronar la mano.

pronefros (pronephros), órgano excretor primordial en el embrión vertebrado en desarrollo. En los seres humanos y en otros mamíferos es una estructura no funcional.

prono (prone), (cuerpo) relativo a la posición horizontal mirando hacia abajo.

pronosticar (prognosticate), prever o predecir a partir de hechos, indicaciones presentes o signos, por ejemplo, el curso que puede tomar una enfermedad y su resultado final.

pronóstico (prognosis), predicción de la posible evolución de una enfermedad basándose en el estado de la persona y en el curso habitual de la enfermedad observado en situaciones similares.

pronóstico (prognostic), relativo a los signos y síntomas que pueden indicar el resultado de una enfermedad o lesión.

pronúcleo (pronucleus), núcleo del óvulo o del espermatozoide después de la fecundación, pero antes de la fusión de los cromosomas para formar el núcleo del cigoto.

propagación (propagation), proceso de incrementar o de causar un incremento.

propenso a accidentes (accident-prone), describe a una persona que experimenta accidentes y lesiones acompañantes con mucha mayor frecuencia que el promedio.

propilenglicol ($CH_3CHOHCH_2OH$) (propylene glycol [$CH_3CHOHCH_2OH$]), líquido viscoso e incoloro que se usa como disolvente en la preparación de algunos medicamentos. También inhibe el crecimiento de hongos y microorganismos y se usa comercialmente como anticongelante.

propiltiouracilo (propylthiouracil), inhibidor de la biosíntesis de hormona tiroidea. Se prescribe para el tratamiento del hipertiroidismo y de las crisis tirotóxicas. También se usa para preparar al paciente para la tiroidectomía.

propiocepción (proprioception), sensación relacionada con estímulos que tienen su origen en el organismo en relación con la posición espacial y la actividad muscular o con los receptores sensoriales que activan.

propiocepción consciente (conscious proprioception), consciencia de la posición corporal y del movimiento de las distintas partes del cuerpo. Está regulada por el sistema lemniscal a través de vías que se originan en los receptores de las articulaciones y que finalizan en el lóbulo parietal de la corteza cerebral; capacita a la corteza para afinar los movimientos voluntarios.

propioceptivo (proprioceptive), relativo a las sensaciones que proceden de los movimientos del cuerpo y al conocimiento de la postura, permitiendo al organismo orientarse en el espacio sin puntos de referencia visuales.

propioceptor (proprioceptor), cualquier terminación nerviosa sensitiva, como las localizadas en los músculos, tendones, articulaciones y en el aparato vestibular, que responde a estímulos originados dentro del organismo relacionados con el movimiento y con la posición espacial.

propionato de clobetasol (clobetasol propionate), antiinflamatorio esteroideo tópico. Se utiliza para el tratamiento a corto plazo de la inflamación y del prurito que se asocian con determinados tipos de dermatitis moderadas o graves.

propionato de dromostanolona (dromostanolone propionate), andrógeno sintético. Se utiliza en el cáncer de mama femenino.

propionato de testosterona (testosterone propionate), andrógeno que se administra por vía intramuscular.

Propionibacterium *(Propionibacterium),* género de bacterias no móviles, anaerobias y grampositivas presentes en la piel de los seres humanos, en el tracto intestinal de los seres humanos y de animales y en productos lácteos. *Propionibacterium acnes* es frecuente en las pústulas del acné.

propionicacidemia (propionicacidemia), defecto metabólico hereditario poco frecuente provocado por la incapacidad del organismo para metabolizar los aminoácidos treonina, isoleucina y metionina, que se caracteriza por letargo y retraso mental y físico. Aparece acidosis por la acumulación de ácido propiónico en el organismo.

propofol (propofol), sedante e hipnótico de corta acción que se utiliza como anestésico general y como auxiliar de la anestesia.

proponer (proposition), presentar u ofrecer a consideración, aceptación o adopción.

proporción de solución (ratio solution), relación soluto/solvente, expresada en forma de fracción, como 1:1.000, o partes por mil.

proporción lecitina/esfingomielina (lecithin/sphingomyelin [LS] ratio), relación entre dos componentes del líquido amniótico, utilizada para predecir la madurez de los pulmones del feto. El cociente normal en el líquido amniótico es 2:1 o superior cuando los pulmones del feto han madurado.

proporcional (proportional), relativo a la relación entre dos cantidades cuando la variación fraccional de una va siempre acompañada por la misma variación fraccional de la otra.

proposición (proposition), declaración de una verdad que tiene que ser demostrada o de una operación que tiene que ser realizada.

propositus (propositus), persona a partir de la que se traza el árbol genealógico, como se hace para descubrir el patrón de herencia de una enfermedad familiar o de un rasgo físico.

propoxifeno (propoxyphene hydrochloride), analgésico prescrito para alivio del dolor de leve a moderado.

proptosis (proptosis), abombamiento, protuberancia o desplazamiento hacia delante de un órgano o zona del cuerpo.

propulsión (propulsion), **1.** proceso de empujar hacia delante. **2.** tendencia de algunos pacientes, en particular aquéllos afectados por trastornos nerviosos, a empujar o a caerse hacia delante mientras caminan a medida que su centro de gravedad se desplaza.

prorrenina (prorenin), el precursor inactivo de la renina, almacenado en las células yuxtaglomerulares del riñón y activado por desdoblamiento a renina.

proscribir (proscribe), prohibir.

prosector (prosector), persona que, bajo la supervisión de un anatomopatólogo, lleva a cabo disecciones macroscópicas y prepara muestras de autopsia para el estudio anatomopatológico.

prosencéfalo (prosencephalon), parte del cerebro que abarca el diencéfalo y el telencéfalo.

prosopoespasmo (prosopospasm), espasmo de los músculos de la cara, como sucede en el tétanos.

prosoposternodídimo (prosoposternodidymus), monstruo fetal formado por dos gemelos unidos lateralmente desde la cabeza hasta el esternón.

prosopotoracópago (prosopothoracopagus), gemelos simétricos unidos lateralmente en el plano frontal desde el tórax hasta la mayor parte de la cabeza.

prospecto (package insert), folleto que debe estar incluido en el interior del envase de los medicamentos. En él, el fabricante debe describir el fármaco, indicar su nombre genérico y exponer las indicaciones de uso, contraindicaciones, advertencias, precauciones, efectos adversos, forma, dosificación y vía de administración.

prospecto de un fármaco (drug monograph), escrito en el que se especifican los tipos y cantidades de ingredientes que puede contener un fármaco o tipo de fármacos, las normas de empleo, los procesos en que se debe utilizar y las contraindicaciones de su empleo.

prostaciclina (PGI_2) (prostacyclin [PGI_2]), una prostaglandina. Inhibe el efecto vasoconstrictor de la angiotensina y estimula la liberación de renina. Se ha utilizado para tratar la hipertensión pulmonar.

prostaglandina (PG) (prostaglandin [PG]), uno de los diversos potentes ácidos grasos no saturados de tipo hormonal que actúan en concentraciones sumamente pequeñas sobre órganos diana locales. Se producen en pequeñas cantidades y tienen una gama amplia de efectos importantes. Algunos de los usos farmacológicos de las prostaglandinas son la terminación del embarazo y el tratamiento del asma y de la hiperacidez gástrica.

prostaglandina endoperóxido sintasa (prostaglandin endoperoxide synthase), enzima de la clase de las oxidorreductasas que tiene actividades COX y peroxidasa, que en conjunto catalizan parte de la síntesis de prostaglandinas y tromboxanos a partir del ácido araquidónico.

próstata (prostate), glándula masculina que rodea el cuello de la vejiga y la uretra y elabora una secreción que forma parte del semen. Se trata de una estructura firme, de un tamaño aproximado similar al de una castaña, localizada en la cavidad pélvica, por debajo de la parte inferior de la sínfisis púbica y por delante del recto, a través del cual se puede palpar, especialmente cuando está agrandada. Una depresión en su borde superior marca la entrada de los conductos eyaculadores procedentes de las vesículas seminales. La próstata está formada por tejido muscular y glandular, y se contrae durante la eyaculación de líquido seminal.

prostatectomía (prostatectomy), extirpación quirúrgica de una porción de la glándula prostática, como la que se realiza en la hipertrofia prostática benigna, o extirpación completa de la glándula, como en el caso de procesos malignos

prostatectomía de Madigan (Madigan prostatectomy), tipo de prostatectomía perineal.

prostatectomía láser (laser prostatectomy), extirpación de la próstata después de que haya sido expuesta a un láser, ya por contacto directo con vaporización o por un sistema indirecto que produce coagulación y necrosis.

prostatectomía retropúbica radical (radical retropubic prostatectomy), prostatectomía radical a través del espacio retropúbico mediante una incisión suprapúbica.

prostatectomía transuretral por láser (transurethral laser-induced prostatectomy [TULIP]), tipo de prostatectomía por láser sin contacto.

prostatectomía transvesical (transvesical prostatectomy), prostatectomía efectuada a través de una incisión de la vejiga urinaria.

prostatismo (prostatism), trastorno de la glándula prostática, en concreto, el aumento de tamaño de la misma produciendo una obstrucción al flujo urinario.

prostatitis (prostatitis), inflamación aguda o crónica de la glándula prostática, habitualmente como consecuencia de una infección. El paciente se queja de quemazón, polaquiuria y urgencia.

prostatitis bacteriana (bacterial prostatitis), infección bacteriana de la próstata. Las infecciones bacterianas agudas suelen involucrar bacterias gramnegativas como *Escherichia coli.* La mayoría de los casos se tratan con fármacos antimicrobianos de amplio espectro. Los abscesos pueden estar asociados con bacterias anaerobias. La prostatitis bacteriana crónica suele estar causada por bacilos gramnegativos.

prostatitis granulomatosa (granulomatous prostatitis), prostatitis con formación de granulomas, como la secundaria a la infección por *Mycobacterium tuberculosis,* parásitos u hongos.

prostatitis no bacteriana (nonbacterial prostatitis), prostatitis dolorosa y con aumento del número de células inflamatorias, pero sin antecedentes de ITU.

prostatitis tuberculosa (tuberculous prostatitis), tipo de prostatitis granulomatosa causada por infección por *Mycobacterium tuberculosis.*

prostatomegalia (prostatomegaly), hipertrofia o aumento de tamaño de la glándula prostática.

prostión (prosthion [PR]), el punto del sistema alveolar maxilar que más se proyecta hacia delante en la línea media del maxilar. Se utiliza para medir la altura facial superior y determinar el índice gnático.

prostodoncia (prosthodontics), rama de la odontología dedicada a la construcción de aparatos artificiales para sustituir dientes perdidos o a restaurar partes de la cara.

protactinio (Pa) (protactinium [Pa]), elemento radiactivo. Su número atómico es 91; su peso atómico es 231. Sus productos de desintegración son el actinio, más una partícula alfa.

protanopía (protanopia), forma de ceguera para los colores en la que la persona es incapaz de distinguir los tonos del rojo.

proteasa (protease), enzima que actúa como catalizador en la ruptura de los enlaces peptídicos que unen a los distintos aminoácidos de una proteína.

protección compartida (joint protection), empleo de ortesis y ejercicios terapéuticos para evitar lesiones o deformidades de una articulación durante la rehabilitación para recuperar la fuerza y la amplitud de los movimientos.

protección con plomo (lead shielding), utilización de delantales y otros dispositivos con plomo como protección contra la radiación. Una capa de plomo de 1 mm de espesor atenúa el 99% de los rayos X de 50 kVp y el 94% de los rayos X de 100 kVp.

protección contra los abusos (abuse protection), resultado de enfermería recogido en la Nursing Outcomes Classification (NOC). Se define como la protección frente a los abusos de uno mismo o de otras personas dependientes.

protección contra los abusos (abuse protection support), resultado de enfermería recogido en la Nursing Interventions Classification (NIC). Se define como la identificación de situaciones y relaciones de dependencia de alto riesgo y la puesta en práctica de las acciones convenientes para prevenir que se inflijan ulteriores daños físicos o psíquicos.

protección contra los abusos: ancianos (abuse protection support: elder), intervención de enfermería recogida en la Nursing Interventions Classification (NIC). Se define como la identificación de ancianos con situaciones y relaciones de dependencia de alto riesgo, y la puesta en práctica de las acciones convenientes para prevenir que se inflijan posibles o ulteriores daños físicos, sexuales o psíquicos, o que se desatiendan las necesidades básicas de la vida o que se produzca una explotación del anciano.

protección contra los abusos: niños (abuse protection support: child), intervención de enfermería recogida en la Nursing Interventions Classification (NIC). Se define como la identificación de las relaciones de dependencia infantil de alto riesgo y las acciones orientadas a prevenir posibles daños emocionales, físicos o sexuales o la falta de satisfacción de las necesidades vitales básicas.

protección contra los abusos: pareja (abuse protection support: domestic partner), intervención de enfermería recogida en la Nursing Interventions Classification (NIC). Se define como la identificación de situaciones y relaciones de dependencia doméstica de alto riesgo y la puesta en práctica de las acciones convenientes para prevenir que se inflijan posibles o ulteriores daños físicos, sexuales o psíquicos, o explotación por parte de la pareja.

protección contra los abusos: religiosa (abuse protection support: religious), intervención de enfermería recogida en la Nursing Interventions Classification (NIC). Se define como la identificación de situaciones de alto riesgo de control mental mediante prácticas religiosas y la puesta en práctica de las acciones convenientes para prevenir que se inflijan daños físicos, sexuales o psíquicos y/o explotación.

protección de los derechos del paciente (patient rights protection), intervención de enfermería recogida en la Nursing Interventions Classification (NIC). Se define como la protección de los derechos a la asistencia sanitaria de un paciente, especialmente en el caso de un menor, incapacitado o incompetente incapaz de tomar decisiones.

protección de riesgos medioambientales (environmental risk protection), intervención de enfermería recogida en la Nursing Interventions Classification (NIC). Se define como la prevención y detección de enfermedades y daños a la población con riesgo de sufrir peligros medioambientales.

protección frente a la infección (infection protection), intervención de enfermería recogida en la Nursing Interventions Classification (NIC). Se define como la prevención y detección temprana de infección en un paciente de riesgo.

protección frente a la radiación (radiation protection), empleo de dispositivos, aparatos, distancia y barreras para disminuir el riesgo de exposición a la radiación ionizante en centros sanitarios, de investigación o industrias donde se utilizan instrumentos que emitan radiactividad.

protección inefectiva (ineffective protection), diagnóstico de enfermería aceptado por la NANDA. Se define como el estado en el que el individuo experimenta una disminución de la capacidad para protegerse a sí mismo de las amenazas internas y externas, como las enfermedades o las lesiones. Las características que lo definen son: inmunidad deficiente, cicatrización deteriorada, coagulación alterada, respuesta de maladaptación al estrés, alteración neurosensorial, escalofríos, sudoración, disnea, tos, picores, inquietud, insomnio, cansancio, anorexia, debilidad, inmovilidad, desorientación y úlceras por decúbito.

protectina (protectin), proteína unida a la membrana, CD59, que protege a las células resultantes de la lisis después de la activación del complemento en bacterias próximas o complejos inmunitarios.

protector (protective), relativo a un individuo que protege a otro de un peligro o lesión y que le proporciona un entorno seguro.

protector bucal (mouth guard), dispositivo intrabucal de plástico blando que cubre todas las superficies oclusivas y el paladar. Se utiliza en los deportes de contacto para limitar las lesiones de los tejidos de la cavidad bucal, labios y de otras zonas periorales.

protector de la mordida (biteguard), aparato de resina que cubre las superficies oclusiva e incisiva de los dientes. Se utiliza para estabilizar los dientes, para proporcionar una plataforma para los deslizamientos errantes de la mandíbula y para eliminar los efectos de la tensión y el rechinar nocturno de los dientes.

protector de pezón (nipple shield), dispositivo que protege el pezón de las mujeres lactantes. El protector, de 4 o 5 cm de ancho, suele estar fabricado con látex blando y en un lateral lleva una solapa para que la madre lo pueda sujetar. El bebé se alimenta del pezón a través del centro del protector. Se usa sobre todo para permitir que se curen los pezones con grietas o llagas sin interrumpir la lactación.

protector estimulador tiroideo de acción prolongada (LATS-P) (long-acting thyroid stimulator protector [LATS-P]), anticuerpo que inhibe la neutralización del estimulador tiroideo de acción prolongada (LATS) y se encuentra en el suero de personas con enfermedad de Graves.

proteína (protein), grupo numeroso de compuestos nitrogenados orgánicos complejos que existen de forma natural. Cada proteína está constituida por grandes combinaciones de aminoácidos (generalmente 50 o más) que contienen los elementos carbono, hidrógeno, nitrógeno, oxígeno, habitualmente azufre y, en algunos casos, fósforo, hierro, yodo u otros componentes esenciales de las células vivas. Las proteínas constituyen la principal fuente de material de construcción para los músculos, la sangre, la piel, el pelo, las uñas y los órganos internos. Son necesarias para la formación de hormonas, enzimas y anticuerpos y como fuente de energía. Las principales fuentes de proteínas procedentes de la dieta son la carne, pescado, huevos, aves, leche y queso. Nueces y legumbres, incluyendo guisantes, judías, habas, garbanzos y granos de soja son también buenas fuentes de proteína, pero de forma incompleta, ya que no contienen todos los aminoácidos esenciales en cantidades adecuadas. El déficit de proteínas provoca retraso en el crecimiento y en el desarrollo de los distintos tejidos en los niños, causando el kwashiorkor, mientras que en los adultos origina falta de vigor y fuerza vital, debilidad, depresión mental, resistencia disminuida frente a las infecciones, cicatrización deficiente de las heridas y recuperación lenta de las enfermedades. La ingesta aumentada de proteínas puede tener como resultado un desequilibrio hídrico.

proteína bacteriana (bacterial protein), proteína producida por una bacteria.

proteína C humana (human protein C), anticoagulante que inactiva los cofactores de la coagulación 5 y 8c, y que interviene en la lisis del coágulo mediante el activador de plasminógeno tisular.

proteína C reactiva (PCR) (C-reactive protein [CRP]), proteína que normalmente no se detecta en el suero, pero está presente en muchos procesos inflamatorios agudos y necróticos.

proteína compleja (complex protein), proteína formada por una proteína simple y, al menos, una molécula de otra sustancia, como una glucoproteína, lipoproteína, nucleoproteína o la hemoglobina.

proteína completa (complete protein), proteína que contiene todos los aminoácidos esenciales en cantidades adecuadas para permitir un crecimiento normal y el mantenimiento adecuado de los tejidos cuando se proporciona en la dieta la cantidad necesaria de energía.

proteína conjugada (conjugated protein), compuesto que contiene una molécula proteica unida a una sustancia no proteica.

proteína de Bence Jones (Bence Jones protein), [Henry Bence Jones, médico inglés, 1814-1873], proteína encontrada casi exclusivamente en la orina de los pacientes con mieloma múltiple.

proteína de control del complemento (PCC) (complement control protein [CCP]), una de las proteínas pertenecientes a una amplia familia implicada en la regulación del complemento, codificada por un grupo de genes estrechamente ligados, y con uno o más segmentos de una secuencia corta común repetida.

proteína de choque térmico (heat shock protein [HsP]), proteína intracelular cuya concentración aumenta durante el estrés metabólico, como durante la exposición al calor.

proteína de Tamm-Horsfall (THP) (Tamm-Horsfall protein [THP]), [Igor Tamm, virólogo norteamericano, n. 1922; Frank L. Horsfall, virólogo norteamericano, 1906-1971], mucoproteína presente en la matriz de los cilindros de los túbulos renales. La THP se segrega en el asa de Henle.

proteína de transferencia de ésteres de colesterol (cholesteryl ester transfer protein [CETP]), glucoproteína plasmática que desempeña una función en el desplazamiento del colesterol de los tejidos periféricos al hígado por medio de la transferencia de los ésteres de colesterol HDL a las proteínas que contienen apolipoproteína B, que a continuación se metabolizan transformándose en lipoproteínas eliminadas de la circulación por los receptores en el hígado.

proteína de transferencia de fosfolípidos (PLTP) (phospholipid transfer protein [PLTP]), proteína ubicua con múltiples funciones en el metabolismo de las lipoproteínas. En el plasma desempeña un papel importante en el metabolismo de las lipoproteínas de alta densidad (HDL) al mediar en la transferencia de fosfolípidos desde las lipoproteínas ricas en triglicéridos a HDL y en la transferencia de fosfolípidos entre las moléculas de HDL.

proteína desnaturalizada (denatured protein), proteína que ha experimentado cambios, de forma que se pierden sus propiedades originales. Una proteína puede desnaturalizarse por radiación, calor, ácidos fuertes o alcohol.

proteína fluorescente verde (GFP) (green fluorescent protein [GFP]), proteína obtenida a partir de la medusa *Aequorea victoria,* que emite una fluorescencia verde brillante cuando se la ilumina. La GFP se usa para monitorizar la expresión de los genes, la transferencia de genes a través de las membranas plasmáticas y la actividad superficial de la célula.

proteína incompleta (incomplete protein), alimento que es deficiente en uno o más de los nueve aminoácidos esenciales para el normal desarrollo y mantenimiento de los tejidos, cuando se usa como la única fuente de proteínas y se dispone de una cantidad adecuada de energía.

proteína inhibidora de la apoptosis (AIP) (apoptosis inhibitor protein [AIP]), proteína de alguna de las clases que desempeñan un papel regulador en la apoptosis en muchas especies mediante la inhibición de la actividad caspasa, que, a su vez, bloquea la apoptosis.

proteína monocatenaria fijadora del antígeno (SCAB) (single-chain antigen-binding protein [SCAB]), polipéptido que une una secuencia variable de cadena ligera del anticuerpo a una secuencia variable de cadena pesada del anticuerpo. Las SCAB se emplean como biosensores, en separaciones químicas y en el tratamiento de cánceres y cardiopatías.

proteína motora (motor protein), proteína que se desplaza a lo largo de una superficie impulsada por la energía de la hidrólisis de adenosintrifosfato (ATP).

proteína oncofetal (oncofetal protein), proteína producida normalmente por los tejidos fetales y que también puede aparecer en tejido canceroso en la edad adulta.

proteína plasmática (plasma protein), cualquiera de las diferentes proteínas, entre ellas la albúmina, el fibrinógeno, la protrombina y las gammaglobulinas. Estas sustancias ayudan al mantenimiento del equilibrio hídrico relacionado con la presión osmótica, al aumento de viscosidad en la sangre, y colaboran en el mantenimiento de la presión arterial.

proteína precursora del amiloide (PPA) (amyloid precursor protein [APP]), glucoproteína transmembrana grande expresada en la superficie celular y de función poco definida. Puede degradarse sobre la superficie celular a una forma soluble. Otra alternativa tras la rotura es la endocitosis y en algunos casos de este modo se generan péptidos anómalos de 40-43 aminoácidos, que se agregan para crear amiloide Ab, asociado a la enfermedad de Alzheimer.

proteína ribonuclear (ribonuclear protein [RNP]), proteína conjugada constituida por una molécula de proteína y un ácido nucleico.

proteína sérica (serum protein), cada una de las proteínas del suero sanguíneo.

proteína simple (simple protein), proteína que libera aminoácidos como producto único o principal en la hidrólisis. A esta clase pertenecen albúminas, globulinas, glutelinas, proteínas solubles en alcohol, albuminoides, histonas y protaminas.

proteína tau (tau protein), proteína asociada a microtúbulos que forma agregados insolubles e hiperfosforilados en la enfermedad de Alzheimer.

proteínas inactivadoras del ribosoma (RIP) (ribosome-inactivating proteins [RIP]), N-glucosidasas que escinden el enlace N-glucosídico de la adenina en una secuencia de ácido ribonucleico ribosómico. Las RIP del tipo 1 son proteínas de cadena única. Algunas RIP del tipo 2, como la ricina, poseen un dominio de lectina específica de galactosa que se une a las superficies celulares, convirtiéndolas en toxinas potentes.

proteínas inmunitarias (immune proteins), proteínas en forma de anticuerpos o antitoxinas que contribuyen a la inmunidad de un huésped.

proteínas sanguíneas (blood proteins), proteínas normales de la sangre, como albúmina, globulinas, hemoglobina, proteínas ligadas a hormonas u otros compuestos.

proteinasa (proteinase), enzima proteolítica que fragmenta las moléculas proteicas a nivel de sus enlaces centrales.

proteincinasa (protein kinase [PKA]), proteína que cataliza la transferencia de un grupo fosfato del adenosintrifosfato para la producción de una fosfoproteína.

proteinemia (proteinemia), concentración excesiva de proteínas en la sangre.

proteinosis alveolar (alveolar proteinosis), enfermedad muy poco frecuente que se caracteriza por el depósito de proteínas plasmáticas, lipoproteínas y otros componentes sanguíneos dentro de los alveolos pulmonares, dificultando la capacidad de los pulmones de intercambiar oxígeno y dióxido de carbono.

proteinosis alveolar pulmonar (pulmonary alveolar proteinosis), trastorno en el que los alveolos pulmonares se llenan de proteínas y lípidos. La causa es desconocida y la enfermedad progresa hasta la insuficiencia respiratoria.

proteinuria (proteinuria), presencia en la orina de cantidades anormalmente elevadas de proteínas, habitualmente albúmina. La proteinuria persistente suele ser un signo de enfermedad renal o de complicación renal de otra enfermedad.

proteinuria glomerular (glomerular proteinuria) tipo de proteinuria más habitual, causada por una enfermedad glomerular y una permeabilidad anómala de los capilares glomerulares a las proteínas.

proteinuria ortostática (orthostatic proteinuria), presencia de proteínas en la orina de algunas personas especialmente adolescentes, que han estado de pie durante mucho tiempo. Desaparece cuando se tumban y no tiene significado patológico.

proteolípido (proteolipid), tipo de lipoproteína en la que el material lipídico forma más de la mitad de la molécula. Es insoluble en agua y se origina principalmente en el cerebro.

proteólisis (proteolysis), proceso en el que la adición de agua a los enlaces peptídicos de las proteínas fragmenta la molécula proteica en elementos simples. Este proceso puede estar catalizado por numerosas enzimas.

protésico (prosthetist), persona que fabrica y ajusta miembros artificiales y aparatos similares prescritos por un médico.

protésico dental (denturist), persona implicada en la salud dental, no odontólogo, que se dedica a realizar dentaduras parciales o completas. En EE.UU. existen leyes que restringen su actividad.
prótesis (prosthesis), **1.** sustitución artificial de una parte del cuerpo que falta, como un miembro artificial o una sustitución articular completa. **2.** dispositivo pensado y aplicado para mejorar la función, como las prótesis auditivas.
prótesis con apoyo dental (tooth-borne), prótesis dental o parte de una prótesis que depende completamente de un diente colindante como soporte.
prótesis de ajuste postoperatorio inmediato (immediate postoperative fit prosthesis [IPOF]), prótesis temporal o preparatoria, como una pierna artificial simple.
prótesis de alambres rectos (straight wire fixed orthodontic appliance), aparato de ortodoncia fijo que se emplea para corregir y mejorar la maloclusión. Su diseño y la colocación de los bracketts y alambres tiene por objetivo limitar la necesidad de ajustes.
prótesis de Niebauer (Niebauer prothesis), prótesis de Silastic para la sustitución de la articulación interfalángica y el pulgar.
prótesis de pene (penile prosthesis), dispositivo que se puede implantar quirúrgicamente en el pene para el tratamiento de la disfunción eréctil.
prótesis de soporte del tendón rotuliano (STR) (patellar-tendon bearing [PTB] prosthesis), ortesis de tobillo-pie (OTP) que proporciona un estiramiento prolongado a la musculatura posterior de la pierna y que puede crear una fuerza de extensión en la articulación de la rodilla.
prótesis de Starr-Edwards (Starr-Edwards prosthesis), [A. Starr, médico estadounidense, n. 1926; M. L. Edwards, médico estadounidense, n. 1906], válvula cardíaca artificial, en forma de bola enjaulada, que obstruye la abertura de la válvula y evita el flujo retrógrado de la sangre.
prótesis de STR (PTB/prosthesis), siglas de **prótesis de soporte del tendón rotuliano.**
prótesis definitiva (definitive prosthesis), dispositivo protésico definitivo que sustituye a uno transitorio, como un soporte.
prótesis dental (dental prosthesis), aparato fijo o extraíble para sustituir la pérdida de uno o más dientes naturales.
prótesis dental parcial (partial denture), prótesis dental fija o extraíble empleada para reemplazar uno o más dientes perdidos.
prótesis endoesquelética (endoskeletal prosthesis), dispositivo protésico en el que el soporte del cuerpo lo proporciona un pilón interno.
prótesis exoesquelética (exoskeletal prosthesis), prótesis en la que el apoyo lo proporciona una estructura externa (y no un implante), como sucede con un miembro artificial.
prótesis maxilofacial (maxillofacial prosthesis), sustitución protésica de parte o de la totalidad del maxilar superior, nariz o pómulo. Se aplica cuando la reparación quirúrgica aislada es insuficiente.
prótesis preparatoria (preparatory prosthesis), miembro artificial temporal que se ajusta al muñón inmediatamente después de la amputación. Facilita la deambulación y la adaptación biomecánica durante las primeras semanas tras la intervención quirúrgica.
protética (prosthetics), rama de la cirugía relacionada con el diseño, construcción y aplicación de miembros artificiales u otros sistemas para reemplazar la función de una región corporal ausente.
Proteus *(Proteus),* género de bacilos gramnegativos móviles que con frecuencia se asocian a infecciones nosocomiales y que se encuentran habitualmente en las heces, en el agua y en el suelo. *Proteus* puede provocar infecciones de vías urinarias, pielonefritis, infecciones de heridas, diarrea, bacteriemia y shock endotóxico.
Proteus mirabilis *(Proteus mirabilis),* especie de bacterias gramnegativas, con motilidad y con forma de bastón que se encuentran en la carne putrefacta, abscesos y materia fecal. Es la principal causa de infección de las vías urinarias.
Proteus morganii *(Proteus morganii),* especie bacteriana que se asocia a la diarrea infecciosa de los lactantes.
Proteus vulgaris *(Proteus vulgaris),* especie bacteriana que constituye una causa frecuente de infecciones de vías urinarias. Las bacterias se localizan en las heces, en el agua y en el suelo.
protista (protist), miembro del reino Protista que incluye organismos eucarióticos, en su mayor parte unicelulares, con modos de alimentación similares a los de los animales (protozoos), plantas (algas) y hongos (mohos).
protium (protium, ^{1}H), hidrógeno ordinario o ligero, en oposición al *deuterio* (^{2}H) o al *tritio* (^{3}H).
protocolo (protocol), programa escrito en el que se especifican los procedimientos a seguir para la realización de una determinada exploración, en el curso de una investigación o en la prestación de asistencia por una determinada enfermedad.
protocolo del esparadrapo de Herzog (Herzog taping protocol), procedimiento para inmovilizar y equilibrar un pie con esparadrapo después de una lesión musculoesquelética.
protón (proton), partícula cargada positivamente que constituye un componente fundamental del núcleo de todos los átomos. El

número de protones del núcleo de un átomo es igual al número atómico del elemento.

protoplásmico (protoplasmic), relativo a o compuesto de protoplasma, la sustancia de la que están constituidas las células animales y vegetales.

protoplasto (protoplast), **1.** (en biología) protoplasma de una célula sin la membrana que lo delimita. **2.** primera entidad u original.

protoporfiria (protoporphyria), concentración elevada de protoporfirina en sangre y heces.

protoporfiria eritropoyética (PPE) (erythropoietic protoporphyria), trastorno autosómico dominante que constituye una forma de porfiria eritropoyética caracterizada por niveles aumentados de protoporfirina en los eritrocitos, el plasma, el hígado y las heces y con una amplia variedad de cambios cutáneos fotosensibles, que oscilan entre una sensación urente o pruriginosa y eritema, edema en placas y hematomas.

protoporfirina (protoporphyrin), tipo de porfirina que se combina con hierro y proteínas para formar un grupo de moléculas orgánicas importantes, entre ellas catalasa, hemoglobina y mioglobina.

prototipo (prototype), forma primaria u original de un objeto u organismo.

protozoos (protozoa), protistas unicelulares que toman su alimento del exterior. Los protozoos incluyen formas de vida libre, como las amebas y paramecios, así como formas parásitas. Aproximadamente 30 protozoos son patógenos para los seres humanos, incluyendo el *Plasmodium* que causa el paludismo y el *Trypanosoma* que provoca la enfermedad del sueño.

protrombina (prothrombin), proteína plasmática que es convertida a la forma activa, factor IIa o trombina, por desdoblamiento. A continuación la trombina desdobla el fibrinógeno a su forma activa, la fibrina. La deficiencia en factor II lleva a hipoprotrombinemia.

protrombinemia (prothrombinemia), presencia de protrombina en la sangre.

protrusión (protrusion), estado o trastorno de estar situado hacia delante o de sobresalir.

protuberancia (boss), abultamiento o eminencia en un órgano, como un tumor o un crecimiento excesivo en la superficie de un hueso.

protuberancia (protuberance), punto de referencia anatómica que aparece como una proyección o tumefacción roma, como la barbilla, las nalgas o la prominencia del hueso frontal por encima de las cejas.

protuberancia, puente de Varolio (pons), prominencia de la superficie anterior del tronco del encéfalo, entre el bulbo raquídeo y los pedúnculos cerebrales del mesencéfalo. La protuberancia está constituida por sustancia blanca y algunos núcleos y está dividida en una región anterior y otra posterior. La región anterior está formada por fibras transversas separadas por haces longitudinales y pequeños núcleos. La parte posterior comprende el tegmento *(tegmentum pontis),* que es una continuación de la formación reticular de la médula. El tegmento contiene los núcleos de algunos nervios craneales.

protuberancia escrotal (scrotal swelling), el agrandamiento más temprano del tejido embrionario que llegará a formar la mitad del escroto.

protuberancia mentoniana (mental protuberance), engrosamiento medial situado en la base de la mandíbula en su superficie anterior, donde se unen las dos partes de la mandíbula.

protuberancia occipital externa (external occipital protuberance), prominencia central del hueso occipital con líneas curvas que se extienden en sentido lateral desde ella.

proveedor de salud (health care provider), cualquier individuo o institución que proporciona servicios asistenciales a los consumidores de asistencia sanitaria.

Provincial Territorial Nurses' Association (PTNA), asociación de profesionales de la enfermería canadienses organizada a nivel provincial o territorial. La Canadian Nurses' Association es una federación de las 11 PTNA.

provirus (provirus), fase de la replicación vírica en la que la información genética del virus se ha integrado en el genoma de la célula del huésped.

provisión de personal (staffing), proceso de asignación de personas para ocupar los puestos designados para una estructura organizada a través del reclutamiento, la selección y el destino.

provisional (tentative), que no es final o definitivo, como un hallazgo experimental que todavía no ha sido validado.

provitamina (provitamin), precursor de una vitamina; sustancia presente en ciertos alimentos que una vez en el organismo puede convertirse en una vitamina.

provocación alimentaria (food challenge), prueba de provocación para determinar alergenos alimentarios. Se administra por vía oral una pequeña cantidad de preparado liofilizado del alergeno sospechoso y se monitoriza al paciente para observar reacciones del tipo eritema, rinorrea o diarrea.

prox (prox), abreviatura de **proximal.**

proxemia (proxemics), estudio de las distancias espaciales entre las personas y su efecto sobre el comportamiento interpersonal, especialmente en relación con la densidad de población, la situación de las personas dentro de una zona, la territorialidad, el espacio personal y la posibilidad de intimidad.

proximal (proximal), situado más cerca de un punto de referencia, habitualmente el tronco del cuerpo, que de otras partes del cuerpo.

próximo (proximate), más cercano a un punto de origen o de inserción.

proyección (projection, view), **1.** protuberancia; cualquier elemento que empuja o sobresale hacia fuera. **2.** percepción de una idea o pensamiento como una realidad objetiva. **3.** (en psicología) mecanismo de defensa inconsciente mediante el cual un individuo atribuye a otro sus propios rasgos, ideas o impulsos inaceptables.

proyección apical lordótica (apical lordotic view), radiografía realizada con el paciente inclinado hacia atrás en un ángulo de aproximadamente 45°, permitiendo así la visualización de los ápices pulmonares que están bajo las clavículas.

proyección de intensidad máxima (PIM) (maximum intensity projection [MIP]), método de procesamiento de la imagen tridimensional usado en TC y RM.

proyección en abanico lateral (fan lateral projection), técnica para realizar una radiografía de la mano sin que se superpongan las falanges. El paciente coloca sus dedos alrededor de una cuña de esponja, diseñada de forma que cada dedo aparezca separado, en forma de abanico, en la placa.

proyección lateral (lateral projection), (en radiología) representación radiográfica del cuerpo producida mediante un haz de rayos X que lo atraviesa desde el lado izquierdo hasta el derecho o viceversa.

proyección radiográfica (radiographic projection), camino recorrido por un haz de rayos X cuando pasa a través del cuerpo.

PrP (PrP), abreviatura de la proteína prión, un agente infeccioso parecido a un virus asociado a la enfermedad de Creutzfeldt-Jacob.

prueba (test), **1.** examen o ensayo realizado para establecer un principio o determinar un valor. **2.** reacción o reactivo químico que tiene significado clínico.

prueba AFPSM (MSAFP), siglas de **prueba de la alfa-fetoproteína sérica materna.**

prueba antiglobulina (antiglobulin test), prueba que se realiza para detectar la presencia de anticuerpos que revisten y lesionan los eritrocitos como consecuencia de diversas enfermedades o trastornos. Esta prueba puede identificar anticuerpos Rh en la sangre materna, por lo que se utiliza para prevenir la enfermedad hemolítica del recién nacido. Se emplea también para el diagnóstico y la detección selectiva de las anemias hemolíticas autoinmunitarias y en la determinación de la compatibilidad de los tipos de sangre.

prueba Apt (Apt test), prueba de sangre en heces de un recién nacido. La prueba distingue la sangre materna y la del niño. La existencia de sangre del niño indica hemorragia digestiva activa o enterocolitis necrosante.

prueba cabeza arriba en la mesa inclinada (CAMI) (heads-up tilt table test [HUTT]), método para evaluar niños con síncope neurocardíaco. Después de registrar los signos basales en decúbito supino, el paciente es inclinado hasta un ángulo de 80° durante 30 minutos, o hasta que se presentan los signos de síncope neurocardíaco.

prueba calórica (caloric test), procedimiento en el que se irriga de forma alternativa el oído con aire o agua fría y caliente. Si el oído es normal, la irrigación con agua caliente produce un nistagmo rotatorio hacia el lado irrigado. La irrigación con agua fría produce un nistagmo rotatorio hacia el lado opuesto al irrigado. Si la zona vestibular del oído es normal, todos los tipos de irrigación van a producir un nistagmo de una intensidad aproximada. Si hay afectación vestibular, la irrigación va a producir un nistagmo de intensidad menor que en el oído normal.

prueba con eritrocitos de carnero (sheep cell test), método que mezcla células sanguíneas humanas con hematíes de carnero para determinar la ausencia o el déficit de linfocitos T humanos. Cuando se mezclan con células sanguíneas humanas, los hematíes de carnero se agrupan alrededor de los linfocitos T, formando unas rosetas características. La ausencia de rosetas o la disminución de su número son indicativas de déficit o ausencia de células T.

prueba con fórceps (trial forceps), operación obstétrica que consiste en intentar ayudar a nacer a un niño con fórceps obstétrico. Se coloca el fórceps en la cabeza del niño y se aplica una tracción moderada. Este procedimiento se continúa sólo si la prueba indica que el parto puede tener lugar con seguridad.

P

prueba conjuntival (conjunctival test), procedimiento utilizado para identificar alergenos nocivos mediante la instilación en el ojo de una solución diluida del extracto alergénico.

prueba cruzada (testcross), (en genética) cruce de un fenotipo dominante con un fenotipo recesivo para determinar el grado de vínculo genético o si el fenotipo dominante es homocigoto o heterocigoto.

prueba cualitativa (qualitative test), prueba que determina la presencia o ausencia de una sustancia.

prueba cualitativa de Benedict (Benedict's qualitative test), [Stanley R. Benedict, bioquímico estadounidense, 1884-1936], prueba para determinar el azúcar en orina basada en la reducción por glucosa de los iones de cobre. La formación de un precipitado naranja o rojo indica más del 2% de azúcar (índice 4+); amarillo indica del 1 al

2% (índice 3+); verde oliva indica del 0,5 al 1% (índice 2+), y verde indica menos del 0,5% (índice 1+). Hoy en día no es de uso frecuente.

prueba cualitativa de la melanina (qualitative melanin test), prueba para la detección de melanina en la orina de pacientes con melanomas malignos.

prueba cuantitativa (quantitative test), prueba que determina la cantidad de una sustancia por unidad de volumen o unidad de peso.

prueba cuantitativa de Carroll de la función de la extremidad superior (Carrol Quantitative Test of Upper Extremity Function), prueba de seis fases que valora la capacidad del paciente para sujetar y elevar objetos de formas y tamaños diferentes. Va dirigido a medir la capacidad para realizar los movimientos generales con brazos y manos que se requieren en las actividades de la vida diaria.

prueba cutánea (skin test), prueba para determinar la reacción del cuerpo a una sustancia, observando los resultados producidos al inyectar la sustancia por vía intradérmica o aplicarla de forma tópica sobre la piel. Las pruebas cutáneas se utilizan para detectar alérgenos, determinar la inmunidad y diagnosticar enfermedades.

prueba cutánea de alergia (allergy skin test), prueba cutánea utilizada para detectar reacciones alérgicas. Si se realiza correctamente se considera la prueba más práctica y barata para detectar este tipo de reacciones. La prueba supone la inyección intradérmica de un alergeno para evaluar posteriormente la roncha (inflamación) y el enrojecimiento que se producen.

prueba de 2,3-difosfoglicerato (2,3-diphosphoglycerate test), prueba sanguínea utilizada en la evaluación de la anemia no esferocítica.

prueba de 17-cetosteroides (17-KS) (17-ketosteroids [17-KS] test), prueba realizada en orina de 24 horas útil en el diagnóstico de disfunción corticosuprarrenal. Se miden los niveles de 17-KS, que son metabolitos de la testosterona y hormonas sexuales androgénicas diferentes de la testosterona procedentes de la corteza suprarrenal y de los testículos.

prueba de 17-hidroxicorticoide (17-hydroxycorticosteroid test [17-OCHS]), análisis de orina de 24 horas obsoleto y que se utilizaba antes para detectar una concentración anómala de 17-hidroxicorticoides. Las concentraciones están elevadas en la hiperfunción de la glándula suprarrenal (síndrome de Cushing), mientras que están reducidos en la hipofunción (enfermedad de Addison).

prueba de absorción de anticuerpos treponémicos fluorescentes (prueba FTA-ABS) (fluorescent treponemal antibody absorption test [FTA-ABS test]), prueba serológica de referencia para la sífilis.

prueba de absorción de la D-xilosa (D-xylose absorption test), prueba sanguínea o urinaria cuyo resultado refleja la absorción intestinal del monosacárido D-xilosa, que no es metabolizado por el organismo. En los pacientes con malabsorción, la absorción de D-xilosa está disminuida y, como consecuencia de ello, los niveles sanguíneos y la excreción urinaria están reducidos. Esta prueba se utiliza para distinguir los pacientes con diarrea producida por maldigestión (disfunción biliar/pancreática) de los pacientes con diarrea por malabsorción (esprue, enfermedad de Whipple, enfermedad de Crohn).

prueba de abuso de sustancias adictivas (substance abuse testing), valoración selectiva de la orina o la sangre, o prueba de otra naturaleza, destinada a identificar el consumo de drogas, la sobredosis de las mismas o la intoxicación por sustancias tales como plomo o monóxido de carbono.

prueba de acetona en orina (acetone in urine test), prueba para detectar la presencia de dimetilcetona en la orina de los pacientes, utilizada como indicador analítico de cetosis y de la gravedad de la diabetes mellitus. La prueba consiste en introducir en la orina unas tiras de papel o unos bastoncitos químicamente tratados. Ante la presencia de acetona en la orina, por degradación incompleta de los ácidos grasos y los aminoácidos en el cuerpo, las tiras analíticas cambian de color. Una prueba similar utiliza un compuesto añadido directamente a una muestra de orina.

prueba de ácido 5-hidroxiindolacético (5-hydroxyindoleacetic acid test), prueba de diagnóstico en orina de 24 horas utilizada para diagnóstico y seguimiento del curso clínico de pacientes con tumores carcinoides, que pueden desarrollarse en el apéndice, intestino, pulmón o cualquier tejido derivado del neuroectodermo.

prueba de ácido delta-aminolevulínico (delta aminolevulinic acid test), prueba en orina para el diagnóstico de la porfiria. También se emplea para diagnosticar intoxicaciones por plomo, trastornos de alcoholismo crónico y cetoacidosis diabética.

prueba de ácido fólico (folato) (folic acid test [folate]), prueba sanguínea para evaluar trastornos hemolíticos y para detectar anemia causada por déficit de ácido fólico.

prueba de ácido láctico (lactato) (lactic acid test [lactate]), prueba sanguínea que mide los niveles de lactato, que es un indicador fiable y sensible de la hipoxia tisular.

prueba de ácidos nucleicos (nucleic acid test), cualquiera de las distintas pruebas en las que se utilizan técnicas de biología molecular para detectar e identificar microorganismos, incluyendo virus, basándose en sus ácidos nucleicos. Incluyen las pruebas de confirmación de cultivos, con las que se identifican los microorganismos que crecen en un cultivo, y las pruebas directas, que permiten identificar los microorganismos directamente en una muestra.

prueba de aglutinación con eritrocitos de carnero (sheep cell agglutination test [SCAT]), prueba para detectar la presencia de factor reumatoide en el suero sanguíneo, utilizando hematíes de carnero que han sido sensibilizados con inmunoglobulinas de conejo antieritrocito de carnero. Se producirá la aglutinación de la globulina si el suero contiene factor reumatoide.

prueba de aglutinación de esperma (sperm agglutination test), cualquiera de las diferentes pruebas destinadas a detectar la presencia de anticuerpos antiesperma como causa de infertilidad, basadas en la capacidad de los grandes isotipos multivalentes, como la IgM o la IgA secretora, para interconectar y aglutinar los espermatozoides que tienen esos anticuerpos. El plasma sérico o seminal se mezcla con una concentración conocida de esperma. Las inmunoglobulinas de la mezcla comienzan a continuación a aglutinar el esperma. Tras un período de tiempo a 37 °C, se valora la magnitud de la aglutinación.

prueba de aglutinación directa (direct agglutination test), prueba de la presencia de anticuerpos frente a un antígeno específico en la cual se mezcla un antisuero diluido con el antígeno en cuestión.

prueba de aglutinación en bandeja (tray agglutination test), tipo de prueba de aglutinación del esperma en la que se mezcla una pequeña cantidad de esperma y suero en una bandeja microscópica para su examen.

prueba de aglutinación en tubo de ensayo-portaobjetos (tube-slide agglutination test), tipo de prueba de aglutinación del esperma en la que se mezclan esperma y suero en un tubo de ensayo y luego se transfiere a un portaobjetos para su examen.

prueba de aglutinación por anticuerpos calientes/fríos (febrile/cold agglutinins test), prueba sanguínea utilizada para diagnosticar enfermedades infecciosas y algunas enfermedades neoplásicas. Los estudios de aglutinación sérica por anticuerpos calientes se utilizan para el diagnóstico de salmonelosis, rickettsiosis, brucelosis, tularemia y algunas leucemias y linfomas, mientras que la aglutinación por anticuerpos fríos se encuentra en pacientes infectados por *Mycoplasma pneumoniae* o con gripe, mononucleosis, artritis reumatoide y linfomas.

prueba de agregación plaquetaria (platelet aggregation test), prueba sanguínea que puede detectar enfermedades que afectan al número de plaquetas o a su función y que por estos motivos producen una prolongación del tiempo de hemorragia. Esta prueba puede proporcionar información sobre la prolongación del tiempo de agregación de las plaquetas, alteraciones del tejido conjuntivo como lupus eritematoso diseminado, derivación cardiopulmonar reciente, diálisis reciente, diferentes enfermedades mieloproliferativas, enfermedad de la proteína primaria, enfermedad de von Willebrand, uremia y alteraciones congénitas como síndrome de Wiskott-Aldrich, síndrome de Bernard-Soulier y trastornos del depósito del glucógeno.

prueba de alanina aminotransferasa (ALT) (alanine aminotranferase test [ALT]), prueba sanguínea que mide las concentraciones de alanina transfersasa.

prueba de albúmina (albumin test), una de las diferentes pruebas realizadas para detectar la presencia de albúmina en la orina. Un tipo de prueba de la albúmina es la que depende del cambio de color de una tira de papel químicamente tratada en presencia de albúmina.

prueba de aldolasa (aldolase test), la prueba sanguínea más útil para indicar la existencia de lesión o enfermedad muscular o hepática.

prueba de aldosterona (aldosterone test), prueba sanguínea o de orina de 24 horas utilizada para el diagnóstico de hiperaldosteronismo.

prueba de alfa$_1$-antitripsina (alpha$_1$-antitrypsin test), prueba sanguínea útil que se realiza en sujetos con antecedentes familiares de enfisema, ya que existe tendencia familiar a padecer un déficit de la enzima alfa$_1$-antitripsina. Se describe una deficiencia parecida en niños con hepatopatía.

prueba de alfa-fetoproteína (alpha-fetoprotein test [AFP]), prueba sanguínea utilizada para ayudar al diagnóstico de ciertos trastornos neoplásicos como hepatoma, algunos tumores y teratomas, enfermedad de Hodgkin, linfoma y carcinoma de células renales. La concentración elevada de AFP puede indicar también la presencia de cirrosis, hepatitis crónica activa y defectos del tubo neural en el feto.

prueba de alfa-fetoproteína sérica materna (maternal serum alpha-fetoprotein [MSAFP] test), prueba sanguínea en una mujer embarazada, diseñada para indicar un aumento del riesgo de defectos de tubo neural abierto del feto, como la espina bífida. También puede indicar aumento de riesgo del síndrome de Down.

prueba de Allen (Allen's test), prueba realizada para comprobar la permeabilidad de la arteria radial una vez que se ha insertado un catéter de monitorización en el interior de la misma.

prueba de Allen-Doisy (Allen-Doisy test), [Edgar Allen, endocrinólogo norteamericano, 1892-1943; Edward Doisy, fisiólogo norteamericano premio Nobel, 1893-1986], prueba de bioanálisis para estrógenos y gonadotropinas mediante la inyección de una sustancia estrogénica a ratones o ratas ovariectomizados. La aparición de células queratinizadas en los frotis vaginales y la desaparición de leucocitos es considerada como positiva.

prueba de Ames (Ames test), [Bruce Nathan Ames, genetista molecular norteamericano, n. 1928], método empleado para comprobar el potencial carcinogénico de las sustancias, exponiendo una muestra de éstas a una cepa de *Salmonella*.

prueba de amilasa (amylase test), prueba en sangre o en orina, sencilla y rápida, que es muy específica de la pancreatitis y de otros trastornos pancreáticos. Las concentraciones elevadas de amilasa pueden indicar también alteraciones de otros órganos como perforación intestinal, úlcera péptica perforante, obstrucción duodenal y otros procesos.

prueba de amplificación directa (direct amplification test), método empleado para identificar con rapidez organismos patógenos en muestras obtenidas de un paciente. El ARN de un organismo se copia (se amplifica) y a continuación se detecta mediante una sonda de ácidos nucleicos. Un pequeño número de virus o bacterias pueden identificarse en un plazo de pocas horas, muy inferior al de días o semanas que requieren las pruebas de cultivo.

prueba de análisis de radioinmunoabsorbencia (radioimmunosorbent test), prueba que utiliza la IgE sérica para detectar alergias a diversas sustancias, como determinados cosméticos, pieles de animales, polvo y hierbas.

prueba de androstendiona (androstenedione test), prueba sanguínea utilizada para reconocer la presencia de androstenodiona, un precursor de la testosterona, que puede ser empleado por algunos atletas por vía oral para aumentar el rendimiento o incrementar la masa corporal.

prueba de anticuerpos anti-ADN (anti-DNA antibody test), prueba sanguínea que es útil para el diagnóstico y seguimiento del LES. El LES se caracteriza por la presencia de concentraciones elevadas de estos anticuerpos, mientras que las concentraciones bajas o moderadas pueden indicar la existencia de otras enfermedades reumáticas, así como de hepatitis crónica, mononucleosis infecciosa y cirrosis biliar.

prueba de anticuerpos antiespermatozoide (antispermatozoal antibody test), análisis de líquido corporal o prueba sanguínea utilizada para la detección de la infertilidad. La prueba se puede realizar tanto en hombres como en mujeres para detectar la presencia de anticuerpos antiesperma que puedan disminuir la fertilidad.

prueba de anticuerpos antiinsulina (insulin antibody test), prueba sanguínea utilizada para detectar la presencia de anticuerpos frente a la insulina, que se realiza en casi todos los pacientes tratados con insulina exógena. Estos anticuerpos pueden reducir la cantidad de insulina disponible para el metabolismo de la glucosa y contribuir a la resistencia a la insulina.

prueba de anticuerpos antimitocondriales (AMA) (antimitochondrial antibody test [AMA]), prueba sanguínea que se utiliza fundamentalmente para determinar la existencia de anticuerpos antimitocondriales en la sangre. Pueden aparecer títulos bajos en pacientes con hepatitis crónica, hepatotoxicidad inducida por fármacos y otros trastornos. Los títulos altos suelen ser diagnósticos de cirrosis biliar primaria. Los AMA pueden ser positivos también en pacientes con hepatitis autoinmunitaria, obstrucción extrahepática o infección aguda.

prueba de anticuerpos antimúsculo liso (anti-smooth muscle antibody test), prueba sanguínea que se utiliza para ayudar a diagnosticar la hepatitis crónica activa autoinmune, aunque un resultado positivo con concentración baja de anticuerpos puede estar asociado también a infecciones víricas, neoplasias, esclerosis múltiple, cirrosis biliar primaria e infecciones por *Mycoplasma*.

prueba de anticuerpos antinucleares (AAN) (antinuclear antibody [ANA] test), prueba sanguínea para la detección de anticuerpos antinucleares.

prueba de anticuerpos antiplaquetarios (platelet antibody detection test), prueba sanguínea utilizada para detectar la destrucción de las plaquetas mediada por el sistema inmune. Esta destrucción puede causar hemoglobinuria paroxística, así como trombocitopenia inmunológica.

prueba de anticuerpos anti-SS-A (ro), anti-SS-B (La) y anti-SS-C (anti-SS-A [ro], anti-SS-B [La] and anti-SS-C antibody test), prueba en sangre que mide la presencia de anticuerpos antinucleares, que indica síndrome de Sjögren.

prueba de anticuerpos antitiroglobulina (antithyroglobulin antibody test), prueba sanguínea utilizada principalmente en el diagnóstico diferencial de enfermedades del tiroides, como tiroiditis de Hashimoto. Normalmente, esta prueba se realiza junto con la prueba de los anticuerpos antitiroideos microsomales.

prueba de anticuerpos antitiroideos con peroxidasa (TPO) (antithyroid peroxidase antibody [TPO] test), prueba sanguínea empleada en el diagnóstico diferencial de las enfermedades tiroideas, como la enfermedad de Hashimoto o la tiroiditis linfocitaria crónica.

prueba de anticuerpos antitiroideos microsomales (antithyroid microsomal antibody test), prueba sanguínea utilizada principalmente en el diagnóstico diferencial de enfermedades del tiroides, como enfermedad de Hashimoto. Normalmente, esta prueba se realiza junto con la prueba de los anticuerpos antitiroglobulina.

prueba de anticuerpos citoplásmicos antineutrófilo (ANCA) (antineutrophil cytoplasmic antibody test [ANCA]), prueba sanguínea utilizada para diagnosticar la granulomatosis de Wegener. También se usa para seguir el curso de la enfermedad, controlar su respuesta al tratamiento y detectar precozmente las recidivas.

prueba de anticuerpos contra rubéola (rubella antibody test), prueba sanguínea realizada para detectar la inmunidad frente a la rubéola, en especial en mujeres gestantes, y para diagnosticar la enfermedad en lactantes.

prueba de anticuerpos del sarampión (rubeola antibody test), prueba sanguínea que evalúa la infección por sarampión en pacientes que no pueden ser diagnosticados clínicamente, y establece y documenta la inmunidad frente a la enfermedad.

prueba de anticuerpos en la enfermedad del Legionario (Legionnaires' disease antibody test), prueba en sangre para diagnosticar la enfermedad del Legionario.

prueba de anticuerpos fluorescentes (prueba AF) (fluorescent antibody test [FA test]), prueba en la que se utiliza una tinción fluorescente para teñir un anticuerpo con el objetivo de identificar muestras clínicas. Los organismos teñidos brillan visiblemente cuando se examinan con un microscopio de fluorescencia. La técnica de anticuerpos fluorescentes puede usarse en la identificación de *Mycobacterium tuberculosis* y en las pruebas de detección selectiva más comunes de la sífilis.

prueba de anticuerpos fluorescentes para *Treponema pallidum* (FTA-TP) (direct fluorescent antibody-*Treponema pallidum* test [DFA-TP test]), prueba de anticuerpos para la sífilis que utiliza inmunofluorescencia directa destinada a detectar los anticuerpos contra *T. pallidum* en suero.

prueba de anticuerpos frente a la cardiolipina (anticardiolipin antibodies test), prueba sanguínea que se emplea en el diagnóstico de LES. Las concentraciones altas pueden indicar trombosis, trombocitopenia, sífilis e infección aguda.

prueba de anticuerpos frente a la esclerodermia (antiscleroderma antibody test), prueba en sangre para facilitar el diagnóstico de esclerodermia.

prueba de anticuerpos frente a la membrana basal glomerular (antiglomerular basement membrane antibodies test), prueba en sangre o tejido utilizada para el diagnóstico del síndrome de Goodpasture, que se asocia a la existencia de anticuerpos circulantes frente a la membrana basal glomerular.

prueba de anticuerpos frente a las células parietales (PACP) (antiparietal cell antibody [APCA] test), prueba sanguínea que permite medir la concentración de ACP, cuya presencia indica una anemia perniciosa, gastritis atrófica, tiroiditis de Hashimoto, mixedema, diabetes juvenil o enfermedad de Addison.

prueba de anticuerpos frente al centrómero (anticentromere antibody test), prueba sanguínea para diagnosticar el síndrome CREST.

prueba de anticuerpos frente al miocardio (AMA) (antimyocardial antibody [AMA] test), prueba en sangre empleada para la detección de un origen autoinmunitario de las lesiones y enfermedades del miocardio, como la cardiopatía reumática, la miocardiopatía, el síndrome postoracotomía o tras un IM. Se puede emplear también esta prueba para seguir el efecto del tratamiento de estos procesos.

prueba de anticuerpos frente al parvovirus B19 (parvovirus B19 antibody test), prueba sanguínea utilizada para detectar la presencia de anticuerpos frente al parvovirus B19, conocido agente patógeno para el hombre.

prueba de anticuerpos frente al receptor de acetilcolina (AChR) (acethylcoline receptor [AChR] antibody test), una de las tres pruebas en sangre que analizan los AChR para el diagnóstico de la miastenia grave; la más sensible es la prueba de anticuerpos moduladores de AChR y la menos sensible es la prueba de anticuerpos bloqueantes de AChR. La prueba más empleada es la prueba de anticuerpos que se ligan a AChR.

prueba de anticuerpos heterófilos (heterophil antibody test), prueba para detectar la presencia de anticuerpos heterófilos en el suero de los pacientes en los que se sospecha padecen mononucleosis infecciosa, basada en una reacción de aglutinación entre los anticuerpos heterófilos del suero de la persona y el antígeno heterófilo.

prueba de anticuerpos neutralizantes de la rabia (rabies-neutralizing antibody test), prueba sanguínea realizada a quienes trabajan con animales y que han recibido la vacuna contra la rabia obtenida de células diploides humanas y a quienes pueden haber estado expuestos al virus de la rabia.

prueba de antiestreptolisina O (ASLO) (antistreptolysin-O test [ASOT, ASO, ASLT]), prueba de anticuerpos estreptocócicos cuya finalidad es detectar y cuantificar los anticuerpos séricos frente a la estreptolisina O, una exotoxina producida por la mayoría de los estreptococos del grupo A y por algunos estreptococos de los grupos C y G. Esta prueba se utiliza a menudo como método de ayuda para el diagnóstico de la fiebre reumática y la glomerulonefritis.

prueba de antígeno no treponema (nontreponemal antigen test), cualquiera de las distintas pruebas para detectar anticuerpos séricos frente a las reaginas (cardiolipina y lecitina) derivadas de los tejidos del huésped en el diagnóstico de la infección por *Treponema pallidum* o sífilis.

prueba de antígeno treponémico (treponemal antigen test), cualquiera de las diversas pruebas que detectan anticuerpos antitreponémicos específicos en suero para el diagnóstico de la infección por *Treponema pallidum* o sífilis.

prueba de antitrombina III (antithrombin III [ATT-III] test), prueba en sangre que permite confirmar la hipercoagulabilidad y ayuda a identificar la causa de la resistencia a la heparina en pacientes tratados con este compuesto.

prueba de apolipoproteínas (apolipoproteins test), prueba sanguínea utilizada para evaluar el riesgo de enfermedad aterogénica del corazón y arterias periféricas. Las concentraciones específicas de ciertas apolipoproteínas también se asocian con otras enfermedades como la enfermedad de Alzheimer, la hipercolesterolemia familiar, algunos tipos de insuficiencia renal, el síndrome nefrótico y la depleción estrogénica en mujeres de más de 50 años de edad.

prueba de aptitud (aptitude test), modalidad de prueba estandarizada de diversos tipos que se realiza para determinar la capacidad de un individuo para aprender ciertas habilidades.

prueba de asociación (association test), técnica empleada en el diagnóstico psiquiátrico y en la evaluación educativa y psicológica, según la cual se pide a la persona que, ante una palabra que actúa como desencadenante, responda con la primera palabra que venga a su mente.

prueba de aspartato aminotransferasa (AST) (aspartate aminotransferase [AST] test), prueba sanguínea utilizada para evaluar la posible existencia de enfermedad oclusiva de las arterias coronarias o de enfermedades hepáticas.

prueba de bilirrubina en sangre (blood bilirubin test), prueba sanguínea realizada en casos de ictericia para determinar si ésta se debe a causas prehepáticas (como la anemia hemolítica), a disfunción hepatocelular (como en la hepatitis) o a una obstrucción extrahepática de los conductos biliares (cálculos o tumores que bloquean los conductos).

prueba de broncoprovocación por inhalación (bronchoprovocation inhalation test), prueba de función pulmonar que se realiza en pacientes con historia de asma que tienen función pulmonar normal en reposo. En una prueba específica el paciente inhala un antígeno particular mientras se monitoriza el volumen espiratorio forzado (VEF). En una prueba inespecífica el paciente inhala una sustancia, como la histamina, periódicamente, a concentraciones crecientes mientras se mide el VEF.

prueba de calcio (Ca) (calcium [Ca] test), prueba en sangre u orina que se usa para evaluar la función paratiroidea y el metabolismo del calcio midiendo directamente la cantidad total de calcio en sangre. Se utiliza para monitorizar a los pacientes con insuficiencia renal, trasplante renal, hiperparatiroidismo y diversas neoplasias malignas, así como para monitorizar los niveles de calcio durante y después de grandes transfusiones de sangre.

prueba de calcitonina (calcitonin test), prueba sanguínea utilizada para evaluar a los pacientes que tienen, o se sospecha que tienen, carcinoma medular de tiroides. Se usa también para monitorizar la respuesta al tratamiento, predecir la recidiva del cáncer e identificar selectivamente a los que tienen historia familiar de la enfermedad.

prueba de captación de resina de triyodotironina (triiodothyronine resin uptake test), prueba de función tiroidea que mide los sitios en la globulina de unión a la tiroxina (TBG) ocupados por triyodotironina endógena (T_3) y cuántos sitios siguen estando disponibles.

prueba de captación de yodo radiactivo (radioiodine uptake test), una de las pruebas más frecuentes de función tiroidea. Se administra una cantidad conocida de yodo radiactivo y, 6 y 24 horas después, se calcula el porcentaje que ha sido absorbido por el tiroides. Un aumento de la captación es indicativo de hipertiroidismo y una reducción de la misma indica hipotiroidismo.

prueba de carga viral (viral load), método para medir la cantidad de virus de la inmunodeficiencia humana en la sangre, expresada en copias por milímetro. La medida de la viremia en el plasma se utiliza como guía para las decisiones que atañen al tratamiento, y para controlar la respuesta al mismo.

prueba de catecolaminas y ácido vanililmandélico (vanillylmandelic acid and catecholamines test), prueba en la que se recoge y analiza la orina de 24 horas para diagnosticar principalmente la hipertensión secundaria al feocromocitoma. También se utiliza para descubrir la presencia de neuroblastomas y tumores suprarrenales.

prueba de citomegalovirus (CMV) (cytomegalovirus [CMV] test), prueba sanguínea para detectar la infección del citomegalovirus (CMV).

prueba de cloruro en sangre (blood chloride test), prueba sanguínea realizada como parte integrante de una prueba multifásica de electrólitos. Se realiza, junto con otras pruebas de detección de electrólitos, para determinar el equilibrio acidobásico del paciente y su estado de hidratación.

prueba de coagulación intravascular (intravascular coagulation test), prueba para detectar la coagulación de la sangre en los vasos sanguíneos.

prueba de colesterol (cholesterol test), prueba sanguínea utilizada para identificar a los pacientes con riesgo de enfermedad arteriosclerótica cardíaca. El colesterol aislado no es un factor predictivo suficientemente preciso de enfermedad cardíaca, por lo que esta prueba suele realizarse como parte de un lipidograma.

prueba de colinesterasa (cholinesterase test), prueba sanguínea que se realiza para identificar a los pacientes con deficiencia de colinesterasa antes de la anestesia o para identificar a los pacientes que han estado expuestos a la intoxicación por fosfatos.

prueba de compresión mediante inyección (impingement injection test), evaluación de una lesión de hombro en la cual más del 50% del arco de abducción dolorosa se alivia tras la inyección de 10 ml de lidocaína en el espacio subacromial.

prueba de concentración de amoníaco (ammonia level test), prueba sanguínea utilizada para ayudar al diagnóstico de enfermedades graves del hígado como hepatitis fulminante, cirrosis y encefalopatía hepática.

prueba de concentración de factores de la coagulación (coagulation factors concentration test), conjunto de pruebas sanguíneas utilizadas para medir los niveles de varios factores específicos supuestamente responsables de defectos de la hemostasia, y para ayudar al médico a determinar el tratamiento apropiado.

prueba de concentración de Fishberg (Fishberg concentration test), prueba de evaluación de la función renal. Al paciente se le da la cena con no más de 200 ml de líquido. La orina evacuada durante la noche se desecha. La orina de la mañana se guarda, el paciente se mantiene en cama, y la orina evacuada 1 y 2 horas más tarde también se guarda. Si la densidad de cualquiera de las tres muestras es inferior a 1,024, existe deterioro de la concentración renal.

prueba de concentración de la urea (urea concentration test), prueba de eficiencia renal basada en que la urea se absorbe con rapidez desde el estómago a la sangre y se excreta en los riñones sanos. Se administran 15 g de urea con 100 ml de líquido y se recoge orina a las 2 horas para determinar la concentración de urea.

prueba de concentración de prolactina (prolactine levels test), prueba sanguínea de utilidad para controlar la actividad de los adenomas pituitarios.

prueba de conducción nerviosa (nerve conduction test), prueba de electrodiagnóstico para determinar la integridad de los nervios periféricos. Se coloca un aparato de estimulación eléctrica sobre un nervio y se mide el tiempo que tarda un impulso en recorrer un segmento determinado de ese nervio. Esta prueba se utiliza para el diagnóstico del síndrome de compresión nerviosa, radiculopatías y polineuropatías.

prueba de confrontación de campo visual (confrontation visual field test), método de evaluación del campo visual de un paciente mediante el desplazamiento de un objeto hacia la periferia de cada uno de los cuadrantes visuales. La prueba se realiza con un ojo tapado y la visión del otro fijada en un punto. El paciente señala cuando visualiza por primera vez el objeto en movimiento.

prueba de contenido de dióxido de carbono (contenido en CO_2) (carbon dioxide content [CO_2 content] test), prueba sanguínea que se utiliza para medir el contenido de CO_2 en la sangre. Se usa como complemento para evaluar el estado de pH y electrólitos del paciente.

prueba de contraste (contrast examination), utilización de materiales radiopacos para poder visualizar órganos internos en una película de rayos X.

prueba de Coombs directa (direct Coombs' test), prueba sanguínea realizada para detectar hemólisis o investigar reacciones transfusionales hemolíticas. Esta prueba demuestra si los eritrocitos del paciente han sido atacados por anticuerpos en el interior del torrente sanguíneo del paciente.

prueba de Coombs indirecta (indirect Coombs' test), análisis de sangre utilizado durante la determinación de la compatibilidad sanguínea, con el fin de detectar la presencia de anticuerpos circulantes frente a los eritrocitos. El objetivo principal es determinar si el paciente tiene anticuerpos séricos (aparte del sistema principal ABO/Rh) contra los eritrocitos que va a recibir mediante una transfusión de sangre.

prueba de cornificación vaginal (vaginal cornification test), prueba del nivel de estrógenos en una muestra de orina de una mujer. Debe confirmarse estudiando el aspecto de las células epiteliales cornificadas mediante un frotis vaginal de un animal de laboratorio.

prueba de creatinfosfocinasa (CPK o CK) (creatinphosphokinase test [CPK, CP or CK]), prueba sanguínea que se utiliza para detectar daño en el miocardio, en el músculo esquelético o en el cerebro. Los niveles séricos de CPK están elevados cuando hay lesión de cualquiera de estos órganos.

prueba de creatinina en sangre (blood creatinine test), prueba sanguínea que mide la concentración de creatinina en sangre y se utiliza para diagnosticar la alteración de la función renal.

prueba de cultivo del esputo y sensibilidad (sputum culture and sensivity test), prueba para la deteccción de bacterias patógenas en el esputo de pacientes con infecciones respiratorias.

prueba de detección de *Chlamydia* (*Chlamydia* test), examen microscópico o prueba sanguínea utilizada para determinar la presencia de muchas de las especies de *Chlamydia* que producen enfermedades en humanos.

prueba de Dick (Dick test), [George F. Dick, 1881-1967; Gladys R. H. Dick, 1881-1963, médicos estadounidenses], prueba cutánea antes utilizada para determinar la sensibilidad a una eritrotoxina producida por los estreptococos del grupo A que producen la escarlatina. Una dosis de prueba cutánea de la toxina se inyecta por vía intradérmica. Un área de inflamación de 3 a 5 cm de diámetro indica que la persona no es inmune, no presenta antitoxina y, en consecuencia, es sensible a la toxina.

prueba de discriminación entre dos puntos (two-point discrimination test), prueba que demuestra la capacidad de una persona para diferenciar estímulos táctiles en dos puntos cercanos del cuerpo al mismo tiempo. Se utiliza para estudiar la posibilidad de lesión en las regiones cerebrales parietales.

prueba de Dix-Hallpike (Dix-Hallpike test), método de evaluar la función vestibular del oído en pacientes con vértigo o pérdida de audición. La posición del paciente se cambia rápidamente de sentado a tumbado con el cuello hiperextendido, y luego se vuelve a sentar. A continuación se puede valorar el nistagmo, procediendo además a diagnosticar los trastornos específicos del vestíbulo.

prueba de Draize (Draize test), método controvertido para comprobar la toxicidad de productos farmacéuticos y de otro tipo para los seres humanos colocando pequeñas cantidades de estos productos en ojos de conejos. El potencial irritativo de los ojos da la medida del posible efecto que podría tener el producto en tejidos humanos similares.

prueba de drepanocitos (sickle cell test), prueba sanguínea para detectar la drepanocitosis y el rasgo drepanocítico.

prueba de dureza de Brinnell (Brinnell hardness test), [Johann A. Brinnell, ingeniero sueco, 1849-1925], prueba cuya finalidad es determinar la dureza de la superficie de un material midiendo la resistencia al impacto de una bala de acero. Se utiliza habitualmente para medir la resistencia a la abrasión en diferentes materiales utilizados en restauraciones dentales, como amalgamas, cementos y porcelanas.

prueba de dureza de Knoop (Knoop hardness test), [Frederick Knoop, metalúrgico estadounidense, s. XX], método para medir la dureza de una superficie mediante la resistencia a la penetración de una herramienta para indentación fabricada con diamante. Esta prueba se utiliza normalmente para medir la dureza de los dientes.

prueba de ejercicio gradual (PEG) (graded exercise test [GXT]), prueba a la que se somete a un paciente cardiópata en la fase de rehabilitación para valorar su pronóstico y cuantificar su capacidad funcional máxima.

prueba de electrólitos del sudor (sweat electrolytes test), análisis del líquido del sudor para determinar si el paciente padece fibrosis quística.

prueba de enzima convertidora de angiotensina (ECA) (angiotensin-converting enzyme [ACE] test), prueba sanguínea que se utiliza para determinar las concentraciones de la enzima que convierte el angiotensinógeno en angiotensina.

prueba de equilibrio peritoneal (peritoneal equilibration test), cálculo del cociente entre las concentraciones de soluto en plasma y solución de diálisis, como creatinina y glucosa, después de un cierto período de tiempo de permanencia.

prueba de ESAB (ABLB test), sigla de **prueba del equilibrio de sonoridad alterna binauricular.**

prueba de esfuerzo cardíaco (cardiac exercise stress test), prueba no invasiva de diagnóstico electrocardiográfico y/o nuclear utilizada para evaluar el dolor torácico en los pacientes con sospecha de enfermedad coronaria, para delimitar los límites del ejercicio seguro durante un programa de rehabilitación cardíaca, para detectar hipertensión lábil o relacionada con el ejercicio, para detectar claudicación intermitente, para evaluar la eficacia de los fármacos antianginosos o antiarrítmicos y para evaluar la eficacia de una intervención quirúrgica cardíaca.

prueba de esfuerzo en la cinta sin fin (TET), corresponde a la *prueba de esfuerzo en la cinta sin fin.*

prueba de estimulación con clomifeno (clomiphene stimulation test), prueba utilizada para evaluar la función gonadal en hombres que presentan signos de un desarrollo puberal anómalo. El clomifeno, un análogo no esteroideo de los estrógenos, estimula el sistema hipotálamo-hipofisario elevando los niveles sanguíneos de las hormonas foliculoestimulante y luteinizante. La ausencia de respuesta al clomifeno indica enfermedad hipotálamo-hipofisaria, probablemente un tumor hipofisario.

prueba de estimulación con la hormona liberadora de tirotropina (thyrotropin-releasing hormone stimulation test), prueba de función tiroidea que valora la liberación de tirotropina por la hipófisis. Se administra una inyección intravenosa de hormona liberadora de tirotropina y se valoran las concentraciones séricas a intervalos. Si las concentraciones séricas no aumentan en 30 a 40 minutos, los tirotrofos hipofisarios son disfuncionales.

prueba de estimulación de la hormona adrenocorticotropa (ACTH) con cosintropina (adrenocorticotropic hormone [ACTH] stimulation test with cosyntropin), prueba sanguínea realizada en pacientes con insuficiencia suprarrenal para observar si la glándula suprarrenal es normal y puede funcionar cuando se estimula o si el paciente presenta una enfermedad de Addison o un síndrome de Cushing.

prueba de estimulación de la hormona adrenocorticotropa (ACTH) con metirapona (adrenocorticotropic hormone [ACTH] stimulation test with metyrapone), una prueba en sangre u orina parecida a la de estimulación de ACTH con cosintropina. La prueba permite confirmar la hiperplasia y los adenomas o carcinomas suprarrenales. Puede demostrar una insuficiencia suprarrenal secundaria a una enfermedad hipofisaria más que suprarrenal primaria. La metirapona se asocia a crisis suprarrenales con riesgo para la vida en pacientes con insuficiencia primaria, por lo que no se debe emplear en ellos.

prueba de estimulación de TRH (TRH stimulation test, TRH test), abreviatura de *prueba de la hormona liberadora de tirotropina.*

prueba de estrés (stress test), prueba que mide la función de un sistema del cuerpo cuando se le somete a cantidades cuidadosamente controladas de estrés, normalmente ejercicio y, a veces, algunas sustancias. Los datos ofrecidos permiten al examinador evaluar el estado del sistema que se está probando. Esta prueba permite valorar las funciones cardíacas, pulmonar, respiratoria y fetoplacentaria intrauterina.

prueba de estrés de las contracciones (PEC) (contraction stress test [CST]), monitorización ecográfica de la frecuencia cardíaca fetal durante las contracciones uterinas inducidas por la administración de oxitocina o la estimulación del pezón.

prueba de estrés fetal (fetal nonstress test), prueba electrodiagnóstica para evaluar la viabilidad del feto. Documenta la función de la placenta en lo que respecta a la capacidad de suministrar un riego sanguíneo adecuado al feto.

prueba de estrógenos fraccionados (estrogen fractions test), prueba que mide los niveles de los tres estrógenos principales en orina de 24 horas o sangre. Esta prueba supone una ayuda para la evaluación del estado menopáusico, maduración sexual, ginecomastia o síndromes de feminización, determinados tumores ováricos y función placentaria y normalidad fetal en embarazos de alto riesgo.

prueba de etanol (ethanol test), prueba de sangre, orina, gástrica o aliento normalmente realizada para evaluar a los conductores ebrios o a pacientes con una intoxicación alcohólica.

prueba de excreción de yodo radiactivo (radioactive iodine excretion test), método de evaluación de la función tiroidea midiendo la cantidad de yodo radiactivo (RAI) presente en orina después de que el paciente reciba una dosis oral del radioisótopo I^{131}. Tras la administración del marcador se coloca un detector de centelleo sobre el cuello del paciente a las 2, 6 y 24 horas para medir el RAI acumulado por el tiroides. La medida de la parte excretada se realiza sobre orina recogida a lo largo de 24 horas.

prueba de Farber (Farber test), examen microscópico del meconio del recién nacido para la identificación de lanugo y células escamosas. La ausencia de pelo o de células cutáneas sugiere obstrucción intestinal o atresia, siendo necesaria una evaluación posterior.

prueba de fenilcetonuria (FCU) (phenylketonuria [PKU] test), prueba en sangre u orina efectuada para determinar la presencia de FCU en lactantes.

prueba de ferritina (ferritin test), prueba sanguínea utilizada para determinar los depósitos de hierro disponibles en el organismo. Se utiliza para diagnosticar la anemia por déficit de hierro y, combinada con los niveles de hierro sérico y las pruebas de capacidad de unión del hierro, puede diferenciar y clasificar varios tipos de anemia.

prueba de fibrinógeno (fibrinogen test), prueba en sangre que evalúa el mecanismo de la coagulación sanguínea. Los niveles elevados de fibrinógeno pueden indicar inflamación tisular o necrosis y pueden predecir un incremento en el riesgo de enfermedad arterial coronaria o cerebrovascular. Se observan niveles disminuidos en las enfermedades hepáticas, la malnutrición y la coagulopatía de consumo.

prueba de fijación de látex (latex fixation test), prueba serológica utilizada en el diagnóstico de la artritis reumatoide en la que partículas de látex cubiertas de antígeno aglutinan con los factores reumatoides en una extensión de una muestra de suero o líquido sinovial.

prueba de fijación del complemento (prueba FC) (complement-fixation test), cualquier prueba serológica en la que se detecta fijación del complemento, lo que indica la presencia de un antígeno particular. En la actualidad estas pruebas son poco usadas en la práctica clínica.

prueba de Fisher (*F*-test), [sir Ronald Aylmer *Fisher,* estadístico británico, 1890-1962], prueba estadística que compara simultáneamente las medias de más de dos grupos mediante la comparación de dos medidas diferentes de variancia de las observaciones. Un estadístico mide las variaciones entre las medias de los grupos (variación intergrupo), y la otra la variación dentro de los grupos (variación intragrupo). Esta prueba supone el primer paso en el análisis de la variancia.

prueba de fitohemaglutinina (phytohemagglutinin test), prueba para identificar a los portadores genéticos de fibrosis quística, realizada mediante la exposición de los leucocitos a la fitohemaglutinina. Una reacción normal implica un aumento notable de la proteína celular.

prueba de floculación (flocculation test), prueba serológica cuyo resultado positivo depende del grado de precipitación por floculación que se produce en el material que se analiza.

prueba de formación (achievement test), prueba normalizada para medir y comparar los conocimientos y la capacitación lograda en varias áreas de estudio profesional y académico.

prueba de fosfatasa ácida (acid phosphatase test), prueba sanguínea utilizada principalmente para diagnosticar el estadio final del cáncer de próstata y para controlar la eficacia del tratamiento. Su uso se ha visto sustituido casi por completo por la determinación del antígeno prostático específico. Se emplea también para determinar la existencia de semen en los casos de sospecha de violación.

prueba de fosfatasa alcalina (alkaline phosphatase test [ALP]), prueba sanguínea utilizada para determinar una serie de trastornos hepáticos y óseos como la enfermedad obstructiva de los conductos biliares intrahepáticos y extrahepáticos, cirrosis, tumores hepáticos, fármacos hepatotóxicos, hepatitis, tumores osteoblásticos metastásicos, enfermedad de Paget, artritis reumatoide e hiperparatiroidismo.

prueba de fosfato (PO_4) (phosphate [PO_4] test), prueba sanguínea usada para detectar hiper e hipofosfatemia. Las concentraciones anormales de fosfato están asociadas con muchas afecciones.

prueba de Frei (Frei's test), [William S. Frei, dermatólogo alemán, 1885-1943], prueba que se realiza para confirmar el diagnóstico de linfogranuloma venéreo. El antígeno muerto se inyecta por vía intradérmica en el antebrazo. Si se desarrolla una pápula roja y engrosada en el punto de inyección, el resultado de la prueba es positivo.

prueba de Friedman (Friedman test), [Maurice H. Friedman, fisiólogo estadounidense, 1903-1991], modificación de la prueba de embarazo de Ascheim-Zondek. Se inyecta una muestra de orina de la mujer en una coneja madura no preñada. Si días después los ovarios de la coneja contienen cuerpos lúteos nuevos o cuerpos hemorrágicos, la prueba es positiva y es signo de que la mujer está embarazada.

prueba de fructosa (fructose test), examen de laboratorio de la fertilidad del semen en hombres con azoospermia. La fructosa procede principalmente de las vesículas seminales. La finalidad de la prueba es excluir una posible obstrucción del conducto eyaculador o la agenesia de las vesículas seminales.

prueba de fructosamina (fructosamine test), determinación del nivel de fructosamina sérica mediante la medición de la reducción del azul de nitrotetrazolio (TNB) a morado en condiciones alcalinas Se utiliza como índice del estado glucémico medio durante las 2-3 semanas anteriores.

prueba de función hepática (liver function test [LFT]), prueba para valorar diversas funciones del hígado que incluyen el metabolismo, almacenamiento, filtrado o excreción. Entre las pruebas de la función hepática se incluyen la determinación de la fosfatasa alcalina, bilirrubina sérica, tiempo de protrombina y alanina aminotransferasa.

prueba de función pulmonar (PFP) (pulmonary function test [PFT]), procedimiento para determinar la capacidad de los pulmones para intercambiar oxígeno y anhídrido carbónico de forma eficaz. Existen dos tipos generales de pruebas de función respiratoria. Unas miden la ventilación, es decir, la capacidad del efecto fuelle del tórax y de los pulmones para desplazar el gas hacia fuera y hacia el interior de los alveolos; las otras miden la difusión de los gases a través de las membranas capilares alveolares y la perfusión sanguínea de los pulmones. Los estudios básicos de ventilación se realizan con un espirómetro y un aparato que registra la respiración del paciente a través de la boquilla y del tubo conector; una pinza nasal impide que el paciente respire por la nariz. Las mediciones broncoespirométricas de la ventilación y del consumo de oxígeno de cada pulmón por separado se realizan utilizando un catéter especial de doble luz con dos balones; uno se infla para sellar el pulmón contralateral cundo se está evaluando el otro pulmón. Los estudios de los gases en sangre arterial, incluidas las determinaciones de la acidez, presión parcial de dióxido de carbono y de oxígeno y saturación de la hemoglobina, proporcionan información sobre la difusión de los gases a través de la membrana capilar alveolar y de la suficiente oxigenación o no de los tejidos.

prueba de función tiroidea (thyroid function test), cualquiera de las diferentes pruebas de laboratorio realizadas para evaluar la función de la glándula tiroides. Entre las pruebas de función tiroidea se incluyen la del yodo unido a proteínas, la del yodo extraíble con butanol, la determinación de T_3 y T_4, el índice de tiroxina libre, la de la globulina ligadora de tiroxina, la de la hormona estimulante del tiroides, la del estimulante del tiroides de acción prolongada, la de la captación de yodo radiactivo y la de la excreción de yodo radiactivo.

prueba de galactosa en el aliento (galactose breath test), prueba de función hepática en el aliento, en la que un paciente en ayunas recibe una dosis de galactosa marcada con dióxido de carbono 13 y se mide su concentración en el aliento a intervalos específicos. Una baja concentración de esta sustancia indica que la galactosa no se metaboliza de forma adecuada, lo que apunta hacia una deficiencia enzimática o a una insuficiencia hepática.

prueba de gamma-glutamil transpeptidasa (GGT) (gamma-glutamyl transpeptidase [GGT] test), prueba sanguínea que determina la GGT y que se utiliza para detectar la presencia de disfunción hepatocelular que indica de forma exacta la existencia de colestasis, obstrucción biliar, colangitis o colecistitis. También puede detectar la ingesta crónica de alcohol. Sus niveles también se elevan tras un IM.

prueba de gastrina (gastrin test), prueba de diagnóstico sanguínea utilizada para ayudar a identificar pacientes con síndrome de Zollinger-Ellison e hiperplasia de células G, que típicamente muestran niveles de gastrina sérica elevados. La gastrina es una hormona que se segrega por las células del estómago y produce la secreción de ácido clorhídrico.

prueba de glucagón (glucagon test), prueba de diagnóstico sanguínea que mide la hormona glucagón y que se utiliza para ayudar al diagnóstico del glucagonoma, déficit de glucagón, DM, insuficiencia pancreática, insuficiencia renal y otras patologías.

prueba de glucosa en orina (urine glucose test), prueba cualitativa de la orina que se hace normalmente como parte de la analítica rutinaria en orina para detectar la presencia de glucosa en la misma, lo que puede indicar diabetes mellitus u otras causas de intolerancia a la glucosa.

prueba de glucosa en sangre (blood glucose test), prueba sanguínea realizada para detectar la presencia de hiper o hipoglucemia. Se debe realizar con frecuencia en los pacientes que han sido recientemente diagnosticados de DM para controlar y ajustar la dosis de insulina.

prueba de glucosa posprandial (postprandial glucose test), prueba sanguínea en la que la comida actúa como agente provocador de un aumento de glucosa en el metabolismo corporal. Es una prueba de detección selectiva de diabetes mellitus muy fácil de realizar.

prueba de glucosa-6-fosfato deshidrogenasa (G6PD) (glucose-6-phosphate dehydrogenase [G6PD] test), prueba de diagnóstico sanguíneo para diagnosticar el déficit de G6PD en individuos sospechosos. El déficit de esta enzima causa precipitación de la hemoglobina y cambios en la membrana celular, que posiblemente acaban causando una hemólisis de intensidad variable, rasgo de transmisión sexual ligado al cromosoma X.

prueba de grasa en heces (fecal fat test), análisis de heces para confirmar el diagnóstico de esteatorrea.

prueba de Gubbay de la habilidad muscular (Gubbay test of motor proficiency), prueba de detección selectiva para identificar la dispraxia del desarrollo.

prueba de Guthrie (Guthrie test), prueba de detección selectiva de la fenilcetonuria empleada en recién nacidos para detectar la concentración de fenilalanina en la sangre. Una pequeña cantidad de sangre de la cabeza se coloca en papel de filtro, que a continuación se sitúa en placas de agar con una cepa de *Bacillus subtilis,* que requiere fenilalanina para crecer. Si existe una cantidad excesiva de fenilalanina en la muestra sanguínea, se formará un halo alrededor del papel de filtro y se requerirán más pruebas para determinar la gravedad de la hiperfenilalaninemia.

prueba de Ham (Ham's test), análisis de sangre que se realiza de forma excepcional para el diagnóstico de la hemoglobinuria paroxística nocturna.

prueba de haptoglobina (haptoglobin test), prueba de diagnóstico sanguíneo utilizada sobre todo para detectar hemólisis. Unos niveles anormalmente bajos de haptoglobina pueden indicar una anemia hemolítica, mientras que unos niveles altos se encuentran en la enfermedad hepática primaria, muchas enfermedades inflamatorias, IM y algunos tipos de cáncer.

prueba de Heaf (Heaf test), [Frederick R. G. Heaf, médico inglés, 1894-1973], prueba cutánea de la tuberculina que emplea una técnica de punciones múltiples.

prueba de hemoglobina (Hb) (hemoglobin [Hb, Hgb] test), prueba de diagnóstico sanguíneo que mide la cantidad total de hemoglobina en la sangre periférica, que refleja el número de glóbulos rojos en la sangre. Esta prueba se realiza normalmente como parte de un hemograma completo.

prueba de hemoglobina glucosilada (GHb, GHB) (glycosylated hemoglobin [GHb, GHB] test), prueba de diagnóstico sanguínea utilizada para controlar el tratamiento de la diabetes. Mide la cantidad de hemoglobina A_{1c} de la sangre y proporciona un índice exacto de larga duración acerca de la media de los niveles de glucosa sanguíneos del paciente.

prueba de hexosaminidasa (hexosaminidase test), prueba sanguínea utilizada para detectar la presencia de la enzima hexosaminidasa, que está presente en la enfermedad de Tay-Sachs y en la enfermedad de Sandhoff, una variante de la de Tay-Sachs.

prueba de hiperglucemia insulínica (insulin hypoglycemic test), procedimiento postoperatorio para determinar si la vagotomía realizada para la enfermedad ulcerosa péptica es completa. Se administra insulina para causar una hipoglucemia. Si la vagotomía es completa, la producción ácida del estómago debería ser menor a la preoperatoria.

prueba de histoplasmina (histoplasmin test), prueba cutánea para el diagnóstico de una infección causada por el hongo *Histoplasma capsulatum*.

prueba de homocisteína (HCY) (homocysteine [HCY] test), prueba sanguínea utilizada para detectar los niveles de homocisteína que, si está elevada, puede actuar como un factor de riesgo independiente para la enfermedad isquémica cardíaca, la enfermedad cerebrovascular, la enfermedad arterial periférica y la trombosis venosa.

prueba de hormona antidiurética (ADH) (antidiuretic hormone [ADH] test), prueba sanguínea que se puede utilizar para el diagnóstico de la diabetes insípida (tanto de la forma neurógena como de la nefrogénica) y del síndrome de secreción inapropiada de ADH (SIADH) que se asocia con tumores, enfermedades pulmonares, infección, traumatismos, enfermedad de Addison y mixedema.

prueba de hormona corticotropa (adrenocorticotropic hormone test), prueba sanguínea utilizada para estudiar el funcionamiento de la adenohipófisis mediante la medición de las concentraciones de corticoides por la corteza suprarrenal.

prueba de hormona de crecimiento (growth hormone test), prueba de diagnóstico sanguíneo utilizada para identificar deficiencias de la hormona de crecimiento en adolescentes con talla baja, retraso de la maduración sexual u otros trastornos del crecimiento. También se utiliza para confirmar el diagnóstico de exceso de GH en pacientes con gigantismo o acromegalia y como prueba de detección selectiva de hipofunción pituitaria.

prueba de hormona paratiroidea (parathyroid hormone test [PTH]), prueba sanguínea útil para establecer el diagnóstico de hiperparatiroidismo y realizar el diagnóstico diferencial entre las causas de hipercalcemia de origen paratiroideo y extraparatiroideo.

prueba de Huhner (Huhner test), [Max Huhner, urólogo norteamericano, 1873-1947], prueba de la fertilidad masculina en la que se examina una muestra de semen aspirada de la vagina en la primera hora tras el coito para determinar la actividad de los espermatozoides.

prueba de inflamación capsular (capsular swelling test), inflamación de las cápsulas de las bacterias cuando son mezcladas con su antígeno específico.

prueba de infusión de calcio (calcium infusion test), prueba para la hiperglucemia en la que se administra al paciente gluconato cálcico en ayunas durante 180 minutos. Las muestras de suero se obtienen 30 minutos antes de la infusión, al comienzo de la misma y cada 30 minutos durante 2 horas después de ella. El paciente con gastrinoma mostrará un incremento agudo de la producción de gastrina.

prueba de inhibición de la aglutinación (agglutination-inhibition test), técnica serológica que resulta de utilidad para detectar ciertos antígenos solubles no conocidos.

prueba de inmovilización (immobilization test), procedimiento para identificar anticuerpos a microorganismos móviles determinando la capacidad de los anticuerpos para restringir la movilidad de los microorganismos.

prueba de inmovilización del esperma (sperm immobilization test), prueba para detectar anticuerpos antiesperma como causa de infertilidad, que se basa en la pérdida de capacidad de los espermatozoides con estos anticuerpos superficiales para desplazarse en presencia del complemento (que normalmente está presente en el tracto reproductor femenino). El suero del paciente se incuba con esperma móvil y se añade el complemento. Después de 1 hora se comprueba la mezcla para calcular el porcentaje de espermatozoides antes móviles que han perdido su motilidad. Una reducción del 50% en la motilidad se considera resultado positivo en lo que respecta a la presencia de anticuerpos antiesperma.

prueba de insulina (insulin assay), prueba sanguínea usada para el diagnóstico del insulinoma (tumor de los islotes de Langerhans) y para la valoración de los pacientes con hipoglucemia en ayunas. Habitualmente se utiliza asociada a una prueba de glucemia plasmática en ayunas para aumentar su precisión.

prueba de King-Devick (King-Devick test), herramienta para la evaluación de las sacudidas, que consta de una serie de gráficos y números. Los gráficos son cada vez más difíciles de leer de modo fluido por el espacio cada vez mayor entre los números.

prueba de la 5'-nucleotidasa (5'-nucleotidase test), prueba que se realiza con poca frecuencia en la que se utilizan muestras sanguíneas para ayudar al diagnóstico de la enfermedad hepática, especialmente de la colestasis. Se utiliza para confirmar el diagnóstico de enfermedad hepática cuando el resultado de la fosfatasa alcalina es incierto.

prueba de la arruga (wrinkle test), prueba para estudiar la función nerviosa en la mano observando la presencia de arrugas cutáneas después de sumergir la mano en agua caliente durante 20 a 30 minutos. La piel desnervada no se arruga.

prueba de la banda lúpica (lupus band test), método de inmunofluorescencia directa para visualizar una banda de inmunoglobulinas y complemento de la unión dermoepidérmica de la piel afectada en pacientes con lupus eritematoso.

prueba de la bentiromida (bentiromide test), una prueba de función pancreática. Se administra bentiromida por vía oral y su degradación a benzoil-tirosil y ácido *p*-aminobenzoico se mide para valorar la producción pancreática de quimiotripsina.

prueba de la bentonita (bentonite test), prueba de floculación para detectar la presencia de factor reumatoide en las muestras de sangre de un paciente. Después de añadir al suero las partículas sensibilizadas de bentonita, este estudio se considera positivo para la artritis reumatoide si se produce la adsorción del 50% de las partículas.

prueba de la beta$_2$-microglobulina (beta$_2$-microglobulin [B_2M] test), una prueba que analiza la sangre, la orina y otros líquidos para determinar aumentos de las concentraciones de B_2M, una proteína presente en la superficie de todas las células. El aumento de su concentración urinaria indica enfermedad renal tubular, toxicidad renal secundaria a fármacos, nefropatía por metales pesados, linfomas, leucemias o mielomas o sida. El aumento de las concentraciones séricas indica linfoma, leucemia o mieloma, glomerulopatías renales, rechazo del trasplante renal, infecciones virales (sobre todo VIH y citomegalovirus) o procesos inflamatorios crónicos.

prueba de la bilirrubina en la sangre (bilirubin blood test), prueba sanguínea realizada en los casos de ictericia para determinar si ésta se debe a una disfunción hepatocelular (como en la hepatitis) o a una obstrucción extrahepática de los conductos biliares (cálculos o tumor que bloquean los conductos biliares). La bilirrubina sérica total está compuesta de bilirrubina conjugada (directa) y no conjugada (indirecta) y la relación entre ambas caracteriza a las distintas enfermedades.

prueba de la carboxihemoglobina (carboxyhemoglobin test), prueba sanguínea para detectar la intoxicación por monóxido de carbono.

prueba de la cinta de kVp (kVp test cassette), (en radiología) cinta con un filtro de cobre, una serie de cuñas en fase y un atenuador óptico, que se utiliza para analizar la exactitud de los ajustes de kVp de los picos de potencial eléctrico que cruzan los tubos de rayos X.

prueba de la colecistocinina (prueba CCC) (cholecistokinine test [CKT]), prueba de valoración de la función de la vesícula biliar. Tras la administración i.v. de colecistocinina, se mide la secreción pancreática de amilasa, tripsina y lipasa obtenida mediante la implantación de una sonda en el duodeno. Con frecuencia esta prueba se combina con la de secretina, denominándose en tal caso **prueba de secretina-colecistocinina.**

prueba de la crioglobulina (cryoglobulin test), prueba sanguínea destinada a evaluar la presencia de crioglobulina, asociada a neoplasias malignas linfoides, enfermedades del tejido conjuntivo, infecciones crónicas y hepatopatía.

prueba de la elevación de la pierna estirada (straight-leg-raising [SLR] test), técnica de exploración física para determinar una anomalía del nervio ciático o tensión del nervio poplíteo. La presencia de ciática se confirma por el dolor del nervio ciático que se irradia a lo largo del miembro cuando la persona acostada intenta levantar el miembro estirado.

P

prueba de la eritropoyetina (EPO) (erythopoietin [EPO] test), prueba sanguínea utilizada en el diagnóstico de la anemia y la policitemia.

prueba de la espuma (shake test), prueba cualitativa realizada para determinar la madurez pulmonar fetal. Es más rápida que la determinación de la relación lecitina/esfingomielina.

prueba de la fibronectina fetal (fetal fibronectin test), análisis de las secreciones vaginales de una mujer gestante para determinar el riesgo de parto pretérmino.

prueba de la hemoglobina fetal (fetal hemoglobin test), prueba de la sangre materna para detectar fugas de células fetales a la circulación de la madre, una indicación de posible hemorragia fetomaterna.

prueba de la hormona estimulante del tiroides (thyroid-stimulating hormone [TSH] test), prueba de función tiroidea en la que se administra TSH por vía intramuscular y se monitoriza la glándula tiroidea en el tiempo con gammagrafía o radioinmunoensayos en busca de una respuesta o áreas de menor sensibilidad. Se utiliza también para monitorizar la reposición con hormona tiroidea exógena.

prueba de la metahemoglobina (methemoglobin test), análisis de sangre para detectar la presencia de metahemoglobina.

prueba de la mirada (gaze test), prueba del funcionamiento ocular y vestibular. Los movimientos del ojo se registran con el paciente mirando fijamente a un objeto situado al frente y en otras posiciones a ambos lados; posteriormente se le pide al paciente que cierre los ojos durante 20 segundos. Normalmente los ojos deben adquirir una posición centrada mientras estén cerrados.

prueba de la multipuntura (tine test), prueba cutánea de tuberculina ampliamente utilizada en la cual se utiliza un pequeño disco desechable con múltiples puntas que tienen el antígeno tuberculina para punzar la piel. La induración alrededor de la zona de punción indica exposición previa o enfermedad activa, requiriendo otras pruebas.

prueba de la osmolalidad sanguínea (blood osmolality test), prueba sanguínea que mide la concentración de partículas disueltas en la sangre. Es útil para evaluar a los pacientes con desequilibrio hídrico y electrolítico, convulsiones, coma y ascitis, así como para controlar y evaluar el estado de hidratación, el equilibrio acidobásico y las posibles alteraciones de la hormona antidiurética (ADH).

prueba de la perforación (pinhole test), **1.** prueba que se realiza durante la exploración de una persona con disminución de la agudeza visual para diferenciar un defecto de refracción de una enfermedad orgánica. Se perforan varios agujeros, desde 0,5 a 2 mm de diámetro en una tarjeta; el paciente selecciona uno y mira a través de él cada vez con un ojo, sin gafas. Si la agudeza visual mejora, el defecto será de refracción; en caso contrario, será orgánico. Este efecto se produce al bloquear las ondas de luz periféricas, que se encuentran más distorsionadas cuando existe una alteración de la refracción. **2.** prueba para determinar el tamaño de una mancha focal de un tubo de rayos X. **3.** prueba para rastrear el movimiento de un tubo de rayos X.

prueba de la producción de lágrimas (test for lacrimation), prueba que se utiliza para el diagnóstico de la queratoconjuntivitis seca, en la que se coloca un papel de filtro de 35 mm de longitud en el fondo de saco conjuntival inferior durante 5 minutos. Si no se moja más de 10 mm indica la existencia de una queratoconjuntivitis seca.

prueba de la sulfobromoftaleína (sulphobromphtalein test), prueba de función hepática en la que se introduce sulfobromoftaleína sódica en el sistema circulatorio, obteniéndose una muestra de sangre a los 30 o 45 minutos. Las células parenquimáticas eliminan casi todo el colorante en este tiempo si su función es normal. La tasa de eliminación se ve influida por el flujo sanguíneo a través de la circulación portal y por la permeabilidad de las vías biliares.

prueba de la suma de los rangos (rank sum test), prueba estadística no paramétrica para datos ordinales, que comprueba la hipótesis nula de que se extraen dos muestras de la misma población frente a la hipótesis alternativa de que las dos muestras se extraen de dos poblaciones que tienen distribuciones de probabilidad de la misma forma, pero de diferente localización.

prueba de la t (t test), prueba estadística utilizada para determinar si hay diferencias entre dos medias o entre un valor objetivo y una media calculada.

prueba de la toxina clostridial (clostridial toxin assay), prueba en heces para el diagnóstico de la infección bacteriana intestinal por *Clostridium difficile*.

prueba de la uroporfirinógeno sintasa 1 (uroporphyrinogen-1-synthase test), prueba sanguínea empleada para detectar la deficiencia de uroporfirinógeno-1-sintasa, asociada a la porfiria.

prueba de laboratorio (laboratory test), técnica, que normalmente se realiza en un laboratorio, que pretende detectar, identificar o cuantificar una o más sustancias importantes, evaluar las funciones de un órgano, o establecer la naturaleza de un proceso o enfermedad.

prueba de lactato deshidrogenasa (lactate dehydrogenase test [LDH]), prueba sanguínea para detectar los niveles de LDH, que se encuentra ampliamente distribuido en el cuerpo. Ciertas enfermedades o lesiones de tejidos como el corazón, hígado, hematíes, riñones, músculo esquelético, cerebro y pulmones pueden provocar una elevación sanguínea de los niveles de LDH.

prueba de latencia de sueño múltiple (PLSM) (multiple sleep latency test [MSLT]), prueba de la propensión a quedar dormido. Suele utilizarse para diagnosticar la narcolepsia. Se dan al sujeto cinco oportunidades para dormir la siesta a intervalos de 2 horas, por lo general, después de una polisomnografía nocturna.

prueba de lepromina (lepromin test), prueba de sensibilidad cutánea que se utiliza para distinguir entre las formas lepromatosa y tuberculosa de la lepra. La prueba consiste en la inyección intradérmica de lepromina, preparada a partir de una muestra de *Mycobacterium leprae* esterilizada con calor.

prueba de leucina aminopeptidasa (leucine aminopeptidase [LAP] test), medición de la leucina aminopeptidasa en orina de 24 horas o en sangre, para el diagnóstico de alteraciones hepáticas y el diagnóstico diferencial de los niveles aumentados de fosfatasa alcalina (FA).

prueba de leucoaglutinación (leukoagglutinin test), prueba en sangre para determinar si la incompatibilidad leucocitaria es la causa de la reacción transfusional en pacientes que han sido sometidos a una prueba de compatibilidad completa.

prueba de lipasa (lipase test), prueba sanguínea para el diagnóstico de pancreatitis aguda, si bien también es útil para el diagnóstico de fallo renal, infarto u obstrucción intestinal y otras alteraciones.

prueba de lipoproteínas (HDL, LDL, VLDL) (lipoproteins test [HDL, LDL and VLDL]), prueba sanguínea que forma parte del perfil lipídico, que es útil para identificar a los pacientes con riesgo de padecer cardiopatía y para monitorizar el tratamiento en caso de alteraciones.

prueba de los ácidos biliares en aliento (bile acid breath test), prueba de aliento para detectar el sobrecrecimiento bacteriano en el intestino. Se administra al paciente una dosis de un ácido biliar conjugado con carbono 14 y se mide la cantidad de dióxido de carbono marcado radiactivamente en el aliento cada hora. Un exceso de dióxido de carbono marcado en el aliento indica que un exceso de bacterias intestinales están degradando los ácidos biliares.

prueba de los colores de Ishihara (Ishihara color test), [Shinobu Ishihara, oftalmólogo japonés, 1879-1963], prueba de la visión de los colores mediante una serie de placas en las que hay puntos redondos seudoisocromáticos con diversos colores y figuras. Las personas con una visión normal pueden distinguir un número determinado de figuras en las placas; la imposibilidad de observar determinadas formas es sintomática de insuficiencias específicas en la percepción de los colores.

prueba de los gastrocnemius (gastrocnemius test), prueba del funcionamiento de los músculos gemelos mediante la flexión plantar del tobillo mientras el paciente está en decúbito prono. El examinador sitúa los dedos para palpar la región posterior de la pantorrilla mientras el paciente tira de su talón hacia arriba. La flexión de los dedos de los pies y del antepié antes del movimiento del talón indica la presencia de la sustitución muscular.

prueba de los gemelos (gemellus test), prueba para valorar la función de los músculos gemelos superior e inferior que rotan externamente la cadera mientras el paciente está sentado con las rodillas flexionadas. El examinador coloca una mano en la cara externa de la rodilla para evitar la flexión o abducción de la cadera mientras el paciente rota el muslo hacia fuera moviendo el pie hacia dentro.

prueba de los péptidos natriuréticos (natriuretic peptides test), prueba sanguínea que predice la ICC, el IM, la hipertensión sistémica, el cor pulmonale o el rechazo de un trasplante de corazón.

prueba de Lyme recombinante (recombinant Lyme test), método para identificar un componente de la espiroqueta *Borrelia burgdorferi* mediante el uso de ácido desoxirribonucleico (ADN) procedente de la bacteria. El ADN es cortado y empalmado de nuevo en otra bacteria, obligándole a producir una nueva proteína. La nueva proteína, P-39, pertenece únicamente al agente patológico, *B. burgdorferi,* y causa una fuerte reacción en células procedentes de sangre infectada por la enfermedad de Lyme.

prueba de magnesio (magnesium test), prueba sanguínea para la medición de los niveles de magnesio, un electrólito que desempeña un papel clave en casi todos los procesos metabólicos.

prueba de Mantoux (Mantoux test), [Charles Mantoux, médico francés, 1877-1947], prueba cutánea de la tuberculina que consiste en la inyección intradérmica de un derivado proteínico purificado del bacilo tuberculoso. La aparición de una zona indurada, elevada y eritematosa de 8 a 10 mm entre 24 y 72 horas tras la inyección hace que la prueba se considere positiva. Este método es el más fiable para analizar la sensibilidad a la tuberculina.

prueba de marcadores bioquímicos de recambio óseo (bone turnover biochemical markers test), prueba en sangre u orina para identificar pequeños cambios del metabolismo óseo. Se emplea sobre todo para determinar la eficacia del tratamiento de la osteoporosis, la enfermedad de Paget, el hiperparatiroidismo y los tumores óseos.

prueba de marcadores de cáncer de vejiga (bladder cancer markers test), prueba en orina empleada para el diagnóstico de una recidiva de cáncer vesical.

prueba de mioglobina (myoglobin test), prueba sanguínea que determina los niveles de mioglobina, una proteína que se une al oxígeno y que se encuentra en el músculo cardíaco y esquelético. La determinación de la mioglobina es un índice de la lesión del miocardio en el IM o en el reinfarto, y también puede indicar otras enfermedades o traumatismos del músculo esquelético.

prueba de Moloney (Moloney test), [Paul J. Moloney, médico canadiense, 1870-1939], prueba cutánea para determinar la sensibilidad frente al toxoide de la difteria.

prueba de monitorización de fármacos terapéuticos (MFT) (therapeutic drug monitoring test [TDM]), análisis en el que se miden los niveles sanguíneos de fármacos para determinar las dosis efectivas y para prevenir la toxicidad. También se utiliza para identificar a los pacientes que no cumplen con el tratamiento.

prueba de Montenegro (Montenegro test), prueba utilizada en el diagnóstico de la leishmaniasis cutánea, en la cual se inyectan por vía intradérmica antígenos de *Leishmania* muertos. Una reacción positiva está indicada por la aparición de un nódulo palpable en 48 a 72 horas.

prueba de movilidad (clearing test), prueba de la amplitud de movimientos en la que se mueve la articulación hasta sus límites, tensando la cápsula y los demás tejidos blandos en un intento de reproducir los síntomas. Si el rango de movilidad es normal y no aparecen síntomas, se descarta que la articulación sea la causa de un trastorno musculoesquelético.

prueba de mucificación vaginal (vaginal mucification test), prueba de la presencia de progestinas en una muestra de orina de una mujer. Debe confirmarse estimulando la producción de moco en el epitelio vaginal de un animal de laboratorio.

prueba de multipunta de la tuberculina (tuberculin tine test), prueba para detectar la presencia del bacilo tuberculoso. Se realiza aplicando a la piel un dispositivo con múltiples puntas afiladas. Las puntas penetran la piel e inyectan la tuberculina, una proteína purificada derivada del bacilo tuberculoso. Un área elevada endurecida en el sitio de la prueba 48-72 horas más tarde indica la presencia de los patógenos en la sangre. Debido a las variaciones en la sensibilidad e intensidad de las unidades de tuberculina administradas, un resultado negativo no excluye necesariamente el diagnóstico de tuberculosis.

prueba de Naffziger (Naffziger's test), (para la compresión de la raíz nerviosa) si la compresión bilateral de las venas yugulares provoca un aumento del dolor o percepción sensorial desagradable en el territorio de distribución de la raíz nerviosa afectada, se confirma la protrusión de un disco intervertebral o la presencia de una masa a ese nivel.

prueba de nitrógeno ureico en sangre (BUN) (urea nitrogen blood test [BUN]), prueba sanguínea para detectar la cantidad de nitrógeno ureico en sangre que sirve como indicadora de la función hepática y renal, mostrando posibles enfermedades en estos órganos y revelando otras alteraciones que afectan a su función.

prueba de Noyes (Noyes test), prueba ortopédica con la rodilla extendida y el muslo relajado para la subluxación tibial anterolateral. Se desplaza parcialmente la rodilla de forma anterolateral. Se flexiona gradualmente la rodilla hasta reducir la subluxación, lo que tiene lugar generalmente a los 30° de flexión.

prueba de N-telopéptido (N-telopeptide test), prueba que detecta niveles de N-telopéptido, un marcador bioquímico del metabolismo óseo en orina. Es el indicador más sensible y específico de la resorción ósea. Se utiliza primariamente para revisar el efecto del tratamiento antirreabsortivo de las mujeres con osteoporosis.

prueba de Ober (Ober test), [Frank R. Ober, cirujano norteamericano, 1861-1925], exploración de una posible contractura en el tensor de la fascia lata, el músculo que realiza la flexión y rotación del muslo. El paciente yace en decúbito lateral, con la cadera y la rodilla de ese lado flexionadas y la cadera contralateral en extensión mientras se flexiona la rodilla. La imposibilidad de apoyar la rodilla estudiada sobre la superficie de la mesa de exploración indica la contractura de la fascia lata.

prueba de Ortolani (Ortolani's test), [Marius Ortolani, cirujano italiano del siglo XX], procedimiento utilizado para evaluar la estabilidad de la articulación de la cadera de los recién nacidos y lactantes. Se coloca al niño sobre su espalda con las caderas y las rodillas flexionadas en ángulo recto y abducidas hasta que la cara externa de las rodillas hace contacto con la mesa. Se intentan realizar movimientos de rotación interna y externa y se evalúa la simetría de la movilidad. Si la articulación es inestable se puede notar un chasquido o ruido seco (signo de Ortolani).

prueba de osmolalidad urinaria (urine osmolality test), prueba para evaluar la capacidad de concentración de la orina por el riñón. También se usa para detectar desequilibrios hidroelectrolíticos, y para valorar la recuperación de pacientes con enfermedad renal en el síndrome de deficiencia en la secreción de hormona antidiurética o vasopresina y en la diabetes insípida.

prueba de pancreolauril (pancreolauryl test), (de función pancreática) administración oral de dilaurato de fluoresceína y monitorización de su desdoblamiento para producir ácido láurico como medida de la actividad esterásica del páncreas.

prueba de Papanicolaou (Papanicolaou test), [George N. Papanicolaou, médico griego que ejerció en EE.UU., 1883-1962], método de extensión sencillo para estudiar células exfoliativas teñidas. Se utiliza sobre todo para detectar cáncer del cuello uterino, aunque también se puede utilizar en muestras de tejidos procedentes de cualquier órgano. Habitualmente la extensión se obtiene durante una exploración pélvica de rutina, que se debe realizar anualmente a partir de los 18 años. Esta técnica permite el diagnóstico precoz del cáncer y ha contribuido a la disminución de la tasa de mortalidad en el cáncer cervical uterino.

prueba de paternidad (paternity test), prueba basada en los grupos sanguíneos genéticos, empleada principalmente para excluir o confirmar la posibilidad de que un hombre determinado pueda ser el padre de un determinado hijo.

prueba de Patrick (Patrick test), prueba para valorar el dolor o la disfunción en la cadera y en las articulaciones sacroilíacas aplicando un exceso de presión en la rodilla al realizar la flexión, aducción y rotación externa de la cadera. Al mismo tiempo que aplica la presión en la rodilla, el examinador aplica una contrapresión en la espina ilíaca anterosuperior opuesta.

prueba de Paul-Bunnell (Paul-Bunnell test), [John R. Paul, médico estadounidense, 1893-1971; Walls W. Bunnell, médico estadounidense, 1902-1966], prueba sanguínea para la detección de anticuerpos heterófilos que se utiliza para confirmar el diagnóstico de mononucleosis infecciosa.

prueba de pentagastrina (pentagastrin test), (de función gástrica) prueba que compara la producción basal de ácido con un pico de máxima secreción de ácido. Después de que el paciente haya ayunado la noche anterior, se determina la producción basal de ácido y el pH en la secreción de ácido gástrico. A continuación se administra pentagastrina en el estómago a través de una sonda nasogástrica y se determinan los valores de la secreción ácida máxima y del pico de máxima secreción de ácido.

prueba de péptido C (C peptide test), prueba sanguínea utilizada para evaluar los niveles de péptido C que se correlacionan con los niveles de insulina en la sangre. La medición directa del péptido C mide la capacidad de las células beta de segregar insulina. Se utiliza en la valoración de pacientes con sospecha de insulinoma, insuficiencia renal, trasplante pancreático, hipoglucemia facticia, pancreatectomía radical y diabetes mellitus.

prueba de permeabilidad del conducto lagrimal (test of patency of tear duct), procedimiento en el cual se colocan gotas de una solución discretamente glucosada en el ojo. Si el paciente detecta el gusto dulce, se asume que el conducto lagrimal está abierto.

prueba de personalidad (personality test), cualquiera de las numerosas pruebas estandarizadas, utilizadas para la evaluación o valoración de las diversas facetas de la estructura de la personalidad, del estado emocional y de los rasgos del comportamiento.

prueba de Pirquet (Pirquet's test), [Clemens P. von Pirquet, médico austríaco, 1874-1929], prueba de tuberculina cutánea que consiste en aplastar el material de la tuberculina sobre la piel.

prueba de plasminógeno (plasminogen test), prueba sanguínea utilizada para diagnosticar el déficit de plasminógeno en pacientes que presentan múltiples episodios de tromboembolia. Las concentraciones anómalas de plasminógeno también son características de coagulación intravascular diseminada, fibrinólisis primaria, cirrosis hepática y otras enfermedades graves del hígado, embarazo, eclampsia y algunos trastornos inflamatorios.

prueba de potasio (K^+) en orina (urine potassium [K^+] test), prueba realizada en la orina de 24 horas para detectar la concentración de potasio, el catión más abundante en el interior de las células. Los hallazgos anómalos se asocian con fracaso renal agudo o insuficiencia renal crónica, síndrome de Cushing, hiperaldosteronismo, alcalosis, tratamiento con diuréticos, deshidratación, enfermedad de Addison, malnutrición y malabsorción, entre otras causas.

prueba de potasio (K^+) en sangre (blood potasium test [K^+]), prueba sanguínea realizada para detectar la concentración sérica de potasio, el principal catión presente en el interior de las células.

prueba de Prausnitz-Küstner (PK) (Prausnitz-Küstner [PK] test), [Otto C. W. Prausnitz, bacteriólogo polaco, 1876-1963; Heinz Küstner, ginecólogo alemán, 1897-1963], prueba cutánea realizada antiguamente para medir la presencia de inmunoglobulina E. Ya no se usa debido al alto riesgo de transferencia de hepatitis o de otras enfermedades de transmisión sanguínea, como el síndrome de inmunodeficiencia adquirida.

prueba de prealbúmina (PAB, TBPA) (prealbumin test [PAB, TBPA]), puede ser: prueba sanguínea, prueba en orina de 24 horas y análisis del líquido cefalorraquídeo. Es útil como marcador del estado nutricional y es un indicador sensible de la síntesis de proteínas y de su catabolismo.

prueba de pregnanediol (pregnanediol test), prueba en orina de 24 horas, rara vez utilizada, que evalúa la producción de progesterona por los ovarios y la placenta. Es útil para documentar si se ha producido la ovulación y, si es así, cuándo ha sido.

prueba de progesterona (progesterone assay), prueba sanguínea que es útil para documentar si se ha producido la ovulación y, si es así, cuándo ha sido. También se pueden realizar pruebas repetidas para monitorizar el estado de la placenta en el embarazo de alto riesgo y en la suplementación de progesterona en las pacientes con una fase luteínica inadecuada.

prueba de proteína C reactiva (C-reactive protein [CRP] test), prueba sanguínea utilizada para detectar y diagnosticar enfermedades infecciosas bacterianas, infección de heridas quirúrgicas y trastornos inflamatorios, como fiebre reumática aguda o artritis reumatoide. Además, se utiliza como complemento en la detección de meningitis aguda bacteriana en niños con síndrome febril agudo, y como ayuda para la valoración de los pacientes con IM agudo.

prueba de proteína de Bence Jones (Bence Jones protein test), prueba urinaria cuyo resultado positivo indica, en la mayoría de los casos, la existencia de mieloma múltiple. Se utiliza para detectar y controlar el tratamiento y curso clínico del mieloma múltiple y de enfermedades similares.

prueba de proteínas en sangre (albúmina en sangre) (blood protein test [blood albumin]), prueba sanguínea que mide la concentración de albúmina, una proteína que repesenta un 60% aproximadamente de todas las proteínas y que se encarga fundamentalmente de mantener la presión coloidosmótica.

prueba de provocación (challenge), **1.** método de estudio de la sensibilidad de un individuo a una hormona, alergeno u otra sustancia mediante la administración de una muestra. **2.** término utilizado para describir la infusión rápida o concentrada de una sustancia, como potasio o magnesio, ante una situación que pueda poner en peligro la vida del paciente, o la infusión rápida de un líquido i.v., con el fin de distinguir entre el déficit de líquidos o la insuficiencia renal como causa de una disminución grave de la excreción urinaria.

prueba de provocación con metacolina (methacholine challenge), método para determinar la reactividad de la vía respiratoria mediante una prueba de inhalación. El paciente realiza la inhalación de un aerosol de suero salino como control, seguida de la inhalación de concentraciones progresivamente mayores de cloruro de metacolina, un fármaco colinérgico. La prueba se realiza para confirmar el diagnóstico de asma cuando no existen síntomas. Es una prueba potencialmente peligrosa y sólo deberían realizarla profesionales cualificados con un equipo de reanimación fácilmente disponible.

prueba de provocación con oxitocina (oxytocin challenge test), prueba para la evaluación de la función intrauterina del feto y de la placenta. Se realiza para evaluar la capacidad fetal de tolerancia a la continuación de la gestación o al estrés del parto. Se inicia con una infusión intravenosa de oxitocina, que se regula con una bomba de infusión. La actividad uterina se monitoriza con un tocodinamómetro, mientras que la frecuencia cardíaca fetal se monitoriza mediante un sensor ultrasónico a medida que se estimula la contracción uterina con oxitocina. Se debe observar la frecuencia cardíaca fetal para detectar la variabilidad y registrar el momento de las variaciones que más difieren de la normalidad en relación a las contracciones uterinas. Las deceleraciones de la frecuencia cardíaca fetal con ciertos patrones repetitivos pueden indicar sufrimiento fetal.

prueba de provocación inhalatoria (inhalational challenge test), prueba para determinar la sensibilidad a fármacos o identificar los alergenos responsables del asma alérgica; consiste en determinar la reactividad bronquial precoz o tardía tras la inhalación de un preparado diluido de la sustancia objeto de estudio.

prueba de Queckenstedt (Queckenstedt's test), [Hans H. G. Queckenstedt, médico alemán, 1876-1918], prueba para determinar la obstrucción del conducto raquídeo en la que se comprimen alternativamente las venas yugulares de cada lado del cuello. Normalmente, la oclusión de las venas del cuello provoca una elevación inmediata de la presión del líquido cefalorraquídeo; si existe un bloqueo en el conducto vertebral dicha elevación no se produce.

prueba de radioalergoabsorbencia (RAST) (radioallergosorbent test [RAST]), prueba en la que se utiliza un radioinmunoanálisis para identificar y cuantificar la IgE presente en un suero que se ha mezclado con cualquiera de los 45 alergenos conocidos. Ante la existencia de una alergia atópica a una sustancia se produce una reacción antígeno-anticuerpo con conjugación y aglutinación características.

prueba de radioinmunoabsorbencia en papel (PRIST) (paper radioimmunosorbent test [PRIST]), técnica para determinar la concentración total de IgE en pacientes con reacciones de hipersensibilidad tipo I.

prueba de reagina automatizada (PRA) (automated reagin test [ART]), modificación de la prueba de reagina plasmática rápida (RPR), para aplicarla en analizadores automatizados. Se emplea en bioquímica clínica.

prueba de reagina plasmática rápida (rapid plasma reagin [RPR] test), examen de la aglutinación para la detección selectiva de la sífilis. La prueba detecta dos tipos de anticuerpos. El primero es un anticuerpo no treponémico (reagina) dirigido contra un agente lipoide resultante de la infección por *Treponema pallidum.* El segundo es un anticuerpo dirigido contra el organismo *T. pallidum* mismo.

prueba de reaginas séricas no calentadas (unheated serum reagin test), modificación de la prueba de VDRL que utiliza suero no calentado y que sirve sobre todo como detección selectiva.

prueba de respuesta bronquial (bronchial challenge, bronchial challenge test), prueba en la que un agente inespecífico, como histamina o metacolina, se aplica a nivel bronquial para evaluar una posible reacción de broncoconstricción.

prueba de retracción del coágulo (clot retraction test), prueba sanguínea utilizada para evaluar los trastornos hemorrágicos como la trombocitopenia y la trombastenia de Glanzman. Mide el tiempo requerido para que la sangre forme un coágulo en un tubo y los bordes del coágulo se retraigan de los lados del tubo de cristal.

prueba de rotura (break test), prueba cuya finalidad es determinar la fuerza muscular de un paciente aplicando una resistencia después de que el paciente ha alcanzado el tope de una ADM. La resistencia se aplica gradualmente en dirección opuesta a la línea de tracción del músculo o grupo muscular que se está estudiando.

prueba de Rubin (Rubin's test), [Isador C. Rubin, ginecólogo estadounidense, 1883-1958], prueba realizada en el proceso de determinación de la causa de infecundidad mediante el estudio de la permeabilidad de las trompas de Falopio. Se introduce gas anhídrido carbónico (CO_2) en las trompas, a través de una cánula introducida en el cuello, con una jeringa conectada a un manómetro a presiones de hasta 200 mmHg. Si las trompas están abiertas, el gas pasará a la cavidad abdominal y la presión registrada descenderá por debajo de 180 mmHg.

prueba de Sabin-Feldman (Sabin-Feldman dye test), [Albert B. Sabin, virólogo estadounidense, 1906-1993; H. A. Feldman, epidemiólogo estadounidense, n. 1914], prueba diagnóstica de la toxoplasmosis que depende de la presencia de anticuerpos específicos que bloquean la captación del azul de metileno por el citoplasma del germen patógeno, o *Toxoplasma.*

prueba de sangre oculta (occult blood test), prueba que detecta la presencia de cantidades microscópicas de sangre en heces, secundaria a una hemorragia del tracto digestivo. Los tumores digestivos malignos y benignos, las úlceras, la enfermedad inflamatoria intestinal, las malformaciones arteriovenosas, la diverticulosis y la hematobilia pueden justificar la presencia de sangre oculta en heces, aunque ésta también se puede deber a la ingesta de sangre procedente de una hemorragia faríngea, nasal u oral.

prueba de Schick (Schick test), [Bela Schick, médico austríaco-estadounidense, 1877-1967], prueba cutánea realizada antiguamente para determinar la inmunidad frente a la difteria, en la cual se inyecta toxina diftérica diluida por vía intradérmica.

prueba de Schiller (Schiller's test), [Walter Schiller, anatomopatólogo austríaco que trabajó en EE.UU., 1887-1960], procedimiento para señalar las áreas de epitelio anormal en la vagina o en el cuello del útero que sirvan de guía en la selección de las zonas de biopsia para la detección del cáncer. Se pintan las paredes de la vagina y del cuello con una solución de yoduro potásico o de yodo en agua bajo visualización directa. El epitelio normal contiene glucógeno y se tiñe de color marrón oscuro; el epitelio anómalo no contiene glucógeno y por tanto no se tiñe, lo que ayuda a reconocer las zonas apropiadas para hacer la biopsia.

prueba de Schilling (Schilling test), [Robert F. Schilling, hematólogo estadounidense, n. 1919], prueba diagnóstica para la anemia perniciosa, en la cual se administra vitamina B_{12} marcada con cobalto radiactivo por vía oral, midiéndose la absorción GI mediante la determinación de la radiactividad en muestras de orina recogidas durante un período de 24 horas. Esta prueba prácticamente ya no se usa.

prueba de secretina (secretin test), prueba de función pancreática tras estimulación con la hormona secretina. La prueba mide el volumen y la concentración de bicarbonato en las secreciones pancreáticas. Un volumen inferior al normal es indicativo de neoplasia obstructiva o fibrosis quística. La concentración reducida de bicarbonato y amilasa suele ser diagnóstica de pancreatitis crónica.

prueba de secretina-colecistocinina (secretin-cholecystokinin test), prueba de la función pancreática. Se trata de una combinación de las pruebas de secretina y colecistocinina, en la que se miden el volumen de secreción pancreática y la secreción de bicarbonato, amilasa, lipasa y tripsina.

prueba de secretina-pancreocimina (secretin-pancreozymin test), análisis de líquido para determinar la composición del contenido duodenal después de la administración de secretina y pancreocimina para estimular la secreción pancreática. Valores bajos de enzimas pancreáticas son indicativos de fibrosis quística.

prueba de secuencia de números (digit span test), exploración de la capacidad de un niño para recordar una secuencia de números recién pronunciada.

prueba de sensibilidad (sensitivity test), método de laboratorio para probar la eficacia de los antibióticos. Habitualmente se realiza con organismos conocidos como potencialmente resistentes al tratamiento antibiótico in vitro. Un informe de «resistente» significa que el antibiótico no es eficaz para inhibir el crecimiento de un organismo patógeno, mientras que la utilización de un antibiótico eficaz dará lugar a un informe de «sensible».

prueba de sensibilidad a antibióticos (antibiotic sensitivity test), método de laboratorio utilizado para determinar la sensibilidad de las infecciones bacterianas al tratamiento con antibióticos. Una vez recogido el microorganismo infectivo a partir de una muestra, se cultiva y posteriormente se le expone a diversos antibióticos para determinar si inhiben su crecimiento.

prueba de sensibilidad a la angiotensina (TSA) (angiotensin sensitivity test [AST]), prueba cuya finalidad es estudiar la sensibilidad a la angiotensina II, perfundiendo angiotensina II amida en la vena cubital derecha.

prueba de significación no paramétrica (nonparametric test of significance), (en estadística) cualquiera de las distintas pruebas que emplean un enfoque cualitativo para analizar datos de orden de rango y de incidencia, en los que no es seguro que tengan una distribución normal. Son tipos de prueba de significación no paramétrica la de chi cuadrado y la de rho de Spearman.

prueba de Snellen (Snellen test), [Herman Snellen, oftalmólogo holandés, 1834-1908], prueba para determinar la agudeza visual utilizando un cartelón de Snellen. La persona sometida a la prueba se coloca a 6 metros del cartelón y lee la mayor cantidad de símbolos que le sea posible, línea a línea y de arriba abajo. Se asigna una puntuación en forma de proporción, comparando los resultados del paciente con los de un sujeto estadísticamente normal. Una persona capaz de leer lo mismo que una persona media a 6 metros tiene una visión de 20/20, mientras que una persona que puede leer a 6 metros lo que la mayoría podría leer a una distancia de 12 metros tiene una visión de 20/40.

prueba de sodio (Na^+) en orina (urine sodium [Na^+] test), prueba realizada en la orina de 24 horas para valorar el equilibrio del sodio en el cuerpo mediante la determinación de la cantidad de sodio excretado en la orina en un período de 24 horas. Es útil para la valoración de pacientes con depleción hídrica, fracaso renal agudo, alteraciones suprarrenales o desequilibrios acidobásicos. Tiene especial importancia en condiciones de hiponatremia.

prueba de sodio (Na^+) en sangre (blood sodium test [Na^+]), prueba sanguínea realizada para determinar la presencia de hiper o hiponatremia mediante la medición de las concentraciones de sodio, que es el principal catión del espacio extracelular.

prueba de solubilidad de la bilis (bile solubility test), prueba bacteriológica utilizada en el diagnóstico diferencial de las infecciones neumocócica y estreptocócica.

prueba de somatomedina-C (somatomedin-C test), análisis de sangre que se emplea para determinar los niveles de somatomedina-C, también se denomina factor de crecimiento similar a la insulina. El estudio de la somatomedina-C proporciona un preciso reflejo de la concentración plasmática media de hormona de crecimiento.

prueba de supresión de la dexametasona (PSD) (dexamethasone supresión test [DST]), prueba en sangre u orina realizada tras la administración de dexametasona, un esteroide sintético similar al cortisol, utilizada en el diagnóstico del síndrome de Cushing.

prueba de testosterona (testosterone test), prueba sanguínea que detecta la cantidad de testosterona circulante en hombres y mujeres. Puede utilizarse para evaluar los caracteres sexuales ambiguos, la pubertad precoz, los síndromes de virilización en la mujer y la infertilidad en el varón.

prueba de tinta china (Indian ink test), prueba utilizada para detectar *Cryptococcus* en preparaciones húmedas de muestras de pacientes. La cápsula de la levadura resiste a la coloración con tinta china, lo que da lugar a la observación de microorganismos transparentes frente a un fondo oscuro.

prueba de tiroglobulina (thyroglobulin test), prueba en sangre utilizado principalmente para detectar cánceres tiroideos bien diferenciados.

prueba de tiroxina libre (T_4L) (free thyroxine [FT_4] test), prueba sanguínea utilizada para determinar la función tiroidea, especialmente cuando el paciente tiene patologías concomitantes que pueden alterar los niveles de las proteínas sanguíneas.

prueba de tolerancia (tolerance test), **1.** investigación de la capacidad del cuerpo para metabolizar un fármaco o un nutriente, como en la prueba de tolerancia a la glucosa. **2.** ejercicio de actividad física realizado para evaluar la eficiencia de la circulación sanguínea u otro sistema corporal.

prueba de tolerancia a la galactosa (galactose tolerance test), prueba de la capacidad del hígado para retirar galactosa de la sangre y convertirla en glucógeno. La prueba, que se emplea para estimar la deficiencia de la función hepática mide la tasa de excreción de galactosa tras la ingestión o inyección de una cantidad de galactosa determinada.

prueba de tolerancia a la glucosa (glucose tolerance test [GTT]), prueba de la capacidad del organismo para metabolizar carbohidratos administrando una dosis estándar de glucosa, midiendo la concentración de glucosa en sangre y orina a intervalos regulares tras su administración. En general se utiliza esta prueba para realizar el diagnóstico de diabetes, hipoglucemia, o de otros trastornos que afectan al metabolismo de los carbohidratos.

prueba de tolerancia a la insulina (insulin tolerance test), prueba de la capacidad de utilización de la insulina por el organismo, en la que se administra insulina y se mide la glucosa en sangre a intervalos regulares.

prueba de tolerancia a la lactosa (lactose tolerance test), prueba en sangre que se lleva a cabo para detectar intolerancia a la lactosa.

prueba de Toynbee (Toynbee test), realización de la maniobra de Toynbee y monitorización de los cambios de presión en el oído medio. La presión negativa posterior en el oído medio o presión negativa seguida de presión ambiental normal suele indicar una función normal de la trompa de Eustaquio.

prueba de Trendelenburg (Trendelenburg's test), [Friedrich Trendelenburg, cirujano alemán, 1844-1924], prueba sencilla para valorar la incompetencia de las válvulas en una persona que tiene venas varicosas. La persona se tumba y eleva la pierna para vaciar la vena, después se pone de pie y se observa cómo se llena la vena. Si las válvulas son incompetentes, la vena se llena desde arriba; si las válvulas son normales, no permiten el flujo retrógrado de sangre y la vena se llena desde abajo.

prueba de triglicéridos (TG) (triglycerides test [TGs]), prueba sanguínea que detecta los niveles de lípidos que existen en la circulación sanguínea, transportados por las lipoproteínas de muy baja densidad (VLDL) y las lipoproteínas de baja densidad (LDL). Se realiza como parte de un perfil lipídico, el cual también evalúa el colesterol y las lipoproteínas para determinar el riesgo de enfermedad coronaria y vascular.

prueba de trioleína en el aliento (triolein breath test), prueba respiratoria de la función pancreática. Se administra al paciente en ayunas trioleína marcada con carbono 13 o carbono 14 y a continuación se determinan las concentraciones de dióxido de carbono exhalado en la respiración a intervalos regulares. Unas bajas concentraciones de dióxido de carbono indican una inadecuada lipasa pancreática, como en una pancreatopatía o fibrosis quística.

prueba de truncamiento de proteínas (protein truncation test), método para detectar una o más mutaciones por terminación de la traducción en un gen que causa una proteína truncada, por lo general inactiva, que ha de sintetizarse. Se aísla el ADN genómico o ARNm apropiado, se amplifica por reacción en cadena de la polimerasa y se utiliza como plantilla para transcripción y traducción in vitro.

prueba de TSH (TSH assay), prueba de la hormona estimulante del tiroides.

prueba de tuberculina (tuberculin test), prueba para determinar la existencia de una infección tuberculosa pasada o presente basándose en una reacción cutánea positiva, utilizando uno de los diferentes métodos que existen. Se introduce en la piel mediante una excoriación, punción o inyección intradérmica un derivado proteico purificado (PPD) del bacilo tuberculoso, llamado tuberculina. Si se forma una zona elevada, roja o indurada alrededor del punto de la prueba, se dice que la persona es sensible a la tuberculina y la prueba se lee como positiva.

prueba de tumefacción capsular (quellung reaction), prueba de laboratorio que pone de manifiesto la inflamación de la cápsula de una bacteria cuando ésta es expuesta a un antisuero específico. Se utiliza como prueba de laboratorio en la identificación del género, especie y subespecies de las bacterias responsables de una enfermedad.

prueba de Tzanck (Tzanck test), [Arnault Tzanck, ruso, dermatólogo en Francia, 1886-1954], examen microscópico de material celular obtenido a partir de lesiones cutáneas para diagnosticar ciertas enfermedades vesiculares.

prueba de usos (use test), procedimiento utilizado para identificar los alergenos presentes en alimentos, cosméticos o tejidos mediante la eliminación sistemática y la adición (uno cada vez) de objetos o elementos específicos asociados al estilo de vida del paciente afectado.

prueba de utilización de hidratos de carbono (carbohydrate utilization test), cualquiera de las múltiples pruebas para la identificación de levaduras y determinados organismos según su perfil de asimilación de hidratos de carbono.

prueba de Valsalva (Valsalva's test), [Antonio M. Valsalva, cirujano italiano, 1666-1723], método para comprobar la permeabilidad de las trompas de Eustaquio. Con la boca y la nariz firmemente cerradas se realiza un esfuerzo espiratorio forzado; si las trompas de Eustaquio están abiertas entrará aire en las cavidades del oído medio y la persona oirá un chasquido.

prueba de van den Bergh (van den Bergh's test), [Albert A. H. van den Bergh, médico holandés, 1869-1943], prueba para detectar la presencia de bilirrubina en el suero sanguíneo. Se extrae una muestra de sangre por la mañana y se añade el suero diluido al diazorreactivo. Un color azul o violeta indican la presencia de bilirrubina.

prueba de vitalidad (vitality test), grupo de pruebas térmicas, eléctricas y de transiluminación utilizadas para evaluar la salud de la pulpa dental.

prueba de vitamina B_{12} (cianocobalamina) (vitamin B_{12} test [cyanocobalamin]), análisis para medir en sangre los niveles de vitamina B_{12}, necesaria para convertir el folato de forma inactiva a forma activa, proceso fundamental en la formación y funcionamiento de los hematíes. Niveles anómalos pueden indicar leucemia, insuficiencia hepática grave, enfermedad mieloproliferativa, anemia perniciosa, síndrome de malabsorción, enfermedad inflamatoria intestinal y síndrome de Zollinger-Ellison, entre otras causas.

prueba de Wassermann (Wassermann blood test), [August P. von Wassermann, bacteriólogo alemán, 1866-1925], la primera prueba sanguínea estándar para el diagnóstico de la sífilis basada en una reacción de fijación del complemento. Esta prueba ya no se utiliza.

prueba de Whitaker (Whitaker test), un estudio de presión-flujo que mide la resistencia de los uréteres frente a una velocidad de flujo de orina determinada en una pielografía anterógrada de la pelvis renal con una sonda en la vejiga.

prueba de Widal (Widal's test), [Georges F. I. Widal, médico francés, 1862-1929], prueba de aglutinación utilizada para facilitar el diagnóstico de las infecciones por *Salmonella,* como la fiebre tifoidea. Esta prueba mide las concentraciones de crioaglutininas o aglutininas febriles en la sangre, lo que condiciona el apilamiento de los hematíes a altas o bajas temperaturas. Un aumento al cuádruple de los títulos de aglutininas frente a los antígenos O o H es muy sugestivo de infección activa.

prueba de Ziehl-Neelsen (Ziehl-Neelsen test), [Franz Ziehl, bacteriólogo alemán, 1857-1926; Friedrich K. A. Neelsen, patólogo alemán, 1854-1894], uno de los métodos más ampliamente usados para tinción rápida de ácidos. Se usa generalmente en el examen microscópico de una muestra de esputo de la que se sospecha puede contener *Mycobacterium tuberculosis*.

prueba dedo-nariz (finger-nose test), prueba de la coordinación de los brazos. Se pide al paciente que lleve la punta del dedo índice rápidamente a su nariz, que toque el dedo del examinador y que repita con rapidez ambas acciones. La incapacidad para realizar la prueba con precisión puede ser indicativa de afectación cerebelosa.

prueba del aclaramiento de creatinina (creatinine clearance test), prueba diagnóstica para determinar la función renal. Mide la tasa a la cual la creatinina es eliminada de la sangre por el riñón.

prueba del aclaramiento del PAHA sódico (PAHA sodium clearance test), prueba utilizada antiguamente para detectar lesión renal o determinadas enfermedades musculares que determina la velocidad con la que los riñones eliminan la sal sódica del ácido paraaminohipúrico de la sangre y orina.

prueba del alfiler (pinprick test), prueba de la sensibilidad de una persona para detectar una sensación dolorosa cutánea y diferenciarla de los estímulos táctiles. Se realiza con un alfiler o con una aguja que se aplica suavemente sobre una zona de la piel sin que lo advierta el sujeto. La aplicación del alfiler se alterna con la presión de un objeto romo contra la piel.

prueba del aliento (breath test), cualquiera de las distintas pruebas en las que el aliento de la persona se analiza para detectar alteraciones.

prueba del aliento con ácido octanoico (octanoic acid breath test), prueba respiratoria del vaciado gástrico. Se administra al paciente un alimento de prueba que contiene ácido octanoico marcado con carbono 13 y se mide a intervalos la concentración de dióxido de carbono marcado espirado. Cuando el vaciado gástrico es inadecuado se observa un exceso de dióxido de carbono.

prueba del aliento con triglicéridos mixtos (mixed triglyceride breath test), prueba del aliento para evaluar la función pancreática, en la que se administra una mezcla de triglicéridos sintéticos marcados con carbono 13 a un paciente en ayunas. La concentración de dióxido de carbono marcado en el aliento se mide después a intervalos periódicos. Una concentración demasiado baja de dióxido de carbono indica una actividad lipasa pancreática inadecuada en el intestino.

prueba del antígeno B27 de leucocitos humanos (HLA-B27) (human lymphocyte antigen B27 [HLA-B27] test), prueba sanguínea realizada como parte de las pruebas de partenidad para indicar compatibilidad tisular en el trasplante de tejidos y como complemento en el diagnóstico del síndrome de Reiter y otras enfermedades.

prueba del antígeno específico de la próstata (AEP) (prostate-specific antigen [PSA] test), prueba sanguínea utilizada para detectar cáncer de próstata y controlar la respuesta del paciente al tratamiento. La velocidad de esta prueba controla los cambios del AEP a lo largo del tiempo. El porcentaje de AEP libre (% AEP) se valora como un factor predictivo independiente del riesgo de padecer cáncer de próstata.

prueba del arañazo de Apley (Apley's scratch test), método para valorar el grado de movimiento de las articulaciones de los hombros. Al paciente se le pide que arañe su espalda pasando una mano por encima de su cabeza mientras que la otra mano la debe pasar por detrás de su espalda. Esta prueba requiere un movimiento de abducción y rotación externa de un hombro y aducción y rotación interna del otro.

prueba del biuret (biuret test), método para detectar las proteínas del suero. En una solución alcalina, los iones de sulfato de cobre reaccionan con los enlaces peptídicos de las proteínas, produciéndose un color que va del rosa al morado; es lo que se conoce como reacción de biuret. La cantidad de proteínas séricas en una solución de muestra se estima comparando su color con el de la solución de comparación cuya concentración de proteínas es conocida.

prueba del blanqueo (blanch test), prueba de la circulación sanguínea en los dedos de las manos o de los pies. Se aplica presión sobre una uña hasta la pérdida del color normal. Se retira entonces la presión y, si la circulación es normal, el color se recupera casi inmediatamente, en un par de segundos.

prueba del brazo caído (drop arm test), prueba diagnóstica del desgarro del tendón del supraespinoso. Es positiva si el paciente no es capaz de bajar lenta y suavemente el brazo afectado desde una posición de 90° en abducción.

prueba del cariotipo cromosómico (chromosome karyotype test), prueba sanguínea utilizada para estudiar la composición cromosómica de un individuo y determinar defectos cromosómicos asociados con enfermedades o con el riesgo de desarrollarlas. Es útil para evaluar anomalías congénitas, retraso mental y retraso puberal, así como en el diagnóstico prenatal de enfermedades congénitas graves.

prueba del cultivo de sangre (blood culture and sensitivity test), prueba que se realiza para detectar la presencia de bacterias en sangre (bacteriemia). Se identifican las bacterias presentes y se analiza su resistencia frente a antibióticos.

prueba del deslizamiento del pivote (lateral pivot shift test), prueba de la integridad del ligamento cruzado anterior. El paciente está en decúbito prono con la cadera flexionada y la rodilla extendida; el explorador flexiona gradualmente la rodilla mientras empuja hacia dentro la parte externa de la rodilla rotando la tibia.

prueba del diapasón de Rinne (Rinne tuning fork test), [Heinrich A. Rinne, otólogo alemán, 1819-1868], método de valoración de la agudeza auditiva, útil para distinguir el déficit auditivo de conducción de los neurosensoriales. Mientras se explora un oído se tapa el otro. Se coloca el mango de un diapasón vibrante sobre la apófisis mastoides. Cuando el paciente deja de oír el sonido se anota el tiempo que se ha oído. El diapasón se coloca entonces cerca del conducto auditivo externo del mismo lado y se anota también el tiempo que se escucha el sonido. El sonido conducido a través del aire se debería oír el doble de tiempo que el sonido conducido a través del hueso, tras finalizar la conducción del sonido a través de éste. En la pérdida de audición de causa neurosensorial el sonido se oye algún tiempo más a través de la conducción aérea; en la pérdida de audición de conducción el sonido se oye más tiempo cuando es transmitido a través del hueso.

prueba del diapasón de Weber (Weber's tuning fork test), [Hermann D. Weber, médico inglés, 1823-1918], método para valorar la agudeza auditiva, especialmente útil para determinar si la pérdida de audición en un oído es una pérdida de conducción debida a un problema del oído medio o bien se trata de una pérdida neurosensorial. La prueba se realiza colocando el mango de un diapasón vibrando en el centro de la frente de la persona o sobre los incisivos del maxilar superior. La intensidad del sonido será igual en ambos oídos si la audición es normal o si hay una pérdida simétrica de audición.

prueba del dímero D (D-dimer test), prueba sencilla y confirmatoria para la coagulación intravascular diseminada que puede indicar también cuándo el tratamiento trombolítico lisa un coágulo.

prueba del edrofonio (edrophonium test), prueba para la miastenia grave en la que se inyecta al paciente una solución i.v. de cloruro de edrofonio. La mejoría breve de la actividad muscular se considera como un resultado positivo de la prueba. El cloruro de edrofonio se usa también para distinguir entre miastenia grave y crisis colinérgica.

prueba del equilibrio de sonoridad alterna binauricular (ESAB) (alternate binaural loudness balance [ABLB] test), comparación de los niveles de intensidad a los que un determinado tono puro se oye igual de alto en el oído normal que en el que presenta una disminución de su capacidad auditiva; se realiza para determinar el reclutamiento binaural con pérdida sensitivo-neural unilateral.

prueba del factor natriurético auricular (FNA) (atrial natriuretic factor test [ANF]), prueba sanguínea utilizada para detectar las concentraciones de FNA en pacientes con insuficiencia cardíaca congestiva, dado que se ha puesto de manifiesto que este factor es un marcador de la gravedad de la insuficiencia cardíaca congestiva. El FNA se emplea también para predecir qué pacientes cardíacos van a desarrollar una ICC y predecir el riesgo de desarrollo de ICC tras un IAM.

prueba del factor reumatoide (FR) (rheumatoid factor test, RF), análisis de sangre cuyos resultados son positivos en el 80% aproximadamente de los pacientes con artritis reumatoide. El FR no es útil como marcador de enfermedad, ya que no desaparece en pacientes que experimentan una remisión de los síntomas.

prueba del factor V-Leiden (FVL) (factor V-Leiden [FVL]test), prueba sanguínea para la detección del FVL, una mutación genética del factor V, empleada en el diagnóstico del riesgo de trombosis venosa.

prueba del guayacol (guaiac test), prueba en la que se utiliza guayaco como reactivo en las heces u orina, realizada antiguamente para determinar sangre oculta en los tractos intestinal o urinario.

prueba del helecho (ferning test), técnica utilizada para determinar la presencia de estrógenos en el moco del cuello del útero. Normalmente se utiliza como prueba de la ovulación. Los niveles elevados de estrógenos hacen que el moco cervical se seque en el portaobjetos con un patrón semejante a helechos.

prueba del herpes simple (herpes simplex [HSV] test), análisis de sangre o cultivo microscópico realizado para detectar los tipos 1 y 2 del virus del herpes simple. El cultivo es más preciso.

prueba del inhibidor 1 del activador del plasminógeno (PAI-1) (plasminogen activator inhibitor 1 [PAI-1] test), prueba sanguínea para determinar la concentración de PAI-1. Una concentración elevada es indicativa de síndrome coronario agudo, arteriopatía coronaria., restenosis después de angioplastia coronaria, infección, inflamación, trauma, diabetes de tipo 1, síndrome de resistencia a insulina o embarazo. Una concentración baja indica un trastorno en la coagulación.

prueba del intervalo aniónico (anion gap test), fórmula utilizada para identificar las causas de la acidosis metabólica, la mayoría de las cuales están asociadas a un aumento del intervalo aniónico.

prueba del líquido seminal (seminal fluid test), cualquiera de las diversas pruebas del semen para detectar anomalías del sistema reproductor masculino y determinar la fertilidad. Algunos factores generalmente considerados son: tiempo de licuefacción del líquido seminal, cantidad, morfología, motilidad, volumen y pH espermáticos.

prueba del manchado Northern (Northern blot test), prueba electroforética para identificar la presencia o ausencia de determinadas moléculas de ARNm y de hibridación de ácidos nucleicos.

prueba del manchado Southern (Southern blot test), método de análisis genético utilizado para identificar fragmentos de ADN específicos y para el diagnóstico de cánceres y hemoglobinopatías.

prueba del manchado Western (Western blot test), prueba sanguínea de laboratorio para detectar la presencia de anticuerpos frente a antígenos específicos. Se considera más precisa que el ELISA, utilizándose en ocasiones para comprobar la validez de las pruebas de ELISA.

prueba del marcador tumoral CA 15-3 (CA 15-3 tumor marker test), prueba sanguínea que se utiliza para determinar la presencia del marcador serológico tumoral CA 15-3. Este marcador se utiliza para la estadificación del cáncer de mama y la monitorización de su tratamiento.

prueba del marcador tumoral CA 19-9 (CA 19-9 tumor marker test), prueba sanguínea que se utiliza para determinar la presencia del antígeno CA 19-9. En los pacientes con cáncer pancreático o hepatobiliar este marcador tumoral se usa para el diagnóstico, la evaluación de la respuesta del paciente al tratamiento y el seguimiento de la enfermedad.

prueba del marcador tumoral CA 27.29 (CA 27.29 tumor marker test), prueba sanguínea que se utiliza para determinar la presencia del marcador serológico tumoral CA 27.29, un marcador serológico que se utiliza para la estadificación del cáncer de mama y la monitorización de su tratamiento.

prueba del marcador tumoral CA 125 (CA 125 tumor marker test), prueba sanguínea que se utiliza para determinar la presencia del marcador serológico tumoral CA 125, que tiene un alto grado de sensibilidad y especificidad para el cáncer de ovario. Se utiliza también para determinar la respuesta del paciente al tratamiento, predecir el resultado de una laparotomía de revisión, y para el seguimiento postratamiento.

prueba del máximo esfuerzo en el tapiz rodante (maximal treadmill test [MTT]), prueba de estrés durante el ejercicio, en la cual los sujetos aumentan su frecuencia cardíaca hasta un 80-90% de la frecuencia máxima, la cual se estima a partir de la edad y el sexo del sujeto. Los métodos más recientes de prueba de esfuerzo producen el mismo efecto fisiológico del ejercicio en el corazón mediante el uso de fármacos como el dipiridamol, en lugar de usar el ejercicio para someter al corazón a un esfuerzo.

prueba del parche (patch test), prueba cutánea para identificar alergenos, especialmente aquéllos que provocan dermatitis de contacto. La sustancia sospechosa se aplica (alimento, polen, pelo de animales) a un parche adhesivo que se coloca en la piel del paciente. Otro parche, sin nada, servirá como control. Después de un cierto período de tiempo (por lo general de 24 a 48 horas) se retiran ambos parches. Si la piel debajo del parche con sospecha es de color rojo e hinchada y la piel debajo del parche de control no, se dice que la prueba es positiva y la persona es probablemente alérgica a dicha sustancia.

prueba del pH de la sangre del cuero cabelludo fetal (fetal scalp blood pH test), medición de la sangre del pH del cuero cabelludo del feto utilizada para evaluar el sufrimiento fetal.

prueba del precursor de la proteína beta-amiloide soluble (soluble amyloid beta protein precursor test), prueba para detectar la reducción de los niveles de proteína beta-amiloide en el LCR, empleada en el diagnóstico de la enfermedad de Alzheimer y otras formas de demencia senil.

prueba del receptor de progesterona (progesterone receptor assay), análisis de una muestra tumoral utilizado sobre todo para determinar el pronóstico y tratamiento del cáncer de mama.

prueba del sexo (gender testing), procedimiento para confirmar el sexo de un individuo mediante el examen de una muestra de tejido, obtenido normalmente a partir de las células de la mucosa oral, para detectar la presencia del cromosoma Y.

prueba del sudor (sweat test), método para la evaluación de la excreción de sodio y cloro por las glándulas sudoríparas; con frecuencia ésta es la prueba que se realiza en primer lugar para el diagnóstico de la fibrosis quística. Se estimulan las glándulas sudoríparas con un fármaco, como la pilocarpina, y se analiza la transpiración producida. Las glándulas ecrinas de pacientes con fibrosis quística producen concentraciones de sodio y cloro de tres a seis veces superiores a lo normal.

prueba del tablero de clavijas perforado (grooved pegboard test), método para evaluar la función psicomotora midiendo con qué rapidez un sujeto inserta clavijas en agujeros perforados.

prueba del Tensilón (Tensilon test), técnica diagnóstica para verificar los signos de miastenia grave mediante la exploración de la potencia de los músculos esqueléticos antes y después de la inyección de clorhidrato de edrofonio.

prueba del tiempo de coagulación activado (TCA) (activated clotting time test [ACT]), prueba sanguínea utilizada principalmente para medir el efecto de la heparina como anticoagulante durante la angioplastia cardíaca, la hemodiálisis y la circulación extracorpórea. Se puede emplear también para controlar la dosis de sulfato de protamina necesaria para revertir el efecto de la heparina.

prueba del tiempo de hemorragia (bleeding time test), prueba sanguínea utilizada para evaluar los factores vasculares y plaquetarios asociados a la hemostasia. En ocasiones se indica esta prueba en el estudio preoperatorio para confirmar una hemostasia adecuada.

prueba del tiempo de hemorragia de Ivy (simplate bleeding time test), prueba sanguínea para determinar con qué rapidez forman las plaquetas un tapón tras hacer una incisión en la piel. La formación del tapón de plaquetas es el primer paso de la coagulación y, si es menor de 8 minutos, es indicativo de déficit plaquetario o del efecto de ciertos fármacos, como el ácido acetilsalicílico.

prueba del torniquete (tourniquet test), prueba de la fragilidad capilar en la que se aplica un manguito de tensión arterial en el brazo de una persona durante 5 minutos y se insufla a una presión media entre las tensiones diastólica y sistólica. Se deben contar el número de petequias que aparecen en una región circunscrita de la piel.

prueba del tránsito intestinal (small bowel follow-through [SBF] test), radiografía con contraste (habitualmente bario) que se emplea para el diagnóstico de alteraciones del intestino delgado. Las radiografías realizadas a determinados intervalos permiten ver la progresión del contraste a lo largo del intestino delgado.

prueba del virus del papiloma humano (VPH) (human papilloma virus [HPV] test), análisis líquido de una muestra de moco cervical, que se realiza para identificar el VPH genital en mujeres que presentan anomalías en la extensión de Papanicolau.

prueba diagnóstica de enfermedad de Lyme (Lyme disease test), análisis de sangre específico tipo Western blot para detectar la espiroqueta *Borrelia burgdorferi,* causante de la enfermedad de Lyme

prueba estandarizada (standardized test), cualquier exploración desarrollada empíricamente con fiabilidad y repetibilidad conocida determinada mediante evaluación repetida del método y de los resultados.

prueba FIM (MIF test), abreviatura de análisis del *factor inhibidor de la migración.*

prueba frente a los antígenos nucleares extraibles (antiextractable nuclear antigens test), prueba sanguínea empleada para el diagnóstico del LES y la enfermedad mixta del tejido conjuntivo y para descartar otras enfermedades reumatoides.

prueba FTA-ABS (FTA-ABS test), acrónimo inglés de la **prueba de absorción de anticuerpos treponémicos fluorescentes.**

prueba FTA-TP (DFA-TP test), acrónimo de la **prueba de anticuerpos fluorescentes para *Treponema pallidum.***

prueba indicadora de trombosis (trombosis indicator test), prueba sanguínea para apoyar un diagnóstico de coagulación intravascular diseminada y para indicar la efectividad del tratamiento anticoagulante.

prueba inmunológica del embarazo (immunologic pregnancy test), método para detectar el embarazo a través de un aumento en la concentración de HCG en el plasma o la orina.

prueba intradérmica (intradermal test), técnica utilizada para identificar posibles alergenos mediante la inyección al paciente por vía subcutánea de pequeñas cantidades de extractos de dichos alergenos sospechosos. Las inyecciones se realizan a intervalos espaciados. el paciente recibe la inyección simultánea del diluyente sólo como procedimiento de control. El resultado de la prueba es positivo si la inyección del extracto produce en 15-30 minutos un habón rodeado de eritema y la inyección del control no produce síntomas. La prueba intradérmica se comienza con soluciones muy diluidas; si el resultado de la prueba inicial es negativo, el procedimiento se repite con soluciones más concentradas.

prueba iontoforética de la pilocarpina (iontophoretic pilocarpine test), prueba de sudor utilizada para el diagnóstico de la fibrosis quística. La iontoforesis de la pilocarpina se utiliza para estimular la producción de sudor, que se absorbe del antebrazo mediante una compresa de gasa que se ha pesado previamente. En la muestra de sudor se analizan entonces las concentraciones de los electrólitos sodio y cloro.

prueba no estresante (PNE) (nonstress test [NST]), evaluación de la respuesta de la frecuencia cardíaca fetal ante la actividad contráctil natural del útero o ante el aumento de la propia actividad fetal.

prueba o signo del cajón anterior (anterior drawer sign or test), prueba para valorar la integridad del ligamento cruzado anterior. El resultado es positivo si existe un aumento del deslizamiento anterior de la tibia cuando la rodilla se flexiona a 90º.

prueba PE (EP test), abreviatura de la prueba de la *protoporfirina eritrocitaria.*

prueba por escarificación (scratch test), prueba cutánea para la identificación de un alérgeno que se realiza colocando una pequeña cantidad de una solución que contiene el alérgeno sospechoso en un área ligeramente escarificada de la piel. La formación de una roncha en los primeros 15 minutos indica alergia a esa sustancia.

prueba poscoital (postcoital test), (en relación con la fertilidad) examen de las secreciones aspiradas del fondo de saco vaginal y del conducto endocervical después del coito para determinar el número y calidad de los espermatozoides presentes y hasta qué punto han penetrado en el moco cervical.

prueba presora al frío (cold-pressor test), prueba para valorar la tendencia a desarrollar hipertensión esencial. Se introduce una mano del individuo en agua helada durante unos 60 segundos. Una elevación excesiva de la presión arterial o un retraso anómalo en el retorno a la presión arterial normal cuando se retira la mano del frío pueden ser indicativos de que el individuo tiene riesgo de sufrir hipertensión.

prueba proteína C- proteína S (protein C-protein S test), prueba sanguínea realizada para determinar la actividad de las proteínas C y S. Una actividad deficiente de una o de las dos proteínas se asocia con hepatopatía, malnutrición grave, hipercoagulabilidad, enfermedades autoinmunes y trombosis intravascular.

prueba rápida para la mononucleosis (mononucleosis spot test), prueba sanguínea rápida en portaobjetos realizada para el diagnóstico de la mononucleosis infecciosa, una enfermedad producida por el virus de Epstein-Barr (VEB). Un resultado anómalo puede indicar la presencia de una infección crónica por VEB, un síndrome de fatiga crónica, algunas formas de hepatitis crónica y un linfoma de Burkitt.

prueba respiratoria de la cafeína (caffeine breath test), prueba respiratoria de función hepática en la que se administra al paciente una dosis de cafeína marcada con carbono 13. Los niveles excesivamente bajos de dióxido de carbono marcado en la respiración del paciente son indicativos de un metabolismo inadecuado del mismo en el hígado.

prueba respiratoria de la D-xilosa (D-xylose breath test), prueba respiratoria para detectar el sobrecrecimiento bacteriano en el intestino. Al paciente en ayunas se le administra una dosis de D-xilosa marcada con carbono 14, y la cantidad de dióxido de carbono radiomarcado se mide a intervalos de tiempo regulares. Los niveles excesivos de dióxido de carbono significan que en los intestinos existen niveles elevados de bacterias anaerobias que descomponen la xilosa.

prueba RPR (RPR test), siglas de la **prueba de la reagina plasmática rápida.**

prueba sanguínea (blood test), cualquier prueba que determina algún parámetro sobre las características o propiedades de la sangre.

prueba sanguínea de alergia (allergy blood test), prueba sanguínea utilizada para medir la inmunoglobulina E (IgE) sérica, que constituye un método eficaz para diagnosticar la alergia e identificar el alergeno específico. Esta prueba puede servir de ayuda cuando los resultados de la prueba cutánea de la alergia sean dudosos, cuando el alergeno no esté disponible para inyección intradérmica, cuando el alergeno pueda provocar una reacción anafiláctica al ser inyectado al paciente o cuando la prueba cutánea sea particularmente difícil de realizar.

prueba sanguínea de cloruro (chloride blood test), prueba sanguínea realizada como parte de una batería de pruebas multifásicas de electrólitos. Se desarrolla junto con otras valoraciones electrolíticas para evaluar el equilibrio acidobásico y el estado de hidratación del paciente.

prueba SCMC (SCMC test), prueba destinada a determinar la infertilidad del factor cervical. Se coloca esperma reciente sobre un porta con moco cervical y sobre otro sin moco, midiéndose la motilidad de ambas muestras y valorando su evolución en el tiempo. Si el esperma presenta irregularidades de motilidad en el moco, se establece la infertilidad del factor cervical.

prueba serológica (serologic test), toda prueba diagnóstica realizada con suero.

prueba serológica del SIDA (prueba de detección del SIDA, prueba de anticuerpos frente al VIH, prueba de radioinmuno-transferencia, ELISA) (AIDS serology test [AIDS screen, HIV antibody test, Western blot test, ELISA]), prueba utilizada para detectar anticuerpos frente al VIH.

prueba talón-espinilla (heel-shin test), prueba cerebelosa para valorar la coordinación de los movimientos de las extremidades. En esta prueba se pide al paciente, colocado en decúbito supino, que pase el talón de una pierna lentamente sobre la espinilla de la otra pierna desde la rodilla al tobillo.

prueba talón-rodilla (heel-knee test), método para valorar la coordinación de los movimientos de las extremidades. En esta prueba se pide al paciente, colocado en decúbito supino, que se toque la rodilla de una pierna con el talón de la otra.

prueba TORCH (TORCH test), serie de pruebas para enfermedades que ejercen efectos perjudiciales reconocidos en el feto (la prueba incluye *T*oxoplasmosis, *O*tros agentes [incluida la sífilis], *R*ubéola, *C*itomegalovirus y *H*erpes), como la precipitación de un aborto o un trabajo de parto prematuro.

prueba USR (USR test), siglas en inglés de **prueba de reaginas séricas no calentadas.**

prueba VDRL (VDRL test), abreviatura de prueba de *Venereal Disease Research Laboratory,* prueba de floculación serológica para la sífilis. También es positiva en otras enfermedades por treponemas, como el pian.

prueba Z (z-test), prueba estadística con datos normalizados (valores Z) para comparar diferencias de proporciones entre conjuntos de datos o entre los distintos miembros de diferentes conjuntos de datos.

pruebas con agentes infecciosos en bioterrorismo (bioterrorism infectious agents testing), pruebas para la detección de los agentes infecciosos empleados en el bioterrorismo. Pueden incluir hemocultivos, urocultivos, coprocultivos, cultivos de tejidos o de esputo, biopsias ganglionares y pruebas cutáneas.

pruebas cruzadas sanguíneas (crossmatching of blood), procedimiento utilizado para determinar la compatibilidad de la sangre de un donante con la del receptor después de que hayan sido determinados los grupos sanguíneos principales en las muestras. El suero de la sangre del donante se mezcla con hematíes de la sangre del receptor, y células del donante se mezclan con suero del receptor. Si se produce aglutinación existe una sustancia antigénica y las muestras de sangre no son compatibles.

pruebas de agresión sexual (sexual assault testing), conjunto de pruebas realizadas a las víctimas de agresiones sexuales, entre las que se cuentan pruebas de detección de esperma en las secreciones vaginales de la mujer y de detección de ETS en secreciones cervicales y/o en sangre.

pruebas de alergia (allergy testing), diversos procedimientos que se emplean para identificar los alergenos específicos a los que son sensibles los pacientes afectados. Estas pruebas son útiles para prescribir un tratamiento que prevenga las reacciones alérgicas o que reduzca su intensidad.

pruebas de aliento (breath tests), pruebas diagnósticas para trastornos intestinales, como hiperproliferación bacteriana, enfermedad ileal, deficiencia de lactasa y esteatorrea.

pruebas de anticuerpos fúngicos (fungal antibody tests), pruebas sanguíneas, relativamente poco fiables, destinadas a detectar las infecciones fúngicas.

pruebas de laboratorio a la cabecera del paciente (bedside laboratory testing), intervención de enfermería recogida en la Nursing Interventions Classification (NIC). Se define como la realización de pruebas de laboratorio al lado de la cama o punto de asistencia.

pruebas de supresión y provocación de feocromocitoma (phecromocytoma suppression and provocative testing), prueba en sangre para diagnosticar el feocromocitoma, que consta de la administración de glucagón para producir un aumento en las concentraciones de catecolaminas o de la administración de clonidina para suprimir las concentraciones de catecolaminas.

pruebas de susceptibilidad in vitro (in vitro susceptibility testing), prueba de laboratorio de la sensibilidad de microorganismos, en especial hongos, a productos químicos potencialmente terapéuticos.

pruebas inmunológicas (immunologic test), pruebas basadas en los principios de las reacciones antígeno-anticuerpo.

pruebas musculares (muscle testing), método para evaluar la unidad contráctil constituida por músculo, tendones y tejidos asociados en una parte móvil del cuerpo y mediante comprobación neurológica o de la resistencia. Las pruebas se centran en la capacidad para realizar el rango de movimientos breves, intermedios y prolongados, la medición isocinética de la fuerza, potencia y resistencia musculares y aspectos funcionales como la carrera o la agilidad específica; incluyen además radiografías, artroscopia, electromiografía y otras pruebas médicas.

prurigo (prurigo), grupo de enfermedades inflamatorias crónicas de la piel caracterizadas por prurito intenso y múltiples pápulas pequeñas, en forma de cúpula, que terminan formando diminutas vesículas. Más adelante (debido al rascado continuado) se produce la formación de costras y la liquenificación. Algunas causas de prurigo son las alergias, fármacos, trastornos endocrinos, enfermedades malignas y parásitos. Una forma leve de la enfermedad es el denominado prurigo mitis y una forma más grave el prurigo agrio o prurigo ferox.

prurito (pruritus), síntoma consistente en picor, sensación incómoda que provoca la necesidad urgente de rascarse. Con frecuencia el rascado provoca infecciones secundarias. Algunas causas de prurito son las alergias, infecciones, ictericia, enfermedad renal crónica, linfomas y la irritación cutánea.

prurito anal (pruritus ani), trastorno crónico frecuente caracterizado por picor de la piel situada alrededor del ano. Algunas de las causas son las infecciones por *Candida,* dermatitis de contacto, hemorroides externas, oxiuros, psoriasis y enfermedades psicógenas.

prurito basal (ground itch), pápulas pruriginosas, lesiones vesicopustulosas urticariales secundarias a la penetración de la piel por una larva de *Uncinaria.*

prurito de los panaderos (baker's itch), erupción que puede desarrollarse en las manos y los antebrazos de los obreros que trabajan en hornos de pan, posiblemente como reacción alérgica a la harina o a otros ingredientes utilizados en panadería.

prurito del tendero (grocer's itch), dermatitis parasitaria causada por el contacto con ácaros que se encuentran en las semillas de los cereales, el queso o en los alimentos secos.

prurito esencial (essential pruritus), prurito local o generalizado que comienza sin alteración cutánea previa alguna.

prurito invernal (winter itch), prurito que aparece cuando hace frío en personas de piel seca, especialmente en aquellas con dermatitis atópica.

prurito vulvar (pruritus vulvae), picor de los genitales externos femeninos. Puede cronificarse y evolucionar hasta la liquenificación, atrofia y en ocasiones malignización. Algunas causas de prurito vulvar son las dermatitis de contacto, el liquen escleroso y atrófico, el prurito psicógeno, las tricomoniasis y la candidiasis vaginal.

ps (ps), abreviatura de **picosegundo.**

PSA (AST), siglas de **prueba de sensibilidad a la angiotensina.**

PSA (PSA), siglas inglesas de **antígeno prostático específico.**

psamoma (psammoma), neoplasia que contiene pequeños gránulos calcificados (cuerpos de psamoma) y aparecen en las meninges, plexo coroideo, glándula pineal y ovarios.

pseudomona (pseudomonad), bacteria del género *Pseudomonas.*

Pseudomonas *(Pseudomonas),* género de bacterias gramnegativas que incluye varias especies que viven libremente en el suelo y en el agua y algunos patógenos oportunistas que se aíslan en heridas, quemaduras e infecciones de vías urinarias. Las pseudomonas llaman la atención por sus pigmentos fluorescentes y su resistencia a los desinfectantes y antibióticos.

Pseudomonas aeruginosa *(Pseudomonas aeruginosa),* especie de bacilo móvil gramnegativo, no esporulado, que puede causar diversas enfermedades en los seres humanos, desde meningitis purulenta a infección nosocomial de las heridas.

Pseudophyllidea *(Pseudophyllidea),* orden de tenias con un ciclo de vida acuático. El escólex suele tener dos órganos succionadores opuestos.

p.s.i. (p.s.i.), siglas de *pounds per square inch* (libras por pulgada cuadrada).

psi (psi), vigesimotercera letra del abecedario griego

psia (psia), abreviatura, en inglés, de libras por pulgada cuadrada, absoluto.

psicataxia (psychataxia), trastorno caracterizado por confusión mental e incapacidad para concentrarse o fijar la atención.

psicoactivo (psychoactive), relativo a un fármaco u otro agente que afecta a aspectos del funcionamiento mental normal como el humor, conducta o los procesos del pensamiento. Algunos ejemplos son los estimulantes, los sedantes y los alucinógenos.

psicoacústica (psychoacoustics), rama de la ciencia que trata de las características físicas del sonido en relación con los aspectos psicológicos y fisiológicos del sentido de la audición, en el caso de personas sin daño físico en el oído.

psicoanálisis (psychoanalysis), rama de la psiquiatría creada por Sigmund Freud que se dedica al estudio de la psicología del desarrollo y de la conducta humana. A partir de su método sistematizado para investigar los procesos de la mente desarrolló un sistema de psicoterapia basado en los conceptos de un subconsciente dinámico utilizando técnicas como la libre asociación y la interpretación de los sueños, y en el análisis de los mecanismos de defensa, especialmente la resistencia y la transferencia. A través de estos mecanismos se averiguan las emociones y conductas que proceden de la influencia de los impulsos instintivos reprimidos en el subconsciente.

psicoanalista (psychoanalyst), psicoterapeuta, habitualmente un psiquiatra, que ha tenido una formación especial en psicoanálisis y que aplica las técnicas de la teoría psicoanalítica.

psicoanalítico (psychoanalytic), **1.** relativo o perteneciente al psicoanálisis. **2.** que utiliza las técnicas o los principios del psicoanálisis.

psicobiología (psychobiology), **1.** estudio de los fundamentos bioquímicos del pensamiento, del estado de ánimo, de la emoción, del afecto y de la conducta. **2.** desarrollo y funcionamiento de la personalidad en términos de interacción entre el cuerpo y la mente. **3.** escuela de pensamiento psiquiátrico que centra la experiencia total de la vida, incluidos los factores biológicos, emocionales y socioculturales, en el análisis de la estructura psicológica o del estado mental de un individuo.

psicocinesia (psychokinesia), conducta impulsiva, maníaca, que se debe a inhibiciones deficientes o defectuosas sin aprovechar los beneficios que ofrece cierto proceso mental entre el estímulo y la respuesta.

psicocinesis (psychokinesis), la supuesta influencia directa de la mente o la voluntad sobre la materia para producir el movimiento de los objetos sin la intervención de los sentidos físicos ni de la fuerza física.

psicocinética (psychokinetics), estudio de la psicocinesis.

psicocirugía (psychosurgery), interrupción quirúrgica de ciertas vías nerviosas en el cerebro que se realiza para tratar casos seleccionados de ansiedad crónica, que no remite, de agitación o neurosis obsesivas cuando la enfermedad es grave y cuando los tratamientos alternativos, como la psicoterapia, los fármacos y el electroshock han demostrado su ineficacia.

psicodélico (psychedelic), **1.** relativo a o que describe un estado mental caracterizado por una alteración de la percepción sensorial con alucinaciones que se acompaña de euforia o miedo, y que habitualmente está provocado por la ingesta deliberada de drogas u otras sustancias que se sabe producen este efecto. **2.** relativo a o que describe cualquier fármaco o sustancia que provoca este estado, como la mescalina o la psilocibina.

psicodiagnóstico (psychodiagnosis), estudio de la personalidad a través de observaciones de la conducta y de las maneras, combinadas con diversas pruebas.

psicodinámica (psychodynamics), estudio de las fuerzas que motivan la conducta.

psicodrama (psychodrama), forma de terapia de grupo, ideada por J. L. Moreno, en la que cada persona representa sus problemas emocionales mediante la dramatización e interpretación improvisada de un papel.

psicoendocrinología (psychoendocrinology), estudio de la relación entre endocrinología y psicología.

psicoestesia (psychoesthesia), percepción de una sensación de frío aunque el cuerpo esté caliente.

psicoestimulante (psychostimulant), agente que aumenta la actividad psicomotora en la mayoría de los pacientes. Mejora la concentración y el control del impulso en el trastorno de hiperactividad con déficit de atención.

psicofármaco (psychopharmaceutical), fármaco utilizado en el tratamiento de trastornos de la salud mental.

psicofarmacología (psychopharmacology), **1.** estudio científico de los efectos de los fármacos sobre la conducta y sobre las funciones mentales normales y anormales. **2.** empleo de estos fármacos en el tratamiento de la enfermedad mental.

psicofísica (psychophysics), rama de la psicología que se ocupa de las relaciones entre los estímulos físicos y las respuestas sensoriales.

psicofísico (psychophysical), relativo a los aspectos psicosociales y físicos de la salud y la enfermedad de las personas.

psicofisiología (psychophysiology), **1.** estudio de la fisiología en relación con los diversos aspectos de la función psicológica o conductual. **2.** estudio de la actividad mental mediante la exploración física y la observación.

psicofisiológico (psychophysiologic), relativo o perteneciente a la psicofisiología, generalmente bajo el control del sistema nervioso autónomo, con orígenes emocionales y afectando a un solo órgano o sistema; psicosomático.

psicogalvánico (psychogalvanic), relativo a los efectos de las influencias psicológicas sobre las propiedades eléctricas de la piel.

psicogénero (psychogender), sexo psicológico, en la medida en que se expresa en actitudes propias del sexo de una persona, distintivas de su sexo biológico o somático.

psicogénesis (psychogenesis), **1.** desarrollo de la mente o de una función o proceso mental. **2.** desarrollo o producción de un síntoma o de una enfermedad física a partir de factores mentales o psíquicos en vez de orgánicos. **3.** desarrollo de estados emocionales, ya sean normales o anormales, a partir de la interacción de las fuerzas psicológicas conscientes e inconscientes.

psicógeno (psychogenic, psychogenetic), **1.** que tiene su origen en la mente. **2.** relativo a cualquier síntoma físico, proceso patológico o estado emocional de origen psicológico en lugar de físico.

psicogéusico (psychogeusic), relativo a las influencias psicológicas en el gusto.

psicógrafo (psychograph), **1.** gráfico en el que se registran los rasgos de la personalidad de un individuo. **2.** descripción escrita del funcionamiento mental de un individuo.

psicolingüística (psycholingustics), estudio del lenguaje como forma de conducta, incluido el desarrollo del lenguaje, el habla y la personalidad.

psicología (psychology), **1.** estudio del comportamiento y de las funciones y procesos de la mente, especialmente en relación con el entorno social y físico. **2.** profesión que implica la aplicación práctica del conocimiento, habilidades y técnicas para el conocimiento, prevención o solución de problemas individuales o sociales, especialmente en cuanto a la interacción entre el individuo y el entorno físico y social. **3.** características y actitudes mentales, de motivación y conductuales de un individuo o grupo de individuos.

psicología adleriana (adlerian psychology), [Alfred Adler, psiquiatra vienés, 1870-1937], rama del psicoanálisis que se concentra en la seguridad física, la satisfacción sexual y la integración social.

psicología analítica (analytic psychology), **1.** sistema a través del cual se analizan fenómenos tales como las sensaciones y los sentimientos, clasificándolos de forma introspectiva más que siguiendo métodos experimentales. **2.** sistema para analizar la psique siguiendo los conceptos desarrollados por Carl Gustav Jung. Difiere del psicoanálisis de Sigmund Freud en el hecho de que destaca la importancia del inconsciente «racial» o colectivo, reforzando el efecto de un factor religioso o místico en el desarrollo del inconsciente personal y minimizando la importancia de las influencias sexuales en el desarrollo inicial emocional y psicológico.

psicología anómala (abnormal psychology), estudio de cualquier comportamiento que se desvíe de las normas generales aceptadas culturalmente.

psicología aplicada (applied psychology), **1.** interpretación de los datos históricos, literarios, médicos o de otra índole, de acuerdo con los principios psicológicos. **2.** toda rama de la psicología que pone de relieve las formas de abordaje y los objetivos desde un punto de vista práctico más que teórico.

psicología clínica (clinical psychology), rama de la psicología que se ocupa del diagnóstico, el tratamiento y la prevención de los trastornos de la personalidad y de la conducta.

psicología cognitiva (cognitive psychology), estudio del desarrollo del pensamiento, el lenguaje y la inteligencia en humanos.

psicología constitucional (constitutional psychology), estudio de la relación entre la estructura psicológica de un individuo y la morfología corporal y el funcionamiento orgánico.

psicología criminal (criminal psychology), estudio de los procesos mentales, modelos de motivaciones y conducta de criminales.

psicología de la Gestalt (Gestalt psychology), escuela de psicología, originaria de Alemania, que mantiene que un fenómeno psicológico se percibe como un modelo o configuración total que emana de la relación existente entre sus elementos constitutivos y no como elementos aislados que poseen sus propios atributos y que el patrón, o Gestalt, no puede derivarse de la suma de sus constituyentes. Por tanto, el aprendizaje se considera un resultado de la interiorización, definida como un proceso de reorganización, en lugar de una asociación o prueba y error, y la conducta se considera una respuesta integrada a una situación unitaria, en lugar de una serie de reflejos y sensaciones.

psicología diferencial (comparative psychology), **1.** estudio de la conducta humana en cuanto a sus similitudes o diferencias con la conducta animal. **2.** estudio de las diferencias psicológicas y conductuales entre distintos sujetos.

psicología educacional (educational psychology), aplicación de los principios, técnicas y pruebas de la psicología a problemas educacionales.

psicología experimental (experimental psychology), estudio de los procesos y fenómenos mentales mediante observación en un entorno controlado, utilizando diversas pruebas, manipulaciones y experimentos.

psicología fisiológica (physiologic psychology), estudio de las interrelaciones entre los procesos fisiológicos y psicológicos, especialmente los efectos en aquello que se sale de lo normal.

psicología hórmica (hormic psychology), (en psicología) escuela que resalta la naturaleza dirigida por objetivos o propósitos de la conducta humana.

psicología humanística (humanistic psychology), rama de la psicología que se centra en la lucha de una persona para desarrollar y mantener una personalidad integrada, armoniosa, como la principal fuerza de motivación en la conducta humana.

psicología individual (individual psychology), sistema de psicoanálisis modificado, desarrollado por Alfred Adler, que enfoca la conducta de mala adaptación y los problemas de la personalidad como resultado de un conflicto entre el deseo de dominar y los sentimientos de inferioridad.

psicología industrial (industrial psychology), aplicación de los principios y técnicas de la psicología a los problemas de los negocios y la industria, como selección de personal, motivación de los trabajadores y desarrollo de programas de entrenamiento.

psicología infantil (child psychology), estudio del desarrollo mental, emocional y conductual en los lactantes y en los niños.

psicología profunda (depth psychology), cualquier enfoque de la psicología que hace hincapié en el estudio de la personalidad y la conducta en relación con la motivación inconsciente.

psicología social (social psychology), estudio de los efectos de los miembros del grupo sobre la conducta, las actitudes y las creencias del individuo.

psicólogo (psychologist), persona especializada en el estudio de la estructura y función del cerebro y de los procesos mentales asociados en animales y seres humanos. Un psicólogo clínico es un licenciado en psicología con formación en psicología clínica que presta servicios de valoración y asesoramiento a pacientes con trastornos mentales y emocionales.

psicometría (psychometrics), desarrollo, realización o interpretación de pruebas psicológicas y de inteligencia.

psicomotor (psychomotor), perteneciente a o causante de los movimientos voluntarios que habitualmente se asocian a la actividad neural.

psiconeuroinmunología (psychoneuroimmunology), disciplina que estudia las relaciones entre estados psicológicos y la respuesta inmunitaria.

psicooncología (psychooncology), efectos psicológicos del cáncer, en particular las necesidades psicosociales del paciente y de la familia del paciente.

psicópata (psychopath), persona que tiene un trastorno antisocial de la personalidad.

psicopatía (psychopathy), cualquier trastorno de la mente, congénito o adquirido, que no se asocia necesariamente a una inteligencia subnormal.

psicopatía sexual (psychopathia sexualis), trastorno mental caracterizado por una perversión sexual.

psicopatología (psychopathology), **1.** estudio de las causas, procesos y manifestaciones de los trastornos mentales. **2.** manifestación conductual de cualquier trastorno mental.

psicopatólogo (psychopathologist), profesional especializado en el estudio y tratamiento de los trastornos mentales.

psicoprofilaxis (psychoprophylaxis), tipo de psicoterapia que se orienta a la prevención de trastornos emocionales.

psicorrelajación (psychorelaxation), desensibilización sistemática del estrés y la ansiedad mediante la práctica de relajación corporal general.

psicosensorial (psychosensory), relativo a la percepción e interpretación de los estímulos sensoriales.

psicosexual (psychosexual), relativo o perteneciente a los aspectos psicológicos y emocionales del sexo.

psicosíntesis (psychosynthesis), forma de psicoterapia centrada en tres niveles del inconsciente (inconsciente inferior, medio y superior). El objetivo es la recreación o integración de la personalidad.

psicosis (psychosis), todo trastorno mental mayor de origen orgánico o emocional caracterizado por un deterioro importante de la percepción de la realidad, por lo que el individuo evalúa incorrectamente la exactitud de sus percepciones y pensamientos y hace comentarios incorrectos sobre la realidad externa, aún con pruebas en contra. A menudo se caracteriza por un comportamiento regresivo, estado de ánimo y afectos inadecuados, y una disminución en el control de los impulsos.

psicosis afectiva (affective psychosis), reacción psicológica en la que el funcionamiento del ego está alterado, cuyo signo clínico esencial es un grave trastorno del estado de ánimo o de las emociones.

psicosis agudas (acute psychosis), grupo de trastornos en los que el funcionamiento del ego está alterado o inhibido. Está disminuida y alterada la capacidad para procesar la información acerca de la realidad. La causa puede residir en una alteración fisiológica conocida. En otros casos esa alteración fisiológica puede no haber sido identificada, pero sí existir un claro defecto de función.

psicosis alcohólica (alcoholic psychosis), cualquiera de las formas que integran un grupo de trastornos mentales graves en los que se altera la función del ego, tales como la intoxicación patológica, el delirium tremens, la psicosis de Korsakoff y la alucinosis aguda, caracterizadas por una lesión o disfunción cerebral que aparece a consecuencia del consumo excesivo de alcohol.

psicosis de agotamiento (exhaustion psychosis), estado mental anormal atribuido al agotamiento físico. El síntoma principal, un estado delirante, puede aparecer en los exploradores, los escaladores, personas perdidas en el desierto y en algunos pacientes terminales.

psicosis de desintegración (disintegrative psychosis), proceso mental de la infancia que normalmente comienza después de los 3 años de edad, tras el desarrollo normal de la palabra, el comportamiento social y otras características. Después de una enfermedad poco definida el niño sufre un deterioro mental, alcanzando en ocasiones un estado de retraso mental importante.

psicosis de Korsakoff (Korsakoff's psychosis), [Sergei S. Korsakoff, psiquiatra ruso, 1854-1900], forma de amnesia que se observa frecuentemente en alcohólicos crónicos y que se caracteriza por la pérdida de la memoria reciente y la incapacidad para aprender nuevas habilidades.

psicosis farmacológica (drug psychosis), estado psicótico inducido por una dosis exagerada de determinados productos terapéuticos, así como también por drogas que provocan adicción.

psicosis funcional (functional psychosis), trastorno emocional grave caracterizado por desestructuración de la personalidad y pérdida de la capacidad para actuar en la realidad, pero sin pruebas de que este proceso esté relacionado con algún proceso físico del cerebro.

psicosis gestacional (gestational psychosis), episodio psicótico atribuible al embarazo y que se resuelve cuando el embarazo termina.

psicosis orgánica (organic psychosis), trastorno caracterizado por la pérdida del contacto con la realidad como consecuencia de una alteración en la función del tejido cerebral.

psicosis posparto (postpartum psychosis), episodio de psicosis, depresivo o esquizofrénico, tras el parto. Se piensa que están involucrados factores endocrinológicos, ya que el trastorno tiende a desarrollarse generalmente en el primer mes tras el parto.

psicosis postinfecciosa (postinfectious psychosis), conducta psicótica que aparece tras una infección grave, como neumonía, escarlatina, paludismo, uremia o fiebre tifoidea.

psicosis reactiva (reactive psychosis), (en psiquiatría) episodio psicótico causado por un conjunto específico de circunstancias externas.

psicosis reactiva breve (brief reactive psychosis), episodio corto, habitualmente inferior a dos semanas, de conducta psicótica que ocurre en respuesta a un acontecimiento psicosocial estresante significativo.

psicosis tóxica (toxic psychosis), psicosis que se produce por los efectos de sustancias químicas o fármacos, incluidas las producidas por el propio cuerpo.

psicosis traumática (traumatic psychosis), trastorno psiquiátrico que se produce por una lesión en la cabeza, con síntomas que generalmente indican lesión cerebral. Es diferente del trauma psíquico, en el que el daño de la personalidad se produce por una experiencia desagradable, como una agresión sexual.

psicosocial (psychosocial), relativo a la combinación de factores psicológicos y sociales.

psicosomático (psychosomatic), **1.** relativo o perteneciente a la medicina psicosomática. **2.** relacionado con, caracterizado por o que se produce por la interacción de la mente o psique con el cuerpo. **3.** relativo a la expresión de un conflicto emocional a través de síntomas físicos.

psicosomatógeno (psychosomatogenic), relativo a los factores que causan o conducen al desarrollo de medidas de afrontamiento psicofisiológico como las respuestas aprendidas ante los factores estresantes.

psicoterapeuta (psychotherapist), profesional que ejerce la psicoterapia, como psiquiatras, psicólogos, personal de enfermería psiquiátrica, trabajadores sociales psiquiátricos y personas que realizan labores de asesoramiento.

psicoterapéutica (psychoterapeutics), ciencia que estudia el tratamiento de los trastornos de la personalidad mediante psicoterapia.

psicoterapia (psychotherapy), grupo numeroso de métodos para el tratamiento de los trastornos mentales y emocionales mediante técnicas psicológicas en lugar de utilizar medios físicos.

psicoterapia breve (brief psychotherapy), (en psiquiatría) tratamiento dirigido más a la resolución activa de los problemas de personalidad o de conducta que al análisis especulativo del inconsciente.

psicoterapia complementaria (adjunctive psychotherapy), modalidad de psicoterapia cuya finalidad es mejorar el perfil general, tanto mental como físico, de una persona, sin tratar de resolver los problemas emocionales básicos.

psicoterapia de apoyo (supportive psychotherapy), forma de psicoterapia que se concentra en la creación de un medio de comunicación eficaz con una persona emocionalmente alterada, en lugar de intentar conseguir la comprensión psicológica de los conflictos subyacentes.

psicoterapia existencial humanística (humanistic existential therapy), tipo de psicoterapia que promueve el autoconocimiento y crecimiento personal resaltando la realidad actual y analizando y alterando los patrones específicos de respuesta para ayudar a lograr el potencial de una persona.

psicótico (psychotic), **1.** relativo o perteneciente a las psicosis. **2.** persona que muestra las características de una psicosis. **3.** que no está en contacto con la realidad.

psicoticomimético (psychotomimetic), fármaco o cualquier otra sustancia cuyos efectos simulan los síntomas de las psicosis, como las alucinaciones.

psicotogénico (psychotogenic), relativo a un agente capaz de inducir síntomas de psicosis.

psicotropo, psicotrópico (psychotropic), que ejerce un efecto sobre la mente o modifica la actividad mental, como un medicamento psicotrópico.

psicroestesia (psychroesthesia), **1.** escalofrío. **2.** sensación de frío aunque el cuerpo esté caliente.

psicróforo (psychrophore), catéter de doble luz a través del cual se hace circular agua fría.

psicrometría (psychrometry), cálculo de la humedad relativa y la presión de vapor a partir de los datos del psicrómetro y de la presión barométrica.

psicrómetro (psychrometer), instrumento para calcular el grado de humedad en la atmósfera mediante la comparación de la temperatura de dos termómetros. El bulbo de un termómetro está húmedo; el del otro está seco. La diferencia de las temperaturas entre los dos termómetros indica la humedad relativa.

psig (psig), abreviatura, en inglés, de libras por pulgada cuadrada, calibrado.

psilocibina (psilocybin), fármaco psicodélico y sustancia activa de varios hongos mejicanos alucinógenos del género *Psilocybe mexicana*. Puede provocar alteraciones en el estado de ánimo y de consciencia y no tiene ninguna aplicación médica aprobada en Estados Unidos, donde está controlada por la orden I de la Ley de 1970, Controlled Substances Act, que prohíbe la prescripción de psilocibina.

psilocina (psilocin), uno de los diversos fármacos psicomiméticos derivados del indol. Está relacionado químicamente con la psilocibina.

psique (psyche), **1.** aspecto de las facultades mentales de una persona que abarca los procesos conscientes e inconscientes. **2.** entidad espiritual o mental vital del individuo en oposición al cuerpo o soma. **3.** (en psicoanálisis) componentes totales del ello, ego y superego, incluyendo todos los aspectos conscientes e inconscientes.

psiquiatra (psychiatrist), médico con formación especializada adicional y con experiencia en el diagnóstico, prevención y tratamiento de los trastornos mentales.

psiquiatría (psychiatry), rama de la medicina que se ocupa de las causas, tratamiento y prevención de los trastornos mentales, emocionales y de la conducta.

psiquiatría biológica (biologic psychiatry), escuela de pensamiento psiquiátrico que destaca el papel de las causas físicas, químicas y neurológicas de las enfermedades mentales y emocionales y sus tratamientos.

psiquiatría comunitaria (community psychiatry), rama de la psiquiatría relacionada con el desarrollo de un programa adecuado y coordinado de asistencia de salud mental para los residentes de áreas específicas de captación.

psiquiatría descriptiva (descriptive psychiatry), estudio de la conducta externa, fácilmente observable.

psiquiatría dinámica (dynamic psychiatry), estudio de los factores de motivación, emocionales y biológicos como determinantes del comportamiento humano.

psiquiatría existencial (existential psychiatry), escuela de psiquiatría basada en la filosofía del existencialismo, que realiza un enfoque analítico, holístico de los procesos mentales, a los que considera desviaciones dentro de la estructura total del individuo y no como causados por factores relacionados con la biología o la cultura.

psiquiatría forense (forensic psychiatry), rama de la psiquiatría que se ocupa de la aplicación de la psiquiatría a la ley, como la responsabilidad criminal, la tutoría y la capacidad para someterse a juicio.

psiquiatría interpersonal (interpersonal psychiatry), teoría psiquiátrica, introducida por Harry Stack Sullivan (1892-1949), que insiste en la naturaleza y calidad de las relaciones con otras personas significativas, como el factor más crítico para el desarrollo de la personalidad.

psiquiatría preventiva (preventive psychiatry), utilización del conocimiento teórico y habilidades para planificar y realizar los programas diseñados para lograr una prevención primaria, secundaria y terciaria, para evitar el desarrollo de un trastorno psiquiátrico.

psiquiatría social (social psychiatry), rama de la psiquiatría basada en el estudio de las influencias sociales, culturales y ecológicas en el desarrollo y el curso de las enfermedades mentales.

psitacosis (psittacosis), enfermedad infecciosa producida por la bacteria *Chlamydia psittaci,* que se caracteriza por síntomas respiratorios, como los de la neumonía, y que se transmite a los seres humanos por pájaros infectados, especialmente loros. Las manifestaciones clínicas de la enfermedad son sumamente variables y recuerdan a un gran número de enfermedades infecciosas, aunque casi siempre están presentes fiebre, tos, anorexia y cefalea intensa.

psoas mayor (psoas major), músculo largo que flexiona y rota externamente el muslo y flexiona e inclina lateralmente la columna.

psoas menor (psoas minor), músculo largo y delgado de la pelvis situado por delante del psoas mayor. Su acción consiste en flexionar la columna.

psomofagia (psomophagia), deglución de alimento que no ha sido masticado correctamente.

psorelcosis (psorelcosis), ulceración de la piel causada por la sarna.

psorenteritis (psorenteritis), una inflamación de los intestinos.

psoriasis (psoriasis), enfermedad hereditaria, crónica y frecuente de la piel, caracterizada por la presencia de placas rojas circunscritas cubiertas de escamas gruesas, secas, plateadas y adherentes.

psoriasis elefantina (elephantine psoriasis), forma rara de psoriasis que se caracteriza por placas escamosas gruesas sobre las caderas, los muslos y la espalda.

psoriasis gotosa (guttate psoriasis), forma aguda de psoriasis caracterizada por la presencia de pápulas y parches descamativos rojizos, en forma de lágrima, que miden entre 3 y 10 mm, distribuidos por todo el cuerpo.

psoriasis pustulosa (pustular psoriasis), forma grave de psoriasis que consiste en la aparición de placas rojo brillante y pústulas estériles por todo el cuerpo. Se producen brotes de lesiones que duran de 4 a 7 días cada pocos días, en ciclos que se prolongan durante semanas o meses. Se asocian a fiebre, leucocitosis e hipoalbuminemia.

psoriasis universal (psoriasis universalis), crisis grave de psoriasis en el que está afectada la mayor parte o la totalidad de la piel.

PSRO (PSRO), siglas de **Professional Standards Review Organization.**

PSSM (PHSP), siglas de **plan de servicio sanitario del médico.**

psych (psych), en inglés, abreviatura de **psicología.**

Pt (Pt), símbolo del **platino.**

pt. (pt.), **1.** abreviatura de *pinta.* **2.** en inglés, abreviatura de **paciente.**

PTA (PTA), 1. siglas de **antecedente tromboplastínico plasmático. 2.** siglas en **inglés de auxiliar de terapia física.**

pterigión (pterygium), segmento triangular grueso de tejido pálido que se extiende desde el borde nasal de la córnea hasta el canto interno del ojo.

pterigoideo (pterygoid), perteneciente a una estructura con forma de ala.

pterigoideo externo (external pterygoid muscle), uno de los cuatro músculos cortos, gruesos y de forma aproximadamente cónica, de la masticación, cuya función consiste en abrir los maxilares, protruir el maxilar inferior y moverlo de un lado al otro.

pterigoideo interno (internal pterygoid muscle), uno de los cuatro músculos de la masticación. Actúa cerrando los maxilares.

pterigomandibular (pterygomandibular), relativo a la apófisis pterigoides y a la mandíbula.

pterigomaxilar (pterygomaxillary), relativo al esfenoides y al maxilar superior.

pterión (pterion), punto próximo a la fontanela esfenoidea del cráneo, en la unión del ala mayor del esfenoides y de los huesos escamoso, temporal, frontal y parietal. También corta el trayecto de la rama anterior de la arteria meníngea media.

PTG (GTT), siglas de **prueba de tolerancia a la glucosa.**

PTH (PTH), siglas de **hormona paratiroidea.**

PTH (THP), abreviatura de **proteína de Tamm-Horsfall.**

ptialina (ptyalin), enzima presente en la saliva que digiere el almidón. Hidroliza el almidón y el glucógeno.

ptialismo (ptyalism), salivación excesiva, como sucede ocasionalmente en los primeros meses del embarazo. También es un signo de intoxicación por mercurio.

ptiocrino (ptyocrinous), relativo a la secreción del contenido de una glándula unicelular en forma de gránulos extruidos.

PTNA (PTNA), siglas de **Provincial/Territorial Nurses Association.**

ptomaína (ptomaine), término impreciso introducido en el siglo XIX para identificar a un grupo de sustancias nitrogenadas presentes en las proteínas putrefactas. Al producir reacciones tóxicas la inyección de las sustancias, las ptomaínas fueron consideradas como venenosas. Posteriores estudios mostraron que las mismas sustancias eran producidas por la digestión normal de las proteínas en el intestino humano sin efectos tóxicos.

ptomainemia (ptomainemia), trastorno causado por la presencia en la sangre de ptomaína, una amina potencialmente tóxica.

ptosis (ptosis), trastorno de uno o ambos párpados superiores en el que se produce la caída del párpado por una debilidad congénita o adquirida del músculo elevador o por parálisis del tercer par craneal.

ptosis matutina (morning ptosis), parálisis temporal del párpado superior al despertar del sueño.

PTT (TTP), siglas de **púrpura trombocitopénica trombótica.**

Pu (Pu), símbolo del **plutonio.**

púa (tine), punta aguda, que se proyecta, como los dientes de un tenedor.

pubarquia (pubarche), aparición de la pubertad, caracterizada por el comienzo del desarrollo de los caracteres sexuales secundarios.

puberal (pubertal), relativo a la pubertad.

pubertad (puberty), período de la vida en el que comienza la capacidad de reproducción. Es una fase del desarrollo en la que los genitales alcanzan la madurez y aparecen los caracteres sexuales secundarios. En las niñas suele aparecer entre los 9 y los 13 años con el desarrollo de las mamas y la aparición de la menarquia. En los niños suele aparecer entre los 12 y los 14 años y se caracteriza por la eyaculación de esperma.

pubertad precoz (precocious puberty), desarrollo anormalmente precoz de la madurez sexual. Se caracteriza generalmente por el desarrollo del pecho y el comienzo de la ovulación en las niñas antes de los 8 años y la producción de esperma maduro en el niño antes de los 10 años.

pubescente (pubescent), que tiene la edad de la pubertad.

púbico (pubic), perteneciente o que afecta a la región de la sínfisis del pubis.

pubiotomía (pubiotomy), separación del hueso púbico realizada para aumentar la capacidad de la pelvis para permitir el paso de un feto.

pubis (pubis), hueso pélvico par que forma el hueso coxal junto con el isquion y el ilion. El pubis constituye la quinta parte del acetábulo, y se encuentra dividido en cuerpo, rama superior y rama inferior.

publicar o perecer (publish or perish), *informal,* práctica seguida en muchas instituciones académicas en las que sólo se renueva un contrato de trabajo con el mismo rango o uno superior si el candidato ha demostrado un nivel académico y profesional mediante la publicación de trabajos en un libro o en una revista profesional importante. Se requiere este trabajo además de cualesquiera otras obligaciones docentes o de práctica profesional implícitas al puesto.

pubocapsular (pubocapsular), relativo al pubis y a la cápsula articular de la articulación de la cadera.

pubococcígeo (pubococcygeal), perteneciente al pubis y al cóccix.

puboprostático (puboprostatic), relativo al pubis y a la glándula prostática.

pudendo (pudendal), relativo a la región pudenda, o que la inerva o irriga.

pudendum (pudendum), genitales externos, especialmente los de la mujer. En una mujer comprende el monte de Venus, los labios mayores, los labios menores, el vestíbulo de la vagina y las glándulas vestibulares. En el hombre comprende el pene, el escroto y los testículos.

pudrirse (putrefy), descomponerse produciendo sustancias de olor fétido, especialmente putrescina y mercaptanos que se asocian a la descomposición de los tejidos animales y de las proteínas.

puente (pons), cualquier banda de tejido que conecta dos partes de una estructura o de un órgano corporal.

puente de hidrógeno (hydrogen bonding), fuerza atractiva de los compuestos en los que un átomo de hidrógeno unido covalentemente a un elemento electronegativo, como el oxígeno, el nitrógeno o el flúor, tiene un elevado grado de carácter positivo en relación con el átomo electronegativo, haciendo por tanto que el compuesto posea un dipolo, permitiendo así que se puedan establecer fuertes enlaces con otras moléculas parecidas.

puente dental (bridgework), dentadura parcial que se cementa permanentemente a los dientes colindantes.

puente fijo (fixed bridgework), dispositivo dental destinado a suplir los dientes que faltan y que incorpora dientes artificiales, fijándolos permanentemente a dientes naturales o a implantes en el maxilar superior o inferior.

puente intercelular (intercellular bridge), estructura que conecta células adyacentes y se presenta principalmente en el epitelio escamoso estratificado y en otros epitelios. Consiste en bandas estrechas de citoplasma que se proyectan desde la superficie de las células adyacentes y se unen en el desmosoma.

puente muscular (muscle bridge), banda de tejido miocárdico situada sobre uno o más de los grandes vasos coronarios epicárdicos. Puede producir la constricción de la arteria durante la sístole.

puentear (bridging), **1.** técnica de enfermería para colocar al paciente en una postura tal que las eminencias óseas no soporten presión alguna sobre el colchón mediante la utilización de almohadillas, cojines de gomaespuma o almohadas para distribuir el peso del cuerpo sobre toda la superficie. **2.** técnica de enfermería para apoyar una parte del cuerpo, como, por ejemplo, los testículos en el tratamiento de la orquitis, utilizando un puente de Bellevue hecho con una toalla u otro material. **3.** técnica de rehabilitación física que refuerza los músculos abdominales y los de la pierna. El paciente está tumbado con las rodillas dobladas y los pies apoyados firmemente sobre una superficie fija, y levanta las nalgas de la superficie sobre la que está apoyado.

puericultura (puericulture), crianza y orientación de los niños.

pueril (puerile), relativo a los niños o a la infancia; propio de un niño.

puerilidad (puerilism), infantilismo, en particular cuando se manifiesta en un adulto.

puérpera (puerpera), mujer que acaba de dar a luz o que está de parto.

puerperal (puerperal), **1.** relativo o perteneciente al período inmediatamente posterior al parto. **2.** relativo o perteneciente a una mujer (puérpera) que acaba de dar a luz un hijo.

puerperio (puerperium), período que sigue al parto, con una duración aproximada de 6 semanas, durante las cuales remiten los cambios anatómicos y fisiológicos provocados por el embarazo, y la mujer se adapta a la responsabilidad nueva o ampliada de la maternidad.

puerta de entrada (gate), **1.** circuito electrónico que permite el paso de un pulso sólo cuando una señal (el pulso de puerta de entrada) está presente en una segunda aferencia. **2.** mecanismo de apertura o cierre de un canal proteico en una membrana celular, regulado por una señal como un aumento de la concentración de un neurotransmisor, el cambio del potencial eléctrico, o la unión física de una molécula que actúa como ligando de la proteína para producir un cambio conformacional en la molécula proteica. **3.** abrir y cerrar de forma selectiva y actuar como puerta de entrada.

puerta de entrada (portal of entry), vía por la que entra un agente infeccioso en el cuerpo.

puerto arterial (arterial port), apertura en el extremo arterial de un dispositivo de acceso arteriovenoso sintético.

puerto de infusión implantado (implanted infusion port), tabique de silicona autosellante introducido en una cápsula de metal o de plástico con un catéter de silicona incorporado. Se implanta subcutáneamente con la finalidad de tener un acceso venoso para la infusión de fármacos, nutrición parenteral o soluciones i.v.

puff (puff), sonido soplante corto y suave que se escucha en la auscultación.

puff cromosómico (chromosome puff), banda de material cromático acumulado que se localiza en un lugar específico de un cromosoma gigante. Indica actividad genética, específicamente síntesis de ADN y ARN, en un locus determinado.

Pulex *(Pulex),* género de pulgas, algunas de cuyas especies transmiten infecciones transportadas por artrópodos, como la peste y el tifus epidémico.

pulga (flea), insecto no alado, hematófago, del orden Syphonaptera, algunas de cuyas especies transmiten arbovirus al ser humano, actuando como huéspedes o vectores del organismo.

pulgar (thumb), primer dígito y el más corto en el lado radial de la mano, clasificado por algunos anatomistas como uno de los dedos debido a que la osificación de su hueso metacarpiano se produce del mismo modo que la de las falanges. Otros anatomistas clasifican al pulgar de forma separada, prestando atención a que tiene una articulación muy distinta con el hueso metacarpiano (articulación en silla de montar) y está compuesto por un hueso metacarpiano y sólo dos falanges.

pulido (burnishing), **1.** (en odontología) proceso de adaptación, pulido y/o acoplamiento de una restauración metálica bajo la presión deslizante de un instrumento suave y duro, como, por ejemplo, al finalizar la superficie del relleno con oro. **2.** (en odontología) arreglar y adaptar los márgenes de una hoja fina de metal platino templado para formar una banda alrededor de la raíz del diente a modo de matriz para adaptar una restauración de porcelana.

pulimento selectivo (selective grinding), cualquier modificación de las formas oclusales de los dientes, conseguida mediante el pulimento corrector en lugares seleccionados para mejorar la oclusión y la función dentaria.

pulir (grinding-in), pulido clínico corrector de uno o más dientes naturales o artificiales para mejorar las oclusiones céntricas y excéntricas.

pulmoaórtico (pulmoaortic), relativo a los pulmones y la aorta.

pulmón (lung [L]), pareja de órganos ligeros y esponjosos situados en el tórax que constituyen la parte principal del aparato respiratorio. Los dos pulmones tienen una gran elasticidad, lo que les permite, durante la inspiración (inhalación), recoger el oxígeno y mandarlo a la sangre arterial, mientras que durante la espiración se elimina al exterior el dióxido de carbono procedente de la sangre venosa. El pulmón derecho se divide en tres lóbulos, mientras que el izquierdo se divide en dos. El pulmón tiene una capa serosa externa, una capa subserosa de tejido areolar y parénquima. La capa serosa es fina y constituye la pleura visceral. El tejido areolar subseroso tiene muchas fibras elásticas y envuelve al pulmón por completo. El parénquima se compone de lobulillos secundarios que se dividen en lobulillos primarios, cada uno de los cuales contiene vasos sanguíneos, vasos linfáticos, nervios y un conducto alveolar que se conecta con los espacios aéreos.

pulmón de granjero (farmer's lung), trastorno respiratorio causado por la inhalación de actinomicetos u otros microbios presentes en el polvo procedente del heno mohoso. Es una forma de neumonitis por hipersensibilidad y se caracteriza por tos, disnea, cianosis, taquicardia, náuseas, escalofríos y fiebre.

pulmón del criador de palomas (pigeon breeder's lung), enfermedad respiratoria producida por una hipersensibilidad adquirida a los antígenos presentes en los excrementos de los pájaros caracterizada por escalofríos, fiebre y dificultad respiratoria,

pulmón del humidificador (humidifier lung), neumonitis por hipersensibilidad causada por la inhalación de aire que ha pasado a través de humidificadores, deshumidificadores o aires acondicionados contaminados por cualquier tipo de hongos, amebas o bacterias termófilas.

pulmón del trabajador del corcho (cork worker's lung), neumonitis por hipersensibilidad que se observa en los manipuladores de corcho, producida por inhalación de polvo de corcho mohoso que contiene esporas de varias especies de *Penicillium.*

pulmón del trabajador del champiñón (mushroom worker's lung), tipo de pulmón de granjero que se observa en las personas que trabajan en explotaciones de champiñón y que se debe a la inhalación de esporas de hongos procedentes de los lechos de champiñón.

pulmón del vinicultor (winegrower's lung), tipo de neumonitis por hipersensibilidad causada por contacto con los mohos de las uvas.

pulmón por inhalación de hipófisis (pituitary snuff lung), tipo de neumonitis por hipersensibilidad que en ocasiones aparece entre los pacientes tratados con hipófisis inhalada. Los síntomas de la forma aguda de la enfermedad son escalofríos, tos, fiebre, disnea, anorexia, náuseas y vómitos. La forma crónica de la enfermedad se caracteriza por cansancio, tos crónica, pérdida de peso y disnea de esfuerzo.

pulpa (pulp), cualquier tejido blando, esponjoso, como el que contiene el bazo, la cavidad pulpar de los dientes o las falanges distales de los dedos de las manos y de los pies.

pulpa dental (dental pulp), pequeña masa de tejido conjuntivo, vasos sanguíneos y nervios, localizada en una cavidad por debajo de las capas de dentina y esmalte de un diente. La cámara pulpar se encuentra en la corona y la raíz del diente.

pulpa desvitalizada (nonvital pulp), pulpa dental en la cual el conducto del diente se ha necrosado debido a una enfermedad o a un traumatismo que interrumpe el aporte sanguíneo.

pulpa expuesta (exposed pulp), pulpa dentaria que ha quedado expuesta al medio externo y a la infección bacteriana potencial. Las causas son la fractura de la corona por un traumatismo, la pérdida de la corona de un diente o la penetración de la dentina durante la preparación para la restauración o la excavación de una caries.

pulpáceo (pulpaceous), relativo a una sustancia que es pulposa o macerada.

pulpar (pulpal), relativo a la pulpa.

pulpectomía (pulpectomy), extirpación quirúrgica completa o parcial de la pulpa de un diente.

pulpitis (pulpitis), infección o inflamación de la pulpa dental.

pulpo (octopus), cualquiera de los numerosos moluscos carnívoros marinos que tienen ocho tentáculos.

pulpotomía (pulpotomy), tratamiento del canal radicular que consiste en la excisión parcial de la pulpa dentaria.

pulsación (pulsation), palpitación o latido rítmico como el del corazón.

pulsador (pulser), componente de un instrumento ecográfico que suministra señales para excitar el transductor piezoeléctrico con el fin de transmitir un haz ultrasónico.

pulsar (pulsate), hacer latir o vibrar rítmicamente, como el ritmo de contracción y relajación del corazón.

pulsátil (pulsatile), relativo a una actividad caracterizada por una pulsación rítmica.

pulsión (drive), necesidad compulsiva básica. Una pulsión primaria es algo innato, en íntimo contacto con procesos fisiológicos. Una pulsión secundaria es la que se desarrolla durante el período de crecimiento e incita y dirige la conducta.

pulsión de mandíbula modificada (modified jaw thrust), maniobra de control de la vía respiratoria superior para mantener abierta la vía aérea de una persona inconsciente en casos de posible lesión medular. En estas personas la estabilización en línea de cabeza y cuello puede obtenerse principalmente mediante un empuje de la mandíbula hacia delante con extensión mínima de la cabeza.

pulsioxímetro (pulse oximeter), instrumento que mide la cantidad de hemoglobina saturada en el tejido capilar para determinar la función respiratoria. El dispositivo, similar a una grapa, puede utilizarse en el lóbulo de la oreja o en la punta de los dedos.

pulso (pulse), **1.** latido o movimiento vibratorio rítmico. **2.** onda electromagnética breve. **3.** expansión y contracción regular y recurrente de las arterias producidas por las ondas de presión causadas por la eyección de la sangre desde el ventrículo izquierdo del corazón durante su contracción. El pulso se detecta fácilmente en las arterias superficiales como la radial o la carótida y se corresponde con cada latido del corazón.

pulso abdominal (abdominal pulse), pulso de la aorta abdominal.

pulso alternante (pulsus alternans), pulso caracterizado por la alternancia periódica de latidos débiles y fuertes sin cambios en la frecuencia del ciclo.

pulso amplio (full pulse), pulso de gran volumen con una presión baja.

pulso anácroto (anacrotic pulse), (en un trazado esfigmográfico) pulso caracterizado por un descenso transitorio de la amplitud en la rama ascendente primaria de la curva. Se ve en la estenosis de la válvula aórtica.

pulso anadícroto (anadicrotic pulse), (en un trazado esfigmográfico) pulso que se caracteriza por dos descensos transitorios de amplitud en la rama ascendente primaria de la curva.

pulso apical (apical pulse), latido cardíaco que se percibe con la campana o con la membrana de un estetoscopio situado en el ápex o punta del corazón.

pulso bigémino (bigeminal pulse), alteración del pulso en la que dos latidos muy próximos se siguen de una pausa en la que no se detecta el pulso.

pulso bisferiens (bisferious pulse), pulso arterial que tiene dos picos palpables, siendo el segundo ligeramente más fuerte que el primero. Se puede detectar en casos de regurgitación aórtica y miocardiopatía obstructiva.

pulso braquial (brachial pulse), pulso de la arteria braquial palpado en el espacio antecubital.

pulso carotídeo (carotid pulse), pulso de la arteria carótida, palpable en el cuello si se ejerce una leve presión con el dedo sobre el surco entre la laringe y el esternocleidomastoideo.

pulso cuadrigémino (quadrigeminal pulse), pulso en el que se produce una pausa cada cuatro latidos.

pulso de Corrigan (Corrigan's pulse), [Dominic J. Corrigan, médico irlandés, 1802-1880], pulso en el que se palpa una gran expansión seguida de un colapso súbito y completo de la arteria. Este tipo de pulso está asociado con regurgitación aórtica y se produce en estados de excitación emocional, en distintas anomalías cardíacas, incluyendo ductus arteriosus persistente y como consecuencia de arteriosclerosis sistémica.

pulso de Quincke (Quincke's pulse), [Heinrich I. Quincke, médico alemán, 1842-1922], palidez y enrojecimiento alternativo de la piel, anómalo, que puede observarse de varias formas como, por ejemplo, presionando el borde anterior de las uñas de los dedos de las manos y observando el retroceso y la vuelta de la sangre en el lecho ungueal. Este tipo de pulso es característico de la insuficiencia aórtica y de otras anomalías, pero también se puede observar en individuos normales.

pulso de radiofrecuencia (radiofrequency pulse), breve ráfaga de radiación electromagnética dentro del espectro de radiofrecuencia, utilizada en combinación con gradientes magnéticos para generar una imagen de resonancia magnética.

pulso de RM (pulse MR), técnicas de RM que emplean pulsos de radiofrecuencia y la transformación de Fourier de la señal de RM. Esta técnica ha sustituido ampliamente a las antiguas técnicas de ondas continuas.

pulso desigual (unequal pulse), pulso en el que los latidos varían de intensidad.

pulso dícroto (dicrotic pulse), pulso con dos picos separados, por lo general el segundo más débil que el primero.

pulso duro (wiry pulse), pulso anormal que es intenso y breve.

pulso en martillo de agua (water-hammer pulse), pulso de gran amplitud asociado a regurgitación aórtica. Se caracteriza por un impulso pleno y enérgico que se colapsa inmediatamente provocando una sensación de sacudida.

pulso femoral (femoral pulse), pulso de la arteria femoral palpable en la ingle.

pulso filiforme (thready pulse), pulso anormal débil y a menudo bastante rápido; no se palpa el llenado de la arteria y la frecuencia puede ser difícil de contar.

pulso hepático (hepatic pulse), hígado pulsátil, como puede suceder en la insuficiencia tricuspídea.

pulso intermitente (intermittent pulse), pulso en el cual falta en ocasiones un latido. Suele ocurrir en casos de bloqueo cardíaco de segundo grado o de extrasístoles.

pulso irregular (irregular pulse), variación en la fuerza y en el ritmo de los impulsos en una arteria producida por una arritmia cardíaca.

pulso lento (slow pulse), pulso inferior a 60 latidos por minuto. Es normal en ancianos, deportistas y pacientes que reciben medicación betabloqueante.

pulso lleno (full pulse), pulso de gran volumen y baja presión.

pulso monocrótico (monocrotic pulse), pulso caracterizado por una sola onda.

pulso ondulado (undulating pulse), pulso caracterizado por una sucesión de ondas carentes de fuerza.

pulso paradójico (pulsus paradoxus), descenso anormal de la presión sistólica y de la amplitud de la onda del pulso durante la inspiración.

pulso *parvus et tardus* (pulsus parvus et tardus), pulso débil y de baja tensión que sube y baja lentamente. Aparece en la estenosis aórtica.

pulso pedio (dorsalis pedis pulse), pulso de la arteria dorsal del pie, palpable en el arco prominente de la parte superior del pie, entre el primer y el segundo metatarsiano.

pulso periférico (peripheral pulse), serie de ondas de la tensión arterial generadas por las sístoles del ventrículo izquierdo tal y como se registran en los miembros.

pulso poplíteo (popliteal pulse), pulso de la arteria poplítea, palpado mejor con el paciente en decúbito prono con la rodilla flexionada.

pulso radial (radial pulse), pulso de la arteria radial palpado en la muñeca sobre el radio. El pulso radial es el que se toma con mayor frecuencia debido a la facilidad con la que se palpa.

pulso rápido (quick pulse), pulso que golpea el dedo rápidamente y desaparece deprisa.

pulso rápido (rapid pulse), pulso más rápido de lo normal.

pulso saltón (bounding pulse), pulso que mediante palpación se percibe lleno y elástico por un aumento del empuje de la contracción cardíaca o un aumento del volumen de sangre circulante en las estructuras elásticas del sistema vascular.

pulso *tardus* (pulsus tardus), pulso cuya amplitud asciende y desciende gradualmente.

pulso tibial posterior (posterior tibialis pulse), pulso de la arteria tibial posterior palpado en la cara interna del tobillo, inmediatamente por detrás de la prominencia del maléolo.

pulso trémulo (tremulous pulse), pulso débil y palpitante.

pulso tricrótico (tricrotic pulse), pulso anormal que tiene tres picos de elevación sobre un esfigmograma, representando la onda de presión del corazón en la sístole seguida de dos ondas de presión en la diástole.

pulso trigeminal (trigeminal pulse), pulso anormal en el que el tercer latido está ausente.

pulso vagal (vagus pulse), pulso regular y lento que se debe a hiperactividad del nervio vago.

pulso venoso (venous pulse), pulso de una vena palpado generalmente sobre las venas yugular interna o externa del cuello. El pulso en la vena yugular se toma para evaluar la presión del pulso y la forma de la onda de presión.

pulso vermicular (vermicular pulse), pulso rápido pequeño que se percibe como un gusano retorciéndose cuando el pulso se monitoriza con los dedos.

pulso yugular (jugular pulse), pulsación de la vena yugular producida por enfermedades que interfieren o disminuyen el llenado diastólico en el lado derecho del corazón.

pultáceo (pultaceous), relativo a una sustancia pulposa o que está macerada.

pulverizar (pulverize), reducir a polvo fino.

pulverulento (pulverulent), que tiene la forma de un polvo fino.

pulvule (pulvule), cápsula patentada que contiene una dosis de un fármaco en forma de polvo.

punción (puncture), herida u orificio realizado al puncionar.

punción antral (puncture of the antrum), puncionar una cavidad o depresión, como cuando se atraviesa la pared del seno maxilar para drenar el pus.

punción cisternal (cisternal puncture), introducción de una aguja en la cisterna magna para extraer LCR para su análisis. La punción se realiza entre el atlas y el occipital.

punción del talón (heel puncture), método para obtener muestras de sangre de un recién nacido o prematuro mediante la punción en la región externa o interna de la superficie plantar del talón. Se debe evitar puncionar la curvatura posterior del talón, intentando que la punción sea lo más superficial posible.

punción digital (finger stick), acto de pinchar la punta de un dedo para obtener una pequeña muestra de sangre capilar.

punción esplénica (splenic puncture), punción del parénquima del bazo para obtener datos de presión o inyectar material radiopaco.

punción esternal (sternal puncture), procedimiento diagnóstico en el que se inserta una aguja en la médula ósea del esternón para obtener una muestra de la misma para su estudio posterior.

punción húmeda (wet tap), punción accidental de la duramadre mientras se realiza una anestesia epidural. El nombre se debe a que produce goteo de líquido cefalorraquídeo a través del canal de la aguja.

punción lumbar (PL) (lumbar puncture [LP]), procedimiento diagnóstico o terapéutico en el que se introduce un estilete y una aguja hueca en el espacio subaracnoideo de la porción lumbar del conducto espinal para obtener LCR. Se realiza en diversos procedimientos diagnósticos y terapéuticos. Se precisa una técnica estrictamente aséptica. Es útil para medir la presión del líquido cefalorraquídeo (LCR), obtener LCR para su estudio en laboratorio, valoración del canal medular comprimido por un tumor y para la inyección de aire, oxígeno o sustancias radiopacas necesarias para visualizar radiológicamente las estructuras del sistema nervioso del canal medular, las meninges y el cerebro. Las indicaciones terapéuticas de esta técnica incluyen: drenaje de colección hemática o purulenta del espacio subaracnoideo, inyección de suero o fármacos, extracción de LCR para disminuir la hipertensión intracraneal, inyección de anestésico local en la anestesia regional o colocación de una pequeña colección sanguínea del paciente en el espacio subaracnoideo para formar un coágulo y tapar un desgarro o agujero en la duramadre y así prevenir el paso de LCR al espacio epidural.

punción subdural (subdural puncture), perforación del espacio entre la duramadre y la membrana aracnoides para introducir una aguja e inyectar medicaciones diagnósticas o terapéuticas, o para aspirar sangre u otro líquido.

puncionar (puncture), pinchar o atravesar una superficie como se hace con una aguja o un bisturí.

puncionar (tap), extraer líquido a través de un pequeño orificio.

punta (spike), pico principal de un registro electrónico, como el de un oscilógrafo.

punta (tip), **1.** extremo de un objeto puntiagudo. **2.** accesorio fijado al extremo de una cosa. **3.** punto.

punta de gutapercha (gutta-percha point), pequeño cono de gutapercha que, junto con un sellador endodóncico, se emplea para rellenar un canal radicular, o para determinar la profundidad y características topográficas de los bolsillos periodontales y fístulas mediante radiografías.

punta de papel (paper point), en el tratamiento del conducto radicular, cono de anchura y punta variables realizado generalmente en papel o en material derivado del papel, que se utiliza para secar o mantener un líquido desinfectante en el conducto.

punta para obturación del conducto radicular (root canal filling spreader), en tratamiento del conducto radicular, instrumento de metal con cabeza en forma de cuña utilizado para comprimir el material de obturación contra los lados del conducto, con el fin de abrir espacio para la inserción de conos adicionales.

punteado (punctate), marcado con puntos o punzadas elevadas o coloreadas.

punteado (stippling), **1.** aparición de puntos coloreados en algunas células al ser teñidas. La aparición de punteado rojizo en los hematíes teñidos con hematoxilina-eosina es un signo de paludismo. El punteado azul en hematíes teñidos con tinción de Wright puede ser signo de intoxicación por plomo. **2.** aspecto de la retina como si estuviera punteada por puntos de luz y sombra.

punteado basófilo (basophilic stippling), presencia anormal de gránulos azules punteados formados por restos de ácidos nucleicos en los hematíes, observados al microscopio en una extensión sanguínea teñida con Wright-Giemsa-Gram. Este punteado es característico de la intoxicación por plomo.

punteado gingival (gingival stippling), conjunto de pequeñas depresiones en la superficie de las encías sanas, produciendo una superficie que varía de aterciopelada y lisa hasta piel de naranja.

puntiforme (punctiform), de tamaño muy pequeño, como una colonia bacteriana en un medio sólido.

punto (point), mancha pequeña o zona señalada.

punto (punctum), área o punto fisiológico.

punto activo (active site), punto de la superficie de una enzima en el que tiene lugar su actividad catalítica.

punto auricular (auricular point), centro del conducto auditivo externo.

punto caliente (hot spot), **1.** lugar en una secuencia genética en el que aparecen mutaciones con una frecuencia anormalmente alta. **2.** zona de una imagen de medicina nuclear que representa una absorción de radiación inusualmente grande.

punto ciego (blind spot), **1.** laguna del campo visual que se produce cuando la imagen se enfoca en el espacio de la retina ocupado por la papila óptica. **2.** laguna anormal del campo visual causada por una lesión de la retina o de las vías ópticas, o como consecuencia de una hemorragia o de una coroiditis, que con frecuencia se percibe como manchas o destellos luminosos.

punto crítico (critical point), temperatura y presión a las que, en un sistema cerrado, las densidades de las formas líquida y gaseosa de una sustancia serán iguales, sin apreciarse de forma visible las dos formas por separado y percibiéndose como una sola fase líquida.

punto de acupuntura (acupuncture point), cualquiera de los distintos puntos de la piel que se hallan a lo largo de los diversos meridianos o cadenas de puntos existentes en el cuerpo. La estimulación de alguno de estos puntos puede inducir un incremento o una disminución de la función o de la sensibilidad en un área o sistema del cuerpo.

punto de agarre (locking point), punto del organismo en el que se puede aplicar una ligera presión para ayudar a un paciente débil a mantener una postura o posición deseada. El punto de agarre básico es el centro de gravedad del organismo, a la altura de la segunda vértebra sacra, en el que la aplicación de una ligera presión puede ayudar al paciente a mantenerse de pie o a caminar erecto.

punto de comienzo (start point), el nucleótido inicial transcrito a partir de la matriz de ADN en la formación del ARN mensajero.

punto de condensación (dew point), temperatura a la que el aire se satura con vapor de agua y el vapor de agua se condensa a líquido. En la terapia con aerosoles, cuando se alcanza el punto de condensación, el agua se puede condensar en contenedores, tuberías u otras superficies.

punto de congelación (freezing point), temperatura a la que una sustancia pasa del estado líquido al sólido. El punto de congelación para el agua es 0° en la escala **Celsius** y de 32° en la **Fahrenheit.**

punto de ebullición (boiling point), **1.** temperatura a la que una sustancia pasa de estado líquido a gaseoso a una determinada presión atmosférica. **2.** temperatura a la que la presión de vapor de un líquido es igual a la presión externa.

punto de Erb (Erb's point), punto de referencia del plexo braquial en la parte superior del tronco, situado aproximadamente a 2,5 cm por encima de la clavícula y aproximadamente a la altura de la sexta vértebra cervical.

punto de fusión (pf) (melting point [mp]), temperatura característica en la que las formas sólida y líquida de una sustancia están en equilibrio. El pf del hielo es 0° Celsius o 32° Fahrenheit a 1 atmósfera de presión.

punto de máximo impulso (PMI) (point of maximun impulse [PMI]), lugar en el quinto espacio intercostal del tórax, inmediatamente por dentro de la línea clavicular media izquierda, donde se observa el latido de la punta del corazón.

punto de McBurney (McBurney's point), [Charles McBurney, cirujano norteamericano, 1845-1913], zona de sensibilidad extrema en la apendicitis aguda, localizada en la región apendicular, a medio camino entre el ombligo y la cresta ilíaca derecha, en el cuadrante abdominal inferior derecho.

punto de presión (pressure point), **1.** punto sobre una arteria donde puede notarse el pulso. La presión sobre ese punto puede resultar útil para detener el flujo de sangre hacia una herida distal al flujo. **2.** zona exageradamente sensible a la presión, como el punto de presión frénico, a lo largo del nervio frénico, entre el esternocleidomastoideo y el escaleno anterior en el lado derecho.

punto de pulso (pulse point), cualquiera de los lugares de la superficie corporal donde se pueden palpar con facilidad las pulsaciones arteriales. El punto de pulso utilizado con más frecuencia es la zona situada sobre la arteria radial, en la muñeca. Otros puntos de pulso se sitúan sobre la arteria temporal, por delante de la oreja, sobre la arteria carótida primitiva en el borde inferior del cartílago tiroides, y sobre la arteria facial en el borde inferior del maxilar inferior. Otros puntos de pulsos son el femoral, poplíteo, tibial posterior y pedio.

punto de referencia óseo (bony landmark), surco o prominencia en un hueso que sirve como guía para la localización de otras estructuras corporales.

punto final (end point), **1.** (en química) punto en el cual se alcanza la condición de equivalencia durante una titulación. **2.** punto o tiempo en el cual finaliza una actividad. **3.** punto en el cual un indicador químico cambia de color.

punto focal (focal point), punto en el que confluyen los rayos de luz una vez deflectados, tanto por reflexión como por refracción.

punto gatillo (trigger point), punto del cuerpo especialmente sensible al tacto y, que al ser estimulado, inicia una neuralgia dolorosa.

punto isoeléctrico (isoelectric point), pH en el que una molécula que contiene muchos grupos ionizables es eléctricamente neutra. El número de grupos con carga positiva es igual al número de grupos con carga negativa.

punto lagrimal (lacrimal punctum, punctum lacrimale), orificio diminuto situado en el borde de cada párpado que se abre al conducto lagrimal. Los puntos dejan salir las lágrimas que se desplazan por los conductos lagrimales hasta la conjuntiva.

punto motor (motor point), **1.** punto en el que el nervio motor penetra en el músculo y lo inerva. **2.** punto de la piel, sobre el músculo, en el que la estimulación eléctrica por medio de un electrodo producirá la contracción del músculo.

punto receptor (receptor site), localización sobre la membrana celular donde ciertas moléculas, como enzimas, neurotransmisores o virus, se unen para interaccionar con los componentes celulares.

punto remoto (far point), **1.** distancia máxima a la que un objeto puede ser visto claramente cuando el ojo está en reposo y la acomodación en completa relajación. **2.** el punto en el que se cruzan los ejes visuales de los dos ojos cuando éstos se hallan en reposo.

punto triple (triple point), situación de temperatura y presión en la que una sustancia determinada puede existir de forma sólida, líquida y gaseosa al mismo tiempo. Cada sustancia tiene un teórico punto triple.

puntos alostéricos (allosteric sites), los puntos de una enzima, no relacionados con el punto o puntos activos de la misma, que se ligan a moléculas reguladoras.

puntos clave de control (key points of control), zonas del cuerpo, las cinturas escapular y pélvica, que puede manipular un terapeuta de una determinada forma, con el fin de corregir una función anómala y reducir la espasticidad del organismo, o para guiar los movimientos activos del paciente.

puntos de inyección de insulina (insulin injection sites), zonas del cuerpo adecuadas para una utilización óptima de las inyecciones subcutáneas de insulina. La utilización repetida de los mismos puntos de inyección puede provocar lesiones tisulares localizadas y dar lugar a malabsorción de la insulina. Estos problemas se reducen mediante la rotación sistemática de los puntos de inyección dentro del área anatómica seleccionada.

puntos shu (shu points), puntos de acupuntura.

puntuación de gravedad de la lesión (injury severity score [ISS]), sistema de evaluación desarrollado para predecir el pronóstico de los traumatismos, incluida la mortalidad y la duración de la estancia en el hospital.

puntuación de Silverman-Anderson (Silverman-Anderson score), sistema de valoración del grado de dificultad respiratoria.

puntuación del esfuerzo percibido (PEP) (rating of perceived exertion [RPE]), escala sobre la cual se cuantifica el esfuerzo percibido; 6 representa un esfuerzo sumamente ligero y 20 un esfuerzo sumamente pesado. El American College of Sports Medicine (ACSM) ha modificado la escala utilizando un sistema de 1 a 10. El ACSM ha establecido también directrices mínimas de frecuencia, intensidad y duración del ejercicio necesarias para obtener un efecto de entrenamiento.

punzada (pang, throb), dolor súbito intenso pero pasajero.

pupa (pimple), pequeña pápula, pústula o furúnculo.

pupa (pupa), segunda fase del ciclo vital de ciertos insectos, como moscas y mariposas, entre la fase de larva y la de adulto.

pupila (pupil), orificio circular en el iris del ojo, desplazado del centro del iris ligeramente hacia el lado nasal. La pupila se sitúa por detrás de la cámara anterior del ojo y de la córnea y por delante del cristalino. Su diámetro varía con la contracción y relajación de las fibras musculares del iris cuando el ojo responde a cambios de luz, estados emocionales y estimulación del sistema nervioso autónomo.

pupila de Adie (Adie's pupil), [William J. Adie, médico británico, 1886-1935], trastorno ocular caracterizado por la existencia de una pupila que reacciona con mucha mayor lentitud ante los cambios de luz, la acomodación o la convergencia que la pupila del otro ojo.

pupila de Argyll Robertson (Argyll Robertson pupil), [Douglas M. C. L. Argyll Robertson, médico escocés, 1837-1909], pupila que se contrae durante la acomodación, pero no lo hace en respuesta a la luz. Suele verse más a menudo en miosis y en la neurosífilis avanzada.

pupila fija (fixed pupil), trastorno en el que las pupilas no se dilatan o contraen cuando son estimuladas. La causa suele ser la presencia de adherencias que unen el iris a la cápsula del cristalino, o bien una alteración en la inervación del iris en el glaucoma agudo.

pupila puntiforme (pinhole pupil), pupila muy pequeña, que puede ser congénita, secundaria al uso de mióticos o producto de una inflamación del iris.

pupilar (pupillary), relativo a la pupila.

pupilometría (pupillometry), medida de la pupila.

pupilomotor (pupillomotor), relativo a las fibras nerviosas autonómicas de los músculos lisos del iris.

PUPPE (PUPPP), siglas de **pápulas urticariales pruriginosas y placas de embarazo.**

pura (pure), **1.** libre de contaminación por materia extraña. **2.** estado en el cual una sustancia no contiene nada distinto de ella misma.

puré (slurry), suspensión fina de sólidos finamente divididos en un líquido.

pureza (fineness), (en odontología) medio para graduar las aleaciones según su contenido en oro. La pureza de una aleación se mide en partes por mil de oro puro.

purgante (purgative), medicación potente, que se suele administrar por vía oral para favorecer la evacuación del intestino o para inducir movimientos intestinales.

purgar (purge), evacuar el intestino con un catártico.

purificación del agua, urgencia (water purification, emergency), métodos para purificar el agua sucia para que pueda beberse en caso de urgencia. Las tres técnicas básicas son: hervir el agua y escurrirla a través de una tela, añadir 3 gotas de tintura (solución alcohólica) de yodo por cada cuarto de litro de agua y añadir 10 gotas de lejía de cloro al 1% por cada cuarto de litro de agua. Cuando se añaden productos químicos purificadores deben mezclarse completamente con el agua y dejar la mezcla en reposo durante 30 minutos.

purina (purine), grupo numeroso de compuestos nitrogenados, productos finales de la digestión de las proteínas de la dieta, o sintetizados como tal por el organismo. Las purinas también están presentes en muchas medicaciones y en sustancias como cafeína, teofilina, diversos diuréticos, relajantes musculares y estimulantes del miocardio.

púrpura (purpura), trastorno hemorrágico grave caracterizado por hemorragias en los tejidos, especialmente bajo la piel o las mucosas, provocando la aparición de equimosis o petequias.

púrpura alérgica (allergic purpura), trastorno crónico de la piel asociado a urticaria, eritema, asma y tumefacciones articulares reumáticas. A diferencia de otras formas de púrpura, el recuento plaquetario, el tiempo de hemorragia y la coagulación sanguínea son normales.

púrpura de Schönlein-Henoch (Henoch-Schönlein purpura), [Eduard H. Henoch, médico alemán, 1820-1910; Johannes L. Schönlein, médico alemán, 1793-1864], vasculitis de hipersensibilidad autolimitada, que aparece fundamentalmente en los niños, caracterizada por lesiones cutáneas purpúricas que aparecen sobre todo en la región inferior del abdomen, en las nalgas y piernas y que se asocia habitualmente a dolor en rodillas y tobillos. Son hallazgos también frecuentes la afectación de otras articulaciones, la hemorragia GI y la hematuria.

púrpura hemorrágica (hemorrhagic purpura), forma de púrpura asociada a trombocitopenia y a un aumento del tiempo de hemorragia.

púrpura no trombocitopénica (nonthrombocytopenic purpura), proceso caracterizado por zonas cutáneas violáceas o rojizas, pero en el que no está implicada una disminución del número de plaquetas.

púrpura pigmentada crónica (chronic pigmented purpura), cualquiera de las enfermedades de un grupo de dermatosis benignas de origen desconocido, no asociadas a enfermedad sistémica subyacente y consistentes en mínima inflamación, con pequeñas hemorragias producidas por los capilares en la dermis superficial. Entre ellas se cuentan el liquen áureo, la dermatitis liquenoide purpúrea pigmentada, la púrpura anular telangiectoide y la enfermedad de Schamberg.

púrpura reumática (purpura rheumatica), signo clínico característico que se asocia con hemorragias de la piel y otros tejidos. Las lesiones son rojas o purpúreas y no se blanquean a la presión. La púrpura se debe a un trastorno de la sangre o a una anomalía de los vasos sanguíneos.

púrpura senil (purpura senilis), trastorno cutáneo que afecta a las personas mayores y que se caracteriza por la fragilidad de las paredes de los vasos sanguíneos, que se rompen con un traumatismo mínimo.

púrpura trombocitopénica (thrombocytopenic purpura), trastorno hemorrágico caracterizado por una disminución marcada del número de plaquetas, apareciendo petequias y hemorragias tisulares. Puede ser secundaria a diversas causas, entre las que se incluyen la infección y la sensibilidad y toxicidad a fármacos. La forma aguda suele presentarse en niños de edades comprendidas entre 2 y 6 años, y es benigna con una recuperación completa en el plazo de 6 semanas. La forma crónica suele desarrollarse en adultos de edades comprendidas entre 20 y 50 años. La recuperación espontánea es rara.

púrpura trombocitopénica idiopática (PTI) (idiopathic thrombocytopenic purpura [ITP]), hemorragias de la piel y otros órganos producidas por déficit de plaquetas. La PTI aguda es una enfermedad de la infancia que puede aparecer tras una infección viral, dura varias semanas o varios meses y no suele dejar secuelas. La PTI crónica es más frecuente en adolescentes y adultos, comienza de forma más insidiosa y dura más.

púrpura trombocitopénica trombótica (PTT) (thrombotic thrombocytopenic purpura [TTP]), trastorno caracterizado por trombocitopenia, anemia hemolítica y anomalías neurológicas. Se acompaña de púrpura generalizada asociada al depósito de microtrombos dentro de los capilares y pequeñas arteriolas. El tratamiento incluye corticoides, esplenectomía e intercambio de plasma terapéutico.

purulencia (purulence), hecho de producir o liberar pus.

purulento (purulent), que produce o contiene pus.

pus (pus), exudado líquido cremoso, viscoso, de color amarillo claro o amarillo-verdoso, a veces blanquecino y otras veces sanguinolento, producto de una necrosis tisular por licuefacción. Está constituido fundamentalmente por leucocitos polimorfonucleares, y lo generan, sobre todo, las infecciones bacterianas.

pus en orina (pus in urine), presencia de pus en la muestra de orina que indica una infección en cualquier punto de las vías urinarias, desde los riñones hasta la uretra.

pústula (pustule), pequeña elevación inflamatoria circunscrita de la piel que contiene líquido en su interior, habitualmente purulento.

putamen (putamen), parte del núcleo lentiforme que se sitúa por fuera del globo pálido. Está relacionada con el cuerpo estriado y recibe conexiones de los centros supresores de la corteza cerebral.

putrefacción (putrefaction), descomposición de las enzimas, especialmente proteicas, que generan compuestos de olor fétido, como amoníaco, sulfuro de hidrógeno y mercaptanos.

putrefacto (putrefactive), que causa, produce o está relacionado con la putrefacción.

putrescina (putrescine), ptomaína tóxica, de olor fétido, generada por la descomposición del aminoácido ornitina durante la descomposición de los tejidos animales, cultivos de bacilos y bacterias fecales.

pútrido (putrid), descompuesto.

putromaína (putromaine), cualquier toxina generada por la descomposición de alimentos dentro de un organismo vivo.

PUVA (PUVA), siglas de un tratamiento fotoquimioterápico de la psoriasis que consiste en un medicamento llamado *p*soraleno y luz *u*ltra*v*ioleta de longitud de onda (*w*ave) *A* (larga).

p/v (W/V), siglas de *peso/volumen.*

PV (VP), siglas de **porfiria variegata.**

PVC (CVP), siglas de **presión venosa central.**

PVC (PVC), siglas de **cloruro de polivinilo.**

PVH (HPV), siglas de **parvovirus humano.**

PVY (JVP), siglas de **presión venosa yugular.**

pW (pW), abreviatura de *picowatio.*

PWA (PWA), en inglés, abreviatura de *person with AIDS* (persona con SIDA).

pygeum (pygeum), producto vegetal utilizado en la hipertrofia benigna de próstata, en relación con la cual hay ciertos datos de eficacia, y como antiinflamatorio, medicación sobre la que hay datos insuficientes en cuando a su eficacia.

Q

Q (Q), símbolo de **velocidad del flujo sanguíneo.**

Q̇(Q̇), símbolo de *volumen sanguíneo.*

QCE (EKC), siglas de **queratoconjuntivitis epidémica.**

q.d. (q.d.), (en las recetas) abreviatura de *quaque die,* expresión latina que significa «cada día».

QELP (DLEK), siglas de **queratoplastia endotelial lamelar profunda.**

QFR (PRK), siglas de **queratectomía fotorrefringente.**

q.h. (q.h.), (en las recetas) abreviatura de *quaque hora,* expresión latina que significa «cada hora».

q.2h. (q.2h.), (en las recetas) abreviatura de *quaque secunda hora,* expresión latina que significa «cada 2 horas».

q.3h. (q.3h.), (en las recetas) abreviatura de *quaque tertia hora,* expresión latina que significa «cada 3 horas».

q.4h. (q.4h.), (en las recetas) abreviatura de *quaque quarta hora,* expresión latina que significa «cada 4 horas».

q.6h. (q.6h.), (en las recetas) abreviatura de *quaque sex hora,* expresión latina que significa «cada 6 horas».

q.8h. (q.8h.), (en las recetas) abreviatura de *quaque octa hora,* expresión latina que significa «cada 8 horas».

Qi (Qi), en medicina china tradicional, energía vital del cuerpo humano.

Qi Gong (Qi Gong), forma de terapia de estimulación china que propone mejorar la salud mediante reorientación del foco de atención mental, respiración, coordinación y relajación. El objetivo es reequilibrar las capacidades de curación del cuerpo mediante la activación de corrientes eléctricas o enérgicas que fluyen junto a los meridianos que recorren todo el cuerpo.

q.i.d. (qid, q.i.d.), (en las recetas) abreviatura de *quater in die,* expresión latina que significa «cuatro veces al día».

q.l. (q.l.), abreviatura de la expresión latina *quantum libet,* que significa «tanto como quiera».

QP (CP), siglas de *químicamente puro.*

QR (RK), **1.** siglas de **queratotomía radial. 2.** siglas de **queratotomía refractiva.**

q.s. (q.s.), (en las recetas) abreviatura de *quantum sufficit,* expresión latina que significa «cantidad necesaria».

qt (qt), abreviatura de **quart.**

quale (quale), **1.** cualidad de una cosa concreta. **2.** una cualidad considerada como entidad independiente. **3.** (en psicología) sentimiento, sensación u otro proceso consciente que tiene su cualidad particular única independientemente de su significado externo o marco de referencia.

quazepam (quazepam), benzodiazepina que se utiliza como sedante e hipnótico en el tratamiento del insomnio.

queilectomía (cheilectomy), extirpación quirúrgica de las superficies irregulares en el revestimiento de una articulación.

queilitis (cheilitis), trastorno de los labios caracterizado por inflamación y agrietamiento de la piel.

queilitis comisural (perlèche), fisura única o fisuras múltiples y grietas en la comisura bucal en uno o ambos lados, que en los estadios avanzados puede extenderse a los labios y mejillas. Entre sus causas figuran la infección primaria o superpuesta con microorganismos como *Candida albicans,* estafilococos o estreptococos; una mala higiene bucal; babeo; sobrecierre de las mandíbulas en pacientes sin piezas dentales o con dentaduras que ajustan mal, o deficiencia en riboflavina.

queilocarcinoma (cheilocarcinoma), tumor epitelial maligno del labio.

queiloplastia (cheiloplasty), corrección quirúrgica de un defecto de los labios.

queilorrafia (cheilorrhapy), procedimiento quirúrgico de sutura de los labios, como la reparación de un labio leporino congénito o de un labio lacerado.

queilosis (cheilosis), trastorno no inflamatorio de los labios y de la boca caracterizado por formación de escamas y fisuras provocadas por una dieta deficiente en riboflavina.

queja principal (chief complaint), relato subjetivo de un paciente que describe los síntomas o signos más graves y significativos de su enfermedad o disfunción.

quejido (grunting), sonidos roncos, audibles, cortos y profundos que se escuchan a menudo durante la espiración y que suelen acompañar al dolor torácico intenso. El quejido se produce porque la glotis interrumpe brevemente el flujo de aire, deteniendo el movimiento de los pulmones y de las estructuras que les rodean y sirven de sostén. El quejido suele oírse en personas con neumonía, edema de pulmón, fracturas o contusiones costales, o bien en recién nacidos con atelectasias.

quelación (chelation), reacción química en la que se produce una combinación con un metal para formar un complejo molecular en forma de anillo en el que el metal está firmemente unido y atrapado.

quelado (chelate), relativo o perteneciente a la quelación.

quelante (chelating agent), sustancia que produce quelación. Los quelantes se utilizan en el tratamiento de las intoxicaciones por metales.

quelar (chelate), formar un enlace, como un complejo en anillo.

quelato (chelate), (en medicina) compuesto formado por un ion metálico central y una molécula orgánica con múltiples enlaces, dispuestos en anillos, utilizados especialmente en tratamientos quimioterápicos para intoxicaciones por metales.

queloide (keloid, cheloid), excrecencia de tejido colágeno cicatrizal en el lugar de una herida en la piel, sobre todo una herida o una incisión quirúrgica. El tejido nuevo es elevado, redondeado y duro.

queloidosis (keloidosis, cheloidosis), formación habitual o múltiple de queloides.

quelpo (kelp), **1.** una de las especies de algas marinas marrones del género *Laminaria* que abundan en la costa atlántica europea. **2.** cenizas de las algas marinas del género *Laminaria* quemadas durante el proceso de extracción de yodo y sales de potasio.

quemado (burnout), término popular utilizado para definir la pérdida de energía mental o física tras un período de estrés crónico relacionado con el trabajo, caracterizado en ocasiones por enfermedad física.

quemadura (burn), cualquier lesión de los tejidos corporales causada por calor, electricidad, sustancias químicas, radiación o gases en los que la extensión de la lesión está determinada por el tiempo de exposición de la célula al agente causante y por la naturaleza de éste, la parte del cuerpo implicada y la profundidad de la quemadura. Las quemaduras se pueden clasificar en grados: primero, segundo, tercero y cuarto, dependiendo de la profundidad del daño tisular.

quemadura ácida (acid burn), lesión producida en los tejidos por exposición a un ácido fuerte. La gravedad de la quemadura viene determinada por el tipo de ácido y por la duración y extensión de la exposición. El tratamiento de urgencias consiste en el lavado del área afectada con grandes cantidades de agua.

quemadura actínica (actinic burn), quemadura producida por la exposición a la luz solar u otra fuente de radiación ultravioleta.

quemadura de cuarto grado (fouth-degree burn), quemadura que se extiende en profundidad en el tejido subcutáneo, destruyendo por completo la piel, la grasa subcutánea y los tendones subyacentes y que, en ocasiones, afecta a músculos, fascias o huesos.

quemadura de primer grado (first-degree burn), quemadura que afecta sólo a la epidermis, causando eritema y, en algunos casos, edema leve, sin vesiculación.

quemadura de segundo grado (second-degree burn), quemadura que afecta a la epidermis y la dermis, clasificada como *superficial* o *profunda,* en virtud de la profundidad de la lesión. Las de tipo superficial interesan la epidermis y la dermis papilar y sanan sin formar escaras. Las de tipo profundo se extienden a la dermis reticular y dan lugar a la formación de escaras.

quemadura de tercer grado (third-degree burn), quemadura que destruye la epidermis y la dermis, con frecuencia con afectación también del tejido subcutáneo.

quemadura eléctrica (electric burn), lesión tisular resultante del calor de hasta 5.000 °C generado por una corriente eléctrica. Los puntos de entrada y salida de la piel se queman, y pueden resultar lesionados el músculo y los tejidos subcutáneos por los que ha pasado la corriente. En ocasiones se puede producir una arritmia que conduce a la muerte.

quemadura por álcalis (alkali burn), lesión tisular causada por la exposición a un compuesto alcalino como la lejía.

quemadura por explosión (flash burn), lesión causada por una exposición muy breve a una fuente sumamente intensa de energía radiante o calor.

quemadura por fricción (friction burn), lesión tisular producida por la abrasión de la piel.

quemadura por napalm (napalm burn), quemadura térmica causada por el contacto con el **napalm** en llamas.

quemadura por radiación (radiation burn), quemadura producida por la exposición excesiva a una energía radiante en forma de rayos de sol, rayos X o emisiones o explosiones nucleares. La radiación ionizante puede producir daño tisular directo mediante la afectación de una molécula vital como el ADN.

quemadura química (chemical burn), lesión tisular provocada por la exposición a un ácido o base fuerte, como el fenol, el cresol, el gas mostaza o el fósforo.

quemadura respiratoria (respiratory burn), lesión tisular del aparato respiratorio provocada por la inhalación de un gas caliente o de partículas ardiendo, como sucede en un incendio o en una explosión.

quemadura térmica (thermal burn), lesión tisular, habitualmente de la piel, causada por la exposición a calor extremo.

quemaduras conjuntivales (conjunctival burns), quemaduras químicas de la conjuntiva.

quemosis (chemosis), edema inflamatorio anómalo de la mucosa que recubre el globo ocular y reviste los párpados; habitualmente se produce por traumatismo o infección local, también es frecuente que acompañe a la conjuntivitis aguda.

querasina (kerasin), cerebrósido que se encuentra en el tejido cerebral y consta de un ácido graso, galactosa y esfingosina.

queratectomía (keratectomy), resección quirúrgica de una parte de la córnea realizada para escindir una pequeña lesión superficial que no requiere un injerto de córnea.

queratectomía fotorrefractaria (photorefractive keratectomy [PRK]), procedimiento quirúrgico en el cual se utiliza el láser excímero para cambiar la forma de la córnea y mejorar de ese modo las propiedades de refracción del ojo, reduciendo o eliminando la necesidad de llevar gafas correctoras. En realidad, en lugar de practicar cortes, el láser está programado para quitar las capas externas del tejido corneal.

queratina (keratin), proteína fibrosa, que contiene azufre, principal componente de la epidermis, el pelo, las uñas, el esmalte dentario y el tejido córneo de los animales. Esta proteína es insoluble en la mayoría de disolventes, incluyendo el jugo gástrico, se utiliza con frecuencia como cubierta de píldoras que han de atravesar el estómago sin sufrir cambios para disolverse en el intestino.

queratinización (keratinization), proceso por el que las células epiteliales expuestas al medio ambiente pierden su humedad y son reemplazadas por tejido córneo.

queratinizarse (keratinize), hacerse o convertirse en tejido córneo.

queratinocito (keratinocyte), célula epidérmica que sintetiza queratina y otras proteínas y esteroles. Estas células constituyen aproximadamente el 95% de la epidermis y se forman a partir de células indiferenciadas o basales de la zona de unión dermoepidérmica.

queratinofílico (keratinophilic), describe un tipo de hongos que utilizan queratina como sustrato.

queratitis (keratitis), inflamación de la córnea.

queratitis dendrítica (dendritic keratitis), inflamación de la córnea y la conjuntiva causada por herpesvirus de tipo 1. Se caracteriza por una ulceración en la superficie de la córnea que recuerda a un árbol, con botones en el extremo de sus ramas. Son habituales la fotofobia, la sensación de cuerpo extraño en el ojo, el dolor y la conjuntivitis.

queratitis discoide (disciform keratitis), proceso inflamatorio del ojo que suele seguir a una queratitis dendrítica; se piensa es la respuesta inmunológica a una infección por el virus del herpes simple. El proceso se caracteriza por opacidades discoidales en la córnea, normalmente con inflamación del iris.

queratitis esclerosante (sclerosing keratitis), **1.** forma de inflamación corneal en la que aparecen infiltrados nodulares cerca del borde corneal junto a un anillo de escleritis anterior. **2.** forma de inflamación corneal caracterizada por la presencia de un triángulo opaco en las capas profundas de la córnea, con la base del triángulo próxima a la zona de esclerosis.

queratitis intersticial (interstitial keratitis), inflamación infrecuente de las capas corneales, cuyo primer síntoma es una borrosidad difusa de la imagen. Pueden aumentar los vasos sanguíneos de la zona y producir opacidades permanentes. Sus causas son sífilis, TB, lepra e hipersensibilidad vascular.

queratitis purulenta (purulent keratitis), forma grave de queratitis que si no se trata lleva a la desintegración de la córnea. El trastorno empieza normalmente con una infección bacteriana del saco lacrimal, aparece sobre todo en pacientes ancianos con una pobre nutrición y se extiende hasta formar una úlcera que produce pus.

queratitis serosa (xerotic keratitis), inflamación de la córnea debida a la sequedad de la conjuntiva. Puede estar originada por malnutrición, déficit de vitamina A o enfermedades autoinmunes.

queratoacantoma (keratoacanthoma), pápula benigna de crecimiento rápido y de color carne, con un tapón central de queratina. La lesión es más frecuente en la cara y el dorso de manos y brazos. Con frecuencia se requiere la biopsia para diferenciarlo del carcinoma espinocelular.

queratocele (keratocele), hernia de la membrana de Descemet a través de una úlcera en las capas externas de la córnea.

queratoconjuntivitis (keratoconjunctivitis), inflamación de la córnea y la conjuntiva.

queratoconjuntivitis epidémica (QCE) (epidemic keratoconjunctivitis [EKC]), infección por adenovirus que consiste en una conjuntivitis aguda, con dolor intenso, seguida de queratitis. La QCE es muy contagiosa y tendente a producir epidemias, generalmente prolongadas.

queratoconjuntivitis flictenular (phlyctenular keratoconjunctivitis), trastorno inflamatorio de la córnea caracterizado por la presencia de diminutos nódulos ulcerados, que aparecen con mayor frecuencia en los niños en respuesta a los alergenos presentes en *Mycobacterium tuberculosis,* gonococos, *Candida albicans* o diversos parásitos.

queratoconjuntivitis primaveral (vernal keratoconjunctivitis), variante causada por una reacción alérgica, que suele aparecer en primavera, pero que a veces es perenne y se caracteriza por la existencia de papilas gigantes, habitualmente en la conjuntiva tarsal superior, con hebras de moco grueso en el fondo de saco inferior, prurito y con frecuencia ptosis. Puede evolucionar a un defecto epitelial.

queratoconjuntivitis seca (keratoconjunctivitis sicca), sequedad de la córnea producida por falta de lágrimas; la superficie de la córnea aparece mate y áspera y el ojo escuece y está irritado. Este proceso puede asociarse a eritema multiforme, síndrome de Sjögren, tracoma y avitaminosis A.

queratoconjuntivitis viral (viral keratoconjunctivitis), combinación de inflamación corneal y conjuntival producidas por una infección viral.

queratocono (keratoconus), protrusión no inflamatoria de la parte central o paracentral de la córnea. Puede dar lugar a un acusado astigmatismo.

queratoderma (keratoderma), **1.** piel o cubierta cornificada. **2.** hipertrofia de la capa córnea de la piel.

queratodermatitis (keratodermatitis), inflamación y proliferación de las células de la capa córnea de la piel.

queratodermia blenorrágica (keratoderma blennorrhagica), lesiones hiperqueratósicas de la piel que se presentan en palmas, plantas y uñas. Este proceso tiende a presentarse en algunos pacientes con síndrome de Reiter.

queratoectasia (keratoectasia), abultamiento o protrusión hacia delante de la córnea.

queratoepitelioplastia (keratoepithelioplasty), procedimiento quirúrgico para la reparación de los defectos epiteliales corneales. La córnea defectuosa se extirpa y se sustituye por pequeños trozos de córnea del donante, la cual prolifera y reemplaza al tejido original.

queratofaquia (keratophakia), implantación quirúrgica de córnea del donante en la parte anterior de la córnea para modificar un error de refracción.

queratogénesis (keratogenesis), formación de tejido córneo causada por el crecimiento de células productoras de queratina.

queratogénico (keratogenic), relativo a un agente que induce una proliferación de tejido córneo.

queratógeno (keratogenous), relativa al desarrollo de la capa córnea de la piel, o al crecimiento de células que producen queratina.

queratoglobo (keratoglobus), anomalía congénita caracterizada por distensión del globo ocular o del segmento anterior del ojo.

queratohialina (keratohyalin), sustancia presente en los gránulos de los queratinocitos de la epidermis.

queratoide (keratoid), parecido a la córnea o al tejido corneal.

queratoiritis (keratoiritis), inflamación de la córnea en asociación con iritis.

queratólisis (keratolysis), pérdida de cohesión y desprendimiento de la capa más externa de la piel, que se produce normalmente por exfoliación o por un trastorno congénito en el que la piel se descama periódicamente.

queratoma (keratoma), proliferación epidérmica gruesa y dura causada por hipertrofia de la capa córnea de la piel.

queratomalacia (keratomalacia), proceso caracterizado por xerosis y ulceración de la córnea producidas por insuficiencia importante de vitamina A. Los síntomas precoces son ceguera nocturna, fotofobia, tumefacción y enrojecimiento de los párpados, y sequedad, enrojecimiento, dolor y rugosidad de la conjuntiva. En las avitaminosis avanzadas aparecen las manchas de Bitot, la córnea se vuelve mate, deslustrada y turbia, y si no se trata adecuadamente puede ablandarse y perforarse, dando lugar a ceguera.

queratomicosis (keratomycosis), enfermedad fúngica de la córnea.

queratopatía (keratopathy), cualquier enfermedad no inflamatoria de la córnea.

queratoplastia endotelial lamelar profunda (QELP) (deep lamellar endothelial keratoplasty [DLEK]), técnica en la que una pequeña incisión se realiza para extirpar sólo el tejido dañado de la córnea, sin proceder al trasplante de toda ella. Sólo la capa interna de la córnea es reemplazada. La técnica previene el astigmatismo que a menudo se registra en la queratoplastia penetrante y reduce en gran medida el riesgo de infección.

queratoquiste (keratocyst), quiste odontogénico de paredes gruesas revestidas de epitelio queratinizante.

queratorrexis (keratorhexis), rotura de la córnea.

queratósico (keratic), perteneciente o relativo a la queratina.

queratosis (keratosis), cualquier enfermedad de la piel con hiperplasia y engrosamiento del epitelio cornificado.

queratosis actínica (actinic keratosis), engrosamiento localizado de los estratos más externos de la piel, de curso lento y resultado de la exposición excesiva y crónica al sol. El tratamiento de esta lesión potencialmente maligna consiste en la escisión quirúrgica, en la aplicación de crioterapia y en la administración de quimioterapia tópica.

queratosis folicular (keratosis follicularis), nombre que se da a determinados procesos de la piel caracterizados por pápulas queratósicas coalescentes, que forman parches verrucosos costrosos marrones o negros. Estas vegetaciones pueden diseminarse ampliamente, ulcerarse y quedar cubiertas por un exudado purulento.

queratosis seborreica (seborrheic keratosis), lesión verrucosa benigna, bien delimitada, ligeramente prominente, de coloración negruzca, que se encuentra en la piel de cara, cuello, tórax o parte superior de la espalda. Las máculas están cubiertas por una costra grisácea laxa que al ser retirada deja una base de pulpa carnosa. Es frecuente el prurito. El tratamiento incluye curetaje, electrodesecación o crioterapia.

queratotomía astigmática (astigmatic keratotomy), operación en la cual la córnea se relaja mediante una serie de incisiones transversales para aplanar el meridiano en el cual se realizan las mismas y aumentar la curvatura en el meridiano situado a 90°. Se realiza para corregir el astigmatismo.

queratotomía radial (radial keratotomy), procedimiento quirúrgico en el que se realizan una serie de pequeñas incisiones en la córnea provocando un ligero aplanamiento de la misma para corregir el error de refracción. Se utiliza generalmente para la corrección de la miopía en grado leve a moderado.

queratotomía refractaria (QR) (refractive keratotomy [RK]), procedimiento quirúrgico en el cual se hacen incisiones radiales o perpendiculares para aplanar la córnea, con resultado de eliminación o reducción de la miopía o del astigmatismo. Este tipo de cirugía refractaria ha sido ampliamente sustituido por nuevos métodos.

quercetina (quercetin), pigmento flavonoide, cristalino, amarillo, presente en la corteza del roble, en el zumo de los limones, en los espárragos y en otras plantas. Se utiliza para reducir la fragilidad capilar.

querión (kerion), granuloma inflamatorio, edematoso, o lesión infectada secundariamente que se desarrolla como respuesta inmunitaria a infecciones fúngicas superficiales, generalmente asociado a *Tinea capitis* del cuero cabelludo.

querofobia (cherophobia), aversión morbosa al buen humor.

querubismo (cherubism), trastorno hereditario caracterizado por la inflamación bilateral progresiva del ángulo mandibular especialmente en niños.

quetiapina (quetiapine), antipsicótico/neuroléptico. Se utiliza para el tratamiento de los trastornos psicóticos.

quiasma (chiasm), **1.** cruce de dos líneas o vías, como los nervios ópticos en el quiasma óptico. **2.** (en genética) cruce de dos cromátidas en la profase de la meiosis.

quiasma celular (chiasma), (en genética), punto visible de conexión entre cromosomas homólogos durante la primera división meiótica de la gametogénesis. La configuración en forma de X se origina durante la fase tardía de la profase y proporciona la razón de por qué se produce un intercambio de material genético.

quiasma óptico (optic chiasm), punto situado cerca del tálamo y del hipotálamo donde se produce el cruce de determinadas porciones de los nervios ópticos.

quiasmapexia (chiasmapexy), cirugía que involucra el quiasma óptico.

quiescente (quiescent), **1.** inactivo, tranquilo o en reposo. **2.** latente. **3.** durmiente.

quilemia (chylemia), enfermedad en la cual aparece el quilo en la sangre.

quilla (keel), (en prótesis) dispositivo de las prótesis de pie con almacenamiento de energía que funciona como un resorte voladizo, que dobla el pie hacia arriba cuando se aplica un peso sobre los dedos.

quilo (chyle), líquido turbio, blanquecino o amarillo pálido, producto de la digestión que se absorbe a partir del intestino delgado. Formado principalmente por grasas emulsionadas, el quilo pasa a través de las proyecciones digitiformes del intestino delgado y al sistema linfático para el transporte a la circulación venosa en el conducto torácico del cuello.

quilocele (chylocele), lesión quística causada por un derrame de líquido quiloso en la túnica vaginal de los testículos.

quiloide (chyloid), que se parece al quilo que ocupa los vasos quilíferos del intestino delgado durante la digestión de alimentos grasos.

quilomediastino (chylomediastinum), presencia de quilo en el mediastino.

quilomicrón (chylomicron), gota diminuta de lipoproteínas con un diámetro inferior a 0,5 μm. Los quilomicrones están constituidos, aproximadamente, por 90 triglicéridos con pequeñas cantidades de colesterol, fosfolípidos, vitaminas liposolubles y proteínas. Se sintetizan en el tracto gastrointestinal y transportan los lípidos de la dieta desde la mucosa intestinal a través del conducto torácico linfático hasta el plasma para llegar al hígado y los tejidos.

quiloso (chylous), relativo o parecido al quilo.

quilotórax (chylothorax), trastorno caracterizado por el derrame de quilo desde el conducto torácico hacia el espacio pleural.

quiluria (chyluria), trastorno caracterizado por el aspecto lechoso de la orina debida a la presencia de quilo.

quimasa (chymase), serina proteinasa presente en las células cebadas humanas, más abundante en piel y tejido conjuntivo donde puede escindir la angiotensina y estimular las glándulas mucosas.

quimera (chimera), organismo portador de células procedentes de dos o más cigotos de la misma o de distinta especie. Son ejemplo de ello los receptores de trasplantes de algún tipo de tejido procedente de otro individuo.

quimera de ADN (DNA chimera), molécula recombinante de ADN compuesta por segmentos de más de un origen.

quimerismo (chimerism), fase del trasplante de médula ósea en la que la médula ósea y las células huésped coexisten sin signos de enfermedad de injerto contra huésped.

química (chemistry), ciencia que trata de los elementos, sus compuestos y de la estructura molecular y de las interacciones de la materia.

química analítica (analytic chemistry), rama de la química que trata de la identificación (química cualitativa) y la determinación de la cantidad (química cuantitativa) de los componentes de los compuestos químicos o mezclas de compuestos.

química aplicada (applied chemistry), aplicación del estudio de los elementos y de las sustancias químicas a la industria y a las artes.

química coloide (colloid chemistry), ciencia que trata de la composición y naturaleza de los coloides químicos.

química ecológica (ecologic chemistry), estudio de los compuestos químicos sintetizados por las plantas que influyen en ciertos aspectos de la ecología a través de una mediación química o por sus efectos tóxicos.

química electroanalítica (electroanalytic chemistry), rama de la química que se ocupa del análisis de los compuestos mediante la utilización de corriente eléctrica, con la que se producen cambios característicos y observables en la sustancia a estudiar.

química estructural (structural chemistry), ciencia que trata la estructura molecular de las sustancias químicas.

química farmacéutica (pharmaceutical chemistry), ciencia que se ocupa de la composición y preparación de los compuestos químicos utilizados para el diagnóstico y tratamiento médicos.

química física (physical chemistry), ciencia natural que se ocupa de las relaciones entre las propiedades físicas y químicas de la materia.

química inorgánica (inorganic chemistry), estudio de las propiedades y reacciones de todos los elementos y compuestos químicos no hidrocarbonados.

química orgánica (organic chemistry), rama de la química que se ocupa de la composición, las propiedades y las reacciones de los compuestos químicos que contienen carbono; específicamente, el estudio de los hidratos de carbono y sus derivados.

química sintética (synthetic chemistry), ciencia que trata de la formación de compuestos químicos más complejos a partir de sustancias más simples.

química, valores normales (chemistry, normal values), cantidades habituales de diversas sustancias en el cuerpo humano, determinadas estudiando una amplia muestra de personas supuestamente sanas. Los valores normales se expresan como intervalos de números que varían para los diferentes grupos de edad y entre los distintos laboratorios.

químico (chemical), relativo a la química.

químico (chemist), **1.** persona con especial formación y conocimiento de las estructuras, características y acciones de los productos químicos. **2.** en Gran Bretaña, Australia y Nueva Zelanda, farmacéutico.

quiminosis (cheminosis), cualquier enfermedad producida por una sustancia química.

quimiocina (chemokine), citocina del grupo de bajo peso molecular, como la interleucina-8, que se identifica por su capacidad para inducir quimiotaxis o quimiocinesis en los leucocitos (o en determinadas poblaciones de leucocitos) en la inflamación. Actúan como reguladores del sistema inmunológico y también tienen un papel en el sistema circulatorio y el SNC.

quimiocinesis (chemokinesis), aumento en la actividad no direccional de las células producido por la presencia de una sustancia química.

quimiocirugía (chemosurgery), destrucción de tejido maligno, infectado o gangrenoso mediante la aplicación de productos químicos. Esta técnica se utiliza con éxito para la eliminación de procesos cancerosos cutáneos.

quimiodiferenciación (chemodifferentiation), fase del desarrollo embrionario que precede y controla la especialización y diferenciación de las células en órganos rudimentarios.

quimionucleólisis (chemonucleolysis), método de disolución del núcleo pulposo de un disco intervertebral mediante la inyección de un agente quimiolítico, como la enzima quimiopapaína.

quimioprofilaxis (chemoprophylaxis), utilización de un fármaco o un agente químico para la prevención de enfermedades, como en el caso de uso de fármacos antimicrobianos para prevenir la adquisición de microorganismos patógenos en un área endémica o para evitar su propagación de una zona corporal a otra.

quimioprotector (chemoprotectant), **1.** que proporciona protección contra los efectos tóxicos de los agentes quimioterápicos. **2.** agente que actúa de esta forma.

quimiorradioterapia (chemoradiotherapy), modalidad de tratamiento combinado mediante quimioterapia y radioterapia, proyectada para reducir la necesidad de recurrir a la cirugía, optimizando la interacción entre la radiación y el agente o agentes terapéuticos.

quimiorreceptor (chemoreceptor), célula nerviosa sensorial activada mediante estímulos químicos, como el quimiorreceptor carotídeo que es sensible a la PCO_2 sanguínea, que informa al centro respiratorio encefálico para que aumente o disminuya la frecuencia respiratoria.

quimiorreceptor central (central chemoreceptor), cualquier célula nerviosa sensorial o receptor químico localizado en el tronco del encéfalo.

quimiorreflejo (chemoreflex), cualquier reflejo desencadenado por la estimulación de receptores químicos, como los cuerpos carotídeos y aórticos, que responden a cambios en la concentración sanguínea de dióxido de carbono, de hidrogeniones y de oxígeno.

quimiorresistencia (chemoresistance), **1.** resistencia específica de los componentes de una célula a las sustancias químicas. **2.** resistencia de bacterias o una célula cancerosa a un producto químico diseñado para tratar el trastorno.

quimiostato (chemostat), dispositivo que garantiza una frecuencia constante de multiplicación celular de una población bacteriana mediante el mantenimiento de unas condiciones estables en el entorno.

quimiotáctico (chemotactic), relativo a la tendencia de las células a migrar hacia o alejarse de determinados estímulos químicos.

quimiotaxis (chemotaxis), respuesta que implica el movimiento positivo (hacia) o negativo (alejándose de) frente a un estímulo químico. La quimiotaxis es una propiedad celular presente en células como los neutrófilos y los monocitos.

quimioterapia (chemotherapy), tratamiento del cáncer, de infecciones y de otras enfermedades con agentes químicos. Los agentes citotóxicos utilizados para el tratamiento de neoplasias generalmente no destruyen las células cancerosas de forma directa, sino que dañan su capacidad de replicación interfiriendo con la actividad del ADN y el ARN en relación con la división celular. Los agentes quimioterápicos se utilizan frecuentemente junto con un tratamiento radiactivo debido a su efecto sinérgico.

quimioterapia (radiactiva no sellada) (chemotherapy [unsealed radioactive]), administración oral o parenteral de un radioisótopo, como el yodo 131 (^{131}I), para el tratamiento del hipertiroidismo o el cáncer de tiroides, o el fósforo 32 (^{32}P) para la leucemia, la policitemia vera o la ascitis peritoneal secundaria a carcinoma diseminado.

quimioterapia adyuvante (adjuvant chemotherapy), empleo de fármacos antineoplásicos después o en combinación con otras formas de tratamiento antineoplásico, por ejemplo, tras la extirpación quirúrgica de un cáncer. Este método se emplea cuando existe un riesgo significativo de que aún puedan existir micrometástasis.

quimioterapia combinada (combination chemotherapy), utilización de dos o más fármacos antineoplásicos simultáneamente.

quimioterapia de inducción (induction chemotherapy), quimioterapia administrada como tratamiento inicial del cáncer, especialmente como parte de una pauta combinada.

quimioterapia secuencial (secuential chemotherapy), quimioterapia en la que varios agentes son administrados uno por uno en vez de simultáneamente, con el fin de optimizar la dosis y aumentar la tolerancia del paciente.

quimo (chyme), contenido viscoso semilíquido presente en el estómago durante la digestión de la comida.

quimoabrasión (chemabrasion), método de tratamiento de cicatrices, cromatosis u otras afecciones cutáneas mediante la aplicación de productos químicos que eliminan las capas celulares superficiales de la piel.

quimopapaína (chymopapain), enzima proteolítica aislada a partir de la fruta de *Carica papaya* y relacionada con la papaína. Se usa en el tratamiento de los discos intervertebrales prolapsados o herniados.

quimotripsina (chymotrypsin), **1.** enzima proteolítica producida por el páncreas que cataliza la hidrólisis de caseína y de gelatina. **2.** polvo cristalino amarillento preparado a partir de un extracto de páncreas de buey, utilizado para el tratamiento de alteraciones digestivas en las que la enzima está presente en cantidades inferiores a las normales o totalmente ausente.

quimotripsinógeno (chymotrypsinogen), sustancia producida en el páncreas que es el cimógeno precursor de la enzima quimotripsina. Se transforma en quimotripsina mediante la tripsina.

quinidina (quinidine), fármaco antiarrítmico que se administra en forma de bisulfato, gluconato, poligalacturonato o sales de sulfato. Se prescribe para el tratamiento del flúter auricular, la fibrilación auricular, las extrasístoles ventriculares y las taquicardias.

quinina (quinine), alcaloide cristalino, amargo, blanco, obtenido a partir de la corteza de la quina. Antiguamente se utilizaba como fármaco antipalúdico, pero dejó de utilizarse cuando empezó a comercializarse la cloroquina. Sin embargo, actualmente se está utilizando otra vez para tratar algunos casos de paludismo resistentes a la cloroquina.

quinolina (quinoline), amino o alcaloide derivado de la quinina, el alquitrán y otras fuentes, que tiene propiedades antisépticas, antipiréticas y antipalúdicas.

quinolona (quinolone), clase de antibióticos que actúan interrumpiendo la replicación de las moléculas de ADN en la bacteria. Un ejemplo es ciprofloxacino.

quintaesencia (quintessence), **1.** sustancia muy concentrada. **2.** tinción o extracto que contiene los componentes más esenciales de una planta.

quintana (quintan), que recurre al quinto día, o a intervalos aproximados de 96 horas.

quintillizo (quintuplet), cada uno de los cinco descendientes nacidos del mismo embarazo.

quinupristina (quinupristin), antibiótico semisintético eficaz contra diversos microorganismos grampositivos. Se utiliza junto con dalfopristina para el tratamiento de la bacteriemia grave causada por *Enterococcus faecium* resistentes a vancomicina y de infecciones complicadas de la piel y la estructura cutánea causadas por *Streptococcus pyogenes* o *Staphylococcus aureus* sensibles a meticilina.

quiral (chiral), (en ciencias físicas) relativo a un compuesto que no puede superponerse sobre su imagen especular.

quiralgia (cheiralgia, chiralgia), dolor en la mano, especialmente el que no procede de una lesión o enfermedad del nervio.

quirognóstico (cheirognostic), relativo a la capacidad de distinguir entre las manos o lados izquierdo y derecho del cuerpo.

quiromegalia (cheiromegaly), trastorno caracterizado por unas manos excesivamente grandes.

quiroplastia (cheiroplasty), procedimiento quirúrgico que devuelve el uso normal a una mano lesionada o con una deformidad congénita.

quiropráctica (chiropractic), sistema terapéutico basado en la teoría de que el estado de salud de un individuo está determinado generalmente por el estado de su sistema nervioso. En la mayoría de los casos el tratamiento proporcionado por un quiropráctico implica la manipulación mecánica de la columna vertebral. Algunos profesionales emplean la radiología para el diagnóstico y utilizan la fisioterapia y las dietas junto con la manipulación de la columna. La quiropráctica no utiliza fármacos ni cirugía. En EE.UU. un quiropráctico posee el grado de Doctor of Chiropractic o D.C. después de completar al menos 2 años de estudios previos relacionados con la medicina, seguido de 4 años de formación en una escuela de quiropráctica.

quiropráctico (chiropractor), que practica la **quiropráctica.**

quiropraxia pura (straight chiropractic), la quiropraxia practicada siguiendo estrictamente los principios de su fundador, D. D. Palmer, sin adición de los criterios incorporados más tarde por otros quiroprácticos. En ella se asume la definición original de la subluxación como desplazamiento vertebral y la quiropraxia se considera no terapéutica, siendo su único objetivo contribuir al fomento de la salud mediante la corrección de las subluxaciones vertebrales.

quiste (cyst), saco cerrado, no inflamatorio, en la piel o debajo de ella, revestido de epitelio y que contiene un material fluido o semisólido. Puede estar o no infectado.

quiste adventicio (adventitious cyst), seudoquiste.

quiste alveolar (alveolar cyst), cavidad llena de aire en el pulmón o los tejidos viscerales causada por la rotura de un saco alveolar.

quiste ampolloso azul (blue dome cyst), dilatación esférica de un conducto mamario en el que se ha producido hemorragia.

quiste aracnoideo (arachnoid cyst), quiste lleno de líquido situado entre las leptomeninges y alineado con la membrana aracnoidea. La mayoría de las veces se localiza en la cisura de Silvio.

quiste branquial (branchial cyst), quiste originado en un resto branquial del cuello.

quiste broncogénico (bronchogenic cyst), quiste que se desarrolla en el pulmón o el mediastino. Puede ser asintomático o causar tos, estridor, sibilancias o disnea. También puede llegar a infectarse o a ser maligno, lo que requiere extirpación quirúrgica.

quiste cerebeloso (cerebellar cyst), quiste que se desarrolla en la sustancia blanca del cerebelo y suele estar asociado con un astrocitoma.

quiste cervical (cervical cyst), quiste mucoso del cuello uterino producido por el cierre de los conductos de las glándulas de Naboth cervicales. Se produce como consecuencia de la cicatrización de una erosión.

quiste coloide (colloid cyst), **1.** folículo distendido de la glándula tiroides con secreción tiroidea. **2.** quiste del tercer ventrículo que provoca hidrocefalia. **3.** quiste con contenido gelatinoso.

quiste congénito (congenital cyst), quiste presente en el momento del nacimiento, como un quiste dermoide provocado por un defecto embrionario de la piel o de las estructuras de la línea media.

quiste de Baker (Baker's cyst), [William M. Baker, cirujano británico, 1839-1896], quiste sinovial que se forma en la parte posterior de la rodilla. A menudo se asocia con artritis reumatoide y puede aparecer sólo cuando se estira la pierna.

quiste de Bartolino (Bartholin's cyst), [Caspar T. Bartholin], quiste originado en una de las glándulas vestibulares o en sus conductos, llenándose de un líquido claro que reemplaza el exudado supurativo característico de la inflamación crónica.

quiste de chocolate (chocolate cyst), quiste pigmentado de coloración oscura que se encuentra en ocasiones en los ovarios a consecuencia de una endometriosis. Se produce por la acumulación de tejido de endometrio extrauterino.

quiste de Dandy-Walker (Dandy-Walker cyst), [Walter E. Dandy, neurocirujano estadounidense, 1886-1946; Arthur E. Walker, cirujano estadounidense, n. 1907], malformación quística del IV ventrículo cerebral, secundario a hidrocefalia.

quiste de la vesícula seminal (seminal vesicle cyst), quiste en la pared de la vesícula seminal. Puede ser congénito, y asociado a otras anomalías de las vías urinarias, o adquirido, como consecuencia, por ejemplo, de una obstrucción de la vesícula.

quiste de ovario (ovarian cyst), saco globular lleno de líquido o material semisólido que se desarrolla en el ovario. Puede ser transitorio y fisiológico o patológico.

quiste de retención (retention cyst), el producido por bloqueo del conducto excretor de una glándula con la consiguiente retención de secreciones.

quiste de retención de moco (mucus retention cyst), quiste de retención que contiene moco y que se debe al bloqueo de un conducto de la glándula salival; se observa en forma de un nódulo pequeño en la mucosa oral.

quiste de seno renal (renal sinus cyst), quiste en un seno del riñón, generalmente derivado de vasos linfáticos aberrantes. Los quistes aparecen aislados o en grupos y pueden ser asintomáticos o extenderse, causando compresión de la pelvis renal y deformidad local, con dolor, hematuria, infección y piuria.

quiste dentígero (dentigerous cyst), una de las tres clases de quiste folicular compuesto por un saco con revestimiento epitelial, lleno de material líquido o viscoso, que rodea la corona de un diente que no ha salido o un odontoma.

quiste dermoide (dermoid cyst), tumor derivado de tejidos embrionarios. Consta de una pared fibrosa tapizada por epitelio y una cavidad que contiene material graso y, frecuentemente, pelo, dientes, trocitos de hueso y cartílago.

quiste dermoide de implantación (implantation dermoid cyst), tumor derivado de tejidos embrionarios producido por una lesión que empuja una parte del ectodermo al interior del organismo.

quiste dermoide de inclusión (inclusion dermoid cyst), tumor derivado de los tejidos embrionarios producido por la inclusión de un tejido extraño cuando se cierra la cresta de desarrollo.

quiste dermoide tiroideo (thyroid dermoid cyst), tumor derivado de los tejidos embrionarios que se supone se ha desarrollado en la glándula tiroidea o en el conducto tirolingual.

quiste dermoide tubárico (tubal dermoid cyst), tumor derivado de los tejidos embrionarios que se desarrolla en una trompa de Falopio.

quiste endometrial (endometrial cyst), **1.** tumor endometrial. **2.** quiste de ovario que se desarrolla tal como una dilatación de una glándula endometrial.

quiste epidermoide (epidermoid cyst), tumefacción subcutánea, benigna, variable, frecuente, revestida por epitelio queratinizado y rellena de un material caseoso formado por sebo y restos epiteliales. El quiste aparece en la piel, conectado con la superficie a través de un poro.

quiste epitelial (epithelial cyst), **1.** cualquier quiste revestido por epitelio escamoso estratificado queratinizante, casi siempre situado en la piel. **2.** quiste epidérmico.

quiste folicular (follicular cyst), quiste odontogénico que procede del epitelio de una yema dental y de la lámina dental. Los quistes foliculares pueden ser dentígeros, primordiales y multiloculares.

quiste ganglionar (ganglionic cyst), área de tumefacción de la vaina sinovial de un tendón que es frecuente en la zona dorsal de la muñeca.

quiste hidatídico (hydatid cyst), quiste hepático que contiene larvas de la tenia *Echinococcus granulosus,* cuyos huevos llegan desde el intestino hasta el hígado a través de la circulación portal. Los pacientes generalmente están asintomáticos, excepto por la presencia de hepatomegalia y un dolor sordo en el hipocondrio derecho.

quiste hijo (daughter cyst), pequeño quiste secundario parasitario, usualmente derivado de un quiste hidatídico.

quiste mediastínico (mediastinal cyst), quiste congénito originado en el mediastino.

quiste mucoide (mucoid cyst), quiste formado por el sobrecrecimiento de una glándula mucosa o por la diseminación del moco en el tejido intersticial.

quiste multilocular (multilocular cyst), **1.** quiste que contiene muchos espacios. **2.** quiste hidatídico con muchas cavidades irregulares que pueden contener escólices, pero que suelen tener poco líquido.

quiste odontogénico (odontogenic cyst), **1.** quiste derivado del epitelio, generalmente contiene líquido o material semisólido, se desarrolla durante varias fases de la odontogénesis y casi siempre está rodeado por hueso. **2.** cualquiera de las diversas lesiones de los tejidos bucales, incluido el quiste dentígero relativamente frecuente, que está asociado con la corona de un tercer molar o canino maxilar no erupcionado.

quiste óseo (bone cyst), **1.** dilatación vascular en un hueso, habitualmente de localización excéntrica. **2.** dilatación sacular en el tejido óseo que aparece en la osteítis fibrosa quística, trastorno de origen paratiroideo.

quiste óseo aneurismático (aneurysmal bone cyst), lesión ósea quística que tiende a desarrollarse en la región metafisaria de los huesos largos, pero que puede aparecer en cualquier hueso, incluidas las vértebras. Da lugar a dolor y tumefacción.

quiste periodontal (periodontal cyst), saco revestido de epitelio que contiene líquido, que aparece sobre todo en el vértice de un diente con una infección de la pulpa, o con menor frecuencia en posición lateral a la raíz de un diente.

quiste pilonidal (pilonidal cyst), quiste piloso que se desarrolla con frecuencia en la región sacra de la piel. En ocasiones se identifican en el momento del nacimiento por la presencia de una depresión, a veces una fóvea vellosa, en la línea media de la espalda, en la región sacrococcígea.

quiste piloso (pilar cyst), quiste epidermoide del cuero cabelludo. Se origina en la porción media del epitelio de un folículo piloso.

quiste primordial (primordial cyst), uno de los tres tipos de quistes foliculares que consiste en un saco con revestimiento epitelial y contenido líquido, y que aparece radiográficamente como una zona clara en el maxilar afectado. Se desarrolla a partir de un órgano del esmalte dental antes de la formación del tejido duro.

quiste queratínico (keratin cyst), quiste epitelial que contiene queratina.

quiste radicular (radicular cyst), (en odontología) quiste con una pared de tejido conjuntivo fibroso y un revestimiento de epitelio escamoso estratificado unido a la cúpula de la raíz de un diente por pulpa muerta o por un defecto de llenado del conducto radicular.

quiste renal multilocular (multilocular cyst of kidney), quiste renal de pared gruesa, que aparece en grupos y suele ser unilateral. En los niños, contiene blastema y puede dar lugar a un tumor de Wilms. Una variedad adulta tiene más tejido fibroso que la variedad juvenil.

quiste residual (residual cyst), quiste odontogénico que permanece en el maxilar después de la extracción de un diente.

quiste sebáceo (sebaceous cyst), nombre incorrecto del quiste epidermoide o del piloso.

quiste tuboovárico (tubo-ovarian cyst), quiste que se forma por la adherencia del ovario a las fimbrias de la trompa de Falopio.

quiste vaginal (vaginal cyst), saco cerrado o protuberancia anómala en la vagina.

quiste wolffiano (wolffian cyst), [Kaspar Friedrich Wolff, anatomista alemán, 1733-1794], **1.** quiste del conducto wolffiano. **2.** quiste del ligamento ancho del útero.

quistes hepáticos (cysts of liver), pequeños quistes acuosos simples y aislados habitualmente secundarios a otra enfermedad, como la enfermedad renal quística.

quístico (cystic), relativo a un quiste.

quot. op. sit. (quot. op. sit.), abreviatura de la frase latina *quoties opus sit,* «tan a menudo como sea preciso».

q.v. (q.v.), **1.** abreviatura de la frase latina *quantum vis* o «tanto como desee». **2.** abreviatura de la frase latina *quod vide* o «para lo cual véase» (se usa en referencias cruzadas).

R

r (r), símbolo de **resistencia.**

R (R), **1.** abreviatura de **resolución. 2.** abreviatura de **cociente de intercambio respiratorio. 3.** abreviatura de **roentgen. 4.** símbolo de la **constante de un gas. 5.** abreviatura de **respiración.**

R_x (R_x), símbolo de *receta* en latín, «tomar».

Ra (Ra), símbolo del elemento **radio.**

RA (AR), siglas de *respiración asistida*.

rabdoesfínter (rhabdosphincter), esfínter formado por fibras musculares estriadas.

rabdomioblasto (rhabdomyoblast), grandes células fusiformes redondeadas con estrías transversales que se encuentran en algunos rabdomiosarcomas.

rabdomiólisis (rhabdomyolysis), síndrome paroxístico, potencialmente mortal, causado por rotura de las fibras de músculo esquelético y caracterizado por mioglobinuria. Puede ser consecuencia de un síndrome compartimental no tratado. También se asocia a insuficiencia renal aguda.

rabdomiólisis traumática (traumatic rhabdomyolysis), trastorno de destrucción del músculo esquelético consecutiva a una lesión por aplastamiento. Durante la reperfusión del tejido dañado, después de suprimir la presión del aplastamiento, se liberan en la circulación mioglobina, potasio y fósforo, causando síntomas de insuficiencia renal, shock hipovolémico e hiperpotasemia.

rabdomioma (rhabdomyoma), tumor del músculo estriado que puede aparecer en el útero, la vagina, la faringe, la lengua o en el corazón.

rabdomiosarcoma (rhabdomyosarcoma), tumor de elevada malignidad, derivado de las células musculares estriadas primitivas, que aparece con frecuencia en la cabeza y en el cuello y que se encuentra también en el aparato genitourinario, en las extremidades, en las paredes del cuerpo y en el retroperitoneo. En algunos casos la aparición se asocia a un traumatismo. Los síntomas iniciales dependen de la localización y revelan la destrucción de órganos o tejidos locales, como disfagia, hemorragia vaginal, hematuria u obstrucción del flujo urinario. La extirpación quirúrgica es posible en contadas ocasiones, ya que el tumor está escasamente encapsulado y tiende a expandirse. La amputación de una extremidad afectada es en ocasiones curativa. La radioterapia y la quimioterapia pueden incrementar notablemente el tiempo de supervivencia.

rabdomiosarcoma alveolar juvenil (juvenile alveolar rhabdomyosarcoma), tumor del músculo estriado de rápido crecimiento, con pronóstico grave, que se presenta en niños y adolescentes, principalmente en las extremidades.

rabdovirus (rhabdovirus), miembro de una familia de virus en la que se incluyen los organismos causantes de la rabia.

rabeprazol (rabeprazole), inhibidor de la bomba de protones. Se utiliza para tratar el reflujo gastroesofágico (RGE), la esofagitis erosiva grave, el RGE resistente al tratamiento, las enfermedades hipersecretoras, como el síndrome de Zollinger-Ellison, la mastocitosis sistémica, los adenomas endocrinos múltiples y las úlceras duodenales activas.

rabia (rabies), enfermedad vírica aguda, generalmente mortal, que afecta al SNC de los mamíferos. Se transmite de animales a personas a través de la saliva infectada. El reservorio del virus son los animales salvajes, como mofetas, murciélagos, zorros y mapaches, así como perros y gatos no vacunados. Después de la introducción en el cuerpo humano, generalmente a través de la mordedura de un animal infectado, el virus llega al cerebro a través de las vías nerviosas y posteriormente a otros órganos. El período de incubación oscila entre 10 días y 1 año, y va seguido de un período prodrómico caracterizado por fiebre, malestar, cefalea, parestesias y mialgia. Después de varios días sobreviene una encefalitis grave, delirio, espasmos musculares intensamente dolorosos, convulsiones, parálisis, coma y muerte. Se han documentado pocos casos no mortales en el hombre; los casos de supervivencia han sido el resultado de unos cuidados médicos y de enfermería intensivos.

rabioso (rabid), **1.** perteneciente o relativo al que padece rabia. **2.** caracterizado por signos de locura, agitación, delirio, alucinaciones y comportamiento extraño.

racémico (racemic), relativo a un compuesto formado por una cantidad igual de isómeros dextrógiros y levógiros, lo que le convierte en ópticamente inactivo bajo luz polarizada.

racemoso (racemose), parecido a un racimo de uvas. Se utiliza para describir una estructura en la que numerosas ramas terminan en formas nodulares de tipo quístico, como los alveolos pulmonares.

racional (rational), **1.** relativo o perteneciente a una medida, método o procedimiento basado en la razón. **2.** relativo o perteneciente a un método terapéutico basado en el conocimiento de la causa y de los mecanismos de una determinada enfermedad y de los posibles efectos de los fármacos o procedimientos utilizados en el tratamiento del trastorno. **3.** sensato; capaz de un razonamiento o comportamiento normal.

racionalización (rationalization), mecanismo de defensa más común en el que un individuo justifica las ideas, acciones o sentimientos con razones o explicaciones aparentemente aceptables. Se usa con frecuencia para proteger el respeto por uno mismo, para reducir los sentimientos de culpa o para lograr la aceptación o aprobación social.

rad (rad), siglas de **dosis de radiación absorbida.**

radappertización (radappertization), irradiación del alimento para la destrucción de *Clostridium botulinum.*

radarquimografía (radarkymography), técnica de radar (radiodetección y clasificación) para demostrar el tamaño y contorno del corazón, utilizando un aparato de exploración con radar y una pantalla fluoroscópica para mostrar las imágenes producidas por los impulsos eléctricos transmitidos sobre la superficie del tórax.

radiación (radiation), **1.** emisión de energía, rayos u ondas. **2.** (en medicina) utilización de una sustancia radiactiva para el diagnóstico o tratamiento de una enfermedad.

radiación blanca (white radiation), forma de radiación producida por la rápida desaceleración de electrones que viajan a alta velocidad al estrellarse contra un objetivo, como ocurre cuando un haz de electrones de un cátodo de tungsteno golpea el objetivo de tungsteno o de molibdeno del ánodo en un tubo de rayos X.

radiación blanda (soft radiation), radiación de una longitud de onda relativamente larga con poco poder de penetración.

radiación característica (characteristic radiation), radiación producida cuando se proyecta un electrón que interactúa con un electrón de la capa interna de un átomo diana. Es uno de los principios de la producción de rayos X.

radiación corporal total (total body radiation), radiación a la que se expone todo el cuerpo y, teóricamente, todas las células del organismo.

radiación corpuscular (corpuscular radiation), radiación asociada con partículas subatómicas, como electrones, protones, neutrones o partículas alfa, que viajan en corrientes a distintas velocidades.

radiación cósmica (cosmic radiation), partículas de alta energía con gran poder de penetración que se originan en el espacio exterior y alcanzan la tierra como radiaciones de fondo. Entre las partículas se encuentran núcleos atómicos de alta energía.

radiación de fondo (background radiation), radiación natural emitida por materiales del suelo, tierra, agua, material de construcción, sustancias radiactivas del cuerpo, especialmente el potasio 40 (^{40}K), y los rayos cósmicos del espacio exterior. Cada año el ser humano está expuesto a una media de 44 milirrads (mrad) de radiación cósmica, 44 mrad de radiación terrestre externa y 18 mrad de las fuentes radiactivas internas naturales.

radiación dispersa (scattered radiation), fotones que se desplazan en una dirección distinta a la de los fotones incidentes que los han creado, tras la interacción de dichos fotones incidentes.

radiación electromagnética (electromagnetic radiation), radiación producida por una combinación de fuerzas eléctricas y magnéticas, considerada como un espectro continuo de energía que incluye desde las de menor longitud de onda y mayor energía (rayos gamma), hasta las de mayor longitud de onda y menor energía (ondas largas de radio).

radiación fotónica de frenado electromagnético (bremsstrahlung radiation), tipo de radiación producida por la interacción entre los electrones que actúan como proyectiles y el núcleo de un átomo diana.

radiación fuera de foco (off-focus radiation), (en radiología) artefactos de los rayos X causados por electrones perdidos que interaccionan en zonas del ánodo diferentes al punto focal.

radiación gamma (gamma radiation), radiación electromagnética de frecuencia muy alta que consta de fotones emitidos por elementos radiactivos en el curso de la transición nuclear. La longitud de onda de la radiación gamma es la característica de los elementos radiactivos que intervienen y oscila entre 4×10^{-10} y 5×10^{-13} m. La radiación gamma puede atravesar miles de metros de aire y varios centímetros de tejido blando y hueso. Es más penetrante que la radiación alfa y la radiación beta, pero tiene menos poder ionizante y no se desvía por campos eléctricos o magnéticos. La aplicación controlada de radiación gamma es importante para el diagnóstico y tratamiento de enfermedades, como el cáncer cutáneo y cánceres de tejidos profundos del organismo.

radiación infrarroja (infrared radiation), radiación electromagnética en la que las longitudes de onda se encuentran entre 700 nm y 1 mm y son más largas, por tanto, que las ondas de luz visible, pero más cortas que las ondas de radio y microondas. El choque de la radiación infrarroja con la superficie corporal se percibe como calor.

radiación ionizante (ionizing radiation), ondas electromagnéticas de alta energía (como los rayos X o gamma) y rayos particulados (como partículas alfa y beta, neutrones, protones y núcleos pesados), que disocian en iones las sustancias que encuentran a su paso. La radiación ionizante afecta directamente a los organismos vivos, matando las células o retrasando su desarrollo y produciendo mutaciones genéticas y rotura de cromosomas.

radiación mitogenética (mitogenetic radiation), fuerza o energía específica que supuestamente desprenden las células que experimentan división.

radiación natural (natural radiation), radiactividad que emana del suelo y las rocas, del agua subterránea, o partículas y rayos que alcanzan la tierra desde fuentes cósmicas, como la radiación actínica del sol o los neutrinos procedentes de zonas alejadas del sistema solar.

radiación neta (net radiation), diferencia aritmética entre la radiación solar recibida y la radiación terrestre desprendida.

radiación no ionizante (nonionizing radiation), radiación cuyo mecanismo de acción sobre el tejido no ioniza directamente los sistemas atómicos o moleculares mediante una simple interacción.

radiación óptica (optic radiation), sistema de fibras que parten del cuerpo geniculado externo del tálamo y que pasan por la porción sublenticular de la cápsula interna hasta el área estriada.

radiación por fugas (leakage radiation), radiación, exclusiva del haz primario, que se emite a través de la carcasa del equipo utilizado en radioterapia o radiografía.

radiación residual (remnant radiation), radiación cuantificable que atraviesa un objeto y puede producir una imagen en una placa radiográfica.

radiación secundaria (secondary radiation), radiación producida por la dispersión de los rayos X primarios. La radiación secundaria muchas veces es la responsable de la veladura de la placa de rayos X.

radiación solar (solar radiation), emisión y difusión de rayos actínicos a partir del sol. La sobreexposición puede provocar quemaduras solares, queratosis, cánceres de la piel, envejecimiento acelerado o lesiones asociadas a fotosensibilidad.

radiación térmica (thermal radiation), emisión de energía en forma de calor.

radiación ultravioleta (UV) (ultraviolet [UV] radiation), rango de ondas electromagnéticas que se extienden desde el violeta o el extremo de corta longitud de onda del espectro visible hasta el comienzo del espectro de rayos X. En medicina, la radiación ultravioleta se utiliza para el tratamiento del raquitismo y de algunos trastornos cutáneos. La leche y algunos otros alimentos se activan con vitamina D cuando se exponen a este tipo de energía. La radiación ultravioleta también provoca fluorescencia o fosforescencia en determinadas sustancias, característica utilizada para muy diversas aplicaciones, desde la iluminación hasta la identificación de minerales.

radiación útil (useful radiation), porción de radiación directa que se permite pasar desde un tubo de rayos X a través del puerto, orificio o colimador de la porción superior del tubo.

radiación visible (visible radiation), radiación electromagnética con longitudes de onda comprendidas entre los infrarrojos y los ultravioleta, que puede ser percibida por la mayoría de las personas normales.

radiactividad (radioactivity), emisión de radiaciones corpusculares alfa o beta, o radiación gamma como consecuencia de la desintegración nuclear.

radiactivo (radioactive), que emite radiación como resultado de la desintegración del núcleo atómico.

radial (radial), perteneciente al radio.

radiante (radiant), relativo a los objetos que emiten rayos o que es el centro de los rayos que se diseminan.

radiar (radiate), divergir o diseminarse a partir de un punto común.

Radiation Effects Research Foundation (RERF) (Radiation Effects Research Foundation [RERF]), organización que estudia los efectos a largo plazo en los supervivientes de los bombardeos atómicos de Hiroshima y Nagasaki durante la segunda guerra mundial.

radical (radical), **1.** átomo o grupo de átomos que contienen un electrón no pareado. Un radical no existe libremente en la naturaleza excepto para el O_2, NO y NO_2. **2.** relativo a tratamientos drásticos, como la extirpación quirúrgica de un órgano, un miembro u otra parte del cuerpo.

radical libre (free radical), compuesto con al menos un electrón no apareado extra. El oxígeno es un radical doble inestable que reacciona rápidamente con otras moléculas.

radicales de oxígeno (oxygen radicals), grupo de elementos químicos ricos en oxígeno, pero incapaces de permanecer en estado libre durante un período prolongado. Se usan en algunas formas de tratamiento.

radicular (radicular), relativo a una raíz, como la raíz de un nervio raquídeo.

radiculitis (radiculitis), inflamación de la raíz de un nervio raquídeo que se manifiesta por dolor e hiperestesia.

radiculopatía (radiculopathy), enfermedad que afecta a la raíz de un nervio raquídeo.

radiculopatía cervical (cervical radiculopahy), enfermedad de las raíces nerviosas cervicales que a menudo se manifiesta con dolor de cuello o de hombro.

radiculopatía lumbar (lumbar radiculopathy), compresión e irritación de raíces nerviosas en la región lumbar, que da lugar a dolor en la región lumbar y en las extremidades inferiores.

radio (radius), uno de los huesos del antebrazo, el más corto y externo, paralelo al cúbito. Su extremo proximal es pequeño y forma parte de la articulación del codo. El extremo distal es más grande y forma parte de la articulación de la muñeca.

radio (Ra) (radium [Ra]), elemento metálico radiactivo del grupo de las tierras alcalinas. Su número atómico es 88. Se producen cuatro isótopos del radio de forma natural que tienen diferentes pesos atómicos: 223, 224, 226 y 228.

radio 226 (radium 226), sustancia radiactiva utilizada durante la mayor parte del siglo XX para rellenar las agujas y tubos necesarios para la braquiterapia. Ha sido actualmente reemplazado por el cesio 137 y el cobalto 60, que tienen características similares de energía, sin presentar los riesgos de escapes radiactivos que a veces tienen las fuentes de radio.

radiobiología (radiobiology), rama de las ciencias naturales que estudia los efectos de la radiación sobre los sistemas biológicos.

radiocarcinogénesis (radiocarcinogenesis), producción de cáncer mediante exposición a radiación ionizante.

radiocidación (radicidation), irradiación de alimentos para inactivar patógenos no esporulados de *Salmonella* y otros microorganismos.

radiocirugía estereotáxica (stereotaxic radiosurgery), cirugía estereotáxica en la que la lesión se produce mediante radiación ionizante.

radiocirugía estereotáxica con bisturí gamma (gamma knife stereotaxic radiosurgery), método para destruir tumores encefálicos de asiento profundo con un haz concentrado de radiación gamma.

radiocoloides (radiocolloids), radioisótopos en forma pura cuando están en solución, que tienden a actuar más como coloides que como solutos.

radiocurable (radiocurable), relativo a las células tumorales sensibles a la destrucción por radiación ionizante.

radiodermatitis (radiodermatitis), inflamación de la piel causada por exposición a radiación ionizante. Los cambios cutáneos se parecen a los del daño térmico.

radiofarmacéutico (radiopharmacist), profesional responsable de la formulación y dispensación de los marcadores radiactivos prescritos y de los aspectos clínicos de la radiofarmacia. Los radiofarmacéuticos deben recibir adiestramiento en técnicas de trazadores radiactivos, en el manejo seguro de material radiactivo, en la preparación y el control de calidad de fármacos para su administración en seres humanos, y en los principios básicos de la medicina nuclear.

radiofarmacia (radiopharmacy), instalación para la preparación y dispensación de fármacos radiactivos y para el almacenamiento de materiales radiactivos, de los registros de inventario y de las prescripciones de sustancias radiactivas. La radiofarmacia es generalmente el sitio del hospital que se encarga de los residuos o desechos radiactivos y de la eliminación o almacenamiento de los mismos, y es además un centro de investigación clínica sobre marcadores radiactivos.

radiofármaco (radiopharmaceutical), fármaco que presenta una desintegración espontánea de núcleos inestables con la emisión de partículas nucleares o fotones. Algunos tipos de radiofármacos son: **radiofármacos diagnósticos, radiofármacos de investigación** y **radiofármacos terapéuticos.**

radiofármaco de investigación (research radiopharmaceutical), fármaco marcado con una pequeña cantidad de marcador radiactivo para estudiar su biodistribución; más tarde se puede utilizar en una forma no radiactiva.

radiofármaco diagnóstico (diagnostic radiopharmaceutical), fármaco radiactivo que se administra a un paciente como marcador diagnóstico para diferenciar las estructuras anatómicas o las funciones bioquímicas o fisiológicas normales de las anómalas.

radiofármaco terapéutico (therapeutic radiopharmaceutical), fármaco radiactivo administrado a un paciente para liberar radiación internamente en los tejidos corporales, como el yodo-131, que se utiliza para producir la ablación del tejido tiroideo en los pacientes hipertiroideos, o el estroncio-90, que se implanta en una fuente sellada para el tratamiento de tumores.

radiofrecuencia (rf) (radiofrequency [rf]), porción del espectro electromagnético con frecuencias inferiores a 10^{10} Hz que se usa para la producción de imágenes en resonancia magnética.

radiografía (radiography), producción de imágenes sombreadas sobre una emulsión fotográfica mediante la acción de la radiación ionizante.

radiografía cefalométrica (cephalometric radiograph), radiografía de la cabeza, incluyendo la mandíbula, en proyección lateral completa; se utiliza para realizar medidas craneales.

radiografía computarizada (RC) (computed tomography [CR]), radiografía digital que registra imágenes radiográficas en placas de fósforo fotoestimulables en vez de en receptores de imagen/película. Los datos de imagen adquiridos se convierten en señales electrónicas, que son digitalizadas y pueden ser almacenadas y manipuladas en un ordenador, expuestas en monitores de alta resolución, o reproducidas en película utilizando una impresora láser.

radiografía con solapa de mordida (bite wing radiograph), radiografía dental que muestra las coronas de los dientes de ambos maxilares y los tabiques interdentarios en la misma placa.

radiografía craneal (skull x-ray), imagen radiográfica de los huesos del cráneo, los senos nasales y las calcificaciones cerebrales. La radiografía craneal ha sido reemplazada en buena medida por la TC como técnica de exploración del cerebro.

radiografía de detalle (spot film), radiografía hecha al instante durante la fluoroscopia.

radiografía de estrés (stress radiography), técnica para examinar un área corporal mediante rayos X para diagnosticar desgarros o roturas de tejidos blandos. La imagen puede presentarse como un hueco anormal entre superficies articulares.

radiografía de tórax (chest x-ray), valoración radiográfica de los sistemas pulmonar y cardíaco.

radiografía de una sección corporal (body-section radiography), técnica radiográfica empleada para producir una imagen más clara de un plano seleccionado del cuerpo moviendo la película y el tubo de rayos X en direcciones opuestas.

radiografía dental (dental radiograph), radiografía intraoral o extraoral de los dientes y los huesos que los rodean.

radiografía dental computarizada (RDC) (computed dental radiography [CDR]), método que usa un ordenador digital para proyectar imágenes radiográficas de los dientes y las mandíbulas de un paciente en un monitor de vídeo. La RDC puede exponer a un paciente a menos radiación que la radiografía dental convencional.

radiografía digital (RD) (digital radiography [DR]), cualquier método de formación de imágenes radiográficas en el que se utilice un ordenador para almacenar y manipular los datos.

radiografía estereoscópica (stereoscopic radiograph), composición de dos radiografías hechas por medio de una técnica estereoscópica.

radiografía oclusiva (occlusal radiograph), radiografía intraoral realizada colocando la película sobre las superficies de oclusión de una de las arcadas dentarias. Muestra las relaciones entre los dientes y las estructuras subyacentes en el reborde alveolar, tales como quistes o abscesos.

radiografía ósea (bone x-ray), estudios radiológicos para detectar alteraciones óseas o articulares.

radiografía panorámica (panoramic radiograph), método de tomografía para la visualización de las superficies curvas del organismo, como los maxilares superior e inferior, en una sola placa.

radiografía periapical (periapical radiograph), proyección radiográfica dental empleada para detectar cambios en el soporte óseo que rodea las raíces de los dientes.

radiografía por barrido de hendidura (slit scan radiography), técnica para la producción de rayos X de estructuras corporales sin distorsión de la longitud mediante barrido con un rayo en forma de abanico a través de un colimador de hendidura estrecha. La divergencia del rayo perpendicular al barrido provoca cierta distorsión de la anchura.

radiografía preliminar (scout film), placa o imagen radiográfica tomada antes de la administración del material de contraste.

radiografía torácica AP portátil (AP portable chest radiograph), radiografía del tórax realizada con una máquina de rayos X portátil en la habitación de un paciente inmovilizado. El soporte que contiene la placa radiográfica se coloca detrás del paciente y el tubo de rayos X frente al paciente. Al paciente se le coloca lo más recto posible para obtener una buena imagen del nivel de líquido acumulado en los pulmones.

radiografiar (x-ray), hacer una radiografía.

radiografista (radiographer), profesional sanitario que realiza pruebas diagnósticas en pacientes mediante diversas modalidades, como radiografía, tomografía computarizada, resonancia magnética, mamografía y procedimientos intervencionistas cardiovasculares. Además de las tareas técnicas de evaluación de radiografías, y control del equipo y de la garantía de calidad, también desempeña una función importante en la educación del paciente.

radiohumeral (radiohumeral), perteneciente al radio y al húmero.

radioinmunoanálisis (RIA) (radioimmunoassay [RIA]), técnica radiológica utilizada para determinar la concentración de un antígeno, anticuerpo u otra proteína del suero.

radioinmunoterapia(radioimmunotherapy), uso de radionúclidos para generar anticuerpos monoclonales que atacan blancos específicos en células cancerosas.

radioisótopo (radioisotope), isótopo radiactivo de un elemento utilizado con fines terapéuticos y diagnósticos.

radiología (radiology), rama de la medicina que se ocupa de las sustancias radiactivas y, utilizando diversas técnicas de visualización, del diagnóstico y tratamiento de enfermedades empleando cualquiera de las diversas fuentes de energía radiante. Son subramas de la radiología la medicina nuclear, que se dedica a la representación por imagen mediante materiales radiactivos situados en órganos corporales; la radiología diagnóstica, que se ocupa de la representación por imagen utilizando fuentes externas de radiación, y la radiología terapéutica, encargada del tratamiento del cáncer mediante la utilización de radiación.

radiología diagnóstica (diagnostic radiology), obtención de una imagen médica utilizando fuentes externas de radiación.

radiología nuclear (nuclear radiology), rama de la radiología que utiliza materiales radiactivos en el diagnóstico y tratamiento de trastornos de la salud.

Radiological Society of North America (RSNA) (Radiological Society of North America [RSNA]), organización profesional de los radiólogos. Este grupo comenzó en 1920 la certificación de operadores de rayos X, pero actualmente ya no está implicado en esa certificación.

radiólogo (radiologist), médico especializado en radiología. En EE.UU. se considera radiólogo titulado a aquel cuya competencia ha sido examinada y aprobada por la American Board of Radiology.

radionecrosis (radionecrosis), muerte tisular provocada por la radiación.

radionúclido (radionuclide), isótopo (o núclido) que sufre desintegración radiactiva.

radiopacidad (radiopacity), cualidad de ser radiopaco o de tener la capacidad para detener o reducir el paso de los rayos X.

radiopaco (radiopaque), que no permite el paso de los rayos X o de otra energía radiante.

radiopatología (radiopathology), rama de la medicina que aúna la patología y la radiología y se ocupa de los efectos de la radiación ionizante sobre los tejidos corporales.

radioprotector (radioprotectant), que ofrece protección contra los efectos tóxicos de la radiación ionizante.

radioquímica (radiochemistry), rama de la química que estudia las propiedades y el comportamiento de los materiales radiactivos y la utilización de radionúclidos en el estudio de problemas químicos y biológicos.

radiorresistencia (radioresistance), resistencia relativa de células, tejidos, órganos, organismos, compuestos químicos o cualquier otra sustancia a los efectos de la radiación.

radiorresistente (radioresistant), que no se altera o que está protegido frente al daño causado por las emisiones radiactivas como los rayos X, las partículas alfa o los rayos gamma.

radiosensibilidad (radiosensitivity), sensibilidad relativa de células, tejidos, órganos, organismos o cualquier otra sustancia viviente a los efectos de la radiación. Las células de los tejidos con capacidad de autorrenovación, como las de las criptas intestinales, son las más radiosensibles. Las menos radiosensibles son las células que han perdido su capacidad de división, como las neuronas.

radiosensibilizantes (radiosensitizers), fármacos que potencian el efecto destructor de la radiación sobre las células.

radiosensible[1] (radioresponsive), que responde a la radiación, independientemente de que sea perjudicial o beneficiosa.

radiosensible[2] (radiosensitive), capaz de ser modificado o de reaccionar con emisiones radiactivas, como rayos X, partículas alfa o rayos gamma.

radioterapeuta (radiation therapist, radiotherapist), profesional sanitario asociado que administra servicios de radioterapia a los pacientes, observándolos durante el tratamiento y manteniendo los registros. Sus obligaciones pueden incluir localización de un tumor, dosimetría, seguimiento del paciente, educación del paciente y mantenimiento de registros.

radioterapia (radiotherapy, radiation therapy), tratamiento de las enfermedades neoplásicas mediante la utilización de rayos X o gamma, para detener la proliferación de células malignas disminuyendo la tasa de mitosis o impidiendo la síntesis de ADN.

radioterapia (radium therapy), utilización del radio y de sus emisiones radiactivas para tratar una enfermedad.

radioterapia adyuvante (adjuvant radiotherapy), radioterapia empleada además de la resección quirúrgica o la quimioterapia en el tratamiento del cáncer.

radioterapia con haz externo (external beam radiotherapy), tratamiento mediante radiación emitida desde una fuente localizada a cierta distancia del cuerpo.

radioterapia con mesones pi negativos (negative pi meson radiotherapy), forma de radioterapia que utiliza un haz de mesones pi negativos (piones) emitidos por un acelerador lineal de protones. En el tratamiento de determinados tumores se bombardean éstos con partículas mesones pi negativos; el núcleo del átomo de las células malignas capta las partículas radiactivas y estalla, dispersando partículas subatómicas intensamente radiactivas sobre los tejidos malignos adyacentes.

radioterapia externa (RTE) (external radiation therapy [ERT]), aplicación terapéutica de la radiación ionizante a partir de un haz externo de un aparato de rayos X de alto kilovoltaje, de un aparato de cobalto 60 de megavoltaje o de un acelerador lineal de supervoltaje, ciclotrón o betatrón.

radioterapia intraoperatoria (RTIO) (intraoperative radiotherapy [IORT]) uso de una única dosis elevada de radiación durante la cirugía como tratamiento adyuvante en la resección de un tumor.

radioterapia modulada por la intensidad (IMRT) (intensity-modulated radiation therapy [IMRT]) método especializado de aplicar radiación de modo que el haz entra en el cuerpo desde muchos ángulos diferentes para llegar al tumor con una precisión puntual, respetando gran parte del tejido sano circundante.

radioterapia profunda (deep x-ray therapy), tratamiento de neoplasias internas con radiaciones ionizantes procedentes de una fuente externa. La radioterapia profunda suele producir náuseas, malestar, diarrea y reacciones cutáneas, como decoloración, eritema, prurito, quemaduras, exudación o descamación, pero con las técnicas modernas los rayos se dirigen directamente a la zona a tratar y la piel puede no afectarse.

radiotransparencia (radiolucency), característica de los materiales de número atómico relativamente bajo que atenúan los rayos X que les atraviesan y producen imágenes relativamente oscuras.

radiotransparente (radiolucent), perteneciente a materiales que son atravesados por los rayos X con una absorción mínima.

radioyodo (radioiodine), isótopo radiactivo del yodo utilizado en radioterapia y medicina nuclear. Una forma común de radioyodo es el ^{131}I.

radón (Rn) (radon [Ra]), elemento no metálico, radiactivo, inerte, gaseoso. Su número atómico es 86 y su peso atómico es 222. El radón, un producto de la desintegración del radio, se utiliza para la radioterapia del cáncer.

radón 222 (radon 222), derivado radiactivo del radio 226 que se utiliza para rellenar implantes permanentes en tumores. Actualmente está siendo reemplazado por el yodo 125, radioisótopo más manejable.

rafe (raphe, rhaphe), pliegue, surco o sutura, o línea de unión de las mitades de varias partes simétricas, como el rafe abdominal de la línea alba o el rafe del pene, que tiene el aspecto de una línea delgada estrecha y oscura en la superficie inferior del pene.

rafe del paladar (palatine raphe), reborde longitudinal medial de la mucosa del paladar duro que termina ventralmente en una pequeña elevación oval, la papila incisiva.

rafe escrotal (scrotal raphe), línea de unión de las dos mitades del escroto. Generalmente está más fuertemente pigmentada que el tejido vecino.

rafe lingual (raphe of tongue), tabique fibroso que forma una línea de unión entre los lados derecho e izquierdo de la lengua.

rafe perineal (perineal raphe), reborde a lo largo de la línea media del perineo que se dirige hacia delante a partir del ano. En el varón se continúa con el rafe escrotal y el rafe del pene.

rafe pterigomandibular (pterygomandibular raphe), banda tendinosa entre el gancho pterigoideo por arriba y la mandíbula por abajo. Es el punto de inserción de los buccinadores y de los músculos constrictores faríngeos superiores.

rágades (rhagades), grietas o fisuras en la piel que ha perdido su elasticidad, especialmente frecuentes alrededor de la boca.

RAI (RAI), siglas de **yodo radiactivo.**

RAIU (RAIU), siglas de **captación de yodo radiactivo.**

raíz (root), parte más baja de un órgano o estructura mediante la cual algo está firmemente unido, como en el caso de la raíz anatómica del diente, que está cubierta por cemento.

raíz anterior (ventral root), rama anterior o motora de cada nervio espinal.

raíz de bardana (burdock root), planta de hoja perenne que se encuentra en EE.UU., China y Europa. Se utiliza para el tratamiento de enfermedades cutáneas, inflamación, exantemas, enfriamientos y fiebre, cáncer, gota y artritis. Sin embargo, no existen suficientes datos que demuestren su eficacia.

raíz del hélix (crura anthelix), borde doble de la cara externa del pabellón auditivo que marca el límite superior del antehélix y que circunscribe la fosa triangular.

raíz del pulmón (root of the lung), estructuras que pasan entre el pulmón y el mediastino con sus coberturas a modo de manga de la pleura mediastínica.

raíz dorsal (dorsal root), componente sensitivo de la raíz de un nervio espinal.

raíz motora (motor root), extremo proximal de un nervio motor en su unión a la médula espinal.

raíz nerviosa (nerve root), la parte del nervio adyacente al centro al que está conectado.

raíz sensitiva (sensory root), extremo proximal de un nervio aferente dorsal en su unión con la médula espinal.

raloxifeno (raloxifene), modulador selectivo de los receptores estrogénicos (MSRE). Se utiliza para prevenir la osteoporosis en mujeres posmenopáusicas.

raltegravir (raltegravir), antirretroviral usado en el tratamiento del VIH, en combinación con otros retrovirales.

RAM (AROM), siglas de *rotura artificial de las membranas (fetales).*

rama[1] (ramus), estructura pequeña, como una rama de árbol, que se prolonga desde una más grande o se divide en dos o más partes, como en el caso de la rama de un nervio o un vaso sanguíneo.

rama² (branch), (en anatomía) ramificación menor que surge del tronco principal de un nervio o un vaso sanguíneo.

rama auricular del plexo cervical superficial (great auricular nerve), una de las dos ramas cutáneas del plexo cervical que salen del segundo y tercer nervio craneal. Se distribuyen por la piel de la cara y sobre la apófisis mastoide.

rama cervical transversa del plexo cervical superficial (anterior cutaneous nerve), cada una de las dos ramas cutáneas del plexo cervical. Nace de los nervios cervicales segundo y tercero, y se divide en ramas ascendentes y descendentes.

rama de la mandíbula (mandibular ramus, ramus of mandible), región cuadrangular de la mandíbula que se proyecta hacia arriba desde el extremo posterior del cuerpo por detrás de los dientes inferiores. Tiene dos superficies, cuatro bordes y dos apófisis.

rama fascicular (bundle branch), segmento de una red de fibras musculares especializadas que conduce impulsos eléctricos dentro del corazón. Es una continuación del fascículo atrioventricular (AV).

rama mastoidea del plexo cervical superficial (lesser occipital nerve), una de las dos ramas cutáneas del plexo cervical que salen del segundo nervio cervical y ascienden por la parte lateral de la cabeza, por debajo de la oreja, para inervar la piel. Se comunica con la rama auricular posterior del nervio facial.

rama muscular de la arteria humeral profunda (muscular branch of the deep brachial artery), una de las diversas ramas de la arteria humeral profunda que irriga varios músculos del brazo como el coracobraquial, el bíceps braquial y el braquial anterior.

rama posterior (posterior ramus), rama de cada uno de los nervios espinales. Colectivamente, las ramas posteriores inervan la espalda.

ramas supraclavicular y supraacromial del plexo cervical superficial (supraclavicular nerve), cualquiera de las dos ramas cutáneas del plexo cervical procedente de los nervios cervicales tercero y cuarto, en su mayor parte del cuarto.

ramelteón (ramelteon), hipnótico-sedante con propiedades ansiolíticas. Se emplea en el tratamiento del insomnio.

ramificación (ramification), división en ramas, distribución de algo.

ramo anterior (anterior ramus), rama de cada nervio raquídeo cuando abandona el conducto raquídeo. Los ramos anteriores forman los plexos somáticos mayores del cuerpo.

ramo comunicante blanco (white ramus communicans), rama nerviosa comunicante entre los ganglios simpáticos y los nervios raquídeos, que está en su mayor parte mielinizada y que se localiza principalmente en las regiones torácica y lumbar alta.

ramo comunicante gris (gray ramus communicans), ramo comunicante de los nervios que conecta el tronco simpático o un ganglio con el ramo anterior y contiene las fibras simpáticas posganglionares.

ranciedad (rancidity), gusto y olor desagradable de los alimentos grasos que han experimentado descomposición, liberando ácido butírico y otros lípidos volátiles.

rango (range), intervalo entre el valor más bajo y más alto de una serie de datos.

rango de acomodación (range of accommodation), distancia entre el punto más lejano al que un ojo puede ver correctamente con la acomodación completamente relajada y la distancia más corta a la cual puede ser visto un objeto con la máxima acomodación, medida en metros o en centímetros.

rango dinámico (dynamic range), **1.** en radiología, intervalo de voltaje de señales de entrada que tiene como resultado una salida digital. **2.** intervalo de decibelios, desde el sonido más débil que puede oír una persona hasta el nivel de ruido que produce dolor.

ranibizumab (ranimizumab), fármaco de uso oftálmico que se une al punto de fijación del receptor de formas activas de factor A de crecimiento endotelial vascular. Se utiliza en el tratamiento de la degeneración macular neovascular.

ranitidina (ranitidine), antagonista de los receptores H_2 de la histamina. Se prescribe para el tratamiento del reflujo gastroesofágico y en enfermedades hipersecretoras gástricas.

ranolazina (ranolazine), fármaco antianginoso. Se utiliza, en combinación con otros fármacos del mismo grupo (como amlodipina, betabloqueantes o nitratos), para tratar la angina de pecho estable crónica, cuando los pacientes no responden a otras opciones terapéuticas.

R

ránula (ranula), mucocele de gran tamaño en el suelo de la boca, habitualmente provocado por la obstrucción de los conductos de las glándulas salivales sublinguales y con menos frecuencia por la obstrucción de los conductos de las glándulas salivares submandibulares.

ranura (rima), hendidura o fisura.

ranurado (rimose), que tiene muchas hendiduras o fisuras.

RAP (PAR), siglas de **resistencia arteriolar pulmonar.**

rapé (snuff), polvo que se inhala a través de las ventanas nasales.

rápido (fast), que sucede con celeridad y en un intervalo de tiempo breve.

rapto (raptus), **1.** estado de intensa excitación emocional o mental, con frecuencia caracterizado por una actividad incontrolada o por una conducta provocada por un impulso irresistible; éxtasis; arrebato. **2.** cualquier convulsión o ataque brusco o violento.

raquialgia (rachialgia), dolor en la columna vertebral.

raquídeo (rachial), perteneciente a la columna vertebral.

raquiópago (rachiopagus), gemelos simétricos unidos por la espalda a lo largo de la columna vertebral.

raquirresistencia (rachiresistance), respuesta insuficiente a la anestesia espinal.

raquisquisis (rachischisis), fisura congénita de una o más vértebras.

raquisquisis completa (complete rachischisis), fisura congénita poco frecuente de toda la columna vertebral y de la médula espinal debida al fracaso en el cierre del tubo neural embrionario.

raquítico (rachitic), **1.** relativo o perteneciente al raquitismo. **2.** que recuerda o sugiere el aspecto de alguien que padece raquitismo.

raquitis (rachitis), **1.** raquitismo. **2.** enfermedad inflamatoria de la columna vertebral.

raquitismo (rickets), enfermedad provocada por el déficit de vitamina D, calcio y, habitualmente, fósforo, observada principalmente en lactantes y niños, caracterizada por un desarrollo óseo anormal. Entre los síntomas aparecen huesos flexibles blandos que provocan deformidades como genu varo y genu valgo, formaciones nodulares en los extremos y en las superficies de los huesos, dolor muscular, aumento del tamaño del cráneo, deformidad del tórax y de la columna vertebral, aumento del tamaño del hígado y del bazo, sudoración profusa e hipersensibilidad generalizada del cuerpo al tacto. La profilaxis y el tratamiento incluyen una dieta rica en calcio, fósforo y vitamina D y una adecuada exposición a la luz solar.

raquitismo celíaco (celiac rickets), detención del crecimiento asociado a deformidades óseas debido a la malabsorción de grasas y calcio.

raquitismo del adulto (adult rickets), enfermedad que afecta a los adultos y se asemeja al raquitismo.

raquitismo fetal anular (rachitis fetalis annularis), alargamiento congénito de las epífisis de los huesos largos.

raquitismo fetal microméIico (rachitis fetalis micromelia), acortamiento congénito de los huesos largos.

raquitismo hipofosfatémico (hypophosphatemic rickets), trastorno familiar poco frecuente en el que se produce una alteración en la resorción renal de fosfato y una absorción escasa de calcio en el intestino delgado produciendo osteomalacia, retraso del crecimiento, deformidades esqueléticas y dolor.

raquitismo renal (renal rickets), trastorno caracterizado por alteraciones raquíticas en el esqueleto provocado por nefritis crónica.

raquitismo resistente a la vitamina D (vitamin D-resistant rickets), enfermedad clínicamente similar al raquitismo, pero resistente al tratamiento con grandes dosis de vitamina D. Su causa es un déficit congénito de la reabsorción tubular renal de fosfato, y habitualmente se observa en varones.

raquitismo tardío (late rickets), forma de raquitismo en el que los huesos se deforman debido a un defecto renal que da lugar a un déficit de vitamina D o de calcio. Tiende a afectar a niños mayores.

rarefacción (rarefaction), reducciones de la densidad de un medio, en una localización en el medio, que acompañan a las reducciones cíclicas de la presión durante el paso de una onda de sonido.

rasagilina (rasagiline), agente antiparkinsoniano utilizado, solo o con levodopa, para tratar la enfermedad de Parkinson idiopática.

rasburicasa (rasburicase), antimetabolito antineoplásico empleado para reducir los niveles de ácido úrico en niños con leucemia/linfoma, y en pacientes sometidos a quimioterapia y afectados por tumores malignos sólidos.

rasgar (tear), desgarrar, rajar o separar por la fuerza.

rasgo (trait), **1.** modo característico de conducta o cualquier peculiaridad o característica física que distingue a un individuo o cultura de otro u otra. **2.** cualquier cualidad o alteración característica determinada genéticamente y heredada como un fenotipo específico.

rasgo adquirido (acquired trait), característica física que no es hereditaria, sino que puede ser un efecto del entorno o de una mutación somática.

rasgo dominante (dominant trait), característica hereditaria determinada por un alelo dominante.

rasgo drepanocítico (sickle cell trait), forma heterocigótica de la anemia drepanocítica caracterizada por la presencia a la vez de hemoglobina S y hemoglobina A en los hematíes. No se produce anemia ni otros signos de anemia drepanocítica. Las personas que tienen ese rasgo son informadas y aconsejadas en relación con la posibilidad de tener un niño con drepanocitosis si ambos padres lo presentan.

rasgo hereditario (inherited trait), cualidad o característica específica transmitida genéticamente de una generación a la siguiente.

rasgo recesivo (recessive trait), característica hereditaria determinada por un alelo recesivo.

raspado apical (apical curettage), (en odontología) desbridamiento de la superficie apical de un diente con extirpación de los tejidos blandos enfermos en los alrededores de la cripta del hueso.

raspado por aspiración (suction curettage), método de raspado por el cual se extrae por aspiración una muestra de endometrio o de los productos de la concepción.

raspado radicular (root curettage), desbridamiento y preparación de la superficie radicular de un diente para eliminar acreciones e inducir el desarrollo de tejidos gingivales sanos.

raspado subgingival (subgingival curettage), desbridamiento de una adherencia epitelial ulcerada y del corion gingival subyacente para eliminar la inflamación y reducir y restaurar el tejido gingival.

raspador (scaler), instrumento dental que se emplea para eliminar el sarro de la superficie del diente.

raspar (scaling), eliminar la placa y cálculos de la superficie del diente mediante un raspador.

rastreo cromosómico (chromosome walking), técnica de genética molecular en la que se aíslan clones moleculares superpuestos que comprenden grandes intervalos cromosómicos.

rastreo lineal (linear scan), (en ecografía) movimiento del transductor a velocidad constante siguiendo una línea recta, formando un ángulo perpendicular con respecto al haz del rayo.

RATE (ABR), siglas de **respuesta auditiva de tronco encefálico.**

ratón articular (joint mouse), pequeño cálculo móvil situado cerca o en el interior de una articulación, generalmente la rodilla.

ratón con genes desactivados (knockout mouse), ratón en el que un gen ha sido suprimido artificialmente del genoma.

ratón con ICG (SCID mouse), integrante de una cepa de ratones con inmunodeficiencia combinada grave, que carecen de linfocitos T y B y de inmunoglobulinas, bien como consecuencia de un carácter autosómico recesivo, o bien por inducción mediante ingeniería genética; se utilizan como modelos de estudio del sistema inmunitario.

rauwolfia serpentina (rauwolfia serpentina), raíz seca de *Rauwolfia serpentina,* que se utiliza como antihipertensivo en combinación con bendroflumetiozida. Se prescribe para el tratamiento de la hipertensión leve y en la agitación inducida por la psicosis.

Ray, Marilyn Anne, teórica de la enfermería introductora de la Teoría de la atención burocrática, que destaca la importancia de la interconectividad entre la asistencia de enfermería y las organizaciones de atención sanitaria. La teoría pone de relieve, asimismo, la naturaleza holística de una organización, por encima de las simples relaciones causa-efecto de las acciones individuales. La asistencia espiritual y ética por parte del personal de enfermería, cuyo objetivo último es la promoción del bienestar a través de la prestación de cuidados, tiene efectos positivos sobre las organizaciones de atención sanitaria y puede convertirse en un recurso económico.

rayl (rayl), [John W. S. Rayleigh, físico inglés, 1842-1919], unidad característica de la impedancia acústica. Sus unidades fundamentales son $kg/m^2/seg$.

rayo (ray), haz de radiación, como el calor o la luz, que se emite desde una fuente.

rayo catódico (cathode ray), corriente de electrones emitida por el electrodo negativo de un aparato de descarga gaseosa cuando el cátodo es bombardeado con iones positivos, como en un tubo de rayos catódicos o en un osciloscopio. El rayo generalmente se dirige mediante electroimanes que controlan su dirección y posición hacia una pantalla cubierta de fósforo para obtener un patrón visible.

rayo central (central ray [CR]), parte del haz de rayos X que se dirige hacia el centro de la película o del objeto que está siendo radiografiado.

rayo útil (useful beam), en radiología, la parte de la radiación primaria que surge de la cabeza del tubo en una máquina de rayos X, que viene limitada por la apertura o puerto y por los dispositivos de colimación accesorios.

rayos beta (beta rays), corriente de partículas beta, como la emitida por los átomos de elementos radiactivos en desintegración.

rayos grenz (grenz rays), rayos X de baja energía utilizados para tratar trastornos cutáneos.

rayos ultravioleta (UV) (ultraviolet [UV] rays), radiaciones electromagnéticas que se encuentran justo por encima del color violeta en el espectro visible, con longitudes de onda que llegan hasta el comienzo de los rayos X. Las longitudes de onda oscilan entre 390 y 290 nm para los rayos ultravioleta cercanos y entre 290 y 20 nm para las longitudes de onda ultravioleta lejanas. La radiación ultravioleta de unos 260 nm puede provocar reacciones fotoquímicas en las moléculas de ácido desoxirribonucleico, produciendo mutaciones y destrucción de gérmenes, incluidas bacterias y virus.

rayos X (x-ray), **1.** un tipo de radiación electromagnética con longitudes de onda entre 0,005 y 10 nm. Se originan cuando los electrones inciden con muy alta velocidad en ciertos materiales, generalmente metales pesados, como el tungsteno. Pueden penetrar en la mayoría de las sustancias y se utilizan para investigar la integridad de algunas estructuras, para destruir terapéuticamente tejido enfermo y para hacer imágenes radiográficas con finalidad diagnóstica, como en la radiología y la radioscopia. Radiación característica es aquella con una energía definida que es consecuencia de las diferentes energías producidas por el bombardeo de electrones sobre un elemento particular. **2.** una radiografía se realiza proyectando rayos X a través de órganos o estructuras del cuerpo sobre una placa fotosensible. Las estructuras que son relativamente radiopacas, como los huesos y las cavidades rellenas con un contraste radiopaco, dejan una sombra en la película.

raza (race), **1.** término vago, no científico, para designar a un grupo de personas genéticamente relacionadas que comparten determinadas características físicas. **2.** grupo étnico diferenciado caracterizado por rasgos que se transmiten a la descendencia.

razón de bases (base ratio), proporción de las cantidades molares de las bases púricas y pirimidínicas en el ADN y el ARN.

razón giromagnética (γ) (gyromagnetic ratio [γ]), valor característico de cualquier núcleo magnético que determina la frecuencia de Larmor, f_L, en un campo magnético dado B ($fL = \gamma B$).

Rb (Rb), símbolo del **rubidio.**

RC (CR), **1.** siglas de **radiografía computarizada. 2.** siglas de *respiración controlada.*

RCG (GSR), siglas de **respuesta cutánea galvánica.**

RCP (CPR), siglas de **reanimación cardiopulmonar.**

RCP (R.C.P.), siglas de Royal College of Physicians.

RCPSC (RCPSC), siglas de **Royal College of Physicians and Surgeons of Canada.**

RCS (CSR), siglas de **respiración de Cheyne-Stokes.**

RCS (R.C.S.), siglas de Royal College of Surgeons.

RDS (ROS), siglas de **revisión de sistemas.**

RDSVM (DVWR), siglas de **respuesta disfuncional a la supresión de la ventilación mecánica.**

Re (Re), símbolo del **renio.**

reabsorbente (resorbent), material utilizado para absorber sangre u otras sustancias.

reabsorber (resorb), absorber de nuevo.

reabsorción (reabsorption), proceso por el que se absorbe algo de nuevo, como en el caso del desplazamiento del calcio desde el hueso hacia la sangre.

reabsorción horizontal (horizontal resorption), patrón de reducción ósea en la periodontitis marginal en el que la cresta marginal del hueso alveolar situado entre los dientes adyacentes conserva su altura y las bases de las cavidades periodontales se sitúan por encima de la cresta.

reacción (reaction), respuesta a una sustancia, tratamiento o cualquier otro estímulo, como una reacción antígeno-anticuerpo en inmunología, una reacción de hipersensibilidad en alergología o una reacción adversa en farmacología.

reacción «aha» («aha» reaction), (en psicología) descubrimiento o inspiración repentinos que se experimentan sobre todo durante el pensamiento creativo.

reacción a la insulina (insulin reaction), efectos adversos producidos por unos niveles excesivos de insulina circulante, que causan hipoglucemia.

reacción acrosómica (acrosomal reaction), serie de cambios químicos que tienen lugar en la porción anterior de la cabeza del espermatozoide como respuesta al contacto con el óvulo y que conducen a la penetración del óvulo por el espermatozoide y a su fertilización.

reacción adversa (adverse reaction), cualquier efecto nocivo o no intencional de una medicación, de una prueba diagnóstica o de una actuación con fines terapéuticos.

reacción adversa a un fármaco (adverse drug reaction), cualquier efecto nocivo para el organismo producido por fármacos, drogas o por la interacción de 2 o más sustancias farmacológicamente activas.

reacción agresiva asocial (unsocialized aggressive reaction), trastorno conductual de la infancia caracterizado por agresividad abierta y encubierta, desobediencia, agresión física y verbal, vengatividad, conducta pendenciera y destructividad, que se manifiesta a menudo en hechos como mentiras, robos, rabietas de ira, vandalismo y violencia física contra otros.

reacción alérgica (allergic reaction), respuesta fisiológica desfavorable ante un alergeno frente al que un organismo ha estado expuesto previamente y contra el que ha desarrollado anticuerpos. La exposición ulterior da lugar a la aparición de diversos síntomas que incluyen urticaria, eczema, disnea, broncoespasmo, diarrea, rinitis, sinusitis, laringoespasmo y anafilaxia. La reacción alérgica puede ser una respuesta inmediata o retardada.

reacción antígeno-anticuerpo (antigen-antibody reaction), proceso del sistema inmune en el que las células B revestidas de inmunoglobulinas reconocen un antígeno específico y estimulan la producción de anticuerpos. Una reacción antígeno-anticuerpo comienza con la unión de los antígenos a los anticuerpos para formar complejos antígeno-anticuerpo. Estos complejos pueden hacer que los antígenos tóxicos sean menos perjudiciales, aglutinar antígenos en la superficie de los microorganismos, o activar el sistema del complemento exponiendo los sitios de unión al complemento en los anticuerpos. Algunas proteínas del complemento se unen inmediatamente a estos sitios y desencadenan la actividad de las otras proteínas del complemento que provocan la lisis de las células portadoras del antígeno. Las reacciones antígeno-anticuerpo pueden iniciarse inmediatamente al entrar en contacto con el antígeno o hasta 48 horas más tarde. Suelen producir inmunidad, pero también son responsables de la alergia, la autoinmunidad y la incompatibilidad hematológica maternofetal.

reacción bimolecular (E^2, S_N2) (bimolecular reaction [E^2, S_N2]), reacción en la que participa más de una molécula en la fase lenta.

reacción catastrófica (catastrophic reaction), respuesta incoordinada ante un shock impactante o una situación de amenaza repentina como ocurre con frecuencia en las víctimas de accidentes de tráfico y desastres.

reacción consensual (consensual reaction), contracción de la pupila de un ojo cuando se estimula la retina contralateral. Es un reflejo normal.

reacción de aglutinación (agglutination reaction), formación de un agregado tras mezclar un anticuerpo soluble con moléculas de un antígeno en forma de partículas en un medio acuoso. Se forman agregados visibles cuando el anticuerpo específico forma enlaces cruzados entre los antígenos.

reacción de alarma (alarm reaction), primer estadio del síndrome de adaptación general. Se caracteriza por la liberación de ACTH por la hipófisis y de adrenalina por la médula de la glándula suprarrenal, lo que se traduce en un incremento de la glucemia y en respiraciones más rápidas que aumentan el nivel de oxígeno en la sangre. Estas acciones consiguen aportar al organismo más energía para afrontar la situación estresante.

reacción de ansiedad (anxiety reaction), manifestación clínica en la que la ansiedad es el síntoma predominante, o situación experimentada por un sujeto que se enfrenta a una situación temida, hasta el punto de impedirle actuar. Esta reacción se puede expresar en forma de pánico, fobia o acto compulsivo.

reacción de Arthus (Arthus reaction), [Nicholas M. Arthus, fisiólogo francés, 1862-1945], reacción de hipersensibilidad inmediata grave y poco frecuente, en respuesta a la inyección de una sustancia extraña que no suele ser en sí irritante, pero que en ciertos sujetos tiene poder antigénico. Se cree que esta reacción está implicada en la formación de un complejo antígeno-anticuerpo que activa la reacción del complemento.

reacción de autoeczematización (id reaction), autosensibilización resultante de cualquier inflamación que ocasiona prurito y lesiones vesiculares. Estas lesiones secundarias se originan por antígenos circulantes y se encuentran distantes a la localización de la infección primaria.

reacción de conversión (conversion reaction), mecanismo de defensa del Yo por el cual los conflictos intrapsíquicos se expresan simbólicamente mediante síntomas físicos.

reacción de cultivo mixto de leucocitos (CML) (mixed lymphocyte culture [MLC] reaction), prueba de la función de los linfocitos T, utilizada principalmente como prueba de histocompatibilidad antes de un trasplante.

reacción de duelo (grief reaction), conjunto de síntomas somáticos y psicológicos asociados con determinadas penas o pérdidas extremas, específicamente la muerte de un ser querido. Los síntomas somáticos son sensación de opresión en la garganta y en el tórax con ahogo y falta de aire, molestias abdominales, pérdida de fuerza muscular y cansancio y letargo intensos. Las reacciones psicológicas son: sensación general de angustia y malestar, con sentimientos de culpa, cólera, hostilidad, inquietud extrema, incapacidad para concentrarse y para mantener modelos organizados de actividad.

reacción de equilibrio (equilibrium reaction), cualquiera de los diversos reflejos que permiten al cuerpo recuperar su equilibrio.

reacción de formación (reaction formation), mecanismo inconsciente de defensa por el cual una persona expresa hacia otra persona o situación sentimientos, actitudes o comportamientos opuestos a los que se podría esperar normalmente.

reacción de Herxheimer (Herxheimer's reaction), [Karl Herxheimer, dermatólogo alemán, 1861-1944], aumento de los síntomas tras la administración de un fármaco. Esta reacción se descubrió originalmente en el tratamiento de la sífilis con penicilina, pero se ha visto que también ocurre con otras enfermedades.

reacción de hipersensibilidad (hypersensitivity reaction), respuesta inapropiada y excesiva del sistema inmunitario a un alergeno. Las reacciones de hipersensibilidad se clasifican en cuatro tipos, según los componentes del sistema inmunitario que intervienen en ellas. La reacción de tipo I o de hipersensibilidad inmediata se produce rápidamente, en el plazo de minutos, en la reexposición a un antígeno, y es el resultado de la interacción de la IgE con el antígeno; la anafilaxia es una reacción de hipersensibilidad de tipo I especialmente grave. La reacción de tipo II o de hipersensibilidad citotóxica es el daño celular o tisular resultante de las interacciones anticuerpo-antígeno en las superficies celulares. La reacción de tipo III o de hipersensibilidad mediada por complejos inmunes es una respuesta inflamatoria local o general causada por la formación de complejos antígeno-anticuerpo circulantes y su disposición en los tejidos. La reacción de tipo IV es la iniciada por linfocitos T específicos del antígeno; este tipo tarda uno o más días en desarrollarse y la hipersensibilidad puede ser transferida por los linfocitos, pero no por el suero.

reacción de hipersensibilidad citotóxica (cytotoxic hypersensibility reaction), reacción de hipersensibilidad tipo II.

reacción de hipersensibilidad de fase tardía (late-phase hypersensitivity reaction), respuesta inflamatoria en enfermedades alérgicas mediadas por IgE. Se inicia de 2 a 4 horas después de la exposición a un antígeno, es máxima de 6 a 12 horas y desaparece después de 24 horas.

reacción de hipersensibilidad mediada por células (cell-mediated hypersensitivity reaction), reacción de hipersensibilidad tipo IV.

reacción de hipersensibilidad mediada por células T (T-cell–mediated hypersensitivity reaction), reacción de hipersensibilidad tipo IV.

reacción de hipersensibilidad mediada por inmunocomplejos (immunocomplex-mediated hipersensitivity reaction), reacción de hipersensibilidad tipo III.

reacción de hipersensibilidad retardada (delayed hypersensitivity reaction), reacción de inmunidad celular, así denominada para contraponerse a las reacciones de inmunidad inmediata, ya que se inicia de 24 a 72 horas después de la exposición al antígeno. El término suele emplearse para designar al subgrupo de reacciones de hipersensibilidad de tipo IV que incluyen liberación de citocinas y activación de macrófagos, a diferencia de las reacciones de citólisis directa. Estas reacciones también se consideran a veces en términos más amplios, siendo incluso consideradas como equivalentes a todas las reacciones de hipersensibilidad de tipo IV. El ejemplo clásico de reacción de hipersensibilidad retardada es la de la prueba cutánea de la tuberculina.

reacción de Jarisch-Herxheimer (Jarisch-Herxheimer reaction), [Adolph Jarish, dermatólogo austriaco, 1850-1902; Karl Herxheimer, dermatólogo alemán, 1861-1944], reacción inmunológica corta y transitoria que se aprecia varias horas después de administrar penicilina u otros antibióticos en el tratamiento de la sífilis y, con menor frecuencia, en otras enfermedades tales como borreliosis, brucelosis, fiebre tifoidea y triquinosis. Las manifestaciones incluyen fiebre, escalofríos, cefalea, mialgias y exacerbación de lesiones cutáneas.

reacción de Kveim (Kveim reaction), [Morton A. Kveim, médico noruego, n. 1892], reacción utilizada como prueba diagnóstica de la sarcoidosis, que se basa en la inyección intradérmica de un antígeno derivado de un ganglio linfático identificado como sarcoide.

reacción de lucha o huida (flight-or-fight reaction), **1.** (en fisiología) reacción del organismo ante el estrés en la que el sistema nervioso simpático y la médula suprarrenal actúan provocando un aumento del gasto cardíaco, dilatación pupilar, aumento de la frecuencia cardíaca, constricción de los vasos sanguíneos de la piel, aumento de la glucosa y los ácidos grasos circulantes, induciendo así un estado mental de alerta. **2.** (en psiquiatría) reacción de una persona ante el estrés, bien con huida de la situación, o sin huida, intentando afrontarla.

reacción de oxidación-reducción (oxidation-reduction reaction), modificación química en la que se eliminan electrones de un átomo, ión o molécula (oxidación) mediante la transferencia simultánea de estos electrones (reducción) a otro átomo, ion o molécula. En la reacción también pueden transferirse átomos electronegativos (p. ej., oxígeno) o átomos de electronegatividad baja (p. ej., hidrógeno o un metal) de una molécula a otra.

reacción de Porter-Silber (Porter-Silber reaction), [Curt C. Porter, bioquímico estadounidense, n. 1914; Robert H. Silber, bioquímico estadounidense, n. 1915], reacción, visible en forma de cambio de coloración a amarillo, que indica la cantidad de esteroides suprarrenales (17-hidroxicorticoides) excretados por día en la orina. Se utiliza para evaluar la función adrenocortical, pero actualmente ha sido ampliamente sustituida por técnicas de inmunoensayo.

reacción de sensibilidad/hipersensibilidad alimentaria (food sensitivity/hipersensitivity reaction), sensibilidad a componentes del alimento que no es de naturaleza alérgica y no afecta al sistema inmunitario.

reacción de tres azúcares y hierro (triple sugar iron reaction), cualquiera de las diferentes reacciones observadas en ciertos cultivos celulares que crecen en agar de tres azúcares y hierro, medio de cultivo utilizado para la identificación de *Escherichia coli, Proteus, Salmonella, Shigella* y otras enterobacterias patógenas.

reacción de Zimmermann (Zimmermann reaction), [Wilhelm Zimmermann, médico alemán, n. 1910], reacción cromógena estándar para detectar andrógenos con configuración 17-ceto. Consiste en una reacción entre una solución alcalina de metadinitrobenceno y un grupo metileno activo.

reacción depresiva (depressive reaction), estado de respuesta emocional depresiva a una situación externa.

reacción en cadena (chain reaction), **1.** (en química) reacción que se desarrolla a través de uno o más intermedios reactivos; cada uno de los intermedios reactivos requeridos (generalmente radicales libres) se forma en cada uno de los pasos de la reacción. **2.** (en física) una reacción que se perpetúa a sí misma mediante la fisión proliferante de los núcleos y la liberación de partículas atómicas que producen más fisiones nucleares.

reacción en cadena de la ligasa (ligase chain reaction), tipo de amplificación de ADN que utiliza ADN ligasa para unir cadenas y amplificar la plantilla que contiene la secuencia en cuestión.

reacción en cadena de la polimerasa (PCR) (polymerase chain reaction [PCR]), técnica rápida para la amplificación in vitro de secuencias específicas de ADN o de ARN, lo que permite el análisis de pequeñas cantidades de secuencias cortas sin clonación. Se puede utilizar este proceso para el diagnóstico prenatal de las enfermedades genéticas y para identificar a un individuo mediante el análisis de una sola célula de sus tejidos.

reacción en llamarada (wheal-and-flare reaction), erupción cutánea que surge tras lesión o inyección de antígeno. Se caracteriza por hinchazón y eritema secundarios a la liberación de histamina. Suele producirse en tres fases, comenzando por la aparición de una zona eritematosa en la zona de lesión, prosiguiendo con enrojecimiento perilesional y culminando con la formación de ampollas en la zona a medida que el líquido liberado a partir de los capilares próximos se acumula bajo la piel.

reacción leucemoide (leukemoid reaction), síndrome clínico que recuerda a una leucemia en el que el recuento de leucocitos está elevado en respuesta a una alergia, enfermedad inflamatoria, infección, intoxicación, hemorragia, quemadura u otras causas de estrés físico intenso.

reacción local (local reaction), reacción al tratamiento que aparece en la zona donde se ha administrado.

reacción monomolecular de eliminación (E_1) (monomolecular elimination reaction [E_1]), reacción química cinética de primer orden en la que sólo participa una molécula en la reacción de fase lenta.

reacción nitritoide (nitritoid reaction), grupo de efectos adversos, entre ellos hipotensión, ruborización, sensación de que «se va la cabeza» y desvanecimiento, producida por la administración de arsenicales o de oro. La reacción es similar a la producida por la administración de nitritos.

reacción paranoide (paranoid reaction), trastorno psicopatológico que puede asociarse con delirio o demencia y caracterizado por la formación progresiva de delirios, habitualmente de naturaleza persecutoria, que se acompañan con frecuencia de alucinaciones. Otras manifestaciones de degeneración senil, como la pérdida de memoria o la confusión mental, pueden no acompañar a esta reacción.

reacción transfusional (transfusion reaction), respuesta sistémica del cuerpo a la administración de sangre incompatible con la del receptor. Las causas incluyen incompatibilidad eritrocitaria; sensibilidad alérgica a los leucocitos, a las plaquetas o a los componentes proteicos del plasma de la sangre transfundida, o a los conservantes con potasio o citrato empleados en la sangre del banco. La fiebre es la reacción transfusional más común; la urticaria es una respuesta alérgica relativamente frecuente. Una reacción hemolítica por incompatibilidad eritrocitaria es grave y debe ser diagnosticada y tratada rápidamente. Los síntomas se desarrollan poco tiempo después de comenzar la transfusión, antes de que se hayan administrado 50 ml, e incluyen una cefalea pulsátil, un repentino dolor lumbar profundo severo, dolor precordial, disnea e inquietud. Los signos objetivos incluyen ruborización facial seguida por cianosis y distensión de las venas cervicales, pulso rápido y filiforme, diaforesis y piel fría y húmeda. Cuando se sospeche una reacción hemolítica se debe terminar rápidamente la transfusión y mantener abierta la vía de infusión con una solución normal de líquido intravenoso. El tratamiento inmediato puede incluir manitol IV y solución glucosaza al 5% en agua para mantener una diuresis de más de 100 ml por hora.

reacción transfusional sanguínea (blood transfusion reaction), resultado de enfermería recogido en la Nursing Outcomes Classification (NOC). Se define como desarrollo de complicaciones durante las transfusiones sanguíneas.

reacción tuberculínica (tuberculin reaction), induración o formación de ampollas como consecuencia de una reacción retardada en el sitio de inyección de la tuberculina, y que indica un resultado positivo.

reacción viscerosomática (viscerosomatic reaction), respuesta muscular a la estimulación de un órgano receptor nervioso en un órgano visceral.

reacciones anafilácticas (anaphylactic reactions), respuestas alérgicas agudas producidas por una activación de los mastocitos por el antígeno a través de la inmunoglobulina E (IgE) y que provocan la liberación de histamina. La exposición al antígeno puede producir disnea, obstrucción de las vías respiratorias, shock, urticaria y, en algunos casos, la muerte. El tratamiento de elección de las reacciones graves consiste en la administración rápida de adrenalina subcutánea.

reactivación (reactivation), restablecimiento de la actividad biológica deteriorada causada por una reacción química, aplicación térmica, recombinación genética o elementos coadyuvantes.

reactivación de la tuberculosis (reactivation tuberculosis), forma de tuberculosis secundaria que recurre como consecuencia de la activación de una infección endógena larvada. Las causas de la reactivación pueden ser pérdida de inmunidad, cambios hormonales y nutrición deficiente.

reactivar (reactivate), hacer activo algo de nuevo, como ocurre al añadir suero fresco para recuperar la capacidad de una muestra original de suero.

reactivo (reagent), sustancia química que se sabe reacciona de un modo específico. Los reactivos se utilizan para detectar o sintetizar otra sustancia en una reacción química.

reactor (reactor), **1.** (en psicología) terapeuta familiar que permite que la familia a la que atiende tome la iniciativa para después seguir en esa dirección. **2.** (en radiología) cubículo donde se producen artificialmente los isótopos radiactivos.

Reach to Recovery (Reach to Recovery), organización nacional de voluntarios que ofrece asesoramiento y apoyo a mujeres con cáncer de mama y a sus familias. Muchos de sus miembros han sido sometidos también a mastectomías.

reagina (reagin), **1.** anticuerpo asociado a la atopia humana, como asma y fiebre del heno. Se une a los mastocitos y basófilos y sensibiliza a la piel y otros tejidos. **2.** sustancia inespecífica semejante a un anticuerpo no treponémico, presente en el suero de individuos con sífilis.

reagina atópica (atopic reagin), anticuerpo asociado a la atopia; sustancia presente en el suero y el líquido cefalorraquídeo, que induce la floculación en las pruebas de fijación del complemento y otras parecidas.

realce (enhancement), mejora, acción de potenciar, intensificar o aumentar.

realce de contornos (edge enhancement), mejora de los márgenes de una estructura o imagen mediante técnicas digitales.

realidad (reality), mundo de percepción, significado y conducta construido culturalmente, que los miembros de una cultura consideran como algo absoluto.

realidad virtual (virtual reality), sistema de entornos imaginarios tridimensionales generados por ordenador, en los cuales una persona puede interactuar subjetivamente. Se emplea en la investigación médica para medir la actividad encefálica en el hipocampo de sujetos que intentan resolver problemas de laberintos.

realimentación (refeeding), restablecimiento de la nutrición normal tras un período de ayuno o inanición.

realización[1] (fulfillment), percepción de armonía vital que se produce cuando un individuo encuentra sentido y utilidad a su vida.

realización[2] (actualization), **1.** desarrollo pleno de las capacidades propias, por ejemplo, a través de la experiencia y de la educación. **2.** conseguir las máximas necesidades humanas según la jerarquía de necesidades de Maslow.

realización de una escultura (sculpting), técnica de terapia familiar que implica la construcción de un retrato familiar vivo donde se representen las alianzas y los conflictos familiares.

reanimación boca-boca (mouth-to-mouth resuscitation), procedimiento de reanimación artificial realizado, la inmensa mayoría de veces, junto con el masaje cardíaco. Se sella la nariz de la víctima tapando las ventanas nasales, se extiende la cabeza y el reanimador insufla aire en los pulmones a través de la boca.

reanimación boca-nariz (mouth-to-nose resuscitation), procedimiento de reanimación artificial en el que se tapa la boca de la víctima manteniéndola cerrada y el aire se insufla a través de la nariz de la víctima.

reanimación cardiopulmonar (RCP) (cardiopulmonary resuscitation [CPR]), procedimiento básico de emergencia de soporte vital que consta de respiración artificial y masaje cardíaco manual externo. Se utiliza en caso de parada cardíaca para establecer una circulación y ventilación eficaces con el fin de prevenir el daño cerebral irreversible producido por la anoxia. El masaje cardíaco externo comprime el corazón entre la parte baja del esternón y la columna vertebral torácica. Durante las compresiones la sangre es empujada a la circulación sistémica y pulmonar, y la sangre venosa rellena el corazón al liberar la compresión. La respiración boca a boca o la ventilación mecánica se utiliza al mismo tiempo que la RCP para oxigenar la sangre bombeada al sistema circulatorio.

reanimación con líquidos (fluid resuscitation), intervención de enfermería recogida en la Nursing Interventions Classification (NIC). Se define como la administración rápida de los líquidos intravenosos prescritos.

reanimación facial (facial reanimation), uso de técnicas quirúrgicas para mejorar el aspecto de la cara y el movimiento en la parálisis facial.

reanimación ocular (eye reanimation), restauración microquirúrgica de la función de un esfínter ocular paralizado.

reanimación: feto (resuscitation: fetus), intervención de enfermería recogida en la Nursing Interventions Classification (NIC). Se define como la administración de medidas de urgencia para mejorar la perfusión placentaria o corregir el estado acidobásico fetal.

reanimación: neonato (resuscitation: neonate), intervención de enfermería recogida en la Nursing Interventions Classification (NIC). Se define como la administración de medidas de urgencia para apoyar la adaptación del recién nacido a la vida extrauterina.

reanimación[1] (resuscitation), proceso de mantenimiento de las funciones vitales de una persona en fallo respiratorio o cardíaco utilizando técnicas de respiración artificial y masaje cardíaco, corrigiendo el desequilibrio acidobásico y tratando la causa del fallo.

reanimación[2] (resuscitation), intervención en enfermería recogida en la Nursing Interventions Classification (NIC). Se define como la administración de medidas de urgencia para mantener la vida.

reanimador (resuscitator), aparato para bombear aire hacia los pulmones. Está formado por una mascarilla que se ajusta perfectamente sobre boca y nariz, un reservorio para el aire y una bomba que funciona manual o eléctricamente.

reanimador de bolsa-válvula-mascarilla (bag-valve-mask resuscitator), aparato consistente en un recipiente de compresión manual con una bolsa de plástico de oxígeno en un extremo y en el otro una válvula unidireccional y una mascarilla que se ajusta sobre la boca y la nariz de la persona que debe ser reanimada.

reaproximar (reapproximate), unir de nuevo tejidos separados por cirugía o traumatismo para restablecer su relación anatómica.

reaseguradora cautiva (captive reinsurance company), compañía de seguros organizada para servir a un único cliente.

rebaba (overhang), exceso de material de relleno dental que se proyecta detrás del margen de una preparación para la cavidad dentaria.

rebase (rebase, reline), proceso de reajuste de una dentadura sustituyendo el material de su base sin variar las relaciones de oclusión de los dientes.

reblandecimiento óseo (softening of bones), cualquier enfermedad que provoca la pérdida del contenido mineral óseo.

reborde (ridge), protuberancia o estructura sobresaliente, como los rebordes grastrocnémicos de la superficie posterior del fémur, que sirven de inserción a los músculos gemelos.

reborde alveolar (alveolar ridge), prominencia ósea del maxilar o de la mandíbula que contiene los alveolos dentarios.

reborde biselado (ridge lap), parte de un diente artificial adyacente o que se solapa con la cresta residual.

reborde palatino (palatine ridge), cualquiera de los cuatro a seis rebordes transversos presentes en la superficie anterior del paladar duro.

reborde residual (residual ridge), parte del reborde dental que permanece después de desaparecer la apófisis alveolar tras la extracción del diente.

rebosamiento (overflow), desbordamiento o eliminación excesiva de un líquido, como la orina, saliva o bilis.

rebosamiento urinario (urinary overflow), trastorno que se presenta cuando la vejiga de un paciente está extremadamente distendida con orina y el paciente realiza emisiones de la misma, o tiene pérdidas en cantidades muy pequeñas. Se suele controlar mal.

rebote (rebound), contracción brusca de un músculo después de un período de relajación, observado con frecuencia en enfermedades en las que se pierden los reflejos inhibidores.

rebote ácido (acid rebound), estado de hipersecreción de ácido gástrico que puede producirse después del efecto tampón logrado por un antiácido. Es más llamativo cuando se emplean antiácidos que contienen carbonato de calcio.

rebote de heparina (heparin rebound), reactivación del efecto de la heparina que ocurre entre 5 minutos y 5 horas después de la neutralización con sulfato de protamina.

rebote de urea (urea rebound), incremento súbito en la liberación de urea hacia el torrente circulatorio por las células y órganos que la suelen almacenar en condiciones normales y que se produce entre 15 minutos y una hora después de eliminar la urea mediante diálisis. Se produce por el desequilibrio entre flujo y volumen.

rebote insulínico (insulin rebound), fluctuaciones extremas de la glucemia como resultado de una reacción excesiva de los mecanismos de retroalimentación homeostática del cuerpo para el control del metabolismo de la glucosa. Cuando se administra insulina exógena, la hipoglucemia desencadena una liberación de glucagón y epinefrina, dos sustancias que incrementan en gran medida la concentración de glucosa, de modo que, aunque el paciente puede tener en realidad períodos de hipoglucemia, los análisis de orina y de sangre mostrarán una hiperglucemia.

recalcificación (recalcification), restauración del calcio perdido en el cuerpo necesario para la excitabilidad neuromuscular normal, el acoplamiento excitación-contracción de la estimulación del músculo liso y cardíaco, en el mantenimiento de las uniones intercelulares, en la coagulación de la sangre y en la fuerza condensada en los huesos.

recalificación sexual (sexual reassignment), cambio en la identidad del género de una persona por medios legales, quirúrgicos, hormonales o sociales.

recanalizar (recannulate), realizar una nueva abertura a través de un órgano o tejido, como abrir paso a través de un vaso sanguíneo obstruido.

recaptación (reuptake), reabsorción de una sustancia previamente secretada.

receptivo (sensate), capaz de percibir estímulos sensoriales.

receptor (acceptor, recipient), organismo que recibe tejidos vivos, tales como sangre transfundida o un órgano trasplantado, procedentes de otra persona u organismo.

receptor adrenérgico (adrenergic receptor), lugar de una célula efectora simpática que reacciona a la estimulación adrenérgica. Se conocen dos tipos de receptores adrenérgicos: los receptores alfaadrenérgicos y los receptores betaadrenérgicos. En general, la estimulación de los receptores alfa provoca la excitación de la función de los órganos o tejidos del sujeto, y la estimulación de los receptores beta provoca su inhibición.

receptor alfa (alpha receptor), cada uno de los componentes adrenérgicos que se postula existen en los tejidos receptores y que responden a la noradrenalina y a varios agentes bloqueantes. La activación de los receptores alfa da lugar a respuestas fisiológicas tales como el incremento de la resistencia vascular periférica, la dilatación de las pupilas y la contracción de los músculos erectores del vello.

receptor antigénico de la célula T (T-cell antigen receptor), proteína presente en las células T que se combina con antígenos para producir componentes inmunológicos discretos.

receptor beta (beta receptor), cualquiera de los componentes adrenérgicos (fibras simpáticas del sistema nervioso autónomo) de los receptores tisulares que responden a la adrenalina y a agentes bloqueantes como el propanolol. La activación de los receptores beta causa diversas reacciones fisiológicas, como la relajación de los músculos bronquiales y el aumento del índice y fuerza de la contracción cardíaca.

receptor celular (cell receptor), proteína situada en la superficie, en el citoplasma o en el núcleo celular que se une a un ligando específico, iniciando la transducción de señal y un cambio en la actividad celular.

receptor colinérgico (cholinergic receptor), terminación nerviosa sensitiva especializada que responde a la estimulación por acetilcolina.

receptor de estiramiento (stretch receptor), cada una de las terminaciones nerviosas sensitivas especializadas en los husos musculares o en los tendones que son estimuladas por los movimientos de estiramiento.

receptor de imagen (RI) (image receptor [RI]), dispositivo que transforma el haz de rayos X en una imagen visible. Un receptor de imagen puede ser una película radiográfica y un chasis, una pantalla fosforescente, o un detector especial colocado en una mesa o un diafragma vertical de tipo bucky.

receptor del dolor (pain receptor), cualquiera de las numerosas terminaciones nerviosas libres situadas por todo el organismo que avisan de las variaciones potencialmente peligrosas en el entorno, como la presión o la temperatura excesivas. Las terminaciones nerviosas libres que constituyen la mayor parte de los receptores del dolor se localizan principalmente en la epidermis y en el revestimiento epitelial de ciertas mucosas. También están presentes en el epitelio escamoso estratificado de la córnea, en las vainas de las raíces y en las papilas de los pelos, así como alrededor de los cuerpos de las glándulas sudoríparas. Los extremos terminales de los receptores del dolor están constituidos por fibras nerviosas no mielinizadas que con frecuencia se anastomosan en pequeñas protuberancias entre las células epiteliales. Cualquier tipo de estímulo, si tiene la suficiente intensidad, puede estimular los receptores del dolor de la piel y de la mucosa, pero sólo unos cambios radicales en la presión y ciertas sustancias químicas pueden estimular los receptores del dolor en las vísceras.

receptor del factor de crecimiento (growth factor receptor), una proteína de membrana en la superficie externa de la célula que se une a un factor de crecimiento específico y transmite una señal que permite iniciar la división celular.

receptor del fármaco (drug receptor), cualquier parte de una célula, normalmente una gran molécula proteica, de la superficie celular o del citoplasma, con la que interacciona una molécula de fármaco para desencadenar el efecto o respuesta deseados.

receptor dopaminérgico (dopaminergic receptor), proteína de la superficie de ciertas células que fija específicamente al neurotransmisor dopamina. Esta clase de receptores sobre las células epiteliales vasculares, al ser estimulados por la dopamina, causan dilatación de las arterias cerebrales, coronarias y del mesenterio renal y un aumento del flujo de sangre.

receptor H_1 (H_1 receptor), tipo de receptor histamínico de las células del músculo liso vascular a través del cual la histamina media en la vasodilatación.

receptor H_2 (H_2 receptor), especie de receptor histamínico de varios tipos de células a través del cual la histamina media la broncoconstricción en el asma y la contracción gastrointestinal en la diarrea.

receptor muscular (muscle receptor), órgano sensitivo que responde al estiramiento o tensión muscular, que incluye los husos musculares y los órganos tendinosos.

receptor opiáceo (opiate receptor, opioid receptor), proteínas transmembrana que se unen a neuropéptidos opiáceos endógenos, morfina exógena y compuestos parecidos naturales o sintéticos. Los receptores se encuentran a altas concentraciones en el asta dorsal de la médula espinal y en las regiones cerebrales que participan en la modulación o la transmisión del dolor (p. ej., la materia gris periacueductal). Entre los agonistas endógenos de estos receptores se incluyen endorfinas, encefalinas y dinorfinas. Al menos se han descrito siete tipos en diferentes partes del cuerpo, agrupados en tres clases principales (δ, κ y μ) en relación con las sustancias específicas a las que se unen y a los efectos fisiológicos que tal unión provoca o inhibe.

receptor sensitivo (sensory receptor), terminación nerviosa especializada que, al ser estimulada, inicia un impulso nervioso aferente o sensitivo.

receptor universal (universal recipient), individuo del grupo sanguíneo AB que puede recibir una transfusión sanguínea de cualquier grupo sin que aparezcan efectos derivados de la aglutinación o de la precipitación.

receptor[1] (receiver), (en la teoría de la comunicación) la persona o personas a las cuales se envía un mensaje.

receptor[2] (receptor), **1.** estructura química, generalmente de proteína e hidratos de carbono, situada en la superficie de una célula que se combina con un antígeno para producir un elemento inmunológico concreto. **2.** terminación nerviosa sensitiva que responde a diversos tipos de estimulación. **3.** proteína celular específica a la que se debe unir una hormona antes de desencadenar la respuesta celular.

receptor[3] (recipient), persona que recibe una transfusión sanguínea, un injerto o un órgano.

receptores olfatorios (olfactory receptors), neuronas bipolares localizadas en el epitelio nasal. Los axones de las células forman el nervio olfativo.

receptores táctiles (touch receptors), terminaciones nerviosas sensitivas especializadas que son sensibles a los estímulos táctiles.

recesión ósea (bone recession), desarrollo apical del nivel de la cresta alveolar responsable de la disminución del soporte óseo para los dientes.

recesivo (recessive), relativo o perteneciente a un gen cuyo efecto queda enmascarado u oculto si existe un gen dominante en el mismo locus.

receso epitimpánico (epitympanic recess), área de la cavidad timpánica craneal a la membrana timpánica que contiene la mitad superior del martillo y gran parte del yunque.

receso esfenoetmoidal (sphenoethmoid recess), abertura estrecha situada en la pared lateral de la cavidad nasal limitada en su parte superior por la lámina cribosa del etmoides y por el cuerpo del esfenoides y por debajo por el cornete nasal superior. Se abre al seno esfenoidal del cráneo.

receso subpoplíteo (subpopliteal recess), la menor de dos expansiones de la membrana sinovial de la rodilla, situada entre el menisco lateral y el tendón del músculo poplíteo y que ofrece una superficie de baja fricción para el movimiento de los tendones asociados a la articulación.

reciclador (rebreather), **1.** aparato de respiración que permite la inspiración de una combinación de oxígeno suministrado y aire exhalado o ambiental. También se designa con su nombre inglés, *rebreather.* **2.** máscara que actúa como reservorio y permite el flujo de aire ambiental a través de las vías de entrada, de modo que pueda mezclarse con el oxígeno suministrado.

recidiva (relapse), **1.** presentar de nuevo los síntomas de una enfermedad de la que un paciente parecía haberse recuperado. **2.** recurrencia de una enfermedad después de una aparente recuperación.

recidivante (relapsing), relativo al retorno de una enfermedad después de un período de curación aparente.

recién nacido (newborn), **1.** niño que acaba de nacer. **2.** neonato.

recién nacido adecuado para su edad gestacional (appropriate for gestational age [AGA] infant), recién nacido cuya longitud, peso y grado de madurez son normales para su edad gestacional, tanto si ha nacido prematuramente, a término o postérmino.

recién nacido colodión (collodion baby), niño cuya piel al nacer está cubierta por una membrana escamosa apergaminada.

reciprocación (reciprocation), mecanismo por medio del cual una parte de una estructura de una dentadura parcial extraíble contrarresta el efecto creado por otra parte de la estructura.

reciprocidad (reciprocity), acuerdo mutuo para intercambiar privilegios, dependencia o relaciones. Un ejemplo es el acuerdo entre dos estamentos de gobierno para aceptar los títulos de personal de enfermería o médicos licenciados en la otra comunidad.

reclinado (reclining), inclinado hacia atrás.

reclusión[1] (seclusion), (en psiquiatría) aislamiento de un paciente en una sala especial para reducir los estímulos que puedan provocar o exacerbar la alteración emocional del paciente. La habitación no debe contener objetos que el paciente pueda utilizar para autolesionarse o lesionar a terceros.

reclusión[2] (seclusion), intervención de enfermería recogida en la Nursing Interventions Classification (NIC). Se define como la reclusión en soledad, en un entorno totalmente protegido y con estrecha vigilancia por parte de miembros de la plantilla de enfermería, con fines de seguridad o control de la conducta.

reclutamiento (recruitment), **1.** aumento rápido en la percepción de la sonoridad, que se observa con frecuencia en las hipoacusias neurosensoriales que afectan a la cóclea. El oído lesionado no puede oír sonidos débiles, pero oye los sonidos fuertes más intensamente, como el oído normal. **2.** en la contracción muscular, capacidad para reclutar unidades motoras adicionales a medida que aumenta la resistencia.

reclutamiento de unidades motoras (motor unit recruitment), puesta en actividad de neuronas motoras adicionales, causando así una actividad mayor en respuesta al aumento de tensión desarrollado en un músculo. A medida que son reclutadas más unidades motoras y cuanto más aumenta la frecuencia de descarga, la tensión muscular aumenta.

reclutamiento folicular (follicle recruitment), proceso a través del cual determinados folículos ováricos primordiales comienzan a desarrollarse en un determinado ciclo menstrual.

recogida de datos (data collection), (en investigación) fase de un estudio que incluye la recogida de información y la identificación de muestras unitarias, según lo marcado en el diseño de la investigación.

recogida de datos de investigación (research data collection), intervención de enfermería recogida en la Nursing Interventions Classification (NIC). Se define como la recogida de datos de investigación.

recogida de datos forenses (forensic data collection), intervención de enfermería recogida en la Nursing Interventions Classification (NIC). Se define como la obtención y registro de datos referidos a un determinado paciente para la elaboración de un informe forense.

recogida subjetiva de datos (subjective data collection), proceso por el cual se obtienen del propio paciente, o de un familiar del mismo, los datos relacionados con un problema. El entrevistador anima a ofrecer una descripción completa del comienzo, curso y carácter del problema y de cualquier factor que lo agrava o mejora.

recolocación (repositioning), devolución de un órgano o región corporal a su posición original, como ocurre en la recolocación del útero invertido o al modificar la posición de los maxilares.

recombinación (recombination), **1.** (en genética) formación de nuevas combinaciones y disposiciones de los genes dentro del cromosoma como resultado de la mezcla independiente de genes no ligados, del sobrecruzamiento de genes ligados o del cruzamiento intracistrónico de nucleótidos. **2.** acoplamiento de iones con cargas opuestas, liberados en una radiación ionizante. La recombinación de iones reducirá el valor total de cargas recogido mediante un dosímetro, provocando así que la dosis de radiación pueda ser infravalorada.

recombinante (recombinant), **1.** molécula, célula u organismo generado a partir de la recombinación de genes dentro de una molécula de ADN, independientemente de que se haya inducido de forma natural o artificial. **2.** relacionado con dicho organismo o célula.

recomendaciones de limitación de dosis (dose-limiting recommendations), dosis máxima posible (DMP) de exposición radiactiva, que puede variar para diferentes cuerpos u órganos. Por ejemplo, la DMP para la piel o los antebrazos de alguien que trabaje con rayos X es mucho mayor que la de exposición de todo el cuerpo.

recón (recon), (en genética molecular) unidad genética más pequeña que es capaz de recombinarse, que se piensa es un triplete de nucleótidos.

reconocido generalmente como eficaz (RGE) (generally recognized as effective [GRAE]), uno de los criterios estatutarios que debe cumplir un fármaco antes de ser aprobado como nuevo fármaco. El cumplimiento de estos criterios libera al fabricante de la necesidad de obtener la aprobación precomercialización requerida por la Food and Drug Administration, y la Cosmetic Act. De acuerdo con esta acta, para que un fármaco sea reconocido como eficaz, debe ser considerado como seguro y eficaz por «expertos cualificados».

reconocido generalmente como seguro (RGS) (generally recognized as safe [GRAS]), norma de 1958 establecida por la Food and Drug Administration de EE.UU. para identificar alimentos reconocidos como inocuos para su uso a causa de la ausencia de evidencia de que puedan ser nocivos.

reconocimiento inmunológico (immune recognition), activación de células T o B por un antígeno.

reconstitución (reconstitution), reparación continua de los tejidos lesionados.

reconstituyente (restorative), perteneciente al poder o capacidad para restaurar o renovar a una persona a su estado normal de salud o de consciencia.

reconstrucción aórtica (aortic reconstruction), recuperación de la función de la aorta lesionada o atrésica como se consigue en una derivación o aortoplastia.

reconstrucción artroscópica del ligamento cruzado anterior (arthroscopic anterior cruciate ligament reconstruction), reconstrucción del ligamento cruzado anterior, que se realiza en individuos cuyas actividades quedan comprometidas por la inestabilidad de la rodilla y que no han respondido a opciones de tratamiento no quirúrgico.

reconstrucción con colgajo (flap reconstruction), alternativa a la expansión de la piel como método de reconstrucción mamaria después de una mastectomía. Supone la creación de un colgajo de piel utilizando tejido de otra parte del cuerpo, como la espalda o el abdomen. El colgajo se une al tórax para crear una cavidad que sirva para la implantación o para modelar un montículo mamario.

reconstrucción holográfica (holographic reconstruction), método de producción de imágenes tridimensionales con un equipo diagnóstico de ultrasonidos.

reconstrucción multiplanar (RMP) (multiplanar reformatting [MPR]), técnica usada en las pruebas de imagen tomográficas bidimensionales (TC y RM) para generar proyecciones sagitales, coronales y oblicuas a partir de secciones axiales.

reconstructor espacial dinámico (RED) (dynamic spatial reconstructor [DSR]), tipo de máquina radiográfica utilizado en investigación, que permite el desplazamiento de imágenes tridimensionales de los órganos humanos para su visualización en cualquier dirección. Se usa en investigación.

recontorneo oclusivo (occlusal recontouring), nuevo diseño de una superficie oclusiva de un diente natural o artificial.

recopilación de datos objetivos (objective data collection), proceso por el que se recogen datos relacionados con el trastorno del paciente mediante la exploración física directa, es decir, mediante la observación, palpación y auscultación, y a través de análisis de laboratorio, radiológicos y demás estudios.

recostado (recumbent), echado hacia atrás o acostado sobre la espalda.

Recovery (Recovery, Inc.), grupo estadounidense de autoayuda que ofrece apoyo a personas con enfermedad mental.

recreación terapéutica (therapeutic recreation), categoría sanitaria desempeñada por personal especializado en organizar y supervisar actividades recreativas, dirigidas a acelerar la recuperación ante determinados trastornos mentales y físicos.

recrudecimiento (recrudescence), reaparición de los síntomas de una enfermedad después de un período de recuperación.

rectificación (rectification), **1.** conversión de una corriente alterna en una corriente directa pulsátil. **2.** etapa del procesamiento de una señal de eco en un instrumento ultrasónico pulso-eco, en la que se convierten las señales de radiofrecuencia que oscilan por encima y por debajo de cero voltios.

rectificador (rectifier), dispositivo eléctrico que convierte la corriente alterna (CA) en corriente continua (CC).

recto (rectum), porción inferior del intestino grueso, de unos 12 cm de longitud, que se continúa con el colon sigmoideo, inmediatamente proximal al canal anal. Sigue la curva sacrococcígea y termina en el canal anal.

recto anterior del muslo (rectus femoris), músculo fusiforme de la cara anterior del muslo, uno de los cuatro componentes del cuádriceps femoral. Su función es la extensión de la pierna.

recto anterior mayor de la cabeza (longus capitis), músculo que flexiona la cabeza.

recto mayor del abdomen (rectus abdominis), cada uno de los dos músculos anterolaterales del abdomen, que se extienden a todo lo largo de la cara anterior del abdomen. Su función es flexionar la columna vertebral, tensar la pared anterior del abdomen y facilitar la compresión del contenido abdominal.

rectocele (rectocele), protrusión del recto y de la pared posterior de la vagina hacia la vagina. Este trastorno se debe al debilitamiento de los músculos de la vagina y del suelo de la pelvis como consecuencia de los embarazos, de la edad avanzada o de intervenciones quirúrgicas. Puede ser un reflejo de una debilidad congénita de la pared. Cuando es grave produce dispareunia y dificultad en la evacuación intestinal.

rectosigmoide (rectosigmoid), porción de la anatomía que abarca la región inferior del colon sigmoide y la zona superior del recto.

rectosigmoidoscopia (rectosigmoidoscopy), exploración del recto y del colon pelviano con un sigmoidoscopio.

rectovesical (rectovesical), relativo al recto y a la vejiga.

recubrimiento (capping), proceso por el cual las moléculas de la superficie celular se agregan sobre la membrana plasmática.

recubrir (overlay), añadir a un estado o estructura existente; situarse encima de algo.

recuento (count), cálculo del número de objetos o elementos presentes por unidad de medida.

recuento CD4/CD8 (CD4/CD8 count), cociente del número de linfocitos T cooperadores y el de linfocitos T citotóxicos y supresores. El recuento celular se realiza mediante anticuerpos monoclonales contra las proteínas de superficie CD4 en los linfocitos T cooperadores y las CD8 en las células T supresoras y citotóxicas. En individuos sanos, oscila entre 1,6 y 2,2. Este cociente es importante para monitorizar la función del sistema inmunitario en pacientes con infecciones víricas o con trasplantes tisulares.

recuento celular CD4 (CD4 cell count), una medida del número de células T cooperadoras que presentan la glucoproteína CD4 en su superficie y que ayudan a las células B a producir determinados anticuerpos. El VIH se une a la glucoproteína CD4 y mata a las células T que la tienen. Así pues, el recuento celular CD4 es un indicador de la evolución de la infección por VIH y contribuye a valorar la eficacia de los fármacos antivirales.

recuento de leucocitos y recuento leucocitario diferencial (white blood cell [WBC] count and differential count), dos componentes del hemograma en los que en primer lugar se hace un recuento del número total de glóbulos blancos (leucocitos) en un milímetro cúbico de sangre venosa periférica, y después se averigua el porcentaje de cada tipo de leucocitos presentes en la misma muestra (recuento diferencial).

recuento de reticulocitos (reticulocyte count), recuento del número de reticulocitos en una muestra de sangre total, utilizado para determinar la actividad de la médula ósea. El recuento de reticulocitos está disminuido en las enfermedades hemolíticas y en las infecciones crónicas; está elevado después de una hemorragia o durante la recuperación de una anemia.

recuento del número total de neutrófilos (absolute neutrophil count [ANC]), el número de neutrófilos por mililitro de sangre; el intervalo de referencia es de, aproximadamente, 1.500-7.700 por µl. El recuento del número total de neutrófilos es una medida del estado inmunológico de una persona. Generalmente, si es superior a 1.000 el sujeto puede relacionarse con otros sin correr riesgo de infección o recibir quimioterapia; en contraposición, un recuento inferior a 500 indica que la persona tiene un riesgo elevado de contraer infecciones y debería mantenerse alejada de cualquier foco de infección.

recuento eritrocitario (red blood cell count), recuento de hematíes en una muestra de sangre completa, habitualmente realizada con un aparato de recuento electrónico. La concentración normal de hematíes en sangre total en el hombre es de 4,6-6,2 millones-mm^3; en la mujer, la concentración es de 4,2-5,4 millones-mm^3.

recuento leucocitario diferencial (differential white blood cell count), examen y enumeración de la distribución de los leucocitos en un frotis sanguíneo teñido. Los distintos tipos de leucocitos son contados y referidos en forma de porcentaje del total de los examinados.

recuento plaquetario (platelet count), prueba sanguínea que se realiza en todos los pacientes que desarrollan petequias, hemorragias espontáneas y en las mujeres que presentan un aumento marcado de la menstruación. También se usa para controlar el curso de la enfermedad o el tratamiento de la trombocitopenia y de la insuficiencia de la médula ósea.

recuento sanguíneo completo (RSC) (complete blood count [CBC]), determinación del número de hematíes y leucocitos por milímetro cúbico de sangre. El RSC es la prueba más rutinaria de un laboratorio clínico y uno de los métodos más valiosos de diagnóstico y detección selectiva. El recuento normal de hematíes en varones adultos es de 4,7-6,1 millones/mm^3. En mujeres adultas la cifra normal es de 4,2-5,4 millones/mm^3. El recuento leucocitario normal en el adulto es de 5.000-10.000/mm^3.

recuperación (recuperation), proceso por el que se recobra la salud y la fuerza.

recuperación de datos (data retrieval), obtención extemporánea de la información a partir de un sistema de ficheros ordenado, como la base de datos de un ordenador, un fichero indexado o unas carpetas con registros codificados por colores.

recuperación de inversión (inversion recoveri [IR]), secuencia pulsada de resonancia magnética diseñada para destacar las diferencias en T1.

recuperación de las quemaduras (burn recovery), resultado de enfermería recogido en la Nursing Outcome Classification (NOC) que se define como el grado de recuperación física y psicológica tras una quemadura mayor.

recuperación de los abusos (abuse recovery), resultado de enfermería recogido en la Nursing Outcomes Classification (NOC). Se define como el grado de recuperación tras los abusos físicos o psicológicos, que pueden incluir la explotación sexual o económica.

recuperación de los abusos: económica (abuse recovery: financial), resultado de enfermería recogido en la Nursing Outcomes Classification (NOC). Se define como la recuperación del control económico y legal o de los beneficios después de haber sufrido una explotación económica.

recuperación de los abusos: emocional (abuse recovery: emotional), resultado de enfermería recogido en la Nursing Outcomes Classification (NOC). Se define como la curación de los traumas psicológicos causados por los abusos.

recuperación de los abusos: física (abuse recovery: physical), resultado de enfermería recogido en la Nursing Outcomes Classification (NOC). Se define como la curación de las lesiones físicas causadas por los malos tratos.

recuperación de los abusos: sexual (abuse recovery: sexual), resultado de enfermería recogido en la Nursing Outcomes Classification. Se define como la curación tras haber sufrido abuso o explotación sexual.

recuperación del abandono (neglect recovery), resultado de enfermería recogido en la Nursing Outcomes Classification (NOC). Se define como la curación que resulta tras la suspensión de los cuidados deficientes.

recuperador de espacio (space regainer), aparato fijo o extraíble para devolver a un diente permanente desplazado a su posición normal en la arcada dental.

recuperarse (recuperate), recuperar la salud y la fuerza.

recurrencia (recurrence), reaparición de un signo o un síntoma de una enfermedad tras un período de remisión.

recurrente (recurrent), signo o síntoma que se vuelve a manifestar periódicamente.

recursos de afrontamiento (coping resources), características de una persona, grupo o ambiente que son útiles en la adaptación de los individuos al estrés.

recursos sanitarios (health resources), todos los materiales, personal, servicios, fondos y cualquier otra cosa que se pueda utilizar para proporcionar asistencia sanitaria.

recurvatum (recurvatum), tracción hacia atrás o inflexión, por ejemplo, de la rodilla provocada por debilidad del cuádriceps o por un trastorno articular.

rechazo (rejection), **1.** respuesta inmunológica a organismos o sustancias que el organismo reconoce como extraños, entre los que se incluyen injertos y trasplantes. **2.** acto de excluir o negar afecto a otra persona.

rechazo agudo (acute rejection), después del trasplante de un órgano, reacción rápida contra un tejido de aloinjerto o xenoinjerto incompatible. Se suele presentar al cabo de una semana, al mismo tiempo que la respuesta inmunitaria aumenta de intensidad.

rechazo crónico (chronic rejection), rechazo del tejido trasplantado causado por actividad de anticuerpos que puede continuar durante varios meses.

rechazo de segunda implantación (second-set rejection), fracaso de un injerto de órgano o tejido en un huésped que ya es inmune a los antígenos de histocompatibilidad del injerto, debido a un injerto previo con la misma especificidad antigénica.

rechazo del injerto (graft rejection), destrucción inmunológica de órganos o tejidos trasplantados. El rechazo puede estar fundado en la inmunidad mediada por células o bien en la inmunidad mediada por anticuerpos contra las células del injerto por un receptor histoincompatible.

rechazo del tratamiento (refusal of treatment), derecho de un paciente a rehusar después de que el médico haya informado al paciente del diagnóstico, el pronóstico, las intervenciones alternativas disponibles, los riesgos y beneficios de esas opciones y el riesgo y el resultado probable de no intervenir.

red (web), malla de fibras y células que forman un tejido o una membrana.

red (network), sistema de terminales de ordenador y equipos periféricos intercomunicados, en el que cada usuario tiene cierto acceso a otros que utilicen el sistema, con los que comparte datos, memoria y otras capacidades.

red arterial (arterial network, arterial rete), red anastomótica de pequeñas arterias localizada inmediatamente antes del punto en el que aquéllas se ramifican en arteriolas y capilares.

red de causalidad (web of causation), interrelación de múltiples factores que contribuye a que se produzca una enfermedad.

red de citocinas (cytokine network), grupo de citocinas que modulan y regulan la señalización entre células durante la respuesta inmunitaria. Según la teoría de la red inmunitaria, las células T y las células B interaccionan mutuamente, respondiendo a las citocinas e igualmente a los antígenos. Esta interacción facilita que la citocina dirija las células T a las funciones antivirales o antitumorales o a promover reacciones alérgicas.

red de Purkinje (Purkinje's network), [Johannes E. Purkinje, fisiólogo checo, 1787-1869], una compleja red fibrosa de células musculares de gran tamaño que se extiende entre los ventrículos derecho e izquierdo del corazón y que transporta impulsos que permiten una contracción casi simultánea de ambas cámaras.

red de respuestas de laboratorio (RRL) (Laboratory Response Network [LRN]), red de laboratorios federales, estatales y locales establecida en 1999 por los Centers for Disease Control and Prevention, cuya finalidad es proporcionar una infraestructura y capacidad de laboratorio para responder al terrorismo biológico y químico y a otras emergencias de la salud pública.

red natural (natural network), (en enfermería psiquiátrica) contactos naturales del paciente dentro de la comunidad, como con la iglesia, los grupos sociales, amigos, familia y trabajo, que apoyan a la persona a valerse fuera del entorno hospitalario.

red profesional (professional network), (en enfermería psiquiátrica) red de recursos profesionales disponibles para apoyar al paciente ambulatorio psiquiátrico en la comunidad. Generalmente la red incluye un terapeuta, un programa de tratamiento de hospital de día, un trabajador social, además de otros servicios.

red social (social network), grupo interconectado de cooperación con personas interesantes, que pueden estar emparentadas o no, con las que una persona entra en relación.

redia (redia), segunda o tercera etapa larvaria alargada de un trematodo que se desarrolla en un esporocisto y madura a numerosas cercarias.

redón (redon), la unidad más pequeña de la molécula de ADN capaz de recombinarse; se puede tratar de algo tan pequeño como una pareja de bases.

redondo (teres), músculo largo, cilíndrico, como el redondo menor o el redondo mayor.

redondo mayor (teres major), músculo plano y grueso del hombro. Su contracción produce la aducción, extensión y rotación interna del brazo.

redondo menor (teres minor), músculo cilíndrico y alargado del hombro. Actúa rotando externamente el brazo, aduciendo débilmente el brazo y atrayendo el húmero hacia la fosa glenoidea de la escápula, reforzando la articulación del hombro.

redox (redox), abreviatura de reducción-oxidación (reacción).

reducción (reduction), **1.** adición de hidrógeno a una sustancia. **2.** eliminación del oxígeno de una sustancia. **3.** disminución de la valencia de la parte electronegativa de un compuesto. **4.** adición de uno o más electrones a una molécula o átomo de una sustancia. **5.** corrección de una fractura, hernia o luxación. **6.** reducción de datos, como al convertir datos de intervalos a una escala ordinal o nominal de medida.

reducción abierta (open reduction), técnica quirúrgica para la reducción de fracturas o luxaciones mediante la exposición directa de los elementos esqueléticos afectados.

reducción cerrada de fracturas (closed reduction of fractures), reducción manual de una fractura sin incisión.

reducción de fracturas nasales (nasal fracture reduction), reparación de los huesos o los cartílagos nasales pares. La reducción puede ser cerrada o abierta. La reducción cerrada se realiza habitualmente mediante manipulación digital e instrumental, utilizando anestesia tópica o local. Si la fractura es grave puede ser necesaria la reducción abierta bajo anestesia general, sujetando los fragmentos con alambre intraóseo.

reducción de hemorragias (bleeding reduction), intervención de enfermería recogida en la Nursing Interventions Classification (NIC). Se define como la limitación de la pérdida de volumen de sangre durante un episodio hemorrágico.

reducción de hemorragias: gastrointestinal (bleeding reduction: gastrointestinal), intervención de enfermería recogida en la Nursing Interventions Classification (NIC). Se define como la limitación de la pérdida de volumen de sangre procedente de los tractos gastrointestinales superior e inferior y las complicaciones relacionadas.

reducción de hemorragias: herida (bleeding reduction: wound), intervención de enfermería recogida en la Nursing Interventions Classification (NIC). Se define como la limitación de la pérdida de volumen de sangre procedente de una herida que puede ser consecuencia de traumatismos, incisiones o colocación de un tubo o catéter.

reducción de hemorragias: nasal (bleeding reduction: nasal), intervención de enfermería recogida en la Nursing Interventions Classification (NIC). Se define como la limitación de la pérdida de volumen de sangre procedente de la cavidad nasal.

reducción de hemorragias: útero anteparto (bleeding reduction: antepartum uterus), intervención de enfermería recogida en la Nursing Interventions Classification (NIC). Se define como la limitación de la pérdida de volumen de sangre procedente del útero gestante durante el tercer trimestre del embarazo.

reducción de hemorragias: útero posparto (bleeding reduction: postpartum uterus), intervención de enfermería recogida en la Nursing Interventions Classification (NIC). Se define como la limitación de la pérdida de volumen de sangre procedente del útero en el posparto.

reducción de la ansiedad (anxiety reduction), intervención de enfermería recogida en la Nursing Interventions Classification (NIC). Se define como hacer mínimos la aprensión, el terror, los presentimientos o el desasosiego relacionados con lo que se intuye como fuente de peligro.

reducción de la flatulencia (flatulence reduction), intervención de enfermería recogida en la Nursing Interventions Classification (NIC). Se define como la prevención de la formación de flato y la facilitación del paso del exceso de gas.

reducción de la imagen (image foreshortening), (en radiología) distorsión de la imagen radiográfica producida por la inadecuada posición del tubo de rayos X respecto al paciente, o del paciente respecto a la placa. Su resultado es la obtención de una imagen más corta y ancha que la del objeto en sí.

reducción del estrés por traslado (relocation stress reduction), intervención de enfermería recogida en la Nursing Interventions Classification (NIC) definida como asistencia al individuo para prepararse y hacer frente al traslado de un ambiente a otro.

reducción gingival (gingival shrinkage), reducción de la masa y la altura del tejido gingival, especialmente como resultado de la eliminación terapéutica de los depósitos subgingivales y el legrado de los tejidos blandos de la pared de la bolsa gingival.

reducción univalente (univalent reduction), fenómeno producido durante el metabolismo intracelular que afecta a las reacciones de óxido-reducción en las que se producen radicales superóxido debido a que el oxígeno acepta sólo un electrón cada vez.

reduccionismo (reductionism), enfoque que intenta explicar una forma de conducta o un acontecimiento en términos de una categoría específica de fenómenos, como biológicos, psicológicos o culturales, negando la posibilidad de una interrelación entre los fenómenos causales.

reducir (reduce), **1.** (en cirugía) restablecer una parte a su posición original después de un desplazamiento, como ocurre en la reducción de un hueso fracturado, alineando de nuevo los extremos o fragmentos. **2.** reducir la cantidad, tamaño, extensión o número de algo, como del peso corporal.

Reed, Pamela G., teórica de la enfermería que desarrolló la Teoría de la autotrascendencia. La autotrascendencia es la expansión del concepto de sí misma de la persona a través de la introspección, la interacción con otras personas y el entorno, la integración del pasado y el futuro y la espiritualidad. La teoría se basa en la creencia de que, para mantener una sensación de bienestar, los adultos de más edad han de continuar con su desarrollo cognitivo durante el proceso de envejecimiento.

reeducación muscular (muscle reeducation), utilización de ejercicios fisioterapéuticos para restablecer el tono y la fuerza muscular después de una lesión o una enfermedad.

reeducación vesical (bladder retraining), sistema de tratamiento de la incontinencia urinaria, por el cual el paciente, en un marco hospitalario, practica la retención de orina durante períodos de tiempo determinados, al mismo tiempo que se mantiene una ingesta normal de líquidos.

reembolso (reimbursement), método de pago, habitualmente a cargo de una tercera persona, por un tratamiento médico o los costes de hospitalización.

reembolso directo al proveedor (direct provider reimbursement), método de pago directo por los cuidados sanitarios, como tasa por servicio.

reembolso indirecto del proveedor (indirect provider reimbursement), método de pago a una agencia por los servicios prestados por sus proveedores, como el personal de enfermería.

reembolso por terceros (third-party reimbursement), reembolso por los servicios prestados a una persona en el que una entidad diferente a la receptora del servicio es responsable del pago.

reembolso prospectivo (prospective reimbursement), método de pago a una agencia por los servicios sanitarios que van a ser prestados basado en las previsiones de cuáles serán los costes de la agencia para el año siguiente.

reenmascaramiento (remasking), (en fluoroscopia digital) producción de una o más imágenes encubiertas adicionales si la primera fue inadecuada como consecuencia de un movimiento del paciente, de ruidos o de otros factores.

reentrada (reentry), (en cardiología) reactivación del tejido miocárdico por segunda o posterior vez con el mismo impulso. La reentrada es uno de los mecanismos arritmógenos más comunes.

reestructuración cognitiva[1] (cognitive restructuring), cambio en las actitudes, los valores o las creencias que limitan la expresión particular de una persona. Se produce como resultado de la introspección o de un logro conductual.

reestructuración cognitiva[2] (cognitive restructuring), intervención de enfermería recogida en la Nursing Interventions Classification (NIC). Se define como la estimulación del paciente para que cambie sus patrones distorsionados de pensamiento y la visión de sí mismo y del mundo con mayor realismo.

refijación (reattachment), **1.** reagrupación de estructuras corporales separadas accidentalmente. **2.** reunión de las fibras de la membrana periodontal al cemento del diente y al hueso alveolar para recuperar una pieza dental perdida.

reflejamiento (reflecting), técnica de comunicación en la que la persona que escucha capta los sentimientos o el tono contenidos en el mensaje del paciente y se los repite al mismo. Ello anima al paciente a continuar realizando comentarios aclaratorios. La técnica ayuda a los pacientes a comprender mejor sus propios pensamientos y sentimientos.

reflejo (reflex), **1.** retorno o vuelta hacia atrás de un flujo de energía o de una imagen, como en la reflexión. **2.** acción refleja, especialmente una acción o movimiento involuntario.

reflejo a la luz (light reflex), mecanismo por el cual la pupila ocular se contrae como respuesta a la estimulación lumínica directa o consensual.

reflejo abdominal (abdominal reflex), reflejo neurológico superficial que se obtiene pellizcando con firmeza la piel del abdomen, lo cual da lugar en condiciones normales a una contracción brusca de los músculos abdominales, de manera que el ombligo se mueve hacia el punto del que procede el estímulo. Este reflejo desaparece en las enfermedades de la vía piramidal y también se puede perder con la edad o tras una cirugía abdominal.

reflejo abdominocardíaco (abdominocardiac reflex), respuesta inmediata e involuntaria del corazón a la estimulación de las vísceras abdominales. El reflejo es mediado a través del nervio vago.

reflejo acústico (acoustic reflex), contracción del músculo estapedio y del tensor del tímpano del oído medio en respuesta a un ruido fuerte. Las contracciones musculares empujan el estribo hacia la ventana oval, protegiendo así el oído interno del daño causado por el ruido fuerte. Los reflejos acústicos suelen estar elevados o ausentes en caso de sordera de conducción o neural y están presentes en niveles normales o bajos en caso de sordera coclear (oído interno).

reflejo anal (anal reflex), reflejo neurológico superficial que se obtiene al estimular la piel o la mucosa de la vecindad del ano, acción que origina en condiciones normales una contracción del esfínter externo del ano.

reflejo apendicular (appendical reflex), dolorimiento extremado en el punto de McBurney sobre el abdomen, lo cual constituye un hallazgo diagnóstico de apendicitis.

reflejo autónomo (autonomic reflex), cada uno de los numerosos reflejos normales que dirigen y regulan las funciones viscerales. Los reflejos autonómicos controlan ciertas actividades del cuerpo, como la presión arterial, la frecuencia cardíaca, el peristaltismo, la sudoración y la producción de orina.

reflejo axónico (axon reflex), reflejo neuronal en el cual un impulso aferente viaja a lo largo de una fibra nerviosa alejándose del cuerpo celular, hasta que llega a una ramificación, donde es desviado a un órgano terminal sin entrar en el cuerpo celular. No es un arco reflejo completo y, por tanto, no se trata de un verdadero reflejo.

reflejo bicipital (biceps reflex), contracción del músculo bíceps producida cuando su tendón es golpeado con un percusor para estudiar los reflejos tendinosos profundos.

reflejo bregmacardíaco (bregmacardiac reflex), fenómeno en el que la presión sobre la fontanela anterior del cráneo de un lactante causa enlentecimiento del corazón.

reflejo bulbocavernoso, reflejo bulboesponjoso (bulbocavernous reflex, bulbospongiosus reflex), contracción del músculo bulboesponjoso cuando se golpea el dorso del pene o se comprime el glande del pene.

reflejo cardíaco (cardiac reflex), mecanismo neurológico que incrementa o reduce la frecuencia cardíaca de forma automática. La estimulación de los receptores de extensión o dilatación en el lado derecho del corazón acelera la frecuencia cardíaca por el aumento del retorno venoso, mientras que el aumento de la presión sanguínea arterial estimula las terminaciones nerviosas del seno carotídeo y del arco aórtico para la frecuencia cardíaca.

reflejo cardiovascular (cardiovascular reflex), reflejo en el cual las funciones cardíaca y circulatoria están alteradas en respuesta a los cambios en la frecuencia cardíaca, el tono vascular, el volumen sanguíneo u otras variables.

reflejo cigomático (zygomatic reflex), movimiento del maxilar inferior hacia el lado percutido cuando se golpea el cigoma ligera pero bruscamente.

reflejo cilioespinal (ciliospinal reflex), reflejo normal del tronco del encéfalo que se desencadena al pellizcar o retorcer la piel del dorso del cuello, produciendo una dilatación de las pupilas.

reflejo cinético (kinetic reflex), respuesta postural debida a la estimulación del aparato vestibular.

reflejo condicionado (conditioned reflex), reflejo que se desarrolla gradualmente mediante entrenamiento asociado a un estímulo externo específico repetido.

reflejo conjuntival (conjunctival reflex), mecanismo de protección ocular en el que los párpados se cierran siempre que se toca la conjuntiva.

reflejo consensual (consensual reflex), relativo a una acción refleja en la que la estimulación de una parte del cuerpo produce una respuesta en otra.

reflejo consensual a la luz (consensual light reflex), reflejo cruzado normalmente presente, en el cual la luz dirigida hacia un ojo provoca la contracción de la pupila opuesta.

reflejo coordinado (coordinated reflex), secuencia de acciones musculares que se producen de forma ordenada, voluntaria, como en el acto de la deglución.

reflejo corneal (corneal reflex), mecanismo protector del ojo en el que se produce la oclusión de los párpados cuando se toca la córnea.

reflejo cremastérico (cremasteric reflex), reflejo nervioso superficial que se desencadena al estimular la piel de la cara interna de la zona superior del muslo en un varón. El reflejo normal da lugar a la retracción enérgica del testículo del lado estimulado.

reflejo cruzado (crossed reflex), cualquier reflejo nervioso en el que la estimulación de un lado del cuerpo produce una respuesta en el otro lado, como el reflejo luminoso consensuado.

reflejo de acomodación (accommodation reflex), ajuste de los ojos para la visión de objetos cercanos, consistente en la contracción de las pupilas, con convergencia de los ojos y aumento de convexidad del cristalino.

reflejo de actitud (attitudinal reflex), todo reflejo iniciado por un cambio en la posición de la cabeza, o por un cambio en la posición de la cabeza en relación a la posición del cuerpo.

reflejo de automatismo medular (mass reflex), trastorno que se observa en los pacientes que han presentado una sección medular espinal y que se caracteriza por una descarga nerviosa generalizada. La estimulación por debajo del nivel de la lesión da lugar a espasmos de los músculos flexores, incontinencia urinaria y fecal, priapismo, hipertensión y sudoración profusa. El reflejo de automatismo medular puede ser iniciado por el rascado u otros estímulos dolorosos en la piel, la distensión excesiva de la vejiga o el intestino, el clima frío, la permanencia prolongada en posición de sentado o la tensión emocional.

reflejo de Babinski (Babinski's reflex), [Josef F. F. Babinski, neurólogo francés, 1857-1932], dorsiflexión del dedo gordo, con extensión y apertura en abanico de los otros dedos, provocada al rozar con firmeza el borde externo de la planta del pie. Este reflejo es normal en los recién nacidos, pero es patológico en los niños mayores y los adultos.

reflejo de Bainbridge (Bainbridge reflex), [Francis A. Bainbridge, fisiólogo inglés, 1874-1921], reflejo cardíaco caracterizado por el aumento de la frecuencia del pulso producido por la estimulación de los receptores de estiramiento situados en la pared de la aurícula izquierda.

reflejo de Brain (Brain's reflex), [Walter R. Brain, médico inglés, 1895-1966], extensión refleja del brazo paralizado flexionado de un paciente hemipléjico, tras adoptar éste una postura cuadripedal.

reflejo de cierre de navaja (clasp-knife reflex), signo anómalo en el que el miembro espástico resiste el movimiento pasivo y, repentinamente, se dispara como la hoja de una navaja.

reflejo de clono de muñeca (wrist clonus reflex), espasmo muscular sostenido causado por hiperextensión brusca de la articulación de la muñeca.

reflejo de Chaddok (Chaddock reflex), [Charles G. Chaddock, neurólogo estadounidense, 1861-1936], reflejo anómalo, inducido al rozar con firmeza la superficie cubital del antebrazo, caracterizado por la flexión de la muñeca y por la extensión de los dedos en abanico. Se conserva en el lado afectado en casos de hemiplejía.

reflejo de danza (dance reflex), respuesta normal del neonato que simula la marcha mediante flexión y extensión recíprocas de las piernas cuando se le mantiene en posición erecta y se le inclina hacia delante, con las plantas apoyadas en una superficie dura.

reflejo de defensa (defense reflex), respuesta defensiva autonómica de un animal al ser amenazado. La respuesta puede consistir en dilatar las pupilas, afilar las garras, levantar las plumas o erizar el pelo.

reflejo de deglución (swallowing reflex), secuencia de reflejos que comienzan cuando el bolo alimentario es manipulado por contacto con la lengua y los demás músculos de la cavidad bucal desplazándolo hacia el paladar o hacia la faringe.

reflejo de enderezamiento (righting reflex), cualquiera de las respuestas neuromusculares que devuelven al cuerpo su posición erecta normal cuando ha sido desplazado. En los reflejos de enderezamiento intervienen complicados mecanismos y procesos asociados a las estructuras del oído interno. Las fibras de la rama vestibular del octavo par craneal transmiten impulsos al cerebro que produce una sensación de posición. Los reflejos de enderezamiento también son activados por los propioceptores de los músculos y tendones y por impulsos nerviosos visuales.

reflejo de enderezamiento del cuello (neck righting reflex), **1.** respuesta involuntaria de los neonatos, en la que, al ladearles la cabeza hacia un lado mientras están en decúbito supino, rotan los hombros y el tronco en la misma dirección. Este reflejo permite al niño rodar de la posición supina a la prona. **2.** cualquier reflejo tónico asociado con el cuello que mantenga la orientación del cuerpo en relación con la cabeza.

reflejo de enderezamiento del otolito (otolith righting reflex), respuesta involuntaria que se produce en el neonato en el que la inclinación del cuerpo cuando el niño está en posición erecta provoca que la cabeza se ponga recta.

reflejo de enderezamiento óptico (optic righting reflex), reflejo que restablece la postura normal y la posición de la cabeza con la ayuda de indicios visuales.

reflejo de estiramiento (stretch reflex), contracción muscular refleja tras el estiramiento del mismo debido a la estimulación de los receptores propioceptivos presentes en el músculo.

reflejo de extensión cruzada (crossed extension reflex), uno de los reflejos medulares normales presentes en los dos primeros meses de vida. Se demuestra mediante la flexión, aducción y extensión de una pierna cuando se estimula el pie de la otra.

reflejo de extrusión (extrusion reflex), respuesta normal del lactante, que saca la lengua cuando se le toca o deprime. El reflejo comienza a desaparecer aproximadamente a los 3-4 meses de edad.

reflejo de eyección de leche (milk ejection reflex), reflejo normal en la mujer lactante desencadenado por la estimulación del pezón, que produce la salida de leche de las glándulas mamarias.

reflejo de Ferguson (Ferguson's reflex), contracción del útero tras la estimulación del cuello. El reflejo tiene una función importante durante el parto.

reflejo de Galant (Galant reflex), respuesta normal del recién nacido, que, cuando se mantiene en suspensión ventral, mueve las caderas hacia el lado estimulado cuando se roza la espalda a lo largo de la columna vertebral.

reflejo de Gordon (Gordon's reflex), [Alfred Gordon, neurólogo norteamericano, 1874-1953], **1.** variante anómala del reflejo de Babinski, desencadenado por la compresión de los músculos de la pantorrilla, caracterizado por la extensión del primer dedo del pie y la extensión en abanico del resto de los dedos. Su presencia es un signo de alteración de la vía piramidal. **2.** reflejo anómalo, desencadenado por la compresión de los músculos del antebrazo, caracterizado por la flexión de los dedos de la mano o del pulgar y del índice. Se observa en las enfermedades de la vía piramidal.

reflejo de Grünfelder (Grünfelder's reflex), flexión dorsal involuntaria del primer dedo del pie, con extensión en abanico del resto de los dedos, producida por la presión continua sobre la fontanela posterior.

reflejo de Hering-Breuer (Hering-Breuer reflex), [Heinrich E. Hering, fisiólogo alemán, 1866-1948; Joseph Breuer, médico austriaco, 1842-1925], mecanismo neurológico que da fin a la inspiración e inicia la espiración.

reflejo de Hirschberg (Hirschberg's reflex), prueba diagnóstica para las enfermedades de la vía piramidal. La prueba es positiva si se produce la inversión del pie cuando se estimula la planta del pie en la base del dedo gordo.

reflejo de Hoffmann (Hoffmann's reflex), [Johann Hoffmann, neurólogo alemán, 1857-1919], reflejo anormal provocado al golpear con fuerza y de repente en la uña de los dedos índice, medio o anular, produciéndose la flexión del pulgar y de las falanges media y distal de uno de los demás dedos. Es indicativo de una enfermedad del tracto piramidal por encima del nivel de la séptima u octava vértebras cervicales y de la primera vértebra torácica.

reflejo de inmersión (diving reflex), mecanismo neurológico que produce un cambio automático en el sistema cardiovascular cuando se sumergen en agua fría la boca y la nariz. La frecuencia cardíaca disminuye y la presión arterial sigue estable o aumenta ligeramente, mientras que se reduce el flujo sanguíneo a todas las partes del cuerpo, excepto al cerebro, para ayudar al cuerpo a conservar el oxígeno.

reflejo de Joffroy (Joffroy's reflex), [Alexis Joffroy, médico francés, 1844-1908], contracción refleja de los músculos glúteos producida cuando se aplica una presión firme a las nalgas de pacientes con parálisis espástica de las extremidades inferiores.

reflejo de la marcha (walking reflex), serie de movimientos de las piernas del lactante, parecidos a pasos, al sostenerle por debajo de los brazos con los pies en contacto con la superficie. El reflejo desaparece alrededor de las 4-8 semanas de vida.

reflejo de la natación (swimming reflex), actividad fetal primitiva caracterizada por movimientos bien coordinados que aparece cuando se coloca la cara del lactante en el agua. Desaparece normalmente a los 6 meses de edad.

reflejo de Landau (Landau reflex), respuesta normal de los lactantes cuando se mantienen en decúbito prono para mantener un arco convexo con la cabeza elevada y las piernas ligeramente flexionadas.

reflejo de los músculos espinales (erector espinae reflex), reflejo caracterizado por la contracción de los músculos espinales o de la masa común y de otros músculos de la espalda al estimular la piel sobre la zona.

reflejo de masticación (chewing reflex), signo patológico de lesión cerebral en adultos, caracterizado por movimientos repetitivos de masticación cuando se estimula la boca.

reflejo de Mayer (Mayer's reflex), [Karl Mayer, neurólogo austríaco, 1862-1932], reflejo normal que se desencadena al agarrar el dedo anular y flexionarlo por la articulación metacarpofalángica en una persona cuya mano está relajada y el dedo pulgar abducido. La respuesta normal es la aducción y acercamiento del pulgar.

reflejo de Mendel (Mendel's reflex), [Kurt Mendel, neurólogo alemán, 1874-1946], la percusión en la parte superior del pie causa normalmente la flexión dorsal de los dedos del pie segundo a quinto; en ciertas alteraciones nerviosas orgánicas esta misma maniobra causa la flexión plantar de los dedos.

reflejo de micción (micturition reflex), reacción anómala ante una elevación de la presión intravesical, que produce la contracción de la pared de la vejiga y la relajación del esfínter uretral, lo que permite la micción. La inhibición voluntaria normalmente evita la incontinencia. La micción es consecuencia de la supresión de la inhibición.

reflejo de mordida (bite reflex), acción rápida e involuntaria de morder que puede ser desencadenada por la estimulación de la cavidad bucal.

reflejo de Moro (Moro reflex), [Ernst Moro, pediatra alemán, 1874-1951], reflejo normal del lactante joven (hasta los 3-4 meses) provocado por un ruido súbito y agudo, como al golpear una mesa próxima al niño, o alzando ligeramente la cabeza del niño y dejándola caer. Una respuesta normal consiste en la flexión de las piernas, una postura de abrazo en los brazos y, generalmente, llanto breve.

reflejo de ojos de muñeca (doll's-eye reflex), respuesta normal del neonato, que mantiene los ojos fijos cuando se le mueve la cabeza a la derecha o la izquierda. Este reflejo desaparece al desarrollarse la fijación ocular.

reflejo de Oppenheim (Oppenheim reflex), [Herman Oppenheim, neurólogo alemán, 1858-1919], variante del reflejo de Babinski, provocado al frotar con firmeza las superficies anterior y medial de la tibia en sentido distal, que se caracteriza por la extensión del primer dedo del pie y la apertura en abanico de los demás dedos. Es un signo de afectación de la vía piramidal.

reflejo de parpadeo (blink reflex), cierre automático del párpado cuando se percibe la aproximación rápida de un objeto al ojo.

reflejo de Perez (Perez reflex), [Bernard Perez, médico francés, 1836-1903], respuesta normal de un lactante de llanto, con flexión de los miembros y elevación de la cabeza y de la pelvis, cuando es sostenido en posición de decúbito prono y se presiona con un dedo a lo largo de la columna, desde el sacro hasta el cuello.

reflejo de prensión (grasp reflex), reflejo inducido al golpear la palma o la planta, lo que hace que los dedos se muevan flexionándose, en un movimiento de prensión. Este reflejo es una manifestación patológica de las alteraciones de la corteza premotora.

reflejo de prensión palmar (palmar grasp reflex), flexión de los dedos producida por la estimulación de la palma de la mano. El reflejo se halla presente al nacimiento y suele desaparecer a los 6 meses de edad.

reflejo de prensión plantar (plantar grasp reflex), reflejo caracterizado por flexión de los dedos del pie cuando se roza levemente la planta del pie. Está presente en los recién nacidos, pero debe desaparecer a las seis semanas.

reflejo de Snellen (Snellen's reflex), [Hermann Snellen], congestión unilateral de la oreja con la estimulación del extremo distal del nervio auricular mayor.

reflejo de succión (sucking reflex), movimientos de succión involuntarios del área perioral en los recién nacidos en respuesta a la estimulación. El reflejo se mantiene durante toda la lactancia y con frecuencia se produce sin estimulación, como durante el sueño.

reflejo de succión deglución (suck-swallow reflex), movimientos rítmicos de succión y deglución en un lactante cuando se le pone en la boca un dedo o el pezón.

reflejo del cuerpo aórtico (aortic-body reflex), reflejo neural en el que una disminución en el contenido de oxígeno de la sangre arterial es captado por los cuerpos aórticos, que envían una señal al centro respiratorio medular para aumentar la frecuencia respiratoria.

reflejo del cuerpo carotídeo (carotid-body reflex), reflejo químico normal iniciado por una disminución de la concentración de oxígeno en la sangre, y en menor grado, por el aumento de la concentración de dióxido de carbono y de ion hidrógeno que actúa sobre los quimiorreceptores de la bifurcación de las arterias carótidas comunes. Los impulsos nerviosos resultantes hacen que el centro respiratorio bulbar aumente la actividad respiratoria.

reflejo del guiño (wink reflex), cierre automático de los párpados en respuesta a un estímulo adecuado.

reflejo del hociqueo (snout reflex), signo anómalo desencadenado al golpear suavemente la nariz, lo que provoca una marcada mueca facial.

reflejo del llanto (cry reflex), reacción normal del lactante al dolor, el hambre o la necesidad de atención. El reflejo puede estar ausente en lactantes prematuros o en aquéllos con un estado de salud deficiente.

reflejo del paracaídas (parachute reflex), variante del reflejo de Moro o reflejo del sobresalto, por el que se comprueba el desarrollo nervioso motor de un lactante suspendiéndolo en decúbito prono y dejándolo caer desde una corta distancia sobre una superficie blanda. Si el desarrollo nervioso motor es normal, el lactante hacia los 4-6 meses extenderá los brazos, las manos y dedos de ambos lados del cuerpo en un movimiento protector.

reflejo del seno carotídeo (carotid sinus reflex), mecanismo neurológico en el que un aumento de la presión sanguínea en la arteria carótida a nivel de su bifurcación desencadena una disminución de la frecuencia cardíaca.

reflejo del sobresalto (startle reflex), reflejo que se desencadena ante un estímulo inesperado o repentino. Puede acompañarse de efectos fisiológicos como taquicardia, taquipnea, cierre de los ojos y flexión de los músculos del tronco. La reacción suele ser rápida, persistente e incontrolable, independientemente del estímulo que lo desencadena, que puede ser tan simple como el tacto.

reflejo del supinador largo (brachioradialis reflex), reflejo tendinoso profundo que se produce al golpear la superficie lateral del antebrazo proximal a la cabeza distal del radio, caracterizado por una flexión ligera normal del codo y la supinación del antebrazo.

reflejo del tendón de Aquiles (Achilles tendon reflex), reflejo tendinoso profundo que consiste en la flexión plantar del pie tras la percusión directa del tendón del músculo gastrocnemio en la parte posterior del tobillo. Este reflejo suele estar ausente en los diabéticos y en las personas con neuropatías periféricas.

reflejo depresor (depressor reflex), mecanismo neurológico que produce una vasodilatación refleja y descenso de la presión arterial como respuesta a la estimulación mecánica del seno carotídeo.

reflejo digital (digital reflex), **1.** reacción de sacudida del dedo producida al golpear la cara palmar de las falanges terminales de los dedos cuando están ligeramente flexionados. **2.** flexión brusca de la falange terminal del dedo pulgar producida al golpear la falange terminal del dedo medio.

reflejo directo (direct reflex), respuesta que ocurre en el mismo lado del cuerpo que el estímulo.

reflejo epigástrico (epigastric reflex), contracción del músculo recto del abdomen que ocurre al estimular las porciones superior y media del abdomen. El reflejo puede ser inducido también al estimular la región axilar de los nervios dorsales quinto y sexto.

reflejo escapular (scapular reflex), contracción de los romboides y aproximación de las escápulas cuando se aplica un estímulo en la línea media de la espalda entre las escápulas.

reflejo escapulohumeral (scapulohumeral reflex), respuesta normal al golpeteo del borde vertebral de la escápula que provoca la aducción del brazo.

reflejo espinal (spinal reflex), cualquier reflejo que se transmite a través de las fibras de la médula espinal sin llegar al cerebro.

reflejo estático (static reflex), reflejo que contribuye a mantener la postura normal y el tono muscular cuando el cuerpo está en reposo.

reflejo estilorradial (supinator longus reflex), contracción del músculo braquiorradial, que produce una flexión del codo al golpear la parte distal de la inserción del supinador largo en el extremo distal del radio.

reflejo extensor (extensor thrust), reflejo medular que presentan los humanos en los dos primeros meses de vida. Es una exageración del reflejo positivo de apoyo y consiste en una extensión incontrolada de la pierna flexionada cuando se estimula la planta del pie.

reflejo femoral (femoral reflex), reflejo que da lugar a la extensión de la rodilla y a flexión plantar de los dedos del pie cuando se estimula la piel de la región anterior del tercio superior del muslo.

reflejo flexor de retirada (flexor withdrawal reflex), reflejo cutáneo frecuente, que consiste en la contracción diseminada de los músculos fisiológicamente flexores y la relajación de los músculos fisiológicamente extensores. Se caracteriza por la retirada brusca de una parte del cuerpo en respuesta a un estímulo doloroso o nocivo.

reflejo fotomotor (direct light reflex), contracción de la pupila al aumentar la iluminación que recibe, como lo que ocurre durante una exploración oftalmológica.

reflejo gastrocólico (gastrocolic reflex), movimiento peristáltico masivo del colon que se produce con frecuencia de 15 a 20 minutos después de que los alimentos entren en el estómago.

reflejo glabelar (glabella tap), reflejo que se desencadena al golpear sobre la glabela. En condiciones normales, el paciente deja de parpadear después del segundo o tercer golpe, pero en la enfermedad de Parkinson y en algunos tipos de degeneración cerebral, el parpadeo continúa incluso después de muchos golpes.

reflejo glúteo (gluteal reflex), contracción de los músculos glúteos desencadenada al golpear la espalda.

reflejo isquiotibial (hamstring reflex), reflejo tendinoso profundo normal provocado al golpear uno de los tendones de los isquitibiales por detrás de la rodilla, produciéndose la contracción del tendón y la flexión de la rodilla.

reflejo laberíntico tónico (tonic labyrinthine reflex), reflejo postural normal en los animales, acentuado de forma anormal en los seres humanos descerebrados, caracterizado por la extensión de los cuatro miembros cuando la cabeza está colocada en el espacio formando un ángulo por encima de la horizontal en los cuadrúpedos o en una posición erecta neutra en los humanos.

reflejo lagrimal (lacrimal reflex), liberación de lágrimas en respuesta a la estimulación o irritación de la conjuntiva o de la córnea.

reflejo laríngeo (laryngeal reflex), reflejo de tos que se produce al irritarse las fauces y la laringe.

reflejo mandibular (jaw jerk), reflejo anómalo originado por la percusión del mentón con un martillo de goma con la boca entreabierta y los músculos mandibulares relajados. Si la mandíbula se cierra rápidamente con un chasquido se ha de sospechar lesión de la corteza cerebral que domina la actividad motora del quinto nervio craneal.

reflejo monosináptico (monosynaptic reflex), reflejo que sólo requiere una neurona aferente y otra eferente.

reflejo nasolabial (nasolabial reflex), movimiento brusco de la cabeza hacia atrás, arqueando la espalda y extendiendo y estirando las extremidades, que se produce en los lactantes en respuesta a un suave toque en la punta de la nariz con un movimiento de empuje hacia arriba.

reflejo nasomental (nasomental reflex), reflejo que aparece al golpear un lado de la nariz y produce la contracción del músculo mentoniano con elevación del labio inferior y formación de arrugas en la piel de la barbilla.

reflejo nauseoso (gag reflex), reflejo nervioso normal que se desencadena al tocar el paladar blando o la faringe posterior, siendo la respuesta la elevación simétrica del paladar, la retracción de la lengua y la contracción de los músculos faríngeos.

reflejo nociceptivo (nociceptive reflex), reflejo causado por un estímulo doloroso.

reflejo nucocefálico (nuchocephalic reflex), prueba de la disfunción cerebral difusa, como en la senilidad. Cuando se giran los hombros a derecha e izquierda, la cabeza tarda medio segundo en hacerlo en la misma dirección.

reflejo oculocefálico (oculocephalic reflex), prueba de la integridad de la función del tronco del encéfalo. Cuando el paciente mueve rápidamente su cabeza de un lado al otro, normalmente los ojos van por detrás del movimiento de la cabeza y después se sitúan lentamente en la línea media. La incapacidad de los ojos de retrasarse apropiadamente o de volver a la línea media indica una lesión del lado ipsilateral localizada en el tronco del encéfalo.

reflejo palmar (palmar reflex), reflejo por el que se cierran los dedos de la mano al estimular la palma.

reflejo palmomentoniano (palmomental reflex), signo neurológico anómalo desencadenado al rascar la palma de la mano, en la base del pulgar, que se caracteriza por la contracción de los músculos del mentón y de la comisura bucal del mismo lado del cuerpo de donde procede el estímulo.

reflejo patológico (pathologic reflex), cualquier reflejo anormal causado por una lesión o por una enfermedad orgánica del sistema nervioso.

reflejo perioral (rooting reflex), respuesta normal en los recién nacidos cuando al tocar o golpear la mejilla junto al borde de la boca vuelven la cabeza hacia el lado estimulado y comienzan a succionar.

reflejo pilomotor (pilomotor reflex), erección de los pelos de la piel causada por la contracción de los pequeños músculos involuntarios erectores de los pelos *(arrectores pilorum),* como respuesta a un ambiente frío, a estímulos emocionales o a irritación de la piel.

reflejo plantar (plantar reflex), respuesta normal desencadenada al rozar firmemente la superficie externa de la planta desde el talón a los dedos, que se caracteriza por flexión de los dedos de los pies.

reflejo pneopneico (pneopneic reflex), modificación en el ritmo normal de respiración que se produce cuando se introduce gas irritante en los pulmones.

reflejo por estimulación frontal (front-tap reflex), en la irritabilidad vertebral, contracción del músculo gastrocnemio inducida por percusión de los músculos cutáneos de la pierna en extensión.

reflejo postural (postural reflex), cualquiera de los diferentes reflejos asociados con el mantenimiento de la postura corporal normal.

reflejo primitivo (primitive reflex), todo reflejo normal en un lactante o feto. Su presencia en un adulto suele indicar enfermedad neurológica grave.

reflejo prolongado (hung-up reflex), reflejo tendinoso profundo en el que, después de aplicar un estímulo y de que el reflejo haya tenido lugar, el miembro retorna lentamente a su posición neutral.

reflejo pronador (pronator reflex), reflejo desencadenado al mantener vertical la mano del paciente y golpear con los dedos el extremo distal del radio o del cúbito, lo que provoca la pronación del antebrazo.

reflejo propioceptivo (proprioceptive reflex), cualquier reflejo iniciado por la estimulación de receptores propioceptivos, como el aumento de la frecuencia y del volumen respiratorios inducido por los impulsos originados en los músculos y en las articulaciones durante el ejercicio.

reflejo pupilar orbicular (orbicularis pupillary reflex), fenómeno normal que se provoca al cerrar de forma forzada los párpados o al intentar cerrarlos mientras se sujetan abiertos. Produce primero contracción de la pupila y después dilatación.

reflejo pupilar paradójico (paradoxic pupillary reflex), respuesta de la pupila a la luz que es inversa del reflejo normal, como en el caso de una pupila que se contrae en una habitación oscurecida. Puede ser signo de déficit visual congénito grave.

reflejo pupilar retrobulbar (retrobulbar pupillary reflex), respuesta anormal de la pupila a la luz. Después de la constricción inicial de la pupila se presenta dilatación cuando el estímulo continúa. Es un signo de neuritis retrobulbar.

reflejo radial (radial reflex), reflejo normal desencadenado al golpear ligeramente sobre la región distal del radio, produciéndose la flexión del antebrazo.

reflejo rectal (rectal reflex), respuesta normal (defecación) a la acumulación de heces en el recto.

reflejo rotuliano (patellar reflex), reflejo tendinoso profundo, desencadenado por un golpe seco sobre el tendón por debajo de la rótula, que normalmente se caracteriza por la contracción del músculo cuádriceps y la extensión de la pierna y de la rodilla.

reflejo segmentario (segmental reflex), reflejo que afecta a toda una vía nerviosa a través de un único segmento de la médula espinal.

reflejo sexual (sexual reflex), (en los varones) reflejo por el cual la estimulación táctil o cerebral provoca erección del pene, priapismo o eyaculación.

reflejo simple (simple reflex), reflejo con un componente nervioso motor que sólo afecta a un músculo.

reflejo solar de estornudo (solar sneeze reflex), estornudo que se desencadena por la exposición a la luz solar brillante.

reflejo somatovisceral (somatovisceral reflex), reflejo en el cual las funciones viscerales son activadas o inhibidas por la estimulación sensorial somática.

reflejo superficial (superficial reflex), cualquier reflejo nervioso desencadenado por la estimulación de la piel.

reflejo tendinoso profundo (RTP) (deep tendon reflex [DTR]), contracción brusca de un músculo en respuesta al estiramiento repentino inducido por un golpe seco sobre su inserción tendinosa.

reflejo timpánico (tympanic reflex), reflejo de un rayo de luz que reluce en la membrana del tímpano. En un oído normal se ve un reflejo brillante con forma de cuña; su vértice está a la altura del extremo del martillo y su base está en el borde anteroinferior de la membrana timpánica.

reflejo tónico del cuello (tonic neck reflex), respuesta normal de los recién nacidos que consiste en extender el brazo y la pierna del lado del cuerpo hacia el que se vuelve rápidamente la cabeza mientras el niño está en posición supina, flexionando los miembros del lado opuesto. El reflejo evita que el niño ruede hasta que se haya logrado un desarrollo neurológico y motor adecuado y normalmente desaparece entre el tercer y cuarto mes de edad.

reflejo tónico simétrico del cuello (symmetric tonic neck reflex), respuesta normal de los lactantes que consiste en adoptar la posición de gateo extendiendo los brazos y doblando las rodillas cuando se le extienden la cabeza y el cuello.

reflejo tricipital (triceps reflex), reflejo tendinoso profundo provocado por un golpe intenso en el tendón del tríceps, próximo al codo, con el antebrazo situado en una posición relajada.

reflejo vasomotor (vasomotor reflex), cualquier respuesta refleja del sistema circulatorio provocada por la estimulación de las vías nerviosas vasodilatadoras o vasoconstrictoras.

reflejo vasovagal (vasovagal reflex), estimulación del nervio vago por un reflejo a través del cual la irritación de la laringe o de la tráquea produce un enlentecimiento de la frecuencia del pulso.

reflejo vesical (vesical reflex), sensación de necesidad de orinar cuando la vejiga está moderadamente distendida.

reflejo vestibuloocular (vestibulo-ocular reflex), reflejo normal en el cual la posición del ojo compensa el movimiento de la cabeza. Se induce por la excitación del aparato vestibular.

reflejos antagonistas (antagonistic reflexes), dos o más reflejos iniciados al mismo tiempo y que producen efectos opuestos. Un ejemplo es la oposición entre el bíceps y el tríceps; el primero flexiona el brazo y el segundo lo extiende.

reflejos contralaterales (contralateral reflexes), fenómeno de desbordamiento del sistema nervioso en el cual se desencadena un reflejo a un lado del cuerpo por un estímulo aplicado al lado opuesto.

reflejos en cadena (chain reflex), serie de reflejos en los que cada uno es estimulado por el anterior.

reflejos linfáticos de Chapman (Chapman lymphatic reflexes), (en quiropráctica) método de empleo de los reflejos de la pared del cuerpo para influir sobre el movimiento de los líquidos. Después de que un lugar haya establecido contacto con la punta del dedo del explorador, se mantiene un contacto firme y suave y se imprime un movimiento rotatorio al dedo para exprimir el contenido líquido del lugar hacia los tejidos vecinos.

reflejos profundos (deep reflexes), cualquier reflejo provocado por estimulación de una estructura corporal profunda, como un reflejo tendinoso.

reflexión (reflection), **1.** (en cardiología) forma de reentrada en la que un impulso, tras encontrar un retraso en la respuesta de una fibra, entra en una fibra paralela y vuelve de forma retrógrada hacia su fuente. **2.** (en ecografía) reentrada de la energía acústica donde existe una discontinuidad en la impedancia acústica característica a lo largo de la vía de propagación.

reflexión especular (specular reflection), reflexión de una superficie plana, como la de un espejo. En ecografía, este tipo de reflexiones son generadas por superficies lisas, como las de las paredes de los órganos.

reflexión no especular (nonspecular reflection), reflejos ecográficos difusos (dispersión) en las superficies rugosas o los contornos irregulares.

reflexología (reflexology), técnica corporal que utiliza para trabajar puntos reflejos en manos y pies. Se aplica presión en puntos que corresponden a distintas partes del cuerpo, con la intención de eliminar bloqueos que se piensa que pueden ser causa de dolor o enfermedades.

reflujo (reflux), flujo retrógrado anómalo de un líquido.

reflujo cardioesofágico (cardioesophageal reflux), reflujo o regurgitación del contenido del estómago al esófago. Los episodios repetidos de reflujo pueden producir esofagitis. Entre los factores que contribuyen a este trastorno están la presión gástrica superior a la esofágica, la hernia hiatal y la incompetencia del esfínter esofágico inferior.

reflujo duodenogástrico (duodenogastric reflux), reflujo de los contenidos del duodeno al estómago; puede aparecer de forma fisiológica, especialmente durante el ayuno.

reflujo gastroesofágico (gastroesophageal reflux), flujo retrógrado del contenido del estómago hacia el esófago, que normalmente se produce por la incompetencia del esfínter esofágico inferior. Los jugos gástricos son ácidos y, por tanto, producen un dolor urente en el esófago.

reflujo hepatoyugular (hepatojugular reflux), aumento de la presión venosa yugular cuando se presiona el abdomen durante 30-60 segundos que sugiere la existencia de insuficiencia cardíaca derecha.

reflujo laringofaríngeo (laryngopharyngeal reflux), complicación de reflujo gastroesofágico causada por reflujo del esófago a la faringe, caracterizada por una variedad de síntomas crónicos intermitentes, como ronquera, tos, carraspera y disfagia.

reflujo vesicoureteral (vesicoureteral reflux), reflujo anómalo de orina desde la vejiga al uréter debido a un defecto congénito, obstrucción del orificio de salida vesical o edema y cicatrización secundaria a infección de las vías urinarias inferiores. El reflujo incrementa la presión hidrostática en los uréteres y los riñones y puede causar daño permanente. El trastorno se caracteriza por dolor abdominal o en el costado, enuresis, piuria, hematuria, proteinuria y bacteriuria, y se acompaña de infecciones persistentes o recurrentes de las vías urinarias.

reforzador (reinforcer), (en psicología) consecuencia que aumenta las probabilidades de que un operante recurra.

reforzamiento (buttressing), fenómeno que se produce en la artrosis, en donde los osteofitos de la articulación de la cadera se extienden a través de la parte inferior del cuello del fémur hacia la cabeza femoral, junto con una proliferación a lo largo de la región externa del cuello del fémur.

reforzamiento de relación variable (RV) (variable ratio [VR] reinforcement), reforzamiento que requiere números variables de respuestas.

reforzamiento del intervalo variable (IV) (variable interval [VI] reinforcement), refuerzo que se ofrece después de un período de tiempo determinado.

reforzamiento negativo (negative reinforcement), forma de modificación de la conducta en la que la eliminación de algo tras un operante (conducta) disminuye la probabilidad de que se repita el operante.

refracción (refraction), **1.** cambio de dirección de la energía al pasar de un medio a otro de diferente densidad. **2.** examen para determinar y corregir los errores de refracción del ojo. **3.** (en ecografía) fenómeno de inclinación de los frentes de onda a medida que la energía acústica se propaga desde un medio con una velocidad acústica determinada a un segundo medio con diferente velocidad acústica. **4.** fenómeno relativo al período de recuperación tras un potencial de acción en un tejido muscular o nervioso.

refracción ciclopléjica (cycloplegic refraction), tipo de refracción estática, medida después de que la acomodación del cristalino sea paralizada mediante la administración de gotas ciclopléjicas.

refracción ocular (ocular refraction, refraction of the eye), deflexión de la luz cuando atraviesa las distintas estructuras oculares como la córnea, el cristalino, el humor acuoso y el humor vítreo.

refracción ocular (refraction of eye), deflexión que sufre la luz en el ojo por atravesar diversos tejidos y estructuras, como la córnea, el cristalino, el humor acuoso y el vítreo.

refractariedad (refractoriness), propiedad de los tejidos excitables que determina la proximidad con la que pueden producirse dos potenciales de acción.

refractario (refractory), **1.** relativo a un trastorno resistente al tratamiento. **2.** relativo a la propiedad del tejido conjuntivo de volver al estado original relacionado, en preparación para un segundo estímulo.

refractómetro (refractometer), instrumento para medir el índice de refracción de una sustancia, que se utiliza principalmente para medir la capacidad de refracción de las soluciones.

refrescamiento (freshening), etapa en el proceso de reparación de heridas en la cual se eliminan la fibrina, la granulación y el tejido cicatrizal temprano en la preparación para un cierre secundario.

refuerzo (reinforcement), (en psicología) proceso en el cual una respuesta se ve reforzada por el temor al castigo o por la espera de una recompensa.

refuerzo continuo (continuous reinforcement), esquema de refuerzo o comportamiento por recompensa, en la que la omisión de una respuesta provoca un comportamiento o acción de refuerzo.

refuerzo negativo (negative reinforcer), (en psicología) estímulo que, cuando se produce inmediatamente después de un determinado comportamiento, disminuye la velocidad de respuesta de ese comportamiento.

refuerzo-extinción (reinforcement-extinction), proceso de socialización en el que se aprende a seguir determinadas conductas (refuerzo) o a evitar ciertas otras (extinción). El resultado previsto es que los comportamientos reforzados se hagan más habituales y los que experimentan extinción desaparezcan.

regaliz (licorice), arbusto que crece en muchas zonas tropicales. Se utiliza para el tratamiento de alergias, artritis, asma, estreñimiento, esofagitis, gastritis, hepatitis, enfermedades inflamatorias, úlceras pépticas, disfunción suprarrenal y anorexia. Su eficacia en estas indicaciones no está demostrada, pero sus ingredientes activos (glicirricina y ácido glicirretínico) alteran la síntesis de prostaglandinas, son agonistas de los receptores de mineralcorticoides y prolongan la semivida del cortisol.

regeneración (regeneration), proceso de reparación, reproducción o sustitución de células, tejidos u órganos perdidos o lesionados.

régimen (regimen), programa terapéutico estrictamente regulado, como una dieta o un programa de ejercicios.

régimen laxante (laxative regimen), dieta que garantiza la ingesta de alimentos voluminosos ricos en fibra, como frutas y verduras, para evitar el estreñimiento crónico. El régimen se suplementa con líquidos y ejercicio físico.

región anal (anal region), la parte de la región perineal que rodea al ano.

región antebraquial (antebrachial region), término anatómico que se utiliza para designar el antebrazo.

región axilar (axillary region), región en la parte superior del tórax alrededor de la axila, lateral al pectoral.

región braquial (brachial region), término anatómico que se utiliza para referirse al brazo (desde el hombro hasta el codo); se divide en dos regiones: región braquial anterior y posterior.

región constante (constant region), región de una molécula de inmunoglobulina en la que la secuencia de aminoácidos es relativamente constante en todas las moléculas de esa clase de inmunoglobulinas.

región de interés (RDI) (region of interest [ROI]), (en la tomografía por emisión de positrones) área que delimita una localización anatómica deseada. Los sistemas de procesamiento de imágenes permiten el trazado de la RDI sobre las imágenes.

región de recombinación (region of recombination), primera fase de la amplitud de una señal eléctrica en un detector de radiación lleno de gas cuando el voltaje es muy bajo. Ningún electrón es atraído al electrodo central, con lo que los pares de iones producidos en la cámara se recombinarán.

región epigástrica (epigastric region), región del abdomen situada en la zona superior entre el hipocondrio derecho y el izquierdo.

región glútea (gluteal region), región situada sobre los músculos glúteos.

región inframamaria (inframammary region), parte de la región pectoral situada por debajo de la mama, rodeada a nivel inferior por la región del hipocondrio del abdomen.

región inguinal (inguinal region), parte del abdomen que rodea el conducto inguinal a ambos lados de la región púbica.

región lateral (lateral region), parte del abdomen situada a ambos lados de la zona media, a los lados de la región umbilical.

región mamaria (mammary region), parte de la región pectoral que rodea la glándula mamaria.

región pectoral lateral (lateral pectoral region), la parte más externa de la región pectoral, limitada externamente por la región axilar.

region preesternal (presternal region), región del tórax sobre el esternón y delimitada lateralmente por las regiones pectorales.

región púbica (pubic region), zona inferior del abdomen entre las regiones inguinales derecha e izquierda y por debajo de la región umbilical.

región sural (sural region), la pantorrilla de la pierna. Está formada por los vientres de los músculos gastrocnemio y sóleo.

región tricuspídea (tricuspid area), región del tórax próxima a la porción inferior izquierda del esternón y sobre el cuarto y quinto cartílago costal, donde se oyen mejor, mediante la auscultación, los sonidos de la válvula cardíaca tricúspide.

región umbilical (umbilical region), parte del abdomen que rodea al ombligo en la zona media entre las regiones lateral derecha e izquierda.

región urogenital (urogenital region), parte de la región perineal que rodea a los genitales externos y el orificio uretral.

región variable (variable region), parte de una inmunoglobulina cuya secuencia de aminoácidos puede variar entre moléculas de la misma clase de inmunoglobulinas. Esta región variable incluye el lugar de combinación con el antígeno.

regional (regional), perteneciente o relativo a un área geográfica, como una institución médica regional, o como una parte del cuerpo, como en el caso de la anestesia regional.

regionalización (regionalization), (en la programación de la asistencia sanitaria) organización de un sistema para la prestación de asistencia sanitaria en una región, con lo que se evita la costosa duplicación de servicios, asegurando la disponibilidad de los servicios esenciales.

regiones abdominales (abdominal regions), las nueve subdivisiones topográficas del abdomen, que vienen determinadas por cuatro líneas imaginarias trazadas en un patrón en tres en raya sobre su superficie anterior. La línea horizontal superior discurre por los cartílagos de las novenas costillas; la inferior se localiza a la altura de ambas crestas ilíacas. Las dos líneas verticales se dirigen a ambos lados del cuerpo desde el cartílago de la octava costilla hasta el centro del ligamento inguinal. Estas líneas dividen el abdomen en tres áreas superiores, tres áreas intermedias y tres áreas inferiores, que son: hipocondrio derecho, epigastrio e hipocondrio izquierdo (áreas superiores); flanco derecho, mesogastrio y flanco izquierdo (áreas intermedias), y fosa ilíaca derecha, hipogastrio o región suprapúbica y fosa ilíaca izquierda (áreas inferiores).

regiones cervicales (cervical regions), las distintas regiones anatómicas del cuello, que incluyen las regiones anterior, lateral y posterior, y la región sobre el músculo esternocleidomastoideo.

regiones torácicas (chest regions), partes o subdivisiones topográficas del tórax: preesternal, mamaria, inframamaria y axilar.

registrar (chart), anotar datos en el archivo de un paciente, generalmente en los momentos de prescripción.

registro (charting, record), acto de la recogida de datos en los registros o gráficos clínicos. Los registros se actualizan regularmente para mantener informados a los médicos y demás personal asistencial de los cambios en el estado del paciente. Los datos suelen incluir fluctuaciones en temperatura, pulso, respiración u otros factores variables, y otros muchos valores.

registro bipolar (bipolar lead), trazado producido por un conductor bipolar en un electrocardiógrafo.

registro de enfermería (nurses' registry), agencia de empleo que proporciona personal de enfermería para trabajar en puestos temporales en un centro de trabajo.

registro de traumatismo (trauma registry), registro depositario de los datos sobre la incidencia, diagnóstico y tratamiento de las víctimas de traumatismo agudo tratadas por el personal del servicio de urgencia.

registro de tumores (tumor registry), conjunto de datos extraídos de las historias clínicas sobre la incidencia de cánceres y características personales, tratamiento y resultados del tratamiento de los pacientes con cáncer.

registro interoclusal (interocclusal record), registro de la relación posicional de dientes o maxilares opuestos entre sí, que se hace colocando sobre la superficie de los bordes oclusales de los dientes un material plástico que se endurece (yeso mate, cera, pasta de óxido de zinc-eugenol o resina acrílica).

registro vocal (vocal register), cualquiera de las regiones con percepción distinta de la calidad vocal. Cada una de las cuales muestra un rango característico de entonaciones, patrón de vibración de las cuerdas y cualidad del tono.

registro[1] (registration), **1.** registro de aprendizaje o memoria, realizado en el SNC, de una impresión originada a partir de un estímulo. **2.** recogida de los datos vitales de una persona, como son los datos sanitarios. **3.** registro de la información de cualificación profesional significativa para las normas estatales de licenciatura.

registro[2] (registry), **1.** oficina o agencia en la que existen listas y currículos de profesionales de la enfermería en busca de empleo. **2.** (en epidemiología) servicio de inscripción de los datos sobre la incidencia de aparición de enfermedades o trastornos específicos, como puede ser un registro de tumores.

registro[3] (register), (en tomografía computarizada) elemento situado en la unidad central de proceso (CPU) que almacena información para su uso futuro.

registros episódicos (anecdotal records), hallazgos médicos que suelen estar basados en uno o en pocos casos observados de la asistencia al paciente, que se distinguen de los resultados compilados en un estudio científico o sistemático a gran escala.

regla de Clark (Clark's rule), [Cecil Clark, médico británico, s. XX], método para calcular de forma aproximada la dosificación pediátrica de un fármaco para un niño utilizando la siguiente fórmula: peso en libras/150 × dosis del adulto. Actualmente se considera obsoleto.

regla de Fried (Fried's rule), método para estimar la dosis de fármacos para un niño, multiplicando la dosis de adulto por la edad del niño en meses y dividiendo el producto entre 150.

regla de la confidencialidad (rule of confidentiality), principio por el que la información personal sobre los demás, especialmente pacientes, no debe ser revelada a personas no autorizadas para recibir dicha información.

regla de la coocurrencia (rule of cooccurrence), principio por el que una persona utiliza el mismo nivel de léxico y estructura sintáctica cuando habla que la persona a la que se dirige.

regla de la mano derecha (right-hand rule), principio de la física según el cual la dirección del flujo de corriente en un filamento está relacionada con la posición de las líneas de fuerza imaginarias del campo magnético sobre el alambre.

regla de los nueves (rule of nines), fórmula para calcular la cantidad de superficie corporal cubierta por quemaduras asignando un 9% a la cabeza y a cada brazo, dos veces un 9% (18%) a cada pierna y a la parte anterior y posterior del tronco, y un 1% al periné. Esto se modifica en lactantes y niños pequeños debido al mayor tamaño proporcional de la cabeza.

regla de los tres (rule of three), presión arterial de oxígeno que es tres veces el valor de la concentración de oxígeno inspirado. Se considera una guía empírica para la oxigenación mínima temporalmente aceptable o como una expresión de la observación clínica sin base científica.

regla de Nägele (Nägele's rule), [Franz K. Nägele, obstetra alemán, 1778-1851], método para calcular la fecha probable de parto basada en la duración media de la gestación. Se restan tres meses al primer día del último período menstrual normal, y se añade a esa fecha 1 año más 7 días.

regla de salida (rule of outlet), estándar obstétrico para determinar si el estrecho superior pélvico permitirá el paso del feto. Se calcula a partir de la suma de los diámetros sagitales transverso y posterior de la salida pélvica, la cual debe ser al menos igual a 15 cm.

regla de Weigert-Meyer (Weigert-Meyer rule), en los casos de uréter doble, el uréter del polo superior renal suele desembocar por debajo y medial al del polo inferior.

regla del bigeminismo (rule of bigeminy), tendencia de un ciclo ventricular alargado a precipitar un latido ventricular prematuro.

reglamento (standing orders), documento escrito en el que se contienen reglas, normas de conducta, procedimientos, regulaciones y órdenes a seguir en la conducta de asistencia al paciente en diferentes situaciones clínicas estipuladas. Habitualmente, en el reglamento se señala la enfermedad y se prescribe la actuación a seguir en la atención del paciente, incluyendo la dosis y vía de administración de un fármaco o la pauta de administración de un procedimiento terapéutico.

reglamento del servicio de urgencia médica (EMS standing orders), procedimientos médicos de rutina aprobados anticipadamente para los equipos de personal del servicio de urgencia médica, a realizar antes de consultar al médico.

reglas para alternar en sociedad (alternation rules), (en psicología) reglas sociolingüísticas que establecen opciones útiles a una persona cuando tiene que hablar con otra.

regmatógeno (rhegmatogenous), originado por un desgarro o rotura en un órgano.

regresión (regression), **1.** retirada o desaparición de enfermedades, signos o síntomas. **2.** vuelta a una forma previa, más primitiva, de conducta. **3.** tendencia del desarrollo físico a parecerse más a la población que a los padres.

regresión lineal (linear regression), método estadístico en el que se marca una línea recta en torno a una serie de datos, la que mejor representa la relación entre dos subgrupos o métodos.

regulación al alza (up-regulation), aumento de la expresión de un gen. En sentido muy estricto alude a un aumento de la transcripción de un ARNm específico, aunque también se emplea en sentido más amplio para aludir al incremento de las concentraciones de un ARNm de un gen concreto de cualquier causa.

regulación de la distancia (distance regulation), conducta relacionada con el control del espacio personal. La mayoría de los seres humanos establecen un cierto espacio entre ellos y los demás, lo que ofrece una seguridad frente a amenazas psicológicas o físicas, pero sin crear una sensación de aislamiento.

regulación de la temperatura (temperature regulation), intervención de enfermería recogida en la Nursing Interventions Classification (NIC). Se define como alcanzar y/o mantener la temperatura corporal dentro de un margen normal.

regulación de la temperatura: intraoperatoria (temperature regulation: intraoperative), intervención de enfermería recogida en la Nursing Interventions Classification (NIC). Se define como alcanzar y/o mantener la temperatura corporal intraoperatoria deseada.

regulación hemodinámica (hemodynamic regulation), intervención de enfermería recogida en la Nursing Interventions Classification (NIC). Se define como la optimización del ritmo cardíaco, precarga, poscarga y contractilidad.

regulación negativa (down-regulation), disminución del número de receptores de un agente químico o un fármaco sobre las superficies celulares de una determinada área, generalmente debido a una exposición a largo plazo al agente.

regulador (regulator), (en genética) parte de la molécula de ADN sometida a replicación que controla dicha replicación y coordina la división celular.

regulador Bourdon (Bourdon regulator), regulador ajustable de uso frecuente que lleva unido un indicador de presión para controlar el flujo en los cilindros de oxígeno u otros gases de aplicación clínica.

regulador de conductancia transmembrana de la fibrosis quística (cystic fibrosis transmembrane conductance regulator), secreción regular en numerosos tejidos exocrinos. Las alteraciones en el gen inducen fibrosis quística, dando lugar a canales de cloro anómalos en las membranas celulares del epitelio respiratorio, el páncreas, las glándulas salivales, las glándulas sudoríparas, el intestino y el aparato reproductor.

regurgitación (regurgitation), **1.** retroceso del flujo de su dirección normal, como la vuelta del alimento deglutido hacia la boca. **2.** flujo retrógrado de la sangre a través de una válvula cardíaca defectuosa, denominado según el nombre de la válvula afectada, como en la **regurgitación aórtica.**

regurgitación aórtica (aortic regurgitation), trastorno caracterizado por el flujo retrógrado de sangre desde la aorta hasta el ventrículo izquierdo durante la diástole, como consecuencia de la incapacidad de la válvula aórtica para cerrarse completamente.

regurgitación cardíaca (cardiac regurgitation), flujo retrógrado de sangre a través de una o más válvulas cardíacas defectuosas.

regurgitación de líquido (water brash), pirosis con regurgitación de líquido hacia la boca, que puede tener un sabor amargo o no tener casi sabor.

regurgitación tricuspídea (RT) (tricuspid regurgitation [TR]), reflujo de la sangre desde el ventrículo derecho a la aurícula derecha, como consecuencia de un funcionamiento imperfecto (insuficiencia) de la válvula tricúspide.

rehabilitación (rehabilitation), restablecimiento total o parcial de la normalidad de la función en un individuo o en una de sus partes, después de una enfermedad incapacitante, lesión, adicción o encarcelamiento.

rehabilitación auditiva (aural rehabilitation), forma de terapia en la cual se enseña a los individuos con pérdida de audición a mejorar su capacidad de comunicación. Entre los métodos empleados se encuentran, aunque la lista no es exhaustiva, la lectura de labios, el entrenamiento auditivo, la utilización de audífonos y la utilización de aparatos de ampliación del sonido, como los amplificadores telefónicos.

rehabilitación cardíaca (cardiac rehabilitation), programa supervisado de ejercicios progresivos, apoyo psicológico y educación o entrenamiento, para permitir que un paciente reanude las actividades de la vida diaria de forma independiente tras sufrir un IM.

rehabilitación del espectro de velocidad (velocity spectrum rehabilitation), programa de rehabilitación que utiliza el entrenamiento de resistencia a múltiples velocidades de movimiento, desde lento a rápido.

rehidratación (rehydration), restauración del equilibrio hídrico normal de un paciente mediante la administración oral o intravenosa de líquidos.

rehidratación oral (RO) (oral rehydratation therapy [ORT]), reposición del agua, los electrólitos y la glucosa en el paciente deshidratado mediante la administración oral de líquidos con cantidades determinadas de estos ingredientes esenciales.

rehinalación, sin (nonrebreather), sistema de respiración con válvulas de una vía, de forma que el dióxido de carbono exhalado se expulsa del sistema y no vuelve a inhalarse.

reiki (reiki), tradición curativa oriental cuyo objetivo es reequilibrar los complejos sistemas de energía que componen el cuerpo cuando éstos se descompensan. El especialista en reiki está formado para canalizar la energía desde la fuente de energía universal, que fluye a través de sus manos hacia el cuerpo del receptor. Los resultados son el reequilibramiento de cuerpo y mente, el reforzamiento del cuerpo y el espíritu, la liberación de los bloqueos de energía, la creación de una sensación de bienestar y la curación de las enfermedades.

reimplantación ureteral (ureteral reimplantation), ureteroneocistostomía.

reimplante (reimplantation), volver a poner un tejido o una estructura, como un diente, en el sitio en el que se había perdido o extirpado.

reinfección (reinfection), segunda infección por el mismo microorganismo, sea después de la recuperación o durante la infección original.

reinfusión de eritrocitos (erythrocyte reinfusion), proceso de inyección en el torrente sanguíneo de una persona de los eritrocitos previamente extraídos de un individuo y conservados temporalmente mediante congelación.

reinspiración (rebreathing), respiración en un sistema cerrado. El gas espirado se mezcla con el gas presente en un sistema cerrado, inhalándose de nuevo parte de esta mezcla. La reinspiración puede dar lugar a concentraciones progresivamente más pequeñas de oxígeno y a concentraciones progresivamente mayores de anhídrido carbónico en la sangre.

reintegración en la comunidad (community reintegration), integración y aceptación de una persona incapacitada como miembro activo de la comunidad.

rejilla (crib), **1.** estructura parecida a un soporte. **2.** anclaje extraíble de un aparato ortodóncico. **3.** aparato ortodóncico que se usa para corregir malos hábitos.

rejilla (grid), (en radiología) dispositivo utilizado para absorber la radiación dispersa generada durante una exploración radiográfica. La rejilla absorbe selectivamente la radiación que no sigue una trayectoria recta entre la fuente de rayos X y la placa.

rejilla de Potter-Bucky (Potter-Bucky grid), [Hollis E. Potter, Gustav Bucky, radiólogos estadounidenses, s. XX], (en radiología) rejilla radiológica que oscila durante la exposición de una placa radiográfica, borrando así las líneas de la rejilla.

rejilla descentrada (off-center grid), (en radiología) rejilla enfocada que es perpendicular al eje central del haz de rayos X, pero que está desplazada lateralmente, produciendo una interrupción en toda la rejilla.

rejilla desnivelada (off-level grid), (en radiología) rejilla que no se sitúa perpendicular al eje central del haz de rayos X. Con frecuencia se debe a una posición errónea del tubo de rayos X más que a una posición incorrecta de la rejilla.

rejilla enfocada (focused grid), (en radiología) rejilla de rayos X que lleva láminas de plomo situadas en ángulo, de tal forma que todas ellas apuntan hacia un foco situado a una determinada distancia.

rejilla móvil (moving grid), (en radiología) rejilla de rayos X que se mueve u oscila continuamente durante la exposición de la placa radiográfica.

rejilla paralela (parallel grid), (en radiología) rejilla de rayos X que tiene varillas de plomo orientadas de forma paralela entre sí.

rejilla radiográfica (radiographic grid), dispositivo empleado para reducir la cantidad de radiación dispersa que alcanza a la película. Las rejillas se fabrican empleando bandas paralelas de material radiopaco, alternando con bandas de material radiotransparente.

rejillas cruzadas (crossed grid), (en radiología) montaje de dos rejillas paralelas de rayos X que pueden rotarse una hacia otra en ángulo recto para eliminar la radiación dispersa procedente de más de una dirección durante la realización de una radiografía.

rejuvenecimiento (rejuvenation), restauración de la salud y vitalidad juvenil.

relación (ratio), proporción entre una cantidad y otra o más cantidades, expresada como la proporción de una en relación con las demás en forma de fracción (8/3) o en forma lineal (8:3).

relación A:G (A:G ratio), relación existente en el suero sanguíneo entre la albúmina y la globulina. Sobre la base de la diferente solubilidad con soluciones salinas neutras, los valores normales son de 3,5-5 g/dl para la albúmina y de 2,5-4 g/dl para la globulina.

relación CA/A (AC/A ratio), (en oftalmología) proporción entre convergencia acomodativa (CA) y acomodación (A), o cantidad de convergencia que resulta de forma automática en el enfoque dióptrico de los ojos a una distancia determinada. Habitualmente la relación entre convergencia acomodativa y acomodación se expresa como el cociente de convergencia acomodativa en dioptrías prismáticas dividido entre la respuesta acomodativa en dioptrías.

relación corona clínica-raíz clínica (clinical-crown/clinical-root ratio), proporción entre la longitud de la parte del diente que está situada en la zona de la corona en relación a la inserción epitelial y la longitud de la raíz que está en la zona apical en relación a la inserción epitelial. Esta relación resulta útil para el diagnóstico y pronóstico de la enfermedad periodontal.

relación coste-beneficio (cost-benefit ratio), cociente que representa la relación del coste de una actividad con respecto al beneficio de su resultado o producto.

relación de Frank-Starling (Frank-Starling relationship), [Otto Frank, fisiólogo alemán, 1865-1944; Ernest Starling, fisiólogo inglés, 1866-1927], expresión matemática que establece que el gasto cardíaco aumenta con el volumen diastólico. Esta relación se basa en el principio de que la fuerza ejercida por las fibras del miocardio durante la contracción es directamente proporcional a la longitud o grado de estiramiento de las fibras del miocardio al principio de la contracción.

relación de intensificación por oxígeno (RIO) (oxygen enhancement ratio [OER]), medida de la sensibilidad tumoral a la presencia o ausencia de oxígeno, expresada como el cociente entre la dosis de radiación necesaria para producir un efecto determinado sin oxígeno y la dosis requerida para producir el mismo efecto en una atmósfera con aire.

relación dinámica enfermero-paciente (dynamic nurse-patient relationship), marco conceptual en el que se analizan los aspectos interpersonales de la relación enfermero-enfermo. Numerosos factores afectan a esta relación. La relación se ve afectada por la conducta del paciente, la reacción del enfermero y la actuación de éste para intentar ayudar al paciente.

relación dosis-respuesta (dose-response relationship), relación matemática entre la dosis de un fármaco o de una radiación y la reacción del organismo a ella. En una relación lineal dosis-respuesta, ésta es proporcional a aquélla. En una relación lineal sin umbral, cualquier dosis, independientemente de su tamaño, puede teóricamente desencadenar una respuesta.

relación enfermero-paciente (nurse-client relationship), relación terapéutica entre el profesional de enfermería y el paciente basada en una serie de interacciones que se van desarrollando con el tiempo. Es una relación limitada en el tiempo y orientada a unos objetivos, y tiene tres fases. En la primera fase, o de establecimiento, el enfermero determina la estructura, propósito, secuencia y contexto de la relación, y expresa su interés en comentar esta estructura inicial con el paciente. En la fase intermedia, o de desarrollo, enfermero y paciente se van conociendo mejor el uno al otro y ponen a prueba la estructura de esa relación, para ser capaces de confiar uno en el otro. La última fase, de finalización, se produce en forma ideal cuando se han cumplido todos los objetivos de la relación, cuando paciente y enfermero tienen la sensación de resolución y satisfacción.

relación entre cuidador y paciente (caregiver-patient relationship), resultado de enfermería recogido en la Nursing Outcomes Classification (NOC). Se define como interacciones positivas y conexiones entre el cuidador y el receptor de los cuidados.

relación estructura-actividad (REA) (structure-activity relationship [SAR]), relación entre la estructura química de un fármaco y su actividad.

relación figura-fondo (figure-ground relationship), campo de percepción que se divide en una figura, que es el centro de atención, y un fondo difuso.

relación interpersonal (one-to-one relationship), relación paciente-terapeuta mutuamente definida, colaborativa, dirigida a un objetivo, dentro de la psicoterapia.

relación mandibular (jaw relation), cualquier relación entre el maxilar superior y el inferior.

relación mandibular excéntrica (eccentric jaw relation), (en odontología) cualquier relación mandibular que no sea céntrica en la oclusión.

relación mandibular media (median jaw relation), (en odontología) cualquier relación mandibular que existe cuando la mandíbula se encuentra en el plano sagital medio.

relación maxilar en reposo (rest jaw relation), (en odontología) relación postural entre los maxilares superior e inferior cuando el paciente descansa cómodamente en posición erguida.

relación negativa (negative relationship), (en investigación) relación inversa entre dos variables. Al aumentar una disminuye la otra.

relación oclusiva (occlusal relationship), relación entre los dientes del maxilar superior y los del inferior cuando adoptan una posición oclusiva de contacto específica.

relación positiva (positive relationship), (en investigación) relación directa entre dos variables en la que, a medida que una aumenta, se espera que aumente la otra.

relación señal-ruido (RSR) (signal-to-noise ratio [SNR]), número utilizado para describir ante una señal detectada la contribución relativa de la señal verdadera y de las señales aleatorias superpuestas o «ruido».

relación tejido-base (tissue-base relationship), (en odontología) relación de la base de una prótesis extraíble con las estructuras subyacentes.

relación ventilación-perfusión ($\dot{V}/\dot{Q}$) (ventilation-perfusion [$\dot{V}/\dot{Q}$] ratio), relación entre la ventilación alveolar pulmonar y la perfusión capilar pulmonar, expresándose ambas cantidades en las mismas unidades.

relacionado con la situación (situation relating), (en investigación de enfermería) diseño de estudio utilizado para explicar o pronosticar fenómenos de la práctica de la enfermería en el cual se piensa que existe una relación entre ciertas prácticas o características de la población que está siendo estudiada.

relaciones de objeto (object relations), lazos afectivos entre una persona y otra, a diferencia del interés y el amor por uno mismo.

relaciones espaciales (spatial relationships), **1.** orientación en el espacio; capacidad para localizar objetos en el mundo exterior tridimensional utilizando el reconocimiento visual o táctil y haciendo un análisis espacial de la información observada. **2.** localización relativa de las distintas personas y el equipamiento de un quirófano, con especial énfasis en lo que es estéril, limpio o contaminado.

relaciones espaciales complejas (complex spatial relations), relación de percepción de una figura o de parte de una figura con otra.

relaciones primarias (primary relationships), relaciones con personas de confianza, amigos íntimos y familiares.

relaciones secundarias (secondary relationships), relaciones con personas que prestan o aceptan servicios, o con conocidos y amigos, a diferencia de las establecidas con miembros de la familia y amigos íntimos.

relaciones sexuales homosexuales (homosexual sexual intercourse), actividad sexual entre miembros del mismo sexo, desde sensaciones y fantasías a besos y contacto genital, oral o anal.

relajación (relaxation), **1.** disminución de la tensión, como cuando un músculo se relaja entre contracciones. **2.** (en RM) retorno de los núcleos excitados a su estado no excitado normal gracias a la liberación de energía.

relajación general (general relaxation), disminución de la fuerza o tensión de todo el cuerpo, pero particularmente de los músculos.

relajación miofascial (myofascial release), grupo de técnicas de masaje utilizadas para aliviar el dolor muscular producido por la presión anómala ejercida por fascias excesivamente estrechas.

relajación muscular progresiva (progressive muscle relaxation), intervención de enfermería recogida en la Nursing Interventions Classification (NIC). Se define como facilitar la tensión y la relajación de grupos musculares sucesivos a la vez que se presta atención a las diferencias resultantes en la sensación.

relajación por estiramiento (stretch release), técnica de rehabilitación en la cual se colocan las puntas de los dedos sobre el vientre de un músculo grande y después se separan intentando distender la piel y el músculo subyacente. El estiramiento se realiza con una firmeza suficiente como para deformar pasajeramente el tejido blando, estimular las eferencias cutáneas y musculares y producir facilitación en el músculo subyacente.

relajación progresiva (progressive relaxation), técnica para combatir la tensión y la ansiedad mediante la contracción y relajación sistemática de grupos musculares.

relajación transitoria del esfínter esofágico inferior (transient lower esophageal sphincter relaxation), relajación del esfínter esofágico inferior en respuesta a distensión gástrica, que dura de 10 a 30 segundos y da lugar a reflujo gastroesofágico.

relajante (relaxant), fármaco u otro agente que disminuye la tensión, como los relajantes musculares o intestinales.

relajante de músculo liso (smooth muscle relaxant), agente que reduce el tono del músculo liso, como un broncodilatador o un vasodilatador.

relajante muscular (muscle relaxant), agente farmacológico que reduce la contractilidad de las fibras musculares. Los derivados del curare y el suxametonio compiten con la acetilcolina y bloquean la transmisión en la unión neuromuscular. Estos fármacos se usan durante la anestesia, en el control de los pacientes sometidos a ventilación mecánica y en el tratamiento con electroshock, para reducir las contracciones musculares en las crisis comiciales inducidas de forma farmacológica o eléctrica.

relativismo cultural (cultural relativism), concepto de que la salud y la normalidad se originan dentro de un contexto social, y de que la forma y contenido de la salud mental varía de forma importante de una cultura a otra.

relax (relax), disminución de la tensión o la ansiedad.

relaxina (relaxin), hormona que se obtiene del cuerpo lúteo de cerdas y que se emplea para relajar los ligamentos pélvicos y para dilatar el cérvix durante el parto. Se ha usado también para el tratamiento de la dismenorrea.

relieves endocárdicos (endocardial cushions), par de relieves gruesos de tejido en el canal auricular embrionario. Durante el desarrollo embrionario se unen y se funden para formar un tabique, que divide el canal en dos conductos que, en última instancia, se transforman en los orificios auriculoventriculares.

rem (rem), abreviatura de *roentgen equivalent man*. Una dosis de radiación ionizante que produce en los seres humanos el mismo efecto que un roentgen de radiación X o de radiación gamma.

REM (REM), siglas de **movimientos oculares rápidos** (rapid eye movement).

remedio (remedial), dirigido a mejorar o curar.

remedio general (systemic remedy), sustancia medicinal que se administra por vía oral, parenteral o rectal, con objeto de que sea absorbida y pase a la circulación general para el tratamiento de un problema de salud. La medicación administrada por vía general puede tener algunos efectos locales, pero lo que se pretende es tratar todo el organismo.

remedios de Bach (Bach remedies), un conjunto de 38 esencias florales, desarrolladas como una alternativa más suave a los remedios homeopáticos para conseguir síntomas mentales o emocionales cuando se prueban, pero no físicos. Se emplean en el tratamiento de los síntomas mentales y emocionales, sin que afecten de forma directa a los síntomas físicos.

remifentanilo (remifentanil), analgésico agonista de opiáceos. Se utiliza en combinación con otros fármacos en anestesia general y como anestésico primario en cirugía general.

reminiscencia (reminiscence), recopilación de experiencias personales pasadas y de acontecimientos importantes.

reminiscencia guiada (guided reminiscence), en la terapia de la reminiscencia, provocar el recuerdo de experiencias pasadas mediante el uso de preguntas abiertas.

remisión (remission), desaparición parcial o completa de las características clínicas y subjetivas de una enfermedad crónica o maligna. La remisión puede ser espontánea o resultado del tratamiento.

remisión completa (RC) (complete response [CR]), desaparición total de un tumor.

remisión espontánea (spontaneous remission), **1.** retroceso del progreso de la enfermedad sin que exista un tratamiento formal. **2.** desaparición de los síntomas de un paciente enfermo mental sin que exista un tratamiento formal.

remodelación ventricular (ventricular remodeling), dilatación progresiva del miocardio ventricular, hipertrofia ventricular excéntrica y distorsión de la geometría ventricular izquierda que persiste en el miocardio no infartado después de la cicatrización de un infarto de miocardio. Se asocia con un deterioro de la capacidad funcional, insuficiencia cardíaca congestiva y muerte prematura.

remodelamiento (remodeling), proceso de modificación de una parte o zona corporal, como ocurre en la cirugía reconstructiva.

remotivación (remotivation), utilización de técnicas especiales que estimulan a los pacientes para que se motiven a aprender e interaccionar.

renacimiento (rebirthing), forma de psicoterapia desarrollada por Leonard Orr que se centra en la respiración y en el aparato respiratorio. El objetivo del tratamiento es superar el trauma del aparato respiratorio dañado en el nacimiento, de forma que la persona sea capaz de utilizar la respiración como una parte de ayuda y creativa de la vida.

renal (renal), relativo o perteneciente al riñón.

rendimiento (yield), **1.** importe o cantidad producida en retorno a un esfuerzo o inversión previa. **2.** energía liberada por una reacción nuclear.

rendimiento de la mecánica corporal (body mechanics performance), resultado de enfermería recogido en la Nursing Outcomes Classification (NOC) que se define como las acciones personales orientadas a mantener un alineamiento personal adecuado y prevenir las lesiones o sobrecargas musculares.

renina (renin), enzima renal proteolítica, producida y almacenada en el aparato yuxtaglomerular, que rodea a cada arteriola en su entrada al glomérulo. La enzima actúa sobre la presión arterial catalizando la conversión de angiotensinógeno en angiotensina I, transformada a continuación en angiotensina II, un fuerte vasopresor.

renio (Re) (rhenium [Re]), elemento metálico sólido y quebradizo. Su número atómico es 75 y su peso atómico es 186,21. El renio tiene un elevado punto de ebullición y se utiliza en termómetros para medir temperaturas elevadas y en ánodos de tubos de rayos X.

rennina (rennin), enzima que produce la coagulación de la leche presente en el jugo gástrico de los lactantes y en el cuajo producido en el estómago de terneras y de otros rumiantes. Se trata de una endopeptidasa que convierte la caseína en paracaseína, ampliamente utilizada antes como agente coagulante o cuajo en la fabricación industrial de quesos.

renografía diurética (diuresis renography), técnica diagnóstica en la que a un paciente bien hidratado con la vejiga vacía se le administra un agente radiofarmacológico, procediendo 20 minutos después a la administración de un diurético, como furosemida. El patrón de eliminación del radiofármaco se somete a monitorización para valorar, en primera instancia, la funcionalidad del sistema colector y, a continuación, la capacidad de transporte de las vías urinarias altas.

renograma (renogram), imagen gráfica obtenida mediante una gammagrafía de los riñones.

renoprotector (renoprotective), que protege el riñón de efectos nocivos, como los de fármacos u otros agentes químicos.

rentabilidad (cost-effectiveness), rasgo en virtud del cual se considera que una actividad es eficaz en función del coste que representa. Un programa público de asistencia que genera registros contables referidos a la nutrición en el embarazo, es rentable si limita la costosa incidencia de la morbilidad perinatal.

reobase (rheobase), cantidad mínima de electricidad que puede llegar a producir una respuesta estimulada.

reoencefalografía (rhoencephalography), técnica para monitorizar el flujo sanguíneo en el encéfalo mediante el registro de cambios pulsátiles en la impedancia eléctrica del cerebro.

reoencefalograma (rheoencephalogram), representación gráfica de los cambios en la conductividad eléctrica de la cabeza, causada por el flujo de la sangre a través de los vasos de la cabeza.

reograma (rheogram), representación de la fuerza de resistencia frente a la resistencia al flujo de un líquido.

reología (rheology), estudio del flujo y la deformación de la materia.

reometría (rheometry), técnica para medir la velocidad del flujo sanguíneo.

reóstato (rheostat), dispositivo eléctrico de resistencia variable que se puede ajustar para controlar la fuerza de una corriente.

reostosis (rheostosis), patología de hiperproliferación ósea caracterizada por estrías en los huesos.

reovirus (reovirus), grupo de tres virus de doble cadena de ARN presentes en todas partes, identificados en los aparatos respiratorio y digestivo tanto de personas sanas como de enfermas. Los reovirus han sido implicados en algunos casos de enfermedades de vías respiratorias superiores y de gastroenteritis infantiles.

repaglinida (repaglinide), antidiabético. Se utiliza para tratar la diabetes mellitus de tipo 2 estable.

reparación del labio leporino (cleft-lip repair), corrección quirúrgica de una interrupción congénita unilateral o bilateral del labio superior.

reparación del paladar hendido (cleft-palate repair), corrección quirúrgica de una hendidura congénita en la línea media del tabique que separa las cavidades oral y nasal. El labio leporino acompaña a menudo al paladar hendido. La reparación del paladar hendido se suele llevar a cabo cuando el niño tiene al menos 6 meses de edad. Dependiendo del alcance y la naturaleza del paladar hendido, puede ser reparado en una o varias intervenciones. Algunos expertos consideran que la reparación de un defecto en el paladar óseo puede dar lugar a relaciones estructurales inadecuadas, y aconsejan que la operación se posponga hasta que el niño tenga entre 5 y 7 años de edad y haya alcanzado un mayor desarrollo óseo.

reparación vaginal anteroposterior (anteroposterior vaginal repair), técnica quirúrgica mediante la cual se reconstruyen las paredes superior e inferior de la vagina, con el fin de corregir la laxitud de los tejidos.

repercusión (repercussion), **1.** (en obstetricia) peloteo. **2.** ser empujado por una resistencia intensa. **3.** reducción de una hinchazón o un tumor.

reperfusión (reperfusion), apertura de las arterias bloqueadas para restablecer el flujo sanguíneo, bien mediante un tratamiento trombolítico o bien por angioplastia transluminal percutánea.

repetición en tándem (tandem repeat), aparición de dos o más segmentos idénticos próximos entre sí dentro de una hebra de ADN.

repeticiones terminales largas (long terminal repeats), secuencias nucleotídicas idénticas que se dan en cada extremidad de un genoma provírico o transposón. Se cree que son esenciales para la integración de la molécula en el ADN huésped.

repetido (repeat), lo que se hace o se produce más de una vez, particularmente en varias ocasiones a lo largo del tiempo.

repetir (retake), repetición de una radiografía por calidad técnica insuficiente, movimiento del paciente, posición errónea de una parte corporal o avería instrumental.

repisa palatina (palatal shelf), apófisis palatina externa.

repleción capilar (capillary refilling), proceso de retorno de la sangre a una parte del sistema capilar tras haber sido interrumpido brevemente el flujo. Un tiempo de repleción capilar superior a tres segundos se considera como un signo de enlentecimiento de la circulación digital, y un tiempo superior a cinco segundos se considera anómalo.

replicación (replication), **1.** proceso de duplicación, reproducción o copia. **2.** (en investigación) repetición exacta de un experimento realizada para confirmar los hallazgos iniciales. **3.** (en genética) duplicación de las cadenas de polinucleótidos del ADN o síntesis del ADN.

replicador (replicator), (en genética) segmento de la molécula del ADN que inicia y controla la replicación de la molécula.

replicón (replicon), (en genética) unidad de replicación; segmento de la molécula del ADN que está en replicación.

repliegue cutáneo (tag), pequeña pieza de tejido fibrovascular epidérmico y dérmico, adherido a una estructura principal por un margen o un pedículo.

repolarización (repolarization), proceso de recuperación del potencial de membrana de reposo de una neurona o célula muscular. En la célula muscular cardíaca, el proceso de repolarización comienza después de la fase 0 del potencial de acción y se completa al final de la fase 3. Abarca los períodos efectivo y refractario relativo y se correlaciona con el intervalo QT del ECG.

reposo (rest), resultado de enfermería recogido en la Nursing Outcomes Classification (NOC). Se define como el grado y patrón de actividad disminuida para el rejuvenecimiento mental y físico.

reposo en cama (bed rest), restricción de un paciente a permanecer en cama por razones terapéuticas durante un período prescrito.

representación de un rol (role playing), técnica psicoterapéutica en la que una persona representa una situación real o simulada como medio para comprender los conflictos intrapsíquicos.

representación gráfica (graphing), organización de los datos de dos o más variables a lo largo de los ejes horizontal y vertical de un gráfico, para mostrar las relaciones entre cantidades específicas u otros factores específicos.

representación por imagen con radionúclidos (radionuclide imaging), exploración no invasiva de diversas regiones corporales, especialmente del corazón, utilizando un radiofármaco, como el talio 201, y un aparato detector, como una gammacámara, un escáner lineal o una cámara de positrones.

representación por imagen de volumen (volume imaging), técnica de representación por imagen mediante RMN en la cual se recogen las señales de RMN procedentes del volumen completo del objeto para ser representado de una sola vez. Muchas técnicas de representación por imagen en planos secuenciales pueden ser generalizadas a una representación por imagen de volumen, al menos en principio.

representación por imagen en línea secuencial (sequential line imaging), (en la representación por imagen mediante RM) técnica en la cual se construye la imagen a partir de líneas sucesivas que pasan a través del objeto.

representación por imagen en planos secuenciales (sequential plane imaging), (en la representación por imagen mediante RM) técnica en la cual la imagen de un objeto es construida a partir de planos sucesivos en el objeto.

representación por imagen en puntos secuenciales (sequential point imaging), (en la representación por imagen mediante RM) técnica en la cual se construye la imagen a partir de la posición de puntos sucesivos en el objeto.

representación por imagen estática (static imaging), **1.** procedimiento diagnóstico en el cual se administra una sustancia radiactiva a un paciente para visualizar un órgano interno o un compartimiento corporal. Se construye una imagen o una serie de imágenes a partir de la distribución fija o lentamente cambiante de la radiactividad. **2.** cualquier imagen diagnóstica fija o detenida en el tiempo.

representación por imagen mediante reconstrucción de la proyección (projection reconstruction imaging), técnicas utilizadas en la representación por imagen mediante RM para obtener una imagen transversal de un objeto. Dicha imagen se reconstruye por ordenador a partir de una serie de perfiles de resonancia magnética que se toman alrededor del objeto, rotando un campo gradiente que se superpone sobre el campo magnético estático.

representación por imagen paramétrica (parametric imaging), **1.** procedimiento diagnóstico en el que la imagen de un trazador radiactivo que se ha administrado previamente se obtiene según una regla matemática, como la división de una imagen por otra. **2.** en la tomografía por emisión de positrones, procedimiento en el que un parámetro fisiológico, como el flujo sanguíneo, se representa de acuerdo con su posición anatómica.

representación por imagen secuencial (sequential imaging), procedimiento diagnóstico en el cual se utiliza una serie de imágenes sucesivas de la rápida distribución de un marcador radiactivo administrado, para determinar un proceso o procesos fisiológicos del organismo.

representante (agent), (en términos jurídicos) parte autorizada para actuar en defensa de otro y para rendirle cuenta de tales actuaciones.

represión (repression), **1.** acción de reprimir, inhibir o suprimir. **2.** (en psicoanálisis) mecanismo de defensa inconsciente por el cual se eliminan de la consciencia pensamientos, sentimientos, ideas, impulsos o recuerdos inaceptables, especialmente los relacionados con algún acontecimiento pasado traumático, debido a la asociación con una culpabilidad dolorosa o a su contenido desagradable, y son enterrados en el subconsciente, donde permanecen inactivos pero operativos.

represor (repressor), (en genética molecular) proteína producida por el gen regulador en el genoma bacteriano. Se une a una secuencia de nucleótidos en el gen operador, bloqueando la transcripción de uno o más genes estructurales.

reproducción (reproduction), **1.** suma total de los fenómenos celulares y genéticos que participan en la transmisión de vida orgánica desde un organismo a las generaciones sucesivas, de forma similar a los padres, de forma que se mantenga la perpetuación y continuidad de la especie. **2.** creación de una estructura, situación o fenómeno similar; duplicación; replicación. **3.** recuerdo de una idea o impresión previa, o de algo aprendido con anterioridad.

reproducción asexual (asexual reproduction), modalidad de reproducción en la que se forman nuevos organismos sin la unión de los gametos masculinos y femeninos, como sucede en la escisión, la gemación, la esporulación o la partenogénesis.

reproducción citogénica (cytogenic reproduction), formación de un nuevo organismo a partir de una célula germinativa unicelular, bien sexualmente mediante la fusión de gametos para formar un cigoto, o bien asexualmente mediante esporas.

reproducción sexual (sexual reproduction), replicación de un organismo mediante la formación de gametos. Generalmente es necesaria la fusión del espermatozoide masculino y del óvulo femenino, aunque la partenogénesis es una excepción.

reproducción unicelular (unicellular reproduction), formación de un nuevo organismo a partir de un óvulo femenino no fertilizado; partenogénesis.

reproductor (reproductive), perteneciente al proceso de la reproducción.

repulsión (repulsion), **1.** acto de repeler, separar. **2.** fuerza que separa dos cuerpos o cosas. **3.** (en genética) situación en la herencia ligada en la que los alelos de dos o más genes mutantes están localizados en cromosomas homólogos, de forma que cada cromosoma de la pareja transporta uno o más genes mutantes y salvajes que se localizan lo suficientemente cerca como para ser heredados juntos.

res ipsa loquitur (res ipsa loquitur), concepto legal importante en muchos pleitos por mala práctica, que describe una situación en la que se produjo un daño cuando sólo el demandado estaba al control y en la que dicho daño no se hubiera producido si se hubiera tenido cuidado.

resaca (hangover), término popular aplicado a un grupo de síntomas entre los que se incluyen náuseas, sed, fatiga, cefalea e irritabilidad, asociados a la ingesta excesiva de alcohol y ciertas drogas.

resalte (overjet), aumento de la proyección de los dientes de la arcada superior por delante de la arcada inferior, generalmente medido de forma paralela al plano de oclusión.

resección (resection), extirpación de una porción significativa de un órgano o estructura. La resección de un órgano puede ser parcial o completa.

resección del cuello vesical (bladder neck resection), resección quirúrgica del tejido del cuello vesical para tratar la obstrucción.

resección en cuña (wedge resection), extirpación quirúrgica de una parte de un órgano, como puede ser la región de un ovario que contiene un quiste. El segmento extirpado puede tener forma de cuña.

resección gástrica (gastric resection), extirpación quirúrgica de parte o de todo el estómago, realizada normalmente para el tratamiento del cáncer de estómago o de la úlcera péptica que no responde al tratamiento.

resección intestinal (bowel resection), resección de una zona enferma o dañada del intestino delgado o grueso mediante laparoscopia o incisión abdominal para tratar una obstrucción, enfermedad inflamatoria intestinal, cáncer, divertículo perforado, isquemia o daño traumático. Tras la resección se vuelve a anastomosar el intestino.

resección segmentaria (segmental resection), intervención quirúrgica en la cual se extirpa una parte de un órgano, una glándula u otra parte del cuerpo, como sucede en la extirpación segmentaria de un ovario, realizada para disminuir la secreción hormonal de la glándula al disminuir la cantidad de tejido secretor de la glándula.

resección submucosa (RSM) (submucous resection [SMR]), técnica quirúrgica para la corrección de la desviación del tabique nasal manteniendo intacta la mucosa nasal del tabique.

resección transuretral (RTU) (transurethral resection [TUR]), extirpación quirúrgica de una estructura realizada a través de la uretra.

resección transuretral de la próstata (RTUP) (transurethral resection of the prostate [TURP]), extirpación de la próstata por medio de un cistoscopio que se introduce a través de la uretra.

reserpina (reserpine), agente liberador de aminas biogénicas (p. ej., noradrenalina o dopamina) a partir de las terminaciones nerviosas. Se prescribe para el tratamiento de la hipertensión leve o moderada y tiene usos no certificados en la discinesia tardía.

reserva (reserve), capacidad potencial para mantener las funciones vitales del cuerpo de forma homeostásica, ajustándose al aumento de las necesidades, como sucede con la reserva cardíaca, la reserva pulmonar y la reserva alcalina.

reserva alcalina (alkaline reserve), cantidad adicional de bicarbonato sódico que produce el organismo para mantener un pH arterial normal (7,35-7,45) cuando las concentraciones de dióxido de carbono aumentan por hipoventilación. La reserva alcalina se mantiene gracias a los riñones, que controlan la excreción de iones bicarbonato en la orina.

reserva cardíaca (cardiac reserve), capacidad potencial del corazón para funcionar correctamente por debajo de su nivel basal como respuesta a diversas variaciones fisiológicas.

reserva de bases (alkali reserves), volumen de dióxido de carbono o carbonatos, a temperatura y presión estándar, en 100 ml de plasma. El bicarbonato es el principal tampón de la sangre y representa la mayor parte de la reserva alcalina. Los fosfatos de hemoglobina y otras bases también actúan como tampones. Si la reserva alcalina es baja se produce acidosis. Si la reserva alcalina es alta se produce alcalosis.

reserva de médula ósea (bone marrow reserve), depósito de reserva de neutrófilos maduros en la médula ósea, que se puede liberar si fuera preciso.

reserva de tiempo (lifetime reserve), días totales de hospitalización que puede emplear un paciente que ha agotado las prestaciones del sistema Medicare para un determinado proceso o enfermedad.

reserva ovárica (ovarian reserve), número y calidad de los oocitos de los ovarios de una mujer en edad fértil.

reservorio (reservoir), cámara o receptáculo para contener o almacenar un líquido.

reservorio de cardiotomía (cardiotomy reservoir), en la derivación cardiopulmonar, cámara en la que se recoge la sangre succionada de las cámaras del corazón y el pericardio.

reservorio de infección (reservoir of infection), fuente continua de enfermedad infecciosa. Las personas, los animales o las plantas pueden actuar como reservorios de una infección.

reservorio de Ommaya (Ommaya reservoir), dispositivo que se coloca debajo del cuero cabelludo y que se utiliza para liberar fármacos antineoplásicos en el LCR.

reservorio ileal continente (continent ileal reservoir), bolsa intraabdominal, con un volumen de al menos 500 ml y una válvula creada a partir de una porción del íleon, impulsada a través del estoma y dispuesta sobre la pared abdominal. Mantiene la continencia de las heces y se vacía mediante un catéter cuando se llena.

reservorio ileoanal (ileoanal reservoir), bolsa para la recogida de la heces, que se crea de forma quirúrgica en una intervención en dos fases. La primera consiste en la resección de la mucosa rectal, una colectomía abdominal y la construcción de un reservorio fecal con asas del íleon. En este momento se crea una ileostomía temporal para permitir la cicatrización del reservorio ileoanal. Varios meses después se cierra la ileostomía, de modo que puedan evacuarse las heces por el ano.

resfriado (cold), infección vírica contagiosa del tracto respiratorio superior producida habitualmente por una cepa de rinovirus. Se caracteriza por rinitis, lagrimeo, febrícula y malestar general.

residencia asistida (residential care facility), centro donde se presta alojamiento asistido a personas que, debido a trastornos físicos, mentales o emocionales, no son capaces de vivir de forma independiente.

residencia de enfermos terminales (hospice), sistema asistencial centrado en la familia diseñado para ayudar a las personas con una enfermedad terminal a estar confortables y a conservar la calidad de vida en las fases terminales del paciente.

residente (resident), **1.** médico que se encuentra en el período posgraduado de formación clínica. La duración de la residencia varía según la especialidad. **2.** persona que es atendida como paciente en una institución o residencia para su cuidado durante un largo período de tiempo.

residual (residual), **1.** relativo a la parte de algo que permanece después de una actividad que elimina la mayor parte de la sustancia. **2.** (en psicología), efecto persistente de una experiencia que influye de forma latente en el comportamiento.

residuo enmascarado (masked residue), porción del aminoácido de un péptido que no es accesible para la actividad después de una reacción de condensación.

residuos (gurry), *(informal)* los desechos de traumatismos físicos o quirúrgicos, incluidos líquidos corporales, secreciones y tejidos.

residuos clínicos (medical waste), todo producto biológico de desecho, como sangre o tejidos recogidos de los quirófanos, depósito de cadáveres, laboratorios u otros servicios médicos. El término se puede aplicar también a la ropa de cama, vendas, jeringas y demás material similar que se usa para el tratamiento de los pacientes, así como los cadáveres o regiones corporales de los animales que se usan en investigación.

residuos de aminoácidos (amino acid residue), una molécula de aminoácido que ha perdido su molécula de agua al unirse con una molécula de otro aminoácido.

residuos otocraneales (otocranial debris), otolitos que han sido desalojados por traumatismo y pueden desplazarse por los canales semicirculares cuando la cabeza cambia de posición.

resina (resin), **1.** mezcla de ácidos carboxílicos, aceites esenciales y terpenos (hidrocarburos de fórmula $C_{10}H_{16}$), que aparecen como exudaciones de árboles y arbustos o se elaboran de forma sintética. La mayoría son blandas y pegajosas, pero se endurecen con la exposición al frío. **2.** cualquiera de las numerosas sustancias amorfas sólidas o semisólidas que son insolubles en solventes orgánicos pero no en agua. Administradas por vía oral, las resinas fijadoras de ácidos biliares, por ejemplo, colestiramina y colestipol, interrumpen la circulación enterohepática normal de los ácidos biliares y aumentan su excreción por las heces.

resina autopolimerizable (self-curin resin), resina que puede ser polimerizada por la adición de un activador y un catalizador sin utilizar calor externo; se usa para reparaciones dentales.

resina de colestiramina (cholestyramine resin), resina intercambiadora de iones y agente antihiperlipidémico, prescrito para incrementar la excreción de ácidos biliares en heces, para el tratamiento de la hiperlipoproteinemia y en el prurito producido por la obstrucción biliar parcial.

resina de intercambio aniónico (anion exchange resin), cualquiera de los polímeros orgánicos simples de peso molecular elevado que intercambian aniones con otros iones que se hallan en disolución.

resina de intercambio de cationes (cation-exchange resin), cualquiera de los distintos polímeros orgánicos insolubles de alto peso molecular que intercambian sus cationes por otros iones en una solución.

resistencia (resistance), **1.** oposición a una fuerza, como la resistencia ofrecida al flujo sanguíneo por la constricción de los vasos periféricos del sistema circulatorio. **2.** fuerzas de fricción que se oponen al flujo de una carga eléctrica, medidas en ohmios. **3.** (en terapia respiratoria) proceso de actuación contra una fuerza ejercida en el aparato respiratorio, en relación con la resistencia torácica, la resistencia tisular y la resistencia de las vías respiratorias.

resistencia a la insulina (insulin resistance), causa de DM de tipo 2 caracterizada por la necesidad de una cantidad aumentada de insulina diaria para controlar la hiperglucemia y la cetosis. Su causa se asocia a una menor presencia de proteínas transportadoras de glucosa (o a una forma ineficaz de las mismas) con células sensibles a la insulina o a la fijación de insulina por la presencia de niveles elevados de anticuerpos.

resistencia al flujo (resistance to flow), diferencia de presión necesaria para que se produzca un flujo determinado de un gas o un líquido a través de un conducto o un vaso.

resistencia arteriolar pulmonar (RAP) (pulmonary arteriolar resistance [PAR]), presión perdida por unidad de flujo de sangre entre la arteria pulmonar y una vena pulmonar.

resistencia bacteriana (bacterial resistance), capacidad de ciertas cepas de bacterias para desarrollar tolerancia a antibióticos específicos.

resistencia constitucional (constitutive resistance), resistencia bacteriana a los antibióticos contenida en las moléculas de ADN del organismo. La característica puede transferirse a las células hijas a través de la división celular, aunque no se transmite a otras especies de bacterias.

resistencia cruzada (cross-resistance), resistencia a un antibiótico determinado que a menudo produce también resistencia frente a otros antibióticos, generalmente de composición química parecida, a los cuales es posible que las bacterias no hayan sido expuestas.

resistencia de la vía aérea (airway resistance [R_{aw}]), medida de la resistencia al flujo aéreo a través del sistema broncopulmonar. Es el parámetro inverso a la conducción aérea.

resistencia en el desempeño del rol de cuidador (caregiver role endurance), resultado de enfermería recogido en la Nursing Outcomes Classification (NOC). Se define como los factores que hacen que un cuidador familiar mejore su capacidad para aportar cuidados durante un largo período de tiempo.

resistencia familiar (family resiliency), resultado de enfermería recogido en la Nursing Outcomes Classification (NOC). Se define como la adaptación y la función positivas del sistema familiar tras una adversidad o una crisis significativa.

resistencia farmacológica (drug resistance), capacidad de los organismos patógenos para resistir los efectos de fármacos que previamente eran tóxicos para ellos. La resistencia bacteriana a un antibiótico puede ser el resultado de la mutación de una cepa que ha estado expuesta a un antibiótico o agente similar. Esta resistencia adquirida puede producirse por rotura cromosómica o por la adquisición de información perdida de ADN en un plásmido resistente. Puede asimismo ser causada por fragmentos extracromosómicos de ADN que codifica genes de resistencia a antibióticos derivados de un transposón, por un fragmento de ADN capaz de insertarse en un plásmido con resistencia cromosómica bacteriana, o ambos. La reducción de la permeabilidad a un agente antimicrobiano es una forma frecuente de resistencia intrínseca. La alteración o inactivación de un antibiótico puede ser quizás el mecanismo más frecuente de resistencia farmacológica. La resistencia adquirida a antibióticos betalactámicos está determinada por la producción de enzimas que inactivan el antibiótico. La resistencia a fármacos puede también resultar de un cambio en el sitio diana sobre el cual actúa.

resistencia multifármaco (multidrug resistance), **1.** resistencia de las células tumorales a más de un agente quimioterápico. **2.** resistencia de las bacterias, sobre todo *Mycobacterium tuberculosis*, a más de dos de los antibióticos que antes eran eficaces.

resistencia periférica total (total peripheral resistance), grado total de resistencia al flujo sanguíneo en los vasos sanguíneos sistémicos.

resistencia vascular periférica (peripheral vascular resistance), resistencia al flujo de sangre determinada por el tono de la musculatura vascular y el diámetro de los vasos sanguíneos.

resistencia vascular pulmonar (RVP) (pulmonary vascular resistance [PVR]), resistencia del lecho vascular pulmonar frente a la que debe lanzar la sangre el ventrículo derecho.

resistencia vascular sistémica (RVS) (systemic vascular resistance [SVR]), resistencia que tiene que vencer el ventrículo izquierdo para expulsar su volumen sistólico de sangre con cada latido. A medida que los vasos periféricos se contraen aumenta la RVG.

resistencia[1] (endurance[1]), capacidad para continuar una actividad independientemente de la sobrecarga física o psicológica. Aunque resistencia y fuerza son cualidades distintas, los músculos más débiles tienden a aguantar menos que los músculos fuertes.

resistencia[2] (endurance[2]), resultado de enfermería de la Nursing Outcomes Classification (NOC). Se define como la capacidad para desarrollar una actividad.

resistente[1] (fast), resistente al cambio, especialmente a la acción de un fármaco o agente químico, como un colorante.

resistente[2] (resistant), relativo a la capacidad de un microorganismo para permanecer sin ser afectado por un agente antimicrobiano.

resistente a antibióticos (antibiotic resistant), relativo a cepas de microorganismos que o bien desarrollan una resistencia a medicaciones antibióticas, o bien nunca fueron sensibles al fármaco.

resistente al tratamiento (intractable), que no se alivia, como un síntoma o una enfermedad que no mejora con las medidas terapéuticas empleadas.

resocialización (resocialization), reintegración de un paciente a la vida familiar y a la comunidad después de una hospitalización grave o prolongada.

resolución (resolution), **1.** hecho de tomar una determinación o decisión firme en el curso de una acción. **2.** capacidad de un proceso de representación por imagen para distinguir estructuras adyacentes en el objeto. **3.** capacidad de un sistema cromatográfico para separar dos picos adyacentes.

resolución axial (axial resolution), capacidad de un sistema de ultrasonidos de distinguir dos objetos localizados a lo largo del eje del haz de ultrasonidos.

resolución de la crisis (crisis resolution), (en psiquiatría) desarrollo de dispositivos eficaces de adaptación y de afrontamiento para resolver una crisis.

resolución del duelo (grief resolution), resultado de enfermería recogido en la Nursing Outcomes Classification (NOC). Se define como la adaptación a la pérdida actual o inminente.

resolución espacial (spatial resolution), capacidad de un sistema de imagen de discriminar entre dos objetos adyacentes con alto contraste.

resolución lateral (lateral resolution), (en ecografía) resolución de objetos en un plano perpendicular al eje del haz ultrasónico. Es una medida de la capacidad del sistema para detectar objetos diferentes muy cercanos, como por ejemplo, los vasos sanguíneos adyacentes.

resolución limitada (limiting resolution), (en tomografía computarizada) frecuencia espacial en una función de transferencia de modulación (MTF) igual a 0,1. El tamaño absoluto del objeto que puede resolver el escáner es inversamente proporcional a la frecuencia espacial.

resonancia (resonance), **1.** eco o cualquier otro sonido producido por la percusión de un órgano o cavidad corporal durante la exploración física. **2.** proceso de absorción de energía por un objeto preparado para absorber energía solamente de una frecuencia específica. Las demás frecuencias no afectan al objeto. **3.** modificación del tono laríngeo cuando pasa a través de la faringe y la cavidad oral para generar un aumento de la intensidad y calidad del sonido.

resonancia magnética (RM) (magnetic resonance [MR]), fenómeno por el que los núcleos atómicos de determinados materiales absorben las ondas de radio originadas en un transmisor a una frecuencia determinada cuando se sitúan en un campo magnético fuerte y estático. La energía de las ondas de radio hace que los núcleos pasen de un estado de baja energía, en el que el espín del núcleo se alinea paralelo al campo magnético, a otro de alta energía, en el que dicho espín tiene un componente transversal u opuesto a dicho campo. Estos núcleos se revierten en ocasiones al estado de menor energía emitiendo fotones a unas frecuencias características (resonancia), lo que proporciona información sobre el campo magnético local en los núcleos.

resonancia magnética abierta (RM abierta) (open magnetic resonance imaging [open MRI]), método que permite visualizar las estructuras de tejido blando del organismo. Con la RM abierta el paciente no sufre claustrofobia porque no debe permanecer encerrado dentro de la unidad de resonancia magnética, pero la prueba dura mucho más tiempo.

resonancia magnética funcional (RMf) (functional magnetic resonance imaging [fMRI]), técnica radiográfica para representar en imagen la actividad del encéfalo el la que una rápida sucesión de imágenes de escanógrafo, diseñadas para detectar aumentos en el consumo de oxígeno del encéfalo, refleja pequeños cambios en el flujo sanguíneo de varias regiones del encéfalo y aumento de actividad en ciertas células.

resonancia timpánica (tympanic resonance), sonido de tambor o hueco que se oye sobre un gran espacio aéreo del cuerpo, como en un neumotórax.

resonancia vocal (vocal resonance), **1.** auscultación. **2.** modificación del tono laríngeo según pasa a través de la faringe y de la cavidad oral, de tal forma que produce un incremento en la intensidad y en la cualidad del sonido.

resonante[1] (resonant), perteneciente a un sonido que vibra a la percusión o es amplificado por vibraciones simpáticas en otro medio.

resonante[2] (resonating), relativo a las vibraciones o pulsaciones que son sincrónicas con una fuente de ondas sonoras u oscilaciones electromagnéticas.

resoplar (huffing), tipo de espiración forzada con la glotis abierta para sustituir a la tos cuando el dolor limita la tos normal.

resorcinol (resorcinol), sustancia antiséptica utilizada como queratolítica en las dermatosis.

resorción (resorption), **1.** pérdida de sustancia o de hueso por medios fisiológicos o patológicos. **2.** acción cementoclástica o dentinoclástica que puede producirse en una raíz dental.

R

resorción de las raíces dentarias (root resorption of teeth), destrucción del cemento de la dentina o del hueso de las raíces dentarias. Si sólo afecta al ápex se forman raíces cortas y poco afiladas. Si la resorción tiene lugar en el centro de la raíz se produce la perforación del conducto pulpar.

resorción vertical (vertical resorption), patrón de pérdida ósea en el cual resulta destruido el hueso alveolar adyacente al diente afectado sin pérdida simultánea de la cresta.

respeto (modesty), corrección en el vestir, el habla y la conducta en las relaciones entre los pacientes y el personal asistencial, incluido tapar y cubrir al paciente en la mayor medida posible según el tipo de asistencia o exploración.

respiración (respiration), **1.** proceso de intercambio molecular de oxígeno y anhídrido carbónico en los tejidos corporales. **2.** proceso de movilizar el aire al interior y al exterior de los pulmones. Su tasa varía en función de la edad y la condición de la persona.

respiración abdominal (abdominal breathing), respiración en la que los músculos abdominales realizan la mayor parte del trabajo respiratorio. La fuerza contráctil del abdomen se emplea para elevar el diafragma.

respiración abdominal con inhalación forzada (forced-inhalation abdominal breathing), técnica de terapia respiratoria en la que el paciente inhala a través de la nariz con un esfuerzo suficiente para levantar un pequeño saco de arena de peso colocado sobre el abdomen.

respiración acelerada (accelerated respiration), frecuencia respiratoria anormalmente rápida, generalmente mayor de 25 respiraciones por minuto.

respiración apnéustica (apneustic breathing), patrón de respiración que se caracteriza por una fase inspiratoria prolongada seguida de apnea espiratoria. Este tipo de respiración se ve con frecuencia en traumatismos y heridas de la cabeza.

respiración asmática (asthmatic breathing), respiración caracterizada por jadeo prolongado después de la espiración, debido a contracciones espasmódicas de los bronquios.

respiración atáxica (ataxic breathing), tipo de respiración que se asocia con una lesión en los centros respiratorios del tronco del encéfalo y que se caracteriza por inspiraciones y espiraciones seriadas.

respiración con los labios fruncidos (pursed-lip breathing), respiración caracterizada por inspiraciones profundas seguidas de espiraciones prolongadas a través de los labios fruncidos. Se hace para aumentar la presión del aire en la espiración, mejorar la oxigenación de la sangre, y ayudar a prevenir una estenosis precoz en las vías aéreas.

respiración de Biot (Biot's respiration), [Camille Biot, médico francés, n. 1878], patrón respiratorio anormal caracterizado por episodios cortos de inspiraciones rápidas, de una profundidad uniforme, seguidas por un período de apnea de 10-30 segundos de duración.

respiración de Cheyne-Stokes (RCS) (Cheyne-Stokes respiration), [John Cheyne, médico escocés, 1777-1836; William Stokes, médico irlandés, 1804-1878], patrón respiratorio anómalo caracterizado por períodos alternantes de apnea y de respiración profunda rápida. El ciclo respiratorio comienza con respiraciones lentas y superficiales que gradualmente adquieren inusitada profundidad y rapidez. La respiración poco a poco se enlentece y se convierte en más superficial, culminando en un período de 10-20 segundos de apnea antes de repetirse de nuevo el ciclo. Cada episodio dura entre 45 segundos y 3 minutos.

respiración de Kussmaul (Kussmaul breathing), [Adolf Kussmaul, médico alemán, 1822-1902], respiración anormalmente profunda, muy rápida, jadeante, característica de la cetoacidosis diabética.

respiración del lactante (respiration of infants), frecuencia respiratoria de 40-50 respiraciones por minuto en el neonato y que disminuye hasta 15-20 respiraciones por minuto en la pubertad.

respiración diafragmática (diaphragmatic breathing), patrón de exhalación e inhalación en el que la mayor parte del trabajo ventilatorio es realizado por el diafragma. La técnica es enseñada a pacientes con EPOC para facilitarles la respiración.

respiración en accesos (cluster breathing), patrón respiratorio en el que grupos de series de respiraciones próximos entre sí se continúan con un período de apnea. Se asocia con una lesión de la región inferior de la protuberancia del tronco del encéfalo.

respiración en circuito cerrado (closed-circuit breathing), cualquier sistema respiratorio en el que la mezcla de gases contenida vuelve a respirarse, bien directamente o después de recircular a través de una unidad de absorción de agua o dióxido de carbono.

respiración entrecortada (cogwheel respiration), patrón de respiración caracterizado por series repetidas de interrupciones cortas de inspiración y espiración.

respiración externa (external respiration), la parte del proceso respiratorio que comprende el intercambio de gases en los alveolos de los pulmones.

respiración fetal (fetal respiration), intercambio de gases entre la sangre de la madre y la del feto a través de la placenta.

respiración glosofaríngea (glossopharyngeal breathing [GPB]), técnica para forzar el impulso de aire hacia los pulmones con los músculos de la faringe y la lengua. Se puede enseñar esta técnica a pacientes cuyos músculos respiratorios son débiles.

respiración neonatal (neonatal breathing), respiración del recién nacido que comienza cuando el líquido intrapulmonar se expulsa mediante compresión mecánica del tórax durante el parto o se reabsorbe por los alveolos a la sangre y los linfáticos. Cuando el aire entra en los pulmones, tanto éstos como el tórax retroceden a su posición de reposo, pero son necesarias inspiraciones forzadas para mantenerlos insuflados. En los recién nacidos, el control del ritmo respiratorio no está completamente desarrollado.

respiración oral (mouth breathing), respiración que se realiza a través de la boca en vez de la nariz, generalmente debido a la obstrucción de las fosas nasales.

respiración paradójica (paradoxic breathing), trastorno en el cual una parte del pulmón se vacía de aire durante la inspiración y se llena de aire durante la espiración. Generalmente este trastorno se asocia con un traumatismo torácico, como herida abierta de tórax o lesión de la parrilla costal.

respiración superficial (shallow breathing), patrón de respiración compuesto de inspiraciones y espiraciones lentas, superficiales y generalmente ineficaces. Por lo general está causada por medicamentos e indica depresión de los centros respiratorios bulbares.

respiración trabajosa (labored breathing), respiración anormal caracterizada por signos de un esfuerzo intenso para realizarla, con utilización de los músculos accesorios de la respiración de la pared torácica, estridor, gruñidos o aleteo nasal.

respirador (respirator), aparato utilizado para modificar el aire durante la inspiración o para mejorar la ventilación pulmonar.

respirador de circuito abierto (open-circuit breathing system), tipo de respirador utilizado en el tratamiento cardiopulmonar en el que no se reintroduce el aire espirado en la mezcla respiratoria de gases. El gas es inspirado a través de un tubo respiratorio conectado a una fuente de gas o abierto a la atmósfera ambiental y espirándolo después a través de una válvula direccional en un reservorio o devolviéndolo a la atmósfera.

respirador de Drinker (Drinker respirator), [Philip Drinker, ingeniero estadounidense, 1894-1972], respirador hermético formado por un tanque metálico que encierra todo el cuerpo excepto la cabeza. Se utiliza para tratamientos a largo plazo, con alternancia de presiones positivas y negativas en su interior, para crear una respiración artificial mediante contracción y expansión de las paredes del tórax.

respiratorio (respiratory), relativo o perteneciente a la respiración.

respirómetro (respirometer), instrumento que se emplea para analizar la calidad de las respiraciones de un paciente.

respondeat superior (respondeat superior), frase latina que significa literalmente «dejad que responda el maestro», expresando la doctrina de que un patrón debe ser considerado responsable de los agravios cometidos por los empleados que actúan dentro del ámbito de su trabajo.

responsabilidad (accountability), condición de responsable de los requerimientos morales y legales necesarios para llevar a cabo los cuidados adecuados del paciente.

responsabilidad (liability), **1.** algo que un individuo está obligado a hacer, u obligación requerida por la ley, normalmente de carácter financiero. **2.** cantidad de dinero requerida para cumplir con una obligación financiera.

responsabilidad conjunta (joint and several liability), (en derecho) proceso en el que varias personas comparten la responsabilidad por la lesión del demandante y pueden ser consideradas responsables individualmente o en grupo.

responsabilidad profesional (professional liability), obligación legal de los profesionales sanitarios, o de sus aseguradores, de compensar a los pacientes por las lesiones o sufrimientos causados, por acción u omisión, por parte de los profesionales. La responsabilidad profesional describe mejor las obligaciones de los profesionales con sus clientes que el concepto de malpraxis, aunque la idea de responsabilidad profesional es la central en la de malpraxis.

respuesta (response), **1.** reacción de un organismo frente a un estímulo. **2.** (en psicología) categoría de castigo negativo en la cual el refuerzo se pierde o retira tras un operante.

respuesta a la dosis (dose response), intervalo de dosificación dentro del cual se produce una respuesta farmacológica. Las dosis por debajo del umbral de dosis no genera respuesta alguna, en tanto que la superación del límite superior no aporta ningún efecto adicional.

respuesta a la medicación (medication response), resultado de enfermería recogido en la Nursing Outcomes Classification (NOC). Se define como los efectos terapéuticos y adversos a los que da lugar la medicación prescrita.

respuesta a la tracción (traction response), respuesta a la tracción aplicada a la columna vertebral. Mediante estudios de tracción se pueden detectar las modificaciones que se producen en ciertos signos y síntomas de algunas enfermedades musculosqueléticas.

respuesta a la ventilación mecánica: adultos (mechanical ventilation response: adult), resultado de enfermería de la Nursing Outcomes Classification (NOC) que se define como la eficacia del soporte del intercambio alveolar y la perfusión tisular mediante la ventilación mecánica.

respuesta al dióxido de carbono (carbon dioxide response), reacción ventilatoria a concentraciones aumentadas de dióxido de carbono en el aire inspirado. La ventilación aumenta normalmente en forma lineal hasta una concentración del 8-10%, va ascendiendo gradualmente hasta que se alcanza una concentración del 20%, y disminuye a concentraciones mayores. A concentraciones del 25% la persona está consciente pero es incapaz de realizar tareas sencillas. A concentraciones del 30% el dióxido de carbono es un anestésico.

respuesta alérgica, látex (allergy response, latex) diagnóstico de enfermería aceptado por la Thirteenth National Conference on the Classification of Nursing Diagnosis (revisada en 2007). Este cuadro es una reacción de hipersensibilidad frente a los productos elaborados en goma de látex natural.

respuesta alérgica, látex, riesgo de (allergy response, latex, risk for) diagnóstico de enfermería aceptado por la Thirteenth National Conference on the Classification of Nursing Diagnosis (revisada en 2007). Este cuadro es un riesgo de sufrir una reacción de hipersensibilidad frente a los productos elaborados en goma de látex natural.

respuesta alérgica: localizada (allergic response: localized), resultado de enfermería de la Nursing Outcomes Classification (NOC) definido como la gravedad de una respuesta inmunitaria de hipersensibilidad localizada ante un antígeno ambiental específico (exógeno).

respuesta alérgica: sistémica (allergic response: systemic), resultado de enfermería de la Nursing Outcomes Classification (NOC) definido como la gravedad de una respuesta inmunitaria de hipersensibilidad sistémica ante un antígeno ambiental específico (exógeno).

respuesta ante una catástrofe en la comunidad (community disaster response), resultado de enfermería recogido en la Nursing Outcomes Classification (NOC). Se define como la respuesta en la comunidad tras un episodio catastrófico, natural o generado por el hombre.

respuesta auditiva del tronco del encéfalo (RATE) (auditory brainstem response [ABR]), prueba electrofisiológica utilizada para medir la sensibilidad auditiva y evaluar la integridad de las estructuras del oído desde el nervio auditivo a través del tronco encefálico. Se emplea también para detectar la audición de los recién nacidos.

respuesta condicionada (conditioned response), reacción automática frente a un estímulo que normalmente no desencadena dicha respuesta pero que ha sido aprendida a través del entrenamiento. Dichas respuestas pueden ser físicas o psicológicas, y se producen mediante la asociación repetida de alguna función fisiológica o patrón de conducta a un estímulo o hecho no relacionado.

respuesta condicionada de evitación (conditioned avoidance response), reacción aprendida que se realiza consciente o inconscientemente para evitar un estímulo desagradable o doloroso.

respuesta condicionada de huida (conditioned escape response), reacción aprendida que se realiza consciente o inconscientemente para detener o evitar un estímulo que produce rechazo.

respuesta cutánea galvánica (RCG) (galvanic skin response [GSR]), reacción a ciertos estímulos registrada por los cambios de la resistencia eléctrica de la piel. Este efecto se relaciona con la actividad inconsciente de las glándulas sudoríparas y se puede producir tanto por estímulos agradables como desagradables. La RCG se emplea en algunos exámenes poligráficos.

respuesta de adaptación (adaptative response), respuesta adecuada a una determinada exigencia ambiental.

respuesta de anticuerpos secundarios (secondary antibody response), producción rápida de anticuerpos en respuesta a un antígeno en un individuo que estuvo expuesto anteriormente al mismo antígeno.

respuesta de destete de la ventilación mecánica en adultos (mechanical ventilation weaning response: adult), resultado de enfermería de la Nursing Outcomes Classification (NOC) que se define como el ajuste respiratorio y psicológico para lograr la retirada progresiva de la ventilación mecánica.

respuesta de hipersensibilidad inmunitaria (immune hypersensitivity response), resultado de enfermería recogido en la Nursing Outcomes Classification (NOC). Se define como la intensidad de supresión de las respuestas inmunológicas anómalas.

respuesta de orientación condicionada (ROC) (conditioned orientation response [COR]), respuesta, en niños menores de 2 años, de girar la cabeza hacia un estímulo auditivo. Cuando responde adecuadamente se le premia moviendo ante él un juguete o una luz.

respuesta de relajación (relaxation response), mecanismo de protección frente al esfuerzo que se realiza para reducir la frecuencia cardíaca, disminuir el metabolismo y también la frecuencia respiratoria. Se trata de lo fisiológicamente opuesto a la respuesta de «lucha o huida» o estrés.

respuesta depresiva unipolar (unipolar depressive response), trastorno afectivo que se caracteriza sólo por síntomas de depresión.

respuesta dinámica (dynamic response), exactitud con que un sistema de monitorización fisiológica, como el ECG, puede simular el hecho real que está registrando.

respuesta emocional (emotional response), reacción a un determinado sentimiento o sentimientos intrapsíquicos, acompañada de cambios fisiológicos que pueden o no manifestarse externamente, pero que motivan o desencadenan ciertas acciones o respuestas conductuales.

respuesta humoral (humoral response), reacción de hipersensibilidad mediada por los linfocitos B.

respuesta inflamatoria (inflammatory response), reacción tisular ante una lesión o un antígeno. La respuesta puede ocasionar dolor, tumefacción, prurito, enrojecimiento, impotencia funcional o una combinación de estos síntomas.

respuesta inmunitaria (immune response), función defensiva del organismo que protege el cuerpo frente a la invasión de organismos patógenos, tejidos extraños y tumores. Comprende la respuesta humoral y la respuesta inmunitaria mediada por células.

respuesta inmunitaria mediada por células (cell-mediated immune response), reacción de hipersensibilidad retardada del sistema inmune mediada fundamentalmente por linfocitos T sensibilizados en vez de por anticuerpos. La respuesta inmunitaria mediada por células es responsable de la defensa frente a numerosas bacterias, hongos y virus patógenos, frente a células malignas, y frente a otras proteínas y tejidos ajenos al organismo.

respuesta no condicionada (unconditioned response), reacción normal, instintiva, no aprendida frente a un estímulo; respuesta que ocurre de forma natural y no se adquiere por asociación o entrenamiento.

respuesta parcial (partial response), situación en la que la reducción máxima de volumen de un tumor tratado es de al menos del 50%, pero inferior al 100%.

respuesta postraumática (posttrauma response), diagnóstico de enfermería aceptado por la Seventh National Conference on the Classification of Nursing Diagnoses. Se define como el estado de un individuo que experimenta una respuesta dolorosa a acontecimientos traumáticos importantes.

respuesta tisular (tissue response), cualquier reacción o cambio del tejido celular vivo cuando se ve afectado por enfermedad, toxinas o por estímulos externos.

respuesta triple (triple response), tríada de fenómenos que ocurren secuencialmente después de la inyección intradérmica de histamina. Primero se desarrolla una mancha roja que se extiende unos milímetros hacia afuera, alcanzando su tamaño máximo en 1 minuto, volviéndose después azulada. A continuación se extiende lentamente un enrojecimiento brillante en forma de reacción eritematosa irregular alrededor del punto rojo original. Finalmente se forma una pápula llena de líquido sobre el punto inicial.

respuesta visual en la audiometría (visual response audiometry [VRA]), técnica para comprobar la audición en lactantes mayorcitos o niños entre 12 y 30 meses. Se reproducen los sonidos del tipo de palabras o tonos por medio de altavoces. Cuando el niño mira hacia la fuente del sonido se le premia viendo mover un juguete o una luz sobre el altavoz correspondiente.

restablecimiento posprocedimental (postprocedure recovery), resultado de enfermería de la Nursing Outcomes Classification (NOC) definido como la medida en que un individuo retorna a una función basal después de un procedimiento que requiere anestesia o sedación.

restauración (restoration), cualquier empaste dental, incrustación, corona, dentadura completa o parcial o prótesis que restaura o repone una estructura dental, dientes o tejidos orales perdidos.

restauración cognitiva (cognitive restoration), técnica de intervención diseñada para restablecer el funcionamiento cognitivo.

restauración de cúspides (restoration of cusps), reducción e inclusión de cúspides dentales en la preparación de una cavidad dental junto con su restauración para conseguir la oclusión funcional con un material dental artificial.

restauración de implante (implant restoration), **1.** implante de la corona o puente de uno o varios dientes que reemplazan a las piezas dentales perdidas. **2.** uso de material elastomérico para registrar físicamente una impresión de un diente preparado.

restauración de la salud bucal (oral health restoration), intervención de enfermería recogida en la Nursing Interventions Classification (NIC). Se define como la promoción de la curación de un paciente que presenta lesiones dentarias o de la mucosa oral.

restauración imperfecta (faulty restoration), cualquier reconstrucción dental que tenga fallos, como obturaciones sueltas o incompletas, huecos y características anatómicas incorrectas de los bordes de oclusión y marginal.

restitución (restitution), vuelta espontánea de la cabeza fetal a la derecha o a la izquierda una vez que ha salido por la vulva.

resto embrionario (embryonic rest), parte de tejido embrionario que permanece en el organismo adulto.

resto pancreático (pancreatic rest), tejido pancreático ectópico, normalmente en el estómago o en el intestino delgado, que forma una estructura polipoide.

restocitemia (rhestocythemia), presencia de eritrocitos dañados en la circulación periférica.

restos nefrogénicos (nephrogenic rests), restos del blastema renal que se localizan en o alrededor del riñón. A veces son precursores del tumor de Wilms.

restricción (restraint), cualquiera de los numerosos aparatos utilizados para facilitar la inmovilización de los pacientes, especialmente de niños sometidos a tracción. Algunos tipos de restricción son los cabestrillos, los corsés o los pañales especialmente diseñados.

restricción de área (area restriction), intervención de enfermería recogida en la Nursing Interventions Classification (NIC). Se define como la limitación de la movilidad del paciente menos restrictiva a un área especificada con fines de seguridad o control del comportamiento.

restricción del comercio (restraint of trade), acto ilegal que interfiere con la libre competencia en una transacción comercial o de negocios, de tal forma que limita la producción de un producto o la prestación de un servicio, que afecta al coste de un producto o de un servicio o que controla el mercado de cualquier modo actuando en perjuicio de los consumidores o compradores del servicio o producto.

restricción en cama (restraint in bed), confinamiento de una persona en la cama mediante el uso de medios físicos, mecánicos o químicos si fuera preciso.

restricción física (physical restraint), intervención de enfermería recogida en la Nursing Interventions Classification (NIC). Se define como la aplicación, vigilancia y retirada de los dispositivos de restricción mecánica o manual que se emplean para limitar la movilidad física de un paciente.

restricción gástrica (gastric restriction), cualquiera de los diversos tratamientos quirúrgicos para la obesidad mórbida en los que parte del estómago se cierra al flujo de los nutrientes que pasan por el tubo digestivo.

restricción mecánica (mechanical restraint), cualquier dispositivo de tejido que impide los movimientos del paciente, tal como una camisa de fuerza, correas para las manos, guantes o una camilla equipada con cinturones de sujeción.

resultado (outcome), estado de un paciente al final del tratamiento o de un proceso de enfermedad en el que se incluyen el grado de bienestar y la necesidad de continuar siendo cuidado, medicado, apoyado, aconsejado o educado.

resultado del desplazamiento (transfer performance), resultado de enfermería recogido en la Nursing Outcomes Classification (NOC). Se define como la habilidad para cambiar las localizaciones del cuerpo con independencia de si es o no con un aparato auxiliar.

resumen de alta (discharge abstract), datos de información recopilados a partir de los registros médicos de los pacientes dados de alta de un hospital, organizados y registrados en formato uniforme para poder ser utilizados en estudios estadísticos, informes o investigación.

rete (rete), red, especialmente de arterias o venas.

retención (retention), **1.** resistencia al movimiento o al desplazamiento. **2.** capacidad del aparato digestivo para conservar los alimentos sólidos y líquidos. **3.** incapacidad para orinar o defecar. **4.** capacidad de la mente para recordar información adquirida durante la lectura, la observación u otros procesos. **5.** propiedad innata de una restauración dental para mantener su posición sin desplazamiento bajo una tensión axial. **6.** característica de la preparación correcta de una cavidad dental en la que se toman medidas para evitar el desplazamiento vertical del empaste de la cavidad. **7.** período de tratamiento durante el cual un individuo lleva un aparato para mantener los dientes en la posición a la que han sido desplazados mediante procedimientos ortodóncicos.

retención con rebosamiento (retention with overflow), complicación por obstrucción del conducto de salida vesical en la que la vejiga está llena pero no llega a vaciarse por completo. La orina se elimina gota a gota con sensación de urgencia o con pérdidas intermitentes no controlables.

retención de dióxido de carbono (carbon dioxide retention), aumento de los depósitos de dióxido de carbono en el cuerpo como resultado de un trastorno en la eliminación del mismo. Se produce debido a alteraciones como hipoventilación alveolar, apnea, sofocación y cualquier alteración de la relación ventilación/perfusión. La acidosis respiratoria puede originarse como consecuencia de la retención de dióxido de carbono.

retención de la raíz (root retention), técnica que extirpa la corona de un diente en el que se ha tratado el canal de la raíz y mantiene suficiente raíz y fijación gingival para soportar una prótesis.

retención de líquidos (fluid retention), fallo en la excreción del exceso de líquidos del organismo. Las causas pueden ser renales, vasculares o metabólicas.

retención de orina (retention of urine), acumulación anómala e involuntaria de orina en la vejiga secundaria a pérdida de tono muscular, disfunción neurológica o lesión local, obstrucción uretral o a administración de narcóticos.

retención perforada (pinhole retention), retención que se logra perforando uno o más agujeros, de 2 a 3 mm de profundidad, en zonas adecuadas de una cavidad para aumentar la resistencia y el sistema de retención.

retención radicular (radicular retention), fijación elaborada situando estructuras metálicas en los conductos radiculares de los dientes sin pulpa.

retención urinaria (urinary retention), diagnóstico de enfermería aceptado por la Seventh National Conference on the Classification of Nursing Diagnoses. Se define como el estado en el que una persona experimenta el vaciado incompleto de la vejiga.

retenedor (retainer), **1.** parte de una prótesis dental que conecta un diente de sostén con la porción suspendida de un puente. Puede ser un inlay, una corona parcial o una corona completa. **2.** aparato para conservar la posición de los dientes y de los maxilares lograda mediante procedimientos de ortodoncia. **3.** la porción de una prótesis fija que conecta un póntico al diente de sostén. **4.** cualquier gancho, fijación o aparato para fijar o estabilizar una prótesis dental.

retenedor de Hawley (Hawley retainer), [C. A. Hawley, odontólogo norteamericano, principios del siglo XX], aparato de ortodoncia consistente en un alambre de paladar que se puede quitar y una placa dental acrílica que descansa sobre el paladar, utilizada para estabilizar los dientes después de moverse o como una base para el movimiento de los dientes, porque aporta anclaje para que se unan otros sistemas.

retenedor de matriz (matrix retainer), dispositivo mecánico que se utiliza para fijar los extremos de una banda de matriz alrededor de un diente.

retenedor directo (direct retainer), broche, montaje o fijación al pilar de un diente cuyo propósito es mantener una restauración extraíble en la posición prevista en relación con las estructuras orales.

retenedor extracoronal (extracoronal retainer), **1.** tipo de retenedor dental que incorpora una pieza que se aplica muy externa a la corona del diente y que complementa el contorno de la corona dentaria. **2.** retenedor directo de tipo corchete que engancha un diente de pilar sobre su superficie externa, y que se utiliza para retener y estabilizar una dentadura postiza parcialmente extraíble. **3.** retenedor directo en el que la porción que sobresale se fija a la superficie externa de una pieza de corona sobre un diente de pilar.

retenedor indirecto (indirect retainer), parte de una prótesis dental parcial no fija, que resiste los movimientos de la base de una prótesis dental que la alejan de su apoyo tisular mediante una acción de palanca en el lado opuesto a la línea de fulcro.

retenedor intracoronal (intracoronal retainer), **1.** retenedor en que la cavidad dentaria preparada y su modelo de restauración se encuentran sobre todo en el interior de la corona del diente y dentro de su contorno, como en las incrustaciones. **2.** retenedor directo utilizado en la construcción de dentaduras extraíbles parciales; consta de una parte hembra en el segmento coronal de la corona del pilar y de una parte macho unida a la dentadura en sí que se ajusta a la hembra.

retenedor radicular (radicular retainer), tipo de retenedor que se sitúa en el cuerpo de un diente, habitualmente en la porción radicular, como una corona con clavija.

reteplasa (reteplase), forma recombinante de activador tisular del plasminógeno. Se emplea como agente trombolítico en el tratamiento del IM.

reticular (reticular), (de un tejido o superficie) que tiene un patrón o estructura similar a una red.

reticulina (reticulin), sustancia albuminoide presente en las fibras conectivas del tejido reticular.

retículo endoplásmico (endoplasmic reticulum), red externa de túbulos rodeados de membrana presente en el citoplasma de la célula. Interviene en la síntesis de proteínas y lípidos y en el transporte de estos metabolitos dentro de la célula.

retículo sarcoplásmico (sarcoplasmic reticulum), red de túbulos y sacos de los músculos esqueléticos que desempeñan un importante papel en la contracción y la relajación muscular mediante la liberación y el almacenamiento de iones calcio.

reticulocito (reticulocyte), eritrocito inmaduro caracterizado por la presencia de una especie de malla formada por filamentos y partículas en la antigua localización del núcleo.

reticulocitopenia (reticulocytopenia), descenso del número de reticulocitos en una muestra de sangre por debajo de los límites normales del 0,5 al 1,5%.

reticulocitosis (reticulocytosis), aumento del número de reticulocitos en la sangre circulante.

reticuloendotelioma(reticuloendothelioma), tumor constituido por células del sistema reticuloendotelial.

reticuloendoteliosis (reticuloendotheliosis), trastorno caracterizado por un crecimiento y proliferación excesivos de las células del sistema reticuloendotelial.

reticulogranular (reticulogranular), relativo al aspecto turbio de los pulmones en una radiografía de tórax de un paciente con un síndrome de dificultad respiratoria.

reticulosis histiocítica familiar (familial histiocytic reticulosis), enfermedad hereditaria, transmitida con carácter autosómico recesivo, caracterizada por anemia, granulocitopenia y trombocitopenia. La fagocitosis de los hematíes y la infiltración de la médula ósea por histiocitos generalmente produce la muerte durante la infancia.

retina (retina), membrana delicada de tejido nervioso presente en el ojo, formada por 10 capas, que se continúa con el nervio óptico que recibe imágenes de objetos externos y transmite los impulsos visuales al cerebro a través del nervio óptico. Consta de una capa pigmentada externa y las nueve capas propias de la retina. Estas nueve capas, comenzando por la más interna, son la membrana limitante interna, el estrato óptico, la capa de células ganglionares, la capa plexiforme interna, la capa nuclear interna, la capa plexiforme externa, la capa nuclear externa, la membrana limitante externa y la capa de conos y bastones. La superficie externa de la retina está en contacto con la coroides, y la interna con el cuerpo vítreo.

retina comprimida (coarctate retina), retina en forma de embudo por el escape de líquido entre ella y la coroides.

retináculo (retinaculum), **1.** estructura que sostiene un órgano o tejido. **2.** instrumento para separar tejidos durante la cirugía.

retináculo extensor de la mano (extensor retinaculum of the hand), banda gruesa de la fascia antebraquial que rodea los tendones de los músculos extensores del antebrazo en la parte distal del cúbito y radio.

retináculo extensor del tobillo (extensor retinaculum of the ankle), cualquiera de las dos capas gruesas de fascia que sujetan los tendones dorsiflexores en el tobillo.

retináculo flexor de la mano (flexor retinaculum of the hand), banda fibrosa gruesa de la fascia antebraquial que envuelve el canal carpiano rodeando los tendones de los músculos flexores del antebrazo en las extremidades distales del radio y del cúbito.

retináculo flexor de la muñeca (flexor retinaculum of wrist), fuerte ligamento localizado sobre el hueco del carpo y sobre los tendones flexores de los dedos de la mano y el nervio mediano.

retináculo flexor del tobillo (flexor retinaculum of ankle), **1.** banda fuerte de fascia desde el maléolo medial hasta el calcáneo, pasando sobre los tendones del flexor largo y los vasos sanguíneos y nervios tibiales posteriores. **2.** techo del túnel tarsiano.

retinal (retinal), precursor aldehído de la vitamina A producido por la deshidratación enzimática del retinol.

retineno (retinene), cualquiera de los dos pigmentos carotenoides presentes en los bastones de la retina que son precursores de la vitamina A y que son activados por la luz.

retiniano (retinal), relacionado con la retina.

retinitis (retinitis), inflamación de la retina.

retinitis pigmentaria (retinitis pigmentosa), grupo de enfermedades, generalmente hereditarias, que se caracterizan por una degeneración bilateral primaria de la retina, que se inicia en la infancia y que progresa hasta la ceguera en la edad madura. La sintomatología incluye ceguera nocturna, disminución de los campos visuales, despigmentación del epitelio pigmentario de la retina y degeneración macular.

retinoblastoma (retinoblastoma), neoplasia congénita, hereditaria, que se desarrolla a partir de las células germinales de la retina. Son signos característicos la disminución de la visión, el estrabismo, el desprendimiento de retina y un reflejo pupilar anormal. El tumor, de rápido crecimiento, puede invadir el cerebro y metastatizar a distancia. El tratamiento incluye extirpación del ojo y de la mayor cantidad de nervio óptico que sea posible, seguido de rediación y quimioterapia.

retinocoroiditis (retinochoroiditis), inflamación de la retina y de la capa coroides del ojo.

retinodiálisis (retinodialysis), separación o desgarro de la retina en su región anterior, en la zona de la ora serrata, inmediatamente por detrás del cuerpo ciliar.

retinoide (retinoid), **1.** perteneciente a una estructura que se parece a la retina. **2.** perteneciente a cualquier grupo de compuestos cuyas moléculas contienen 20 átomos de carbono estructuralmente relacionados con el retinol y otras sustancias, algunas de las cuales tienen actividad vitamina A.

retinol (retinol), una de las formas de la vitamina A. Se localiza en la retina de los mamíferos.

retinopatía (retinopathy), enfermedad ocular no inflamatoria provocada por enfermedades como la diabetes, hipertensión y aterosclerosis vascular.

retinopatía arteriosclerótica (arteriosclerotic retinopathy), trastorno de la retina asociado al endurecimiento y el engrosamiento de las arterias que irrigan dicha parte del ojo. Con frecuencia acompaña a la hipertensión.

retinopatía asociada al VIH (HIV-associated retinopathy), microangiopatía normalmente asintomática que afecta a la retina, y que se observa en la infección por el VIH. Se manifiesta por exudados algodonosos transitorios y ocasionalmente hemorragias, microaneurismas y otras lesiones microvasculares.

retinopatía diabética (diabetic retinopathy), alteración de los vasos sanguíneos retinianos. Se caracteriza por microaneurismas capilares, hemorragias, exudados y formación de nuevos vasos altamente permeables. El proceso se presenta sobre todo en pacientes con una diabetes de larga evolución y mal controlada.

retinopatía exudativa (exudative retinopathy), trastorno caracterizado por acúmulos de exudado blanco o amarillento en la parte posterior del fondo de ojo, con depósito de colesterol y restos sanguíneos de hemorragias retinianas y que culmina en la destrucción de la mácula y ceguera.

retinopatía hipertensiva (hypertensive retinopathy), alteración en la que aparecen cambios en la retina asociados a hipertensión arterial. Entre estos cambios se suelen incluir alteraciones de los vasos sanguíneos, hemorragias, exudados y edema de retina.

retinopatía pigmentaria (pigmentary retinopathy), trastorno de la retina caracterizado por depósitos de pigmentos y pérdida progresiva de la visión.

retinopatía sifilítica (syphilitic retinopathy), invasión de la retina y del nervio óptico por la diseminación de la infección sifilítica. Las lesiones retinianas primarias afectan a los vasos sanguíneos, y la coroides a menudo es la primera afectada. Puede llegar a producirse la obstrucción de los vasos retinianos.

retinopexia (retinopexy), restauración de la retina en su localización anatómica adecuada.

retinopexia neumática (pneumatic retinopexy), tratamiento del desprendimiento de retina que implica la inyección de gas en la cavidad vítrea posterior de tal modo que la burbuja de gas presiona contra el área de la retina desprendida, forzándola a que vuelva a su sitio.

retinoscopia (retinoscopy), exploración ocular para determinar posibles errores de refracción. El examinador ilumina el interior del ojo a través de la abertura pupilar y observa los movimientos del reflejo procedente del fondo del ojo, que varían según el tipo de error refractivo.

retinoscopia con libro (book retinoscopy), forma de medir la acomodación en la que se realiza la retinoscopia mientras el paciente se centra en leer un libro. Se realiza sobre todo en niños.

retinoscopia dinámica (dynamic retinoscopy), tipo de retinoscopia en la que el paciente fija la vista sobre un objetivo a distancia corta. La acomodación es activa.

retinoscopia estática (static retinoscopy), tipo de retinoscopia en la que el paciente fija la mirada sobre un punto inmóvil a larga distancia para relajar la acomodación.

retinoscopia MEM (MEM retinoscopy), tipo de retinoscopia dinámica en la que el objetivo de la fijación es una serie de letras en el retinoscopio o una tarjeta con letras a una distancia normal de lectura.

retinoscopio (retinoscope), instrumento empleado en la retinoscopia para determinar los errores de refracción.

retinoscopio de Nott (Nott retinoscopy), un tipo de retinoscopio dinámico en el que el objetivo de fijación se encuentra a 40 cm del ojo. La prueba se realiza primero con el objeto más alejado que la distancia del objetivo y después se va acercando el objetivo hacia el paciente hasta que se observa neutralidad.

retinosquisis (retinoschisis), hendidura de la retina: en la *forma juvenil,* la hendidura se produce en la capa de fibras nerviosas (estrato óptico), y en la *forma del adulto* en la capa plexiforme externa. El trastorno suele ser más benigno y progresa más lentamente que el desprendimiento de retina.

retorno venoso (venous return), retorno de la sangre al corazón por las venas cavas y el seno coronario.

retorno venoso anómalo total (total anomalous venous return), anomalía congénita cardíaca poco frecuente en la que las venas pulmonares drenan directamente en la aurícula derecha o en otras venas que van a esa aurícula en lugar de dirigir su flujo hacia la aurícula izquierda. Entre las manifestaciones clínicas se incluyen la cianosis, la congestión pulmonar y la insuficiencia cardíaca. Está indicada la cirugía correctora, por lo general después del primer año de edad.

retorno venoso central (central venous return), sangre del sistema venoso que llega a la aurícula derecha procedente de la vena cava.

retortijón (gripes), dolor intenso, generalmente de carácter espasmódico, de la región abdominal producido por un trastorno intestinal.

retracción (retraction), **1.** desplazamiento de tejidos para exponer una parte o estructura del cuerpo. **2.** movimiento distal de los dientes. **3.** posición distal o retrusiva de los dientes, de la arcada dental o del maxilar inferior.

retracción del coágulo (clot retraction), encogimiento de una masa semisólida formada por la coagulación de sangre, linfa u otro líquido. La velocidad de retracción de un coágulo de sangre normal en reposo es de unas 24 horas, aunque el tiempo depende de factores tales como el número de plaquetas en el coágulo.

retracción del tórax (retraction of the chest), hundimiento visible de los tejidos blandos del tórax entre y alrededor de los tejidos más firmes de las zonas cartilaginosas y óseas de las costillas, como sucede en la inspiración forzada o en las obstrucciones a cualquier nivel del tracto respiratorio.

retractor (retractor), instrumento para separar los bordes de tejidos y órganos para mantener la exposición de las zonas anatómicas subyacentes, especialmente durante la cirugía.

retractor prostático de Young (Young prostatic retractor), [Hugh Young, urólogo norteamericano, 1870-1945], instrumento quirúrgico recto y corto con hojas afiladas que se manejan con un botón, que se emplea en la prostatectomía perineal abierta. Este dispositivo puede introducirse a través de la uretra prostática y utilizarse mediante la tracción directa para retraer hacia abajo la glándula prostática en dirección al campo operatorio.

retraer (retract), encoger, hacer más corto o tirar hacia atrás.

retraimiento (withdrawal), respuesta común a un peligro físico o al estrés intenso caracterizada por un estado de apatía, letargo, depresión, retraimiento sobre sí mismo y, en casos graves, catatonia y estupor.

retrasado (retarded), desarrollo físico, intelectual, social o emocional anormalmente lento.

retraso (retardation), enlentecimiento de cualquier actividad física o mental o fracaso en el desarrollo normal de las aptitudes intelectuales. El retraso psicomotor puede aparecer en la depresión, con retraso en la aparición de respuesta condicionada a un estímulo no condicionado.

retraso constitucional (constitutional delay), período en el desarrollo de un niño durante el cual se detiene el crecimiento.

retraso de acomodación (lag of accommodation), valor dióptrico en el que el estímulo acomodativo supera la respuesta acomodativa.

retraso de la recuperación quirúrgica (surgical recovery delayed), diagnóstico de enfermería aceptado por la Thirteenth National Conference on the Classification of Nursing Diagnoses (revisado en 2007). Se define como el número de días del postoperatorio necesarios para iniciar las actividades de mantenimiento de la vida, la salud y el bienestar.

retraso del crecimiento y del desarrollo (growth and development, delayed), diagnóstico de enfermería aceptado por la Seventh National Conference on the Classification of Nursing Diagnoses. Se define como un estado en el que el individuo presenta desviaciones del rango de referencia de su grupo de edad.

retraso del crecimiento y desarrollo (growth failure), falta de una adecuado desarrollo físico y psicológico como consecuencia de factores genéticos, nutricionales, patológicos o psicosociales.

retraso del desarrollo (failure to thrive), retraso anormal del crecimiento y del desarrollo del lactante como consecuencia de la existencia de una serie de trastornos que interfieren con el metabolismo, apetito y actividad normales.

retraso en el lenguaje (language delay), lenguaje que no se desarrolla en la edad esperada.

retraso espiratorio (expiratory retard), (en asistencia respiratoria) forma de ventilación mecánica que imita la fase espiratoria prolongada y la respiración de labios fruncidos del enfisema. Este método aumenta la resistencia a la espiración.

retraso mental (mental retardation), trastorno caracterizado por una función intelectual general inferior a la media, con defectos o alteraciones en la capacidad de aprendizaje y de adaptación social. Puede ser de origen genético, biológico, psicosocial o traumático.

retraso psicomotor (psychomotor retardation), enlentecimiento de la actividad motora relacionado con un estado de depresión grave o demencia.

retroalimentación (feedback), **1.** (en teoría de la comunicación) información producida por un receptor y percibida por el emisor, que informa al emisor sobre la reacción del receptor al mensaje. **2.** retorno de una parte de la producción total hasta el punto de ejercer algún tipo de control sobre el proceso.

retroalimentación alfa (alpha biofeedback), técnica en la que se aporta a una persona información continua, en general auditiva, sobre el estado de su patrón de ondas cerebrales, con la intención de incrementar el porcentaje de la actividad alfa. Se realiza esta intervención para conseguir un estado de relajación y vigilia tranquila.

retroalimentación glomerulotubular (tubuloglomerular feedback), mecanismo de retroalimentación en el aparato yuxtaglomerular del riñón, de tal modo que los cambios en la concentración de soluto en la mácula densa se relacionan con el control de la filtración glomerular y ayudan a asegurar una liberación relativamente constante de solutos en el túbulo distal.

retroalimentación negativa (negative feedback), (en fisiología) disminución de la función en respuesta a un estímulo. Por ejemplo, la secreción de hormona foliculoestimulante disminuye cuando aumenta la cantidad de estrógeno circulante.

retroalimentación positiva (positive feedback), **1.** (en fisiología) aumento de la función como respuesta a un estímulo; por ejemplo, la micción aumenta una vez que ha comenzado el flujo de orina. **2.** *informal,* respuesta alentadora, favorable o aparentemente positiva de una persona a lo que otra persona ha comunicado.

retroalimentación respiratoria (breathing biofeedback), monitorización de la frecuencia, el volumen y el ritmo respiratorio además de la localización mediante sensores que se colocan sobre el tórax y el abdomen y que se utilizan en el tratamiento del asma, la hiperventilación y la ansiedad. La retroalimentación se muestra de forma visual al paciente, para que la pueda emplear para respirar más lenta, profunda y rítmicamente con los músculos abdominales.

retroalimentación térmica (thermal biofeedback), monitorización de la temperatura cutánea como índice de los cambios en el flujo de sangre debido a dilatación y constricción de los vasos sanguíneos. Se muestra la retroalimentación al paciente en un monitor de vídeo, acompañado de una señal audible. Se utiliza para el tratamiento del estrés y en el tratamiento de la enfermedad de Raynaud, hipertensión y migraña.

retroauricular (retroauricular), situado detrás de la oreja.

retrobulbar (retrobulbar), **1.** perteneciente a la región situada por detrás de la protuberancia (posterior al bulbo raquídeo). **2.** perteneciente a la región situada tras el globo ocular.

retrocecal (retrocecal), perteneciente a la región situada por detrás del ciego.

retroceso (setback), tratamiento quirúrgico de una hendidura bilateral del paladar.

retroceso elástico (elastic recoil), diferencia entre la presión intrapleural y la presión intraalveolar con un determinado volumen pulmonar en condiciones de reposo.

retroceso pasivo (passive recoil), retorno del tejido elástico a su longitud y posición normal cuando se relaja la tensión aplicada sobre el tejido.

retroclusión (retroclusion), método para controlar la hemorragia de una arteria comprimiéndola entre los tejidos situados a cada lado. Se introduce una aguja a través de los tejidos por encima del vaso sangrante, se rodea el vaso y se sigue hacia abajo, de modo que la aguja pase a través de los tejidos situados debajo de la arteria.

retroesternal (retrosternal), perteneciente a la zona que está por detrás del esternón.

retroflexión (retroflexion), posición anormal de un órgano en la que éste se inclina hacia atrás de forma aguda, doblándose sobre sí mismo.

retroflexión del útero (retroflexion of the uterus, uterine retroflexion), trastorno en el que el cuerpo del útero se inclina hacia atrás, formando un ángulo agudo con el cuello, cuya posición suele permanecer inalterada.

retroflexión uterina (uterine retroflexion), posición del útero en la que el cuerpo uterino se flexiona hacia atrás a nivel del istmo y del segmento inferior. No tiene implicaciones clínicas.

retrognatia (retrognathia), alteración en la que uno o los dos maxilares retroceden con respecto al plano frontal de la frente.

retrognatismo (retrognathism), anomalía facial en la que uno o ambos maxilares, habitualmente el inferior, se encuentran en una situación posterior con respecto a la posición facial normal.

retrógrado (retrograde), **1.** que se mueve hacia atrás; que se mueve en dirección opuesta a la que se considera normal. **2.** que degenera; que retrocede a un estado anterior o a una situación peor. **3.** catabólico.

retrogresión (retrogression), vuelta a un estado, situación o adaptación de la conducta menos complejo; degeneración; deterioro.

retroobturación (retrofilling), método de tratamiento del conducto radicular en el que el conducto es llenado desde el ápice de la raíz, antes expuesto quirúrgicamente.

retroperitoneal (retroperitoneal), relativo o perteneciente a los órganos estrechamente unidos a la pared abdominal posterior y parcialmente cubiertos por peritoneo, en lugar de estar sujetos por dicha membrana.

retroperitoneo (retroperitoneum), espacio situado por detrás del peritoneo.

retroplacentario (retroplacental), por detrás de la placenta.

retroproyección filtrada (filtered back projection), técnica matemática empleada en RM y en TC para generar imágenes a partir de un conjunto de múltiples perfiles de proyección.

retrouterino (retrouterine), por detrás del útero.

retroversión (retroversion), **1.** trastorno frecuente en el cual un órgano se inclina hacia atrás, generalmente sin flexión ni deformación. La retroversión uterina se considera como de primer, segundo o tercer grado, en función del ángulo de inclinación con respecto a la vagina. **2.** anomalía en la cual los dientes u otras estructuras maxilares superiores e inferiores presentan una situación posterior con respecto a sus posiciones normales.

retroversión uterina (uterine retroversion), posición del útero en la que el cuerpo uterino se separa de la línea media, hacia atrás. La retroversión intensa puede acompañarse de molestias pélvicas vagas y persistentes, así como de dispareunia, y puede impedir el ajuste y utilización de un diafragma anticonceptivo.

retrovirus (retrovirus), miembros de una familia de virus ARN que contienen transcriptasa inversa en el virión. La información genética del virus está almacenada en una molécula de ARN de cadena simple. Cuando entra en la célula diana, el virus utiliza la transcriptasa inversa para que la célula fabrique ADN vírico. Los retrovirus están encapsulados y unen sus cápsides al citoplasma de la célula huésped. Se utilizan en la investigación de laboratorio para introducir ADN extraño en una célula. Se transmiten por contacto sexual con una persona infectada, por la exposición a sangre o productos sanguíneos infectados, y por el canal del parto de una madre infectada. El VIH, que produce el SIDA, es un retrovirus.

retrovirus BLV-HTLV (BLV-HTLV retroviruses), género de virus con morfología y modo de replicación similar a los retrovirus del tipo C. Estos virus tienen un período de latencia muy largo y causan leucemia de células T y B, linfomas y alteraciones neurológicas.

retrovirus endógenos humanos (human endogenous retroviruses [HERV]), secuencias parecidas a retrovirus que se encuentran en el genoma humano. Se cree que constituyen los restos de auténticos retrovirus que se absorbieron a lo largo de la evolución. Existe al menos una que se considera relacionada con la expresión de células tumorales. También se cree que participan en trastornos autoinmunitarios.

reuma (rheum), descarga acuosa o mucosa procedente de la piel o las membranas mucosas.

reumático (rheumatic), relativo o perteneciente al reumatismo.

reumátide (rheumatid), erupción cutánea que aparece en algunas ocasiones en las enfermedades reumáticas.

reumatismo (rheumatism), **1.** cualquiera de un gran número de procesos inflamatorios de las bolsas, articulaciones, ligamentos o músculos, caracterizados por dolor, limitación de los movimientos y degeneración estructural de partes aisladas o múltiples del sistema musculosquelético. **2.** el síndrome de dolor, limitación de movimientos y degeneración de los elementos del sistema musculosquelético, como sucede en la gota, artritis reumatoide, lupus eritematoso sistémico, espondilitis anquilosante y otras muchas enfermedades.

reumatismo crónico (chronic rheumatism), enfermedad dolorosa inespecífica crónica de los tejidos musculoesqueléticos que incluye las formas no articulares de artritis.

reumatología (rheumatology), estudio de las enfermedades caracterizadas por inflamación, degeneración o por alteraciones metabólicas del tejido conjuntivo y de las estructuras corporales relacionadas.

reumatólogo (rheumatologist), especialista en el tratamiento de las enfermedades que afectan al tejido conjuntivo.

reunión (rejunctive), (en psicoterapia contextual) perteneciente a una relación que se caracteriza por un movimiento hacia relaciones dignas de confianza.

revacunación (revaccination), vacunación que se repite aunque la original haya tenido éxito.

revascularización (revascularization), restablecimiento por medios quirúrgicos del flujo sanguíneo a un órgano o tejido, como en la cirugía de derivación.

revascularización renal (renal revascularization), corrección quirúrgica de la oclusión de la arteria renal.

revelado de una película (film development), procesamiento de una película fotográfica o de rayos X que pone de manifiesto la imagen oculta formada por la exposición de la emulsión de gelatina tratada químicamente a un tipo de radiación electromagnética.

reverberación (reverberation), **1.** fenómeno consistente en múltiples reflexiones dentro de un sistema cerrado. **2.** (en ecografía) artefacto inducido por ecos múltiples generados por contactos tisulares paralelos.

reversible (reversible), capaz de volver a su estado o condición inicial, por ejemplo, una reacción química.

reversión (reversion), **1.** aparición en la descendencia de rasgos expresados en generaciones previas, pero no recientes. **2.** retorno a un fenotipo original, por mutación o reinstauración del genotipo original.

revestimiento (cuffing), trastorno patológico en el cual se forman los bordes en «manguito» de leucocitos alrededor de los vasos sanguíneos finos, como en ciertas infecciones.

REVH (HERV), siglas de **retrovirus endógenos humanos.**

revisión concurrente (concurrent review), parte de un programa de gestión de utilización en el cual la asistencia al paciente ingresado o la asistencia domiciliaria es revisada mientras se presta. Los revisores, habitualmente enfermeras, controlan la adecuación de la asistencia y la institución y el progreso de los planes de alta.

revisión de sistemas (RDS) (review of systems, ROS), (en una historia clínica) revisión sistema a sistema de todas las funciones del organismo. La RDS comienza durante la entrevista inicial con el paciente y se completa durante la exploración física, ya que los hallazgos físicos plantean otras preguntas.

revisión de utilización (RU) (utilization review [UR]), valoración de si es apropiada o económica la admisión en un servicio sanitario o una hospitalización continuada.

revisión del carro de urgencia (emergency cart checking), intervención de enfermería recogida en la Nursing Interventions Classification (NIC). Se define como la revisión sistemática de los contenidos de un carro de urgencia a intervalos establecidos.

revisión esquelética (skeletal survey), estudio radiográfico del sistema esquelético en busca de posibles fracturas o tumores.

revisión por expertos (peer review), evaluación por colaboradores profesionales del mismo nivel de la forma en que una enfermera u otro profesional sanitario realizan su trabajo, la educación o la investigación. La evaluación utiliza patrones aceptados como medidas para valorar el rendimiento de dichas personas.

revisión tisular (tissue review), revisión de la cirugía realizada en un hospital o en otra institución sanitaria. La evaluación usualmente se realiza sobre la congruencia entre los diagnósticos preoperatorio, postoperatorio y patológico y en cuanto a la relevancia y el grado de aceptación de los procedimientos diagnósticos.

revisión vital (life review), **1.** (en psiquiatría), vuelta progresiva a la consciencia de experiencias pasadas. **2.** relato de los recuerdos que se produce a edades avanzadas ante el carácter inevitable de la muerte.

revista de referencia (refereed journal), revista profesional o literaria en la que los artículos o comunicaciones son seleccionados para su publicación por una plantilla de expertos en dicho campo.

rf (rf), **1.** abreviatura de **radiofrecuencia.** **2.** abreviatura de **fiebre reumática.**

Rf (Rf), **1.** símbolo del elemento **ruterfordio. 2.** (en cromatografía) abreviatura de *factor de retardo* o *relación del frente (de solvente).*

$\mathbf{R_f}$ (R_f), símbolo utilizado en cromatografía en papel y en cromatografía de capa fina, que representa el cociente entre la distancia desde el origen al centro de la zona separada y la distancia desde el origen al frente del solvente.

RGE (GERD), siglas de *enfermedad por reflujo gastroesofágico.*

Rh (Rh), **1.** abreviatura de **factor Rhesus** (factor sanguíneo). **2.** símbolo químico del **rodio.**

RHCE (RICE), siglas de **reposo, hielo, compresión** y **elevación,** las reglas básicas del tratamiento de los esguinces y torceduras.

rhe (rhe), **1.** unidad absoluta de fluidez en el sistema centímetro-gramo-segundo. **2.** recíproco de la unidad de viscosidad, expresado como 1/poise o 1/centipoise.

Rhizopus *(Rhizopus),* género de hongos que incluye algunas especies identificadas como causa de zigomicosis en seres humanos.

rho de Spearman (Spearman's rho), [Charles E. Spearman, psicólogo inglés, 1863-1945], prueba estadística para la correlación entre dos escalas ordenadas en hileras. Proporciona información sobre el grado de interdependencia de las puntuaciones de las dos escalas.

Rhodotorula *(Rhodotorula),* género de levaduras, que incluye especies como *R. rubra,* que se han identificado como causas de endocarditis y septicemia, especialmente en pacientes inmunocomprometidos.

r-HuEPO (r-HuEPO), siglas de **eritropoyetina humana recombinante.**

Rhus *(Rhus),* género de vides y arbustos de la familia Anacardiaceae, que incluye numerosas especies venenosas. Las especies tóxicas más importantes son *R. radicans* (hiedra venenosa), *R. diversiloba* (roble venenoso occidental), *R. quercifolia* (roble venenoso oriental) y *R. vernix* (zumaque venenoso).

RI (IR), **1.** siglas de **receptor de imagen. 2.** siglas de *radiología intervencionista.*

RIA (RIA), siglas en inglés de **radioinmunoanálisis.**

ribavirina (ribavirin), fármaco antiviral en aerosol. Se prescribe para el tratamiento de las infecciones respiratorias de vías bajas por el virus sincitial respiratorio en niños y bebés.

ribete azul (blue line), coloración azulada que se observa a veces sobre el lado gingival de la boca en casos de gingivitis. Es un signo de intoxicación crónica por plomo o bismuto.

riboflavina (riboflavin), pigmento hidrosoluble, amarillo, cristalino, que constituye uno de los componentes estables al calor del complejo de la vitamina B. Se combina con flavoproteínas específicas y actúa como coenzima en los procesos oxidativos de hidratos de carbono, grasas y proteínas. Pequeñas cantidades de riboflavina se encuentran en el hígado y el riñón, pero no se almacena en grado significativo en el cuerpo, por lo que debe haber un aporte regular en la dieta. Las deficiencias de riboflavina son raras.

ribonucleasa (ribonuclease [RNase]), tipo de endonucleasa que hidroliza ácidos ribonucleicos.

ribonucleósido (ribonucleoside), nucleósido cuyo azúcar es la ribosa. Los ribonucleósidos del ARN son adenosina, citidina, guanosina y uridina.

ribonucleótido (ribonucleotide), clase de nucleótidos en los que la pentosa es la D-ribosa.

ribosa (ribose), azúcar pentosa de 5 carbonos que es un componente del ácido ribonucleico (ARN).

ribosoma (ribosome), orgánulo citoplásmico compuesto por ácido ribonucleico y proteínas que interviene en la síntesis de proteínas. Los ribosomas interaccionan con el ARN mensajero, transfiriendo el ARN para unir moléculas de aminoácidos a una cadena de polipéptidos siguiendo la secuencia de nucleótidos del ARN mensajero.

ribosuria (ribosuria), presencia de ribosa en la orina, habitualmente un signo de distrofia muscular.

ricina (ricin), potente toxina obtenida a partir de semillas de ricino. Existe en forma de polvo, vapor o pellets o en disolución en agua o en un ácido débil. El envenenamiento se produce por ingestión, inhalación o inyección. Una dosis de 500 μg puede ser mortal. No hay antídoto.

Rickettsia *(Rickettsia),* [Howard Taylor Ricketts, anatomopatólogo estadounidense, 1871-1910], género de microorganismos que tienen características comunes a los virus y a las bacterias. Son visibles con microscopio óptico, se dividen por fisión y responden a antibióticos. También existen como parásitos similares a los virus, viviendo en el intestino de insectos, como por ejemplo en los piojos. Las enfermedades producidas por rickettsias han sido responsables de muchas de las peores epidemias de la humanidad. Las diferentes especies se clasifican en función de la similitud de las enfermedades que ocasionan. Las enfermedades por rickettsias son poco frecuentes en los países donde se controlan las poblaciones de insectos y roedores.

rickettsiosis (rickettsiosis), [Howard T. Ricketts], grupo de enfermedades infecciosas provocadas por microorganismos del género *Rickettsia.*

rickettsiosis del Asia septentrional transmitida por garrapatas (North Asian tick-borne rickettsiosis), infección del hemisferio oriental causada por *Rickettsia sibirica* y transmitida por garrapatas, que recuerda la fiebre manchada de las Montañas Rocosas. Los signos clínicos habituales son: exantema maculopapular generalizado, que afecta también a palmas de las manos y plantas de los pies, fiebre y adenopatías.

rickettsiosis pustulosa (rickettsialpox), [Howard T. Ricketts], enfermedad infecciosa aguda leve provocada por *Rickettsia akari* y transmitida de los ratones a los seres humanos por los ácaros *(Allodermanyssus sanguineus)*. Se caracteriza por una lesión primaria costrosa asintomática, escalofríos, fiebre, cefaleas, malestar, mialgias y un exantema semejante a la de la varicela. El cloranfenicol o la tetraciclina aceleran la recuperación.

rickettsiosis transmitida por la garrapata (tick-borne rickettsiosis), cualquier enfermedad transmitida por las garrapatas *Ixodes* portadoras de *Rickettsia,* microorganismos menores que las bacterias pero mayores que los virus.

RICH (GVHR), siglas de *reacción injerto contra huésped.*

Richards, Linda (Richards, Linda), enfermera considerada como la primera enfermera estadounidense titulada, graduada en la primera promoción del New England Hospital for Women and Children. Se considera que fue la primera en recoger por escrito datos sobre los pacientes, práctica que inició cuando trabajaba como supervisora de noche en el Bellevue Hospital de Nueva York, con el nombre de Hermana Helen.

Riehl-Sisca, Joan (Riehl-Sisca, Joan), teórica de la enfermería que presentó su Teoría del interaccionismo simbólico en el libro de Riehl y Hermana Callista Roy, *Conceptual Models for Nursing* (1980). El modelo de interacción de Riehl emplea el modelo de enfermería en la implementación de la asistencia de enfermería. En la teoría del interaccionismo simbólico, la persona interpreta las acciones mutuas con otra persona basándose en el significado asociado con la acción antes de reaccionar. Es un proceso de interpretación entre el estímulo y la respuesta. El énfasis de Riehl está en la valoración e interpretación de las acciones del paciente por la enfermera, quien hace después predicciones sobre la conducta del paciente.

riesgo (hazard), alteración o fenómeno que aumenta la probabilidad de una pérdida que puede no necesariamente producir lesión o enfermedad.

riesgo de alteración de la nutrición: por exceso (nutrition, risk for imbalanced: more than body requirements), diagnóstico de enfermería aprobado por la Fourth National Conference on Nursing Diagnoses. Se define como el estado en que un individuo sufre el riesgo de recibir un aporte de nutrientes mayor que sus necesidades metabólicas.

riesgo de asfixia (suffocation, risk for), diagnóstico de enfermería aceptado por la Seventh National Conference on the Classification of Nursing Diagnoses. Se define como el riesgo incrementado de asfixia accidental (aire inadecuado para su inhalación).

riesgo de automutilación (self-mutilation, risk for), diagnóstico de enfermería aceptado por la Tenth National Conference on the Classification of Nursing Diagnoses (revisado en 2000). El diagnóstico se define como comportamiento de autolesión deliberado que induce daño en los tejidos, en un intento de causar lesiones no letales para conseguir un alivio de la tensión.

riesgo de baja autoestima situacional (self-esteem, situational low, risk for), diagnóstico de enfermería aceptado por la Fourteenth National Conference on the Classification of Nursing Diagnoses. Se define como el riesgo de desarrollar percepciones negativas de la propia valía en respuesta a una situación presente específica.

riesgo de compromiso de la dignidad humana (dignity, human, risk for compromised), diagnóstico de enfermería aceptado por la Seventeenth National Conference on the Classification of Nursing Diagnoses. Se define como percepción de pérdida de respeto y honorabilidad.

riesgo de conducta infantil desorganizada (infant behavior, disorganized, risk for), diagnóstico de enfermería aprobado por la Eleventh National Conference on the Classification of Nursing Diagnoses. Se define como un riesgo de sufrir una alteración de la integración y modulación de los sistemas fisiológicos y conductuales del funcionamiento (es decir, los sistemas neurovegetativo, motor, organizativo, autorregulador y atencional-interactivo).

riesgo de confusión aguda (confusion, acute, risk for), diagnóstico de enfermería aceptado por la Seventeenth National Conference on the Classification of Nursing Diagnoses (revisado en 2007). Se define como el riesgo de alteraciones reversibles de la consciencia, la atención, la cognición y la percepción, que se desarrollan durante un período de tiempo breve.

riesgo de contaminación (contamination, risk for), diagnóstico de enfermería aceptado por la Seventeenth National Conference on the Classification of Nursing Diagnoses. Se define como aumento del riesgo de exposición a contaminantes ambientales en dosis suficientes como para causar efectos adversos para la salud.

riesgo de déficit de volumen de líquidos (fluid volume, risk for deficient), diagnóstico de enfermería aceptado por la Fifth National Conference on the Classification of Nursing Diagnoses. Se define como el estado en el cual un individuo está expuesto a riesgo de experimentar deshidratación vascular, celular o intracelular.

riesgo de desequilibrio de la temperatura corporal (body temperature, imbalanced, risk for), diagnóstico de enfermería aceptado por la Seventh National Conference on the Classification of Nursing Diagnoses. Situación en la que el individuo tiene riesgo de no poder mantener la temperatura normal dentro de los valores normales.

riesgo de desequilibrio del volumen de líquidos (fluid volume imbalanced, risk for), diagnóstico de enfermería aceptado por la Thirteenth National Conference on the Classification of Nursing Diagnoses. Se define como un riesgo de disminución, aumento o cambio de compartimento de los líquidos intravasculares, intersticiales y/o intintracelulares. El diagnóstico hace referencia a la pérdida o exceso de líquidos corporales intravasculares, intersticiales o intracelulares, o a la reposición de dichos líquidos.

riesgo de deterioro de la integridad de la piel (skin integrity, impaired, risk for), diagnóstico de enfermería aceptado por la Fourth National Conference on the Classification of Nursing Diagnoses. Se define como estado en el que la piel de una persona corre el riesgo de verse alterada negativamente.

riesgo de deterioro de la religiosidad (religiosity, risk for impaired), diagnóstico de enfermería aceptado en la Sixteenth National Conference on the Classification of Nursing Diagnoses. Indica riesgo de deterioro de la capacidad para mantener la confianza en las propias creencias o participar en ritos de una determinada confesión religiosa.

riesgo de deterioro del afecto entre padres e hijos (parent/infant/child attachment, impaired, risk for), diagnóstico de enfermería aceptado por la Eleventh National Conference on the Classification of Nursing Diagnoses. Se define como la desestructuración del proceso interactivo entre el padre u otra persona significativa y el niño que fomenta el desarrollo de una relación protectora y de educación recíproca.

riesgo de disfunción neurovascular periférica (peripheral neurovascular dysfunction, risk for), diagnóstico de enfermería aceptado por la Tenth National Conference on the Classification of Nursing Diagnoses. El riesgo de disfunción neurovascular periférica se define como un estado en el cual un individuo está en peligro de experimentar desestructuración en la circulación, sensibilidad o movimiento en una extremidad.

riesgo de disreflexia autónoma (dysreflexia, autonomic, risk for), diagnóstico de enfermería aceptado por la Thirteenth National Conference on the Classification of Nursing Diagnoses (revisado en 2000). Se define como el riesgo de padecer una respuesta potencialmente mortal no inhibida del sistema nervioso simpático, secundaria a shock espinal, en un individuo con lesión o daño medular en D6 o superior.

riesgo de estreñimiento (constipation, risk for), diagnóstico de enfermería aceptado por la Thirteenth National Conference on the Classification of Nursing Diagnoses. Se define como el riesgo de que disminuya la frecuencia de defecación normal de una persona, acompañado de defecación dificultosa o incompleta y/o heces demasiado duras o secas.

riesgo de glucemia inestable (glucose, blood, risk for unstable), diagnóstico de enfermería aceptado por la Seventeenth National Conference on the Classification of Nursing Diagnoses. Se define como un riesgo de variación de la glucemia (azúcar) respecto al rango de referencia.

riesgo de impotencia (powerlessness, risk for), diagnóstico de enfermería aceptado por la Fourteenth National Conference on the Classification of Nursing Diagnoses. Se define como hallarse en riesgo de una ausencia percibida de control de una situación y/o la propia capacidad de afectar al desenlace de modo significativo.

riesgo de incontinencia urinaria de urgencia (incontinence, urinary, urge, risk for), diagnóstico de enfermería aprobado por la Thirteenth National Conference on the Classification of Nursing Diagnoses. Se define como el riesgo de presentar una emisión involuntaria de orina asociada con una súbita y enérgica sensación de urgencia urinaria.

riesgo de infección (infection, risk for), diagnóstico de enfermería aceptado por la Seventh National Conference on the Classification of Nursing Diagnoses. El riesgo de infección se define como el estado en el que una persona tiene un mayor riesgo de sufrir la invasión de microorganismos patógenos.

riesgo de intoxicación (poisoning, risk for), diagnóstico de enfermería aceptado por la Seventh National Conference on the Classification of Nursing Diagnoses (revisado 2007). El diagnóstico describe el mayor riesgo de exposición accidental a la ingestión de fármacos o de productos peligrosos en dosis suficientes para causar intoxicación.

riesgo de lesión (injury, risk for), diagnóstico de enfermería aceptado por la Fourth National Conference on the Classification of

Nursing Diagnoses. Se define como el estado en el que una persona está en riesgo de lesión como consecuencia de la interacción de condiciones ambientales con los recursos adaptativos y defensivos de la persona.

riesgo de lesión por la colocación perioperatoria (injury, perioperative positioning, risk for), diagnóstico de enfermería aceptado por la Eleventh National Conference on the Classification of Nursing Diagnoses (revisada en 2007). Se define como el riesgo de sufrir cambios anatómicos y físicos inadvertidos como consecuencia de la postura o equipo usado durante un procedimiento quirúrgico/invasivo.

riesgo de proceso de duelo complicado (grieving, risk for complicated), diagnóstico de enfermería aceptado por la Sixteenth National Conference on the Classification of Nursing Diagnoses (revisada en 2007). Indica un riesgo de sufrir un trastorno que se produce después del fallecimiento de una persona allegada en la que la experiencia de la angustia que acompaña a la pérdida no logra cumplir las expectativas normales y se manifiesta como una alteración funcional.

riesgo de radiación (radiation risk), peligro para la salud resultante de exposición a materiales radiactivos naturales y sintéticos. Son fuentes de radiación los rayos cósmicos, el radón, el radio y otros radionúclidos del suelo, así como los reactores nucleares, los aceleradores de partículas y las armas nucleares, la minería y la molturación de mineral de uranio y los instrumentos de tratamiento con rayos X.

riesgo de recurrencia (recurrence risk), probabilidad de que una enfermedad encontrada en un miembro de una progenie aparezca en otros miembros de la misma ascendencia.

riesgo de retraso del crecimiento (delayed development, risk for), diagnóstico de enfermería aceptado por la Thirteenth National Conference on the Classification of Nursing Diagnoses. Se define como el riesgo de un retraso del 25% o más en una o más áreas de comportamiento social y autorregulador, o bien en funciones cognitivas, de lenguaje o motoras, gruesas o finas.

riesgo de síndrome de desuso (disuse syndrome, risk for), diagnóstico de enfermería aceptado por la Eighth National Conference on the Classification of Nursing Diagnoses. Se define como un estado caracterizado por el potencial deterioro de los sistemas corporales, como consecuencia de la inactividad, prescrita o inevitable.

riesgo de síndrome de estrés por traslado (relocation stress syndrome, risk for), diagnóstico de enfermería aceptado por la Fourteenth National Conference on the Classification of Nursing Diagnoses. Se define como riesgo de trastorno fisiológico y/o psicológico secundario al traslado de un ambiente a otro.

riesgo de síndrome de muerte súbita del lactante (sudden infant death syndrome, risk for), diagnóstico de enfermería aceptado por la Fifteenth National Conference on the Classification of Nursing Diagnoses. Se define como la presencia de factores de riesgo de muerte súbita en lactantes de menos de 1 año de edad.

riesgo de síndrome postraumático (post-trauma syndrome, risk for), diagnóstico de enfermería aceptado por la Thirteenth National Conference on the Classification of Nursing Diagnoses. Es un riesgo de una respuesta sostenida de maladaptación a un fenómeno traumático de gran envergadura.

riesgo de soledad (loneliness, risk for), diagnóstico de enfermería aprobado por la Eleventh National Conference on the Classification of Nursing Diagnosis (revisado 2007). Se define como el riesgo de experimentar molestias asociadas con el deseo o necesidad de un mayor contacto con otras personas.

riesgo de sufrimiento espiritual (spiritual distress, risk for), diagnóstico de enfermería aceptado por la Fourth National Conference on the Classification of Nursing Diagnoses (revisado en 2003). Se define como riesgo de deterioro de la capacidad para experimentar e integrar el significado y el propósito de la vida de un individuo, a través de la conexión consigo mismo, con los demás, con el arte, la música, la naturaleza o con poderes de índole trascendente.

riesgo de suicidio (suicide, risk for), diagnóstico de enfermería aceptado por la Fourteenth National Conference on the Classification of Nursing Diagnoses. Se define como el riesgo de lesión autoinfligida que puede amenazar la vida del sujeto.

riesgo de tendencia a las fugas (elopement propensity risk), resultado de enfermería recogido en la Nursing Outcomes Classification (NOC). Se define como la tendencia de un individuo con deterioro cognitivo a escapar de un área de seguridad.

riesgo de traumatismo (trauma, risk for), diagnóstico de enfermería aceptado por la Seventh National Conference on the Classification of Nursing Diagnoses. Se define como un riesgo acentuado de lesión tisular accidental, como una herida, quemadura o fractura.

riesgo para la salud (health risk), precursor de una enfermedad asociado a una morbididad y mortalidad superior a la media.

riesgo relativo (relative risk), cálculo de la probabilidad de que se desarrolle una determinada enfermedad entre los miembros de una población expuestos a un factor concreto, comparándolo con una población similar que no está expuesta a ese factor.

riesgo sanitario (health hazard), peligro para la salud como consecuencia de la exposición a contaminantes ambientales, como el amianto o la radiación ionizante, o derivado del estilo de vida, como el consumo de tabaco o de drogas.

rifabutina (rifabutin), antibacteriano utilizado en la prevención de la enfermedad diseminada por complejo *Mycobacterium avium* en pacientes con infección por VIH avanzada.

rifamicina (rifamycin), cualquiera de los integrantes de una familia de antibióticos biosintetizados a partir de una cepa de *Streptomyces mediterranei,* eficaz contra un amplio espectro de bacterias. Se emplean en el tratamiento inicial y el retratamiento de la tuberculosis pulmonar y en la prevención de infecciones meningocócicas en los contactos estrechos con pacientes afectados de infecciones por *Neisseria meningitidis*.

rifampicina (rifampin), antibacteriano. Se prescribe en combinación para el tratamiento de la tuberculosis, las infecciones estafilocócicas y la neumonía por *Legionella,* y para la profilaxis de la meningitis meningocócica y las infecciones por *Haemophilus influenzae*.

rifapentina (rifapentine), antituberculoso. Se utiliza para tratar la tuberculosis pulmonar. Debe utilizarse al menos con otro antituberculoso.

rifaximina (rifaximin), agente antiinfeccioso mixto empleado para tratar la diarrea del viajero inducida por *Escherichia coli* en adultos y niños de más de 12 años de edad.

rigidez cerebelosa (cerebellar rigidity), rigidez de los músculos del tronco causada por lesión del cerebelo en la línea media. En algunos casos los miembros también pueden estar rígidos y el cuello y la espalda arqueados, como en el opistótonos.

rigidez de nuca (nuchal rigidity), resistencia a la flexión del cuello, situación que se aprecia en pacientes con meningitis.

rigidez de tubo de plomo (lead-pipe rigidity), estado de rigidez e inflexibilidad que permanece uniforme en toda la amplitud del movimiento pasivo. Se asocia con enfermedades de los ganglios basales.

rigidez en rueda dentada (cogwheel rigidity), rigidez anómala del tejido muscular caracterizada por movimientos espasmódicos cuando el músculo es estirado de forma pasiva. Se aprecia con frecuencia en la enfermedad de Parkinson.

rigidez matutina (morning stiffness), período de rigidez muscular después de despertarse por la mañana, una queja común de los pacientes con artritis o trastornos musculoesqueléticos similares.

rigidez^1 (rigidity), trastorno de endurecimiento o inflexibilidad.

rigidez^2 (rigidus), deformidad caracterizada por limitación de movimientos, especialmente la flexión dorsal del dedo gordo del pie.

rígido (stiff), caracterizado por rigidez o falta de flexibilidad muscular.

rigor (rigor), **1.** rigidez de los tejidos del cuerpo, como sucede en el *rigor mortis.* **2.** acceso violento de temblor que puede ir asociado a escalofríos y fiebre.

rigor mortis (rigor mortis), endurecimiento rígido de los músculos esquelético y cardíaco inmediatamente después de la muerte.

riluzol (riluzole), antagonista del glutamato utilizado para el tratamiento de la esclerosis lateral amiotrófica.

rimantadina (rimantadine), agente antiviral utilizado en la profilaxis y el tratamiento de la gripe A.

rimeloxona (rimeloxone), corticoide empleado en el tratamiento tópico de la inflamación tras cirugía ocular y de la uveítis que afecta a las estructuras anteriores del ojo.

rímula (rimula), hendidura muy pequeña en el sistema nervioso central.

rinalgia (rhinalgia), dolor que afecta a la nariz.

rinencéfalo (rhinencephalon), porción de cada hemisferio cerebral que contiene el sistema límbico, que está asociado a las emociones.

rinenquisis (rhinenchysis), ducha de la cavidad nasal.

rinitis (rhinitis), inflamación de la mucosa de la nariz, junto con tumefacción de la misma y secreción nasal. Se puede complicar con sinusitis.

rinitis alérgica (allergic rhinitis), inflamación de las vías nasales, generalmente asociada con secreción nasal acuosa y prurito nasal y ocular, como consecuencia de una reacción de sensibilidad localizada frente al polvo doméstico, a la caspa de los animales o a un antígeno, generalmente el polen.

rinitis alérgica estacional (seasonal allergic rhinitis), fiebre del heno.

rinitis atrófica (atrophic rhinitis), trastorno nasal, tipo de rinitis crónica, en el cual se produce atrofia de la mucosa de la nariz, con fracaso de la función ciliar y sequedad y formación de costras en la pared de las vías nasales.

rinitis hiperplásica crónica (chronic hyperplastic rhinitis), inflamación crónica de la mucosa de la nariz con formación de pólipos.

rinitis hipertrófica crónica (chronic hypertrophic rhinitis), enfermedad que consiste en inflamación crónica de la mucosa nasal con hipertrofia de la misma.

rinitis purulenta (purulent rhinitis), infección de la mucosa nasal que se acompaña de la formación de pus. El trastorno suele ser secundario a una infección sistémica, como el sarampión.

rinitis vasomotora (vasomotor rhinitis), rinitis crónica y obstrucción nasal, sin alergia ni infección, caracterizada por estornudos, rinorrea, obstrucción nasal e hiperemia vascular de la mucosa de la nariz.

rinoedema (rhinedema), acumulación de líquido en la mucosa de la nariz.

rinoentomoftoromicosis (rhinoentomophthoromycosis), forma usual de infección por *Conidiobolus coronatus,* caracterizada por el desarrollo de grandes pólipos en los tejidos subcutáneos de la nariz y los senos paranasales. Puede ir seguida de afectación orbital con ceguera unilateral.

rinoescleroma (rhinoscleroma), inflamación crónica en la nariz, que se propaga a la laringe y a la faringe. La causa es una infección por *Klebsiella rhinoscleromatis.*

rinoestenosis (rhinostenosis), estrechamiento anómalo de un conducto nasal.

rinoficomicosis (rhinophycomycosis), infección de los senos nasales y paranasales provocada por el ficomiceto *Entomophthora coronata.* Con frecuencia, la infección se extiende a los tejidos adyacentes, como ojos y cerebro.

rinofima (rhinophyma), forma de rosácea en la que existe hiperplasia sebácea, enrojecimiento, vascularización intensa, tumefacción y deformación de la piel de la nariz. El tratamiento incluye dermoabrasión, electrocirugía, cirugía plástica y remodelado cutáneo con láser.

rinolaringitis (rhinolaryngitis), inflamación de las mucosas de la nariz y de la garganta.

rinolitiasis (rhinolithiasis), formación de concreciones en la cavidad nasal.

rinolito (rhinolith), concreción en la cavidad nasal.

rinología (rhinology), rama de la medicina que se especializa en el diagnóstico y el tratamiento de los trastornos que afectan a la nariz.

rinólogo (rhinologist), médico especializado en el diagnóstico y el tratamiento de los trastornos de la nariz.

rinomanómetro (rhinomanometer), instrumento para medir la presión del aire en la nariz. Se emplea en el diagnóstico de la obstrucción nasal.

rinomicosis (rhinomycosis), infección fúngica de la membrana mucosa de la nariz.

rinopatía (rhinopathy), cualquier enfermedad o malformación de la nariz.

rinoplastia (rhinoplasty), procedimiento de cirugía plástica en el que se altera o se da forma a la estructura de la nariz. Se puede extirpar cartílago o hueso, trasplantar tejido de otra parte del cuerpo o implantar material sintético para modificar la forma. Lo más frecuente es que esta intervención se realice por motivos estéticos.

rinorragia (rhinorrhagia), sangrado profuso por la nariz.

rinorrea (rhinorrhea), **1.** secreción de una fina mucosidad nasal. **2.** flujo de LCR por la nariz tras una lesión craneal.

rinorrea/otorrea cerebroespinal (cerebrospinal rhinorrhea/ otorrhea), secreción de LCR por la nariz o el oído.

rinosalpingitis (rhinosalpingitis), inflamación de las membranas mucosas de la nariz y de la trompa de Eustaquio.

rinoscopia (rhinoscopy), exploración de las fosas nasales para inspeccionar la mucosa y detectar la presencia de inflamación, deformidades, asimetría o desviaciones del tabique. Las fosas nasales se pueden explorar por la parte anterior, introduciendo un espéculo en las ventanas nasales, o por la parte posterior, introduciendo un rinoscopio a través de la nasofaringe.

rinoscopio (rhinoscope), instrumento para explorar las fosas nasales a través de las ventanas nasales o a través de la nasofaringe.

rinosporidiosis (rhinosporidiosis), infección provocada por el hongo *Rhinosporidium seeberi,* caracterizada por pólipos de color rojo carnoso en las mucosas de la nariz, conjuntiva, nasofaringe y del paladar blando. La enfermedad puede adquirirse nadando o bañándose en aguas infectadas. El tratamiento más eficaz es la electrocauterización.

rinotomía (rhinotomy), intervención quirúrgica en la que se practica una incisión a lo largo de un lado de la nariz para drenar el pus acumulado en un absceso o una infección sinusal.

rinovirus (rhinovirus), cada uno de los cerca de 100 pequeños virus ARN serológicamente diferentes que provocan alrededor del 40% de las infecciones respiratorias agudas. La infección se caracteriza por sequedad e irritación de garganta, congestión nasal, malestar y cefalea. La fiebre es mínima. La secreción nasal dura 2-3 días.

rinovirus humano 14 (human rhinovirus 14), virus del resfriado común.

riñón (kidney), órgano par en forma de judía, de color marrón purpúreo, localizado en la parte dorsal del abdomen a ambos lados de la columna vertebral entre la 12.ª vértebra torácica y la 3.ª vértebra lumbar. Generalmente, el riñón derecho está localizado más bajo que el izquierdo. Cada riñón mide aproximadamente 11 cm de largo, 6 cm de ancho y 2,5 cm de grosor. Los riñones filtran la sangre y eliminan los productos de desecho a la orina a través de una compleja red de filtración y un sistema de reabsorción compuesto por 2 millones de nefronas. Las nefronas se componen de glomérulos y túbulos renales que filtran la sangre que los atraviesa a alta presión, eliminando la urea, sales y otros productos solubles del plasma sanguíneo y purificando la sangre. Diariamente pasan por los riñones más de 1.183 litros de sangre. Los riñones eliminan agua a la orina y devuelven el agua al plasma sanguíneo tras ser reabsorbida en los túbulos, ayudando a mantener el equilibrio hídrico del cuerpo.

riñón «contraído» (contracted kidney), riñón que está considerablemente reducido de tamaño y función como consecuencia de hiperproliferación de tejido fibroso y una irrigación sanguínea disminuida. El trastorno se presenta en la nefroesclerosis arteriolar y la glomerulonefritis.

riñón artificial (artificial kidney), dispositivo que se emplea para hacer circular la sangre fuera del cuerpo, eliminando sustancias que generalmente son excretadas en la orina. Suele consistir en una serie de tubos o catéteres, que hacen circular la sangre a través de una solución dializadora donde se eliminan los productos de desecho mediante un proceso de ósmosis y difusión.

riñón de Ask-Upmark (Ask-Upmark kidney), riñón hipoplásico con menos lobulillos de los habituales y cisuras en superficie; la mayor parte de los pacientes afectados sufren una hipertensión grave, en ocasiones con encefalopatía y retinopatía hipertensivas.

riñón de Goldblatt (Goldblatt kidney), riñón anómalo en el que la vasoconstricción de una arteria renal produce isquemia y liberación de renina, sustancia vasopresora asociada a la hipertensión.

riñón doble (duplex kidney), riñón que tiene dos sistemas colectores separados, con catéter doble o simple.

riñón ectópico (ectopic kidney), el riñón que no está en su posición habitual. Los tipos más comunes de riñón ectópico son el abdominal, el lumbar, el pélvico, el torácico y el cruzado con fusión.

riñón ectópico cruzado y fusionado (crossed fused ectopic kidney), el que presenta ectopia renal cruzada.

riñón en herradura (horseshoe kidney), anomalía congénita relativamente frecuente caracterizada por la presencia de un istmo de tejido parenquimatoso que conecta los dos riñones en sus polos inferiores. El trastorno puede causar una obstrucción de los uréteres, hidronefrosis y dolor abdominal.

riñón en L (L-shaped kidney), riñón fusionado en el que una masa renal es vertical y la otra por debajo de ella está en posición transversal. Puede ser una variedad de riñón en herradura o un tipo de ectopia de riñón cruzado.

riñón en torta (pancake kidney), anomalía congénita en la que el riñón izquierdo y derecho se fusionan en una masa única pélvica. El riñón fusionado tiene dos sistemas colectores y dos uréteres y con frecuencia se obstruye por su posición anómala.

riñón esponjoso (medullary sponge kidney), defecto renal congénito que produce la dilatación quística de los túbulos colectores. Las personas con este defecto suelen desarrollar cálculos renales o infecciones renales producidas por la retención de la orina.

riñón flotante (floating kidney), riñón que no está fijado en su posición anatómica habitual por malposición congénita o lesión traumática.

riñón inferior (inferior kidney), segmento inferior del riñón, que ocupa la posición más baja.

riñón intratorácico (intrathoracic kidney), riñón ectópico que protruye de forma parcial o total por encima del diafragma en el mediastino anterior.

riñón malrotado (malrotated kidney), riñón que no ha rotado de forma adecuada durante su ascenso desde la pelvis en el desarrollo prenatal, por lo general con el hilio orientado hacia delante en lugar de en sentido anteromedial.

riñón posterior (posterior kidney), el segmento posterior del riñón; el segmento renal localizado más dorsalmente.

riñón ptósico (ptotic kidney), riñón situado anormalmente en la pelvis, habitualmente sobre el promontorio del sacro, por detrás del peritoneo.

riñón quístico (cystic kidney), relativo a cualquiera de los diversos trastornos quísticos del riñón, entre ellos la enfermedad poliquística congénita, los quistes renales solitarios o los quistes corticales asociados a nefrosclerosis.

riñón superior (superior kidney), segmento del riñón localizado en la parte superior del órgano.

riñón unicalicial (unicaliceal kidney), riñón con una papila, cáliz y sistema colector único.

risa canina (risus caninus), distorsión de la cara mostrando los dientes, causada por la tensión en el músculo occipitofrontal y en otros músculos faciales como consecuencia de tétanos.

risa sardónica (risus sardonicus), risa irónica, como de máscara, provocada por el espasmo de los músculos faciales tal y como se observa en el tétanos.

risedronato (risedronate), inhibidor de la resorción ósea. Se utiliza en el tratamiento de la enfermedad de Paget.

risorio (risorius), uno de los 12 músculos de la boca. Es una banda fibromuscular que actúa traccionando del ángulo de la boca, como sucede al sonreír.

rítide (rhytid), arruga cutánea.
ritidoplastia (rhytidoplasty), procedimiento de cirugía plástica reconstructiva por el cual se estira la piel de la cara, se eliminan las arrugas y se da a la piel un aspecto firme y liso.
ritidosis (rhitidosis, rhytidosis), presencia de arrugas, especialmente en la córnea.
ritidosis (rhytidosis), desarrollo de arrugas, especialmente en la córnea.
ritmicidad (entrainment), fenómeno observado en el microanálisis de películas de sonido en las que el locutor mueve varias partes de su cuerpo con el ritmo de los sonidos y el oyente responde con movimientos coordinados. Se cree que es un factor esencial en la creación de los lazos maternoinfantiles.
ritmo (rhythm), relación de un impulso con los impulsos siguientes medidos en cuanto al tiempo, movimiento o regularidad de acción.
ritmo bigeminal (bigeminal rhythm), latido cardíaco anómalo, en el que latidos ectópicos auriculares o ventriculares se alternan y se acoplan con exactitud con latidos sinusales, o en el que hay latidos ectópicos ventriculares en parejas, como sucede en la taquicardia ventricular con bloqueo de salida 3:2.
ritmo biológico (biologic rhythm), recurrencia periódica de determinados fenómenos biológicos, como el ciclo respiratorio, el ciclo del sueño o el ciclo menstrual.
ritmo cardíaco (cardiac rhythm), latido recurrente del corazón.
ritmo cardíaco asistólico (asystolic cardiac rhythm), registro electrocardiográfico con aspecto de línea plana, indicador de parada cardíaca.
ritmo circadiano (circadian rhythm), patrón basado en un ciclo de 24 horas, especialmente la repetición de ciertos fenómenos fisiológicos como el sueño y la alimentación.
ritmo de dosis (dose rate), cantidad de radiación liberada que se absorbe por unidad de tiempo.
ritmo de escape (escape rhythm), latido cardíaco sostenido que se produce cuando el seno o el nódulo auriculoventricular (AV) están deprimidos o bloqueados. En tales condiciones, la frecuencia cardíaca está controlada por la unión auriculoventricular o el sistema de fibras His-Purkinje.
ritmo de galope (cantering rythm, gallop rythm), patrón de tres o cuatro ruidos cardíacos en cada ciclo cardíaco que se parece al galope de un caballo.
ritmo de galope sumatorio (summation gallop), ritmo de galope en el que el tercer y cuarto ruidos cardíacos están superpuestos, apareciendo como un solo sonido fuerte; puede observarse en algunos pacientes con taquicardia, pero se suele asociar a enfermedad cardíaca.
ritmo de la unión (junctional rhythm), ritmo cardíaco que suele originarse en la unión del nódulo auriculoventricular (AV) y del haz AV. Puede ser un ritmo de escape normal (frecuencia inferior a 60 latidos/minuto) o un foco activo (frecuencia de 60 latidos/minuto o superior).
ritmo de la unión acelerado (accelerated idiojunctional rhythm), ritmo automático de la unión cuya velocidad es superior a 59 latidos/minuto pero inferior a a 100 latidos/minuto.
ritmo de la unión acelerado (accelerated junctional rythm), ritmo cardíaco ectópico de la unión auriculoventrivular, cuya frecuencia sobrepasa la frecuencia normal de contracción de esa zona, con o sin conducción auricular retrógrada.
ritmo diurno (diurnal rhythm), patrones de actividad o conducta que siguen ciclos día-noche, como la pauta desayuno-comida-cena.
ritmo ectópico (ectopic rhythm), ritmo cardíaco anormal originado por la formación del impulso en un foco fuera del nodo sinusal. Es un ritmo que puede ser protector frente a los fallos del nodo sinusal o en caso de excesiva reducción de su velocidad, pero también puede indicar un foco activo anómalo.
ritmo idionodal (idiojunctional rhythm), ritmo cardíaco originado en la unión entre el nódulo auriculoventricular (AV) y el haz AV pero sin conducción retrógrada hacia la aurícula.
ritmo idioventricular (idioventricular rhythm), ritmo cardíaco independiente provocado por una descarga repetida de impulsos a una frecuencia menor a 100 latidos/minuto procedente de un foco intraventricular.
ritmo idioventricular acelerado (RIVA) (accelerated idioventricular rhythm [AIVR]), ritmo ventricular ectópico automático cuya frecuencia es superior a 49 latidos/minuto pero inferior a 100 latidos/minuto, sin conducción retrógrada hacia las aurículas. En el infarto agudo de miocardio un RIVA puede ser signo de reperfusión espontánea o el resultado del tratamiento trombolítico.
ritmo infradiano (infradian rhythm), biorritmo que se repite en ciclos más cortos que el período de 24 horas.
ritmo respiratorio (respiratory rhythm), ciclo de oscilación regular de inspiración y espiración, controlado por impulsos neuronales transmitidos entre los centros respiratorios del encéfalo y los músculos inspiratorios del tórax y el diafragma.
ritmo sinusal (sinus rhythm), ritmo cardíaco regular, estimulado por el nódulo sinoauri-

cular. Late normalmente a un ritmo entre 60 y 100 latidos/minuto.

ritmo sinusal normal (normal sinus rythm), ritmo normal del corazón cuando su marcapasos es el nódulo sinusal, con una frecuencia cardíaca entre 60 y 100 latidos/minuto.

ritmo ventricular (ventricular rhythm), el latido recurrente de los ventrículos, ya sea normal o anómalo.

ritonavir (ritonavir), inhibidor de la proteasa. Se prescribe para el tratamiento del SIDA, como parte de un régimen de multifármacos que incluya al menos tres antirretrovirales.

ritual (ritual), **1.** trastorno de la salud mental caracterizado por secuencias repetitivas de rutinas de la vida diaria estereotipadas, como lavarse las manos repetidamente, que interfieren con el nivel de actividad normal de un individuo. **2.** orden prescrito de actos ceremoniales o series de actos. **3.** procedimiento detallado que se sigue con fidelidad o regularidad.

ritual compulsivo (compulsive ritual), serie de actos que un sujeto piensa que debe llevar a cabo incluso aunque reconozca que la conducta es inútil e inapropiada; es frecuente en el trastorno obsesivo-compulsivo.

rituximab (rituximab), antineoplásico misceláneo. Se utiliza para el tratamiento del linfoma no-Hodgkin (CD20 positivo, células-B).

rivastigmina (rivagstimine), inhibidor reversible de la colinesterasa. Se usa como complemento en el tratamiento de la demencia leve o moderada de tipo Alzheimer.

Rivea corymbosa *(Rivea corymbosa),* parra trepadora de la familia botánica Convolvulaceae. Las semillas contienen alcaloides del indol, una fuente de la dietilamida del ácido lisérgico, que tienen un efecto de alteración de la percepción cuando se ingieren en grandes cantidades. Se han utilizado en ceremonias religiosas de las culturas indígenas iberoamericanas desde la época de los aztecas.

rivus lacrimalis (rivus lacrimalis), canal que se forma entre los párpados y la superficie del ojo que permite el flujo de lágrimas cuando los ojos están cerrados.

rizatriptán (rizatriptan), antimigrañoso. Se utiliza para el tratamiento agudo de la migraña.

rizoide (rhizoid), parecido a una raíz, o que sirve para anclar.

rizoma (rhizome) tallo vegetal subterráneo que crece más o menos horizontalmente, suele presentar las raíces en su parte inferior y posee yemas.

rizomelia (rhizomelia), **1.** trastorno de las caderas y los hombros. **2.** anomalía en la longitud de los brazos y las piernas de un individuo.

rizomélico (rhizomelic), perteneciente a las articulaciones de la cadera y del hombro.

rizomeningomielitis (rhizomeningomyelitis), inflamación de las raíces nerviosas, las meninges y la médula espinal.

rizotomía (rhizotomy), extirpación quirúrgica de la raíz dorsal de un nervio raquídeo, realizada para aliviar el dolor y en ocasiones para disminuir los espasmos.

rizotomía anterior (anterior rhizotomy), sección quirúrgica de la raíz ventral de un nervio raquídeo, habitualmente para aliviar un espasmo persistente o un movimiento involuntario, o un dolor intratable.

rizotomía posterior (posterior rhizotomy), procedimiento quirúrgico para seccionar las raíces nerviosas posteriores o sensitivas para aliviar el dolor intratable, o para disminuir el espasmo de causa neurológica.

rlc (sfc), abreviatura de *recuento de líquido cefalorraquídeo*.

RM (MRI), siglas de **resonancia magnética**.

RM abierta (open MRI), abreviatura de **resonancia magnética abierta**.

RMF (FMRI), siglas de **resonancia magnética funcional.**

RMN (NMR), siglas de *resonancia magnética nuclear.*

RMOP (POMR), siglas de **registro médico orientado al problema.**

RMP (MPR), siglas de **reconstrucción multiplanar.**

Rn (Rn), símbolo del **radón.**

RN (NR), siglas de *ritmo nodal*.

RN (RN), siglas de **enfermero diplomado.**

Rnasa (RNase), abreviatura de **ribonucleasa.**

RNBP (LBW), siglas de *recién nacido de bajo peso*.

RO (ORT), siglas de **rehidratación oral.**

Robb, Isabel Hampton, enfermera docente y escritora estadounidense, nacida en Canadá. Fue la primera en instituir un curso sistemático, paso a paso, para los estudiantes de enfermería, que integraba experiencia clínica y clases teóricas, y fue también la primera educadora en disponer que sus estudiantes acudieran a otros hospitales para recibir formación especializada. Fue una de las fundadoras de The American Journal of Nursing y de la precursora de la American Nurses Association.

robótico (robotic), relativo a un robot, un dispositivo mecánico o electrónico que se asemeja al ser humano, que opera automáticamente o por control remoto, con la capacidad de llevar a cabo diversas tareas complejas.

roce (friction rub), sonido chirriante y seco que se oye con un estetoscopio durante la auscultación. Un roce auscultado sobre la región pericárdica sugiere pericarditis; un roce sobre la región pleural puede ser signo de enfermedad pulmonar.

roce (rub), movimiento de fricción de una superficie sobre otra, como el roce que se produce entre las paredes de la pleura.

roce pericárdico (pericardial friction rub, pericardial rub), fricción entre las membranas inflamadas del pericardio, como suele suceder en la pericarditis o tras un infarto de miocardio, produciéndose un sonido audible a la auscultación.

roce pleuropericárdico (pleuropericardial rub), ruido de roce tosco y anormal que se percibe en la auscultación pulmonar al final de la inspiración y al principio de la espiración. Se debe al roce que se produce entre las superficies pleurales visceral y parietal. Un roce pleuropericárdico indica una enfermedad pleural primaria de tipo inflamatorio, neoplásico o traumático, o inflamación secundaria a infección o neoplasia.

rocuronio (rocuronium), agente bloqueante muscular no despolarizante. Se prescribe como adyuvante de la anestesia general en la relajación del músculo esquelético para facilitar la intubación endotraqueal y la ventilación mecánica.

Rochalimaea *(Rochalimaea),* género de bacterias que se parecen a *Rickettsia* pero se encuentran extracelularmente en un huésped artrópodo. La especie tipo *R. quintana* (actualmente denominada *Bartonella quintana*) es una causa de la fiebre de las trincheras que se transmite mediante el piojo corporal. Una bacteria emparentada, *R. henselae,* es causa de angiomatosis bacilar en seres humanos inmunocomprometidos, incluidos los que tienen infección por VIH.

rodete acetabular (acetabular labrum), collarín fibrocartilaginoso sobre el borde del cotilo que atraviesa la incisura acetabular como ligamento acetabular transverso y que convierte la incisura en un agujero.

rodete elevador (torus levatorius), pliegue o elevación amplia de la nasofaringe que parece surgir inmediatamente debajo de la trompa de Eustaquio, continúa medialmente hasta la superficie superior del paladar blando y cubre el músculo elevador del velo del paladar.

rodete glenoideo (glenoide labrum), collarete fibrocartilaginoso que aumenta la profundidad y expande la cavidad glenoidea.

rodete palatino (palatine torus), reborde óseo a lo largo del paladar duro en la línea de fusión de los segmentos derecho e izquierdo del maxilar inferior.

rodete tubárico (torus tubarius), elevación del borde de la trompa de Eustaquio en donde se proyecta en la nasofaringe.

rodilla (knee), articulación compleja que une el muslo con la pierna. Se compone de 3 articulaciones condíleas, 12 ligamentos, 13 bolsas y la rótula.

rodilla articulada (hinged knee), dispositivo diseñado para proteger y fijar la rodilla durante una actividad. Está formado por un manguito elástico con barras articuladas de aluminio o acero a la altura del eje de la articulación de la rodilla, estabilizadas con correas de piel o autoadhesivas (velcro).

rodilla bloqueada (locked knee), trastorno en el que la rodilla está fija, bien sea en una posición de flexión o de extensión, generalmente por una ruptura longitudinal del menisco interno.

rodilla coja (game knee), término general para referirse a cualquier lesión o trastorno que interfiere con la función normal de la articulación de la rodilla.

rodilla de monja (housemaid's knee), inflamación crónica de la bolsa situada por delante de la rótula, caracterizada por enrojecimiento e hinchazón. Está provocada por la presión repetida y prolongada de la rodilla sobre una superficie dura.

rodillo (roll), movimientos articulares intrínsecos sobre un eje paralelo a la superficie articular. El eje puede permanecer estacionario o moverse en un plano paralelo a la superficie articular.

rodio (Rh) (rhodium [Rh]), elemento metálico blanco-grisáceo. Su número atómico es 45; su peso atómico es 102,91.

rodopsina (rhodopsin), compuesto pigmentado de color violáceo presente en los bastones de la retina, formado por una proteína, la opsina, y un derivado de la vitamina A, el retinal. La rodopsina confiere a los segmentos externos de los bastones un color violáceo y adapta el ojo a la luz de baja densidad. El compuesto se destruye al incidir la luz sobre él mediante un cambio químico que desencadena la conducción de impulsos nerviosos.

roentgen (R) (roentgen [R]), [William K. Roentgen, físico alemán, 1845-1923], cantidad de radiación X o gamma que crea una unidad electrostática de iones en 1 ml de aire a 01/4 °C y 760 mm de presión. En radioterapia o radiodiagnóstico el roentgen es la unidad de la dosis emitida.

roentgens recíprocos (reciprocal roentgens), (en radiología) medida de la velocidad de la placa de rayos X, calculada como el inverso del número de roentgens necesarios para producir en la placa una densidad de 1.

Rogers, Martha (Rogers, Martha), (1914-1994), teórica de la enfermería que desarrolló la *Science of Unitary Human Beings,* teoría de enfermería introducida en 1970. La teoría de Rogers está muy vinculada a la teoría de los sistemas generales con elementos de un modelo evolutivo. Considera cuatro «pilares básicos»: los campos de energía, el universo de sistemas abiertos, el modelo y la organización y la cuarta dimensionalidad.

rojo de los labios o borde libre (vermilion border), área externa de color entre rosado y rojo de los labios superior e inferior, que se extiende desde la unión de los labios con la piel facial que los rodea en el exterior hasta la mucosa labial del interior de la boca.

rojo escarlata (scarlet red), colorante azoico que ha sido utilizado para proporcionar color a preparados farmacéuticos.

rol (role), patrón de conducta socialmente esperado asociado a una función de los individuos de varios grupos sociales. Los roles proporcionan un medio para la participación social y una forma de probar identidades para la validación consensuada por parte de las personas allegadas.

rol de género (gender role), expresión de la identidad de género de una persona; imagen que una persona representa hacia sí misma y hacia los demás, demostrando masculinidad o femineidad.

rol expandido (expanded role), papel del personal de enfermería más allá de los límites de la legislación sobre la práctica de la enfermería tradicional. La práctica básica es la desempeñada en la enfermería primaria y la enfermería profesional.

romadizo (snuffles), secreción nasal de la infancia característica de la sífilis congénita.

rombencéfalo (rhombencephalon), la más caudal de las tres vesículas primarias del cerebro embrionario.

romboide (rhomboid), que tiene la forma de un paralelogramo oblicuo equilateral, como el músculo romboides.

romboides mayor o inferior (rhomboideus major), músculo de la parte superior de la espalda que se sitúa por debajo del romboides menor y paralelo a él. Su función, junto al romboides menor, es traccionar de la escápula hacia la columna vertebral, al mismo tiempo que le sirve de apoyo y tira ligeramente de ella hacia arriba.

romboides menor o superior (rhomboideus minor), músculo de la parte superior de la espalda situado por encima del romboides mayor y paralelo a él. Su función, junto al romboides mayor, es traccionar de la escápula hacia la columna vertebral, al mismo tiempo que le sirve de apoyo y tira ligeramente de ella hacia arriba.

rombómero (rhombomere), cualquiera de los nueve segmentos del tubo neural embrionario.

romper (rupture), provocar una rotura o desgarro.

ron (rum), licor destilado a partir de productos fermentados del azúcar de caña, incluidas las melazas. Puede contener hasta un 60% de alcohol etílico en volumen.

roncus (rhonchus), ruidos anómalos que se escuchan en la auscultación como consecuencia de la obstrucción de una vía aérea por secreciones densas, espasmos musculares, neoplasias o presión externa. Son más pronunciados durante la espiración y disminuyen de forma característica con la tos.

roncha[1] (welt), lesión elevada de la piel causada generalmente por un golpe o que se asocia a dermatografismo.

roncha[2] (wheal), área lisa y ligeramente elevada de la piel que está más pálida o más eritematosa que la piel circundante. Es la lesión típica de la urticaria.

ronquera (hoarseness), trastorno caracterizado por una voz ruda o profunda, ronca, áspera, que indica una inflamación de faringe y laringe.

ronquera neurogénica (neurogenic hoarseness), signo de parálisis unilateral de cuerda vocal. Es asintomática, pero existe un excesivo escape de aire durante el habla como consecuencia del cierre incompleto de la glotis. Se necesita un esfuerzo adicional para generar un flujo de aire suficiente para producir los sonidos del lenguaje. Sin tratamiento existe peligro de neumonía por aspiración.

ronquido (snore), ruido rudo y áspero de la respiración causado por la vibración de la úvula y el paladar blando durante el sueño.

ropa adaptada (adapted clothing), ropa modificada para permitir que las personas incapacitadas puedan vestirse por sí solas con una mínima dificultad.

ropinirol (ropinirole), antiparkinsoniano.

ropivacaína (ropivacaine), anestésico local utilizado para inducir bloqueo de los nervios periféricos, anestesia caudal, bloqueo neural central y bloqueo vaginal.

rosácea (rosacea), enfermedad inflamatoria crónica observada en adultos de todas las edades. Presenta dos componentes: eritema y/o pápulas y pústulas acneiformes. Se asocia a eritema, pústulas y telangiectasias, especialmente en nariz, frente y mejillas, y a síntomas oculares de conjuntivitis.

roséola (roseola), cualquier exantema de coloración rosa.

roséola idiopática (roseola idiopathica), erupción cutánea de manchas rojizas simétricas en una patología no asociada con ningunos otros síntomas bien definidos de enfermedad.

roséola infantil (roseola infantum), enfermedad vírica endémica benigna, de lactantes y niños pequeños, producida por el herpesvirus humano 6 y posiblemente también por el herpesvirus 7, caracterizada por fiebre brusca elevada de forma mantenida o en picos, faringitis leve y aumento de tamaño de los ganglios linfáticos. Se pueden producir convulsiones febriles. Al cabo de 4 o 5 días la fiebre desaparece bruscamente, apareciendo una erupción maculopapular rosa pálido en el cuello, tronco y muslos. La erupción puede durar desde unas pocas horas hasta 2 días. No existe tratamiento específico ni vacuna para esta infección. Con frecuencia se utiliza paracetamol para controlar la fiebre.

roséola sintomática (roseola symptomatica), erupción coloreada de rosa que se presenta al comienzo de una afección febril bien definida.

roseolovirus (roseolovirus), género de herpesvirus relacionado con el citomegalovirus. De él forma parte el herpesvirus humano 6, causante de la roséola infantil.

roseta (rosette), **1.** cualquier estructura parecida a una rosa. **2.** cuerpo esporulador de un parásito del paludismo.

rosiglitazona (rosiglitazone), antidiabético oral. Se utiliza en el tratamiento de la diabetes mellitus tipo 2 estable.

rosina (rosin), oleorresina sólida producida por destilación con vapor del bálsamo de diversas especies de pinos. Tras la extracción de la terpentina en el proceso la rosina permanece como una masa ambarina. Se emplea en emplastos y pomadas.

rostelo (rostellum), **1.** la parte anterior del escólex de un nematodo que presenta comúnmente mandíbulas unciformes. **2.** partes tubulares de la boca de algunos insectos.

rostral (rostral), en forma de pico.

rostro (rostrum), proyección en forma de pico, como el rostro del esfenoides.

rosuvastatina (rosuvastatin), agente antilipémico utilizado como tratamiento complementario de la hipercolesterolemia primaria (tipo II a y b), la dislipidemia mixta con elevación de triglicéridos y la hipercolesterolemia familiar.

rotación (rotation), **1.** giro de un hueso en torno a su eje central, uno de los cuatro tipos fundamentales de movilidad permitida por diversas articulaciones. Algunos huesos, como el húmero, rotan también alrededor de su propio eje longitudinal. Alternativamente, el eje de rotación puede no ser completamente paralelo al eje principal del hueso que rota, como en el movimiento del radio sobre el cúbito durante la pronación y la supinación de la mano. **2.** giro en torno a un eje. **3.** rotación de la cabeza fetal para descender a través de la pelvis durante el parto.

rotación articular (spin), movimientos articulares intrínsecos alrededor de un eje perpendicular a la superficie articular.

rotación con fórceps (forceps rotation), intervención obstétrica en la que se emplea un fórceps para rotar la cabeza del feto, situado en el canal del parto en posición transversa o posterior.

rotación de Kielland (Kielland's rotation), [Christian Kielland, obstetra noruego, 1871-1941], operación obstétrica en la que se utilizan los fórceps de Kielland para girar la cabeza del feto desde una posición occipital posterior u occipital transversa a una occipital anterior.

rotación dental (tooth rotation), **1.** malposición de un diente que ha girado sobre su eje longitudinal. **2.** proceso mediante el cual se rota el diente.

rotación externa (external rotation), giro hacia fuera o lejos de la línea media del cuerpo, como cuando se rota externamente una pierna con los dedos de los pies ladeados hacia fuera o lejos de la línea media del cuerpo.

rotación fetal (fetal rotation), giro de la cabeza del feto cuando comienza a descender por el canal del parto. La cabeza fetal se puede rotar con la mano o con un fórceps si fuera necesario para colocar el cuerpo en una correcta posición para el parto.

rotación interna (internal rotation), **1.** giro de una extremidad del cuerpo hacia la línea media. **2.** rotación medial.

rotación lateral (lateral rotation), separación de la línea media del cuerpo.

rotación manual (manual rotation), maniobra obstétrica en la que se gira manualmente la cabeza del feto desde una posición transversa a otra anteroposterior en el canal del parto para facilitar la salida.

rotación medial (medial rotation), giro hacia la línea media del cuerpo.

rotación neutra (neutral rotation), posición de una extremidad cuando no ha girado para acercarse ni para alejarse de la línea media del cuerpo.

rotación pélvica (pelvic rotation), uno de los cinco determinantes cinemáticos principales de la marcha, que hace referencia a la rotación alternativa de la pelvis a la derecha y a la izquierda del eje central del cuerpo. La rotación pélvica se produce durante la fase de bipedestación de la marcha y consiste en un movimiento circular desde dentro hacia fuera. Durante la locomoción o marcha normal, que se considera un movimiento sinusoidal progresivo, la rotación de la pelvis sirve para reducir al mínimo el desplazamiento vertical del centro de gravedad del organismo.

rotacismo (rhotacism), trastorno del lenguaje caracterizado por una pronunciación defectuosa de palabras que contienen el sonido /r/.

rotador (rotator), músculo que rota alrededor de un eje, como los músculos rotadores cervicales, dorsales o lumbares, cuya función es extender y rotar la columna vertebral hacia el lado opuesto.

rotavirus (rotavirus), molécula de ARN de doble cadena que tiene el aspecto de una diminuta rueda, con una capa externa claramente definida, o llanta, y una capa interna de radios. El virus se replica en las células epiteliales del intestino. Es uno de los organismos responsables de la gastroenteritis aguda con diarrea, sobre todo en lactantes.

rotavirus del adulto (RVAD) (adult rotavirus [ADRV]), forma de rotavirus causante de cierta forma de diarrea grave en los adultos.

rotigotina (rotigotine), fármaco usado en el tratamiento de la enfermedad de Parkinson idiopática.

rotonda pélvica (pelvic rotunda), zona del tímpano que aparece como una depresión con forma de embudo, situada por encima de la ventana coclear.

rotoscoliosis (rotoscoliosis), patología en la cual existe desviación lateral y rotacional de la columna vertebral.

rótula (patella), hueso plano triangular situado delante de la articulación de la rodilla con un vértice puntiagudo al que se une el ligamento rotuliano.

rótula deslizante (slipping patella), rótula que se luxa de forma recidivante.

rótula flotante (floating patella), rótula separada del cóndilo femoral por la presencia de derrame articular en la rodilla.

rotura (rupture), desgarro o pérdida de la continuidad o de la configuración de un órgano o tejido corporal, incluyendo aquellos casos en los que otros tejidos sobresalen a través de un orificio.

rotura de membranas (rupture of membranes [ROM]), rotura de la bolsa amniótica, generalmente cuando se inicia el parto. Puede ser espontánea o provocada.

rotura del seno marginal (marginal sinus rupture), desprendimiento de la placenta de su sitio de implantación. Puede ser completa, parcial o marginal en la *abruptio placentae.*

rotura prematura de membranas (premature rupture of membranes), rotura espontánea de la bolsa amniótica antes del comienzo del parto.

rotura uterina durante el embarazo (rupture of uterus in pregnancy), desgarro o fisura del útero como consecuencia de un traumatismo o de otras causas, que se puede acompañar del desplazamiento del feto y de la bolsa amniótica a la cavidad peritoneal. La paciente experimenta dolor agudo debido a la lesión tisular e irritación del tejido peritoneal. Se debe sospechar una pérdida hemática importante cuando aparezca hipotensión, déficit de volumen líquido y alteración del gasto cardíaco.

ROV (RVC), siglas de **respuestas a órdenes verbales.**

Roy, Hermana Callista (Roy, Sister Callista), teórica de la enfermería que introdujo el modelo de adaptación de enfermería en 1970 como esquema conceptual para el plan de estudios, ejercicio profesional e investigación de la enfermería. En el modelo de Roy se considera que el ser humano es un sistema adaptativo. El sistema experimenta cambios en respuesta a estímulos. Si el cambio favorece la integridad del individuo se trata de una respuesta adaptativa. De lo contrario, se trataría de una respuesta de maladaptación.

Royal College of Physicians (Royal College of Physicians [RCP]), organización profesional de médicos de Reino Unido.

Royal College of Physicians and Surgeons of Canada (Royal College of Physicians and Surgeons of Canada [RCPSC]), organización nacional canadiense que reconoce y confiere calidad de miembro a determinados médicos y cirujanos cualificados.

Royal College of Surgeons (Royal College of Surgeons [RCS]), organización profesional de cirujanos de Reino Unido.

rozadura (chafing), irritación superficial de la piel por fricción.

RPE (FTT), siglas de **retraso en el crecimiento y desarrollo.**

RPG (RGP), siglas de **lente de contacto rígida permeable a gas.**

rpm (rpm), siglas de **revoluciones por minuto.**

RR (KJ), siglas de *reflejo rotuliano.*

RRL (LRN), siglas de Red de Respuestas de Laboratorio.

RRT (RRT), siglas inglesas de **terapeuta respiratorio diplomado.**

RSC (CBC), siglas de **recuento sanguíneo completo.**

RSM (SMR), siglas de **resección submucosa.**

RSN (NSR), siglas de **ritmo sinusal normal.**

RSNA (RSNA), siglas de **Radiological Society of North America.**

RSR (SNR), siglas de **relación señal-ruido.**

RT (TR), siglas de **regurgitación tricuspídea.**

RT (RT), siglas en inglés de **terapia respiratoria.**

RTE (ERT), siglas de **radioterapia externa.**

RTG (AGC), siglas de *recuento del número total de granulocitos.*

RTL (TLR), siglas de **reflejo tónico del laberinto.**

RTN (ANC), siglas de **recuento del número total de neutrófilos.**

RTU (TUR), siglas de **resección transuretral.**

RTUP (TURP), sigla de **resección transurethral de la próstata.**

Ru (Ru), símbolo del **rutenio.**

RU (UR), siglas de **revisión de utilización.**

rubefacción (rubefacient, rubefaction), enrojecimiento de la piel producido por un antiirritante.

rubefaciente (rubefacient), sustancia o agente que aumenta la coloración rojiza de la piel.

rubéola (rubella), enfermedad vírica contagiosa, con un período de incubación de 12 a 23 días y que se transmite por gotitas, caracterizada por fiebre, síntomas de infección leve de vías respiratorias altas, adenopatías, artralgias y fina erupción maculopapulosa roja difusa. Los síntomas suelen durar 2 o 3 días, excepto las artralgias, que pueden persistir durante más tiempo o recidivar. La enfermedad en sí misma es leve y no requiere tratamiento especial. Un ataque confiere inmunidad de por vida. Si una mujer adquiere la rubéola en el primer trimestre de la gestación pueden desarrollarse anomalías fetales, como defectos cardíacos, cataratas, sordera y retraso mental. Se recomienda la administración de la vacuna viva atenuada contra la rubéola a todos los niños, con el fin de reducir las posibilidades de epidemia y proteger así a las mujeres embarazadas. La vacuna no se aconseja en cambio para mujeres ya en gestación, recomendándose en cambio que se evite la gestación en los 3 meses siguientes a la administración de la vacuna.

rubeosis (rubeosis), coloración roja de la piel.

rubeosis iridis (rubeosis iridis), formación de vasos sanguíneos anómalos sobre la parte anterior del iris. Puede estar asociada con diabetes mellitus, isquemia retiniana y glaucoma neovascular.

ruber (ruber), palabra latina que significa rojo.

rubescente (rubescent), que sonroja.

rubidio (Rb) (rubidium [Rb]), elemento metálico blando del grupo de los metales alcalinos. Su número atómico es 37 y el peso atómico es 85,47. Ligeramente radiactivo, se utiliza en la gammagrafía con isótopos.

rubivirus (rubivirus), miembro de la familia de los togavirus entre los que se incluye el virus de la rubéola.

rubor (flush), **1.** sonrojamiento o enrojecimiento súbito de la cara y del cuello. **2.** enrojecimiento prolongado de la cara, como ocurre en la fiebre, con el uso de ciertos fármacos y en el hipertiroidismo.

rubor (rubor), enrojecimiento, especialmente cuando va acompañado de inflamación.

rubor (blush), eritema difuso y de duración breve de la cara y el cuello, que generalmente se debe a la dilatación de los pequeños vasos sanguíneos superficiales en respuesta al calor o a una emoción súbita.

rubor axogénico (axon flare), enrojecimiento, vasodilatación y aumento de la sensibilidad de la piel que rodea a una zona lesionada, todo lo cual se produce por un reflejo axónico. Se considera parte de una respuesta triple en la que la lesión cutánea provoca un enrojecimiento local, liberación de histamina o sustancias similares a la histamina, erupción circundante y formación de una roncha.

rubratoxina (rubratoxin), micotoxina producida sobre los granos de cereales por ciertas especies de penicilina. Puede ser causa de hepatotoxicidad en el ganado vacuno.

rubricito (rubricyte), eritrocito nucleado; fase medular en el desarrollo normal de un eritrocito.

rudimentario (rudimentary), perteneciente a algo vestigial o embrionario; poco desarrollado.

rudimento (rudiment), órgano o tejido que no se ha desarrollado completamente o que no es funcional.

rueda (wheel), **1.** marco circular rígido diseñado para dar vueltas alrededor de un eje en el centro del disco. **2.** instrumento dental redondo y cortante utilizado para pulimentar.

ruga (ruga), arruga o pliegue, como los pliegues de la mucosa del estómago.

rugoso (rugose, rugous), arrugado o corrugado.

ruido ambiental (ambient noise), ruido total en un determinado entorno.

ruido articular (clicking), serie de clics, como los chasquidos, crujidos y crepitaciones que se escuchan durante los movimientos del cóndilo mandibular.El sonido se asocia a disfunción de la articulación temporomandibular.

ruido blanco (white noise), sonido cuya intensidad es la misma en todas las frecuencias dentro de una banda determinada.

ruido carotídeo (carotid bruit), soplo que se oye sobre la arteria carótida en el cuello, indicando estrechamiento de la arteria, generalmente secundario a arteriosclerosis. Hay riesgo de un accidente cerebrovascular si la estenosis es grave y no se trata.

ruido de disparo (pistol-shot sound), sonido agudo, como una palmada, que se oye por auscultación sobre el pulso femoral de un paciente con insuficiencia aórtica. Está producido por un pulso de volumen elevado con una elevación brusca de la presión.

ruido de olla cascada (cracked-pot sound), sonido que se aprecia a veces en la percusión sobre una cavidad abierta a un bronquio.

ruido o murmullo respiratorio (breath sound), sonido del aire al entrar y salir de los pulmones, como se escucha con el estetoscopio. La disminución del murmullo respiratorio puede indicar: obstrucción de una de las vías respiratorias, colapso de una zona o de todo el pulmón, engrosamiento de la pleura, enfisema u otra EPOC. También se encuentra en pacientes frágiles, que no pueden respirar profundamente por motivos físicos.

ruido placentario (placenta souffle), sonido a modo de soplo o zumbido producido por la circulación fetal en la placenta.

ruido respiratorio bronquial (bronchial breath sound), sonido normal percibido con el estetoscopio colocado sobre las principales vías aéreas pulmonares, sobre todo la tráquea. La espiración y la inspiración producen sonidos fuertes, de tono alto, de igual duración, que suenan como soplar a través de un tubo hueco.

ruidos de eyección (ejection sounds), ruidos de chasquido agudos que se escuchan al principio de la sístole y que coinciden con el comienzo de la eyección sistólica desde el ventrículo derecho o izquierdo. Los ruidos de eyección aórticos se suelen percibir en la estenosis valvular aórtica, la insuficiencia aórtica, la coartación de la aorta y la hipertensión con dilatación aórtica. Los ruidos de eyección pulmonar se oyen en la estenosis pulmonar leve o moderada, la hipertensión pulmonar y la dilatación de la arteria pulmonar.

ruidos de Korotkoff (Korotkoff sounds), [Nickolai Korotkoff, médico ruso, 1874-1920], sonidos que se escuchan durante la toma de presión sanguínea utilizando un esfigmomanómetro y un estetoscopio. Al soltar aire del manguito se reduce la presión sobre la arteria humeral y se percibe el latido de la sangre en el vaso.

Ruland, Cornelia M., teórica de la enfermería que, junto con Shirley M. Moore, desarrolló la Teoría del final de la vida tranquilo, que sostiene que el personal de enfermería es un elemento integral de la generación de una asistencia tranquila al final de la vida, que incluye cuestiones tales como evitar el sufrimiento, el apoyo emocional, la proximidad y la participación de los seres queridos y el tratamiento del enfermo con empatía y respeto.

rumiación (rumination), regurgitación habitual de pequeñas cantidades de alimentos no digeridos sin esfuerzo después de cada comida, alteración que se produce con frecuencia en los lactantes. Puede ser un síntoma de sobrealimentación, de comer demasiado deprisa o de tragar demasiado aire. Tiene escasa o nula repercusión clínica.

rumiante (ruminant), perteneciente a los animales que mastican la comida y la regurgitan. También se aplica a los lactantes que regurgitan y vuelven a tragar una comida.

rupia (rupia), erupción pustulosa asociada con la sífilis secundaria. Se caracteriza por úlceras costráceas que se parecen a conchas sobre una piel pigmentada de oscuro.

Rural Clinics Assistance Act (Rural Clinics Assistance Act), ley del Congreso Estadounidense que permite el establecimiento de clínicas en determinadas áreas consideradas rurales y sin servicios y en algunas ciudades del interior. Las clínicas están pensadas para prestar asistencia primaria mediante equipos de médicos y personal de enfermería titulado.

rutenio (Ru) (ruthenium [Ru]), elemento metálico duro, quebradizo. Su número atómico es 44 y su peso atómico es 101,07.

ruterfordio (Rf) (rutherfordium [Rf]), [Sir Ernest Rutherford, físico británico, 1871-1937], elemento sintético transuránico. Su número atómico es 104; su masa atómica es 261.

rutina (rutin), bioflavonoide obtenido del alforfón y utilizado en el tratamiento de la fragilidad capilar.

RUV (KUB), siglas de riñón, uréter y vejiga; es un término utilizado en el estudio radiológico para determinar la localización, el tamaño, la forma y malformación de los riñones, los uréteres y la vejiga.

RVAD (ADRV), siglas de **rotavirus del adulto.**

RVP (PVR), siglas de **resistencia vascular pulmonar.**

S

s (s), **1.** abreviatura de *segundo* en unidades del SI. **2.** abreviatura de la palabra latina *sinister,* «izquierda». **3.** abreviatura de la palabra latina *sine,* «sin».

S (S), **1.** símbolo del **azufre** (sulfur). **2.** símbolo de «saturación de hemoglobina». **3.** símbolo del **siemens.**

s̄, s (s̄, s), símbolo del término latino *sine,* «sin».

S_1 (S_1), primer ruido del ciclo cardíaco que se produce al comienzo de la sístole ventricular. Va asociado al cierre de las válvulas mitral y tricúspide y es sincrónico con el pulso apical.

S1, S2,... (S1, S2,...), símbolos de los **nervios sacros.**

S_2 (S_2), segundo ruido del ciclo cardíaco. Va asociado al cierre de las válvulas aórtica y pulmonar, al comienzo de la diástole ventricular.

S_3 (S_3), tercer ruido del ciclo cardíaco. Normalmente sólo es audible en niños y adultos jóvenes físicamente activos y en general desaparece con los años. En personas de edad más avanzada es un hallazgo anormal y suele indicar insuficiencia del miocardio.

S_4 (S_4), cuarto ruido del ciclo cardíaco. Se produce al final de la diástole, al contraerse las aurículas. Rara vez se escucha en sujetos normales, e indica una resistencia anormalmente elevada al llenado ventricular.

SA (SA), abreviatura de **sinoauricular.**

sábana (sheet), **1.** pieza rectangular de algodón, lino, etc., que se emplea para cubrir la cama. **2.** cualquier elemento que se parezca a ello.

sábana de algodón (sheet wadding), almohadillado con sábanas de algodón elástico, utilizado para cubrir la piel antes de aplicar un yeso. Su elasticidad permite la formación de algo de edema en la extremidad sin que la escayola apriete demasiado.

sábana extensible (drawsheet), sábana más pequeña que la bajera o la encimera de una cama, que normalmente se coloca sobre la parte central de la sábana bajera y se utiliza para mantener secas las sábanas inferiores y el colchón, o para mover o girar al paciente.

sábana húmeda fría (cold-wet-sheet pack), forma de terapia somática para pacientes agitados. El paciente es envuelto en sábanas frías y húmedas que se calientan por el calor corporal. Se ha señalado que el calor y la inmovilización ejercen un efecto tranquilizador en los pacientes muy agitados.

sábana mortuoria (winding sheet), sudario o mortaja para envolver el cuerpo fallecido.

sabañón (chilblain), enrojecimiento e inflamación de la piel provocada por una excesiva exposición al frío. Puede acompañarse de quemazón, prurito, ampollas y úlceras, muy semejantes a la quemadura por calor.

sabroso (palatable), agradable al gusto, como los alimentos.

saburra (sordes), suciedad o residuos, especialmente las costras formadas por alimentos, microorganismos y células epiteliales, que se acumulan en los dientes y labios durante una enfermedad febril o cuando el paciente no toma nada por vía oral. La saburra gástrica consiste en alimentos no digeridos y moco en el estómago.

sacádico (saccade), referente a pequeños movimientos repentinos y rápidos de ambos ojos.

sacárido (saccharide), cualquier componente del gran grupo de hidratos de carbono que incluye todos los azúcares y almidones.

sacarina (saccharin), **1.** edulcorante sintético cristalino, de color blanco, derivado del alquitrán mineral. Aunque es hasta 500 veces más dulce que el azúcar, carece de valor nutritivo. **2.** de sabor dulce, especialmente empalagoso.

sacarometabolismo (saccharometabolism), funcionamiento del azúcar en un cuerpo viviente.

sacaromicosis (saccharomycosis), infección por levaduras, como las pertenecientes a los géneros *Candida* o *Cryptococcus*.

sacarosa (sucrose), disacárido obtenido de la caña de azúcar, de la remolacha azucarera y del sorgo, y formado por una molécula de glucosa y otra de fructosa unidas por un enlace glucosídico.

Saccharomyces *(Saccharomyces),* género de levaduras causantes de enfermedades como bronquitis, moniliasis y faringitis.

saciedad (satiety), sentimiento satisfactorio de plenitud después de comer.

saco (sac), bolsa, u órgano en forma de bolsa, como el saco abdominal del embrión, que da lugar a la cavidad abdominal.

saco aéreo (air sac), pequeña cavidad terminal en el pulmón, constituida por los alveolos conectados a un bronquiolo terminal.

saco alveolar (alveolar sac), saco de aire en cada una de las cavidades terminales del tejido pulmonar.

saco conjuntival (conjunctival sac), espacio potencial formado por la conjuntiva y los párpados.

saco coriónico (chorionic sac), membrana en forma de saco que se desarrolla a partir de la pared del blastocisto para envolver al embrión.

saco dural (dural sac), saco ciego formado por el extremo inferior de la duramadre, a la altura del segundo segmento sacro.

saco endolinfático (endolymphatic sac), extremo ciego de un conducto endolinfático.

saco gestacional (gestational sac), bolsa que contiene el feto en una gestación extrauterina.

saco herniario (hernial sac), bolsa del peritoneo a la que pasan los órganos o tejidos para formar una hernia.

saco lagrimal (lacrimal sac), extremo superior de los dos conductos nasolagrimales. Cada saco está situado en un surco profundo formado por el hueso lagrimal y la apófisis frontal del maxilar. Los sacos lagrimales se llenan de lágrimas secretadas por las glándulas lagrimales, y las expulsan a través de los conductos lagrimales.

saco sinovial (synovial sac), hernia de la sinovial fuera de los límites de la articulación.

saco vitelino (yolk sac), estructura que se desarrolla en la masa celular interna del embrión y que se expande formando una vesícula con una parte gruesa que se convierte en el intestino primitivo y una parte más fina que crece dando lugar a la cavidad del corion. Después de nutrir al embrión, el saco vitelino suele desaparecer alrededor de la séptima semana de embarazo.

sacos terminales (terminal sacs), dilataciones de paredes delgadas que se desarrollan en las extremidades de los bronquiolos respiratorios durante el desarrollo fetal. Su aparición marca el punto en el que se hace posible la respiración limitada.

sacro (sacral bone, sacrum), hueso compuesto constituido por la fusión durante la maduración de las cinco vértebras sacras que se encuentran separadas al nacer. El sacro forma la pared posterior de la pelvis; es un gran hueso triangular, situado en su parte dorsal, que se introduce como una cuña entre los dos huesos coxales. La base del sacro se articula con la última vértebra lumbar y su vértice con el cóccix.

sacrociático (sacrosciatic), relativo al sacro y al isquion.

sacrococcígeo (sacrococcygeal), perteneciente al sacro y al cóccix.

sacroileítis (sacroiliitis), inflamación de la articulación sacroilíaca.

sacroilíaco (sacroiliac), relacionado con la parte del sistema esquelético que incluye el sacro y los huesos ilíacos de la pelvis.

sacrosidasa (sacrosidase), enzima utilizada como sustituto para reemplazar a la actividad de la sacarosa, disminuida en el déficit de sacarosa-isomaltasa.

sacudida costal (rib shaking), procedimiento de fisioterapia que consiste en la aplicación constante de presión hacia abajo con un movimiento de sacudidas intermitentes de las manos sobre la caja costal por encima de la zona que se desea drenar. Se hace con la parte plana de la palma de la mano sobre el segmento pulmonar elegido.

saculación (sacculation), cualidad de presentar saculaciones o fruncimientos con pequeñas bolsas.

saculado (sacculated), que presenta pequeños sacos o bolsas o dilataciones saculares.

sacular (saccular), relativo a una bolsa o que tiene la forma de un saco.

sáculo (sacculus), pequeño saco o bolsa, especialmente la menor de las dos divisiones del laberinto membranoso del vestíbulo, que comunica con el conducto coclear a través del conducto de Hensen del oído interno.

SAD (ADS), siglas de *sustancia antidiurética*.

sádico (sadist), persona que padece sadismo o lo practica.

sadismo (sadism), [Donatien A. F., Marqués de Sade, escritor francés, 1740-1814], **1.** placer anómalo obtenido cuando se inflige un dolor físico o psicológico a otra persona o se la ultraja; crueldad. **2.** (en psiquiatría) trastorno psicosexual caracterizado por la imposición de dolor físico o psicológico o humillación a otra persona, ya sea con su consentimiento o sin él, para conseguir excitación o placer sexual.

sadismo anal (anal sadism), (en psicoanálisis) forma sádica de erotismo anal que se manifiesta por una conducta agresiva y egoísta.

sadismo oral (oral sadism), (en psicoanálisis) forma sádica de erotismo oral que se manifiesta por una conducta de morder, masticar y otros impulsos agresivos asociados con los hábitos de comer.

sadomasoquismo (sadomasochism), [Marqués de Sade; Leopold von Sacher-Masoch, escritor austríaco, 1836-1895], trastorno de la personalidad caracterizado por rasgos de sadismo y masoquismo.

sadomasoquista (sadomasochist), [Marqués de Sade; Leopold von Sacher-Masoch], persona que practica el sadomasoquismo.

SAF (FAS), siglas de **síndrome de alcoholismo fetal.**

safeno (saphenous), relativo a determinadas estructuras anatómicas de la pierna, como arterias, venas o nervios.

SAG (AGS), siglas de *síndrome adrenogenital.*

sagital (sagittal), (en anatomía) relativo a una sutura o una línea imaginaria que se extiende de delante atrás en la línea media del cuerpo o de una parte del cuerpo, dividiéndolo en sus partes derecha e izquierda.

SAIN (SAIN), siglas de **Society for Advancement in Nursing.**

sal (salt), **1.** compuesto formado por la reacción de un ácido y una base. Las sales suelen estar constituidas por un catión metálico y un anión no metálico. **2.** cloruro sódico (sal común). **3.** sustancia, como el sulfato de magnesio (sal de Epsom), empleada como laxante.

sal ácida (acid salt), sal producida a partir de un ácido con dos o más bases exclusivamente por la sustitución parcial de hidrogeniones procedentes del ácido correspondiente, quedando cierto grado de acidez en ella.

sal aromática (smelling salt), carbonato de amonio aromatizado al que se puede unir amoníaco. Se usa como estimulante para despertar a las personas que se han desmayado.

sal básica (basic salt), sal que contiene un ion hidróxido no sustituido de la base que lo genera, como el Ca(OH)Cl.

sal yodada (iodized salt), sal de mesa a la que se ha añadido yoduro potásico o sódico como medida preventiva de protección frente al bocio, especialmente en regiones en las que el contenido en yodo del terreno y del agua potable es escaso.

sala (ward), **1.** habitación amplia de un hospital para alojar a varios pacientes. **2.** una división dentro de un hospital que sirve para atender a numerosos pacientes con el mismo proceso, por ejemplo la sala de maternidad.

sala de aislamiento (isolation ward), habitación o sección de un hospital en la cual puede ser tratada una determinada clase de pacientes, especialmente aquellos infectados con enfermedades contagiosas agudas, con un mínimo contacto con el resto de los pacientes y del personal del hospital.

sala de lavado (scrub room), área hospitalaria especial donde los cirujanos y los miembros de su equipo utilizan cepillos estériles desechables y jabones bactericidas para lavarse y frotarse las uñas de los dedos, las manos y los antebrazos, antes de realizar una intervención quirúrgica o de ayudar en ella.

sala de operaciones (SO, S.O.) (operating room [OR, O.R.]), **1.** sala del centro sanitario en la que se realizan procedimientos quirúrgicos que requieren anestesia. **2.** *informal,* conjunto de salas o área de un centro sanitario en la que se prepara a los pacientes y se los somete a la cirugía.

sala de partos, paritorio (delivery room), unidad hospitalaria utilizada para partos obstétricos y reanimación del neonato.

sala de reanimación (recovery room), área situada junto al quirófano a la que son trasladados los pacientes intervenidos quirúrgicamente mientras siguen bajo los efectos de la anestesia antes de ser devueltos a sus habitaciones.

sala de tratamiento (treatment room), habitación situada en una unidad asistencial, habitualmente en un hospital, en la que se realizan diversos tratamientos o procedimientos que requieren equipos especiales.

salas de aislamiento con presión negativa (negative pressure isolation rooms), salas de aislamiento para pacientes con enfermedades que se transmiten por el aire. El flujo de aire se dirige desde el pasillo a la habitación del paciente. Cuando el aire de la habitación se agota, se evacúa hacia el exterior.

sales biliares (bile salts), mezcla de sales de sodio de los ácidos biliares y de los ácidos cólico y quenodesoxicólico sintetizados por el hígado a partir del colesterol. Su baja tensión superficial contribuye a la emulsión de las grasas en el intestino y a su absorción del tubo digestivo.

salicilado (salicylated), relativo a un compuesto químico formado como una sal o un éster del ácido salicílico.

salicilato (salicylate), cualquiera de los medicamentos de amplio uso obtenidos a partir del ácido salicílico. Los salicilatos ejercen acciones analgésicas, antipiréticas y antiinflamatorias. El más importante es el ácido acetilsalicílico o aspirina. También se ha utilizado el salicilato sódico por vía sistémica con efectos similares. Además de los dos anteriores, que se emplean por esta vía, el metilsalicilato se usa por vía tópica como antiirritante en pomadas y linimentos. Otro salicilato, el ácido salicílico, es demasiado irritante para su uso por vía sistémica, por lo que solamente se utiliza de forma tópica como agente queratolítico.

salicilato de alcanfor (camphor salicylate), sustancia cristalina formada por fusión de 84 partes de alcanfor y 65 partes de ácido acetilsalicílico, utilizada en el pasado en pomadas cutáneas y administrada internamente para tratar la diarrea.

salicilato de colina (choline salicylate), sal de colina del ácido salicílico, utilizada como analgésico antipirético, antiinflamatorio y antirreumático.

salicilato de fisostigmina (physostigmine salicylate), inhibidor de la acetilcolinesterasa prescrito como agente miótico para el tratamiento del glaucoma y administrado por vía sistémica para el tratamiento de los efectos tóxicos de un bloqueo excesivo de los receptores colinérgicos (p. ej., debido a intoxicación por atropina).

salicilato de magnesio (magnesium salicylate), sal magnésica del ácido salicílico, usada como analgésico, antipirético, antiinflamatorio y antirreumático.

salicilismo (salicylism), síndrome de intoxicación por salicilatos.

salida de la pelvis verdadera (inferior aperture of minor pelvis), abertura irregular formada por el cóccix, los ligamentos sacrociáticos mayores, parte del isquion, los lados del arco púbico y la sínfisis del pubis.

salidas (output), **1.** suma total de cada una de las eliminaciones líquidas cuantificables del cuerpo, entre las que se incluyen la orina, los vómitos, la diarrea, el drenaje de heridas y fístulas y los líquidos extraídos por equipos de succión. Las salidas se registran mediante la monitorización del equilibrio hidroelectrolítico del paciente. **2.** producto final de un sistema.

salino (saline), **1.** relativo a una sustancia que contiene sal o sales. **2.** relativo a algo que está salado o que tiene las características de la sal común de mesa.

salitre (saltpeter), término con el que se conoce al nitrato potásico, KNO_3, utilizado en la pólvora, el escabechado y en medicamentos.

saliva (saliva), líquido viscoso claro segregado por las glándulas salivales y mucosas de la boca. La saliva contiene agua, mucina, sales orgánicas y una enzima digestiva, la ptialina. Sirve para humedecer la cavidad bucal, iniciar la digestión de los almidones y ayudar en la masticación y la deglución de los alimentos.

saliva artificial (artificial saliva), mezcla de carboximetilcelulosa, sorbitol, sodio y cloruro potásico en solución acuosa. Puede adquirirse en un envase atomizador para el tratamiento de la xerostomía.

salivación (salivation), proceso de secreción de saliva por las glándulas salivales.

salivatorio (salivatory), que estimula la producción de saliva.

salmeterol (salmeterol), broncodilatador simpaticomimético de acción prolongada. Se prescribe en el tratamiento de mantenimiento del broncospasmo reversible asociado a asma (incluida el asma nocturna) y de la EPOC, y para prevenir el asma inducida por ejercicio.

Salmonella *(Salmonella),* [Daniel E. Salmon, anatomopatólogo estadounidense, 1850-1914], género de bacterias móviles, gramnegativas, en forma de bastón, en el que se incluyen las especies que provocan la fiebre tifoidea, la fiebre paratifoidea y algunas formas de gastroenteritis.

Salmonella enteritidis *(Salmonella enteritidis),* especie del género *Salmonella* que produce intoxicaciones alimentarias y gastroenteritis en los seres humanos.

salmonelosis (salmonellosis), [Daniel E. Salmon], forma de gastroenteritis provocada por la ingestión de alimentos contaminados por una especie de *Salmonella,* que se caracteriza por un período de incubación de 6 a 48 horas, seguido de dolor abdominal brusco, de tipo cólico, fiebre y diarrea acuosa y sanguinolenta. Son frecuentes las náuseas y los vómitos, y los signos abdominales pueden recordar los de una apendicitis o una colecistitis aguda. Habitualmente los síntomas duran de 4 a 7 días, aunque la diarrea y la fiebre pueden persistir hasta 2 semanas. No existe tratamiento específico. La preparación adecuada de las comidas, la buena refrigeración de los alimentos y el lavado concienzudo de las manos pueden reducir la frecuencia de sus brotes.

salpingectomía (salpingectomy), ablación quirúrgica de una o ambas trompas de Falopio para eliminar un quiste o un tumor, extirpar un absceso o, en el caso de la salpingectomía doble, como técnica de esterilización o frente a un embarazo tubárico.

salpingectomía abdominal (abdominal salpingectomy), salpingectomía que se realiza a través de una incisión en el abdomen.

salpingitis (salpingitis), inflamación o infección de la trompa de Falopio.

salpingitis eustaquiana (eustachian salpingitis), inflamación de la trompa de Eustaquio.

salpingitis gonocócica (gonococcal salpingitis), inflamación de las trompas de Falopio causada por una infección gonocócica.

salpingitis parenquimatosa (parenchymatous salpingitis), inflamación y engrosamiento de las trompas de Falopio.

salpingoenfraxis (salpingemphraxis), **1.** obstrucción de la trompa de Eustaquio del oído. **2.** obstrucción de una trompa de Falopio.

salpingografía (salpingography), examen radiográfico de la trompa de Falopio tras la inyección de un medio de contraste radiopaco.

salpingooforectomía (salpingo-oophorectomy), extirpación quirúrgica de una trompa de Falopio y un ovario.

salpingooforitis (salpingo-oophoritis), inflamación de la trompa de Falopio y del ovario correspondiente.

salpingostomía (salpingostomy), formación de una abertura artificial en una trompa de Falopio para restablecer su permeabilidad tras la oclusión de su fimbria por infección o por inflamación crónica, o bien para drenar un absceso o una acumulación de líquido. Se puede introducir una prótesis para mantener la permeabilidad de la trompa de Falopio, dirigir el desplazamiento de los óvulos y ayudar así a su fecundación.

salpingotomía abdominal (abdominal salpingotomy), una salpingotomía realizada a través de una incisión en la pared abdominal.

saltación (saltation), mutación que provoca un aspecto significativamente diferente entre los progenitores y su descendencia, o bien una variación brusca de las características de la especie.

salud (health), estado de bienestar físico, mental y social junto con la ausencia de enfermedad u otra patología. No es un estado estático. El cambio constante y la adaptación al estrés dan lugar a la homeostasis.

salud actual (present health), (en una historia clínica) informe cronológico, resumido, de cualquier cambio reciente en la salud del paciente y de las circunstancias o síntomas que llevaron a la persona a solicitar la asistencia médica.

salud comunitaria: inmunidad (community health: immunity), resultado de enfermería recogido en la Nursing Outcomes Classification (NOC). Se define como la resistencia de los miembros de la comunidad a la invasión y diseminación de un agente infeccioso que constituya una amenaza para la salud pública.

salud emocional del cuidador (caregiver emotional health), resultado de enfermería recogido en la Nursing Outcomes Classification (NOC). Se define como el bienestar emocional de un cuidador familiar mientras atiende a un miembro de la familia o allegado.

salud espiritual (spiritual health), resultado de enfermería recogido en la Nursing Outcomes Classiffication (NOC). Se define como la conexión con uno mismo, con los demás o con poderes superiores, el conjunto de la vida, la naturaleza y el universo, que trasciende y potencia el yo.

salud física del cuidador (caregiver physical health), resultado de enfermería recogido en la Nursing Outcomes Classification (NOC). Se define como el bienestar físico de un cuidador familiar mientras atiende a un miembro de la familia o allegado durante un tiempo prolongado.

salud holística (holistic health), concepto de que el cuidado de la salud requiere de una perspectiva del individuo como un sistema integrado, en vez de como una o más partes separadas.

salud laboral (industrial health), área sanitaria centrada en los problemas de salud asociados al lugar de trabajo, como la exposición al amianto, polvo de minería y molienda, metales y vapores ácidos, la iluminación y la ergonomía.

salud medioambiental (environmental health), conjunto de los diversos aspectos de las sustancias, fuerzas o trastornos de una comunidad y presentes en ella, que afectan a la salud y al bienestar de la población.

salud mental (mental health), estado relativo de la mente en el que la persona es capaz de adaptarse y afrontar las tensiones recurrentes de la vida diaria de forma aceptable.

salud mental de la comunidad (community mental health), filosofía terapéutica basada en el modelo social de asistencia psiquiátrica que defiende el establecimiento de un amplio abanico de servicios de salud mental a disposición de todos los miembros de la comunidad.

salud profesional (occupational health), capacidad de un trabajador para actuar a un nivel óptimo de bienestar en su lugar de trabajo, que se refleja en términos de productividad, asistencia al trabajo, ausencia de reclamaciones de compensación por incapacidad y antigüedad en el puesto de trabajo.

salud pública (public health), campo de la medicina que se ocupa de la salud física y mental de la comunidad, especialmente en campos como el suministro de agua, la eliminación de residuos, la polución atmosférica y el control de los alimentos.

salud pública dental (dental public health), rama de la odontología que se ocupa de la prevención y el control de las enfermedades dentales y de la promoción de la salud dental a través de iniciativas comunitarias organizadas en vez de recurrir al tratamiento de cada persona.

salud sexual (sexual health), estado definido por la Organización Mundial de la Salud como la ausencia de enfermedades o trastornos sexuales y la capacidad de disfrutar y controlar la conducta sexual sin miedo, vergüenza ni sentimientos de culpa.

salvado (bran), cáscara o cubierta externa basta del grano de un cereal, como trigo o centeno.

samario (Sm) (samarium [Sm]), [Coronel M. von Samarski, oficial de minas ruso, s. XIX], elemento metálico perteneciente al grupo de las tierras raras. Su número atómico es 62 y su peso atómico es 150,35.

samario Sm 153 lexidronam (Sm 153-EDTMP) (samarium Sm 153 lexidronam [Sm 153-EDTMP]), samario 153 complejado con ácido etilendiaminotetrametilenfosfónico, complejo de difosfonato que se concentra en áreas de recambio óseo. Se usa en tratamiento paliativo de pacientes con lesiones óseas metastásicas osteoblásticas.

SAMHSA (SAMHSA), siglas de *Substance Abuse and Mental Health Services Administration* (abuso de sustancias y administración de servicios de salud mental).

sanatorio (sanitarium), institución destinada al tratamiento de los pacientes con enfermedades crónicas mentales o físicas o para la recuperación de pacientes convalecientes.

sanciones sociales (social sanctions), medidas utilizadas por una sociedad para hacer cumplir sus reglas de conducta aceptable.

sanear (sanitize), poner en marcha las medidas necesarias para limpiar el ambiente o una parte del mismo, eliminando o reduciendo los microorganismos patógenos y sus hábitats.

sangre (blood), líquido bombeado por el corazón a través de las arterias, las venas y los capilares. Está integrado por un líquido claro amarillento llamado plasma y por los elementos formes, una serie de diferentes tipos celulares con misiones distintas. La función más importante de la sangre es transportar oxígeno y nutrientes a las células y retirar el dióxido de carbono y otros productos de desecho para su desintoxicación y eliminación.

sangre autóloga predonada (predonated autologous blood), sangre donada antes de la cirugía o de otro procedimiento invasivo para su empleo en una posible autotransfusión.

sangre completa (whole blood), sangre no modificada, excepto por la presencia de un anticoagulante. Se utiliza para transfusiones.

sangre completa modificada (modified whole blood), sangre completa, extraída en condiciones asépticas y conservada con ion citrato o heparina sódica y de la que se ha eliminado el factor antihemofílico.

sangre de banco (bank blood), sangre preservada, anticoagulada, recogida de donantes habitualmente en unidades de 500 ml y conservada en refrigeración para su uso posterior.

sangre del cordón (cord blood), sangre tomada de la vena o la arteria del cordón umbilical del feto. Al igual que la médula ósea, la sangre del cordón tiene abundantes células progenitoras sanguíneas. Puede ser congelada o almacenada para una transfusión posterior.

sangre lacada (laked blood), sangre clara, roja y homogénea por la hemólisis de hematíes, como puede suceder en las intoxicaciones y quemaduras graves y extensas.

sangre oculta (occult blood), sangre que pasa desapercibida a su examen, procedente de una fuente sin determinar, con signos y síntomas poco claros. Se puede detectar por medio de pruebas químicas o por examen microscópico o espectroscópico.

sangre oxalatada (oxalated blood), sangre a la que se ha añadido un éster soluble del ácido oxálico para impedir la coagulación.

sangre venosa (v) (venous blood [v]), sangre de color rojo oscuro que ha sido desoxigenada durante su paso desde el ventrículo izquierdo a través de la circulación sistémica, en ruta hacia la aurícula derecha.

sangre venosa mixta (mixed venous blood), sangre constituida por sangre venosa procedente del corazón y de todos los tejidos sistémicos en proporción a su retorno venoso. En ausencia de anomalías la sangre venosa mixta se encuentra en la arteria pulmonar principal.

sangría (bloodletting), apertura terapéutica de una arteria o vena para extraer sangre de un área particular. Se realiza a veces para tratar la policitemia y la ICC.

sanguíneo (sanguine), individuo con una circulación sanguínea abundante y activa, complexión ruda y una actitud llena de vitalidad y confianza.

sanguíneo (sanguineous), relativo a la sangre o que contiene sangre.

sanguinopurulento (sanguinopurulent), que contiene sangre y pus.

sanidad (sanitation), ciencia que se ocupa del mantenimiento de un medio saludable, sin enfermedades y libre de peligros ambientales.

sanitario (physician extender), en EE.UU., persona dedicada a la prestación de cuidados sanitarios que no es médico pero que realiza algunas de las actividades que habitualmente efectúa un médico. Suele tratarse de un enfermero practicante o de un auxiliar médico.

sano (healthy), estado de bienestar físico, mental y social y de ausencia de enfermedad u otro trastorno anómalo.

santuario (sanctuary site), área del cuerpo escasamente accesible a los agentes farmacológicos; se trata de un lugar en el que las células tumorales o los agentes infecciosos pueden escapar a los efectos de la farmacoterapia.

SaO_2 (SaO_2), símbolo para el porcentaje de *saturación de oxígeno en la sangre arterial.*

saponáceo (saponaceous), relativo al jabón.

saponificación (saponification), producción de jabón.

saponificado (saponified), relativo a una sustancia químicamente hidrolizada a jabones o sales ácidas y glicerol mediante el calentamiento con un álcali.

saponina (saponin), material jabonoso encontrado en algunas plantas, especialmente la jabonera o saponaria *(Saponaria officinalis)* y determinados lirios. Se utiliza en medicaciones emolientes para proporcionarles una calidad jabonosa.

S

saprófito (saprophyte), organismo que vive de materia orgánica muerta.

saprógeno (saprogen), saprófito microscópico.

saquinavir (saquinavir), antiviral prescrito para tratar la infección por VIH en combinación con zidovudina y zalcitabina.

SAR (RAS), siglas de **sistema de activación reticular.**

saralasina (saralasin), antagonista competitivo de la angiotensina. Se administra mediante inyección intravenosa para valorar el papel que desempeña el sistema renina-angiotensina en el mantenimiento de la presión arterial.

sarampión (measles), enfermedad viral aguda y muy contagiosa que afecta al aparato respiratorio y que se caracteriza por un exantema cutáneo maculopapuloso generalizado. Afecta principalmente a niños pequeños que no han sido vacunados y a adolescentes o adultos jóvenes en los que la vacunación ha sido insuficiente. El sarampión se transmite por el contacto directo con las pequeñas gotas procedentes de la nariz, la garganta y la boca de las personas infectadas, generalmente cuando están en la fase prodrómica de la enfermedad. El período de incubación de 7 a 14 días se continúa con la fase prodrómica, caracterizada por fiebre, malestar, catarro, tos, conjuntivitis, fotofobia, anorexia y las manchas de Koplik patognomónicas que aparecen 1-2 días antes de la erupción cutánea.

sarampión hemorrágico (hemorrhagic measles), forma grave de sarampión caracterizada por hemorragias en la piel y en las mucosas.

sarampión negro (black measles), enfermedad aguda transmitida por garrapatas debida a la bacteria *Rickettsia rickettsii*. La enfermedad se caracteriza por la súbita aparición de cefaleas, escalofríos y fiebre, que pueden persistir durante 2-3 semanas. Aparece un exantema típico en las extremidades y el tronco hacia el cuarto día de la enfermedad.

sarcoadenoma (sarcoadenoma), tumor mixto que presenta características del tejido glandular y del tejido conjuntivo.

sarcocarcinoma (sarcocarcinoma), tumor mixto con características de los sarcomas y de los carcinomas.

sarcoidosis (sarcoidosis), enfermedad crónica de origen desconocido caracterizada por la formación de tubérculos epitelioides no necrotizantes. La localización más habitual es el pulmón, el bazo, el hígado, la piel, las mucosas y las glándulas salivales y lagrimales, habitualmente con afectación de los ganglios linfáticos. Por lo general, las lesiones desaparecen en unos meses o años, pero evolucionan hacia una inflamación granulomatosa y fibrosis diseminadas.

sarcoidosis cordis (sarcoidosis cordis), forma de sarcoidosis en la cual se desarrollan lesiones granulomatosas en el miocardio. En casos graves el miocardio puede desembocar en una insuficiencia cardíaca.

sarcoidosis muscular (muscular sarcoidosis), formación de tubérculos epitelioides en los músculos esqueléticos. Se caracteriza por inflamación intersticial, fibrosis, atrofia y lesión de las fibras musculares a medida que los tubérculos sarcoideos se forman en su interior y sustituyen a las células musculares normales.

sarcolema (sarcolemma), membrana que recubre las fibras musculares cardíacas, lisas y estriadas.

sarcoma (sarcoma), neoplasia maligna de los tejidos blandos que se origina en el tejido fibroso, adiposo, muscular, sinovial, vascular o neural, y suele comenzar en forma de inflamación no dolorosa. El tumor está formado por células en una matriz de tejido conjuntivo y puede ser muy invasivo. Los tumores pequeños se pueden tratar mediante su escisión local y radioterapia postoperatoria, pero los sarcomas voluminosos de las extremidades a veces requieren la amputación seguida por su irradiación para el control local, con quimioterapia combinada para eliminar los pequeños focos o las células neoplásicas.

sarcoma alveolar de partes blandas (alveolar soft part sarcoma), tumor de tejido subcutáneo o fibromuscular formado por numerosas células grandes redondas o poligonales dentro de una matriz de tejido conjuntivo a modo de malla.

sarcoma ameloblástico (ameloblastic sarcoma), tumor odontogénico maligno caracterizado por la proliferación de tejido epitelial y mesenquimatoso sin formación de dentina ni de esmalte.

sarcoma botrioide (sarcoma botryoides), tumor derivado de las células musculares estriadas primitivas, más frecuente en niños pequeños y caracterizado por una masa polipoide, como en racimo de uvas, dolorosa y edematosa en la parte superior de la vagina, el cuello uterino o el cuello de la vejiga urinaria.

sarcoma de Abernethy (Abernethy's sarcoma), [John Abernethy, cirujano británico, 1764-1831], neoplasia maligna de adipocitos que se suele localizar en el tronco.

sarcoma de células mixtas (mixed cell sarcoma), tumor constituido por dos o más elementos celulares, excluido el tejido fibroso.

sarcoma de Ewing (Ewing's sarcoma), [James Ewing, anatomopatólogo norteamericano, 1866-1943], tumor maligno que se origina en la médula ósea, normalmente de huesos largos y de la pelvis. Se caracteriza por dolor, tumefacción, fiebre y leucocitosis.

sarcoma de Kaposi (Kaposi's sarcoma), [Moritz J. Kaposi, dermatólogo austríaco, 1837-1902], neoplasia maligna, multifocal, de células reticuloendoteliales, que comienza en forma de pápulas blandas, marrones o púrpura en los pies o el paladar duro, que se diseminan lentamente por la piel y dan metástasis ganglionares y viscerales. Es más frecuente en los varones y se asocia a diabetes, linfomas malignos, SIDA y otros procesos.

sarcoma sinovial (synovial sarcoma), tumor maligno, formado por sinovioblastos, que comienza como una tumefacción blanda y metastatiza con frecuencia a través de la corriente sanguínea al pulmón antes de ser descubierto.

sarcoma telangiectásico (telangiectatic sarcoma), tumor maligno de células mesodérmicas con una red vascular muy rica.

sarcomagénesis (sarcomagenesis), proceso de inicio y estimulación del desarrollo de un sarcoma.

sarcómera (sarcomere), la unidad funcional más pequeña de una miofibrilla. Las sarcómeras se presentan como unidades repetidas a lo largo de toda la longitud de una miofibrilla, ocupando la región entre los discos Z de la misma.

sarcopenia (sarcopenia), pérdida de masa muscular esquelética que puede acompañar al envejecimiento. Los estudios señalan que la pérdida de músculo esquelético para una persona media de salud normal alcanza aproximadamente un 20% entre los 30 y los 70 años. La pérdida tardía puede acelerarse a medida que avanza la edad. El músculo perdido es reemplazado por grasa, generalmente de una forma inaparente que no es advertida por el individuo, como en el almohadillado de áreas de pérdida muscular con grasa adicional, generalmente de un modo inaparente, no percibido por el individuo. Los ejercicios de fortalecimiento y formación de músculo pueden evitar o invertir gran parte de este problema.

sarcoplasma (sarcoplasm), citoplasma semilíquido de las células musculares.

Sarcoptes scabiei *(Sarcoptes scabiei),* especie de ácaros que provoca la sarna.

sarcosina (sarcosine), aminoácido que se produce en el metabolismo intermediario de la colina en el riñón e hígado; no se detecta en condiciones normales ni en sangre ni en orina humanas.

sarcosinemia (sarcosinemia), error congénito del metabolismo causado por un defecto en la enzima que descompone la sarcosina en la sangre. Las manifestaciones clínicas incluyen mala alimentación en el lactante, con retraso del crecimiento y el desarrollo. No obstante, no se ha comunicado un síndrome clínico coherente.

SARM (MRSA), siglas de *Staphylococcus aureus* resistente a meticilina.

sarna (mange), enfermedad cutánea de los animales domésticos y salvajes causada por un ácaro que parasita la piel.

sarna (scabies), enfermedad contagiosa producida por *Sarcoptes scabiei,* el ácaro o arador de la sarna, caracterizada por prurito intenso de la piel y excoriaciones debidas al rascado. El ácaro, que se transmite por el contacto estrecho con seres humanos o animales domésticos infestados, excava túneles en las capas externas de la piel, donde las hembras depositan sus huevos. De 2 a 4 meses después de la primera infestación comienza la sensibilización a los ácaros y sus productos, dando lugar a una erupción papular pruriginosa, más frecuente en los espacios interdigitales de los dedos, las superficies flexoras de las muñecas y los muslos. Todas las personas expuestas a contacto son tratadas de forma simultánea con aplicación tópica de permetrina, crotamitón u otro escabicida. Los antihistamínicos y los salicilatos orales reducen el picor. También se recomienda que la indumentaria y la ropa de cama se laven en agua caliente y se sequen en secadora con calor.

sarna noruega (Norwegian scabies), infestación muy intensa de la piel humana por el ácaro o arador de la sarna *(Sarcoptes scabiei).* Se caracteriza por prurito generalizado, formación de costras y descamación de la piel. Los túneles con los huevos del ácaro forman líneas descoloridas en las áreas dérmicas enfermas.

sarnoso (scabietic), relativo a la sarna.

sartorio (sartorius), el músculo más largo del cuerpo, que se extiende desde la pelvis hasta la pantorrilla. Su función consiste en flexionar el muslo y rotarlo hacia fuera y flexionar la pierna y rotarla hacia dentro.

satiriasis (satyriasis), deseo sexual exagerado, patológico o incontrolable en el varón.

satisfacción del paciente (client satisfaction), resultado de enfermería recogido en la Nursing Outcomes Classification (NOC). Se define como el alcance de la percepción positiva de la asistencia proporcionada por el personal de enfermería.

satisfacción del paciente: acceso a los recursos asistenciales (client satisfaction: access to care resources), resultado de enfermería recogido en la Nursing Outcomes Classification (NOC). Se define como el alcance de la percepción positiva del acceso al personal de enfermería y a los suministros y equipo necesarios para la asistencia.

S

satisfacción del paciente: asistencia (client satisfaction: caring), resultado de enfermería recogido en la Nursing Outcomes Classification (NOC). Se define como el alcance de la percepción positiva de la preocupación por el paciente por parte del personal de enfermería.

satisfacción del paciente: asistencia funcional (client satisfaction: functional assistance), resultado de enfermería recogido en la Nursing Outcomes Classification (NOC). Se define como el alcance de la percepción positiva de la asistencia de enfermería para favorecer la movilidad y el autocuidado del paciente.

satisfacción del paciente: asistencia psicológica (client satisfaction: psycological care), resultado de enfermería recogido en la Nursing Outcomes Classification (NOC). Se define como el alcance de la percepción positiva de la asistencia de enfermería en el afrontamiento de los problemas emocionales y el fomento de las actividades mentales.

satisfacción del paciente: comunicación (client satisfaction: communication), resultado de enfermería recogido en la Nursing Outcomes Classification (NOC). Se define como el alcance de la percepción positiva de la información intercambiada entre el paciente y el personal de enfermería.

satisfacción del paciente: continuidad de la asistencia (client satisfaction: continuity of care), resultado de enfermería recogido en la Nursing Outcomes Classification (NOC). Se define como el alcance de la percepción positiva de la coordinación de la asistencia, cuando un paciente es trasladado de un entorno asistencial a otro.

satisfacción del paciente: control de síntomas (client satisfaction: symptom control), resultado de enfermería recogido en la Nursing Outcomes Classification (NOC). Se define como el alcance de la percepción positiva de la asistencia proporcionada para aliviar los síntomas de enfermedad.

satisfacción del paciente: cuidados físicos (client satisfaction: physical care), resultado de enfermería recogido en la Nursing Outcomes Classification (NOC). Se define como el alcance de la percepción positiva de la asistencia de enfermería para mantener las funciones corporales y la limpieza del paciente.

satisfacción del paciente: enseñanza (client satisfaction: teaching), resultado de enfermería recogido en la Nursing Outcomes Classification (NOC). Se define como el alcance de la percepción positiva de la asistencia proporcionada por el personal de enfermería para mejorar el conocimiento, la comprensión y la participación del paciente en los cuidados.

satisfacción del paciente: entorno físico (client satisfaction: physical environment), resultado de enfermería recogido en la Nursing Outcomes Classification (NOC). Se define como el alcance de la percepción positiva del entorno vital, el entorno terapéutico y el equipamiento y suministros en los tratamientos agudos o a largo plazo.

satisfacción del paciente: protección de derechos (client satisfaction: protection of rights), resultado de enfermería recogido en la Nursing Outcomes Classification (NOC). Se define como el alcance de la percepción positiva de la protección de los derechos legales y morales proporcionada por el personal de enfermería.

satisfacción del paciente: satisfacción de las necesidades culturales (client satisfaction: cultural needs fulfillment), resultado de enfermería recogido en la Nursing Outcomes Classification (NOC). Se define como el alcance de la percepción positiva de la integración de las creencias y los valores culturales y las estrcturas sociales en la asistencia de enfermería.

satisfacción del paciente: seguridad (client satisfaction: safety), resultado de enfermería recogido en la Nursing Outcomes Classification (NOC). Se define como el alcance de la percepción positiva de los procedimientos, la información y la asistencia de enfermería destinados a evitar perjuicios o lesiones.

satisfacción del paciente: tratamiento de casos (client satisfaction: case management), resultado de enfermería recogido en la Nursing Outcomes Classification (NOC). Se define como el alcance de la percepción positiva de los servicios de tratamiento de casos.

satisfacción del paciente: tratamiento del dolor (client satisfaction: pain management), resultado de enfermería recogido en la Nursing Outcomes Classification (NOC). Se define como el alcance de la percepción positiva de la asistencia de enfermería orientada al tratamiento del dolor.

saturación (saturation), **1.** situación en la cual una solución contiene tanto soluto como puede permanecer en disolución. **2.** medida del grado en que el oxígeno se une a la hemoglobina, expresado como un porcentaje del límite máximo. **3.** situación en la que todos los enlaces de valencia de un compuesto químico están ocupados.

saturación de hemoglobina (hemoglobin saturation), cantidad de oxígeno combinado con la hemoglobina en relación a la cantidad total que puede transportar.

saturación de hierro (iron saturation), capacidad del hierro para saturar la transferrina, sustancia que se determina en la sangre para detectar el exceso o la carencia de hierro.

saturación de oxígeno (oxygen saturation), fracción de moléculas de hemoglobina en una muestra de sangre saturada de oxígeno a una PO_2 definida.

saturación de oxígeno de la hemoglobina (hemoglobin oxygen saturation), medida cuantitativa del volumen de oxígeno por volumen de sangre, en función de los gramos de hemoglobina por decilitro de sangre.

saturación de oxihemoglobina (oxyhemoglobin saturation), cantidad de oxígeno realmente combinado con la hemoglobina, expresada como el porcentaje de la capacidad de la hemoglobina para unirse al oxígeno.

saturación venosa central de oxígeno ($SVCo_2$) (central venous oxygen saturation [$CVSo_2$]), saturación de oxígeno en la vena cava. La $SVCo_2$ se mide a través de un catéter venoso central y resulta útil para la determinación del gasto cardíaco.

saturado (saturated), **1.** que ha absorbido o disuelto la máxima cantidad de una determinada sustancia, como en el caso de una solución en la cual ya no es posible disolver más cantidad de soluto. **2.** dícese de los compuestos orgánicos que contienen el máximo número de átomos de hidrógeno, de modo que en la cadena de carbonos solamente existen enlaces de una valencia, como en el caso de los ácidos grasos saturados.

saturnino (saturnine), relativo al plomo o a la intoxicación por plomo.

saturnismo (plumbism), forma crónica de intoxicación por plomo causada por la absorción de plomo o de sales de plomo.

saúco (elder), arbusto alto de EE.UU. y Europa. Sus bayas o flores pueden ser útiles para limitar la duración de los síntomas del resfriado y la gripe; las flores también se emplean en la elaboración de enjuagues bucales y de preparados de aplicación tópica como astringentes para la congestión nasal y torácica, para la otalgia asociada a estados crónicos de congestión y para la rinitis alérgica.

saxitoxina (saxitoxin), neurotoxina potente que se encuentra en los moluscos bivalvos, por ejemplo, mejillones, almejas y vieiras. La producen ciertas especies de dinoflagelados que son consumidos por los moluscos. La saxitoxina puede causar una grave intoxicación alimentaria en los seres humanos que coman marisco contaminado.

Sb (Sb), símbolo del **antimonio.**

SBT (SBT), siglas inglesas para designar la **Escala de demencia de Blessed.**

sc (sc), **1.** siglas de *sine correctione,* expresión latina que significa «sin corrección». **2.** abreviatura de *subcutáneo.*

Sc (Sc), símbolo del **escandio.**

SCA (ACS), **1.** siglas de *sonido de cierre anódico.* **2.** siglas de *síndrome compartimental abdominal.*

SCAB (SCAB), siglas de **proteína monocatenaria fijadora de antígeno.**

Sc.D. (Sc.D.), abreviatura de **Doctor en Ciencias.**

***Schistosoma** (Schistosoma),* género de duelas sanguíneas que pueden provocar trastornos urinarios, GI o hepáticos en los seres humanos y que requiere la contaminación fecal del agua y un caracol de agua dulce como huésped intermediario. *Schistosoma hematobium,* que se encuentra principalmente en África y Oriente Medio, afecta a la vejiga, el uréter y los órganos de la pelvis provocando dolor, polaquiuria y hematuria. *S. japonicum,* que se encuentra en Japón, Filipinas y Asia Oriental, provoca ulceraciones GI y fibrosis del hígado. *S. mansoni,* que se encuentra en África, Oriente Medio, Caribe y América tropical, provoca síntomas similares a los de *S. japonicum.*

Schoenhofer, Savina O., teórica de la enfermería que, junto con Anne Boykin, escribió *Nursing as Caring: A Model for Transforming Practice,* obra en la que se postula que los cuidados son el fin y no los medios de la enfermería.

schwannoma (schwannoma), [Theodor Schwann, anatomista alemán, 1810-1882], tumor benigno, solitario, encapsulado, originado en el neurilema (vaina de Schwann) de los nervios periféricos, craneales o autónomos.

schwannosis (schwannosis), hipercrecimiento del neurilema o vaina de Schwann.

SCIH (HLHS), siglas de **síndrome del corazón izquierdo hipoplásico.**

SCO (OBS), siglas de *síndrome cerebral orgánico.*

scrapie (scrapie), primera enfermedad por priones descrita; aparece en ovejas y cabras y se caracteriza por prurito intenso, incoordinación muscular, debilidad progresiva y muerte.

SCVA (BCLS), siglas de **soporte cardíaco vital básico.**

SDMS (SDMS), siglas de la *Society of Diagnostic Medical Sonographers.*

SDRA (ARDS), siglas de **síndrome de dificultad respiratoria del adulto.**

SDRRN (RDS), siglas de **síndrome de dificultad respiratoria del recién nacido.**

Se (Se), símbolo del **selenio.**

SE (SE), siglas inglesas de **espín-eco.**

seaborgio (Sg) (seaborgium [Sg]), [Glenn T. Seaborg, químico y educador estadounidense, 1912-1999], elemento radiactivo sintético, con un período de semidesintegración de 0,9 segundos. Su número atómico es 106 y su peso atómico es 266. Fue sintetizado en 1974.

sebáceo (sebaceous), relativo al sebo, la sustancia segregada por las glándulas de la piel.

sebo[1] (tallow), **1.** grasa sólida obtenida de los cuerpos de animales rumiantes como el ganado bovino y ovino; se utiliza en jabones y lubricantes. **2.** grasa vegetal obtenida de plantas, como la cera de mirto.

sebo[2] (sebum), secreción oleosa de las glándulas sebáceas de la piel compuesta de queratina, grasa y restos celulares. En combinación con el sudor forma una película oleosa ácida, moderadamente bacteriostática y antifúngica, que protege a la piel de la desecación.

seborrea (seborrhea), cualquiera de un grupo de trastornos frecuentes de la piel en los que existe una producción exagerada de sebo que da lugar a una cantidad excesiva de grasa, con o sin descamación.

seborrea capilar (seborrhea capitis), seborrea del cuero cabelludo.

secante (desiccant), cualquier agente o procedimiento que favorece el secado o hace que una sustancia se deshidrate.

sección (section), superficie de corte o pieza de un tejido.

sección seriada (serial section), serie de cortes sucesivos de tejido.

sección transversal (cross section), **1.** corte transversal a través de una estructura. **2.** (en física nuclear) sección transversal de un átomo o partícula específica respecto a una radiación específica, el área perpendicular a la dirección de la radiación que se atribuye al átomo o partícula.

seccionar (section), acto de cortar un tejido.

secobarbital sódico (secobarbital sodium), sedante-hipnótico barbitúrico. Está indicado en el tratamiento del insomnio, la agitación, como anticonvulsivante y en la sedación preoperatoria.

secreción (secretion), **1.** liberación de sustancias químicas elaboradas por las células de los órganos glandulares. **2.** sustancia liberada o eliminada.

secreción bronquial (bronchial secretion), sustancia producida en el árbol bronquial formada por moco segregado por las células caliciformes y las glándulas mucosas de los bronquios, sales proteicas liberadas desde las células en desintegración, líquido plasmático y proteínas, una de las cuales es el fibrinógeno, que ha escapado de los capilares pulmonares.

secreción del pezón (nipple discharge), exudación espontánea por el pezón, que puede ser normal, como el calostro durante el embarazo, o signo de enfermedades endocrinas, neoplásicas o infecciosas.

secreción interna (internal secretion), tipo de secreción en el cual las sustancias pasan directamente de una glándula al torrente sanguíneo.

secreción máxima de ácido (maximal acid output [MAO]), en la prueba de pentagastrina, secreción de ácido gástrico durante 1 hora después de la administración de pentagastrina. Se expresa en mmol/hora.

secretagogo (secretagogue), cualquier agente que induce secreción exocrina, endocrina o paracrina.

secretaria médica (medical secretary), persona que prepara y conserva las historias clínicas y realiza las actividades de secretariado.

secretario de unidad (unit clerk), persona que realiza las tareas rutinarias de oficina y de recepción en una unidad asistencial de enfermos ingresados en un hospital.

secretina (secretin), hormona digestiva producida por las células S de la mucosa duodenal y yeyunal cuando entran en el intestino proteínas procedentes de alimentos parcialmente digeridos en el estómago. Estimula al páncreas para que produzca un líquido rico en sales, pero pobre en enzimas.

secretoinhibidor (secretoinhibitory), perteneciente a una función que inhibe la secreción.

secretor (secretor), **1.** individuo que libera antígenos de grupo sanguíneo A, B o AB en la saliva, el jugo gástrico u otras secreciones exocrinas. **2.** alelo dominante autosómico que determina este rasgo.

secretor (secretory), perteneciente o que contribuye a la función de secreción.

sector público (public sector), (en asistencia sanitaria) normalmente, gobierno en los niveles federal, estatal, provincial y local; puede referirse a otras organizaciones comunitarias o grupos sociales.

secuela (sequela), cualquier anomalía que sigue a una enfermedad, tratamiento o lesión, y es su consecuencia, como la formación de una escara tras una laceración.

secuencia (sequence), orden de disposición de objetos o hechos, como la secuencia de aminoácidos en una proteína.

secuencia consensuada (consensus sequence), secuencia de nucleótidos o aminoácidos similares o idénticos entre regiones homólogas de secuencias de ADN, ARN o proteínas diferentes aunque relacionadas.

secuencia cruzada (cross-sequential), (en estadística) relativo a datos que comparan varias cohortes en distintos momentos del tiempo.

secuencia de pulso (pulse sequence), secuencia de los pulsos de radiofrecuencia y de los gradientes magnéticos utilizados para generar una RM.

secuencia de terminación (termination sequence), (en genética molecular) segmento de ADN situado al final de una unidad que se transcribe en ARN mensajero a partir de la plantilla de ADN.

secuencia del desarrollo (developmental sequence), orden en el cual cambia la estructura y la función durante el proceso de crecimiento y desarrollo de un organismo.

secuencia negativa (negative sequence), secuencia de bases de la cadena de un ácido nucleico de doble cadena que es complementaria de la cadena de sentido positivo. En el ADN es la cadena plantilla sobre la que se sintetiza el ARNm.

secuencia positiva (positive sequence), secuencia de bases en la hebra de un ácido nucleico de doble hebra que codifica el producto. En el ADN es la hebra que codifica el ARN, con lo que tiene la misma secuencia de bases a excepción del cambio de la T por U en el ARN.

secuencia reguladora (regulatory sequence), serie de nucleótidos de ADN que regula la expresión de un gen.

secuencias Alu (Alu sequences), familia de secuencias repetidas que aparecen en gran cantidad en el genoma humano.

secuestración (sequestration), **1.** aislamiento de un paciente o de un grupo de pacientes. **2.** método de control de las hemorragias de la cabeza o del tronco mediante el aislamiento del líquido presente en los brazos y piernas de la circulación general. **3.** perfusión de una parte no funcionante de un pulmón a partir de la circulación sistémica.

secuestro (sequestrum), fragmento de hueso muerto parcial o totalmente desprendido del hueso sano circundante o adyacente.

secuestro farmacológico (drug sequestration), proceso mediante el cual se almacenan ciertos fármacos en el organismo. Un ejemplo es el de la tetraciclina, que puede almacenarse en el tejido óseo, o la cloroquina, que se almacena en el hígado.

secuestro primario (primary sequestrum), fragmento de hueso necrosado que se separa completamente del hueso sano durante el proceso de necrosis.

secuestro secundario (secondary sequestrum), fragmento de hueso necrosado que se separa parcialmente del hueso sano durante el proceso de necrosis, pero que puede ser empujado de nuevo a su sitio.

secundario (secondary), segundo en importancia o en frecuencia, o relativo al segundo orden de complejidad o desarrollo, como en el caso de los centros de asistencia sanitaria secundaria o de educación secundaria.

secundigrávida (secundigravida), mujer en estado de gestación por segunda vez.

secundinas (afterbirth, secundines), placenta, cordón umbilical, amnios, corion y una pequeña cantidad de líquido amniótico, sangre y coágulos expulsados del útero después del alumbramiento.

secundípara (secundipara), mujer que ha dado a luz a dos niños viables en diferentes embarazos.

secuoyasis (sequoiasis), tipo de neumonitis por hipersensibilidad frecuente entre los trabajadores de aserraderos de secuoyas. Los antígenos son los hongos *Pullularia pullulans* y varias especies del género *Graphium* encontrados en el serrín enmohecido de la secuoya. Las características de la enfermedad aguda son: escalofríos, fiebre, tos, disnea, anorexia, náuseas y vómitos.

sed (thirst), deseo percibido de agua u otro líquido. La sensación de sed habitualmente se refiere a la boca y la garganta.

sedación (sedation), estado inducido de tranquilidad, calma o sueño, como el conseguido con una medicación sedante o hipnótica.

sedación consciente[1] (conscious sedation), administración de fármacos depresores del SNC o analgésicos para obtener analgesia, alivio de la ansiedad y amnesia durante los procedimientos quirúrgicos, diagnósticos o cualquier otro tipo de intervención. La consciencia disminuye y el paciente puede caer dormido, pero no está inconsciente. La vigilancia anestésica durante la sedación consciente comprende un control mínimo de la presión arterial, el ECG y la oximetría de pulso.

sedación consciente[2] (conscious sedation), intervención de enfermería recogida en la Nursing Interventions Classification (NIC). Se define como la administración de sedantes, la vigilancia de la respuesta del paciente y la prestación del apoyo fisiológico necesario durante un procedimiento diagnóstico o terapéutico.

sedal (seton), hebra, gasa u otro material que se pasa a través del tejido subcutáneo o de un quiste para crear un seno o una fístula.

sedante (sedative), **1.** relativo a una sustancia, procedimiento o medida que tenga un efecto calmante. **2.** agente que reduce la actividad funcional, disminuye la irritabilidad y alivia la excitación.

sedentario (sedentary), relativo a la situación de inactividad, como el trabajo o la actividad de ocio que se puede realizar en la postura de sedestación.

sedimentación (sedimentation), depósito de materiales insolubles en el fondo de un líquido. El proceso se puede acelerar mediante la centrifugación.

sedimento (sediment), depósito de material relativamente insoluble que se sitúa en el fondo de un contenedor de líquido.

sedimento alcalino (alkaline ash), residuo urinario con un pH mayor de 7.

sedimento urinario (urinary sediment), material sólido que aparece en el fondo de una muestra de orina tras permanecer en reposo durante varias horas.

segmentación (cleavage, segmentation), **1.** serie de sucesivas divisiones mitóticas de las células que se producen en el huevo inmediatamente después de la fertilización. Transforma el cigoto monocelular en un embrión multicelular con capacidad de crecimiento y diferenciación. En esta fase, mientras permanece uniforme el tamaño del embrión, las células o blastómeros se hacen más pequeñas con cada división. **2.** acto o proceso de separar o dividir, fundamentalmente la división de una molécula compleja en dos o más moléculas más simples.

segmentación desigual (unequal cleavage), división mitótica del huevo fertilizado en blastómeros que son más grandes cerca de la porción vitelina de la célula, o polo vegetativo, y más pequeños cerca del núcleo, o polo animal.

segmentación determinada (determinate cleavage), división mitótica del huevo fertilizado en blastómeros, cada uno de los cuales está destinado a formar una determinada parte del embrión. La lesión o destrucción de alguna de estas células implica un organismo malformado.

segmentación igual (equal cleavage), división mitótica del huevo fertilizado en blastómeros de tamaño idéntico que tiene lugar en el hombre y en la mayoría de mamíferos.

segmentación indeterminada (indeterminate cleavage), división mitótica del huevo fertilizado en blastómeros que tienen un similar potencial de desarrollo y, si se aíslan, pueden originar un embrión individual completo.

segmentación parcial (partial cleavage), división mitótica de sólo una parte de un huevo fertilizado, habitualmente la porción citoplásmica activada que rodea el núcleo.

segmentación total (total cleavage), división mitótica del huevo fertilizado en blastómeros.

segmento (segment), componente, porción o parte de una estructura, como un lóbulo del hígado o una parte del intestino.

segmento broncopulmonar (bronchopulmonary segment), área del pulmón drenada por un bronquio segmentario y su correspondiente arteria pulmonar. Cada segmento adopta forma de cono irregular, cuyo vértice está en el origen del bronquio segmentario y cuya base se proyecta hacia la superficie pulmonar en la periferia.

segmento de movimiento espinal (spinal motion segment), dos vértebras adyacentes y los tejidos de conexión que las unen.

segmento espinal (spinal segment), división de la médula espinal que contiene un par bilateral de raíces nerviosas.

segmento intermaxilar (intermaxillary segment), apófisis palatina media.

segmentos hepáticos (liver segments), las ocho regiones del hígado atendiendo a la irrigación y drenaje biliar.

segregación (segregation), separación de alelos emparejados durante la meiosis, de forma que los miembros de cada par de alelos aparezcan en diferentes gametos.

segregar (secrete), excretar una sustancia a una cavidad, vaso u órgano, o a la superficie de la piel, como en el caso de una glándula.

seguimiento (follow-up), **1.** acto de renovar el contacto con las fuentes de información y revisar los datos necesarios para reforzar o evaluar una acción o informe previo. **2.** acción abordada una vez que un determinado proceso ha concluido, como la establecida a través del contacto con una institución sanitaria días o semanas después de que un paciente haya sido sometido a tratamiento.

seguimiento horizontal (horizontal pursuit), examen visual en el que se pide al paciente que siga con ambos ojos los movimientos de un objeto diana en el plano horizontal mientras el examinador observa la precisión de la alineación y los movimientos de apoyo de la cabeza.

seguimiento telefónico (telephone follow-up), intervención de enfermería recogida en la Nursing Interventions Classification (NIC). Se define como la obtención por vía telefónica de datos que sirvan para evaluar la respuesta del paciente o para determinar posibles problemas derivados de pruebas, tratamientos y exploraciones previas.

segunda fase del parto (second stage of labor), período del parto desde la dilatación completa del cuello uterino hasta la expulsión del feto.

segunda generación filial (second filial generation), descendencia nacida del emparejamiento de dos miembros de la generación F_1 o, más en general, del cruce de cualquiera de dos linajes heterocigóticos.

segunda opinión (second opinion), privilegio del que goza un paciente de poder requerir de un segundo médico una exploración y una evaluación de su problema de salud que confirme o rebata el diagnóstico hecho por el primero.

segunda vista (second sight), **1.** mejoría en la visión de cerca que puede aparecer como resultado del aumento de refractividad del núcleo del cristalino asociada a la formación de una catarata nuclear esclerótica. **2.** aumento precoz del índice de refracción del cristalino que produce una disminución de la hipermetropía y un aumento de la miopía. **3.** clarividencia, precognición.

segundo mensajero (second messenger), sustancia química del interior de una célula que transporta información por una vía de señalización desde la parte interna de un receptor que cruza la membrana, implantado en la membrana celular.

segundo radial externo (extensor carpi radialis brevis), uno de los músculos de la región posterior del antebrazo. Su función es extender la mano y el antebrazo.

seguro contra riesgo profesional (occurrence policy), póliza de seguro de responsabilidad profesional que cubre al titular durante el período en el que ocurre un supuesto acto de mala práctica. Se dice que estas pólizas tienen una «cola larga», porque el estatuto de limitaciones de las alegaciones sobre mala práctica es ilimitado.

seguro de asistencia sanitaria ante catástrofes (catastrophic health insurance), seguro estadounidense de asistencia sanitaria que cubre el coste ante una incapacidad o enfermedad grave o prolongada. La mayoría de las pólizas tienen un límite en la cobertura de gastos, y el pago de ciertos tipos de servicios puede estar excluido o limitado a una indemnización máxima.

seguro médico principal (major medical insurance), cobertura de un seguro diseñada para cubrir los costes de lesiones y enfermedades prolongadas o catastróficas.

selección aleatoria (random selection), método de selección de sujetos para un estudio de investigación en el que todos los miembros de un grupo en particular tienen la misma posibilidad de ser seleccionados.

selección artificial (artificial selection), procedimiento que permite determinar los genotipos de sucesivas generaciones de plantas y de animales mediante el cruce controlado de los mismos.

selección de asegurados (skimming), práctica utilizada en ocasiones por programas sanitarios que reciben sus ingresos en forma de pago por adelantado o de capitación, consistente en buscar para su afiliación sólo a individuos relativamente sanos como medio de aumentar los beneficios y disminuir los costes.

selección natural (natural selection), proceso evolutivo natural por el que los organismos mejor dotados para adaptarse al ambiente tienden a sobrevivir y a propagar la especie, mientras que los no capacitados tienen menos probabilidades de conseguirlo.

selección sexual (sexual selection), elección de las parejas por la atracción o la preferencia por ciertas características, como la coloración o las pautas de comportamiento, de forma que finalmente sólo esas determinadas características aparecen en las generaciones sucesivas.

selectividad (selectivity), **1.** relación del factor de capacidad de dos sustancias medidas en condiciones cromatográficas idénticas. **2.** relación entre los productos de reacción isomérica constituidos en una reacción en la que puede formarse más de un producto.

selenio (Se) (selenium [Se]), elemento metaloide del grupo del azufre. Su número atómico es 34 y su peso atómico, 78,96. El selenio se encuentra como oligoelemento en los alimentos, y se sigue investigando para determinar las cantidades diarias más eficaces para los diferentes grupos de edad. Aunque el déficit de selenio puede inducir problemas hepáticos y degeneración muscular en algunos animales, en humanos aún no se han determinado con claridad sus requerimientos precisos. El sulfuro de selenio, un polvo insoluble de color anaranjado intenso, se utiliza externamente para el control de la dermatitis seborreica, la caspa y otras formas de dermatosis. El selenio se emplea, asimismo, bajo la forma del compuesto usado en medicina nuclear selenometionina, para diagnosticar tumores paratiroideos, y como material de la capa fotoconductora de las placas xerorradiográficas.

sellador (sealant), agente que impide el paso de sustancias desde el exterior o la filtración desde el interior.

sellantes dentales (dental sealants), películas de plástico que se aplican y se adhieren a las superficies masticadoras sin caries de los dientes, para sellar defectos y hendiduras en donde normalmente quedan atrapados alimentos y bacterias y se forman las placas. Se ha señalado que reducen en un 50% la incidencia de caries en los dientes de los niños.

sello de aceptación de ADA (ADA Seal of Acceptance), aprobación dada por el American Dental Association Council on Scientific Affairs a productos para el cuidado oral que están apoyados por suficiente evidencia procedente de la investigación en lo que respecta a su seguridad y eficacia.

sello terminal (tip seal), cierre de una ampolla realizado mediante la fusión de una bolita de cristal en el cuello de la ampolla.

semántica (semantics), el estudio del lenguaje, especialmente de los aspectos relacionados con el significado de las palabras u otros símbolos.

semen (semen), secreción blanquecina y espesa de los órganos reproductores masculinos, expulsada a través de la uretra en la eyaculación. Contiene varios componentes: los espermatozoos inmersos en su plasma nutriente y las secreciones de la próstata, las vesículas seminales y otras glándulas.

semicanal (semicanal), **1.** canal con un orificio en un lado. **2.** surco profundo en el borde de un hueso que alberga una parte del hueso adyacente.

semicomatoso (semicomatose), perteneciente a la situación de semicoma o estupor, reversible para el paciente.

semiconductor (semiconductor), sustancia cristalina sólida cuya conductividad eléctrica es intermedia entre la de un conductor y la de un aislante.

semiconsciente (semiconscious), estado de consciencia deteriorado, caracterizado por obnubilación, estupor o hipersomnio, del cual el paciente puede salir sólo si se le estimula enérgicamente.

semiflexión (semiflexion), estado en el cual un miembro está a medio camino entre la flexión completa y la extensión completa.

semilla de plantago (plantago seed), laxante que forma masa, procedente de la semilla de la hierba *Plantago psyllium,* prescrito para el tratamiento del estreñimiento y de la diarrea inespecífica.

semilla de radón (radon seed), pequeño tubo cerrado herméticamente de vidrio o de oro que contiene radón, visible radiológicamente, destinado a ser introducido en los tejidos corporales para el tratamiento de procesos malignos.

semilla de uva (grapeseed), planta que se puede encontrar en cualquier parte del mundo, se utiliza como antioxidante, como un preventivo de enfermedades crónicas y como antiinflamatorio, además de como fuente de ácidos grasos esenciales y tocoferoles antioxidantes. Se utiliza por vía oral para la prevención de la aterosclerosis y el cáncer, así como en la medicina popular para el tratamiento de los trastornos respiratorios. Las semillas de uva pueden mejorar el tono venoso; se dispone de una cantidad insuficiente de datos fiables para cualquier otra indicación.

semiluna (crescent), **1.** con forma de media luna. **2.** estructura con forma de media luna.

semimembranoso (semimembranosus), uno de los tres músculos femorales posteriores. Su tendón de inserción forma uno de los dos tendones poplíteos mediales. La función del músculo es la flexión de la pierna, su rotación medial después de la flexión y la extensión del muslo.

seminarios internos (inservice education), programa de instrucción o entrenamiento que proporciona un departamento o institución a sus empleados.

seminífero (seminiferous), que transporta o produce semen, como los túbulos testiculares.

seminoma (seminoma), tumor maligno de los testículos. Es el tumor testicular más frecuente y se cree que deriva del epitelio seminífero de los testículos maduros o en vías de maduración.

semipermeable (semipermeable), membrana que permite el paso de algunas moléculas pero evita el de otras.

semiprono (semiprone), decúbito lateral con el muslo del lado superior flexionado contra el abdomen y el brazo del lado inferior extendido hacia atrás.

semirrecostado (semirecumbent), posición reclinada.

semisintético (semisynthetic), perteneciente a una sustancia natural que ha sido alterada parcialmente mediante manipulación química.

semisupina (semisupine), relativo a una postura que está entre una posición media y la posición supina.

semitendinoso (semitendinosus), uno de los tres músculos femorales posteriores del muslo. La función del músculo es la flexión de la pierna, su rotación medial después de la flexión y la extensión del muslo.

semivida ($t^1/_2$) (half-life [$t^1/_2$]), **1.** tiempo necesario para que una sustancia radiactiva pierda el 50% de su actividad por desintegración. **2.** cantidad de tiempo necesaria para reducir la concentración de un fármaco a la mitad de su valor inicial. El término suele referirse al tiempo necesario para reducir el valor plasmático a la mitad de su valor inicial. Después de cinco semividas medias, se habrá eliminado el 97% de una dosis única de un fármaco.

semivida biológica (biologic half-life), tiempo necesario para que el organismo elimine la mitad de una dosis administrada de cualquier sustancia mediante los procesos fisiológicos normales.

sen (senna), derivado de hierbas que se obtiene de varias especies de *Cassia* que se encuentran en todo el mundo. Se usa como laxante.

seneciosis (seneciosis), reacción tóxica a la ingestión de plantas del género *Senecio* que se utilizan para preparar un tipo de infusión. El veneno causa daño hepático, particularmente en pacientes desnutridos. Algunas especies de *Senecio* comunes son la hierba cana (zuzón o hierba de Santiago) y la raíz de la vida, ambas utilizadas en remedios herbarios.

senescencia (senescence), condición de envejecimiento.

senescente (senescent), que está envejeciendo.

senil (senile), relacionado o característico de la edad avanzada o del proceso de envejecimiento.

senilidad (senility), estado general de vigor mental y físico reducido asociado al envejecimiento.

Senior Companion Program (Senior Companion Program), (en EE.UU.) servicio que ofrece asistencia personal y apoyo de colegas a personas mayores recluidas en su domicilio y con enfermedades crónicas.

seno (sinus), cavidad o conducto, como una cavidad en un hueso o un conducto dilatado con sangre venosa, o el que permite la salida de sustancias purulentas.

seno aórtico (aortic sinus), cualquiera de las tres dilataciones, una anterior y dos posteriores, que hay entre la pared aórtica y las valvas semilunares de la válvula aórtica.

seno carotídeo (carotid sinus), dilatación de la pared arterial en la bifurcación de la arteria carótida primitiva. Contiene terminaciones nerviosas sensitivas del nervio glosofaríngeo que responden a variaciones de la presión sanguínea.

seno cavernoso (cavernous sinus), uno de los dos conductos venosos bilaterales, de forma irregular, situados entre el esfenoides y la duramadre. Es uno de los cinco senos venosos anteroinferiores que drenan la sangre de la duramadre en la vena yugular interna.

seno coronario (coronary sinus), conducto venoso amplio, de aproximadamente 2,25 cm de longitud, situado en el surco coronario y cubierto por fibras musculares procedentes de la aurícula izquierda. Drena la sangre de cinco venas coronarias: la vena cardíaca mayor, la vena cardíaca menor, la vena cardíaca media, la vena posterior del ventrículo izquierdo y la vena oblicua de la aurícula izquierda.

seno coronario sin techo (unroofed coronary sinus), ausencia congénita completa o parcial del tabique de separación entre el seno coronario y la aurícula izquierda, lo que permite el paso de sangre desde la aurícula izquierda a la derecha a través del seno coronario.

seno de la vena cava (sinus of the vena cava), espacio de la aurícula posterior derecha hacia la cresta terminal en la que evacuan ambas venas cavas.

seno dérmico congénito (congenital dermal sinus), conducto presente en el nacimiento que se extiende desde la superficie corporal pasando entre los cuerpos de las vértebras lumbares adyacentes, hasta el conducto raquídeo.

seno esfenoidal (sphenoidal sinus), una de las dos cavidades del hueso esfenoides en la base del cráneo, cubierto por una mucosa que se continúa con la de la cavidad nasal.

seno frontal (frontal sinus), cada una de las dos pequeñas cavidades del hueso frontal que se comunican con la cavidad nasal y se encuentran encima de las órbitas. Cada seno se abre en la parte anterior del meato medio a través del conducto frontonasal.

seno lateral (lateral sinus), uno de los senos transversos bilaterales de la duramadre que se sitúan sobre el margen de inserción de la tienda del cerebelo. En él drenan los senos longitudinal superior y el seno recto, y desemboca en la vena yugular interna.

seno longitudinal (sagittal sinus), cada uno de los dos senos venosos de la duramadre. El seno venoso superior comienza cerca de la crista galli y se dirige hacia atrás para desembocar en la confluencia de los senos en la región occipital. El seno venoso inferior comienza en el margen inferior de la hoz del cerebro y sigue la dirección del seno venoso superior, desembocando en el seno recto.

seno longitudinal inferior (inferior sagittal sinus), uno de los seis conductos venosos de la duramadre posterior que drenan la sangre del cerebro a la vena yugular interna.

seno longitudinal superior (superior sagittal sinus), uno de los seis conductos venosos situados en la parte posterior de la duramadre que drenan la sangre del cerebro hacia la vena yugular interna.

seno marginal (marginal sinus), seno que puede rodear la placenta.

seno maxilar (maxillary sinus), cada una de las dos celdas aéreas de gran tamaño que forma una cavidad piramidal en el cuerpo del hueso maxilar.

seno nasal (nasal sinus), cualquiera de las numerosas cavidades de diferentes huesos del cráneo, tapizada por una mucosa ciliada que se continúa con la cavidad nasal. Los senos nasales se dividen en senos frontales, celdas aéreas etmoidales, senos esfenoidales y senos maxilares.

seno occipital (occipital sinus), el menor de los senos craneales y uno de los seis conductos venosos posterosuperiores asociado a la duramadre.

seno paranasal (paranasal sinus), cualquiera de las cavidades aéreas situadas en varios huesos que rodean la nariz, como el seno frontal del hueso frontal, situado en la profundidad de la zona interna del borde superciliar, y el seno maxilar en el interior del maxilar superior, entre la órbita, la cavidad nasal y los dientes superiores.

seno pericárdico transverso (transverse pericardial sinus), paso entre los repliegues superior y posterior del pericardio seroso. Está situado por detrás de la aorta ascendente y el tronco pulmonar, por delante de la vena cava superior y por encima de la aurícula izquierda.

seno pilonidal (pilonidal sinus), cavidad o seno que contiene pelo en un quiste dermoide o en las capas más profundas de la piel. En la mayoría de los casos el pelo se origina en otra área, pero termina alojado en el seno.

seno recto (straight sinus), uno de los seis conductos venosos posterosuperiores de la duramadre que drena la sangre procedente del cerebro hacia la vena yugular interna. No tiene válvulas y se localiza a nivel de la unión de la hoz del cerebro con la tienda del cerebelo.

seno romboidal (rhomboidal sinus), orificio en el conducto central de la médula espinal lumbar.

seno transverso (transverse sinus), pareja de conductos venosos grandes del grupo posterosuperior de los senos de la duramadre.

seno uracal (urachal sinus), dilatación de la parte del uraco en su extremo umbilical, de origen congénito o como consecuencia de que un quiste uracal empieza a drenar hacia la superficie.

seno uretral (urethral sinus), depresión en ambos lados de la cresta uretral en la que se abren los conductos de la próstata.

seno urogenital (urogenital sinus), cavidad alargada, formada por la división de la cloaca en el desarrollo embrionario precoz, a la que se abren los uréteres, los conductos mesonefrótico y paramesonefrótico y la vejiga.

seno uterino (uterine sinus), uno de los pequeños conductos vasculares irregulares en el endometrio del útero gestante.

seno uteroplacentario (uteroplacental sinus), uno de los espacios en la zona de la placenta y de la pared uterina donde las circulaciones del feto y de la madre intercambian sangre.

seno venoso (venous sinus), cada uno de los numerosos senos que recogen sangre procedente de la duramadre y la drenan en la vena yugular interna. Cada seno se forma por la separación de dos capas de la duramadre.

senopía (senopia), mejoría de la visión cercana del anciano debida a la miopía asociada a una creciente esclerosis del núcleo del cristalino.

senos intercavernosos (intercavernous sinuses), cavidades a través de las cuales se comunican los senos cavernosos de la duramadre.

senos linfoides (lymph sinuses), pequeños espacios continuos tapizados por endotelio que discurren debajo de la cápsula del nódulo linfático. Disminuyen la velocidad del flujo de linfa a través de los nódulos.

senos nasales accesorios (accessory nasal sinuses), senos paranasales que aparecen como huecos en el cráneo, pero que se abren a la cavidad nasal y están revestidos por una mucosa que se continúa con la nasal.

senos petrosos (petrosal sinuses), conductos, superior e inferior, que drenan los senos cavernosos a los senos transversos. Los senos petrosos superiores reciben también venas cerebrales y cerebelosas, mientras que los senos petrosos inferiores reciben venas cerebelosas y venas procedentes del oído interno y del tronco cerebral. Los senos basilares conectan los senos petrosos inferiores entre sí y con el plexo venoso vertebral.

senos venosos durales (dural venous sinuses), espacios con revestimiento endotelial entre la capa perióstica externa y la capa meníngea interna de la duramadre, en los que evacuan las venas cerebrales, las venas cerebelares y las venas que drenan el tronco del encéfalo y que conducen a las venas yugulares.

sensación de tope (end-feel), sensación que experimentan las manos del examinador al llegar al final del arco de movilidad. Varía según la estructura o el tejido limitante. La sensación de tope se experimenta en los bloqueos capsulares, interóseos, en los espasmos y en el bloqueo en resorte.

sensación epigástrica (epigastric sensation), sensación desagradable, débil, de naturaleza poco precisa, que normalmente se localiza en la boca del estómago, pero que se puede producir en otro lugar de la región abdominal.

sensación primaria (primary sensation), sensación o impresión provocada directamente por un determinado estímulo.

sensación propioceptiva (proprioceptive sensation), sensaciones relacionadas con los movimientos del cuerpo y con la posición, como el movimiento de los brazos y piernas a partir de los estímulos recibidos por órganos sensoriales especializados situados en los músculos, tendones, articulaciones y el laberinto del oído.

sensación referida (referred sensation), sensación o impresión que se produce en un lugar diferente de donde se ha iniciado el estímulo.

sensación retardada (delayed sensation), sentimiento o impresión que no se experimenta inmediatamente después del estímulo.

sensación subjetiva (subjective sensation), sentimiento o impresión no asociado a un estímulo externo o que no se debe directamente a él.

sensación superficial (superficial sensation), consciencia o percepción de sensaciones en las capas superficiales de la piel en respuesta al tacto, la presión, la temperatura y el dolor.

sensación táctil (tactile sensation), sensación de contacto.

sensibilidad (sensibility, sensitivity), **1.** capacidad para percibir sensaciones e impresiones, tanto físicas como psicológicas. **2.** susceptibilidad a una sustancia, como un fármaco o un antígeno. **3.** el nivel más bajo de una sustancia que puede ser detectado mediante una prueba de laboratorio.

sensibilidad a la radiación (radiation sensitivity), medida de la respuesta del tejido a la radiación ionizante.

sensibilidad a la sobrecarga de líquidos (fluid overload severity), resultado de enfermería recogido en la Nursing Outcomes Classification (NOC). Se define como la gravedad del exceso de líquidos en los compartimentos corporales intracelular y extracelular.

sensibilidad cruzada (cross-sensitivity), sensibilidad a una sustancia que predispone a un individuo a mostrarse sensible a otras sustancias relacionadas por su estructura química.

sensibilidad cutánea (cutaneous sensation), la experimentada en los receptores de la piel o procedente de ellos.

sensibilidad de rebote (rebound tenderness), signo de inflamación del peritoneo en el cual el dolor se desencadena tras la retirada brusca de la punta de los dedos que presionan el abdomen. El área del dolor puede ser difusa o estar relativamente bien delimitada.

sensibilidad diagnóstica (diagnostic sensitivity), probabilidad condicional de que una persona que tiene una enfermedad sea correctamente identificada por una prueba clínica, es decir, el número de resultados verdaderos positivos dividido por el número total de enfermos (que es la suma del número de resultados verdaderos positivos y falsos negativos).

sensibilidad magnética (magnetic susceptibility), medida de la capacidad de una sustancia para ser imantada.

sensibilidad motora (motor sense), sensación o percepción que permite a la persona ejecutar movimientos voluntarios, lo que presumiblemente se consigue evocando un engrama sensorial o la memoria del modelo de ese movimiento específico.

sensibilidad profunda (deep sensation), consciencia o percepción de dolor, presión o tensión en las capas profundas de la piel, músculos, tendones o articulaciones.

sensibilidad protopática (protopathic sensibility), relativo a las sensaciones somáticas de dolor rápido localizado, dolor lento y mal localizado y temperatura.

sensibilización (sensitization), **1.** reacción adquirida en la cual se desarrollan anticuerpos específicos en respuesta a un antígeno. Las reacciones alérgicas son el resultado de una sensibilización excesiva a una proteína extraña. Esto se provoca de forma deliberada en la inmunización mediante la inyección de un organismo patógeno alterado de tal forma que ya no es infeccioso. **2.** método fotodinámico para destruir microorganismos mediante la introducción de sustancias, como colorantes fluorescentes, que absorben la luz visible y emiten energía en longitudes de onda destructivas para el organismo. **3.** *no técnico,* anafilaxia.

sensibilización activa (active sensitization), estado conseguido cuando se inyecta un antígeno específico en una persona sensible al mismo.

sensibilización autoeritrocítica (autoerythrocyte sensitization), hipersensibilidad frente a los eritrocitos propios. Se caracteriza por la aparición espontánea de manchas hemorrágicas y dolorosas en la cara anterior de los brazos y de las piernas.

sensibilización central (central sensitization), (en quiropráctica) estado en el cual las neuronas activadas por estímulos nocivos mecánicos y químicos están sensibilizadas por esa clase de estímulos y se vuelven hiperreactivas a todos los estímulos subsiguientes suministrados a los campos receptivos neuronales.

sensibilización pasiva (passive sensitization), forma temporal de sensibilización inducida por la inyección de suero procedente de un individuo sensibilizado.

sensibilización proteica (protein sensitization), reacción que aparece tras la introducción parenteral de una proteína extraña en el organismo. Cuando la misma proteína extraña se reintroduce en el organismo posteriormente aparecen síntomas de diferente gravedad, como la enfermedad del suero.

sensibilizado (sensitized), relativo a tejidos que se han vuelto sensibles a sustancias antigénicas.

sensible (sensitive), **1.** capacidad para percibir o transmitir una sensación o estímulo. **2.** se dice de los microorganismos que se ven afectados por bajas concentraciones de fármacos antimicrobianos. **3.** anormalmente susceptible a una sustancia, como un fármaco o una proteína extraña.

sensitivo (sensory), **1.** relacionado con las sensaciones. **2.** perteneciente a una parte o a la totalidad de la red nerviosa sensitiva del organismo.

sensitivomotor (sensorimotor), perteneciente a ambas funciones, sensitiva y motora.

sensitivomuscular (sensorimuscular), referido a la contracción de los músculos activados por estimulación sensitiva.

sensor (sensor), aparato diseñado para reaccionar a estímulos físicos, como por ejemplo la temperatura, la luz o el movimiento.

sensor de imagen de cargas interconectadas (charge coupled image sensor), dispositivo electrónico bidimensional que convierte las señales luminosas en eléctricas.

sensorio (sensorium), (en psicología) la parte de la consciencia que incluye las facultades de percepción sensorial especiales y su correlación e integración centrales en el cerebro. Un sensorio despejado implica la presencia de una memoria razonablemente precisa junto a una correcta orientación en cuanto a tiempo, lugar y persona.

sensual (sensual), relativo a un gran interés por el sexo, la comida u otras actividades sensoriales que producen satisfacción.

sentarse para incorporarse (sit-to-stand [STS]), **1.** en el tratamiento de los trastornos del equilibrio, movimiento en el cual la base de apoyo se traslada desde el asiento a los pies. Los pies empiezan a aceptar el peso en primer lugar mediante presión hacia abajo sobre los talones, a la vez que la pelvis se balancea hacia delante. Después, el peso se desplaza a la parte delantera de los pies mientras el tronco se mueve hacia delante y la pelvis se levanta de la superficie. **2.** actividad de transferencia en la que el paciente pasa de estar sentado a estar de pie.

sentencia (judgment), **1.** (en derecho) decisión final de un tribunal respecto al caso en estudio. **2.** razón dada por el tribunal para su decisión; opinión. **3.** premio, castigo u otra decisión legal dada por el tribunal.

sentencia sumaria (summary judgment), (en derecho) sentencia solicitada por cualquiera de las partes en un proceso civil, para su terminación, cuando se cree que no existe un verdadero motivo o un hecho material de disputa.

sentido (sense), **1.** facultad mediante la cual son percibidos los estímulos y se distinguen y evalúan situaciones fuera y dentro del cuerpo. Los sentidos principales son: vista, oído, olfato, gusto, tacto y presión. Otros sentidos son las sensaciones de hambre, sed, dolor, temperatura, propiocepción, sensibilidad espacial, temporal y visceral. **2.** capacidad para sentir; sensación. **3.** capacidad para comprender; capacidad mental normal. **4.** relativo a la dirección de la hebra de un ácido nucleico.

sentido cinestésico (kinesthetic sense), capacidad que permite ser consciente del movimiento muscular y de la postura. Al proporcionar información sobre músculos, tendones, articulaciones y otras partes del cuerpo mediante receptores, el sentido cinestésico ayuda a controlar y coordinar actividades, como pasear y hablar.

sentido de la posición (position sense), variedad de sensaciones musculares por las que se percibe la posición o actitud del cuerpo o de sus partes.

sentido especial (special sense), sentido de la vista, del olfato, del gusto, del tacto y del oído.

sentido térmico (thermic sense), conjunto de órganos sensoriales y vías de conexión que permiten apreciar los cambios de temperatura.

sentido vibratorio (vibratory sense), capacidad para percibir las sensaciones vibratorias. Los receptores de la vibración del cuerpo se localizan en diversos lugares, desde la superficie de la piel hasta el periostio.

sentidor (sentient), que tiene sensibilidad o capacidad para sentir y percibir.

sentimiento (feeling), **1.** estado de ánimo. **2.** experiencia subjetiva ocasionada por la estimulación de un nervio sensorial.

sentir (sense), percibir a través de un órgano de los sentidos.

señal analógica (analog signal), señal eléctrica continua que representa una información específica, como la temperatura o las ondas del ECG, los teléfonos o el módem de los ordenadores.

señal de radiofrecuencia (rf) (radiofrequency [rf] signal), **1.** señal eléctrica cuya frecuencia está en el intervalo de las rf. **2.** señal interior de un instrumento ultrasónico entre los terminales del transductor y los componentes en los cuales tienen lugar la rectificación y el filtrado.

señales vocales (vocal cues), clase de comunicación no verbal compuesta por todos los ruidos y sonidos que constituyen elementos añadidos al lenguaje y transmiten significados.

señalización pasada (past pointing), incapacidad para situar con precisión un dedo en otra parte del cuerpo, lo que indica una falta de coordinación de los movimientos voluntarios.

separación (estrangement), **1.** efecto psicológico que produce la necesaria separación de una madre de su hijo recién nacido cuando éste está enfermo o es prematuro, o tiene un defecto congénito, lo que impide a la madre establecer una relación normal con su hijo. **2.** la sensación de que los objetos externos presentan una cualidad irreal, extraña o no familiar causada por un fallo en el establecimiento de los límites externos del yo, una de cuyas funciones es identificar a los objetos externos como reales y familiares.

separador (jackscrew, separator), dispositivo o instrumento para separar los dientes, especialmente los proximales, para la exploración de las superficies, acabar una restauración o antes de colocar bandas en ortodoncia.

separador del haz (beam splitter), dispositivo que refleja la luz de la emisión de fósforo de un intensificador de imagen a un registro fotográfico.

sepsis (sepsis), infección, contaminación.

sepsis puerperal (puerperal sepsis), infección adquirida durante el puerperio.

septal (septal), relativo a un tabique.

septicemia (septicemia), infección generalizada en la cual existen gérmenes patógenos en la corriente sanguínea circulante, diseminados a partir de una infección localizada en cualquier parte del cuerpo. Las características de la septicemia son: fiebre, escalofríos, hipotensión, postración, dolor, cefalea, náuseas o diarrea. Se diagnostica mediante un hemocultivo y se trata intensamente con antibióticos.

septicemia criptogenética (cryptogenic septicemia), infección sistémica en la cual hay patógenos presentes en el torrente sanguíneo, pero no puede identificarse un foco primario de infección.

septicemia fúngica (fungal septicemia), forma de septicemia en la que el agente causal es un hongo.

séptico (septic), relativo a una infección por microorganismos piógenos.

septillizo (septuplet), cada uno de los siete hijos nacidos de un único embarazo.

septoplastia (septoplasty), reconstrucción quirúrgica del tabique nasal.

septorrinoplastia (septorhinoplasty), corrección quirúrgica de defectos en el tabique nasal.

septostomía (septostomy), creación de una abertura en un tabique mediante cirugía.

septum de Bigelow (calcar femorale), lámina de tejido firme que refuerza el cuello del fémur.

Ser (Ser), abreviatura del aminoácido **serina.**

serendipia (serendipity), [Serendip, tierra mítica donde se producen sorpresas agradables, imaginada por el autor Horace Walpole], descubrimiento accidental. Un número importante de fármacos han sido descubiertos por serendipia, como fue el caso de la actividad antidepresiva de la iproniacida, que se desarrolló originalmente para el tratamiento de la tuberculosis.

seriado (serial), relativo a una sucesión, disposición u orden de elementos.

serie (series), cadena de objetos o acontecimientos dispuestos en un orden previsible, como la serie de estados que tiene que atravesar durante su desarrollo una célula sanguínea madura.

serie de casos (case study), análisis detallado de una persona o grupo con una enfermedad o trastorno en concreto, observando las características de la enfermedad o trastorno. Las series de casos se utilizan para atraer la atención sobre enfermedades nuevas o sobre enfermedades que afectan a nuevas poblaciones.

serie de fases (phased array), conjunto transductor en serie que tiene elementos rectangulares muy delgados ordenados uno al lado de otro. Se basa en una dirección del haz electrónico que explora haces de sonido sobre una región barrida en forma de sector. La dirección del haz se lleva a cabo utilizando los retardos del tiempo electrónico en los circuitos transmisores y receptores.

serie de obstrucción (obstruction series), prueba que consiste en la realización de varias radiografías de abdomen en pacientes en los que se sospecha obstrucción intestinal, íleo paralítico, perforación visceral, absceso abdominal, litiasis renal, apendicitis o ingestión de cuerpo extraño.

serie instructiva (instructive series), prueba consistente en una serie de radiografías realizadas en el abdomen de un paciente de quien se sospecha que presenta una obstrucción intestinal, un íleo paralítico, perforación visceral, absceso abdominal, nefrolitiasis, apendicitis o ingestión de cuerpo extraño.

serie lineal (linear array), (en radiología) secuencia contigua de detectores separados idénticos, constituidos por cámaras de ionización llenas de gas o semiconductores en estado sólido, que se utiliza con un generador de rayos X en abanico. Los detectores dan una lectura por cada pulso de rayos X. La señal electrónica producida se transforma en un número digital, y se almacena en la memoria de un ordenador.

serina (Ser) (serine [Ser]), aminoácido no esencial encontrado en muchas proteínas del cuerpo. Se sintetiza a partir de la glicina o la treonina y es precursor de aminoácidos como la purina, la cisteína y otros.

sermorelina (sermoreline), péptido sintético correspondiente a una porción de la hormona liberadora de hormona del crecimiento. La sal de acetato de sermorelina se usa en el tratamiento del déficit de hormona del crecimiento en niños prepúberes.

seroconversión (seroconversion), modificación de las pruebas serológicas de negativo a positivo a medida que aparecen anticuerpos como respuesta a una infección o vacuna.

serodiagnóstico (serodiagnosis), utilización de pruebas serológicas para el diagnóstico de una enfermedad.

serogrupo (serogroup), **1.** grupo de bacterias que contienen un antígeno común y que, en ocasiones, incluye más de un serotipo, especie o género. Se trata de una denominación no oficial, utilizada en la clasificación de determinados géneros de bacterias como *Leptospira, Salmonella, Shigella* o *Streptococcus*. **2.** grupo de especies de virus estrechamente relacionados desde el punto de vista antigénico.

seroinmunidad (seroimmunity), inmunidad conferida por la administración de un antisuero.

serología (serology), rama de la bioquímica médica que estudia el suero sanguíneo para detectar signos de infección mediante la evaluación de las reacciones antígeno-anticuerpo in vitro.

serólogo (serologist), bacteriólogo o técnico médico que prepara o supervisa la preparación y verificación de los sueros utilizados para diagnosticar y tratar enfermedades y para inmunizar a las personas frente a enfermedades infecciosas.

seroma (seroma), bulto o tumefacción causada por una acumulación de suero dentro de un tejido u órgano.

seronegativo (seronegative), prueba serológica con resultado negativo.

seropositivo (seropositive), prueba serológica con resultado positivo.

seroprevalencia (seroprevalence), prevalencia global de una enfermedad dentro de una población definida en un tiempo determinado según los análisis sanguíneos.

seroprofilaxis (seroprophylaxis), administración de un suero para prevenir una enfermedad.

seropurulento (seropurulent), que contiene suero y pus.

serorresistente (serumfast), **1.** resistente (como bacteria) a los efectos destructivos de los sueros. **2.** que posee (como suero) poco o ningún cambio en el título de anticuerpo.

serorreversión (seroreversion), conversión espontánea o inducida de un estado seropositivo en uno seronegativo.

serosa (serosa), cualquiera de las membranas que revisten las paredes de las cavidades corporales y segregan un exudado acuoso.

serosanguíneo (serosanguineous), **1.** (de una secreción) poco densa y roja. **2.** formado por suero y sangre.

seroso (serous), relativo a, que se parece o produce suero.

serotonina (serotonin), derivado del triptófano que se produce de forma natural y se encuentra en las plaquetas y las células del cerebro y el intestino. Actúa como vasoconstrictor potente y como neurotransmisor.

serovacunación (serovaccination), técnica para producir inmunidad mixta, en la cual primero se le inyecta a una persona un suero para establecer la inmunidad pasiva, y después se la vacuna para producir la inmunidad activa.

serpentín para calentar la sangre (blood warming coil), aparato formado por un tubo de plástico enrollado en espiral, que se utiliza para calentar las bolsas de sangre antes de realizar una transfusión masiva, como sucede en los pacientes que sufren una gran hemorragia. La administración de sangre fría en este tipo de transfusiones puede causar un estado de shock en el paciente.

serpiente de cascabel (rattlesnake), crotálido venenoso con una serie de segmentos córneos conectados de forma laxa al final de la cola que hacen un ruido semejante al de un cascabel cuando la agita. Su veneno contiene una hemotoxina y es responsable de la mayor parte de las mordeduras de serpientes venenosas en EE.UU. El tratamiento inmediato se basa en mantener a la víctima calmada y en inmovilizar la zona de la mordedura a la altura del corazón. Se dispone de antiveneno.

serpiente de coral (coral snake), serpiente venenosa con bandas transversales rojas, amarillas y negras, nativa del sur de EE.UU. Las mordeduras son poco frecuentes; no siempre existe dolor, pero los efectos neuromusculares y respiratorios pueden ser graves.

serpiente de fuego (fiery serpent), término coloquial para referirse al nematodo *Dracunculus medinensis*.

serpiente venenosa (venomous snake), serpiente que segrega un veneno.

serpina (serpine), cualquiera de los miembros de la superfamilia de inhibidores de la serina endopeptidasa (serina proteinasa), presente en la sangre y los tejidos.Todas las serpinas son glucoproteínas de cadena simple de estructura similar, aunque cada una actúa específicamente sobre determinadas endopeptidasas. Entre otras, actúan sobre las serina proteinasas implicadas en la coagulación, la activación del complemento, la fibrinólisis, la inflamación y la remodelación de tejidos.

serrado (serrate), que tiene un borde con escotaduras o dientes de sierra.

Serratia* *(Serratia), género de bacilos móviles oportunistas de la familia Enterobacteriaceae y la tribu Klebsielleae, capaces de producir infecciones en los seres humanos, como bacteriemia, neumonía e infecciones de las vías urinarias superiores. Las infecciones por *Serratia* se adquieren con frecuencia en los hospitales.

serrato anterior (serratus anterior), músculo delgado de la pared del tórax que se extiende desde las costillas, por debajo del brazo, hasta la escápula. Su acción es la rotación de la escápula y la elevación del hombro, como en la flexión y abducción completas del brazo.

serrato posterior (serratus posterior), cada uno de los músculos del grupo intermedio de músculos dorsales que elevan y deprimen las costillas.

sertralina (sertraline), inhibidor selectivo de la recaptación de serotonina administrado por vía oral, en forma de sal clorhidrato, como antidepresivo y para el tratamiento de trastornos obsesivo-compulsivos y de pánico.

servicio de asistencia al paciente (patient care committee), organización del personal hospitalario formada por profesionales médicos, de enfermería y de otros ámbitos sanitarios, que tiene asignada la responsabilidad de controlar todas las técnicas de asistencia al paciente para garantizar el cumplimiento de las normas previamente determinadas.

servicio de salud mental (mental health service), cada una de las organizaciones norteamericanas gubernamentales, profesionales o legislativas que operan a nivel comunitario, estatal, nacional o internacional, para colaborar en la prevención y tratamiento de los procesos mentales.

servicio de toxicología (detoxification service), servicio de un hospital que proporciona tratamiento para disminuir o eliminar en un paciente los efectos tóxicos de las sustancias químicas, como alcohol, medicamentos, normalmente como un primer paso para el tratamiento de una persona que sufre una adicción. El servicio también se puede utilizar para retirar las sustancias tóxicas a las que puede haber estado expuesta una persona.

servicio de urgencias (SU) (emergency department [ED]), (en una institución sanitaria) sección de una institución preparada con personal y equipo para proporcionar una asistencia rápida y de amplio espectro ante emergencias, especialmente en aquellos casos con enfermedades súbitas o agudas o a las víctimas de traumatismos graves.

servicio de urgencias psiquiátricas (psychiatric emergency service), servicio hospitalario que proporciona evaluación inicial inmediata y tratamiento a pacientes con trastornos mentales agudos durante las 24 horas.

servicios básicos de salud (basic health services), grado mínimo de cuidados sanitarios considerado necesario para mantener una salud adecuada y prevenir las enfermedades.

servicios compartidos (shared services), funciones de servicios administrativos, clínicos o de otro tipo que son comunes a dos o más hospitales o a otros centros de atención sanitaria, y que son utilizados conjuntamente o de forma cooperativa por ellos.

servicios de asistencia personal (personal care services), servicios prestados por trabajadores sanitarios para ayudar a los pacientes a satisfacer las necesidades de la vida diaria.

servicios de custodia (custodial care), servicios y asistencia de carácter no sanitario proporcionada a largo plazo, generalmente para enfermos crónicos y convalecientes.

servicios de hospital de día (day health care services), provisión de hospitales, residencias y otras instalaciones, para prestar servicios relacionados con la salud a pacientes adultos que son ambulatorios o pueden ser trasladados, y que necesitan dichos servicios de forma regular durante determinadas horas, pero no requieren los cuidados continuos de un paciente hospitalizado.

servicios de representación del paciente (patient representative services), servicios del hospital realizados por miembros elegidos entre el personal que tiene como misión investigar y valorar las quejas de los pacientes y promover y proteger sus derechos.

servicios de salud maternoinfantil (maternal and child [MCH] services), conjunto de instalaciones y programas organizados con el propósito de proporcionar asistencia médica y social a madres y niños. Los servicios médicos se ocupan de la asistencia prenatal y posnatal, de la planificación familiar y de la asistencia pediátrica del lactante.

servicios diagnósticos (diagnostic services), servicios relacionados con el diagnóstico realizado por un médico, pero también por enfermeras u otros profesionales sanitarios.

servicios extraordinarios (out-of-plan services), servicios prestados a un paciente por un profesional ajeno al sistema de asistencia gestionada. El paciente puede hacerse cargo de una parte más elevada del pago que si los servicios se recibiesen dentro del plan.

servicios internos (environmental services), unidad de trabajo dentro una institución de asistencia sanitaria. Tiene bajo su responsabilidad el servicio de lavandería, el control de los residuos sólidos y líquidos, la recogida sin riesgos de los productos contaminados por las radiaciones o los microorganismos patógenos y el mantenimiento general de la seguridad y gestión interna del centro.

Servicios Médicos de Urgencias (SMU) (Emergency Medical Service [EMS]), red nacional norteamericana de servicios coordinados para proporcionar ayuda y asistencia médica desde la asistencia inicial hasta el tratamiento definitivo, formada por personal entrenado en rescate, estabilización, transporte y tratamiento avanzado de urgencias traumáticas o médicas.

servicios relacionados con la salud (health-related services), servicios de una institución sanitaria, diferentes a la asistencia médica, que pueden contribuir directa o indirectamente a la salud física o mental y al bienestar de los pacientes, como los servicios sociales o de asesoría.

servomecanismo (servomechanism), sistema de control en el cual se emplea retroalimentación para corregir errores en otro sistema. Un ejemplo biológico es el mecanismo que regula el tamaño de la pupila del ojo cuando cambia la intensidad de la luz.

sesamoideo (sesamoid), objetos nodulares que tienen la forma y el tamaño de las semillas de sésamo.

sesgo (bias), **1.** línea oblicua o diagonal. **2.** actitud parcial o subjetiva. **3.** (en estadística) distorsión de los resultados estadísticos respecto del valor real.

sesgo central (central biasing), teoría de la modulación del dolor en la cual los centros superiores como la corteza cerebral influyen sobre la percepción del dolor y la respuesta al mismo.

sesgo de detección (detection bias), artefacto potencial en los datos epidemiológicos que resulta del empleo de una técnica o equipo diagnóstico determinado.

sesgo de no respuesta (nonresponse bias), (en epidemiología) errores que pueden aparecer cuando una parte de los sujetos seleccionados e identificados como sujetos de estudio no pueden participar o no llegarán a hacerlo. El sesgo puede producirse cuando el grupo de los que no responden difiere sistemáticamente de los que responden con respecto a la exposición o el estado de enfermedad. Para hacer mínimo este sesgo es imprescindible una tasa de participación alta, o bien realizar una encuesta en sujetos que no responden para determinar si podrían ser diferentes, y en qué forma, respecto al riesgo de enfermedad o de exposición.

sésil (sessile), **1.** (en biología) unido por la base, en lugar de estarlo por un tallo o un pedúnculo, como una hoja unida directamente al tronco. **2.** conectado de forma permanente.

sesión clínico-patológica (clinical-pathologic conference), sesión docente en la que se expone un caso a un médico, quien a continuación demuestra el proceso de razonamiento que le conduce a un diagnóstico determinado. A continuación, el anatomopatólogo presenta el diagnóstico anatomopatológico, basado en el estudio del tejido extirpado en la cirugía u obtenido en la autopsia. El diagnóstico del anatomopatólogo suele ser el definitivo.

sesiones (rounds), *informal,* conferencia o reunión docente en la cual se comentan los problemas clínicos identificados en la práctica de la enfermería, de la medicina o de otros servicios.

sesiones de enfermería (nursing rounds), en EE.UU., sesiones gráficas, ambulantes, docentes o principales que se realizan específicamente para profesionales de enfermería, y que se centran en los problemas de los cuidados de enfermería.

sesiones docentes (teaching rounds), conferencias informales celebradas regularmente, a menudo al comienzo del día. En ellas se analizan los problemas específicos de la asistencia de los pacientes actuales y también se presentan casos de pacientes con enfermedades específicas.

sesiones principales (grand rounds), reunión formal en la que normalmente un experto ofrece una conferencia sobre un tema clínico con fines educativos para los oyentes. En algunos centros pueden ser sesiones docentes dirigidas por un experto a la cabecera de pacientes seleccionados.

seta (mushroom), cuerpo afrutado del hongo de la clase de los basidiomicetos, especialmente de los miembros comestibles del orden Agaricales, conocidas como setas de campo o de pradera. Las setas están constituidas principalmente por agua y contienen algunas proteínas y minerales.

seudoacantosis *nigricans* (pseudoacanthosis nigricans), trastorno con engrosamiento aterciopelado pigmentado de la piel de las flexuras, a menudo con apéndices cutáneos. Se presenta con mayor frecuencia en personas obesas con la tez morena o en personas con trastornos endocrinos, y es secundario a la maceración de la piel por sudoración.

seudoagrafía (pseudoagraphia), forma de disgrafía en la cual el paciente puede copiar escritos, pero no puede escribir para expresar sus ideas.

seudoainhum (pseudoainhum), constricciones anulares alrededor de los dedos, miembros o tronco que se producen de modo congénito y en asociación con una amplia variedad de trastornos. Los casos más graves de seudoainhum congénito dan lugar a amputación en el útero.

seudoalelo (pseudoallele), uno de dos o más genes estrechamente ligados de un cromosoma, que parece funcionar como un miembro único de un par de alelos, pero que ocupa locus diferentes, casi correspondientes, en cromosomas homólogos.

seudoaneurisma (pseudoaneurism), **1.** dilatación de una arteria causada por lesión de una o más capas como consecuencia de un traumatismo arterial o de la rotura de un aneurisma verdadero. **2.** tortuosidad de un vaso o una cavidad sanguínea resultante de un infarto herniado.

seudoanodontia (pseudoanodontia), ausencia de dientes causada por un fracaso de la erupción.

seudoanorexia (pseudoanorexia), trastorno en el que un individuo come en secreto mientras afirma no tener apetito y que le resulta imposible comer.

seudoanquilosis (pseudoankylosis), fijación de una articulación causada por la falta de flexibilidad de las estructuras corporales situadas fuera de la articulación.

seudoartritis (pseudarthritis), dolor musculoesquelético que no afecta a las articulaciones.

seudoartrosis (nonunion), relativo a un hueso fracturado que no cura adecuadamente.

seudoataxia (pseudoataxia), pérdida de control sobre los movimientos voluntarios que no supone una lesión orgánica.

seudocefalocele (pseudocephalocele), hernia cerebral no congénita resultante de una lesión o una enfermedad del cráneo.

seudochancro (pseudochancre), úlcera genital indurada que se asemeja a un chancro.

seudociesis (pseudocyesis), trastorno en el que una mujer cree que está embarazada cuando en realidad no lo está. El origen puede ser psicógeno o bien ser secundario a un tumor o disfunción endocrina.

seudoclaudicación (pseudoclaudication), calambres dolorosos que no son causados por arteriopatía periférica, sino más bien por trastornos medulares, neurológicos u ortopédicos, como estenosis espinal, neuropatía diabética o artritis.

seudocondroplasia (pseudochondroplasia), trastorno hereditario que se parece a la acondroplasia, pero que se desarrolla después del nacimiento.

seudodemencia (pseudodementia), síndrome que imita la demencia. Hay que distinguirlo de la depresión.

seudoestesia (pseudesthesia), sensación experimentada sin estímulo externo o que no se corresponde con el estímulo causal, como el dolor del miembro fantasma que aparece tras una amputación.

seudoestrabismo (pseudostrabismus), estrabismo aparente causado por un pliegue de piel del párpado inferior, el cual estrecha la anchura visible de la esclerótica medial respecto al iris.

seudoestratificado (pseudostratified), relativo a un tipo de epitelio cilíndrico en el que los núcleos de las células adyacentes están a diferentes niveles.

seudofacodonesis (pseudophakodonesis), movimiento excesivo por un implante de lente intraocular.

seudofaquia (pseudophakia), implantación de una lente después de una cirugía de cataratas.

seudofractura (pseudofracture), trastorno caracterizado por signos radiológicos de engrosamiento del periostio y de formación de hueso nuevo sobre lo que parece una fractura incompleta.

seudogén (pseudogene), secuencia de ADN que parece un gen y del cual es posible que proceda, pero que carece de función genética.

seudoginecomastia (pseudogynecomastia), mamas de un varón aumentadas de tamaño debido a la acumulación de grasa.

seudohermafrodita (pseudohermaphrodite), sujeto con un trastorno congénito caracterizado por la presencia de gónadas masculinas o femeninas, aunque sus genitales externos sean del sexo opuesto o de ambos.

seudohermafroditismo (pseudohermaphroditism), trastorno en el que una persona presenta las características somáticas de ambos sexos, aunque posea las características físicas de un varón (testículos) o de una mujer (ovarios).

seudohermafroditismo femenino (female pseudohermaphroditism), forma de trastorno gonadal congénito en el cual existen ovarios, con independencia del estado de los genitales externos.

seudohiperparatiroidismo (pseudohyperparathyroidism), signos de hipercalcemia en un paciente de cáncer en ausencia de hiperparatiroidismo primario o metástasis esqueléticas.

seudohiperpotasemia (pseudohyperkalemia), artefacto de laboratorio que indica un nivel de potasio sanguíneo elevado causado por el potasio liberado in vitro a partir de las células de la muestra de sangre.

seudohipertensión (pseudohypertension), lectura de la presión arterial que aparece erróneamente elevada como consecuencia de la elasticidad arterial.

seudohipertrofia (pseudohypertrophy), agrandamiento anormal de un órgano o una estructura corporal causado por hiperproliferación de los tejidos adiposo y fibroso.

seudohipoaldosteronismo (pseudohypoaldosteronism), **1.** enfermedad hereditaria de la infancia caracterizada por gran depleción de sal y agua y otros signos de déficit de aldosterona, aunque se segregue en cantidades normales o elevadas. Entre las causas de la enfermedad se incluyen la existencia de defectos en los receptores de aldosterona y la disfunción renal. **2.** alteración endocrina asociada a nefropatía con pérdida de sodio, que generalmente se debe a pielonefritis crónica y se observa principalmente en adultos.

seudohiponatremia (pseudohyponatremia), concentración de sodio disminuida que no corresponde a un trastorno hipotónico real. Puede producirse en lugar de un desplazamiento de volumen por hiperlipidemia o hiperproteinemia masivas.

seudohipoparatiroidismo (pseudohypoparathyroidism), enfermedad por resistencia del órgano terminal caracterizada por hipocalcemia, fracaso del crecimiento y anomalías esqueléticas, como por ejemplo dedos cortos.

seudoictericia (pseudojaundice), coloración amarilla de la piel que no se debe a hiperbilirrubinemia. La ingesta exagerada de carotenos ocasiona una forma de seudoictericia.

seudoíleo (pseudoileus), **1.** trastorno que se asemeja a una obstrucción intestinal causado por la parálisis de una parte de la pared intestinal. **2.** obstrucción intestinal adinámica.

seudoisocromático (pseudoisochromatic), relativo a los materiales de pruebas visuales en las cuales las manchas de color diferente les parecen similares a una persona con ceguera para el color.

seudolinfoma (pseudolymphoma), trastorno benigno de las células linfoides o los histiocitos que produce los rasgos clínicos de un linfoma maligno.

seudolisogenia (pseudolysogeny), estado en el cual un bacteriófago es mantenido en un cultivo de una célula bacteriana mediante la infección de variantes susceptibles de la cepa.

seudolitiasis biliar (biliary pseudolithiasis), dolor en los conductos biliares con síntomas similares a los descritos en la colelitiasis, pero sin cálculos.

seudomama (pseudomamma), estructura glandular parecida a un pezón o una glándula mamaria; se encuentra a veces en un quiste dermoide del ovario.

seudomanía (pseudomania), **1.** trastorno en el que una persona puede alegar haber cometido crímenes de los cuales es realmente inocente. **2.** trastorno deliberadamente fingido de enfermedad mental.

seudomegacolon (pseudomegacolon), dilatación del colon en un paciente adulto.

seudomembrana (pseudomembrane), membrana constituida por fibrina coagulada, bacterias y leucocitos que aparece en la garganta de los pacientes con difteria.

seudomembranoso (pseudomembranous), término que sirve para describir una falsa membrana, como sucede en la difteria.

seudomenstruación (pseudomenstruation), sangrado del útero que se parece a la menstruación, pero no está asociado con los cambios usuales en los tejidos endometriales.

seudomiopía (pseudomyopia), sobreacomodación durante la visión a distancia que da lugar a borrosidad en ella.

seudomixoma (pseudomyxoma), tumor rico en moco.

seudomixoma peritoneal (pseudomyxoma peritonei), presencia en la cavidad peritoneal de materia mucoide a partir de un quiste ovárico roto o de un mucocele apendicular roto.

seudomnesia (pseudomnesia), aberración de la memoria en la cual una persona alega recordar sucesos que no han tenido lugar realmente.

seudomutualidad (pseudomutuality), (en psicoterapia) atmósfera creada por los miembros de la familia en la que existe una armonía superficial y un grado elevado de acuerdo entre ellos, pero en los que esta atmósfera de acuerdo oculta conflictos intrapsíquicos e interpersonales profundos y destructivos.

seudoobstrucción intestinal (intestinal pseudoobstruction), trastorno caracterizado por obstrucción, dolor cólico y vómitos, pero sin evidencias de obstrucción física en la laparotomía.

seudopapiledema (pseudopapilledema), disco óptico hinchado congénitamente que se parece al edema de la papila; no hay hemorragias o exudados retinianos, ni ningún signo sistémico de aumento de la presión intraocular.

seudoparálisis (pseudoparalysis), estado en el cual una persona parece ser incapaz de mover sus brazos o piernas, pero no existe una parálisis «verdadera». En los lactantes el trastorno puede ser causado por dolor en las articulaciones resultante de enfermedad, como en el raquitismo o el escorbuto.

seudoparaplejía (pseudoparaplegia), forma de parálisis histérica.

seudoparesia (pseudoparesis), forma de parálisis histérica.

seudopelada (pseudopelade), tipo de alopecia cicatrizal, precedido por foliculitis, en el cual pueden presentarse una o más áreas de calvicie y extenderse hasta unirse, formando un área de proyecciones digitiformes suaves que están algo deprimidas en la piel.

seudopericarditis (pseudopericarditis), sonido a la auscultación semejante a la fricción de la goma cuando la membrana del estetoscopio está encima del latido apical. Está producido realmente por el movimiento del tejido en el espacio intercostal.

seudópodo (pseudopod), proceso protoplásmico, a modo de miembro transitorio, de una ameba que puede extenderse para impulsarse o para englobar los nutrientes.

seudopólipo (pseudopolyp), masa prominente de tejido de granulación que puede aparecer en la colitis ulcerosa y llega a cubrirse con epitelio en regeneración.

seudoprognatismo (pseudoprognathism), patología en la cual la mandíbula resulta forzada hacia delante respecto a su posición normal a causa de un trastorno oclusal.

seudopsicosis (pseudopsychosis), trastorno como el de la ficción de una enfermedad que puede parecerse a un verdadero trastorno mental o de la conducta.

seudopterigión (pseudopterygium), pliegue de la conjuntiva que ha resultado unido a la córnea tras una lesión o enfermedad.

seudoptosis (pseudoptosis), fisura palpebral anormalmente estrecha.

seudopubertad (pseudopuberty), aparición de cambios somáticos y funcionales en un individuo antes de la edad cronológica de la pubertad.

seudoquiste (pseudocyst), espacio o cavidad que contiene gas o líquido, pero que no está revestido por una membrana. Los seudoquistes son frecuentes después de una pancreatitis, cuando los jugos digestivos destruyen los conductos normales del páncreas y se acumulan en espacios revestidos por fibroblastos y por la superficie de órganos adyacentes.

seudorretinitis pigmentaria (pseudoretinitis pigmentosa), moteado pigmentario de la retina que puede seguir a una lesión del ojo.

seudosarcoma (pseudosarcoma), epitelioma de células fusiformes en la piel que ha estado expuesta a radiación.

seudoseudohipoparatiroidismo (pseudopseudohypoparathyroidism), forma incompleta de seudohipoparatiroidismo que se caracteriza por presentar los mismos rasgos constitucionales, pero con concentraciones normales de calcio y fósforo en el suero.

seudotabes (pseudotabes), cualquier neuropatía con síntomas como los de la tabes dorsal.

seudotronco arterioso (pseudotruncus arteriosus), patología en la cual la sangre es transportada a las arterias pulmonares por vasos colaterales.

seudotubérculo (pseudotubercle), nódulo que se parece a una granulación tuberculosa, pero es causado por un microorganismo distinto de *Mycobacterium tuberculosis.*

seudotuberculosis (pseudotuberculosis), patología pulmonar con síntomas semejantes a los de la tuberculosis, pero no causada por *Mycobacterium tuberculosis.*

seudotumor (pseudotumor), tumor falso.

seudotumor cerebral (pseudotumor cerebri), trastorno caracterizado por un aumento de la presión intracraneal, cefaleas, borramiento de los límites del nervio óptico, vómitos y edema de papila sin signos neurológicos, excepto, ocasionalmente, parálisis del sexto par craneal.

seudotumor orbitario (orbital pseudotumor), reacción inflamatoria específica de los tejidos orbitarios caracterizada por exoftalmos y congestión edematosa de los párpados.

seudotumor renal (renal pseudotumor), cualquier masa del riñón que está formada por tejido normal pero se asemeja a las de tejido anómalo, como en el caso de la hipertrofia de la columna de Bertin o la joroba de dromedario.

seudovitamina (pseudovitamin), sustancia que tiene una estructura química similar a la de una vitamina, pero carece de efectos fisiológicos.

sevelamer (sevelamer), fármaco fijador de fosfato. Su sal clorhidrato se utiliza para reducir las concentraciones de fósforo sérico en la hiperfosfatemia asociada a enfermedad renal terminal.

sexismo (sexism), creencia de que un sexo es superior al otro y de que el superior tiene cualidades, derechos, prerrogativas y categorías superiores a los del sexo inferior. El sexismo desemboca en una discriminación en todas las áreas de la vida y actúa como un factor limitante del desarrollo educativo, profesional y psicológico.

sexo (sex), **1.** clasificación en varón o mujer basada en numerosos criterios, entre ellos las características anatómicas y cromosómicas. **2. coito.**

sexo cromosómico (chromosomal sex), en los mamíferos, el sexo de un individuo determinado por la presencia o la ausencia del cromosoma Y.

sexo seguro (safe sex), prácticas sexuales íntimas entre personas que utilizan preservativos u otros métodos para evitar el intercambio de líquidos corporales que transmitan enfermedades. Aunque la seguridad completa es prácticamente imposible sin la abstinencia, los riesgos conocidos de enfermedades contagiosas, como las infecciones por el virus VIH u otros organismos nocivos como *Pthirius pubis,* transmitidos por contacto sexual, se pueden reducir utilizando prácticas sexuales seguras.

sextillizo (sextuplet), cada uno de los seis hijos nacidos de un único embarazo.

sexual (sexual), relacionado con el sexo.

sexualidad (sexuality), **1.** suma de los atributos físicos, funcionales y psicológicos expresados por la identidad del propio sexo y el comportamiento sexual, estén relacionados o no con los órganos sexuales o la procreación. **2.** características sexuales que distinguen el sexo masculino del femenino.

S_f (S_f), acrónimo de *unidad de flotación Svedberg.*

Sg (Sg), símbolo del **seaborgio.**

SHBG (SHBG), siglas de **globulina fijadora de hormonas sexuales.**

SHCC (SHCC), siglas de **Statewide Health Coordinating Committee.**

SHEA (SHEA), siglas de *Society for Healthcare Epidemiology of America.*

SHF (FHS), siglas de **síndrome hidantoínico fetal.**

Shigella *(Shigella),* [Kiyoshi Shiga, bacteriólogo japonés, 1870-1957], género de bacterias patógenas gramnegativas que provocan gastroenteritis y disentería bacteriana, como *Shigella dysenteriae.*

Shigella dysenteriae *(Shigella dysenteriae),* especie de la familia bacteriana Enterobacteriaceae que produce una forma grave de disentería en el ser humano. El subgrupo *dysenteriae* de *Shigella* es el más frecuente en Asia y es especialmente virulento.

shigellosis (shigellosis), infección bacteriana aguda del intestino, muy contagiosa, caracterizada por diarrea, dolor abdominal y fiebre. Se transmite por vía fecooral a partir de las personas infectadas con bacterias de una especie patógena del género *Shigella.* La lesión es causada por invasión de bacterias y producción de la toxina Shiga. En EE. UU., la enfermedad se produce en brotes aislados. Sin embargo, en áreas del mundo en vías de desarrollo, es endémica y resulta especialmente grave en niños. La probabilidad de que se detecten o se generen organismos resistentes a antibióticos es muy alta. En consecuencia, el tratamiento preferible para la shigellosis es de soporte y se centra sobre todo en evitar la deshidratación. Se administran antimicrobianos cuando la enfermedad es grave o cuando la probabilidad de transmisión es elevada. Deben evitarse los antidiarreicos e instaurarse medidas como aislamiento y una estricta pauta de lavado de manos. Las infecciones por *Shigella* han de comunicarse al departamento de sanidad pública.

shock (shock), situación anómala de flujo sanguíneo inadecuado a los tejidos corporales, con disfunción celular de riesgo vital. Esta condición se suele asociar a un gasto cardíaco inadecuado, hipotensión, oliguria, cambios en la resistencia y distribución del flujo sanguíneo periférico, y lesiones tisulares. Entre los factores causales se incluyen hemorragias, vómitos, diarrea, ingestión inadecuada o pérdidas excesivas de líquidos que dan lugar a hipovolemia. El shock hipovolémico es el más común. Existe una disminución del flujo sanguíneo, con una reducción resultante del transporte de oxígeno, nutrientes, hormonas y electrólitos hacia los tejidos corporales, y una reducción concomitante de la eliminación de productos de desecho del metabolismo. Se produce un aumento de la frecuencia cardíaca y respiratoria. La presión arterial puede descender tras un leve aumento inicial. El paciente suele mostrar signos de agitación y ansiedad. También puede existir debilidad, letargo, palidez y una piel fría y húmeda. Conforme progresa el shock desciende la temperatura corporal, la respiración se hace rápida y superficial, y la presión del pulso se estrecha conforme la vasoconstricción compensatoria hace que aumente o se mantenga la presión diastólica mientras que la presión sistólica desciende. La diuresis disminuye. La hemorragia puede ser evidente u oculta, aunque otros factores, como los vómitos o diarrea, pueden dar cuenta de la deficiencia de líquidos.

shock anafiláctico (anaphylactic shock), reacción alérgica general grave, y en ocasiones mortal, a un alergeno frente al que el paciente es sensible, como fármacos, vacunas, determinados alimentos, suero, extracto de alergenos, veneno de insectos o productos químicos. Este cuadro se puede producir segundos o minutos después de la exposición al factor sensibilizante (alergeno), y se caracteriza por una gran dificultad respiratoria y colapso vascular. Los primeros síntomas son ansiedad intensa, debilidad y una sensación de muerte inminente. También puede aparecer sudoración y disnea. En la mayoría de los casos tras estos síntomas suelen presentarse, rápidamente, prurito y urticaria. Otros síntomas son: hipotensión, shock, arritmia, congestión respiratoria, edema glótico, náuseas y diarrea.

shock bacteriémico (bacteremic shock), shock séptico causado por la liberación de toxinas desde las bacterias, en general gramnegativas, de la sangre.

shock cardiogénico (cardiogenic shock), trastorno caracterizado habitualmente, pero no siempre, por un bajo gasto cardíaco asociado a IM agudo e insuficiencia cardíaca congestiva.

shock eléctrico (electric shock), estado físico traumático ocasionado por el paso de una corriente eléctrica a través del cuerpo. Suele producirse por el contacto accidental con partes expuestas de circuitos eléctricos en electrodomésticos y enchufes, aunque también lo pueden causar los rayos o el contacto con cables de alto voltaje. La lesión resultante depende de la intensidad de la corriente eléctrica, el tipo de corriente y la duración y frecuencia del fluido eléctrico. El shock eléctrico grave suele producir pérdida de conocimiento, parálisis respiratoria, contracciones musculares, fracturas óseas y alteraciones cardíacas.

shock endotóxico (endotoxin shock), shock séptico que se produce en respuesta a la liberación de endotoxinas producidas por las bacterias gramnegativas. La toxina se libera tras la muerte de la célula bacteriana.

shock hemorrágico (hemorrhagic shock), shock asociado a la pérdida rápida y repentina de cantidades significativas de sangre. Las lesiones traumáticas graves suelen causar este tipo de pérdida de sangre. Esto origina una perfusión insuficiente para satisfacer las demandas metabólicas del funcionamiento tisular.

shock hipovolémico (hypovolemic shock), estado de colapso físico y postración causado por la pérdida masiva de sangre, aproximadamente la quinta parte de la volemia total. Los signos habituales son hipotensión arterial, pulso débil, piel fría y húmeda, taquicardia, respiración rápida y disminución de la diuresis. Las pérdidas sanguíneas asociadas pueden proceder de una hemorragia GI, interna, externa o de una reducción excesiva del volumen plasmático intravascular y de los líquidos corporales. La deshidratación por transpiración excesiva, la diarrea intensa, los vómitos prolongados, la obstrucción intestinal, la peritonitis, la pancreatitis aguda y las quemaduras graves, con depleción de los líquidos corporales, pueden desencadenar un shock hipovolémico.

shock insulínico (insulin shock), cuadro de hipoglucemia grave producido por una sobredosis de insulina, disminución de la ingesta de alimentos o ejercicio excesivo. Se caracteriza por sudoración, temblores, escalofríos, nerviosismo, irritabilidad, hambre, alucinaciones, entumecimiento y palidez. Si no se corrige puede progresar a convulsiones, coma y muerte.

shock irreversible (irreversible shock), patología en la cual el shock no responde a las formas disponibles de tratamiento y la recuperación es imposible como consecuencia del daño celular masivo.

shock medular (spinal shock), forma de shock asociada a lesiones agudas de la médula espinal. La supresión transitoria de los reflejos se encuentra controlada por los segmentos medulares situados por debajo del nivel de la lesión. El período de shock puede durar desde horas hasta meses.

shock neurogénico (neurogenic shock), forma de shock debido a dilatación vascular periférica.

shock por exceso de rapidez (speed shock), reacción fisiológica adversa y brusca de un paciente a medicaciones o drogas intravenosas que son administradas demasiado deprisa. Algunos signos de shock por exceso de rapidez son: rubor facial, cefalea, sensación de opresión precordial, pulso irregular, pérdida de consciencia y parada cardíaca.

shock primario (primary shock), estado de colapso físico comparable al del desmayo. El shock primario suele ser leve, autolimitado y de corta duración.

shock quirúrgico (surgical shock), cuadro de shock que puede aparecer durante la cirugía o después de ella, con signos de hipotensión profunda, descenso de la diuresis, aumento de la frecuencia cardíaca, intranquilidad y cianosis de las extremidades. La hemoglobina por volumen sanguíneo puede ser baja, y es posible también que el paciente padezca hemorragia o infección grave.

shock secundario (secondary shock), estado de colapso físico y postración causado por numerosos procesos traumáticos y patológicos. Se desarrolla un cierto tiempo después de una lesión hística grave, pudiendo continuar directamente el shock primario. Se acompaña de varios signos, como debilidad, intranquilidad, baja temperatura corporal, hipopresión arterial, sudoración fría y disminución de la diuresis. En este estado la presión arterial desciende progresivamente, pudiendo producirse la muerte en un tiempo relativamente corto después de su aparición, a menos que se instituya un tratamiento adecuado. El shock secundario se asocia con frecuencia al golpe de calor, las lesiones por aplastamiento, el infarto de miocardio, el envenenamiento, las infecciones fulminantes, las quemaduras y otros trastornos que ponen en peligro la vida. La anatomía patológica de este estado refleja los cambios sufridos en los capilares, que aparecen dilatados y con congestión sanguínea.

shock séptico (septic shock), forma de shock que aparece en la septicemia cuando son liberadas a la circulación sanguínea las endotoxinas o exotoxinas fabricadas por ciertas bacterias. Estas toxinas provocan una vasodilatación, dando lugar a un brusco descenso de la presión arterial. También se puede producir fiebre, taquicardia, taquipnea y confusión o coma. A veces el shock séptico puede estar causado por la presencia de hongos o virus en la sangre.

shock sérico (serum shock), reducción de la volemia y de la presión arterial con peligro para la vida, causada por la inyección de un suero antitóxico u otro suero extraño.

shock traumático (traumatic shock), estado emocional o psicológico que sigue a un traumatismo y que puede producir un comportamiento anómalo. Los tipos más frecuentes son el shock hipovolémico por pérdida sanguínea y el shock neurogénico por una interrupción de la integridad de la médula espinal.

shock vasogénico (vasogenic shock), shock debido a la dilatación vascular periférica producida por ciertos factores, como algunas toxinas, que afectan directamente a los vasos sanguíneos.

Si (Si), símbolo del **silicio.**

SI (SI), siglas de **Sistema Internacional de Unidades.**

si op. sit (si op. sit), (en recetas) abreviatura de la locución latina *si opus sit,* «si es necesario».

SIADH (SIADH), siglas de **síndrome de secreción inadecuada de hormona antidiurética.**

sialadenitis (sialadenitis), inflamación de una o más glándulas salivales.

sialagogo (sialogogue), todo lo que estimula, favorece o produce la secreción de saliva.

sialemesis (sialemesis), vómito de saliva, o vómito asociado con salivación excesiva.

sialidasa (sialidase), enzima de la clase de las hidrolasas que cataliza la separación de los enlaces glucosídicos entre un residuo de ácido siálico y un residuo de hexosa o hexosamina en el terminal no reductor de los oligosacáridos, en glucoproteínas, glucolípidos y proteoglucanos.

sialidosis (sialidosis), enfermedad de almacenamiento neuronal de los niños causada por una deficiencia de la enzima sialidasa (neuraminidasa). El trastorno se caracteriza por una mancha de color rojo cereza en la mácula, mioclono progresivo y convulsiones. Existen dos tipos: los pacientes del tipo 1 tienen rasgos físicos y niveles de betagalactosidasa normales; los pacientes del tipo 2 tienen además estatura pequeña, anomalías óseas y deficiencia de betagalactosidasa.

sialografía (sialography), exploración radiográfica de las glándulas salivales tras la inyección de un medio de contraste radiopaco.

sialograma (sialogram), imagen radiográfica de los conductos y glándulas salivales.

sialolitiasis (sialolithiasis), trastorno patológico en el cual se forman uno o más cálculos o piedras en una glándula salival.

sialolito (sialolith), cálculo formado en una glándula o conducto salival.

sialorrea (sialorrhea), flujo exagerado de saliva que puede ir asociado a diversas alteraciones, como inflamación aguda de la boca, retraso mental, mercurialismo, embarazo, dentición, alcoholismo o malnutrición.

sibilancia (wheeze), forma de roncus caracterizada por un tono musical agudo o grave. Se produce al pasar aire a una velocidad elevada a través de una vía estrecha, y se escucha tanto en inspiración como durante la espiración. Puede deberse al broncoespasmo, la inflamación o la obstrucción de la vía aérea por un tumor o cuerpo extraño. Las sibilancias se asocian con el asma y la bronquitis crónica. Las sibilancias unilaterales son típicas de los carcinomas broncogénicos, los cuerpos extraños y las lesiones inflamatorias.

sibilante (sibilant), que se percibe como un sonido silbante o en el que la «S» es el sonido predominante.

sibutramina (sibutramine), inhibidor del apetito empleado para tratar la obesidad junto con otras medidas terapéuticas.

sic (sic), expresión latina que significa «así».

sicosis de la barba (sycosis barbae), inflamación de los folículos pilosos de la piel afeitada. El tratamiento incluye afeitados suaves y poco frecuentes, antibióticos tópicos y sistémicos y extracción diaria de los pelos infectados.

SIDA (AIDS), siglas de **síndrome de inmunodeficiencia adquirida.**

SIDA perinatal (perinatal AIDS), SIDA adquirido por los lactantes y niños a partir de sus madres durante el embarazo, el parto o por la ingestión de leche materna infectada.

sideremia y prueba para determinar la capacidad de unión al hierro total (iron level and total iron-binding capacity test), prueba sanguínea utilizada para diagnosticar la anemia ferropénica y la hemocromatosis (sobrecarga o envenenamiento por hierro), entre otras entidades.

sideroblasto (sideroblast), eritrocito nucleado, rico en hierro, presente en la médula ósea.

siderocito (siderocyte), eritrocito anormal en el que existen partículas visibles de hierro no hemoglobínico.

siderodermia (sideroderma), coloración cutánea bronceada causada por acumulación de hierro procedente de la degeneración de la hemoglobina.

sideropenia (sideropenia), nivel de hierro sérico anormalmente bajo.

siderosis (siderosis), **1.** variedad de neumoconiosis provocada por la inhalación de partículas o polvo de hierro. **2.** la aparición de un color oscuro en cualquier tejido debido a la presencia de una cantidad excesiva de hierro. **3.** aumento de la cantidad de hierro en la sangre.

SIECUS (SIECUS), siglas del *Sex Information and Education Council of the United States*.

siemens (S) (siemens [S]), [Ernest Werner von Siemens, inventor alemán de dispositivos eléctricos, 1816-1892], unidad de conductancia eléctrica de un cuerpo con una resistencia de 1 ohmio que permite el paso de 1 amperio de corriente por voltio aplicado.

sierra de escayola (cast saw), sierra utilizada para cortar una escayola.

sievert (Sv) (sievert [Sv]), [R. M. Sievert, físico sueco, s. XX], medida de la dosis de radiación. El sievert tiene idénticas unidades que el gray y se calcula multiplicando la dosis absorbida por el factor de calidad, número que se ha determinado para comparar las consecuencias para la salud de este tipo de radiación con las de los rayos X.

sífilis (syphilis), [del nombre de una figura literaria (1530) que se infectó], ETS producida por la espiroqueta *Treponema pallidum* caracterizada por distintas etapas en sus manifestaciones durante un período de años. La primera fase *(sífilis primaria)* viene señalada por la aparición de una pequeña pústula rojiza indolora en la piel o en las mucosas de 10 a 90 días después de la exposición. La lesión puede surgir en cualquier lugar del cuerpo en el que se haya producido el contacto con una lesión o con la persona infectada, pero suele observarse con mayor frecuencia en la zona anogenital. Rápidamente se erosiona formando una úlcera indolora no sangrante, denominada *chancro,* que exuda un líquido repleto de espiroquetas. El chancro puede no ser notado por el enfermo, por lo que muchas otras personas resultan en ocasiones infectadas. Cura espontáneamente al cabo de 10 a 40 días, lo que suele dar la falsa impresión de que no se trata de un síntoma serio. La segunda fase *(sífilis secundaria)* aparece cerca de 2 meses después, cuando las espiroquetas se han multiplicado y extendido por todo el cuerpo. Esta fase se caracteriza por malestar general, anorexia, náuseas, fiebre, cefalea, alopecia, dolores osteoarticulares y aparición de un exantema morbiliforme no pruriginoso, placas blancas planas en boca y garganta, o condilomas planos en las áreas húmedas de la piel. La enfermedad sigue siendo altamente contagiosa en esta fase y puede transmitirse por el beso. Los síntomas suelen continuar durante un período de entre 3 semanas y 3 meses, aunque pueden redicivar en un intervalo de hasta 2 años. La tercera fase **(sífilis terciaria)** puede no desarrollarse en un lapso de entre 3 y 15 años o más. Se caracteriza por la aparición de tumores gomosos blandos, denominados *gomas,* que se ulceran y curan dejando cicatrices. Los gomas pueden formarse en cualquier sitio de la superficie corporal y en el ojo, hígado, pulmones, estómago u órganos reproductores. La sífilis terciaria puede ser indolora y pasar desapercibida excepto por los gomas, o se puede acompañar de dolor profundo penetrante. La ulceración de los gomas da lugar a la aparición de áreas perforadas en el paladar, el tabique nasal o la laringe. Varios tejidos y estructuras corporales pueden verse afectados o destruidos, incluidos el SNC, el miocardio y las válvulas cardíacas, produciendo discapacidad física o mental y llevando a la muerte de forma prematura. La sífilis congénita producida por una infección prenatal puede causar malformaciones o ceguera en el recién nacido o hacer que el niño nazca muerto. En algunos casos el niño parece sano hasta que, con varias semanas de edad, se observa la aparición de congestión nasal, en ocasiones con una supuración sanguinolenta o mucopurulenta, y lesiones cutáneas, especialmente en las palmas de las manos y plantas de los pies o en la región genital. Estos niños también pueden tener trastornos en la vista y en el oído, así como progeria y alteraciones en la salud. Los pacientes con sífilis primaria o secundaria suelen recibir benzatina, penicilina G benzatina, o un equivalente en dosis única de 2,4 millones de unidades por vía intramuscular. En la sífilis terciaria se administran dosis mayores de penicilina, de 7,2 millones de unidades en total, en tres dosis separadas por una semana. Los lactantes y niños con sífilis congénita reciben 50.000 unidades/kg por vía intramuscular. El tratamiento con penicilina de una madre infectada durante los 4 primeros meses del embarazo suele prevenir el desarrollo de sífilis congénita en el feto. El tratamiento de la madre con antibióticos en la fase tardía del embarazo suele eliminar la infección, aunque no protege al feto. En EE.UU., los casos documentados de sífilis serológicamente activos han de ser comunicados, por ley, a los departamentos de sanidad locales.

sífilis congénita (congenital syphilis), forma de sífilis adquirida in utero causada por la espiroqueta *Treponema pallidum*. Generalmente se caracteriza por osteítis, erupciones cutáneas, coriza y emaciación durante los primeros meses de la vida. Entre los signos de infección sifilítica que aparecen en etapas posteriores de la infancia se encuentran la queratitis intersticial, la sordera y las escotaduras en los incisivos. Algunos lactantes infectados pueden parecer libres de la enfermedad en el momento del nacimiento, pero desarrollan los signos típicos en la adolescencia.

sífilis endémica (endemic syphilis), enfermedad infecciosa crónica de la piel que está estrechamente relacionada con el *Treponema pallidum* y se contrae frecuentemente en la niñez sin contacto venéreo.

sífilis latente (latent syphilis), estadio de la infección sifilítica que ocurre pasado un año a partir de la infección, en el que no hay sintomatología clínica aunque las pruebas serológicas indican la presencia de la espiroqueta. La sífilis latente se da en dos fases después de la sífilis secundaria. La fase temprana se da en el año siguiente a la infección. La sífilis latente tardía no es infecciosa.

sífilis terciaria (tertiary syphilis), el estadio más avanzado de la sífilis, que da lugar a infecciones de los sistemas cardiovascular y neurológico y marcado por lesiones destructivas que afectan a tejidos y órganos. La sífilis en estadio tardío es sintomática pero no contagiosa.

sifilítico (syphilitic), perteneciente, que se parece a o que está infectado de sífilis.

sifonaje (siphonage), proceso de extracción de líquido de una cavidad con un tubo utilizando la presión atmosférica.

sig. (sig.), abreviatura de la expresión latina *signetur*, que significa «etiquétese según la prescripción».

sigma (sigma), Σ, σ,decimoctava letra del alfabeto griego.

Sigma Theta Tau International (Sigma Theta Tau International), sociedad honorífica internacional para profesionales de la enfermería. Se invita a incorporarse a ella a los diplomados y a los estudiantes en función de sus logros académicos o sus aportaciones al mundo de la enfermería.

sigmoide (sigmoid), **1.** relativo a la forma en S. **2.** colon sigmoide.

sigmoidectomía (sigmoidectomy), extirpación de la flexura sigmoidea del colon, realizada con mayor frecuencia para extirpar un tumor maligno.

sigmoiditis (sigmoiditis), inflamación del colon sigmoide.

sigmoidoscopia (sigmoidoscopy), exploración del recto y del colon sigmoide con ayuda de un sigmoidoscopio.

sigmoidoscopio (sigmoidoscope), instrumento utilizado para explorar la luz del colon sigmoide. Consiste en un tubo y una luz, permitiendo la visualización directa de la mucosa que reviste el colon.

sigmoidostomía (sigmoidostomy), creación quirúrgica de un ano en el colon pélvico.

significación (significance), **1.** (en investigación) probabilidad estadística de que un determinado hallazgo se haya producido únicamente por casualidad. **2.** importancia de un estudio para el desarrollo de una práctica o teoría, como en la práctica de la enfermería.

significación estadística (statistical significance), interpretación de datos estadísticos que indica que el resultado obtenido se debe probablemente a un factor causal y no al azar.

signo (sign), hallazgo objetivo percibido por un examinador, como fiebre, una erupción o el murmullo que se percibe sobre el tórax en los derrames pleurales. Muchos signos acompañan a síntomas, como el eritema y la erupción maculopapular, que se observan con frecuencia cuando un paciente se queja de prurito.

signo accesorio (accessory sign), signo que no es típico o característico de una enfermedad particular.

signo de Aaron (Aaron's sign), [Charles D. Aaron, médico norteamericano, 1866-1951], signo diagnóstico en la apendicitis caracterizado por dolor o molestia cuando se aplica presión sobre el punto de McBurney en la región epigástrica.

signo de Babinski (Babinski's sign), [Joseph F. F. Babinski, neurólogo francés, 1857-1932], serie de respuestas parciales que son patognomónicas de grados diferentes de enfermedad de la neurona motora superior, como 1) ausencia del reflejo aquíleo en la ciática; 2) respuesta plantar extensora, con extensión del dedo gordo del pie y aducción de los demás dedos; 3) contracción más pronunciada del platisma en el lado no afectado al soplar o silbar; 4) pronación que se produce cuando un brazo afectado por parálisis se coloca en supinación, y 5) cuando un paciente en posición supina con los brazos cruzados sobre el pecho intenta adoptar una posición sentada, el muslo del lado afectado se flexiona y el talón se levanta, mientras que la pierna en el lado sano permanece horizontal.

signo de Ballance (Ballance's sign), [Charles A. Ballance, cirujano inglés, 1856-1936], resonancia apagada que se oye al realizar la percusión sobre el flanco derecho de un paciente tumbado en posición de decúbito lateral izquierdo y que sugiere una rotura esplénica. Se debe a la acumulación de sangre líquida en el lado derecho y de sangre coagulada en el izquierdo.

signo de Bamberger (Bamberger's sign), [Heinrich Bamberger, médico austríaco, 1822-1888], **1.** trastorno neural caracterizado por la percepción de una estimulación táctil en un punto correspondiente al lado opuesto del cuerpo. **2.** signos de derrame pericárdico en el nivel de la escápula que desaparecen cuando el paciente se inclina hacia delante.

signo de Bard (Bard's sign), [Louis Bard, anatomista francés, 1857-1930] aumento de oscilaciones del globo ocular en el nistagmo orgánico cuando el paciente intenta seguir con la mirada un objeto que se mueve de un lado a otro a lo largo de la línea visual.

signo de Battle (Battle's sign), [Willian H. Battle, cirujano inglés, 1855-1936], área pastosa palpable situada detrás del pabellón auricular cuya presencia puede indicar la existencia de una fractura ósea de la región inferior del cráneo.

signo de Brudzinski (Brudzinski's sign), [Josef Brudzinski, médico polaco, 1874-1917], flexión involuntaria de la cadera y la rodilla, cuando se flexiona pasivamente el cuello. Este signo aparece en pacientes con meningitis.

signo de Cardarelli (Cardarelli's sign), [Antonio Cardarelli, médico italiano, 1831-1927], pulsación lateral de la tráquea en aneurismas, particularmente en la dilatación del cayado aórtico.

signo de Chaddock (Chaddock's sign), [Charles G. Chaddock, neurólogo estadounidense, 1861-1936], variación del reflejo de Babinski provocado al pasar la mano con firmeza por el lado del pie inmediatamente distal al maléolo externo, caracterizado por la extensión del primer dedo y apertura en abanico de los restantes. Se observa en la enfermedad del tracto piramidal.

signo de Chadwick (Chadwick's sign), [James R. Chadwick, ginecólogo estadounidense, 1844-1905], signo de embarazo que se desarrolla después de la sexta semana de gestación y consiste en una coloración azul oscura o violácea de la mucosa vaginal o cervical, como resultado de la mayor irrigación sanguínea del área.

signo de Chvostek (Chvostek's sign, Chvostek-Weiss sign), [Franz Chvostek, cirujano austríaco, 1835-1884], espasmo anómalo de los músculos faciales al percutir suavemente la mejilla para estimular el nervio facial en pacientes hipocalcémicos. Es un signo de tetania.

signo de Comolli (Comolli's sign), [Antonio Comolli, anatomopatólogo italiano, n. 1879], hinchazón triangular correspondiente a la forma de la escápula tras una fractura de ese hueso.

signo de compresión (impingement sign), arco doloroso producido por la abducción forzada del brazo rotado hacia dentro contra el acromion en la evaluación de una lesión de hombro.

signo de Cullen (Cullen's sign), [Thomas S. Cullen, ginecólogo estadounidense, 1868-1953], aparición de manchas cutáneas hemorrágicas tenues, de forma irregular, alrededor del ombligo. El cambio de color de la piel suele ser negro-azulado y se vuelve verdosa, marrón o amarillenta. El signo de Cullen puede surgir 1 o 2 días después del inicio de la anorexia y de los dolores abdominales intensos, mal localizados, característicos de la pancreatitis aguda.

signo de Darier (Darier's sign), [Jean F. Darier, dermatólogo francés, 1856-1938], sensación quemante o picante inducida al golpear lesiones cutáneas en casos de urticaria pigmentosa.

signo de Faget (Faget's sign), [Jean C. Faget, médico norteamericano, 1818-1884], descenso de la frecuencia del pulso asociado a una temperatura constante o un pulso constante asociado a una temperatura en aumento. Es un signo poco frecuente, que se registra en la fiebre amarilla.

signo de Friedreich (Friedreich's sign), [Nikolaus Friedreich, médico alemán, 1825-1882], colapso diastólico de las venas yugulares cuando existen adherencias en el pericardio.

signo de Giuliani (Giuliani's sign), [Emilio R. Giuliani, cardiólogo norteamericano, s. XX], frémito en la parte posterior del lado izquierdo del tórax que se percibe entre la escápula izquierda y la columna vertebral en la insuficiencia mitral, causado por prolapso de la valva mitral anterior.

signo de Goodell (Goodell's sign), [William Goodell, ginecólogo norteamericano, 1829-1894], reblandecimiento del cuello uterino, signo probable de embarazo.

signo de Grey Turner (Grey Turner's sign), [George Grey Turner, cirujano británico, 1877-1951], equimosis en la piel de la zona lumbar que aparece en la pancreatitis hemorrágica aguda.

signo de halo (halo sign), efecto de halo producido en la radiografía de la cabeza fetal entre la grasa subcutánea y el cráneo. Se considera indicativo de la muerte fetal intrauterina.

signo de Hegar (Hegar's sign), [Alfred Hegar, ginecólogo alemán, 1830-1914], reblandecimiento del istmo del cuello uterino al inicio de la gestación. Es un signo probable de embarazo.

signo de Heimlich (Heimlich sign), [H. J. Heimlich, médico norteamericano, n. 1920], señal universal de dificultad respiratoria indicadora de que una persona se asfixia y no puede hablar, realizada agarrándose la garganta con los dedos índice y pulgar, atrayendo así la atención de las personas próximas.

signo de Homans (Homans' sign), [John Homans, cirujano norteamericano, 1877-1954], dolor en la pantorrilla con la dorsiflexión del pie indicador de tromboflebitis o trombosis. Sin embargo, no es un indicador fiable de ningún problema médico.

signo de Jackson (Jackson's sign), [John H. Jackson, neurólogo inglés, 1835-1911], (en la hemiparesia) durante la respiración tranquila se observa que el movimiento del lado paralizado del tórax puede ser mayor que el del lado opuesto.

signo de Jacquemier (Jacquemier's sign), [Jean M. Jacquemier, obstetra francés, 1806-1879], intensificación del color de la mucosa vaginal inmediatamente por debajo del orificio uretral. A veces se aprecia después de la cuarta semana de gestación.

signo de Joffroy (Joffroy's sign), [Alexis Joffroy, médico francés, 1844-1908], **1.** dirección hacia arriba de la mirada del paciente causada por la ausencia de contracción del músculo facial en el bocio oftálmico. **2.** incapacidad para realizar ejercicios matemáticos sencillos, como la suma o la multiplicación, causada por una enfermedad cerebral orgánica.

signo de Kernig (Kernig's sign), [Vladimir M. Kernig, médico ruso, 1840-1917], signo diagnóstico de la meningitis caracterizado por la pérdida de capacidad del paciente en decúbito supino de extender por completo la pierna cuando el muslo se encuentra flexionado sobre el abdomen.

signo de Korányi (Korányi's sign), [Friedrich von Korányi, médico húngaro, 1828-1913], área de matidez paravertebral de localización posterior que se observa en el lado opuesto a un derrame pleural.

signo de Kussmaul (Kussmaul's sign), [Adolf Kussmaul, médico alemán, 1822-1902], **1.** elevación paradójica de la presión venosa con distensión de las venas yugulares durante la inspiración, como se observa en la pericarditis constrictiva o los tumores del mediastino. **2.** procesos comiciales y comatosos que se asocian a alteraciones GI, producidos por la absorción de una sustancia tóxica.

signo de la cimitarra (scimitar sign), signo arteriográfico de invasión de la luz poplítea o femoral en la enfermedad quística de la adventicia.

signo de la fóvea (dimpled sign), prueba diagnóstica física para diferenciar entre una lesión por un dermatofibroma benigno y un melanoma nodular. A la presión del pulgar y el índice del examinador forman fóvea los tumores benignos, pero no los crecimientos malignos.

signo de la puesta de sol (sun-setting sign), signo característico de la hidrocefalia en el cual los lactantes parecen mirar sólo hacia abajo, con la esclerótica sobresaliendo por encima del iris.

signo de la pupila de Marcus Gunn (Marcus Gunn pupil sign), [Robert Marcus Gunn, oftalmólogo inglés, 1850-1909], dilatación paradójica de las pupilas durante el examen oftalmoscópico en respuesta a un estímulo visual aferente.

signo de la silueta (silhouette sign), artefacto radiológico provocado por un infiltrado que oscurece la línea de demarcación entre los segmentos pulmonares.

signo de las gotas ardientes (burning drops sign), sensación de líquido caliente goteando en la cavidad abdominal por una úlcera de estómago perforada.

signo de Leser-Trélat (Leser-Trélat sign), [Edmund Leser, cirujano alemán, 1828-1916; Ulysse Trélat, cirujano francés, 1828-1890], patología con células malignas presentes en la piel. Se caracteriza por la aparición brusca de queratosis seborreica con prurito o aumento de tamaño de queratosis preexistentes en adultos mayores. Se asocia con adenocarcinoma de estómago, cáncer de mama y cáncer de pulmón.

signo de Lhermitte (Lhermitte sign), [Jacques J. Lhermitte, neurólogo francés, 1877-1959], choques seudoeléctricos, repentinos y transitorios que se extienden por el cuerpo hacia abajo cuando se flexiona la cabeza hacia delante; aparece fundamentalmente en la esclerosis múltiple, pero también en alteraciones compresivas de la médula espinal cervical.

signo de McBurney (McBurney's sign), [Charles McBurney, cirujano norteamericano, 1845-1913], reacción de un paciente que indica dolor intenso y molestia extrema a la palpación del punto de McBurney. Esta reacción indica apendicitis.

signo de McMurray (McMurray's sign), [Thomas P. McMurray, cirujano inglés, 1887-1949], chasquido audible que se escucha cuando se rota la tibia sobre el fémur que indica lesión de las estructuras meniscales.

signo de Murphy (Murphy's sign), prueba que se realiza en las enfermedades de la vesícula biliar, en la que se pide al paciente que inspire mientras los dedos del examinador se sitúan por debajo del reborde hepático, en la parte inferior de la parrilla costal. La inspiración produce el descenso de la vesícula biliar hacia los dedos, apareciendo dolor si la vesícula está inflamada.

signo de Musset (Musset's sign), movimiento rítmico de la cabeza y el cuello sincrónico con cada sístole ventricular.

signo de Naffziger (Naffziger's sign), [Howard C. Naffziger, cirujano norteamericano, 1884-1961], signo diagnóstico de ciática o herniación del núcleo pulposo. Al presionar el examinador la vena yugular externa se produce irritación de la raíz nerviosa.

signo de Neri (Neri's sign), [Vincenzo Neri, neurólogo italiano, s. XX], signo de hemiplejía orgánica que consiste en la flexión espontánea de la rodilla del lado afectado, que se produce con la elevación pasiva de la pierna del mismo lado cuando el paciente se encuentra en posición dorsal. Con el paciente en bipedestación, la flexión ventral del tronco provoca la flexión de la rodilla del lado afectado en caso de lesiones lumbosacras e iliosacras.

signo de Nikolsky (Nikolsky's sign), [Petr V. Nikolsky, dermatólogo ruso, 1858-1940], separación fácil del estrato córneo de la epidermis de la capa de células basales, sólo con el frotamiento de áreas de piel aparentemente normales. Se da en el pénfigo y en algunas otras enfermedades ampollosas.

signo de Ortolani (Ortolani's sign), [Marius Ortolani, cirujano italiano, s. XX], chasquido audible que se oye al explorar una cadera con luxación congénita. Se observa en los lactantes al introducir la cadera en el acetábulo o sacarla.

signo de Piskacek (Piskacek's sign), [Ludwig Piskacek, obstetra austríaco, 1854-1933], aumento asimétrico del cuerpo del útero durante el embarazo como consecuencia de su ensanchamiento en la región de los cuernos uterinos, generalmente sobre la zona de implantación.

signo de Romberg (Romberg sign), [Moritz H. Romberg, médico alemán, 1795-1873], indicador de la pérdida del sentido de la posición en el que el paciente pierde el equilibrio al permanecer de pie erguido, con los pies juntos y los ojos cerrados.

signo de Rovsing (Rovsing's sign), [Nils T. Rovsing, cirujano danés, 1862-1927], indicador de apendicitis aguda en el cual la presión sobre el cuadrante inferior izquierdo del abdomen provoca dolor en el cuadrante inferior derecho.

signo de Souques (Souques's sign), [Alexandre A. Souques, neurólogo francés, 1860-1944], en los pacientes con una enfermedad del cuerpo estriado, la falta de extensión de las piernas en un paciente sentado, cuando la silla se empuja hacia atrás. Normalmente, las piernas se extenderían para evitar el desequilibrio.

signo de Tinel (Tinel's sign), [Jules Tinel, neurocirujano francés, 1879-1952], signo que indica la irritabilidad de un nervio produciéndose una sensación de hormigueo distal al percutir el nervio dañado. El signo se encuentra con frecuencia en el síndrome del túnel carpiano.

signo de Trousseau (Trousseau's sign), [Armand Trousseau, médico francés, 1801-1867], **1.** prueba para detectar la tetania latente en la que se induce el espasmo del carpo insuflando un esfigmomanómetro en la parte superior del brazo a una presión que supere la presión sistólica durante 3 minutos. **2.** línea enrojecida que surge a raíz de pasar un dedo por encima de la piel haciendo presión. Aparece con diversos trastornos del sistema nervioso.

signo de Weber (Weber's sign), [Hermann D. Weber, médico inglés, 1823-1918], paresia del nervio oculomotor ipsilateral y parálisis contralateral de la cara, la lengua y las extremidades, causada por una lesión del mesencéfalo.

signo de Westermark (Westermark's sign), [Neil Westermark, radiólogo alemán, n. 1904], en una radiografía de pulmón, ausencia de datos radiológicos sobre la presencia de vasos sanguíneos más allá de la localización de un embolismo pulmonar.

signo del borde cortical (cortical rim sign), en la TC de riñón, fino borde de corteza periférica que aparece perfundido y visible cuando otras partes de la corteza no lo están, debido a la irrigación de las arterias colaterales capsulares. Es indicativo de necrosis cortical, trombosis venosa renal o infarto de las partes no perfundidas.

signo del bronquio B6 (B6 bronchus sign), artefacto en una radiografía pulmonar en la que se observa un broncograma aéreo en el lóbulo inferior como consecuencia de una consolidación por una atelectasia.

signo del cajón (drawer sign), signo diagnóstico de rotura o desgarro de un ligamento anterior cruzado o posterior cruzado de la rodilla. Se comprueba haciendo que el paciente flexione la rodilla en ángulo recto, mientras el examinador sujeta la pantorrilla inmediatamente por debajo de esta articulación y la atrae primero hacia sí, para alejarla a continuación. La prueba indica lesión de rodilla si la cabeza tibial puede separarse más de 1 cm de la articulación.

signo del cajón posterior (posterior drawer sign), prueba ortopédica empleada para determinar la laxitud del ligamento cruzado posterior de la rodilla. El paciente se sitúa con las caderas a 45 grados y las rodillas flexionadas a 90 grados, mientras que el explorador estabiliza el pie y empuja la tibia hacia atrás. También, con ambas caderas y rodillas flexionadas a 90 grados, se mantienen los talones juntos y se observan las rodillas comparando la curvatura posterior relativa de la tibia.

signo del cordón (string sign), canal pilórico estrecho con estenosis pilórica congénita o un segmento intestinal estrechado por ileítis regional. El uso de medio de contraste radiopaco produce el aspecto radiográfico de un cordón delgado.

signo del eco (echo sign), **1.** sonido repetido que se oye en la percusión de un quiste hidatídico. **2.** repetición involuntaria de palabras oídas (ecolalia).

signo del lirio marchito (drooping lily sign), deformidad observada en la urografía i.v. de un riñón doble, con forzamiento del sistema colector inferior y el uréter hacia fuera y hacia abajo, lo que genera una imagen que recuerda a la de un lirio marchito. Es debida a obstrucción y dilatación del sistema colector superior.

signo del obturador (obturator sign), prueba diagnóstica de la apendicitis o de otras inflamaciones peritoneales. La rotación interna de la pierna derecha con una flexión de 90 grados en la cadera y la rodilla y la consiguiente contracción del obturador interno pueden causar molestias abdominales que indican, por ejemplo, apendicitis.

signo del pico (beak sign), aspecto de estructuras anormales en imágenes radiográficas del tracto GI: el esófago distal en la acalasia y el canal pilórico proximal en la estenosis pilórica.

signo del pico de moco (peak mucus sign), moco cervical lubricante, entre turbio y blanco transparente, que se produce durante los períodos en los que la concentración de estrógenos es más elevada, especialmente en el momento de la ovulación.

signo del pulgar (thumb sign), flexión de la falange terminal del pulgar contra el dedo índice flexionado, como si se sujetara un papel. Se observa en pacientes que no son capaces de aducir el pulgar como consecuencia de una lesión cubital.

signo del punto azul (blue dot sign), zona azulada o negra dolorosa bajo la piel del testículo o el epidídimo, que constituye un signo de torsión testicular del apéndice testicular o, con menos frecuencia, del apéndice del epidídimo.

signo físico (physical sign), indicador objetivo presente en el diagnóstico físico o el detectado por palpación, percusión o auscultación.

signo neurológico débil (soft neurologic sign), anomalía neurológica leve o pequeña que es difícil de detectar o de interpretar.

signo objetivo (objective sign), observación clínica que se basa en algo que se puede observar, oír, medir o registrar de cualquier modo por el médico examinador, el personal de enfermería o por cualquier otro profesional sanitario.

signo piramidal de Barré (Barré's pyramidal sign), [Jean A. Barré, neurólogo francés, 1880-1971], signo diagnóstico de una lesión de la vía piramidal. Se observa que, colocando al paciente boca abajo, con las piernas flexionadas por la rodilla, es incapaz de mantener esta posición.

signos de Guedel (Guedel's signs), [Arthur E. Guedel, anestesista norteamericano, 1883-1956], sistema para describir los estadios y planos de la anestesia en función de los signos observados en el paciente. El sistema es aplicable sobre todo para la anestesia inhalatoria, y resulta difícil de plantear cuando se administran los anestésicos modernos combinados.

signos de presunción (presumptive signs), manifestaciones que indican un embarazo, aunque no sean necesariamente positivas. Entre los signos de presunción están la ausencia de menstruación y los mareos matutinos.

signos de tracto longitudinal (long tract signs), signos neurológicos, como el clonus, la espasticidad muscular o la afectación vesical, que normalmente indican una lesión en las porciones media o superior de la médula espinal o en el encéfalo.

signos positivos de embarazo (positive signs of pregnancy), tres signos inequívocos de embarazo: tonos cardíacos fetales, escuchados en la auscultación; esqueleto fetal, observado en una radiografía o en una ecografía, y partes fetales, percibidas por palpación.

signos probables (probable signs), signos clínicos de que existen pruebas claras de embarazo. Algunos signos probables son el aumento de tamaño del abdomen, el signo de Goodell, el signo de Hegar, el signo de Braxton Hicks y los resultados positivos de las pruebas hormonales.

signos vitales[1] (vital signs), medidas correspondientes a la frecuencia del pulso, la frecuencia respiratoria y la temperatura corporal. Aunque en sentido estricto no es un signo vital, la presión arterial también se suele incluir.

signos vitales[2] (vital signs), resultado de enfermería de la Nursing Outcomes Classification (NOC). Se define como el grado de adaptación de la temperatura, pulso, respiración y PA a los valores esperados para un individuo.

SII (IBS), siglas de **síndrome del intestino irritable.**

silanización (silanization), (en cromatografía) proceso químico para pasar los componentes SiOH de una forma estacionaria a la forma éster.

sildenafilo (sildenafil), fármaco contra la disfunción eréctil.

silencio (silence), **1.** ausencia de ruido. **2.** estado de producción de signos o síntomas no detectables.

silencio eléctrico (electrical silence), en electroencefalografía y electromiografía, ausencia de actividad eléctrica susceptible de medición en los tejidos.

silicato de magnesio (magnesium silicate), $MgSiO_3$, sal magnésica del silicato. Las formas hidratadas más frecuentes que se encuentran en la naturaleza son el asbesto y el talco.

sílice (SiO_2) (silica [SiO_2]), dióxido de silicio, compuesto inorgánico que aparece en la naturaleza en forma de ágata, arena, amatista, sílex, cuarzo y otros minerales. Es uno de los principales constituyentes de la porcelana dental y es un elemento común en los compuestos de resina; en forma granular se utiliza como abrasivo dental y para pulir.

silicio (Si) (silicon [Si]), elemento no metálico que, después del oxígeno, es el más abundante en la corteza terrestre. Su número atómico es 14 y su peso atómico es 28,09. En la naturaleza se presenta como dióxido de silicio y en los silicatos. Los silicatos se utilizan como detergentes, inhibidores de la corrosión, adhesivos y para sellados herméticos.

silicona (silicone), cualquiera de un gran grupo de polímeros inertes. Las siliconas son hidrófobas y estables a una temperatura elevada. Se utilizan en medicina como adhesivo, lubricante y elemento para el sellado hermético. También se usan como sustituto de la goma, especialmente en aparatos protésicos.

silicona inyectable (injectable silicone), compuestos orgánicos poliméricos de silicona que se utilizan en cirugía plástica. Las siliconas se inyectan debajo de la piel con fines estéticos.

silicosis (silicosis), trastorno pulmonar causado por la inhalación continua y prolongada del polvo de un compuesto inorgánico, el dióxido de silicio, que se encuentra en arenas, cuarzos, pedernal y muchas otras clases de piedra. La silicosis se caracteriza por el desarrollo de una fibrosis nodular en los pulmones. En casos avanzados puede aparecer una disnea muy importante.

silicosis conglomerada (conglomerate silicosis), forma grave de silicosis caracterizada por conglomerados o masas de polvo mineral en los pulmones, que da lugar a disnea, tos y producción de esputo. El paciente desarrolla habitualmente cor pulmonale.

silla de parto (birthing chair), silla especial utilizada en el parto para favorecer el bienestar materno y la eficiencia del parto. Las sillas más modernas permiten a la mujer sentarse derecha o reclinarse.

silla de ruedas (s.r.) (wheelchair [wc]), silla móvil equipada con grandes ruedas y frenos.

silla orinal (potty chair), silla pequeña que tiene un asiento que se levanta sobre un orinal extraíble, utilizada para la educación de esfínteres de los niños pequeños.

silla turca (sella turcica), depresión transversal que cruza la línea media en la superficie superior del cuerpo del hueso esfenoides y contiene la hipófisis.

simbiosis (symbiosis), **1.** forma de vida caracterizada por una estrecha asociación entre organismos de diferentes especies. **2.** estado en el cual dos personas dependen emocionalmente una de otra. **3.** incapacidad patológica de un niño para separarse de su madre emocionalmente y, en ocasiones, físicamente.

simbiótico (symbiotic), relativo a la simbiosis o a la vida en común.

simbolismo (symbolism), **1.** representación o evocación de una idea, acción u objeto mediante la utilización de otro, como en los sistemas de escritura, el lenguaje poético o las metáforas de los sueños. **2.** (en psiquiatría) mecanismo mental inconsciente característico de todo pensamiento humano en el cual una imagen mental representa, aunque disfrazada, otro objeto, persona o pensamiento.

símbolo (symbol), **1.** imagen, objeto, acción o cualquier otro estímulo que representa algo más debido a una asociación consciente, una convención u otro tipo de relación. **2.** objeto, forma de conducta o sentimiento que disfraza un conflicto emocional reprimido mediante una asociación inconsciente en lugar de hacerlo mediante una relación objetiva, como en los sueños y las neurosis.

símbolo de radiación (radiation symbol), símbolo universal que consiste en una figura con forma de hélice de color rojo con 3 aspas que forman entre sí ángulos de 120 grados surgiendo de un círculo rojo central con un fondo amarillo. Se usa para identificar las fuentes o los contenedores de material radiactivo y las zonas de exposición potencial a la radiación.

símbolo fálico (phallic symbol), (en psicoanálisis) cualquier objeto que se parece a un pene.

símbolos validados consensualmente (consensually validated symbols), símbolos que son aceptados por una cantidad suficiente de sujetos para poseer un significado acordado.

simelia (symmelia), anomalía del desarrollo caracterizada por la fusión aparente de los miembros inferiores. Puede haber tres pies *(simelia tripodal),* dos pies *(simelia dipodal),* un pie *(simelia monopodal)* o ausencia de pies (*simelia ápoda* o *sirenomelia*).

simelia monopódica (monopodial symmelia), anomalía congénita que se caracteriza por la fusión de las extremidades inferiores y la presencia de un pie.

simelia tripódica (tripodial symmelia), anomalía fetal caracterizada por la fusión de las extremidades inferiores y la presencia de un tercer pie.

simelo (symmelus), feto malformado que presenta simelia.

simetría (symmetry), (en anatomía) correspondencia de dos estructuras situadas en lados opuestos del organismo, o igualdad entre las partes a cada lado de una línea divisoria.

simetría bilateral (bilateral symmetry), simetría de dos mitades de un organismo.

simetría radial (radial symmetry), forma de simetría en la cual las partes del cuerpo se organizan alrededor de un eje central, como se encuentra en la medusa y el erizo de mar.

simétrico (symmetric), (referido al cuerpo o a las partes del mismo) igual en tamaño o forma; muy similar en ubicación relativa o en disposición alrededor de un eje.

similia similibus curantur (similia similibus curantur), principio de la homeopatía que establece que la medicación capaz de producir síntomas en una persona sana también será capaz de eliminar síntomas similares que se producen como expresión de enfermedad.

simpatectomía (sympathectomy), interrupción quirúrgica de parte de las vías nerviosas simpáticas, realizada para aliviar el dolor crónico o favorecer la vasodilatación en enfermedades vasculares como arteriosclerosis, claudicación, enfermedad de Buerger y fenómeno de Raynaud. La vaina que rodea a la arteria transporta las fibras nerviosas simpáticas que controlan la constricción del vaso. La eliminación de la vaina provoca la relajación del vaso, lo expande y permite que lo atraviese una mayor cantidad de sangre. La operación también puede realizarse con un injerto vascular, para aumentar el flujo de sangre en la zona del injerto.

simpatectomía química (chemical sympathectomy), eliminación de un tracto o ganglio nervioso simpático mediante inyección de un producto químico corrosivo como el fenol.

simpatectomizar (sympathectomize), interrumpir la conducción de los impulsos nerviosos a lo largo del tronco simpático mediante cirugía o fármacos.

simpatía (sympathy), **1.** interés o preocupación activos en relación con problemas, emociones o estados de la mente de otra persona. **2.** relación que existe entre la mente y el cuerpo haciendo que uno se vea afectado por el otro. **3.** contagio mental o influencia ejercida por un individuo o grupo sobre otro y los efectos producidos por ello, como la extensión del pánico, la risa incontrolable o el bostezo. **4.** relación fisiológica o patológica entre dos órganos, sistemas o partes del cuerpo.

simpático (sympathetic), relativo a una de las partes del sistema nervioso.

simpaticomimético (sympathomimetic), término referido a un agente farmacológico que simula los efectos de la estimulación de órganos y estructuras por el sistema nervioso simpático ocupando los lugares receptores adrenérgicos y actuando como agonista o aumentando la liberación de un neurotransmisor, la noradrenalina, en las terminaciones nerviosas posganglionares. Varios agentes simpaticomiméticos se utilizan como descongestionantes de las mucosas nasal y ocular, como broncodilatadores en el tratamiento del asma, y como vasopresores y estimulantes cardíacos en el tratamiento de la hipotensión aguda y el shock.

simpaticomiméticos del SNC (CNS sympathomimetic), fármacos como la cocaína o anfetamina cuyos efectos son semejantes a los que produce la estimulación del sistema nervioso simpaticomimético.

simple (simple), **1.** describe algo constituido por una sola parte, o por un número mínimo de partes o elementos. **2.** no mezclado ni complicado.

simplificación del trabajo (work simplification), utilización de material especial, ergonomía, planificación funcional y modificación de la conducta para reducir el estrés físico y psicológico del mantenimiento del hogar en personas discapacitadas o en los miembros de la familia.

simpodia (sympodia), anomalía congénita del desarrollo caracterizada por la fusión de las extremidades inferiores.

simulación (malingering), ficción voluntaria y deliberada de los síntomas de una enfermedad o lesión con la intención de conseguir un objetivo deseado.

simultanagnosia (simultanagnosia), trastorno visual en el cual una persona sólo percibe a la vez realmente un elemento de una pintura u objeto y es incapaz de captar el conjunto.

sinadelfo (synadelphus), monstruo fetal gemelo fusionado con una sola cabeza, un solo tronco y ocho extremidades.

sinapsis[1] (synapse), **1.** región que rodea el punto de contacto entre dos neuronas o entre una neurona y un órgano efector, a través de la cual son transmitidos los impulsos nerviosos por la acción de un neurotransmisor. Las sinapsis están polarizadas de forma que, normalmente, los impulsos nerviosos solamente viajan en una dirección; también están sometidas a la fatiga, y son sensibles al déficit de oxígeno, los anestésicos y otros agentes químicos.

sinapsis[2] (synapsis), emparejamiento de cromosomas homólogos durante la profase meiótica inicial en la gametogénesis para formar cromosomas dobles o bivalentes.

sinapsis axonoaxónica (axoaxonic synapse), tipo de sinapsis en la que el axón de una neurona se pone en contacto con el axón de otra neurona.

sinapsis axonodendrítica (axodendritic synapse), tipo de sinapsis en la que el axón de una neurona se pone en contacto con las dendritas de otra neurona.

sinapsis axonodendrosomática (axodendrosomatic synapse), tipo de sinapsis en la que el axón de una neurona se pone en contacto tanto con las dendritas como con el cuerpo celular de otra neurona.

sinapsis axonosomática (axosomatic synapse), tipo de sinapsis en la que el axón de una neurona se pone en contacto con el cuerpo celular de otra neurona.

sinapsis dendrodendrítica (dendrodendritic synapse), tipo de sinapsis en la que la dendrita neuronal se pone en contacto con otra procedente de otra neurona.

sinapsis eléctrica (electrotonic synapse), unión en hendidura *(gap junction)* que transmite impulsos eléctricos en un tejido eléctricamente excitable.

sináptico (synaptic), relativo o semejante a una sinapsis.

sinaptogénesis (synaptogenesis), formación de sinapsis entre las neuronas. En el ser humano comienza al principio de la gestación, pero ocurre con mayor rapidez desde 2 meses antes del nacimiento hasta 2 años después.

sinaptosoma (synaptosome), terminal nervioso presináptico que ha sido separado del resto de la neurona y se aísla a partir de homogeneizados de tejido encefálico. Se presenta en forma de estructura rodeada de membrana que contiene vesículas sinápticas.

sinartrosis (synarthrosis), cualquiera de las diversas articulaciones inmóviles.

sincéfalo (syncephalus), monstruo gemelo fusionado que tiene una sola cabeza y dos cuerpos.

sincinesia (synkinesis), movimiento involuntario de una parte del cuerpo cuando se realiza un movimiento voluntario con otra. En la sincinesia imitativa se pueden detectar movimientos en los músculos paralizados cuando se mueven los músculos normales, y viceversa.

sincinesia homolateral de los miembros (homolateral limb synkinesis), hemiplejía en la que parece existir una dependencia mutua entre los miembros afectados superior e inferior. Los esfuerzos de flexión de una extremidad superior provocan la flexión de la extremidad inferior.

sincipucio (sinciput), parte anterior o superior de la cabeza.

sincitial (syncytial), relativo a un sincitio.

sincitio (syncytium), grupo de células en las cuales el protoplasma de una célula se continúa con el de las adyacentes, dando origen a una sola unidad multinuclear.

sincitiotrofoblasto (syncytiotrophoblast), capa sincitial externa del trofoblasto del embrión de los mamíferos, al principio de su desarrollo, que erosiona la pared uterina durante la implantación y da lugar a las vellosidades de la placenta.

sinclitismo (synclitism), **1.** (en obstetricia) trastorno en el cual la sutura sagital de la cabeza fetal está en línea con el diámetro transverso del estrecho superior de la pelvis, equidistante de la sínfisis del pubis y del sacro maternos. **2.** (en hematología) situación normal en la que el núcleo y el protoplasma de las células sanguíneas maduran simultáneamente y a la misma velocidad.

sincondrosis (synchondrosis), articulación cartilaginosa entre dos huesos inmóviles, como los del cráneo, la sínfisis del pubis, el esternón y el manubrio.

sincondrosis craneal (cranial synchondrosis), sincondrosis del cráneo: uniones cartilaginosas entre los huesos del cráneo.

síncope (syncope), breve pérdida de consciencia provocada por una hipoxia cerebral transitoria. Puede deberse a múltiples factores diferentes, como el estrés emocional, la estimulación vagal, la acumulación de sangre en las piernas, la sudoración y un cambio brusco de la temperatura ambiental o de la posición corporal.

síncope cardíaco (cardiac syncope), pérdida temporal de consciencia provocada por un flujo sanguíneo cerebral insuficiente, debido, a su vez, a un fallo brusco del gasto cardíaco por cualquier razón.

síncope histérico (hysteric syncope), pérdida temporal de la consciencia o crisis de desmayo causadas por agitación emocional.

síncope miccional (micturition syncope), pérdida temporal de la consciencia que afecta a algunos varones adultos después de levantarse desde una postura reclinada para orinar en posición vertical. El efecto se debe a la breve interrupción del flujo sanguíneo al cerebro.

síncope neurocardiogénico (neurocardiogenic syncope), tipo especialmente grave de ictus vasovagal. No se conocen las causas.

síncope prostático (prostatic syncope), pérdida transitoria de la consciencia como consecuencia de la restricción del flujo sanguíneo cerebral que puede suceder durante una exploración digital rectal de la próstata.

síncope tusígeno (cough syncope), pérdida transitoria de la consciencia durante la tos. La tos incrementa la presión intratorácica en la medida suficiente como para impedir el retorno venoso, interfiriendo en el flujo sanguíneo normal al cerebro.

síncope vasodepresor (vasodepressor syncope), pérdida súbita de la consciencia como resultado de una isquemia cerebral; consecuencia de un descenso del gasto cardíaco, vasodilatación periférica y bradicardia. El síncope puede estar provocado por dolor, un susto o un traumatismo, y se acompaña de síntomas como náuseas, palidez y sudoración.

síncope vasovagal (vasovagal syncope), pérdida súbita de conciencia secundaria a isquemia cerebral por reducción del gasto cardíaco, vasodilatación periférica y bradicardia y la actividad vagal consiguiente. Este trastorno se puede activar por el frío, el temor o un traumatismo y se asocia a síntomas como náuseas, palidez y sudoración.

sincorial (synchorial), relativo a múltiples fetos que comparten una placenta común, como en la monocigosidad.

sincrónico (synchronous), dícese de un acontecimiento que tiene lugar al mismo tiempo que otro.

sindactilia (syndactyly), anomalía congénita caracterizada por la fusión de los dedos de las manos o de los pies.

sindáctilo (syndactylus), persona con los dedos de las manos o de los pies palmeados.

sindemosis (syndemosis), articulación en la que dos huesos adyacentes quedan unidos por un ligamento, como en el caso del radio y el cúbito, unidos por una membrana interósea.

sindesis (syndesis), fijación quirúrgica de una articulación.

sindesmofito (syndesmophyte), excrecencia ósea o proliferación de hueso unida a un ligamento. Se encuentra entre vértebras adyacentes en la espondilitis anquilosante.

sindesmosis (syndesmosis), articulación fibrosa en la cual dos huesos están unidos por ligamentos interóseos, como los ligamentos anterior y posterior de las articulaciones radiocubital y tibioperonea.

síndrome (syndrome), complejo de signos y síntomas provocados por una causa común o que aparecen, en combinación, para presentar el cuadro clínico de una enfermedad o anomalía hereditaria.

síndrome alérgico total (total allergy syndrome), patología de hipersensibilidad a un amplio número de sustancias que incluyen pesticidas, insecticidas, fármacos, ciertos metales y productos químicos utilizados en la fabricación de plásticos y resinas epoxi.

síndrome branquio-oto-renal (branchio-oto-renal syndrome), anomalías del arco branquial (orificios preauriculares, fístulas u orificios branquiales) asociadas a sordera congénita, debida a disgenesia del órgano de Corti, y a displasia renal. Se hereda con carácter autosómico dominante con gran penetrancia y expresión variable.

síndrome canceroso de Li-Fraumeni (Li-Fraumeni cancer syndrome), [Frederick P. Li; Joseph F. Fraumeni, Jr.; epidemiólogos estadounidenses, s. XX], tipo familiar de carcinoma de mama que afecta a mujeres jóvenes y está asociado con sarcomas de tejidos blandos y otros cánceres en parientes cercanos.

síndrome carcinoide (carcinoid syndrome), expresión sistémica de los tumores carcinoides secretores de serotonina, que incluye enrojecimiento, diarrea, calambres, lesiones cutáneas que recuerdan a la pelagra, dificultad respiratoria, palpitaciones y valvulopatía, especialmente de la tricúspide y la pulmonar.

síndrome cerebral (brain syndrome), grupo de síntomas resultantes del deterioro de la función cerebral. Puede ser agudo y reversible o crónico e irreversible.

síndrome cerebral reversible (reversible brain syndrome), un grupo de trastornos cerebrales agudos caracterizados por la alteración del razonamiento, como en el delirio. Sus síntomas son muy variables. El trastorno está relacionado con diversos factores estresantes biológicos. Es posible la recuperación.

síndrome cerebrocostomandibular (cerebrocostomandibular syndrome), síndrome autosómico recesivo con micrognatia grave y anomalías costovertebrales, que incluyen tórax pequeño campaniforme, estructura aberrante de las costillas con osificación incompleta y unión anómala de las costillas a las vértebras. También se dan defectos palatinos, glosoptosis, alteraciones de crecimiento prenatales y posnatales, y retraso mental, este último quizá debido a dificultad respiratoria neonatal.

síndrome cerebrohepatorrenal (cerebrohepatorenal syndrome), trastorno autosómico recesivo caracterizado por anomalías craneofaciales, hipotonía, hepatomegalia, riñones poliquísticos, ictericia y muerte en la lactancia temprana, que se asocia a la ausencia de peroxisomas en el hígado y en el riñón.

síndrome compartimental (compartment syndrome), trastorno ocasionado por la elevación de la presión tisular en un compartimento cerrado, que da lugar al desarrollo de una compresión arterial progresiva con la consiguiente disminución del aporte de sangre. La compresión puede deberse a la inflamación causada por un vendaje o yeso demasiado apretados o a una fascia muscular no expansiva. Sus manifestaciones clínicas consisten en tumefacción, limitación del movimiento, orina de color marrón, mioglobinuria, insuficiencia vascular y dolor intenso o falta de sensibilidad.

síndrome coronario agudo (acute coronary syndrome), una clasificación que engloba cuadros clínicos que van desde la angina inestable al IM sin alteraciones en las ondas Q. La clasificación incluye a veces también los IM con ondas Q alteradas.

síndrome coronario de la sobremesa (café coronary), colapso de una persona que está comiendo causado por la asfixia que resulta de la obstrucción de la glotis por un bolo alimenticio. Como los signos son similares a los de un ataque cardíaco, estos episodios se confunden frecuentemente con oclusiones coronarias.

síndrome CREST (CREST syndrome), acrónimo de calcinosis, fenómeno de Raynaud, disfunción esofágica, esclerodactilia y telangiectasia. El sídrome CREST afecta a la piel, los vasos sanguíneos y, en casos graves, a los pulmones, el sistema digestivo o el corazón. A menudo se asocia a la esclerodermia.

síndrome de Aarskog (Aarskog's syndrome), [Dagfinn Charles Aarskog, pediatra noruego, n. 1928], síndrome ligado al cromosoma X caracterizado por hipertelorismo ocular, anteversión de los orificios nasales externos, labio superior grueso, pliegue («chal») escrotal característico sobre el pene y manos pequeñas.

síndrome de Aase (Aase syndrome), [Jon Morton Aase, pediatra norteamericano, n. 1936], síndrome familiar caracterizado por leve retraso del crecimiento, anemia hipoplásica, leucopenia variable, pulgares trifalángicos, hombros estrechos y cierre tardío de las fontanelas; a veces, también se caracteriza por la presencia de labio leporino, fisura palatina, retinopatía y pterigión del cuello. Se ha sugerido una forma de herencia recesiva.

síndrome de abdomen en ciruela pasa (prune-belly syndrome), síndrome caracterizado por: ausencia de la parte inferior del músculo recto mayor del abdomen y de la parte inferior y medial de los músculos oblicuos mayor y menor del abdomen, vejiga y uréteres generalmente muy dilatados, riñones pequeños y displásicos con hidronefrosis y testículos sin descender a su posición normal. El abdomen es prominente, de pared delgada, con piel arrugada.

síndrome de abstinencia (withdrawal síndrome), respuesta física y mental tras el cese o la intensa reducción de la administración de una sustancia, como alcohol u opiáceos, utilizada regularmente para inducir euforia o alivio del dolor o angustia. Los tejidos del cuerpo se hacen dependientes de los efectos de refuerzo de la sustancia, por lo que interrupción de la dosis induce un estado mental caracterizado por ansiedad, inquietud, insomnio, irritabilidad, disminución de la atención y, a menudo, afectación física.

síndrome de abstinencia al tabaco (tobacco withdrawal syndrome), cambio de humor o de comportamiento asociado al cese o a la reducción de la exposición a la nicotina. Los síntomas pueden ir desde la falta de concentración hasta la ansiedad y las explosiones de furia.

síndrome de abstinencia alcohólica (alcohol withdrawal syndrome), síntomas clínicos asociados al cese del consumo de alcohol. Entre ellos se pueden incluir temblor alcohólico, alucinaciones, disfunción del sistema nervioso autónomo y convulsiones.

síndrome de abstinencia de nicotina (nicotine withdrawal syndrome), efectos fisiológicos y psicológicos de la dependencia del tabaco que dificultan a los fumadores adictos la interrupción del uso de nicotina. Los síntomas de abstinencia pueden disminuirse sustituyendo los cigarrillos por goma de mascar con nicotina y parches cutáneos transdérmicos de nicotina.

síndrome de abstinencia del neonato (neonatal abstinence syndrome), patrón de comportamiento con irritabilidad, temblores y llanto inconsolable que se presenta en recién nacidos expuestos a heroína o metadona. Después del tratamiento durante el período neonatal los signos anómalos suelen remitir.

síndrome de Achard-Thiers (Achard-Thiers syndrome), [Emile C. Achard, médico francés, 1860-1941; Joseph Thiers, médico francés, n. 1885], trastorno hormonal que se observa en las mujeres posmenopáusicas con diabetes y que se caracteriza por el crecimiento del vello corporal según un patrón de distribución masculina.

síndrome de ACTH ectópico oculto (occult ectopic ACTH syndrome), afección médica que imita el cuadro clínico y bioquímico de la enfermedad de Cushing. La causa suele ser un tumor que segrega hormona adrenocorticotropa en pulmones, timo, páncreas, médula suprarrenal o tiroides.

síndrome de Adams-Stokes (Adams-Stokes syndrome), [Robert Adams, cirujano irlandés, 1791-1875; William Stokes, médico irlandés, 1804-1878], trastorno caracterizado por la aparición de episodios bruscos y recurrentes de pérdida de consciencia, producidos por un bloqueo cardíaco incompleto. Puede haber convulsiones asociadas a estos episodios.

síndrome de adaptación espacial (space adaptation syndrome), capacidad para adaptarse a las modificaciones de la función cardíaca, cambios minerales óseos y atrofia muscular de un viajero espacial durante el estado de ingravidez.

síndrome de adaptación general (SAG) (general adaptation syndrome [GAS]), respuesta defensiva del cuerpo o de la psique a las lesiones o al estrés prolongado. Consta de una fase inicial de reacción de alarma o de shock, seguida de una fase de resistencia creciente o adaptación, en el que se usan los distintos mecanismos de defensa del cuerpo o de la mente, culminando en un estado de ajuste y curación o de agotamiento y desintegración.

síndrome de adaptación local (SAL) (local adaptation syndrome [LAS]), respuesta localizada de un tejido, órgano o sistema que se produce como reacción al estrés.

síndrome de Adie (Adie's syndrome), [William J. Adie, médico británico, 1886-1935], trastorno que consiste en la existencia de una pupila de Adie junto con disminución o ausencia de los reflejos tendinosos, particularmente los reflejos aquíleo y rotuliano.

síndrome de Ahumada-del Castillo (Ahumada-del Castillo syndrome), [Juan Carlos Ahumada, n. 1890, ginecólogo argentino; Enrique B. del Castillo, 1897-1969, médico y endocrinólogo argentino], forma de amenorrea secundaria que puede asociarse a un tumor hipofisario.

síndrome de Alagille (Alagille's syndrome), [Daniel Alagille, pediatra francés, n. 1925], síndrome autosómico dominante de ictericia neonatal, colestasis con estenosis pulmonar periférica y, en ocasiones, defectos del tabique o persistencia del conducto arterioso, como resultado de un número pequeño o una ausencia de conductos biliares intrahepáticos; se caracteriza por una facies insólita y alteraciones oculares, vertebrales y del sistema nervioso.

síndrome de Albright (Albright's syndrome), [Fuller Albright, médico y endocrino americano, 1900-1969], trastorno caracterizado por displasia fibrosa ósea, máculas aisladas de color marrón en la piel y disfunción endocrina. Es causa de pubertad precoz en las niñas, pero no en los niños.

síndrome de alcoholismo fetal (SAF) (fetal alcohol syndrome [FAS]), conjunto de alteraciones físicas, psicológicas y del comportamiento que tienden a aparecer en los lactantes cuyas madres consumieron alcohol durante la gestación. Se caracteriza por defectos craneofaciales y de las extremidades típicos, alteraciones cardiovasculares, retraso del crecimiento intrauterino y del desarrollo. Los casos más graves afectan a los recién nacidos hijos de madres con alcoholismo crónico que beben abundantemente durante el embarazo, aunque no se sabe si existe un límite inferior al consumo de alcohol en la gestación o un período específico de la vida embrionaria en el que el hijo sea más vulnerable a sus efectos.

síndrome de Alicia en el País de las Maravillas (Alice-in-Wonderland syndrome), distorsiones perceptivas de espacio y tiempo, como las que experimentaba el personaje Alicia en el relato de Lewis Carroll. Se han descrito experiencias alucinatorias similares por personas que utilizan drogas de abuso y por pacientes con ciertas enfermedades neurológicas.

síndrome de Alport (Alport's syndrome), [A. C. Alport, médico sudafricano, 1880-1959], forma de nefritis hereditaria con síntomas de glomerulonefritis, hematuria, sordera progresiva de tipo neurosensorial y en ocasiones trastornos oculares.

síndrome de Alström (Alström's syndrome), [Carl A. Alström, genetista sueco, 1907-1993], enfermedad hereditaria caracterizada por la resistencia a la acción de las hormonas en múltiples órganos periféricos. Sus características clínicas son degeneración retiniana que conduce a ceguera infantil, diabetes mellitus de tipo 2, obesidad infantil, sordera neurosensorial, calvicie, hiperuricemia e hipertrigliceridemia. En los varones se encuentran también concentraciones elevadas de gonadotropina plasmática e hipogonadismo.

síndrome de Angelman (Angelman's syndrome), síndrome autosómico recesivo que se caracteriza por movimientos espasmódicos similares a los de una marioneta, risa frecuente, retraso mental y motor, expresión facial característica con la boca abierta y convulsiones. Puede estar causado por una deleción en el cromosoma 15.

síndrome de Anton (Anton's syndrome), [Gabriel Anton, neuropsiquiatra alemán, 1858-1933], forma de anosognosia en la que una persona que presenta ceguera parcial o total niega padecer deficiencia visual alguna, a pesar de que dicha ceguera sea clínicamente evidente.

síndrome de Apert (Apert's syndrome), [Eugène Charles Apert, pediatra francés, 1868-1940], trastorno infrecuente que se caracteriza por un aspecto craneofacial anómalo junto con sindactilia parcial o completa (membranas) de las manos y de los pies, aparentemente como consecuencia de un defecto primario del plasma germinativo. Un rasgo característico es la unión prematura de los huesos craneales, con los correspondientes trastornos del crecimiento.

síndrome de aplastamiento (crush syndrome), trastorno grave, con riesgo para la vida, producido por un traumatismo por aplastamiento extenso caracterizado por destrucción de tejido muscular y óseo, hemorragia y pérdida de líquido que desencadena un shock hipovolémico, hematuria, insuficiencia renal y coma.

síndrome de Ascher (Ascher's syndrome), [Karl Wolfgang Ascher, oftalmólogo americano n. en la República Checa, 1887-1971], relajación de la piel del párpado junto a una cantidad excesiva de mucosa y de tejido submucoso del labio superior en el bocio.

síndrome de Asherman (Asherman's syndrome), amenorrea secundaria que tiene lugar en una mujer normal desde el punto de vista hormonal, como consecuencia de la obliteración de la cavidad endometrial producida por adherencias que se forman a raíz de un legrado, de una infección o de la ablación uterina.

síndrome de Asperger (Asperger's syndrome), [Hans Asperger, psiquiatra austríaco, s. XX], trastorno generalizado del desarrollo semejante al autismo caracterizado por un deterioro importante de la capacidad de interacción social, así como por una reducción de intereses y conductas, pero sin presentar retraso en el desarrollo del lenguaje ni en la función cognoscitiva, ni ausencia de habilidades de autoayuda que, de forma adicional, definen al autismo.

síndrome de ataxia telangiectasia (ataxia-telangiectasia syndrome), rara enfermedad genética que afecta al metabolismo de las inmunoglobulinas y que se transmite de forma autosómica recesiva. Suele comenzar en la infancia con alteración del control motor (ataxia) que progresa lentamente provocando una degeneración cerebelosa progresiva. En muchos casos, la capacidad intelectual se detiene al nivel de los 10 años de edad.

síndrome de Balint (Balint's syndrome), [Rudolph Balint, neurólogo húngaro, 1874-1929], grupo de síntomas visuales caracterizado por agnosia y ataxia óptica simultáneas. El paciente experimenta nistagmo, o pérdida del control de los movimientos oculares, con deterioro de la capacidad para percibir toda la escena. El paciente puede empezar a seguir un objeto en movimiento, pero lo pierde. La causa es una enfermedad bilateral de las áreas temporoparietales del cerebro.

síndrome de Baller-Gerold (Baller-Gerold syndrome), [Friedrich Baller, médico alemán, s. XX; M. Gerold, médico alemán, s. XX], síndrome autosómico recesivo caracterizado por la presencia de craneosinostosis y ausencia del radio.

síndrome de bandas amnióticas (amniotic band disruption sequence syndrome), anomalía del desarrollo fetal caracterizada por el desarrollo de bandas fibrosas dentro del útero que se enredan en el feto produciendo deformidades en su estructura y función.

síndrome de Banti (Banti's syndrome), [Guido Banti, anatomopatólogo italiano, 1852-1925], trastorno progresivo que afecta a varios sistemas orgánicos, caracterizado por hipertensión portal, esplenomegalia, anemia, leucopenia, hemorragia GI y cirrosis hepática.

síndrome de Bard-Pic (Bard-Pic syndrome), [Louis Bard, anatomista francés, 1857-1930; Adrian Pic, médico francés, n. 1863], enfermedad caracterizada por ictericia progresiva, aumento del tamaño de la vesícula biliar y caquexia, asociada a cáncer de páncreas avanzado.

síndrome de Barlow (Barlow's syndrome), [John B. Barlow, cardiólogo sudafricano, n. 1924], trastorno cardíaco caracterizado por soplo sistólico apical, clic sistólico y ECG con signos de isquemia inferior. Estos signos van asociados a insuficiencia mitral ocasionada por el prolapso de la válvula mitral.

síndrome de Bartter (Bartter's syndrome), [Frederick C. Bartter, fisiólogo estadounidense, 1914-1983], trastorno hereditario poco frecuente caracterizado por hiperplasia del aparato yuxtaglomerular e hiperaldosteronismo secundario.

síndrome de Beals (Beals' syndrome), [Rodney Kenneth Beals, cirujano ortopédico estadounidense, n. 1931], forma congénita de displasia ósea con contracturas articulares y aracnodactilia. Síndrome autosómico dominante que se caracteriza por extremidades largas y delgadas, aracnodactilia, múltiples contracturas articulares, cifoscoliosis y malformación de los pabellones auriculares. Es un tipo de displasia ósea hereditaria.

síndrome de Beckwith (Beckwith's syndrome), [John B. Beckwith, anatomopatólogo estadounidense, n. 1933], enfermedad hereditaria de causa desconocida asociada a hipoglucemia neonatal e hiperinsulinismo. Entre las manifestaciones clínicas de esta enfermedad se incluyen gigantismo, macroglosia, onfalocele o hernia umbilical, visceromegalia y otras anomalías.

síndrome de Berdon (Berdon's syndrome), megacisto-microcolon con hipoperistaltismo intestinal.

síndrome de Bernard-Soulier (Bernard-Soulier syndrome), [Jean A. Bernard, hematólogo francés, n. 1907; Jean-Pierre Soulier, hematólogo francés, n. 1915], trastorno de la coagulación autosómico recesivo caracterizado por una ausencia o deficiencia de agregación plaquetaria debida a la carencia relativa de una glucoproteína esencial de su membrana.

síndrome de Björnstad (Björnstad's syndrome), [R. Björnstad, dermatólogo sueco, s. XX], trastorno autosómico recesivo caracterizado por sordera neurosensorial congénita y pelo rizado.

síndrome de Bloom (Bloom's syndrome), [David Bloom, médico estadounidense, n. 1892], enfermedad genética rara que afecta fundamentalmente a los judíos *ashkenazi*. Se transmite como un rasgo autosómico recesivo y se caracteriza por retraso del crecimiento, eritema telangiectásico de la cara y los brazos, fotosensibilidad y aumento del riesgo de desarrollar tumores malignos.

síndrome de Boerhaave (Boerhaave's syndrome), [Hermann Boerhaave, médico holandés, 1668-1738], trastorno caracterizado por la rotura espontánea del esófago, que conduce a mediastinitis y derrame pleural. Sus manifestaciones clínicas son vómitos violentos y abatimiento.

síndrome de bradicardia-taquicardia (bradycardia-tachycardia syndrome), alteración caracterizada por una frecuencia cardíaca que alterna entre el ritmo anormalmente lento (inferior a 60 latidos/min) y el anormalmente rápido (superior a 100 latidos/min).

síndrome de Brown-Séquard (Brown-Séquard's syndrome), [Charles E. Brown-Séquard, fisiólogo francés, 1817-1894], alteración neurológica traumática producida por la compresión o sección de un lado de la médula espinal, por encima de la décima vértebra torácica, caracterizada por la parálisis espástica y la pérdida del sentido postural (propiocepción) del lado afectado y de la sensibilidad al dolor y al calor en el lado contralateral de la lesión.

síndrome de Budd-Chiari (Budd-Chiari syndrome), [George Budd, médico inglés, 1808-1882; Hans Chiari, anatomopatólogo checo-francés, 1851-1916], alteración de la circulación hepática caracterizada por obstrucción venosa que conduce a un aumento del hígado, ascitis, gran desarrollo de los vasos colaterales e hipertensión portal marcada.

síndrome de Butler-Albright (Butler-Albright syndrome), tipo de acidosis tubular renal distal que aparece en fases tardías de la lactancia y que se hereda de forma autosómica dominante.

síndrome de Byler (Byler's disease), colestasis intrahepática progesiva familiar; trastorno autosómico recesivo provocado por un error del metabolismo de las sales biliares conjugadas, que cursa con heces blandas malolientes de aparición precoz, ictericia, hepatoesplenomegalia y enanismo.

síndrome de Caffey (Caffey's syndrome), [John Caffey, pediatra estadounidense, 1895-1978], síndrome del lactante maltratado descrito por primera vez en 1946 por John Caffey.

síndrome de Capgras (Capgras' syndrome), [Jean Marie Joseph Capgras, psiquiatra francés, 1873-1950], forma de mala identificación delirante en la que el paciente cree que otras personas de su entorno no son realmente ellos mismos, sino sus dobles.

síndrome de Caplan (Caplan's syndrome), [Anthony Caplan, médico inglés, 1907-1976], enfermedad por neumoconiosis con síntomas de artritis reumatoide y signos radiográficos de nódulos intrapulmonares. Es causado por inhalación de polvo de carbón y produce inflamación y cicatrización pulmonares.

síndrome de carcinoma nevoide de células basales (nevoid basal cell carcinoma syndrome), forma heredada de lesión cutánea premaligna. Es un rasgo autosómico dominante, pero la causa es desconocida. Se asocia con otras anomalías de la piel o el hueso, el sistema nervioso, los ojos y el sistema reproductor. Afecta a personas menores de 20 años y al nacimiento va acompañado de fóveas palmares, quistes mandibulares, costillas bífidas y otros defectos congénitos.

síndrome de Carpenter (Carpenter's syndrome), [George Carpenter, médico británico, 1859-1910], forma autosómica recesiva de acrocefalopolisindactilia caracterizada también por retraso mental y dedos cortos.

síndrome de cautiverio (locked-in syndrome), forma de parálisis causada por la destrucción bilateral de la médula oblongada o puente en la cual una persona está consciente y alerta pero es incapaz de comunicarse salvo por los movimientos oculares o el parpadeo (es decir, seudocoma). Esta afección incapacita al paciente para hablar o mover las extremidades.

síndrome de células de Sertoli aisladas (Sertoli-cell-only syndrome), [Enrico Sertoli, histólogo italiano, 1842-1910], forma de esterilidad masculina en la cual sólo existen células de Sertoli en los túbulos seminíferos del testículo. El epitelio germinal está ausente, con resultado de azoospermia.

síndrome de Chédiak-Higashi (Chédiak-Higashi syndrome), [Moisés Chédiak, médico cubano, s. XX; Ototaka Higashi, médico japonés, s. XX], enfermedad congénita autosómica recesiva caracterizada por albinismo parcial, fotofobia, fondos de ojo pálidos, inclusiones leucocíticas masivas, anomalías psicomotoras, infecciones recurrentes y muerte precoz.

síndrome de Chiari-Frommel (Chiari-Frommel syndrome), [Johann B. Chiari, obstetra alemán, 1817-1854; Richard Frommel, ginecólogo alemán, 1854-1912], trastorno hormonal que se produce después del embarazo debido al cual el destete no interrumpe la lactancia de forma espontánea.

síndrome de Churg-Strauss (Churg-Strauss syndrome), [Jacob Churg; Lotte Strauss, anatomopatólogos estadounidenses, s. XX], forma de vasculitis necrotizante sistémica en la que hay una notable afectación pulmonar, con asma grave, eosinofilia y reacciones granulomatosas. Cuando están presentes, las lesiones cutáneas consisten en nódulos subcutáneos sensibles y manchas equimóticas.

síndrome de Cockayne (Cockayne's syndrome), [Edward Alfred Cockayne, médico inglés, 1880-1956], síndrome autosómico recesivo de enanismo con atrofia de retina y sordera, asociado con progeria, prognatismo, retraso mental y fotosensibilidad.

síndrome de Coffin-Lowry (Coffin-Lowry syndrome), [Grange S. Coffin, pediatra estadounidense, n. 1923; R. Brian Lowry, médico canadiense n. en Irlanda, s. XX], trastorno de comienzo en el período posnatal caracterizado por incapacidad para el habla, deficiencia mental grave y anomalías musculares, ligamentosas y esqueléticas; se transmite con herencia intermedia ligada al cromosoma X.

síndrome de Coffin-Siris (Coffin-Siris syndrome), [G. S. Coffin; Evelyn Siris, radióloga estadounidense, 1914-1987], hipoplasia o ausencia de los quintos dedos y de las uñas de los pies asociada con deficiencias de crecimiento y mentales, facies tosca, ligera microcefalia, hipotonía, articulaciones laxas, hirsutismo leve y, en ocasiones, anomalías cardíacas, vertebrales o gastrointestinales.

síndrome de compresión (impingement syndrome), patología progresiva de dolor y disfunción del hombro causada usualmente por la colocación repetitiva del brazo en posiciones por encima de la cabeza. Este trastorno es una lesión deportiva frecuente.

síndrome de congestión pélvica (pelvic congestion syndrome), trastorno ginecológico caracterizado por dolor lumbar crónico, disuria, dismenorrea, dolor difuso de la región inferior del abdomen, secreción vaginal y dispareunia.

síndrome de Conn (Conn's syndrome), [Jerome W. Conn, médico estadounidense, 1907-1994], aldosteronismo primario caracterizado por una secreción exagerada de aldosterona, con síntomas de cefaleas, fatiga, nicturia y poliuria. El paciente puede experimentar también hipertensión, alcalosis hipopotasémica, depleción de potasio e hipervolemia.

síndrome de Conradi-Hünermann (Conradi-Hünermann syndrome), [Erich Conradi, médico alemán, s. XX; Carl Hünermann, médico alemán, s. XX], forma autosómica dominante de condrodisplasia punctata caracterizada por acortamiento asimétrico de las extremidades y escoliosis; con inteligencia y esperanza de vida normales. El síndrome se asocia también al uso materno de warfarina sódica durante el embarazo.

síndrome de consunción (wasting syndrome), patología caracterizada por la pérdida de peso asociada con fiebre crónica y diarrea. A lo largo de un período de un mes el paciente puede perder un 10% del peso corporal inicial. En casos de infección por el virus de la inmunodeficiencia humana, la malnutrición de la consunción exacerba el trastorno.

síndrome de Cornelia de Lange (Cornelia de Lange´s syndrome), [Cornelia de Lange, pediatra holandesa, 1871-1950], síndrome congénito con importante retraso mental y muchas otras anomalías, como enanismo, braquicefalia, orejas de implantación baja, pterigión del cuello, boca de carpa, forma peculiar de la nariz, cejas espesas que se unen en la línea media, pelo rebelde y tosco en la frente y el cuello, y manos planas como palas con dedos cortos y afilados.

síndrome de Crigler-Najjar (Crigler-Najjar syndrome), [John F. Crigler, Jr., pediatra estadounidense, n. 1919; Victor A. Najjar, microbiólogo estadounidense nacido en el Líbano, 1914-2002], anomalía congénita familiar autosómica en la que la enzima glucuroniltransferasa es deficiente o está ausente. El síndrome se caracteriza por ictericia no hemolítica, acumulación de bilirrubina no conjugada en la sangre y trastornos graves del SNC.

síndrome de Cronkhite-Canada (Cronkhite-Canada syndrome), [Leonard W. Cronkhite, médico estadounidense, 1919-1996; Wilma J. Canada, radióloga estadounidense, s. XX], trastorno familiar caracterizado por poliposis GI acompañada de alteraciones ectodérmicas, como atrofia de las uñas, alopecia e hiperpigmentación de la piel. En algunos individuos se acompaña también de enteropatía con pérdida de proteínas, malabsorción y disminución de la concentración plasmática de calcio, potasio y magnesio.

síndrome de Cruveilhier-Baumgarten (Cruveilhier-Baumgarten syndrome), [Jean Cruveilhier, anatomopatólogo francés, 1791-1874; Paul Baumgarten, anatomopatólogo alemán, 1848-1928], recanalización de las venas paraumbilicales en la cirrosis del hígado, hipertensión portal y esplenomegalia.

síndrome de cuello corto congénito (congenital short neck syndrome), malformación congénita poco frecuente de la columna cervical en la que las vértebras cervicales están fusionadas, habitualmente en pares, formando una masa ósea que produce una disminución de la movilidad y la longitud del cuello, con afectación neurológica en ocasiones. Cuando la deformidad produce compresión de las raíces nerviosas pueden aparecer síntomas de afectación nerviosa periférica, como dolor o sensación urente, junto con parálisis, hiperestesia o parestesia.

síndrome de Cushing (Cushing's syndrome), [Harvey W. Cushing, cirujano estadounidense, 1869-1939], trastorno metabólico secundario a la producción crónica y excesiva de cortisol por parte de la corteza suprarrenal, o a la administración de glucocorticoides a altas dosis durante semanas o un período mayor. Cuando aparece de forma espontánea, el síndrome supone un fracaso de la capacidad del organismo para regular la secreción de cortisol o corticotropina (ACTH). La causa más frecuente del síndrome son los tumores hipofisarios que aumentan la secreción de ACTH.

síndrome de deficiencia de biotina (biotin deficiency syndrome), trastorno causado por una deficiencia de biotina caracterizada por dermatitis, hiperestesia, dolor muscular, anorexia, anemia leve y cambios en la actividad ECG del corazón.

síndrome de deficiencia poliglandular (polyglandular deficiency syndrome), insuficiencia primaria de cualquier combinación de glándulas endocrinas, como suprarrenales, tiroides, gónadas, paratiroides y páncreas endocrino. Se acompaña con frecuencia de anomalías autoinmunitarias que afectan a sistemas distintos del endocrino.

síndrome de deleción (deletion syndrome), cualquiera de un grupo de anomalías congénitas autosómicas debidas a la pérdida de material genético cromosómico por ruptura de una cromátida durante la meiosis, como en el síndrome del maullido de gato, que resulta de la ausencia del brazo corto del cromosoma 5.

síndrome de depresión-demencia (dementia syndrome of depression), demencia reversible que aparece asociada a depresión en los ancianos, resolviéndose las deficiencias cognitivas con el tratamiento de la depresión.

síndrome de derivación intestinal (bowel bypass syndrome), serie de efectos adversos que pueden seguir a la cirugía de derivación intestinal que incluye escalofríos, fiebre, dolor articular e inflamación cutánea en brazos, piernas y tórax.

síndrome de desequilibrio de diálisis (dialysis disequilibrium syndrome), proceso producido por el cambio rápido de la composición del líquido extracelular durante la diálisis. El síndrome puede venir señalado por alteraciones cerebrales o neurológicas, arritmias cardíacas y edema pulmonar.

síndrome de desuso (disuse syndrome), en enfermería, término que incluye conceptos similares y diagnósticos de enfermería relacionados con la inactividad. Entre los riesgos de síndrome de desuso cabe citar los que afectan a la integridad de la piel, estreñimiento, alteración de la función respiratoria, intolerancia a la actividad, deterioro de la movilidad, lesiones, alteración de la percepción sensorial y trastorno de la imagen corporal.

síndrome de Diamond-Blackfan (Diamond-Blackfan syndrome), raro trastorno congénito, que se manifiesta durante los 3 primeros meses de la vida, caracterizado por anemia grave y muy baja cantidad de reticulocitos, pero con número normal de plaquetas y de leucocitos. Es causado por un déficit de precursores de eritrocitos.

síndrome de dieta crónica (chronic dieting syndrome), seguimiento extremo de dietas de moda, que puede dar lugar a efectos físicos y psicológicos perniciosos.

síndrome de dificultad respiratoria del adulto (SDRA) (adult respiratory distress syndrome, [ARDS]), congestión pulmonar grave que se caracteriza por la existencia de una lesión difusa de la membrana alveolocapilar. La sepsis fulminante, especialmente cuando está producida por bacterias gramnegativas, es la causa más frecuente de este síndrome.

síndrome de dificultad respiratoria del recién nacido (SDRRN) (respiratory distress syndrome of the newborn [RDS]), enfermedad pulmonar aguda del recién nacido, que afecta sobre todo a lactantes prematuros, caracterizada por alveolos sin aire, ausencia de elasticidad pulmonar, más de 60 respiraciones por minuto, aleteo nasal, tiraje intercostal y subcostal, espiración quejumbrosa y edema periférico. Está provocado por un déficit de surfactante pulmonar, ocasionando una distensión exagerada de los alveolos junto con la formación, en ocasiones, de membranas hialinas, hemorragia alveolar, cortocircuito de sangre derecha-izquierda grave, aumento de la resistencia pulmonar, disminución del gasto cardíaco e hipoxemia intensa. Los signos y síntomas suelen aparecer en las 6 primeras horas desde el nacimiento. Entre las posibles complicaciones se cuentan hemorragia intraventricular, neumotórax por tensión, retinopatía de la prematuridad, displasia broncopulmonar, apnea, conducto arterioso permeable, insuficiencia cardíaca congestiva, secuelas neurológicas, enterocolitis necrosante, neumonía, sepsis y/o muerte.

síndrome de DiGeorge (DiGeorge's syndrome), [Angelo M. DiGeorge, médico estadounidense, n. 1921], proceso congénito caracterizado por una inmunodeficiencia grave y anomalías estructurales, como hipertelorismo, orejas hendidas y de baja implantación, boca pequeña, hendiduras palpebrales orientadas hacia abajo, defectos cardiovasculares y ausencia de timo y de glándulas paratiroides.

síndrome de disco cervical (cervical disk syndrome), trastorno caracterizado por la compresión o irritación de las raíces nerviosas cervicales en el agujero de conjunción cervical o en sus proximidades antes de la división de las raíces en sus ramas anterior y posterior. Cuando está originado por la ruptura de los discos intervertebrales, por una enfermedad degenerativa de los discos de la columna cervical o por lesiones cervicales puede causar diferentes grados de alteración de la alineación, provocando la compresión de las raíces nerviosas. La mayoría de los síndromes de disco cervical están ocasionados por lesiones que conllevan una hiperextensión del cuello. El edema es frecuente. El síntoma más común, el dolor, procede generalmente del área cervical, aunque puede irradiarse descendiendo por el brazo hasta los dedos y aumentar con la movilidad cervical. Otros signos y síntomas pueden ser parestesias, cefaleas, visión borrosa, disminución de la movilidad esquelética y debilitamiento de la prensión. La exploración física puede poner de relieve grados variables de atrofia muscular, anomalías sensoriales, debilidad muscular y disminución de reflejos.

síndrome de disfunción dolorosa de la articulación temporomandibular (ATM) (temporomandibular joint [TMJ] pain dysfunction syndrome), trastorno caracterizado por dolor facial y por disfunción mandibular, causada aparentemente por una articulación temporomandibular defectuosa o dislocada. Algunos signos frecuentes de este síndrome son los chasquidos de la articulación al mover la mandíbula, la limitación de sus movimientos, la subluxación y la luxación temporomandibular.

síndrome de dismadurez pulmonar (pulmonary dysmaturity syndrome), trastorno respiratorio de los lactantes prematuros en el cual los pulmones contienen ampollas enfisematosas focales y paredes alveolares engrosadas. Los lactantes suelen morir por hipoxia.

síndrome de disociación (dissociation syndrome), pérdida de la capacidad para percibir estímulos dolorosos y térmicos, a la vez que se conservan el sentido del tacto y de la discriminación táctil y el sentido de la posición.

síndrome de dolor de la zona interna de la tibia (shin splints), dolor en la pierna producido por una sobrecarga del flexor largo de los dedos durante la actividad deportiva intensa, como la carrera. El tratamiento suele basarse en la programación de reposo y ejercicio.

síndrome de dolor lumbar-hematuria (loin pain-hematuria syndrome), síndrome de intenso dolor en la región lumbar, unilateral o bilateral, que dura de unos días a semanas, seguido de hematuria, generalmente observado en mujeres jóvenes. Se desconoce la causa pero algunos casos se han asociado con el tratamiento con compuestos estrogénicos.

síndrome de dolor neuropático (neuropathic pain syndrome), enfermedad de hiperactividad autonómica que produce dolor agudo, punzante o sordo. El trastorno no suele ser inflamatorio, pero puede producir la destrucción de tejido nervioso periférico. También puede ir acompañado de cambios de coloración de la piel, de temperatura y edema.

síndrome de Donath-Landsteiner (Donath-Landsteiner syndrome), [Julius Donath, médico austríaco, 1870-1960; Karl Landsteiner, anatomopatólogo austríaco-estadounidense, 1868-1943], raro trastorno sanguíneo caracterizado por hemólisis minutos u horas después de la exposición al frío. Los síntomas generales son: orina oscura, dolor intenso en la espalda y en las piernas, cefalea, vómitos, diarrea y moderada reticulocitosis.

síndrome de Down (Down's syndrome), [John L. Down, médico inglés, 1828-1896), anomalía congénita caracterizada por distintos grados de retraso mental y múltiples defectos. Está producida por la presencia de un cromosoma 21 extra en el grupo G o, en un pequeño porcentaje de casos, por la traslocación de los cromosomas 14 o 15 en el grupo D y los cromosomas 21 o 22. Se asocia a lo avanzado de la edad de la madre, en especial a partir de los 35 años. Los lactantes con el síndrome son pequeños e hipotónicos, con microcefalia, braquicefalia y occipucio aplanado característicos y una facies típica con hendiduras palpebrales mongoloides, depresión del puente nasal, orejas de implantación baja y una lengua grande, prominente y arrugada, pero sin surco central. Las manos son cortas y anchas, con un pliegue palmar transversal o simiesco; los dedos son regordetes y muestran clinodactilia, especialmente el quinto. Los pies son anchos y regordetes, con un amplio espacio entre los dedos primero y segundo, y un pliegue plantar prominente. Otras anomalías asociadas a este trastorno son los defectos intestinales, la cardiopatía congénita (sobre todo defectos del tabique), infecciones respiratorias crónicas, problemas visuales, alteraciones en el desarrollo dentario y predisposición a sufrir una leucemia aguda. La característica más significativa del síndrome es el retraso mental, que varía considerablemente, aunque el cociente intelectual (CI) medio se encuentra entre 50 y 60, de forma que suele poderse educar al niño y en la mayoría de los casos ser criado en su propia casa. La tasa de mortalidad es elevada en los primeros años de la vida, especialmente en los niños con anomalías cardíacas.

síndrome de Drash (Drash's syndrome), [Allan Lee Drash, pediatra estadounidense, n. 1931], síndrome de seudohermafroditismo masculino, nefropatía que evoluciona a insuficiencia renal y, en la mayoría de los casos, tumor de Wilms producido por una anomalía genética en el cromosoma 11.

síndrome de Dressler (Dressler's syndrome), [William Dressler, médico estadounidense, 1890-1969], proceso autoinmune que se produce varios días o meses después de un infarto coronario agudo caracterizado por fiebre, pericarditis, pleuresía, derrames pleurales y dolor articular. Es el resultado de la respuesta inmunológica del organismo ante la lesión del miocardio y el pericardio.

síndrome de Duane (Duane´s syndrome), [Alexander Duane, oftalmólogo estadounidense, 1858-1926], síndrome autosómico dominante en el que el ojo afectado muestra limitación o incapacidad para la abducción, restricción de la aducción, retracción del globo en este último movimiento, estrechamiento de la hendidura palpebral en la aducción y ensanchamiento en la abducción y convergencia deficiente.

síndrome de Dubin-Johnson (Dubin-Johnson syndrome), [Isadore N. Dubin, anatomopatóloga estadounidense, 1913-1980; Frank B. Johnson, anatomopatólogo estadounidense, n. 1919], tipo infrecuente de hiperbilirrubinemia hereditaria crónica caracterizada por ictericia no hemolítica, pigmentación anormal del hígado y función anormal de la vesícula biliar.

síndrome de Eaton-Lambert (Eaton-Lambert syndrome), [Lee M. Eaton, neurólogo norteamericano; Edward H. Lambert, fisiólogo norteamericano, s. XX], forma de miastenia que tiende a asociarse con el cáncer de pulmón.

síndrome de Ehlers-Danlos (Ehlers-Danlos syndrome), [Edward Ehlers, médico danés, 1863-1937; Henry A. Danlos, médico francés 1844-1912], trastorno hereditario del tejido conjuntivo caracterizado por hiperplasticidad de la piel, fragilidad de los tejidos e hipermovilidad de las articulaciones.

síndrome de Eisenmenger (Eisenmenger's syndrome), [Victor Eisenmenger, médico alemán, 1864-1932], defecto del tabique interventricular con hipertensión pulmonar y cianosis, consecuencia de un cortocircuito derecha-izquierda de la sangre (invertido). A veces se define como hipertensión pulmonar y cianosis con el cortocircuito localizado a nivel auricular, ventricular o de los grandes vasos.

síndrome de emaciación por SIDA (AIDS-wasting syndrome), síndrome asociado con la fase avanzada del síndrome de inmunodeficiencia adquirida (SIDA). Entre los signos y síntomas se pueden observar pérdida de peso, fiebre, malestar general, letargo, aftas bucales y alteraciones inmunológicas características del SIDA.

síndrome de Emery-Dreifuss (Emery-Dreifuss syndrome), [Alan E. H. Emery, genetista británico, n. 1928; Fritz E. Dreifuss, médico británico, n. 1926], forma recesiva ligada al cromosoma X de distrofia muscular, que comienza en la primera infancia y que se caracteriza por contracturas articulares y alteraciones de la conducción cardíaca.

síndrome de esfuerzo (effort syndrome), trastorno caracterizado por dolor torácico, mareo, fatiga, palpitaciones, manos frías y húmedas y respiración suspirante. El dolor suele imitar al de la angina de pecho, pero está relacionado de forma más directa con los estados de ansiedad y aparece después del ejercicio y no durante su realización.

síndrome de estrés por traslado (relocation stress syndrome), diagnóstico de enfermería aceptado por la Tenth National Conference on the Classification of Nursing Diagnoses (revisado en 2000). Se define como trastorno fisiológico y/o psicológico secundario al traslado de un ambiente a otro.

síndrome de Fanconi (Fanconi's syndrome), [Guido Fanconi, pediatra suizo, 1892-1979], grupo de procesos que incluyen pancitopenia, disfunción tubular renal, glucosuria, fosfaturia y pérdida de bicarbonato. El trastorno se caracteriza a menudo por osteomalacia, acidosis, raquitismo e hipopotasemia. Se han diferenciado dos tipos fundamentales de síndrome. El síndrome idiopático de Fanconi es hereditario y normalmente acompaña a otros trastornos genéticos. El síndrome de Fanconi adquirido suele ser el resultado de una intoxicación de origen diverso, como la producida por la ingestión de tetraciclina caducada o de metales pesados, o por una deficiencia de vitamina D.

síndrome de fatiga crónica (SFC) (chronic fatigue syndrome [CFS]), trastorno caracterizado por la aparición de una fatiga invalidante acompañada de una constelación de síntomas, como mialgias, artralgias múltiples sin una verdadera artritis, adenopatía cervical o axilar dolorosa, dolor de garganta, cefaleas, pérdida de la memoria o de la capacidad de concentrarse, sueño no reparador y malestar tras el ejercicio.

síndrome de fatiga posvírica (postviral fatigue syndrome), estado de fatiga crónica muscular tras una infección vírica que no se alivia con el descanso. Otros síntomas pueden ser problemas visuales y auditivos, febrícula, rigidez de nuca, polaquiuria e insomnio.

síndrome de Felty (Felty's syndrome), [Augustus R. Felty, médico estadounidense, 1895-1963), grupo de cambios anatomopatológicos que aparece con la artritis reumatoide del adulto, caracterizado por esplenomegalia, leucopenia, infecciones frecuentes y a veces trombocitopenia y anemia.

síndrome de Fitz-Hugh-Curtis (Fitz-Hugh-Curtis syndrome), [Thomas Fitz-Hugh, Jr., médico estadounidense, 1894-1963; Arthur H. Curtis, ginecólogo estadounidense, 1881-1955], perihepatitis como complicación de la gonorrea o la infección por clamidias en mujeres, caracterizada por fiebre, dolor en el hipocondrio, hipersensibilidad con la palpación y espasmo de la pared abdominal, y ocasionalmente roce por fricción hepático. El síndrome se caracteriza por la presencia de adherencias entre el hígado y otras localizaciones en el peritoneo.

síndrome de Forbes-Albright (Forbes-Albright syndrome), [Anne. P. Forbes, médica estadounidense, 1911-1992; Fuller Albright, médico estadounidense, 1900-1969], trastorno endocrino caracterizado por amenorrea, prolactinemia y galactorrea, producido por un adenoma de la hipófisis anterior.

síndrome de Foster Kennedy (Foster Kennedy syndrome), [Robert Foster Kennedy, neurólogo estadounidense, 1884-1952], síndrome caracterizado por neuritis retrobulbar, escotoma central, atrofia del disco óptico en el lado de la lesión y papiledema en el lado contralateral, que tiene lugar en casos de tumores del lóbulo frontal del cerebro que comprimen hacia abajo.

síndrome de Fraley (Fraley's syndrome), nefralgia con dilatación de los cálices renales del polo superior debido debida a estenosis del infundíbulo superior, normalmente causada por compresión de los vasos que irrigan esa parte del riñón.

síndrome de Franceschetti (Franceschetti's syndrome), [Adolphe Franceschetti, oftalmólogo suizo, 1896-1968), forma completa de la disostosis mandibulofacial.

síndrome de Fraser (Fraser syndrome), [George Robert Fraser, genetista estadounidense nacido en Checoslovaquia, n. 1932], anomalía autosómica recesiva caracterizada por ausencia de una apertura en los párpados, desorganización de uno o ambos globos oculares, malformación de las orejas, paladar hendido, estenosis laríngea, sindactilia, meningoencefalocele, ano imperforado, defectos cardíacos y malformación renal.

síndrome de Freeman-Sheldon (Freeman-Sheldon syndrome), [Ernest Arthur Freeman, cirujano ortopédico británico, 1900-1975; Joseph Harold Sheldon, médico británico, 1920-1964], anomalía congénita transmitida de forma autosómica dominante, consistente en una cara aplanada tipo máscara característica, boca pequeña, labios prominentes como cuando se silba, ojos profundos con hipertelorismo, camptodactilia con desviación cubital de los dedos y pie zambo.

síndrome de Gardner (Gardner's syndrome), [Eldon J. Gardner, genetista norteamericano, n. 1909], poliposis familiar del intestino grueso, con displasia fibrosa del cráneo, dientes supernumerarios, osteomas, fibromas y quistes epidérmicos.

síndrome de Gardner-Diamond (Gardner-Diamond syndrome), [Frank H. Gardner, médico norteamericano, n. 1919; Louis K. Diamond, médico norteamericano, n. 1902], trastorno provocado por una sensibilización autoeritrocitaria caracterizado por equimosis grandes, dolorosas y transitorias, que aparecen sin causa aparente, pero que a menudo se asocian a alteraciones emocionales, a diversas colagenopatías y a trastornos del metabolismo de las proteínas.

síndrome de Gerstmann (Gerstmann's syndrome), [Josef Gerstmann, neurólogo austríaco, 1887-1969], combinación de agnosia digital, desorientación derecha-izquierda, agrafia, acalculia y frecuentemente apraxia constructiva. Suele asociarse con lesiones del lóbulo parietal dominante.

síndrome de Gerstmann-Sträussler-Scheinker (Gerstmann-Sträussler-Scheinker syndrome), grupo de enfermedades priónicas raras que se heredan como un rasgo autosómico dominante, pero que se relacionan con distintas mutaciones del gen de la proteína priónica. Todas las formas del síndrome comparten las características comunes de trastornos cognitivos y motores, así como la presencia de numerosas placas de amiloide en el cerebro.

síndrome de Gianotti-Crosti (Gianotti-Crosti syndrome), [Fernando Gianotti, dermatólogo italiano, 1920-1984; Agostino Crosti, dermatólogo italiano, s. XX], enfermedad infantil generalmente benigna y que remite espontáneamente, que representa la infección primaria natural por el VHB; se caracteriza por la aparición de brotes de pápulas firmes, no pruriginosas, oscuras o rojas cobrizas, aplanadas en su extremo, conformando una erupción simétrica en la cara, glúteos y miembros, incluidas las palmas y las plantas, malestar general, así como febrícula y otros síntomas.

síndrome de Gilbert (Gilbert's syndrome), [Nicolas A. Gilbert, médico francés, 1858-1927], trastorno benigno caracterizado por hiperbilirrubinemia e ictericia.

síndrome de Gilles de la Tourette (Gilles de la Tourette's syndrome), [George Gilles de la Tourette, neurólogo francés, 1857-1927], trastorno caracterizado por muecas, vocalizaciones, tics faciales y movimientos involuntarios de brazos y hombros. En la adolescencia el proceso empeora; el paciente puede emitir de forma involuntaria gruñidos, bufidos o gritos. Puede aparecer coprolalia. En la edad adulta, el trastorno suele atenuarse y tiende a aparecer y desaparecer. El tratamiento con antagonistas de la dopamina ha resultado ser muy eficaz, lo que demuestra la existencia de una causa orgánica de este síndrome.

síndrome de Goldenhar (Goldenhar's syndrome), [Maurice Goldenhar, médico suizo, s. XX], alteración congénita caracterizada por la presencia de colobomas del párpado superior, tumores dermoides del globo ocular, apéndices auriculares accesorios bilaterales anteriores a las orejas, y anomalías vertebrales, que se asocian frecuentemente a una facies característica, consistente en asimetría del cráneo, protuberancia frontal prominente, línea de implantación del pelo baja, hipoplasia mandibular, implantación baja de las orejas y, algunas veces, disminución del tamaño de la boca en un lado.

síndrome de Goodman (Goodman's syndrome), [Richard M. Goodman, médico israelí, s. XX], forma de acrocefalopolisindactilia autosómica recesiva caracterizada también por defectos cardíacos congénitos, desviación hacia los lados y flexión anómala de los dedos, y desviación cubital, pero sin alteración de la inteligencia.

síndrome de Goodpasture (Goodpasture's syndrome), [Ernest W. Goodpasture, anatomopatólogo norteamericano, 1886-1960], hemosiderosis pulmonar crónica recidivante, enfermedad autoinmunitaria que habitualmente se asocia a glomerulonefritis, caracterizada por tos con hemoptisis, disnea, anemia e insuficiencia renal progresiva.

síndrome de Gordon (Gordon's syndrome), [Richard D. Gordon, médico australiano, s. XX], tipo de seudohipoaldosteronismo con hipertensión e hiperpotasemia, pero sin pérdida de sal, que parece debido a un aumento anómalo de la absorción de cloruro en los túbulos renales.

síndrome de Grönblad-Strandberg (Grönblad-Strandberg syndrome), [Ester E. Grönblad, oftalmóloga sueca, 1898-1942; James V. Strandberg, dermatólogo sueco, 1883-1942], trastorno autosómico recesivo del tejido conjuntivo caracterizado por un envejecimiento y fragmentación prematura de la piel, estrías grises o marrones en la retina y degeneración arterial hemorrágica, con hemorragia retiniana que produce pérdida de la visión. Son frecuentes la angina de pecho y la hipertensión Las extremidades pueden presentar pulso débil, claudicación intermitente y existir disnea de esfuerzo.

síndrome de Guillain-Barré (Guillain-Barré syndrome), [Georges Guillain, neurólogo francés, 1876-1951; Jean A. Barré, neurólogo francés, 1880-1967], polineuritis periférica idiopática que aparece entre 1 y 3 semanas después de un episodio de fiebre leve asociado a una infección vírica o a vacunación, pero que también puede producirse sin una enfermedad previa. Puede aparecer dolor y debilidad simétrica que afecta a las extremidades y parálisis. La neuritis puede diseminarse al tronco y la cara.

síndrome de Hallervorden-Spatz (Hallervorden-Spatz syndrome), [Julius Hallervorden, neurólogo alemán, 1882-1965; H. Spatz, neurólogo alemán, 1888-1969], enfermedad neurológica progresiva degenerativa infantil con síntomas de parkinsonismo. Se caracteriza por rigidez, atetosis y demencia.

síndrome de Hanhart (Hanhart's syndrome), [Ernst Hanhart, médico suizo, 1891-1973], cualquiera de un conjunto de síndromes de herencia variable caracterizados básicamente por micrognatia importante, raíz nasal de implantación alta, hendiduras palpebrales pequeñas, orejas de implantación baja y ausencia variable de los dedos o las extremidades, generalmente por debajo de los codos o las rodillas.

síndrome de Hay-Wells (Hay-Wells syndrome), [R. J. Hay, dermatólogo británico, s. XX; Robert Stuart Wells, dermatólogo británico, s. XX], síndrome autosómico dominante de displasia ectodérmica, labio leporino y paladar hendido, y blefaroanquilosis. También se caracteriza por hipodontia, queratodermia palmar y plantar, anhidrosis parcial, pelo ralo estropajoso y, ocasionalmente, defectos óticos.

síndrome de Hermansky-Pudlak (Hermansky-Pudlak syndrome), [F. Hermansky, internista checoslovaco, s. XX; P. Pudlak, internista checoslovaco, s. XX], forma autosómica recesiva de albinismo oculocutáneo, con diátesis hemorrágica secundaria a alteraciones plaquetarias y acumulación de una sustancia ceroide en el sistema reticuloendotelial, la mucosa oral y la orina.

síndrome de hiperglucemia hiperosmolar no cetósica (hyperglycemic-hyperosmolar nonketotic syndrome), síndrome diabético provocado por la hiperosmolaridad del líquido extracelular que causa una diuresis osmótica intensa que provoca deshidratación.

síndrome de hiperinmunoglobulinemia D (SHID) (hyperimmunoglobulinemia D syndrome [HIDS]), fiebre periódica que se hereda como un rasgo autosómico recesivo. Está causada por mutaciones del gen de la mevalonato cinasa y suele comenzar antes del año de vida. Se caracteriza por crisis de fiebre elevada precedida por escalofríos, que se presentan a intervalos de unas 4-8 semanas y que duran 4-6 días. A menudo se acompañan de cefalea, artritis y artralgia, lesiones eritematosas y hepatoesplenomegalia. La concentración sérica de IgD siempre está elevada.

síndrome de hiperplasia pineal (pineal hyperplasia syndrome), trastorno provocado por el crecimiento exagerado de la glándula pineal. Se caracteriza por resistencia intensa a la insulina, sequedad de piel, engrosamiento de las uñas, hirsutismo, dentición precoz y precocidad sexual.

síndrome de hiperviscosidad (hyperviscosity syndrome), cualquiera de los diversos síndromes que se asocian a un aumento de la viscosidad de la sangre. Uno de los tipos se debe a la hiperviscosidad sérica y se caracteriza por hemorragias espontáneas con trastornos neurológicos y oculares. Otro tipo presenta policitemia, con retraso del flujo sanguíneo, congestión de los órganos, reducción de la perfusión capilar y aumento del trabajo cardíaco. Un tercer grupo engloba las afecciones en las que existe una alteración de la deformabilidad de los eritrocitos, como la anemia falciforme.

síndrome de hipopigmentación oculocerebral (oculocerebral-hypopigmentation syndrome), síndrome autosómico recesivo que se caracteriza por hipopigmentación cutánea, microftalmos, córneas pequeñas opacas, hipertrofia gingival y alteraciones cerebrales entre cuyas manifestaciones están la espasticidad, el retraso físico y mental, y los movimientos atetoides.

síndrome de Holt-Oram (Holt-Oram syndrome), [Mary Clayton Holt, cardióloga británica, s. XX; Samuel Oram, cardiólogo inglés, n. 1913], enfermedad cardíaca autosómica dominante de gravedad variable, que suele consistir en una comunicación interauricular o interventricular, asociada a malformaciones esqueléticas (pulgar hipoplásico y antebrazo corto).

síndrome de Horner (Horner's syndrome), [Johann F. Horner, oftalmólogo suizo, 1831-1886], enfermedad neurológica caracterizada por pupilas mióticas, ptosis y anhidrosis facial ipsilaterales, producidas por una lesión en la médula espinal, con alteración de un nervio cervical, o en cualquier parte ascendente de las aferencias simpáticas a la cara/cabeza.

síndrome de hospitalización (institutionalism syndrome), proceso caracterizado por apatía, abandono, sumisión y falta de iniciativa. La persona que lo padece puede resistirse a abandonar el hospital, incluso cuando el ambiente sea poco adecuado, porque le es familiar y previsible.

síndrome de Hunter (Hunter's syndrome), [Charles Hunter, médico canadiense, 1873-1955], defecto hereditario del metabolismo de los mucopolisacáridos, que afecta sólo a los hombres, caracterizado por enanismo, cifosis, gargolismo y retraso mental. Se transmite como un rasgo recesivo ligado al cromosoma X.

síndrome de Hurler (Hurler's syndrome), [Gertrude Hurler, médica alemana, 1889-1965], tipo de mucopolisacaridosis transmitida con carácter autosómico recesivo, que produce retraso mental grave. Los signos característicos de la enfermedad son la hepatomegalia y la esplenomegalia, muchas veces con afectación cardiovascular. Entre las características faciales se incluyen frente baja y aumento del tamaño de la cabeza, en ocasiones a raíz de una hidrocefalia. Es frecuente la opacidad corneal y el cuello es corto. Se observa una cifosis marcada a nivel toracolumbar, y las manos y dedos de las manos son cortos y anchos. Es habitual la presencia de contracturas en flexión.

síndrome de Immerslund-Gräsbeck (Immerslund-Gräsbeck syndrome), forma familiar de anemia megaloblástica y deficiencia de cobalamina. Se caracteriza por malabsorción intestinal selectiva de vitamina B_{12}, no influida por el factor intrínseco.

síndrome de impacto dorsal (dorsal impaction syndrome), dolor en el dorso de la muñeca tras la realización de actividades de hiperextensión al sostener peso, como puede ocurrir en el levantamiento de una pesa y en la gimnasia.

síndrome de indiferencia al dolor (indifference-to-pain syndrome), ausencia congénita de sensibilidad al dolor causada por un desarrollo defectuoso de las terminaciones nerviosas sensitivas de la piel.

síndrome de inmunodeficiencia adquirida (SIDA) (acquired immunodeficiency syndrome [AIDS]), síndrome asociado a un defecto en la inmunidad celular que tiene un período de incubación prolongado, sigue una evolución larga y debilitante y se caracteriza por diversas infecciones oportunistas; sin tratamiento, el pronóstico es malo. Este trastorno se describió inicialmente en varones homosexuales y adictos a drogas i.v., pero actualmente se encuentra cada vez más en varones y mujeres heterosexuales y en hijos de pacientes afectados.

síndrome de insuficiencia de la arteria basilar (basilar artery insufficiency syndrome), grupo de indicadores clínicos asociados con insuficiente flujo sanguíneo a través de la arteria basilar, alteración que puede estar causada por una oclusión arterial.

síndrome de intersección (intersection syndrome), trastorno con dolor, crepitación y una sensación de chirrido en el antebrazo en la zona del dorso del radio. Se presenta con mayor frecuencia en los levantadores de peso y remeros.

síndrome de Isaacs (Isaacs' syndrome), [H. Isaacs, neurólogo americano, s. XX], espasmos y rigidez muscular progresiva con actividad continua de las fibras musculares similar a la detectada en la neuromiotonía.

síndrome de Ivemark (Ivemark's syndrome), defecto congénito en el cual algunos órganos del lado izquierdo del cuerpo son una imagen especular de sus homólogos en el lado derecho.

síndrome de Jarcho-Levin (Jarcho-Levin syndrome), [Saul Wallenstein Jarcho, médico norteamericano, n. 1906; Paul M. Levin, médico norteamericano, s. XX], enfermedad autosómica recesiva que consiste en múltiples defectos vertebrales, tórax corto, alteraciones costales, camptodactilia y sindactilia; asimismo pueden presentarse alteraciones del aparato urogenital. Generalmente, la muerte sobreviene en la infancia por insuficiencia respiratoria.

síndrome de Jeune (Jeune's syndrome), [Mathis Jeune, pediatra francés, n. 1910], forma de enanismo letal de extremidades cortas, caracterizada por constricción del tórax superior y, en ocasiones, polidactilia. Se hereda como rasgo autosómico recesivo.

síndrome de Joubert (Joubert´s syndrome), [Marie Joubert, neuróloga canadiense, s XX], síndrome autosómico recesivo caracterizado por agenesia parcial o completa del vermis cerebeloso acompañada de hipotonía, hiperpnea episódica, retraso mental y movimientos oculares anómalos; la mayoría de los pacientes mueren en la lactancia.

síndrome de Kallmann[1] (Kallmann's syndrome[1]), [Franz J. Kallmann, psiquiatra estadounidense, 1897-1965], trastorno caracterizado por la ausencia del sentido del olfato. Está causado por una agenesia de los bulbos olfatorios e hipogonadismo secundario, relacionado con un descenso de la LHRH.

síndrome de Kallmann[2] (Kallmann's syndrome[2]), tipo de hipogonadismo hipogonadotrófico producido por un fracaso de las neuronas fetales liberadoras de gonadotropinas para migrar al tálamo, asociado generalmente con anosmia o hiposmia.

síndrome de Kanner (Kanner's syndrome), [Leo Kanner, psiquiatra infantil estadounidense nacido en Austria, n. 1894], forma de psicosis infantil que comienza en los primeros 30 meses de la vida. Se caracteriza por autismo infantil.

síndrome de Kartagener (Kartagener's syndrome), trastorno hereditario caracterizado por bronquiectasias, sinusitis paranasal crónica y transposición visceral, normalmente dextrocardia.

síndrome de Kearns-Sayre (Kearns-Sayre syndrome), [Thomas P. Kearns, oftalmólogo estadounidense, n. 1922; George P. Sayre, anatomopatólogo estadounidense, n. 1911], síndrome caracterizado por oftalmoplejía progresiva, degeneración pigmentaria de la retina, miopatía, ataxia y defecto de conducción cardíaca; aparece antes de los 20 años. Casi todos los pacientes tienen grandes deleciones del ADN mitocondrial y se ven fibras rojas irregulares en la biopsia del músculo.

síndrome de Kellgren (Kellgren's syndrome), [Henry Kellgren, médico sueco, n. 1827], forma de artrosis que afecta a las articulaciones interfalángicas proximal y distal, la primera articulación metatarsofalángica y las carpometacarpianas, las rodillas y la columna vertebral. La ausencia de factor reumatoide y la ausencia de afectación sistémica diferencian este síndrome de la artritis reumatoide.

síndrome de Kinsbourne (Kinsbourne syndrome), alteración neurológica de causa desconocida que se instaura con uno o tres años de edad, y se caracteriza por mioclonía del tronco y de los miembros, y movimientos oculares oscilantes y no rítmicos verticales y horizontales, con ataxia al andar y temblor intencional.

síndrome de Kleine-Levin (Kleine-Levin syndrome), [Willi Kleine, psiquiatra alemán, s. XX; Max Levin, neurólogo estadounidense nacido en Rusia, n. 1901], trastorno de causa desconocida asociado frecuentemente a procesos psicóticos y caracterizado por episodios de somnolencia, apetito alterado e hiperactividad.

síndrome de Klinefelter (Klinefelter's syndrome), [Harry F. Klinefelter, médico estadounidense, n. 1912], síndrome de defectos gonadales, que aparece en varones tras la pubertad, con un cromosoma X adicional, al menos en una línea celular. Sus características son: testículos duros y pequeños, piernas largas, ginecomastia, inadaptación social, inteligencia inferior a lo normal, enfermedad pulmonar crónica y venas varicosas. La gravedad de estas anomalías aumenta cuanto mayor sea el número de cromosomas X.

síndrome de Klippel-Feil (Klippel-Feil syndrome), [Maurice Klippel, neurólogo francés, 1858-1942; Andre Feil, neurólogo francés, n. 1884], trastorno consistente en cuello corto y limitación de los movimientos del cuello debido a la fusión congénita de las vértebras cervicales o a la reducción de su número.

síndrome de Klippel-Trénaunay (Klippel-Trénaunay syndrome), [Maurice Klippel; Paul Trénaunay, médico francés, s. XX], enfermedad poco frecuente, que afecta generalmente a una extremidad, caracterizada por hipertrofia del hueso y tejidos blandos relacionados, grandes hemangiomas cutáneos, nevos flamígeros persistentes y varices en la piel.

síndrome de Kostmann (Kostmann's syndrome), agranulocitosis genética.

síndrome de la boca urente (burning mouth syndrome), sensación urente de la boca asociada a menudo con la menopausia.

síndrome de la «célula enferma» (sick cell syndrome), estado caracterizado por hiponatremia idiopática en pacientes con una afección aguda o crónica.

síndrome de la cimitarra (scimitar syndrome), artefacto radiográfico causado por un trastorno congénito en el cual la vena pulmonar inferior derecha drena en la vena cava inferior. La configuración anormal del vaso produce en la radiografía de tórax una sombra en forma de cimitarra.

síndrome de la guerra del Golfo (Gulf War syndrome), grupo de molestias médicas y psicológicas que incluyen fatiga, erupción cutánea, pérdida de memoria y cefaleas, experimentadas por los hombres y las mujeres que participaron en la guerra del Golfo Pérsico en 1991.

síndrome de la mujer maltratada (SMM) (battered woman syndrome [BWS]), agresiones físicas repetidas a una mujer por parte de una persona con la que vive o comparte una relación que a menudo le producen graves daños físicos y psíquicos. Esta violencia suele seguir un patrón predecible, empezando con malos tratos verbales y evolucionando a una actividad violenta aguda, que se sigue de disculpas, remordimiento y promesas de cambio. Con el tiempo se produce un empeoramiento de la frecuencia y gravedad de los episodios violentos.

síndrome de la pérdida de cabello en anagén (loose anagen hair síndrome), síndrome de causa desconocida, que se observa generalmente en los niños, en el que el cabello puede desprenderse fácilmente y sin dolor durante la fase anágena del ciclo capilar. Es producto del anclaje defectuoso del tallo del cabello al folículo. También hay desaceleración del crecimiento del pelo.

síndrome de la piel escaldada estafilocócica (SSSS) (staphylococcal scalded skin syndrome [SSSS]), consiste en una infección o colonización de las mucosas por *Staphylococcus aureus* productor de toxinas. Se caracteriza por eritema epidérmico, desprendimiento cutáneo y necrosis, que pueden dar a la piel un aspecto escaldado. Este trastorno suele afectar a niños de 1-3 meses de edad y más mayores, pero también puede darse entre los adultos. El tratamiento del SSSS suele incluir administración de antibióticos sistémicos, para prevenir infecciones secundarias, y la reposición de líquidos, para mantener el equilibrio de líquidos y electrólitos.

síndrome de la salida del tórax (thoracic outlet syndrome), tipo de mononeuropatía caracterizada por parestesias. Puede estar causada por la compresión de una raíz nerviosa por un disco cervical.

síndrome de la silla turca vacía (empty sella syndrome), crecimiento anómalo de la silla turca, llena de LCR. La hipófisis puede ser más pequeña de lo normal, aparecer aplanada o estar ausente. A veces hay signos y síntomas de desequilibrio hormonal (por ejemplo, insuficiencia adenohipofisaria), así como cefalea; no obstante algunos pacientes pueden ser asintomáticos.

síndrome de la transfusión múltiple (multiple transfusion syndrome), reacción hemorrágica a las transfusiones masivas de sangre almacenada pobre en plaquetas. Los demás factores de la coagulación rara vez contribuyen al cuadro.

síndrome de la trombosis paradójica (paradoxic thrombosis syndrome), trastorno por trombos arteriales y venosos que puede presentarse tras un período de tratamiento heparínico. Se cree que está causada por la producción de anticuerpos antiplaquetarios que inducen la coagulación.

síndrome de la vena cava superior (superior vena cava syndrome), estado de edema e ingurgitación de las venas de la mitad superior del cuerpo, causado por obstrucción de la vena cava superior debida a tumores pulmonares primarios o trombos. Los signos y síntomas son tos no productiva y dificultad ventilatoria, cianosis, trastornos del SNC y edema de la conjuntiva, la tráquea y el esófago.

síndrome de Landau-Kleffner (Landau-Kleffner syndrome), [William M. Landau, neurólogo estadounidense, s. XX; F. R. Kleffner, neurólogo estadounidense, s. XX], síndrome epiléptico infantil caracterizado por convulsiones parciales o generalizadas, alteraciones psicomotoras y afasia progresiva hasta el mutismo. El electroencefalograma de ambas zonas temporales es anómalo.

síndrome de Langer-Giedion (Langer-Giedion syndrome), [Leonard O. Langer, Jr., médico estadounidense, s. XX; A. Giedion, médico suizo, s. XX], alteración hereditaria caracterizada por retraso mental, microcefalia, exostosis múltiples, rasgos faciales característicos con nariz bulbosa, pelo escaso, epífisis coniformes, piel flácida superflua, laxitud articular y otras alteraciones.

síndrome de Larsen (Larsen's syndrome), [Loren Joseph Larsen, cirujano ortopédico estadounidense, n. 1914], trastorno genético infrecuente caracterizado por paladar hendido, rasgos faciales aplanados, luxaciones congénitas múltiples y malformaciones de los pies.

síndrome de las piernas inquietas (restless legs syndrome), enfermedad benigna de origen desconocido caracterizada por una sensación irritante de desasosiego, cansancio y prurito en la profundidad de los músculos de las piernas, especialmente en la parte inferior de la extremidad, acompañada de contracciones bruscas y, en ocasiones, de dolor. El único alivio es pasear o mover las piernas.

síndrome de las uñas amarillas (yellow nail syndrome), patología en la cual existe una interrupción completa o casi completa del crecimiento de las uñas y una desaparición de la cutícula. Las uñas se vuelven gruesas, convexas, opacas y de color amarillo pálido a verde-amarillento. Está asociado con trastornos pulmonares y linfedema.

síndrome de Launois (Launois' syndrome), gigantismo hipofisario.

síndrome de Laurence-Moon (Laurence-Moon syndrome), [John Zachariah Laurence, oftalmólogo británico, 1829-1870; Robert C. Moon, oftalmólogo estadounidense, 1844-1914], trastorno autosómico recesivo caracterizado por retraso mental, retinopatía pigmentaria, hipogonadismo y paraplejía espástica.

síndrome de Laurence-Moon-Bardet-Biedl (Laurence-Moon-Bardet-Biedl syndrome), [John Z. Laurence, oftalmólogo inglés, 1829-1870; Robert C. Moon, oftalmólogo estadounidense, 1844-1914; Georges Bardet, médico francés, n. 1885; Artur Biedl, médico checoslovaco, 1869-1933], trastorno hereditario caracterizado por obesidad, hipogenitalismo, deficiencia mental, polidactilia y retinitis pigmentaria.

síndrome de leche y alcalinos (milk-alkali syndrome), estado de alcalosis producido por la ingestión excesiva de leche, medicamentos antiácidos que contienen calcio u otras fuentes de sustancias alcalinas absorbibles. Este trastorno produce hiperpotasemia, hipocalciuria y depósitos de calcio en los riñones y en otros tejidos. El paciente puede presentar síntomas como náuseas, cefalea, debilidad y lesión renal.

síndrome de Lennox-Gastaut (Lennox-Gastaut syndrome), [William G. Lennox, neurólogo estadounidense, 1884-1960; Henri Gastaut, biólogo francés, n. 1914], patología en la que existen diversas crisis convulsivas generalizadas, por ejemplo tónicas, atónicas, ausencia, tónico-clónicas, acinéticas o mioclónicas; empiezan a presentarse en los primeros 5 años de vida. Con frecuencia las convulsiones son intratables y pueden requerir múltiples medicamentos antiepilépticos. Con frecuencia hay retraso mental.

síndrome de LEOPARD (LEOPARD syndrome), síndrome hereditario que se transmite de manera autosómica dominante, caracterizado por lentitos múltiples, defectos cardíacos asintomáticos y rasgos faciales toscos típicos; también se puede asociar a estenosis pulmonar, pérdida auditiva de origen neurosensorial, cambios esqueléticos, hipertelorismo ocular y alteraciones de los genitales.

síndrome de Leriche (Leriche's syndrome), [René Leriche, cirujano francés, 1879-1955], proceso vascular caracterizado por la oclusión gradual de la aorta terminal, arterias ilíacas bilaterales o ambas, claudicación intermitente en nalgas, muslos o pantorrillas, ausencia de pulso de las arterias femorales, palidez y frialdad de las piernas, gangrena de los dedos de los pies y en el varón impotencia.

síndrome de Lesch-Nyhan (Lesch-Nyhan syndrome), [Michael Lesch, pediatra estadounidense, n. 1939; William L. Nyhan, Jr., pediatra estadounidense, n. 1926], trastorno hereditario del metabolismo de las purinas caracterizado por retraso mental, automutilación de los dedos de las manos y de los labios por mordedura, alteración de la función renal y anomalías en el desarrollo físico.

síndrome de Letterer-Siwe (Letterer-Siwe syndrome), [Erich Letterer, anatomopatólogo alemán, n. 1895; Sture A. Siwe, médico sueco, 1897-1966], cualquiera del grupo de las enfermedades neoplásicas malignas de origen desconocido caracterizada por elementos histiocíticos. El síndrome, que es fatal, se da en la infancia y no es familiar. Suele haber anemia, hemorragia, esplenomegalia, linfadenopatías y tumefacciones localizadas sobre los huesos.

síndrome de linfadenopatía generalizada persistente (SLGP) (lymphadenopathy syndrome [LAS]), tumefacción persistente y generalizada de los ganglios linfáticos. Muchas veces forma parte del síndrome de emaciación por el SIDA.

síndrome de Löffler (Löffler's syndrome), [Wilhelm Löffler, médico suizo, 1887-1972], trastorno idiopático benigno caracterizado por episodios de eosinofilia pulmonar, opacidades transitorias en los pulmones, anorexia, disnea, fiebre y pérdida de peso. Su recuperación es espontánea y rápida.

síndrome de los leucocitos perezosos (lazy leukocyte syndrome), inmunodeficiencia en los niños caracterizada por estomatitis, gingivitis y otitis media recurrentes, y febrícula con grave neutropenia.

síndrome de Lowe (Lowe's syndrome), [Charles U. Lowe, pediatra estadounidense, n. 1921], enfermedad ligada al sexo en varones caracterizada por deterioro mental progresivo, disfunción tubular renal y cataratas corticales con o sin glaucoma.

síndrome de Lown-Ganong-Levine (LGL) (Lown-Ganong-Levine syndrome [LGL]), [Bernard Lown, médico estadounidense, n. 1921; William F. Ganong, fisiólogo estadounidense, n. 1924; S. A. Levine, médico estadounidense, 1891-1966], trastorno del sistema de conducción auriculoventricular (AV) caracterizado por la preexcitación ventricular. La conexión del nódulo AV es cortocircuitada total o parcialmente por una conexión anormal entre el músculo auricular y el haz de His.

síndrome de Maffucci (Maffucci's syndrome), trastorno congénito caracterizado por la proliferación del cartílago en los extremos de los huesos largos, y por la aparición de tumores benignos rellenos de sangre en la piel y los órganos internos.

síndrome de malabsorción (malabsorption syndrome), conjunto de síntomas que aparecen en los trastornos que afectan a la absorción intestinal de nutrientes caracterizado por anorexia, pérdida de peso, abombamiento del abdomen, calambres musculares, dolor óseo y esteatorrea. Se producen anemia, debilidad y fatiga por la falta de absorción de la cantidad suficiente de hierro, ácido fólico y vitamina B_{12}.

síndrome de Mallory-Weiss (Mallory-Weiss syndrome), [G. Kenneth Mallory, anatomopatólogo norteamericano, n. 1926; Soma Weiss, médico norteamericano, 1899-1942], trastorno caracterizado por hemorragia masiva después del desgarro de la mucosa en la unión del esófago y el estómago. La laceración suele producirse por vómitos intensos, sobre todo en alcohólicos o personas con obstrucción pilórica.

síndrome de Marfan (Marfan's syndrome), [Bernard-Jean A. Marfan, pediatra francés, 1858-1942], trastorno hereditario que afecta al aparato locomotor y a menudo se asocia con anomalías oculares y del sistema cardiovascular. La enfermedad produce alteraciones musculoesqueléticas importantes, como hipodesarrollo muscular, laxitud ligamentosa, hipermotilidad articular y elongación ósea. Las extremidades de los sujetos con síndrome de Marfan son muy largas, como patas de araña, con metacarpianos, metatarsianos y falanges muy largos. La mayoría de los pacientes adultos miden más de 180 cm y tienen un cráneo asimétrico. En el síndrome de Marfan aparecen alteraciones anatomopatológicas del aparato cardiovascular, con fragmentación de las fibras elásticas de la media de la aorta, lo que puede producir un aneurisma. Entre las alteraciones oculares asociadas se encuentran muchos procesos, como la luxación del cristalino. No existe ningún tratamiento específico, y el tratamiento sintomático de los problemas asociados es la alternativa habitual.

síndrome de Marín Amat (Marin Amat's syndrome), [Manuel Marín Amat, oftalmólogo español, n. 1879], movimiento facial involuntario en el que se cierran los ojos cuando se abre la boca o cuando se mueven los maxilares durante la masticación. Se produce como consecuencia de la parálisis del nervio facial.

síndrome de Marinesco-Sjögren (Marinesco-Sjögren syndrome), [Georges Marinesco, neurólogo rumano, 1863-1938; Karl Gustav Torsten Sjögren, médico sueco, n. 1896], síndrome hereditario transmitido de forma autosómica recesiva y que cursa con ataxia cerebelosa, retraso mental y del crecimiento somático, cataratas congénitas, imposibilidad para la masticación, uñas delgadas y quebradizas, y pelo escaso y queratinizado de manera incompleta.

síndrome de Maroteaux-Lamy (Maroteaux-Lamy syndrome), [Pierre Maroteaux, médico francés, n. 1926; Maurice Emile Joseph Lamy, médico francés, 1895-1975], mucopolisacaridosis caracterizada desde el punto de vista bioquímico por el predominio del mucopolisacárido dermatán sulfato en la orina, y por la presencia de gránulos grandes e irregulares en los leucocitos; desde el punto de vista clínico se manifiesta por signos de tipo Hurler, con inteligencia normal.

síndrome de megauréter-megavejiga (megaureter-megacystis syndrome), dilatación ureteral crónica asociada a hipotonía y dilatación de la vejiga urinaria y a un defecto de los orificios ureterales, lo que permite la existencia de reflujo vesicoureteral de orina, causante de pielonefritis crónica.

síndrome de Meigs (Meigs' syndrome), [Joe V. Meigs, ginecólogo norteamericano, 1892-1963], ascitis e hidrotórax asociados a un fibroma del ovario u otro tumor pélvico.

síndrome de Melkersson-Rosenthal (Melkersson-Rosenthal syndrome), [Ernst Gustaf Melkersson, médico sueco, 1898-1932; Curt Rosenthal, psiquiatra alemán, s. XX], trastorno autosómico dominante caracterizado principalmente por tumefacción facial crónica no inflamatoria, localizada sobre todo en los labios, parálisis facial recurrente y, en ocasiones, fisuras en la lengua. Los síntomas oftálmicos asociados incluyen lagoftalmía, blefarocalasia, tumefacción de los párpados, sensación de ardor en los ojos, opacidades corneales, neuritis retrobulbar y exoftalmos.

síndrome de Mendelson (Mendelson's syndrome), [Curtis L. Mendelson, obstetra norteamericano, n. 1913], trastorno respiratorio producido por la aspiración pulmonar del contenido gástrico ácido. Se caracteriza por broncoconstricción y destrucción de la mucosa traqueal, que evoluciona hasta un cuadro que recuerda al síndrome de dificultad respiratoria.

síndrome de miedo-tensión-dolor (fear-tension-pain syndrome), concepto formulado por el doctor Grantly Dick-Read para explicar el dolor que normalmente se espera y se siente en el parto. El concepto propone que es la actitud la que genera ansiedad antes del parto y temor durante el mismo. Este temor produce tensión muscular y psicológica que interfiere con los procesos naturales de dilatación y parto, generando dolor. El creador del concepto aboga por la educación, el ejercicio y el apoyo emocional y físico en el parto para contrarrestar el síndrome, acuñando el término *nacimiento natural* para el parto en el que la mujer participa en esta experiencia con alegría, comodidad, calma y actitud de cooperación.

síndrome de Mikulicz (Mikulicz's syndrome), [Johann von Miculicz-Radecki, cirujano polaco, 1850-1905], aumento anómalo de tamaño bilateral de las glándulas salivales y lacrimales, que aparece en diversas enfermedades, como la leucemia, la TB o la sarcoidosis.

síndrome de Milkman (Milkman's syndrome), [Louis A. Milkman, radiólogo norteamericano, 1895-1951], forma de osteomalacia caracterizada por la presencia en la radiografía simple de múltiples líneas bilaterales y simétricas que indican seudofracturas en los huesos largos hipocalcificados, en la pelvis y en la escápula.

síndrome de Miller (Miller syndrome), [Marvin Miller, pediatra norteamericano, s. XX], síndrome que cursa con abundantes malformaciones faciales y de los miembros, caracterizado por hipoplasia malar, hendiduras palpebrales bajas, micrognatismo, labio leporino y paladar hendido, pabellones auriculares en forma de copa, ectropión en el párpado inferior, deficiencias postaxiales en los miembros y sindactilia.

síndrome de Möbius (Möbius' syndrome), [Paul J. Möbius, neurólogo alemán, 1853-1902], alteración del desarrollo poco frecuente caracterizada por parálisis facial bilateral congénita, habitualmente asociada a disfunciones oculomotoras o neurológicas diversas, alteraciones del habla y diversas anomalías de las extremidades.

síndrome de Mohr (Mohr's syndrome), [Otto Lous Mohr, genetista noruego, 1886-1967], trastorno autosómico recesivo caracterizado por braquidactilia, clinodactilia, polidactilia, sindactilia y polisindactilia bilateral en el dedo gordo del pie; malformaciones congénitas craneales, faciales, linguales, palatinas y mandibulares y trastornos neuromusculares episódicos.

síndrome de Morton (Morton's syndrome), [Dudley J. Morton, ortopeda norteamericano, 1884-1960], acortamiento congénito de la región anterior de un segmento del primer metatarsiano que causa dolor y deformidad de la parte anterior del pie.

síndrome de muerte hematológica (hematologic death syndrome), grupo de signos y síntomas clínicos del daño producido por la radiación sobre las células sanguíneas. Esta enfermedad se caracteriza por náuseas, vómitos, fiebre, diarrea, infecciones, anemia, leucopenia y hemorragia. Se puede producir a partir de una exposición a dosis comprendidas entre 200 y 1.000 rads. El tiempo medio de supervivencia para una persona con síndrome de muerte hematológica se estima entre 10 y 60 días.

síndrome de muerte súbita del lactante (SMSL) (sudden infant death syndrome [SIDS]), muerte súbita e inesperada de un lactante sano y aparentemente normal que se produce durante el sueño y sin signos físicos ni autópsicos de enfermedad. No se conoce su origen, pero se han propuesto numerosas causas, entre ellas la falta de biotina en la dieta, anomalías del sistema endógeno opioide, asfixia mecánica, defecto de las defensas en la mucosa respiratoria, apnea prolongada, un virus desconocido, anomalías anatómicas de la laringe y alteraciones de las inmunoglobulinas. El síndrome no es contagioso ni hereditario, aunque existe un riesgo superior al promedio de aparición en la misma familia, lo que puede indicar la influencia de factores poligénicos. Como medida de prevención, durante el sueño habría que poner a los lactantes en posición de decúbito supino o lateral.

síndrome de Münchausen (Münchausen's syndrome), [barón von Münchausen, fabulador y aventurero alemán, 1720-1797], trastorno poco frecuente caracterizado por la continua demanda de tratamiento y hospitalización por una enfermedad aguda sintomática pero imaginaria. La persona afectada puede presentar de forma lógica y convincente los síntomas y los antecedentes de una enfermedad real.

síndrome de Münchausen por poderes (Münchausen's syndrome by proxy), [barón von Münchausen], variación del síndrome de Münchausen en la cual un padre simula o provoca enfermedades persistentemente en su hijo con la finalidad de estar en contacto con hospitales y médicos. El niño puede tener que soportar docenas de intervenciones quirúrgicas y hospitalizaciones por enfermedad inducidas por uno de sus progenitores.

síndrome de Naffziger (Naffziger's syndrome), [Howard C. Naffziger, cirujano norteamericano, 1884-1961], estado de espasmo de los músculos vertebrales cervicales secundario a una enfermedad del disco intervertebral, una costilla cervical u otras anomalías. El espasmo comprime los nervios del plexo braquial, y el paciente experimenta dolor en el cuello, el hombro, el brazo y la mano.

síndrome de Nelson (Nelson's syndrome), [Donald H. Nelson, médico norteamericano, n. 1925], adenoma hipofisario que puede presentarse tras una suprarrenalectomía bilateral por el síndrome de Cushing. Se caracteriza por un marcado aumento de la secreción de ACTH y MSH por la hipófisis y problemas visuales debido a la compresión del quiasma óptico.

síndrome de neuromas de las mucosas (mucosal neuroma syndrome), neoplasia endocrina múltiple de tipo III.

síndrome de Nezelof (Nezelof's syndrome), [Christian Nezelof, médico francés, n. 1922], enfermedad caracterizada por la ausencia de función de las células T, función deficitaria de las células B, niveles más o menos normales de inmunoglobulinas y producción menor o inespecífica de anticuerpos. Su causa es desconocida. Los pacientes con síndrome de Nezelof sufren infecciones de gravedad progresiva, recurrentes y finalmente mortales.

síndrome de Noack (Noack's syndrome), [Margot Noack, médico alemán, n. 1909], acrocefalopolisindactilia de tipo autosómico dominante.

síndrome de Noonan (Noonan's syndrome) presencia del fenotipo del síndrome de Turner (pterigión del cuello, ptosis, hipogonadismo, cardiopatía congénita y talla baja) sin disgenesia gonadal.

síndrome de ojo seco (dry eye syndrome), sequedad corneal y conjuntival debida a la producción deficiente de lágrimas o a la alteración de la composición de su película. El proceso tiene como resultado una sensación de cuerpo extraño y de escozor de ojos, queratitis y erosión de las capas epiteliales de la córnea y la conjuntiva.

síndrome de Opitz (Opitz syndrome), [John Marius Opitz, pediatra norteamericano, nacido en Alemania, n. 1935], síndrome autosómico dominante que se caracteriza por hipertelorismo y hernias, y en varones por hipospadias, criptorquidia y escroto bífido. Puede haber además anomalías cardíacas, malformaciones laringotraqueales, ano imperforado, alteraciones renales, hipoplasia pulmonar y hendiduras palpebrales inclinadas hacia abajo.

síndrome de Otelo (Othello syndrome), [Otelo, personaje celoso de Shakespeare], trastorno psicopatológico caracterizado por la sospecha de infidelidad de uno de los esposos y por celos enfermizos. Se puede acompañar de furia y violencia, y con frecuencia se asocia a paranoia.

síndrome de Pancoast (Pancoast's syndrome), [Henry K. Pancoast, radiólogo estadounidense, 1875-1939], **1.** combinación de varios signos asociados a un tumor en el vértice pulmonar. Los signos son dolor neurítico en el brazo, atrofia de los músculos del brazo y de la mano y síndrome de Horner. **2.** trastorno provocado por la osteólisis de la parte posterior de una o más costillas, afectando en ocasiones a las vértebras asociadas.

síndrome de Papillon-Lefèvre (Papillon-Lefèvre syndrome), [M.M. Papillon y Paul Lefèvre, dermatólogos franceses, s. XX], trastorno autosómico recesivo que se presenta entre el primer y el quinto año de vida, y se caracteriza por: queratodermia palmoplantar semejante a la psoriasis, que puede afectar también a los codos, rodillas, tibias, maléolos tibiales externos y a otras áreas, calcificaciones ectópicas del cráneo, y periodontitis y caída prematura de los dientes, tanto los de leche como los permanentes.

síndrome de Pepper (Pepper syndrome), [William Pepper, médico estadounidense, 1874-1947], neuroblastoma de las glándulas suprarrenales que suele metastatizar en el hígado.

síndrome de personalidad orgánico (organic personality syndrome), término utilizado en un sistema antiguo de clasificación, referido a un síndrome mental orgánico, que se caracteriza por un cambio notable en el comportamiento o la personalidad provocado por un factor orgánico específico y que no se asocia a obnubilación o demencia. Las causas más comunes son las lesiones cerebrales expansivas, los traumatismos craneales y las enfermedades cerebrovasculares.

síndrome de Peutz-Jeghers (Peutz-Jeghers syndrome), [J. L. A. Peutz, médico holandés, 1886-1957; Harold J. Jeghers, médico estadounidense, n. 1904], trastorno hereditario, transmitido con carácter autosómico dominante, caracterizado por la presencia de múltiples pólipos intestinales y pigmentación mucocutánea anormal, especialmente en los labios y en la mucosa bucal.

síndrome de Pickwick (pickwickian syndrome), [«Pickwick Papers» de Charles Dickens], trastorno caracterizado por obesidad, disminución de la función pulmonar, somnolencia y policitemia.

síndrome de Pierre Robin (Pierre Robin's syndrome), [Pierre Robin, histólogo francés, 1867-1950], complejo de anomalías congénitas en las que se incluyen maxilar inferior pequeño, labio leporino, paladar hendido, otras anomalías craneofaciales y defectos en los ojos y las orejas, como glaucoma. La inteligencia suele ser normal.

síndrome de Plummer-Vinson (Plummer-Vinson syndrome), [Henry S. Plummer, médico estadounidense, 1874-1937; Porter P. Vinson, médico estadounidense, 1890-1959], enfermedad poco frecuente asociada a anemia ferropénica crónica y grave, que se caracteriza por glositis, coiloniquia y disfagia provocada por la presencia de membranas esofágicas en el cartílago cricoides.

síndrome de Poland (Poland's syndrome), [Alfred Poland, médico británico, 1820-1872], ausencia unilateral de la cabeza esternocostal del músculo pectoral mayor y sindactilia homolateral.

síndrome de Prader-Willi (Prader-Willi syndrome), [A. Prader, médico suizo, s. XX; H. Willi], trastorno metabólico congénito caracterizado por hipotonía, hiperfagia, obesidad marcada, hipogonadismo y retraso mental.

síndrome de privación materna (maternal deprivation syndrome), proceso caracterizado por un retraso del desarrollo como resultado de la privación física o emocional. Aparece sobre todo en lactantes. Los síntomas típicos incluyen falta de crecimiento físico, con peso por debajo del tercer percentil para la edad y el tamaño; desnutrición; retraimiento pronunciado; silencio; apatía; irritabilidad, y postura y lenguaje corporal característicos, con rigidez antinatural y reacción lenta ante la presencia de otras personas. Las causas del síndrome suelen ser múltiples y complejas, implicando a factores como la indiferencia parental, la inestabilidad emocional o inseguridad de la madre, la falta o el retraso del desarrollo del proceso de apego maternoinfantil, unas expectativas poco realistas o el desagrado con el sexo, el aspecto o la adaptabilidad del niño, o unas condiciones socioeconómicas desfavorables en la familia.

síndrome de Proteo (Proteus syndrome), alteración congénita poco frecuente con manifestaciones muy variables, incluyendo entre ellas gigantismo parcial de las manos y de los pies con hipertrofia de las palmas y de las plantas, nevos, hemihipertrofia, tumores subcutáneos, macrocefalia y otras alteraciones del cráneo, y lipomatosis abdominal o pélvica.

síndrome de pterigión múltiple (multiple pterygium syndrome), síndrome autosómico recesivo caracterizado por pterigión del cuello, las axilas y las áreas poplítea, antecubital e intercrural, acompañado de hipertelorismo, paladar hendido, micrognatia, ptosis de los párpados y talla baja. Las anomalías esqueléticas son camptodactilia, sindactilia, pie zambo y pie plano en el que la planta del pie parece un balancín, así como fusión vertebral y anomalías costales. En los niños hay criptorquidia y en las niñas ausencia de labios mayores.

síndrome de pterigión poplíteo (popliteal pterygium syndrome), **1.** síndrome congénito caracterizado principalmente por membranas poplíteas, paladar hendido, orificios en el labio inferior y displasia de las uñas de los dedos del pie. **2.** membrana poplítea asociada a labio leporino, paladar hendido, fístula del labio inferior, sindactilia, displasia de las uñas y pie zambo.

síndrome de quemazón (burner syndrome), trastorno con dolor quemante, especialmente en las extremidades superiores, y acompañado a veces por debilidad de la cintura escapular. Puede experimentarse durante los deportes de contacto, como el fútbol americano, como consecuencia de un golpe en la cabeza o en el hombro. Se atribuye a una neuropatía del tronco superior del plexo braquial.

síndrome de Ramsay Hunt (Ramsay Hunt's syndrome), [James Ramsay Hunt, neurólogo estadounidense, 1872-1937], trastorno neurológico provocado por la invasión de los ganglios del séptimo par craneal y geniculado por el virus de la varicela zóster, y que se caracteriza por dolor intenso de oído, parálisis del nervio facial, vértigo, pérdida de audición y, con frecuencia, encefalitis leve generalizada. El tratamiento suele incluir la prescripción de corticoides.

síndrome de realimentación (refeeding síndrome), conjunto de cambios moderados o graves en electrólitos y líquidos durante un período de realimentación. En él es frecuente la hipofosfatemia y, en ocasiones, se registra insuficiencia cardíaca.

síndrome de Refsum (Refsum's syndrome), [Sigvald Refsum, médico noruego, n. 1907], trastorno hereditario poco frecuente del metabolismo de los lípidos en el que no se produce la degradación del ácido fitánico. El síndrome se caracteriza por ataxia, anomalías en los huesos y en la piel, neuropatía periférica, miocardiopatía, sordera y retinitis pigmentaria. Han de evitarse los alimentos que contengan ácido fitánico para prevenir el deterioro progresivo.

síndrome de regresión caudal (caudal regression syndrome), fracaso en la formación de parte o todas las unidades vertebrales coccígeas, sacras y ocasionalmente lumbares, y los segmentos correspondientes de la médula espinal caudal, produciendo disfunción neurogénica del intestino y la vejiga.

síndrome de Reifenstein (Reifenstein's syndrome), [Edward C. Reifenstein, Jr., médico estadounidense, 1908-1975], hipogonadismo masculino de origen desconocido caracterizado por azoospermia, criptorquidia, ginecomastia, déficit de testosterona y títulos elevados de gonadotropinas.

síndrome de Reiter (Reiter's syndrome), [Hans Reiter, médico alemán, 1881-1969], enfermedad artrítica, sobre todo de varones adultos, que se cree que es el resultado de una infección por *Shigella flexneri, Salmonella, Yersinia enterocolitis* o *Chlamydia*. El síndrome afecta con mayor frecuencia a los tobillos, los pies y las articulaciones sacroilíacas y habitualmente va asociado a conjuntivitis y uretritis. Su comienzo puede venir señalado por una diarrea idiopática y febrícula, que en 2-4 semanas van seguidas por una conjuntivitis. En las palmas de las manos y plantas de los pies se pueden formar lesiones que se convierten en úlceras superficiales. Habitualmente la artritis persiste después de remitir la conjuntivitis y la uretritis, aunque puede ser episódica. El tratamiento incluye un breve ciclo de tetraciclina para la infección y fenilbutazona para aliviar el dolor y la inflamación en la articulación.

síndrome de retraso del desarrollo (failure to thrive syndrome), retraso físico y del desarrollo en lactantes y niños pequeños. El síndrome puede darse en niños afectados por una patología física, aunque el término se suele aplicar preferentemente al desarrollo insuficiente debido a causas psicosociales, como la privación maternal.

síndrome de Rett (Rett syndrome), [Andreas Rett, médico austríaco, s. XX], trastorno difuso del desarrollo que afecta a la sustancia gris del cerebro, se produce exclusivamente en mujeres y está presente desde el nacimiento; es progresivo y se caracteriza por una conducta autista, ataxia, demencia, convulsiones y pérdida del uso voluntario de las manos, con atrofia cerebral, hiperamoniemia leve y niveles disminuidos de aminas biogénicas.

síndrome de Reye (Reye's syndrome), [Ralph D. K. Reye, anatomopatólogo australiano del s. XX], combinación de encefalopatía aguda e infiltración grasa de los órganos internos que pueden seguir a las infecciones víricas agudas. Este síndrome se ha asociado a los virus de la gripe B, varicela, enterovirus y virus de Epstein-Barr. Suele afectar a personas menores de 18 años y, de forma característica, provoca un exantema, vómitos y confusión alrededor de una semana después de la aparición de una enfermedad vírica. En la última fase puede existir una desorientación extrema seguida de coma, convulsiones y parada respiratoria. La mortalidad oscila entre el 20 y el 80%, en función de la gravedad de los síntomas. No se conoce la causa del síndrome de Reye; sin embargo, parece existir una vinculación con la administración de ácido acetilsalicílico. Por tanto, este fármaco sólo se administra a lactantes o niños si ha sido recetado por un médico, y no debe administrarse en caso de varicela o sospecha de gripe.

síndrome de Roberts (Roberts' syndrome), [John Bingham Roberts, cirujano estadounidense, 1852-1924], síndrome hereditario de transmisión autosómica recesiva que consiste en el desarrollo imperfecto de los huesos largos de las extremidades, asociado a paladar hendido, labio leporino y otras anomalías.

síndrome de Robinow (Robinow's syndrome), [Meinhard Robinow, médico estadounidense, n. 1909], enanismo asociado a aumento de la distancia interorbitaria, dientes mal alineados, frente abombada, puente nasal hundido y extremidades cortas.

síndrome de Romano-Ward (Romano-Ward syndrome), [C. Romano, médico italiano, (1923-2008); O. C. Ward, médico irlandés, s. XX], forma autosómica dominante del síndrome del intervalo QT largo caracterizado por síncope y a veces fibrilación ventricular y muerte súbita.

síndrome de Rosenberg-Chutorian (Rosenberg-Chutorian syndrome), [Roger N. Rosenberg, médico estadounidense, s. XX; Abe Milton Chutorian, médico estadounidense, n. 1929], síndrome hereditario raro ligado al cromosoma X caracterizado por atrofia óptica, pérdida auditiva progresiva de tipo neurosensorial y polineuropatía.

síndrome de Rothmund-Thomson (Rothmund-Thomson syndrome), [August von Rothmund, Jr., médico alemán, 1830-1906; Mathew Sidney Thomson, dermatólogo inglés, 1894-1969], síndrome autosómico recesivo que se desarrolla principalmente en mujeres, caracterizado por la presencia de placas cutáneas reticuladas, atróficas, hiperpigmentadas, telangiectásicas, a menudo acompañadas de cataratas juveniles, nariz en silla de montar, defectos óseos congénitos, trastornos de crecimiento del pelo, las uñas y los dientes e hipogonadismo.

síndrome de Rotor (Rotor's syndrome), enfermedad rara del hígado, heredada con carácter autosómico recesivo. Es similar al síndrome de Dubin-Johnson, pero se le puede distinguir por el funcionamiento normal de la vesícula biliar y la ausencia de pigmentación hepática.

síndrome de rubéola congénita (congenital rubella syndrome), conjunto de defectos neonatales causados por la transmisión del virus de la rubéola de una madre infectada al feto durante el primer trimestre de gestación.

síndrome de Rubinstein-Taybi (Rubinstein-Taybi syndrome), [Jack Herbert Rubinstein, pediatra estadounidense, n. 1925; Hooshang Taybi, radiólogo estadounidense, n. 1919], enfermedad congénita caracterizada por retraso mental y motor, anchura excesiva de los pulgares y los dedos gordos de los pies, talla baja, rostro característico con paladar ojival y nariz recta o picuda, diversas anomalías oculares, estenosis pulmonar, formación de queloides en las cicatrices quirúrgicas, agujero magno grande y anomalías vertebrales y esternales.

síndrome de Ruvalcaba (Ruvalcaba's syndrome), [R. H. Ruvalcaba, médico estadounidense, n. 1934], acortamiento anómalo de los huesos metacarpianos y metatarsianos, hipogenitalismo y retraso de causa desconocida, pero presente desde el nacimiento en los varones. Se caracteriza por microcefalia, anomalías esqueléticas, genitales hipoplásicos y retraso mental y físico.

síndrome de Saethre-Chotzen (Saethre-Chotzen syndrome), [Haakon Saethre, psiquiatra noruego, s. XX; F. Chotzen, psiquiatra alemán, s. XX], trastorno autosómico dominante caracterizado por acrocefalosindactilia, en el que la sindactilia es leve, y por hipertelorismo, ptosis y, en ocasiones, retraso mental.

síndrome de Sakati-Nyhan (Sakati-Nyhan syndrome), [Nadia Sakati, pediatra estadounidense, s. XX; William Leo Nyhan, pediatra estadounidense, n. 1926], acrocefalosindactilia de tipo autosómico dominante caracterizada también por la presencia de tibias hipoplásicas y malformaciones y desplazamiento del peroné.

síndrome de Sanfilippo (Sanfilippo's syndrome), [Sylvester J. Sanfilippo, pediatra estadounidense, s. XX], está constituido por cuatro formas de mucopolisacaridosis heterogéneas y bioquímicamente distintas, pero clínicamente indiferenciables, que se caracterizan bioquímicamente por la excreción del mucopolisacárido heparán sulfato por la orina y clínicamente por un deterioro mental rápido y grave, y síntomas somáticos relativamente leves. Se pone de manifiesto de los

2 a los 6 años de edad, existe macrocefalia, la altura es normal, las similitudes con el morfotipo Hurler son escasas, el hirsutismo es generalizado y la muerte suele ocurrir antes de los 20 años de edad.

síndrome de sarampión atípico (SSA) (atypical measles syndrome [AMS]), forma de sarampión que tiende a infectar a las personas previamente inmunizadas con las vacunas que llevan virus del sarampión muertos utilizadas en EE.UU. entre 1962 y 1967 y en Canadá hasta 1970. Los síntomas se diferencian de los del sarampión típico, comenzando con fiebre brusca y alta, cefalea, dolor abdominal y tos.

síndrome de Scheie (Scheie's syndrome), [Harold Glendon Scheie, oftalmólogo estadounidense, 1909-1990], variante relativamente leve del **síndrome de Hurler** y enfermedad hereditaria del almacenamiento de mucopolisacáridos, caracterizada por opacidades corneales, mano en garra, valvulopatía aórtica, facies un tanto tosca con boca ancha, genu valgo y pie cavo. La estatura, la inteligencia y la esperanza de vida son normales.

síndrome de Schinzel-Giedion (Schinzel-Giedion syndrome), síndrome poco frecuente, probablemente de origen hereditario autosómico recesivo, con hidronefrosis, alteraciones esqueléticas, cara aplanada, hipertricosis, convulsiones y acentuado retraso del crecimiento y el desarrollo.

síndrome de Schmidt (Schmidt's syndrome), [Adolf Schmidt, médico alemán, 1865-1918], parálisis unilateral que afecta a la cuerda vocal, el paladar blando, el trapecio y el esternocleidomastoideo.

síndrome de Schwartz-Jampel (Schwartz-Jampel syndrome), [Oscar Schwartz, pediatra estadounidense, n. 1919; Robert Steven Jampel, oftalmólogo estadounidense, n. 1926], trastorno autosómico recesivo caracterizado por una miopatía miotónica, enanismo, estenosis patológica de las hendiduras palpebrales en dirección horizontal, contracturas articulares y facies plana.

síndrome de Seckel (Seckel's syndrome), trastorno congénito caracterizado por una talla baja y proporcionada, una cabeza pequeña en términos relativos con hipoplasia mandibular, ojos grandes y una prominencia en pico de la nariz; retraso mental, y diversos defectos esqueléticos, cutáneos y genitales.

síndrome de secreción inadecuada de hormona antidiurética (SIADH) (syndrome of inappropriate antidiuretic hormone secretion [SIADH]), enfermedad caracterizada por una liberación excesiva de hormona antidiurética (ADH) que altera el equilibrio hidroelectrolítico del organismo. El SIADH se asocia a procesos que afectan a los osmorreceptores del hipotálamo y da lugar a diversas alteraciones funcionales, como incapacidad de producir y excretar orina diluida, retención de agua, aumento del volumen de líquido extracelular e hiponatremia. Entre los signos y síntomas más comunes se encuentran el aumento de peso aun con la anorexia, vómitos, náuseas, debilidad muscular e irritabilidad. El diagnóstico de confirmación se basa en una osmolalidad urinaria mayor de 150 mOsm/kg de agua y una osmolalidad sérica de menos de 280 mOsm/kg de agua.

síndrome de Sézary (Sézary's syndrome), [A. Sézary, dermatólogo francés, 1880-1956], enfermedad con eritrodermia exfoliativa generalizada, linfadenopatía y linfocitos T circulantes anormales. El paciente experimenta prurito, alopecia, edema y cambios en las uñas y pigmentos.

síndrome de Sheehan (Sheehan's syndrome), [Harold L. Sheehan, anatomopatólogo inglés, 1900-1988], trastorno puerperal que consiste en necrosis hipofisaria e hipopituitarismo secundario al colapso circulatorio provocado por la hemorragia uterina.

síndrome de Shy-Drager (Shy-Drager syndrome), [G. Milton Shy, neurólogo estadounidense, 1919-1967; Glenn A. Drager, médico estadounidense, n. 1917], enfermedad neurológica progresiva infrecuente de los adultos jóvenes y de mediana edad, caracterizada por hipotensión ortostática, incontinencia vesical e intestinal, atrofia del iris, anhidrosis, temblor, rigidez, incoordinación, ataxia y atrofia muscular.

síndrome de Sjögren (Sjögren's syndrome), [Henrik S. C. Sjögren, oftalmólogo sueco, 1899-1986], trastorno inmunológico caracterizado por una secreción insuficiente de las glándulas lagrimal, salival, etc., lo que provoca una sequedad anormal de la boca, los ojos y otras mucosas. La atrofia de las glándulas lagrimales puede causar desecación de la córnea y la conjuntiva, con lesión de estos tejidos. En las glándulas salivales determina alteraciones de los dientes y pérdida de la sensibilidad al gusto y a los olores. Cuando se afectan los pulmones, la sequedad aumenta la sensibilidad frente a las neumonías y otras infecciones respiratorias. El tratamiento incluye aplicación de lágrimas artificiales y uso de lentes de contacto blandas, que pueden humedecerse con frecuencia, ingesta frecuente de líquidos para evitar la sequedad bucal y la no administración de fármacos que produzcan depleción de líquidos corporales.

síndrome de Sjögren-Larsson (Sjögren-Larsson syndrome), [Torsten Sjögren, pediatra sueco, 1859-1939; T. Larsson, pediatra sueco, s. XX], enfermedad congénita heredada como rasgo autosómico recesivo y caracterizada por ictiosis, déficit mental y parálisis espástica.

síndrome de Sly (Sly syndrome), [William S. Sly, médico estadounidense, n. 1932], mucopolisacaridosis producida por deficiencia de una enzima importante para el metabolismo de varios mucopolisacáridos. Se caracteriza por la excreción de mucopolisacáridos en la orina y por inclusiones granulares en los granulocitos. Se manifiesta entre el primer y segundo años de edad, con características tipo Hurler de leves a moderadas, incluyendo disostosis múltiples, pecho de pichón, organomegalia, soplos cardíacos, talla baja y retraso mental moderado.

síndrome de Smith-Lemli-Opitz (Smith-Lemli-Opitz syndrome), [David. W. Smith, pediatra estadounidense, 1926-1981; Luc Lemli, médico estadounidense, s. XX; John Marius Opitz, pediatra estadounidense, n. 1935], síndrome hereditario autosómico recesivo que se caracteriza por múltiples malformaciones congénitas, como microcefalia, retraso mental, hipotonía, desarrollo incompleto de los genitales masculinos, micrognatia con anteversión de las ventanas nasales y sindactilia del segundo y tercer dedos de los pies.

síndrome de Sneddon (Sneddon's syndrome), [Ian Bruce Sneddon, dermatólogo inglés, n. 1915], rara enfermedad en la que se asocia una arteriopatía e isquemia cerebral y livedo reticularis difusa no inflamatoria.

síndrome de sobrecarga de grasa (fat overload syndrome), trastorno con hepatoesplenomegalia, anemia, alteraciones gastrointestinales y niveles de triglicéridos muy altos causados por la administración intravenosa de una emulsión grasa.

síndrome de Stevens-Johnson (Stevens-Johnson syndrome), [Albert M. Stevens, pediatra estadounidense, 1884-1945; F. C. Johnson, médico estadounidense, 1894-1934], enfermedad inflamatoria grave, en ocasiones mortal, que afecta a niños y adultos jóvenes. Se caracteriza por la aparición aguda de fiebre, ampollas en la piel y úlceras en las mucosas de labios, ojos, boca, vías nasales y genitales. Otras complicaciones son las neumonías, el dolor articular, la postración y la perforación de la córnea. Este síndrome puede ser una reacción alérgica a determinados fármacos, o aparecer después del embarazo, de infecciones por herpesvirus I o de otras infecciones. El tratamiento incluye reposo en cama, antibióticos para tratar la neumonía, glucocorticoides, analgésicos, colutorios orales y sedantes.

síndrome de Stickler (Stickler's syndrome), [Gunnar B. Stickler, médico estadounidense, s. XX], enfermedad autosómica dominante que consiste en una miopía que progresa hasta un desprendimiento de retina y ceguera, y a cambios degenerativos en las articulaciones; también se puede asociar a una sordera neurosensorial.

síndrome de Sturge-Weber (Sturge-Weber syndrome), [William A. Sturge, médico inglés, 1850-1919; Frederick P. Weber, médico inglés, 1863-1962], enfermedad neurocutánea congénita caracterizada por un hemangioma capilar rojo vinoso sobre un dermatoma sensitivo de una rama del nervio trigémino. Se puede sufrir atrofia de la corteza cerebral, convulsiones generalizadas o focales, angioma de la coroides, glaucoma secundario, atrofia óptica y desarrollo de nuevos hemangiomas cutáneos.

síndrome de subluxación (subluxation syndrome), agregado de signos y síntomas en medicina quiropráctica que relacionan las características fisiopatológicas o la disfunción de los segmentos de movimiento espinal y pélvico con las articulaciones periféricas.

síndrome de sueño insuficiente (insufficient sleep syndrome), trastorno neurológico en el que los individuos no consiguen dormir el tiempo suficiente de forma continua para poder soportar la vigilia normal.

síndrome de Sweet (Sweet's syndrome), [Robert Douglas Sweet, dermatólogo inglés, s. XX], trastorno que suele surgir en la mitad superior del cuerpo de las mujeres de mediana edad caracterizado por la aparición de una o más placas eritematosas grandes, dolorosas a la palpación, que se extienden rápidamente, acompañadas de fiebre y un denso infiltrado de neutrófilos en la dermis media y superior.

síndrome de taquicardia-bradicardia (tachycardia-bradycardia syndrome), trastorno caracterizado por una frecuencia cardíaca que alterna entre una anormalmente baja (menos de 60 latidos por minuto) y una anormalmente alta (más de 100 latidos por minuto).

síndrome de Taussig-Bing (Taussig-Bing syndrome), [Helen B. Taussig, pediatra norteamericana, 1898-1986; Richard J. Bing, cardiólogo norteamericano, n. 1909], anomalía del desarrollo del corazón caracterizada por transposición de la aorta y la arteria pulmonar. Se acompaña de un defecto del tabique interventricular subpulmonar e hipertrofia ventricular.

síndrome de Tietze (Tietze's syndrome), [Alexander Tietze, cirujano alemán, 1864-1927], **1.** trastorno caracterizado por la inflamación no supurativa de uno o más cartílagos costales, que puede ir acompañada de infecciones respiratorias crónicas. Causa dolor que se puede irradiar al cuello, los hombros o los brazos e imitar el dolor de la enfermedad coronaria. Si el dolor es intenso, la infiltración de procaína e hidrocortisona puede proporcionar alivio. **2.** albinismo, excepto para el pigmento normal del ojo, acompañado de sordomudez e hipoplasia de las cejas.

síndrome de Tolosa-Hunt (Tolosa-Hunt syndrome), [Eduardo S. Tolosa, neurocirujano español, s. XX; William Edward Hunt, neurocirujano norteamericano, n. 1921], oftalmoplejía unilateral asociada con dolor retroorbitario y en el área inervada por la primera rama del nervio trigémino; se cree que se origina por inflamación inespecífica y formación de tejido de granulación en la fisura orbitaria superior o en el seno cavernoso.

síndrome de transfusión feto-fetal (twin-to-twin transfusion syndrome), síndrome producido por la transfusión de gemelo a gemelo; el gemelo donante desarrolla hipovolemia, hipotensión, anemia, microcardia y retraso del crecimiento, mientras que el receptor sufre hipervolemia, hipertensión, policitemia, cardiomegalia e insuficiencia cardíaca congestiva; con frecuencia se produce hidramnios.

síndrome de Treacher Collins (Treacher Collins' syndrome), [Edward Treacher Collins, oftalmólogo inglés, 1862-1919], trastorno hereditario, caracterizado por disostosis mandibulofacial.

síndrome de trisomía (trisomy syndrome), cualquier alteración causada por la adición de un miembro extra a un par normal de autosomas homólogos o a los cromosomas sexuales o mediante la translocación de una porción de un cromosoma a otro. La mayoría de las trisomías se producen como resultado de una falta de disyunción completa o parcial de los cromosomas durante la división celular.

síndrome de trombocitopenia-agenesia de radio (thrombocytopenia-absent radius syndrome), síndrome autosómico recesivo que consiste en trombocitopenia asociada con agenesia o hipoplasia del radio, y a veces cardiopatía congénita o anomalías renales.

síndrome de Trousseau (Trousseau's syndrome), [Armand Trousseau, médico francés, 1801-1867], tromboflebitis migratoria superficial asociada con el cáncer visceral.

síndrome de Turner (Turner's syndrome), [Henry H. Turner, endocrino norteamericano, 1892-1970], anomalía cromosómica presente en aproximadamente 1 de cada 3.000 nacimientos de niñas vivas, caracterizada por la ausencia de un cromosoma X, insuficiencia ovárica congénita, hipoplasia genital, anomalías cardiovasculares, enanismo, metacarpianos cortos, «tórax en escudo», exostosis en la tibia y subdesarrollo de las mamas, el útero y la vagina. Son frecuentes la desorientación espacial y las alteraciones del aprendizaje en grado moderado. El tratamiento incluye consejo genético, tratamiento hormonal (estrógenos, andrógenos, hormona de crecimiento) y con frecuencia la corrección quirúrgica de las anomalías cardiovasculares y de la formación de membranas en la piel del cuello.

síndrome de Usher (Usher's syndrome), trastorno hereditario caracterizado por retinitis pigmentaria y un defecto de audición neurosensorial.

síndrome de vaciamiento rápido (dumping syndrome), combinación de sudoración profusa, náuseas, mareos y debilidad que experimentan los pacientes que han sido sometidos a una gastrectomía subtotal. Los síntomas aparecen poco después de comer, cuando el contenido gástrico se vacía con excesiva rapidez en el duodeno.

síndrome de van der Woude (van der Woude's syndrome), síndrome autosómico dominante que cursa con labio leporino asociado o no a paladar hendido, con quistes en el labio inferior.

síndrome de Verner-Morrison (Verner-Morrison syndrome), síndrome poco frecuente que cursa con diarrea acuosa abundante, hipopotasemia y aclorhidria, que se suele asociar a un aumento de las concentraciones de polipéptido intestinal vasoactivo por un VIPoma pancreático.

síndrome de Vernet (Vernet's syndrome), [Maurice Vernet, neurólogo francés, n. 1887], trastorno neurológico causado por lesión del noveno, décimo y undécimo pares craneales a su paso por el agujero yugular al abandonar el cráneo. Los síntomas incluyen parálisis flácida unilateral de los músculos palatinos, faríngeos y laríngeos intrínsecos y del esternocleidomastoideo y el trapecio. El paciente experimenta también disfagia; la voz es nasal y ronca, y puede existir cierta pérdida de la sensibilidad gustativa.

síndrome de Vogt-Koyanagi-Harada (Vogt-Koyanagi-Harada syndrome), un síndrome de uveomeningitis asociado a desprendimiento retinocoroideo, sordera temporal o permanente y ceguera y en ocasiones (en general de forma no permanente) a alopecia, vitíligo y poliosis. Se desconoce la causa, aunque puede ser un trastorno autoinmunitario inflamatorio.

síndrome de Waardenburg (Waardenburg's syndrome), [Petrus Johannes Waardenburg, oftalmólogo holandés, 1886-1979], **1.** enfermedad autosómica dominante caracterizada por ensanchamiento del puente de la nariz como consecuencia del desplazamiento lateral de la punta y del ángulo interno y alteraciones de la pigmentación, incluyendo mechón blanco frontal, heterocromía de los iris, pestañas blancas, leucodermia y a veces sordera coclear. **2.** trastorno autosómico dominante caracterizado por acrocefalia, deformidades faciales y orbitarias y braquidactilia con sindactilia leve del tejido blando; también puede haber paladar hendido, glaucoma congénito, malformaciones cardíacas y contracturas de los codos y las rodillas.

síndrome de Walker-Warburg (Walker-Warburg syndrome), [Arthur Earl Walker, cirujano norteamericano, n. 1907; Mette Warburg, oftalmóloga danesa, s. XX], síndrome congénito, generalmente con pronóstico fatal antes del primer año de edad, que consiste en hidrocefalia, agiria, anomalías oculares diversas como displasia retiniana, opacidad corneal o microftalmia y a veces encefalocele.

síndrome de Wallenberg (Wallenberg's syndrome), [Adolf Wallenberg, médico alemán, 1862-1949], síndrome que se produce generalmente como consecuencia de la oclusión de la arteria vertebral y, con menor frecuencia, de la oclusión de su rama, la arteria cerebelosa posteroinferior; se caracteriza por la pérdida de la sensibilidad a la temperatura y dolor facial en el mismo lado de la lesión, pérdida contralateral de estas sensaciones en el tronco y las extremidades y diversos síntomas oculares y neurológicos, incluyendo el síndrome de Horner.

síndrome de Waterhouse-Friderichsen (Waterhouse-Friderichsen syndrome), [Rupert Waterhouse, médico inglés, 1873-1958; Carl Friderichsen, médico danés, n. 1886], meningitis cefalorraquídea fulminante, habitualmente causada por una infección meningocócica, caracterizada por la aparición brusca de fiebre, cianosis, petequias y colapso por hemorragia suprarrenal masiva bilateral. Requiere tratamiento de urgencia inmediato, hospitalización y cuidados intensivos.

síndrome de Weill-Marchesani (Weill-Marchesani syndrome), [Georges Weill, oftalmólogo francés, 1866-1952; Oswald Marchesani, oftalmólogo alemán, 1900-1952], trastorno congénito del tejido conjuntivo, que puede ser autosómico dominante o recesivo, caracterizado por braquicefalia, dedos cortos, baja estatura con pecho ancho y musculatura fuerte, reducción de la movilidad articular y diversas alteraciones oculares.

síndrome de Wellens (Wellens' syndrome), signos en el electrocardiograma de estenosis crítica de la parte proximal de la arteria coronaria descendente anterior izquierda en pacientes que presentan angina de pecho inestable.

síndrome de Wells (Wells' syndrome), [G. C. Wells, dermatólogo británico, s. XX], celulitis con eritema, edema y con frecuencia lesiones ampollosas de la piel, acompañado de eosinofilia, figuras en llama y fiebre ligera.

síndrome de Werner (Werner's syndrome), trastorno heredado de progeria con esclerodermia, cataratas juveniles, diabetes mellitus e hipogonadismo.

síndrome de Wernicke-Korsakoff (Wernicke-Korsakoff syndrome), coexistencia de encefalopatía de Wernicke y síndrome de Korsakoff.

síndrome de West (West's syndrome), encefalopatía infantil caracterizada por espasmos, detención del desarrollo psicomotor y una anomalía en el electroencefalograma con ondas lentas y puntas de alto voltaje al azar procedentes de múltiples lugares.

síndrome de Williams (Williams syndrome), [J. C. P. Williams, cardiólogo neozelandés, s. XX), síndrome del lactante que incluye estenosis aórtica supravalvular, retraso mental, cara de «duende» e hipercalcemia transitoria.

síndrome de Wiskott-Aldrich (Wiskott-Aldrich syndrome), [Alfred Wiskott, pediatra alemán, 1898-1978; Robert Anderson Aldrich, pediatra norteamericano, n. 1917], trastorno de inmunodeficiencia heredada con carácter recesivo, ligado al cromosoma X y caracterizado por trombocitopenia, eczema, funcionamiento inadecuado de los linfocitos T y B y aumento de la sensibilidad a las infecciones víricas, bacterianas y fúngicas y al cáncer. El tratamiento incluye antibióticos apropiados para los gérmenes infecciosos concretos y la administración de factor de transferencia de linfocitos activados para aumentar la resistencia a la infección y eliminar el eczema.

síndrome de Wolff-Parkinson-White (Wolff-Parkinson-White syndrome), [Louis Wolff, médico norteamericano, 1898-1972; John Parkinson, cardiólogo inglés, 1885-1976; Paul Dudley White, cardiólogo norteamericano, 1886-1973], trastorno de la conducción auriculoventricular que afecta a una vía accesoria. A menudo se identifica este síndrome por una onda delta característica observada en el electrocardiograma al comienzo del complejo QRS.

síndrome de Wolf-Herschorn (Wolf-Herschorn syndrome), trastorno genético de los lactantes caracterizado por retraso psicomotor y del crecimiento, hipertonía, convulsiones y microcefalia. Otros rasgos son anomalías craneofaciales, malformaciones oculares, labio leporino, paladar hendido, malformaciones cardíacas y escoliosis.

síndrome de Wolfram (Wolfram syndrome), [D. J. Wolfram, médico norteamericano, s. XX], síndrome autosómico recesivo que se manifiesta desde la infancia y se caracteriza por presentar diabetes mellitus, diabetes insípida, atrofia óptica y sordera de origen neurológico.

síndrome de Wyburn-Mason (Wyburn-Mason's syndrome), [Roger Wyburn-Mason, médico británico, s. XX], aneurismas arteriovenosos en uno o ambos lados del cerebro, junto con anomalías oculares, especialmente en la retina, nevos faciales y en ocasiones retraso mental.

síndrome de Zieve (Zieve's syndrome), [Leslie Zieve, médico norteamericano, n. 1915], anemia esferocítica leve con ictericia transitoria e hiperlipidémica que se encuentra en pacientes con alcoholismo agudo y cirrosis hepática.

síndrome de Zollinger-Ellison (Zollinger-Ellison syndrome), [Robert M. Zollinger, cirujano norteamericano, 1903-1992; Edwin H. Ellison, médico norteamericano, 1918-1970], trastorno caracterizado por ulceración péptica grave, hipersecreción gástrica, elevación de la gastrina en el plasma y gastrinoma del páncreas o del duodeno.

síndrome del amanecer (sunrise syndrome), situación de capacidad cognitiva inestable al despertar por la mañana.

síndrome del ángulo esplénico (splenic flexure syndrome), dolor recurrente y distensión abdominal en el cuadrante superior izquierdo del abdomen provocados por el atrapamiento de una bolsa de gas en el intestino grueso, por debajo del bazo, a nivel del ángulo esplénico entre el colon transverso y el descendente.

síndrome del anochecer (sundowning), alteración en la cual los pacientes de edad avanzada con un deterioro cognitivo tienden a presentar confusión o desorientación al final del día. Al disminuir la luz pierden las referencias visuales que les ayudan a compensar sus insuficiencias sensoriales.

síndrome del boxeador sonado (punchdrunk syndrome), patología en la cual las conmociones cerebrales repetidas resultan en una marcha anormal, movimientos lentos, temblor y habla confusa o vacilante.

síndrome del cayado aórtico (aortic arch syndrome), síndrome causado por diversos trastornos oclusivos del cayado aórtico que producen síntomas relacionados con la obstrucción de las grandes ramas de la aorta, es decir, el tronco arterial braquiocefálico, la arteria carótida primitiva izquierda y la arteria subclavia izquierda. El síndrome del cayado aórtico puede producirse por aterosclerosis, arteritis de Takayasu, sífilis y otros procesos. Sus síntomas consisten en síncope, ceguera transitoria, hemiplejía, afasia y amnesia.

síndrome del cilio inmóvil (immotile cilia syndrome), trastorno en el cual los cilios, las prolongaciones filiformes de las células epiteliales, no funcionan normalmente. A causa de ello el paciente tiene dificultad para expulsar del sistema respiratorio el polvo y otros restos transportados por el aire.

síndrome del cóndilo occipital (occipital condyle syndrome), trastorno caracterizado por la rigidez de nuca y el dolor intenso localizado en el occipital que se acentúa con la flexión del cuello. Está asociado con la afectación unilateral del duodécimo par craneal, disartria y disfagia.

síndrome del corazón izquierdo hipoplásico (SCIH) (hypoplastic left heart syndrome [HLHS]), cualquiera de las anomalías congénitas consistentes en hipoplasia o atresia del ventrículo izquierdo y de la válvula aorta o mitral o de ambas, e hipoplasia de la aorta ascendente. Se caracterizan por dificultad respiratoria y cianosis extrema, con insuficiencia cardíaca y muerte en la lactancia precoz.

síndrome del cromosoma X frágil (fragile X syndrome), trastorno reproductor caracterizado por un cromosoma X casi roto, que tiene una punta colgando de un tenue filamento. Constituye la causa hereditaria más frecuente de retraso mental. Algunos individuos sanos pueden poseer cromosomas X frágiles sin presentar síntomas y transmitir a sus hijos o nietos la alteración.

síndrome del cuello rojo (red neck syndrome), reacción alérgica a una infusión rápida del agente antimicrobiano vancomicina. Se caracteriza por rubor, prurito y eritema de la cabeza y la parte superior del cuerpo, debidos a la liberación de histamina.

síndrome del diente roto (cracked tooth syndrome), grupo de síntomas producidos por la presencia de un diente roto, que incluye dolor a la presión o aplicación de frío, con desarrollo de pulpitis si no se trata.

síndrome del «edificio enfermo» (sick building syndrome), enfermedad caracterizada por fatiga, cefalea, sequedad de los ojos y molestias respiratorias, que afecta a quienes trabajan en ciertos edificios con ventilación restringida. Los síntomas parecen estar causados por una combinación de agentes químicos a concentraciones bajas, más que por un agente irritante específico.

síndrome del eunuco fértil (fertile eunuch syndrome), trastorno hormonal hipogonadotrópico que se produce sólo en varones en los que las cantidades de testosterona y de hormona luteinizante son insuficientes para inducir la espermatogénesis y el desarrollo de los caracteres sexuales secundarios.

síndrome del feto muerto (dead fetus syndrome), proceso en el que el feto ha muerto, pero permanece en el útero durante un tiempo. Esto conlleva una alteración de la coagulación, y al producirse finalmente el parto suele presentarse una hemorragia masiva.

síndrome del folículo vacío (empty follicle syndrome), patología en la cual faltan los ovocitos en los folículos estimulados.

síndrome del fracaso social (social breakdown syndrome), deterioro progresivo de las capacidades laborales, hábitos y comportamientos sociales e interpersonales, observado en pacientes psiquiátricos de hospitalización crónica. Los síntomas son consecuencia de los efectos de la hospitalización a largo plazo más que de la enfermedad primaria, y entre ellos se cuentan pasividad excesiva, asunción de la condición de enfermo crónico, abandono y apatía.

síndrome del glucagonoma (glucagonoma syndrome), enfermedad asociada a un tumor secretor de glucagón de los islotes de Langerhans pancreáticos, caracterizada por hiperglucemia, estomatitis, glositis, anemia, pérdida de peso y erupción característica.

síndrome del Golfo Pérsico (Persian Gulf syndrome), colección difusa de síntomas descritos por muchos ex combatientes de la guerra del Golfo Pérsico de 1991. Los síntomas varían ampliamente, pero incluyen fatiga, dolor articular, cefalea y trastornos del sueño. También son frecuentes las enfermedades del tejido musculoesquelético y conjuntivo. Su causa específica es desconocida, pero entre las explicaciones se encuentran la exposición a productos químicos procedentes de pozos de petróleo incendiados, insecticidas y tóxicos ligados a inoculaciones contra la guerra biológica o procedentes de armas químicas utilizadas por el ejército de Irak.

síndrome del histiocito azul marino (sea-blue histiocyte syndrome), cuadro que cursa con esplenomegalia y trombocitopenia leve. Los histiocitos de la médula ósea contienen gránulos citoplásmicos que se tiñen de color azul brillante.

síndrome del hombre rígido (stiff-man syndrome), enfermedad de causa desconocida caracterizada por una rigidez progresiva fluctuante en la musculatura axial y de las extremidades, en ausencia de signos de lesión medular y cerebral, pero con una actividad electromiográfica continua.

síndrome del intervalo QT largo (long QT syndrome), proceso cardíaco heredado caracterizado por la prolongación del intervalo QT. El trastorno se asocia con taquicardia ventricular, arritmias cardíacas, síncope y muerte súbita.

síndrome del intestino corto (short-bowel syndrome, short-gut syndrome), **1.** cualquiera de los trastornos de malabsorción producidos por una resección masiva del intestino delgado; la intensidad y tipo de malabsorción dependen de la localización y extensión de la resección, y se caracteriza por diarrea, esteatorrea y malnutrición. **2.** trastorno congénito en el que el intestino del lactante es corto o está poco desarrollado para permitir la digestión normal de los alimentos. El niño debe recibir nutrición parenteral hasta que el intestino crezca, madure o se realice un trasplante intestinal.

síndrome del intestino irritable (SII) (irritable bowel syndrome [IBS]), movilidad anómalamente aumentada de los intestinos delgado y grueso de origen desconocido. La mayoría de los enfermos son adultos jóvenes que presentan diarrea y a veces dolor en la parte inferior del abdomen. El dolor suele aliviarse al evacuar el intestino de gases y heces. Cuando se diagnostique un síndrome del intestino irritable se deben haber descartado otros procesos más graves, como la disentería, la intolerancia a la lactosa y las enfermedades inflamatorias intestinales.

síndrome del linfocito desnudo (bare lymphocyte syndrome), estado de inmunodeficiencia causado por un defecto de la beta-2-microglobulina, uno de los antígenos del complejo principal de histocompatibilidad de la superficie celular. Se hereda como rasgo autosómico recesivo.

síndrome del lóbulo frontal (frontal lobe syndrome), alteraciones en la conducta y la personalidad observadas habitualmente tras una lesión neoplásica o traumática del lóbulo frontal.

síndrome del lóbulo medio (middle lobe syndrome), atelectasia localizada en el lóbulo medio del pulmón derecho caracterizada por infección crónica, tos, disnea, sibilancias y neumonía obstructiva. Puede ocasionar una obstrucción asintomática del bronquio. El proceso se produce por el aumento de tamaño del cinturón de nódulos linfáticos que rodean al bronquio de este lóbulo, como consecuencia de una inflamación tuberculosa o inespecífica durante la infancia.

síndrome del maullido de gato (cat-cry syndrome), trastorno congénito poco frecuente que se reconoce al nacimiento por un llanto similar al sonido emitido por un gatito, producido por una anomalía laríngea. Este trastorno se asocia con un defecto en el cromosoma 5. Otras características son bajo peso al nacer, microcefalia, «cara de luna llena», ojos separados, estrabismo y orejas de implantación baja y forma anómala. Los lactantes están hipotónicos; son frecuentes los defectos cardíacos y el retraso físico y mental.

síndrome del miembro fantasma (phantom limb syndrome), fenómeno frecuente tras la amputación de un miembro en el que se experimentan sensaciones o molestias en el miembro que falta.

síndrome del neuroma mucoso múltiple (multiple mucosal neuroma syndrome), enfermedad con neuromas submucosos múltiples o neurofibromas de los labios, la lengua y los párpados. La enfermedad afecta a personas jóvenes y puede asociarse con tumores del tiroides o la médula suprarrenal, o con una neurofibromatosis subcutánea.

síndrome del nevo displásico (dysplastic nevus syndrome), aparición de nevos displásicos en personas afectadas o con riesgo de presentar un melanoma maligno familiar o no familiar.

síndrome del niño hipotónico (floppy infant syndrome), término genérico de las atrofias musculares espinales juveniles como la enfermedad de Werdnig-Hoffmann y la enfermedad de Wohlfart-Kugelberg-Welander.

síndrome del niño maltratado (shaken baby syndrome), trastorno con heridas semejantes a latigazos que abarca desde los cardenales en los brazos y en el tronco, hasta hemorragias retinianas, coma o convulsiones, como el que se observa en lactantes y niños que han sido golpeados violentamente. Esta forma de malos tratos a menores muchas veces acaba en una hemorragia intracraneal debida a la rotura de los vasos sanguíneos cerebrales.

síndrome del ojo de gato (cat-eye syndrome), anomalía congénita autosómica, poco frecuente, caracterizada por la existencia de un pequeño cromosoma 22 extra y unas pupilas que recuerdan a las pupilas verticales de un gato.

síndrome del ovario poliquístico (SOPQ) (polycystic ovary syndrome [PCOS]), enfermedad endocrina caracterizada por anovulación, amenorrea, hirsutismo e infertilidad. Está producida por un desequilibrio endocrino, con elevación de la concentración de testosterona, estrógenos y hormona luteinizante (LH) y disminución de la secreción de hormona foliculostimulante (FSH). La síntesis menor pero continua de FSH presente en este proceso ocasiona la producción parcial permanente de folículos ováricos. Pueden desarrollarse numerosos quistes foliculares. La elevada concentración de estrógeno que acompaña a esta anomalía aumenta el riesgo de cánceres de mama y de endometrio.

síndrome del pañal azul (blue diaper syndrome), defecto en la absorción del triptófano en el cual, debido a la acción de las bacterias intestinales sobre éste, la orina contiene indoles anormales que le confieren un color azul.

síndrome del pelo ensortijado de Menkes (Menkes' kinky hair syndrome), [John H. Menkes, neurólogo norteamericano, n. 1928], trastorno familiar que afecta a la absorción normal de cobre en el intestino caracterizado por el crecimiento de pelo ralo y rizado. Los lactantes con este síndrome sufren degeneración cerebral, retraso del crecimiento y muerte precoz.

síndrome del pie urente (burning feet syndrome), enfermedad neurológica caracterizada por síntomas de sensación de quemazón en la planta de los pies. Esta sensación es más intensa por la noche y también puede afectar a las manos. Entre sus posibles causas está la causalgia derivada de una lesión del nervio ciático, la degeneración de la médula espinal y una polineuropatía.

síndrome del pronador (pronator syndrome), compresión del nervio mediano en el antebrazo entre las dos cabezas del músculo pronador redondo.

síndrome del restaurante chino (Chinese restaurant syndrome), grupo de síntomas transitorios caracterizado por una sensación de hormigueo y quemazón en la piel, congestión facial, cefalea y dolor torácico que se producen inmediatamente después de ingerir alimentos que contienen glutamato monosódico, producto que se utiliza con frecuencia en la cocina china. Se trata de una reacción de carácter químico y no alérgico.

síndrome del robo de la subclavia (subclavian steal syndrome), síndrome vascular provocado por la oclusión de la arteria subclavia antes del origen de la arteria vertebral. El bloqueo producido provoca la inversión del gradiente de presión arterial normal en la arteria vertebral y reduce el flujo sanguíneo en las áreas distales a la oclusión. Este trastorno se caracteriza por episodios de parálisis flácida en el brazo, dolor en las áreas mastoidea y occipital y disminución o ausencia del pulso radial en el lado afecto.

síndrome del salto de los franceses de Maine (jumping Frenchmen of Maine syndrome), variedad de la enfermedad del salto observada en un grupo de leñadores de origen franco-canadiense que trabajaban en un área remota de Maine. Los enfermos afectados presentaban respuestas de sobresalto exageradas, obediencia automática y frecuentemente ecolalia. Se considera más bien una forma de condicionamiento operante que una verdadera enfermedad.

síndrome del seno carotídeo (carotid sinus syndrome), pérdida temporal de la consciencia que algunas veces da lugar a crisis convulsivas inducidas debido a la intensidad del reflejo del seno carotídeo cuando aumenta la presión en uno o en ambos senos.

síndrome del seno cavernoso (cavernous sinus syndrome), trastorno caracterizado por edema de la conjuntiva, del párpado superior y de la raíz nasal y por parálisis del tercer, cuarto y sexto pares craneales. Está producido por la trombosis del seno cavernoso.

síndrome del seno enfermo (sick sinus syndrome [SSS]), complejo de arritmias asociadas a una disfunción del nódulo sinusal. Este trastorno puede deberse a diversas enfermedades cardíacas, desde miocardiopatías hasta una enfermedad inflamatoria del miocardio. Se caracteriza por bradicardia sinusal grave aislada que alterna con una taquicardia o va acompañada de un bloqueo auriculoventricular. Los síntomas más comunes son letargo, debilidad, mareo, vértigo y síncope. Actualmente, el único tratamiento válido es la implantación de un marcapasos permanente.

síndrome del shock hemorrágico del dengue (DHFSS) (dengue hemorrhagic fever shock syndrome [DHFSS]), forma grave de dengue caracterizada por un shock con colapso o postración, extremidades frías y húmedas, pulso débil, filiforme, dificultades respiratorias y todos los demás síntomas del dengue. Antes de producirse el colapso circulatorio pueden presentarse hemorragias, equimosis, pequeñas manchas rojas que señalan el sangrado de los capilares de la piel y vómitos, orina y heces sanguinolentos.

síndrome del shock tóxico (SST) (toxic shock syndrome [TSS]), enfermedad aguda grave producida por una infección por cepas de *Staphylococcus aureus,* fago del grupo I, que produce una toxina única, la enterotoxina F. Es más común en las mujeres que durante la menstruación utilizan tampones de alta absorción, pero también se ha observado en neonatos, niños y varones. El inicio del síndrome se caracteriza por la presencia de fiebre elevada repentina, cefalea, dolor de garganta con edema de las mucosas, diarrea, náuseas y eritrodermia. Usualmente el cuadro continúa con insuficiencia renal aguda, función hepática anormal, confusión e hipotensión resistente al tratamiento, y puede producirse la muerte. En el tratamiento de los casos graves de SST puede requerirse una expansión de volumen agresiva por la administración de grandes cantidades de líquidos por vía intravenosa, ventilación asistida y administración de vasopresores.

síndrome del sistema nervioso central (SNC) (central nervous system [CNS] syndrome), grupo de signos y síntomas neurológicos y emocionales secundarios a una dosis masiva de radiación en todo el cuerpo. Se manifiesta por crisis nerviosa y desorientación, que aumentan durante las últimas 24-48 horas antes de la muerte inminente.

síndrome del supraespinoso (supraspinatus syndrome), dolor e hipersensibilidad que afecta al tendón del músculo supraespinoso del brazo, limitando la abducción del hombro.

síndrome del tapón meconial (meconium plug syndrome), obstrucción del intestino grueso del neonato producida por un meconio espeso, pegajoso, que puede ocupar la totalidad del colon y parte del íleon terminal. Sus síntomas son imposibilidad de eliminar el meconio en las primeras 24-48 horas después del nacimiento, distensión abdominal y vómitos si se produce una obstrucción intestinal completa.

síndrome del túnel carpiano (carpal tunnel syndrome), trastorno doloroso frecuente de la muñeca y de la mano, causado por la compresión del nervio mediano entre el ligamento transverso del carpo inelástico y el resto de las estructuras del túnel carpiano. A menudo se observa tras una suma de traumatismos en la muñeca.

síndrome del túnel tarsiano (tarsal tunnel syndrome), situación anormal y tipo de mononeuropatía caracterizada por dolor y entumecimiento de la planta del pie. Puede estar causada por fracturas del tobillo que comprimen el nervio tibial posterior. Puede corregirse por medio de tratamiento ortopédico apropiado o cirugía.

síndrome del ventrículo hendido (slit-ventricle syndrome), patología con cefaleas crónicas y trastornos cardíacos que afecta a los pacientes dependientes de una derivación. Se caracteriza por unos ventrículos pequeños y un reflujo lento del mecanismo valvular de la derivación.

síndrome DIDMAOS (DIDMOAD syndrome), siglas del **síndrome de diabetes insípida, diabetes mellitus, atrofia óptica y sordera.** También se emplean para hacer referencia a él las siglas inglesas DIDMOAD.

síndrome diencefálico (diencephalic syndrome), incapacidad de crecer y emaciación, a veces asociada a nevos de aspecto verrugoso.

síndrome discinético (dyskinetic syndrome), forma de parálisis cerebral que implica un trastorno de los ganglios basales. Sus características clínicas son movimientos atetósicos de las extremidades y, a veces, del tronco. También puede haber movimientos coreicos que tienden a aumentar con la tensión emocional y a disminuir con el sueño.

síndrome dismnésico (dysmnesic syndrome), trastorno de la memoria caracterizado por la incapacidad de aprender nuevas habilidades sencillas, aunque el sujeto aún puede realizar tareas muy complejas aprendidas antes de iniciarse el proceso. Su causa es una enfermedad o lesión que afecta a determinados tejidos cerebrales asociados con la memoria.

síndrome disráfico (dysraphic syndrome), alteración del desarrollo que normalmente afecta a la médula espinal, como el encefalocele o el mielomeningocele.

síndrome DOOR (DOOR syndrome), raro síndrome consistente en sor*d*era congénita, *ó*nico-*o*steodistrofia y *r*etraso mental, que existe en forma autosómica dominante y recesiva.

síndrome EEC (EEC syndrome), síndrome autosómico dominante que afecta a tejidos ectodérmicos y mesodérmicos, con displasia ectodérmica asociada a hipopigmentación cutánea y del pelo, escasez de pelo en la cabeza y las cejas, ausencia de pestañas, distrofia ungueal, dientes pequeños o ausencia de los mismos, ausencia de dedos, y labio leporino y paladar hendido.

síndrome EMG (EMG syndrome), trastorno hereditario transmitido con carácter autosómico recesivo caracterizado por hernia umbilical (exónfalos), macroglosia y gigantismo, a menudo acompañados de visceromegalia, displasia de la médula renal y aumento de tamaño de las células de la corteza suprarrenal.

síndrome escapulocostal (scapulocostal syndrome), patología en la cual el dolor se irradia desde el área superior o posterior del hombro hacia el cuello y el dorso de la cabeza, a lo largo del brazo y alrededor del tórax. También puede haber hormigueo en los dedos. El síndrome está asociado con un cambio en la relación anatómica entre la escápula y el tórax.

síndrome eutiroideo patológico (sick euthyroid syndrome), trastorno no tiroideo caracterizado por anomalías en los niveles hormonales y en los datos de las pruebas funcionales relacionadas con la glándula tiroides. El cuadro se presenta en pacientes con una enfermedad sistémica grave.

síndrome FG (FG syndrome), [las siglas FG corresponden a los apellidos de los dos pacientes en los que fue observado por primera vez] síndrome recesivo ligado al cromosoma X, con retraso mental, megalencefalia, ano imperforado y otros trastornos GI, retraso del desarrollo motor, hipotonía congénita, facies y personalidad características, estatura corta, anomalías esqueléticas y trastornos cardíacos congénitos.

síndrome ganglionar mucocutáneo (SGMC) (mucocutaneous lymph node syndrome [MLNS]), enfermedad aguda febril, principalmente de los niños pequeños, caracterizada por la inflamación de las mucosas de la boca, «lengua de frambuesa», linfadenopatía cervical, exantema polimorfo del tronco y edema, eritema y descamación de la piel de las extremidades. Otros hallazgos frecuentemente asociados son artralgia, diarrea, otitis, neumonía, fotofobia, meningitis y alteraciones electrocardiográficas.

síndrome gris (gray syndrome), trastorno tóxico de los neonatos, especialmente de los prematuros, producido por una reacción al cloranfenicol. El nombre del proceso se debe a la típica cianosis gris pálido, que se acompaña de distensión abdominal, hipotermia, vómitos, dificultad respiratoria y colapso vascular.

síndrome HELLP (HELLP syndrome), acrónimo de una forma grave de preeclampsia, una complicación hipertensiva del final del embarazo. Las letras representan hemólisis, aumento de función hepática y nivel bajo de plaquetas (h*emolysis, e*levated l*iver function and* l*ow* p*latelet level*).

síndrome hemangioma-trombopenia (hemangioma-thrombocytopenia syndrome), alteración sanguínea que normalmente tiene lugar en los primeros meses de vida con trombopenia intensa y otros signos de coagulación intravascular, que se acompañan de hemangiomas que se expanden con rapidez en el tronco, las extremidades y las vísceras abdominales, a veces asociados a hemorragia y anemia.

síndrome hematopoyético (hematopoietic syndrome), grupo de rasgos clínicos asociado a los efectos de la radiación sobre la sangre y los tejidos linfoides. Se caracteriza por náuseas y vómitos, anorexia, letargo, hemólisis y destrucción de la médula ósea, y atrofia del bazo y de los nódulos linfáticos.

síndrome hepatopulmonar (hepatopulmonary syndrome), hipoxemia arterial causada por una vasodilatación pulmonar asociada a una hepatopatía crónica. Suele deberse a la hipertensión portal en un cuadro de cirrosis.

síndrome hepatorrenal (hepatorenal syndrome), tipo de insuficiencia renal en la que existe una pérdida funcional gradual, pero sin signos de lesión tisular. Se asocia a hepatitis o cirrosis hepática.

síndrome heterotáxico (heterotaxy syndrome), grupo variable de anomalías congénitas complejas de los sistemas digestivo y cardiovascular que se produce por una heteroataxia de las vísceras abdominales y torácicas.

síndrome hidantoínico fetal (SHF) (fetal hydantoin syndrome [FHS]), conjunto de defectos presentes al nacimiento asociados a la ingestión materna de derivados de la hidantoína. Los síntomas del SHF son: microcefalia, hipoplasia o ausencia de uñas o dedos de las manos o de los pies, facies anormal, retraso mental y físico y defectos cardíacos.

síndrome hiperdinámico (hyperdynamic syndrome), conjunto de síntomas que marcan el inicio del shock séptico, entre los que se incluyen escalofríos violentos, elevación rápida de la temperatura, rubor de la piel, pulso galopante y aumento y disminución alternante de la presión arterial.

síndrome hombro-mano (shoulder-hand syndrome), trastorno neuromuscular caracterizado por dolor y rigidez del hombro y el brazo, movilidad articular limitada, inflamación de la mano, atrofia muscular y descalcificación de los huesos subyacentes.

síndrome linfoproliferativo, inducido (lymphoproliferative síndrome, induced), grupo de neoplasias malignas asociado con infecciones por el virus de la leucemia-linfoma de células T humanas. Las neoplasias se originan a partir de la proliferación clonal de células linfoides. Las leucemias linfoides más comunes incluyen la leucemia linfoblástica, que puede ser rápidamente fatal si no se trata.

síndrome linfoproliferativo ligado al cromosoma X (X-linked lymphoproliferative syndrome), inmunodeficiencia poco frecuente ligada al cromosoma X en la que existe una respuesta normal a las infecciones en la infancia, pero la infección por el virus de Epstein-Barr produce un trastorno linfoproliferativo mortal. La mayor parte de los pacientes fallecen por una infección aguda.

síndrome maxilofacial (maxillofacial syndrome), defecto congénito de la osificación fetal caracterizado por el acortamiento anteroposterior del maxilar superior y otras anomalías diversas, incluido el prognatismo mandibular, la inclinación de los ojos y la malformación de las orejas.

síndrome MELAS (MELAS syndrome), acrónimo en inglés de episodios de *encefalopatía mitocondrial, acidosis láctica,* y *accidentes cerebrovasculares*, que constituyen un síndrome familiar de herencia materna (mitocondrial).

síndrome mental orgánico (organic mental syndrome), término antiguo que designaba un conjunto amplio de signos y síntomas psicológicos y conductuales, asociados a disfunción cerebral de causa desconocida o inespecífica, y que se agrupaba según los síntomas. Designar ciertas enfermedades como procedentes de causa orgánica, mientras que otras supuestamente no lo son, es una actitud que se suele rechazar en la actualidad.

síndrome MERRF (MERRF syndrome), siglas en inglés de *m*ioclonías con *e*pilepsia y *f*ibras *r*ojas *r*asgadas que constituye un síndrome familiar de transmisión materna (mitocondrial).

síndrome metabólico (metabolic syndrome), combinación de al menos tres de los siguientes elementos: obesidad abdominal, hipertrigliceridemia, bajas concentraciones de HDL, hipertensión e hiperglucemia en ayunas. Se asocia a un mayor riesgo de desarrollo de DM y de enfermedad cardiovascular.

síndrome mialgia-eosinofilia, inducido por triptófano (eosinophilia-myalgia syndrome, tryptophan-induced), alteración potencialmente mortal resultante de la ingestión de triptófano, caracterizada por un complejo de síntomas con dolor muscular intenso, tenosinovitis, edema muscular y exantema cutáneo que dura varias semanas.

síndrome mioclónico juvenil (juvenile myoclonic syndrome), trastorno en el cual las convulsiones mioclónicas empiezan a presentarse alrededor de la época de la pubertad. Las sacudidas mioclónicas se asocian con frecuencia con una privación de sueño y fotosensibilidad.

síndrome mmHI (MMIH syndrome), siglas de *síndrome de megavejiga, microcolon e hipoperistaltismo intestinal.*

síndrome nefrítico (nephritic syndrome), grupo de signos y síntomas de un trastorno del tracto urinario que incluye hematuria, hipertensión e insuficiencia renal.

síndrome nefrótico (nephrotic syndrome), trastorno renal caracterizado por una acusada proteinuria, hipoalbuminemia y edema. Se produce en las enfermedades del glomérulo y en la trombosis de la vena renal, y como complicación de muchas enfermedades generalizadas, como DM, amiloidosis, LES y mieloma múltiple. Los síntomas en la presentación incluyen anorexia, debilidad, proteinuria, hipoalbuminuria y edema.

síndrome nefrótico idiopático (idiopathic nephrotic syndrome), enfermedad renal de origen desconocido, caracterizada por hematuria, albuminuria, edema e hipertensión resultante de las alteraciones de los capilares glomerulares.

síndrome neuroléptico maligno (neuroleptic malignant syndrome), trastorno que se caracteriza por hipertonía, palidez, discinesia, hipertermia, incontinencia, presión arterial inestable y congestión pulmonar. Está causado por la administración de fármacos neurolépticos a dosis normales o elevadas. La reacción a estos fármacos es idiosincrásica.

síndrome oculoglandular (oculoglandular syndrome), forma granulomatosa unilateral de conjuntivitis. Está asociado con un ganglio linfático ipsilateral visiblemente aumentado de tamaño y doloroso, y con antecedentes de enfermedad por arañazo de gato.

síndrome oculoglandular de Parinaud (Parinaud's oculoglandular syndrome), [Henri Parinaud, oftalmólogo francés, 1844-1905], término utilizado con frecuencia para referirse a una conjuntivitis que suele ser unilateral, folicular y que se continúa con un aumento de tamaño de los ganglios linfáticos preauriculares, con hipersensibilidad. El síndrome está producido por una variedad de procesos, como la tularemia, la fiebre por arañazo de gato y el linfogranuloma venéreo.

síndrome oral-facial-digital (OFD), tipo I (oral-facial-digital [OFD] syndrome, type I), trastorno dominante ligado al cromosoma X, letal en varones, que se caracteriza por camptodactilia, polidactilia y sindactilia, anomalías craneales, faciales, linguales y dentarias, y retraso mental, temblor familiar, alopecia y seborrea facial y miliar.

síndrome oral-facial-digital (OFD), tipo III (oral-facial-digital [OFD] syndrome, type III), trastorno autosómico recesivo que se caracteriza por hexadactilia postaxial de manos y pies, anomalías oculares, linguales y dentarias, y retraso mental profundo.

síndrome orgánico del humor (organic mood syndrome), término utilizado en un sistema de clasificación antiguo, que designaba un síndrome mental orgánico, caracterizado por la presencia de un trastorno del humor maniacodepresivo provocado por un factor orgánico específico y no asociado a delirio. Dichos procesos se clasifican actualmente como *trastornos del humor inducidos por sustancias y trastornos del humor debidos a una enfermedad general.*

síndrome parabiótico (parabiotic syndrome), trastorno transfusional que puede aparecer entre fetos gemelos idénticos debido a la existencia de anastomosis vasculares placentarias. Un gemelo puede estar anémico y el otro pletórico.

síndrome paraneoplásico (paraneoplastic syndromes), efectos indirectos de un tumor que tienen lugar a distancia de su localización o de las metástasis. Pueden aparecer por la producción de proteínas activas, polipéptidos u hormonas inactivas por parte del tumor.

síndrome POEMS (POEMS syndrome), síndrome multisistémico caracterizado por *p*olineuropatía, *o*rganomegalia, *e*ndocrinopatía, gammapatía *m*onoclonal y cambios cutáneos (*s*kin). Puede estar asociado a una disproteinemia, como la presencia de proteínas monoclonales inusuales y cadenas ligeras.

síndrome por estasis (stasis syndrome), proliferación bacteriana en el intestino delgado producida por diversos trastornos que ocasionan estasis, especialmente las perturbaciones de la motilidad intestinal o la disminución de la secreción de ácidos, pero también alteraciones estructurales como los divertículos, las fístulas entre el colon y el intestino delgado o las obstrucciones crónicas; se caracteriza por malabsorción de vitamina B_{12}, esteatorrea y anemia.

síndrome poscomisurotomía (postcommissurotomy syndrome), enfermedad de causa desconocida que se produce durante las primeras semanas que siguen a la cirugía valvular cardíaca, caracterizada por episodios intermitentes de dolor y fiebre, que puede durar semanas o meses y que se resuelve espontáneamente.

síndrome posconmocional (postconcussional syndrome), enfermedad que sigue a un traumatismo craneal, caracterizada por vértigo, escasa concentración, cefaleas, hipersensibilidad y ansiedad.

síndrome posperfusión (postperfusion syndrome), infección por citomegalovirus (CMV) que se produce entre 2 y 4 semanas después de haberse realizado una transfusión de sangre reciente que contenía cmV. Se caracteriza por fiebre prolongada, hepatitis, exantema, linfocitosis atípica y, en ocasiones, ictericia.

síndrome pospericardiotomía (postpericardiotomy syndrome), trastorno que se produce a veces días o semanas después de una pericardiotomía, y que se caracteriza por síntomas de pericarditis, a menudo sin nada de fiebre. Parece tratarse de una respuesta autoinmune hacia las células dañadas del miocardio y del pericardio.

síndrome postinfarto de miocardio (postmyocardial infarction syndrome), trastorno que puede aparecer días o semanas después de un infarto agudo de miocardio. Se caracteriza por dolor torácico, fiebre, pericarditis con roce pericárdico, pleuritis, derrame pleural, dolor articular y elevación del recuento leucocítico y de la velocidad de sedimentación. Tiende a recurrir y con frecuencia provoca ansiedad intensa, depresión y temor a que se trate de otro ataque al corazón.

síndrome postransfusional (posttransfusion syndrome), complejo de reacciones adversas que puede acompañar o seguir a la administración intravenosa de sangre o de hemoderivados. Entre las reacciones que pueden aparecer están los efectos hemolíticos, cefalea y dolor de espalda, alergias a algún componente desconocido de la sangre del donante, sobrecarga circulatoria, efectos de la temperatura de la sangre que enfría el sistema cardiovascular del paciente y efectos de los microagregados presentes en la sangre almacenada.

síndrome premenstrual (SPM) (premenstrual syndrome [PMS]), síndrome caracterizado por tensión nerviosa, irritabilidad, aumento de peso, edema, cefalea, mastalgia, disforia, cambios del sueño y falta de coordinación que se produce en los días anteriores a la menstruación.

síndrome pulmonar por hantavirus (hantavirus pulmonary syndrome), enfermedad febril en ocasiones mortal, causada por un virus del género *Hantavirus,* caracterizada por síntomas respiratorios variables seguidos de dificultad respiratoria aguda, que a veces evoluciona hacia insuficiencia respiratoria.

síndrome respiratorio agudo grave (SRAG) (severe acute respiratory syndrome [SRAS]), enfermedad respiratoria infecciosa comunicada por primera vez en Asia y caracteriza por fiebre, tos seca y dificultades respiratorias, a menudo acompañadas de cefalea y dolores corporales. Se cree que es causada por una cepa de coronavirus y su gravedad oscila entre un cuadro leve y la muerte. Según parece, la infección se transmite por contacto estrecho con individuos infectados, por inhalación de núcleos de gotas que contienen el organismo o por contacto con líquidos corporales infectados. El período de incubación parece ser de entre 2 y 10 días. Los primeros signos son rápido desarrollo de fiebre (superior a 38 °C), cefaleas, escalofríos, rigidez y dolorimiento. Los síntomas de las vías respiratorias altas (mucosidad nasal y dolor de garganta) son poco frecuentes. Tras un período de 3 a 7 días se presentan síntomas de las vías respiratorias bajas, como disnea y tos seca. En un 25% de los casos se registran náuseas, vómitos y diarrea. En los 7 días siguientes, los casos leves experimentan una remisión de los síntomas, en tanto que un 20% de los pacientes experimentan un progresivo deterioro respiratorio, con disnea grave, hipoxemia y SDRA. Más de la mitad de estos pacientes requieren ventilación mecánica. Los pacientes que experimentan deterioro progresivo se ven expuestos a un riesgo elevado de insuficiencia respiratoria y muerte. Niveles elevados iniciales de lactato deshidrogenasa y de recuento de neutrófilos absolutos, así como una edad de más de 60 años, son factores predictivos de enfermedad grave y muerte. En cualquier caso sospechoso de SRAG es necesario proceder a aislamiento inmediato (debido a las gotas, el contacto y la transmisión respiratoria). En EE.UU., todos los casos sospechosos han de ser comunicados a las autoridades sanitarias locales y estatales, a los departamentos de sanidad estatales y a los CDC. El tratamiento es en buena medida de soporte e incluye reposo, humidificación, rehidratación y oxígeno. El dolor se trata con analgésicos. La traqueostomía y/o la ventilación mecánica pueden estar indicadas para mejorar la función respiratoria. Existen indicios de que los corticoides pulsados pueden acortar el curso de la enfermedad.

síndrome rótula-uña (nail-patella syndrome), síndrome hereditario que consiste en distrofia ungueal, ausencia o hipoplasia de la rótula, hipoplasia del borde lateral de la articulación del codo y cuernos ilíacos bilaterales.

síndrome simpático cervicogénico (cervicogenic sympathetic syndrome), (en quiropráctica) cualquiera de un gran grupo de trastornos corporales que afectan a la columna cervical y a las fibras nerviosas correspondientes del tronco simpático. Sus efectos suelen incluir causalgia y distrofia simpática refleja.

síndrome talámico (thalamic syndrome), trastorno vascular que afecta a los núcleos talámicos ventrales y posterolaterales y a las fibras que con ellos se relacionan, y que se caracteriza por alteraciones sensoriales y una parálisis parcial o completa de un lado del organismo. Un síntoma fundamental es la elevación del umbral sensitivo a cualquier estímulo en el lado opuesto, lo que origina respuestas exageradas a estímulos pequeños.

síndrome TINU (TINU syndrome), síndrome infrecuente de nefritis tubulointersticial y uveítis, con frecuencia con alteraciones inmunológicas.

síndrome TORCH (TORCH syndrome), infección del feto o del recién nacido por uno de los agentes TORCH. La evolución de un embarazo complicado por un agente TORCH puede acabar en aborto, mortinato, retraso del crecimiento intrauterino o nacimiento prematuro. En el parto y durante los primeros días de vida, un bebé infectado por alguno de los organismos puede mostrar varias manifestaciones clínicas, como fiebre, letargo, escaso apetito, petequias en la piel, púrpura, neumonía, hepatoesplenomegalia, ictericia, anemia hemolítica y de otro tipo, encefalitis, microcefalia, hidrocefalia, calcificaciones intracraneales, déficit auditivo, coriorretinitis y microftalmia. Cada uno de los agentes está asociado con muchos otros hallazgos clínicos anormales, que incluyen respuesta inmunitaria anormal, cataratas, glaucoma, vesículas, úlceras y cardiopatías congénitas. Antes del embarazo, se puede realizar un análisis a las mujeres embarazadas para determinar si son susceptibles al virus de la rubéola e inocularlo si no son inmunes. En la actualidad no hay vacunas que confieran inmunidad a los otros agentes TORCH, pero se puede realizar un análisis serológico de la madre para determinar las concentraciones de anticuerpos frente a ellos. Los efectos congénitos del síndrome TORCH no son susceptibles a cambio o mejoría por tratamiento alguno conocido.

síndrome tóxico de polvo orgánico (STPO) (organic dust toxic syndrome [ODTS]), cualquier enfermedad respiratoria no alérgica ni infecciosa causada por la inhalación de polvo orgánico procedente de forraje enmohecido, heno u otros productos de la agricultura. Entre los síntomas se incluyen los escalofríos violentos o sudores, la tos o la disnea, la cefalea, la anorexia y las mialgias.

síndrome traumático de violación (rape-trauma syndrome), diagnóstico de enfermería aprobado por la Fourth National Conference on the Classification of Nursing Diagnoses. El síndrome se desarrolla tras una experiencia de violación. Se define como la penetración sexual forzada, violenta, en contra de la voluntad y consentimiento de la víctima. El síndrome traumático que se sufre a partir de este ataque o intento de ataque incluye una fase aguda de desorganización y una fase prolongada de reorganización de la vida de la víctima.

síndrome urémico (uremic syndrome), espectro de síntomas asociados a la uremia.

síndrome urémico hemolítico (hemolytic uremic syndrome), enfermedad renal poco frecuente caracterizada por insuficiencia renal, anemia hemolítica microangiopática y déficit de plaquetas. La mayoría de los lactantes y niños se recuperan con un tratamiento conservador, que incluye diálisis. El pronóstico en adultos es incierto.

síndrome uretral (urethral syndrome), frecuencia, urgencia y disuria sin evidencias de infección, obstrucción u otros trastornos urológicos. Puede asociarse también a dolor suprapúbico y dificultad para iniciar y mantener el chorro de orina.

síndrome uretral agudo (acute urethral syndrome), grupo de síntomas en el área pélvica femenina que incluye disuria, polaquiuria, tenesmo urinario, dolor lumbar y molestias fijas y continuas y calambres suprapúbicos. Sin embargo, habitualmente no se encuentran signos clínicos de la presencia de un germen patógeno ni de otro factor que justifique los síntomas.

síndrome velocardiofacial (velocardiofacial syndrome), síndrome autosómico dominante que incluye defectos cardíacos y malformaciones craneofaciales características, como paladar hendido, deformidades mandibulares y nariz prominente; se asocia con frecuencia a las alteraciones en el cromosoma 22. También se presenta discapacidad en el aprendizaje, y con menor frecuencia se hallan pequeña estatura, manos y dedos finos e hiperextensibles, escoliosis, retraso mental, hernia inguinal, malformaciones de la oreja y microcefalia.

síndrome WAGR (WAGR syndrome), síndrome que presenta tumor de *W*ilms, *a*niridia, anomalías *g*enitourinarias o *g*onadoblastoma y *r*etraso mental, consecuencia de una pequeña deleción intersticial en el cromosoma 11.

síndrome X (syndrome X), patología caracterizada por hipertensión, obesidad, diabetes mellitus tipo II, hipertrigliceridemia, aumento de la resistencia periférica a la insulina, hiperinsulinemia y niveles elevados de catecolaminas.

síndrome XXX (XXX syndrome), aberración de los cromosomas sexuales humanos caracterizada por la presencia de tres cromosomas X y dos cuerpos de Barr en lugar de la dotación XX normal, de modo que las células somáticas contienen un total de 47 cromosomas; trisomía X. Los individuos con esta alteración no muestran alteraciones clínicas significativas, aunque suelen presentar cierto grado de retraso mental.

síndrome XYY (XYY syndrome), manifestación fenotípica de un cromosoma Y extra que suele tener un efecto positivo sobre la altura y un efecto negativo sobre el desarrollo mental y psicológico. Sin embargo, la anomalía se produce también en varones sanos.

síndromes autoinmunes poliglandulares (polyglandular autoimmune syndromes), grupo de trastornos hipofuncionales de más de una glándula endocrina. El tipo I se caracteriza por la aparición de candidiasis mucocutánea, sobre todo en la infancia, asociada a hipoparatiroidismo e insuficiencia suprarrenal. Se manifiesta en hermanos, sin afectación de otras generaciones en la familia. El tipo II consiste en insuficiencia suprarrenal primaria e insuficiencia tiroidea primaria, que aparecen en el mismo paciente por razones no aclaradas. Se ha demostrado que muchos de estos pacientes padecen un trastorno autoinmune, con formación de anticuerpos contra fracciones celulares de muchas glándulas endocrinas.

sinequia (synechia), adherencia, especialmente del iris a la córnea o al cristalino. Se puede desarrollar a partir de glaucoma, cataratas, uveítis o queratitis, o bien como complicación quirúrgica o de un traumatismo ocular. Las sinequias evitan o impiden el flujo del humor acuoso entre las cámaras anterior y posterior del ojo, dando lugar a un glaucoma de ángulo cerrado.

sinequiotomía (synechiotomy), sección quirúrgica de una adherencia.

sinéresis (syneresis), extracción conjunta o coagulación de partículas de un gel y su separación del medio en el que estaban suspendidas, como sucede en la retracción del coágulo sanguíneo.

sinergia (synergy), **1.** proceso en el cual dos órganos, sustancias o agentes actúan simultáneamente para potenciar su función y sus efectos mutuos. **2.** acción coordinada de una serie de músculos que actúan juntos para producir un movimiento específico. **3.** acción combinada de diferentes partes del sistema nervioso autónomo, como en el caso de la inervación simpática y parasimpática de las células secretoras de las glándulas salivales. **4.** interacción de dos o más fármacos para producir un determinado efecto.

sinérgico (synergistic), relativo a la acción o el funcionamiento conjunto de ciertos componentes, como cuando los grupos musculares funcionan de una forma coordinada.

sinergista (synergist), órgano, agente o sustancia que aumenta la actividad de otro órgano, agente o sustancia.

sinestesia (synesthesia), fenómeno en el cual las sensaciones de dos o más clases se acompañan entre sí, como cuando se experimenta una sensación visual al oír un sonido determinado.

sinfalangia (symphalangia), **1.** trastorno generalmente heredado y caracterizado por anquilosis de los dedos de las manos o de los pies. **2.** anomalía congénita de grado variable en la que se produce la formación de membranas entre los dedos de las manos o de los pies.

sínfisis (symphysis), **1.** línea de unión, especialmente articulación cartilaginosa, en la cual las superficies óseas adyacentes están firmemente unidas por fibrocartílago. **2.** *coloquial,* sínfisis del pubis.

sínfisis del pubis (pubic symphysis), articulación interpubiana ligeramente móvil, formada por los dos huesos del pubis separados por un disco fibrocartilaginoso y conectados por dos ligamentos.

sínfisis mandibular (mandibular symphisis), pequeña cresta vertical que marca la fusión de las porciones derecha e izquierda de la mandíbula.

sínfisis mentoniana (symphysis menti), **1.** la unión entre las dos mitades de la mandíbula. **2.** la prominencia del mentón.

sinfocéfalo (symphocephalus), fetos gemelos unidos por la cabeza.

singénico (syngeneic), **1.** relativo a un individuo o tipo de célula que tiene el mismo genotipo que otro. **2.** relativo a tejidos que son antigénicamente similares.

sinoauricular (SA) (sinoatrial [SA]), perteneciente al nódulo sinusal y a la aurícula.

sinopsis (synopsis), revisión breve, condensación, resumen o sumario.

sinostosis (synostosis), articulación de dos huesos mediante la osificación de los tejidos de conexión. Tiene lugar de forma normal entre los huesos del cráneo.

sinotia (synotia), malformación congénita caracterizada por la unión o aproximación de las orejas por delante del cuello, con frecuencia acompañada de desarrollo defectuoso o nulo del maxilar inferior.

sinoto (synotus), feto con sinotia.

sinovectomía (synovectomy), extirpación de la membrana sinovial de una articulación.

sinovia (synovia), líquido viscoso, transparente, que recuerda la clara del huevo, segregado por las membranas sinoviales y que actúa como lubricante en muchas articulaciones, bolsas y tendones. Contiene mucina, albúmina, grasa y sales minerales.

sinovial (synovial), relativo a, constituido por, o secretor de líquido sinovial, elemento lubricante de las articulaciones, bolsas bursas y vainas tendinosas.

sinovialoma (synovialoma), tumor sinovial que afecta a una vaina tendinosa o a una articulación.

sinovitis (synovitis), proceso inflamatorio de la membrana sinovial de una articulación provocado por una herida aséptica o una lesión traumática, como un esguince o una distensión grave. La articulación incriminada con mayor frecuencia es la de la rodilla. Se acumula líquido alrededor de la cápsula, la articulación aparece tumefacta, sensible y dolorosa, y su movilidad está limitada.

sinovitis crónica (chronic synovitis), inflamación crónica de la membrana sinovial de una articulación.

sinovitis purulenta (purulent synovitis), inflamación de la membrana sinovial de una articulación con formación de pus en la cavidad.

sinovitis vellonodular pigmentada (pigmented villonodular synovitis), trastorno articular caracterizado por la presencia de crecimientos proliferativos digitiformes del tejido sinovial, con depósito de hemosiderina en él.

sinquilia (synchilia), anomalía congénita en la cual existe una fusión completa o parcial de los labios; atresia de la boca.

sintaxis (syntax), orden de las palabras; orden de las frases; propiedad del lenguaje que abarca las claves estructurales para la colocación de las palabras como elementos en una frase, oración o expresión.

sintenía (synteny), presencia en el mismo cromosoma de dos o más genes que pueden ser transmitidos o no como grupo ligado, pero que parecen ser capaces de experimentar variaciones independientes durante la meiosis.

sintérmico (synthermal), que posee la misma temperatura.

síntesis (synthesis), nivel de aprendizaje cognitivo en el cual los individuos unen los elementos de niveles de aprendizaje anteriores para crear un conjunto unificado.

sintético (synthetic), relativo a una sustancia que es producida por un proceso o material artificial en vez de natural.

sintetizador del lenguaje (speech synthesizer), aparato electrónico dotado de teclado que produce sonidos que imitan la voz humana.

sintetizar (synthesize), formar para construir, como la síntesis de compuestos químicos complejos, tales como las proteínas, a partir de unidades más sencillas como los aminoácidos.

síntoma (symptom), signo subjetivo de una enfermedad o de cambio en su estado según la percepción del paciente. Muchos síntomas van acompañados de signos objetivos, como el prurito, que se señala a menudo junto al eritema y la erupción maculopapular de la piel. Algunos síntomas se pueden confirmar objetivamente, como el adormecimiento de una parte del cuerpo que no responde a un pinchazo de alfiler. Los síntomas primarios están intrínsecamente asociados al proceso de la enfermedad. Los síntomas secundarios son una consecuencia del mismo.

síntoma concomitante (concomitant symptom), cualquier síntoma que acompaña a un síntoma primario.

síntoma constitucional (constitutional symptom), síntoma que afecta al bienestar general o al estado general del paciente.

síntoma diferido (delayed symptom), síntoma, como el shock, que puede no aparecer hasta después de hacerlo la causa que lo provoca.

síntoma equívoco (equivocal symptom), síntoma que puede ser atribuido a más de una causa o que puede ocurrir en varias enfermedades.

síntoma focal (focal symptom), alteración de una función del organismo localizada en un sistema o región corporal específica.

síntoma general (general symptom), síntoma que afecta a todo el cuerpo más que a un órgano o localización específica.

síntoma negativo (negative symptom), disminución o ausencia de una característica de la salud normal como un signo de enfermedad, como el afecto aplanado o el mutismo que se observan a veces en la esquizofrenia.

síntoma objetivo (objective symptom), síntoma que se acompaña de signos objetivos que confirman la afectación física del paciente y que permiten al examinador (médico, personal de enfermería u otros profesionales sanitarios) deducir su causa.

síntoma pasivo (passive symptom), síntoma que atrae poca o ninguna atención.

síntoma patognomónico negativo (negative pathognomonic symptom), cualquier síntoma que no se encuentre habitualmente en una enfermedad específica y cuyo hallazgo sea incompatible con su diagnóstico.

síntoma positivo (positive symptom), síntoma de la fase aguda de la esquizofrenia.

síntoma prodrómico (prodromal symptom), síntoma que puede ser la primera indicación del comienzo de una enfermedad.

síntoma simpático (sympathetic symptom), síntoma que aparece en una región corporal cuando la lesión causal realmente se sitúa en otra zona.

síntomas de abstinencia (withdrawal symptoms), alteraciones fisiológicas desagradables, en ocasiones con peligro para la vida, que se producen al retirar algunos fármacos después de su uso prolongado y habitual. Los efectos pueden producirse tras usar un opioide, antipsicótico, estimulante, hipnótico sedante, alcohol, corticoides u otra sustancia a la que la persona se ha hecho adicta fisiológica o psicológicamente. Se puede emplear otro tratamiento farmacológico para aliviar los síntomas de la abstinencia. También se pueden tratar estos síntomas mediante un protocolo definido de ajuste a la baja de la dosis de la droga a lo largo del tiempo.

síntomas diana (target symptoms), síntomas de una enfermedad que responderán con mayor probabilidad a un tratamiento específico, tal como a un determinado psicofármaco.

síntomas subjetivos (subjective symptoms), síntomas observados sólo por el paciente y que no se pueden confirmar objetivamente.

sintomático (symptomatic), que presenta las características de un síntoma, o característico de una enfermedad específica.

sintomatología (symptomatology), ciencia que estudia los síntomas de la enfermedad en general o los síntomas de una enfermedad específica.

sintrofismo (syntrophism), **1.** dependencia mutua para el alimento u otros recursos. **2.** estado en el cual dos cepas de bacterias pueden crecer juntas en un cultivo mixto en un medio que no sustentaría a una u otra por separado; cada cepa produce un nutriente que la otra necesita.

sintropía (syntropy), tendencia de dos enfermedades a sumarse en una.

sinusitis (sinusitis), inflamación de uno o más senos paranasales. Puede constituir una complicación de una infección respiratoria alta, una infección dental, alergia, cambios en la presión atmosférica, como sucede en viajes aéreos o en la práctica del submarinismo, o un defecto estructural de la nariz. Ante la inflamación de la mucosa nasal se pueden llegar a obstruir las aberturas de los senos a la nariz, provocando la acumulación de secreciones que originan sensación de presión, dolor, cefaleas, fiebre e hipersensibilidad local. Entre sus complicaciones se encuentran la trombosis del seno cavernoso y la diseminación de la infección al hueso, el cerebro o las meninges. El tratamiento incluye inhalaciones de vapor, descogestionantes nasales, analgésicos y, si hay infección, antibióticos.

sinusitis catarral aguda (acute catarrhal sinusitis), inflamación que afecta tanto a la nariz como a los senos paranasales.

sinusitis hiperplásica crónica (chronic hyperplastic sinusitis), inflamación sinusal crónica, con formación de pólipos en la nariz y los senos paranasales.

sinusitis supurativa aguda (acute suppurative sinusitis), infección purulenta de los senos. Los síntomas consisten en dolor sobre el área inflamada, cefaleas, escalofríos y fiebre.

sinusoide (sinusoid), vaso sanguíneo anastomosante, algo más grande que un capilar, revestido de células reticuloendoteliales.

SiO_2 (SiO_2), fórmula del **sílice.**

sirenomelia (sirenomelia), anomalía congénita en la que existe una fusión completa de las extremidades inferiores, con ausencia de los pies.

sirenomelo (sirenomelus), lactante que presenta sirenomelia.

siriaris (siriasis), golpe de calor.

siringectomía (syringectomy), técnica quirúrgica que consiste en extirpar las paredes de una fístula.

siringobulbia (syringobulbia), siringomielia en la que la cavidad se extiende hasta afectar al bulbo raquídeo.

siringocele de Cowper (Cowper's syringocele), inflamación de tipo quístico de una glándula de Cowper o de uno de sus conductos, registrada en niños lactantes y, ocasionalmente, en varones de más edad. Los de los conductos son producidos por obstrucción de sus orificios.

siringoencefalomielia (syringoencephalomyelia), trastorno progresivo caracterizado por cavitación de la médula espinal. Puede ocurrir en cualquier lugar desde el bulbo raquídeo a los segmentos torácicos, pero suele presentarse en los segmentos cervicales.

siringoma (syringoma), tumor benigno derivado de una glándula sudorípara ecrina. Se presenta en forma de una pápula lisa pequeña del color de la piel subyacente, a menudo sobre la parte superior del cuerpo de una mujer pospuberal. Algunos son típicamente múltiples, presentándose a menudo sobre los párpados inferiores.

siringomeningocele (syringomeningocele), meningocele que está unido al conducto central de la médula espinal.

siringomielia (syringomyelia), enfermedad crónica progresiva de la médula espinal caracterizada por la presencia de cavidades centrales alargadas llenas de líquido, rodeadas de gliosis o proliferación del tejido nervioso. Aunque presente en el nacimiento, el comienzo de la enfermedad es insidioso y las manifestaciones no se observan a menudo hasta que el enfermo a ha cumplido 20 o 30 años. Los síntomas son con frecuencia ambiguos y pueden asemejarse a los de otras enfermedades. La columna cervical es la que se ve afectada con mayor asiduidad y la patología da lugar a debilidad, atrofia y pérdida de sensibilidad en hombros, brazos y manos, incluyendo pérdida de sensibilidad al dolor y la temperatura, así como a sudoración de la cara. Los reflejos de las extremidades superiores están disminuidos o ausentes, mientras que en las extremidades inferiores se registran debilidad, alteración de la marcha, espasticidad e hiperreflexia. La afectación del tronco del encéfalo puede producir disfagia, ptosis, miosis o diplopía. Los síntomas GI incluyen náuseas, vómitos, pérdida de peso y espasmos abdominales. Durante el sueño se manifiestan a veces trastornos respiratorios. También se desarrollan artropatía articular y cambios tróficos en la piel. La evolución de la enfermedad es variable y puede dar lugar al desarrollo lento y a largo plazo de discapacidad. El curso de la patología puede hacerse más lento o detenerse en cualquier momento. El diagnóstico se establece mediante RM. Las anomalías óseas se aprecian en la base del cráneo y en las vértebras C1 y C2 y en la radiografía puede observarse escoliosis. La intervención primaria es la laminectomía de descompresión en C1-C2, con reparación o extirpación de las alteraciones óseas, y con posibles mielotomía o derivación. Aunque la intervención quirúrgica detiene la progresión de la enfermedad, rara vez produce mejora significativa de las manifestaciones neurológicas.

siringomielocele (syringomyelocele), protuberancia herniaria de la médula espinal a través de un defecto congénito de la columna vertebral, en el cual el LCR de las cavidades centrales de la médula está muy aumentado, de forma que el tejido medular forma un saco de paredes finas situado junto a la membrana de la cavidad.

sirolimus (sirolimus), fármaco inmunosupresor que se emplea tras los trasplantes de órganos para prevenir el rechazo. Se recomienda su uso con ciclosporina y corticoides.

sisa (shorting), práctica fraudulenta consistente en dispensar una cantidad de fármaco inferior a la solicitada en la prescripción y cobrar la cantidad especificada en ella.

sistema (system), conjunto o ensamblaje de partes que, unificadas, hacen un todo. Los sistemas fisiológicos, como el cardiovascular o el reproductor, están formados por estructuras específicamente capaces de participar en procesos que son fundamentales para una función vital del organismo.

sistema abierto (open system), sistema que interacciona con su medio ambiente.

sistema ANSER (ANSER system), modelo de cuestionarios para estudiar defectos de desarrollo, conducta y salud en los niños de 3-12 años.

sistema cardiovascular (cardiovascular system), red de estructuras anatómicas que incluye el corazón y los vasos sanguíneos, que transporta la sangre a través del cuerpo. El sistema incluye miles de kilómetros de vasos que distribuyen los nutrientes y los demás materiales esenciales en los líquidos que rodean a las células y retira los productos de desecho, que son transportados hacia los órganos excretores.

sistema centímetro-gramo-segundo (cgs, CGS) (centimeter-gram-second system [cgs, CGS]), sistema científico internacionalmente aceptado de expresión de longitud, masa y tiempo en unidades básicas de centímetros, gramos y segundos. El sistema CGS está siendo gradualmente reemplazado por el Sistema Internacional de Unidades (SI), basado en el metro, el kilogramo y el segundo.

sistema cerrado (closed system), sistema que no interactúa con su entorno.

sistema colector (collecting system), grupo de cálices renales y su pelvis, considerados como una unidad.

sistema colector doble (double collecting system), sistema colector renal que cuenta con un uréter doble. Puede registrarse en el riñón doble o en el riñón ectópico.

sistema conceptual (conceptual framework), grupo de conceptos definidos de forma general y organizados de forma sistemática para proporcionar un planteamiento, un fundamento y una herramienta para la integración e interpretación de la información.

sistema conceptual del ser humano unitario (unitary human conceptual framework), teoría de enfermería compleja que se centra en la importancia de la asistencia sanitaria holística y en el entendimiento del ser humano con respecto al entorno universal.

sistema de 24 horas del reloj (24-hour clock system), método de designación del tiempo utilizando la secuencia numérica desde las 00 a las 23 para las horas y números del 00 a 59 para los minutos en un ciclo diario que comienza a 00.00 (medianoche) y termina en 23.59 (1 minuto antes de la medianoche siguiente).

sistema de activación reticular (SAR) (reticular activating system [RAS]), sistema funcional del cerebro fundamental para la vigilancia, atención, concentración e introspección. La red de fibras nerviosas presente en el tálamo, el hipotálamo, el tronco del encéfalo y la corteza cerebral contribuye a conformar el sistema.

sistema de administración de oxígeno (oxygen delivery system), dispositivo que introduce oxígeno a través de las vías respiratorias superiores y hasta los pulmones a concentraciones superiores a las del aire ambiental. Existen dos tipos principales: de flujo alto y de flujo bajo.

sistema de adquisición de datos (SAD) (data acquisition system [DAS]), sistema de detección de radiaciones que mide la cantidad de radiación que pasa a través de un paciente.

sistema de asistencia (system of care), marco establecido para prestar la asistencia sanitaria y que engloba a todos los profesionales de la salud; receptores, consumidores o pacientes; recursos o dinámica de energía; contextos de organización y política o esquemas, y procesos o procedimientos.

sistema de asistencia sanitaria (health care system), red completa de agencias, servicios y profesionales de la salud de un área geográfica específica. Los servicios de enfermería son elementos integrantes de todos los niveles y patrones de atención, y sus profesionales forman el grupo más numeroso en un sistema de asistencia sanitaria.

sistema de clasificación de Keith-Wagener-Barker (Keith-Wagener-Barker classification system), [Norman M. Keith, médico canadiense, n. 1885; Henry P. Wagener, médico estadounidense, n. 1890; N. W. Barker, médico estadounidense, s. XX], método para clasificar el grado de hipertensión de un paciente según los cambios de su retina. Las fases son: grupo 1, caracterizado por la constricción de las arteriolas de la retina; grupo 2, constricción y esclerosis de las arteriolas retinianas; grupo 3, caracterizado por hemorragias y exudados, además de las alteraciones del grupo 2; y grupo 4, papiledema de las arteriolas retinianas.

sistema de clasificación de las fracturas abiertas (open fracture grading system), sistema de clasificación de las fracturas abiertas en cinco categorías, cuyo grado menor lo constituyen las heridas limpias menores de 1 cm en contacto con el foco de fractura y cuyo grado mayor son las fracturas que requieren la reparación de las arterias.

sistema de clasificación de Neer (Neer classification system), método de clasificación de las fracturas supracondíleas e intercondíleas del fémur. Van desde el *tipo I,* en el que existe un desplazamiento mínimo, hasta el *tipo III* para las fracturas supracondíleas y diafisarias combinadas. El sistema de Neer se aplica también a las fracturas de la cabeza y el cuello del húmero.

sistema de clasificación de Neer y Horowitz (Neer and Horowitz classification system), método de clasificación de las fracturas humerales proximales de los niños según el grado de separación de la epífisis con respecto a la diáfisis.

sistema de clasificación de Ogden (Ogden classification system), sistema de clasificación de 17 tipos de fracturas epifisarias.

sistema de clasificación de Runyon (Runyon classification system), sistema de identificación de micobacterias basado en la pigmentación y en las características de crecimiento de los organismos. Incluye el grupo I, fotocromógenos con pigmento amarillo; grupo II, escotocromógenos con pigmento de amarillo a naranja y rojo; grupo III, no fotocromógenos de color blanco a moreno, y grupo IV, saprófitos de crecimiento rápido.

sistema de conducción (conduction system), tejido especializado que transporta impulsos eléctricos como las ramas y fibras de Purkinje en el corazón.

sistema de conducción de impulsos (impulse-conducting system), las fibras de Purkinje del músculo cardíaco que conducen los impulsos que controlan las contracciones de las aurículas y los ventrículos.

sistema de conducción del corazón (conduction system of the heart), red de tejido muscular muy especializado que transmite los impulsos eléctricos necesarios para el latido cardíaco. Incluye los nódulos sinoauricular y auriculoventricular, las fibras de conducción que los unen, el haz auriculoventricular, los fascículos izquierdo y derecho y las fibras de Purkinje.

sistema de derivación no experto (lay referral system), sistema de derivación de enfermedades por el que pasa una persona desde el reconocimiento de una anomalía hasta el anuncio a su familia, a los miembros de la comunidad, después a los sanadores tradicional o culturalmente aceptados, y finalmente al sistema médico habitual, que incluye médicos y enfermeras. Dependiendo de la cultura y de la disponibilidad de cuidados médicos pueden omitirse determinados pasos.

sistema de dosificación de Paterson-Parker (Paterson-Parker dosage system), [James R. K. Paterson, radiólogo inglés; H. M. Parker, físico angloestadounidense, s. XX], sistema de radioterapia que utiliza como fuentes cargas específicas relativas dispuestas según unas normas definidas, con lo que se consigue una dosis homogénea en la región en la que se implanta.

sistema de dosis unitaria (unit-dose system), sistema de distribución de fármacos en el que la farmacia del hospital prepara un carro portátil que contiene un cajón para la medicación de cada paciente, suministrando los medicamentos cada 24 horas.

sistema de estadificación de Kirklin (Kirklin staging system), sistema para determinar el pronóstico del cáncer de colon basado en el grado de penetración del tumor en la región intestinal.

sistema de goteo (drip system), (en terapia intravenosa) aparato para administrar determinados volúmenes de soluciones intravenosas en períodos de tiempo predeterminados y a una velocidad especificada.

sistema de grupos sanguíneos Lewis (Lewis Blood Group System), sistema de grupos sanguíneos basado en los antígenos presentes en formas solubles en la sangre y las secreciones. Los antígenos son adsorbidos a partir del plasma sobre la membrana del eritrocito. El fenotipo Lewis expresado se basa en si el paciente es secretor o no del producto del gen Lewis.

sistema de His-Purkinje (His-Purkinje system), [Wilhelm His, Jr., médico alemán, 1863-1934; Johannes E. Purkinje, fisiólogo checoslovaco, 1787-1869], sistema de conducción de los tejidos cardíacos desde el fascículo de His hasta las fibras distales de Purkinje.

sistema de identificación por las palmas y plantas (palm and sole system of identification), método de identificación de los individuos mediante los patrones de las líneas de la piel de las palmas de las manos y de las plantas de los pies.

sistema de liberación transdérmica (SLT) (transdermal drug delivery [TDD]), método de aplicación de un fármaco a la piel intacta. El fármaco se absorbe de forma continua a través de la piel y penetra en la vía sistémica.

sistema de limpieza de gases (gas-scavenging system), equipo utilizado para eliminar los gases anestésicos residuales que escapan a la atmósfera del quirófano.

sistema de muestreo de tarifas (fee screen system), método para establecer el pago de los servicios médicos basado en la tarifa habitual, acostumbrada o razonable, según una evaluación regional.

sistema de numeración FDI (FDI numbering system), [Fr. Féderation Dentaire Internationale], sistema de dos dígitos usado internacionalmente para identificar y referirse a los dientes, establecido a través de la FDI, con sede en París, Francia.

sistema de pago anticipado (prospective payment system [PPS]), mecanismo de pago para reembolsar a los hospitales los gastos de la atención sanitaria prestada a los pacientes ingresados, en el que se establece una tarifa predeterminada para el tratamiento de enfermedades específicas. Este sistema fue desarrollado en un principio por el gobierno federal de EE.UU. para los beneficiarios de Medicare.

sistema de perfusión (component syringe set), dispositivo utilizado para la administración de líquidos intravenosos. Está formado por un tubo de plástico, dos pinzas deslizantes, una conexión en Y y una jeringuilla.

sistema de pesos avoirdupois (avoirdupois weight), sistema de pesos inglés, según el cual 1 libra equivale a 16 onzas, o a 256 dracmas, o a 7.000 granos. En este sistema 1 onza equivale a 28,35 gramos y 1 libra a 453,59 gramos.

sistema de puntos (point system), (en EE. UU.) método de capitación por especialidad en el cual se asignan puntos por cada paciente visto en cada categoría de diagnóstico o de servicio específica. Los puntos se totalizan periódicamente y los ingresos se distribuyen proporcionalmente.

sistema de reclamaciones (claims-made policy), en EE.UU., sistema de seguros de responsabilidad profesional que protege al que lo suscribe durante el período en el que se hace una reclamación por mala práctica. El acto de mala práctica denunciado puede haberse producido en un momento previo, aunque el sistema asegura al suscriptor cuando realiza la reclamación.

sistema de seguridad (safety system), sistema diseñado para minimizar los riesgos causados por un error humano. En terapia respiratoria, el término hace referencia a un sistema de conexiones diseñado para ayudar a evitar el intercambio accidental de equipos o gases incorrectos.

sistema de suministro de oxígeno de alto flujo (high-flow oxygen delivery system), equipo de asistencia respiratoria que suministra los gases inspirados a una concentración de oxígeno preestablecida constante. En general, no sufre la influencia de los cambios en el patrón de ventilación.

sistema de suministro de oxígeno de bajo flujo (low-flow oxygen delivery system), equipo de terapia respiratoria que permite al paciente inhalar parte del aire ambiental junto con el oxígeno que se suministra. A medida que cambian los patrones de ventilación del paciente se mezclan cantidades diferentes del aire con el flujo constante de oxígeno, lo que hace variar la concentración de oxígeno inspirada.

sistema de tasas comunitarias (community rating system), programa de las organizaciones para el mantenimiento de la salud (OMS que utiliza las rentas y objetivos de los miembros para determinar las tasas de las primas de seguros sanitarios. La OMS utiliza su propia experiencia en el cálculo de tasas.

sistema de valores (value system), forma de conducta aceptada y el conjunto de normas, objetivos y valores ligados a cualquier grupo social.

sistema de vigilancia de abuso de sustancias (Drug Abuse Warning Network [DAWN]), sistema de recogida de información sobre ingresos en centros de tratamiento de urgencia por abuso de sustancias.

sistema del yo (self-system), la organización de experiencias que actúa como mecanismo protector frente a la ansiedad.

sistema digestivo (digestive system), órganos, estructuras y glándulas accesorias del tubo digestivo, a través del cual pasan los alimentos desde la boca al esófago, el estómago y los intestinos.

sistema eferente visceral (visceral efferent system), parte del sistema nervioso autónomo que envía fibras nerviosas eferentes desde el sistema nervioso central hasta las vísceras.

sistema en Y (Y-set), dispositivo formado por elementos de plástico, utilizado para suministrar líquidos intravenosos a través de una vía intravenosa principal conectada a una sección del filtro de la cámara de combinación por goteo, de la que parten dos tubos de plástico diferentes que comunican con las fuentes de líquido. El sistema en Y incluye también tres pinzas, una para la vía intravenosa primaria y una para cada uno de los dos tubos. Se utiliza con frecuencia para transfundir concentrados de hematíes que deben ser diluidos con suero salino para reducir su viscosidad.

sistema endocrino (endocrine system), red de glándulas sin conducto y otras estructuras que elaboran y secretan hormonas directamente en el torrente sanguíneo, influyendo en diversos procesos por todo el organismo, como el metabolismo, el crecimiento y las secreciones de otros órganos. Las glándulas del sistema endocrino son: tiroides, paratiroides, hipófisis anterior o adenohipófisis, hipófisis posterior o neurohipófisis, páncreas, glándulas suprarrenales y gónadas. La glándula pineal o epífisis también es considerada endocrina por carecer de conducto.

sistema esquelético (skeletal system), todos los huesos y cartílagos del cuerpo que de forma colectiva proporcionan un armazón de apoyo a los músculos y los órganos.

sistema estomatognático (stomatognathic system), combinación de órganos, estructuras y nervios que participan en el lenguaje y en la recepción, masticación y deglución de los alimentos. Este sistema está formado por los dientes, los maxilares, los músculos de la masticación, la lengua, los labios, y los tejidos circundantes y los nervios que controlan estas estructuras.

sistema extrapiramidal (extrapyramidal system), parte del sistema nervioso que incluye los ganglios basales (sustancia negra, núcleo subtalámico, etc.), parte del mesencéfalo y las motoneuronas espinales.

sistema genético especial (special gene system), plásmido, transposón u otro fragmento de ADN capaz de trasladar información genética de una célula a otra.

sistema haversiano (haversian system), [Clopton Havers, médico inglés, 1650-1702], área circular de tejido óseo constituida por anillos concéntricos de osteocitos y laminillas alrededor del conducto central de un vaso sanguíneo.

sistema hematopoyético (hematopoietic system), sistema de tejidos y órganos corporales implicados en la formación y funcionamiento de los elementos sanguíneos. Incluye la médula ósea y el bazo.

sistema HHCC (HHCC system), sistema de clasificación computarizada para la asistencia sanitaria domiciliaria, que evalúa y clasifica a los pacientes de Medicare que reciben asistencia domiciliaria para predecir su necesidad de cuidados de enfermería y otros servicios de asistencia sanitaria domiciliaria, así como sus resultados asistenciales.

sistema hospitalario voluntario (voluntary hospital system), complejo de hospitales autónomos de ámbito nacional en EE.UU., establecidos por su cuenta y mantenidos de forma privada sin ánimo de lucro y pertenecientes a los accionistas.

sistema inmunitario (immune system), sistema de tejidos, órganos y células que protege al organismo frente a microorganismos patógenos y otros cuerpos extraños. Sus componentes principales comprenden la médula ósea, el timo y los tejidos linfáticos. Este sistema también recurre a órganos periféricos, como los nódulos linfáticos, el bazo y los vasos linfáticos.

sistema inmunitario de las mucosas (mucosal immune system), tejidos linfoides de las superficies mucosas que revisten los tractos gastrointestinal, respiratorio y urogenital.

sistema inmunitario secretor (secretory immune system), la parte del sistema inmunitario que segrega inmunoglobulinas, principalmente Ig A, sobre las superficies de las mucosas.

sistema integrado (integrated system), **1.** (en asistencia gestionada) asociación contractual entre grupos de médicos y hospitales que comparten los riesgos de trabajo conjunto y se comprometen por contrato. **2.** unidades interconectadas con un sistema funcional único.

Sistema Integrado de Asistencia Sanitaria (Integrated Health Care Delivery System), sistema de asistencia gestionada en EE.UU. que incluye una organización hospitalaria que presta asistencia al paciente con un trastorno agudo, un sistema de prestación de asistencia médica con múltiples especialidades, la capacidad para contratar cualquier otro servicio que sea necesario y un pagador.

Sistema Internacional de Unidades (SI) (International System of Units [SI]), sistema científico aceptado universalmente para la notación de longitud, masa y tiempo en las unidades básicas (UI) de metro, kilogramo y segundo, que sustituye al antiguo sistema de centímetros, gramos y segundos (CGS). El SI incluye también como unidades de medida: el amperio, el kelvin, la candela y el mol.

sistema intersticial de microondas (microwave interstitial system), sistema de hipertermia generada por microondas que crea un campo de calor en determinados tumores accesibles situados a menos de 5 cm bajo la piel. El tratamiento se puede vigilar a través de un terminal de vídeo que muestra la localización del tumor y de los aplicadores de calor.

sistema lemniscal (lemniscal system), parte de la red somatosensorial de fibras mielinizadas A de gran diámetro. Incluye la columna posterior de la médula espinal y los tractos neoespinotalámicos que se extienden desde la médula espinal al tálamo y la corteza.

sistema límbico (limbic system), conjunto de estructuras del rinencéfalo cerebral asociadas con diversos sentimientos y emociones, como la ira, el miedo, la excitación sexual, el placer y la tristeza. Las estructuras del sistema límbico son la circunvolución del cuerpo calloso, el istmo, la circunvolución del hipocampo, el uncus y la amígdala. No está completamente comprendida la función del sistema.

sistema linfático (lymphatic system, lymphoid system), red amplia y compleja de capilares, vasos delgados, válvulas, conductos, ganglios y órganos que ayuda a mantener y proteger el componente líquido interno de todo el organismo produciendo, filtrando y transportando la linfa, y dando lugar a diversas células sanguíneas. La red linfática también transporta grasas, proteínas y otras sustancias del torrente sanguíneo, y recupera el 60% de los líquidos filtrados desde los capilares sanguíneos al espacio intersticial durante los procesos metabólicos habituales. Las válvulas pequeñas semilunares situadas en la red linfática controlan el flujo linfático, y en la zona de unión con el sistema venoso evitan que la sangre venosa pase a los vasos linfáticos. La linfa recogida de todo el cuerpo drena en la sangre por dos conductos situados en el cuello. Diversos factores dinámicos corporales se combinan para ayudan a bombear la linfa a lo largo del sistema linfático, como los cambios en la presión respiratoria, las contracciones musculares y los movimientos de los órganos que rodean a los vasos linfáticos. Este sistema también incluye órganos linfáticos especializados como las amígdalas, el timo y el bazo.

sistema linfoide (lymphoid system), el sistema linfoide del organismo considerado de modo colectivo. Puede dividirse en tejido linfoide primario (o central) –timo y médula ósea en donde se diferencian los linfocitos a partir de células madre– y tejido linfoide secundario (o periférico) –ganglios linfáticos, bazo, tejido linfoide asociado al intestino (amígdalas, placas de Peyer)– en donde los linfocitos participan en las respuestas inmunitarias.

sistema linforreticular (lymphoreticular system), tejidos de los sistemas linfático y reticuloendotelial considerados como un solo sistema.

sistema métrico (metric system), sistema decimal de medida basado en el metro como unidad de longitud; en el gramo como unidad de peso o masa y, de forma derivada, en el litro como unidad de volumen.

sistema multihospitalario (multihospital system), grupo de dos o más hospitales que son propiedad, están subvencionados o son dirigidos por una organización central.

sistema muscular (muscular system), conjunto de todos los músculos del organismo, que incluye a los músculos liso, cardíaco y estriado, considerándolos como un grupo estructural interrelacionado.

sistema musculoesquelético (musculoskeletal system), conjunto formado por todos los músculos, huesos, articulaciones y estructuras relacionadas, como los tendones y el tejido conjuntivo, que intervienen en el movimiento de las regiones y órganos corporales.

sistema nervioso (nervous system), red extensa e intrincada de estructuras que activa, coordina y controla todas las funciones corporales. Se divide en el SNC, compuesto por el encéfalo y la médula espinal, y en el sistema nervioso periférico, que consta de nervios craneales y nervios raquídeos. Estas subdivisiones morfológicas se comunican y combinan para inervar las porciones somáticas y viscerales del organismo mediante fibras aferentes y eferentes.

sistema nervioso autónomo (autonomic nervous system), parte del sistema nervioso que regula las funciones corporales involuntarias, incluidas la actividad del músculo cardíaco, de la musculatura lisa y de las glándulas. Comprende dos subdivisiones: el sistema nervioso simpático, que acelera la frecuencia cardíaca, contrae los vasos sanguíneos y eleva la presión arterial, y el sistema nervioso parasimpático, que enlentece la frecuencia cardíaca, aumenta el peristaltismo intestinal y la actividad de las glándulas y relaja los esfínteres.

sistema nervioso central (SNC) (central nervous system [CNS]), una de las dos divisiones principales del sistema nervioso, formado por el encéfalo y la médula espinal. El SNC procesa la información que procede del sistema nervioso periférico y viaja hacia él, y es la estructura principal responsable de la coordinación y del control de todo el organismo.

sistema nervioso periférico (peripheral nervous system), conjunto de nervios motores y sensitivos y ganglios situados fuera del encéfalo y de la médula espinal. El sistema está formado por 12 pares de nervios craneales, 31 pares de nervios raquídeos y sus diversas ramas hacia los órganos corporales. Los nervios periféricos sensitivos o aferentes, que transmiten información al sistema nervioso central, y los nervios periféricos motores o eferentes, que transportan impulsos desde el cerebro, habitualmente discurren juntos pero se separan a nivel medular en una raíz sensitiva posterior y una raíz motora anterior. Las fibras que inervan las estructuras externas del cuerpo se denominan somáticas; las que inervan los órganos internos se denominan viscerales. El sistema autónomo incluye los nervios periféricos que participan en la regulación cardiovascular, respiratoria, endocrina y otras funciones corporales automáticas. Los nervios de la rama simpática o toracolumbar del sistema autónomo segregan noradrenalina y provocan vasoconstricción periférica, aceleración cardíaca, dilatación de las arterias coronarias, broncodilatación e inhibición del peristaltismo. Los nervios parasimpáticos, que constituyen la rama craneosacra del sistema autónomo, segregan acetilcolina, provocan vasodilatación periférica, inhibición cardíaca, broncoconstricción y estimulan el peristaltismo.

sistema nervioso visceral (visceral nervous system), parte visceral del sistema nervioso periférico formada por todo el complejo de nervios, fibras, ganglios y plexos por los cuales viajan los impulsos desde el sistema nervioso central hasta las vísceras y desde las vísceras hasta el sistema nervioso central.

sistema Omaha (Omaha System), método de práctica de enfermería comunitaria, documentación y tratamiento de datos basado en un modelo de proceso de enfermería. Incorpora tres esquemas estandarizados: esquema de clasificación del problema, esquema de intervención y escala para evaluar la resolución del problema.

sistema patrón (patterning), método de tratamiento o acto de establecer un sistema o modelo de estímulos que evoquen un nuevo conjunto de respuestas. Este proceso se emplea habitualmente para reeducar a personas que han sufrido una lesión cerebral que interrumpe sus actividades sensitivomotoras normales.

sistema porta (portal system), disposición de los vasos sanguíneos en el que la sangre que abandona un tejido se transporta de inmediato a un segundo tejido antes de regresar al corazón y los pulmones para su oxigenación y redistribución.

sistema porta hipofisario (hypophyseal portal system), conjunto de vasos (arterias y capilares) que llevan sangre y hormonas reguladoras desde el hipotálamo a la adenohipófisis, donde están situadas las células diana de estas hormonas.

sistema quinina-calicreína (kallikrein-kinin system), sistema hormonal hipotético que funciona en el interior del riñón y en el que la enzima calicreína de la corteza renal interviene como mediadora de la producción de bradiquinina, que actúa como péptido vasodilatador.

sistema quirúrgico da Vinci (da Vinci surgical system), plataforma robótica patentada para la práctica de cirugía mínimamente invasiva, consistente en una consola, un carro colocado junto al paciente, en el que están fijados cuatro brazos electromecánicos, y un sistema de vídeo en 3-D. Los instrumentos montados en los brazos robóticos son introducidos en el cuerpo del paciente a través de pequeñas incisiones. El sistema transforma los movimientos de las manos del cirujano sentado frente a la consola en movimientos de los instrumentos dentro del cuerpo del paciente. El campo operatorio es observado por el cirujano mediante una cámara de 3-D colocada en uno de los brazos.

sistema renina-angiotensina (renin-angiotensin system), regulación del equilibrio de sodio, el volumen de líquido y la presión arterial. En respuesta a la baja perfusión renal se segrega renina, que hidroliza una globulina plasmática para liberar angiotensina I, que es rápidamente hidrolizada a angiotensina II, un potente vasoconstrictor. A su vez, la angiotensina II estimula la secreción de aldosterona, que provoca la retención de sodio y un aumento de la presión arterial y restaura la perfusión renal, lo que pone fin a la señal para la liberación de renina (retroalimentación negativa).

sistema reproductor (reproductive system), conjunto formado por las gónadas masculinas y femeninas, los conductos y glándulas asociados y los genitales externos que intervienen en la procreación de la descendencia. En la mujer está formado por los ovarios, las trompas de Falopio, el útero, la vagina, el clítoris y la vulva. En el varón está constituido por los testículos, el epidídimo, los conductos deferentes, las vesículas seminales, el conducto eyaculador, la próstata y el pene.

sistema reticuloendotelial (SRE) (reticuloendothelial system [RES]), sistema del cuerpo más funcional que anatómico, que participa principalmente en la defensa frente a las infecciones y en la eliminación de los productos de degradación de las células. Está formado por los macrófagos, las células de Kupffer del hígado y las células reticulares de los pulmones, de la médula ósea, del bazo y de los ganglios linfáticos.

sistema somatosensorial (somatosensory system), componentes de los sistemas nerviosos central y periférico que reciben e interpretan información sensorial de órganos situados en articulaciones, ligamentos, músculos y piel. Este sistema procesa información sobre longitud, grado de estiramiento, tensión y contracción de los músculos, dolor, temperatura, presión y posición de la articulación.

sistema táctil (tactile system), parte del sistema nervioso que se relaciona con el sentido del tacto.

sistema tegumentario (integumentary system), piel y sus apéndices: pelos, uñas, glándulas sudoríparas y sebáceas.

sistema tubular en T (T tubule system), sistema de invaginaciones tubulares a lo largo de la superficie de todas las membranas celulares de los músculos estriados, proporcionando una extensión de la membrana en el interior de las células. Se cree que el sistema es parte de un sistema endomembranario extenso implicado en el almacenamiento de iones de calcio y en el movimiento de los potenciales de acción al interior de las células.

sistema universal de denominación dental (universal tooth coding system), sistema que hace corresponder los dientes definitivos con una numeración, desde el 1 (el tercer molar del maxilar derecho) hasta el 32 (el tercer molar mandibular izquierdo). Los dientes de leche se numeran de forma parecida, desde el 1 al 20, con los números precedidos por la letra D (del inglés *deciduous*).

sistema vasomotor (vasomotor system), parte del sistema nervioso que controla la constricción y la dilatación de los vasos sanguíneos.

sistema vertebral venoso (vertebral-venous system), grupo de cuatro redes venosas interconectadas que rodean la columna vertebral.

sistema vértebro-basilar (vertebral-basilar system), complejo arterial en el que las dos arterias vertebrales se unen en la base del cráneo para formar la arteria basilar.

sistemático (systematic), perteneciente a un sistema.

sistémico (systemic), relativo a todo el cuerpo y no a un área localizada o una región del cuerpo.

sístole (systole), contracción cardíaca que impulsa la sangre hacia las arterias aorta y pulmonar. La sístole viene indicada por el primer ruido cardíaco escuchado en la auscultación, por el latido de la punta palpable y por el pulso periférico.

sístole abortada (aborted systole), contracción del corazón que suele ser débil y que no se sigue de un pulso radial palpable.

sístole auricular (atrial systole), contracción de las aurículas cardíacas que precede a la contracción ventricular en una fracción de segundo.

sístole prematura (premature systole), contracción ventricular que aparece demasiado pronto como consecuencia de la descarga de un foco ectópico en las aurículas, en la unión auriculoventricular o en el ventrículo.

sístole ventricular (ventricular systole), contracción de los ventrículos cardíacos. Comienza con el primer tono cardíaco.

Sistrurus *(Sistrurus),* género de pequeñas serpientes de cascabel, ampliamente difundidas en EE.UU. y que presentan placas simétricas en la cabeza.

sitagliptina (sitagliptin), antidiabético oral. Se utiliza solo o en combinación con otros antidiabéticos para tratar la diabetes mellitus de tipo 2.

sitio de charnela (switch site), punto de un cromosoma donde se unen los segmentos de genes durante el reordenamiento segmentario, como en la producción de inmunoglobulinas.

sitosterol (sitosterol), mezcla de esteroles obtenida de las plantas, como el germen de trigo, y utilizada para el tratamiento de la hiperbetalipoproteinemia y la hipercolesterolemia, cuando no responden a las medidas dietéticas. Su utilización es discutida y no se recomienda durante la gestación.

sitoterapia (sitotherapy), sistema de mantenimiento de la salud basado en alimentos, dieta y nutrición.

situación (lie), relación entre el eje mayor del feto y el eje mayor de la madre. En situación longitudinal el feto descansa sobre toda su longitud o verticalmente en el útero, mientras que en situación transversal el feto está cruzado u horizontal.

situación estable (stable condition), estado de salud o enfermedad en el que el pronóstico indica una variación inmediata mínima o nula.

situación fetal (fetal lie), relación entre el eje mayor del feto y el eje mayor de la madre.

situs (situs), posición o localización normal de un órgano o una parte del cuerpo.

SIV (SIV), siglas de **virus de la inmunodeficiencia del simio.**

SK (KS), siglas de **sarcoma de Kaposi.**

SK (SK), abreviatura de **estreptocinasa.**

SLGP (LAS), siglas de **síndrome de linfadenopatía generalizada persistente.**

Sm (Sm), símbolo del **samario.**

SM (MH), siglas de **salud mental.**

SMBG (SMBG), siglas de **autocontrol de la glucemia.**

SMM (BWS), siglas de **síndrome de la mujer maltratada.**

smog (smog), combinación contaminante de humo y niebla en la atmósfera.

SMSL (SIDS), siglas de **síndrome de muerte súbita del lactante.**

SMU (EMS), siglas de **Servicios Médicos de Urgencias.**

Sn (Sn), símbolo del **estaño.**

S_N2 (S_N2), abreviatura de **reacción bimolecular.**

SNA (SNA), **1.** siglas de **State Nurses Association. 2.** siglas de *Student Nurses Association.*

SNC (CNS), siglas de **sistema nervioso central.**

SO, S.O. (OR, O.R.), siglas de **sala de operaciones, quirófano.**

sobreaprendizaje (overlearning), práctica de una capacidad que continúa más allá del punto en el que el rendimiento alcanza un estándar especificado.

sobrecarga (overload), **1.** carga superior a la capacidad de movimiento o procesamiento diseñada para un sistema. **2.** (en fisiología) cualquier factor o influencia que presiona sobre el cuerpo más allá de sus límites naturales y que puede deteriorar su salud.

sobrecarga (burden), **1.** carga. **2.** carga opresiva, pesada, como, por ejemplo, una carga clínica incapacitante.

sobrecarga circulatoria (circulatory overload), efecto del aumento del volumen sanguíneo, como sucede con las transfusiones, que eleva la presión arterial, lo que puede llevar a insuficiencia cardíaca o a edema pulmonar.

sobrecarga de estrés (stress overload), diagnóstico de enfermería aceptado por la Seventeenth National Conference on the Classification of Nursing Diagnoses. Se define como cantidades y tipos excesivos de demandas que requieran acción.

sobrecarga de hidratos de carbono (carbohydrate loading), técnica dietética de algunos deportistas de pruebas de resistencia, como los corredores de maratón, dirigida a aumentar los depósitos de glucógeno del tejido muscular. El criterio actual defiende que los atletas sigan habitualmente el régimen rico en hidratos de carbono recomendado para la población general (el 55-60% de las calorías totales) y consuman una cantidad extra (70%) 3 días antes de la prueba. Esta dieta está sujeta a controversia y no se practica de forma universal.

sobrecarga de hierro (iron overload), exceso de hierro en el cuerpo.

sobrecarga de líquidos (fluid overload), acumulación excesiva de líquido en el cuerpo causada por infusión exagerada excesiva de líquido parenteral o deficiencias en la regulación cardiovascular o renal del volumen de líquido.

sobrecarga de rol (role overload), situación en la que no existe tiempo suficiente para llevar a cabo todas las funciones esperadas del rol.

sobrecarga del sistema (system overload), incapacidad para resolver mensajes y expectativas procedentes de varias fuentes dentro de un determinado límite de tiempo.

sobrecarga sensorial (sensory overload), trastorno en el que un individuo recibe una cantidad excesiva o intolerable de estímulos sensoriales. Los efectos de la sobrecarga sensorial son similares a los de la privación sensorial, incluyendo confusión y alucinación.

sobrecierre (overclosure), alteración en la que el maxilar inferior se eleva demasiado, superando el punto en el que los dientes hacen contacto, causada por el movimiento de los dientes, la pérdida de la dimensión vertical de oclusión, el cambio en su forma debido al bruxismo o la caída de las piezas.

sobrecompensación (overcompensation), intento exagerado de superar un defecto físico o psicológico, real o imaginado. El intento puede ser consciente o inconsciente.

sobrecontaminación (carry-over), contaminación de una muestra por la anterior.

sobrecrecimiento (overgrowth), crecimiento excesivo, normalmente aplicado a los órganos o tejidos en desarrollo.

sobredosis (overdose), consumo excesivo de un fármaco o sustancia de abuso, lo que ocasiona reacciones adversas que varían desde la manía o las crisis nerviosas hasta el coma o la muerte.

sobredosis farmacológica (SD) (drug overdose [DO]), administración accidental o provocada de un fármaco en dosis suficiente como para provocar graves efectos adversos.

sobreerupción (overeruption), proyección de un diente más allá del plano oclusivo normal.

sobrehidratación (overhydration), exceso de agua en el organismo.

sobreinfección (superinfection), infección secundaria en casos de tratamientos con antibióticos para otra infección.

sobreinjertar (overgrafting), colocación de un trasplante adicional sobre un injerto de tejido previamente cicatrizado. Se realiza a veces para reforzar un injerto dermoepidérmico o para reemplazar epitelio que puede haberse perdido.

sobremordida (overbite), solapamiento vertical aumentado de los dientes inferiores por los dientes superiores, habitualmente medido perpendicularmente al plano de oclusión.

sobrenadante (supernatant), **1.** situado por encima o en la parte superior de algo. **2.** la parte superior líquida y transparente de cualquier mezcla (un líquido y un sólido) después de ser centrifugada.

sobreoxigenación (overoxygenation), trastorno en el que la concentración de oxígeno en la sangre y en otros tejidos del cuerpo es mayor de lo normal. Se caracteriza por un descenso de la PA, disminución de la capacidad vital, fatiga, errores del entendimiento, parestesias de las manos y de los pies, anorexia, náuseas, vómitos e hiperemia.

sobrepeso (overweight), **1.** peso corporal superior al normal después de ajustarlo teniendo en cuenta la altura, la complexión corporal y la edad, o un 10-20% por encima del peso corporal «deseable» para esa persona. **2.** índice de masa corporal de entre 25,0 y 29,9.

sobretasa (surcharge), (en EE.UU.) tasa adicional que se aplica a los inscritos en el plan de asistencia sanitaria por recibir unos beneficios añadidos no previstos al contratar el plan.

sobretono (overtone), **1.** cualquier tono producido por una voz o un instrumento musical que es de frecuencia más alta que el más bajo, o tono fundamental de un sonido. **2.** armónico.

socavación (undercut), **1.** la parte de un diente o una corona artificial situada entre la encía y la altura del contorno, únicamente si esa parte tiene un diámetro menor que la altura del contorno. **2.** contorno de una sección transversal de una cresta residual que impediría la colocación de una dentadura o de cualquier otra prótesis. **3.** contorno de un material especial *(flasking stone)* que se une para evitar la separación de las partes. **4.** porción de una cavidad preparada que crea un cierre mecánico o un área de retención. Puede ser conveniente cuando se la vaya a llenar de una amalgama o de oro laminar *(gold foil),* pero no cuando esté preparada para consolidar una reparación dental.

socia (socia), parte ectópica o desplazada de un órgano, como una glándula parótida accesoria.

social (social), perteneciente a sociedades u otros grupos de personas.

Social Security Act (Social Security Act), ley federal de EE.UU. que proporciona un sistema nacional de asistencia a la tercera edad, beneficios de subsidios a supervivientes y personas de edad avanzada, seguros y compensaciones por desempleo y otros programas de bienestar público, entre ellos Medicare y Medicaid.

socialización (socialization), **1.** proceso por el cual un individuo aprende a vivir de acuerdo con las expectativas y normas de un grupo o sociedad, adquiriendo las creencias, hábitos, valores y modos de conducta aceptados, principalmente a través de la imitación, la interacción familiar y los sistemas educativos; procedimiento por el cual la sociedad integra al individuo. **2.** (en psicoanálisis) proceso de ajuste que comienza en la primera infancia y mediante el cual el individuo llega a ser consciente de la necesidad de acomodar los impulsos internos a las demandas de la realidad externa.

socialización profesional (occupational socialization), adaptación de un individuo a un conjunto determinado de conductas relacionadas con un trabajo, especialmente la conducta que se espera que acompañe a un puesto de trabajo determinado.

sociedad (society), nación, comunidad o grupo amplio de personas que establecen objetivos, creencias o normas de vida y conducta determinados.

Sociedad Internacional de Cirugía (SIC) (International Society of Surgery [ISS]), organización profesional internacional de cirujanos.

Society for Advancement in Nursing (SAIN) (Society for Advancement in Nursing [SAIN]), grupo establecido para el progreso de la profesión de enfermería mediante una educación superior.

sociobiología (sociobiology), estudio sistemático de la biología como base del comportamiento humano. Hay teorías que afirman que las enfermedades, las agresiones o el estrés son mecanismos de presión naturales para conservar un nivel óptimo de población.

sociogénico (sociogenic), relativo a actividades personales o de grupo motivadas por valores y fuerzas sociales.

sociolingüística (sociolinguistics), el estudio de la relación entre el lenguaje y el contexto social en que se produce.

sociología (sociology), estudio de la conducta de grupo en una sociedad.

sociópata (sociopath), término popular para personalidad antisocial.

sociopatía (sociopathy), alteración de la personalidad que se caracteriza por la ausencia de responsabilidad social y por una incapacidad para adaptarse a las normas éticas y sociales de la comunidad.

sodio (Na) (sodium [Na]), [nombre ideado por Sir Humphry Davy, químico inglés, 1778-1829], metal blando, grisáceo, del grupo de los metales alcalinos. Su número atómico es 11 y su peso atómico, 22,99. El sodio es uno de los elementos más importantes del organismo. Los iones de sodio participan en el equilibrio acidobásico, el equilibrio hídrico, la transmisión de impulsos nerviosos y la contracción muscular. El sodio es el principal electrólito del líquido intersticial y su interacción con el potasio, como principal electrólito intracelular, es crítica para la supervivencia. La disminución de la concentración de sodio en el líquido intersticial reduce rápidamente la presión osmótica, haciéndola hipotónica frente a la del líquido intracelular. El riñón es el principal regulador de los niveles de sodio en los líquidos corporales. El sodio es también importante en el transporte de iones sodio y potasio a través de la membrana celular.

sodomía (sodomy), **1.** coito anal. **2.** relaciones sexuales con animales. **3.** término vago para las relaciones sexuales «antinaturales».

sodomita (sodomist), persona que practica la sodomía.

sofocación (asphyxiation, suffocation), interrupción de la respiración con privación de oxígeno, generalmente producida por una obstrucción de las vías respiratorias. Puede tener una causa accidental, intencional, secundaria a una enfermedad o por una concentración inadecuada de gases respirables en la atmósfera.

sofoco de calor (hot flash), sensación transitoria de calor experimentada por algunas mujeres durante la menopausia o después de ella. Los sofocos de calor se producen por las alteraciones vasomotoras mediadas por el sistema nervioso autónomo que acompañan a los cambios de la actividad neurohormonal de los ovarios, del hipotálamo y de la hipófisis.

sol (sol), estado coloidal en el cual un sólido está suspendido en un líquido, como un jabón o almidón en el agua. La fluidez del citoplasma dependerá del equilibrio entre sol y gel.

sol. (sol.), abreviatura de **solución.**

solanácea (solanaceous), relativo a plantas de la familia Solanaceae, o sustancias obtenidas a partir de ellas.

Solanaceae (Solanaceae), familia de plantas que incluye al género *Solanum,* o hierba mora, y más de 1.800 especies, entre ellas la dulcamara mortal (belladona), el beleño, los tomates y las patatas.

solanina (solanine), alcaloide esteroideo que se encuentra en varias especies de *Solanum,* como la belladona y los brotes verdes de la patata; produce hemólisis, depresión del SNC y a menudo la muerte por insuficiencia respiratoria.

Solanum *(Solanum),* amplio género de plantas de la familia Solanaceae. Incluye a las patatas, tomates, berenjenas, diversos tipos de hierba mora y muchas especies medicinales y venenosas.

solario (solarium), habitación o área grande y soleada que sirve como sala de estar para los pacientes ambulatorios en un hospital.

sóleo (soleus), uno de los tres músculos posteriores superficiales de la pierna. Es un músculo ancho y plano situado inmediatamente por debajo del gastrocnemio o gemelo. Es flexor plantar del pie.

solicitador tardío de tratamiento (delayed treatment seeker), (en psicología) persona que tarda en solicitar un tratamiento por un acontecimiento problemático en su vida, como una agresión sexual, hasta meses o años después del mismo, y normalmente acaba haciéndolo por un fenómeno precipitante, como una reacción a su aniversario.

solicitud de proyecto (request for proposal), convocatoria realizada por una agencia financiera para proyectos destinados a conseguir un objetivo determinado. La instancia incluye una lista de los requisitos que un proyecto debe cumplir para recibir los fondos.

sólido (solid), **1.** cuerpo, figura, estructura o sustancia densa que tiene longitud, anchura y grosor, no es líquido ni gaseoso, no contiene cavidades ni huecos importantes, ni tiene fracturas o aberturas en su superficie. **2.** que describe a un cuerpo, figura, estructura o sustancia de ese tipo.

solifenacina (solifenacin), anticolinérgico usado para tratar la vejiga hiperactiva.

soln (soln), abreviatura de **solución.**

solubilidad (solubility), **1.** cantidad máxima de soluto que se puede disolver en un disolvente específico a determinadas presión y temperatura. **2.** concentración de un soluto en un disolvente en su punto de saturación.

solución (sol., soln) (solution [sol., soln]), mezcla de una o más sustancias disueltas en otra sustancia. Las moléculas de cada una se dispersan de forma homogénea y no varían químicamente. Una solución puede ser gaseosa, líquida o sólida.

solución acuosa (aqueous solution), preparado líquido homogéneo de cualquier sustancia disuelta en agua.

solución coloidal (colloidal solution), solución en la cual pequeñas partículas, tales como las grandes moléculas poliméricas, se encuentran dispersas de manera homogénea en un medio líquido.

solución de BCG (BCG solution), suspensión acuosa de bacilo de Calmette-Guérin para instilación endovesical que trata de activar el sistema inmunitario como parte del tratamiento de los carcinomas superficiales de vejiga. Reduce el riesgo de desarrollo posterior de cáncer en la vejiga, aunque se desconoce el mecanismo exacto de acción.

solución de Benedict (Benedict's solution), [Stanley R. Benedict, bioquímico estadounidense, 1884-1936], término que se refiere a dos reactivos (uno cualitativo y otro cuantitativo) utilizados en la exploración de muestras urinarias. Cuando se calienta la solución, el color de la mezcla resultante depende de la concentración de glucosa en la orina.

solución de Burow (Burow's solution), [Karl A. von Burow, médico alemán, 1809-1874], preparación líquida que contiene sulfato de aluminio, ácido acético, carbonato cálcico precipitado y agua, utilizada como astringente tópico, antiséptico y antipirético para una amplia gama de enfermedades cutáneas.

solución de Dakin (Dakin's solution), [Henry D. Dakin, bioquímico estadounidense, 1880-1952], solución antiséptica que contiene ácido bórico y un 0,4-0,5% de hipoclorito sódico. Se utiliza para la irrigación de heridas y en el tratamiento del pie de atleta.

solución de diálisis peritoneal (peritoneal dialysis solution), solución de electrólitos y otras sustancias que se introduce en el peritoneo para eliminar sustancias tóxicas del organismo en algunos pacientes con insuficiencia renal.

solución de Fehling (Fehling's solution), [Herman C. von Fehling, químico alemán, 1812-1885], solución que contiene sulfato cúprico, hidróxido de sodio y tartrato sódico potásico, utilizada para analizar la presencia de glucosa y de otras sustancias reductoras en la orina.

solución de fucsina fenicada (carbol-fuchsin solution), [Leonard Fuchs, botánico alemán, 1501-1566], preparación utilizada en el tratamiento de infecciones micóticas superficiales. Contiene ácido bórico, fenol, resorcinol, fucsina, acetona y alcohol en una solución acuosa.

solución de goma xantano (xanthan gum solution), una solución de goma xantano, metilparabeno y propilparabeno en agua purificada. Se emplea como agente para la suspensión, estabilizador, emulsificador y espesante.

solución de hidróxido cálcico (calcium hydroxide solution), líquido transparente incoloro utilizado a veces como álcali y antídoto.

solución de hipoclorito sódico (sodium hypochlorite solution), solución acuosa al 5% de NaOCl (lejía común) utilizada como desinfectante de utensilios y superficies que no quedan dañados por su acción de blanqueo.

solución de la Universidad de Wisconsin (University of Wisconsin solution), solución conservante usada para irrigar los órganos antes de guardarla en frío antes del trasplante para prevenir las lesiones inducidas por el frío en las células.

solución de Lugol (Lugol's solution), [Jean G. A. Lugol, médico francés, 1786-1851], solución acuosa de yodo (5%) y yoduro potásico (10%) que paradójicamente suprime la función tiroidea. Utilizada en la preparación para la tiroidectomía y durante el tratamiento de la crisis tirotóxica.

solución de Monsel (Monsel's solution), solución acuosa de color rojo parduzco de sulfato férrico básico. Se prepara a partir de sulfato ferroso y ácido nítrico y se usa como astringente y hemostático.

solución de peso por volumen (p-v) (weight per volume [w-v] solution), relación entre un soluto y un disolvente expresada en gramos de soluto por mililitro de la solución total. Por ejemplo, 50 gramos de glucosa en 1 litro de solución se considera una solución p-v al 5%.

solución de Ringer lactato (Ringer's lactate solution), solución para reponer líquido y electrólitos, prescrita para corregir el volumen extracelular y la depleción de electrólitos.

solución de veneno de cobra (cobra venom solution), solución salina fisiológica estéril que contiene cantidades mínimas de cobralisina, la sustancia hemolítica del veneno de cobra.

solución electrolítica (electrolyte solution), cualquier solución que contiene electrólitos, preparada para administración oral, parenteral o rectal, como reposición o suplemento de los iones necesarios para la homeostasis. Las soluciones de electrólitos que contienen una combinación de sodio, potasio, calcio, magnesio, cloruro, bicarbonato, fosfato y/o lactato pueden administrarse para tratar trastornos acidobásicos, como los que se producen en la disfunción renal crónica, la cetoacidosis diabética o los desequilibrios inducidos por vómitos o diarreas o por acción de determinados fármacos. Existe una gran variedad de fórmulas equilibradas de sustitución y mantenimiento y la mayor parte incluyen varios oligoelementos.

solución esclerosante (sclerosing solution), líquido que contiene un irritante que provoca inflamación y la consiguiente fibrosis de los tejidos. Se puede utilizar en la cauterización de úlceras, la detención de hemorragias y el tratamiento de hemangiomas.

solución heparínica de lavado (heparin lock flush solution [USP]), solución estéril de heparina sódica, suero salino y alcohol bencílico que se emplea para conservar la permeabilidad de los sistemas intravenosos; no se usa como terapia anticoagulante.

solución hiperbárica (hyperbaric solution), tipo de anestésico raquídeo cuya densidad es mayor que la del LCR, de modo que se localizará en la parte inferior del conducto vertebral.

solución isoosmótica (isosmotic), solución que contiene la misma concentración de solutos que otra.

solución isotónica (isotonic solution), solución que no causa cambios en el volumen celular.

solución molar (molar solution), solución que contiene un mol de soluto por litro de solución.

solución normal (N/I, N) (normal solution [N/I, N]), solución que contiene el peso equivalente en gramos de un reactivo por litro.

solución oftálmica (ophthalmic solution), preparación estéril especial exenta de partículas extrañas para instilar una medicación en el ojo.

solución osmolal (osmolal solution), concentración de soluto expresada en número de osmoles por kilogramo de disolvente.

solución osmolar (osmolar solution), concentración de soluto expresada en número de osmoles por litro de solución.

solución porcentual (percent solution), relación entre una cantidad de soluto y una cantidad de solución, multiplicada por 100, expresada en términos de peso de soluto por peso de la solución. Un ejemplo de una solución de peso al 5% sería 5 gramos de glucosa disueltos en 95 gramos de agua, formando 100 gramos de solución.

solución reveladora (disclosing solution), solución colorante de aplicación tópica utilizada para teñir y revelar placas y otros depósitos en los dientes.

solución salina (saline solution), solución que contiene cloruro sódico. Según el uso previsto puede ser hipotónica, isotónica o hipertónica en relación con los líquidos corporales.

solución salina fisiológica (physiologic salt solution), solución salina normal que suele consistir en una solución estéril de cloruro sódico al 0,9% p/v en agua destilada. Es isotónica con los líquidos corporales normales.

solución salina normal (normal saline solution), solución estéril de cloruro sódico en agua que es isotónica con la sangre y puede ser inyectada por vía intravenosa.

solución saturada (saturated solution), solución en la que el disolvente contiene la máxima cantidad de solutos que puede disolver a una determinada temperatura.

solución TAC (TAC solution), solución de tetracaína, epinefrina y cocaína utilizada como anestésico local en el tratamiento de urgencia de laceraciones no complicadas.

solución tampón (buffer solution), solución que reducirá al mínimo los cambios de un determinado valor del pH a pesar de su dilución o de la adición de una pequeña cantidad de base o de ácido.

soluciones de rehidratación oral (SRO) (oral rehydratation solutions [ORS]), soluciones de electrólitos y glucosa que se usan en la rehidratación oral. Los electrólitos recomendados son el NaCl, el KCl y el citrato trisódico.

soluto (solute), sustancia disuelta en una solución.

solvente no polar (nonpolar solvent), disolvente líquido sin cargas parciales significativas en ningún átomo, como los hidrocarburos, o cuando los enlaces polares se organizan de forma que los efectos de sus cargas parciales se anulan, como en el tetracloruro de carbono.

solvente volátil (volatile solvent), disolvente que se evapora rápidamente.

soma (soma), **1.** nombre del cuerpo para distinguirlo de la mente o la psique. **2.** el cuerpo, excluyendo las células germinales. **3.** el cuerpo de una célula.

somatista (somatist), psicoterapeuta u otro profesional sanitario que cree que toda neurosis y psicosis tiene una causa orgánica.

somatización (somatization), proceso por el cual un acontecimiento mental se expresa en forma de trastorno corporal o síntoma físico. Ejemplos suyos son las úlceras pépticas y el asma.

somatodispraxia (somatodyspraxia), deterioro de la capacidad para planear movimientos especiales no habituales. Con la práctica los pacientes pueden ser capaces de adquirir habilidades motoras específicas, pero no de realizar tareas no familiares.

somatogénesis (somatogenesis), **1.** (en embriología) el desarrollo del cuerpo a partir del plasma germinativo. **2.** desarrollo de una enfermedad física o de síntomas de causa fisiopatológica orgánica.

somatomamotropina coriónica humana (HCS) (human chorionic somatomammotropin [HCS]), hormona producida por el sincitiotrofoblasto durante el embarazo. Regula el metabolismo de los carbohidratos y de las proteínas de la madre con el fin de asegurar la liberación al feto de glucosa para obtener energía y proteínas para su crecimiento.

somatomegalia (somatomegaly), trastorno en el cual el cuerpo es exageradamente grande debido a una secreción excesiva de somatotropina o insuficiente de somatostatina.

somatoplasma (somatoplasm), material protoplásmico no reproductor de las células corporales que debe diferenciarse del material reproductor de las células germinales.

somatopleura (somatopleure), la capa de tejido lateral y ventral que forma la pared corporal del embrión al principio del desarrollo.

somatosplácnico (somatosplanchnic), relativo al tronco y los órganos viscerales.

somatostatina (somatostatin), hormona producida en el hipotálamo que inhibe la liberación de somatotropina (hormona del crecimiento) por la adenohipófisis. También se fabrica en otras partes del organismo e inhibe la liberación de determinadas hormonas, entre ellas tirotropina, hormona adrenocorticotropa, glucagón, insulina y colecistocinina, y de algunas enzimas, como pepsina, renina, secretina y gastrina.

somatoterapia (somatotherapy), tratamiento de los trastornos físicos para distinguirlo de la psicoterapia.

somatotipo (somatotype), **1.** tipo corporal o físico. **2.** clasificación de los individuos según el tipo corporal, basada en determinadas características físicas. Los principales tipos son: **ectomorfo, endomorfo** y **mesomorfo.**

somatotrópico (somatotropic), relativo al agente que influye en el cuerpo o en las células del cuerpo.

somatrén (somatrem), hormona de crecimiento polipeptídica sintética producida mediante tecnología de ADN recombinante. Está indicada para potenciar el crecimiento, cuando los pacientes no crecen por una secreción endógena escasa de hormona de crecimiento. También se emplea para limitar la caquexia en pacientes de SIDA sometidos a tratamiento antirretroviral y como tratamiento de sustitución en adultos con déficit de hormona del crecimiento documentada.

sombra (shadow), (en psicología) arquetipo que representa los aspectos y componentes inaceptables de la conducta.

sombra acústica (acoustic shadow), en una imagen ecográfica, la falta de ecos producida por la presencia de material denso, como cálculos, que impiden la transmisión de las ondas sonoras.

sombras mamarias (breast shadows), artefactos de la radiografía de tórax de la mujer causados por el tejido mamario. Las sombras acentúan los tejidos subyacentes y pueden dar lugar a una imagen semejante a un proceso intersticial.

sombreado (shadowcasting), técnica para acentuar la visibilidad de una silueta de muestra microscópica, sobre la cual se deposita una película química, haciéndola destacar en relieve.

sombreado parcial (partial shadowing), (en ecografía) disminución en la amplitud de las señales de eco que retornan de regiones situadas más allá de un objeto cuya atenuación es mayor que la atenuación media en regiones superpuestas adyacentes.

somita (somite), cada una de las dos masas segmentadas de tejido mesodérmico que se forman a lo largo de toda la longitud del tubo neural durante la fase inicial del desarrollo embrionario de los vertebrados.

somnífero (somnolent), que tiende a dar sueño.

somniloquia (somniloquence), hablar durante el sueño o bajo hipnosis.

somnolencia (drowsiness), nivel de consciencia disminuido caracterizado por deseo de dormir y dificultad para permanecer alerta pero fácil de modificar por la inducción de estímulos. Puede estar causado por falta de sueño, medicamentos, abuso de sustancias o trastorno cerebral.

sonambulismo (somnambulism, nightwalking), **1.** trastorno que se produce durante las fases 3 o 4 del sueño sin movimientos oculares rápidos (no REM) y se caracteriza por actividad motora compleja, habitualmente culminando en el abandono de la cama y la deambulación, sin recuerdo alguno del episodio al despertar. Los episodios suelen durar desde varios minutos hasta media hora o más. **2.** estado hipnótico en el que la persona posee todas sus facultades sensoriales pero ningún recuerdo del episodio.

sonda (probe), **1.** cualquier instrumento utilizado para explorar un orificio, como un seno o una herida. Los tipos comunes de sonda son la sonda con extremo guía romo, la de bobina electroimán con un dispositivo de sondeo para la detección de partículas metálicas extrañas, y una sonda de ojal con un pequeño orificio en un extremo para introducir un hilo guía a lo largo de una fístula. **2.** cualquier instrumento o agente, como un isótopo marcado radiactivo o un fragmento sonda molecular de ácido desoxirribonucleico, que se introduce en un medio para obtener información sobre una estructura o una sustancia. **3.** sonda Doppler usada para detectar el flujo en un vaso.

sonda Cantor (Cantor tube), [Meyer O. Cantor, médico estadounidense, 1907-1981], sonda nasoentérica larga, de una sola luz, con una pequeña bolsa de goma hermética llena de mercurio en su extremo distal, utilizada para aliviar obstrucciones en el intestino delgado. El instrumento tiene también orificios de drenaje que permiten la aspiración del contenido intestinal.

sonda de ADN (DNA probe), segmento marcado de ADN o ARN utilizado para descubrir una secuencia específica de nucleótidos en una molécula de ADN. Las sondas pueden sintetizarse en el laboratorio, a partir de una secuencia complementaria a la del ADN elegido como blanco.

sonda de alimentación (feeding tube), sonda para introducir líquidos de alto valor calórico en el estómago.

sonda de alimentación yeyunal (jejunal feeding tube), tubo hueco que se introduce en el yeyuno a través de la pared del abdomen para administrar alimentos líquidos a los pacientes con un riesgo elevado de aspiración.

sonda de autorretención (self-retaining catheter), sonda urinaria permanente que tiene una doble luz. Un conducto permite la salida de la orina desde la vejiga hasta una bolsa colectora; el otro conducto posee un balón en el extremo vesical y un diafragma en el otro extremo. Se inyectan varios centímetros de aire o agua estéril a través del diafragma para llenar el balón de la vejiga y mantener la sonda en posición.

sonda de Fogarty (Fogarty catheter), tipo de catéter con balón en su extremo, utilizado para eliminar trombos y émbolos de los vasos sanguíneos.

sonda de Foley (Foley catheter), [Frederick E. B. Foley, médico estadounidense, 1891-1966], sonda de goma, con un balón en el extremo, que se llena con un líquido estéril una vez situada en la vejiga. Este tipo de sonda se utiliza cuando se desea un drenaje continuo de la orina, como durante una intervención quirúrgica, o cuando es necesaria una cateterización urinaria repetida si no se utiliza un catéter permanente.

sonda de locus único (single-locus probe [SLP]), secuencia marcada de ácido desoxirribonucleico (ADN) o ácido ribonucleico (ARN) que puede utilizarse para identificar una región de repeticiones en tándem del ADN que se encuentra en el genoma una sola vez. Puede emplearse en la resolución de litigios sobre parentesco familiar.

sonda de Miller-Abbott (Miller-Abbott tube), [Thomas G. Miller, médico norteamericano, 1886-1981; William O. Abbott, médico norteamericano, 1902-1943], catéter largo de pequeño calibre y luz doble utilizado en el sondaje intestinal para descompresión. Una de las luces acaba en un extremo metálico perforado y la otra en un balón plegable. Estas sondas son radiopacas y, por tanto, visibles en las radiografías.

sonda de Sengstaken-Blakemore (Sengstaken-Blakemore tube), [Robert W. Sengstaken, neurocirujano estadounidense, n. 1923; Arthur H. Blakemore, cirujano estadounidense, 1897-1970], catéter grueso que tiene una luz triple y dos balones, utilizado para ejercer presión mediante taponamiento con el balón y detener la hemorragia por varices esofágicas. Unido a la sonda, un balón se infla en el estómago y ejerce presión contra el orificio superior. Unido de forma similar, el otro balón más largo y más estrecho presiona sobre las paredes del esófago. El tercer tubo se utiliza para extraer el contenido gástrico.

sonda de traqueotomía de Jackson (Jackson tracheostomy tube), marca comercial de una sonda de traqueotomía de plata con un manguito de goma incorporado en la sonda. El diseño está pensado para evitar que el manguito se suelte de la sonda, lo que produciría interferencia con el flujo de aire al paciente.

sonda de Wangensteen (Wangensteen tube), [Owen H. Wangensteen], catéter que forma parte del aparato de Wangensteen.

sonda Doppler (Doppler probe), [Christian J. Doppler, físico y matemático austríaco, 1803-1853], instrumento diagnóstico manual que emite un haz ultrasónico en el cuerpo. La reflexión de las ondas de ultrasonidos a partir de una estructura en movimiento causa un cambio en su frecuencia.

sonda gástrica (stomach tube), sonda empleada para introducir nutrientes en el estómago, para extraer líquidos y tóxicos ingeridos o para descomprimirlo.

sonda gástrica de Rehfuss (Rehfuss stomach tube), [Martin E. Rehfuss, médico estadounidense, 1887-1964], sonda gástrica de diseño especial con una jeringuilla graduada que se utiliza para extraer muestras del contenido gástrico para su estudio tras una prueba con comida.

sonda génica (gene probe), instrumento utilizado en biología molecular para localizar un gen determinado en un cromosoma. Consiste en emparejar un segmento corto conocido de ADN o ARN con la secuencia correspondiente de bases de un cromosoma.

sonda intestinal (intestinal tube), sonda que se introduce en el intestino con fines terapéuticos.

sonda nasogástrica (nasogastric tube), cualquier sonda que se introduce en el estómago a través de la nariz.

sonda nasotraqueal (nasotracheal tube), catéter introducido en la tráquea a través de la cavidad nasal. Habitualmente va ligado a un ventilador mecánico o a una bolsa de reanimación para administrar oxígeno.

sonda periodontal (periodontal probe), **1.** instrumento delgado, que se estrecha hacia su extremo, plano o cilíndrico, con indentaciones separadas por varios milímetros, diseñado para ser introducido en el surco gingival con el objetivo de medir su profundidad. **2.** instrumento delgado, que se estrecha hacia su extremo, con indentaciones a milímetros de distancia, o sin ellas, para medir la furcación de las raíces de los premolares y los molares.

sonda prostática (prostatic catheter), sonda utilizada en el sondaje masculino de la vejiga urinaria para atravesar una uretra obstruida por una glándula prostática aumentada de tamaño.

sonda yeyunal (nasojejeunal tube), sonda lastrada con mercurio que se introduce a través de la nariz y permite el movimiento peristáltico normal del píloro hacia el yeyuno.

sondaje gástrico (gastric intubation), procedimiento en el que se mete una sonda de Levin u otra de pequeño calibre a través de la nariz, por el esófago, hasta el estómago, para introducir en él preparados líquidos con el fin de alimentar a pacientes inconscientes o a recién nacidos prematuros o enfermos. Puede administrarse medicación o medios de contraste, como tratamiento o para realizar exploraciones gástricas.

sondaje nasogástrico (nasogastric intubation), colocación de una sonda nasogástrica en el estómago a través de la nariz, con el fin de aliviar la distensión gástrica mediante la retirada de gas, secreciones gástricas o alimentos; para instilar medicamentos, alimentos o líquidos o para obtener una muestra para análisis de laboratorio.

sondaje vesical en el varón (male catheterization), introducción de una sonda a través de la uretra masculina con el propósito de drenar la vejiga urinaria. El paciente se sitúa en decúbito supino con las piernas extendidas. La sonda se introduce de 17,5 a 22,5 cm, o hasta que salga la orina. Es importante realizar una técnica estéril en todo momento para evitar la entrada de microorganismos infecciosos en la vejiga.

sondaje vesical en la mujer (female catheterization), procedimiento para extraer orina mediante una sonda urinaria introducida a través del meato urinario y la uretra hasta la vejiga. Esta técnica se realiza para aliviar la distensión si no es posible la micción voluntaria (p. ej., después de un traumatismo o de una intervención quirúrgica), como preparación para la anestesia y durante la misma, o si es necesaria una muestra de orina de la vejiga o instilar un medicamento en ésta. Puede usarse un catéter recto o un catéter de retención con balón.

sondear (probe), el acto de explorar o investigar una acción o materia no familiar.

sonido (sound), emisión detectada por un instrumento utilizado para localizar la abertura de una cavidad o canal, para probar la permeabilidad de un canal, para comprobar la profundidad de una cavidad o para determinar el contenido de un canal o cavidad.

sonido broncovesicular (bronchovesicular sounds), sonidos respiratorios normales que están entre los sonidos de los conductos bronquiales y los alveolares, o son una combinación de ambos.

sonido cardíaco (heart sound), sonido normal producido dentro del corazón durante el ciclo cardíaco, que se puede escuchar sobre la región precordial y que puede revelar anomalías en la estructura o en la función cardíaca. La auscultación cardíaca se realiza sistemáticamente desde la punta a la base del corazón o desde la base a la punta, utilizando un estetoscopio para escuchar inicialmente con el diafragma y después con la campana. Los sonidos o tonos cardíacos normales son T_1, T_2, T_3 y T_4. Otros ruidos cardíacos son los clics, ritmos de galope, soplos, roces y chasquidos.

sonido respiratorio anfórico (amphoric breath sound), sonido resonante sordo sibilante anómalo, que se oye con el estetoscopio sobre el tórax. Su presencia indica la existencia de una cavidad abierta a un bronquio o de un neumotórax.

sonido respiratorio traqueal (tracheal breath sound), sonido respiratorio normal oído en la auscultación de la tráquea. Tanto el sonido inspiratorio como el espiratorio son igual de fuertes; el segundo se oye durante la mayor parte de la espiración, mientras que el primero para abruptamente en el momento de la inspiración.

sonidos accesorios (adventitious sounds), ruidos respiratorios que no se oyen normalmente, tales como los crepitantes, los roncus y los estertores. Pueden superponerse a los sonidos respiratorios normales.

sonidos anómalos involuntarios (aboiement), sonidos anómalos semejantes a los que producen los animales, como el ladrido, emitidos de forma involuntaria. Pueden ser un signo clínico del síndrome de Gilles de la Tourette.

sonora, sonoro (voiced), se dice de los sonidos del lenguaje cuya pronunciación va acompañada de una vibración de las cuerdas vocales, como es el caso de las letras */b/, /d/,* o */z/.*

soñoliento (somnolent), el que está adormecido o amodorrado.

SOP (PCOS), siglas de **síndrome de ovario poliquístico.**

soplete (blowpipe), tubo a través del cual se lanza una corriente de aire u otro gas sobre una llama para concentrar e intensificar el calor.

soplido uterino (uterine souffle), sonido silbante suave que se genera por las arterias de un útero gestante. Se sincroniza con el pulso materno.

soplo (bruit, murmur, souffle), sonido suave anómalo que se escucha al auscultar una arteria, órgano o glándula, producido cuando la sangre fluye por un vaso estrecho o parcialmente ocluido. El carácter específico del soplo, su ubicación y el momento de aparición en un ciclo combinado con otros sonidos determinan el diagnóstico.

soplo arterial (arterial murmur), ruido producido por la sangre que se mueve a través de una arteria.

soplo bronquial (bronchial murmur), soplo que se oye como un ruido sibilante, causado por el flujo del aire hacia dentro y hacia fuera de los conductos bronquiales.

soplo cardíaco (cardiac murmur, heart murmur, cardiac souffle), sonido anómalo que se escucha durante la auscultación cardíaca debido a la alteración del flujo sanguíneo en una cavidad o a través de una válvula. Los soplos se clasifican según el momento de su presentación durante el ciclo cardíaco, la duración y la intensidad del sonido. En ciertos grupos de edad, muchos soplos sistólicos tienen un carácter benigno y carecen de importancia, mientras que otros indican una cardiopatía. Los soplos diastólicos siempre son patológicos.

soplo cardiopulmonar (cardiopulmonary murmur), sonido que se escucha sobre el corazón durante la respiración y durante los latidos cardíacos. Se debe a las vibraciones que provoca el corazón al golpear el tejido pulmonar en cada latido.

soplo continuo (continuous murmur), soplo cardíaco ininterrumpido o murmullo venoso cervical que de forma característica comienza en la sístole extendiéndose durante la diástole.

soplo creciente o en crescendo (crescendo murmur), soplo que aumenta regularmente de intensidad y termina bruscamente.

soplo de Austin Flint (Austin Flint murmur), [Austin Flint, fisiólogo norteamericano, 1812-1886], sonido de tono bajo característico de la insuficiencia aórtica grave sin valvulopatía mitral. Se escucha de forma típica durante la fase mesodiastólica ventricular en el área de la válvula mitral.

soplo de Duroziez (Duroziez' murmur), [Paul Louis Duroziez, médico francés, 1826-1897], soplo sistólico que se escucha sobre la arteria femoral o cualquier otra gran arteria cuando se comprime. El fenómeno va asociado a hipertensión del pulso arterial o a insuficiencia aórtica. También se puede escuchar un soplo diastólico aumentando la presión sobre la arteria en un punto distal al estetoscopio.

soplo de Gibson (Gibson's murmur), [George A. Gibson, médico escocés, 1854-1913], soplo cardíaco que se escucha de forma continua a lo largo de todo el ciclo cardíaco en pacientes con el conducto arterioso permeable. Se evidencia más al final de la sístole y disminuye al final de la diástole, y se suele describir como un «ruido de maquinaria».

soplo de Graham Steell (Graham Steell's murmur), [Graham Steell, médico británico, 1851-1942], soplo protodiastólico que se oye en el segundo espacio intercostal a la izquierda del esternón. Está asociado con la insuficiencia de la válvula pulmonar en la hipertensión pulmonar.

soplo de la punta (apex murmur), soplo cardíaco que se escucha mejor en la punta del corazón, situada en la mayor parte de las personas a la altura del quinto espacio intercostal.

soplo de reflujo (regurgitant murmur), soplo cardíaco provocado por una válvula insuficiente cuando pasa la sangre de forma retrógrada a través de sus valvas parcialmente cerradas.

soplo de reflujo aórtico (aortic regurgitant murmur), soplo cardíaco protodiastólico decreciente, sibilante, suave, de tono alto, interpretado como signo de insuficiencia aórtica.

soplo diastólico (diastolic murmur), soplo causado por una turbulencia del flujo sanguíneo durante la relajación ventricular. Con escasas excepciones, los soplos diastólicos se deben a un proceso orgánico.

soplo en fuelle (bellows murmur), soplo sibilante, como el aire que se mueve al entrar y salir de un fuelle.

soplo en vaivén (to-and-fro murmur), sonido de roce o soplo que se ausculta en la sístole y en la diástole.

soplo endocárdico (endocardial murmur), ruido suave continuo causado por una anomalía en el interior del corazón.

soplo funcional (functional murmur), soplo cardíaco producido por una alteración funcional sin enfermedad o lesión cardíaca estructural, como el soplo relacionado con una anemia.

soplo funicular (funic souffle), sonido sibilante suave y apagado producido por el paso rápido de la sangre a través de los vasos umbilicales, sincrónico con el ruido del latido cardíaco fetal.

soplo mitral (mitral murmur), soplo cardíaco causado por una válvula mitral insuficiente.

soplo orgánico (organic murmur), ruido cardíaco anómalo causado por una cardiopatía congénita o adquirida.

soplo placentario (placental bruit), sonido zumbante debido a la circulación fetal que se escucha en el útero gestante. Está sincronizado con el pulso de la madre.

soplo prediastólico (prediastolic murmur), soplo que se escucha durante la sístole cardíaca.

soplo presistólico (presystolic murmur), soplo cardíaco que se escucha inmediatamente antes de la sístole en los casos de estenosis mitral.

soplo sistólico (systolic murmur), soplo cardíaco que se produce durante la sístole. Los soplos sistólicos incluyen los soplos de eyección, que se oyen a menudo en las mujeres embarazadas o en las personas con una anemia, en la tirotoxicosis o en la estenosis aórtica o pulmonar; los soplos pansistólicos, que se escuchan en las personas con una insuficiencia de las válvulas mitral o tricúspide, y los soplos telesistólicos, también ocasionados por insuficiencia mitral y, con menor frecuencia, por regurgitación tricuspídea.

soplo tricuspídeo (tricuspid murmur), soplo cardíaco producido por una válvula tricúspide insuficiente. Los soplos tricuspídeos diastólico y sistólico son similares a los soplos diastólicos y sistólicos de la válvula mitral.

soplo uterino (uterine bruit), sonido que crea el paso de la sangre a través de las arterias del útero grávido. Este sonido está sincronizado con la frecuencia cardíaca materna.

soplo venoso (venous hum), soplo continuo escuchado en la auscultación sobre las principales venas de la base del cuello y alrededor del ombligo. Es más audible en el cuello cuando el paciente está anémico, en bipedestación y mirando al lado contralateral.

sopor (sopor), sueño que es tan profundo como el estado de estupor.

soporífero[1] (soporiferous), que tiende a producir sueño profundo, como los agentes capaces de inducirlo.

soporífero[2] (soporific), **1.** sustancia, enfermedad o procedimiento que provoca sueño. **2.** fármaco soporífero.

soporte (rest), extensión de una prótesis que proporciona apoyo vertical para una restauración dental.

soporte de precisión (precision rest), soporte de una prótesis dental rígida formado por dos partes que encajan con precisión, de las cuales la parte que se inserta se ajusta firmemente contra la parte gingival del aparato.

soporte del peso (weight holder), barra metálica en forma de T que soporta el peso durante la tracción.

soporte del tendón rotuliano con ajuste supracondíleo (STR/SC) (patellar-tendon bearing supracondylar [PTB/SC] socket), prótesis de la extremidad inferior con suspensión supracondílea (por encima de un cóndilo) y suprarrotuliana (por encima de la rótula).

soporte móvil para el brazo (mobile arm support [MAS]), soporte para el antebrazo que permite a los sujetos con discapacidades de la extremidad superior realizar algunas actividades de la vida diaria, como colocar adecuadamente la mano para alimentarse a sí mismos. El dispositivo ortésico también se puede utilizar como aparato de entrenamiento o montarlo en una silla de ruedas.

soporte oclusivo (occlusal rest), soporte que forma parte de una prótesis parcial extraíble y que se coloca en la superficie oclusiva de un diente posterior.

soporte protésico sobredentario (tooth-borne base), base para prótesis que repara una zona desdentada y se apoya en pilares dentales por ambos extremos.

soporte vital (life support), uso de cualquier técnica, aparato o tecnología para mantener las funciones físicas vitales.

soporte vital avanzado (SVA) (advanced life support [ALS]), nivel especializado de asistencia médica de urgencia proporcionado, generalmente, por ayudantes técnicos de urgencias o personal paramédico. El soporte vital avanzado incluye, de forma característica, técnicas agresivas como la terapia intravenosa, la intubación y/o la administración de fármacos.

soporte vital avanzado para los quemados (SVAQ) (advanced burn life support [ABLS]), valoración y tratamiento de los pacientes quemados realizado por personal de los servicios de urgencia desde el lugar del accidente y durante las primeras 24 horas tras la lesión. Incluye valoración del paciente, control de la vía aérea y soporte ventilatorio, reanimación con líquidos y determinación de si el paciente debe ser trasladado a un centro de quemados.

soporte vital básico (SVB) (basic life support [BLS]), tratamiento de urgencia de la víctima de una parada cardíaca o respiratoria mediante la RCP y la atención cardíaca de urgencia.

soporte vital cardíaco avanzado (SVCA) (advanced cardiac life support [ACLS]), procedimientos médicos de urgencia que apoyan los esfuerzos de la reanimación cardiopulmonar básicos para mantener la vida mediante el establecimiento de una vía intravenosa para líquidos, el logro de las condiciones para aplicar la desfibrilación, la administración de fármacos, el control de las arritmias cardíacas, la intubación endotraqueal y la ventilación asistida.

soporte vital pediátrico avanzado (SVPA) (pediatric advanced life support [PALS]), sistema de procedimientos e instalaciones de asistencia crítica, como los cuidados intensivos de enfermería, para el tratamiento básico y avanzado de los lactantes y niños gravemente lesionados o enfermos. En EE. UU. incluye el programa de reanimación neonatal (PRN) recomendado por la American Academy of Pediatrics y por la American Heart Association.

sorafenib (sorafenib), antineoplásico mixto empleado en el tratamiento de formas avanzadas y metastásicas de carcinoma de células renales murinas.

sordera (deafness), trastorno caracterizado por la pérdida de audición que hace imposible para un individuo la comprensión del lenguaje sonoro sólo mediante la propia audición.

sordera de conducción (conductive hearing loss), forma de sordera en la que el sonido se conduce de forma inadecuada a través del oído externo o medio hacia el aparato neurosensorial del oído interno. La sensibilidad al sonido está disminuida, pero su claridad (interpretación del sonido) no varía mientras sea suficientemente fuerte.

sordera funcional (functional hearing loss), sordera que no se debe a lesión orgánica.

sordera inducida por el ruido (noise induced hearing loss), pérdida gradual de la audición por la exposición a ruidos muy fuertes durante un período de tiempo prolongado. La sordera tiene una naturaleza neurosensorial y es mayor a las frecuencias más altas. Aunque la pérdida de la audición es al principio temporal, puede llegar a ser permanente si se mantiene la exposición al ruido.

sordera mixta (mixed hearing loss), tipo de sordera que tiene características de las sorderas de conducción y neurosensorial.

sordera para los tonos (tone deafness), incapacidad para detectar el tono o cambio de tono de una nota musical o el cambio de una voz.

sordera profesional (occupational deafness), pérdida de audición resultante de los niveles de ruido del puesto de trabajo.

sordo (voiceless), se dice de los sonidos del lenguaje cuya pronunciación no va acompañada de una vibración de las cuerdas vocales, como es el caso de las letras */p/, /t/,* o */s/.*

sordo (deaf), **1.** que no puede oír, duro de oído. **2.** persona que no puede oír o que padece una alteración de la audición.

sordo (dull), que no es llamativo, vívido ni intenso.

sordomudez (deaf-mutism), estado en el que no se tiene capacidad de oír y hablar.

sordomudo (deaf-mute), persona que no es capaz de oír ni hablar.

s.o.s. (s.o.s.), siglas de la frase latina *si opus sit,* «si es necesario».

sosa (soda), compuesto de sodio, especialmente bicarbonato sódico, o carbonato sódico.

sosa cálcica (SC) (soda lime [SL]), mezcla de hidróxidos sódico y cálcico utilizada para absorber el anhídrido carbónico espirado en un sistema anestésico de reinspiración. Las partículas de vidrio de sosa cálcica se usan en camas fluidificadas por aire.

sotalol (sotalol), agente bloqueante betaadrenérgico no cardioselectivo, utilizado en el tratamiento de las arritmias ventriculares que ponen en riesgo la vida del paciente.

SOVP (SOAP), siglas para *subjetivo, objetivo, valoración* y *plan,* las cuatro partes de un informe por escrito del problema sanitario. Al obtener la historia del paciente y realizar la exploración física, se establece un registro SOVP para cada síndrome, problema, síntoma o diagnóstico.

sp. (Sp., sp., spp.), abreviatura de **especie.**

SPA (SPA), siglas inglesas de **ensayo de penetración de esperma.**

SPCA (SPCA), siglas en inglés de *acelerador de la conversión de la protrombina sérica* (factor VII, uno de los factores de coagulación).

SPECT (SPECT), siglas de **tomografía computarizada por emisión de fotón único.**

spin (spin), momento angular intrínseco de una partícula elemental o del núcleo de un átomo.

spin nuclear (nuclear spin), forma intrínseca de momento angular que poseen los núcleos atómicos que contienen un número impar de nucleones (protones o neutrones).

spin-eco rápido (FSE) (fast spin-echo [FSE]), técnica de RM que utiliza espines-eco múltiples para reducir los tiempos de toma de imagen en comparación a la imagen de spin-eco estándar.

spinnbarkeit (spinnbarkeit), moco cervical de característica consistencia elástica, untuosa y transparente, que aparece durante la ovulación. Tiene la consistencia de una clara de huevo cruda, constituyendo un valioso signo del período de máxima fertilidad en el ciclo menstrual de una mujer.

Spirochaeta pallida *(Spirochaeta pallida),* microorganismo flexible, espiral y móvil causante de la sífilis humana.

Spirochaetales (Spirochaetales), conjunto de las espiroquetas, orden de bacterias en el que algunas especies son de vida libre y otras son parásitas. De él forman parte géneros causantes de enfermedades como *Borrelia, Leptospira* y *Treponema.*

SPM, spm (PMS, pms), siglas de **síndrome premenstrual.**

Sporotrichum *(Sporotrichum),* género de hongos que habitan en el suelo, considerado antiguamente como el agente causal de la esporotricosis.

SPR (MMR), siglas de **vacuna de virus vivos de sarampión, parotiditis y rubéola.**

spray de pimienta (pepper spray), oleorresinas de pimiento en forma de aerosol que son muy irritantes para la piel y las mucosas;

se usa de forma similar a los gases lacrimógenos.

spray nasal de nicotina (nicotine nasal spray), producto aprobado por la U.S. Food and Drug Administration para ayudar a dejar el tabaco a los adultos. Una dosis del spray nasal administra 1 mg de nicotina directamente en las membranas nasales. Debido al riesgo de hacerse dependiente del spray nasal se recomienda que los pacientes no lo usen durante más de 6 meses.

sps (psm), siglas de **soplo presistólico.**

s.r. (w.c.), siglas de **silla de ruedas.**

Sr (Sr), símbolo del **estroncio.**

SRAG (SARS), siglas de **síndrome respiratorio agudo grave.**

SRE (RES), siglas de **sistema reticuloendotelial.**

SRL-A (SRS-A), siglas de **sustancia de reacción lenta de la anafilaxia.**

SRO (ORS), siglas de **solución de rehidratación oral.**

SRY (SRY), símbolo del gen de la «masculinidad» situado en la región que determina el sexo en el cromosoma Y. Se piensa que actúa como un sistema de control principal, con capacidad para desactivar o activar otros genes implicados en el desarrollo sexual.

SSSS (SSSS), siglas de **síndrome estafilocócico de la piel escaldada.**

SST (TSS), siglas de **síndrome del shock tóxico.**

Staphylococcus *(Staphylococcus),* género de bacterias inmóviles, esféricas, grampositivas. Algunas especies se encuentran normalmente en la piel y en la garganta. Otras provocan infecciones graves purulentas o producen una enterotoxina que puede causar náuseas, vómitos y diarrea. En el interior del hospital pueden surgir infecciones estafilocócicas potencialmente mortales.

Staphylococcus aureus *(Staphylococcus aureus),* especie de estafilococo que produce un pigmento dorado con algunas variaciones de color y suele hallarse en la piel o la nariz de personas sanas. Es responsable de numerosas infecciones piógenas, como los forúnculos, ántrax y abscesos. Las infecciones por *Staphylococcus aureus* se han hecho cada vez más difíciles de tratar, debido al desarrollo de resistencia a los antibióticos relacionados con la penicilina. Las bacterias con este tipo de resistencia se denominan *Staphylococcus aureus* resistentes a meticilina (SARM).

stat. (stat.), abreviatura de la palabra latina *statim,* «inmediatamente».

State Board Test Pool Examination (SBTPE) (State Board Test Pool Examination [SBTPE]), revisado y bautizado de nuevo en 1982 como NCLEX-RN, se trata de un examen preparado por el National Council of State Boards of Nursing de EE.UU. con el objetivo de comprobar la competencia de una persona para ejercer con seguridad su labor de enfermera titulada recién licenciada. Cada jurisdicción en EE. UU. y sus territorios regula la incorporación a la práctica de la enfermería, y exige al candidato la superación del examen. El contenido del examen está pensado para probar los conocimientos del candidato sobre el proceso de la enfermería aplicado a las amplias áreas de su práctica, incluyendo la salud maternoinfantil, la enfermería médica y quirúrgica y la enfermería psiquiátrica.

State Nurses Association (SNA) (State Nurses Association [SNA]), asociación estadounidense de personal de enfermería a nivel estatal. Las diferentes State Nurses Associations son unidades que componen la American Nurses Association.

Statewide Health Coordinating Committee (SHCC) (Statewide Health Coordinating Committee [SHCC]), componente de la red nacional estadounidense de Health Systems Agencies.

status marmoratus (status marmoratus), presencia en lactantes a término de lesiones de los núcleos basales resultantes de asfixia total aguda. Las lesiones tienen un aspecto marmóreo causado por la pérdida de neuronas y una hiperproducción de mielina en el putamen, el núcleo caudado y el tálamo.

stent (stent), [Charles R. Stent, dentista inglés, s. XIX], **1.** compuesto utilizado para hacer impresiones dentales y moldes médicos. **2.** molde o dispositivo hecho de stent, utilizado para fijar injertos cutáneos. **3.** dispositivo en forma de barra o de hebra para dar apoyo a las estructuras tubulares durante las anastomosis quirúrgicas o para mantener abiertas las arterias durante una angioplastia.

stent en cola de cerdo (pigtail stent), stent uretral que tiene un rizo cerca de la extremidad, similar a la cola de cerdo, para mantenerlo en su lugar.

Stewart, Isabel Maitland, educadora de enfermería y escritora estadounidense nacida en Canadá. Contribuyó decisivamente a la modernización del plan de estudios de enfermería, impulsó la política educativa y se convirtió en una figura importante para todo lo relacionado con la enfermería a nivel internacional.

STH (STH), abreviatura de **somatotropina.**

STP (STP), **1**. *argot,* agente psicodélico, dimetoxi-4-metilanfetamina. **2**. siglas de *s*erenidad, *t*ranquilidad y *p*az.

STPO (ODTS), siglas de **síndrome tóxico de polvo orgánico.**

Str. (Str.), abreviatura de ***Streptococcus.***

STR/SC (PTB/SC), siglas de **soporte del tendón rotuliano con ajuste supracondíleo.**

Streptobacillus moniliformis *(Streptobacillus moniliformis),* especie de bacteria en forma de collar, gramnegativa y sin motilidad, que puede provocar la fiebre por mordedura de rata en los seres humanos.

Streptococcus *(Streptococcus),* género de cocos grampositivos inmóviles, clasificados por tipos serológicos (grupos de Lancefield de A a T), por su acción hemolítica (alfa, beta, gamma) cuando crecen en agar sangre y por su reacción a virus bacterianos (fagotipos 1 a 86). Muchas especies provocan enfermedades en los seres humanos.

Streptococcus pneumoniae *(Streptococcus pneumoniae),* cualquiera de los 70 tipos antigénicos de neumococos que producen neumonía y otras enfermedades en los seres humanos. La mayor parte de las infecciones son adquiridas en la comunidad, aunque se dispone de inmunzaciones contra 23 cepas.

***Streptococcus pneumoniae* resistente a fármacos** (drug-resistant *Streptococcus pneumoniae [DRSP]*), cepa ampliamente difundida del patógeno respiratorio que es resistente a los fármacos. Hasta los años 1960, *S. pneumoniae* era casi uniformemente sensible sólo a la penicilina. En 1967 fue descrita en Australia por primera vez la resistencia a la penicilina y a otros fármacos antimicrobianos; desde entonces se ha difundido universalmente.

Streptococcus pyogenes *(Streptococcus pyogenes),* especie de estreptococo con diversas cepas que son patógenos para los seres humanos, como los beta-hemolíticos del grupo A de Lancefield. Produce enfermedades supurativas como la escarlatina y faringoamigdalitis.

Streptococcus viridans *(Streptococcus viridans),* especie de estreptococo mal definida, similar a la variedad *pyogenes*. Produce hemólisis alfa en los cultivos y es una causa frecuente de endocarditis bacteriana subaguda y de otras infecciones en humanos, como la gingivitis.

Strongyloides *(Strongyloides),* género de nematodo intestinal parasitario. Una especie, *S. stercoralis,* provoca la estrongiloidiasis, infección potencialmente mortal en determinadas circunstancias.

suave (bland), leve o que tiene un efecto tranquilizador.

suavizar (polishing), **1.** creación de un finalizado liso y lustroso sobre una superficie, como diente o dentadura. **2.** tendencia de los pacientes con lesiones del lóbulo temporal derecho a negar la actitud disfórica y a minimizar el comportamiento socialmente reprochable mientras exageran otras cualidades.

subacromial (subacromial), localizado por debajo del acromion.

subagudo (subacute), **1.** menos que agudo. **2.** relativo a una enfermedad u otra anomalía presente en una persona que se encuentra clínicamente bien.

subamortiguamiento (underdamping), transmisión de todos los componentes de frecuencia en el electrocardiograma sin reducción de su amplitud.

subaórtico (subaortic), relativo al área del cuerpo situada por debajo de la aorta.

subapical (subapical), debajo del pico o vértice.

subaponeurótico (subaponeurotic), localizado debajo de una aponeurosis.

subaracnoideo (subarachnoid), relativo al área situada por debajo de la aracnoides y por encima de la piamadre.

subatómico (subatomic), perteneciente a los fenómenos y a las partículas situados o que ocurren dentro del átomo.

subaxilar (subaxillary), relativo al área situada por debajo de la axila.

subcapsular (subcapsular), relativo al área situada por debajo de una cápsula.

subcigomático (subzygomatic), por debajo del hueso cigomático.

subclavio (subclavian), situado por debajo de la clavícula, como la vena subclavia.

subclínico (subclinical), relativo a una enfermedad o anomalía tan leve que no provoca síntomas.

subconsciente (subconscious), término no profesional para designar lo parcial o defectuosamente consciente.

subcostales (subcostales), músculos que se extienden a lo largo de varias costillas, desde la superficie interna de una costilla a la superficie interna de la segunda o la tercera por debajo de la primera. Discurren en paralelo a los músculos intercostales y se extienden desde el ángulo de las costillas hacia posiciones más mediales en las costillas inferiores.

subcultura (subculture), grupo étnico, regional, económico o social de ideales y patrones de conducta característicos que los distinguen del resto de una cultura o sociedad.

subcutáneo (subcutaneous), debajo de la piel.

subdural (subdural), relativo al área situada por debajo de la duramadre y encima de la aracnoides.

subepicardio (subepicardium), capa subepicárdica.

subepidérmico (subepidermal), debajo de la epidermis.

subescapular (subscapularis), músculo que se origina en la fosa subescapular y que se inserta en el húmero. Realiza una rotación interna del brazo.

subespecialidad (subspecialty), (en enfermería) campo profesional de enfermería muy especializado, como el de la diálisis, oncología, neurología o cuidados intensivos neonatales.

subespinal (subspinale), la porción más profunda de la línea media del maxilar en la concavidad entre la espina nasal anterior y el prostión.

subestándar (substandard), por debajo de un modelo o medida predeterminado.

subesternal (substernal), relativo al área situada por debajo del esternón.

subfertilidad (subfertility), capacidad reproductiva disminuida.

subfrénico (subphrenic), relativo al área situada por debajo del diafragma.

subglótico (subglottic), debajo de la glotis.

subículo (subiculum), porción de la formación del hipocampo que constituye la zona de transición entre la circunvolución del hipocampo y el asta de Amón.

subida de leche (let-down), sensación que experimentan frecuentemente en las mamas las mujeres durante la lactancia cuando fluye leche en los conductos. Puede producirse cuando el lactante comienza a succionar, cuando la madre oye llorar al niño o incluso cuando piensa en amamantarle.

subidón (rush), sensación placentera experimentada tras el consumo de drogas estimulantes, como anfetaminas o heroína. El subidón de la anfetamina es de inicio brusco, a diferencia del de la heroína, que se describe como somnoliento y sinuoso.

subíntima (subintimal), relativo al área situada por debajo de la íntima, o membrana que tapiza un vaso sanguíneo, habitualmente una gran arteria.

subinvolución uterina (uterine subinvolution), retraso o ausencia de la involución uterina durante el puerperio período del posparto. Entre las causas de la subinvolución se encuentra la retención de fragmentos de placenta, los fibromiomas uterinos y las infecciones. Sea cual sea su causa, se caracteriza por hemorragias más prolongadas e intensas después del parto y, en la exploración pélvica, por la presencia de un útero más grande y más blando de lo que cabría esperar en ese momento. El tratamiento incluye ergonovina oral durante 2-3 días o, cuando existe una infección, un antibiótico.

subjetivo (subjective), **1.** relativo a la naturaleza esencial de un objeto tal y como es percibido por la mente y no a la cosa en sí misma. **2.** que sólo existe en la mente. **3.** aquello que nace en el individuo o es percibido por él en contraste con algo que es modificado por circunstancias externas o puede ser evaluado mediante normas objetivas. **4.** relativo a una persona que concede excesiva importancia a sus propios estados de ánimo, actitudes u opiniones; egocéntrico.

sublimación (sublimation), **1.** mecanismo de defensa por el cual un impulso instintivo inaceptable es desviado inconscientemente y expresado a través de un medio aprobado por la persona y aceptado por la sociedad. **2.** (en psicoanálisis) proceso para desviar determinados componentes del impulso sexual hacia un objetivo no sexual y socialmente aceptable. **3.** cambio directo en un estado físico de la fase sólida a la fase gaseosa.

sublimar (sublimate), refinar o desviar los impulsos instintivos y la energía de su objetivo inmediato a otro que pueda ser expresado de una forma social, moral o estética aceptable para la persona y para la sociedad.

subliminal (subliminal), que tiene lugar por debajo del umbral de percepción sensorial o fuera de los márgenes del conocimiento consciente.

sublingual (sublingual), relativo al área situada por debajo de la lengua.

subluxación del hombro (shoulder subluxation), separación de la cabeza humeral de la cavidad glenoidea, lo que provoca la distensión de los tejidos blandos que rodean la articulación.

submandibular (submandibular), relativo al área localizada por debajo de la mandíbula.

submaxilar (submaxillary), relativo al área localizada por debajo del maxilar.

submeatal (submeatal), relativo a los tejidos situados por debajo de un meato u orificio, como las celdillas aéreas mastoideas localizadas debajo del orificio auditivo o el paladar duro situado bajo los orificios nasales.

submentoniana (submental), relativo a la zona situada por debajo del mentón.

submentovértice (submentovertex), relativo a una proyección radiográfica del cráneo en la que los rayos X entran justo por debajo del mentón y salen por la parte superior de la cabeza.

submetacéntrico (submetacentric), relativo a un cromosoma en el cual el centrómero es prácticamente equidistante entre el centro y uno de los extremos, de forma que los brazos de las cromátides no tienen igual longitud.

submucoso (submucous), relativo al área situada por debajo de una mucosa.

suboccipitobregmático (suboccipitobregmatic), relativo al diámetro anteroposterior más pequeño de la cabeza del feto cuando está bien flexionada durante el parto.

subsalicilato de bismuto (bismuth subsalicylate), sal de bismuto del ácido salicílico, que se administra por vía oral como tratamiento de la diarrea y las molestias gástricas, como náuseas, indigestión y pirosis.

subsistema (subsystem), componente más pequeño de un gran sistema integrado por individuos o díadas, formado por generación, género, interés o función.

subsistencia (subsistence), estado de conservación o mantenimiento de la vida con unas necesidades vitales mínimas.

subtálamo (subthalamus), porción del diencéfalo que sirve como centro de correlaciones para los impulsos óptico y vestibular que son transmitidos al globo pálido.
subtotal (subtotal), menor que la totalidad.
subungueal (subungual), debajo de la uña de un dedo de la mano o del pie.
succinato de doxilamina (doxylamine succinate), antihistamínico que se utiliza en el tratamiento de los síntomas alérgicos agudos producidos por la liberación de histamina.
succión con ventosas (cupping), técnica antiirritante que consiste en la aplicación de un aparato de succión a la piel para atraer la sangre a la superficie del cuerpo.
succión del pulgar (thumbsucking), hábito de succionar el pulgar para obtener una gratificación oral. Es normal en lactantes y en los niños pequeños como búsqueda de placer o como mecanismo de bienestar, especialmente cuando el niño tiene hambre o está cansado. Este hábito se intensifica entre los 18-20 meses de edad y, normalmente, desaparece cuando se desarrolla y madura.
succionar (suck), **1.** atraer un líquido o semilíquido hacia la boca creando un vacío parcial mediante movimientos de los labios y de la lengua. **2.** atraer un líquido hacia la boca, especialmente succionar leche de la mama o del biberón.
sudación excesiva (excessive sweat), mayor transpiración de lo normal para el ambiente dado. Normalmente es un signo de fiebre séptica, tuberculosis pulmonar, hipertiroidismo, enfermedad renal crónica o paludismo. La sudación anormal de las manos y de los pies es a menudo un signo de irritabilidad nerviosa o de otros factores de estrés emocional.
sudación nocturna (night sweat), sudación que tiene lugar principalmente por la noche con fiebre, como ocurre en algunas enfermedades emaciantes, por ejemplo, la tuberculosis pulmonar.
sudor profuso (profuse sweat), transpiración excesiva.
sudorífico (sudorific), **1.** relativo a una sustancia o enfermedad, como el calor o la tensión emocional, que estimula la sudación. **2.** agente sudorífico. Las glándulas sudoríparas son estimuladas por fármacos colinérgicos.
suelo (floor), superficie interna inferior de cualquier cavidad u órgano.
suelo de la pelvis (pelvic floor), conjunto de tejidos blandos que cierran el estrecho inferior.
sueño (dream), **1.** secuencia de ideas, pensamientos, emociones o imágenes que pasan por la mente durante la fase REM (de movimientos oculares rápidos) del sueño. **2.** estado del sueño en el que se produce este proceso. **3.** creación visionaria de la imaginación experimentada durante la vigilia. **4.** (en psicoanálisis) expresión de pensamientos, emociones, recuerdos o impulsos reprimidos por la consciencia. **5.** (en psicología analítica) deseos, emociones e impulsos que reflejan el inconsciente de la persona y los arquetipos que se originan en el inconsciente colectivo.
sueño[1] (sleep), estado marcado por disminución de la consciencia, menor actividad de los músculos esqueléticos y reducción del metabolismo. Normalmente, las personas duermen según patrones que siguen cuatro fases progresivas y observables. Durante la fase 1 las ondas cerebrales son de tipo theta, seguidas en la fase 2 por la aparición de husos del sueño característicos; durante las fases 3 y 4 las ondas theta son sustituidas por ondas delta. Estas cuatro fases ocupan tres cuartas partes de un período de sueño típico y se llaman en conjunto sueño *de movimientos oculares no rápidos (NREM)*. El tiempo restante suele corresponder al sueño de *movimientos oculares rápidos (REM)*. Estos períodos, que duran entre unos pocos minutos y media hora, alternan con los períodos NREM. Los sueños se producen durante el tiempo REM. Los patrones de sueño de cada persona normalmente cambian a lo largo de la vida debido a que las necesidades diarias van disminuyendo paulatinamente desde las 20 horas al día durante la lactancia hasta solamente 6 horas en la ancianidad.
sueño[2] (sleep), resultado de enfermería recogido en la Nursing Outcomes Classification (NOC). Se define como la extensión y patrón del proceso de suspensión periódica natural de la consciencia durante la cual se recupera el organismo.
sueño ansioso (anxiety dream), sueño que se asocia a inquietud y a un aumento gradual de la frecuencia del pulso.
sueño hipnótico (hypnotic sleep), sueño inducido por hipnosis mediante la administración de fármacos hipnóticos.
sueño patológico (pathologic sleep), sueño excesivo asociado a un trastorno neurológico, como la encefalitis letárgica o la enfermedad del sueño.
suero (serum), **1.** cualquier líquido seroso que humedece las superficies de las serosas. **2.** cualquier líquido acuoso transparente que ha sido separado de sus elementos más sólidos, como el exudado de una ampolla. **3.** la parte líquida transparente, poco densa y pegajosa, de la sangre que permanece después de la coagulación. El suero carece de células sanguíneas, plaquetas o fibrinógeno. **4.** vacuna o toxoide preparado a partir del suero de un donante hiperinmune para la profilaxis de una infección o un tóxico determinado.

suero antirrábico (antirabies serum), antisuero obtenido a partir del suero o el plasma de los animales vacunados con la vacuna frente a la rabia. Se emplea como profilaxis tras la exposición frente a la rabia si no se dispone de la correspondiente inmunoglobulina.

suero de caballo (horse serum), suero inmune preparado a partir de la sangre de un caballo que ha desarrollado inmunidad contra las toxinas. Dado que muchas personas son sensibles al suero de caballo, se recomienda realizar una prueba cutánea de sensibilidad antes de la inmunización pasiva con anticuerpos de caballo.

suero de la verdad (truth serum), nombre vulgar para cualquiera de los diversos sedantes, como los barbitúricos de acción corta, que se administran por vía intravenosa a los sujetos para obtener información que pueden haber reprimido o estar ocultando. Se ha utilizado con éxito para ayudar a identificar a los que sufren amnesia.

suero de manteca (buttermilk), **1.** residuo líquido ligeramente agrio que queda después de revolver la parte sólida de la nata hasta transformarla en mantequilla. Prácticamente carece de grasa y, desde el punto de vista nutritivo, es equiparable a la leche sin desnatar. **2.** leche de cultivo formada añadiendo ciertos microorganismos a la leche desnatada.

suero salino fisiológico al 50% (half-normal saline), solución de NaCl al 0,45% utilizada para la hidratación de la mucosa. Como el agua de la solución tiende a evaporarse, la concentración salina aumenta, alcanzando casi la concentración salina normal en el tracto respiratorio.

suero salino hipertónico (hypertonic saline), solución salina que contiene del 1 al 23,4% de cloruro sódico (comparado con el fisiológico al 0,9%).

suero salino hipotónico (hypotonic saline), solución salina que tiene una concentración por debajo de la isotónica.

suero salino normal (normal saline), solución salina fisiológica.

sufentanilo (sufentanil), analgésico opioide. Se usa en forma de sal citrato como anestésico o adjunto a la anestesia. También se emplea en el tratamiento del dolor obstétrico.

sufrimiento (distress), estado emocional o físico de dolor, pena, aflicción, tristeza o malestar.

sufrimiento espiritual (spiritual distress), diagnóstico de enfermería aceptado por la Fourth National Conference on the Classification of Nursing Diagnoses (revisado en 2003). Se define como deterioro de la capacidad para experimentar e integrar el significado y el propósito de la vida de un individuo, a través de la conexión consigo mismo, con los demás, con el arte, la música, la naturaleza o con poderes de índole trascendente.

sufrimiento fetal (fetal distress), estado de riesgo fetal, normalmente descubierto durante el parto, caracterizado por una velocidad o ritmo marcadamente anómalos de la contracción miocárdica.

sufrimiento moral (distress, moral), diagnóstico de enfermería aceptado por la Seventeenth National Conference on the Classification of Nursing Diagnoses. Se define como la incapacidad para llevar a la práctica una decisión o acción de carácter ético.

sugestibilidad (suggestibility), relativo a la susceptibilidad de una persona a cambiar sus ideas o actitudes por la influencia de los demás.

sugestión (suggestion), **1.** proceso por el cual un pensamiento o idea conduce a otro, como sucede en la asociación de ideas. **2.** utilización de la persuasión, exhortación u otro método para implantar una idea, un pensamiento, una actitud o una creencia en la mente de otro, como medio para influir o alterar su conducta o el estado de su mente. **3.** idea, creencia o actitud implantada en la mente de otro.

sugestión hipnótica (hypnotic suggestion), sugestión implantada en la mente de una persona bajo hipnosis.

sugestión posthipnótica (posthypnotic suggestion), acción sugerida a un sujeto hipnotizado durante un trance y realizada al despertar del trance. La acción se realiza como respuesta a una señal y el sujeto habitualmente ignora por qué la está realizando.

suicida (suicidal), relativo a la autodestrucción o que tiende a ella.

suicida (suicide), persona que lleva a cabo o intenta su propia destrucción.

suicidio (suicide), **1.** acción de quitarse intencionadamente la propia vida. **2.** *coloquial,* ruina o destrucción de los propios intereses.

suicidio asistido (assisted suicide), forma de eutanasia en la cual una persona desea suicidarse, pero se siente incapaz de realizar el acto por sí sola, ya sea por su discapacidad física o por no conocer la forma más eficaz de hacerlo. El individuo que ayuda a otro a suicidarse puede ser considerado responsable o no de la muerte de éste, dependiendo de las leyes locales.

suicidio psíquico (psychic suicide), terminación de la propia existencia sin utilizar medios o agentes físicos, como la persona de edad avanzada que llega a estar lo suficientemente deprimida como para perder las «ganas de vivir».

suicidología (suicidology), estudio de la prevención y las causas del suicidio.

sujeción de clavícula (clavicle strap), sujeción aplicada para inmovilizar la clavícula durante la cicatrización de su fractura.

sujeto analizado (analysand), persona que está siendo tratada mediante psicoanálisis.

sujetos (subjects), personas, animales o acontecimientos seleccionados para un estudio, con el fin de examinar una variable o enfermedad determinada.

sulconazol (sulconazole), agente antifúngico tópico de amplio espectro. Como nitrato, se emplea en el tratamiento del pie de atleta, la tiña y las infecciones por *Candida*.

sulculus (sulculus), surco pequeño.

sulfacetamida (sulfacetamide), antibacteriano tópico que suele prescribirse para la profilaxis de las infecciones en las lesiones corneales y para el tratamiento de la conjuntivitis bacteriana y de las infecciones bacterianas de la piel.

sulfadiacina argéntica (silver sulfadiazine), antibiótico tópico que se prescribe para prevenir o tratar la infección en quemaduras de segundo y tercer grado.

sulfadiazina (sulfadiazine), sulfonamida antibacteriana que se prescribe para el tratamiento de las infecciones, particularmente las de las vías urinarias, y en la profilaxis de la fiebre reumática.

sulfadoxina (sulfadoxine), sulfonamida de acción prolongada utilizada, en combinación con pirimetamina, en la profilaxis y tratamiento del paludismo causado por cepas de *Plasmodium falciparum* resistentes a la cloroquina.

sulfahemoglobina (sulfhemoglobin), forma de hemoglobina que se encuentra presente en la sangre en cantidades pequeñísimas y contiene una molécula de sulfuro unida de forma irreversible, lo que impide la fijación normal del oxígeno.

sulfahemoglobinemia (sulfhemoglobinemia), presencia de hemoglobina anómala con sulfuro en la sangre circulante.

sulfametoxazol (sulfamethoxazole), sulfonamida antibacteriana. Se prescribe para el tratamiento de la otitis media, las prostatitis, epididimitis, bronquitis y ciertas infecciones de las vías urinarias.

sulfametoxazol y trimetoprim (sulfamethoxazole and trimethoprim), combinación fija de antibacterianos. Se prescribe para el tratamiento de las infecciones de vías urinarias altas, otitis media, bronquitis crónica, diarrea del viajero y otras infecciones causadas por cepas susceptibles de bacterias, así como para la profilaxis de la neumonitis por *Pneumocystis carinii*.

sulfamidas (sulfa drugs), grupo de agentes bacteriostáticos que inhiben la biosíntesis del ácido fólico.

sulfanilamida (sulfanilamide), potente compuesto antibacteriano. Aunque ha sido reemplazado como agente sistémico por derivados más eficaces y menos tóxicos, y por los antibióticos, continúa utilizándose intravaginalmente en el tratamiento de la candidiasis vulvovaginal.

sulfapiridina (sulfapiridine), sulfonamida administrada oralmente para tratar la dermatitis herpetiforme.

sulfasalazina (sulfasalazine), sulfonamida derivada del ácido acetilsalicílico que se prescribe en el tratamiento de la colitis ulcerosa leve o moderada y como complemento en el tratamiento de los casos más graves. También se usa para tratar las formas de desarrollo juvenil y adulto de artritis reumatoide, y es objeto de investigación su empleo en otras enfermedades autoinmunes, como la espondilitis anquilosante y la enfermedad de Crohn.

sulfatasa (sulfatase), cualquier grupo de enzimas que catalice la liberación del sulfato inorgánico de los ésteres de sulfato para formar alcoholes.

sulfato (SO_4^{2-}) (sulfate [SO_4^{2-}]), anión del ácido sulfúrico. Los compuestos de sulfatos naturales, como el sulfato sódico, el sulfato cálcico y el sulfato potásico, se encuentran abundantemente en el organismo.

sulfato cúprico (cupric sulfate), sal cristalina de cobre utilizada como emético, astringente y fungicida, como antídoto oral en la intoxicación por fósforo, como tratamiento tópico de las quemaduras cutáneas por fósforo y como catalizador en la anemia ferropénica.

sulfato de amicacina (amikacin sulfate), antibiótico aminoglucósido que se prescribe para el tratamiento de diversas infecciones graves causadas por cepas sensibles de bacterias gramnegativas.

sulfato de anfetamina (amphetamine sulfate), sal hidrosoluble e incolora de anfetamina que estimula el SNC. Se ha empleado para combatir ciertas molestias respiratorias, para reducir la fatiga y para tratar la narcolepsia y también permite reducir el peso. Antes se utilizaba como tratamiento de la obesidad.

S

sulfato de atropina (atropine sulfate), antiespasmódico y anticolinérgico que se prescribe para el tratamiento de la hipermotilidad gastrointestinal, para disminuir el tono del músculo detrusor de la vejiga en los trastornos de las vías urinarias, para producir una refracción cicloplájica y dilatación de la pupila en los procesos inflamatorios del iris o de la úvea, para el tratamiento de las arritmias cardíacas y de algunos tipos de intoxicación, así como complemento en la anestesia.

sulfato de bario (barium sulfate), medio radiopaco utilizado como método diagnóstico auxiliar en radiología. Se emplea en el examen radiológico del tubo digestivo.

sulfato de bleomicina (bleomycin sulfate), antibiótico antineoplásico que se prescribe para el tratamiento de una serie de neoplasias.

sulfato de calcio ($CaSO_4$) (calcium sulfate [$CaSO_4$]), compuesto pulverulento blanco higroscópico utilizado para preparar férulas de escayola.

sulfato de codeína (codeine sulfate), sal hidrosoluble de la monometilmorfina, un alcaloide obtenido del opio. Se usa como suave hipnótico, analgésico y supresor del reflejo de la tos.

sulfato de colistina (colistin sulfate), agente antibacteriano y esteroideo que se utiliza en el tratamiento tópico de infecciones del oído externo y de forma sistémica para el tratamiento de infecciones graves por gramnegativos y gastroenteritis por *Escherichia coli.*

sulfato de dextroanfetamina (dextroamphetamine sulfate), estimulante del SNC que se utiliza en el tratamiento de la narcolepsia, de los trastornos hipercinéticos y los de déficit de atención en niños y como anorexígeno en el tratamiento de la obesidad exógena.

sulfato de estreptomicina (streptomycin sulfate), antibiótico aminoglucósido que se prescribe en el tratamiento de la tuberculosis, las endocarditis y otras infecciones.

sulfato de fenelcina (phenelzine sulfate), inhibidor de la monoaminooxidasa que se prescribe para el tratamiento de la depresión, especialmente la depresión endógena atípica y la depresión asociada con fenómenos vitales adversos.

sulfato de gentamicina (gentamicin sulfate), antibiótico aminoglucósido que se utiliza en el tratamiento de las infecciones graves causadas por organismos sensibles a la gentamicina, sobre todo microorganismos gramnegativos.

sulfato de guanadrel (guanadrel sulfate), agente antihipertensivo que se utiliza en el tratamiento de la hipertensión en los pacientes que no responden a los fármacos de primera línea, por lo general combinado con un diurético.

sulfato de guanetidina (guanethidine sulfate), antihipertensivo antiadrenérgico de acción periférica que se utiliza en el tratamiento de la hipertensión moderada o grave.

sulfato de hidroxicloroquina (hydroxychloroquine sulfate), fármaco desarrollado inicialmente para tratamiento del paludismo que también es eficaz contra enfermedades autoinmunitarias. Se prescribe en el tratamiento del paludismo y en la supresión de los ataques paroxísticos agudos de la enfermedad, en el tratamiento extraintestinal, normalmente hepático, de la amebiasis, y junto con salicilatos para la disminución de los síntomas del lupus eritematoso y de la artritis reumatoide.

sulfato de kanamicina (kanamycin sulfate), antibiótico aminoglucósido que se prescribe en el tratamiento de ciertas infecciones graves (especialmente las causadas por aerobios gramnegativos) y como tratamiento de segunda línea para la TB.

sulfato de magnesio (magnesium sulfate), sal de magnesio cuyo uso se prescribe por vía parenteral para prevenir las convulsiones, especialmente en la preeclampsia, y la nefritis aguda en los niños, y por vía oral para tratar el estreñimiento y la pirosis y para corregir las deficiencias de magnesio en el organismo.

sulfato de metaproterenol (metaproterenol sulfate), broncodilatador agonista del receptor β_2 que se prescribe en el tratamiento del asma bronquial y la EPOC cuando se desea obtener un efecto de inicio diferido, pero prolongado.

sulfato de morfina (morphine sulfate), analgésico opioide que se prescribe para el alivio del dolor moderado o grave, como el causado por el IM y la disnea secundaria a la insuficiencia cardíaca izquierda. También se emplea como preanestésico.

sulfato de neomicina (neomycin sulfate), antibiótico aminoglucósido que se prescribe por vía oral para el tratamiento de las infecciones intestinales, para preparar el aparato GI para la cirugía. Se ha prescrito de forma tópica para el tratamiento de las infecciones cutáneas.

sulfato de paromomicina (paromomycin sulfate), antibiótico aminoglucósido antiamebiano, que se administra por vía oral y se prescribe para el tratamiento de la amebiasis intestinal, tenias y *Cryptosporidium.* Se utiliza preoperatoriamente para suprimir la flora intestinal.

sulfato de polimixina B (polymyxin B sulfate), antibiótico que se prescribe para el tratamiento de las infecciones oculares.

sulfato de protamina (protamine sulfate), antagonista de la heparina derivado del esperma de pescado. Se prescribe para disminuir o invertir los efectos anticoagulantes de la heparina, especialmente en los casos de sobredosis de ésta.

sulfato de terbutalina (terbutaline sulfate), agonista β_2-adrenérgico que se prescribe como broncodilatador en el tratamiento del asma, la bronquitis y el enfisema, y como un relajante uterino para tratar el parto prematuro.

sulfato de tobramicina (tobramycin sulfate), antibiótico aminoglucósido que se prescribe en el tratamiento de las infecciones oftálmicas externas, la septicemia y las infecciones del tracto respiratorio inferior y del sistema nervioso central causadas por bacilos gramnegativos, incluida *P. aeruginosa.*

sulfato de tranilcipromina (tranylcypromine sulfate), inhibidor de la monoaminooxidasa que actúa como antidepresivo. Se prescribe para el tratamiento de la depresión reactiva grave o endógena sin melancolía y tiene un empleo extraoficial para el tratamiento del trastorno de estrés postraumático.

sulfato de vinblastina (vinblastine sulfate), antineoplásico de acción antimitótica que se prescribe en el tratamiento de muchas enfermedades neoplásicas, como el coriocarcinoma, el carcinoma testicular, el carcinoma de pulmón, mama y riñón, la enfermedad de Hodgkin y en el linfoma no hodgkiniano.

sulfato de vincristina (vincristine sulfate), antineoplásico de acción antimitótica que se prescribe en el tratamiento de muchas enfermedades neoplásicas, como leucemias agudas, neuroblastoma, linfomas y sarcomas. Se suele emplear como tratamiento combinado por su toxicidad limitante de dosis que es distinta de la observada con la mayor parte de los demás quimioterápicos antineoplásicos.

sulfato de zinc (zinc sulfate), fármaco oftálmico de uso tópico administrado en gotas para la congestión nasal o la irritación de los ojos, aplicado localmente en desodorantes y administrado por vía oral en comprimidos para estimular la cicatrización y como suplemento de la dieta.

sulfato ferroso (ferrous sulfate), agente antianémico (hematínico) que se utiliza en el tratamiento de la anemia ferropénica.

sulfato sódico (sodium sulfate), laxante salino para el estreñimiento crónico producido por alteraciones del peristaltismo. Se prescribe para conseguir una evacuación intestinal rápida y completa, y a dosis más bajas como laxante.

sulfinpirazona (sulfinpyrazone), uricosúrico que se prescribe en el tratamiento de la gota crónica y de la artritis gotosa intermitente.

sulfisoxazol (sulfisoxazole), sulfonamida antibiótica que se prescribe para el tratamiento de la conjuntivitis y de las infecciones de las vías urinarias, incluyendo las vaginitis, cistitis y pielonefritis.

sulfonamida (sulfonamide), cualquier sustancia perteneciente a un gran grupo de fármacos sintéticos de acción bacteriostática eficaces en el tratamiento de infecciones provocadas por muchos microorganismos gramnegativos y grampositivos. Son bacteriostáticos más que bactericidas. Se usan en el tratamiento de numerosas infecciones del tracto urinario.

sulfonatos (sulfonates), clase de compuestos anticolinesterásicos utilizados como insecticidas.

sulfonilurea (sulfonylurea), antidiabético oral que estimula la producción pancreática de insulina.

sulfuro de selenio (selenium sulfide), fármaco anticaspa y antiseborreico. Se prescribe para el tratamiento de la caspa y de la dermatitis seborreica del cuero cabelludo, así como para el tratamiento de la tiña versicolor.

sulfuro sódico (sodium sulfide), sal de monosulfuro de sodio, Na_2S, compuesto inflamable y altamente irritante que tiene diversos usos industriales.

sulindac (sulindac), antiinflamatorio no esteroideo que se prescribe en el tratamiento de la artrosis, la artritis reumatoide y la espondilitis anquilosante.

sumación (summation), **1.** efecto o acción acumulativo; agregado total; totalidad. **2.** (en neurología) concentración de un neurotransmisor en una sinapsis, ya sea aumentando la frecuencia de impulsos nerviosos en cada fibra (sumación temporal) o el número de fibras estimuladas (sumación espacial), de forma que se sobrepase el umbral de la neurona postsináptica, transmitiéndose el impulso.

sumario (abstract), **1.** resumen condensado de un artículo científico, de una pieza literaria o de una conferencia. **2.** datos recogidos de una historia clínica.

sumersión de la raíz (root submersion), retención de la raíz en la que la estructura dental queda situada por debajo del nivel de la cresta alveolar, permitiéndose la cicatrización de los tejidos blandos sobre ella.

sunitinib (sunitinib), antineoplásico mixto. Se usa en el tratamiento del carcinoma renal avanzado y los tumores del estroma GI, tras progresión de la enfermedad o intolerancia al imatinib.

superantígenos (superantigens), familia de sustancias emparentadas entre las que se incluyen exotoxinas estafilocócicas y estreptocócicas que pueden soslayar la secuencia normal de acontecimientos que conducen a la activación de los linfocitos T colaboradores. Los superantígenos no requieren procesamiento y presentación por los macrófagos para una proliferación incontrolada de las células T. El resultado es o bien una enfermedad aguda con posible amenaza para la vida, como el síndrome de shock tóxico, o bien un proceso de inflamación crónica, como la fiebre reumática.

superfecundación (superfecundation), fecundación de dos o más óvulos liberados durante un ciclo menstrual por espermatozoides procedentes de relaciones sexuales independientes.

superfetación (superfetation), fecundación de un segundo óvulo después del inicio de un embarazo, dando lugar a la presencia de dos fetos de diferentes grados de madurez que se desarrollan simultáneamente en el útero.

superficial (superficial), **1.** relacionado con la superficie. **2.** que no es grave ni peligroso.

superficie de cavidad (cavosurface), superficie de una cavidad, como por ejemplo la de un diente.

superficie oclusiva (occlusal surface), superficies de un diente en una arcada que contactan o se aproximan bastante a la superficie correspondiente de la dentadura de la otra arcada.

superficie vestibular (vestibular surface), superficie de un diente orientada hacia el vestíbulo de la boca, incluidas las superficies labial y bucal y opuesto a la superficie lingual (oral).

superficies articulares cóncavo-convexas (concave-convex joint relationships), forma de las superficies articulares de una articulación en que una es cóncava y la otra convexa.

supergemelos (supertwins), partos múltiples de más de dos fetos. Los estudios realizados indican que los niños de partos múltiples son más propensos al nacimiento prematuro y tienen más probabilidad de sufrir defectos congénitos.

superhelicidad (supercoiling), infraarrollamiento o sobrearrollamiento de la hélice de ADN.

superior (superior), situado por encima u orientado hacia un lugar superior, como la cabeza es superior al torso.

superóxido (superoxide), forma reactiva corriente del oxígeno que aparece cuando su forma molecular gana un solo electrón. Los radicales superóxido pueden atacar compuestos biológicos sensibles a ellos, como lípidos, proteínas y ácidos nucleicos.

superóxido dismutasa (SOD) (superoxide dismutase [SOD]), enzima compuesta de proteínas con metales que convierte los radicales superóxido en agentes menos tóxicos. Es el principal mecanismo enzimático para la eliminación de radicales superóxido del organismo.

superponer (overlap), extender sobre una superficie o estructura existente y cubrir parte de ella.

superposición de roles (role blurring), tendencia a la mezcla de los roles profesionales haciendo que resulte imposible diferenciarlos.

supersaturada (supersaturate), dícese de la solución que contiene solutos en una concentración mayor que su solubilidad a una temperatura determinada.

supervisión (supervision), (en psicología) proceso por el cual un terapeuta recibe ayuda para convertirse en un clínico más eficaz mediante la dirección de un supervisor que aporta conocimientos teóricos y técnicas terapéuticas.

supervisión de la plantilla (staff supervision), intervención de enfermería recogida en la Nursing Interventions Classification (NIC). Se define como el proceso para facilitar que los demás presten una asistencia de alta calidad al paciente.

supervisión en ayunas (supervised fast), procedimiento diagnóstico de los pacientes con hipoglucemia en el cual los niveles de glucosa se miden cada 4-6 horas con el paciente en ayunas hasta que caen por debajo de 50 mg/dl. La persona en ayunas se somete a una observación estricta, y los valores de glucosa son determinados y remitidos por el laboratorio con rapidez.

supervisión por iguales (peer review), intervención de enfermería recogida en la Nursing Interventions Classification (NIC). Se define como una valoración sistemática del rendimiento de un profesional de similar categoría en comparación con los patrones profesionales de la práctica.

supervisión sanitaria (health supervision), enseñanza sanitaria, consejo o vigilancia del estado de salud del paciente más que el cuidado físico.

supervisor (supervisor), (en enfermería de hospital o de sanidad pública) puesto directivo de nivel medio, entre el director de enfermería y los enfermeros jefe de una división o de varias unidades. Las responsabilidades del supervisor son fundamentalmente administrativas, aunque pueden incluir también funciones directivas en el ámbito clínico con respecto al personal de enfermería que trabaja en diferentes grupos, salas o divisiones.

superyó (superego), (en psicoanálisis) parte de la psique que actúa principalmente en el inconsciente y se desarrolla cuando se incorporan al yo las normas de los padres y de la sociedad. El superyó tiene dos partes, la consciencia y el yo ideal.

supinación (supination), uno de los tipos de rotación que permiten determinadas articulaciones esqueléticas, como las del codo o de las muñecas, que dejan volver la palma de la mano hacia arriba.

supinador largo (brachioradialis), el músculo más superficial del lado radial del antebrazo. Es un flexor del antebrazo.

supinar (supinate), colocar la palma de la mano hacia arriba.

suplementos de nutrientes (nutrient supplements), vitaminas y otros nutrientes que pueden no ser imprescindibles para los adultos sanos con una ingesta suficiente de los nutrientes oportunos, pero que pueden ser necesarios bajo ciertas circunstancias para adultos ancianos o personas en un estado debilitado o de desnutrición.

suplementos vitamínicos (vitamin supplements), cualquiera de las vitaminas o provitaminas consumidas además de los nutrientes que se comen con los alimentos.

suplente (surrogate), **1.** sustituto; persona u objeto que reemplaza a otro. **2.** (en psicoanálisis) sustituto de la figura paterna, imagen simbólica o representación de otro, como sucede en un sueño.

suplente interino (locum tenens), médico al que se recurre para trabajar como sustituto temporal de un médico de vacaciones o en excedencia, o para una plaza vacante.

supositorio (suppository), producto terapéutico que se disuelve fácilmente y se emplea por vía rectal, uretral o vaginal. El aceite de teobroma, la gelatina glicerinada y los glicoles de polietileno de alto peso molecular son excipientes comunes para los fármacos administrados en supositorios. Los fármacos administrados mediante supositorios rectales son absorbidos sistémicamente. Esta vía es especialmente útil en bebés, en pacientes que no cooperan y en casos de vómito o de ciertos trastornos digestivos.

supraclavicular (supraclavicular), relativo al área del cuerpo situada por encima de la clavícula.

supracondíleo (supracondylar), relativo al área situada por encima del cóndilo.

supraespinoso (supraspinatus), músculo que se origina en la fosa supraespinosa y se inserta en la tuberosidad mayor del húmero. Es un abductor del húmero.

supramentoniano (supramentale), en cefalometría radiológica, el punto más posterior de la línea media en la concavidad entre el infradental y el pogonión, determinado en la radiografía lateral de cráneo.

supranasal (supranasal), por encima de la nariz.

supraorbitario (supraorbital), por encima de la órbita.

suprapélvico (suprapelvic), por encima de la pelvis.

suprapúbico (suprapubic), localizado por encima de la sínfisis del pubis.

suprarrenal (adrenal, suprarenal), perteneciente o relativo a las glándulas suprarrenales que están situadas encima de los riñones.

suprarrotuliano (suprapatellar), situado por encima de la rótula.

supraselar (suprasellar), por encima de la silla turca.

supraspinal (supraspinal), relativo a algo que está por encima de la columna vertebral.

suprasternal (suprasternal), relativo al área situada por encima del esternón, cerca del cuello.

supratentorial (supratentorial), situado por encima de una tienda o tentorium.

supraversión (supraversion), oclusión defectuosa en la que un diente u otra estructura maxilar o mandibular se proyecta más allá de los alveolos de lo normal, y las superficies oclusivas de los dientes superan la línea de oclusión normal.

supresión (suppression), (en psicoanálisis) inhibición consciente o esfuerzo por ocultar pensamientos, deseos, impulsos, sentimientos o actos inaceptables o dolorosos.

supresión de la lactación (lactation suppression), intervención de enfermería recogida en la Nursing Interventions Classification (NIC). Se define como la facilitación de la interrupción de la producción de leche y la minimización de la ingurgitación de la mama después de dar a luz.

supresión de la médula ósea (bone marrow suppression), supresión de la actividad de la médula ósea que se traduce en la disminución del número de plaquetas, eritrocitos y leucocitos, como en la anemia aplásica.

supresión de la menstruación (suppressed menstruation), ausencia de menstruación en el momento en que se esperaba, como ocurre en la amenorrea, o menstruación que se elimina, como sucede con los agonistas gonadotrópicos.

supresión de la sobreconducción (overdrive suppression), efecto inhibidor de un marcapasos cardíaco rápido sobre otro más lento.

supresión del indicador de referencia (referential index deletion), término de programación neurolingüística relacionado con la omisión de la persona concreta de la que se habla.

supresor (suppressant), agente que suprime o reduce una actividad física o mental.

suprofeno (suprofen), analgésico y antiinflamatorio no esteroideo que se emplea para el tratamiento del dolor moderado o leve y en la dismenorrea primaria.

supuesto básico (underlying assumption), conjunto de normas o ideas que uno mantiene sobre sí mismo, los demás y el mundo en general. Estas ideas son observadas por el individuo como una verdad incuestionable.

supuración (suppuration), producción y exudación de pus.

supurar (suppurate), producir una sustancia purulenta.

supurativo (suppurative), que produce pus.

suramina sódica (suramin sodium), antitripanosomiásico y antifilárico disponible en los Centers for Disease Control and Prevention. Se usa fundamentalmente en el tratamiento y profilaxis de la tripanosomiasis africana y la oncocercosis.

surco[1] (furrow), hendidura, como el surco auriculoventricular, que separa las aurículas de los ventrículos cardíacos.

surco[2] (crevice), hendidura o fisura, como la que existe entre la encía y el cuello de un diente.

surco[3] (groove), depresión lineal poco profunda presente en distintas estructuras del cuerpo, como los canales para los nervios sobre los huesos, los que existen en los huesos por la inserción de los músculos y los que se sitúan entre ciertas zonas del cerebro.

surco basilar (basilar sulcus), surco en el que se localiza la arteria basilar, en la línea media de la protuberancia.

surco cerebral lateral (lateral cerebral sulcus), hendidura profunda que divide el lóbulo temporal del frontoparietal del cerebro.

surco coronario (coronary sulcus), hendidura supervisual que rodea el corazón y separa las aurículas de los ventrículos. Contiene la arteria coronaria derecha, el seno coronario y la rama circunfleja de la arteria coronaria izquierda.

surco costal (costal groove), acanaladura a lo largo del borde inferior de las costillas superiores, en la que se insertan los nervios intercostales y las arterias y venas principales asociadas.

surco de Harrison (Harrison's groove), [Edward Harrison, médico inglés, 1776-1838], deformidad del tórax que se desarrolla como consecuencia de la tracción del diafragma sobre las costillas debilitadas por el raquitismo o algún otro trastorno con deficiencia de calcio.

surco de retención (retention groove), depresión formada por constricciones verticales opuestas en la cavidad preparada de un diente que mejora la capacidad para retener una reconstrucción.

surco del hipocampo (hippocampal fissure), surco que se extiende desde la cara posterior del cuerpo calloso hasta el extremo del lóbulo temporal.

surco gingival libre (free gingival groove), línea o depresión poco profunda en la superficie gingival, en la unión entre la encía libre y la fija.

surco interdental (interdental groove), depresión vertical lineal de la superficie de las papilas interdentales que actúa como una esclusa para la salida de alimentos desde zonas interproximales.

surco interesfintérico (intersphincteric groove), surco poco definido situado en el conducto anal, que forma el borde inferior del pecten anal y marca la transición entre la parte subcutánea del esfínter anal externo y el borde del esfínter anal interno.

surco intraparietal (intraparietal sulcus), hendidura irregular en la superficie convexa del lóbulo parietal que marca la división entre los lobulillos parietales superior e inferior del cerebro.

surco intraventricular (intraventricular sulcus), uno de los dos surcos (anterior y posterior) que separan los dos ventrículos del corazón. El surco intraventricular anterior contiene la arteria intraventricular anterior y la vena cardíaca mayor, mientras que el surco intraventricular posterior contiene la arteria intraventricular posterior y la vena cardíaca media.

surco lagrimal (lacrimal groove), surco formado por el hueso lagrimal y la apófisis frontal del maxilar superior que contiene el saco lagrimal.

surco nasolagrimal (nasolacrimal groove), surco en la superficie nasal del maxilar superior.

surco neural (neural groove), depresión longitudinal que se produce entre los pliegues neurales durante la invaginación de la placa neural para formar el tubo neural en la fase precoz del desarrollo embrionario.

surco posterolateral (posterolateral sulcus), leve depresión a cada lado de la superficie posterior de la médula espinal que marca la parte por donde entran las raíces posteriores de los nervios espinales en la médula espinal.

surco primitivo (primitive groove), pliegue en la región posterior del disco embrionario (primordial) que señala el eje cefalocaudal producido por la involución activa de las células que forman la línea primitiva.

surco pulmonar (pulmonary groove), depresión a cada lado de los cuerpos vertebrales que acomoda la parte posterior del pulmón.

surco secundario (secondary fissure), surco localizado entre la úvula y la pirámide del cerebelo.

surco terminal de la aurícula derecha (terminal sulcus of right atrium), canal poco profundo situado en la superficie externa de la aurícula derecha entre las venas cavas superior e inferior.

surco terminal de la lengua (terminal sulcus of the tongue), depresión en forma de V en las superficies oral y faríngea de la lengua que forma en borde inferior de las fauces entre las cavidades oral y faríngea.

surco timpánico (tympanic sulcus), surco estrecho circular situado en el extremo interno de la parte ósea del conducto auditivo externo que sostiene la membrana timpánica.

surco vertebral (vertebral groove), depresión poco profunda a cada lado de las apófisis espinosas vertebrales ocupada por los músculos profundos de la espalda.

surcos cerebrales (cerebral sulci), surcos en la superficie del cerebro entre las circunvoluciones.

surfactante pulmonar (lung surfactant), producto análogo a un detergente que reduce la tensión superficial de la película líquida que recubre el revestimiento interno de los alveolos pulmonares.

sursunversión (sursumversion), rotación conjugada hacia arriba de ambos ojos.

susceptibilidad (susceptibility), calidad de ser más vulnerable de lo normal a una enfermedad o trastorno.

suscriptor (subscriber), (en asistencia gestionada) persona, agencia o empresario que ha contratado los servicios de un plan sanitario.

suspensión (abeyance), estado temporal de inactividad o interrupción temporal de la función.

suspensión (suspension), **1.** líquido en el cual se encuentran dispersas, pero no disueltas, pequeñas partículas de un sólido y en el que se mantiene la dispersión agitando o removiendo la mezcla. **2.** tratamiento, utilizado principalmente en trastornos vertebrales, que consiste en colgar al paciente por el mentón y los hombros. **3.** cese temporal del dolor o de un proceso vital.

suspensión coloide (colloid suspension), sistema de sólidos dispersos en un medio líquido, con partículas generalmente inferiores a los 100 nm.

suspensión de insulina humana con zinc (insulin human zinc suspension), insulina de acción intermedia que consta de una suspensión intermedia de insulina humana en agua tamponada a la que se añade una sal de zinc adecuada, de modo que la fase sólida de la suspensión contenga una proporción 7:3 de insulina cristalina:amorfa.

suspensión de insulina isofán (isophane insulin suspension), forma modificada de suspensión de insulina zinc protamina. Es una insulina de acción intermedia, estable, de uso habitual.

suspensión de insulina zinc protamina (IZP) (protamine zinc insulin [PZI] suspension), insulina de acción prolongada que se absorbe lentamente a una velocidad estable y se utiliza para mantener los niveles basales de insulina. A veces es necesario el tratamiento combinado con insulina ordinaria para lograr un control adecuado.

suspensión de insulina zinc rápida (prompt insulin zinc suspension), insulina semilenta no cristalina de acción rápida prescrita para el tratamiento de la diabetes mellitus cuando se desea una respuesta inmediata, intensa y de corta duración.

suspensión de insulina-zinc prolongada (extended insulin-zinc suspension), insulina de acción prolongada que se absorbe lentamente y que tarda en actuar.

suspensión de la extremidad inferior (lower extremity suspension), técnica ortopédica utilizada en el tratamiento de las fracturas óseas y en la corrección de las anomalías ortopédicas de las extremidades inferiores. En la técnica se utilizan equipos de tracción, como arcos metálicos, cuerdas y poleas, para aliviar el peso de la extremidad inferior involucrada más que para ejercer tracción.

suspensión de las extremidades superiores (upper extremity suspension), procedimiento ortopédico utilizado para el tratamiento de las fracturas óseas y para la corrección de las anomalías ortopédicas de los miembros superiores. Este método utiliza un equipo de tracción, con arcos de metal, cuerdas y poleas, para aliviar el peso del miembro superior afectado más que para ejercer tracción.

suspensión del cuello vesical (bladder neck suspension), cualquiera de los métodos de fijación quirúrgica de la unión uretrovesical y el cuello de la vejiga para volver a colocar el cuello en su posición retropúbica alta y aliviar así la incontinencia por esfuerzo.

suspensión equilibrada (balanced suspension), sistema de férulas, cuerdas, cabestrillos, poleas y pesas para suspender las extremidades inferiores del cuerpo, utilizado como complemento en el realineamiento y consolidación de las fracturas o de una operación quirúrgica.

suspensión-tracción de Russell (split Russell traction), mecanismo ortopédico que combina suspensión y tracción para inmovilizar, colocar y alinear las extremidades inferiores en el tratamiento de la luxación congénita de la cadera y las contracturas de cadera y rodilla, así como en la corrección de deformidades ortopédicas.

suspiro (sigh), respiración profunda que puede ser de 1,5 veces el V_t normal. Interviene en la higiene pulmonar.

sustancia (substance), **1.** cualquier fármaco, producto químico o entidad biológica. **2.** cualquier sustancia que una persona se puede administrar a sí misma o abusar de ella por sus efectos fisiológicos o psicológicos.

sustancia alba (substantia alba), parte del SNC recubierta por vainas de mielina. La mielina contribuye a proporcionar la coloración blanca a un tejido que, de otro modo, sería gris.

sustancia blanca (white matter), el tejido del sistema nervioso central y gran parte del cerebro, constituido principalmente por fibras nerviosas mielinizadas, pero con algunas fibras nerviosas amielínicas inmersas en una trama esponjosa de neuroglía. Se subdivide en cada mitad de la médula espinal en tres cordones: las columnas anterior, posterior y lateral. Cada columna se subdivide en tractos, que se asocian de forma estrecha con su función.

sustancia coloidal (colloid substance), sustancia gelatinosa formada en el deterioro del protoplasma de los tejidos.

sustancia controlada (controlled substance), cualquier fármaco definido en una de las cinco categorías de la **Controlled Substances Act** de 1970. Las categorías, o grupos, abarcan el opio y sus derivados, los alucinógenos, los depresores y los estimulantes.

sustancia de abuso (recreational drug), cualquier sustancia con efectos farmacológicos que se toma voluntariamente para aumentar el placer o la satisfacción personal más que para fines médicos, como el alcohol, barbitúricos, anfetaminas, cannabis (THC), polvo de ángel (PCP), cocaína o heroína. No obstante, también se incluye entre ellas la cafeína del café o de las bebidas con extracto de cola.

sustancia de reacción lenta de la anafilaxia (SRL-A) (slow-reacting substance of anaphylaxis [SRS-A]), grupo de sustancias activas, como la histamina y los leucotrienos, que se liberan durante una reacción anafiláctica. Producen contracción del músculo liso y dilatación vascular, que caracterizan los signos y síntomas de la anafilaxia.

sustancia gelatinosa de Rolando (Rolando's gelatinous substance), parte apical del asta posterior de la materia gris de la médula espinal. Tiene aspecto gelatinoso debido a la carencia de fibras nerviosas mielinizadas.

sustancia innominada (innominate substance), región del prosencéfalo que se sitúa en posición ventral respecto a la mitad anterior del núcleo lentiforme. Contiene el prosencéfalo basal, que recibe aferencias de la formación reticular, el hipotálamo y la corteza límbica.

sustancia innominada (substantia innominata), tejido nervioso inmediatamente inferior a la sustancia perforada anterior y anterior al globo pálido y al asa lenticular.

sustancia negra (substantia nigra), banda oscura de sustancia gris que se sitúa entre la calota peduncular y los pedúnculos cerebrales.

sustancia P (substance P), sustancia neurotransmisora polipeptídica que estimula la vasodilatación y la contracción de los músculos lisos intestinales y de otras zonas. También desempeña algún papel en la secreción salival, la diuresis, la natriuresis y la sensibilidad al dolor.

sustancia paramagnética (paramagnetic substance), sustancia con susceptibilidad magnética como consecuencia de la presencia de electrones atómicos no pareados (p. ej., quelatos de gadolinio). Estas sustancias aumentan la relajación magnética y se utilizan con frecuencia como agentes de contraste en la resonancia magnética.

sustancia tóxica (toxic substance), cualquier veneno.

sustantividad (substantivity), propiedad que tienen ciertas sustancias de mantener su acción terapéutica a pesar de la eliminación del excipiente, como sucede con ciertos champús.

sustentación (sustentacular), relativo a un soporte o a servir de soporte.

sustentáculo del astrágalo (sustentaculum tali), protuberancia del calcáneo que da soporte al astrágalo.

sustento (sustenance), **1.** acto o proceso para dar apoyo o mantener la vida o la salud. **2.** alimentos o nutrientes esenciales para el mantenimiento de la vida.

sustitución (replacement), sustitución de una parte o sustancia por una estructura o elemento similar, como en el caso de la sustitución de un miembro amputado por una prótesis o de la sangre perdida por la de un donante.

sustitución (substitution), mecanismo de defensa mental que opera inconscientemente y mediante el cual un objetivo, emoción u objeto imposible de alcanzar o de aceptar es sustituido por otro más accesible o más aceptable.

sustitución articular total (total joint replacement), procedimiento quirúrgico para el tratamiento de la artrosis grave y de otros trastornos en el que las superficies articulares normales son reemplazadas por prótesis de metal y plástico.

sustitución de cadera (hip replacement), sustitución de la articulación de la cadera por una articulación enartrósica artificial, realizada para tratar una cadera dolorosa y rígida de carácter crónico en la artrosis avanzada, una fractura mal consolidada, las enfermedades degenerativas de la articulación o la artritis reumatoide. Durante la intervención se extirpan la cabeza, el cuello y parte de la diáfisis del fémur, y se alisan los contornos de la cavidad. Se fija al fémur una prótesis de aleación metálica resistente duradera o de acero inoxidable y se implanta un acetábulo metálico o de plástico.

sustitución de rodilla (knee replacement), introducción quirúrgica de una prótesis de bisagra que se realiza para aliviar el dolor y recuperar el movimiento de una rodilla gravemente afectada por una artrosis, una artritis reumatoide o un traumatismo. Se retiran las superficies enfermas y se insertan los implantes tricompartimentales para sustituir las articulaciones femorotibial y femororrotuliana opuestas.

sustitución total de la cadera (total hip replacement), procedimiento quirúrgico para corregir una articulación de la cadera dañada por una enfermedad degenerativa, con frecuencia artrosis. La cabeza del fémur y el acetábulo son sustituidas por componentes metálicos. El acetábulo está recubierto de plástico para evitar las superficies articulares metálicas.

sustituto alimenticio lácteo (dairy food substitute), grupo de alimentos entre los cuales se encuentran la nata de imitación, el blanqueador de café, el requesón y el helado. Algunos sustitutos pueden contener componentes de la leche a pesar de que no se les considere lácteos.

sustituto de la piel (skin substitute), material utilizado para cubrir heridas y quemaduras cuando faltan áreas extensas de piel, con el fin de favorecer la cicatrización. Los sustitutos de la piel eficaces tienen capas análogas dérmicas y epidérmicas, y pueden ser sintéticos o elaborados a partir de elementos tisulares.

sustituto de la sal (salt substitute), compuesto químico para sazonar alimentos sin añadir sodio a la dieta. Son ejemplos el cloruro potásico, el glutamato monopotásico y el ácido glutámico.

sustituto de sangre (blood substitute), sustancia utilizada en la reposición de la sangre circulante o en la expansión de su volumen. A menudo se administra plasma, albúmina sérica humana, concentrados de hematíes, plaquetas, leucocitos y concentrados de los factores de la coagulación en lugar de transfusiones de sangre completa para el tratamiento de diferentes enfermedades. Entre las sustancias que algunas veces se utilizan en solución para expandir el volumen de sangre se incluyen el dextrano, el almidón, las soluciones de albúmina o la fracción proteica del plasma.

sustituto del sexo (sex surrogate), (en terapia sexual) sustituto profesional entrenado para ayudar al paciente a superar sus inhibiciones.

susto (susto), síndrome de origen cultural, que se observa en poblaciones de América Central y se refiere al estrés suscitado por la imposibilidad percibida por uno mismo de cumplir las expectativas del papel asignado a su sexo.

sustracción energética (energy subtraction), técnica radiográfica en la que dos haces diferentes de rayos X se utilizan de forma alternativa para generar una imagen por sustracción, resultado de las diferencias en la interacción fotoeléctrica.

sustracción híbrida (hybrid subtraction), método para producir imágenes radiográficas digitalizadas que requiere al menos cuatro imágenes. Recurre a las fases de sustracción energética y temporal para mitigar los artefactos por movimiento del paciente.

sustracción temporal (temporal subtraction), sustracción de dos o más imágenes radiográficas digitalizadas que se toman en momentos diferentes. El proceso de sustracción elimina información de la imagen estática.

sustrato (substrate), sustancia sobre la que actúa una enzima, y que es transformada por ella, en cualquier reacción química.

sustrato (substratum), cualquier capa subyacente; base.

sutil (subtle), **1.** de baja intensidad. **2.** leve y sin secuelas graves, como puede ser una infección o una inflamación leve.

sutura (suture), **1.** articulación fibrosa, inmóvil, con la cual ciertos huesos del cráneo están unidos por una delgada capa de tejido fibroso. **2.** costura quirúrgica realizada para reparar una incisión, un desgarro o una herida. **3.** material utilizado para las suturas quirúrgicas, como la seda reabsorbible o irreabsorbible, el catgut, el alambre o algún producto sintético.

sutura armónica (sutura plana), articulación fibrosa que representa una sutura falsa y mediante la cual los márgenes desiguales y contiguos de determinados huesos del cráneo, como los maxilares, establecen conexión.

sutura bifrontal (bifrontal suture), líneas dentadas de fusión entre los huesos frontal y parietal del cráneo.

sutura biparietal (biparietal suture), líneas dentadas de fusión entre los dos huesos parietales del cráneo.

sutura continua (uninterrupted suture), sutura prolongada que sigue hacia delante y hacia atrás sin interrupción.

sutura coronal (coronal suture), sutura dentada transversa entre el hueso frontal y el parietal a cada lado del cráneo.

sutura de aposición (apposition suture), sutura que mantiene muy juntos los bordes de una incisión.

sutura de Halsted (Halsted's suture), [William S. Halsted, cirujano norteamericano, 1852-1922], unión de dos superficies cutáneas adyacentes mediante una sutura colocada a través de la fascia subcuticular.

sutura de seda (silk suture), material de sutura fino, trenzado, utilizado habitualmente para cerrar incisiones, heridas y cortes de la piel. No es absorbida por el cuerpo y se retira pasados unos 7 días.

sutura dentada (sutura dentata), articulación fibrosa inmóvil que representa un tipo de sutura verdadera y en la cual se entrelazan las prolongaciones dentadas del borde de los huesos adyacentes del cráneo.

sutura en bolsa de tabaco (purse-string suture), sutura continua que se realiza formando un círculo alrededor de una herida redondeada. El orificio se cierra tirando fuerte de los dos cabos juntos de la sutura.

sutura en botón (button suture), técnica de sutura en la que los extremos terminales del material de sutura se pasan a través de botones colocados en la superficie de la piel y se atan. Se utiliza para impedir que la sutura corte la piel.

sutura en cadena (chain-stitch suture), sutura quirúrgica continua en la que cada asa del hilo se fija con la siguiente.

sutura en forma de ocho (figure-eight suture), sutura que comienza en la capa más profunda de cada lado de la herida y se cruza al otro lado pasando por las capas superficiales del lado contrario antes de anudarse.

sutura en sierra (serrated suture), sutura de bordes en sierra, como es el caso de la mayor parte de la sutura sagital.

sutura escamosa (sutura squamosa), articulación fibrosa inmóvil que representa un tipo de sutura falsa mediante la que están unidos ciertos huesos del cráneo con bordes biselados superpuestos, como el temporal y el parietal.

sutura esfenoescamosa (sphenosquamous suture), articulación del hueso esfenoides con el borde anterior del hueso temporal.

sutura esfenoparietal (sphenoparietal suture), articulación del hueso esfenoides con hueso parietal en la bóveda craneal.

sutura etmoesfenoidal (ethmosphenoid suture), línea del cráneo situada entre la cresta del esfenoides y las láminas perpendicular y cribosa del etmoides.

sutura etmoidofrontal (ethmoidofrontal suture), lámina cribosa del etmoides y la placa orbitaria y el borde posterior de la apófisis nasal.

sutura etmoidolacrimal (ethmoidolacrimal suture), línea del cráneo entre la lámina orbitaria del etmoides y el borde posterior del hueso lacrimal.

sutura falsa (false suture), articulación fibrosa inmóvil en la que la conexión entre algunos huesos del cráneo está constituida por unas superficies articulares irregulares.

sutura implantada (implanted suture), sutura que consiste en la colocación de agujas en los lados opuestos de una herida y la aproximación de los bordes anudando el hilo con firmeza alrededor de las agujas.

sutura incluida (buried suture), sutura con frecuencia reabsorbible que se practica para mantener unidos los tejidos blandos entre las vísceras y la piel.

sutura interrumpida (interrupted suture), sutura simple por puntos separados, a diferencia de la sutura continua.

sutura lambdoidea (lambdoidal suture), conexión serrada entre el hueso occipital y los parietales del cráneo.

sutura limbosa (sutura limbosa), articulación fibrosa inmóvil que representa un tipo de sutura verdadera y en la cual los márgenes biselados y dentados de determinados huesos del cráneo adyacentes, como el parietal y el temporal, se superponen y entrelazan.

sutura maxilolagrimal (maxillolacrimal suture), línea de unión entre el borde anterior del hueso lagrimal y la apófisis frontal del maxilar superior.

sutura metálica (wire suture), sutura de acero inoxidable o plata que se usa en odontología o en traumatología para unir los fragmentos de una fractura ósea.

sutura occipitomastoidea (occipitomastoid suture), articulación que atraviesa la parte inferior de la calavera entre el hueso temporal y el hueso occipital.

sutura palatina (palatine suture), cada una de las delgadas líneas onduladas que marcan la unión de las apófisis palatinas que forman el paladar duro.

sutura palatina media (median palatine suture), línea de unión entre las porciones horizontales de los huesos palatinos que se extienden desde ambos lados del cráneo para formar la parte posterior del paladar duro.

sutura palatina transversa (transverse palatine suture), línea de unión entre las apófisis palatinas del maxilar superior y las porciones horizontales de los huesos palatinos que forman el paladar duro.

sutura parietomastoidea (parietomastoid suture), la sutura en la que la porción mastoidea del hueso temporal se articula por arriba con el hueso parietal.

sutura quirúrgica absorbible (absorbable surgical suture), sutura hecha con un material que puede ser digerido por completo (mediante la actividad enzimática) o hidrolizado (en agua).

sutura sagital (sagittal suture), línea dentada entre los dos huesos parietales del cráneo, que sigue la línea media desde la sutura coronal hasta la parte superior de la sutura lambdoidea.

sutura serrada (sutura serrata), articulación fibrosa inmóvil que representa un tipo de sutura verdadera en la que los huesos en contacto se entrelazan a lo largo de sus bordes dentados, que recuerdan a pequeños dientes de sierra.

sutura subcuticular (subcuticular suture), sutura continua que se lleva a cabo para unir dos tejidos situados bajo la piel. Puede ser reabsorbible o no, requiriendo su ulterior retirada en este último caso.

sutura verdadera (true suture), articulación fibrosa inmóvil del cráneo en la que los bordes de los huesos se entrelazan a lo largo de una serie de proyecciones e indentaciones.

suturar[1] (suture), coser bordes de tejido cortados o desgarrados con material de sutura.

suturar[2] (suturing), intervención de enfermería recogida en la Nursing Interventions Classification (NIC). Se define como la aproximación de los bordes de la herida empleando material de sutura estéril y aguja.

suturas craneales (cranial sutures), líneas entrelazadas de fusión de los huesos que forman el cráneo. Las líneas se hacen gradualmente menos prominentes cuando la persona madura.

suturas quirúrgicas no reabsorbibles (nonabsorbable surgical sutures), suturas de seda, nailon, acero u otros materiales que resisten a la absorción química. Se usan sobre todo en tejidos profundos, en los que es muy importante que se mantenga in situ.

Sv (Sv), abreviatura de **sievert.**

SV (V.S.), **1.** siglas de **sonido vesicular. 2.** siglas de **signos vitales. 3.** siglas de *solución volumétrica.*

SVA (ALS), siglas de **soporte vital avanzado.**

SVAQ (ABLS), siglas de **soporte vital avanzado en quemados.**

SVAT (ATLS), siglas de *soporte vital avanzado en traumatismos.*

SVB (BLS), siglas de **soporte vital básico.**

SVCA (ACLS), siglas de **soporte vital cardíaco avanzado.**

sve (ehl), siglas de semivida eficaz.

SvO_2 (SvO_2), siglas del **porcentaje de saturación de oxígeno de la sangre venosa mixta.**

SVPA (PALS), siglas de **soporte vital pediátrico avanzado.**

Swanson, Kristen M., teórica de enfermería cuya Teoría de la asistencia sostiene que los cuidados de enfermería deben aplicarse como un conjunto de procesos interrelacionados que evolucionan a partir de las propias convicciones y conocimientos del personal de enfermería y de su interacción con el paciente. La teoría se basa en el Modelo de asistencia de Swanson que incluye como componentes de la asistencia cinco procesos básicos: conocimiento, acompañamiento, actuación, capacitación y mantenimiento de la fe en el paciente (fe en el paciente y estima del mismo).

swim up de los espermatozoides (sperm swim up), migración de los espermatozoides en un medio de cultivo.

sympus (sympus), feto malformado en el cual las extremidades inferiores están totalmente fusionadas o rotadas y la pelvis y los genitales son defectuosos.

sympus dipus (sympus dipus), feto malformado en el cual las extremidades inferiores están fusionadas, pero tiene los dos pies formados.

sympus monopus (sympus monopus), feto malformado en el cual las extremidades inferiores están fusionadas y sólo tiene formado un pie.

syr. (syr.), abreviatura latina de *syrupus,* «jarabe».

T

t (t), símbolo del **tiempo.**

T (T), **1.** símbolo de **temperatura. 2.** abreviatura de **tumor.**

T (*T*), símbolo de **temperatura absoluta.**

$\mathbf{T_{1/2}}$ ($T_{1/2}$), símbolo de la vida media de un isótopo radiactivo.

$\mathbf{T_3}$ (T_3), símbolo de **triyodotironina.**

$\mathbf{T_4}$ (T_4), símbolo de **tiroxina.**

T1, T2,... (T1, T2,...), símbolos de los **nervios torácicos.**

Ta (Ta), símbolo del **tantalio.**

tabaco (tobacco), planta cuyas hojas se secan y utilizan para fumar y masticar, y en el rapé.

tabaco sin humo (smokeless tobacco), **1.** tabaco para masticar o polvo de tabaco que permite la absorción de los componentes estimulantes del mismo a través del tubo digestivo o de la mucosa nasal si se inhala. **2.** parche de nicotina transdérmica que se fija a la zona superior del cuerpo para satisfacer la dependencia del paciente de la nicotina.

tabaquera anatómica (anatomic snuffbox), pequeña depresión en forma de copa situada en el dorso de la mano, cerca de la muñeca, que se forma al extender los dedos y abducir el pulgar y que está limitada por los tres tendones destinados a los dedos pulgar e índice.

tabes (tabes), consunción gradual y progresiva del organismo en cualquier enfermedad crónica.

tabes diabética (diabetic tabes), estado consuntivo asociado con la neuropatía periférica diabética. Puede acompañarse con dolor agudo, debilidad muscular, atrofia de los músculos intrínsecos del pie y debilidad de los músculos extensores y flexores de los dedos de los pies. Puede llevar a caída del pie por debilidad del tobillo.

tabes dorsal (tabes dorsalis), trastorno caracterizado por la degeneración lenta de todo el cuerpo o de parte del mismo y por la pérdida progresiva de los reflejos tendinosos profundos, causada por la sífilis. Afecta a la médula espinal y destruye las grandes articulaciones de los miembros afectados en algunos individuos. Suele haber una marcha atáxica con amplia base de sustentación. Se acompaña con frecuencia de incontinencia e impotencia y de dolores lancinantes en el abdomen y en las extremidades.

tabicado (septate), relativo a una estructura dividida por un tabique o septo.

tabique (septum), división, como la formada por el tabique interauricular, que separa las aurículas cardíacas.

tabique aorticopulmonar (aorticopulmonary septum), tabique formado por la fusión de las crestas bulbares, que dividen el bulbo cardíaco en los troncos aórtico y pulmonar.

tabique auricular (atrial septum), pared que separa las aurículas derecha e izquierda del corazón.

tabique auriculoventricular (AV) (atrioventricular [AV] septum), pequeña membrana que separa las aurículas de los ventrículos dentro del corazón.

tabique de silicona (silicone septum), dispositivo de acceso vascular utilizado para el tratamiento intravenoso. Está formado por una lámina de silicona que cubre la cámara de entrada alojada en el cuerpo metálico o de plástico de una entrada para infusión implantada.

tabique desviado (deviated septum), tabique de la cavidad nasal desviado del centro, proceso que afecta a muchos adultos. Lo más frecuente es cierta desviación hacia la izquierda durante el crecimiento normal, aunque una desviación grave del tabique puede obstruir de forma significativa los conductos nasales y producir infección, sinusitis, dificultades respiratorias, cefaleas o epistaxis de repetición.

tabique escrotal (scrotal septum), pared incompleta de tejido conjuntivo y músculo liso que divide el escroto en dos compartimentos que contienen un testículo cada uno.

tabique interalveolar (interalveolar septum), **1.** tejido situado entre alveolos pulmonares adyacentes, consistente en una red capilar densa cubierta por ambos lados por células epiteliales alveolares delgadas. **2.** partición ósea entre alvéolos dentales adyacentes.

tabique interradicular (interradicular septum), tabique interalveolar.

tabique interventricular (interventricular septum), pared situada entre los ventrículos del corazón.

tabique nasal (nasal septum), tabicación que divide las ventanas nasales. Está compuesta de hueso y cartílago y recubierta de mucosa.

tabique nasal cartilaginoso (cartilaginous septum of nose), lámina de cartílago que forma la parte anterior del tabique nasal.

tabique rectovaginal (rectovaginal septum), banda de tejido conjuntivo laxo entre la vagina y la ampolla del recto.

tabique rectovesical (rectovesical septum), partición que separa la superficie posterior de la vagina del recto.

tabique transparente (transparent septum), doble membrana triangular situada en el plano medio y que separa las astas anteriores de los ventrículos laterales del cerebro.

tabique transversal (transverse septum), placa gruesa de tejido mesodérmico que ocupa el espacio entre la cavidad torácica y el conducto vitelino en el embrión. A partir de él se origina el tendón central del diafragma.

tabique urorrectal (urorectal septum), cresta de mesodermo cubierta por endodermo que divide la cloaca endodérmica, en los estadios precoces del desarrollo embrionario, en el seno urogenital y en el recto.

tabla (backboard), pieza rígida, larga y plana de madera u otro material que se coloca debajo de la víctima de un accidente con posible lesión medular. Se emplea para transportar al paciente al hospital o como una superficie firme para realizar una reanimación cardiopulmonar.

tabla (shelf), estructura anatómica dura y plana que se parece a un estribo o plataforma.

tabla (table), hoja que muestra columnas de datos.

tabla de cama (bed board), tabla que se coloca bajo el colchón para dar un soporte adicional a un paciente con problemas de espalda.

tabla de pies (footboard), cajón o caja abierta colocado a los pies de la cama del paciente y por encima de la cara superior del colchón para evitar que el peso de las sábanas y mantas descanse sobre los pies. Se coloca de tal forma que las plantas de los pies apoyan firmemente contra el tablero, con las piernas situadas en ángulo recto respecto a él. Su objetivo es facilitar que el paciente encamado mantenga su postura normal, evitando la caída de los pies.

tabla de tratamiento rotocinético (rotokinetic treatment table), cama especial equipada con un aparato de giro automático que inmoviliza completamente al paciente al tiempo que le hace girar entre 90 y 270 grados alrededor de un eje horizontal.

tabla periódica (periodic table), disposición sistemática de los elementos químicos, diseñada en 1869 por Dimitri Ivanovich Mendeléiev (químico ruso, 1834-1907). Colocando los elementos en orden según sus pesos atómicos fue capaz de mostrar relaciones, tales como la valencia, que aparecían a intervalos regulares y fue capaz de predecir las propiedades de elementos aún no descubiertos en el siglo XIX.

tabla rasa (tabula rasa), término utilizado para describir la mente de un niño en el momento del nacimiento como una «pizarra en blanco» receptiva.

tablero de ángulo (angle board), (en odontología) dispositivo utilizado para facilitar el establecimiento de unas relaciones angulares reproducibles entre la cabeza del paciente, el generador de rayos X y la película radiográfica.

tablero de formas (formboard), equipo utilizado en las pruebas de habilidad del tacto. Consiste en una tabla con huecos de diferentes formas y tamaños y en bloques de las características geométricas correspondientes. Se explora la capacidad del sujeto para ajustar los bloques en los espacios huecos apropiados.

tableta hipodérmica (hypodermic tablet), forma de dosificación comprimida o moldeada de un medicamento que puede ser disuelta para su administración intravenosa.

tabú (taboo), algo prohibido en una sociedad por inaceptable o inapropiado.

tabulación sistemática (systematic tabulation), (en investigación) técnicas mecánicas o manuales para registrar y clasificar datos para el análisis estadístico.

TAC (CAS) siglas de *tomografía de arterias coronarias*.

TAC (CAT), siglas de *tomografía axial computarizada*.

tacómetro (tachometer), instrumento para medir velocidades, como la tasa de flujo en un vaso sanguíneo.

tacrolimo (tacrolimus), fármaco inmunosupresor que modifica la respuesta biológica. Se prescribe para suprimir el sistema inmunitario después del trasplante renal o de otros órganos y puede aplicarse tópicamente para el tratamiento de la dermatitis que no responde a otros medicamentos.

táctil (tactile), relativo o perteneciente al sentido del tacto.

tacto mantenido (constant touch), técnica para diagnosticar la sensibilidad de una región corporal dañada presionando con el borrador de un lápiz u otro objeto en varios puntos para determinar la capacidad de la persona para detectar la presión.

T

tacto terapéutico[1] (therapeutic touch, TT), método de curación basado en la premisa de que el cuerpo posee un campo de energía que puede verse afectado por la intención centrada de la persona sanadora, con empleo de un intercambio de energía conscientemente dirigida entre el médico y el paciente El médico utiliza las manos como foco para valorar el campo de energía del paciente, para liberar áreas en donde se ha bloqueado el flujo libre de energía y para equilibrar la energía del paciente por medio de la transferencia de energía desde una fuerza de energía viva universal al paciente.

tacto terapéutico[2] (therapeutic touch), intervención de enfermería recogida en la Nursing Interventions Classification (NIC). Se define como la armonización del campo de cicatrización universal, intentando actuar como instrumento que influya sobre la cicatrización y utilizando la sensibilidad natural de las manos para centrar y dirigir suavemente el proceso de la intervención.

tacto[1] (touch), **1.** capacidad para sentir los objetos y distinguir sus características; sentido táctil. **2.** capacidad para percibir presión cuando se ejerce sobre la piel o las mucosas del cuerpo. **3.** proceso de palpar o examinar con la mano, como el tacto abdominal, rectal o vaginal.

tacto[2] (touch), intervención de enfermería recogida en la Nursing Interventions Classification (NIC). Se define como la provisión de confort y comunicación a través del contacto físico intencionado.

tadalafilo (tadalafil), agente frente a la impotencia utilizado para tratar la disfunción eréctil.

TAE (SAD), siglas de **trastorno afectivo estacional.**

Taenia *(Taenia),* género de platelmintos intestinales grandes, parásitos, de la familia Taeniidae, clase Cestoda, que tienen un escólex armado y una serie de segmentos encadenados. Las tenias se encuentran entre los parásitos que con más frecuencia infectan al ser humano e incluyen *T. saginata,* el gusano del ganado vacuno, y *T. solium,* el gusano del cerdo.

Taenia saginata *(Taenia saginata),* tenia que habita en los tejidos del ganado vacuno durante su estado larvario e infecta el intestino del ser humano en su forma adulta.

Taenia solium *(Taenia solium),* especie de cestodo que con mucha frecuencia habita en los tejidos de los cerdos durante su estado larvario e infecta el intestino del ser humano en su forma adulta.

TAG (TAG), contracción de *3,4,6-tri-o-acetil-D-glucal.*

tai chi (tai chi), técnica que utiliza movimientos controlados motores-físicos, decididos, lentos, para aumentar la fuerza de la masa corporal externa y alcanzar un estado fisiológico y psicológico más equilibrado. El tai chi tiene efectos positivos sobre las funciones respiratoria, cardiovascular y cerebral en niños y adultos, y reduce la incidencia de caídas en las personas de edad avanzada.

taladro (drill), instrumento perforante giratorio para hacer agujeros en sustancias duras, como los huesos o los dientes.

taladro (mandrel), filamento unido a una pieza de mano o torno que facilita la rotación de un objeto, como un disco para pulido dental o un instrumento de corte.

talámico (thalamic), relativo al tálamo.

tálamo (thalamus), órganos ovales grandes, en número par, constituidos por sustancia gris, que forman la mayor parte de las paredes externas del tercer ventrículo del cerebro, así como del diencéfalo. Transmite impulsos sensitivos a la corteza cerebral, menos el sentido del olfato. Está compuesto fundamentalmente por sustancia gris y traduce los impulsos transmitidos desde los receptores apropiados en sensaciones de dolor, temperatura y tacto. También participa en la asociación de impulsos sensitivos con sentimientos placenteros o desagradables, en los mecanismos del despertar del cuerpo y en mecanismos que producen movimientos reflejos complejos.

talamotomía (thalamotomy), producción quirúrgica de lesiones en los núcleos del tálamo, realizada generalmente para tratar enfermedades de los ganglios basales.

talasemia (thalassemia), anemia hemolítica caracterizada por hematíes microcíticos, hipocrómicos y de vida corta causada por la síntesis deficiente de las cadenas polipeptídicas de hemoglobina y se clasifica según la cadena afectada. Las dos categorías principales son la talasemia alfa y la talasemia beta. La beta talasemia se manifiesta de dos formas, denominadas talasemia mayor y talasemia menor. La talasemia mayor (anemia de Cooley), la forma homocigótica, evidente en la infancia se reconoce por anemia, fiebre, ausencia de crecimiento y esplenomegalia, y se confirma por los cambios característicos de los hematíes detectados en el examen microscópico. Los hematíes se destruyen rápidamente liberando grandes cantidades de hierro que se depositan en la piel dándole un aspecto bronceado y pecoso. El hierro también se deposita en corazón, hígado y páncreas que se vuelven fibróticos y disfuncionales. El bazo puede estar tan aumentado de tamaño que limita los movimientos respiratorios y comprime los órganos abdominales. A menudo se producen cefalea, dolor abdominal, fatiga y anorexia. La talasemia menor, la forma heterocigótica, se caracteriza sólo por anemia leve y cambios mínimos en los hematíes. La talasemia mínima es una forma que carece de síntomas clínicos, aunque los pacientes muestran evidencia hematológica de la enfermedad.

talasemia drepanocítica (sickle cell thalassemia), trastorno sanguíneo heterocigótico en el cual se heredan a la vez los genes de la drepanocitosis y los de la talasemia. Hay una forma leve y una forma grave, dependiendo del grado de supresión de la síntesis de cadenas beta por el gen de la talasemia. En la forma leve la síntesis sólo está parcialmente suprimida. Cuando la síntesis de cadenas beta está totalmente suprimida, como sucede en la forma grave, sólo aparece hemoglobina S en los hematíes, siendo el curso clínico generalmente tan grave como en la anemia drepanocítica homocigótica.

talasoterapia (thalassotherapy), sistema de tratamiento basado en los baños de mar y la exposición al aire marino.

talco (talc, talcum), silicato de magnesio hidratado nativo, que a veces contiene silicato de aluminio, usado como pulverización y adsorbente para aclarar líquidos.

talcosis (talcosis), trastorno respiratorio análogo a la silicosis, causado por la inhalación de polvo de silicato de magnesio.

talidomida (thalidomide), sedante hipnótico en ocasiones prescrito para el tratamiento de la lepra. Nunca se administra a mujeres que estén o pudieran estar embarazadas.

talio (Tl) (thallium [Tl]), elemento metálico blanco-cerúleo, blando, que presenta algunas propiedades químicas no metálicas. Su número atómico es 81; su peso atómico es 204,38. Muchos de sus componentes son altamente tóxicos.

talipes (talipes), deformidad del pie y el tobillo, habitualmente congénita, en la que el pie está torcido y relativamente fijo en una posición anormal.

talipes valgo (talipes valgus), pie plano y extraordinariamente evertido, alejándose de la línea media.

talipes varo (talipes varus), deformidad del pie en la que el talón está vuelto hacia dentro.

talla baja (short stature), altura inferior al 70% de la media para la población de la misma edad, cultura, sexo y otros factores de comparación.

tallador de amalgama (amalgam carver), instrumento dental que se utiliza para modelar las amalgamas de plata en estado plástico empleadas para rellenar algunas cavidades dentarias.

taller protegido (sheltered workshop), instalación o programa, ya sea para pacientes ambulatorios o ingresados en un centro, que ofrece experiencia profesional y se relaciona con los servicios de rehabilitación profesional en un medio de trabajo controlado.

tallo (shaft), objeto cilíndrico alargado, como por ejemplo el hueso largo entre las epífisis.

tallo corporal (body stalk), parte elongada del embrión que está conectada al corion.

tallo femoral (femoral stem), en la artroplastia de cadera o de rodilla, parte de la prótesis que se inserta en el extremo del fémur recortado y preparado.

tallo hipofisario (pituitary stalk), estructura que conecta la glándula hipofisaria con el hipotálamo.

tallo infundibular (infundibular stalk), estructura alargada en forma de embudo que conecta el diencéfalo con la hipófisis.

tallo óptico (optic stalk), par de estructuras embrionarias delgadas que se transforman en el nervio óptico.

talón (heel), parte posterior del pie formada por el hueso tarsal más grande, el calcáneo.

talón de *footing* (jogger's heel), proceso doloroso caracterizado por contusión, bursitis, fascitis o espolones calcáneos debido a los fuertes y repetidos golpes del talón contra el suelo. Es frecuente entre los corredores de *footing* y de largas distancias.

talonavicular (talonavicular), perteneciente al astrágalo y al navicular del tarso.

TAM (MAD), siglas de **trastorno autoinmunitario múltiple.**

tamaño aerodinámico (aerodynamic size), relativo al comportamiento de diversos tamaños y densidades de partículas de aerosoles.

tamaño corporal metabólico (metabolic body size), estimación de la masa de tejido activo de una persona, calculada mediante el peso corporal en kg elevado a la potencia 0,75.

tambor (tambour), dispositivo cilíndrico análogo a un tambor, conectado a un tubo aéreo y a un estilete, utilizado para registrar datos esfigmográficos u otros datos fisiológicos.

tamiz molecular (molecular sieve), **1.** dispositivo cristalino para la separación química con poros de tamaño molecular que absorbe pequeñas moléculas pero no las grandes. **2.** polímero entrecruzado que forma un tamiz molecular utilizado como medio de soporte para la separación cromatográfica de mezclas de solutos.

tamoxifeno (tamoxifen), antiestrógeno no esteroideo utilizado para el tratamiento paliativo del cáncer de mama avanzado en las mujeres premenopáusicas y posmenopáusicas cuyos tumores son estrogenodependientes. Se ha utilizado también el tamoxifeno para reducir la incidencia del cáncer de mama en mujeres con riesgo elevado de su desarrollo y para el tratamiento de la ginecomastia, pubertad precoz y otros ejemplos de exceso de estrógeno.

tampón (buffer), sustancia o grupo de sustancias que tienden a controlar la concentración de hidrogeniones en una solución reaccionando con los iones de hidrógeno cuando se añade un ácido al sistema, y liberando iones de hidrógeno cuando se añade una base. Los tampones reducen al mínimo los cambios significativos de pH en un sistema químico. Entre las funciones de los sistemas tampón del organismo está el mantenimiento del equilibrio acidobásico en la sangre y el mantenimiento del pH en los túbulos renales.

tampón (tampon), paquete de algodón, esponja u otro material para controlar hemorragias o absorber secreciones en cavidades o canales o para colocar órganos desplazados en su posición.

tampón menstrual de esponja (menstrual sponge), pequeña esponja a la que se puede unir un cordón. Se introduce en la vagina para absorber el flujo menstrual. Una vez que se retira, puede lavarse, escurrirse y reutilizarse a demanda durante la menstruación. Este tipo de tampones de esponja no son de uso común.

tampones sanguíneos (blood buffers), sistema de tampones, compuestos principalmente por dióxido de carbono e iones bicarbonato disueltos, que tienen la función de mantener el pH correcto de la sangre.

tamsulosina (tamsulosin), bloqueador selectivo α_1-adrenérgico. Se utiliza en el tratamiento sintomático de la hipertrofia prostática benigna.

tanato de clorfeniramina (chlorpheniramine tannate), sal tanato de clorfeniramina, que tiene las mismas propiedades que la base y se emplea en preparaciones contra la tos y el resfriado.

tanatología (thanatology), estudio de la muerte y del proceso de la agonía.

tanatomanía (thanatomania), obsesión por la muerte o el suicidio.

Tánatos (Thanatos), término freudiano para el instinto de muerte.

tangencialidad (tangentiality), expresiones o respuestas caracterizadas por una tendencia a divagar a partir de un tema original de conversación. La tangencialidad puede destruir o alterar seriamente la capacidad de las personas para comunicarse de una forma eficaz. Se utiliza frecuentemente en la esquizofrenia.

tanque de Hubbard (Hubbard tank), [Carl P. Hubbard, ingeniero norteamericano, n. 1857], tanque de agua caliente en el que los pacientes realizan ejercicios subacuáticos. El tronco y las extremidades del paciente se sumergen en una camilla.

tantalio (Ta) (tantalum [Ta]), elemento metálico plateado. Su número atómico es 73; su peso atómico 180,95. El tantalio, relativamente inerte desde el punto de vista químico, se utiliza en dispositivos protésicos tales como placas craneales y suturas metálicas.

tapetorretinopatía (tapetoretinopathy), trastorno visual hereditario caracterizado por degeneración del epitelio sensorial y pigmentario de la retina. Se presenta en la retinopatía pigmentaria y en otras enfermedades oculares.

tapetum (tapetum), **1.** capa alfombrada o revestimiento de tejido. **2.** capa delgada de fibras que cubre partes del encéfalo y se continúa con el cuerpo calloso. **3.** parte reflectora de la cubierta coroidea del ojo en muchos mamíferos.

tapioca (tapioca), esferas o copos de almidón diminutos preparados a partir de la pasta seca de raíz de mandioca rallada, *Janipha manihot.* Se emplea como espesante en diversos artículos alimenticios de fácil digestión, especialmente cereales, sopas y púdines.

tapón (pledget), pequeña compresa plana hecha de gasa de algodón o torunda de algodón hidrófilo, hilo o material sintético similar, que se usa para limpiar la piel, absorber el drenaje y limpiar las superficies pequeñas.

tapón (plug), masa de células tisulares, moco o demás sustancias que bloquean un orificio o conducto normal de paso del cuerpo, como el tapón cervical.

tapón anal (anal plug), una masa de células epiteliales que ocluye de forma temporal el conducto anal en el embrión.

tapón bronquial (bronchial cast), tapón sólido o semisólido, de forma cilíndrica, que bloquea un bronquio y en algunas ocasiones es expulsado por expectoración.

tapón de cera impactado (impacted cerumen), acumulación de cera que origina una masa sólida que se adhiere a la pared del conducto auditivo externo.

tapón mucoso (mucous plug), (en obstetricia) depósito de moco grueso en el cuello uterino que se suele expulsar cuando se inicia la dilatación del cuello, inmediatamente antes de que comience el parto o en sus primeras horas.

taponador (packer), instrumento para taponar o introducir un tapón de gasa en una herida.

taponamiento (packing), acto de insertar material en una herida o cavidad.

taponamiento (tamponade), cese del flujo sanguíneo de un órgano o de una parte del cuerpo por presión o compresión de una parte por la acumulación de líquido, como ocurre en el taponamiento cardíaco.

taponamiento cardíaco (cardiac tamponade), compresión del corazón a consecuencia de la acumulación de sangre u otro líquido en el saco pericárdico.

taponamiento con balón (balloon tamponade), procedimiento por el cual un dispositivo flexible dotado de un tubo y dos balones se introduce en un conducto de paso y se expande para bloquear el flujo de sangre o para forzar la apertura de una estenosis.

taponamiento con balón nasal (nasal balloon tamponade), procedimiento para controlar una epístaxis posterior en el cual se introduce un balón en la cavidad nasal y se llena con solución salina. Alternativamente puede colocarse un catéter de Foley a través de la ventana nasal y utilizarlo de la misma forma.

tapotement (tapotement), tipo de masaje en el que se percute el cuerpo de forma rítmica con las puntas de los dedos o los lados de las manos utilizando movimientos cortos, rápidos y repetitivos.

TAPS (ATPD), siglas de *temperatura ambiente, presión ambiental.*

Taq polimerasa (Taq polymerase), enzima que se encuentra en el bacilo *Thermus aquaticus,* que vive en manantiales calientes. Es termorresistente y, por tanto, puede resistir las grandes temperaturas de la reacción en cadena de la polimerasa.

taquiarritmia (tachyarrhythmia), latido cardíaco anormalmente rápido acompañado por un ritmo irregular.

taquicardia (tachycardia), trastorno en el que el miocardio se contrae a una frecuencia superior a 100 latidos/minuto. La frecuencia cardíaca se acelera normalmente en respuesta a la fiebre, al ejercicio o a la excitación nerviosa. La taquicardia patológica aparece en la anoxia, como en la causada por la anemia, insuficiencia cardíaca congestiva, hemorragia o en el shock. La taquicardia actúa aumentando la cantidad de oxígeno aportada a las células del cuerpo, incrementando la sangre que circula a través de los vasos.

taquicardia auricular (atrial tachycardia), contracción rápida de la aurícula debida a una anomalía en el automatismo, actividad disparada o reentrada intraauricular. La frecuencia no suele sobrepasar los 200 latidos/minuto, pero en casos de intoxicación digitálica la frecuencia aumenta gradualmente a 130-250 latidos/minuto. La taquicardia auricular puede ser paroxística (más infrecuente) y no paroxística (más frecuente). Las maniobras vagales no influyen sobre la taquicardia auricular, aunque producen bloqueo auriculoventricular.

taquicardia auricular multifocal (multifocal atrial tachycardia), ritmo auricular con una frecuencia superior a 100 latidos/min, causada por una actividad auricular multifocal y que se caracteriza por tres tipos distintos de ondas P′ en el ECG. Suele asociarse a una enfermedad pulmonar obstructiva crónica.

taquicardia de la unión (junctional tachycardia), ritmo cardíaco de la unión con una frecuencia mayor de 100 latidos/minuto. El mecanismo puede ser una intensificación de la automaticidad normal, automaticidad anómala o actividad disparada debido a intoxicación digitálica.

taquicardia de reentrada nodal AV paroxística (paroxysmal AV nodal reentry tachycardia), tipo de taquicardia paroxística supraventricular iniciada habitualmente por un complejo auricular prematuro y sostenida por un mecanismo de reentrada nodal auriculoventricular. Una maniobra vagal suele tener éxito en el restablecimiento del ritmo sinusal.

taquicardia ectópica (ectopic tachycardia), latido cardíaco anormalmente rápido debido a estímulos procedentes de un foco ectópico o de un foco fuera del nódulo sinoauricular.

taquicardia fetal (fetal tachycardia), frecuencia cardíaca fetal que supera los 160 latidos/minuto durante más de 10 minutos.

taquicardia paroxística supraventricular (paroxysmal supraventricular tachycardia), ritmo ectópico con una frecuencia entre 170 y 250 latidos/minuto. Comienza bruscamente con un latido prematuro auricular o ventricular y está apoyado por un mecanismo de reentrada en el nódulo AV o por un mecanismo de reentrada AV en el que participa una vía accesoria.

taquicardia refleja (reflex tachycardia), ritmo sinusal rápido causado por diversos efectos del sistema nervioso autónomo, como los cambios de la presión arterial, la fiebre o el estrés emocional.

taquicardia sinusal (sinus tachycardia), taquicardia que se genera por la estimulación del marcapasos sinoauricular. Generalmente la frecuencia se sitúa entre 100 y 180 latidos/minuto en los adultos, entre 140 y 200 latidos/minuto en niños y más de 200 latidos/minuto en los lactantes.

taquicardia supraventricular (TSV) (supraventricular tachycardia [SVT]), ritmo cardíaco que supera los 100 latidos/minuto y que se origina por encima de los ventrículos, antes de la bifurcación del haz auriculoventricular, en el nodo sinoauricular, en la aurícula o en la unión auriculoventricular.

taquicardia ventricular (ventricular tachycardia), taquicardia de al menos tres complejos ventriculares consecutivos, con una frecuencia de más de 100 latidos/minuto, que generalmente se origina en un foco distal a la bifurcación del haz auriculoventricular.

taquicardia ventricular idiopática (idiopathic ventricular tachycardia), ritmo cardíaco con una frecuencia mayor de 100 latidos/minuto que se origina en un foco localizado en un ventrículo, pero de causa desconocida.

taquicardia ventricular paroxística (paroxysmal ventricular tachycardia), latidos cardíacos rápidos de inicio y terminación súbita producidos por una rápida sucesión de descargas desde un foco ectópico localizado en el ventrículo.

taquicárdico (tachycardiac), perteneciente a o afectado por una taquicardia.

taquifagia (tachyphagia), ingesta rápida o reiterada.

taquifilaxia (tachyphylaxis), **1.** (en farmacología) fenómeno en el que la administración repetida de algunos fármacos produce una disminución marcada de su eficacia de aparición rápida. **2.** (en inmunología) desarrollo rápido de inmunidad frente a una toxina como consecuencia de una exposición previa, como la que se produce por la inyección previa de pequeñas cantidades de toxina.

taquifrasia (cluttering), trastorno del habla caracterizado por emisión rápida de palabras, con ritmo desordenado y omisión o transposición de sonidos o sílabas. Se suele asociar a otras discapacidades de aprendizaje.

taquipnea (tachypnea), aumento anormal de la frecuencia respiratoria (más de 20 respiraciones/minuto en adultos), como la que aparece en la hiperpirexia.

taquipnea nerviosa (nervous tachypnea), síntoma neurótico caracterizado por una respiración rápida y superficial.

taquistocopio (tachistoscope), instrumento utilizado para aumentar la velocidad de percepción visual presentando estímulos visuales sumamente breves.

tarántula (tarantula), nombre vulgar de una cualquiera de las especies de grandes arañas peludas. Aunque pueden ser venenosas, la mayoría son relativamente inofensivas para el hombre. Una picadura de algunas especies puede producir un área de destrucción superficial de la piel.

tardía (tardive), relativo a una enfermedad en la que pasa un período de tiempo entre la exposición y los primeros síntomas.

tarea del desarrollo (developmental task), capacidad física o cognitiva que debe alcanzar una persona en un determinado período de edad para continuar su desarrollo, como el caminar, que precede al desarrollo del sentido de autonomía del niño en un período posterior.

tarea secundaria (subtask work), la parte de la tarea total en un programa de rehabilitación, pero caracterizada por cambios de velocidad o dirección.

tareas de desempeño profesional (occupational performance tasks), actividades que pueden utilizarse para medir la capacidad potencial o la destreza real para manejar ciertos objetos y utilizar habilidades relacionadas con una ocupación determinada.

TARGA (HAART), siglas de **tratamiento antirretroviral de gran actividad.**

tarifa por servicio (fee-for-service), **1.** cargo que se realiza por una actividad profesional, como por una exploración física, la colocación de un diafragma contraceptivo o el control de la presión arterial de una persona. **2.** sistema de pago de los servicios profesionales, en el que el profesional cobra por el servicio prestado, en lugar de percibir un salario.

tarifa única (inclusive rate), método de cálculo de los cargos hospitalarios del paciente por el que una cantidad fija cubre todos los servicios prestados, independientemente del número y amplitud.

tarjeta de donante (donor card), documento por el cual una persona ofrece la donación anatómica de partes de su cuerpo en el momento de su muerte, para su trasplante a receptores que necesiten la sustitución de órganos o tejidos vitales. La información de la tarjeta puede incorporarse también al permiso de conducir. La donación de órganos suele requerir el consentimiento de los familiares del donante.

tarjeta de Ishihara (Ishihara chart), tarjeta seudoisocromática que se utiliza en la prueba de Ishihara.

tarsal (tarsal), **1.** relativo o perteneciente al tarso. **2.** relativo a la placa de sustentación del párpado.

tarsalgia (tarsalgia), dolor del pie que suele afectar a los arcos caídos.

tarso (tarsus), **1.** región articular situada entre el pie y la pierna. **2.** cada lámina de cartílago que forman los párpados. La placa tarsal da forma y solidez al borde palpebral.

tarsometatarsiano (tarsometatarsal), relativo o perteneciente a los huesos metatarsianos y tarsianos del pie.

tarsorrafia (tarsorrhaphy), procedimiento quirúrgico para unir los párpados superior e inferior. Suele llevarse a cabo en procedimientos de protección de la córnea y puede implicar solamente las partes laterales de los párpados.

tart (tart), siglas del *anión tartrato carboxilado.*

tartamudeo (stuttering), disfunción del lenguaje caracterizada por enunciación espasmódica de las palabras, con vacilaciones exageradas, tropiezos, repetición de las mismas sílabas y prolongación de los sonidos. La causa es desconocida. La vacilación y la falta de fluidez del lenguaje son características típicas del desarrollo normal del habla y del lenguaje durante la edad preescolar; el niño puede ser consciente de las dificultades del lenguaje asociadas a la adquisición y desarrollar miedo a hablar. Se recomienda hacer una evaluación y prevención precoces.

«tartamudeo molecular» (molecular stutter), defecto genético en el cual el código de tres nucleótidos para un aminoácido está repetido, ausente o mezclado, originando que el gen deje de producir una proteína específica o produzca una proteína que no funciona correctamente. En la enfermedad de Huntington, por ejemplo, el código para la glutamina puede estar repetido 40-50 veces en una fila en el gen mutante. Cuanto más larga es la sucesión de repeticiones, más temprano aparecen los síntomas.

tártaro (tartar), cualquiera de los diferentes compuestos que contienen tartrato, la sal del ácido tartárico.

tartrato (tartrate), **1.** dianión del ácido tartárico. **2.** cualquier sal o éster del ácido tartárico.

tartrato de butorfanol (butorphanol tartrate), agonista/antagonista opiáceo de la familia del fenantreno. Se administra por vía parenteral como fármaco preoperatorio, como un componente analgésico de la anestesia equilibrada, para el alivio rápido del dolor moderado o intenso asociado a las intervenciones quirúrgicas y en forma de espray nasal para aliviar la migraña.

tartrato de ergotamina (ergotamine tartrate), vasoconstrictor que se une a varias poblaciones de receptores (alfaadrenérgicos, dopamina, serotonina) y que, en función de a cual se fije, puede actuar como agonista o como antagonista. Se utiliza para abortar o prevenir cefaleas vasculares como las migrañas.

tartrato de fendimetracina (phendimetrazine tartrate), amina simpaticomimética que se usa como fármaco anoréxico. Se prescribe para reducir el apetito durante las primeras semanas de un régimen en el tratamiento de la obesidad exógena. Sus efectos beneficiosos desaparecen lentamente en 3 a 12 semanas.

tartrato de levorfanol (levorphanol tartrate), fármaco analgésico opiáceo. Está indicado en el tratamiento del dolor y como analgesia preoperatoria.

tartrato de metoprolol (metoprolol tartrate), antiadrenérgico; antagonista del receptor β_1. Se prescribe en el tratamiento de la hipertensión y la angina de pecho, así como para prevenir el IM y el flúter o fibrilación auricular. También ha demostrado ser beneficioso para pacientes con ICC cuando se usa en combinación con otros fármacos. Los usos no autorizados son la profilaxis de la migraña y el tratamiento del temblor esencial y de las arritmias ventriculares.

tartrato de vinorelbina (vinorelbine tartrate), antineoplásico de acción antimitótica. Se prescribe en el tratamiento del carcinoma pulmonar no microcítico.

tartrectomía manual (hand scaling), limpieza del sarro y desbridamiento oral con un desbridador manual.

tasa (rate), relación numérica, con frecuencia utilizada en la recopilación de datos relacionados con la prevalencia e incidencia de acontecimientos, en la que la cantidad de sucesos realmente ocurridos constituye el numerador y el número de sucesos posibles, el denominador. Las tasas se expresan en unidades convencionales de población, como la mortalidad neonatal por 1.000 o la mortalidad materna por 100.000.

tasa bruta de natalidad (crude birth rate), número de nacimientos en una población por cada 1.000 personas durante 1 año.

tasa de embarazos (pregnancy rate), (en estadística) número de embarazos por cada 100 mujeres en el plazo de 1 año. Se calcula como el producto del número de embarazos en las mujeres observadas multiplicado por 12 (meses), dividido por el producto del número total de mujeres observadas multiplicado por el número de meses considerados en el estudio.

tasa de fallecimientos (fatality rate), tasa de muertes observada en un grupo específico de población en relación con un acontecimiento, como una catástrofe.

tasa de falsos negativos (false-negative rate), tasa de incidencia de resultados negativos para una prueba en sujetos que sí padecen la enfermedad o la conducta que se analiza.

tasa de falsos positivos (false-positive rate), tasa de incidencia de resultados positivos para una prueba en sujetos que se sabe que no padecen la enfermedad o el trastorno que se analiza.

tasa de fertilidad (fertility rate), número de nacimientos de niños nacidos vivos dividido por el número de mujeres de edades comprendidas entre 15 y 44 años. Generalmente se expresa en relación a un grupo de 1.000 mujeres.

tasa de flujo de gas inspirado (inspiratory gas flow rate), cantidad de gas administrada a los pulmones de un paciente mediante ventilación mecánica.

tasa de incidencia de casos (case rate), método de tasación en el cual una cantidad uniforme, a menudo una tasa por día, cubre un grupo definido de procedimientos y servicios. Suele utilizarse en los servicios como la obstetricia y la cirugía cardiovascular con excepciones respecto a una escala de valor relativo o una escala de valor relativo basada en los recursos.

tasa de letalidad (case fatality rate), número de muertes registradas causadas por una enfermedad específica, expresadas como un porcentaje sobre el total de casos referidos de esa enfermedad.

tasa de morbididad (morbidity rate), número de casos de una enfermedad particular ocurridos en 1 año por una unidad específica de población, como *x* casos por 1.000. También se puede calcular en función de los grupos de edad, sexo, ocupación u otras unidades de población.

tasa de mortalidad (death rate), número de muertes que se producen en una determinada población en un determinado período de tiempo, normalmente expresada en términos de muertes por 1.000 personas y año.

tasa de mortalidad estandarizada (standardized death rate), número de muertes por cada 1.000 habitantes de una población especificada durante 1 año. Esta tasa se ajusta para evitar la distorsión producida por la composición de la población por edades.

T

tasa de mortalidad fetal (fetal mortality rate), número de muertes fetales por 1.000 nacimientos o por 1.000 nacidos vivos.

tasa de nacimientos ajustada (refined birth rate), relación entre los nacimientos totales y el total de la población femenina, considerada durante un período de 1 año.

tasa límite (limiting charge), en EE.UU. cantidad máxima que puede solicitar un médico no sometido a las restricciones impuestas por la normativa del sistema Medicare en concepto de honorarios.

tasa real de nacimientos (true birth rate), porcentaje de nacimientos totales en relación a la población femenina total en edad de concepción, entre 15 y 45 años de edad.

tasación de experiencia (experience rating), sistema de tasación, utilizado por las compañías de seguros en EE.UU., para establecer la prima que debe pagar el asegurado en función del riesgo que corre la compañía aseguradora de incurrir en gastos por la prestación del seguro.

tasas específicas (specific rates), tasas estadísticas en las cuales los acontecimientos, tanto del numerador como del denominador, están limitados a un subgrupo específico de población.

tatuaje (tattoo), coloración permanente de la piel realizada mediante la introducción de un pigmento extraño. Se puede producir un tatuaje accidental cuando se clava en la piel un trozo de grafito de una punta rota de un lápiz.

tatuaje de amalgama (amalgam tattoo), coloración de la encía o de la mucosa bucal producida por partículas del material de relleno de la amalgama de plata que quedan incrustadas bajo la superficie.

tau (tau), decimonovena letra del alfabeto griego.

taurina (taurine), derivado del aminoácido cisteína. Se presenta en la bilis en combinación con el ácido cólico. Se utiliza en la síntesis de sales biliares.

taurodoncia (taurodontism), variación en la forma de los dientes caracterizada por molares con forma de prisma con grandes espacios para la pulpa, como resultado de la ramificación central de la raíz (mesotaurodoncia), o en el tercio apical o su ausencia total (hipertaurodoncia).

tautómero (tautomer), isómeros estructurales que difieren sólo en la posición de un átomo de hidrógeno, o protón. Puesto que los tautómeros se pueden transformar rápidamente en soluciones acuosas mediante la transferencia de protones, suelen estar en equilibrio entre sí.

taxia (taxis), **1.** movimiento de atracción o repulsión producido por un estímulo. **2.** reducción de una hernia. **3.** reposición de una hernia mediante manipulación.

taxonomía (taxonomy), sistema de clasificación de organismos basado en las relaciones naturales de acuerdo a factores embriológicos, estructurales o fisiológico-químicos.

taxonomía molecular (molecular taxonomy), clasificación de los organismos en función de la distribución y composición de las sustancias químicas contenidas en ellos.

taxonomía numérica (numeric taxonomy), sistema para clasificar organismos basado en las similitudes globales de los caracteres fenotípicos mensurables que comparten. El sistema se emplea para clasificar cepas de bacterias, así como para diferenciar especies de plantas y animales estrechamente emparentados.

taxonómico (taxonomic), relacionado con la clasificación ordenada de los organismos dentro de grupos apropiados –o taxas– según sus interrelaciones, y el empleo de nombres adecuados.

Taylor, Effie J. [1874-1970], enfermera norteamericana nacida en Canadá que se graduó en la Johns Hopkins School of Nursing y sirvió como enfermera en la primera guerra mundial. Sucedió a Annie Goodrich como decana de la Escuela de Enfermería de la Universidad de Yale en 1934. Ocupó el cargo de presidenta del Consejo Internacional de Enfermería durante la segunda guerra mundial.

taza de talón (heel cup), dispositivo plástico diseñado para ayudar a aliviar el dolor de un espolón o una contusión del talón mediante la presión sobre la almohadilla grasa del talón situada bajo el calcáneo para aumentar el efecto amortiguador.

tazaroteno (tazarotene), profármaco retinoide utilizado tópicamente en el tratamiento del acné vulgar y en la psoriasis.

tazobactam (tazobactam), inhibidor de betalactamasa con acciones antibacterianas y empleos similares a los del sulbactam.

Tb (Tb), símbolo del **terbio.**

TB (TB), siglas de **tuberculosis.**

TBP (TBP), siglas de **bitionol.**

Tc (Tc), símbolo del **tecnecio.**

TC (CT), siglas de **tomografía computarizada.**

TC de cuarta generación (fourth-generation scanner), máquina de TC en la que gira la fuente de rayos X pero no el dispositivo detector.

TCB (BBT), siglas de **temperatura corporal basal.**

TCC (QCT), siglas de **tomografía computarizada cuantitativa.**

tcm (mbt), siglas de *temperatura corporal media.*

TCPSA (BTPS), siglas de **temperatura corporal y presión ambiente, saturada** (con vapor de agua).

TCPSE (BTPD), siglas de **temperatura corporal y presión ambiente, seca.**

Td (Td), siglas de **toxoide diftérico.**

TD (TD), siglas de *tiempo de duplicación.*

TDA (ADD), siglas de **trastorno por deficiencia de atención.**

TDPM (PMDD), siglas de **trastorno disfórico premenstrual.**

TDS (UGI), siglas de **tracto digestivo superior.**

Te (Te), símbolo del **telurio.**

té (tea), **1.** bebida producida a partir de las hojas y de sus brotes de un arbusto siempre verde, *Thea sinensis*. Miembro de la familia camellia, la planta crece principalmente en Asia. Sus componentes farmacológicamente activos incluyen cafeína, teobromina, teofilina y tanino. **2.** té mate, bebida de cafeína preparada a partir de la hojas de *Ilex paraguayensis,* arbusto que crece en Sudamérica.

té verde (green tea), planta que crece como arbusto en Asia de forma autóctona. Se utiliza para prevenir el cáncer y las enfermedades cardíacas, para la hipercolesterolemia y como antidiarreico. Es eficaz como antidiarreico y hay ciertas evidencias epidemiológicas de su eficacia relacionada con sus otros usos.

tebutato (tebutate), siglas de *acetato de butilo terciario.*

TEC (ECT), siglas de **tratamiento electroconvulsivo.**

teca (theca), vaina o cápsula, tal como la teca cordis o pericardio.

tecal (thecal), relacionado con la teca o envoltura.

tecnecio (Tc) (technetium [Tc]), elemento metálico radiactivo. Su número atómico es 43; su peso atómico 99. En los procedimientos de barrido radioisotópico de órganos internos, como hígado y bazo, se utilizan isótopos de tecnecio.

tecnecio-99m (technetium-99m), radionucleótido utilizado con más frecuencia para detectar imágenes del cuerpo en los registros de medicina nuclear. Se prefiere por su vida media corta y porque los fotones que emite poseen una energía apropiada para las técnicas normales de imagen.

técnica (technique, technic), método y detalles que se siguen en la realización de un procedimiento, tales como los empleados en la realización de una prueba de laboratorio, en una exploración física, en una entrevista psiquiátrica, en una operación quirúrgica o en cualquier proceso que requiera ciertas habilidades o una secuencia ordenada de acciones.

técnica aséptica (aseptic technique), cualquier procedimiento de asistencia sanitaria en el que se aplican unos cuidados excepcionales, con objeto de evitar que las personas, objetos o áreas determinadas se contaminen por microorganismos.

técnica calmante (calming technique), intervención de enfermería recogida en la Nursing Interventions Classification (NIC). Se define como la reducción de la ansiedad en un paciente que está experimentando sufrimiento agudo.

técnica de Alexander (Alexander technique), [Frederick Matthias Alexander, actor australiano, 1869-1955, quien desarrolló y enseñó esta técnica], técnica de trabajo corporal que emplea la reeducación psicofísica para corregir hábitos corporales disfuncionales en la postura y el movimiento. Se basa en que el movimiento humano es sobre todo fluido cuando lo dirige la cabeza y le sigue la columna para mejorar la postura, el equilibrio, la coordinación y la respiración; alivia la tensión y el dolor crónicos y mejora el bienestar general.

técnica de amplificación de un ácido nucleico (nucleic acid amplification technique), cualquiera de los distintos métodos in vitro para amplificar una secuencia de ADN o de ARN, para que puedan detectarse más fácilmente en varias técnicas o pruebas. La primera, y la que todavía se utiliza más, es la reacción en cadena de la polimerasa.

técnica de amplificación génica (gene amplification technique), término que se utiliza en ocasiones para referirse a la técnica de amplificación de los ácidos nucleicos, aunque el segmento de ADN o ARN que se amplifica no corresponde necesariamente a un único gen completo.

técnica de Bowen (Bowen technique), sistema de movilización suave pero enérgica de los tejidos blandos utilizando los dedos sobre músculos, tendones, nervios y fascias para restablecer el mecanismo de autocuración del cuerpo. Esta técnica se ha utilizado para trastornos que afectan al sistema musculoesquelético en zonas como espalda, cuello, caderas y hombros.

técnica de catéter tambor con repuestos (drum cartridge catheter technique), método utilizado en la canulación venosa central. La vena se canula con un introductor de cánula. La aguja se retira y se sustituye por un catéter tambor con repuestos, que se deja en posición.

técnica de Cohen (Cohen technique), tipo de ureteroneocistostomía en la que el uréter es escindido de su unión a la vejiga y reimplantado en un nuevo túnel submucoso, que se dirige lateralmente a través del trígono (en sentido transtrigonal).

técnica de DeLorme (DeLorme technique), método de ejercicio físico con pesas con el propósito de fortalecer los músculos, en el que se repiten series de movimientos repetitivos, con descansos entre las sesiones. Esta técnica implica ejercicios isotónicos y determinación del nivel máximo de resistencia.

técnica de dilución mediante ultrasonidos (ultrasound dilution technique), una técnica para medir el flujo de sangre y valorar la recirculación en los pacientes en hemodiálisis. Se unen los sensores de ultrasonidos a los catéteres venosos y arteriales en sus posiciones normales y se comprueba el flujo de sangre. A continuación se invierten, se apaga la ultrafiltración y se introduce una embolada de salino dentro del catéter venoso a una velocidad de la sangre bombeada conocida para diluir la sangre. La velocidad de la dilución cuando atraviesa el aparato de acceso se mide con ecografía.

técnica de Gil-Vernet (Gil-Vernet technique), tipo de ureteroneocistostomía en la que se extirpan ambos uréteres de su inserción normal en la vejiga urinaria y se reinsertan a nivel medial, próximos entre sí en el trígono.

técnica de grabado o tratamiento ácido (acid etching), cortar la superficie del esmalte dental con un ácido para eliminar la capa de restos y abrir los tubulillos de esmalte, aumentar la retención de la resina que se usa para sellar y promover una retención mecánica.

técnica de infusión intravenosa (intravenous infusion technique), cálculos para determinar en cada paciente la velocidad con la que se han de administrar los líquidos intravenosos y el equipo necesario que se ha de preparar antes de la venopunción y la administración de los líquidos.

técnica de Irving (Irving technique), método de ligadura tubárica en el que las trompas de Falopio se ligan y se seccionan, y los extremos proximales se suturan al miometrio.

técnica de la inmunoferritina (immunoferritin technique), método para marcar moléculas de anticuerpo con ferritina, un material denso a los electrones. La ferritina hace visibles los lugares de fijación de anticuerpos en microscopia electrónica.

técnica de la vía respiratoria de inclinación de cabeza y tracción de barbilla (head-tilt, chin-lift airway technique), método para procurar la apertura máxima de la vía aérea en una persona inconsciente. Con la víctima descansando de espaldas, el reanimador empuja hacia abajo sobre la frente de la víctima con la palma de la mano inclinando la cabeza de ésta hacia atrás. Con la otra mano, el reanimador levanta la mandíbula inferior de la víctima junto a la barbilla. Esta técnica abre la vía aérea al desplazar la lengua lejos del dorso de la faringe y aleja la epiglotis del orificio de la tráquea. No se recomienda el uso de esta técnica (cabeza-inclinada, barbilla-levantada) si hay sospecha de lesión de la columna cervical, y por esta razón no se debería intentar. En este caso, la técnica más adecuada es barbilla-levantada, mandíbula-empujada.

técnica de las manchas de tinta de Holtzman (Holtzman inkblot technique), modificación del test de Rorschach en la que se utilizan muchos más dibujos de manchas de tinta, al sujeto se le permite sólo una respuesta para cada diseño y la puntuación es predominantemente más objetiva que subjetiva.

técnica de Neviaser (Neviaser procedure), transferencia quirúrgica de un ligamento coracoacromial a la clavícula para la separación acromioclavicular.

técnica de Nirschl (Nirschl procedure), técnica quirúrgica de la epicondilitis crónica. En ella se lleva a cabo la escisión de un segmento de tendón hipercapsular del músculo segundo radial externo y la decorticación de la porción condilar anteroexterna.

técnica de Ober (Ober procedure), método para el tratamiento del pie zambo paralizado mediante la inserción del tendón del tibial posterior en el tercer metatarsiano.

técnica de Ober y Barr (Ober and Barr procedure), tratamiento quirúrgico de la paresia del músculo bíceps mediante la inserción del supinador largo.

técnica de Osborne y Cotterill (Osborne and Cotterill procedure), técnica quirúrgica para la corrección de la luxación crónica del codo mediante el uso de un manguito capsular que se pliega o superpone a los tejidos blandos, suturándolo para reforzar la estructura.

técnica de Paquin (Paquin technique), tipo de ureteroneocistostomía en la que se extirpa el uréter de su inserción en la vejiga y se reinserta en una posición más posterointerna.

técnica de Politano-Leadbetter (Politano-Leadbetter technique), tipo de ureteroneocistostomía en la que se corta la inserción vesical del uréter y se reinserta en una posición más medial y superior.

técnica de Pomeroy (Pomeroy technique), método para la ligadura de trompas en el que se coge un asa de la trompa y se liga en su base con una sutura absorbible, aproximadamente a 5 cm de distancia de las astas tubáricas, y luego se extirpa el asa ligada.

técnica de rosetas (rosette technique), método para detectar antígenos o anticuerpos sobre la superficie celular utilizando partículas revestidas de antígeno o de anticuerpo que hacen que los eritrocitos formen un patrón en forma de rosetas.

técnica de Uchida (Uchida technique), método de ligadura tubárica que consiste en la inyección de una solución de salino por debajo de la mucosa tubárica para separarla de la trompa subyacente. Se reseca una parte de la mucosa y la trompa que se queda sin mucosa se retrae para formar un muñón que se sutura.

técnica del colgajo pediculado (pedicle flap operation), intervención quirúrgica mucogingival para reponer o deslizar el tejido gingival desde la zona donante a un defecto aislado, habitualmente una superficie dental desprovista de la encía adyacente.

técnica del foco sensible (sensate focus technique), programa terapéutico para el tratamiento de la disfunción eréctil.

técnica en placa con gradiente (gradient plate technique), método para aislar mutantes de bacterias resistentes a antibióticos exponiendo una placa de agar que contiene un gradiente de concentración del antibiótico a la inoculación de las bacterias en estudio.

técnica sándwich (sandwich technique), método para identificar anticuerpos, o células sintetizadoras de anticuerpos, en una preparación de tejido. Se aplica a la preparación una solución que contiene un antígeno específico. Si los anticuerpos al antígeno existen en el tejido se unirán al antígeno. El antígeno no ligado se elimina mediante lavado, y después se añade un anticuerpo marcado con fluorocromo específico del antígeno. El resultado es un complejo de antígeno intercalado entre anticuerpos que puede ser detectado en microscopia de fluorescencia.

técnicas de separación espermática por *swim up* (sperm swim up technique), cualquiera de los diferentes métodos de comprobación de la motilidad de los espermatozoides. Una muestra de semen se centrifuga para formar pellets, que son después cubiertos con el medio del cultivo. Los espermatozoides con mayor motilidad se desplazan en el medio de cultivo y son más adecuados para su uso en fertilización in vitro.

técnicas depilatorias (depilatory techniques), métodos de eliminación del vello corporal no deseado, ya sea por arrancamiento, mediante la aplicación externa de productos químicos, electrólisis, aplicación de ceras derretidas o tratamientos con láser.

técnico (technical), relativo a un procedimiento o a sus resultados que requieren técnicas, habilidades, experiencia o conocimientos especiales.

técnico (technician), persona con un entrenamiento especial y experiencia en algún tipo de procedimiento técnico, generalmente aquellos involucrados en ajustes mecánicos, como el mantenimiento y el funcionamiento de los equipos radiológicos.

técnico (technologist), persona que estudia la aplicación de procesos para hacer que los recursos naturales beneficien a los seres humanos. Un técnico médico puede trabajar bajo la supervisión de un médico en los procedimientos clínicos generales de laboratorio.

técnico cardiovascular (cardiovascular technologist), profesional sanitario auxiliar que realiza exploraciones diagnósticas a demanda de un médico, o bajo la dirección del mismo, en las tres áreas siguientes: cardiología invasiva, cardiología no invasiva y estudio vascular periférico.

técnico certificado en cirugía (Certified Surgical Technologist [CST]), **1.** en EE.UU., credencial ofrecida por el National Board of Surgical Technology and Surgical Asssisting. **2.** profesional sanitario que, como miembro de un equipo quirúrgico, es responsable del establecimiento de un entorno quirúrgico óptimo para el desarrollo de las actuaciones perioperatorias.

técnico certificado en terapia respiratoria (certified respiratory therapist [CRT]), profesional sanitario que realiza los cuidados habituales y el tratamiento de pacientes con trastornos respiratorios. En EE.UU. la certificación exige la realización de un curso completo de un año de formación y el examen del National Board for Respiratory Care.

técnico de asistencia al paciente (patient care technician), técnico sanitario que trabaja bajo la supervisión de una enfermera colegiada, un médico u otro profesional sanitario para prestar asistencia básica al paciente. Sus obligaciones pueden incluir el registro de los signos vitales, la obtención de muestras de sangre y orina, realizar pruebas diagnósticas básicas y ayudar al médico cuando sea necesario.

técnico de electrocardiografía (electrocardiographic technician), profesional de la salud especialmente entrenado y con experiencia en el manejo y mantenimiento del equipo de ECG y que proporciona al médico los datos registrados para el diagnóstico.

técnico de histología (histologic technician), profesional sanitario que prepara las muestras tisulares de origen humano y animal para que el patólogo las examine con motivos diagnósticos, de investigación o de enseñanza.

técnico de historiales médicos (medical record technician), en EE.UU., profesional sanitario responsable del mantenimiento de los componentes del sistema de información sanitaria en función de las necesidades médicas, administrativas, éticas, legales, de acreditación y reguladoras del sistema de prestación de la asistencia sanitaria.

técnico de laboratorio dental (dental laboratory technician), persona que hace prótesis dentales y aparatos de ortodoncia, según la prescripción de un dentista. El técnico de laboratorio dental puede tener un laboratorio privado o trabajar en el local de un dentista.

técnico de laboratorio médico (medical laboratory technician), persona que, bajo la supervisión de un médico o técnico médico realiza pruebas microscópicas y bacteriológicas de sangre, tejidos y líquidos humanos, con fines diagnósticos y para investigación.

técnico de laboratorio óptico (ophthalmic laboratory technician), persona que trabaja a partir de la prescripción realizada por un oftalmólogo o un optometrista y corta, pule, bisela, ajusta y realiza el acabado de lentes además de fabricar aparatos oculares.

técnico de salud medioambiental (environmental health technician), profesional sanitario que ejerce la asistencia técnica bajo supervisión profesional en el control de peligros sanitarios medioambientales como la contaminación radiactiva, la polución del aire y el agua y la eliminación de residuos químicos de la industria.

técnico de terapia respiratoria, titulado (respiratory therapy technician, certified [CRTT]), en EE.UU., profesional sanitario cualificado que administra cuidados respiratorios generales. Sus obligaciones pueden ser: recoger y revisar los datos clínicos; explorar al paciente mediante inspección, palpación, percusión y auscultación, y montar y mantener el equipo utilizado en los cuidados respiratorios.

técnico de transcripción médica (medical transcriptionist), en EE.UU., profesional sanitario que prepara un informe escrito dictado por un médico sobre los datos de un paciente. Un técnico de transcripción médica es aquel que cumple los requisitos de cualificación de la American Association of Medical Transcription.

técnico dietético (dietetic technician), persona formada en nutrición que puede trabajar de forma independiente o en equipo con un dietista diplomado. Los técnicos dietéticos evalúan a los pacientes para identificar problemas de nutrición, asesorar al respecto, elaborar menús y recetas, supervisar al personal relacionado con la alimentación, comprar los alimentos, controlar el inventario y la calidad de los alimentos.

técnico diplomado (registered technologist [RT]), título concedido por el American Registry of Radiologic Technologists como certificado de cualificación para actuar en una o más de las siguientes disciplinas: radiología, medicina nuclear, radioterapia, mamografía, tomografía computarizada, resonancia magnética, tecnología de intervención cardiovascular o control de calidad.

técnico electromiográfico (electromyographic technician), profesional sanitario con entrenamiento y experiencia especial para ayudar al médico en el registro y análisis de potenciales de acción muscular con el uso de varios dispositivos electrónicos.

técnico en citogenética (cytogenetic technologist), profesional sanitario centrado en el estudio de los cromosomas. Determina cómo deben obtenerse, transportarse y manipularse las muestras para proceder a su análisis citogenético.

técnico en diálisis (dialysis technician), profesional sanitario auxiliar que maneja y mantiene el equipo de diálisis para pacientes con enfermedades renales.

técnico en ecografía diagnóstica (diagnostic medical sonographer), profesional sanitario auxiliar que presta servicios clínicos mediante la práctica de ecografía diagnóstica bajo la supervisión del médico o un especialista en osteopatía responsable de la utilización e interpretación de los procedimientos ultrasónicos. El ecografista ayuda al médico en la obtención de los datos ecográficos necesarios para tomar decisiones diagnósticas.

técnico en electroneurodiagnóstico (electroneurodiagnostic technologist), profesional de la salud especializado en registrar y estudiar la actividad eléctrica del cerebro. Trabajando en colaboración con el médico, el técnico de electroneurodiagnóstico realiza historias clínicas, aplica los electrodos adecuados para el registro usando técnicas de EEG, de potencial evocado (PE) y de polisomnografía; y documenta la situación clínica del paciente.

técnico en farmacia (pharmacy technician), persona que prepara y dispensa prescripciones bajo la supervisión de un farmacéutico.

técnico en hemodiálisis (hemodialysis technician), profesional de la enfermería diplomado que ha recibido formación especial sobre la utilización de equipos de hemodiálisis y sobre el tratamiento de los pacientes con insuficiencia renal.

técnico en información de la salud (health information technician), graduado en un programa de diplomatura asociado que realiza labores relacionadas con el manejo de los datos informatizados de salud.

técnico en medicina nuclear (nuclear medicine technologist), profesional sanitario auxiliar especializado en las propiedades nucleares de los radionúclidos radiactivos y estables, para su aplicación en la evaluación diagnóstica de las alteraciones anatómicas y fisiológicas del cuerpo, y su tratamiento con fuentes radiactivas abiertas.

técnico en polisomnografía (polysomnographic technologist), persona que monitoriza los estudios del sueño y registra las variables fisiológicas de importancia.

técnico en psicometría (psychometrician), especialista que realiza estimaciones o cálculos cuantitativos o medidas de la personalidad y de la inteligencia.

técnico en radiología (radiologic technologist), persona que, bajo la supervisión de un médico radiólogo, maneja los equipos radiológicos y colabora con los radiólogos y los demás profesionales sanitarios, y cuya competencia ha sido examinada y confirmada (en EE.UU.) por la American Registry of Radiologic Technologists.

técnico en radioterapia (radiation therapist), profesional sanitario que administra la radioterapia a los pacientes, los observa durante el tratamiento y registra su actuación en la historia clínica. Entre sus funciones están la localización del tumor, la dosimetría, el seguimiento del paciente, la formación del mismo y el mantenimiento de registros.

técnico en tratamiento optométrico de la visión (TTOV) (optometric vision therapy technician [OVTT]), profesional de la salud, supervisado por un optometrista, que participa en la evaluación de los pacientes y en el diseño y aplicación de los programas de tratamiento optométrico de la visión.

técnico en urgencias médicas (TUM) (emergency medical technician [EMT]), en EE.UU, persona entrenada y responsable de la administración de cuidados especializados de urgencia y del transporte a una institución médica de las víctimas de una enfermedad o lesión aguda.

técnico en urgencias médicas-intermedio (TUM-I) (emergency medical technician-intermediate [EMT-I]), en EE.UU. técnico en urgencias médicas de segundo nivel con titulación tanto de TUM-SVA como de TUM-IV.

técnico en urgencias médicas-intravenoso (TUM-IV) (emergency medical technician-intravenous [EMT-IV]), en EE.UU. técnico en urgencias médicas de segundo nivel. El TUM-IV está entrenado y capacitado para aplicar tratamientos intravenosos, intubación endotraqueal y para el empleo de otras técnicas antishock.

técnico en urgencias médicas-paramédico (TUM-P) (emergency medical technician-paramedic [EMT-P]), técnico en urgencias médicas de nivel avanzado que trabaja en cuidados sanitarios de emergencia aportados antes de la llegada al hospital, bajo la dirección de un médico, con frecuencia a través de contacto por radio. El TUM-P posee un certificado nacional que le capacita para realizar todas las actuaciones de los demás niveles, con una formación adicional en farmacología y en la administración de fármacos de emergencia.

técnico en urgencias médicas-soporte vital avanzado (TUM-SVA) (emergency medical technician-advanced life support [EMT-ALS]), en EE.UU. técnico en urgencias médicas de tercer nivel. El TUM-SVA está capacitado para ejecutar todas las medidas del nivel básico del TUM y del TUM-IV. Además, el TUM-SVA puede administrar ciertos medicamentos siguiendo las órdenes del médico de un hospital con el que mantenga contacto por radio. El TUM-SVA está entrenado también para el empleo de sistemas de soporte vital avanzado, incluida la utilización del equipo de desfibrilación.

técnico microbiólogo (microbiology technologist), técnico que se especializa en la identificación de bacterias y otros microorganismos presentes en los tejidos y en otras muestras de los pacientes.

técnico para terapia visual (vision therapy technician), profesional sanitario que valora a los pacientes y planifica y aplica programas de terapia visual bajo la supervisión de un optometrista.

técnico perfusionista (perfusion technologist), profesional que, bajo la supervisión de un médico, maneja el mecanismo artificial utilizado para la derivación cardiopulmonar durante la cirugía.

tecnología (technology), **1.** aplicación de la ciencia o el método científico a objetivos comerciales o industriales. **2.** conocimiento y uso de la ciencia aplicada a la conversión de recursos naturales para beneficio de los seres humanos.

tecnología: tratamiento (technology: management), intervención de enfermería recogida en la Nursing Interventions Classification (NIC). Se define como el uso de equipos y dispositivos técnicos para vigilar el estado del paciente o sostener la vida.

tecnología de reproducción asistida (assisted reproductive technology), manipulación del óvulo y el espermatozoide para tratar la infertilidad. Los procesos comprenden la administración de fármacos para inducir la ovulación, la fertilización, el transporte intratubárico de gametos, el transporte intratubárico del cigoto y la criopreservación de gametos.

tecnología quirúrgica (surgical technology), disciplina sanitaria que se centra en aportar un entorno quirúrgico óptimo para el paciente durante el desarrollo de las técnicas estériles y no estériles.

tecnólogo de histología (histotechnologist), profesional sanitario que prepara las muestras tisulares de origen humano y animal para que el patólogo las examine con motivos diagnósticos, de investigación o de enseñanza. Estos profesionales realizan todas las funciones de los técnicos de histología, además de identificar las estructuras tisulares, componentes celulares y sus características de tinción y relacionarlas con sus funciones fisiológicas, aplicar y probar nuevas técnicas y procedimientos, realizar juicios sobre los resultados de las medidas de control de calidad, aplicar procedimientos adecuados para mantener la precisión y, en ocasiones, supervisar y enseñar.

tecoma (thecoma), tumor derivado del mesénquima ovárico que consta de células fusiformes que pueden contener gotitas de grasa. Está asociado a veces con producción excesiva de estrógenos y desarrollo sexual precoz en niñas prepuberales.

tectónico (tectonic), **1.** relativo a variaciones en la estructura de la córnea u otras partes del ojo. **2.** relativo a la cirugía plástica o a trasplantes de tejido.

tectorial (tectorial), relativo a una estructura corporal que sirve como techo o cubierta.

tectorio (tectorium), estructura corporal que sirve como techo o capa externa.

Teflón (Teflon), marca comercial de una sustancia (politetrafluoroetileno) utilizada para la construcción de implantes quirúrgicos en la cirugía de restauración y en el recubrimiento de hojas quirúrgicas.

tegaserod (tegaserod), agonista parcial del receptor 5-HT4 utilizado para tratar el síndrome del colon irritable en el que el principal síntoma intestinal es el estreñimiento.

tegmental (tegmental), de un tegumento o relativo a él.

tegmento (tegmen), cubierta, como la del hueso, que cubre la cavidad timpánica.

tegumento (integument), cubierta o piel.

TEIB (TEIB), siglas de *trietileno-inmunobenzoquinona.*

teicoplanina (teicoplanin), antibiótico glucopéptido producida por la bacteria *Actinoplanes teichomyceticus*. Se utiliza como alternativa menos tóxica a la vancomicina en el tratamiento de infecciones de moderadas a graves causadas por bacterias grampositivas en las que no se pueden utilizar otros antibióticos.

tejido (tissue), conjunto de células similares que actúan conjuntamente en la realización de una determinada función.

tejido adiposo (adipose tissue), tejido formado por células grasas.

tejido adiposo subcutáneo (subcutaneous adipose tissue), depósito graso situado bajo la piel.

tejido areolar (areolar tissue), tipo de tejido conjuntivo con escasa capacidad de distensión, constituido por fibras débilmente entrelazadas y areolas. Ocupa los espacios del cuerpo entre otros tejidos.

tejido conjuntivo (connective tissue), tejido de sostén y unión de otros tejidos y partes del cuerpo. Deriva del mesodermo embrionario y es denso, contiene un gran número de células y grandes cantidades de sustancia intercelular. La sustancia intercelular está compuesta por fibras inmersas en una matriz o sustancia de sostén que puede ser líquida, gelatinosa o sólida, como en el hueso y el cartílago. Las fibras del tejido conjuntivo pueden ser colágenas o elásticas.

tejido conjuntivo denso (dense connective tissue), tejido conjuntivo caracterizado por grupos densos de fibras.

tejido dartoico (dartoic tissue), tejido que se asemeja a la túnica dartos, como en un tumor con elementos musculares.

tejido de granulación (granulation tissue), proyecciones carnosas, rosadas, blandas, que se forman durante el proceso de cicatrización de una herida que no cicatriza por primera intención. El tejido está constituido por numerosos capilares rodeados de colágeno fibroso.

tejido elástico (elastic tissue), tipo de tejido conjuntivo que contiene fibras elásticas. Se encuentra en los ligamentos de la columna vertebral, en el cartílago del pabellón auricular y en las paredes de algunos grandes vasos sanguíneos.

tejido embrionario (embryonic tissue), **1.** masa gelatinosa aislada de células de tejido conjuntivo. La matriz gelatinosa se debe a la presencia de mucopolisacáridos. **2.** relativo a los tejidos del embrión.

tejido epitelial (epithelial tissue), capa única o estratificada de células que se disponen muy juntas y empaquetadas que cubren el cuerpo y tapizan sus cavidades, con excepción de los vasos sanguíneos y linfáticos.

tejido equivalente a la bursa (bursa-equivalent tissue, bursal equivalent tissue), un posible tejido linfoide de los vertebrados distintos de las aves, que equivaldría a la bursa de Fabricio de las aves, lugar de maduración de los linfocitos B. Actualmente parece que la maduración de los linfocitos B tiene lugar sobre todo en la médula ósea.

tejido fibroso (fibrous tissue), tejido conjuntivo del organismo compuesto por fibras elásticas muy reticuladas y areolas llenas de líquido.

tejido fibroso denso (dense fibrous tissue), tejido conjuntivo que se compone de unos haces compactos, fuertes, no elásticos, de fibras colágenas paralelas de color blanco brillante. El tejido fibroso regular denso comprende los tendones, las aponeurosis y los ligamentos; el tejido fibroso irregular denso incluye las membranas fasciales, la dermis de la piel, el periostio y las cápsulas de los órganos.

tejido fibroso laxo (loose fibrous tissue), tejido conjuntivo flexible, constrictivo, formado por fibras elásticas y de colágeno entrelazadas con zonas llenas de líquido.

tejido glandular (glandular tissue), grupo de células epiteliales secretoras que constituyen un órgano glandular concreto, tal como el tiroides.

tejido graso (fatty tissue), tejido conjuntivo laxo con muchas células que contienen gotículas de grasa.

tejido intersticial (interstitial tissue), tejido conjuntivo y de sostén situado en el interior y alrededor de los principales elementos funcionales de un órgano.

tejido linfoide (lymphoid tissue), tejido que contiene linfocitos en una malla de células reticulares y fibras, como las amígdalas y las adenoides.

tejido linfoide asociado al tubo digestivo (gut-associated lymphoid tissue), tejido linfoide asociado al tubo digestivo; incluye las amígdalas, las placas de Peyer, la lámina propia del tracto digestivo y el apéndice.

tejido óseo (bone tissue), clase de tejido conjuntivo duro formado por osteocitos y una sustancia intercelular colagenosa calcificada y dispuesta en finas placas.

TEL LET (linear energy transfer), abreviatura de **transferencia de energía lineal.**

telangiectasia (telangiectasia), dilatación permanente de grupos de capilares y vénulas superficiales. Algunas causas frecuentes son la lesión actínica, las dermatosis que producen atrofia, la rosácea, los niveles elevados de estrógenos y las enfermedades vasculares del colágeno.

telangiectasia aracniforme (spider telangiectasia), capilares dilatados ramificados que adoptan una forma estrellada sobre la piel.

telangiectasia hemorrágica hereditaria (hereditary hemorrhagic telaniectasia), anomalía vascular que se hereda como un rasgo autosómico dominante. Se caracteriza por telangiectasia hemorrágica cutaneomucosa. Se observan lesiones rojo-violáceas pequeñas en los labios, la mucosa oral y nasal, la lengua y las puntas de los dedos de la mano y el pie. Los vasos, finos y dilatados, pueden sangrar de forma espontánea o debido a traumatismos leves. Esta afección se agrava de forma progresiva. La hemorragia de las lesiones superficiales suele ser profusa y puede causar una anemia grave.

telangiectasia linfática (telangiectasia lymphatica), trastorno congénito o adquirido en el que los vasos linfáticos se obstruyen y dilatan, produciendo un linfangioma.

telarquia (thelarche), comienzo del desarrollo puberal de la mama femenina que tiene lugar normalmente antes de la pubertad, al comienzo de la fase de crecimiento rápido, entre los 9 y 13 años de edad. La telarquia prematura es el desarrollo precoz de la mama en una mujer sin otra evidencia de maduración sexual.

telbivudina (telbivudine), antirretroviral utilizado en el tratamiento de la hepatitis B.

telecinesia (telekinesis), concepto de parapsicología según el cual uno puede controlar los acontecimientos externos, como el movimiento de un objeto sólido, mediante el poder de la mente.

telediagnóstico (telediagnosis), proceso por el que se realiza un diagnóstico o un pronóstico de una enfermedad mediante la transmisión electrónica de datos entre instituciones médicas distantes.

telemedicina (telemedicine), uso de los equipos de telecomunicación y de la tecnología de la información para prestar asistencia clínica a personas en lugares distantes, y transmisión de información médica y quirúrgica y de las imágenes necesarias para prestar esa asistencia.

telemetría (telemetry), transmisión electrónica de datos entre puntos distantes, como la transmisión de una monitorización cardíaca.

telencefalización (telencephalization), etapa del desarrollo fetal en la cual el prosencéfalo empieza a asumir el control sobre las funciones del sistema nervioso previamente dirigidas por centros neurales más primitivos.

telencéfalo (telencephalon), pareja de vesículas cerebrales o cerebro terminal a partir del cual derivan los hemisferios cerebrales.

teleología (teleology), **1.** estudio del propósito o designio final en los fenómenos naturales. **2.** teoría según la cual todas las cosas están dirigidas hacia algún propósito final.

telépata (telepathist), **1.** persona que cree en la telepatía. **2.** persona que afirma tener poderes telepáticos.

telepatía (telepathy), supuesta comunicación de pensamiento entre dos personas por medios diferentes a los sentidos físicos.

telerradiología (teleradiology), radiología realizada por medio de una transmisión remota y visión de imágenes.

telerreceptivo (telereceptive), perteneciente a los exteroceptores del oído, vista y olfato que detectan estímulos distantes al cuerpo.

telesalud (telehealth), uso de las tecnologías de la telecomunicación para prestar servicios de asistencia sanitaria y acceso a información médica y quirúrgica para aprendizaje y educación de profesionales de asistencia sanitaria y usuarios, para aumentar el conocimiento y educar al público sobre problemas relacionados con la salud y facilitar la investigación médica a distancia.

telescopio quirúrgico (operating telescope), dispositivo óptico de bajo aumento y amplio campo de visión.

teleterapia (teletherapy), radioterapia administrada mediante una máquina que se coloca a una cierta distancia del paciente. Típicamente una unidad de teleterapia puede rotar alrededor del paciente, permitiendo de este modo el empleo de múltiples haces que inciden en el tumor y disminuyen la dosis en el tejido circundante normal.

telitromicina (telithromycin), agente antiinfeccioso utilizado para tratar la exacerbación bacteriana aguda de la bronquitis crónica causada por *Streptococcus pneumoniae, Haemophilus influenzae* y *Moraxella catarrhalis,* sinusitis bacteriana aguda causada por *S. pneumoniae, H. influenzae, M. catarrhalis* y *Staphylococcus aureus,* y la neumonía adquirida en la comunidad.

telmisartán (telmisartan), antihipertensivo. Se utiliza para el tratamiento de la hipertensión, ya sea solo o en combinación con otros fármacos.

telocéntrico (telocentric), relativo a un cromosoma en el que el centrómero se localiza en un extremo, de forma que las cromátides aparecen como filamentos rectos.

telofase (telophase), última de las cuatro fases de la división nuclear en la mitosis y de cada una de las dos divisiones de la meiosis. Los cromosomas producidos en la fase anterior (anafase) se unen a los polos de la espiral y se convierten en largos y delgados, se forma la membrana nuclear alrededor de ellos, reaparece el nucleolo y el citoplasma comienza a dividirse.

telomerasa (telomerase), ADN polimerasa involucrada en la formación de telómeros y en el mantenimiento de las secuencias teloméricas durante la replicación.

telómero (telomere), cada una de las terminaciones de un cromosoma, que posee propiedades especiales, entre ellas una polaridad que previene su unión con cualquier fragmento después de que el cromosoma se ha roto.

telorrea (nipple discharge), exudado espontáneo de material desde el pezón. Puede ser normal, como en caso del calostro en la gestación, o puede ser signo de enfermedad infecciosa, endocrina o neoplásica.

telúrico (telluric), relativo al suelo terráqueo y a su posible influencia patogénica.

telurio (Te) (tellurium [Te]), elemento que posee propiedades químicas metálicas y no metálicas. Su número atómico es 52; su peso atómico es 127,60. Inhalar vapores de telurio provoca un aliento con olor a ajo.

tema de la comunicación (communication theme), (en psiquiatría) concepto o idea recurrente que conecta las componentes de la comunicación.

temazepam (temazepam), agente hipnótico benzodiazepínico. Se prescribe para el alivio del insomnio transitorio e intermitente.

temblor (tremor), movimientos de estremecimiento rítmico, no intencionados, producidos por la contracción y relajación alternativa involuntaria de grupos opuestos de músculos esqueléticos que aparecen en algunos individuos ancianos, en ciertas familias y en pacientes con ciertos trastornos neurodegenerativos.

temblor cerebeloso (cerebellar tremor), temblor intencional, o que aparece durante los movimientos voluntarios, debido a lesiones cerebelosas.

temblor continuo (continuous tremor), movimientos involuntarios finos y rítmicos que persisten durante el reposo, pero que a veces desaparecen brevemente durante los movimientos voluntarios.

temblor de acción (action tremor), temblor que se produce o se manifiesta durante los movimientos voluntarios de las extremidades superiores.

temblor de reposo (resting tremor), temblor involuntario que se produce cuando la persona está en reposo; es uno de los signos de la enfermedad de Parkinson.

temblor esencial (essential tremor), movimiento de agitación involuntario y fino de manos, cabeza y cara, especialmente durante los movimientos rutinarios del cuerpo. Es un trastorno familiar heredado como un rasgo autosómico-dominante, y aparece en la adolescencia o en la edad media de la vida. El temblor esencial se ve agravado por la actividad o las emociones.

temblor estático (static tremor), contracciones musculares involuntarias irregulares que aparecen cuando un paciente hace un esfuerzo para mantener el tronco o los miembros en ciertas posiciones.

temblor estriocerebeloso (striocerebellar tremor), combinación de contracciones musculares en reposo, contracciones relacionadas con la actividad y contracciones musculares relacionadas con los movimientos voluntarios, con ambos componentes, estriatal y cerebeloso. Se asocia con la ataxia hereditaria y con la degeneración difusa del SNC.

temblor fino (fine tremor), temblor que aparece tras un movimiento voluntario o que se desarrolla como consecuencia de la fatiga del grupo muscular correspondiente.

temblor fisiológico (physiologic tremor), todo temblor producido por factores fisiológicos como la fatiga, el miedo o el frío.

temblor histérico (hysterical tremor), **1.** temblor fino, rítmico, en una extremidad o generalizado, que puede ser una expresión de miedo, ansiedad o histeria. **2.** temblor irregular grosero que aumenta con los movimientos voluntarios. **3.** temblor transitorio provocado por la exposición a fármacos o sustancias tóxicas más que por un trastorno orgánico.

temblor intencional (intentional tremor), movimientos finos, rítmicos, involuntarios que tienden a aumentar durante los movimientos voluntarios.

temblor intermitente (intermittent tremor), sacudida involuntaria rítmica que se produce de forma intermitente.

temblor muscular (muscular tremor), contracciones involuntarias irregulares mínimas de fascículos musculares individuales. Si el temblor es leve y ocasional la causa puede ser fisiológica. El temblor muscular diseminado, persistente o recurrente suele reflejar un trastorno de la motoneurona.

temblor parkinsoniano (parkinsonian tremor), temblor suave de reposo con oscilaciones lentas, regulares, de tres a seis por segundo, que se exacerba con la fatiga, el frío o las emociones. Los temblores generalmente, pero no siempre, cesan durante los movimientos voluntarios de la parte afectada y durante el sueño.

temblor saturnino (saturnine tremor), patología de contracciones musculares involuntarias en las extremidades que se observa en pacientes con intoxicación crónica por plomo.

temblor senil (senile tremor), temblor asociado al envejecimiento.

temblor tosco (coarse tremor), temblor en el cual los movimientos son relativamente lentos, con posible participación de grandes grupos musculares.

temblor volicional (volitional tremor), temblor que aparece durante los movimientos voluntarios, a veces diseminado por todo el organismo. Puede aparecer en la esclerosis múltiple y en diversos trastornos cerebelares.

tembloroso (tremulous), perteneciente a los temblores o a las contracciones musculares involuntarias.

temor (fear), diagnóstico de enfermería aceptado por la Fourth National Conference on the Classification of Nursing Diagnoses (revisión 2000). Se define como la respuesta a la percepción de una amenaza que se reconoce conscientemente como un peligro.

temozolomida (temozolomide), agente antineoplásico misceláneo. Se utiliza para el tratamiento del astrocitoma anaplásico recidivante.

temperamento (temperament), características de una persona que reflejan su personalidad, cómo se comporta, cómo siente y cómo piensa.

temperatura (temperature [T]), **1.** medida relativa de calor o frío. **2.** (en fisiología) medida del calor asociado al metabolismo del cuerpo humano, mantenido normalmente a un nivel constante de 37 °C.

temperatura absoluta (A) (absolute [A] temperature), temperatura que se mide tomando como punto de partida el cero absoluto, bien sea en grados Kelvin o en grados Rankine.

temperatura ambiental (room temperature), temperatura del aire medida en una parte específica de una habitación.

temperatura axilar (axillary temperature), temperatura corporal registrada por un termómetro colocado en la axila. En condiciones normales se sitúa entre 0,5 y 1 grado por debajo de la temperatura oral.

temperatura central (core temperature), temperatura de las estructuras profundas del cuerpo, como el hígado, en comparación con los tejidos periféricos.

temperatura corporal (body temperature), nivel de calor producido y sostenido por los procesos corporales. Las variaciones y cambios de la temperatura corporal indican enfermedad y otras alteraciones. La temperatura corporal normal, cuando se mide en la cavidad oral, es de 37 °C. Las temperaturas orales, que varían entre 35,8 y 37,22 °C, son compatibles con un buen estado de salud, dependiendo de la actividad física de la persona, la temperatura ambiente y la temperatura corporal normal para esa persona particular. La temperatura axilar es habitualmente 0,5 °C inferior a la temperatura oral. Las temperaturas rectales pueden ser de 0,28 a 0,5 °C superiores a las lecturas orales. La temperatura corporal puede variar de 0,5 a 1 °C a lo largo del día, con mínimos registrados a primera hora de la mañana y máximos entre las 6 y las 10 de la tarde.

temperatura corporal basal (basal body temperature), temperatura del cuerpo en condiciones de reposo absoluto tomada en la boca o en el recto, después de dormir y antes de realizar cualquier actividad, como levantarse de la cama, fumar un cigarrillo, caminar, hablar, comer o beber.

temperatura crítica (critical temperature), la temperatura más elevada a la que una sustancia puede existir en estado líquido.

temperatura del lactante (temperature of infant), temperatura neonatal que oscila normalmente entre los 35,5 y los 37,5 °C. Esta temperatura suele ser bastante inestable debido a la inmadurez de los mecanismos fisiológicos.

temperatura infranormal (subnormal temperature), temperatura inferior al nivel corporal normal (37 °C).

temperatura normal (normal temperature), para una persona en reposo, la temperatura oral es de 98,6 °F o 37 °C. La temperatura «normal» puede variar, de hecho, décimas de grado o grados enteros por encima o por debajo de esa cifra, debido a la influencia del sueño, el ejercicio, la comida, el metabolismo o la temperatura ambiental. La temperatura rectal suele ser menos de un grado superior a la temperatura oral, mientras que la axilar es generalmente inferior a la temperatura oral.

temperatura oral (oral temperature), registro de la temperatura corporal media mediante un termómetro clínico situado en la cavidad bucal. Normalmente se sitúa en torno a los 37 °C, pero puede variar en una fracción de un grado en función del sujeto y de factores tales como el momento del día, el sueño o el ejercicio, o si está tomada antes o después de las comidas.

temperatura rectal (rectal temperature), temperatura corporal registrada en el recto mediante un termómetro clínico. La temperatura rectal supera por término medio en 0,3-0,4 °C (de 0,5 a 0,75 °F) la temperatura oral.

temperatura terapéutica (therapeutic temperature), en el tratamiento de la hipertermia, temperaturas comprendidas entre 42 y 45 °C.

temperatura timpánica (tympanic temperature), temperatura corporal medida electrónicamente en la membrana timpánica.

templanza (temperance), conducta que insiste en la moderación y el autocontrol, particularmente en el consumo de alcohol.

templar (anneal), método de dar temple a metales, vidrio u otros materiales mediante el calentamiento y el enfriamiento controlados para hacerlos más maleables y dúctiles.

temporal (temporal), **1.** relativo a un tiempo limitado. **2.** perteneciente al hueso temporal del cráneo.

temporomandibular (temporomandibular), perteneciente a la articulación entre el hueso temporal y el cóndilo mandibular.

temporomaxilar (temporomaxillary), relativo al área de los huesos temporal y maxilar superior.

temporooccipital (temporooccipital), relativo al área de los huesos temporal y occipital.

temserolimo (temsirolimus), modificador de la respuesta biológica utilizado para tratar el adenocarcinoma renal.

tenacidad (tenacity), capacidad de persistencia o para permanecer unido.

tenacillas (pliers), pequeñas tenazas que se usan para doblar metales o sostener pequeños objetos; en odontología se utilizan diferentes tipos de estas tenacillas.

tenáculo (tenaculum), grapa o pinza con mangos largos utilizada para asir, inmovilizar y sostener un órgano o un fragmento de tejido.

tenalgia (tenalgia), dolor que se refiere a un tendón.

tenar (thenar), relativo o perteneciente a la palma de la mano.

tenazas de Crutchfield (Crutchfield tongs), [William G. Crutchfield, neurocirujano estadounidense, 1900-1972], instrumento que se sujeta al cráneo para hiperextender la cabeza y el cuello de los pacientes con fractura de vértebras cervicales con objeto de inmovilizar y alinear las vértebras.

tenazas de Gardner-Wells (Gardner-Wells tongs), abrazaderas que se fijan al cráneo de los pacientes inmovilizados con lesiones cervicales. Se utilizan para aplicar tracción a fin de reducir una fractura o luxación mientras el paciente está encamado con un dispositivo de tracción.

tendencia (set), predisposición a comportarse de una manera determinada.

tendencia a la recidiva (recidivism), tendencia de una persona enferma a recaer o volver al hospital.

tendencia curvilínea (curvilinear trend), (en estadística) tendencia en la que la representación gráfica de los datos genera una línea curva.

tendinitis (tendinitis, tendonitis), trastorno inflamatorio de un tendón producido generalmente por un esguince.

tendinitis cálcica (calcific tendinitis), inflamación crónica de un tendón debida a la acumulación de depósitos de calcio en el mismo.

tendinoso (tendinous), perteneciente o que se parece a un tendón.

tendo (tendo), tendón, como por ejemplo el tendo calcaneus o tendón de Aquiles.

tendón (tendon), cada una de las numerosas bandas de tejido blanco brillante fibroso que unen el músculo al hueso. Son extremadamente fuertes y flexibles, inelásticos y existen de diferentes longitudes y grosores.

tendón central (central tendon), extensa capa de tejido conjuntivo que forma parte del diafragma. Está compuesto por fibras entrelazadas procedentes de la columna vertebral, de los márgenes costales y del apéndice xifoides del esternón.

tendón de Aquiles (Achilles tendon), tendón conjunto correspondiente a los músculos sóleo y gastrocnemio. Es el tendón más grueso y más fuerte del cuerpo, y conecta el tríceps sural con el hueso del talón. En el adulto mide alrededor de 15 cm.

tendón de los isquiotibiales (hamstring tendon), cada uno de los tres tendones de los músculos posteriores del muslo que se insertan en la rodilla.

tenecteplasa (tenecteplase), forma modificada de activador del plasminógeno tisular humano producido por tecnología de ADN recombinante, utilizado como agente trombolítico en el tratamiento del infarto de miocardio.

tenedor (fork), **1.** instrumento con púas. **2.** algo que se parece a dicho instrumento.

tenésmico (tenesmic), relacionado con o referente al tenesmo.

tenesmo (tenesmus), espasmo persistente e ineficaz del recto o de la vejiga, acompañado de deseo de defecar u orinar.

tenia (tapeworm), gusano parasitario intestinal perteneciente a la clase Cestodos. Viven como larvas en uno o más hospedadores vertebrados intermedios y crecen hasta el estado adulto en el intestino de los humanos. En el conducto alimentario humano el gusano se desarrolla a su forma adulta con una cabeza de inserción, o escólex, y numerosos segmentos hermafroditas, o proglótides, cada uno de los cuales puede producir huevos.

tenia (tenia), **1.** cualquier estructura anatómica en forma de banda, como una banda de fibras musculares. **2.** vendaje o cinta.

tenias cólicas (taniae coli), tres bandas estrechas de músculos longitudinales en las paredes del intestino grueso, que se observan principalmente en el ciego y colon y son menos visibles en el recto.

teniasis (taeniasis), infección por cestodos del género *Taenia*. La transmisión se produce por el consumo de cerdo mal cocido que contenga cisticercos, o de comida contaminada con heces de cerdo que contengan huevos.

teñir (stain), aplicar pigmentos a una sustancia o tejido para estudiarla al microscopio.

tenofonía (tenophony), soplo cardíaco asociado con un defecto en las cuerdas tendinosas.

tenofovir (tenofovir), antirretroviral utilizado para tratar la infección por el VIH-1 con otros antirretrovirales.

tenofovir disoproxil fumarato (tenofovir disoproxil fumarate), profármaco del tenofovir, utilizado en el tratamiento de la infección por el VIH-1.

tenosinovitis (tenosynovitis), inflamación de la vaina de un tendón provocada por la existencia de depósitos de calcio, distensiones o traumatismos repetidos, concentraciones elevadas de colesterol plasmático, artritis reumatoide, gota o gonorrea.

tenotomía (tenotomy), sección total o parcial de un tendón realizada para corregir un desequilibrio muscular, como en la corrección del estrabismo ocular.

tensioactivo, surfactante (surfactant), **1.** agente, como un jabón o un detergente, que se disuelve en agua para reducir su tensión superficial o la tensión en la interfase entre el agua y otro líquido. **2.** ciertas lipoproteínas que reducen la tensión superficial de los líquidos pulmonares, permitiendo el intercambio de gases en los alveolos y contribuyendo a la elasticidad del tejido pulmonar.

tensiómetro (tensiometer), aparato que se usa para medir la tensión de la superficie de un líquido.

tensión (tension), **1.** situación de estar tirante, tenso o sometido a presión. **2.** estado o trastorno que resulta de la reacción psicológica y fisiológica a una situación estresante, caracterizado físicamente por un incremento general del tono muscular, de la frecuencia cardíaca, de la frecuencia respiratoria y del estado de alerta, y psicológicamente por sentimientos de intranquilidad, irritabilidad y ansiedad.

tensión de dióxido de carbono (PCO_2) (carbon dioxide tension [PCO_2]), presión parcial de dióxido de carbono, una medida de la concentración relativa del gas en el aire o en un líquido como el plasma. Se expresa cuantitativamente en milímetros de mercurio (mmHg). La PCO_2 alveolar refleja directamente el intercambio de gas pulmonar en relación con el flujo sanguíneo: la PCO_2 alveolar suele disminuir cuando la frecuencia respiratoria aumenta. Los valores normales de la PCO_2 arterial y alveolar oscilan entre 35 y 45 mmHg.

tensión de oxígeno (oxygen tension), presión parcial de las moléculas de oxígeno disueltas en un líquido, como las que hay en el plasma sanguíneo.

tensión de un gas sanguíneo (blood gas tension), presión parcial de un gas en la sangre.

tensión de un rol (role strain), estrés asociado a las posiciones o roles esperados, experimentado como frustración. La ambigüedad de roles se produce cuando el conjunto de especificaciones compartidas para un rol esperado son incompletas o insuficientes para comunicar al individuo afectado lo que se desea de él y en qué forma hacerlo. La incongruencia de roles se produce cuando un individuo realiza una transformación del rol que requiere una modificación importante en sus actitudes y valores. La sobrecualificación del rol se produce cuando el desempeño de un rol no requiere la utilización completa de todos los recursos de una persona.

tensión emocional (strain), estado de ánimo que refleja presión mental o fatiga.

tensión final (ultimate stress), tensión más alta que puede soportar un material antes de romperse.

tensión muscular (muscular tension), fuerza producida por las contracciones musculares. La tensión interna se debe a la actividad de los puentes cruzados entre los filamentos de actina y de miosina dentro de la fibra muscular. La fuerza generada por estos elementos contráctiles se transmite a los huesos a través de los tendones y del tejido conjuntivo. Los huesos se mueven y generan la tensión externa.

tensión normal (normal strain), cantidad que resulta de dividir el cambio de longitud de una línea por su longitud original.

tensión superficial (surface tension), tendencia de la superficie de un líquido a reducir al mínimo su área contrayéndose. Esta propiedad hace que los líquidos se eleven en el tubo capilar, afecta al intercambio de gases en los alveolos pulmonares y altera la capacidad de varios líquidos para humedecer otras superficies.

tensor (tensor), cualquiera de los músculos corporales que tensan estructuras, tales como el tensor de la fascia lata del muslo.

tensor de la fascia lata (tensor fasciae latae), uno de los diez músculos de la región glútea. Se origina del labio externo de la cresta ilíaca, espina ilíaca anterosuperior y la fascia lata profunda. Actúa flexionando el muslo y produciendo una ligera rotación interna.

tensor del tímpano (tensor tympani), músculo que se origina en la porción cartilaginosa del conducto auditivo y que se inserta en el manubrio del martillo; su función es tensar la membrana timpánica en respuesta a ruidos de alta intensidad.

tensor del velo del paladar (tensor veli palatine), músculo del paladar blando compuesto de una parte muscular vertical y una parte fibrosa más horizontal que forma la aponeurosis palatina. Tensa el paladar blando de modo que los otros músculos insertados en el paladar pueden actuar de modo más efectivo, y abre la trompa faringotimpánica cuando el paladar se mueve durante el bostezo y la deglución.

teobromina (theobromine), sustancia (metilxantina) relacionada químicamente con la cafeína y con la teofilina y que difiere de ellas por el número y distribución de los grupos metilo. La teobromina está presente de forma natural en el cacao y en el té. Actúa como diurético, vasodilatador, estimulante cardíaco y relajante del músculo liso.

teofilina (theophylline), broncodilatador. Puede prescribirse para administración oral para relajar el músculo liso de los bronquios en el tratamiento del broncoespasmo en el asma bronquial, la bronquitis y el enfisema. Su utilización ha disminuido mucho por la existencia de medicaciones más seguras y más eficaces frente al asma que pueden administrarse por inhalación.

teorema (theorem), **1.** proposición que se prueba mediante una cadena de razonamientos y análisis. **2.** regla expresada por símbolos o fórmulas.

teorema de Bayes (Bayes' theorem), [Thomas Bayes, matemático británico, 1702-1761], expresión matemática de las relaciones entre sensibilidad, especificidad y valor predictivo positivo de una prueba. El valor predictivo de la prueba es el número que es útil para el clínico. Un resulado positivo describe la probabilidad condicional de la presencia de una enfermedad.

teorema de Bernoulli (Bernoulli's theorem), [Daniel Bernoulli, científico suizo, 1700-1782], en un experimento en el que está implicada la probabilidad, la probabilidad observada de un acontecimiento estará más próxima a su probabilidad teórica cuanto mayor sea el número de ensayos que se realicen.

teoría (theory), enunciado abstracto formulado para predecir, explicar o describir las relaciones entre conceptos, construcciones o acontecimientos. Una teoría se desarrolla y comprueba mediante la observación y la investigación, utilizando datos que se obtienen de hechos reales.

teoría atómica (atomic theory), concepto de que toda la materia está formada por átomos submicroscópicos y éstos, a su vez, por protones, electrones y neutrones. Un elemento químico es identificado por el número de protones presente en sus átomos.

teoría autoinmunitaria del envejecimiento (autoimmune theory of aging), teoría programada del envejecimiento que atribuye el envejecimiento y la muerte celular a un deterioro preprogramado con la edad de la función de los linfocitos T, que disminuye el reconocimiento de lo propio/ajeno y aumenta la aparición de infecciones, tumores o trastornos autoinmunitarios.

teoría celular (cell theory), teoría que defiende que las células son la unidad básica de toda sustancia viva y que la función celular es el proceso esencial de la vida.

teoría cuántica (quantum theory), (en física) teoría que trata de la interacción de la materia y de la radiación electromagnética, especialmente a niveles atómico y subatómico, según la cual la radiación está constituida por pequeñas unidades de energía denominadas cuantos.

teoría darwiniana (darwinian theory), [Charles R. Darwin, naturalista inglés, s. XIX], teoría postulada por Charles Darwin, según la cual la evolución orgánica es el resultado de un proceso de selección natural de las variedades de animales y plantas mejor capacitadas para sobrevivir en las condiciones que les rodean.

teoría de Delecato-Doman (Delecato-Doman theory), concepto terapéutico basado en que la organización neurológica completa de un niño incapacitado o retardado mentalmente requiere que el niño siga patrones de desarrollo que cubren progresivamente niveles anatómicos más elevados de su sistema nervioso.

teoría de enfermería (nursing theory), marco organizativo de conceptos y fines diseñado para guiar la práctica de la enfermería.

teoría de la actividad (activity theory), concepto propuesto por Robert J. Havighurst (1900-1990), según el cual la actividad continuada en las edades medias de la vida fomenta un estado de bienestar y de satisfacción a medida que se va envejeciendo.

teoría de la adaptación al estrés (stress-adaptation theory), concepto de que el estrés agota la capacidad de reserva de los individuos, aumentando así su vulnerabilidad ante los problemas de salud.

teoría de la comunicación (communication theory), teoría que describe un modelo de sistema de comunicación constituido por una fuente de información (el emisor), un transmisor, un canal de comunicación, una fuente de ruidos (interferencia), un receptor y un objetivo para establecer la transmisión del mensaje.

teoría de la continuidad (continuity theory), concepto de que la personalidad del individuo no varía con la edad, por lo que su conducta se puede predecir de una forma más exacta.

teoría de la crisis (crisis theory), sistema conceptual que define y explica el fenómeno que se produce cuando un sujeto se enfrenta a un problema que no parece tener solución.

teoría de la desconexión (disengagement theory), concepto psicosocial según el cual los individuos y sociedades se desligan mutuamente con el envejecimiento.

teoría de la interacción (interactionist theory), teoría del envejecimiento que contempla los cambios relacionados con la edad como resultado de la interacción entre las características individuales de la persona, las circunstancias sociales y la historia de la interacción de los patrones sociales del individuo.

teoría de la práctica (practice theory), (en investigación de enfermería) teoría que describe, explica y prescribe el ejercicio de la enfermería en general. Constituye la base de los aspectos específicos del contenido de la formación en enfermería, así como para el desarrollo de teorías de la administración de la enfermería y de la formación en enfermería.

teoría de la recapitulación (recapitulation concept), teoría, formulada por el naturalista alemán Ernst Heinrich Haeckel (1834-1919), que considera que durante el desarrollo embrionario un organismo atraviesa fases que recuerdan la estructura de varios tipos ancestrales de la especie en su evolución desde una forma de vida inferior a otra superior. Esto se resume en la afirmación: «La ontogenia recapitula la filogenia.» Este concepto es considerado actualmente como una sobresimplificación.

teoría de los receptores en la acción farmacológica (receptor theory of drug action), concepto por el que determinados fármacos producen sus efectos actuando específicamente sobre determinadas regiones receptoras dentro de la célula o en su membrana.

teoría de Metchnikoff (Metchnikoff's theory), [Elie Metchnikoff, biólogo ruso-francés, 1845-1916], teoría que considera que las células vivas ingieren microorganismos, como se aprecia en el proceso de fagocitosis y en el de ingestión de microbios nocivos por los leucocitos.

teoría de sistemas (systems theory), concepto médico holístico en el que el paciente se considera como un complejo integrado por sistemas abiertos en vez de por partes semiindependientes.

teoría de situación (situational theory), teoría de mando en la cual el director elige un estilo de mando para hacer frente a una determinada situación.

teoría de Young-Helmholtz de la visión del color (Young-Helmholtz theory of color vision), [Thomas Young, médico inglés, 1773-1829; Hermann L. F. von Helmholtz, médico, físico y fisiólogo alemán, 1821-1894], teoría según la cual todas las sensaciones de color están mediadas por tres receptores retinianos, que corresponden a los tres colores primarios: rojo, verde y azul-violeta. Mediante sus actividades individuales y combinadas, los receptores producen la percepción de todos los matices visibles.

teoría del anticuerpo específico (antibody-specific model), teoría propuesta sobre la formación de anticuerpos, según la cual los clones de células linfoides preprogramadas que se producen en el feto son capaces de interactuar con un número limitado de determinantes antigénicos con los que puede entrar en contacto el huésped. Toda célula que encuentre su determinante antigénico específico en el útero es destruida o suprimida. Esta acción elimina las células programadas para producir autoanticuerpos endógenos y evita el desarrollo de enfermedades autoinmunes, dejando intactas las células capaces de reaccionar con antígenos exógenos.

teoría del aprendizaje (learning theory), conjunto de principios y conceptos que explican los procesos del aprendizaje. El concepto de condicionamiento continuo de Guthrie postula que cada respuesta está ligada de forma permanente con estímulos presentes en cada momento, de forma que el proceso de aprendizaje sería el resultado no tanto de la renovación como de la continuidad.

teoría del aprendizaje social (social learning theory), concepto según el cual el impulso a comportarse de forma agresiva es sometido a la influencia del aprendizaje, la socialización y la experiencia.

teoría del cuidado personal (self-care theory), modelo basado en el concepto de enfermería propuesto por Dorothea Orem, utilizado para proporcionar un esquema conceptual de los cuidados de enfermería dirigidos a obtener el mayor grado posible de cuidados personales por parte del paciente. El modelo requiere una valoración de la capacidad del paciente para realizar por sí mismo los cuidados personales y de la necesidad de cuidados de enfermería.

teoría del desgaste (wear-and-tear theory), concepto del proceso de envejecimiento en el cual los cambios estructurales y funcionales se encuentran asociados al propio envejecimiento (p. ej., la artrosis).

teoría del ejercicio de la enfermería (nursology), marco teórico de referencia para el estudio y ejercicio de la enfermería. El marco de referencia proporciona además un modelo de métodos y de investigación de enfermería. Con él, el profesional y el paciente tienen la posibilidad de crecer y surge la ciencia de enfermería de las investigaciones y síntesis efectuadas.

teoría del envejecimiento por acumulación de errores (error theory of aging), teoría estocástica sobre el envejecimiento que lo atribuye a la acumulación de errores en el proceso de flujo de información de los genes a las proteínas. Los errores generan proteínas que no funcionan con normalidad, dando lugar a deterioro de la función celular y muerte.

teoría del envejecimiento por los radicales libres (free-radical theory of aging), concepto del envejecimiento basado en la premisa de que el principal factor causante es el desequilibrio entre la producción y la eliminación en los tejidos corporales de los radicales libres generados a partir del metabolismo del oxígeno.

teoría del envejecimiento programado (programmed aging theory), **1.** teoría del envejecimiento que afirma que la esperanza de vida está predeterminada y fijada en el tiempo en relación con las especies individuales y que las células están programadas para dividirse un cierto número de veces. Los cambios funcionales de las células causan su envejecimiento y, por ende, el del organismo. **2.** cualquiera de las diversas teorías del envejecimiento basadas en los cambios funcionales fijados en el tiempo.

teoría del estrés aplicada al envejecimiento (stress theory of aging), teoría estocástica del envejecimiento que plantea la hipótesis de que el envejecimiento y la muerte son consecuencia de los efectos de los factores estresantes ambientales, que inducen desgaste en las células y afectan a su función. La generación de radicales libres durante los procesos celulares de oxidación es en ocasiones citada como factor estresante específico, que influye en las funciones del ADN y las proteínas, favoreciendo el envejecimiento.

teoría del yo (self-theory), teoría de la personalidad que utiliza el propio concepto del yo para integrar la función y organización de la personalidad.

teoría germinal (germ theory), teoría según la cual todas las enfermedades infecciosas y contagiosas están causadas por microorganismos vivos. Ciencia de la bacteriología desarrollada después de que se fundase esta teoría.

teoría inmunológica del envejecimiento (immunologic model of aging), concepto basado en la premisa de que una disminución en la función de las células T y B hace que las células normales no sean reconocidas como tales, de forma que desencadenan reacciones inmunitarias contra los propios tejidos del organismo.

teoría instructiva de los anticuerpos (antibody-instructive model), hipótesis para explicar la formación de anticuerpos. Según esta teoría cada contacto antigénico a lo largo de la vida de un sujeto hace que se desarrolle un nuevo anticuerpo. Este modelo no se apoya en evidencias experimentales.

teoría kantiana (Kantian theory), teoría ética del filósofo alemán del siglo XVIII Emmanuel Kant. Se centra en la rectitud o maldad de las acciones en ellas mismas, en vez de en las consecuencias de dichas acciones.

teoría prescriptiva (prescriptive theory), teoría constituida por la descripción de una actividad específica, el establecimiento del objetivo de la actividad y de un análisis de los elementos de la actividad que, de forma conjunta, constituyen una prescripción para alcanzar el objetivo.

teoría visomotora de Getman (Getman visuomotor theory), concepto de que la percepción visual se basa en las secuencias de desarrollo de las acciones fisiológicas en el niño. La secuencia de las ocho fases comienza con los sistemas de respuesta innata y avanza hacia la integración cognitiva de las percepciones, abstracciones y actividades simbólicas superiores.

teorías del desarrollo de la edad (developmental theories of aging), conceptos basados en la identificación de rasgos y características que pueden desarrollarse al principio de la vida o pueden cambiar en diferentes etapas del desarrollo.

teorías del envejecimiento (theories of aging), teorías propuestas para explicar el envejecimiento y muerte de las células y de los organismos. Se dividen, en general, en dos grandes agrupamientos. El primer grupo consta de causas programadas, con cambios funcionales en el tiempo y se basa generalmente en teorías genéticas. El segundo grupo, denominadas teorías estocásticas, consta de teorías basadas en fenómenos aleatorios que ocurren en el tiempo, e incluye la generación de radicales libres, el desgaste gradual, la mutación en el tiempo, y diferencias en el metabolismo.

teorías sociales del envejecimiento (social theories of aging), conceptos sobre ajuste social y psicológico en las personas de edad. Estas teorías tratan de la actividad expresada en la adopción de roles nuevos y la continuidad en ellos, lo que incluye la conservación de las actividades físicas y sociales de los años de madurez.

teórico de enfermería (nursing theorist), persona que desarrolla conceptos integrados de las funciones de enfermería, sus funciones, sus objetivos y actividades, y de su relación con el paciente y su colaboración con el médico y otros profesionales de la salud.

teoterapia (theotherapy), planteamiento terapéutico para prevenir, diagnosticar y tratar enfermedades y disfunciones basado en creencias religiosas o espirituales.

teprostinil (teprostinil), antiplaquetario utilizado en el tratamiento de la hipertensión arterial pulmonar.

teprótido (teprotide), péptido potenciador de la bradicinina.

TEPT (PTSD), siglas de **trastorno de estrés postraumático.**

TER (RET), siglas de **terapia emotiva racional.**

teramorfo (teramorphous), de la naturaleza de o característico de un embrión teratogénico.

terapeuta (therapist), persona con habilidades especiales, obtenidas a través de la formación y de la experiencia, en una o más áreas de la asistencia sanitaria.

terapeuta artístico (art therapist), profesional que utiliza el arte y las imágenes así como el proceso creativo y las respuestas de la persona al arte, para valorar, tratar y rehabilitar a los pacientes con alteraciones mentales, emocionales, físicas o del desarrollo.

terapeuta de baja visión (low-vision therapist), doctor en optometría u oftalmología que diagnostica y trata problemas oculares y de visión que no pueden ser completamente corregidos por medios farmacológicos o cirugía, lentes convencionales o lentes de contacto.

terapeuta licenciado en asuntos matrimoniales y de familia (licensed marriage and family therapist [LMFT]), persona que ha conseguido un título de Máster o de PhD en matrimonio y familia con un programa de graduación acreditado y ha completado al menos mil horas de práctica clínica supervisada y ha obtenido una puntuación satisfactoria en el National Certification Examination.

terapeuta ocupacional (TO) (occupational therapist [OT]), profesional de la salud con titulación para la práctica de la terapia ocupacional. La TO utiliza actividad dirigida e intervenciones destinadas a maximizar la independencia y la salud de un paciente limitado por una enfermedad o lesión física, un trastorno cognitivo, una disfunción psicológica, una enfermedad mental o un retraso del desarrollo o aprendizaje. Los servicios prestados consisten en la evaluación, tratamiento y educación del paciente o de la familia; intervenciones dirigidas a desarrollar capacidades para la vida diaria, disposición para el trabajo o rendimiento laboral y desarrollo de función sensitiva-motora, de percepción o neuromuscular o rango de movimiento.

terapeuta recreacional (recreational therapist), persona que utiliza las actividades de recreo para reducir los efectos de la discapacidad o la enfermedad, con el fin de que los pacientes puedan desarrollar una funcionalidad más eficaz en su entorno familiar y en la comunidad.

terapeuta respiratorio (respiratory therapist), en EE.UU., graduado de una facultad aprobada por la Commission on Accreditation of Allied Health Education Programs diseñada para acreditar a los aspirantes al examen de registro de la National Board for Respiratory Care (NBRC).

terapeuta respiratorio diplomado (registered respiratory therapist [RRT]), en EE.UU., profesional de asistencia respiratoria que ha completado con éxito el examen de diplomatura de la National Board for Respiratory Care (NBRC). Habitualmente se exige una afiliación a un colegio durante 2 o 4 años, el cual concede el grado de asociado o de bachelor.

terapeuta sexual (sexual therapist), profesional de la atención sanitaria con conocimientos, habilidades y competencias especializados para ayudar a individuos que experimentan dificultades sexuales.

terapéutica (therapeutics), rama de las ciencias de la salud que se ocupa del tratamiento de las enfermedades, con el fin de aliviar los síntomas o de producir su curación.

terapéutica nutricional (nutrition therapy), intervención de enfermería recogida en la Nursing Interventions Classification (NIC). Se define como la administración de alimentos y líquidos para sostener los procesos metabólicos de un paciente que está malnutrido o en alto riesgo de malnutrición.

terapéutica trombolítica (TT) (thrombolytic therapy [TT]), administración de un agente trombolítico, como el activador del plasminógeno tisular, urocinasa o estreptocinasa, para disolver un coágulo arterial, por ejemplo, un coágulo en una arteria coronaria en un paciente con infarto de miocardio agudo. La TT se usa también para disolver coágulos (trombos) en los dispositivos de acceso venoso.

terapéutico (therapeutic), **1.** beneficioso. **2.** perteneciente al tratamiento.

terapia (therapy), tratamiento de cualquier enfermedad o trastorno.

terapia ácida (acid therapy), método empleado para curar verrugas, mediante la aplicación de parches impregnados con ácidos, como ácido salicílico al 40%, o con gotas de ácido.

terapia adyuvante (adjuvant therapy), tratamiento de una enfermedad con sustancias que potencian la acción de los fármacos, especialmente de fármacos que favorecen la producción de anticuerpos.

terapia artística[1] (art therapy), utilización de medios artísticos para resolver conflictos emocionales, fomentar la conciencia de sí mismo y expresar problemas no expresados y con frecuencia inconscientes. Se suele asociar cuando las formas tradicionales de psicoterapia verbal fracasan o son rechazadas por el paciente o cuando los pacientes encuentran dificultades para expresar sus sentimientos o emplean la verbalización como mecanismo defensivo.

terapia artística[2] (art therapy), intervención de enfermería recogida en la Nursing Interventions Classification (NIC). Se define como la facilitación de la comunicación a través del dibujo o de otras formas artísticas.

terapia asistida por animales (animal-assisted therapy), intervención de enfermería recogida en la Nursing Interventions Classification (NIC). Se define como la utilización intencionada de animales para proporcionar afecto, atención, diversión y relajación.

terapia autogénica (autogenic therapy), terapia de salud mental introducida por Wolfgang Luthe, que se basa en el concepto de que las fuerzas naturales del cerebro son capaces de eliminar los influjos perjudiciales, siendo así posible restablecer un estado de armonía funcional dentro de la mente y dentro del cuerpo.

terapia broncodilatadora en aerosol (aerosol bronchodilator therapy), utilización de fármacos que producen la relajación del tejido muscular liso del tracto respiratorio al ser administrados en forma de nebulización que debe ser inhalada.

terapia centrada en el paciente (client-centered therapy), método de psicoterapia individual o de grupo no dirigida en el que el papel del terapeuta es escuchar y reflejar o exponer, sin juzgar o interpretar las palabras del paciente. Este método fue propuesto por Carl Rogers.

terapia clínica de humidificación (clinical humidity therapy), terapia respiratoria en la que se añade vapor de agua a los gases terapéuticos para hacerlos más cómodos de respirar.

terapia cognitiva (cognitive therapy), distintos métodos de tratamiento de los trastornos mentales o emocionales que ayudan a una persona a cambiar sus actitudes, percepciones y modelos de pensamiento.

terapia con aerosoles (aerosol therapy), uso de un aerosol para la asistencia respiratoria como tratamiento de la enfermedad broncopulmonar. Este tipo de terapia permite administrar fármacos, humidificar la mucosa de la vía respiratoria y los alveolos o ambas cosas. Los fármacos que se administran por aerosol pueden aliviar el espasmo de los músculos bronquiales, reducir el edema de las mucosas, licuar las secreciones bronquiales para facilitar su eliminación, humidificar la vía respiratoria o depositar antibióticos de forma local en la vía.

terapia con cristales de cuarzo (quartz crystal therapy), terapia alternativa que consiste en colocar un cristal de cuarzo de cuatro o seis caras sobre un chakra, o estación de energía principal, del cuerpo, como cejas, garganta, corazón, estómago, abdomen, base de la columna vertebral, o cerca del cráneo, para actuar como un relajante y como apoyo del sistema inmunológico.

terapia con hormonas esteroideas (steroid hormone therapy), tratamiento con cualquiera de las hormonas esteroideas, como la utilización de estrógenos para reducir los síntomas de los trastornos posmenopáusicos.

terapia con infrarrojos (infrared therapy), tratamiento mediante la exposición a distintas longitudes de onda de radiación infrarroja. El tratamiento con infrarrojos se realiza para aliviar el dolor y estimular la circulación sanguínea.

terapia con neutrones rápidos (fast neutron therapy), técnica radioterápica utilizada en el tratamiento de ciertos sarcomas de tejidos blandos.

terapia con sanguijuelas (leech therapy), intervención de enfermería recogida en la Nursing Interventions Classification (NIC). Se define como la aplicación de sanguijuelas medicinales para contribuir a drenar tejido replantado o trasplantado ingurgitado con sangre venosa.

terapia con vapor (vapor therapy), uso terapéutico de vapores o pulverizaciones.

terapia conductista (behavior therapy), tipo de psicoterapia que intenta modificar los patrones de conducta observables mal ajustados, sustituyéndolos por una nueva respuesta o grupo de respuestas a un estímulo dado.

terapia conductista matrimonial (behavioral marital therapy), forma de terapia matrimonial en la que se utilizan los principios y las técnicas de la terapia conductista; intenta aliviar el estrés matrimonial mediante la potenciación de las interacciones positivas y placenteras entre los miembros de la pareja.

terapia craneosacra (craniosacral therapy), forma de manipulación manual suave utilizada para el diagnóstico y la corrección en un sistema integrado por el LCR y las membranas durales, los huesos craneales y el sacro. Mediante palpación y presión se presume que se reduce la tensión y los ritmos craneales se normalizan, con la consiguiente mejora de la salud general.

terapia de actividad (activity therapy), intervención de enfermería recogida en la Nursing Interventions Classification (NIC). Se define como la ayuda con una serie de actividades físicas, cognoscitivas, sociales específicas y espirituales prescritas para aumentar la extensión, la frecuencia o la duración de la actividad de un individuo (o grupo).

terapia de aprendizaje estructurado (structured learning therapy), técnica de rehabilitación utilizada con pacientes esquizofrénicos.

terapia de Arica (Arica therapy), tratamiento alternativo de salud mental introducido por Oscar Ichazo, dirigido a los trastornos de consciencia, con el objetivo de aumentar el poder de la mente.

terapia de aversión (aversion therapy), modalidad de terapia conductual en la que, para suprimir una conducta no deseable, se aplica un castigo o ciertos estímulos desagradables o dolorosos, como un choque eléctrico o fármacos capaces de inducir náuseas.

terapia de choque (shock therapy), procedimiento psicoterapéutico para tratar la depresión y otros trastornos graves produciendo convulsiones epileptiformes en el paciente. Se induce el shock mediante la descarga de una corriente eléctrica a través del cerebro.

terapia de corriente interferida (interferent current therapy), forma de terapia de estimulación eléctrica con dos o tres corrientes diferentes que pasan a través de un tejido desde electrodos de superficie. Partes de cada corriente se cancelan mutuamente, y el resultado es la aplicación de una corriente neta diferente aplicada al tejido diana.

terapia de diálisis peritoneal (peritoneal dialysis therapy), intervención de enfermería recogida en la Nursing Interventions Classification (NIC). Se define como la administración y la monitorización de la solución de diálisis que entra y sale de la cavidad peritoneal.

terapia de divorcio (divorce therapy), tipo de asesoría que intenta ayudar a la pareja a abandonar su relación inicial y su conducta perniciosa del uno con el otro y con sus hijos.

terapia de ejercicio: control muscular (exercise therapy: muscle control), intervención de enfermería recogida en la Nursing Interventions Classification (NIC). Se define como el uso de protocolos de actividad o ejercicios específicos para potenciar o restablecer movimientos corporales controlados.

terapia de ejercicio: deambulación (exercise therapy: ambulation), intervención de enfermería recogida en la Nursing Interventions Classification (NIC). Se define como el estímulo y ayuda para andar, para mantener o restablecer funciones corporales autonómicas y voluntarias durante el tratamiento y la recuperación de una enfermedad o lesión.

terapia de ejercicio: equilibrio (exercise therapy: balance), intervención de enfermería recogida en la Nursing Interventions Classification (NIC). Se define como la práctica de las actividades específicas, posturas y movimientos destinados a mantener, potenciar y restablecer el equilibrio.

terapia de ejercicio: movilidad articular (exercise therapy: joint mobility), intervención de enfermería recogida en la Nursing Interventions Classification (NIC). Se define como el uso activo o pasivo del movimiento corporal para mantener o restablecer la flexibilidad articular.

terapia de grupo (group therapy, therapy group), aplicación de las técnicas psicoterapéuticas en un pequeño grupo de personas (generalmente menos de 10) que presentan dificultades o problemas parecidos. Normalmente, bajo la dirección de un psicoterapeuta, comentan sus problemas intentando estimular el desarrollo psicológico individual y un cambio favorable de la personalidad. La terapia de grupo ha demostrado ser especialmente útil en el tratamiento de diversas adiciones.

terapia de hemodiálisis (hemodialysis therapy), intervención de enfermería recogida en la Nursing Interventions Classification (NIC). Se define como el manejo del paso extracorpóreo de la sangre del paciente a través de un dializador.

terapia de hemofiltración (hemofiltration therapy), intervención de enfermería recogida en la Nursing Interventions Classification (NIC). Se define como la limpieza de la sangre de un paciente agudo mediante un hemofiltro controlado por la presión hidrostática del paciente.

terapia de integración sensorial (sensory integrative therapy), terapia que incluye la estimulación sensitiva y las respuestas de adaptación según las necesidades neurológicas del niño. Habitualmente, el tratamiento consiste en movimientos de todo el cuerpo que proporcionan estimulación vestibular, propioceptiva y táctil. El objetivo es mejorar la capacidad del cerebro para procesar y organizar sensaciones.

terapia de intercambio plasmático (plasma exchange therapy), método de tratamiento de ciertas enfermedades mediante la extracción de una parte del plasma del volumen sanguíneo circulante de un paciente y posterior sustitución con plasma de una persona libre de enfermedad.

terapia de juego (play therapy), forma de psicoterapia en la que un niño juega en un entorno protegido y estructurado con juegos y juguetes proporcionados por un terapeuta, quien observa la conducta, el afecto y la conversación del niño para poder llegar a sus pensamientos, sensaciones y fantasías.

terapia de la deglución (swallowing therapy), intervención de enfermería recogida en la Nursing Interventions Classification (NIC). Se define como facilitar la deglución y prevenir las complicaciones de una deglución difícil.

terapia de la Gestalt (Gestalt therapy), forma de psicoterapia que se centra en la unidad de la consciencia de uno mismo, conducta y experiencia.

terapia de liberación (release therapy), tipo de psicoterapia pediátrica utilizado para tratar a niños con estrés y ansiedad relacionados con un acontecimiento específico reciente.

terapia de meditación (meditation therapy), método para lograr una relajación y expansión consciente, centrándose en un mantra, una palabra clave, un sonido o una imagen, eliminando la atención dirigida hacia los estímulos ambientales.

terapia de modulación del huésped (host modulation therapy), esfuerzos para controlar la enfermedad periodontal dirigiéndose de forma directa a la respuesta del huésped.

terapia de Morita (Morita therapy), [Shomei Morita, médico japonés, s. XX], terapia alternativa que se centra en los síntomas neuróticos del paciente. El objetivo de la terapia es permitir que el paciente viva de forma responsable y constructiva aunque persistan los síntomas.

terapia de pareja (couple's therapy), psicoterapia en la que las parejas, matrimonios o no, pero que viven juntos, se someten a una terapia conjunta.

terapia de red social (social network therapy), reunión conjunta de paciente, familia y otros contactos sociales en sesiones de grupo con el propósito de resolver problemas.

terapia de relación (relationship therapy), terapia basada en unas relaciones paciente-terapeuta plenas y que estimula el desarrollo del yo en el paciente.

terapia de relajación (relaxation therapy), **1.** tratamiento en el que se enseña a los pacientes a realizar ejercicios respiratorios y de relajación muscular, así como a concentrarse en una situación agradable. Algunos pacientes aprenden a través de la relajación a relajar músculos tensos a voluntad, por lo que consiguen controlar ataques de migraña o disminuir la presión sanguínea. **2.** intervención de enfermería de la Nursing Interventions Classification (NIC) definida como uso de técnicas enfocadas al fomento y consecución de relajación, con la finalidad de reducir los signos y síntomas indeseables, tales como dolor, tensión muscular o ansiedad.

terapia de reminiscencia[1] (reminiscence therapy), técnica psicoterapéutica en la que se restablecen la autoestima y satisfacción personal, sobre todo en personas mayores, animando a los pacientes a recordar experiencias pasadas de naturaleza placentera. Se utiliza en la enfermedad de Alzheimer, cuando en fases iniciales la memoria de hechos antiguos está más intacta que la de hechos recientes, y en otras formas de demencia.

terapia de reminiscencia[2] (reminiscence therapy), intervención de enfermería recogida en la Nursing Interventions Classification (NIC). Se define como la utilización del recuerdo de hechos, sentimientos y pensamientos pasados para facilitar el placer, la calidad de vida o la adaptación a las circunstancias actuales.

terapia de sustitución (replacement therapy), **1.** utilización de un producto medicinal para sustituir a una hormona o enzima natural que el organismo no puede producir ya en cantidades suficientes. **2.** técnica de psicoterapia que consiste en sustituir una conducta anormal por actividades constructivas y sanas.

terapia de sustitución (substitutive therapy), tratamiento que afecta a una enfermedad incompatible con la tratada o antagonista de la misma.

terapia de sustitución nicotínica (nicotine replacement therapy), uso de goma de mascar, de pastillas y de parches cutáneos como sustituto de las fuentes de humo de tabaco para satisfacer las necesidades de nicotina.

terapia de tolerancia oral (oral tolerance therapy), tratamiento en el que un paciente ingiere una proteína extraña para intentar desarrollar tolerancia a la misma proteína cuando se introduce como antígeno. Además de inhibir reacciones alérgicas, el tratamiento puede suprimir en general las respuestas inmunológicas.

terapia de validación (validation therapy), intervención de enfermería de la Nursing Interventions Classification (NIC). Se define como el uso de un método de comunicación terapéutica con los ancianos demenciados que se centra en el contenido emocional más que en el real.

terapia del grito primario (primal scream therapy), forma de psicoterapia desarrollada por Arthur Janov que se centra en el dolor reprimido de la lactancia o de la infancia. El objetivo es que el paciente se libere de sus defensas neuróticas y «se vuelva realista».

terapia del lenguaje (speech therapy), aplicación de tratamientos y asesoramiento para la prevención y la corrección de trastornos del habla y del lenguaje.

terapia del medio ambiente[1] (milieu therapy), tipo de modelo de psicoterapia en que se utiliza el entorno en su totalidad para tratar las alteraciones mentales y de conducta. Se realiza sobre todo en un hospital u otro contexto institucional, donde todo el centro actúa a modo de comunidad terapéutica. Se hace hincapié en proporcionar entornos agradables, actividades estructuradas y un ambiente social estable en el que se fomenten la modificación de la conducta y el crecimiento personal a través de la interacción paciente-grupo, apoyo y comprensión del personal y un enfoque humanista total.

terapia del medio ambiente[2] (milieu therapy), intervención de enfermería de la Nursing Interventions Classification (NIC). Se define como el empleo de personas, recursos y acontecimientos del entorno inmediato del paciente para promover una función psicosocial óptima.

terapia del movimiento (movement therapy), técnica terapéutica basada en el movimiento que ayuda a liberar las expresiones o sentimientos y potencia la sensibilidad y la conciencia.

terapia detoxificante (detoxification therapy), depuración del cuerpo por medios nutricionales, centrada en la función GI. Se utiliza para contribuir a lograr la transición de un estilo de vida poco saludable a otro más sano, por medio de una adecuada selección de los nutrientes y la eliminación de sustancias nocivas, como la nicotina.

terapia dirigida (directive therapy), enfoque psicoterapéutico en el que el especialista dirige la evolución de la terapia interviniendo, realizando preguntas y ofreciendo interpretaciones.

terapia electrotérmica intradiscal (intradiscal electrothermal therapy), procedimiento mínimamente invasivo para el tratamiento de la lumbalgia discógena.

terapia emotiva racional (TER) (rational emotive therapy [RET]), forma de psicoterapia, ideada por Albert Ellis, que se basa en la reorganización de las funciones cognitivas y emocionales del individuo, en una redefinición de los propios problemas y en la modificación de las actitudes individuales para desarrollar pautas de conducta más eficaces y adecuadas.

terapia espiritual (spiritual therapy), forma de asesoramiento o psicoterapia que posee influencias morales, espirituales y religiosas sobre el comportamiento y la salud física.

terapia existencial (existential therapy), tipo de psicoterapia que se basa en el desarrollo de un sentido de la autoconducción mediante la elección, conocimiento y aceptación de la responsabilidad individual.

terapia familiar[1] (family therapy), (en psiquiatría) modalidad terapéutica que centra el tratamiento en el proceso que existe entre los miembros de la familia que apoya y perpetúa los síntomas; es una forma de conceptualización de los problemas de las relaciones humanas que se centra en el contexto en el que se genera un problema emocional.

terapia familiar [2] (family therapy), intervención de enfermería recogida en la Nursing Interventions Classification (NIC). Se define como la ayuda a los miembros de la familia para motivarles a vivir de un modo más productivo.

terapia familiar conjunta (conjoint family therapy), forma de psicoterapia en la que el terapeuta ve a un único núcleo familiar y se ocupa de las cuestiones y problemas que plantean los miembros de la familia.

terapia familiar múltiple (multiple family therapy), psicoterapia en la que se reúnen semanalmente cuatro o cinco familias para confrontar y tratar problemas o temas que tienen en común.

terapia feminista (feminist therapy), tratamiento alternativo que consiste en un enfoque filosófico de la dirección del tratamiento y un tipo específico de tratamiento. El centro de los dos tipos es el despertar de la consciencia que se centra en la presencia del sexismo y de la estereotipia del papel del sexo en la sociedad.

terapia gaseosa (gas therapy), utilización de gases de uso médico para tratamiento respiratorio.

terapia génica (gene therapy), procedimiento que consiste en la inyección de «genes sanos» en la corriente sanguínea de un paciente para curar o tratar una enfermedad hereditaria o un trastorno similar. Se extrae la sangre del paciente y se separan y cultivan en el laboratorio sus leucocitos. Los genes normales de un voluntario se insertan en virus modificados que, a su vez, transfieren el gen normal a los cromosomas de los leucocitos del paciente. Los leucocitos con los genes normales se inyectan finalmente en la corriente sanguínea del paciente.

terapia inmunopotenciadora (immunoaugmentative therapy), tratamiento alternativo para el cáncer que propone que las células cancerosas pueden detenerse por el uso de cuatro proteínas diferentes de la sangre. Este enfoque también propone la recuperación del sistema inmunitario y puede ser utilizada como una terapia auxiliar.

terapia interpersonal (interpersonal therapy), tipo de psicoterapia que contempla los defectos de comunicación, las interacciones y las interrelaciones como factores básicos de la conducta inadaptada.

terapia intersticial (interstitial therapy), radioterapia en la que se implantan agujas o filamentos que contienen material radiactivo directamente sobre la zona tumoral.

terapia intracavitaria (intracavitary therapy), tipo de radioterapia en el que se aplica una o más fuentes radiactivas, generalmente con ayuda de un aplicador o portador, en el interior de una cavidad corporal, con el fin de irradiar sus paredes o los tejidos adyacentes.

terapia intravenosa[1] (intravenous therapy), administración de líquidos, fármacos o ambos juntos, a la circulación general a través de una venopunción.

terapia intravenosa[2] (intravenous therapy), intervención de enfermería de la Nursing Interventions Classification (NIC). Se define como la administración y monitorización de líquidos y medicaciones i.v.

terapia laboral (work therapy), enfoque terapéutico en el cual el paciente lleva a cabo una actividad útil o aprende una ocupación, como en la terapia ocupacional.

terapia matrimonial (marital therapy, marriage therapy), tipo de terapia familiar dirigida a comprender y tratar a uno o a ambos miembros de la pareja en el contexto de una relación deteriorada, pero no necesariamente tratando la propia relación en sí misma.

terapia megavitamínica (megavitamin therapy), tipo de tratamiento que consiste en la administración de grandes dosis de determinadas vitaminas y minerales.

terapia neoadyuvante (neoadjuvant therapy), tratamiento preliminar del cáncer, como la quimioterapia o la radiación, que suele preceder a otra fase del tratamiento.

terapia no directiva (nondirective therapy), enfoque psicoterapéutico en el que el psicoterapeuta se inhibe de dar consejos o interpretaciones mientras ayuda al cliente a identificar conflictos y a clarificar y entender sus sentimientos y valores.

terapia nutricional médica (medical nutrition therapy), evaluación del estado nutricional de un paciente, seguida de una terapia nutricional que oscila desde una modificación de la dieta a la administración de nutrición enteral o parenteral.

terapia ocupacional (TO) (occupational therapy [OT]), utilización de una determinada actividad con individuos limitados por lesiones físicas o enfermedad, disfunción psicosocial, discapacidades del desarrollo o del aprendizaje, por diferencias de nivel económico y culturales o por el proceso de envejecimiento para aumentar al máximo la independencia, prevenir la discapacidad y conservar la salud.

terapia por inhalación (inhalation therapy), tratamiento en el que se introduce una sustancia en el tracto respiratorio con el aire inspirado. Con técnicas de terapia por inhalación se puede administrar oxígeno, agua y distintos fármacos.

terapia radical agresiva (aggresive-radical therapy), (en psiquiatría) forma de terapia que introduce en el proceso terapéutico los puntos de vista políticos y sociales del terapeuta.

terapia recreacional[1] (recreational therapy), forma de tratamiento adyuvante en el que se utilizan juegos u otro tipo de actividades como medio para modificar una conducta de maladaptación, despertar intereses sociales o mejorar la capacidad para la interacción y la conducta socialmente aceptable.

terapia recreacional[2] (recreation therapy), intervención de enfermería recogida en la Nursing Interventions Classification (NIC). Se define como el uso intencionado del ocio para estimular la relajación y la potenciación de las habilidades sociales.

terapia Reiki (Reiki therapy), terapia complementaria en la cual un practicante adiestrado, hombre o mujer, coloca sus manos sobre o por encima de un área corporal específica y transfiere lo que se denomina «energía vital universal» al paciente. Se afirma que esa energía proporciona «fuerza, armonía y equilibrio» imprescindibles para tratar perturbaciones de la salud. La terapia, derivada de una antigua práctica budista, comprende un total de 15 posiciones de la mano que cubren todos los sistemas corporales.

terapia sexual (sexual therapy), tipo de asesoramiento que ayuda a la resolución de situaciones patológicas, de forma que se pueda mantener una sexualidad sana.

terapia situacional (situational therapy), clase de psicoterapia en la cual el medio forma parte del programa de tratamiento.

terapia somática (somatic therapy), forma de tratamiento que afecta al propio funcionamiento fisiológico.

terapia ultravioleta (UV) (ultraviolet [UV] therapy), aplicación de radiaciones electromagnéticas del espectro de la región ultravioleta sobre el cuerpo con propósitos terapéuticos. El tratamiento UV es útil para el control de bacterias y virus que se diseminan a través del aire y en el tratamiento de la psoriasis y otras afecciones de la piel.

terapia viral (viral therapy), uso de virus genéticamente alterados para suministrar genes a lugares específicos.

teras (teras), feto gravemente deformado.

teratismo (teratism), cualquier anomalía congénita o del desarrollo que se produce por factores hereditarios o ambientales, o por la combinación de ambos; cualquier trastorno que da lugar a un feto gravemente malformado.

teratismo atrésico (atresic teratism), anomalía congénita en la que se produce un fallo en la formación de cualquiera de las aberturas normales del cuerpo, como la boca, la nariz, el ano o la vagina.

teratismo ceásmico (ceasmic teratism), malformación congénita secundaria a una detención del desarrollo, en la que algunas partes del cuerpo que debían unirse permanecen en su estado de fisura embrionaria, como la hendidura palatina.

teratismo ectópico (ectopic teratism), anomalía congénita en la que una o más partes están situadas de forma anómala, como la dextrocardia, los dientes palatinos o la transposición de los grandes vasos.

teratismo ectrogénico (ectrogenic teratism), anomalía congénita producida por un fallo en el desarrollo, en el que faltan una o más partes u órganos.

teratismo hipergenético (hypergenetic teratism), anomalía congénita en la que se produce un crecimiento excesivo de una parte u órgano o de todo el cuerpo, como en el gigantismo.

teratismo sinfísico (symphysic teratism), anomalía congénita en la cual existe una fusión de partes u órganos normalmente separados, como el riñón en herradura, o cuyos componentes se cierran prematuramente, como sucede con los huesos del cráneo en la craneostenosis.

teratoblastoma (teratoblastoma), teratoma en el cual no estén presentes todas las capas germinales.

teratogénesis (teratogenesis), desarrollo de defectos físicos en el embrión.
teratogénesis inducida por fármaco (drug-induced teratogenesis), anomalías congénitas que reflejan efectos tóxicos de los fármacos sobre el feto en desarrollo.
teratógeno (teratogen), cualquier sustancia, agente o proceso que interfiere con el desarrollo prenatal normal, produciendo la formación de una o más anomalías del desarrollo en el feto. El período de mayor vulnerabilidad en el embrión en desarrollo comprende aproximadamente desde la tercera semana hasta la duodécima de gestación, cuando se produce la diferenciación de los principales órganos y sistemas.
teratoide (teratoid), relativo o perteneciente al desarrollo físico anormal; con partes perdidas o toscamente esbozadas.
teratología (teratology), estudio de las causas y efectos de las malformaciones congénitas y de las anomalías del desarrollo.
teratólogo (teratologist), especialista en la ciencia de la teratología.
teratoma (teratoma), tumor constituido por diferentes clases de tejidos, ninguno de los cuales se presentan normalmente juntos o en el sitio del tumor. Los teratomas se producen con más frecuencia en ovarios o testículos.
teratoma sacrococcígeo (sacrococcygeal teratoma), tumor frecuente en recién nacidos que se encuentra en la fóvea primitiva. Puede representar una parte del blastoporo de los vertebrados inferiores.
terazosina (terazosin), fármaco aprobado para el tratamiento de la hipertrofia prostática benigna. También se usa solo, o en combinación con otros fármacos para el tratamiento de la hipertensión.
terbio (Tb) (terbium [Tb]), [Yterby, Suecia], elemento metálico del grupo de las tierras raras. Su número atómico es 65; su peso atómico es 158,294.
tercer ventrículo (third ventricle), cavidad del encéfalo limitada a cada lado por el tálamo y el hipotálamo. Se comunica por delante con los ventrículos laterales y por detrás con el acueducto del mesencéfalo.
tercera fase del parto (third phase or stage of labor), expulsión de la placenta, de las membranas y de una pequeña cantidad de líquido amniótico y sangre, que tiene lugar entre 5 y 30 minutos después de la expulsión del feto.
terciano (tertian), que ocurre cada 48 horas o 3 días, incluyendo el primer día de aparición, como el paludismo vivax o terciano, en el que la fiebre aparece cada tres días.
terciario (tertiary), **1.** tercero en frecuencia o en orden de utilización. **2.** que pertenece al tercer nivel de sofisticación de desarrollo, como un centro de cuidados terciarios.
teriparatida (teriparatide), hormona paratiroidea utilizada para tratar a las mujeres posmenopáusicas con osteoporosis y hombres con osteoporosis hipogonadal primaria en riesgo de fractura.
termalgesia (thermalgesia), dolor causado por la exposición a altas temperaturas.
termalgia (thermalgia), sensación de dolor quemante intenso que se experimenta a veces después de lesiones nerviosas.
térmico (thermal), relativo o perteneciente a la producción, aplicación o mantenimiento de calor.
terminación de los abusos (abuse cessation), resultado de enfermería recogido en la Nursing Outcomes Classification (NOC). Se define como la evidencia de que la víctima ya no sufre abusos o malos tratos.
terminación nerviosa libre (free nerve ending), terminación de un receptor nervioso no recubierta por una cápsula.
terminaciones nerviosas (nerve endings), extremos finos ramificados de las neuronas periféricas. Las terminaciones sensitivas son dendritas auténticas situadas lejos del cuerpo neuronal, mientras que las terminaciones nerviosas motoras son los extremos axonales.
terminal (terminal), (de una estructura o proceso) cercano o próximo a su final, como los bronquiolos terminales o una enfermedad terminal.
terminal cohesivo (cohesive terminus), prolongación monocatenaria de un segmento de ADN bicatenario que se puede unir mediante técnicas de genética molecular a un fragmento añadido de ADN.
terminal de visualización de vídeo (TVV) (video display terminal [VDT]), dispositivo con tubo de rayos catódicos con una superficie similar a la de una pantalla de televisión, utilizado en procesadores de textos, terminales de ordenador y equipos similares. Su empleo se ha asociado a diversas quejas de salud ambiental como escozor y picor de ojos, cefaleas, y dolor de espalda y de brazos. Los estudios publicados indican que los efectos sobre la salud se producen por entornos inadecuados o impropios, como muebles o iluminación inadecuados, y no por la radiación del TVV.
término (term), **1.** un período específico de tiempo. **2.** el período normal de gestación.
término (terminus), frontera o límite.
términos MeSH (MeSH terms), títulos de los temas.
termistor (thermistor), tipo de termómetro que se utiliza para medir cambios mínimos de temperatura.
termocauterización (thermocautery), utilización de una aguja o de un asa calentada por flameado directo, de vapor caliente de hidrocarburo o de una corriente eléctrica para la destrucción de un tejido.
termocoagulación (thermocoagulation), utilización de corrientes eléctricas de alta fre-

cuencia para destruir tejido mediante la coagulación por calor.

termodilución (thermodilution), método para la determinación del gasto cardíaco en el que se inyecta en la aurícula derecha una pequeña cantidad de una solución de volumen y temperatura conocidos. El cambio en la temperatura de la sangre se detecta mediante un detector de temperaturas mínimas colocado previamente en la arteria pulmonar mediante un catéter.

termodinámica (thermodynamics), ciencia que estudia la interconversión del calor en trabajo.

termoendurecimiento (thermosetting), (de resinas) aumento de la dureza o solidez cuando se aplica calor permaneciendo de esta forma al volver a enfriarse; el cambio no es reversible.

termoestable (thermostable), que no se afecta o que muestra resistencia al cambio por efecto de un aumento de la temperatura.

termofílico (thermophilic), relativo a los organismos que crecen en ambientes muy calientes (p. ej., algunas bacterias que viven en manantiales calientes de hasta 80 °C).

termóforo (thermophore), procedimiento en el cual el calor se aplica localmente a una parte del cuerpo.

termogénesis (thermogenesis), producción de calor, especialmente por las células del cuerpo.

termogénesis sin estremecimiento (nonshivering thermogenesis), método natural mediante el cual los neonatos pueden producir calor corporal aumentando su velocidad metabólica.

termografía (thermography), técnica para percibir y registrar en una película las áreas calientes y frías del cuerpo mediante un detector de infrarrojos que reacciona con el flujo sanguíneo.

termografía por infrarrojos (infrared thermography), medición de la temperatura mediante la detección de la radiación infrarroja emitida por el tejido caliente.

termografía por microondas (microwave thermography), registro de la temperatura mediante la detección de la radiación de microondas emitida por los tejidos calientes.

termógrafo (thermograph), **1.** registro fotográfico de la cantidad de calor radiada a partir de la superficie corporal, que revela «manchas calientes» de tumores u otros trastornos potenciales. **2.** aparato que consta de un termómetro, un estilógrafo de tinta y de papel para el registro continuo de la temperatura ambiente.

termointegrador (thermointegrator), instrumento utilizado para crear un modelo térmico de un ambiente, midiendo el calor y la frialdad como serían experimentados por un organismo vivo en ese ambiente.

termolábil (thermolabile, heat labile), que se destruye o altera fácilmente por el calor.

termomasaje (thermomassage), técnica de terapéutica física que combina calor y masaje.

termometría clínica (clinical thermometry), método para la determinación de la temperatura en tejidos calientes.

termometría del oído (ear thermometry), registro de la temperatura de la membrana timpánica mediante la detección de la radiación infrarroja procedente de la misma.

termometría invasiva (invasive thermometry), medición de la temperatura tisular utilizando sondas colocadas directamente en el tejido.

termómetro (thermometer), instrumento para medir la temperatura. Normalmente consta de un tubo de cristal cerrado, marcado en grados Celsius o Fahrenheit, que contiene un líquido, como mercurio o alcohol. El líquido asciende o desciende cuando se expande o contrae según los cambios de temperatura.

termómetro clínico (clinical thermometer), termómetro electrónico con vainas desechables diseñado para medir la temperatura del cuerpo en los enfermos.

termómetro de aire (air thermometer), termómetro que utiliza el aire como medio de expansión.

termómetro de cubeta húmeda y seca (wet-and-dry-bulb thermometer), instrumento usado para medir la humedad relativa. Consiste en un termómetro cuya cubeta está mojada o húmeda y otro cuya cubeta se mantiene seca. La humedad relativa se calcula por la diferencia entre las lecturas de los termómetros, ya que el agua se evapora desde la cubeta húmeda, descendiendo así la temperatura en el termómetro correspondiente.

termómetro de la membrana timpánica (tympanic membrane thermometer), dispositivo que mide la temperatura de la membrana timpánica detectando la radiación infrarroja procedente del tejido. Los resultados se obtienen en 2 segundos y reflejan directamente la temperatura del interior del organismo.

termómetro de mercurio (mercury thermometer), termómetro en el que el indicador expansible es mercurio.

termómetro de superficie (surface thermometer), aparato que detecta e indica la temperatura de la superficie de cualquier parte del cuerpo.

termómetro electrónico (electronic thermometer), termómetro que registra la temperatura rápidamente por métodos electrónicos.

termómetro óptico (optic thermometer), dispositivo de medida de la temperatura en el que las propiedades de transmisión y reflexión de la luz visible dependen de la temperatura y cuya detección se puede relacionar con la temperatura tisular.

termómetro rectal (rectal thermometer), termómetro clínico capaz de registrar la temperatura en el recto.

termonuclear (thermonuclear), relativo a la reacción en la que los isótopos del hidrógeno (protio, deuterio o tritio) se fusionan a temperaturas de 100.000.000 de °C en núcleos pesados de átomos de helio. Este proceso es la fuente de la energía solar y se usa en las explosiones de las armas termonucleares.

termopar (thermocouple), dispositivo para medir la temperatura que funciona mediante la producción de un voltaje dependiente de la temperatura al unir dos metales diferentes.

termopenetración (thermopenetration), utilización de técnicas diatérmicas para producir calor dentro de los tejidos corporales con propósitos terapéuticos.

termoplástico (thermoplastic), material que puede ablandarse con el calor y ser moldeado mediante presión, después se endurece al enfriarlo sin experimentar un cambio químico.

termoqueratoplastia (thermokeratoplasty), procedimiento para corregir la miopía mediante la aplicación de calor para aplanar la córnea. El calor retrae el colágeno en la capa de sustancia propia de la córnea.

termoquímica (thermochemistry), rama de la química que se ocupa de los cambios caloríficos de las reacciones químicas.

termorradioterapia (thermoradiotherapy), proceso terapéutico que aplica radiación ionizante a cualquier parte del cuerpo en la que se ha elevado la temperatura por medios artificiales.

termorreceptor (thermoreceptor), terminaciones nerviosas que son sensibles al calor o a los aumentos de la temperatura corporal.

termorregulación¹ (thermoregulation), control de la producción y de la pérdida de calor; específicamente, mantenimiento de la temperatura corporal mediante mecanismos fisiológicos regulados por el hipotálamo.

termorregulación² (thermoregulation), resultado de enfermería de la Nursing Outcomes Classification (NOC). Se define como el equilibrio entre la producción, la ganancia y la pérdida de calor.

termorregulación: recién nacido (thermoregulation: newborn), resultado de enfermería recogido en la Nursing Outcomes Classification (NOC). Se define como el equilibrio entre la producción, la ganancia y la pérdida de calor durante los primeros 28 días de vida.

termorregulación ineficaz (thermoregulation, ineffective), diagnóstico de enfermería aceptado por la Seventh National Conference of Nursing Diagnoses. Se define como el estado en que fluctúa la temperatura de un individuo entre la hipotermia y la hipertermia.

termorregulación neonatal (neonatal thermoregulation), regulación de la temperatura corporal del recién nacido que se puede afectar por evaporación, conducción, radiación y convección.

termorresistencia (thermoresistance), capacidad para tolerar el calor, como en el caso de ciertas bacterias que pueden resistir temperaturas altas.

termostasis (thermostasis), mantenimiento de una temperatura corporal estable, como en los animales de sangre caliente.

termostato (thermostat), dispositivo para el control automático de un sistema de calentamiento o enfriamiento.

termotaxis (thermotaxis), **1.** ajuste y regulación normal de la temperatura corporal. **2.** movimiento de un organismo en respuesta al calor, hacia el estímulo (termotaxis positiva) o alejándose del estímulo (termotaxis negativa).

termoterapia (thermotherapy), tratamiento de la enfermedad mediante la aplicación de calor. La termoterapia se puede administrar como calor seco con lámparas de calor, máquinas diatérmicas, mantas eléctricas o botellas de agua caliente, o como calor húmedo con compresas calientes o por inmersión en agua caliente.

termotropismo (thermotropism), que se mueve hacia una fuente de calor.

terpina (terpin), **1.** alcohol diterpénico obtenido a partir del aceite de trementina. **2.** ingrediente expectorante producido por medio de la acción de los ácidos nítrico y sulfúrico sobre el aceite de pino.

territorial (territorial), tipo de movimiento corporal que facilita la comunicación. El movimiento territorial enmarcará una interacción y definirá el «territorio» del individuo.

territorialidad (territoriality), unión emocional y defensa de ciertos ámbitos relacionados con la propia existencia.

terror nocturno (night terrors, sleep terror disorder), trastorno que aparece durante las fases 3 y 4 del sueño no REM. Se caracteriza por episodios repetidos de despertar brusco, generalmente acompañado de gritos de pánico, con intensa ansiedad, confusión, agitación, desorientación, desconexión con el entorno, movimientos bruscos y una amnesia total acerca del episodio. El trastorno es típico de los niños.

TES (EST), siglas de *tratamiento por electrochoque.*

tesaurismosis (storage disease), trastorno metabólico en el cual ciertas células acumulan cantidades excesivas de lípidos, proteínas u otras sustancias.

tesaurismosis de agregación (storage pool disease), trastorno de la coagulación causado por la insuficiencia de las plaquetas en la liberación de adenosindifosfato (ADP) en respuesta a agentes agregantes, como colágeno, adrenalina, ADP exógeno o trombina. Sus características son episodios de hemorragia leve, tiempo de sangrado prolongado y reducción de la respuesta de agregación al colágeno o la trombina.

tesla (tesla), [Nikola Tesla, ingeniero norteamericano, 1856-1943], unidad de la densidad de flujo magnético definida por el Sistema Internacional de Unidades como 1 weber por metro cuadrado, equivalente a 1 voltio/segundo por metro cuadrado, o 10.000 gauss.

test de función manual de Bennett (Bennett hand tool test), prueba utilizada en terapia ocupacional y estudios prevocacionales para evaluar la función de la mano y la coordinación y velocidad de actuación.

test de Galveston de orientación y amnesia (Galveston orientation and amnesia test [GOAT]), serie de 10 preguntas que se formulan a un paciente para contribuir a evaluar la amnesia postraumática. La prueba se repite semanalmente y se puntúa sobre una escala de 0 a 100.

test de inteligencia (intelligence test), cualquiera de las pruebas estandarizadas diseñadas para determinar la edad mental de un sujeto, midiendo la capacidad relativa para absorber información y resolver problemas.

test de intereses (interest tests), pruebas psicológicas diseñadas para aclarar un potencial vocacional del individuo o para comparar el rendimiento del individuo con las puntuaciones medias de una población específica.

test de la ventana de Schamroth (Schamroth window test), prueba para diagnosticar los dedos en palillo de tambor: el paciente coloca los dedos en oposición por su parte posterior uno contra otro. Normalmente, se observa un espacio en forma de diamante (rombo) entre el lecho inguinal y la uña de dos dedos opuestos. Si dicho espacio no existe, se establece la presencia de dedos en palillo de tambor.

test de Rorschach (Rorschach test), [Hermann Rorschach, psiquiatra suizo, 1884-1922], prueba de valoración proyectiva de la personalidad desarrollada por el psiquiatra suizo Hermann Rorschach. Consta de 10 láminas de manchas, cinco en blanco y negro, tres en negro y rojo y dos en varios colores, a las que el sujeto responde diciendo, en tantas interpretaciones como desee, qué imágenes y emociones le suscita cada dibujo. La prueba está diseñada para evaluar el grado de integración de los factores intelectuales y emocionales en la percepción que el sujeto hace del entorno.

test del dibujo de la persona (Draw-a-Person [DAP] Test), test proyectivo basado en la interpretación del dibujo de figuras humanas de ambos sexos. La interpretación depende de las manifestaciones del sujeto, la propia imagen, la ansiedad, los conflictos sexuales y otros factores.

test gestálgico visomotor de Bender (Bender's Visual Motor Gestalt test), [Lauretta Bender, psiquiatra estadounidense, 1897-1987], prueba psicológica estándar en la que el sujeto copia una serie de patrones.

test proyectivo (projective test), tipo de prueba diagnóstica, psicológica o de personalidad que utiliza estímulos no estructurados o ambiguos, como manchas de tinta, series de cuadros, pinturas abstractas o frases incompletas, para obtener respuestas que reflejen una proyección de diversos aspectos de la personalidad del individuo.

test psicológico (psychologic test), grupo de pruebas estandarizadas dirigidas a medir o determinar algunas características de un individuo, como capacidad intelectual, motivación, percepción, conducta, valores, nivel de ansiedad o depresión, mecanismos de afrontamiento e integración general de la personalidad.

testa (testa), **1.** cáscara de huevo. **2.** conchas de ostras pulverizadas que se emplean como antiácidos. **3.** cubierta externa de una semilla.

Testacealobosia (Testacealobosia), subclase de protozoos ameboides en los cuales las células están englobadas en una envoltura de membrana, camisa o concha quitinosa o compleja. Incluye formas marinas o de agua dulce.

testamento vital (living will), **1.** declaración anticipada por el paciente de que, si se determina que está terminalmente enfermo y no hay esperanzas, no desea ser conectado a un equipo de soporte vital. **2.** acuerdo por escrito entre el paciente y el médico para no poner en práctica medidas heroicas si el paciente llega a un proceso que se juzga irreversible.

testicular (testicular), relativo o perteneciente al testículo.

testículo (testis), gónada masculina en número par que produce espermatozoides y testosterona. Los testículos del adulto están suspendidos en el escroto por el cordón espermático. Cada testículo es un cuerpo oval comprimido lateralmente, de aproximadamente 4 cm de largo, 2,5 cm de ancho y que pesa aproximadamente 12 g. El epidídimo que se sitúa en el borde posterior del testículo tiene aproximadamente unos 6 m de largo y conecta con el conducto deferente, a través del que pasan los espermatozoides durante la eyaculación. Cada testículo está formado por cientos de lóbulos cónicos que contienen minúsculos túbulos seminíferos enrollados, cada uno de ellos de unos

75 mm, en los que se desarrollan los espermatozoides.

testículo canalicular (canalicular testis), testículo no descendido localizado entre los anillos canaliculares interno y externo.

testículo desaparecido (vanishing testis), testículo que estaba originalmente presente en el feto, pero se atrofió dentro del útero por torsión.

testículo desplazado (displaced testis), testículo situado en la pelvis, el conducto inguinal o cualquier otro lugar cuando normalmente debería haber descendido ya hasta el escroto.

testículo ectópico (ectopic testis), testículo que ha descendido desde la cavidad abdominal y se ha asentado en el área suprapúbica, el muslo o el periné en lugar de en el escroto. El tratamiento requiere cirugía.

testículo en ascensor (ascending testis, gliding testis), testículo cuya presencia a nivel escrotal estaba demostrada, pero que posteriormente asciende a una posición extraescrotal.

testículo intraabdominal (abdominal testis), testículo no descendido que se encuentra situado dentro de la cavidad abdominal.

testículo no descendido (peeping testis), testículo no descendido en la cavidad peritoneal que se mueve ligeramente a través del anillo inguinal interno.

testículo no palpable (nonpalpable testis), testículo que no puede percibirse; puede ser intraabdominal o estar ausente.

testículos (testes), la gónada masculina, una de dos, que producen esperma y testosterona.

testigo (witness), persona que está presente y puede testificar que ha observado personalmente un acontecimiento, como la firma de un testamento o de un formulario de consentimiento.

testigo perito (expert witness), persona con especiales conocimientos sobre una materia a la que un tribunal solicita un testimonio.

testimonio (testimony), afirmación de un testigo, habitualmente realizada oralmente y bajo juramento, como en un juicio.

testolactona (testolactone), antineoplásico análogo de los andrógenos. Se prescribe como paliativo en el tratamiento del cáncer de mama avanzado después de la menopausia y en mujeres premenopáusicas con supresión de la función ovárica.

testosterona (testosterone), hormona androgénica que se produce naturalmente. Se prescribe en los casos de deficiencia de andrógenos, en el cáncer de mama femenino y para la estimulación del crecimiento, del aumento de peso y de la producción de eritrocitos.

TET (TET), abreviatura de **transferencia embrionaria tubárica.**

tetania (tetany), trastorno caracterizado por calambres, convulsiones, sacudidas musculares y flexión intensa en las articulaciones de la muñeca y del tobillo. Estos síntomas se acompañan en ocasiones de crisis de estridor. La tetania es una manifestación de una anomalía en el metabolismo del calcio, que puede aparecer asociada a un déficit de vitamina D, al hipoparatiroidismo, a la alcalosis o a la ingesta de sales alcalinas.

tetania hipocalcémica (hypocalcemic tetany), enfermedad originada por un nivel anormalmente bajo de calcio en la sangre. Se caracteriza por hiperexcitabilidad del sistema neuromuscular y provoca espasmos carpopedales. Una causa frecuente es el déficit de secreción de hormona paratiroidea.

tetania latente (latent tetany), forma de tetania que se manifiesta sólo ante ciertos estímulos eléctricos o mecánicos.

tetania paratiroidea (parathyroid tetany), forma de tetania (hipocalcemia) causada por déficit de secreción de la glándula paratiroidea.

tetania por hiperventilación (hyperventilation tetany), trastorno nervioso caracterizado por contracciones, calambres o espasmos musculares causados por niveles bajos de CO_2 en sangre por una hiperrespiración forzada.

tetania uterina (uterine tetany), trastorno provocado por contracciones uterinas extremadamente prolongadas. Este cuadro puede suponer un riesgo para la vida del feto.

tétanos (tetanus), infección aguda potencialmente mortal del sistema nervioso central producida por una exotoxina, la tetanospasmina, elaborada por un bacilo anaeróbico, el *Clostridium tetani*. El bacilo es residente común de las capas superficiales de la tierra y habitante normal de los tractos intestinales de vacas y caballos. La toxina es una neurotoxina y uno de los venenos más letales conocidos. *C. tetani* infecta sólo las heridas que contienen tejido muerto. El bacilo puede entrar en el organismo a través de una herida punzante, una abrasión, una laceración o una quemadura; a través del útero a la circulación sanguínea en un aborto séptico o en una sepsis posparto, o a través del muñón del cordón umbilical en el recién nacido. La infección se produce de dos formas clínicas: una de comienzo abrupto, alta mortalidad y un período de incubación corto (3 a 21 días); la otra con síntomas menos graves, una mortalidad más baja y un período de incubación más largo (4 a 5 semanas). Las heridas de la cara, cabeza y cuello son las que desencadenan con más frecuencia una infección mortal. La enfermedad se caracteriza por irritabilidad, cefalea, fiebre y espasmos dolorosos de los músculos que producen trismo, risa sardónica, opistótonos y espasmo laríngeo; en ocasiones todos los músculos del cuerpo se afectan por un espasmo tónico. Los nervios motores transmiten los impulsos desde el sistema nervioso central infectado a los músculos. No se encuentran lesiones; ni siquiera en la autopsia se aprecia afectación orgánica y el líquido cefalorraquídeo es claro y normal. Para la profilaxis es esencial una limpieza pronta y concienzuda y desbridamiento de la herida. Se administra una inyección de refuerzo de toxoide tetánico a personas previamente inmunizadas; a los no inmunizados se administra una serie de tres inyecciones de toxoide tetánico. Las personas de las que se sepa que han sido adecuadamente inmunizadas en los últimos 5 años no suelen requerir la inmunización.

tétanos crónico (chronic tetanus), **1.** forma de tétanos de aparición diferida, evolución lenta de la enfermedad y síntomas más leves de lo habitual. **2.** infección por tétanos reactivada en una herida curada.

tétanos fisiológico (physiological tetanus), estado de contracción muscular sostenida con períodos de relajación causado por la estimulación repetitiva del tronco del nervio motor en frecuencias tan altas que las fasciculaciones individuales del músculo se fusionan y no pueden diferenciarse.

tétanos idiopático (idiopathic tetanus), **1.** infección tetánica de etiología desconocida. **2.** infección tetánica que se produce sin herida.

tetrabásico (tetrabasic), **1.** describe un compuesto que tiene cuatro átomos de hidrógeno ácidos sustituidos por iones metálicos. **2.** alcohol que contiene cuatro grupos hidroxilo.

tetraciclina (tetracycline), antibiótico de amplio espectro. Se prescribe para el tratamiento de muchas infecciones bacterianas y por rickettsias.

tetracloroetano (tetrachloroethane), solvente potencialmente tóxico con un olor dulce, análogo al del cloroformo. Se emplea para disolver grasas, ceras, aceites y resinas y en la fabricación de pinturas, barnices y eliminadores de herrumbre. Los síntomas de la sobreexposición son náuseas, vómitos, dolor abdominal, temblor de los dedos, trastornos cutáneos y daño hepático.

tetracloruro de carbono (CCl_4) (carbon tetrachloride [CCl_4]), líquido tóxico volátil e incoloro utilizado como disolvente.

tétrada (tetrad), (en genética) grupo de cuatro cromátides de un par de cromosomas homólogos, unidos por sinapsis, durante la primera profase meiótica de la gametogénesis.

tetradactilia (tetradactyly), presencia de cuatro dedos en cada mano o en cada pie.

tetrahidrobiopterina (tetrahydrobiopterin), compuesto relacionado con el ácido fólico que funciona como una coenzima en las reacciones de hidroxilación de fenilalanina, triptófano y tirosina transportando electrones al oxígeno. Los defectos en la biosíntesis o en la regeneración afectan las tres reacciones de hidroxilación, interfiriendo con la producción de los correspondientes precursores de neurotransmisores y produciendo una hiperfenilalaninemia maligna.

tetrahidrocannabinol (THC) (tetrahydrocannabinol [THC]), principio activo, que existe como dos isómeros psicomiméticos, de la planta *Cannabis sativa,* utilizado en la preparación de la marihuana, del hachís, del bhang y de la ganga. El THC incrementa la frecuencia cardíaca y tiene efectos variables sobre la tensión arterial. Causa enrojecimiento de la conjuntiva y sensación de euforia. Esta droga afecta a la memoria, al conocimiento y a la sensibilidad, disminuye la coordinación motora y aumenta el apetito. Se utiliza experimentalmente dosis no tóxicas del THC en el tratamiento del glaucoma y para aliviar la náusea y aumentar el apetito en pacientes sometidos a quimioterapia frente al cáncer.

tetralogía (tetralogy), grupo de cuatro síntomas, características u otros factores.

tetralogía de Fallot (tetralogy of Fallot), [Etienne-Louis A. Fallot, médico francés, 1850-1911], anomalía cardíaca congénita que consta de cuatro defectos: estenosis de la arteria pulmonar, defecto del tabique interventricular, posición incorrecta de la aorta, de forma que se origina en el defecto del tabique o en el ventrículo derecho, e hipertrofia ventricular derecha. Los síntomas principales en la infancia son cianosis e hipoxia, dificultad para la alimentación, ausencia de ganancia de peso y desarrollo escaso. El tratamiento consiste fundamentalmente en medidas de soporte y medidas quirúrgicas paliativas hasta que el niño es lo bastante mayor para tolerar una cirugía correctora total.

tetrámero (tetramer), toda estructura compuesta por cuatro partes, como una proteína formada por cuatro subunidades polipeptídicas.

tetraodon (puffer fish), cualesquiera de las diversas especies de pez marino de los géneros *Fugu, Sphaeroides, Tetraodon* y otros, que al ser molestados se hinchan hasta adquirir una forma esférica. Su carne contiene tetrodotoxina y puede causar tetrodotoxismo mortal.

tetraparesia (tetraparesis), debilidad muscular que afecta a las cuatro extremidades.

tetrapéptido (tetrapeptide), compuesto formado por cuatro aminoácidos unidos por enlaces peptídicos.

tetraplejía (tetraplegia, quadriplegia [quad]), parálisis de las extremidades superiores, inferiores y tronco por debajo del nivel de una lesión asociada en la médula espinal. Este trastorno suele estar causado por una lesión en la médula espinal, especialmente en el área de la quinta a séptima vértebra. Los accidentes de automóvil y los percances deportivos son causas comunes. Entre los signos y síntomas figuran comúnmente flacidez de las extremidades y la pérdida de fuerza y sensibilidad por debajo del nivel lesional. También pueden producirse complicaciones cardiovasculares a partir de cualquier lesión que dañe la médula espinal por encima de la quinta vértebra cervical. Una causa importante de muerte por tal lesión es la insuficiencia respiratoria. Otros síntomas pueden ser una baja temperatura corporal, bradicardia, alteración del peristaltismo intestinal y disreflexia neurovegetativa. El diagnóstico se basa en una exploración física y neurológica completa con radiografías de la cabeza, tórax, y abdomen para descartar lesiones subyacentes. Suele realizarse exploraciones radiológicas de la columna vertebral y las puntuaciones en la TC y RM para evaluar la extensión de la lesión.

tetraploide (4n) (tetraploid [4n]), **1.** relativo o perteneciente a un individuo, organismo, cepa o célula que tiene cuatro grupos completos de cromosomas, o cuatro veces el número haploide característico de cada especie. **2.** dicho individuo, organismo, cepa o célula.

tetraploidía (tetraploidy), estado o alteración de tener cuatro grupos completos de cromosomas.

tetrasacárido (tetrasaccharide), azúcar que contiene cuatro moléculas de monosacárido.

tetrascelus (tetrascelus), anomalía fetal con cuatro piernas.

tetravalente (tetravalent), relativo a un producto químico con una valencia de cuatro.

tetrodotoxismo (tetrodotoxism), la forma más grave de intoxicación por pescado, causada por la ingestión de pescado inadecuadamente preparado que contiene tetrodotoxina. A los pocos minutos de la ingestión aparecen síntomas de malestar, mareo y hormigueo en la boca, que puede seguirse de ataxia, convulsiones, parálisis respiratoria y muerte.

TF, FT (TF), abreviatura de **factor de transferencia.**

TFG (GFR), siglas de **tasa de filtración glomerular.**

TFIIE (TFIIE), factor de transcripción general que interviene en la codificación complementaria del ADN. El TFIIE está formado por dos subunidades, la alfa y la beta.

TG (TGs), abreviatura de **prueba de triglicéridos.**

Th (Th), símbolo químico del **torio.**

TH (BT), siglas de **tiempo de hemorragia.**

THC (THC), abreviatura de **tetrahidrocannabinol.**

theta (theta), θ, octava letra del alfabeto griego.

thrill (thrill), vibración fina, sentida por la mano del explorador en el cuerpo de un paciente sobre la localización de un aneurisma o sobre el precordio, como consecuencia del disturbio en el flujo de sangre e indicando la presencia de un soplo orgánico de grado 4 o de mayor intensidad.

Ti (Ti), símbolo químico del **titanio.**

tiabendazol (thiabendazole), antihelmíntico con efectos antiinflamatorios, antipiréticos y analgésicos. Puede prescribirse para el tratamiento de infestaciones por uncinaria, gusanos redondos y gusanos nematodos, y hasta hace poco era el fármaco de elección para los *Enterobius*. Otros fármacos tienen menos efectos adversos.

tiagabina (tiagabine), anticonvulsivante. Se utiliza como un tratamiento adyuvante en las crisis parciales.

tiamina (thiamine), compuesto cristalino del complejo vitamínico del grupo B, hidrosoluble, esencial para el metabolismo normal y para el buen funcionamiento de los sistemas cardiovascular y nervioso. La tiamina desempeña un papel esencial en el catabolismo de la glucosa para liberar energía a los tejidos corporales. No se almacena en el cuerpo, por lo que se debe aportar diariamente en la dieta. La deficiencia de tiamina afecta principalmente al sistema nervioso, a la circulación y al tracto GI. Entre los síntomas que aparecen existe irritabilidad, alteraciones emocionales, pérdida de apetito, polineuritis, aumento de la frecuencia cardíaca, disnea, disminución de la motilidad intestinal e irregularidades cardíacas. La deficiencia severa causa el beriberi.

tiaminasa (thiaminase), enzima presente en el pescado crudo que destruye la tiamina. Una dieta que contenga una cantidad importante de pescado crudo podría conducir a deficiencia de tiamina a causa de dicha enzima.

tibia (tibia), el segundo hueso más largo del esqueleto, localizado en el lado interno de la pierna. Se articula externamente con el peroné, distalmente con el astrágalo y proximalmente con el fémur, formando parte de la articulación de la rodilla.

tibia en sable (saber shin), incurvamiento anterior agudo de la tibia causado por sífilis hereditaria.

tibia valga (tibia valga), tibia curvada con la superficie convexa dirigida hacia el exterior de la pierna.

tibial anterior (tibialis anterior), uno de los músculos crurales anteriores de la pierna, situado en la cara externa de la tibia. Dorsiflexiona y supina el pie.

tibio (tepid), moderadamente templado al tacto.

tic (twitch), **1.** contracción de unidades musculares pequeñas que se manifiesta como una contracción rápida, simple y espasmódica de un músculo. **2.** sacudirse convulsivamente.

tic convulsivo (convulsive tic), trastorno del nervio facial que provoca contracciones espasmódicas involuntarias de los músculos de la cara inervados por él.

tic doloroso (tic douloureux), ataque breve, extremadamente doloroso, de la neuralgia del trigémino. Es unilateral y se limita a la distribución del trigémino o V par craneal.

tic espasmódico (spasmodic tic), movimiento repetitivo en el que se produce una serie de contracciones musculares espasmódicas a intervalos variables.

tic facial (facial tic), cualquier contracción repetitiva, espasmódica e involuntaria de grupos musculares faciales.

tic por hábito (habit tic), movimiento breve repetitivo de un grupo muscular, como un guiño, una mueca o un giro brusco de la cabeza, que tiene una causa más psicógena que orgánica.

ticarcilina (ticarcillin), antibiótico penicilínico de espectro extendido. Se prescribe en el tratamiento de la septicemia bacteriana, así como de infecciones de la piel, tejidos blandos y respiratorias causadas por organismos gramnegativos y grampositivos, incluidas algunas cepas de *P. aeruginosa.*

ticlopidina (ticlopidine), inhibidor plaquetario utilizado en forma de sal clorhidrato en la prevención del síndrome del accidente cerebrovascular.

tiemia (thiemia), exceso de azufre en la sangre.

tiempo (t) (time [t]), **1.** medida de la duración. **2.** intervalo que separa dos puntos en un continuo entre el pasado y el futuro.

tiempo de adquisición de imagen (image acquisition time), tiempo que se invierte en la formación de imágenes de RM, contando sólo el tiempo de adquisición de datos.

tiempo de anillado (ring-down time), (en ecografía) tiempo necesario para que la vibración de un elemento transductor a su frecuencia de resonancia se reduzca hasta un nivel insignificante después de la excitación.

tiempo de caída (decay time), período requerido por una longitud de onda para pasar desde la amplitud máxima a 0 voltios.

tiempo de caída (fading time), tiempo requerido para que cese un estímulo aplicado a un área determinada del campo visual periférico.

tiempo de carencia (off-cycle time), (en la asistencia gestionada) tiempo durante el cual la inscripción libre en un plan de asistencia no suele estar permitida.

tiempo de circulación (circulation time), tiempo necesario para que la sangre circule desde un punto del organismo a otro. Se puede valorar inyectando un colorante marcado o un radioisótopo en una vena, midiendo el tiempo que tarda en aparecer en la arteria en la misma zona de introducción. El tiempo resultante ayuda a determinar problemas relacionados con posible insuficiencia cardíaca y disminución del gasto cardíaco.

tiempo de coagulación (clotting time), tiempo necesario para que la sangre forme un coágulo, que se determina mediante la recogida de 4 ml de sangre en un tubo de cristal y el examen de la formación del coágulo.

tiempo de conducción SA (SA conduction time), tiempo que emplea un impulso desde el nódulo sinusal hasta la musculatura auricular. Se mide desde la desviación sinoauricular (SA) en el ECG nodal SA hasta el comienzo de la onda P en un registro bipolar, o hasta el comienzo del electrograma auricular derecho alto en un registro unipolar.

tiempo de descanso (respite time), tiempo de descanso de las responsabilidades de asistencia de un paciente.

tiempo de latencia (distal latency), (en electroneuromiografía) intervalo de tiempo entre la estimulación de un grupo muscular y la respuesta observada.

tiempo de lisis de euglobulina (euglobulin lysis time test), prueba sanguínea utilizada para identificar la fibrinólisis sistémica primaria y secundaria y para monitorizar el tratamiento con estreptocinasa y urocinasa en pacientes con IM agudo.

tiempo de permanencia (dwell time), tiempo que un elemento terapéutico o diagnóstico permanece en el interior del cuerpo de un paciente. En diálisis peritoneal, tiempo necesario para que la solución de diálisis permanezca en el organismo hasta alcanzar el equilibrio a ambos lados de la membrana.

tiempo de protrombina (TP) (prothrombin time [PT]), prueba en una fase para la detección de determinados defectos plasmáticos de la coagulación por un déficit de factores V, VII o X. Se añaden tromboplastina y calcio a una muestra del plasma del paciente y, simultáneamente, a una muestra de un control normal. Se observa el tiempo necesario para la formación del coágulo en ambas muestras.

tiempo de reacción (reaction time), intervalo comprendido entre la aplicación de un estímulo y el comienzo de la respuesta.

tiempo de reconstrucción (reconstruction time), (en tomografía computarizada) período entre el final del período de exposición al escáner en una tomografía computarizada y la aparición de la imagen.

tiempo de relajación (relaxation time), (en RM) tiempo característico que tarda una muestra de átomos, cuyos núcleos han sido alineados primero a lo largo de un campo magnético estático y después excitados hasta un estado de energía más elevado (RM) mediante una señal de radiofrecuencia, en volver a un estado de equilibrio de energía inferior.

tiempo de repetición (TR) (repetition time [RT]), en secuencias de pulso de resonancia magnética, intervalo de tiempo antes de que se repita la secuencia de pulso básica.

tiempo de resolución (resolving time), (en radiología) tiempo mínimo entre cada ionización que puede ser detectado por un aparato de centelleo tipo Geiger-Müller.

tiempo de respuesta (response time), período entre la aplicación de un estímulo y la respuesta de la célula o células.

tiempo de retención (t_a) (retention time [t_a]), **1.** (en cromatografía) tiempo transcurrido desde la inyección de una muestra en el sistema cromatográfico hasta el registro del pico (banda) máximo del componente en el cromatograma. **2.** tiempo que es retenido un compuesto en una columna de cromatografía.

tiempo de sangría (bleeding time), tiempo requerido para que la sangre deje de fluir de una herida minúscula.

tiempo de tromboplastina parcial (TTP) (partial thromboplastin time [PTT]), prueba para detectar los defectos de la coagulación del sistema intrínseco mediante la adición de tromboplastina parcial activada a una muestra del plasma a analizar y a una muestra control de plasma normal. Se compara el tiempo necesario para la formación de un coágulo en el plasma a analizar con el del plasma normal. Un aumento del tiempo de coagulación sugiere una anomalía en uno o más factores del sistema intrínseco. El TTP es una de las pruebas básicas utilizadas para medir la actividad del factor específico y detectar hemofilias. Puede utilizarse para controlar la función hepática y la actividad anticoagulante de la heparina.

tiempo espiratorio forzado (forced expiratory time [FET]), tiempo requerido para espirar un volumen dado de aire.

tiempo real (real time), aplicación de los aparatos computarizados que permite el procesamiento de datos en relación con acontecimientos externos en marcha, de forma que los técnicos puedan tomar decisiones inmediatas diagnósticas o de otro tipo, basándose en la obtención de datos reales. El diagnóstico por ultrasonidos utiliza sistemas de control en tiempo real.

tienda (tent), **1.** cubierta transparente, habitualmente de plástico, colocada sobre la parte superior de un paciente mediante un armazón. Se utiliza para el tratamiento de las enfermedades respiratorias y suministra un ambiente controlado en el que se pueden atomizar vapor, oxígeno, medicamentos o gotas de agua fría, como sucede en una tienda de oxígeno. **2.** cono elaborado con diversos materiales que se inserta en una cavidad u orificio corporal para dilatar su apertura, como una tienda o tapón de laminaria. **3.** dispositivo colocado en una herida para mantenerla abierta y asegurar que la curación progresa desde la base de la herida hacia la parte superior de la piel.

tienda (tentorium), cualquier parte del cuerpo semejante a una tienda, como la tienda de la hipófisis que cubre la fosa hipofisaria.

tienda de laminaria (laminaria tent), cono de algas secas que se hincha al absorber agua, y que por ello se utiliza para dilatar de forma atraumática el cuello de útero, en la preparación del aborto o del parto inducido.

tienda de oxígeno (oxygen tent), tienda que cubre la cabeza y el cuello del paciente y que proporciona oxígeno humidificado.

tienda del cerebelo (cerebellar tentorium) proyección horizontal de la duramadre meníngea que cubre y separa el cerebelo en la fosa craneal posterior de las partes posteriores de los hemisferios cerebrales. Está unida por la parte posterior al hueso occipital y, en sentido lateral, al borde superior de la parte petrosa del hueso temporal. Los bordes anterior y medial de la tienda del cerebelo quedan libres, formando una abertura oval a la línea media a través de la cual pasa el mesencéfalo.

tierra (ground), (en electricidad) conexión entre el circuito eléctrico y el suelo, que forma parte del circuito.

tietilperacina (thiethylperazine), antiemético fenotiazínico. Se prescribe para el control de náuseas y vómitos.

tífico (typhous), relacionado con la fiebre tifoidea.

tifoide (typhoid), relativo o semejante al tifus.

tifomanía (typhomania), patología caracterizada por el coma y delirio asociados con el tifus, la fiebre tifoidea e infecciones febriles similares.

tifus (typhus), grupo de enfermedades infecciosas agudas causadas por varias especies de *Rickettsia* y transmitidas habitualmente desde roedores infectados a los seres humanos por la picadura de piojos, pulgas, ácaros y garrapatas. Todas estas enfermedades se caracterizan por cefalea, escalofríos, fiebre, malestar y un exantema maculopapular.

tifus ambulatorio (walking typhoid), forma ambulatoria subclínica de fiebre tifoidea. La persona puede estar infectada por tifus, pero tiene síntomas tan escasos y leves que no interfieren con sus AVD.

tifus de los matorrales (scrub typhus), enfermedad febril aguda causada por varias cepas de la especie *Orientia tsutsugamushi* y transmitida por ácaros de los roedores infectados a los seres humanos. El curso clínico se caracteriza por una pápula necrótica o escara negra en el lugar de la lesión provocada por la mordedura del pequeño arácnido. Habitualmente se produce hipertrofia e hipersensibilidad de los ganglios linfáticos regionales, fiebre, cefalea intensa, dolor ocular, dolores musculares y exantema generalizado. En casos graves pueden afectarse el miocardio y el SNC.

tifus epidémico (epidemic typhus), infección grave producida por rickettsias, caracterizada por fiebre alta prolongada, cefalea y exantema maculopapuloso oscuro que cubre la mayor parte del cuerpo. El organismo causante, *Rickettsia prowazekii,* se transmite indirectamente como resultado de la picadura del piojo del cuerpo humano o de pulgas y piojos que parasitan a las ardillas. El patógeno se encuentra en las heces del piojo y penetra en los tejidos al rascar sobre la picadura. Tras un período de incubación de 1 semana comienza abruptamente la cefalea y la fiebre, que alcanza los 40 °C. El exantema surge a continuación, al quinto día del comienzo.

tifus mexicano (Mexican thyphus), forma de tifus epidémico transmitida por piojos en México.

tifus murino (murine typhus), infección aguda por arbovirus, producida por *Rickettsia typhii,* transmitida por la picadura de una pulga infectada. La enfermedad es similar al tifus epidémico, pero menos grave. Se caracteriza por cefalea, escalofríos, fiebre, mialgia y exantema.

tifus por garrapata de Queensland (Queensland tick typhus), infección provocada por *Rickettsia australis,* originaria de Australia, transmitida por garrapatas y que parece una forma leve de la fiebre manchada de las Montañas Rocosas. El tratamiento incluye la administración de cloranfenicol o tetraciclina. La prevención consiste en evitar las picaduras de las garrapatas y en eliminar las que se encuentren unidas al huésped.

tifus siberiano transmitido por garrapatas (Siberian tick typhus), enfermedad febril aguda observada en Asia, provocada por *Rickettsia sibirica,* transmitida por garrapatas y caracterizada por una erupción maculopapular difusa, cefaleas, inflamación conjuntival y una pequeña úlcera o escara en el lugar de la picadura de la garrapata. El tratamiento con cloranfenicol o tetraciclina se asocia a un pronóstico excelente.

tifus transmitido por garrapatas (African tick typhus), **1.** infección producida por rickettsias que son transmitidas por garrapatas ixodes, y que se caracteriza por fiebre, escalofríos, exantema maculopapular, cefalea, mialgias, artralgias y aumento de tamaño de los ganglios linfáticos. **2.** enfermedad por rickettsias transmitida por garrapatas en el hemisferio occidental, parecida a la fiebre maculosa de las Montañas Rocosas, pero menos grave.

tigeciclina (tigecycline), antiinfecciosa de amplio espectro utilizado para tratar las infecciones de la piel y de los anejos cutáneos causadas por *Escherichia coli, Enterococcus faecalis* (sólo las cepas sensibles a vancomicina), *Staphylococcus aureus, Streptococcus agalactiae,* grupo de *S. anginosus, S. pyogenes, Bacteroides fragilis* y las infecciones intraabdominales complicadas causadas por *Citrobacter freundii, Enterobacter cloacae, Escherichia coli, Klebsiella oxytoca, K. pneumoniae, E. faecalis* (sólo las cepas sensibles a vancomicina), *S. aureus* (sólo cepas sensibles a meticilina), grupo *S. anginosus, Bacteroides fragilis, B. thetaiotaomicron, B. uniformis, B. vulgatus, Clostridium perfringens* y *Peptostreptococcus micros.*

tijeras (scissors), instrumento afilado formado por dos hojas cortantes opuestas, que se mantienen juntas gracias a un pasador central sobre el cual pivotan las hojas. Las tijeras de disección más corrientes son las rectas de Mayo, para el corte de suturas; las de Snowden-Pencer, para tejidos profundos y delicados; las largas y curvas de Mayo, para tejidos profundos, duros o compactos; las curvas cortas de Metzenbaum, para tejidos superficiales y delicados, y las largas, romas y curvas de Metzenbaum, para tejidos profundos y delicados.

tijeras de vendaje (bandage shears), tijeras robustas utilizadas para cortar vendajes. El filo de la mayoría de las tijeras de vendajes es angulado hacia el eje del instrumento, y el filo inferior tiene una protuberancia roma redondeada para facilitar su introducción bajo el vendaje sin lesionar la piel del paciente.

tilosis (tylosis), formación de un callo.

tiloxapol (tyloxapol), lubricante ocular usado para lubrificar, limpiar y mantener la humedad de un ojo artificial, mejorando la comodidad de uso. Tiene también una acción detergente que se utiliza para ayudar a fragmentar el moco.

tiludronato (tiludronate), agente paratiroideo (regulador del calcio). Se utiliza para el tratamiento de la enfermedad de Paget.

timbre (timbre), **1.** cualidad de sonido característica de una voz o instrumento musical, determinado por la armonía del sonido y distinto de la intensidad y el tono. **2.** segundo sonido metálico que se oye en la dilatación aórtica.

timectomía (thymectomy), extirpación quirúrgica del timo.

tímico (thymic), relativo o perteneciente al timo.

timidina (thymidine [dThd]), uno de los cuatro nucleósidos principales del ácido desoxirribonucleico. Se forma por condensación de la timina con desoxirribosa.

timidina cinasa (thymidine kinase), enzima de la clase de las transferasas que cataliza una reacción de fosforilación de rescate de pirimidina y fosforilación de fármacos, como aciclovir y ganciclovir, en una forma que es activa frente a los virus.

timina (thymine), base pirimidínica principal de las células animales, que se da, por lo general, condensada con la desoxirribosa para formar el nucleósido desoxitimidina, componente del ácido desoxirribonucleico.

timo (thymus), glándula impar única localizada en el mediastino que se extiende en el cuello por encima hasta el borde inferior de la glándula tiroides y por debajo hasta el cuarto cartílago intercostal. La glándula está formada por dos lóbulos laterales estrechamente unidos por tejido conjuntivo, tejido que también envuelve a todo el órgano en una cápsula. El timo es la principal glándula central del sistema linfático. Se cree que la actividad endocrina del timo depende de la hormona limosina, compuesta de péptidos biológicamente activos que son críticos para la maduración y desarrollo del sistema inmunitario. En esta glándula se desarrollan las células T de la respuesta inmunitaria celular antes de migrar a los ganglios linfáticos y el timo.

timo accesorio (accessory thymus), nódulo de tejido tímico aislado de la glándula principal.

timol (thymol), esencia de tomillo sintética o natural utilizada como antibacteriano y antifúngico en algunas preparaciones de libre dispensación para el tratamiento de las hemorroides, el acné y la tiña del pie.

timoma (thymoma), tumor habitualmente benigno de la glándula tímica que se puede asociar a miastenia gravis o a un trastorno de inmunodeficiencia.

timosina (thymosin), **1.** hormona inmunológica que segrega de forma natural la glándula tímica. Está presente en mayores cantidades en los niños y disminuye a lo largo de la vida. **2.** fármaco de investigación derivado de extractos de timo bovino y prescrito como inmunomodulador en tratamientos experimentales de ciertas enfermedades tales como lupus eritematoso sistémico o artritis reumatoide.

timpanectomía (tympanectomy), extirpación quirúrgica de la membrana timpánica.

timpánico (tympanic), relativo a una estructura que resuena cuando es golpeada; como un tambor.

timpanismo (bloat), distensión u ocupación por gases, como sucede en la distensión abdominal a consecuencia de haber deglutido aire o por el gas procedente del intestino.

timpanograma (tympanogram), representación gráfica de la impedancia acústica y de la presión aérea del oído medio y de la movilidad de la membrana timpánica, que forma parte de la batería de pruebas auditivas. Diversos trastornos del oído medio, como la otitis media, la otosclerosis y las perforaciones de la membrana timpánica producen distintos timpanogramas.

timpanomastoidectomía (tympanomastoidectomy), mastoidectomía con timpanotomía, ya sea con cavidad cerrada o con cavidad abierta.

timpanomastoidectomía de cavidad abierta (open-cavity tympanomastoidectomy), timpanomastoidectomía con resección de la pared posterior del canal auditivo, como en la mastoidectomía radical y la mastoidectomía radical modificada.

timpanomastoidectomía de cavidad cerrada (closed-cavity tympanomastoidectomy), timpanomastoidectomía con timpanoplastia y mantenimiento de la pared posterior del conducto auditivo intacta.

timpanoplastia (myringoplasty, tympanoplasty), cualquiera de los procedimientos operatorios en el tímpano u osículos del oído medio diseñado para restablecer o mejorar la audición en pacientes con hipoacusia de conducción. Se pueden emplear estas operaciones para reparar un tímpano perforado, en la otosclerosis o en la luxación o necrosis de uno de los pequeños huesos del oído medio.

tinción ácido-alcohol resistente (acid-fast stain), método de tinción empleado en bacteriología en el que se tiñe con carbolfucsina o auramina-rodamina una extensión dispuesta en un porta, se decolora con alcohol ácido y se añade a continuación una contratinción con azul de metileno o permanganato potásico, con el fin de identificar las bacterias ácido-alcohol resistentes. Esta tinción se suele emplear para encontrar *Mycobacterium tuberculosis* en el esputo.

tinción auramina-rodamina (auramine-rhodamine stain), tinción fluorescente que emplea auramina O, rodamina B y fenol para el método de tinción de bacilos ácido-alcohol resistentes con fluorocromos. El colorante se liga a los ácidos micólicos de la pared celular bacteriana y resiste la decoloración con el alcohol ácido.

tinción blanca de calcoflúor (calcofluor white stain), tinción de fluorocromo inespecífica que se fija a la celulosa y la quitina en la pared celular de los hongos, los quistes de *Pneumocystis jiroveci* y los parásitos. Se usa para detectar estos organismos en las muestras clínicas.

tinción con carmín (carmine dye), tinción realizada con una sustancia colorante roja, producida mediante la adición de alumbre a un extracto de cochinilla, utilizada para la tinción de muestras en histología.

tinción con naranja de acridina (acridine orange stain), tinción fluorocroma empleada en la detección de bacterias y hongos en los hemocultivos, el LCR, la capa leucocitaria y los raspados corneales. El fluorocromo se introduce en el ácido nucleico y muestra una fluorescencia naranja cuando se liga a las bacterias u hongos.

tinción de contraste (counterstain), segundo colorante añadido a una muestra de tejido teñida previamente para hacer más nítidos los detalles celulares.

tinción de fucsina fenicada (carbol-fuchsin stain), solución de fenol diluido y fucsina básica utilizada para el examen microscópico de microorganismos y de núcleos celulares.

tinción de Giemsa (Giemsa's stain), [Gustav Giemsa, químico alemán, 1867-1948], colorante azul empleado para tinciones en el examen microscópico de la sangre para la localización de determinados parásitos protozoarios, corpúsculos virales de inclusión y rickettsias y, de forma más sistémica, en la preparación de extensiones para el recuento diferencial de leucocitos. Se puede modificar y combinar con la tinción de Wright para detectar mejor los microorganismos.

tinción de Gram (Gram's stain), [Hans C. J. Gram, médico danés, 1853-1938], método de tinción de microorganismos utilizando un colorante violeta, seguido de una solución yodada, decoloración con una solución de alcohol o acetona y nueva tinción con safranina. La conservación del color violeta del primer colorante o del color rosado de la contracoloración constituyen un método fundamental para la identificación y clasificación de bacterias.

tinción de Hansel (Hansel stain), tinción utilizada para la detección de eosinófilos en la orina o en otros líquidos corporales. Los eosinófilos se tiñen de rojo frente a un fondo azul.

tinción de Kinyoun (Kinyoun stain), modificación de la tinción de Ziehl-Neelsen para organismos ácido-alcohol resistentes en el que los organismos son teñidos en frío utilizando carbol fucsina. Se utiliza con frecuencia para la detección de micobacterias, *Nocardia* y ovoquistes de algunos parásitos.

tinción de plata-metenamina (methenamine silver stain), tinción especializada consistente en el uso de metenamina y de nitrato de plata en los estudios histológicos para la detección de hongos. Esta tinción es la mejor para detectar los hongos en las muestras, pero es muy laboriosa y se usa sobre todo en laboratorios de histología.

tinción de Sternheimer-Malbin (Sternheimer-Malbin stain), tinción de cristal violeta y safranina utilizada en análisis de orina para proporcionar un contraste adicional respecto a determinados cilindros y células.

tinción de tiazina-eosinato (thiazine-eosinate stain), cualquiera de un grupo de colorantes neutros utilizados en hematología e histología que combinan un colorante de eosina, por lo general eosina Y, como componente aniónico y uno o más colorantes de tiamina como componente catiónico.

tinción de Wright-Giemsa (Wright-Giemsa stain), tinción modificada que emplea una combinación de colorante de Wright y de Giemsa para detectar parásitos, hongos, cuerpos de inclusión virales y otros gérmenes en los frotis de sangre.

tinción dicroica (dichroic stain), artefacto de la película radiográfica producido por un tinte químico colorante. El color puede variar entre amarillo y púrpura, y normalmente es el resultado de un revelado inadecuado.

tinción lineal (linear staining), uso de antiinmunoglobulinas de cabra o conejo marcadas con fluoresceína para producir patrones de tinción suave para el estudio mediante la microscopia de fluorescencia.

tinidazol (tinidazole), antiprotozoario utilizado en el tratamiento de la amebiasis, giardiasis y tricomoniasis.

tinnitus (tinnitus), sensación subjetiva de ruido, descrito a menudo como un zumbido, percibido en uno o ambos oídos.

tinte (dye), compuesto químico capaz de dar color a una sustancia, que se aplica en medicina para teñir tejidos, como reactivo para análisis, como agente terapéutico y para dar color a preparados farmacéuticos.

tintura (tincture), extracto vegetal producido al empapar hierbas en un líquido (como agua, alcohol, vinagre o glicerina) durante un período de tiempo especificado y luego tamizando y desechando el material vegetal. El líquido remanente se utiliza terapéuticamente.

tintura, tinte (tincture [tinct]), sustancia en solución que está disuelta en alcohol.

tintura de jabón verde (green soap tincture), solución alcohólica de jabón verde con aceite de lavanda añadido.

tintura de opio (opium tincture), analgésico y antidiarreico. Se prescribe en el tratamiento de la hiperactividad intestinal, calambres y diarrea.

tintura de yodo (tincture of iodine), mezcla de yoduro sódico en una solución hidroalcohólica utilizada como desinfectante cutáneo. El término no tiene ya uso oficial.

tinzaparina (tinzaparin), heparina de bajo peso molecular obtenida por despolimerización de heparina de la mucosa intestinal porcina utilizando una enzima bacteriana. Actúa como anticoagulante y antitrombótico y se utiliza como auxiliar a la warfarina en el tratamiento de la trombosis venosa profunda con o sin embolia pulmonar.

tiña (tinea), grupo de enfermedades cutáneas micóticas causadas por dermatofitos de varias clases, caracterizadas por prurito, descamación y, a veces, lesiones dolorosas.

tiña corporal (tinea corporis), infección micótica superficial de la piel sin pelo del cuerpo, más prevalente en los climas calientes y húmedos, causada generalmente por especies de *Trichophyton* o *Microsporum*. En los casos moderados se utilizan fungicidas tópicos tales como miconazol. La infección grave requiere la griseofulvina.

tiña crural (tinea cruris), infección micótica superficial de la ingle causada por especies de *Trichophyton* o por *Epidermophyton floccosum*. Es frecuente en los trópicos y entre los hombres. Con frecuencia se prescriben antifúngicos tópicos tales como miconazol y clotrimazol. La griseofulvina se utiliza sólamente en los casos graves resistentes.

tiña de la cabeza (tinea capitis), micosis superficial del cuero cabelludo más frecuente en los niños. Los síntomas son intenso picor y descamación del cuero cabelludo. Se requiere un tratamiento con antifúngicos orales así como antibióticos apropiados. Puede requerirse esteroides orales para prevenir la cicatrización de la pérdida de pelo.

tiña negra (tinea nigra), infección micótica menor producida por *Malassezia furfur* o *werneckii,* caracterizada por lesiones oscuras en la piel de las manos y, ocasionalmente, de otras áreas.

tiña podal (tinea pedis), infección micótica superficial crónica del pie, especialmente de la piel de los espacios interdigitales y en la de las plantas. Habitualmente es una enfermedad muy diseminada y está causada, generalmente, por *Trichophyton rubrum, T. mentagrophytes*, y *Epidermophyton floccosum*. La griseofulvina es el tratamiento más eficaz, pero también se utilizan el miconazol y el tolnaftato. Ayuda a prevenirla secarse bien los pies después de haberse bañado y aplicar polvo entre los dedos.

tiña ungueal (tinea unguium), infección micótica superficial de las uñas causada por varias especies de *Trichophyton* y, en ocasiones, por *Candida albicans*. Es más frecuente en los dedos de los pies que en los de las manos y puede causar el desmenuzamiento y destrucción de las uñas. Los fármacos de elección son el itraconazol y la terbinafina, pero hay que continuar el tratamiento hasta que la uña haya crecido completamente.

tiña versicolor (tinea versicolor), infección micótica de la piel causada por *Malassezia furfur* y caracterizada por descamación fina, manchas marrones pálidas en la parte superior del tronco y en los brazos que pueden ser pruriginosas y no broncearse. En personas de piel oscura las lesiones pueden ser despigmentadas. Este hongo fluoresce bajo luz de Wood y se puede identificar fácilmente en las raspaduras visualizadas bajo microscopio. Se pueden utilizar los antifúngicos tópicos y orales así como las aplicaciones repetidas de sulfuro de selenio.

tioéster (thioester), grupo importante de sustancias químicas biológicas formadas por hidrosulfuros (o mercaptanos o tioles) y ácidos carboxílicos e identificadas por una unión entre el carbono del acil carbonilo y el azufre del tiol.

tioetanolamina acetiltransferasa (thioethanolamine acetyltransferase), enzima que cataliza la transferencia de grupos acetilo desde el acetil CoA al átomo de azufre de la tioetanolamina, produciendo CoA y S-acetiltioetanolamina.

tioflavina T (thioflavine T), colorante amarillo usado como fluorocromo en histopatología.

tioguanina (thioguanine), análogo purínico, antineoplásico que actúa como antimetabolito. Se prescribe para el tratamiento de una variedad de enfermedades neoplásicas malignas, especialmente las leucemias mielógenas aguda y crónica.

tiomalato sódico de oro (gold sodium thiomalate), antirreumático prescrito para la artritis reumatoide.

tiopental sódico (thiopental sodium), barbitúrico potente de acción ultracorta utilizado como inductor de la anestesia general. No tiene propiedades analgésicas y por consiguiente debe suplementarse con analgésicos.

tiotepa (thiotepa), agente antineoplásico alquilante. Se prescribe para el tratamiento de enfermedades neoplásicas malignas, incluidos los adenocarcinomas de mama y ovario y los carcinomas de la vejiga.

tiotixeno (thiothixene), tioxanteno antipsicótico. Se prescribe para el tratamiento de la agitación aguda y los trastornos psicóticos leves a graves.

tiotropio (tiotropium), anticolinérgico y broncodilatador. Se utiliza para el tratamiento a largo plazo de la enfermedad pulmonar obstructiva crónica y para el mantenimiento una vez al día del broncospasmo asociado con la EPOC, incluida la bronquitis crónica y el enfisema.

tiouracilo (thiouracil), compuesto químico derivado de la tiourea que inhibe la formación de tiroxina en la glándula tiroides y que se usa para el tratamiento del hipertiroidismo.

típico (typical), ejemplo representativo.

tipificación (typing), proceso por el que se averigua la clasificación de una muestra de sangre, tejido u otra sustancia de acuerdo a rasgos o características comunes.

tipificación con bacteriófagos (bacteriophage typing), proceso de identificación de una especie bacteriana en función del tipo de virus que la ataca.

tipificación de los grupos sanguíneos (blood typing), determinación del tipo de sangre de los futuros donantes de sangre y de las madres gestantes y recién nacidos basada en los aglutinógenos de los eritrocitos.

tipificación por fagos (phage typing), identificación de bacterias mediante el análisis de su vulnerabilidad a los virus bacterianos.

tipificación tisular (tissue typing), serie sistematizada de pruebas dirigidas a evaluar la compatibilidad intraespecie de los tejidos de un donante y un receptor antes del trasplante.

tipo corporal (body type), aspecto físico general del cuerpo humano de un sujeto.

tipranavir (tipranavir), antirretroviral utilizado en combinación con otros antirretrovirales para tratar el VIH.

Tir (Tyr), abreviatura de **tirosina.**

tira (strap), **1.** banda, como la hecha con un adhesivo, que se utiliza para sujetar apósitos o para unir una cosa a otra.

tira reactiva (reagent strip), tira de papel impregnada en un agente reactivo frente a una determinada sustancia, presente en un líquido corporal o en otra secreción.

tira reactiva (dipstick), tira de papel tratada químicamente que se utiliza para el análisis de orina y de otros líquidos.

tiramina (tyramine), aminoácido sintetizado en el cuerpo a partir del aminoácido esencial tirosina. La tiramina estimula la liberación de las catecolaminas adrenalina y noradrenalina. Es importante que las personas que están en tratamiento con inhibidores de la monoaminooxidasa eviten la ingestión de alimentos y bebidas que contengan tiramina.

tirantez (drawing), *coloquial,* sensación vaga de tensión muscular.

tiritar (shivering), contracciones involuntarias de los músculos, sobre todo los de la piel, en respuesta al efecto refrigerante de las bajas temperaturas. También se puede tiritar al iniciarse la fiebre cuando el equilibrio del calor corporal está perturbado.

tiritona (jactitation), fasciculaciones o espasmos de músculos o de grupos musculares, como se observa en los movimientos sin reposo de un paciente con fiebre intensa.

tiro traqueal (tracheal tugging), movimiento hacia abajo que realiza la tráquea con cada latido por la presencia de un aneurisma aórtico.

tiroaplasia (thyroaplasia), variaciones en algunos de los diversos defectos de la glándula tiroides y deficiencia de sus secreciones.

tirocricotomía (thyrocricotomy), procedimiento de traqueotomía en el que se divide la membrana cricovocal.

tirofiban (tirofiban), agente antiagregante plaquetario. Se utiliza para tratar el síndrome coronario agudo.

tirogénico (thyrogenic, tirogenous), originado en la glándula tiroides.

tiroglósico (thyroglossal), relativo a un conducto embrionario que conecta la glándula tiroides y la lengua.

tiroidectomía (thyroidectomy), extirpación quirúrgica de la glándula tiroides realizada ante bocio coloidal, tumores o hipertiroidismo que no responden al tratamiento con yodo ni a los fármacos antitiroideos. Se extirpa la totalidad de la glándula salvo el 5 o el 10%; habitualmente poco después de la cirugía comienza a crecer de nuevo y la función tiroidea puede volver a la normalidad. En el cáncer de tiroides se extirpa la glándula en su totalidad, seguido de ablación de los restos con ^{131}I.

tiroidectomizado (thyroidectomized), relativo al paciente o situación en la que se ha extirpado la glándula tiroides.

tiroides lingual (lingual thyroid), tejido tiroideo residual en la base de la lengua el cual no ha descendido hacia el cuello durante el desarrollo embrionario.

tiroiditis (thyroiditis), inflamación de la glándula tiroides. La tiroiditis aguda, causada por infecciones estafilocócicas, estreptocócicas y por otros agentes, se caracteriza por supuración y formación de abscesos y puede progresar a enfermedad subaguda difusa de la glándula. La tiroiditis subaguda se caracteriza por fiebre, debilidad, dolor de garganta y aumento doloroso de la glándula, que contiene granulomas formados por masas coloidales rodeadas de células gigantes y células mononucleares. Otras formas de tiroiditis son la tiroiditis linfocítica crónica, la tiroiditis linfocítica (enfermedad de Hashimoto), el estruma de Riedel y la tiroiditis por radiación.

tiroiditis de De Quervain (De Quervain's thyroiditis), [Fritz de Quervain, cirujano suizo, 1868-1940], proceso inflamatorio agudo del tiroides, caracterizado por tumefacción y dolor a la palpación de la glándula, fiebre baja, disfagia, fatiga y dolor intenso en cuello, oídos y mandíbula. Suele producirse después de una infección vírica del tracto respiratorio alto y tiene tendencia a remitir espontáneamente y a recurrir varias veces. El tratamiento puede incluir medicación con antiinflamatorios, como ácido acetilsalicílico o AINE, cuando la afección se mantiene más de unos pocos días. En casos prolongados o graves se prescriben corticoides.

tiroiditis fibrosa (fibrous thyroiditis), trastorno caracterizado por la fibrosis lentamente progresiva de una glándula tiroides aumentada de tamaño, con sustitución del tejido tiroideo normal por tejido conjuntivo denso.

En última instancia, la glándula queda fijada a los músculos, nervios y vasos adyacentes y a la tráquea por medio del tejido fibroso. Los síntomas obstructivos son infrecuentes, pero pueden incluir sensación de atragantamiento, disnea, disfagia e hipotiroidismo, aunque en la mayoría de los pacientes la glándula funciona con normalidad.

tiroliberina (thyroliberin), hormona tripeptídica producida por el hipotálamo, que estimula la hipófisis anterior para liberar tirotropina.

tiroma (tyroma), neocrecimiento o nódulo con una consistencia caseosa o similar al queso.

tiromatosis (tyromatosis), proceso en el que el tejido necrótico es degradado y degenera a una masa granular, amorfa y caseosa.

tiromegalia (thyromegaly), aumento de tamaño de la glándula tiroides.

tirón (tug), movimiento o sensación de arrastre o de reptar.

tirosina (Tir) (tyrosine [Tyr]), aminoácido sintetizado en el cuerpo a partir del aminoácido esencial fenilalanina. La tirosina se encuentra en la mayoría de las proteínas y es un precursor de la melanina y de varias hormonas, como la adrenalina y la tiroxina.

tirosinemia (tyrosinemia), **1.** trastorno benigno y transitorio del recién nacido, que afecta especialmente a los niños prematuros en los que aparece una cantidad excesiva del aminoácido tirosina en sangre y en orina. Está provocado por una anomalía en el metabolismo de los aminoácidos, habitualmente por un retraso en el desarrollo de las enzimas necesarias para metabolizar la tirosina. Se controla con medidas de alimentación y tratamiento con vitamina C. **2.** enfermedad hereditaria provocada por un error innato del metabolismo del aminoácido tirosina. Está causada por una deficiencia enzimática y produce insuficiencia hepática o cirrosis hepática, defectos tubulares renales que pueden producir raquitismo renal y glucosuria renal, aminoaciduria generalizada y retraso mental. El tratamiento consta de una alimentación baja en tirosina y fenilalanina y rica en vitamina C.

tirosinosis (tyrosinosis), trastorno poco frecuente producido por un defecto en el metabolismo de los aminoácidos y que se caracteriza por la excreción en orina de una cantidad excesiva de ácido parahidroxifenilpirúvico, un producto intermedio de la tirosina. No hay tratamiento conocido.

tirosinurea (tyrosinurea), presencia de tirosina en la orina.

tirotoxina (thyrotoxin), citotoxina hipotética de la glándula tiroides que se supone es la causa de los signos y síntomas de tirotoxicosis.

tirotrópico (thyrotrophic, thyrotropic), perteneciente a algo que influye sobre la glándula tiroides, como la hormona estimulante del tiroides (TSH).

tirotropina (sistémica) (thyrotropin [systemic]), preparación de hormona estimulante tiroidea bovina que aumenta la respuesta al yodo radiactivo en la glándula tiroides y la secreción de tiroxina. Se prescribe en pruebas diagnósticas y para potenciar la respuesta al ^{131}I en el tratamiento del cáncer de tiroides.

tirotropina alfa (thyrotropin alfa), forma recombinante de la tirotropina humana. Se une a los receptores de tirotropina y estimula las etapas en la síntesis de la hormona tiroidea. Se utiliza como auxiliar diagnóstico en la prueba de la tiroglobulina sérica, con o sin exploración con yodo radioactivo en el seguimiento de los pacientes con cáncer tiroideo bien diferenciado.

tiroxina (T_4) (thyroxine [T_4]), hormona de la glándula tiroides, derivada de la tirosina y descodada en la periferia a T_3 (triyodotironina) que estimula el índice metabólico.

tiroxina libre (free thyroxine), cantidad de la hormona tiroidea tiroxina en su forma activa no ligada (T_4) en sangre circulante, medida mediante procedimientos especiales de laboratorio.

tisana (tisane), infusión o bebida ligera, parecida al té, de una hierba comestible que se consume por su supuesto efecto medicinal.

tisis (phthisis), enfermedad caquectizante que afecta a todo o a parte del cuerpo, como la tuberculosis pulmonar.

titanio (Ti) (titanium [Ti]), elemento metálico frágil, grisáceo. Su número atómico es 22; su peso atómico es 47,88. Se utiliza una aleación de titanio en la fabricación de prótesis ortopédicas. El dióxido de titanio es un ingrediente activo de numerosos ungüentos y lociones tópicas.

TITC (ZIFT), siglas de **transferencia intratubárica del cigoto.**

TITG (GIFT), siglas de **transferencia intratubárica de gametos.**

titilación (titillation), **1.** hormigueo. **2.** despertar de los sentidos.

titubeo (titubation), postura inestable caracterizada por una marcha tambaleante o abrupta y por balanceo de cabeza y tronco en sedestación. Puede ser una manifestación de enfermedad cerebelosa.

titulación (titration), método para estimar la cantidad de soluto en una solución. La solución se añade en pequeñas cantidades medidas a un volumen conocido de solución estándar, hasta que se produce la reacción indicada por un cambio de color o de pH o la liberación de un producto químico.

título (titer), **1.** normalidad de una sustancia o solución, determinada mediante titulación para encontrar la equivalencia entre dos reactantes. **2.** punto hasta el que se puede diluir un anticuerpo antes de que pierda su poder para reaccionar con un antígeno específico. **3.** mayor dilución de un suero que produce la aglutinación de una bacteria.

título de aglutinación (agglutination titer), la dilución más alta de un suero que sigue produciendo la aglutinación de células o antígenos en forma de partículas. Es una medida de la concentración de anticuerpos específicos en el suero.

título de anticuerpo (antibody titer), concentración de anticuerpos circulantes en el torrente sanguíneo de un individuo. Un título ascendente suele indicar respuesta del cuerpo a antígenos asociados con una infección activa.

título de anticuerpos de toxoplasmosis (toxoplasmosis antibody titer), prueba sanguínea efectuada en mujeres embarazadas para detectar la toxoplasmosis.

título de antidesoxiribonucleasa B (antideoxyrubonuclease-B titer test), prueba sanguínea útil para diagnosticar la fiebre reumática aguda y la glomerulonefritis postestreptocócica. Los resultados son variables y para que sea precisa debería realizarse de forma conjunta con la determinación de títulos antistreptolisina O.

título de especialista (board certified), en EE.UU., titulación que acredita que un médico ha completado los requisitos establecidos por el consejo de una especialidad médica y ha obtenido el certificado de especialista en una determinada área de la medicina.

título de rubéola (rubella titer), prueba serológica para determinar el estado inmunitario del paciente frente a la rubéola.

título de virus de Epstein-Barr (VEB) (Epstein-Barr virus [EBV] titer), prueba sanguínea para detectar la infección crónica por VEB y las patologías a él asociadas.

TIV (IVT), siglas de *transfusión intravenosa.*

tixotropía (thixotropy), propiedad de ciertos geles y coloides de volverse menos viscosos cuando se agitan recuperando su aspecto original cuando se dejan en reposo.

tizanidina (tizanidine), relajante del músculo esquelético y agonista α_2-adrenérgico. Se utiliza en el tratamiento agudo/intermitente del aumento del tono muscular asociado con espasticidad.

Tl (Tl), símbolo del **talio.**

TLM (MLT), siglas de **técnico de laboratorio médico.**

Tm (Tm), símbolo del **tulio.**

TMP-SMX (TMP-SMX), siglas de *trimetoprima* y *sulfametoxazol.*

TNM (TNM), sistema para clasificar en estadios las neoplasias malignas.

TO (OT), **1.** siglas de **terapeuta ocupacional. 2.** siglas de **terapia ocupacional.**

tobillo (ankle), **1.** articulación formada por la tibia, el astrágalo y el peroné. **2.** parte de la pierna donde se localiza esta articulación.

TOC (OCD), siglas de **trastorno obsesivo-compulsivo.**

tocainida (tocainide), agente utilizado como sal clorhidrato en el tratamiento de las arritmias ventriculares.

tocodinamómetro (tocodynamometer, tokodynamometer), dispositivo electrónico para la monitorización y registro de las contracciones uterinas en el parto. Está formado por un transductor de presión que se aplica al fondo del útero mediante un cinturón, conectado a una máquina que registra las contracciones y los intervalos entre ellas en papel gráfico.

tocoferolquinona (tocopherolquinone [TQ]), forma oxidada del tocoferol o vitamina E.

tocotransductor (tocotransducer), dispositivo electrónico utilizado para medir las contracciones uterinas.

TOD (DOT), siglas de *tratamiento de observación directa.*

tofáceo (tophaceous), perteneciente a la presencia de acúmulos gredosos de cristales de ácido úrico (tofos).

tofo (tophus), cálculo que contiene depósitos de urato sódico y que se desarrolla en el tejido fibroso periarticular, típicamente en pacientes con gota.

tolazamida (tolazamide), sulfonilurea oral antidiabética. Se prescribe para el tratamiento de la diabetes mellitus estable o no insulinodependiente y en algunos pacientes sensibles a otros tipos de sulfonilureas o que no respondieron a otros fármacos similares.

tolbutamida (tolbutamide), sulfonilurea oral antidiabética. Se prescribe en el tratamiento de la diabetes mellitus estable no insulinodependiente no controlada con dieta y en pacientes que pasan de la insulina al tratamiento oral.

tolcapona (tolcapone), agente antiparkinsoniano. Se utiliza en el tratamiento del parkinsonismo.

tolerancia (tolerance), fenómeno por el que el cuerpo desarrolla una resistencia progresiva a un fármaco o a otras sustancias debido a la exposición continuada a esa sustancia.

tolerancia a dosis baja (low-dose tolerance), inmunosupresión pasajera e incompleta inducida por la administración de dosis subinmunógenas de antígeno soluble. La tolerancia se consigue en el período neonatal, cuando las células linfoides no han madurado lo suficiente como para activar una respuesta.

tolerancia a la actividad[1] (activity tolerance), tipo y grado de ejercicio que puede realizar un paciente sin someterse a un esfuerzo indebido o a una posible lesión.

tolerancia a la actividad[2] (activity tolerance), resultado de enfermería recogido en la Nursing Outcomes Classification (NOC). Se define como las respuestas a los movimientos corporales que consumen energía involucrados en las actividades diarias necesarias o deseadas.

tolerancia a la dosis alta (high-dose tolerance), ausencia de una respuesta inmunológica esperada después de dosis repetidas de grandes cantidades de un antígeno.

tolerancia a los fármacos (drug tolerance), proceso de adaptación celular a determinada sustancia farmacológicamente activa, de forma que son necesarias dosis cada vez mayores para producir los mismos efectos fisiológicos o psicológicos que se obtenían antes con dosis menores.

tolerancia al ejercicio (exercise tolerance), nivel de ejercicio físico capaz de alcanzar un individuo antes de quedar exhausto. Las pruebas de tolerancia al ejercicio se suelen realizar en un tapiz rodante, bajo el control de un profesional sanitario que detiene la prueba en el caso de que aparezca dificultad respiratoria.

tolerancia al oxígeno (oxygen tolerance), aumento de la capacidad para resistir los efectos tóxicos de la hiperoxia como resultado de cualquier cambio adaptativo del organismo.

tolerancia al trabajo (work tolerance), clase y cantidad de trabajo que una persona física o mentalmente enferma puede o debe realizar.

tolerancia cruzada (cross-tolerance), tolerancia a otros fármacos que se desarrolla después de la exposición a un agente diferente.

tolerancia metabólica (metabolic tolerance), capacidad del cuerpo para limitar los efectos de una droga al aumentar la velocidad a la que se degrada o se elimina.

tolmetina sódica (tolmetin sodium), agente antiinflamatorio no esteroideo. Se prescribe principalmente en el tratamiento de la artritis reumatoide, la artritis reumatoide juvenil y la osteoartritis.

tolnaftato (tolnaftate), antifúngico. Se prescribe en el tratamiento de las infecciones micóticas superficiales de la piel, incluyendo la tiña pedis, la tiña cruris y la tiña versicolor.

tolterodina (tolterodine), antagonista del receptor muscarínico. Se utiliza en el tratamiento de la vejiga hiperactiva (frecuencia y urgencia). Controla la incontinencia vesical al controlar las contracciones.

tolueno ($C_6H_5CH_3$) (toluene [$C_6H_5CH_3$]), líquido aromático incoloro e inflamable producido a partir de alquitrán mineral, petróleo o bálsamo de tolú peruano. Se emplea en colorantes, explosivos, gomas y lacas y en la fabricación de fármacos y la extracción de productos químicos orgánicos de las plantas.

toma de decisiones[1] (decision making), proceso de evaluar la información disponible y alcanzar un juicio o conclusión basados en esa información.

toma de decisiones[2] (decision making), resultado de enfermería de la Nursing Outcomes Classification (NOC). Se define como la capacidad para realizar valoraciones y elegir entre dos o más alternativas.

toma para sistema en Y (piggyback port), acoplamiento especial para el sistema IV principal que permite el paso de una solución complementaria.

toma programada (timed collection), recogida de una muestra, como una muestra de orina o heces, durante un período determinado de tiempo.

tomillo (thyme), hojas e inflorescencias desecadas de una hierba, *Thymus vulgaris,* que produce un aroma picante como la menta. Es una fuente de un aceite volátil, tanino y goma, pero se emplea principalmente como agente aromatizante.

tomografía (tomography), **1.** técnica de imagen por secciones. **2.** técnica radiográfica en la que el tubo y la placa se mueven de forma sincrónica durante la exposición dando lugar a una radiografía borrosa en la que los objetos que están dentro del plano focal se ven con más claridad que los que están fuera de él. **3.** técnica radiográfica que proporciona una película que representa una sección transversal detallada del tejido a una profundidad predeterminada. Es un método diagnóstico valioso para el descubrimiento y la identificación de lesiones que ocupan espacio.

tomografía clásica (classic tomography), método en el que se mueve la fuente y la placa de rayos X durante la exposición para producir una imagen nítida de un plano determinado.

tomografía computarizada (TC) (computed tomography [CT]), técnica de rayos X que genera una película que representa una sección transversal detallada de una estructura tisular. El procedimiento es indoloro y no invasivo y no requiere una formación especial. Es 100 veces más sensible que la radiografía convencional. La técnica emplea un haz de rayos X colimado muy estrecho que rota en un movimiento continuo de 360 grados alrededor del paciente para representar el cuerpo en cortes de sección transversal. La imagen se construye mediante un ordenador que utiliza múltiples lecturas de atenuación realizadas en la periferia de la parte del cuerpo que hay que investigar. El ordenador calcula la absorción tisular y hace una representación de los tejidos que demuestra las densidades de las distintas estructuras. Se pueden detectar masas tumorales, infartos, desplazamientos óseos y acumulaciones de líquido.

tomografía computarizada con haz de electrones (TCE) (electron beam computed tomography [EBCT]), TC ultrarrápida realizada con un escáner en el que el paciente es rodeado por un gran ánodo circular que emite rayos X a medida que el haz de electrones es guiado a su alrededor.

tomografía computarizada cuantitativa (TCC) (quantitative computed tomography [QCT]), tipo de tomografía computarizada de las densidades de mineral óseo que hace posible una determinación tridimensional de la densidad. La TCC se emplea sobre todo en estudios de la columna lumbar, pero puede aplicarse también en evaluaciones de minerales de cadera y huesos periféricos.

tomografía computarizada de tórax (computed tomography of the chest), técnica radiográfica no invasiva con contraste destinada a diagnosticar y evaluar alteraciones patológicas del tórax. También permite detectar fracturas.

tomografía computarizada del abdomen (computed tomography of the abdomen), técnica radiográfica no invasiva con contraste destinada a diagnosticar alteraciones patológicas de los órganos abdominales y retroperitoneales.

tomografía computarizada del cerebro (computed tomography of the brain), técnica radiográfica con contraste destinada a diagnosticar alteraciones patológicas del cerebro. También permite identificar la esclerosis múltiple y otros trastornos degenerativos.

tomografía computarizada helicoidal (helical computed tomography, spiral computed tomography), TC que combina la rotación continua del gantry con un movimiento continuo de la mesa de exploración para formar un trayecto helicoidal o espiral de los datos escaneados. Debido a que este método escanea un volumen tisular en lugar de una serie de cortes tisulares individuales, es posible detectar con facilidad pequeñas lesiones.

tomografía computarizada por emisión (TCE) (emission computed tomography [ECT]), forma de tomografía en la que los elementos emitidos, como positrones o rayos gamma, procedentes de una sustancia radiactiva ingerida previamente, se detectan mediante detectores situados fuera del organismo.

tomografía computarizada por emisión de fotón único (SPECT) (single-photon emission computed tomography [SPECT]), variación de TC en la cual la suma de rayos es definida por los huecos colimadores en el detector de rayos gamma que rota alrededor del paciente. Las unidades de SPECT habitualmente están formadas por grandes gammacámaras de cristal montadas en un soporte que permite la rotación de la cámara alrededor del paciente. Se utilizan múltiples detectores para reducir el tiempo de exposición.

tomografía lineal (linear tomography), tomografía que produce un patrón de borramiento con un movimiento lineal o unidireccional. El patrón está producido por la elongación de las estructuras fuera del plano del foco.

tomografía por emisión de positrones (PET) (positron emission tomography [PET]), técnica radiográfica computarizada que utiliza sustancias radiactivas para explorar la actividad metabólica de diversas estructuras corporales. En los estudios con PET el paciente inhala o se le inyecta un producto bioquímico, como glucosa, que transporta una sustancia radiactiva que emite partículas cargadas positivamente, o positrones, que se combinan con los electrones cargados negativamente, encontrados normalmente en las células del cuerpo. Cuando los positrones se combinan con estos electrones se emiten rayos gamma. El dispositivo de PET detecta los rayos gamma y los convierte en imágenes codificadas con colores que indican la intensidad de la actividad metabólica del órgano en cuestión.

tomografía pulmonar (lung scan), examen radiográfico de un pulmón y su función.

tomografía pulmonar completa (full-lung tomography), técnica para producir proyecciones tomográficas generales de ambos pulmones para detectar posibles nódulos o metástasis que no se pueden visualizar con métodos radiológicos convencionales.

tomógrafo (tomograph), aparato radiográfico que produce una imagen de las capas de los tejidos corporales a varias profundidades.

tomograma (tomogram), radiografía producida mediante tomografía.

tomosíntesis digital (digital tomosynthesis), sistema de tomografía que utiliza un ordenador y una unidad fluoroscópica digital, lo que permite sintetizar cualquier plano tomográfico a partir de una simple pasada tomográfica. Como sólo es necesaria una pasada tomográfica, la exposición del paciente a la radiación y el tiempo de exploración se ven reducidos.

tonicidad (tonicity), cualidad de poseer tono.

tónico (tonic), relativo a un tipo de receptor nervioso aferente o sensorial que responde a los cambios de longitud localizados en la porción no contráctil de un huso muscular. Puede ser estimulado por una fuerza mecánica externa como la posición, o por una fuerza interna causada por la contracción muscular intrafusal.

tonicoclónico (tonoclonic), perteneciente a espasmos musculares que a veces son tónicos y otras clónicos.

tonitrofobia (tonitrophobia), miedo anormal a los truenos.

tono (pitch), **1.** calidad de un sonido dependiendo de la velocidad relativa de las vibraciones por las que se produce. **2.** (en TC helicoidal) el cociente entre el avance de la mesa por rotación de 360 grados del tubo de rayos X y el colimador detector.

tono (tonus), **1.** estado de equilibrio en la tensión de los tejidos corporales, especialmente los músculos. Contracción parcial o contracción y relajación alternadas de las fibras colindantes de un grupo de músculos que mantiene al órgano o a la zona corporal en una posición funcional neutra sin fatiga. **2.** estado de fortaleza y adaptación de los tejidos corporales.

tono broncomotor (bronchomotor tone), estado de contracción o relajación del músculo liso en las paredes bronquiales que regula el calibre de las vías aéreas.

tono muscular (muscular tone), grado normal de tensión de los músculos en reposo.

tono uterino (uterine sound), un sonido flexible largo para la exploración del útero.

tono vagal (vagal tone), **1.** relativo al nivel de actividad del sistema nervioso parasimpático. **2.** relativo al control inhibidor del nervio vago sobre la frecuencia cardíaca y la conducción auriculoventricular.

tonofibrilla (tonofibril), haz de filamentos finos presentes en el citoplasma de las células epiteliales. Las hebras individuales o **tonofilamentos** se despliegan a través del citoplasma y se extienden hasta los puentes intercelulares para converger en el desmosoma.

tonofilamento (tonofilament), fibra proteínica que se encuentra en las células epiteliales. Los haces de tonofilamentos forman una tonofibrilla, que tiene una función de sostén.

tonografía (tonography), **1.** medida de la presión intraocular con documentación gráfica. **2.** medida de una tensión.

tonógrafo (tonograph), aparato que realiza un registro de las medidas de tensión.

tonometría (tonometry), registro de la presión intraocular mediante la determinación de la resistencia del globo ocular a la depresión ejercida por una fuerza aplicada. La tonometría de aplanamiento en la lámpara de hendidura se considera más exacta y trabaja registrando la presión requerida para deprimir o aplanar la superficie corneal.

tonómetro (tonometer), instrumento utilizado para medir la tensión o presión, especialmente la presión intraocular.

tonómetro de Schiötz (Schiötz' tonometer), [Hjalmar Schiötz, oftalmólogo noruego, 1850-1927], tonómetro utilizado para medir la presión intraocular observando la profundidad de la depresión de la córnea provocada por el émbolo lastrado del aparato tras aplicación de un anestésico local.

tonooscilógrafo (tonoscillograph), aparato que registra las presiones arterial y capilar con un trazado correspondiente del pulso.

tonos cardíacos fetales (fetal heart sound), sonido producido por el corazón del feto detectado mediante auscultación o monitorización fetal electrónica. El corazón comienza a latir a partir de los 14 días de vida intrauterina.

tonsilectomía (tonsillectomy), extirpación quirúrgica de las amígdalas palatinas realizada para prevenir la amigdalitis.

TOP (TOP), siglas de las regiones *temporal, occipital* y *parietal* del cráneo.

tópico (topical), **1.** relativo o perteneciente a la superficie de una parte del cuerpo. **2.** relativo o perteneciente al fármaco o tratamiento que se aplica por vía tópica.

topiramato (topiramate), anticonvulsivante misceláneo. Se utiliza para el tratamiento en adultos de las crisis parciales, con o sin generalización.

topognosis (topognosis), capacidad para reconocer estímulos táctiles.

topogoniómetro (topogometer), punto de fijación movible fijado a un instrumento para medir el radio de curvatura de la córnea. Se emplea para ajustar lentes de contacto de la curvatura correcta.

topografía (topography), (en medicina) descripción anatómica de una zona corporal utilizando términos de la región en la cual se localiza.

topografía anatómica (anatomic topography), sistema de identificación de una parte del cuerpo en relación con la región en la que está localizada y las estructuras cercanas.

topográfico (topographic), relativo a la conceptualización freudiana de las capas de la consciencia humana.

topoisomerasa (topoisomerase), enzima implicada en la movilización y replicación del ADN durante la división celular.

topología (topology), **1.** orientación de la parte presentada de un feto. **2.** estudio de regiones especiales de la anatomía. **3.** ciencia de las propiedades de la configuración geométrica.

topotecán (topotecan), hormona antineoplásica prescrita para el tratamiento del carcinoma ovárico metastásico después del fracaso de la quimioterapia tradicional.

toracentesis (thoracentesis), perforación quirúrgica de la pared costal y del espacio pleural con una aguja para aspirar líquido para diagnóstico o fines terapéuticos o para extirpar una muestra para biopsia.

torácico (thoracic), relativo o perteneciente al tórax.

toracodinia (thoracodynia), dolor torácico.

toracopatía (thoracopathy), cualquier trastorno que afecte al tórax o a los órganos que contiene.

toracoplastia (thoracoplasty), reducción quirúrgica del tamaño de espacios anormales en la cavidad torácica, como el espacio que puede dejar un pulmón colapsado.

toracoscopia (thoracoscopy), procedimiento endoscópico utilizado para visualizar de forma directa la pleura, los pulmones y el mediastino, y para obtener muestras de tejido. También es útil para la estadificación y la disección de las neoplasias pulmonares.

toracostomía (thoracostomy), incisión hecha en la pared torácica para crear un orificio de drenaje.

toracotomía (thoracotomy), apertura quirúrgica de la cavidad torácica.

toracotomía anteroexterna (anterolateral thoracotomy), técnica de cirugía torácica en la que se accede a la entrada en la cavidad torácica por medio de una incisión por debajo de la mama y por encima de los márgenes costales. La incisión abarca a los músculos pectorales, al serrato anterior y a los músculos intercostales.

toracotomía posterolateral (posterolateral thoracotomy), técnica de cirugía torácica en la que se practica una incisión en el pliegue submamario, por debajo del vértice de la escápula, y se continúa por detrás hacia arriba. Requiere la división de los músculos trapecio, romboides, dorsal ancho y serrato anterior.

tórax (chest, thorax), parte superior del tronco, en forma de caja, constituida por hueso y cartílago que contiene los principales órganos de la respiración y la circulación y que cubre parte de los órganos abdominales. En su cara anterior está formada por el esternón y por los cartílagos costales y en su cara posterior por las 12 vértebras dorsales y por las porciones dorsales de las 12 costillas.

tórax en embudo (funnel chest), anomalía esquelética del tórax caracterizada por la depresión del esternón. La deformidad puede no interferir con la respiración, aunque se suele recomendar su corrección quirúrgica por motivos estéticos.

tórax en quilla, tórax en pichón (pigeon breast), defecto estructural congénito caracterizado por la prominencia anterior del apéndice xifoides y de la parte inferior del esternón y por un alargamiento de los cartílagos costales. Puede provocar complicaciones cardiorrespiratorias, pero sólo en raras ocasiones justifica una corrección quirúrgica.

tórax en tonel (barrel chest), tórax grande y redondeado, como el producido en la fase inspiratoria, que se considera normal en algunos individuos anchos y robustos y en los que viven en áreas de gran altitud, a consecuencia de la cual desarrollan una mayor capacidad vital. El tórax en tonel también puede ser un signo de enfisema pulmonar.

tórax inestable (flail chest), tórax en el que hay dos fracturas en al menos dos costillas adyacentes, que provocan inestabilidad en parte de la pared torácica y respiración paradójica, de forma que el pulmón subyacente al área lesionada se contrae en la inspiración y se expande en la espiración. El tórax inestable se caracteriza por dolor intenso, expansión torácica no uniforme, respiraciones superficiales y rápidas y disminución de los ruidos respiratorios. En ocasiones se presentan taquicardia y cianosis. Entre las potenciales complicaciones se cuentan atelectasia, neumotórax, hemotórax, taponamiento cardíaco, shock y parada respiratoria.

tórax óseo (bony thorax), parte esquelética del tórax que incluye vértebras dorsales, costillas y esternón.

TORCH (TORCH), siglas de *t*oxoplasmosis, *o*tros, *r*ubéola, *c*itomegalovirus y virus del *h*erpes simple, grupo de agentes que pueden infectar al feto o al recién nacido causando un conjunto de efectos mórbidos denominados síndrome TORCH.

toremifeno (toremifene), antineoplásico. Se utiliza para el tratamiento del carcinoma de mama avanzado que no ha respondido a otro tratamiento en pacientes (usualmente posmenopáusicas) con prueba positiva de los receptores de estrógenos.

torio (Th) (thorium [Th]), elemento metálico pesado, gris, radiactivo. Su número atómico es 90; su peso atómico es 232,04. El torio se utiliza en procedimientos radiográficos y en radioterapia.

tormenta tiroidea (thyroid storm), crisis de tirotoxicosis incontrolada causada por la liberación al torrente sanguíneo de cantidades importantes de hormonas tiroideas. La crisis puede aparecer de forma espontánea o precipitarse por infección, estrés o tiroidectomía realizada en un paciente preparado incorrectamente con fármacos antitiroideos. Los signos característicos son fiebre, que puede alcanzar los 41 °C, pulso rápido, dificultad respiratoria aguda, temor, inquietud, irritabilidad y postración. El paciente puede tener delirios, caer en coma y morir de insuficiencia cardíaca.

tornillo (screw), cilindro sólido con rosca helicoidal en su superficie externa que se emplea para unir dos objetos.

tornillo autorroscante (self-threading pin), tornillo de rosca insertado en un agujero excavado en la dentina de un diente para mejorar la retención de una restauración.

torniquete (tourniquet), dispositivo utilizado para controlar la hemorragia, formado por una banda constrictiva ancha aplicada al miembro, por encima del origen de la hemorragia. La utilización de un torniquete es una medida drástica y sólo se debe emplear si la hemorragia amenaza la vida y se ha probado que otras medidas más seguras son ineficaces.

torniquete rotativo (rotating tourniquet), uno de los cuatro mecanismos empleados de forma rotativa para acumular la sangre en las extremidades y aliviar la congestión pulmonar del edema agudo de pulmón. La utilización del torniquete rotativo ha disminuido durante los últimos años gracias al desarrollo de los diuréticos y de los vasodilatadores.

torno de diamante (diamond bur), dispositivo rotatorio que contiene cristales de diamante como abrasivo.

torno dental (dental engine), aparato consistente en un instrumento de mano al que pueden acoplarse distintas herramientas y fresas rotatorias.

torno manual (dental handpiece), instrumento dental que sirve para sujetar diversos discos, brocas o limas que se utilizan en la preparación del diente para recibir una restauración, o para contornear, limpiar o pulir un diente o una restauración.

toroso (torose), con forma de botón, nudoso o abultado.

torpe (coarse), (en fisiología) calificación de un amplio abanico de movimientos, como los asociados con temblores y otros movimientos involuntarios del músculo esquelético.

torpor (torpor), **1.** estado de inactividad mental o física. **2.** ausencia o lentitud de respuesta a un estímulo.

torr (torr), [Evangelista Torricelli, físico italiano, 1608-1647], unidad de presión igual a 1.333,22 dinas/cm^2 o 1,33322 milibares. Un torr es la presión requerida para soportar una columna de mercurio de 1 mm de altura cuando el mercurio es de densidad estándar y está sometido a una aceleración estándar.

torrente sanguíneo (bloodstream), la sangre que fluye libremente a través del sistema circulatorio.

torsades de pointes (torsades de pointes), tipo de taquicardia ventricular con aspecto espiral («torsión de las puntas») y complejos en el electrocardiograma que parecen positivos al principio y después negativos. Se precipita por un intervalo QT largo inducido a menudo por fármacos (quinidina, procainamida, disopiramina), pero que puede ser el resultado de hipopotasemia o de bradicardia profunda.

torsemida (torsemide), diurético de asa relacionado con la sulfonilurea, utilizado en el tratamiento del edema e hipertensión.

torsiómetro (torsiometer), dispositivo para medir la magnitud de la torsión de un ojo alrededor de su eje anteroposterior.

torsión (torsion), **1.** proceso de giro en dirección positiva (sentido de las agujas del reloj) o negativa (sentido contrario a las agujas del reloj). **2.** (en odontología) giro de un diente alrededor de su eje longitudinal.

torsión del gancho (clasp torsion), giro del brazo retentivo de un broche dental en una dentadura parcial extraíble.

torsión femoral (femoral torsion), rotación externa o interna extrema del fémur sobre su eje longitudinal, como puede ocurrir por la acción de los músculos glúteos o de otros músculos.

torsión testicular (torsion of the testis), rotación axial del cordón espermático que interrumpe el aporte de sangre al testículo, epidídimo y demás estructuras. La isquemia completa durante 6 horas puede producir gangrena de los testículos. La pérdida parcial de la circulación puede producir atrofia. En la mayoría de los casos se requiere la corrección quirúrgica.

torsión tibial (tibial torsion), rotación externa o interna de la tibia en su eje longitudinal.

torso (torso), cuerpo, excluyendo las extremidades.

tortícolis (torticollis), trastorno en el que la cabeza está inclinada hacia un lado como consecuencia de la contracción de los músculos de ese lado del cuello. El tratamiento puede incluir cirugía, calor, apoyo o inmovilización, dependiendo de la causa y gravedad de la afección.

tortícolis espasmódica (spasmodic torticollis), trastorno en el que la cabeza se inclina hacia uno de los lados como resultado de un episodio con espasmos o contracciones en los músculos del cuello. Con frecuencia es pasajero, y la exploración rara vez descubre una causa física.

tortícolis fija (fixed torticollis), trastorno en el que los músculos de una parte del cuello son tan cortos que la cabeza se mantiene continuamente en la misma posición.

tortícolis intermitente (intermittent torticollis), espasmos intermitentes de los músculos del cuello, con inclinación de la cabeza hacia un lado. Las potentes contracciones se suelen producir en el músculo esternocleidomastoideo.

tortícolis sintomática (symptomatic torticollis), rigidez de cuello producida por un trastorno a ese nivel, como la tortícolis reumatoide o la tortícolis miogénica.

tortipelvis (tortipelvis), tipo de distonía muscular que da lugar a una distorsión de la pelvis, o de la columna y caderas.

tortuoso (tortuous), que tiene o hace giros y vueltas.

***Torulopsis** (Torulopsis),* género de *Fungi imperfecti* de la familia de los Cryptococcaceae; está estrechamente relacionado con *Candida.* Algunas especies se encuentran habitualmente en la piel, en el tracto respiratorio, en el tracto digestivo y en la región urogenital, pero también pueden producir infecciones oportunistas.

Torulopsis glabrata *(Torulopsis glabrata),* especie de hongo que es parte de la flora normal de la boca humana, del intestino y del tracto urinario, aunque en pacientes debilitados o inmunocomprometidos puede producir infecciones oportunistas como meningitis, neumonía, cistitis y fungemia.

torulopsosis (torulopsosis), infección producida por el hongo *Torulopsis glabrata,* habitante normal de la orofaringe, tracto GI y piel, que causa enfermedad en pacientes gravemente debilitados, en aquéllos con una función inmune alterada o en pacientes con sondaje urinario durante largos períodos de tiempo. Se suele tratar la infección sistémica con anfotericina B.

torunda uretral (urethral swab), material absorbente sujeto a una varilla fina que se utiliza para el tratamiento de lesiones o para retirar secreciones uretrales.

torunda uterina (uterine swab), material absorbente sujeto a una varilla o soporte fino que se utiliza para obtener muestras o para recoger las secreciones procedentes del útero.

tos (cough), expulsión súbita, sonora, de aire procedente de los pulmones. La tos está precedida por una inspiración, la glotis se cierra parcialmente y los músculos espiratorios accesorios se contraen para poder expulsar enérgicamente el aire de las vías respiratorias. La tos es una respuesta protectora básica que sirve para limpiar los pulmones, bronquios o tráquea de irritantes y secreciones, o para prevenir aspiraciones de material extraño hacia los pulmones. Es un síntoma frecuente en las enfermedades del tórax y de la laringe.

tos asistida (quad coughing), forma de toser con ayuda en el caso de pacientes con trastornos del SNC que no son capaces de hacer el esfuerzo suficiente para expulsar las secreciones respiratorias. Tras una inspiración máxima, el paciente tose a la vez que un ayudante ejerce una presión suave hacia arriba y hacia dentro con ambas manos sobre el abdomen. El aumento de presión intraabdominal produce una tos más enérgica.

tos asmática (asthmatic cough), tos jadeante acompañada de signos de dificultad respiratoria.

tos bronquial (bronchial cough), tos asociada con bronquiectasias que se oye en las etapas tempranas como seca e irritativa, haciéndose más blanda en etapas posteriores.

tos diftérica (diphtherial cough), tos metálica, ruidosa, tipo crup acompañada de estridor, que se observa principalmente en niños con difteria laríngea.

tos ferina (pertussis), enfermedad respiratoria aguda, muy contagiosa, caracterizada por tos paroxística que termina con una inspiración ruidosa (gallo). Se presenta principalmente en recién nacidos y en niños menores de 4 años de edad que no han sido inmunizados frente a esta enfermedad. El agente causal es *Bordetella pertussis,* cocobacilo gramnegativo, pequeño y sin movilidad. La transmisión se produce por contacto directo o por inhalación de partículas infecciosas, diseminadas habitualmente con la tos y los estornudos; también se puede transmitir por vía indirecta a través de fómites contaminados recientemente.

tos invernal (winter cough), trastorno crónico caracterizado por una tos persistente provocada por el tiempo frío.

tos metálica (brassy cough), tos de tono agudo provocada por la irritación del nervio recurrente de la faringe o por presión sobre la tráquea.

tos no productiva (nonproductive cough), expulsión de aire súbita y ruidosa de los pulmones, que puede estar producida por irritación o inflamación, y que no extrae los esputos del tracto respiratorio. Puede ser necesaria la aspiración intratraqueal cuando las secreciones producen graves dificultades respiratorias y la tos es improductiva.

tos paroxística (paroxysmal cough), ataque intenso de tos como el que puede acompañar a la tos ferina, a las bronquiectasias o a las lesiones pulmonares.

tos productiva (productive cough), expulsión brusca y sonora de aire procedente de los pulmones que elimina el esputo del tracto respiratorio de forma eficaz, facilitando la limpieza de las vías aéreas, permitiendo la llegada del oxígeno a los alveolos. La respiración profunda, con la contracción del diafragma y de los músculos intercostales y la espiración forzada favorecen la tos productiva en pacientes con infecciones respiratorias.

tos seca (dry cough, hacking cough), tos repetitiva, breve y débil causada a menudo por la irritación de la laringe como consecuencia de un goteo nasal posterior.

tosilato de bretilio (bretylium tosylate), fármaco antiarrítmico. Se prescribe para el tratamiento de determinadas arritmias ventriculares que ponen en peligro la vida del paciente cuando han fracasado otros tratamientos.

tótem (totem), animal, planta, fuerza de la naturaleza u objeto inanimado que representa al antecesor tribal de un clan. También actúa como espíritu tutelar y protector y puede comunicarse por medio de oráculos.

totipotencia (totipotency), capacidad de una célula, particularmente el cigoto, de transformarse en cualquiera de las células especializadas y formar entonces un nuevo organismo o regenerar una parte corporal.

Toxascaris leonina *(Toxascaris leonina),* especie de nematodo que se encuentra sobre todo en animales domésticos, conocido comúnmente como gusano redondo. Difiere de las especies emparentadas en que pasa la totalidad de su ciclo de desarrollo en el tracto digestivo, en lugar de migrar a través de los pulmones.

toxemia (toxemia), presencia de toxinas bacterianas en el torrente sanguíneo.

toxicante (intoxicant), cualquier producto que pueda provocar un estado de intoxicación o envenenamiento.

toxicidad (toxicity), **1.** grado en el que una sustancia es tóxica. **2.** enfermedad que se produce como consecuencia de la exposición a una toxina o a cantidades tóxicas de una sustancia que no causa efectos adversos en cantidades menores.

toxicidad aguda (acute toxicity), efecto nocivo de un agente tóxico que se manifiesta en segundos, minutos, horas o días, después de haber entrado en contacto con el paciente.

toxicidad coclear (cochlear toxicity), efectos tóxicos de los medicamentos que pueden producir trastornos de la audición como el tinnitus o la pérdida auditiva neurosensitiva.

toxicidad de la radiación (radiation toxicity), grado de virulencia de una determinada exposición o dosis de radiación ionizante

toxicidad del oxígeno (oxygen toxicity), alteración relacionada con la sobredosis de oxígeno que puede producir cambios tisulares patológicos, como la retinopatía en los niños prematuros o la displasia broncopulmonar. También puede causar una disminución del CO_2 que se impele al respirar.

toxicidad por inhalación (inhalation toxicity), un trastorno grave neuromuscular con síntomas parecidos a los de la enfermedad de Parkinson, debido a la inhalación prolongada de polvo de manganeso.

toxicidad pulmonar por oxígeno (pulmonary oxygen toxicity), forma de intoxicación por oxígeno que se produce al respirar aire con concentraciones de oxígeno del 50%, o mayores, durante 12-24 horas. Los efectos fisiopatológicos son lesión endotelial de los capilares pulmonares y destrucción de las células epiteliales alveolares. Las manifestaciones clínicas son tos, dolor subesternal, náuseas, vómitos y atelectasias.

toxicidad vestibular (vestibular toxicity), efectos tóxicos (generalmente de fármacos) sobre el vestíbulo del oído, que producen mareo, vértigo y pérdida del equilibrio.

tóxico (toxic), relativo o perteneciente a un veneno.

toxicocinética (toxicokinetics), paso a través del sistema corporal de un agente tóxico o de sus metabolitos, habitualmente de forma similar a la de la farmacocinética.

Toxicodendron *(Toxicodendron),* género de plantas que incluye la hiedra venenosa, el roble venenoso y el zumaque venenoso. El agente tóxico en esas plantas es un aceite no volátil, toxicodendrol.

toxicología (toxicology), estudio científico de los venenos, de su detección, de sus efectos y de los métodos de tratamiento para las enfermedades que producen.

toxicólogo (toxicologist), especialista en toxicología.

tóxicos belladona y atropina (belladonna and atropine poisons), dos poderosos productos tóxicos obtenidos de plantas solanáceas. La atropina, obtenida de *Atropa belladonna,* bloquea los efectos de la acetilcolina en los órganos efectores inervados por nervios colinérgicos posganglionares.

tóxicos irritantes (irritant poisons), cualquiera de las numerosas sustancias tóxicas del medio ambiente que pueden provocar dolores del aparato digestivo, diarrea, vómitos, calambres abdominales y trastornos de las vías urinarias. Algunos de los productos químicos irritantes son gases industriales, que pueden escapar hacia la atmósfera.

toxicosis (toxicosis), trastorno provocado por la absorción de tóxicos metabólicos o bacterianos.

toxidromo (toxidrome), grupo de síntomas específicos a modo de síndrome que se asocian con la exposición a un veneno determinado.

toxina (toxin), veneno, normalmente producido por una planta o un microorganismo.

toxina bacteriana (bacterial toxin), cualquier sustancia tóxica producida por una bacteria.

toxina botulínica (botulinum toxin), cualquiera de un grupo de potentes toxinas bacterianas producidas por diferentes cepas de *Clostridium botulinum.* Se puede usar terapéuticamente en el tratamiento del blefaroespasmo y cosméticamente para la reducción de las arrugas faciales.

toxina diftérica (diphtheria toxin), filtrado de un caldo de cultivo utilizado para preparar una forma inyectable intradérmica de toxina para la prueba de Schick.

toxina disentérica (dysentery toxin), exotoxina producida por *Shigella dysenteriae.*

toxina tetánica (tetanus toxin), la potente exotoxina producida por *Clostridium tetani,* que consta de dos componentes, una neurotoxina *(tetanoepasmina)* y una hemolisina *(tetanolisina)*.

toxina vegetal (plant toxin), cualquier sustancia venenosa derivada de las plantas, como por ejemplo la estrofantina que se saca del estrofanto.

toxina-antitoxina (toxin-antitoxin), mezcla de toxinas y antitoxinas.

toxinología (toxinology), estudio de los venenos, con particular énfasis en las sustancias proteicas relativamente inestables.

Toxocara *(Toxocara),* género de nematodos ascáridos. *T. canis* afecta sobre todo a perros. *T. mystax* afecta a los gatos, pero también puede infectar a seres humanos, particularmente niños, causando síntomas intestinales y respiratorios y dañando al bazo y al hígado.

toxocariasis (toxocariasis), infección por la larva de *Toxocara canis,* la lombriz común de perros y *Toxocara cati,* lombriz de los gatos. La ingestión de huevos viables, habitualmente presentes en el suelo, produce la extensión de diminutas larvas a través del cuerpo, apareciendo síntomas respiratorios, hepatomegalia, eritema cutáneo, eosinofilia y lesiones oculares con posterioridad. Hay dos formas principales de infección. La larva migrans ocular (LMO), que puede causar enfermedad ocular causante de ceguera, se da cuando el gusano se introduce en el ojo. La larva migrans visceral (LMV) es una infección importante o repetida que causa hinchazón de órgano o del sistema nervioso central. Los síntomas de esta forma están causados por el movimiento de los gusanos y se manifiestan en forma de fiebre, asma o neumonía. Son raras las formas graves. La LVM se trata con antiparasitarios y antiinflamatorios. La LMO es más difícil de tratar y suele implicar la prevención de la progresión del daño ocular. Ayuda a prevenir la infección la desparasitación regular de las mascotas.

toxóforo (toxophore), aquella parte de una molécula tóxica que es responsable del efecto venenoso.

toxoide (toxoid), toxina que ha sido tratada con sustancias químicas o con calor para disminuir su efecto tóxico, pero que conserva su poder antigénico. Se administra para producir inmunidad mediante la estimulación de la creación de anticuerpos.

toxoide tetánico (tetanus toxoid), agente inmunizante activo preparado a partir de la toxina tetánica atenuada, que produce una respuesta antigénica en el cuerpo, confiriendo inmunidad permanente a la infección tetánica. Se prescribe para la inmunización activa primaria contra el tétanos, generalmente en combinación con las vacunas de la difteria y de la tos ferina.

toxoides de la difteria y del tétanos, vacuna antitosferínica absorbida y vacuna conjugada contra *Haemophilus* b (diphtheria and tetanus toxoids and pertussis vaccine adsorbed and *Haemophilus* b conjugate vaccine), combinación de toxoide de la difteria, toxoide del tétanos, vacuna antitosferínica y vacuna conjugada contra *Haemophilus* b, administrada por vía intramuscular a niños de entre 18 meses y 5 años de edad, con el fin de conseguir la inmunización simultánea contra la difteria, el tétanos, la tos ferina y la infección por *H. influenzae* de tipo b.

toxoides de la difteria y del tétanos y vacuna antitosferínica (DTP) (diphtheria and tetanus toxoids and pertussis vaccine [DPT]), agente inmunizador activo que se utiliza para la vacunación rutinaria de los niños menores de 6 años contra la difteria, el tétanos y la tos ferina.

toxoides tetánico y diftérico (Td) (tetanus and diphteria toxoids [Td]), agente inmunizante activo que contiene toxoides tetánico y diftérico atenuados, que lentamente produce una respuesta antigénica a estas enfermedades. Se utiliza para la profilaxis, al tratar las heridas y es el método preferido para la inmunización frente al tétanos y difteria en adultos y niños de más de 7 años de edad. Los niños más jóvenes deben ser tratados con la vacuna trivalente de la difteria, tos ferina y tétanos.

***Toxoplasma** (Toxoplasma),* género de protozoos con sólo una especie conocida, *Toxoplasma gondii,* parásito intracelular en gatos y otros huéspedes que produce toxoplasmosis en los seres humanos.

toxoplasmosis (toxoplasmosis), infección común por un protozoo, el parásito intracelular *Toxoplasma gondii*. La forma congénita se caracteriza por la afectación hepática y cerebral con calcificaciones, convulsiones, ceguera, microcefalia o hidrocefalia y retraso mental. La forma adquirida se caracteriza por exantema, linfadenopatía, fiebre, malestar general, trastornos del sistema nervioso central, miocarditis y neumonitis.

TP (PT), siglas de **tiempo de protrombina.**

TPES (STPD), siglas de **temperatura y presión estándar, seco.**

TPHA (TPHA), prueba sanguínea efectuada en mujeres embarazadas para detectar la toxoplasmosis.

TPM (PMT), siglas de *tensión premenstrual.*

TPN (NPT), siglas de **tumescencia peneana nocturna.**

TPR (TPR), siglas de *temperatura, pulso, respiración.*

TPSA (ATPS), siglas de *temperatura, presión ambientales.*

TQ (TQ), símbolo de **tocoferolquinona.**

Tr (Thr), abreviatura de **treonina.**

TR (TR), siglas de *tiempo de repetición.*

trabajador multicualificado (multiskilled worker), miembro del equipo sanitario que cuenta al menos con la formación de un auxiliar de enfermería que ha sido entrenado para realizar tareas de enfermería seleccionadas y tareas seleccionadas de las profesiones sanitarias relacionadas bajo la supervisión de una enfermera registrada. Estas tareas pueden ser, entre otras, hacer las camas, bañar al paciente, ayudar con las necesidades de evacuación, realizar una flebotomía y registrar ECG.

trabajo cardíaco dinámico (dynamic cardiac work), traspaso de energía que se produce durante el proceso de la eyección ventricular de la sangre.

trabajo cardíaco estático (static cardiac work), traspaso de energía que se produce durante el desarrollo y el mantenimiento de la presión ventricular inmediatamente antes de la apertura de las válvulas aórtica y pulmonar.

trabajo de parto (labor), tiempo y procesos que se producen durante el parto, desde el comienzo de la dilatación cervical hasta la expulsión de la placenta.

trabajo de parto espontáneo (spontaneous labor), trabajo de parto que comienza y evoluciona sin estimulación mecánica ni farmacológica.

trabajo de ventilación (work of breathing [WOB]), esfuerzo requerido para inspirar aire hacia los pulmones. El WOB supone un 5% del consumo de oxígeno corporal total en estado de reposo normal, pero puede aumentar espectacularmente durante una afección aguda.

trabajo en red (networking), **1.** (en enfermería psiquiátrica) proceso de desarrollo de una serie de agencias y profesionales capaces de crear un sistema de comunicación y apoyo al paciente psiquiátrico, normalmente para aquellos recientemente dados de alta de instituciones psiquiátricas. **2.** cualquier red de contactos de apoyo, como la Women's Health Network.

trabajo respiratorio (breathing work), energía requerida para los movimientos respiratorios. Es el producto acumulado de la presión instantánea desarrollada por los músculos respiratorios y el volumen de aire desplazado durante un ciclo respiratorio.

trabajo riguroso (work hardening), programa de tratamiento individualizado, con finalidad orientadora, diseñado para incrementar la capacidad de un individuo para volver a trabajar. Este programa utiliza el trabajo (real o simulado) como una modalidad de tratamiento.

trabécula carnosa (trabecula carnea), cada una de las bandas irregulares y haces del músculo que se proyectan desde las superficies cardíacas internas, cerca del ápex de los ventrículos.

trabeculación (stringiness), textura tisular anormal causada por estructuras miofasciales finas o en forma de cordones.

trabéculas (trabeculae), (en oftalmología) porción del ojo frente al canal de Schlemm y dentro del ángulo creado entre el iris y la córnea, responsables del drenaje acuoso.

trabéculas aracnoideas (arachnoid trabeculae), filamentos finos que pasan de la aracnoides a la piamadre. Son restos embriológicos.

trabeculectomía (trabeculectomy), creación de una fístula entre la cámara anterior del ojo y el espacio subconjuntival por la extirpación quirúrgica de una porción de la malla trabecular efectuada para facilitar el drenaje del humor acuoso en el glaucoma.

trabeculoplastia (trabeculoplasty), técnica de cirugía plástica que se utiliza para el tratamiento del glaucoma de ángulo abierto. Se emplea un láser de argón para destruir la red vascular del ojo, lo que permite el drenaje del exceso de líquido que está causando un aumento de presión intraocular.

trabeculoplastia con láser (laser trabeculoplasty), aplicación de la energía láser de argón o selectiva a la malla trabecular para aumentar el flujo de salida acuoso en el tratamiento del glaucoma. El procedimiento puede recomendarse cuando la presión intraocular aumenta a pesar de la administración de agentes tópicos. Se anestesia el ojo con un anestésico tópico. Se ve la red trabecular a través de un gonioprisma teraespecular recubierto de material antirreflectivo. Se selecciona una energía y un tiempo de exposición para blanquear la malla trabecular anterior con energía láser sin producir formación de burbujas. Una posible complicación es un aumento pasajero de la presión intraocular que se trata con fármacos. Los efectos de la trabeculoplastia con láser no siempre duran mucho tiempo.

trabeculotomía (trabeculotomy), apertura quirúrgica en una trabécula orbital para aumentar el flujo de salida del humor acuoso.

tracción (traction), **1.** (en ortopedia) proceso de poner un miembro, hueso o grupo de músculos en tensión mediante pesos y poleas para alinear o inmovilizar esa parte o para aliviar la presión ejercida sobre la misma. **2.** proceso de tirar de una parte del cuerpo a lo largo, a través o fuera de su sitio o cavidad, como la tracción axial con los fórceps obstétricos en el nacimiento de un niño.

tracción, 90-90 (traction, 90-90), mecanismo ortopédico, usado específicamente en pediatría, que combina la tracción esquelética y la suspensión con una bota corta de escayola o una férula para inmovilizar y posicionar la extremidad inferior en el tratamiento de una fractura desplazada de fémur.

tracción axial (axis traction), **1.** procedimiento consistente en traccionar de la cabeza del niño mediante fórceps obstétricos, en una dirección paralela al plano de menor resistencia, siguiendo la curva de Carus a lo largo del canal del parto. **2.** informal, cualquier dispositivo mecánico acoplado a los fórceps obstétricos destinado a facilitar la tracción en una dirección apropiada.

tracción cervical (cervical traction), sistema de tracción aplicado a la columna cervical aplicando una fuerza para tirar de la cabeza.

tracción con peso (weight traction), tracción aplicada a un miembro o a una parte de un miembro por medio de un peso suspendido.

tracción cutánea (skin traction), uno de los dos tipos básicos de tracción utilizados en ortopedia para el tratamiento de huesos fracturados y corrección de anomalías ortopédicas. En la tracción cutánea se tira de una estructura corporal afectada mediante tiras fijadas a la piel que rodea dicha estructura. Son tipos de tracción cutánea la tracción cutánea adhesiva y la tracción cutánea no adhesiva.

tracción cutánea adhesiva (adhesive skin traction), uno de los dos tipos de tracción cutánea de corta duración, en la que el peso de la tracción terapéutica se aplica con cintas adhesivas que se pegan a la piel que recubre la estructura corporal afectada, especialmente un hueso fracturado.

tracción cutánea de Buck (Buck's skin traction), [Gurdon Buck, cirujano estadounidense, 1807-1877], procedimiento ortopédico que aplica tracción a las extremidades inferiores con las caderas y las rodillas extendidas. Se utiliza como ayuda en el tratamiento de las contracturas de cadera y rodilla, en el tratamiento postural y la inmovilización postoperatorias y en procesos patológicos de la cadera y la rodilla. Se utiliza para mantener alineadas la pierna y la cadera en pacientes con fracturas de cadera hasta que se pueda reducir la cadera.

tracción cutánea de Dunlop (Dunlop skin traction), mecanismo ortopédico que ayuda a inmovilizar el miembro superior en el tratamiento de la contractura y la fractura supracondílea del codo, con ayuda de pesos, poleas y cuerdas, aplicados generalmente en un solo lado, pero que a veces se utiliza de forma bilateral. Puede aplicarse en forma de tracción cutánea adhesiva o no adhesiva.

tracción cutánea no adhesiva (nonadhesive skin traction), un tipo de tracción cutánea en el que la tracción terapéutica mediante pesos se aplica a través de tirantes forrados de espuma, por lo que no se adhieren a la piel de la zona corporal en cuestión. Los tirantes de tracción cutánea no adhesivos pueden retirarse fácilmente para tratar la piel y suelen utilizarse cuando no es necesaria la tracción continua. Los tirantes ejercen la tracción sobre una amplia zona de superficie de piel, disminuyendo así la vulnerabilidad del paciente al desgarro dérmico.

tracción de Bryant (Bryant's traction), [Thomas Bryant, médico inglés, 1828-1914], mecanismo ortopédico para inmovilizar ambas extremidades inferiores en el tratamiento de una fractura de fémur o en la corrección de una dislocación congénita de cadera. Este dispositivo consiste en un armazón de tracción que soporta pesos, conectado mediante cuerdas que corren a través de poleas para traccionar las placas colocadas en el pie.

tracción de Buck (Buck's traction), [Gurdon Buck], uno de los dispositivos ortopédicos más utilizados, mediante el que la fuerza de tracción se ejerce en las extremidades inferiores con un sistema de cuerdas, pesas y poleas. La tracción de Buck se utiliza para inmovilizar, colocar y alinear las extremidades inferiores en el tratamiento de las contracturas y enfermedades de la cadera y la rodilla.

tracción de Quigley (Quigley traction), tipo de tracción empleada en las fracturas de maléolo externo y trimaleolares en la cual se coloca una malla alrededor de la pierna y del tobillo y se fija a un armazón situado por encima de la cabeza, con lo que la pierna queda suspendida por el tobillo.

tracción de Russell (Russell traction), [R. Hamilton Russell, cirujano australiano, 1860-1933], mecanismo ortopédico unilateral o bilateral que combina la suspensión y la tracción para inmovilizar, colocar y alinear las extremidades inferiores en el tratamiento de fracturas del fémur y de contracturas de la cadera y de la rodilla, así como en el tratamiento de procesos patológicos de la cadera y de la rodilla.

tracción elástica (elastic traction), cualquiera de los aparatos terapéuticos que usa un mecanismo elástico para estirar un miembro.

tracción equilibrada (balanced traction), sistema de suspensión equilibrada que complementa la tracción en el tratamiento de fracturas de las extremidades inferiores o tras varias operaciones de las regiones inferiores del cuerpo.

tracción esquelética (skeletal traction), una de las dos formas básicas de tracción utilizadas en ortopedia para el tratamiento de huesos fracturados y corrección de anomalías ortopédicas. La tracción esquelética se aplica a la estructura afecta mediante un clavo metálico o un alambre introducidos en el tejido óseo y fijados a cuerdas de tracción. La tracción esquelética se utiliza con frecuencia cuando se desea tracción continua para inmovilizar, mantener en posición y alinear una fractura ósea adecuadamente durante el proceso de curación.

tracción esquelética de Dunlop (Dunlop skeletal traction), mecanismo ortopédico que ayuda a inmovilizar el miembro superior en el tratamiento de la contractura y la fractura supracondílea del codo, con ayuda de pesos, poleas y cuerdas para hacer tracción. También se puede acompañar de tracción cutánea.

tracción ortopédica (orthopedic traction), intervención que consiste en la colocación de un aparato sujeto al cuerpo del paciente con cuerdas que se mueven con poleas y conectan con pesos que tiran de una extremidad o parte del cuerpo mientras se mantiene una contratracción. La tracción se suele realizar para reducir e inmovilizar fracturas, pero también se utiliza para combatir el espasmo muscular, dilatar las adherencias, corregir ciertas deformidades y ayudar a aliviar ciertas contracturas artríticas.

tracción rodante de Neufeld (Neufeld roller traction), sistema de tracción que se usa en las fracturas femorales; consiste en un yeso de la pantorrilla y el muslo articulado a la altura de la rodilla y suspendido mediante una cuerda que va desde la parte media del muslo a una polea, y desde aquí hasta un muelle sujeto a la cara anterior de la porción media de la pierna.

tracción-inversión (inversion traction), forma de tracción posicional para la prevención y tratamiento de los trastornos de la espalda. Se emplea un equipo especial para alargar la columna vertebral mientras el paciente está en posición invertida.

tracoma (trachoma), enfermedad infecciosa crónica del ojo causada por la bacteria *Chlamydia trachomatis,* caracterizada inicialmente por inflamación, dolor, fotofobia y lagrimeo. Si no se trata se forman folículos en los párpados superiores y crecen hasta que las granulaciones invaden la córnea, formándose un tejido de cicatrización que causa trichiasis y secuelas corneales que, en último término produce ceguera. La tetraciclina, eritromicina y azitromicina suelen proporcionar un tratamiento eficaz. Los párpados con cicatrices pueden ser reparados quirúrgicamente.

tracto (tract), **1.** grupo alargado de tejidos y estructuras que funcionan conjuntamente como un trayecto único, como el tracto digestivo o el tracto respiratorio. **2.** (en neurología) axones neuronales agrupados conjuntamente para formar una vía.

tracto aferente (afferent tract), vía por la que discurren los impulsos nerviosos hacia el cerebro, el centro de un órgano u otra estructura corporal.

tracto corticoespinal (corticospinal tract), dos grupos de fibras nerviosas que se originan en la corteza cerebral y discurren a lo largo de la médula espinal.

tracto descendente (descending tract), tracto nervioso de la médula espinal que transporta impulsos alejándolos del eje cerebral del cuerpo o de parte del cuerpo.

tracto digestivo (digestive tract), tubo musculomembranoso de unos 9 metros de longitud, que se extiende desde la boca hasta el ano y está tapizado por una capa mucosa. Se compone de boca, faringe, esófago, estómago, intestino delgado e intestino grueso. Este tubo, que forma parte del sistema digestivo del cuerpo, incluye numerosos órganos accesorios.

tracto digestivo superior (upper GI), relativo al segmento del tracto digestivo constituido por el esófago, el estómago y el duodeno. El término se aplica generalmente a la imagen fluoroscópica o radiográfica tras la ingesta de una papilla de sulfato de bario.

tracto GI (GI tract), abreviatura de *tracto gastrointestinal.*

tracto iliotibial (iliotibial tract), banda de tejido conjuntivo que se extiende desde la cresta ilíaca hasta la rodilla e inserta el glúteo mayor en la tibia.

tracto motor (motor tract), vía nerviosa eferente que transmite impulsos que controlan el movimiento.

tracto NG (NGtube), siglas de *tracto nasogástrico.*

tracto respiratorio (respiratory tract), conjunto de órganos y estructuras que realizan la ventilación pulmonar del cuerpo y el intercambio de oxígeno y anhídrido carbónico entre el aire ambiental y la sangre que circula por los pulmones. También calienta el aire que penetra en el cuerpo y participa en la función del lenguaje, proporcionando el aire necesario a la laringe y a las cuerdas vocales.

tracto respiratorio inferior (lower respiratory tract), división del sistema respiratorio que comprende desde los bronquios izquierdo y derecho, a los alveolos, en los que se intercambian el oxígeno y el dióxido de carbono durante el ciclo respiratorio. Los bronquios se dividen en bronquiolos más pequeños dentro de los pulmones, los bronquiolos en conductos alveolares, los conductos en sacos alveolares y los sacos en alveolos.

tracto respiratorio superior (upper respiratory tract [URT]), una de las dos divisiones del sistema respiratorio. El tracto respiratorio superior está formado por la nariz, la cavidad nasal, las celdillas aéreas etmoidales, los senos frontales, los senos esfenoidales, el seno maxilar, la laringe y la tráquea. El tracto respiratorio superior conduce aire hasta y desde los pulmones y filtra, humedece y templa el aire durante cada inspiración.

tracto urinario (urinary tract), conjunto de los órganos y conductos implicados en la producción y eliminación de orina del cuerpo.

traducción (translation), (en genética molecular) proceso en el que la información genética transportada por los nucleótidos en el ARN mensajero dirige la secuencia de aminoácidos en la síntesis de un polipéptido específico.

traducción de muesca (nick translation), método para marcar ADN en el laboratorio, por medio de la enzima ADN-polimerasa.

tragacanto (tragacanth), goma vegetal blanca insípida obtenida de un arbusto, *Astragalus gummifer,* y especies afines. Se emplea como agente de suspensión en preparados farmacéuticos, en especial polvos y tinturas.

tragión (tragion), punto de referencia cefalométrico localizado en el margen superior del trago de la oreja.

trago (tragus), pequeña proyección en forma de lengua del cartílago auricular, anterior al meato externo.

tramadol (tramadol), analgésico de acción central. Se utiliza para el manejo del dolor moderado a grave.

trance (trance), **1.** estado similar al sueño caracterizado por la suspensión parcial o completa de la consciencia y por la pérdida o disminución de la actividad motora. **2.** estado de aturdimiento o perplejidad; estupor. **3.** estado de separación del entorno inmediato, como en la concentración profunda o en la ensoñación.

trance alcohólico (alcoholic trance), estado de automatismo que se produce como consecuencia de una intoxicación alcohólica.

trance hipnótico (hypnotic trance), estado parecido al sueño inducido artificialmente, como en la hipnosis.

trance inducido (induced trance), estado de sonambulismo como resultado de hipnotización.

trance mortal (death trance), estado en el que una persona parece estar muerta.

trandolapril (trandolapril), antihipertensivo. Se utiliza para el tratamiento de la hipertensión, la insuficiencia cardíaca y posteriormente a un infarto miocárdico o a una disfunción ventricular izquierda.

tranquilizante (tranquilizer), fármaco prescrito para calmar la ansiedad o la agitación, sin disminuir, idealmente, la consciencia. Los tranquilizantes mayores (conocidos en la actualidad como antipsicóticos) se emplean generalmente en el tratamiento de las psicosis. Los tranquilizantes menores (conocidos como ansiolíticos o sedantes-hipnóticos) generalmente se prescriben para el tratamiento de la ansiedad, irritabilidad, tensión o psiconeurosis. Los tranquilizantes tienden a inducir somnolencia y pueden causar dependencia física y psicológica.

transabdominal (transabdominal), relativo a un procedimiento a través de la pared abdominal.

transacciones falsas (false transactions), (en análisis transaccional) transacciones en las que la comunicación es detenida o distorsionada por un individuo que posee un estado de ego distinto al esperado.

transacciones ulteriores (ulterior transactions), (en análisis transacional) comunicación a doble nivel. El primer nivel es abierto (nivel social) y está constituido por los enunciados verbales relevantes. El segundo nivel es generalmente encubierto (nivel psicológico) y habitualmente es no verbal y tiene un significado psicológico oculto.

***trans*-ácidos grasos** (*trans*-fatty acids), estereoisómeros de los *cis*-ácidos grasos producidos naturalmente, que se encuentran en las margarinas y grasas como consecuencia de la hidrogenación. Se ha observado una conexión entre el consumo de grandes cantidades de *trans*-ácidos grasos y un aumento en las concentraciones de lipoproteínas de baja densidad y, por tanto, aumento del riesgo de cardiopatía coronaria.

transaminación (transamination), reacción entre un aminoácido y un alfa-cetoácido en la cual la enzima transaminasa induce la transferencia de un grupo amino al alfa-cetoácido.

transaminasa (transaminase), enzima que cataliza la transferencia de un grupo amino desde un alfa-aminoácido a un alfa-cetoácido, actuando como coenzimas el fosfato de piridoxal y el fosfato de piridoxamina.

transaórtico (transaortic), perteneciente a un procedimiento a través de la aorta.

transcortical (transcortical), conexión de dos partes diferentes de la corteza cerebral; también, en relación con la enfermedad de las vías que conectan diferentes partes de la corteza cerebral.

transcortina (transcortin), proteína diglobulínica que se une a la mayor parte del cortisol plasmático.

transcripción (transcription), (en genética molecular) proceso por el que se forma ARN mensajero a partir de una plantilla de ADN.

transcripción de prescripciones (order transcription), intervención de enfermería recogida en la Nursing Interventions Classification (NIC). Se define como la transferencia de información desde las hojas de prescripciones al plan de asistencia de enfermería del paciente y al sistema de documentación.

transcriptasa (transcriptase), enzima que induce transcripción.

transcriptasa inversa (reverse transcriptase), enzima de los ARN virus que cataliza la transcripción de ARN a ADN, que a continuación se incorpora a la célula huésped. Se trata del proceso inverso al mecanismo habitual de la replicación de la información genética. En presencia de esta enzima, es el ARN el que sirve como plantilla de las copias de ADN. Por medio de este mecanismo se ve facilitada la reproducción de las células cancerosas.

transcutáneo (transcutaneous), relativo al procedimiento que se realiza a través de la piel.

transducción (transduction), (en genética molecular) método de recombinación genética mediante el que se transfiere el ADN de una célula a otra a través de un vector viral.

transductor (transducer), dispositivo que envía y recibe una señal de onda sonora.

transductor de flujo (flow transducer), espirómetro que calcula el volumen dividiendo el flujo entre el tiempo.

transductor de presión (pressure transducer), dispositivo electrónico que convierte la presión (como la presión arterial) en señales eléctricas que pueden ser registradas gráficamente y monitorizadas.

transductora (transductant), célula que ha adquirido un nuevo carácter mediante transferencia de material genético.

transección (transsection), corte transversal de un espécimen biológico o corte a través del eje longitudinal.

transeccionar (transect), romper o cortar a través, como al preparar una sección transversal de tejido.

transexual (transsexual), persona cuya identidad sexual es opuesta a su sexo biológico.

transexualismo (transsexualism), trastorno en el que una persona tiene un deseo intenso de rechazar su sexo biológico y vive como un miembro del sexo opuesto. Se considera una enfermedad psiquiátrica si dura más de dos años.

transfección (transfection), proceso por el que una célula bacteriana se infecta con ADN o ARN purificado aislado de un virus después de un pretratamiento específico. La transfección aguda es una infección a corto plazo.

transfección osmótica (osmotic transfection), método para introducir moléculas de ADN extraño en las células, introduciendo, a su vez, éstas en una solución diluida que provoca su ruptura. El ADN extraño se añade al líquido y es absorbido por el núcleo celular. Las membranas celulares se reparan rápidamente.

transferasas (transferase), grupo de enzimas que catalizan la transferencia de un grupo o radical químico, como los grupos fosfato, metilo, amino o cetónico, de una molécula a otra.

transferencia (blot), **1.** técnica para transferir componentes separados mediante electroforesis, a partir de un gel, sobre una membrana de nitrocelulosa, papel tratado químicamente o filtros para análisis. **2.** el sustrato que contiene el material transferido.

transferencia (transference), **1.** desplazamiento de síntomas de una parte del cuerpo a otra, como ocurre en los trastornos de conversión. **2.** (en psiquiatría) mecanismo de defensa inconsciente por el que sentimientos y actitudes, originalmente asociados a personajes y acontecimientos importantes de etapas tempranas de la propia vida, se atribuyen a otros acontecimientos interpersonales de la vida actual, incluida la psicoterapia.

transferencia de ADN (DNA blotting), transferencia de fragmentos de ácido desoxirribonucleico separados desde un gel electroforético a una hoja de nitrocelulosa.

transferencia de embrión (embryo transfer), proceso de implantar un óvulo fecundado en el útero.

transferencia de masa (mass transfer), el movimiento de la masa de una fase a otra.

transferencia embrionaria tubárica (tubal embryo transfer [TET]), **1.** método de TRA que consta de la recogida de ovocitos del ovario, seguido de su fertilización y cultivo en el laboratorio con la colocación de los embriones resultantes en las trompas de Falopio por laparoscopia más de 24 horas después de la recogida original. **2.** transferencia laparoscópica de embriones criopreservados a las trompas de Falopio.

transferencia génica (gene transfer), tipo de terapia génica en la que se trasplanta un gen desde un organismo donante a un organismo receptor.

transferencia intratubárica de gametos (TITG) (gamete intrafallopian transfer [GIFT]), técnica de fertilización humana en la que los gametos masculino y femenino se inyectan mediante un laparoscopio en los extremos fimbriados de las trompas de Falopio.

transferencia intratubárica del cigoto (TITC) (zygote intrafallopian transfer [ZIFT]), técnica de fertilización consistente en, tras la recogida de oocitos directamente desde el ovario, seguida de su fertilización y cultivo en el laboratorio, colocar los cigotos resultantes en las trompas de Falopio mediante laparoscopia en las 24 horas siguientes a la recogida de los oocitos.

transferencia iónica (ion transfer), método para transportar productos químicos a través de una membrana utilizando una corriente eléctrica como fuerza impulsora.

transferencia lineal de energía (TLE) (linear energy transfer [LET]), (en radiología) velocidad a la que se transfiere la energía, desde la radiación ionizante a los tejidos blandos. Se expresa en términos de kiloelectronvoltios por micrómetro de trayectoria (KeV/m) en el tejido blando.

transferencia pasiva (passive transfer), inmunidad adquirida por un hospedador no inmune por medio de una inyección de anticuerpo o de linfocitos de un donante inmune o sensibilizado.

transferir (transfer), desplazar una persona o un objeto de un lugar a otro.

transferrina (transferrin), proteína traza presente en la sangre, esencial para el transporte del hierro desde el intestino hasta el torrente sanguíneo, haciendo que esté a disposición del normoblasto en la médula ósea.

transfijación (transfixation), procedimiento quirúrgico en el cual, en una amputación, los tejidos blandos se cortan completamente de un lado a otro, cerca del hueso. Los músculos se abren después de dentro a fuera.

transformación (transformation), (en genética molecular) proceso por el que se integran genes exógenos en el cromosoma de tal forma que son reconocidos por el aparato replicativo y transcripcional de la célula huésped.

transformación blástica (blastic transformation), estadio tardío en la evolución de la leucemia granulocítica crónica. Hay signos de anemia y deficiencia de plaquetas sanguíneas y la mitad de las células sanguíneas de la médula ósea son formas inmaduras. La transformación blástica indica que el paciente ha desarrollado resistencia al tratamiento y ha entrado en la fase final de la leucemia.

transformación de Lineweaver-Burk (Lineweaver-Burk transformation), [Hans Lineweaver, químico estadounidense, n. 1907; Dean Burk, científico estadounidense, 1904-1988], método para transformar datos experimentales procedentes de estudios de actividad enzimática de forma que se puedan representar en un gráfico lineal.

transformación linfocitaria (lymphocyte transformation), **1.** los cambios morfológicos que acompañan a la activación de los linfocitos, en los que los linfocitos pequeños en reposo se transforman en linfoblastos. **2.** prueba inmunitaria *in vitro* en la que los linfocitos del paciente se cultivan con un antígeno. La velocidad de transformación, teniendo en cuenta la proliferación y aumento de tamaño de las células T de memoria, se mide por la captación de timidina radiactiva por parte de los linfocitos, lo que indica la síntesis de proteínas.

transformación maligna (malignant transformation), cambios que experimenta una célula normal cuando se convierte en célula cancerosa.

transformación neoplásica (neoplastic transformation), conversión de un tejido con un patrón de crecimiento normal en un tumor maligno.

transformación sexual (transgender reassignment), cambio quirúrgico de las características sexuales externas para que se correspondan con las del sexo opuesto.

transformada de Fourier (TF) (Fourier transform [FT]), [Jean B. Fourier, matemático francés, 1768-1830], (en física médica) procedimiento matemático que separa los componentes de frecuencia de una señal según su amplitud en función del tiempo, o viceversa.

transformador (transformer), aparato eléctrico que cambia la corriente eléctrica de un voltaje a otra de diferente voltaje, pero de la misma frecuencia.

transfusión (transfusion), introducción en el torrente sanguíneo de sangre total o de componentes de la sangre, como plasma o concentrados de plaquetas o hematíes. La sangre total se puede infundir directamente en el receptor a partir de un donante con el grupo sanguíneo y subgrupos antigénicos ABO compatibles, pero lo habitual es que la sangre del donante se recoja y se conserve en un banco de sangre.

transfusión autóloga (autologous transfusion), procedimiento mediante el que se extrae sangre procedente de un donante, que se almacena durante un período variable de tiempo, antes de ser devuelta a la circulación del propio donante.

transfusión de gemelo a gemelo (twin-to-twin transfusion), anomalía intrauterina de la circulación fetal en gemelos monocigotos, en la cual la sangre es derivada directamente de un gemelo al otro.

transfusión de granulocitos (granulocyte transfusion), utilización de leucocitos preparados especialmente para el tratamiento de la granulocitopenia grave y para prevenir infecciones graves en pacientes con leucemia o que están sometidos a quimioterapia por cáncer.

transfusión de hemoderivados (component therapy), tipo de transfusión en la que se administran componentes específicos de la sangre en lugar de sangre total. Pueden transfundirse concentrados de hematíes o de plaquetas en mayores cantidades de lo que sería posible si se utilizase sangre total.

transfusión de la capa leucocitaria (buffy coat transfusion), estrato claro de un coágulo sanguíneo cuando se centrifuga la sangre o se deja en reposo en un tubo de ensayo.

transfusión de sangre (blood transfusion), administración de sangre total o de algún componente, como los concentrados de hematíes, para reemplazar la pérdida sanguínea producida por traumatismo, cirugía o enfermedad.

transfusión de sustitución (replacement transfusion), recambio de toda o casi toda la sangre afectada del paciente, siendo sustituida simultáneamente por un volumen equivalente de sangre normal.

transfusión directa (direct transfusion), traspaso directo de sangre completa de una vena del donante a otra del receptor.

transfusión indirecta (indirect transfusion), transfusión de sangre a un receptor una vez preparada la sangre del donante con anticoagulantes, agentes desfibrilantes u otras sustancias, en contraposición a la transfusión directa de sangre del donante al receptor.

transfusión intrauterina (intrauterine transfusion), transferencia directa de eritrocitos Rh negativos en un feto que se encuentra en el útero en casos de isoinmunización.

transgén (transgene), gen que ha sido transferido desde un genoma hacia otro.

transición (transition), última fase del primer estadio del parto, a veces indicado por una dilatación cervical de 8 a 10 cm.

transición de la vida media (midlife transition), período comprendido entre la edad adulta inicial y media que se produce entre los 40 y 45 años de edad.
transición de los 30 años (age 30 transition), (en psiquiatría) período comprendido entre los 28 y los 33 años de edad, en el que el individuo puede reconsiderar las opciones tomadas desde que tenía veinte años.
transicional (transitional), entre un estado previo y otro futuro.
transiluminación (transillumination), **1.** paso de luz a través de una sustancia sólida o líquida. **2.** paso de luz a través de los tejidos corporales con el objetivo de examinar una estructura interpuesta entre el observador y la fuente de luz.
transiluminación de la mama (breast transillumination), método de examen de las estructuras internas de la mama en el que se dirige una luz a través de la pared externa.
tránsito baritado (gastrointestinal series), exploración del tracto digestivo superior utilizando bario como contraste para una serie de radiografías.
tránsito baritado digestivo superior (upper GI x-ray study), serie de radiografías del tubo digestivo alto, que suelen realizarse empleando sulfato de bario como contraste.
tránsito baritado modificado (modified barium swallow), exploración radiológica realizada mientras el paciente deglute una sustancia recubierta con bario. Se realiza para evaluar la calidad de los mecanismos deglutorios de la boca, faringe y esófago.
transitorio (transient), relativo a un trastorno temporal, como el ataque isquémico transitorio.
translocación (translocation), (en genética) reordenación del material genético (ADN) dentro del mismo cromosoma o transferencia de un segmento de un cromosoma a otro no homólogo. Tal cambio de material genético puede dar lugar a alteraciones graves, como síndrome de Down o leucemia granulocítica crónica.
translocación equilibrada (balanced translocation), transferencia de segmentos entre cromosomas no homólogos, de tal forma que se producen cambios en la configuración y en el número total de cromosomas, pero cada célula o gameto contiene únicamente la cantidad normal de material genético diploide o haploide. Una persona con una translocación equilibrada es normal a nivel fenotípico, pero sus descendientes pueden padecer una trisomía.
translocación recíproca (reciprocal translocation), intercambio mutuo de material genético entre dos cromosomas no homólogos.
translocación robertsoniana (robertsonian translocation), intercambio de brazos completos de cromosomas en el que se produce la división por el centrómero, habitualmente situado entre dos cromosomas acrocéntricos no homólogos, con el fin de formar un gran cromosoma metacéntrico y un cromosoma exageradamente pequeño que contiene escaso material genético y que a lo largo de sucesivas divisiones celulares puede desaparecer.
translúcido (translucent), relativo a un medio a través del cual la luz puede pasar de forma difusa, de tal manera que se ilumina el campo pero los objetos no se pueden distinguir.
transmetilación (transmethylation), transferencia de un grupo metilo de un compuesto a otro.
transmigración (transmigration), desplazamiento de un lado a otro, de dentro a fuera, o de fuera a dentro.
transmisible (transmissible), que es capaz de pasar de una persona o lugar a otro, como en la transmisión de una enfermedad.
transmisión (transmission), transferencia o comunicación de una cosa o alteración, tal como un impulso neural, una enfermedad infecciosa o genética o un rasgo hereditario, de una persona o lugar a otra u otro.
transmisión directa (through transmission), tipo de ecografía en la cual la señal se transmite a través de la muestra a analizar y es recogida a distancia por un transductor receptor.
transmisión doble (duplex transmission), paso de un impulso nervioso en ambas direcciones a lo largo de una fibra nerviosa.
transmisión efáptica (ephaptic transmission), transmisión de un impulso nervioso desde una fibra nerviosa, axón o dendrita, hacia otra a través de las membranas.
transmisión horizontal (horizontal transmission), diseminación de un agente infeccioso desde una persona o grupo de personas a otra, habitualmente a través del contacto con material contaminado.
transmisión neuromuscular (neuromyal transmission), paso del estímulo de una neurona motora a una fibra muscular a través de la unión neuromuscular.
transmisión placentaria (placental transmission), transferencia de un fármaco o de otra sustancia a través de la placenta.
transmisión por almacenamiento (harborage transmission), modo de transmisión de una infección en la cual el organismo no sufre cambios morfológicos y fisiológicos en el vector.
transmisión sináptica (synaptic transmission), paso de un impulso nervioso a través de una sinapsis desde una fibra nerviosa a otra mediante un neurotransmisor.
transmisión transovárica (transovarial transmission), transferencia de patógenos a las generaciones sucesivas a través de la in-

vasión del ovario y de la infección del óvulo.

transmisión vertical (vertical transmission), transmisión de una enfermedad, trastorno o rasgo de una generación a la siguiente, ya sea de forma genética o congénita, como en el caso de la diseminación de una infección a través de la leche materna o de la placenta.

transmisor (sender), (en teoría de la comunicación) la persona que codifica y envía un mensaje.

transmucoso (transmucosal), que penetra a través de una membrana mucosa, como la administración de un fármaco por la cavidad entre la mejilla y la encía.

transmural (transmural), perteneciente a todo el espesor de la pared de un órgano, como el infarto miocárdico transmural.

transmutación (transmutation), **1.** mutación que provoca un cambio significativo en las especies durante la evolución. **2.** conversión de un elemento químico en otro mediante bombardeo radiactivo.

transparente (transparent), relativo a un medio claro que permite la transmisión de la luz a su través de manera que los objetos situados al otro lado son perfectamente visibles.

transpeptidación (transpeptidation), transferencia de un aminoácido desde una cadena peptídica a otra.

transpeptidasa (transpeptidase), enzima que cataliza la transferencia de un grupo amino de una cadena peptídica a otra.

transpiración sensible (sensible perspiration), pérdida de líquido del cuerpo a través de la actividad secretora de las glándulas sudoríparas en cantidad suficiente para poder ser observada.

transplacentario (transplacental), a través de la placenta; específicamente hace referencia al intercambio de nutrientes, productos de desecho y otros materiales entre el feto que se está desarrollando y la madre.

transporte (transport), movimiento o transferencia de sustancias bioquímicas desde un sitio a otro. El transporte activo requiere un gasto energético mientras que el pasivo no, ya que lo hace a favor de gradiente.

transporte (dentro de un centro) (transport: intrafacility), intervención de enfermería recogida en la Nursing Interventions Classification (NIC). Se define como la movilización de un paciente de una localización a otra.

transporte (entre centros) (transport: interfacility), intervención de enfermería recogida en la Nursing Interventions Classification (NIC). Se define como la movilización de un paciente de un centro a otro.

transporte activo (active transport), movimiento de materiales a través de la membrana de una célula gracias a una actividad química que permite que la célula admita moléculas frente a un gradiente de concentración, que de otra forma no podrían entrar. Los aceleradores del transporte activo son moléculas transportadoras del interior de la célula, que se unen a las moléculas que deben ser llevadas al interior celular, rotando alrededor de ellas y liberándolas desde el margen interno de la membrana celular. El transporte activo es el medio por el que la célula absorbe glucosa y otras sustancias necesarias para el mantenimiento de la salud y de la vida.

transporte ciliar del moco (ciliary mucus transport), movimiento de las partículas atrapadas por el moco procedentes desde el tracto respiratorio superior hasta la parte inferior de la faringe, fundamentalmente mediante el movimiento ondulatorio de los cilios microscópicos que cubren el epitelio y la capa mucosa.

transporte de bicarbonato (bicarbonate transport), ruta por la que llega al torrente sanguíneo la mayor parte del dióxido de carbono. Una vez disuelto en el plasma sanguíneo, el dióxido de carbono se combina con agua para formar ácido carbónico, que inmediatamente se ioniza en iones hidrógeno y bicarbonato.

transporte de hierro (iron transport), proceso por el que el hierro es conducido desde su punto de entrada en el organismo, es decir, la mucosa intestinal, hasta los distintos lugares de utilización y almacenamiento. La transferrina unida al hierro libre es la que lo conduce hasta sus lugares de almacén y empleo.

transporte de oxígeno (oxygen transport), proceso por el que el oxígeno es absorbido en los pulmones por la hemoglobina de los hematíes circulantes desoxigenados y transportado a los tejidos periféricos. Este proceso es posible por una característica especial de la hemoglobina, esto es, por su capacidad para combinarse con el oxígeno presente a una alta concentración, como ocurre en los pulmones, y liberar este oxígeno cuando baja la concentración, como ocurre en los tejidos periféricos.

transporte mediado (mediated transport), movimiento de un soluto a través de una membrana con la asistencia de un agente de transporte, por ejemplo, una proteína, que ayuda en la penetración de sustancias específicas en la célula.

transporte paracelular (paracellular transport), transporte de moléculas alrededor de las células y a través de las uniones herméticas en una capa de células epiteliales.

transporte pasivo (passive transport), movimiento de moléculas de pequeñas dimensiones a través de la membrana de una célula por difusión. El transporte pasivo es fundamental para diversos procesos del metabolismo, como la captación de los productos digestivos por parte de las células que recubren el intestino.

transporte transcelular (transcellular transport), transporte de moléculas a través de las células y de una capa de células epiteliales.

transporte tubular máximo (transport maximum, tubular maximum (T_m), el mayor índice en miligramos por minuto en el que los túbulos renales pueden transferir una sustancia desde el líquido luminal tubular al líquido intersticial o desde el líquido intersticial al líquido luminal tubular, pasado el cual puede ser excretado en la orina. En las pruebas de función renal se expresa como T_m, y las letras inferiores representan la sustancia utilizada en la prueba, como T_{mPAH} (transporte máximo de ácido *p*-aminohipúrico).

transposasa (transposase), (en genética molecular) enzima implicada en el movimiento de un fragmento o segmento de ADN de un sitio a otro del genoma.

transposición (transposition), **1.** anomalía que tiene lugar durante el desarrollo embrionario en la que una parte del cuerpo situada normalmente a la izquierda aparece a la derecha o viceversa. **2.** desplazamiento de material genético de un cromosoma a otro en algún momento del proceso reproductor, lo que tiene generalmente como consecuencia una anomalía congénita.

transposición de los grandes vasos (transposition of the great vessels), anomalía congénita cardíaca en la que la arteria pulmonar se origina en el ventrículo izquierdo y la aorta en el ventrículo derecho, de forma que no existe comunicación entre las circulaciones sistémica y pulmonar. La vida es imposible sin la presencia de defectos cardíacos asociados, como defectos del tabique o un conducto arterioso permeable, que posibilitan la mezcla de sangre oxigenada y no oxigenada. Los principales síntomas son cianosis e hipoxia, sobre todo en los niños con defectos septales pequeños, aunque la cardiomegalia suele ponerse de manifiesto a las pocas semanas del nacimiento. Los signos de insuficiencia cardíaca congestiva se desarrollan rápidamente, sobre todo en los niños con defectos grandes del tabique interventricular. Se pospone la corrección quirúrgica del defecto, si es posible, hasta los 6 meses de edad, cuando el niño puede tolerar mejor el procedimiento.

transposición penoscrotal (penoscrotal transposition), anomalía del desarrollo en la que las dos mitades del escroto se encuentran por fuera del tronco del pene o en ocasiones por encima; con frecuencia se acompaña de hipospadias.

transposón (transposon), segmento de ácido desoxirribonucleico (ADN) que puede moverse desde un lugar a otro en el genoma de la célula, o entre una célula bacteriana y un plásmido o un virus.

transtorácico (transthoracic), que atraviesa o pasa a través del tórax.

transustanciación (transubstantiation), reemplazamiento o sustitución de tejido de una clase por tejido de otra clase.

transvaginal (transvaginal), realizado a través de la vagina.

transverso (transverse), perpendicular al eje mayor de cualquier parte habitual, como los planos que cortan el eje mayor del cuerpo en una porción superior y una inferior y son perpendiculares a los planos sagital y frontal.

transverso del abdomen (transversus abdominis), músculo en número par que constituye los músculos anterolaterales del abdomen y que se sitúa inmediatamente por debajo del oblicuo menor del abdomen. Actúa comprimiendo el abdomen y, por compresión de su contenido, facilita la micción, la defecación, la emesis, el parto y la espiración forzada.

trapecio (trapezium), hueso del carpo situado en la hilera distal de los huesos del carpo. El trapecio se articula proximalmente con el escafoides, distalmente con el primer hueso metacarpiano y por su cara interna con el trapezoide y el segundo hueso metacarpiano.

trapecio (trapezius), gran músculo plano, triangular, situado en los hombros y en la parte superior de la espalda. Actúa rotando la escápula, elevando el hombro y abduciendo y flexionando el brazo.

trapezoide (trapezoid), que tiene forma de trapecio o de figura irregular de cuatro lados con dos lados paralelos.

tráquea (trachea), tubo casi cilíndrico situado en el cuello, formado por cartílago en forma de C y membrana, que se extiende desde la laringe a nivel de la sexta vértebra cervical hasta la quinta vértebra dorsal, donde se divide en dos bronquios. La tráquea conduce aire hacia los pulmones.

tráquea en vaina de espada (scabbard trachea), aplanamiento de la tráquea causado por compresión lateral debida a tumefacción o tumores.

tráquea en vaina de sable (saber-sheath trachea), tráquea con una conformación anormal causada por EPOC. La parte posterior de la tráquea aumenta de diámetro a la vez que disminuye la dimensión lateral.

traqueítis (tracheitis), cualquier trastorno inflamatorio de la tráquea. Puede ser aguda o crónica, producida por infección, alergia o irritación física.

traqueobroncomegalia (tracheobronchomegaly), vía respiratoria superior anormalmente aumentada en la que la tráquea puede ser tan ancha como la columna vertebral.

traqueobronquial (tracheobronchial), perteneciente a la tráquea y al bronquio.

traqueobronquitis (tracheobronchitis), inflamación de la tráquea y de los bronquios, una forma común de infección respiratoria.

traqueoestenosis (tracheostenosis), constricción de la luz de la tráquea.

traqueofaríngeo (tracheopharyngeal), relativo a la tráquea y la faringe.

traqueolaríngeo (tracheolaryngeal), relativo a la tráquea y la laringe.

traqueomalacia (tracheomalacia), desgaste de la tráquea causado, habitualmente, por la excesiva presión ejercida por un tubo de revestimiento endotraqueal.

traqueoplastia (tracheoplasty), cirugía plástica de la tráquea.

traqueoplastia de deslizamiento (slide tracheoplasty), tratamiento quirúrgico de la estenosis traqueal mediante la división de la estenosis en su punto medio, incidiendo los segmentos verticalmente sobre las superficies opuestas anterior y posterior, deslizando los segmentos a la vez para formar una anastomosis con una luz ampliada.

traqueostomía (tracheostomy), orificio realizado en la tráquea a través del cuello por el que se puede insertar un tubo permanente. Se aspira el tubo según las necesidades para mantenerlo libre de las secreciones traqueobronquiales. Se asegura al paciente que el tubo está abierto y que el aire puede pasar a su través. Las complicaciones de la traqueostomía incluyen neumotórax, insuficiencia respiratoria y obstrucción del tubo de traquoestomía, infección pulmonar, atelectasia, fístula traqueobronquial, hemorragia y enfisema mediastínico. Si este procedimiento se realiza de urgencia, la traqueostomía se volverá a cerrar una vez que se restaure la respiración normal. Si la traqueostomía es permanente, como la que se realiza con una laringuectomía, se enseñará al propio paciente a cuidársela.

traqueostomía de urgencia (tracheotomy), incisión realizada en la tráquea a través del cuello por debajo de la laringe, para conseguir un acceso a la vía aérea por debajo de un bloqueo por un cuerpo extraño, un tumor o un edema de glotis. La apertura se puede hacer como una medida de urgencia en el sitio del accidente o en un paciente hospitalizado a la cabecera de la cama o en el quirófano. Si persiste el bloqueo se inserta un tubo de traqueostomía; si no, se cierra la incisión después de que se hayan restablecido las respiraciones normales.

trascendencia (transcendence), elevación por encima de los límites o restricciones previamente percibidos.

traslado: silla de ruedas (ambulation: wheelchair), resultado de enfermería recogido en la Nursing Outcomes Classification (NOC). Se define como la capacidad de una persona para desplazarse de un sitio a otro en silla de ruedas.

traslado con pivotación (pivot transfer), movimiento de una persona de un lugar a otro, como puede ser de la cama a una silla de ruedas, cuando existe pérdida de control sobre un lado del cuerpo. Hay que ayudar a la persona a colocarse sobre el lado fuerte del cuerpo con ambos pies sobre el suelo, los talones por detrás de las rodillas y las rodillas por debajo de las caderas. La persona se sostiene con el peso sobre la pierna fuerte y rota sobre ella, bajando el cuerpo hacia la silla de ruedas.

traslado por deslizamiento (sliding transfer), desplazamiento de una persona en posición sentada de un sitio a otro, como de la cama a una silla de ruedas, deslizándola sobre una tabla de traslado.

trasplantar (transplant), transferir un órgano o tejido de una persona a otra o de una parte del cuerpo a otra para sustituir una estructura enferma, para restaurar una función o para modificar el aspecto. Las estructuras más frecuentemente trasplantadas son la piel y los riñones. Los donantes preferidos son los gemelos idénticos o las personas que tienen el mismo tipo de sangre y características inmunológicas.

trasplante (transplant, transplantation), **1.** cualquier tejido u órgano trasplantado. **2.** relativo o perteneciente a un tejido u órgano que es trasplantado, a un receptor de un tejido u órgano donado o a un fenómeno asociado con el procedimiento.

trasplante de células madre autólogas (TCMA) (autologous stem cell trasplantation [ASCT]), tratamiento para tumores sólidos evolucionados o refractarios, como neuroblastomas, linfomas y sarcomas de Ewing. Las células madre de la médula o de la sangre se obtienen antes de someter al paciente a dosis altas de radioterapia o quimioterapia, que destruyen muchas de las células residuales. Las células extraídas se pueden reinfundir más tarde para dar lugar a una nueva población de células sanguíneas.

trasplante de corazón (heart trasplantation), extracción quirúrgica del corazón de un donante y transferencia a un receptor. El procedimiento generalmente conlleva la extracción del corazón de un individuo sano que puede haber muerto en un accidente o por cualquier otro motivo no relacionado con una cardiopatía y su empleo en la sustitución del corazón gravemente enfermo de otra persona. El corazón se trasplanta con anastomosis de la aorta, arteria pulmonar y venas pulmonares, mientras que el retorno venoso se realiza mediante una anastomosis entre la aurícula derecha del receptor y la del órgano trasplantado.

trasplante de donante cadáver (cadaveric donor transplantation), trasplante alogénico de un órgano o tejido procedente de un cadáver.

trasplante de médula ósea (bone marrow transplantation), trasplante de la médula ósea de donantes sanos para estimular la producción de glóbulos rojos en el receptor. La médula ósea se obtiene del donante por aspiración y se infunde por vía intravenosa al receptor.

trasplante de pelo (hair trasplantation), forma de cirugía dermatológica y de cirugía plástica; se realiza para corregir deficiencias de pelo en la calota craneal causadas por cambios hormonales, quemaduras o lesiones. El procedimiento aprovecha el pelo existente para llenar áreas calvas. Las sesiones consisten en injertar tejido portador de pelo sobre el área calva directamente, o utilizar microinjertos de folículos para restablecer la línea capilar.

trasplante de pulmón (lung transplantation), transferencia de la totalidad del sistema de órganos pulmonares a un nuevo lugar. El procedimiento puede realizarse en forma de trasplante cardiopulmonar combinado.

trasplante de sangre del cordón (cord blood transplantation), extracción de sangre del cordón umbilical de un feto o su placenta para el tratamiento de enfermedades de la sangre.

trasplante hepático (liver transplantation), tratamiento para las hepatopatías terminales. La técnica consiste en la extracción de un hígado de un individuo sano, con muerte cerebral, y su trasplante a un individuo enfermo compatible en cuanto a tamaño y grupo sanguíneo. Se puede llevar a cabo una sustitución parcial o total, y la cirugía requiere cinco anastomosis y numerosas unidades de sangre. En edades pediátricas, debido a las dimensiones reducidas del hígado infantil, se suelen usar segmentos de hígados de adultos. Las complicaciones postoperatorias comunes incluyen rechazo agudo del injerto, infección, complicaciones hepáticas (fuga de bilis, formación de abscesos, trombosis hepática) insuficiencia renal aguda, vesículas enfisematosas gigantes e infecciones por hongos.

trasplante hepático ortotópico (orthotopic liver transplantation), injerto de tejido hepático que tiene lugar en su sitio natural o en la parte correcta del cuerpo.

trasplante heteroespecífico (cross-species transplant), tejido u órgano procedente de un animal de una especie que ha sido implantado en un animal de otra especie.

trasplante heteroplástico (heteroplastic trasplantation), transferencia de tejido de un animal a otro de especie diferente.

trasplante heterotópico (heterotopic trasplantation), transferencia de tejido desde una parte del cuerpo del donante a una zona diferente en el cuerpo del receptor.

trasplante homoplástico (homoplastic trasplantation), trasplante homólogo de tejido de un ser humano a otro o de un animal a otro de la misma especie.

trasplante nuclear (nuclear transplantation), transferencia del núcleo de una célula al citoplasma de otra.

trasplante posmortem (postmortem graft), trasplante de una córnea, arteria u otra parte del cuerpo procedente de un individuo muerto para reparar algún defecto de un cuerpo vivo.

trasplante renal (renal transplantation), transferencia quirúrgica de un riñón completo desde el donante al receptor.

trasplante renal de cadáver (TRC) (cadaveric renal transplant [CRT]), trasplante de riñón de un donante muerto.

trastorno (illness), situación anómala en la que se afectan las facetas social, física, intelectual o emocional de una persona modificando sus funciones y disminuyendo sus capacidades respecto a una situación previa de la misma persona.

trastorno (disorder), interrupción o alteración de las funciones normales o los sistemas establecidos, como en el caso de un trastorno mental o nutricional.

trastorno afectivo estacional (TAE) (seasonal affective disorder [SAD]), (DSM-IV) trastorno del estado de ánimo asociado al acortamiento de los días y el alargamiento de las noches de otoño e invierno. Entre los síntomas se encuentran letargo, depresión y dificultades laborales. Estos pacientes consumen también cantidades exageradas de hidratos de carbono, por lo que ganan peso. Los síntomas remiten en la primavera, cuando los días son más largos. El trastorno va asociado al efecto de la luz sobre la secreción de melatonina y se trata con fototerapia durante 5 o 6 horas al día.

trastorno agudo (acute illness), cualquier dolencia que se caracteriza por signos y síntomas de comienzo rápido y corta duración, generalmente grave, que alteran el normal funcionamiento del paciente.

trastorno antisocial de la personalidad (antisocial personality disorder), alteración caracterizada por patrones repetitivos de conducta carentes de valores morales y éticos que llevan a la persona a un estado de enfrentamiento continuo con la sociedad.

trastorno autista (autistic disorder), trastorno generalizado del desarrollo que se origina en la infancia, caracterizado por alteración de la capacidad de interacción social y comunicación, así como por una disminución notable del repertorio de actividades e intereses.

trastorno autodestructivo de la personalidad (self-defeating personality disorder), personalidad caracterizada por un tipo de comportamiento que impide que la persona consiga sus propias metas y deseos. Se caracteriza por implicarse en situaciones que conducen continuamente al fracaso, al rechazo y a la pérdida, aunque se disponga de otras opciones.

trastorno autoinmunitario múltiple (multiple autoimmune disorder [MAD]), patología en la cual un paciente presenta síntomas de al menos dos de un grupo de enfermedades entre las que se encuentran: enfermedad de Addison, enfermedad tiroidea autoinmunitaria, candidiasis mucocutánea, hipoparatiroidismo y diabetes insulinodependiente.

trastorno bipolar (bipolar disorder), trastorno afectivo mayor caracterizado por episodios de manía y depresión. En un momento determinado puede predominar una u otra fase, una fase puede alternar con la otra o pueden estar presentes simultáneamente elementos de ambas fases. Las características de la fase maníaca son manifestaciones emocionales excesivas, excitación, euforia, hiperactividad, exaltación, disminución de la capacidad de concentración, disminución de la necesidad de sueño y energía aparentemente ilimitada. En la fase depresiva, la apatía marcada y la hipoactividad se acompañan de sentimientos de profunda tristeza, soledad, culpa y baja autoestima.

trastorno compulsivo de la personalidad (compulsive personality disorder), alteración en la que una preocupación irracional por las normas, reglas, rituales y detalles interfiere con el funcionamiento diario y con la conducta normal.

trastorno conceptual (conceptual disorder), alteración del proceso de pensamiento, de las actividades cognitivas o de la capacidad para formular conceptos.

trastorno cromático gingival (gingival discoloration), cambio en la coloración normal de las encías, asociado a inflamación, disminución de la irrigación sanguínea, pigmentación anómala y a otros problemas.

trastorno crónico (chronic illness), trastorno que persiste a lo largo de un período prolongado y afecta al funcionamiento físico, emocional, intelectual, social o espiritual.

trastorno de adaptación (adjustment disorder), trastorno temporal de gravedad variable que se produce como reacción aguda ante un estrés abrumador en personas de cualquier edad que aparentemente no tienen ningún trastorno mental subyacente. Los síntomas son ansiedad, retraimiento, depresión, explosiones de malhumor, crisis de llanto, conductas para atraer la atención, enuresis, pérdida de apetito, dolores y espasmos musculares.

trastorno de ansiedad (anxiety disorder), trastorno que se caracteriza por un estado de ansiedad persistente. Puede manifestarse por un estado de tensión crónica leve asociado a timidez, cansancio, aprensión e indecisión o llegar a ser un estado de intranquilidad e irritabilidad más intenso, que puede dar paso a un comportamiento agresivo o indeciso. En casos extremos el desajuste emocional es abrumador para la persona y se acompaña de síntomas físicos, sin que se pueda identificar una causa orgánica subyacente. Entre los síntomas físicos se incluyen temblor, tensión muscular mantenida, taquicardia, disnea, hipertensión, taquipnea y sudoración profusa, y entre los signos físicos destacan cambios del color de la piel, náuseas, vómitos, diarrea, intranquilidad, inmovilización, insomnio y cambios del apetito.

trastorno de ansiedad generalizado (TAS) (generalized anxiety disorder [GAD]), reacción de ansiedad caracterizada por aprensión persistente. Los síntomas oscilan desde tensión crónica leve, con sensaciones de timidez, fatiga, aprensión e indecisión, hasta estados más intensos de intranquilidad e irritabilidad que pueden llevar a actos agresivos. En casos extremos, la incomodidad emocional desbordante se acompaña con reacciones físicas.

trastorno de ansiedad social (social anxiety disorder), fobia social.

trastorno de aversión sexual (sexual aversion disorder), aversión o evitación persistente o exagerada hacia todo o casi todo contacto sexual genital con la pareja.

trastorno de conversión (conversion disorder), anomalía en la que los conflictos emocionales son reprimidos y convertidos en síntomas sensitivos, motores o viscerales, sin causa orgánica subyacente, como en el caso de la ceguera. Los factores causantes son el deseo consciente o inconsciente de escapar o de evitar una situación o responsabilidad desagradables o de ganar simpatía o algún otro beneficio secundario.

trastorno de desintegración de la infancia (childhood disintegrative disorder), trastorno generalizado del desarrollo que se caracteriza por regresión marcada en múltiples habilidades que afecta al lenguaje, a las habilidades sociales o comportamiento adaptativo, al juego, al control intestinal o vesical y a las habilidades motoras tras un mínimo de 2 años y un máximo de 10 de desarrollo aparentemente normal.

trastorno de despersonalización (depersonalization disorder), alteración emocional caracterizada por sensaciones de despersonalización en la que una atmósfera de ensueño penetra en el consciente. El cuerpo no se siente como si fuera propio, y acontecimientos importantes pueden verse con ecuanimidad.

trastorno de estrés postraumático (posttraumatic stress disorder [PTSD]), *(DSM-IV)* trastorno psiquiátrico caracterizado por una respuesta emocional aguda a un fenómeno o situación traumática que implica un estrés ambiental intenso, como un desastre natural o un combate militar.

trastorno de identidad de la niñez (identity disorder of childhood), perturbación mental de la niñez en la cual la persona está anormalmente insegura y preocupada acerca de los objetivos a largo plazo, como la elección de carrera o la preferencia sexual.

trastorno de identidad disociativo (dissociative identity disorder), trastorno psiquiátrico caracterizado por la existencia de dos o más estructuras de personalidad claramente diferenciadas en la misma persona, cualquiera de las cuales puede dominar en un momento concreto. Cada personalidad es una unidad compleja con procesos emocionales y de pensamiento, patrones de conducta y relaciones sociales bien desarrollados.

trastorno de la articulación temporomandibular (temporomandibular joint [TMJ] disorder), disfunción de la articulación temporomandibular marcada por un chasquido o sensación de trituración en la articulación y con frecuencia por dolor en los oídos o en sus proximidades, acúfenos, cansancio, ligero dolorimiento de los músculos mandibulares al despertarse, y rigidez de la mandíbula y trismo real.

trastorno de la comunicación verbal (communication, impaired verbal), diagnóstico de enfermería aceptado por la Fourth National Conference on the Classification of Nursing Diagnoses. El trastorno de la comunicación verbal se define como el estado en el que un individuo experimenta una disminución, retraso o ausencia de su capacidad para recibir, procesar, transmitir o utilizar un sistema de símbolos.

trastorno de la conducta (conduct disorder), (en psiquiatría) conjunto permanente de comportamientos anómalos que evolucionan a lo largo del tiempo. Se caracteriza por agresiones y violaciones de los derechos de los otros.

trastorno de la expresión escrita (disorder of written expression), trastorno del aprendizaje en el que la habilidad afectada es la comunicación escrita, caracterizada por errores en el deletreo, en la gramática, en la puntuación, en la organización de párrafos o en la composición de historias o del desarrollo temático.

trastorno de la marcha (gait disorder), anomalía en la forma o estilo de caminar, normalmente como resultado de alteraciones neuromusculares, artríticas y corporales de otro tipo.

trastorno de la personalidad (personality disorder), *(DSM-IV),* trastorno psiquiátrico caracterizado por una alteración en las relaciones del individuo con los demás. Forma parte de un grupo numeroso de trastornos mentales caracterizados por patrones de conducta rígida, inflexible y de inadaptación que restan a la persona capacidad para desenvolverse en sociedad debido a una grave limitación de su capacidad de adaptación.

trastorno de personalidad dependiente (dependent personality disorder), estado mental persistente caracterizado por la pérdida de la autoconfianza e incapacidad para actuar de forma independiente.

trastorno de procesamiento auditivo central (TPAC) (central auditory processing disorder [CAPD]), dificultad de procesamiento e interpretación de los estímulos auditivos en ausencia de una pérdida auditiva periférica, habitualmente causada por una lesión del tronco del encéfalo o la corteza cerebral.

trastorno de somatización (somatization disorder), trastorno psiquiátrico caracterizado por molestias físicas, recurrentes y múltiples, y por síntomas para los cuales no existe causa orgánica. Está clasificado como un trastorno morfosomático en el DSM-IV. Los síntomas varían según cada individuo y el conflicto emocional subyacente. Algunos síntomas comunes son disfunción GI, parálisis, ceguera temporal, insuficiencia cardiopulmonar, menstruación dolorosa o irregular, indiferencia sexual y dispareunia o dolor durante el coito. Si el trastorno no se trata puede desarrollarse hipocondriasis.

trastorno del carácter (character disorder), patrón de conducta y de respuesta emocional de inadaptación, socialmente inaceptable, de carácter crónico.

trastorno del comportamiento (behavior disorder), cualquier grupo de patrones de conducta antisociales que se encuentran principalmente en niños y adolescentes, como hiperactividad, agresividad excesiva, destructividad, crueldad, mentiras, desobediencia, truhanismo, actividad sexual perversa, criminalidad, alcoholismo y adicción a drogas.

trastorno del control de los impulsos (impulse control disorder), conducta en la que la persona no logra resistirse a la realización de actos potencialmente perjudiciales.

trastorno del desarrollo (developmental disorder), forma de retraso mental que se desarrolla en algunos niños después de haber progresado de forma normal durante sus 3-4 primeros años de vida.

trastorno del esquema sueño/vigilia (sleep-wake schedule disorder), forma de trastorno del sueño causada por un conflicto entre el ritmo circadiano de una persona y las demandas socioeconómicas de la sociedad, como los calendarios de trabajo y viajes.

trastorno del lenguaje (language disorder), interrupción parcial o completa de la capacidad para comprender y producir símbolos convencionales o palabras, que incluye al propio lenguaje nativo.

trastorno del lenguaje expresivo (expressive language disorder), trastorno de la comunicación en niños y adultos, caracterizado por problemas con la expresión del lenguaje, tanto oral como de signos. Incluye dificultades como habla o vocabulario limitado, errores de vocabulario, dificultad o duda en la selección de palabras, simplificación de la gramática o de la estructura de la oración, omisión de partes de la oración, orden inusual de las palabras y disminución del ritmo de adquisición de habilidades en el lenguaje.

trastorno del lenguaje mixto receptivo-expresivo (mixed receptive-expressive language disorder), trastorno de la comunicación que afecta tanto a la expresión como a la comprensión del lenguaje, hablado o escrito. Los pacientes tienen dificultades para elaborar el lenguaje y también tienen problemas para comprender las palabras, frases o tipos específicos de palabras.

trastorno del movimiento (movement disorder), cualquiera de los numerosos trastornos neurológicos que se caracterizan por alteraciones de los movimientos musculares. Pueden ser hipercinéticos (corea, distonía, hemibalismo, mioclonía, estereotipia, tic y temblor) o hipocinéticos (mutismo acinético, retraso psicomotor y síndrome del hombre rígido).

trastorno del receptor de lipoproteínas de baja densidad (LDL) (low-density lipoprotein [LDL] receptor disorder), rasgo dominante autosómico heredado caracterizado por una anomalía en el aclaramiento de las lipoproteínas de baja densidad, causado por un defecto en la actividad del receptor LDL.

trastorno del sueño (disorder of sleep), cualquier trastorno que altera los patrones normales del sueño, como la apnea del sueño, desvíos de fase, consumo de alcohol y de determinados medicamentos, somnolencia exagerada, sonambulismo, pesadillas, parálisis del sueño, síndrome de las piernas inquietas y narcolepsia.

trastorno depresivo de la personalidad (depressive personality disorder), según el *DSM-IV,* trastorno psiquiátrico caracterizado por un patrón persistente y generalizado de pensamientos y comportamientos depresivos, como infelicidad crónica, baja autoestima, pesimismo, actitudes críticas y despectivas hacia uno mismo y hacia los otros, sentimientos de culpa o remordimientos e incapacidad para relajarse o sentir placer.

trastorno depresivo mayor (major depressive disorder), trastorno patológico del ánimo caracterizado por disforia persistente, ansiedad, irritabilidad, miedo, obsesiones, trastornos del apetito y el sueño, pérdida de peso, agitación o lentitud psicomotora, escasez de energía, sentimientos de inutilidad o culpabilidad, dificultad de concentración o pensamiento, posibles ilusiones y alucinaciones y pensamientos de muerte o suicidio.

trastorno disfórico premenstrual (TDPM) (premenstrual dysphoric disorder [PMMD]), trastorno de la salud mental en mujeres que se inicia 1 o 2 semanas antes del flujo menstrual. Los síntomas son depresión, tensión, oscilaciones del ánimo, irritabilidad, reducción del interés, dificultad de concentración, fatiga, cambios del apetito o el sueño, síntomas físicos y un sentimiento de estar desbordada.

trastorno disociativo (dissociative disorder), categoría del *DSM-IV,* trastorno en el que los conflictos emocionales están tan reprimidos que se produce una separación o desdoblamiento de la personalidad, con alteración del estado de consciencia o confusión de la identidad. Los síntomas son amnesia, sonambulismo, fuga, estado onírico y trastorno de identidad disociativo.

trastorno distímico (dysthymic disorder), alteración del estado de ánimo cuya característica fundamental es su cronicidad de 2 años como mínimo de duración, con depresión anímica o pérdida de interés o de satisfacción por todas o casi todas las actividades habituales y pasatiempos, y con síntomas asociados, aunque no de importancia y duración suficientes como para cumplir los criterios de una depresión mayor.

trastorno doloroso psicógeno (psychogenic pain disorder), *(DSM-IV)* trastorno psiquiátrico caracterizado por dolor persistente e intenso para el que no existe causa orgánica aparente. Suele ir acompañado de otras disfunciones sensoriales o motoras, como parestesias o espasmos musculares.

trastorno espinocerebeloso (spinocerebellar disorder), enfermedad hereditaria caracterizada por degeneración progresiva de la médula espinal y el cerebelo, que afecta también con frecuencia a otras partes del sistema nervioso central. Estos trastornos suelen tener un carácter familiar, pudiendo heredarse como rasgo dominante o recesivo. El inicio suele ser temprano, durante la infancia o la adolescencia. No se conocen tratamientos eficaces.

trastorno esquizoafectivo (schizoaffective disorder), trastorno psiquiátrico en el que se desarrolla un trastorno depresivo mayor o un episodio maníaco, en concurrencia con síntomas de esquizofrenia o ilusión y alucinación, durante un período sin síntomas emocionales significativos.

trastorno esquizofreniforme (schizophreniform disorder), trastorno que presenta los mismos síntomas que la esquizofrenia, pero se caracteriza por un comienzo agudo con resolución entre 4 semanas y 6 meses.

trastorno esquizoide de la personalidad (schizoid personality disorder), (DSM-IV)

trastorno de la personalidad caracterizado por un defecto en la capacidad para entablar relaciones sociales, que se manifiesta por frialdad emocional y carácter reservado, comportamiento apartado y ensimismado e indiferencia ante los elogios, críticas y sentimientos de los demás.

trastorno esquizotípico de la personalidad (schizotypal personality disorder), (DSM-IV) trastorno caracterizado por rarezas del pensamiento, la percepción, el lenguaje y la conducta que no son lo suficientemente graves como para cumplir los criterios clínicos de la esquizofrenia. Entre sus síntomas se encuentran pensamientos mágicos, como creencia en la clarividencia y la telepatía; ideas de referencia; ilusiones recurrentes, como la de sentir la presencia de una persona que realmente no está presente; aislamiento social; patrones de lenguaje peculiares, incluyendo la utilización de palabras de forma aberrante, e hipersensibilidad ante las críticas reales o imaginarias.

trastorno explosivo intermitente (intermittent explosive disorder), perturbación mental que se inicia en la niñez y se caracteriza por episodios aislados de violencia y conducta agresiva o destrucción de bienes en individuos que en todo lo demás son normales.

trastorno fonológico (phonologic disorder), trastorno de la comunicación cuya causa se desconoce, caracterizado por la imposibilidad de utilizar al hablar los sonidos que corresponden a la edad del paciente y los sonidos propios del dialecto que se habla en su zona geográfica, cometiendo errores en la selección, producción y articulación de los sonidos. Los errores más frecuentes son omisiones, sustituciones y distorsiones de los sonidos del lenguaje.

trastorno histriónico de la personalidad (histrionic personality disorder), enfermedad caracterizada por una conducta dramática, reactiva e intensamente exagerada, que es típicamente egocéntrica y que produce alteraciones marcadas en las relaciones interpersonales.

trastorno infiltrativo (infiltrative disorder), patología causada por la difusión o acumulación en las células o los tejidos de sustancias que no se encuentran normalmente en esas células o tejidos.

trastorno inmunoproliferativo (immunoproliferative disorder), patología caracterizada por la proliferación continua de subconjuntos de células inmunitarias, como linfocitos o células plasmáticas, que se asocia a trastornos autoinmunitarios y de las inmunoglobulinas.

trastorno mental (mental disorder), cualquier alteración del equilibrio emocional, que se manifiesta por una conducta de maladaptación y de alteración funcional producida por factores genéticos, físicos, químicos, biológicos, psicológicos o sociales y culturales.

trastorno mental orgánico (TMO) (organic mental disorder [OMD]), *(DSM-IV),* tipo de trastorno psiquiátrico caracterizado por un deterioro progresivo de los procesos mentales, causado por una lesión cerebral permanente o por una disfunción cerebral transitoria.

trastorno metabólico (metabolic disorder), cualquier disfunción fisiopatológica que ocasione una falta de control metabólico de la homeostasis corporal.

trastorno mieloproliferativo transitorio (transient myeloproliferative disorder), leucocitosis generalmente transitoria asociada con síndrome de Down y diagnosticada por lo general en las primeras semanas de vida, con frecuencia con hepatoesplenomegalia, derrames pericárdico y pleural, hepatopatía y erupción pustulosa. Aunque en la mayoría de los casos se produce la remisión espontánea, en algunos lactantes afectados se produce un síndrome mielodisplásico o leucemia aguda.

trastorno mixto de ansiedad y depresión (mixed anxiety-depressive disorder), trastorno mental caracterizado por sintomatología de depresión y ansiedad, pero que no cumple todos los criterios del trastorno depresivo o del trastorno de ansiedad.

trastorno narcisista de la personalidad (narcissistic personality disorder), trastorno caracterizado por un exagerado sentido de la importancia y exclusividad propios, necesidad patológica de atención y admiración, preocupación por fantasías de grandiosidad concernientes a uno mismo y alteraciones en las relaciones interpersonales, normalmente implicando la expoliación de los demás y la falta de empatía con ellos.

trastorno obsesivo-compulsivo (TOC) (obsessive-compulsive disorder [OCD]), estado de ansiedad caracterizado por pensamientos, ideas y sentimientos recurrentes y persistentes o actos repetitivos lo bastante graves como para causar sufrimiento intenso, gastar mucho tiempo o interferir de manera importante en la actividad ocupacional, social o interpersonal del paciente.

trastorno paranoide (paranoid disorder), trastorno mental caracterizado por una alteración del sentido de la realidad y por delirios persistentes.

trastorno paranoide compartido (shared paranoid disorder), trastorno psicopatológico caracterizado por manifestaciones idénticas del mismo trastorno mental, habitualmente ideas, en dos personas estrechamente asociadas o relacionadas.

trastorno paranoide de la personalidad (paranoid personality disorder), trastorno psiquiátrico caracterizado por una sospecha y desconfianza exagerada de los demás, hasta el grado de culparles de los propios fracasos y equivocaciones, tomándose medidas anormales para confirmar prejuicios, actitudes o predisposiciones.

trastorno pasivo-agresivo de la personalidad (passive-aggressive personality disorder), *(DSM-IV),* trastorno psiquiátrico caracterizado por la expresión indirecta de resistencia a las exigencias laborales o sociales, generando ineficacia persistente y generalizada, falta de confianza en uno mismo, malas relaciones interpersonales y pesimismo que puede conducir, en los casos graves, a depresiones importantes, alcoholismo o drogodependencias.

trastorno por déficit de atención (TDA) (attention deficit disorder [ADD]), síndrome caracterizado por baja capacidad de atención, hiperactividad y mala concentración. Los síntomas pueden ser leves o graves y se asocian a desviaciones funcionales del SNC sin signos de trastorno neurológico o psiquiátrico mayor. Las personas afectadas suelen tener una inteligencia normal o superior a lo normal.

trastorno preexistente (preexisting condition), cualquier lesión, enfermedad o discapacidad que puede haber ocurrido en algún momento del pasado y puede predisponer a un individuo a tener una salud limitada en el futuro.

trastorno psicofisiológico (psychophysiologic disorder), grupo numeroso de trastornos mentales caracterizados por la disfunción de un órgano o de un sistema de órganos controlado por el sistema nervioso vegetativo que puede estar causado o ser agravado por factores emocionales.

trastorno psicosexual (psychosexual disorder), cualquier trastorno caracterizado por actitudes, deseos o actividades sexuales anormales, debido a causas psicológicas más que a causas orgánicas.

trastorno psicótico breve (brief psychotic disorder), episodio de síntomas psicóticos (incoherencia, pérdida de las asociaciones, ilusiones, alucinaciones, comportamiento desorganizado o catatónico) de inicio brusco y que tiene una duración inferior al mes.

trastorno psicótico inducido (induced psychotic disorder), perturbación mental grave en la cual existe un abandono de la realidad, resultante de la exposición a un agente tóxico, como un fármaco o un alucinógeno.

trastorno sexual (sexual disorder), **1.** cualquier trastorno que afecte a la función, deseo o desempeño sexual. **2.** (DSM-IV) cualquier trastorno de este tipo que esté producido al menos en parte por factores psicológicos. El trastorno que se caracteriza por una disminución u otra alteración del deseo sexual se denomina *disfunción sexual,* y el que se caracteriza por la existencia de fantasías o prácticas sexuales inusuales o extrañas se denomina *parafilia.*

trastorno somatoforme (somatoform disorder), perteneciente a un grupo de trastornos caracterizados por síntomas que sugieren una enfermedad física, para la cual no existen causas orgánicas ni disfunciones fisiológicas demostrables. Los síntomas suelen ser las manifestaciones físicas de algún factor o conflicto psíquico no resuelto.

trastorno somatoforme atípico (atypical somatoform disorder), trastorno caracterizado por síntomas y dolencias físicos que parecen estar relacionados con una preocupación por un defecto imaginado del propio aspecto personal o de las capacidades personales.

trastorno supranuclear de la mirada (supranuclear gaze disturbance), incapacidad para dirigir los ojos hacia el lado contralateral a una lesión en el lóbulo frontal. Si las lesiones del lóbulo frontal son bilaterales, el paciente puede mantener la fijación y seguir blancos visuales, pero no puede desviar la mirada en ninguna dirección en ausencia de un blanco.

trastornos de la alimentación (eating disorders), grupo de conductas que con frecuencia provienen de conflictos emocionales no resueltos, que se caracterizan por una alteración en el consumo de alimentos. Entre estos trastornos se encuentran la anorexia nerviosa o la bulimia nerviosa.

trastornos de la comunicación (communication disorders), clasificación del *DSM-IV* definida como los trastornos mentales que implican dificultad para el habla o lenguaje, suficientemente graves como para ser un problema académico, profesional o social.

trastornos de la lectura (reading disorders), alteración del lenguaje en la que la capacidad de lectura de un individuo es significativamente inferior a su capacidad intelectual. Las pruebas revelan que el problema no se relaciona con un retraso mental, con la edad cronológica ni con una escolarización inadecuada, sino que se caracteriza por una lectura oral defectuosa, por una lectura lenta y por una comprensión disminuida.

trastornos del espectro autista (autism spectrum disorders), grupo de trastornos caracterizados por alteraciones en el desarrollo de múltiples áreas, como la adquisición de una interacción social recíproca, habilidades de comunicación verbales y no verbales y actividad imaginativa y que cursa con intereses y conductas estereotipadas. Incluye el trastorno autista, el síndrome de Rett, el trastorno desintegrador de la infancia y el síndrome de Asperger.

trastornos del estado de ánimo (mood disorder), diversidad de trastornos caracterizados por una alteración en el estado de ánimo como rasgo principal. Pueden ser un signo de trastorno depresivo mayor o reacción distímica o síntoma de un trastorno bipolar. Otros trastornos del estado de ánimo pueden depender de una situación médica determinada.

trastornos facticios (factitious disorders), *(DSM-IV),* trastornos caracterizados por síntomas de enfermedad producidos por los intentos deliberados de una persona para llamar la atención. Estos intentos pueden ser repetidos, incluso cuando el individuo es consciente de los riesgos que corre.

trastornos inmunosecretores (immunosecretory disorders), grupo de trastornos caracterizados por una proliferación monoclonal de células productoras de inmunoglobulinas que parecen linfocitos o células plasmáticas. El grupo engloba la amiloidosis primaria, crioglobulinemia, enfermedad de las cadenas pesadas, gammapatía monoclonal benigna, mieloma múltiple y las discrasias de células plasmáticas.

trastornos mieloproliferativos (myeloproliferative disorders), grupo de patologías caracterizado por proliferación de tejido mieloide, como la policitemia vera o la leucemia mielógena crónica.

trastornos profundos del desarrollo de inicio en la infancia (childhood-onset pervasive developmental disorders), trastornos del pensamiento, de los afectos, de las relaciones sociales y de la conducta que surgen entre la edad de 30 meses y 12 años, como es el caso del autismo.

trastuzumab (trastuzumab), antineoplásico misceláneo. Se utiliza en el tratamiento del cáncer de mama metastásico con la sobreexpresión del HER2.

trasudación (transudation), **1.** paso de una sustancia a través de una membrana como resultado de la diferencia de presión hidrostática. **2.** paso de un líquido a través de una membrana mientras permanecen en solución o suspensión casi todos los solutos de ese fluido.

trasudado (transudate), líquido acuoso que pasa a través de una membrana o que se abre paso a través de un tejido o del espacio comprendido entre las células de un tejido.

tratamiento (treatment), **1.** asistencia y cuidados proporcionados a un paciente para combatir, mejorar o prevenir la enfermedad, trastorno o lesión. **2.** método para combatir, mejorar o prevenir una enfermedad, trastorno o lesión. El tratamiento activo o curativo se diseña para curar; el tratamiento paliativo se dirige a aliviar el dolor y la angustia; el tratamiento profiláctico es para prevenir una enfermedad o trastorno; el tratamiento causal se centra en la causa de la enfermedad. El tratamiento puede ser farmacológico, utilizando fármacos; quirúrgico, utilizando procedimientos quirúrgicos, o de soporte, fortaleciendo la resistencia del paciente.

tratamiento acidobásico (acid-base management), intervención de enfermería recogida en la Nursing Interventions Classification (NIC). Se define como la promoción de un equilibrio acidobásico y la prevención de complicaciones resultantes de un desequilibrio acidobásico.

tratamiento acidobásico: acidosis metabólica (acid-base management: metabolic acidosis), intervención de enfermería recogida en la Nursing Interventions Classification (NIC). Se define como la promoción de un equilibrio acidobásico y la prevención de complicaciones resultantes de niveles de HCO_3 sérico inferiores a los deseados.

tratamiento acidobásico: acidosis respiratoria (acid-base management: respiratory acidosis), intervención de enfermería recogida en la Nursing Interventions Classification (NIC). Se define como la promoción de un equilibrio acidobásico y la prevención de complicaciones resultantes de niveles de PCO_2 superiores a los deseados.

tratamiento acidobásico: alcalosis metabólica (acid-base management: metabolic alkalosis), intervención de enfermería recogida en la Nursing Interventions Classification (NIC). Se define como la promoción de un equilibrio acidobásico y la prevención de complicaciones resultantes de niveles en el suero de HCO_3 superiores a los deseados.

tratamiento acidobásico: alcalosis respiratoria (acid-base management: respiratory alkalosis), intervención de enfermería recogida en la Nursing Interventions Classification (NIC). Se define como la promoción de un equilibrio acidobásico y la prevención de complicaciones resultantes de niveles de PCO_2 inferiores a los deseados.

tratamiento anticoagulante (anticoagulant therapy), uso terapéutico de anticoagulantes para evitar la formación de coágulos de sangre dentro de un vaso. Su principal uso es preventivo; sin embargo, la acción trombolítica de un anticoagulante puede destruir el coágulo y mejorar la situación del tejido isquémico irrigado por el vaso afectado. Se administra de forma profiláctica a pacientes en los que se plantea una cirugía mayor cuando refieren antecedentes de estasis arterial y en los enfermos que deben permanecer inmovilizados mucho tiempo.

tratamiento antirretroviral de gran actividad (TARGA) (highly active antiretroviral therapy [HAART]), uso agresivo de fármacos antirretrovirales muy potentes en el tratamiento de la infección por el VIH.

tratamiento con ácidos biliares (bile acid therapy), administración de ácidos biliares en el tratamiento de la hiperlipemia.

tratamiento con anticuerpos (antibody therapy), administración de inmunoglobulina parenteral como tratamiento en pacientes con enfermedades por inmunodeficiencia.

tratamiento con autosueros (autoserous treatment), tratamiento de las enfermedades infecciosas en un paciente mediante la inoculación del propio suero del paciente.

tratamiento con bicarbonato (bicarbonate therapy), procedimiento para aumentar las reservas de bicarbonato de un paciente cuando existen signos de acidosis grave.

tratamiento con campos magnéticos (magnetic field therapy), colocación de imanes directamente en la piel, lo que estimula las células vivas y aumenta el flujo sanguíneo por corrientes iónicas creadas por las polaridades sobre los imanes. Los puntos gatillo para los imanes son los puntos de acupuntura, donde la acción de los imanes activa el sistema tendinomuscular para transmitir con facilidad y de forma amplia los estímulos eléctricos. Las respuestas fisiológicas habituales son la vasodilatación, analgesia, acción antiinflamatoria, actividad antiespasmolítica, curación acelerada y actividad antiedema.

tratamiento con componentes de la sangre (blood component therapy), transfusión de uno o más de los componentes de la sangre completa.

tratamiento con digital (digitalis therapy), administración de una preparación de digital a una persona con una cardiopatía para aumentar la fuerza de las contracciones cardíacas; produce una frecuencia apical más lenta y regular y retrasa la transmisión de los impulsos a través del sistema de conducción.

tratamiento con dióxido de carbono (carbon dioxide therapy), inhalación terapéutica de bajas concentraciones de dióxido de carbono. Como tratamiento puede ser utilizado para dilatar los vasos sanguíneos, activar los centros cerebrales cardiovasculares y el SNC, superar la hiperventilación, ayudar a desarrollar la tos productiva necesaria para eliminar las secreciones mucosas y controlar el hipo.

tratamiento con enzimas pancreáticas (pancreatic enzyme therapy), tratamiento de reposición para afecciones de insuficiencia pancreática con malabsorción, como la FQ.

tratamiento con extracto de veneno (venom extract therapy), administración de un antiveneno como profilaxis frente a los efectos tóxicos de la mordedura de una serpiente o araña venenosa específica, o de otros animales venenosos.

tratamiento con líquidos (fluid management), intervención de enfermería recogida en la Nursing Interventions Classification (NIC). Se define como la promoción del equilibrio de los líquidos y la prevención de complicaciones resultantes de niveles de líquidos anormales o no deseados.

tratamiento con líquidos/electrólitos (fluid/electrolyte management), intervención de enfermería recogida en la Nursing Interventions Classification (NIC). Se define como la regulación y prevención de complicaciones por niveles alterados de líquido y/o electrólitos.

tratamiento con pesario (pessary management), intervención de enfermería recogida en la Nursing Interventions Classification (NIC). Se define como la colocación y el control de este aparato vaginal que se utiliza para tratar la incontinencia urinaria por estrés, la retroversión uterina, el prolapso genital y la incapacidad del cuello uterino.

tratamiento con poesías (poetry therapy), forma de biblioterapia en la que se utiliza un poema seleccionado para evocar sentimientos y respuestas para comentar en una sesión terapéutica.

tratamiento de actividad electrodérmica (electrodermal activity therapy), tipo de terapia de biorretroalimentación en el que sensores fijados a la palma de la mano o a la cara palmar de los dedos se emplean para monitorizar la producción de sudor en respuesta al estrés. El método de emplea en el tratamiento del estrés, los trastornos de ansiedad, el dolor crónico y la hiperhidrosis.

tratamiento de contingencia (contingency management), grupo de técnicas utilizadas en terapia conductual que intentan modificar una respuesta conductual mediante el control de las consecuencias de esa respuesta.

tratamiento de diferenciación (differentiation therapy), técnica de tratamiento del cáncer en la cual se considera que la célula maligna ha escapado a los controles normales del crecimiento y diferenciación celular. Se considera que la célula cancerosa está detenida en un estadio temprano de diferenciación, conservando su capacidad de proliferar. Dicha célula es tratada mediante agentes que suprimen ese bloqueo y permiten que las células se diferencien a través de líneas más normales hasta que, en última instancia, pierdan la capacidad de división y replicación.

tratamiento de electrosueño (electrosleep therapy), técnica destinada a inducir el sueño, especialmente en los pacientes psiquiátricos, administrando una corriente pulsátil de escasa amplitud al cerebro. El cátodo se coloca sobre la órbita y el ánodo sobre la apófisis mastoides. La corriente, liberada durante 15-20 minutos, produce una sensación de hormigueo, pero no siempre induce el sueño.

tratamiento de FeldenKrais (FeldenKrais method), **1.** (en psiquiatría) sistema patentado que emplea una técnica exploratoria para hacer que los pacientes vuelvan a aprender patrones de movimiento alterados por alguna disfunción. **2.** técnica de trabajo corporal que integra principios de física, judo y yoga, para tratar trastornos físicos a través del aprendizaje de nuevos patrones de movimiento.

tratamiento de inducción (induction therapy), primer tratamiento administrado para una enfermedad, especialmente cuando se administra una pauta combinada.

tratamiento de Jarotzky (Jarotzky's treatment), [Alexander Jarotzky, médico ruso, n. 1866], tratamiento de la úlcera gástrica mediante una dieta blanda formada por clara de huevo, mantequilla fresca, pan, leche y tallarines.

tratamiento de la alergia (allergy management), intervención de enfermería recogida en la Nursing Interventions Classification (NIC), definida como la identificación, el tratamiento y la prevención de respuestas alérgicas a alimentos, medicaciones, picaduras de insecto, material de contraste, sangre u otras sustancias.

tratamiento de la anafilaxia (anaphylaxis management), intervención en enfermería recogida en la Nursing Interventions Classification (NIC). Se define como la facilitación de una ventilación y perfusión adecuada de los tejidos en un paciente que sufre una reacción alérgica grave (antígeno-anticuerpo).

tratamiento de la arritmia (dysrythmia management), intervención de enfermería recogida en la Nursing Interventions Classification (NIC). Se define como la prevención, el reconocimiento y el tratamiento de los ritmos cardíacos anormales.

tratamiento de la demencia (dementia management), intervención de enfermería recogida en la Nursing Interventions Classification (NIC). Se define como la provisión de un entorno adaptado para el paciente que experimenta un estado confusional crónico.

tratamiento de la demencia: baño (dementia management: bathing), intervención de enfermería recogida en la Nursing Interventions Classification (NIC). Se define como la reducción del comportamiento agresivo del paciente durante su limpieza corporal.

tratamiento de la diabetes (diabetic treatment), terapia de la diabetes mellitus por medio de una dieta controlada en hidratos de carbono y baja en grasas, inyecciones de insulina, ejercicio, monitorización de la glucemia y agentes orales, tales como los secretagogos de insulina, los inhibidores de la alfa-glucosidasa, las meglitinidas, las biguanidas y sensibilizadores de la insulina (en los pacientes con diabetes mellitus tipo 2).

tratamiento de la diarrea (diarrhea management), intervención de enfermería recogida en la Nursing Interventions Classification (NIC). Se define como la prevención y alivio de la diarrea.

tratamiento de la disreflexia (dysreflexia management), intervención de enfermería recogida en la Nursing Interventions Classification (NIC). Se define como la prevención y eliminación de estímulos que causan reflejos hiperactivos y respuestas autónomas inadecuadas en un paciente con lesión de la médula cervical o torácica alta.

tratamiento de la exposición al calor (heat exposure treatment), intervención de enfermería recogida en la Nursing Interventions Classification (NIC). Se define como el tratamiento de un paciente desbordado por el calor como consecuencia de exposición excesiva al calor ambiental.

tratamiento de la fiebre[1] (fever treatment), cuidado y manejo de una persona que presenta una temperatura elevada. El tratamiento puede incluir la administración de antibióticos, antipiréticos y fármacos sedantes. Si la temperatura es extremadamente alta se puede pautar un baño de agua fría, paños de agua fría, bolsas de hielo o una manta hipotérmica.

tratamiento de la fiebre[2] (fever treatment), intervención de enfermería recogida en la Nursing Interventions Classification (NIC). Se define como el manejo de un paciente con hiperpirexia causada por factores no ambientales.

tratamiento de la Hermana Kenny (Sister Kenny's treatment), [Elizabeth Kenny, enfermera australiana, 1886-1952], tratamiento de la poliomielitis en el cual las extremidades inferiores y la espalda del paciente son envueltos en paños de lana calientes y húmedos; una vez ha remitido el dolor se enseña al paciente a realizar ejercicios con los músculos afectados, especialmente mediante la natación. Igualmente importante es la movilidad pasiva de los miembros afectos con estimulación simultánea en el lugar donde tienen su origen los músculos, realizada después de la aplicación de paños calientes.

tratamiento de la hipotermia (hypothermia treatment), intervención de enfermería recogida en la Nursing Interventions Classification (NIC). Se define como el recalentamiento y vigilancia de un paciente cuya temperatura corporal central está por debajo de los 35 °C.

tratamiento de la realidad (reality therapy), forma de psicoterapia desarrollada por William Glasner, en la cual los objetivos son ayudar a definir y evaluar valores básicos dentro del sistema de una situación actual, y evaluar la conducta actual de la persona y los planes futuros en relación con esos valores.

tratamiento de la sensibilidad periférica (peripheral sensation management), intervención de enfermería recogida en la Nursing Interventions Classification (NIC). Se define como la prevención o reducción al mínimo de la lesión o malestar en el paciente con alteración de la sensibilidad.

tratamiento de las alucinaciones (hallucination management), intervención de enfermería recogida en la Nursing Interventions Classification (NIC). Se define como la promoción de seguridad, confort y orientación sobre la realidad en un paciente que sufre alucinaciones.

tratamiento de las intoxicaciones (poisoning treatment), asistencia sintomática y de apoyo prestada a un paciente que ha estado expuesto o que ha ingerido un fármaco tóxico, un producto químico comercial u otras sustancias peligrosas. En el caso de intoxicación oral el esfuerzo principal debe estar dirigido a la retirada de la sustancia tóxica antes de que pueda ser absorbida por los tejidos corporales. En caso de que los vómitos no se produzcan espontáneamente deberán ser inducidos una vez identificado el tóxico, si es posible, y llamar a un centro de control de intoxicaciones. Si se tratara de un producto destilado del petróleo, como el queroseno, o una sustancia cáustica o corrosiva, *no* se debe inducir el vómito. En algunos casos se puede administrar un antídoto para contrarrestar el efecto de un tóxico o prevenir su absorción, como dar una solución diluida de vinagre o limón para neutralizar a un álcali.

tratamiento de las quemaduras (burn therapy), tratamiento de los pacientes con quemaduras por fuego, líquidos calientes, explosivos, sustancias químicas o corriente eléctrica. Durante el estadio agudo de la quemadura se debe controlar cada 30-60 minutos la presión sanguínea, el pulso, la respiración y la presión cerebrovascular. La temperatura rectal se debe controlar cada 2-4 horas. Se deberá ayudar al paciente en su higiene bucal y cada 2 horas se le ayudará a cambiar de posición, toser y respirar profundamente. El estado sensorial del paciente se evaluará cada hora. Si se le han prescrito líquidos por vía oral se le administrarán zumos y bebidas bicarbonatadas, pero el agua y los cubitos de hielo están contraindicados. La ingestión de líquidos y su eliminación se deben medir cada hora. También puede ser necesaria la administración de transfusiones de sangre, corticoides y antipiréticos, pero hay que tener en cuenta que la aspirina está contraindicada. El tratamiento local de la quemadura puede seguir el método cerrado o el abierto, que es el que con más frecuencia se utiliza. En el método abierto se limpia el área de la quemadura y se deja expuesta al aire, manteniendo al paciente caliente tapándolo con una manta o una sábana sobre una cama cuna o utilizando un calentador o una lámpara. En el método cerrado se aplica crema, pomada o solución germicida o bacteriostática sobre la superficie quemada y la herida se cubre con un vendaje. Se puede realizar un heteroinjerto de cerdo para cubrir la herida de forma temporal, previniendo la pérdida de líquidos y reduciendo el riesgo de infección, pero el injerto se seca en 1 o 2 días y puede tirar y causar dolor. Recientemente se ha desarrollado piel artificial que constituye una gran promesa para el tratamiento de las quemaduras graves.

tratamiento de los delirios (delusion management), intervención de enfermería recogida en la Nursing Interventions Classification (NIC). Se define como el aporte de comodidad, seguridad y orientación sobre la realidad a un paciente que está experimentando ideas falsas fijas que tienen poca o ninguna base en la realidad.

tratamiento de los trastornos de la alimentación (eating disorders management), intervención de enfermería recogida en la Nursing Interventions Classification (NIC). Se define como la prevención y tratamiento de la restricción intensa de la dieta y el exceso de ejercicio, o las comidas copiosas y purgarse para eliminar comida y líquidos.

tratamiento de los tres colorantes (triple-dye treatment), tratamiento para las quemaduras en el que se aplican tres colorantes, violeta de genciana al 6%, verde brillante al 1% y acriflavina base al 0,1%.

tratamiento de los vómitos (vomiting management), intervención de enfermería recogida en la Nursing Interventions Classification (NIC). Se define como la prevención y tratamiento de la hiperemesis.

tratamiento de modalidad combinada de Pagliaro (Pagliaro combined modality treatment), empleo de quimioterapia en combinación con la cirugía o radiación en el tratamiento del cáncer.

tratamiento de muestras (specimen management), intervención de enfermería recogida en la Nursing Interventions Classification (NIC). Se define como la obtención, preparación y conservación de una muestra para pruebas de laboratorio.

tratamiento de Pasteur (Pasteur treatment), [Louis Pasteur, químico francés, 1822-1895], método para prevenir la rabia mediante la inyección diaria de virus de la rabia atenuados cultivados en tejidos del sistema nervioso central de conejos. El tratamiento fue desarrollado por Pasteur pero ya no se usa.

tratamiento de pulso digital (finger pulse therapy), forma de tratamiento de biorretroalimentación en la que un sensor aplicado a un dedo monitoriza la actividad cardíaca; se utiliza en el tratamiento de la ansiedad, la hipertensión y ciertas arritmias cardíacas.

tratamiento de quelación (chelation therapy), uso de un agente quelante para eliminar los metales tóxicos del cuerpo. En medicina complementaria se emplea también para el tratamiento de la aterosclerosis y otros trastornos.

tratamiento de radiofrecuencia (radiofrecuency therapy), uso de la ablación por radiofrecuencia con fines terapéuticos, como en el tratamiento de síndromes dolorosos y arritmias.

tratamiento de rescate (salvage therapy), tratamiento administrado en zonas en las que han fracasado tratamientos anteriores y la enfermedad ha recurrido.

tratamiento de sedación (sedation management), intervención de enfermería recogida en la Nursing Interventions Classification (NIC). Se define como la administración de sedantes, la vigilancia de la respuesta del paciente y la aportación del necesario apoyo psicológico durante un procedimiento diagnóstico o terapéutico.

tratamiento de sustitución de estrógenos (estrogen replacement therapy), administración de estrógenos para tratar la carencia de estas hormonas que se produce, por ejemplo, tras la menopausia. Entre las indicaciones para su uso se cuentan la prevención de la osteoporosis y la insuficiencia coronaria posmenopáusicas y la prevención y tratamiento de síntomas vasomotores, tales como las sofocaciones, y el adelgazamiento del epitelio cutáneo y vaginal, la vaginitis atrófica y la atrofia vulvar. En mujeres con útero, se suele añadir un agente progestágeno para prevenir la hiperplasia endometrial.

tratamiento de traumatismo: niño (trauma therapy: child), intervención de enfermería del la Nursing Interventions Classification (NIC) definido como el empleo de un proceso de ayuda interactivo para resolver un traumatismo experimentado por un niño.

tratamiento definitivo (definitive treatment), cualquier tratamiento generalmente aceptado como cura específica de una determinada enfermedad.

tratamiento del abandono unilateral (unilateral neglect management), intervención de enfermería recogida en la Nursing Interventions Classification (NIC). Se define como la protección y recomposición segura de la parte del cuerpo afectada, a la vez que se ayuda al paciente a adaptarse a la perturbación de sus capacidades perceptivas.

tratamiento del asma (asthma management), resultado en enfermería recogido en la Nursing Outcomes Classification (NOC). Se define como la identificación, el tratamiento y la prevención de las reacciones ante la inflamación/constricción de las vías aéreas.

tratamiento del canal radicular (root canal therapy), aspecto de la endodoncia para el tratamiento de enfermedades de la pulpa dental, que consiste en la extirpación parcial (pulpotomía) o completa (pulpectomía) de la pulpa enferma, limpieza y esterilización del canal vacío de la raíz, agrandar y dar forma al canal para poder introducir el material sellador, y obturación del canal con un agente sellador hermético no irritante.

tratamiento del consumo de sustancias adictivas (substance use treatment), intervención de enfermería recogida en la Nursing Interventions Classification (NIC). Se define como la asistencia al paciente o miembros de la familia con problemas físicos o psicosociales asociados al consumo de alcohol o drogas.

tratamiento del consumo de sustancias adictivas: abstinencia de alcohol (substance use treatment: alcohol withdrawal), intervención de enfermería recogida en la Nursing Interventions Classification (NIC). Se define como la asistencia al paciente que experimenta la interrupción brusca del consumo de alcohol.

tratamiento del consumo de sustancias adictivas: abstinencia de fármacos (substance use treatment: drug withdrawal), intervención de enfermería recogida en la Nursing Interventions Classification (NIC). Se define como la asistencia a un paciente que está desintoxicándose de fármacos.

tratamiento del consumo de sustancias adictivas: sobredosis (substance use treatment: overdose), intervención de enfermería recogida en la Nursing Interventions Classification (NIC). Se define como la monitorización del tratamiento y el apoyo emocional a un paciente que ha ingerido fármacos, con receta o de libre dispensación, por encima del margen terapéutico.

tratamiento del delirium (delirium management), intervención de enfermería recogida en la Nursing Interventions Classification (NIC). Se define como la provisión de un entorno seguro y terapéutico para un paciente que está experimentando un estado confusional agudo.

tratamiento del dolor (pain management), intervención de enfermería de la Nursing Interventions Classification (NIC) definida como alivio o disminucion del dolor hasta un nivel aceptable por parte del paciente.

tratamiento del dolor con láser (laser pain management), uso de los láseres para aliviar el dolor. Este tratamiento se ha aplicado eficazmente en puntos específicos de acupuntura donde no existe disfunción anatómica como base para el dolor.

tratamiento del edema cerebral (cerebral edema management), intervención de enfermería recogida en la Nursing Interventions Classification (NIC). Se define como la limitación de la lesión cerebral secundaria resultante de tumefacción del tejido cerebral.

tratamiento del estreñimiento/fecaloma (constipation/impaction management), intervención de enfermería recogida en la Nursing Interventions Classification (NIC).

Se define como la prevención y el alivio del estreñimiento/fecaloma.

tratamiento del prurito (pruritus management), intervención de enfermería recogida en la Nursing Interventions Classification (NIC). Se define como la prevención y el tratamiento del prurito.

tratamiento del shock (shock management), intervención de enfermería recogida en la Nursing Interventions Classification (NIC). Se define como el suministro de oxígeno y nutrientes a los tejidos sistémicos, con eliminación de productos de desecho de las células, en un paciente con perfusión tisular gravemente alterada.

tratamiento del shock: cardíaco (shock management: cardiac), intervención de enfermería recogida en la Nursing Interventions Classification (NIC). Se define como la promoción de una suficiente perfusión tisular en un paciente cuya función de bombeo cardíaca está gravemente comprometida.

tratamiento del shock: hipovolémico (shock management: volume), intervención de enfermería recogida en la Nursing Interventions Classification (NIC). Se define como la promoción de una suficiente perfusión tisular en un paciente con el volumen intravascular gravemente comprometido.

tratamiento del shock: vasogénico (shock management: vasogenic), intervención de enfermería recogida en la Nursing Interventions Classification (NIC). Se define como la promoción de una suficiente perfusión tisular en un paciente con grave pérdida del tono vascular.

tratamiento del síndrome premenstrual (premenstrual syndrome management), intervención de enfermería de la Nursing Interventions Classification (NIC) definida como el alivio o atenuación de los síntomas físicos y/o conductuales que se producen durante la fase luteínica del ciclo menstrual

tratamiento del traumatismo por violación (rape-trauma treatment), intervención de enfermería recogida en la Nursing Interventions Classification (NIC). Se define como la provisión de apoyo emocional y físico inmediatamente consecutivo a una violación denunciada.

tratamiento dietético (diet therapy), rama de la dietética relacionada con el uso de los alimentos con intención terapéutica.

tratamiento electroconvulsivo (TEC) (electroconvulsive therapy [ECT]), inducción de una convulsión breve mediante el paso de una corriente eléctrica a través del cerebro para el tratamiento de trastornos afectivos, sobre todo en pacientes resistentes al tratamiento con psicofármacos. El TEC se utiliza principalmente cuando hay que obtener una respuesta rápida definitiva por razones médicas o psiquiátricas, como el hecho de que un paciente tenga ideas suicidas o cuando el riesgo que conllevan otros tratamientos sea superior al riesgo del TEC. Esta técnica se utiliza de forma secundaria cuando fracasan otras alternativas.

tratamiento electrolítico (electrolyte management), intervención de enfermería recogida en la Nursing Interventions Classification (NIC). Se define como la promoción del equilibrio electrolítico y la prevención de las complicaciones que resultan de la existencia de niveles anormales o no deseados de electrólitos séricos.

tratamiento electrolítico: hipercalcemia (electrolyte management: hypercalcemia), intervención de enfermería recogida en la Nursing Interventions Classification (NIC). Se define como la promoción del equilibrio del calcio y la prevención de las complicaciones que resultan de niveles de calcio sérico superiores a los deseados.

tratamiento electrolítico: hiperfosfatemia (electrolyte management: hyperphosphatemia), intervención de enfermería recogida en la Nursing Interventions Classification (NIC). Se define como la promoción del equilibrio del fosfato y la prevención de las complicaciones que resultan de los niveles de fosfato sérico superiores a los deseados.

tratamiento electrolítico: hipermagnesemia (electrolyte management: hypermagnesemia), intervención de enfermería recogida en la Nursing Interventions Classification (NIC). Se define como la promoción del equilibrio del magnesio y la prevención de las complicaciones que resultan de niveles de magnesio sérico superiores a los deseados.

tratamiento electrolítico: hipernatremia (electrolyte management: hypernatremia), intervención de enfermería recogida en la Nursing Interventions Classification (NIC). Se define como la promoción del equilibrio del sodio y la prevención de las complicaciones que resultan de los niveles de sodio sérico superiores a los deseados.

tratamiento electrolítico: hiperpotasemia (electrolyte management: hyperkalemia), intervención de enfermería recogida en la Nursing Interventions Classification (NIC). Se define como la promoción del equilibrio del potasio y la prevención de las complicaciones que resultan de los niveles de potasio sérico superiores a los deseados.

tratamiento electrolítico: hipocalcemia (electrolyte management: hypocalcemia), intervención de enfermería recogida en la Nursing Interventions Classification (NIC). Se define como la promoción del equilibrio del calcio y la prevención de las complicaciones que resultan de niveles de calcio sérico inferiores a los deseados.

tratamiento electrolítico: hipofosfatemia (electrolyte management: hypophosphatemia), intervención de enfermería recogida en la Nursing Interventions Classification (NIC). Se define como la promoción del equilibrio del fosfato y la prevención de las complicaciones que resultan de niveles de fosfato sérico inferiores a los deseados.

tratamiento electrolítico: hipomagnesemia (electrolyte management: hypomagnesemia), intervención de enfermería recogida en la Nursing Interventions Classification (NIC). Se define como la promoción del equilibrio del magnesio y la prevención de las complicaciones que resultan de niveles de magnesio sérico inferiores a los deseados.

tratamiento electrolítico: hiponatremia (electrolyte management: hyponatremia), intervención de enfermería recogida en la Nursing Interventions Classification (NIC). Se define como la promoción del equilibrio del sodio y la prevención de las complicaciones que resultan de niveles de sodio sérico inferiores a los deseados.

tratamiento electrolítico: hipopotasemia (electrolyte management: hypokalemia), intervención de enfermería recogida en la Nursing Interventions Classification (NIC). Se define como la promoción del equilibrio del potasio y la prevención de las complicaciones que resultan de niveles de potasio séricos inferiores a los deseados.

tratamiento en perdigonada (shotgun therapy), *coloquial,* cualquier tratamiento que tenga un amplio margen de efecto y que, por tanto, se pueda esperar que corrija la situación anómala aun cuando se desconozca la causa en particular.

tratamiento enzimático (enzyme therapy), en medicina complementaria, administración oral de enzimas proteolíticas con el objetivo de mejorar la función del sistema inmunitario, utilizada para una amplia diversidad de trastornos, incluyendo traumatismos, inflamación, enfermedades autoinmunes e infecciones víricas y, como terapia adyuvante, en el tratamiento del cáncer.

tratamiento escalonado (step-care therapy), programa terapéutico que comienza con un tipo de tratamiento conservador sencillo, pero que puede ir avanzando a fases más complejas, según sea necesario, para conseguir el control de una enfermedad o trastorno.

tratamiento expectante (expectant treatment), aplicación de medidas terapéuticas para aliviar los síntomas según aparecen en el curso de una enfermedad, en vez de tratar la causa misma de la enfermedad.

tratamiento hipotérmico (hypothermia therapy), reducción de la temperatura corporal de un paciente para contrarrestar la fiebre elevada prolongada causada por una infección o por una enfermedad neurológica o, con menos frecuencia, como adyuvante en la anestesia de la cirugía cardíaca o cerebral.

tratamiento hormonal sustitutorio[1] (hormone replacement therapy), administración de hormonas sexuales tras la menopausia o histerectomía o en la amenorrea. Existen varias indicaciones, incluida la prevención de la osteoporosis posmenopáusica y la enfermedad arterial coronaria, y la inducción de menstruaciones en la amenorrea.

tratamiento hormonal sustitutorio[2] (hormone replacement therapy), intervención de enfermería de la Nursing Interventions Classification (NIC). Se define como la facilitación de un tratamiento hormonal sustitutorio seguro y eficaz.

tratamiento medicamentoso (medicinal treatment), tratamiento de los trastornos basado principalmente en la utilización de los agentes farmacológicos adecuados.

tratamiento optométrico de la visión (optometric vision therapy), plan de tratamiento que se prescribe para corregir o mejorar disfunciones específicas de la visión. Entre otras incluye el tratamiento del estrabismo, otras disfunciones de la binocularidad, la ambliopía, la acomodación, la función motora ocular y las capacidades visuales motoras y perceptuales.

tratamiento paliativo (palliative treatment), tratamiento diseñado para aliviar o reducir la intensidad de los síntomas molestos, pero no para conseguir la curación. Un tipo de tratamiento paliativo consiste en la utilización de narcóticos para aliviar el dolor en un paciente con cáncer avanzado, la creación de una colostomía para salvar una lesión obstructiva intestinal inoperable y el desbridamiento de tejido necrótico en un paciente con cáncer metastásico.

tratamiento polarizante (polarity therapy), técnica de trabajo corporal que combina la manipulación tisular con las teorías de la energía vital derivada del ayurveda y de la acupuntura. Se cree que los bloqueos de energía en el organismo dan lugar a desequilibrios, que a su vez se manifiestan en forma de dolor. Se utiliza la manipulación, con empleo de tacto suave y presión media para liberar estos bloqueos de energía y restablecer el equilibrio.

tratamiento por flotación (flotation therapy), estado de semiingravidez que generan diversos tipos de equipos hospitalarios, utilizado para tratar y prevenir las úlceras por decúbito.

tratamiento precursor (precursor therapy), tipo de tratamiento que consiste en la utilización de nutrientes que puedan influir en los trastornos clínicos neurológicos. Un ejemplo es el empleo de colina, complejo vitamínico B precursor de la acetilcolina, en el tratamiento de la discinesia tardía.

tratamiento preventivo (preventive treatment), procedimiento, medida, sustancia o programa diseñado para prevenir que se produzca una enfermedad o para evitar que un trastorno leve se convierta en algo más grave. Algunas enfermedades se previenen mediante la inmunización con vacunas, medidas antisépticas, la evitación del tabaco, ejercicio habitual, dieta equilibrada, descanso suficiente, corrección de anomalías congénitas y programas de exploración selectiva para la detección de los signos preclínicos de los trastornos.

tratamiento radical (radical therapy), **1.** tratamiento dirigido a conseguir la curación, no paliativo. **2.** tratamiento extremo definitivo, no conservador, como la mastectomía radical frente a la mastectomía simple o a la parcial.

tratamiento radical defensivo (defensive radical therapy), (en psicología) técnica terapéutica planteada como táctica de supervivencia. El terapeuta comienza a partir del estado actual del paciente y usa la estimulación para ayudarle a desechar su conducta autodestructiva.

tratamiento sensitivomotor (sensorimotor therapy), tratamiento diseñado para mejorar la integración de los fenómenos reflejos y el desarrollo de comportamientos motores voluntarios relacionados con la postura y la locomoción.

tratamiento superficial (surface theraphy), forma de radioterapia administrada colocando una o más fuentes de radioterapia en el área de la superficie corporal o cerca de ella.

tratamiento zonal (zone therapy), tratamiento de una enfermedad mediante la estimulación mecánica y la irritación en el lado contrario del cuerpo, en la misma zona longitudinal que el órgano o región afectada.

trauma (trauma), lesión psíquica producida por un shock emocional intenso.

trauma psíquico (psychic trauma), shock o lesión emocional o situación desgraciada que produce una impresión duradera, especialmente en el nivel subconsciente. Los malos tratos o el abandono en la infancia, la violación y la pérdida de un ser querido son causas habituales de trauma psíquico.

traumático (traumatic), relacionado con una lesión, generalmente seria e inesperada.

traumatismo (trauma), lesión física causada por una acción violenta o disruptiva o por la introducción en el cuerpo de una sustancia tóxica.

traumatismo acústico (acoustic trauma), pérdida gradual de la audición por la exposición a un sonido fuerte durante un período prolongado de tiempo, o pérdida brusca de la audición, parcial o completa, producida por una explosión, por un golpe intenso en la cabeza o por otro tipo de accidente. La pérdida de audición puede ser temporal o permanente.

traumatismo del parto (birth trauma), **1.** cualquier lesión física sufrida por un niño durante el proceso del parto. **2.** supuesto shock psíquico, según algunas teorías psiquiátricas, que sufre un niño durante el parto.

traumatismo maxilofacial (maxillofacial trauma), lesión de la mandíbula y la cara. Las fracturas que requieren cirugía reconstructiva suelen ocurrir con mayor frecuencia en accidentes de automóvil y caídas desde poca altura.

traumatismo oclusal secundario (secondary occlusal traumatism), tensión oclusal que afecta a estructuras periodontales previamente debilitadas.

traumatismo oclusivo (occlusal trauma), lesión de un diente y de las estructuras que lo rodean causada por la tensión ocasionada por un traumatismo, la disfunción de la ATM o por bruxismo.

traumatismo potencial (potential trauma), (en odontología) cambios en el tejido que se pueden producir como consecuencia de la existencia de maloclusión o falta de armonía dental.

traumatofilia (traumatophilia), estado psicológico en el que el individuo siente placer inconsciente con las lesiones e intervenciones quirúrgicas.

traumatología (traumatology), **1.** estudio de las heridas y de las lesiones. **2.** especialidad quirúrgica que se ocupa del tratamiento de las heridas, lesiones y discapacidades resultantes.

traumatopatía (traumatopathy), trastorno producido por una herida o lesión.

traumatopiresia (traumatopyra), temperatura elevada producida por una herida o lesión.

traumatopnea (traumatopnea), asfixia parcial con colapso del paciente, causada por una herida torácica penetrante que permite la entrada de aire al espacio pleural y comprime los pulmones.

traumatoterapia (traumatotherapy), tratamiento médico, quirúrgico y psicológico de las heridas, lesiones y discapacidades producidas por un traumatismo.

traumatropismo (traumatropism), tendencia de los tejidos lesionados a atraer microorganismos y a facilitar su crecimiento, que con frecuencia producen infecciones tras las lesiones, especialmente en las quemaduras.

Travelbee, Joyce [1926-1973], teórica de enfermería que desarrolló el modelo de relación de ser humano a ser humano y la teoría expuesta en su libro *Interpersonal Aspects of Nursing* (1966, 1971). Travelbee basa los supuestos de su teoría en los conceptos de la logoterapia. Travelbee cree que la enfermería se realiza a través de las relaciones de ser humano a ser humano que empiezan en el encuentro inicial y después progresan a través de etapas de identidades emergentes, desarrollando sentimientos de empatía y más tarde de simpatía.

travesía (traverse), **1.** el acto de viajar o pasar por encima o a través. **2.** (en tomografía computadorizada) movimiento completo simple del tubo de rayos X alrededor del objeto sometido al escáner.

travestismo (transvestism), tendencia a lograr un alivio psíquico y sexual vistiendo ropas del sexo opuesto.

travoprost (travoprost), análogo de prostaglandina sintética utilizada en el tratamiento del aumento de la presión intraocular en pacientes con glaucoma de ángulo abierto o hipertensión ocular.

trayecto de drenaje (draining sinus), conducto o fístula anormal que permite la salida de exudado hacia el exterior del cuerpo.

trayecto en Z (Z-track), técnica para la inyección de preparaciones irritantes en el músculo sin que quede medicación residual en el trayecto a través de los tejidos sensibles.

trazado (tracing), registro gráfico de un acontecimiento físico, tal como el trazado electrocardiográfico realizado por agujas sobre una hoja de papel móvil, que registran los impulsos eléctricos de las contracciones musculares cardíacas.

trazador (tracer), **1.** isótopo radiactivo utilizado en las técnicas de diagnóstico radiográfico para permitir la visualización de un proceso biológico. Tras su introducción en el cuerpo el trazador se une a una sustancia específica y se puede seguir mediante un escáner o mediante fluoroscopia cuando va pasando a través de distintos órganos o sistemas del cuerpo. **2.** dispositivo que registra gráficamente el perfil o los movimientos de un objeto o parte del cuerpo. **3.** instrumento de disección utilizado para aislar vasos y nervios.

trazador isotópico (isotopic tracer), isótopo o mezcla artificial de isótopos de un elemento que, incorporado a una muestra, permite observar el trayecto del elemento, solo o combinado, a través de un proceso químico, físico o biológico. Las observaciones se pueden hacer por la medida de la radiactividad o de la cantidad del isótopo.

trazador radiactivo (radioactive tracer), molécula a la que se une un átomo radiactivo o marcador de tal manera que se pueda seguir su trayectoria a través de un sistema fisiológico con un detector de radiación.

trazo cefalométrico (cephalometric tracing), línea que dibuja el contorno estructural de los puntos de referencia craneofaciales y los huesos faciales, realizada directamente sobre una radiografía cefalométrica.

trazo del raspado (shaving stroke), fase del trazado activo de un raspado periodontal, utilizado para alisar o aplanar un diente o una superficie radicular dental.

trazodona (trazodone), antidepresivo. Se utiliza la sal clorhidrato para tratar los episodios depresivos mayores con o sin ansiedad prominente.

TRC (CRT), siglas de **tubo de rayos catódicos.**

trébol rojo (red clover), preparación a base de las flores de la especie *Trifolium pratense* utilizada, interiormente, para tratar la tos y otros síntomas respiratorios y, exteriormente, para trastornos cutáneos, como la psoriasis y el eczema. También es empleado por la medicina tradicional china.

Trechona *(Trechona),* género de arañas de la familia Dipluridae, cuya mordedura es tóxica e irritante para el ser humano.

trefinación dental (dental trephination), creación quirúrgica de una fístula por punción del tejido blando y el hueso situados por encima del ápice radicular para aportar drenaje.

Trematoda (Trematoda), clase de gusanos aplanados, Platyhelmintos, que incluye a los gusanos trematodos. Las formas adultas son parásitos externos o internos de los vertebrados. Las infecciones intestinales son raras en EE.UU. salvo por medio de trematodos en alimentos importados de Asia o los trópicos.

trematodiasis (trematodiasis), infección por trematodos.

trematodo (trematode), cualquier especie de platelminto de la clase Trematoda, algunos de los cuales son parásitos para el ser humano, infectando el hígado, los pulmones y los intestinos.

Trendelenburg inverso (reverse Trendelenburg), [Friedrich Trendelenburg] posición en la que las extremidades inferiores están más bajas que el cuerpo y la cabeza, que están elevados en un plano inclinado.

treonina (Tr) (threonine [Thr]), aminoácido esencial necesario para el crecimiento adecuado en los niños y para el mantenimiento del balance de nitrógeno en los adultos.

trepanación (trephination), escisión quirúrgica de un trozo circular de hueso u otro tejido realizada con una sierra cilíndrica.

trépano (burr holes), orificio realizado en el cráneo para drenar e irrigar un absceso durante una cirugía.

trépano (trephine), instrumento circular semejante a una sierra utilizado para extirpar fragmentos de hueso o tejido, habitualmente del cráneo.

Treponema *(Treponema),* género de espiroquetas en el que se incluyen algunos patógenos humanos, como los organismos que producen el bejel, la pinta, la sífilis y el pian.

Treponema pallidum *(Treponema pallidum),* espiroqueta delgada, muy móvil, que causa la sífilis.

treponematosis (treponematosis), cualquier enfermedad causada por espiroquetas del género *Treponema*. Todas estas enfermedades se tratan eficazmente con penicilina.

tretinoína (tretinoin), derivado del ácido retinoico. Se prescribe para el tratamiento tópico del acné vulgar y arrugas finas y se administra por vía oral para inducir la remisión en la leucemia promielocítica aguda.

TRF (TRF), siglas de *factor liberador de tirotropina.*

TRH (TRH), siglas de **hormona liberadora de tirotropina.**

triacetina (triacetin), antimicótico. Se prescribe para suprimir el crecimiento de las infecciones micóticas cutáneas superficiales, como el pie de atleta.

tríada (triad), perteneciente a una combinación de tres, como dos padres y un niño.

tríada bucolinguomasticatoria (buccolinguomasticatory triad), complejo de movimientos involuntarios de los labios, la lengua, la mandíbula y la cabeza que aparece en la discinesia tardía.

tríada de Beck (Beck's triad), [Claude Schaeffer Beck, cirujano estadounidense, 1894-1971], combinación de tres síntomas que caracterizan el taponamiento cardíaco: elevación de la presión venosa central, disminución de la presión arterial y corazón pequeño y silencioso.

tríada de Charcot (Charcot's triad), [Jean M. Charcot, neurólogo francés, 1825-1893], conjunto de tres signos de afectación del tronco del encéfalo en la esclerosis múltiple: temblor intencional, nistagmo y lenguaje escandido.

tríada de Hutchinson (Hutchinson's triad), [Jonathan Hutchinson, cirujano británico, 1828-1913], queratitis intersticial, dientes con muesca y sordera característicos de la sífilis congénita.

tríada de Saint (Saint's triad), [Charles F. M. Saint, radiólogo sudafricano, s. XX], grupo de tres patologías relacionadas que se presentan juntas: colelitiasis, diverticulosis y hernia de hiato.

tríada infantil (childhood triad), trío formado por tres tipos de conducta (incendiaria, enuresis y crueldad con los animales) que pueden ser indicativos de una sociopatía incipiente cuando se producen de forma constante y combinada.

tríada o síndrome de Andersen (Andersen's syndrome; Andersen's triad), bronquiectasias, FQ y deficiencia de vitamina A.

tríada patológica (pathologic triad), combinación de tres síntomas de enfermedad respiratoria: broncoespasmo, acumulación de secreciones y edema de la mucosa.

tríada primaria (primary triad), en la teoría de Beck de la depresión, los tres patrones cognitivos principales que obligan al individuo a contemplarse a sí mismo, al entorno y al futuro de forma negativa.

triamcinolona (triamcinolone), corticoide. Se prescribe tópicamente como un agente antiinflamatorio en el tratamiento de las dermatosis, estomatitis y lesiones de liquen plano. Se inhala para el tratamiento de alergias y asma. Se inyecta (p. ej., en las articulaciones) para el tratamiento de la inflamación local y se administra por vía oral en dosis bajas para el tratamiento de la insuficiencia suprarrenal y en mayores dosis antiinflamatorias/inmunosupresoras para el tratamiento de enfermedades sistémicas tales como el LES.

triamterene (triamterene), diurético ahorrador de potasio. Se prescribe habitualmente solo o con otro diurético en el tratamiento del edema, la hipertensión y la insuficiencia cardíaca congestiva.

triangularis (triangularis), triangular. Músculo de la expresión facial.

triángulo (triangle), (en psicología) proceso emocional predecible que surge cuando hay alguna dificultad en una relación. Los vértices del triángulo pueden estar formados por tres personas o dos personas y un objeto, grupo o asunto.

triángulo anterior del cuello (anterior triangle of the neck), área triangular limitada por la línea media del cuello delante, el borde inferior de la mandíbula y una línea extendida hacia atrás hasta el músculo esternocleidomastoideo.

triángulo carotídeo inferior (inferior carotid triangle), área triangular limitada por la línea media del cuello, el vientre superior del músculo omohioideo por encima y el músculo esternocleidomastoideo por detrás.

triángulo carotídeo superior (superior carotid triangle), triángulo delimitado por el músculo esternocleidomastoideo, por delante, por el músculo omohioideo, por debajo, y por el estilohioideo y el digástrico, por encima.

triángulo cervical (cervical triangle), una de las dos áreas triangulares formadas en el cuello por el trayecto oblicuo del esternocleidomastoideo. El triángulo anterior está limitado en su parte anterior por la línea media del cuello, lateralmente por el esternocleidomastoideo, y en su zona superior por el cuerpo del maxilar inferior. El triángulo posterior está limitado inferiormente por la clavícula y superiormente por los bordes del esternocleidomastoideo y el trapecio.

triángulo clavipectoral (clavipectoral triangle), triángulo anatómico formado por la clavícula, el deltoides y el pectoral mayor. Contiene la vena cefálica.

triángulo de Bonwill (Bonwill's triangle), [William G. A. Bonwill, odontólogo estadounidense, 1833-1899], triángulo equilátero con lados formados por las líneas trazadas desde los puntos de contacto de los incisivos inferiores centrales (o la línea media de la cresta residual del maxilar inferior) hasta el cóndilo del otro lado y desde un cóndilo al otro.

triángulo de Einthoven (Einthoven's triangle), [Willem Einthoven, fisiólogo holandés, científico y premio Nobel, 1860-1927], triángulo equilátero cuyos vértices se encuentran en los hombros izquierdo y derecho y en la región púbica y cuyo centro corresponde al vector de la suma de toda la actividad eléctrica que ocurre en el corazón en cualquier momento dado.

triángulo de Tweed (Tweed triangle), [Charles Tweed, odontólogo norteamericano, 1895-1970], triángulo utilizado como método diagnóstico, formado por el plano mandibular, el plano horizontal de Frankfort y el eje mayor del incisivo central inferior. Se utiliza como ayuda diagnóstica.

triángulo femoral (femoral triangle), depresión en forma de cuña formada por los músculos de la parte superior del muslo, entre la pared abdominal anterior y la parte inferior de la extremidad, a través de la cual pasan el nervio, la arteria, la vena y los vasos linfáticos femorales.

triángulo inguinal (inguinal triangle), área triangular situada en la pared abdominal inferior. Está limitada a nivel lateral por la arteria epigástrica inferior, a nivel medial por el músculo recto del abdomen y a nivel inferior por el ligamento inguinal.

triángulo omoclavicular (supraclavicular triangle), región inferior y anterior del cuello, limitada por encima por el músculo omohioideo, por delante por el músculo esternocleidomastoideo y por debajo por la clavícula. La primera costilla está en la base del triángulo.

triángulo urogenital (urogenital triangle), triángulo en el peritoneo anterior a la línea imaginaria que une las dos tuberosidades isquiáticas.

triazol (triazole), **1.** compuesto orgánico en el que tres de los cinco que componen el anillo son átomos de nitrógeno. **2.** cualquier clase de antifúngicos que contenga este compuesto.

triazolam (triazolam), agente hipnótico benzodiazepínico. Se prescribe para el tratamiento a corto plazo del insomnio. Este fármaco ha sido retirado en el Reino Unido. Continúa dispensándose en Estados Unidos.

tribología (tribology), el estudio de la fricción, desgaste y lubricación de las superficies articulares.

tribu (tribe), división taxonómica de los organismos subordinada a una familia y superior a un género o subtribu.

tribunal de Nuremberg (Nuremberg tribunal), tribunal internacional establecido y puesto en práctica por la Comisión de Crímenes de Guerra de las Naciones Unidas para detectar, aprehender, juzgar y condenar a personas acusadas de crímenes de guerra. Durante la preparación del proceso judicial de los criminales de la Segunda Guerra Mundial se creó el código Nuremberg, un conjunto de principios para controlar la participación de los seres humanos en la investigación médica. El principio y la práctica del consentimiento informado fue reforzado por el precedente establecido en los juicios en los que fueron declarados culpables de crímenes contra la humanidad médicos nazis que habían realizado experimentos con seres humanos en contra de la voluntad de éstos y sin su consentimiento.

TRIC (TRIC), siglas del agente del *tracoma* y de la *conjuntivitis de inclusión,* que se refiere a *Chlamydia trachomatis,* organismo que causa ambas enfermedades.

TRICARE (TRICARE), (en Estados Unidos). Sistema de seguro médico para dependientes militares y miembros de los servicios militares que cubre una atención sanitaria no disponible en los servicios médicos militares de EE.UU o en los centros de salud pública.

tríceps braquial (triceps brachii), músculo grande que se extiende sobre toda la longitud de la superficie dorsal del húmero. Actúa extendiendo el antebrazo y aduciendo el brazo.

trichomonacida (trichomonacide), agente destructivo de *Trichomonas vaginalis,* protozoo flagelado parásito que causa un tipo refractario de vaginitis, cistitis y uretritis.

Trichomonas *(Trichomonas),* género de protozoos flagelados que incluye muchas especies que son parasitarias. Algunos viven en la boca de los seres humanos y se encuentran alrededor de dientes cariados; otras especies se encuentran en la vagina y la uretra de mujeres. Son causa de tricomoniasis.

Trichomonas tenax *(Trichomonas tenax),* especie de protozoos que se encuentra en la boca humana, especialmente en casos de piorrea.

Trichomonas vaginalis *(Trichomonas vaginalis),* protozoo parásito móvil que causa vaginitis pruriginosa con un exudado maloliente abundante.

trichomoniasis (trichomoniasis), infección vaginal causada por el protozoo *Trichomonas vaginalis,* caracterizada por picor, quemazón y exudado vaginal maloliente, espumoso, de color amarillo pálido a verde. En los hombres la infección habitualmente es asintomática, pero se puede evidenciar por una uretritis persistente o recurrente. La infección se transmite por contacto sexual, y más raramente a través de prendas de baño húmedas o, en recién nacidos, al pasar a través del canal del parto. El tratamiento es con metronidazol y tinidazol por vía oral. La reinfección es común si no se tratan simultáneamente las parejas sexuales.

Trichophyton *(Trichophyton)*, género de hongos que infectan la piel, el pelo y las uñas.

Trichostrongylus *(Trichostrongylus)*, gusano ascáride, algunas de cuyas especies son parásitas para el ser humano, como *Trichostrongylus orientalis*.

Trichuris *(Trichuris)*, género de gusanos nematodos parásitos de los que la especie *Trichuris trichiura* infesta el tracto intestinal.

Trichuris trichiura *(Trichuris trichiura)*, especie de tricocéfalos que se hallan comúnmente en las regiones húmedas y cálidas del mundo. La ingestión de huevos de tricocéfalos produce infección en los seres humanos; los parásitos viven principalmente en el ciego o en el intestino grueso. Las infecciones intensas causan síntomas de dolor abdominal y diarrea; las infecciones muy intensas conducen a anemia por la pérdida de sangre intestinal.

tricitratos (tricitrates), solución de citrato de sodio, citrato de potasio y ácido cítrico. Se emplea como alcalinizante sistémico o urinario y amortiguador neutralizador y para la prevención de los cálculos urinarios.

triclorfón (trichlorfon), metrifonato.

tricloroetileno (trichloroethylene), anestésico general, administrado mediante máscara con N_2O, utilizado en odontología, cirugía menor y en los primeros estadios del parto. Actualmente no se utiliza como anestésico en la práctica clínica en países desarrollados.

triclorometiazida (trichlormethiazide), tiazida diurética y antihipertensiva. Se prescribe para el tratamiento de la hipertensión y el edema.

triclosán (triclosan), antibacteriano eficaz frente a organismos grampositivos y gramnegativos. Exhibe una ligera actividad frente a levaduras y hongos. Se utiliza como detergente en los lavados quirúrgicos, jabones y desodorantes.

tricoepitelioma (trichoepithelioma), tumor cutáneo que deriva de las células basales de los folículos pilosos del vello corporal.

tricoestrongiliasis (trichostrongyliasis), infestación por *Trichostrongylus*, un gusano ascáride.

tricofagia (trichophagia), hábito de comer pelo, una forma de pica.

tricoide (trichoid), semejante al pelo.

tricolegia (trichologia), trastorno en el que la persona tira y arranca su propio pelo, visto sólo habitualmente en el delirio.

tricología (trichology), estudio de la anatomía, el desarrollo y las enfermedades del pelo.

tricomatoso (trichomatous), **1.** relativo a la introversión del margen palpebral. **2.** perteneciente a un pelo enmarañado o enquistado.

tricopatía (trichopathy), cualquier afección patológica del pelo.

tricosis (trichosis), cualquier alteración del crecimiento del pelo, como la alopecia, el exceso de vello en la mujer o la coloración anormal del pelo.

tricosporosis (trichosporosis), micosis que afecta al eje del pelo confiriéndole un aspecto metálico; está producida por *Trichosporon beigelii*.

tricotilomanía (trichotillomania, hair pulling), impulso mórbido o deseo de arrancarse el propio pelo observado con frecuencia en algunos casos de retraso mental severo y de delirio.

tricromacia (trichromacy), visión tricromática.

tricromático (trichromatic), **1.** que tiene o relativo a tres colores. **2.** capaz de distinguir los tres colores primarios.

tricromatismo (trichromatism), visión tricromática.

tricuriasis (trichuriasis), infestación por el gusano nematodo *Trichuris trichiura*. Esta enfermedad es habitualmente asintomática, pero las grandes infestaciones pueden causar náuseas, dolor abdominal, diarrea y, en algunos casos, anemia y prolapso rectal. Es común en las áreas tropicales con malas condiciones sanitarias. El tratamiento es con mebendazol; la prevención incluye una eliminación apropiada de las heces y una buena higiene personal.

tricúspide (tricuspid), **1.** relativo o perteneciente a tres puntas o cúspides. **2.** relativo o perteneciente a la válvula tricúspide del corazón. **3.** diente con tres puntas o cúspides, raro en el ser humano.

trienteno (trientene), agente quelante utilizado como sal clorhidrato para la quelación del cobre en el tratamiento de la enfermedad de Wilson.

triesplácnico (trisplanchnic), relativo a las tres principales cavidades del cuerpo: cráneo, tórax y abdomen.

trietyoduro de galamina (gallamine triethiodide), compuesto de amonio cuaternario, cuya sal se usa como relajante del músculo esquelético durante la cirugía y otros procedimientos, como la endoscopia o la intubación.

trifásico (triphasic), perteneciente a algo con tres fases o etapas.

trifluorotimidina (trifluorothymidine), antiviral. Se prescribe en el tratamiento de la queratoconjuntivitis, la queratitis herpética y otras formas de queratitis producidas por el virus del herpes simple.

trifurcación (trifurcation), perteneciente a un vaso u otra estructura con tres ramas.

trigeminal (trigeminal), perteneciente a las tres ramas del nervio trigémino (V par craneal) que inervan la cara, los ojos, la nariz, la boca y los maxilares.

trigeminismo (trigeminy), arritmia cardíaca caracterizada por la aparición de tres latidos con un patrón repetido: dos latidos normales acoplados a un latido ectópico, o dos latidos ectópicos acoplados a un latido normal.

trigémino (trigeminy), agrupado de tres en tres.

triglicérido (triglyceride), grasa simple compuesta por tres moléculas de ácido graso (oleico, palmítico o esteárico) y el glicerol. Los triglicéridos constituyen la mayoría de las grasas animales y vegetales y son los principales lípidos de la sangre, en la que circulan, unidos a proteínas, formando las lipoproteínas.

triglicéridos de cadena media (TCM) (medium-chain triglyceride [MCT]), éster de la glicerina combinado con un ácido de cadena media, que se distingue de los demás triglicéridos por tener de 8 a 10 átomos de carbono. Una vez que se hidrolizan, pueden absorberse directamente en el sistema portal.

trigonelina (trigonelline), alcaloide obtenido a partir de varias clases de productos de las plantas, como granos de café, fenugreco o alholva, y semillas de *Cannabis sativa,* así como de erizos de mar y medusas. La trigonelina se emplea en la fabricación de cataplasmas y otros preparados medicinales.

trigonitis (trigonitis), inflamación del trígono vesical que a menudo acompaña a la uretritis.

trígono (trigone), **1.** triángulo. **2.** las primeras tres cúspides dominantes, consideradas colectivamente, de un molar superior.

trígono cerebral (fornix cerebri), estructura arqueada de fibras nerviosas situada por debajo del cuerpo calloso y que constituye la vía eferente del hipocampo.

trígono fibroso (fibrous trigone), área engrosada de tejido de tejido entre en anillo aórtico y el anillo auriculoventricular.

trígono vesical (trigone of the bladder, trigonum vesicae), área triangular de la vejiga entre la desembocadura de los uréteres y el orificio de la uretra.

trihíbrido (trihybrid), (en genética) perteneciente a o que describe a un individuo, organismo o cepa que es heterocigoto para tres rasgos específicos, es decir, la descendencia de unos progenitores que difieren en tres pares de genes específicos o que es heterocigoto en tres rasgos particulares o loci génicos que se continúan.

trillizo (triplet), cualquiera de los tres recién nacidos del mismo período de gestación durante un embarazo único.

trilogía de Fallot (trilogy of Fallot), [Etienne-Louis A. Fallot, médico francés, 1850-1911], anomalía congénita cardíaca que consiste en la combinación de estenosis pulmonar, comunicación interauricular e hipertrofia del ventrículo derecho.

trimestre (trimester), uno de los tres períodos de aproximadamente tres meses en los que se divide el embarazo. El primer trimestre engloba el tiempo comprendido desde el primer día del último período menstrual hasta el final de las doce semanas. El segundo trimestre, de cerca de cuatro meses, se extiende desde la semana doce hasta la semana veintiocho de gestación. El tercer trimestre comienza en la semana veintiocho y dura hasta el momento del nacimiento.

trimetadiona (trimethadione), anticonvulsivante. Se prescribe para prevenir las crisis en la epilepsia de tipo pequeño mal, particularmente las crisis resistentes a otros tratamientos.

trimetoprima (trimethoprim), antibacteriano. Se prescribe en el tratamiento de infecciones, particularmente del tracto urinario, del oído medio y de los bronquios.

trinucleótido (trinucleotide), combinación de tres unidades de nucleótidos adyacentes utilizadas para identificar un aminoácido en un genoma.

trióxido de arsénico (arsenic trioxid), forma oxidada de arsénico, que se emplea en los raticidas y herbicidas. Se administra también por vía intravenosa como antineoplásico en el tratamiento de la leucemia promielocítica aguda.

tripanocida (trypanocide), agente letal para los tripanosomas.

tripanosoma (trypanosome), cualquier organismo del género *Trypanosoma.*

tripanosomiasis (trypanosomiasis), infección causada por un organismo del género *Trypanosoma.*

tripanosomiasis africana (African trypanosomiasis), enfermedad producida por los parásitos *Trypanosoma brucei gambiense* (tripanosomiasis de Gambia o del África Occidental), o *T. brucei rhodesiense* (tripanosomiasis de Rhodesia o del Africa Oriental), que se transmite a los humanos a través de la picadura de la mosca tsetsé.

tripanosomiasis gambiense (Gambian trypanosomiasis), forma habitualmente crónica de la tripanosomiasis africana producida por el parásito *Trypanosoma brucei gambiense.*

tripanosomiasis rhodesiense (Rhodesian trypanosomiasis), forma aguda de tripanosomiasis africana provocada por el parásito *Trypanosoma brucei rhodesiense.* La enfermedad puede evolucionar rápidamente, provocando encefalitis, coma y muerte en sólo unas semanas.

tripanosomicida (trypanosomicide), fármaco que destruye tripanosomas, especialmente las especies del protozoo parásito transmitido a los seres humanos por diversas especies de insectos vectores comunes en África y Sudamérica.

triple potasio (trikates), solución de acetato potásico, bicarbonato potásico y citrato potásico utilizada como suplemento de potasio en el tratamiento y prevención de la hipopotasemia.

triple sulfa (triple sulfa), combinación de sulfatiazol, sulfacetamida y sulfabenzamida. Se administra intravaginalmente en el tratamiento de la vaginosis bacteriana causada por *Gardnerella vaginalis*.

triplejía (triplegia), parálisis de un lado del cuerpo que se asocia a la parálisis del brazo o de la pierna del lado opuesto.

triplete (triplet), (en genética) unidad de tres bases consecutivas en una cadena polinucleotídica de ADN o ARN que codifica un aminoácido específico.

triploide (3*n*) (triploid [3*n*]), **1.** relativo o perteneciente a un individuo, organismo, cepa o célula que tiene tres grupos completos de cromosomas, el triple del número haploide característico de cada especie. **2.** dicho individuo, organismo, cepa o célula.

triploidía (triploidy), estado o alteración de tener tres grupos completos de cromosomas.

trípode (tripod), cualquier objeto con tres soportes o pies.

tripsina (trypsin), enzima proteolítica digestiva producida por el páncreas exocrino que cataliza en el intestino delgado la fragmentación de las proteínas de la dieta en peptonas, péptidos y aminoácidos.

tripsina, cristalizada (trypsin, crystallized), enzima proteolítica del páncreas de buey, *Bos taurus,* que ha sido usado como una sustancia desbridante para heridas abiertas y úlceras.

tripsinógeno (trypsinogen), forma precursora inactiva de la tripsina. El tripsinógeno se segrega en el jugo pancreático y se convierte en tripsina activa mediante la acción de la enterocinasa intestinal.

tripsis (tripsis), proceso de reducir el tamaño de las partículas de una sustancia pulverizándola con un mortero y a mano.

triptófano (Trp) (tryptophan [Trp]), aminoácido esencial para el crecimiento normal de los niños y para el equilibrio nitrogenado de los adultos. El triptófano es el precursor de varias sustancias, como la serotonina y la niacina.

triptorrelina (triptorelin), hormona liberadora de gonadotropina utilizada para tratar el cáncer de próstata avanzado.

triquiasis (trichiasis), inversión anormal de las pestañas que irrita el globo ocular. Habitualmente se produce tras infección o inflamación.

triquinosis (trichinosis), infestación con el nematodo parasitario *Trichinella spiralis,* transmitido por comer carne cruda o mal cocida que contiene quistes (cerdo, oso u otra presa salvaje). Los síntomas precoces de la infección incluyen dolor abdominal, náuseas, fiebre y diarrea; más tarde aparecen dolor muscular, dolorimiento, fatiga y eosinofilia. La penetración de larvas en el cerebro o corazón puede ocasionar la muerte. Las infecciones ligeras pueden ser asintomáticas. No hay un tratamiento específico. Los analgésicos, el tiabendazol y los corticoides pueden aliviar los síntomas. Se recomienda el reposo en cama para prevenir la recidiva y la muerte posible. Después de 2 o 3 meses, los organismos están completamente enquistados y ya no causan más síntomas.

trisacárido (trisaccharide), carbohidrato formado por tres unidades de monosacárido unidas entre sí.

trisalicilato (trisalicylate), compuesto que contiene tres iones de salicilato.

trisalicilato de colina y magnesio (choline magnesium trisalicylate), combinación de salicilatos de colina y magnesio, utilizada como analgésico, antipirético, antiinflamatorio y antirreumático.

trismus (trismus), espasmo tónico prolongado de los músculos de la mandíbula.

trisomía (trisomy), aberración cromosómica caracterizada por la presencia de un cromosoma más del número normal de cromosomas de una dotación diploide; en los humanos la célula trisómica contiene 47 cromosomas y se designa como $2n + 1$.

trisomía 8 (trisomy 8), trastorno congénito asociado a la presencia de un cromosoma 8 extra dentro del grupo C. Las personas con esta enfermedad son delgadas y de altura normal y tienen una cabeza grande asimétrica, frente prominente, ojos profundos, orejas prominentes bajas y labios gruesos. Existe retraso mental y motor de leve a grave, a menudo con retraso y articulación pobre del lenguaje. Pueden aparecer anomalías esqueléticas y limitación articular, especialmente camptodactilia, y con poca frecuencia, arrugas profundas palmares y plantares, que son diagnósticas. La mayoría de los individuos con trisomía 8 son mosaicos.

trisomía 13 (trisomy 13), anomalía congénita causada por la presencia de un cromosoma extra del grupo D, predominantemente el cromosoma 13, o los cromosomas 14 o 15 en casos raros. Se caracteriza por múltiples anomalías de la línea media y defectos del sistema nervioso central, como holoprosencefalia, microcefalia, mielomeningocele, microftalmos y labio y paladar hendidos. También existe retraso mental intenso, polidactilia, sordera, convulsiones y anomalías cardíacas, viscerales y genitales. La mayoría de los niños con esta anomalía están muy afectados y no sobreviven más allá de los primeros 6 meses de vida.

trisomía 18 (trisomy 18), anomalía congénita causada por la presencia de un cromosoma 18 extra, caracterizada por retraso mental intenso y deformidades múltiples. Entre los defectos más comunes están la escafocefalia u otras anomalías craneales, micrognatia, facies anormal con orejas malformadas bajas y occipucio prominente, labio y paladar hendido, puños apretados con dedos superpuestos, especialmente el índice sobre el dedo corazón, pies zambos y sindactilia. También son comunes la comunicación interventricular, el conducto arterioso permeable, la comunicación interauricular y las anomalías renales. Es rara una supervivencia de más de unos meses.

trisomía 22 (trisomy 22), anomalía congénita causada por la presencia de un cromosoma 22 extra en el grupo G, caracterizada por retraso psicomotor y diversas anomalías del desarrollo. Entre los defectos comunes aparecen microcefalia, micrognatia, hipotonía, hipertelorismo, orejas anómalas con apéndices preauriculares o fístulas y enfermedad cardíaca congénita. En la trisomía 22 parcial el cromosoma extra es mucho más pequeño que el par normal y causa coloboma del iris, atresia anal o ambos, así como otros defectos.

tristeza crónica (sorrow, chronic), diagnóstico de enfermería aceptado por la Thirteenth National Conference on the Classification of Nursing Diagnoses. Se define como un patrón cíclico, recurrente y potencialmente progresivo de tristeza que se experimenta como consecuencia de una pérdida prolongada a lo largo del proceso de una enfermedad o de una discapacidad.

trisulfapirimidinas (trisulfapyrimidines), combinación de tres antibacterianos (sulfadiazina, sulfamerazina y sulfametazina) raramente prescrita hoy en día.

tritio (H^3) (tritium [^3H]), isótopo radiactivo del átomo de hidrógeno, utilizado como trazador.

trituración (trituration), proceso de eliminar las impurezas de una sustancia triturándola bajo un solvente en el que las impurezas son mucho más solubles que la propia sustancia.

trivalencia (trivalence), estado triple, generalmente utilizado para designar los tres electrones de la órbita externa de un átomo o la capacidad de un grupo de átomos para reemplazar tres elementos monovalentes de un compuesto.

trivalente (trivalent), **1.** perteneciente a un átomo o grupo de átomos con capacidad para enlazarse con o para reemplazar tres elementos monovalentes. **2.** vacuna que puede evitar tres tipos de enfermedades.

trix (thrix), cabello.

triyodotironina (T_3) (triiodothyronine [T_3]), hormona que participa en la regulación del crecimiento y del desarrollo, en el control del metabolismo y de la temperatura corporal y, por un sistema de retroalimentación negativo, actúa inhibiendo la secreción de tirotropina por la hipófisis. Es la hormona tiroidea más activa y afecta a todos los procesos del organismo, incluida las expresiones génicas. Es componente de diversos fármacos, como liotrix y liotironina sódica, utilizados en el tratamiento del hipotiroidismo y del bocio simple.

trocánter (trochanter), una de las dos proyecciones óseas del extremo proximal del fémur que sirven para la inserción de varios músculos.

trocánter mayor (greater trochanter, trochanter major), gran protuberancia en la terminación proximal del eje del fémur. Es un punto de inserción para los músculos glúteo menor y glúteo medio.

trocánter menor (lesser trochanter, trochanter minor), una de las dos proyecciones cónicas de la base del cuello del fémur, donde se inserta el tendón del psoas mayor.

trocar (trocar), varilla afilada, puntiaguda, que se adapta a un tubo. Se utiliza para perforar la piel y la pared de una cavidad o canal en el cuerpo, para aspirar líquidos, instilar un medicamento o solución o para guiar la colocación de un catéter blando.

trocisco (troche), tableta pequeña, oval, redonda o alargada que contiene un agente medicinal incorporado a un mucílago endulzado o a una base de fruta que se disuelve en la boca y libera el fármaco.

tróclea (trochlea), parte o estructura con forma de polea.

troclear (trochlear), **1.** relacionado con la tróclea o algo que tiene forma de polea. **2.** relativo al nervio troclear (IV par craneal).

trófico (trophic), relativo al efecto nutritivo o cualidad de la actividad celular.

trofismo (trophism), influencia de la nutrición.

trofoblasto (trophoblast), capa de tejido que forma la pared del blastocisto de los mamíferos placentarios en los estadios tempranos del desarrollo embrionario. Interviene en la implantación del blastocisto en la pared uterina y en la aportación de nutrientes al embrión.

trofotrópico (trophotropic), relativo a una combinación de actividad del sistema nervioso parasimpático, relajación de los músculos somáticos y sincronización rítmica betacortical, tal como la que aparece en estado de reposo o sueño.

trofotropismo (trophotropism), tropismo en el cual las células migran hacia las fuentes nutrientes o se alejan de ellas.

trofozoíto (trophozoite), protozoo inmaduro ameboide. Las enfermedades en las que se puede aislar trofozoitos por estudios bacteriológicos incluyen la disentería amebiana, paludismo y vaginitis por tricomonas.

trolamina (trolamine), contracción de *trietanolamina.*

troleandomicina (troleandomycin), antibiótico macrólido. Se prescribe en el tratamiento de ciertas infecciones, incluidas la neumonía neumocócica y las infecciones del tracto respiratorio superior por estreptococos del grupo A. Tiene estado de fármaco huérfano para el tratamiento del asma dependiente de corticoides por sus propiedades ahorradoras de esteroides.

trombastenia (thrombasthenia), trastorno hemorrágico poco frecuente caracterizado por un defecto en la hemostasia mediada por plaquetas causado por una anomalía de la membrana plaquetaria. Las plaquetas no se agregan, no se forma el coágulo y se produce hemorragia. La transfusión de plaquetas es eficaz para controlar la hemorragia.

trombectomía (thrombectomy), extirpación de un trombo de un vaso sanguíneo realizada como cirugía de urgencia para restablecer la circulación a la región afectada.

Trombiculidae (Trombiculidae), familia de ácaros que incluye los ácaros de la siega, las chinches rojas y los *chiggers*. Las larvas son parásitos y los adultos viven libremente. Los ácaros son vectores de enfermedades como el tifus, rickettsiasis, prurito de los matorrales, enfermedad tsutsugamushi y otras infecciones.

trombiculosis (trombiculosis), infestación por ácaros del género *Trombicula,* algunas de cuyas especies transmiten el tifus de los matorrales.

trombina (thrombin), enzima formada en el plasma durante el proceso de coagulación a partir de la protrombina, del calcio y de la tromboplastina. La trombina activa el paso de fibrinógeno a fibrina, que es esencial en la formación del coágulo.

trombo (thrombus), agregación de plaquetas, fibrina, factores de la coagulación y elementos celulares de la sangre adheridos a la pared interior de una vena o arteria, ocluyendo a veces la luz de los vasos.

trombo agónico (agonal thrombus), agregación de plaquetas, fibrina y factores de la coagulación, así como de elementos celulares, que se forma en el corazón durante el proceso del fallecimiento.

trombo blanco (white thrombus), trombo compuesto por una agregación de plaquetas sanguíneas, fibrina, factores de coagulación y elementos celulares que contienen escasos o ningún eritrocito.

trombo hialino (hyaline thrombus), masa translúcida, incolora, que contiene eritrocitos hemolizados.

trombo laminado (laminated thrombus), trombo compuesto por un agregado de plaquetas, fibrina, factores de coagulación y elementos celulares, que se disponen en capas formadas aparentemente en diferentes momentos.

trombo mural (mural thrombus), trombo que se origina en la pared de una cavidad, especialmente una placa de endocardio enferma.

trombo obliterante (ball thrombus), masa de sangre coagulada, relativamente redondeada, que contiene plaquetas, fibrina y fragmentos celulares, y que puede obstruir un vaso sanguíneo o un orificio, habitualmente la válvula mitral del corazón.

trombo parasitario (parasitic thrombus), agregado de cuerpos y esporas de parásitos del paludismo que se forman en los vasos cerebrales en el paludismo cerebral.

tromboangitis (thromboangiitis), inflamación de los vasos sanguíneos asociada con trombosis y acompañada por destrucción de la íntima.

tromboangitis obliterante (thromboangiitis obliterans), enfermedad vascular oclusiva, habitualmente de una pierna o un pie, en la que las arterias de pequeño y mediano calibre están inflamadas y trombóticas. Los signos precoces de la enfermedad son quemazón, entumecimiento y hormigueo del pie o de la pierna por debajo de la lesión. Cuando la enfermedad progresa se puede desarrollar flebitis y gangrena. Con frecuencia los pulsos que se localizan por debajo de los vasos sanguíneos dañados están ausentes. El objetivo del tratamiento es evitar todos los factores que disminuyan la irrigación a la extremidad y utilizar todos los medios posibles para aumentar la irrigación. Puede requerirse la amputación si el deterioro progresa a gangrena con infección crónica y extensa destrucción tisular.

tromboarteritis (thromboarteritis), inflamación arterial con formación de trombo.

trombocitopatía (thrombocytopathy), cualquier trastorno del mecanismo de coagulación de la sangre causado por una anomalía o disfunción de las plaquetas.

trombocitopenia (thrombocytopenia), trastorno sanguíneo en el que el número de plaquetas está disminuido. Puede existir disminución de la producción de plaquetas, disminución de la supervivencia de las plaquetas, aumento del consumo de plaquetas o esplenomegalia. La trombocitopenia es la causa más común de enfermedad hemorrágica. El tratamiento requiere un diagnóstico específico de la causa.

trombocitosis (thrombocytosis), aumento anormal del número de plaquetas en la sangre. La trombocitosis benigna o trombocitosis secundaria es asintomática. La trombocitemia esencial se caracteriza por episodios de hemorragias espontáneas que alternan con episodios trombóticos.

tromboembolismo (thromboembolism), trastorno en el que un vaso sanguíneo está bloqueado por un émbolo (trombo), que se ha desplazado a través del torrente sanguíneo desde el punto de formación del coágulo. La región irrigada por una arteria obstruida puede picar y estar fría, adormecida y cianótica. Un émbolo en los pulmones produce un dolor torácico o abdominal superior agudo y repentino, disnea, tos violenta, fiebre, ansiedad y hemoptisis. La obstrucción de la arteria pulmonar o de una de sus ramas puede ser rápidamente fatal. El tratamiento incluye reposo en cama tranquilo, compresas húmedas calientes y anticoagulantes para prevenir la formación de nuevos trombos. Puede estar indicada la embolectomía, especialmente si hay obstrucción de la aorta o de la arteria ilíaca común.

tromboendarterectomía (thromboendarterectomy), extirpación de un trombo y del recubrimiento aterosclerótico interno a partir de una arteria obstruida.

tromboflebitis (thrombophlebitis), inflamación de una vena que se acompaña de la formación de un coágulo. Se produce con mayor frecuencia como resultado de una lesión en la pared del vaso, hipercoagulabilidad de la sangre, infección, irritación química, estasis venosa postoperatoria, sedestación, bipedestación o inmovilización prolongadas o un largo período de cateterización i.v. La tromboflebitis de una vena superficial en general es evidente; el vaso se palpa caliente y como un hilo o cuerda, y es extremadamente sensible a la presión; el área que lo rodea puede estar eritematosa y caliente al tacto, y la extremidad completa puede estar pálida, fría e hinchada. La tromboflebitis de una vena profunda se caracteriza por dolor o calambres, especialmente en la pantorrilla, cuando el paciente camina o realiza una dorsiflexión del pie (signo de Homans).

tromboflebitis iliofemoral posparto (postpartum iliofemoral thrombophlebitis), tromboflebitis posparto que afecta a la arteria ileofemoral.

tromboflebitis migratoria (migratory thrombophlebitis), trastorno en el que se producen múltiples trombosis, tanto en las venas superficiales como en las profundas. Puede asociarse con neoplasias malignas, especialmente con el carcinoma de páncreas, y con frecuencia precede a otras manifestaciones neoplásicas en varios meses.

tromboflebitis purulenta (thrombophlebitis purulenta), inflamación de una vena asociada a la formación de un trombo blando purulento que infiltra la pared de los vasos.

trombogénesis (thrombogenesis), formación de un trombo o coágulo sanguíneo.

trombogénico (thrombogenic), perteneciente a un trombo o a un factor que produce un trombo o un coágulo.

tromboide (thromboid), **1.** análogo a un coágulo. **2.** que se parece a un trombo.

trombólisis (thrombolysis), la disolución de un trombo.

trombolítico (thrombolytic), perteneciente a un fármaco u otro agente que provoca la disolución de coágulos sanguíneos.

trombopatía (thrombopathy), patología en la cual existe una deficiencia de capacidad de coagulación por motivos distintos de la trombocitopenia.

tromboplástico (thromboplastic), **1.** que produce formación de coágulos. **2.** relativo al papel de la tromboplastina en la formación de un coágulo.

tromboplastina (thromboplastin), sustancia compleja que inicia el proceso de la coagulación transformando la protrombina en trombina en presencia de iones calcio.

tromboquiste (thrombocyst), saco membranoso que encierra un trombo.

trombosado (thrombosed), **1.** coagulado. **2.** relativo a un vaso sanguíneo en el cual se ha formado un trombo.

trombosis (thrombosis), trastorno vascular en el que se forma un trombo en el interior de un vaso sanguíneo.

trombosis cardíaca (cardiac thrombosis), coágulo de sangre localizado en una válvula cardíaca o en una de las cámaras del corazón. Un gran infarto puede ir seguido de una trombosis ventricular izquierda.

trombosis cerebral (cerebral thrombosis), formación de un trombo en cualquier vaso cerebral.

trombosis coronaria (coronary thrombosis), desarrollo de un trombo que obstruye una arteria coronaria, produciendo por lo general IM y muerte. Las trombosis coronarias habitualmente se desarrollan en segmentos arteriales afectados por lesiones arterioscleróticas.

trombosis de esfuerzo (effort thrombosis), trombosis de estrés que afecta a la vena subclavia o axilar. Es consecutiva a la realización de un ejercicio extenuante y se acompaña con dolor, edema y cambio de coloración de la piel en el hombro y el brazo.

trombosis del seno cavernoso (cavernous sinus thrombosis), síndrome, generalmente secundario a infecciones próximas al ojo o a la nariz, caracterizado por edema orbitario, congestión venosa ocular y parálisis de los nervios que inervan los músculos extraoculares. La infección se puede diseminar y llegar al LCR y las meninges.

trombosis embólica (embolic thrombosis), trombosis que se desarrolla en el punto de impacto de un émbolo (cuerpo extraño) en un vaso sanguíneo.

trombosis iliofemoral (iliofemoral thrombosis), trombo en la circulación iliofemoral.

trombosis placentaria (placental thrombosis), coagulación intravascular que tiene lugar en la placenta y en las venas del útero.

trombosis traumática (traumatic thrombosis), coagulación intravascular de una vena o de otro vaso sanguíneo después de una lesión o una irritación. Se puede producir como efecto adverso de una inyección intravenosa que daña la pared de la vena.

trombosis venosa (venous thrombosis), trastorno caracterizado por la presencia de un coágulo en una vena, en el cual la pared del vaso no está inflamada. Si la oclusión de la vena es significativa aparecerán dolor, tumefacción e inflamación.

trombosis venosa profunda (TVP) (deep vein trombosis (DVT), proceso por el que se produce un trombo en una de las venas profundas del cuerpo, con más frecuencia en la vena ilíaca o en la femoral. Los síntomas son: sensibilidad a la palpación, dolor, inflamación, calor y palidez de la piel.

trombótico (thrombotic), causado o caracterizado por una trombosis.

tromboxano A_2 (TXA_2) (thromboxane A_2 [TXA_2]), compuesto biológicamente activo, sumamente inestable, derivado de la prostaglandina G_2. Aumenta en concentración tras una lesión de los vasos sanguíneos y estimula la respuesta hemostática primaria y la agregación plaquetaria irreversible.

tromboxano B_2 (TXB_2) (thromboxane B_2 [TXB_2]), metabolito estable del tromboxano A_2 que tiene alguna clase de efecto sobre las células polimorfonucleares y puede poseer actividad quimiotáxica. Se libera durante la anafilaxia en animales de laboratorio.

tromboxano-A sintasa (thromboxane-A synthase), enzima que cataliza la conversión en las plaquetas de la prostaglandina G_2 en tromboxano A_2. Una deficiencia de la enzima causa un defecto en la liberación de plaquetas.

tromboxanos (thromboxanes), compuestos sintetizados por las plaquetas y otras células que causan agregación plaquetaria y vasoconstricción.

trompa (salpinx), conducto, como son la trompa de Falopio en el útero y la trompa de Eustaquio en el oído.

trompa de Eustaquio (eustachian tube), [Bartolomeo Eustachio, anatomista italiano, 1524-1574], trompa tapizada por una mucosa que une la nasofaringe con la cavidad del oído medio. Normalmente está cerrada, pero se abre al bostezar, masticar o tragar lo que permite equilibrar la presión del aire en el oído medio con la presión atmosférica.

trompa de Falopio (fallopian tube), [Gabriele Fallopio, anatomista italiano, 1523-1562], conducto par que se abre por un extremo en el útero y por el otro en la cavidad peritoneal, sobre el ovario. Cada trompa constituye el conducto a través del cual el óvulo alcanza el útero y los espermatozoides se dirigen hacia el ovario.

troncal (truncal), perteneciente al tronco del cuerpo o a algún tronco arterial o nervioso.

tronco (truncus, trunk), parte principal de una región anatómica de la cual pueden salir ramas, como la cadena nerviosa simpática o el tronco linfático yugular.

tronco (trunk), el cuerpo, excluida la cabeza y las extremidades.

tronco arterial braquiocefálico (truncus brachiocephalicus), rama de la aorta que se divide en las arterias carótida primitiva derecha y subclavia derecha.

tronco arterioso (truncus arteriosus), tronco arterial embrionario que se abre inicialmente desde ambos ventrículos del corazón y más tarde se divide en los troncos aórtico y pulmonar, las dos porciones separadas por el tabique bulbar.

tronco broncomediastínico (bronchomediastinal trunk), uno de los dos vasos linfáticos, derecho e izquierdo, que drenan los pulmones y los bronquios, las estructuras mediastínicas y la pared torácica.

tronco celíaco (celiac artery), rama visceral de gran calibre de la aorta abdominal, que se origina por debajo del diafragma, dividiéndose por lo general en la arteria coronaria estomáquica, arteria hepática común y arteria esplénica.

tronco del encéfalo (brainstem), porción del encéfalo que comprende el bulbo raquídeo, la protuberancia o puente y el mesencéfalo. Realiza las funciones motoras, sensitivas y reflejas y contiene los tractos corticoespinal y reticuloespinal. Los doce pares craneales se originan en su mayor parte en el tronco del encéfalo.

tronco pulmonar (pulmonary trunk), vaso corto y ancho que transporta la sangre venosa desde el ventrículo derecho del corazón a los pulmones.

tronco simpático (sympathetic trunk), cada una de las dos cadenas de ganglios que se extienden a ambos lados de la columna vertebral, desde la base del cráneo hasta el cóccix. Cada tronco forma parte del sistema nervioso simpático y está formado por una serie de ganglios conectados por cordones que contienen varios tipos de fibras. Cada tronco simpático distribuye ramas con fibras posganglionares a plexos autónomos, nervios craneales, órganos individuales, nervios que acompañan a las arterias y nervios raquídeos.

tronco simpático paravertebral (paravertebral sympathetic trunk), el tronco formado por las fibras posganglionares ascendentes y descendentes, junto con todos los ganglios, que se extiende a cada lado de la columna vertebral y permite la distribución de las fibras motoras viscerales de la parte simpática de la división autónoma del sistema nervioso periférico a las regiones periféricas inervadas por todos los nervios espinales.

tronco subclavio (subclavian trunk), cada uno de los dos vasos linfáticos, izquierdo y derecho, que drenan la extremidad superior derecha y las regiones superficiales de la pared torácica y la parte superior de la pared abdominal.

tronco tirocervical (thyrocervical trunk), ramas arteriales cortas, gruesas, en número par, que se originan en la primera porción de las arterias subclavias, próximas al borde interno del escaleno anterior, e irrigan numerosos músculos y huesos en la cabeza, cuello y espalda.

tronco venoso braquiocefálico izquierdo (left brachiocephalic vein), vaso que comienza en la raíz del cuello, en la unión de las venas yugular interna y subclavia en el lado izquierdo, y sigue un trayecto oblicuo, cruzando el tórax, hasta unirse al tronco braquiocefálico derecho y formar la vena cava superior.

tronco yugular (jugular trunk), uno de los dos vasos linfáticos, derecho e izquierdo, que drenan la cabeza y el cuello.

tronera (embrasure), espacio normal entre dos dientes adyacentes resultado de las variaciones en su posición y contorno. Las troneras suponen una vía de salida de la comida durante la masticación.

tropocolágeno (tropocollagen), unidad fundamental de las fibrillas de colágeno obtenido mediante la extracción prolongada de colágeno insoluble con ácido diluido.

tropomiosina (tropomyosin), componente proteico de los filamentos del sarcómero que, junto con la troponina, regula las interacciones de la actina y la miosina en las contracciones musculares.

troponina (troponin), proteína de la ultraestructura celular miocárdica que modula la interacción entre las moléculas de actina y miosina.

trospio (trospium), anticolinérgico utilizado para tratar la vejiga hiperactiva.

trovafloxacino (trovafloxacin), antibacteriano efectivo frente a un amplio espectro de organismos grampositivos y gramnegativos. Se utiliza la sal mesilato en el tratamiento de infecciones graves.

Trp (Trp), abreviatura de **triptófano.**

truncado (truncated), **1.** amputado desde el tronco. **2.** cortado de través perpendicular al eje largo.

Trypanosoma *(Trypanosoma),* género de organismos parásitos, algunas de cuyas especies pueden causar enfermedades importantes en los seres humanos. La mayoría de los organismos tripanosómicos viven parte de su vida en insectos y se transmiten a los seres humanos por las picaduras de éstos.

TSH (TSH), siglas de **hormona estimulante del tiroides.**

TT (TT), siglas de **terapia trombolítica.**

TTOV (OVTT), abreviatura de **técnico en tratamiento optométrico de la visión.**

TTP (PTT), siglas de **tiempo de tromboplastina parcial.**

tubercúlide (tuberculid), patología en pacientes tuberculosos caracterizada por lesiones de la piel y las mucosas en las cuales el bacilo tuberculoso está ausente. Es consecuencia de sensibilidad a antígenos micobacterianos en paciente con tuberculosis.

tuberculina antigua (old tuberculin), fórmula original del extracto de bacilo tuberculoso utilizado en el tratamiento de la TB por Koch.

tubérculo (tubercle), **1.** nódulo o pequeña eminencia, tal como la de un hueso. **2.** nódulo, especialmente una elevación de la piel mayor que una pápula. **3.** nódulo pequeño redondeado producido por la infección por *Mycobacterium tuberculosis,* constituido por una masa gris translúcida de células esféricas pequeñas rodeadas de tejido conjuntivo.

tubérculo auricular (auricular tubercle), pequeña proyección que a veces se encuentra en el borde del hélix de la oreja.

tubérculo caudado (caudate process), pequeña elevación del tejido que se extiende oblicuamente desde el extremo inferior del lóbulo caudado del hígado hasta la cara visceral del lóbulo derecho.

tubérculo conoide (conoid tubercle), tubérculo en la superficie inferior del tercio lateral de la clavícula, en el que se inserta el ligamento coracoclavicular.

tubérculo de la silla turca (tubercle of sella turcica), la pared anterior de la silla turca.

tubérculo de Morgagni (Morgagni's tubercle), [Giovanni B. Morgagni, anatomista italiano, 1682-1771], cada uno de los diversos nódulos pequeños y blandos situados en la superficie de las areolas de las mujeres. Están constituidos por grandes glándulas sebáceas inmediatamente por debajo de la superficie areolar.

tubérculo geniano superior (superior genial tubercle), parte superior de una pequeña proyección ósea localizada en la superficie interna de la mandíbula, cerca del extremo inferior de la línea media y por encima del extremo anterior de la línea milohioidea. Sirve para la inserción del músculo geniogloso.

tubérculo infraglenoideo (infraglenoid tubercle), gran engrosamiento triangular situado por debajo de la cavidad glenoidea en la escápula que es la zona de inserción de la cabeza larga del músculo tríceps braquial.

tubérculo mentoniano (mental tubercle), cada una de las dos prominencias situadas en el borde inferior del cuerpo de la mandíbula.

tubérculo supraglenoideo (supraglenoid tubercle), sitio de inserción de la escápula del músculo bíceps braquial.

tubérculo yugular (jugular tubercle), gran montículo redondeado del hueso occipital medial al agujero rasgado posterior.

tuberculoma (tuberculoma), crecimiento de aspecto tumoral, poco frecuente, de tejido tuberculoso localizado en el sistema nervioso central, que se caracteriza por presentar los síntomas de un proceso expansivo en el cerebro, cerebelo o médula espinal.

tuberculosis (TB) (tuberculosis [TB]), infección granulomatosa crónica producida por un bacilo acidorresistente, *Mycobacterium tuberculosis*. Generalmente se transmite por inhalación o ingestión de microgotas infectadas y afecta generalmente los pulmones, aunque se puede producir la infección de múltiples sistemas orgánicos. La apatía, el dolor torácico leve, la pleuritis, la anorexia, la fiebre y la pérdida de peso son síntomas precoces de tuberculosis pulmonar. Los de progresión de la enfermedad consisten en sudoración nocturna, hemorragia pulmonar, expectoración de esputo purulento y desarrollo de disnea. Los tejidos pulmonares reaccionan al bacilo produciendo células protectoras que devoran al organismo infectante, formando granulomas. Si no se tratan, los granulomas aumentan y convergen para formar granulomas mayores que se caseifican, y en ocasiones se abren en las cavidades dentro de los pulmones. El diagnóstico se efectúa por biopsia, tinción, cultivos de esputo y del jugo gástrico y estudios radiológicos. El bacilo es generalmente sensible a isoniazida, pirazinamida, ácido paraaminosalicílico, estreptomicina, rifampicina, etambutol, dihidroestreptomicina, radiación ultravioleta y calor. Se prescribe una combinación de fármacos, con pruebas regulares de la función renal, hepática, ojos y oídos para descubrir signos precoces de toxicidad medicamentosa. Lo cual es importante porque el tratamiento medicamentoso suele continuarse hasta durante 1 año. La enfermedad no es infecciosa después de que el bacilo no se encuentre ya presente en el esputo.

tuberculosis aviar (avian tuberculosis), cepa de tuberculosis en aves causada por *Mycobacterium avium*. El organismo es también patógeno en seres humanos y es especialmente problemático en los inmunocomprometidos.

tuberculosis bovina (bovine tuberculosis), forma de tuberculosis provocada por *Mycobacterium tuberculosis* que afecta principalmente al ganado vacuno, aunque en ocasiones afecta a los ciervos. Puede producir mastitis y síntomas pulmonares.

tuberculosis hematógena (hematogenous tuberculosis), forma de TB que se disemina a través de la sangre.

tuberculosis miliar (miliary tuberculosis), diseminación extensa por vía sanguínea de los bacilos tuberculosos. En los niños se asocia a fiebre elevada, sudoración nocturna y, con frecuencia, meningitis, derrames pleurales o peritonitis. Los adultos pueden desarrollar una enfermedad similar, pero de aparición más solapada y, en ocasiones, con semanas o meses de síntomas inespecíficos, como pérdida de peso, debilidad o febrícula. En las placas de tórax pueden evidenciarse múltiples opacidades de pequeñas dimensiones que recuerdan a las semillas del mijo.

tuberculosis primaria (primary tuberculosis), forma infantil de tuberculosis que se localiza fundamentalmente en los pulmones, en la faringe posterior o, rara vez, en la piel. Los lactantes no ofrecen resistencia a la enfermedad, se infectan con facilidad y son especialmente vulnerables a la diseminación rápida y masiva de la infección por todo el cuerpo. En la infancia la enfermedad es generalmente breve y benigna, caracterizada por linfadenopatías regionales, calcificación de los tubérculos e inmunidad residual.

tuberculosis pulmonar (pulmonary tuberculosis), infección de los pulmones por *Mycobacterium tuberculosis*. La primera infección suele ser quiescente, pero con posterioridad puede producir neumonía y otras afecciones.

tuberculosis renal (renal tuberculosis), enfermedad del riñón causada por *Mycobacterium tuberculosis,* generalmente como consecuencia de bacilemia en casos de tuberculosis pulmonar. Entre los cambios patológicos se cuentan inflamación granulomatosa y necrosis caseosa del tejido renal.

tuberculoso (tubercular, tuberculous), relativo o que se parece a la tuberculosis.

tuberculum (tuberculum), tubérculo, nódulo o elevación redondeada.

tuberosidad[1] (tuber), tumefacción localizada bulbosa.

tuberosidad[2] (tuberosity), elevación o protuberancia, especialmente de un hueso.

tuberosidad anterior de la tibia (tuberosity of the tibia), elevación grande, alargada, situada en el extremo proximal de la tibia, a la que se une el ligamento de la rótula.

tuberosidad calcánea (calcaneal tuberosity), elevación transversa sobre la cara plantar del calcáneo en la que se insertan el abductor del quinto dedo, la fascia plantar y otros músculos.

tuberosidad ilíaca (iliac tuberosity), elevación rugosa de la cresta ilíaca posterior en la que se insertan los ligamentos sacroilíacos posteriores. También es un punto de origen de los músculos erector de la espina y multífido.

tuberosidad isquiática (ischial tuberosity), protuberancia redondeada de la parte inferior del isquion. Forma la región ósea sobre la que descansa el cuerpo humano cuando está en posición sentada.

tuberosidad maxilar (maxillary tuberosity), eminencia redondeada sobre la superficie posterior del cuerpo del maxilar superior, detrás de la raíz del tercer molar.

tuberosidad radial (radial tuberosity), gran proyección roma en la superficie medial del radio para la inserción del tendón del bíceps braquial.

tubo (tube), pieza hueca y cilíndrica de un equipo o estructura corporal.

tubo cardíaco primitivo (primitive heart tube), el primordio del corazón, formado por la fusión de los dos tubos laterales endocárdicos.

tubo de Bilbao (Bilbao tube), tubo largo, delgado y flexible, que se utiliza para inyectar bario en el intestino delgado. El tubo se guía con un alambre rígido hasta el final del duodeno bajo control fluoroscópico.

tubo de Coolidge (Coolidge's tube), [William D. Coolidge, médico estadounidense, 1873-1975], tipo básico de tubo de rayos X de cátodo caliente que ha sido utilizado por los radiólogos desde que fue inventado en 1913 con modificaciones recientes.

tubo de drenaje (drainage tube), catéter de grueso calibre utilizado para evacuar aire o líquido de una cavidad o herida del cuerpo.

tubo de ensayo (test tube), tubo fabricado con material transparente que tiene un extremo abierto. Se utiliza en muchas actividades de laboratorio.

tubo de foco dual (dual-focus tube), tubo de rayos X utilizado para el diagnóstico por imagen. Tiene un punto focal grande y otro pequeño. Se emplea una mancha focal grande cuando se necesita utilizar una técnica que produce altas temperaturas, y una mancha focal pequeña para producir imágenes finas, detalladas.

tubo de Harris (Harris tube), [Franklin Harris, cirujano norteamericano, n. 1895], tubo utilizado para la descompresión gástrica e intestinal. Es un tubo de luz única, relleno de mercurio, que se pasa a través de la nariz y llega al tracto digestivo por gravedad. La localización del tubo se sigue por fluoroscopia.

tubo de rayos catódicos (TRC) (cathode ray tube [CRT]), tubo de vacío que proyecta un haz electrónico sobre un punto de una pantalla de fósforo, generando una imagen visible de datos sobre la superficie del tubo.

tubo de rayos X (X-ray tube), tubo grande envolvente al vacío que contiene un filamento catódico de tungsteno y un ánodo que generalmente es un disco de tungsteno. Cuando se calienta hasta la incandescencia, el cátodo emite una nube de electrones que producen rayos X cuando impactan sobre la superficie del ánodo a alta velocidad. El ánodo está diseñado para reflejar los rayos X hacia el objeto que va a ser radiografiado.

tubo de toracostomía (thoracostomy tube), catéter insertado a través de la pared torácica para drenar líquido del espacio pleural.

tubo de traqueostomía (tracheotomy tube), tubo alargado, curvo, hueco, de metal o de plástico que se inserta quirúrgicamente en la tráquea en casos de obstrucción de la vía aérea.

tubo de Veillon (Veillon tube), tubo transparente cuyos extremos están cerrados con tapones extraíbles, uno de algodón y uno de goma. Se utiliza para el crecimiento en el laboratorio de cultivos bacteriológicos.

tubo en T (T tube), **1.** dispositivo tubular con forma de T, insertado a través de la piel en una cavidad o herida, utilizado para drenaje. **2.** aparato utilizado para conectar una fuente de oxígeno humidificado a la sonda endotraqueal de modo que puede conectarse un espirómetro para evaluación del volumen corriente.

tubo endotraqueal (endotracheal tube), catéter de luz gruesa que se introduce en la tráquea a través de la boca o de la nariz hasta un punto situado por encima de la bifurcación de la tráquea. Se utiliza para administrar oxígeno a presión cuando la ventilación ha de estar totalmente controlada y en técnicas de anestesia general.

tubo endotraqueal con manguito (cuffed endotracheal tube), tubo endotraqueal con un globo situado en el extremo distal, que se puede insuflar para ajustar el tubo a la luz de la vía aérea. El globo forma un manguito que impide el paso del contenido gástrico hacia los pulmones y de gas desde los pulmones.

tubo intestinal (intestinal tract), segmentos de intestino delgado y grueso situados entre el píloro y el recto. Forma parte del aparato digestivo.

tubo laringotraqueal (laryngotracheal tube), tubo endodérmico embrionario que se separa del primordio de la orofaringe y esófago cuando el tabique traqueoesofágico divide la parte craneal del intestino anterior. Constituye el primordio de la laringe, tráquea, bronquios y pulmones.

tubo neural (neural tube), tubo longitudinal situado a lo largo del eje central del embrión en fase de desarrollo precoz que da origen al encéfalo, la médula espinal y otros tejidos nerviosos del SNC.

tubo torácico (chest tube), catéter introducido en el espacio pleural a través del espacio costal del tórax para eliminar aire o líquidos, restaurando así la presión negativa del espacio pleural. Suele utilizarse después de la cirugía torácica y del colapso pulmonar.

tuboovárico (tubo-ovarian), perteneciente al ovario y a la trompa de Falopio.

tuboplastia (tuboplasty), procedimiento quirúrgico mediante el que se reparan las trompas de Falopio gravemente enfermas o dañadas, con la esperanza de restaurar la fertilidad.

tubos de Bouchut (Bouchut's tubes), [Jean E. W. Bouchut, médico francés, 1818-1891], conjunto de instrumentos cilíndricos cortos utilizados para la intubación de la laringe.

tubos endocárdicos (endocardial tubes), canales pares, longitudinales y con revestimiento endotelial, formados a partir del mesodermo cardiogénico durante el desarrollo embrionario, que se funden para formar el tubo cardíaco primordial.

túbulo (tubule), tubo pequeño, como los túbulos colectores renales, los túbulos seminíferos de los testículos o las asas de Henle situadas entre los túbulos contorneados proximales y distales.

túbulo colector (collecting tubule), cualquiera de los numerosos túbulos rectos y relativamente grandes del riñón que vierten la orina en la pelvis renal. Los túbulos colectores desempeñan un papel importante en el mantenimiento del equilibrio líquido del organismo permitiendo que el agua pase por ósmosis a través de sus membranas hacia el líquido intersticial de la médula renal.

túbulo distal (distal tubule), porción de la nefrona situada entre el asa de Henle y el tubo colector del riñón.

túbulo mesonéfrico (mesonephric tubule), cada uno de los túbulos renales embrionarios que constituyen el mesonefros. Funcionan como estructuras excretoras durante el desarrollo embrionario precoz de los seres humanos y de otros mamíferos, aunque se incorporan con posterioridad al sistema reproductor. En el varón los túbulos dan lugar a los conductillos eferentes y aberrantes de los testículos, al apéndice del epidídimo y al paradídimo y en las mujeres al epooforon, parooforon y apéndices vesiculares.

túbulo pronéfrico (pronephric tubule), cualquiera de las unidades excretoras del pronefros dispuestas segmentariamente en el desarrollo inicial del embrión vertebrado.

túbulo renal (renal tubule), parte de la nefrona que sale del glomérulo hacia los túbulos colectores. Consta de un segmento en asa y dos secciones contorneadas. Estos canales reabsorben materiales seleccionados y los devuelven hacia la sangre, y segregan, recogen y conducen la orina.

túbulos contorneados renales (convoluted kidney tubules), relativo a la porción proximal de los túbulos contorneados de la nefrona que conducen desde el glomérulo a los conductos colectores, entre la cápsula de Bowman y el asa de Henle. Las secciones proximal y distal son contorneadas, mientras que las ramas ascendente y descendente del asa de Henle son relativamente rectas.

túbulos contorneados seminíferos (convoluted seminiferous tubules), tubos largos con forma de hebra situados en el tejido areolar de los testículos. Los testículos también contienen segmentos rectos de túbulos seminíferos.

túbulos dentales (dental tubules), pequeños canales de la dentina que se extienden de la cavidad pulpar al cemento y el esmalte.

túbulos seminíferos (seminiferous tubules), tubos largos rodeados por tejido areolar situados en los lóbulos de los testículos.

tularemia (tularemia), enfermedad infecciosa de los animales causada por el bacilo *Francisella (Pasteurella) tularensis,* que se puede transmitir por insectos vectores o por contacto directo. En los humanos se caracteriza por fiebre, cefalea y una lesión cutánea ulcerada con aumento de los ganglios linfáticos regionales o por infección ocular, ulceraciones GI o neumonía dependiendo del punto de entrada y de la respuesta del huésped. Esta enfermedad puede ser fatal si no se trata con los antibióticos apropiados. El tratamiento incluye estreptomicina, cloranfenicol y tetraciclina. El restablecimiento confiere inmunidad de por vida.

tulio (Tm) (thulium [Tm]), elemento metálico perteneciente al grupo de las tierras raras. Su número atómico es 69; su peso atómico es 168,93. Cuando el tulio es irradiado en un reactor nuclear emite una radiación gamma.

TUM (EMT), siglas de **técnico en urgencias médicas.**

TUM-I (EMT-I), siglas de **técnico en urgencias médicas-intermedio.**

TUM-IV (EMT-IV), siglas de **técnico en urgencias médicas-intravenoso.**

tumefacción de Calabar (calabar swelling), edema angioneurótico y eritema localizados generalmente en las extremidades y caracterizados por masas tumefactas errantes, de tejido subcutáneo, producidas por un parásito nematodo filariforme endémico en África Central y Occidental. Las áreas tumefactas emigran con el parásito a lo largo del cuerpo a una velocidad aproximada de 1 cm por minuto y pueden llegar a tener el tamaño de un huevo pequeño.

tumefacción hipoosmótica (hypoosmotic swelling), tumefacción de los espermatozoides en una solución hipoosmótica.

tumescencia (tumescence), estado de inflamación o edema.

tumescencia peneana nocturna (nocturnal penile tumescence), erección del pene durante el sueño que se produce de forma normal durante la mayor parte de la vida del hombre. Es importante en el diagnóstico de la impotencia, ya que su presencia indica que ésta podría ser psicógena.

tumor (tumor), **1.** hinchazón o aumento de tamaño que aparece en las enfermedades inflamatorias. **2.** crecimiento nuevo de tejido caracterizado por la proliferación progresiva e incontrolada de células. El tumor puede estar localizado o ser invasivo, ser benigno o maligno. El tumor se puede denominar según su localización, su tipología celular o por el nombre de la persona que lo identificó primero.

tumor albus (tumor albus), hinchazón blanquecina que aparece en el hueso o articulación tuberculosos.

tumor cerebral (brain tumor), neoplasia invasiva de la porción intracraneal del SNC. En los adultos, del 20 al 40% de los tumores malignos cerebrales son lesiones metastásicas de cánceres de mama, pulmón, tracto GI, riñón o melanoma maligno. Los gliomas, principalmente los astrocitomas, son las neoplasias malignas más comunes. En los niños son más frecuentes los meduloblastomas. Los síntomas de un tumor cerebral son a menudo los producidos por el aumento de presión intracraneal, como cefalea, náuseas, vómitos, edema de papila, letargia y desorientación.

tumor cístico (cystic tumor), tumor con cavidades o sacos que contienen material semisólido o líquido.

tumor convergente (collision tumor), tumor que se forma como dos zonas de crecimiento separadas, que se desarrollan cercanas una a la otra, juntándose.

tumor de Brenner (Brenner tumor), [Fritz Brenner, anatomopatólogo alemán, n. 1877], neoplasia ovárica benigna, infrecuente, formada por nidos o cuerdas de células epiteliales que contienen glucógeno y que están rodeadas de tejido conjuntivo fibroso. El tumor puede ser sólido o quístico.

tumor de células de Hürthle (Hürthle cell tumor), [Karl W. Hürthle, histólogo alemán, 1860-1945], neoplasia de la glándula tiroides formada por células grandes con citoplasma granular eosinofílico (células de Hürthle); puede ser benigno (adenoma de células de Hürthle) o maligno (carcinoma de células de Hürthle).

tumor de células de la granulosa (granulosa cell tumor), tumor sólido del ovario con estrías amarillas que se origina en las células de la membrana granulosa primordial, creciendo hasta alcanzar un tamaño muy grande. El tumor puede asociarse a una producción excesiva de estrógenos.

tumor de células de la teca (theca cell tumor), tumor fibroso benigno, poco frecuente, del ovario, formado por células tecales y, con frecuencia, por células de la granulosa (foliculares).

tumor de células de la teca-granulosa (granulosa-theca cell tumor), tumor del ovario compuesto por células de la granulosa (foliculares), de la teca o de ambas. El tumor se asocia con una producción excesiva de estrógenos y una hiperplasia mamaria y endometrial.

tumor de células de Leydig (Leydig cell tumor), [Franz von Leydig, anatomista alemán, 1821-1908], neoplasia generalmente benigna de células intersticiales del testículo que puede producir ginecomastia en los adultos y desarrollo sexual precoz si la lesión se produce antes de la pubertad.

tumor de células de los islotes (islet cell tumor), cualquier tumor de los islotes de Langerhans.

tumor de células plasmáticas (plasma cell tumor), discrasia de células plasmáticas.

tumor de Krukenberg (Krukenberg's tumor), [Friedrich E. Krukenberg, anatomopatólogo alemán, 1871-1946], neoplasia del ovario, metástasis de un tumor GI maligno, normalmente de un cáncer de estómago.

tumor de la cisura pulmonar (pulmonary sulcus tumor), neoplasia invasiva destructiva que se desarrolla en el vértice pulmonar y que infiltra las costillas, las vértebras y el plexo braquial.

tumor de la médula espinal (spinal cord tumor), neoplasias de la médula espinal de las cuales más del 50% son extramedulares, alrededor del 25% intramedulares y el resto extradurales. Los síntomas dependen de la localización y la velocidad de crecimiento del tumor. Suelen desarrollarse de forma lenta, pudiendo progresar desde parestesia unilateral y molestias sordas a dolor lancinante, debilidad en una o ambas piernas, reflejos tendinosos profundos anormales y, en casos avanzados, monoplejía, hemiplejía o paraplejía. En ocasiones se altera la función del sistema nervioso autónomo, dando lugar a zonas de piel seca, fría y color rosa azulado, o a sudoración profusa de las extremidades inferiores.

tumor de Recklinghausen (Recklinghausen's tumor), [Friedrich D. von Recklinghausen, patólogo alemán, 1833-1910], tumor benigno, que se origina a partir de músculo liso, que contiene tejido conjuntivo y elementos epiteliales, y que se desarrolla en la pared del oviducto o la pared posterior del útero.

tumor de seno endodérmico (endodermal sinus tumor), tumor de saco vitelino.

tumor de Wilms (Wilms' tumor), [Max Wilms, cirujano alemán, 1867-1918], neoplasia maligna del riñón, que aparece en niños pequeños, antes de los 5 años en el 75% de los casos. El signo precoz más frecuente de este gran tumor maligno de la infancia es la hipertensión, seguido de la aparición de una masa palpable, dolor y hematuria. El tumor, un adenomiosarcoma embrionario, está bien encapsulado en las primeras fases, aunque más tarde se puede extender a los ganglios linfáticos y a la vena renal o cava y metastatizar en los pulmones o en otras localizaciones.

tumor del cuerpo carotídeo (carotid-body tumor), tumor benigno, redondeado y consistente, que se desarrolla en la bifurcación de la arteria carótida primitiva. Algunas veces el tumor puede producir mareos, náuseas y vómitos, especialmente si dificulta el flujo de sangre y causa elevación de la presión en el sistema vascular.

tumor del sistema nervioso central (central nervous system tumor), neoplasia del encéfalo o de la médula espinal que de forma característica no se extiende más allá del eje cerebroespinal, aunque puede ser localmente muy invasora y producir una extensa afectación de las funciones corporales. Los tumores intracraneales son cuatro veces más frecuentes que los originados en la médula espinal. El 20-40% de los tumores cerebrales son lesiones metastásicas de neoplasias primarias de otras localizaciones.

tumor desmoide (desmoid tumor), neoplasia fibrosa que puede presentarse en cabeza, cuello, parte superior de los brazos, abdomen o en las extremidades inferiores. El tumor suele ser una masa dura, circunscrita y elástica.

tumor en servilletero (napkin ring tumor), tumor que rodea una estructura tubular del cuerpo, normalmente alterando su función y comprimiendo su luz en mayor o menor grado.

tumor en turbante (turban tumor), neoplasia benigna formada por múltiples nódulos rosados o marrones que pueden cubrir todo el cuero cabelludo; también puede aparecer en el tronco y en las extremidades.

tumor fantasma (phantom tumor), inflamación que parece un tumor, habitualmente provocada por contracciones musculares o por distensión gaseosa del intestino.

tumor glómico (glomus tumor), neoplasia frecuentemente dolorosa que afecta a las anastomosis arteriovenosas de la piel.

tumor heterólogo (heterologous tumor), neoplasia formada por tejido diferente al del lugar donde se origina.

tumor homólogo (homologous tumor), neoplasia de células semejantes a las del tejido en el que se desarrolla.

tumor maligno (malignant tumor), neoplasia que característicamente invade los tejidos adyacentes, metastatiza en localizaciones distantes y contiene células anaplásicas.

tumor mixto (mixed tumor), neoformación constituida por más de un tipo de tejido neoplásico.

tumor pineal (pineal tumor), neoplasia de la glándula pineal.

tumor suprarrenal feminizante (feminizing adrenal tumor), neoplasia poco frecuente de la corteza suprarrenal caracterizada en los varones por ginecomastia, hipertensión, pigmentación difusa, aumento de estrógenos en orina y pérdida de la potencia sexual. Es frecuente la atrofia testicular. En las mujeres estos tumores, que son extremadamente raros, se asocian con pubertad precoz.

tumor vascular (vascular tumor), un aneurisma.

tumorectomía (lumpectomy), extirpación quirúrgica de un tumor sin eliminar una cantidad importante de tejido circundante o los ganglios linfáticos adyacentes.

tumores testiculares no seminomatosos (nonseminomatous testicular tumors), cualquiera de los diversos tipos histológicos de carcinoma testicular, como el carcinoma de células embrionarias, el teratocarcinoma y los tumores con elementos mixtos.

tumoricida (tumoricide), sustancia capaz de destruir un tumor.

tumorigénesis (tumorigenesis), proceso de iniciar y promover el desarrollo de un tumor.

tumorigénico (tumorigenic), capaz de producir tumores.

TUM-P (EMT-P), siglas de **técnico en urgencias médicas-paramédico.**

TUM-SVA (EMT-ALS), siglas de **técnico en urgencias médicas-soporte vital avanzado.**

túnel (tunnel), canal o conducto, como el túnel del carpo.

túnel carpiano (carpal tunnel), túnel formado por los huesos carpianos y el retináculo flexor, a través del cual pasan el nervio mediano y los tendones del flexor común profundo de los dedos, el flexor común superficial de los dedos y el flexor largo propio del pulgar.

túnel de Guyon (Guyon tunnel), [Félix J. Guyon, cirujano francés, 1831-1920], túnel osteofibroso formado en parte por el ligamento pisiunciforme de la mano. Contiene la arteria y el nervio cubital y puede ser objeto de lesiones por compresión.

túnel subcutáneo (subcutaneous tunnel), túnel practicado debajo de la piel, entre el lugar de salida de un catéter auricular y su entrada en la vena.

tungiasis (tungiasis), infestación de la piel por la nigua *(Tunga penetrans)*.

tungsteno (W) (tungsten [W]), elemento metálico. Su número atómico es 74; su peso atómico es 183,85. Tiene el punto de fusión más alto de todos los metales. Se utiliza como material diana en los tubos de rayos-X y como filamentos en las bombillas de luz incandescente.

túnica (tunica), cubierta envolvente o membrana que cubre.

túnica adventicia (tunica adventitia), capa o cubierta más externa de una arteria o de otra estructura tubular.
túnica albugínea (tunica albuginea), tejido cubierto por fibras blancas de colágeno, como la capa esclerótica del globo ocular, o la túnica testicular.
túnica íntima (tunica intima), membrana que tapiza el interior de una arteria.
túnica media (tunica media), capa media muscular de una arteria.
túnica vaginal del testículo (tunica vaginalis testis), membrana serosa que rodea al testículo y al epidídimo.
turbación (distraught), estado mental de confusión, distracción o aturdimiento.
turbidez (turbidity), dispersión de la luz en un líquido producida por la presencia de partículas suspendidas en ese fluido.
turbidimetría (turbidimetry), medida de la turbidez de una solución o suspensión en la que la cantidad de luz transmitida se cuantifica con un espectrofotómetro o se estima mediante comparación visual con soluciones de turbidez conocida.
turbio (turbid), borroso u oscuro, como los sólidos en suspensión en una solución.
turgencia (turgor), elasticidad normal de la piel causada por la presión hacia afuera de las células y del líquido intersticial. Una parte esencial de la exploración física es la evaluación de la turgencia de la piel.
turgencia cutánea (skin turgor), resistencia de la piel a ser deformada por algún mecanismo físico como la presión o el pinzamiento. La velocidad relativa con la que la piel recupera su aspecto normal tras estas maniobras es un indicador del grado de hidratación. La turgencia está disminuida en los ancianos.
túrgido (turgid), hinchado, duro y congestionado, generalmente por la acumulación de un líquido.
turno (shift), (en enfermería) horas determinadas del día durante las cuales está programado el trabajo del personal de enfermería. Múltiples innovaciones en la práctica de gestión de personal permiten establecer variaciones sobre la pauta tradicional de 40 horas y 5 días a la semana.
tussis (tussis), tos o tos ferina.
tutor de rehabilitación (rehabilitation teacher), profesional que enseña a a las personas con deterioro visual total o parcial procedimientos de vida independiente, así como capacidades de comunicación a través del Braille y las tecnologías asistidas.
tutoría (guardianship), instrumento legal que pone la asistencia y las propiedades de un individuo en las manos de otra persona. La aplicación de la ley varía según los casos y las jurisdicciones.
TV (WOB), siglas de **trabajo de ventilación.**
TVP (DVT), siglas de **trombosis venosa profunda.**
TXA_2 (TXA_2), abreviatura de **tromboxano A_2.**
TXB_2 (TXB_2), abreviatura de **tromboxano B_2.**

U

u (u), símbolo utilizado de forma errónea en lugar de **micro-** (μ) como en «ul» o «um», representando μl o μm.

U (U), **1.** abreviatura de **unidad. 2.** símbolo del **uranio.**

ubiquinona (ubiquinona), derivado de quinona presente en el núcleo central lipídico de las membranas mitocondriales, que funciona como transportador en la cadena de transporte de electrones.

ubiquitina (ubiquitin), pequeño polipéptido implicado en la modificación de las histonas y que se usa como marcador para el transporte y degradación de proteínas intracelulares. Se encuentra en todas las células de los organismos superiores.

UCC (CCU), **1.** siglas de **unidad de cuidados coronarios. 2.** siglas de **unidad de cuidados críticos.**

UCI (ICU), siglas de **unidad de cuidados intensivos.**

UCIM (MICU), siglas de *unidad de cuidados intensivos médicos.*

UCIN (NICU), siglas de **unidad de cuidados intensivos neonatales.**

UCIQ (SICU), siglas de *unidad de cuidados intensivos quirúrgicos.*

UED (DEJ), siglas de unión esmalte-dentina.

UFC (CEU), siglas de **unidad de formación continuada.**

UI (IU, I.U.), siglas de **Unidad Internacional.**

UICC (UICC), siglas de *International Union Against Cancer,* Unión internacional contra el cáncer, *Union internationale contre le cancer, Unio internationalis contra cancrum* o *Unione internazionale contro il cancro.*

úlcera (ulcer), lesión circunscrita, como un cráter, de la piel o de las mucosas producida por la necrosis asociada a algunos procesos inflamatorios, infecciosos o malignos. Una úlcera puede ser superficial y afectar sólo a la epidermis, como en el pénfigo, o profunda, como una úlcera corrosiva.

úlcera callosa (callous ulcer), úlcera de base indurada y márgenes gruesos no elásticos. Carece de riego sanguíneo y con frecuencia va asociada a edema de las piernas.

úlcera corrosiva (rodent ulcer), ulceración serpiginosa de desarrollo lento de un carcinoma basocelular de la piel.

úlcera crónica de la pierna (chronic leg ulcer), úlcera de la pierna de cicatrización lenta, habitualmente asociada a venas varicosas, insuficiencia venosa profunda o a algún obstáculo circulatorio similar.

úlcera de Buruli (Buruli ulcer), [Buruli, distrito ugandés], úlcera cutánea con necrosis extensa de la grasa subcutánea causada por una especie de *Mycobacterium ulcerans* y que se manifiesta por nódulos pequeños, firmes, indoloros y movibles subcutáneamente, que aumentan de tamaño y se ulceran.

úlcera de Cameron (Cameron ulcer), úlcera péptica con hernia de hiato deslizante

úlcera de Curling (Curling's ulcer), [Thomas B. Curling, cirujano inglés, 1811-1888], úlcera duodenal que aparece en sujetos que han sufrido un estrés grave.

úlcera de decúbito (pressure ulcer), inflamación, llaga o úlcera en la piel sobre una prominencia ósea, más frecuentemente sobre sacro, codos, talones, maléolos externos, cara interna de la rodilla, caderas, hombros y hueso occipital. Es consecuencia de hipoxia isquémica de los tejidos causada por presión prolongada sobre ellos. Las úlceras de decúbito se ven más frecuentemente en las personas de edad avanzada, debilitadas, inmovilizadas o caquécticas.

úlcera de estrés (stress ulcer), úlcera gástrica o duodenal que se desarrolla en individuos previamente no afectados sometidos a estrés intenso, como en el caso de quemaduras graves.

úlcera de Hunner (Hunner's ulcer), lesión hemorrágica profunda en la vejiga asociada a cistitis intersticial.

úlcera de los chicleros (chiclero ulcer), tipo de leishmaniasis endémica de los trabajadores del Yucatán y de América Central que recolectan chicle en el bosque y provocada por *Leishmania mexicana.* La enfermedad se caracteriza por úlceras cutáneas en la cabeza que curan generalmente de forma espontánea a los 6 meses, excepto las de la parte superior de la oreja, que pueden permanecer durante años y causar cicatrices y deformidades.

úlcera del conducto pilórico (channel ulcer), tipo poco frecuente de úlcera péptica que se observa en el conducto pilórico entre el estómago y el duodeno.

úlcera duodenal (duodenal ulcer), úlcera del duodeno, tipo más frecuente de úlcera péptica.

úlcera específica (specific ulcer), úlcera que se asocia a una enfermedad determinada, como la úlcera sifilítica.

úlcera fría (cold ulcer), pequeña ulceración gangrenosa en una extremidad causada por mala circulación.

úlcera péptica (peptic ulcer), pérdida claramente circunscrita de la membrana mucosa del estómago, duodeno o cualquier región del aparato gastrointestinal expuesta a los jugos gástricos que contienen ácido y pepsina. Las úlceras agudas son casi siempre múltiples y superficiales y pueden ser totalmente asintomáticas. Las úlceras crónicas son profundas, únicas, persistentes y sintomáticas. Es característico que las úlceras produzcan un dolor de tipo retortijón en el epigastrio que no se irradia a la espalda, no se agrava por un cambio de postura y tiene un patrón temporal que remeda el ritmo diurno de la acidez gástrica.

úlcera péptica estomal (stomal peptic ulcer), úlcera péptica marginal.

úlcera péptica marginal (marginal peptic ulcer), úlcera que se desarrolla en el postoperatorio, en la anastomosis quirúrgica, entre el estómago y el yeyuno.

úlcera perforante (perforating ulcer), **1.** úlcera que atraviesa el grosor de una pared o membrana, como la úlcera péptica del tracto digestivo. **2.** úlcera profunda, indolora, con frecuencia en la planta del pie de una persona cuya piel es insensible debido a una enfermedad como la diabetes.

úlcera por estasis (stasis ulcer), lesión necrótica en forma de cráter de la piel de la parte inferior de la pierna provocada por la congestión venosa crónica. Con frecuencia, la úlcera va asociada a dermatitis por estasis y venas varicosas. Es de curación lenta y resulta fundamental prevenir la irritación y la infección. El reposo en cama, la elevación y los vendajes compresivos son la base del tratamiento, complementado con antibióticos si es necesario para tratar la infección.

úlcera serpiginosa (serpent ulcer), ulceración de la piel que cura en una zona a la vez que se extiende a otra.

úlcera trófica (trophic ulcer), úlcera de decúbito causada por un traumatismo externo en una parte del cuerpo que está en malas condiciones, produciéndose enfermedad, insuficiencia vascular o pérdida de fibras nerviosas aferentes.

úlcera vulvar aguda (acute vulvar ulcer), lesión vulvar poco profunda, de origen no venéreo, que se suele asociar a una enfemedad febril. Su causa no está clara.

ulceración (ulceration), proceso de formación de una úlcera.

ulceromembranoso (ulceromembranous), relativo a una úlcera con exudación membranosa.

ulceroso (ulcerous), relativo a las úlceras.

ulegiria (ulegyria), anomalía de la corteza cerebral en la cual las circunvoluciones son estrechas y están distorsionadas por cicatrices.

uleritema (ulerythema), erupción cutánea caracterizada por enrojecimiento y cicatrización.

ulocarcinoma (ulocarcinoma), cualquier enfermedad neoplásica maligna de las encías que se clasifica como un carcinoma.

ulodermatitis (ulodermatitis), dermatitis que produce destrucción de tejido y formación de cicatrices.

uloide (uloid), semejante a tejido cicatricial.

ultrabraquicefálico (ultrabrachycephalic), relativo a un cráneo ancho sumamente corto.

ultracentrifugadora (ultracentrifuge), centrifugadora de alta velocidad con una velocidad de rotación lo suficientemente rápida como para producir sedimentación de los virus, incluso en el plasma sanguíneo.

ultradiario (ultradian), relativo a un biorritmo que tiene lugar en ciclos de menos de 24 horas.

ultraestructura (ultrastructure), estructura tan pequeña que sólo puede verse con un ultramicroscopio o microscopio electrónico.

ultrafiltración (ultrafiltration), tipo de filtración, realizada en algunas ocasiones bajo presión, que utiliza filtros con poros de dimensiones muy reducidas, como los que utiliza un riñón artificial. La ultrafiltración puede separar las moléculas de gran peso molecular presentes en los líquidos corporales de las que poseen un peso molecular más reducido.

ultrafiltrado (ultrafiltrate), solución que ha pasado a través de una membrana semipermeable con poros de muy pequeño tamaño. Suele contener exclusivamente solutos de muy bajo peso molecular.

ultrafiltro (ultrafilter), membrana semipermeable con poros de diámetro conocido, que se usa para separar coloides y grandes moléculas del agua y otras moléculas pequeñas.

ultraligadura (ultraligation), atar o cerrar un vaso sanguíneo más allá del punto donde se ramifica.

ultramicrotomo (ultramicrotome), microtomo que corta láminas muy delgadas para su examen en microscopia electrónica.

ultrasónica (ultrasonics), ciencia que trata de las ondas de sonido que poseen frecuencias superiores al intervalo de unos 20 kHz de la audición humana. Se emplea un transductor y genera pulsos muy cortos de sonido de alta frecuencia que son transmitidos por el cuerpo. Los ecos de las interfases en el interior del cuerpo se representan en un tubo de rayos catódicos, de modo que pueden verse imágenes de estructuras normales y anómalas.

ultrasónico (ultrasonic), perteneciente al ultrasonido o frecuencias de sonido tan altas (mayores de 20 kilohertzios) que no pueden ser percibidas por el oído humano.

ultrasonido (ultrasound), onda sonora de muy alta frecuencia, superior a 20 kHz (vibraciones por segundo). Los ultrasonidos tienen muchas aplicaciones médicas, como la monitorización fetal, la obtención de imágenes de órganos internos y, a una frecuencia extremadamente elevada, la limpieza de instrumentos dentales y quirúrgicos.

ultrasonido Doppler transcraneal (transcranial Doppler ultrasonography), forma de ecográfica Doppler en la que los pulsos de ultrasonidos son dirigidos a formaciones vasculares en la base del cráneo, lo que permite las determinaciones de la velocidad del flujo de sangre en las principales arterias intracraneales de la base en tiempo real.

ultravioleta (UV) (ultraviolet [UV]), luz que está fuera de la capacidad visual humana, en el extremo corto del espectro, o parte del espectro electromagnético con longitudes de onda entre 10 y 400 nm. Se encuentra de forma natural en la luz solar; quema y broncea la piel y convierte en vitamina D los precursores que se encuentran a nivel cutáneo. Las lámparas ultravioletas se emplean para controlar las bacterias y virus infecciosos que se transmiten por el aire y en el tratamiento de la psoriasis y otros trastornos cutáneos.

ultravioleta vital (vital ultraviolet [UV]), longitudes de onda en el ultravioleta entre 320 y 290 nm, que se creen imprescindibles o útiles para el crecimiento y la salud normales. La radiación ultravioleta de esta longitud de onda convierte la vitamina D en su primera forma activa.

uma (amu), abreviatura de **unidad de masa atómica.**

umbilicación (umbilication), formación de una zona de depresión o con forma de hoyo.

umbilical (umbilical), **1.** relativo o perteneciente al ombligo. **2.** relativo o perteneciente al cordón umbilical.

umbral (threshold), punto en el que un estímulo es lo suficientemente intenso como para producir un efecto.

umbral absoluto (absolute threshold), **1.** punto más bajo en que puede percibirse un estímulo. **2.** relativo a los milivoltios de carga eléctrica determinados por las fluctuaciones iónicas o movimiento a través de las membranas celulares que provocan la estimulación nerviosa o musculares.

umbral de audición (auditory threshold), intensidad más baja a la que puede oírse un sonido.

umbral de consciencia (threshold of consciousness), el límite más bajo de percepción de un estímulo.

umbral de convulsión (seizure threshold), cantidad de estímulo necesario para producir una convulsión. Todos los seres humanos pueden tener convulsiones si la provocación es suficiente.

umbral de dosis (dose threshold), cantidad mínima de un fármaco o radiación absorbida que produce un grado detectable de un efecto determinado.

umbral de fractura (fracture threshold), medida de la densidad ósea utilizada en la predicción de factores de riesgo de osteoporosis.

umbral de recepción del lenguaje hablado (speech reception threshold), intensidad mínima en decibelios a la que el paciente puede entender un 50% de las palabras habladas; se emplea en las pruebas de audiometría del lenguaje.

umbral del dolor (pain threshold), punto en el que un estímulo, habitualmente el asociado a presión o temperatura, activa los receptores del dolor y produce una sensación dolorosa. Los individuos con umbrales bajos para el dolor experimentan dolor mucho antes y de forma más rápida que los individuos con umbrales altos para el dolor.

umbral diferencial (differential threshold), límite más bajo en el cual dos estímulos pueden diferenciarse o distinguirse.

umbral sensitivo (sensory threshold), punto en el que, al aumentar el estímulo, se desencadena el inicio de un impulso nervioso aferente. El umbral absoluto es el punto más bajo en el cual se puede percibir la respuesta al estímulo.

UMC (MQF), abreviatura de *unidad móvil de cuarentena.*

un gen/un polipéptido (one gene/one polypeptide), principio según el cual cada gen en un cromosoma determina un polipéptido particular. Una excepción hace posible que muchos genes especifiquen sólo ARN funcional.

uncal (uncal), relativo a un *uncus* (gancho).

uncinado (uncinate), que posee ganchos o barbas.

***Uncinaria** (Uncinaria),* género de nematodos que causa la uncinariasis en los perros, gatos y otros carnívoros.

uncinaria, anquilostoma (hookworm), nematodo del género *Ancylostoma, Necator* o *Uncinaria.* La mayoría de las infecciones por anquilostomas en América están causadas por la especie *Necator americanus.*

uncinariasis (hookworm disease), infestación por nematodos que puede ser causada por cualquiera de los dos parásitos peligrosos para el ser humano, *Ancylostoma duodenale* o *Necator americanus*. Ambas formas de la enfermedad se caracterizan por dolor abdominal y anemia ferropénica. Los gusanos penetran en el cuerpo como larvas atravesando la piel, se desplazan a través del aparato circulatorio hasta los pulmones y ascienden por el tracto respiratorio, donde son deglutidos. En el tracto intestinal las uncinarias adhieren sus bocas a la mucosa y se alimentan de la sangre del huésped.

unción (inunction), **1.** fricción de la piel con un medicamento mezclado con una sustancia grasa u oleosa, para la absorción del ingrediente activo. **2.** cualquier compuesto que se aplica a la piel mezclado con una sustancia grasa u oleosa para su absorción por fricción.

uncopresión (uncipressure), presión con un gancho para controlar una hemorragia.

uncus **o gancho del hipocampo** (uncus), proyección corniforme situada en el extremo de la circunvolución del hipocampo del lóbulo temporal.

UNE (NSU), siglas de **uretritis inespecífica.**

UNG (NGU), siglas de **uretritis no gonocócica.**

ung. (ung.), abreviatura del latín *unguentum* o pomada.

ungueal (ungual), relativo a las uñas de los dedos.

UNICEF (UNICEF), siglas de **United Nations International Children's Emergency Fund** (Fondo Internacional de las Naciones Unidas para la Ayuda a la Infancia).

unidad (U) (unit [U]), **1.** artículo único. **2.** cantidad designada como estándar de medida. **3.** zona de un hospital provista de personal y equipada para el tratamiento de pacientes con una enfermedad específica u otra característica común.

unidad Bodansky (Bodansky unit), [Aaron Bodansky, bioquímico estadounidense, 1887-1961], cantidad de fosfatasa alcalina que libera 1 mg de ion fosfato a partir del glicerol-2-fosfato en 1 hora a 37 °C y en ciertas condiciones estándar.

unidad de antígeno (antigen unit), cantidad más pequeña de antígeno requerida para fijar una unidad de complemento.

unidad de atención posterior (extended care facility), institución dedicada a proporcionar asistencia médica, de enfermería o de custodia a un individuo durante un período prolongado de tiempo, como durante el curso de una enfermedad crónica o durante la fase de rehabilitación después de una enfermedad aguda.

unidad de cuidados coronarios (UCC) (coronary care unit [CCU]), área de cuidados críticos que se utiliza para el tratamiento y la monitorización de pacientes que sufren episodios cardíacos agudos.

unidad de cuidados críticos (UCC) (critical care unit [CCU]), área del hospital especialmente equipada diseñada para el tratamiento de pacientes con enfermedades súbitas que amenazan la vida. Estas unidades contienen los equipos de reanimación y control y están dotadas con personal especialmente formado y experto en el reconocimiento y la respuesta inmediata a urgencias cardíacas.

unidad de cuidados especiales (special care unit), unidad hospitalaria con el personal y material especializado necesario para el manejo de pacientes con enfermedades o lesiones graves. Ejemplos: unidad neonatal, unidad de quemados o unidad cardíaca.

unidad de cuidados hospitalarios (inpatient care unit), unidad de un hospital organizada para ofrecer servicios médicos y de enfermería continuados a un grupo de pacientes ingresados, y normalmente agrupados por diagnósticos u otras características comunes, como maternidad o cirugía.

unidad de cuidados intensivos (UCI) (intensive care unit [ICU]), unidad hospitalaria en la que se ingresan durante el tiempo necesario aquellos pacientes que requieren una estrecha vigilancia. Una UCI posee dispositivos y equipos de vigilancia sofisticados, y su personal está entrenado para administrar los cuidados especiales que requieren este tipo de pacientes.

unidad de cuidados intensivos neonatales (UCIN) (neonatal intensive care unit [NICU]), unidad hospitalaria que dispone de diversos y sofisticados dispositivos mecánicos, y de equipos especiales para tratar y cuidar a los niños prematuros y a los neonatos gravemente enfermos.

unidad de cuidados intermedios (intermediate care unit), unidad de transición para los pacientes de unidades de cuidados críticos que permite una estricta monitorización y aplicación de cuidados no intensivos antes del alta.

unidad de cuidados mínimos (minimal care unit), unidad para el tratamiento de pacientes ingresados ambulatorios y capaces de satisfacer la mayoría de sus necesidades vitales diarias, pero que requieren unos mínimos cuidados de enfermería.

unidad de cuidados postanestésicos (UCPA) (postanesthesia care unit [PACU]), área situada al lado del quirófano a la que se llevan los pacientes después de la operación para que los valore y cuide el personal de enfermería mientras se recuperan de la anestesia. Mientras el paciente está recuperando la consciencia se le controlan cuidadosamente las constantes vitales, la idoneidad de la ventilación, nivel de consciencia, sitio quirúrgico y la intensidad del dolor.

unidad de exposición (exposure unit), cualquiera de las unidades convencionales o del SI utilizadas para medir la exposición a la radiación. Entre ellas está el roentgen, rad, rem, curio, gray, sievert y becquerelio.

unidad de formación continuada (UFC) (continuing education unit [CEU]), calificación otorgada a un profesional por una organización profesional por haber seguido un programa de formación importante para los objetivos de la organización.

unidad de ingreso psiquiátrico (psychiatric inpatient unit), sala hospitalaria o zona similar que se utiliza para el tratamiento de pacientes ingresados que requieren asistencia psiquiátrica.

unidad de intervención de crisis (crisis-intervention unit), grupo entrenado en tratamiento médico de urgencias y en distintos métodos de asistencia psiquiátrica terapéutica para personas o grupo de personas en una situación crítica, especialmente en los casos de intento de suicidio o abuso de drogas.

unidad de la USP (USP unit), unidad de dosificación de la *United States Pharmacopoeia,* la principal recopilación norteamericana sobre fármacos legalmente reconocidos. Casi todos los fármacos de venta con recta se distribuyen ahora en función de su masa más que de forma unitaria.

unidad de mapeo (map unit), unidad arbitraria de medida que se utiliza para designar la distancia que existe entre los genes de un cromosoma. Se calcula a partir del porcentaje de recombinaciones que se producen entre determinados genes, de forma que el 1% de los sobrecruzamientos representa una unidad en un mapa genético.

unidad de masa atómica (uma) (atomic mass unit [amu]), masa de un átomo neutro de un elemento, que se expresa como 1/12 de la masa del carbono, cuyo valor asignado arbitrariamente es 12. La energía equivalente de 1 uma es de 931,2 MeV. La masa equivalente de 1 uma es de 1,66 (10^{-24} g).

unidad de RPPI (IPPB unit), ventilador con ciclos de presión que proporciona un flujo de aire hacia los pulmones a una determinada presión, utilizado para prevenir las atelectasias, favorecer la expansión completa de los pulmones, mejorar la oxigenación y administrar medicaciones nebulizadas a las vías respiratorias.

unidad de sangre (unit of blood), medida estándar de aproximadamente medio litro de sangre.

unidad de servicio (unit of service), cualquier individuo, familia, agregado, organización o comunidad que facilita asistencia de enfermería.

unidad de valor relativo (UVR) (relative value unit [RVU]), medida comparativa de servicio utilizada por los hospitales para comparar el volumen de recursos necesarios para llevar a cabo diversos servicios en un solo departamento o entre departamentos.

unidad de volumen (UV) (volume unit [VU]), unidad de una escala logarítmica para expresar el nivel de potencia de una señal eléctrica de audiofrecuencia compleja, como la del sonido transmitido.

unidad Hounsfield (Hounsfield unit), [Godfrey N. Hounsfield, científico británico, s. XX], información numérica contenida en cada píxel de una imagen de TC. Está relacionada con la composición y naturaleza del tejido que se está investigando y se utiliza para representar la densidad del tejido.

Unidad Internacional (UI, U.I.) (International Unit [IU, I.U.]), unidad de medida en el Sistema de Unidades Internacionales.

unidad motora (motor unit), estructura funcional constituida por la motoneurona y las fibras musculares que inerva.

unidad móvil (mobile unit), (en radiología) unidad radiográfica fácilmente transportable diseñada para el uso fuera del departamento de radiología.

unidad neonatal (neonatal unit), unidad hospitalaria en la que se proporcionan cuidados y tratamiento a los neonatos, hasta los 28 días de edad, o más, si es necesario.

unidad térmica británica (UTB) (British thermal unit [BTU]), unidad de energía calorífica; la cantidad de energía térmica que debe ser absorbida por una libra (453 g) de agua para elevar su temperatura en un grado Fahrenheit a 39,2 °F (4 °C). También es equivalente a 1.055 julios o 252 calorías.

unidad Tubex (Tubex unit), nombre comercial de una unidad formada por un cartucho y una aguja que se fija en un soporte que tiene un émbolo. El cartucho es desechable. El émbolo no necesita cuidados especiales y es reutilizable.

unidades de control del entorno (environmental control units [ECUs]), unidades de control que regulan distintos dispositivos para personas impedidas, como camas o sillas de ruedas. Ejemplos de éstos son las unidades (normalmente con interruptores que pueden manipularse también con los labios, barbilla u otras partes funcionantes del cuerpo) que controlan las lámparas, la televisión, la radio, el teléfono y los sistemas de alarma.

unidades del SI (SI units), las unidades internacionales de las medidas físicas. Ejemplos de estas medidas son la masa en kilogramos, la longitud en metros y el tiempo en segundos.

unidades radiológicas (radiologic units), unidades utilizadas para medir la radiación; incluyen el roentgen, el rad, el rem y el curio.

uniforme (uniform), **1.** que tiene una sola forma o configuración. **2.** vestido distintivo que llevan los miembros de un grupo.

unilaminar (unilaminar), compuesto por una sola capa.

unilateral (unilateral), que afecta a un único lado.

unilobular (unilobular), que tiene un solo lóbulo.

unilocular (unilocular), que tiene un solo lugar, cámara o celdilla.

unión (union), referido al proceso de cicatrización, renovación de la continuidad en un hueso roto o entre los bordes de una herida.

unión auriculoventricular (AV) (atrioventricular [AV] junction), región del corazón que separa las aurículas de los ventrículos. Incluye el haz auriculoventricular (haz de His) y rodea al nódulo auriculoventricular.

unión comunicante (gap junction), tipo de unión entre las células; consiste en un estrechamiento del espacio intercelular que contiene canales o poros compuestos por conjuntos hexagonales de proteínas transmembrana alrededor de un orificio central (conexón), a través del cual pasan los iones y moléculas pequeñas.

unión dentinoesmáltica (dentinoenamel junction [DEJ]), interfase entre dentina y esmalte de la corona de un diente, que generalmente se ajusta a la forma de la corona.

unión dentogingival (dentogingival junction), unión entre la zona de fijación gingival, un epitelio no queratinizado y la superficie de los dientes.

unión escamocolumnar (squamocolumnar junction), región de transición desde el epitelio escamoso estratificado al epitelio columnar en el canal cervical. Es una localización donde se obtienen células para los frotis de Papanicolaou (Pap).

unión estrecha (tight junction), *zonula occludens* del complejo de unión intracelular cuyas membranas plasmáticas están en contacto directo con las adyacentes y no existe espacio intercelular.

unión inespecífica (UI) (nonspecific binding [NSB]), en el ensayo de unión de ligandos, la parte de un marcador utilizada en el ensayo de unión competitiva que se encuentra en la fracción ligada, independiente de la reacción de unión.

Unión Internacional Contra el Cáncer (UICC) (International Union Against Cancer [UICC], organización internacional no gubernamental fundada en 1933 y que se ocupa de todos los aspectos del control del cáncer.

unión mucogingival (mucogingival junction), zona lineal festoneada de las encías que las separa de la mucosa alveolar.

unión neuromuscular (neuromuscular junction), área de contacto entre las terminaciones de una gruesa fibra nerviosa mielínica y una fibra de músculo esquelético.

unión sináptica (synaptic junction), la formada por las membranas de la neurona presináptica y de la célula receptora postsináptica, junto con la hendidura sináptica.

unión toracolumbar (thoracolumbar junction), la parte de la columna vertebral que va de la undécima vértebra torácica hasta la primera vértebra lumbar. La curvatura vertebral cambia de cifosis a lordosis y la orientación de las articulaciones de las apófisis articulares cambia de coronal a sagital.

unión ureteropélvica (ureteropelvic junction), área en que la pelvis renal entra en el uréter.

uniovular (uniovular), que se desarrolla de un único óvulo, como en los gemelos monocigóticos, a diferencia de los gemelos dicigóticos.

unipolar (unipolar), relativo a las neuronas con un solo polo, como la neurona que consta de axón, pero las dendritas están fundidas en un solo apéndice a poca distancia del cuerpo celular.

unir (bind), **1.** unir con una banda o ligadura. **2.** (en química) combinar moléculas utilizando grupos reactivos de las moléculas o un compuesto químico de enlace.

uniseptado (uniseptate), que tiene un solo septo.

unisex (unisex), **1.** que corresponde sólo a un sexo, o que tiene órganos reproductores de un solo sexo. **2.** intercambio de los roles sexuales en el vestir o en el peinado, asignación del trabajo, baños compartidos y actividades.

United Network for Organ Sharing (UNOS) (United Network for Organ Sharing [UNOS]), institución norteamericana que organiza y distribuye los órganos que pueden ser trasplantados. Los hospitales avisan a los familiares del fallecido sobre la existencia y actividad de la UNOS.

United States Medical Licensing Examination (USMLE) (United States Medical Licensing Examination [USMLE]), examen estandarizado por la licenciatura estatal en Medicina. Desarrollado por la U. S. Federation of State Medical Boards, este examen se basa en los materiales de examen del National Board of Medical Examiners.

***United States Pharmacopeia* (USP)** (*United States Pharmacopeia* [USP]), compendio, reconocido oficialmente por la Federal Food, Drug, and Cosmetic Act de EE.UU., que contiene las descripciones, usos, potencias y normas de pureza de los fármacos seleccionados y todas sus formas de dosificación.

United States Public Health Service (USPHS) (United States Public Health Service [USPHS]), agencia del gobierno federal de EE.UU. responsable del control de la llegada desde el extranjero de cualquier persona, mercancía o sustancia que pueda afectar a la salud de los ciudadanos norteamericanos. La agencia fija las normas sobre la manipulación y el procesamiento doméstico de los alimentos y sobre la fabricación de sueros, vacunas, cosméticos y fármacos.

univalente (univalent), relativo a la valencia química uno o a la capacidad de un átomo de un elemento químico para atraer un átomo de hidrógeno o para desplazarlo.

universal (universal), que ocurre en todos los sitios y en todas las cosas.

UNLS (UNLS), siglas de *Unified Nursing Language System.*

unoprostona (unoprostone), fármaco frente al glaucoma que reduce la presión intraocular al aumentar el flujo de salida del humor acuoso. *Unoprostona isopropilo* se aplica de forma tópica en la conjuntiva como tratamiento del glaucoma de ángulo abierto y la hipertensión ocular.

UNOS (UNOS), siglas de la **United Network for Organ Sharing.**

UNP (NPU), siglas de **utilización proteica neta.**

uña (nail), **1.** estructura aplanada, elástica, con textura córnea, de las extremidades de los dedos de manos y pies. Cada uña consta de raíz, cuerpo y extremo libre en su parte distal. La raíz fija la uña al dedo ajustándose a un surco de la piel, y se amolda estrechamente a la superficie de la dermis. La matriz ungueal que se encuentra por debajo del cuerpo y de la raíz proyecta crestas vasculares longitudinales. La matriz fija firmemente el cuerpo de la uña al tejido conjuntivo subyacente. La lúnula blanquecina cercana a la raíz contiene papilas dispuestas de forma irregular y fijadas al tejido conjuntivo de forma menos firme que el resto de la matriz. La cutícula se une a la superficie de la uña inmediatamente por delante de la raíz. **2.** cualquiera de las distintas uñas metálicas utilizadas en ortopedia para unir huesos o partes de huesos entre sí.

uña de gato (cat's claw), planta de la familia de las rubiáceas; se encuentra en Sudamérica y sudeste de Asia. Se usa contra el cáncer, el herpes, la artritis, la gastritis, la gota, las heridas y las úlceras gástricas. Puede ser útil a corto plazo en el tratamiento de la artrosis, en tanto que su eficacia para otras indicaciones no se ha demostrado.

uña de los dedos del pie (toenail), cada una de las estructuras ungueales densas que cubren las falanges terminales de los dedos del pie.

uña en cuchara (spoon nail), uña de un dedo de la mano o del pie que es delgada y cóncava.

uña encarnada (ingrown toenail), uña del pie cuyo borde libre distal crece o es empujado hacia el interior de la piel del dedo, produciendo una reacción inflamatoria.

uña escabrosa (scabrities unguium), engrosamiento y distorsión muy pronunciada de las uñas, que se separan de la piel en la base.

UPFP (UPPP), siglas que corresponden a *uvulopalatofaringoplastia.*

uracilo (uracil), base pirimidínica que forma parte del ARN.

uraco (urachus), conducto epitelial que conecta la parte superior de la vejiga urinaria con el ombligo. Persiste durante toda la vida como ligamento umbilical medio.

uraco permeable (patent urachus), anomalía congénita en la que el uraco sigue siendo permeable desde la vejiga urinaria al ombligo, con un conducto que puede ser pequeño o grande y pérdida de orina por el ombligo.

uranio (U) (uranium [U]), elemento metálico, radiactivo, pesado. Su número atómico es 92; su peso atómico es 238,03. Es el más pesado de los elementos naturales.

uranoestafiloplastia (uranostaphyloplasty), reparación quirúrgica de una fisura palatina.

uranoestafilosquisis (uranostaphyloschisis), fisura que se extiende desde el paladar duro hasta el paladar blando.

uranosquisis (uranoschisis), fisura palatina.

urartritis (urarthritis), inflamación de una articulación causada por la gota.

urato (urate), cualquier sal del ácido úrico, como el urato sódico. Los uratos están presentes en la orina, en la sangre y en los tofos o depósitos calcáreos localizados en los tejidos. También se pueden depositar en forma de cristales en las articulaciones del cuerpo.

urato de calcio (calcium urate), sal cálcica del ácido úrico; tipo poco frecuente de cálculo renal.

urato monosódico monohidrato (monosodium urate monohydrate), sal monosódica del ácido úrico que se deposita en forma de cristales aciculares, en las articulaciones y otros lugares en la gota.

uraturia (uraturia), presencia de sales de ácido úrico en la orina.

urceiforme (urceiform), con forma de cántaro.

urea (urea), producto de desecho metabólico normal generado por el metabolismo proteico y que se emplea como diurético osmótico y emoliente tópico. Se prescribe de forma sistémica para disminuir la presión intraocular e intracraneal y tópicamente se utiliza como queratolítico.

ureagénesis (ureagenesis), proceso por el cual la urea se convierte en el producto de desecho final del metabolismo de los aminoácidos y de la desintoxicación del amoníaco presente en la sangre.

Ureaplasma urealyticum *(Ureaplasma urealyticum),* microorganismo de transmisión sexual que es un residente común del sistema urogenital de hombres y mujeres en los que la infección es asintomática. Existe una asociación estadística entre la muerte neonatal, la prematuridad y la morbididad perinatal con la colonización de la superficie coriónica de la placenta por *Ureaplasma* *urealyticum*. El feto y el recién nacido no presentan lesiones características y el tratamiento incluye tetraciclinas orales durante al menos 7 días.

ureasa (urease), **1.** enzima utilizada en la determinación de la urea en la sangre o la orina. **2.** enzima que cataliza la hidrólisis de la urea a dióxido de carbono y amoníaco. **3.** enzima antitumoral.

uremia (uremia), presencia de cantidades excesivas de urea y de otros productos nitrogenados de desecho en la sangre, como ocurre en la insuficiencia renal.

uremia prerrenal (prerenal uremia), estado de insuficiencia renal en el que la causa principal puede estar fuera del riñón, como en la insuficiencia cardíaca congestiva o en algunos casos graves de alcalosis.

uréter (ureter), conducto par, de aproximadamente 30 cm de largo, que transporta la orina desde el riñón a la vejiga. Cada uno de ellos está constituido por una capa fibrosa, otra muscular y otra mucosa. El uréter penetra en la vejiga a través de un túnel oblicuo que funciona como una válvula para prevenir el reflujo de orina hacia el uréter cuando se contrae la vejiga. En su conexión con los riñones los uréteres se dilatan en la pelvis renal, con forma de embudo, que a su vez se ramifica en los cálices. La orina es bombeada a lo largo de los uréteres por ondas peristálticas que aparecen con una media de tres cada minuto.

uréter bífido (bifid ureter), uréter en el que los segmentos proximales se originan en dos sistemas colectores distintos, pero que se unen para formar un solo uréter antes de alcanzar la vejiga.

uréter del polo inferior (lower pole ureter), el uréter que drena el polo inferior de un riñón dúplex.

uréter doble (double ureter), existencia de un segundo uréter en un lado. Puede ser una conexión completa del riñón a la vejiga o un conducto parcial que forma una bolsa ciega. La mayoría de los casos son asintomáticos, si bien algunos van acompañados de ureterocele ectópico.

uréter ectópico (ectopic ureter), uréter que se abre en una localización diferente de la pared de la vejiga urinaria.

uréter en tubería (pipestem ureter), estenosis y calcificación de un uréter observada como complicación de la TB renal que se ha extendido al uréter.

uréter para el polo superior (upper pole ureter), uréter que drena el polo superior de un riñón con sistema excretor doble.

ureteritis (ureteritis), trastorno inflamatorio del uréter causado por una infección o por la irritación mecánica producida por un cálculo.

ureterocele (ureterocele), prolapso de la porción terminal del uréter en su unión con la vejiga. Puede producir una obstrucción del flujo de orina, hidronefrosis y pérdida de la función renal. La alteración se corrige quirúrgicamente para prevenir las lesiones permanentes.

ureterocele asociado a sistema doble (double system ureterocele), ureterocele que afecta a un sistema colector doble; se registra con mayor frecuencia en niñas con uréter ectópico.

ureterocele de sistema simple (single system ureterocele), ureterocele que afecta al uréter de un sistema colector que no es doble. Suele ser ortotópico e intravesical y afecta a adultos.

ureterocele intravesical (intravesical ureterocele), ureterocele localizado por completo dentro de la vejiga. Puede ser ortotópico o ectópico.

ureterocele ortotópico (orthotopic ureterocele), ureterocele que se produce en un uréter en la posición correspondiente en el trígono de la vejiga. Puede ser pequeño y asintomático o grande y extenderse profundamente en la vejiga.

ureterocele prolapsado (prolapsed ureterocele), ureterocele intravesical que se extiende más allá del cuello de la vejiga urinaria hacia la uretra; se observa generalmente en mujeres.

ureterocistoscopio (uretercystoscope), cistoscopio dotado de catéteres que pueden ser insertados en cada uréter.

ureterografía (ureterography), imagen radiológica del uréter, realizada generalmente como parte de la exploración del tracto urinario. La prueba puede conllevar la inyección de un medio radiopaco a través de un catéter urinario.

ureteropélvico (ureteropelvic), relacionado con el uréter y la pelvis renal.

ureteropielonefritis (ureteropyelonephritis), inflamación del riñón, la pelvis renal y el uréter.

ureteroplastia (ureteroplasty), procedimiento quirúrgico destinado a la reconstrucción del uréter, como cuando una estenosis bloquea el flujo normal de orina.

ureteroplastia de reducción (reduction ureteroplasty), reducción o pliegue del uréter para el tratamiento del megauréter.

ureterosigmoidostomía (ureterosigmoidostomy), procedimiento quirúrgico en el que se implanta un uréter en la flexión sigmoide del tracto intestinal.

ureterostomía (ureterostomy), creación quirúrgica de una nueva desembocadura del uréter en la superficie del organismo o en otra cavidad, como el recto.

ureterostomía lumbar subaracnoidea (lumbar subarachnoid ureterostomy), técnica quirúrgica para drenar el exceso de líquido cefalorraquídeo en la hidrocefalia, normalmente en el recién nacido. Tras realizar una laminectomía lumbar y una nefrectomía izquierda, se pasa un tubo de polietileno desde el espacio subaracnoideo lumbar, a través de los músculos paravertebrales, hacia el uréter.

ureterotomía (ureterotomy), incisión en el uréter.

ureterotomía de Davis (Davis ureterotomy), técnica abierta que combina incisión e intubación ureterales, generalmente utilizada para tratar estenosis prolongadas o múltiples por debajo de la unión ureteropélvica.

ureterovaginal (ureterovaginal), relativo a los uréteres y la vagina.

uretra (urethra), estructura tubular pequeña que drena orina desde la vejiga. En las mujeres mide aproximadamente 3 cm de largo y se sitúa directamente por detrás de la sínfisis del pubis, por delante de la vagina. En los hombres mide aproximadamente 20 cm de largo y comienza en la vejiga, pasa a través del centro de la glándula prostática, discurre entre las dos hojas del tejido que conecta los huesos púbicos y, finalmente, pasa a través del meato urinario del pene. En los hombres la uretra sirve de conducto para el semen durante la eyaculación y para la orina durante la micción.

uretra en trompo (spinning top urethra), deformidad de la uretra al orinar, con estrechamiento en el meato urinario y dilatación de la parte proximal. Se registra de forma esporádica en cuadros como la inflamación prolongada de la uretra y la inestabilidad del detrusor.

uretra femenina (female uretra), canal de unos 3,7 cm de longitud que va desde el cuello de la vejiga, por encima de la pared vaginal anterior, hasta el meato urinario.

uretra masculina (male urethra), conducto que se extiende desde el cuello vesical hasta el orificio urinario y que mide unos 20 cm de longitud. Presenta una doble curvatura cuando el pene está flácido.

uretral (urethral), relativo o perteneciente a la uretra.

uretritis (urethritis), trastorno inflamatorio de la uretra que se caracteriza por disuria, generalmente secundario a una infección de la vejiga o de los riñones. Se suelen prescribir un antibiótico, un antiséptico urinario y un analgésico una vez reconocido el germen responsable mediante el cultivo microbiológico de una muestra de orina.

uretritis gonocócica (gonococcal urethritis), inflamación de la uretra causada por una infección por *Neisseria gonorrhoeae*.

uretritis inespecífica (nonspecific urethritis [NSU]), inflamación de la uretra de origen desconocido. El inicio de los síntomas a menudo se asocia a una relación sexual. Se pone de manifiesto por una secreción en el caso del varón o por el enrojecimiento de la mucosa en el caso de la mujer.

uretritis no gonocócica (UNG) (nongonococcal urethritis [NGU]), proceso infeccioso de la uretra masculina caracterizado por disuria leve y una cantidad escasa o moderada de exudado por el pene. El exudado puede ser blanco o claro, ligero o mucoide o, menos frecuentemente, purulento. La infección suele estar producida por *Chlamydia trachomatis*, parásito intracelular. Las mujeres expuestas al exudado durante el coito pueden desarrollar una erosión hipertrófica del cuelo uterino y moco cervical purulento.

uretritis venérea (venereal urethritis), inflamación de la uretra masculina causada por microorganismos de transmisión sexual.

uretrocele (urethrocele), herniación de la uretra en las mujeres. Se caracteriza por la protrusión de un segmento de la uretra y del tejido conjuntivo que la rodea hacia la pared anterior de la vagina. El uretrocele intenso puede producir dificultad para la micción, cierto grado de incontinencia, infecciones urinarias y dispareunia. El tratamiento suele ser quirúrgico.

uretrocistitis (urethrocystitis), inflamación de la uretra y la vejiga.

uretrocistoscopia (urethrocystoscopy), cistouretroscopia.

uretrodinia (urethrodynia), dolor en la uretra.

uretroespasmo (urethrospasm), espasmo de la musculatura de la uretra.

uretrografía (urethrography), examen radiológico de la uretra después de la inyección de un agente radiopaco en la uretra, habitualmente a través de un catéter.

uretrografía de evacuación (voiding urethrography), radiografía de la uretra durante la micción tras la introducción de un líquido radiopaco en la vejiga urinaria.

uretrografía retrógrada (retrograde urethography), exploración radiográfica de la uretra ante sospecha de posible obstrucción de su orificio externo, mediante inyección de un medio de contraste que se desplaza en dirección retrógrada hacia la vejiga. Se emplea en la evaluación de estenosis, divertículos y traumatismos.

uretroplastia (urethroplasty), procedimiento quirúrgico que se emplea en la reparación de la uretra, como en la corrección del hipospadias.

uretroscopio (urethroscope), instrumento que se usa en el examen de la superficie interna de la uretra.

uretrostenosis (urethrostenosis), constricción o estrechamiento de la uretra.

urgencia (urgency), sentimiento de la necesidad de orinar inmediatamente.

urgencia dental (dental emergency), trastorno agudo de la salud bucal que requiere atención médica, como los dientes rotos, sueltos o arrancados por traumatismos, las infecciones e inflamaciones de los tejidos blandos de la boca y las complicaciones de la cirugía bucal, tales como la sequedad del alveolo dental.

urgencia intestinal (bowel urgency), necesidad súbita, casi incontrolable, de defecar.

urgencia urinaria (urinary urgency), necesidad súbita y casi incontrolable de orinar.

urgencias oncológicas (oncologic emergencies), trastornos relacionados con tumores que requieren asistencia médica o quirúrgica urgente. Un ejemplo es el síndrome de la vena cava superior.

uricaciduria (uricaciduria), cantidad mayor de lo normal de ácido úrico en la orina que se asocia a menudo a cálculos urinarios o a gota.

urinario (urinary), relativo o perteneciente a la orina o a la formación de orina.

urinoma (urinoma), quiste lleno de orina.

urinómetro (urinometer), cualquier dispositivo que sirve para determinar la densidad de la orina, como los gravitómetros y los hidrómetros.

urobilina (urobilin), pigmento marrón formado por la oxidación del urobilinógeno, presente normalmente en las heces y, en pequeñas cantidades, en la orina.

urobilinógeno (urobilinogen), compuesto incoloro formado en el intestino por las bacterias después del metabolismo de la bilirrubina.

urobilinuria (urobilinuria), presencia en orina de un exceso de urobilina.

urocinasa (urokinase), enzima, producida en el riñón y presente en la orina, que es un activador potente del plasminógeno del sistema fibrinolítico.

urodinámica (urodynamics), estudio de la hidrología y de los mecanismos que regulan el llenado y vaciado de la vejiga urinaria.

uroflujometría (uroflowmetry), registro continuo del flujo de orina que se realiza mediante un dispositivo constituido por un cilindro colocado sobre un transductor que pesa la orina que entra en el cilindro durante la micción y dibuja la velocidad de flujo respecto del tiempo.

urofolitropina (urofollitropin), preparado de gonadotropinas de orina de mujeres posmenopáusicas. Contiene hormona estimulante de los folículos y se combina con HCG para inducir la ovulación durante el tratamiento de la infertilidad femenina y para estimular el desarrollo de múltiples ovocitos en las pacientes que ovulan y recurren a distintas técnicas de reproducción asistida.

urogenital (urogenital), relativo o perteneciente a los aparatos urinario y reproductor.

urografía (urography), grupo de técnicas radiográficas utilizadas para examinar el aparato urinario. Se inyecta una sustancia radiopaca y se toman las radiografías a medida que la sustancia pasa a través o se excreta desde la parte del sistema que se está estudiando.

urografía de excreción (excretory urography), exploración radiográfica de las vías urinarias. Se inyecta medio de contraste en sangre que se filtra por los riñones y es eliminado por las vías urinarias.

urografía por resonancia magnética (magnetic resonance urography), prueba de imagen del tracto urinario en la que se usa la RM para detectar obstrucciones y dilataciones durante el embarazo cuando otros métodos son ineficaces o no pueden utilizarse.

urograma (urogram), radiografía del tracto urinario obtenida por urografía.

urolagnia (urolagnia), estimulación sexual a través de actos que tienen que ver con la orina, como mirar a gente orinar o desear orinar sobre otras personas.

urolitiasis (urolithiasis), presencia de cálculos en el sistema urinario.

urología (urology), rama de la medicina que se dedica al estudio de la anatomía, fisiología, enfermedades y asistencia del tracto urinario en hombres y mujeres y del tracto genital masculino.

urológico (urologic), perteneciente al estudio científico del tracto urinario.

urólogo (urologist), médico que ha completado el programa de residencia y que se ha especializado en urología.

urómetro (urometer), hidrómetro que se usa para medir la densidad de la orina.

uropatía (uropathy), cualquier enfermedad o trastorno de cualquier estructura del tracto urinario.

uropatía obstructiva (obstructive uropathy), alteración que produce una obstrucción al flujo de orina. Esta enfermedad puede ocasionar el deterioro de la función renal y aumentar el riesgo de infección urinaria.

uroporfiria (uroporphyria), enfermedad genética, poco frecuente, caracterizada por la secreción excesiva de uroporfirina en la orina, dermatitis ampollosa, fotosensibilidad, esplenomegalia y anemia hemolítica. Las pomadas de corticoides pueden resultar útiles para las lesiones cutáneas; en algunos casos se necesita una esplenectomía para aliviar la anemia hemolítica. La mayoría de los pacientes fallecen a causa de complicaciones hematológicas antes de alcanzar una mediana edad.

uroporfirina (uroporphyrin), porfirina excretada normalmente en la orina en pequeñas cantidades.

uroprotector (uroprotective), que aporta protección en el tracto urinario, sobre todo frente a toxicidad urológica.

urorradiología (uroradiology), estudio radiológico del tracto urinario.

uroscopia (uroscopy), examen diagnóstico visual a partir de muestras de orina.

urostomía (urostomy), desviación hacia el exterior de la orina, como consecuencia de la existencia de una vejiga enferma o defectuosa, a través de un orificio o estoma creado quirúrgicamente en la piel.

urotelio (urothelium), capa de epitelio transicional que recubre la pared de la vejiga, uréter y pelvis renal.

urotoxicidad (urotoxicity), toxicidad de la orina.

urticaria (urticaria), erupción cutánea pruriginosa caracterizada por habones transitorios de formas y tamaños variables con márgenes eritematosos bien definidos y centros pálidos, causada por la dilatación capilar en la dermis como consecuencia de la liberación de mediadores vasoactivos o por alimentos, fármacos, picaduras de insectos, sustancias inhaladas, estrés emocional, exposición al frío o el calor y ejercicio. El tratamiento incluye antihistamínicos y eliminación del estímulo o alergeno.

urticaria ampollosa (urticaria bullosa), erupción cutánea en la que las lesiones están cubiertas por ampollas.

urticaria colinérgica (cholinergic urticaria), reacción vascular anómala y, por lo general, transitoria de la piel, que habitualmente se asocia a sudoración en individuos susceptibles sometidos a estrés, esfuerzos excesivos o climas cálidos. Se caracteriza por la aparición de pápulas pequeñas, pálidas y pruriginosas rodeadas de áreas enrojecidas.

urticaria fría (cold urticaria), habones provocados por la exposición a temperaturas frías.

urticaria hemorrágica (hemorrhagic urticaria), erupción cutánea en la que aparece hemorragia en las ronchas, normalmente como complicación de otra enfermedad, como por ejemplo nefritis. En algunos casos primero aparece la hemorragia a la que se superponen posteriormente las ronchas.

urticaria maculosa (urticaria maculosa), erupción crónica de la piel en la que las lesiones eritematosas pueden presentar o no cierto grado de edema.

urticaria medicamentosa (urticaria medicamentosa), forma de erupción cutánea que aparece tras tomar algunas medicaciones, como las que contienen quinina.

urticaria papular (papular urticaria), erupción cutánea persistente que representa la reacción de hipersensibilidad a las picaduras de insectos (p. ej., ácaros, pulgas, chinches, mosquitos y piojos de los animales). Se observa principalmente en niños atópicos y se caracteriza por grupos de pequeñas pápulas y nódulos urticariformes y formas de transición de estas lesiones, que pueden infectarse o liquenificarse secundariamente debido al roce o al rascado.

urticaria pigmentosa (urticaria pigmentosa), forma poco común de mastocitosis, caracterizada por lesiones cutáneas pigmentadas que comienzan habitualmente en la infancia, que adquiere un aspecto urticariforme por irritación mecánica o química. El tratamiento es sintomático y suele incluir antihistamínicos para aliviar el prurito.

urushiol (urushiol), resina tóxica de la savia de ciertas plantas del género *Rhus,* como el roble venenoso y el zumaque venenoso, que produce dermatitis de contacto tóxica en muchas personas.

USAN (USAN), siglas de *United States Adopted Names,* lista de fármacos aprobados, recopilados y publicados por la U.S. Pharmacopeial Convention, Inc.

USMLE (USMLE), siglas de **United States Medical Licensing Examination.**

USPHS (USPHS), siglas de **United States Public Health Service.**

USRDS (USRDS), siglas de *United States Renal Data System.*

UT (TU), **1.** sigla de *unidad de toxina.* **2.** sigla de *unidad de tuberculina.*

ut dict. (ut dict.), abreviatura de la expresión latina *ut dictum* o «como se indica».

uta (uta), forma cutánea leve de leishmaniasis americana, que aparece en los Andes de Perú y Argentina, causada por *Leishmania peruana.* Las lesiones son pequeñas y habitualmente aparecen en las superficies expuestas de la piel y se suelen curar de forma espontánea en un año.

UTB (BTU), siglas de **unidad térmica británica.**

utend (utend), abreviatura de la expresión latina *utendus* o «para ser usado».

uterino (uterine), relativo al útero.

útero (uterus), órgano femenino interno de la reproducción, hueco, con forma de pera, en el que se implanta el óvulo fertilizado y se desarrolla el feto y desde el que fluye la decidua de las menstruaciones. El útero está formado por tres capas: el endometrio, el miometrio y el parametrio. El endometrio recubre el útero y se engruesa y vasculariza en el embarazo y durante la segunda mitad del ciclo menstrual. El miometrio es la capa muscular del órgano. Sus fibras musculares envuelven el útero de forma oblicua, lateral y longitudinal. Se contraen durante el parto para ayudar a la expulsión del feto. Después del parto la red de fibras en forma de malla se contrae de nuevo, creando una masa de ligaduras naturales que interrumpe el flujo sanguíneo de los grandes vasos que irrigan la placenta. El parametrio es la capa más externa del útero; está constituido por tejido conjuntivo seroso y se prolonga lateralmente a través del ligamento ancho. En la mujer adulta el órgano mide aproximadamente 7,5 cm de largo y 5 cm de ancho en el fundus y pesa alrededor de 40 g. Durante la gestación puede alcanzar un tamaño varias veces superior al normal, casi todo debido a hipertrofia celular.

útero bicorne (bicornate uterus, uterus bicornis), útero que se divide en dos partes, normalmente separadas en la parte superior y unidas en la parte inferior.

útero de Couvelaire (Couvelaire uterus), [Alexandre Couvelaire, obstetra francés, 1873-1948], proceso hemorrágico de la musculatura uterina que puede acompañar al desprendimiento de placenta grave. La sangre extravasada discurre entre las fibrillas musculares y por debajo del peritoneo uterino y el útero no se contrae bien.

útero en reloj de arena (hourglass uterus), útero en el que se contrae un segmento de las fibras musculares circulares durante el parto, provocando una distocia anular por constricción.

útero grávido (gravid uterus), útero durante el embarazo.

útero infantil (infantile uterus), útero que no ha llegado a alcanzar las características de la madurez.

útero ladeado (tipped uterus), desplazamiento del útero de su posición normal.

útero pubescente (pubescent uterus), útero en el que el cuello y cuerpo conservan la misma longitud en la edad adulta, como en la fase premenstrual.

uterosalpingografía (uterosalpingography), examen radiográfico del útero y de las trompas de Falopio.

uterotomía (uterotomy), incisión quirúrgica del útero.

uterovaginal (uterovaginal), relativo al útero y la vagina.

utilitarismo (utilitarianism), doctrina que afirma que el propósito de toda acción debería ser el logro de la mayor felicidad para el mayor número de gente y que el valor de cualquier cosa está determinado por su utilidad.

utilización proteica neta (UPN) (net protein utilization [NPU]), medida de la calidad de la proteína basada en el porcentaje de nitrógeno ingerido que se retiene en el cuerpo. Puesto que la UPN no tiene en cuenta diferencias en la digestibilidad de las proteínas, una proteína de buena calidad, pero escasamente digerida, da un valor bajo falso.

utrículo (utricle), la mayor de dos bolsas membranosas situadas en el vestíbulo del laberinto membranoso del oído interno. Es una estructura alargada que se comunica con los conductos semicirculares a través de cinco orificios y que recibe los filamentos utriculares del nervio acústico.

utrículo prostático (prostatic utricle), parte de la uretra masculina que posee un fondo de saco de unos 6 mm de longitud situado por detrás del lóbulo medio de la próstata. Es el equivalente al útero femenino.

UV (UV), siglas de **ultravioleta.**

úvea (uvea), capa media, vascular, pigmentada del ojo.

uveítis (uveitis), inflamación de la capa uveal del ojo, que afecta al iris, al cuerpo ciliar y a la coroides. Se puede manifestar por un contorno pupilar irregular, inflamación pericorneal, pus en la cámara anterior, depósitos opacos en la córnea, dolor y lagrimeo.

uveítis posterior (posterior uveitis), uveítis que afecta al segmento posterior del ojo.

úvula (uvula), proyección pequeña, con forma de cono, suspendida en la boca desde la mitad del borde posterior del paladar blando.

úvula bífida (bifid uvula), bifurcación de la úvula, una forma incompleta de paladar hendido.

úvula hendida (cleft uvula), malformación congénita en la que la úvula se divide en dos mitades debido a un defecto en la unión de los pliegues palatinos posteriores.

úvula palatina (palatine uvula), prolongación alargada que cuelga del borde medio y dorsal del paladar blando.

uvular (uvular), perteneciente a la úvula palatina.

uvulectomía (uvulectomy), resección quirúrgica de la úvula.

uvulitis (uvulitis), inflamación de la úvula. Las causas más frecuentes son la alergia y la infección.

uvulotomía (uvulotomy), extirpación quirúrgica parcial o total de la úvula.

V

v (v), **1.** abreviatura de **vena. 2.** abreviatura de **sangre venosa. 3.** (en física) símbolo de la velocidad de una onda.

V (V), **1.** símbolo del **vanadio**. **2.** símbolo de *capacidad de ventilación pulmonar*.

V̇ (V̇), símbolo de *velocidad de flujo aéreo*.

VAA (AAV), siglas de **virus adenoasociados.**

VAC (VAC), combinación de fármacos antineoplásicos formada por vincristina, dactinomicina y ciclofosfamida.

«vacaciones» de fármaco (drug holiday), período de suspensión de fármaco para invertir efectos adversos a largo plazo que pueden resultar de un tratamiento crónico.

vaccinia (vaccinia), enfermedad infecciosa del ganado vacuno causada por un poxvirus que puede ser transmitido a los seres humanos por contacto directo o por inoculación deliberada como protección frente a la viruela. Se desarrolla una pústula en el lugar de la infección, habitualmente seguida de malestar general y fiebre de varios días de duración. Al cabo de 2 semanas la pústula se transforma en una costra que finalmente se desprende, dejando una cicatriz.

vaciado o colado (casting), (en odontología) fase del proceso de fabricación de coronas, empastes y otras piezas metálicas de restitución.

vacilación inicial (start hesitation), característica propia del parkinsonismo en la cual el paciente tiene dificultad para iniciar los movimientos para andar, como si los pies estuviesen pegados al suelo.

vacuna (vaccine), suspensión de microorganismos atenuados o muertos administrada por vía intradérmica, intramuscular, oral o subcutánea para inducir inmunidad activa frente a enfermedades infecciosas.

vacuna antiamarílica (yellow fever vaccine), vacuna con virus vivos atenuados de la fiebre amarilla cultivados en embriones de pollo. Se prescribe para conseguir la inmunización activa frente a la fiebre amarilla.

vacuna anticólera (cholera vaccine), agente de inmunización activa contra el cólera.

vacuna antigripal (influenza-virus vaccine), agente inmunizante activo. Está indicado para la inmunización frente a la gripe.

vacuna antimeningocócica de polisacáridos (meningococcal polysaccharide vaccine), cualquiera de los cuatro agentes de inmunización activa frente a los meningococos de los grupos A, C, Y o W-135. Se prescribe para la vacunación frente a la meningitis meningocócica y el serogrupo se ajusta según el brote local.

vacuna antineumocócica (pneumococcal vaccine), vacuna que produce inmunidad activa y contiene antígenos de los 23 tipos de *Pneumococcus* asociados con más del 98% de los casos de neumonía neumocócica en Estados Unidos y Europa. Se prescribe a los sujetos mayores de 2 años de edad que tengan riesgo elevado de desarrollar neumonía grave por neumococo, así como a todas las personas mayores de 65 años y a los adultos inmunocomprometidos.

vacuna antineumocócica heptavalente conjugada (pneumococcal heptavalent conjugate vaccine), preparación de polisacáridos capsulares de los siete serotipos de *Streptococcus pneumoniae* aislados con mayor frecuencia en niños de 6 años de edad o menores, acoplada a una variante atóxica de la toxina diftérica, utilizada como agente inmunizador activo en lactantes y niños en riesgo de enfermedad neumocócica.

vacuna antipertussis (pertussis vaccine), agente inmunizante activo prescrito para la inmunización frente a la tos ferina cuando está contraindicada la administración de la vacuna frente a la difteria, tétanos y tos ferina.

vacuna antipoliomielítica (poliovirus vaccine), vacuna preparada a partir del virus de la polio que le confiere inmunidad frente al mismo. La vacuna del virus de la polio inactivado (VPI) es una suspensión de tres cepas de poliovirus inactivados con formalina para destruir la actividad normal de los organismos. La VPI se administra por vía subcutánea a los 2 meses, 4 meses, entre 6 y 18 meses y entre 4 y 6 años y es la forma de vacunación recomendada en Estados Unidos. Una forma oral viva trivalente de la vacuna, la VTOP, está siendo suspendida en Estados Unidos por una rara parálisis asociada con la vacuna después de la administración. No obstante, la VTOP es el tratamiento de elección en áreas del mundo donde la polio sigue siendo endémica.

vacuna antipoliomielítica oral (VPO) (oral poliovirus vaccine, OPV), preparación de poliovirus atenuados que confiere inmunidad frente a la poliomielitis. Se ha sustituido por la vacuna de poliovirus inactivados, por lo que la disponibilidad de la VPO en Estados Unidos será limitada cuando se terminen las existencias. Solía prescribirse para la inmunización frente a la poliomielitis, pero actualmente su uso se limita al tratamiento en zonas donde se producen brotes de polio paralítico.

vacuna antipoliomielítica oral con virus vivos (live oral poliovirus vaccine), vacuna preparada a partir de tres cepas de poliovirus vivos (trivalente). La inmunización primaria con la vacuna generalmente se inicia a los 2 meses de edad.

vacuna antirrábica (rabies vaccine), suspensión estéril de virus de la rabia muertos preparada a partir de embrión de pato. Se prescribe para la inmunización contra la rabia y profilaxis posterior a la exposición.

vacuna antirrábica de células diploides humanas (VCDH) (human diploid cell rabies vaccine [HDCV]), vacuna de virus de la rabia inactivados obtenida por cultivo del virus en células diploides humanas. La inmunización activa con la VCDH se inicia el día de la exposición, seguida de cuatro o cinco inyecciones adicionales.

vacuna antirrubeólica (rubella virus vaccine), suspensión que contiene virus vivos atenuados de rubéola. Se prescribe para la inmunización contra la rubéola.

vacuna antitifoidea (typhoid vaccine), vacuna bacteriana preparada a partir de una cepa inactivada de *Salmonella typhi*. Se prescribe para la inmunización primaria contra la fiebre tifoidea en adultos y niños.

vacuna antitifus (typhus vaccine), cualquiera de las tres vacunas, cada una de las cuales es preparada para diferentes organismos rickettsias que producen el tifus epidémico, el tifus murino o la enfermedad de Brill-Zinsser.

vacuna antivariólica (smallpox vaccine), vacuna preparada a partir del virus de la viruela desecado. Actualmente sólo está indicada en personal de laboratorio y determinado personal militar que pueda estar expuesto al virus de la viruela, aunque estas indicaciones pueden variar en virtud de las amenazas de bioterrorismo.

vacuna atenuada viva (live attenuated vaccine), vacuna preparada a partir de microorganismos vivos o virus funcionales cuya capacidad para producir enfermedad ha sido debilitada, pero no sus propiedades inmunogénicas.

vacuna autógena (autogenous vaccine), vacuna preparada a partir de cultivos de los microorganismos tomados de una lesión del mismo paciente que va a ser tratado.

vacuna bacteriana (bacterial vaccine), suspensión en solución salina fisiológica de una cepa de bacterias atenuadas o muertas preparada en forma de inyección al paciente para estimular el desarrollo de la inmunidad activa a esa cepa y a otras bacterias parecidas.

vacuna con organismos muertos (killed vaccine), vacuna preparada a partir de microorganismos muertos. Habitualmente, las vacunas de organismos muertos se utilizan para inmunizar frente a organismos demasiado virulentos como para ser utilizados vivos aunque atenuados. El sistema inmunitario reacciona ante la presencia del germen patógeno de la misma forma, ya esté vivo o muerto. Sin embargo, la inmunidad producida por una vacuna de organismos vivos atenuados, cuando es posible, suele ser más eficaz.

vacuna con subunidad (subunit vaccine), agente inmunizante vírico que ha sido tratado para eliminar trazas de ácido nucleico del virus, de tal modo que sólo quedan subunidades de proteína. Las subunidades tienen menos riesgo de causar reacciones adversas.

vacuna con virus de rubéola y parotiditis (paperas) (rubella and mumps virus vaccine), suspensión que contiene virus vivos atenuados de rubéola y paperas. Se puede prescribir para la inmunización contra la rubéola, aunque es más frecuente el uso de la vacuna trivalente contra paperas, sarampión y rubéola.

vacuna con virus de sarampión inactivados (inactivated measles virus vaccine), vacuna de virus del sarampión que ha sido tratado, de forma que pierda su capacidad de replicación. Es una alternativa a la vacuna del sarampión con virus vivos atenuados, que está contraindicada en algunos individuos, como aquellos que presentan inmunodeficiencia.

vacuna con virus vivos de parotiditis (mumps virus vaccine live), agente de inmunización activa. Se prescribe para la vacunación frente a la parotiditis. Por lo general, en los niños y los adultos se prefiere la vacuna triple vírica (SPR, sarampión, parotiditis, rubéola).

vacuna con virus vivos de sarampión atenuados (live attenuated measles virus vaccine), vacuna preparada a partir de cepas de virus vivos del sarampión que se han cultivado bajo ciertas condiciones para que pierdan su virulencia sin perjuicio de su capacidad para producir inmunización. No se recomienda en las mujeres embarazadas o en los procesos de inmunodeficiencia.

vacuna con virus vivos de sarampión y parotiditis (live measles and mumps virus vaccine), vacuna preparada mediante el cultivo de cepas vivas de virus del sarampión y de la parotiditis. Se suele combinar con la de la rubéola, denominándose **triple vírica** y se administra a niños pequeños a partir de los 15 meses.

vacuna con virus vivos de sarampión y rubéola (measles and rubella virus vaccine live), agente de inmunización activa. Se prescribe para la vacunación frente al sarampión y la rubéola.

vacuna con virus vivos de sarampión, parotiditis y rubéola (SPR) (measles, mumps and rubella virus vaccine live [MMR]), agente de inmunización activa. Se prescribe para la vacunación simultánea frente al sarampión, la parotiditis y la rubéola.

vacuna de Calmette-Guérin (bacille Calmette-Guérin vaccine), vacuna activa preparada con la cepa atenuada de Calmette-Guérin del bacilo *Mycobacterium bovis.* Generalmente se prescribe para inmunizar frente a la tuberculosis. Se puede instilar intravesicalmente para tratar un carcinoma in situ en determinadas situaciones. En EE.UU. no suele emplearse como vacunación, pero en otros países se administra con frecuencia a lactantes, cuidadores y otras personas con alto riesgo de exposición íntima y prolongada a personas con una tuberculosis activa.

vacuna de la enfermedad de Lyme (OspA recombinante) (Lyme disease vaccine [recombinant OspA]), preparado a base de proteína A de superficie exterior, una lipoproteína de superficie celular de *Borrelia burgdorferi,* producido mediante técnica recombinante.

vacuna de la hepatitis A inactivada (hepatitis A vaccine inactivated), vacuna de virus completo inactivada derivada de una cepa atenuada de virus de hepatitis A crecido en un cultivo celular.

vacuna de la hepatitis B (hepatitis B vaccine), vacuna preparada a partir del plasma de portadores humanos asintomáticos del virus de la hepatitis B. Se recomienda una serie de tres dosis para alcanzar la inmunidad. Esta vacuna es especialmente aconsejable para personas con riesgo de contacto con sangre o líquidos de afectados.

vacuna de la hepatitis B inactivada (hepatitis B vaccine inactivated), preparado del antígeno de superficie de la hepatitis B tratado con formol, aislado del plasma de portadores humanos de la hepatitis B. En Estados Unidos se ha visto sustituida por la vacuna recombinante.

vacuna de la peste (plague vaccine), vacuna que produce inmunidad activa preparada con bacilos de la peste muertos. Se prescribe para inmunizar frente a la peste tras probable exposición a esta enfermedad o como protección de las personas que viajan a áreas endémicas, como el sureste asiático.

vacuna de reserva (stock vaccine), agente inmunizante preparado a partir de una cepa microbiana almacenada.

vacuna de virus de la varicela vivos (varicella virus vaccine live), preparado de virus herpes humano 3 vivo atenuado (virus varicela-zóster), que se administra de forma subcutánea para inducir inmunidad frente a la varicela y el zóster.

vacuna DTP (DTP vaccine), combinación de los toxoides de la difteria y el tétanos y de la vacuna acelular de la tos ferina (pertussis) con microorganismos muertos, administrada por vía intramuscular para conseguir una inmunización activa frente a estas enfermedades.

vacuna frente al carbunco (anthrax vaccine), extracto de proteínas acelular obtenido a partir de cultivos de *Bacillus anthracis,* empleado para vacunar frente al carbunco.

vacuna heterogénea (heterogenous vaccine), vacuna elaborada contra la misma especie de patógeno a partir de una fuente diferente a los propios tejidos del paciente.

vacuna heteróloga (heterologous vaccine), vacuna que confiere inmunidad protectora contra un patógeno que comparte antígenos que presentan reactividad cruzada con los microorganismos de la vacuna).

vacuna mixta (mixed vaccine), preparación inmunizante que protege contra más de una clase de patógeno, como las vacunas contra difteria, tétanos y tos ferina.

vacuna multivalente (multivalent vaccine), vacuna preparada a partir de varios tipos antigénicos correspondientes a una especie.

vacuna neumocócica polivalente (pneumococcal vaccine polyvalent), preparación de polisacáridos capsulares purificados de los 23 serotipos de *Streptococcus pneumoniae* que causan la mayoría de las enfermedades neumocócicas, utilizada como agente inmunizador activo en personas de más de 2 años de edad.

vacuna polivalente (polyvalent vaccine), vacuna preparada a partir de varios antígenos diferentes de una especie.

vacuna recombinante (recombinant vaccine), suspensión de microorganismos atenuados o muertos desarrollada por medio de técnicas de ADN recombinante.

vacuna recombinante de la hepatitis B (hepatitis B vaccine [recombinant]), vacuna de ingeniería genética producida en levaduras por técnicas de ADN recombinante.

vacuna sensibilizada (sensitized vaccine), vacuna preparada con microorganismos en suspensión en su propio suero inmune homólogo.

vacuna viva oral contra rotavirus (rotavirus vaccine live oral), vacuna viva oral que protege contra los rotavirus de los serotipos G1, G2, G3, G4 y P1. Se usa para prevenir la gastroenteritis por rotavirus en lactantes.

vacuna viva oral de la fiebre tifoidea (typhoid vaccine live oral), Preparación de la cepa atenuada de *Salmonella typhi* Ty21a.

vacunación (vaccination [vacc]), cualquier inyección de microorganismos atenuados, como bacterias, virus o rickettsias, administrada para inducir inmunidad o reducir los efectos de enfermedades infecciosas asociadas.

vacunal (vaccinal), **1.** relativo a las vacunas, a vacunar o a la vacunación. **2.** que tiene cualidades protectoras cuando se inocula con finalidad inmunitaria.

vacunas sintéticas (synthetic vaccines), sustancias de inmunización profilácticas preparadas mediante técnicas artificiales, como por ejemplo a través de síntesis de péptidos o clonación de ácido desoxirribonucleico.

vacunoterapia (vaccinotherapeutics), forma de tratamiento consistente en inyecciones de antígenos bacterianos.

vacuola (vacuole), **1.** espacio o cavidad transparente o llena de líquido en el interior de una célula, como la formada cuando una gota de agua es ingerida por el citoplasma. **2.** pequeño espacio en el cuerpo rodeado por una membrana que habitualmente contiene grasa, secreciones o restos celulares.

Vacuum Assisted Closure (VAC) (Vacuum Assisted Closure [VAC]), sistema comercializado que utiliza la presión negativa de un vacío para promover el cierre de determinados tipos de heridas. Los bordes de la herida se hacen herméticos con vendajes y espuma y se coloca un tubo en la herida conectado a un bote que crea un vacío. Gracias a ello se extraen de la herida líquidos y sustancias infecciosos.

vademécum (vade mecum), (del latín) algo que se lleva para un constante uso. Compendio farmacológico.

VAF (HFV), siglas de **ventilación a alta frecuencia.**

vagabundeo (wandering), diagnóstico de enfermería aprobado por la Fourteenth National Conference on the Classification of Nursing Diagnoses. Se define como el hecho de errar sin objetivo o dar vueltas y rodeos, de forma que el individuo se expone a sufrir algún peligro o daño. Con frecuencia no tiene conexión con limitaciones, límites u obstáculos.

vagal (vagal), relativo al nervio vago.

vagar (wander), **1.** ir y venir sin propósito fijo. **2.** tener que avanzar y retroceder para realizar algún tipo concreto de exploración o sondeo.

vagina (vagina), parte del aparato genital femenino que forma un conducto que se extiende desde un orificio que perfora el vestíbulo hasta el cuello uterino. Está situada por detrás de la vejiga y por delante del recto. En la mujer adulta la pared anterior de la vagina mide unos 7 cm de longitud y la posterior unos 9 cm. Los músculos de la vagina están inervados por el nervio pudendo y perfundidos por la arteria vaginal.

vaginismo (vaginismus), reacción genital psicofisiológica de la mujer caracterizada por una contracción intensa de la musculatura perineal y paravaginal que cierra firmemente el orificio vaginal. Se produce en respuesta al temor a una penetración dolorosa antes del coito o de una exploración pélvica. El vaginismo se considera anómalo si tiene lugar en ausencia de lesiones genitales y si se opone al deseo de una mujer de participar en el coito o de permitir la exploración, pero se puede tratar de una respuesta fisiológica o normal debida a la existencia de procesos genitales dolorosos o si se prevé una penetración forzada o prematura. En algunos casos es una manifestación de una enfermedad mental grave.

vaginitis (vaginitis), inflamación de los tejidos vaginales, como, por ejemplo, la vaginitis por tricomonas.

vaginitis atrófica (atrophic vaginitis), degeneración de la mucosa vaginal después de la menopausia por reducción de las concentraciones de estrógenos, adelgazamiento y desecación.

vaginitis inespecífica (nonspecific vaginitis), término clásico para referirse a cualquier inflamación vaginal sin patógeno identificado.

vaginitis por *Gardnerella vaginalis* (*Gardnerella vaginalis* vaginitis), [Herman Gardner, bacteriólogo norteamericano del siglo XX], infección del tracto genital femenino producida por bacterias de la especie *Gardnerella vaginalis*.

vaginitis posmenopáusica (postmenopausal vaginitis), inflamación producida por los cambios degenerativos de la mucosa vaginal tras la menopausia.

vaginitis senil (senile vaginitis), atrofia de la vagina como consecuencia de la pérdida posmenopáusica de la secreción estrogénica.

vaginografía (vaginography), exploración radiológica de la vagina tras la inyección de un medio de contraste radiopaco.

vaginoperineoplastia (vaginoperineoplasty), cirugía plástica de la vagina y el periné.

vaginosis bacteriana (bacterial vaginosis), inflamación crónica de la vagina causada por desequilibrio bacteriano.

vagosimpático (vagosympathetic), relativo al nervio vago y a la porción cervical del sistema nervioso simpático.

vagotomía (vagotomy), sección de determinadas ramas del nervio vago, realizada junto a cirugía gástrica, para reducir la cantidad de ácido gástrico secretado y disminuir la posibilidad de recurrencia de una úlcera gástrica. Dado que disminuirá el peristaltismo, se realiza una piroloplastia o una anastomosis del estómago al yeyuno para asegurar un vaciamiento adecuado del estómago.

vagotomía farmacológica (pharmacologic vagotomy), uso de medicamentos para limitar las funciones del nervio vago.

vagotonía (vagotonus), aumento anómalo de la actividad y los efectos de la estimulación del nervio vago, especialmente bradicardia con disminución del gasto cardíaco, debilidad y síncope.

vaguedad (vagueness), patrón de comunicación que utiliza pronombres globales y asociaciones imprecisas que conducen a ambigüedad y confusión en la comunicación.

vahído (swoon), desvanecimiento pasajero.

vaina (sheath), estructura tubular que rodea a un órgano o a cualquier otra parte del cuerpo, como la vaina del músculo recto anterior mayor del abdomen.

vaina axonal (axon sheath), vaina de mielina laminada interrumpida a intervalos por los nódulos de Ranvier.

vaina carotídea (carotid sheath), tejido fibroso que recubre la arteria carótida, la vena yugular y el nervio vago a cada lado del cuello.

vaina de Schwann (sheath of Schwann), [Theodor Schwann, anatomista alemán, 1810-1882], vaina de neurilema de células nucleadas que engloba a una fibra nerviosa.

vaina dural (dural sheath), extensión de la duramadre que cubre el nervio óptico y las raíces de los nervios espinales.

vaina mielínica (myelin sheath), lámina grasa segmentada constituida por mielina que envuelve los axones de muchos nervios del organismo. Diversos trastornos, entre ellos la esclerosis múltiple, pueden destruir estas vainas de mielina.

vaina nerviosa (nerve sheath), cualquiera de los distintos tipos de capas que cubren las fibras y los tractos nerviosos. Algunos tipos de vaina nerviosa son: de mielina, endoneural, neurilema y notocordal.

vaina sinovial (synovial sheath), cualquiera de los sacos membranosos que envuelven el tendón de un músculo y facilitan el deslizamiento del tendón por un túnel fibroso u óseo, como sucede por debajo del ligamento transverso del carpo.

vaina tendinosa sinovial (synovial tendon sheath), cualquiera de los numerosos sacos membranosos que envuelven varios de los tendones que se deslizan por túneles fibrosos y óseos en el cuerpo, como los que pasan por debajo del retináculo de los flexores del carpo. Una capa de la vaina sinovial reviste el túnel; la otra cubre el tendón. La vaina segrega líquido sinovial que lubrica el tendón.

Val (Val), abreviatura de **valina.**

valaciclovir (valacyclovir), éster de aciclovir. La sal clorhidrato se emplea como antiviral en el tratamiento del herpes y el herpes zóster genital en pacientes no inmunodeprimidos.

valdecoxib (valdecoxib), antiinflamatorio no esteroideo empleado en el tratamiento de la artritis reumatoide aguda y crónica, la artrosis y la dismenorrea primaria.

valencia (valence), **1.** (en química) expresión numérica de la capacidad de un elemento para combinarse químicamente con átomos de hidrógeno o sus equivalentes. **2.** (en inmunología) expresión del número de lugares de unión al antígeno para una molécula de un determinado anticuerpo o del número de lugares de unión al anticuerpo para un determinado antígeno.

valeriana (valerian), planta vivaz originaria de Eurasia, muy común ahora en todo el mundo. Se usa por sus propiedades sedantes y se suele considerar segura y eficaz para uso a corto plazo.

valganciclovir (valganciclovir), profármaco del ganciclovir, empleado en el tratamiento de las infecciones por citomegalovirus en inmunodeprimidos.

valgo (valgus), postura anómala en la cual una parte del miembro está doblada o torcida hacia fuera, separándose de la línea media, como el talón del pie en el pie valgo.

validación (validation), comunicación recíproca de respeto que informa al paciente de que sus opiniones son escuchadas, respetadas y reconocidas, independientemente de que el interlocutor esté o no de acuerdo con su contenido.

validación consensuada (consensual validation), acuerdo mutuo entre dos o más personas sobre un significado particular atribuido a una conducta verbal o no.

validación de construcción (construct validity), validez de una prueba o instrumento de medida que se establece mediante la demostración de su capacidad para identificar o medir las variables que se propone identificar o medir.

validación de contenido (content validity), validación de una prueba o medida como resultado de la utilización previa de parámetros o conceptos comprobados por éstas.

validación de datos (data validation), proceso para determinar si la información recogida durante la valoración sanitaria de un paciente es completa y precisa.

validez (validity), (en investigación) punto hasta el cual las mediciones de una prueba o aparato miden lo que se pretende medir.

validez predictiva (predictive validity), validez de una prueba o instrumento de medida que se establece demostrando su capacidad para pronosticar los resultados del análisis de los mismos datos utilizando otro instrumento de prueba o instrumento de medida.

valina (Val) (valine [Val]), aminoácido esencial necesario para el crecimiento óptimo de los lactantes y para el equilibrio del nitrógeno en los adultos.

vallécula (vallecula), cualquier surco o depresión en la superficie de un órgano o estructura.

vallécula epiglótica (epiglottic vallecula), depresión entre los pliegues glosoepiglóticos lateral y medio, a ambos lados de la epiglotis.

valor basado en el coste (cost-based value), escala de valor relativo utilizada para determinar las unidades totales de servicios prestados por una consulta médica. El coste total de gestionar la consulta y las unidades totales de servicio se emplean entonces para calcular los costes de cada servicio prestado.

valor de p (P value), (en investigación) la probabilidad estadística de la ocurrencia de un hallazgo dado por azar solo en comparación con la distribución conocida de los posibles hallazgos, considerando los tipos de datos, técnica del análisis y el número de observaciones.

valor de referencia (reference value), uno de los resultados de las baterías de pruebas que se suponen típicos de una población de pacientes asintomáticos. Cada valor se da habitualmente en forma de intervalo y debe interpretarse según la edad, el sexo y la raza.

valor umbral límite (threshold limit value), concentración máxima de una sustancia química a la que se puede exponer a los trabajadores durante un período determinado, como 8 horas al día, sin desarrollar una alteración física.

valor verdadero (true value), (en estadística) valor muy próximo al valor definitivo y algo menos cercano al valor de referencia.

valor Z (z-value), valor normalizado creado a partir de un elemento de una serie de datos expresado en términos de desviaciones estándar de la media, usando la ecuación

$$Z = \frac{x-\bar{x}}{\sigma}$$

donde x es un elemento de datos, $\bar{x}$ es la media de los datos, y σ es la desviación estándar. La media y desviación estándar del conjunto de esos valores z son 0 y 1, respectivamente.

valoración (assessing), (incluida en el proceso de enfermería que consta de cinco pasos) categoría de comportamiento de enfermería que incluye la reunión, verificación y comunicación de la información relacionada con el paciente. El profesional de enfermería reúne la información mediante interacción verbal con el paciente, su familia y personas allegadas, el examen de las fuentes de datos estándar, la comprobación sistemática de la aparición de signos y síntomas, la determinación de la capacidad del paciente para realizar por sí mismo las actividades de cuidado personal, la valoración del entorno en el que vive el paciente y la identificación de la reacción del personal (incluyendo al profesional que está realizando la valoración) ante el paciente, su familia y personas allegadas.

valoración (assessment), (en medicina y en enfermería) **1.** evaluación y apercibimiento de una circunstancia. **2.** procedimiento a través del cual se realiza una evaluación. **3.** (en un historial médico orientado por problemas) evaluación de la enfermedad o de una circunstancia determinada por parte del explorador, basada en el relato subjetivo de los síntomas y de la evolución de la enfermedad por el paciente, junto con los hallazgos objetivos detectados por el explorador, incluidos los datos derivados de pruebas de laboratorio, de la exploración física y de la historia médica en sí, además de la información aportada por los familiares y por los demás miembros del equipo sanitario.

valoración cardiovascular (cardiovascular assessment), evaluación de la situación, la función y las anomalías del corazón y el sistema circulatorio.

valoración clínica (clinical assessment), evaluación del estado físico y el pronóstico de un paciente basada en la información reunida a partir de las exploraciones físicas y de laboratorio y de la historia médica del paciente.

valoración clínica geriátrica de Sandoz (Sandoz Clinical Assessment-Geriatric), exploración de la función psicológica que se realiza a personas de edad avanzada para ayudar en el proceso diagnóstico.

valoración de Dubowitz (Dubowitz assessment), [Victor Dubowitz, pediatra sudafricano, n. 1931], sistema para estimar la edad de gestación de un recién nacido según factores tales como la postura, la dorsiflexión del tobillo y el retroceso de brazos y piernas.

valoración de enfermería (nursing assessment), identificación por parte de un profesional de enfermería de las necesidades, preferencias y capacidades de un paciente. La valoración sigue a la entrevista y observación del paciente por un profesional de enfermería, y tiene en cuenta los síntomas y signos del proceso, la comunicación verbal y no verbal con el paciente, los antecedentes médicos y sociales del paciente y cualquier otra información disponible. Entre los aspectos físicos a valorar están los signos vitales, el estado y color de la piel, la función nerviosa sensitiva y motora, la nutrición, el descanso, el sueño, la actividad y el estado de consciencia. La valoración es extremadamente importante porque proporciona las bases científicas para diseñar un plan completo de cuidados de enfermería.

valoración de la investigación (research measurement), evaluación de la cantidad o incidencia de una determinada variable obtenida mediante la utilización de un instrumento de investigación.

valoración de la sensibilidad general (gross sensory testing), procedimiento de evaluación que normalmente precede a la evaluación motora de un paciente y consiste en la valoración de la sensación de movilidad pasiva en el hombro, codo, muñeca y dedos, y de la habilidad para localizar estímulos táctiles realizados con dedos determinados.

valoración del aparato reproductor femenino (female reproductive system assessment), evaluación del aparato genital femenino y de las mamas con un estudio de los trastornos pasados y presentes que pueden influir en el estado ginecológico actual de la paciente.

valoración del aparato reproductor masculino (male reproductive system assessment), valoración del estado de los genitales del paciente, de sus antecedentes reproductores y de las infecciones u otras enfermedades anteriores o presentes del sistema genitourinario.

valoración del aparato urinario (urinary system assessment), consiste en una estimación de las condiciones y el funcionamiento de los riñones, los uréteres, la vejiga y la uretra, y una investigación de los trastornos previos o coincidentes que puedan ser el origen de estas alteraciones. Se le pregunta al paciente en la entrevista si presenta dolor o ardor al orinar, aumento de la frecuencia miccional, goteo involuntario, disminución del calibre del chorro de la orina, nicturia, incontinencia de esfuerzo, cefaleas, dolor de espalda o aumento de la sed. Se determinan el color, olor y cantidad de orina emitida y recogida por medio de una sonda. Se anotan los signos vitales del paciente; si hay distensión vesical; el estado de la piel; cambios neurológicos; localización, duración y tipo de dolor, y presencia de espasmos vesicales. Se determina si el paciente es hipertenso, diabético, sufre una enfermedad venérea, presenta secreción o drenaje vaginal o uretral o tiene antecedentes de cistitis, pielonefritis, cálculos renales, prostatectomía, cirugía renal, trasplante renal o cuadros venéreos. Se debe valorar la actividad sexual del paciente, el consumo de café, tés, bebidas de cola, alcohol, jabones perfumados, sprays para la higiene femenina y fármacos de venta con o sin receta y también la costumbre de bañarse en una ducha o bañera caliente. Se registran los antecedentes familiares de poliquistosis renal, hipertensión, diabetes o cáncer. Las pruebas de laboratorio incluyen la densidad de la orina, la presencia de cilindros, proteínas, hematíes o leucocitos en orina y la creatinina sérica. Los procedimientos diagnósticos pueden incluir cistoscopia, ecografía, gammagrafía, uretroscopia, urografía excretora intravenosa, angiografía renal, pielografía retrógrada y radiografías de los riñones, uréteres y vejiga.

valoración del desarrollo de Gesell (Gesell Developmental Assessment), [Arnold L. Gesell, pediatra y psicólogo norteamericano, 1880-1961], programa de valoración que aporta información mediante observación directa acerca del desarrollo del sistema motor grosero y fino, del lenguaje, sociopersonal y cognitivo.

valoración del dolor (pain assessment), evaluación del dolor informado, de los factores que lo alivian o exacerban y de la respuesta al tratamiento. Se pide al paciente que describa la causa del dolor, si la conoce, su intensidad, localización y duración, los acontecimientos que lo precedieron, la forma habitual que tiene de manejar esta situación, los tratamientos previos y su eficacia, las alergias que padece y el modo en que el dolor ha afectado a las AVD. Generalmente la intensidad del dolor se ha valorado mediante la utilización de escalas del dolor (escalas numéricas o de superficie). Los aspectos clave en la evaluación de la intensidad del dolor son el tamaño del área dolorosa, la sensibilidad de esta área y los efectos del movimiento y de la presión sobre el dolor.

valoración del domicilio (home assessment), examen de la zona donde vive una persona con una minusvalía física con el fin de recomendar la eliminación de riesgos para su seguridad y de sugerir modificaciones arquitectónicas o de otro tipo que permitan al paciente una independencia funcional.

valoración del órgano de la vista (optic system assessment), valoración de los ojos, la visión y los trastornos o heridas oculares, pasados o actuales, que puedan ser responsables de las alteraciones del órgano de la vista.

valoración del paciente anciano (assessment of the aging patient), evaluación de los cambios característicos del envejecimiento puestos de manifiesto por las personas ancianas. La valoración física completa permite diferenciar entre los efectos de alteraciones patológicas y los cambios debidos al envejecimiento, y aclara el cuidado que necesita cada paciente.

valoración del sistema auditivo (auditory system assessment), evaluación de los oídos del paciente y de su capacidad auditiva, teniendo en cuenta las enfermedades presentes o pasadas que pueden ser responsables del deterioro auditivo.

valoración del sistema gastrointestinal (gastrointestinal system assessment), valoración del aparato digestivo y de sus síntomas. Se le pregunta al paciente si ha tenido o tiene dolor espontáneo o a la presión en la cavidad oral, las encías, la lengua, los labios, el abdomen o el recto, o si ha sentido disfagia, eructos, pirosis, anorexia, vómitos, estreñimiento, diarrea o defecación dolorosa. Se obtiene información sobre los cambios de alimentación; el hábito intestinal; las características y frecuencia de las heces y la orina; el uso de laxantes o enemas, y la aparición de fatiga, hemorroides y edema en las extremidades. La historia familiar, sobre todo de enfermedades GI, carcinoma y DM, es un aspecto importante de la evaluación. Se observa el aspecto general, el peso y la temperatura del paciente; se comprueba la presión arterial, el pulso, las respiraciones en decúbito supino, bipedestación y sedestación, y se determina el color de la orina y la diuresis. Se explora el abdomen en busca de distensión, rigidez, ascitis, simetría, organomegalia, tejido queloide, peristalsis visible, ruidos intestinales, masas y la presencia de una ostomía. Colaboran en el diagnóstico el hemograma completo, el estudio de las heces, el tiempo de protrombina y la determinación de la concentración de fosfatasa alcalina, la bilirrubina sérica y urinaria, la aspartato aminotransferasa, la alanina aminotransferasa, la deshidrogenasa del ácido láctico, el BUN, la lipasa sérica, la colinesterasa, el calcio, la albúmina y la glucosa. A veces es necesario utilizar otros procedimientos para establecer el diagnóstico.

valoración del sistema musculoesquelético (musculoskeletal system assessment), evaluación del estado y del nivel funcional de los músculos, articulaciones y huesos del paciente, así como de los factores que pueden contribuir a la aparición de alteraciones en estas estructuras.

valoración del sistema tegumentario (integumentary system assessment), evaluación del estado general del tegumento de un paciente y de los factores o anomalías que pueden contribuir a la presencia de un trastorno dermatológico.

valoración del traslado (lift assessment), selección del método de traslado más adecuado a utilizar cuando se mueve a un paciente, por ejemplo, de la cama a la silla.

valoración física (physical assessment), parte del examen de salud que representa una síntesis de la información obtenida mediante la exploración física. Requiere una exploración detallada del cuerpo, desde la cabeza hasta los pies, utilizando las técnicas de observación/inspección, palpación, percusión y auscultación.

valoración gestacional (gestational assessment), cálculo de la edad gestacional del feto basándose en factores como la historia menstrual de la madre, la fecha en que fueron detectados los primeros sonidos cardíacos fetales y la evaluación de los datos de la ecografía. Esta información es importante para planificar la asistencia de urgencia en caso de signos de parto prematuro.

Valoración Global del Funcionamiento (Global Assessment of Functioning [GAF]), escala utilizada para evaluar el estado psiquiátrico y medir el funcionamiento psicológico, social y laboral. Se utiliza ampliamente en los estudios sobre eficacia terapéutica.

valoración global subjetiva (Subjetive Global Assessment), método de valoración del estado nutricional de un paciente, con observaciones subjetivas a las que se asignan valores en una escala global. Entre los factores valorados se cuentan cambio de peso, apetito o anorexia, tejido subcutáneo y muscular, y síntomas GI.

valoración neurológica (neurologic assessment), evaluación del estado y síntomas neurológicos del paciente. Si el paciente está consciente y orientado se le pregunta sobre posibles síntomas de debilidad, alteraciones de la sensibilidad, cefalea, dolor, temblores, nerviosismo, irritabilidad y somnolencia. Se solicita información para detectar posible pérdida de memoria, confusión, alucinaciones y episodios de pérdida de consciencia. Se toma nota del aspecto general del paciente, así como de la expresión facial, atención, respuesta a estímulos verbales y nociceptivos, estado emocional, coordinación, equilibrio, estado cognitivo y capacidad de obedecer órdenes. Se incluye una evaluación de los nervios craneales y de los reflejos tendinosos profundos. En caso de desorientación estupor o coma se registran los signos objetivos de estos estados. Para una completa valoración neurológica pueden ser necesarios la punción lumbar, hemograma, mielografía, RM, ecografía, TC, electroencefalograma y determinación de glucosa, electrólitos y líquidos.

valoración psicosocial (psychosocial assessment), evaluación de la salud mental, situación social y capacidad funcional de una persona dentro de la comunidad.

valoración respiratoria (respiratory assessment), valoración del estado y función del aparato respiratorio de una persona. La información básica que hay que recoger incluye alergias, infección reciente, inmunizaciones, exposición a irritantes ambientales, enfermedades respiratorias previas e intervenciones quirúrgicas, enfermedades crónicas preexistentes, medicación actual, hábito de fumar e historia familiar. Se pregunta al paciente si tiene tos, jadeo, si la respiración es entrecortada, si se cansa con facilidad o presenta dolor torácico o abdominal, escalofríos, fiebre, sudoración excesiva, mareos o si se le hinchan los pies y las manos. Se anota si existen signos de confusión, ansiedad, agitación, aleteo de las ventanas nasales, cianosis de labios, encías, lóbulos de las orejas o uñas, dedos en palillos de tambor, fiebre, anorexia y tendencia a sentarse en posición erecta. Se observa con detalle la respiración del paciente, con el fin de detectar una pauta de respiración lenta, rápida, irregular, superficial o de Cheyne-Stokes; hiperventilación, y una fase espiratoria prolongada o períodos de apnea, así como retracciones en las áreas supraesternal, supraclavicular, subesternal o intercostal durante la respiración. Debe registrarse la presencia de taquicardia, bradicardia o arritmia sinusal, o posibles indicios de insuficiencia cardíaca congestiva, como crepitaciones, roncus, edema, hepatoesplenomegalia, distensión abdominal o dolor. El tórax se explora en busca de escoliosis, cifosis, tórax en embudo o en barril o altura desigual de los hombros, y se somete a palpación para detectar posibles indicios de expansión torácica, desviación traqueal, crepitaciones o frémito. A la percusión se evalúa la resonancia, hiperresonancia, timpanismo y sonidos apagados. A la auscultación se detectan las crepitaciones, roncus, sibilancias, roces, transmisión de la voz a través de la pared torácica y disminución o ausencia de sonidos respiratorios. Las exploraciones que ayudan al diagnóstico son radiografía de tórax, hemograma completo, ECG, pruebas de función pulmonar, broncoscopia, determinación de gases y electrólitos en sangre, estudio del esputo, cultivo de secreciones faríngeas y nasofaríngeas, lavado gástrico, gammagrafía pulmonar y biopsia.

valores de referencia diarios (VRD) (Daily Reference Values [DRV]), conjunto de estándares dietéticos para ocho nutrientes y compartimientos alimentarios: grasa total, grasa saturada, colesterol, hidratos de carbono totales, fibra dietética, proteínas, potasio y sodio. Forman parte de la etiqueta de referencia de la US Food and Drug Administration Daily Value.

valores personales (value), creencias individuales sobre la importancia o valía de una determinada idea o conducta.

valproato (valproate), sal del ácido valproico con actividad anticonvulsivante parecida a la del ácido.

valrubicina (valrubicin), antibiótico de acción antineoplásica. Se usa para tratar el cáncer de vejiga.

valsartán (valsartan), fármaco antihipertensivo. Se usa en el tratamiento de la hipertensión, solo o en combinación con otros fármacos.

válvula (valve), estructura natural o dispositivo artificial en una vía o vaso que evita el reflujo del contenido líquido que lo atraviesa.

válvula (valvula), pequeñas válvulas en el cuerpo y las cúspides de las válvulas cardíacas.

válvula aórtica (aortic valve), válvula cardíaca situada entre el ventrículo izquierdo y la aorta. Se compone de tres valvas semilunares que se cierran durante la diástole para impedir que la sangre refluya al ventrículo izquierdo desde la aorta.

válvula auriculoventricular (AV) (atrioventricular [AV] valve), válvula cardíaca a través de la cual fluye la sangre desde las aurículas hasta los ventrículos. La válvula existente entre la aurícula izquierda y el ventrículo izquierdo es la válvula mitral; la válvula auriculoventricular derecha es la válvula tricúspide.

válvula cardíaca (heart valve), cada una de las cuatro estructuras del corazón que controlan el flujo de sangre mediante su apertura y cierre con cada latido cardíaco. Hay dos válvulas semilunares, la aórtica y la pulmonar, y la válvula mitral y la válvula tricúspide. Las válvulas sólo permiten el flujo de sangre en una dirección.

válvula cardíaca protésica (prosthetic heart valve), válvula cardíaca artificial.

válvula coronaria (coronary valve), pliegue semicircular del endocardio que impide el reflujo de sangre de la aurícula derecha al seno coronario.

válvula de Braschi (Braschi valve), válvula unidireccional que se introduce en la rama inspiratoria del circuito del respirador para medir la PEEP intrínseca.

válvula de fonación unidireccional (one-way speaking valve), válvula que se coloca en el extremo de una sonda de traqueostomía, y que se abre durante la inhalación y se cierra durante la exhalación, por lo que el aire exhalado se dirige a través de las cuerdas vocales y sale por la boca y la nariz, permitiendo que una persona con una traqueostomía pueda hablar.

válvula de Heimlich (Heimlich valve), pequeña válvula unidireccional usada para el drenaje del tórax, que se vacía en un dispositivo flexible de recogida. Evita el retorno de gases o líquidos al espacio pleural. Se puede utilizar en muchos pacientes en lugar de un sistema tradicional de drenaje con sello de agua.

válvula de la vena (valve of vein), cualquiera de las pequeñas cúspides o pliegues existentes en la íntima de muchas venas, que permite evitar el reflujo de sangre.

válvula de Passy-Muir (Passy-Muir valve), válvula de habla unidireccional para su empleo en sondas de traqueotomía. Su posición normal en reposo es cerrada, de modo que está abierta sólo durante la inhalación y se cierra durante la exhalación, lo que permite que pase el aire a través de los pliegues vocales para la fonación.

válvula ileocecal (ileocecal valve), esfínter muscular situado entre el íleo del intestino delgado y el ciego del intestino grueso. Consta de dos colgajos que se proyectan en la luz del intestino grueso, inmediatamente por encima del apéndice vermiforme, e impiden la reentrada de alimentos al intestino delgado.

válvula mitral (mitral valve), válvula bicúspide situada entre la aurícula izquierda y el ventrículo izquierdo; es la única con dos valvas. La válvula mitral permite el flujo de sangre desde la aurícula al ventrículo izquierdo, pero impide el flujo retrógrado de la misma. La contracción ventricular en la sístole proyecta la sangre contra la válvula, cerrando sus dos cúspides, lo que garantiza el flujo de sangre desde el ventrículo hacia la aorta.

válvula pulmonar (pulmonary valve), estructura cardíaca constituida por tres valvas semilunares que se cierran durante cada latido cardíaco para evitar el reflujo de sangre hacia el ventrículo derecho desde la arteria pulmonar. Las valvas están separadas por senos que parecen diminutos cubos cuando están cerrados y llenos de sangre. Cuando los senos se colapsan por la eyección de sangre ventricular, abren la válvula y permiten que la sangre desoxigenada fluya a través de la arteria pulmonar y llegue hasta los pulmones.

válvula semilunar (semilunar valve), **1.** válvula con valvas en forma de semiluna, como la aórtica y la pulmonar. **2.** cualquiera de las valvas que componen dichas válvulas. **3.** válvulas simples en forma de copa que se encuentran en los vasos venosos y linfáticos.

válvula sinoauricular (sinoatrial valve), válvula situada en la abertura del seno venoso que da paso a la aurícula derecha primordial.

válvula tricúspide (tricuspid valve), válvula con tres cúspides principales situada entre la aurícula derecha y el ventrículo derecho del corazón. A medida que se relajan los ventrículos durante la fase de diástole, la válvula tricúspide se abre, permitiendo el flujo de sangre hacia el ventrículo. En la fase sistólica se contraen ambos ventrículos llenos de sangre, bombeando su contenido, mientras las válvulas tricúspide y mitral se cierran para prevenir el flujo retrógrado.

válvulas linfáticas (valve of lymphatics), cada una de las diminutas estructuras semilunares de los vasos y troncos del sistema linfático que ayudan a regular el flujo de linfa y evitar que la sangre venosa entre en el sistema. Los capilares del sistema no presentan válvulas, pero sí existen muchas en los vasos colectores.

válvulas venosas (venous valves), cualquiera de las pequeñas cúspides o pliegues presentes en la íntima de muchas venas para evitar el reflujo de la sangre.

valvulitis (valvulitis), proceso inflamatorio de una válvula, especialmente de una válvula cardíaca. Las válvulas afectadas degeneran, o sus valvas se vuelven rígidas y se calcifican provocando estenosis y obstrucción al flujo sanguíneo.

valvulopatía cardíaca (valvular heart disease), alteración adquirida o congénita de una válvula cardíaca, caracterizada por estenosis y obstrucción al flujo sanguíneo o por degeneración valvular y regurgitación de sangre. Las más frecuentes son las enfermedades de las válvulas aórtica y mitral, que pueden deberse a defectos congénitos, endocarditis bacteriana, sífilis o, lo más frecuente, a fiebre reumática. La disfunción valvular produce alteraciones en la presión intracardíaca y en las circulaciones pulmonar y periférica. Puede conducir a arritmia cardíaca, insuficiencia cardíaca y shock cardiogénico.

valvuloplastia (valvuloplasty), empleo de un catéter con balón inflable para dilatar una válvula cardíaca.

valvulotomía (valvotomy), incisión realizada en una válvula, especialmente en las del corazón, para corregir un defecto y permitir una apertura y un cierre adecuados.

VAMP (VAMP), siglas de un régimen terapéutico de combinación, utilizado en el tratamiento del cáncer, que contiene tres antineoplásicos (sulfato de vincristina, metotrexato y mercaptopurina) y un glucocorticoide (prednisona).

Van Rensselaer, Euphenia [1840-1912], enfermera americana que diseñó el primer uniforme para enfermeras, un vestido de sirsaca azul y blanco con cuello y puños, delantal y cofia. Organizó el Seton Hospital for Tuberculosis de Nueva York.

vanadio (V) (vanadium [V]), elemento metálico grisáceo. Su número atómico es 23; su peso atómico es 50,942. La absorción de compuestos de vanadio da lugar a una enfermedad llamada vanadismo, caracterizada por anemia, conjuntivitis, neumonitis e irritación de las vías respiratorias.

vancomicina (vancomycin), antibiótico bactericida. Está indicado en el tratamiento de infecciones, sobre todo infecciones estafilocócicas resistentes a otros antibióticos y también de la colitis seudomembranosa asociada a antibióticos producida por *Clostridium difficile*.

vapor (vapor), **1.** dispersión atmosférica de la forma gaseosa de una sustancia que en su estado natural es líquida o sólida. **2.** vaho, gas o evaporación.

vaporización (vaporization), paso de un elemento desde su estado líquido o sólido (como el hielo seco) al gaseoso.

vaporizador (vaporizer), dispositivo para reducir los líquidos medicados a un vapor útil para inhalación o aplicación a las membranas mucosas accesibles.

vardenafilo (vardenafil), agente frente a la impotencia empleado en el tratamiento de la disfunción eréctil.

vareniclina (varenicline), fármaco para abandonar el tabaco. Se utiliza como aversivo para el tabaco.
variabilidad (variability), grado de divergencia o propiedad de un objeto para diferir respecto a un estándar promedio dado.
variable (variable), factor de un experimento científico que tiende a variar o a adoptar valores diferentes, mientras que los demás elementos permanecen constantes.
variable anidada (nested variable), una variable que se localiza dentro de otra, como la frecuencia de una enfermedad determinada en una ciudad concreta.
variable categórica (categoric variable), variable que no es continua, sino que distribuye los datos en categorías.
variable dependiente (dependent variable), (en investigación) factor medido para conocer el efecto de una o más variables independientes.
variable independiente (independent variable), (en investigación) variable controlada por el investigador, evaluada por su efecto mensurable sobre la variable o variantes dependientes.
variación diaria (diurnal variation), **1.** ritmo de salida o excreción de una sustancia en un espécimen recogido para análisis de laboratorio durante un período de 24 horas. **2.** niveles previstos altos y bajos de una sustancia a lo largo de un período de 24 horas.
variación diurna del estado de ánimo (diurnal mood variation), cambio del estado de ánimo relacionado con el momento del día.
variante (variant), diferencias que existen entre los miembros de una especie o entre sus subpoblaciones.
variante tusígena del asma (cough variant asthma), asma caracterizado por mínimas sibilancias y tos no productiva, frecuentemente intensa, que dura de horas a días.
varianza (variance), **1.** (en estadística) representación numérica de la dispersión de datos alrededor de la media en una determinada muestra. Está representada por el cuadrado de la desviación estándar y se utiliza principalmente para realizar un análisis de la varianza. **2.** *no técnico,* intervalo general de un grupo de hallazgos.
varicela (chickenpox), enfermedad vírica aguda muy contagiosa producida por un herpesvirus, el virus varicela zóster (VVZ). Aparece fundamentalmente en niños pequeños y se caracteriza por brotes de erupciones vesiculares cutáneas. La enfermedad se transmite por contacto directo con las lesiones cutáneas o, más frecuentemente, por gotitas diseminadas desde el tracto respiratorio de las personas infectadas, por lo general en el período prodrómico o en los estadios tempranos de la erupción. El líquido vesicular y las costras son infecciosos hasta que están completamente secos.
varicela gangrenosa (varicella gangrenosa), forma de varicela potencialmente mortal caracterizada por lesiones gangrenosas. Una subvariedad fulminante del trastorno cutáneo puede resultar mortal en pocas horas si se complica con el estreptococo hemolítico.
variceliforme (varicelliform), semejante al exantema de la varicela.
varices esofágicas (esophageal varices), conjunto de venas longitudinales y tortuosas situadas en el extremo inferior del esófago, agrandadas y tumefactas como consecuencia de la hipertensión portal.
varicocele (varicocele), dilatación del plexo venoso pampiniforme del cordón espermático. El varicocele forma una tumefacción blanda y elástica que puede producir dolor.
varicocele ovárico (ovarian varicocele), dilatación varicosa de las venas del ligamento ancho del útero.
varicocele uteroovárico (utero-ovarian varicocele), distensión de las venas del plexo pampiniforme de la pelvis femenina.
varicosidad (varicosity), **1.** anomalía, generalmente de una vena, caracterizada por tumefacción y tortuosidad. **2.** vena en este estado.
varicosis (varicosis), trastorno frecuente que se caracteriza por la presencia de una o más venas, tortuosas y anómalamente dilatadas, generalmente en las piernas o en la parte inferior del tronco. Entre los síntomas se incluyen el dolor y los calambres musculares con sensación de plenitud y pesadez en las piernas. Con frecuencia resulta evidente la dilatación de las venas superficiales antes de que la enfermedad produzca molestias.
varicoso (varicose), anómalamente hinchado o dilatado.
variegado (variegate), que tiene características variadas, especialmente las referidas a los cambios de color.
varioliforme (varioloid), que se parece a la viruela.
varioloide (varioloid), forma leve de viruela que aparece en una persona vacunada o que ha padecido previamente la enfermedad.
variz (varix), vena, arteria o linfático tortuoso y dilatado.
variz aneurismática (aneurysmal varix), vena varicosa en la cual la dilatación se debe a una comunicación adquirida con una arteria adyacente.
varo (varus), posición anómala en la que una parte de un miembro se dirige hacia dentro, hacia la línea media, como sucede con el talón y el pie en el pie varo.
varón (male), persona del sexo masculino.
vasa vasorum (vasa vasorum), vasos sanguíneos de pequeño tamaño que irrigan las paredes de las arterias y de las venas.

vascular (vascular), relativo a un vaso sanguíneo.

vascularidad (vascularity), situación de desarrollo y funcionalidad de los vasos sanguíneos en un órgano o tejido.

vascularización (vascularization), proceso por el cual los tejidos corporales adquieren vasos y desarrollan capilares proliferativos. Puede ser natural o inducida por técnicas quirúrgicas.

vasculatura (vasculature), distribución de los vasos sanguíneos en un órgano o tejido.

vasculitis (vasculitis), proceso inflamatorio de los vasos sanguíneos característico de ciertas enfermedades sistémicas o producido por una reacción alérgica.

vasculitis alérgica (allergic vasculitis), inflamación de los vasos sanguíneos inducida por alergenos como los yoduros, la penicilina, las sulfamidas y las tioureas. Se caracteriza por prurito, malestar general y fiebre ligera, así como por la presencia de pápulas, vesículas, ampollas de tipo urticarial o pequeñas ulceraciones cutáneas.

vasculitis leucocitoclástica (leukocytoclastic vasculitis), inflamación alérgica de los vasos sanguíneos caracterizada por depósitos de células fragmentadas, polvo nuclear, residuos necróticos y fibrina coloreados en los vasos.

vasculitis linfática (lymphatic vasculitis), necrosis de los vasos sanguíneos con depósitos de fibrina e infiltración de linfocitos.

vasculitis necrotizante (necrotizing vasculitis), proceso inflamatorio de los vasos sanguíneos caracterizado por necrosis, fibrosis y proliferación de la capa interna de la pared vascular, hasta llegar a veces a oclusión de la luz e infarto. La vasculitis necrotizante puede darse en la artritis reumatoide y es frecuente en el LES, la periarteritis nodosa y la esclerosis generalizada progresiva.

vasculitis segmentaria hialinizante (segmented hyalinizing vasculitis), trastorno inflamatorio recidivante, crónico, de los vasos sanguíneos de la parte distal de las piernas, asociado a lesiones cutáneas purpúricas o nodulares que pueden llegar a ulcerarse y dejar cicatrices.

vasculitis umbilical (umbilical vasculitis), inflamación del cordón umbilical y de sus vasos sanguíneos.

vasectomía (vasectomy), intervención quirúrgica para la esterilización masculina consistente en la extirpación bilateral de una parte del conducto deferente. Por lo general, la vasectomía se realiza de forma ambulatoria con anestesia local.

vaselina¹ (petrolatum), mezcla purificada de hidrocarburos semisólidos obtenidos del petróleo y que habitualmente se utiliza como base de pomadas o como emoliente cutáneo.

vaselina² (petroleum jelly), solución coloidal no líquida o gel de parafina blanda. Se emplea como medicación calmante tópica en quemaduras o abrasiones.

vaso (vas, vasa, vessel), cada uno de los múltiples conductos del cuerpo, especialmente los que transportan sangre, linfa o esperma.

vaso aferente (vas afferens), pequeña arteriola que aporta sangre al glomérulo renal.

vaso colateral (collateral vessel), rama de una arteria o de una vena utilizada como accesoria del vaso sanguíneo del cual procede.

vaso quilífero (lacteal vessel), cualquiera de los múltiples capilares linfáticos centrales que existen en las vellosidades del intestino delgado. Se abre en los vasos linfáticos de la submucosa. El capilar hace pasar el quilo a la circulación linfática por el conducto torácico al sistema de la sangre vascular.

vaso sanguíneo (blood vessel), cualquier componente de la red de estructuras tubulares que transportan sangre.

vasoactivo (vasoactive), (de un fármaco) que tiende a causar vasodilatación o vasoconstricción.

vasoconstricción (vasoconstriction), estrechamiento de la luz de cualquier vaso sanguíneo, especialmente de las arteriolas y las venas de los reservorios sanguíneos de la piel y de las vísceras abdominales. Se produce por varios mecanismos que, de forma conjunta, controlan la presión arterial y la distribución de la sangre por el cuerpo.

vasoconstrictor (vasoconstrictive, vasoconstrictor), **1.** relativo a un proceso, enfermedad o sustancia que provoca la constricción de los vasos sanguíneos. **2.** agente que provoca vasoconstricción. El frío, el miedo, el estrés y la nicotina son vasoconstrictores exógenos comunes. La secreción interna de adrenalina y noradrenalina hace que los vasos sanguíneos se contraigan mediante la estimulación de los receptores alfa-adrenérgicos en el músculo liso vascular. Los fármacos simpaticomiméticos alfa-adrenérgicos también inducen vasoconstricción y varios de estos compuestos se emplean por este efecto para mantener la PA durante la anestesia o como tratamiento de la hipotensión marcada secundaria a hemorragia, IM, septicemia, simpatectomía o reacciones frente a fármacos.

vasodilatación (vasodilatation), ensanchamiento o distensión de los vasos sanguíneos, originado por relajación del músculo liso de la pared vascular.

vasodilatación refleja (reflex vasodilatation), cualquier dilatación de los vasos sanguíneos que se produce como consecuencia de la estimulación de los nervios vasodilatadores o de la inhibición de los vasoconstrictores del sistema nervioso simpático, incluidos los fármacos del tipo de la adrenalina.

vasodilatador (vasodilator), nervio o agente que produce dilatación de los vasos sanguíneos favoreciendo la relajación del músculo liso de la pared vascular. Los vasodilatadores químicos han sido útiles para el tratamiento de la insuficiencia cardíaca aguda en el infarto de miocardio, en casos asociados a insuficiencia mitral grave y en la insuficiencia derivada de la miocardiopatía.

vasoespasmo (vasospasm), espasmo de un vaso sanguíneo.

vasoespástico (vasospastic), **1.** relativo a una constricción espasmódica de un vaso sanguíneo. **2.** cualquier sustancia que causa espasmo de los vasos sanguíneos.

vasoestimulación (vasostimulation), estímulo de la actividad vasomotora.

vasoganglión (vasoganglion), masa esférica de pequeños vasos sanguíneos.

vasohipertónico (vasohypertonic), que causa constricción de los vasos sanguíneos.

vasoinhibidor (vasoinhibitor), agente que se opone a la acción de los nervios vasomotores, causando por ello dilatación arterial y reducción de la presión sanguínea.

vasoinhibitorio (vasoinhibitory), que inhibe la actividad de los nervios vasomotores.

vasomotor (vasomotor), relativo a los nervios y músculos que controlan el calibre de la luz de los vasos sanguíneos. Las fibras circulares de los músculos de las arterias se pueden contraer, produciendo vasoconstricción, o bien se pueden relajar, dando lugar a vasodilatación.

vasomotorsensorial (sensorivasomotor), relativo a la contracción o dilatación de un vaso sanguíneo en respuesta a un estímulo sensorial.

vasoparesia (vasoparesis), forma leve de parálisis vasomotora.

vasos de capacitancia (capacitance vessels), **1.** vasos sanguíneos que contienen la mayor parte del volumen sanguíneo intravascular. **2.** las venas.

vasos de resistencia (resistance vessels), vasos sanguíneos, incluidas las arterias de pequeño calibre, arteriolas y metarteriolas que constituyen la parte principal de la resistencia periférica total al flujo sanguíneo.

vasos linfáticos (lymphatic vessels), vasos finos y transparentes distribuidos por casi todos los tejidos. Se distinguen por su aspecto arrosariado, debido a su luz irregular. Las ramas colectoras forman dos sistemas, uno que discurre junto con las venas superficiales y el otro por debajo de la fascia profunda, como los vasos quilíferos. Desembocan en el sistema venoso a través del conducto torácico y el conducto linfático derecho.

vasovasostomía (vasovasostomy), intervención quirúrgica en la cual se restablece la función del conducto deferente de cada testículo, que habían sido cortados y ligados en una vasectomía previa. Esta intervención se realiza cuando un varón quiere recuperar su fertilidad.

vástago humeral (humeral stem), en la artroplastia del hombro, la parte de la prótesis que se inserta en el extremo del húmero recortado y preparado.

vasto externo o lateral (vastus lateralis), el mayor de los cuatro músculos del cuádriceps femoral situado en la cara lateral del muslo. Su función es ayudar en la extensión de la pierna.

vasto intermedio o crural (vastus intermedius), uno de los cuatro músculos que componen el cuádriceps femoral situado en el centro del muslo. Su función, en coordinación con los otros tres músculos del cuádriceps, es extender la pierna.

vasto interno o medial (vastus medialis), uno de los cuatro músculos del cuádriceps femoral situado en la parte medial del muslo. Su función, en combinación con los otros músculos del cuádriceps femoral, es la extensión de la pierna.

vatio (W) (watt [W]) [James Watt, ingeniero escocés, 1736-1819], unidad de potencia o trabajo eléctrico en el sistema de notación de metros-kilogramo-segundo. El vatio es el producto de multiplicar los voltios por los amperios. Un vatio de potencia se disipa cuando una corriente de 1 amperio atraviesa una diferencia de potencial de 1 voltio.

vatio por centímetro cuadrado (W-cm^2) (watt per square centimeter [W/cm^2]), unidad de densidad de potencia o de intensidad utilizada en ultrasonografía.

VB (GB), siglas de **vesícula biliar.**

VBP (VBP), combinación de fármacos antineoplásicos, formada por vinblastina, bleomicina y cisplatino.

VC (TV), siglas de *volumen corriente,* la cantidad de aire en mililitros por cada respiración.

VCAF (HFJV), siglas de *ventilación con chorro a alta frecuencia.*

VCDH (HDCV), siglas de **vacuna contra la rabia de células diploides humanas.**

VCE (LWD), siglas de *vivir con enfermedad.*

VCM (MCV), siglas de **volumen corpuscular medio.**

VCO_2 (VCO_2), símbolo de producción de CO_2 por unidad de tiempo.

VDRL (VDRL), siglas de *Venereal Disease Research Laboratories.*

$\dot{V}e$ ($\dot{V}e$), símbolo de *volumen espirado.*

$\dot{V}E$ ($\dot{V}E$), símbolo de *volumen espirado en 1 minuto.*

VEB (EBV), siglas de **virus de Epstein-Barr.**

vectocardiografía (vectorcardiography), método de registro de la magnitud y dirección de la actividad eléctrica cardíaca.

vectocardiograma (vectorcardiogram), registro gráfico de la dirección y magnitud de las fuerzas eléctricas propias de la actividad cardíaca durante un ciclo cardíaco. Se elabora mediante el registro simultáneo de tres derivaciones estándar, empleando un osciloscopio.

vector (vector), **1.** cantidad que tiene dirección y magnitud, habitualmente representado por una flecha recta cuya longitud representa la magnitud y cuya cabeza representa la dirección. **2.** portador, especialmente el que transmite una enfermedad. Los vectores biológicos suelen ser artrópodos en los que los organismos infectantes completan parte de sus ciclos vitales. Un vector mecánico transmite un organismo infectante de un huésped a otro, pero no es fundamental para el ciclo vital del parásito. **3.** retrovirus que ha sido modificado por alteración de su componente genético. Mediante técnicas de ADN recombinante se eliminan los genes que causan efectos perjudiciales y se añaden los genes que median la síntesis de enzimas esenciales. El vector puede ser inyectado en un paciente que padece un déficit enzimático.

veganismo (veganism), seguimiento de una dieta vegetariana estricta, con exclusión de todas las proteínas de origen animal.

vegetación (vegetation), crecimiento anómalo de tejido alrededor de una válvula, formado por fibrina, plaquetas y bacterias.

vegetal (vegetative), perteneciente o relativo al reino de las plantas.

vegetarianismo (vegetarianism), teoría o práctica de la limitación de la dieta a sustancias alimentarias de origen vegetal, incluida la fruta, los cereales y los frutos secos.

vegetariano (vegetarian), persona cuya dieta se limita a alimentos de origen vegetal, tales como frutas, cereales y nueces. Muchos vegetarianos comen huevos y productos lácteos, pero evitan todas las carnes de origen animal.

vegetariano estricto (strict vegetarian), vegetariano cuya dieta excluye la utilización de todos los alimentos de origen animal. Todos los alimentos consumidos deben ser de origen vegetal. Estas dietas pueden ser deficientes en numerosos nutrientes esenciales, especialmente en vitamina B_{12}.

vegetativo (vegetative), **1.** relativo a la nutrición y el crecimiento. **2.** que denota función involuntaria, como la producida por el sistema nervioso parasimpático. **3.** en reposo, no activo; referente a la fase del ciclo celular en la cual la célula no se está replicando. **4.** que lleva una existencia apartada e inerte, sin actividad social ni intelectual. **5.** (en psiquiatría) emocionalmente introvertido y pasivo, como puede suceder en la fase depresiva del trastorno bipolar.

VEGF (VEGF), siglas de **factor de crecimiento endotelial vascular.**

vehículo (vehicle), **1.** sustancia inerte con la que se mezcla una medicación para facilitar la medición y administración o la aplicación. **2.** cualquier líquido o estructura del cuerpo que transmite de forma pasiva un estímulo. **3.** cualquier sustancia, como alimentos o agua, que sirve de modo de transmisión de agentes infecciosos.

Veillonella *(Veillonella)*, [Adrien Veillon, bacteriólogo francés, 1864-1931], género de bacterias anaerobias gramnegativas. La especie *Veillonella parvula* está presente normalmente en el aparato digestivo, sobre todo en la boca.

vejiga (bladder), **1.** saco membranoso que sirve de receptáculo para secreciones, como la vesícula biliar. **2.** la vejiga urinaria.

vejiga espástica (spastic bladder), forma de vejiga neurógena provocada por una lesión de la médula espinal por encima del centro reflejo de la micción. Se caracteriza por pérdida del control y la sensibilidad vesicales, incontinencia y micción automática, intermitente e incompleta. Con frecuencia se debe a traumatismos, tumores o esclerosis múltiple.

vejiga flácida (flaccid bladder), vejiga que no puede contraerse lo suficiente como para vaciarse. Puede deberse a deficiencias neurales u obstrucción crónica.

vejiga hiperactiva (overactive bladder), trastorno que se caracteriza por una necesidad urgente casi constante de orinar.

vejiga hipertónica (hypertonic bladder), trastorno caracterizado por la hipertonicidad del músculo detrusor de la vejiga, generalmente secundaria a un irritante, como por ejemplo un cálculo, o que aparece después de una cirugía.

vejiga hipoactiva (underactive bladder), trastorno en el que la contracción vesical no alcanza suficiente duración o magnitud para vaciar por completo la vejiga.

vejiga neurógena (neurogenic bladder), vejiga urinaria disfuncionante por causa de una lesión del sistema nervioso central.

vejiga piriforme (pear-shaped bladder), vejiga urinaria con ensanchamiento de la sección inferior, observada en condiciones que incluyen la lipomatosis pélvica, hematoma o urinoma perivesical y linfoma o linfoquiste.

vejiga trabeculada (trabeculated bladder), vejiga hipotónica no distensible como consecuencia de hipertrofia de la capa muscular, generalmente causada por obstrucción de la uretra.

vejiga urinaria (urinary bladder), saco musculomembranoso, situado en la pelvis, que almacena la orina para su eliminación a través de la uretra. Por la cara anterior está conectada con los uréteres y por la posterior con la uretra.

vejigas de succión (sucking blisters), almohadillas blandas y pálidas que aparecen en los labios superior e inferior del bebé y tienen aspecto de ampollas, pero que no lo son. Parece ser que aumentan el hermetismo del cierre de los labios alrededor del pezón o de la mama. Algunos lactantes nacen con ellas por haberse chupado los dedos, manos o brazos antes del nacimiento.

vel. sed. (sed. rate), *coloquial,* abreviatura de **velocidad de sedimentación eritrocitaria.**

velado (fogging), método óptico para determinar el error de refracción, colocando ante los ojos lentes excesivamente convexas. Se convierte al paciente en hipermétrope artificialmente por medio de esferas para relajar toda la acomodación.

velado difuso (developer fog), imagen radiográfica oscura, difuminada y carente de contraste. Las causas residen en un error en la temperatura del revelador, en el tiempo de inmersión y en la concentración del revelador.

velado químico (chemical fog), decoloración gris mate sobre la placa de rayos X producida generalmente por contaminación química del revelador utilizado.

vello púbico (pubic hair), vello de la zona púbica.

vellosidad (villus), cada una de las numerosas y diminutas prolongaciones, apenas visibles a simple vista, agrupadas por toda la superficie mucosa del intestino delgado. Las vellosidades difunden y transportan líquidos y nutrientes. Cada vellosidad tiene un núcleo de tejido conjuntivo areolar y reticular delicado que da soporte al epitelio, varios capilares y, por lo general, un único linfático quilífero que se llena de quilo blanco lechoso durante la digestión de una comida grasa.

vellosidad coriónica (chorionic villus), cualquiera de las diminutas fibrillas vasculares situadas sobre la superficie del corion que infiltran los senos del endometrio con sangre materna y contribuyen a formar la placenta.

vellosidades aracnoideas (arachnoid villi), una de las múltiples prolongaciones de tejido fibroso que parten de la membrana aracnoides.

velocidad (velocity), ritmo del cambio de posición de un cuerpo que se mueve en una dirección determinada. La velocidad a lo largo de una línea recta es la velocidad lineal. La velocidad angular es la velocidad de un cuerpo que sigue un movimiento circular.

velocidad de absorción específica (VAE) (specific absorption rate [SAR]), (en el tratamiento mediante hipertermia) la velocidad de absorción de la energía calorífica (W) por unidad de masa de tejido en unidades de vatios por kilogramo (W/kg).

velocidad de circulación (circulation rate), velocidad del flujo sanguíneo, habitualmente medida en cantidad de sangre bombeada por el corazón por minuto.

velocidad de conducción (conduction velocity), rapidez con la que un impulso eléctrico se puede transmitir a través de un tejido excitable, como en la propagación de un impulso de contracción a través de las fibras del haz de His-Purkinje del corazón.

velocidad de crecimiento (velocity of growth), ritmo de crecimiento o cambio en las mediciones de crecimiento durante un período de tiempo.

velocidad de enfriamiento (cooling rate), velocidad a la que desciende la temperatura con respecto al tiempo (°C/min) inmediatamente después de completar el tratamiento de hipertermia.

velocidad de flujo lineal (linear flow velocity), velocidad de una partícula transportada por una corriente en movimiento que normalmente se expresa en centímetros por segundo.

velocidad de flujo volumétrico (volumetric flow rate), velocidad a la cual un volumen de líquido pasa por un punto determinado, generalmente medido en litros por segundo.

velocidad de metabolización cerebral local de glucosa (VMCLG) (local cerebral metabolic rate of glucose utilization [LCMRG]), (en la tomografía por emisión de positrones) imagen paramétrica del cerebro expresada en unidades de miligramos de utilización de glucosa por minuto y por 100 g de tejido cerebral.

velocidad de perfusión (perfusion rate), velocidad del flujo sanguíneo a través de los capilares por unidad de masa de tejido expresada en ml/min por 100 g.

velocidad de reducción de la urea (VRU) (urea reduction ratio [URR]), reducción fraccionaria del BUN durante una sesión de hemodiálisis única, que se expresa en porcentaje y se mide para determinar la adecuación de la hemodiálisis.

velocidad de rellenado de plasma (plasma refilling rate), en hemodiálisis, la velocidad a la que el plasma que ha sido retirado y dializado fluye de nuevo al sistema circulatorio del paciente.

velocidad de sedimentación (VS) (sedimentation rate [SR]), velocidad con que se depositan los hematíes en una columna de cristal vertical de plasma citratado. Se utiliza para monitorizar las enfermedades inflamatorias o malignas y para ayudar en la detección y el diagnóstico de enfermedades ocultas, como la tuberculosis.

velocidad de sedimentación globular (VSG) (erythrocyte sedimentation rate [ESR]), velocidad a la que los eritrocitos se sedimentan en un tubo de sangre no coagulada, expresada en milímetros por hora. La velocidad de sedimentación aumentada es inespecífica pero suele indicar la existencia de una inflamación. Las evaluaciones seriadas de velocidad de sedimentación globular son útiles para controlar la evolución de la actividad inflamatoria en las enfermedades reumáticas y, cuando se realizan junto con el recuento leucocitario, son indicativas de infección. Ciertas alteraciones no inflamatorias, como el embarazo, también se caracterizan por elevación de la velocidad de sedimentación. También se dan valores anómalos de VSG en otras enfermedades que alteran las proteínas de la sangre.

velocidad de ultrasonidos (velocity of ultrasound), rapidez de la energía de ultrasonidos, medida en metros por segundo (m/s), en un medio determinado. La velocidad varía desde 331 m/s en el aire a 1.450 m/s en la grasa, 1.570 m/s en la sangre y 4.080 m/s en el cráneo.

velocidad inherente (inherent rate), frecuencia de formación de impulsos atribuible a una determinada localización de un marcapasos.

velocidad máxima de crecimiento en altura (peak height velocity), momento de la pubertad en el que el ritmo de crecimiento es máximo.

velocidad máxima de flujo espiratorio (maximal expiratory flow rate [MEFR]), velocidad máxima del flujo de gas procedente de los pulmones durante una espiración forzada después de una inspiración completa.

velocidad máxima de flujo mesoespiratorio (maximal midexpiratory flow rate), máxima velocidad del flujo de gas en la parte media (en términos de volumen) de una espiración forzada después de una inspiración completa. Se utiliza para detectar y evaluar la EPOC.

vena (vein [v]), cada uno de los numerosos vasos que transportan sangre desde los capilares hasta el corazón como parte del sistema venoso pulmonar, la red venosa sistémica o el complejo venoso portal. La mayor parte de las venas del cuerpo son venas sistémicas que transportan sangre desde todo el cuerpo (excepto los pulmones) hasta la aurícula derecha del corazón. Cada vena es una estructura macroscópica formada por tres capas de diferentes clases de tejidos que se corresponden con las capas del corazón. Las venas tienen capas más finas y son menos elásticas que las arterias, y se colapsan al ser cortadas. También contienen válvulas semilunares a diversos intervalos.

vena ácigos (azygous vein), una de las siete venas del tórax. En caso de obstrucción de la vena cava inferior es la principal vena de retorno sanguíneo al corazón.

vena angular (angular vein), una de la venas dobles de la cara formadas por la unión de las venas frontales y supraorbitarias.

vena anterior del corazón (anterior cardiac vein), cada uno de los diversos vasos de pequeño calibre que transportan sangre desoxigenada hasta la aurícula derecha desde la región anterior del miocardio del ventrículo derecho.

vena axilar (axillary vein), una de las venas pares de la extremidad superior, que se convierte en la vena subclavia a la altura del borde externo de la primera costilla.

vena basílica (basilic vein), una de las cuatro venas superficiales del brazo, que comienza en la parte cubital de la red venosa dorsal y discurre en sentido proximal sobre la superficie posterior del lado cubital del antebrazo.

vena braquial (brachial vein), vena del brazo que acompaña a la arteria braquial y drena en la vena axilar.

vena braquiocefálica (brachiocephalic vein), vena que drena en la cava superior y que recoge la sangre de la subclavia y yugular.

vena braquiocefálica derecha (right brachiocephalic vein), vaso de unos 2,5 cm de longitud que se inicia en la base del cuello, en la conjunción de las venas yugular interna y subclavia del lado derecho, y que desciende verticalmente desde detrás del extremo esternal de la clavícula hasta unirse con la vena braquiocefálica izquierda y formar la vena cava superior.

vena cava (vena cava), una de las dos grandes venas que transportan la sangre de vuelta a la aurícula derecha del corazón desde la circulación periférica.

vena cava inferior (inferior vena cava), gran vena que devuelve la sangre desoxigenada al corazón desde las regiones corporales que se encuentran por debajo del diafragma. El vaso recibe sangre de las dos venas ilíacas comunes, las venas lumbares y las venas testiculares.

vena cava superior (superior vena cava), segunda vena de mayor tamaño del cuerpo, que transporta la sangre desoxigenada de la mitad superior del cuerpo a la aurícula derecha.

vena cefálica (cephalic vein), una de las cuatro venas superficiales del miembro superior. Recibe la sangre venosa de las superficies dorsal y palmar del antebrazo.

vena cefálica mediana (median cephalic vein), vena que está presente en ocasiones como la rama lateral, que acaba en la vena cefálica, de una bifurcación de la vena mediana antebraquial.

vena colateral dorsal de los dedos (dorsal digital vein), cualquiera de las venas comunicantes que discurren por las caras laterales de los dedos de la mano.

vena coronaria (coronary vein), una de las venas del corazón que drena la sangre procedente de los lechos capilares del miocardio a través del seno coronario en la aurícula derecha.

vena coronaria mayor (great cardiac vein), una de las cinco tributarias del seno coronario, que se inicia en el ápex cardíaco y asciende por el surco interventricular anterior hasta la base de los ventrículos. La vena coronaria mayor drena la sangre procedente de los capilares del miocardio a través de sus tributarias.

vena coronaria menor (small cardiac vein), una de las cinco venas tributarias del seno coronario que drenan la sangre del miocardio. Transporta la sangre desde la parte posterior de la aurícula y el ventrículo derechos.

vena de Galeno (Galen's vein), [Claudio Galeno, médico griego, 130-200 d.C.], vena grande formada por la unión de dos venas cerebrales terminales. Se curva alrededor del esplenio del cuerpo calloso y continúa como un seno recto del cerebro.

vena de la circulación general (systemic vein), cualquiera de las numerosas venas que drenan sangre desoxigenada desde la mayor parte del cuerpo. Las venas generales tienen su origen en pequeños plexos que reciben sangre de los miles de millones de capilares encontrados en todos los tejidos del organismo y convergen en troncos que van aumentando de tamaño a medida que se acercan al corazón. Son de mayor tamaño y más numerosas que las arterias, sus paredes son más finas y cuando están vacías se colapsan.

vena de Tebesio (thebesian vein), [Adam C. Thebesius, médico alemán, 1686-1732], cualquiera de las venas cardíacas más pequeñas.

vena dorsal profunda (deep dorsal vein), vena que drena los tejidos eréctiles del pene y el clítoris.

vena espermática (testicular vein), pareja de venas que emergen de los plexos venosos convolutos, constituyendo el componente principal de los cordones espermáticos.

vena esplénica (lienal vein), vena de gran calibre situada en la parte inferior del organismo que se une con la vena mesentérica superior para formar la vena porta. Conduce la sangre procedente del bazo.

vena facial (facial vein), vena par superficial que drena la sangre desoxigenada de las estructuras superficiales de la cara.

vena femoral (femoral vein), vena de gran calibre del muslo que es la continuación de la vena poplítea y que acompaña a la arteria femoral en los dos tercios proximales del muslo. Su porción distal se sitúa por fuera de la arteria y su porción proximal por debajo de la arteria. Cerca de su terminación se une a la vena safena interna.

vena frontal (frontal vein), vena superficial par de la cara que nace del plexo de la frente.

vena hemiácigos (hemiazygous vein), una de las venas tributarias de la vena ácigos del tórax.

vena ilíaca externa (external iliac vein), una de las dos venas de la parte inferior del cuerpo que se unen a las venas ilíacas internas para formar la vena ilíaca común.

vena ilíaca interna (internal iliac vein), vena par de la parte inferior del organismo que al unirse con la vena ilíaca externa, forman las venas ilíacas primitivas o comunes.

vena ilíaca primitiva (common iliac vein), cada una de las dos venas que drenan en la vena cava inferior y que están formadas por la unión de las venas ilíacas interna y externa.

vena innominada (innominate vein), gran vena a cada lado del cuello formada por la unión de la yugular interna y la subclavia. Drenan la sangre de la cabeza, cuello y extremidades superiores, y se unen para formar la vena cava superior.

vena interventricular posterior (middle cardiac vein), una de las cinco venas tributarias del seno coronario que drena la sangre procedente del lecho capilar del miocardio. Recibe tributarias desde ambos ventrículos y termina en el extremo derecho del seno coronario.

vena maxilar interna (maxillary vein), vena profunda de la cara en número par que acompaña a la arteria maxilar interna. Cada vena maxilar es tributaria de la vena yugular interna y externa.

vena mediana antebraquial (median antebrachial vein), vena superficial del miembro superior que drena el plexo venoso de la superficie palmar de la mano.

vena mediana basílica (median basilic vein), una de las venas superficiales del miembro superior que se forma habitualmente a partir de una de las dos ramas de la vena mediana del codo. Normalmente se utiliza para venopunción, flebotomía o perfusión intravenosa.

vena mesentérica inferior (inferior mesenteric vein), vena de la parte inferior del organismo que drena la sangre del recto, el colon sigmoide y el colon descendente.

vena mesentérica superior (superior mesenteric vein), vena tributaria de la porta que drena la sangre del intestino delgado, el ciego y el colon ascendente y transverso.

vena oftálmica (ophthalmic vein), cada uno de los dos conductos venosos de la órbita, la vena oftálmica superior y la vena oftálmica inferior, que se comunican con el seno cavernoso. A través de esta comunicación las infecciones pueden diseminarse desde el exterior al interior de la cavidad craneal.

vena ovárica (ovarian vein), par de venas que se originan a partir del plexo uterovaginal en el ligamento ancho cerca de los ovarios y de las trompas uterinas. Las venas de cada uno de los plexos ascienden y se unen para formar venas únicas. La vena ovárica derecha drena en la vena cava inferior, la vena ovárica izquierda lo hace en la vena renal.

vena porta (portal vein), vena del intestino delgado que se ramifica en el hígado y termina en sinusoides en forma de capilares que transportan la sangre hasta la vena cava inferior a través de las venas hepáticas. La rama derecha de la vena porta entra en el lóbulo hepático derecho y la rama izquierda entra en el lóbulo izquierdo.

vena porta hepática (hepatic portal vein), vena de gran diámetro a través de la que toda la sangre del sistema digestivo entra en la superficie inferior del hígado. A continuación, la vena se ramifica como una arteria para distribuir la sangre a los pequeños sinusoides hepáticos revestidos por endotelio, que forman la red vascular hepática de intercambio.

vena posterior del ventrículo izquierdo (posterior vein of left ventricle), una de las cinco tributarias del seno coronario que drena sangre procedente del lecho capilar del miocardio.

vena profunda (deep vein), cualquiera de las muchas venas de la circulación mayor que acompañan a las arterias, normalmente incluida en una vaina que engloba a ambas.

vena pulmonar (pulmonary vein), pareja de vasos de gran calibre que transportan la sangre oxigenada desde cada pulmón hasta la aurícula izquierda del corazón.

vena safena mayor (greater saphenous vein), vena par, la mayor del cuerpo, que contiene de 10 a 20 válvulas en su trayecto a lo largo de la pierna y del muslo antes de finalizar en la vena femoral. Se inicia en la vena marginal medial del dorso del pie.

vena safena menor (small saphenous vein), vena superficial grande que se halla en la fascia subcutánea de la pierna que pasa por detrás del extremo distal del peroné y por encima de la parte trasera de la pierna, y que penetra en la fascia profunda y se une a la vena poplítea posterior al nivel de la rodilla.

vena satélite (vena comitans), cada una de las venas pares profundas que acompañan a las arterias más pequeñas, una a cada lado de la arteria. Los tres vasos se encuentran envueltos en una misma vaina.

vena subclavia (subclavian vein), la continuación de la vena axilar en la parte superior del cuerpo, que se extiende desde el borde lateral de la primera costilla hasta el extremo esternal de la clavícula, donde se une a la yugular interna para formar el tronco venoso braquiocefálico.

vena superficial (superficial vein), cualquiera de las numerosas venas situadas en la fascia subcutánea, inmediatamente por debajo de la piel.

vena tiroidea inferior (inferior thyroid vein), una de las pocas venas que salen del plexo venoso de la glándula tiroides y forman un plexo por delante de la tráquea y por debajo del músculo esternocleidomastoideo.

vena torácica interna (internal thoracic vein), vena par que acompaña a la arteria torácica interna y recibe tributarias que se corresponden con las de las arterias.

vena umbilical (umbilical vein), uno de los tres vasos embrionarios del cordón umbilical. Conduce la sangre desde la placenta y se fusiona para formar una rama única en el cordón umbilical.

vena umbilical derecha (right umbilical vein), la derecha de las dos venas del cordón umbilical que conducen la sangre de la placenta al seno venoso del corazón en la primera fase de desarrollo del embrión. Degenera durante la séptima semana.

vena varicosa (varicose vein), vena tortuosa y dilatada con válvulas incompetentes. Las causas pueden ser válvulas congénitamente defectuosas, tromboflebitis, embarazo y obesidad. Las venas varicosas son frecuentes, especialmente en la mujer. Las venas que se afectan con mayor frecuencia son las safenas, localizadas en las piernas. Inicialmente la vena se puede palpar, pero no se ve y el paciente nota una sensación de pesadez en las piernas, que empeora por la noche y con el calor. Puede percibir también un dolor sordo, ardiente o calambres tras permanecer mucho tiempo de pie o caminar, con la regla, cuando está cansado o por la noche. Con el tiempo, las venas pueden verse como cordones dilatados y púrpura. La insuficiencia venosa y las úlceras de estasis venosas son las dos complicaciones más frecuentes. El tratamiento conservador incluye elevación y reposo de la extremidad afectada, uso de medias de compresión ligera y evitación de los períodos de bipedestación prolongados. Se puede realizar escleroterapia para eliminar las varicosidades superficiales inestéticas. El arrancamiento con ligadura de las venas pueden estar indicados en casos de insuficiencia venosa crónica, tromboflebitis de repetición y varices persistentes ulceradas o dolorosas, que no responden al tratamiento conservador. El tratamiento a largo plazo de las varices trata de mejorar la circulación y prevenir la estasis, aliviar las molestias y prevenir las complicaciones.

vena vitelina (vitelline vein), cualquiera de las venas embrionarias que devuelven la sangre desde el saco vitelino hasta el corazón primitivo del embrión en las primeras fases del desarrollo.

vena yugular externa (external jugular vein), uno de los dos grandes vasos del cuello que reciben la mayor parte de la sangre procedente del exterior del cráneo y de los tejidos profundos de la cara.

vena yugular interna (internal jugular vein), vena par del cuello que recoge la sangre de un lado del cerebro, la cara y el cuello, y se une con la subclavia para formar la vena braquiocefálica.

venas de la columna vertebral (veins of the vertebral column), venas que drenan la sangre procedente de la columna vertebral, los músculos adyacentes y las meninges de la médula espinal. Estas venas crean plexos que se dividen en grupos interno y externo en función de su localización fuera o dentro del conducto raquídeo.

venas emisarias (emissary veins), pequeños vasos del cráneo que conectan los senos de la duramadre con las venas del exterior del cráneo mediante una serie de anastomosis.

venas hepáticas (hepatic veins), las tres venas principales, derecha, media e izquierda, que drenan la sangre del hígado en la vena cava inferior.

venas lumbares (lumbar veins), cuatro pares de venas que recogen sangre de las tributarias dorsales de las fosas lumbares y de las tributarias abdominales de las paredes del abdomen.

venas ventriculares izquierdas (left ventricular veins), las venas cardíacas más pequeñas que desembocan en el ventrículo izquierdo del corazón.

venas vorticosas o coroideas del ojo (vorticose veins), cuatro grandes venas implicadas en el drenaje venoso del globo ocular. Salen a través de la esclerótica en cada uno de los cuadrantes posteriores del globo ocular y drenan en las venas oftálmicas superiores e inferiores.

venda abdominal (abdominal bandage), vendaje ancho con múltiples capas elaborado en gasa u otro material y que se utiliza frecuentemente después de la cirugía abdominal.

venda circular (roller bandage), banda de material larga y fuertemente enrollada que puede variar de anchura. Habitualmente se aplica en un vendaje circular alrededor de una extremidad o del tronco.

venda elástica (elastic bandage), venda de tejido elástico que sujeta y permite el movimiento.

venda en mariposa (butterfly bandage), cinta adhesiva estrecha con amplios extremos en forma de alas, que se utiliza para aproximar los bordes de heridas superficiales y mantener juntos los labios de la misma mientras cicatrizan. En ciertos casos se utiliza en lugar de la sutura.

vendaje (bandage), **1.** cinta o rollo de tela u otro material que se puede enrollar alrededor de una parte del cuerpo de diferentes maneras para asegurar una venda, mantener la presión sobre una compresa o inmovilizar un miembro u otra parte del cuerpo. **2.** aplicación de un vendaje.

vendaje abdominal (abdominal binder), vendaje de tejido elástico que se aplica alrededor de la parte inferior del torso para sujetar el abdomen, empleándose a veces después de la cirugía abdominal con objeto de disminuir las molestias, mejorando de este modo la capacidad del paciente de comenzar la actividad ambulatoria y acelerando la recuperación.

vendaje circular (circular bandage), vendaje dispuesto alrededor de la zona lesionada, habitualmente una extremidad o un dedo.

vendaje cohesivo (cohesive bandage), material de cura que se adhiere a sí mismo pero no a otras superficies.

vendaje compresivo (pressure dressing), vendaje aplicado para detener una hemorragia, evitar el edema o comprimir unas venas varicosas. También suele utilizarse en el tratamiento de quemaduras y después de un injerto cutáneo.

vendaje cuadrangular (quadrangular bandage), toalla o pieza de tela cuadrangular larga plegada sobre sí misma para utilizarla como envoltura de una herida en el abdomen, el tórax o la cabeza.

vendaje de cabos múltiples (many-tailed bandage), **1.** vendaje ancho, de forma uniforme, con ambos extremos divididos en tiras de igual tamaño y número. Al colocar el vendaje sobre el abdomen, el tórax o los miembros se pueden solapar los extremos. **2.** vendaje de forma irregular con extremos vueltos o recortados que se atan entre sí.

vendaje de corbata (cravat bandage), vendaje triangular doblado longitudinalmente. Se puede utilizar como un vendaje circular en ocho, o en espiral para controlar la hemorragia o para sujetar férulas.

vendaje de corbata en cabestrillo (cravat sling bandage), soporte para un brazo fracturado preparado colocando la muñeca en el centro del vendaje triangular mientras el antebrazo está en ángulo recto. Los dos extremos del vendaje se llevan alrededor del cuello y se atan.

vendaje de corbata para el codo (cravat elbow bandage), apósito triangular que sostiene el hombro con un ángulo de 45°, empezando con el centro sobre el punto del codo. El vendaje se completa con un extremo alrededor del antebrazo y el otro alrededor de la parte superior del brazo.

vendaje de corbata para fractura de clavícula (cravat bandage for fracture of clavicle), apósito de cabestrillo que incluye una almohadilla de 5×10 cm en el hueco axilar. El vendaje triangular se coloca con el punto central sobre el hombro afectado. La mano y la muñeca se adosan junto a él. Los extremos opuestos se levantan para cubrir y sostener el brazo. Los extremos del vendaje se juntan y se atan a la espalda.

vendaje de corbata para puño cerrado (cravat bandage for clenched fist), apósito compresivo hecho por plegado de los puntos de un vendaje triangular para formar una banda alrededor del puño.

vendaje de cuatro cabos (four-tailed bandage), pieza estrecha de tela con dos cabos en cada extremo, para sujetar una articulación, como el codo o la rodilla, o una prominencia, como la nariz o la barbilla.

vendaje de Esmarch (Esmarch's bandage), [Johann F. A. von Esmarch, cirujano alemán, 1823-1908], vendaje ancho, plano, elástico, alrededor de un miembro elevado para forzar que la sangre salga de éste. Se emplea antes de ciertas técnicas quirúrgicas para conseguir un campo exangüe.

vendaje de Schultes (Scultetus binder), [Johann Schultes, cirujano alemán, 1595-1645], vendaje con múltiples colas y una pieza central fija. Las colas están superpuestas; las dos últimas, atadas o sujetas con alfileres, sirven para asegurar las demás. El vendaje de Schultes se puede abrir o retirar sin mover la parte del vendaje fija al cuerpo.

vendaje de Theden (Theden's bandage), [Johann C. A. Theden, cirujano alemán, 1714-1797], vendaje circular aplicado por debajo de la lesión y continuado hacia arriba sobre una compresa, utilizado para detener una hemorragia.

vendaje de tobillo (ankle bandage), vendaje en forma de ocho, que rodea la planta del pie y el tobillo. El talón puede cubrirse o dejarse al descubierto, aunque es preferible vendarlo para evitar que se produzca un «edema de ventana».

vendaje de Velpeau (Velpeau's bandage), [Alfred A. L. M. Velpeau, cirujano francés, 1795-1867], vendaje que inmoviliza el codo y el hombro, manteniendo el brazo contra el costado y el antebrazo flexionado sobre el tórax.

vendaje del muñón de amputación (amputation-stump bandage), vendaje elástico en forma de ocho que se aplica para cubrir el muñón después de una amputación. Ayuda a controlar el edema y dar forma a la parte que queda del miembro.

vendaje en 8 (figure-eight bandage), vendaje con vueltas sucesivas que se cruzan unas sobre otras formando una imagen similar al número 8.

vendaje en capelina (capeline bandage), vendaje en forma de turbante. Se utiliza para proteger la cabeza, el hombro o un muñón.

vendaje en espiga (spica bandage), vendaje en forma de ocho en el cual cada vuelta se suele superponer a la siguiente para formar una sucesión siguiendo un diseño en V. Se puede utilizar para dar apoyo, aplicar presión o sujetar un apósito en su lugar sobre el tórax, las extremidades, los muslos o la pelvis.

vendaje en guante (gauntlet bandage), vendaje en forma de guante que cubre la mano y los dedos.

vendaje en semiguante (demigauntlet bandage), vendaje en forma de guante que sólo cubre la mano, dejando los dedos libres.

vendaje en T (T bandage), un vendaje en forma de letra T. Se utiliza para el periné y a veces para la cabeza.

vendaje espiral (spiral bandage), vendaje circular que se aplica en espiral alrededor de un miembro.

vendaje espiral inverso (spiral reverse bandage), vendaje espiral que va dando vueltas y se dobla hacia atrás sobre sí mismo, según sea necesario para ajustarlo con más seguridad al contorno del cuerpo.

vendaje invertido (reversed bandage), vendaje circular que se pliega sobre sí mismo media vuelta, de forma que se ajuste suavemente, adaptándose al contorno de la extremidad.

vendaje oblicuo (oblique bandage), vendaje circular que se aplica en espiral con vueltas inclinadas, habitualmente en un miembro.

vendaje recurrente (recurrent bandage), vendaje que pasa varias veces sobre sí mismo, habitualmente aplicado sobre la cabeza o los muñones de amputación.

vendaje torácico (chest bandage), cualquiera de los tipos de apósitos de tela para las lesiones del tórax, como la envoltura de pecho abierta de tres picos, una venda arrollada en espiga en forma de ocho o la forma de Scultetus de tiras estrechas que pueden superponerse y fijarse con imperdibles.

vendaje triangular (triangular bandage), cuadrado de tela plegado o cortado en forma de triángulo. Se puede utilizar como cabestrillo, cubierta o como un grueso cojinete para controlar la hemorragia.

veneno (poison, toxicant), cualquier sustancia que daña o destruye la salud al ser ingerida, inhalada o absorbida por el organismo en cantidades relativamente pequeñas. Desde el punto de vista clínico, todos los venenos se dividen en dos grupos: los que responden a un tratamiento específico o antídoto y los que no poseen tratamiento específico.

veneno (venom), sustancia líquida tóxica secretada por algunas serpientes, artrópodos y otros animales y transmitida por sus picaduras o mordeduras.

veneno de insectos amarillos (yellow jacket venom), toxina inyectada por la picadura de avispas y avispones. Puede inducir un shock anafiláctico potencialmente mortal.

veneno de serpiente (snake venom), veneno producido en las glándulas de algunas serpientes y que inyectan en la víctima a través de los colmillos. La composición exacta de cada veneno varía entre las diferentes especies, pero en general son mezclas complejas de neurotoxinas, enzimas proteolíticas y fosfatasas. Alrededor de 20 de las más de 100 serpientes conocidas en Norteamérica son venenosas. Una picadura de serpiente venenosa está considerada como una emergencia médica.

venéreo (venereal), relativo a o causado por el acto sexual o por contacto genital.

venereología (venereology), estudio de las enfermedades venéreas.

venereólogo (venereologist), profesional de la salud especializado en el estudio de las causas y tratamientos de las enfermedades venéreas.

venoauricular (venoatrial), relativo a la vena cava y a la aurícula derecha.

venoespasmo (venospasm), contracción espasmódica de una vena.

venopunción (venipuncture), punción transcutánea de una vena mediante una aguja rígida o cánula que transporta un catéter flexible de plástico o mediante una aguja de acero conectada a una jeringuilla o a un catéter. Se hace para la obtención de muestras de sangre, realizar una flebotomía, instilar una medicación, iniciar una infusión intravenosa o inyectar una sustancia radiopaca para un estudio radiológico de una parte o sistema corporal. Se requiere una técnica aséptica para evitar la infección. Una punción rápida y hábil es casi indolora para el paciente. Las secuelas específicas a la venopunción dependen de la técnica o el equipo usado.

venoso (venous), perteneciente a una vena.

venotomía (cutdown, venotomy), disección para acceder a una vena para su punción, cuando ésta no es accesible por venopunción.

venotrombótico (venothrombotic), que produce un trombo venoso.

ventaja mecánica (mechanical advantage), cociente entre la fuerza de salida desarrollada por los músculos y la fuerza de entrada aplicada a las estructuras corporales movidas por los músculos.

ventana (window), **1.** abertura creada quirúrgicamente en la superficie de una estructura o abertura anatómica en la superficie o entre las cámaras de una estructura. **2.** período de tiempo específico durante el cual se puede observar un fenómeno, monitorizar una reacción o iniciar un procedimiento.

ventana cuadrada (square window), ángulo de la muñeca entre la eminencia hipotenar y el antebrazo. Se utiliza como punto de referencia para el cálculo de la edad gestacional del recién nacido.

ventana oval (oval window), orificio situado en la pared del oído medio que conecta con el oído interno. La placa del estribo vibra en la ventana oval, transmitiendo los sonidos a la cóclea.

ventana redonda (round window), orificio redondeado situado en la pared interna del oído medio que comunica con la cóclea y que está tapizado por una membrana timpánica secundaria.

ventanas nasales (anterior nares), orificios nasales externos que comunican con la cavidad nasal, permitiendo que se efectúe la inhalación y la expulsión del aire.

ventilación (ventilation), proceso por el cual los gases entran y salen de los pulmones.

ventilación alveolar (alveolar ventilation), volumen de aire que ventila a todos los alveolos perfundidos. Su valor es la diferencia entre la ventilación total y la ventilación del espacio muerto. En condiciones normales este valor oscila entre 4 y 5 litros por minuto.

ventilación artificial (artificial ventilation), proceso de soporte respiratorio por medios manuales o mecánicos cuando la respiración normal es ineficaz o se ha detenido. Si la ventilación artificial es ineficaz se debe cambiar de posición al paciente y comprobar si existe una obstrucción al flujo aéreo.

ventilación asistida (assisted ventilation), utilización de dispositivos mecánicos o de otro tipo para ayudar a mantener la respiración, suministrando generalmente aire u oxígeno a presión positiva.

ventilación asistida intermitente (VAI) (intermittent assisted ventilation [IAV]), sistema de ventilación asistida de terapia respiratoria en el que se combina la ventilación asistida con la espontánea.

ventilación colateral (collateral ventilation), ventilación de los espacios aéreos pulmonares a través de vías indirectas, como los poros de Kohn de los tabiques alveolares o los bronquiolos anastomóticos.

ventilación con chorro de alta frecuencia (high-frequency jet ventilation), tipo de ventilación de alta frecuencia que se caracteriza por la administración de gas a través de un catéter pequeño en el tubo endotraqueal.

ventilación con presión controlada (pressure control ventilation), ventilación con presión positiva en la que cada respiración se aumenta con aire insuflado a una frecuencia y presión fijadas con anterioridad, sin que el volumen corriente haya sido fijado previamente. Se utiliza sobre todo en los pacientes con síndrome de dificultad respiratoria aguda.

ventilación con presión de soporte (VPS) (pressure support ventilation [PSV]), soporte de la respiración espontánea con una cantidad específica de presión aérea positiva. El paciente inicia el flujo inspiratorioy establece su propia frecuencia respiratoria y volumen corriente.

ventilación con presión positiva (positive pressure ventilation), cualquiera de las numerosas clases de ventilación mecánica en las que el gas se libera dentro de las vías respiratorias y de los pulmones bajo presión positiva, produciendo presión positiva en las vías respiratorias durante la inspiración; se puede realizar mediante sonda endotraqueal o mediante mascarilla nasal.

ventilación con presión positiva continua (VPPC) (continuous positive pressure ventilation [CPPV]), presión positiva superior a la presión ambiental que se mantiene en las vías respiratorias superiores durante el ciclo respiratorio. El término se aplica habitualmente a la presión positiva del final de la espiración (PPFE) y a la ventilación mecánica.

ventilación con presión positiva de alta frecuencia (high-frequency positive pressure ventilation), tipo de ventilación de alta frecuencia que se caracteriza por un circuito compresible de bajo volumen y la administración de un volumen corriente de 3-4 ml/kg.

ventilación con presión positiva intermitente (intermittent positive pressure breathing [IPPB]), forma de respiración asistida o controlada, producida por un aparato ventilador en el que el gas comprimido se libera a una presión positiva en las vías respiratorias del paciente hasta alcanzar una presión preestablecida. A través de una válvula se permite la espiración pasiva y el ciclo comienza de nuevo cuando el flujo de gas es desencadenado por la inhalación. La presión y el volumen específicos, así como el uso de nebulización o de otras conexiones se indican de forma individual.

ventilación controlada (controlled ventilation), utilización de un respirador de presión positiva intermitente o de otro respirador que tenga un dispositivo cíclico automático que sustituya a la respiración espontánea.

ventilación de alta frecuencia (VAF) (high-frequency ventilation [HFV]), técnica para proporcionar soporte ventilatorio a los pacientes, trabajando a una frecuencia respiratoria mínima de 60 respiraciones por minuto y volúmenes corriente pequeños. Se puede utilizar durante procedimientos intraoperatorios como la laringoscopia o la broncoscopia, así como para la ventilación de pacientes con fístula broncopleural o con un síndrome avanzado de dificultad respiratoria neonatal. Los tipos de VAF son la ventilación con chorro de alta frecuencia (VCAF) y la oscilación de alta frecuencia (OAF). En la VCAF se usa una fuente de gas de alta presión que puede producir pequeños impulsos rápidos de gas a través de una cánula de pequeño calibre en la vía respiratoria situada por encima de la carina. La OAF fuerza la entrada y salida de pequeños impulsos de gas en la vía respiratoria.

ventilación espontánea (spontaneous ventilation), respiración normal, sin ayuda, en la cual el paciente crea el gradiente de presión mediante los movimientos de la pared del tórax y de los músculos que desplazan el aire hacia dentro y hacia fuera de los pulmones.

ventilación líquida parcial (partial liquid ventilation), soporte respiratorio con el que los pulmones son rellenados hasta el nivel de la capacidad residual funcional con un líquido de perfluorocarbono. A continuación se superpone la respiración mecánica y se transfieren oxígeno y dióxido de carbono a través del líquido.

ventilación no invasiva (noninvasive ventilation), ventilación mecánica en la que no se utiliza una vía de aire artificial, como la ventilación con presión positiva con mascarilla nasal o facial.

ventilación obligada intermitente (VOI) (intermittent mandatory ventilation [IMV]), método de terapia respiratoria en el que se deja que el paciente respire de forma independiente excepto en determinados períodos prescritos en los que respira bajo presión positiva o a volumen fijo.

ventilación obligada intermitente sincronizada (VOIS) (synchronized intermittent mandatory ventilation [SIMV]), ventilación mecánica asistida periódica sincronizada con la respiración del paciente. El paciente respira espontáneamente entre las respiraciones mecánicas asistidas, que tienen lugar a intervalos establecidos. El ventilador proporcionará una ventilación mecánica cuando el paciente no sea capaz de respirar dentro del intervalo establecido.

ventilación percusiva de alta frecuencia (high-frequency percussive ventilation), tipo de ventilación de alta frecuencia que se caracteriza por la administración de respiraciones limitadas por la presión en ráfagas cortas de gas mediante una mascarilla de tipo Venturi.

ventilación residual (wasted ventilation), volumen de aire que ventila el espacio muerto fisiológico de un aparato respiratorio.

ventilación voluntaria maxima (MVV) (maximum voluntary ventilation [MVIC]), volumen máximo de gas que una persona puede inhalar y exhalar por esfuerzo voluntario por minuto respirando con la mayor rapidez y tan profundamente como sea posible. Se mide en pruebas de función pulmonar.

ventilación-minuto (minute ventilation), ventilación total por minuto, el producto del volumen corriente y la frecuencia respiratoria. Se mide por el gas espirado recogido en un período de 1 a 3 minutos.

ventilador (ventilator), uno de los diversos aparatos utilizados en la terapia respiratoria para proporcionar ventilación asistida y con presión positiva intensiva.

ventilador cíclico combinado (combined cycling ventilator), ventilador mecánico que tiene más de un mecanismo cíclico, como el equipo que puede establecer ciclos de tiempo o de presión como apoyo de un dispositivo de control de ciclos de volumen.

ventilador de presión (pressure ventilator), ventilador en el que la liberación de gas está limitada por una presión previamente determinada.

ventilador de volumen (volume ventilator), ventilador que distribuye con cada ciclo un volumen de gas determinado previamente.

ventilador en fuelle (bellows ventilator), dispositivo de asistencia respiratoria en el que el oxígeno y otros gases se mezclan en un fuelle que se contrae y expande según aumenta o disminuye el sistema de presión de la cámara que rodea al fuelle.

ventilador fluídico (fluidic ventilator), ventilador que aplica el efecto Coanda al movimiento del flujo de aire o gases.

ventilar (ventilate), **1.** proporcionar aire fesco. **2.** proporcionar a los pulmones aire procedente de la atmósfera y airear u oxigenar la sangre en los capilares pulmonares. **3.** discutir algo abiertamente, como ventilar sentimientos.

ventral (ventral), relativo o perteneciente a una posición hacia el abdomen; hacia delante; anterior.

ventricular (ventricular), relativo o perteneciente a un ventrículo.

ventrículo (ventricle), pequeña cavidad, como una de las cavidades llenas de líquido cefalorraquídeo del cerebro, o los ventrículos derecho e izquierdo del corazón.

ventrículo derecho (right ventricle), cámara del corazón de paredes relativamente finas que bombea la sangre procedente de la aurícula derecha a través de las arterias pulmonares hacia los pulmones para su oxigenación. El ventrículo derecho es más corto y redondeado que el ventrículo izquierdo, que es más largo y tiene una forma cónica.

ventrículo izquierdo (left ventricle), cámara cardíaca de pared gruesa que bombea sangre a través de la aorta y arterias sistémicas, capilares, volviendo a la aurícula derecha a través de las venas. El grosor de sus paredes triplica al de las del ventrículo derecho y contiene la válvula mitral, dos valvas, que controla el flujo de sangre procedente de la aurícula izquierda.

ventrículo lateral (lateral ventricle), cavidad situada en cada hemisferio cerebral que comunica con el tercer ventrículo a través del foramen interventricular.

ventriculocisternostomía (ventriculocisternostomy), intervención quirúrgica realizada para tratar la hidrocefalia. Se crea una abertura que permite el drenaje de líquido cefalorraquídeo a través de una derivación desde los ventrículos del cerebro hasta la cisterna magna.

ventriculografía (ventriculography), **1.** exploración radiológica de un ventrículo cardíaco después de la inyección de un medio de contraste radiopaco. **2.** exploración radiológica de la cabeza después de la inyección de aire o de otro medio de contraste en los ventrículos cerebrales.

ventriculograma (ventriculogram), radiografía de los ventrículos cerebrales o cardíacos.

ventriculoperitoneostomía (ventriculoperitoneostomy), intervención quirúrgica que se realiza con el fin de lograr la desviación temporal del líquido cefalorraquídeo en la hidrocefalia, generalmente en los recién nacidos. En esta intervención se pasa un tubo de polietileno desde el ventrículo lateral, por vía subcutánea, descendiendo por la columna dorsal y se introduce de nuevo a nivel de la cavidad peritoneal, donde se absorbe el líquido desviado.

ventrículos cerebrales (ventricles of the brain), cavidades en el interior del cerebro rellenas de líquido cefalorraquídeo que comprenden dos ventrículos laterales, un tercer ventrículo y un cuarto ventrículo unido al acueducto de Silvio.

ventriculostomía tercera (third ventriculostomy), procedimiento quirúrgico para drenar el líquido cefalorraquídeo hacia la cisterna quiasmática del espacio subaracnoideo para corregir una hidrocefalia de tipo obstructivo, habitualmente en el recién nacido. Implica realizar un orificio en la pared anterior del suelo del tercer ventrículo en la cisterna interpeduncular.

ventriculoureterostomía (ventriculoureterostomy), intervención quirúrgica para dirigir el líquido cefalorraquídeo hacia la circulación general, realizada en el tratamiento de la hidrocefalia, generalmente en el recién nacido. En esta intervención se hace pasar un tubo de polietileno desde el ventrículo lateral, descendiendo por vía subcutánea por la columna dorsal, hasta la duodécima costilla; el tubo se introduce a través de los músculos paraespinales en un uréter.

ventrolateral (ventrolateral), relativo a la parte del cuerpo opuesta a la espalda y alejada de la línea media.

ventromedial (ventromedial), relativo a la parte del cuerpo opuesta a la espalda y próxima a la línea media.

vénula (venule), cualquiera de los pequeños vasos sanguíneos que recogen la sangre procedente de los plexos capilares y que se anastomosan para formar las venas.

VEP (DEV), siglas de *vacuna de embrión de pato.*

VER (ERV), siglas de **volumen de reserva espiratorio.**

verapamilo (verapamil), bloqueante de los canales del calcio. Se prescribe para el tratamiento de la angina vasoespástica y de esfuerzo, en la taquicardia supraventricular, fibrilación auricular y aleteo auricular.

***Veratrum** (Veratrum),* género de hierbas venenosas de la familia de los lirios. Los rizomas desecados de eléboros británicos y norteamericanos proporcionan alcaloides utilizados como agentes antihipertensivos.

verdad (truth), regla o declaración que se ajusta a un hecho o realidad.

verde de indocianina (indocyanine green), tintura en polvo de color aceitunado, verde o azul oscuro o negro que se administra por vía intravenosa para el diagnóstico y determinación del volumen sanguíneo, eyección cardíaca y función hepática.

vergencia (vergence), movimiento de los dos ojos en direcciones opuestas (convergencia y divergencia).

vermicida (vermicide), agente que destruye gusanos, especialmente los encontrados en el intestino.

vermicular (vermicular), parecido a un gusano.

vermiforme (vermiform), semejante a un gusano.

vermífugo (vermifuge), agente que provoca la expulsión de gusanos parasitarios.

vermis (vermis), estructura semejante a un gusano, como el lóbulo medio del cerebelo.

vermis cerebelosa (vermis cerebelli), parte central y estrecha del cerebelo entre los dos hemisferios laterales; la parte superior se extiende desde la língula hasta el mamelón terminal, y la parte inferior o caudal desde el tubérculo posterior del vermis al nódulo.

vérnix caseosa (vernix caseosa), sustancia caseosa, de color blanco grisáceo, formada por secreciones de glándulas sebáceas, lanugo y células epiteliales descamadas que cubre la piel del feto y del recién nacido.

verocitotoxina (verocytotoxin), cualquiera de las dos toxinas encontradas en algunas especies de *Shigella dysenteriae* y *Escherichia coli,* que causan un tipo de síndrome hemolítico urémico. Los seres humanos se infectan por la ingestión de carne mal cocida, leche sin pasteurizar o comida contaminada por heces de ganado.

verosimilitud biológica (biologic plausibility), método de razonamiento utilizado para establecer una relación de causa-efecto entre un factor biológico y una enfermedad determinada.

verruga (verruca), lesión cutánea verrugosa benigna de origen vírico, de superficie rugosa y papilomatosa. Su causa es un papovavirus contagioso común. Los métodos de tratamiento incluyen ácido salicílico, cantaridina, electrodesecación, legrado, resección con láser y nitrógeno líquido.

verruga digitada (digitate wart), proyección córnea en forma de dedo, que sale de una base en forma de guisante y se produce en el cuero cabelludo o cerca de la línea de implantación del cabello. Como otras verrugas se trata de una infección vírica benigna de la piel y de las mucosas adyacentes.

verruga en mosaico (mosaic wart), grupo de verrugas plantares contiguas.

verruga genital (genital wart), tumefacción pequeña, blanda, húmeda, rosa o roja que se puede peduncular y puede ser indolora, causada por el virus del papiloma humano (VPH). El crecimiento puede ser aislado o puede haber un grupo en forma de coliflor en la misma región de los genitales. Las verrugas genitales atípicas se deben biopsiar como posibles carcinomas ya que pueden estar asociadas a cáncer cervical.

verruga plana (verruca plana), verruga pequeña, ligeramente elevada, lisa, de color bronceado o carnoso, que en ocasiones aparece en un gran número en cara, cuello, dorso de las manos, muñecas y rodillas, especialmente en los niños.

verruga plantar (plantar wart), lesión verrugosa dolorosa que aparece en la planta del pie, sobre todo en los puntos de presión, así como sobre las cabezas de los metatarsianos y en el talón. Está producida por el virus de la verruga común, y aparece como un núcleo central blando, rodeado por un anillo hiperqueratósico firme, semejante a un callo.

versión (version), cambio de posición del feto en el útero realizada habitualmente para facilitar el parto.

versión bipolar (bipolar version), método para cambiar la posición de un feto, en el cual se coloca una mano sobre el abdomen de la madre y se introducen dos dedos de la otra mano en el útero.

versión de Braxton Hicks (Braxton Hicks version), [John Braxton Hicks, médico inglés, 1823-1897], una de las diversas maniobras utilizadas en ocasiones para volver al feto desde una posición no deseada a otra que facilitará el parto.

versión espontánea (spontaneous version), cambio de la postura fetal que se produce sin manipulación.

versión externa (external version), técnica obstétrica por la que se vuelve al feto, normalmente de una presentación de nalgas a otra de vértice, mediante la manipulación externa del feto a través de la pared del abdomen.

versión podálica (podalic version), modificación de la posición del feto para conseguir situar los pies en el estrecho inferior de la pelvis durante el parto.

versión y extracción (version and extraction), operación obstétrica que se realiza cuando el feto presenta primero la cabeza y que consiste en darle la vuelta y extraer primero los pies. Se lleva a cabo introduciendo una mano hasta el fondo del útero, sujetando los pies y tirando de ellos hacia abajo, extrayendo al niño. El procedimiento está obsoleto y es peligroso.

vértebra (vertebra), cada uno de los 33 huesos de la columna vertebral, la cual está formada por 7 vértebras cervicales, 12 dorsales, 5 lumbares, 5 sacras (1 en el adulto) y 4 coccígeas (1 en el adulto). Las vértebras, con excepción de la primera y segunda vértebras cervicales (atlas y axis), son muy parecidas y están formadas por un cuerpo, un arco, una apófisis espinosa para la inserción de músculos y dos pedículos, dos apófisis transversas y apófisis articulares.

vértebra basilar (basilar vertebra), la más inferior o última de las vértebras lumbares.

vértebra cervical (cervical vertebra), uno de los primeros siete segmentos de la columna vertebral. Se diferencian de las vértebras dorsales y lumbares por la presencia de un agujero en cada apófisis transversa.

vértebra coccígea (coccygeal vertebra), cada uno de los cuatro segmentos de la columna vertebral que se fusionan para formar el cóccix del adulto. Se consideran vértebras rudimentarias que no tienen pedículos, láminas ni apófisis espinosas.

vértebra dorsal (thoracic vertebra), uno de los 12 segmentos óseos de la columna vertebral de la porción superior de la espalda, designados de D1 a D12. D1 se encuentra justo por debajo de la séptima vértebra cervical (C7) y D12 se encuentra justo por encima de la primera vértebra lumbar (L1). La porción dorsal de la columna es flexible y tiene una curvadura cóncava anterior. Las vértebras torácicas tienen la singularidad de tener pequeñas carillas articulares para articularse con las costillas.

vértebra lumbar (lumbar vertebra), cada uno de los cinco segmentos de mayor tamaño de la parte móvil de la columna vertebral, que se distingue por la ausencia de agujero en la apófisis transversa y por cuerpos vertebrales sin carillas articulares entre el sacro y las vértebras torácicas. El cuerpo de cada vértebra lumbar está aplanado o presenta una ligera concavidad superior e inferior, y está muy comprimido en las regiones anterior y laterales.

vértebra sacra (sacral vertebra), uno de los cinco segmentos de la columna vertebral que se fusionan en el adulto para formar el sacro. El borde anterior de la primera vértebra sacra hace protrusión en la pelvis. Los cuerpos de las restantes vértebras sacras son más pequeños que el de la primera y están aplanados y curvados en su cara ventral, formando la superficie anterior convexa del sacro.

vertebrado (vertebrate), relativo a cualquier animal que posea columna vertebral y por ello es miembro del subfilo *Vertebrata*. El grupo incluye a los peces, pájaros, anfibios, reptiles y mamíferos.

vertebral (vertebral), perteneciente a una o más vértebras.

vértebras falsas (false vertebra), segmentos vertebrales que forman el sacro y el cóccix.

vertebrocondral (vertebrochondral), relativo a una vértebra y un cartílago costal.

vertebrocostal (vertebrocostal), relativo a una vértebra y una costilla, o a una vértebra y un cartílago costal.

vertedero oclusivo (occlusal spillway), surco natural que cruza la cresta cuspídea o la cresta marginal de un diente.

vertedero sanitario (sanitary landfill), lugar de depósito de productos de desecho sólidos, habitualmente una zona pantanosa, un barranco o un cañón, donde los productos de desecho son comprimidos mediante pesadas máquinas y cubiertos después con tierra.

verteporfina (verteporfin), fármaco fotosensibilizante que se acumula de forma preferencial en los neovasos, incluidos los coroideos en la degeneración macular asociada a la edad, la histoplasmosis ocular o la miopía patológica. Posteriormente se activa este fármaco con luz de una longitud de onda específica en presencia de oxígeno y provoca lesiones locales en el endotelio de estos neovasos, tras el cual el vaso se ocluye. Se administra por vía intravenosa antes de radiar la lesión con la luz de un láser compatible.

verter (flasking), acto de verter en un matraz.

vertical (vertical), perpendicular o que forma un ángulo recto con el plano horizontal.

vértice (vertex), **1.** parte más alta de la cabeza; corona. **2.** punta o lugar más elevado de cualquier estructura.

vértice cardíaco (apex cordis), extremo del borde inferior del corazón. Se dirige hacia abajo, hacia delante, hacia la izquierda y generalmente se sitúa a la altura del quinto espacio intercostal.

vértice de la vejiga urinaria (apex of the urinary bladder), parte superior de la vejiga urinaria, justo enfrente del fondo. Se localiza en la unión entre las superficies vesicales superior e inferolateral y en ella se origina el ligamento umbilical medio (uraco) que llega hasta el ombligo.

vértice pulmonar (apex pulmonis), borde superior de forma redondeada que posee cada pulmón y que se proyecta por encima de la clavícula.

verticosubmentoniana (verticosubmental), proyección radiográfica de la cabeza en la que el rayo central discurre desde el vértice del cráneo hasta su base.

vértigo (vertigo), sensación de inestabilidad, mareo, pérdida de equilibrio o sensación de rotación, causada por una alteración en los conductos semicirculares del oído interno o en los núcleos vestibulares del tronco del encéfalo. La sensación de que el propio cuerpo está girando en el espacio se llama vértigo subjetivo, mientras que la sensación de que son los objetos los que dan vueltas alrededor del cuerpo se denomina vértigo objetivo.

vértigo alternobárico (alternobaric vertigo), estado de desequilibrio motivado por descompensación de las diferencias de presión en el oído medio, como puede suceder en los submarinistas durante el ascenso.

vértigo auditivo (auditory vertigo), forma de vértigo asociada a enfermedades del oído, con sensación de giro que, cuando es grave, conduce a postración y vómitos.

vértigo central (central vertigo), vértigo provocado por un trastorno del SNC.

vértigo cerebral (cerebral vertigo), vértigo provocado por una enfermedad cerebral orgánica.

vértigo epiléptico (epileptic vertigo), aura de inestabilidad que puede preceder, acompañar o seguir a una crisis epiléptica.

vértigo esencial (essential vertigo), tipo de vértigo para el que no se ha encontrado causa orgánica.

vértigo histérico (hysteric vertigo), vértigo o pérdida de estabilidad, a menudo con sensación de rotación, sin causa orgánica.

vértigo horizontal (horizontal vertigo), vértigo o sensación de inestabilidad experimentada mientras se está acostado, causado frecuentemente por un trastorno del laberinto.

vértigo laríngeo (laryngeal vertigo), episodio corto de mareo o inconsciencia que aparece tras un ataque de tos paroxística o un espasmo laríngeo.

vértigo orgánico (organic vertigo), vértigo que se asocia a trastornos del SNC, como lesiones cerebelosas o tabes dorsal.

vértigo ótico (otic vertigo), sensación de movimiento giratorio causada por enfermedad del oído interno. Sus subclases son la enfermedad de Ménière, la disfunción del oído interno, una fístula u otra sensibilidad a la presión, paresia unilateral y vértigo posicional paroxístico benigno.

vértigo posicional (positional vertigo), episodio intenso pero breve de vértigo asociado con un cambio en la posición corporal.

vértigo posicional paroxístico benigno (benign paroxysmal positional vertigo), vértigo y nistagmo de repetición que se produce cuando se coloca la cabeza en unas posiciones determinadas.

vértigo subjetivo (subjective vertigo), sensación incorrecta de movimientos corporales.

vértigo vertical (vertical vertigo), sensación de inestabilidad causada por mirar hacia arriba o hacia abajo.

vesical (vesical), relativo tanto a la vesícula biliar como a la vejiga urinaria.

vesicante (vesicant), fármaco capaz de causar necrosis tisular cuando se extravasa.

vesicoabdominal (vesicoabdominal), relativo a la vesícula urinaria y la pared abdominal.

vesicouterino (vesicouterine), relativo a la vejiga y al útero.

vesicovaginal (vesicovaginal), relativo a la vejiga urinaria y la vagina.

vesícula (vesicle), ampolla o vejiga pequeña, que contiene un líquido transparente.

vesícula biliar (gallbladder [GB]), saco excretor con forma de pera, situado en una fosa de la superficie visceral del lóbulo hepático derecho. Almacena y concentra la bilis que recibe del hígado a través del conducto hepático. En el adulto puede contener 32 ml de bilis. Durante la digestión de las grasas, la vesícula biliar se contrae, expulsando la bilis por el conducto colédoco hasta el duodeno.

vesícula biliar frambesiforme (strawberry gallbladder), vesícula biliar pequeña y amarilla, salpicada de depósitos sobre la mucosa roja, característica de la colesterolosis.

vesícula intraepidérmica (intraepidermal vesicle), cavidad ampollosa llena de líquido en el interior de la epidermis. Suele tener un diámetro inferior a 1 cm.

vesícula óptica (optic vesicle), evaginación embrionaria temprana a partir de la pared lateral del prosencéfalo. Sus células se desarrollan formando la retina y el nervio óptico del ojo.

vesícula seminal (seminal vesicle), cualquiera de las dos estructuras glandulares de tipo sacular que se sitúan por detrás de la vejiga urinaria en el varón y actúan como parte del sistema reproductor. Las vesículas seminales producen un líquido que se añade a la secreción de los testículos y de otras glándulas para formar el semen.

vesícula umbilical (umbilical vesicle), estructura en forma de pera formada a partir del saco vitelino hacia la cuarta semana del desarrollo prenatal que protruye en la cavidad del corion y se conecta al embrión en desarrollo mediante el tallo vitelino en la región del futuro intestino medio.

vesicular (vesicular), relativo a un trastorno de tipo vesiculoso.

vesiculitis (vesiculitis), inflamación de cualquier vesícula, especialmente de las vesículas seminales.

vesiculitis seminal (seminal vesiculitis), inflamación de una vesícula seminal.

vesiculografía (vesiculography), exploración radiológica de las vesículas seminales y las estructuras adyacentes, realizada generalmente mediante inyección de un medio radiopaco en los conductos deferentes o mediante la cateterización del medio en los conductos eyaculadores.

vesiculotimpánico (vesiculotympanitic), vesicular y timpánico al tiempo; se aplica a los sonidos en la auscultación.
vestibular (vestibular), relativo o perteneciente a un vestíbulo, como la porción vestibular de la boca, que se encuentra entre las mejillas y los dientes.
vestíbulo (vestibule), espacio o cavidad que sirve como entrada a un conducto, como el vestíbulo de la vagina o el vestíbulo del oído.
vestíbulo bucal (buccal vestibule), la parte del vestíbulo de la boca que se localiza entre las mejillas y los dientes y las encías o los rebordes alveolares residuales.
vestíbulo de la aorta (vestibule of the aorta), espacio dentro del ventrículo izquierdo del corazón en la raíz de la aorta.
vestíbulo de la boca (vestibule of the mouth), la parte de la cavidad oral limitada en un lado por los dientes y encías o los restos de los rebordes alveolares y en el otro por los labios (vestíbulo labial) y las mejillas (vestíbulo bucal).
vestíbulo del oído (vestibule of the ear), porción central del oído interno, dentro del laberinto óseo, que participa en la sensación de la posición y del movimiento.
vestíbulo labial (labial vestibule), porción del vestíbulo de la boca entre los labios y los dientes y encías o rebordes alveolares residuales.
vestibuloplastia (vestibuloplasty), cirugía plástica del vestíbulo oral, especialmente dirigida a modificar los tejidos de las encías.
vestigio (vestige), órgano o cualquier otra estructura del cuerpo desarrollado de forma imperfecta, relativamente inútil y que tuviera una función vital en una fase inicial de la vida o en una forma de vida más primitiva.
vestir (dressing), intervención de enfermería recogida en la Nursing Interventions Classification (NIC). Se define como elegir, poner y quitar prendas de ropa para una persona que no puede hacerlo por sí misma.
veterinario (veterinarian), profesional de la salud que se especializa en las causas y el tratamiento de las enfermedades y trastornos de los animales domésticos y salvajes.
VHA (HAV), siglas de *virus de la hepatitis A.*
VHB (HBV), siglas de *virus de la hepatitis B.*
VHC (HCV), siglas de *virus de la hepatitis C.*
VHD (HDV), siglas de *virus de la hepatitis D.*
VHE (HEV), siglas de *virus de la hepatitis E.*
VHS (HSV), siglas de *virus del herpes simple.*
VHS 1 (HSV1), siglas de *virus del herpes simple tipo 1.*
VHZ (HZV), siglas de **virus del herpes zóster.**
VI (LV), siglas de **ventrículo izquierdo.**
vía (path, pathway, via), **1.** red de neuronas que constituyen una ruta de transmisión para los impulsos nerviosos desde cualquier parte del cuerpo hasta la médula espinal y la corteza cerebral, o desde el sistema nervioso central a los músculos y órganos. **2.** cadena de reacciones químicas que generan diversos compuestos siguiendo una determinada secuencia, como la vía de Embden-Meyerhof.
vía accesoria (accessory pathway), vía de conducción anómala entre la aurícula y el ventrículo. La activación ventricular a través de una vía accesoria frena la contracción ventricular inicial dando lugar a la preexcitación y a la onda delta del síndrome de Wolff-Parkinson-White. La onda delta acorta el intervalo PR y ensancha el complejo QRS. Las arritmias asociadas con más frecuencia son la taquicardia supraventricular paroxística y la fibrilación auricular.
vía accesoria oculta (concealed accesory pathway), conexión entre las aurículas y los ventrículos que conduce sólo en dirección retrógrada. El paciente tiende a presentar taquicardia supraventricular paroxística inducida por taquicardia con movimiento circular ortodrómico.
vía aérea (airway), **1.** conducto tubular para la entrada y la salida de aire de los pulmones. **2.** dispositivo para la anestesia inhalatoria. **3.** tubo orofaríngeo utilizado para la reanimación boca a boca.
vía aérea artificial (artificial airway), dispositivo de plástico o de goma que puede ser insertado en el tracto respiratorio superior o inferior para facilitar la ventilación o la eliminación de secreciones.
vía aérea oral (oral airway), dispositivo tubular curvado de goma, plástico o metal colocado en la orofaringe durante la anestesia general para conservar la permeabilidad al aire e impedir el desplazamiento posterior de la lengua y la obstrucción de la tráquea.
vía aferente (afferent pathway), trayecto que discurre desde la periferia del cuerpo hasta el SNC, habitualmente mediante conexiones interneuronales.
vía alternativa de la activación del complemento (alternative pathway of complement activation), proceso de la síntesis de anticuerpos en el que la activación de C3 se produce sin una activación previa de C1, C4 y C2.
vía arterial (arterial line [A-line, Art-line]), sistema de monitorización de la sangre arterial, que consiste en un catéter introducido en una arteria y conectado a un sistema de tubos, un transductor y un monitor. El dispositivo permite realizar lecturas directas y continuas de la presión arterial, al mismo tiempo que proporciona una vía de acceso para la obtención de las muestras necesarias para análisis.
vía biliar (biliary tract), vía a través de la cual pasa la bilis desde los canalículos del

hígado hasta la desembocadura del conducto biliar en el duodeno.

vía central (central line), vía intravenosa preparada para tener un acceso continuo a una vena central que permite la administración de líquidos y medicinas y la obtención de información diagnóstica. El mantenimiento de la vía central asegura el acceso al sistema venoso en caso de colapso de las venas.

vía central (central pathway), tracto nervioso en el cerebro o la médula espinal.

vía común de la coagulación (common pathway of coagulation), en el mecanismo de la coagulación, pasos desde la activación del factor X hasta la conversión de fibrinógeno a fibrina.

vía corticoespinal lateral (lateral corticospinal tract), grupo de fibras nerviosas en el canal lateral de la médula espinal, que nace de la corteza cerebral, que controla el movimiento voluntario del cuerpo.

vía de administración (route of administration), (de un fármaco) cualquiera de las vías por las que puede administrarse un fármaco, como la vía intramuscular, intranasal, intravenosa, oral, rectal, subcutánea, sublingual, tópica o vaginal.

vía de clivaje axial (axial spillway), surco que cruza una prominencia de cúspide o una prominencia marginal y se extiende sobre la superficie axial de un diente.

vía de colocación (placement path), dirección de la colocación y retirada de una prótesis dental parcial extraíble sobre las estructuras orales que la sujetan.

vía de conducción (conduction pathway), vía recorrida por los impulsos nerviosos a lo largo de las neuronas conectadas por sinapsis.

vía eferente (efferent pathway), **1.** trayectoria de las fibras nerviosas que llevan impulsos fuera del centro nervioso. **2.** sistema de vasos sanguíneos que llevan sangre hacia alguna parte del cuerpo.

vía exploratoria (scan path), diferentes patrones de movimiento ocular.

vía extrínseca de la coagulación (extrinsic pathway of coagulation), mecanismo que produce fibrina tras el daño tisular, comenzando por la formación de un complejo activado de factor tisular y factor VII activado y llevando a la activación del factor X, el cual induce las reacciones de la vía común de la coagulación.

vía intravenosa (i.v.) (intravenously [IV]), a través de una vena.

vía intrínseca de la coagulación (intrinsic pathway of coagulation), cadena de reacciones que conducen a la formación de fibrina. Comienza por la activación por contacto del factor XII, seguido de la activación de los factores XI y IX, lo que activa el factor X, lo que a su vez estimula la vía común de la coagulación.

vía metabólica (metabolic pathway), serie de reacciones o pasos bioquímicos consecutivos a través de los cuales el alimento es transformado en nutrientes básicos, como aminoácidos, ácidos grasos libres y carbohidratos simples.

vía motora (motor pathway), vía de los impulsos nerviosos motores desde una neurona central a un músculo o a una glándula.

vía nasal (nasal airway), pieza de goma o plástico, curva y flexible, con un extremo ancho en forma de trompeta y otro estrecho, que se puede introducir a través de la nariz en la faringe.

vía óptica (optic tract), banda aplanada de fibras nerviosas que discurren hacia atrás y por el exterior rodeando a cada pedúnculo cerebral desde el quiasma óptico hasta el cuerpo geniculado externo.

vía piramidal (pyramidal tract), vía constituida por grupos de fibras nerviosas en la sustancia blanca de la médula espinal, a través de la cual se conducen los impulsos motores a las células del asta anterior desde el lado opuesto del cerebro. Estas fibras descendentes regulan la actividad voluntaria y refleja de los músculos a través de las células del asta anterior.

vía respiratoria con obturador esofágico (VROE) (esophageal obturator airway), vía aérea de emergencia que consta de un tubo largo que se introduce en la boca a través de una mascarilla facial hermética. El esófago se bloquea inflando el balón localizado en el extremo del tubo. Dado su diseño, el aire sólo pasa al interior de la tráquea.

vía sensitiva (sensory pathway), ruta seguida por un impulso nervioso sensitivo desde un órgano terminal hasta un centro reflejo en el cerebro o en la médula espinal.

vía visual (visual pathway), vía a través de la cual se transmite una sensación visual desde la retina hasta el cerebro. Una vía está formada por un nervio óptico, las fibras de un nervio óptico que atraviesan el quiasma óptico hasta el cuerpo geniculado lateral del tálamo, y una radiación óptica que termina en un lóbulo occipital. Cada nervio óptico contiene fibras de una sola retina. El quiasma óptico contiene fibras de las porciones nasales de ambas retinas; estas fibras cruzan al lado opuesto del cerebro en el quiasma óptico.

vía vocal (vocal tract), vías que van desde la glotis hasta la nariz y la garganta y que influyen sobre la calidad de la voz.

viabilidad (viability), capacidad para seguir viviendo.

viable (viable), capaz de desarrollarse, crecer o de cualquier otra forma mantener la vida, como un feto humano normal a las 24 semanas de gestación.

vial (vial), envase de vidrio con un tapón de goma en un cierre metálico.

vías extrapiramidales (extrapyramidal tracts), haces no cruzados de nervios motores que discurren desde el encéfalo hasta el asta anterior de la médula, excluidas las fibras cruzadas de los haces piramidales. Dentro del encéfalo, las vías extrapiramidales constan de varios grupos de motoneuronas entre las zonas motoras de la corteza cerebral, los núcleos basales, el tálamo, el cerebelo y el tronco cerebral. Las vías extrapiramidales constituyen unidades funcionales en lugar de anatómicas.

víbora (adder), cualquiera de las numerosas serpientes del grupo de áspides y víboras. La víbora de la muerte se encuentra en Australia y Nueva Guinea y la víbora sopladora en África y Arabia.

víbora de fosa (pit viper), familia de serpientes venenosas que se encuentra en el hemisferio occidental y Asia, caracterizada por tener una pequeña fosa sensible al calor entre los ojos y los orificios nasales a cada lado de la cabeza y colmillos huecos perforados que suelen estar plegados hacia atrás en el techo de la boca. Con la excepción de la serpiente coral, todas las serpientes originarias de EE.UU. son serpientes de fosa.

vibración (vibration), tipo de masaje administrado mediante golpecitos rápidos con las puntas de los dedos, alternando los dedos de una forma rítmica, o bien mediante dispositivos mecánicos.

vibración costal (rib vibration), procedimiento en fisioterapia, similar a la sacudida costal, pero que se hace con una presión vibratoria hacia abajo con la parte plana de la palma de la mano durante las espiraciones.

vibratorio (vibratory), que causa vibraciones o un estado de vibración.

vibrio (vibrio), toda bacteria curvada y móvil, como las pertenecientes al género *Vibrio*. El cólera y algunas otras formas epidémicas de gastroenteritis están causadas por miembros de este género.

Vibrio cholerae *(Vibrio cholerae),* especie de bacilo móvil, con forma de coma, causante del cólera.

Vibrio parahaemolyticus *(Vibrio parahaemolyticus),* especie de microorganismos del género *Vibrio,* que se encuentra en aguas estancas, agente causal de las intoxicaciones alimentarias asociadas a la ingesta de marisco poco cocinado o crudo, especialmente cangrejos y camarones. Este germen es frecuente causa de gastroenteritis en Japón, en los cruceros y en las regiones costeras oriental y suroriental de EE. UU. Los síntomas clínicos de la enfermedad son: diarrea acuosa, calambres abdominales, vómitos, cefaleas, escalofríos y fiebre. Este germen puede producir también infecciones cutáneas cuando una herida abierta se expone al agua de mar. El tratamiento suele incluir reposo en cama y aporte oral de líquidos. Una cocción exhaustiva del marisco evita la infección.

Vibrio vulnificus *(Vibrio vulnificus),* especie halofílica (toleran la sal) cuyas estirpes se parecen al *Vibrio parahaemolyticus,* pero se diferencian en que aquéllos pueden fermentar la lactosa. La infección causada por la ingesta de pescado crudo provoca septicemia, gastroenteritis y celulitis, y puede ser especialmente grave o incluso mortal en los pacientes con insuficiencia hepática. Las infecciones de las heridas se pueden producir tras la exposición a agua de mar o tras sufrir lesiones durante la manipulación de los cangrejos.

víctima (casualty), **1.** las víctimas de un accidente grave o fatal. **2.** persona muerta, herida o inutilizada de otro modo en la guerra.

víctima (fatality), **1.** caso de muerte de un individuo. **2.** estado, enfermedad o catástrofe con resultado de muerte.

vida (life), energía que permite a los organismos crecer, reproducirse, absorber y utilizar nutrientes, y en algunos organismos moverse y demostrar un control voluntario de los sentidos.

vida media eficaz (vme) (effective half-life [ehl]), tiempo necesario para que un elemento radiactivo disminuya un 50% en un cuerpo animal como resultado de la acción combinada de la disminución de la radiactividad y de la eliminación biológica.

vida potencial (potential life), criterio utilizado por los Federal Centers for Disease Control and Prevention para valorar las tasas de muerte prematura. Entre los individuos más jóvenes se basa en el supuesto de que la persona habría podido vivir hasta los 65 años si su vida no hubiera sido interrumpida por alguna lesión o enfermedad determinada. La causa principal de pérdida de vida potencial entre los individuos jóvenes son los accidentes, seguida del cáncer y de las cardiopatías. Para las personas mayores el sistema se basa en los años de vida potencial perdidos antes de los 85 años.

vida sedentaria (sedentary living), modelo de hábitos de vida que requieren la mínima cantidad de esfuerzo físico.

vidarabina (vidarabine), agente antiviral. Se prescribe como ungüento oftálmico para tratar la queratoconjuntivitis y la queratitis superficial del epitelio vecino causadas por VHS tipos 1 o 2.

videoendoscopia (videoendoscopy), endoscopia que se realiza bajo el control de una cámara de vídeo en la punta del endoscopio.

videolaparoscopia (videolaparoscopy), cirugía laparoscópica realizada bajo el control de una cámara de vídeo en la punta del laparoscopio.

vidrio de seguridad (safety glass), material transparente y duro que resiste a la fragmentación por impacto. Suele fabricarse en forma de sándwich de dos láminas de vidrio con una capa intermedia de plástico. El vidrio de seguridad puede fabricarse también como un material templado que se rompe en gránulos redondeados en lugar de fragmentos afilados.

viejo joven (young old), término empleado para aludir a una persona entre 55 y 75 años de edad.

vientre (belly), **1.** la parte central protruyente carnosa de un músculo. **2.** término informal para **abdomen.**

vigencia concurrente (concurrent validity), validez de una prueba o de un instrumento de medida que se establece mediante la aplicación concurrente de una prueba o instrumento previamente validados para el mismo fenómeno o base de datos, comparando los resultados.

vigilambulismo (vigilambulism), trastorno durante el cual se realizan paseos y otros actos motores en un estado de inconsciencia, pero de vigilia.

vigilancia[1] (surveillance), **1.** supervisión u observación de un paciente o su estado de salud. **2.** exploración detallada para recoger datos que registren cambios en el carácter de una población en un momento determinado o, en una vigilancia prospectiva o longitudinal, durante un período de tiempo.

vigilancia[2] (surveillance), intervención de enfermería recogida en la Nursing Interventions Classification (NIC). Se define como la adquisición determinada y continua, la interpretación y síntesis de los datos para la toma de decisiones clínicas.

vigilancia: comunidad (surveillance: community), intervención de enfermería recogida en la Nursing Interventions Classification (NIC). Se define como el propósito y adquisición actual, interpretación y síntesis de datos para la toma de decisiones en la comunidad.

vigilancia de la piel (skin surveillance), intervención de enfermería recogida en la Nursing Interventions Classification (NIC). Se define como la recogida y análisis de los datos del paciente para mantener la integridad de la piel y las mucosas.

vigilancia: electrónica remota (surveillance: remote electronic), intervención de enfermería recogida en la Nursing Interventions Classification (NIC). Se define como la adquisición determinada y continua de los datos del paciente mediante medios electrónicos (teléfono, videoconferencia, correo electrónico) desde sitios distantes, así como la interpretación y síntesis de los datos del paciente para la toma de decisiones clínicas con individuos o poblaciones.

vigilancia: final de la gestación (surveillance: late pregnancy), intervención de enfermería recogida en la Nursing Interventions Classification (NIC). Se define como la adquisición intencionada y continua, la interpretación y la síntesis de los datos maternofetales para tratamiento, observación o admisión.

vigilancia: seguridad (surveillance: safety), intervención de enfermería recogida en la Nursing Interventions Classification (NIC). Se define como la recogida intencionada y continua y el análisis de la información relativa al paciente y su entorno, para utilizarla en la promoción y el mantenimiento de la seguridad del paciente.

vigilancia inmunológica (immunologic surveillance), monitorización constante por el sistema inmunitario de microorganismos, tejidos extraños y enfermedades producidas por células alteradas, sobre todo células cancerosas.

vigilancia metastásica (metastatic survey), método de vigilancia de la diseminación del cáncer mediante la realización de una periódica serie de radiografías.

vigilia (wakefulness), **1.** estado alerta de la mente. **2.** falta de sueño o insomnio.

VIH (HIV), siglas del **virus de la inmunodeficiencia humana.**

villoma (villoma), neoplasia vellosa o papiloma que aparece principalmente en la vejiga o el recto.

vínculo (bonding), proceso de unión que ocurre entre un niño y sus padres, especialmente con la madre, que tiene importancia en la formación de los lazos afectivos que influyen posteriormente en el desarrollo físico y psicológico del niño.

vínculo madre-lactante (maternal-infant bonding), proceso complejo de conexión de la madre con su hijo recién nacido. En los primeros minutos y horas siguientes al parto ocurre un período delicado durante el que el bebé y la madre intiman entre sí a través de comportamientos y estímulos, que son complementarios unos de otros y provocan mayor interacción. La madre toca al niño y lo sostiene frente a ella para establecer contacto visual. El lactante devuelve la mirada. La madre y el niño se mueven en respuesta a la voz y los sonidos del otro, un proceso conocido como «sincronización». Desde el punto de vista físico, la madre proporciona su calor corporal para templar y confortar al niño. Por consiguiente, el contacto íntimo en el período neonatal satisface las necesidades físicas y emocionales de la madre y del bebé.

viñeta (vignetting), reducción periférica de la intensidad de la luz en los intensificadores de la imagen de radioscopia.

violación (rape), asalto sexual, homosexual o heterosexual, cuyas definiciones legales varían entre los estados. La violación es un delito de violencia, o cometido bajo amenaza de violencia, y sus víctimas son tratadas por traumatismo médico y psicológico.

violación de menores (statutory rape), (legalmente) relación sexual con una mujer por debajo de su edad de consentimiento, que varía según los estados.

violación en grupo (gang rape), relación sexual en contra del deseo de la víctima por un grupo de asaltantes.

violación marital (marital rape), relación sexual impuesta por la fuerza a una mujer por su marido.

violación por novio o conocido (date/acquaintance rape), ataque sexual o violación por una persona conocida de la víctima, como su novio, su jefe, un amigo o un conocido ocasional.

violencia (violence), fuerza intensa, física o emocional, que se suele ejercitar para lesionar o abusar en algún sentido de otra persona o cosa.

violencia de género (domestic abuse), actitud de abuso o violencia que generalmente se refiere a la ejercida sobre la esposa o pareja, incluyendo violencia física y/o sexual (con uso de fuerza física), o amenazas de ejercerla, así como trato abusivo psicológico y/o emocional y técnicas coercitivas.

violencia dirigida frente a otros, riesgo de (violence, other-directed, risk for), diagnóstico de enfermería aceptado por la Fourth National Conference on the Classification of Nursing Diagnoses (revisada en 1996). Se define como conductas mediante las cuales un individuo demuestra que puede representar un riesgo físico, emocional o sexual para los demás.

violencia dirigida frente a uno mismo, riesgo de (violence, self-directed, risk for), diagnóstico de enfermería aceptado por la Eleventh National Conference on the Classification of Nursing Diagnoses. Se define como conductas mediante las cuales un individuo demuestra que puede representar un riesgo físico, emocional o sexual para sí mismo.

violencia horizontal (horizontal violence), violencia dirigida contra las personas del grupo de iguales.

violeta de genciana (gentian violet), antibacteriano y antifúngico tópico que se utiliza en el tratamiento de infecciones superficiales de la piel e infecciones vaginales por *Candida*. También es eficaz contra algunas infecciones bacterianas superficiales, como las provocadas por *Staphylococcus*.

viosterol (viosterol), vitamina D_2 sintética en una base oleosa.

VIP (VIP), **1.** siglas en inglés de **polipéptido intestinal vasoactivo. 2.** siglas de *very important person* (persona muy importante). Una habitación para VIP en un hospital es la reservada para dichas personas.

viperino (viperine), **1.** relacionado con las víboras verdaderas. **2.** víbora verdadera.

VIPoma (VIPoma), tipo de tumor pancreático que provoca cambios en la secreción del péptido intestinal vasoactivo (VIP). El VIP causa dilatación de los vasos sanguíneos del organismo y secreción de líquido y sal en el intestino, lo cual produce diarrea.

viremia (viremia), presencia de virus en la sangre.

virgen (virgin), **1.** persona que nunca ha tenido una relación sexual. **2.** incontaminado.

virginidad (virginity), estado de ser virgen.

viril (virile), **1.** relativo o característico a un varón adulto; masculino; varonil. **2.** que posee o muestra resistencia, vigor, fuerza o energía masculinas.

virilismo (virilism), **1.** seudohermafroditismo en una mujer. **2.** desarrollo prematuro de características masculinas en el varón.

virilismo prosopopiloso (prosopopilary virilism), crecimiento intenso del vello facial.

virilización (virilization), proceso en el cual una mujer adquiere características sexuales secundarias masculinas, habitualmente a consecuencia de una disfunción suprarrenal o de un tratamiento farmacológico hormonal.

virilización suprarrenal (adrenal virilism), trastorno caracterizado por la hipersecreción de andrógenos corticosuprarrenales que llevan a una masculinización somática. La producción excesiva de la hormona puede estar motivada por un tumor suprarrenal virilizante, por una hiperplasia suprarrenal congénita o por una deficiencia congénita de las enzimas necesarias para la transformación de los esteroides androgénicos endógenos en glucocorticoides.

virión (virion), partícula vírica rudimentaria con un nucleoide central rodeado por una capa proteica o cápside. La nucleocápside completa con un núcleo de ácido nucleico puede constituir un virus completo, como los adenovirus y los picornavirus, o bien puede estar rodeado por una cubierta, como en el caso de los herpesvirus y de los mixovirus.

virocitos (virocytes), linfocitos alterados en su aspecto y coloración que se encuentran en las extensiones de sangre de pacientes con determinadas enfermedades víricas.

viroide (viroid), pequeño segmento infectivo de ácido nucleico, generalmente de ARN. No se traduce, pero es replicado por las enzimas de la célula huésped. Los viroides incluyen segmentos que son complementarios a los intrones y se pueden unir al ARN intrón.

virología (virology), estudio de los virus y las enfermedades víricas.

virólogo (virologist), especialista que estudia los virus y las enfermedades causadas por éstos.

virostático (virustatic), relativo a la inhibición del crecimiento y desarrollo de un virus para diferenciarlo de su destrucción.

virucida (virucide), cualquier agente que destruye o inactiva virus.

viruela (smallpox), enfermedad vírica sumamente contagiosa y en ocasiones mortal, caracterizada por fiebre, postración y una erupción vesicular y pustulosa. Es causada por dos especies de poxvirus, el de la variola minor (alastrim) y el de la variola major, siendo este último el más común y el que genera la enfermedad más grave. Dado que el único reservorio del virus lo constituyen los seres humanos, la vacunación a nivel mundial con el virus de la vacuna, otro poxvirus semejante, ha resultado eficaz en la erradicación de la viruela. El último caso registrado en el mundo se produjo en Somalia en 1977. La viruela es un posible agente implicado en el bioterrorismo.

viruela bovina (cowpox), enfermedad infecciosa leve caracterizada por un exantema pustuloso, causada por el virus de la vacuna, generalmente transmitido por los gatos domésticos. La infección de la viruela bovina confiere inmunidad contra la viruela humana, debido a la similitud de los virus que las producen.

viruela del simio (monkeypox), enfermedad humana epidémica causada por exposición al virus de la viruela de monos con síntomas parecidos a los de la viruela. El virus está emparentado antigénicamente con los organismos de la viruela y la vacuna.

virulencia (virulence), capacidad de un microorganismo para producir enfermedad.

virulento (virulent), relativo a una enfermedad muy patógena o de progresión rápida.

virus (virus), microorganismo parasitario diminuto, de tamaño muy inferior al de una bacteria, que no tiene actividad metabólica independiente, y que sólo se puede replicar en el interior de una célula de una planta viva o de un huésped animal. Un virus está formado por un núcleo de ácido nucleico (ADN o ARN) rodeado de una cubierta de proteínas antigénicas, en ocasiones rodeada por una capa de lipoproteínas. El virus proporciona el código genético para la replicación, y la célula huésped facilita la energía necesaria y las materias primas. Se han identificado más de 200 virus como capaces de causar enfermedad en el ser humano.

virus 40 del simio (V40S) (simian virus 40 [SV40]), virus formador de vacuolas aislado del tejido renal de los monos rhesus. El V40S produce neoplasias malignas en células de riñón humanas y de hámster recién nacido y tumores inoculados a hámsters recién nacidos.

virus adenoasociados (VAA) (adenoassociated virus [AAV]), virus incompletos, que pertenecen a un grupo de virus ADN de la familia *Parvoviridea* que sólo pueden reproducirse en presencia de adenovirus. Todavía no se sabe su posible implicación en enfermedades, si existe.

virus ARN (RNA virus), virus perteneciente a un grupo de virus con genoma constituido por un núcleo central de la macromolécula ácido ribonucleico (ARN). Los virus de animales se clasifican generalmente como virus con ácido ribonucleico (ARN). Los virus ARN incluyen *arenavirus, coronavirus, orthomyxovirus, picornavirus, rhabdovirus* y *togavirus.*

virus atenuado (attenuated virus), cepa de virus cuya virulencia ha sido reducida por procesos físicos o químicos, o por paso repetido a través de las células de otras especies. Las vacunas preparadas con cepas atenuadas se utilizan para prevenir la viruela, el sarampión, la parotiditis, la rubéola, la poliomielitis, la fiebre amarilla y otros virus.

virus B19 (B19 virus), cepa de parvovirus humano asociada con una serie de enfermedades, como anemia hemolítica, eritema infeccioso, quinta enfermedad y síntomas de artritis y artralgia.

virus bacteriano (bacterial virus), virus con capacidad de infectar y/o destruir bacterias.

virus Black Creek Canal (Black Creek Canal virus), virus del género *Hantavirus* que produce el síndrome pulmonar por Hantavirus.

virus colaborador (helper virus), virus que permite la replicación de un virus defectuoso coinfeccioso al proporcionar o restaurar la actividad génica vital o permitir que el virus defectuoso forme una cubierta proteica. El virus de la hepatitis B actúa como colaborador de un agente delta, un virus ARN defectuoso.

virus Coxsackie (coxsackievirus), [Coxsackie, Nueva York], cualquiera de los 30 ARN enterovirus serológicamente diferentes asociados a distintos síntomas y que afectan principalmente a niños durante las estaciones cálidas. Los virus Coxsackie pueden dividirse en dos grupos. El grupo A es la forma más leve y produce herpangina y aftas en manos, pies y boca. Los virus del grupo B inducen pleurodinia epidémica.

virus de Epstein-Barr (VEB) (Epstein-Barr virus [EBV]), [Michael A. Epstein, anatomopatólogo inglés, n. 1921; Yvonne M. Barr, viróloga inglesa, siglo XX], herpesvirus productor de la mononucleosis infecciosa y asociado al sarcoma nasofaríngeo, enfermedad de Hodgkin, linfoma de células B, leucoplaquia, linfoma del SNC en el SIDA y linfoma de Burkitt, sobre todo en pacientes inmunodeficientes como los sometidos a trasplante de órganos o a tratamiento inmunosupresor. Se cree que también es el causante de la leucoplasia vellosa.

virus de la inmunodeficiencia del simio (SIV) (simian immunodeficiency virus [SIV]), lentivirus que produce una enfermedad análoga al síndrome de inmunodeficiencia adquirida en primates. Los cambios citopatológicos causados por el SIV son similares a los causados por el virus de la inmunodeficiencia humana (VIH). El SIV comparte con el VIH un grupo de genes ausente en otros retrovirus, y los animales infectados por uno u otro virus experimentan un descenso similar en el número de linfocitos $CD4^+$.

virus de la inmunodeficiencia del simio-humano (simian-human immunodeficiency virus), virus quimérico obntenido por ingeniería genética, con la cubierta del VIH y el citoplasma y el núcleo del virus de la inmunodeficiencia del simio (SIV). Se emplea en modelos animales por presentar un comportamiento más similar al VIH que el SIV.

virus de la inmunodeficiencia humana (VIH) (human immunodeficiency virus [HIV]), tipo de retrovirus causante del SIDA. Los retrovirus producen la enzima transcriptasa inversa, que permite la transcripción del genoma viral del ARN en el ADN de las células huésped. Se transmite por el contacto con la sangre, semen, secreciones cervicales, LCR o líquido sinovial de un sujeto afectado. El VIH infecta a los linfocitos T colaboradores CD4+ del sistema inmune y da lugar a una infección con un largo período de incubación, con un promedio de 10 años. Con el sistema inmune destruido, el SIDA se manifiesta mediante infecciones oportunistas.

virus de la parainfluenza (parainfluenza virus), mixovirus con cuatro serotipos que provoca infecciones respiratorias en lactantes y niños pequeños y, con menos frecuencia, en adultos. Los tipos 1 y 2 del virus de la parainfluenza pueden provocar laringotraqueobronquitis o crup; el tipo 3 provoca crup, traqueobronquitis, bronquiolitis y bronconeumonía en niños; los tipos 1, 3 y 4 se asocian a faringitis y a resfriado común.

virus de la paravacuna (paravaccinia virus), miembro de un subgrupo de poxvirus que pueden infectar al ser humano a través del contacto directo con ganado infectado. Está relacionado con el virus de la viruela y es la causa de la seudocowpox.

virus de la parotiditis (mumps virus), paramixovirus que provoca la parotiditis vírica y, en ocasiones, hipersensibilidad y tumefacción de los testículos, el páncreas, los ovarios u otros órganos.

virus de la rubéola (rubella virus), togavirus causante de la rubéola.

virus de la varicela zóster (VVZ) (varicella zoster virus [VZV]), miembro de la familia de los herpesvirus que causa las enfermedades varicela, que es la infección primaria, y herpes zóster, que se produce por la reactivación del virus. Se ha aislado el virus del líquido de las vesículas de la varicela, es muy contagioso y se puede diseminar mediante el contacto directo o por las gotitas de saliva. Las costras secas de las lesiones cutáneas no contienen partículas virales activas. El herpes zóster se produce por la reactivación del virus de la varicela latente, habitualmente varios años después de la infección inicial.

virus de las gripes A, B y C (influenza A, B and C viruses), especies de los géneros *Influenzavirus A, Influenzavirus B, e Influenzavirus C.*

virus de Seúl (Seoul virus), virus del género *Hantavirus* que produce una fiebre hemorrágica epidémica leve o moderadamente grave en Asia, sobre todo en Corea y Japón. Los huéspedes naturales son varias especies de rata.

virus de tipo salvaje (wild-type virus), virus callejero.

virus del herpes simple (Simplexvirus), VHS, género de herpesvirus causante del herpes simple. Las especies patógenas en humanos son el herpesvirus humano 1 y el herpesvirus humano 2.

virus del oeste del Nilo (west Nile virus), virus del género *Flavivirus* que causa la encefalitis del oeste del Nilo. Se transmite por el mosquito *Culex,* que actúa como reservorio las aves salvajes; se encuentra ampliamente en África, Europa, Oriente Medio y Asia; recientemente se han encontrado casos en EE.UU.

virus del papiloma (papillomavirus), virus que produce las verrugas en el ser humano.

virus del papiloma humano (VPH) (human papilloma virus [HPV]), virus causal de las verrugas vulgares de las manos y de los pies, así como de lesiones en las membranas mucosas. Este virus se puede transmitir por contacto sexual y se identifica con frecuencia en mujeres con cáncer de cuello uterino.

virus del sarampión (measles virus), paramixovirus que es la causa del sarampión.

virus ECHO (ECHO virus), picornavirus asociado con múltiples síndromes clínicos, pero no identificado como organismo causante de una determinada enfermedad. Su nombre deriva del acrónimo inglés de los términos entérico, citopático, humano y huérfano *(orphan).* Existen muchos virus ECHO. Una infección bacteriana o vírica puede complicarse con una infección por virus ECHO, como la meningitis aséptica que acompaña a algunas infecciones bacterianas y víricas graves.

virus Hantaan (Hantaan virus), virus del género de los *Hantavirus* que causa fiebre hemorrágica epidémica grave en Asia.

virus helicoidal (helical virus), virus cuya cápside proteica se presenta con un patrón en forma de ovillo.
virus hepatotropo (hepatotropic virus), virus que afecta sobre todo al hígado, como los virus de la hepatitis.
virus huérfano (orphan virus), virus que ha sido aislado e identificado aunque no se ha asociado con ninguna enfermedad específica.
virus huérfano entérico (enteric orphan virus), enterovirus aislado en humanos y en otras especies animales que originalmente no fue asociado con la enfermedad.
virus lento (slow virus), virus, como el lentivirus, que permanece latente en el cuerpo después de la infección inicial. Pueden pasar años antes de que se produzcan síntomas.
virus linfotrópico de células T humanas tipo I (HTLV-I) (human T-cell lymphothropic virus type I [HTLV-I]), oncovirus tipo C con afinidad por linfocitos T colaboradores/inductores, que produce infección crónica y se asocia a leucemia y linfoma de células T del adulto y a paraparesia espástica tropical.
virus linfotrópico de células T humanas tipo II (HTLV-II) (human T-cell lymphothropic virus type II [HTLV-II]), oncovirus tipo C que presenta una reacción cruzada sérica extensa con el HTLV-1, aislado de una variante atípica de células T de la tricoleucemia y también en pacientes con otros trastornos hematológicos.
virus maedi/visna (maedi/visna virus), lentivirus que es el agente causal de un tipo de neumonía en ovejas.
virus multicomponente (multicomponent virus), virus que se presenta en dos o más partículas diferentes. Cada partícula contiene sólo una parte del genoma del virus.
virus neurotrópico (neurotropic viruses), virus con una afinidad inexplicable por el tejido nervioso. Esta predilección se observa también en ciertos tóxicos químicos.
virus oncogénicos (oncogenic viruses), clase epidemiológica de virus que se adquieren por contacto o inyección y causan una infección habitualmente persistente. Pueden inducir transformación celular y malignidad.
virus pantrópico (pantropic virus), virus que afecta o que tiene afinidad por muchos tipos diferentes de tejido u órganos.
virus respiratorio sincitial (VRS) (respiratory syncytial virus [RSV, RS virus]), miembro de un subgrupo de mixovirus que en un cultivo tisular provoca la formación de células gigantes o sincitios. Es una causa común de epidemias de bronquiolitis aguda, bronconeumonía y catarro común en niños pequeños y de bronquitis aguda esporádica e infecciones de vías respiratorias superiores leves en los adultos. Los síntomas de infección por estos virus son fiebre, tos y malestar intenso. El tratamiento consta de reposo, alto nivel de humedad e ingesta adecuada de líquidos y, en casos graves, oxígeno y aerosoles de ribavirina.
virus satélite (satellite virus), cepa de virus incapaz de replicarse excepto en presencia de un virus colaborador; se cree que carece de los genes para la formación de la cápsula.
virus sincitial (syncytial virus), virus que induce la formación de sincitios, especialmente en cultivos celulares.
virus tumorales (tumor viruses), virus capaces de inducir directa o indirectamente la formación de un tumor. La formación directa del tumor se puede producir por inoculación de células vivas con virus tumorigénicos. La formación tumoral también puede producirse por la influencia de los virus sobre las células normales que las transforman en células tumorales.
virus urbano (street virus), agente infeccioso natural, como el de la rabia, que puede ser transmitido por un animal doméstico u obtenerse en la naturaleza, fuera del laboratorio.
vis (vis), del latín energía o fuerza.
visceral (visceral), relativo a las vísceras u órganos internos de la cavidad abdominal.
vísceras (viscera), órganos internos encerrados en una cavidad corporal, como los abdominales, torácicos, pélvicos y endocrinos.
vísceras abdominales (abdominal viscera), los órganos internos que se incluyen dentro de la cavidad abdominal, entre ellos el estómago, el hígado, los intestinos, el bazo, el páncreas y los segmentos de los aparatos urinario y reproductor.
viscerocráneo (viscerocranium), esqueleto facial.
visceromotor (visceromotor), **1.** relativo a los impulsos nerviosos que controlan el músculo liso visceral. **2.** relativo al movimiento de las vísceras.
viscoelasticidad (viscoelasticity), cualidad o modo de ser viscoso y elástico.
viscosidad (viscosity), característica de una solución líquida en cuanto a su capacidad para fluir. Una solución con una alta viscosidad es relativamente espesa y fluye lentamente debido al efecto adhesivo de las moléculas adyacentes.
viscosidad específica (specific viscosity), fricción interna de un líquido que se puede calcular comparando la velocidad del flujo del líquido a través de un tubo con la de un líquido estándar en condiciones estándar.
visibilidad (visibility), condición de ser visible en determinadas circunstancias de luz, distancia y otros factores.
visible (visible), relativo a objetos que son perceptibles para el ojo.
visión (vision), capacidad de ver.
visión a distancia (distance vision), capacidad para ver con claridad objetos, normalmente a más de 6 m de distancia.

visión binocular (binocular vision), el uso simultáneo de ambos ojos de tal forma que las imágenes percibidas por cada ojo se combinan para aparecer como una imagen única.

visión central (central vision), visión producida por la proyección de imágenes en la mácula de la retina.

visión cromática (color vision), reconocimiento del color como resultado de los cambios que se producen en los pigmentos de los conos de la retina, que reaccionan a variaciones en la intensidad de la luz roja, verde y azul.

visión dicromática (dichromatic vision), forma de visión de los colores en la que solamente se aprecian dos de los tres colores primarios.

visión en túnel (tunnel vision), defecto en la vista en el que existe una gran reducción del campo periférico de visión, como si se mirara a través de un tubo hueco o un túnel. Este trastorno aparece en el glaucoma crónico avanzado.

visión escotópica (scotopic vision), capacidad del ojo para ajustar la visión en la oscuridad o con luz débil.

visión fantasma (phantom vision), percepcion sensorial que se produce en forma de ilusión o alucinación visual. Suele considerarse como una seudoalucinación en la que la persona que experimenta la sensación es consciente de que el fenómeno es ilusorio.

visión fotópica (photopic vision), visión diurna que depende principalmente de la función de los conos de la retina.

visión indirecta (indirect vision), sensación visual provocada por la estimulación de la parte extramacular de la retina.

visión monocular (monocular vision), trastorno en el que sólo se ve con un ojo.

visión nocturna (night vision), capacidad de ver objetos con muy escasa luz. Se basa en un fenómeno fisicoquímico asociado a los conos de la retina. Éstos contienen rodopsina, sustancia química muy sensible a la luz y esencial para la conducción de los impulsos ópticos cuando la luz es muy escasa. La visión nocturna es más intensa en la periferia de la retina, donde la concentración de conos es mayor.

visión periférica (peripheral vision), capacidad para ver objetos que reflejan ondas de luz que se proyectan en zonas de la retina alejadas de la mácula.

visión radiográfica (radiographic view), imagen corporal vista mediante el receptor de imagen. Es la inversión de la proyección radiográfica.

visita (visit), **1.** reunión entre un médico y un cliente o paciente. En el hospital y en el domicilio, el médico visita al paciente; en la clínica o en la consulta es el paciente quien visita al médico. **2.** (de un paciente) acudir a un médico para obtener servicios profesionales o (de un médico) ver a un cliente o paciente para prestar un servicio profesional.

visita local (site visit), visita realizada por personal autorizado para evaluar u obtener información sobre un departamento o institución. La visita local es uno de los requisitos previos para la autorización oficial de una institución y la financiación de proyectos importantes.

vista (sight), **1.** el sentido especial que permite que sean percibidos la forma, el tamaño, la posición y el color de los objetos; facultad de la visión. **2.** aquello que se ve.

vista bidimensional (planar view), visión en dos dimensiones de una función o proceso.

visual (visual), relativo al sentido de la vista.

visualización (visualization), medio eficaz para la relajación profunda y desensibilización frente a una situación de la vida real que conlleva, por lo general, estrés y tensión. Las imágenes combinan experiencias positivas con sucesos o situaciones negativas, reales o percibidas, para intentar así desensibilizar sobre el trauma.

visuoespacial (visuospatial), relativo a la capacidad para comprender representaciones visuales y sus relaciones espaciales.

vital (vital), relativo o que contribuye a las fuerzas de la vida.

vitamina (vitamin), compuesto orgánico esencial en pequeñas cantidades para el normal funcionamiento fisiológico y metabólico del organismo. Con escasas excepciones, las vitaminas no pueden ser sintetizadas por el cuerpo y deben obtenerse a partir de la dieta o de suplementos dietéticos. Ningún alimento contiene todas las vitaminas. Las enfermedades por carencias de vitaminas producen síntomas específicos, habitualmente aliviados por la administración de la vitamina adecuada. Las vitaminas se clasifican según su lipo o hidrosolubilidad, sus efectos fisiológicos o su estructura química, y se designan por letras del alfabeto u otros nombres específicos. Las vitaminas liposolubles son A, D, E y K; las vitaminas del complejo B y la vitamina C son hidrosolubles.

vitamina A (vitamin A), alcohol terpeno sólido y liposoluble, esencial para el crecimiento esquelético, el mantenimiento del epitelio mucoso normal y la agudeza visual. Procede de varios carotenoides, principalmente los carotenos, y está presente en los vegetales de hoja verde, frutos y vegetales amarillos, aceites de hígado de bacalao y de otros peces, hígado, leche, queso, mantequilla y yema de huevo. Su déficit produce atrofia del tejido epitelial causando queratomalacia, xeroftalmía, ceguera nocturna y disminución de la resistencia frente a infecciones de las mucosas.

vitamina A_1 (vitamin A_1), una de las dos formas de la vitamina A que se presentan en la naturaleza. Es un alcohol liposoluble insaturado formado por hidrólisis del beta-caroteno, molécula de la que se forman dos moléculas de vitamina A_1. Entre las fuentes naturales destacan los aceites de hígado de pescado, la manteca y la yema de huevo.

vitamina A_2 (vitamin A_2), forma alternativa de la vitamina A que se encuentra en los tejidos del pescado de agua dulce, pero no en los peces de agua salada ni en los mamíferos. Las dos formas de la vitamina A se distinguen mediante las diferencias en el espectro de absorción de luz ultravioleta.

vitamina D (vitamin D), vitamina liposoluble relacionada químicamente con los esteroides y esencial para la formación normal de huesos y dientes y para la absorción de calcio y fósforo en el aparato GI. Los alimentos naturales que contienen vitamina D son de origen animal, y entre ellos se encuentran los pescados de agua salada, especialmente salmón, sardinas y arenques, carnes de vísceras, aceites de hígado de peces y la yema de los huevos. El déficit de esta vitamina causa raquitismo en los niños, osteomalacia, osteoporosis y osteodistrofia.

vitamina D_3 (vitamin D_3), alcohol no saturado, cristalino, inodoro, blanco de acción antirraquítica, que constituye la forma predominante de la vitamina D de origen animal. Se encuentra en la mayor parte de los aceites de hígado de pescado, mantequilla, sesos y yema de huevo, y se forma en la piel, pelo y plumas de animales y pájaros expuestos a la luz del sol o a los rayos ultravioleta.

vitamina E (vitamin E), perteneciente al grupo de vitaminas liposolubles formado por los tocoferoles, esencial para que la reproducción, el desarrollo muscular, la resistencia de los eritrocitos a la hemólisis y otras diversas funciones bioquímicas se desarrollen con normalidad. Es un antioxidante intracelular y actúa en el mantenimiento de la estabilidad de los ácidos grasos poliinsaturados y de otras sustancias de tipo graso, que incluyen la vitamina A y las hormonas de las glándulas hipofisaria, suprarrenales y sexuales. Las fuentes dietéticas más ricas son el trigo germinado, la soja, las semillas de algodón, los cacahuetes y los aceites de maíz; los granos de soja; la margarina; las semillas y frutos secos integrales crudos; los huevos; la mantequilla; el hígado; las patatas dulces, y las hojas de muchas verduras, como los nabos. Se almacena dentro del cuerpo durante períodos de tiempo prolongados, de forma que las deficiencias son infrecuentes. La deficiencia puede tardar meses o años en manifestarse, pero produce degeneración muscular, anomalías vasculares, anemia megaloblástica, anemia hemolítica, infertilidad, creatinuria y daño renal y hepático, y además se asocia al proceso del envejecimiento.

vitamina K (vitamin K), grupo de vitaminas liposolubles conocidas como quinonas, esenciales para la síntesis de protrombina en el hígado y de varias proteínas relacionadas que intervienen en la coagulación sanguínea. La vitamina se encuentra distribuida ampliamente en los alimentos, especialmente en vegetales de hoja verde, hígado de cerdo, yogurt, yema de huevo, quelpo, alfalfa, aceites de hígado de pescado y melaza de hebra negra, y es sintetizada por la flora bacteriana del aparato GI. Se utiliza para reducir el tiempo de coagulación en pacientes con ictericia obstructiva y en situaciones de hemorragia asociada a enfermedades intestinales o hepáticas; se administra de forma profiláctica a lactantes para prevenir la enfermedad hemorrágica del recién nacido. Su déficit da lugar a hipoprotrombinemia, trastorno caracterizado por coagulación deficiente de la sangre y hemorragias, y generalmente se debe a la absorción insuficiente de la vitamina en el aparato GI o a la incapacidad para utilizarla en el hígado.

vitamina K_1 (vitamin K_1), vitamina liposoluble, viscosa y amarilla que se encuentra de forma natural, especialmente en la alfalfa, y que se produce de forma sintética. Se utiliza como agente protrombinógeno.

vitamina K_2 (vitamin K_2), vitamina liposoluble cristalina de color amarillo claro del grupo de la vitamina K, más insaturada que la vitamina K_1 y con una actividad biológica ligeramente menor. Se aísla a partir de harina de pescado podrido y es sintetizada por varias bacterias del aparato GI.

vitaminas del complejo B (B complex vitamins), un gran grupo de nutrientes hidrosolubles que incluye las siguientes: tiamina (vitamina B_1), cianocobalamina (vitamina B_{12}), niacina (vitamina B_3), piridoxina (vitamina B_6), riboflavina (vitamina B_2), biotina, ácido fólico y ácido pantoténico. Las vitaminas del complejo B resultan esenciales, por ejemplo, para convertir los hidratos de carbono como la glucosa y los esqueletos carbónicos de los aminoácidos en energía y para el metabolismo de las grasas y las proteínas.

vitaminología (vitaminology), estudio de las vitaminas, incluyendo sus estructuras, mecanismos de acción y función en el mantenimiento de la salud corporal.

vitelina (vitellin), fosfoproteína que contiene lecitina, encontrada en la yema de los huevos.

vitelo (vitellus), yema de un huevo.

vitelo (yolk), material nutritivo, rico en grasas y proteínas, contenido en el huevo para nutrir al embrión durante el desarrollo. En los seres humanos, y en la mayor parte de los mamíferos, el vitelo o no existe o está muy difundido por la célula, ya que los embriones absorben los nutrientes directamente de la madre a través de la placenta.

vitelogénesis (vitellogenesis), formación o producción de vitelo.

vitíligo (vitiligo), enfermedad cutánea adquirida y benigna de causa desconocida, caracterizada por la presencia de placas irregulares que carecen por completo de pigmento y que con frecuencia presentan márgenes hiperpigmentados. Las regiones hipopigmentadas se deben a la pérdida de melanocitos. Las áreas de piel expuesta son las zonas afectadas con mayor frecuencia. El tratamiento con 8-metoxipsoralenos necesita un cuidado extremo y una exposición regulada con cuidado al sol. Se ha tenido algún éxito usando luz ultravioleta de banda estrecha y mediante la aplicación tópica de protópicos.

vitrectomía (vitrectomy), procedimiento quirúrgico para reemplazar el contenido de la cámara vítrea del ojo por aceite, aire o un sustituto vítreo.

vítreo (vitreous), relativo al cuerpo vítreo del ojo localizado en la cámara posterior del ojo.

vitrificación (vitrification), conversión de un material silíceo en una sustancia vítrea mediante el calor y la fusión. El calor convierte el material en un líquido viscoso que se endurece al enfriarse.

vitronectina (vitronectin), glucoproteína adhesiva multifuncional presente en el suero y distintos tejidos. Entre sus funciones se incluyen regulación de la coagulación, fibrólisis y cascada del complemento e intervienen en la hemostasia, la cicatrización de las heridas, el remodelado tisular y el cáncer.

vivíparo (viviparous), que pare descendientes vivos en lugar de poner huevos, como la mayor parte de los mamíferos y algunos peces y reptiles.

vivisección (vivisection), realización de intervenciones quirúrgicas en animales vivos, generalmente cirugía experimental con fines de investigación.

VLDL (VLDL), siglas de **lipoproteína de muy baja densidad.**

VM (MV) siglas de *volumen-minuto.*

VMA (VMA), siglas de **ácido vanililmandélico.**

V_{max} (V_{max}), velocidad de catálisis máxima.

VMCLG (LCMRG), siglas de **velocidad de metabolización cerebral local de glucosa.**

VMO (MOV), siglas de **volumen mínimo de oclusión.**

VNA (VNA), siglas de *Visiting Nurses Association.*

VNAS (PASG), abreviatura de *vestimenta neumática anti-shock.*

VO_2 (VO_2), símbolo de *captación de O_2.*

VOI (IMV), siglas de **ventilación obligada intermitente.**

vol. (vol.), abreviatura de **volumen.**

vol.% (vol.%), abreviatura de *volumen por ciento.*

volar (volar), relativo a la palma de la mano o la planta del pie.

volátil (volatile), (de un líquido) que se vaporiza con facilidad.

volición (volition), **1.** acto, fuerza o estado de voluntad o de elección. **2.** impulso consciente para llevar a cabo un acto o para abstenerse de realizarlo.

volitivo (volitional), perteneciente o relativo al uso de la propia voluntad y deseo para ejecutar o abstenerse de realizar una acción determinada.

voltaje (voltage), expresión del potencial eléctrico en voltios.

voltametría (voltammetry), medida de la corriente eléctrica como función de potencial.

voltametría de decapado anódico (anodic stripping voltammetry), proceso de química electroanalítica que se emplea para detectar restos de metales.

voltímetro (voltmeter), instrumento, como un galvanómetro, que mide en voltios las diferencias de potencial entre distintos puntos de un circuito eléctrico.

voltio (V) (volt [V]), [Alessandro Volta, físico italiano, 1745-1827], unidad de potencia eléctrica. En un circuito eléctrico, un voltio es la fuerza necesaria para enviar 1 amperio de corriente a través de 1 ohmio de resistencia, o la diferencia de potencial entre dos puntos de un conductor que transporta una carga de 1 amperio cuando existe una disipación de 1 vatio entre ellos.

volumen (vol.) (volume [vol.]), cantidad de espacio ocupado por un cuerpo expresada en unidades cúbicas.

volumen ATPS (volume ATPS), siglas de condiciones de un volumen de gas a ATPS (temperatura ambiental, presión ambiental, saturación de vapor de agua). Estas condiciones se dan en un gasómetro o espirógrafo cerrado con agua cuando la temperatura del agua iguala la temperatura ambiente.

volumen BTPS (volume BTPS), siglas de condiciones de un volumen de gas a BTPS (temperatura corporal, presión ambiental, saturación de vapor de agua). Para los seres humanos la temperatura normal de las vías respiratorias se mide a 37 °C, la presión como presión ambiental y la presión parcial de vapor de agua a 37 °C como 47 torr.

volumen celular total (total cell volume [TCV]), medida de la idoneidad del aclaramiento de urea de un hemodializador, calculado como el volumen de solución salina necesario para llenar el compartimiento sanguíneo.

volumen comprimible (compressible volumen), parte del volumen corriente de gas producido por un ventilador mecánico que no llega al paciente debido a la compresión del gas y a la expansión del tubo flexible en el equipo.

volumen corpuscular medio (VCM) (mean corpuscular volume [MCV]), estimación del volumen medio de cada eritrocito, obtenido dividiendo el hematocrito entre el número total de eritrocitos.

volumen corriente (VC) (tidal volume [TV, V_t]), cantidad de aire inspirada y espirada durante la ventilación normal. El volumen de reserva inspiratorio, el volumen de reserva espiratorio y el volumen corriente constituyen la capacidad vital.

volumen corriente basal (basal tidal volume), cantidad de aire inspirado y espirado por una persona sana en reposo completo, con todas las funciones corporales a un nivel mínimo de actividad, ajustada para edad, peso y sexo.

volumen de cierre (VC) (closing volume [CV]), volumen de gas que permanece en los pulmones cuando las vías respiratorias de pequeño calibre comienzan a cerrarse durante una espiración máxima controlada.

volumen de gas alveolar (V_A) (alveolar gas volume [V_A]), suma del volumen de gas en los alveolos pulmonares.

volumen de líquidos (fluid volume), volumen de líquidos corporales, incluyendo tanto los intracelulares como los intracelulares.

volumen de reserva espiratorio (VRE) (expiratory reserve volume [ERV]), volumen máximo de gas que puede ser espirado partiendo del nivel espiratorio de reposo.

volumen de reserva inspiratorio (VRI) (inspiratory reserve volume [IRV]), volumen máximo de gas que se puede inspirar después de una inspiración normal en reposo.

volumen espiratorio forzado (FEV) (forced expiratory volume [FEV]), volumen de aire que se puede espirar forzadamente durante 1 segundo después de una inspiración completa.

volumen mínimo de oclusión (VMO) (minimal occlusive volume [MOV]), volumen de insuflación del manguito endotraqueal que permite una fuga mínima de aire procedente de las vías aéreas durante la fase inspiratoria de la ventilación.

volumen minuto respiratorio (ventilatory rate), volumen de aire que pasa a través de los pulmones en un minuto.

volumen molar (mole volume), volumen ocupado por un mol de una sustancia que puede ser sólida, líquida o gaseosa. Es numéricamente igual a la masa molecular dividida por la densidad.

volumen plasmático (plasma volume), volumen total del plasma corporal, elevado en enfermedades hepáticas y esplénicas y en el déficit de vitamina C, y disminuido en la enfermedad de Addison, en la deshidratación y en el shock.

volumen residual (VR) (residual volume [RV]), volumen de gas presente en los pulmones al final de una espiración forzada.

volumen sensible (sensitive volume), la región del objeto a partir de la cual se puede obtener de forma preferente una señal de RM, debido a la intensa falta de homogeneidad del campo magnético en otros lugares.

volumen sistólico (stroke volume), cantidad de sangre eyectada por el ventrículo durante una contracción.

volumen tumoral (tumor volume), porción de un órgano o tejido que incluye al tumor y a las áreas adyacentes de invasión.

voluntad (will), **1.** facultad mental que permite a uno elegir o decidir conscientemente en el transcurso de una acción. **2.** acto o proceso de ejercer el poder de elección. **3.** anhelo, deseo o intención deliberada. **4.** disposición o actitud hacia otro u otros. **5.** determinación o propósito; voluntariedad. **6.** (legalmente) expresión o declaración de los deseos de una persona, como la disposición de las propiedades, a realizar o tener efecto después de la muerte.

voluntario (voluntary), referente a una acción o pensamiento originado, emprendido, controlado o consumado como resultado de la libre elección o el deseo de una persona.

voluntario (volunteer), persona que realiza una tarea de forma voluntaria y, en general, sin percibir un salario a cambio.

volutrauma (volutrauma), lesión pulmonar causada por una sobredistensión en relación con un respirador mecánico ajustado para administrar un volumen corriente demasiado alto. Se traduce en un síndrome parecido al síndrome de dificultad respiratoria del adulto.

vólvulo (volvulus), torsión del intestino sobre sí mismo, causando obstrucción intestinal. A menudo, el trastorno se debe al prolapso de un segmento de mesenterio, y tiene lugar con mayor frecuencia en el íleon, el ciego o la porción sigmoidea del intestino. Si no se corrige, el intestino obstruido puede necrosarse produciéndose una peritonitis y la rotura del intestino.

vólvulo cecal (cecal volvulus), tipo de vólvulo del colon consistente en el retorcimiento o el desplazamiento y la rotación anómala del ciego, como el registrado en el vólvulo neonatal o el síndrome de Ladd.

vólvulo de colon (colonic volvulus), vólvulo que afecta a cualquier porción del colon. Los tipos más comunes son el vólvulo cecal, el vólvulo sigmoideo y el vólvulo de colon transverso.

vólvulo de colon transverso (transverse colon volvulus), tipo infrecuente de vólvulo del colon que afecta al colon transverso.

vólvulo de intestino medio (midgut volvulus), vólvulo neonatal que afecta a toda la porción intestinal derivada del intestino medio.

vólvulo mesenteroaxial (mesenteroaxial volvulus), tipo menos frecuente de las dos formas de vólvulos gástricos, en el que el estómago gira en sentido transverso alrededor de su eje mesentérico. Este tipo es más habitual en la infancia.

vólvulo neonatal (volvulus neonatorum), obstrucción intestinal en un recién nacido debido a la torsión del intestino causada por malrotación o falta de fijación del colon. Los síntomas típicos son distensión abdominal, regurgitación persistente, con frecuencia acompañada de vómitos fecaloideos y ausencia de paso de heces.

vólvulo organoaxial (organoaxial volvulus), es el más frecuente de los dos tipos de vólvulos gástricos. El estómago se gira sobre su eje longitudinal.

vólvulo sigmoide (sigmoid volvulus), tipo de vólvulo colónico consistente en la torsión de una sección alargada del colon sigmoide sobre su eje mesentérico. Suele producirse en ancianos.

vólvulos del neonato (neonatal volvulus), vólvulos en el recién nacido, generalmente del ciego o del intestino medio.

vómer (vomer), hueso que forma la parte posterior e inferior del tabique nasal; tiene dos caras y cuatro bordes.

vomitar (vomit, vomiting), arrojar el contenido del estómago por la boca después de pasar por el esófago.

vómito (vomitus), material expelido al vomitar procedente del estómago. El vómito se clasifica en función del color u otros aspectos como indicador de la causa de la enfermedad, como los vómitos «en posos de café», que es un signo clínico de úlcera péptica.

vómito bilioso (bilious vomiting), vómito de bilis.

vómito cerebral (cerebral vomiting), vómito inducido por un trastorno del SNC, en especial por estimulación del centro del vómito y, generalmente, sin náuseas previas.

vómito en posos de café (coffee-ground vomitus), vómito marrón oscuro con el color y la consistencia de los posos de café, constituido por jugos gástricos y por sangre digerida, que indica la existencia de una hemorragia lenta del tracto GI superior.

vómito funcional (functional vomiting), vómito cuya causa fisiológica es desconocida.

vómito inducido (induced vomiting), vómito producido por la administración de jarabe de ipecacuana, agua jabonosa o detergente líquido para el lavado de manos, o bien introduciendo un dedo o un instrumento romo en la garganta. El vómito puede estar médicamente indicado en casos de ingestión de productos tóxicos no cáusticos y también puede ser autoinducido, como en el caso de las personas que padecen bulimia.

vómito pernicioso (pernicious vomiting), episodio grave de vómitos, con amenaza para la vida, que puede presentarse durante el embarazo.

vómito psicógeno (psychogenic vomiting), vómito estimulado por ansiedad o el sufrimiento emocional.

vómito reflejo (reflex emesis), vómito o arcada que se produce al tocar la mucosa de la garganta o como consecuencia de otro estímulo nocivo.

vómito retardado (delayed vomiting), vómito que tiene lugar mucho más tarde de que se produzca su estímulo, como por ejemplo, varias horas después de una comida o varios días después de un ciclo de quimioterapia.

vómito seco (dry vomiting), náuseas y arcadas que no terminan en vómito.

vómitos cíclicos (cyclic vomiting), episodios periódicos de vómitos asociados con migraña.

vómitos del embarazo (vomiting of pregnancy), vómitos que tienen lugar durante los primeros meses del embarazo. Existe una serie de factores que facilitan el trastorno, como son el enlentecimiento del vaciamiento gástrico durante el embarazo o la relajación del cardias y del hiato diafragmático, lo que aumenta el riesgo de reflujo gástrico.

vómitos en escopeta (projectile vomiting), vómitos expulsivos extremadamente fuertes.

vómitos epidémicos (epidemic vomiting), episodio de vómito repentino por miembros de un grupo de personas en contacto próximo. El vómito, causado por la infección por el ARN- virus Norwalk, suele comenzar sin signos o síntomas previos de enfermedad y puede continuar durante varias horas, terminando bruscamente. Los vómitos suelen ir acompañados de cefalea, dolor abdominal y diarrea.

vómitos incoercibles (incoercible vomiting), vómito refractario al tratamiento o incontrolable.

VON (VON), siglas de la Victorian Order of Nurses.

VOP (OPV), siglas de **vacuna oral de la polio.**

voraz (voracious), relativo al apetito insaciable propio de los animales o personas glotonas.

voriconazol (voriconazole), agente antifúngico empleado en el tratamiento de la aspergilosis invasiva y las infecciones graves por hongos.

vórtex (vortex), efecto de remolino producido por el giro de una masa de fluido más o menos cilíndrica (líquido o gas).

vórtice (whorl), vueltas en espiral, como las vueltas en espiral de la cóclea o las crestas dérmicas que forman las huellas digitales.

vóxel (voxel), abreviatura de elemento de *vo*lumen, la versión tridimensional de un pí*xel*.
voyeur (voyeur), persona cuyos deseos sexuales se ven satisfechos con la práctica del voyeurismo.
voyeurismo (voyeurism), trastorno psicosexual en el cual una persona consigue excitación y satisfacción sexual mirando cuerpos desnudos y órganos genitales u observando los actos sexuales de los demás, especialmente desde una posición estratégica secreta.
voz (voice), componente acústico del lenguaje producido de forma normal por la vibración de los pliegues vocales de la laringe.
voz laringalizada (glottal fry), calidad áspera o rota de la voz en su registro más bajo. Se debe a un cierre laxo de la glotis que permite el burbujeo de aire a su través.
v/p (v/w), símbolo de *volumen de una sustancia por unidad de peso de otro componente.*
VPF (VPF), siglas de **factor de permeabilidad vascular.**
VPH (HPV), siglas de **virus del papiloma humano.**
VPI (IPV), siglas de *vacuna inactivada contra poliovirus.*
VPOT (TOPV), siglas de *vacuna de la polio oral trivalente.*
VPP (PPV), siglas de **ventilación con presión positiva.**
VPPC (CPPV), siglas de **ventilación con presión positiva continua.**
VPPI (IPPV), siglas de *ventilación con presión positiva intermitente.*
VPS (PSV), siglas de **ventilación con presión de soporte.**
V/Q (V/Q), siglas de *ventilación/perfusión.*
V/Q cero (zero V/Q), derivación intrapulmonar en la cual la sangre atraviesa los pulmones sin penetrar en los capilares alveolares, causando hipoxemia.
VR (RV), siglas de **volumen residual.**
VRD (DRVs), siglas de **valores de referencia diarios.**
VRI (IRV), siglas de **volumen de reserva inspiratorio.**
VRS (RSV, RS virus), siglas de **virus respiratorio sincitial.**
VS40 (SV40), siglas de **virus símico 40.**
VSG (ESR), siglas de **velocidad de sedimentación globular.**
V_t (V_t), abreviatura de *volumen corriente.*
VTNR (VTNR), siglas de **número variable de repeticiones en tándem.**
VU (VU), siglas de **unidad de volumen.**
vuelta de cordón alrededor del cuello (nuchal cord), situación patológica, aunque frecuente, en la que el cordón umbilical se enrolla alrededor del cuello del feto en el útero o durante el parto. Normalmente es posible desenrollar el cordón sobre la cabeza del bebé.
vulgar (vulgaris), relativo a algo común u ordinario.
vulnerable (vulnerable), que se encuentra en una posición o situación de riesgo que le hace vulnerable a la infección o lesión.
vulvar (vulvar), relativo a la vulva.
vulvectomía (vulvectomy), extirpación quirúrgica de parte de los tejidos vulvares o de todos ellos, realizada fundamentalmente en el tratamiento de enfermedades neoplásicas malignas o premalignas.
vulvitis (vulvitis), inflamación de la vulva.
vulvitis aguda no gonorreica (acute nongonorrheal vulvitis), inflamación de la vulva debida a irritación de los labios vulvares, acumulación de material sebáceo, reacciones atópicas, infecciones locales u otras causas no venéreas.
vulvitis folicular (follicular vulvitis), inflamación de los folículos dérmicos de la vulva.
vulvitis gangrenosa (gangrenous vulvitis), muerte tisular de la zona vulvar que se produce cuando existe un riego sanguíneo inadecuado que provoca la descamación de las células.
vulvitis leucoplásica (leukoplakic vulvitis), enfermedad que consiste en el engrosamiento y fibrosis de la piel de la vulva, con formación de fisuras que sangran y atrofia final. Puede degenerar en cáncer.
vulvocrural (vulvocrural), relativo a la vulva y al muslo.
vulvodinia (vulvodynia), dolor y molestias crónicas en los genitales externos femeninos.
vulvovaginal (vulvovaginal), relativo a la vulva y la vagina.
vulvovaginitis (vulvovaginitis), inflamación de la vulva y la vagina o de las glándulas vulvovaginales.
vulvovaginitis diabética (diabetic vulvovaginitis), forma de inflamación micótica de la vulva y la vagina asociada a la diabetes.
v/v (v/v), **1.** símbolo de *volumen de soluto por volumen de disolvente.* **2.** símbolo de *volumen/volumen.*
vv (vv), **1.** abreviatura de *venas.* **2.** abreviatura de *viceversa.*
VVZ (VZV), siglas de **virus de la varicela zóster.**

W

w (w), cantidad de energía necesaria para ionizar una molécula de aire, expresada por w = 33,85 eV/par de iones. Es un dato importante para la dosimetría de la radiación, ya que permite el cálculo de la dosis a partir de las mediciones de la ionización.

W (W), **1.** abreviatura de **vatio. 2.** símbolo del elemento químico **tungsteno.**

Wald, Lillian [1867-1940], enfermera de salud pública norteamericana, directora de instituciones y reformadora social, que fundó la Institución Henry Street en Nueva York para llevar la asistencia de enfermería hasta los hogares de los más necesitados. Fue también artífice de la instauración del sistema de facultades de enfermería, la Children's Bureau del gobierno federal y la Nursing Service Division de la Metropolitan Life Insurance Company.

warfarina sódica (warfarin sodium), anticoagulante prescrito para la profilaxis y tratamiento de trombosis, fibrilación auricular y embolismos.

Watson, Jean, teórica de enfermería que propuso en 1979 una fisiología y una ciencia de la asistencia sanitaria, en un intento de reducir la dicotomía entre teoría y práctica. Su teoría de una asistencia humanitaria (Theory of Human Caring) refleja una visión fenomenológica existencial de la psicología y las humanidades. Los cuidados y la asistencia a los demás son un fenómeno social universal que sólo se practica con eficacia de modo interpersonal. Según Watson, la ocupación asistencial es un término de enfermería, y la enfermería misma se ocupa de la promoción de la salud, de su restablecimiento y de la prevención de la enfermedad en oposición a curar. Los pacientes requieren una asistencia holística que promueva el humanismo, la salud y la calidad de vida.

Wb (Wb), abreviatura de **weber.**

W/cm^2 (W/cm^2), abreviatura de **vatio por centímetro cuadrado.**

weber (Wb) (weber [Wb]), [Wilhelm Edward Weber, físico alemán, 1804-1891], unidad de flujo magnético igual a 1 m^2kg/s^2A.

Wenckebach retrógrado (retrograde Wenckebach), [Karel F. Wenckebach, médico austro-holandés, 1864-1940], retraso en la conducción de los impulsos de los ventrículos o de la unión auriculoventricular a las aurículas. El retardo aumenta progresivamente hasta que un impulso no llega a alcanzar las aurículas.

W/F (W/F), iniciales de las palabras inglesas *white female,* usadas con frecuencia en los países de habla inglesa en el informe de identificación inicial en el registro del paciente para referirse a *mujer blanca.*

Wiedenbach, Ernestine [enfermera norteamericana nacida en Alemania, educadora y escritora, 1900-1996]. Profesora de enfermería de maternidad y neonatología en la escuela de enfermería de Yale (Yale School of Nursing), fue pionera en la enfermería de maternidad centrada en la familia y desarrolló ampliamente los conocimientos y prácticas de la enfermería obstétrica.

Wiener, Carolyn L., teórica de la enfermería que desarrolló, junto con Marylin J. Dodd, la teoría de la trayectoria de la enfermedad, en la que participan no sólo los pacientes, sino también sus familiares y cuidadores. Esta teoría ayuda a aclarar cómo los pacientes y sus familias soportan los estados de incertidumbre creados por la enfermedad y cómo afrontan la misma.

W/M (W/M), iniciales de las palabras inglesas *white male,* usadas con frecuencia en los países de habla inglesa en el informe de identificación inicial en el registro del paciente para referirse a *varón blanco.*

WOCN (WOCN), siglas de Wound, Ostomy and Continence Nurses (WOCN) Society, una organización de enfermeros que tratan pacientes con estomas, heridas que drenan, fístulas, úlceras vasculares, úlceras por presión, heridas neuropáticas, incontinencias urinaria o fecal y trastornos vesicales e intestinales de tipo funcional.

Wolbachia *(Wolbachia),* género de bacterias que infectan a una amplia gama de invertebrados, como insectos, arañas, crustáceos y nematodos.

Wuchereria *(Wuchereria),* [Otto Wucherer, médico alemán, 1820-1873], género de filarias presente en climas húmedos y templados. *Wuchereria bancrofti,* transmitida por mosquitos, causa la elefantiasis.

X

xantelasma (xanthelasma), xantoma plano que afecta a los párpados.
xantelasmatosis (xanthelasmatosis), forma diseminada generalizada de xantoma plano asociada con frecuencia a trastornos reticuloendoteliales, especialmente a mieloma múltiple.
xanteno (xanthene), compuesto orgánico cristalino en el que dos anillos de benceno se unen a un anillo central de pirano. El oxígeno del pirano une los dos anillos de benceno. Es una estructura química base para numerosos fármacos.
Xanthomonas *(Xanthomonas),* género de bacterias aerobias gramnegativas con forma de bastoncillo que producen un pigmento amarillo.
Xanthomonas maltophilia *(Xanthomonas maltophilia),* especies de bacterias *Xanthomonas* que se encuentran comúnmente en el agua, la leche y los alimentos congelados y en el aparato respiratorio superior, la sangre y la orina humanas. Son una causa de infección oportunista en pacientes hospitalizados e inmunodeprimidos. Este germen se ha reclasificado recientemente como *Stenotrophomonas maltophila.*
xantina (xanthine), producto derivado del nitrógeno en el metabolismo de las nucleoproteínas. Se encuentra normalmente en el músculo, hígado, bazo, páncreas y orina.
xantinuria (xanthinuria), **1.** presencia de cantidades exageradas de xantina en la orina. **2.** trastorno raro del metabolismo de las purinas, que provoca la excreción de grandes cantidades de xantina en la orina debido a la ausencia de una enzima, la xantinooxidasa, necesaria para el metabolismo de la xantina.
xantismo (xanthism), alteración genética pigmentaria caracterizada por cabello pajizo o rojo amarillento, piel cobriza y una coloración del iris castaño-rojiza.
xantocromía (xanthochromia), sustancia del líquido cefalorraquídeo que justifica su color amarillo. Se debe a la presencia de productos de degradación de la hemoglobina, lo que indica que el LCR ha contenido sangre recientemente.
xantocrómico (xanthochromic), que tiene una coloración amarillenta, como el líquido cefalorraquídeo que contiene sangre o bilis.
xantodermia (xanthoderma), piel con coloración amarilla, como en la ictericia.
xantogranuloma (xanthogranuloma), tumor o nódulo de tejido de granulación que contiene depósitos de lípidos.
xantogranuloma juvenil (juvenile xanthogranuloma), trastorno cutáneo caracterizado por la aparición de grupos de pápulas o nódulos amarillos, rojizos o marrones, sobre las superficies extensoras de brazos y piernas, y en ocasiones el globo ocular, meninges y testículos, que se presentan en lactantes y niños pequeños y que generalmente desaparecen a los pocos años.
xantoma (xanthoma), placa, nódulo o tumor benigno, graso, fibroso, amarillento que se desarrolla en la capa subcutánea de la piel, con frecuencia alrededor de los tendones.
xantoma craneohipofisario (craniohypophyseal xanthoma), trastorno en el que se forman depósitos de colesterol alrededor de los huesos, como en la enfermedad de Hand-Schüller-Christian.
xantoma diabético (diabetic xanthoma), erupción de pápulas o placas amarillentas en la piel en la diabetes mellitus no controlada. La lesión desaparece cuando se estabilizan las funciones metabólicas y se controla la enfermedad.
xantoma diseminado (xanthoma disseminatum), trastorno crónico benigno en el que se desarrollan pequeñas pápulas y nódulos de coloración naranja o marrón en muchas superficies del cuerpo, sobre todo en las mucosas de la orofaringe, la laringe y los bronquios y en los pliegues cutáneos y fisuras.
xantoma eruptivo (eruptive xanthoma), proceso cutáneo asociado a la elevación de la concentración de triglicéridos en sangre. Aparecen, de forma súbita, un gran número de pápulas eritematosas o pálidas en el tronco, las piernas, los brazos y las nalgas.
xantoma estriado palmar (xanthoma striatum palmare), placa plana o nódulo ligeramente elevado, de coloración amarilla o naranja, que aparece en grupos en las palmas de las manos.
xantoma palpebral (xanthoma palpebrarum), mancha o placa amarillenta que suele presentarse en grupos en los párpados.
xantoma plano (planar xanthoma), mácula plana amarilla o naranja o pápula ligeramente prominente que contiene células espumosas y que aparece en grupos en zonas localizadas, como los párpados, o ampliamente distribuida por todo el cuerpo.

xantoma tendinoso (xanthoma tendinosum), nódulo o pápula redondeada, plana o elevada, de coloración amarilla o naranja, que aparece en grupos sobre los tendones, especialmente en los tendones extensores de las manos y de los pies, en individuos con trastornos hereditarios del almacenamiento de los lípidos.

xantoma tuberoso (xanthoma tuberosum), pápula redondeada, plana o elevada, amarilla o naranja, que aparece en grupos sobre la piel de articulaciones, especialmente de codos y rodillas, habitualmente en personas con trastornos hereditarios del almacenamiento de los lípidos.

xantomasarcoma (xanthomasarcoma), sarcoma de células gigantes de las vainas tendinosas y aponeurosis que contiene células xantomatosas.

xantomatosis (xanthomatosis), anomalía en la que se producen depósitos de material graso amarillento en la piel, órganos internos y sistema reticuloendotelial.

xantomatosis bulbar (xanthomatosis bulbi), degeneración grasa de la córnea.

xantopsia (xanthopsia), anomalía visual en la que todas las cosas parecen tener un tono amarillento. En ocasiones se asocia a ictericia o toxicidad por digitálicos.

xantosis (xanthosis), **1.** coloración amarillenta encontrada en ocasiones en los tejidos degenerativos de enfermedades malignas. **2.** coloración amarilla reversible de la piel, provocada con mayor frecuencia por la ingesta de grandes cantidades de verduras amarillas que contienen el pigmento caroteno.

xantosis retiniana (xanthosis of retina), coloración amarilla generalizada que se aprecia en el fondo de ojo y aparece a veces en la retinopatía diabética.

Xe (Xe), símbolo del **xenón.**

xenoanticuerpo (xenoantibody), anticuerpo producido en una especie frente a un antígeno obtenido de una especie diferente.

xenoantígeno (xenoantigen), antígeno presente en organismos de más de una especie.

xenobiótico (xenobiotic), un compuesto químico extraño a un sistema biológico determinado. En el caso de los animales y los seres humanos, los xenobióticos incluyen los fármacos y sus metabolitos y algunos compuestos ambientales, como los contaminantes, que no se producen en el organismo.

xenodiagnóstico (xenodiagnosis), método para diagnosticar una infección transmitida por vector, como la enfermedad de Chagas, en el cual un insecto libre de patógenos criado en el laboratorio es llevado a succionar sangre de un paciente. El contenido del intestino del insecto se examina después en busca de la presencia del patógeno.

xenofobia (xenophobia), trastorno de la ansiedad caracterizado por inquietud o un temor irracional y siempre presente ante la presencia de extraños, especialmente extranjeros, o en lugares desconocidos.

xenogénesis (xenogenesis), **1.** alternancia de rasgos en generaciones sucesivas; heterogénesis. **2.** producción teórica de descendencia totalmente diferente a los padres.

xenogénico (xenogeneic), **1.** referente a los individuos o tipos de células procedentes de diferentes especies y diferentes genotipos. **2.** referente a los tejidos de diferentes especies que, por tanto, son antigénicamente diferentes.

xenoinjerto (xenograft), tejido procedente de otra especie, utilizado como injerto temporal en algunos casos, como en el tratamiento de pacientes con graves quemaduras cuando no se dispone de tejido suficiente del propio paciente o del banco de tejidos.

xenología (xenology), estudio de los parásitos.

xenoma (xenoma), tumor que se desarrolla en un tejido infectado con ciertos parásitos.

xenón (Xe) (xenon [Xe]), elemento no metálico, gaseoso, inerte. Su número atómico es 54; su peso atómico es 131,30.

xenón-133 (xenon-133), isótopo radiactivo de un gas inerte incoloro que se utiliza en estudios radioisotópicos del pulmón.

xenoparásito (xenoparasite), ectoparásito que se ha convertido en patogénico como consecuencia de una débil resistencia del huésped.

Xenopsylla *(Xenopsylla),* género de pulgas parasitarias responsable de la transmisión de la peste bubónica y otras infecciones. Muchas de las más de 30 especies de *Xenopsylla* son vectores de patógenos, como *X. cheopis,* una pulga de la rata que se encuentra en todo el mundo. Es un vector de *Yersinia pestis,* fuente bacteriana del tifus murino, así como de la peste.

xenotipo (xenotype), variaciones moleculares basadas en diferencias en estructura y especificidad antigénica, como en las inmunoglobulinas procedentes de especies diferentes.

xeroderma (xeroderma), alteración cutánea crónica caracterizada por sequedad y aspereza.

xeroderma pigmentoso (xeroderma pigmentosum [XP]), trastorno cutáneo hereditario, raro, caracterizado por sensibilidad exagerada a la luz ultravioleta, cuya exposición provoca la aparición de pecas, telangiectasias, queratosis, papilomas, carcinomas y, posiblemente, melanoma. Las queratitis y los tumores que se desarrollan en los párpados y la córnea pueden provocar ceguera.

xeroftalmía (xerophthalmia), trastorno caracterizado por la existencia de unas córneas y áreas conjuntivales secas y sin brillo, habitualmente como resultado de un déficit de vitamina A, que se asocia a ceguera nocturna.

xerograma (xerogram), imagen radiológica producida mediante xerografía.

xeromamografía (xeromammography), tipo de radiografía de la mama realizada mediante xerografía.

xerorradiografía (xeroradiography), técnica radiológica diagnóstica en la que se produce una imagen eléctricamente en lugar de químicamente, lo que permite tiempos de exposición más pequeños y radiación de menor energía que con la radiología normal. La imagen latente se hace visible con un tóner en polvo similar al utilizado en una fotocopiadora. La xerorradiografía se utiliza principalmente en mamografía.

xerostomía (xerostomia), sequedad de la boca provocada por el cese de la secreción salivar normal. Este trastorno es un síntoma de diversas enfermedades, como diabetes, infecciones agudas, histeria y síndrome de Sjögren, así como por parálisis de los nervios faciales.

xi (xi), decimocuarta letra del alfabeto griego.

xifodinia (xiphodynia), dolor en la apófisis xifoides.

xifoide (xiphoid), con forma de espada; el apéndice xifoides del esternón.

xifópago (xiphopagus), gemelos asociados unidos por el apéndice xifoides del esternón.

xilitol (xylitol), alcohol derivado de la xilosa, igual de dulce que la sacarosa; se emplea como edulcorante artificial no cariogénico y también como sustituto para el azúcar en las dietas de diabéticos.

xilosa (xylose), aldopentosa producida por hidrólisis de la caña y de la mazorca de maíz. Se absorbe de forma incompleta por el tubo digestivo y se utiliza para el diagnóstico de algunas enfermedades del tracto digestivo.

xisma (xysma), tiras membranosas que se encuentran a veces en las heces de pacientes con diarrea.

XO (XO), designación para la presencia de un solo cromosoma sexual; se ha perdido bien un cromosoma X o un cromosoma Y, de forma que cada célula es monosómica y contiene un total de 45 cromosomas.

XP (XP), siglas de **xeroderma pigmentoso.**

XX (XX), designación de la dotación cromosómica sexual normal del ser humano femenino.

XXX, XXXX, XXXXX (XXX, XXXX, XXXXX), se llaman así las anomalías del cromosoma sexual X en las mujeres en que hay, respectivamente, 4 o 5 cromosomas X en lugar de 2, de modo que cada célula somática contiene un total de 48 o 49 cromosomas.

XXXY, XXXXY, XXYY (XXXY, XXXXY, XXYY), se designan así las anomalías de los cromosomas sexuales complementarios en los varones en que hay más de un cromosoma X y un cromosoma Y, resultando un total de 48, 49 o más cromosomas en cada célula somática. Esta aberración es una variante del síndrome de Klinefelter y, en general, cuantos más cromosomas X existen, mayor es el número de malformaciones congénitas y la gravedad del retraso mental en el individuo afectado.

XY (XY), designación de la dotación cromosómica sexual normal en el varón humano.

Y

Y (Y), símbolo del **itrio.**

Y de Roux (Roux-en-Y), [César Roux, cirujano suizo, 1857-1926], tratamiento de la obesidad mórbida consistente en la división quirúrgica del intestino delgado para formar dos ramas. El yeyuno se anastomosa a una bolsa gástrica y el duodeno derivado se conecta con el píloro en una anastomosis términolateral hacia el yeyuno inferior.

YAG (YAG), abreviatura de *yttrium aluminum garnet* (granate de aluminio e itrio), un cristal usado en algunos tipos de láseres.

Yallow, Rosalyn Sussman [física médica norteamericana, n. 1921], galardonada en 1977, junto con Roger Guillemin y Andrew Schally, con el Premio Nobel de Medicina y Fisiología por su trabajo en endocrinología y en el desarrollo de la técnica del radioinmunoensayo.

yang (yang), forma polarizada de ch'i, que es energía activa o positiva.

Yb (Yb), símbolo del **iterbio.**

YEB (BEI), siglas de **yoduro extraíble con butanol.**

yema (gemma), **1.** proyección en forma de brote producida por las formas inferiores de vida durante el proceso de reproducción asexuada mediante gemación. **2.** cualquier estructura en forma de botón o bulbo.

yema epitelial (epithelial peg), cualquiera de las proyecciones papilares del epitelio que penetran en el estroma subyacente de tejido conjuntivo y que se desarrollan normalmente en las membranas mucosas y en los tejidos dérmicos.

yema terminal (end bud), masa de células indiferenciadas procedente de los restos del nódulo primitivo y de la línea primitiva en el extremo caudal del embrión en desarrollo una vez finalizada la formación de los somitas.

yemas bronquiales secundarias (secondary bronchial buds), sobrecrecimientos de las yemas bronquiales primarias, tres en el lado derecho y dos en el izquierdo, que dan lugar a los lóbulos pulmonares y que se ramifican para formar las yemas bronquales terciarias.

yemas segmentarias (segmental buds), yemas bronquiales terciarias.

Yersinia *(Yersinia),* [Alexandre Emile Jean Yersin, bacteriólogo francés, 1862-1943], género de bacterias inmóviles, ovoides o baciliformes gramnegativas de la familia de las *Enterobacteriaceae.*

Yersinia enterocolitica *(Yersinia enterocolitica),* especie muy común aislada de los mamíferos, pájaros y ranas y presente en material contaminado por heces; se transmite por contaminación de la comida y agua y por contacto de persona a persona. En seres humanos causa la yersiniosis.

Yersinia pestis *(Yersinia pestis),* [Alexander E. J. Yersin], pequeño bacilo gramnegativo que provoca la peste. El huésped primario es la rata, aunque otros roedores pequeños también pueden ser huéspedes.

Yersinia pseudotuberculosis *(Yersinia pseudotuberculosis),* especie que se encuentra en el tracto intestinal de los pájaros, roedores y otros animales; origina adenitis mesentérica y seudotuberculosis en individuos que han mantenido contacto con comida contaminada o animales infectados.

yersiniosis (yersiniosis), infección por bacterias del género *Yersinia,* especialmente *Yersinia enterocolitica,* que causa enfermedades como gastroenteritis aguda y adenitis mesentérica en niños y artritis, septicemia y eritema nudoso en adultos.

yeso (gypsum, plaster), mineral compuesto principalmente por un aglomerado de sulfato de calcio semihidratado. Es el principal ingrediente utilizado para fabricar escayolas quirúrgicas y modelos para dentaduras.

yeso bilateral en espiga de pierna completa (bilateral long-leg spica cast), dispositivo ortopédico de yeso, fibra de vidrio u otro material que reviste e inmoviliza cranealmente el tronco hasta el pezón y caudalmente ambas piernas hasta los dedos. Se utiliza para ayudar a la soldadura de fracturas de cadera, fémur, acetábulo y pelvis, y para corregir las deformidades de cadera.

yeso bivalvo (bivalved cast), yeso que está cortado a la mitad para detectar o aliviar la presión debajo de él, especialmente cuando el paciente tiene disminuida o ausente la sensibilidad en la porción del cuerpo rodeada por el yeso.

yeso cilíndrico de pierna (leg cylinder cast), dispositivo ortopédico de escayola o fibra de vidrio utilizado para inmovilizar la pierna para el tratamiento de fracturas desde el tobillo a la parte media del fémur. Se utiliza especialmente para la reparación de las fracturas y dislocaciones de la rodilla, de traumatismos de tejidos blandos de la rodilla, para el mantenimiento de la colocación postoperatoria y de la inmovilización de la rodilla, y para la corrección o mantenimiento de la corrección de las deformidades de rodilla. El yeso se extiende desde la parte superior del muslo hasta el tobillo. El pie no está embutido.

yeso de antebrazo (short-arm cast), escayola ortopédica aplicada para inmovilizar la mano o la muñeca. El yeso de antebrazo se utiliza en el tratamiento de las fracturas para la colocación postoperatoria o para la corrección o mantenimiento de la corrección de deformidades de la mano y la muñeca.

yeso de brazo completo (long-arm cast), férula ortopédica que se aplica para inmovilizar las extremidades superiores desde la mano al brazo.

yeso de marcha (walking cast), yeso que permite andar al paciente.

yeso de París (plaster of Paris), polvo blanco, sulfato cálcico semihidratado, que se mezcla con agua para hacer una pasta que se puede modelar con el fin de rodear una parte del cuerpo.

yeso de pierna (short-leg cast), escayola ortopédica utilizada para la inmovilización de fracturas en las extremidades inferiores, desde los dedos de los pies hasta la rodilla. También se utiliza para el tratamiento de torceduras graves y desgarros de tejidos blandos del tobillo, para el mantenimiento de la colocación postoperatoria y de la inmovilización del pie y del tobillo, y para la corrección y mantenimiento de la corrección de deformidades del pie y del tobillo.

yeso de pierna completa (long-leg cast), férula ortopédica que se aplica para inmovilizar la pierna, desde los dedos de los pies hasta la parte superior del muslo.

yeso de pierna con andador (short-leg cast with walker), escayola ortopédica aplicada para inmovilizar las extremidades inferiores desde los dedos de los pies a la rodilla, al mismo tiempo que se permite deambular al paciente mediante la incorporación de un taco de goma en la parte inferior de la escayola.

yeso de Quengle (Quengle cast), yeso ortopédico articulado, con dos secciones, para inmovilizar las extremidades inferiores desde el pie o el tobillo hasta por debajo de la rodilla, y el muslo superior hasta el nivel inmediatamente por encima de la rodilla. Las dos partes del yeso están conectadas por bisagras especiales en la rodilla. Se utiliza para la corrección gradual de las contracturas de rodilla.

yeso de Risser (Risser cast), [Joseph C. Risser, cirujano estadounidense, 1892-1942], dispositivo ortopédico que abarca todo el tronco del cuerpo, extendiéndose sobre la zona cervical hasta el mentón. En casos raros se extiende sobre las caderas hasta las rodillas. El material del que está hecho puede ser venda enyesada o fibra de vidrio y se emplea para inmovilizar el tronco en el tratamiento de la escoliosis y en la corrección preoperatoria o postoperatoria, o para el mantenimiento de la corrección de dicha afección.

yeso de Tobruk (Tobruk plaster, Tobruk splint), férula de yeso con cintas para tracción cutánea que atraviesan unos orificios presentes en la escayola y conectan con la férula de Thomas. Cubre e inmoviliza la pierna desde el pie a la ingle.

yeso en espiga (spica cast), escayola ortopédica aplicada para inmovilizar parte o todo el tronco y parte o la totalidad de una o más extremidades. Se usa para tratar diversos tipos de fracturas, como las de cadera y fémur, y para corregir o mantener la corrección de las deformidades de la cadera.

yeso en espiga para el hombro (shoulder spica cast), escayola ortopédica aplicada para inmovilizar el tronco hasta las caderas, la muñeca y la mano. Incorpora un soporte diagonal para el hombro entre la cadera y partes del brazo. Se utiliza en el tratamiento de las luxaciones y lesiones del hombro o en la colocación e inmovilización del hombro después de una operación quirúrgica.

yeso en espiga pelvipédico (unilateral long-leg spica cast), corsé de yeso ortopédico que se coloca para inmovilizar una pierna y el tronco, pudiendo llegar hasta la línea mamilar.

yeso en espiga pelvipédico de uno y medio (one-and-a-half spica cast), escayola ortopédica que cubre el tronco cranealmente hasta la línea del pezón, una pierna caudalmente hasta los dedos y la otra pierna hasta la rodilla.

yeso largo de pierna con tacón (long-leg cast with walker), férula ortopédica que se aplica para inmovilizar las extremidades inferiores, desde los dedos de los pies hasta la parte superior del muslo para el tratamiento de ciertas fracturas de la pierna. Esta escayola es igual que el yeso largo de pierna, pero incorpora un tacón de goma que permite caminar al paciente aun estando escayolado.

yeso seriado (serial casting), secuencia de yesos utilizados progresivamente para corregir una deformidad.

yeyunectomía (jejunectomy), extirpación quirúrgica de todo o parte del yeyuno.

yeyuno (jejunum), la porción media de las tres partes del intestino delgado, conectada proximalmente con el duodeno y distalmente con el íleon.

yeyunocolostomía (jejunocolostomy), creación quirúrgica de una anastomosis entre el yeyuno y el colon.

yeyunostomía (jejunostomy), técnica quirúrgica para crear una abertura artificial al yeyuno a través de la pared abdominal. La apertura puede ser temporal o permanente.

yeyunotomía (jejunotomy), incisión quirúrgica en el yeyuno.

yin (yin), forma polarizada de ch'i que es energía pasiva o negativa.

yin/yang (yin/yang), filosofía china que sostiene que cada entidad es una, pero contiene dos fuerzas iguales y contrapuestas. Las fuerzas del yang incluyen la masculinidad, el sol y el calor y las del yin la femineidad, la oscuridad y el frío. Muchas de las prácticas de la medicina holística se basan en la idea de que las fuerzas del yin y el yang deben estar en equilibrio para que exista salud y que el desequilibrio es el origen de la enfermedad.

yo (ego), (psicoanálisis) parte de la psique que experimenta y mantiene el contacto consciente con la realidad, y que adapta los comportamientos primitivos del ello y las demandas del superyó a las necesidades sociales y físicas de la comunidad.

yo (self), **1.** la esencia total o el ser de una persona. **2.** las cualidades afectivas, cognitivas y espirituales que distinguen a una persona de otra; la individualidad. **3.** conciencia de una persona de su propia identidad; consciencia, ego.

yo familiar indiferenciado (undifferentiated family ego mass), fusión emocional en una familia en la que todos los miembros son similares en cuanto a su expresión emocional.

yo ideal (ego ideal), imagen de uno mismo a la que una persona aspira, tanto de forma consciente como inconsciente, con la que el individuo se compara a sí mismo y compara su comportamiento.

yodar (iodize), tratar o impregnar con yodo o yoduro.

yodismo (iodism), estado morboso producido por una cantidad excesiva de yodo en el organismo. Se caracteriza por lagrimeo e hipersalivación, rinitis, debilidad y una erupción cutánea.

yodo (I) (iodine [I]), elemento no metálico del grupo halógeno. Su número atómico es 53; su peso atómico es 126,90. Es un micronutriente u oligoelemento esencial. Casi el 80% del yodo que contiene el organismo se encuentra en la glándula tiroides. La insuficiencia de yodo puede producir bocio o cretinismo. El yodo se encuentra en pescados, sal yodada y algunos productos lácteos. Se utiliza como contraste de los vasos sanguíneos en la TC. Los radioisótopos del yodo se utilizan en técnicas de rastreo isotópico y en el tratamiento paliativo del cáncer tiroideo.

yodo radiactivo (RAI) (radioactive iodine [RAI]), isótopo radiactivo del yodo, utilizado en radiología diagnóstica y radioterapia, sobre todo en el tratamiento de algunas enfermedades tiroideas. Una forma frecuente es ^{131}I.

yododerma, yododermia (iododerma), erupción cutánea producida por hipersensibilidad a los yoduros de la ingesta. Las lesiones pueden ser acneiformes, ampollosas o fungosas.

yodóforo (iodophor), antiséptico o desinfectante que combina el yodo con otro agente, como un detergente.

yodopsina (iodopsin), sustancia química fotosensible de los conos retinianos que reacciona junto con otras sustancias químicas y juega un papel en la visión de los colores. La yodopsina es más estable que la rodopsina (sustancia que se encuentra en los bastones retinianos) cuando es expuesta a una luz brillante.

yodoquinol (iodoquinol), fármaco amebicida. Está indicado en el tratamiento de la amebiasis intestinal. También se usa como preventivo en las personas de alto riesgo de padecerla.

yodoterapia (iodotherapy), tratamiento que utiliza yodo o un yoduro.

yoduro (iodide), cualquier sal del ácido yodhídrico. Los yoduros sódico y potásico son las sales utilizadas más habitualmente en medicina.

yoduro de ecotiofato (echothiophate iodide), anticolinesterásico utilizado en oftalmología. Se prescribe en el glaucoma crónico de ángulo abierto y en la esotropía de acomodación.

yoduro potásico (potassium iodide), fármaco expectorante. Se prescribe para el tratamiento de bronquitis crónica, bronquiectasias, asma y otra enfermedad pulmonar con exceso de formación de moco y diferentes trastornos tiroideos.

yoduro sódico (sodium iodide), suplemento de yodo. Está indicado para el tratamiento de las crisis tirotóxicas, en la tirotoxicosis neonatal y en el tratamiento del hipertiroidismo antes de la tiroidectomía.

yoga (yoga), disciplina centrada en la musculatura del cuerpo, la postura, los mecanismos de respiración y la consciencia. El objetivo del yoga es la consecución del bienestar físico y mental.

yoga hatha (hatha yoga), área del yoga raja mejor conocida en occidente, basada en la purificación física y el fortalecimiento como método de autotransformación. Engloba un sistema de más de 1.000 posturas (asanas) diseñadas para estimular el bienestar mental y físico y para permitir que la mente se centre y se libere de la distracción durante períodos prolongados de meditación, junto con el control de la respiración (pranayama).

yoga iyengar (iyengar yoga), estilo de yoga que hace énfasis en el alineamiento correcto del cuerpo en las asanas (posturas) y en mantener dichas asanas durante períodos prolongados de tiempo.

yoga kundalini (kundalini yoga), estilo de yoga cuya finalidad es la liberación controlada de la energía kundalini latente.

yogur (yogurt), preparado lácteo cuajado, ligeramente ácido, semisólido, elaborado a partir de leche de vaca completa o desnatada y de sólidos lácteos por fermentación con organismos del género *Lactobacillus*. Es rico en vitaminas del complejo B y una buena fuente de proteínas. También actúa sobre el tubo digestivo retrasando el crecimiento de bacterias perjudiciales y ayudando a la absorción de minerales.

yohimba (yohimbe), producto de herboristería extraído de la corteza de un árbol originario de zonas de África occidental. Este producto se utiliza para tratar la impotencia masculina asociada a problemas prostáticos y ha resultado eficaz cuando se aplica bajo supervisión médica.

yo-los otros (self-other), concepto que caracteriza a las personas que creen que las fuentes de poder se encuentran en uno mismo, en oposición a aquellas que creen que está en los demás.

yugal (jugal), relativo a estructuras insertadas o acopladas, como el hueso cigomático o el malar.

yugo (jugum), cresta o arruga que une dos estructuras.

yugular (jugular), **1.** relativo al cuello o que le afecta. **2.** *informal,* la vena yugular.

yunque (incus), uno de los tres huesecillos del oído medio, que recuerda por su forma a un yunque. Transmite las vibraciones sonoras del martillo al estribo.

yuxtaarticular (juxtaarticular), relativo a una zona cercana a una articulación.

yuxtacrino (juxtacrine), relativo a una relación hormonal en la cual la célula excretora es adyacente a una célula efectora.

yuxtaglomerular (juxtaglomerular), relativo al área entre las arteriolas aferente y eferente del glomérulo renal.

yuxtamedular (juxtamedullary), situado cerca del borde de la médula.

yuxtaposición (juxtaposition), colocación de objetos lado a lado o cabo a cabo.

Z

zafirlukast (zafirlukast), fármaco broncodilatador. Se usa para la profilaxis y el tratamiento crónico del asma en adultos y en niños mayores de 12 años.

Zakrzewski, Marie, matrona polaco-alemana-norteamericana, que estudió medicina en Berlín y organizó en 1872 con éxito la primera facultad norteamericana de enfermería en el New England Hospital for Women and Children.

zalcitabina (zalcitabine), fármaco quimioterápico antiretroviral inhibidor de la nucleósido transcriptasa inversa. Se utiliza combinado con otros fármacos para el tratamiento de la infección por el virus de la inmunodeficiencia humana.

zaleplón (zaleplon), fármaco con acción sedante e hipnótica. Está indicado en el tratamiento del insomnio.

zanamivir (zanamivir), fármaco antiviral. Se usa para tratar la infección de la gripe causada por el virus influenza tipo A en pacientes que han tenido síntomas durante un período no mayor de 2 días.

zapa de cocodrilo (crocodile shagreen), raro trastorno degenerativo que afecta a cualquiera de las dos membranas de la córnea y que presenta opacidades separadas por zonas claras.

zapato ortopédico (orthopedic Oxford), zapato de cuero rígido con suela de goma o de cuero, a veces con una placa de acero entre la base del zapato y la suela, y con refuerzos laterales diseñado para mantener el pie en una posición adecuada. El zapato está construido de manera que se puedan adjuntar dispositivos de soporte.

zapato para escayola (cast shoe), zapato que cubre el pie incluido en una escayola.

zapatos de horma normal (normal last shoes), zapatos ortopédicos especiales para niños fabricados con una suela normal.

ZDV (ZDV), abreviatura de **zidovudina.**

ZEEP (ZEEP), siglas de **presión espiratoria final cero.**

Zeitgeist (Zeitgeist), [Al] literalmente, el espíritu de la época, un clima de opinión, convención en el pensamiento o lo que implícitamente se da por supuesto.

zeolitas (zeolites), silicatos de aluminio hidratados utilizados en los intercambiadores de iones que ablandan el agua. Las zeolitas sintéticas se usan en los contenedores moleculares porosos para reactivos y fármacos.

zeranol (zeranol), sustancia estrogénica utilizada para el engorde del ganado. El consumo de carne de vaca procedente de ganaderías tratadas con zeranol se ha asociado a pubertad precoz en algunos niños y niñas.

zeta (zeta), sexta letra del alfabeto griego.

zetacrito (zetacrit), volumen de hematíes concentrados producidos mediante la técnica de sedimentación zeta.

zeugmatografía (zeugmatography), otra denominación para la representación por imagen con RM, que sugiere el papel que desempeña el gradiente de campo magnético en la unión del campo magnético de radiofrecuencia con una región espacial local a través de resonancia magnética nuclear.

zidovudina (ZDV) (zidovudine [ZDV]), fármaco análogo al nucleósido de pirimidina, activo contra el VIH. Su función es inhibir la enzima transcriptasa inversa del VIH. Se emplea combinado con otros antirretrovirales en el tratamiento de pacientes con infección por VIH que muestran fracaso en la respuesta inmunitaria. También se puede usar en la profilaxis después de la exposición al virus.

ZIG (ZIG), siglas de **inmunoglobulina zóster.**

zigopodio (zygopodium), aquella parte de una extremidad embrionaria que consta de radio y cúbito o de tibia y peroné.

zileutón (zileuton), fármaco broncodilatador e inhibidor del metabolismo del leucotrieno. Se usa en el tratamiento de la rinitis alérgica y del asma

zinc (Zn) (zinc [Zn]), metal cristalino blanco azulado, habitualmente asociado a mineral de plomo. Su número atómico es 30; su peso atómico es 65,38. El zinc es un nutriente esencial del cuerpo y se utiliza en numerosos preparados farmacéuticos, como acetato de zinc, óxido de zinc, permanganato de zinc y estearato de zinc. El acetato de zinc se utiliza como emético y astringente. El óxido de zinc se utiliza internamente como espasmolítico y como protector en pomadas. El permanganato de zinc se utiliza como astringente y en el tratamiento de la uretritis. El estearato de zinc se utiliza como protector repelente del agua en el tratamiento del acné, eccemas y otras enfermedades cutáneas.

ZIP (ZIP), siglas de *plasma inmune zóster*.

ziprasidona (ziprasidone), fármaco antipsicótico empleado en el tratamiento de la esquizofrenia.

Zn (Zn), símbolo del **zinc.**

zoantropía (zoanthropy), delirio de una persona acerca de haber adoptado la forma y características de un animal.

zolmitriptán (zolmitriptan), fármaco antimigrañoso. Se usa en el tratamiento de las formas agudas de migraña, con o sin aura.

zolpidem (zolpidem), sedante e hipnótico distinto de las benzodiacepinas. La sal tartrato se emplea como tratamiento a corto plazo del insomnio.

zombie (zombie), poder sobrenatural que supuestamente puede introducirse en un cadáver y reanimarlo.

zona central (central zone) área de forma cónica de la próstata compuesta fundamentalmente por células de estroma, que se encuentra en la parte profunda de la zona periférica y se extiende desde ella hasta la base de la próstata.

zona de apoyo (rest area), superficie preparada en un diente o restauración fija en la que ajusta el soporte.

zona de bienestar (comfort zone), límites de temperatura, humedad, velocidad del viento y radiación solar dentro de los cuales una persona vestida de una determinada manera puede llevar a cabo ciertas tareas sin molestias. Sensación psicológica de pertenencia; sentirse cómodo en un área y/o rol específico.

zona de cierre del paladar posterior (posterior palatal seal area), zona formada por tejido blando situada a lo largo de la unión del paladar duro con el blando, sobre la que se puede aplicar un cierto grado de desplazamiento con la prótesis dental para ayudar a su fijación, siempre y cuando el desplazamiento aplicado esté dentro de la tolerancia fisiológica de esos tejidos.

zona de descarga (relief area), zona de la superficie tisular situada bajo la prótesis sobre la cual se han reducido o eliminado las presiones.

zona de deslizamiento (gliding zone), superficie de cartílago articular adyacente al espacio articular.

zona de equivalencia (zone of equivalence), región de una reacción antígeno-anticuerpo en la que las concentraciones de ambos reactivos son iguales.

zona de Fraunhofer (Fraunhofer zone), [Joseph von Fraunhofer, óptico alemán, 1787-1826], la zona más alejada de la cara del transductor.

zona de Fresnel (Fresnel zone), [Augustine J. Fresnel, físico francés, 1788-1827], región más cercana a la cara del transductor ecográfico.

zona de Obersteiner-Redlich (Obersteiner-Redlich zone), [H. Obersteiner, neurólogo austriaco, 1847-1942; Emil Redlich, neurólogo austriaco, 1866-1930], línea delgada de demarcación entre las fibras del sistema nervioso periférico y la médula espinal o el tronco encefálico. Está formada por una lámina basal que separa las células de Schwann y el colágeno del sistema nervioso periférico, de la neuroglia del SNC.

zona de presión (pressure area), zona de la cavidad bucal que está sometida a un desplazamiento excesivo de los tejidos blandos por una prótesis.

zona de transición (transitional zone), parte del cristalino donde las células de la cápsula epitelial se transforman en fibras.

zona de unión (junction), interfaz o lugar de encuentro de tejidos o estructuras.

zona externa de la médula renal (outer zone of renal medulla), parte de la médula renal más próxima a la corteza. Contiene parte de los túbulos rectos distales y los túbulos colectores medulares.

zona fascicular (zona fasciculata), región media de la corteza suprarrenal, que es el lugar de producción de glucocorticoides y hormonas sexuales.

zona focal (focal zone), (en ecografía) distancia a lo largo del eje del haz de un dispositivo transductor enfocado, desde el punto en donde el área del haz se hace por primera vez igual a cuatro veces el área focal, hasta el punto, más allá de la superficie focal, en donde el área del haz se hace nuevamente igual a cuatro veces el área focal.

zona glomerular (zona glomerulosa), región externa de la corteza suprarrenal donde se producen los mineralcorticoides.

zona hipnógena (hypnogenic zone), área específica del cuerpo que al ser estimulada por la presión puede causar que una persona entre en un estado hipnótico.

zona interna de la médula renal (inner zone of renal medulla), parte de la médula renal más alejada de la corteza, que contiene la porción más interna del asa de Henle y del túbulo colector medular.

zona pelúcida (zona pellucida), membrana gruesa, transparente, no celular, que envuelve el huevo de los mamíferos. Es secretada por el huevo durante su desarrollo en el ovario, conservándose casi hasta el momento de la implantación.

zona periférica (peripheral zone), gran área de la próstata, inmediatamente por debajo de la cápsula, que cubre las caras posterior y lateral y que está compuesta principalmente por tejido glandular acinar. Los conductos desembocan en la uretra prostática en la mayor parte de su longitud.

zona periuretral (periurethral zone), área estrecha de la próstata que consta de conductos cortos adyacentes a la uretra prostática.

zona personal (personal zone), zona protectora individual cuyos límites pueden ampliarse o reducirse según las características del contexto entre distancias aproximadas de 45 cm a 1,2 m.

zona radiada (zona radiata), zona pelúcida con un aspecto estriado provocado por conductos radiados en la membrana.

zona respiratoria (respiratory zone), vías respiratorias terminales donde realmente se produce el intercambio de gases, habitualmente por debajo de la decimoséptima división bronquial.

zona reticular (zona reticularis), región más interna de la corteza suprarrenal que sigue el borde de la porción medular suprarrenal de la glándula. Actúa conjuntamente con la zona fasciculada en la producción de varias hormonas sexuales y glucocorticoides.

zona subventricular (subventricular zone), área localizada entre las zonas ventricular e intermedia en el prosencéfalo fetal, en la cual se originan las neuronas cerebrales.

zonado (zonate), que tiene capas de anillos con colores o texturas diferentes.

zonas combinantes (combining sites), **1.** regiones cóncavas de las moléculas de los anticuerpos por donde se unen los antígenos. Debido a las posibles variaciones, cada tipo de anticuerpo presenta zonas combinantes para cada antígeno específico. **2.** zonas de las moléculas proteicas donde se pueden unir fármacos u otras sustancias mediante fuerzas de atracción electroquímicas.

zonas de Looser (Looser's zones), [Emil Looser, médico suizo, 1877-1936], bandas translúcidas transversales, a veces simétricas, que se observan radiográficamente en la corteza de los huesos afectados por osteomalacia u otras enfermedades por carencia.

zonas erógenas (erogenous zones), zonas del cuerpo en las que la tensión sexual tiende a concentrarse, pudiendo ser aliviada mediante la manipulación de la región. Las zonas son la boca, el ano y los genitales.

zonas espaciales (spatial zones), áreas de espacio personal en las cuales interaccionan la mayor parte de las personas. Las cuatro zonas espaciales básicas son: zona íntima, en la cual la distancia entre individuos es inferior a 45 cm; zona personal, entre 45 y 122 cm; zona social, que se extiende entre 1,2 y 3,6 m, y la zona pública, más allá de los 3,6 m.

zonestesia (zonesthesia), sensación de constricción dolorosa, como la de un vendaje demasiado apretado, experimentada especialmente alrededor de la cintura o del abdomen.

zonífugo (zonifugal), que se mueve desde el interior al exterior de una zona.

zonisamida (zonisamide), fármaco anticonvulsivante empleado en el tratamiento de la epilepsia. Se usa como tratamiento complementario para las convulsiones parciales.

zonografía (zonography), técnica de representación por imagen con rayos X utilizada para conseguir radiografías de cortes del cuerpo similares a las conseguidas con la tomografía.

zónula (zonula), zona pequeña.

zónula adherente (zonula adherens), zona continua que rodea la superficie externa de la célula en la que existe un espacio intercelular de unos 15 a 20 nm de anchura. Forma parte de los complejos de unión intercelular y contiene material filamentoso denso.

zónula ciliar (ciliary zone), área circular externa en la superficie anterior del iris, separada de la zona circular interna por la línea angular. La zónula contiene el estroma del iris.

zónula de Zinn (zonule of Zinn), ligamento formado por fibrillas rectas que irradian desde el cuerpo ciliar del ojo al cristalino, fijando el cristalino en posición y relajándolo mediante la contracción del músculo ciliar. La relajación de los ligamentos permite que el cristalino se vuelva más convexo.

zónula *occludens* (zonula occludens), componente del complejo de unión entre las células en las que no existe espacio intercelular y en el que las membranas plasmáticas de las células adyacentes se encuentran en contacto directo.

zooacantosis (zoacanthosis), dermatitis causada por la retención en la piel de cuerpos extraños, como aguijones de insectos, cerdas o pelo de animales.

zoobiología (zoobiology), biología de los animales.

zoofilia (zoophilia), **1.** cariño anormal por los animales. **2.** (en psiquiatría) trastorno psicosexual en el que la excitación y satisfacción sexuales se consiguen mediante el cariño hacia los animales o las fantasías o actos de participación en actividades sexuales con los animales.

zoofobia (zoophobia), trastorno de ansiedad caracterizado por un temor persistente e irracional a los animales, especialmente perros, serpientes, insectos y ratones.

zoógeno (zoogenous), adquirido de los animales u originado en ellos.

zooinjerto (zoograft), tejido de un animal trasplantado a un ser humano, como es el caso de una válvula cardíaca de un cerdo que sustituye a una válvula cardíaca lesionada en el ser humano.

zoología (zoology), ciencia que estudia la vida animal.

zoólogo (zoologist), persona que se dedica al estudio científico de los animales.

zoom (zoom), sistema óptico de lentes que permite al objeto permanecer en el foco de la cámara al acercarse o retroceder, o cuando se mira el objeto a corta o a larga distancia.

zoomanía (zoomania), estado psicopatológico caracterizado por un cariño y preocupación exagerados por los animales.

zoonosis (zoonosis), enfermedad de los animales transmisible al ser humano desde su huésped animal primario.

zooparásito (zooparasite), todo organismo animal parasitario.

zoopatología (zoopathology), estudio de las enfermedades de los animales.

zoopsia (zoopsia), alucinación visual de animales o insectos que se produce con frecuencia en el *delirium tremens*.

zooquímica (zoochemistry), bioquímica de los animales.

zootoxina (zootoxin), sustancia venenosa procedente de un animal, como el veneno de las serpientes, de las arañas y de los escorpiones.

zóster auricular (zoster auricularis), dolor agudo de la oreja, con ampollas herpéticas en el tímpano y el conducto auditivo externo.

zóster oftálmico (zoster ophthalmicus), infección herpética del ojo y de la primera rama del nervio trigémino. La infección a menudo afecta a la córnea. Puede existir edema palpebral, afectación ciliar y conjuntival y dolor. La queratitis puede ser intensa, y la formación de cicatrices y glaucoma son secuelas frecuentes. Se trata con corticoides tópicos y se monitoriza la presión intraocular.

zosteriforme (zosteriform), que recuerda a las pústulas presentes en las infecciones por herpes zóster.

Zr (Zr), símbolo del **circonio.**

zueco (patten), soporte metálico que se lleva sobre un zapato para evitar llevar peso sobre la pierna del otro lado.

zumaque (sumac), cualquiera de las especies de árboles y arbustos de la familia Anacardiaceae, incluyendo las especies de *Rhus,* que tienen propiedades venenosas.

zumaque venenoso (poison oak, poison sumac), una de las diferentes especies de arbustos del género *Rhus,* muy abundante en Norteamérica. El contacto con la piel se traduce en dermatitis alérgica en la mayoría de los sujetos. Las características y el tratamiento de esta enfermedad son similares a los de la hiedra venenosa.

zumo de noni (noni juice), zumo de *Morinda citrifolia.*

zurdo (left-handedness), que utiliza, por una tendencia natural en algunas personas, la mano izquierda como mano dominante.

zwieback (zwieback), pan dulce enriquecido con huevos y cocido, y después cortado en rebanadas y tostado hasta que queda seco y crujiente. Se utiliza como alimento para niños, especialmente en lactantes a los que están saliendo los dientes, o como primer alimento durante la convalecencia.

zwitterion (zwitterion), ion que tiene a la vez regiones con carga negativa y positiva. Aminoácidos como la glicina pueden actuar como zwitteriones cuando se encuentran en una solución neutra.

Zygomycetos (Zygomycetes), una clase de hongos parásitos y saprofitos del filum *Zygomycota*. Los gérmenes patógenos más importantes se incluyen en los órdenes *Entomophthorales* y *Mucorales*.

Z.Z.'Z." (Z.Z.'Z."), símbolo del incremento en la fuerza o intensidad de la contracción.

Apéndice 1

Guía de traducción Español-Inglés

Español	**Inglés**
Anatomía	
abdomen	abdomen
anginas, amígdalas	tonsils
ano	anus
apéndice	appendix
boca	mouth
brazo	arm
cabeza	head
cadera	hip
cadera, pelvis	pelvis
cara	face
cerebro	brain
cintura	lower back
clavícula	collarbone
cóccix	coccyx
codo	elbow
corazón	heart
costilla	rib
coyuntura, articulación	joint
cráneo	skull
cuello	neck
cuerpo	body
cutis	skin (of the face)
dedo	finger
dedo del pie	toe
diente, muela	tooth, molar
espalda	back
espinazo, columna vertebral	spine
estómago, panza, barriga	stomach
genitales	genitals
hígado	liver
hombro	shoulder
hormona	hormone
hueso	bone
intestinos, entrañas	bowels
labio	lip
lengua	tongue
ligamento	ligament
mandíbula, quijada	jaw
mano	hand
muñeca	wrist
músculo	muscle
muslo	thigh
nalgas, posaderas, sentaderas	buttocks
nariz	nose
nervio	nerve
niña del ojo, pupila	pupil
oído	ear (inner)
ojo	eye
oreja	ear (outer)
orina	urine
ovario	ovary
pantorrilla, chamorro	calf

pecho	chest
pecho, senos	breasts
pelo, cabello	hair (of the head)
pene, miembro	penis
pie	foot
piel	skin
pierna	leg
pulmón	lung
pulso	pulse
riñón	kidney
rodilla	knee
saliva	saliva
sangre	blood
seno	sinus
tendón	tendon
tímpano	eardrum
tobillo	ankle
tráquea	trachea
trompa de Falopio	fallopian tube
útero, matriz	uterus
vagina	vagina
válvula del corazón	heart valve
vejiga	bladder
vena	vein

Cuadros médicos frecuentes

aborto	abortion
absceso	abscess
almorranas, hemorroides	hemorrhoids
alucinación	hallucination
amigdalitis	tonsillitis
apendicitis	appendicitis
artritis	arthritis
asma	asthma
ataque al corazón	heart attack
bronquitis	bronchitis
calambres	cramps
cálculo biliar	gallstone
cáncer	cancer
catarro, resfriado	cold
ceguera	blindness
choque	shock
cicatriz	scar
convulsión	convulsion
cortada, cortadura	cut
debilidad	weakness
desmayo	fainting spell
desnutrición	malnutrition
diabetes	diabetes
diarrea	diarrhea
distrofia muscular	muscular dystrophy
dolor	pain
dolor de cabeza	headache
dolor de espalda	backache
dolor de estómago	stomachache
dolor de muelas	toothache
enfermedad	illness
enfermedad del corazón	heart disease
enfermedad de Parkinson	Parkinson's disease
enfermedad venérea	venereal disease
enrojecimiento o inflamación	redness
envenenamiento por comestibles	food poisoning
epilepsia	epilepsy
escalofríos	chills

esclerosis múltiple	multiple sclerosis
espasmo	spasm
estreñimiento	constipation
fatiga	fatigue
fiebre	fever
fractura	fracture
gripe, influenza	flu
hemorragia	hemorrhage
herida, daño	injury
hernia	hernia
herpes	herpes
hiedra venenosa	poison ivy/oak
hinchazón	swelling
impedimento	handicap
infección	infection
inflamación	inflammation
inmunización	immunization
insensibilidad	unconsciousness
insolación	sunstroke
laringitis	laryngitis
latido, pálpito	heartbeat
latigazo cervical	whiplash
llaga	sore
malaria	malaria
maligno(a)	malignant
malparto, aborto, pérdida	miscarriage
meningitis	meningitis
menopausia	menopause
mononucleosis infecciosa	mononucleosis
moretón, magulladura	bruise
mudo(a)	mute
obeso(a)	obese
obstrucción	obstruction
paperas	mumps
parálisis	paralysis
parálisis cerebral	palsy, cerebral
picadura de araña	spider bite
picazón, comezón	itch
piojos	lice
poliomielitis	polio
presión alta	high blood pressure
pulmonía	pneumonia
quemadura (de primer, segundo o tercer grado)	burn (1st, 2nd, or 3rd degree)
rabia	rabies
recaída	relapse
roncha, sarpullido, erupción	rash
roncha, verdugón	welt
sarampión	measles
sobredosis	overdose
sobrepeso	overweight
soplo del corazón	heart murmur
sordera	deafness
tétano(s)	tetanus
torcedura	sprain
tos	cough
trauma	trauma
tuberculosis	tuberculosis
tumor	tumor
úlcera gástrica	gastric ulcer
urticaria	hives
varicela	chickenpox
vértigo, mareo	dizziness
virus	virus
vómito, vómitos	vomit

Material y dispositivos hospitalarios

almohada	pillow
apoyador para caminar, andador	walker
cama	bed
camilla	stretcher
catéter	catheter
cepillo de dientes	toothbrush
chata, cuña	bedpan
cobija, manta	blanket
depresor lingual	tongue depressor
ducha	shower
estetoscopio	stethoscope
excusado	toilet
jabón	soap
jeringa	syringe
mesa de operaciones	operating table
muletas	crutches
silla de ruedas	wheelchair
termómetro	thermometer
timbre	call bell
tina	bathtub
venda	bandage

Tratamientos y términos relacionados

aguja	needle
alcohol	alcohol
algodón	cotton
anfetamina	amphetamine
antibiótico	antibiotic
aparato para sordera	hearing aid
aplicación	application
apoyo	support
aspirina (para niños)	aspirin (for children)
barbitúrico	barbiturate
bolsa de hielo	ice pack
braguero	brace
cabestrillo	sling
calcio	calcium
cápsula	capsule
cocaína	cocaine
codeína	codeine
compresa (caliente)	compress (hot)
curita, tirita	Band-Aid
dispositivo intrauterino	intrauterine device (IUD)
diurético	diuretic
dosis	dose
ducha, lavado interno	douche
emplasto frio	cold pack
enema	enema
gasa	gauze
glucosa	glucose
goma, condón	condom
gotas	drops
gotero	dropper
heroína	heroin
hielo	ice
insulina	insulin
inyección secundaria	booster shot
jarabe de ipecacuana	syrup of ipecac
jarabe para tos	cough syrup
laxante, purgante, purga	laxative
lentes de contacto	contact lens
loción	lotion
marcapasos	pacemaker

miembro artificial (prótesis)	artifical limb, prosthesis
narcótico	narcotic
novocaína	Novocain
pastillas anticonceptivas	contraceptive pills
penicilina	penicillin
píldora, pastilla	pill
píldora anticonceptiva	birth control pill
sales aromáticas	smelling salts
sedante, calmante	sedative
supositorio	suppository
tablilla	splint
ungüento	ointment
vendaje	dressing
vitamina	vitamin

Instrucciones sobre posología

agite bien	shake well
ahora (ahora mismo)	now (stat)
al levantarse	when you get up in the morning
antes de acostarse	before bedtime
antes de hacer ejercicios	before you exercise
aplique	apply
cada día, diariamente	each day, daily
cada hora	every hour
cada otro día (cada tercer día)	every other day (every third day)
cuando la necesite para el dolor	as needed for pain
cuatro veces al día	QID
cucharada	tablespoonful
cucharadita	teaspoonful
de acuerdo con las instrucciones	as directed
derecho(a)	right
disuelto en	dissolved in
dos veces al día	BID
frote	rub
haga gárgaras	gargle
hasta terminar (acabar)	till gone
inserte	insert
izquierdo(a)	left
mastique	chew
media cucharadita	one-half teaspoonful
mezcle	mix
por la boca	by mouth
que se le disuelva en la boca	let it dissolve in your mouth
remoje, empape	soak
síntomas	symptoms
tres veces al día	TID
una hora antes de las comidas	one-half hour after meals

Pruebas complementarias

análisis	analysis
análisis de orina	urinalysis
cardiograma	cardiogram
cultivo de garganta	culture (throat)
electrocardiograma	electrocardiogram
electroencefalograma	electroencephalogram
enema	enema
examen de vista (de los ojos)	eye test
inyección	injection
laboratorio	laboratory
masaje	massage
muestra (espécimen)	specimen
prueba de embarazo	pregnancy test
prueba para alergias	allergy test
radiografías (rayos X)	x-rays

reconocimiento (chequeo) médico	checkup, medical
recuento (conteo) globular	blood count
tracción	traction
transfusión de sangre	blood transfusion
vacuna	vaccination

Exploración

Soy______________.	I am______________.
Quisiera examinarlo(a) ahora. Por favor, quítese la ropa menos la ropa interior (y el sostén) y póngase este camisón.	I would like to examine you now. Please take off your clothes, except for your underwear (and bra), and put on this gown.
Le voy a tomar la temperatura ahora. Abra la boca.	I am going to take your temperature now. Open your mouth.
Le voy a tomar la presión ahora.	I am going to take your blood pressure now.
Su presión es baja.	Your blood pressure is low.
Su presión es demasiado alta.	Your blood pressure is too high.
Aquí tiene una receta para bajar la presión de sangre.	Here is a prescription to reduce your blood pressure.
Debe seguir una dieta para perder peso.	You must follow a diet to lose weight.
Le voy a administrar un suero.	I am going to start an IV.
Doble el codo.	Bend your elbow.
Haga un puño.	Make a fist.
Le voy a poner una inyección.	I am going to give you an injection.
Respire normalmente.	Breathe normally.
Tosa.	Cough.
Apriete mi mano.	Squeeze my hand.
Ud. tiene un poco de fiebre.	You have a slight fever.
Levante la pierna.	Hold your leg up.
Pare y camine.	Stand up and walk.
Enderece la pierna.	Straighten your leg.
Doble la rodilla.	Bend your knee.
Empuje/jale.	Push/pull.
Arriba/abajo.	Up/down.
Adentro/afuera.	In/out.
Despacio/aprisa.	Slow/fast.
Descanse.	Rest.
Arrodíllese.	Kneel.
¿Usa equipo (bastones, muletas, abrazaderas)?	Do you use equipment (canes, crutches, braces)?
¿Usa usted una silla de ruedas?	Do you use a wheelchair?
¿Conduce usted un vehículo?	Do you drive a car?
¿Puede usted subir las escaleras?	Can you climb stairs?
¿Ha notado pérdida o aumento de peso? ¿Cuál es su peso usual?	Have you noted any significant weight gain or loss? What is your usual weight?
¿Qué tal es su apetito?	How is your appetite?

Cardiología

¿Ha tenido alguna vez dolor de pecho? ¿Dónde?	Have you ever had chest pain? Where?
¿Nota cualquier latido o palpitación irregular?	Do you notice any irregularity of heart beat or any palpitations?
¿Tiene falta de aire? ¿Cuándo?	Do you get short of breath? When?
¿Toma medicinas para el corazón? ¿Con qué frecuencia?	Do you take medicine for your heart? How often?
¿Sabe usted si tiene la presión alta?	Do you know if you have high blood prèssure?
¿Hay historia de hipertensión en su familia?	Is there a history of hypertension in your family?
Ha tenido un ataque al corazón.	You have had a heart attack.
Debe avisarnos si tiene dolores de pecho o si siente algo anormal.	Be sure to tell us if you have chest pains or if you feel anything unusual.

Cefaleas

¿Tiene Ud. dolores de cabeza (jaquecas)?	Do you have headaches?
¿Tiene Ud. migrañas (jaquecas)?	Do you have migraines?

¿Qué le causa los dolores de cabeza?	What causes the headaches?
¿Hay algunos cambios en su vista?	Are there any changes in your vision?

Diabetes

Usted tiene diabetes.	You have diabetes.
Su médico le indicará su dosis.	Your doctor will regulate your dosage.

Dolor

¿Qué hacía usted cuando le comenzó el dolor?	What were you doing when the pain started?
¿Dónde le duele exactamente?	Where is the pain exactly?
¿Cómo es el dolor? ¿Ligero, moderado, agudo, intenso?	How severe is the pain? Mild, moderate, sharp, or severe?
¿Ha tenido este dolor antes? ¿Ha sido siempre así?	Have you ever had this pain before?
¿Le duele cuando le aprieto aquí? ¿Como sucedió el accidente?	Does it hurt when I press here? How did the accident happen?
¿Como sucedió esto? ¿Cuánto tiempo hace?	How did this happen? How long ago?

Endocrinología

¿Ha tenido alguna vez problemas con la tiroides?	Have you ever had problems with your thyroid?

Gastrointestinal

¿Qué alimentos le caen mal?	What foods disagree with you?
¿Suele tener ardor en el pecho?	Do you get heartburn?
¿Tiene indigestión con frecuencia?	Do you have indigestion often?
¿Va a vomitar (arrojar)?	Are you going to vomit?
¿Tiene usted vómitos con sangre?	Do you have blood in your vomit?

Neurología

¿Ha tenido alguna vez una lesión en la cabeza?	Have you ever had a head injury?
¿Ha tenido alguna vez una lesión deportiva?/¿accidente en su motocicleta?	Have you ever had a sports injury?/motorcycle accident?
¿Tiene convulsiones?	Do you have convulsions?
¿Ve usted doble?	Do you see double?
¿Tiene hormigueos?	Do you have tingling sensations?
¿Siente entumecidos las manos, los brazos o los pies?	Do you have numbness in your hands, arms, or feet?
¿Perdió alguna vez el sentido? ¿Por cuánto tiempo?	Have you ever lost consciousness? For how long?
¿Con qué frecuencia ocurre esto?	How frequently does this happen?
¿Está frío o caliente esto?	Is this hot or cold?
¿Le estoy pinchando con la cabeza del alfiler?	Am I sticking you with the point or the head of the pin?

Obstetricia y ginecología

¿Cuántos años tenía cuando tuvo la primera regla? ¿Cuántos días transcurren entre las reglas?	(Women) How old were you when your periods started? How many days between periods?
¿Cada cuándo le viene la regla?	How often do you get your periods?
¿Cuándo fue su última regla?	When was your last menstrual period?
¿Cuándo fue su última prueba de Papanicolaou?	When was your last Pap smear?
¿Quiere usted información sobre los métodos del control de la natalidad (los métodos anticonceptivos)?	Would you like information on birth control methods?
¿Le han puesto un aparato intrauterino?	Do you have an IUD in place?
¿Cuántos hijos tiene?	How many children do you have?
¿Ha estado embarazada?	Have you ever been pregnant?
¿Se le rompió la bolsa de agua(s)? ¿Cuándo?	Has your water broken? When?
¿Cuándo le comenzaron los dolores?	When did your pains begin?
¿Cuántos minutos pasan entre uno y otro dolor?	How many minutes apart are they now?

¿Tiene usted mucho dolor?	Do you have a lot of pain?
Abra la boca y respire por la boca. No empuje.	Open your mouth and breathe. Do not push.
Cuando le venga el dolor, empuje.	Every time the pain comes, push.
No es posible que su bebé nazca por la vagina; por eso vamos a hacerle una cesárea.	It is not possible for your baby to be born vaginally; we are going to do a cesarean section.

Oftalmología

¿Ha tenido dolor en los ojos?	Have you had pain in your eyes?
¿Usa usted anteojos/gafas/lentes/espejuelos?	Do you wear glasses?
¿Fue expuesto a cualquier cosa que pudiera haberle dañado el ojo?	Were you exposed to anything that could have injured your eye?
¿Le lagrimean mucho los ojos?	Do your eyes water much?
Le voy a poner gotas en los ojos para examinarlos. Esta medicina puede escocerse al principio.	I am going to put drops in your eyes in order to examine them. This medicine may burn at first.
Haga el favor de mirar dentro de este aparato.	Please look into this apparatus.

Otorrinolaringología

¿Tiene Ud. problemas de oído?	Do you have any hearing problems?
¿Usa Ud. un audífono?	Do you use a hearing aid?
¿Siente un tintineo o silbido en los oídos?	Do your ears ring?
¿Tiene alergias?	Do you have allergies?
¿Tiene usted un resfriado/resfrío?	Do you have a cold?
¿Le duele la garganta con frecuencia?	Do you have sore throats frequently?
¿Ha tenido alguna vez infección de la garganta?	Have you ever had strep throat?
Quiero hacer un cultivo de la garganta. Abra la boca. Esto no le va a doler.	I want to take a throat culture. Open your mouth. This will not hurt.

Respiratorio

¿Fuma usted? ¿Cuantos paquetes al día?	Do you smoke? How many packs a day?
¿Desde cuándo tiene tos?	How long have you been coughing?
¿Le duele cuando tose?	Does it hurt when you cough?
Al toser, ¿escupe usted flema(s)?	Do you cough up phlegm?
Al toser, ¿arroja usted sangre?	Do you cough up blood?
¿Le silba a usted el pecho?	Do you wheeze?
¿Ha tenido asma alguna vez?	Have you ever had asthma?
¿Ha tenido alguna vez:	Have you ever had:
tuberculosis?	tuberculosis?
pulmonía?	pneumonia?
enfisema?	emphysema?
bronquitis?	bronchitis?
Aspire profundamente. (Respire profundo.)	Breathe deeply.

Traumatología

Usted se ha quebrado/roto (un hueso).	You have broken (a bone).
Usted se ha dislocado (una articulación).	You have dislocated (a joint).
Usted se ha distendido (un músculo).	You have pulled (a muscle).
Usted se ha torcido (un músculo)/(un ligamento).	You have sprained (a muscle)/(a ligament).
Necesita un yeso.	You will need a cast.
¿Siente dolor al ponerse de pie?	Do you feel pain when you stand?
¿Siente dolor al doblarse?	Do you feel pain when you bend?
Necesitamos realizarle una radiografía.	We need to take some x-rays.
Usted debe llevar un cabestrillo cuando no esté en la cama.	You must wear a sling whenever you are out of bed.

Español adaptado de Lister S, Wilber CJ: *Medical Spanish: the instant survival guide,* Londres, 1983, Butterworth.

Apéndice 2

Abreviaturas y siglas

ā — *Before*
Antes

abd — *Abdominal/abdomen*
Abdominal/abdomen

ABG — *Arterial blood gas*
Gasometría arterial (GAB)

ABO — *Three basic blood groups*
Los tres grupos sanguíneos básicos

ACLS — *Advanced cardiac life support*
Sistema avanzado de reanimación

ADD — *Attention deficit disorder*
Alteración con defecto de la atención

ADH — *Antidiuretic hormone*
Hormona antidiurética

ADL — *Activities of daily living*
Actividades cotidianas

AE — *Above the elbow*
Encima del codo

AF — *Atrial fibrillation*
Fibrilación auricular (FA)

AFB — *Acid-fast bacillus*
Bacilo ácido-alcohol resistente (BAAR)

AICD — *Automatic implantable cardiac defibrillator*
Desfibrilador cardíaco automático implantable

AIDS — *Acquired immunodeficiency syndrome*
Síndrome de inmunodeficiencia adquirida (SIDA)

AK — *Above the knee*
Encima de la rodilla

ALS — *Advanced life support; amyotrophic lateral selerosis*
Soporte vital avanzado (SVA); esclerosis lateral amiotrófica (ELA)

ALT — *Alanine aminotransferase (formerly SGPT)*
Alanina aminotransferasa (antes GPT)

AM — *Morning*
Por la mañana

a.m.a. — *Against medical advice*
Contra el consejo médico

AMI — *Acute myocardial infarction*
Infarto agudo de miocardio (IAM)

A-P; AP; A/P — *Anterior-posterior*
Anteroposterior

A.P. — *Anterior pituitary gland*
Hipófisis anterior

ASD — *Atrial septal defect*
Comunicación interauricular (CIA)

ASHD — *Arteriosclerotic heart disease*
Cardiopatía arteriosclerótica

AST — *Aspartate aminotransferase (formerly SGOT)*
Aspartato-aminotransferasa (antes GOT)

A-V; AV; A/V — *Arteriovenous; atrioventricular*
Arteriovenoso; auriculoventricular

Ba — *Barium*
Bario

BBB — *Blood-brain barrier*
Barrera hematoencefálica (BHE)

BCLS — *Basic cardiac life support*
Sistema básico de reanimación

BE — *Barium enema*
Enema de bario

bid; b.i.d. — *Twice a day (bis in die)*
Dos veces al día

BK — *Below the knee*
Debajo de la rodilla

BM — *Bowel movement*
Deposición

BMR — *Basal metabolic rate*
Metabolismo basal

BP — *Blood pressure; buccopulpal*
Presión arterial (PA); pulpa bucal

BPH — *Benign prostatic hypertrophy*
Hipertrofia prostática benigna (HPB)

bpm — *Beats per minute*
Latidos por minuto (lpm)

BSA — *Body surface area*
Área de superficie corporal

BSE — *Breast self-examination*
Autoexploración de mama

BUN — *Blood urea nitrogen*
Nitrógeno ureico sanguíneo

Bx — *Biopsy*
Biopsia

c̄ — *With*
Con

Ca *Calcium; cancer; carcinoma*
Calcio; cáncer; carcinoma

CABG *Coronary artery bypass graft*
Injerto de derivación arterial coronaria

CAD *Coronary artery disease*
Enfermedad coronaria

C&S *Culture and sensitivity*
Cultivo y sensibilidad (antibiograma)

CAT *Computed (axial) tomography*
Tomografía axial computarizada (TAC)

CBC, cbc *Complete blood count*
Recuento hemático completo

CC *Chief complaint*
Síntoma principal

CCU *Coronary care unit; critical care unit*
Unidad coronaria; unidad de cuidados intensivos (UCI)

CF *Cystic fibrosis*
Fibrosis quística (FQ)

CHD *Congenital heart disease; coronary heart disease*
Cardiopatía congénita; cardiopatía coronaria

CHF *Congestive heart failure*
Insuficiencia cardíaca congestiva (ICC)

CK *Creatinine kinase*
Creatincinasa

CMV *Cytomegalovirus*
Citomegalovirus

CNS *Central nervous system*
Sistema nervioso central (SNC)

c/o *Complaints of*
Síntomas de

CO *Carbon monoxide; cardiac output*
Monóxido de carbono; gasto cardíaco

CO_2 *Carbon dioxide*
Dióxido de carbono

COPD *Chronic obstructive pulmonary disease*
Enfermedad pulmonar obstructiva crónica (EPOC)

CP *Cerebral palsy; cleft palate*
Parálisis cerebral; paladar hendido

CPAP *Continuous positive airway pressure*
Presión positiva continua en las vías aéreas

CPK *Creatinine phosphokinase*
Creatinfosfocinasa

CPR *Cardiopulmonary resuscitation*
Reanimación cardiopulmonar (RCP)

CSF *Cerebrospinal fluid*
Líquido cefalorraquídeo (LCR)

CT *Computed tomography*
Tomografía computarizada (TC)

CVA *Cerebrovascular accident; costovertebral angle*
Accidente cerebrovascular (ACV); ángulo costovertebral

CVP *Central venous pressure*
Presión venosa central (PVC)

CXR *Chest x-ray*
Radiografía de tórax

dc, DC, D/C *Discontinue*
Interrumpir

DIC *Disseminated intravascular coagulation*
Coagulación intravascular diseminada (CID)

diff *Differential blood count*
Fórmula diferencial

DKA *Diabetic ketoacidosis*
Cetoacidosis diabética

DM *Diabetes mellitus; diastolic murmur*
Diabetes mellitus; soplo diastólico

DNA *Deoxyribonucleic acid*
Ácido desoxirribonucleico (ADN)

DNR *Do not resuscitate*
No reanimar

DOA *Dead on arrival*
Fallecido al llegar

DOB *Date of birth*
Fecha de nacimiento

DOE *Dyspnea on exertion*
Disnea de esfuerzo

DPT *Diphtheria-pertussis-tetanus*
Difteria, tos ferina y tétanos

DRG *Diagnosis-related groups*
Grupos de diagnósticos relacionados

DSM-IV *Diagnostic and Statistical Manual of Mental Disorders*
Manual diagnóstico y estadístico de trastornos mentales

DT *Delirium tremens*
Delirium tremens

DTR *Deep tendon reflex*
Reflejo tendinoso profundo

D5W *Dextrose 5% in water*
Dextrosa al 5% en agua

Dx Diagnosis
Diagnóstico

EBV *Epstein-Barr virus*
Virus de Epstein-Barr (VEB)

ECF *Extended care facility; extracellular fluid*
Centro de cuidados; líquido extracelular

ECG *Electrocardiogram; electrocardiograph*
Electrocardiograma; electrocardiógrafo

ECHO *Echocardiography*
Ecocardiografía

ECT *Electroconvulsive therapy*
Tratamiento electroconvulsivo (TEC)

ED *Emergency department; erythema dose; effective dose*
Departamento de urgencias; dosis eritemática; dosis eficaz

EDD *Estimated date of delivery (formerly EDC, estimated date of confinement)*
Fecha estimada de alta (antes EDC, fecha estimada de ingreso)

EEG *Electroencephalogram; electroencephalograph*
Electroencefalograma; electroencefalógrafo

EENT *Eye, ear, nose, and throat*
Ojos, oídos, nariz y garganta

ELISA *Enzyme-linked immunosorbent assay*
Análisis de inmunoadsorción ligado a enzimas

EMG *Electromyogram*
Electromiograma

EMS *Emergency medical service*
Servicio médico de urgencia

EMT *Emergency medical technician*
Técnico sanitario de urgencias

ENT *Ear, nose, and throat*
Oído, nariz y garganta

ER *Emergency room (hospital); extremal resistance*
Sala de urgencias (hospital); resistencia extrema

ERV *Expiratory reserve volume*
Volumen de reserva espiratorio (VRE)

ESR *Erythrocyte sedimentation rate*
Velocidad de sedimentación globular (VSG)

ESRD *End-stage renal disease*
Nefropatía terminal

FBS *Fasting blood sugar*
Glucemia en ayunas

Fe *Iron*
Hierro

FEV *Forced expiratory volume*
Volumen espiratorio forzado

FH, Fhx *Family history*
Historia familiar

FHR *Fetal heart rate*
Frecuencia cardíaca fetal

FTT *Failure to thrive*
Fracaso del desarrollo

FUO *Fever of unknown origin*
Fiebre de origen desconocido (FOD)

fx *Fracture*
Fractura

GB *Gallbladder*
Vesícula biliar

GC *Gonococcus or gonorrheal*
Gonococo o gonorrea

GI *Gastrointestinal*
Gastrointestinal

Grav I, II, etc. *Pregnancy one, two, three, etc. (Gravida)*
Gestación primera, segunda, tercera, etc. (primigesta, secundigesta, etc.)

GSW *Gunshot wound*
Herida por arma de fuego

gtt *Drops (guttae)*
Gotas

GU *Genitourinary*
Genitourinario

Gyn *Gynecology*
Ginecología

H & P *History and physical*
Historia clínica y exploración física

HAV *Hepatitis A virus*
Virus de la hepatitis A (VHA)

Hb; Hgb *Hemoglobin*
Hemoglobina

HBV *Hepatitis B virus*
Virus de la hepatitis B (VHB)

HCG *Human chorionic gonadotropin*
Gonadotropina coriónica humana

HCT *Hematocrit*
Hematocrito (Hto)

HDL *High density lipoprotein*
Lipoproteína de alta densidad

HEENT *Head, eye, ear, nose, and throat*
Cabeza, ojos, oído, nariz y garganta

Hg *Mercury*
Mercurio

HIV *Human immunodeficiency virus*
Virus de la inmunodeficiencia humana (VIH)

h/o *History of*
Historia de

H_2O_2 *Hydrogen peroxide*
Agua oxigenada

HPI *History of present illness*
Historia de la enfermedad actual

HR *Heart rate*
Frecuencia cardíaca (FC)

HSV *Herpes simplex virus*
Virus del herpes simple (VHS)

HT, HTN *Hypertension*
Hipertensión (HTA)

hx, Hx *History*
Historia

I & O *Intake and output*
Entradas y salidas

IBW *Ideal body weight*
Peso corporal ideal

ICP *Intracranial pressure*
Presión intracraneal (PIC)

ICU *Intensive care unit*
Unidad de cuidados intensivos (UCI)

IDDM *insulin-dependent diabetes mellitus*
Diabetes mellitus insulinodependiente (DMID)

Ig *Immunoglobulin*
Inmunoglobulina

IM *Intramuscular; infectious mononucleosis; mononucleosis*
Intramuscular; mononucleosis infecciosa; mononucleosis

IPPB *Intermittent positive pressure breathing*
Respiración con presión positiva intermitente

IRV *Inspiratory reserve volume*
Volumen de reserva inspiratorio

I.U. *International Unit*
Unidad internacional (UI)

IUD *Intrauterine device*
Dispositivo intrauterino (DIU)

IV *Intravenous*
Intravenoso

IVP *Intravenous pyelogram; intravenous push*
Pielograma intravenoso; bolo intravenoso

K *Potassium*
Potasio

KCl *Potassium chloride*
Cloruro potásico

KUB *Kidney, ureter, and bladder*
(examen radiológico de) Riñón, uréter y vejiga

KVO *Keep vein open*
Mantener la vena abierta

L *Left; liter; length; lumbar; lethal; pound*
Izquierdo; litro; longitud; lumbar; letal; libra

lab *Laboratory*
Laboratorio

L & D *Labor and delivery*
Parto y alumbramiento

LDL *Low density lipoprotein*
Lipoproteína de baja densidad

LE *Lower extremity; lupus erythematosus*
Extremidad inferior; lupus eritematoso

LLE *Left lower extremity*
Extremidad inferior izquierda (EII)

LLL *Left lower lobe*
Lóbulo inferior izquierdo (LII)

LLQ *Left lower quadrant*
Cuadrante inferior izquierdo

LMP *Last menstrual period*
Fecha de la última regla (FUR)

LOC *Level/loss of consciousness*
Nivel o pérdida de consciencia

LP *Lumbar puncture*
Punción lumbar (PL)

LR *Lactated Ringer's*
(Solución de) Ringer lactato

LUE *Left upper extremity*
Extremidad superior izquierda (ESI)

LUL *Left upperlobe*
Lóbulo superior izquierdo (LSI)

LUQ *Left upper quadrant*
Cuadrante superior izquierdo

LV *Left ventricle*
Ventrículo izquierdo (VI)

LVH *Left ventricular hypertrophy*
Hipertrofia ventricular izquierda (HVI)

MAP *Mean arterial pressure*
Presión arterial media (PAM)

MCH *Mean corpuscular hemoglobin*
Hemoglobina corpuscular media (HCM)

MCHC *Mean corpuscular hemoglobin concentration*
Concentración corpuscular media de hemoglobina

MCV *Mean corpuscular volume*
Volumen corpuscular medio (VCM)

MD *Muscular dystrophy*
Distrofia muscular

MDI *Medium dose inhalants; metered dose inhaler*
Inhalante de dosis media; inhalador de dosis graduadas

mEq *Milliequivalent*
Miliequivalente

MI *Myocardial infarction*
Infarto de miocardio (IM)

mm Hg *Millimeters of mercury*
Milímetros de mercurio

MMR *Matemal mortality rate; measles-mumps-rubella*
Tasa de mortalidad materna; paperas, sarampión y rubeola

MRI *Magnetic resonance imaging*
Resonancia magnética (RM)

MS *Multiple sclerosis*
Esclerosis múltiple (EM)

MVA *Motor vehicle accident*
Accidente de tráfico

N/A *Not applicable*
No aplicable

Na *Sodium*
Sodio

NaCl *Sodium chloride*
Cloruro sódico

NANDA *North American Nursing Diagnosis Association*
Asociación norteamericana de diagnósticos de enfermería

N & V, N/V *Nausea and vomiting*
Náuseas y vómitos

NG, ng *Nasogastric*
Nasogástrico

NICU *Neonatal intensive care unit*
Unidad de cuidados intensivos para lactantes

NIDDM *Noninsulin-dependent diabetes mellitus*
Diabetes mellitus no insulinodependiente (DMNID)

NKA *No known allergies*
No alergias conocidas

NPO; n.p.o. *Nothing by mouth (non per os)*
Nada por boca

NS *Normal saline*
Suero salino normal

NSAID *Nonsteroidal antiinflammatory drug*
Fármaco antiinflamatorio no esteroideo (AINE)

NSR *Normal sinus rhythm*
Ritmo sinusal normal

O_2 *Oxygen; both eyes*
Oxígeno; ambos ojos

OB *Obstetrics*
Obstetricia

OBS *Organic brain syndrome*
Síndrome cerebral orgánico

OD *Optical density; overdose; right eye (oculus dexter)*
Densidad óptica; sobredosis; ojo derecho

OOB *Out of bed*
Fuera de la cama

OR *Operating room*
Quirófano

ORIF *Open reduction and internal fixation*
Reducción abierta con osteosíntesis

OS *Left eye (oculus sinister)*
Ojo izquierdo

OT *Occupational therapy*
Terapia ocupacional

OTC *Over-the-counter*
Venta sin receta

OU *Each eye (oculus uterque)*
Cada ojo

oz; *Ounce*
Onza

$\bar{p}$ *After*
después

P-A; P/A; PA *Posterior-anterior*
Posteroanterior

PALS *Pediatric Advanced Life Support*
Sistema avanzado de reanimación pediátrica

Para I, II, etc. *Unipara, bipara, tripara, etc.*
Primípara, bípara, etc.

PAT *Paroxysmal atrial tachycardia*
Taquicardia auricular paroxística (TAP)

PCA *Patient-controlled analgesia*
Analgesia controlada por el paciente

PCWP *Pulmonary capillary wedge pressure*
Presión capilar pulmonar de enclavamiento

PDA *Patent ductus arteriosus*
Ductus arterioso permeable

PE *Physical examination*
Examen físico (EF)

PEEP *Positive end expiratory pressure*
Presión positiva teleespiratoria

PEFR *Peak expiratory flow rate*
Tasa de flujo espiratorio máximo

PERRLA *Pupils equal, regular, react to light and accommodation*
Pupilas isocóricas, reaccionan a la luz y conservan la acomodación

PET *Positron emission tomography*
Tomografía de emisión de positrones

PICC *Percutaneously inserted central catheter*
Catéter central insertado vía percutánea

PID *Pelvic inflammatory disease*
Enfermedad inflamatoria pélvica (EIP)

PKU *Phenylketonuria*
Fenilcetonuria

PM *Postmortem; evening*
Postmortem; por la tarde

PMH *Past medical history*
Antecedentes médicos

PMI *Point of maximal impulse*
Punto de máximo impulso

PMN *Polymorphonuclear neutrophil leukocytes (polys)*
Neutrófilos polimorfonucleares

PMS *Premenstrual syndrome*
Síndrome premenstrual

PND *Paroxysmal nocturnal dyspnea*
Disnea paroxística nocturna (DPN)

PO; p.o. *Orally (per os)*
Vía oral (v.o.)

PPD *Purified protein derivative (TB test)*
Derivado purificado de proteínas (prueba de la TB)

PRN, p.r.n. *As required (pro re nata)*
Siempre que sea necesario

pro time *Prothrombin time*
Tiempo de protrombina (TP)

PSA *Prostate-specific antigen*
Antígeno específico prostático

pt *Pint*
Pinta

Pt *Platinum; patient*
Platino; paciente

PTT *Partial thromboplastin time*
Tiempo de tromboplastina parcial (TTP)

PVC *Premature ventricular contraction*
Contracción ventricular prematura

R *Respiration; right; Rickettsia; roentgen*
Respiración; derecho, Rickettsia; roentgenio

RBC; rbc *Red blood cell; red blood count*
Recuento de eritrocitos

RDA *Recommended daily/dietary allowance*
Raciones de dieta recomendadas/ raciones diarias recomendadas

RDS *Respiratory distress syndrome*
Síndrome de dificultad respiratoria

Rh *Symbol of rhesus factor; symbol for rhodium*
Símbolo del factor rhesus; símbolo del rodio

RLE *Right lower extremity*
Extremidad inferior derecha (EID)

RLL *Right lower lobe*
Lóbulo inferior derecho (LID)

RLQ *Right lower quadrant*
Cuadrante inferior derecho

RML *Right middle lobe of lung*
Lóbulo medio derecho (del pulmón) (LMD)

RNA *Ribonucleic acid*
Ácido ribonucleico (ARN)

R/O *Rule out*
Descartar

ROM *Range of motion*
Grado de movilidad

ROS *Review of systems*
Revisión de sistemas

RR *Recovery room; respiratory rate*
Sala de recuperación; frecuencia respiratoria (FR)

RT *Radiation therapy; reading test; respiratory therapy*
Radioterapia; prueba de lectura; terapia respiratoria

R/T *Related to*
Relacionado con

RUE *Right upper extremity*
Extremidad superior derecha (ESD)

RUL *Right upper lobe*
Lóbulo superior derecho (LSD)

RUQ *Right upper quadrant*
Cuadrante superior derecho

s̄	*Without* Sin
S-A; S/A; SA	*Sinoatrial* Sinoauricular
Sed rate	*Sedimentation rate* Velocidad de sedimentación
SGOT	*Serum glutamic oxaloacetic transaminase* Transaminasa glutamicooxalacética sérica (GOT)
SGPT	*Serum glutamic pyruvic transaminase* Transaminasa glutamicopirúvica sérica (GPT)
SI	*International system of units (stroke index)* Sistema internacional de unidades; índice sistólico
SIDS	*Sudden infant death syndrome* Síndrome de muerte infantil súbita
SLE	*Systemic lupus erythematosus* Lupus eritematoso sistémico (LES)
SNF	*Skilled nursing facility* Centro de asistencia con enfermeras expertas
SOB	*Shortness of breath* Disnea
s/s	*Signs and symptoms* Signos y síntomas
Staph	*Staphylococcus* Estafilococo
stat	*Inmediately (statim)* Inmediatamente
STD	*Sexually transmitted disease; skin test dose* Enfermedad de transmisión sexual (ETS); dosis de prueba cutánea
Strep	*Streptococcus* Estreptococo
Sx	*Symptoms* Síntomas
T	*Temperature; thoracic* Temperatura; torácico
T & A	*Tonsillectomy and adenoidectomy* Tonsilectomía y adenoidectomía
TB	*Tuberculin; tuberculosis; tubercle bacillus* Tuberculina; tuberculosis; bacilo tuberculoso
TENS	*Transcutaneous electrical nerve stimulation* Estimulación nerviosa eléctrica transcutánea
TIA	*Transient ischemic attack* Ataque isquémico transitorio (AIT)
TIBC	*Total iron-binding capacity* Capacidad total de fijación del hierro
TM	*Tympanic membrane* Membrana timpánica
TMJ	*Temporomandibular joint* Articulación temporomandibular (ATM)
TNTC	*Too numerous to count* Demasiados para recuento
TPN	*Total parenteral nutrition* Nutrición parenteral total (NPT)
TPR	*Temperature, pulse, and respiration* Temperatura, pulso y respiración
TSE	*Testicular self-examination* Autoexploración testicular
TSH	*Thyroid-stimulating hormone* Tirotropina
TUR; TURP	*Transurethral resection* Resección transuretral
Tx	*Treatment* Tratamiento
UA	*Urinalysis* Análisis de orina
UE	*Upper extremity* Extremidad superior (ES)
URI	*Upper respiratory infection* Infección de las vías respiratorias
UTI	*Urinary tract infection* Infección de las vías urinarias (ITU)
VC	*Vital capacity* Capacidad vital (CV)
vol	*Volume* Volumen
VS, v.s.	*Vital signs* Signos vitales
VSD	*Ventricular septal defect* Comunicación interventricular (CIV)
WBC; wbc	*White blood cell; white blood count* Leucocitos; recuento de leucocitos
WD	*Well developed* Bien desarrollado
WN	*Well nourished* Bien nutrido
WNL	*Within normal limits* Dentro de límites normales

ATLAS EN COLOR
DE
ANATOMÍA HUMANA

SISTEMA MUSCULOESQUELÉTICO

VISIÓN ANTERIOR DEL ESQUELETO
El esqueleto axial está representado en azul. El esqueleto apendicular está representado en color hueso.

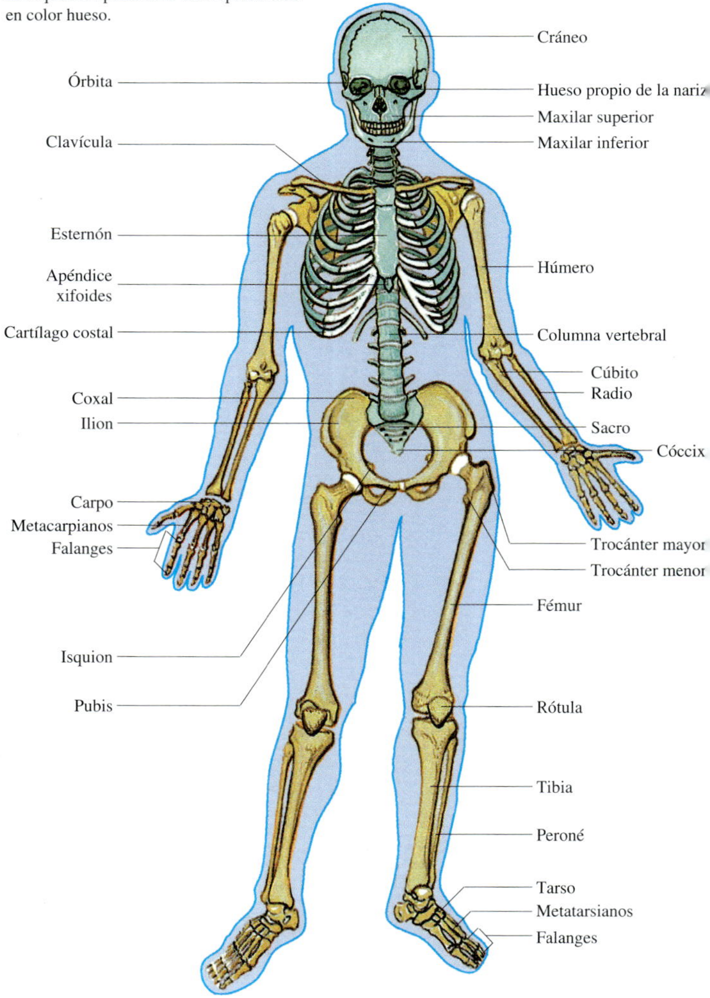

VISIÓN POSTERIOR DEL ESQUELETO
El esqueleto axial está representado en azul. El esqueleto apendicular está representado en color hueso.

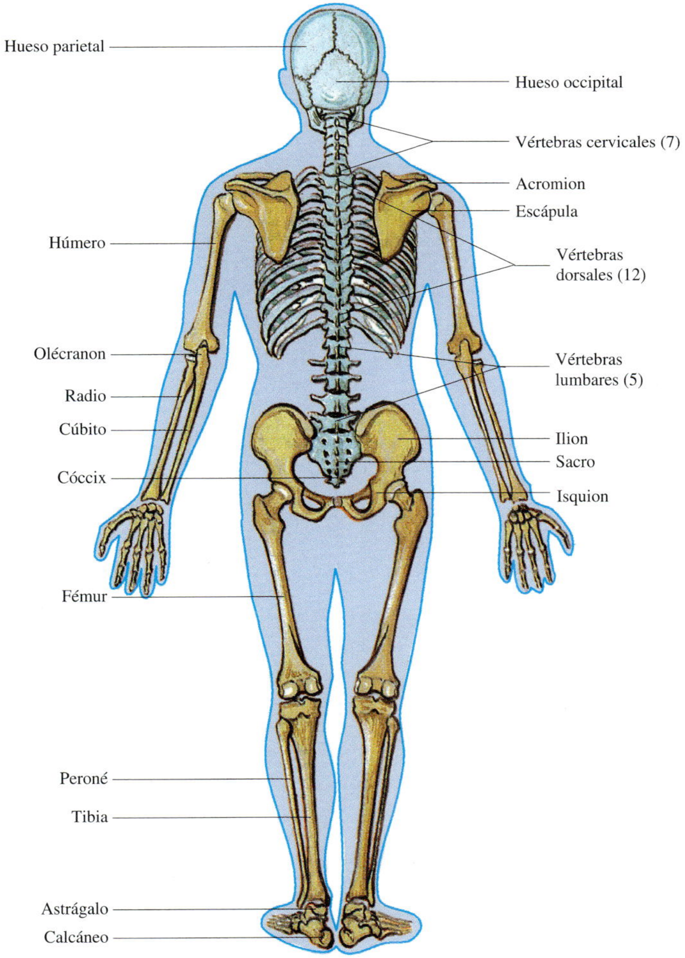

VISIÓN ANTERIOR DEL CRÁNEO

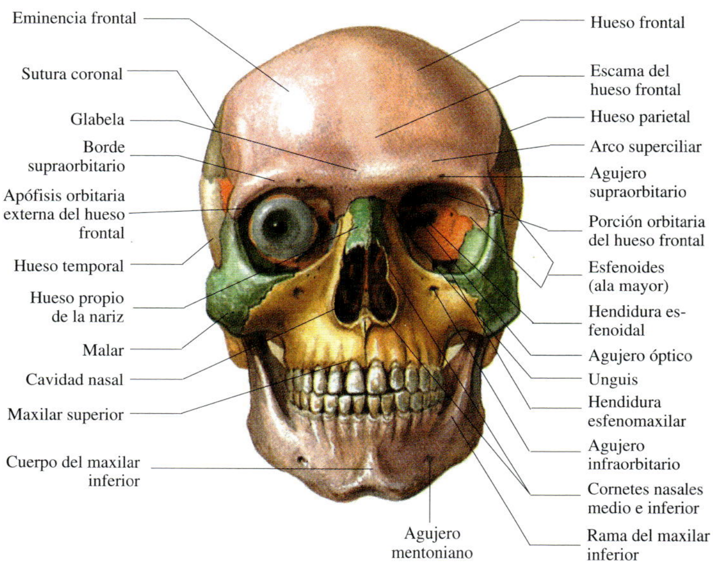

VISIÓN LATERAL DERECHA DEL CRÁNEO

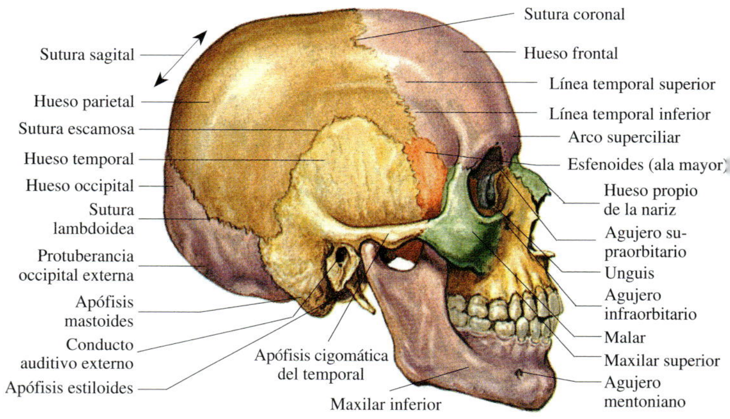

TÓRAX Y COSTILLAS

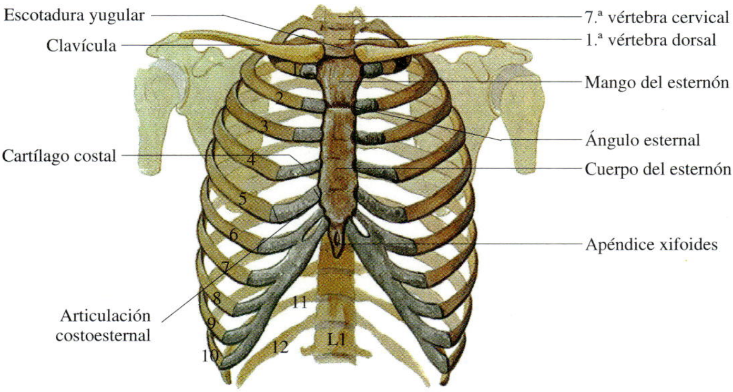

PELVIS MASCULINA

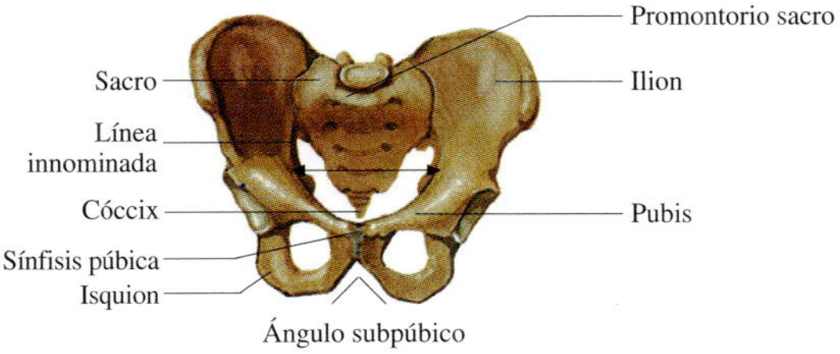

PELVIS FEMENINA

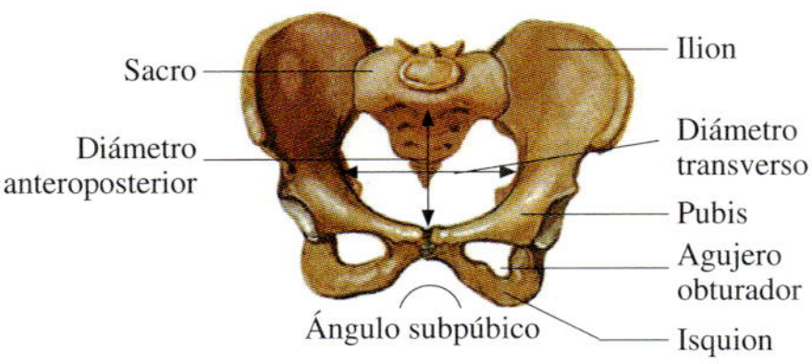

VISIÓN LATERAL DE LA COLUMNA VERTEBRAL

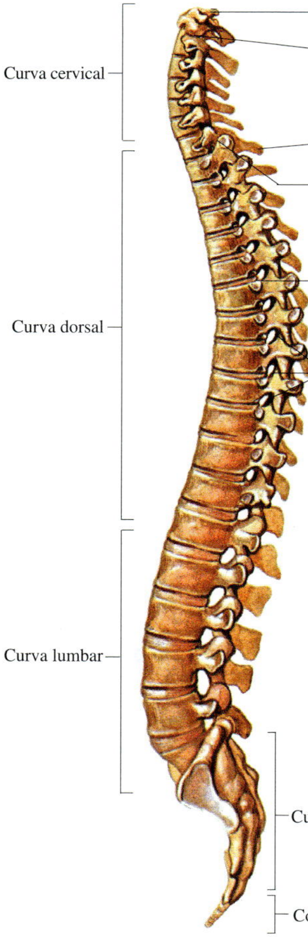

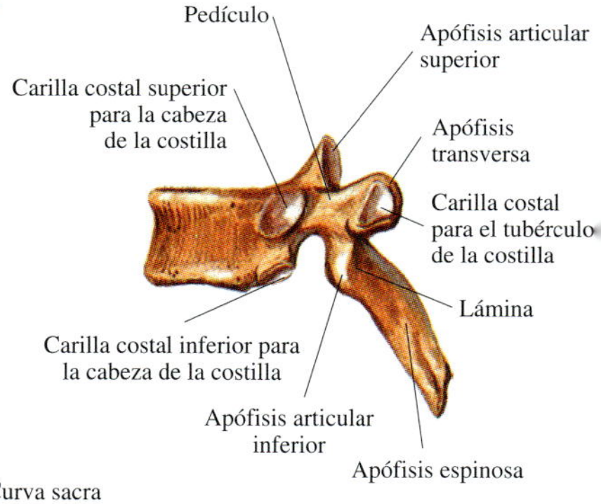

VÉRTEBRA

VISIÓN ANTERIOR DEL SISTEMA MUSCULAR

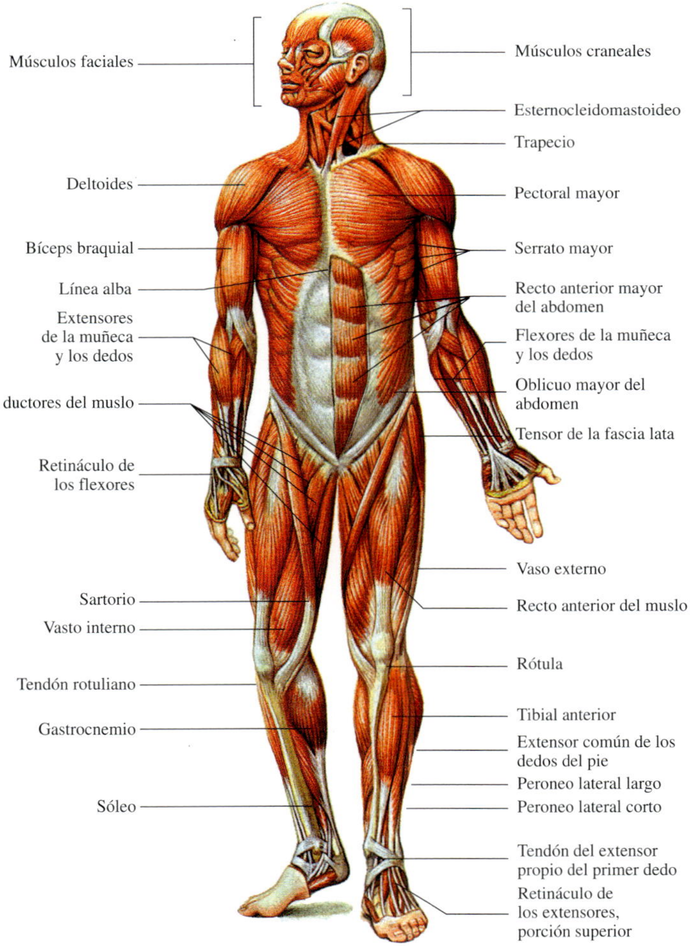

VISIÓN POSTERIOR DEL SISTEMA MUSCULAR

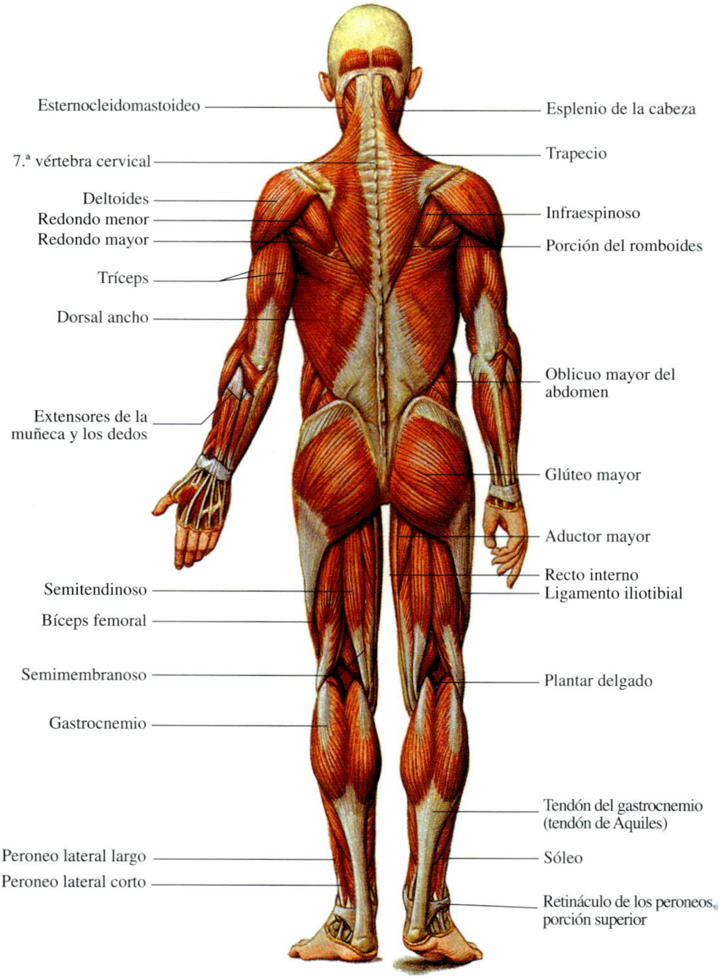

SISTEMA CARDIOVASCULAR

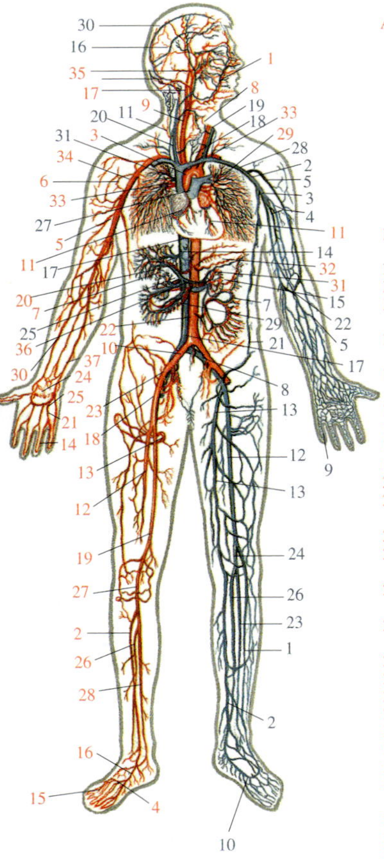

PRINCIPALES VENAS Y ARTERIAS

Arterias principales

1 Angular
2 Tibial anterior
3 Aorta
4 Dorsal del metatarso
5 Axilar
6 Humeral
7 Tronco celíaco
8 Carótida primitiva izquierda
9 Carótida primitiva derecha
10 Ilíaca primitiva derecha
11 Coronaria izquierda
12 Femoral profunda
13 Circunfleja femoral interna
14 Colaterales de los dedos
15 Interóseas dorsales del pie
16 Pedia
17 Carótida externa
18 Ilíaca externa
19 Femoral
20 Hepática
21 Interóseas dorsales de la mano
22 Mesentérica inferior
23 Ilíaca interna (hipogástrica)
24 Arco palmar profundo
25 Arco palmar superficial
26 Peronea
27 Poplítea
28 Tibial posterior
29 Pulmonar
30 Radial
31 Renal
32 Esplénica
33 Subclavia izquierda (seccionada)
34 Subclavia derecha
35 Temporal superficial
36 Mesentérica superior
37 Cubital

Venas principales

1 Tibial anterior
2 Axilar
3 Basílica
4 Humeral
5 Cefálica
6 Plexo cervical
7 Cólica
8 Ilíaca primitiva izquierda
9 Colaterales palmares
10 Arco venoso dorsal
11 Yugular externa
12 Femoral
13 Safena interna
14 Hepática
15 Mesentérica inferior
16 Seno longitudinal inferior
17 Carótida externa
18 Tronco braquicefálico izquierdo
19 Yugular interna izquierda
20 Yugular interna derecha
21 Mamaria externa
22 Mediana basílica
23 Peronea
24 Poplítea
25 Porta
26 Tibial posterior
27 Pulmonar
28 Subclavia izquierda
29 Mesentérica superior
30 Seno longitudinal superior
31 Vena cava superior

CORTE FRONTAL DEL CORAZÓN HUMANO

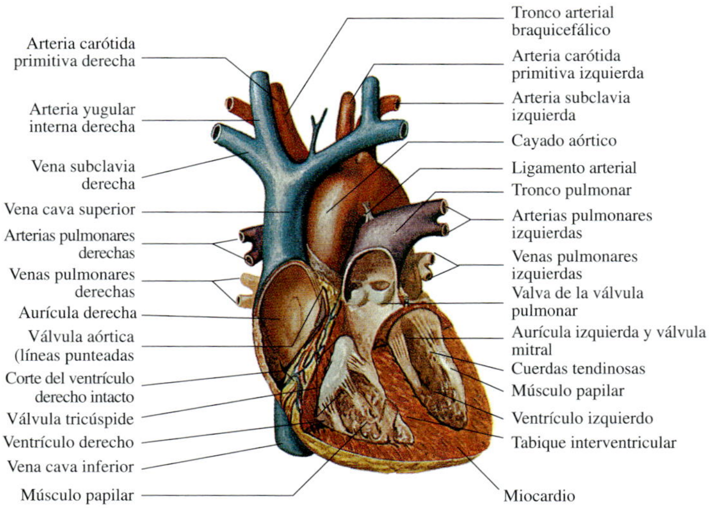

VISIÓN ANTERIOR DE LOS VASOS CORONARIOS

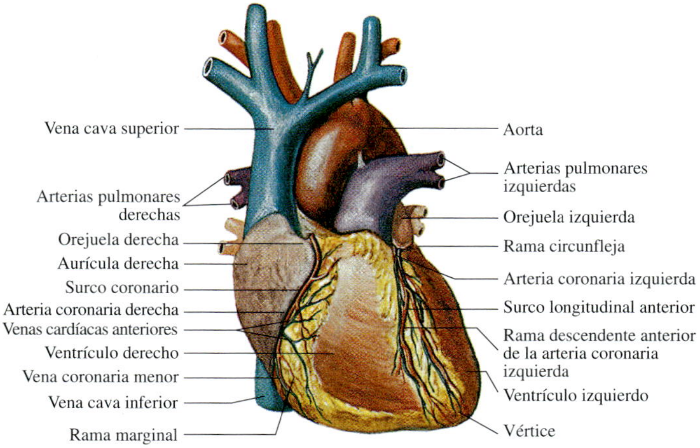

PRINCIPALES VENAS DE LOS MIEMBROS SUPERIORES

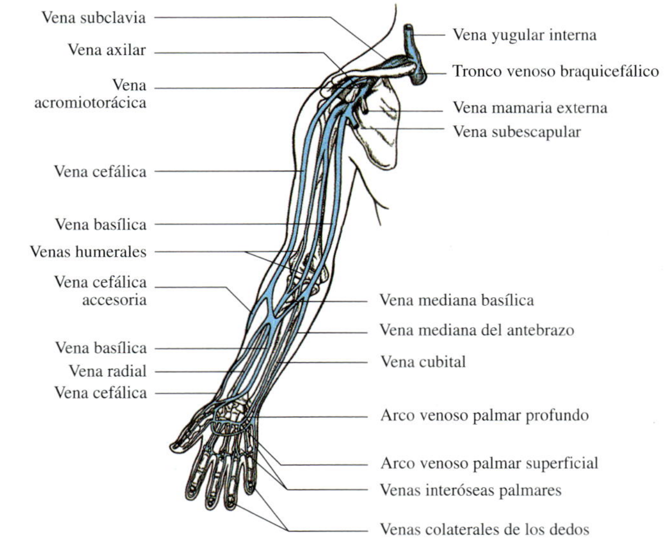

PRINCIPALES ARTERIAS DE LOS MIEMBROS SUPERIORES

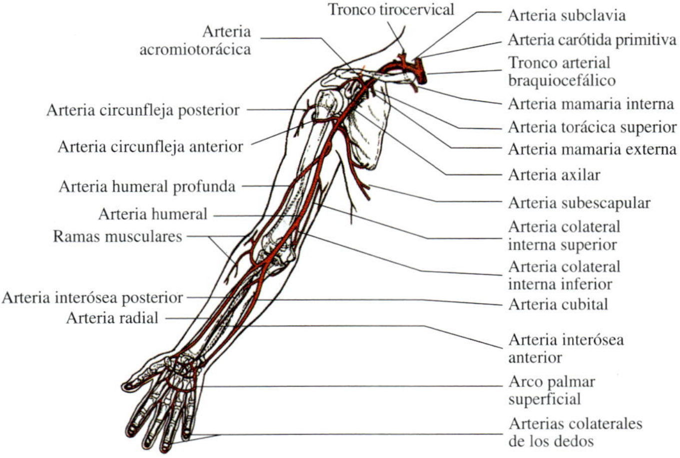

SISTEMA ENDOCRINO

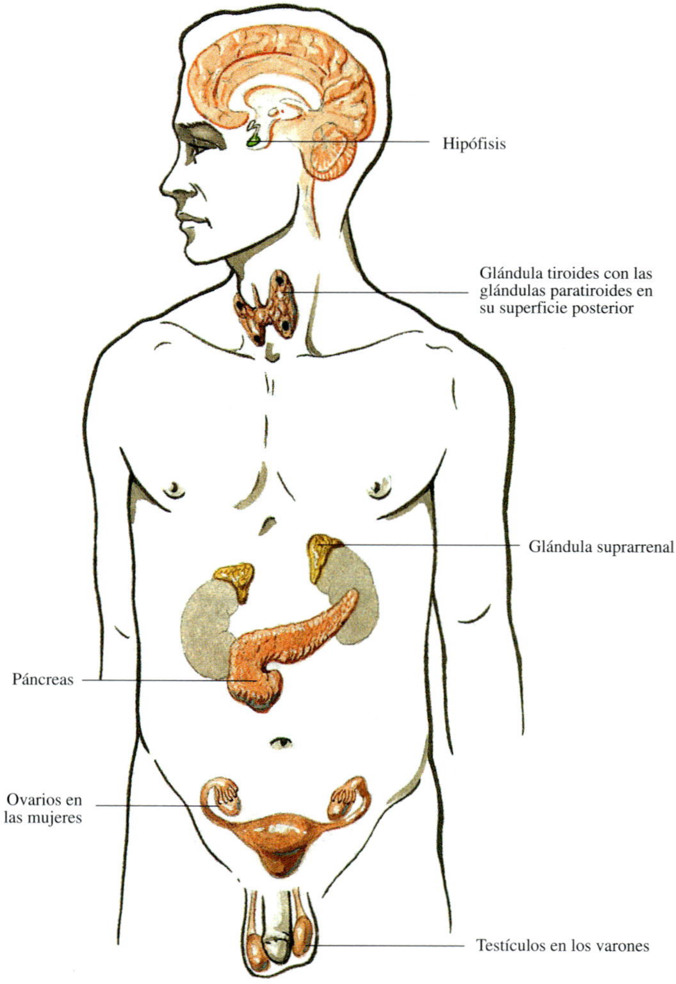

SISTEMA LINFÁTICO

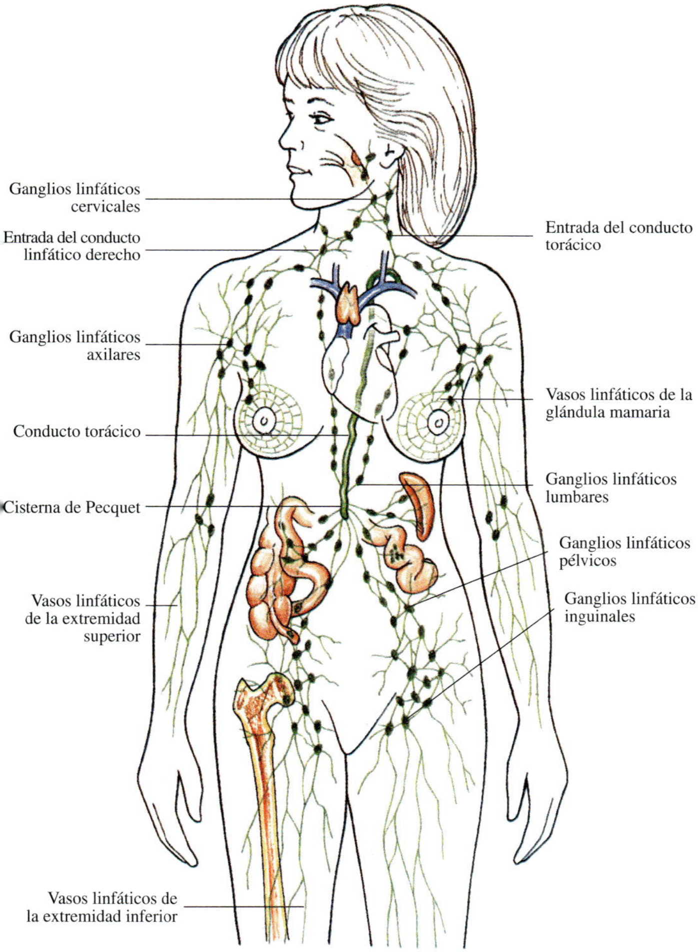

SISTEMA NERVIOSO

VISIÓN SIMPLIFICADA DEL SISTEMA NERVIOSO

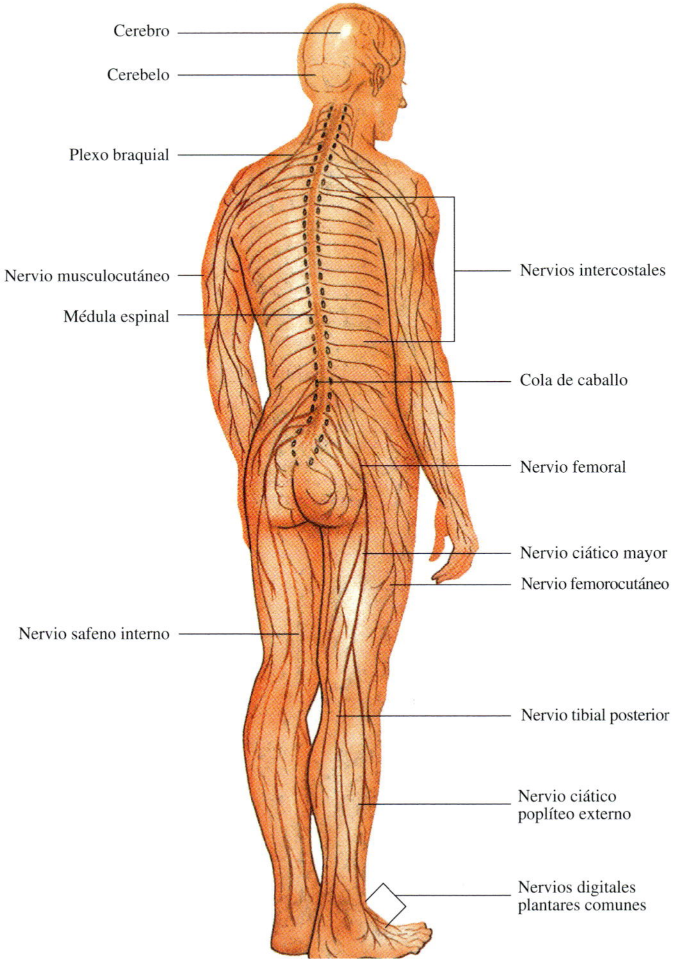

VISTA DE LA ANATOMÍA MACROSCÓPICA DE LA MÉDULA ESPINAL

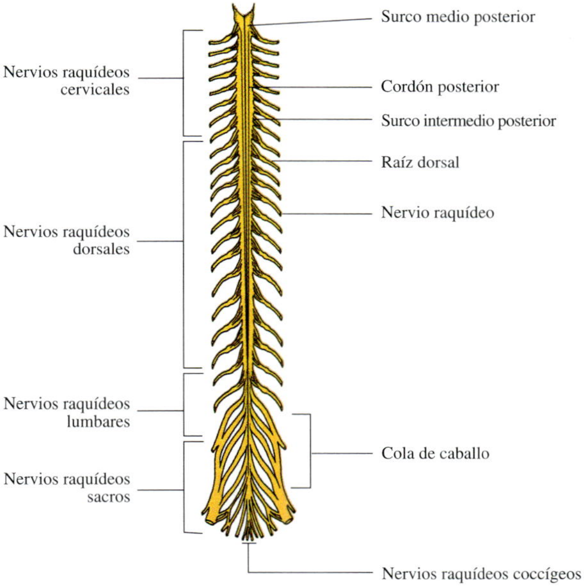

ANATOMÍA SUPERFICIAL DE LA CORTEZA CEREBRAL

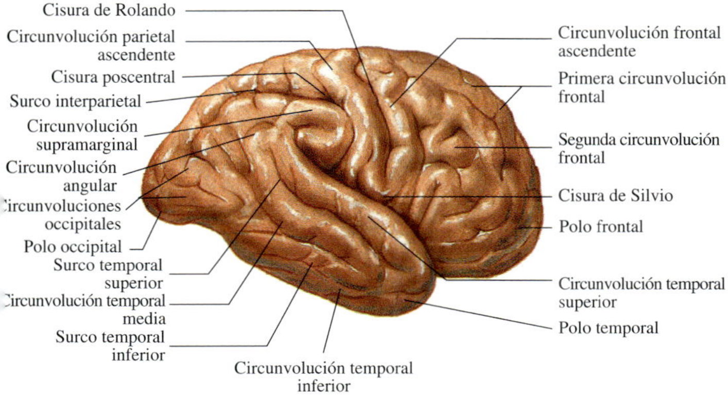

VISTA DE LA BASE DEL CEREBRO

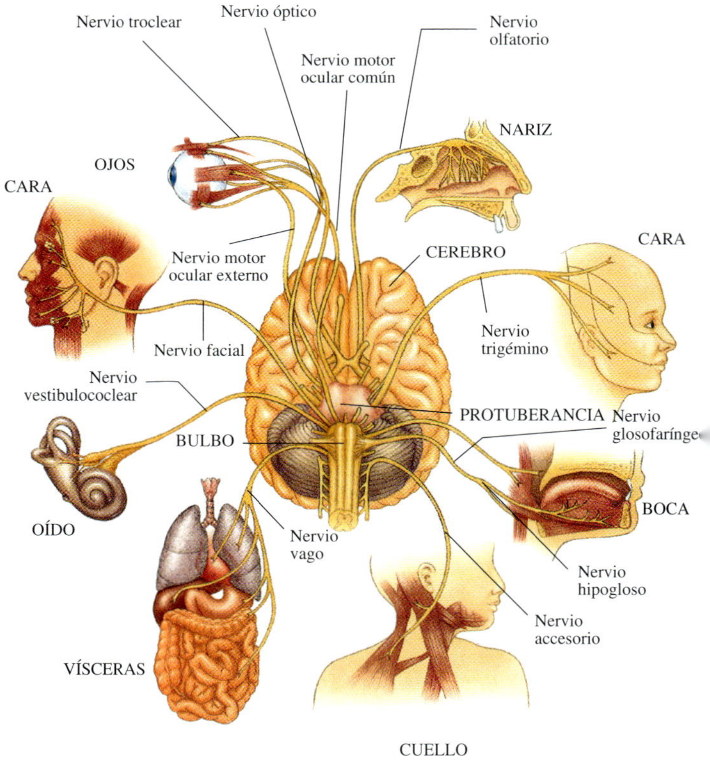

APARATO RESPIRATORIO

ÓRGANOS DEL APARATO RESPIRATORIO Y ESTRUCTURAS ASOCIADAS

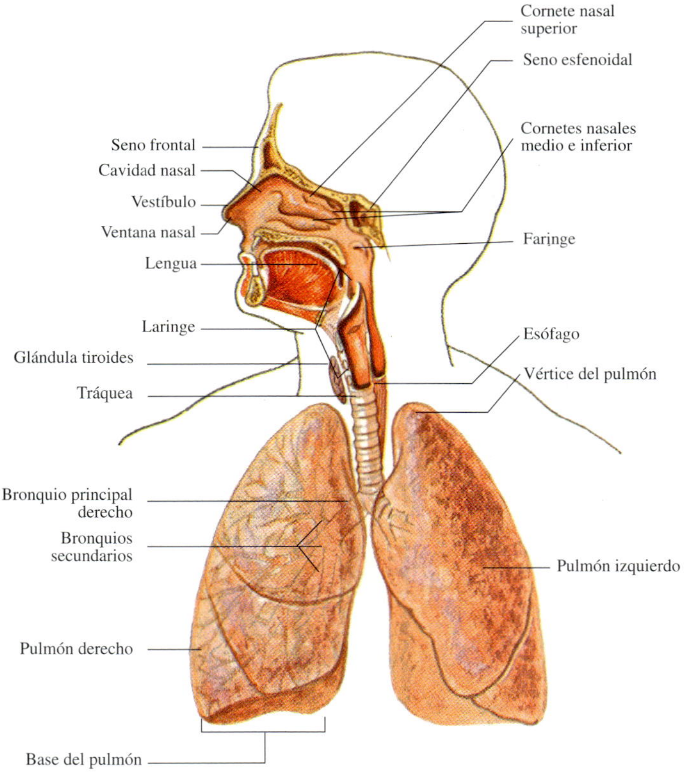

ESTRUCTURA DE LA NARIZ

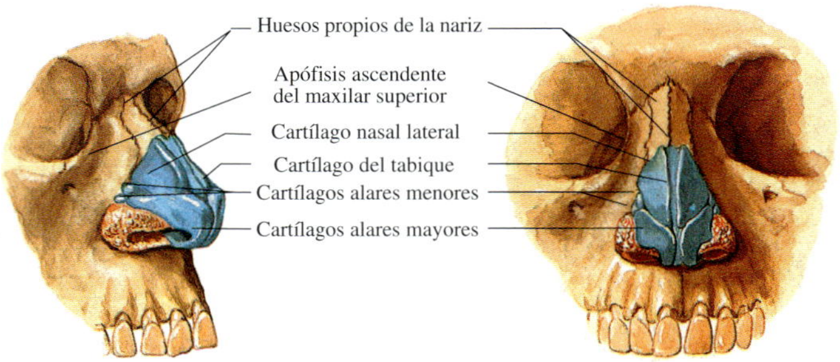

ESTRUCTURA DE LAS VÍAS NASALES Y FARINGE

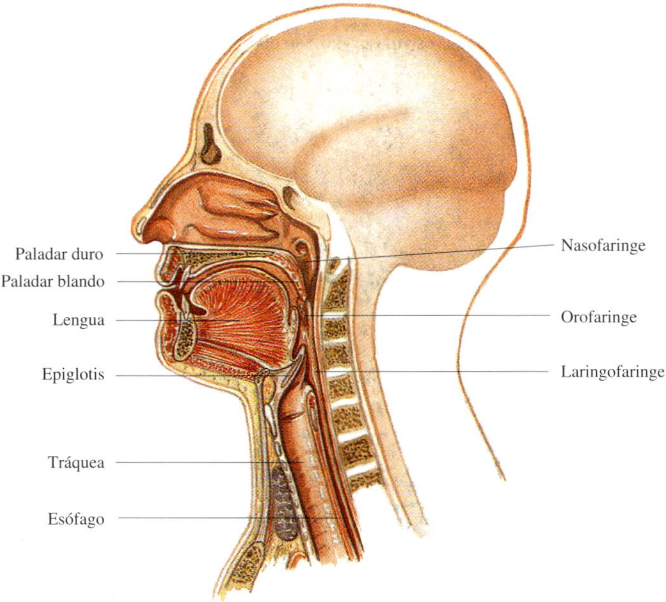

PULMONES VISTOS POR SU CARA MEDIAL

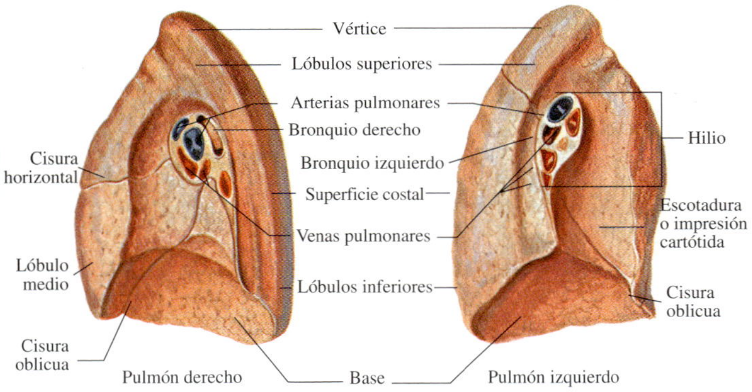

ESTRUCTURA CARTILAGINOSA DE LA LARINGE Y LA PORCIÓN SUPERIOR DE LA TRÁQUEA

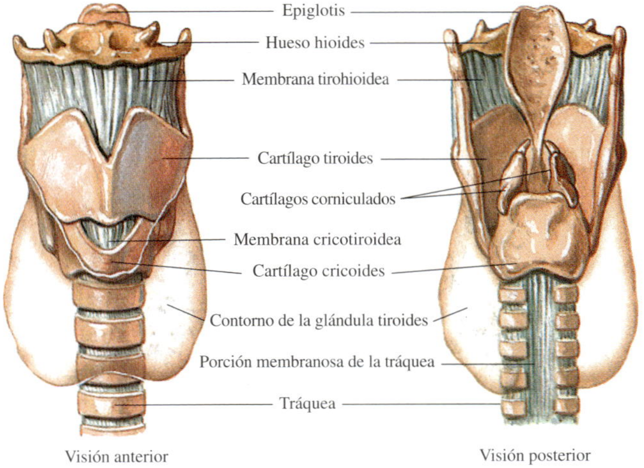

SISTEMA DIGESTIVO

**ÓRGANOS DELSISTEMA DIGESTIVO
Y ALGUNAS ESTRUCTURAS ASOCIADAS**

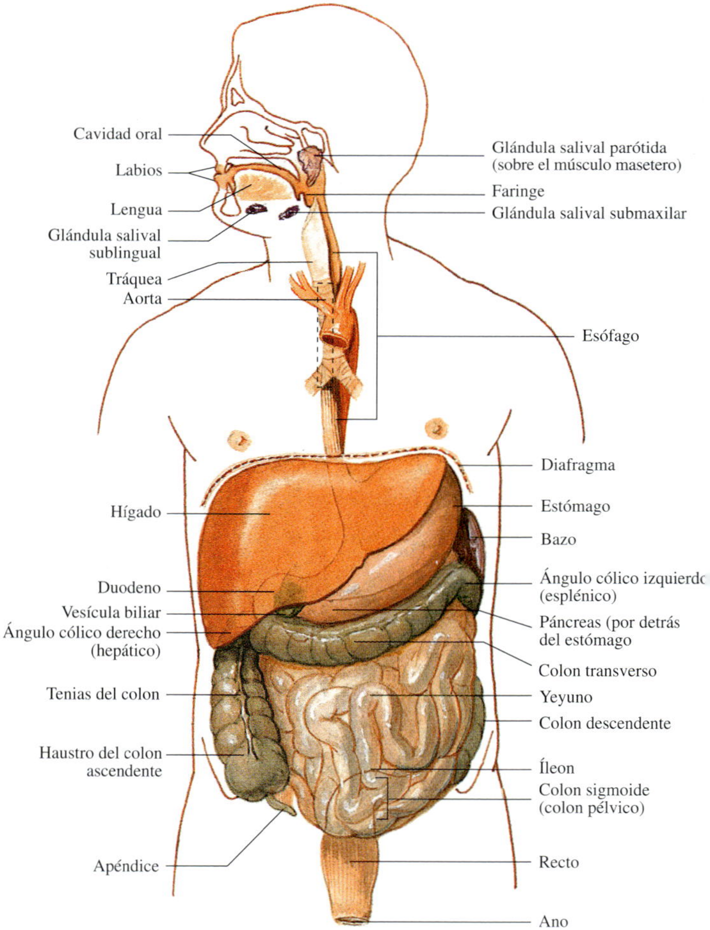

LOCALIZACIÓN DE LAS GLÁNDULAS SALIVARES

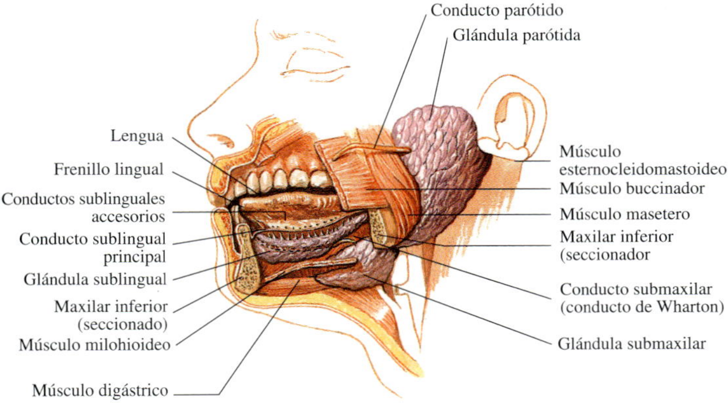

Se ha extirpado la porción izquierda del maxilar inferior

COMPONENTES ANATÓMICOS DEL ESTÓMAGO

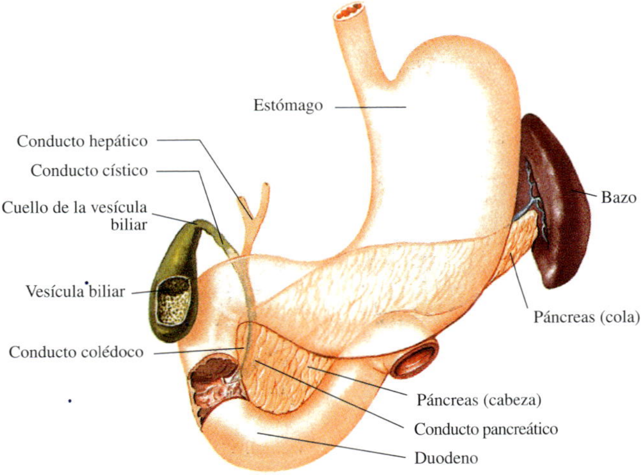

ANATOMÍA DEL INTESTINO GRUESO

Detalle aumentado de tamaño del intestino grueso, el recto y el ano que muestra la unión entre el intestino grueso y el intestino delgado y la entrada en forma de válvula del íleon en el ciego.

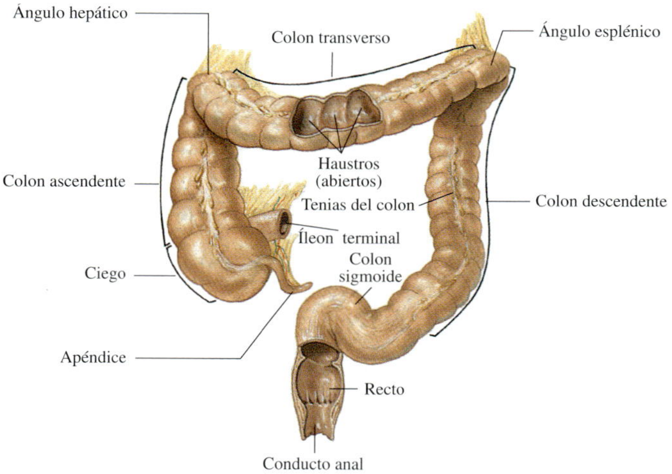

COMPONENTES ANATÓMICOS DEL HÍGADO

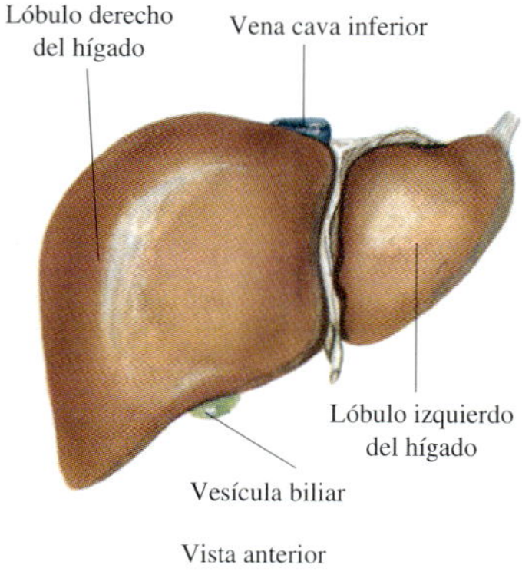

Vista anterior

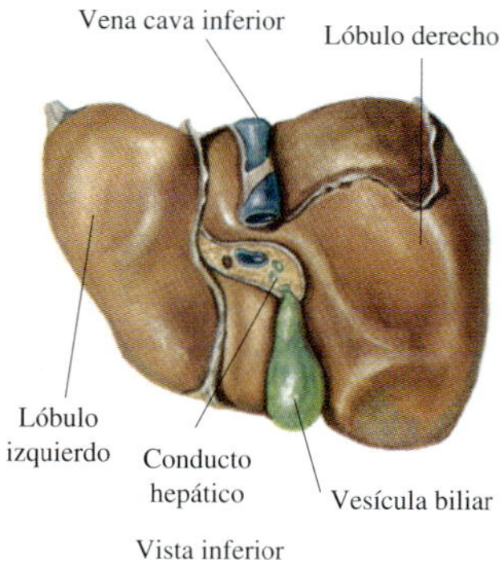

Vista inferior

SISTEMA REPRODUCTOR

ÓRGANOS REPRODUCTORES Y ESTRUCTURAS ASOCIADAS

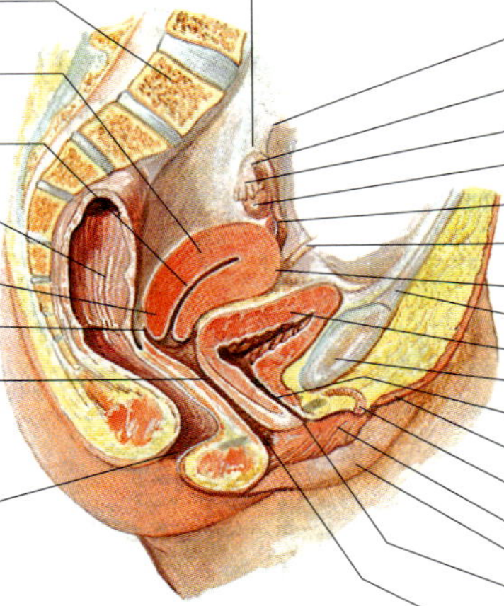

PERINÉ FEMENINO

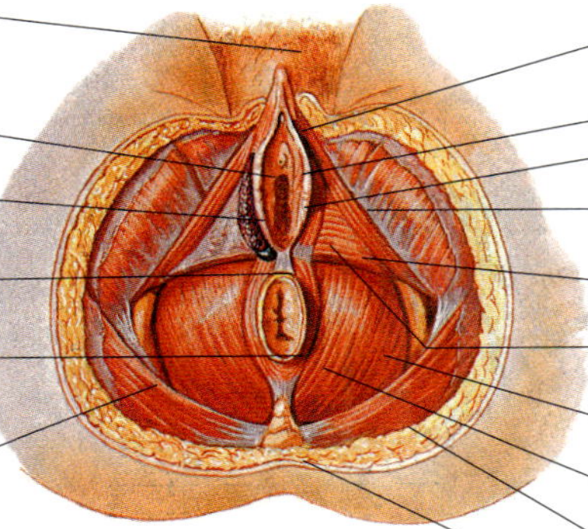

ASPECTO DEL ÚTERO Y DE LAS TROMPAS DE FALOPIO DESDE LA FECUNDACIÓN HASTA LA IMPLANTACIÓN
La fecundación tiene lugar en el tercio externo de la trompa de Falopio. Tras la entrada del embrión en el útero, el desarrollo alcanza la fase de blástula.

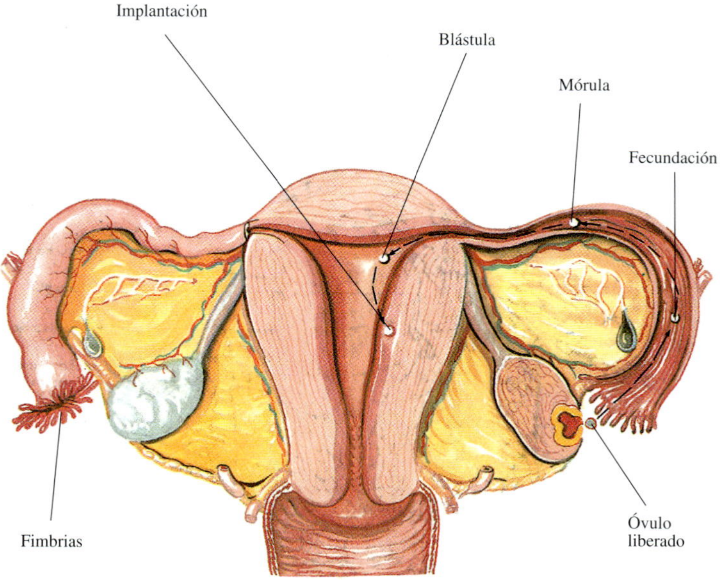

ÓRGANOS REPRODUCTORES MASCULINOS Y ESTRUCTURAS ASOCIADAS

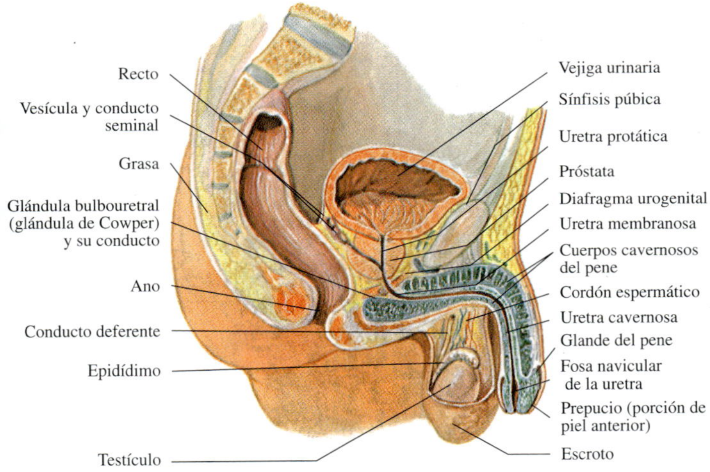

ANATOMÍA DE UN ESPERMATOZOIDE

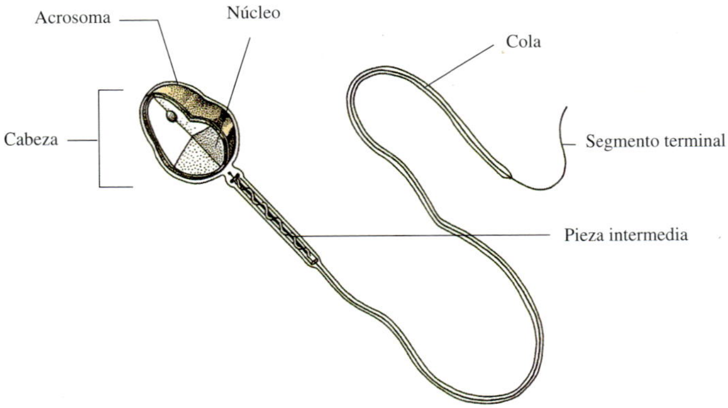

SISTEMA URINARIO

SISTEMA URINARIO Y ALGUNAS ESTRUCTURAS ASOCIADAS

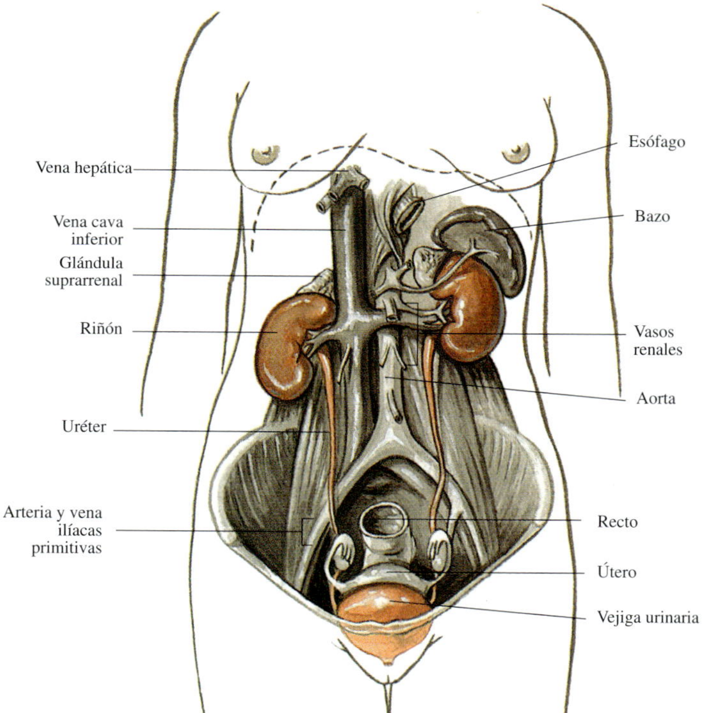

ANATOMÍA DEL SISTEMA URINARIO

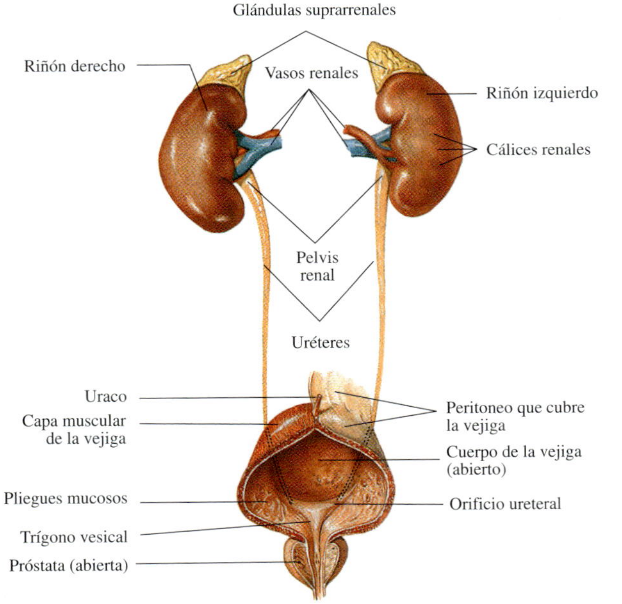

CORTE FRONTAL DEL RIÑÓN

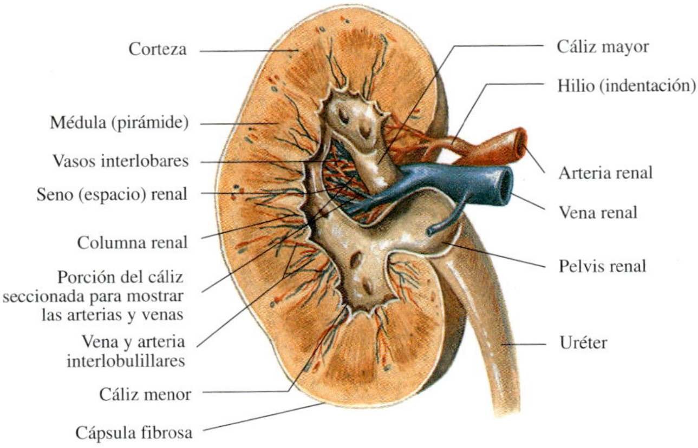

SENTIDOS

OÍDO

ANATOMÍA MACROSCÓPICA DEL OÍDO EN UN CORTE FRONTAL

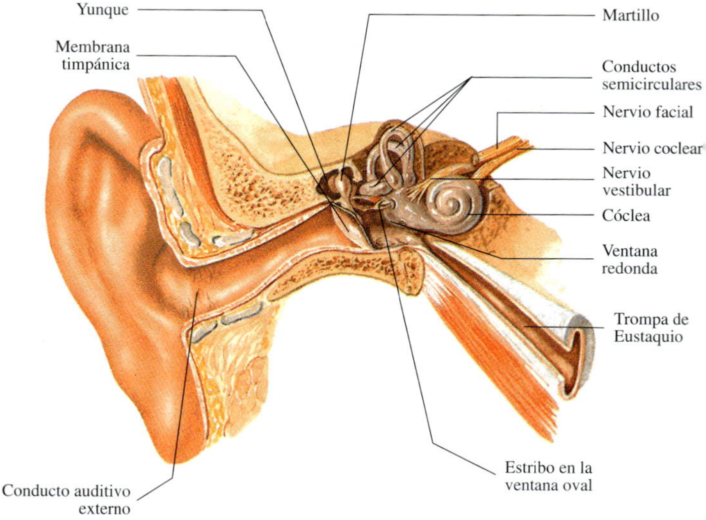

COMPONENTES DE IMPEDANCIA DEL OÍDO MEDIO

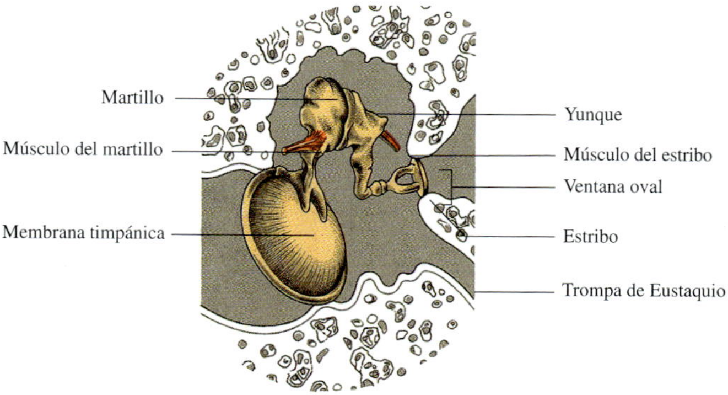

VISTA

ORTE TRANSVERSAL DEL OJO DERECHO

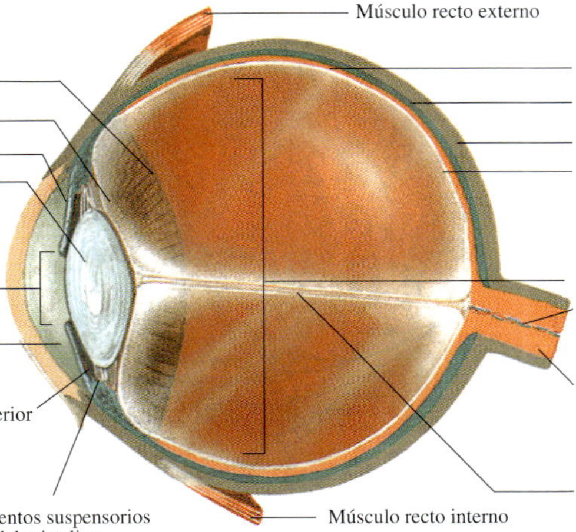

ESTRUCTURA NORMAL DEL OJO

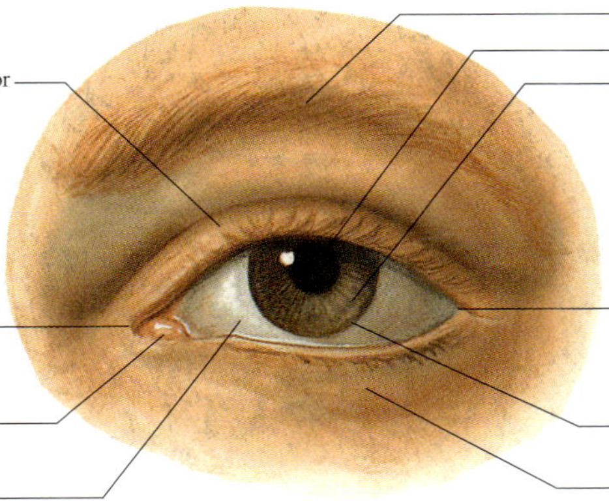

GUSTO Y OLFATO

PAPILAS DE LA LENGUA Y LOCALIZACIÓN DE LOS BOTONES GUSTATIVOS

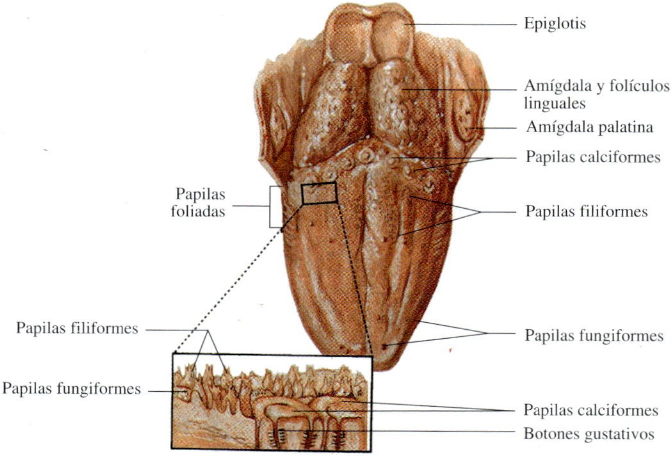

DISTRIBUCIÓN DEL NERVIO OLFATORIO EN LA MUCOSA DE LA CAVIDAD NASAL

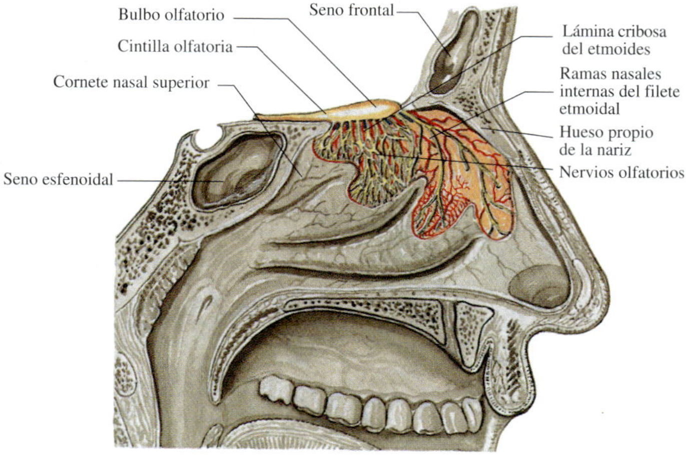

PIEL (protección y tacto)

ESTRUCTURA DE LA PIEL

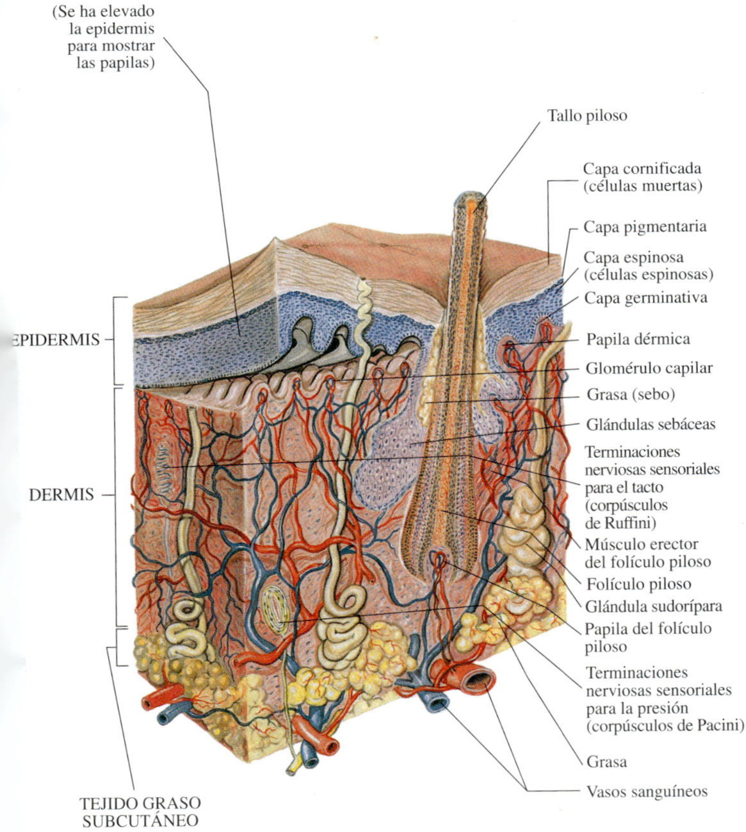